chlossberg

Schlossberg's Clinical Infectious Disease

Third edition

シュロスバーグの臨床感染症学

第2版

監訳

岩田健太郎

神戸大学大学院医学研究科
微生物感染症学講座感染治療学分野教授

編

Cheston B. Cunha

メディカル・サイエンス・インターナショナル

Authorized translation of the original English edition, “Schlossberg’s Clinical Infectious Disease”
Third Edition
edited by Cheston B. Cunha

Printed and Bound in Japan

David Schlossbergは本書の最初の2つの版を編集した。彼が2019年2月28日に亡くなったとき，感染症界は，最も熟達した尊敬すべきメンバーの1人を失った。

イェール大学の学部生だったDavidは英文学を専攻し，学者としてもレスラーとしても優秀だった。彼はタフツ大学医学部(Tufts University School of Medicine)のアメリカオステオパシー協会の卒業生である。タフツ大学在学中，Davidは伝説的なLouis Weinsteinに出会った。感染症の巨人の1人だ。DavidはWeinstein博士に，1か月間，彼の後をついて行ってもいいか尋ねた。Weinstein博士は快諾してくれた。Davidは，おそらくはアメリカ合衆国での感染症エレクティブの最初の学生としての生活を楽しんだ。Davidはニューヨークのマウント・サイナイ(Mount Sinai)で内科研修医，アトランタのエモリー大学(Emory University)で感染症フェローであった。

Davidは，バージニア州ポーツマスの海軍地域医療センター(Naval Regional Medical Center)で感染症チーフとして2年間勤務した。海軍勤務の後，ペンシルバニア州ハリスバーグのポリクリニック・メディカル・センター(Polyclinic Medical Center)の医学部長となった。その後，フィラデルフィアのエピスコパル病院(Episcopal Hospital)内科部長兼感染症科部長を16年間務めた。その後，彼はメルク社(Merck)の医療サービス部長となり，最近はフィラデルフィア市の結核対策プログラムの責任者を務めた。テンプル大学(Temple University)，ジェファーソン大学(Jefferson University)，ペンシルベニア大学(University of Pennsylvania)で非常勤講師を務めた。約20年間，毎週月曜日にテンプル大学の感染症コンサルタントチームと回診していた。

Davidは完璧な臨床医であり教育者であり，真の多才であった。彼は28冊の教科書を編集または執筆した。本が28版改訂されたのではない。28の個別の書籍である。彼は武道の達人であり，タルムードの学者でもあった。彼はおよそ10の言語を話した。たとえば，イディッシュ語，中国語，ポーランド語などである。彼はブロードウェイの主要なショー曲の歌詞をすべて歌うことができた。彼は広く深く読書をし，美味しいシングルモルトウイスキーを知っていた。

父の死後，DavidはSchlossberg一家の家長となった。家族はDavidにとって最も重要なものだった。25年来の大切なパートナーであるYuan Mirowと共に，毎年，感謝祭と過越祭のたびに，兄弟，子どもたち，孫たちを集めた。そして夏には，皆でニュージャージーの海岸での1週間を過ごした。これらの家族行事への参加は必須であり，言い訳は許されなかった。海岸にいる間，Davidは毎朝早く起き，新聞とSchlossberg一家一同皆が大好きな，特別なクラムケーキを買いに行った。

David Schlossbergは賢く，温かく，親切で，自分の時間を惜しまない人だった。すべての人が彼の友人だった。彼は人々に強い関心をもち，その人に彼が全集中していると感じさせる術をもっていた。彼はよい話が大好きで，それを語ることができた。強い握手，いつも笑顔，話をするときは直接目を見て話す。彼は忠実な友人だった。正直で率直，最良の性格をもち，高潔の士であった。世界は非常に優れた人物を失った。この“Clinical Infectious Diseases, third edition(シュロスバーグの臨床感染症学 第2版)”は，彼の思い出に捧げられる。

— Bennett Lorber, MD, MACP

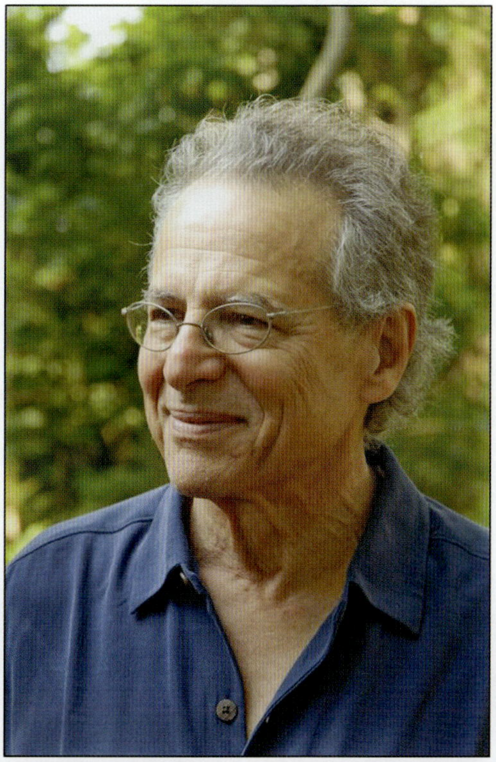

監訳者序文

教科書は強し。

数年のCOVID-19パンデミックを経験し，再確認したのは教科書の重要性であった。全く未知だったウイルスの未曾有のパンデミックである。「古い」コンテンツである教科書の何が役に立つのか？　訝しく思う読者もいるだろう。

そうではない。SNSや動画サイトで拡散される情報の危ういこと。雨後の筍のように発表される論文吟味の難しいこと。多くの半可通たちがそのような味噌ともクソとも判然としない多々の情報に飛びつき，そして誤った。速報性の高い情報が，ロバストな情報とは限らず，しばしばそうではなかった。

教科書で学ぶべきは原理原則，プリンシプルである。プリンシプルの重要性を説いたのは白洲次郎であったが，それは日本人に欠如しているのがプリンシプルだと痛感していたからではなかろうか。

かつて，日本の感染症診療はデタラメであり，そこにはプリンシプルのプの字もなかった。ここ数年は各氏の努力のおかげで，「形なし」だった診療にもようやく「形」らしきものが生じてきた。抗菌薬開始の前に各種培養が出され，適切な投与量の抗菌薬が投与される，という誠に初歩的な「形」ではあるが，それすらまっとうに行われてこなかったのが往時の姿だったのだ。

しかし。形だけでは診療にはならない。防護服を着て，PCRを出して，ナンヤカンヤの薬を処方するだけではCOVID対策にならないように。形の背後には原則が必要だ。重厚な理とデータと，賢人たちの学知の歴史を積み上げた原則である。

かつて，私はそれを恩師から教わった。恩師の言葉はしばしば断定口調で，「XXするのがよい」と簡潔におっしゃった。その価値や意味するところを理解できない浅学の私は，生意気にも恩師の言葉の意味や意義を疑った。そこで図書館にあった分厚い“Mandell”[注：最新版はMandell, Douglas, and Bennett's principles and practice of infectious diseases, 9th edition (Elsevier, 2020)]を広げ，恩師の言葉の「裏」を取った。“Mandell”には恩師の教えがそっくりそのまま記されており，私は驚愕した。感染症診療を，ノリや形式や思いつきで行ってはならないと覚悟した。

本書を創ったシュロスバーグはすでにこの世にない。けれども，彼の精神は執筆者や編集者にも伝わり，よい意味での伝統と原則に，新たなデータやエビデンスが加えられた重厚な教科書になっている。「バイブル」といわれる“Mandell”のさらに臨床的な側面を先鋭化した，しかし質においては全く劣っていないテキストである。質の高い教科書は強い。プリンシプルをしっかり学べば，未知の感染症にも妥当に対応できる。開発されたばかりの新しい検査や治療薬の評価もまっとうに行える。情報は弱く，原則は強い。教科書は強い。

読者諸氏にはぜひ本書を開き，その価値を十分に吸い上げていただきたい。

2024年

— 岩田 健太郎

原著序文

Dr. Schlossbergから“Clinical Infectious Disease”の改訂版の共同編集者を依頼されるとは思っていなかった。前回，第2版では，私は寄稿者であったことをとても幸運に感じていた。いうまでもなく，Davidから“Clinical Infectious Disease”の共同編集者を依頼されたことは，驚きであり，喜びであり，光栄であった。本書は臨床マインドで書かれた臨床家向けの感染症の教科書なのだ。“Clinical Infectious Disease”は，今でも1冊分に収まっていて使いやすく，持ち運びも簡単で，臨床ベースである，唯一の感染症の参考文献だ。その後，我々はオックスフォード大学出版局から出版される“Clinical Infectious Disease”第3版の計画について何度も話し合った。Davidはいつものように自信に満ち，熱心で，楽しそうだった。彼が“Clinical Infectious Disease”，感染症診療，そして人生について議論するときはいつもユーモアのセンスに満ちていた。Davidはその卓越したキャリアの絶頂期にあった。

すべてが計画どおりに進んでいたとき，考えられないことが起こった。私はDavidが2月末に亡くなったことを知った。気骨ある，信心深い，経験豊かな，エンパシーをもつ，そして優しさにあふれたこのナイスガイは，何の前触れもなく私たちのもとを去っていった。Davidは比類なき臨床家であり，教師であり，教育者だった。多作で，多くを成し遂げた。誰よりも多くの感染症に関する本を執筆し，また編集した。全部で28かそこらになるだろう。彼は早くからDr. Louis Weinsteinの臨床的アプローチに大きな影響を受けた。そのキャリアを通じて，Davidの主な関心は感染症の臨床的側面にあった。そのことは彼の“Clinical Infectious Disease”を読めば明らかであろう。Dr. Bennett LorberはDavidの生涯の同僚であり友人であった。親切にもDavidへの献辞を寄稿し，彼の生涯について個人的な見解を述べている。

このような状況のもと，私は“Clinical Infectious Disease”(第3版)の編集を引き受けることになった。私は，臨床診断とマネジメントに重点をおいたDavidの“Clinical Infectious Disease”の伝統を引き継ごうと決意していた。彼に敬意を表し，第3版ではこの本を“Schlossberg's Clinical Infectious Disease(シュロスバーグの臨床感染症)”と改名させた。“Schlossberg's Clinical Infectious Disease(第3版)”の全体像と構成は変わっていない。

世界的なCOVID-19パンデミックは深刻で，問題は長く続いた。その期間中，患者に対して第一の責任を負っていた寄稿者にとって，各章をアップデートしたり完成させたりすることは困難であった。私は“Schlossberg's Clinical Infectious Disease”が完成したことを喜んでいる。そして新たな2つの章が加えられた。1つはCOVID-19について，そしてもう1つは抗菌薬スチュワードシップ(antimicrobial stewardship)についてだ。

Davidの思い出と，きわめて優れた感染症医，そして教育者としてのプロの視点は本書の各頁に反映されている。私は恐縮しつつも，光栄に思っている。Davidが私にこの終生の**大作(magnum opus)**を託してくれたことを。そして希望している。彼が喜んでくれることを。自分の仕事が感染症医に1冊に収まる，使いやすい参考書を提供し続けていることに。

— Cheston B. Cunha

監訳者・訳者一覧

監訳者

岩田健太郎　神戸大学大学院医学研究科微生物感染症学講座感染治療学分野教授

訳者(翻訳順)

岩田健太郎　神戸大学大学院医学研究科微生物感染症学講座感染治療学分野教授[追悼文，原著序文，83〜96 章，111〜113 章，189 章，194〜205 章，207〜211 章]

山本　舜悟　大阪大学大学院医学系研究科変革的感染制御システム開発学寄附講座准教授[1〜10 章，187 章]

白杉　郁　神戸大学医学部附属病院膠原病リウマチ内科[11〜16 章]

大場雄一郎　大阪急性期・総合医療センター総合内科・感染症科部長 / 感染制御室室長[17〜28 章]

松尾　裕央　大阪大学医学部附属病院感染制御部副部長 講師 / 感染症内科診療局長[29〜36 章]

米本　仁史　大和高田市立病院感染症内科[37〜42 章]

山本　勇気　水島協同病院救急・総合診療科[43〜58 章，102〜110 章，184 章，190 章]

長田　学　JCHO 大阪病院感染症科部長 / 医療安全管理部感染管理室長[59〜67 章，164 章，191 章]

海老澤　馨　神戸大学医学部附属病院感染症内科[68〜73 章，182 章]

西村　翔　兵庫県立はりま姫路総合医療センター感染症内科診療科長[74〜82 章，121〜160 章，181 章，186 章，192 章]

土井　朝子　神戸市立医療センター中央市民病院感染症科医長[97〜101 章]

小山　泰司　神戸大学医学部附属病院腫瘍・血液内科[114〜120 章，180 章，183 章，185 章，193 章]

蓮池　俊和　神戸市立医療センター中央市民病院感染症科医長[161〜163 章]

荒川　悠　高知大学医学部　臨床感染症学講座[165〜167 章]

栃谷健太郎　京都市立病院感染症科部長[168〜179 章]

佐藤　直行　ハートライフ病院総合内科部長[188 章]

具　芳明　東京科学大学大学院医歯学総合研究科統合臨床感染症学分野 / 東京科学大学病院感染症内科・感染制御部教授[206 章]

執筆者一覧

Fredrick M. Abrahamian, DO, FACEP, FIDSA
Health Sciences Clinical Professor of Emergency Medicine
David Geffen School of Medicine at UCLA
Los Angeles, CA, USA
Faculty, Department of Emergency Medicine
Olive View-UCLA Medical Center Sylmar
Sylmar, CA, USA

David W. K. Acheson, MD
Founder and CEO, The Acheson Group

Elisabeth E. Adderson, MD, MSc
Associate Member
Infectious Diseases, St. Jude Children's Research Hospital
Associate Professor
Pediatrics, University of Tennessee Health Sciences Center
Memphis, TN, USA

Adaora A. Adimora, MD, MPH
Professor of Medicine
University of North Carolina at Chapel Hill
Chapel Hill, NC

N. Franklin Adkinson Jr., MD
Professor of Medicine and Program Director,
Graduate Training Program in Clinical Investigation
Associate TP Director, Allergy-Immunology
Johns Hopkins Asthma & Allergy Center
Baltimore, Maryland

Payam Afshar, MS, MD
Department of Gastroenterology
Kaiser Permanente
San Diego, CA, USA

Timothy Aksamit, MD
Consultant, Pulmonary Disease and Critical Care Medicine
Mayo Clinic
Rochester, MN, USA
Professor of Medicine
University of Texas Health Center
Tyler, TX, USA
Internal Medicine Resident
Rochester General Hospital
Rochester, NY, USA

Daniel M. Albert, MD, MS
Professor of Ophthalmology
Casey Eye Institute, Oregon Health & Science University
Portland, OR, USA

Abdulsalam Alsulami, MD
Fellow at Division of Pediatric Infectious Diseases
Department of Pediatrics
University of Alabama at Birmingham
Birmingham, AL, USA
Assistant Professor
Department of Pediatrics
King Abdulaziz University
Jeddah, Saudi Arabia

Santiago Alvarez-Arango, MD
Assistant Professor of Medicine
Division of Clinical Pharmacology
Division of Allergy and Clinical Immunology Johns Hopkins
University School of Medicine
Baltimore, MD, USA

Rosa Andrade, MD
Assistant Professor of Medicine; Division of Infectious Diseases
Microbiology and Molecular Genetics
Program in Medical Education for the Latino Community
(PRIME-LC)
University of California Irvine
Irvine, CA, USA

Gregory M. Anstead, MD
Professor of Medicine
Division of Infectious Disease
UT Health San Antonio
San Antonio, TX, USA

Donald Armstrong
Member and Chief of the Infectious Disease Service Emeritus
Memorial Sloan-Kettering Cancer Center
New York, NY, USA

Christopher J. Arnold
Assistant Professor of Medicine
University of Virginia School of Medicine
Charlottesville, VA, USA

Andrew W. Artenstein, MD
Chief Physician Executive and Chief Academic Officer,
Baystate Health
Regional Executive Dean and Professor of Medicine
University of Massachusetts Medical School-Baystate
Springfield, MA, USA

Stephen Ash, MB, BS, FRCP
Consultant Physician, Ealing Hospital
London, UK

Aristides P. Assimacopoulos, MD, FIDSA
Physician
Metro Infectious Disease Consultants, LLC,
Chicago, IL

Evangelia M. Assimacopoulos, MD, MBA
Department of Emergency Medicine
University of Iowa
Iowa City, IA, USA

Johan S. Bakken, MD, PhD, FIDSA
Infectious Disease Associates
St. Luke's Hospital
Duluth, MN, USA

Robert S. Baltimore, MD
Professor of Pediatrics and Epidemiology
Yale School of Medicine
New Haven, CT, USA

Jodie A. Barkin, MD
Assistant Professor of Clinical Medicine
Assistant Medical Director, University of Miami Pancreas Center
Department of Medicine, Division of Digestive Health and Liver Diseases
University of Miami, Leonard M. Miller School of Medicine
Miami, FL, USA

Jamie S. Barkin, MD, MACG, MACP, AGAF, FASGE
Professor of Medicine
Medical Director, University of Miami Pancreas Center
Department of Medicine, Division of Digestive Health and Liver Diseases
University of Miami, Leonard M. Miller School of Medicine
Miami, FL, USA

Miriam B. Barshak, MD
Massachusetts General Hospital
Massachusetts Eye and Ear Infirmary
Harvard Medical School
Boston, MA, USA

Stephen G. Baum
Distinguished Professor of Medicine, Microbiology & Immunology
Senior Advisor for Student Affairs
Albert Einstein College of Medicine
Bronx, NY, USA

Jules Baum, MD
Massachusetts Eye and Ear Infirmary
Harvard, Medical School
Boston, MA, USA

Daniel G. Bausch, MD, MPH&TM
Associate Professor
Department of Tropical Medicine
Tulane School of Public Health and Tropical Medicine
New Orleans, LA, USA

Susan E. Beekmann, RN, MPH
EIN Program Coordinator
Department of Internal Medicine
University of Iowa Carver College of Medicine
Iowa City, IA, USA

Cole Beeler, MD
Assistant Professor of Medicine
Indiana University School of Medicine
Indianapolis, IN, USA

Irmgard Behlau, MD
Instructor Infectious Diseases
Mount Auburn Hospital
Harvard Medical School
Cambridge, MA

Nicholas J. Bennett, MA (Cantab), MBBChir, PhD
Assistant Professor of Pediatrics
Division of Pediatric Infectious Diseases and Immunology
Connecticut Children's Medical Center
Hartford, CT

Joseph R. Berger, MD, FACP, FAAN, FANA
Professor of Neurology and Associate Chief of the MS Division
Perelman School of Medicine
University of Pennsylvania
Philadelphia, PA, USA

Charlotte Bernigaud, MD, PhD
Dermatologist
Department of Dermatology
Assistance Publique des Hôpitaux de Paris, Hôpital Henri Mondor
Créteil, France

Robert L. Bettiker
Professor of Medicine
Lewis Katz School of Medicine
Philadelphia, PA, USA

Kalyan Ram Bhamidimarri, MD, MPH
Associate Professor of Clinical Medicine, Chief of Hepatology
Division of Digestive Health and Liver Diseases
University of Miami Miller School of Medicine
Miami, FL, USA

Daniel B. Blatt, MD
Assistant Professor
Department of Pediatrics, Division of Infectious Diseases
University of Louisville School of Medicine
Louisville, KY, USA

Lori Blauwet, MD
Associate Professor of Medicine
Department of Cardiovascular Medicine
Mayo Clinic College of Medicine
Rochester, MN, USA

Ioannis A. Bliziotis, MD, MSc
Alfa Institute of Biomedical Sciences (AIBS)
Athens, Greece

Joseph A. Bocchini, Jr., MD
Professor and Chairman of Pediatrics
Pediatric Infectious Diseases Section
Department of Pediatrics
Director
Clinical Virology Laboratory
Louisiana State University
Shreveport, Louisiana

Andrea K. Boggild, BSc, MSc, MD, DTMH, FRCPC
Faculty of Medicine
Institute of Medical Science
University of Toronto
Toronto, ON, Canada

Charlotte E. Bolton, MD
Clinical Associate Professor in Respiratory, Medicine, Honorary Consultant in Faculty of Medicine and Health Sciences
University of Nottingham
Nottingham, UK

Suzanne F. Bradley, MD
Professor of Internal Medicine, Division of Infectious Diseases
University of Michigan Medical School
Ann Arbor, MI, USA

Roy D. Brod, MD
Vitreoretinal Specialist, Associate Clinical Professor of Ophthalmology
Department of Ophthalmology
Penn State Medical College
Hershey, PA, USA

Romina Bromberg, MD, MS
Physician
Memorial Healthcare System
Hollywood, FL, USA

Itzhak Brook, MD, MSc
Professor
Pediatrics Georgetown
University School of Medicine
Washington, DC, USA

Amy L. Brotherton, PharmD, AAHIVP, BCIDP
Clinical Pharmacist Specialist, Infectious Diseases
Department of Pharmacy
The Miriam Hospital Infectious Disease and Immunology Center
Providence, RI, USA

Arthur E. Brown, MD, MACP, FIDSA, FSHEA
Member Emeritus
Infectious Disease Service, Department of Medicine
Memorial Sloan Kettering Cancer Center
New York, NY, USA

John L. Brusch, MD
Corresponding Member of the Harvard Medical School Faculty
Division of Infectious Diseases
Cambridge Health Alliance
Cambridge, MA, USA

Steven C. Buckingham, MD
Associate Professor of Pediatrics
University of Tennessee Health Science Center
Memphis, TN, USA

Jose Cadena
Medical Director Infection Control & Hospital Epidemiology
University of Texas
San Antonio, TX, USA

Michael Cappello, MD
Professor of Pediatrics, Microbial Pathogenesis and Public Health
Yale School of Medicine
New Haven, CT, USA

Jeanne Carey, MD
Chief Medical Officer
Ryan Health
New York, NY, USA

Christopher F. Carpenter, MD, FACP, FIDSA
Associate Professor of Medicine
Oakland University William Beaumont School of Medicine
Rochester, Michigan
Section Head
Infectious Diseases and International Medicine, Beaumont Hospital
Royal Oak, Michigan

Carlos Carrillo, MD, MSc
Instituto de Medicina Tropical Alexander von Humboldt Universidad Peruana Cayetano
Heredia
Lima, Peru
Departamento de Enfermedades Transmisibles
Hospital Nacional Cayetano Heredia
Lima, Peru

Tania F. Cestari, MD, PhD
Full Professor
Department of Dermatology
University of Rio Grande do SulPorto Alegre, Brazil
Porto Alegre, Brazil

Bahir H. Chamseddin, MD
Doctor (Resident)
Department of Dermatology
University of Texas Southwestern Medical Center
Dallas, TX, USA

Raghav Chandra, MD
Resident
Department of Surgery
University of Texas Southwestern Medical Center
Dallas, TX, USA

Antoinette Chateau, MD
Nelson R Mandela School of Medicine
University of Kwazulu Natal
Durban, South Africa

Tempe K. Chen, MD
Assistant Clinical Professor of Pediatrics
University of California Irvine School of Medicine
Irvine, CA, USA

Vivian Chidi, MD
Fellow
Division of Gastroenterology, Hepatology, and Nutrition,
Department of Medicine
Vanderbilt University
Nashville, TN, USA

Lisa M. Chirch, MD, FIDSA
Faculty Division of Infectious Diseases
Department of Medicine
University of Connecticut School of Medicine
Farmington, CT, USA

Olivier Chosidow, MD, PhD
Professor
Department of Dermatology
Hôpital Henri-Mondor, Faculté de Santé de Créteil
Créteil, France

Iqra Choudary, MD
Internal Medicine Resident
Rochester General Hospital, Rochester, New York

Vivian H. Chu, MD
Duke University Medical Center
Durham, North Carolina

Nuria Sanchez Clemente, MBChB, MSc, PhD, RCPCH
Research Fellow, Infectious Disease Epidemiology
Faculty of Epidemiology and Population Health
London School of Hygiene and Tropical Medicine,
London, UK

Carlo Contoreggi, MD
Diagnostic Radiology
Johns Hopkins Bayview Medical Center
Baltimore, Maryland

Roberto Baun Corales, DO, AAHIVS
Senior Director, HIV Medicine and Clinical Research
Trillium Health
Rochester, NY, USA

Kent Crossley, MD, MHA
Professor of Medicine
University of Minnesota Medical School
Chief of Staff
Minneapolis VA Healthcare System
Minneapolis, MN, USA

Cheston B. Cunha, MD, FACP, FIDSA
Assistant Professor of Medicine
Medical Director, Antimicrobial Stewardship Program
(Rhode Island Hospital & Miriam Hospital)
Infectious Disease Division
Alpert Medical School of Brown University
Providence, RI, USA

Burke A. Cunha, MD, MACP
Master Teacher Clinician
Infectious Disease Division, Adjunct Professor of Medicine
Alpert Medical School of Brown University
Providence, RI, USA

John J. Cush, MD
Director of Clinical Rheumatology
Baylor Research Institute
Dallas, TX
Professor of Medicine and Rheumatology
Baylor University Medical Center
Dallas, TX

Sally J. Cutler
Professor of Medical Microbiology
School of Health, Sport & Bioscience
University of East London
London, UK

John S. Czachor, MD, FACP, FSHEA, FIDSA
Professor of Medicine
Chief of Infectious Diseases
Wright State University Boonshoft School of Medicine
Dayton, OH, USA

Titus L. Daniels, MD, MPH, MMHCs
Associate Professor of Medicine
Vanderbilt University School of Medicine
Nashville, TN, USA

Kathryn H. Dao, MD, FACP, FACR
Associate Director of Rheumatology Research
Baylor Research Institute
Dallas, TX, USA

Scott F. Davies, MD
Chief of Medicine
Hennepin County Medical Center
Minneapolis, MN, USA

Carly R. Davis, MD
Fellow, Division of Pediatric Infectious Diseases
University of Utah
Salt Lake City, UT, USA

Anastacio de Sousa
Head
Department of Clinical Medicine
Universidade Federal Do Ceara
Ceara, Brazil

Walter Dehority, MD, MSc
Associate Professor
Department of Pediatric Infectious Diseases
University of New Mexico
Albuquerque, NM, USA

E. Patchen Dellinger, MD
Professor Emeritus
Department of Surgery
University of Washington
Seattle, WA, USA

Louise M. Dembry, MD, MS, MBA
Professor of Medicine, Infectious Diseases and Epidemiology
Department of Medicine
Yale University School of Medicine
New Haven, CT, USA

Penelope Dennehy, MD
Professor and Vice Chair of Pediatrics
Alpert Medical School of Brown University
Providence, RI, USA

Daniel C. DeSimone, MD
Associate Professor of Medicine
Department of Infectious Diseases
Mayo Clinic
Rochester, MN, USA

Lisa L. Dever, MD
Professor & Vice Chair
Division of Infectious Diseases, Department of Medicine
Rutgers New Jersey Medical School
Newark, NJ, USA

Gordon Dickinson, MD
Professor of Medicine
University of Miami Miller
School of Medicine
Miami, FL
Chair, Infectious Disease Section
Miami VA Medical Center
Miami, FL

Daniela E. DiMarco, MD, MPH
Assistant Professor of Medicine
Division of Infectious Diseases, Department of Medicine
University of Rochester School of Medicine and Dentistry
Rochester, NY, USA

Mark J. DiNubile, MD
Merck Research Laboratories
North Wales, Pennsylvania

Ncoza C. Dlova
Dermatology College of Health Sciences
African Women's Dermatology Society
Durban, South Africa

Alexandra Wolcott Dretler, MD
Infectious Disease Specialists of Atlanta
Altlanta, GA, USA

J. Stephen Dumler, MD
Professor
Departments of Pathology and Microbiology & Immunology
University of Maryland School of Medicine
Baltimore, MD, USA

Herbert L. DuPont, MD, MACP
Director, Center for Infectious Diseases, Houston School of Public Health
University of Texas
Houston, TX, USA
Chief, Internal Medicine Service
St Luke's Hospital
Houston, TX, USA
Vice Chairman
Department of Medicine
Baylor College of Medicine
Houston, TX, USA

Marlene L. Durand, MD
Director, Infectious Disease Service, Massachusetts Eye and Ear
Associate Professor of Medicine, Harvard Medical School
Associate Professor of Ophthalmology, Harvard Medical School
Physician, Division of Infectious Diseases, Massachusetts General Hospital
Boston, MA, USA

Asim K. Dutt, MD
Chief, Medical Service (Retired), Alvin C. York
Veterans Administration Medical Center
Murfreesboro, TN, USA
Professor and Vice Chairman (Retired)
Department of Medicine
Melharry Medical College
Nashville, TN, USA

Rima I. El-Herte
Assistant Professor
Department of Medicine
Division of Infectious Diseases
Creighton University
Omaha, NE, USA

Larson Erb, MD
Assistant Professor, Department of Surgery
University of Vermont Medical Center, Burlignton, VT, USA

Lawrence J. Eron, MD, FACP, FIDSA
Associate Professor of Medicine
John A. Burns School of Medicine
University of Hawaii
Honolulu, Hawaii
Consultant in Infectious Diseases
Kaiser Moanalua Medical Center
Honolulu, Hawaii

Janine Evans, MD
Associate Professor of Medicine
Section of Rheumatology, Department of Internal Medicine
Yale University School of Medicine
New Haven, CT, USA

Jessica K. Fairley, MD, MPH
Associate Professor
Department of Medicine, Division of Infectious Diseases
Emory University School of Medicine
Atlanta, GA, USA

Matthew E. Falagas, MD, MSc, DSc
Alfa Institute of Biomedical Sciences (AIBS)
Athens, Greece
Department of Medicine
Tufts University
School of Medicine
Boston, MA, USA

Rebecca Fallis, MD
Infectious Disease
Jefferson Health
Abington, PA, USA

Johny Fares, MD
Post-Graduate Research Fellow
Department of Infectious Diseases, Infection Control and Employee Health
The University of Texas MD Anderson Cancer Center
Houston, TX, USA

Dimitrios Farmakiotis, MD, FACP, FIDSA
Director, Transplant and Oncology Infectious Diseases
Assistant Professor of Medicine
Division of Infectious Disease
Warren Alpert Medical School of Brown University
Providence, RI, USA

Sebastian Faro, MS, PhD, MD, FACOG
John T. Armstrong Professor and Vice Chairman
Department of Obstetrics,
Gynecology and Reproductive Sciences
University of Texas Health Science Center
Houston, TX
Chief of Obstetrics and Gynecology
Lyndon Banes Johnson Hospital
Houston, TX

Thomas M. File, Jr., MD, MSc
Chair
Infectious Disease Division
Summa Health System
Akron, OH
Professor of Internal Medicine
Infectious Disease Division
Northeast Ohio Medical University
Rootstown, OH

Ann F. Fisher, MD
Associate Professor of Medicine, Infectious Diseases
Department of Medicine
Yale University School of Medicine
New Haven, CT, USA

Thomas A. Fleisher, MD
Scientist Emeritus
Clinical Center, National Institutes of Health
Bethesda, MD, USA

Harry W. Flynn, Jr., MD
Professor of Ophthalmology
The J. Donald M. Gass Distinguished Chair of Ophthalmology
University of Miami Miller School of Medicine
Miami, FL
Bascom Palmer Eye Institute
Miami, FL

Patricia M. Flynn, MD
Department of Infectious Diseases
St. Jude Children's Research Hospital
Memphis, TN

Derek Forster, MD
Assistant Professor of Medicine
Division of Infectious Diseases
University of Kentucky
Lexington, KY, USA

Michelle E. Freshman, MPH, MSN, APRN, FNP-BC
Nurse Practitioner
Newton-Wellesley Hospital
Newton, MA, USA

Gerald Friedland, MD
Professor of Medicine and Epidemiology
Yale School of Medicine
New Haven, CT

Lawrence S. Friedman, MD
Anton R. Fried, M.D., Chair, Department of Medicine
Newton-Wellesley Hospital
Newton, MA, USA

Harvey M. Friedman, MD
Professor of Medicine, Infectious Disease Division
Perelman School of Medicine
University of Pennsylvania
Philadelphia, PA, USA

Megan C. Gallagher, MD, MPH
Assistant Professor of Medicine
Division of Infectious Disease
University of Massachusetts Medical School—Baystate
Springfield, MA, USA

Patrick G. Gallagher, MD
Professor of Pediatrics
Department of Pathology and Genetics
Yale University School of Medicine
New Haven, CT, USA

Ritu Garg, MBBS, MD
Professor
Department of Microbiology
Maharishi Markandeshwar Institute of Medical Sciences & Research, MMDU
Mullana, Ambala (Haryana), India

Joseph M. Garland, MD, AAHIVS
Associate Professor of Medicine
Infectious Diseases Division, Department of Medicine
Warren Alpert Medical School, Brown University
Providence, RI, USA

Jean Gibb, MD
Assistant Professor of Medicine
Division of Infectious Diseases
University of Southern California Keck School of Medicine
Los Angeles, CA, USA

Nicholas Gilpin, DO
Section Head
Infectious Disease William Beaumont Hospital
Grosse Pointe, Michigan

Shelley A. Gilroy, MD, FACP
Associate Professor of Medicine
Specialist in Infectious Diseases and HIV Medicine
Albany Medical College
Albany, NY

Katherine S. Glaser, MD
Department of Dematology
UC Irvine
Irvine, CA, USA

Aaron E. Glatt, MD, MACP, FIDSA, FSHEA
Chairman, Department of Medicine
Chief, Infectious Diseases & Hospital Epidemiologist
Mount Sinai South Nassau
Professor of Medicine, Icahn School of Medicine at Mount Sinai
Oceanside, NY, USA

Marshall Glesby, MD, PhD
Professor of Medicine and Population Health Sciences
Weill Cornell Medical College
New York, NY, USA

Stephen J. Gluckman, MD, FACP, FIDSA
Professor of Medicine
Perelman School of Medicine at the University of Pennsylvania
Philadelphia, PA, USA

Roderick Go, MD
Department of Internal Medicine
SUNY School of Medicine at Stony Brook
Stony Brook, NY, USA

Matthew Bidwell Goetz, MD
Chief, Infectious Diseases, VA Greater Los Angeles Healthcare System
Professor of Clinical Medicine
David Geffen School of Medicine at UCLA
Los Angeles, CA, USA

Mitchell Goldman, MD
Professor of Medicine
Department of Medicine, Division of Infectious Diseases
Indiana University School of Medicine
Indianapolis, IN, USA

Ellie J. C. Goldstein, MD, FSHEA, FIDSA
Clinical Professor of Medicine
David Geffen School of Medicine at UCLA
Los Angeles, CA, USA
Director, R. M. Alden Research Laboratory
Santa Monica, CA, USA

Eduardo Gotuzzo, MD
Director, Instituto de Medicina Tropical
Alexander von Humboldt
Universidad Peruana Cayetano Heredia

Jeremy D. Gradon, MD, FACP, FIDSA
Attending Physician, Division of Infectious Diseases
Sinai Hospital of Baltimore
Associate Professor of Medicine
The Johns Hopkins University School of Medicine
Baltimore, MD, USA

David Y. Graham, MD
Professor of Medicine and Molecular Virology and Microbiology
Baylor College of Medicine and Michael E. DeBakey VA Medical Center
Houston, TX, USA

Jennifer Rubin Grandis, MD, FACS
Vice Chair for Research
Professor of Otolaryngology and Pharmacology
University of Pittsburgh School of Medicine
Pittsburgh, Pennsylvania
Program Leader
Head and Neck Cancer Program
University of Pittsburgh Cancer Institute
Pittsburgh, Pennsylvania

Jane M. Grant-Kels, MD
Vice Chair and Professor
Department of Dermatology
University of Connecticut School of Medicine
Farmington, CT, USA

Ronald A. Greenfield, MD[†]
Professor
Department of Medicine, Infectious Diseases
University of Oklahoma Health Sciences Center
Oklahoma City, OK, USA

David E. Griffith, MD
Professor of Medicine
University of Texas Health Center
Tyler, TX

Smitha Gudipati, MD
Division of Infectious Disease
Henry Ford Hospital
Detroit, MI, USA

Varsha Gupta, MBBS, MD, DNB
Professor & Head
Department of Microbiology
Government Medical College & Hospital
Chandigarh, India

Lisa Haglund, MD
Associate Professor of Clinical Medicine
Division of Infectious Diseases
University of Cincinnati
Cincinnati, OH, USA

John J. Halperin, MD
Professor of Neurology & Medicine
Sidney Kimmel Medical College of Thomas Jefferson University
Department of Neurosciences
Overlook Medical Center
Summit, NJ, USA

Keith W. Hamilton, MD
Associate Professor of Clinical Medicine
Division of Infectious Diseases
University of Pennsylvania Perelman School of Medicine
Philadelphia, PA, USA

Margaret R. Hammerschlag, MD
Professor of Pediatrics and Medicine
Director, Pediatric Infectious Disease Fellowship Training Program
State University of New York Downstate Medical Center
Brooklyn, NY, USA

W. Lee Hand, MD, FIDSA
Retired, Professor of Internal Medicine (With Tenure)
Texas Tech University Health Sciences Center
El Paso, TX, USA
Infectious Diseases Consultant
Department of Aging and Disability Services
El Paso, TX, USA

Shahbaz Hasan, MBBS
Staff Physician, Infectious Diseases
THR-Presbyterian Hospital
Dallas, TX, USA

Rodrigo Hasbun, MD, MPH
Professor of Medicine
Department of Medicine, Section of Infectious Diseases
Mc Govern Medical School UT Health
Houston, TX, USA

Bridget Hathaway, MD
Assistant Professor
Department of Otolaryngology
University of Pittsburgh Medical Center
Monroeville, PA

Arash Heidari, MD, FACP
Professor of Medicine at UCLA
Fellowship Director, Infectious Diseases, Kern Medical
Associate Medical Director, Valley Fever Institute
Bakersfield, CA, USA

David K. Henderson, MD, FACP, FIDSA, FSHEA
Senior Consultant
NIH Clinical Center
Bethesda, MD, USA

H. Franklin Herlong, MD
Professor
Department of Gastroenterology, Hepatology and Nutrition,
Division of Internal Medicine
University of Texas MD Anderson Cancer Center
Houston, TX, USA

Mark Hobbs, MBChB, PhD, FRACP
General and Infectious Disease Physician
Auckland City Hospital
Auckland, New Zealand

Lisa S. Hodges, MD
Assistant Professor of Pediatrics and Medicine
Louisiana State University
Shreveport, LA, USA

Eric Holaday, MD
Infectious Disease Physician
Virtua Medical Group
Mount Laurel, NJ, USA

Paul D. Holtom, MD
Hospital Epidemiologist Los Angeles County + USC
Medical Center
Professor of Medicine and Orthopaedics
Keck School of Medicine
University of Southern California
Los Angeles, CA, USA

Thomas R. Howdieshell, MD, FACS, FCCP
Professor of Surgery, Trauma/Surgical Critical Care
Department of Surgery
University of New Mexico HSC
Albuquerque, New Mexico

Nguyen Thanh Hung, MD, PhD
Associate Professor of Pediatrics
Director, Children's Hospital 1
Head, Department of Pediatrics
School of Medicine, Vietnam National University
Ho Chi Minh City, Vietnam

Raza Iqbal, MD
Infectious Diseases
Memorial Care
Yorba Linda, CA, USA

David N. Irani, MD
Associate Professor of Neurology
University of Michigan Medical School
Ann Arbor, Michigan

Raùl E. Istùriz, MD, FACP
Global Lead
Adult Medicines Development
Group & Scientific Affairs, Pfizer, Inc.

Jeffrey M. Jacobson, MD
Professor
Department of Medicine/Infectious Diseases
Case Western Reserve University School of Medicine
Cleveland, OH, USA

William R. Jarvis, MD
President
Jason and Jarvis Associates, LLC, Hilton Head
Island, South Carolina

Selma M. B. Jeronimo, MD, PhD
Professor of Biochemistry, Director of Institute of
Tropical Medicine
Universidade Federal do Rio Grande do Norte
Natal, Brazil

Jennie E. Johnson, MD
Assistant Professor, Division of Infectious Diseases
The Warren Alpert Medical School, Brown University
Providence, RI, USA

Jonas T. Johnson, MD
Professor and Chairman
Department of Otolaryngology
The Dr Eugene N. Meyers Professor and
Chairman of Otolaryngology
Professor
Department of Oral and Maxillofacial
Surgery
School of Dental Medicine
University of Pittsburgh
Pittsburgh, PA

Royce H. Johnson, MD, FACP
Professor of Medicine at UCLA
Chief Infectious Disease, Kern Medical
Director, Valley Fever Institute
Bakersfield, CA, USA

Ronald N. Jones, MD, FAAM, FASCP, FCAP, FIDSA
Chairman and Founder
Jones Microbiology Institute (JMI)
JMI Laboratories
North Liberty, IA, USA

Elaine C. Jong, MD, FIDSA, FASTMH
Clinical Professor Emeritus
Department of Medicine
Division of Allergy and Infectious Diseases
University of Washington School of Medicine
Seattle, WA, USA

Leeja Joseph, MD
Fellow, Division of Infectious Diseases
Department of Internal Medicine
Medical College of Georgia
Augusta University
Augusta, GA, USA

Jonathan J. Juliano, MD
Clinical Assistant Professor of Medicine
School of Medicine
University of North Carolina
Chapel Hill, NC, USA

Lili G. Kaplan, MD
Ophthalmologist and Retina Specialist
Retina Associates of Cleveland
Beachwood, OH

Shanthi Kappagoda, MD
Associate Professor of Medicine
Division of Infectious Disease
Stanford University
Emeryville, CA, USA

Ravi Karra, MD, MHS
Medical Instructor, Division of Cardiology
Duke University Medical Center
Durham, North Carolina

Keith S. Kaye, MD
Professor of Medicine
Wayne State University and Detroit Medical Center
Detroit, MI, USA

M. Paul Kelly, MD, FRCP
Professor of Tropical Gastroenterology
Blizard Institute
Barts & The London School of Medicine
Queen Mary University of London
London, UK
and
Tropical Gastroenterology & Nutrition Group
University of Zambia School of Medicine
Nationalist Road
Lusaka, Zambia

Louis E. Kennedy, REHS, BS
Clinical Research Assistant
Ealing Hospital NHS Trust
Southall, UK

Jay S. Keystone, MD, MSc (CTM), FRCPC
Tropical Disease Unit
Division of Infectious Disease
Toronto General Hospital
UHN, Toronto, Canada
Professor of Medicine
University of Toronto
Toronto, Canada

Stephen A. Klotz, MD
Professor of Medicine and Family and Community Medicine
Division of Infectious Diseases
University of Arizona
Tucson, AZ, USA

Evelyn K. Koestenblatt, MS, BS, CCRC, ASCP
Retired
Bellerose Village, NY, USA

Rachel Kominsky, MD
Otolaryngology, Head and Neck Surgery
Case Western Reserve University
Cleveland, OH, USA

Peter J. Krause, MD
Senior Research Scientist
Yale School of Public Health
Yale School of Medicine
New Haven, CT, USA

Amy Kritzer, MD
Attending Physician
Division of Genetics and Genomics
Instructor
Harvard Medical School
Boston, MA, USA

Ilona Kronig
Division of Infectious Diseases
Department of Specialties of Internal Medicine
Geneva University Hospitals and Faculty of Medicine
Geneva, Switzerland

David Kuhar, MD
Team Lead, Hospital Infection Prevention Team
Division of Healthcare Quality Promotion
Centers for Disease Control and Prevention
Atlanta, GA, USA

Sampath Kumar, MD
Infectious Diseases Attending
Metro Infectious Diseases
Chicago, IL
University of Illinois
Chicago, IL

Chuen-Yen Lau, MD, MS, MPH
Staff Clinician
HIV Dynamics and Replication Program, National Cancer Institute
National Institutes of Health
Bethesda, MD, USA

Sixto M. Leal, MD, PhD
Assistant Professor
Department of Pathology
Director, Clinical Microbiology, Director Fungal Reference Laboratory
University of Alabama at Birmingham
Birmingham, AL, USA

William J. Ledger, MD
The Given Foundation Professor Emeritus of Obstetrics and Gynecology
Weill Cornell Medical College
New York, NY, USA

Matthew E. Levison, MD
Adjunct Professor of Medicine, Professor of Public Health
Drexel University
Bryn Mawr, PA, USA

Stuart M. Levitz, MD
Professor
Department of Medicine
University of Massachusetts Medical School
Worcester, MA

Daniel Lew, MD
Division of Infectious Diseases
Department of Specialties of Internal Medicine
Geneva University Hospitals and Faculty of Medicine
Geneva, Switzerland

Neil S. Lipman, VMD
Center of Comparative Medicine and Pathology
Memorial Sloan Kettering Cancer Center, Hospital for Special Surgery, and Weill Cornell Medicine
New York, NY, USA

Pamela A. Lipsett, MD, MHPE
Professor
Department of Surgery
Johns Hopkins University School of Medicine
Baltimore, MD, USA

Peter Liu, MD
Assistant Professor of Clinical Medicine
Division of Infectious Diseases
University of Pennsylvania Perelman School of Medicine
Philadelphia, PA, USA

Ann-Marie Lobo, MD
Assistant Professor of Ophthalmology, Ocular Immunology and Uveitis Specialist
Massachusetts Eye and Ear Infirmary, Harvard Medical School
Boston, MA, USA

Sarah S. Long, MD
Section of Infectious Diseases
Department of Pediatrics
St. Christopher's Hospital for Children, Drexel University College of Medicine
Philadelphia, PA, USA

Bennett Lorber, MD, MACP
Thomas M. Durant Professor of Medicine, Professor of Microbiology and Immunology
Temple University School of Medicine
Philadelphia, PA, USA

Alice Lorch, MD
Resident in Ophthalmology, Massachusetts Eye and Ear Infirmary
Harvard Medical School
Boston, MA, USA

Benjamin J. Luft, MD
Professor
Department of Internal Medicine
Stony Brook University Hospital
Stony Brook, NY, USA

Larry I. Lutwick, MD
Professor of Medicine
Mayo Clinic School of Medicine and Science
Infectious Diseases, Mayo Clinic Health System
Eau Claire, WI, USA

John Maa, MD
Department of Surgery
University of California
San Francisco, CA, USA

Rodger D. MacArthur, MD
Professor of Medicine
Division of Infectious Diseases, Department of Internal Medicine
Medical College of Georgia
Augusta University
Augusta, GA, USA

Karl Madaras-Kelly, PharmD, MPH
Professor
Department of Pharmacy Practice and Administrative Sciences
Idaho State University College of Pharmacy
Meridian, Idaho

Joanne T. Maffei, MD
Professor
Department of Medicine, Section of Infectious Diseases
LSU Health Sciences Center New Orleans
New Orleans, LA, USA

Rafael Gerardo Magaña, MD
NYC Plastic Surgery
New York, NY, USA

Eleni E. Magira, MD, PhD
Associate Professor
First Department of Critical Care Medicine
Evangelismos Hospital
National and Kapodistrian University of Athens Medical School
Athens, Greece

James H. Maguire, MD, MPH
Professor of Medicine
Harvard Medical School
Boston, MA, USA
Division of Infectious Disease
Brigham and Women's Hospital
Boston, MA, USA

Francis S. Mah, MD
Ophthalmologist
Scripps Health
San Diego, CA

Anita Mahadevan, MD
Associate Professor
Neuropathology National Institute of Mental Health & Neurosciences
Bangalore, India

Gina Maki, DO
Division of Infectious Disease
Henry Ford Hospital
Detroit, MI, USA

Mark A. Malangoni, MD
Emeritus Professor of Surgery
Department of Surgery
Case Western Reserve University School of Medicine
Cleveland, OH, USA

Alexandre E. Malek
Onco-Transplant Infectious Diseases Fellow
Department of Infectious Diseases, Infection Control and Employee Health
The University of Texas MD Anderson Cancer Center
Houston, TX, USA

Choukri Ben Mamoun, PhD
Professor of Medicine and Microbial Pathogenesis
Section of Infectious Disease
Yale University School of Medicine
New Haven, CT, USA

Brandi Manning, DO
Assistant Professor of Medicine
Division of Infectious Diseases
Ohio State University
Columbus, OH, USA

Suzaan Marais, MBChB, FC Neurol(SA), PhD
Senior Research Officer
Clinical Infectious Diseases Research Initiative
Institute of Infectious Disease and Molecular Medicine (IIDMM)
University of Cape Town
Cape Town, South Africa
Department of Medicine
University of Cape Town
Cape Town, South Africa

Peter Mariuz, MD
Professor of Medicine, Infectious Diseases
University of Rochester
Rochester, NY, USA

Thomas J. Marrie, MD, FRCPC
Consultant
Retired from Department of Medicine
Dalhousie University
Halifax, NS, Canada

Paul Martin, MD, FRCP, FRCPI
Chief, Division of Digestive Health and Liver Diseases, Professor of Medicine
Mandel Chair in Gastroenterology
Miller School of Medicine, University of Miami
Miami, FL, USA

Richard A. Martinello, MD
Associate Professor
Departments of Internal Medicine and Pediatrics, Infectious Diseases
Yale School of Medicine
Medical Director, Infection Prevention
Yale New Haven Health
New Haven, CT, USA

Amy J. Mathers, MD, D(ABMM)
Associate Professor
Medicine and Pathology
University of Virginia
Charlottesville, VA, USA

Anne E. McCarthy, MD
Professor of Medicine
Division of Infectious Diseases
University of Ottawa
Ottawa, Canada

Todd P. McCarty, MD
Assistant Professor, Division of Infectious Diseases
University of Alabama at Birmingham School of Medicine
Birmingham VA Medical Center
Birmingham, AL, USA

Shelly McNeil
Professor
Division of Infectious Diseases
Dalhousie University
Nova Scotia, Canada

J. Anthony Mebane, MD
Division of Infectious Diseases
VA Medical Center
Boise, Idaho

Jay B. Mehta, MD, FCCP
Professor of Medicine, Chief of Division of Preventive Medicine and Epidemiology
East Tennessee State University, James H. Quillen College of Medicine
Johnson City, TN, USA

Jeffrey L. Meier, MD
Associate Professor
Department of Internal Medicine, Division of Infectious Diseases
University of Iowa Carver College of Medicine
Iowa City Veterans Affairs Healthcare System
Iowa City, IA, USA

Graeme Meintjes, PhD in Medicine
Professor and the Second Chair & Deputy Head
Department of Medicine
University of Cape Town
Cape Town, Western Cape, South Africa

Rodrigo E. Mendes, PhD
Director
Department of Molecular & Microbiology
JMI Laboratories
North Liberty, IA, USA

Gregory Mertz, MD, FIDSA, FACP
Emeritus Professor of Internal Medicine
Center for Global Health
University of New Mexico Health Sciences Center
Albuquerque, NM, USA

Burt R. Meyers, MD, FACP
Adjunct Professor of Medicine
New York Medical College
Valhalla, NY

Ian C. Michelow, MD, MMed, DTM&H
Associate Professor
Department of Pediatrics, Division of Infectious Diseases
Center for International Health Research
The Warren Alpert Medical School of Brown University
Providence, RI, USA

Aaron Mishkin, MD
Assistant Professor of Medicine, Section of Infectious Diseases
Lewis Katz School of Medicine at Temple University
Philadelphia, PA, USA

Amirkaveh Mojtahed, MD
Resident Physician
Internal Medicine Board Certified Anatomic Pathologist
Scripps Green Hospital
La Jolla, CA

Gentiane Monsel, MD
Consultant
Department of Internal Medicine
Centre Hospitalier intercommunal de Crèteil
Crèteil, France
Department of Dermatology, AP-HP
Hôpital Henri-Mondor
Crèteil, France

Douglas R. Morgan, MD, MPH
Associate Professor of Medicine
Division of Gastroenterology, Hepatology, and Nutrition,
Vanderbilt Ingram Cancer Center (VICC)
Vanderbilt Institute for Global Health (VIGH)
Vanderbilt University
Nashville, TN, USA

Anisa Mosam
Department of Dermatology
Nelson R Mandela School of Medicine
University of Kwazulu Natal
Durban, South Africa

Jessica Moskovitz, MD
Division of Otolayngology
University of Pittsburgh Medical Center
Pittsburgh, PA, USA

Daniel Mueller, MD
Physician
Department of Internal Medicine
Lewis Katz School of Medicine at Temple University
Philadelphia, PA, USA

Maurice A. Mufson, MD, MACP
Professor of Medicine Emeritus and Chairman Emeritus
Department of Medicine
Marshall University Joan C. Edwards School of Medicine
Huntington, WV, USA

Jorge Murillo, MD, FACP, FIDSA
Associate Professor of Medicine
Herbert Wertheim College of Medicine
Florida International University
Miami, FL, USA
Consultant in Infectious Disease and Tropical Medicine
Baptist Health
Miami, FL, USA

Daniel Musher, MD
Distinguished Service Professor of Medicine
Baylor College of Medicine
Houston, TX, USA
Professor of Molecular Virology and Microbiology
Baylor College of Medicine
Houston, TX, USA
Infectious Disease Physician
Michael E. DeBakey VA Medical Center
Houston, TX, USA

Hannah Nam, MD
Assistant Professor of Medicine
Division of Infectious Diseases
University of California
Irvine, CA, USA

Avindra Nath
Chief, Section of Infections of the Nervous System
National Institute of Neurological Disorders and Stroke
National Institutes of Health
Bethesda, MD, USA

Kari Neeman, MD
Assistant Professor
Pediatric Infectious Disease
University of Nebraska Medical Center
Omaha, Nebraska

Ronald L. Nichols, MD, MS, FACS
William Henderson Professor of Surgery—Emeritus; Professor of Microbiology and Immunology
Department of Surgery
Tulane University School of Medicine
New Orleans, LA, USA

Lindsay E. Nicolle, MD, FRCPC
Professor Emeritus
University of Manitoba
Winnipeg, MB, Canada

Obinna N. Nnedu, MD
Program Director, Infectious Diseases Fellowship Program
Department of Infectious Disease
Ochsner Clinic Foundation
New Orleans, LA, USA

Nancy B. Norton, MD
Associate Professor
Department of Anatomy and Pathology
Marshall University Joan C. Edwards School of Medicine
Huntington, WV, USA

Judith A. O'Donnell, MD
Hospital Epidemiologist and Director
Department of Infection Prevention & Control
Chief
Division of Infectious Diseases, Penn Presbyterian Medical Center
Professor of Clinical Medicine
Division of Infectious Diseases
University of Pennsylvania Perelman School of Medicine
Philadelphia, PA, USA

Anthony Ogedegbe, MD
Assistant Professor of Clinical Medicine
Weill Cornell Medical College
New York, NY, USA

Todd D. Otteson, MD, MPH
Division Chief
Pediatric Otolaryngology
University Hospitals Case Medical Center
Cleveland, OH
Associate Professor
Otolaryngology and Pediatrics
Case Western Reserve University School of Medicine
Cleveland, OH

Robert L. Owen, MD
Department of Veteran Affairs Medical Center
San Francisco, CA, USA

George A. Pankey, MD
Director, Infectious Diseases Research
Department of Infectious Disease
Ochsner Clinic Foundation
New Orleans, LA, USA

George Pappas, MD
Institute for Continuing Medical Education of Ioannina
Greece

Peter G. Pappas, MD, FACP
Professor of Medicine
Chief Scientific Advisory Committee, MSGERC
Division of Infectious Diseases
University of Alabama at Birmingham School of Medicine
Birmingham, AL, USA

Diane Parente, PharmD, BCIDP
Clinical Pharmacist Specialist, Infectious Diseases and Antimicrobial Stewardship
Assistant Professor of Medicine, Alpert Medical School of Brown University
Providence, RI, USA

Richard H. Parker, MD, FIDSA
Infectious Diseases and Internal Medicine,
Supervisor of Primary Care and HIV Medicine
Andromeda Transcultural Health Center
Washington, DC, USA

Amee Patrawalla, MD, MPH
Associate Professor
Medicine—Pulmonary and Critical Care
Rutgers New Jersey Medical School
Newark, NJ, USA

Andrew T. Pavia, MD
George and Esther Gross Presidential Professor
Chief, Division of Pediatric Infectious Diseases
University of Utah
Salt Lake City, UT, USA

Zbigniew S. Pawlowski, MD, DTMH Dr honoris causa Warsaw
Professor Emeritus, Clinic of Tropical and Parasitic Diseases
University of Medicine
Poznan, Poland

Richard Pearson, MD
Harrison Distinguished Professor of Medicine
Division of Infectious Diseases and International Health
University of Virginia School of Medicine
Charlottesville, VA, USA

Stephen I. Pelton, MD
Professor of Pediatrics and Epidemiology
Boston University Schools of Medicine and Public, Health
Boston, MA, USA

Christopher M. Perrone, MD
Assistant Professor of Clinical Neurology
Perelman School of Medicine
University of Pennsylvania
Philadelphia, PA, USA

Simone Pessato, MD
Dermatologist
Brazilian Society of Dermatology
Private Office
Porto Alegre, Rio Grande do Sul, Brazil

K. Shad Pharaon, MD
Department of Surgery
PeaceHealth Southwest Medical Center
Vancouver, WA, USA

Phillippa Poole, MD
Professor and Head
School of Medicine
University of Auckland
Auckland, New Zealand

William G. Powderly, MD, FRCPI
Dr. J. William Campbell Professor of Medicine
Larry J. Shapiro Director, Institute of Public Health
Chief, Division of Infectious Diseases
Washington University School of Medicine
St. Louis, MO, USA

Krista Powell, MD, MPH
Deputy Chief, Prevention and Response Branch
CDC, Division of Healthcare Quality Promotion

Laurel C. Preheim, MD
Professor, Department of Internal Medicine
Division of Infectious Diseases
Creighton University Medical Center
Omaha, NE, USA

Thomas C. Quinn, MD, MSc
Professor of Medicine and Pathology
Division of Infectious Diseases
Johns Hopkins University School of Medicine
Baltimore, MD, USA

Issam I. Raad, MD
Department Chair and Professor
Department of Infectious Diseases, Infection Control and Employee Health
The University of Texas MD Anderson Cancer Center
Houston, TX, USA

Sanjay Ram, MD
Associate Professor
Department of Medicine
University of Massachusetts Medical School
Worcester, Massachusetts

Mayur Ramesh, MD
Division of Infectious Disease
Henry Ford Hospital
Detroit, MI, USA

Carlos R. Ramírez-Ramírez, MD
Department of Medicine
University of Puerto Rico School of Medicine
San Juan, Puerto Rico

Carlos H. Ramírez-Ronda, MD, MACP
Professor of Medicine
University of Puerto Rico School of Medicine
San Juan, Puerto Rico

Jean-Pierre Raufman, MD
Moses and Helen Golden Paulson Professor of Medicine
Head, Division of Gastroenterology & Hepatology
University of Maryland School of Medicine
Baltimore, MD, USA

Raymund R. Razonable, MD
Professor of Medicine
Chair, Transplantation
Virology and Infectious Diseases
Division of Infectious Diseases
Mayo Clinic
Rochester, Minnesota

Paulina A. Rebolledo, MD, MSc
Assistant Professor of Medicine and Global Health
Emory University
Atlanta, GA, USA

Robert V. Rege, MD
Professor of Surgery and Associate Dean for Undergraduate Medical Education
UT Southwestern Medical Center
Dallas, TX, USA

Michael F. Rein, MD, MACP
Professor Emeritus of Medicine
Division of Infectious Diseases and International Health, Department of Medicine
University of Virginia
Charlottesville, VA, USA

Dalilah Restrepo, MD
St. Luke's—Roosevelt Hospital
New York, NY, USA

Bruce S. Ribner, MD, MPH
Professor of Medicine, Emory University School of Medicine
Principal Investigator, National Emerging Special Pathogens Training and Education Center
Medical Director, HHS Region 4 Special Pathogens Training and Education Center
Atlanta, GA, USA

Emiko Rimbara, PhD
Department of Bacteriology II
National Institute of Infectious Diseases
Tokyo, Japan

Mark Robbins, MD, MSc
Assistant Professor
Division of Infectious Diseases
Dalhousie University
Nova Scotia, Canada

Eduardo Rodríguez-Noriega, MD
Chief, Infectious Diseases
Hospital Civil de Guadalajara, Fray Antonio Alcalde
Centro Universitario Ciencias de la Salud, Universidad de Guadalajara
Guadalajara, Jalisco, Mexico

Ralph Rogers, MD
Assistant Professor of Medicine, Clinician Educator
Division of Infectious Disease
Warren Alpert Medical School of Brown University
Providence, RI, USA

Allan Ronald, MD, OC, OM, FRCPC
Distinguished Professor Emeritus
Departments of Internal Medicine and Medical Microbiology
University of Manitoba
Canada

Andrew Rosenbaum, MD
Assistant Professor of Medicine
Department of Cardiovascular Medicine
Mayo Clinic College of Medicine
Rochester, MN, USA

Sergio D. Rosenzweig, MD, PhD
Chief, Immunology Service
Department of Laboratory Medicine, Clinical Center
National Institutes of Health
Bethesda, MD, USA

Virginia R. Roth, MD, FRCPC
Associate Professor of Medicine
University of Ottawa
Director
Infectious Prevention and Control
Program, The Ottawa Hospital
Ottawa, Canada

Nadine G. Rouphael
Assistant Professor of Medicine
Division of Infectious Diseases
Emory University School of Medicine
Atlanta, Georgia

Thomas A. Russo, MD, CM
Professor and Chief, Division of Infectious Diseases
Department of Medicine
Jacobs School of Medicine and Biomedical Sciences
University at Buffalo
Buffalo, NY, USA

William A. Rutala, MS, MPH, PhD
Professor of Medicine, Director of Statewide
Program for Infection Control and Epidemiology, Director of Hospital Epidemiology
Occupational Health and Safety Program
University of North Carolina School of Medicine
Chapel Hill, NC, USA

Amar Safdar, MD
Associate Professor of Medicine, Director Transplant Infectious Diseases
NYU Langone Medical Center, NYU School of Medicine
New York, NY, USA

Wilmara Salgado-Pabón, MS, PhD
Post-Doctoral Fellow
University of Iowa
Carver College of Medicine
Iowa City, Iowa

Rohini Samudralwar, MD
Department of Neurology
Multiple Sclerosis/Neuroimmunology Division
The University of Texas Health Science Center at Houston
Houston, TX, USA

Rafik Samuel, MD
Professor of Medicine, Chief, Section of Infectious Diseases
Lewis Katz School of Medicine at Temple University
Philadelphia, PA, USA

Patrick M. Schlievert, PhD
Professor, Microbiology and Immunology and Internal Medicine
University of Iowa Carver College of Medicine
Iowa City, IA, USA

Steven K. Schmitt, MD, FIDSA, FACP
Head, Section of Bone and Joint Infections
Associate Professor of Medicine, Department of Infectious Disease
Vice Chair for Professional Staff Affairs, Medicine Institute
Cleveland Clinic
Cleveland, OH, USA

William A. Schwartzman, MD
Associate Clinical Professor of Medicine
UCLA School of Medicine
Los Angeles, CA, USA
Chief, Infectious Diseases, Sepulveda VA OPC
Sepulveda, CA, USA
Chair, Infection Control Committee
Attending in Infectious Diseases, VA Greater
Los Angeles Healthcare System
Los Angeles, CA, USA

Andréa Sciberras, DO, AAHIVS, FACOI, FACP
Assistant Professor
Department of Medicine
Mount Sinai South Nassau
Assistant Professor
Icahn School of Medicine at Mount Sinai
Oceanside, NY, USA

Ramin Sedaghat Herati, MD
Assistant Professor
Department of Medicine, Division of Infectious Diseases and Immunology
NYU School of Medicine
New York City, NY, USA

Pritha Sen, MD
Instructor in Medicine
Department of Medicine, Division of Infectious Diseases
Massachusetts General Hospital
Boston, MA, USA

Arlene C. Seña, MD, MPH
Associate Professor of Medicine
Division of Infectious Diseases
University of North Carolina at Chapel Hill
Chapel Hill, North Carolina
Medical and Laboratory Director
Durham
County Department of Public Health
Durham, North Carolina

John W. Sensakovic, MD, PhD
Infectious Disease, St. Michael's Medical Center
Newark, NJ, USA

Susan K. Seo, MD, FACP, FIDSA
Director, Antibiotic Management Program
Clinical Member
Infectious Disease Service
Memorial Sloan Kettering Cancer Center
Professor of Clinical Medicine
Weill Cornell Medical College
New York, NY, USA

Rajeev Shah, PharmD
Clinical Pharmacist Specialist, Infectious Diseases
Assistant Professor of Medicine
Alpert Medical School of Brown University
Providence, RI, USA

Dennis J. Shale, MD
Clinical Professor
Institute of Molecular and Experimental Medicine
Cardiff University
Cardiff, UK

Susarla K. Shankar, MD
Emeritus Professor
Department of Neuropathology
National Institute of Mental Health and Neurosciences
Bangalore, India

Sylvia J. Shaw, MD
Assistant Professor of Clinical Medicine
Keck School of Medicine
University of Southern California
Los Angeles, CA

Sheela Shenoi, MD, MPH
Assistant Professor of Medicine
Section of Infectious Diseases, Department of Medicine
Yale University School of Medicine
New Haven, CT, USA

Upinder Singh, MD
Associate Professor of Medicine (Infectious Diseases and Geographic Medicine) and Microbiology and Immunology
Stanford School of Medicine
Stanford, CA

Kamaljit Singh, MD, D(ABMM)
Associate Professor
Infectious Diseases
Rush University Medical Center
Chicago, IL

Linda A. Slavoski, MD
Doctor of Infectious Disease Medicine and Internal Medicine
Wilkes Barre, PA, USA

Leon G. Smith, MD
Chairman
Department of Medicine
St. Michael's Medical Center
Newark, NJ, USA
Chairman
Department of Medicine
Seton Hall University School of Graduate Medical Education
Professor of Preventative Medicine
Newark, NJ, USA
Medical School
New Brunswick, NJ, USA

James W. Smith, MD
Professor of Internal Medicine and Infectious Diseases
University of Texas Southwestern Medical School
Dallas, TX, USA

Jessica N. Snowden, MD
Assistant Professor
University of Nebraska Medical Center
Omaha, Nebraska

Jack D. Sobel, MD
Division of Infectious Diseases
Wayne State University School of Medicine
Detroit, MI, USA

M. Rizwan Sohail, MD
Assistant Professor of Medicine
Divisions of Infectious Diseases and Cardiovascular Diseases
Department of Medicine
Mayo Clinic College of Medicine
Rochester, MN

Emily Souder, MD
Attending Physician
Section of Pediatric Infectious Diseases
St Christopher's Hospital for Children
Philadelphia, PA, USA

Amy Spallone, MD
Division of Infectious Diseases
Department of Medicine
Baylor College of Medicine
Houston, TX, USA

Barbara W. Stechenberg, MD
Professor of Pediatrics, Tufts University School of Medicine
Springfield, MA
Associate Program Director, Pediatrics Residency Program, Baystate Medical Center
Springfield, MA, USA

James M. Steckelberg, MD
Professor of Medicine
Division of Infectious Diseases
Department of Medicine
Mayo Clinic College of Medicine
Rochester, MN

David S. Stephens, MD
Stephen W. Schwarzmann Distinguished Professor of Medicine
Vice President for Research
Woodruff Health Sciences Center
Chair, Department of Medicine
Emory University School of Medicine
Atlanta, GA, USA

Dennis L. Stevens, MD, PhD
Professor of Medicine
University of Washington School of Medicine
Seattle, Washington
Chief
Infectious Disease, VAMC
Boise, Idaho

Hillary C. Stiefel, MD
Assistant Professor of Ophthalmology and Ocular Pathology
Casey Eye Institute
Oregon Health and Science University
Portland, OR, USA

Charles Stratton
Associate Professor of Medicine and Pathology
Vanderbilt University School of Medicine
Director, Clinical Virology and Immunopathology Laboratory
Vanderbilt University Medical Center
Nashville, TN, USA

Kathryn N. Suh, MD, FRCPC
Associate Professor of Medicine
Division of Infectious Diseases
University of Ottawa
Ottawa, Canada

Domizio Suvà
Division of Orthopaedic and Trauma Surgery
Department of Surgery
Geneva University Hospitals and Faculty of Medicine
Geneva, Switzerland

Babafemi O. Taiwo, MBBS
Associate Professor of Medicine
Division of Infectious Diseases
Feinberg School of Medicine
Northwestern University
Chicago, IL

Naasha J. Talati, MD, MSCR
Assistant Professor
University of Pennsylvania
School of Medicine
Assistant Hospital Epidemiologist and Director of Antimicrobial Stewardship
Penn Presbyterian Medical Center
Philadelphia, PA, USA

Michael Thompson, DO
Clinical Assistant Professor, George Washington University School of Medicine
Adult Hospital Medicine and Infectious Diseases
Anne Arundel Medical Center
Annapolis, Maryland

Kenneth J. Tomecki, MD
Department of Dermatology
Cleveland Clinic
Cleveland, OH

Marc Traeger, MD
Department of Preventative Medicine
Whiteriver Service Unit/Indian Health Service
Whiteriver, AZ, USA

Edmund C. Tramont, MD
Associate Director of Special Projects
National Institute of Allergy and Infectious Diseases
National Institutes of Health
Bethesda, MD, USA

Sonya Trinh, MD, MPH
Senior Lecturer
Faculty of Medicine
University of Queensland Ochsner Clinical School
New Orleans, LA, USA

Grishma R. Trivedi, MD
Department of Medicine
Jacobs School of Medicine and Biomedical Sciences
University at Buffalo
Buffalo, NY, USA

Donald D. Trunkey, MD
Department of Surgery
Oregon Health & Science University
Portland, Oregon

Elmer Y. Tu, MD
Associate Professor of Clinical Ophthalmology
Department of Ophthalmology and Visual Science
University of Illinois Eye and Ear Infirmary
Chicago, IL, USA

Allan R. Tunkel, MD, PhD
Professor of Medicine and Medical Science
Senior Associate Dean for Medical Education
The Warren Alpert Medical School of Brown University
Providence, RI, USA

Ilker Uçkay, MD
Division of Infectious Diseases
Department of Specialties of Internal Medicine
Division of Orthopaedic and Trauma Surgery
Department of Surgery
Geneva University Hospitals and Faculty of Medicine
Geneva, Switzerland

Travis Vandergriff, MD
Assistant Professor
Department of Dermatology
University of Texas Southwestern Medical Center
Dallas, TX

Pierre Vaudaux, PhD
Division of Infectious Diseases
Department of Specialties of Internal Medicine
Geneva University Hospitals and Faculty of Medicine
Geneva, Switzerland

Manasa Velagapudi, MBBS
Assistant Professor
Department of Internal Medicine
Division of Infectious Diseases
CHI Health Creighton University Medical Center
Omaha, NE, USA

Karen J. Vigil, MD
Assistant Professor
Division of Infectious Diseases
The University of Texas Health Science Center at Houston—Medical School
Houston, TX, USA

Trung T. Vu, MD
Infectious Diseases
Springfield, MA, USA

Duc J. Vugia, MD, MPH
Chief, Infectious Diseases Branch
California Department of Public Health
Richmond, CA, USA
Clinical Professor
Department of Epidemiology & Biostatistics
University of California, San Francisco
San Francisco, CA, USA

Jatin M. Vyas, MD, PhD
Associate Professor
Department of Medicine
Massachusetts General Hospital/Harvard Medical School
Boston, MA, USA

Keyur S. Vyas, MD
Associate Professor of Medicine
Department of Internal Medicine, Division of Infectious Diseases
University of Arkansas for Medical Sciences
Little Rock, AR, USA

Ken B. Waites, MD
Professor
Department of Pathology
Director, Diagnostic Mycoplasma Laboratory
University of Alabama at Birmingham
Birmingham, AL, USA

Noah Wald-Dickler, MD
Assistant Professor of Population and Public Health Sciences and Medicine
University of Southern California
Los Angeles, CA, USA

Rebecca A. Ward, PhD
Medical Writer
Department of Medicine
Massachusetts General Hospital
Boston, MA, USA

Richard R. Watkins, MD, MS, FACP, FIDSA, FISAC
Professor of Internal Medicine
Northeast Ohio Medical University
Rootstown, OH, USA

David J. Weber, MD, MPH
Professor of Medicine and Pediatrics
University of North Carolina School of Medicine
Chapel Hill, NC, USA
Professor of Epidemiology, Gillings School of Global Public Health
Chapel Hill, NC, USA

Andrew S. Webster, MD
Instructor
Department of Medicine, Division of Infectious Diseases
Emory University School of Medicine
Atlanta, GA, USA

Jeffrey M. Weinberg, MD
Dermatology
Icahn School of Medicine at Mt Sinai
New York, NY, USA

Debra L. Weiner, MD, PhD
Attending Physician Emergency Medicine
Boston Children's Hospital
Assistant Professor of Pediatrics
Harvard Medical School
Boston, MA, USA

Steven M. Weiss, MD, FACP
Director, Internal Medicine Residency Training Program
Department of Medical Education
Mount Sinai South Nassau
Clinical Associate Professor, Icahn School of Medicine at Mount Sinai
Oceanside, NY, USA

Richard J. Whitley, MD
Distinguished Professor
Loeb Eminent Scholar Chair in Pediatrics
Professor of Pediatrics, Microbiology, Medicine and Neurosurgery
University of Alabama at Birmingham
Birmingham, AL, USA

Mary E. Wilson, MD
Clinical Professor of Epidemiology and Biostatistics
School of Medicine
University of California
San Francisco, CA, USA

Brian Wispelwey, MS, MD
Professor of Medicine
Clinical Chief, Infectious Diseases
University of Virginia School of Medicine
Charlottesville, VA, USA

Uni Wong, MD
Assistant Professor of Medicine
Division of Gastroenterology & Hepatology
University of Maryland School of Medicine
Baltimore, MD, USA

Patricia Wong, MD, MSCE
Lankenau Hospital/Main Line Gastroenterology Associates
Philadelphia, PA, USA
Adjunct Assistant Professor of Medicine
Johns Hopkins University
Baltimore, MD, USA

Henry M. Wu, MD, DTM&H
Associate Professor
Department of Medicine
Emory University School of Medicine
Atlanta, GA, USA

Bian Wu, MD
Resident
UCSF School of Medicine
San Francisco, CA, USA

Neal S. Young, MD
Chief of Hematology Branch, Director of Trans-NIH Center for Human Immunology, Autoimmunity and Inflammation
National Heart, Lung and Blood Institute, National Institutes of Health
Bethesda, MD, USA

Roger W. Yurt, MD
Chief of Burns, Critical Care and Trauma
New York Presbyterian Hospital
New York, NY, USA

Tirdad T. Zangeneh, DO
Associate Professor of Medicine
Division of Infectious Diseases
University of Arizona
Tucson, AZ, USA

Matthew D. Zelhart, MD, FACS, FASCRS
Associate Program Director, Residency
Director, Masters in Surgical Clinical Research Program
Assistant Professor
Department of Surgery
Tulane University School of Medicine
New Orleans, LA, USA

Marcus Zervos, MD
Professor of Medicine
Wayne State University School of Medicine
Chief, Infectious Disease Division
Henry Ford Health System
Detroit, MI, USA

Alimuddin Zumla, MD, PhD, FRCP, FRCPath, FAAS, FRSB
Professor of Infectious Diseases and International Health
Department of Infection and Immunity
University College London
London, UK

目次

Section 18　微生物各論：細菌(西村 翔) ……………… 733

Section 19　微生物各論：スピロヘータ(蓮池俊和, 長田 学) ………… 937

Section 20　微生物各論：*Mycoplasma* と *Chlamydia*(荒川 悠) ………………………… 957

Section 21　微生物各論：*Rickettsia*, *Ehrlichia*, *Anaplasma*(栃谷健太郎) ………………… 973

Section 22　微生物各論：真菌(栃谷健太郎) …………… 983

Section 23　微生物各論：ウイルス …………………… 1029

Section 24　微生物各論：寄生虫(岩田健太郎) ……… 1113

本書を読むに当たって

1. 本書では，医療現場で使われている用語を使用した。不統一が生じた場合は，監訳者が判断し，統一した。
2. 本書では，薬剤名の一般名は原則として欧文表記とした。商品名は日本にあるものは差し替え，独立行政法人 医薬品医療機器総合機構の医薬品医療機器情報提供ホームページに従い表記し，® または™ を付記した。
3. 病名など名称が変わったものもあるが，内容の理解を妨げない限りはオリジナルの文章を尊重した。
4. 編集の過程で疑問が生じた事項については，原著出版社に問い合わせた。図 37.6 の割愛など，原著出版社からの指示により，原著と異なる記載に変更した箇所がある。
5. 本書の情報は原著出版当時のものであるため，2024 年 9 月現在，変更されているものもある。

注意

本書に記載した情報に関しては，正確を期し，一般臨床で広く受け入れられている方法を記載するよう注意を払った。しかしながら，監訳者，訳者ならびに出版社は，本書の情報を用いた結果生じたいかなる不都合に対しても責任を負うものではない。本書の内容の特定な状況への適用に関しての責任は，医師各自のうちにある。

監訳者，訳者ならびに出版社は，本書に記載した薬物の選択，用量については，出版時の最新の推奨，および臨床状況に基づいていることを確認するよう努力を払っている。しかし，医学は日進月歩で進んでおり，政府の規制は変わり，薬物療法や薬物反応に関する情報は常に変化している。読者は，薬物の使用に当たっては個々の薬物の添付文書を参照し，適応，用量，付加された注意・警告に関する変化を常に確認することを怠ってはならない。これは，推奨された薬物が新しいものであったり，汎用されるものではない場合に，特に重要である。

Section 1

さまざまな臨床像：総論

1 不明熱

■著：Cheston B. Cunha, Burke A. Cunha
■訳：山本舜悟

概論

不明熱（fever of unknown origin：FUO）は，不明熱に焦点を当てた外来 / 入院精査にもかかわらず，診断がつかずに 3 週間以上長引く発熱＞38.3℃のことをいう。不明熱の原因は感染症と非感染症に分かれる。さまざまな感染症，悪性腫瘍，リウマチ / 炎症性疾患が長引く発熱を起こしうるが，不明熱と分類されるくらいの期間まで診断されずに発熱が長引く疾患は比較的少ない。

不明熱の原因

不明熱を起こす疾患の分布は，年齢，背景，家族歴，動物への曝露，既往症 / 現症（例：悪性腫瘍，リウマチ / 炎症性疾患，肝硬変）などによって異なる。不明熱のそれぞれのカテゴリーは，サブグループ〔例：高齢者，免疫抑制者，移植後，発熱性好中球減少症，人獣共通感染症，ヒト免疫不全ウイルス（human immunodeficiency virus：HIV），病院内，海外からの帰国者〕によりアプローチされる。それぞれのサブグループの鑑別診断は，サブグループ内の相対的な疾患分布と流行疾患の地理的分布を反映する。不明熱の原因の相対的な分布は長い年月の間に変わってきているが，わずかな例外を除いて，不明熱の原因疾患は比較的似通っている（表 1.1）。

不明熱への診断アプローチ

長引く発熱の患者では，まず，その患者が本当に不明熱なのかを判断すべきである。不明熱には多くの原因があるので，不明熱の診断に「クックブック」や「アルゴリズム的アプローチ」は存在しない。医学において，病歴は診断の最初の手掛かりとして重要であり，可能性が高そうな不明熱のカテゴリーの全体的な印象をもたらしてくれる（たとえば，早期満腹感を伴う体重減少は悪性腫瘍を，関節痛や筋肉痛はリウマチ / 炎症性疾患を，悪寒を伴う発熱は感染症を示唆する）。

病歴の手掛かりから不明熱のカテゴリーが示唆された後，診察は鑑別診断のなかで病歴上関連性のある所見に焦点を当てるべきである。診察は網羅的に行うよりは，鑑別診断のなかで鍵になる所見の有無を明らかにすることに注意深く的を絞るほうが重要である（たとえば，成人 Still 病の可能性が高そうな患者では神経学的診察一式は有用ではない）。診察では，眼の所見や肝臓，脾臓，リンパ節，関節の所見，皮膚病変に特に注意を払う必要がある（表 1.2）。この時点で，病歴と診察の手掛かりの有無に基づいて，最初の不明熱診断精査（例：非特異的検査）においても最も可能性が高そうな候補のなかから診断を確定または除外することに注力すべきである。患者は，受診前に 1 人以上の医師の診察を受けていることが多いので，ルーチンの検査〔血算，肝機能検査（liver function test：LFT），尿検査など〕はすでになされていることが多い。しかし，これらの検査結果のなかに診断の手掛かり（例：相対的リンパ球減少）がないかどうか注意深く再検討すべきである。

不明熱の検査では「ショットガン」アプローチは慎むべきである。不明熱の原因は無数にあるので，そのすべてに対して検査を行うことは現実的ではないし，費用にも見合わない。Willy Sutton は，なぜ銀行強盗をするのか聞かれたときに「そこに金があるからさ！」と答えたという［訳注：Sutton（1901～1980 年）の自伝によれば，実際には言っていないらしい〔Sutton W, Linn E. Where the money was: the memoirs of a bank robber (Broadway library of larceny), Crown / Archetype, 2004〕］。同様に，的を絞った不明熱の精査も，病歴や診察所見，非特異的検査によって示唆された最も可能性が高いものに対して行うべきであり，すべての診断候補に対して行うものではない。無闇な検査はしばしばミスリーディングな情報をもたらす。関節症状のある不明熱患者に甲状腺機能検査（thyroid function test：TFT）を行うことは全く意味がないし［訳注：たとえば亜急性甲状腺炎に関節痛を伴うことはあり，全く無意味とは思えない］，成人 Still 病や巨細胞性動脈炎 / 側頭動脈炎（giant cell arteritis / temporal arteritis：GCA / TA），結節性多発動脈炎（poriarteritis nodosa：PAN）の可能性が高そうな患者に TFT を行うべきではない。

血液培養は不明熱のすべての症例に必須というわけではない。不明熱の鑑別診断が成人 Still 病，亜急性甲状腺炎，GCA / TA などであれば，血液培養の意義はほとんどない［訳注：不明熱だと考えるのであれば，どこかのタイミングで血液培養は行ったほうがよいことが多い。実際，血液培養が行われないまま成人 Still 病として治療され続けた感染性心内膜炎の患者が最終的に亡くなり，訴訟になったケースが日本でもある］。感染症の可能性が高い場合でさえも，たとえば，EB ウイルス（Epstein-Barr virus：EBV），サイトメガロウイルス（cytomegalovirus：CMV），HIV が疑わしい場合は，血液培養は必ずしも行わなくてよい。血液培養は亜急性細菌性心内膜炎（subacute bacterial endocarditis：SBE）を除外するために行う。SBE の診断は，他に原因の考えられない高度 / 持続的菌血症（心内膜炎の原因微生物として知られたもの）**と**心臓の疣贅によってなされる。培養陰性の心内膜炎（culture-negative endocarditis：CNE）の診断は，血液培養陰性と疣贅の存在ではできない。CNE の診断は，3 つの鍵になる所見，すなわち，心

表 1.1
不明熱(FUO)の典型的原因

病態	よくある	珍しい	まれ
悪性腫瘍 / 新生物	リンパ腫[a] RCC	前白血病(AML)[a] MPD	心房粘液腫 多発性骨髄腫 大腸がん 膵がん 中枢神経転移 肝臓がん 肝転移
感染症	粟粒結核 SBE ブルセラ症[a] Q熱[a]	腹腔内 / 骨盤膿瘍 腎 / 腎周囲膿瘍 腸チフス / 腸熱[a] トキソプラズマ症 CSD[a] EBV CMV HIV 肺外結核(腎結核，中枢神経結核)	歯根部膿瘍 慢性副鼻腔炎 / 乳様突起炎 亜急性椎体骨髄炎 大動脈腸管瘻 回帰熱[a] 鼠咬症[a] レプトスピラ症[a] ヒストプラズマ症 コクシジオイデス症 内臓リーシュマニア症(カラ・アザール) LGV Whipple病[a] Castleman病[a](MCD) マラリア バベシア症 エールリキア症
リウマチ / 炎症性疾患	成人Still病[a] GCA / TA[a]	PAN / MPA[a] LORA[a] SLE[a]	高安動脈炎[a] 菊池病[a] サルコイドーシス(中枢神経) Felty症候群 Gaucher病 多関節性痛風[a] 偽痛風[a] Schnitzler症候群[a] Behçet病[a] FAPA症候群[a] (Marshall症候群)
その他の疾患	薬剤熱[a] アルコール性肝硬変[a]	亜急性甲状腺炎[a] Crohn病[a]	肺塞栓症(小 / 多発) 偽リンパ腫 菊池病[a] Rosai-Dorfman病[a] ECD[a] 周期性好中球減少症[a] 家族性周期性発熱症候群[a] ・FMF ・高IgD症候群[a] ・TRAPS ・Muckle-Wells症候群 全身性肥満細胞症 視床下部障害 高トリグリセリド血症 詐熱[a]

a 再発性不明熱の原因にもなる。

不明熱になる可能性のある疾患は，長引く発熱があり容易に診断できない疾患，非流行地域での長引く発熱がある渡航関連感染症，長引く発熱のある再燃性 / 再発性疾患，長引く発熱があり非典型的な臨床所見の疾患などである。

AML＝急性骨髄性白血病，CMV＝サイトメガロウイルス，CSD＝ネコひっかき病，EBV＝EBウイルス，ECD＝Erdheim-Chester病，FAPA＝発熱，アフタ性口内炎，咽頭炎，リンパ節炎，FMF＝家族性地中海熱，GCA＝巨細胞性動脈炎，HIV＝ヒト免疫不全ウイルス，Ig＝免疫グロブリン，LGV＝鼠径リンパ肉芽腫症，LORA＝高齢発症関節リウマチ，MCD＝多中心性Castleman病，MPA＝顕微鏡的多発血管炎，MPD＝骨髄増殖性疾患，PAN＝結節性多発動脈炎，RCC＝腎細胞がん，SBE＝亜急性細菌性心内膜炎，SLE＝全身性エリテマトーデス，TA＝側頭動脈炎，TNF＝腫瘍壊死因子，TRAPS＝TNF受容体関連周期性症候群

〔Cunha BA. Fever of unknown origin (FUO). In : Gorbach SL, Bartlett JB, Blacklow NR, eds. *Infectious Diseases in Medicine and Surgery*, 3rd ed., Philadelphia : WB Saunders, 2004 ; pp. 1568-1577 および Cunha BA. Overview. In : Cunha BA (Ed.) *Fever of Unknown Origin*. New York : Informa Healthcare ; 2007 ; pp. 1-16 より〕

表 1.2
不明熱(FUO)のカテゴリー別の病歴，診察所見の手掛かり

	病歴の特徴	病歴からの手掛かり	診察所見	診察所見からの手掛かり
悪性腫瘍／新生物	・悪性腫瘍の既往歴／家族歴	・同じ疾患の可能性が高い	・熱型：	
	・頭痛／意識障害	・中枢神経転移，リンパ腫，多発性骨髄腫，心房粘液腫(中枢神経塞栓)	比較的徐脈	・中枢神経，悪性腫瘍，リンパ腫
			消耗熱／敗血症(Pel-Ebstein)	・リンパ腫
	・体重減少(早期満腹感を伴う)	・悪性腫瘍／新生物	・脳神経麻痺	・中枢神経リンパ腫，中枢神経新生物
	・早期満腹感	・リンパ腫，脾腫を起こす悪性腫瘍／新生物	・眼底：Roth 斑	・リンパ腫，心房粘液腫
	・瘙痒(熱いシャワー／入浴の後)	・リンパ腫／MPD	・眼底：細胞様小体(綿花様白斑)	・心房粘液腫
	・寝汗	・悪性腫瘍／新生物	・眼底：網膜出血	・前白血病(AML)
	・腹部不快感／痛み	・腎細胞がん，肝臓がん，肝転移，大腸がん，膵臓がん	・リンパ節腫脹	・リンパ腫，菊池病，Rosai-Dorfman 病
	・精巣痛	・リンパ腫	・胸骨圧痛	・前白血病(AML)，MPD
			・心雑音	・消耗性心内膜炎，心房粘液腫
	・骨痛	・多発性骨髄腫，骨病変を伴う悪性腫瘍／新生物	・肝腫大	・肝臓がん，腎細胞がん，肝転移
			・脾腫	・リンパ腫，MPD
			・爪下出血	・心房粘液腫
			・精巣上体炎	・リンパ腫
感染症	・感染症の既往歴／家族歴	・同じ疾患の可能性が高い	・熱型：	
	・頭痛／意識障害	・ブルセラ症，CSD，エールリキア症，Q 熱，マラリア，レプトスピラ症，Whipple 病，腸チフス／腸熱，鼠咬症，回帰熱，中枢神経結核，HIV，LGV	比較的徐脈	・腸チフス／腸熱，レプトスピラ症，Q 熱，マラリア，バベシア症，エールリキア症
			毎日 2 回のスパイク(double quotidian fever)	・内臓リーシュマニア症(カラ・アザール)
	・最近の同様の病気への曝露	・同じ疾患の可能性が高い	ラクダの背中状熱(camel-back fever curve)	・エールリキア症，レプトスピラ症，ブルセラ症，鼠咬症(*S. minus*)
	・外科的／侵襲的手技	・膿瘍，SBE		
	・大動脈瘤／修復術	・Q 熱，腸熱		
	・性感染症の既往	・LGV	朝のスパイク状発熱	・粟粒結核，腸チフス／腸熱
	・最近の旅行歴	・腸チフス／腸熱，レプトスピラ症，マラリア，内臓リーシュマニア症(カラ・アザール)，ブルセラ症，Q 熱	再発性発熱	・ブルセラ症，マラリア，鼠咬症(*S. moniliformis*)
	・虫への曝露	・マラリア，エールリキア症，バベシア症，内臓リーシュマニア症(カラ・アザール)，回帰熱	・外転神経(脳神経Ⅵ)麻痺	・中枢神経結核
			・結膜充血	・旋毛虫症，回帰熱，レプトスピラ症
			・結膜出血	・SBE
	・ペット／動物接触歴	・Q 熱，CSD，トキソプラズマ症，鼠咬症，回帰熱，レプトスピラ症，ブルセラ症	・脈絡網膜炎	・トキソプラズマ症，結核，ヒストプラズマ症
			・脈絡膜結節	・粟粒結核
	・非殺菌乳／チーズ摂取歴	・Q 熱，ブルセラ症	・Roth 斑	・SBE
	・調理不十分な肉の摂取歴	・トキソプラズマ症，旋毛虫症	・口蓋点状出血	・EBV，CMV，トキソプラズマ症
	・輸血	・マラリア，バベシア症，エールリキア症，CMV，HIV		
			・舌潰瘍	・ヒストプラズマ症
	・歯の不衛生	・SBE，歯根部膿瘍	・リンパ節腫脹	・CSD，EBV，CMV
			・心雑音	・SBE
			・脊椎圧痛	・亜急性椎体骨髄炎，腸チフス／腸熱，骨結核，ブルセラ症

表 1.2(続き)

	病歴の特徴	病歴からの手掛かり	診察所見	診察所見からの手掛かり
感染症(続き)	・睡眠障害	・ブルセラ症，回帰熱，レプトスピラ症	・肝腫大	・Q熱，腸チフス／腸熱，ブルセラ症，内臓リーシュマニア症(カラ・アザール)，鼠咬症，回帰熱
	・早期満腹感	・EBV，CMV，Q熱，ブルセラ症，SBE，粟粒結核		
	・関節痛	・鼠咬症，LGV，Whipple病，ブルセラ症	・脾腫	・粟粒結核，EBV，CMV，腸チフス／腸熱，ブルセラ症，ヒストプラズマ症，エールリキア症，マラリア，Q熱，SBE，CSD，鼠咬症，回帰熱
	・筋肉痛	・Q熱，レプトスピラ症，回帰熱，旋毛虫症		
	・副鼻腔炎	・慢性副鼻腔炎		
	・寝汗	・粟粒結核，ヒストプラズマ症		
	・体重減少	・粟粒結核，ヒストプラズマ症		
	・舌痛	・ヒストプラズマ症，回帰熱		
	・頸部痛	・亜急性椎体骨髄炎，慢性乳様突起炎	・爪下出血	・SBE
			・Osler結節／Janeway病変	・SBE
	・圧痛のある指先	・SBE		
	・腹痛	・回帰熱，レプトスピラ症，腸チフス／腸熱，旋毛虫症	・皮膚色素沈着	・内臓リーシュマニア症(カラ・アザール)，Whipple病
	・背部痛	・亜急性椎体骨髄炎，ブルセラ症	・精巣上体炎	・EBV，腎結核，ブルセラ症
	・精巣痛	・EBV		
リウマチ／炎症性疾患	・リウマチ性疾患の既往歴／家族歴	・同じ疾患の可能性が高い	・熱型：毎日2回のスパイク(double quotidian fever)	・成人Still病
	・頭痛／意識障害	・GCA／TA，中枢神経サルコイドーシス，成人Still病	朝のスパイク状発熱	・PAN
	・一過性顔面浮腫	・高安動脈炎	・涙腺腫大	・LORA，サルコイドーシス，SLE
	・難聴	・PAN		
	・鼻閉	・サルコイドーシス	・耳下腺腫大	・サルコイドーシス
	・関節痛／腫脹	・SLE，LORA，サルコイドーシス，成人Still病	・皮疹	・サルコイドーシス，SLE，成人Still病
	・眼症状	・PAN，サルコイドーシス	・脈の左右差	・高安動脈炎
	・一過性失明	・PAN，SLE，GCA／TA，高安動脈炎	・結膜結節	・サルコイドーシス
			・眼の乾燥	・サルコイドーシス
	・頸部／顎痛	・GCA／TA，高安動脈炎	・うるんだ眼	・PAN
	・咽頭痛	・SLE，成人Still病	・Argyll-Robertson瞳孔またはAdie瞳孔	・サルコイドーシス
	・舌圧痛	・GCA／TA		
	・口腔内潰瘍	・SLE	・帯状角膜症	・成人Still病，サルコイドーシス
	・寝汗	・高安動脈炎		
	・皮疹	・成人Still病，SLE，サルコイドーシス	・上強膜炎	・GCA／TA，LORA，PAN
			・強膜炎	・SLE
	・乾性咳嗽	・サルコイドーシス，GCA／TA	・虹彩炎	・成人Still病，SLE，サルコイドーシス
	・無石性胆嚢炎	・SLE	・ぶどう膜炎	・成人Still病，SLE，LORA，サルコイドーシス
	・間欠的腹痛	・SLE，PAN，成人Still病		
	・圧痛のある指先	・SLE，PAN	・眼底：視神経炎(「星芒状黄斑」を伴う)	・PAN
	・精巣痛	・PAN，SLE		
			・眼底：細胞様小体(綿花様白斑)	・SLE，GCA／TA，PAN，成人Still病
			・眼底：「蝋滴様」	・サルコイドーシス
			・眼底：Roth斑	・SLE，PAN
			・眼底：中心性／分枝性網膜動脈閉塞	・SLE，GCA／TA，高安動脈炎
			・眼底：中心性網膜静脈閉塞	・SLE，サルコイドーシス
			・口腔潰瘍	・SLE，Behçet病，FAPA症候群

(次ページへ続く)

表 1.2(続き)

	病歴の特徴	病歴からの手掛かり	診察所見	診察所見からの手掛かり
リウマチ / 炎症性疾患(続き)			・舌潰瘍 ・リンパ節腫脹 ・脾腫 ・心雑音 ・関節炎 / 関節液 ・精巣上体炎	・GCA / TA ・SLE, LORA, サルコイドーシス ・Felty 症候群, SLE, 成人 Still 病, サルコイドーシス ・SLE(Libman-Sacks) ・リウマチ / 炎症性疾患 ・PAN, SLE, サルコイドーシス
その他の疾患	・感染症, リウマチ / 炎症性疾患, 悪性腫瘍 / 新生物の現病歴, 既往歴なし ・周期性発熱(FMF, 高 IgD 症候群, TRAPS, Muckle-Wells 症候群)の既往 ・薬物 / 薬剤 ・ヒューム曝露 ・アルコール依存症 ・Crohn 病 ・甲状腺疾患 ・高脂血症 ・医療従事者 ・咽頭痛 ・頸部 / 顎痛 ・間欠的腹痛 ・関節痛 ・精巣痛 ・骨痛 ・間欠的蕁麻疹	・その他の疾患以外の可能性は低い ・同じ疾患の可能性が高い ・薬剤熱, 偽リンパ腫 ・ヒューム熱 ・アルコール性肝硬変 ・膿瘍 ・亜急性甲状腺炎 ・高トリグリセリド血症 ・詐熱 ・亜急性甲状腺炎, 高 IgD 症候群 ・亜急性甲状腺炎 ・Crohn 病, FMF, Muckle-Wells 症候群 ・FMF, 高 IgD 症候群, TRAPS, Muckle-Wells 症候群, 周期性好中球減少症, Schnitzler 症候群 ・FMF, TRAPS ・Schnitzler 症候群 ・Schnitzler 症候群, 高 IgD 症候群	・熱型： 比較的徐脈 ・眼窩周囲の浮腫 ・耳下腺腫脹 ・上強膜炎 ・眼底：網膜脂血症 ・口腔潰瘍 ・リンパ節腫脹 ・アルコール性肝硬変の徴候 ・肝腫大 ・脾腫 ・精巣上体炎 ・直腸周囲瘻孔	 ・薬剤熱, 詐熱 ・TRAPS ・アルコール性肝硬変 ・Crohn 病 ・高トリグリセリド血症 ・高 IgD 症候群 ・偽リンパ腫, 高 IgD 症候群(頸部), Schnitzler 症候群(腋窩 / 鼠径) ・アルコール性肝硬変 ・Schnitzler 症候群, 高 IgD 症候群 ・Crohn 病, アルコール性肝硬変, FMF, 高 IgD 症候群, Muckle-Wells 症候群, Schnitzler 症候群 ・FMF, TRAPS ・Crohn 病

(Cunha CB. Infectious disease differential diagnosis. In : Cunha BA, ed. *Antibiotic Essentials* 12th ed. ; Jones & Bartlett, Sudbury, MA, 2013 ; pp. 475-506 および Cunha BA. Nonspecific tests in the diagnosis of fever of unknown origin. In : Cunha BA, ed. *Fever of Unknown Origin*. New York : Informa Healthcare ; 2007 ; pp. 151-158 より)

臓の疣贅, 血液培養陰性,)**そして** SBE の末梢徴候によって行う。CNE の鑑別診断には, 消耗性(marantic)心内膜炎(通常悪性腫瘍による)がある。消耗性心内膜炎の診断は疣贅の大きさ / 形(SBE の疣贅とは異なる)によって行われる。または, 感染性の CNE の可能性を疑うのであれば, ブルセラ症や Q 熱の血清学的検査を行うべきである。ブルセラ症の SBE は疣贅が容易にみつかるが, Q 熱による SBE の疣贅は小さく, みつけられないことがある。

治療の適切さは, 正しい診断に基づくので, 不明熱に対する臨床的なアプローチの主眼は治療よりも診断にある。診断精査は, 特定の診断候補の可能性を上げたり, 下げたりするような所見や症状, 非特異的な検査異常に基づいて的を絞って行うべきである。非特異的検査は, 不明熱の精査において, しばしば重要な手掛かりをもたらしてくれるが, それは捉えにくいことが多い。定義上, 非特異的検査は非特異的だが, まとめて考えると, 診断の可能性を狭めるのに役立つことがしばしばあり, 最も可能性が高そうな診断の確定または除外のための特異的な診断検査を推し進めることがある。重要なことは, 精査は過剰になってはならないということと, 考えつくすべての不明熱の原因に対して行うというものではないことである。的を絞った診断検査は, 当てはまる病歴および特徴的な診察所見の有無と, 鍵になる非特異的検査所見を組み合わせて推定される疾患に基づいて行うべきである。

非特異的検査の手掛かり

非特異的検査の手掛かりは, 的を絞った不明熱の診断精査において重要である。最初の病歴, 診察に加えて, 厳選した非特異的検査は役に立つ。悪性腫瘍が不明熱の原因として可能性が高けれ

Box 1.1

不明熱（FUO）の非特異的検査

不明熱の非特異的検査
・血算
・赤沈
・肝機能検査
・フェリチン
・血清蛋白電気泳動
・尿検査

血算
・白血球増加[a] → 悪性腫瘍 / 新生物，感染症に的を絞った精査
・白血球減少[a] → 悪性腫瘍 / 新生物，感染症，リウマチ / 炎症性疾患に的を絞った精査
・貧血[a] → 悪性腫瘍 / 新生物，感染症，リウマチ / 炎症性疾患に的を絞った精査
・骨髄球 / 後骨髄球[a] → 悪性腫瘍 / 新生物に的を絞った精査
・リンパ球増加[a] → 悪性腫瘍 / 新生物，感染症に的を絞った精査
・リンパ球減少[a] → 悪性腫瘍 / 新生物，感染症，リウマチ / 炎症性疾患に的を絞った精査
・異型リンパ球[a] → 感染症，悪性腫瘍 / 新生物に的を絞った精査
・好酸球増加[a] → 悪性腫瘍 / 新生物，リウマチ / 炎症性疾患，感染症に的を絞った精査
・好塩基球増加[a] → 悪性腫瘍 / 新生物に的を絞った精査
・血小板増加[a] → 悪性腫瘍 / 新生物，感染症，リウマチ / 炎症性疾患に的を絞った精査
・血小板減少[a] → 悪性腫瘍 / 新生物，感染症，リウマチ / 炎症性疾患に的を絞った精査

赤沈
・著明に上昇[a] → 悪性腫瘍 / 新生物，感染症，リウマチ / 炎症性疾患に的を絞った精査

肝機能検査
・血清 AST / 血清 ALT の上昇[a] → 感染症，リウマチ / 炎症性疾患に的を絞った精査
・アルカリホスファターゼ上昇[a] → 悪性腫瘍 / 新生物，リウマチ / 炎症性疾患に的を絞った精査

フェリチン
・著明に上昇[a] → 悪性腫瘍 / 新生物，リウマチ / 炎症性疾患，その他の疾患に的を絞った精査

血清蛋白電気泳動
・単クローン性高ガンマグロブリン血症 → 悪性腫瘍 / 新生物，その他の疾患に的を絞った精査
・多クローン性高ガンマグロブリン血症 → 感染症，リウマチ / 炎症性疾患，その他の疾患に的を絞った精査

尿検査
・顕微鏡的血尿 → 悪性腫瘍 / 新生物，感染症，リウマチ / 炎症性疾患に的を絞った精査[a]

a 表 1.3 を参照。
AST / ALT＝アスパラギン酸トランスアミナーゼ / アラニントランスアミナーゼ
〔Cunha BA. A focused diagnostic approach. In : Cunha BA, ed. *Fever of Unknown Origin*. New York. Informa Healthcare ; 2007 ; pp. 9-16 および Cunha, BA. Fever of unknown origin : focused diagnostic approach based on clinical clues from the history, physical examination, and laboratory tests. *Infect Dis Clin North Am* 2007 ; 21 : 1137-1187 より〕

ば，フェリチンや乳酸デヒドロゲナーゼ(lactate dehydrogenase：LDH)，ビタミン B_{12} の著増は，しばしば悪性腫瘍が隠れていることを示す。血清蛋白電気泳動(serum protein electrophoresis：SPEP)は，特定の疾患の手掛かりになりうる単クローン性または多クローン性高ガンマグロブリン血症を明らかにするのに有用である。すべての検査所見と同様に，非特異的な所見は適切な臨床的文脈のもとで解釈すべきである。たとえば，多クローン性高ガンマグロブリン血症，心雑音，血液培養陰性，心内膜炎の末梢徴候を伴う不明熱は，心房粘液腫を示唆する。成人の不明熱患者で，他に原因の考えられない血清フェリチン著増は，新生物 / 悪性腫瘍，骨髄増殖性疾患(myeloproliferative disorder：(MPD)，リウマチ / 炎症性疾患を示唆する。血清フェリチン値の上昇は，全身性エリテマトーデス(systemic erythematosus：SLE)の増悪，成人 Still 病，GCA / TA でも起こる。フェリチン値の上昇は，不明熱において除外的診断にも役立つ。たとえば，血清フェリチン値が上昇していない，またはわずかな上昇に留まる場合は，悪性腫瘍の可能性は低くなる(Box 1.1，表 1.3，1.4)。

治療の検討

不明熱に対する臨床的なアプローチは，正しい診断をすることによる。治療可能性のある致死的な疾患が確定またはとても可能性が高い場合を除いて，エンピリックな(経験的)治療はめったに正当化されない。解熱薬はのっぴきならない状況に限って使うべきである。発熱は，それ自体を治療対象にすべきではない。という

表 1.3
不明熱(FUO)の非特異的検査の手掛かり

白血球減少
栗粒結核
リンパ腫
前白血病(AML)
腸チフス / 腸熱
Felty 症候群
Gaucher 病

単球増加
粟粒結核
ヒストプラズマ症
PAN / MPA
GCA / TA
LORA
SLE
サルコイドーシス
CMV
ブルセラ症
SBE
リンパ腫
がん
MPD
Crohn 病
Gaucher 病

好酸球増加
旋毛虫症
リンパ腫
腎細胞がん(RCC)
PAN / MPA
菊池病
薬剤熱

好塩基球増加
がん
リンパ腫
前白血病(AML)
MPD

リンパ球増加
粟粒結核
ヒストプラズマ症
腸チフス / 腸熱
ブルセラ症
EBV
CMV
トキソプラズマ症
内臓リーシュマニア症(カラ・アザール)
リンパ腫

相対的リンパ球減少
Q 熱
ブルセラ症
Whipple 病
粟粒結核
ヒストプラズマ症
マラリア
バベシア症
エールリキア症

異型リンパ球
マラリア
バベシア症
エールリキア症
EBV
CMV
トキソプラズマ症
ブルセラ症
菊池病
薬剤熱

血小板増加
SBE
Q 熱
粟粒結核
ヒストプラズマ症
亜急性椎体骨髄炎
がん
リンパ腫
RCC
MPD
PAN / MPA
GCA / TA

血小板減少
白血病
リンパ腫
MPD
多発性骨髄腫
EBV
CMV
アルコール性肝硬変
薬剤熱
PAN / MPA
SLE
マラリア
バベシア症
エールリキア症
ブルセラ症
回帰熱
粟粒結核
ヒストプラズマ症
内臓リーシュマニア症(カラ・アザール)
エールリキア症

リウマトイド因子
SBE
内臓リーシュマニア症(カラ・アザール)
LORA
サルコイドーシス
SLE
アルコール性肝硬変

アルカリホスファターゼ上昇
肝細胞がん
粟粒結核
リンパ腫
GCA / TA

赤沈(>100 mm/ 時)
SBE
膿瘍
亜急性椎体骨髄炎
RCC
がん
リンパ腫
MPD
心房粘液腫
PAN / MPA
高安動脈炎
高 IgD 症候群
ECD
Rosai-Dorfman 病
菊池病
Schnitzler 症候群
MCD
成人 Still 病
GCA / TA
LORA
薬剤熱

血清蛋白電気泳動

多クローン性高ガンマグロブリン血症
HIV
CMV
アルコール性肝硬変
MCD

単クローン性高ガンマグロブリン血症
多発性骨髄腫
高 IgD 症候群
Schnitzler 症候群(IgM>IgG)
MCD

α_1 / α_2 グロブリン上昇
リンパ腫
SLE

血清トランスアミナーゼ上昇
EBV
CMV
腸チフス / 腸熱
ブルセラ症
Q 熱
マラリア
バベシア症
エールリキア症
成人 Still 病
菊池病
薬剤熱

顕微鏡的血尿
SBE
腎結核
ブルセラ症
PAN / MPA

表 1.3（続き）

相対的リンパ球減少（続き）	アルカリホスファターゼ上昇（続き）	顕微鏡的血尿（続き）
EBV	Gaucher 病	リンパ腫
CMV	全身性肥満細胞症	RCC
SLE	Schnitzler 症候群	
リンパ腫	ECD	
多発性骨髄腫	成人 Still 病	
アルコール性肝硬変	GCA / TA	
LORA	PAN / MPA	
Whipple 病	RCC	
腸チフス / 腸熱	肝転移	
	亜急性甲状腺炎	
	血清フェリチン上昇	
	悪性腫瘍	
	前白血病（AML）	
	MPD	
	Rosai-Dorfman 病	
	ECD	
	SLE（急性増悪）	
	GCA / TA	
	LORA	
	成人 Still 病	
	亜急性甲状腺炎	

〔Cunha CB. Infectious disease differential diagnosis. In : Cunha BA, eds. *Antibiotic Essentials*, 17th ed. New Delhi : Jaypee Publishing ; 2020 : pp. 475-506 および Cunha BA. Nonspecific tests in the diagnosis of fever of unknown origin. In : Cunha BA (Ed.) *Fever of Unknown Origin*. New York : Informa Healthcare ; 2007 ; pp. 151-158 より〕

表 1.4
不明熱（FUO）：検査に的を絞った診察所見と症状

感染症の検査	新生物の検査	リウマチ / 炎症性疾患の検査	その他の疾患の検査
血液検査（病歴と診察所見から示唆される場合）			
・Q 熱 IgM / IgG 抗体価	・フェリチン	・RF	・**TFT**（甲状腺機能検査）と **ATA**（抗甲状腺抗体検査） 亜急性甲状腺炎を疑う場合
・*Brucella* IgM / IgG 抗体価	・LDH	・ANA	・**GGTP**
・*Bartonella* IgM / IgG 抗体価	・ビタミン B_{12} 値	・DsDNA	・**ビタミン B_{12} 値** アルコール性肝硬変を疑う場合
・*Salmonella* IgM / IgG 抗体価	・β_2 ミクログロブリン値	・フェリチン	・**MEFV 遺伝子検査** FMF を疑う場合
・EBV IgM / IgG 抗体価	・ACE[a]	・CK	
・CMV IgM / IgG 抗体価	・SPEP	・ACE	
・HHV-8 IgM / IgG 抗体価		・抗 CCP	
・**血液培養** PVE を疑う場合か，SBE の末梢サインが存在し TTE / TEE で疣贅がみられる場合		・抗リン脂質抗体	
		・SPEP	
培養陰性心内膜炎（CNE） TTE で疣贅あり **かつ** 血液培養陰性 **かつ** SBE の末梢サインあり			
感染性 CNE TTE / TEE で疣贅があり，血液培養陰性で，SBE の末梢サインがある → 感染性 **CNE の精査**に進む（Q 熱など）			
非感染性 CNE（消耗性心内膜炎）			

（次ページへ続く）

表 1.4(続き)

感染症の検査	新生物の検査	リウマチ / 炎症性疾患の検査	その他の疾患の検査
感染性 CNE の精査が陰性 → 消耗性心内膜炎の精査に進む(悪性腫瘍，リンパ腫など)			
画像検査(病歴，身体診察，非特異的検査から疑われる場合)			
・**TTE** 心雑音**と**末梢サインから **SBE を疑う場合** 血液培養**陰性で** SBE の末梢サイン±心臓外悪性腫瘍の所見があり，**消耗性心内膜炎を疑う場合** ・**TEE** **PVE 疑い**，または **TTE が不明確**(疣贅を除外できない)な場合 ・**腹部 / 骨盤の CT / MRI**[a] 腹腔内 / 骨盤感染症を疑う場合 ・**ガリウム / インジウムスキャン** 隠れた感染症を疑う場合 ・**下顎のパノラマレントゲン** 歯根部膿瘍を疑う場合 ・**腹部 PET / CT** 感染性グラフト / 限局性血管感染症を疑う場合 ・**骨髄生検 / 培養** 粟粒結核，SBE，ブルセラ症，Q 熱，腸チフス / 腸熱を疑う場合	・**腹部 / 骨盤の CT / MRI** 腹腔内 / 骨盤腫瘍を疑う場合 ・**ガリウム / インジウムスキャン** 腫瘍を疑う場合 ・**PET / CT** 隠れた腫瘍の可能性が高い場合	・**腹部 CT / MRI** 肝腫大 / 脾腫や腹腔内リンパ節腫脹を疑う場合	・**腹部 CT** ・**ガリウム / インジウムスキャン** Crohn 病を疑う場合 ・**胸部 CT(肺塞栓プロトコルで)** 肺塞栓を疑う場合 ・**腹部 CT / PET** ECD を疑う場合(大動脈周囲の線維化 / "coated aorta")
その他の検査(病歴，身体診察，非特異的検査から疑われる場合)			
・**ナイキサン® テスト** 感染症または悪性腫瘍を疑う場合 ・**ツベルクリン反応(ツ反)のアネルギー / T スポット®** 結核を疑う場合	・**ナイキサン® テスト** 感染症または悪性腫瘍を疑う場合 ・**骨髄生検** 骨髄癆性貧血 / 赤血球 / 白血球の異常がある場合 ・**TTE** 心房粘液腫や消耗性心内膜炎を疑う場合 ・**β_2 ミクログロブリン** リンパ腫を疑う場合	・**側頭動脈炎生検** GCA / TA を疑う場合 ・**少量ステロイド** PMR を疑う場合，prednisone 10 mg/ 日を診断的治療として投与	

a 胸部 / 頭部の CT / MRI(頭部または胸部の感染症を疑う場合)。

ACE＝アンジオテンシン変換酵素，ANA＝抗核抗体，ATA＝抗甲状腺抗体検査，CCP＝環状シトルリン化ペプチド抗体，CK＝クレアチンキナーゼ，GGTP＝γグルタミルトランスペプチターゼ，HHV-8＝ヒトヘルペスウイルス 8 型，LDH＝乳酸デヒドロゲナーゼ，PMR＝リウマチ性多発筋痛症，PVE＝人工弁心内膜炎，RF＝リウマトイド因子，SPEP＝血清蛋白電気泳動，TEE＝経食道心エコー，TFT＝甲状腺機能検査，TTE＝経胸壁心エコー

〔Cunha CB. Infectious disease differential diagnosis. In : Cunha BA, eds. *Antibiotic Essentials* 17th ed. New Delhi : Jaypee Publishing ; 2020. pp. 475-506 ; および Cunha BA. A focused diagnostic approach and non-specific tests in the diagnosis of FUO. In : Cunha BA (ed.) *Fever of Unknown Origin*. New York : Informa Healthcare ; 2007 ; pp. 9-16, 151-158 より〕

のは，治療が，潜在的に重要な診断的徴候，すなわち，熱型をわからなくしてしまうからである。体温と心拍数の関係も，比較的徐脈のように，重要な診断的示唆をもつ場合がある。鑑別診断が感染症と悪性腫瘍の不明熱の場合，ナイキサン® テスト(naproxen 1 回 375 mg，12 時間ごと内服，3 日間)が**診断**目的に有用である。3 日間のナイキサン® 投与中に，体温がほとんど下がらないか変わらない場合は感染性疾患を示し(ナイキサン® テスト**陰性**)，一方で解熱が続く場合は悪性腫瘍を示す(ナイキサン® テスト**陽性**)。ナイキサン® テストは，リウマチ / 炎症性疾患やその他の原因を疑っている不明熱の場合は，用いるべきではないし，結果の解釈もできない。

粟粒結核による不明熱である可能性が高い場合には，エンピリックな抗結核薬治療が命を救うかもしれない。リウマチ / 炎症性疾患のなかでは，リウマチ性多発筋痛症(polymyalgia rheumatica：PMR)に対するエンピリックな少量 prednisone(5〜10 mg/ 日，内服)は診断的かつ治療的である。GCA / TA による不明熱患者では，急性の片側性視覚障害を起こすことがあり，高用量ステロイド治療(prednisone 60〜80 mg/ 日)により失明を予防できるかもしれない。

不明熱の原因が特定されたら，可能であれば特異的治療を行

う。治療は，不明熱の原因になっているものを取り除くこと（たとえば，薬剤熱の原因になっている薬剤を中止することや膿瘍のドレナージ，治療可能な感染症やリウマチ / 炎症性疾患に対する特異的治療など）がある。

文献

Brusch JL, Weinstein L. Fever of unknown origin. *Med Clin North Am*. 1988;72:1247–1261.

Chang JC, Gross HM. Utility of naproxen in the differential diagnosis of fever of undetermined origin in patients with cancer. *Am J Med*. 1984;76:597–607.

Cunha BA. Fever of unknown origin. In Gorbach SL, Bartlett JG, Blacklow NR, eds. *Infectious Diseases*, 3rd ed. New York: Lippincott Williams & Wilkins; 2004:1568–1577.

Cunha BA. Fever of unknown origin: Clinical overview of classic and current concepts. *Infect Dis Clin North Am*. 2007;21:867–915.

Cunha BA. Fever of unknown origin: Focused diagnostic approach based on clinical clues from the history, physical examination, and laboratory tests. *Infect Dis Clin North Am*. 2007;21:1137–1187.

Cunha BA. Fever of unknown origin (FUO): Diagnostic serum ferritin levels. *Scand J Infect Dis*. 2007;39:651–652.

Cunha BA, eds. Antibiotic Essentials, 17th ed. New Delhi: Jaypee Publishing; 2020.

Cunha BA, Bouyarden M, Hamid NS. Fever of unknown origin (FUO) caused by multiple myeloma: The diagnostic value of the Naprosyn test. *Heart Lung*. 2006;35:358–362.

Cunha BA, Petelin A. Fever of unknown origin (FUO) due to large B-cell lymphoma: The diagnostic significance of highly elevated alkaline phosphatase and serum ferritin levels. *Heart Lung*. 2013;42:67–71.

Cunha CB. Diagnostic tests in infectious diseases. In Cunha CB, Cunha BA, eds. *Antibiotic Essentials*, 17th ed. New Delhi: Jaypee Publishing; 2020:474–506.

Knockaert DC. Recurrent fevers of unknown origin. *Infect Dis Clin North Am*. 2007;21:1189–1211.

Murray HW. Fever of Unknown Origin, Informa Healthcare, NY, 1983.

2 敗血症

■著：Leeja Joseph, Rodger D. MacArthur
■訳：山本舜悟

はじめに

敗血症は，感染に対する宿主の免疫反応の異常から起こる複雑な症候群である。敗血症は医学的に最も複雑で厄介な症候群の１つとされている。歴史的には，ヒポクラテスは敗血症を「肉が腐り，腐敗した環境から悪い空気が生まれ，傷が化膿する過程」と記述していたが，その後，細菌説が導入されると，敗血症は「血液中毒」と表現され，血液中に病原体が侵入したもの，とみなされるようになった。今日まで，「敗血症(septicemia)」という古い用語が残っている。1930 年代以降，重篤な感染症に抗菌薬治療がなされるようになると，敗血症患者は敗血症症候群の合併症によって死亡するのであって，その原因微生物によって死亡するのではないことが明らかになってきた。

1992 年の国際コンセンサス委員会(International Consensus Panel)では，敗血症を感染症から生じる**全身性炎症反応症候群**(systemic inflammatory response syndrome：SIRS)と再定義した。臨床的には，SIRS は発熱または低体温，頻脈，頻呼吸，白血球増加または減少のうち２つ以上が存在することで確認される。**重症敗血症**は，急性臓器機能障害または組織低灌流を伴う敗血症だ。**敗血症性ショック**は，輸液による蘇生に抵抗性の低血圧を伴う敗血症で，多くの場合，組織の灌流低下による高乳酸血症を伴う。

定義と主要概念

敗血症は，感染症による宿主応答の制御障害による生命を脅かす臓器機能障害と考えることができる。敗血症性ショックは，敗血症の一部で，根底にある循環，細胞，代謝異常が死亡率を大幅に上昇させるほど深刻な状態である。

臓器機能障害の重症度は，臨床所見，検査データ，または治療介入によって定量化するさまざまなスコアリングシステムで評価される(表 2.1)。２つの利用可能なスコアリングシステムがあり，SOFA(sequential organ failure assessment)スコア(表 2.2)と SIRS がある。スコアリングシステムの定義に違いがあるため，敗血症の発生率の推定に一貫性がなく，どちらのシステムが「より優れているか」についても議論がある。

SOFA スコアを用いて，敗血症，重症敗血症，敗血症性ショックのこれまでのカテゴリーは，感染症(敗血症なし)，敗血症，敗血症性ショックに変更された。したがって，敗血症は，感染症の存在と SOFA スコアの２点以上の急性変化(既知の臓器機能障害がない患者ではベースラインは０点と仮定)とが組み合わさったものと定義された。

大規模なデータベースの後ろ向き分析から同定された，わずか３つの基準を用いた簡略化されたスコアリングシステムは，**quick** SOFA(qSOFA)と呼ばれた。次のうち２つ以上を満たした患者は「高リスク」と考えられた：意識変容あり，収縮期血圧＜

表 2.1
敗血症関連の用語と定義

感染症	正常では無菌の宿主組織に，病原性のある微生物が侵入することによって起こる病気のプロセス
菌血症	生きた細菌が血液中に存在すること
全身性炎症反応症候群(SIRS)	感染症や非感染症まで幅広い状態に対する全身性炎症反応。現在用いられている基準は，次のうち２つ以上を満たすことである：体温＞38℃または≦36℃，心拍数＞90 回 / 分，呼吸数＞20 回 / 分または $PaCO_2$＜32 mmHg，白血球＞12,000/mm^3 または＜4,000/mm^3 または幼若(桿状)球＞10%
SOFA(sequential organ failure assessment)	臓器障害評価スコア：体内の複数の臓器系(神経系，血液，肝臓，腎臓，血圧・血行動態)の状態を評価するシステム。各項目のデータに基づいてスコアが割り当てられる。SOFA スコアが高いほど死亡率が高い
敗血症性ショック	2016 年以前：収縮期血圧(SBP)＜90 mmHg または平均動脈圧(MAP)＜70 mmHg，または SBP の低下＞40 mmHg または SBP が年齢の正常値より２標準偏差未満で，他の低血圧の原因がない場合 現在：補液後も MAP＞65 mmHg を維持するために昇圧薬が必要な持続性低血圧または血清乳酸値＞2 mmol/L
MODS(multiple organ dysfunction syndrome)	多臓器不全症候群：急性疾患患者における，介入なしではホメオスタシスを維持できないような臓器機能障害の存在。一次性の多臓器不全は早期に発症し，(外傷や腫瘍など)障害そのものに直接起因する。二次性多臓器不全は，宿主の応答の結果によって起こり，SIRS を背景として認識される

表 2.2
SOFA スコア

臓器系	1点	2点	3点	4点
呼吸器 PaO_2/FiO_2 (mmHg)	＜400	＜300	＜200 ＋呼吸補助	＜100 ＋呼吸補助
凝固 血小板数 (/mL)	＜150,000	＜100,000	＜50,000	＜20,000
肝臓 ビリルビン (mg/dL)	1.2〜1.9	2.0〜5.9	6.0〜11.9	＞12
心血管 低血圧，血管作動薬の投与量(μg/kg/分)	MAP＜70 mmHg	ドパミン≦5；またはドブタミン	ドパミン＞5またはアドレナリン≦0.1またはノルアドレナリン≦0.1	ドパミン＞15またはアドレナリン＞0.1またはノルアドレナリン＞0.1
中枢神経系 グラスゴー・コーマ・スケール	13〜14	10〜12	6〜9	＜6
腎臓 血清クレアチニン(Cre)(mg/dL) 尿量(mL/日)	1.2〜1.9	2.0〜3.4	3.5〜4.9 ＜500	＞5.0 ＜200

表 2.3
quick SOFA(qSOFA)スコアリング

qSOFA 基準	点
呼吸数＞22回/分	1
意識状態の変化	1
収縮期血圧	1

100 mmHg，呼吸数＞22回/分(表2.3)。高リスクは死亡リスクが10％を超えると定義される。

敗血症疑い患者で，最終的にICUへの入室が必要になった患者では，qSOFAスコアは，高リスク群における死亡リスクおよびICU非滞在期間の予測について，SIRSの基準よりもわずかに優れていることが明らかになった。qSOFAは，検査を必要とせず，迅速かつ繰り返し評価することができる。実用的な観点から，qSOFAスコアに基づいて，臨床医は，臓器機能異常を評価する追加検査のオーダー，適切な初期治療または広域化治療，集中治療室への紹介判断，モニタリングの頻度を増やすことなどを判断することができる。qSOFA基準が陽性の場合，それまで感染症と認識されていなかった患者についても感染症の可能性を検討する必要が出てくる。

敗血症疑いの患者の識別において，SIRSの基準を使うことの主な限界は，SOFAと比べて特異度が低いことである。しかし，敗血症疑い患者の同定にSIRSはSOFAよりも感度は高い。そのため，SIRSは多くの医療センターで今でも採用されており，電子カルテ(electronic medical record：EMR)に「敗血症アラート」または警告として組み込まれている。

疫学

敗血症の真の発生率はおそらく過小評価されているか不明である。発生率を記録する方法は，臨床医による報告とEMRでのコーディングに依存しており，これは全国で標準化されていない。

2014年に米国の409病院に入院した290万人以上の成人の後ろ向き分析によると，入院患者の6％に敗血症があり，そのうち21％が病院内で死亡するかホスピスへ退院した。死亡に至った全入院患者の35％に敗血症があった。臨床データを用いた敗血症の発生率は，2009〜2014年まで横ばいで，院内死亡率は低下したが，死亡とホスピスへの退院の複合転帰については有意な変化はなかった。特に，他の併存疾患をもつ高齢者集団では，敗血症の発生率が著しく低く報告されている可能性が高い。EMRの退院時診断に悪性腫瘍や腎障害などの併存疾患が記載されている患者では，敗血症が最終的なイベントになることが多い。

発症機序

敗血症症候群の臨床症状は，微生物病原体関連分子パターンが宿主免疫細胞表面のパターン認識受容体(pattern recognition receptor：PRR)に認識されたときの宿主の感染に対する応答によって引き起こされる。これらの受容体は自然免疫系の重要な構成要素であり，侵入してきた細菌や他の病原体の「危険信号」を認識する。病原体によって提示される保存モチーフ〔病原体関連分子パターン(pathogen-associated molecular pattern：PAMP)〕には，リポ多糖(lipopolysaccharide：LPS)，ペプチドグリカン，リポペプチド，リポテイコ酸(Gram陽性菌)，フラジェリン(細菌の運動性因子)などがある。PRRはまた，アラーミンまたは危険関連分子パターン(danger-associated molecular pattern：DAMP)と呼ばれる内因性の「危険シグナル」を認識することができる。DAMP は炎症性侵襲の際に放出される。Toll 様受容体は，PAMP の認識を媒介するロイシンリッチリピートを発現している。ヒトでは 10 種類の TLR が同定されており，細胞表面または細胞内に発現している。

Gram 陽性菌のペプチドグリカンは TLR2 によって認識され，Gram 陰性菌の LPS は TLR4 によって認識される。TLR の関与は，転写因子 κb(NF-κB)を介したシグナル伝達カスケードを引き起こす。活性化された NF-κB は細胞質から核に移動し，転写部位に結合し，炎症性サイトカイン〔たとえば，腫瘍壊死因子(tumor necrosis factor：TNF)-α；インターロイキン(interleukin：IL)-1β，IL-2，IL-6，IL-8，IL-10〕の大規模な活性化を誘導する。この活性化はマクロファージが活性化されてから数分〜数時間以内に起こる。TNF-α は敗血症において最も重要なサイトカインである。IL-1β にも同様の作用がある。この 2 つはストレスホルモン，他のサイトカイン(IL-2，IL-6，IL-8，IL-10 など)，および他の敗血症炎症メディエータ(一酸化窒素，リポキシゲナーゼおよびシクロオキシゲナーゼ代謝産物，血小板活性化因子，インターフェロン-γ，接着分子など)の放出を刺激する。これらすべてが複雑に相互作用し，複数の臓器系にさまざまな変化をもたらす。

結果として生じる敗血症，多臓器不全，死亡は，以前は「サイトカインストーム」として知られる過度の制御不能な炎症反応だけが原因だと考えられていた。しかし，現在では，そのような状態は，引き続いて起こる「傷害された」獲得免疫反応の結果としての免疫抑制状態からも生じると考えられている。この状態は，好中球が硬化し，臓器内に停滞する(血流が制限され，組織の虚血が起こり，多臓器不全に至る)ため，好中球の遊走が多段階で変化すること，また，TLR の発現やシグナル伝達が低下するため，活性が低下することなどである。一酸化窒素は，好中球の遊走と白血球と内皮細胞の相互作用を阻害する。同様に，ペルオキシゾーム増殖因子活性化受容体(peroxisome proliferator-activated receptor：PPAR)-γ は，好中球の走化性抑制に寄与する。また，TNF-α とインターフェロン-β の遺伝子発現は，継続的侵襲，壊死，感染によって停止するという事実もある。高濃度の化学誘引物質が最初に放出され，それに曝露すると，G 蛋白質共役型受容体(G-protein-coupled receptor：GPCR)応答性が「脱感作」され，その結果，GPCR 細胞表面発現がダウンレギュレーションされる。これらの作用はすべて，自然免疫系が継続的な炎症刺激に反応できず，機能不全の段階に進行し，敗血症や臓器障害の不可逆的な段階に至ることを示している。表 2.4 は敗血症におけるこれらのサイトカインの役割をまとめたものである。

敗血症では，凝固系と炎症の間に過剰な「クロストーク」が存在し，炎症による凝固系の活性化と同時に，抗凝固系，線溶系，内皮機能が障害されることが特徴である。さらに，敗血症では，炎症により誘発された凝固系はさらなる炎症を引き起こす。敗血症の向炎症相と免疫抑制相の程度は，遺伝や併存症(宿主因子)，侵入した病原体の種類，病原性，量(病原体因子)などの複数の要因に依存すると考えられる。さまざまな一塩基多型(single nucleotide polymorphism：SNP)が，感染に対する感受性の増加や予後不良と関連している。SNP は遺伝子マーカーとして用いられる。それらには，サイトカイン，細胞表面受容体，リポ多糖リガンド，マンノース結合レクチン，ヒートショックプロテイン 70，アンジオテンシン 1 変換酵素，プラスミノーゲンアクチベーターインヒビター，カスパーゼ-12 をコードする遺伝子の SNP などがある。

敗血症における補体系の役割は複雑である。補体系の中心成分である C3 を欠くマウスでは，敗血症に関連した死亡率が上昇する。補体はさまざまな方法で活性化される。たとえば，C1 は抗原抗体複合体や DAMP に結合することができる。C1 はまた，PAMP を認識する C 反応性蛋白(C-reactive protein：CRP)や血清アミロイド蛋白質にも結合することができる。一方，C5a のシグナル伝達を阻害すると，実験的に敗血症を誘発した動物の生存率が向上する。このように現在では，敗血症の初期には，補体系の活性化が炎症と血管透過性を低下させる役割によって生存率を

表 2.4
敗血症における向炎症性サイトカインと抗炎症性サイトカイン

サイトカイン	由来の細胞	機能	敗血症における役割
向炎症性			
インターロイキン(IL-6)	T 細胞，マクロファージ，内皮細胞	細胞成長，分化，サイトカイン産生	疾患重症度，死亡率，バイオマーカー
IL-8	マクロファージ，上皮細胞，内皮細胞	走化性，血管新生	死亡率，バイオマーカー
IL-18	マクロファージ，単球，樹状細胞	IFN-γ 産生，抗微生物免疫	疾患重症度，バイオマーカー
TNFα	マクロファージ，T 細胞，NK 細胞	サイトカイン産生，細胞増殖，アポトーシス，抗感染症，腫瘍壊死	疾患重症度，生存，バイオマーカー
抗炎症性			
IL-10	2 型ヘルパー細胞(Th2)，B 細胞，単球	向炎症性サイトカイン産生の強い阻害物質	疾患重症度，死亡率

向上させると考えられている。敗血症の後期では，C5a 活性の亢進が多臓器機能障害の発症に関与する。

敗血症のその他の全身への影響

組織の虚血は微小循環障害によって起こる。微小循環障害は予後不良と関連している。組織の虚血は，酸素供給量と組織需要量との間の全身的または局所的なミスマッチにより起こりうる。ミトコンドリア機能障害は敗血症で起こり，酸素供給が十分であるにもかかわらず組織での酸素抽出が行われない(細胞障害性低酸素症)一因になる。ミトコンドリア機能障害，組織低酸素症，およびアポトーシス(プログラム細胞死)は，敗血症時の臓器機能障害の重要なメディエーターである。敗血症で起こる凝固障害は，微小血栓症から粗大な血栓塞栓症や出血〔播種性血管内凝固(disseminated intravascular coagulation：DIC)〕まで多岐にわたる。

微生物が宿主細胞を攻撃し侵入する際，病原体関連分子パターン(PAMP)は宿主免疫細胞表面に存在するパターン認識受容体(pattern recognition receptor：PRR)によって認識される。細菌の一部は最適な条件下で貪食作用を受ける(図 2.1)。向炎症反応は細胞や組織の障害につながり，抗炎症反応は免疫系の機能低下につながる。炎症性の変化は，サイトカインやプロテアーゼの放出，補体の活性化，B 細胞や T 細胞の障害，白血球の活性化，凝固カスケードの活性化によって二次的に起こる。ストレスホルモン，サイトカイン，敗血症の炎症性メディエータの放出は複雑に作用し合い，多臓器機能障害とそれに続く機能不全を引き起こす。これは遺伝的要因，高齢，栄養欠乏，糖尿病，免疫抑制，最近の手術によって促進される。多臓器障害は，意識状態の変化，循環虚脱，頻脈，腎不全，呼吸不全，肝不全，消化管機能不全として現れる。

原因微生物

歴史的には，敗血症，敗血症性ショックの治療の推奨抗菌薬は Gram 陰性菌のカバーに基づいていた。しかし，Gram 陽性菌による敗血症も，臨床的には Gram 陰性菌による敗血症とほぼ同じである。1987 年以降は，ほとんどの地域で Gram 陽性菌が主

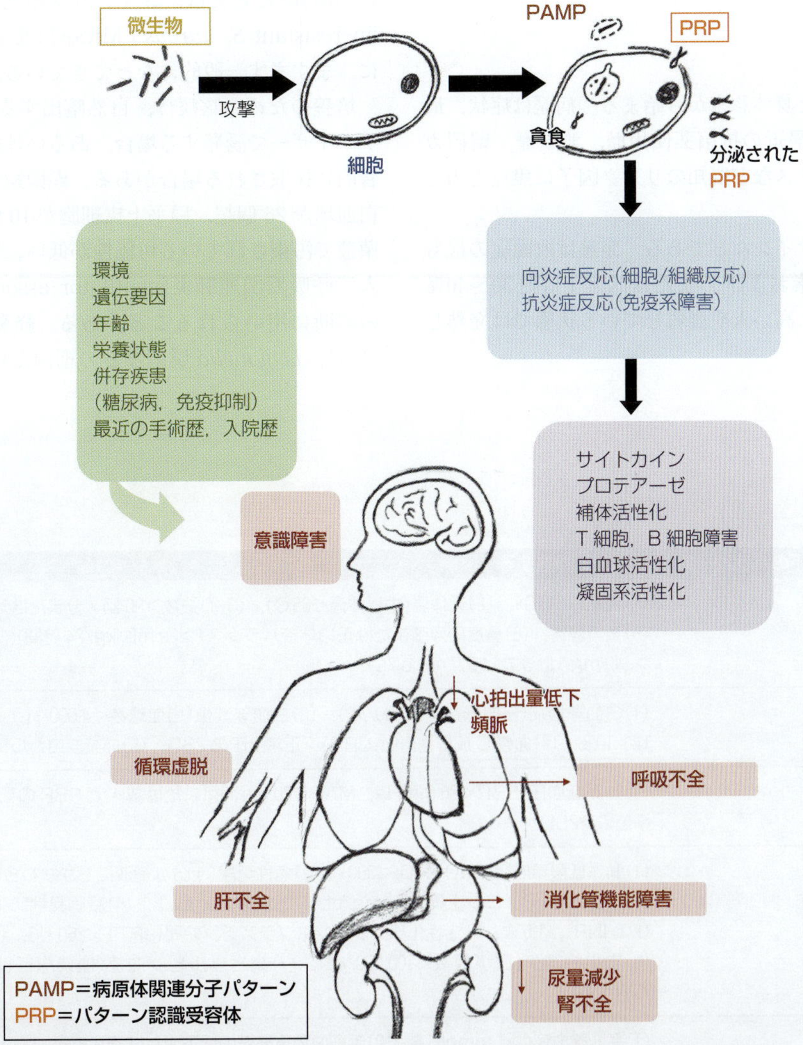

図 2.1
敗血症の発症メカニズム

な原因菌になっている。最近の研究では，敗血症の47〜55％がGram陽性菌〔例：黄色ブドウ球菌(*Staphylococcus aureus*)，コアグラーゼ陰性ブドウ球菌，肺炎球菌(*Streptococcus pneumoniae*)，腸球菌〕によるもので，Gram陰性菌によるものは38〜51％を占める。大腸菌(*Escherichia coli*)はGram陰性菌のなかでは，市中感染，病院内感染共に依然として最も頻度が高い。病院内での菌血症の原因として，表皮ブドウ球菌(*Staphylococcus epidermidis*)が最も多くなっており，黄色ブドウ球菌，腸球菌，*Candida*属がそれに続く。vancomycin耐性腸球菌(vancomycin-resistant enterococci：VRE)，特に*Enterococcus faecium*(ampicillinとアミノグリコシド系薬に耐性)および*Candida albicans*以外の*Candida*属による感染症も増えてきている。多剤耐性(multidrug-resistant：MDR)緑膿菌(*Pseudomonas aeruginosa*)や基質特異性拡張型β-ラクタマーゼ(extended-spectrum β-lactamase：ESBL)産生腸内細菌目細菌，*Enterobacter*属やその他のプラスミド伝達性AmpCβ-ラクタマーゼ産生菌，*Acinetobacter*属などのGram陰性菌が増えており，多くの抗菌薬に耐性になってきている。嫌気性Gram陰性菌は，敗血症カスケードの強力な引き金になるリピドA(エンドトキシン)をもたないためか，嫌気性菌による敗血症の頻度は低い。

診断

診断は徹底した病歴聴取と身体診察から始まる。病歴は症状，最近の手術歴，基礎疾患，最近の抗菌薬使用歴，渡航歴，留置カテーテルやその他のデバイスなど既知のリスク因子に焦点を当てる。

身体診察にはバイタルサインなどである。発熱は敗血症の最もよくある症状だが，低酸素および / または低血圧は約30〜40％にみられる。年齢が極端に高い人や衰弱している状態では発熱しにくい。

表2.5に，敗血症の(SIRSに基づく)診断基準を示す。

検査では，分画を含む血算，基本的な代謝検査，肝機能検査，凝固検査，乳酸値，尿検査などが推奨される。臨床的に呼吸器感染症を疑う場合は，胸部レントゲンおよび動脈血ガス分析(低酸素血症および酸塩基異常の評価)を確認すべきである。

感染を疑う部位から複数の培養検体を採取する必要がある。すべての培養検体はすみやかに微生物検査室に提出されるべきである。検体を培養に提出したら，できる限り早くGram染色を行って，検鏡する必要がある。理想的には，抗菌薬を開始する前に培養検体を採取すべきである。臨床的，血行動態的に不安定な患者では，抗菌薬をできるだけ早く(特に来院後3時間以内)投与しなければならない。

敗血症疑いの患者すべてで，異なる部位から血液培養を少なくとも2セット採取すべきである。それぞれの血液培養セットは1本の好気ボトルと1本の嫌気ボトルから成る。典型的には，培養の陽性率を上げるために，それぞれのボトルに6〜10 mLの血液を注入する。留置された静脈，動脈カテーテルがあれば，留置したばかり(＜48時間)でなければ，それぞれのポートから追加の培養を採取することも重要である。DNAプローブ検査〔ポリメラーゼ連鎖反応(polymerase chain reaction：PCR)〕は，特定の病原体〔たとえば，メチシリン耐性黄色ブドウ球菌(methicillin-resistant *S. aureus*：MRSA)〕をより迅速に検出するために，ますます一般的になってきている。

培養のための喀痰は，自然喀出する場合や，3％生理食塩液ネブライザーで誘発する場合，あるいは経鼻気管的，気管内，経気管的に採取される場合がある。顕微鏡の低倍率1視野あたり多核白血球が25個超，扁平上皮細胞が10個未満の検体は，上気道細菌叢で汚染されている可能性が低い。半定量または定量培養は，人工呼吸器関連肺炎(ventilator-associated pneumonia：VAP)の診断に用いられることがある。経鼻気管スワブ(DNAプローブ)は，*Legionella*属菌などの細菌だけでなく，ウイルス病原体

表2.5
敗血症の診断基準

感染症(確定または疑い)と以下のパラメータのいくつかが存在する	
全身性パラメータ	(1)発熱(＞38℃)，(2)低体温(中枢体温＜36℃)，(3)心拍数＞90回 / 分または＞基準値の2SD，(4)頻呼吸，(5)意識障害，(6)重度の浮腫または正の体液バランス(＞20 mL/kg/24時間)，(7)高血糖(糖尿病なしで血糖＞140 mg/dLまたは7.7 mmol/L)
炎症性パラメータ	(1)白血球増加(白血球数＞12,000/μL)，(2)白血球減少(白血球数＜4,000/μL)，(3)白血球数正常で幼若白血球＞10％，(4)血漿C反応性蛋白(CRP)＞正常上限の2SD，(5)血漿プロカルシトニン＞基準上限の2SD
血行動態パラメータ	(1)動脈低血圧(SBP＜90 mmHg，MAP＜70 mmHgまたは成人でSBPの低下＞40 mmHgまたは年齢基準値の＞2SD)
臓器不全パラメータ	(1)動脈低酸素血症(PaO_2/FiO_2＜300)，(2)急性乏尿(十分な補液にもかかわらず2時間の尿量＜0.5 mL/kg/時)，(3)クレアチニン上昇＞0.5 mg/dLまたは44.2 μmol/L，(4)凝固異常〔プロトロンビン時間国際標準比(PT-INR)＞1.5または活性化部分トロンボプラスチン時間(aPTT)＞60秒〕，(5)イレウス(腸蠕動音消失)，(6)血小板減少(血小板数＜100,000/μL)，(7)高ビリルビン血症(血漿総ビリルビン値＞4 mg/dLまたは70 μmol/L)
組織灌流パラメータ	(1)高乳酸血症(＞1 mmol/L)，(2)毛細血管再充満の低下または網状皮斑

小児集団における敗血症の診断基準は，(1)炎症の徴候と症状に加えて，(2)感染症，(3)高体温または低体温(直腸温度＞38.5℃または＜35℃)，(4)頻脈(低体温患者には存在しない場合がある)，そして臓器機能障害の変化を示す以下の徴候うちの少なくとも1つ：(a)意識障害，(b)低酸素血症，(c)血清乳酸値の上昇，または(d)境界パルス。

の検出にも特に有用である。

ほとんどの症例で尿培養を採取すべきである。肺炎の原因菌を判定する一環として，*Legionella* と肺炎球菌の抗原を調べるために尿も検査することがある。下痢があり，最近の抗菌薬使用歴のある患者では，*Clostridioides difficile* のトキシン A，B の便検査も行うべきである。酵素免疫測定法(enzyme immunoassay：EIA)によるトキシン A，B 検査は迅速だが，細胞ベースのサイトトキシン検査よりも感度が劣る。EIA によるグルタミン酸デヒドロゲナーゼをまず検査して，次に細胞ベースの検査を行う 2 段階法は感度が高くなる。我々の施設では，*C. difficile* の PCR 法を使って毒素を検出しているが，これは EIA 検査よりもはるかに感度，特異度が高い。多くの患者には *C. difficile* が定着しているため，検査は症状のある患者に対してのみ行うべきである。

敗血症の原因として真菌を疑う場合，真菌の血液培養および / または病理組織学的検査がゴールドスタンダードと考えられている。その他の診断検査も利用可能である。1,3β-D グルカンアッセイ(Fungitell®)は，*Candida* 属や *Aspergillus* 属などによる特定の侵襲性真菌感染症の診断に有用である。ガラクトマンナン酵素免疫測定法は，侵襲性アスペルギルス症の暫定診断を可能にする。*Cryptococcus* 属の血清莢膜抗原，ヒストプラズマ症と *Blastomyces* 属の尿中多糖体細胞壁抗原は，状況によっては有用である。侵襲性肺アスペルギルス症は，気管支肺胞洗浄液中のガラクトマンナン抗原検出により診断することができる。すべての真菌感染症で Fungitell® が陽性になるわけではないことを認識することが重要である。さらに，β-ラクタム系抗菌薬を最近投与された患者や血液透析でセルロース膜を使用している患者では，偽陽性を示す可能性を考慮しなければならない。ガラクトマンナン検査も，血小板輸血や高カロリー輸液で起こるように，グルコン酸やクエン酸を含む輸液を受けた患者でも偽陽性になる可能性がある。

臨床的な疑いに応じて，他の検査も有用である。インフルエンザの流行期には，迅速インフルエンザ抗原検査を行うべきである。我々の施設では，インフルエンザ A および B と呼吸器多核体ウイルス(respiratory syncytial virus：RSV)の PCR 検査を好んで行っている。理由は処理時間がわずか 6 時間で，感度と特異度が優れているからである。PCR ベースの呼吸器病原体パネル，および重症急性呼吸器症候群コロナウイルス 2(severe acute respiratory syndrome coronavirus 2：SARS-CoV-2)の PCR 検査は，患者が敗血症の原因が呼吸器由来のときに特に有用である。

腹部 CT 検査では，これまで見落とされていた体液貯留が発見されることがあり，針穿刺でアクセスできる可能性がある。硬膜外膿瘍や大腰筋膿瘍など，静脈内薬物使用者によくみられる感染症は，MRI で診断できることがある。超音波検査は腹水や胆道・膵臓の疾患をみつけるのに有用である。画像検査室に搬送できないほど不安定な重症患者には，ポータブル(ベッドサイド)超音波検査を行うことができる。心エコー検査は，感染性心内膜炎の診断に推奨され，心雑音のある患者や静脈内薬物使用が疑われる患者には実施すべきである。

原因不明の意識障害を伴う敗血症患者や髄膜炎を疑う患者では，髄液の細胞数，蛋白，グルコース，細菌およびウイルス抗原，真菌検査(*Cryptococcus* 抗原など)，Gram 染色，培養のために腰椎穿刺を行うべきである。

感度や特異度の高い診断検査が広く利用できるようになったにもかかわらず，敗血症の見極めはまだ最適ではない。いくつかの研究によると，医師が敗血症を正しく診断できた割合は 73〜77％と推定されている。この診断率は満足できるものではないため，多くのバイオマーカー(IL-6 など)が研究されている。臨床医が敗血症とその他の炎症性疾患とを確実に区別し，臨床転帰を改善できるくらい早期の診断に役立つマーカーの発見が望まれている。

敗血症の治療

早期目標指向療法(early goal-directed therapy：EGDT)では，敗血症診療をタイミングよく(来院から 3〜6 時間以内)協調して行うアプローチが強調されており，早期診断，リスク層別化，十分な補液，早期の抗菌薬投与，感染源のコントロール，血管作動薬を使った血行動態の最適化などの尽力により，予後改善に利益がある。

効果的な治療は，感染源の除去などタイムリーな介入に焦点を当てるべきである。適切な初期評価，検体検査，診断画像検査によって感染源やドレナージされていない膿瘍を積極的に評価することがとても重要である。適切な抗菌薬治療の早期開始，補液による組織灌流の回復，および臓器機能障害の解消に治療が十分かどうかの評価に基づいた高度な介入は，初期および継続的な敗血症管理と同時に行うべきである。

来院後 3 時間以内に広域抗菌薬を投与する必要がある。低血圧または血清乳酸値が 4 mmol/L を超える患者には，30 mL/kg の晶質液または調整晶質液(乳酸リンゲル液，別名 ハルトマン液など)の急速投与を開始する。補液中または補液後に患者が低血圧の場合は，平均動脈圧(mean arterial pressure：MAP)を 65 mmHg 以上に維持するために昇圧薬を開始する。

感染源コントロールは，外科的介入と内科的介入の両方のリスクとベネフィットを念頭に早期に行うべきである。観察研究データによると，感染源管理が不十分だと，28 日後の全死亡率が 26.7％から 42.9％に上昇する。

図 2.2 と図 2.3 は，救急部(emergency department：ED)受診から始まる患者の管理アプローチを示している。

表 2.6 に臨床状況によって考慮すべきいくつかの病原体を示す。

抗菌薬治療：選択と治療期間

初期のエンピリックな抗菌薬レジメンは，頻度の高い Gram 陽性菌，Gram 陰性好気性菌をカバーすべきである。原因菌が検出され，薬剤感受性が判明し次第，抗菌薬のスペクトラムを狭域化してもよい。抗菌薬レジメンのディ・エスカレーション(スペクトラムの狭域化)は，患者の臨床経過に基づいて毎日検討すべきである。

入院後最初の 3 時間以内に有効な抗菌薬を投与することで，成人の敗血症性ショックの退院までの生存期間が延長する。抗菌薬治療の遅れは，敗血症性ショックへ進展する重症感染症では，死亡率の上昇と関連する。抗菌薬の選択は，患者の病歴(例：最近の抗菌薬，もしわかれば過去の原因菌)，併存疾患(糖尿病など)，免疫不全(HIV など)，臨床的背景(すなわち，市中感染か

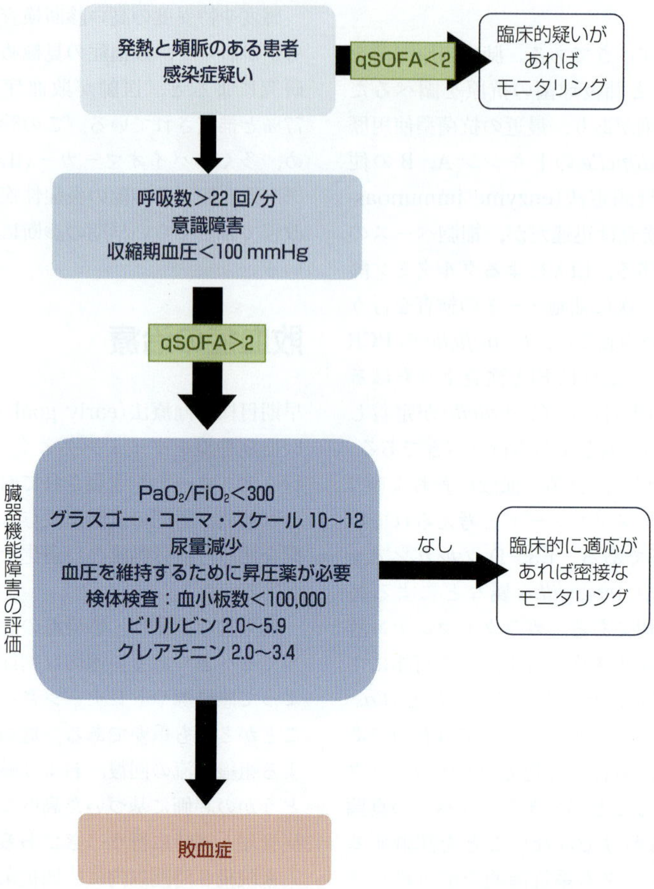

図 2.2
救急部の患者の評価

病院内感染か)，感染が疑われる部位，侵襲的なデバイスの存在，Gram 染色所見，地域の流行や体制パターンなどに基づいて行うべきである。

抗菌薬の選択は，個々の患者に合わせて行うべきである。いくつかの原則を強調しておく。敗血症性ショックの患者では，想定される病原体と地域の抗菌薬感受性に応じて，異なる系統から 2 種類以上の併用療法を行うべきである。病院内感染のエンピリック治療には，抗緑膿菌薬活性のある抗菌薬を使用すべきである。抗菌薬の投与量は，感染部位に応じて最適化すべきで，通常は，臓器障害に応じて調整した許容される最大用量である。静注による抗菌薬は，経口抗菌薬よりも血中および組織中濃度が高くなることが多い。経口抗菌薬は，消化管からの吸収が障害されている患者では，使用すべきではない。市中感染症は，病院内で起こる感染症とは異なる病原体によって起こる可能性が高い。たとえば，緑膿菌はごく少数の例外(たとえば，静脈内麻薬使用者)を除き，市中感染症ではほとんどみられないので，市中感染症では，抗緑膿菌のカバーはルーチンには正当化されない。これに対して，肺炎球菌は市中発祥の敗血症の最も頻度の高い原因の 1 つで，十分にカバーする必要がある。

抗菌薬は，投与間隔の間も，感染組織および体液中で治療薬物濃度を達成する必要がある。アミノグリコシド系抗菌薬や daptomycin は，肺実質で十分な薬物濃度を達成することは困難である。髄液で十分な薬物濃度を達成するには，通常，第 3 世代セファロスポリン系やカルバペネム系が必要である。

アミノグリコシド系抗菌薬は濃度依存的に Gram 陰性好気性菌を迅速に死滅させる。腎毒性および耳毒性のリスク，膿瘍や肺実質へのアミノグリコシドの移行性の悪さ，アミノグリコシドの追加が敗血症の転帰に影響を及ぼすことを示すデータの欠如から，アミノグリコシドの使用は慎重を要する。我々は，アミノグリコシドを以下のように使用することを提案する：(1)レンサ球菌感染症および腸球菌感染症に対するシナジー効果を期待して使用する場合は，1 日 1 回大量投与(たとえば，5 mg/kg)，(2)好気性 Gram 陰性菌，特に緑膿菌に対するエンピリック治療には，最初の数日間のみ使用する。原因菌の可能性が高そうな病原体に対してそれぞれ活性をもつ 2 種類の抗菌薬を使用することの利点には，(1)感染病原体が少なくとも一方の抗菌薬でカバーされる可能性が高くなる，(2)相乗的な殺傷効果がある可能性，(3)耐性菌の出現を防げる可能性などがある。

臨床医は基礎疾患〔例：腎不全では trimethoprim–sulfamethoxazole(ST 合剤)を避ける，けいれん発作のある患者では imipenem を避ける〕に注意する必要がある。また，原因として疑っている微生物を考慮し，適切な標的を設定することが肝要である。たとえば，ESBL 産生菌や AmpC β-ラクタマーゼ産生菌(“SPICE”：*Serratia*，*Providencia*，*Proteus* などインドール陽

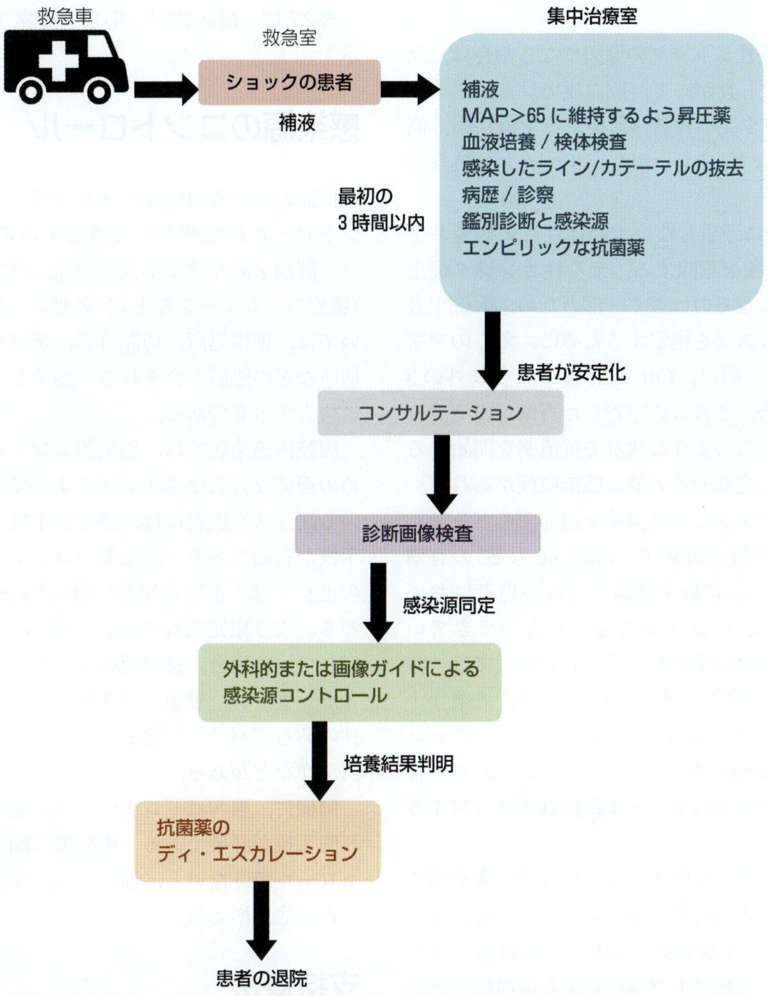

図 2.3
管理アルゴリズム

表 2.6
特殊な病態と病原体

病態	可能性のある病原体
脾臓摘出(脾摘)後	莢膜のある微生物；肺炎球菌(*Streptococcus pneumoniae*)，インフルエンザ菌(*Hemophilus influenzae*)，髄膜炎菌(*Neisseria meningitidis*)
好中球減少	緑膿菌(*Pseudomonas*)などGram陰性菌。黄色ブドウ球菌(*Staphylococcus aureus*)などのGram陽性球菌，真菌
低ガンマグロブリン血症	肺炎球菌，大腸菌(*Eschericia coli*)
熱傷	メチシリン耐性黄色ブドウ球菌(MRSA)，緑膿菌，耐性Gram陰性菌，*Candida*属
後天性免疫不全症候群(AIDS)	*Salmonella*属，黄色ブドウ球菌，*Pneumocystis jirovecii*
血管内デバイス	黄色ブドウ球菌と表皮ブドウ球菌(*Staphylococcus epidermidis*)
病院内感染症	黄色ブドウ球菌(特にMRSA)，腸球菌属，耐性Gram陰性菌，および*Candida*属

性菌，*Citrobacter*，*Enterobacter*属)による感染症にはカルバペネム系薬が好まれる。セファロスポリン系抗菌薬は*Enterobacter*属のようなβ-ラクタマーゼ産生菌になりやすい菌には使用を避けるべきである。

病院内におけるβ-ラクタム耐性Gram陽性菌の発生率は上昇しており，市中感染型MRSAの発生率も上昇している。市中のMRSAの有病率が全黄色ブドウ球菌分離株の10〜20%を超えた場合，抗菌薬レジメンに抗MRSA薬(たとえば，vancomycin，linezolid，daptomycin)を含めることが推奨される。医師は，診療現場とその周辺地域における抗菌薬耐性のパターンを認識しておく必要がある。

真菌が重症敗血症や敗血症性ショックの原因になる割合は，全症例のわずかか5%である。したがって，敗血症では真菌感染のリスクが高い患者(好中球減少症や骨髄移植後，化学療法中，高カロリー輸液を受けているなど)でない限り，ルーチンの抗真菌薬投与は推奨されない。

皮膚生検で*Candida*感染に矛盾しない大結節性皮膚病変および*Candida*性眼内炎は，播種を意味する。全身性カンジダ症患者のうち，血液培養が陽性になるのはごく一部のため，入院患者における全身性真菌感染のリスクを推定するために，多くのアプローチが開発されている。一般に，*Candida*属が血液以外の3箇所以上から分離された場合，これらの定着した真菌が血流感染を起こすリスクが高くなる。このような状況で抗菌薬を開始するかどうかは臨床像によるが，発熱やその他の感染徴候があれば，ほとんどの医師は抗菌薬レジメンに抗真菌薬を追加するだろう。いずれにしても，アゾール系抗真菌薬(fluconazoleなど)の有効性と副作用の少なさにより，特に好中球減少がない患者において，エンピリックな使用が受け入れられるようになってきている。とはいえ，アゾール系抗真菌薬の耐性率が高い施設では，特に中等症～重症の患者には，最初は非アゾール系抗真菌薬(micafunginなど)が望ましい。micafunginや他のエキノキャンディン系抗真菌薬も，*Candida glabrata*や*C. krusei*が多い施設では使用される。これらの真菌はアゾール系抗真菌薬に対する耐性率が高い。

抗菌薬治療の期間は，臨床的な反応と，なかには感染症を起こしている病原体によって異なる場合がある。菌血症は通常，10～14日間の治療が行われるが，すみやかに改善する場合は，より短期間の治療も可能である。黄色ブドウ球菌による菌血症が遷延した場合(48時間以上)，少なくとも4週間の治療が行われるが，その間の一部は，抗菌薬を経口投与してもよい。心内膜炎と骨髄炎は病原体に関係なく，通常，6週間治療する。

抗菌薬に関する判断は，少なくとも毎日再評価する必要がある。培養や感受性の結果や，臨床経過に応じて変更を検討する必要がある。初期治療で改善しなかった患者や，最初の改善後に再燃した患者は，徹底的に再評価する必要がある。追加の診断検査が必要な場合や，新しい病原体や耐性菌を探すために培養を繰り返す必要がある。臨床症状が感染症ではないと判断された場合は，抗菌薬を中止すべきである。

発熱が続く好中球減少症患者は，特に難しい問題である。広域抗菌薬を4～7日間以上投与しているにもかかわらず発熱が持続または再発する場合，および発熱性好中球減少症が7～10日間以上続くと予想される場合は，エンピリックな抗真菌薬治療を開始すべきである(同時に侵襲性真菌感染症の検査も行うべきである)。

抗菌薬の使用に関する誤った判断は，短期的にも長期的にも悪影響を及ぼす可能性がある。長期の抗菌薬投与は患者を感染から守るものではなく，むしろ多剤耐性菌の出現をまねく。耐性菌の蔓延を避ける最善の方法は，抗菌薬治療の必要性を継続的に吟味し，感受性検査が判明した時点で狭域化することである。さらに，抗菌薬の累積毒性，多剤耐性菌や*C. difficile*による重複感染などの副作用は，複数の抗菌薬を長期間投与した場合によくみられる。抗菌薬適正使用支援は，多剤耐性菌による感染症の発生率を低下させることが示されている。

表2.7に，臨床状況に応じて考慮すべき抗菌薬の組み合わせを示す。

感染源のコントロール

敗血症および敗血症性ショック患者の治療において，感染源のコントロールは依然として重要である。感染源のコントロールには，解剖学的な感染部位を迅速に特定し，感染巣を取り除くこと(膿瘍のドレナージなど)が必要である。皮膚軟部組織感染症については，創傷処置，切開排膿，デブリードマン，場合によっては切断などの処置が含まれる。感染したデバイスはすべてすみやかに抜去すべきである。

腹腔内感染症では，感染源コントロールの妥当性を判断するための適切な介入は臨床場面によって決まる。血行動態が破綻している高リスク患者には，経皮的手技や内視鏡的手技などの低侵襲手技が有効である。感染源のコントロールと腹膜炎に関する最近の推奨では，重篤な患者には「ダメージコントロール」手術(すなわち，より限定的な手術)が用いられる。腹腔内感染症患者が安定している場合，感染源のコントロールには，膿瘍の外科的切開とドレナージ，感染した壊死組織のデブリードマン，感染の可能性のあるデバイスの除去，腹腔の汚染を減らすための十分な腹腔内洗浄などがある。

同様に，膿胸はドレナージが必要であり，閉塞性腎盂腎炎は外科的手技が必要である。重症度に関係なく，感染源を適切にコントロールできないと，通常，生存率が悪くなり，生存してもさらに合併症が増える。

支持療法

初期の補液後も血行動態が不安定な状態が続く患者では，輸液反応性を評価すべきである。現在利用可能な輸液反応性の評価法には限界がある。受動的な下肢挙上に対する1回拍出量と心拍出量の反応性のような動的な方法は，ベッドサイドでは現実的には難しいかもしれないが有用である。

晶質液は初期の補液に推奨される輸液である。晶質液のなかでも，調整晶質液(乳酸リンゲル液，ハルトマン液)と生理食塩水の比較に関心が高まっている。現在のところ，コンセンサスは得られていない。クロール制限輸液は，急性腎障害と腎代替療法の必要性の両方の発生率を低下させるという新たなエビデンスがある。

中心静脈酸素飽和度($SVCO_2$)と血中乳酸値のモニタリングは，賛否両論あるが，敗血症の転帰を改善したように思われる。

MAPを65以上に保てない患者には，昇圧薬によるサポートが必要である。norepinephrine(noradrenarine)は効果が強く，不整脈のリスクが低いため，第1選択の昇圧薬として望ましい。vasopressinの投与により，カテコラミンの投与量を減らすことができるが，患者の死亡率をそれ自体で改善することはないようである。米国食品医薬品局(US Food and Drug Administration：FDA)は最近，敗血症性ショックの治療に用いる新しい昇圧薬としてアンジオテンシンIIを承認した。しかし，この承認は死亡に対する有益性に基づくものではなかった。というのは，臨床試験(ATHOS-3)は死亡の差を検出するようにデザインされたものではなかったためである。さらに，安全性に関するデータも

表 2.7
エンピリックな抗菌薬治療の選択

診断	疑われる病原体	エンピリック治療
菌血症，カテーテル関連	ブドウ球菌，腸球菌，腸内細菌目細菌	vancomycin＋piperacillin / tazobactam 血液透析患者： cefepime＋vancomycin 重篤な患者または好中球減少患者： cefepime＋vancomycin＋tobramycin 重度の β-ラクタムアレルギー： aztreonam＋tobramycin＋vancomycin
髄膜炎	肺炎球菌，髄膜炎菌，*Listeria monocytogenes*（アルコール多飲，50 歳以上）	ceftriaxone＋vancomycin（*Listeria* のリスク因子があればアンピシリンを追加）
腹腔内感染症	腸内細菌目細菌，*Bacteroides* 属，腸球菌，レンサ球菌，緑膿菌，ブドウ球菌	cefepime＋metronidazole piperacillin / tazobactam メロペネム（特に過去 12 か月以内に ESBL 産生菌の検出歴がある場合） 重度の β-ラクタムアレルギー： aztreonam＋metronidazole＋vancomycin
病院内 / 人工呼吸器関連肺炎	腸内細菌目細菌，緑膿菌，黄色ブドウ球菌	cefepime（piperacillin / tazobactam）＋vancomycin（ICU 患者でのみリネゾリド）±tobramycin piperacillin / tazobactam＋vancomycin（ICU 患者でのみリネゾリド）±tobramycin 重度の β-ラクタムアレルギー： aztreonam＋vancomycin（または ICU 患者でのみリネゾリド）±tobramycin 市中感染で *Legionella* 属のリスクがあれば，azithromycin を加える
市中肺炎	肺炎球菌，インフルエンザ菌，*Legionella* 属	azithromycin＋ceftriaxone 重度の β-ラクタムアレルギー： moxifloxacin MRSA を疑う ICU 患者では，vancomycin か linezolid を追加
医療関連尿路感染症	腸内細菌目細菌，腸球菌，緑膿菌	cefepime＋vancomycin±tobramycin

限られている。アンジオテンシンIIには向炎症作用があり，IL-6 値を上昇させ，血栓促進作用もあることに注意すべきである。

血糖値を厳格にコントロールする以前の推奨に反して，現在のコンセンサスは，単に血糖値を 180 mg/dL 未満に維持することである。栄養については，投与のタイミングおよび経路に関して多くの論争が存在し続けている。いくつかの臨床試験で，静脈内投与と比べて経腸栄養の有益性を示すことができなかった。

敗血症患者における副腎皮質ステロイドの役割については，依然として議論の余地がある。一部のショック患者に副腎皮質ステロイドを使用することがいくらか有益なことを示唆するデータがいくつかある。また，副腎皮質ステロイドが集中治療関連筋力低下（ICU-acquired weakness：ICU-AW）と関連することを示唆するいくつかのエビデンスもある。副腎皮質ステロイドの投与量を変えた複数の臨床試験では，30 日間生存の有益性を示すことはできなかった。90 日間生存をエンドポイントとした最近の 2 つの臨床試験では，1 つ（APROCHSS）は有益性を示し，もう 1 つ（ADRENAL）は有益性を示さず，正反対の結論だった。

急性呼吸窮迫症候群（acute respiratory distress syndrome：ARDS）治療のための間葉系幹細胞は，ある程度の有望性を示している。インターフェロン β も中等度～重度の ARDS 患者を対象に研究されている。polymyxin B の血液灌流によるエンドトキシン除去は敗血症性ショック患者に対する新しい治療法であり，現在研究中である。活性化プロテイン C（drotrecogin）は，のちの複数の臨床試験で，最初の試験でみられた 30 日間生存率における有益性の結果を再現できなかったため，市場から撤退した。

敗血症は病気というよりむしろ症候群である。高い死亡率と長期罹病率と関連する。敗血症生存者の多くは長期療養施設に入所し，病院への再入院は頻繁に起こる。敗血症生存者の多くは，機能障害に加えて生活の質の低下とかなりの認知障害を有している。敗血症および敗血症性ショック患者の長期転帰を改善するためには，継続的な取り組みが必要である。

文献

Angus DC, van der Poll T. Severe sepsis and septic shock. *N Engl J Med*. 2013;369:840–851.

Bernhard M, Lichenstern C, et al. The early antibiotic therapy in septic patients: Milestone or sticking point? *Crit Care*. 2014;18;671.

Ferreira FL, Bota DP, Bross A, et al. Serial evaluation of the SOFA score to predict outcome in critically ill patients. *JAMA*. 2001;286:1754–1758.

Kumar A, Roberts D, Wood KE, et al. Duration of hypotension before initiation of effective antimicrobial therapy is the critical determinant of survival in human septic shock. *Crit Care Med.* 2006;34:1589–1596.

Lagunes L, Encina B, Ramirez-Estrada S. Current understanding in source control management in septic shock patients: A review. *Ann Transl Med.* 2016;4:330 (1–5).

Liu VX, Fielding-Singh V, et al. The timing of early antibiotics and hospital mortality in sepsis. *Am J Respir Crit Care Med.* 2017;196:856–863.

MacArthur RD, Miller M, Albertson T, et al. Adequacy of early empiric antibiotic treatment and survival in severe sepsis: Experience from the MONARCS trial. *Clin Infect Dis.* 2004;38:284–288.

Markiewski M, DeAngelis RA, Lambris JD. Complexity of complement activation in sepsis. *J Cell Mol Med.* 2008;12:2245–2254.

Ndukka OO, Parillo JE. The pathophysiology of septic shock. *Crit Care Clin.* 2009;25:677–702.

Paul M, Shani V, Muchtar E, et al. Systematic review and meta-analysis of the efficacy of appropriate empiric antibiotic therapy for sepsis. *Antimicrob Agents Chemother.* 2010;54:4851–4863.

Rhodes A, Evans LE, Alhazzani W, et al. Surviving sepsis campaign: International guidelines for management of sepsis and septic shock: 2016. *Crit Care Med.* 2017;45:486–552.

Singer M, Duetschman CS, Seymour CW, et al. Septic shock (Sepsis-3). *JAMA.* 2016;315:801–810.

Sprung CL, Annane D, Keh D, et al. Hydrocortisone therapy for patients with septic shock. *N Engl J Med.* 2008;358:111–124.

Takeuchi O, Akira S. Pattern recognition receptors and inflammation. *Cell.* 2010: 140;805–820.

3 慢性疲労症候群

■著：Stephen J. Gluckman
■訳：山本舜悟

イントロダクション：この症候群の性質

慢性疲労症候群(chronic fatigue syndrome：CFS)は主観的な訴えによる，重度で長期間の身体的疲労が主な特徴の症候群である。多くの専門家が示唆するように，この症候群の疾患像は20世紀後半に形成されたものであり，それまでの数百年間は医学文献においてさまざまな呼び方をされていた。たとえば，18世紀には **febricula**(“little fevers”)(軽熱)，19世紀には **neurasthenia**(神経衰弱)，そして，20世紀後半には英国やカナダでは **myalgic encephalomyelitis**(ME)(筋痛性脳脊髄炎)，米国では **chronic fatigue and immune dysfunction syndrome**(CFIDS)(慢性疲労免疫不全症候群)，などと呼ばれた。**慢性疲労症候群**という呼称は，米国疾病対策センター(Centers for Disease Control and Prevention：CDC)と国立衛生研究所(National Institutes of Health：NIH)によって採用された。というのは，この呼称が症候群の原因について，感染症や炎症，免疫系の機能不全など，直接の役割を想定していないからである。実際，非常に多くの研究が，特定の感染症や免疫異常のこの症候群への関与を示すことに失敗している。患者は神経系，循環器系，消化器系，リウマチ系，精神的，内分泌系症状を訴えることがある。この症候群はしばしば，活動性の感染症および感染症の後遺症，すなわち，ウイルス感染症後や他の感染症後の疲労感として認識されるため，感染症医にとって重要である。

慢性疲労と感染症の関連性について初めて体系的に研究されたのは，慢性ブルセラ症だ。1951年の報告によると，Wesley Spinkがブルセラ症の血清学的所見がある患者の20%に持続性の疲労感，筋力低下，筋肉痛，意識障害，うつなどが，*Brucella*の持続的な感染症の所見なしに起こることを発見した。彼は，慢性ブルセラ症の症状が，過去の*Brucella*感染症と心理学的な素因の両方によっていることを示唆した。この理論を支持する知見が，1957〜1958年のアジアインフルエンザのパンデミックの間にジョンズ・ホプキンス大学の研究者から発表された。彼らは，このパンデミックシーズンの間に，パンデミック前にミネソタ多面人格目録(Minnesota Multiphasic Personality Inventory：MMPI)を終えた軍人とその家族について後ろ向きコホート研究を行った。インフルエンザ後の回復が遅いこととMMPI低スコアとの間に関連がみられた。さらに，インフルエンザ後も症状が遷延した人のMMPIプロファイルは，過去に研究された慢性ブルセラ症のMMPIプロファイルと類似したものだった。この観察から，持続する疲労感と関連症状は，素因のある人において，さまざまな感染症に対する組み込まれた反応を反映しているのかもしれないことが示唆された。

急性単核球症は，長い間，感染後の遷延する疲労感の誘因と推測されてきた。その結果，慢性疲労とEBウイルス(Epstein-Barr virus：EBV)抗体価の上昇との関連性についての1985年の2つの大きな研究が発表されたとき，EBVは主要な原因微生物の候補になり，慢性単核球症が，疲労症候群のよく知られた呼称になった。CFSと特定の感染症を結びつけようとする他の試みと同様に，活動性のEBVとCFSとの関連性はその後のウイルス学的検討では確認されなかった。今ではEBV感染症は，持続的な症状の直接原因としての慢性活動性感染症というよりは，この症候群の感染性の原因の1つとして最もよく理解されるようになった。伝染性単核球症と診断された思春期の301人を対象とした最近の前向き研究によると，急性期のステロイド投与の有無にかかわらず，発症から6か月，12か月，24か月の小児CFSの基準を満たす割合がそれぞれ13%，7%，4%だった。同様に，エンテロウイルス，サイトメガロウイルス，ロスリバーウイルス，パルボウイルス，ヒトヘルペスウイルス6型，*Borrelia burgdorferi*, *Coxiella burnetii*, *Candida albicans*, *Giardia lamblia*(ランブル鞭毛虫)の感染も，誘因になるイベントの可能性として引き合いに出される。CFSがこれらの微生物による慢性活動性感染症の直接的な結果だという意見は，これまでの知見から支持されていない。これまでの研究は，なんともいえない結果か，明確に否定する結果のいずれかである。急性の誘因としての感染症か，この症候群の慢性持続的な原因なのかの区別はきわめて重要である。この症候群を抗菌薬や抗ウイルス薬，抗真菌薬で治療する試みが，なぜことごとく失敗したかがわかるからである。さらに，非感染性の生活ストレスもCFSの引き金になることが示唆されている。

CFSには単一の原因や全例に適用できるような診断検査が存在しないので，NIHとCDCはこの症候群について，今後の研究の標準化に役立てるために，合意による基準を提唱した。2015年，Institute of Medicineは，Box 3.1に記したような簡略化した症例定義を提案した。疲労感は一般内科で遭遇する最もありふれた訴えの1つなので，この定義はわずかな疲労感や医学的に説明可能な疲労感を除外し，この症候群に特徴的な病像を捉えたものになっている。しかし，この種の症例定義には特異度と感度，両方の問題がある。確定的な診断検査が存在しない疾患の臨床症例定義は，特定の患者に適用する場合には注意深く行うべきである。これらは疫学的あるいは研究用手段として考えるのが適切である。このため，CFSの基準を厳格に適用すると(たとえば，症状が6か月間続くのを待つ)，早期介入により恩恵を受ける人を除外してしまう可能性がある。

Box 3.1

慢性疲労症候群の症例定義

以下のうち3つすべてが存在：
1. 職業的，教育的，社会的または個人的な活動が発病前の程度に従事する能力が大幅に低下または障害され，それが6か月を超えて持続する。疲労感を伴い，その疲労感はしばしば重度で，新規にまたは確実に発症(生まれつきではない)し，継続的な労作の結果ではなく，安静によっても改善しない
2. 労作後の倦怠感：身体的，心理的または感情的労作
3. 爽快感のない睡眠

以上に加えて，以下のうち1つ以上存在：
1. 認知障害
2. 起立性障害

〔Institute of Medicine(http://iom.nationalacademies.org/Reports/2015/ME-CFS.aspx)より〕

疫学

特発性慢性疲労はとても多い(一般内科診療患者の5～10%)が，提案された基準を使うとCFSと診断されるのはごくわずか(1%以下)である。米国の4都市の医師ネットワークを用いて，CDCにより米国のCFSの有病率が推定されている。有病率は人口10万人あたり3～11人で，4都市で性や年齢の分布は同様だった。ほとんどの患者は，30代か40代の女性(7：1)だった。オーストラリアと英国の診療所ベースの推定でも同様の結果だった。しかし，サンフランシスコの集団ベースの調査と他の複数のコミュニティーベースの調査では，有病率は約0.2%で，男性や少数派の人種，社会経済階級が低い人に多かった。コミュニティーでの調査と診療所での調査結果の乖離は，中流～上流階級の女性が医療サービスをよく利用していることによると考えられる。これは，“yuppie flu”(若い都会人のインフルエンザ)という，過去に用いられたこの疾患に対する蔑称が誤りだったことを示す。

CFSに合致するような疾患は時々流行性に起こることもある。ある事例では，感染症イベントと関連したアウトブレイクのようになることもあるが，他の事例では，リスク集団における疾患分布は，感染症の伝播とは明らかに異なる。後者の例として，カリフォルニア州ロサンゼルス，英国のロンドンの大規模な病院ベースのアウトブレイクが挙げられ，医療従事者には影響があったが，入院患者や医療従事者ではないスタッフには影響がなかった。

病態生理

大部分の患者は急性発症の症候群をもつ。少数の患者では診断を受けた感染症をさかのぼることができる。CFSは手術や事故，死別，離婚など，その他の身体的，心理的ストレスの大きい出来事の後に起こることもある。少数の患者は，特にこれといったきっかけがなく，気づかないうちに発症していることもある。発症様式にかかわらず，大部分の患者では精神疾患の既往または併存があるが，そういった精神症状の現症や既往症がない者も少なからずいる。

数多くの感染症がCFSと関連するが，特定の感染性微生物との関連性を否定するエビデンスは以下の3つである。第1に，CFSのすべての症例で単一の感染性微生物が検出されることはなく，EBVのような最も頻度の高い微生物の感染がなくても発症することがある。第2に，同じ症候群の発症が，地理的分布が重ならない感染症(例：ロスリバーウイルス，Q熱，ライム病)の回復期に発症することである。第3に，感染症治療薬でCFSを治療しようとする試みがことごとく失敗していることである。特定のタイプの感染症が遷延し，重症なことが，CFS発症のきっかけとして必要なことだけは真実かもしれない。実際，一般診療で頻度が高く，単純な感染症の患者では，他の医学的問題で受診する患者と比べて，遷延する疲労感が増加することはない。しかし，感染症後の症例と特に誘因がない症例とでは，いったん基準を満たしたら，症状や心理社会的特徴は臨床的には区別することはできない。これらの観察から，この症候群はさまざまな感染症やその他の誘因の非特異的な結果だという結論が導かれる。単一の原因を特定できないことは，現実には単一の原因など存在せず，むしろいくつもの引き金があるという事実があるからかもしれない。CFSの患者がそうでない患者よりも潜在的なウイルス感染症が再活性化しやすいかどうかは解決されていない問題だが，ウイルス(例：EBV)の再活性化と症状の発現の関連性はこれまで示されていない。

1985年のEBVに関する論文のように，時折，持続的な感染性微生物とこの症候群を結びつけるセンセーショナルなレポートが登場する。最近の話題としては，2010年後半の「Science誌」で，CFS患者の3分の2に異種指向性マウス白血病関連ウイルス(xenotropic murine retrovirus：XMRV)が検出され，対照群では約4%でしか検出されなかったという報告がある。このウイルスの存在の推定は，のちにマウスDNAのコンタミネーションのためだったとわかり，この主張を支持した原著論文はその後撤回された。臨床医はこの種の主張に懐疑的であり続けるべきだ。というのは，CFSへの関与について，これまで述べてきた臨床的，疫学的特徴を単一の感染性微生物で説明することは容易ではないからである。

感染性の原因の探求に加え，免疫，内分泌，神経精神医学的な原因にも注目されている。微妙な変化が指摘されているが，その所見に一貫性はなく，軽微で疾患の重症度と相関しない。CFSの病態生理上の首座が中枢神経系だという仮説は近年ますます支持を得てきている。活動性のCFSにおける神経心理学的症状の存在，大部分の患者に精神障害の既往や現症が観察されること，視床下部レベルで制御されるホルモンの微妙な変化によって，この仮説は支持される。CFS患者において，うつ病の既往や併存がしばしばみられる。一般診療の患者が「ウイルス性」疾患の診察を受けるとき，精神疾患や患者の疾病に対する信念構造は，診察時の症状の重さよりもその後の慢性疲労の発症をよく予測する。中枢神経系病変のより客観的な証拠は，視床下部－下垂体－副腎(hypothalamic-pituitary-adrenal：HPA)系の異常として観察される。CFS患者は全体として，HPA系の活性が，年齢と性をマッチさせた対照群よりも低いようである。大部分の知見が視床下部をこの系の影響を受ける部位として指摘しているが，これらの所見のいずれかが原発性なのか，それともCFSに伴う活動性

の低下，睡眠障害，ストレスの持続による二次性のものなのかはわかっていない。とはいえ，CFSにおけるHPA系の活性低下は，大うつ病性障害の患者でみられるHPA系の活性上昇と対照的だ。心的外傷後ストレス障害(post-traumatic stress disorder：PTSD)の所見とより合致することは，CFSが身体的，心理的ストレスに対する反応の機能異常(後天的あるいは先天的，または両者)を反映している可能性を示唆する。

CFSの遺伝的素因に関する知見の一部は双生児の研究による。米国，オーストラリア，英国の研究によると，二卵性より一卵性双生児のほうが一致度は高いことが示されている。しかし，CFS発症に不一致のある一卵性双生児のトランスクリプトームのマイクロアレイ解析では，有意な差を示すことはできなかった。これらの観察や前述の所見から，遺伝的または環境因子，あるいはその両者の素因があるというCFSの病態生理理論が支持される。感染症のような急性の誘発因子の存在により，ストレス反応系がうまく働かず，主観的症状(疲労感，痛み，睡眠障害，認知障害)と免疫系の異常を発症し，持続することにつながる。

診断

CFSはほとんどすべてが病歴と患者の自己申告の症状による臨床診断である。特徴的な診察所見は存在しない。この病気を確定または除外するうえで信頼できる検査はない。診察と基本的な検査の目的は，ほかにその症状の原因になりえて，医学的に定義可能な病態がないかを確認することである。紛らわしい病態がなければ，CFSの診断は公表されている合意による基準によって行う。これまで述べた理由のために，臨床医は，これらの基準を個々の患者に厳密に当てはめるべきではない。

感染症後の疲労感では，慢性的な症状は原因になった感染症の延長線上にあるようにみえるかもしれない。ほとんどの場合，先行するイベントがわからず，インフルエンザに似た症状がゆっくりと起きる。それは咽頭痛や微熱，圧痛のある頸部リンパ節腫脹，全身の筋肉痛や関節痛，頭痛，睡眠障害，認知障害の自覚などである。これらの症状に客観的な診察所見〔例：咽頭の発赤や滲出物，38℃を超える発熱，筋力低下，関節炎の所見，リンパ節腫脹〕を伴うことはまれである。これらの所見のうち1つでも存在すれば，他の診断を考え，適切に評価すべきである。

この症候群の主要症状は，持続的かつ日常生活に支障を来すほどの疲労感で，この疲労感にはいくつかの特徴的な性質がある。最も大事なのは，この疲労感は改善せず，長期間続くことである。安静で改善しないが，身体的，感情的労作後には悪化する。運動後の疲労感は，ちょっとした労作の後でさえ，数時間から数日続くことがある。多くの患者は，毎日使えるエネルギーの限界を自覚していて，いったんそれを使い果たすと，何かをするということができなくなってしまう。

大部分の患者は，集中力の低下と短期記憶の低下を訴える。一般的な神経心理テストでは，典型的には，器質的な症候群の所見は何も示さないので，診察で認知障害や記憶障害の客観的な所見がない限り，オーダーする必要はない。この問題は，知的機能を失うことを恐れる患者を最も不安にさせるが，そのような患者には，身体の症状がよくなれば，今ある「頭の中の霧」も晴れることを伝えると安心させることができる。

ほとんどの患者が，不眠または過眠も訴える。睡眠に関する完全な病歴は重要である。なぜなら，多くの一次性睡眠障害は慢性疲労が主訴になるからである。睡眠時無呼吸や夜間運動障害の疑いがあれば，正式なポリソムノグラフィーが適応になる。当然のことながら，多くの患者がうつや不安の症状をもつ。患者のCFS発症前の生活は制限される。臨床医は，これらの症状がCFSに二次性のものなのか，原発性のものなのかを，患者の症状すべてを説明できるように判断しなければならない。すべての症状が大うつ病または不安障害によると考えられるなら，CFSの診断は除外される。

限られた検査で，気づいていない病態を除外すべきである。すべての患者は，血算，生化学，尿検査，甲状腺機能検査を受けるべきである。病歴や診察所見からほかに何らかの病態が示唆される場合に限り，追加の検査をオーダーしてもよい。検査前確率が低い特定の疾患に対する検査は，偽陽性の結果が出るリスクが高く，さらに不要な検査や治療に至ることになる。たとえば，抗核抗体は患者の15〜54%で低力価陽性になることがある。これは通常，非特異的で，抗DNA抗体や可溶性核抗原は典型的には陰性になる。ループスやその他の炎症性疾患では，客観的な身体所見がある。CFS患者では，脳MRIで健常対照者よりも小さな異常信号がみつかりやすい。これらは通常，非特異的で，脱髄疾患の病変とは容易に区別できる。尿中遊離コルチゾール値もCFSでは比較的低いことがあるが，この所見は何らかの診断的価値があるとはいいがたい。甲状腺刺激ホルモン以外のホルモン検査は，特定の疾患を疑わない限りオーダーすべきでない。同様に，2′,5′-オリゴアデニル酸シンターゼ経路の測定は検査会社でオーダーできるところがある。これらの検査の有用性についてはいろいろ意見があるが，筆者は有用といえるほど感度も特異度も高くないと考えている。EBV，バベシア，ライム病，CMVの血清学的検査はCFSの診断にも経過観察にも役に立たない。CFSの臨床症状は，これらの疾患と重ならない。これらの病原体に対する抗体が陽性になると，不要で時に有害な治療が行われる可能性がある。

CFSはしばしば，他の頻度の高い特発性疾患とオーバーラップしたり併存したりする。CFS患者は，線維筋痛症，過敏性腸症候群，間質性膀胱炎，月経前症候群，片頭痛，むずむず脚症候群，神経調節性低血圧，体位性頻脈症候群，非定型うつ病，けいれん性発声障害の診断基準も満たすことがある。これらの疾患とCFSの病態生理的な関連性は不明だが，これらの併存疾患をみつけることは重要である。なぜなら，CFS単独に対して使うには必ずしも適切ではないような，それらに対する治療に反応することがあるからだ。

治療

基本方針

現時点でCFSの病態生理は，特異的な治療を教えてくれるほど十分にはわかっていない。そのため，特異的な内科的治療や精神科治療は，代替診断や併存疾患がある場合に限って適応になる。感染症に対する治療も，理にかなっていない。抗ウイルス薬や他の抗菌薬は，CFSの症状の治療に用いる意味がない。

CFSに対する特異的治療がないので，治療は症状の軽減や薬

表 3.1
慢性疲労症候群の治療

重要な治療戦略 患者教育： 1. これは新しい疾患ではなく，単に新しい診断名である。そのため，我々はこれについて多くのことを知っている 2. 症状は，確かに存在し，しばしば生活を障害する。それらは「目に見えず」，検査も正常なので，患者はしばしばその正当性を擁護しなければならない(IOM 論文参照)。これらの人々は苦悩している。CFS 発病前の生活に戻りたいと思っている。詐病ではない	
複数のランダム化比較試験によって支持されている治療：	なし
経験的，対症療法	非麻薬性鎮痛薬：duloxetine(サインバルタ®)，pregabalin，gabapentin，amitriptyline 抗うつ薬 睡眠衛生 睡眠補助
有効性が研究によって相反する論争中の治療：	段階的運動療法プログラム 認知行動療法
臨床試験で支持されていない，または無効と示された不適切な治療： 抗菌薬，抗ウイルス薬，抗真菌薬 hydrocortisone galantamine fludrocortisone デヒドロエピアンドロステロン(DHEA) 免疫グロブリン静注 インターフェロン ビタミン 栄養サプリメント 食事制限	

物療法以外の介入，身体的リハビリテーションが中心になる。よくデザインされた対照研究で一貫して有効性が示されて推奨できる治療法は非常に限られている(表 3.1)。根拠に基づいた情報は結論づけられているものはないので，薬剤を処方する際には，臨床医は患者の訴えや独自の好みに基づいて経験的(エンピリック)な対症療法を行わなければならない。その他いくつかの治療が提唱されているが，数多くの研究において，それらは有用でないか，有害な可能性が示唆されている(表 3.1)。CFS 患者の研究では，典型的に強いプラセボ効果があることも知っておく必要がある。このため，適切な対照群のない治療研究は解釈ができない。

治療を始めるときは，できる限り症状を客観的にすることが有用である。患者に自分の症状に点数づけをして，個人の記録をつけてもらい，治療に対する反応を評価できるようにすべきである。このアプローチは，おそらく有効であろう治療の認知行動療法(cognitive-behavioral therapy：CBT)の原則に沿っている。治療介入は，有効か無効かを評価できるように，順番に行うべきである。さらに，一般的でない治療や代替療法について記録しておくことも特に重要である。なぜなら，多くの患者がこれらの治療に頼るかもしれないからである。代替療法も含めたポリファーマシーは，処方される特定の治療に対する反応の評価をしにくくするかもしれない。一般的に，対症療法と代替療法の実験的な使用は安全性とコストの両方を気にしながら行うべきで，治療の経験的な試みは，患者と医師が介入の価値を評価できるように体系立てて行うべきである。

治療で特に重要なこと

治療の最も重要な要素は，患者に十分な時間を与えることで，これは新しい病気ではないことを患者に明確にすること，患者の症状が確かに存在することを明確にすること，自分の症状が正当なものではないという反応を家族，雇用主，友人，他の医療提供者から受けたことが珍しくないことを患者に確認することである。患者は，自分のせいではないのに，自分では治すことができず，慢性的な障害を抱えている。その障害により，CFS を発病する前と同じレベルの機能を発揮することはできない。他の障害者と同様，この状況から最大限の力を引き出すためには，彼らも新しい現実を学ぶ必要がある。

経験的な対症療法

特定の患者には，ある種の薬剤が対症療法として有効な場合がある。筋肉痛や関節痛，頭痛に対して非麻薬性鎮痛薬が有用かもしれない。痛みの症状が強い患者の一部は，非ステロイド性抗炎症薬(nonsteroidal anti-inflammatory drugs：NSAIDs)，acetaminophen，tramadol の組み合わせで症状が改善するかもしれない。pregabalin，gabapentin，duloxetine(サインバルタ®)はすべて，一部の患者に一定の効果がある。

抗うつ薬の有用性については研究によって結論がいろいろだが，ある種の患者に使用することには理由が2つある。すなわち，(1)ある抗うつ薬は一般的に有効な治療と考えられていること(例：気分障害，不安，不眠，痛み，集中力低下に対して)，(2)慢性疾患，障害は，ある程度，うつを合併することが予想されること，(3)CFSと線維筋痛症は合併頻度が高く，症状もかなり重複し，線維筋痛症に対しては三環系抗うつ薬やその他抗うつ薬の利益(ベネフィット)が示されていること，である。CFSにおいて，一般的にこれらの薬剤の利益を示した研究では，中核症状の疲労感ではなく，上記の随伴症状の軽減を示していることに留意すべきである。このため，ある種の抗うつ薬は，これらの症状の程度によって処方することが望ましい。抗うつ薬の優れた安全性のために，経験的な試用という選択も合理的である。

多くのCFS患者は睡眠障害にも悩まされている。薬物による睡眠補助(例：eszopiclone，zolpidem，clonazepam)は短期的には有用かもしれないが，依存を形成するリスクがある。長期使用には，さまざまな抗うつ薬(例：低用量trazodoneやamitriptyline)のほうが適している。melatoninはよくある市販の睡眠薬だが，CFS患者は内因性のメラトニン分泌は量，タイミング共に正常である。高用量melatoninの試験では，メラトニン分泌の遅延がある患者のCFSの症状を改善したが，この試験ではヒストリカルコントロールが使われているので，解釈には注意を要する。

おそらく，薬剤と同じくらい重要なのは，睡眠衛生に対して気をつけることである。すべての患者に，定期的な睡眠時間を守るように指示すべきである。過眠のある患者には，睡眠時間を徐々に短くするように勧めるべきである。不眠のある患者には，昼寝を1日1時間未満に減らすように指導すべきである。

論争中の治療

いくつかの研究は段階的な有酸素運動がCFSの症状軽減に有用だと報告しているが，有用ではないという報告もある。もし実施するのであれば，慎重に行うべきである。なぜなら，運動によって症状が特徴的に悪化するためである。個々の患者の耐容能に応じた運動プログラムは，治療の取り組みの一部であるべきだ。有酸素運動で，定量可能なものがよい。特定の運動時間に的を絞るアプローチは，最善の結果をもたらしやすい。これは経験のある理学療法士の監督のもとで行うのが最善である。このようなプログラムを継続するためには，通常，医師と理学療法士による十分な監督が必要であり，労作後の疲労感が非常に強い患者ではなおさらである。これに対して，ベッド上安静や，動かないでいることが，病状を悪化させたり筋膜疼痛症候群を合併しやすくなったりすることを支持する根拠はない。

CBTはさまざまな器質的疾患の症状のコントロールに役立つことがあるので，一部のCFS患者にも利益があることは驚くことではない。CBTは，疾患に対する患者の信念の再構築，症状と障害に対する客観的な評価を促進する。オランダの研究グループによって，ある革新的なアプローチが開発された。これは思春期の患者を対象にしたインターネットを利用するCBTで，三次医療センターでの治療プログラムよりも学校の出席を増やすのに有効なことがわかった。残念ながら，CBTはどこでも利用可能というわけではないが，その原則の一部を日常的な医療ケアに取り入れることは可能である。CFSの原因や症状についての患者教育はきわめて重要であり，逆効果になる行動につながりかねない認識間違いがある場合は特にそうである。患者に自分の症状を客観視してもらい，症状を悪化または改善する要因を自覚してもらうことも，病気とつきあっていくのに役に立つ。合理的で共感的なアプローチが不可欠である。症状の現実に立ち向かったり，症状を他の原因のせいにしたりすること(例：標準的な診断基準を満たさずに，うつと診断すること)は，明らかに役に立たない。なぜなら，こうした考え方は患者自身の経験や信念に合致しないからである。同様に，古典的な洞察指向性心理療法は，重大な感情ストレスのある患者に限るべきである。

禁忌の治療

ある病態生理の仮説に基づいて，CFSに対する特異的な治療がいくつか試みられてきた。現在まで，それらの治療で意味のある利益を示したものは1つもない。たとえば，acyclovirで抗ヘルペスウイルス治療をする慎重に行われた臨床試験は，EBVの増殖が症状の持続に関連しているという仮説を検証するためのものだったが，プラセボと比べて利益を示すことはできなかった(両群ともいくらかの改善はあった)。同様に，経口nystatinのランダム化比較試験は，酵母過敏を訴える患者のCFS様の症状に対する効果を評価するために行われた。唯一の利益は，治療群で*Candida*腟炎がわずかに減少したことだけだった。

HPA系の活性低下についての知見は，低用量hydrocortisoneとその後のgalantamine(中枢からHPA系の活性を刺激する)の試験につながった。研究者らは，hydrocortisone治療の結果，骨塩量の低下とHPA系の長期抑制が起こるので，この治療によるごくわずかな利益とは釣り合わないと判断した。galantamineの研究はあまり利益を示さなかった。もう1つの神経内分泌仮説に，ホルモンのデヒドロエピアンドロステロン(dihydroepiandrosterone：DHEA)がある。CFSにおけるDHEAの補充は，ベースラインでこの酵素の濃度が低かった患者で，疲労感やその他の症状を改善したと報告されている。しかし，この治療には，対照群が設定されておらず，効果には疑いがあると考えておくべきである。神経調節性低血圧(45分ティルトテーブルプロトコルで診断)とCFSを結びつけた研究は，fludrocortisoneによる体液量増加の治療試験へつながった。2つの別々の研究が，この治療法にはあまり利益がないことを示した。

CFS症状の形成には免疫機能異常が鍵になるという仮説により，免疫グロブリンによる免疫修飾とインターフェロンが研究された。特に，効果が証明されていない，高価で，気軽に行えず，有害な可能性もある治療について，患者にはよく説明すべきである。ほかにランダム化比較試験で無効または相反した治療には，チアミン前駆体，sibutramine，成長ホルモン，ホメオパシー製剤，必須脂肪酸などがある。

時々，特別な食事への変更によって症状が改善したと報告する患者がいる。よくある例は，腸管の「酵母」を減らすための食事制限である。こうしたCFSの食事療法を支持する実証的なエビデンスは存在せず，高度の食事制限は栄養状態と全体的な健康を損ないかねない。栄養サプリメント(例：ビタミン，肝臓抽出物)の試験も残念な結果だった。

かかりつけ医に真面目に取り合ってもらえず絶望しているCFS患者に対して供給される，収益の大きなインターネット市場があることを医師と患者は知っておくべきである。オンラインで売られているもののほとんどは，効果が証明されていないサプリメントや薬である。とても高価(すべての歯のアマルガムの詰め物を交換できるくらい)なものが多く，なかには有害な可能性があるものもある(いろいろな種類のホルモンや麻黄(マオウ)など)。CFS患者のなかには，苦しみを軽減するために，リスクを冒して私財をたくさん使ってしまう人もいる。共感的な医師ならば，批判的になるのではなく，患者を金銭的な搾取と被害から守るために，この「治療」の泥沼から抜け出させようとすべきである。

最後の注意点として，CFS患者の新たな症状をCFSとみなす前に，その1つひとつを評価することが重要である。もちろん，CFS患者は他の疾患リスクも抱えている。これをCFSの一症状と考える前に，治療可能な他の原因の可能性がないか検討する必要がある。

結論

CFSは自然に，または感染症のような急性のストレス因子の結果として起こりうる。しかし，慢性感染症が，慢性的な症状の原因だという根拠はない。診断基準はこの疾患の研究を標準化するために専門家の合意によってつくられた。診断は患者の主観的な訴えに基づいて行い，身体所見や検査は他の紛らわしい病態を除外するためだけに有用である。個々の患者で，特定の症状に対する治療は有用なことがある。この疾患の病態生理仮説に基づいた治療はことごとく残念な結果だった。そのため，ケアの最も重要な要素は，(1)病気に対する信念と認知の再構築による患者教育，(2)対症療法に対する評価，(3)効果が証明されていない治療による身体的，金銭的害から患者を守ることである。

文献

Institute of Medicine. Beyond myalgic encephalomyelitis/chronic fatigue syndrome. Full Report. http://iom.nationalacademies.org/Reports/2015/ME-CFS.aspx

Fukuda K, Straus S, Hickie I, et al. The chronic fatigue syndrome: A comprehensive approach to its definition and study. International Chronic Fatigue Syndrome Study Group. *Ann Intern Med.* 1994;121:953–959.

Holgate ST, Komaroff AL, Mangan D, Wessely S. Chronic fatigue syndrome: Understanding a complex illness. *Nat Rev Neurosci.* 2011;12(9):539–544.

Imboden JB, Canter A, Cluff LE. Convalescence from influenza: A study of the psychological and clinical determinants. *Arch Intern Med.* 1961;108:393–399.

Nijhof SL, Bleijenberg G, Uiterwaal CS, et al. Effectiveness of internet-based cognitive behavioural treatment for adolescents with chronic fatigue syndrome (FITNET): A randomised controlled trial. *Lancet.* 2012;379(9824):1412–1418.

Van Cauwenbergh D, De Kooning M, Ickmans K, Nijs J. How to exercise people with chronic fatigue syndrome: Evidence-based practice guidelines. *Eur J Clin Invest.* 2012;42(10):1136–1144.

White PD, Goldsmith KA, Johnson AL, et al. Comparison of adaptive pacing therapy, cognitive behaviour therapy, graded exercise therapy, and specialist medical care for chronic fatigue syndrome (PACE): A randomised trial. *Lancet.* 2011;377(9768):823–836.

Section 2

さまざまな臨床像：頭頸部

4 咽頭扁桃炎

■著：Itzhak Brook
■訳：山本舜悟

咽頭扁桃炎(pharyngotonsillitis：PT)は咽頭と扁桃の炎症で，咽頭・扁桃の発赤や滲出物，潰瘍，扁桃を覆う膜が特徴である。咽頭はWaldeyer輪のリンパ組織につながるので，鼻咽頭や口蓋垂，軟口蓋，扁桃，アデノイド，頸部リンパ節などWaldeyer輪のさまざまな場所に感染が広がりうる。感染の広がり具合により，咽頭炎，扁桃炎，扁桃咽頭炎，鼻咽頭炎と呼ばれる。これらの疾患は時間経過により，急性，亜急性，慢性，再発性に分けられる。

原因

咽頭扁桃炎の診断では，一般的にA群β溶血性レンサ球菌(group A β-hemolytic streptococci：GABHS)を考慮する必要がある。しかし，その他の細菌やウイルスなどの感染症および非感染性の原因も考慮すべきである。原因を明らかにして適切な治療を選択することは，すみやかな回復と合併症予防を確実に行ううえで最も重要である。

表4.1はさまざまな原因微生物とそれぞれの臨床的特徴のリストである。ある種の原因微生物が病気を起こすには，環境要因(季節，地理的位置，曝露)や個人要因(年齢，宿主の抵抗性，免疫)など複数の要因がある。咽頭扁桃炎の原因として多いものは，GABHS，アデノウイルス，インフルエンザウイルス，パラインフルエンザウイルス，EBウイルス(Epstein-Barr virus：EBV)，エンテロウイルスである。しかし，一般的に厳密な原因は特定されないことが多く，病気を起こす可能性のあるいくつかの微生物の役割はまだはっきりしていない。

GABHSやその他の好気性菌，嫌気性菌，ウイルスなどさまざまな微生物の間の相互作用が咽頭扁桃炎のときに起こっている可能性がある。これらの相互作用のなかには，相乗的に働いて微生物の病原性を増強するものもあれば(例：EBウイルスと嫌気性菌)，一方で拮抗的に働くものもある(例：GABHSとある種の「干渉する」α溶血性レンサ球菌)。また，β-ラクタマーゼ産生菌(β-lactamase-producing bacteria：BLPB)は自分自身と他の細菌をβ-ラクタム系抗菌薬から守ることがある。細菌のバイオフィルムは，慢性扁桃炎の病因の一因である可能性がある。細菌のバイオフィルムは，生化学的要因，分子メカニズム，および宿主環境の変化により，抗菌薬治療や免疫による排除に対して抵抗性である。

好気性菌

重篤な化膿性合併症および非化膿性合併症を起こしうるので，GABHSは咽頭痛の最も有名な原因菌である。時々，B群以外の

表4.1
咽頭扁桃炎の原因微生物

	病変	臨床的頻度
Ⅰ．細菌		
好気性菌		
A，B，C，G群レンサ球菌	濾胞，発赤，滲出性，点状出血	多い
肺炎球菌	滲出性	まれ
黄色ブドウ球菌	濾胞，発赤，滲出性	まれ
淋菌	発赤，滲出性	まれ
髄膜炎菌	発赤，滲出性	まれ
ジフテリア菌	発赤，滲出性	まれ
Arcanobacterium haemolyticum	発赤，滲出性	まれ
百日咳菌	発赤	まれ
インフルエンザ菌	発赤，滲出性	まれ
パラインフルエンザ菌	発赤，滲出性	まれ
チフス菌	発赤	まれ
野兎病菌	発赤，滲出性	まれ
Yersinia pseudotuberculosis	発赤	まれ
梅毒トレポネーマ	濾胞，発赤	まれ
Mycobacterium 属	発赤	まれ
嫌気性菌		
Peptostreptococcus 属	発赤，滲出性	まれ
Actinomyces 属	発赤，潰瘍性	まれ
色素産生 *Prevotella*，*Porphyromonas* 属	発赤，滲出性，潰瘍性	中程度
Bacteroides 属	発赤，滲出性，潰瘍性	まれ
Fusobacterium 属	発赤，滲出性，潰瘍性	まれ
Ⅱ．*Mycoplasma*		
肺炎マイコプラズマ(*Mycoplasma pneumoniae*)	濾胞，発赤，滲出性	中程度

表 4.1（続き）

	病変	臨床的頻度
Mycoplasma hominis	発赤，滲出性	まれ
Ⅲ．ウイルスと *Chlamydia*		
アデノウイルス	濾胞，発赤，滲出性	多い
エンテロウイルス（ポリオ，エコー，コクサッキー）	発赤，滲出性，潰瘍性	多い
パラインフルエンザウイルス 1〜4 型	発赤	多い
EB ウイルス（EBV）	濾胞，発赤，滲出性	中程度
単純ヘルペスウイルス（HSV）	発赤，滲出性，潰瘍性，濾胞	まれ
ヒト免疫不全ウイルス（HIV）	発赤，滲出性	まれ
RS（respiratory syncytial）ウイルス	発赤	まれ
インフルエンザウイルス A，B 型	発赤	多い
サイトメガロウイルス（CMV）	発赤	まれ
レオウイルス	発赤	まれ
麻疹ウイルス	発赤，点状出血	まれ
風疹ウイルス	点状出血	まれ
ライノウイルス	発赤	まれ
Chlamydia trachomitis	発赤	まれ
Ⅳ．真菌		
Candida 属	発赤，滲出性	中程度
Ⅴ．寄生虫		
Toxoplasma gondii	発赤	まれ
Ⅵ．*Rickettsia*（リケッチア）		
Coxiella burnetii	発赤	まれ

多い＝症例の＞66%，中程度＝症例の 33〜66%，まれ＝症例の＜33%

大きなコロニーを形成する C 群，G 群 β 溶血性レンサ球菌が原因になることがある。しかし，それら他のグループは，生化学的要因，分子メカニズム，宿主環境の変化により，一般的に急性リウマチ熱との関連性はない。

咽頭扁桃炎の臨床症状はすべてのグループでだいたい同様で，滲出物，口蓋の点状出血，濾胞，圧痛を伴う頸部リンパ節炎，猩紅熱様発疹が特徴である。咳や鼻炎，結膜炎，下痢といった典型的なウイルス感染症の徴候はないことが普通である。

GABHS 咽頭炎を確実に識別する症状や単一の所見は存在しない。3 歳未満の小児の症状は非典型的で，鼻閉や鼻汁，微熱，圧痛を伴う前頸部リンパ節などである。3 歳以上の小児では，急激な発熱（「咽頭痛」の有無を問わず），高熱，全身状態不良，頭痛，頸部の筋肉痛，圧痛，腹痛，吐き気，嘔吐，頰の紅潮，口周囲の蒼白，口蓋の「点状出血」，半円状の紅斑，早期のイチゴ状舌 / 猩紅熱様発疹，溶連菌への曝露歴，冬季，独特の甘酸っぱい酵母様の口臭などで GABHS を疑うべきである。

GABHS の検出率は患者の年齢によって異なり，学童期で最も有病率が高い（すべての咽頭扁桃炎の 15〜30%）。GABHS 以外の検出率は小児よりも成人のほうが高い。

米国では，この 50 年以上で急性リウマチ熱の発症率が著明に低下しており，これはリウマチ熱を起こすタイプの株から起こさないタイプの株に流行が置き換わっていることと関連している。しかし，リウマチ熱はまだ存在し，GABHS の病原性が高くなってきているため，溶連菌性扁桃炎は依然として重症化する可能性のある疾患である。レンサ球菌による敗血症や壊死性筋膜炎，肺炎，トキシックショック症候群など侵襲性感染症が近年増加してきている。レンサ球菌は扁桃周囲膿瘍や咽後膿瘍などの扁桃炎の化膿性合併症に関与することがある。

肺炎球菌（*Streptococcus pneumoniae*）も咽頭扁桃炎に関与することがあり，自然軽快するか，他の部位に広がるかである。

ジフテリア菌（*Corynebacterium diphtheriae*）は「ブルネック（bull neck：牛頸）」を起こし，*Arcanobacterium haemolyticum* も同様に起こす。両者は早期から灰緑色の分厚い偽膜を形成し，この偽膜は容易に剝がれないが，剝がれたときは表面に出血を伴うような滲出性咽頭扁桃炎を起こす。感染は咽頭，口蓋，喉頭に広がることがある。小児に予防接種をしている先進国ではまれである。

Arcanobacterium haemolyticum は致死的な全身性外毒素を産生する。*A. haemolyticum* は咽頭扁桃炎の原因の 2.5〜10% を占め，ほとんどが 15〜18 歳に起こり，約半数の患者に猩紅熱様発疹を伴う。

淋菌（*Neisseria gonorrhoeae*）は同性愛の男性に多く，性的活動のある思春期患者の咽頭炎でも検出されることがある。この感染症はしばしば無症候性だが，潰瘍性または滲出性咽頭炎を起こして，菌血症に至ることもあり，治療後も保菌することがある。髄膜炎菌（*Neisseria meningitidis*）は症候性，無症候性の咽頭扁桃炎の原因になり，敗血症や髄膜炎の前駆症状の場合がある。

無莢膜型インフルエンザ菌（*Haemophilus influenzae*）およびパラインフルエンザ菌（*Haemophilus parainfluenzae*）が，炎症のある扁桃から検出されることがある。これらの微生物は幼児や高齢者では，急性喉頭蓋炎，中耳炎，副鼻腔炎と同様に侵襲性疾患を起こす場合がある。

黄色ブドウ球菌（*Staphylococcus aureus*）は慢性的な炎症のある扁桃や扁桃周囲膿瘍からしばしば検出される。メチシリン耐性黄色ブドウ球菌（methicillin-resistant *S. aureus*：MRSA）は再発性の扁桃腺炎の 16% に検出されたという報告がある。MRSA は β-ラクタマーゼという酵素を産生し，GABHS の除菌に干渉する可能性がある。インフルエンザ菌，黄色ブドウ球菌，GABHS が組織内に高濃度に存在することは再発性の感染と扁桃の過形成と関連する。

野兎病菌（*Francisella tularensis*）感染症（野兎病）はまれだが，ペニシリンに反応しない場合に考慮すべきである。調理不十分の野生動物の肉だけでなく，汚染された水の摂取によって感染する。咽頭扁桃炎の臨床症状は発熱や，痛みを伴う潰瘍性 / 滲出性咽頭炎，頸部リンパ節炎などである。

咽頭扁桃炎のその他のまれな原因には，梅毒トレポネーマ

(*Treponema pallidum*)，*Mycobacterium* 属，*Toxoplasma gondii* がある。

嫌気性菌

咽頭扁桃炎に関与する嫌気性菌は，*Actinomyces* 属，*Peptostreptococcus* 属，*Fusobacterium* 属，色素産生性 *Prevotella* 属，*Porphyromonas* 属である。

嫌気性菌の役割は，扁桃膿瘍や咽後膿瘍，Vincent アンギーナ(*Fusobacterium* 属とスピロヘータ)で優勢であることに裏づけられている。さらに，非 GABHS 扁桃炎患者では，伝染性単核球症と同様に嫌気性菌だけに効く抗菌薬(metronidazole)に反応し，急性および再発性の非 GABHS 扁桃炎，扁桃周囲蜂窩織炎，膿瘍の患者で *Prevotella intermedia* と *Fusobacterium nucleatum* に対する血清抗体の上昇もみられる。

Fusobacterium necrophorum は最近の英国およびデンマークの思春期，若年成人のレンサ球菌性および非レンサ球菌性咽頭扁桃炎の研究で検出されている。他の研究でも再発性，持続性咽頭痛における *F. necrophorum* の役割が示唆されている。これは大部分の Lemierre 症候群の原因でもあり，一般的にそれまで健康な思春期や若年成人に起こる。この症候群は *Fusobacterium* 菌血症，化膿性内頸静脈血栓症，転移性肺感染症と関連する壊死性扁桃咽頭炎である。臨床所見は発熱(>39℃)，悪寒，呼吸器症状および片側頸部痛 / 腫脹である。

Mycoplasma 属

肺炎マイコプラズマ(*Mycoplasma pneumoniae*)，*Mycoplasma hominis* は通常，全身感染症の一症状として咽頭扁桃炎を起こす。*Mycoplasma* 属は咽頭扁桃炎症例の 5～15%を占め，ほとんどの症例は 6 歳以上に起こる。

Chlamydia 属

肺炎クラミジア(*Chlamydia pneumoniae*)は若年成人で咽頭扁桃炎を起こすことがあり，しばしば肺炎や気管支炎を伴う。

ウイルス

ウイルス性咽頭扁桃炎は，一般的に滲出物はないが，潰瘍性病変や，圧痛を伴わない軽度リンパ節腫脹，粘膜疹，咳，鼻炎，嗄声，結膜炎，下痢を伴うのが特徴である。

咽頭扁桃炎を起こすウイルスとして知られているのは，アデノウイルス(結膜炎を伴う)，コクサッキー A 群ウイルス，インフルエンザウイルス，パラインフルエンザウイルス(季節性の高熱，咳，頭痛，筋肉痛)，コロナウイルス，エンテロウイルス(夏季の咽頭後部の水疱または潰瘍，手掌や足底の水疱)，EB ウイルス(滲出性咽頭炎，肝脾腫，頸部リンパ節腫脹)，単純ヘルペスウイルス(herpes simplex virus：HSV)(ほとんど HSV-1 による，口腔前部と口唇の潰瘍，発熱)，ライノウイルス，RS ウイルス(respiratory syncytial virus：RSV)，麻疹(皮疹出現前の口腔紅斑と Koplik 斑)，サイトメガロウイルス(cytomegalovirus：CMV)である。

ヒト免疫不全ウイルス(human immunodeficiency virus：HIV)初感染は，伝染性単核球症と同様の急性レトロウイルス症候群を起こすことがある。症状は通常，曝露後数日～数週間以内に起こり，発熱，体重減少，皮疹，リンパ節腫脹，脾腫などがある。

混合感染

咽頭扁桃炎は複数の病原体によって起こることがある。ウイルスと細菌の混合感染は 127 例中 26 例(20.5%)にみられ，対照群では 0 例だった($p<0.0001$)。検出された微生物の組み合わせは，GABHS と肺炎クラミジアまたは肺炎マイコプラズマ，肺炎クラミジアと肺炎マイコプラズマのような 2 菌種の細菌感染症や，GABHS と RS ウイルス，アデノウイルス，インフルエンザウイルス B 型，パラインフルエンザ 1 型ウイルスや，肺炎クラミジアと RS ウイルス，アデノウイルス，肺炎マイコプラズマとアデノウイルスのようなウイルスと細菌の感染症があった。

GABHS とインフルエンザウイルス A 型の咽頭扁桃炎の合併〔抗ストレプトリジン O(antistreptolysin O：ASO)と抗デオキシリボヌクレアーゼ B(抗 DNaseB)抗体価の上昇によって示された〕は，12 例中 4 例(33%)にみられ，上気道からこれらの微生物が検出された。

臨床所見

咽頭扁桃炎は一般的に，突然の発熱と咽頭痛，吐き気，嘔吐，頭痛，まれに腹痛を伴って発症する。初期の段階で咽頭と扁桃の発赤と頸部リンパ節腫脹が観察される。臨床所見は原因微生物によって異なる(前述および表 4.1 参照)が，特異的な所見はほとんどない。発赤は大部分の微生物に共通するが，潰瘍や点状出血，滲出物の出現はさまざまである。よくある特徴は GABHS 感染症の滲出性咽頭炎，エンテロウイルス属の潰瘍性病変，ジフテリア菌の偽膜性咽頭炎である。点状出血は GABHS，EB ウイルス，麻疹ウイルス，風疹ウイルス感染症でしばしばみられる。

ウイルス性疾患は一般的に自然軽快するもので，症状は 4～10 日間続き，通常，鼻汁を伴う。細菌感染症は治療されなければもっと長く症状が続く。嫌気性菌による扁桃炎，咽頭扁桃炎の最も独特な特徴は，悪臭を伴う扁桃の腫大と潰瘍と，Gram 染色で紡錘状の桿菌やスピロヘータ，その他の微生物が存在することである。

診断

GABHS が咽頭扁桃炎の原因かどうかを鑑別することはとても重要である。これは，初期の抗菌薬治療が症状を短縮し，化膿性 / 非化膿性合併症を予防し，感染の伝播を減らし，抗菌薬の誤用を防ぐからである。

GABHS による咽頭扁桃炎は，咽頭培養または迅速検査陽性で診断することができる。培養は微生物学的分離が必要な場合に行う。咽頭培養は抗菌薬治療開始前に行うべきである。両側の扁桃表面と咽頭後壁をしっかり拭い，検体をヒツジ血液寒天培地に塗るのが標準的である。嫌気条件での培養と選択培地を用いることで GABHS の検出率を上げることができる。培地に GABHS が 10 コロニー以上培養されると，定着よりも真の感染症を表していると考えられる。しかし，培地の GABHS の数を真の感染症の存在の指標にすることは困難である。というのは，保菌者と感染患者にはオーバーラップがあるからである。1回の咽頭培養での咽頭のGABHS検出感度は90〜95%である。抗菌薬の投与を受けている患者では偽陰性が起こりうる。咽頭培養で直接増殖によってGABHSを同定するには，通常24〜48時間かかる。48時間で培地の再検が望ましい。bacitracinディスクを用いて仮同定する。A群以外のβ溶血性レンサ球菌を同定する試みは，高齢者では価値があるかもしれない。グループ固有の抗血清を含む市販のキットはレンサ球菌の特異的なグループを同定するのに利用できる。

10〜60分で結果が判明するGABHS迅速検出法が利用できる。これらは通常の培養よりも高価だが，迅速な治療開始と病気の軽減を可能にする。抗原検査は，表面Lancefield A群炭水化物の検出による。核酸(DNA)やポリメラーゼ連鎖反応(polymerase chain reaction：PCR)のような新しい検査法は感度が高く，病原性の高い血清型のGABHSを検出する。初期のキットの感度は低かったが，現在利用可能なキットの感度は85〜90%である。それでもまだ5〜15%の偽陰性がある。このため，レンサ球菌迅速検査が陰性の場合，細菌培養を行うことが推奨されている。残念ながら，迅速検査も咽頭培養も，咽頭扁桃炎がGABHSによるものかGABHS保菌者のウイルス感染症かを区別することはできない。

抗レンサ球菌抗体価(例：抗ストレプトリジンO，抗DNase-B，ストレプトキナーゼ，ヒアルロニダーゼ，ニコチン酸デヒドロゲナーゼ)の3〜6週間後の上昇は，GABHS感染症が存在していた証拠になり，保菌状態か感染かの区別の助けになる。

他の頻度の低い病原体の同定は特別な状況，すなわち，GABHSがみつからず，他の病原体の検索が妥当な場合に行われるべきである。病原体の可能性のある他の細菌の多くは正常咽頭細菌叢の一部なので，これらのデータの解釈は難しいことがある。野兎病を疑う場合には，血清学的検査が推奨される。咽頭培養で淋菌を検出するには，特別な培地(Thayer-Martin培地)が必要である。咽頭に偽膜がある場合は必ず*Corynebacterium*の検出を試みるべきである。培養検体は偽膜の下から採取し，特別な水分軽減輸送培地を用いる。Löeffler寒天培地，テルライト寒天培地，血液寒天培地に接種する必要がある。蛍光抗体法によって同定することも可能である。*Arcanobacterium haemolyticum*はヒツジ血液寒天培地上でゆっくり増殖し，培養開始から早ければ3日後にβ溶血の小さな領域を生成する。

ウイルス培養や一部のウイルスの迅速検査(例：インフルエンザウイルス，RSウイルス，単純ヘルペスウイルス)が利用可能である。ヘテロフィルスライド検査や伝染性単核球症の他の迅速検査により特異的な診断がなされることもある。HIV初感染では，リンパ球減少とトランスアミナーゼ上昇などの検査異常を伴うことがある。HIVウイルス価と抗体検査が役に立つかもしれない。

治療

GABHSによる咽頭扁桃炎の治療には，多くの抗菌薬が利用可能である。しかし，GABHS感染症に推奨される最適な治療は，ペニシリンを1日3回，10日間投与することである(**表4.2**)。経口penicillin VK[訳注：日本では市販されていない]はbenzathine penicillin G筋注[訳注：梅毒のみ保険適用]よりも頻繁に使用される。しかしペニシリン系薬筋注は，内服できない患者や服薬アドヒアランスを確保するための初期治療として使用されることがある。代替薬にはamoxicillinがあり，同様にGABHSに有効だが，吸収がより信頼でき，血中濃度が高くなり，血中半減期も長く，蛋白結合率も低いので理論的な利点がある。さらに，経口amoxicillinは(味がよいので)アドヒアランスも良好である。しかし，amoxicillinは伝染性単核球症を疑う患者では，皮疹を起こす可能性があり使うべきではない。

*in vitro*での優れた活性にもかかわらず，咽頭扁桃炎患者のGABHSをペニシリンで除菌できないことがしばしば報告されることは懸念事項である。治療後もGABHSを保菌する患者の約半数は保菌者になるが，残りはまた感染徴候を示し，真の臨床的な失敗を表すことがある。推奨投与量の経口penicillin Vまたは筋注ペニシリンでも，急性咽頭炎のGABHSの除菌について，経口penicillin Vで35%，筋注ペニシリンで37%失敗したとい

表4.2
急性GABHS咽頭扁桃炎治療の10日間コースの経口抗菌薬

一般名	投与量		
	小児(mg/kg/日)	成人(mg)	回数
penicillin V	25〜50	250	6〜8時間ごと
amoxicillin	40	250	8時間ごと
cephalexin [a]	25〜50	250	6〜8時間ごと
cefadroxil [a]	30	1,000	12時間ごと
cefaclor [a]	40	250	8時間ごと
cefuroxime-axetil [a]	30	250	12時間ごと
cefpodoxime-proxetil [a]	30	500	12時間ごと
cefdinir [a, d]	7 mg 14 mg	300 600	12時間ごと 24時間ごと
cefprozil [a]	30	250	12時間ごと
cefditoren	NA	200	12時間ごと
azithromycin [d]	12	250 [c]	24時間ごと
clarithromycin	7.5	250	12時間ごと
cefixime	8	400	24時間ごと
ceftibuten	9	400	24時間ごと
erythromycin estolate	40	250	8〜12時間ごと
amoxicillin-calvulanate [b]	45	875	12時間ごと
clindamycin [b]	20〜30	150	6〜8時間ごと

NA＝12歳未満の小児では未承認。
a 好気性βラクタマーゼ産生菌(BLPB)にも有効。
b 好気性，嫌気性βラクタマーゼ産生菌にも有効。
c 初日の投与量は500 mg。
d 治療期間は5日間。

表 4.3
GABHS 扁桃炎治療の経口抗菌薬

急性	再発性 / 慢性	保菌状態
ペニシリン(amoxicillin)	clindamycin, amoxicillin-clavulanate	clindamycin
セファロスポリン系薬[b]	metronidazole＋マクロライド系薬	ペニシリン＋rifampicin
clindamycin	ペニシリン＋rifampicin	
amoxicillin-clavulanate		
マクロライド系薬[a]		

a GABHS は耐性のことがある。
b すべての世代。
注意：投与量と治療期間は表 4.2 を参照。

う研究がある。

GABHS 扁桃炎のペニシリンによる除菌失敗はいくつかの説明がなされている(表 4.3)。10 日間治療コースの服薬が遵守されないこと，保菌状態，別の人や物からの再感染，ペニシリントレランスなどがある。GABHS と咽頭扁桃の細菌叢の相互作用によりこれらの失敗を説明できるという仮説を述べる者もいる。これらの説明には，咽頭，扁桃に定着している*β*-ラクタマーゼ産生菌により GABHS がペニシリンから「防御」されたり，GABHS の増殖に干渉する正常細菌叢が存在しなかったり，*Moraxella catarrhalis* と GABHS との共凝集などがある。ペニシリンの再投与はこれらの変化の多くをもたらしうる。その結果，口腔細菌叢が変化して，*β*-ラクタマーゼ産生株の黄色ブドウ球菌や *Haemophilus* 属，*M. catarrhalis*，*Fusobacterium* 属，色素産生 *Prevotella* 属，*Porphyromonas* 属，*Bacteroides* 属などが選択されることがある。

β-ラクタマーゼ産生菌は抗菌薬を不活化することによりペニシリンから GABHS を守る可能性がある。限局した軟部組織感染症では，そのような細菌は，感染部位でペニシリンを分解し，自分自身だけでなく，GABHS のようなペニシリン感受性菌も守ることがある。このため，感受性菌に対するペニシリン治療が無効に終わることもある。GABHS を黄色ブドウ球菌や *Haemophilus* 属，色素産生 *Prevotella* 属，*Porphyromonas* 属と一緒に培地に接種すると，*in vitro* で GABHS のペニシリンに対する抵抗性の増加が観察される。マウスの実験で，*Bacteroides* 属がペニシリン感受性の GABHS をペニシリン治療から守ったというものもある。clindamycin も，ペニシリンと clavulanic acid(*β*-ラクタマーゼ阻害薬)の併用も GABHS と *Bacteroides* 属の両者に有効であり，感染を除去する。

ペニシリン治療は，GABHS の増殖を阻害する好気性菌や嫌気性菌の数も減らしうる。扁桃炎になりにくい人の 85%以上の口腔咽頭細菌叢は，潜在的な病原体の *in vitro* での増殖を阻害することができる微生物を多数含んでいる。これに対して，再発性の扁桃炎に苦しむ小児の 25～30%しか阻害細菌叢をもたない。

Box 4.1

GABHS 扁桃炎の抗菌薬治療失敗，再燃の考えられる理由

細菌の相互作用
- *β*-ラクタマーゼを産生する微生物が存在し，GABHS をペニシリンから「守る」
- GABHS と *Moraxella catarrhalis* の共凝集
- GABHS の増殖に干渉する(バクテリオシンの産生や栄養の競合によって)ことのできる口腔内細菌叢の欠如
- 生化学的要因，分子メカニズム，宿主の環境変化により抗菌薬への耐性を起こす細菌のバイオフィルムの存在

GABHS の細胞内への移行(上皮細胞内で生存し，ペニシリンによる排除から回避)
使用された抗菌薬に対する耐性(すなわち，erythromycin)やトレランス(すなわちペニシリン)
不適切な投与量，治療期間，抗菌薬の選択
抗菌薬服用遵守の低さ
接触者やその他物品(すなわち，歯ブラシ，歯科リテーナー，歯列矯正)からの GABHS 再感染
保菌状態で感染ではない

急性咽頭扁桃炎

実証された有効性や安全性，狭域スペクトラム，安価であることから，経口ペニシリン 10 日間治療が依然として推奨される。その他の有効な抗菌薬には，セファロスポリン系薬，lincomycin，clindamycin，マクロライド系薬，amoxicillin-clavulanate などがある。これらのうちいくつか(セファロスポリン系薬，マクロライド系薬)は急性 GABHS 咽頭扁桃炎に対してペニシリンよりも有効であり，再発性のものに有効なもの(lincomycin，clindamycin，amoxicillin-clavulanate)もある。

GABHS の除菌に失敗する可能性が低そうな，より有効性の高い抗菌薬を考慮すべき患者が，なかにはいる。GABHS 咽頭扁桃炎の治療に用いる抗菌薬を選択するに当たって，それぞれの患者個人の医学的，経済的，社会的問題を考慮する必要がある(Box 4.1)。すなわち，咽頭扁桃領域に*β*-ラクタマーゼ産生菌が存在する可能性が高い場合や，阻害微生物の欠如，ペニシリン治療に対する最近の失敗歴がある場合，再発性の GABHS 咽頭扁桃炎の病歴などである。

マクロライド系薬も扁桃咽頭炎の治療の代替薬になりうる。新しいマクロライド系薬(clarithromycin，azithromycin)は erythromycin よりもアドヒアランスに優れる。というのは，半減期が長く，消化器系の副作用が少ないからである。しかし，さまざまな呼吸器感染症やその他の感染症へのマクロライド系薬の使用量が増加したため，これら薬剤への GABHS の耐性が増加している。GABHS へのマクロライド耐性は，フィンランド，イタリア，日本，トルコで 70%に達している。懸念事項として，米国でも特定の集団では，マクロライド耐性は 48%に達しており，著明に増加している。現在のところ米国では，マクロライド耐性の GABHS は 5～16%である。このため，GABHS 咽頭扁桃炎に対するマクロライド系薬のルーチンでの使用は避け，ペニシリンにⅠ型アレルギーがある患者のためにとっておくことが望ましい。

急性GABHS扁桃炎の治療の成功率は一貫して，ペニシリンよりもセファロスポリン系薬のほうが高いことが示されている。セファロスポリン系薬の有効性の高さは，黄色ブドウ球菌や*Haemophilus*属，*M. catarrhalis*のような好気性β-ラクタマーゼ産生菌に対する活性のためかもしれない。ほかに可能性のある理由としては，GABHSと競合して除去するのを助ける非病原性の好気性菌，嫌気性菌はペニシリンよりもセファロスポリン系薬に感受性が低いことが挙げられる。このため，これらの細菌はセファロスポリン系薬による治療にも生き残りやすい。

ペニシリン以外の薬剤による急性扁桃炎の治療期間は大規模比較試験によって証明されていない。しかし，ある種の新しい薬剤は5日以上の短い期間で投与される(表4.2)。抗菌薬治療を早期に開始すると，症状や徴候は早く軽快する。しかし，抗菌薬なしでも，3〜4日以内に自然に発熱やその他の症状が軽快するのが一般的である。また，急性リウマチ熱は治療開始が9日間遅れた場合でも予防可能である。

リウマチ熱患者については，毎日経口ペニシリンを内服するか，月1回筋注用benzathine penicillinを投与するかして，再発性のGABHS扁桃炎の予防を試みるべきである。米国心臓委員会(American Heart Committee)のリウマチ熱予防ガイドラインに従い，家族がGABHSを保菌しているならば，除菌を行い，保菌状態をモニターすべきである。

マクロライド系薬はペニシリン不応性の*A. haemolyticum*の選択薬である。ジフテリア菌感染症を疑った場合はerythromycinが選択薬で，ペニシリンやrifampicinは代替薬である。咽頭扁桃炎の支持療法は，aspirinやacetaminophenのような解熱薬，鎮痛薬の投与や適切な水分摂取などである。

咽頭の淋菌感染症は，治療が難しく，感染のリザーバーとして重要な役割を果たすことがある。推奨治療薬は，ceftriaxone(250 mg 筋注)とazithromycin(1 g 経口)単回投与である。doxycycline(100 mg 経口 1日2回を7日間)はceftriaxone投与に次ぐ第2選択薬である。単純ヘルペスウイルス感染症はacyclovirで治療する。

インフルエンザ感染症は，早期に診断されて症状が重ければ，抗ウイルス薬治療を行う場合がある。

再発性，慢性咽頭扁桃炎

再発性，慢性扁桃炎ではペニシリンによる治療の失敗率は急性感染症よりも高い。いくつかの臨床試験により，ペニシリンよりもlincomycin，clindamycin，amoxicillin-clavulanateの有効性が高かったことが示されている。これらの抗菌薬は好気性，嫌気性βラクタマーゼ産生菌双方に活性があり，再発性扁桃炎におけるGABHSの除菌に有効である。clindamycinは，amoxicillin-clavulanateのような他の抗菌薬にも耐性のあるMRSAもカバーすることが多い。しかし，急性扁桃炎の治療について，ペニシリンよりも優れていることを示す研究はない。再発性，慢性扁桃炎に有効な可能性のある他の薬剤はペニシリン＋rifampicin，マクロライド系(例：erythromycin)＋metronidazoleである(Box 4.2参照)。扁桃摘出術のための患者紹介は，これらの内科的治療が失敗した後でのみ考慮すべきである。

Box 4.2

GABHS扁桃炎にペニシリン以外の抗菌薬を使用する適応

β-ラクタマーゼ産生菌の存在(最近の抗菌薬曝露，冬，地域)
「干渉細菌叢」の欠如(最近の抗菌薬治療)
再発性GABHS扁桃炎
GABHS除菌失敗の既往
地域でペニシリン治療失敗が高頻度
併存疾患
失敗が医学的，経済的，社会的困難の場合
ペニシリンアレルギー(Ⅰ型以外)

文献

Bisno AL, Gerber MA, Gwaltney JM Jr, Kaplan EL, Schwartz RH. Diagnosis and management of group A streptococcal pharyngitis: A practice guideline. Infectious Diseases Society of America. *Clin Infect Dis*. 1997;25:574–583.

Brook I. The role of anaerobic bacteria in tonsillitis. *Int J Pediatr Otorhinolaryngol*. 2005;69:9–19.

Brook I. The role of bacterial interference in otitis, sinusitis and tonsillitis. *Otolaryngol Head Neck Surg*. 2005;133:139–146.

Brook I, Foote PA Jr. Isolation of methicillin resistant Staphylococcus aureus from the surface and core of tonsils in children. *Int J Pediatr Otorhinolaryngol*. 2006;70:2099–2102.

Brook I, Gober AE. Persistence of group A beta-hemolytic streptococci in toothbrushes and removable orthodontic appliances following treatment of pharyngotonsillitis. *Arch Otolaryngol Head Neck Surg*. 1998;124: 993–995.

Brook I, Gober AE. Concurrent influenza A and group A beta-hemolytic streptococcal pharyngotonsillitis. *Ann Otol Rhinol Laryngol*. 2008;117:310–312.

Esposito S, Blasi F, Bosis S, et al. Aetiology of acute pharyngitis: the role of atypical bacteria. *J Med Microbiol*. 2004;53: 645–651.

Gerber MA, Baltimore RS, Eaton CB, et al. Prevention of rheumatic fever and diagnosis and treatment of acute Streptococcal pharyngitis: A scientific statement from the American Heart Association Rheumatic Fever, Endocarditis, and Kawasaki Disease Committee of the Council on Cardiovascular Disease in the Young, the Interdisciplinary Council on Functional Genomics and Translational Biology, and the Interdisciplinary Council on Quality of Care and Outcomes Research: endorsed by the American Academy of Pediatrics. *Circulation*. 2009;119:1541–1551.

Holm K, Bank S, Nielsen H, et al. The role of Fusobacterium necrophorum in pharyngotonsillitis: A review. *Anaerobe*. 2016;42:89–97.

Jensen A, Hagelskjaer Kristensen L, Prag J. Detection of Fusobacterium necrophorum subsp. funduliforme in tonsillitis in young adults by real-time PCR. *Clin Microbiol Infect*. 2007;13:695–701.

Kaplan EL, Johnson DR. Unexplained reduced microbiological efficacy of intramuscular benzathine penicillin G and of oral penicillin V in eradication of group A streptococci from children with acute pharyngitis. *Pediatrics*. 2001;108:1180–1186.

Lean WL, Arnup S, Danchin M. Rapid diagnostic tests for group A streptococcal pharyngitis: a meta-analysis. *Pediatrics*. 2014;134:771–781.

Lindroos R. Bacteriology of the tonsil core in recurrent tonsillitis and tonsillar hyperplasia: A short review. *Acta Otolaryngol Suppl*. 2000;543:206–208.

Nouri S, Newburger JW, Hutto C, et al. Prevention of bacterial endocarditis: Recommendations by the American Heart Association. *Clin Infect Dis*. 1997;25: 1448–1458.

Richter SS, Heilmann KP, Beekmann SE, et al. Macrolide-resistant

Streptococcus pyogenes in the United States, 2002–2003. *Clin Infect Dis*. 2005;41:599–608.

Shulman ST, Bisno AL, Clegg HW, et al. Clinical practice guideline for the diagnosis and management of group A streptococcal pharyngitis: 2012 update by the Infectious Diseases Society of America. *Clin Infect Dis*. 2012; 55:e86–102.

Shulman ST, Stollerman G, Beall B, Dale JB, Tanz RR. Temporal changes in streptococcal M protein types and the near-disappearance of acute rheumatic fever in the United States. *Clin Infect Dis*. 2006;42:441–447.

Weinstock H, Workowski KA. Pharyngeal gonorrhea: An important reservoir of infection? *Clin Infect Dis*. 2009;49:1798–1800.

Zaoutis T, Attia M, Gross R, Klein J. The role of group C and group G streptococci in acute pharyngitis in children. *Clin Microbi Infect*. 2004;10:37–40.

5 感染性甲状腺炎

■著：Jeanne Carey, Stephen G. Baum
■訳：山本舜悟

イントロダクション

急性化膿性甲状腺炎(acute suppurative thyroiditis：AST)は，まれだが生命を脅かしうる感染症である。AST は通常，細菌性であるが，真菌性，寄生虫性，抗酸菌性の報告もある。感染経路は主に血行性またはリンパ行性だが，隣接した深部筋膜間隙感染症や感染した甲状舌管瘻，食道の前方への穿孔からの直接波及によることもある。したがって，感染性甲状腺炎は局所感染症または播種性全身感染症の一部として起こる。予後は迅速な診断と治療次第なので，AST と症状がよく似た非感染性炎症性甲状腺疾患やその他の頸部の炎症性疾患と区別することは重要である。

発症機序

甲状腺が感染症を起こすことはまれである。なぜ甲状腺が感染症に抵抗性をもつかを説明する防御因子がいくつか想定されている。第 1 に，甲状腺は血流が豊富で，豊富なリンパドレナージがある。第 2 に，甲状腺の高いヨード濃度が殺菌性をもつかもしれないことが挙げられるが，甲状腺内のヨード濃度が微生物の増殖を抑制するのに十分かどうかのデータはない。第 3 に，甲状腺は線維性のカプセルに全体が包まれていることに加えて，筋膜面によって頸部の他の構造物と隔絶されていることである。

甲状腺の原発性感染症は元々甲状腺に基礎疾患をもっている人か，ある種の先天異常をもっている人に最も起こりやすい。感染性甲状腺炎の女性では 3 分の 2，男性では 2 分の 1 に甲状腺腫，橋本甲状腺炎(慢性リンパ球性甲状腺炎)，甲状腺がんがある。AST と関連する先天異常に関しては，成人よりも小児で多く，梨状窩瘻を介した病原体の波及が甲状腺感染症の最も多い直接経路である(図 5.1)。この瘻孔は梨状窩の先端から始まり，甲状腺内または近傍で終わるので，細菌感染症が甲状腺内または周囲に起こる原因になる。

AST 発症の前に，上気道感染症や，梨状窩瘻の炎症を起こして甲状腺への病原体の波及を促進する他の要因(例：瘻孔の外傷や食物・異物による閉塞)がしばしば先行することがある。特に小児では，梨状窩瘻が主に左にできやすいことを反映して，甲状腺左葉に病変が生じやすい。

第 3，第 4 鰓弓の感染性胎児性嚢胞も AST の原因になることがわかっている。開存した甲状舌管瘻を介して，病原体が甲状腺まで直接波及することもある(図 5.2)。AST は口腔咽頭や中耳などの隣接した部位の感染症から微生物が波及して起こることもあるが，これはまれで，おそらく甲状腺が線維鞘に包まれているためである。食道穿孔も甲状腺に感染を直接波及させうる。

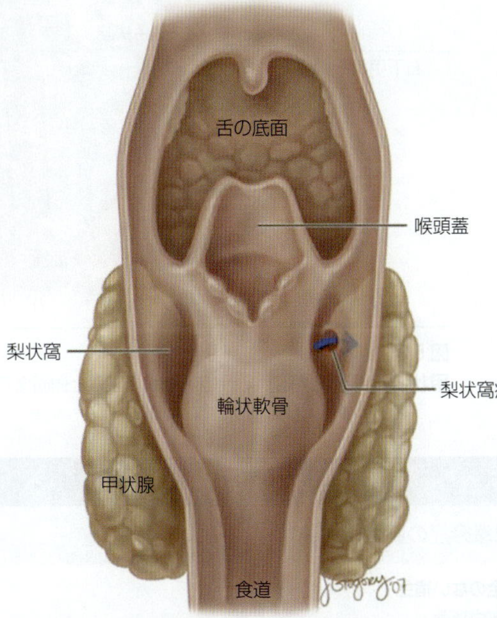

図 5.1
梨状窩瘻との関係を示した甲状腺，口腔咽頭の解剖(前から見た図)

細菌性の AST は前頸部の外傷によって起こることもある。筆者のうち 1 人(Baum)は，頸部の創傷から甲状腺に感染が直接波及した症例を 1 例経験したことがある。その患者は整備士で，自動車の下で仰向けになって働いているときに前頸部を擦った。創部は浅く見えたが，感染は甲状腺まで広がり，膿瘍を形成した。原因微生物はブドウ球菌だった。甲状腺結節の針穿刺吸引(fine-needle aspiration：FNA)でさえも甲状腺感染を起こすことがある。

ヒト免疫不全ウイルス(human immunodeficiency virus：HIV)感染症や血液悪性腫瘍，ならびに免疫抑制剤を投与されている自己免疫疾患や臓器移植患者のような免疫不全患者は，播種性感染症の一部として起こる化膿性甲状腺炎のリスクをもっている。これらの感染症は血行性またはリンパ行性に病原体が甲状腺に到達すると起こる。

微生物

Gram 陽性菌が AST の最も多い原因微生物であるが，症例報告

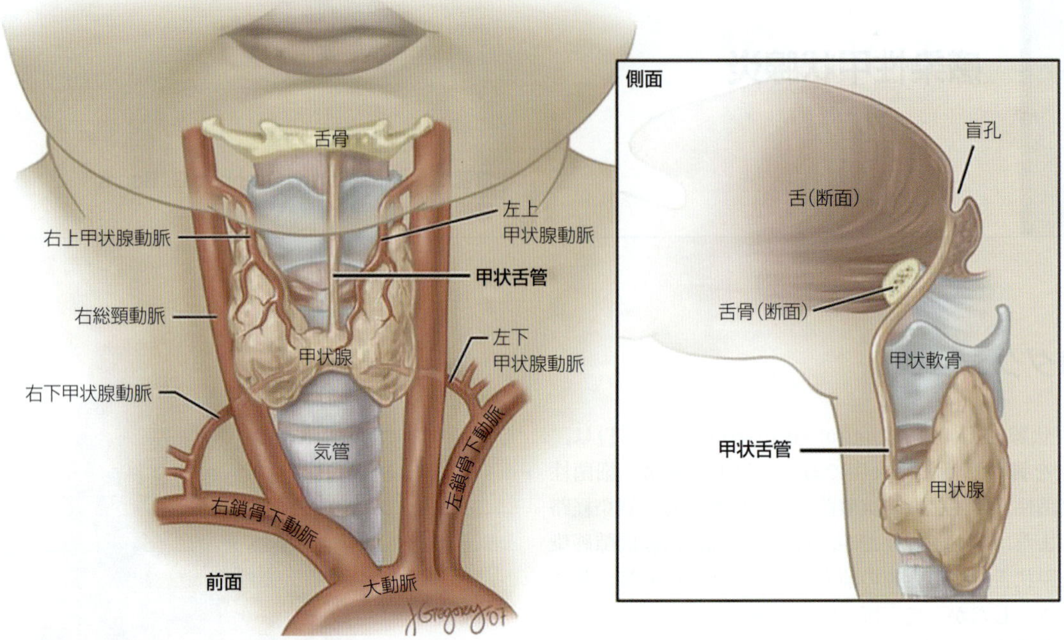

図 5.2
甲状腺と頸部の解剖　甲状舌管瘻が正面と側面像でみられる。

Box 5.1

甲状腺感染症の原因微生物

免疫不全のない宿主
黄色ブドウ球菌
表皮ブドウ球菌
化膿レンサ球菌
その他のレンサ球菌属
Klebsiella 属(特に糖尿病患者で)
その他の腸内細菌目細菌
嫌気性口腔内細菌叢(針穿刺での悪臭がこれのヒントになる)
上気道感染症に続発する，その他の水自由生活性 Gram 陰性菌
結核菌
Mycobacterium bovis
Actinomyces 属
免疫不全宿主
Mycobacterium avium-intracellulare
Nocardia 属
Pneumocystis jirovecli

(Shah and Baum, 2000 を改変)

では，さまざまな細菌が原因菌として分離されている(Box 5.1)。1900～1980 年までに報告された甲状腺感染症 224 例のレビューによると，ブドウ球菌が Gram 陽性菌 66 例中 23 例(35%)で最も多く，黄色ブドウ球菌(*Staphylococcus aureus*)が主な細菌であった。化膿レンサ球菌(*Streptococcus pyogenes*)はおそらく最近の咽頭感染や定着によるもので，肺炎球菌(*Streptococcus pneumoniae*)とその他のレンサ球菌もよく検出された。その後の 1980～1997 年の間に報告された 191 例のレビューでは，130 の微生物が検出され，Yu らによると，最も多く検出された細菌は Gram 陽性好気性菌(39%)で，Gram 陰性好気性菌が 25%，嫌気性菌が 12%(大部分が混合感染)であった。最近では，メチシリン耐性黄色ブドウ球菌(methicillin-resistant *S. aureus*：MRSA)の有病率が増加している。

感染した甲状腺から嫌気性菌が検出された場合，それは通常，口腔咽頭細菌叢の一部である。過去の研究では，嫌気性菌の培養に統一された方法を用いていなかったので，嫌気性菌が本当のところ，どれほど AST に関与するかわかっていない。嫌気性菌は検出が難しいので，培養陰性の AST は嫌気性菌単独感染か混合感染かもしれず，このことは AST のエンピリックな(経験的)治療を選択する際に重要な検討事項である。

小児の AST に関与する細菌は成人と同様である。黄色ブドウ球菌，化膿レンサ球菌，表皮ブドウ球菌(*Staphylococcus epidermidis*)，肺炎球菌が小児の AST 症例で最も多い。

甲状腺感染症の原因として細菌に次いで多いのは真菌で，Yu らのレビューによると，AST 症例の 15%を占める。真菌性甲状腺炎は白血病やリンパ腫や自己免疫疾患などによる免疫不全患者，および免疫抑制剤投与中の臓器移植患者で最も起こりやすい。Goldani らによる 1970～2005 年までに報告された真菌性甲状腺炎 41 例のレビューによると，真菌性甲状腺感染症の原因として，*Aspergillus* 属が最も多く報告されていた。*Aspergillus* 属による甲状腺病変は播種性アスペルギルス症の一部として剖検で 21 例中 13 例(62%)にみられ，大部分は臨床所見や甲状腺機能検査所見が乏しかった。*Aspergillus* 属に次いで多かった原因は *Candida* 属で，そのほかに *Cryptococcus neoformans*，*Coccidioides immitis*，*Histoplasma capsulatum*，*Pseudallescheria boydii* などが報告されていた。

Pneumocystis jirovecii(旧称 *Pneumocystis carinii*)は，現在真菌に分類されており，Goldani らのレビューには含まれていなかったが，*P. jirovecii* も甲状腺感染症の原因になることがあり，ほとんどが後天性免疫不全症候群(acquired immunodeficiency syndrome：AIDS)患者である。Yu らの文献レビューによると，真菌性甲状腺炎 19 例中 16 例の原因が *P. jirovecii* であった。

結核菌(*Mycobacterium tuberculosis*)および非結核性抗酸菌も，甲状腺感染症の原因として報告されている。甲状腺結核は，粟粒結核，すなわち播種性結核のときに起こる。AIDS 患者における播種性 *Mycobacterium avium-intracellulare* 感染症は甲状腺感染症を来す。Yu らの文献レビューによると，培養陽性 AST の 130 例中 12 例(9%)で抗酸菌が検出されていた。化膿性細菌性 AST 患者とは異なり，抗酸菌性甲状腺炎の患者は症状が数か月続き，痛みや圧痛，発熱がずっと軽微である。

寄生虫による甲状腺病変はきわめてまれで，典型的には，播種性病変の一環として起こる。米国では，*Echinococcus*(包虫)[訳注：原文は tapeworm だが，エキノコッカスは条虫ではなく包虫]性甲状腺炎が 9 例のみ報告されている。これらの患者は慢性症状(1.5〜35 年間)で，甲状腺腫があると診断され，手術時に甲状腺エキノコッカス症とわかることが多かった。*Strongyloides stercoralis*(糞線虫)は米国南東部と熱帯地域の風土病で，免疫不全患者の播種性病変のときにのみ，甲状腺感染症の原因として報告されている。

亜急性甲状腺炎には，いくつかのウイルス〔インフルエンザ，EB ウイルス(Epstein-Bar virus：EBV)，アデノウイルスなど〕が関連しているが，ウイルス感染症が甲状腺炎の原因になる確証は得られていない。AIDS 患者の死亡後の研究で，サイトメガロウイルス(cytomegalovirus：CMV)の封入体が，播種性 CMV 感染症と関連して甲状腺組織の中にみつかったことがある。しかし，これらの患者で CMV による症候性の甲状腺炎は報告されていない。

臨床症状

AST の症状および所見は前頸部のさまざまな感染性，非感染性の炎症性疾患と区別できないことがある。ほとんどの AST の患者は，発熱，痛み，圧痛，前頸部の硬い腫脹(数日〜数週間で生じ，嚥下時に動く)を呈する。このような臨床像を診たときの鑑別診断として，亜急性甲状腺炎，Graves 病(中毒性びまん性甲状腺腫)，甲状腺がん，甲状腺内出血，頸部リンパ節炎，蜂窩織炎などがある(Box 5.2)。

AST の他の典型的な症状や所見には，嚥下困難や発声障害(どちらも反回喉頭神経など周囲構造物の圧迫によると考えられる)，咽頭炎の併存などがある。診察では，甲状腺に圧痛があり，甲状腺に相当する部分の皮膚の熱感や紅斑を伴い，膿瘍形成している場合は波動感も伴う。化膿性病変は片葉のことも両葉のことも甲状腺峡部に限局することもある。硬い結節が 1〜3 日間かけて波動を伴うようになることがあるので，診察を繰り返すのがよい。

小児の AST も同様の所見を呈するが，いくつか注目すべき違いがある。小児では，甲状腺左葉のほうに病変ができやすい。これは，梨状窩瘻が主に左に生じるからである。新生児と乳児は成人よりも，腫大した甲状腺による気管圧迫のため，ストライダーや呼吸窮迫が起きやすい。

Box 5.2

有痛性の前頸部腫瘤の原因

甲状腺関連
- 橋本甲状腺炎(慢性リンパ球性甲状腺炎)
- Graves 病(中毒性びまん性甲状腺腫)
- 甲状腺がん(出血あり，出血なし)
- 外傷による二次的な甲状腺内出血
- 放射線による甲状腺障害
- 急性化膿性甲状腺炎

非甲状腺関連
- 感染症または悪性腫瘍による頸部リンパ節炎
- 蜂窩織炎
- 甲状舌管遺残，鰓裂嚢胞，嚢胞性ヒグローマの感染

(Shah and Baum, 2000 を改変)

播種性感染症の一環として起こる化膿性甲状腺炎は，局所から広がる細菌性甲状腺炎とはいくつかの重要な違いがある。第 1 に，全身感染症からの化膿性甲状腺炎は，しばしば甲状腺炎の臨床所見を全く伴わずに起こる。第 2 に，原因微生物は典型的には，真菌や *P. jirovecii* や抗酸菌など日和見感染的病原体で，慢性で非常にゆっくり発症する傾向がある。最後に，細菌性甲状腺炎とは対照的に，甲状腺の基礎疾患は播種性感染症の一環として起こる化膿性甲状腺炎の重大なリスク因子ではない。どちらかといえば，免疫不全患者は後者のタイプの感染性甲状腺炎のリスクがある。

診断

白血球増加，赤沈と C 反応性蛋白値の上昇は非特異的だが，AST で一般的にみられる。大部分の AST 患者で甲状腺機能検査は基準範囲内だが，腺組織の破壊から甲状腺ホルモンが循環内に放出され，一過性の甲状腺中毒症を起こすことがある。甲状腺機能低下症も報告されている。ほとんどの細菌性 AST 患者は甲状腺機能正常だが，Yu らの報告によると，真菌感染症患者はしばしば(63%)甲状腺機能低下状態になり，抗酸菌感染症患者では半数が甲状腺機能亢進状態になる。

画像検査は，AST と他の前頸部の痛みや発熱の原因になるものを区別するのに役立つ(Box 5.2)。頸部単純レントゲンでは，気管の偏位や軟部組織のガス像がみられることがあり，これは，*Clostridium* 属のような嫌気性ガス産生微生物による感染を示す。CT，超音波検査，MRI はしばしば，単葉性甲状腺腫脹を明らかにし，傍甲状腺膿瘍や隣接構造物への感染の波及をみつけるのにきわめて有用である(図 5.3)。AST を疑う急性疾患の患者では，初期の画像検査として CT が好ましく，頸部と上縦隔の全体像を把握でき，甲状腺外への進展の可能性を検出することができる。

Masuoka らは AST 60 例の画像検査のレビューで，AST の急性期には，CT も超音波も病変のある甲状腺葉の内部および周囲

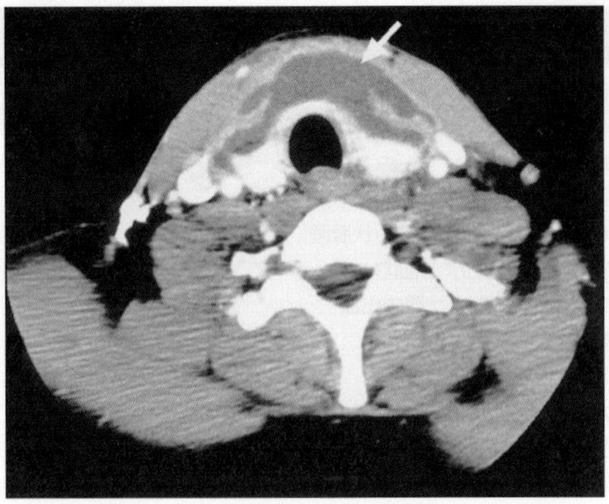

図 5.3
頸部造影 CT スキャンによる甲状腺左葉膿瘍（矢印）
(Jacobs A, David-Alexandre CG, Gradon JD. Thyroid abscess due to *Acinetobacter calcoaceticus* : Case report and review of the causes of and current management strategies for thyroid abscesses *South Med J*. 2003 ; 96 : 300-307 より)

に非特異的な炎症像を示すことがあり，亜急性甲状腺炎と間違いかねないことを報告した。特異的な超音波所見により AST と亜急性甲状腺炎を区別できるので，超音波は正しい診断に至るのにとても役立つことがある。たとえば，AST の場合は低エコー域は典型的には単一病変で，亜急性甲状腺炎では低エコー域は通常，多発性かしばしば両側性である。

AST で最も有用な検査は FNA で，診断に役立つことが多い。FNA は，菌血症や真菌血症がなく，圧痛が局所に限局している場合に特に有用である。検体は細胞診，Gram 染色，好気・嫌気培養に提出する。必要に応じて，抗酸菌や真菌培養，*P. jirovecii* や抗酸菌に対する特殊染色も行うべきである。

マネジメント

抗菌薬治療は，AST の原因疾患をターゲットに行わなければならない。細菌性 AST の場合は，高用量の抗菌薬を迅速に開始すべきである。というのは，早期治療は菌血症や膿瘍形成などの合併症を予防することができるからである。非常にさまざまな種類の細菌が AST の原因になりうるので，培養結果を待つ間は広域スペクトラムの抗菌薬を投与すべきである。

成人では，ペニシリン耐性の好気性 Gram 陰性桿菌や嫌気性菌だけでなく，MRSA や化膿レンサ球菌もカバーするエンピリックな抗菌薬を選択すべきである。適切な抗菌薬レジメントとしていくつかの選択肢，すなわち，cefepime または ceftazidime と clindamycin の併用；β-ラクタム / β-ラクタマーゼ阻害薬と vancomycin の併用；carbapenem と vancomycin の併用がある。vancomycin を避けたほうがよい患者の場合，linezolid や daptomycin などの代替薬を MRSA カバーに使用することができる。

小児や再発性の AST 症例では，口腔内の嫌気性菌が関与することが多いので，これらをカバーすることが特に重要である。小児の AST のエンピリックな抗菌薬治療でも，黄色ブドウ球菌と化膿レンサ球菌の十分なカバーを行うべきである。

臨床所見や画像検査所見が膿瘍またはガス形成を示す場合は，外科的ドレナージが適応になる。抗菌薬治療にもかかわらず感染症がよくならない場合（例：白血球増加や発熱，局所の炎症所見の拡大が続く場合）や，広範囲の壊死を伴う場合は，甲状腺葉切除が必要になるかもしれない。

AST 患者では，基礎疾患の存在について評価を行うべきである。甲状腺腫大や腺腫など既存の甲状腺疾患は治療すべきである。梨状窩瘻は細菌性 AST の最も多い感染経路なので，初回エピソード時の大部分の患者と再発症例のすべての患者に対して，バリウム嚥下造影検査や頸部の CT，MRI で交通性の瘻孔の存在を除外する必要がある。瘻孔は感染症の急性期には炎症性の物質によってわかりにくくなるので，抗菌薬治療が終了するまでは画像検査でも瘻孔がみつからないことがある。感染症の再発を予防するために，瘻孔の外科的切除や焼灼術が必要になる。

適切な治療を行えば，AST の予後はきわめて良好で，ほとんどすべての患者は完全に軽快する。しかし，まれながら，AST 後に甲状腺機能低下症（通常は一時的）や声帯麻痺，感染の再発が起こる。なかには，甲状腺の重度でびまん性の炎症や壊死の結果，一時的または長期間の甲状腺機能低下症のために L-thyroxine 補充療法が必要になる患者もいる。甲状腺腫大や腺腫のような既存の甲状腺疾患は感染の素因になりうるので，これらをみつけて治療することも AST のマネジメントの 1 つである。

細菌以外による化膿性甲状腺炎は，一般的に播種性感染症の一環として，大部分が免疫抑制宿主に起こる。そのような場合，基礎疾患（例：真菌感染症，抗酸菌感染症）に対する治療が通常は甲状腺炎の治療になっている。

結論

AST はまれな疾患だが，すぐに治療しなければ大きな後遺症を残す疾患である。現在の画像検査は甲状腺の感染部位を明らかにするのにとても有用である。この感染症は，全身性感染症の結果，血行性またはリンパ行性に甲状腺に播種して起こりうる。また，表面の創傷から直接進展したり，感染した頸部の先天異常から局所的に波及したりして起こることもある。原因になりうる病原体とその抗菌薬感受性の多様性と多種性を考慮して，原因菌を同定するあらゆる試みを行うべきである。全身性感染症（例：菌血症，真菌血症，播種性結核）の場合は，血液培養やその他の感染部位の培養が原因微生物を特定するのに十分かもしれない。AST が単一の感染部位の場合は，迅速な FNA によって原因微生物を同定し，適切な治療につなげることができる。

文献

Ahn E, Lee GJ, Sohn JH. Ultrasonographic characteristics of pyriform sinus fistulas involving the thyroid gland. *J Ultrasound Med.* 2018;37:2631–2636.

Brook I. Role of methicillin-resistant *Staphylococcus aureus* in head and neck infections. *J Laryngol Otol.* 2009;123:1301–1307.

Farwell AP. Subacute thyroiditis and acute infectious thyroiditis. In Braverman LE, Utiger RD, eds. *Werner & Ingbar's the Thyroid: A Fundamental and Clinical Text,* 9th ed. Philadelphia: Lippincott Williams & Wilkins; 2005: 536–547.

Goldani LZ, Zavascki AP, Maia AL. Fungal thyroiditis: An overview. *Mycopathologia*. 2006;161:129–139.

Jacobs A, David-Alexandre CG, Gradon JD. Thyroid abscess due to *Acinetobacter calcoaceticus*: Case report and review of the causes of and current management strategies for thyroid abscesses. *South Med J*. 2003;96:300–307.

Masuoka H, Miyauchi A, Tomoda C, et al. Imaging studies in sixty patients with acute suppurative thyroiditis. *Thyroid*. 2011;10:1075–1080.

Nishihara E, Miyauchi A, Matsuzuka F, et al. Acute suppurative thyroiditis after fine-needle aspiration causing thyrotoxicosis. *Thyroid*. 2005;15:1183–1187.

Paes JE, Burman KD, Cohen J, et al. Acute bacterial suppurative thyroiditis: A clinical review and expert opinion. *Thyroid*. 2010;20:247–255.

Shah SS, Baum SG. Diagnosis and management of infectious thyroiditis. *Curr Infect Dis Rep*. 2000;2:147–153.

Tan J, Shen J, Fang Y, et al. A suppurative thyroiditis and perineal subcutaneous abscess related with *aspergillus fumigatus*: A case report and literature review. *BMC Infect Dis*. 2018;18:702.

6　中耳炎と外耳炎

■著：Stephen I. Pelton
■訳：山本舜悟

イントロダクション

急性中耳炎(acute otitis media：AOM)と慢性化膿性中耳炎(chronic suppurative otitis media：CSOM)による医療的な負担とそれらの有病率は特に小児でかなり大きい。先進国では，AOMは小児科受診の最も頻度の高い理由で，再発性中耳炎(recurrent otitis media：ROM)，すなわち，持続性の中耳腔の液貯留とそれに関連する難聴は生活の質(quality of life：QOL)を落とす。途上国では，AOMの感染性合併症に頭蓋内の化膿性感染症や重度の難聴を伴うCSOMなどがある。

抗菌薬の処方は耐性菌を増やすので，AOMにおける抗菌薬の役割はエビデンスに基づいたアプローチによって再評価されている。

ROMとCSOMは通常，生後1年以内に始まり，肺炎球菌(*Streptococcus pneumoniae*)や非莢膜型インフルエンザ菌(non-typeable *Haemophilus influenzae*：NTHi)，*Morexalla catarrhalis*が原因になる。鼓膜切開を受けた小児の研究では，中耳粘膜のバイオフィルムの存在と，培養陰性にもかかわらずポリメラーゼ連鎖反応(polymerase chain reaction：PCR)では中耳炎の原因になる細菌が陽性になることが報告されている。7価肺炎球菌結合型ワクチン(pneumococcal conjugate vaccine：PCV)7はAOMによる受診をおよそ15%減らしたが，多剤耐性の非ワクチン血清型の19Aが登場し，AOMと乳突蜂巣炎の主要な原因菌になっている。第2世代の13価肺炎球菌結合型ワクチン(13-valent pneumococcal conjugate vaccine：PCV13)は，肺炎球菌多糖体(ポリサッカライド)19A(1，3，5，6A，7Fも)が含まれており，2010年に登場した。観察研究では，幼小児において血清型19AによるAOMが減少したことが報告された。CSOMのリスクのある小児では，PCV7の影響はもっと微妙だ。PCVの7つの血清型による疾患は減少したが，非ワクチン血清型による疾患が増加した。

診断

現在の米国小児科学会(American Academy of Pediatrics：AAP)のガイドラインでは，鼓膜の中等度～重度の膨隆または外耳炎によらない新規発症の耳漏があれば，AOMと診断することを推奨している(図6.1)。軽度の鼓膜膨隆と最近(48時間以内)発症した耳痛(言葉が話せない子どもでは，耳を持ったり，引っ張ったり，こすったりすることでわかる)や鼓膜の重度の発赤がある場合も，AOMと診断すべきだとしている。年長児のAOMでは急激な発症の耳痛をたいてい訴える。しかし，幼小児では，耳を引っ張ったり，こすったり，つかんだりすることや激しく泣くこと，発熱，睡眠や行動パターンの変化などから耳痛が示唆される。「混濁した」鼓膜の膨隆と鼓膜の動きが悪いことは，AOMの最も強い予測因子だ。鼓膜に出血があったり，重度の発赤があったり，中等度に発赤していることもAOMと関連するが，鼓膜が「わずかに赤い」ことは診断に有用ではない。

臨床症状，所見からは特定の中耳炎の原因微生物を区別できない。特定の病原体と一貫して関連する唯一の臨床所見は，結膜炎でNTHiと関連する。

肺炎球菌結合型ワクチン定期接種時代の急性中耳炎(AOM)の微生物学

AOMの発症機序は鼻咽頭の中耳炎原因微生物が耳管を中耳へ上行することを反映している。このため，個々のエピソードの原因

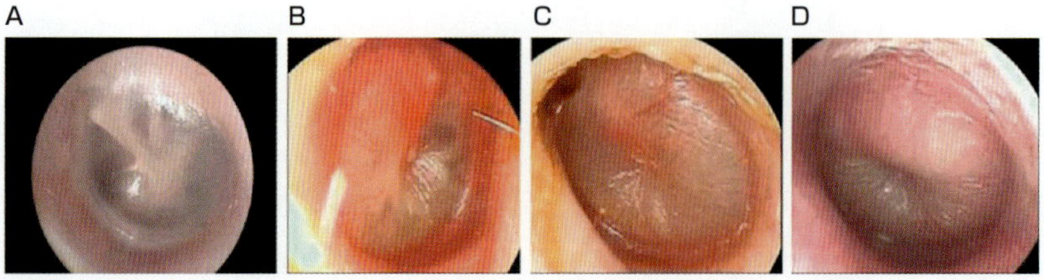

図6.1
A：正常鼓膜，B：軽度の膨隆がある鼓膜，C：中等度の膨隆がある鼓膜，D：重度の膨隆がある鼓膜
(Alejandro Hoberman氏のご厚意による)

微生物は中耳から鼓膜穿刺で検体採取すること〔鼓室穿刺術(tympanocentesis)〕でしかわからないが，鼻咽頭に定着している中耳炎原因微生物のスペクトラムによりAOMの微生物がわかる。

PCV7の導入は7つのワクチン血清型(4，6B，9V，14，18C，19F，23F)による侵襲性肺炎球菌感染症を減らし，中耳炎の発症や鼓膜切開によるチューブ留置だけでなく，ワクチン血清型肺炎球菌による中耳炎を減らし，鼻咽頭の肺炎球菌血清型の分布にもかなりの影響を与えた。PCV7の臨床試験(FinOM)では，肺炎球菌による中耳炎が34%減少し，ワクチン血清型のAOMの減少が顕著だったが，非ワクチン血清型の肺炎球菌による中耳炎は増加した。これは「交代」(非ワクチン血清型または他の中耳炎原因微生物による)現象が著しかったことを示す最初の知見だ。ワクチン血清型から非ワクチン血清型への交代の初期には，ペニシリン非感受性の肺炎球菌によるAOMのエピソードが減少した。これは，主にワクチン血清型の，限られた肺炎球菌血清型による耐性菌のクラスター化の結果だ。

次に，血清型19A，6Aが優勢な非ワクチン血清型が登場した。特に血清型19Aは鼻咽頭の定着菌を調べた研究や侵襲性肺炎球菌感染症の研究で最もよく分離され，小児の急性AOMの治療失敗の原因として多かった。2010年に13価肺炎球菌結合型ワクチン(血清型1，3，5，6A，7F，19A)が導入されたが，これは多剤耐性の血清型19Aによる肺炎球菌感染症が増えたことも一因だった。血清型19Aの鼻咽頭の定着と侵襲性肺炎球菌感染症はどちらも減少したが，AOMに焦点を当てたデータは乏しい。Daganは，イスラエルにおける治療の一環として行った鼓膜穿刺の小児の観察研究で，PCV13血清型によるAOMが減少したことを報告した。

現在の小児のAOMの原因菌の分布とペニシリン非感受性肺炎球菌やNTHiのβ-ラクタマーゼ産生の割合がどれくらいあるかのデータは限られている。PCV13導入後の鼻咽頭の分離菌の研究では，ペニシリン非産生肺炎球菌とβ-ラクタマーゼ産生NTHiの割合が高いが，ペニシリンやceftriaxone高度耐性の株は減少しているようだ。ペニシリン結合蛋白が変異し，amoxicillin-clavulanateに対する最小発育阻止濃度(minimal inhibitory concentration：MIC)の上昇したNTHi株の報告はあるが，米国ではまだ頻度は高くない。

治療

痛みはAOMのよくある症状だ。抗菌薬治療が効いても，最初の24時間は症状の改善がなくても不思議ではない。鎮痛薬は痛みの緩和に有効なので，最初に抗菌薬を処方するしないにかかわらず，処方すべきだ。ibuprofenまたはacetaminophenが有効で，Auralgan®〔訳注：日本では未承認，局所麻酔薬と鎮痛薬の合剤〕のような点耳薬も症状を改善させる。**強い痛みのある小児では，鼓膜切開術が痛みを軽減させる有効な方法だ。**耳痛の治療を表6.1にまとめた。

AOMの治療における抗菌薬の役割は再評価し続けられている。AOMの治療戦略をつくるためには，多くの問題に取り組む必要がある。

表6.1
耳痛の治療

治療法	コメント
acetaminophen，ibuprofen	・軽度〜中等度の痛みの鎮痛に有効 ・入手しやすい ・AOMの痛み治療の主流
民間治療：(有効性を直接検討した比較試験なし) 気晴らし[訳注：おもちゃやゲームなど痛みから注意をそらすこと] 外部から温めるまたは冷やすオイル	・有効性は限られている
局所薬： benzocaline(Auralgan®，Americaine Otic®)，naturopathic agent(Otikon Otic Solution®)	・5歳を超える患者でacetaminophenに短期的だが付加的な利益あり ・6歳を超える患者でamethocaine-phenazone点耳薬(Anaesthetic®)と同等
ホメオパシー薬	・直接痛みを評価した比較試験なし
codeineやcodeineアナログなど麻薬鎮痛薬	・中等度〜重度の痛みに有効 ・処方箋が必要 ・呼吸抑制のリスク ・意識障害 ・消化器不快感，便秘
鼓膜切開術 (EBOM 227-240)	・熟練が必要なことと潜在的なリスクを伴う

抗菌薬で治療された小児は，鎮痛薬のみで治療された小児よりも早く治るか？

AOMの抗菌薬治療は，特に乳突蜂巣炎のような化膿性合併症をこの50年間にわたって劇的に減らした。同様に，米国先住民やエスキモーの子どもなどの特殊な集団でも，抗菌薬の導入と公衆衛生，社会経済状態の改善と相まってCSOMの有病率が低下した。今日では，大多数の小児でAOMは抗菌薬の使用の有無によらず合併症なく軽快する。

20〜30%は培養陰性で，急性細菌性中耳炎の小児の一部はひとりでに病原菌が消失する(肺炎球菌によるもので約15%，NTHiによるもので40%，*M. catarrhalis*によるもので約75%)という観察から，対症療法を初期のアプローチにすべきだという専門家もいる。歴史的には，Engelhardらは鼓膜切開術だけを受けたAOMの小児の70%以上が失敗したことを報告し，Kaleidaらは体温が39.4℃を超える小児で，鼓膜切開を行ったうえでプラセボと抗菌薬を比較したところ，治療失敗率が2倍以上になることを報告した(23.5% vs 11.5%)。彼らは重症でない小児についてもプラセボとamoxicillinの投与を受けた者を比べて，約2倍の失敗率の高さを観察した(7.7% vs 3.9%)。しかし，LittleらはAOMの症状に対する抗菌薬治療のインパクトに異議を唱えた。彼らの研究では，小児のAOMで，amoxicillinですぐに治療する群と，症状が72時間以上続いた場合に処方する群でアウトカムを比較した。著者らの結論によると，すぐに抗菌薬を処方したほうが，主に24時間後の症状改善に利益があり，このときすでに症状は軽快しつつあったと結論づけた。全身状態がそれほど悪くない小児では，経過観察アプローチが親にとって実現可能で許容でき，急性中耳炎の抗菌薬使用をかなり減少させる。しかし，この研究の組み入れ基準と診断の正確さには批判がある。McCormickらは，重症でない小児のAOMの治療戦略として「注意深い経過観察」を評価した。治療失敗の増加と症状遷延が，特に抗菌薬治療延期群に割り付けられた2歳未満で多かった。注意深い経過観察群では治癒が遅かったが，親の満足は，早期治療と最初に経過観察するグループで差はなかった。早期治療群で，軽度の副反応と鼻咽頭で非感性の肺炎球菌の検出割合が増加した。

乳幼児において抗菌薬治療とプラセボを比べた最近の2件のランダム化比較試験は，抗菌薬治療は症状軽快までの時間を短縮し，全体の症状を軽減させたと結論づけた。治療失敗と「救済」抗菌薬治療，耳鏡による急性感染症の所見の遷延が，プラセボ群で多かった（表6.2）。表6.3でAOMの初期抗菌薬治療の利益と害，現在のAAPの推奨をまとめた。

中耳腔内の細菌感染の遷延は臨床症状の遷延と関連するか？

AOMの経過に抗菌薬治療が与える影響の判断にアウトカム指標の選択はきわめて重要だ。7〜10日目までの症状の消退，あるいは14日または28日目時点での中耳腔の液貯留の遷延といったアウトカム指標を選択した場合，抗菌薬治療と注意深い経過観察ストラテジーは一貫して差を見いだせない。有効な抗菌薬治療は中耳腔液の培養を陰性化し，臨床所見（鼓膜の膨隆や発赤）や症状（発熱，耳痛，イライラ）の軽快を早める。このため，抗菌薬同士の評価と同様に，抗菌薬で治療された群のアウトカムの改善を示すには，最初の3〜5日間以内のアウトカムの評価が必要だ。

DaganとCarlinらの研究によると，小児の細菌性AOMで4〜6日目までに中耳腔液の培養が陰性化している子どものほうが，中耳腔の感染が遷延している子どもよりも症状や所見の軽快が良好だった。図6.2は無効な抗菌薬治療で中耳腔の感染が遷延している子どもと比べた，有効な抗菌薬治療で中耳腔液の培養が陰性化した子どもの臨床症状スコアの推移を示している。この結果でも，細菌性中耳炎が遷延した多くの子どもで，初診時と比べて4〜6日後の症状が軽快していることが示されている。

最初に抗菌薬治療を受けなかった小児は再発のリスクが高いか？

4〜6日目に臨床的に改善または治癒しているものの中耳腔液の

表6.2
小児急性中耳炎の初期治療としてのamoxicillin-clavulanateとプラセボのアウトカムの比較

アウトカム	amoxicillin-clavulanate	プラセボ（n=158）	差（95% CI）
治療失敗	30（18.6%）	71（44.9%）	−26.3（−36.5〜−16.1）
3日目までに改善なし	12（7.5%）	22（13.9%）	−6.5（−13.2〜0.3）
状態悪化	15（9.3%）	32（20.3%）	−10.9（−18.7〜−3.2）
鼓膜穿孔	1（0.6%）	5（3.2%）	−2.5（5.5〜0.4）
「救済」治療	11（6.8%）	53（33.5%）	−26.7（−35.5〜−17.9）
解熱薬／鎮痛薬の使用	133（84.2%）	134（85.9%）	−1.7（−9.6〜6.2）%

（Tähtinen et al. A placebo-controlled trial of antimicrobial treatment for acute otitis media. *N Engl J Med.* 2011；364：116-126より）

表6.3
米国小児科学会（AAP）によるAOMの抗菌薬治療の推奨

状態	利益の可能性	害の可能性	結論
重症	症状軽快までの時間が速くなりやすい。AOMが軽快しやすい	下痢やおむつかぶれ，アレルギー反応など抗菌薬によると考えられる有害事象。抗菌薬の使いすぎによる耐性菌の増加。抗菌薬のコスト	利益が害を上回る
幼小児の非重症両側AOM	症状軽快までの時間が速くなりやすい。AOMが軽快しやすい	下痢やおむつかぶれ，アレルギー反応など抗菌薬によると考えられる有害事象。抗菌薬の使いすぎによる耐性菌の増加。抗菌薬のコスト	利益が害を上回る
幼小児の非重症片側AOM	初期抗菌薬により症状軽快までの時間が中等度速くなりやすい。初期抗菌薬によりAOMが中等度軽快しやすい	下痢やおむつかぶれ，アレルギー反応など抗菌薬によると考えられる有害事象。抗菌薬の使いすぎによる耐性菌の増加。抗菌薬のコスト	利益と害が拮抗するので，経過観察が代替
年長児の非重症AOM	症状改善までの時間がわずかに速くなりやすい。AOMがわずかに軽快しやすい	下痢やおむつかぶれ，アレルギー反応など抗菌薬によると考えられる有害事象。抗菌薬の使いすぎによる耐性菌の増加	利益と害が拮抗するので，経過観察が選択肢

（Lieberthal AS, et al. The diagnosis and management of acute otitis media. *Pediatrics.* 2013；131：e964を改変）

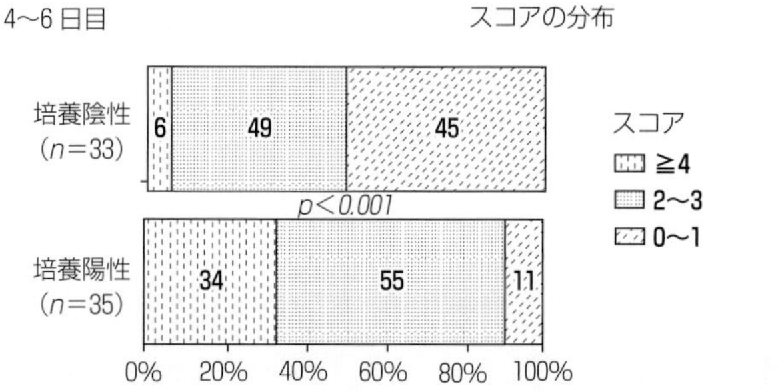

図 6.2
AOM の小児の症状スコア

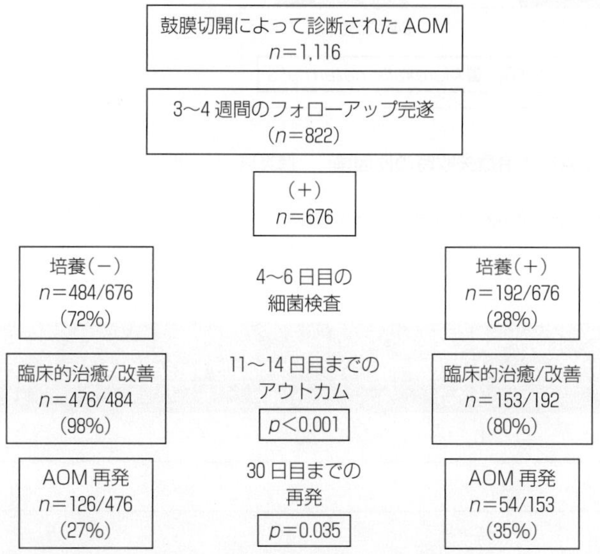

図 6.3
治療中の中耳腔の病原体の除去と臨床症状の改善の関連

培養が陽性の患児は，培養陰性で臨床的に改善または治癒している患児よりも，AOM の再発率が高いことが示されている(図 6.3)。中耳炎の原因になる微生物の再発時の分子解析によると，4〜6 日目に検出された微生物と一致したのは患者の 66％だった。これらの知見から，AOM における細菌学的除菌の利益が強調されている。

抗菌薬治療を行う場合に amoxicillin はまだ初期治療選択薬か？

抗菌薬治療の選択は，AOM の原因微生物や薬力学原則，臨床的 / 微生物学的アウトカムを用いた臨床試験の知識に基づいて行うべきだ。米国食品医薬品局(Food and Drug Administration：FDA)では AOM の治療に 18 の抗菌薬が現在承認されているが，β-ラクタム系抗菌薬に対する感受性が低下した病原体(肺炎球菌，NTHi)の出現からある種の抗菌薬の有効性は限られている。大部分の AOM の症例で，特異的な病原体は不明なので，初期治療は，原因になる病原体の可能性とそれらの検査上の感受性に基づく。β-ラクタマーゼを産生する NTHi の割合は 25 年間で緩やかに増え，50％近くまでになった。米国では，β-ラクタマーゼを産生する amoxicillin-clavulanate 耐性菌の報告は非常

表 6.4
AAP / 米国家庭医学会(AAFP)による推奨抗菌薬

39℃以上または重度の耳痛	抗菌薬の初期治療を受けている患児の診断時，または，初期の経過観察後 48〜72 時間後に臨床的に定義された治療失敗時	
	推奨	ペニシリンアレルギーがある場合の代替薬
なし	amoxicillin 80〜90 mg/kg/ 日	Ⅰ型以外：cefdinir，cefuroxime，cefpodoxime Ⅰ型：azithromycin，clarithromycin
あり	amoxicillin-clavulanate 90 / 6.4 mg/Kg/ 日	ceftriaxone 1 日または 3 日間

に限られている。最近出現した非ワクチン血清型の肺炎球菌でマクロライド系薬や trimethoprim-sulfamethoxazole(ST 合剤)だけでなく β-ラクタム系薬にも感受性が低下した肺炎球菌も，抗菌薬治療の選択には考慮すべきだ。耐性株も感性株も臨床的な違いはないので，特異的な原因微生物の特定が必要な場合は，疫学的なリスクの特徴を評価し，鼓膜切開を行う。

中耳炎の既往があまりない小児で，最近の抗菌薬投与歴がなく，結膜炎もなく，2 歳を超えていて，保育所に通っていない場合は，薬剤耐性肺炎球菌(drug-resistant *Streptococcus pneumoniae*：DRSP)や β ラクタマーゼ産生 NTHi のリスクは低い。AAP のガイドラインでは，これらの小児では amoxicillin を推奨している(表 6.4)。

最近の抗菌薬治療歴や結膜炎がある小児は非感性の肺炎球菌や β-ラクタマーゼ産生 NTHi による感染症のリスクが高い。これらの小児では，高用量 amoxicillin か ceftriaxone 筋注だけが，ペニシリンに中等度耐性株と，多くの(すべてではないが)高度耐性株の肺炎球菌と β-ラクタマーゼを産生しない NTHi の MIC を中耳腔内で超えることができる。cefuroxime axetil，cefprozil，cefpodoxime は高用量 amoxicillin の代替薬だが，これらがペニシリン中等度耐性株の肺炎球菌に中耳腔で有効な濃度を達成できるのは，およそ 50％にすぎない。また，cefprozil は NTHi に対する活性は限られている。マクロライド系薬は感受性のある肺炎球菌には十分有効だ。amoxicillin-clavulanate は β-ラクタマーゼによる分解に抵抗性があるので，NTHi による中耳炎に有効だ。AAP のガイドラインでは，amoxicillin-clavulanate は初期治療としては重症の小児だけに推奨しているが，NTHi による AOM の有病率が上昇しているので，適応を選んだ小児では広域の amoxicillin-clavulanate を第 1 選択薬として検討するのは妥当だ。

ペニシリンにⅠ型アレルギー(蕁麻疹，喉頭けいれん，喘鳴，アナフィラキシー)がある小児の初期治療は限られている。β-ラクタム系薬の代替薬は，中耳炎の原因菌にかなり耐性が多いので選択肢が限られる。azithromycin や clarithromycin などのマクロライド系薬は多くの肺炎球菌に活性があるが，これらの薬剤のブレイクポイントを超える MIC をもつ肺炎球菌は 40％にも及

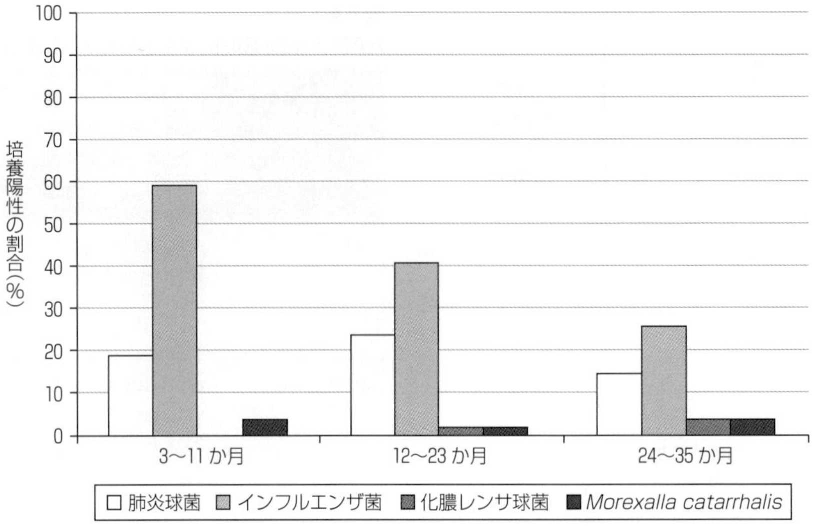

図 6.4
スペインの年少児の再発性の急性中耳炎(AOM)と AOM 治療失敗時の原因菌 肺炎球菌結合型ワクチン後には原因菌の変化が起きている。
(Pumola F, et al. *International Journal of Pediatric Otolaryngology* 2013 より許可を得て転載)

表 6.5
急性中耳炎再発時の小児の鼓膜切開から検出された細菌の抗菌薬感受性

		肺炎球菌			
		19A(*N*=9)	その他(*N*=16)	NTHi(*N*=54)	*Morexalla catarrhalis*(*N*=3)
検査された抗菌薬	耐性(MIC)	*n*(%)	*n*(%)	*n*(%)	*n*(%)
cefotaxime	≧4	3(33)	0(0)	0	0
erythromycin	≧1	8(89)	6(38)	—	—
penicillin G	≧8	0	2(13)	—	—
amoxicillin	≧8	7(78)	3(19)	—	—
ampicillin	≧4	—	—	8(15)	—
cefpodoxime	≧2	2(78)	2(13)	0	0
amoxicillin-clavulanate	≧8/4	—	—	7(13)[a, b]	0
多剤耐性	—	7(78)	3(19)	0	2(67)

MIC＝最小発育阻止濃度，*N*＝検出数，*n*(%)＝数(耐性株の割合)，—＝検査せず
a 2 株が β-ラクタマーゼ産生。
b すべてが ampicillint 耐性。

ぶ。ST 合剤に耐性の肺炎球菌や NTHi も多い。現在では，amoxicillin による初期治療に失敗した小児で，β-ラクタマーゼ産生 NTHi が最も多く検出される病原菌として出現した(図 6.4)。鼻咽頭から検出される肺炎球菌血清型と中耳腔液の培養から報告される血清型の現在の流行は，β-ラクタム系抗菌薬とマクロライド系薬に対する感受性が低下した株だ(表 6.5)。しかし，多剤耐性菌，特にペニシリン耐性菌(MIC＞2.0 μg/mL)が占める割合は減っている。これらの小児では，ceftriaxone(50 mg/kg/ 日)の 3 回投与が有効性を示している(表 6.6)。非感受性の肺炎球菌に対する clindamycin と linezolid の有効性を支持する事例報告はあるが，どちらもインフルエンザ菌には無効だ。高用量 amoxicillin と cefixime または ceftibuten の併用や，標準量の amoxicillin と amoxicillin-clavulanate の併用も適切だ。キノ

表 6.6
AAP / AAFP による推奨抗菌薬

39℃以上または重度の耳痛	抗菌薬による初期治療後 48〜72 時間後に臨床的に定義された治療失敗	
	推奨	ペニシリンアレルギーがある場合の代替薬
なし	amoxicillin-clavulanate 90 / 6.4 mg/kg/ 日	Ⅰ型以外：ceftriaxone 3 日間 Ⅰ型：clindamycin
あり	ceftriaxone 3 日間	鼓膜切開 clindamycin

(AAP / AAFP Clinical Practice Guideline : Diagnosis and Management of Acute Otitis Media 2013 より)

ロン系薬(特に gatifloxacin, levofloxacin)の臨床試験では，肺炎球菌と NTHi による中耳炎のいずれにも，すみやかな培養陰性化と臨床的軽快が示された。今のところ，キノロン系薬は小児の AOM の治療に承認されていない。

再発性急性中耳炎(AOM)の予防

中耳の病気は外来受診の最も多い原因で，伝導性難聴を伴う中耳腔液の貯留遷延はよくある。

再発性の AOM は，中耳炎の原因菌が鼻咽頭に定着することを防ぐこと，ウイルス性呼吸器感染症の予防，細菌に対する特異的な免疫の獲得によって予防することができる。鼓膜切開チューブの留置は急性感染のエピソードの頻度をあまり減らさないが，チューブ留置によって中耳の滲出液の貯留期間を短くし，液貯留にしばしば伴う伝導性難聴を回復させる。抗菌薬による予防は，気道への中耳炎の原因菌の定着の頻度を減らし，急性感染のエピソードを減少させる。Mandell らはプラセボ群の急性感染のエピソードが小児 1 人あたり年間 1.04 回だったのが，amoxicillin による予防投与群では年間 0.28 回に減少したことを報告した。急性感染の減少は遷延性の中耳腔液の減少と関連する。1 年間に複数回のエピソードのある中耳炎に罹りやすい小児や年齢が上がったにもかかわらず再発を繰り返す小児に最も利益が大きいが，抗菌薬の予防投与による恩恵は短期間だけだ。ほとんどの中耳炎に罹りやすい小児は，予防内服をやめると，免疫システムと耳管機能が成熟するまで，再発を繰り返すようになる。

AOM の発症機序は，85%を超えるエピソードで呼吸器ウイルスとの共感染などだ。インフルエンザワクチン予防接種は，冬季の鼓膜チューブ留置と同様に発熱性の AOM を減らす。保育所への通院，再発性中耳炎の家族歴，幼少期の発症など，再発性中耳炎のリスク因子のある小児には，毎年の予防接種が推奨される。PCV7(PCVCRM, PCVOMP)を生後 2, 4, 6 か月に接種し，12〜15 か月に 7 価の PCV か 23 価多糖体肺炎球菌ワクチンを追加接種することで，ワクチン血清型の肺炎球菌による AOM の約 60%，肺炎球菌によるすべての中耳炎の約 3 分の 1 が減少することが示されている。しかし，AOM 全体の発症減少はもっと少ない(6〜10%)。研究におけるきわめて重要な懸念は，非ワクチン血清型と NTHi による AOM が少し増加したことだ。非ワクチン血清型の肺炎球菌による AOM の割合の増加は市販後調査で確認されている。PCV7 の最初の臨床試験の北カリフォルニア・カイザーパーマネンテコホートと FinOM コホートのフォローアップによると，幼児期に PCV7 の接種を受けた小児では，鼓膜チューブ留置が有意に少ないことが確認された。中耳炎の度重なる既往や CSOM のリスクがある小児の PCV7 の研究では，再発エピソードの有意な減少を示すことができなかった。Veenhoven は，再発性中耳炎の既往がある小児では，ワクチン血清型の肺炎球菌による再発の占める割合は全体のエピソードのうちごくわずかでしかないことを示した。Leach らは，PCV7 の接種を受けたアボリジニーの小児で生後 1 年間の慢性化膿性疾患の有意ではない減少を報告した。

2010 年に，流行が入れ替わった血清型の 19A, 7F, 6A だけでなく，北米外でも流行している血清型(血清型 1, 3, 5)も広くカバーする PCV13 が第 2 世代の肺炎球菌結合型ワクチンとして導入された。初期の観察研究によるデータでは，血清型 19A も含めた肺炎球菌性 AOM 全体がさらに減少したことが示されている。

急性中耳炎(AOM)の合併症

鼓膜の穿孔は AOM の最も一般的な合併症で，幼小児で最もよく起こる。アラスカエスキモーや米国先住民などの特定の民族は，自発穿孔率が高い。穿孔を伴う AOM と急性外耳炎(acute otitis externa：AOE)との区別は困難な場合がある。一般に，耳漏が起こったときに痛みが軽減したという病歴は AOM でみられるが，外耳炎では耳漏が起こったときの痛みの軽減はみられない。急性鼓膜穿孔の小児の AOM の原因菌は，A 群レンサ球菌(group A streptococcus：GAS。化膿レンサ球菌)と黄色ブドウ球菌(*Staphylococcus aureus*)による割合が高いと報告されている。しかし，それでも肺炎球菌，NTHi, *M. catarrhalis* のほうが多い。鼓膜穿孔を伴う AOM の自然経過は通常，鼓膜が治癒して完全に軽快する。少数の患者が遷延性の乾性穿孔，または CSOM(耳漏が 6〜12 週間以上続く)を経験する。肺炎球菌と NTHi は，乳児および幼児の最も多い病原体だが，黄色ブドウ球菌と緑膿菌(*Pseudomonas aeruginosa*)は，年長児や夏季で多い病原体だ。黄色ブドウ球菌分離株のなかで，市中で獲得したものでさえ，メチシリン耐性の割合が増加している。ofloxacin または ciprofloxacin のいずれかの局所点耳薬は，鼓膜切開チューブを通じた単純性急性耳漏に適した治療だ。これらのキノロン系薬は，気道・耳の病原体だけでなく，*Pseudomonas* 属に対して活性がある。amoxicillin は，呼吸器病原体によるものなら，鼓膜切開チューブを通じて，急性耳漏に一般的に有効で，病原菌をすみやかに除去し，耳漏の改善につながる。メチシリン耐性黄色ブドウ球菌(methicillin-resistant *S. aureus*：MRSA)が病原体の場合，フルオロキノロン系薬および sulfacetamide の点耳薬が効果的なことがわかっている。ST 合剤と clindamycin の経口抗菌薬による補助療法は，軽快率を改善しなかった。vancomycin (25 mg/mL)の局所点耳か，または gentamicin 点耳薬と経口 ST 合剤の併用は有効だったと報告されている。これらのレジメンは両方とも安全性が確立されていないため，注意が必要だ。

AOM の合併症としての顔面麻痺は抗菌薬治療の日常的な使用のためにかなり減った。顔面の麻痺と耳痛が主な症状だ。通常，抗菌薬治療と鼓膜切開術(チューブ挿入の有無にかかわらず)で完全に治癒するのに十分だ。

まれな合併症の鼓膜の炎症性キャストは難聴の原因になり，鼓膜穿孔を伴う AOM 後に起こることがある。患者は持続する片側性難聴で発症する。診断は障害を受けた鼓膜と障害を受けていない鼓膜を比較することで疑う。障害を受けた側では，薄く硬いキャストが観察される。除去することで聴力が改善する。

乳突蜂巣炎の発生率は，抗菌薬治療の日常的な使用により劇的に低下している。しかし，これは依然として AOM の最も多い化膿性合併症だ。AOM に対する抗菌薬が保留されることで乳突蜂巣炎の再増加の可能性が懸念されているが，発生率の上昇を示唆する説得力のあるデータはほとんどない。急性乳突蜂巣炎の治療は，病気の分類による。**骨膜炎を伴った急性乳突蜂巣炎**は，中耳と乳突蜂巣(乳突洞口)の間のつながりを塞ぐことから起こる。耳介後部の紅斑，圧痛，浮腫が臨床症状だ。AOM をしばしば伴う

2

が，常に伴うわけではない。ある大きな症例シリーズでは，肺炎球菌，GAS，NTHi が最も多かったが，緑膿菌が 29％，表皮ブドウ球菌(*Staphylococcus epidermidis*)が 31％の症例で検出された。緑膿菌とブドウ球菌は耳漏の病歴が急性乳突蜂巣炎の発症に先行する場合に疑うべきだ。

内耳炎は，AOM が(正円窓を通じて)蝸牛内部へ広がると起こる。このプロセスは化膿性または漿液性(毒素による)のどちらもありうる。内耳炎の発症はしばしば突然起こり，めまいや難聴が特徴的だ。抗菌薬と急性期の外科的介入(チューブ挿入による鼓膜切開術)が治療の選択肢だ。さらに AOM のまれな合併症として，脳膿瘍，横静脈洞血栓症，耳性水頭症がある。

Gradenigo 症候群は，AOM のめったにない合併症で，感染が側頭骨の錐体尖部に広がる。三叉神経を巻き込むことによる片側の眼周囲痛，第 6 神経麻痺による複視，遷延性耳漏が症状の三徴だ。この古典的な三徴は抗菌薬時代にはとても珍しくなった。

外耳炎

急性外耳炎(AOE)は 6～12 歳の子どもに最もよく起こる主に小児の疾患だ。この病気は，外耳道と，外耳孔へ向かう上皮移行部の正常な自浄作用の整合性の破綻から起こる。水泳，局所の外傷，皮膚病からのデブリスの蓄積，補聴器の装着が誘因になる。初期症状は，かゆみ，痛み，発赤だが，激しい腫脹を伴って広がることがあり，外耳道の閉塞や骨性外耳道への進展，高齢者や併存疾患がある患者では頭蓋底まで及ぶこともある(「146 章 *Pseudomonas*，*Stenotrophomonas*，*Burkholderia*」の悪性外耳道炎の考察を参照)。

初期の段階では，軽度の痛みとかゆみを伴った，少量で無臭の分泌物と外耳道の発赤がみられる。病気が進行すると，発赤が強くなり，外耳道の浮腫が起こる。漿液性膿性分泌物がみられることもあり，耳を動かしたり，耳珠が直接圧迫されたりすると急に痛みが出るようになる。重症になると，外耳道壁の浮腫によって内腔が閉塞されたり，強い痛みが起きたり，頸部リンパ節炎や耳介蜂窩織炎へ進展することがある。

AOE の診断は，数日間で起こる，外耳道の炎症を示す急性発症の症状，すなわち耳痛やかゆみ，耳珠や耳介の圧痛，びまん性の発赤によって行う。頸部リンパ節炎や耳介蜂窩織炎といった全身症状を伴うこともある。治療法が全く異なるので，AOE と AOM を区別することは重要だ。顔面麻痺やめまい，髄膜刺激徴候，脳神経麻痺，外耳道の骨軟骨接合部の肉芽組織の存在に気づくことはきわめて重要だ。外耳道にフルンケル(癤(せつ))がみられることもある。局所的な外耳炎と呼ばれることが多いが，これは外耳道の外側 3 分の 1 の感染した毛包のことだ。AOE と AOM を区別するには病歴が役に立つ。AOE の痛みはしばしば進行性だが，AOM では通常，鼓膜穿孔が起こると痛みが急によくなる。AOM と AOE の鼓膜はしばしば発赤しているが，AOE では耳管の通気で運動性は正常だ。耳真菌症は，ドロッとした耳漏，外耳道内の菌糸による白いデブリス(*Candida*)，または黒いデブリス(*Aspergillus niger*)による白栓としてみられることがある。

合併症と関連するような併存疾患や耳介蜂窩織炎への進展，リンパ節炎，局所治療の禁忌がある場合を除けば，全身性抗菌薬治療の必要性がないので，局所治療がびまん性単純性 AOE の初期治療だ。AOE は主に細菌感染症で，緑膿菌が原因菌として多く，黄色ブドウ球菌が続く。真菌感染症は，初期の局所治療に失敗した人を除けば珍しい。軽症では，ステロイドを併用したりしなかったりだが，2％酢酸で治療することができる。酢酸は刺激性があり，局所投与されると刺すような痛みがよく起こるので，きちんと投薬できないことがある。アミノグリコシド系薬や polymyxin B，キノロン系薬などの局所抗菌薬製剤はステロイド併用の有無にかかわらず有効だが，鼓膜が無傷の場合にのみ使用すべきだ。これらの点耳薬は，全身投与の 1,000 倍の局所組織濃度を達成する。消毒薬 vs 抗菌薬製剤，キノロン系薬 vs 非キノロン製剤，またはステロイド含有抗菌薬 vs 抗菌薬単独を比較して，臨床アウトカムに差はみられなかった。しかし，鼓膜の穿孔が疑われる場合，鼓膜切開チューブを留置中，鼓膜が見えない場合は，キノロン製剤だけが使用を承認されている。局所治療が成功するために重要なことは，投与の問題だ。自分で点耳することは難しく，しばしば不十分だ。点耳薬は患者が横たわっているときに投与されるべきだ。外耳道に充満させるべきだが，必要に応じて耳介を前後に引っ張って充満するよう補助する。医師のなかには，最初に，または必要に応じて，繰り返してデブリスを除去するために耳洗浄を行う者がいる。痛みがあると，耳の洗浄や吸引が行いにくくなる。浮腫があれば，圧縮されたセルロースまたはリボンガーゼの芯が，点耳薬の完全な投与を可能にする。浮腫がよくなれば，芯を取り除き，治療を 7～10 日間続ける。局所治療による有害事象は多くない。しかし，特に neomycin(fradiomycin)を含む製剤への感作が起こりうる。外耳道を越えて感染が広がっている場合や急速な進行のリスクがある患者の場合，症状や所見が改善しない場合は，外耳道の培養の感受性検査の結果に基づいて全身抗菌薬治療を追加する必要がある。

真菌感染症は，*Candida* と *Aspergillus* がほとんどだが，初期点耳薬治療に失敗した患者で最もよくみられる。2 つのアプローチが成功している。1 つは ketoconazole を 1 回外耳道に直接塗布し，5～7 日後にフォローアップをして，必要に応じて繰り返し塗布する方法，もう 1 つは cresylate otic 点耳薬を 1 日 3 回使用する方法だ。どちらの治療法も 80％以上の治癒率を達成している。最近では，市中獲得型のメチシリン耐性黄色ブドウ球菌(community-acquired methicillin-resistant *S. aureus*：CA-MRSA)が AOE の原因として増えている。MRSA 外耳炎の治療で成功したものは，耳洗浄と fusidic acid-betamethasone 0.5％だった。大部分の CA-MRSA はキノロン系薬に感受性があり，ofloxacin または ciprofloxacin 製剤の有効性が期待される。

痛みの管理は，AOE の治療の不可欠な部分だ。非ステロイド性抗炎症薬と benzocaine 点耳は，AOE の不快感への対処に有効だ。

再発性 AOE の小児では，水泳の前後の酸性化点耳薬の使用，水泳または入浴前後に外耳道を乾燥させるためのヘアドライヤーの使用，水泳中の耳栓の使用などの方法はすべて有効に利用されている。再発が続く場合は，アレルギーまたは基礎に炎症性皮膚疾患がないかどうか調べ，根本的な原因に取り組むべきだ。

壊死性 AOE は外耳炎の合併症で，外耳道から頭蓋底に感染が拡大する。これは高齢の糖尿病患者と免疫不全患者でよくみられ，しばしば進行したヒト免疫不全ウイルス(human immunodeficiency virus：HIV)感染患者にもみられる。最も多い原因微生物は緑膿菌だが，*Aspergillus* 属，黄色ブドウ球菌，*Proteus mirabilis*, *Klebsiella oxytoca*, *Burkholderia cepacia*, *Candida parapsilosis* などの病原体が報告されている。強い痛みで発症するのが特徴的で，脳神経への影響はかなりの割合で報告されている。診察では，外耳道の骨軟骨接合部に肉芽組織がよくみられる。フルオロキノロン系薬の全身投与，第3世代のセファロスポリン系薬，外科的デブリードマンが治療の主体だ。

文献

Carlin SA, Marchant CD, Shurin PA, *et al.* Host factors and early therapeutic response in acute otitis media. *J Pediatr*. 1991;118(2): 178–183.

Cheng J, Javia L. Methicillin-resistant *Staphylococcus aureus* (MRSA) pediatric tympanostomy tube otorrhea. *Int J Pediatr Otorhinolaryngol*. 2012;76(12):1795–1798.

Dagan R, Leibovitz E, Greenberg D, *et al.* Early eradication of pathogens from middle ear fluid during antibiotic treatment of acute otitis media is associated with improved clinical outcome. *Pediatr Infect Dis J*. 1998;17:776–782.

Del Mar C, Glasziou P, Hayem M. Are antibiotics indicated as initial treatment for children with acute otitis media? A meta-analysis. *Br Med J*. 1997;314:1526–1529.

Eskola J, Kilpi T, Palmu A, *et al.* Efficacy of a pneumococcal conjugate vaccine against acute otitis media. *N Engl J Med*. 2001; 344(6):403–409.

Leibovitz E. The challenge of recalcitrant acute otitis media: Pathogens, resistance, and treatment strategy. *Pediatr Infect Dis J*. 2007; 26(10 Suppl):S8–S11.

Lieberthal AS, Carroll AE, Chonmaitree T, *et al.* The diagnosis and management of acute otitis media. *Pediatrics*. 2013;131; e964–e999.

Pumarola F, Marès J, Losada I, *et al.* Microbiology of bacteria causing recurrent acute otitis media (AOM) and AOM treatment failure in young children in Spain: shifting pathogens in the post-pneumococcal conjugate vaccination era. *Int J Pediatr Otorhinolaryngol*. 2013;77(8): 1231–1236.

Rosenfeld RM, Brown L, Cannon CR, *et al.* Clinical practice guideline: acute otitis externa. *Otolaryngol Head Neck Surg*. 2006;134: S4–S23.

Rosenfeld RM, Kay D. Natural history of untreated otitis media. In: Rosenfeld RM, Bluestone CD, eds. *Evidence-Based Otitis Media*, 2nd edn. Hamilton, ON, Canada: BC Decker Inc; 2003:180–198.

Rosenfeld RM, Pynnonen M, Tunkel DE, Schwartz SR. AAO-HNS Clinical Practice Guideline on Tympanostomy Tubes. *Otolaryngol Head Neck Surg*. 2013; 149(2 Suppl):P26.

Tahtinen P, Laine MK, Huovinen P, *et al.* A placebo-controlled trial of antimicrobial treatment for acute otitis media. *N Engl J Med*. 2011;364:116–126.

7 副鼻腔炎

■著：Rachel Kominsky, Todd D. Otteson
■訳：山本舜悟

副鼻腔炎は頻度が高いが，その診断基準はさまざまで，標準治療プロトコルは存在しない。急性副鼻腔炎患者の大部分は，治療なしで，または市販薬で軽快する。抗菌薬で上気道感染症を治療したくなる衝動は，特に耐性菌増加の観点から避けなければならない。リスク因子になる解剖や病態生理，頻度の高い原因微生物を理解することは，治療上の意思決定に役立つ。

副鼻腔の解剖

副鼻腔は，左右の上顎洞，篩骨洞，蝶形骨洞，そして前頭洞から構成される。上顎洞および篩骨洞は出生時に存在し，小児期に完全に出来上がる。左右の蝶形骨洞と前頭洞は小児期に形成され始め，成人期早期にまで形成され続けることもある。上顎洞，前篩骨および前頭洞は，中鼻道自然口ルート(osteomeatal complex：OMC)に交通する。OMCは，篩骨洞，中鼻道および周囲の構造物から成る機能的生理学的部位だ。OMCとその開通は，正常な副鼻腔の排液と生理的粘液線毛クリアランスの維持の鍵だ。

病態生理

解剖学的異常，環境曝露，急性または慢性疾患の経過中など，正常な粘液線毛クリアランスが機能的閉塞または鼻汁の濃化によって妨げられることが病原体の過剰増殖と副鼻腔炎につながる。典型的には，これらのプロセスまたは曝露は副鼻腔粘膜だけでなく鼻腔内粘膜にも影響を及ぼすので，「鼻副鼻腔炎」という用語の使用が提唱されている。表7.1に，閉塞，鼻汁の濃化，および粘膜線毛の機能不全の原因の概略を示す。まれに，歯性感染症や水泳やダイビング中に細菌が直接接種して，急性副鼻腔炎の原因になることがある。

副鼻腔炎の原因微生物はよく報告されている。原因微生物は何十年にもわたって一貫していて，急性副鼻腔炎から分離された最も多い微生物は肺炎球菌(*Streptococcus pneumoniae*)，インフルエンザ菌(*Haemophilus influenzae*)，*Moraxella catarrhalis* だ。2000年に導入された肺炎球菌ワクチンの小児への予防接種が普及した後，肺炎球菌の分離率が低下し，それに応じてインフルエンザ菌が増加している。個々の抗菌薬への耐性が増えている。慢性副鼻腔炎では範囲が広がり，嫌気性菌，黄色ブドウ球菌(*Staphylococcus aureus*)，Gram陰性菌，特に緑膿菌(*Pseudomonas aeruginosa*)が含まれる。慢性鼻副鼻腔炎の病態生理におけるバイオフィルム形成の役割に対して多くの研究が行われている。バイオフィルムは，細菌によって合成された複雑な多糖マトリックスで，細菌のコロニーを守り，抗菌薬治療に対していくらか耐性をもたらす。緑膿菌は慢性鼻副鼻腔炎患者でバイオフィルムを形成することが知られている。感染の原因が歯原性と考えられる場合，嫌気性菌がより多くなる。

表7.1
副鼻腔炎の誘因

中鼻道自然口ルート(OMC)の閉塞	**分泌物の濃化**
含気鼻甲介	アレルギー性鼻炎
鼻炎後の粘膜浮腫	嚢胞性線維症
鼻腔異物	ウイルス性上気道感染症
鼻中隔偏位	
経鼻胃管 / 経鼻気管チューブ	**線毛機能不全**
ポリープ	原発性線毛運動障害

診断

副鼻腔炎の診断は，病歴と診察，場合によって補助的画像検査に基づいて行う。診察には局所うっ血除去前後の前鼻鏡検査がある。中鼻部の膿性鼻汁や浮腫は，鼻粘膜の外観と同様に記録すべきだ。鼻腔内視鏡検査で，鼻腔のより詳細な診察ができる。副鼻腔の触診で局所の圧痛が誘発されることがある。副鼻腔の透過性は，検査が正常か完全に透過性がない場合に成人では役立つことがあるが，小児では信頼性がない。

細菌性副鼻腔炎とウイルス性上気道感染の鑑別は困難なことがあるが，治療戦略を立てるうえで重要だ。臨床像と期間に基づく鼻副鼻腔炎の標準化された定義が広く受け入れられている。症状には主症状と副症状があり，主症状は顔面痛，鼻閉，鼻汁 / 後鼻漏，嗅覚障害，膿性鼻汁，副症状には頭痛，口臭，歯痛，倦怠感，咳，耳痛 / 耳閉感がある。鼻副鼻腔炎は，症状が4週間以下の場合は急性，症状が4～12週間存在する場合は亜急性で，12週間より長く存在する場合は慢性だ。再発性の急性鼻副鼻腔炎は，無症状期間を挟んで年に4回以上のエピソードがある患者を指す。慢性副鼻腔炎の急性増悪は，症状の急激な悪化と定義され，治療後にベースラインに戻る。通常は7～10日間症状が続いた場合に治療を開始するが，急性副鼻腔炎の発症が重症(病初期に39℃を超える発熱や，少なくとも3～4日間の連続した膿性鼻汁がある)の場合には，もっと早く治療開始を考慮すべきだ。

単純レントゲン写真は，特に上顎洞以外の副鼻腔が関与している場合は，診断にほとんど影響を与えない。臨床状況で適応がある場合，CTで副鼻腔炎の疑いが確認される。CTは副鼻腔，特にOMCの特徴的な変化を写すことができる。CTスキャンを行うのに最もよい時期は，患者が急性期でなく治療コースが終了し

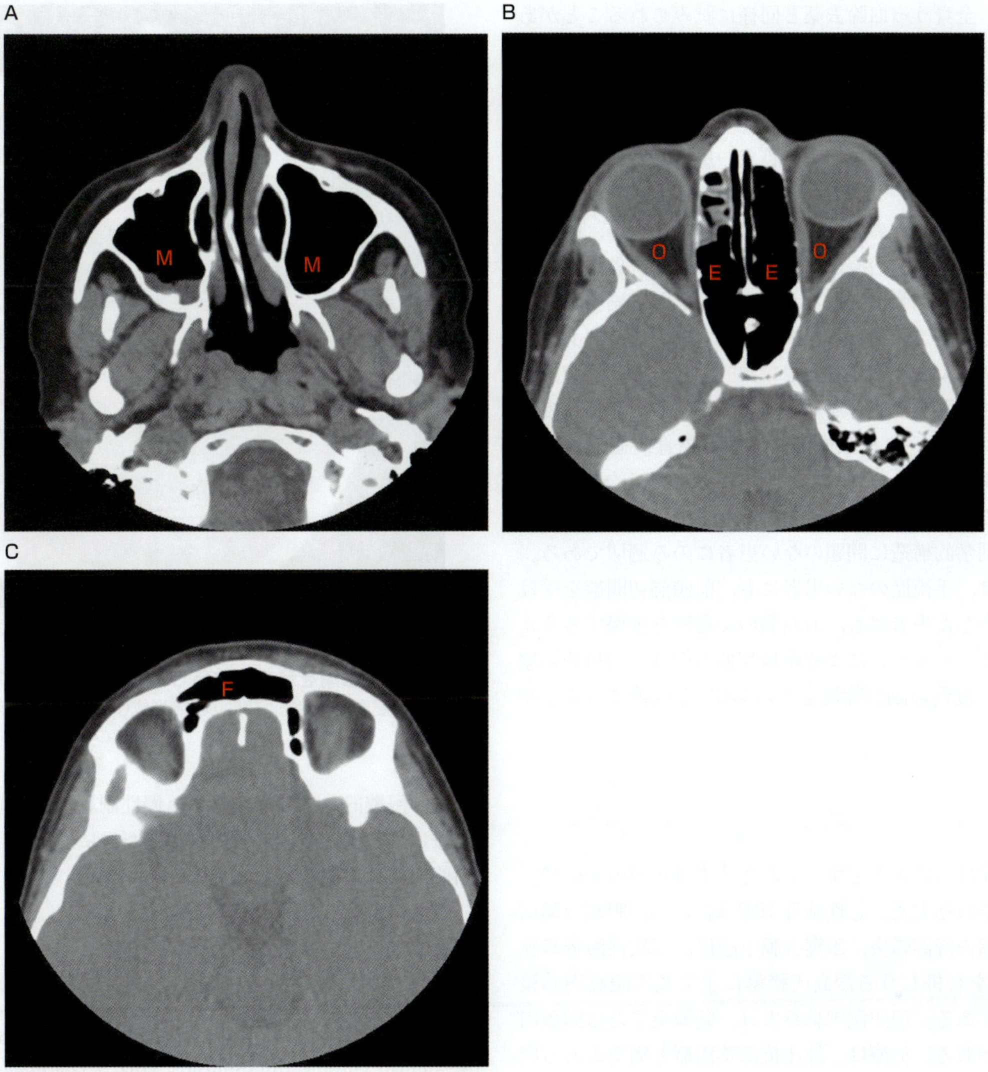

図 7.1
A：左右の上顎洞(M)と右上顎洞内の液貯留。B：篩骨洞(E)と右前篩骨洞の部分的な透過性低下と眼窩(O)。C：前頭洞(F)

た時点だ。外科的介入が必要な場合，CT スキャンはきわめて重要だ。免疫不全患者に，侵襲性真菌性副鼻腔炎の疑いがある場合は，CT と MRI の両方を撮影する必要がある。図 7.1A は，左右の上顎洞(maxillary sinus：M)で，右上顎洞内に液貯留がある。右鼻中隔偏位も注目に値する。図 7.1B は，篩骨洞(ethmoid sinus：E)で，右前篩骨洞に部分的な透過性低下がある。篩骨洞と眼窩(orbit：O)が近いことも注目すべきだ。紙様板は，これらの構造を分ける薄い骨の層だ。この画像では蝶形洞も後方に存在する。図 7.1C は前頭洞(frontal sinus：F)を示す。

治療

急性副鼻腔炎の治療には，適切な抗菌薬治療と共に，副鼻腔口の開通性を改善すべきだ。oxymetazoline のような局所的うっ血除去薬は，鼻腔閉塞を和らげ，鼻粘膜浮腫を軽減させるが，これらは短期間しか使用することができない。全身性うっ血除去薬と粘液溶解薬は，分泌物のクリアランスを助けることができる。これらの補助治療薬による治療は，一部の患者に一時的な症状緩和をもたらしうるが，急性副鼻腔炎に対する抗ヒスタミン薬，うっ血除去薬，点鼻ステロイド薬，粘液溶解薬，鼻洗浄液の使用を支持する根拠はない。

理想的な抗菌薬治療は，可能な限り狭いスペクトラムで急性副鼻腔炎を起こす頻度の高い細菌を除去することである。現在の急性細菌鼻副鼻腔炎に対する抗菌薬治療の推奨は，新たな抗菌薬耐性パターンを考慮に入れている。小児では，急性副鼻腔炎の第 1 選択抗菌薬は amoxicillin-clavulanate で，ペニシリン非感受性肺炎球菌が多い地域で，最近の入院歴があるか，過去 1 か月間に別の抗菌薬治療を受けた小児で，90 mg/kg/ 日を 1 日 2 回に分けて投与することが推奨されている。ペニシリンアレルギー患者の場合，levofloxacin は amoxicillin-clavulanate の代替薬だ。72 時間後に治療がうまくいっていないとき，直接培養とより広いスペクトラムの第 2 選択薬による治療が必要になることがある。

慢性副鼻腔炎の治療は，症状の緩和と副鼻腔の炎症の軽減を目的にする。生理食塩液での鼻腔洗浄は，局所ステロイド薬，全身抗ヒスタミン薬，全身うっ血除去薬と同様に試みられることがあるが，それらを裏づけるデータは決定的ではない。第2選択の抗菌薬での4週間の長期治療は，短いコースが失敗した場合に症状を改善する可能性がある。

慢性副鼻腔炎または再発性急性副鼻腔炎の患者がこれらの医療処置に反応しない場合は，耳鼻咽喉科医への相談を考慮すべきだ。解剖学的，生理学的な鼻副鼻腔炎の原因検索を行い，内視鏡的副鼻腔手術などの外科的治療を検討すべきである。外科的介入の目標は，副鼻腔と鼻粘膜をできるだけ温存しながら副鼻腔のドレナージを回復させることである。ステロイド溶出ステントなどの最近の技術革新により，粘膜浮腫や二次的な瘢痕形成は減少している。最大限の内科的治療が無効な患者に対するもう1つの選択肢は，副鼻腔のバルーン拡張術または副鼻腔骨洞拡張術であり，組織を切除することなく副鼻腔の流出路を内視鏡的に拡張する方法である。この方法は，一般に局所麻酔を用い，診察室で行われるため，解剖学的構造に問題のない患者にのみ適切である。バルーン拡張術は，手術歴のない患者にも，前頭洞切開術を受けたがその後再狭窄した患者にも，前頭洞の交通性を確保するうえで特に有用である。バルーンによる副鼻腔拡張術は，内科的治療のみと比較して，慢性鼻副鼻腔炎患者のQOLを改善することが示されている。

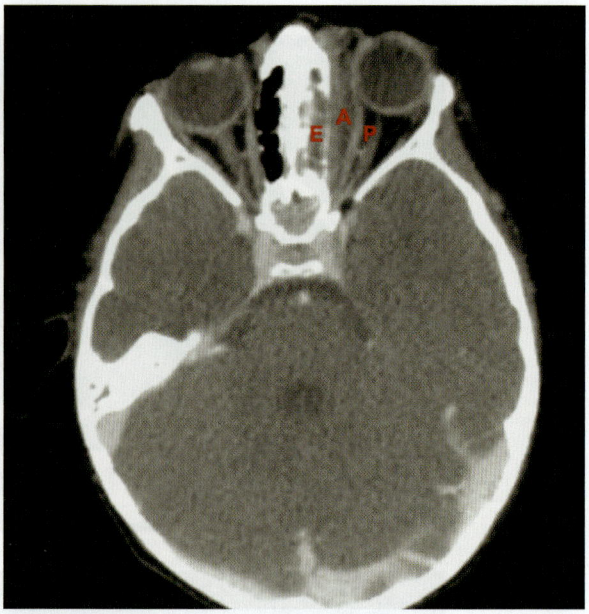

図 7.2
左骨膜下膿瘍を示す軸位断 CT(A) 左篩骨洞の混濁(E)と紙様板と眼窩周囲内容物との間の膿瘍形成(P)を示している。

合併症

副鼻腔炎の合併症は，ほとんどすべてが急性副鼻腔炎のもので，隣接構造への感染の拡大だ。急性篩骨洞副鼻腔炎は，眼窩隔膜前蜂窩織炎から眼窩内蜂窩織炎，眼窩骨膜下膿瘍，二次性海綿静脈洞血栓症(図7.2)を合併しうる眼窩内膿瘍にまで及ぶ眼窩内感染症を起こすことがある。前頭洞副鼻腔炎は，髄膜炎または頭蓋内膿瘍に至ることがある。治療は，静注抗菌薬治療と病変のある副鼻腔の外科的排膿などだ。

真菌性副鼻腔炎

真菌性副鼻腔炎は典型的には，コントロールされていない糖尿病や移植後または血液悪性腫瘍で免疫抑制剤を服用している患者など，何らかの理由で免疫不全の患者に起こる。この場合の治療は，静注抗真菌薬投与と積極的な外科的デブリードマンなどだ。可能であれば，免疫抑制剤の減量が推奨される。それほど進行が速くない慢性侵襲性真菌性副鼻腔炎が免疫不全のない患者で報告されている。

アレルギー性真菌性副鼻腔炎は，真菌の定着による副鼻腔鼻粘膜のアレルギー性炎症に特徴づけられる。組織検体には粘膜侵襲はみられない。粘膜のアレルギー反応は免疫グロブリンE(immunoglobulin E：IgE)を介した炎症だ。濃厚でわずかなアレルギー性ムチンの産生は特徴的だ。粘膜の組織検査では，好酸球による慢性炎症がみられる。ムチンは，関与する菌種とCharcot-Leyden結晶に特徴的な真菌の菌糸を示す。治療は局所的または全身的な抗真菌治療のいずれかと，控えめな外科的デブリードマンおよび臨床状況に応じた局所または全身ステロイド薬投与から成る。

真菌球，または**菌腫**は，典型的には単一の副鼻腔洞に病変を起こし，侵襲的とはみなされず，慢性副鼻腔炎に似ることがある。治療は外科手術で，問題の副鼻腔だけに対処すれば，その後の内科的治療は必要ない。

文献

Brook, I. Acute sinusitis in children. *Pediatr Clin North Am*. 2013;60:409–424.

Cryer J, Schipor I, Perloff J, et al. Evidence of bacterial biofilms in human chronic rhinosinusitis. *ORL J Otorhinolaryngol Relat Spec*. 2004;66(3):155–158.

Hoyt AEW, Borish L, Gurrola J, Payne S. Allergic fungal rhinosinusitis. *J Allergy Clin Immunol Pract*. 2016 Jul-Aug;4(4):599–604.

Lemiengre MB, van Driel ML, Merenstein D, et al. Antibiotics for acute sinusitis in adults. *Cochrane Database Syst Rev*. 2018 Sep. 10;9(9) CD006089. doi:10.1002/14651858.CD006089.pub5.

Piccirillo JF, Payne SC, Rosenfeld RM, Baroody FM, Batra PS, et al. Clinical consensus statement: Balloon dilation of the sinuses. *Otolaryngol Head Neck Surg*. 2018;158(2), 203–214.

Setzen G, Ferguson BJ, Han JK, et al. Clinical consensus statement: Appropriate use of computed tomography for paranasal sinus disease. *Otolaryngol Head Neck Surg*. 2012;147:808–816.

Shaikh Nader, Wald ER. Decongestants, antihistamines and nasal irrigation for acute sinusitis in children. *Cochrane Database Syst Rev*. 2014 Oct 27;2014(10):CD007909. doi:10.1002/14651858.CD007909.pub4.

Smith MJ. Evidence for the diagnosis and treatment of acute uncomplicated sinusitis in children: A systematic review. *Pediatrics*. 2013;132:e284–e296.

Sng WJ, Wang DY. Efficacy and side effects of antibiotics in the treatment of acute rhinosinusitis: A systematic review. *Rhinology*. 2015 Mar;53(1):309.

Wald ER, Applegate KE, Bordley C, et al. Clinical Practice Guideline for the diagnosis and management of acute bacterial sinusitis in children aged 1 to 18 years. *Pediatrics*. 2013 Jul;132(1):e262–280.

8 歯性感染症

■著：Jessica Moskovitz, Bridget Hathaway, Jennifer Rubin Grandis, Jonas T. Johnson
■訳：山本舜悟

はじめに

歯性感染症およびその合併症は，口腔および咽頭の疾患を治療する臨床医であれば誰でも遭遇する可能性がある。歯性感染症に関連する解剖学および病態生理学を理解することは，患者がどのような症状を呈し，どのように治療する必要があるかを知るための基礎になる。歯性感染症の治療を受けた患者の平均入院費は 9,417 米ドルである。米国では 2008〜2010 年にかけて，400 万人強の歯科関連愁訴の患者が救急室を受診している。初期の歯科感染症の治療は外来で行われるため安価だが，治療が遅れると重篤な合併症が起きるため，かなり高額になる。このため，臨床医にとって入院治療の必要性を示す徴候や症状に関する知識は重要である。さらに，早期の段階での迅速な診断と治療は，歯性疾患に関連する医療負担を軽減する可能性がある。定期的な予防歯科医療を受ける機会を増やすことで，これらの感染症に関連する罹患率やコストを削減できる可能性がある。

解剖

歯性感染症を治療するには，上下顎の歯列と頭頸部の筋膜間隙を理解する必要がある(図 8.1)。

歯列

上顎歯と下顎歯の両方が感染しうるが，下顎歯の感染症のほうが多い。未治療の場合，歯性感染症は最も薄くて近い皮質板を通じて広がっていく傾向がある。上顎骨は唇側から頬側にかけて薄く，口蓋側の皮質骨はもっと厚い。下顎骨の最も薄い領域は大臼歯部の舌側と前方の頬側である。

顔面と頸部の筋膜間隙

上顎歯列周囲の顔面筋膜間隙

上顎感染症が起こる解剖学的腔には，犬歯間隙と頬間隙があり，眼窩間隙と海綿静脈洞はあまり病変にならない。犬歯間隙は上顎の前面と上唇挙筋との間にある(図 8.2)。この筋膜間隙の感染は通常，上顎犬歯の感染から起こる。頬間隙は頬筋と皮膚，浅筋膜との間に位置する。この部位の感染は通常，上顎の大臼歯病変によるもので，小臼歯が原因になるのはまれである。

下顎歯列周囲の顔面筋膜間隙

下顎の主要な間隙にはオトガイ下間隙，舌下間隙，顎下筋膜間隙などがある。オトガイ下間隙は顎二腹筋上腹，顎舌骨筋と皮膚の

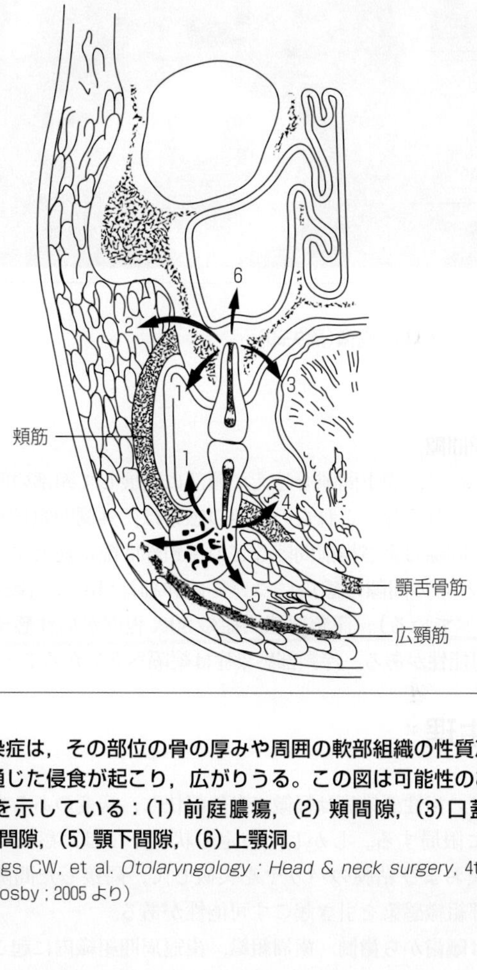

図 8.1
歯性感染症は，その部位の骨の厚みや周囲の軟部組織の性質次第で，顎骨を通じた侵食が起こり，広がりうる。この図は可能性のある 6 つの部位を示している：(1) 前庭膿瘍，(2) 頬間隙，(3) 口蓋膿瘍，(4) 舌下間隙，(5) 顎下間隙，(6) 上顎洞。
(Cummings CW, et al. *Otolaryngology : Head & neck surgery*, 4th ed. St. Louis : Mosby ; 2005 より)

間の領域である。ここの感染は通常，下顎切歯から生じる(図 8.3)。内側では舌下，顎下間隙が典型的に下顎大臼歯による影響を受ける。複数の筋膜間隙が同時に感染することもある。たとえば，舌下間隙は口腔粘膜と顎舌骨との間に位置し，顎舌骨筋の後縁に沿って顎下間隙と交通する。

二次性下顎間隙には，翼突下顎間隙，咬筋間隙，側頭間隙などがある。これらの筋膜間隙は，頬間隙，舌下間隙，顎下間隙など前方の間隙から二次的に広がって感染する。翼突下顎間隙は下顎の内側と内側翼状筋との間にある。咬筋間隙は下顎の外側と咬筋の間に位置し，側頭間隙は，翼突下顎間隙と咬筋間隙の上後方にある。これらの領域の感染はほぼすべてが咀嚼筋の炎症による開口障害を起こす。

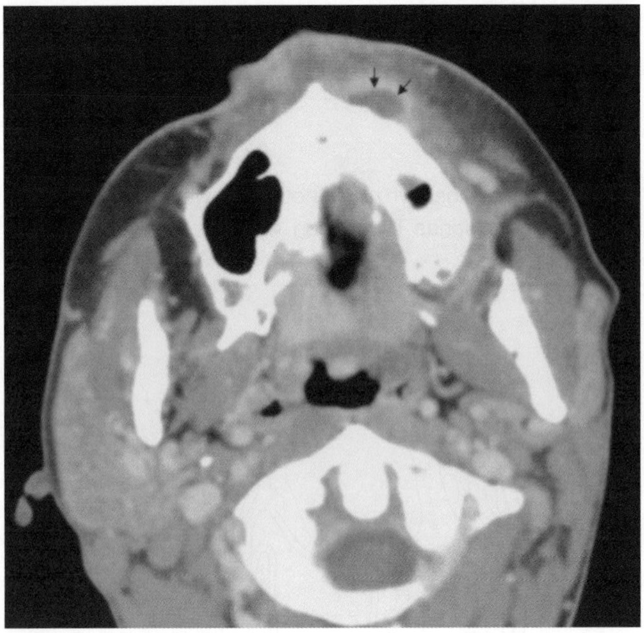

図 8.2
犬歯間隙膿瘍の CT 画像（黒矢印）

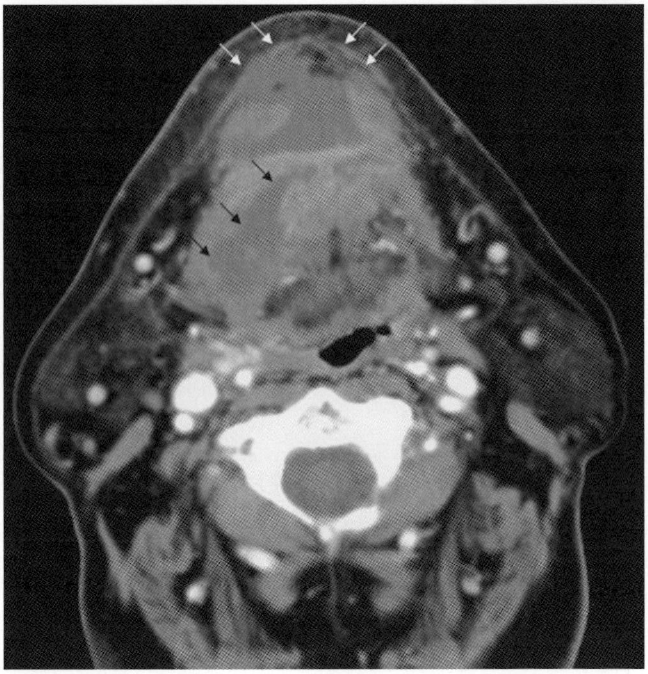

図 8.3
口腔底膿瘍（黒矢印）とオトガイ下間隙膿瘍（白矢印）の CT 画像

頸部筋膜間隙

歯性感染症は，顎下間隙を越えて頸部に進展して頸部の筋膜間隙にまで広がりうる。これらの間隙の感染は，外側咽頭（傍咽頭）間隙，咽後間隙および椎前間隙などの深頸部間隙に進展することがある（これらの間隙の感染についての詳細は「10 章　深頸部感染症」で述べている）。深頸部感染症の 30％程度が歯性感染症に由来する可能性がある。深頸部感染症は縦隔へと広がることもある。

病態生理

ほとんどの歯性感染症は軽微で自然軽快し，病変のある歯とその根尖部に限局する。しかし，特定の状況下では，感染は骨や筋肉，筋膜および粘膜のバリヤを突破して，隣接した間隙に広がり，軟部組織感染を引き起こす可能性がある。

感染は齲歯（うし）から歯髄，歯周組織，歯冠周囲組織内に起こる。これにより細菌の侵入と血管拡張や浮腫などの局所炎症応答が起き，痛みと血流低下が悪化する。この一連の現象は，歯根尖周囲壊死を悪化させ，骨への細菌浸潤と骨皮質の侵食が起こり，周囲の軟部組織へと広がっていく。この壊死した歯髄には血流がないため，壊死した根管内で細菌が増殖し，抗菌薬の移行性が悪くなる。さらに，齲歯は宿主の防御に対して細菌のバイオフィルムによって抵抗性を示す。感染の広がりは慢性の瘻孔形成に至るか，あるいは特定の状況下（たとえば，筋付着部の上の骨皮質の穿孔）では筋膜間隙に集積することもある。

感染が舌下と顎下間隙のどちらに起こるかは，穿通部位と顎舌骨筋付着部との関係により決まる。具体的には，病変がある歯の先端が顎舌骨筋の先端よりも上部の場合（たとえば，小臼歯，第 1 大臼歯，時に第 2 大臼歯）には舌下間隙に病変が及び，感染が下部の場合（たとえば，第 3 大臼歯，時に第 2 大臼歯）には顎下間隙に病変が及ぶ。また，上顎歯列の感染は上顎洞に広がり，片側性上顎洞炎になることもある。眼窩蜂窩織炎や海綿静脈洞血栓症は珍しいが，上顎感染症の重篤な合併症である。この場合，感染は血行性だけでなく直接波及によっても非常に広がりやすくなる。

歯性感染症の原因微生物は正常口腔細菌叢を反映する。口腔内，特に歯の隙間の周りには多数の細菌が存在する。口腔内細菌種全体の 40〜70％がまだ培養されておらず，表現型も特徴づけられていないと推定されている。これらの微生物が周囲の軟部組織間隙に広がって起こる感染症は，しばしば複数菌によるもので，主に嫌気性菌である。

Firmicutes 門（たとえば，*Streptococcus* 属，*Dialister* 属，*Filifactor* 属，*Pseudoramibacter* 属）および *Bacteroidetes* 門（たとえば，*Porphyromonas* 属，*Prevotella* 属，*Tannerella* 属）は歯科膿瘍でみられる種の 70％以上を構成する。ほかによく同定される種は *Fusobacteria* 門（*Fusobacterium* 属，*Leptotrichia* 属など），*Actinobacteria* 門（*Actinomyces* 属，*Propionibacterium* 属など），*Spirochaetes* 門（*Treponema* 属など），*Synergistetes* 門（*Pyramidobacter* 属など），*Proteobacteria* 門（*Campylobacter* 属，*Eikenella* 属など）である。

患者の評価と診断的検討

病歴と身体診察

歯性感染症の患者は，感染した歯の周囲の痛みと腫れで発症することが多い。感染が進行すると，瘻孔が出来ることがあり，通常，排膿によって不快感が軽減し，患者自身が気づく。感染が周囲の軟部組織と筋膜間隙に広がると，発熱，白血球増加，脱水など全身症状が起こる。感染が広がると，局所的な所見や症状が軽減することがあるため，筋膜腔感染の起源が歯原性であることがわかりにくくなる。初期評価は，感染性病変の部位と性質をみつけることが大切である。

筋膜間隙に病変が及んだ所見や症状には，顔面や側頸部の腫脹，開口障害，嚥下障害，気道破綻などがある。気道破綻が切迫しているかどうかの評価のために，舌の動き，口腔底浮腫，口蓋垂偏位，外側咽頭の腫脹に注意する必要がある。

補助的検査

画像検査

原因歯に関する情報および感染の広がりは，画像検査で知ることができる。上顎と下顎のパノラマレントゲン写真(panorex)は，骨の形態と病変のある歯や齲歯の存在を検査するのに有用である。頭頸部軟部組織への感染の波及が臨床的に疑われる場合，CT または MRI が必要である。

造影 CT は，MRI に比べてコストが安く，利用しやすく，患者の忍容性が高いことから，一般に第 1 選択の画像検査だと考えられている。しかし，Muñoz らによる 47 人の患者の前向き研究では，解剖学的分解能，病変の検出や病変の進展評価の点で，歯性感染症の初期評価においては MRI のほうが CT より優れていると結論づけられた。MRI はまた，病変のある間隙の数を特定するのにより正確であった。しかし，CT は病変内ガスの検出については感度が高い。MRI のこれらの利点が，患者のアウトカムを改善し，この場合のルーチン使用に妥当かどうかはまだはっきりしていない。

微生物検査

Gram 染色や培養のための検体を得ることはそれほど難しくないことが多い。1 つのアプローチは針穿刺吸引である。しかし，無菌的に検体を採取し，嫌気条件下で処理するように注意し，抗菌薬を開始する前に Gram 染色を評価するよう努めるべきである。嫌気性菌を分離，同定する技術は，労力と時間がかかりやすい。ポリメラーゼ連鎖反応(polymerase chain reaction：PCR)やパイロシークエンシングなどの分子生物学的手法により，口腔内細菌叢や歯性感染症の微生物学的理解が深まった。

治療マネジメント

内科的治療

治療計画を立てる際には，宿主の全身状態(たとえば，脱水，糖尿病および免疫不全などのリスク状態)を考慮する必要がある。適切な血糖管理が必要不可欠である。抗菌薬投与はほとんどの場合必要で，外科的排膿の前，あるいは関連する蜂窩織炎期に対して投与すべきである。

抗菌薬の選択は時にエンピリック(経験的)に，臨床医が想定される原因微生物を正しく予測する能力に依存する。コストが削減でき，潜在的な副作用が減り，管理が容易であるため，単剤治療が一般的に好ましい。内因性の口腔内細菌叢による複数菌感染症が起こりやすく，このため，抗菌薬は口腔内の嫌気性菌とレンサ球菌の両者をカバーすべきである。

penicillin G は歯性感染症のかつては第 1 選択だったが，地域のペニシリン耐性レンサ球菌の発生率の上昇と，β-ラクタマーゼ産生 *Bacteroides* 属の頻度(30%を超えると推定)のために現在では重症感染症にはほとんど使われない。セファロスポリン系薬を選択した場合，より新しい「世代」は Gram 陰性菌への活性のために，Gram 陽性好気性菌への活性を犠牲にする傾向があることに留意すべきである。cefazolin や cefoxitin などの第 1 世代の薬剤は，他の広域の薬剤より効果的である可能性が高い。これまでの報告によると，歯性感染症の治療に対して，amoxicillin，amoxicillin-clavulanate，linezolid，clindamycin は良好な感受性がある。培養された細菌のうち比較的高い割合が，metronidazole，erythromycin，azithromycin に対して耐性であった。さらに，metronidazole は口腔内嫌気性菌に対して有効だが，好気性菌に対しては活性がなく，別の抗菌薬と組み合わせて使用しなければならない。amoxicillin または amoxicillin-clavulanate は，初期または軽度の歯性感染症の治療の許容できる第 1 選択薬である。clindamycin はペニシリンアレルギー患者にとって有効な代替薬である。

抗菌薬は重症感染症，周術期(たとえば，24～48 時間)に対しては，静注投与すべきである。ampicillin-sulbactam は経静脈投与治療薬の適切な第 1 選択薬である。ドレナージカテーテルを抜去し，患者の退院の準備が整ったら，経口投与で十分である。抗菌薬の投与期間に関する決定はエンピリックに行われるが，通常は 2 週間のコースで十分である。マクロライド系薬は，Q-T 間隔を延長する他の薬剤を使用している患者では致命的な不整脈(torsades de pointes)を引き起こす可能性があるため，慎重に使用すべきである。

外科的治療

気道管理

あらゆる場合において，気道の状態に細心の注意を払うべきである。困難気道管理の専門家チームが関与することが理想的である。Ludwig アンギーナでは，通常，緊急気管切開を要する。その他のそれほど進行が速くない，上下顎間隙の感染症は，注意深い気管挿管で通常管理することができる。気管支鏡下(経鼻または経口)気管挿管を考慮すべきである。術後に気道の破綻が続く場合，患者を挿管したままにするか，待期的気管切開術を実施すべきである。

抜歯

歯性感染症の治療には，感染源を遅滞なく除去することが不可欠である。齲歯のバイオフィルム微小環境と壊死歯髄への血流不足の組み合わせにより，感染源の物理的除去が必要になる。これには，抜歯，ソケットの掻爬，根管治療，または歯根のスケーリングなどがある。修復可能な歯には，根管治療または歯根スケーリングを行う。修復不可能な歯，または生命を脅かす感染症の場合は抜歯が推奨される。

抜歯の時期については，歴史的に議論されてきた。抜歯時期を遅らせることを提唱する研究は，抗菌薬の登場以前のものか，エビデンスレベルの低い研究(すなわちレベルⅣ)であるため，この論争は数十年間続いた。抗菌薬登場以降の研究もエビデンスレベルは低いが(レベルⅢ；後ろ向き症例シリーズ)，これらの研究では，早期抜歯が中枢神経系病変や重篤な感染症につながることはないと指摘している。この論争に決着をつけたのは，抜歯が遅れると重篤な感染症に罹患するというランダム化比較試験(レベル

Ⅰb)であった。抗菌薬のみによる経過観察は，もはや容認できないと考えられている。上顎顔面感染症患者において，原因歯の抜歯は，原因歯を抜歯しない患者と比較して平均在院日数の短縮と相関する。さらに，抜歯により腋窩温，白血球数，C反応性蛋白(C-reactive protein：CRP)値などの生物学的パラメータがより早く改善した(Igomenakis 2015)。

切開排膿

膿性貯留物の排膿は歯性感染症の標準治療である。蜂窩織炎は抗菌薬治療で軽快する可能性がある。しかし，注意深くフォローし，膿瘍形成された場合は手術が必要になる。外科手術は根尖周囲膿瘍の排膿のような軽微なものから，壊死性筋膜炎症例で隣接する筋膜コンパートメントの広範囲のデブリードマンまである。

排膿経路は個別に評価する必要がある。守るべき一般原則は，気道の安定化，重要構造物の保護，排膿時の適切な可視化，生理食塩液による膿瘍腔の大量洗浄，創部の術後排膿などである。犬歯間隙の感染症および舌下間隙の単独感染症では通常，口腔内から排膿することができる。頰間隙の感染症では口腔内または口腔外から排膿することができるが，その際にStensen管と顔面神経の頰側枝の位置に注意を要する。オトガイ下間隙は，下顎骨接合部の下縁に平行な切開により口腔外からアプローチするのが最善である。頰間隙，顎下間隙，咬筋間隙，翼突下顎間隙，舌下間隙はすべて，下顎骨下角に平行な水平切開により口腔外へ排膿することができる。

ドレナージカテーテルは通常，経皮的ルートを使用する場合に使用され，創部の排液が実質止まるまで(24時間で10 mL以下)所定の位置に留置すべきである。我々の経験では，カテーテルは感染経路(すなわち，細菌を逆行性に押し込むこと)にはならない。

外科的緊急

壊死性筋膜炎

壊死性筋膜炎は生命を脅かす軟部組織感染症であり，発症初期には特異的な症状がなく，急速に臨床症状が悪化するため，常に疑いをもつことが必要である。診断の特徴は，臨床所見とは不釣り合い，あるいは臨床所見がない場合の痛みだと報告されている。壊死性筋膜炎の症例の大部分は歯原性で，咽頭または原因不明/特発性のものは少数である。糖尿病(diabetes mellitus：DM)，ヒト免疫不全ウイルス(human immunodeficiency virus：HIV)，慢性腎不全などの免疫不全患者では発症しやすい。ステロイド治療，アルコール依存症，静脈内薬物乱用，肥満もリスク因子である。初期の身体所見は蜂窩織炎に類似しており，緊満した紅斑性皮膚変化がみられる。治療を行わないと，皮膚の知覚鈍麻と同様に，皮膚の水疱および壊死が起きることがある。触知可能な皮下気腫またはレントゲン写真上のガスの存在は，ガス産生菌による感染の徴候であり，壊死性筋膜炎に特徴的である。2018年の375症例のメタアナリシスでは，CTスキャンで皮下気腫を確認できたのは約半数(56.8%)にすぎず，したがって皮下気腫がないからといって診断を確実に除外できるわけではないことが指摘されている。外科的デブリードマン時の悪臭を放つ「食器を洗った水のような膿」は，最も一般的に引用される確定診断の基準である。検出される最も頻度の高い病原体はレンサ球菌だが，壊死性筋膜炎は複数菌感染によることもある。

積極的な支持療法と抗菌薬治療が管理の成功の鍵だが，早期の外科的デブリードマンが患者の転帰を左右する唯一で最も重要な方法である。外科的デブリードマンでは，頸部を大きく開き，壊死組織を出血組織まで剝離する。創部は，観察のためと，追加のデブリードマンの可能性のために開放しておく。ドレッシング材の交換の選択と頻度は文献によって異なるが，いくつかの研究によると，通常，複数回のデブリードマン(2.5〜7回のデブリードマン)が必要である。細菌培養が陰性になることが報告されており，最も陽性の結果が得られやすい培養検体は，病変の辺縁の組織である。病初期の病理組織学的所見は，炎症細胞を伴わない真皮浮腫および表層上皮ヒアリン壊死である。病勢が進行すると，血管内血栓および壊死が明らかになる。

早期の気管切開を考慮すべきである。しかし，頸部の前方および下方に広範な病変を有する患者では，感染が胸腔内に移行する危険性があるため注意が必要である。頸部の降下性壊死性縦隔炎は患者の約3分の1に発生すると報告されており，縦隔病変の存在は心臓胸部外科医への相談を行うべきである。死亡率減少を示した補助的内科療法には，高圧酸素療法および免疫グロブリン静注療法(A群溶連菌感染症患者)がある。

Box 8.1

緊急性を考慮すること

皮下のガス像の存在
　壊死性筋膜炎を考慮
Ludwigアンギーナ－進行性重症軟部組織浮腫
　気管切開を考慮

Ludwigアンギーナ

感染が両側の主要な顎下間隙に及ぶ場合，Ludwigアンギーナとして知られる。患者は第2または第3大臼歯感染，あるいは広範囲の歯周病の結果として，この広範囲の筋膜間隙感染症を発症する。口腔底蜂窩織炎は急速に広がり，壊死性病変が舌の隆起と偏位を起こし，下顎部全体の隆々とした硬結になる。気道破綻はあっという間に起こりうるので(Box 8.1)，適切な予防措置を講じるべきである。気道の破綻はLudwigアンギーナに関連する死亡原因として主要な原因の1つである。経口抗凝固療法の合併症として，自然舌下血腫(a pseudo-Ludwig's phenomenon)が起こりうる。患者は口腔底および/または前頸部に著明な皮下出血を起こすことがあり，診察でこの病態と感染性の原因を区別することができる。患者は抗凝固療法をリバースし，気道を確保して管理すべきである。

結論

歯性感染症の治療を成功させるには，正確な診断と適切な治療を適時に行うことが重要である。補助的な検査や画像検査は診断を確認し，ドレナージ手技の計画に役立てることができるが，徹底的な病歴聴取や身体診察により十分な情報が得られることが多い。Ludwig アンギーナや壊死性筋膜炎のような外科的緊急の可能性を早期に認識することが救命につながる。

文献

Brescó-Salinas M, Costa-Riu N, Berini-Aytés L, Gay-Escoda C. Antibiotic susceptibility of the bacteria causing odontogenic infections. *Med Oral Patol Oral Cir Bucal*. 2006;11(1):E70–E75.

Bridgeman A, Wiesenfeld D, Newland S. Anatomical considerations in the diagnosis and management of acute maxillofacial bacterial infections. *Aust Dent J*. 1996;41:238–245.

Eisler L, Wearda K, Romatoski K, et al. Morbidity and cost of odontogenic infections. *Otolaryngol Head Neck Surg*. 2013;49(1):84–88.

Flynn TR, Shanti RM, Hayes C. Severe odontogenic infections, Part 2: Prospective outcomes study. *J Oral Maxillofac Surg*. 2006;64:1104–1113.

Flynn TR, Shanti RM, Levi MH, et al. Severe odontogenic infections, Part 1: Prospective report. *J Oral Maxillofac Surg*. 2006;64:1093–1103.

Gunaratne DA, Tseros EA, Hasan Z, et al. Cervical necrotizing fasciitis: Systematic review and analysis of 1235 reported cases from the literature. *Head Neck*. 2018; 40:2094–2102.

Igoumenakis D, Giannakopoulos N, Parara E, et al. Effect of causative tooth extraction on clinical and biological parameters of odontogenic infection: A prospective clinical trial. *J Oral Maxillofac Surgery*. 2015;73:1254–1258.

Langford FP, Moon RE, Stolp BW, et al. Treatment of cervical necrotizing fasciitis with hyperbaric oxygen therapy. *Otolaryngol Head Neck Surg*. 1995;112:274–278.

Munõz A, Castillo M, Melchor MA, et al. Acute neck infections: prospective comparison between CT and MRI in 47 patients. *J Comput Assist Tomogr*. 2001;25(5):733–741.

Siqueira JF, Rocas IN. Microbiology and treatment of acute apical abscesses. *Clin Microbiol Rev*. 2013:26(2):255–273.

Stefanopoulos PK, Kolokotronis AE. The clinical significance of anaerobic bacteria in acute orofacial odontogenic infections. *Oral Surg Oral Med Oral Pathol Oral Radiol Endod*. 2004;98:398–408.

9 唾液腺，涙腺の感染症

■著：Alexandre E. Malek, Johny Fares, Issam I. Raad
■訳：山本舜悟

はじめに

唾液腺感染症または炎症は，唾液腺炎としても知られ，新生児から高齢者までのさまざまな年齢層で起こる。唾液腺感染症は，左右の耳下腺，顎下腺，舌下腺から成る主要な唾液腺に主に病変が及び，非腫瘍性疾患の大部分を占める。感染症は，主に細菌，ウイルスまたは抗酸菌などさまざまな微生物と関連する。急性細菌性耳下腺炎および顎下腺炎が最も多く報告される疾患である。急性細菌性化膿性耳下腺炎では，黄色ブドウ球菌(*Staphylococcus aureus*)，口腔内好気性菌および / または嫌気性菌が最も頻度の高い病原体である。非感染性の原因も唾液腺炎を起こす可能性があり，全身性炎症疾患や，最近では nivolumab に続発する唾液腺炎が報告されている。唾液腺炎の原因分類は Box 9.1 に概説されている。

唾液腺は唾液の分泌を担う外分泌器官で，いくつかの生物学的性質をもち，感染に対する天然のバリアとして働く。唾液には，アミラーゼ，ムチン，ペルオキシダーゼ，リゾチームなど，抗菌作用として重要な役割を果たす多くの蛋白質が含まれている。さらに，唾液管内の唾液の流れは，異物の除去と細菌の排除を促進し，逆行性感染症を予防する。

唾液腺感染症のリスク因子

唾液腺炎の原因は，唾液の産生または流出の減少により，唾液の分泌に影響を及ぼすさまざまな局所性または全身性の要因による二次的なものである。分泌量の減少は，経口摂取量の減少，腸管安静，水分制限などの脱水状態に関連することがある。栄養不良，認知症，腎不全などの医学的状態も，患者に脱水を起こしやすくする。さらに，複数の薬剤が唾液産生の減少に関連し，口腔乾燥の一因となりうる。

さらに，局所放射線療法や放射性ヨード療法，サルコイドーシス，Sjögren 症候群，原発性胆汁性肝硬変，免疫グロブリン〔IgG (immunoglobulin) 4〕関連疾患などの自己免疫疾患は，唾液産生量の減少を伴う。嚢胞性線維症など，唾液が濃くなる疾患も多い。流出障害は，外傷や歯科処置など，職業的または医原性の唾液腺管または管開口部の損傷のいずれかと関連することがある。流出の減少は，狭窄や腫瘍，唾石症による管閉塞によって二次的に起こる。その他，口腔衛生不良 / 歯科感染，全身性感染症〔ヒト免疫不全ウイルス(human immunodeficiency virus：HIV)およびムンプス〕，免疫抑制，粘膜炎など，多くのリスク因子が同定されている。これらのリスク因子の詳細を表 9.1 にまとめた。

Box 9.1

唾液腺炎の病因分類

急性細菌性唾液腺炎
急性化膿性耳下腺炎
急性術後性耳下腺炎
急性細菌性顎下腺炎

慢性細菌性唾液腺炎
慢性再発性耳下腺炎
慢性再発性顎下腺炎
慢性硬化性顎下腺炎

唾液腺炎のその他の感染性の原因
アクチノミセス症
ネコひっかき病
結核
非結核抗酸菌
寄生虫

ウイルス性唾液腺炎
ムンプスウイルス
ヒト免疫不全ウイルス
サイトメガロウイルス感染症(HIV)
その他のウイルス(コクサッキーウイルス，EB ウイルス，麻疹ウイルス，エコーウイルス，インフルエンザ A ウイルス，パラインフルエンザウイルス，リンパ球性絨毛膜髄膜炎ウイルス，アデノウイルス，エンテロウイルス，ヒトヘルペスウイルス 6 型，パルボウイルス B19，C 型肝炎ウイルス)

肉芽腫性唾液腺炎
感染性の原因(結核，梅毒，野兎病，トキソプラズマ，ネコひっかき病，ブラストミセス症，コクシジオイデス症)
非感染性の原因〔サルコイドーシス，多発血管炎性肉芽腫症，好酸球性多発血管炎性肉芽腫症，Crohn 病〕

急性細菌性唾液腺炎

化膿性または急性細菌性唾液腺炎は，唾液のうっ滞により，口腔内細菌叢による唾液腺の集合管への逆行性上行性感染または播種して起こりうる。膿瘍形成は，耳下腺のような腺の内部または周囲のリンパ節への波及による感染または血行性播種の伸展によって生じる。すべての腺で感染が起こる可能性があるが，耳下腺および顎下腺が主なものである。Watanabe らによる最近の研究で

表 9.1
唾液腺感染症のリスク因子

唾液産生低下	唾液の流出減少
・脱水(新生児，高齢者，最近の手術や麻酔歴，腸管安静)	・嚢胞性線維症
・薬剤(抗コリン薬，抗うつ薬，抗精神病薬，抗ヒスタミン薬，利尿薬，降圧薬，化学療法薬，鎮痙薬，唾液分泌抑制薬)	・職業損傷(外傷)
・栄養不良	・医原性損傷(歯科処置)
・認知症	・唾液腺管閉塞(狭窄，腫瘍，唾石症)
・腎不全または肝不全	
・局所放射線療法	**その他のリスク因子**
・放射性ヨード治療	・口腔内衛生状態不良
・自己免疫疾患(サルコイドーシス，Sjögren 症候群，原発性胆汁性肝硬変，IgG4 関連疾患)	・歯科感染症
	・全身感染症〔HIV，おたふくかぜ(ムンプス)など〕
	・免疫抑制
	・粘膜炎

は，末期がん患者における急性化膿性唾液腺炎の発生率は 2.9％であり，顎下腺が最も頻度の高い唾液腺であることが示されている。

急性細菌性耳下腺炎

化膿性耳下腺炎は，特に高齢の術後患者で，衰弱，脱水，口腔衛生不良などの状況でしばしば発症する。歴史的に，この病態は「外科的耳下腺炎」と呼ばれてきたが，これは外来患者にもかかわらず，特に腹部手術または腹腔内外傷において，術後の体液量減少および体液平衡失調に起因しているためである。その他のリスク因子を表 9.1 に示す。新生児化膿性唾液腺炎はまれであり，通常，未熟児，長時間の経口胃管・経鼻胃管による栄養，脱水，唾石，唾液管の異常に二次性に起こる唾液産生の低下と関連している。出生時の一過性の菌血症は，新生児急性細菌性耳下腺炎(acute bacterial parotitis：ABP)の発症に寄与していると考えられている。成人と異なり，新生児 ABP は両側性であることが多い。

発症機序は，口腔細菌叢による Stensen 管の上行性汚染，または菌血症による耳下腺内リンパ節または耳下腺周囲リンパ節への播種が大きく関係している。

臨床症状は，耳下腺上および耳介前部の，時に下顎角にまで及ぶ，硬い有痛性の紅斑性腫脹の突然の出現が特徴である。高熱と悪寒が多く，左方移動を伴う白血球増加，赤沈亢進，血清アミラーゼ値上昇などの全身所見が多い。開口障害や嚥下障害も報告されている。身体所見では圧痛がみられ，半数の症例で Stensen 管にできる膿が観察される。

ABP の原因の最も頻度の高い病原体は非常に多様で，通常は複数菌である。黄色ブドウ球菌(*Staphylococcus aureus*)に次いで嫌気性菌が圧倒的に多く報告されており，黄色ブドウ球菌は院内感染(入院)や市中感染で最も頻繁に分離される細菌である。A 群レンサ球菌，緑色レンサ球菌，および *Fusobacterium* 属，*Prevotella* 属，*Porphyromonas* 属，*Peptostreptococcus* 属などの偏性嫌気性菌も主要な役割を果たしている可能性がある。

Brook は，患者の 43％が嫌気性感染症，57％が好気性 / 嫌気性菌の混合感染だったと報告した。クレブシエラ(*Klebsiella*)属，シュードモナス(*Pseudomonas*)属，大腸菌(*Escherichia coli*)，プロテウス(*Proteus*)属，エイケネラ(*Eikenella*)属，およびインフルエンザ菌(*Haemophilus influenzae*)など Gram 陰性菌は，免疫不全患者や重症患者によくみられる。ABP のまれな原因として，*Salmonella* 属菌，肺炎球菌(*Streptococcus pneumoniae*)，*Moraxella catarrhalis*，*Arachnia* 属菌，梅毒トレポネーマ(*Treponema pallidum*)，ネコひっかき病桿菌，放線菌(*Actinomyces* 属)，結核菌(*Mycobacterium tuberculosis*)などがある。

化膿性耳下腺炎の診断は，主に包括的な病歴聴取とそれに続く特徴的な身体所見によって行われる。膵炎がない場合の血清アミラーゼ上昇などの臨床検査は，診断の裏づけになる。さらに，唾石による炎症や管閉塞の評価，急性化膿性耳下腺炎や膿瘍，さらには固形腫瘍の有無を確認するうえで，画像データ(利用可能な場合)は非常に有用である。膿性分泌物がみられる場合は，細菌学的検査(Gram 染色および培養)が鑑別診断を絞り込み，適切な抗菌薬治療の指標にするうえで最も重要である。膿瘍が存在する場合は，超音波ガイド下での針穿刺吸引が推奨され，抗酸菌だけでなく，好気性菌，嫌気性菌，真菌についても検査すべきである。

超音波検査，CT 検査，および磁気共鳴唾液腺造影検査はすべて，画像評価のための選択肢である。しかし，超音波検査は，唾液腺の炎症を局在化し，管または腺実質内の唾石の位置を正確に特定でき，閉塞性唾液腺炎と非閉塞性唾液腺炎を描出し区別することもできるため，第 1 選択として望ましい。CT スキャンは耳下腺炎と明らかな膿瘍を区別するための非常に感度の高いツールである。磁気共鳴唾液腺造影は，造影剤を注射することなく，急性感染時に使用できるため，従来の唾液腺造影よりも優れている。

細菌性耳下腺炎の鑑別診断には，ウイルス性耳下腺炎，膠原病および自己免疫疾患，アルコール依存症および悪性腫瘍などがある。耳下腺腫大の原因は，Box 9.2 に概説している。

化膿性耳下腺炎の管理は，脱水を改善し，修正可能なリスク因子を減らし，適切な抗菌薬を静脈内投与することなど集学的アプローチである。このアプローチは，黄色ブドウ球菌，インフルエンザ菌，嫌気性菌など想定される微生物学的検査に基づいてエンピリック(経験的)に行うか，培養および感受性検査が可能な場合はそれを指標にする。膿瘍が存在する場合，またはエンピリックな治療を 48 時間行っても臨床的反応がない場合は，外科的介入を考慮すべきである。重要なことは，十分な抗菌薬カバーと適切な初期治療の選択を確実に行うために，市中感染や院内感染の状

Box 9.2

唾液腺腫脹の原因

- 急性細菌性唾液腺炎
- ウイルス性唾液腺炎
- 唾石
- 唾液腺腫瘍（良性または悪性）
- 慢性細菌性唾液腺炎
- 放射性ヨード性唾液腺炎
- サルコイドーシス
- IgG4 関連疾患
- Sjögren 症候群
- 唾液腺症（栄養不良，神経性食思不振症，過食症，脚気，ペラグラ，糖尿病，アルコール依存症）
- 静脈内造影剤に対する反応

況を考慮しながら，患者の免疫が正常か免疫不全の宿主かを評価し，リスク因子の層別化を実施することである。

免疫正常な宿主の市中感染性唾液腺炎では，ampicillin-sulbactam または cefuroxime＋metronidazole の初期抗菌薬レジメンが好まれる。メチシリン耐性黄色ブドウ球菌（methicillin-resistant *S. aureus*：MRSA）のリスク因子に基づいて，nafcillin または vancomycin，linezolid など別の抗黄色ブドウ球菌レジメンと，ceftriaxone または levofloxacin＋metronidazole または clindamycin のレジメンが推奨される。MRSA のリスク因子を知ることは，Gram 陽性菌に対する抗菌薬のカバー範囲を選択するうえで重要なステップである。これらのリスク因子には，静脈内注射の使用歴，腎不全，血液透析，糖尿病，脳卒中の既往，褥瘡，高齢者施設居住歴，過去 12 か月以内の入院歴などである。

免疫不全患者や院内感染の場合，最初の抗菌薬レジメンのスペクトルは，MRSA，腸内細菌目細菌，*Pseudomonas* に対する活性を追加すべきである。この場合，vancomycin バンコマイシンまたは linezolid と以下のうち 1 つ：cefepime＋metronidazole，imipenem または meropenem，piperacillin-tazobactam のいずれかの抗菌薬を併用する。治療期間は患者のリスク因子や免疫状態，感染症の範囲に応じて決定する。一般に，非複雑性感染症では，10〜14 日間治療する。

補助療法には，口腔衛生の最適化，栄養サポート，温罨法とマッサージ，唾液の流量を減少させたり唾液の粘度を増加させたりする抗コリン薬の中止，レモン汁のような唾液分泌促進作用のあるものの使用などがある。唾液腺への放射線照射はもはや推奨されていない。

化膿性耳下腺炎は，進行して深頸部や頭部の深部組織に広がり，骨髄炎，気道閉塞，傍咽頭間隙感染，Lemierre 症候群として知られる化膿性内頸静脈血栓性静脈炎などの局所性または全身性合併症に至る可能性がある。その他，比較的まれな合併症として，顔面神経麻痺や瘻孔が報告されている。

急性細菌性顎下腺炎（ABSS）

急性細菌性顎下腺炎（acute bacterial submandibular sialadenitis：ABSS）は，ABP とは異なり，唾石または狭窄による Wharton 管の物理的閉塞を伴うことがほとんどである。唾石症は，唾石形成の素因になるいくつかの原因によって，80％が二次的に発生する。管系など顎下腺唾液腺の解剖は，腺の上方に横たわり，Wharton 管の長さと薄い壁，筋肉を通る 2 つの鋭角屈曲部内の管の流出路，および狭い開口部（括約筋機構）を有すると説明される。腺は，顎下腺唾液中のアルカリ性および高カルシウム塩分を保持する。これらすべての要因が唾石の形成，閉塞，およびその後の感染に関与している可能性がある。

臨床症状は通常，食事時に起こる顎下部の痛みと腫れであり，過去の既往があることが多い。頸部リンパ節を認めることもある。興味深いことに，ABSS は主に市中感染であり，ABP と比較して院内感染や脱水との関連は少ない。原因菌の大部分は，黄色ブドウ球菌と *Peptostreptococcus* 属から成る口腔内細菌叢の混合物である。治療は ABP と同様の抗菌薬の投与，水分補給の最適化，および唾液内視鏡や唾石切開術，または唾液腺形成術による唾石の除去から管系の減圧になる。

慢性細菌性唾液腺炎

慢性細菌性唾液腺炎や再発性細菌性唾液腺炎は，耳下腺または顎下腺に起こる可能性があり，寛解期をはさむ ABS の反復エピソードとして定義される。興味深いことに，最近の研究では，慢性唾液腺炎患者の顎下腺切片に細菌のバイオフィルムが存在することが報告され，唾液腺炎の慢性化維持におけるその役割が示唆されている。

慢性再発性細菌性耳下腺炎（CRBP）

この疾患はしばしば ABS のエピソードに続いて起こるが，特発性の場合もあれば，Sjögren 症候群，自己免疫疾患，狭窄，先天性管異常，ウイルス感染後に起こることもある。また，外傷や異物に続発することもある。

慢性再発性細菌性耳下腺炎（chronic recurrent bacterial parotitis：CRBP）は，成人型と若年型の 2 つに分類される。若年性慢性反復性耳下腺炎は，先天性唾液腺管奇形と口腔内細菌叢からの細菌の上行性感染が組み合わさったものである。男性に好発し，片側の耳下腺腫大が特徴である。このタイプは緑色レンサ球菌感染症と密接に関連しているが，成人型では黄色ブドウ球菌が主要な細菌である。しかし，肺炎球菌や好気性 / 嫌気性混合口腔細菌叢，少ないながら，日和見感染症の微生物などの他の菌種も報告されている。

臨床症状は，片側または両側の耳下腺の浮腫によって特徴づけられ，間にくる寛解期は数日〜数か月までさまざまである。増悪期には，白血球数の増加や赤沈の亢進などの炎症マーカーの上昇を伴う全身症状がみられることがある。唾液腺造影は，慢性耳下腺炎の診断を下すための主な診断手段である。単純 X 線写真に加え，CT による唾液腺造影も補助的なデータになる。組織学的には，実質構造は線維化と脂肪に置き換わっている。初期治療は保存的に行う。慢性耳下腺炎の患者には，関連する唾液腺を背から腹の方向に 1 日 4〜6 回注意深くマッサージし，耳下腺分泌を刺激するために酸っぱいものを食べるように指導すべきである。全身性抗菌薬と適切な口腔衛生が有用であり，唾液腺内視鏡検査は，特に唾液腺管系の拡張による理想的な治療法だと思われる。内科的治療にもかかわらず，難治性の症例では，耳下腺摘出術による外科的治療が勧められる。

慢性再発性顎下腺炎(CRSS)

慢性再発性顎下腺炎(chronic recurrent submandibular sialadenitis：CRSS)は，CRBPよりも多く，一般的にABSSの急性エピソードに続き，通常，唾石症と関連する。唾液腺造影は，唾液腺炎を描出し，唾液腺機能低下の信頼できる所見と考えられている唾液腺排出速度の低下を示すことによって診断を確定するための重要な検査である。

治療はエンピリックな抗菌薬治療，水分補給，唾液分泌促進薬，および適応があれば唾石除去術から成る。再発性エピソードまたは無機能性顎下腺では，唾液腺摘出術が推奨される。

慢性硬化性唾液腺炎

顎下腺の慢性硬化性唾液腺炎(Küttner 腫瘍)は，顎下領域に硬く，時に痛みを伴う腫脹を起こす慢性炎症性病変で，悪性腫瘍に似ており腫瘍と区別することが難しい。慢性硬化性唾液腺炎は，唾液腺の切除後に初めて診断されることが多い。顎下腺に起こることが最も多いが，他の大唾液腺や小唾液腺に起きた例も報告されている。

29〜83％の症例で唾石症と関連し，高齢者に最も多くみられる。これは良性疾患で，追加治療は必要ない。

急性ウイルス性唾液腺炎

唾液腺のウイルス性疾患は，主に耳下腺に影響を及ぼす頻度の高い疾患である。最も一般的な感染症であるおたふくかぜ(ムンプス)は通常，発熱，倦怠感，頭痛，筋肉痛，食欲不振などの非特異的な全身前駆症状を伴う。しかし，インフルエンザウイルスやパラインフルエンザウイルス(1型および3型)，エコーウイルス，コクサッキーウイルス(A型およびB型)，EBウイルス(Epstein-Barr virus：EBV)，リンパ球性絨毛膜炎ウイルスなど，おたふくかぜ以外の多くのウイルスが報告されており，おたふくかぜの臨床症状に似ることがある。HIV，サイトメガロウイルス(cytomegalovirus：CMV)，アデノウイルスも同定されている。

おたふくかぜ(ムンプス)

ムンプスウイルスは，パラミクソウイルス属に属し，臨床的に重要な唾液腺のウイルス感染症を起こし，ウイルス性耳下腺炎に至る最も一般的なものである。この病気は非常に感染力が強く，感染者の唾液や鼻咽頭分泌液から飛沫感染する。潜伏期間は2〜3週間で，1〜2日の発熱，悪寒，頭痛に続き，耳下腺の腫脹が急速に起こり，痛みを伴う。顎下腺にも病変を起こすことがある。

感染者の30〜40％は無症状である。おたふくかぜは主に小児期の疾患であり，85％の症例で15歳未満の小児が罹患する。女児よりも男児に多くみられる。若年成人も罹患することがあり，臨床経過はより強い。おたふくかぜは多くの場合，口腔や鼻でのウイルス感染が先行し，ウイルス血症や唾液腺への血行性感染を起こす。

精巣炎，膵炎，髄膜脳炎，神経感覚性難聴を合併することがある。検査では，相対的リンパ球増加を伴う白血球減少，血清アミラーゼ値の上昇がみられる。血清学的診断は，補体結合反応または4倍の抗体価上昇によって行うことができ，通常2週目の終わりに行われる。ワクチン接種以外におたふくかぜの有効な治療法はない。

ヒト免疫不全ウイルス(HIV)

HIVは感染患者の5〜10％において頭頸部系に影響を及ぼすことがある。臨床症状にはSjögren症候群に似た口腔乾燥，耳下腺腫大，およびリンパ節腫脹などがある。耳下腺HIVは非常によく記述された臨床病態で，無痛性の耳下腺腫大として発症し，リンパ上皮嚢胞を伴ったり伴わなかったりする。耳下腺には腺内リンパ節があることから，これらのリンパ節はHIVの影響が出やすく，反応性リンパ節腫脹や，時には唾液腺実質へのCD8リンパ球浸潤を起こし，嚢胞形成に至る。HIV陽性患者に起こりうるもう1つの病態は，耳下腺の良性リンパ上皮性病変(benign lymphoepithelial lesion：BLL)である。しかし，BLLはリンパ腫またはがん腫に進行する可能性がある。これらの嚢胞は超音波ガイド下微小針穿刺で評価することができ，嚢胞液がアミラーゼ陽性であれば診断を確定することができる。これらの嚢胞性病変の管理には，経過観察，持続的ドレナージ，または硬化療法がある。臨床医は鑑別診断に固形腫瘍も含めるべきである。

サイトメガロウイルス(CMV)

CMV唾液腺炎はまれで，通常は唾液腺の痛みと腫脹で発症する。診断は通常，CMVに対する補体結合抗体価の上昇，CMV抗体価陽性，唾液腺からのCMVの検出による。そのほかに唾液腺炎を起こすウイルスには，コクサッキーウイルス，伝染性単核球症，麻疹ウイルス，エコーウイルス，インフルエンザAウイルス，パラインフルエンザウイルス，HIV，リンパ球性脈絡髄膜炎ウイルス，アデノウイルス，ヒトヘルペスウイルス6，パルボウイルスB19，EBVがある。これらのウイルス感染症のほとんどが自然軽快し，終生免疫が得られる。慢性C型肝炎ウイルス(hepatitis C virus：HCV)感染症は軽度のリンパ球性唾液腺炎と関連する。

唾液腺炎のその他の感染性の原因

アクチノミセス症

放線菌(*Actinomyces*)は枝分かれしたGram陽性，微好気性，非抗酸性の細菌で，頸部顔面のアクチノミセス症症例の10％で唾液腺に病変を起こす可能性があり，耳下腺が最も頻度が高い。ヒトアクチノミセス症は，主に*Actinomyces israelii*によって起こり，*A. odontolyticus*，*A. naeslundii*，*A. meyeri*，*A. viscosus*，*A. propionicus*，*A. pyogenes*，および*A. eriksonii*など，他の多くの菌種が報告されている。

アクチノミセス症の特徴は，組織の損傷や粘膜の裂傷に続いて唾液腺に侵入する傾向があることで，通常，解剖学的バリヤを無視して広がり，多発性の瘻孔を形成することがある。その結果，歯性感染症または唾液腺外傷が頻度の高い先行イベントになる。この感染症には3つの臨床像があり，1つ目は急性化膿性感染症である。2つ目は慢性化したもので，緩徐な硬結があり，腫瘍と誤診されることがある。第3の病型は亜急性で，下顎骨にわずかに圧痛を伴う腫瘤がみられる。診断は通常，適切な検体，理想的にはコンタミネーションを避けるため生検検体から病原体を培養することによって行われる。組織学的検査で硫黄顆粒がみられることもこの疾患の特徴である。治療は頸部アクチノミセス症と同じで，感受性検査によって調整される抗菌薬(高用量のペニシリンを4〜6か月間投与するのが望ましい)の長期投与と，適応があれば外科的治療も行う。

ネコひっかき病(CSD)

ネコひっかき病(cat-scratch disease：CSD)は，小児および思春期の局所リンパ節腫脹の主な原因として頻繁に報告されており，連続性によって唾液腺に進展し，主に耳下腺の唾液腺炎を起こすことがある。ほとんどのケースの病原体であると考えられている *Bartonella henselae* という Gram 陰性細菌による皮膚への接種の約2週間後に発症する。最近，ネコやノミと接触した後に発症する近位リンパ節腫脹など，典型的な臨床症状から推定診断がなされる。血清学的検査やポリメラーゼ連鎖反応(polymerase chain reaction：PCR)などの臨床検査により，臨床的な印象が確認される。自然軽快すると考えられていたため，以前は限局性 CSD に対する抗菌薬治療は議論の的だった。しかし現在では，病原体が重要臓器に播種する可能性があるため，全身合併症を予防し，罹病期間を短縮するために，免疫不全がなくても CSD の全患者を治療する傾向にある。局所感染に対しては，単剤治療が提案される(例：azithromycin)。播種性の場合は，rifampicin, azithromycin, doxycycline, trimethoprim-sulfamethoxazole (ST 合剤), gentamicin のうち2剤を含む併用療法が望ましい。

結核性唾液腺炎

唾液腺への結核性病変はきわめてまれであり，一次性結核感染は非常にまれである。唾液腺は，一次性肺結核のような遠隔感染源からの結核菌の血行性感染，または頸部リンパ節から唾液腺内リンパ節への上行性リンパ行性波及によって感染する。結核性唾液腺炎には，頻度の高い外接型または結節型と，唾液腺実質へのびまん性または浸潤型の2つの型がある。前者の病態は唾液腺内リンパ節へリンパ行性に波及し，通常，片側耳下腺腫脹を起こすが，後者は血行性感染経路と関連する。

結核性唾液腺炎は，腫瘍様病変として，急性型または慢性型として発症する。肺結核に続発する播種性結核は，主に顎下リンパ節および頸部リンパ節を侵し，**瘰癧**(るいれき)としても知られる結核性頸部リンパ節炎を起こす。診断は，理想的には，QuantiFERON®-TB TB Gold 検査，次いで，微小針穿刺による抗酸菌培養によって行われる。治療は肺結核治療と同様で，isoniazid, rifampicin, ethambutol, pyrazinamide の併用療法を行う。治療期間は臨床効果によるが，通常6〜9か月である。

非結核抗酸菌性唾液腺炎

非結核抗酸菌は唾液腺(主に耳下腺と顎下腺)を侵すことがある。この感染症は小児に多いが，成人，特に免疫不全の状態にも感染することがある。*Mycobacterium avium intracellulare* および *M. scrofulaceum* が主な原因菌として報告されている。診断は主に唾液腺またはリンパ節の切除生検から採取した培養による。治療は主に内科的治療であり，外科的介入，切除，ドレナージは内科的治療の補助的手段である。

寄生虫性唾液腺感染症

寄生虫性唾液腺炎はきわめてまれである。主に高蔓延国で，肺吸虫と**フィラリア症**の虫が唾液腺を侵すことが報告されている(パラゴニムス症は中国，フィラリア症はアフリカおよび中央アメリカ)。診断は唾液腺生検と末梢好酸球増加などの補助的検査所見によって行われる。**フィラリア症**の治療は，ivermectin, diethylcarbamazine，または albendazole などの抗寄生虫薬と患部の外科的切除の組み合わせから成る。パラゴニムス症には praziquantel が投与される。

肉芽腫性唾液腺炎

肉芽腫性唾液腺炎はまれな疾患で，感染性または非感染性の原因，限局性または全身性の原因に関連することがある。この疾患は，反応性局所リンパ節に続発し，唾液実質の病変を起こすことがある。結石または他の原因(たとえば，唾液腺管の破裂および唾液腺管内容物，特にムチンの漏出を伴う腫瘍)に続発する閉塞性唾液腺症が，多核異物巨細胞を伴う肉芽腫性炎症の発現に重要な役割を果たすことが報告されている。耳下腺にはこの疾患が起こることが多い。この病態は，組織学的検査で非乾酪性肉芽腫を伴う無痛性の硬い結節として現れる。さまざまな種類の肉芽腫性疾患が唾液腺に病変を及ぼし，結核，梅毒，野兎病，トキソプラズマ症，ネコひっかき病，ブラストミセス症およびコクシジオイデス症などがある。B 細胞リンパ腫を呈する耳下腺の黄色肉芽腫性唾液腺炎も報告されている。他の非感染性の病因には，サルコイドーシス，多発血管炎性肉芽腫症，好酸球性多発血管炎性肉芽腫症，または Crohn 病などがある。治療はこの臨床病態を起こす原因に対して行われる。

涙器系感染症

涙器には涙腺と鼻涙管系がある。涙腺は涙を産生する役割を担っており，1つの涙腺には約12〜14の涙小管がある。眼表面の涙は，上管腔と下管腔を通って共通の管腔を形成した後，涙嚢に入り，次いで鼻涙管に入る。涙小管と涙嚢は感染症に罹りやすく，涙小管炎，涙嚢炎，涙腺炎の3種類の感染症になることがある。

涙小管炎

涙小管炎は，上下の涙小管の炎症によって特徴づけられる臨床病態で，しばしば涙の流出路閉塞と関連する。感染症は主に上眼瞼よりも下眼瞼に発症し，男性よりも女性のほうが罹患しやすい。これはおそらく女性のほうが涙点プラグや化粧品の使用によりドライアイの割合が高いことと関連していると考えられる。ほとんどの場合，原発性涙小管炎は片側性疾患で，特発性である。しかし，憩室や流出路閉塞などの素因がいくつか報告されている。涙小管の閉塞は細菌の過剰増殖を促進する。

この疾患は，かゆみ，灼熱感，充血，涙点からの粘液膿性分泌物を伴う流涙症または片側結膜炎として臨床的に発症することがあり，過剰な流涙を伴うこともある。涙小管炎の原因は，細菌，ウイルス，真菌など多岐にわたる。Kaliki らの研究によると，ブドウ球菌属が最も多く，次いでレンサ球菌属，*Actinomyces* 属と続くが，他の報告では *Actinomyces israelii* が涙小管炎の原因

表 9.2
涙器系感染症の治療

	抗菌薬治療	外科的治療
涙小管炎	局所抗菌薬点眼＋涙小管の抗菌薬洗浄（benzylpenicillin potassium）＋静注／内服 penicillin V またはマクロライド系薬	涙小管掻爬を伴う涙小管形成術または涙小管切開術
急性涙嚢炎	amoxicillin-clavulanate などの全身性抗菌薬または培養結果に応じた抗菌薬	鼻涙管の減圧と経皮的膿吸引
慢性涙嚢炎	静注抗菌薬	鼻内または経皮的涙嚢鼻腔吻合術
急性涙腺炎	全身性抗菌薬	改善なければ切開排膿
慢性涙腺炎	特異的原因に対する治療	めったに必要にならない

として最も多く報告されている。その他の頻度の低い微生物としては，*Fusobacterium*，*Enterobacter cloacae*，*Lactococcus lactis*，*Eikenella corrodens*，*Nocardia*，*Candida albicans*，*Pityrosporum pachydermatis*，*Aspergillus*，*Mycobacterium chelonae* などが報告されている。単純ヘルペス，アデノウイルス，水痘帯状疱疹などのウイルスが関与することもある。

診断は通常，臨床的に行われるが，涙嚢造影や生体顕微鏡検査が涙小管炎の診断を補助することもある。滲出性分泌物の適切な培地での Gram 染色および培養は，原因菌の同定に役立つ。治療法は，抗菌薬の全身投与と局所投与，涙点拡張術と涙小管内抗菌薬灌流などである。保存的治療で改善するが，33％と感染再発率は高い。したがって，涙小管掻爬を伴う涙小管形成術は非常に有効で，再発予防法として特に涙小管切開術が適応になる。抗菌薬治療の概要を表 9.2 に示す。診断が遅れると，慢性結膜炎，角膜感染，涙小管狭窄を起こすことがある。

涙嚢炎

涙嚢炎は，涙嚢および鼻涙管の感染症であり，急性または慢性の感染症として発症する。涙器の最も一般的な感染症で，通常，機能的または解剖学的な鼻涙管閉塞に起因する。新生児期には，しばしば涙嚢ヘルニアに起因し，鼻涙管嚢胞の形で現れる。年長の乳幼児や小児では，篩骨洞炎や顔面骨折の結果として鼻涙管閉塞が起こることがある。また，40 歳以上の成人では，鼻茸や粘膜肥厚に続発する鼻涙管開口部から下鼻道への閉塞がよくみられる。涙嚢炎は急性型と慢性型に分けられる。

急性涙嚢炎

急性涙嚢炎は，内眼角腱下の涙嚢の圧痛および硬結と共に，急激な発症の痛み，腫脹および紅斑として現れ，医学的緊急疾患と考えられている。微生物学的スペクトルには，黄色ブドウ球菌，肺炎球菌，化膿性レンサ球菌，インフルエンザ菌，大腸菌，*Proteus* 属，および緑膿菌（*Pseudomonas aeruginosa*）などがある。*Peptostreptococcus* や *Propionibacterium* などの嫌気性菌も検出される。さらに，*Candida* や *Aspergillus* などの真菌感染も報告されており，涙石と関連する。涙嚢炎は悪化し，眼窩間膜前または眼窩蜂窩織炎，髄膜炎，敗血症に進行することがあるため，全身性抗菌薬，温罨法，抗炎症薬で治療する必要がある。

慢性涙嚢炎

慢性涙嚢炎は無症状のこともある。患者は，流涙点からの流涙症または粘液膿性排膿を呈することがあり，涙液分泌不全の患者では，流涙が不顕性であることもある。感染の原因は主に複数細菌による二次的なもので，肺炎球菌とブドウ球菌が最も一般的である。治療は全身性抗菌薬と閉塞があれば，閉塞の解除である。したがって，慢性涙嚢炎が鼻涙管閉塞を伴う場合は，涙嚢鼻腔吻合術が適応になる。手術は経皮的または鼻粘膜から行うことができる。

涙腺炎

涙小管炎は涙腺の炎症によって特徴づけられる病態で，さまざまな感染性および非感染性の原因と関連しうる。感染経路は，血行性播種による二次感染と，涙管を介した上行性感染とがある。感染の原因になる微生物には，細菌，ウイルス，真菌，寄生虫などがある。最も頻度が高い細菌は，ブドウ球菌属，レンサ球菌属，インフルエンザ菌，淋菌（*Neisseria gonorrhoeae*），*Chlamydia trachomatis*，結核菌，*M. leprae*，梅毒トレポネーマ，性病性リンパ肉芽腫（*Lymphogranuloma venereum*），*Bartonella henselae* である。ウイルス性では，ムンプス，麻疹，インフルエンザ，EBV，帯状疱疹，単純ヘルペスが最も多く関与する。真菌や寄生虫では，*Phycomycetes*，*Schistosoma haematobium*，*Onchocerca volvulus* が報告されている。この臨床症状は，*Acanthamoeba* 角膜炎，多発血管炎性肉芽腫症，サルコイドーシスおよび Sweet 症候群とも関連する。*Actinomyces* 感染に続発する涙腺管炎として知られる別の病態が，慢性粘液性結膜炎を訴える患者群で報告されている。

涙腺炎は典型的には，涙腺の限局性の圧痛および腫脹の症状を示し，通常，片側性の眼瞼腫脹と眼瞼下垂を伴う。臨床的に，急性涙腺炎の患者は涙腺領域の激しい痛み，浮腫，発赤，腫脹を訴える一方で，慢性涙腺炎ではわずかな眼瞼浮腫と軽度の圧痛が観察されるだけのこともある。涙腺炎の治療には，局所温罨法による対症療法，または細菌性の場合の全身性抗菌薬がある。ウイルス性涙腺炎は，治療は支持療法である。例外は単純ヘルペスや帯状疱疹感染症で，治療は 1 週間の valacyclovir である。急性特発性炎症性涙腺炎の標準治療は経口副腎皮質ステロイドである。一部の患者では，病変内へのステロイド注射の有益性も報告されている。症状が続く場合，放射線療法または cyclosporine が選択肢になりうる。膿瘍形成には外科的ドレナージが必要である。

文献

Al-Dajani N, Wootton SH. Cervical lymphadenitis, suppurative parotitis, thyroiditis, and infected cysts. *Infect Dis Clin North Am*. 2007;21(2):523–541, viii.

Bradley PJ. Microbiology and management of sialadenitis. *Curr Infect Dis Rep*. 2002;4:217–224.

Brook I. Anaerobic bacteria in upper respiratory tract and head and neck infections: Microbiology and treatment. *Anaerobe*. 2012;18(2):214–220.

Brook I. The bacteriology of salivary gland infections. *Oral Maxillofac Surg Clin North Am*. 2009;21(3):269–274.

Capaccio P, Sigismund PE, Luca N, Marchisio P, Pignataro L. Modern management of juvenile recurrent parotitis. *J Laryngol Otol*. 2012;126(12):1254–1260.

Capaccio P, Torretta S, Osio M, et al. Botulinum toxin therapy: A tempting tool in the management of salivary secretory disorders. *Am J Otolaryngol*. 2008;29(5):333–338.

Freedman JR, Markert MS, Cohen AJ. Primary and secondary lacrimal canaliculitis: A review of literature. *Surv Ophthalmol*. 2011;56(4):336–347.

Hackett AM, Baranano CF, Reed M, et al. Sialoendoscopy for the treatment of pediatric salivary gland disorders. *Arch Otolaryngol Head Neck Surg*. 2012;138(10):912–915.

Hay-Smith G, Rose GE. Lacrimal gland ductulitis caused by probable Actinomyces infection. *Ophthalmology*. 2012;119(1):193–196.

Kaliki S, et al. Primary canaliculitis: Clinical features, microbiological profile, and management outcome. *Ophthal Plast Reconstr Surg*. 2012;28(5):355–360.

McQuone S. Acute viral and bacterial infections of the salivary glands. *Otolaryngol Clin North Am*. 1999;32(5):793–811.

Onkar PM, Ratnaparkhi CN, Mitra K. High-frequency ultrasound in parotid gland disease. *Ultrasound Q*. 2013;29(4):313–321.

Raad II, Sabbagh MF, Caranasos GJ. Acute bacterial sialadenitis: A study of 29 cases and review. *Rev Infect Dis*. 1990;12:591–601.

Schrøder SA, et al. Morphological evidence of biofilm in chronic obstructive sialadenitis. *J Laryngol Otol*. 2018;132(7):611–614.

Stafford JA, Moore CA, Mark JR. Acute sialadenitis associated with 2017–2018 influenza A infection: A case series. *Laryngoscope*. 2018;128(11):2500–2502.

Takahashi S, et al. Nivolumab-induced sialadenitis. *Respirol Case Rep*. 2018;6(5):e00322.

Tan VE, Goh BS. Parotid abscess: A five-year review–clinical presentation, diagnosis and management. *J Laryngol Otol*. 2007;121(9) 872–879.

Watanabe H, Odagiri T, Asai Y. Incidence of acute suppurative sialadenitis in end-stage cancer patients: A retrospective observational study. *J Pain Sympt Mgmt*. 2018;55(6):1546–1549.

Zhang G, et al. Acute submandibular swelling complicating arteriography with iodide contrast: A case report and literature review. *Medicine*. 2015;94.33:e1380.

10　深頸部感染症

■著：Jeremy D. Gradon
■訳：山本舜悟

はじめに

深頸部感染症が増えてきている。英国では1996〜2005年の間に，この感染症による入院は2倍以上に増加した。これらの感染症は命を脅かすことが多く，落ち着いているように見える患者でも，突然，臨床的な代償不全に陥る重大なリスクがある。臨床的重症度は，重要な構造物が多数隣接するため，病変のある間隙の解剖学的性質と，宿主自身の性質の両方と関連する（図10.1）。高齢者と糖尿病患者は，そうでない患者よりも複雑な感染症になる可能性が高い。深頸部感染症の死亡率は7〜40%にものぼる。

深頸部感染症の患者は，糖尿病，ヒト免疫不全ウイルス（human immunodeficiency virus：HIV）感染症（抗レトロウイルス療法の状態にかかわらず），その他の免疫不全があることが多い。さらに，病歴で注射薬物使用（injection drug use：IDU），好中球減少症，外因性ステロイド治療はよくある。歯が原因のことも多い。まれなケースでは，深頸部感染症が頭頸部の先天異常やがんに合併することがある。外傷患者の気管挿管に合併する症例も報告されている。深頸部感染症の例として，壊死性筋膜炎を図10.2に示す。

深頸部感染症は通常，混合感染で，この感染症のほとんどが口腔内から由来することを反映している。IDUと関連する場合，市中獲得型メチシリン耐性黄色ブドウ球菌（methicillin-resistant *Staphylococcus aureus*：MRSA）は遭遇する可能性が最も高い微生物である。これらの感染症の原因微生物をBox 10.1に示す。多剤耐性Gram陰性桿菌の保菌率の上昇は，特に病院内感染の状況で治療を複雑にする。深頸部感染症の合併症として創傷ボツリヌス症がIDUに起こる可能性がある。

臨床管理の意思決定に役立つ，アルゴリズムに基づくアプローチの考案が試みられている。重要な要因として，気道閉塞の有無，頸部病変の深さ，開口制限の有無，嚥下能力，最近の抗菌薬の使用などが考えられる。これらの要因を反映したスコアリングシステムが提案されている（「文献」リストのGalloらを参照）。

深頸部間隙の重要な解剖

深頸部間隙はさまざまな解剖学的ランドマークを境にし，解剖学的に区切られている。しかし，すべてが潜在的に互いに交通しているので，病気の過程で感染が1つの領域から別の領域へと広がる可能性がある。このため，複数の解剖学的深頸部間隙に同時に病変が存在することがある。

適切な治療を行えるように，さまざまな間隙を臨床的，画像的に線引きすることが重要である。主な間隙は以下のとおりである。

- 顎下間隙（顎舌骨筋によって区切られた2つの間隙から成る：上部が舌下間隙で，下部が顎下間隙）
- 外側咽頭間隙（前部と後部）
- 後咽頭間隙（後咽頭，傍脊柱間隙，「危険間隙」など）

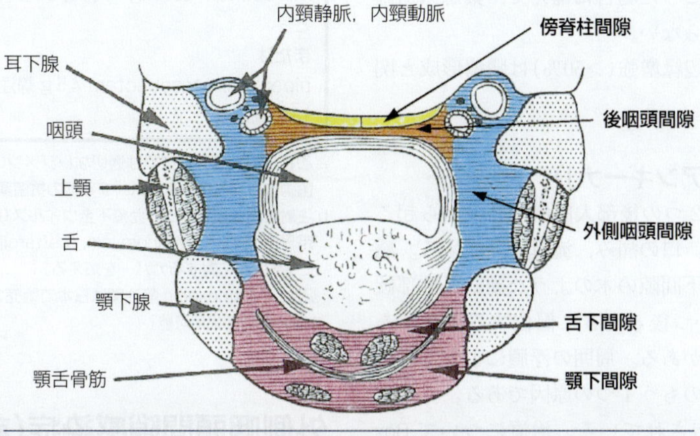

図10.1
頸部上部の斜断面　間隙の連続性とその結果感染が広がる可能性に注意。
（Hollingshead WH. *Anatomy for surgeons. Vol. 1：The head and neck*, 2nd ed. New York：Harper & Row；1968を改変）

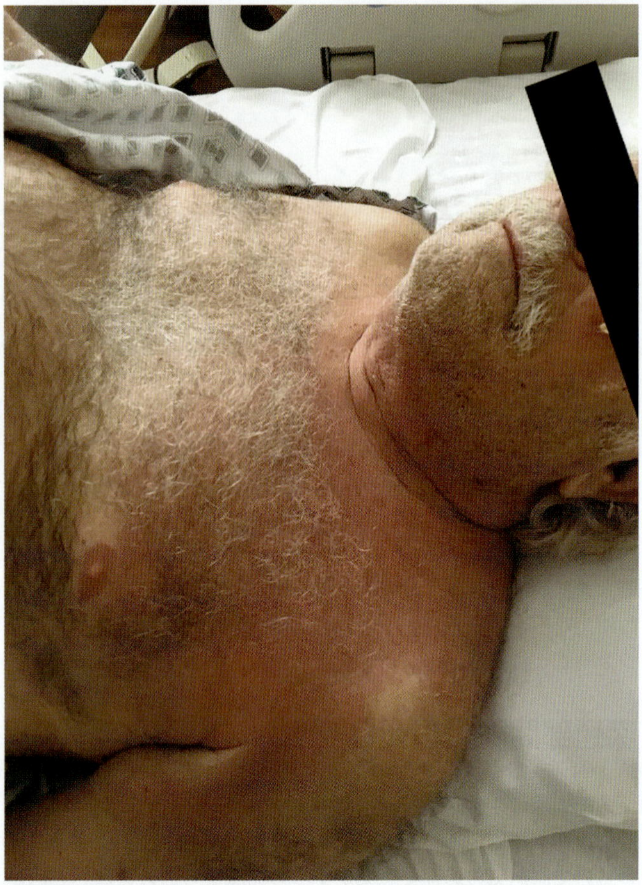

図 10.2
咽頭側腔の再発性深頸部膿瘍　CD4 数　86/mm^3 の HIV 感染患者のもので，*Nocardia asteroides* による。

深頸部感染症の画像検査

CT と MRI は深頸部感染症の優れた診断ツールである。しかし，これらの患者は臨床経過でいつ急性気道閉塞を起こしてもおかしくない重篤な状態であることを理解しておく必要がある。このため，これら画像検査へ行くときは，適切な訓練を受けたスタッフが患者に付き添わなければならない。急性気道閉塞が画像検査室内(または行く途中で)起こった場合に備えて，緊急気道確保用の器具を携行しなければならない。

術後の頸部 CT で，液貯留の辺縁増強(＞50%)は膿瘍形成と関連する。

顎下間隙感染症(「Ludwig アンギーナ」)

この両側顎下間隙の感染症は，2 つの後部大臼歯の感染から起こることが最も多い。急激な発熱，口の痛み，流涎で発症する。感染の軟部組織への広がりは，顎下間隙の木のような硬結と項部硬直を引き起こす。舌が上向きかつ後ろ向きに偏位することがあり，急性気道閉塞が起こることがある。周囲の浮腫による気管の圧迫が，この感染症の気道閉塞のもう 1 つの原因である。この病態での死亡例が依然として報告されている。治療について Box 10.2 と 10.3 に，合併症について Box 10.4 に概要を示す。

Box 10.1

深頸部間隙感染症の原因微生物

頻度が高い
緑色レンサ球菌とその他のレンサ球菌
黄色ブドウ球菌(MRSA を含む)
Prevotella，*Fusobacterium*，*Bacteroides*，*Porphyromonas*

まれ
Moraxella
Haemophilus 属
Pseudomonas 属
Actinomyces 属

MRSA＝メチシリン耐性黄色ブドウ球菌

Box 10.2

深頸部間隙感染症の治療

モニターできない環境で**患者を絶対に 1 人にしない**
気道確保：熟練した耳鼻咽喉科医の評価が不可欠
口腔，頸部，縦隔の CT または MRI による，ドレナージ可能な液貯留，気道圧迫，血管合併症，縦隔病変の評価
歯科 / 口腔外科医による，(除去可能な)歯科感染源の評価
基礎にある内科疾患の補正：適切な血糖管理，好中球減少の補正，(可能なら)ステロイド漸減など

Box 10.3

抗菌薬治療 [a]

免疫不全がない宿主 [b]
penicillin G 300 万単位静注 4 時間ごと＋metronidazole 500 mg 6 時間ごと
または
ampicillin-sulbactam 3 g 静注 6 時間ごと
または
clindamycin 600 mg 静注 8 時間ごと＋moxifloxacin 400 mg 静注 24 時間ごと [訳注]
免疫不全宿主 [b]
meropenem 500 mg：2 g を 8 時間ごと＋vancomycin 1 g を 12 時間ごと
または
piperacillin-tazobactam 4.5 g 静注 6 時間ごと＋vancomycin 1 g 静注 12 時間ごと

a これらの抗菌薬の推奨は適切なレジメンの単なる例にすぎない。好気性菌と嫌気性菌両方の混合感染をカバーする他の抗菌薬の組み合わせも同様に適切である。
b 注射薬物使用者やヒト免疫不全ウイルス(HIV)感染者，最近(3 か月以内)の抗菌薬使用歴があれば，vancomycin，ceftaroline，daptomycin，linezolid のいずれかで MRSA に対するカバーを加える。
[訳注：moxifloxacin 静注薬は日本で販売されていない。levofloxacin 500 mg 静注 24 時間ごとで代用可能]

外側咽頭間隙感染症(前部，後部)

これは深頸部感染症のなかで最も多い。外側咽頭間隙の感染症は先行する顎下間隙感染症に由来することもあれば，歯科，唾液

Box 10.4

深頸部感染症の合併症

顎下間隙感染症
急性気道閉塞
誤嚥性肺炎
舌壊死
頸動脈仮性動脈瘤
頸静脈血栓症
外側咽頭間隙への進展

前外側咽頭間隙
耳下腺への感染の進展

後外側咽頭間隙
頸動脈仮性動脈瘤
化膿性頸静脈血栓症
脳神経麻痺(Ⅸ～Ⅻ)

後咽頭間隙
呼吸窮迫
頸椎への進展

危険間隙
縦隔への感染の進展
胸腔への感染の進展

傍脊柱間隙
脊柱長軸に沿った感染の進展

Lemierre 症候群
頸静脈血栓症
敗血症性肺塞栓症
膿胸
化膿性関節炎

腺，リンパ節，後咽頭間隙感染症に続発することもある。IDUは都市部の外側咽頭間隙感染症のうち最も多い原因であり，深頸部の静脈に不衛生な針を使って注射することで感染が起こる。

患者は発熱，頸部痛，悪寒で発症する。外側咽頭間隙の前部に病変がある場合，開口障害が起こることがある。これは頭部破傷風によく似ている。

しかし，後部外側咽頭間隙の感染症は，開口障害と目に見える頸部腫脹のいずれも起こらない。治療について Box 10.2 と 10.3 に，合併症について Box 10.4 に概要を示す。

後咽頭間隙感染症

後咽頭間隙

症状は，発熱，咽喉痛，嚥下困難，全身状態不良，項部硬直である。後咽頭の視診では，後咽頭軟部組織の膨隆や腫脹がみられることが多い。時には，病変が後咽頭を突き破り，膿が後咽頭の前壁に見えることがある。感染は局所の咽頭感染症の合併症として起こるか，遠隔部位からの血行性播種により起こる。感染は歯性感染症由来のこともあり，急性頸部椎体炎からの直接波及による

Box 10.5

後咽頭間隙感染症の鑑別診断

細菌性髄膜炎
頸部椎体炎
Pott 病
石灰沈着性頸長筋腱炎
炎症性腫瘍
「危険間隙」を介した縦隔感染症の進展

こともあるし，その領域の穿通性外傷に続発することもある。診断は困難な場合がある。その結果，治療が遅れ，深部構造の合併症が起こりうる。鑑別診断を Box 10.5 に示す。

「危険間隙」

「危険間隙」は深頸部間隙と縦隔とを結ぶ潜在的な解剖間隙である。縦隔への交通路は，前気管筋膜から壁側心外膜への経路と，後咽頭から「危険間隙」を介して後縦隔への経路がある。この交通のために，急性細菌性縦隔炎が深頸部間隙感染症の結果として起こることがある。深頸部間隙感染症の縦隔への進展のその他の要因は，高齢，2つ以上の深頸部間隙病変，糖尿病などである。

さらに，術後縦隔感染症は後咽頭にまで上行することがあり，一見すると，原発性頸部感染症のように見えることがある。

傍脊柱間隙

この筋膜面は，頭蓋底から脊椎の前縁に沿って尾骨に達する。このため，感染は後咽頭間隙から脊柱の全長に広がる可能性がある。治療について Box 10.2 と 10.3 に，合併症について Box 10.4 に概要を示す。

Lemierre 症候群

Lemierre 症候群は，内頸静脈化膿性血栓性静脈炎を記述した人物が名前の由来である。これは咽頭周囲間隙感染症の最も多い血管合併症である。最も頻度が高い原因は，嫌気性菌の *Fusobacterium necrophorum* である。他の原因細菌は *Bacteroides*, MRSA，嫌気性レンサ球菌，その他の口腔内細菌叢などである。

この感染症は，典型的には若年成人に発症し，まず咽頭痛が起こり，発熱，全身状態不良，下顎角と胸鎖乳突筋に沿った圧痛が続く。開口障害はみられない[訳注：咽頭感染の原発部位によっては開口障害を伴うこともある]。この血管内感染症の結果として菌血症が起こり，それに関連して敗血症性肺塞栓症，膿胸形成，化膿性関節炎が起こる。

15～24 歳の咽頭炎患者で，咽頭スワブによる *Fusobacterium* のルーチンのスクリーニングが提案されているが，現時点では標準的な診療ではない。

Lemierre 症候群は，静脈ラインの留置または IDU のために頸静脈にアクセスしようとした合併症としても発症しうる。Lemierre 症候群の治療については Box 10.6 に概要を示す。

Box 10.6

Lemierre 症候群の治療

静注抗菌薬（Box 10.3 参照）
転移性膿瘍のドレナージ（化膿性肺塞栓症を除く）
まれに，病変のある頸静脈の結紮と切除（治療抵抗性の敗血症で）
抗凝固療法の役割は明らかではない

頸動脈仮性動脈瘤

これは，ほぼすべての深頸部間隙感染症の合併症として起こる可能性がある。病初期には，この病態は頸動脈に結合している緊密な筋膜のために認識するのが難しい場合がある。仮性動脈瘤が発生すると，患者は鼻や口や耳から「前触れ出血」することがある。大出血が起きると死亡することが多い。治療は緊急外科的血管修復術だが，脳卒中のリスクは高い。感染症による頸動脈仮性動脈瘤に対する血管内ステント留置で治療が成功した症例が報告されている。

文献

Alansari K, Sheikh R, Sheehan PZ, Joseph V, Hoffman RJ. Confluent lateral pharyngeal and peritonsillar MRSA infection in an infant. *Pediatr Emerg Care*. 2018;34:e161–e164.

Gallo O, Mannelli G, Lazio MS, Santoro R. How to avoid life-threatening complications following head and neck space infections: An algorithm-based approach to apply during times of emergency. When and why to hospitalize a neck infection patient. *J Laryngol Otol*. 2018;132:53–59.

Gouveia C, Mookherjee S, Russell MS. Wound botulism presenting as a deep neck infection. *Laryngoscope*. 2012;122:2688–2689.

Huang TT, Tseng FY, Liu TC, et al. Deep neck infection in diabetic patients: Comparison of clinical picture and outcomes with nondiabetic patients. *Head Neck Surg*. 2005;32:943–947.

Huang TT, Tseng FY, Yeh TH, et al. Factors affecting the bacteriology of deep neck infection: A retrospective study of 128 patients. *Acta Otolaryngol*. 2006;126: 396–401.

Kang SK, Lee S, Oh, HK, et al. Clinical features of deep neck infections and predisposing factors for mediastinal extension. *Korean J Thorac Cardiovasc Surg*. 2012;45:171–176.

Liu C-F, Weng S-F, Lin Y-S, et al. Increased risk of deep neck infection among HIV-infected patients in the era of highly active antiretroviral therapy: A population based follow up study. *BMC Infect Dis*. 2013;13:183. doi:10.1186/1471-2334-13-183.

Mark R, Song S, Mark P. Taking heed of the "danger space." Acute descending necrotising mediastinitis secondary to primary odontogenic infection. *Br Med J Case Rep*. 2018: doi:10.1136/bcr-2018-225019.

Miller CR, VonCrowns K, Willoughby V. Fatal Ludwig's angina: Cases of lethal spread of odontogenic infection. *Acad Forensic Pathol*. 2018;8:150–169.

Ridder GJ, Technau-Ihling K, Sander A, et al. Spectrum and management of deep neck space infections: An eight year experience of 234 cases. *Otolaryngol Head Neck Surg*. 2005;133:709–714.

Wang CP, Ko JY, Lou PJ. Deep neck infection as the main initial presentation of primary head and neck cancer. *J Laryngol Otol*. 2006;120:305–309.

Section 3

さまざまな臨床像：眼

11 結膜炎

■著：Elmer Y. Tu
■訳：白杉　郁

はじめに

結膜炎とは，原因が感染か非感染かを問わず眼球表面や結膜の炎症を表す非特異的な用語である。一般的に感染性結膜炎では，眼球や眼瞼表面の粘膜への外因性感染により局所的な活動性炎症が起こる。感染性結膜炎の多くは急性発症であるが，なかには慢性経過で生じるものや再発を繰り返すものもある。急性感染性結膜炎の大部分は限定的で長期的な後遺症なく治癒するが，特定の臨床症状をみたときには適切な評価と治療が必要となる。

臨床像

結膜炎の特徴として結膜血管のうっ血や充血の所見があり，その結果として目が赤くなり，流涙や粘液膿性眼脂を伴う。結膜炎では刺激性や異物感，眼瞼に付着した膿性眼脂があり，主に結膜損傷により視界が霞むことがある。局所的な炎症は，結膜のリンパ濾胞や血管乳頭，眼瞼浮腫，時に耳前リンパ節腫脹として現れる。患者が強い眼痛や羞明，明らかな視力低下や関連痛を訴えた場合は，結膜炎以外のより悪性の疾患の可能性を考慮すべきである。同様に，びまん性または部分的な角膜混濁，眼球突出，瞳孔の異常，結膜損傷，眼球運動制限がある場合は眼科専門医に診察を依頼すべきである(表 11.1)。

病因

多くの研究で示されているように，原因にかかわらず急性結膜炎は良性の経過をたどることが多く，抗菌薬治療を行わなくてもほとんど後遺症なく治癒する。特徴的な徴候や症状により細菌性かウイルス性かを区別することができるため，ほとんどの結膜炎は臨床経過と検査所見から診断される。一般的に細菌培養検査は，新生児や超急性発症の患者，あるいは数週間以上も症状が持続する慢性結膜炎の患者で行われる。他の結膜炎患者との接触歴や両側結膜炎，あるいは集団生活をするような学童と接触のある患者

表 11.1
充血眼の鑑別診断と臨床所見

	結膜炎			角膜炎		虹彩炎	緑内障(急性)
	細菌性	ウイルス性	アレルギー性	細菌性	ウイルス性		
霧視	0	0	0	+++	0〜++	+〜++	++〜+++
眼痛	0	0	0	++	0〜+	++	++〜+++
羞明	0	0	0	++	++	+++	+〜++
眼脂	膿性 +〜+++	漿液性 +〜++	白色，粘性 +	膿性 +++	漿液性 +	0	0
充血	+++	++	+	+++	+	0〜+(角膜縁)	+〜++(角膜縁)
角膜混濁	0	0	0	+++	+〜++	0	+〜+++
毛様充血	0	0	0	+++	+	+++	+〜++
瞳孔	正常	正常	正常	正常あるいは縮瞳(虹彩炎)	正常	縮瞳	軽度散瞳 無反応
眼圧	正常	正常	正常	正常	正常	正常，低，高	高
耳前リンパ節腫脹	まれ	あり	0	0	0	0	0
塗抹	細菌性多形核球	リンパ球	好酸球	細菌性多形核球	0	0	0
治療	抗菌薬	非特異的	非特異的	抗菌薬	抗ウイルス薬(HSV)	毛様体筋麻痺(ステロイド点眼)	薬剤あるいは外科手術

+=軽症，++=中等症，+++=重症

では，接触感染性のウイルス感染を疑う。耳前リンパ節腫脹の徴候（ただし，超急性結膜炎あるいは*Chlamydia*結膜炎を除く）や，濾胞性眼瞼性結膜反応，漿液性の眼脂や多量の流涙は，より急性ウイルス性結膜炎を示唆する徴候である。眼瞼結膜反応や粘液膿性眼脂があり，局所のリンパ節腫脹がない場合は細菌性結膜炎を疑う。細菌性を疑った際には，培養と，結膜ぬぐい液のGram染色などの染色検査を行う。

ウイルス性結膜炎

急性結膜炎（持続期間が2〜3週間以内と定義される）は，特に成人ではウイルス性であることが多い。アデノウイルスは急性結膜炎の大流行時によく検出される原因微生物である。一般的に，急性結膜炎にはアデノウイルス8型や19型が関与するが，流行性角結膜炎は他のいくつかの血清型により生じ，強い感染力をもち，手で直接目に触ることで感染が拡大していく。流行性角結膜炎では，ウイルス性結膜炎の典型的な症状に加えて，結膜炎発症から約2〜3週間後に角膜上皮下浸潤から成る免疫原性角膜炎を起こすことがある。角膜の炎症により異物感や羞明，時には数日〜数か月持続する視力低下を来す。咽頭結膜炎は流行性角結膜炎と臨床症状が類似するが，アデノウイルス3型や7型が関与し，発熱と咽頭炎を伴うのが特徴である。ウイルスの分離・同定検査は時間がかかり，通常は症状が治まった後に結果が判明するため，疫学的に大規模な流行の原因を明らかにする目的で行われる。近年，アデノウイルス抗原スクリーニング検査が導入され，迅速で再現性のある検査が可能になった。数日〜数週間は眼球表面にウイルスが残るため，感染伝播による流行の拡大を抑えることが難しくなる。流行性角結膜炎では，高い感染力のため2週間以上も患者間の感染伝播が起こる。それゆえ，多量の眼脂が出ている時期には，厳重な衛生指導と隔離予防措置が必要である。急性出血性結膜炎はエンテロウイルス70やコクサッキーウイルスA24型感染により生じ，耳前リンパ節腫脹や結膜下出血を伴い，強い感染性をもつ濾胞性結膜炎である（図11.1）。近年では，これらのウイルス感染に対し抗ウイルス点眼薬が用いられるが効果は乏しく，初期治療としては潤滑剤の点眼や冷却，非ステロイド性抗炎症薬点眼を用いる。ステロイド点眼は流行性角結膜炎の重症例で使用されるが，使用に際しては慎重な判断が必要であり議論の多いところである。

単純ヘルペスウイルス（herpes simplex virus：HSV）1型，2型は共に，小児や若年者で初発の濾胞性結膜炎を起こす。HSVによる初発の濾胞性結膜炎は通常，片側に生じ，耳前リンパ節腫脹，眼瞼や眼窩周囲の典型的な小水疱性皮疹を認める（図11.2）。初発感染は全身性の抗ウイルス治療の適応となる。角膜障害は視力低下などの後遺症を残すので，1% trifluridine［訳注：日本では錠剤のみ］点眼5〜9回/日やganciclovir［訳注：日本では点滴静注または錠剤のみ］点眼5回/日追加することにより，HSV結膜炎の持続期間を短縮しHSV角膜炎の合併リスクを減少させる可能性がある。再発率は高い。

慢性ウイルス性結膜炎は，主に小児でみられる伝染性軟属腫に関連している。慢性濾胞性結膜炎は眼瞼や眼瞼縁の軟属腫から眼球へとウイルス感染が広がったもので，軟属腫は中央が臍窩状に陥没した真珠のような白い結節が特徴的である（図11.3）。この結節は典型的には，小型・多発性で，直接接触により広がっていく。免疫不全患者では通常より大きな結節となる。軟属腫の中央に切開を入れ，内容物を取り除いたり，結節自体を除去して軟属腫を治療することで結膜炎も改善する。

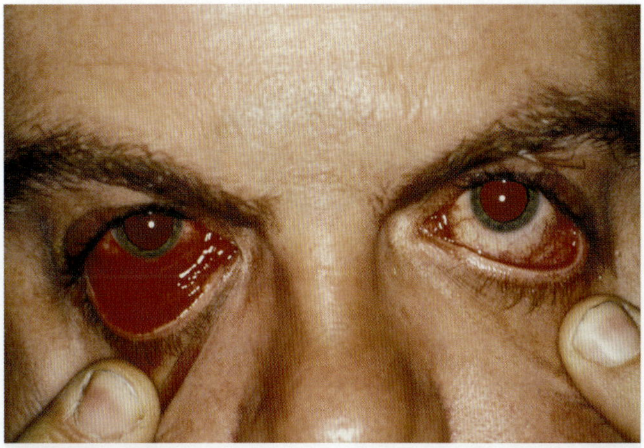

図11.1
急性出血性結膜炎（自然治癒）

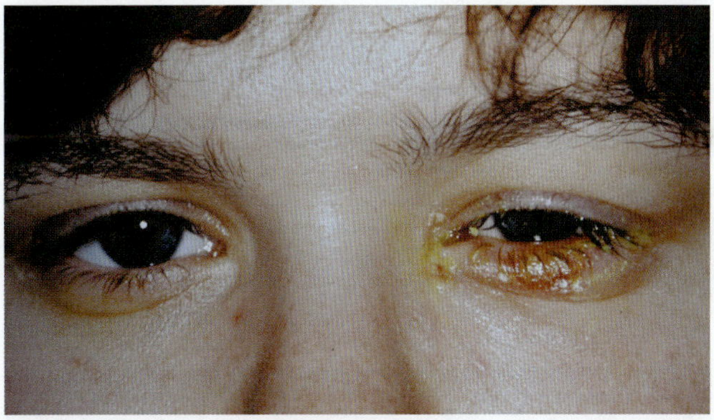

図11.2
単純ヘルペスウイルスによる眼瞼炎と結膜炎

細菌性結膜炎

多くの細菌性結膜炎は他者へ感染伝播することなく治癒していく疾患であり，罹患率は低く，広域抗菌薬の局所投与で改善するため原因微生物の特定は不要であることが多い。しかし，急速に進行する化膿性，組織破壊性の感染症である超急性結膜炎や新生児結膜炎では，これらによる局所的・全身的合併症を避けるために，確実な評価と特異的な治療が必要となる。

超急性結膜炎

超急性結膜炎は*Neisseria*属と関連し，新生児や性的活動性の高い若年者においては淋菌（*Neisseria gonorrhoeae*）感染によるものが多い。急激に多量の粘液膿性眼脂を認め，激しく充血し，眼瞼が腫脹することが超急性結膜炎の特徴である。耳前リンパ節腫脹を生じる急性細菌性結膜炎の1つである。角膜や結膜への急速な浸潤は，未治療の場合には重度の角膜潰瘍や眼球破壊を引き起

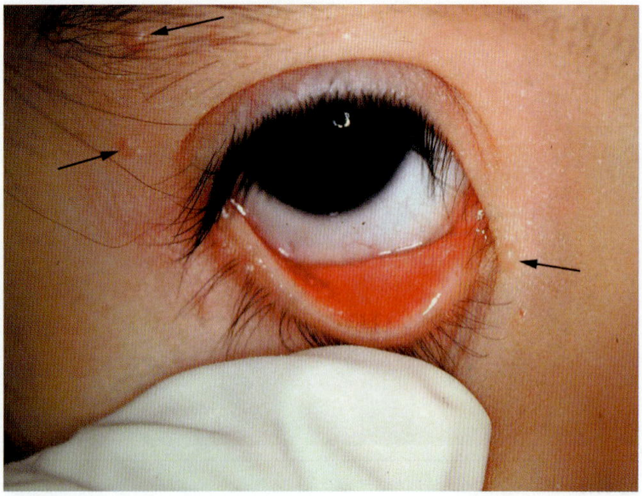

図 11.3
伝染性軟属腫による慢性濾胞性結膜炎

表 11.2
淋菌性結膜炎の全身性治療

成人	投与量
ceftriaxone（第 1 選択）	1 g 筋注，1 回
ciprofloxacin	500 mg 経口，1 回
ofloxacin	400 mg 経口，1 回
spectinomycin	2 g 筋注，1 回
小児（体重 45 kg 以下）	**投与量**
ceftriaxone	125 mg 筋注，1 回
spectinomycin	40 mg/kg 筋注（最大投与量＝成人量），1 回
新生児	**投与量**
ceftriaxone	25～50 mg/kg 静注あるいは筋注（最大投与量 125 mg），1 回

こす。そのため，超急性結膜炎は眼科的緊急疾患である。眼や全身への淋菌感染を疑った場合には，抗菌薬投与と同じくらい原因微生物の特定が重要となる（表 11.2）。生理食塩液による局所の洗浄は症状緩和に有用である。共感染率が高いため，超急性結膜炎では *Chlamydia* 感染に向けた全身治療が推奨される（下記参照）。まれに，髄膜炎菌（*Neisseria meningitidis*）も超急性結膜炎を起こし，その症状は淋菌感染の場合と類似しているが軽症である。髄膜炎菌の感染から直接結膜炎が起こることもあるが，髄膜炎菌血症から二次的に起こるほうが多く，全身性の合併症を防ぐために積極的な全身治療が必要となる。

新生児結膜炎

生後 1 か月以内に生じる結膜炎は新生児結膜炎と定義され，院内感染あるいは産道を通過する際に感染した結膜炎である。原因微生物として最も多いのは *Chlamydia trachomatis*（30～50％），黄色ブドウ球菌（*Staphylococcus aureus*），淋菌であり，肺炎球菌（*Streptococcus pneumoniae*）や *Haemophilus* 属，*Pseudomonas* も原因となる。出生後 1 時間以内に予防的な抗菌薬局所投与を 1 回行うことで新生児結膜炎の発生率は大幅に低下する。0.5％ erythromycin 眼軟膏や 1％ tetracycline 眼軟膏は *Chlamydia* を広くカバーし毒性が少ないことから，1％ 硝酸銀（Crede 法）に替わって使用されている。症状・徴候から，これらの感染症を区別することは難しく，適切な治療をするためには，原因微生物の特定が必要である。

淋菌感染は生後 1～13 日に超急性結膜炎を引き起こし，これは眼科的緊急疾患である。臨床的な徴候や症状，治療は成人の場合と同様である（上記参照）。淋菌に感染した母親から生まれた新生児の淋菌性結膜炎は，児への適切な予防的抗菌薬投与により発症率を 2％以下に減らすことができる。

新生児封入体結膜炎は *C. trachomatis* が原因となり，生後 5～14 日で生じる。徴候は眼瞼腫脹，充血，流涙，粘液膿性眼脂で，なかには偽膜を形成する症例もある。診断は後述のように行う。眼感染症の患者の 50％程度では肺炎あるいは中耳炎を合併することがあるため，経口 erythromycin あるいは erythromycin ethylsuccinate 50 mg/kg/ 日 4 分割投与のような局所および全身性治療が必要となる。

他の細菌性結膜炎のほとんどは，erythromycin，sulfacetamide［訳注：日本未発売］，アミノグリコシド系薬，フルオロキノロン系薬のような広域抗菌薬の局所投与が有効である。

HSV は結膜炎や角膜炎，あるいは重症全身性感染の部分症状として新生児眼炎を生じる。母親への acyclovir や valacyclovir の予防投与により，出産時の児への感染率が低下する。活動性の性器ヘルペス症例では，帝王切開で出産することで児への HSV 感染を防ぐことができる。しかし，母子感染があっても無症状の可能性もあり，新生児結膜炎の鑑別を要する。古典的な小水疱病変は通常，眼瞼の随伴性の濾胞性結膜炎として現れる。角膜の樹枝状病変は，二次的な角膜障害により視力低下をまねく HSV 角膜炎の徴候である。眼内への浸潤はより深刻な視力障害を引き起こす。HSV 2 型が一般的であるが，HSV 1 型も検出される。結膜表面のぬぐい液の塗抹や培養検査は，不可欠ではないが診断の一助となる。治療には，抗ウイルス薬の全身投与と，1％ trifluridine 点眼 1 日 9 回あるいは ganciclovir 点眼 1 日 5 回，を行う。ウイルスによる新生児結膜炎は多くない。

急性細菌性結膜炎

全般的には，細菌感染が多い小児を除けば，急性結膜炎の大部分はウイルス性である。軽症～中等症の粘液膿性眼脂，乳頭結膜の炎症反応，充血，初期には片眼発症であることが臨床的特徴である。いくつかの例外（超急性結膜炎，*Chlamydia* 結膜炎の項を参照）を除けば，一般的な細菌性結膜炎は耳前リンパ節腫脹を伴わない。培養や塗抹検査は行われないことが多いが，ある前向き症例シリーズでは，肺炎球菌や緑色レンサ球菌，黄色ブドウ球菌，*Haemophilus* 属のような Gram 陽性菌が同定されている。Gram 陰性菌はあまり検出されることはない。肺炎球菌による結膜炎は両側性のことがあり，結膜に小さい点状出血点を伴うのが特徴的である。小児でよくみられる *Haemophilus* 属による結膜炎では，眼瞼が紫色に変色し，上眼瞼が浮腫を起こすことで眼瞼が S の字に見えるのが特徴的である。

表 11.3
点眼抗菌薬とステロイド薬

抗菌薬	米国の商品名	剤型	ステロイド含有商品名
sulfacetamide	Bleph-10	点眼・軟膏	Blephamide，Vasocidin
erythromycin	ジェネリック	軟膏	なし
bacitracin	ジェネリック	軟膏	なし
bacitracin-polymyxin B	Polysporin	軟膏	
polymyxin B-trimethoprim	Polytrim	点眼	なし
neomycin-polymyxin B		点眼・軟膏	Maxitrol，Cortisporin
tetracycline-polymyxin B	Terramycin	軟膏	なし
gentamicin	Garamycin	点眼・軟膏	Pred-G
tobramycin	Tobrex	点眼・軟膏	Tobradex，Zylet
ciprofloxacin	Ciloxan	点眼・軟膏	なし
ofloxacin	Ocuflox	点眼	なし
levofloxacin	Quixin	点眼	なし
gatifloxacin	Zymar	点眼	なし
moxifloxacin	Vigamox	点眼	なし

急性細菌性結膜炎の治療では，多くの広域抗菌薬点眼が使用可能であるが，そのなかのどれを使用しても軽度〜中等度の耐性に容易に打ち勝つことのできる局所薬物濃度に達する。未治療の急性細菌性結膜炎の罹病期間は2〜7日である。感染経過の早期に抗菌薬点眼を行うと，罹病期間を短縮し，臨床症状や微生物による徴候を改善する。しかし，発症してから4日目以降の抗菌薬追加は効果が限定的である。広域抗菌薬点眼は1日に4〜6回，5〜7日間継続する(表 11.3)。結膜炎を呈した成人において，3〜4日間無治療で結膜炎が治癒しない場合にのみ治療を開始すれば，ウイルス性または自己限定的な細菌性結膜炎に，不必要な抗菌薬投与を大幅に減らすことができ，全体的な転帰には大きな影響を与えないことが示唆されている。必要とはいいがたいが，抗菌薬に加えてステロイド点眼を行うこと(表 11.3)は症状の軽快を早めるかもしれない。しかし，深刻な状態を覆い隠してしまう可能性もあるため，診断に疑問が残る場合は慎重に投与すべきである。*Haemophilus* 属による結膜炎は急性中耳炎やその他の部位の感染と関係があるため，特に全身症状が出現した場合には適切な抗菌薬の全身投与を行うべきである。

慢性細菌性結膜炎

2週間以上持続する結膜炎は慢性結膜炎と定義され，Gram 染色や Giemsa 染色，培養検査だけでなく眼科的精査も必要となる。慢性あるいは再発性細菌性結膜炎は，原因微生物の特徴，あるいは眼球表面の正常な防御機構に攻撃されないような局所や外部に蓄積した微生物により生じると考えられる。コンタクトレンズのような矯正具に定着した微生物は再感染源になるかもしれないが，大部分は眼瞼炎や涙囊炎，まれに涙腺炎を起こした眼瞼に微生物が蓄積することが再感染の原因となる。

眼瞼炎あるいは眼瞼縁の炎症は，常在する黄色ブドウ球菌や表皮ブドウ球菌により起こることが多く，睫毛部の残屑や，眼瞼縁が厚みを帯び，毛細血管が拡張することが特徴である(図 11.4)。眼角眼瞼炎は，外眼角の感染により眼瞼の皮膚に炎症と刺激が生じたもので，*Moraxella lacunata* 感染が原因である。アルコール多飲者や免疫不全患者でよくみられるように，*M. lacunata* 感染は結膜炎や角膜炎を起こす。ぬぐい液の Gram 染色では，古典的に「2つの貨車が並んだような」Gram 陰性菌が検出される。両側結膜炎は眼瞼炎に合併して生じる。徴候や症状は他の細菌性結膜炎と類似し，眼瞼の洗浄と，erythromycin や bacitracin あるいは sulfacetamide などの抗菌薬眼軟膏の就寝前局所投与が奏効する。

Chlamydia 結膜炎

血清型A型とC型はトラコーマと関連し，慢性経過で上眼瞼の瞼板の瘢痕化をまねく濾胞性細菌性結膜炎である。これらの瘢痕性変化は眼瞼内反や睫毛乱生につながり，睫毛が内向きに生えることで，慢性的な角膜の損傷と瘢痕化を来す。主に途上国の流行地域でみられ，一般的な失明原因の1つである。スワブで結膜ぬぐい液を採取し，培養検査や直接蛍光抗体法を行い診断する。erythromycin や doxycycline 1回 100 mg 1日2回投与を7日間，あるいは azithromycin 1 g 単回内服は有効で治癒が望めるが，*Chlamydia* 結膜炎は流行性があるので，再発や再感染を防ぐために地域全体での取り組みが必要となる。第2選択薬には，erythromycin，ofloxacin，levofloxacin がある。

成人の封入体結膜炎もまた *C. trachomatis*(血清型D〜K型)が原因となる。結膜炎は独立して発症することもあるが，活動性の性器感染と同時に発症する。眼への感染伝播は *Chlamydia* を

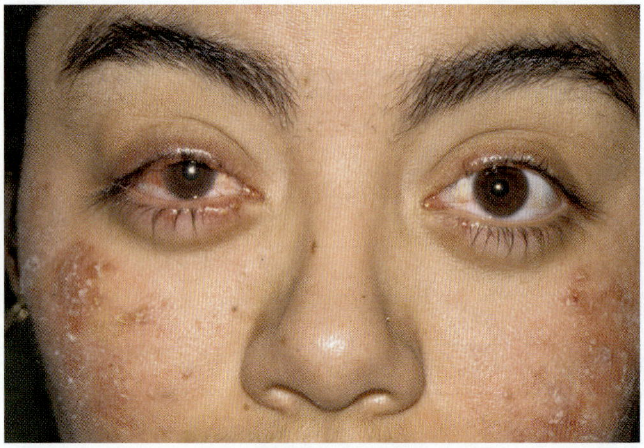

図 11.4
黄色ブドウ球菌による慢性眼瞼結膜炎

含む分泌物が直接眼に接触して起こる。流涙，異物感，羞明，眼瞼浮腫などの非特異的な症状が主訴となる。*Chlamydia* 感染は耳前リンパ節腫脹を伴う濾胞性結膜炎を起こすが，トラコーマと違い，下眼瞼はより病変の浸潤が激しい。トラコーマと同様に，azithromycin または doxycycline の全身投与が有効だが，同時に性的接触への適切な評価と治療が必要である。

その他の結膜炎の原因

Neisseria 属や *Chlamydia* 属に加えて，その他のさまざまな原因で生じる結膜炎は全身感染症と関連があるかもしれない。Parinaud 眼腺症候群は濾胞性結膜炎や結膜の肉芽腫，そして同側のリンパ節腫脹を生じる。*Bartonella henselae* に感染したネコに接触することで起こるネコひっかき病は，Parinaud 眼腺症候群の最も多い原因疾患である。結膜の肉芽腫は単発または多発し，その周囲には強い炎症がみられ，患側の頭部や頸部あるいは腋窩のリンパ節腫脹を伴う。そのほかに野兎病，スポロトリコーシス，結核，梅毒，コクシジオイデス症が原因となる（表 11.4）。詳細な曝露歴の聴取と適切な血清学的検査や培養検査を行い，評価すべきである。治療は原因に準じて行う。

点眼薬の長期使用は薬剤性眼症を起こす。徴候や症状は，流涙，充血，羞明，刺激性などであり，感染性結膜炎と類似している。市販の血管収縮薬と関連することが最も多いが，点眼の抗菌薬でもみられることがあり，薬剤を中止するまで結膜炎が持続する。慢性結膜炎の鑑別では，結膜腫瘍やアレルギー性疾患，中毒，自己免疫疾患，まれな病原体を考慮すべきである。

表 11.4
Parinaud 眼腺症候群の原因疾患

疾患	微生物
ネコひっかき病	*Bartonella henselae*
野兎病	*Francisella tularensis*
スポロトリコーシス	*Sporotrichum schenckii*
結核	結核菌（*Mycobacterium tuberculosis*）
梅毒	*Treponema pallidum*（梅毒トレポネーマ）
コクシジオイデス症	*Coccidioides immitis*
パラコクシジオイデス症	*Paracoccidioides brasiliensis*
放線菌症	*Actinomyces israelii*, *A. propionicus*
ブラストミセス症	*Blastomyces dermatitidis*
伝染性単核球症	EB ウイルス（EBV）
おたふく風邪（ムンプス）	パラミクソウイルス
パスツレラ症	*Pasteurella multocida*（*septica*）
Yersinia 感染症	*Yersinia pseudotuberculosis* *Yersinia enterocolitica*
鼻疽	*Burkholderia mallei*
軟性下疳	*Haemophilus ducreyi*
鼠径リンパ肉芽腫症（LGV）	*Chlamydia trachomatis* 血清型 L1，L2，L3
リケッチア症（地中海紅斑熱）	*Rickettsia conorii*
リステリア症	*Listeria monocytogenes*
結節性眼炎（非感染症）	鱗翅目（幼虫），タランチュラの毛

文献

American Academy of Ophthalmology. *Conjunctivitis, Preferred Practice Pattern*. San Francisco, CA: American Academy of Ophthalmology; 2003.

Buznach N, Dagan R, Greenberg D. Clinical and bacterial characteristics of acute bacterial conjunctivitis in children in the antibiotic resistance era. *Pediatr Infect Dis J*. 2005;24:823–828.

Cortina MS, Tu EY. *AAO Focal Points: Antibiotic Use in Corneal and External Eye Infections*. San Francisco, CA: American Academy of Ophthalmology; 2011.

Mah FS. New antibiotics for bacterial infections. *Ophthalmol Clin North Am*. 2003;16:11–27.

Rubenstein JB. Disorders of the conjunctiva and limbus. In: Yanoff M, ed. *Ophthalmology*. Philadelphia, PA: Mosby; 1999: 5.1.2–5.1.11.

Sambursky R, Tauber S, Schirra F, *et al*. The RPS adeno detector for diagnosing adenoviral conjunctivitis. *Ophthalmology*. 2006;113:1758–1764.

Sheikh A, Hurwitz B. Antibiotics versus placebo for acute bacterial conjunctivitis. *Cochrane Database Syst Rev*. 2006;(2): CD001211.

Stern GA. *AAO Focal Points: Chronic Conjunctivitis*, Part 1. San Francisco, CA: American Academy of Ophthalmology, 2012.

Stern GA. *AAO Focal Points: Chronic Conjunctivitis*, Part 2. San Francisco, CA: American Academy of Ophthalmology, 2012.

Tarabishy AB, Hall GS, Procop GW, Jeng BH. Bacterial culture isolates from hospitalized pediatric patients with conjunctivitis. *Am J Ophthalmol*. 2006;142:678–680.

12 # 角膜炎

■著：Elmer Y. Tu, Francis S. Mah, Jules Baum
■訳：白杉 郁

角膜炎は重症な視力障害を引き起こすため，迅速な診断と治療を要する眼科緊急疾患である。角膜炎の後遺症は，ほとんどあるいは全く視力障害を来さない症例から角膜損傷や穿孔，眼内炎や失明する症例まで重症度はさまざまだ。角膜表面には複数の微生物が常在細菌叢を形成しているが，正常眼では損傷を受けていない角膜上皮や眼球の防御機構により感染症から守られている。淋菌(*Neisseria gonorrhoeae*)，髄膜炎菌(*Neisseria meningitidis*)，ジフテリア菌(*Corynebacterium diphtheriae*)，*Listeria*，*Shigella* のような一部の微生物は，損傷のない角膜上皮を通って侵入するが，その他の微生物は角膜上皮層が損傷していなければ侵入することはできない。角膜がさまざまなリスク因子にさらされることで感染が起こる。Sjögren 症候群や Stevens-Johnson 症候群あるいはビタミン A 欠乏症で起こる眼の乾燥症状は，感染性角膜炎の原因となる。眼瞼外反や兎眼，眼球突出などで角膜が持続的に外界にさらされることは二次性角膜炎を引き起こし，眼瞼内反症や睫毛乱生症は角膜上皮損傷のリスクとなる。脳神経障害による神経栄養性角膜炎，単純ヘルペスの既往，帯状疱疹は二次性角膜炎の素因となる。慢性的なアルコール多飲，重度の栄養失調，免疫抑制剤使用，免疫不全症候群，悪性腫瘍の患者では，免疫防御機構が障害されてまれな微生物による感染症を起こしうる。全層角膜移植術や屈折矯正術などの眼科手術も角膜炎のリスク因子となる。外傷は一般的に感染性角膜炎を疑う要素であり，特に，高齢者や途上国においては考慮しなければならない。角膜表面や虹彩の損傷部では，異物による微生物の侵入と同時に常在細菌叢が破壊される。

先進国において，コンタクトレンズは感染性角膜炎のリスク因子として最も一般的である。すべてのコンタクトレンズが感染にかかわるが，長時間装着型ソフトレンズは 1 日使い捨てのハードレンズやソフトレンズよりも感染リスクが高い。コンタクトレンズ使用により角膜が低酸素・高二酸化炭素状態となることで角膜上皮細胞が障害を受け，細菌の侵入が起こる。同時に，コンタクトレンズ使用は眼の乾燥や角膜の知覚鈍麻をまねく。角膜矯正で用いられる硬く気体透過性のコンタクトレンズも，感染性角膜炎に関連するが，それ以上に *Acanthamoeba* 角膜炎との関連が強い。

角膜炎を疑う所見として地図状の角膜変化があるが，感染性角膜炎で一般的な病原微生物は *Staphylococcus* 属，*Streptococcus* 属，緑膿菌(*Pseudomonas aeruginosa*)，腸管内 Gram 陰性桿菌である。ピッツバーグからの 5 年間の感染性角膜炎をまとめたレビューでは，Gram 陽性菌の検出が減少しているが，Gram 陰性菌は変わらず検出されている(図 12.1)。南フロリダでは，30 年間の集計で Gram 陽性菌は増加し，Gram 陰性菌は減少したと報告されている。緑膿菌は，コンタクトレンズ関連感染性角膜炎に関連していることが多く，原因の最大 3 分の 2 を占めているが，これらの患者で緑膿菌の検出頻度の低下が報告されている。非結核性抗酸菌は，［訳注：エキシマレーザーを角膜の一部に照射し角膜

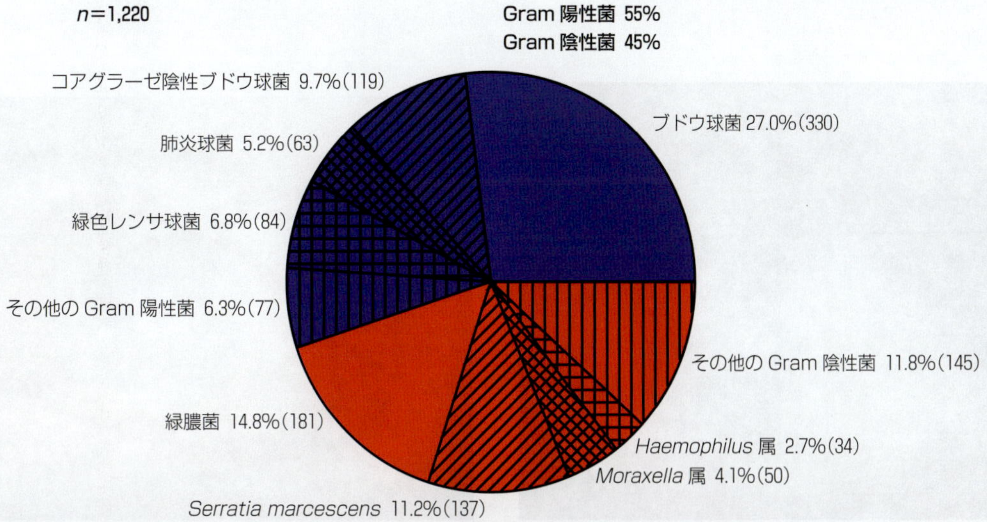

図 12.1
角膜炎の原因微生物(1993～2006 年)

3

矯正を行う]LASIK(レーシック)(laser *in situ* keratomileusis)術後の感染性角膜炎の原因微生物として近年報告が増加している。LASIK術後の感染率は低いことが報告されているが，術後のマネジメントは適切な診断と治療が必要である。眼瞼や結膜には通常，細菌が定着しており，この常在細菌叢により病原微生物が侵入の足場を得る機会を減らしている。宿主の免疫機構が正常であれば感染に打ち勝つことができるが，適切な治療を行わなければ深刻な眼感染症を引き起こす。感染性角膜炎の臨床所見は原因微生物により特徴が異なるが，さらに培養検査や抗菌薬感受性検査により確定診断をし，エンピリックな(経験的)治療の後に標的に合わせた治療を行う。

臨床像

症状，病歴，診察所見は感染性角膜炎であることを示唆するが，原因微生物まで特定することは困難である。感染性角膜炎の徴候は，原因微生物の病原性，罹病期間，角膜の構造的な状態，宿主側の炎症への反応により変化する。

よくある症状は眼痛，視力低下，流涙，羞明で，診察所見では眼瞼浮腫，乳頭反応を伴う結膜充血，結膜浮腫が典型的である。粘液膿性の滲出液が付着した角膜上皮障害や虹彩への浸潤は感染性角膜炎を疑う徴候である(図12.2)。多発巣状浸潤はコンタクトレンズ使用者や複数菌による感染性角膜炎でみられる。炎症細胞の遊走により，潰瘍化した虹彩の周辺およびその中へのびまん性の細胞浸潤が起こる。前房反応は，軽度の細胞浸潤や炎症を伴うものから著明な前房蓄膿まで程度に幅がある(図12.3)。過去の疾患により損傷した角膜は特異的な徴候や症状に乏しいことがある。以前から存在する角膜瘢痕，角膜上皮障害，炎症は臨床像を混乱させる。抗菌薬や副腎皮質ステロイドを使用している場合も同様である。診察上の眼の異常は，後で臨床経過を追う助けとするため，詳細に記録しておくべきである。上皮欠損部の大きさや，虹彩浸潤の深度，炎症の程度を繰り返し測定することで，治療効果を判断することができる。

非結核性抗酸菌角膜炎は，LASIK術後発症例の増加が報告されており，なかには集団発生例もいくつかある。LASIK術後の角膜感染症例を集めた最近の2つのレビューでは，抗酸菌(*Mycobacterium*)が最も多い原因微生物と記されている。遅発育型の*Mycobacterium szulgai*，および迅速発育型の*M. chelonae*, *M. abscessus*，*M. fortuitum*，*M. mucogenicum*が同定される。LASIK術後の非結核性抗酸菌角膜炎は無痛性で発症が遅いことが特徴である。迅速発育型では術後から発症までの期間が平均3.4週間と短いが，遅発育型の*M. szulgai*では術後6～24週経過してから発症する。症状は軽い異物感から眼痛や充血，羞明，視力低下まで幅広い。多巣性の浸潤病変がみられ，虹彩フラップ部とベッド部の境界面から始まり，その中間層内に広がっていく。感染が進行すると，フラップを通して前部角膜の穿孔を起こし，これは中心部，中心部の近傍，辺縁にみられる。巣状の病変浸潤に加えて，窓ガラスにひび割れが起きたような感染性結晶性角膜症も報告されている(図12.4 A，B)。

診断

近年，感染性角膜炎において日常的な細菌培養検査は行われなくなっている。辺縁の小さな角膜潰瘍はエンピリックな治療が行われるかもしれないが，大きくて膿性眼脂の付着があり，虹彩の深部まで病変が広がっている中心部の潰瘍は培養検査を行うべきである。加えて，潰瘍病変が典型的でない場合や，臨床的に真菌や抗酸菌感染あるいはアメーバ感染を疑う場合，あるいは広域抗菌薬治療に反応しない場合には，培養検査を行う必要がある。局所点眼麻酔薬であるproparacaine hydrochlorideは，ほとんど抗細菌作用がなく培養検査結果に影響しないため，好んで使用される。滅菌した白金匙で，注意深く眼瞼や睫毛からの細菌のコンタミネーションを避けながら，潰瘍底から辺縁までこすり取っていく。肺炎球菌(*Streptococcus pneumoniae*)は容易に潰瘍辺縁から採取されるが，*Moraxella*などは潰瘍底から採取されるのが特徴である。採取した組織は固形培地(血液培地，チョコレート培地，Sabouraud培地)に直線状に1列で植え付ける。1列ごとに新しい検体をとって載せる。また，採取した組織はスライドグラスの上にも載せてGram染色やGiemsa染色を行う。抗酸菌や*Actinomyces*，*Nocardia*感染を疑う場合には，Ziehl-Neelsen

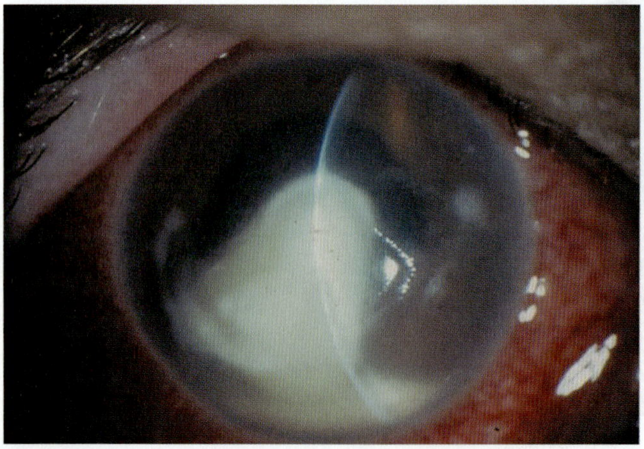

図12.2
感染性角膜炎

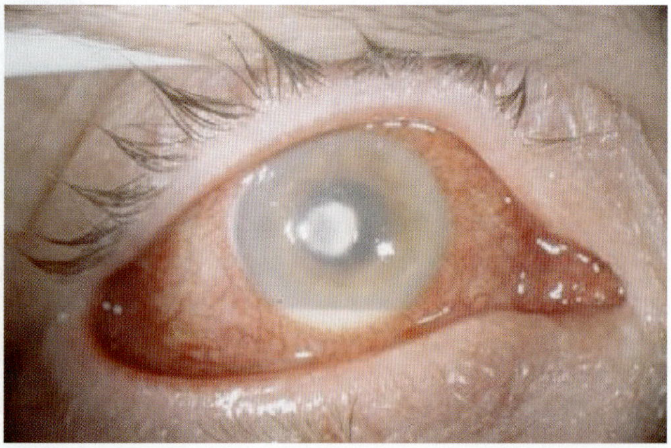

図12.3
前房蓄膿

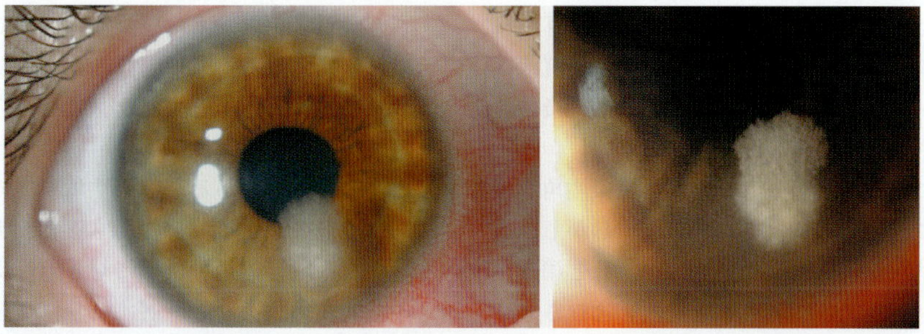

図 12.4 A，B
感染性結晶性角膜症

染色などの特殊染色を追加する。採取した組織量が少ない場合には，アクリジンオレンジを用いて免疫染色をすることで細菌感染の特定に役立つ。しかし，この染色法ではGram染色でわかるような細菌の分類は判断できない。

生体共焦点顕微鏡は，病原微生物がより大きく培養検査や識別検査でも同定できない，非典型的で細菌性以外の感染性角膜炎に対して有用である。簡単に処置ができない深部虹彩の化膿あるいは治療反応性の乏しい侵襲性の微生物による角膜炎症例では，角膜生検が必要となる。丸く2〜3 mmの滅菌された使い捨ての穿孔器を用いて前部角膜虹彩に切り込みを入れ，メスで半層切開をする。採取した検体はトリプチケースソイ寒天培地(trypticase soy agar)に塗布して培養を行う。

治療

投与経路

点眼による局所への薬剤投与は感染性角膜炎でよく用いられる方法である。より高濃度で，頻回に投与を行い，典型的な上皮欠損があると，薬剤がより浸透する。点眼抗菌薬は，粉末状の薬剤を混ぜることによって，あるいは非経口薬を人工涙液や生理食塩液で希釈してつくられる。このようにつくられた薬剤が失活せずに使用できるのは1週間以内である。眼軟膏は角膜への付着時間が長く角膜表面を滑らかにするが，角膜上での薬物濃度のピークが点眼薬と比較すると限定的で，同時に点眼抗菌薬の浸透を妨げる。そのため，眼軟膏は軽症例で就寝時に補助的な治療として使用する。

感染性角膜炎において，その他の抗菌薬投与経路が必要となることはまれである。結膜下への抗菌薬注入は局所点眼以上の有効性はないかもしれない。しかし，今にも角膜が穿孔しそうなときや強膜まで感染が及びそうなときなどの臨床的に限られた場面で，特に患者の点眼コンプライアンスが問題になるときには，結膜下注入が必要になるかもしれない。ソフトコンタクトレンズとコラーゲンシールドが薬剤を含有し角膜へのデリバリーデバイスとして機能し，角膜上の薬剤濃度を高く維持するのに役立つ。このような「バンドエイド」のようなコンタクトレンズは同時に，上皮再生を促進するために保護する働きをもつ。抗菌薬の全身投与は淋菌性角膜炎のほか，小児におけるインフルエンザ菌(*Haemophilus influenzae*)や緑膿菌による重度の角膜炎で必要になる。また，角膜穿孔や強膜病変を認めた場合も全身投与を行う。

エンピリックな治療

感染性角膜炎は迅速に進行し視力を低下させるので，感染症を疑った場合には，視力を守り損傷を最低限にするため，すみやかに治療を開始すべきである。はじめに局所へ広域抗菌薬を投与し，その後に培養結果や抗菌薬感受性，臨床的治療効果判定に基づいて変更していく。重症例では，β-ラクタム薬(cefazolin 50 mg/mL)とアミノグリコシド系薬(tobramycin または gentamicin 14 mg/mL)の併用療法(図 12.5)が，感染性角膜炎の原因となるGram陽性菌とGram陰性菌を共に十分にカバーできる。vancomycin(50 mg/mL)は，ペニシリンアレルギー症例やメチシリン耐性黄色ブドウ球菌が検出された症例でcefazolinに代

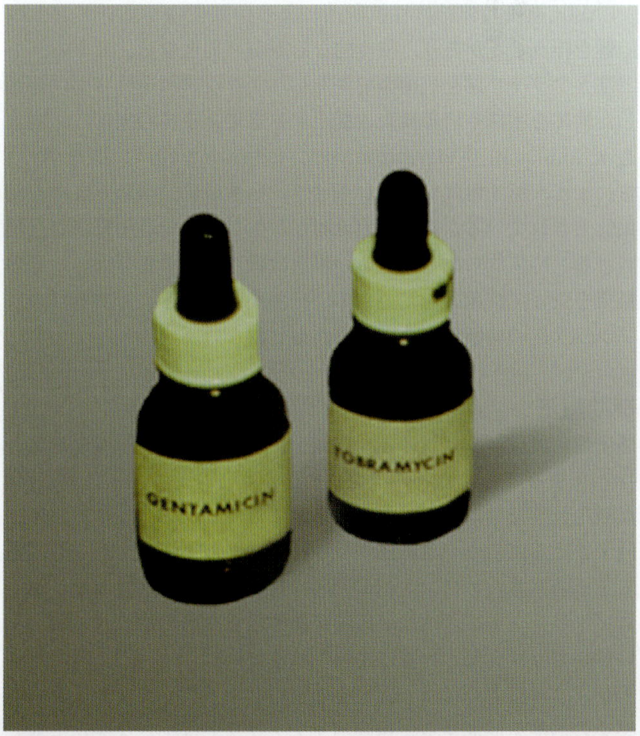

図 12.5
局所アミノグリコシド系薬はβ-ラクタム系薬と併用される。

わって使用される。メチシリン耐性菌の検出率が高い施設では，cefazolin に代わり vancomycin が第 1 選択薬として使用される。5 分ごとに 5 回点眼することで至適導入量に達する。抗菌薬は数日間にわたり 30 分～1 時間ごとに投与を継続し，感染のコントロールがつけばすみやかに投与量を漸減していく。

フルオロキノロン系薬による単剤治療は，以前は感染性角膜炎に対して併用療法と同様に有効であるとされていた。しかし，広く使用されている第 2 世代(ciprofloxacin と ofloxacin)と第 3 世代(levofloxacin)フルオロキノロン系薬は，緑膿菌を含むさまざまな細菌の耐性化が進んでいる。gatifloxacin や moxifloxacin などの第 4 世代フルオロキノロン系薬は Gram 陽性菌と非結核性抗酸菌への効果を改善するために開発された。これらに耐性を獲得するためには，2 つの変異が必要であり，それゆえ，すでに 1 つの変異をもち，旧世代フルオロキノロン系薬に耐性である Gram 陽性菌に対して，より効果的である。不幸なことに，大規模調査では，メチシリン耐性黄色ブドウ球菌の大部分は近年使用されているフルオロキノロン系薬の点眼に対しても耐性であると記されている。

感受性にかかわらずエンピリックな治療で良好な効果が得られた場合は，治療を継続する価値がある。治療が奏効している徴候としては，眼痛と眼脂の減少，虹彩損傷部の硬化，前房反応の減少，角膜上皮の再生がある。培養や抗菌薬感受性結果は，原因微生物への治療の焦点を絞るため，あるいは不必要な治療を中止するために用いる。炎症の増悪と細菌の外毒素による化膿のせいで治療開始後 2 日間は臨床的な改善がみられないことがある。局所点眼薬の毒性もまた，変化を覆い隠す可能性がある。48 時間経過しても改善が乏しい場合や臨床的に悪化する場合は，培養検査を繰り返し行うと同時に，継続中の抗菌薬は減量していく。局所治療は臨床像が改善するのに伴い漸減する。

LASIK 術後の非結核性抗酸菌による角膜炎のマネジメントは困難を伴うことがあり，積極的な治療が必要となる。虹彩のベッド部とフラップ部を抗菌薬で満たし，フラップ部を持ち上げ擦過した検体を塗抹や培養検査に提出すべきである。治療には，増量した amikacin や clarithromycin，azithromycin などを用いる。また，第 4 世代フルオロキノロン系薬は抗酸菌角膜炎にも効果的とされている。単剤治療は耐性が生じるので併用療法が推奨される。臨床的な改善が乏しい場合は繰り返し培養を行い，その結果を受けて抗菌薬を変更する。抗菌薬の浸透をよくするためにフラップ部の切断が必要となるかもしれない。

補助療法

感染性角膜炎はしばしば強い眼痛を伴う。鎮痛薬で眼痛をコントロールすることは患者の快適さにつながるだけでなく，24 時間点眼を行うたいへんな治療レジメンに対するコンプライアンスを向上させるだろう。毛様体のけいれんによる不快感を減らし，癒着を予防するために，毛様体筋麻痺薬も用いるべきである。シアノアクリレート接着剤は，角膜が菲薄化した部分やデスメ瘤あるいは小さな穿孔部の補強に用いられる。「バンドエイド」コンタクトレンズは接着剤による固定後に装用し，外科手術までに炎症や感染の治療を促進する。角膜パッチグラフトは小さな穿孔に対して代替法となるが，より大きな壊死性穿孔は治療的な角膜移植が必要となる。外科的治療は，治療量の抗菌薬を投与した後に行うと成功率が最も高くなる。

副腎皮質ステロイドは感染性角膜炎で宿主の炎症反応や，その結果として生じる角膜損傷を抑制する役割を担うが，角膜損傷部の治癒を妨げる作用とのバランスをとらなければならない。その他の副作用として，微生物の再感染，感染の再燃，ステロイド性緑内障，白内障がある。感染性角膜炎で有効な抗菌薬治療より前に副腎皮質ステロイドを使用すると，明らかによくない結果となる。また，既存の角膜疾患に対し副腎皮質ステロイドを使用すると，潰瘍性角膜炎へと進展するリスクを増加させてしまう。感染性角膜炎の治療におけるステロイド投与についての前向きランダム化比較試験では，副作用の増加は示されていないが，3 か月後の視力予後を改善させる効果も証明されなかった。ステロイド使用についての一般的なガイドラインでは，(1)角膜の中心部あるいはその周辺に視力低下に影響するような感染症がある患者でのみ使用を考慮する，(2)効果的な抗菌薬治療に対して感染症の適切な反応がみられた場合に限り使用すべきである，(3)同時に抗菌薬投与は継続する，(4)感染症の治療経過がよくない場合や，非典型的あるいは非細菌性疾患の疑いがある場合には使用しない，とされている。

ヘルペス角膜炎は角膜性の失明の原因として先進国では最多である。単純ヘルペスウイルス(herpes simplex virus：HSV)は，眼瞼炎や結膜炎，上皮型角膜炎，実質型角膜炎，輪部炎，内皮炎，ぶどう膜炎，網膜炎を生じる。ほかの感染症同様に，免疫正常者では感染症は通常，自然治癒するが，いったん顔の皮膚分節に感染が成立すると，HSV は三叉神経節に潜伏するようになる。眼やその周囲を含むどの皮膚分節にも再発する可能性があり，頻回の再発や角膜領域を含む再発により失明する場合が多い。小児患者では，角膜損傷が高率に生じ，初発年齢が高いほど重症度が増加する傾向にある。HSV-1 も HSV-2 も原因となるが，眼感染症では HSV-1 のほうが少し多い。しばしば再発歴や非特異的な眼充血，明らかな眼窩周囲の水疱性病変のほか，口唇や性器ヘルペスの既往がある。

ヘルペス角膜炎が両眼に起こるのは少数(10％未満)で，多くは片眼に発症する。初期の角膜感染では症状は乏しく，ローズベンガル染色で末端膨大部を有する樹枝状上皮病変が特徴的であるが，地図状を呈する場合もある。この場合には，前部虹彩に青白くぼんやりした影が残る。その後の再発は，上皮型，実質型，内皮型角膜炎のいずれか，あるいはこれらが複合的に起こることもある。実質型ヘルペス角膜炎では，びまん性の角膜浮腫と実質型角膜炎を伴う，あるいは *Acanthamoeba* 角膜炎を想起するような円板状角膜炎を伴う炎症が出現する。孤発性角膜浮腫は内皮型角膜炎に特徴的で，ヘルペス線維柱帯炎では眼圧上昇がみられる。たいていの患者では，角膜の知覚鈍麻を伴い，角膜上皮の不安定さと眼の乾燥につながる。

初発と再発を問わず治療は点眼と全身投与を行う。近年では，米国以外で使用される acyclovir と同様に，trifluridine や ganciclovir の点眼薬が有効とされる。trifluridine は著明な副作用を起こす可能性がある。点眼薬の投与期間は 7～10 日に限定すべきである。また開始後も，活動性感染がまだ抑えられていないのか，あるいは神経栄養性角膜炎の合併や薬剤による有害事象がないか再検討が必要である。全身投与には，acyclovir，valacyclovir，famivir が皮膚病変の場合と同用量で使用され，局所の副作用もなく，点眼治療と同じくらい有効である。治療により感染期間を1～2日短縮できるが，再発や実質型角膜炎への進行を予防する効果はないことが示されている。しかし，長期の経口抗ウイルス薬の維持療法はヘルペス眼症の再発を減らす。抗ウイルス治療の効果が出るまでの眼痛や不快感を減少させるために実質型角膜炎でもステロイドを用いることがある。

帯状疱疹ウイルス(herpes zoster virus：HZV)やEBウイルス(Epstein-Barr virus：EBV)，サイトメガロウイルス(cytomegalovirus：CMV)などのヘルペスウイルス科の他のウイルスもまた，角膜炎の原因となる。これらのうちHZVは最もよく知られていて，第Ⅴ脳神経(三叉神経)に，感染後3か月以内にHSVのように網膜炎，ぶどう膜炎，上皮型角膜炎，実質型角膜炎を生じる。臨床所見はHSVに類似するが，偽性樹枝状潰瘍は末端膨大部を有さず，上皮型HSV角膜炎では禁忌とされるステロイドで治療する。HZVでみられる神経栄養性角膜炎はHSVでみられるものよりもしばしば重症である。HSVの場合と同様に，初発時は皮膚のHZV感染のときと同じ用量の経口抗ウイルス薬で治療する。その後の「再発」では，主に炎症病変がみられるが，上皮病変の一部には抗ウイルス薬点眼を必要とする。HZVに対するワクチン接種は，再活性化の恐れのある眼部帯状疱疹患者では慎重に行うべきとの報告がある。しかし，その他の患者でも，ワクチン接種により帯状疱疹の発症から部分的に守ることを証明していく必要がある。

Acanthamoeba 角膜炎は，英国や約3,600万人のコンタクトレンズ使用者がいる米国において，コンタクトレンズ使用者100万人あたり18～20人/年が罹患すると推定されるまれな日和見感染症である。*Acanthamoeba* は環境のあらゆる所に広く生息する原虫であり，土壌や水中に栄養体(活動型)とシスト(非活動型)の2つの形態で存在する。ストレスの多い環境では，栄養体は数時間以内にシストに変化し，極端な温度，pH，乾燥に耐性をもつようになる。シストは死滅しにくいため，角膜間質への侵入を根絶することは非常に困難である。実際，一般的に配合されている眼科治療薬のなかで，シスト殺傷活性を有するのはビグアナイド系薬剤〔ポリヘキシルメチルビグアナイド(polyhexylmethylbiguanide：PHMB)，chlorhexidine，pentamidine〕だけである。

Acanthamoeba 角膜炎は1973年に初めて報告され，患者は眼外傷を負ったコンタクトレンズ非使用者であった。1980年代後半にソフトコンタクトレンズの大規模な普及により感染が急増するまではまれな疾患であったが，滅菌されていない自家製の生理食塩液でコンタクトレンズを管理する方法の普及で多発するようになった。*Acanthamoeba* 感染の原因の85％以上はコンタクトレンズ使用に関連したものだが，加えて，眼外傷や角膜移植，汚染された湖水や海水あるいは風呂の水が眼に入ることもリスク因子となる。2003年に入り，*Acanthamoeba* 角膜炎が増加したのを受け，米国疾病対策センター(Centers for Disease Control and Prevention：CDC)や学術機関は原因究明を行い，AMO Complete Moisture Plusというコンタクトレンズケア用剤との関連を突き止め，同商品を2007年にリコールした。

Acanthamoeba 感染は感染性角膜炎に類似した非特異的な症状が現れる。臨床所見に不釣り合いな眼痛は古典的症状ではあるが，すべてに共通するものではない。角膜感染初期には樹枝状に

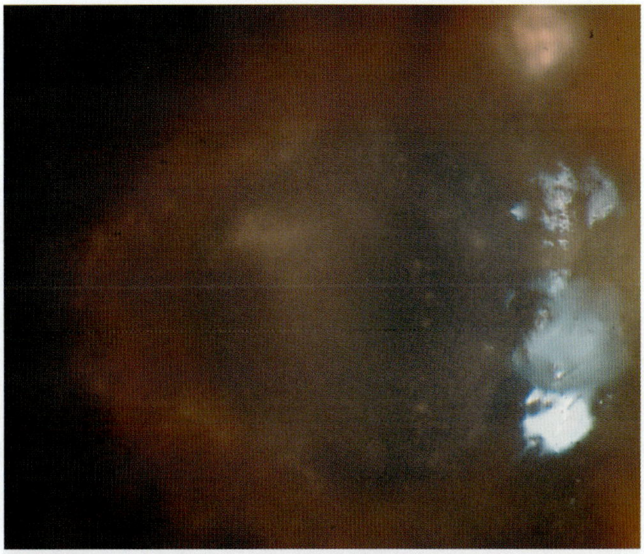

図12.6
上皮混濁

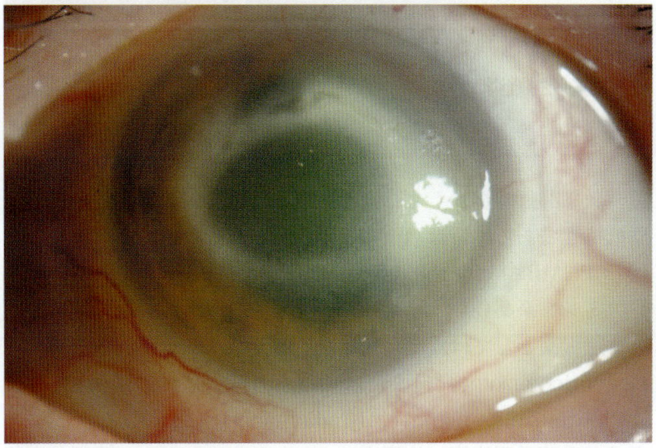

図12.7
リング状浸潤

見える線が上皮に現れ，所どころ途切れた上皮びらんや微小なシスト，上皮混濁がみられる(図12.6)。感染後期には虹彩に異常がみられるようになり，単一あるいは複数の角膜浸潤や円板状角膜炎を認める。通常，リング状の角膜浸潤や周辺病巣は進行した病態を示唆している(図12.7)。*Acanthamoeba* が角膜神経へ浸潤すると，放射状角膜神経炎が出現し，強い眼痛の原因となる(図12.8)。

他の原因微生物による場合と似た臨床所見であるため，診断が遅れることがよくある。特に，多くの医師が広域なスペクトラムを有するフルオロキノロン系薬の点眼でエンピリックな治療をするため，感染初期は感染性角膜炎として治療されることが多い。初期病変は単純ヘルペスと誤診されやすく，後期病変は強い眼痛と壊死性深部角膜浸潤が少ないことを特徴とする真菌性角膜炎と誤診されやすい。より深部の角膜病変の場合はますます診断の遅れにつながり，予後も明らかによくない。

Acanthamoeba 角膜炎の治療は薬剤の副作用がなければ数

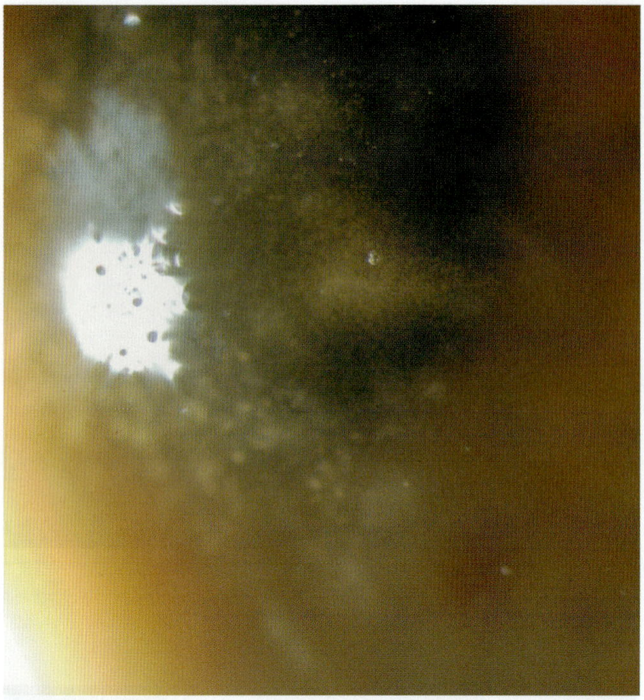

図 12.8
放射状角膜神経炎

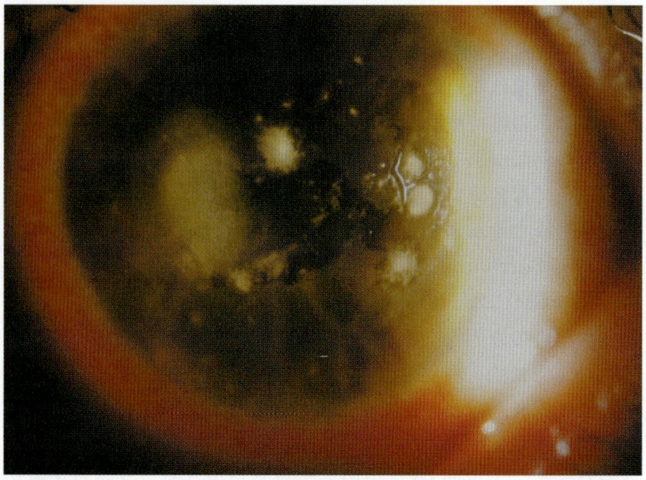

図 12.9
真菌性角膜炎

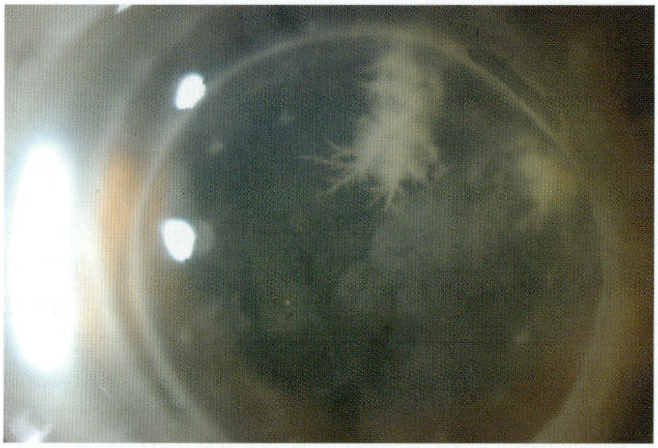

図 12.10
真菌性角膜炎の内皮プラーク

週〜数年間行うが，もし，深部角膜まで感染が波及した場合や治療抵抗性である場合は治癒しないこともある。ビグアナイド系薬(例：PHMB や chlorhexidine)などの抗アメーバ薬の局所点眼とジアミジン系薬(例：propamidine)の併用療法が一般的である。第 2 選択薬としては，アゾール系やトリアゾール系抗真菌薬，特に，voriconazole(経口または点眼，あるいは両者併用)あるいは clotrimazole，neomycin(fradiomycin)点眼がある。ビグアナイド系薬単剤治療で治癒することもある。これらの薬剤の大部分は米国で市販されておらず，ビグアナイド系薬，アゾール系やトリアゾール系抗真菌点眼薬は使用前に専門薬局で調合してもらい，ジアミジン系薬は海外から取り寄せなければならない。薬物治療はしばしば数か月間続けられ，1 時間ごとの投与から始まり，臨床所見の改善と共に投与量を漸減していく。ステロイド投与の是非は議論の分かれるところであり，*Acanthamoeba* 角膜炎の適切な治療において大きな役割はないようだが，強膜炎や涙嚢炎のような眼球外の炎症がある患者には必要かもしれない。

角膜の真菌感染はインドやフロリダのような高温多湿の環境でより多く，そのような地域では，真菌性角膜炎はそれぞれ角膜感染の 40％と 16％を占めている。真菌は環境中に広く存在し，*Candida* 属のような酵母様真菌と *Fusarium* や *Aspergillus* のような糸状真菌に大別される。酵母様真菌感染は温暖な気候の地域で多く，糸状真菌感染はより熱帯性の環境で多い。しかし，過去 10 年以上にわたり米国での流行は，角膜病変で最も多い *Fusarium* 属だけでなく，*Paecilomyces* や *Scedosporium*，*Alternaria* のような薬剤耐性のまれな糸状真菌による角膜炎が増加傾向にある。上皮バリアは真菌を含むすべての感染性角膜炎において最も重要な防御機構である。真菌性角膜炎の最も重要なリスク因子は，眼球の外傷，特に土壌や植物に触れた外傷である。そのほか，神経栄養性角膜炎のような眼球表面の疾患や慢性的なステロイド使用がリスク因子となる。アトピー性皮膚炎の患者や免疫不全患者あるいは ICU に入院している患者は，真菌性角膜炎のリスクが高まる。コンタクトレンズ使用は真菌性角膜炎の主要なリスク因子とは考えられないが，健常なソフトコンタクトレンズ使用者での *Fusarium* 角膜炎の流行が 2006 年に世界中で報告された(図 12.9)。世界中の複数の研究で，Renu® with MoistureLoc® というコンタクトレンズ洗浄液と *Fusarium* 角膜炎との強い相関が報告され，この洗浄液は 2006 年 4 月に市場より回収された。これにより，コンタクトレンズ使用者における *Fusarium* 角膜炎の報告数がかなり減少し，この洗浄液が市場に登場する前の本来の発生率に近づいた。

真菌感染の臨床的徴候は，どの角膜感染でもみられるような非特異的な徴候などである。真菌感染を疑う特異的な臨床的所見として，「羽毛状」の辺縁，多巣性の浸潤，衛星病巣，免疫輪，内皮プラーク[訳注：角膜内皮面にフィブリン塊による白色混濁が前房側に突出した状態で付着したもの](図 12.10)がある。屋外での外傷歴や，症状の増強と減弱，エンピリックな治療に反応しないことなどの病歴は，診断のための重要な手掛かりとなる。強い眼痛や眼圧上昇はよくみられる。点眼抗真菌薬の角膜実質深部への浸透力にはばらつきがあって，角膜上の病原真菌は垂直に増殖する傾向があり，無傷のデスメ膜を貫通して眼内炎を引き起こすので，早期診断は治療成功に重要となる。真菌性角膜炎はまれな疾患で臨床的に疑う徴候が乏しく，もし角膜深部へ感染が広がると検体を採取するのが難しいため，診断がしばしば遅れる。生体共焦点顕微鏡は糸状真菌を検出するのに優れた道具である。培養や生体染色は診断のゴールドスタンダードであるが，しばしば陰性となる。

現在使用できる抗真菌薬は活性スペクトラムが限られており，しばしば角膜への薬剤の浸透が悪く，真菌性角膜炎の治療もまた困難を伴う。最も広く使用される局所抗真菌薬はポリエン系のamphotericin B，natamycin(pimaricin)である。natamycinは米国で販売されている唯一の点眼抗真菌薬である。初期世代のアゾール化合物は点眼(clotrimazole，miconazole)と全身投与(ketoconazole，fluconazole，itraconazole)で使用される。新世代のトリアゾール系薬であるvoriconazoleは，真菌性角膜炎に対して点眼と全身投与の両方で広く使用される。残念なことに，複数の症例シリーズと1つのランダム化比較試験では，真菌性角膜炎のエンピリック治療として使われるnatamycinに対して劣性を示している。しかしながら，natamycinとamphotericin Bの両方あるいは一方に抵抗性の潰瘍に対してはvoriconazole，posaconazole，エキノキャンディン系薬(caspofungin，micafungin)は補助療法あるいは第2選択薬としての有用性が残っており，特に検査で感受性がある場合に有用である。真菌性角膜炎の治療は数週～数か月間継続する。ステロイド点眼は病勢を悪化させ，抗真菌薬の効果を妨げるため，禁忌である。

文献

Alfonso EC, Forster RK, Garg P, Sharma S. Fungal infections. In: *Smolin and Thoft's The Cornea: Scientific Foundations & Clinical Practice*, 4th edn. Philadelphia, PA: Lippincott Williams & Wilkins; 2005:405–425.

Dart JK, Radford CF, Minassian D, Verma S, Stapleton F. Risk factors for microbial keratitis with contemporary contact lenses: a case-control study. *Ophthalmology*. 2008;115:1647–1654, 1654.e1–1654.e3.

Dart JK, Saw VP, Kilvington S. Acanthamoeba keratitis: diagnosis and treatment update 2009. *Am J Ophthalmol*. 2009;148:487.e2–499.e2.

Fintelmann RE, Hoskins EN, Lietman TM, *et al*. Topical fluoroquinolone use as a risk factor for in vitro fluoroquinolone resistance in ocular cultures. *Arch Ophthalmol*. 2011;129:399–402.

Hau SC, Dart JK, Vesaluoma M, *et al*. Diagnostic accuracy of microbial keratitis with in vivo scanning laser confocal microscopy. *Br J Ophthalmol*. 2010;94:982–987.

Joslin CE, Tu EY, Shoff ME, *et al*. The association of contact lens solution use and *Acanthamoeba* keratitis. *Am J Ophthalmol*. 2007;144:169–180.

Lee GA, Gray TB, Dart JK, *et al*. *Acanthamoeba* sclerokeratitis: treatment with systemic immunosuppression. *Ophthalmology*. 2002;109:1178–1182.

Mascarenhas J, Srinivasan M, Chen M, *et al*. Differentiation of etiologic agents of bacterial keratitis from presentation characteristics. *Int Ophthalmol*. 2012;32:531–538.

Matsumoto Y, Murat D, Kojima T, Shimazaki J, Tsubota K. The comparison of solitary topical micafungin or fluconazole application in the treatment of *Candida* fungal keratitis. *Br J Ophthalmol*. 2011;95:1406–1409.

Oldenburg CE, Lalitha P, Srinivasan M, *et al*. Emerging moxifloxacin resistance in *Pseudomonas aeruginosa* keratitis isolates in South India. *Ophthalmic Epidemiol*. 2013;20:155–158.

Prajna NV, Krishnan T, Mascarenhas J, *et al*. The mycotic ulcer treatment trial: a randomized trial comparing natamycin vs voriconazole. *Arch Ophthalmol*. 2013;131: 422–429.

Tu EY, Joslin CE, Shoff ME. Successful treatment of chronic stromal acanthamoeba keratitis with oral voriconazole monotherapy. *Cornea*. 2010;29:1066–1068.

13 虹彩炎

■著：Alice Lorch, Ann-Marie Lobo
■訳：白杉 郁

ぶどう膜炎の定義

ぶどう膜は，黒く色素沈着した，血管が集まる，眼の「中間層」である。内側の網膜層と外側の角膜－強膜層との間にあり，脈絡膜と毛様体と虹彩から構成される。ぶどう膜炎はぶどう膜の炎症で，解剖学的にどこが侵されるかにより，虹彩あるいは前部毛様体(前部ぶどう膜炎あるいは虹彩炎)，後部毛様体あるいは前部硝子体(中間部ぶどう膜炎)，脈絡膜(後部ぶどう膜炎)に分類される。また，後部ぶどう膜炎には，網膜(網膜炎)，網膜血管(血管炎)，視神経(視神経炎)の炎症が含まれる。炎症性あるいは感染性原因によるぶどう膜炎の大部分は，前部と後部の両方のぶどう膜炎が生じ，汎ぶどう膜炎と呼ばれる。そのため，前部ぶどう膜炎は後部ぶどう膜炎の前兆として捉えられることもあり，すべてのぶどう膜炎の患者で注意深く両方の評価を行うべきである。本章では前部ぶどう膜炎あるいは虹彩炎のみを論じ，中間部ぶどう膜炎と後部ぶどう膜炎については別の章で紹介する。

前部ぶどう膜炎は特発性であることが最も多いが，病因には，炎症と感染の両方がある。前部ぶどう膜炎は軽い外傷や角膜疾患からの炎症の波及により生じることもある。網膜芽腫やリンパ腫のような新生物は前房に腫瘍細胞が浸潤して前部ぶどう膜炎を引き起こす。また虹彩炎は，cidofovir, diethylcarbamazepine, pamidoronic acid, インターロイキン(interleukin：IL)-3 / IL-6, 経口避妊薬，quinidine, rifabutin, streptokinase, スルホンアミド系薬など投与歴のある薬剤に関連して起こることがある。

感染性の原因は一般的に細菌かウイルスだが，原虫や寄生虫が関与する場合もある。また，これらの疾患の多くは前眼部所見を呈するが，さらに詳しく検査すると，後眼部にも病変を認める。

臨床像

前部ぶどう膜炎は急性発症あるいは慢性的な徴候や症状として現れる。急性虹彩炎の古典的な症状は，眼痛，充血，羞明，霧視である。診察上特記すべき所見には，結膜充血があり，これは，眼脂がなく角膜縁でみられれば，毛様体充血と表現する。細隙灯検査で前房に白血球の浮遊を認める。白血球の集積は前房に白い液面形成を生じ，前房蓄膿と呼ばれる(図 13.1)。最近の眼科手術歴や外傷歴，あるいは真菌血症のような内因性と思われる原因がある患者での前房蓄膿の出現では，常に感染性眼内炎を考えなければならない。一方で，前房蓄膿を伴う前部ぶどう膜炎は，ヒト白血球抗原(human leukocyte antigen：HLA)-B27 関連疾患，すなわち Behçet 病の患者で最も多くみられる。前部ぶどう膜炎で

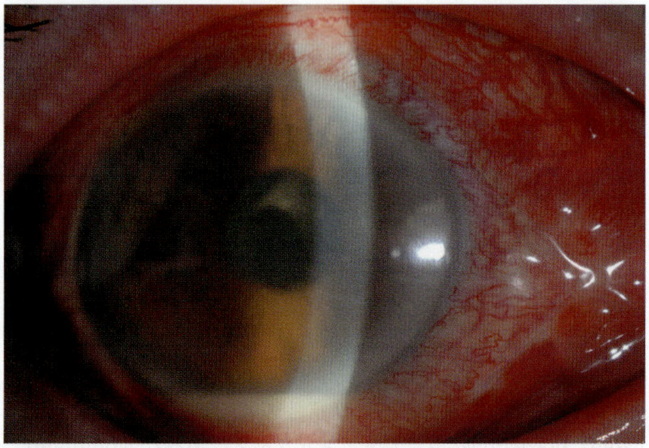

図 13.1
白内障手術後に感染性眼内炎が生じた患者の前房蓄膿の細隙灯検査画像

よくみられるもう 1 つの所見は角膜後面沈着物であり，これは角膜後面に白血球が沈着したものである。角膜後面沈着物は，Fuch 虹彩毛様体炎や HLA-B27 関連疾患，若年性特発性関節炎のような非肉芽腫性疾患では「良性」の可能性がある。サルコイドーシスや梅毒，結核，トキソプラズマ症のような肉芽腫性疾患では，角膜後面沈着物は大きく黄色みがかっており，「豚脂様」と表現される。特に肉芽腫性ぶどう膜炎では，虹彩にも白血球が沈着することがある。これらは，虹彩実質内では Busacca 結節，瞳孔辺縁では Koeppe 結節と呼ばれる。慢性虹彩炎では虹彩とレンズの癒着を来し，これは虹彩後癒着として知られ，瞳孔の縮小や異常がみられる。

診断検査

臨床検査は，再発性や細菌性，あるいは全身性疾患に関連した前部ぶどう膜炎の患者で行われる。前部ぶどう膜炎の大部分は血清学的検査陰性で「特発性」に分類される。このような症例は，未診断の自己免疫疾患，あるいはウイルス感染が関与していると考えられる。より新しい診断技術は，ぶどう膜炎の原因を明らかにし，「特発性」とされていた症例を診断する手助けになるかもしれない。

分子診断検査はわずかな眼内液を利用して，感染症の有無を検査することができる。前房穿刺は，検査用の液体を少量採取するために，眼科医が細隙灯を用いて行う安全な手技である。血清と

眼内液の免疫グロブリン量の比であるGoldmann-Witmer比率を用いて眼内液の抗体検査が行われる。免疫グロブリンが血清の3倍以上であれば，（炎症を起こした血管からの漏出により血清から単に漏れ出ただけではなく）眼内液に抗体が本当に存在することが示唆される。ポリメラーゼ連鎖反応(polymerase chain reaction：PCR)は微生物のDNAやRNAの一部を増幅させ，眼内液から特定のウイルスを検出できる技術であり，リアルタイムPCRは少量の眼内液からウイルスを定量化できる。PCRはすべてのウイルスに感度が高いわけではなく，臨床的に疑い，他の診断検査も行ったうえで用いなければならない。最近ではPCRを使うことにより，ヘルペスウイルス〔単純ヘルペスウイルス(herpes simplex virus：HSV)1型と2型，サイトメガロウイルス(cytomegalovirus：CMV)，EBウイルス(Epstein-Barr virus：EBV)，水痘帯状疱疹ウイルス(varicella-zoster virus：VZV)など〕，*Toxoplasma*，細菌の16S rRNAも検出できる。

感染性原因(Box 13.1)

眼内炎

眼内手術後や外傷後，前房に炎症や眼脂がある患者では，前部ぶどう膜炎よりも眼内炎を疑うべきである。眼内炎は術後すぐに急激な視力低下や眼痛で現れる。このような感染症は一般に，ブドウ球菌やレンサ球菌によることが多い。白内障術後に遅れて発症した場合は，*Proprionibacterium acnes*による眼内炎の可能性がある。古典的には，*P. acnes*眼内炎の患者は水晶体後嚢に白色プラークを認める。眼内炎は内因性の可能性もある。内因性眼内炎は，カテーテル留置患者，注射薬物使用者，細菌あるいは真菌血症のリスクのある者でみられる。*Candida*血症は網膜や硝子体にふわふわした白色病変をもつ汎ぶどう膜炎を引き起こす。眼内炎は外因性か内因性かを問わず，ただちに眼科医が硝子体への抗微生物薬の注入や失明を防ぐための硝子体手術を行い，適切に治療しなければならない。

ヘルペスウイルス

HSV-1やHSV-2，CMV，VZVなどのヘルペスウイルスは，感染性前部ぶどう膜炎で最も多い原因である。HSV前部ぶどう膜炎は，それに先行してあるいは同時に，HSV角膜炎を起こすが，角膜炎の併発は診断に必須ではない。眼部帯状疱疹は三叉神経の眼神経分枝へのVZVの感染が原因となる。ヘルペスぶどう膜炎の診断は眼内液のPCR検査で行うことができるが，抗ウイルス薬とステロイド点眼を用いた治療は通常，症状が出現してから行う。ヘルペスぶどう膜炎の特徴的所見は片側発症と部分的な虹彩麻痺である。ヘルペスぶどう膜炎は，眼圧が上昇するいくつかのぶどう膜疾患のうちの1つである（ほかにはサルコイドーシスやトキソプラズマ症などがある）。HSVのようにCMVも眼圧上昇や虹彩麻痺を伴う前部ぶどう膜炎の原因となる。

ヘルペスウイルスは後部に病変があるとひどい視力障害の原因となる。急性網膜壊死(acute retinal necrosis：ARN)では，網膜の虚血や穿孔が起こり，ただちに積極的な治療が必要となる，急激に進行する壊死性網膜炎である。ARNは一般的に免疫正常者で発症するが，同時に免疫不全者でもみられる。ARNの初発症状は前部ぶどう膜炎であり，すべての前部ぶどう膜炎患者は散瞳眼底検査を受ける必要がある。進行性網膜外層壊死(progressive outer retinal necrosis：PORN)は主に免疫不全者に起こる，ARNと類似した網膜炎で，VZVに関連することが最も多い。上記のように，眼内液のPCRはヘルペスウイルスの特定に用いられる。ARNとPORNの治療は共に抗ウイルス薬静注(acyclovir，ganciclovir)と硝子体内への抗ウイルス薬注入(ganciclovir，foscarnet)である。

Box 13.1

虹彩炎の感染性原因

- 眼内炎
- ヘルペスウイルス
- 梅毒
- *Bartonella*
- 結核
- ライム病
- ブルセラ症
- Whipple病
- Hansen病
- チクングニア
- レプトスピラ症
- トキソプラズマ症
- ヒト免疫不全ウイルス(HIV)

梅毒

梅毒は通常，肉芽腫性ぶどう膜炎（非肉芽腫性の報告もあり）を来し，これは眼のどの部分にも起こりうる。先天性梅毒では実質型角膜炎と共に前部ぶどう膜炎がみられ，10代になるとごま塩のような白と黒が混在する眼底変化を呈する。後天性梅毒では，眼症状の発症は第2期あるいは第3期梅毒であり，虹彩炎が最も多い。その他の眼梅毒の特徴として，後部板状脈絡網膜炎，網膜血管炎，硝子体炎，乳頭炎があり，確定診断には散瞳眼底検査が必須である。

眼梅毒を疑う場合には，間接血清検査〔血漿レアギン迅速テスト(rapid plasma reagin：RPR)，VDRL(Venereal Disease Research Laboratory)〕と，直接血清学的検査〔蛍光梅毒抗体吸着検査(fluorescent treponemal antibody absorption test：FTA-ABS)〕を行う。血清学的検査陽性患者では，神経梅毒の合併の確認のために腰椎穿刺とヒト免疫不全ウイルス(human immunodeficiency virus：HIV)のスクリーニングを行うべきである。眼梅毒は神経梅毒と同様に，penicillin G点滴静注で治療する。ステロイド点眼や散瞳薬は全身投与の補助療法として使用し，ステロイドの全身投与は治療開始時のJarisch-Herxheimer反応の予防に用いられる。

*Bartonella*属（ネコひっかき病）

Bartonella(*B. henselae*，*B. quintana*など)は，口腔内や爪に*Bartonella*をもつネコとの接触で広まる。感染すると，肉芽腫性結膜炎や局所リンパ節腫脹など一連の症状から成るParinaud眼腺症候群が生じる。*Bartonella*は視神経網膜炎も起こすことがあり，これは視神経浮腫や，黄斑に星のような白斑（星芒状黄

斑)がみられる。前部ぶどう膜炎だけ現れることはまれだが，視神経網膜炎を伴う汎ぶどう膜炎を伴って発症する。視神経網膜炎を生じる他の感染症と同様に，血清学的検査で診断が確定する。重症度に合わせて，doxycycline や rifampicin などの抗菌薬を用いて治療する。

結核

眼結核は，多くの患者が全身性結核の既往をもたないため，診断に苦慮することがある。慢性肉芽腫性ぶどう膜炎の患者で結核への直近の曝露がある場合やツベルクリン反応陽性である場合は，眼結核を疑う。近年では，インターフェロンγ放出アッセイ(Quantiferon®-Gold)を用いて，結核菌(*Mycobacterium tuberculosis*)と非結核性抗酸菌あるいはBCG(bacille Calmette Guérin)ワクチン接種による反応を区別するが，この検査では陳旧性結核と活動性結核の区別はできない。眼内液と硝子体の培養検査はしばしば偽陰性となり，PCR 検査も信用度が低い。最も特徴的な眼所見は多巣性脈絡膜炎を伴う肉芽腫性前部ぶどう膜炎や，時に脈絡膜結核腫である。治療は抗結核薬の併用療法(isoniazid，rifampicin，pyrazinamide，ethambutol)とステロイド全身投与を行う。

ライム病

ライム病はダニが媒介する *Borrelia burgdorferi* 感染により生じる。眼症状は多様で，片眼あるいは両眼に生じ，前部ぶどう膜炎，中間部ぶどう膜炎，動眼神経麻痺，強膜炎などがみられる。多くの場合，第 2 病期には，頭痛，関節炎，髄膜炎，末梢神経障害などの全身症状を認める。眼症状としては，霧視，羞明，眼痛，複視がある。この場合，細菌の媒介生物であるマダニが生息する米国の北東部や中西部など発症率の高い地域では，検査を行う。血清学的検査は，酵素免疫測定吸着法(enzyme-linked immunosorbent assay：ELISA)でスクリーニング検査をしてから，ウエスタンブロット法で確認検査を行う。眼病変の治療はライム病の神経病変に準じ，ceftriaxone 静注が最も頻用される。ステロイド点眼や散瞳薬は全身投与の補助療法として行う。

まれな疾患

Brucella 属がぶどう膜炎の原因となるのはまれである。この細菌はヒツジやウシの尿生殖路に存在し，動物との直接的な接触あるいは空気拡散，また，その肉や乳製品を摂取することにより感染する。*Brucella* 属は肉芽腫性ぶどう膜炎を起こし，ステロイド点眼や散瞳薬で治療する。古典的な全身治療として，doxycycline と rifampicin あるいは streptomycin が併用される。

Whipple 病は *Tropheryma whipplei* により消化管の吸収不良を来す疾患である。たいていの場合，慢性的な非肉芽腫性前部ぶどう膜炎が生じるが，硝子体炎や網膜血管の壁肥厚も起こりうる。空腸生検の結果より確定診断する。治療は，はじめに penicillin G 静注に併用して，ceftriaxone 静注あるいは streptomycin 静注を行い，その後，trimethoprim-sulfamethoxazole(ST 合剤)で全身性疾患に対する維持療法を行う。ステロイドの点眼や全身投与はしばしばぶどう膜炎を増悪させる。

眼症状がある Hansen 病患者の大部分は両側に慢性再発性の虹彩毛様体炎を発症する。診察では，角膜神経の数珠状変化が顕著である。また，虹彩部の「真珠」，すなわち細菌の集合体が特徴的で，これらは瞳孔縁に沿って癒合性あるいは有茎性の白色点として現れ，前房へ侵入し，虹彩に萎縮様変化を起こす。後部病変はまれであるが，眼底の辺縁に「真珠」のような白色病変が出現したとの報告がある。治療は全身性病変に対し行い，少菌型には dapsone(diaphenylsulfone)と rifampicin を用い，多菌型の場合は clofazimine を追加する。

チクングニアはネッタイシマカにより媒介されるウイルス性疾患であり，最初にアフリカで発見されたが，アジアやインドで大流行を起こした。持続する発熱，関節炎，皮疹が特徴で，眼病変は虹彩毛様体炎と網膜炎が典型的である。治療は抗炎症薬の全身投与あるいは点眼を行う。

レプトスピラ症は感染した動物の尿中の細菌を介して伝播し，多湿である限り活動性があるため，大流行は熱帯地域で多い。非肉芽腫性で膿性眼脂を伴う前部ぶどう膜炎，あるいは硝子体炎や網膜血管炎を伴う汎ぶどう膜炎がみられる。レプトスピラ症には抗菌薬の全身投与を行うが，その効果について結論は得られていない。一般に重症例では penicillin G 静注が行われるが，doxycycline や第 3 世代セファロスポリン系薬も使用されている。

注目すべきこととして，トキソプラズマ症は世界で最も多い感染性ぶどう膜炎であり前房炎症を伴うが，診察所見は主に後部ぶどう膜炎であるため，本章では詳細を割愛する。

HIV

HIV では，非肉芽腫性ぶどう膜炎がセロコンバージョンの一部として，あるいは高ウイルス量に関連して生じる。HIV 患者の前部ぶどう膜炎はしばしば，良性の角膜後面沈着物を認め，網膜所見に乏しい。炎症はステロイド点眼には反応しないが，高活性抗レトロウイルス療法によく反応する。HIV 患者は梅毒や CMV に感染しやすくなるため，前部ぶどう膜炎がより高頻度に生じる。

サマリー

前部ぶどう膜炎は，さまざまな感染性疾患あるいは炎症性疾患で生じる。病歴ならびに眼や全身の所見に基づいて特定の感染と診断する。前部ぶどう膜炎のすべての患者で，後部構造に中間部あるいは後部ぶどう膜炎の徴候がないか調べるべきである。術後眼感染症や播種性感染症の一部としての眼病変は，常に眼科緊急疾患である感染性眼内炎を考慮すべきである。将来，診断技術の向上により既知の感染性の原因をより迅速に診断できるようになるかもしれないし，あるいはぶどう膜炎の新しい感染源が発見されるかもしれない。

文献

Doris JP, Saha K, Jones NP, et al. Ocular syphilis: the new epidemic. *Eye (Lond)*. 2006;20(6): 703–705.

Hunter R, Lobo A. Current diagnostic approaches to infectious anterior uveitis. *Int Ophthalmol Clin*. 2011;51(4):145–156.

Kunavisarut P, Sirirungsi, W, Pathanapitoon K, et al. Clinical manifestations of human immunodeficiency virus-induced uveitis. *Ophthalmology*. 2012;19:1455–1459.

Mahendradas P, Ranganna S, Shetty R, et al. Ocular manifestations associated with chikungunya. *Ophthalmology*. 2008;115:287–291.

Rathinam SR. Ocular manifestations of leptospirosis. *J Postgrad Med.* 2005;51: 189–194.

Silverio CD Jr, Imai YD, Cunningham ET Jr. Diagnosis and management of herpetic anterior uveitis. *Int Ophthalmol Clin.* 2002; 42(4):43–48.

Tabbara KF, Al-Kassimi H. Ocular brucellosis. *Br J Ophthalmol.* 1990; 74:249–250.

Touitou V, Fenollar F, Cassoux N, et al. Ocular Whipple's disease: therapeutic strategy and long-term follow-up. *Ophthalmology.* 2012; 119(7): 1465–1469.

Van Gelder R. Diagnostic Testing in Uveitis. Focal Points: Clinical Modules for Ophthalmologists. American Academy of Ophthalmology. Module 4. 2013.

Yeh S, Sen HN, Colver M. Update on ocular tuberculosis. *Curr Opin Ophthalmol.* 2012; 23(6):551–556.

14 網膜炎

■著：Hillary C. Stiefel, Daniel M. Albert
■訳：白杉 郁

本章では，最も臨床的に重要な感染性網膜炎であるサイトメガロウイルス網膜炎(cytomegalovirus retinitis：CMVR)，急性網膜壊死(acute retinal necrosis：ARN)，進行性網膜外側壊死(progressive outer retinal necrosis：PORN)，眼トキソプラズマ症，梅毒性網膜炎について述べる。網膜炎のその他の感染性病因(ジカウイルスや結核など)については文献によく記載されているが，本章の範囲外である。細菌性および真菌性の病因を含む眼内炎に関する情報については，本書の専門章を参照されたい。

サイトメガロウイルス網膜炎

CMVRは，後天性免疫不全症候群(acquired immunodeficiency syndrome：AIDS)患者，臓器移植や全身性悪性腫瘍に対する化学療法後の免疫低下患者を含む免疫不全患者にみられる最も一般的で臨床的に重要な日和見眼感染症である。ヒト免疫不全ウイルス(human immunodeficiency virus：HIV)陽性患者における多剤併用抗レトロウイルス療法(highly active antiretroviral therapy：HAART)［訳注：今はART(antiretrovirus therapy)と呼ばれている］の広範な使用により，これらの患者のCMVRの発生率は著しく低下している(HAART以前のHIV / AIDS症例1万人あたり23例から，HAART後のHIV / AIDS症例1万人あたり8例へ)。まれに，高齢，糖尿病，ステロイドや他の免疫抑制剤の使用に関連した相対的な免疫不全の患者でCMVRが起こることがある。

CMVRは通常，片側に症状が出るが，約20%の症例で対側の眼を侵すように進行する。発症は緩徐かもしれず，患者の50%は無症状である。HIVに感染している患者や免疫抑制状態にある患者では，CMV網膜炎は従来，臨床検査所見から診断されており，CMVの血液培養陽性によって確認されてきた。近年では，ポリメラーゼ連鎖反応(polymerase chain reaction：PCR)によるウイルスDNAの房水および / または硝子体液分析が，感染性網膜炎が疑われる場合の初期診断に不可欠な手段となっている。また，リアルタイム定量PCRにより，治療中の患者をモニターしたり，薬剤耐性を獲得したウイルス株を有する患者に起こりうる難治性病態のなかウイルスDNA濃度が上昇していないことを確認したりすることができる。

活動性CMVRの初期には，3つのパターンの網膜病変が報告されている。(1)網膜壊死を背景とする広範囲の網膜出血から成る劇症型 / 浮腫型(図14.1)，(2)出血がわずか，あるいは出血がない粒状の衛星病変から成る無痛性 / 粒状型，および(3)広範な血管鞘を伴う滲出型(すりガラス状血管炎としても知られている。これらの臨床パターンのいずれにおいても，硝子体炎症はわずかにあるか，あるいは認めない。活動性網膜炎に続くCMVRの第2期は，広範な壊死と網膜裂孔を特徴とする。黄斑部や視神経が侵されると，視力損失が重篤化することがある。無治療のCMV網膜炎は80%の症例で両側性となり，最終的には，網膜萎縮，網膜剝離，視神経浸潤による失明に至る。

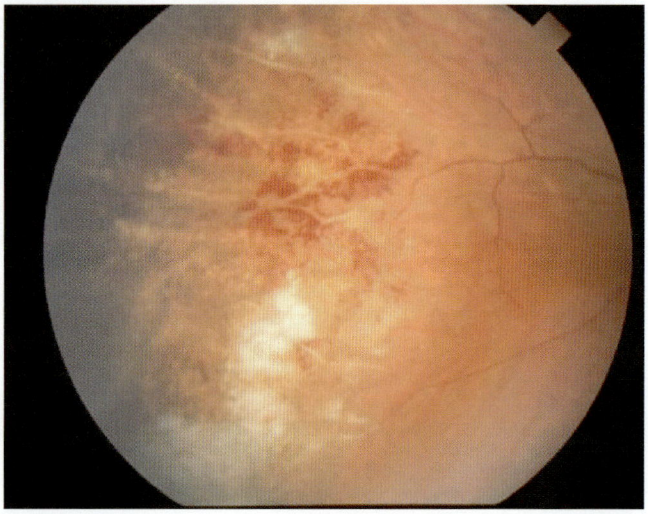

図14.1
眼底末梢の写真　網膜出血に伴う壊死領域がみられ，CMV網膜炎による活動性脈絡網膜病変を示す所見である。

CMVRの治療が成功するかは，免疫機能の回復にかかっている。HIV / AIDS患者では，HAARTの使用がCMV網膜炎の進行と視力低下の発生率を低下させる。網膜炎の進行を抑え，視力の転帰を改善するためには，CMV DNAポリメラーゼを競合的に阻害する抗ウイルス薬による治療も必要である。現在推奨されているCMVRの全身療法には，ganciclovir，valganciclovir，foscarnetがある(表14.1参照)。抗ウイルス薬とその投与経路の選択は，薬の副作用の可能性と治療の有効性に基づいて行うべきである。

ganciclovirは静脈内投与，経口投与，または硝子体内投与が可能である。ganciclovirの静脈内投与は14日間の導入療法として使用され，その後，静脈内投与または経口投与による維持療法が行われる。腎機能が低下している患者では，ganciclovirの全投与量に耐えられず，減量が必要となる。ganciclovirの最も一般的な副作用は好中球減少症で，患者の20〜40%に発現し，可逆的で投与中止により改善する。以前は眼球の硝子体腔に直接挿入する徐放性ganciclovirインプラントが使用可能であったが，

表 14.1
ウイルス性網膜炎の治療

薬剤	レジメン	副作用	対応するウイルス	病態
ganciclovir	**静注**：500 mg 12時間ごとを14日間 **硝子体内投与**：2〜5 mg/0.1 mL，3回／週	無顆粒球症，血小板減少，貧血	HSV1，CMV>>VZV，HSV2	CMVR，ARN，PORN
valganciclovir	**経口**：900 mg 1日2回を3〜6週間 **予防投与**：450 mg 経口 1日2回	無顆粒球症，貧血，頭痛，消化器症状，腎機能障害	HSV1，CMV>>VZV，HSV2	CMVR，ARN，PORN(初期治療ではなく，維持療法のみ)
foscarnet	**静注**：40〜60 mg/kg 8時間ごとを3週間 **硝子体内投与**：2.4 mg/0.1 mL 3〜4時間ごと	腎毒性，けいれん／頭痛，消化器症状	HSV1，HSV2，VZV>CMV	ARN，PORN，CMVR
acyclovir	**静注**：1,500 mg/m²/日 8時間ごとに分割を14日間，その後， **経口**：800 mg 5回／日を4〜6週間 **予防投与**：400 mg 経口 1日2回〜1日3回	消化器症状，過敏性反応，腎および／または中枢神経系機能障害	HSV1，HSV2，VZV，EBV>>CMV	ARN，PORN
valacyclovir	**経口**：1〜2 g 8時間ごとを6週間 **予防投与**：1 g 経口 1日2回	消化器症状，過敏性反応，腎および／または中枢神経系機能障害	HSV1，HSV2，VZV>>CMV	ARN，PORN(初期治療ではなく，維持療法のみ)
famciclovir	**経口**：500 mg 8時間ごと	頭痛，消化器症状，皮疹	HSV1>HSV2>VZV	ARN，PORN(初期治療ではなく，維持療法のみ)

ARN＝急性網膜壊死症，CMVR＝サイトメガロウイルス網膜炎，HSV＝単純ヘルペスウイルス，PORN＝進行性網膜外層壊死，VZV＝帯状疱疹ウイルス

2014年に市場から撤退した。

ganciclovirのプロドラッグであり，硝子体内への移行性が良好なvalganciclovirの導入は，経口治療の選択肢を提供し，CMVRの治療を大幅に進歩させた。導入療法と維持療法におけるCMVR治療の主流となっている。通常，3〜6週間経口投与し，その後，予防的に投与する。ganciclovirの点滴静注と同等の治療効果が証明されており，両剤の副作用は類似している。

foscarnetはCMVRの代替治療法である。通常，導入療法として3週間静脈内投与し，その後，無期限の維持療法を行う。foscarnetの最も一般的な副作用は腎毒性で，患者の25％に認められ，早期に投与を中止すれば可逆的である。foscarnetは腎排泄による腎毒性を示すため，腎機能の慎重なモニタリングが必要である。しかし，ganciclovir耐性網膜炎の治療にはしばしば有効であり，依然として重要な治療選択肢である。

網膜病変が中心窩を侵している場合は，全身療法に加えて硝子体内療法も考慮すべきである。このような場合には，一般に硝子体内へfoscarnetまたはganciclovirが投与される。硝子体内注射は高濃度の薬剤が投与されるため，再発を繰り返す患者や薬剤耐性が懸念される患者にも有効である。

HIV患者のCMVRと，最近，**慢性網膜壊死**と呼ばれる非HIV関連CMVRの治療には違いがあるかもしれない。より緩徐で顆粒状の網膜炎を有する非HIV患者では，全身的な薬剤の副作用を軽減しながら硝子体内治療のみで網膜炎の改善が期待できる。

抗ウイルス療法に対する初期反応は通常，導入療法開始から1〜2週間後に起こり，網膜病変の拡大が止まり，網膜が徐々に萎縮することで示される。眼科医は，抗ウイルス療法の効果をモニターするために，2〜3週間ごとに患者の眼底検査を行うべきである。CMVRの再発は，全身抗ウイルス療法の維持療法を受けている患者の30〜50％にみられる。再発したCMVRの治療は，2週間の再治療と無期限の維持療法である。HAART療法が行われる現在では，CD4陽性T細胞数>100/mm³を3〜6か月持続しているHIV陽性患者は，CMVRの維持療法を終了することができる。しかし，免疫状態が低下している場合(CD4陽性T細胞数が50〜100/mm³)は，維持療法を再開する。さらに，これらの患者は，基礎的な免疫状態に応じて3〜6か月間隔で眼科スクリーニングを受ける必要がある。

CMVRの合併症には網膜剥離があり，ある研究では最初の診断から中央値1.5か月で発症した。網膜剥離は一般に，シリコンオイルを注入する硝子体手術で修復される。

急性網膜壊死

ARNは壊死性網膜炎で，水痘帯状疱疹ウイルス(varicella-zoster virus：VZV)またはあまり一般的ではないが単純ヘルペスウイルス(herpes simplex virus：HSV)1型および2型の感染に伴うことが多い。さらに，まれにCMVやEBウイルス(Epstein-Barr virus：EBV)がARNを引き起こすという報告もある。当初

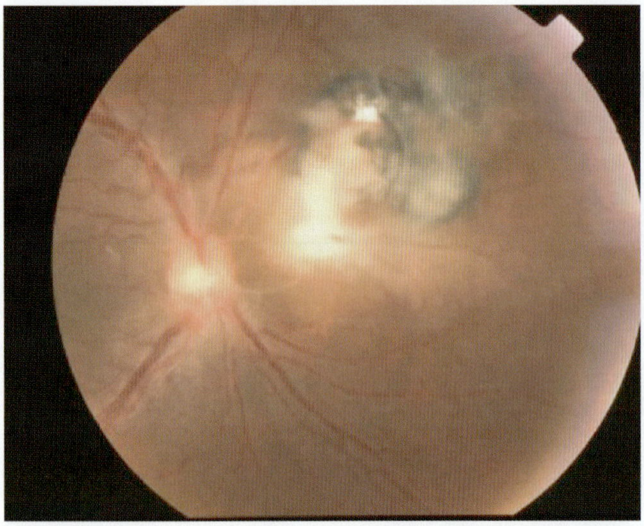

図 14.2
末梢眼底の写真 急性網膜壊死を示唆する閉塞性網膜血管炎および網膜出血を伴う網膜壊死の融合性の白い領域がみられる。

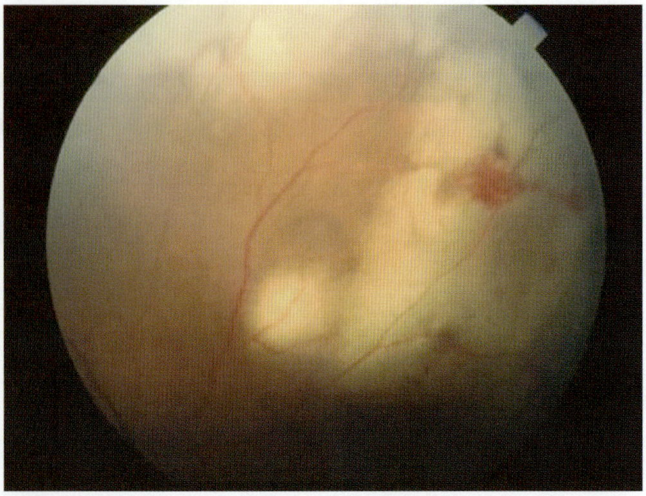

図 14.3
後天性免疫不全症候群(AIDS)患者の後極の眼底写真 網膜壊死と網膜出血による白斑状の病変がみられ，進行性網膜外層壊死が示唆される。
(写真は，James Eadie, MD, at the University of Wisconsin と Lisa Faia, MD, at Associated Retinal Consultants in Royal Oak, Michigan のご厚意による)

は免疫不全患者でのみ報告されていたが，最近では AIDS 患者を含む免疫抑制者でも報告されている。

臨床的には，ARN は網膜の周辺部に白色壊死が斑状または融合性にみられ(図 14.2)，数日以内に急速に後極に広がることがある。ARN の発症は一般に片側性であるが，患者の 30%程度に両側性の病変が生じ，通常は発症後数週間以内に起こる。さらに，中等度から重度の硝子体炎および閉塞性網膜血管炎(動脈炎および静脈炎)がみられる。前部ぶどう膜炎，視神経を侵す虚血性血管障害，黄斑浮腫が関連所見となることもある。活動性炎症期は一般に数週間続き，その後，回復期へと続く。ARN 患者の 52%が網膜裂孔およびそれに続く裂孔原性網膜剝離を発症する。網膜剝離は網膜炎発症後 9 日〜5 か月で発症する。

ARN の治療では，早期に適切な抗ウイルス薬の投与を開始することが最も重要である。これにより，感染眼のウイルスを除去し，対側眼に感染するリスクを軽減することができる。歴史的には，患者は入院して acyclovir を 14 日間静脈内投与し，その後，acyclovir を 4〜6 週間経口投与していた。しかし近年では，経口および硝子体内抗ウイルス薬を用いた外来管理へと移行している。経口 valacyclovir および famciclovir は，いずれも VZV および HSV に対して活性を示すプロドラッグであり，バイオアベイラビリティが高く，acyclovir の静脈内投与と同等の全身濃度を達成できるため，代替導入治療薬として使用できる。valganciclovir も経口治療の選択肢の 1 つである。これらの抗ウイルス薬は一般に，網膜炎の完全な消失が確認された後にゆっくりと漸減される。

抗ウイルス薬の硝子体内注射は，重症または難治性のウイルス性網膜炎にも行うことができる。硝子体内抗ウイルス薬の早期投与は，硝子体サンプリング(眼内炎に対する“tap and inject”のような処置)と，原因の同定に役立つ PCR 分析を可能にする。硝子体内への foscarnet 投与は，HSV および VZV による ARN の治療として使用されている。硝子体内への ganciclovir 投与は，免疫不全患者の壊死性ヘルペス網膜炎に有用である。

眼内炎症とそれに伴う眼内後遺症の治療には，全身または眼内へ副腎皮質ステロイドがしばしば使用されるが，抗ウイルス療法開始後にのみ追加すべきである。ウイルス性網膜炎患者の網膜剝離の発生率を低下させるための予防的網膜レーザー照射は，大きな議論の的となっている。いくつかの研究では，活動性網膜炎領域に後方からレーザーを照射した場合に有効であると報告しているが，一方で網膜剝離のリスクが低下しなかったという報告もある。前向きランダム化比較試験なしにこの疑問に対する明確な解答は得られないだろう。

進行性網膜外側壊死(PORN)

PORN は，免疫不全者(CD4 数の少ない AIDS 患者や移植後患者など)に発症する壊死性網膜炎である。急速に進行し，非常に破壊的で，ほとんど VZV 感染によってのみ生じる。広範な多病巣性網膜病変は後極から始まり，周辺部に向かって広がる傾向があり，サテライト病変が急速に融合していく(図 14.3)。硝子体炎は最小限であり，網膜血管系は比較的温存され，痛みや羞明はほとんどないことが多く，ARN とは異なる臨床像である。この病態は片眼で始まり，数週間〜数か月後に対側眼が侵されることが多い。PORN は ARN よりも視力予後が悪い。網膜壊死と網膜剝離による深視力低下のリスクが高く，患者の 3 分の 2 は無光覚弁(no light perception：NLP)へと進行する。

PORN の治療には，積極的な全身および硝子体内抗ウイルス療法の早期開始が不可欠である。全身的な抗ウイルス療法には，foscarnet 静注，ganciclovir 静注，acyclovir 静注などがあるが，PORN は acyclovir 単独では反応が乏しいことがある。ganciclovir と foscarnet，ganciclovir 硝子体内注射と acyclovir または foscarnet 静注，ganciclovir 硝子体内注射と foscarnet など，抗ウイルス薬を多剤併用することで，より良好な視力転帰が得られる。静注治療の効果が確認された後は，維持治療として valacyclovir，valganciclovir または famciclovir を経口投与する。

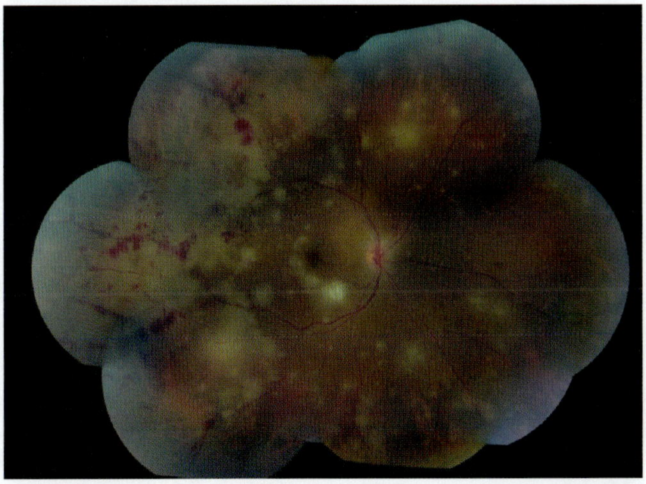

図 14.4
後極の眼底写真　陥凹した萎縮性の脈絡網膜の瘢痕と黄斑部の網膜上膜がみられ，これはトキソプラズマ症に続発した巣状壊死性脈絡網膜炎が治癒した後の所見に合致する。

眼トキソプラズマ症

眼トキソプラズマ症は後部ぶどう膜炎の全症例の30〜50％を占め，偏性細胞内寄生虫である *Toxoplasma gondii* によって引き起こされる。感染は，経胎盤感染による先天的なものと，ネコの排泄物との接触や加熱不十分な食肉からの接合子嚢(オーシスト)の摂取による後天的なものがある。ほとんどの眼トキソプラズマ症は，先天性眼病変の再活性化の結果として起こる。

活動性感染の症状には，かすみ目や硝子体浮遊物がある。最も一般的な眼トキソプラズマ症は，古い萎縮性脈絡膜瘢痕に隣接した白黄色の限局性壊死性網膜炎を呈する(図 14.4)。硝子体の炎症は通常，活動性網膜炎の上にみられ，肉芽腫性虹彩毛様体炎や視神経腫脹が起こることもある。時には，トキソプラズマ症は大規模な硝子体炎を引き起こし，硝子体の強い混濁は“headlight in the fog”と表現される眼底所見を呈する。HIV 陽性者では，眼トキソプラズマ症の外観は免疫不全患者と異なり，よりびまん性 / 出血性で，過去の感染による瘢痕を伴わないことが多い。広範囲の病変に伴うさまざまな合併症には，裂孔原性または滲出性網膜剝離，黄斑浮腫，網膜血管閉塞，網膜下新生血管，網膜上膜などがある。

免疫不全者に対して，すべての活動性網膜病変に治療が必要なわけではない。小さな周辺病変は，多くの場合自然治癒し，視覚を脅かすことはない。無治療の活動性網膜病変は2〜4か月で治癒する。*Toxoplasma* 感染が黄斑部や視神経を侵している場合や，視覚障害を引き起こす硝子体炎症がある場合には薬剤治療の適応となる。

眼トキソプラズマ症の治療目標は，感染過程を阻止して，網膜と硝子体の瘢痕化を軽減することである(表 14.2)。pyrimethamine，sulfadiazine および副腎皮質ステロイドの併用は，眼トキソプラズマ症に対する「古典的」治療法と考えられている。pyrimethamine は週1回の血算の測定が必要であり，骨髄抑制の予防のために葉酸 5 mg を週2回経口投与してもよい。prednisolone は1日60〜80 mg を3日間の抗菌薬投与後に追加することが多く，治療効果と患者の忍容性に基づいてすみやかに漸減する。眼トキソプラズマ症の治療では，抗菌薬を併用せずにステロイドを使用してはならない。

他の抗菌薬もトキソプラズマ症への有効性が判明しており，従来の治療法の選択肢を大きく広げている。重症眼トキソプラズマ症に対しては，clindamycin と sulfadiazine および pyrimethamine の併用が提案されている。あるいは，clindamycin の硝子体内投与が dexamethasone との併用で局所療法として用いられている。trimethoprim-sulfamethoxazole(ST 合剤)も通常，代替治療として有効であり，忍容性も良好である。経口 atovaquone 単剤でも有効であり，動物モデルでは bradyzoite 型 *T. gondii* に対して活性があることが示されている。重度免疫不全患者では，pyrimethamine-sulfadiazine による維持療法が有用である。

表 14.2
眼トキソプラズマ症の治療

薬剤	投与量	副作用
pyrimethamine [a]	負荷投与量は 75〜100 mg 経口，それから 25〜50 mg/ 日 経口を 4〜6 週間	骨髄抑制，過敏性反応，光線過敏症
sulfadiazine [a]	負荷投与量は 2〜4 g 経口，それから 1 g 経口 1 日 4 回を 4〜6 週間	骨髄抑制，過敏性反応，結晶尿
ST 合剤	160 mg / 800 mg 経口 1 日 2 回を 6 週間	骨髄抑制，過敏性反応
atovaquone	750 mg 経口 1 日 4 回を 3 か月	過敏性反応
clindamycin [b]	**経口**：300 mg 1 日 4 回を 4〜6 週間 **硝子体内注射**：1.5 mg / 0.1 mL/ 週を 4 週間	**経口**：下痢，偽膜性大腸炎 **硝子体内注射**：硝子体内注射のリスク
dexamethasone	**硝子体内注射**：400 μg / 0.1 mL(硝子体内注射の clindamycin と共に)	**硝子体内注射**：硝子体内注射のリスク，眼圧上昇，白内障

a これらの抗菌薬は，「古典的な治療法」として経口 prednisolone と folinic acid と併用される。
b 経口 clindamycin は，重度の眼トキソプラズマ感染症に対する古典的な治療法と併用される。

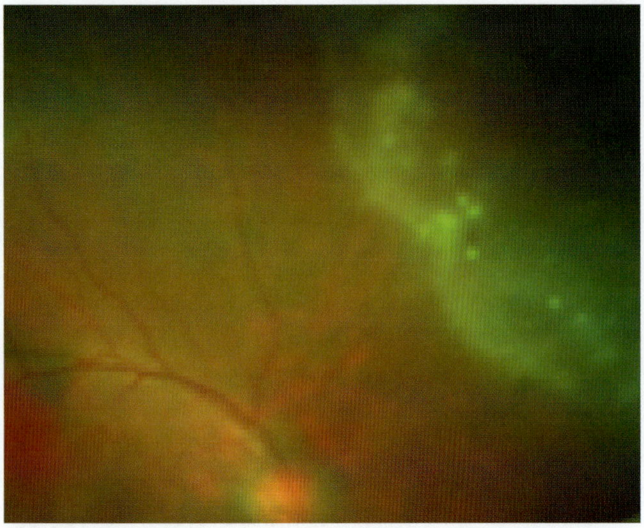

図 14.5
網膜の白い領域を示す眼底写真 離散した波形の境界と，網膜表面に沿った露滴のような集積を伴う点状の網膜内膜炎梅毒性点状網膜内膜炎に特徴的な多数の黄白色の沈殿物を伴う網膜の白化領域がみられる。

梅毒性網膜炎

スピロヘータの一種である *Treponema pallidum* によって引き起こされる梅毒は，眼にさまざまな症状を示すことから，「偉大な擬態」あるいは「模倣者」として知られている。最も一般的な症状はぶどう膜炎だが，その他に，硝子体炎，網膜血管炎，網膜炎，乳頭炎，強膜炎などがある。世界的に梅毒の有病率は過去10～15年間で上昇しており，特に男性同士で性交渉を行う者やHIVに共感染している患者において顕著に増加している。

梅毒性網膜炎は通常，(1)網膜表面に沿って露滴のような集積を伴う点状の網膜内膜炎(図 14.5)，または(2)びまん性の黄色または灰色がかった網膜外膜炎で融合病変を形成することがある(後者は**急性梅毒性後部プラコイド脈絡網膜炎**と呼ばれる)。網膜炎はしばしば，血管炎，硝子体炎および前眼部炎を伴う。

誤診は適切な治療の遅れやその後の視力低下につながる可能性があり，特に，受診時に眼疾患が非感染性ぶどう膜炎として誤って扱われた場合は注意が必要である。そのため，常に疑いの目をもって，適切な診断検査を行うことが最も重要である。検査には，トレポネーマ検査〔蛍光梅毒抗体吸着検査(fluorescent treponemal antibody absorption test：(FTA-ABS) または *T. pallidum* に対するマイクロ赤血球凝集反応試験(microhemagglutination assay for *T. pallidum*：MHA-TP)〕と，非トレポネーマ検査〔VDRL(Venereal Disease Research Laboratory)または血漿レアギン迅速テスト(rapid plasma reagin：RPR)〕の両方が必要となる。PCR や迅速特異的トレポネーマ検査を含む新しい検査は，施設によっては利用できる。梅毒性眼疾患のすべての患者は，神経梅毒の可能性を考慮し，治療の指針とするために腰椎穿刺を受けるべきだ。眼梅毒は第 3 期梅毒の徴候であるが，特に視神経炎と網膜炎の存在では神経梅毒を考慮する。したがって，梅毒性網膜炎の治療には水溶性 penicillin G 300 万～400 万単位を 4 時間ごとに 14 日間静脈内投与する。治療効果の判定は，臨床所見の改善と，その後の非トレポネーマ検査(VDRL または RPR)の陰性化または力価低下を用いて行う。感染症の治療後は，残存する眼炎症に対して副腎皮質ステロイドによる治療が行われる。梅毒性網膜炎を放置すると炎症が悪化し，続発性緑内障，網膜壊死，視神経萎縮を起こすことがある。しかし，早期診断と適切な治療により，梅毒性網膜炎の患者は良好な視力転帰を得る。

謝辞

以下の機関の支援に感謝します。ニューヨーク州ニューヨークの Unrestricted Grant for Research to Prevent Blindness，およびメリーランド州ベセスダの国立衛生研究所(National Institutes of Health：NIH)の国立眼科研究所(National Eye Institute：NEI)(P30 EY010572)，そして Casey Eye Institute NIH Core Grant(P30 EY010572)。

文献

Deschenes J, Murray P, Rao N, Nussenblatt R. International Uveitis Study Group: Clinical classification of uveitis. *Ocular Immunol Inflam.* 2008;16(1):1–2.

Furtado JM, Arantes TE, Nascimento H, et al. Clinical manifestations and ophthalmic outcomes of ocular syphilis at a time of re-emergence of the systemic infection. *Sci Rep*. 2018;8(1).

Koo L, Young LH. Management of ocular toxoplasmosis. *Int Ophthalmol Clin*. 2006;46:183–193.

Kozak I, McCutchan JA, Freeman WR. HIV-associated infections. In Ryan SJ, ed. *Retina*, vol. 2. London: Elsevier; 2013:1441–1472.

Lau CH, Missotten T, Salzmann J, Lightman SL. Acute retinal necrosis features, management, and outcomes. *Ophthalmology*. 2007;114(4):756–762.

Lee JH, Agarwal A, Mahendradas P, et al. Viral posterior uveitis. *Survey Ophthalmol*. 2017;62:404–445.

Lin P. Infectious uveitis. *Curr Ophthalmol Rep*. 2015;3(3):170–183.

Pearce WA, Yeh S, Fine HF. Management of cytomegalovirus retinitis in HIV and non-HIV patients. *Ophthalmic Surg Lasers Imaging Retina*. 2016;47(2):103–107.

Tsai JH, Rao NA. Spirochetal infections. In Ryan SJ, ed. *Retina*, vol. 2. London: Elsevier; 2013: 1486–1489.

Wiegand TW, Young LH. Cytomegalovirus retinitis. *Int Ophthalmol Clin*. 2006;46(2):91–110.

15 眼内炎

■著：Roy D. Brod, Harry W. Flynn, Jr., Lili G. Kaplan
■訳：白杉 郁

イントロダクション

眼内炎は視力を脅かす眼内液や組織の炎症である。感染性眼内炎は外因性あるいは内因性の細菌の侵入により生じる。症例シリーズによると，外因性眼内炎は内因性(あるいは転移性)眼内炎よりも頻度が高い。外因性感染の原因で最も多いのは眼内手術である。最近まで，白内障手術は最も頻繁に行われていた眼内手術であり，外因性眼内炎症例の最も多くを占めていた。現在では，硝子体内注射が白内障手術を凌いで最も頻繁に行われる眼内手技となっており，その結果，報告される外因性眼内炎の総症例数に大きく寄与している。外因性眼内炎は，二次的なレンズ挿入，緑内障濾過手術，硝子体切除術，角膜移植などその他の眼内手術でも生じる。原因微生物は眼外傷や薬剤の眼球内注入によっても眼内へ侵入し，また，感染した角膜潰瘍から隣接する眼球内へ感染が波及することもある。Gram 陽性菌は外因性眼内炎の最も多い原因微生物である。

発生率

マイアミ大学(Bascom Palmer Eye Institute)で行われた 2002〜2009 年までの 8 年間の術後眼内炎をまとめた調査で，白内障手術後の院内眼内炎は全体の 0.025％であった。Bascom Palmer Eye Institute の硝子体内注射後に発生した眼内炎を解析した別の後ろ向き研究(2005〜2017 年)では，眼内炎の発生率は 0.013％であった。眼内炎は，損傷の性質にもよるが，開放性眼外傷後に 3〜30％，緑内障フィルター手術後に 0.45〜1.3％の症例で発生する。*Candida* 血症が証明された患者における *Candida* 性内因性眼内炎の発症率は 2.8〜45％と報告されている。内因性細菌性眼内炎は真菌感染症よりも一般的ではなく，敗血症患者における発症率は 2〜11％である。

臨床像

白内障手術後の急性眼内炎の多くは，術後 2 週間以内に発症する(図 15.1)。術後 12 時間ほどで症状が顕在化する。典型的な症状として，視力低下と眼痛が 75％の症例でみられる。一般的に，視力低下は深刻で，通常の術後経過に反して視力が低下していく。しばしば，眼瞼浮腫，結膜充血や腫脹，結膜滲出液，角膜浮腫，前房の炎症，フィブリン析出，硝子体炎症反応などが現れる。多くの場合，炎症細胞の層(前房蓄膿)は，前房の下方にみられる(図 15.2)。結膜や眼瞼縁の充血や膿性眼脂もよくみられる。眼球内の重度の炎症反応により後極部はしばしば混濁し，赤色反射の低下が生じることもある。これらの症例では，網膜剝離やレンズ断片貯留のような後房合併症の除外に，眼球の超音波検査が有用である。

Endophthalmitis Vitrectomy Study(EVS)［訳注：白内障術後眼内炎の症例を，硝子体切除術を施行する群としない群，抗菌薬の全身投与をする群としない群に振り分け，その予後を検討した米国の研究］では，原因微生物が確認できた患者のなかで，コアグラーゼ陰性ブドウ球菌が最も多い(68％)原因微生物であった。レンサ球菌(*Streptococcus*)や黄色ブドウ球菌(*Staphylococcus aureus*)などのその他の Gram 陽性菌は 22％で検出された。Gram 陰性菌は EVS の症例の 6％で検出され，EVS の症例の 4％は複数の Gram 陰性菌が確認された。幸いなことに，コアグラーゼ陰性ブドウ球菌は急性術後眼内炎の原因微生物としては予後のよい菌種の 1 つである。黄色ブドウ球菌やレンサ球菌，Gram 陰性菌ではより急速に進行し，強い炎症によりしばしば重度の視力喪失に至る。

白内障術後眼内炎のもう 1 つのグループは遅発性眼内炎である(図 15.3)。これらの眼内炎はより軽度な炎症反応が白内障の手術後 6 週間以上経ってから発症し，緩徐に進行する。炎症は前眼部に限局することもあれば，前眼部と硝子体の両方に及ぶこともある。眼球内の炎症は，はじめはステロイド点眼に反応するが，ステロイドを漸減すると，通常，再発する。術後遅発性眼内炎の最も多い原因微生物は *Cutibacterium acnes* である。この細菌は広く分布する無胞子多形性 Gram 陽性桿菌である。この細菌による眼内感染症の臨床像は，角膜上皮の大きな沈着物(炎症細胞の塊)を伴う肉芽腫性炎症である。診断に有用な特徴的所見は水晶体囊内の白色プラーク(white plaque)で，これは残留した水晶体皮質に混在した微生物により生じる(図 15.4)。*C. acnes* は緩徐に発育する嫌気性菌であり，検出するためには，最低 2 週間は嫌気培養の継続を指示することが重要である。遅発性術後眼内炎の原因となるその他の細菌は，*Candida* 属や表皮ブドウ球菌(*Staphylococcus epidermidis*)，*Corynebacterium* 属などがある。

結膜濾過バルブに関連する遅発性眼内炎は，緑内障術後，数か月あるいは数年して発症する。原因微生物は結膜濾過バルブの薄くなった壁を通って直接侵入し，膿性滲出液を生じる(図 15.5)。症状と徴候は術後急性眼内炎と類似している。レンサ球菌属は最も多い原因微生物であり，またインフルエンザ菌(*Haemophilus influenzae*)もこのタイプの眼内炎ではよく検出される。これらの微生物は術後急性眼内炎の原因となるものより病原性が強いため，一般的に視力予後はより悪い。既存の緑内障による視神経損傷も，視力予後を悪化させるリスク因子である。20 / 400［訳注：

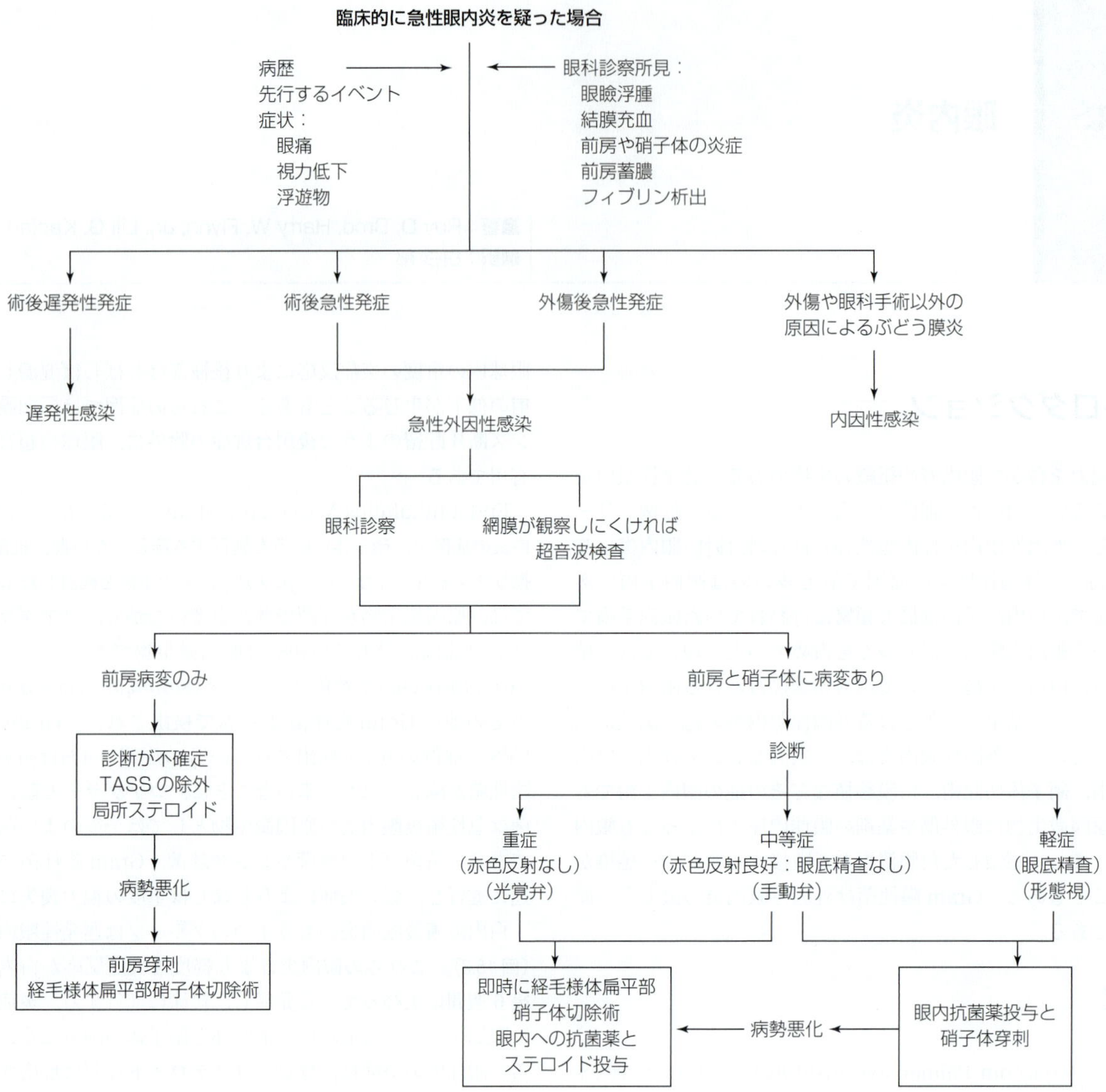

図 15.1
急性眼内炎のマネジメントのアルゴリズム
TASS＝toxic anterior segment syndrome

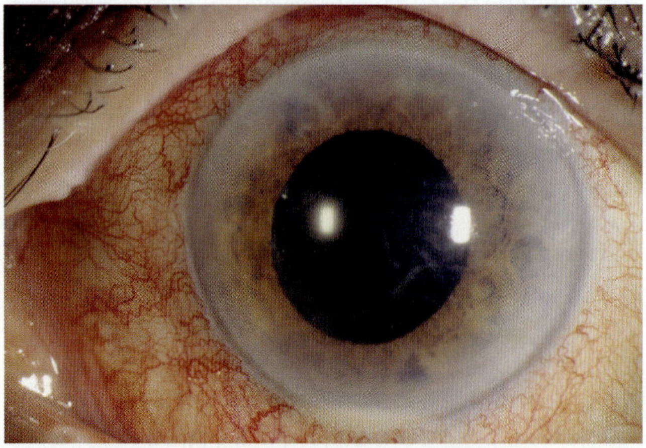

図 15.2
急性発症の白内障術後眼内炎における前房蓄膿（前房に白血球が蓄積したもの）

日本で使われている小数視力では0.05]以上の視力を保てるのは眼の半分以下である。治療は術後急性眼内炎に類似する。

予想以上の炎症がある場合は常に，開放性眼外傷後の眼内炎に注意しなければならない。眼外傷後の眼内炎の原因微生物（例：*Bacillus* 属，レンサ球菌属）は一般に，術後眼内炎の原因微生物より病原性が強く，最終的な視力予後が悪い。眼外傷と診断の遅れは視力予後の低下をまねく。強く疑い，早期に診断することが重要で，初期の段階で適切な治療が開始されれば，外傷後の眼に病原性の強い原因微生物が感染しても視力を守ることができるだろう。感染リスクの高い眼外傷（農村地域，植物や土壌がついた外傷，汚染された食器や異物を含む外傷）では，予防的抗菌薬投与を行うべきである。開放性眼外傷後の眼内炎は他の眼内炎と同様に対応し，硝子体切除術，硝子体内部や結膜下への抗菌薬とステロイド局所投与が行われる。

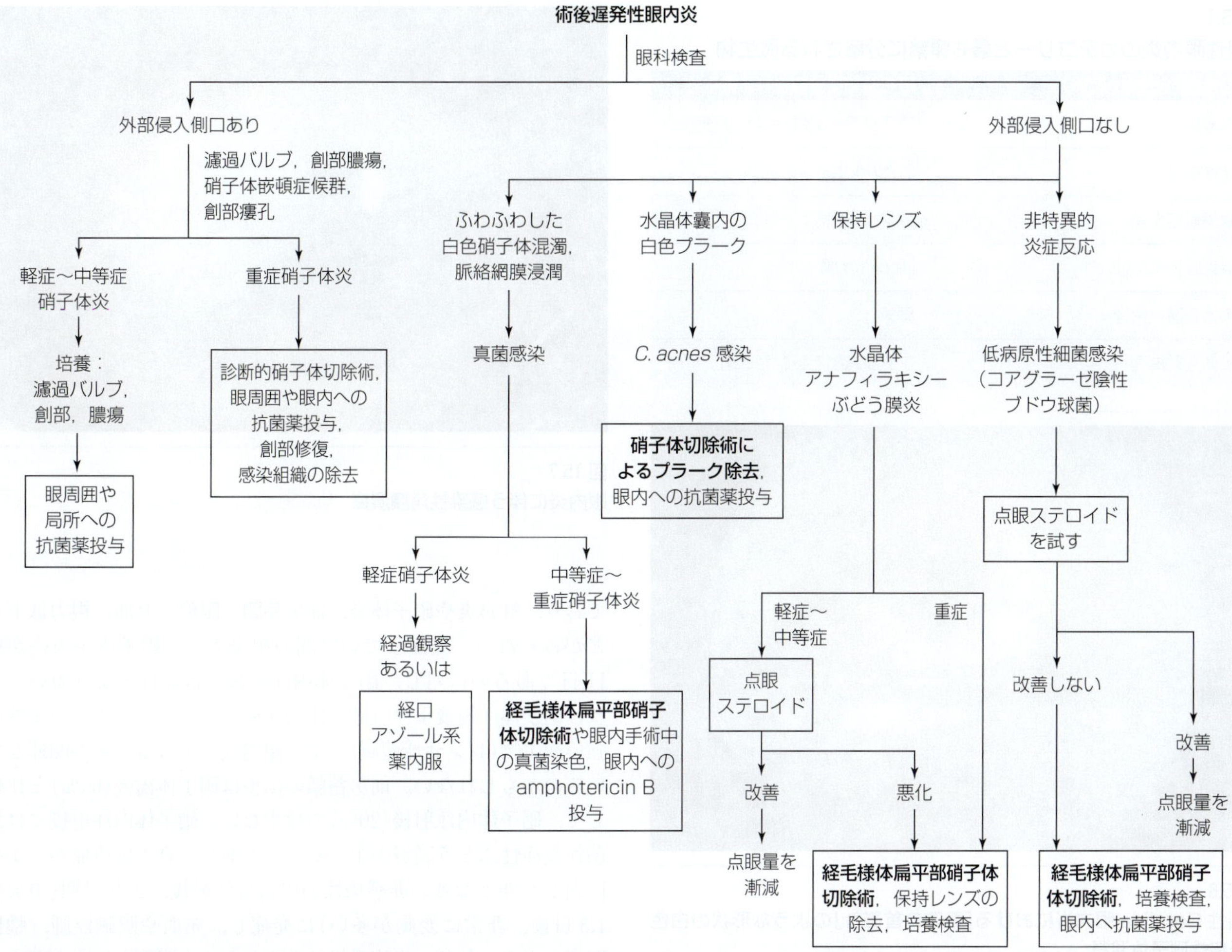

図 15.3
遅発性眼内炎のマネジメントのアルゴリズム

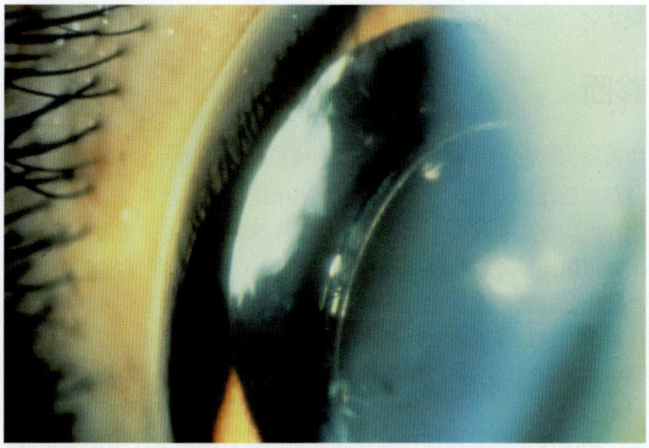

図 15.4
***C. acnes* による眼内炎における水晶体嚢内の白色プラーク**

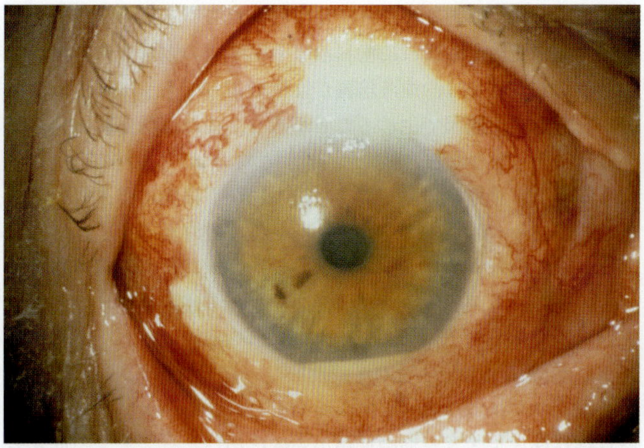

図 15.5
緑内障濾過手術後 6 か月で発症した眼内炎における濾過バルブ内の膿性物質

内因性眼内炎は微生物が眼へ血行性に播種することにより生じる（表 15.1）。内因性眼内炎の原因微生物として，真菌は細菌より頻度が多く，なかでも *Candida albicans* が最も多い。典型的な検査所見は，炎症性硝子体の帯で互いに連結した白色の硝子体混濁で，「真珠の首飾り（string of pearls）」と呼ばれている（図 15.6）。2 番目に頻度の高い真菌は *Aspergillus* 属である。内因性細菌性眼内炎の原因として，レンサ球菌属や黄色ブドウ球菌，

表 15.1
外因性眼内炎のカテゴリーと最も頻繁に分離される微生物

外因性眼内炎のカテゴリー	最も頻繁に分離される微生物
急性術後	コアグラーゼ陰性ブドウ球菌
遅発性術後	*Cutibacterium acnes*
結膜濾過胞関連	レンサ球菌
開放性眼外傷関連	*Bacillus* 属
感染性角膜炎関連	真菌
硝子体注射関連	ブドウ球菌とレンサ球菌

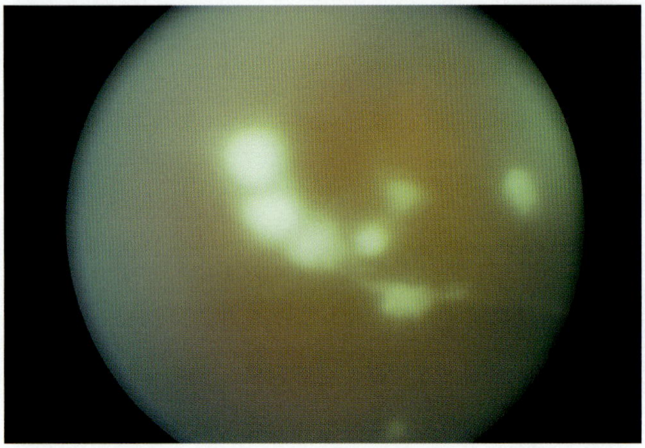

図 15.6
内因性 Candida 眼内炎における「真珠の首飾り」のような形状の白色の炎症性硝子体混濁

Bacillus 属が大部分を占める。内因性眼内炎を発症するのは衰弱や免疫不全状態にありカテーテル留置されている患者が多いが，静脈内薬物使用者やまれに歯科治療や出産後の健常人にも生じることがある。感染は，血液培養が陰性であっても，一過性の菌血症や真菌血症が原因で生じることがある。また，深部臓器病変による敗血症も生じうる。感染源が不明な場合は，全身検索を行う。

眼内炎は，感染性角膜潰瘍から微生物が直接的に侵入して生じることがある(図 15.7)。感染性角膜炎から眼内炎へ進展させる要因は，持続的なコンタクトレンズ装着やレンズ洗浄液への微生物の混入といった眼局所の要因と，ステロイド使用や全身性免疫不全がある。感染微生物の非典型的で強い病原性のために視力予後はよくない。

薬剤の硝子体内注射でも眼内炎が生じることがある。この薬剤投与経路はさまざまな網膜疾患の治療に用いられることが増えたため，このような眼内炎の罹患率が高くなった。硝子体内注射が頻用されるようになったにもかかわらず，術後合併症として眼内炎の頻度はまれである。血管内皮成長因子阻害薬や triamcinolone acetonide を含むほとんどの薬剤の硝子体注射後に眼内炎の発症が報告されているが，その発症率は 0.01〜0.1％である。多くの患者は慢性的な網膜疾患の治療のため複数回の注射を受けるので，患者ごとの眼内炎発症リスクは 1％に達する。硝子体注射に関連した眼内炎の臨床所見はその他の感染性眼内炎に類似しており，虹彩炎や硝子体炎，前房蓄膿，眼痛，充血，視力低下などがみられる。発症までの期間の中央値は，硝子体手術後が約 11 日であるのに対し，硝子体内注射後では 3 日とより短い。これは硝子体手術後よりも硝子体内注射後のほうが，より病原性の強い微生物(レンサ球菌属)により眼内炎が生じることが関連しているのかもしれない。前房蓄膿の出現は硝子体術後(64％)と比較して，硝子体内注射後(20％)では少ない。硝子体内注射後には無菌性炎症性ぶどう膜炎が生じることもあり，真の感染症か否かの区別が必要となる。非感染性の場合は注射後，より早期(中央値 1.5 日後，非常に変動が多い)に発症し，充血や眼瞼浮腫，膿性眼脂のような外部の炎症徴候はあまりなく，眼痛もほとんどみられない。感染リスクを増加させる要因として，眼瞼結膜炎，患者の非協力的な態度，免疫抑制療法，眼球表面のバリア機能の低下(濾過バルブの存在)，薬剤調合や抽出時の微生物のコンタミネーション，不適切な無菌状態での注射手技などが挙げられる。

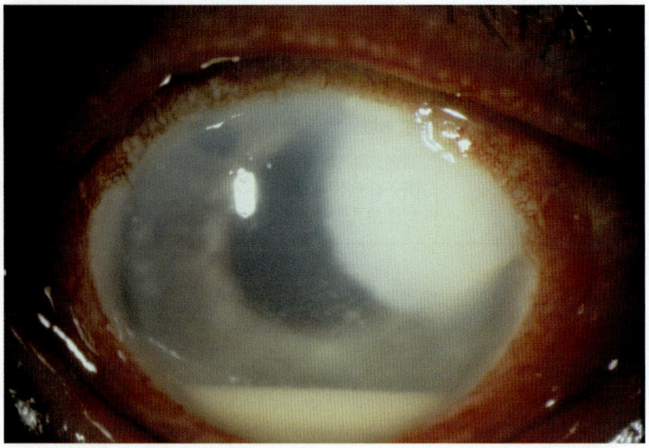

図 15.7
眼内炎に伴う感染性角膜潰瘍

診断

眼内炎の診断では，臨床的診断と微生物学的検査による確認の 2 つが重要な要素である。典型的な臨床経過をたどらない眼内の著明な炎症反応をみたら，眼内炎を疑うべきである。重大な視力低下の可能性があるため，診断検査は通常，治療と並行して進める。

臨床的診断は房水や硝子体の検体検査により確定する。硝子体検体は同時に採取された房水の検体よりも培養陽性となる頻度が高いが，どちらかだけが陽性となることもあるため，両方の検体が重要である。房水の培養検体は針を用いて穿刺吸引し採取する。硝子体の培養検体は針穿刺あるいは自動硝子体手術器具(硝子体の切除と吸引が同時に行われる)を用いて採取する。針穿刺により採取した硝子体検体は，チョコレート寒天培地や 5％ヒツジ血液寒天培地，チオグリコレート培地，Sabouraud 培地などの適切な培地に植え付ける。硝子体切除術で採取した検体は 0.45 μm のフィルターで濾過し，培地に置く。ほかに，標準的な血液培養ボトルに希釈した硝子体検体を約 10 mL 混注し，培養を進める変法もある。古典的な膜フィルター術と比較して，この培養技術はほぼ同等の培養陽性率を示す。Gram 染色は通常，房水や硝子体検体で行われる。真菌を疑う症例では，培養は少なくとも2週間は行うべきであり，Giemsa染色，Gomoriメセナミン銀染色，過ヨウ素酸Schiff染色を行うことで追加の情報が得られるかもしれない。

治療

眼内炎は急速な眼内組織の破壊を引き起こし，不可逆的な損傷を与える。細菌性眼内炎の主な治療は眼内抗菌薬療法である。血液－眼関門の存在や閉鎖空間であるという眼の特性のため，眼内への抗菌薬注射は迅速にかつ高濃度で抗菌薬を眼に到達させる理想的な方法である(表15.2)。

全身抗菌薬投与は，かつては硝子体への抗菌薬注射に加えて補助的に使用されていたが，現在は頻繁には使用されていない。EVSのランダム化試験では，ceftazidimeとamikacin併用療法を行った群と全身抗菌薬投与を行わなかった群に分けて比較したが，すべての患者で硝子体への抗菌薬投与は行っていた。この研究では，これらの全身抗菌薬投与は最終的な視力予後あるいは水晶体の透明性に有意な効果は示されなかった。

急性発症の眼内炎を疑った際の推奨治療として，硝子体への抗菌薬投与に加えて，硝子体へのdexamethasone(0.4 mg / 0.1 mL)投与を行うことがある。動物実験と小規模後ろ向き臨床研究では，硝子体への抗菌薬とステロイド投与を併用することで眼内炎が改善するとしているが，硝子体へのステロイド投与の有用性について決定的な証明はされていない。EVSのプロトコルでは硝子体へのステロイド投与は用いられていなかったが，5～10日間の経口prednisone(60 mg/日)内服を行っていた。我々は硝子体へのdexamethasone投与に加えて，初回治療ではdexamethasone 10～24 mgの結膜下注射も検討する。

より重症な眼内炎症例では，硝子体切除術(図15.1，15.3，15.8)がよく推奨されている(例：初発時の視力が光覚弁しかない場合や，術後2日以内に急速に発症し，より強い眼内の炎症を来している場合)。硝子体切除術の理論上の利点は，迅速に感染組織や眼内毒性物質を除去できること，硝子体混濁や牽引性網膜剝離を引き起こす膜を除去できること，より急速な硝子体腔の洗浄ができることである。また硝子体切除術は，十分量の培養検体を採取できると共に，硝子体への抗菌薬の拡散を助ける働きもする。

内因性真菌性眼内炎は同定された真菌の種類や感染の重症度により対応する(図15.8)。内因性真菌性眼内炎が疑われたときは，真菌以外の原因微生物の精査が推奨され，内科医や感染症専門医と連携して診療に当たるべきである。全身への抗真菌薬療法のタイプと使用については，真菌感染が全身に波及しているか否かによる。感染が脈絡膜や網膜に限局している場合は，全身療法単独で十分である。明らかな全身波及のない*Candida*眼内炎の治療では，amphotericin Bの代わりにfluconazoleやvoriconazoleが使用されることがある。fluconazoleとvoriconazoleは共にamphotericin Bよりも全身性の毒性が少なく，眼内浸透力も高い。中等症～重症の硝子体病変がある場合には，経毛様体扁平部硝子体切除術と硝子体へのamphotericin B(5～10 μg)またはvoriconazole(100 μg)の注射が通常，推奨されている。硝子体病変がごく軽度の場合は硝子体切除術はせずに硝子体への抗真菌薬投与のみで治療される。

免疫不全患者や*Aspergillus*による感染性心内膜炎や肺病変のある患者，または静脈内薬物使用歴がある患者では，内因性*Aspergillus*眼内炎の発症頻度がより高くなる。この微生物は黄斑部に波及する傾向があり，黄斑部膿瘍や，網膜や内部の限局した膜の下への白血球浸潤を引き起こす(図15.9)。眼内治療と抗真菌薬の全身投与(amphotericin Bかvoriconazole)の併用は，このような病原性の強い微生物の治療でしばしば推奨される。

表15.2
術後急性細菌性眼内炎が推定される場合の治療

経路	薬剤	用量
硝子体注射	1. vancomycin	1.0 mg / 0.1 mL
	2. ceftazidime あるいは amikacin	2.25 mg / 0.1 mL 0.4 mg / 0.1 mL
	3. dexamethasone	0.4 mg / 0.1 mL
結膜下注射(補助療法)	1. vancomycin	25 mg / 0.5 mL
	2. ceftazidime	100 mg / 0.5 mL
	3. dexamethasone	10～24 mg / 1.0 mL
点眼(補助療法)	1. vancomycin	50 mg / mL
	2. ceftazidime	100 mg / mL
	3. ステロイドおよび毛様体筋麻痺薬	
全身投与(補助療法)	1. vancomycin	1.0 g 静注を12時間ごと
	2. ceftazidime	1.0 g 静注を12時間ごと
	(あるいは感受性がある場合は第4世代フルオロキノロン系薬)	

予防

外因性眼内炎では，眼球表面や付属器が細菌の感染源であるため，理論的には，眼瞼縁や眼球表面の常在菌の定着を最小限にすることで術後眼内炎の発症率は減らすことができる。そして，この推定は臨床研究で実証されている。5% povidone-iodine液の眼瞼および結膜表面への局所投与は，明らかに結膜上の細菌コロニー数を減少させる。また，1～3日の広域抗菌薬の局所投与を加えることで，結膜上の微生物をより減少させることができる。その他の予防手段としては，滅菌プラスチック製ドレープで完全に睫毛(まつげ)を覆う(図15.10)，きわめて注意深い手術操作，水封による創傷閉鎖，無菌技術などがある。創傷周囲の過剰な液貯留を最小限にすることも役立つ場合がある。

術中に予防的な眼内抗菌薬を単回投与あるいは液灌流に加えることの役割については，議論の余地がある。ヨーロッパで行われた多施設共同研究では，白内障手術時に前房内へcefuroximeを投与することで，白内障術後の眼内炎のリスクが明らかに減少することが示された。EVSでは，登録された眼内炎の患者10人が白内障手術時の液灌流のなかで眼内への抗菌薬投与を受けていた。眼内への毒性や微生物の耐性化を考慮すると，この予防方法のメリットは限定的である。眼内炎の予防のためにvancomycinを眼内投与する方法は，vancomycin投与後1～14日で発症する重篤な網膜毒性(hemorrhagic occlusive retinal vasculitis：HORV)の報告によって行われることが少なくなった。術後の抗

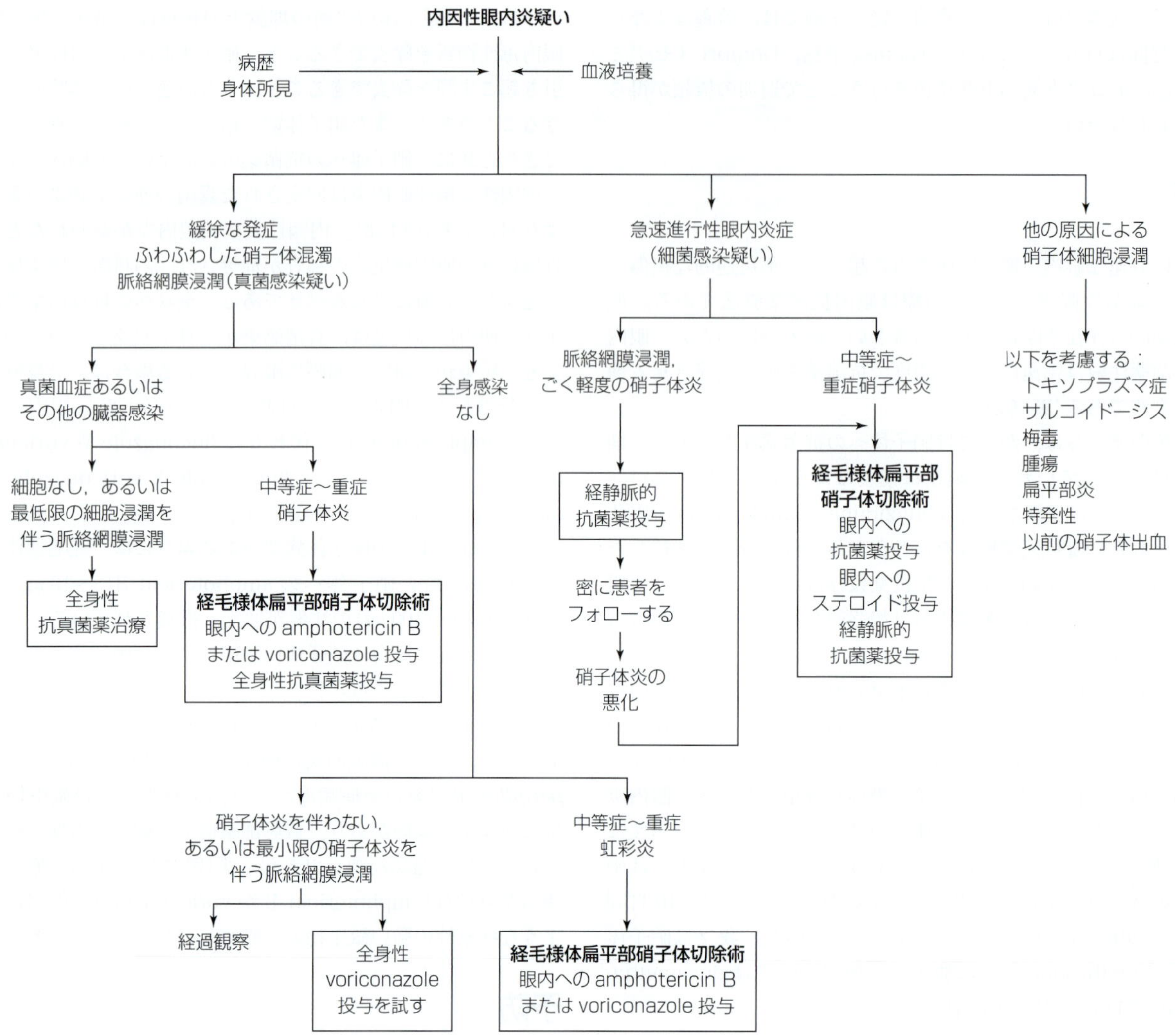

図 15.8
内因性眼内炎のマネジメントのアルゴリズム

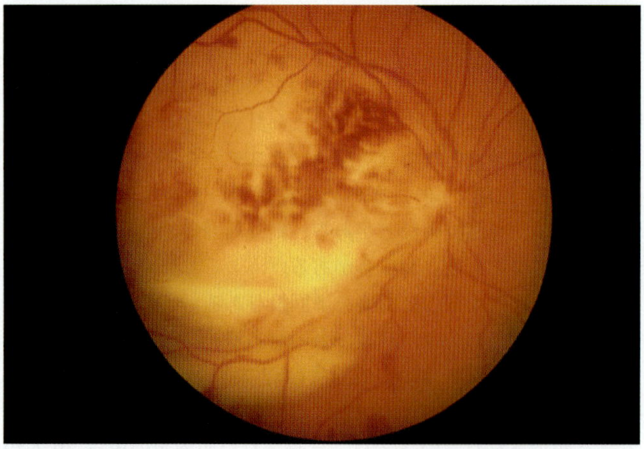

図 15.9
内因性 *Aspergillus* 感染症による偽性前房蓄膿を伴う黄斑部膿瘍

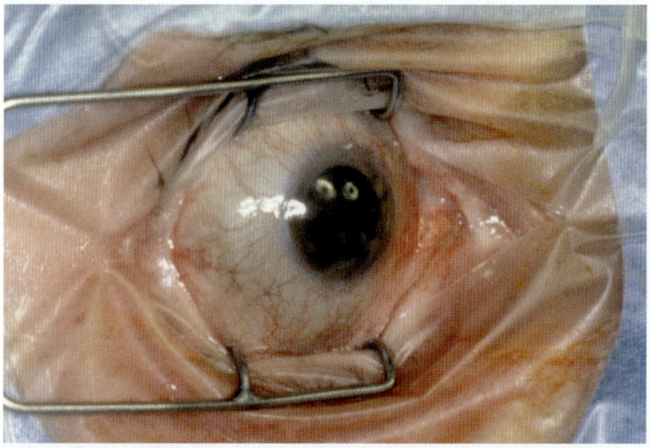

図 15.10
眼科手術時に眼瞼周囲をプラスチック製ドレープで覆ったところ

菌薬局所投与はよく行われるが，術後眼内炎の発症を減らすことは証明されていない。

文献

Ahmed Y, Schimel AM, Pathengay A, et al. Endophthalmitis following open-globe injuries. *Eye*. 2012;26:212–217.

Brod RD, Flynn HW Jr, Miller D. Endogenous fungal endophthalmitis. In Tasman W, Jaaeger EA, eds. *Duane's Ophthalmology*. Philadelphia: Lipincott Williams & Wilkins; 2012.

Brod RD, Flynn HW Jr, Miller D. Endophthalmitis: Diagnosis, clinical findings, and management. In Spaeth GL, Danesh-Meyer H, Goldberg I, Kampik A, eds. *Ophthalmic Surgery Principles and Practice*. Philadelphia: Lippincott Williams & Wilkins; 2011.

Endophthalmitis Vitrectomy Study Group. Results of the Endophthalmitis Vitrectomy Study: A randomized trial of immediate vitrectomy and of intravenous antibiotics for the treatment of postoperative bacterial endophthalmitis. *Arch Ophthalmol*. 1995;113:1479–1496.

Henry CR, Flynn HW Jr, Miller D, et al. Infectious keratitis progressing to endophthalmitis. A 15-year study of microbiology, associated factors and clinical outcomes. *Ophthalmology*. 2012; 119:2443–2449.

Schimel AM, Miller D, Flynn HW Jr. Evolving fluoroquinolone resistance among coagulase-negative *Staphylococcus* isolates causing endophthalmitis. *Arch Ophthalmol*. 2012;130:1617–1618.

Schwartz SE, Flynn HW Jr, Emerson GG, et al. Distinguishing between infectious endophthalmitis and noninfectious inflammation following intravitreal anti-VEGF injection. *J Vitreoretinal Surg*. 2018;3:42–44.

Seal BP, Gettinby G, Lees F, et al. ESCRS Endophthalmitis Study Group. ESCRS study of prophylaxis of postoperative endophthalmitis after cataract surgery: Preliminary report of principal results from a European multicenter study. *J Cataract Refract Surg*. 2006;32:407–410.

Wykoff CC, Flynn HW Jr, Rosenfeld PJ. Prophylaxis for endophthalmitis following intravitreal injection: Antisepsis and antibiotics. *Am J Ophthalmol*. 2011;152:717–719.

Wykoff CC, Parrott MB, Flynn HW Jr, et al. Nosocomial acute-onset endophthalmitis at a university teaching hospital (2002–2009). *Am J Ophthalmol*. 2010;150:392–398.

Yannuzzi NA, Gregori NZ, Rosenfeld PJ, et al. Endophthalmitis associated with intravitreal injections of Anti-VEGF agents at a tertiary referral center: In house and referred cases. *Ophthalmic Surg Lasers Imaging Retina*. 2018;49:313–319.

16 眼周囲と後眼窩感染症

■著：Miriam B. Barshak, Marlene L. Durand
■訳：白杉 郁

眼周囲感染症は，眼瞼，涙腺組織，眼窩を含む眼球の周りの軟部組織の感染症である。

眼瞼感染症

眼瞼には眼瞼縁を形づくる線維状瞼板がある。瞼板の中に眼瞼縁で皮脂を分泌する20〜25の垂直方向へのMeibom腺がある。Zeis腺は眼瞼縁の毛包に隣接，より小さな皮脂分泌腺である。皮脂は涙液層の蒸発具合をゆっくりにすることより眼球表面の乾燥を防ぐ。

麦粒腫

内麦粒腫はMeibom腺の急性感染症で，眼瞼内に，圧痛と腫脹を伴う結節が皮膚または結膜表面に向いて生じる。外麦粒腫はZeis腺の急性感染症で眼瞼縁に現れる。どちらも黄色ブドウ球菌(*Staphylococcus aureus*)が原因であることが多く，温湿布とbacitracinやerythromycin眼軟膏が効果的である。

霰粒腫

霰粒腫は結膜表面に向いて生じる眼瞼内の無痛性結節であり，Meibom腺内部の濃縮皮脂に対する無菌性の肉芽腫性反応により起こる。たいていの霰粒腫は1か月以内に自然治癒するが，保存的治療が無効の場合は，局所triamcinolone投与または切開・掻爬(incision and curettage：I & C)が行われる。最近のAvcinenaらによるメタ分析では，霰粒腫に対して単回の切開・掻爬は局所への副腎皮質ステロイド単回注射よりも効果的であったと報告された(78% vs 60%)。ただし，1回の切開・掻爬(78%が効果あり)と2回のステロイド注射(73%が効果あり)の比較では明らかなメリットは認めなかった。注意すべきは，切開・掻爬が局所内ステロイド注射よりも痛みが強く，回復により長い時間がかかることだ。

慢性眼瞼炎を有する患者は霰粒腫が再発しやすく，これは睫毛と眼瞼への*Demodex*ダニの感染が両方の病態に関与している可能性がある。中国のLiangらによる研究によれば，*Demodex*ダニの眼瞼感染，特に*D. brevis*感染は霰粒腫のある患者でない患者と比較してより一般的で(69% vs 20%)，*Demodex*ダニを有する患者は霰粒腫が再発しやすい。また，Yamらによる中国の別の研究では，*Demodex*ダニ感染および再発性霰粒腫を治療するために植物の葉から抽出されたtee tree油[訳注：tea treeとはオーストラリア原産のフトモモ科常緑樹で，その葉より得られる精油は抗菌作用が多数報告されており，ニキビ治療などにも用いられる]とシャンプーが有用と示したが，この研究は小規模で追跡期間が短く，対照群が設定されていなかった。持続性または再発性霰粒腫は扁平上皮癌を除外のために生検されるべきだ。

眼瞼縁炎

眼瞼縁炎は眼瞼縁のびまん性炎症で，前方と後方に分類され，前者は脂漏性皮膚炎または微生物のコロニー形成と関連し，後者はMeibom腺機能不全と関連する。再発性眼瞼炎は優しく眼瞼縁を洗浄し，bacitracin点眼をして治療する。酒皶に関係している場合は経口テトラサイクリン系薬が有効である。眼瞼炎のまれな原因として，*Pseudomonas*属，*Capnocytophaga*，単純ヘルペスウイルス，ケジラミ，*Demodex*ダニなどがある。*Demodex*ダニ感染は，睫毛根部の円柱状落屑が特徴的で，慢性眼瞼炎の原因となり，tea tree油での眼瞼のスクラブ洗浄は，いくつかの研究で有用であるこが示された(たとえば，文献のKooらの論文参照)。

涙腺組織感染症

涙液は主に眼窩の上外縁の下にある涙腺でつくられる。涙液の流れは眼の内側へ向かい，涙点で集められ，涙小管や涙嚢，涙嚢管を通り，下鼻甲介の下方に排出される。

涙嚢炎，すなわち涙嚢感染は，涙管の閉塞により生じる，涙腺組織において最も多い感染症である。患者にはしばしば，慢性的な片眼からの流涙(流涙症)の既往がある。急性涙嚢炎は疼痛があり，眼角付近が赤く腫れる(図16.1)。最も多い原因菌は黄色ブド

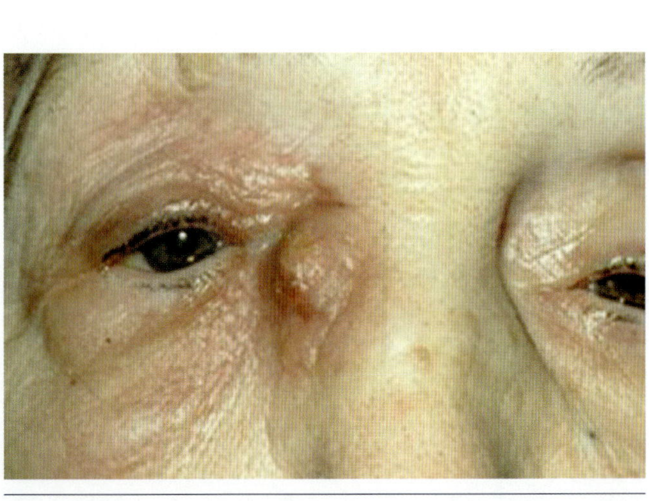

図 16.1
急性涙嚢炎　右眼角の下方の腫脹に注目。

ウ球菌とレンサ球菌だが，大腸菌(*Escherichia coli*)のようなGram陰性菌も25%程度で検出される。治療には抗菌薬の全身投与が必要で，切開と涙嚢膿瘍のドレナージ術が行われることもある。いったん急性感染が沈静化したら，基礎にある慢性涙道閉塞に対してしばしば涙嚢鼻腔吻合術が行われる。

涙腺炎，すなわち涙腺感染はまれな病態である。患者には上眼瞼側面の腫脹がみられる。急性感染の場合は黄色ブドウ球菌あるいはレンサ球菌によるものが多いが，EBウイルス(Epstein-Barr virus：EBV)は伝染性単核球症として急性涙腺炎を生じる。慢性涙腺炎は通常，Sjögren症候群やサルコイドーシスあるいはその他の炎症性疾患の部分症状としてみられるが，まれに結核菌(*Mycobacterium tuberculosis*)が慢性涙腺炎の原因となる。慢性的な涙腺腫脹の原因の25%は腫瘍である。

涙小管炎は通常，*Actinomyces israelii*による慢性感染症であり，"sulfur granules"と呼ばれる菌塊を形成する。ブドウ球菌やレンサ球菌も原因となる。治療としては菌塊の掻爬や抗菌薬点眼が行われる(「第9章　唾液腺，涙腺の感染症」も参照)。

中隔前および眼窩感染症

眼窩隔膜前感染症も眼窩感染症も，眼瞼腫脹や発赤など外見上は同じような症状を呈するが眼窩感染症のほうがより重症であるため，この両者の区別は重要である。中隔前の軟部組織と眼窩軟部組織との間のバリアは眼窩隔膜であり，眼窩縁の骨膜から生じ，瞼板まで伸びる線維性の膜である。隔前感染(「眼窩周囲感染」と呼ばれることもある)が眼窩隔膜を越えて眼窩内に及ぶことはほとんどない。中隔前感染症または眼窩蜂巣炎の患者は，眼瞼が赤く腫脹している(図16.2)。眼瞼が腫れていても，「眼窩徴候」があるかどうかを判断するために眼瞼を開いて眼球を診察することが不可欠である。眼窩徴候には，視力低下，眼球突出(これは測定可能であるだけで明らかでない場合もある)，眼球外運動の制限の3つがある。眼窩感染症患者にはこれら3つの所見のうち少なくとも1つがあるが，中隔前蜂巣炎患者には1つもない。中隔前蜂窩織炎および眼窩蜂窩織炎は共に，成人よりも小児に多くみられる。副鼻腔炎，特に篩骨洞炎はどの年齢層においてもほとんどの眼窩感染症の病因である。篩骨洞は，紙のように薄い骨である乳頭層によって眼窩から隔てられている。前頭洞炎もまた眼窩感染症の原因となることがあり，多くの場合，慢性的な圧迫により前頭洞底(眼窩上壁)を侵食するような，以前に未診断の粘液嚢の急性細菌感染が原因である(図16.3A，B)。

中隔前蜂窩織炎は顔面部蜂窩織炎と類似し，眼瞼皮膚表面と中隔前軟部組織の感染症である。片眼に生じ，眼瞼の発赤と腫脹が現れるが，視力と眼球運動は正常で，眼球突出もみられない。多くの症例で原因は篩骨洞感染症である。蜂窩織炎の原因菌は不明だが，急性副鼻腔炎の原因となることが多い肺炎球菌(*Streptococcus pneumoniae*)とインフルエンザ菌(*Haemophilus influen-*

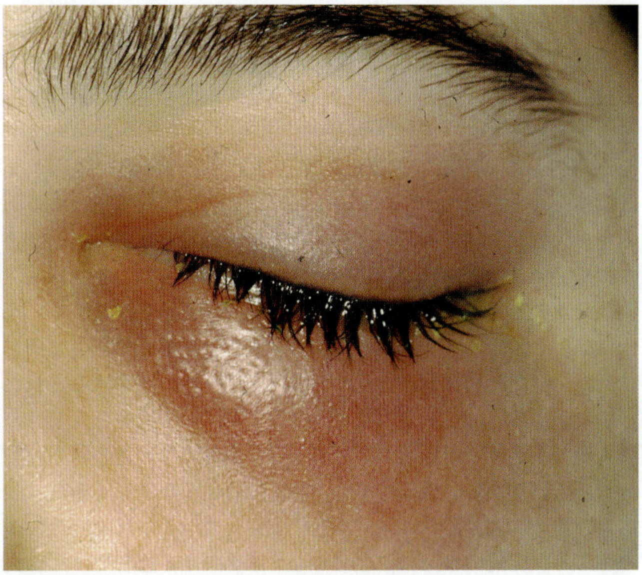

図16.2
中隔前感染症および眼窩蜂巣炎の両方でみられる眼瞼腫脹と発赤
両者を区別するためには眼瞼を開き，診察する必要がある。

A

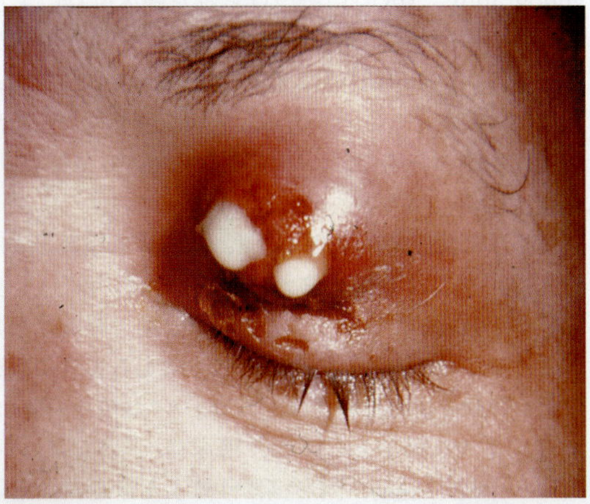

B

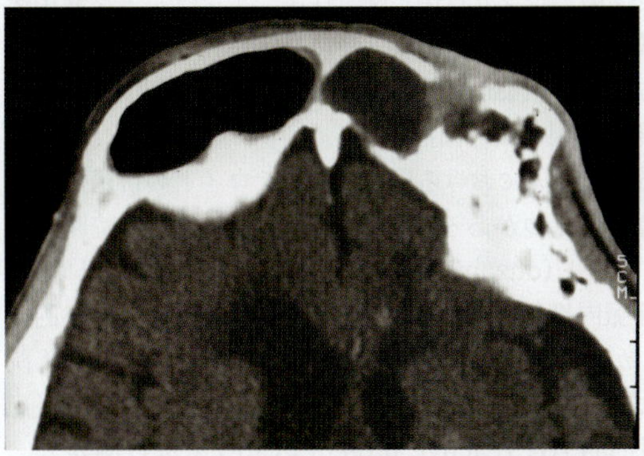

図16.3
A：前頭洞炎による膿の上眼瞼への排出(慢性的な前頭洞粘液嚢胞の重複感染)。B：Aの患者のCT画像。慢性前頭洞感染症が前頭洞底，同時に眼窩上壁を侵食している。

zae)，加えて，黄色ブドウ球菌の関与が推定される。中隔前蜂窩織炎のなかには，眼瞼皮膚(例：虫咬傷，皮疹，擦り傷)から侵入した微生物の重複感染によるものがあり，これらの症例では，黄色ブドウ球菌〔メチシリン耐性黄色ブドウ球菌(methicillin-resistant *S. aureus*：MRSA)を含む〕や A 群溶連菌が原因となる。中隔前蜂窩織炎の 3 つ目の原因は菌血症性播種である。これはほとんどの症例がインフルエンザ菌菌血症によるものであったインフルエンザ菌 b 型(*Haemophilus influenzae* type b：Hib)ワクチン普及前の時代にはよくみられたが，現在では非常にまれである。通常は幼児(たとえば 3 歳以下)のみでみられ，現在では肺炎球菌や A 群溶連菌，その他のレンサ球菌，時に分類不能なインフルエンザ菌が原因となる。発症した小児は，入院のうえ，菌血症の原因に対する静注抗菌薬治療を行うべきである。中隔前あるいは眼窩蜂窩織炎は，全身性エリテマトーデスや血液疾患の成人患者で，肺炎球菌による菌血症のまれな徴候として記載されている。好中球減少状態の悪性腫瘍患者における *Pseudomonas* 属の菌血症でも，中隔前あるいは眼窩蜂窩織炎が起こることがある。

眼窩蜂窩織炎は眼窩軟部組織の感染症である。Iftikhar らによる最近の研究によると，眼窩蜂窩織炎は米国での主要な眼科疾患による入院で最も一般的な診断名であり，入院患者の 14％以上を占めている。眼窩蜂窩織炎の患者は，片側の眼瞼の腫脹と発赤，眼痛，ある程度の眼球麻痺または眼球突出，あるいはその両方を呈する。眼球運動時の疼痛もよくみられる。眼球突出は顕著ではないことがあり，Hertel 眼球突出計で測定すべきである。両眼を比較して，2 mm 以上の違いがあれば眼球突出とする。視力は低下し，求心性瞳孔反応障害を呈することがある。小児例では通常，発熱や白血球増加症がみられるが，成人例ではみられないことがある。眼窩蜂窩織炎は，ほぼすべての小児例と大部分の成人例で副鼻腔炎が原因であり，多くの患者には最近の副鼻腔炎症状の病歴がある。成人の場合，時には急性涙腺炎や涙嚢炎，眼内炎，眼球周囲の感覚脱失，穿通性眼窩外傷からの感染波及により生じる。上述のように，明らかなリスクのある患者では，肺炎球菌や *Pseudomonas* 属の菌血症はまれに中隔前あるいは眼窩蜂窩織炎の原因となる。眼窩蜂窩織炎の診断には，眼窩の身体診察と CT を行う。CT では，眼窩軟部組織の炎症所見(例：脂肪織「濃度上昇」)を認めるが，膿瘍はない。治療としては，黄色ブドウ球菌，肺炎球菌，レンサ球菌，嫌気性菌，インフルエンザ菌を想定して広域抗菌薬の静注を行い，時には副鼻腔のドレナージ術が必要となる。市中感染が疑われる眼窩蜂窩織炎の新生児では，MRSA が重要な原因であり菌血症を伴う。

眼窩蜂窩織炎の小児における副腎皮質ステロイドの併用療法を評価した研究がいくつかある。Chen らの研究では，入院時に副腎皮質ステロイド(dexamethasone 0.3 mg/kg/ 日を 3 日間，6 時間おきに静脈内投与)と抗菌薬を投与された小児は，外科的介入の有無にかかわらず，抗菌薬のみを投与された小児よりも入院期間が有意に短かった。Davies らの研究では，眼窩蜂窩織炎患者の C 反応性蛋白(C-reactive protein：CRP)を毎日測定し，CRP が 4 mg/dL 以下になったら，経口 prednisolone 1 mg/kg/ 日を 7 日間追加した。副腎皮質ステロイド治療は入院期間の短縮と関連していたが，非副腎皮質ステロイド群では関連があったのは 7 例のみであった。いずれの研究でも視力喪失の症例はなかった。

眼窩骨膜下膿瘍は眼窩蜂窩織炎のように出現するが，通常，その症状はより重症である。篩骨洞はほとんどすべての症例で感染源となり，そのため，膿性分泌物は眼窩骨膜の内側部の下に貯留する。眼窩内への骨膜の膨らみは内側直筋の運動を制限し，眼球が「下を向いている」ように見えることがある。眼窩 CT は貯留物を映し出す。年長児と成人のほとんどすべての症例で，静注抗菌薬投与に加えて，膿瘍の即時外科的ドレナージ術が必要となる。視力が正常で膿瘍が小さく内側にある 9 歳未満の小児では，抗菌薬治療のみで経過観察してもよいかもしれない。Ryan らによる骨膜下膿瘍を有する 68 人の小児を対象とした研究では，手術を必要としたのは 3 分の 1 であり，年齢が高く(8 歳 vs 6 歳)，膿瘍が大きかった(CT で 10 mm 以上)小児であった。vancomycin，metronidazole，ceftriaxone などの広域抗菌薬は培養結果が判明するまですべての症例で必要である。骨膜下膿瘍の大部分の症例は嫌気性菌と好気性菌の混合感染が原因であり，好気性菌には，次のうちの 1 つ以上が含まれる：黄色ブドウ球菌，*Streptococcus anginosus*(以前は *Streptococcus milleri* と呼ばれていた)グループ，A 群溶連菌，インフルエンザ菌，*Moraxella catarrhalis*。

眼窩膿瘍は，眼窩骨膜下膿瘍と同様の臨床像と微生物学的特徴をもつ。膿瘍は通常，眼窩内側部あるいは上内側部に生じ，そのため，典型的には眼球が「下方外側へ偏位」しているように見える(図 16.4A)。眼窩 CT では貯留物が映る(図 16.4B)。治療としては，即時外科的ドレナージ術と広域抗菌薬の静注を行う。膿瘍のドレナージが遅れると，不可逆的な視力低下をまねく。

後眼窩感染症

海綿静脈洞血栓性静脈炎(cavernous sinus thrombophlebitis：CST)は，眼窩感染症あるいは，「危険な三角」と呼ばれる顔面中央部(上唇から鼻根部)の感染症の非常にまれな合併症である。2 つの海綿静脈洞は内部でつながる静脈叢であり，一方で生じたことはすみやかに反対側にも広がる。第Ⅲ，第Ⅳ，第Ⅴ 1，第Ⅴ 2，第Ⅵ脳神経は海綿静脈洞内を走行する。典型的な CST の患者では，頭痛，片側の眼窩蜂窩織炎，および第Ⅴ 1，第Ⅴ 2 脳神経領域(前頭部と頬部)の感覚鈍麻がみられ，時々似たような症状が対側眼にも生じることがある。MRI や磁気共鳴静脈造影(MR venography：MRV)に裏づけられた臨床所見により診断する。最も多い原因菌は MRSA を含む黄色ブドウ球菌だが，感染源によってはレンサ球菌(特に *S. anginosus*)や嫌気性菌，Gram 陰性桿菌が検出されることもある。広域抗菌薬の静注で治療を行う。抗凝固療法の有用性については不明である(「第 77 章　頭蓋内の化膿性病変」も参照)。

侵襲性真菌性副鼻腔炎は通常，眼窩蜂窩織炎と共に出現し，眼窩先端症候群および / または海綿静脈洞病変を呈する。第Ⅴ脳神経から分岐した第Ⅴ 1 および第Ⅴ 2 脳神経支配領域の感覚鈍麻が生じることがある。特有のリスクのある患者に眼窩蜂窩織炎の症状や徴候を認めた場合は，ムコール症(接合菌症)を疑うべきである。リスク因子としては，糖尿病(しばしばコントロール不良)，血液悪性腫瘍，固形臓器移植または造血細胞移植，免疫抑制(慢性的な副腎皮質ステロイド使用)，あるいは鉄キレート剤療法(deferoxamine 療法)がある。臨床所見としては，眼筋麻痺や眼球突出，眼瞼浮腫があり(図 16.5)，細菌性眼窩蜂窩織炎とは対

A　B

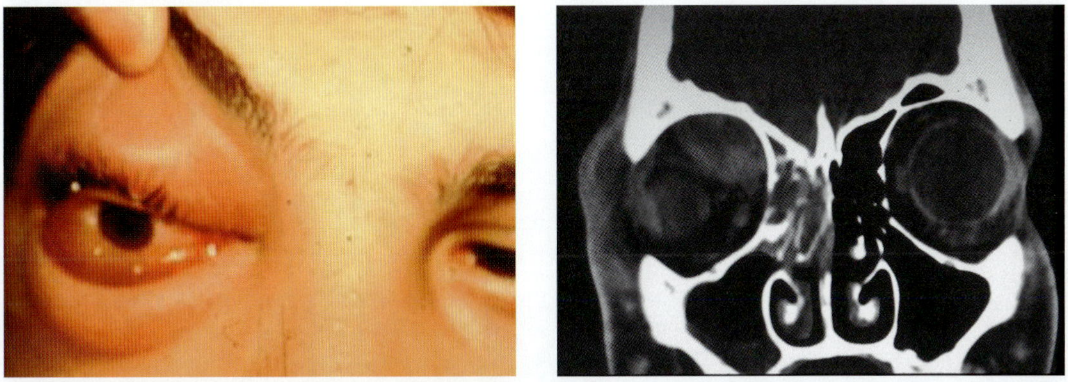

図 16.4
A：眼窩膿瘍による眼球の下方外側偏位，B：A の患者の CT 画像。右眼窩の上内側部に膿瘍がある。

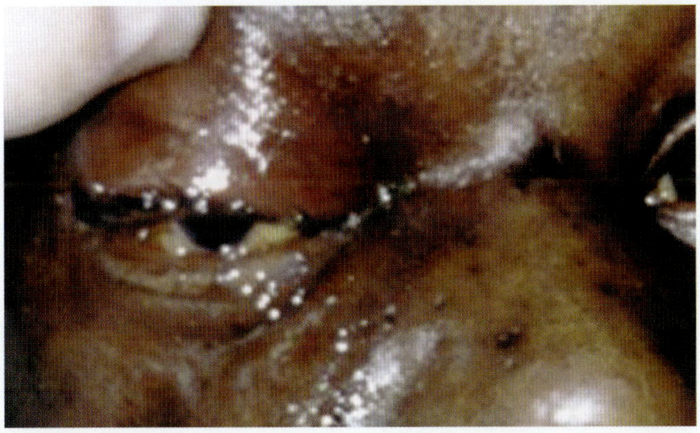

図 16.5
糖尿病患者の鼻脳型ムコール症　眼瞼は腫脹しているが，典型的な急性細菌性眼窩蜂窩織炎と比較して，眼瞼発赤は軽度である。

照的に，眼瞼の発赤は「鮮紅色」ではなく，かすかに赤いか目立たない。細菌性眼窩蜂窩織炎の患者は患側眼と眼窩の疼痛を訴えるが，ムコール症の患者は側頭部や前頭部の顕著な痛みを訴える。しばしば，頬部や前頭部の感覚鈍麻が現れ，前頭部を含む眼窩周囲の皮膚は硬化することがある。通常，眼窩や海綿静脈洞の *Aspergillus* 感染症は侵襲的な蝶形骨洞のアスペルギルス症より生じる。亜急性に発症し，数日〜数週間の経過で緩徐に眼球突出や眼筋麻痺，視力低下が生じる。眼瞼の腫脹や発赤は最小限にしか起こらない。はじめに眼窩先端に発症し，眼窩先端症候群を引き起こす。視神経および第Ⅲ，第Ⅳ，第Ⅵ，第Ｖ1 脳神経は眼窩先端を走行するため，通常，この症候群を呈する患者は片側性に失明，眼瞼下垂，眼球突出，固定散瞳，眼筋麻痺を呈する。侵襲性アスペルギルス症およびムコール症については，第 171 章および第 172 章でさらに詳しく述べる。

文献

Aycinena AR, Achiron A, Paul M, et al. Incision and curettage versus steroid injection for the treatment of chalazia: A meta-analysis. *Ophthalmic Plast Reconstr Surg*. 2016;32:220–224.

Chen L, Silverman N, Wu A, et al. Intravenous steroids with antibiotics on admission for children with orbital cellulitis. *Ophthalmic Plast Reconstr Surg*. 2018;34:205–208.

Davies BW, Smith JM, Hink EM, et al. C-reactive protein as a marker for initiating steroid treatment in children with orbital cellulitis. *Ophthalmic Plast Reconstr Surg*. 2015;31:364–368.

Hossain P, Konstantopoulos A. Blepharitis remains a diagnostic enigma: A role for tea tree oil shampoo? *Eye (Lond)*. 2015;29:1520–1521.

Huang YY, Yu WK, Tsai CC, et al. Clinical features, microbiological profiles and treatment outcome of lacrimal plug-related canaliculitis compared with those of primary canaliculitis. *Br J Ophthalmol*. 2016 Sep;100(9):1285–1289.

Iftikhar M, Junaid N, Lemus M, et al. Epidemiology of primary ophthalmic inpatient admissions in the United States. *Am J Ophthalmol*. 2018;185:101–109.

Kobayashi D, Givner LB, Yeatts RP, et al. Infantile orbital cellulitis secondary to community-associated methicillin-resistant Staphylococcus aureus. *J AAPOS*. 2011;15(2):208.

Koo H, Kim TH, Kim KW, Wee SW, Chun YS, Kim JC. Ocular surface discomfort and Demodex: effect of tea tree oil eyelid scrub in Demodex blepharitis. *J Korean Med Sci*. 2012;27:1574–1579.

Liang L, Ding X, Tseng S. High prevalence of *Demodex brevis* infestation in patients with chalazia. *Am J Ophthalmol*. 2014;157:342–348.

Liao S, Durand ML, Cunningham MJ. Sinogenic orbital and subperiosteal abscesses: microbiology and methicillin-resistant *Staphylococcus aureus* incidence. *Otolaryngol Head Neck Surg*. 2010;143:392–396.

Peña MT, Preciado D, Orestes M, et al. Orbital complications of acute sinusitis: Changes in the post-pneumococcal vaccine era. *JAMA Otolaryngol Head Neck Surg*. 2013;139(3):223–227.

Rimon A, Hoffer V, Prais D, et al. Periorbital cellulitis in the era of *Haemophilus influenzae* type B vaccine: Predisposing factors and etiologic agents in hospitalized children. *J Pediatr Ophthalmol Strabismus*. 2008;45:300–304.

Ryan JT, Preciado DA, Bauman N, et al. Management of pediatric orbital cellulitis in patients with radiographic findings of subperiosteal abscess. *Otolaryngol Head Neck Surg*. 2009;140(6):907.

Seltz LB, Smith J, Durairaj VD, et al. Microbiology and antibiotic management of orbital cellulitis. *Pediatrics*. 2011;127(3):e566–e572.

Yam JC, Tang BS, Chan TM, et al. Ocular demidicidosis as a risk factor of adult recurrent chalazion. *Eur J Ophthalmol* 2014;24:159–163.

Younis RT, Anand VK, Davidson B. The role of computed tomography and magnetic resonance imaging in patients with sinusitis with complications. *Laryngoscope*. 2002;112:224–229.

3

B

A

図 18.4

図 16.5

文献

Gyamfi AK, Atroum A, Rad M, et al. Incision and curettage versus steroid injection for the treatment of chalazia: A meta-analysis. Ophthalmic Plast Reconstr Surg 2016;32:220–224.
Chen L, Silverman N, Wu A, et al. Intravenous steroids with antibiotics

...ne admission for children with orbital cellulitis. Ophthalmic Plast Reconstr Surg 2018;34:205–208.
Davies BW, Smith JM, Hink EM, et al. C-reactive protein as a marker for initiating steroid treatment in children with orbital cellulitis. Ophthalmic Plast Reconstr Surg 2015;31:364–368.
Hosseini P, Konstantopoulos A. Blepharitis, demodex and ... A role for use of shampoo ... Eye Lond 2014;28:...–1325.
Hwang YY, Yu WK, Tsai CC, et al. Clinical features, microbiological profiles and treatment outcome of lacrimal plug-related canaliculitis compared with those of primary canaliculitis. Br J Ophthalmol 2016 Sep;100(9):1285–1289.
Lubkar M, Junaid N, Lennox M, et al. Epidemiology of primary epiphora inpatient admissions in the United States. Am J Ophthalmol 2018;188:101–109.
Kobayashi D, Givner LB, Yeatts RP, et al. Infantile orbital cellulitis secondary to community-associated methicillin-resistant Staphylococcus aureus. J AAPOS 2011;15:...
Koo H, Kim TH, Kim KW, Wee SW, Chun YS, Kim JC. Ocular surface discomfort and Demodex: effect of tea tree oil eyelid scrub in Demodex blepharitis. J Korean Med Sci 2012;27:1574–1579.
Liang L, Ding X, Tseng S. High prevalence of Demodex brevis infestation in patients with chalazia. Am J Ophthalmol 2014;157:342–348.
Liao S, Durand ML, Cunningham MJ. Sinogenic orbital and subperiosteal abscesses: microbiology and methicillin-resistant Staphylococcus aureus incidence. Otolaryngol Head Neck Surg 2010;143:392–396.
Reis MF, Pascoal J, Chaves M, et al. Orbital complications of acute sinusitis: Changes in the post-pneumococcal vaccine era. JAMA Otolaryngol Head Neck Surg 2016;142:...–...
Rimon A, Hoffer V, Prais D, et al. Periorbital cellulitis in the era of Haemophilus influenzae type B vaccine: Predisposing factors and etiologic agents in hospitalized children. J Pediatr Ophthalmol Strabismus 2008;45:300–304.
Ryan JT, Preciado DA, Bauman N, et al. Management of pediatric orbital cellulitis in patients with radiographic findings of subperiosteal abscess. Otolaryngol Head Neck Surg 2009;140:907–911.
Seltz LB, Smith J, Durairaj VD, et al. Microbiology and antibiotic management of orbital cellulitis. Pediatrics 2011;127:e566–e572.
Yam JC, Tang BS, Chan TM, et al. Ocular demodicidosis as a risk factor of adult recurrent chalazion. Eur J Ophthalmol 2014;24:159–163.
Younis RT, Anand VK, Davidson B. The role of computed tomography and magnetic resonance imaging in patients with sinusitis with complications. Laryngoscope 2002;112:224–229.

Section 4

さまざまな臨床像：皮膚とリンパ節

17 発熱と皮疹

■著：John W. Sensakovic, Leon G. Smith
■訳：大場雄一郎

発熱と皮疹は臨床実地でみられるコモンな症状の組み合わせの1つである。この組み合わせを呈する疾患は多岐にわたるため，発熱と皮疹のある患者の診断は臨床的に最も難しいものの1つである。

感染症も非感染症も経過中に発熱と皮疹を呈することがあるが，ここでは感染症が原因となるものを考えることにする。とはいうものの，非感染症のうち薬剤過敏反応，全身性血管炎，血清病，多形滲出性紅斑，中毒性表皮壊死症，Sweet症候群などはしばしば鑑別診断に挙がる。

感染症の発熱と皮疹の患者を診るに際しては，その原因のなかには，たいていは予後良好なコモンな感染症や，急激に致死的となりうる重症緊急の感染症，および診断の難しい普通はみられない感染症が含まれているということをまず認識すべきである。病歴と身体所見のなかには，特に重要な手掛かりが含まれていることがある。その手掛かりとしては，小児期の罹患歴，ワクチン接種歴，季節流行性疾患，渡航歴や居住地，曝露歴，性交渉歴，薬剤使用歴，そして前駆症状や随伴症状がある。身体診察では，皮疹の特徴に特に注意し，同時にバイタルサインから感染症の重症度評価を行い，特に，髄膜刺激徴候やリンパ節・粘膜・結膜・関節に注意を払うことで，手掛かりが得られることがある。皮疹の診察で考慮すべきは，病変の特徴と分布，皮疹の出現時期と発熱の関係，病変の形状の変化である。

発熱と皮疹のある患者を診るときは，劇症化しやすくて急速に致死的となりうる超重症な感染症をいくつか強く意識しておかなければならない。そして，即座にいくつかの重要課題に同時に対処しなければならない(Box 17.1)。そのなかには，医療スタッフへの感染力があるかどうか疑うこと，ショック状態になりうる患者で迅速な蘇生術を行う必要があること，劇症化しやすい感染症を早急に認識し治療介入を行う必要があること，発熱と皮疹を呈する多数の鑑別診断について徹底的に評価し検査を行う必要があること，が含まれる。

Box 17.1

発熱と皮疹を呈する患者での主要な課題

- 感染伝播の可能性
- 蘇生
- 迅速な治療
- 診断評価
  - 臨床状況
  - 疾患の重症度
  - 皮疹の性状
    - 点状出血
    - 蜂窩織炎
    - 水疱性紅斑／皮疹

発熱と皮疹を呈する緊急事態

発熱と皮疹を呈する特定の感染症で合併症や死亡を可能な限り減らすためには，迅速に認識し治療介入を行うことが必要不可欠である。その主要疾患としては，髄膜炎菌菌血症，ロッキー山紅斑熱，ブドウ球菌トキシックショック症候群，レンサ球菌トキシックショック様症候群，敗血症性塞栓を伴う菌血症および心内膜炎，急速進行性蜂窩織炎などが挙げられる(表17.1，Box 17.2)。これらの疾患はすべて発熱と皮疹を呈し，劇症で急速進行性の経過をとり，関連死亡率を低減する必要があれば，診断確定前でもしばしばエンピリックな(経験的)治療に基づき応急的な治療介入を要することがある。

一般的に，これら最重症で急速進行性の疾患では点状出血斑を伴う。この場合，1〜2 mmの紫色の病変は圧迫しても退色せず，しばしば融合して大きな斑状出血の領域を形成し，通常は白血球増加や血小板減少を呈する。髄膜炎菌菌血症，ロッキー山紅斑熱，敗血症性塞栓を伴う菌血症および心内膜炎では，おそらくこれが最も顕著である。しかし他の原因として，淋菌菌血症，発疹チフス，鼠咬症，ウイルス感染症〔デング熱，B型肝炎，風疹，EBウイルス(Epstein-Barr virus：EBV)など〕，および非感染症の原因〔血栓性血小板減少性紫斑病，IgA血管炎(旧称Henoch-Schönlein紫斑病)，血管炎，壊血病(ビタミンC欠乏症)など〕がある。

紅斑状皮疹を伴う急速進行性疾患にはブドウ球菌トキシックショック症候群とレンサ球菌トキシックショック様症候群があり，急速進行性蜂窩織炎もしばしば水疱性病変の要素がみられる。これらの疾患では，壊死性筋膜炎の場合と同様に，皮疹の拡大範囲の見た目以上に患者が状態不良に見えることが多い。

髄膜炎菌菌血症

発熱と皮疹を呈するあらゆる疾患のなかでも，髄膜炎菌菌血症はとりわけ早期に認識し治療をしなければ急速に致死的になりやすい疾患の1つである。急性の重症発熱患者で前兆として触知可能な紫斑を認めることが特徴的で，この疾患を示唆する。早期診断に役立つことのある別の所見としては，著明な白血球増加と血小板減少を呈する，咽頭痛，発熱，筋圧痛，頭痛がある。この感染

表 17.1
発熱と皮疹を伴う重症患者へのアプローチ

手掛かり	疾患	診断
多発紫斑病変 初期病変は腰のくびれ部分 時間単位で急速に拡大	髄膜炎菌菌血症	膿疱内容液の Gram 染色 血液培養
マダニ曝露，頭痛，発熱，2～6 日目に皮疹出現 手首，足首から手掌，足底，体幹に拡大	ロッキー山紅斑熱	皮膚生検の直接蛍光抗体染色 血清学的検査(補体結合反応)
発熱，皮疹，血圧低下，月経時タンポン使用 創部皮膚感染	トキシックショック症候群	ファージ型 1 群のブドウ球菌属を分離同定
発熱，皮疹，血圧低下，臓器障害の早期発生	A 群溶血性レンサ球菌(溶連菌)トキシックショック様症候群	A 群溶連菌感染を実証すること
高齢者，免疫不全患者 多発病変，斑状・壊死性膿疱	敗血症性塞栓性菌血症	膿疱 Gram 染色 血液培養 血液バフィーコートの Gram 染色
有痛性の拡大する皮膚病変 局所外傷	急速進行性蜂窩織炎	臨床像による

Box 17.2

重症な皮疹の特徴

- 発熱と同時または発熱の後の発生
- 点状出血病変
- 急速に拡大
- 紫斑性病変
- 手掌と足底の病変

症は晩冬から早春にかけて発生する傾向があり，密集して生活する状況で発生することが知られている。皮疹の始まりは紅斑 / 皮疹で腰のくびれ部分のような圧のかかる箇所に最初に点状出血病変を伴うことがあり，容易に見逃されることがある。皮疹は 2～3 時間で急速に拡大することがあり，古典的には肢端のチアノーゼを伴う点状出血パターンとなる。治療管理においては，即座に察知し，大量の静脈輸液を行い，水溶性ペニシリン 1,200 万～2,400 万単位または第 3 世代セファロスポリン系薬の連日静注で迅速に治療を開始する必要がある。副腎不全の徴候を呈する患者では，ステロイド補充投与も必要となる。γグロブリンの使用は髄膜炎の患者では意見が分かれるところである。dexamethasone の 2 日間投与を初回の抗菌薬投与の直前か同時に投与開始することが適応となる。

ロッキー山紅斑熱

ロッキー山紅斑熱も急性重症患者の発熱と点状出血の皮疹を呈することがあるが，髄膜炎菌菌血症とはいくつか異なる点がある。この疾患は発熱と強い頭痛で始まり，温帯地域の 5～9 月に発生し，75％の症例でマダニ曝露歴がある。皮疹は発症の数日後に出現し，手首と足首の紅斑 / 丘疹として始まり，点状出血パターンに進行し，手掌や足底や体幹に拡大する。血小板減少を伴う白血球増加を呈することが多い。治療は doxycycline 100 mg 12 時間ごと投与を用い，血清抗体検査で診断確認する前にエンピリックな治療として早期に投与を開始する必要があり，そうすることで死亡率は著明に低減できる。代替治療手段としては，chloramphenicol 50 mg/kg/ 日の静注がある。実施可能な施設では，皮疹の皮膚生検検体の免疫蛍光抗体染色で迅速な診断が可能である。Duke 大学医療センター(Duke University Medical Center)からのレビュー報告では，皮疹がないか一過性の非典型的な皮膚病変を呈する 10 症例を取り上げており，流行地域でマダニ曝露のある急性重症患者では，本疾患を強く疑う必要があることが強調されている。

トキシックショック症候群

トキシックショック症候群はファージ型 1 群の黄色ブドウ球菌(*Staphylococcus aureus*)の発赤外毒素(pyrogenic exotoxin)が原因となり，古典的には，タンポンを使用する月経中の若年女性でみられる。原因となる菌株はブドウ球菌外毒素 TSST-1 を産生する。しかし，最近は腟以外のフォーカスのブドウ球菌感染症として発生する症例が多くなり，創部感染，感染性心内膜炎，鼻腔止血タンポン挿入，カテーテル感染によるものがある。皮疹はびまん性で猩紅熱様のパターンを特徴とし，結膜充血や「イチゴ舌」を伴う傾向がある。この皮疹には，発熱と血圧低下および明らかな多臓器障害を伴う。治療に必要なのは，積極的な静脈輸液，感染したタンポンあるいはその他異物の除去，確認できる感染巣のドレナージ，そして nafcillin または oxacillin(8～12 g/ 日)の投与である。一部のエキスパートは povidone-iodine 溶液を局所消毒剤かつ非吸収の外毒素の除去の目的で用いて腟内洗浄をすることも推奨している。

ブドウ球菌性熱傷様皮膚症候群(staphylococcal scalded skin

4

表 17.2
発熱と皮疹のまれな原因

感染症		
ウイルス感染		
パルボウイルス	手足口病	ウエストナイルウイルス
EBV	単純ヘルペス	RS ウイルス
サイトメガロウイルス	帯状疱疹	HHV-6
コクサッキーウイルス	HIV	天然痘
エンテロ(エコー)ウイルス	B 型肝炎 /C 型肝炎	ワクシニア
デングウイルス	サル痘	
エボラウイルス	風疹	
細菌感染		
鼠咬症	レプトスピラ症	髄膜炎菌
Mycoplasma 肺炎	ライム病	淋病
BCG	バルトネラ症	サルモネラ症
抗酸菌	ボレリア症(回帰熱)	
真菌感染		
カンジダ症	コクシジオイデス症	ヒストプラズマ症
スポロトリックス症		
非感染症		
多型滲出性紅斑	血管炎症候群	ポルフィリン症
川崎病	Sweet 症候群	薬剤過敏反応
GVHD	壊疽性膿皮症	

BCG＝Calmette-Guérin bacillus, EBV＝EB ウイルス, GVHD＝移植片対宿主病, HHV＝ヒトヘルペスウイルス, HIV＝ヒト免疫不全ウイルス, RS＝respiratory syncytial

syndrome)は epidermolysin A または B という表皮剝脱毒素を産生するブドウ球菌株に感染した児童でみられることがある。その結果，有痛性紅斑を伴う皮膚表層の剝離を起こし，軽く圧迫するだけで皮膚が「タマネギの皮」のようにめくれる Nikolsky 現象がみられる。

部分的に類似する非感染性の病態である中毒性表皮壊死症は成人でみられる。これは典型的には薬剤起因性であり，皮膚の剝離がより深い層(真皮－表皮接合部)で起こる。

A 群溶連菌トキシックショック様症候群

A 群溶血性レンサ球菌(溶連菌)感染症の疫学は変容しており，リウマチ熱の再興や侵襲性感染症および菌血症の頻度が上昇していると認識されている。それに加えて，溶連菌トキシックショック様症候群は近年になって定義され，溶連菌感染症の存在下で早期に発生するショック状態と多臓器不全で，表皮剝離を起こすことのある全身性紅斑性皮疹を伴うことが多いという特徴がある。分離株の大半が発赤外毒素 A を産生し，症例のなかには壊死性皮膚軟部組織感染症を伴うものがある。溶連菌トキシックショック様症候群では，死亡率が 30％にものぼるとされ，ブドウ球菌トキシックショック症候群の死亡率が 3％であるのとは対照的である。

敗血症性塞栓症

細菌血流感染症に伴う敗血症性塞栓症の診断は，発熱と皮疹を伴ういかなる重症患者においても考慮すべきである。この類の感染症は高齢者や免疫不全患者で認めることが最も多い。孤発性あるいは広範囲散在性の紫斑性病変で，圧迫で消退せず，しばしば中心の壊死を伴うことで，診断が示唆される。皮膚病変は指に出現することが多い。壊疽性膿瘡は緑膿菌(*Pseudomonas aeruginosa*)菌血症でみられる塞栓性病変の 1 つである。同様の病変は黄色ブドウ球菌菌血症や *Candida albicans* 真菌血症および感染性心内膜炎でもみられることが多い。皮膚病変の吸引検体や全血のバフィーコート[訳注：バフィーコート(buffy coat)は全血を遠心分離して得られる白血球の層]の Gram 染色は迅速診断に役立つことがあり，血液培養が確認検査となる。推測に基づく治療では，メチシリン耐性黄色ブドウ球菌(methicillin-resistant *S. aureus*：MRSA)を問題視して治療対象に含めるべきであり，治療レジメンでは，vancomycin 1 g 静注 12 時間ごとと Gram 陰性菌をカバーする抗菌薬が推奨され，培養同定結果が出るまで継続する。

急速進行性蜂窩織炎

発熱と皮疹を伴うさまざまなタイプの急速進行性蜂窩織炎は，皮膚に有痛性の拡大する炎症性病変を認めるため，認識することは困難ではない。診断するうえで苦慮するのは，さまざまなタイプの急速進行性蜂窩織炎を推測される原因菌に基づいて鑑別することや，感染が表層に留まるのかあるいは筋膜や筋層といったより深部にまで進展しているかを鑑別することである。深部に達している症例では，適切な抗菌薬治療だけでなく，外科的デブリードマンが必須である。溶連菌による「人喰い」壊死性筋膜炎は診断が困難なことがあり，また頻度は上昇傾向にある。

発熱と皮疹を呈する高頻度の疾患

発熱と皮疹を呈する最も頻度の高い感染症のなかには，幸いなことに一般的に予後良好なものもある。

これら発熱性紅斑は，小児やワクチン接種が不適切であった成人のウイルス感染症によるものが多い。そのなかでは，麻疹，水痘，風疹あるいはパルボウイルスB19による伝染性紅斑，ヒトヘルペスウイルス6型(human herpesvirus type 6：HHV-6)による突発疹が典型である。小児では，川崎病とレンサ球菌性猩紅熱も考慮すべきである。

年長児で発熱と皮疹と咽頭痛とリンパ節腫脹があれば，EBV感染症がコモンである。同様の症状を呈する若年成人でEBVや溶連菌が除外されている場合は，近年原因菌として報告されている*Arcanobacterium*による発熱と皮疹を伴う咽頭炎を考慮すべきである。このGram陽性桿菌は通常，erythromycinに非常に感受性がある。

コクサッキーウイルスやエコーウイルスによるエンテロウイルス属感染症では発熱性紅斑を呈することが多く，夏季で消化器症状を伴っている場合は特に考慮すべきである。

診断が困難なことがあるまれな感染症

発熱と皮疹を呈することのある低頻度の多種多様な感染症も考慮しなければならず，地域性ないし季節性の曝露条件を伴う場合は特に当てはまる(表17.2)。

ライム病は発熱と特徴的な遊走性紅斑の皮疹を呈することがあり，地理的にマダニ曝露がある条件で発生する。感染早期では血清抗体が陰性のことがあり，また皮疹が非典型的であったり見逃されたりするため，診断困難となることがある。血清抗体測定をフォローすることで診断できることがある。

近年認識されるようになったウエストナイルウイルス感染症では，ウエストナイル熱や脳炎および顔面神経麻痺などがみられ，発熱と皮疹を呈することがある。この感染症は夏季から秋季に頻度が上昇し，ウイルスを保有するイエカへの曝露が関与することが最も多い。ほかにも，地域性および季節性の発生と共に考慮すべきまれな感染症があり，エールリキア症，デング熱，野兎病，ペスト，レプトスピラ症，腸チフスなどが挙げられる。

発熱と皮疹を呈する患者の原因検索に役立つ診断用検査や処置はいろいろあるが，いずれにしても，入念な病歴聴取と身体診察ほど重要なものはない。

文献

Drage L. Life-threatening rashes: dermatologic signs of four infectious diseases. *Mayo Clin Proc*. 1999;74:68–72.
Kingston M, Mackey D. Skin clues in the diagnosis of life-threatening infections. *Rev Infect Dis*. 1986;8:1–11.
Mackenzie A, Fuite LA, Chan FT, et al. Incidence and pathogenicity of *Arcanobacterium hemolyticum* during a two year study in Ottawa. *Clin Infect Dis*. 1995;21: 177–181.
Oblinger M, Sands M. Fever and rash. In Stein JH, ed. *Integral Medicine*. Boston, MA: Little, Brown; 1983.
Sarkar R, Mishra K, Garg VK. Fever with rash in a child in India. *Indian J Dermatol Venereol Leprol*. 2012;78(3):251–262.
Schlossberg D. Fever and rash. *Infect Dis Clin North Am*. 1996;10:101–110.
Valdez L, Septinus E. Clinical approach to rash and fever. *Infect Dis Pract*. 1996; 20:1.
The Working Group on Severe Streptococcal Infections. Defining the group A streptococcal toxic shock syndrome. *JAMA*. 1993;269:390–391.

4

18 ブドウ球菌とレンサ球菌のトキシックショックおよび川崎病

■著：Evangelia M. Assimacopoulos, Aristides P. Assimacopoulos, Wilmara Salgado-Pabón, Patrick M. Schlievert
■訳：大場雄一郎

トキシックショック症候群

ブドウ球菌およびレンサ球菌のトキシックショック症候群(toxic shock syndrome：TSS)は急性発症の多臓器障害で，Box 18.1 と Box 18.2 に挙げた基準をもって定義されている。ブドウ球菌性 TSS は，発赤毒素のスーパー抗原(superantigen：SAg)を産生する黄色ブドウ球菌(*Staphylococcus aureus*)株が原因となる。ヒトのコアグラーゼ陰性ブドウ球菌は原因毒素を産生しないが，動物由来のコアグラーゼ陰性ブドウ球菌株には時々スーパー抗原を産生するものがある。レンサ球菌性 TSS の原因は，第 1 には A 群溶連菌(*Streptococcus pyogenes*)であるが，時に B 群・C 群・G 群の溶連菌が原因となる。ブドウ球菌性 TSS にはいくつかのパターンがあり，代表的なカテゴリーとしては，月経関連タイプと非月経関連タイプがある。

月経関連 TSS(図 18.1)は月経期の 1〜2 日目または月経中に発症し，特定のタンポンで特に高吸収性のものの使用と最も関連があり，原因菌の TSS 毒素 1 型(TSS toxin-1：TSST-1)産生が 100％関与する。月経関連 TSS の発生は，当初の報告では 15〜25 歳の女性が最多であったが，現在ではより若年の女性，特に 12〜15 歳での発生が多い。このように，月経関連 TSS がより若年層に移行している理由は定かではない。タンポンの使用と月経関連 TSS の関連性を説明する主なメカニズムは 2 つある。(1)タンポンが本来は嫌気的環境にある腟内に TSST-1 の産生に絶対的に必要な酸素を取り込む，(2)プルロニック L-92 という界面活性剤〔1980 年代以降 TSS との関連性を指摘されていた Rely(商品名)タンポンで使用されていたが，現在は使用されていない〕が TSST-1 の産生を増強する。

非月経関連 TSS は男性でも女性でも，成人でも小児でも発生し，TSST-1 を産生する，またはブドウ球菌のエンテロトキシンで，特に血清型 B と C を産生する黄色ブドウ球菌株との関連がある。これら 3 つのスーパー抗原は，大半の他のスーパー抗原と比べておよそ 10^5 も多く産生される。非月経関連 TSS の発生は，ほぼどのタイプのブドウ球菌感染症とも関連があるが，主要なパターンとして確立しているのは，術後，上気道炎ウイルス(インフルエンザ)関連，RED(recalcitrant erythematous desquamating disorder)症候群(後述参照)，腸炎関連であり，時に避妊用ペッサリーやスポンジ，月経カップの使用との関連もみられる。術後 TSS は膿性変化を来さない黄色ブドウ球菌感染が関与することが多いため，感染源がみつかりにくいことがある。インフルエンザ関連 TSS はインフルエンザやパラインフルエンザが気道上皮を傷害し，スーパー抗原産生黄色ブドウ球菌との重複感染を来した結果として発生することがあり(図 18.2，18.3)，インフルエンザ後 TSS の致死的症例はほぼ必ず TSST-1 産生黄色ブドウ球菌が関与し，血清型 B，C のエンテロトキシン産生株ではない。この疾患は小児で死亡率がきわめて高い(90％に達す

Box 18.1

ブドウ球菌性トキシックショック症候群の診断基準

臨床診断基準
- 体温≧38.9℃
- 成人では収縮期血圧≦90 mmHg，小児では収縮期血圧＜第 5 パーセンタイル以下，あるいは立位時に拡張期血圧が 15 mmHg 以上低下，またはめまい・失神の誘発あり
- びまん性斑状皮疹
- 1〜2 週間後の表皮剝離
- 以下の臓器系のうち 3 つの障害：
  - 肝臓：ビリルビン・AST・ALT が正常上限の 2 倍以上に上昇
  - 血液：血小板数＜100,000/mm^3
  - 腎臓：BUN またはクレアチニンが正常上限の 2 倍以上に上昇，または尿路感染のない膿尿
  - 粘膜：腟・口腔咽頭・結膜の充血
  - 消化器：下痢または嘔吐
  - 筋肉：筋肉痛，または CK が正常上限の 2 倍以上に上昇
  - 中枢神経：失見当識または意識レベル低下(血圧低下・発熱・神経学的巣症状なし)

検査基準
- 血清抗体陰性：麻疹，レプトスピラ症，ロッキー山紅斑熱
  血液培養・髄液培養で黄色ブドウ球菌以外は陰性

疑いのあるケース：臨床検査基準と 5 つの臨床診断基準のうち 4 つを満たす。

ALT＝アラニントランスアミナーゼ，AST＝アスパラギン酸トランスアミナーゼ，BUN＝血中尿素窒素，CK＝クレアチンキナーゼ

Box 18.2

レンサ球菌性トキシックショック症候群の診断基準

1. A 群溶連菌の分離同定
   清潔部位：**確定診断**
   非清潔部位：**疑い診断**
2. 臨床診断基準：
   血圧低下と以下のうち 2 項目：
   腎機能障害，凝固異常症，肝機能障害，急性呼吸窮迫症候群(ARDS)，斑状紅斑性皮疹，軟部組織壊死

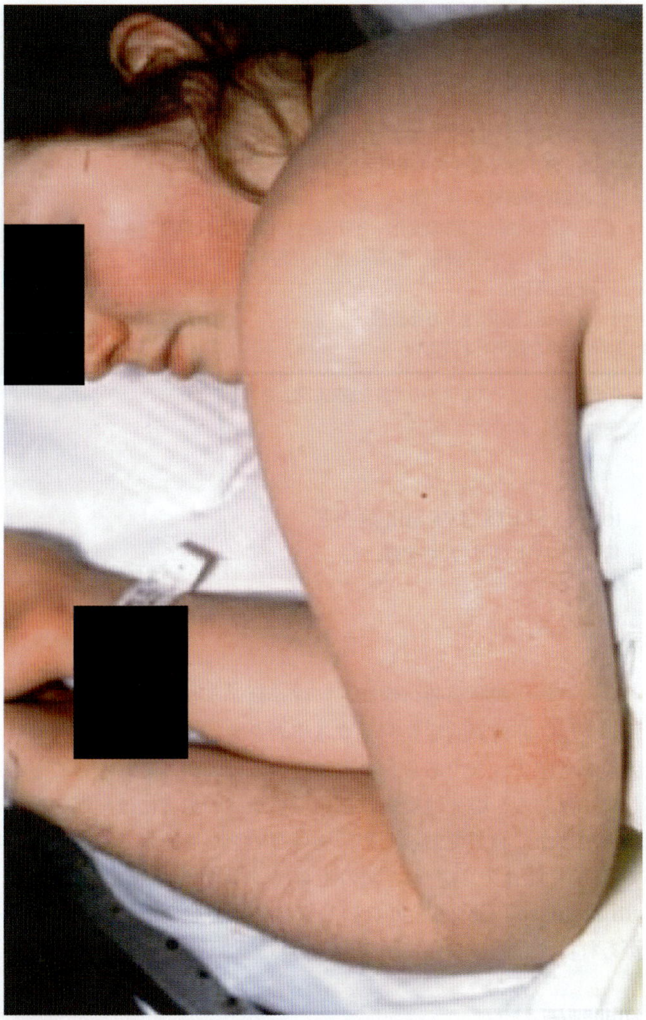

図 18.1
月経関連トキシックショック症候群(腟内定着)　全身びまん性の皮膚圧迫で退色する紅斑
(David Schlossberg, MD のご厚意による)

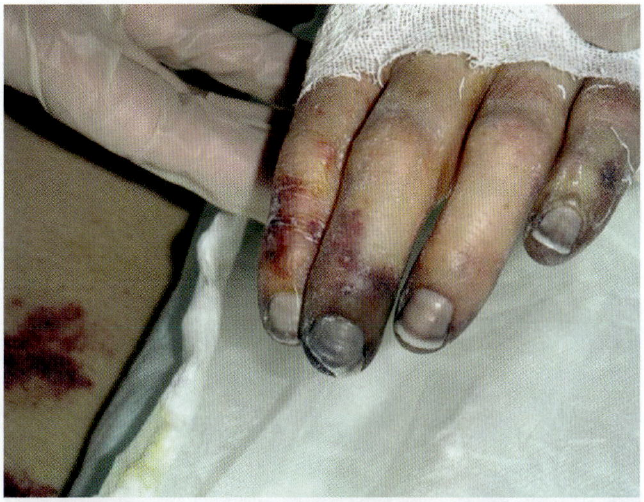

図 18.2
非月経関連ブドウ球菌トキシックショック症候群(呼吸器感染)に伴う手指の虚血壊死と皮膚剥離
(Gary R. Kravitz, MD, St. Paul Infectious Disease Associates, St. Paul, Minnesota のご厚意による)

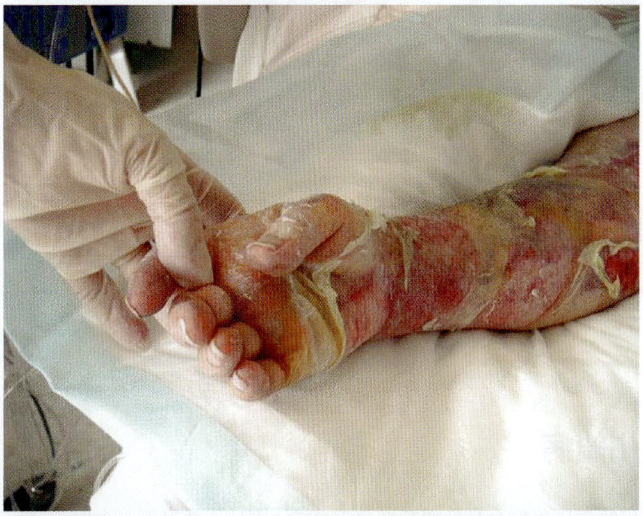

図 18.3
図 18.2 と同じ患者で，広範囲の皮膚剥離と組織障害を認める。
(Gary R. Kravitz, MD, St. Paul Infectious Disease Associates, St. Paul, Minnesota のご厚意による)

る)。RED 症候群とは，後天性免疫不全症候群(acquired immunodeficiency syndrome：AIDS)の患者でみられる治療抵抗性の紅斑性皮膚剝離症のことで，70 日以上持続し，死亡に至ることもある。近年，ブドウ球菌性 TSS では腸炎症状との関連もいわれている。腸炎症状が *Clostridioides difficile* 感染症と強い関連があるとわかるまでは，ブドウ球菌のエンテロトキシンが腸炎と関連しているとされていた。忘れがちではあるが，ブドウ球菌のスーパー抗原も，*C. difficile* が同定されない場合の TSS による腸炎症状の原因として考慮すべきである。結局のところ，避妊用ペッサリーやスポンジ，月経カップの使用に関連する非月経関連 TSS はタンポン使用に伴う月経関連 TSS と類似している。

レンサ球菌性 TSS は，第 1 に A 群溶連菌の特に血清型 1，3，18 の M 蛋白と関連がある。この感染症は壊死性筋膜炎や筋炎を伴うものもあれば(図 18.4)，そうでないものもある。壊死性筋膜炎を伴うものでは，そうでないものと比べると致死率が高い。時にレンサ球菌性 TSS は，主に B 群・C 群・G 群といった別グループのレンサ球菌が原因となる。

TSS の原因となる A 群溶連菌株は，レンサ球菌性発赤外毒素スーパー抗原を産生する。血清型群 A 群と C 群に主にかかわっているが，他の群も有意に関与している。TSS に関与する非 A 群の溶連菌も，A 群溶連菌のスーパー抗原と類縁または同一のレンサ球菌性発赤外毒素スーパー抗原を産生する。

レンサ球菌性 TSS を発症する主なリスク因子としては，小児の水痘，貫通性ないし非貫通性の創傷，非ステロイド性抗炎症薬(nonsteroidal anti-inflammatory drugs：NSAIDs)の使用，妊娠などが挙げられる。

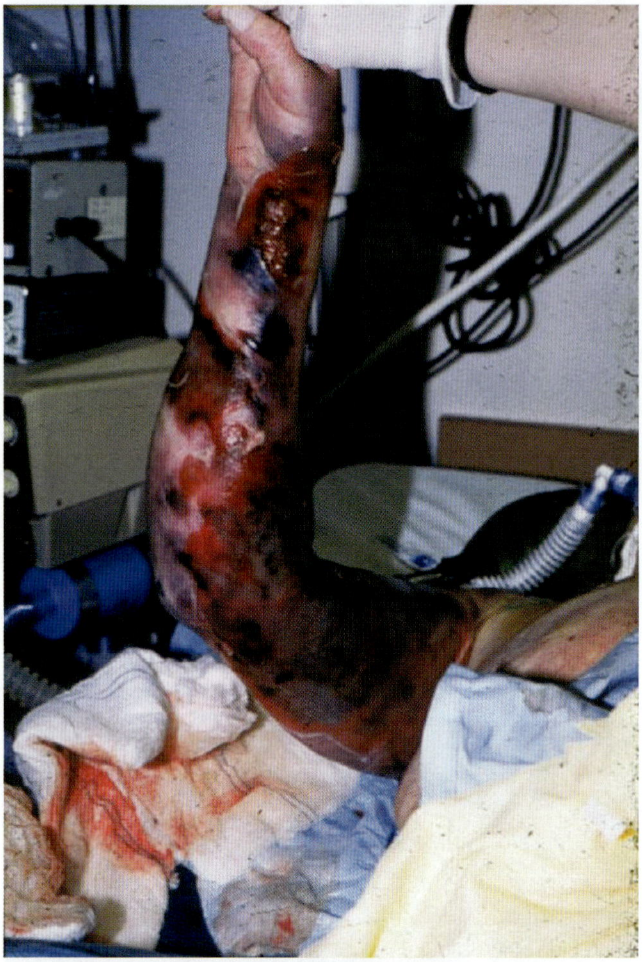

図 18.4
壊死性筋膜炎　広範囲の浮腫，紅斑，水疱形成壊死に注意。

川崎病

川崎病は急性全身性血管炎の1つで，主に4歳以下の小児が発症する(Box 18.3)。川崎病はレンサ球菌による猩紅熱およびTSSと臨床像の共通点が多いが，血圧低下がないことが異なる。川崎病はこの年齢層の後天的な心疾患の主要な原因となる。冠動脈の異常には動脈瘤もあり，患者の15〜25％で生じる。

川崎病の原因は不明であるが，研究によれば，ブドウ球菌とレンサ球菌のスーパー抗原が，多くの症例で重要な原因として関与している可能性が示唆されている。ブドウ球菌性TSSの患者の一部でも，冠動脈瘤の報告があるのは注目すべきところである。

トキシックショック症候群の評価と治療

トキシックショック症候群の鑑別診断

・ウイルス性疾患：麻疹，風疹，パルボウイルスB19など
・紅斑熱群の *Rickettsia*（リケッチア）
・レプトスピラ症
・薬剤過敏反応，Stevens-Johnson症候群など
・膠原病，全身性エリテマトーデス(systemic lupus erythematosus：SLE)およびStill病など
・猩紅熱およびリウマチ熱
・梅毒
・腸チフス

Box 18.3

川崎病の臨床診断基準*

1. 発熱が通常，5日以上持続する
2. 以下の5項目のうち4項目に該当する
　・四肢末梢の変化：硬結，浮腫，紅斑
　・口腔咽頭と口唇の変化：イチゴ舌，口唇のひび割れ
　・頸部リンパ節腫脹：少なくとも1箇所で1.5 cmを超える
　・結膜充血
　・紅斑で多形性のある皮疹
3. 他疾患が除外されている

＊ 可能性が高いケースではこの定義を厳密に満たさないことがある。

局所，特に四肢の強い疼痛と，ほかにインフルエンザ様ないし胃腸炎様の非特異的症候を呈する患者を診たら，筋炎や壊死性筋膜炎を考慮すべきである。発熱，紅斑，浮腫がみられないこともしばしばある。壊死性皮膚軟部組織感染症の患者には早期の治療介入が救命に必要であるため，強い疑いをもち続けることが重要である。血清クレアチニンの上昇やクレアチンキナーゼ(creatine kinase：CK)の上昇ないし桿状核好中球の増加(左方移動)があれば，診断において示唆的である。

初期評価

感染巣の可能性があるもの，または異物は，あれば特定すべきである。膣部の診察を行い，タンポンがあれば必ず除去し，黄色ブドウ球菌の培養に提出すべきである。創部は必ず開放し，内部を診る。皮膚軟部組織の綿密な診察を行い，疼痛のある部位は，たとえ典型的な炎症所見がなくても特に注意を払う必要がある。血液培養および他部位の培養検体を適宜採取しなければならない。早期の外科的介入がきわめて重要である。深部の軟部組織壊死を特定し，外科的治療の適応を決めるのにMRIを利用してもよい。

支持療法

支持療法は最も重要度が高い。患者の治療には，大量の経静脈輸液と昇圧薬，および急性腎不全や急性呼吸窮迫症候群(acute respiratory distress syndrome：ARDS)や播種性血管内凝固症候群(disseminated intravascular coagulation：DIC)や心筋機能低下といった関連合併症の管理を要することが多い。

抗菌薬

黄色ブドウ球菌に対する抗菌薬を用いることで，ブドウ球菌性TSSの再発リスクを減らし，黄色ブドウ球菌あるいはβ溶血性レンサ球菌の活動性感染症を治療することになる。nafcillin(成人：1回2 g静注を4時間ごと，小児：1日あたり150 mg/kg静注を6時間ごとに分割投与)［訳注：nafcillinは日本では製造販売されておらず使用できない］またはcefazolin(成人：1回1〜2 g静注

を8時間ごと，小児：1日あたり50〜100 mg/kg 静注を8時間ごとに分割投与)が使用できる。しかし，重症患者でメチシリン耐性黄色ブドウ球菌(methicillin-resistant *S. aureus*：MRSA)の分離頻度が十分高い場合や，ペニシリンやセファロスポリン系薬のアナフィラキシーのある患者では，vancomycin(成人：1回1g 静注を12時間ごと，小児：1日あたり40 mg/kg 静注を6時間ごとに分割投与)，daptomycin〔成人：1回4〜6 mg/kg 静注を24時間ごと，小児：1回4〜10 mg/kg 静注を24時間ごと(年齢により調整)〕，あるいはlinezolid〔成人：1回600 mg 静注を12時間ごと，小児(12歳まで)：1回10 mg/kg 静注を8時間ごと〕が使用できる。linezolidを使用する場合を除いて，蛋白合成阻害薬のclindamycin(成人：1回900 mg 静注を8時間ごと，小児：1日あたり40 mg/kg 静注を6〜8時間ごとに分割投与)も追加で投与すべきであるが，これは実験モデルのデータでclindamycinが外毒素とM蛋白の産生を阻害することが示されているためである。腎不全患者では投与量の調整が必要になることがある。

微生物学的診断が確定したら，抗菌薬治療のスペクトラムは狭域化が可能であり，ペニシリン(成人：1回400万単位　静注を4時間ごと，小児：1日あたり25万単位/kg 静注を4時間ごとに分割投与)，ampicillin(成人：1回2g 静注を6時間ごと，小児：1日あたり50 mg/kg 静注を6時間ごとに分割投与)，ceftriaxone(成人：1回2g 静注を24時間ごと，小児：1日あたり50〜75 mg/kg 静注を12〜24時間ごとに分割投与)を使用するか，適切であれば，clindamycinを単剤で使用する。抗菌薬治療はおよそ10〜14日間投与すべきであるが，もし，骨髄炎などが診断される場合は，治療期間の延長が必要となる。

静脈内免疫グロブリン

中和抗体がないことは，ブドウ球菌性TSSおよびレンサ球菌性TSSのリスク因子と考えられる。ヒトおよびモデル動物での研究では，この疾患群に対する静脈内免疫グロブリン(intravenous immunoglobulin：IVIG)を支持するような報告がある。免疫グロブリン静注療法の製剤はスーパー抗原毒素の中和能が，製造元ごとの違いだけでなく，製造ロットによっても違うことがある。そのため，最初の治療に反応が得られなかったケースでは，再治療で別の製剤を用いることを考慮してもよい。さまざまな静注投与法が用いられており，初日に1 g/kg，2日目と3日目に0.5 g/kg，続いて，0.4 g/kg 静注 1日1回を5日間という方法や，あるいは1回2 g/kgを投与し，患者の状態が不安定なままならば，48時間ごとに繰り返し投与するという方法がある。

ステロイド薬

臨床医たるもの絶対的ないし相対的副腎不全の患者を見逃してはならない。とはいうものの，ステロイド薬はTSSの患者に対してルーチンでは投与しない。

外科的治療

明らかな感染巣があれば，必ずドレナージを行う。予想される局所の炎症所見がみられない場合は，特にレンサ球菌による筋炎では，積極的に他の部位も検索すべきである。白血球シンチグラフィーは，治療不応性の壊死性筋膜炎でドレナージできていない感染巣をみつけるために利用されている。

予防

30%までが再発すると報告されている。定着状態のブドウ球菌の除菌を試みることがある。月経関連TSSの罹患後に新たなタンポン使用を避けることも賢明である。それはTSST-1関連のTSSの患者では防御抗体を産生しないからである。さらに，12歳以上ではおよそ20%がTSST-1に対する防御抗体ができないため，感染の感受性がずっと持続することが判明している。レンサ球菌性TSSの初発ケースへの家族内濃厚接触者には抗菌薬予防投与を行うべきである。

川崎病の治療

川崎病の鑑別診断

- 急性アデノウイルス感染症
- 他のウイルス性発疹，特に麻疹
- 猩紅熱
- 薬剤過敏反応，Stevens-Johnson症候群，多形滲出性紅斑
- 紅斑熱群の*Rickettsia*
- TSS
- ブドウ球菌性熱傷様皮膚症候群
- 若年性関節リウマチ
- レプトスピラ症
- 水銀中毒

診断

不機嫌な状態および消化器症状がよくみられる。アデノウイルス感染症は診断上紛らわしいことが最も多い。生後12か月以内の小児では不全型川崎病のほうがよくみられ，発熱が5日以上続き，診断基準を2項目以上満たす場合には不全型川崎病と診断してよいかもしれない。10日以内に治療が行われなかったケースでは，冠動脈瘤を来すリスクが顕著に増加する。

支持療法

呼吸循環の状態モニタリング，密な診察フォローおよび体液バランスの維持に留意することが必要である。

aspirin

解熱後48時間まで高用量aspirin(1日あたり80〜100 mg/kgを4分割投与，最大1日4gまで)を投与し，低用量維持量(1日1回3〜5 mg/kg)を6〜8週間または血小板数と赤沈値が正常化するまで投与する。治療不応例では血清サリチル酸濃度のモニタリングを考慮する。高用量アスピリンを14日目まで投与することを支持する医師もいる。冠動脈異常を起こしたケースでは，aspirin投与を無期限に継続する必要がある。インフルエンザあるいは水痘に曝露した場合は，Reye症候群のリスクがあるため，aspirin療法の最長14日間の中断を要することがある。リスクの高い患者では，この中断期間中にdipyridamole(1日あたり4〜9 mg/kgを2回ないし3回に分割投与)で代用してもよい。aspirin療法中は毎年，インフルエンザワクチン接種を行う。

静脈内免疫グロブリン

推奨投与量は2 g/kgで12時間かけて点滴静注する。発熱が持続

するか再燃する場合は再投与を必要とすることがある。麻疹，ムンプス，風疹のワクチン接種は，リスクが高い場合を除いて，免疫グロブリン静注後 11 か月経ってから行う必要がある。もし，それらの感染症のリスクが高い場合，スケジュールどおりにワクチンを接種して，11 か月後に再接種する。

ステロイド薬

methylprednisolone 静注投与は，30 mg/kg のパルス投与を 1〜3 回行うことで，解熱が早くなり，炎症マーカーの検査値が改善する。この方法は静脈内免疫グロブリンでの再治療に失敗したケースで考慮すべきである。

心臓合併症のモニタリング

入院中および外来でも継続して検査評価をしていくことが重要である。心電図と心エコー評価を初期と 6 週目と 8 週目に繰り返し行う。小児循環器専門医のコンサルテーションも行う必要がある。特定の臨床条件では，負荷テストおよび冠動脈造影を行う価値がある。冠動脈病変のある患者では，さらに集中的なモニタリングを要する。

治療効果の評価

もし，発熱や炎症所見が持続するか再燃する場合は，免疫グロブリン静注(1〜2 g/kg を 10〜12 時間かけて投与)で再治療を行う。免疫グロブリン静注およびステロイド剤投与に不応性の患者に対しては，infliximab などの TNF(tumor necrosis factor：腫瘍壊死因子)阻害薬やその他の免疫抑制剤あるいは血漿交換による治療を考慮する。

長期的な治療管理

6〜8 週間は身体的活動を控える。フォロー受診の頻度を患者ごとに決めておく。集中的なフォローを要さない低リスクの患者を特定することは可能である。治療管理における複雑な問題として，warfarin やカルシウムチャネル拮抗薬および血管造影の使用に関することがあるが，本書で取り扱う範疇を超える事項である。下記の文献に挙げた川崎病の優れた総説論文を参照することをお勧めする。

その他の問題

抗菌薬はルーチンでは使用しない。pentoxifylline の使用が試験的に試みられてきたが，その使用にメリットがあるかどうかは明らかになっていない。

文献

Bayers S, Shulman ST, Paller AS. Kawasaki disease: Part I. Diagnosis, clinical features, and pathogenesis. *J Am Acad Dermatol*. 2013;69:501.e1–501.e11.

Bayers S, Shulman ST, Paller AS. Kawasaki disease: Part II. Complications and treatment. *J Am Acad Dermatol*. 2013;69:513.e1–513.e8.

Edlich RF, Cross CL, Dahlstrom JJ, Long WB 3rd. Modern concepts of the diagnosis and treatment of necrotizing fasciitis. *J Emerg Med*. 2010;39:261–265.

Johansson L, Thulin P, Low DE, Norrby-Teglund A. Getting under the skin: the immunopathogenesis of *Streptococcus pyogenes* deep tissue infections. *Clin Infect Dis*. 2010;51:58–65.

Kaul R, McGeer A, Norrby-Teglund A, *et al*. Intravenous immunoglobulin therapy for streptococcal toxic shock syndrome–a comparative observational study. The Canadian Streptococcal Study Group. *Clin Infect Dis*. 1999;28:800–807.

Lappin E, Ferguson AJ. Gram-positive toxic shock syndromes. *Lancet Infect Dis*. 2009;9:281–290.

Spaulding AR, Salgado-Pabón W, Kohler PL, *et al*. Staphylococcal and streptococcal superantigen exotoxins. *Clin Microbiol Rev*. 2013;26:422–447.

19 ウイルス性皮疹

■著：Romina Bromberg, Michael Thompson, Lisa M. Chirch, Jane M. Grant-Kels
■訳：大場雄一郎

1900年代はじめに，小児の皮疹を起こす6つのコモンな感染症が1〜6番まで番号を用いて定義された。当時，これらの感染症の原因微生物は知られていなかった。それから100年以上経過する間に，これらの皮疹性感染症の原因が明らかになり，6つのうち4つはウイルスが原因であることが証明された(表19.1)。第1の皮疹は麻疹ウイルスが原因で，第3は風疹ウイルス，第2と第4は細菌の毒素，第5はパルボウイルス，第6はヒトヘルペスウイルス6型(human herpesvirus 6：HHV-6)が原因であった。本章では，小児の古典的ウイルス性皮疹である麻疹，風疹，突発疹(バラ疹)，パルボウイルスB19の疫学，臨床像，および診断について述べる。成人でみられることの多いウイルス性皮疹〔EBウイルス(Epstein-Barr virus：EBV)，ヒト免疫不全ウイルス(human immunodeficiency virus：HIV)〕およびウイルス性皮疹を呈する新興感染症ウイルスについても本章で論述する。

小児の古典的ウイルス性皮疹

麻疹

疫学とウイルス学

過去数十年で世界的に麻疹ワクチン接種の拡大に尽力したお陰で，麻疹の発生率は相当減少した。2016年の麻疹死亡数は89,780人であり，2000年の死亡数550,100人よりも減少した。実際に世界保健機関(World Health Organization：WHO)の最近の報告で麻疹の全死亡数は世界的に84%減少したにもかかわらず，麻疹は今でも特にアフリカとアジアの一部の途上国で頻繁にみられる。歴史的には，麻疹は主に幼い子どもの疾患であった。ワクチン接種によりいっそうの注力がされたすべての年齢層では麻疹の発生率が低下した一方で，高齢成人や1歳未満の小児およびワクチン接種を忌避する社会集団などのワクチン接種率が低い，あるいは免疫が不十分と思われる層では麻疹の発生率が相対的に上昇している。残念ながら，2018〜2019年にかけて麻疹の発生件数は一時的に増加した。2019年の1年でこれまでに米国の10の州で麻疹の集団発生が起こり，2019年の1月1日から2月14日のたかだか2か月以内で127例も発生している。

麻疹は単一の血清型のRNAウイルスが原因であり，パラミクソウイルス科(Paramyxoviridae family)のモルビリウイルス属(genus *Morbillivirus*)に分類されている。麻疹の大半は晩冬か春に発生する。ヒトは唯一の自然宿主で，感染性のある飛沫への曝露で感染伝播する。麻疹は最も伝染性の高い病原体の1つである。病院においては，院内感染伝播を制限するために発症患者を適切に隔離することが重要である。麻疹の入院患者には，皮疹の発生から4日間の空気感染予防策が必要である。しかし，麻疹患者が免疫抑制状態にある場合は，空気感染予防策は麻疹が完全に軽快するまで行う必要がある。麻疹ウイルスは不安定であり，物体表面では短時間しか生存しない。感染伝播率が最も高いのは，家庭，デイケア施設，保育所，小中学校，短大や大学である。学生の免疫保有率が95%以上の場合でも，学校内でアウトブレイクが起こることはある。

臨床診断と検査診断

麻疹発症例では，かなり特徴的な臨床像を呈する。しかし近年，麻疹発生率が劇的に低くなったことから，今の医療従事者のなかには古典的な麻疹を診たことがない者が多いため，診断はそう容易ではないかもしれない。さらに免疫不全患者では，症状・所見が典型的でないこともある。

潜伏期間は10〜12日である。前駆症状として，微熱，倦怠

表19.1
古典的な小児期の皮疹疾患

順序	皮疹性疾患	原因
第1	麻疹	麻疹ウイルス
第2	猩紅熱	レンサ球菌毒素
第3	風疹	風疹ウイルス
第4	Filatov-Dukes病	不詳，溶連菌またはブドウ球菌の毒素の可能性
第5	伝染性紅斑	パルボウイルス
第6	突発疹または小児バラ疹	ヒトヘルペスウイルス6型(HHV-6)

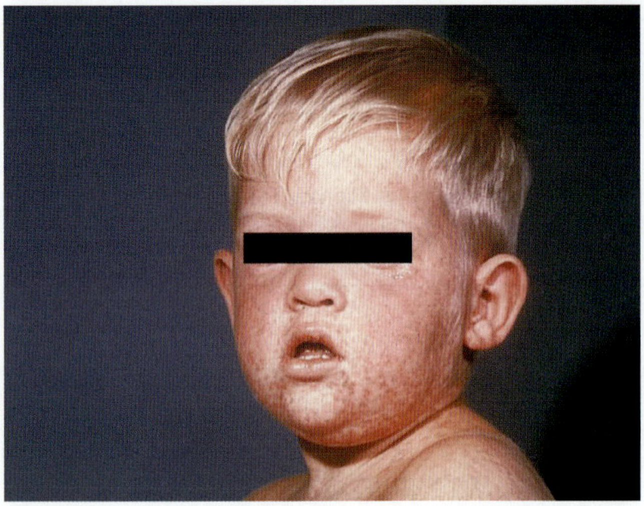

図 19.1
男児にみられた麻疹　顔面，体幹，手掌に麻疹様皮疹を認めた。
（https://phil.cdc.gov/Details.aspx?pid=1150 より）

感，頭痛がみられる。その後または同時に，咳，鼻汁，結膜炎がみられる。前駆症状の経過中に口腔粘膜に粘膜疹が現れ，硬口蓋と軟口蓋に広がることがある。麻疹の典型的な粘膜疹（Koplik 斑）は点状の白色か灰色の病変から成り，1 つの紅斑の上の砂粒と表現される。感染が進行すると，Koplik 斑は増加し融合する。この病変は皮疹が発生した時点で軽快する。前駆症状が悪化しつつ 4 日ほど経過すると，高熱と皮疹を来す。皮疹（図 19.1）は紅斑または赤い丘疹として始まり，髪の生え際，前頭部，耳介後部および頸部の上位にみられる。この特徴的な麻疹様皮疹は感染者の大多数で生じる。皮疹は遠心性に体幹と四肢に 3 日間かけて広がり，指で押すと退色し，癒合することがあり，軽快すると毛細血管の出血（シデロファージ，鉄貪食細胞）およびメラノファージに起因する茶褐色の色素沈着を残すことがある。皮疹は全く起こらないこともあるし，免疫不全患者では重症化することもある。皮疹が出現すると，発熱と皮疹は 2〜4 日間持続する。皮疹が消退すると共に鼻汁や結膜炎も軽快するが，咳はさらに 5 日ほど持続することがある。免疫健常患者では，前駆症状発症時から皮疹出現後およそ 4 日経過するまでは感染力がある。

麻疹の合併症で最も頻度が高いのは二次性細菌感染症であり，肺炎や中耳炎がある。下痢も合併症として起こることがある。合併症のリスクは 1 歳未満の乳児がいちばん高い。感染後脳脊髄炎はおよそ麻疹発症 1,000 件に 1 件の割合で皮疹発症から数日以内に起こる。大半の患者は回復するが，持続的な発育障害の後遺症を起こす患者も多い。急性散在性脳脊髄炎（acute disseminated encephalomyelitis：ADEM）は脱髄性疾患であり，典型的には，感染後の回復期の 2 週間以内に起こる。ADEM は感染後ないしワクチン接種後脳脊髄炎とも呼ばれ，自己免疫応答と関連している可能性があり，死亡率は 10〜20％で，生存例では神経学的後遺症を来す頻度が高い。対照的に，亜急性硬化性全脳炎（subacute sclerosing panencephalitis：SSPE）は自然感染の数年後（古典的には 7〜10 年後）に発症し，死亡率がきわめて高い。この合併症はワクチン接種が受けやすくなり実施されてきたおかげで過去 20〜30 年間に麻疹症例が劇的に減少したため，きわめてまれなものとなった。

麻疹は鼻腔咽頭や結膜や血液や尿のウイルス培養で診断を確定することができる。しかし，培養は技術的に困難であり簡単には利用できない。麻疹抗体価の測定のために，血清を皮疹出現時と 2〜4 週後に採取することがある。麻疹の免疫グロブリン（immunoglobulin G：IgG）抗体価が急性期と回復期で有意に上昇していれば診断確定である。麻疹特異的 IgM 抗体も利用できる。この IgM 抗体は皮疹出現のおよそ 3〜30 日後まで検出可能である。最終的には，臨床検体から麻疹ウイルスの RNA をポリメラーゼ連鎖反応（polymerase chain reaction：PCR）法で分離同定する方法が診断確定的である。麻疹感染後の免疫は終生免疫であり，そのため，再感染は非常にまれである。

治療と予防

麻疹の治療は通常は対症療法であり，acetaminophen または非ステロイド性抗炎症薬（nonsteroidal anti-inflammatory drugs：NSAIDs）を鎮痛や解熱に用いる。ビタミン A の経口補充により，栄養不良状態のケースでの合併症や死亡率を最小化する可能性がある。その理由はあまり明らかになっていないが，栄養不良状態の患者は麻疹感染に伴い，急性のビタミン A 欠乏状態となるのかもしれない。ビタミン A は上皮組織の統合性を維持し，免疫が正常に機能するのに必要である。WHO は現在，小児の急性期の麻疹全例でビタミン A の補充投与を 1 日 1 回，2 日間行うことを推奨しており，定められた投与量は年齢により異なる（生後 12 か月以上では 20 万 IU，生後 6〜11 か月では 10 万 IU，生後 6 か月未満では 5 万 IU）。麻疹では二次性細菌感染を併発することがあるため，予防的な抗菌薬が処方されることが時にあるが，一般的には推奨されていない。併発する細菌感染で最も頻度が高いのは，肺炎球菌（*Streptococcus pneumoniae*）やインフルエンザ菌（*Haemophilus influenzae*）や黄色ブドウ球菌（*Staphylococcus aureus*）による肺炎である。麻疹ウイルスは実験レベルでは抗ウイルス薬の ribavirin に感受性がある。しかし ribavirin は，この適応では米国食品医薬品局（Food and Drug Administration：FDA）に承認されておらず，明らかな副作用の毒性がある。全身状態が非常に悪い免疫不全患者の麻疹治療で ribavirin を静注や吸入で使用し有効であったとする症例報告がある。

麻疹ワクチンは生後 12〜15 か月での定期接種が推奨されている。このワクチンはニワトリの胚細胞で培養された弱毒生ウイルス株を用いている。乳幼児では，このワクチンの効果は母体からの受動的移行抗体により阻害されるが，その移行抗体は生後 12 か月までにはみられなくなる。もし，母体がワクチン接種でなくて自然感染により免疫をもつ場合は，母体からの移行抗体は生後 15 か月まで持続することがある。麻疹ワクチンの 2 回目の接種は 5〜12 歳で行うことが推奨されている。麻疹罹患率の高い地域では，ワクチンを生後 1 歳以内に接種し，この特に脆弱な年齢層を守るようにする。しかし，母体からの移行抗体による干渉を受ける可能性があるため，1 歳以下で接種するワクチンは規定の必要ワクチン接種回数に含めるべきではない。免疫のない小児と成人では，麻疹ワクチンを少なくとも 1 か月の間隔をあけて 2 回接種する必要がある。麻疹ワクチンを追加で 1 回接種すると，およそ 95％で麻疹抗体反応が陽性となる。この抗体反応陽性率は 2

Box 19.1

麻疹ワクチンの禁忌例

妊娠中
コントロール良好のHIV感染症を除く免疫不全状態
卵によるアナフィラキシーの既往
neomycinのアナフィラキシーの既往

HIV＝ヒト免疫不全ウイルス

回接種後では99%以上に上昇する。

麻疹に曝露した患者でワクチン接種歴がない場合は，麻疹ワクチンを曝露から72時間以内に接種することは有益性がある。さらに，ワクチン未接種の患者で麻疹患者と近接接触または家庭内接触で感染する可能性がある場合は，感染の予防または感染リスクを最小化するために，曝露後6日以内に免疫グロブリン(0.25 mg/kg 筋注)を投与してもよい。生ワクチンは麻疹ウイルスを接種するため，免疫抑制状態の患者には推奨しない(接種禁忌例はBox 19.1を参照)。そのルールの例外として，コントロール良好で安定しているHIV感染症患者(CD4陽性細胞数＞200/mm^3)では麻疹感染で重大な結果になる可能性があるため，ワクチン接種をすべきである。とはいうものの，重度の免疫抑制状態またはCD4分画低値(15%未満)の患者は生ワクチン接種の禁忌であろう。そのような場合は，周囲で接する人にワクチン接種を確実に行うことが，曝露機会を減らし追加的な防御策になりうる。

海外渡航をする人には，麻疹に対する免疫の有無と罹患リスクの評価を行うべきである。麻疹が流行する途上国へ渡航予定の乳児は生後6か月ごろに早めて麻疹ワクチン接種を受けてもよい。米国で1957年以降に生まれた成人でワクチン接種歴が不十分か文書で明らかでない場合は，抗体検査を行って渡航前のワクチン接種の要否を決めるという選択肢もある。

風疹

疫学とウイルス学

風疹ウイルスはエンベロープ型のトガウイルス属で，ウイルスのコアに一本鎖RNAを有する。2004年に風疹は米国での(国内流行が12か月以上みられないことで)撲滅が宣言された。風疹の撲滅宣言以降は米国での風疹の発生報告数は年間10例未満(ほとんどが輸入感染例)である。1969年にワクチンが開発されて以来，米国の風疹発生件数は99%以上減少した。風疹は米国ではすでに流行していないが，ワクチン接種にもかかわらず，米国で出生した人のおよそ10%に風疹の感染感受性が残っている。米国外で出生した人やワクチン接種を拒否する社会集団などワクチンを接種された可能性が低い層では風疹の感染リスクが最も大きい。

風疹ワクチンが広範囲で使用できるようになる前は，妊娠中に感染して新生児に先天性風疹症候群を起こす恐れがあることが風疹ウイルスの主な危険性であった。米国外出身の女性はワクチン接種を受けている可能性が低く，そのため，米国での先天性風疹症候群はそのような女性の出生児で最もリスクが高い。2004年以降は風疹感染例の60%が年齢20〜49歳までの患者で発生しており，感染者の年齢中央値は32歳である。

臨床診断と検査診断

乳幼児および児童の風疹感染は通常は軽症で，小児の感染例の最大50%が無症候性である。前駆症状は耳介後部や後頸部や後頭下の圧痛のあるリンパ節腫脹で倦怠感を伴うものが特徴的で，思春期と成人の風疹では頻度が高い。リンパ節腫脹は数週間持続することがある。風疹の皮疹は顔面と頸部と頭皮から始まり，遠心性に体幹と四肢に拡大する。皮疹に発熱と頭痛と筋痛および関節痛を伴うことがある。皮疹はピンク色の紅斑および丘疹から成り，直径は1〜4 mmまで幅がある。皮疹は拡大するにつれて消退するため，体幹で目立つころには，顔面には皮疹がないこともある。粘膜疹であるForchheimer徴候は患者の20%で生じ，軟口蓋の点状出血ないし赤い斑点が特徴とされる。これは前駆症状期から皮疹の出現のタイミングで生じる。風疹は晩冬から初春にかけて発生することがいちばん多い。

風疹は気道粘膜由来の小飛沫により拡散する。風疹の患者は皮疹が出現する数日前〜7日後までの時期に最も感染力が高い。ウイルスの排出は皮疹出現から最長14日間続く可能性がある。風疹の感染伝播には通常は曝露が持続することが必要である。潜伏期間は14〜23日である。

風疹の合併症はあまりない。合併症で最も多いのは関節炎で，ほとんどが女性で起こり，年齢が高いほど発生率も高い。まれな合併症としては，血小板減少症と脳炎がある。最も重篤な合併症は先天性風疹症候群である。その発生頻度は妊娠初期の12週間に風疹に罹患した場合50%である。その発生率は，妊娠13〜24週の罹患では25%に低下する。先天性風疹症候群は妊娠24週以降の母体の風疹罹患ではまれである。先天性風疹症候群の特徴として，難聴，先天性白内障，大動脈管開存の頻度が高い。重症例では死亡率が高く，感染が皮膚も含めて多臓器に及ぶことがある(髄外造血により青く見える領域があるため，「ブルーベリーマフィン」病変と形容される)。

風疹は典型的な皮疹とこれに伴う耳介後部リンパ節腫脹で診断可能である。風疹ウイルスは鼻汁から分離同定することができるが，大半の検査室には分離同定に必要な適切な試薬がない。急性期と回復期(皮疹出現から2〜4週間)の血清抗体検査で，IgG抗体が4倍以上上昇するはずである。風疹特異的IgM抗体検査も利用可能で，最近の感染を示唆する。IgM抗体は急性感染後から数か月間持続する。IgM抗体価の偽陽性の場合は，関節リウマチやパルボウイルス感染症や異種親和性抗体陽性［訳注：EBVの伝染性単核球症の抗体検査陽性のこと］が関与する。逆転写酵素PCRを用いた分子生物学的診断と型同定は流行状況で有用である。

治療と予防

典型的な風疹感染症は軽症であり，治療は不要である。時々関節痛あるいは関節炎が強いケースがあるが，NSAIDsでの治療に反応するはずである。関節痛および関節炎は女性ではるかに頻度が高い。曝露後のルーチンの免疫グロブリン投与は推奨されない。しかし，もし，妊娠中の女性で妊娠早期に曝露した場合には，免疫グロブリンの筋注投与を考慮してもよい。

風疹ワクチンは麻疹とムンプスのワクチンと合わせて〔MMR

Box 19.2

風疹ワクチンの禁忌

・妊娠中
・コントロール良好の HIV 感染症を除く免疫不全状態
・過去3か月以内の免疫グロブリン投与

(measles, mumps, and rubella)混合ワクチンとして〕，同じく2回接種スケジュールで接種する必要があり，1回目は生後12〜15か月で，2回目は5〜12歳で行う。風疹ワクチンの禁忌を Box 19.2 に挙げる。風疹ワクチンは生ワクチンであり，胎児感染を起こす可能性があるため妊娠中には接種すべきではないが，実際の胎児感染のリスクは低い。妊娠初期に偶発的に風疹ワクチン接種を受けた226人の感染感受性のある女性での研究報告では，出生児に先天的異常を認めず，2例で無症候性感染が認められた。このように結果が良好であったのは，弱毒株ウイルスのワクチンであるということの証左といえるかもしれない。免疫不全状態は MMR 混合ワクチン接種の相対禁忌ではあるが，コントロール良好の HIV 感染症患者では，ワクチン接種を考慮する必要がある(「麻疹」の項参照)。

突発疹(バラ疹)

疫学とウイルス学

突発疹(バラ疹)は二本鎖 DNA ウイルスである HHV-6 が主な原因となる。HHV-6 には変異型 A と B の2つの主要な群がある。HHV-6 の初感染の97〜100％は変異型 B が原因である。はるかに頻度は低いが，突発疹の他の原因には，HHV-7 やエンテロウイルス(コクサッキーウイルス A および B とエコーウイルス)，アデノウイルスおよびパラインフルエンザウイルス1型などがある。

出生の時点で通常，新生児は HHV-6 抗体を受動的に獲得する。この抗体は生後6か月まで乳児に防御的に働いている。生後6〜24か月までの間に乳児の約80％が HHV-6 に感染し，4歳になるまでにほぼすべての小児が抗体陽性となる。突発疹は通年で発生している。感染様式はわかっていない。突発疹が1人の乳幼児から別の乳幼児に広がっているのを証明できることはあまりない。HHV-6 は，急性感染の後に，唾液から分離されることが多い。無症状の感染者に感受性のある乳幼児が接触し，唾液を介して感染伝播するのが感染経路としていちばん多い。HHV-6 は末梢血のリンパ球からも髄液からも分離同定できることがある。

HHV-6 は1986年に初めて分離同定され，単純ヘルペスウイルス1型・2型や水痘帯状疱疹ウイルス，サイトメガロウイルス，EBV とは異なるヘルペスウイルスである。その後間もなく，1990年には HHV-7 の分離同定も報告された。HHV-6 は変異型 A と B の2つの主要なグループに分類されることがある。初感染を起こすのはたいてい，変異型 B のウイルス株である。HHV-6 は突発疹の原因となるだけではなく，皮疹を伴わない発熱性疾患や，リンパ節腫脹や胃腸炎症状や，上気道感染症，耳炎を伴う発熱性疾患の原因ともなる(「186章 ヒトヘルペスウイルス6，7，8型」参照)。免疫不全状態で特に骨髄移植を受けた患者での HHV-6 感染症の再活性化の徴候は多数あり，皮疹に限らず，肝炎，肺炎，骨髄浸潤および脳炎などがある。

臨床診断と検査診断

突発疹の潜伏期間は9〜10日であり，前駆症状はない。臨床的には，急な高熱(38〜40℃)から始まる。感染した小児の相当数で熱性けいれんを起こす。突発疹は，2歳以下の乳幼児が救急外来を受診する原因の少なくとも10％を占める。さらに突発疹は，救急外来での発熱および再発性熱性けいれんの33％に相当する。発熱は典型的には3日間持続する。解熱するときに皮疹が現れるのが通常であるが，解熱する前でも皮疹が始まることはある。皮疹の特徴は，境界明瞭な色調の暗いピンクの紅斑で，サイズは直径1〜5 mm までさまざまである。それぞれの皮疹の周囲は退色した輪を呈する。麻疹や風疹の皮疹と異なり，皮疹は通常，体幹と頸部および耳の後部から始まり，四肢近位側に拡大するが，まれに顔や四肢遠位側にも至る。皮疹は融合することがあり，通常は2〜48時間持続する。皮疹が出現する前に，紅斑様の粘膜疹が軟口蓋にみられることがある。HHV-6 の垂直感染は出産の1〜2％で起こる。HHV-6 の垂直感染の意義は不明である。

急性 HHV-6 感染は HHV-6 抗体が陰性から陽性にセロコンバージョンすることで診断されることがある。特異的 IgM 抗体は感染発症後7〜14日でピークになり，通常は数週間で検出感度以下となる。しかし，HHV-6 の IgM 抗体は一部の患者で持続することがあり，急性感染症でなくてもみられることがある。特異的 IgG 抗体は感染発症後2〜4週で出現し，終生陽性のままとなる。また，IgG 抗体価は間欠的に増加したり減少したりすることがあり，特にサイトメガロウイルスや EBV の感染と関連している。HHV-6 は唾液や単核球から培養同定することが可能で，ウイルスの DNA は血液および髄液の PCR で検出可能である。

治療と予防

現在のところ，健常な小児や成人での HHV-6 感染症に対して行う治療戦略および予防戦略はない。免疫不全状態の患者では，可能性のある治療手段として ganciclovir, foscarnet, cidofovir がある。感染拡大のメカニズムは明らかになっていないため，入院患者には標準予防策のみが推奨されている。

未成年者と成人のウイルス性皮疹

伝染性単核球症

疫学とウイルス学

伝染性単核球症は典型的には EBV が原因であり，EBV はヒトヘルペスウイルス4型としても知られ，エンベロープ型 DNA ウイルスである。EBV の感染症は世界的に顕著にみられ，成人の90〜95％が抗体検査で陽性である。EBV に小児期に感染した場合は，典型的には軽症か無症状である。それとは対照的に，EBV に感染した未成年者のおよそ75％は有症状の伝染性単核球症を発症する。途上国では，EBV 感染症はより低年齢の小児期に起こるため，臨床的に診断される伝染性単核球症はまれである。この疾患は先進国のほうがコモンであり，先進国で年齢上の未成年者か年齢が低い成人で発生する傾向がある。伝染性単核球症の発生率のピークは15〜24歳の間にみられる。この疾患は唾液により感染が広がることが最も多いが，精液や血液を介して感染することもある。

臨床所見

伝染性単核球症は典型的には，EBVに感染してから4〜6週後に発症する。前駆症状は通常，強く持続する全身倦怠感と筋痛から成り，典型的には1〜2週間持続する。前駆症状に続いて，頸部リンパ節腫脹，発熱，咽頭粘膜の炎症による強い咽頭痛，肝腫大および脾腫を呈する。全身性の斑状丘状や蕁麻疹様あるいは点状出血状の皮疹が一部の患者でみられる場合もある。特徴的な皮疹は斑状丘状紅斑で体幹と上肢に現れる。皮疹は発症後短時間で出現し，1〜6日間持続するが，皮疹が確認できるのは患者の3〜15％である。伝染性単核球症の合併症はまれであり，脾臓破裂，肝炎，心筋炎および髄膜炎や脳炎に続発する中枢神経障害などを起こすことがある。患者の10％で6か月以上続く持続的全身倦怠感を起こす。

ほかに重症化する可能性のある伝染性単核球症の合併症にリンパ組織球性血球貪食症候群(hemophagocytic lymphohistiocytosis：HLH)があり，これは過剰な免疫活性化による致命的な症候群である。HLHを発症する場合は出生から18か月までの乳幼児が最も多いが，成人でみられる場合もある。HLHは免疫系システムの恒常性を阻害する事象が連続して起こることで引き起こされる。HLHは原発性(あるいは家族性HLH)と続発性(後天性HLH)のいずれかの場合があり，ウイルス感染症関連のHLHで，最も多くみられるものの1つがEBVである。HLHの臨床的症候でコモンなのは，発熱，肝脾腫，神経学的所見(てんかん，意識障害，失調)，血球減少，血清フェリチン高値，肝機能異常である。臨床医がHLHを強く疑う場合は，患者の精査を迅速に進める必要があるが，それはHLHの診断と治療が遅れると重篤な合併症となり，致死率が高いためである。

診断と治療

伝染性単核球症は典型例では臨床的に診断される。EBV感染を確認するために血清学的検査を用いてもよいが，その結果と解釈はさまざまである。血清学的検査結果で確定できないケースでは，リアルタイムPCRでEBVウイルス量を定量するのが役に立つこともある。典型例では，リンパ球増加で10％を超える異型リンパ球分画を伴う。

伝染性単核球症の治療は支持療法である。NSAIDsを疼痛管理に用いてもよい。患者には最初の1か月は激しい身体活動は脾臓破裂のリスクが増える可能性があるため，これを避けるよう指導する必要がある。伝染性単核球症の患者はamoxicillinまたはampicillinを投与されると，大半で斑状丘状紅斑の皮疹を起こす。EBV感染症の患者でこの抗菌薬の薬剤性皮疹が起こるメカニズムはまだよくわかっていない。EBVはポリクローナルなB細胞活性化を起こし，免疫グロブリンを増加させ，異型リンパ球(CD8陽性T細胞)を増加させる。ampicillinに対する抗体がみられず，同じ薬剤を再投与しても同様の反応が起こらないため，過敏反応ではないと考えられている。可能性のある仮説の1つとして，ポリクローナルな抗体が薬剤と免疫複合体を形成し，皮膚に沈着し組織の障害を起こす可能性がある。薬剤性皮疹を発症した患者の皮膚生検でCD8陽性T細胞の浸潤がみられるため，活性化したCD8陽性T細胞が薬剤の抗原と反応することが示唆されており，他の有力な仮説である。

パルボウイルスB19

疫学とウイルス学

パルボウイルスB19(pB19)は単一鎖の非エンベロープ型DNAウイルスで，Parvovirus科の*Erythrovirus*属の一部である[訳注：原著のウイルス分類に関する記述には古いものと新しいものが混在している。パルボウイルスB19の新しく発表されたウイルス分類法では，パルボウイルスB19は*Erythroparvovirus*属のなかの7種類のうちの1種のさらに下位の種類と位置づけられており，*Erythrovirus*属という属名は今は使用されていないようだ]。Erythroparvovirus属には3つの遺伝子型がある。pB19はヒトに病原性があるパルボウイルスのなかで最多であり，プロトタイプ遺伝子1型の系統株である。pB19の感染宿主となると判明しているのはヒトだけである。感染して増殖しウイルスの複製が起こるのはヒトの骨髄の赤血球前駆細胞のみである。パルボウイルスは赤血球および他の細胞系統(すなわち，血管内皮細胞，心筋細胞，巨核球)に高濃度で発現するP抗原に結合することで細胞内に侵入する。パルボウイルスはウイルスの成熟と共に細胞融解を引き起こす。

pB19は世界的に頻度の高い感染症であり，血清抗体陽性率は年齢と共に上昇し，未就学児童の15％，若年成人の50％，高齢成人の85％が測定可能なpB19特異的IgG抗体を保有している。米国ではpB19感染症は冬から早春にかけて発生頻度が最も高い。大規模な流行は典型的に3〜4年ごとに起こり，大半は小児で発生する。教師やデイケアの職員などの小児と密に接して働く成人も感染リスクがある。

臨床所見

pB19感染症の臨床像は無症状から致命的疾患まで幅がありさまざまである。大まかな臨床像は年齢と血液学的免疫学的状態に左右される。pB19感染症に伴う古典的な5つの徴候は，伝染性紅斑，関節症，一過性重症溶血性貧血，胎児感染症，免疫不全者の赤芽球癆である。

伝染性紅斑はpB19により発熱の1〜4日後に引き起こされる特徴的な皮疹を伴う。皮疹は顔面の紅斑から始まり，「叩かれた頬」という表現でも知られている(図19.2参照)。その1〜4日後に皮疹は斑状丘状となって四肢体幹に拡大する。紅斑の中心が薄く抜けて見えるため，網状ないしレース状の見た目を呈することがある。体幹と四肢の皮疹は1〜6週間持続する。この期間中の紅斑の程度は日光や熱への曝露により変化する。皮疹は小児でみられることが最も多いが，成人で皮疹が出る場合はしばしば特徴が乏しい。

pB19感染後の関節痛は小児の場合では8％で起こるが，未成年者や成人ではより頻繁にみられる。pB19は鎌状赤血球症や遺伝性球状赤血球症などによる慢性溶血性貧血患者で重症溶血性貧血を引き起こすことがある。これらの患者では皮疹を呈することは少ないが，微熱に続いて顔面蒼白や全身倦怠感など貧血の臨床症状起こす場合がある。

pB19感染症で最重症な合併症に妊娠中の母体感染の結果とし

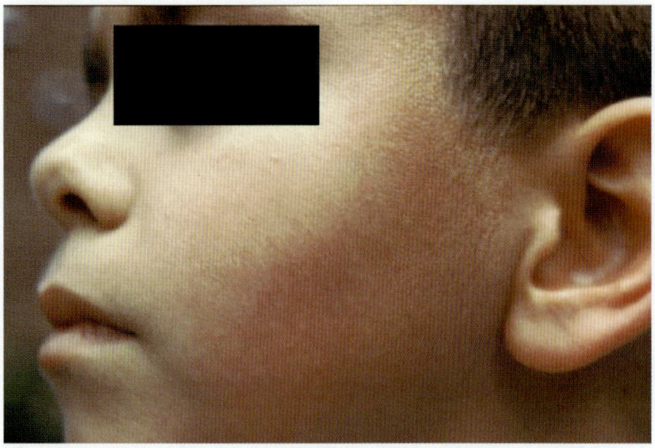

図 19.2
ヒトパルボウイルス B19 が原因となる伝染性紅斑，つまり「第五病」の「叩かれた頬」の皮疹を呈する少年の顔面を右前斜位から見たところ
（https://phil.cdc.gov/details.aspx?pid=4508 より）

て起こる胎児水腫による胎児死亡があり，これは妊婦の pB19 感染の 5〜10％で発生する。

診断と治療

pB19 感染症は血清学的検査か PCR 検査で診断することができる。PCR 検査によりウイルスの RNA または DNA を検出した場合，急性感染または持続感染を示唆する。pB19 IgM 抗体は感染して 10 日経過後から検出可能となり，4 か月まで持続することがある。pB19 IgG 抗体は IgM 抗体出現後まもなく現れて終生持続する。

pB19 感染症の治療管理は主に支持療法であり，免疫健常者では典型的には自然軽快の経過となる。pB19 感染症により重症溶血性貧血を起こした患者では入院と輸血が必要となる。pB19 感染症による胎児水腫を起こした胎児においては，子宮内の赤血球輸血により胎児死亡率を下げることができる。支持療法の赤血球輸血に上乗せとなる治療として，免疫グロブリン静注による積極的治療は一般的に，慢性 pB19 感染症や慢性貧血および，後天性免疫不全症候群(acquired immunodeficiency syndrome：AIDS)患者のような免疫不全状態の患者に限定される。

手足口病

疫学とウイルス学

手足口病(hand-foot-and-mouth disease：HFMD)は単一鎖 RNA ウイルスであるエンテロウイルスの複数の血清型が原因となる。コクサッキーウイルス A16 とエンテロウイルス A71 が手足口病症例の大半で原因となる。エンテロウイルス A71 は東南アジアと太平洋地域の手足口病の大規模なアウトブレイクと関連がある。エンテロウイルス A6 は新たに出現し，世界中のアウトブレイクで最多の原因となっている。ウイルスの感染伝播は糞口感染経路とヒト－ヒト接触感染経路で起こる。皮疹の水疱内容液や口腔内および気道分泌物への直接接触でも感染することがある。典型的な潜伏期間は 3〜5 日間である。

手足口病は全年齢層で発生することがあるが，典型的には 5 歳未満の乳幼児に起こる。手足口病は世界中で発生しており，夏から初秋にかけて発生数が増加する。

臨床所見

手足口病は特徴的な例では微熱と口腔や咽頭の疼痛で発症する。前駆症状(たとえば，吐き気，腹痛，下痢)は生じないことが多いが，時々みられる。

手足口病の患者のおよそ 75％に口腔内の粘膜疹と皮膚表面の皮疹の両方がみられる。手足口病の口腔内粘膜疹は典型例では舌と頬粘膜に生じ，頬と口蓋の粘膜にできるときもある。口腔内病変は発赤した紅斑から始まり水疱となり，粘膜表層の有痛性潰瘍を形成する。皮疹は両手，両足，臀部，両下肢，両上肢にできることが多く，斑状丘状または水疱状となることがある。皮疹は 3〜4 日持続し，古典的にはかゆみや痛みはないが，それとは違い，口周りの非典型的な皮疹は痛みがかなり強い場合がある。皮膚症状が非典型的な手足口病のアウトブレイクの報告もある。非典型的な手足口病の皮疹には，びまん性小水疱，水疱形成，びらんなどがある。古典的な手足口病の皮疹部位(手，足，臀部，口腔粘膜)以外に，非典型的な手足口病では体幹や口周囲の領域にも皮疹を生じる(図 19.3 参照)。

診断と治療

典型例では，口腔と皮膚の所見により臨床的に診断される。水疱内容液の PCR 検査やウイルス培養により特異的な原因ウイルスを特定することは可能であるが，臨床的な有用性は限られるかもしれない。

手足口病の臨床経過は一般的に軽症で，7〜10 日以内に軽快することが多い。治療管理は一般的に支持療法である。

HIV 初感染

疫学とウイルス学

HIV はレトロウイルス科の一種である。HIV のゲノムは 2 つの一本鎖 RNA から成る。感染症を起こす HIV に 2 種類あり，HIV-1 と HIV-2 がある。HIV-1 は世界中でみられ，米国の HIV 感染症の大半で原因となる亜種である。HIV-2 は主に西アフリカ地域でみられ，HIV-1 よりも感染性は低い。

HIV-1 は大半で性器や肛門の粘膜が侵入門戸となることが多く，有突起 CD4 陽性細胞に結合し感染する。HIV に感染した細胞が CD4 陽性 T 細胞と融合すると，ウイルスが拡散される。ウイルスがいったん血液中に侵入すると，広範囲の播種が起こる。

1980 年代に HIV の感染流行が高まった時期以降は，米国における HIV 感染症の発生率は低下してきた。米国では，2015 年の 13 歳以上の国民の 110 万人が HIV 感染陽性者であった。さらに，2015 年の米国の新規 HIV 感染症患者数は推定で 38,500 人であった。米国の年間推定 HIV 新規感染者数は 2010〜2015 年までに 8％減少した。HIV 感染症治療の発展により生存率は向上した。全人口で HIV 感染症が起こる可能性がある。男性同性愛者での感染発生率が最多であり，これに続き異性愛者のアフリカ系米国人女性が 2 番目である。HIV は精液や前精液，血液，直腸粘液，膣分泌液および母乳などの感染した体液への接触で感染す

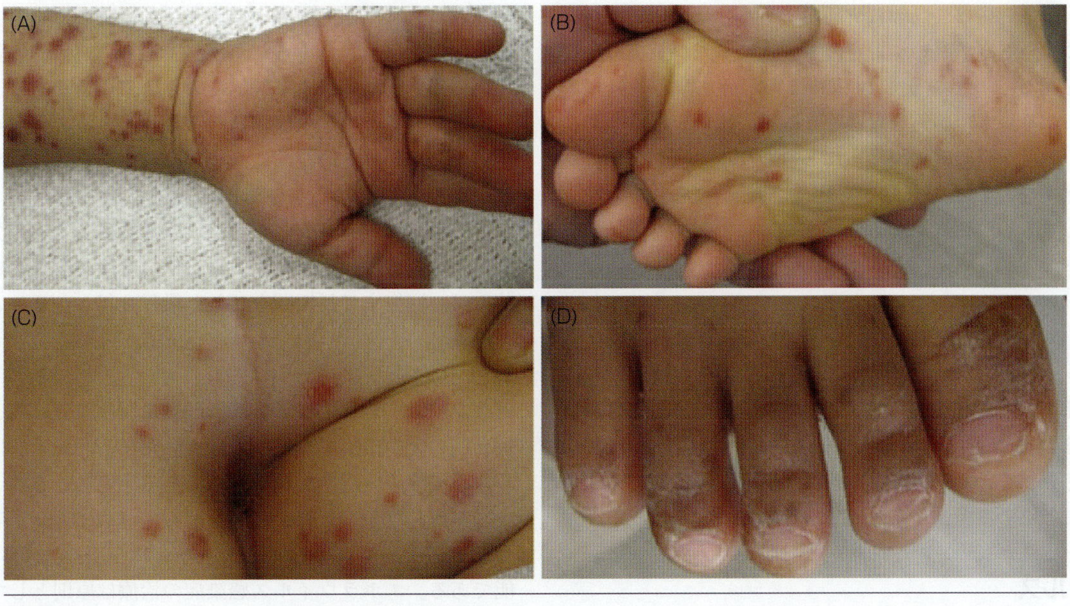

図 19.3
コクサッキーウイルス CVA6 に関連する手足口病の典型的な臨床症状　A：2 歳半の男児の手と腕。B と C：6 歳の男児の足(B)と臀部(C)。D：生後 20 か月の男児の爪母。
(https://wwwnc.cdc.gov/eid/article/18/2/11-1147-f1 より)

る。米国では HIV は性行為と汚染注射針の共有が主な感染経路である。

臨床所見

HIV 初感染では典型的には，発熱，頭痛，倦怠感，体重減少，筋痛，リンパ節腫脹，下痢，皮疹を呈し，曝露後から 2〜6 週間後に発症する。患者の約 30〜50％に感染急性期に全身性の皮疹が起こる。HIV 初感染の皮疹は斑状丘状で，特徴としては小さく(5〜10 mm)，辺縁明瞭で楕円形の病変である。水疱性，膿疱性および蕁麻疹様の皮疹も頻度は低いが報告されている。皮疹は顔面と頸部および上胸部に生じる。ほかにも，頭皮，四肢，手掌，足底にも皮疹ができることがある。口腔内病変ができることで嚥下困難となる場合もある。皮疹は典型的には，発熱の 48〜72 時間後に始まり，5〜8 日持続する。この一連の症状は一過性で非特異的であるため，他のさまざまな感染症と混同されることがあり，そのため，診断をするには臨床像から強い疑いをもつことが必要である。早期診断の重要性は強調してもしすぎるものではなく，なぜなら，早期診断は感染者の免疫機能の温存し，他者への感染拡大を減らすものと読み替えることができるからである。

診断と治療

HIV 初感染は現在，通常では第 4 世代の HIV-1 / 2 組み合わせ免疫血清検査で初期診断をすることができる。この検査系では，HIV-1 抗体と HIV-2 抗体と共に，HIV p24 抗原も検出可能である。大半のケースで，感染成立から 7〜28 日後に検査陽性となる。ただし，どのような HIV スクリーニング検査であれ，感染直後にウィンドウ期があり，そのタイミングでは血清学的検査では陽性とならないと認識することが重要である。そのため，HIV 急性感染症を臨床的に強く疑う場合は，臨床医に PCR 法の HIV RNA 検出検査を依頼するよう促す必要があり，PCR 検査であれば感染後最も速く陽性となる。抗レトロウイルス薬は現在はきわめて有効で副作用の忍容性が高いため，HIV 感染症の検査陽性が判明した全患者に対してできるだけ早期に治療を開始すべきである。

新興ウイルス感染症の皮疹

ウエストナイルウイルス

疫学とウイルス学

ウエストナイルウイルス(West Nile virus：WNV)は陽方向 RNA ウイルスで，フラビウイルス(*Flavivirus*)属の一種である。WNV は主に *Culex* 属のイエカが媒介して感染する。感染症の発生頻度が高いのは，大半が北米，アフリカ，ヨーロッパ，中東および西アジア地域である。

WNV は米国の節足動物媒介ウイルス性脳炎の主要な原因となっている。2018 年 10 月の時点で全 49 の州とワシントン D. C. で住民と鳥類あるいは蚊の WNV 感染が報告されている。これまで報告された WNV 感染症の 2,204 例のうち，1,342 例(61％)が神経侵襲性疾患で，862 例(39％)が非神経侵襲疾患であった〔米国疾病対策センター(Centers for Disease Control and Prevention：CDC)の報告による〕。感染症発生数は高齢成人が最多である。季節的な感染症発生率のピークは 8〜10 月の間である。

臨床所見

WNV に感染した患者の約 80％が無症候性である。有症状例では，典型的には感染後 3〜14 日後に，発熱，頭痛，筋痛，下痢，吐き気，嘔吐で発症する。患者のなかには斑状丘状紅斑を生じることがあり，皮疹は体幹に集中してみられる。WNV 感染症の合併症には，脳炎，中枢神経障害を生じることがあり，死亡例もある。このような合併症は，高齢者や高血圧あるいは糖尿病が併存する患者でより発生率が高い。患者の150人に1人が重篤な中枢神経感染症を起こし，そのうち10人に1人が死亡する。妊婦の感染の場合，ウイルスが胎盤を通過し，胎児に感染を起こす可能性がある。しかし，経胎盤感染はまれとみられる。妊娠中に有症状のWNV感染を起こした妊婦から出生した新生児の先天性感染症は，まれであるが報告例がある。

診断と治療

WNV感染症は血清学的検査で診断可能である。WNV IgM抗体は感染から3〜8日後に検出できるようになる。PCR検査やウイルス培養検査も診断に利用できる。WNV感染症への治療は適切な輸液管理を含めて主に支持療法である。疼痛や発熱の緩和にNSAIDsを使用してもよい。重症の患者は支持療法目的でも入院での支持療法を要する場合がある。

エボラウイルス

疫学とウイルス学

エボラウイルスはエンベロープ型の一本鎖RNAウイルスで，フィロウイルス科のウイルスの一種である。エボラウイルスのうち3種類が最近のアフリカ(ザイール，ブンディブギョ，スーダン)でのエボラウイルスのアウトブレイクの大半で原因となっている。

エボラウイルスは主に西アフリカ地域で流行がみられ，1976年に初めて発見された。それ以来周期的にアウトブレイクが起こっている。過去最大のアウトブレイクは2014〜2016年にかけて，ギニア，シェラレオネ，リベリアを中心に発生した。このアウトブレイクはイタリア，スペイン，英国，米国など他の諸国にも拡大した。2014年以降に疑診例は全28,616例発生し，11,310例が死亡した。このアウトブレイク中に，米国では4例のエボラウイルス感染症が発生した。感染者の大半は西アフリカ地域への旅行者とエボラウイルス感染症の診療に当たった医療従事者であった。2014〜2016年のアウトブレイク以降はエボラウイルス感染症の発生数はかなり減少した。2017年では，エボラウイルス感染症が判明したのは8例のみであり，コンゴ民主共和国で報告されている。2018年には，コンゴ民主共和国で1件のエボラウイルスアウトブレイクの報告があり，2018年11月までに373例が感染し，194例が死亡する結果となった。エボラウイルス感染症のリスク因子は西アフリカの流行地域への渡航およびウイルスに曝露する可能性のある医療従事者などである。

臨床所見

発症する場合は典型的にはエボラウイルスに曝露して6〜12日後である。特徴となる初期症状は，急激な高熱，悪寒，全身倦怠感である。数日以内に患者は，概して吐き気，嘔吐と下痢の消化器症状を起こす。頭痛，脱力，筋痛および高熱が起こる場合もある。

発症5〜7日目にびまん性斑状丘状紅斑を起こすことがある。皮疹が出るのは典型的には，顔面，頸部，体幹，上肢である。皮疹の箇所が表皮剝離を起こすこともある。シェラレオネでのアウトブレイクでは，皮疹の報告はまれであったが，皮膚が白色の患者では概して皮疹が容易に観察できる。

エボラウイルス感染症の患者で出血症状は頻繁にみられ，便中の血液，点状出血，皮膚出血斑，採血部位からの出血持続または粘膜出血が最もよくみられる所見である。臨床的に著明な出血は疾患の末期的段階および妊婦でみられる場合がある。

エボラウイルス感染症では，多臓器不全，敗血症性ショックに至る場合があり，最終的に死亡することがある。エボラウイルス感染症の死亡率は高く，米国とヨーロッパでの18.5%から西アフリカ地域の一部での74%まで幅がある。エボラウイルス感染症の生存例では通常，発症6日目から状態が改善し始める。典型的には，回復まで長期間を要し，最長2年かかることもある。

診断と治療

西アフリカまたは中央アフリカ地域に居住または最近渡航して急性発症の発熱性疾患を呈する者を診た場合，臨床医はエボラウイルス感染症の診断を想起すべきである。適切な感染予防対策を確実に実施しウイルス感染拡大を減らすためにも，早期の診断が不可欠である。検査診断は逆転写酵素PCR検査を用いることで可能である。エボラウイルス感染症の治療は原則として支持療法であり，主に急速輸液療法と疼痛コントロールを行う。現在のところ，エボラウイルスの予防目的で承認されたワクチンはない。しかし，近年の西アフリカ地域での流行中に迅速承認制度が発足し，ワクチン接種が導入され，現場で使用されるようになった。

チクングニア

疫学とウイルス学

チクングニアは節足動物媒介のアルファウイルスで蚊が感染を媒介する。主な媒介蚊はネッタイシマカ(*Aedes aegypti*)とヒトスジシマカ(*Aedes albopictus*)である。母体から胎児への垂直感染や血液製剤使用や臓器移植によるウイルス感染伝播もまれに起こることがある。

チクングニアは西アフリカ地域の一部で局地流行しているが，その一方でアフリカ，アジア，ヨーロッパ，インド洋と太平洋の島嶼地域でアウトブレイクが起こり，最近では南北アメリカ大陸でも発生している。チクングニアの米国内発生の第1例目が2014年にフロリダ州で報告された。地域住民の30〜75%が罹患する大規模なアウトブレイクも発生している。

臨床像

典型例では蚊に刺されてから3〜7日後に急激に発症する。典型的な症状では，発熱(高熱が多い)と多発性関節痛(しばしば罹患関節が10箇所を超える)がある。手，手首，足首の関節に関節痛を生じることが最も多い。**「チクングニア(chikungunya)」**という言葉は「かがんで立つ」という意味のアフリカの言語表現に由来し，感染した患者が強い関節炎症状のために前屈姿勢をとることを指している。

皮膚症状は患者の40〜75%で起こることがある。典型例では，斑状丘状紅斑が発症から3日後に現れる。皮疹は体幹，四肢などの部位に現れるが，顔に出ることはあまりない。皮疹はおよそ3〜7日間持続する。非典型的な皮膚所見として，水疱性病変や強い色素沈着などが報告されている。

呼吸不全，腎不全，急性肝炎および髄膜脳炎などの重症合併症を起こすこともある。患者の一部では，持続的な関節痛と腱滑膜炎が罹患後数か月続く。

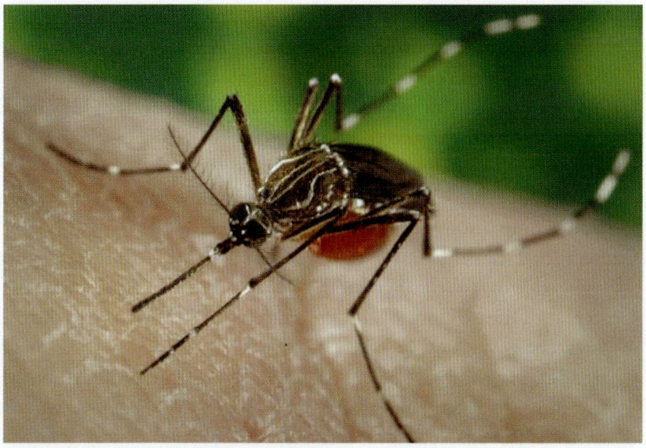

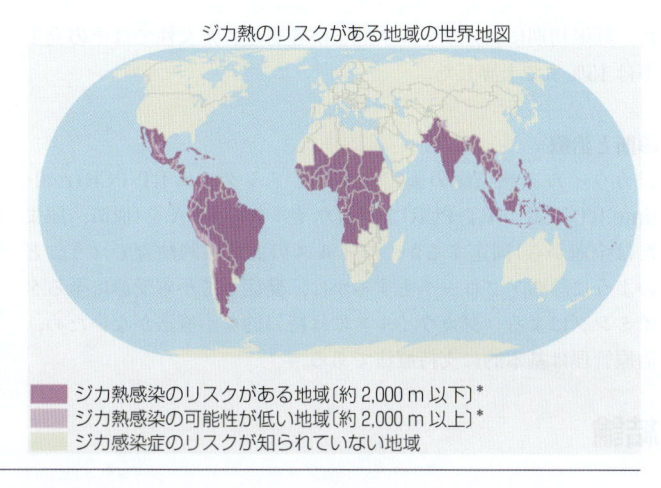

ジカ熱のリスクがある地域の世界地図

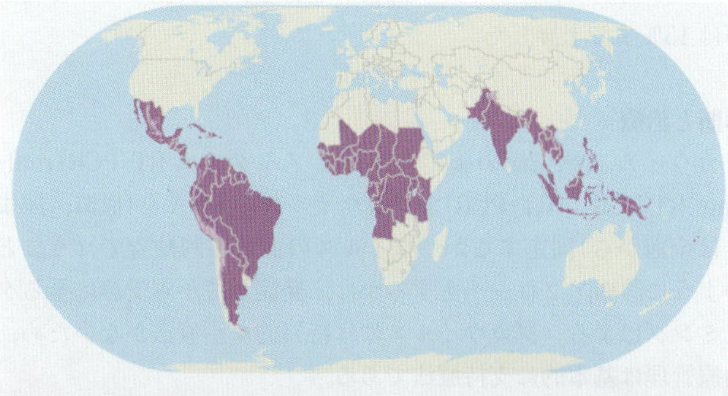

図 19.4
メスのネッタイシマカ(*Aedes aegypti*)
(CDC / Paul I. Howell, MPH; Prof. Frank Hadley Collins のご厚意による。https://wwwnc.cdc.gov/travel/page/world-map-areas-with-zika より)

表 19.2
新興ウイルス感染症と皮膚所見

ウイルス	発症後の皮疹出現時期	特徴
ウエストナイルウイルス(WNV)	3～14 日目	体幹の斑状丘状皮疹
エボラウイルス	5～7 日目	発赤する斑状丘状皮疹 典型例では，顔，頸部，体幹，腕に出現する
チクングニア	3～7 日目	斑状丘状皮疹 体幹，四肢に出現する 顔面に現れる場合あり
ジカウイルス	2～14 日目	斑状丘状皮疹 典型例では，体幹から始まり下肢に広がる 顔面や手掌に現れる場合あり

診断と治療

チクングニアは典型的な臨床症候を呈し，疫学的に有意な曝露歴がある患者で疑っておく必要がある。血清学的な抗体検査と逆転写酵素 PCR(reverse-transcription PCR：RT-PCR)で診断を確定することができる。チクングニアウイルス IgM 抗体は，典型例では発症 5 日後から陽性となる。

急性チクングニアウイルス感染症の治療管理も支持療法である。現在のところ，使用可能な抗ウイルス薬はない。

ジカウイルス

疫学とウイルス学

ジカウイルスは一本鎖 RNA ウイルスで，フラビウイルス(*Flaviviridae*)科の一種である。節足動物媒介ウイルスで，主にイエカ科とヤブカ属の蚊(図 19.4)が感染を媒介する。

2007 年以前はジカウイルス感染症はまれで，主にアジアとアフリカで発生していた。2007 年以降は東南アジアおよび西太平洋エリアで複数のジカウイルス感染症のアウトブレイクが報告されている。2015 年にジカウイルス感染症が初めて西半球内で報告され，ブラジルで複数の大規模アウトブレイクが報告された。2015 年以降にジカウイルスは南北アメリカ大陸の大半のエリアに拡散した。2016 年には米国でジカウイルス感染症の発生率が常時高い状態となり，5,168 例の有症状例が報告され，そのうち 4,897 例は流行地域の渡航者で発生し，224 例はフロリダ州とテキサス州で蚊媒介により感染したものであると推定されている。2017 年には，米国の有症状のジカウイルス感染症の発生件数は 433 例まで減少した。ジカウイルスが流行する地域への渡航者が感染するリスクが最も高い。ジカウイルス感染症の高リスク地域には，アフリカ，東南アジア，カリブ海地域，太平洋島嶼部および南米と中央アメリカが挙げられる。

臨床所見

ジカウイルス感染症の大半は無症候性である。発症する場合，症状は軽症であるのが典型的である。コモンな症状では，発熱，関節痛，頭痛および斑状丘状紅斑などがあり，皮疹は典型的には，体幹から始まり，進行して両下肢に広がっていく。ジカウイルス感染症で最も重大な影響は，感染した妊婦から出生した新生児の先天異常の合併率が上昇することである。これについては，小頭症，脳形成異常，眼球形態異常および神経管欠損などの中枢神経系の欠損が多数報告されている。CDC の米国ジカウイルス妊婦登録システム(CDC's US Zika Pregnancy Registry)に報告されたジカウイルス感染症が検査で確定した女性の出生児の先天異常の発生率は 2016 年の 1 月 15 日～12 月 26 日の間は 5％であった。妊娠初期にジカウイルス感染が確認された女性ではその発生率は15%まで上昇した。

診断と治療

ジカウイルス感染症の確定診断はリアルタイムRT-PCR（real-time RT PCR：rRT-PCR）でジカウイルスのRNAを（血清，尿または全血から）同定するか，ウイルスの血清学的検査で行う。どのように診断アプローチをするかは，発症してから受診に至るタイミングによる。ジカウイルスには特異的な治療法がないため，治療管理は基本的に支持療法である。

結論

本章ではよくみられるウイルス感染症と新興ウイルス感染症についてまとめた。表19.2では，それぞれの新興ウイルスの皮膚病変と皮疹の分布の比較を示している。

文献

Ablashi D, Agut H, Alvarez-Lafuente R, et al. Classification of HHV-6A and HHV-B as distinct viruses. *Arch Virol*. 2014;159:863–870.

Adams RD, Victor M, Ropper AH. Multiple sclerosis and allied demyelinative diseases. In Adams RD, Victor M, eds. *Principles of Neurology*, 6th ed. New York: McGraw-Hill; 1997: 902–927.

Aronson M, Auwaerter P. Infectious mononucleosis in adults and adolescents. In Post T, ed. UpToDate. 2018. www.uptodate.com.

Barnett ED, Christiansen E, Figueira M. Seroprevalence of measles, rubella, and varicella in refugees. *Clin Infect Dis*. 2002;35:403–408.

Bialecki C, Feder HM Jr, Grant-Kels JM. The six classic childhood exanthems: A review and update. *J Am Acad Dermatol*. 1989;21:891–903.

Broliden K, Tolfvenstam T, Norbeck O. Clinical aspects of parvovirus B19 infection. *J Intern Med*. 2006;260:285–304.

Burt FJ, Rolph MS, Rulli NE, et al. Chikungunya: A re-emerging virus. *Lancet*. 2012;379:662.

Calabrese LH, Proffitt MR, Levin KH, et al. Acute infection with the human immunodeficiency virus (HIV) associated with acute brachial neuritis and exanthematous rash. *Ann Intern Med*. 1987;107:849.

Centers for Disease Control and Prevention (CDC). Current trends risks associated with human parvovirus B19 infection. https://www.cdc.gov/mmwr/preview/mmwrhtml/00001348.htm. May 2, 2001.

Centers for Disease Control and Prevention (CDC). Interim guidance for specimen collection, transport, testing, and submission for patients with suspected infection with Ebola virus disease. http://www.cdc.gov/vhf/ebola/pdf/ebola-lab-guidance.pdf. February 22, 2018

Centers for Disease Control and Prevention (CDC). Ebola virus disease information for clinicians in US healthcare settings. http://www.cdc.gov/vhf/ebola/hcp/clinician-information-us-healthcare-settings.html. March 10, 2021.

Centers for Disease Control and Prevention (CDC). Subacute sclerosing panencephalitis surveillance—United States. *MMWR Morb Mortal Wkly Rep*. 1982;31:585–588.

Centers for Disease Control and Prevention (CDC). Elimination of rubella and congenital rubella syndrome—United States, 1969–2004. *MMWR Morb Mortal Wkly Rep*. 2005;54: 279–282.

Centers for Disease Control and Prevention (CDC). Measles outbreak associated with an arriving refugee—Los Angeles, California, August September 2011. *MMWR Morb Mortal Wkly Rep*. 2012;61:835–839.

Centers for Disease Control and Prevention (CDC). Global control and regional elimination of measles, 2000–2011. *MMWR Morb Mortal Wkly Rep*. 2013;62: 27–31.

Centers for Disease Control and Prevention (CDC). Measles cases and outbreaks. https://www.cdc.gov/measles/cases-outbreaks.html

Centers for Disease Control and Prevention (CDC). Today's HIV/AIDS epidemic. https://www.cdc.gov/

Centers for Disease Control and Prevention (CDC). Is it chikungunya or dengue? https://www.cdc.gov/chikungunya/pdfs/poster_chikv_denv_comparison_healthcare_providers.pdf

Centers for Disease Control and Prevention (CDC). Rubella. https://www.cdc.gov/rubella/hcp.html

Centers for Disease Control and Prevention (CDC). Zika virus. https://www.cdc.gov/zika.

Cherry JD, Harrison G, Kaplan SL, et al. Roseola infantum (exanthem subitum). In Feigin and Cherry's, ed. *Textbook of Pediatric Infectious Diseases*, 8th ed. New York: Elsevier; 2018:559.

Chevillon C, Briant L, Renaud F, Devaux C. The Chikungunya threat: An ecological and evolutionary perspective. *Trends Microbiol*. 2008;16:80.

Chirch L, Diekhaus K, Grant-Kels J. Classic viral exanthems. In Schlossberg D, ed. *Clinical Infectious Disease*. New York: Cambridge University Press; 2015:139–147.

Chorba T, Coccia P, Holman RC, et al. The role of parvovirus B19 in aplastic crisis and erythema infectiosum (fifth disease). *J Infect Dis*. 1986;154:383.

Chovel-Sella A, Tov A, Lahav E, et al. Incidence of rash after amoxicillin treatment in children with infectious mononucleosis. *Pediatrics*. 2013;131:1424–1427.

Cohen J. Epstein-Barr virus infections, including infectious Mononucleosis. In Kasper D, Fauci A, Hauser S, eds. *Harrison's Principles of Internal Medicine*. New York: McGraw Hill Education; 2015: 1186–1190.

Cohen JI. Epstein-Barr virus infection. In Freedberg IM, Eisen AZ, Wolff K, et al., eds. *Fitzpatrick's Dermatology in Internal Medicine*. 5th ed. New York: McGraw-Hill; 1999: 2458–2462.

Coughlin M, Beck A, Bankamp B, et al. Perspective on global measles epidemiology and control and the role of novel vaccination strategies. *Viruses*. 2017;9:11.

Davidkin I, Valle M, Peltola H, et al. Etiology of measles and rubella-like illnesses in measles, mumps and rubella-vaccinated children. *J Infect Dis*. 1998;178:1567–1570.

DeBolle L, Naesens L, De Clercq E. Update on human herpesvirus 6 biology, clinical features. *Clin Microbiol Rev*. 2005;18:217–245.

Decker BK, Sevransky JE, Barrett K, et al. Preparing for critical care services to patients with Ebola. *Ann Intern Med*. 2014;161:831.

DeCrom SC, Rossen JW, van Furth AM, Obihara CC. Enterovirus and parechovirus infection in children: A brief overview. *Eur J Pediatr*. 2016;175:1023.

Derrington S, Cellura A, McDermott L, et al. Mucocutaneous findings and course in an adult with zika virus infection. *JAMA Dermatol*. 2016;152–691–693.

Edington F, Varjão D, Melo P. Incidence of articular pain and arthritis after chikungunya fever in the Americas: A systematic review of the literature and meta-analysis. *Joint Bone Spine*. 2018;85:669.

Forgie S, Marrie TJ. Cutaneous eruptions associated with antimicrobials in patients with infectious mononucleosis. *Am J Med*. 2015;128:e1–2.

Froeschle JE, Nahmias AJ, Feorino PM, et al. Hand, foot, and mouth disease (Coxsackievirus A16) in Atlanta. *Am J Dis Child*. 1967;114:278.

Gatherer D, Kohl A. Zika virus: A previously slow pandemic spreads rapidly through the Americas. *J Gen Virol*. 2016;97:269–273.

German Advisory Committee Blood. Human immunodeficiency virus. *Transfus Med Hemother*. 2016;43:203–222.

Hall CB, Long CE, Schnabel KC, et al. Human herpesvirus-6 infection in children. *N Engl J Med*. 1994;331:432–438.

Infectious Disease Adviser. https://www.infectiousdiseaseadvisor.com/infectious-diseases/epstein-barr-virus-ebv/article/609527/

Ioos S, Mallet H, Goffart I, et al. Current Zika virus epidemiology and recent epidemics. *Med Mal Infect*. 2014;44:302–307.

Kahn AU, Walker JO. Acute human immunodeficiency virus type 1 infection. *N Engl J Med*. 1998;339(1):33.

Kaplan LJ, Daum RS, Smaron M, McCarthy CA. Severe measles in immunocompromised patients. *JAMA*. 1992;267:1237–1241.

Kassutto S, Rosenberg E. Primary HIV type 1 infection. *Clin Infect Dis*. 2004;38:1447–1453.

Kuhn J, Peters C. Arthropod-borne and rodent-borne virus infections. In Kasper D, Fauci A, Hauser S, eds. *Harrison's Principles of Internal Medicine*. New York: McGraw Hill Education; 2015: 1304–1323.

Lakshmi V, Neeraja M, Subbalaxmi MV, et al. Clinical features and molecular diagnosis of Chikungunya fever from South India. *Clin Infect Dis*. 2008;46:1436.

Lapins J, Gaines H, Lindbäck S, et al. Skin and mucosal characteristics of symptomatic primary HIV-1 infection. *AIDS Patient Care STDS*. 1997;11:67.

Lindsey NP, Staples JE, Fischer M. Chikungunya virus disease among travelers: United States, 2014–2016. *Am J Trop Med Hyg*. 2018;98:192.

Martinez M, Salim A, Hurtado J, et al. Ebola virus infection: Overview and update on prevention and treatment. *Infect Dis Ther*. 2015;4:365–390

Mathes E, Oza V, Frieden I, et al. "Eczema coxsackium" and unusual cutaneous findings in an enterovirus outbreak. *Pediatrics*. 2013;132:149–157.

Mulholland EK, Giffiths UK, Biellik R. Measles in the 21st century. *N Engl J Med*. 2012;366:1755–1757.

National Center for Biotechnology Information. Epstein Barr virus. https://www.ncbi.nlm.nih.gov/

National Center for Emerging and Zoonotic Infectious Diseases. Ebola. https://www.cdc.gov/

National Center for Emerging and Zoonotic Infectious Diseases. West Nile Virus. https://www.cdc.gov/

National Center for Emerging and Zoonotic Infectious Diseases. Zika. https://www.cdc.gov/

National Center for Immunization and Respiratory Disease. Rubella. https://www.cdc.gov/

Oğuz F, Akdeniz C, Unüvar E, et al. Parvovirus B19 in the acute arthropathies and juvenile rheumatoid arthritis. *J Paediatr Child Health*. 2002;38:358.

Panning M, Grywna K, van Esbroeck M, et al. Chikungunya fever in travelers returning to Europe from the Indian Ocean region, 2006. *Emerg Infect Dis*. 2008;14:416.

Peterson L. Epidemiology and pathogenesis of West Nile virus infection. In Post T, ed. UpToDate. 2018. www.uptodate.com

Pichler W, Yawalkar N, Schmid S, Helbling A. Pathogenesis of drug-induced exanthems. *Allergy*. 2002;57: 884–893.

Pickering LK, ed. *Red Book: Report of the Committee on Infectious Diseases*, 28th ed. Elk Grove Village, IL: American Academy of Pediatrics; 2009.

Rajapakse S, Rodrigo C, Rajapakse A. Atypical manifestations of chikungunya infection. *Trans R Soc Trop Med Hyg*. 2010;104:89.

Ramos-Casals M, Brito-Zerón P, López-Guillermo A, et al. Adult haeomophagocytic syndrome. *Lancet*. 2014;383: 1503.

Reef SE, Cochi SL. The evidence for the elimination of rubella and congenital rubella syndrome in the United States: A public health achievement. *Clin Infect Dis*. 2006;43:S123–S125.

Reynolds M, Jones A, Peterson E, et al. Vital signs: Update on zika virus–associated birth defects and evaluation of all US infants with congenital zika virus exposure: US zika pregnancy registry, 2016. *MMWR Morb Mortal Wkly Rep*. 2017;66:366–373.

Robinson CR, Doane FW, Rhodes AJ. Report of an outbreak of febrile illness with pharyngeal lesions and exanthem: Toronto, summer 1957: Isolation of group A Coxsackie virus. *Can Med Assoc J*. 1958;79:615.

Romero J. Hand, foot and mouth disease and herpangina. In Post T, ed. UpToDate. 2018. Www.uptodate.com

Rossi S, Ross T, Evans J. West Nile virus. *Clin Lab Med*. 2010;30:47–65.

Servey J, Reamy B, Hodge J. Clinical presentations of parvovirus B19 infection. *Am Fam Physician*. 2007;75:373–376.

Schieffelin JS, Shaffer JG, Goba A, et al. Clinical illness and outcomes in patients with Ebola in Sierra Leone. *N Engl J Med*. 2014;371:2092.

Scroggie DA, Carpenter MT, Cooper RI, Higgs JB. Parvovirus arthropathy outbreak in southwestern United States. *J Rheumatol*. 2000;27:2444.

Seddon JH, Duff MF. Hand-foot-and-mouth disease: Coxsackie virus types A 5, A 10, and A 16 infections. *N Z Med J*. 1971;74:368.

Sinclair C, Gaunt E, Simmonds P, et al. Atypical hand, foot, and mouth disease associated with coxsackievirus A6 infection, Edinburgh, United Kingdom, January to February 2014. *Euro Surveill*. 2014;19:20745.

US Department of Health and Human Services. HIV Prevention. https://aidsinfo.nih.gov/

Vouloumanou E, Rafailidis P, Falagas M. Current diagnosis and management of infectious mononucleosis. *Curr Opin Hematol*. 2012;19:14–20.

Weaver SC, Lecuit M. Chikungunya virus and the global spread of a mosquito-borne disease. *N Engl J Med*. 2015;372:1231.

Woolf AD, Campion GV, Chishick A, et al. Clinical manifestations of human parvovirus B19 in adults. *Arch Intern Med*. 1989;149:1153.

World Health Organization. At one-month mark in Ebola outbreak, focus shifts to remote areas. https://www.who.int/

World Health Organization. West Nile virus. http://www.who.int/

20 皮膚潰瘍と膿皮症

■著：Joanne T. Maffei
■訳：大場雄一郎

皮膚病変は全身疾患の重要な手掛かりであり，逆に，宿主側の要因によって患者は特定の原因菌による皮膚感染症に罹りやすくなる。微生物の側からの攻撃に対する皮膚の反応は限られており，水疱や膿疱を形成し，最終的には破綻して真皮が露出した状態となる。正確な診断と適切な治療をするには，全身の症状や曝露歴や渡航歴といった詳細な病歴と皮膚病変の初見が大事である。難しい症例を確実に診断するためにも，適切な培養検査と病理診断が重要である。可能なら，培養検体は破綻していない皮下の膿汁や水疱液を穿刺吸引して採取する必要があり，潰瘍化した皮膚から採取した培養検体は，非病原性の皮膚細菌叢の定着のため信頼性が低い。Gram 染色とルーチンの培養検査を最初に行う必要があるが，抗菌薬治療にもかかわらず皮膚潰瘍が持続する場合は，皮膚生検を行い，組織病理学的検査と通常の培養と抗酸菌培養と真菌培養を行うのが適切である。もし，皮膚病変に浅い潰瘍や痂皮を伴い多発の薄壁水疱がある場合や病変が粘膜上に及ぶ場合は，ヘルペスウイルスの PCR 検査や直接蛍光抗体(direct fluorescent antibody：DFA)法によるヘルペスウイルスの検査あるいはウイルス培養を考慮する必要がある。

表層の皮膚感染症や潰瘍の大半は，病変の典型的な臨床像をもってエンピリックな(経験的)治療が可能である。ルーチンの治療に反応しない病変や免疫不全患者の病変に対しては，診断のための検査が必要である。

皮膚潰瘍

皮膚潰瘍とは，表皮および真皮の組織の表層レベルの欠損であり，周囲に炎症を伴う。感染症や膠原病や悪性腫瘍では，皮膚が潰瘍化することがある。患者の宿主要因や曝露歴や病変の臨床経過の情報が，鑑別診断を絞り込むのにきわめて重要である。病変の解剖学的な位置も原因の手掛かりとなりうる。顔面の潰瘍病変の原因としては，梅毒，ヘルペス，ブラストミセス症があり，腕や手の潰瘍病変の原因は，スポロトリックス症，ノカルジア症，非結核性抗酸菌症，ヘルペス性瘭疽，皮膚炭疽のことがある。胸壁の潰瘍で既存の肺病変に由来するものや血管内カテーテルが関連する場合は，アスペルギルス症が原因のことがある。鼠径部や会陰部の潰瘍は性感染症の梅毒や軟性下疳，ヘルペスウイルスが原因となることもあれば，Behçet 病や固定薬疹が原因のこともある。

下肢の潰瘍は 70〜90％で静脈機能不全が原因であり，膝より下にできるが，足底には絶対にできない。静脈うっ滞性潰瘍では，末梢動脈はよく触れ，末梢神経障害はない。末梢動脈が触知不良で足関節上腕血圧比(ankle / brachial pressure index：ABI)が 0.9 以下，または感覚脱失のある足潰瘍では，静脈うっ滞が原因ではないため，さらなる精査が必要である。静脈うっ滞性潰瘍の治療に反応しない下肢潰瘍では，急速に拡大する皮膚潰瘍や免疫不全患者にみられる皮膚潰瘍と同様，皮膚生検と培養による精査が必要である。図 20.1 に，下肢潰瘍の段階的な評価と治療を概説する。

通常とは異なる職業歴，趣味，曝露歴から皮膚潰瘍の原因が示唆されることがあり，ウサギ猟をする人の野兎病(tularemia)，魚飼育愛好者の *Mycobacterium marinum* 感染症，中東や北アフリカや中南米などの流行地域への渡航者での皮膚リーシュマニア症，といった例がある。患者の宿主要因も，どのタイプの皮膚潰瘍であれ，個々の罹患リスクとなる。悪性腫瘍の患者では，緑膿菌(*Pseudomonas aeruginosa*)が原因となる壊疽性膿瘡や，非感染症でステロイド薬に反応する皮膚の好中球浸潤性病変(後述の Sweet 症候群)の罹患リスクがある。緑膿菌による壊疽性膿瘡は急速進行性(12〜24 時間)の壊死性潰瘍病変で，出血性水疱と皮膚剝離を伴い，Gram 陰性菌敗血症と好中球減少の条件下でみられる。壊疽性膿瘡のエンピリックな治療では，piperacillin-tazobactam または cefepime または imipenem または meropenem を用いる必要があり，高リスク症例では tobramycin といったアミノグリコシド系抗菌薬を併用する。

皮膚潰瘍の治療法は病変の原因によって異なる。静脈うっ滞性潰瘍では，創部の閉鎖性ドレッシング(被覆材)を用いた潰瘍の局所ケアと弾性ストッキングによる静脈還流の補助を用いた局所療法が必要となる。もし，蜂窩織炎や毛嚢炎がある場合は，培養結果を待たずにエンピリックな治療として，黄色ブドウ球菌〔メチシリン耐性黄色ブドウ球菌(methicillin-resistant *Staphylococcus aureus*：MRSA)を含む〕やレンサ球菌群および Gram 陰性菌をカバーする抗菌薬の投与を開始する。潰瘍が治癒した後で新たな潰瘍を予防するために弾性ストッキングを装着する必要がある。その他のタイプの潰瘍の治療では原因に対処する必要があり，表 20.1 に，感染症性潰瘍病変の臨床像と疫学の概要を示した。

非感染性潰瘍病変

皮膚潰瘍の非感染性の原因としては，薬剤副作用，膠原病および悪性腫瘍がある。皮膚潰瘍の副作用が報告されている薬剤としては，methotrexate，etretinate および warfarin がある。多発血管炎性肉芽腫症はかつて Wegener 肉芽腫症と呼ばれ，全身疾患で呼吸器系と腎臓に病変を生じ，皮膚に壊死性潰瘍を形成することがある。その皮膚病変の生検では，白血球破砕性血管炎と肉芽腫と炎症性浸潤病変を認めることがある。血清の抗好中球細胞質

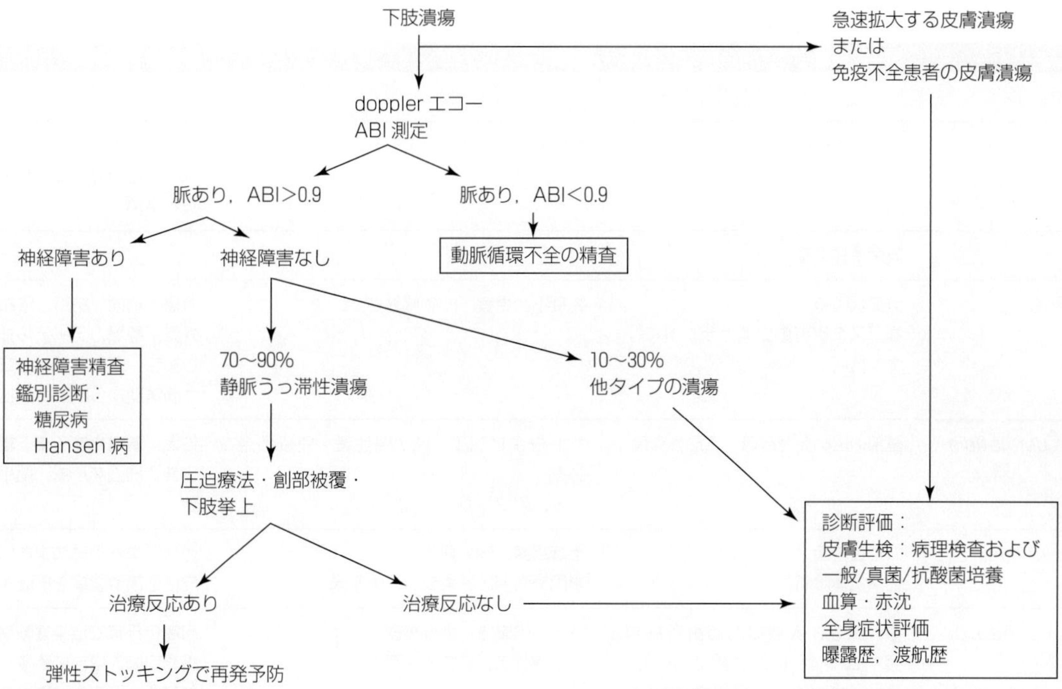

図 20.1
下肢潰瘍病変の評価アルゴリズム

表 20.1
感染症が原因となる皮膚潰瘍の臨床像

原因	微生物検査	疫学	診断の手掛かり
細菌性	ルーチン培養 Gram 染色		
Bacillus anthracis （炭疽）	Gram 陽性桿菌 生検組織で免疫化学染色と PCR を行う	羊毛加工 西アジア，西アフリカ，東欧 静注薬物使用（ヘロイン） 生物兵器の可能性	顔と腕の病変，無痛性丘疹が水疱形成し，乾燥 / 黒色痂疲化，痂疲は剝離して潰瘍化し，周囲に明瞭なゲル状浮腫を来す。リンパ節腫炎が多い。静注関連炭疽は死亡率が高く，ショック状態と著明な浮腫を来す
Corynebacterium diphtheriae （ジフテリア）	Gram 陽性桿菌	熱帯地方 米国ではまれ	辺縁明瞭な潰瘍で潰瘍底はクリア。既存の皮膚病変に感染することがある
Francisella tularensis （野兎病）	Gram 陰性球桿菌 血清抗体診断	ウサギ，ジャコウネズミ，ビーバー 北米，日本，ヨーロッパ，旧ソ連 生物兵器の可能性	全身性発熱性疾患，有痛性潰瘍病変，有痛性リンパ節腫脹を伴う
Nocardia 属	分枝状・ビーズ状の Gram 陽性桿菌 抗酸菌染色変法陽性	免疫不全患者，土壌曝露	排膿を伴う潰瘍 結節状リンパ管炎
緑膿菌 （壊疽性膿瘡）	Gram 陰性菌 菌血症を伴うことがある	好中球減少または免疫不全患者	急速進行性の皮疹で，丘疹から出血性水疱となり，中心の壊死・潰瘍を来す
多菌種混合感染	Gram 陽性菌，Gram 陰性菌，嫌気性菌の混合	衰弱した患者，免疫不全患者，糖尿病患者	圧迫性潰瘍，褥瘡，下肢潰瘍
Yersinia pestis（ペスト）	Gram 陰性球桿菌 両極が濃染する「安全ピン」形態 血清抗体診断	げっ歯類の人獣共通感染症で，ノミを介してヒトに感染 極東，インド，アフリカ，中南米 生物兵器の可能性	古典的な有痛性鼠径リンパ節炎を伴う腺ペスト。下肢に皮膚病変がみられることがある。膿疹，丘疹，水疱または侵入部位に痂疲を伴うことがある

（次ページへ続く）

表 20.1（続き）

原因	微生物検査	疫学	診断の手掛かり
スピロヘータ			
Treponema pallidum （梅毒）	血清学的検査	性感染症	第 3 期梅毒。結節状，潰瘍結節状，ゴム腫。粘稠度の高い滲出液を伴う打ち抜き潰瘍
真菌	真菌塗抹培養		
Aspergillus 属	分節状菌糸 高リスク患者の血清ガラクトマンナン抗原	免疫不全患者，HIV 陽性者	潰瘍，局面，結節，膿疹。 外傷，静脈カテーテル挿入に伴うことがあり，既存創部への二次的定着または肺病変から胸壁への拡大
Blastomyces dermatidis *B. gilchristii*	基部の広い発芽酵母，二形性真菌	サトウキビ加工，HIV 陽性者，免疫不全患者 北米，アフリカ	拡大・潰瘍化する皮下結節で，角化・疣贅状局面を形成，扁平上皮がんに似る
Coccidioides immitis *C. posadasii*	二形性真菌 血清抗体診断	土壌曝露，HIV 陽性者 米国南西部，メキシコ，中南米	通常，単一の結節または局面。膿疹や皮下結節や膿瘍を形成することあり
Cryptococcus neoformans *C. gattii*	墨汁染色，莢膜のある酵母様真菌，ムシカルミン陽性莢膜，*Cryptococcus* 抗原陽性（血清または髄液）	ハトへの曝露，土壌曝露 HIV 陽性者，免疫不全患者	痂疲化丘疹で伝染性軟属腫に似る。皮膚や口腔や陰部に潰瘍を形成することがある。肺または中枢神経病変を伴うことがある
Histoplasma capsulatum	二形性真菌 ヒストプラスマ抗原（尿，血清）	コウモリ，鳥類への曝露，土壌曝露，HIV 陽性者，免疫不全患者 米国中東部のオハイオ川 / ミシシッピ川渓谷，中南米，インド西部，アフリカ，マダガスカル	痂疲を伴う丘疹で伝染性軟属腫に似る。潰瘍性局面と口腔内潰瘍
Sporothrix schenckii	二形性真菌	バラの園芸，土壌曝露	侵入部の丘疹か膿疹から皮下結節や不整形潰瘍に進展し，近傍に結節状リンパ管炎を伴い，通常，上肢にみられる
抗酸菌	抗酸菌塗抹，培養		
Mycobacterium marinum	抗酸菌塗抹陽性， 30～32℃で発育	水曝露，魚飼育愛好者	薄い血性膿性排液を伴う潰瘍，結節状リンパ管炎
Mycobacterium ulcerans （ブルーリ潰瘍）	抗酸菌塗抹陽性，創部スワブまたは組織検体 PCR で IS*2404* の挿入配列	アフリカ，オーストラリア，東南アジア，南米，北米（メキシコ） 潜伏期間 2～3 か月，通常外傷と関連	皮下結節が潰瘍化し，広範囲の瘢痕・引きつれの形成を伴う。浮腫状病変から急速に広範囲潰瘍に進展し，潰瘍に接する骨髄炎を伴うこともある
Mycobacterium avium Complex	抗酸菌塗抹陽性	HIV 陽性者，免疫不全患者，土壌曝，水曝露	多発皮下結節または潰瘍 皮膚に排膿する頸部リンパ節腫または皮膚直接浸潤を伴う
Mycobacterium hemophilum	抗酸菌塗抹陽性，鉄添加培地で 30～32℃での培養が必要	オーストラリア，米国，カナダ，フランス，ドイツ，シンガポール HIV 陽性者，臓器移植後	丘疹から膿疹になり，深掘れ潰瘍を形成し，通常は関節を越えて四肢にみられる。化膿性関節炎および骨髄炎やリンパ節腫脹を伴うことがある
Mycobacterium tuberculosis （結核）	抗酸菌塗抹陽性，ツベルクリン反応，インターフェロンγ放出アッセイ（IGRA）陽性なら診断補助的	全世界	結節または潰瘍（特に HIV 感染者） 皮膚腺病，局面
ウイルス			
単純ヘルペス	PCR 検査，直接蛍光抗体（DFA）法，ウイルス培養	性感染症	口腔・会陰・陰部の潰瘍，手の瘭疽，薄壁水疱病変，浅い有痛性潰瘍
寄生虫			

表 20.1（続き）

原因	微生物検査	疫学	診断の手掛かり
リーシュマニア症	皮膚のパンチ生検，穿刺吸引，擦過検体の培養，病理検査と捺印細胞診をWright-Giemsa染色に提出し，潰瘍底部の無鞭毛体(amastigote)の検索を行う。血清抗体診断。組織吸引検体または末梢血のPCR法	サシチョウバエ刺症，流行地域渡航歴(軍役や旅行) 潜伏期間は数週〜数か月 HIV陽性者，免疫不全患者 **旧世界種**：地中海エリア，中東，アフリカ，南アジア，インド **新世界種**：ラテンアメリカ，中南米	刺された箇所の丘疹が拡大し結節を形成し，打ち抜き潰瘍に至る。リンパ節腫脹を伴うことがある。まれに潰瘍形成を伴わない結節性病変や，鼻腔・口腔粘膜に進展することがある(粘膜皮膚リーシュマニア)；内臓病変の可能性あり

免疫グロブリンG(immunoglobulin G：IgG)抗体〔c-ANCA(antineutrophil cytoplasmic antibody：抗好中球細胞質抗体)〕は多発血管炎性肉芽腫症で特異度が高い。治療には，副腎皮質ステロイドとcyclophosphamideを用いる。Behçet病はこれとは異なる全身疾患で，再発性の口腔と外性器のアフタ性潰瘍や，関節炎やブドウ膜炎を起こすが，中枢神経に病変を起こすケースもある。治療は，副腎皮質ステロイド，colchicine，interferon-α，腫瘍壊死因子α(tumor necrosis factor-α：TNF-α)阻害薬，またはazathioprineなどを用いる。悪性腫瘍は抗菌薬治療で改善しない皮膚潰瘍の原因で可能性があるものとして常に考慮すべきである。なぜなら，基底細胞がんや血液悪性腫瘍および転移性がんが皮膚潰瘍を形成することがあるためである。

膿皮症

膿皮症は，細菌感染に反応して皮膚表層が破壊され，膿を形成した状態を指す広義の用語である。膿皮症は一般的に単一の原因菌により生じ，一次性のことも二次性のこともある。同様の皮膚病変は壊疽性膿皮症やSweet症候群といった好中球性皮膚疾患で生じることもある。表20.2に，膿皮症の臨床像と推奨する治療の概要を示した。

原発性膿皮症

原発性膿皮症は，元々健常な皮膚の感染症であり，通常は黄色ブドウ球菌(*Staphylococcus aureus*)またはA群溶連菌〔化膿レンサ球菌(*Streptococcus pyogenes*)〕が原因となる。

膿痂疹

膿痂疹は皮膚表層の感染症で上皮にのみ感染が及ぶ(図20.2)。膿痂疹は感染力が強く，通常は低年齢の小児で皮膚の小さい傷に引き続いて発症する。非水疱性膿痂疹は古典的には，顔面または四肢に黄金色の痂皮を呈するが，A群溶連菌または黄色ブドウ球菌が原因となり，黄色ブドウ球菌の毒素産生株は水疱性膿痂疹(ニス状の痂皮を呈する)の原因となる。水疱性膿痂疹および非水疱性膿痂疹の治療では，メチシリン感受性黄色ブドウ球菌(methicillin-sensitive *S. aureus*：MSSA)をカバーすることが必要であり，dicloxacillin 250 mg 内服 1日4回，または第1世代セファロスポリン系薬のcephalexin 250 mg 内服 1日4回などを7日間用いるが，内服セファロスポリン系薬のcefiximeとceftibutenはMSSAに対して抗菌活性がないことに注意する。ペニシリンアレルギーがある患者に対しては，clindamycin 300〜450 mg 内服 1日4回が適切である。大半の地域で市中獲得型MRSAが出現するようになったため，MRSAをターゲットとするエンピリックな治療でtrimethoprim-sulfamethoxazole(ST合剤)ダブルストレングス錠［訳注：trimethoprim 160 mg相当。日本で使用できる錠剤(バクタ®配合錠)はシングルストレングス錠のみ］1〜2錠 1日2回 内服，またはminocycline 100 mg 錠 1日2回内服を用いるのは妥当である。皮膚病変の数がわずかな患者に対しては，mupirocin 2%軟膏を病変に1日3回塗布し，5日間用いるのは全身投与の代替策として同等の効果がある。retapamulin 1%軟膏を病変に1日2回塗布し5日間用いるのは，MSSAの皮膚病変に対する治療選択肢の1つである(MRSAには適応なし)。

膿瘡

膿瘡(図20.3)は上皮を越えて広がる膿痂疹であり，痂皮を伴う浅い潰瘍を形成する。膿瘡は免疫不全患者で発生し，A群溶連菌や黄色ブドウ球菌が原因となる。皮膚病変のGram染色と培養は，MRSAあるいは緑膿菌敗血症が原因の壊疽性膿瘡を除外するために実施する必要がある。レンサ球菌属またはブドウ球菌属の膿瘡の治療は膿痂疹と同様であり，内服抗菌薬を7日間使用する。膿痂疹と違って，膿瘡は治癒すると瘢痕を伴うことがある。

毛嚢炎

毛嚢炎は毛嚢の炎症病変であり，通常は黄色ブドウ球菌が原因となる。mupirocin軟膏の外用療法 1日3回 7日間で通常は十分である。もし，感染巣が治療に反応しない場合は，膿痂疹の治療に用いる内服薬で十分なはずである。抗ブドウ球菌抗菌薬での治療に反応しない皮膚病変では，MRSAかその他の病原微生物が原因となることがあるため，培養検査を行う必要がある。治療は抗菌薬感受性に合わせて選ぶべきである。まれには，Gram陰性菌が毛嚢炎の原因となることがあり，典型的には，尋常性痤瘡に対する抗菌薬長期投与中の重複感染かまたは浴槽入浴が関与している。痤瘡患者のGram陰性菌毛嚢炎では，*Klebsiella*属，*Enterobacter*属および*Proteus*属が原因となり，通常は顔面に生じる。治療は原因菌の感受性によるが，amoxicillin-clavulanateまたはST合剤をエンピリックな治療として使用することがある。緑膿菌が原因となる浴槽毛嚢炎(hot-tub folliculitis)は通常は免疫健常者では自然に軽快するため，浴槽の水の消毒と適切な塩素処理を実施する以上の対応は必要ない。

4

表 20.2
膿皮症の臨床像と治療法

疾患タイプ	特徴	原因微生物	治療
原発性膿皮症			
膿痂疹 非水疱性膿皮症 水疱性膿皮症	 表層の黄金色痂疲 薄壁水疱，破綻後ニス状痂疲形成	A 群溶連菌 黄色ブドウ球菌 毒素産生株黄色ブドウ球菌	皮膚病変の数がわずかな患者に対しては外用剤を 5 日間使用してもよい mupirocin 軟膏 2%外用 1 日 3 回 （MSSA または MRSA に対して） **または** retapamulin 軟膏 1%外用 1 日 2 回（**注意**：MSSA の病変のみ使用，MRSA に使用しない） 皮膚病変多数の患者または集団発生の状況では内服抗菌薬を 7 日間使用する **MSSA に対して** amoxicillin-clavulanate 875 / 125 mg［訳注：米国 FDA で認可されているが日本では入手できない］内服 1 日 2 回 **または** dicloxacillin 250 mg［訳注：米国 FDA で認可されているが日本では入手できない］内服 1 日 4 回 **または** cephalexin 250 mg 内服 1 日 4 回 **または** clindamycin 300〜450 mg 内服 1 日 4 回 **MRSA に対して** minocycline 100 mg 内服 1 日 2 回 **または** ST 合剤ダブルストレングス［訳注：trimethoprim 160 mg 相当。日本で使用できる錠剤（バクタ ® 配合錠）はシングルストレングス錠のみ］1 回 1〜2 錠 内服 1 日 2 回 **または** clindamycin 1 回 300〜450 mg 内服 1 日 4 回
膿瘡	潰瘍に痂疲伴う	A 群溶連菌 黄色ブドウ球菌	膿痂疹と同様の内服抗菌薬で 7 日間治療する
毛囊炎	頭皮毛囊に膿疹と紅斑	黄色ブドウ球菌	**外用薬：** clindamycin 1%ジェル 外用 1 日 2 回 **または** erythromycin 2%液 外用 1 日 2 回 **または** mupirocin 軟膏 2% 外用 1 日 3 回 **または** benzoyl peroxide ローション **治療不応例**：膿痂疹として内服抗菌薬で治療
Gram 陰性菌毛囊炎	通常，尋常性痤瘡で抗菌薬長期抑制的投与中の顔面に生じる	*Klebsiella* 属 *Enterobacter* 属 *Proteus* 属	amoxicillin-clavulanate 875 / 125 mg 内服 1 日 2 回 **または** ST 合剤ダブルストレングス錠 1 錠（trimethoprim 160 mg）内服 1 日 2 回
浴槽毛囊炎	紅斑上膿疹 / 水疱 水着に沿って分布	緑膿菌	免疫健常者では自然軽快 浴槽の消毒と塩素処理
癤（せつ）/ 癰（よう）	皮内か皮下組織に膿瘍を形成し，融合し排膿することがある。蜂窩織炎・敗血症を伴う場合，静注抗菌薬が必要。再発もある。MRSA や Gram 陰性菌除外目的で培養検査を推奨	黄色ブドウ球菌（MSSA，MRSA いずれも）。市中獲得型の多くが MRSA	慎重に切開排膿し，温めて圧迫 径 5 cm 以上で発熱時は MRSA カバー抗黄色ブドウ球菌治療薬を追加： ST 合剤ダブルストレングス錠 1〜2 錠（trimethoprim 160 mg）内服 1 日 2 回 **または** minocycline 100 mg 内服 1 日 2 回 蜂窩織炎・敗血症を伴う場合 vancomycin 15 mg/kg 静注 12 時間ごと **または** daptomycin 4 mg/kg 静注 24 時間ごと（皮膚軟部組織治療量に限定，菌血症用量でない）

表 20.2(続き)

疾患タイプ	特徴	原因微生物	治療
癤/癰(続き)			再発時，鼻腔の黄色ブドウ球菌の除菌： mupirocin2%を鼻腔内塗布 1 日 2 回，7 日間 および chlorhexidine2%[訳注：日本では入手できない]で連日洗浄 7 日間 同時にいずれか併用： rifampicin 300 mg 1 日 2 回 内服＋doxycycline 100 mg 内服 1 日 2 回，7 日間併用 **または** rifampicin 300 mg 1 日 2 回 内服 ＋ST 合剤 1 錠 内服 1 日 2 回，7 日間併用
好中球性皮膚症			
壊疽性膿皮症	急速進行性有痛性潰瘍で，辺縁不整の青紫色壊死性中心を伴い，通常は下肢に発生 **基礎疾患**：炎症性腸疾患，悪性腫瘍，関節炎，単クローン性ガンマグロブリン血症 **生検**：多形核白血球，リンパ球浸潤±血管炎	原因微生物なし，培養陰性	prednisolone 1 日 0.5～1 mg/kg **または** cyclosporine 1 日 4 mg/kg **Crohn 病関連壊疽性膿皮症**：infliximab **その他の薬剤選択肢**：mycophenolate mofetil，clofazimine[訳注：日本では Hansen 病のみ保険適応あり]，azathioprine，methotrexate，tacrolimus，thalidomide，dapsone(diaphenylsulfone)(G6PD 欠損症で禁忌) **限局性壊疽性膿皮症**：ステロイド外用または局所注射，tacrolimus 軟膏
Sweet 症候群	発熱，好中球増加，ステロイド薬にすぐ反応，有痛性紅斑性局面，水疱潰瘍形成の場合あり。頭頸部，上肢に局在。20%は悪性腫瘍(通常は急性白血病)に関連。赤沈亢進 **生検：**多形核好中球の強い皮膚浸潤あり，血管炎なし	原因微生物なし，培養陰性	prednisolone 1 日 1 mg/kg，4～6 週で緩徐漸減 **または** colchicine 1 日 1.5 mg 内服 **または** dapsone(diaphenylsulfone) 1 日 100～200 mg 内服(G6PD 欠損症では禁忌) **または** potassium iodide 1 日 900 mg 内服 **代替薬**：indomethacin，clofazimine，cyclosporine
二次性膿皮症	既存の皮膚炎病変(湿疹，乾癬など)，あるいは手術/外傷創部		培養結果に基づく。市中獲得 MRSA の頻度上昇に注意

G6PD＝グルコース-6-リン酸デヒドロゲナーゼ，MRSA＝メチシリン耐性黄色ブドウ球菌，MSSA＝メチシリン感受性黄色ブドウ球菌

癤と癰

癤(furuncle)は黄色ブドウ球菌が原因の皮膚膿瘍であり，毛嚢炎から始まり，周囲の皮膚と皮下組織へ拡大する。癰(carbuncle)は数個の癤から成り，融合して分葉化した膿瘍を形成し排膿を伴う。発熱がないケースで径 5 cm 以下の膿瘍では，切開排膿と温めて圧迫をするだけで十分であり，内服抗菌薬は必要ない。もし，患者が発熱しているか他に敗血症の要素がみられる場合，または病変の径が 5 cm 以上の場合は，膿瘍を慎重に切開排膿するのに加えて，MRSA をカバーする内服の抗ブドウ球菌抗菌薬を処方する必要がある。いずれにしても，初回治療に反応しない場合の治療選択の参考にするために，膿瘍の培養検体を採取する必要がある。癤と癰が再発したケースでは，黄色ブドウ球菌の鼻腔定着の除菌を要することがあり，mupirocin の鼻腔内外用や chlorhexidine の全身浴および内服の rifampicin と doxycycline の併用または rifampicin と ST 合剤の併用のいずれかを用いることがある。

好中球性皮膚症

膿皮症は好中球の浸潤が原因となり，通常はがんや炎症性腸疾患のような基礎疾患が関与する。主な疾患としては，壊疽性膿皮症と Sweet 症候群がある。

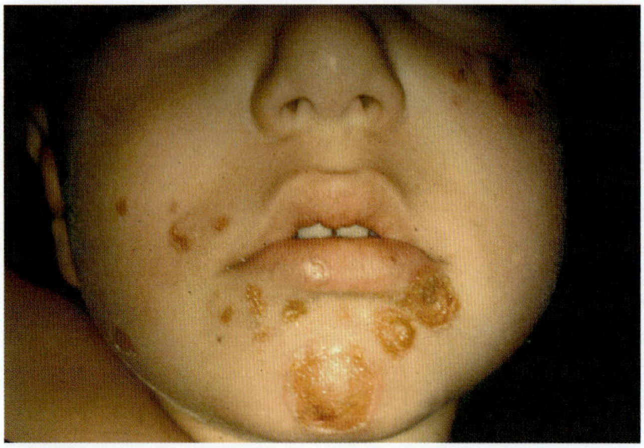

図 20.2

膿痂疹　表層のレンサ球菌ないしブドウ球菌感染症で，角質層の直下に生じる。一般的に，若年者の鼻周囲または口周囲に発生する。典型的な黄金色の痂皮に要注目，瘢痕化せずに治癒する。

(Sanders CV, Nesbitt LT, eds. *The Skin and Infection : A Color Atlas and Text.* Baltimore : Williams & Wilkins ; 1995 : 35 から許可を得て転載)

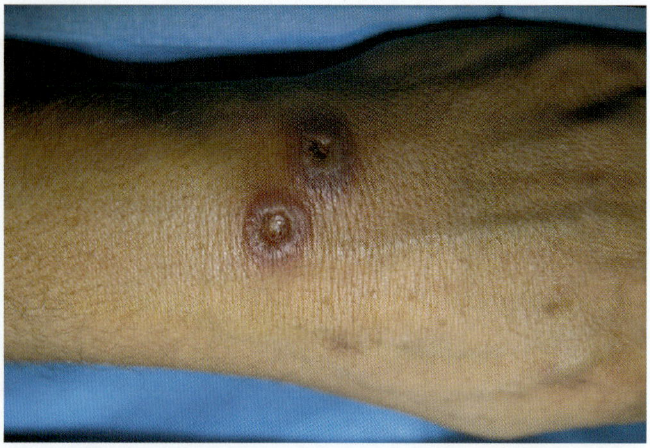

図 20.3

膿瘡　膿痂疹がより重度になった形態で，感染が皮下にまで至る。瘢痕化しやすい。

(Sanders CV, Nesbitt LT, eds. The Skin and Infection : A Color Atlas and Text. Baltimore : Williams & Wilkins ; 1995 : page 35 から許可を得て転載)

壊疽性膿皮症

壊疽性膿皮症の診断は臨床診断によりなされる。皮膚病変は小さい斑状丘疹から始まり，急速に拡大して有痛性膿疹となり，中心壊死と潰瘍化に至る。潰瘍の辺縁は不整で青紫色を呈し，周辺に紅斑を伴う。他とは異なる特徴としては，潰瘍部位の疼痛が強いこと，小さい傷の部位に病変ができること，羊皮紙様の瘢痕などがあり，炎症性腸疾患やリウマチ性疾患あるいは悪性腫瘍のような全身疾患と関連がある。皮膚病変の生検を行うのは，組織像が非特異的であるため，感染症と血管炎と悪性腫瘍と血管閉塞性疾患を除外するのが目的である。壊疽性膿皮症の組織病理学的所見では，中心壊死およびリンパ球と好中球の浸潤を認め，血管炎の変化はある場合もない場合もあり，血管周囲のリンパ球と形質細胞がみられることが多い。壊疽性膿皮症は通常，下肢の骨が出っ張っている箇所に発生し，外傷を繰り返すことで状態が悪化する(パテルギー，針反応)が，原因は明らかになっていない。播種性の壊疽性膿皮症の治療には，prednisolone 0.5～1.0 mg/kg 連日内服または cyclosporine 1 日 4 mg/kg を用いる。Crohn 病関連の壊疽性膿皮症では，腫瘍壊死因子(tumor necrosis factor：TNF)α 阻害薬の infliximab が第 1 選択の治療として推奨されている。mycophenolate mofetil，clofazimine，azathioprine，methotrexate，tacrolimus，thalidomide，dapsone(diaphenylsulfone)のほか多くの薬剤や治療法が壊疽性膿皮症の治療に用いられており，治療への反応はそれぞれ異なる。

Sweet 症候群

Sweet 症候群は急性発熱性好中球性皮膚症の 1 つで，悪性腫瘍，感染症(上気道炎や胃腸炎)，炎症性腸疾患，妊娠，薬剤性，ワクチン〔BCG(Calmette-Guérin bacillus)およびインフルエンザワクチン〕と関連することがあり，特発性のものもある。皮膚病変は有痛性紅斑性局面で，通常は上肢と頭頸部にみられる。この病変には典型的に発熱と血中好中球増加を伴うが，時には筋痛や関節痛，蛋白尿，結膜炎を呈するケースもある。Sweet 症候群の患者では，ほぼ全例で赤沈が亢進している。生検で皮膚の好中球浸潤が強く，血管炎を伴わないのが古典的所見であり，ステロイド薬が適切な治療法であるため，細菌と抗酸菌と真菌の感染を除外することが重要である。prednisolone 1 日 1 mg/kg が著効し，全身症状は治療開始から数時間で改善し，皮膚病変は 1 日か 2 日で軽快する。ステロイド薬は 4～6 週かけて緩徐に漸減する必要がある。Sweet 症候群の治療に用いる他の第 1 選択薬は，potassium iodide または colchicine または dapsone である。Sweet 症候群に対する代替治療薬としては，clofazimine，indomethacin および cyclosporine がある。

二次性膿皮症

二次性膿皮症は外傷や手術または湿疹や乾癬といった慢性皮膚疾患により先にダメージを受けた皮膚に重複する細菌感染症である。一般的な原因菌は黄色ブドウ球菌であるが，市中感染でも医療関連でもメチシリン耐性の可能性はある。重症創部感染へのエンピリックな治療では，培養結果が返ってくるまでは vancomycin 点滴静注を用いる。軽症～中等症の感染では，ST 合剤内服(±rifampicin)または minocycline を用いて治療することもできる。圧迫性皮膚潰瘍や糖尿病性足潰瘍が原因の二次性膿皮症は通常，多菌種混合感染であり，MRSA が除外できるまでは vancomycin を用い，これに加えて piperacillin-tazobactam またはカルバペネム系抗菌薬または ciprofloxacin と clindamycin 併用を用いた広域抗菌薬治療が必要である。表 20.2 に膿皮症に対する推奨治療法をまとめた。

ヘルペス性瘭疽

ヘルペス性瘭疽は指腹部の単純ヘルペス感染症であり，皮膚粘膜のヘルペス病変がある者やヘルペス病変に接触する者(すなわち，医療従事者)の誰にでも発症することがある。初期病変は有痛性水疱病変で，混濁液が貯留している。皮膚病変は多発することがあるし，潰瘍化して二次感染を起こし，膿性排液を来すことがある。腋窩リンパ節や滑車上リンパ節が腫脹し，前腕近位部に紅斑を生じることもある。水疱の穿刺吸引を行って内容液をPCR 検査あるいはウイルス培養に提出するか，または直接蛍光抗体法の鏡検を行うことで診断は可能である。治療には acyclovir を用い，外科的処置は避けるべきである。

文献

Alavi A, Sibbald RG, Phillips TJ, et al. What's new: Management of venous leg ulcers: Approach to venous leg ulcers. *J Am Acad Dermatol.* 2016;74:627–640.

Alavi A, Sibbald RG, Phillips TJ, et al. What's new: Management of venous leg ulcers: Treating venous leg ulcers. *J Am Acad Dermatol.* 2016;74:643–664.

Aronson N, Herwaldt BL, Libman M, et al. Diagnosis and treatment of leishmaniasis: Clinical practice guidelines by the Infectious Diseases Society of America (IDSA) and the American Society of Tropical Medicine and Hygiene (ASTMH). *Clin Infect Dis.* 2016;63(12):e202–e264.

Ashchyan HJ, Nelson CA, Stephen S, et al. Neutrophilic dermatoses: Pyoderma gangrenosum and other bowel- and arthritis-associated neutrophilic dermatoses. *J Am Acad Dermatol.* 2018;79:1009–1022.

Burke VE, Lopez FA. Approach to skin and soft tissue infections in non-HIV immunocompromised hosts. *Curr Opin Infect Dis.* 2017;30:354–363.

Carrasco-Zuber JE, Navarrete-Dechent C, Bonifaz A, et al. Cutaneous involvement in the deep mycoses: A literature review. Part I—Subcutaneous mycoses. *Actas Dermosifiliogr.* 2016;107:806–815.

Carrasco-Zuber JE, Navarrete-Dechent C, Bonifaz A, et al. Cutaneous involvement in the deep mycoses: A review. Part II—Systemic mycoses. *Actas Dermosifiliogr.* 2016;107:816–822.

Gonzalez-Santiago TM, Drage LA. Nontuberculous mycobacteria: Skin and soft tissue infections. *Dermatol Clin.* 2015;33:563–577.

Narayanan N, Lacy CR, Cruz JE, et al. Disaster preparedness: Biological threats and treatment options. *Pharmacotherapy* 2018;38(2):217–234.

Nel JS, Bartelt LA, van Duin D, et al. Endemic mycoses in solid organ transplant recipients. *Infect Dis Clin N Am.* 2018;32:667–685.

Nelson CA, Stephen S, Ashchyan HJ, et al. Neutrophilic dermatoses: Pathogenesis, Sweet syndrome, neutrophilic eccrine hidradenitis, and Behçet disease. *J Am Acad Dermatol.* 2018;79:987–1006.

Ramdass P, Mullick S, Farber HF. Viral skin diseases. *Prim Care Clin Office Pract.* 2015;42:517–567.

Stevens DL, Bisno AL, Chambers HF, et al. Practice guidelines for the diagnosis and management of skin and soft tissue infections: 2014 update by the Infectious Diseases Society of America. *Clin Infect Dis.* 2014;59(2):e10–e52.

Zingue D, Bouam A, Tian RBD, et al. Buruli ulcer, a prototype for ecosystem-related infection, caused by *Mycobacterium ulcerans. Clin Microbiol Rev.* 2017;31(1):e00045–17.

21 蜂窩織炎と丹毒

■著：Katherine S. Glaser, Kenneth J. Tomecki
■訳：大場雄一郎

皮膚軟部組織感染症(skin and soft-tissue infection：SSTI)は，外来や入院の診療で日常的に遭遇する。2013年に米国の食品医薬品局(Food and Drug Administration：FDA)はSSTIを再定義し，急性細菌性皮膚・皮膚構造物感染症(acute bacterial skin and skin-structure infection：ABSSSI)として，蜂窩織炎，丹毒，サイズの大きい皮膚膿瘍および表面積が最低75 cm^{2}以上の創傷感染症を含めるものとした。本章では，蜂窩織炎と丹毒の臨床像と原因菌と治療に注目し取り上げる。丹毒と蜂窩織炎には重要な違いはあるが，治療は似通っており，典型的には，感染症の重症度と化膿した部分の有無に基づくものである。

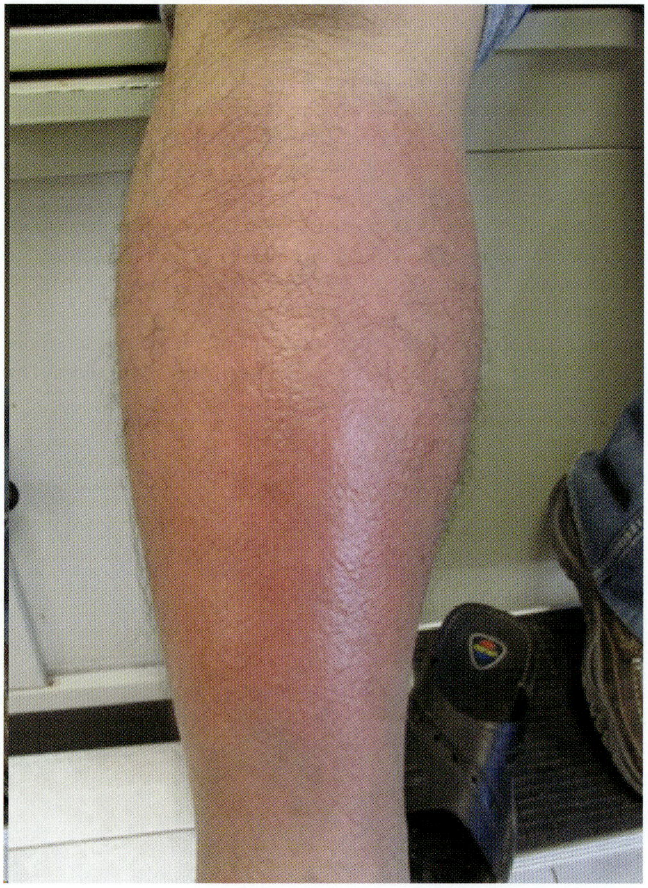

図 21.1
右下肢の丹毒　くっきりと境界明瞭で隆起する発赤した局面の辺縁に注目する。
(Jose Dario Martinez, MD, Monterrey, Mexicoのご厚意による)

丹毒

臨床像

丹毒は表層性の皮膚感染症で病変は皮膚上層と表層のリンパ系組織に限定され，独特の臨床像を呈する。下肢が最も病変ができやすい部位であるが，丹毒は体中のどの部位にも生じうる。若年者と高齢者と免疫不全患者はとりわけ丹毒に罹患しやすい。肥満，静脈機能不全，リンパ浮腫および皮膚バリアが欠損した状態(例：潰瘍，外科手術や外傷による創部，既存の炎症部位)はいずれも細菌が表皮を通って侵入し，丹毒を起こす可能性が増す要因となる。

古典的には丹毒は，圧痛がある辺縁明瞭で鮮やかな赤い浮腫状の局面を呈し，境界部分で隆起と硬結を伴う(図21.1)。最初の損傷部位は臨床的にみつからないことが多いが，術後や外傷の創部では明らかであることもある。局所のリンパ節腫脹やリンパ管線条および周辺の浮腫を生じる場合もある。発熱，悪寒，倦怠感などの全身症状が，皮膚病変の数時間前に先行して現れることがある。

丹毒は再発することがしばしばあり，特に浮腫などがベースに合併していると再発しやすい。他の合併症としては，水疱形成，表皮剥離，敗血症，臓器障害などがある。これら続発症は一般的な患者層ではあまりみられず，ほとんど免疫不全患者に限られる。

原因微生物

丹毒のケースの大半はレンサ球菌属が原因であり，そのうち，化膿レンサ球菌(*Streptococcus pyogenes*)などA群β溶血性レンサ球菌(β-hemolytic group A streptococci：GAS)が大半を占めている。頻度は低いが，B群，C群，D群，G群のレンサ球菌も原因菌となる。メチシリン感受性黄色ブドウ球菌(methicillin-sensitive *Staphylococcus aureus*：MSSA)とメチシリン耐性黄色ブドウ球菌(methicillin-resistant *S. aureus*：MRSA)を含む黄色ブドウ球菌が原因となることは比較的少ない。Gram陰性菌や嫌気性菌群および多菌種混合感染もあるがまれである。

原因菌の感染源は不明なことが多いが，特に下肢の丹毒のケースでは足の趾間部が感染巣になる場合がある。新生児や褥婦では，産道がB群レンサ球菌の感染源になることが多い。静注薬物乱用のような特殊な条件では，針を刺し込んだ傷や開放創の場合ブドウ球菌やGram陰性菌や嫌気性菌群および多菌種混合感染が起こりやすい。

診断および鑑別診断

身体診察だけでも典型例であれば診断確定に十分である。ルーチンの血液検査と血算と基本的な代謝検査項目で白血球増加や重症例の臓器障害の有無は明らかにわかる。創傷部の擦過スワブのGram 染色と培養は普通は必須ではなく，概して有用な結果は得られない。皮膚生検による組織培養や組織の吸引検体採取はより侵襲的な方法であり，同じく有用ではない。血液培養が陽性になるのは5%未満であるが，培養検査(血液，組織吸引液，皮膚生検)の提出を強く考慮すべき状況として，基礎疾患に悪性腫瘍，重症な全身症状，免疫不全状態を伴う患者で，身体所見や想定する原因菌が非典型となる可能性がある場合が挙げられる。

鑑別診断として，特に顔面の丹毒については，アレルギー性の接触性皮膚炎または光線過敏反応などが挙げられる。もし，発熱や疼痛，白血球増加があり，培養検査陽性の場合は丹毒の診断を支持する。全身性エリテマトーデス(systemic lupus erythematosus：SLE)と皮膚筋炎の顔面の皮疹は類似の見た目になることがあるが，両側に生じ，境界が明瞭ではなく，他の全身徴候を伴う。他の感染症の原因疾患，つまりは類丹毒も考慮すべきであるが，手への病変局在，職業歴および動物の曝露歴などが，丹毒と類丹毒の区別に役立つはずである。

蜂窩織炎

臨床症状

蜂窩織炎は急性細菌性皮膚・皮膚構造物感染症(ABSSSI)の 1 つで，真皮深部に病変が及び，皮下組織にまで達する。丹毒を起こすリスク因子は蜂窩織炎の可能性を高めるものでもあり，末梢血管障害，浮腫，肥満，糖尿病，悪性腫瘍，皮膚潰瘍，外傷，静注薬物乱用，皮膚炎症性疾患などが当てはまる。健常人の場合は先行する外傷や炎症が契機となって原因菌が直接入り込むことで，侵入門戸となることが多い。それとは対照的に，免疫不全患者では血行性播種も疑う必要がある。

臨床的に，蜂窩織炎の所見は片側性の境界不明瞭な紅斑で，硬い局面を呈し，炎症の主要四徴である発赤(rubor)，熱感(calor)，疼痛(dolor)，腫脹(tumor)を伴う(図 21.2)。皮膚症状に先行して，発熱と悪寒と倦怠感があることが多い。局所のリンパ節腫脹やリンパ管炎も生じることがある。

合併症として，蜂窩織炎内部の局所膿瘍および膿疱や水疱形成などがあり，皮膚や皮下組織の壊死も合併することがある。再発することはまれではなく，前述のリスク因子に続発することが多い。敗血症は合併症としての頻度は低いが，典型的には小児や免疫不全者で起こる。重症な状態および敗血症の徴候を診たら，臨床医は全身性感染症の検索に取り掛かる必要がある。まれに，A 群溶連菌の蜂窩織炎の場合に，急性糸球体腎炎およびトキシックショック様症候群を起こすことがある。

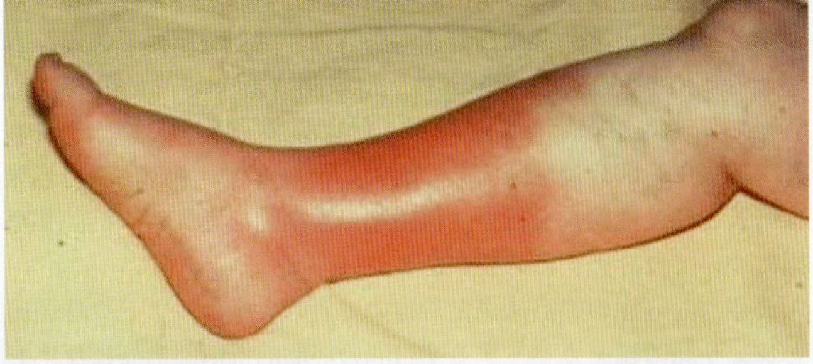

図 21.2
右下肢の蜂窩織炎　発赤した局面の辺縁が不整で不鮮明な点に注目。

原因微生物

蜂窩織炎の頻度が最多の原因菌は A 群溶連菌(*S. pyogenes*)と黄色ブドウ球菌である。化膿した蜂窩織炎，膿瘍，開放創，穿通外傷および静注薬物乱用では MRSA が関与する頻度がより高いため，そのようなケースでは経験的(エンピリックな)抗菌薬治療で MRSA をカバーすべきである。一方で，合併症のない蜂窩織炎では MRSA の頻度は低いため，特異的な抗菌薬カバーは必要ではない。Gram 陰性菌，嫌気性菌および多菌種混合感染は免疫不全患者でみられることがある。特定の臨床的条件では，非典型的な原因菌を想起する場合があり，そのような例の一部を表 21.1 のリストに列挙する。

診断および鑑別診断

丹毒と同様に，蜂窩織炎も臨床像で診断をするのに十分であるはずである。滲出液，びらん，潰瘍，膿瘍，術創部から採取した創部のスワブ培養は，診断を確認し，抗菌薬治療を決めるのに役立つことがある。しかし，培養結果は原因菌を常に特定するとは限らず，真の原因菌なのかコンタミネーションなのか解釈するのが難しい場合がある。皮膚生検の組織培養および組織吸引液はスワブ培養よりも有用性が低い。追加の臨床検査で，血算，抗DNase 抗体[訳注：A 群溶連菌既感染を示す抗体]，抗ストレプトリジン O(antistreptolysin O：ASO)抗体価，血液培養などが役に

表 21.1
特定の臨床的条件あるいは曝露歴と関連する蜂窩織炎の原因

臨床シナリオ	可能性がある原因菌
術後創部の蜂窩織炎	黄色ブドウ球菌
会陰部の蜂窩織炎	A 群溶連菌
眼窩中隔前の蜂窩織炎	黄色ブドウ球菌，A 群溶連菌
眼窩の蜂窩織炎	黄色ブドウ球菌，肺炎球菌
顔面の蜂窩織炎	インフルエンザ菌 [a, b]
新生児の蜂窩織炎	B 群溶連菌
握雪感を伴う蜂窩織炎	*Clostridium* 属
海水曝露	*Vibrio vulnificus* [b]
淡水曝露	*Aeromonas hydrophila* [b]
浴槽曝露	緑膿菌 [b]
好中球減少症	緑膿菌 [b]
土壌曝露	*Clostridium* 属
イヌ・ネコ咬傷	*Pasteurella multocida* [b]，*Capnocytophaga canimorsus* [b]
ヒト咬傷	*Eikenella corrodens* [b]

a ワクチンがつくられてから頻度が低下した。
b Gram 陰性菌を示す。

4

表 21.2
特定の原因菌に対して推奨する抗菌薬治療

原因菌	第 1 選択治療	第 2 選択治療
Streptococcus pyogenes	penicillin	clindamycin，セファロスポリン系薬
黄色ブドウ球菌(MSSA)	nafcillin / oxacillin(静注)，dicloxacillin(内服)	clindamycin，cefazolin，doxycycline，trimethoprim-sulfamethoxazole(ST 合剤)
黄色ブドウ球菌(MRSA)	vancomycin(静注)	doxycycline，clindamycin，ST 合剤
Clostridium 属	clindamycin＋penicillin	フルオロキノロン系薬＋metronidazole
インフルエンザ菌	amoxicillin，ceftriaxone	azithromycin，フルオロキノロン系薬
Vibrio vulnificus	doxycycline＋cefotaxime	フルオロキノロン系薬
Aeromonas hydrophila	フルオロキノロン系薬	ST 合剤
緑膿菌	ciprofloxacin	piperacillin-tazobactam，ceftazidime，カルバペネム系薬
Pasteurella multocida	amoxicillin-clavulanate	cefuroxime＋clindamycin，doxycycline
Eikenella corrodens	amoxicillin-clavulanate	フルオロキノロン系薬＋metronidazole

立つことがあるが，いずれも感度は高くなく，特異的でもない。重症敗血症または免疫不全患者のケースでは，培養検査を実施し，その結果を慎重に解釈する必要がある。

特定の患者では画像検査が役立つことはある。通常のレントゲン検査で，嫌気性菌の蜂窩織炎あるいは壊死性筋膜炎疑いで特に *Clostridium* 属が原因となる場合のガス貯留の空隙を描出できる。この方法を考慮する場合として，身体所見の見た目とは不釣り合いに疼痛が激しい，皮膚感覚が脱失している，皮膚色が灰色ないし薄黒い，触診で握雪感がある，通常の抗菌薬治療を行っても病状が悪化するということがある。眼窩周囲の蜂窩織炎の状況では，CT 検査が眼窩中隔前の蜂窩織炎と医学的緊急事態の眼窩蜂窩織炎の鑑別に役立つ。それ以外のいずれのケースでも，蜂窩織炎の診断が疑わしいなら，MRI の T2 強調画像は皮膚軟部組織の浮腫を明瞭に描出できるが，大半では不要な検査である。

蜂窩織炎の鑑別診断としては，特に下肢のものでは，うっ滞性皮膚炎，アトピー性皮膚炎，接触性皮膚炎，節足動物刺咬症，遊走性紅斑(ライム病)，表層血栓性静脈炎，深部静脈血栓症，脂肪皮膚硬化症，血管炎のような炎症性疾患などがある。重要なポイントとして，蜂窩織炎は実質的には両側性に起こることは決してないので，そういう点は多くのまぎらわしい疾患との区別に有用である。

治療

抗菌薬の全身療法が蜂窩織炎と丹毒の治療選択肢である。適切な抗菌薬治療の選択肢はたくさんあるが，患者層と原因菌の感受性パターンの地域ごとの差異に基づいて選択する必要がある。表 21.2 に，特異的な原因菌に対する抗菌薬選択肢を示す。抗菌薬治療に加え，患部の安静挙上など局所療法は保温圧迫のような支持療法と同様に，治癒回復を早め，症状を緩和することができる。

2014 年に米国感染症学会(Infectious Disease Society of America：IDSA)は急性細菌性皮膚・皮膚構造物感染症(ABSSSI)の診断と治療の新しいガイドラインを発表した。IDSA の推奨する治療管理は重症度と化膿病変の有無に基づいている。化膿性病変には膿瘍，癤(せつ)，癰(よう)などがあり，初期治療として切開排膿の必要性に基づいて別個に分類される。化膿性病変と比較して，蜂窩織炎と丹毒は典型的には非化膿性病変であり，抗菌薬全身投与で治療を行う。軽症例としては，化膿性病変も全身症状もない蜂窩織炎および丹毒がある。中等症例は，典型的な蜂窩織炎と丹毒で，全身症状の感染徴候があるものである。重症例とは，抗菌薬治療にもかかわらず病状が進行し，2 つ以上の全身症状の感染徴候(発熱，頻脈，頻呼吸，血圧低下，せん妄，白血球増加)があり，免疫不全症患者でみられ，あるいは水疱，表皮剝離，または臓器障害といった深部感染症の徴候があるものである。

軽症例では適正治療として内服抗菌薬を用いるべきであるが，中等症例と重症例では通常は抗菌薬静注投与のために入院が必要である。入院症例では培養と感受性検査を行い，最終同定結果が得られれば，耐性菌を防ぐために抗菌薬の最適な再選択(de-escalation)をすべきである。もし，治療を外来セッティングで行う場合は，大半のケースにおいて再診予約と治療失敗の徴候がある場合の患者に対する指示対応が最適な診療に必要不可欠である。治療失敗となる場合は，抗菌薬耐性の原因菌，非典型的な原因菌，不適切な抗菌薬投与方法，服薬の非遵守が原因であることがある。治療が奏効するときは，治療開始後 48～72 時間以内に病変のサイズが縮小し，発熱があれば解熱するはずである。もし，順当な時間経過で臨床的な改善が得られない場合は，担当医は培養と感受性検査を行い，抗菌薬治療期間を延長し，抗菌薬選択について再評価する必要がある。

典型的な軽症の蜂窩織炎と丹毒の患者の大半は，ブドウ球菌属とレンサ球菌属をカバーする 7 日間の経験的抗菌薬治療に反応して完全に治癒する(内服抗菌薬治療法については表 21.3 を参照)。レンサ球菌属を標的とする抗菌薬には，clindamycin と β-

表 21.3
化膿性病変のない蜂窩織炎と丹毒に対する内服抗菌薬選択肢

分類	薬剤	成人投与量*
ペニシリン系	penicillin V	500 mg 6 時間ごと
	amoxicillin	500 mg 8 時間ごと
	amoxicillin-clavulanate	875 / 125 mg 12 時間ごと
	dicloxacillin	500 mg 6 時間ごと
セファロスポリン系	cephalexin [a]	500 mg 6 時間ごと
	cefaclor [b]	250〜500 mg 8 時間ごと
	cefuroxime [b]	250〜500 mg 12 時間ごと
	cefprozil [b]	250 mg 12 時間ごと
	cefdinir [c]	300 mg 12 時間ごと
	cefpodoxime [c]	400 mg 12 時間ごと
マクロライド系	erythromycin	500 mg 6〜12 時間ごと
	azithromycin	初日 500 mg 1 回 2〜5 日目 250 mg 1 日 1 回
	clarithromycin	500 mg 1 日 1 回 12〜24 時間ごと
テトラサイクリン系	tetracycline	500 mg 6〜12 時間ごと
	doxycycline	100 mg 12 時間ごと
	minocycline	100 mg 12 時間ごと
リンコサミド系	clindamycin	300 mg 6 時間ごと
フルオロキノロン系	ciprofloxacin	500 mg 12 時間ごと
	levofloxacin	500 mg 1 日 1 回
スルホンアミド系	ST 合剤	ダブルストレングス錠 (800 / 160 mg) 12 時間ごと

* すべて治療期間は特に条件がない限り 7〜14 日間とする。
a 第 1 世代セファロスポリン。
b 第 2 世代セファロスポリン。
c 第 3 世代セファロスポリン。

ラクタム薬(例として，penicillin，amoxicillin，cephalexin)などがある。MRSA をカバーする適応があるとき，特に化膿性蜂窩織炎，穿通性外傷，既知の MRSA 保菌状態，注射薬物乱用の場合は，抗菌薬全身投与の選択しとして，doxycycline，clindamycin，trimethoprim-sulfamethoxazole(ST 合剤)などがある。レンサ球菌属と MRSA を経験的治療で同時にカバーするには，単剤治療なら clindamycin，あるいは β-ラクタム薬と ST 合剤または doxycycline の併用が推奨薬剤である。ペニシリンアレルギーのある患者でⅠ型の免疫グロブリン(immunoglobulin E：IgE)介在性即時型過敏反応ではないと考えられる場合の代替治療薬としては，セファロスポリン系薬か，あるいはテトラサイクリン系薬または ST 合剤などがある。

抗菌薬静注治療のための入院は頻繁なことではないが，もし入院なら，vancomycin が典型的な治療選択肢である(表 21.4)。vancomycin は MRSA を含む Gram 陽性菌の原因菌のカバーに優れている。免疫不全患者では多菌種混合感染が起こる場合があるので，Gram 陰性菌を広域にカバーする治療が必要となることがある。その場合，vancomycin と広域スペクトラム抗緑膿菌ペニシリンまたは広域スペクトラムのセファロスポリン系薬のいずれかとの併用，あるいは clindamycin とフルオロキノロン系抗菌薬の併用が適切である。

第 1 選択の治療として推奨しないが，入院症例で MRSA のカバーに用いる他の適切な抗菌薬として，linezolid，daptomycin，tigecycline，telavancin などがある。いくつかの新規抗菌薬が急性細菌性皮膚・皮膚構造物感染症(ABSSSI)の治療に承認されており，MRSA をカバーする利点があるものとして，dalbavancin［訳注：日本にはない］，oritavancin［訳注：日本にはない］，tedizolid，delafloxacin［訳注：日本にはない］がある(表 21.4 参照)。

オキサゾリジノン系抗菌薬の linezolid と tedizolid は Gram 陽性の原因菌，MRSA，vancomycin 耐性腸球菌(vancomycin-resistant enterococci：VRE)に対する優れた治療選択肢であり，これらは静注と内服の両方の剤型が使用できるため，早期の内服治療切替ができるという利点がある。daptomycin は環状リポペプチド抗菌薬で，Gram 陽性菌，MRSA，VRE に対して殺菌的に作用し，1 日 1 回投与ができる。tigecycline は Gram 陽性菌と Gram 陰性菌，嫌気性菌および多剤耐性菌までも追加でカバーすることができる。リポグリコペプチド系抗菌薬である dalbavancin と oritavancin は半減期が長いため，単回点滴静注での使用が可能である。telavancin はリポグリコペプチド系抗菌薬の別種類で，半合成の vancomycin 誘導体であり，同様の抗菌スペクトラムに加えて，VRE にも抗菌活性がある。新規のフルオロキノロン系抗菌薬である delafloxacin は静注と内服の剤型が使用でき，Gram 陽性菌，MRSA および Gram 陰性菌をカバーできるため，単剤での使用が可能である。

抗菌薬治療に加えて，ステロイド剤全身投与や非ステロイド系抗炎症薬(nonsteroidal anti-inflammatory agents：NSAIDs)も炎症を軽減し，症状の緩和に役立つものとして使用することができる。抗菌薬の投与を開始しても局所の炎症の程度が増悪することがあり，原因菌の菌体の急激な破壊に伴う酵素反応のカスケードによるものである。全身投与のステロイド薬を抗菌薬と併用して用いると，抗菌薬単独の治療と比べて臨床的な改善が早くなる。その場合，長期の経過観察でも再発率には差がなかった。このような理由により，抗炎症薬は糖尿病ではない深部感染症の徴候もない蜂窩織炎と丹毒の患者の補助療法としてはかなり有用である可能性がある。

組織壊死がみられる場合は抗菌薬治療だけでは不十分で，迅速な外科的評価が必要となり，壊死病変の範囲を越えて正常組織にまで及ぶ外科的デブリードマンを早期から徹底して行うことが必要である。デブリードマンが必要な深部感染症の徴候としては，壊疽性の変化，強い疼痛または皮膚感覚が麻痺した状態，皮膚の

表 21.4
MRSA をカバーする重症の蜂窩織炎と丹毒の投与レジメン

分類	薬剤	投与経路	成人の投与量
グリコペプチド系	vancomycin	静注	15 mg/kg 12 時間ごと
テトラサイクリン系	doxycycline	内服	100 mg 1 日 2 回
リンコサミド	clindamycin	静注 / 内服	静注：600 mg 8 時間ごと 内服：300〜450 mg 1 日 4 回
オキサゾリジノン系	linezolid [a] tedizolid [a]	静注 / 内服 静注 / 内服	600 mg 12 時間ごと 200 mg 1 日 1 回
環状リポペプチド	daptomycin	静注	4 mg/kg 24 時間ごと
セファロスポリン系	ceftaroline	静注	600 mg 12 時間ごと
スルホンアミド系	ST 合剤	内服	ダブルストレングス錠 1〜2 錠 1 日 2 回
グリシルサイクリン系	tigecycline [b]	静注	100 mg 初回ローディング 1 回 50 mg 1 時間以上で 12 時間ごと
リポグリコペプチド	telavancin [c] dalbavancin oritavancin	静注 静注 静注 静注	10 mg 1 時間以上で 24 時間ごと 単回投与：1,500 mg 30 分以上 1 回 2 回投与：1,000 mg 30 分以上 1 回 1 週間後：500 mg 30 分以上 1 回 単回投与：1,200 mg 3 時間以上 1 回
フルオロキノロン系	delafloxacin	静注 内服	300 mg 1 時間以上で 12 時間ごと 450 mg 1 日 2 回

a 静注と内服で投与量同じ。
b 同じ投与方法が必要。
c 重度肝障害で投与量調整が必要。

握雪感，瘻孔が多発する膿瘍形成などがある(「22 章 深部軟部組織感染症：壊死性筋膜炎とガス壊疽」参照)。

血行動態が障害された，または皮膚損傷の経過中の下肢の急性細菌性皮膚・皮膚構造物感染症(ABSSSI)のケースでは，再発は特によくみられる。そういう事例では，持続的抗菌薬予防投与が必要となる可能性があり，体重減量，下肢挙上，浮腫抑制のためのサポートストッキング，皮膚軟化薬を用いた皮膚衛生管理を組み合わせて行い，抗真菌薬を外用することがある。一般的に，リスク因子と考えられるこれらの合併症をケアし，最適な状態にすることが，再発を防止し，細菌の定着を最小化するための最重要事項である。

文献

Bisno AL, Stevens DL. Streptococcal infections of skin and soft tissues. *N Engl J Med*. 1996 Jan 25;334(4):240–245. PMID: 8532002.

Golan Y. Current treatment options for acute skin and skin-structure infections. *Clin Infect Dis*. 2019 Apr 8;68(Suppl 3):S206–S212. PMID: 30957166.

Halilovic J, Heintz BH, Brown J. Risk factors for clinical failure in patients hospitalized with cellulitis and cutaneous abscess. *J Infect*. 2012 Aug;65(2):128–134. PMID: 22445732.

Keller EC, Tomecki KJ, Alraies MC. Distinguishing cellulitis from its mimics. *Cleve Clin J Med*. 2012 Aug;79(8):547–552. PMID: 22854433.

Russo A, Concia E, Cristini F, et al. Current and future trends in antibiotic therapy of acute bacterial skin and skin-structure infections. *Clin Microbiol Infect*. 2016 Apr;22(Suppl 2):S27–36. PMID: 27125562.

Stevens DL, Bisno AL, Chambers HF, et al; Infectious Diseases Society of America. Practice guidelines for the diagnosis and management of skin and soft tissue infections: 2014 update by the Infectious Diseases Society of America. *Clin Infect Dis*. 2014;59:e10–52.

Tognetti L, Martinelli C, Berti S, et al. Bacterial skin and soft tissue infections: Review of the epidemiology, microbiology, aetiopathogenesis and treatment: a collaboration between dermatologists and infectivologists. *J Eur Acad Dermatol Venereol*. 2012 Aug;26(8):931–941. PMID: 22214317.

22 深部軟部組織感染症：壊死性筋膜炎とガス壊疽

■著：Stephen Ash, Louis E. Kennedy
■訳：大場雄一郎

壊死性筋膜炎とガス壊疽は深部軟部組織の重症感染症である。いずれも合併症率および死亡率が高い。早期の診断・治療が重要で，予後改善の鍵である。大まかには，壊死性筋膜炎は主に，筋膜と深部の皮膚軟部組織が原発の感染症であり，ガス壊疽は通常，骨格筋の感染である。

西洋諸国での壊死性筋膜炎の発生率はおよそ人口10万人あたり4人で，死亡率は15〜20%である。

かつて壊死性筋膜炎は解剖学的部位などにより分類されてきたが，そういう分類はこの危険な状態を診断しマネジメントをする観点では役に立たない。ごく最近は壊死性筋膜炎を原因別に3タイプに分類するようになった(表22.1)。

I型は多菌種混合感染で，通常は1種類以上の嫌気性菌を含む。このタイプは静注薬物使用者や術後患者など壊死性筋膜炎の発症リスクの高い患者に，より多い。このタイプは体幹や腹部や会陰部あるいは肛門周囲に病変が生じやすい。

II型は単一原因菌でA群溶連菌が原因となり，発症リスク因子との関連があまりない。このタイプは頭頸部と上下肢に生じることが多い。発症例の30%でレンサ球菌性トキシックショック症候群を併発する。

III型は四肢に生じ，海洋性 *Vibrio* 属または *Aeromonas* 属が原因となり，海水中での外傷に続発する。

ほかにも，さまざまなタイプの壊死性筋膜炎が報告されており，Panton-Valentine ロイコシジン(Panton-Valentine leukocidin：PVL)型黄色ブドウ球菌や肺炎桿菌(*Klebsiella pneumoniae*)などが原因となるものがあるが，竜巻被災時の外傷に続発した壊死性皮膚ムコール症も多数報告例がある。

ガス壊疽と壊死性筋膜炎(特に後者)は共に数多くの基礎疾患および発症リスク因子と強い相関があり(Box 22.1)，そのいずれもが個々の症例の予後改善のために医学的治療管理が必要となる。

もう一度いうと，いずれの疾患も単一の原因菌が原因となることがあるが，一般的には多菌種混合感染であり，広域スペクトラムの抗菌薬あるいは複数の抗菌薬による治療が必要である。

表22.1
壊死性筋膜炎の分類

I型	嫌気性菌含む多菌種混合感染
II型	A群β溶連菌
III型	海洋性 *Vibrio* 属，*Aeromonas* 属

Box 22.1

深部軟部組織感染症(壊死性筋膜炎とガス壊疽)の発症リスク因子

- 外傷(微小のことあり，虫刺されも含む)
- 最近の外科手術
- 悪性腫瘍(特に腹腔内腫瘍および大腸がん)
- 糖尿病
- 腹腔内感染症性敗血症
- アルコール中毒
- 静注薬物使用
- 肥満
- 栄養不良状態
- 最近の水痘罹患
- 免疫不全状態
- 慢性腎不全
- ステロイド薬全身投与
- 末梢血管疾患
- 高齢者

壊死性筋膜炎

壊死性筋膜炎の診断

壊死性筋膜炎はまれではあるが，劇症の経過をたどる死亡率の高い重症感染症であり，しばしば，外傷または外科手術の病歴に続いて発生する。患者は急速に状態が悪化し，軟部組織壊死と多臓器不全状態を伴うことがある。後者はスーパー抗原による免疫系の過剰賦活状態とサイトカインの過剰産生の結果生じるらしい。

壊死性筋膜炎は身体のどの部位にも生じる可能性があるが，四肢，腹壁，会陰部に生じやすく，時には頸部や眼窩周囲にもできる。最初はわずかな発赤や変色および腫脹しかみられないことがあるが，患者が壊死性筋膜炎であるかどうかは，不相応に疼痛が強いこと，および全身状態が悪いことが手掛かりとなる場合が多い。病状は急速進行性で，全身性炎症反応とショック状態と多臓器不全を伴う。早期の診断が予後改善にきわめて重要である。診断はもっぱら臨床診断と外科的な確認であるが，単純CTと超音波検査が診断補助に使えることがある。これらの検査および単純レントゲン検査により，軟部組織内のガスや限局した膿瘍を認めることが時々ある。早期の壊死性筋膜炎とより頻度が高い蜂窩織炎を区別することは難しいかもしれないが，1つの手掛かりとなりうるのは強い疼痛であり，これは早期の壊死性筋膜炎に伴うことが多い。場合によっては，炎症で腫れた硬結部位に皮膚感覚が

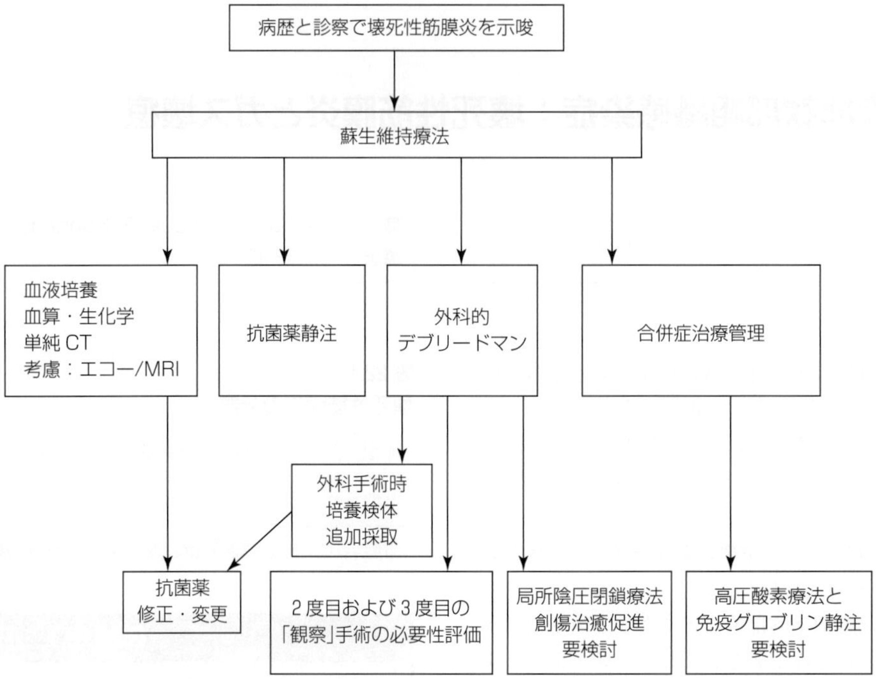

図 22.1
壊死性筋膜炎の治療管理

Box 22.2

壊死性筋膜炎に対するエンピリックな抗菌薬治療の選択肢

- benzyl penicillin＋nafcillin＋metronidazole＋キノロン系薬
- clindamycin＋キノロン系薬
- カルバペネム系薬(例：meropenem)(±fluconazole)
- piperacillin＋tazobactam
- MRSA の可能性がある場合，vancomycin または linezolid または daptomycin または tigecycline を検討
- **clindamycin は特別な免疫調整機能があるため，いずれの抗菌薬レジメンにも併用を検討すべきである**

脱失した箇所を認めることがあるが，これは通常は進行期の所見である。ある文献報告では，患肢の組織酸素飽和度が蜂窩織炎と壊死性筋膜炎の区別に役立つ可能性があると示唆されている。

無治療で経過すると，病変の変色が進行し，皮下出血により組織は黒変し，頻脈，血圧低下，アシドーシスを伴い，発熱または時に低体温を来すことがある。

専門家によっては，臨床検査スコア評価システムとして，壊死性筋膜炎検査リスク評価指標(Laboratory Risk Indicator for NECrotizing fasciitis：LRINEC)を用いて，壊死性筋膜炎の診断確定や補助診断を行っている。このシステムでは，血算と生化学検査(C 反応性蛋白，血清クレアチニン，白血球数，ヘモグロビン，血糖，血清ナトリウム)の結果から，壊死性筋膜炎の発症リスクをスコアで評価する。しかしながら最近の研究によると，このシステムは特異度と陰性的中率が高いが，感度が限られることが強く示唆されている。

壊死性筋膜炎の治療

壊死性筋膜炎の治療管理の原則を図 22.1 に示す。まず，迅速な**蘇生維持療法**を行い，続いて，**広域抗菌薬**によるエンピリックな(経験的)治療を行う。抗菌薬の選択については詳しく後述するが，Box 22.2 に簡単にまとめた。壊死組織の検索と切開による**外科処置**は遅延なく行わなければならない。外科処置では，壊死して感染を起こしている組織に徹底してデブリードマンを行う必要があるため，「切開排膿」アプローチは役に立たない。外科的切開評価を数日続けて行うことも検討する必要がある。

血液培養といった微生物検査の検体は，来院時点と，外科手術時にも採取すべきである。培養結果を待つ間に抗菌薬投与開始が遅れてはならない。糖尿病や栄養不良状態など**合併症**の治療も重要である。

臨床医によっては以下の 3 つの補助療法を行って予後改善を図るよう提案しているが，その有用性についてはまだ議論の余地がある。

1. **高圧酸素療法**が壊死性筋膜炎の多くのケースで試みられてきた。現在では，これは意義が乏しいか全くないというのがコンセンサスとなっている。
2. **創部局所陰圧閉鎖療法**が，組織の表層広範囲にわたることが多い創部の治癒促進のために，切開術後の患者に試みられている。
3. 壊死性筋膜炎における全身性炎症反応促進効果の一部は，サイトカインが介在し，A 群溶連菌などの細菌のスーパー抗原が作用した結果であると考えられているため，多価**静脈内免疫グロブリン**(intravenous immunoglobulin：IVIG)の投与はこの反応を是正するうえで有益かもしれない。この方法に意義があることを示すエビデンスは増えつつある。

抗菌薬の選択

抗菌薬治療で選択可能なものを Box 22.2 に挙げているが，施設ごとの方針や個々の患者の状況により適宜修正してよい。初期の抗菌薬選択はエンピリックとなる可能性が高く，Gram 陽性菌と Gram 陰性菌だけでなく嫌気性菌群もカバーする必要があり，全身状態が不安定な重症患者では，消化管からの吸収が当てにならないため，静注で投与する必要がある。clindamycin は壊死性筋膜炎のどの抗菌薬治療レジメンでも併用すべきということは広く認知されているが，それは clindamycin に免疫調整作用があるからである。この作用には，細菌のオプソニン化と貪食作用を刺激促進すると共に，A 群溶連菌の M 蛋白と外毒素の産生を抑える作用があると考えられている。

ここ数年にわたり，壊死性筋膜炎のケースのなかには，院内獲得と市中獲得の両方で原因菌としてメチシリン耐性黄色ブドウ球菌(methicillin-resistant *Staphylococcus aureus*：MRSA) が報告されているものがある。MRSA に対して抗菌活性のある新規抗菌薬の一部は，linezolid や tigecycline や daptomycin のように，こういうシナリオで使用することがある。

ガス壊疽(*Clostridium* 性筋壊死)

ガス壊疽は嫌気性芽胞形成桿菌の *Clostridium perfringens* が原因として最多で，この菌は外科手術や外傷に続発して骨格筋に感染症を起こす。壊死とガス産生がこの感染症の特徴的な臨床像である。無治療の場合，感染と筋肉の壊死はたった数時間で急速に進行する。

筋壊死が自然に生じることもあり，その場合は *Clostridium septicum* が原因となる。これを発症する場合は，基礎疾患として大腸の異常や白血病が関与することがある。

外傷後または外科手術後のガス壊疽の最初の症状は，感染部位の突発的な痛みである。その部位は圧痛と変色を来すようになるが，最初から血色不良となっていることもある。ガス像は単純レントゲンや CT および MRI でも筋肉内に認められることがある。しかし，深部層の感染症であるにもかかわらず，握雪感を触れれば，筋組織内のガス貯留を実証するものである。患者は全身状態不良となり，多くの例で菌血症を伴う。続いて溶血を起こし，結果的に腎不全に至ることがある。

緊急の外科的デブリードマンと抗菌薬治療が治療の重要な柱であり，高圧酸素療法を追加で用いることで予後が改善するかもしれない。抗菌薬治療はペニシリンと clindamycin と metronidazole から選択することがある。テトラサイクリン系薬と chloramphenicol を使用することもできる。抗毒素は今では使用できなくなっている。

文献

Huang K, Hung M, Lin Y, *et al*. Independent predictors of mortality for necrotising fasciitis: a retrospective analysis in a single institution. *J Trauma*. 2011;71:467–473.

Lancerotto L, Tocco H, Salmaso R, *et al*. Necrotising fasciitis: classification, diagnosis, and management. *J Trauma*. 2012;72:560–566.

Sarkar B, Napolitano L. Necrotising soft tissue infections. *Minerva Chir*. 2010;65:347–362.

Wong CH, Khin LW, Heng KS, Low CO. The LRINEC (Laboratory Risk Indicator for Necrotising Fasciitis) score: a tool for distinguishing necrotising fasciitis from other soft tissue infections. *Crit Care Med*. 2004;32:1535–1541.

Zacharias N, Velmahos G, Salama A, *et al*. Diagnosis of necrotising soft tissue infections by computed tomography. *Arch Surg*. 2010;145:452–454.

23 動物咬傷とヒト咬傷

■著：Ellie J. C. Goldstein, Fredrick M. Abrahamian
■訳：大場雄一郎

動物咬傷とヒト咬傷はコモンな創傷である。患者は病院の救急外来やプライマリ・ケア医の外来，あるいは専門医(たとえば，整形外科，形成外科，手の外科，感染症医)を受診しようとするかもしれない。咬傷の感染原因菌は多種多様であり，動物やヒトの口腔内細菌叢に由来する好気性菌と嫌気性菌および患者の皮膚細菌叢の双方から成り，場合により環境由来の菌のこともある。

咬傷

原因微生物

相当数の細菌種が動物咬傷の感染創部から分離同定される。*Pasteurella* 属のなかでも，特に *P. multocida* と *P. septica* はそれぞれ，イヌ・ネコ咬傷の 50%と 75%で認められる。嫌気性菌はイヌ咬傷の 50%，ネコ咬傷の 67%でみられる。レンサ球菌属はイヌ・ネコ咬傷の 46%でみられるのに対し，ブドウ球菌はイヌ咬傷の 46%とネコ咬傷の 35%でみられる。A 群溶連菌(*Streptococcus pyogenes*)が認められる場合は，イヌの口腔内細菌叢からの分離同定はまれで，ネコの口腔内細菌叢から分離同定されることはさらにないため，通常は患者の皮膚細菌叢由来である。黄色ブドウ球菌(*Staphylococcus aureus*)も皮膚細菌叢由来で二次的に創部に侵入する可能性が最も高く，イヌ咬傷では 20%にみられるが，ネコ咬傷では 4%にすぎない。我々はヒトのイヌ・ネコ咬傷感染でメチシリン耐性黄色ブドウ球菌(methicillin-resistant *Staphylococcus aureus*：MRSA)によるものの報告はいまだ知らない。*Capnocytophaga canimorsus* はイヌ咬傷やネコ咬傷の創部から同定されるのはまれであるが，無脾症や肝硬変および他の免疫不全状態の患者でしばしばみられる劇症感染症の報告例がある。

創部の評価とケア

創部ケアの要諦を Box 23.1 に列記する。可能ならば，受傷後できるだけ早く創部を石鹸と流水で洗浄する。そうすることで，どの細菌やウイルスでも傷からの侵入を低減する可能性がある(たとえば，狂犬病ウイルス)。局所消毒や他の類似の治療薬を追加しても，予後や感染発生率には影響しないと思われる。創部を洗浄し清潔で乾燥した状態に保つことで，小さな傷には十分である。

可能であれば，創部は滅菌生理食塩水(iodine や抗菌薬は混ぜずに)で洗浄し，その場合は 18 ゲージの注射針か末梢静脈カテーテルと 20 mL シリンジを使用する。この方法ならば，高圧洗浄の働きをするため菌の侵入を減らせるが，表層の洗浄ではそれはできない。裂創や剝離創は十分に洗浄し，破片を除去し，壊死組織は慎重に切除する必要がある。

Box 23.1

動物咬傷およびヒト咬傷の患者のケアの要諦

病歴
発生状況
創傷のタイプと範囲
患者の破傷風トキソイドワクチン接種歴
動物の狂犬病ワクチン接種歴
診察
筋骨格と神経脈管の診察評価
創傷ケア
洗浄，必要時デブリードマン
患部挙上
抗菌薬
予防投与 5～7 日間(内服)
成立した感染症の治療
培養検査(感染している場合)
初回のレントゲン撮影(骨損傷を疑う場合)
破傷風トキソイドワクチン(必要時)
狂犬病予防(必要時)
保健所へ報告(必要時)
入院適応の判断

免疫不全患者(Box 23.2)の創傷はより広範囲の感染を起こす可能性がある。特に，創傷が手に及ぶ場合は，神経や腱が損傷し断裂している場合がある。もし，浮腫があり，悪化するか，受傷前から浮腫がある場合は，挙上して浮腫を軽減することが初期治療で重要な要素である。吊り包帯の使用が役に立ち，手の外傷で浮腫を伴う場合は心臓の高さに装着する必要がある。

感染が起こる前に抗菌薬治療を始めることがしばしばあり，広範囲または手に創傷がある，重度の挫滅創を伴う，元々浮腫がある，関節や骨組織に穿通しているといった咬傷が対象となる。

感染創部の閉鎖は一般的には推奨されない。美容面や機能的な理由により，頭頸部の創傷や関節に重なる創傷では，一次閉創を要する場合がある。大きな欠損がある場合はその後の外科手術で修復を要することがある。

四肢の挙上は浮腫を減らすために必要不可欠である。必要があれば，破傷風トキソイドワクチン追加接種も行うべきである。狂犬病の予防については，その地域の動物の感染の有無，咬傷に至った状況，接触様式，患者の過去の狂犬病ワクチン接種歴により判断する。

Box 23.2

宿主本来の免疫防御が損なわれる条件例

局所防御機構の欠如
既存の浮腫
リンパ節摘除の既往
放射線治療の既往
治療薬
ステロイド剤(長期)全身投与
免疫抑制剤
疾患
AIDS
慢性アルコール依存
無脾症
肝硬変
白血病
リンパ腫
骨髄腫
好中球減少症
全身性エリテマトーデス

抗菌薬選択

抗菌薬を先行して選択するには，創部の原因菌を考慮する必要がある。幸い，イヌ・ネコ咬傷の分離同定菌の大半はペニシリンとampicillinに感受性である。抗菌薬選択肢について表 23.1 に列記する。特筆すべきは，cephalexin，cefaclor，cefadroxil，erythromycin は *P. multocida* に対し，抗菌活性が比較的弱いことである。

受傷後 24 時間以上経過後に受診した患者で臨床的に感染症の徴候がなければ，抗菌薬治療が必要になることはまれである。受傷後 8 時間以内に受診した患者で確実な感染徴候がなくても，5〜7 日間の先行的な抗菌薬投与が考えられるのは，中等度か重度の創傷で，特に浮腫または広範囲の挫滅創がある場合や，免疫不全患者〔脾臓摘出(摘脾)後，重症肝機能障害，長期ステロイド使用など〕，深い穿通創が多発する場合(特に手)，骨や関節腔に貫通する場合，人工関節に接する創傷がある場合，である。

経過フォローの診察は 48 時間以内に行うよう推奨され，患者には症状が悪化したら，早期に医療機関を受診するよう説明する。

合併症で最も多いのは，化膿性関節炎，骨髄炎，関節拘縮の残存である。疼痛が長く持続する場合は，化膿性関節炎や骨髄炎など合併症を疑う必要がある。最初の診察中に評価するのは難しいが，創傷の程度に不釣り合いな疼痛が骨関節に近接して生じた場

表 23.1
動物咬傷の分離同定菌に対して選択する抗菌薬の抗菌活性

	Pasteurella multocida	黄色ブドウ球菌[a]	レンサ球菌属	*Capnocytophaga*	嫌気性菌
ペニシリン	+	−	+	+	V
ampicillin	+	−	+	+	V
amoxicillin-clavulanate	+	+	+	+	+
ampicillin-sulbactam	+	+	+	+	+
dicloxacillin	−	+	+	−	−
ertapenem / カルバペネム系薬	+	+	+	+	+
cephalexin	−	+	+	−	−
cefuroxime	+	+	+	+	−
cefoxitin	+	+	+	+	+
テトラサイクリン系薬	+	V	−	V	V
moxifloxacin	+	+	+	+	+
erythromycin	−	+	+	+	−
azithromycin	+	+	+	+	−
clarithromycin	V	+	+	+	−
trimethoprim-sulfamethoxazole (ST 合剤)	+	+	V	+	−
clindamycin	−	+	+	−	+

＋＝抗菌活性が十分にあり，−＝抗菌活性が乏しいまたはなし，V＝リストの菌への抗菌活性変動あり
a β-ラクタム系薬(例外は ceftaroline)，フルオロキノロン系薬，マクロライド系薬はメチシリン耐性黄色ブドウ球菌(MRSA)に対して十分な抗菌活性がなく，clindamycin とテトラサイクリン系薬(doxycycline，minocycline)は MRSA への抗菌活性変動があるが，しばしば十分な抗菌活性あり。

4

Box 23.3

咬傷感染患者の入院の基準

全身状態不良の徴候および症状
感染症の悪化
化膿性関節炎
骨髄炎
腱滑膜炎

Box 23.4

咬傷感染の治療失敗の原因

抗菌薬選択が不適切
分離同定菌が耐性菌
フォローアップ受診の遅れ
内服や創部ケアの非遵守
患部挙上の失敗
内部での膿瘍形成や関節・骨への波及

表 23.2
ヒト咬傷の分離同定菌に対して選択する抗菌薬の抗菌活性

	Eikenella corrodens	黄色ブドウ球菌[a]	レンサ球菌群	*Haemophilus* 属	嫌気性菌
ペニシリン	+	−	+	−	−
ampicillin	+	−	+	V	−
amoxicillin-clavulanate	+	+	+	+	+
ampicillin-sulbactam	+	+	+	+	+
dicloxacillin	−	+	+	−	−
cephalexin	−	+	+	−	−
cefuroxime	+	+	+	+	−
cefoxitin	+	+	+	+	+
カルバペネム系薬	+	+	+	+	+
テトラサイクリン系薬	+	V	−	V	V
moxifloxacin	+	+	+	+	+
erythromycin	−	+	+	−	−
azithromycin	+	+	+	−	−
clarithromycin	V	+	+	−	−
ST 合剤	+	+	V	+	−
clindamycin	−	+	+	−	+

＋＝抗菌活性が十分にあり，－＝抗菌活性が乏しいまたはなし，V＝リストの菌への抗菌活性変動あり
a β-ラクタム系薬（例外は ceftaroline），フルオロキノロン系薬，マクロライド系薬はメチシリン耐性黄色ブドウ球菌（MRSA）に対して十分な抗菌活性がなく，clindamycin とテトラサイクリン系薬（doxycycline，minocycline）は MRSA への抗菌活性変動があるが，しばしば十分な抗菌活性あり。

合は，骨膜への穿通を考えるべきである。

患者の入院決定については，Box 23.3 に挙げる項目に従う。抗菌薬治療期間は，蜂窩織炎に対しては典型的には 7～14 日間，化膿性関節炎に対しては 3～4 週間，骨髄炎に対しては 4～6 週間である。膿瘍に対しては排膿が必要で，感染創部から培養を提出する。Box 23.4 に挙げたような理由で外来治療に失敗することがあるが，その場合は入院させる必要がある。

ヒト咬傷

ヒト咬傷は，歯で直接噛みつく閉鎖的咬傷と，握り拳咬傷のいずれかである。大半は格闘中に起こり，典型的には，遅れて受診するため感染症を来すことが多い。

閉鎖的咬傷は体のどこにでも生じる可能性があり，“love nips”［訳注：愛撫中に噛みつくこと，の意］もこれに含まれる。小児や高齢者の咬傷は虐待の結果かもしれない。ヒト咬傷で最も重症なタイプが握り拳咬傷である。手の外傷は重症となる場合があり，膿瘍や骨髄炎を併発することがある。この場合の感染に関与する菌としては *Streptococcus anginosus*，A 群溶連菌，黄色ブドウ球菌，*Haemophilus* 属，*Eikenella corrodens* があり，55％以上のケースで口腔内嫌気性菌も関与する。抗菌薬治療について表 23.2 に列記する。特記事項として，cephalexin と erythromycin は *E. corrodens* と嫌気性菌群に対して抗菌活性が低い。

握り拳咬傷では，化膿性関節炎や骨髄炎を併発することがあ

る。患部挙上と副子固定と同時に抗菌薬も通常は必要である。

文献

Abrahamian FM, Goldstein EJC. Microbiology of animal bite wounds. *Clin Microbiol Rev*. 2011;24:231–246.

Centers for Disease Control and Prevention (CDC). Nonfatal dog-bite injuries treated in emergency departments: United States–2001. *MMWR Morb Mortal Wkly Rep*. 2003;52:605–610.

Goldstein EJ. New horizons in the bacteriology, antimicrobial susceptibility, and therapy of animal bite wounds. *J Med Microbiol*. 1998;47:95–97.

Goldstein EJC, Citron DM, Merriam CV, et al. Comparative in vitro activity of ertapenem and 11 other antimicrobial agents against aerobic and anaerobic pathogens isolated from skin and soft tissue animal and human bite wound infections. *J Antimicrob Chemother*. 2001;48:641–651.

Langley RL. Animal-related fatalities in the United States-an update. *Wilderness Environ Med*. 2005;16:67–74.

Medeiros I, Saconato H. Antibiotic prophylaxis for mammalian bites. *Cochrane Database Syst Rev*. 2001;2:CD001738.

Merriam CV, Fernandez HT, Citron DM, et al. Bacteriology of human bite wound infections. *Anaerobe*. 2003;9:83–86.

Talan DA, Abrahamian FM, Moran GJ, et al. Clinical presentation and bacteriologic analysis of infected human bites in patients presenting to emergency departments. *Clin Infect Dis*. 2003;37:1481–1489.

Talan DA, Citron DM, Abrahamian FM, et al. Bacteriologic analysis of infected dog and cat bites. *N Engl J Med*. 1999;340:85–92.

24 シラミ症，疥癬，ハエウジ症

■著：Charlotte Bernigaud, Gentiane Monsel, Olivier Chosidow
■訳：大場雄一郎

ヒトの節足動物感染症の原因で最も頻度が高いのは，ダニ類，アタマジラミとコロモジラミ，ケジラミおよびハエ幼虫(ウジ)である。ヒトの組織から吸血するダニ類は数多くあるが，疥癬虫(ヒゼンダニ)はヒトに寄生するダニ類で最も頻度が高い。この手の節足動物はすべて皮膚の刺激と炎症を起こしうるが，ハエ幼虫は体の深いところへ侵入することがある。これらの寄生虫症の診断には，寄生性節足動物の正確な同定が必要である。シラミとヒゼンダニは濃厚接触した者の間で簡単に感染するが，ハエウジ症は伝染する疾患ではない。

疥癬

疥癬はヒゼンダニ(*Sarcoptes scabiei* var. *hominis*)というダニ目の節足動物が原因となるコモンな寄生虫感染症である(図24.1)。世界的な罹患率は年間約1億〜2億例と見積もられている。疥癬は近年では低中所得国の公衆衛生問題として認識されるようになり，2017年には世界保健機関(World Health Organization：WHO)により「顧みられない熱帯病(neglected tropical diseases：NTD)」のリストに追加された。熱帯地域が最も罹患率が高く，幼児のリスクが高いことが多く，大半は2歳未満である。疥癬の合併症は主に，続発する細菌性皮膚化膿症によるものである。皮膚を掻爬することで皮膚バリアが破綻し，そこが細菌の侵入門戸となり侵襲性感染症を起こすか，溶連菌感染後糸球体腎炎や急性リウマチ熱あるいはリウマチ性心疾患などの感染後合併症を起こすことがある。世界的にみて，疥癬のアウトブレイクが起きるリスクが特に高いのは，医療介護施設(たとえば，児童や高齢者のケア施設あるは病院)や社会的に不遇な層(たとえば，難民やホームレス)および免疫不全者〔たとえば，ヒト免疫不全ウイルス(human immunodeficiency virus：HIV)またはヒトT細胞白血病ウイルスI型(human T-lymphotropic virus 1：HTLV-1)感染症患者〕である。

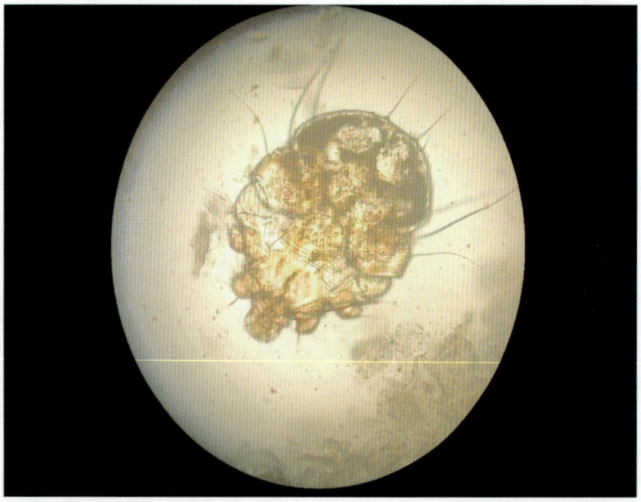

図 24.1
メスのヒゼンダニ(*Sarcoptes scabiei*)

疥癬は偏性寄生体である。メスのヒゼンダニが上皮の上層に潜り込み産卵し，虫卵は孵化して幼生となり，発育して幼若な虫体となり，10〜14日で成体となる。一般的に，直接の皮膚と皮膚の接触により感染伝播する。大量寄生型あるいは角化型疥癬など重症型では，感染者の衣類やリネン類を介しても感染伝播することがある。古典的な疥癬の皮疹は，虫体の寄生とダニへの過敏反応の両方に起因する。さらに，皮疹は通常はかゆいため，痒疹および重複感染がよくみられる。主な症状は，典型的には夜間に増悪する瘙痒であり，同じ家に住む他の家族や乾癬のある患者と濃厚な身体接触のある者も瘙痒を感じていることが多い。病変は指間部や手首と肘の屈側，腋窩，および臀部と陰部に生じることが多い。基本的な病変は丘疹と水疱と疥癬トンネルと皮膚結節である。角化型疥癬では，臨床的徴候として角化した局面と丘疹と結節を認め，特に手掌と足底に生じるが，腋窩や臀部や頭皮および男性器や女性の乳房にも病変が認められることがある。

診断の基本は患者の病歴と身体診察である。最近発表された疥癬の診断基準には，確定診断の疥癬，臨床診断の疥癬，疑診の疥癬の3段階の診断がある。診断確定には，光学顕微鏡によるダニの同定が必要である。皮膚表層の検体を特徴的な皮膚病変からメスの刃で削り取り，多数採取する必要がある。検体を検鏡し，ダニの虫体(成体または幼若な形態)や卵や卵殻や糞を探す。ダーモスコピーが患者生体の疥癬の診断に役立つこともある。これは便利な道具で皮膚を削り取る検査と感度は同等であり，ヒゼンダニの前方部(頭部と前足)に該当する「デルタサイン」(図24.2)と呼ばれる三角形ないしV字型の構造を視認することが可能である。古典的な疥癬では，患者宿主に同時に寄生する成体のヒゼンダニが5〜15体しかいないため診断の確定は容易ではないが，その一方で，角化型疥癬では数百，数千あるいは数百万体にもなる。

治療

疥癬の患者および患者と濃厚な身体接触がある者は，たとえ症状がなくても，同時に治療を受ける必要がある。ヒトの疥癬に使用できる治療薬はさまざまある。治療薬は外用剤または内服薬のいずれかを用いることができる。局所療法としては，5% perme-

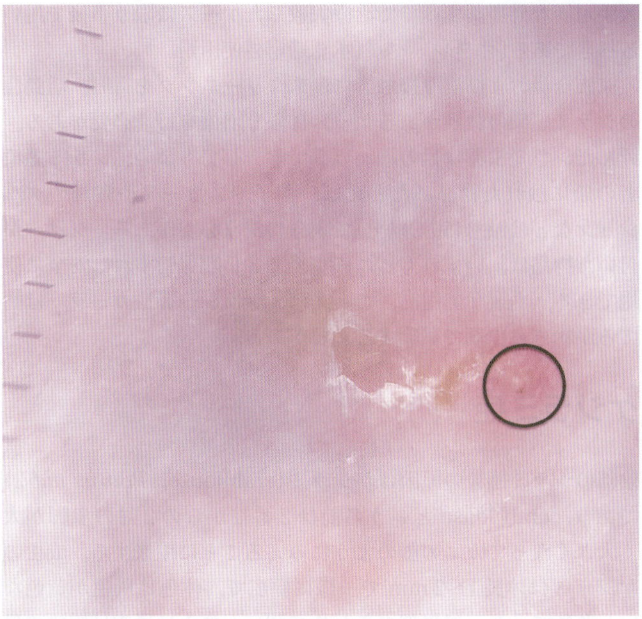

図 24.2
ダーモスコピーを用いたヒゼンダニの可視化

thrin, 10～25% benzyl benzoate, esdepalletrine, crotaminon，イオウ剤，lindane（欧米諸国の大半で販売中止）などがある。局所の疥癬治療薬は，ダニと幼虫に対して神経毒として作用する。ivermectin 内服はダニを含む多くの寄生虫でγアミノ酪酸（gamma-aminobutyric acid：GABA）誘発性神経伝達を阻害する作用がある。しかし，ivermectin 内服は米国食品医薬品局（Food and Drug Administration：FDA）に疥癬治療の適応として承認されておらず，一部の国（たとえば，オーストラリア，ブラジル，ドイツ，フランスなど）でしか疥癬の治療に承認されていない。ivermectin は体重 15 kg 以上の患者には 200 μg/kg 単回投与を処方し，理想的には食中に服用する（下記参照）。虫卵を殺す効果（殺卵活性）がないため，2 回目の投与を 7～10 日後に行う必要がある。エビデンス〔つまり相関性が高く，検出パワーの強いランダム化比較試験（randomized controlled trial：RCT）〕のレベルが低いにもかかわらず，いちばん最近発表された 2018 年の Cochrane メタ分析では，5% permethrin 外用剤は，ivermectin の 200 μg/kg 全身投与または 1% 外用剤の 2 回投与と比較して有効性に差がなく，いずれの薬剤も最も有効な治療薬と考えるべきであることが示された。薬剤の選択でたいていの場合に基準となるのは，患者の年齢，広範囲の湿疹の有無，皮膚の重複感染，薬剤の毒性のリスク，薬剤費用や入手可能性である。ivermectin は外用疥癬治療薬で効果がなかったケースでの基本治療とすべきであり，高齢者や皮疹が全身に及ぶか皮膚の重複感染がある患者，外用剤治療に耐えられないか使用が遵守できない可能性がある患者，集団一斉治療プログラムに組み込まれている患者（膿痂疹の併存があってもなくても）では，適切な第 1 選択となりうる。血漿と表皮中での半減期が長く，内服単回投与ができる新規薬剤が現在開発中である。獣医外来で用いられる大環状ラクトン系薬剤の 1 つである moxidectin やイソキサゾリン系薬剤の 1 つである afoxolaner などの薬剤は，ヒトの疥癬治療薬の有効な新規代替薬と考えられている。

患者には疥癬の感染に関する詳細情報と治療選択肢について伝え，薬剤の使用量と適切な使用法も説明する必要がある。外用薬は頭皮，顔面（特に小児），しわ全体，鼠径部，臍，外陰部および爪の下を含む体表全体に塗布する必要があり，初回治療の 7～10 日後に再度塗布する。治療中は手も洗ってはならず（乳幼児では保護するものが必須），もし，手を洗った場合は，再度塗布しなければならない。ivermectin 錠の服用を食事中にすべきか空腹時にするべきかについては意見が分かれるところである。しかし，薬物動態研究では，食事摂取により ivermectin のバイオアベイラビリティが増加するため，薬剤を食事と共に服用すると，血中濃度および皮膚組織中への薬剤の移行が高まる可能性がある。疥癬の寄生で障害された皮膚バリアを回復させるための保湿剤使用は集中的に行うべきであり，特に瘙痒感の軽減に必要である。抗ヒスタミン剤（H_1 拮抗薬）は短期的には役に立つことがあり，ヒスタミンが疥癬の瘙痒感の主たる伝達物質とは考えられていないとしても，主に鎮静作用のある抗ヒスタミン薬は患者の入眠の補助になる。治療完了後，患者は清潔な衣服とリネンを使用しなければならない。可能であれば，汚染した可能性がある衣類は温水（50℃以上）で洗濯するかビニール袋に入れて温暖な所で 2～4 日間または凍結して 5 時間以上保管する必要がある。ダニは宿主の人体から離れると，この時間内に死滅するからである。殺虫剤の使用は洗濯できないものに限るべきである。患者には瘙痒感は持続することがあること，特にアトピー性皮膚炎がある場合にそうなることを説明しておく必要がある。4 週経過後に瘙痒が続いていれば原因を再評価しなければならない。

アタマジラミ症

シラミ症でいちばんよくみられるのはアタマジラミ，すなわち，ヒトジラミ（*Pediculus humanus*）が原因である（かつてアタマジラミは *Pediculus humanus capitis* と命名され，それまで *Pediculus humanus humanus* と命名されたコロモジラミと区別したが，今ではコロモジラミとアタマジラミは遺伝子レベルで同一であることがわかっている）。1970 年代以降，多くの国で罹患率が上昇してきた。アタマジラミはどの社会経済的集団でももっぱら学童（とその家庭内濃厚接触者）に寄生し，頭同士が接触することで感染伝播するため，教室が主たる感染源になりやすい。生きたシラミをみつけたら，活動性感染があると考える。シラミでいちばんよくみるのは虫卵の段階である。虫卵は楕円形で不透明で白く（約 0.8×0.3 mm），メスのシラミが 1 本の毛髪に 1 つずつしっかりと産み付けていく。幼虫ないし生きている虫卵は頭皮表面から 1 mm の高さに付いている。シラミが成虫になるまでに 3 段階の未成熟体がある。成虫と未成熟体のシラミには羽がなく，他の昆虫と同様，6 本の脚がある。それぞれの脚の先には爪があり，それで毛髪にしがみついている。成虫のシラミは体長 2～3.5 mm で，色調は白かクリーム色である（図 24.3）。

感染した人は最初に頭皮のかゆみに気づくことがあり，これは耳介後部と後頭部であることが多いが，瘙痒感は小児ではさまざまな箇所で起きる。未成熟体と成虫はいずれも血液を欲し，吸血すると通常は斑状丘疹ができてこれが瘙痒の原因となる。患者によっては，シラミの唾液に反応して蕁麻疹やリンパ節腫脹を起こ

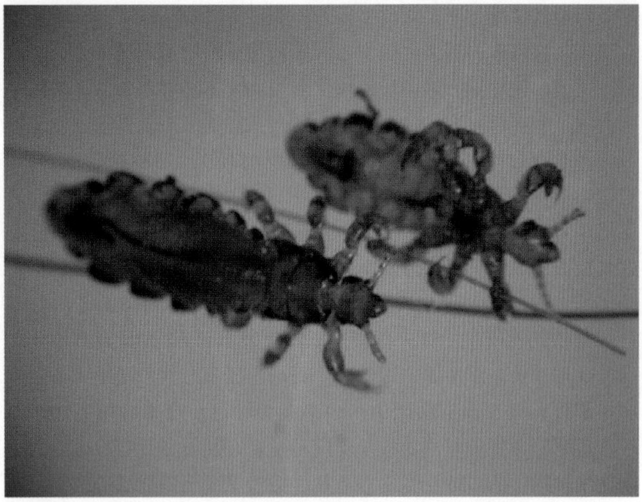

図 24.3
ヒトジラミ(*Pediculus humanus*)の成虫
(Dr. Arezki Izri, Université Paris 13 and Department of Parasitology, Hôpital Avicenne, Bobigny, France のご厚意による)

すことがある。引っかくことで二次的な細菌感染を起こすことがあり，頭皮の膿痂疹，頸部や頭皮の湿疹，後頸部リンパ節腫脹で他部位のリンパ節腫脹がない場合には，常にアタマジラミの同時感染を考慮すべきである。

治療

アタマジラミ感染の治療管理は難しいが，それは質のよい比較有効性試験がいまだに行われていないことと，pyrethroid と malathion に耐性のシラミの出現が理由である。1 件の系統的レビュー研究が現在進行中である。DNA 塩基配列解析により，permethrin に対する「ノックダウン耐性(knockdown resistance：kdr)」はシラミの電位依存性ナトリウムチャネルの α サブユニット遺伝子の 3 点変異(M815I-T917I-L920F)が関連し，神経での感受性低下を来すことが示されている。しかし，遺伝子レベルの耐性でも臨床的ないし寄生虫学的治療失敗の予測因子とはいえないかもしれない。第 1 選択治療として，1% permethrin または pyrethrin 系殺虫剤を用いることが推奨される。もし，そのコミュニティーで耐性があることが判明するか，治療完遂 1 日後にシラミが生き残る場合は，(入手可能ならば)malathion に変更する必要がある。他の選択肢として，「シラミ潰し」とも呼ばれるウェットコーミング(wet combing)［訳注：濡れ髪を専用の櫛で梳くこと］という方法や，その国で入手可能かどうかにもよるが，dimethicone または他の外用剤(表 24.1 参照)での治療がある。治療薬はいずれもほとんどの薬剤の殺卵活性が不十分なため，1 週間あけて 2 回使用する必要がある。最近のランダム化比較試験では，ivermectin 外用剤は RCT でプラセボと比較してはるかに高い有効性を示したため，2012 年に FDA に承認された。2010 年に発表された 1 件の RCT では，治療困難なアタマジラミ症のケースで，ivermectin(400 μg/kg)単回内服の 7 日以内の反復投与が，0.5% malathion ローションと比べて 15 日目のシラミ駆除率が高いことが示された。アタマジラミ感染のケースで ivermectin をこのように投与することの安全性は定かでなく，入手可能な外用薬すべてで治療失敗したケースに限り事後で用いるべきである〔オフレーベル(承認適応外使用)〕。

家族全員および濃厚接触者にはスクリーニングを行い，活動性のシラミ感染の徴候があるケースに限り治療を行う必要がある。死んだシラミ虫卵は目の細かい櫛で除去してもよい。シラミ感染者の頭に触れた物品，たとえば，帽子やスカーフや寝具やクッションなどは温水(50℃以上)で入念に洗う必要がある。シラミが付いた物品は，いずれもビニール袋で 3 日間保管すれば安全に使用できる。毛髪ケア用品，たとえば，ブラシや櫛やカーラーは捨てるか粉末殺虫剤で駆除する必要がある。

ケジラミ症

陰部のシラミ感染の原因はケジラミ(crab louse, *Pthirus pubis*)であり，crab louse という名前は 2 番目からの 2 対の歩脚が太く大きくなってカニの脚のようにみえることに由来する。成虫のケジラミは体長 1〜2 mm で一様に幅広で，体色は灰色か黄色ないし茶色である。鼠径部のきわめて強いかゆみは通常は感染の最初の徴候である。陰毛に付着する乾燥した滲出液や血液およびシラミの糞は感染を示唆する。重度の感染になると，青または灰色の圧迫で消退しない斑状皮疹を呈することがある。虫卵は通常，陰部や肛門周囲の毛に産み付けられるが，眉毛や睫毛や口ひげや顎ひげといった顔面の毛にも感染することがあり，低頻度ながら腋窩にも感染することがある。感染伝播は性的接触によるものがいちばん多い。診断確定には虫卵や虫体確認が必要である。アタマジラミ症と同様に，ケジラミ症はヒトに感染する病原体を媒介しないことがわかっており，治療の唯一の目的は寄生する虫体の除去にある。

治療

ケジラミ症はアタマジラミ症と同様の殺虫剤のクリームまたはローションで治療し，製剤は殺卵活性が低いため，1 週間後に 2 回目の塗布を行う。pyrethrin への耐性がみられるようになった。身体の毛髪が生える部位は同時に治療する必要がある(表 24.1)。虫卵が多数みられる場合は剃毛が役に立つ場合がある。睫毛の感染に対しては 5% permethrin クリーム(塗布後 10 分で洗い流す)かワセリン(petrolatum)単独外用(1 日 2 回 塗布 8〜10 日間)で治療した後に虫卵の物理的除去をする必要がある。大量感染事例で ivermectin 内服を 200 / 400 μg/kg(7 日あけて反復投与)用いた事例の報告もある。

他のシラミ感染症と同じく，性的接触者はすべて診察し，必要であれば治療しなければならない。リネン類と衣類は温水(50℃)で洗濯する必要がある。ケジラミ感染のある思春期前の小児については，小児虐待の可能性の観点で評価しなければならない。治療失敗は通常は未治療の毛髪部位があるか，未治療の性的接触者からの再感染が理由である。さらに，患者にはほかの関連する性感染症のスクリーニングを行うべきである。

コロモジラミ症

コロモジラミ感染はヒトジラミ(*Pediculus humanus*, 時に *Pediculus corporis* と間違った呼称をされる)が原因であり，これ

表 24.1
疥癬とシラミ症とハエウジ症の治療レジメン

寄生虫症	推奨治療	代替治療	追加対策
古典的疥癬	5％ permethrin 外用 2 回または ivermectin 200 μg/kg 内服 2 回 （初日と 7〜10 日後）	10〜25％ benzyl benzoate 外用 2 回	濃厚身体接触がある者は，無症状でも同時の治療（外用または内服 2 回）が必要 衣類とリネンのヒゼンダニ駆除
アタマジラミ症	1％ permethrin または 0.5％ malathion* 外用 2 回	シラミ潰し（髪梳き） dimethicone ivermectin 外用 （他の治療がすべて失敗した場合，FDA 未承認）ivermectin 400 μg/kg 内服 2 回（初日と 7 日後）	シラミ専用櫛を用い，シラミ虫卵除去 衣類と帽子の洗濯
コロモジラミ症	衣類・リネン類のシラミ駆除 1％ permethrin か 0.5％ malathion の外用を 8〜24 時間	貧困層で再感染減少のため，またはコロモジラミ媒介感染症の流行時，ivermectin 200 / 400 μg/kg 内服使用 未承認	家具や絨毯のシラミ駆除
ケジラミ症	1% permethrin または 0.5% malathion の外用 2 回 剃毛	ivermectin 200 / 400 μg/kg 内服 2 回（初日と 7 日後） 未承認	毛髪の多い全部位と性的接触者全員は必要に応じ治療 衣類とリネンのシラミ駆除
ハエウジ症	物理的あるいは外科的なウジ除去	ivermectin 200 μg/kg 内服 1 回 未承認	二次感染防止のため局所消毒

＊ いくつかの欧米諸国で販売中止。

はアタマジラミとほぼ同じ形態であるが，体長 2〜4 mm と通常は少し大きい。コロモジラミは吸血をするが，衣類に潜り込んで虫卵を産み付ける。感染する頻度が高いのは，ホームレス，難民，戦争や自然災害の被災者である。きわめて強い瘙痒感と衣類の線維に強固に産み付けられた虫卵の視認から感染に気づくことになる。発赤した斑状丘状の吸血部位は無意識のうちに引っかくことが多く，滲出液や血液の痂皮だけが残ることもあれば，二次感染を起こすこともある。慢性経過のケースで炎症後の色素沈着を認める。

アタマジラミやケジラミとは違い，コロモジラミはヒトの細菌感染病原体が局地流行する地域でそのベクターとなることがある。塹壕熱は *Bartonella quintana* が原因となり，致死的となることはまれだが，心内膜炎を起こすことがある。その名が意味するように，第一次世界大戦中に最も頻度が高かったが，第二次世界大戦中のヨーロッパで再出現し流行した。近年ではフランスと米国とブルンジ，さらに最近では中東地域の避難民で塹壕熱の発生が確認されている。アルコール依存症のホームレスや住居を追われた人々での頻度が高くなりつつある。症状としては，発熱，筋肉痛，頭痛，髄膜脳炎，慢性リンパ節腫脹および一過性斑状丘状紅斑などがあるが，無症状のこともある。シラミ媒介性チフス（流行性チフス）は *Rickettsia prowazekii* が原因となり，一部のアフリカと中南米で今でも発生している。この疾患は重症で時に致死的となり，密集して不衛生な生活をする状況で流行することがある。症状には，発熱，頭痛，皮疹，昏迷状態などがある。シラミ媒介性回帰熱は *Borrelia recurrentis* が原因となり，これも時に致死的となるが，エチオピア以外では近年はまれにしかみられない。

治療

リネン類や衣類は体系的に殺虫処理しなければならず，これだけで十分だとする医師もいる。他の推奨としては，体を石鹸で入念に洗った後に，pyrethrin / pyrethroid，または malathion を 8〜24 時間塗布する（表 24.1）。ivermectin を 1 回 200 μg/kg 内服を 7 日間隔で 3 回投与する治療レジメンで使用し，ホームレス男性患者の体に付いたコロモジラミの数を大幅に減少させたという報告がある。この手の治療は施設入所中または定期的に治療センターや救護施設に戻ってくる患者に付くコロモジラミの生存性を抑えることで有効なのであろう。感染者および接触のある同様な他の感染者のいる地理的条件によっては，シラミ媒介性感染症の可能性を考慮する必要がある。シラミの付いた家具とマットレスとベッドの下に置かれるばね入りの台は，廃棄するか燻蒸処理をしてシラミの虫体と虫卵を殺すかしなければならない。シラミが付いた物品はビニール袋に入れて密封し 3 日間置くか，50℃以上の温度で洗えば安全に使用できる。シラミ媒介感染症の治療には抗菌薬を使用する。

ハエウジ症

ハエウジ症とは，ハエの幼虫が生きた脊椎動物（ヒトを含む）の組織内に侵入した状態のことである。普通なら卵や幼虫を生ゴミや死肉や死骸に産み付ける多種多様なハエが，時々創傷や排膿する感染巣に接する皮膚に卵や幼虫を産み付けることがある。他の種類のハエでは，産卵後幼虫に孵化して健常な皮膚に侵入するものがある。前者のグループのハエには，さまざまなイエバエやクロバエ科(キンバエとクロバエ)とニクバエがある。後者のグループで真のハエウジ症の原因となるものには，ヒトヒフバエ〔ウマバエ(bot fly)〕とウシバエ(warble fly)がある。ヒトヒフバエとウシバエの幼虫は通常，ヒト以外の宿主動物に取り付くが，時々，ヒトの体組織に侵入することがある。ハエウジ症は皮膚が最も多いが，ハエウジは鼻やのど，目や耳および消化管や泌尿生殖器にも侵入することがある。

皮膚(癤(せつ)性)ハエウジ症は健常な皮膚に発生し，中南米ではヒトヒフバエ(human bot fly, *Dermatobia hominis*)，アフリカではヒトクイバエ(tumbu fly, *Cordylobia anthropophaga*)が原因となり，一見すると痛みまたはかゆみのある皮膚腫脹のように見え，皮膚表面に侵入口がある。侵入口を低倍率で観察すると，動く幼虫の後端が見え，そこには2つの黒い円形部分の呼吸孔(気門板)があり，これにより幼虫は皮膚内に食い込んだ前端で栄養を取りながら呼吸することができる。もし，幼虫が皮膚内に残ると，表皮直下で数日〜数週間栄養を取り続け，最終的に後ろに這い出して地面に落下し，成長が完了する。

治療

鼻，のど，眼，耳，または内臓のハエウジ症は，外科的方法かあるいは鉗子で用手的に幼虫を除去するため，少なくとも麻酔を要することがある。侵襲性の鼻腔眼窩ハエウジ症では，外科手術に先行する ivermectin 単回内服で治療に成功している。しかし，ivermectin の 200 μg/kg の投与量での使用は多くの国でオフレーベル治療であり，症例を限定して行うべきである。

皮膚ハエウジ症では，早期の診断と幼虫除去により，幼虫の皮下での動きや栄養摂取によって起こる刺激や不快感を取り除くことができる。直接的な除去には局所麻酔薬を塗布し，続いて幼虫を鉗子で把持し，持続的な圧迫をかけながら引っかかる幼虫を引きずり出すが，幼虫の歯や前側周囲の棘により強く引っかかっていることがある。間接的な除去では，ワセリンを含んだ密封被覆材を貼り付けるか，もし，医薬品の入手が困難な場合は，動物の肉片や脂肪片を用いる。数時間以内に窒息した幼虫が侵入口から後ろに這い出して被覆材に入るか自ら密封材に潜り込んでくる。二次感染はまれであり，消毒以上の追加治療は通常はほとんど必要ない。皮膚ハエウジ症の流行地域での予防のためには，虫よけ剤の使用(ヒトヒフバエに対して)と，屋外で干した衣服を着ない，あるいは砂地では休息しない(ヒトクイバエに対して)ことが必要である。創傷のハエウジ症は近代的な医療施設であっても起こりうるが，創部被覆材の頻回な交換と患者を(特に動けない場合)網戸付きの部屋に収容することで予防可能である。創傷のハエウジ症は取り付いたウジを取り除き洗浄し消毒をして治療する。ハエの幼虫は壊死組織を摂食し，抗菌物質を分泌し，創傷治癒を促進する可能性さえあるため，無菌ウジ療法(キンバエの幼虫を用いる)が遷延性の手術創部や皮膚潰瘍の治療に利用され，成果が上がっている。

文献

Bernigaud C, Fang F, Fischer K, et al. Preclinical study of single-dose moxidectin, a new oral treatment for scabies: efficacy, safety, and pharmacokinetics compared to two-dose ivermectin in a porcine model. *PLoS Negl Trop Dis*. 2016;10:e0005030.

Bernigaud C, Fernando DD, Lu H, et al. How to eliminate scabies parasites from fomites: A high-throughput ex vivo experimental study. *J Am Acad Dermatol*. 2020;83:241–245.

Chosidow O. Scabies and pediculosis. *Lancet*. 2000;355:819–826.

Chosidow O. Clinical practice. Scabies. *N Engl J Med*. 2006;354:1718–1727.

Chosidow O, Giraudeau B, Cottrell J, et al. Oral ivermectin versus malathion lotion for difficult-to-treat head lice. *N Engl J Med*. 2010;362:896–905.

Chosidow O, Giraudeau B. Topical ivermectin: A step toward making head lice dead lice. *N Engl J Med*. 2012;367:1750–1752.

Chosidow O, Fuller LC. Scratching the itch: Is scabies a truly neglected disease? *Lancet Infect Dis*. 2017;17:1220–1221.

Coates SJ, Thomas C, Chosidow O, el al. Ectoparasites: Pediculosis and tungiasis. *J Am Acad Dermatol*. 2020;82:551–569.

Currie BJ, McCarthy JS. Permethrin and ivermectin for scabies. *N Engl J Med*, 2010;362:717–725.

Engelman D, Yoshizumi J, Hay RJ, et al. The 2020 International Alliance for the Control of Scabies Consensus Criteria for the Diagnosis of Scabies. *Br J Dermatol*. 2020;183:808–820.

Foucault C, Ranque S, Badiaga S, et al. Oral ivermectin in the treatment of body lice. *J Infect Dis*. 2006;193:474–476.

Francesconi F, Lupi O. Myiasis. *Clin Microbiol Rev*. 2012;25:79–105.

Frankowski BL, Bocchini JA Jr. Council on School Health and Committee on Infectious Diseases. Head lice. *Pediatrics*. 2010;126:392–403.

Karimkhani C, Colombara DV, Drucker AM, et al. The global burden of scabies: A cross-sectional analysis from the Global Burden of Disease Study 2015. *Lancet Infect Dis*. 2017;17:1247–1254.

McGraw TA, Turiansky GW. Cutaneous myiasis. *J Am Acad Dermatol*. 2012;58:907–926.

Micali G, Lacarrubba F, Verzì AE, et al. Scabies: Advances in noninvasive diagnosis. *PLoS Negl Trop* Dis. 2016;10:e0004691.

Pariser DM, Meinking TL, Bell M, Ryan WG. Topical 0.5% ivermectin lotion for treatment of head lice. *N Engl J Med*. 2012;367:1687–1693.

Roberts RJ. Clinical practice. Head lice. *N Engl J Med*. 2002;346:1645–1650.

Romani L, Whitfeld MJ, Koroivueta J, et al. *N Engl J Med*. 2015;373:2305–2313.

Rosumeck S, Nast A, Dressler C. Ivermectin and permethrin for treating scabies. *Cochrane Database Syst Rev*. 2018;4:CD012994.

Thomas C, Coates SJ, Engelman D, et al. Ectoparasites: Scabies. *J Am Acad Dermatol*. 2020;82:533–548.

Weill A, Bernigaud C, Mokni M, et al. Scabies-infested pregnant women: A critical therapeutic challenge. *PLoS Negl Trop Dis*. 2021;15:e0008929.

25 スナノミ症とトコジラミ感染

■著：Tania F. Cestari, Simone Pessato
■訳：大場雄一郎

スナノミ症

近年においてエコツーリズムと熱帯諸国への海外旅行が増加したことにより，かつては特定の地域に限定した寄生虫感染症の頻度が上昇することとなった。

スナノミ症は頻度の高い外部寄生虫感染症の1つで，主に熱帯地域で発生しており，特に，貧困で基本的衛生水準が低いところでみられる。近年，スナノミ症の治療と予防が発達したにもかかわらず，この疾患になじみのない者にとっては，特に非流行国で発生した場合の診断は難しいかもしれない。

スナノミ症の原因は吸血性外部寄生虫であるスナノミ(*Tunga penetrans*)の雌が宿主動物の表皮を貫いて侵入したものである。感染は通常は自然軽快し，合併症はあまりない。俗称がいくつかあり，**チゴー(chigoe flea)**，**ジガー(jigger flea)**，**ピコ(pico)**，**ニグア(nigua**：メキシコ，カリブ海諸島，ペルー**)**，**ピケ(pique**：アルゼンチン**)**，**ビチョ・ドス・ペス(bicho dos pés**：ブラジル**)**，**プルガ・ダ・アレイア(pulga da areia**：ブラジル**)**，**モウカルダン(moukardan**：スーダン**)**，**プセ・チケ(puce chique**：南米**)**，**オグリ・エイェ(ogri eye**：南米**)**などがある。

ヒト以外にも広範囲の動物種に対してスナノミは感染性がある。ブタはヒトのスナノミ感染の主要な保有動物と考えられてきたが，スナノミはウシ，イヌ，ネコ，ヤギ，ネズミにも感染することが報告されている。感染した動物をみつけてその治療をすることも，アウトブレイクを確実にコントロールするのに必須である。

疫学

スナノミは西半球から東半球に拡散した数少ない寄生虫の1つである。スナノミ症は南米とサハラ以南のアフリカの資源が乏しい地域でよくみられ，有病率は一般人口の60%にものぼる。この寄生虫は元々，南北アメリカ大陸にのみ生息していたが，ブラジルからの旅行者が運び込んだ砂と共にアンゴラまで伝わった。20〜30年のうちにアンゴラからサハラ以南のアフリカ，東アフリカ，マダガスカルまで広がった。現在では，スナノミ症はラテンアメリカ(メキシコからアルゼンチン北部)とカリブ海諸島とサハラ以南のアフリカの多くの国で流行している。ナイジェリアとカメルーンとブラジルの最近の研究報告では，スナノミ症の有病率が45〜51%と一様に高く，ブラジルとナイジェリアとトリニダード・トバゴの一部の地域では，さらに有病率が高いとされている。スナノミ感染が起こるのは，大半が地方の内陸部の低開発地域や，沿岸部の辺鄙な漁村や，都市中心部のスラム街である。スナノミ症の流行地域では季節性変動があり，熱帯の乾季のピークに発生率が最大になる。

非流行地域のスナノミ症はまれであり，通常は流行国から帰国した旅行者でみられる。非流行地域で獲得し感染したまれな事例報告があるが，どうやら，流行地域から持ち込まれたスナノミが砂浜のような場所でその自由生活環を完結したことによるものらしい。スナノミ症は成人のほうが多い。小児は角質や表皮が薄いことを考えると小児のほうが感染しやすいはずだが，非流行地域に住む小児の感染はまれである。スナノミ症の有病率の男女差については，曝露機会や疾患に関連する行動様式が同じと考えれば，統計学的な有意差はない。

原因

スナノミは隠翅目のスナノミ属(genus *Tunga*)に属する最小のノミで，体長は1 mmほどで，スナノミ属でヒトに病原性のある唯一の種である。虫体の成長には乾燥・温暖な土壌が必要で，土壌上層の至適温度は22〜31℃まで幅がある。スナノミは雌雄とも吸血性だが，雄は吸血後に宿主動物から離れる一方で，雌は身体の皮膚の軟らかい部分に潜り込む。その後，5週間まで留まり，生活環が完結する。ヒト以外にさまざまな動物(家畜ないし野生の哺乳類)がスナノミの宿主動物となりうる。

臨床像

全病変のおよそ90%が足に生じ，趾間部や爪周囲，爪下部，足内側縁などの皮膚の軟らかい部分はスナノミが潜り込む好発部位である。大量に感染している場合は特に，陰部や肛門周囲，大腿部，手やその他の部位にも感染することがある。

雌のスナノミは宿主動物の皮膚に潜り込み，体構造と形態が順次5段階で複雑に変化し始めるが，そのサイクルには，**Fortaleza分類**(表25.1)として知られるさまざまな度合いの炎症反応を伴う。スナノミ症の臨床での診断根拠となるものは，単発または多発の丘疹ないし結節病変のいずれか，色は白か灰色か黄色調，中央の侵入口は小さくて茶色〜黒色，通常は足に限局，最近流行地域へ行った患者，などである(図25.1)。

ダーモスコピーはスナノミ感染の臨床診断の確認に有用であることが示されている。生体内で観察すると，茶色のリングの中央に黒い細孔が見え，これがノミ虫体の入り口に相当する。中央部(腹部)には，灰蒼色の斑点と多数の白色調の楕円形の構造物が相互につながって，鎖のような図を形成するのを視認することができ，これは膨らんだ「ゼリー状の袋」に入っている虫卵の像に相当し，寄生体の発育過程の第3B期後半に合致する(図25.2)。無傷

表 25.1
ヒトのスナノミ感染の生物学的サイクルと発育 [a]

ステージ／相	皮膚侵入後経過時間	寄生虫の臨床所見	宿主の臨床所見
ステージ 1：皮膚侵入	30 分～7 時間（平均 3 時間）	抱卵状態のノミの皮膚侵入 腹部が頭側方向に 1～3 個に分節	45～90 度の角度で皮膚侵入，軽度発赤，軽度悪臭，微小な点状発赤
ステージ 2：肥厚	1～2 日	腹部が増大し，寄生虫体が見える	瘙痒・疼痛のある皮膚結節で中心に黒い点がある。紅斑性炎症
ステージ 3：白暈	4 日	寄生虫体の最大発育に応じ，病変は白い真珠様で中央に開口し，増大したノミが糞や虫卵を排出する	疼痛のある異物反応
ステージ 4：退縮	3～4 週間	黒色痂疲に寄生虫体遺残物を含む	病変が無数で蜂巣様に密集している。二次感染頻発
ステージ 5：瘢痕残存	退縮相以降数日		上皮組織再生の持続。寄生部位が平坦化し，正常皮膚との区別不能

a Fortaleza 分類は based on Eisele M, Heukelbach J, Marck EV, et al., 2003 による。

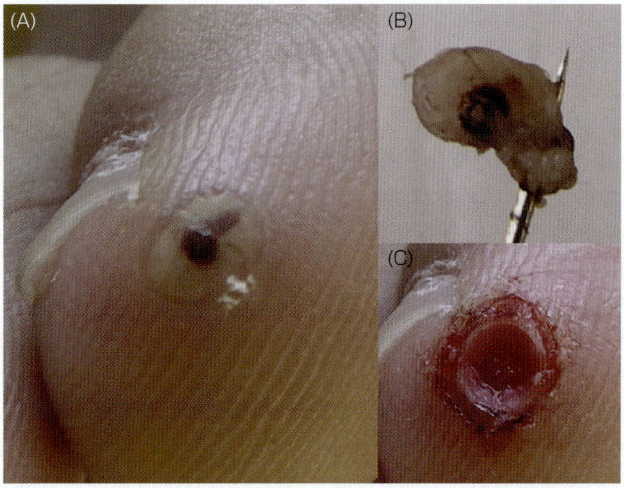

図 25.1
スナノミ症　A：拇趾の孤発病変。外部寄生虫の最大発育段階に相当し，白色皮膚結節を呈し，中央に開口部がある。B：針で除去した虫体。軽く組織を除去した後，虫卵が充満した正常腹部が見える。C：円状の皮膚潰瘍。明瞭な隔壁がある。雌のスナノミの除去後。

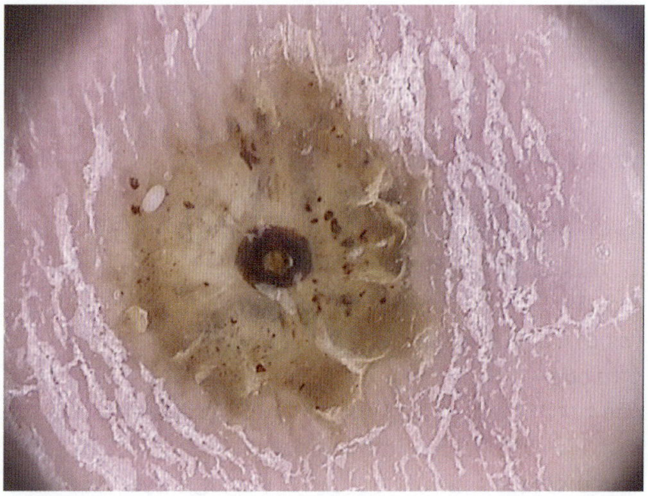

図 25.2
スナノミ症　単独病変のダーモスコピーで，中央に黒色の開口部を伴う輪状褐色斑がみられる。周辺には，線状に分布する白色の楕円形構造物が視認でき，腹部内部の虫卵に該当する（20 倍）。
（Prof. Renato Bakos, Federal University of Rio Grande do Sul, Hospital de Clinicas de Porto Alegre, Brazil のご厚意による）

の虫体を引き抜いた後で生体外で観察し，虫卵が充満した腹部とスナノミの頭部を視認することで診断確認となる。

典型的な病変の組織学的所見では，角質肥厚と錯角化と有棘層肥厚がみられる。スナノミの体部は真皮上層に位置し，偽嚢胞腔に包まれている。腔内には環状の消化器官と呼吸器官と共に虫卵豊富な卵巣を観察できる。虫卵は楕円形か頻度は低いが円形で，壁は厚く中央が蒼白である。病変周囲は炎症細胞が浸潤し，主にリンパ球と好中球および多数の好酸球もみられる。

スナノミ症の鑑別診断には，**踵部出血（talon noir，ブラックヒール）**，足底部または爪下部疣贅，爪下部外骨腫症，ハエウジ症，膿瘍，疣，膿瘡，マダニ咬症，色素細胞性および非色素細胞性皮膚腫瘍，特に黒色腫がある。

スナノミ症は通常は自然軽快する疾患であり，4～6 週で軽快し，感染に続発する合併症はほとんどない。20 世紀初頭以降の植民地時代の文書や渡航報告書には，原住民の間では足の重度の炎症，深掘れ潰瘍，壊疽，リンパ管炎，敗血症など重度な合併症を起こしていたことが示されている。今日では，合併症の程度は，寄生虫感染の重さ，衛生状態，併存症により決まる。

経済的に困窮した都市部近郊の住民では，貧弱な住環境と不十分な医療ケアのために感染性が高く，結果的に寄生虫体量が多く，二次的合併症を来すことになる。スナノミ感染症に関連する最も多い問題点には，急性有痛性の炎症と浮腫，膿瘍形成，リンパ管炎，皮膚裂孔，皮膚潰瘍，敗血症，組織壊死ないし壊疽，丹毒などがあり，また，真菌など他の病原体により汚染されることさえあり，爪の萎縮や喪失，足趾変形，歩行や把握の困難を来す。さらなるリスクとして，臨床疫学的なエビデンスによれば，細菌の重複感染が一定数引き起こされる可能性がある。ワクチン接種率が低い集団では，未治療のスナノミ症は *Clostridium tetani* や *C. perfringens* の侵入門戸となる場合があり，破傷風のリスク要因となることが示唆されている。

治療とコントロール

スナノミ症の標準的治療は，埋もれた寄生虫を無菌条件下で外科的に引き抜き，その後にできた創傷を適切にケアすることから成る。重度の炎症を起こすリスクがあるため，切開中はスナノミがちぎれるのを防ぎ，虫体の一部が遺残しないよう注意する必要がある。

外用薬として，kerosene，植物抽出物，chlorophenothane［訳注：DDT のこと］，chloroform，4% formaldehyde 溶液，turpentine（テレビン油），yellow mercury oxide（黄降汞）が使用されてきたが，比較試験はない。皮膚に埋もれたスナノミを機械的に引き抜かずに殺虫する化学療法的アプローチとして，内服の niridazole，thiabendazole，ivermectin があるが，いずれも完全な効果はない。

皮膚病変の重複感染で膿疱の形成や化膿や潰瘍化を来すことがある。この場合，内服抗菌薬を処方し，適切に局所ケアを行う必要がある。破傷風予防は特に流行地域の住民に対して推奨される。

スナノミ症の有病率や重症度を低減することは，感染者を定期的に治療し，保有動物を排除し，環境を是正することで可能である。予防策としては，公共のエリアと住居の床の舗装，基本的な衛生対策の実施がある。ヒトと近接して生息する動物も，殺虫成分を含んだ首輪やスプレーやシャンプーや外用剤で治療する必要がある。発育段階が早期と晩期のスナノミは，砂地や砂浜，および動物飼育施設の近辺に環境用殺虫剤を散布することで駆除することができる。ココナッツ油とホホバ油でできた生物学的除虫剤（Zanzarin®）が推奨されることもある。Zanzarin® の 1 日 2 回 定期外用を 3 週間使用することで，新規にスナノミが皮膚に侵入する率が 92% 低下し，スナノミ症関連の臨床病変がほぼ完全に回復している。流行地域での家庭の生ゴミの衛生的処理と，適切な媒介動物コントロールと動物の正しい飼育，防護シューズの着用，および定期的な自己検診も必須である。

トコジラミ感染：ナンキンムシ

トコジラミ（ナンキンムシ，bedbug）とその類縁種はトコジラミ科に属し，いずれも哺乳類または鳥類の吸血性外部寄生虫である。*Cimex lectularius* という種が最もよくみられる。これは普遍種であり，家庭内や鶏舎内，檻に入った小型ペット動物あるいはトリやコウモリの巣および止まり木の周囲でみられることがあり，ヒト，コウモリ，ニワトリ，その他の家畜にも寄生する。家庭での生息場所はマットレスのタフト地や継ぎ目や襞，ベッドカバーやベッド枠，窓やドアの枠，トリの巣，床の割れ目，カーペットの裏，剝がれかけた壁紙や壁掛けの絵の裏，家具やかばんの中などである。トコジラミが取り付くと，特別な分泌腺でつくられる油性分泌物による悪臭で気づくことが多い。

微生物検査の技術により，トコジラミが B 型肝炎，C 型肝炎，ヒト免疫不全ウイルス（human immunodeficiency virus：HIV）感染症，およびメチシリン耐性黄色ブドウ球菌（methicillin-resistant *Staphylococcus aureus*：MRSA）などの病原性微生物を保有する可能性があることが証明されている。しかし，トコジラミはヒトの感染症を運ぶベクターではなく，HIV を媒介伝播する明らかなリスクになりうるとはまず考えられない。第二次世界大戦後には，トコジラミはまれになった。しかし，近年は発生数の増加がみられ，これは国際貿易や海外渡航と関連があるのかもしれない。

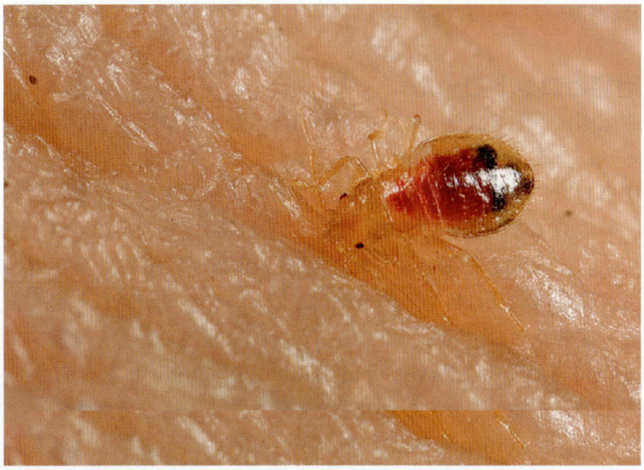

図 25.3
トコジラミ（*Cimex lectularius*）の幼虫が「ボランティア」の人間の腕から吸血する過程で虫体の腹部が部分的に充満している。
〔Centers for Disease Control and Prevention, Public Health Image Library（http://phil.cdc.gov/phil/quicksearch.asp）より〕

疫学と原因

よくみかけるトコジラミは羽がなく，楕円形・扁平で赤茶色の吸血性昆虫で，体長 7 mm まで成長し，寿命は 4 か月～1 年である（図 25.3）。

トコジラミは集合フェロモンに反応する結果として集団を形成する行動をとるが，単独でいるトコジラミをみつけることもある。夜行性昆虫であり，化学物質や熱を感知する能力があるため，体温や二酸化炭素に引き寄せられ，ヒトの体臭に向かっていく性質がある。ヒトの睡眠中に吸血し，日中は身を隠している。吸血の際は前脚で皮膚を把持し，抗凝固作用と血管拡張作用と麻酔作用のある液を含む唾液を注入する。吸血後に雌は 1～5 個産卵し，4～5 日で孵化する。雌は割れ目や隙間の粗面に産卵し，そこで幼虫は飢餓状態でも 260 日以上生存可能である。

臨床像

トコジラミの刺し口は 3 箇所に線状に並んでいることが多く，いわゆる「朝食・昼食・夕食」パターンである。皮膚病変は通常は顔面，頸部，手，腕にできるため，目が覚めたときか翌日～数日後には気づくことがある。刺されてもそれ自体は痛みがなく，抗凝血酵素である唾液中のアピラーゼで吸血が促進される。皮膚病変は曝露歴のない患者では，瘙痒のある斑状紅斑を呈し，感作されたケースでは瘙痒のある丘疹や腫脹や小水疱または水疱を呈する。他の昆虫にも反応する，免疫応答が強く，繰り返し刺された患者では，強い局所反応を生じる。多数のトコジラミに刺されると，Ⅰ型過敏反応性のアレルギー性皮膚・喘息反応以外にも，蕁麻疹様の出血性丘疹を伴う広範囲の水疱性皮疹も認められる。

トコジラミの刺し口の鑑別診断には，疥癬，ノミ刺され，蕁麻疹性痒疹反応が挙げられる。

治療とコントロール

臨床医にはトコジラミとその刺し口にはなじみがない者が多い。トコジラミが付いている可能性に気づくことが，正しい処方と寄生虫対策に重要である。トコジラミとの接触によって起こる反応への治療では，抗ヒスタミン薬あるいは副腎皮質ステロイドを使用し，二次的な細菌感染には，必要があれば抗菌外用薬を用いる。家庭内の割れ目や隙間をなくしてトコジラミが隠れる場所をなくすと共に殺虫剤を使用することで，家庭内の定着を減らすことができる。dichlorvos や malathion や pyrethrin を含有する殺虫剤が有効であり，これで表面処理をすることを考慮する。駆虫剤や permethrin 浸漬の蚊帳を用いたトコジラミ対策は，ピレスロイド系殺虫剤への耐性や *N,N*-ジエチル-*m*-トルアミド（*N,N*-diethyl-*meta*-toluamide：DEET）の除虫効果減少の報告が散見されるものの，実際の使用で有効性が証明されている。

文献

Bakos RM, Bakos L. "Whitish chains": A remarkable in vivo dermoscopic finding of tungiasis. *Br J Dermatol*. 2008;159:991–992.

Cestari TF, Pessato S, Ramos-e-Silva M. Tungiasis and myiasis. *Clin Dermatol*. 2007;25:158–164.

DeVries ZC, Saveer AM, Mick R, Schal C. Bed bug (Hemiptera: Cimicidae) attraction to human odors: Validation of a two-choice olfactometer. *J Med Entomol*. 2018 Nov 12. doi:10.1093/jme/tjy202

Doggett SL, Dwyer DE, Peñas PF, Russell RC. Bed bugs: Clinical relevance and control options. *Clin Microbiol Rev*. 2012;25:164–192.

Eisele M, Heukelbach J, Marck EV, et al. Investigations on the biology, epidemiology, pathology and control of Tunga penetrans in Brazil: I. Natural history of tungiasis in man. *Parasitol Res*. 2003;90:87–99.

Haddad V Jr, Cardoso JL, Lupi O, Tyring SK. Tropical dermatology: Venomous arthropods and human skin: Part I. Insecta. *J Am Acad Dermatol*. 2012;67:331.e1–331.e14

Heukelbach J, Costa AML, Wilcke T, Mencke N, Feldemeier H. The animal reservoir of *Tunga penetrans* in severely affected communities of north-east Brazil. *Med Vet Entomol*. 2004;18:329–335.

Heukelbach J, Frank S, Feldemeier H. Therapy of tungiasis: A double randomized controlled trial with oral ivermectin. *Mem Inst Oswaldo Cruz*. 2004;99:873–876.

Mutebi F, Krücken J, von Samson-Himmelstjerna G, et al. Animal and human tungiasis-related knowledge and treatment practices among animal keeping households in Bugiri District, South-Eastern Uganda. *Acta Trop*. 2018;177:81–88.

Peccerillo F, Zambito Spadaro F, Fabrizi G, et al. Not a simple plantar wart: A case of tungiasis. *J Eur Acad Dermatol Venereol*. 2018;32:e113–e114.

Peres G, Yugar LBT, Haddad Junior V. Breakfast, lunch, and dinner sign: A hallmark of flea and bedbug bites. *An Bras Dermatol*. 2018;93:759–760.

Schwalfenberg S, Witt LH, Kehr JD, Feldmeier H, Heukelbach J. Prevention of tungiasis using a biological repellent: A small case series. *Ann Trop Med Parasitol*. 2004;98:89–94.

Vassena CV, Cáceres M, Santo-Orihuela PL. Pyrethroid resistance associated with a decreased DEET repellency in the common bed bug (Hemiptera: Cimicidae). *J Econ Entomol*. 2018 Dec 19. doi:10.1093/jee/toy387

Vasievich MP, Villarreal JD, Tomecki KJ. Got the travel bug? A review of common infections, infestations, bites, and stings among returning travelers. *Am J Clin Dermatol*. 2016;17:451–462.

Woloski JR, Burman D, Adebona O. Mite and bed bug infections. *Prim Care*. 2018; 45:409–421.

26 皮膚と爪の表在性真菌感染症

■著：Evelyn K. Koestenblatt, Jeffrey M. Weinberg
■訳：大場雄一郎

皮膚と毛髪と爪の真菌感染症の大半は，皮膚糸状菌と，*Candida* 属と *Malassezia furfur*（癜風菌）を含む酵母様真菌が原因である。この疾患は的確な診断が不可欠であるが，それは非真菌性疾患と同じような臨床像を呈することがあるからである。さらに，全身性感染症を来す真菌の一部には，皮膚病変から始まるものもある。大半の症例では，水酸化カリウム（KOH）直接検鏡法と培養や生検によって診断確定が可能である。表在性真菌症の治療には，抗真菌薬の外用と全身投与を併用するか単独で用いる。

皮膚糸状菌

皮膚糸状菌は特有の生態的地位にあり，構造蛋白とケラチンを消費している。土壌中の皮膚糸状菌は土壌好性菌と呼ばれ，一方でヒト－ヒト感染し，毛髪や皮膚や爪の一次感染を起こすものは**ヒト好性菌**と呼ばれている。**動物好性菌**は主に動物の毛皮や羽毛や皮膚や爪にみられる。動物好性菌と土壌好性菌はヒトに感染した場合，ヒト好性菌よりも炎症を惹起する傾向がかなり強い。皮膚糸状菌感染症，すなわち，皮膚糸状菌症の発症リスク因子となるのは，接種菌量，宿主の免疫状態，特定の原因菌，好適環境，表皮ターンオーバーを上回る真菌発育速度であり，特定の事例では宿主の遺伝要因もある。

「白癬」という用語は，*Epidermophyton*（表皮菌）と *Trichophyton*（白癬菌）と *Microsporum*（小胞子菌）のうち，いずれか1つの菌属による皮膚糸状菌症を指すものである。皮膚糸状菌症は体の部位によって区別して記載され，頭皮は頭部白癬（tinea capitis），無毛部位皮膚は体部白癬（tinea corporis），顔面は顔白癬（tinea faciei），鼠径部は股部白癬（tinea cruris），手は手白癬（tinea manuum），足は足白癬（tinea pedis），ひげはひげ白癬／白癬性毛瘡（tinea barbae），爪は爪白癬（tinea unguium）と呼ぶ。「爪甲真菌症」は爪部の何らかの真菌感染症（皮膚糸状菌と非皮膚糸状菌の両方）のことである。米国での皮膚糸状菌症の大半は，*Trichophyton rubrum*，*T. tonsurans*，*T. mentagrophytes*，*Microsporum canis*，*Epidermophyton floccosum* の5種類によるものである。

頭部白癬

米国では，頭部白癬（頭皮の白癬）は大半が *T. tonsurans* によるもので，小児でみられることが最も多い。臨床的には，このタイプの頭部白癬は丘疹の外観で始まり，進行すると辺縁不整ないし辺縁明瞭な脱毛した痂皮病変となり，黒色の点を伴う（図 26.1）。黒色の点は，胞子が充満した毛髪（毛内浸潤）が頭皮表面の所で断裂することにより生じる。このタイプの感染症は頭部白癬では最も頻度が高いもので，アフリカ系やヒスパニック系米国人の小児でみられることが特に多い。炎症性の浸潤で圧痛と瘙痒のある腫瘤（**禿瘡**と呼ばれる）を呈することがあり，アフリカ系米国人の小児に多い。短期間のステロイド薬内服と抗真菌薬の併用投与により炎症と不快感が軽減すると同時に，瘢痕性脱毛の合併率が低下する。黒点状白癬を起こす他の菌として，*T. soudanense* と *T. violaceum* があり，米国では分離頻度がかなり高くなっている。

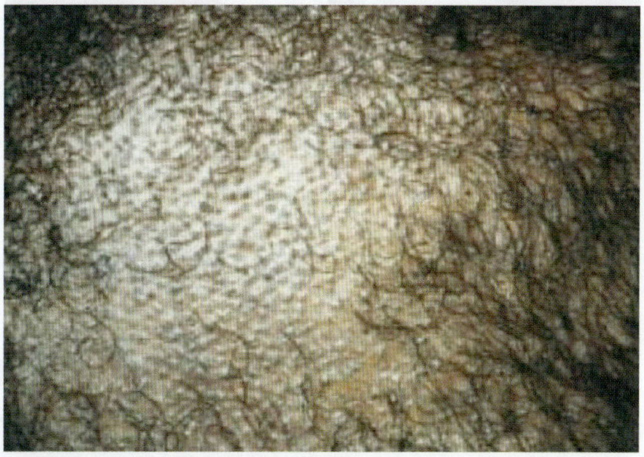

図 26.1
T. tonsurans による「黒点性白癬」
（Evelyn Koestenblatt のご厚意による）

しらくも型白癬はもう1つの頭部白癬の形態であり，*Microsporum canis* と *M. audouinii* が原因となる。この場合，真菌菌体は毛幹の外側に分布し（毛外浸潤），そのため，灰白色の外観を呈する。この真菌のなかには，Wood 灯（紫外線）検査で視認できる黄緑色蛍光色素を産生するものがある。黄癬は一般的に栄養不良と衛生不良と関連があり，米国ではまれで，*T. schoenleinii* が原因として最多である。臨床的には，黄癬の外観は黄色の痂皮や菌甲を伴うびまん性脱毛病変であり，その痂皮や菌甲は菌糸と好中球と皮膚老廃物から成る。顕微鏡レベルでは，菌糸と空隙が毛幹内に認められる。

頭部白癬の診断に最もよく用いられる方法は，KOH 直接検鏡法と真菌培養である。感染した毛髪の回収が頭部白癬の診断に必要である。KOH 直接検鏡法と培養の両方のために毛髪を2通りの方法で採取することがあり，メスの刃あるいはスライドグラスを用いて病変部を削る方法と，軟らかい歯ブラシや湿らせたガーゼを病変のある頭皮に強く擦りつける方法がある（図 26.2）。毛髪をスライドグラス上に載せて 10％ないし 20％ KOH 溶液で懸濁

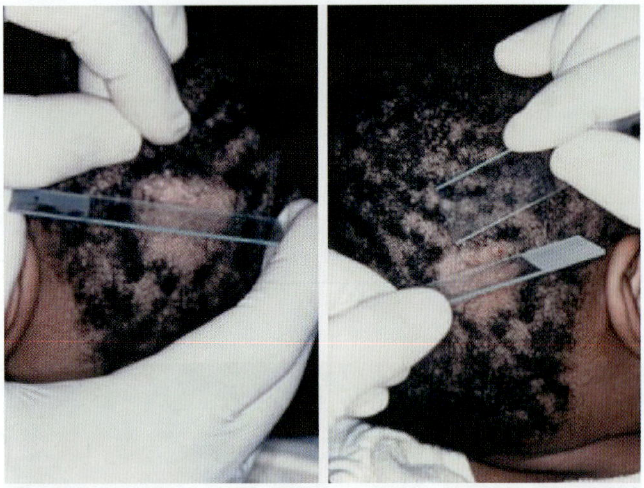

図 26.2
頭部白癬で毛髪を KOH 検鏡と培養のために採取するテクニック
（Evelyn Koestenblatt のご厚意による）

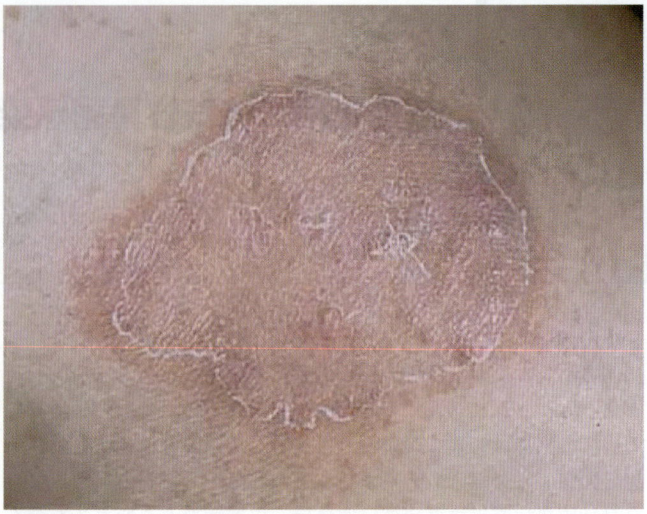

図 26.3
体部白癬
（Evelyn Koestenblatt のご厚意による）

表 26.1
頭部白癬の治療

griseofulvin [訳注]	terbinafine	itraconazole	fluconazole
20〜25 mg/kg/ 日 6〜8 週間 （微粒子液剤）	62.5 mg/ 日（体重≦20 kg） 125 mg/ 日（体重 20〜40 kg） 250 mg/ 日（体重＞40 kg） 2〜4 週間	5 mg/kg/ 日 4〜8 週間	6 mg/kg/ 日 3〜6 週間

［訳注：griseofulvin 製剤は日本では 2008 年に製造販売終了となった］

し，カバーグラスをかぶせて検鏡する。毛髪をよく観察して，毛幹の内部（毛内性）と外部（毛外性）のいずれかに胞子を有する真菌感染の証拠所見を探す。培養では，毛髪を真菌培養培地の表面に数週間静置する。培地試験管内には培養検体のみを置く必要がある。

頭部白癬の基本的標準治療は griseofulvin 内服である。局所外用治療は薬剤が毛包内まで到達できないため，大半は治療失敗となる。通常，griseofulvin を小児に投与する際は，胃内の pH を安定化するために脂肪分を含む食事と共に投与する。温パッチを用いて発汗させると共に，最終的には薬剤の皮膚分泌を促すことで効果が高められるかもしれない。

griseofulvin での治療が失敗したケースや投薬に忍容性がない場合，itraconazole（イトリゾール®），fulconazole（ジフルカン®），terbinafine（ラミシール®）が選択肢となる（表 26.1）。terbinafine は，*Trichophyton* が原因として疑われるか判明している頭部白癬に対する代替薬の第 1 選択として受け入れられている。terbinafine は *Microsporum* 感染にも使用することがあるが，より高用量で長期間の投与が必要である。さらに，ブラシや櫛，帽子やリボンや髪留め，およびリネン類は入念に洗浄する必要がある。小児や患者の介護者は原因菌の無症候性キャリアとなり，最終的には再感染源となることがあるため，その場合は追加評価を行い，家族全員が 2.5％ selenium sulfide または 2％ ketoconazole を含有するシャンプーで週 3 回 各 5 分以上洗髪し，感染性胞子の拡散を減少させる必要がある。

体部白癬

体部白癬（図 26.3，26.4）は無毛の皮膚部位の皮膚糸状菌症のことである。この皮膚感染症は境界明瞭な輪状病変を呈し，鱗屑性の境界線，水疱性病変，肉芽腫性皮疹，膿疱病変，乾癬様局面あるいは疣贅様病変を伴うことがある。体部白癬は熱帯地域で最も頻度が高いが，世界中でみられる。米国では，*T. rubrum* が体部白癬の原因菌として最多である。*T. mentagrophytes* と *M. canis* も頻度が高い。*M. canis* と *T. mentagrophytes* の一部の菌株では，多発病変を呈するのが典型的で，*T. rubrum* が原因の場合よりも炎症と症状が強いことが多い。体部白癬は，*T. tonsurans* による黒点状白癬に罹患している小児のケアをする人でみられることもある。

股部白癬

股部白癬は鼠径部の皮膚糸状菌症のことであり，陰部上部，近位大腿内側，会陰部，臀裂，臀部も含まれる。股部白癬は女性よりも男性に多くみられ，*T. rubrum*，*T. mentagrophytes*，*E. floccosum* が原因となるのがコモンである。女性は股部白癬よりもカンジダ症に罹患することが多い。

足白癬

水虫，すなわち，足白癬は真菌感染症のなかで最も多い（図 26.5）。足における湿潤，摩擦，浸軟状態，熱，暗所，閉塞性といった条件が真菌の発育には最適である。*T. rubrum* が原因菌と

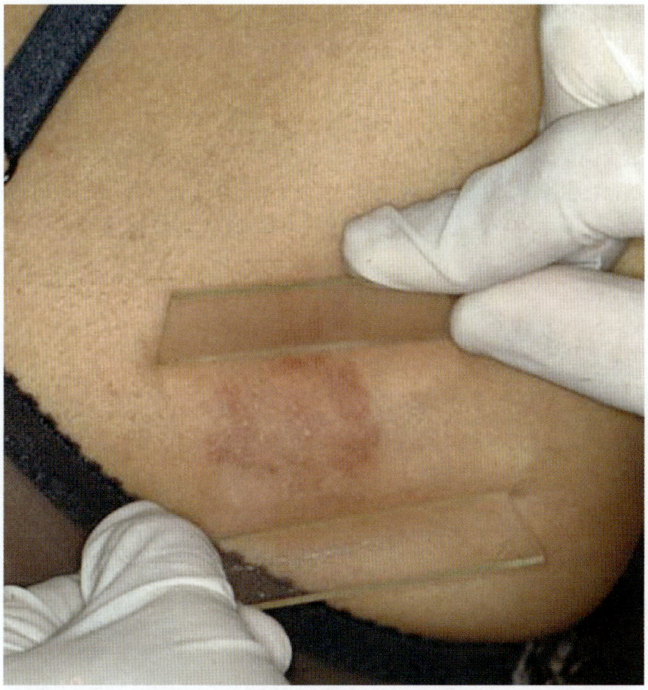

図 26.4
小膿疹を伴う紅斑性体部白癬
(Evelyn Koestenblatt のご厚意による)

して最多で，「モカシンシューズ」の範囲に分布する鱗屑や紅斑を起こす。*T. rubrum* は家族性常染色体優性の遺伝要因がこのタイプの感染症と関連がある。趾間部の皮膚糸状菌症は**趾間型足白癬**と呼ばれる。*T. mentagrophytes* や *T. rubrum* や *E. floccosum* が，他の細菌群や酵母様真菌と同時ないし単独で分離されることがある。*T. mentagrophytes* は水疱型足白癬を起こすこともあり，足底部表面に漿液性滲出液を含む水疱が特徴的である。

手白癬

手白癬の患者は両足と片手に症状がみられることが多い。手白癬は細かい鱗屑に一部紅斑を伴い手掌表面に広がり，足白癬に似ており，通常は *T. rubrum* が分離同定される。

顔白癬とひげ白癬

顔白癬は女性と小児の通常は口唇上部と顎に生じ(男性で同じ部位に生じる病変はひげ白癬と呼ばれる)，ペット動物から感染することが多い(図 26.6)。*T. rubrum* と *T. mentagrophytes* と *M. canis* が分離同定されることが典型である。

ひげ白癬は顎ひげの白癬であり，男性にみられ，動物(ウシ，ウマ，ネコ，イヌ)への曝露が関与する。炎症型は皮膚深部の結節性化膿性反応を起こす。*T. mentagrophytes* と *T. verrucosum* はこのような禿瘡様反応を起こしやすいが，一方で *T. violaceum* と *T. rubrum* は通常，鱗屑と脱毛を伴うより表層の感染を起こす。ひげの抜去が KOH 直接検鏡法と培養による診断に必要である。一部の症例で，生検が他の真菌症を除外するのに必要となることがある。原因菌がひげに及ぶことを考慮すると，外用薬は毛嚢に十分浸透しないため，内服抗真菌薬治療が必要となる。

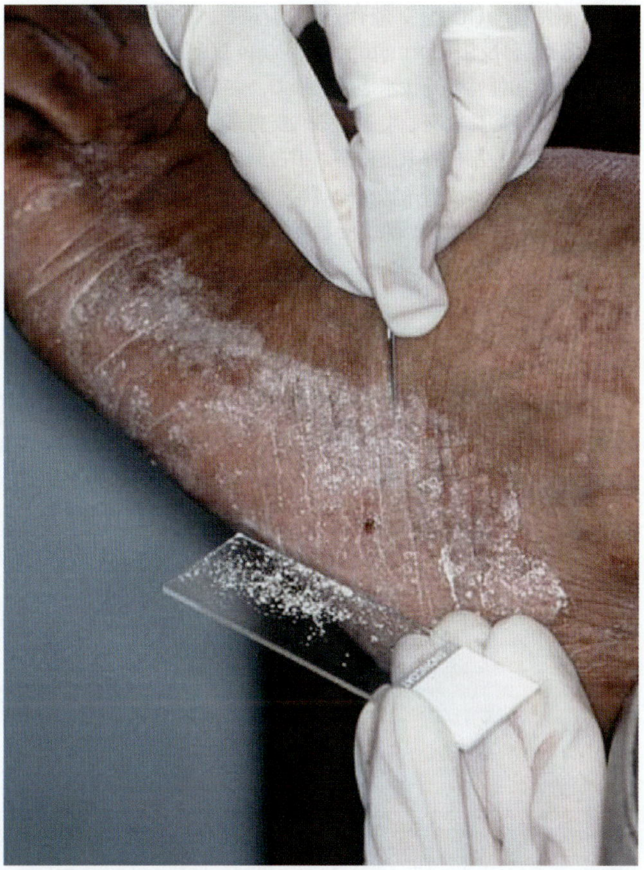

図 26.5
モカシンタイプの足白癬　活動性病変の境界を 15 番のメス刃で削り取り，KOH 直接検鏡法と培養に提出する。
(Evelyn Koestenblatt のご厚意による)

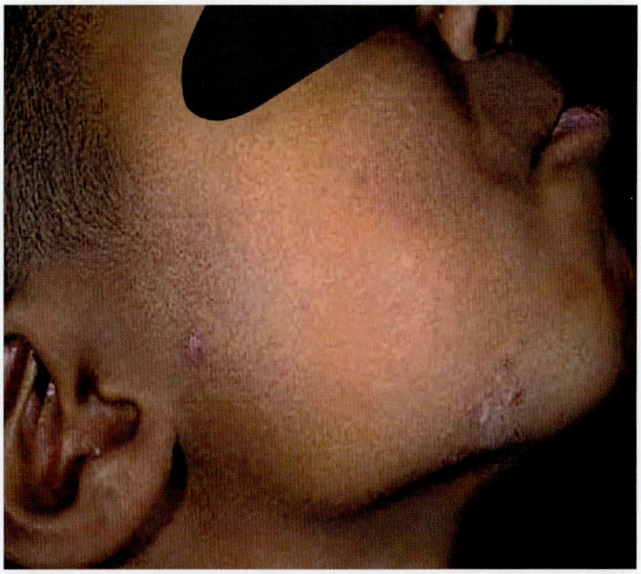

図 26.6
顔白癬
(Evelyn Koestenblatt のご厚意による)

皮膚糸状菌疹(id疹：散布疹)反応

id疹(散布疹)反応(dermatophytid)ないし自家感作性皮膚炎は瘙痒のある播種性の丘状水疱性皮疹で，さまざまな炎症性皮膚疾患と皮膚感染症に続発して起こる。皮膚糸状菌疹反応は頭部白癬や体部白癬，股部白癬，足白癬，手白癬に続発してみられるが，真菌の菌体自体は皮膚糸状菌疹病変からは分離同定されない。治療では，ベースの皮膚感染症を治療除去すると共に，症状緩和のために外用ステロイド薬と経口抗ヒスタミン薬を用いる。

治療

体部白癬，股部白癬，手白癬，顔白癬，足白癬の第1選択治療は抗真菌薬外用から成る。皮膚糸状菌症の治療に用いる外用抗真菌薬には，アリルアミン系，ベンジルアミン系，ヒドロキシピリドン系，イミダゾール系などいくつかの分類がある(表26.2)。

表26.2
外用抗真菌薬

商品名	濃度・剤型	薬剤・クラス	抗菌活性	抗炎症作用	妊婦安全性	適応	投与量	抗真菌活性
Eltaczo	2% クリーム	sertaconazole イミダゾール系	Gram 陽性 Gram 陰性	あり	C	足白癬	1日2回4週間	Efloc，Tment，Trub
Exelderm	1% クリーム 1% 溶液	sulconazole イミダゾール系	なし	なし	C	足・股部・体部白癬，癜風	1日1〜2を3〜4週間 1日1〜2回　を3週間	Efloc，Mcanis，Tment，Trub，Calb，Mfur
LamisilAT	1% クリーム スプレー液	terbinafine 外用 アリルアミン系	Gram 陽性	なし	B	足・股部・体部白癬 癜風(液剤のみ)	1日1〜2回を1〜4週間 1日2回2週間	Efloc，Tment，Trub，Mfur
Loprox	0.77% クリーム，ゲル，懸濁液，1% シャンプー	cicropirox ヒドロキシピリドン系	Gram 陽性 Gram 陰性	あり	B	足・股部・体部白癬，癜風(クリームまたは懸濁液)	1日2回　を1〜4週間 1日2回　を2〜4週間	Efloc，Mcanis，Tment，Trub，Calb，Mfur
Lotrimin	1% クリーム，ローション，溶液	clotrimazole イミダゾール系	Gram 陽性	なし	B	足・股部・体部白癬，癜風	1日2回　を2〜4週間 1日2回　を2〜4週間	Efloc，Tment，Trub，Calb，Mfur
Lotrisone	0.05 %，1 % クリーム，ローション	betamethasone / clotrimazole イミダゾール系	Gram 陽性	あり	C	足・股部・体部白癬	1日2回を4週間 1日2回を2週間	Efloc，Mcanis，Trub，Calb
Mentax	1% クリーム	butenafine HCl ベンジルアミン系	なし	あり	B	足・股部・体部白癬 癜風	1日2回を7日間 1日1回　を14日間 1日1回　を14日間	Efloc，Tment，Trub，Tton，Mfur
Mycelex	1% クリーム，溶液	clotrimazole イミダゾール系	なし	なし	B	足・股部・体部白癬，癜風	1日2回　を2〜4週間	Efloc，Tment，Trub，Calb，Mfur
Naftin	1% クリーム，ゲル	naftifine アリルアミン系	Gram 陽性 Gram 陰性	あり	B	足・股部・体部白癬	1日2回　を1〜4週間(ゲル) 1日1回　を1〜4週間(クリーム)	Efloc，Tment，Trub
Nizoral	2% クリーム，2% シャンプー	ketoconazole イミダゾール系	Gram 陽性	なし	C	足・股部・体部白癬，皮膚カンジダ症，癜風	1日1回を6週間 1日1回を2週間 1日1回を2週間 1日1回を2週間	Efloc，Tment，Trub，Efloc，Mfur

表 26.2(続き)

商品名	濃度・剤型	薬剤・クラス	抗菌活性	抗炎症作用	妊婦安全性	適応	投与量	抗真菌活性
Oxystat	1% クリーム，ローション	oxiconazole イミダゾール系	Gram 陽性	あり 弱活性	B	足・股部・体部白癬，癜風	1日1～2回　を4週間 1日1～2回　を2週間 1日1回を2週間	Efloc，Tment，Trub，Mfur
Penlac 爪ラッカー	8% 溶液	ciclopirox ヒドロキシピリドン系	なし	なし	B	爪白癬(手指/足趾爪)	1日1回　を48週間	Trub
Spectazole	1% クリーム	econazole イミダゾール系	Gram 陽性 一部 Gram(陰性) 緑膿菌無効	なし	C	足・股部・体部白癬，皮膚カンジダ症，癜風	1日1回を4週間 1日1回を2週間 1日2回を2週間 1日1回を2週間	Maud，Mcanis，Mgyp，Tment，Trub，Tton

Calb=*Candida albicans*，Efloc=*Epidermophyton floccosum*，Maud=*Microsporum audounii*，Mcanis=*Microsporum canis*，Mfur=*Malassezia furfur*，Mgyp=*Microsporum gypseum*，Tment=*Trichophyton mentagrophytes*，Trub=*Trhichophyton rubrum*，Tton=*Trichophyton tonsurans*

使用頻度が高いイミダゾール系には，clotrimazole〔Lotrimin®，Mycelex®(エンペシド®)〕，miconazole〔Desenex®，Micatin®，Monistat®(フロリード®)〕，econazole〔Ecostatin®，Spectazole®〕，ketoconazole〔Nizoral®(ニゾラール®)〕，oxiconazole〔Oxistat®(オキナゾール®)〕，sertaconazole(Ertaczo®)，sulconazole〔Exelderm®(エクセルダーム®)〕などがある。アリルアミン系は殺真菌薬であり，terbinafine〔Lamisil AT®(ラミシール®)〕，naftifine(Naftin®)，butenafine〔Lotrimin Ultra®，Mentax®(ボレー®，メンタックス®)〕が含まれる。ciclopirox(Loprox®)は殺真菌薬であり，抗菌作用と抗炎症作用と抗真菌作用がある。外用薬の治療レジメンは概して1日2回 2～4週間である。内服抗真菌薬での治療が必要となることがあり，特に感染が皮膚深部に及び，より広範囲の場合や毛髪が生える部位に及ぶ場合は該当する。

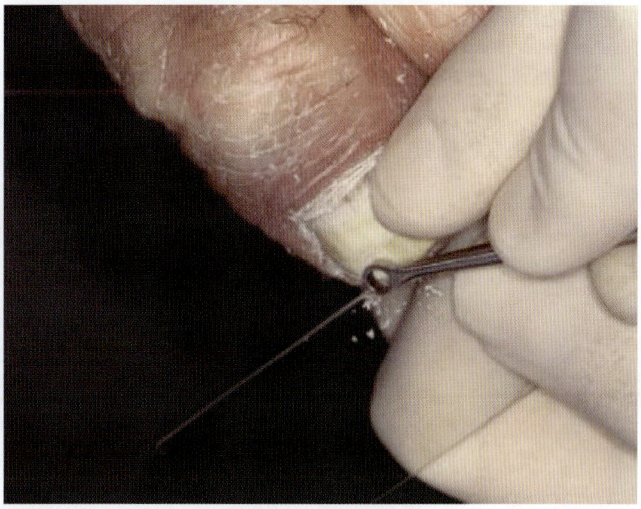

図 26.7
爪表面の白色表在型爪甲真菌症を削り取り，小片を KOH 直接検鏡法と培養に用いる。
(Evelyn Koestenblatt のご厚意による)

爪甲真菌症

爪甲真菌症は美容面で厄介な問題となる以上に，特に，糖尿病や免疫不全患者では，痛みが強かったり重度の感染に至ったりする可能性がある。皮膚糸状菌が足趾爪部感染のおよそ90%で原因となる一方で，酵母様真菌は手指爪部感染の原因の大半を占める。爪変性症の50%までが真菌感染が原因となっている。4種類の爪甲真菌症があり，(1)遠位爪甲下型爪甲真菌症，(2)白色表在型爪甲真菌症，(3)近位爪甲下型爪甲真菌症，(4)*Candida* 性爪甲真菌症である。

最も多いタイプは遠位爪甲下型爪甲真菌症で，*T. rubrum* が原因となることがいちばん多い。足趾や手指の爪が肥厚し，爪甲下の蓄積物と変色と共に爪甲離床症(爪甲が爪床部から剝離すること)を来す。感染は爪郭の遠位部や側面から始まり，爪床部と下爪皮にまで及ぶ。

白色表在型爪甲真菌症は足趾爪部の表層に及び，チョーク状の白い外観を呈する。原因菌で最も頻度が高いのは，*T. mentagrophytes*，あるいは *Acremonium* 属や *Aspergillus* 属，*Cephalosporium* 属，*Fusarium* 属，*Scopulariopsis* 属のような非皮膚糸状菌種である。*T. rubrum* はヒト免疫不全ウイルス(human immunodeficiency virus：HIV)感染者で分離同定されることが最も多い。白色表在型爪甲真菌症の診断のために，爪表層の白色チョーク状物を削り取るのに鋭匙が利用できる(図 26.7)。

近位爪甲下型爪甲真菌症は最も頻度が低いタイプで，HIV 感染症の徴候であることがある。爪郭近位側から始まり，爪半月付近に不透明な白色病変を起こす。不透明な病変は爪に沿って遠位側に伸張する。*T. rubrum* と時に *T. megninii* が原因菌として頻度が高い。近位爪甲下型爪甲真菌症の KOH 直接検鏡法と培養のための検体はパンチ生検で採取可能だが，その際は病変部の中に打ち込むか，爪表面を深く削り込んでから行う。

Candida 性爪甲真菌症は主に *Candida albicans* が原因であり，爪甲離床症を伴う爪の黄色い変色を来す。治療開始前に1つ以上の診断手技を活用して真菌の存在を確認することが重要であ

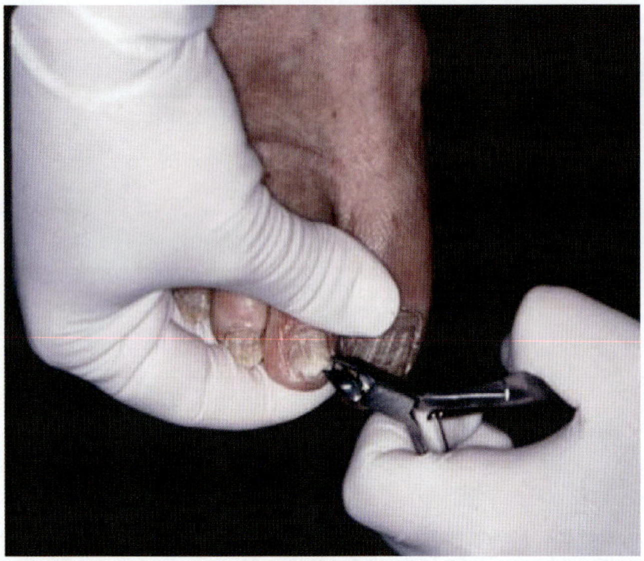

図 26.8
爪を爪甲と爪床の接合部のできるだけ近くまで切り取る。
(Evelyn Koestenblatt のご厚意による)

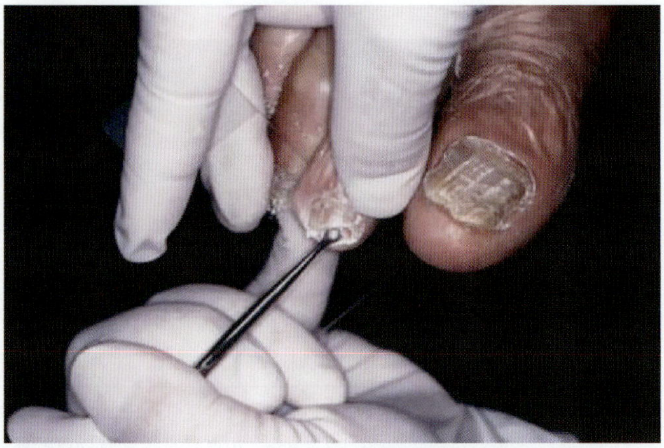

図 26.9
KOH 直接検鏡法と培養のために爪と蓄積物の細小片を削り取る。
(Evelyn Koestenblatt のご厚意による)

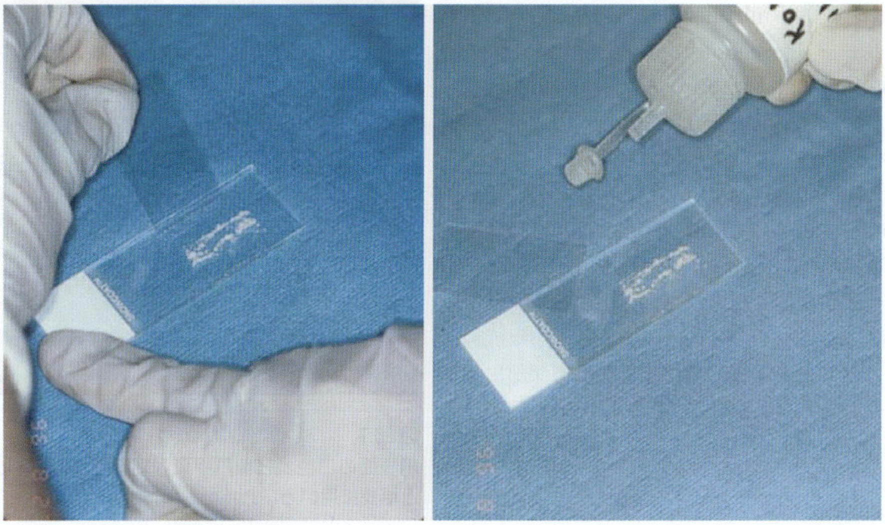

図 26.10
KOH 直接検鏡法の手技　検体をきれいなスライドグラス上に集め，10〜20% KOH 溶液を 2〜3 滴加え検体と混和し，カバーグラスをかぶせる。
(Evelyn Koestenblatt のご厚意による)

り，KOH 直接検鏡法と真菌培養と爪甲生検での PAS(periodic acid-Schiff)染色などを行う。しかし，検査結果は検体採取の手技次第で決まる。遠位側縁部爪甲真菌症の取り扱いでは(図 26.8, 26.9)，爪を爪甲と爪床の接合部のできるだけ近くまで切り取ることが重要である。それから，鋭匙を用いて爪と蓄積物の細小片を回収し，KOH 直接検鏡法と培養を行う。

KOH 直接検鏡法は真菌感染症の診断のための単純で安価で信頼性の高い方法である(図 26.10, 26.11)。削り取った検体をきれいなスライドグラスに集め，10%ないし 20% KOH 溶液を 2〜3 滴加えて検体と混和する。カバーグラスをかぶせて，スライドグラスを徐々に温めてケラチン質の融解を促す。スライドグラスを顕微鏡で観察し，菌糸の要素や酵母様真菌の細胞がみられるかどうか探す。

培養検体は試験管培地の濃縮液で湿らせた木製滅菌棒を用いて，培地表面に静置する必要がある(図 26.12)。滅菌棒とメスの刃は培地用試験管の内部で接触してはならない。

爪甲真菌症を適切に診断することが必要なのは，乾癬や刺激性皮膚炎や外傷といった他の傷病でも同様の所見を呈する可能性があるからである。爪甲真菌症の外用薬治療は，概して感染の治癒に不十分である。naftin のゲル剤と ciclopirox 8%溶液の使用では，ある程度の治療成功が得られている。過去には，griseofulvin での足趾爪甲真菌症の治療例で 1 年後に再発がなかったのは

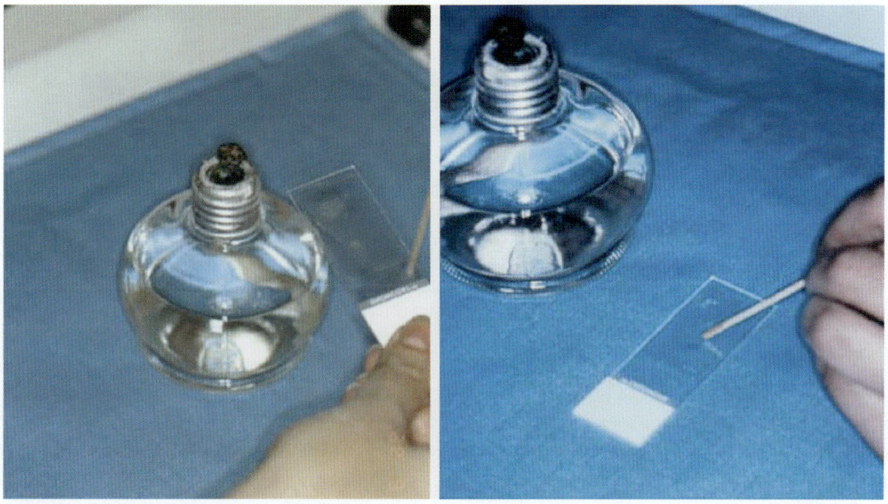

図 26.11
スライドグラスを徐々に温め，カバーグラスを押さえて皮膚片を平らにする。
（Evelyn Koestenblatt のご厚意による）

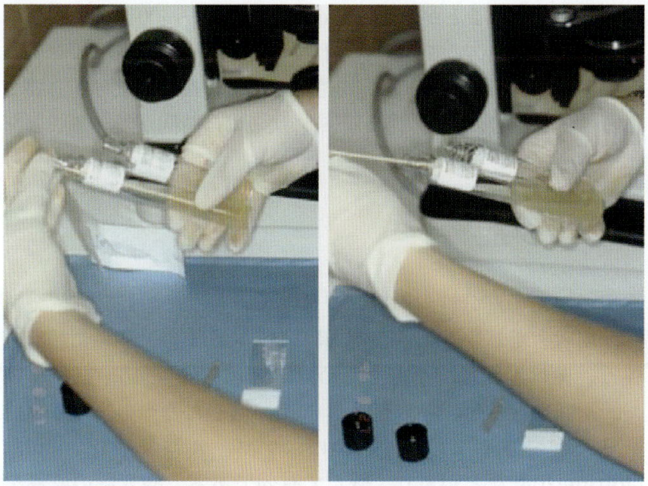

図 26.12
検体は木製滅菌棒で培地表面に載せなければならない。
（Evelyn Koestenblatt のご厚意による）

たったの 25％であった。この数年では，itraconazole と terbinafine が登場したことで，より短期間でより有効性の高い治療が可能となり，再発率は低くなった。

itraconazole は抗真菌活性スペクトラムが広く，皮膚糸状菌とそれ以外の糸状菌と同じく酵母様真菌にも抗真菌活性があり，持続的投与ないし短期高用量間欠投与が可能である。持続的投与法では，itraconazole の用量は 1 日 200 mg で，足趾爪甲真菌症に対して 12 週間，手指爪甲真菌症に対しては 8 週間投与する。短期高用量投与では，200 mg 1 日 2 回を 1 か月のうち 1 週間だけ投与する。足趾爪甲真菌症の場合は 3 か月間，手指爪甲真菌症の場合は 2 か月間の治療を行う（表 26.3）。itraconazole と異なり，terbinafine は殺真菌活性があり，細胞膜合成をブロックする。これが，terbinafine が他の全身投与抗真菌薬と比べて真菌学的および臨床的治癒率で有効性が高い理由といえる。terbinafine の投与量は 1 日 250 mg で，足趾爪甲真菌症に対して 12 週間，手指爪甲真菌症に対して 6 週間である。

感染した爪の切除・デブリードマンと抗真菌薬全身投与の併用で感染の治癒率は向上する。他の有用な手段としては，白い木綿のソックスと抗真菌薬粉末の使用，適切なサイズの靴の使用，元々の真菌が定着した靴の廃棄，公共の場では裸足で歩き回らないこと，などがある。

itraconazole か terbinafine を投与している患者に対しては，治療開始前と治療中に肝機能検査を行うことが推奨される。いずれの治療共，重症肝不全が報告されている。患者がシトクロム P450 酵素の経路で代謝される別の薬剤を服用している場合は，itraconazole は強い薬剤相互作用があるため使用してはならない。itraconazole の使用には，うっ血性心不全を起こすリスクも少ないながらある。相互作用については，terbinafine と三環系抗うつ薬を同時に服用しているケースでも報告がある。

米国食品医薬品局（Food and Drug Administration：FDA）では未承認だが，他の薬剤に耐容性がないケースで fluconazole を爪甲真菌症の治療に用いる場合は，150～450 mg の週 1 回投与を，手指爪甲真菌症に対しては 3 か月以上，足趾爪甲真菌症に対しては 6～12 か月行う。

Malassezia 毛囊炎

Malassezia 毛囊炎は以前は ***Pityrosporum* 毛囊炎**と呼ばれ，慢性経過で頸部や体幹や上腕の毛囊周囲に発赤と瘙痒を伴う膿疱・丘疹を呈する。KOH 直接検鏡法では，無数の胞子と出芽した酵母様真菌の形態を認める。非典型的な部位の場合は，皮膚のパンチ生検の検鏡で診断を確認することができる。治療には抗真菌薬外用療法を用い，selenium sulfide や ketoconazole 含有シャンプー，50 % propylene glycol 水溶液，ciclopirox olamine クリームなどがある。より重度な病変では，全身投与の内服薬治療もやむをえない。難治性のケースでは，methyl aminolevulinate を用いた外用光線力学療法が有効な場合がある。

表 26.3
爪真菌症の治療

	手指爪甲真菌症	足趾爪甲真菌症
itraconazole	1 日 200 mg を 8 週間連続 **または** 200 mg 1 日 2 回 1 週間 / 月を 2〜3 か月間	1 日 200 mg を 12 週間連続 **または** 200 mg 1 日 2 回 1 週間 / 月を 3〜4 か月間
terbinafine	1 日 250 mg 6 週間	1 日 250 mg を 12 週間
fluconazole	150〜200 mg/ 週を 6 か月	150〜200 mg/ 週を 9〜12 か月

Malassezia furfur（癜風菌，かつては *Pityrosporum ovale* と呼ばれた）は，脂漏性皮膚炎ともかかわりがある。脂漏症の原因はわからないが，**癜風**の病変は菌のリパーゼが皮脂を分解してアラキドン酸のような炎症性脂肪酸に変え，補体副経路を活性化させるためである可能性がある。その関与は免疫応答の活性化によるものか皮膚刺激によるものかはまだ不明である。癜風菌が発症機序に関与することを裏づける間接的な証拠として，抗真菌薬のアゾール系薬は脂漏性皮膚炎の治療で有効性が示されている。

癜風

癜風（pityriasis versicolor）は **tinea versicolor** とも呼ばれるが，癜風は皮膚糸状菌ではなく，酵母様真菌によるものであるため，この呼び方は誤りである。原因は癜風菌である。皮膚病変の外観は辺縁明瞭な皮膚表層の斑で，色素沈着ないし色素脱失にきめ細かい鱗屑を伴い，体幹・肩・首・上腕・背部・腹部に生じるが，まれに顔にもみられる。酵母型からフィアライド（稔性末端のある短い菌糸）や胞子への形態変化を起こすリスク因子としては，Cushing 病，低栄養状態，ステロイド薬全身投与，遺伝的素因，経口避妊薬，皮膚への油脂の塗布，免疫抑制状態，高温，多湿などがある。

診断のためには KOH 直接検鏡法を行う。顕微鏡では，フィアライドと壁の厚い発芽胞子の円い短連鎖や集塊を認め，よく「スパゲティとミートボール」と表現される。この手の菌は外因性の脂肪分が発育に必要なため，一般的に培養検査は行わない。Wood 灯で病変を観察すると，淡黄色の蛍光に見える。生検では，肥厚した籠織り模様の角質層とフィアライドおよび胞子を認める。

局所外用薬を用いることが最も多い。2.5% selenium sulfide のローションは毎日 10 分間塗布してから洗い流し 1 週間続ける。再発予防のために，このローションを月 1 回 3 か月間使用することがあり，selenium sulfide 含有シャンプーを頭皮のコロナイゼーション防止に使用することができる。ほかに，ketoconazole 含有シャンプーおよびイミダゾール系薬やトリアゾール系薬や terbinafine のスプレーや propylene glycol の外用療法も有用である。

内服治療は有効だが，再発予防のための投与継続も必要である。itraconazole 200 mg/ 日 5〜7 日間投与が効果的で，続けて，予防目的で 200 mg 1 日 2 回を月 1 回投与する。ketoconazole 200 mg/ 日を 10 日間ないし 400 mg 単回投与を月 1 回繰り返すのも有効なことがある。fluconazole 300〜400 mg 単回投与も同様に有効であることが示されている。

患者への説明として，再発を避けるためには予防投与が必要であること，皮膚の色素沈着が正常に戻るには時間がかかることを伝える必要がある。

カンジダ症

皮膚のひだの部分は皮膚カンジダ症のいちばんの好発部位である。皮膚病変の外観は，発赤し時にびらんがあり，周囲に膿疱を伴う。菌は湿潤環境を好むため，間擦部（乳房下部，鼠径部ひだ，指間部）は好発部位であり，爪や陰嚢やおむつの当たる部位も病変ができやすい。外用薬にはアゾール系薬や nystatin，clotrimazole などがあり，概して有効である。病変部の乾燥を保つことも重要である。fluconazole と itraconazole は全身投与が必要な場合には有用である。

文献

Elewski BE, Hazen PG. The superficial mycoses and the dermatophytes. *J Am Acad Dermatol*. 1989;21:655–673.
Finch JJ, Warshaw EM. Toenail onychomycosis: current and future treatment options. *Dermatol Ther*. 2007;20(1):31–46.
Kwong-Chung KJ, Bennett JE. *Medical Mycology*. Philadelphia: Lea and Febiger; 1992.
Rinaldi MG. Dermatophytosis: Epidemiological and microbiological update. *J Am Acad Dermatol*. 2000;43:S120–S124.
Rippon JW. *Medical Mycology: The Pathogenic Fungi and the Pathogenic Actinomycetes*, 3rd ed. Philadelphia: WB Saunders; 1988.

27 真菌性菌腫

■著：Ncoza C. Dlova, Anisa Mosam, Antoinette Chateau
■訳：大場雄一郎

疫学

真菌性菌腫は世界中で局地的流行があるが，大部分は世界の熱帯地域で発生している[1]。アジア大陸とアフリカ大陸での発生率が最も高く，インドとパキスタンとスーダンでは，報告症例数が最多である。ヨーロッパや米国南西部でも散発的に症例が報告されている[2]。真菌性菌腫の原因菌は土壌や植物に生息し，直接接触，または，たとえば木の棘が皮膚に刺さるような傷からの侵入で広がる。裸足で歩く人の足に生じることがいちばん多いが，背部や頸部に生じることもある。汚染したコカイン静脈注射の後で菌が侵入した症例報告がある[3]。この感染症はすべての年齢層でみられるが，20〜40 歳の年齢層でより多く発生し，男性のほうが女性よりも罹患率が高い[2]。

原因菌

真菌性菌腫の原因となる菌種は多種多様であるが，世界中で報告されている真菌性菌腫の 90％以上が次の 4 菌種によるものである[4]。

・*Madurella mycetomatis*(black grain：黒色顆粒)
・*M. grisea*(black grain：黒色顆粒)
・*Scedosporium apiospermum*(white grain：白色顆粒)
・*Leptosphaeria senegalensis*

病態生理学

病態生理の基本は原因菌と宿主免疫応答と環境の相互作用である[2]。患者の免疫系にも役割があり，細胞性免疫が低下している患者は罹患リスクが高い[5]。遺伝的要因にも役割があり，キトトリオシダーゼ(病原体キチン分解酵素)は正常なら真菌に対して防御的に作用するが，その多型性により活性が低下することが確認されている[2]。ヒト免疫不全ウイルス(human immunodeficiency virus：HIV)感染症患者では，この感染症がより激しくより速く進行する[6]。

臨床像

真菌性菌腫は緩徐に増大する無痛性結節であり，足に発生する。緩徐進行性で無痛性の自然経過をたどる結果として，患者は進行してから受診する。侵入した原因菌が皮下組織に広がる炎症反応を起こし，変形を来す(図 27.1)。特徴的かつ臨床診断的な所見と

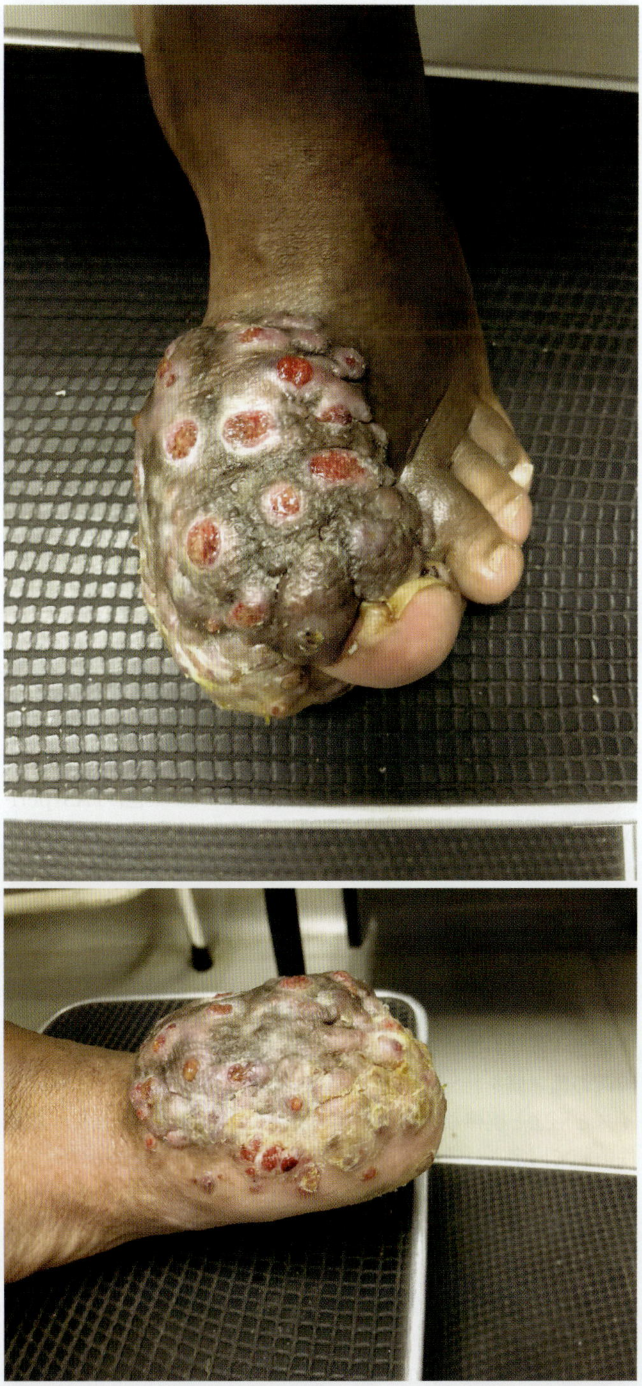

図 27.1
35 歳黒人男性の真菌性菌腫　足の変形を呈し，結節と瘻孔が多発している。

して，結節，瘻孔，顆粒の三徴がある。顆粒の色調は原因菌により異なり，真菌感染による場合は通常は黒色か灰白色を呈する。

慢性経過により，足病変は巨大腫瘤となり，その結果として感染が皮下の骨に拡大し，その結果として骨髄炎を起こす[7]。真菌性菌腫は周囲を膜で包まれた嚢胞を形成する傾向があり，そのため，遠隔部へ拡大しにくく，それが治療上の課題となる。好発部位は通常は片側の足であるが，脚部や手や頸部や背部にも病変が生じることがある。菌腫が背部にできた場合，結果として椎体が破壊され，神経学的な障害となることがある。リンパ行性に病変が拡大することはまれである[7]。

鑑別診断

真菌性菌腫と紛らわしいことを考慮する必要がある疾患がいくつかあり，そのため，生検と培養を行うことがある。

- 異物関連の肉芽腫症
- 軟部組織腫瘍
- 腫瘍(Kaposi 肉腫など)
- 他の深在性真菌症(スポロトリックス症，黒色真菌症，コニディオボルス症など)
- 嚢胞病変
- ボトリオミコーシス
- リーシュマニア症
- 結核

診断

病理組織

病変の病理学的な特徴は，膿瘍中心の内部に菌体を伴う肉芽腫性炎症である[4]。場合によっては，顆粒の周辺に**棍棒**と呼ばれる迷路状の構造物を認める[4]。菌腫の臨床像は原因菌によらず同じだが，病理学的特徴，つまり顆粒のサイズや形状や色調により原因菌を推測することができる。特殊染色〔Grocott 染色，PAS(periodic acid schiff)染色，ヘマトキシリン・エオジン(hematoxylin and eosin：HE)染色〕を用いることで，多様なタイプの顆粒を特定することができる。針穿刺吸引は細胞診検体を採取するための代替策である[8]。

検査診断

直接的検査である培養と病理組織検査には多様な方法があり，原因菌の種・属を特定するために用いられる[3]。原因菌の推定はサイズと形態と棍棒ないし偽棍棒の有無により導き出される。真菌性菌腫で同定される原因菌で最も多いのは *M. mycetomatis* で，スーダンなどでは報告症例の 70%にものぼる[9]。

培養検査で細菌が混入することがあり，また，培養陽性時に原因菌の形態を特定するのが難しいことから，病理検体で菌の種・属の診断をする際に時には問題となることがある[3]。そのためにさまざまな方法の分子生物学的な診断技術が開発され，ポリメラーゼ連鎖反応(polymerase chain reaction：PCR)法とそのなかでも PCR 制限酵素断片長多型(restriction fragment length polymorphism：RFLP)法やリアルタイム PCR および DNA 塩基配列法などの方法があり，病変の生検や環境からの真菌性菌腫の種類を特定するのに活用されている[10]。

次の箇所で頻度の高い原因菌の一部を記述する。

Madurella mycetomatis

観察すると，大きさ 0.5〜1 mm の楕円形から球形ないし分葉した黒色顆粒を認め，時に融合して 5 mm 大の楕円形顆粒を形成する。菌糸は明るい茶色で，直径 1〜5 mm と大きさはさまざまで，顕微鏡で赤褐色の顆粒を認める。

培養：最初は菌糸は白色で膜状であり，その後，黒い色素沈着を伴う黄褐色に変化し，広がって培地に食い込む。発育温度は 26〜30℃である。卵円形の分生子(3.5〜5 μm)を形成し，分生子は単純型ないし分枝型の分生子柄から発生する。

Madurella grisea

球形ないし多分葉した直径 0.5〜1 mm の黒色顆粒を有し，軟らかいがのちに硬く脆い顆粒に変わる。顕微鏡上は明るい中心の周囲に褐色で，色素が沈着した菌糸を認める。

培養：緩徐に発育する灰緑色の菌糸とその周囲にひだと短い菌糸を認め，発育温度は 26〜30℃である。時に赤褐色の色素を認める。分節した菌糸(1〜3 μm)の周囲に色素沈着した壁を認め，胞子はみられないが，無数の分生子殻と厚膜分生子を認めることがある。

画像検査

超音波検査と MRI が病変の範囲と骨病変の特定に用いられ[11]，軟部組織容積増加(93%)，骨硬化(56%)，骨空洞化(32%)，骨膜反応(27%)，骨粗鬆症(19%)といった所見を認めることが多い[3]。エコー上は通常“dot in circle”の所見を認め，菌腫に典型的な所見と考えられる[3]。CT は MRI と比べて，早期の骨変化を検出する感度が高いと考えられる[3]。

足菌腫(マズラ足)の治療管理

菌腫の治療管理は容易ではなく，長期にわたり，時に残念な結果となる。外科的治療と内科的治療の組み合わせが限局性病変の治療のゴールドスタンダードである。菌腫の治療管理に関するランダム化比較試験はなく，治療は症例報告に基づくものである[1]。

内科的治療

アゾール系：イミダゾール系薬とトリアゾール系薬

治療は 9〜12 か月の長期となるが，18〜24 か月まで延長することもある。

- ketoconazole 400 mg 1 日 1 回の有効性が示されている。しかし，この薬剤の使用には副作用による制約があり，最も重要な副作用は肝障害と副腎毒性で，ほかに色素沈着症と女性化乳房もある[1]。
- itraconazole 200 mg 1 日 2 回はより忍容性がよく，ketoconazole よりも有効性が高いと考えられている[12]。itraconazole および ketoconazole は抗 HIV 薬との薬剤相互作用があるということに注意する。
- posaconazole 200 mg 1 日 4 回は菌腫の難治症例に有効であっ

た例がある。

・voriconazole 200 mg 1日2～3回は有効性が示されている。voriconazoleはrifampicin，ritonavir，carbamazepineを服用中の患者には投与禁忌である[3]。視力障害や皮疹や肝機能障害といった副作用で治療中断となることが多い[3]。

・fluconazoleは有効性が低いことが示されている。

・isavuconazole，fosravuconazoleなど新規薬剤は*in vitro*で優れた感受性結果が示され，前向き研究が進行中である[6]。

アリルアミン系：

・terbinafine 1日1回 500～1,000 mgは治癒率50％であることが示されている[13]。

ポリエン系：

・amphotericin Bは有効性が示されていない。しかし，0.5～1.25 mg/kg/日の投与量で有効性が散発的に報告されている。

griseofulvinは静真菌的効果の薬剤であり，治療効果は乏しいことが示されている[2]。

ブラジルで行われた研究では，itraconazoleとtrimethoprim-sulfamethoxazole(ST合剤)を併用したケースで改善が認められた。後者については，真菌自体への効果と同時に，二次的な細菌感染に対する抗菌効果が作用したと考えられている[14]。

外科手術

外科手術は限局性病変で推奨されている。抗真菌薬治療を病変縮小に用い，続いて外科的切除を行い，その後，内服治療を継続する。骨病変を伴う広範囲病変の場合は，一部の症例で患肢切断が必要となることがある。

切除後の局所陰圧療法は有効性が示されている[6]。

結論

真菌性菌腫は特にインドやパキスタンやスーダンで頻度の高い，顧みられない熱帯病である。慢性化し，くすぶり続ける疾患であり，初期は無痛性のため診断が遅れ，微生物培養検査では原因菌の確認が難しい。治療は奏効率が低いため長期に及ぶが，これは部分的には，炎症部位の被膜形成と深達度によるものである。それゆえ，この慢性疾患の治療はコストがかかるため，予防のほうに注力する必要がある。慢性経過と副次的な変形のため，多くのケースで菌腫サイズ縮小手術や患肢切断が行われている。このために，罹患頻度が最多で最も生産性が高い労働力たる若い男性の患者にとっての課題となっている。予防や啓発および非侵襲的診断技術と併用療法の向上に向けて，さらなる研究と教育活動が行われる必要がある。

文献

1. Fahal AH. Management of mycetoma. *Exp Rev Dermatol.* 2010;5(1):87–93.
2. Emmanuel P, Dumre SP, John S, Karbwang J, Hirayama K. Mycetoma: A clinical dilemma in resource limited settings. *Ann Clin Microbiol Antimicrob.* 2018 Aug 10;17(1):35. PubMed PMID: 30097030. Pubmed Central PMCID: PMC6085652.
3. Castro LG, Valente NY, Germano JA, Vaccari EM, da Silva Lacaz C. Mycetoma in an HIV-infected patient. *Revista do Hospital das Clinicas.* 1999 Sep-Oct;54(5):169–171.
4. Estrada R, Chávez-López G, Estrada-Chávez G, López-Martínez R, Welsh O. Eumycetoma. *Clin Dermatol.* 2012–7;30(4):389–396.
5. Fasciana T, Colomba C, Cervo A, et al. Madura foot: An imported case of a non-common diagnosis. *Le infezioni in medicina.* 2018 Jun 1;26(2):167–170.
6. Reis CMS, Reis-Filho EGM. Mycetomas: An epidemiological, etiological, clinical, laboratory and therapeutic review. *Anais brasileiros de dermatologia.* 2018 Jan-Feb;93(1):8–18.
7. Verma P, Jha A. Mycetoma: Reviewing a neglected disease. *Clin Exper Dermatol.* 2018 May 28.
8. Gabhane SK, Gangane N, Anshu. Cytodiagnosis of eumycotic mycetoma: A case report. *Acta Cytologica.* 2008 May-Jun;52(3):354–356.
9. Ahmed AOA, van Leeuwen W, Fahal A, van de Sande W, Verbrugh H, van Belkum A. Mycetoma caused by Madurella mycetomatis: A neglected infectious burden. *Lancet Infect Dis.* 2004;4(9):566–574.
10. Ahmed AO, Desplaces N, Leonard P, et al. Molecular detection and identification of agents of eumycetoma: Detailed report of two cases. *J Clin Microbiol.* 2003 Dec;41(12):5813–5816.
11. Czechowski J, Nork M, Haas D, Lestringant G, Ekelund L. MR and other imaging methods in the investigation of mycetomas. *Acta radiologica* (Stockholm, Sweden: 1987). 2001 Jan;42(1):24–26.
12. Ameen M, Arenas R. Developments in the management of mycetomas. *Clin Exp Dermatol.* 2009 Jan;34(1):1–7.
13. Welsh O, Vera-Cabrera L, Salinas-Carmona MC. Mycetoma. *Clin Dermatol.* 2007 3;25(2):195–202.
14. Castro LGM, Piquero-Casals J. Clinical and mycologic findings and therapeutic outcome of 27 mycetoma patients from São Paulo, Brazil. *Intl J Dermatol.* 2008;47(2):160–163.

28 リンパ節腫脹／リンパ節炎

■著：Gerald Friedland, Sheela Shenoi
■訳：大場雄一郎

発熱とリンパ節腫脹は臨床現場で遭遇することの多い症候である。この症候を呈する患者の正確な診断と治療を行うには，ロジカルで系統的なアプローチが重要である（図 28.1）。注意深い病歴聴取と身体診察が患者の初期評価に不可欠であり，以下の問いが必須である。

1. リンパ節腫脹は局在性か全身性か？
2. 経過は急性か慢性か？
3. 原因は感染症か非感染症か？
4. 原発性の末梢性病変はあるか？

病歴の重要な要素として，疼痛の有無，職業性曝露と動物曝露，居住地，渡航歴，性行動歴と薬物使用歴，外傷，全身症状の有無，あるいは基礎疾患の病歴も含める必要がある。入念な身体診察では，リンパ節腫脹の位置だけでなく，すべての触知可能なリンパ節の所属領域の評価，触知するリンパ節のサイズと硬さ，リンパ節腫脹が単発かマット状か，圧痛の有無，圧痛がある場合はその強さなども含めて診なければならない。

一般則として，リンパ節のサイズが 1 cm 以上のものは異常と考えなければならない。石状で硬いリンパ節は通常は悪性腫瘍のサインである。非常に硬くゴム状のリンパ節はリンパ腫を示唆する。軟らかいリンパ節は感染症や炎症性疾患が原因であり，化膿しているリンパ節は波動を触れやすい。**shotty** という表現があるが，これは皮下に**散弾**のように触れる小リンパ節群のことを指し，ウイルス感染症の小児の頸部でみられる。一群のリンパ節が接合しているように触れて一塊で動くように見える場合は**マット状**と表現し，良性〔たとえば，結核，サルコイドーシス，鼠径リンパ肉芽腫，ヒト免疫不全ウイルス（human immunodeficiency virus：HIV）〕のこともあれば，悪性（たとえば，がん転移，リンパ腫）のこともある。疼痛や圧痛は通常，炎症があるか内部が化膿していることによるが，悪性疾患のリンパ節腫脹の壊死性中心への出血を表すこともある。圧痛の有無はリンパ節腫脹が良性か悪性かを区別するのに当てにはならない。

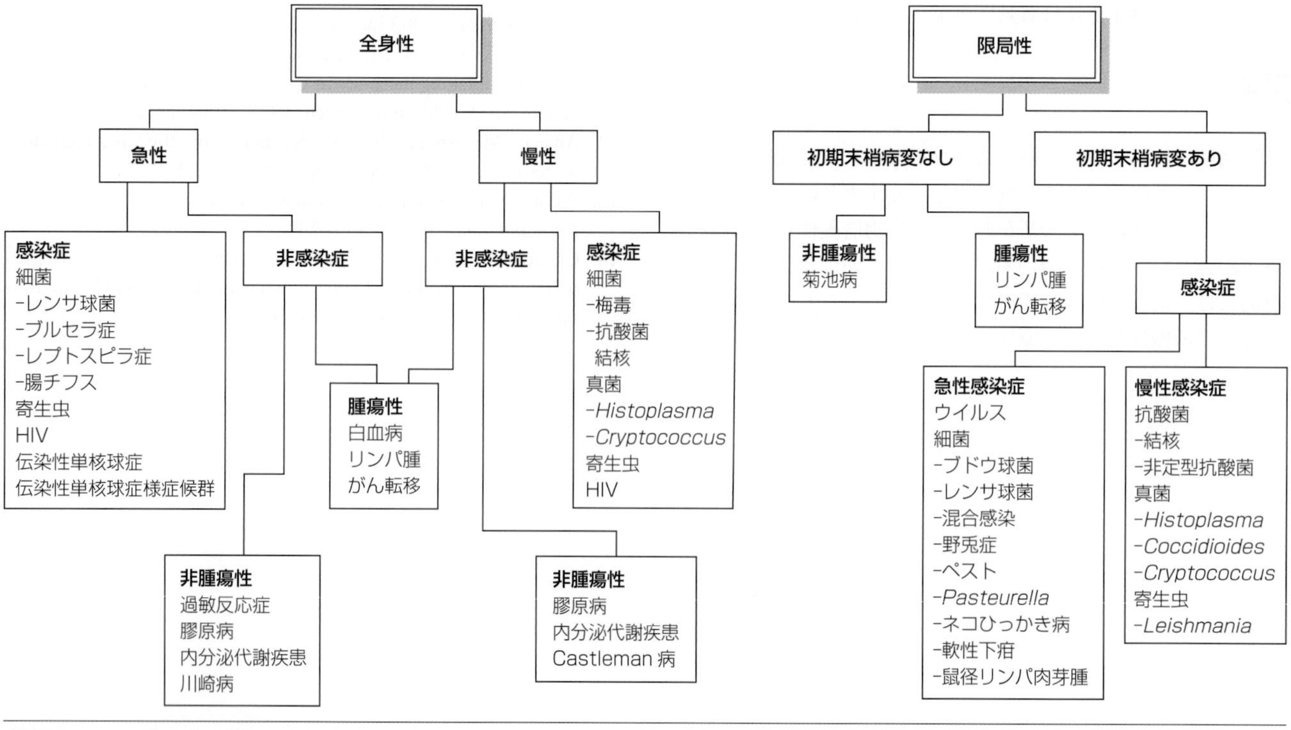

図 28.1
発熱とリンパ節腫脹の鑑別診断フローチャート
HIV＝ヒト免疫不全ウイルス

表 28.1
限局性リンパ節腫脹：リンパ流を受ける解剖領域と原因疾患

リンパ節領域	解剖領域	リンパ流領域	原因疾患 / コメント
頭頸部	後頭部，耳介後部	頭皮，顔面	皮膚局所感染原因菌：ブドウ球菌，レンサ球菌，急性ウイルス感染症 小児：虫・マダニ・クモ刺され，皮膚糸状菌感染(白癬)の二次感染，ウイルス感染症
	耳介前部	眼瞼，眼瞼結膜，外耳道，耳介	結膜炎，眼リンパ節症候群(野兎病菌，淋菌，*Bartonella henselae*)，流行性角結膜炎
	扁桃，顎下，オトガイ下	咽頭，口腔，歯，口唇，舌，頬部	頭頸部，副鼻腔，耳，頭皮，咽頭，歯，口腔粘膜の感染
	後頸部	頭皮・頸部，腕と胸部の皮膚，胸郭，頸部，腋窩リンパ節	伝染性単核球症，菊池病，結核，リンパ腫，頭頸部がん
腋窩		上肢 胸壁，乳房，背部	急性化膿性感染症，ネコひっかき病，ブルセラ症，メラノーマ，乳がん
鼠径部		下肢 腹壁 性器：陰茎，陰嚢，外陰部，腟，会陰部，肛門周囲	下肢の化膿性感染症 性感染症：単純ヘルペス，梅毒，軟性下疳，鼠径リンパ肉芽腫 骨盤・肛門周囲悪性腫瘍
縦隔肺門部		肺，気管，食道	肉芽腫性疾患(感染症・非感染症) 悪性腫瘍
腹部 後腹膜 傍大動脈		腹部臓器 後腹膜臓器：腎臓 骨盤内臓器	通常は肉芽腫性疾患：結核菌，*Mycobacterium avium* complex 悪性疾患：リンパ腫

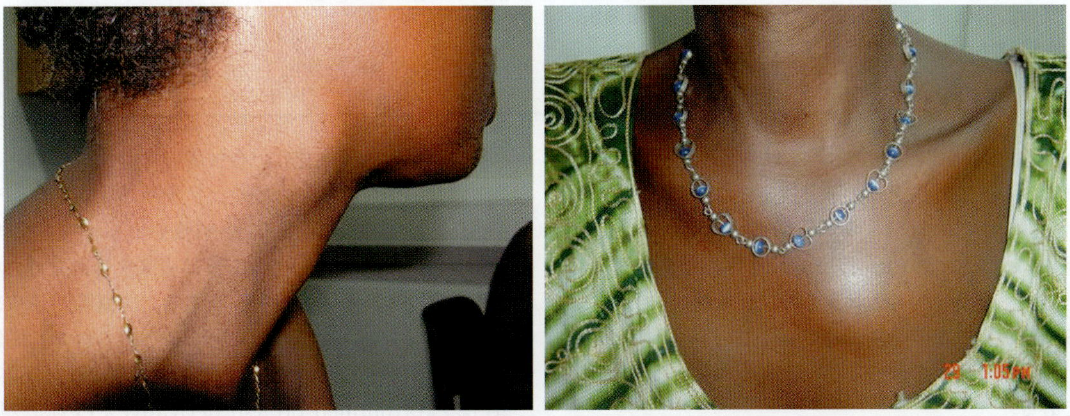

図 28.2
この写真では，前頸部領域(写真左)と左傍胸骨領域(写真右)に触知するリンパ節を示す。

限局性リンパ節腫脹

リンパ節腫脹は，一連のリンパ節群の腫脹が 2 箇所以下の場合は限局性と考えられる。解剖学的かつ臨床的にリンパ節の所属領域は 5 つの主要グループがあり，(1)頭頸部領域，(2)腋窩領域，(3)鼠径部領域，(4)縦隔肺門部領域，(5)後腹膜および傍大動脈領域に分けられる。解剖およびこれらリンパ節群がリンパ流を受ける領域について基本的なことを知っていれば，鑑別診断を絞り込むのに役立てることができる(表 28.1)。感染症の限局性リンパ節腫脹は急性のことも慢性のこともある。通常は元の感染巣と関連がある。時には，末梢側の病変が微小ないし不明瞭なことがある。原因が明らかでない限局性リンパ節腫脹の患者で臨床的に心配がなければ，生検を検討する前に 3〜4 週間の経過観察は妥当かもしれない。各リンパ節群がリンパ流を受ける領域を念頭において慎重に診察することが重要であり，そうすることで，感染の原発部位や他の病変が明らかになることがしばしばある。頭頸部のリンパ節群はまとめて**頸部リンパ節**と**後頭部リンパ節**と**耳介部リンパ節**と呼ばれるが，より正確には解剖学的・臨床的領域にさらに細分される(図 28.2)。後頭部リンパ節と耳介後部リンパ節は頭皮と顔面の広範囲のリンパ流を受けている。このリンパ節群の腫脹は，この領域の原発感染巣(通常はブドウ球菌およびレンサ球菌の感染）と関連することがあるが，急性ウイルス感染症でもよくみられる特徴である可能性がある。小児では，虫刺されや白癬（皮膚糸状菌感染症）の傷の二次感染が原因として頻度が高い。耳介前部リンパ節は眼瞼と眼瞼結膜と外耳道と耳介のリンパ流を受けている。結膜炎と耳介前部リンパ節腫脹（眼リンパ節症候群）は，古典的には，*Francisella tularensis*（野兎病菌）の結膜嚢への直接侵入と関連があるが，*Neisseria gonorrhoeae*（淋菌）や *Bartonella henselae*（ネコひっかき病）の結膜感染および流行性角結膜炎でもみられることがある。頸部リンパ節は胸鎖乳突筋により前頸部と後頸部に分けられ，それぞれ，リンパ流を受ける領域は異なり，結果的に臨床的重要度も異なる。前頸部リンパ節には扁桃リンパ節，顎下リンパ節，およびオトガイ下リンパ節があり，咽頭領域の扁桃やその他の構造（歯や歯茎など）からリンパ流を受けるため腫脹する頻度が最も高い。前頸部リンパ節が腫大する場合は口腔内を慎重に観察する必要がある。さらに，このリンパ節群は口唇や顎や頬部や結膜の内側といった顔面正中の外部構造のリンパ流も受けている。後頸部リンパ節群は，頸部の後頭三角の中の胸鎖乳突筋の後方と肩甲舌骨筋の下腹の上方にある。このリンパ節群が受けるリンパ流はより限局的であるため，もし腫脹している場合は，伝染性単核球症や，HIV 感染症などの伝染性単核球症様症候群といった全身性感染症を考える必要がある。

菊池病，つまり組織球性壊死性リンパ節炎は，まれで自然軽快する疾患で，頸部リンパ節腫脹を来す。この疾患は日本で最初に認められ，大多数がアジア系と中東系の女性で報告され，40 歳以下の頻度が高い。この疾患の臨床像は，発熱またはインフルエンザ様症状，皮疹，限局性で時に圧痛を伴う頸部リンパ節腫脹，赤沈亢進，白血球減少などである。腫脹したリンパ節は通常，弾性ないし硬く，境界明瞭で，まれに径 2 cm を超える。原因はいまだ明らかでないが，Kaposi 肉腫関連ヘルペスウイルス（Kaposi's sarcoma-associated herpesvirus：KHSV-HHV8）と関連があるといわれている。この疾患は抗菌薬投与には反応しないが，通常は 1〜2 か月で自然に軽快する。全身性エリテマトーデス（systemic lupus erythematosus：SLE）や Still 病との関連があるため，発症に自己免疫の関与も考えられている。この疾患について認識することが重要なのは，これを知らない病理学者が悪性リンパ腫や川崎病など治療を要する他の疾患と間違えることがよくあるからである。

下深頸部リンパ節は肩甲舌骨筋の下腹の下方かつ胸鎖乳突筋の前後にある。このリンパ節群は頭皮と上深頸部リンパ節，腋窩リンパ節，肺門部リンパ節，縦隔リンパ節および腹部臓器からのリンパ流を受けている。下深頸部リンパ節が腫脹する場合は，これらの構造部に生じる感染症や非感染症を考慮する必要がある。この領域のリンパ節腫脹は通常は微小で臨床的に気づきにくいが，Valsalva 手技を行うと気づくことがある。

鎖骨上リンパ節腫脹はまれにコクシジオイデス症でみられることがあるが，その一方では，悪性腫瘍に伴ってみられ，大半が 40 歳以上の患者である。左の鎖骨上リンパ節（Virchow リンパ節）は胸腹部のリンパ流を受けており，精巣，卵巣，腎臓，膵臓，前立腺，胃，胆嚢の病変を示唆することがある。縦隔肺門部リンパ節腫脹は通常はレントゲンや CT でのみみつかる。このリンパ節群は急性化膿性疾患で腫脹することはまれである。急性化膿性縦隔リンパ節炎がみられる場合は，劇症の経過で，典型的には上気道からの進行性感染症，あるいは外傷や外科手術に併発する食道穿孔や気管支穿孔の合併症の可能性がある。この部位のリンパ節腫脹が片側性か両側性かは診断の目安として有用である。片側リンパ節腫脹は，感染症（結核やヒストプラズマ症など）や非感染症（サルコイドーシスなど）に由来する肉芽腫性疾患（図 28.3）または対側の肺悪性腫瘍を示唆する。両側肺門部リンパ節腫脹はサルコイドーシス患者の約 4 分の 3 でみられる。縦隔肺門部リンパ節の診断アプローチとしては，ツベルクリン反応テスト〔精製蛋白誘導物（purified protein derivative：PPD，ツ反）〕または血中インターフェロン γ 放出アッセイ（interferon-gamma release assay：IGRA），喀痰培養〔一般，真菌，抗酸菌（acid-fast bacillus：AFB）〕，リンパ節培養（一般，抗酸菌，嫌気性菌），細胞診などがある。CT は縦隔肺門部リンパ節のサイズと位置の評価に有用である。リンパ節の径が 1 cm を超え，診断されている原疾患がなければ，生検を考慮すべきである。病理検査用の組織検体の採取には，下頸部リンパ節生検，経気管支肺生検，縦隔鏡，あるいは経皮的または外科的肺門部リンパ節生検を行うことがある（図 28.4）。

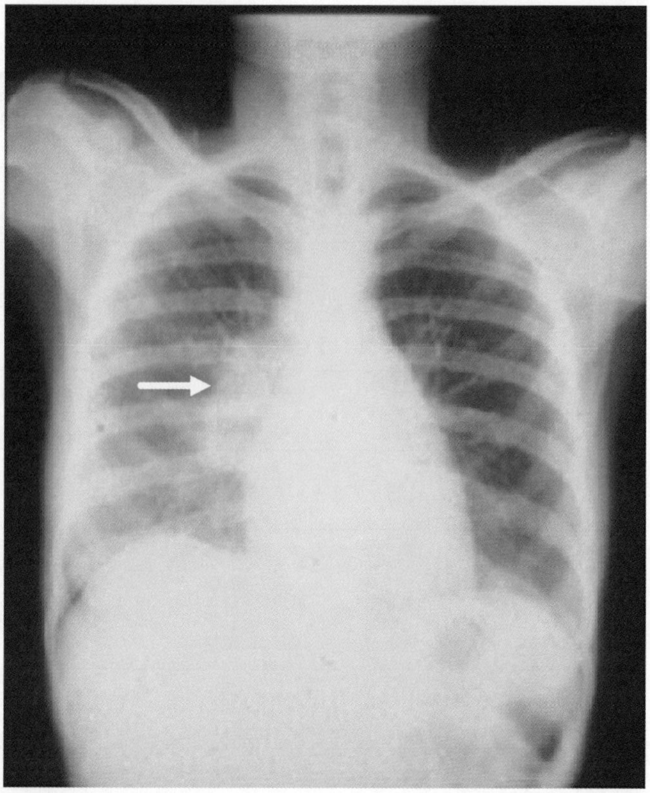

図 28.3
この胸部レントゲンは肺結核患者の片側（右側）の肺門部リンパ節腫脹（矢印）を描出している。

腋窩リンパ節は上肢全体ならびに胸壁外側と背部と乳房からのリンパ流を受けている。このリンパ節群はこれらリンパ上流の部位の急性化膿性感染症で腫脹することがいちばん多い。原因菌として圧倒的に多いのはブドウ球菌とレンサ球菌であり，癤（せつ）や蜂窩織炎やリンパ管炎の関連である。四肢は環境に由来する他の原因菌による人獣共通感染症の好発部位でもあり，*F. tularensis*（野

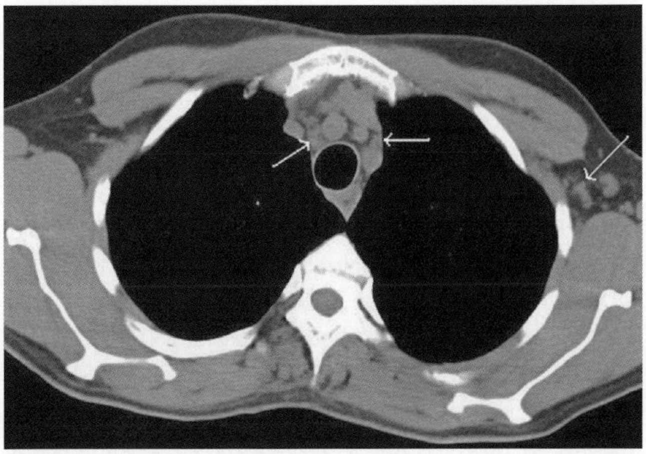

図 28.4
HIV と肺非定型抗酸菌症で多発する肺門部と左腋窩リンパ節腫脹（矢印）を呈する患者の胸部 CT の１例。

兎病），*Yersinia pestis*（ペスト），*Pasteurella multocida*（イヌ・ネコ咬傷または引っかかれたとき），*Erysipelothrix rhusiopathiae*（類丹毒），*B. henselae*（ネコひっかき病）などがある。限局性の皮膚リーシュマニア症ではリンパ節腫脹が皮膚潰瘍に先行して生じることがある。

鼠径リンパ節腫脹はとても頻度が高いが，その一因は下肢の外傷や先行感染の頻度が高く，リンパ流を受ける範囲が広いためである。鼠径リンパ節群は下肢だけでなく下腹壁と外性器と会陰部と肛門周囲からもリンパ流を受けている。腋窩リンパ節腫脹でみられる原因菌と同じものが原因となる急性化膿性細菌感染症を通常は疑う。会陰部と肛門周囲からのリンパ流があるため，腸管内の好気性および嫌気性 Gram 陰性菌と Gram 陽性菌の関与が示唆される。外性器と肛門周囲からリンパ流を受けるため，性感染症では鼠径リンパ節も腫脹することが多い。著明な鼠径リンパ節腫脹を呈することがいちばん多い疾患は，梅毒（続発性），鼠径リンパ肉芽腫，軟性下疳，性器単純ヘルペスなどである。腺ペストでは初期の鼠径リンパ節腫脹が進行して横痃となることはあるが，同様のリンパ節腫脹は腋窩，頸部，下腿，顎下のリンパ節でみられることがある。

腹腔内および後腹膜リンパ節は腹部臓器と後腹膜と骨盤内臓器のリンパ流を受ける。鼠径リンパ節からのリンパ流を受けることもある。このリンパ節群は身体診察では直接触れることができないため，腫脹に気づき，特徴を知るには，通常，CT か MRI が必要である（図 28.5）。

全身性リンパ節腫脹

全身性リンパ節腫脹とは，2つ以上の非連続性の大きなリンパ節領域のリンパ節が腫脹している場合をいう。これは播種性感染症の徴候であることが多い。患者の年齢，皮疹の有無，地理的要因（デング熱，フィラリア症，限局型リーシュマニアリンパ節炎，ヒストプラズマ症，結核など），職業歴や食事摂取歴（ブルセラ症，トキソプラズマ症），動物とその排泄物や貯留水への曝露歴（レプトスピラ症）などが手掛かりとなることがある。急性全身感染症のリンパ節腫脹はウイルスが原因であることが最も多く，風疹，麻疹，水痘などの小児ウイルス感染症の多くで共通する徴候である。全身性リンパ節腫脹は A 型肝炎や B 型肝炎の前駆症状期，EB ウイルス（Epstein-Barr virus：EBV）やサイトメガロウイルス（cytomegalovirus：CMV）や HIV やトキソプラズマ症でもみられることがある。これらの疾患は初期には伝染性単核球症様症候群と全身性リンパ節腫脹を呈する。細菌類は全身性リンパ節腫脹の原因となることはほとんどないが，ブルセラ症とレプトスピラ症は例外である。これらの感染症のいずれにおいても，リンパ節は典型的には触診で圧痛があり，境界明瞭で硬く，波動は触れない。急性全身性の非感染症によるリンパ節腫脹は過敏反応によるものが多く，薬剤誘発性のものが最も頻度が高い。そのなかでもスルホンアミド系薬，hydralazine，carbamazepine，phenytoin が関与することが最も多い。この状態は反応を起こしている薬剤を中止することですみやかに消失する。ほかにも過敏反応を起こす薬剤として，allopurinol，atenolol，captopril，

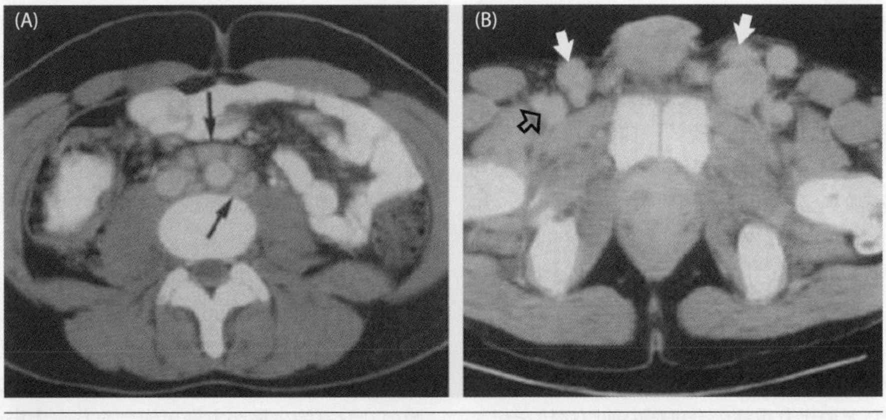

図 28.5
後天性免疫不全症候群（AIDS）と Kaposi 肉腫の患者でみられた，後腹膜リンパ節（A），鼠径リンパ節（B）の濃度上昇を伴うリンパ節腫脹（黒と白の矢印）の１例。右の写真では，造影される鼠径の血管が見える（透明矢印）。

4

quinine，pirimidone，sulindac がある。関節リウマチと SLE を含む膠原病も急性全身性リンパ節腫脹と発熱を起こすことがある。川崎病(急性発熱性粘膜皮膚リンパ節症候群)は原因が定かでない疾患であり，ほぼ例外なく乳幼児でみられ，非化膿性頸部リンパ節腫脹を呈し，片側性腫脹のこともある。

慢性全身性の感染症性リンパ節腫脹はウイルスが原因であることはあまりないが，HIV は例外である。このパターンでは，より重症の疾患である可能性がある。播種性の細菌ないし真菌感染症として，結核，梅毒，ヒストプラズマ症，クリプトコッカス症を考慮する必要がある。小児では，持続するリンパ節腫脹と発熱は慢性肉芽腫症などの免疫抑制状態を示唆する。Castleman 病は Kaposi 肉腫の原因ウイルスと同じ HHV-8 と関連があり，発熱と慢性リンパ節腫脹も呈するが，これは本章の後で取り上げる。

慢性全身性の非感染性リンパ節腫脹は悪性腫瘍関連が最多である。リンパ網内系悪性腫瘍(Hodgkin 病，非 Hodgkin リンパ腫，慢性リンパ性白血病など)が大多数である。発熱がある場合は，背景の悪性腫瘍または二次感染によるもののことがある。非腫瘍性疾患(頻度はさまざま)も慢性全身性リンパ節腫脹と発熱を起こし，サルコイドーシスや Still 病や甲状腺機能亢進症がここに含まれる。固形臓器移植や骨髄移植後に免疫抑制剤治療を受けている患者では，移植後リンパ増殖性疾患の診断を考慮する必要があるが，この疾患はリンパ増殖を来す疾患群が混在しており，大半は B 細胞系で EBV 関連である。この疾患は移植後月単位ないし年単位の経過で発生し，免疫抑制剤の減量が必要になるが，抗ウイルス薬も必要になる場合がある。

リンパ節腫脹と HIV 感染症

リンパ節腫脹は HIV 感染者にとってコモンで重要な所見である。急性レトロウイルス感染症では，伝染性単核球症様症候群となり，HIV 曝露後 2〜10 週間で発症する。急性両側性全身性のリンパ節腫脹に，発熱，咽頭痛，紅斑 / 丘疹，頭痛，粘膜潰瘍，筋肉痛，倦怠感などを伴うことがコモンな特徴であり，発症早期にウイルスが神経系に侵入するため，時に髄膜炎の徴候と症状がみられることがある。HIV 初感染の早期には最初の 6 週間(時にはそれよりも長く)HIV 抗体検査は陰性となるため，診断には，血漿中 HIV-RNA(ウイルス量)検査が最適である。ウイルス量は急性感染期には極端に上昇するため，逆転写酵素ポリメラーゼ連鎖反応(reverse transcription-polymerase chain reaction：RT-PCR)法で測定してもよい。HIV 初感染の経過中の発症から症状軽快までの平均期間はおよそ 25 日間であり，その後，患者は年余にわたり無症状で経過することがある。この時期には感染者の多くは持続的全身性リンパ節腫脹(persistent generalized lymphadenopathy：PGL)を呈し，数年ほど持続することがある。リンパ節は典型的には，圧痛がなく，硬さは弾性ないし硬い。無治療の患者では，免疫不全状態が進行するにつれて，発熱と寝汗と体重減少と下痢を来し，後天性免疫不全症候群(acquired immunodeficiency syndrome：AIDS)の指標疾患である日和見感染や悪性腫瘍などのより重症の合併症の前駆症状を起こすことがある。HIV 感染症の自然経過の早期とは対照的に，リンパ節腫脹は AIDS 患者では比較的少ない所見であり，リンパ節腫脹がある場合は細網内皮系を侵す感染症や悪性腫瘍の発症を示唆する。原因となる感染症のなかでは，播種性 *Mycobacterium avium-intracellulare*(MAC)感染症，結核，ヒストプラズマ症，CMV 感染症，トキソプラズマ症，梅毒，クリプトコッカス症が最も多い。高悪性度 B 細胞リンパ腫は AIDS ではよくみられるが，リンパ節外性病変であることが多い。Kaposi 肉腫は時に明らかな皮膚病変がなくてもリンパ節に及ぶことがある。HIV 感染者のリンパ節腫脹の診断は，地理的条件や社会的条件によるところがとても大きい。結核発生率が高い条件では，通常は結核がみつかることがいちばん多く，症例の最大 60％で発症する。対照的に，結核発生率が低い条件の HIV 感染者での生検検査に関する最近の後ろ向き多施設共同研究では，末梢リンパ節腫脹の 42.9％が悪性腫瘍が原因で，49.5％が反応性リンパ節腫脹，7.5％が感染症で，結核に続発するものは 2.8％にすぎなかった。発熱，体重減少，抗レトロウイルス薬使用，低ウイルス量が非反応性(悪性腫瘍か感染症)のリンパ節腫脹と有意に相関があった。多中心性 Castleman 病は HHV-8 と関連し，持続する発熱と著明な脾腫と全身性リンパ節腫脹を 90％以上の患者で認め，体重減少は 70％で，汎血球減少は 35％でみられる。これらの症状は通常は 6 か月以上持続し，AIDS の免疫抑制状態での HHV-8 急性感染もしくは HHV-8 再活性化を示すものといわれている。HIV と AIDS の詳細については，「101 章　HIV 関連の日和見感染症の鑑別診断とマネジメント」を参照されたい。

一般的な診断アプローチ

感染症によるリンパ節腫脹の大半のケースでは，臨床所見と生検以外の検査所見がリンパ節腫脹の原因微生物を示唆することが多い。そのような所見の一部を以下に示す。

1. 原発の感染巣：レンサ球菌による蜂窩織炎，ブドウ球菌による癤，梅毒による下疳など
2. 関連症状：リンパ腫の「B 症状」，皮疹，SLE の漿膜炎，Still 病や関節リウマチの関節炎
3. 特徴的皮疹：風疹，麻疹，薬疹，急性 HIV 感染症など
4. 特徴的な身体所見：伝染性単核球症やリンパ腫の脾腫など
5. 典型的な血液所見：好酸球増加(薬剤過敏反応)，異型リンパ球増加(伝染性単核球症)，赤沈亢進・C 反応性蛋白(C-reactive protein：CRP)上昇(リウマチ性疾患)など
6. 皮内反応または IGRA：結核(免疫不全患者では当てにならないが)
7. 血清抗体検査：EBV，肝炎，梅毒，HIV，野兎病など
8. 末梢の原発病変や肺病変の検体の染色，培養，組織学的検査(非定型抗酸菌，結核，ペスト，リンパ腫)

リンパ節生検 vs 針穿刺吸引生検

針穿刺吸引(fine-needle aspiration：FNA)は単純で安全であり費用対効果も高いので，持続するリンパ節腫脹の評価に有効な検査である。CT ガイド下 FNA が登場したことで，肺門部と後腹膜のリンパ節生検が実施可能になり，大掛かりな手術処置を避けられるようになった。検体採取に際して，検体の適正さをみるために細胞診の技師が立ち会うことで，FNA の診断力がかなり向上することが示されている。しかし，FNA には欠点がある。

FNA は良性反応性リンパ節腫脹や一部の感染症やリンパ節転移の診断には有用だが，リンパ腫と原発性悪性腫瘍では，肉芽腫性感染症と同様にその診断精度については意見が分かれる。技術的に困難であるため，特定の悪性腫瘍の効果的な鑑別は容易ではない。リンパ腫の患者の治療に使用する化学療法薬の選択はリンパ腫の組織型に基づくため，大半のケースでは，リンパ腫の下位分類を確定するために切除生検が依然として必要である。FNA のもう 1 つの欠点として，特に，抗酸菌感染症やその他の肉芽腫性感染症を考慮する場合は，組織診断や特殊染色や培養には検体量が不十分である。これら追加検査は診断確定と適切な治療選択に必要となることが多い。このことは結核菌と非結核性抗酸菌において特に重要であり，菌の種類と抗結核薬治療への耐性パターンが重要である場合に問題である。

以下に示す一般的な指針は，臨床医に切除生検が適切となる条件を示すことを意図するものである。

1. 未診断の慢性リンパ節腫脹で，成人で 1 か月以上，小児で 3 か月以上持続しているもの
2. 限局性非化膿性リンパ節腫脹で，末梢側に直接評価できる，または明らかに見える病変がない
3. 未診断のリンパ節腫脹で，2 週間の経過観察後に増大している
4. 圧痛のないマット状で硬いリンパ節腫脹あるいは臨床的に悪性腫瘍の疑いが強い
5. 画像所見または全身所見と症状が肉芽腫性疾患またはリンパ増殖性疾患を示唆し，非侵襲的検査で診断が明らかでない
6. ツベルクリン反応が陽性で，診断確定的な肺結核がない
7. 免疫不全患者の新規のリンパ節腫脹で，無症状の HIV 感染症かつ生検を要さない持続的全身性リンパ節腫脹の患者を除く
8. 原因不明の発熱におけるリンパ節腫脹
9. FNA では引き続き診断がつかず結論が出ないもの

技術面

リンパ節生検のおよそ半分で特異的な診断が得られる。いくつかのルールに注意深く配慮することで，この侵襲的な診断手技の有用性を最大限にすることができる。

1. 鑑別診断について外科医と病理医と微生物検査室とで事前に検討し，何らかの特別な配慮の要否をはっきりさせる（検体固定，染色，特殊培地など）。
2. 最適な生検部位を選ぶ。リンパ節は微小な炎症反応を伴うことが多く，鼠径リンパ節や顎下リンパ節などは避けるほうがよい。全身性リンパ節腫脹がある場合，下頸部リンパ節か後頸部リンパ節が好ましい。第 2 選択は腋窩リンパ節である。
3. 一群になって腫脹するリンパ節のうちいちばんサイズが大きいリンパ節を取り出す。
4. リンパ節の全体を被膜を保ったまま取り出す。それを分割し，検体の半分を病理検査に提出し，残り半分を微生物検査に提出し，抗酸菌と真菌とその他の疑う微生物を含む頻度の高い原因菌の染色と培養に提出する（図 28.6）。
5. リンパ節に異常所見があるものの診断が確定しない場合には，病理医に切除組織検体の追加切片を作製するよう依頼する
6. リンパ節に異常所見があるものの診断が確定せず，かつ臨床像がはっきりしない場合には，再度の生検を行って，より多くの組織検体を採取することを検討する。

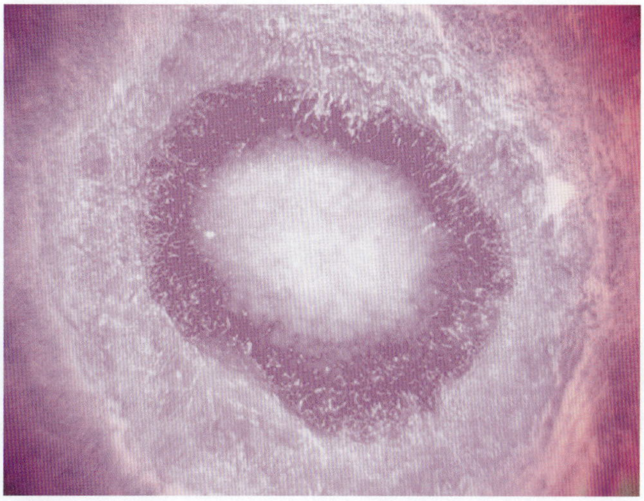

図 28.6
鎖骨上リンパ節生検で HE 染色を行った 1 例　肉芽腫で，中心に大きな壊死を伴い，結核菌が原因のもの。
（Theresa Liu-Dumlao, MD のご厚意による）

解釈

本章で取り上げた疾患群で特徴的な病理組織所見があり，病理学的に特異的ないし疑いの強い診断をすることができるものとして，リンパ腫，その他の悪性腫瘍，結核，真菌感染症，サルコイドーシス，トキソプラズマ症，ネコひっかき病などがある。非感染症疾患と非腫瘍性疾患の大半と急性ウイルス感染症の大半では，非特異的なリンパ節炎ないし過形成しかみられない。しかし，最初はリンパ節生検で診断ができずリンパ節腫脹が持続する患者の相当数で，最終的には重大な背景疾患が明らかになっている。もし，生検で最初は診断がつかなかった場合は，経過観察を慎重に行い，リンパ節腫脹が持続するときは再度の生検を考慮することが必要不可欠である。

文献

Bogoch II, Andrews JR, Nagami EH, et al. Clinical predictors for the aetiology of peripheral lymphadenopathy in HIV-infected adults. *HIV Med*. 2013;14(3):182–186.

Ferrer R. Lymphadenopathy: Differential diagnosis and evaluation. *Am Fam Physician*. 1998;58(6):1313–1320.

Fijten GH, Blijham GH. Unexplained lymphadenopathy in family practice: An evaluation of the probability of malignant causes and the effectiveness of physicians' workup. *J Fam Pract*. 1988;27:373–376.

Libman H. Generalized lymphadenopathy. *J Gen Intern Med*. 1987;2:48–58.

Mason WH, Takahashi M. Kawasaki syndrome. *Clin Infect Dis*. 1999;28:169–185.

Morgenstern L. The Virchow-Troisier node: A historical note. *Am J Surg*. 1979;138:703.

Oksenhandler E, Duarte M, Soulier J, et al. Multicentric Castleman's

disease in HIV infection: A clinical and pathological study of 20 patients. *AIDS*. 1996;10:61–67.
Pasternack M, Swartz M. Lymphadenitis and lymphangitis. In Mandell GL, Bennett JE, Dolin R, eds. *Mandell, Douglas, and Bennett's Principles and Practice of Infectious Diseases*, 6th ed. Philadelphia: Elsevier Churchill Livingstone; 2005: 1205–1211.
Scadden D, Muse V, Hasserjian R, Case records of the Massachusetts General Hospital. Case 30-2006. A 41-year old man with dyspnea, fever and lymphadenopathy. *N Engl J Med*. 2006;355: 1358–1368.
Tsang WYW, Chan JKC, Ng CS. Kikuchi's lymphadenitis: a morphologic analysis of 75 cases with special reference to unusual features. *Am J Surg Pathol*. 1994;18:219–231.

Section 5

さまざまな臨床像：呼吸器

29 気管支炎

■著：Phillippa Poole, Mark Hobbs
■訳：松尾裕央

ウイルスや細菌による気道感染症は致死的疾患のみならず，医療介入や生産性の喪失による経済コストの増大をまねく。これら感染症はすべての年齢で罹患する。重要な点は，背景に慢性呼吸器疾患があるかどうかで，原因菌や臨床経過，検査所見，治療適応などが変化することである。本章では，慢性呼吸器疾患に罹患していない人の急性感染性気管支炎について説明し，その後，喘息，慢性閉塞性肺疾患(chronic obstructive pulmonary disease：COPD)，非嚢胞性線維症性気管支拡張症などの慢性気道疾患の急性増悪について要点を述べる。特発性肺線維症は本章では扱わない。

急性気管支炎

急性気管支炎は，小児，成人共に一般的な疾患である。「急性疾患であり，慢性気道疾患のない患者が，痰を伴うこともあれば伴わないこともある咳嗽や，下気道感染症を示唆するその他の症状・所見を呈し，その他の疾患(副鼻腔炎や気管支喘息など)ではない」と定義される。多くの人はそのような症状を生涯に一度は経験するが，ほとんどの場合は自然軽快するために医療機関を受診しない。

それにもかかわらず，このような症状はしばしば家庭医を受診する理由となり，そして，コミュニティーにおける不必要な抗菌薬処方を減らす潜在的なターゲットと認識されている。加えて，急性気管支炎に対して医療介入を希望している場合，特に頻回であればなおさら，背景に慢性呼吸器疾患があるか，慢性あるいは再発性の咳嗽に対する代替診断があるかどうかを検索すべきである。

急性気管支炎の典型的な症状は急性発症の咳で，痰の増加や変色は伴うこともあれば伴わないこともある。しばしば，くしゃみ，鼻水，咽頭痛などの上気道症状を伴うこともある。咳は一般的に7〜10日間継続するが，数週間続くこともある。発熱や喘鳴が合併することが多く，気管の領域に焼けつくような感覚も伴うことがある。胸部の聴診で局在所見を呈する患者もいる。バイタルサインの異常や胸部の聴診で肺の硬化(consolidation)を示唆する局在所見が存在するとき，肺炎を除外するために胸部レントゲン検査を考慮すべきである。

2歳以下の低年齢小児は同様の細気管支炎症候群を呈することがある。上記の症状・所見に加え，食欲が低下し，重症の場合はチアノーゼや無呼吸をも呈することもある。治療にはadrenalineや高張生理食塩液の吸入を用いる。

急性気管支炎は一般的にウイルス性疾患であるが，*Mycoplasma pneumoniae*，*Chlamydophila pneumoniae*，*Bordetella pertussis*(百日咳菌)などの細菌も原因となりうる。時間，場所，患者の年齢，周囲の流行状況などによって，関与するウイルスの種類が異なる。インフルエンザウイルス，ライノウイルス，コロナウイルス，RS(respiratory syncytial)ウイルスやヒトメタニューモウイルスやパラインフルエンザウイルスなどが一般的な原因ウイルスである。低年齢小児における気管支炎では，RSウイルスとライノウイルスが最も一般的な病原体である。

急性気管支炎の原因に対するさらなる精査は一般的に必要ないし，有益でもない。上気道分泌液の遺伝子検査〔ポリメラーゼ連鎖反応(polymerase chain reaction：PCR)〕でしばしば原因ウイルスが同定できるが，わかったとしてもマネジメントが変わることはめったにない。しかし，遺伝子検査で病原ウイルスが陽性となれば，患者と医師に抗菌薬が不要であるということに対する安心感を与える。厳選した症例において，特定の微生物に対する検査を行うことは有用かもしれない。つまり，疫学的モニタリング，入院患者が同一病室入室可能か，職業曝露調査などである。もし，whooping cough(百日咳)が疑われる症例があるとすれば，公衆衛生的に重大な影響をもたらすために，診断を確定する必要がある。

抗菌薬治療は急性気管支炎の患者からよく希望され，さまざまな処方が行われている。抗菌薬使用は有症状期間を減少させることにおいて統計的に有意であるが，臨床的には意味がない。典型的には，良性で自然軽快する疾患であることと，一般的な病原細菌の耐性化率が上昇していることから，この疾患における抗菌薬の使用は避けるべきである。不要な治療によって，その患者を，アレルギー反応のリスクや胃腸障害のような薬剤による副作用にさらしてしまう危険性があり，また，将来的に患者がこのよくある症状を自分で管理する能力を弱体化させてしまうかもしれない。抗菌薬処方に対する患者の期待に対処する方法はいくつかある。たとえば，不確実性を概説する教育やプリントされた情報，その後の経過をみてから処方(delayed prescription)すること，などがある。しかし処方するときは，細菌感染症に重点をおいた特別な基準を用いる。抗菌薬が必要だと考えられる状況では，マクロライド系かdoxycyclineが好ましい選択である。キノロン系のような耐性が誘導されやすい薬剤は一般的に避けられるべきである。症状自体に対する治療は勧められるが，アウトカムを変化させるというエビデンスはほとんどない。インフルエンザに対するノイラミニダーゼ阻害薬の使用における初期の研究は出版バイアス(publication bias)のためにコントラバーシャル(物議を醸している)である。これらの薬剤の有効性は明らかではないが，流行中に典型的な症状で，流行している株が薬剤に感性であることがわかっており，発症初期であれば，それらの薬剤が適切となる場合がある。

ウイルス感染後の細菌性肺炎は気管支炎に引き続いて発症することがあり，重症化することもある。気管支炎としては想定されるよりも改善に乏しい，あるいは病状が悪化した患者には，細菌性肺炎を検索するための胸部レントゲン検査が検討される。肺炎の確定診断がつけば，抗菌薬治療開始が適切であり，さらなる微生物学的検査が必要となる。インフルエンザ後肺炎では，黄色ブドウ球菌(*Staphylococcus aureus*)のカバーを考慮しなければならない。

慢性呼吸器疾患における急性増悪

疾患の定義

気管支喘息やCOPDは比較的一般的な疾患であり，世界で5〜10%が罹患している。定義では，気管支喘息はステロイドに反応する気道の炎症として特徴づけられる可逆性の気道疾患である。気管支喘息は，空気中のアレルゲンに対してアレルギー反応を生じる遺伝的素因をもった人に起こりやすい。それと異なり，COPDは進行する疾患であり，タバコ・火事の煙のような気道と肺に対する有害な物質や有毒ガスに対する炎症反応で増悪していく。COPDは肺気腫および / または慢性気管支炎を含む疾患概念である。慢性気管支炎は2年で3か月の間，慢性咳嗽あるいは痰を認める臨床的な症候群であり，慢性的な感染症を呈するものと考えるべきではない。むしろ，異常な炎症反応によって過形成された杯細胞により粘液が過剰に産生されている。

気管支拡張症は毎日痰が多量に産生されるまれな状態である。原因はさまざまだが，感染症も原因の1つである。気管支拡張症は，平滑筋や弾性線維の破壊に伴い，気管支の一部が不可逆性の拡張を来した疾患である。傷ついた気道は粘液が貯留しやすく，感染が起こりやすい。気管支拡張症の有病率は不明であるが，胸部CTが普及するにつれて多く認識されるようになっている。

慢性呼吸器疾患が併存することがあるという認識が広がってきている。気管支の過活動がCOPDのリスク因子であり，喘息-COPDオーバーラップ症候群と定義されている。気管支拡張症は重症気管支喘息あるいは重症COPDを悪化させることがある。

急性増悪の一般的な特徴

慢性呼吸器疾患における感染症の役割については，後で議論する。3つの疾患はすべて，感染が関与することもあればしないこともあるが，急性増悪があることで特徴づけられる疾患群である。急性増悪の定義はさまざまだが，「治療を変更するのに十分なぐらい息切れ・咳嗽・痰が今までよりも急速に悪化している」というような臨床的なものが大半である。急性増悪は冬に多く，その事実はウイルスが重要な役割を担っていることを示唆している。

急性増悪の頻度は疾患の重症度によって上昇し，生活の質(quality of life：QOL)の低下につながる。急性増悪が起こると呼吸機能の低下が進行し，合併症および若くして亡くなる率が上昇する。経済的な視点では，急性増悪にかかる医療費(特に入院費用)は，安定した慢性疾患治療にかかる費用をはるかに凌ぎ，米国だけでも年間何十億ドルにもなる。

慢性気道疾患の患者は，粘膜線毛運動不全によるクリアランス不良，異常な粘液分泌による気道閉塞，気管支収縮などの気道の病理学的および生理学的異常により，細菌感染症に罹患しやすくなる。COPDや気管支拡張症の患者において，気管支上皮に定着している菌体は，病原性をもつ一方で，患者の抵抗力をも減弱させている。たとえば，細菌貪食作用，多核好中球による細胞内殺菌能，マクロファージ補充，喀痰内の免疫グロブリン濃度などが減弱する。

膿性痰を認めると感染症とみなされることがよくあるが，喀痰が黄色〜緑色になるのは多核好中球や好酸球から分泌されるミエロペルオキシダーゼによるもので，気管支樹に分泌物がうっ滞していることを示す所見である。Gram染色あるいは生スメア(simple wet preparation)による喀痰の顕微鏡での評価により，細菌感染症における2つの基本的な特徴が判定できる。第1に菌量の増加，第2に気管内における好中球による炎症の悪化，である。Gram染色において油浸レンズで1視野あたり10〜20以上の菌体が確認され，患者が安定しているときに2視野で認める菌体の平均個数よりも多ければ，感染の成立として重要な所見となる。加えて，炎症細胞の大多数は好中球であることも重要である。これは，喀痰量の増加を伴う場合には，細菌感染に反応して好中球が気管支内腔へ流出していることを反映している。

急性増悪によって起こる問題を軽減する方法

合併症や，入院を含めた不要な医療機関の利用を減らすために，急性増悪の危険性のある慢性呼吸器疾患に罹患しているすべての患者には予防策を講じるべきである。禁煙やインフルエンザワクチン接種は，慢性呼吸器疾患をもつすべての患者において基本的な予防戦略である。肺炎球菌ワクチンについては有効性を支持する根拠に乏しいが，COPD患者は5年ごとに接種することが推奨されている。

多量の喀痰を伴う気道疾患(多くは慢性気管支炎や気管支拡張症)では，喀痰除去する技術，たとえば体位ドレナージやアクティブサイクル呼吸法(active cycle of breathing)は，安全で，症状や生活の質を改善する。理学療法士はこれらの手技を指導する役割を担っており，その有効性に関するエビデンスはないが，重篤な急性増悪における分泌物の除去も行っている。

教育はすべての慢性呼吸器疾患のマネジメントにおいて重要な要素である。患者には，初期症状を認識することや治療の強化(妥当な場合は抗菌薬の開始を含め)を望むことを教育すべきである。体力の維持は重要である。これらの多くは呼吸リハビリテーションプログラムでカバーされており，COPDのすべての段階において症状や生活の質，医療機関の利用を改善することが示されている。

COPDの急性増悪の頻度は臨床研究における大切な検討項目である。吸入ステロイドと長時間作用型気管支拡張薬(β刺激薬や抗コリン薬)によりCOPD急性増悪が減少したことが示されている。経口ホスホジエステラーゼ阻害薬，粘液溶解薬，bacterial extract immunostimulant(細菌から抽出された免疫賦活剤)などもCOPD急性増悪を減少させる可能性がある。吸入の長時間作用型気管支拡張薬と吸入ステロイドの併用は急性増悪を非常に減少させる。その機序ははっきりしないが，抗炎症と免疫調整によるものと考えられる。吸入ステロイドはCOPD急性増悪を減少させる一方で，肺炎に罹患するリスクの増加に関係しているという，相反する意見も近年出ている。予防的抗菌薬投与については後述する。

急性増悪の症状

慢性呼吸器疾患の急性増悪時の患者はすべて，同様の呼吸器症状で受診する。呼吸苦の増悪，咳の頻度と程度の増加，喀痰の量や膿性度の増悪，胸部圧迫感などである。より全身的な症状としては，倦怠感，食欲不振，疲労，悪寒，発熱がある。鼻風邪症状が先行する場合はウイルスが原因と考えられる。悪寒戦慄，高熱，胸膜痛は肺炎の併存を示唆する。身体所見では，呼気性喘鳴(wheeze)，補助筋の使用，呼吸音低下，頻呼吸，頻脈を認める。1秒量(forced expiratory volume in 1 second：FEV_1)やピークフローなどの呼吸機能は平常時より低下している。胸部レントゲンは，肺炎や心不全のような他疾患の合併の有無を判断する際に補助となるかもしれない。加えて，慢性呼吸器疾患の患者はその他の併存疾患をもっているため，心不全，悪性腫瘍，肺塞栓などの疾患も鑑別診断に含める必要がある。

慢性呼吸器疾患の感染症による急性増悪に対する治療のゴールは，早期の再燃を認めることなく急性感染を早期に改善させ，治療後に非感染期間を長く保つことができるということである。このゴールの本質は，気道や肺にさらなるダメージを与えることを避け，機能的予後や生活の質を担保することである。

気管支喘息における感染症の役割

気管支喘息を引き起こす感染症の役割についてはさまざまな意見がある。RS(respiratory syncytial)ウイルスやライノウイルスは小児の喘息患者の気道から頻回に同定されるが，喘息との因果関係は認められていない。一方，ウイルス感染は気管支喘息増悪の原因の約75%を占めている。最も多いのはライノウイルスによる感染だが，その他の一般的なウイルスは，インフルエンザウイルス，RSウイルス，コロナウイルス，ヒトメタニューモウイルス，パラインフルエンザウイルス，アデノウイルスである。細菌感染症が果たす役割は小さい。非喘息患者と比較すると，喘息患者はライノウイルスによる感冒でより重篤な下気道症状を呈し，気道生理機能の変化が起こる。このことにより，ライノウイルスに対して反応した防御インターフェロンなど，感染に対する気道の異常な反応の存在が示唆される。「非定型」市中肺炎の原因細菌である*C. pneumoniae*や*M. pneumoniae*は気管支喘息に関係している。

気管支喘息の急性増悪に対する現在の治療選択肢は限られており，近年，あまり進歩していない。一般的に，吸入気管支拡張薬の増量と吸入あるいは経口ステロイドによる抗炎症療法が用いられる。抗菌薬は肺に細菌感染症が成立している証拠が堅牢になるまでは投与しない。マクロライド系薬は抗炎症作用，殺菌作用，抗ウイルス活性(の可能性)が示されているため，気管支喘息において魅力的な薬剤である。しかし，急性あるいは慢性気管支喘息におけるマクロライドの臨床研究では矛盾した結果が示されている。呼吸器感染ウイルスに対する患者の免疫応答を強化するワクチンなどの新たな抗ウイルス対策については検討中である。

COPDにおける感染症の役割

COPDの急性増悪は気道において，患者とウイルス，細菌，もしくは空気汚染との相互作用での炎症が蓄積されて起こると考えられている。ウイルス，細菌，その他による感染はCOPD急性増悪の原因の多くを占め，大気汚染や，心不全，肺炎，肺塞栓などの併存疾患が残りを占めている。COPD急性増悪の3分の1は理由がわからない。感染症によるCOPD急性増悪では，気道内に好中球，好中球活性化物質，酸化ストレスの増加を認め，その一部により全身性急性期反応が亢進する。

研究によると，COPD急性増悪の12～48%はウイルスが原因であり，一般的なのは，インフルエンザウイルス，パラインフルエンザウイルス，ライノウイルス，アデノウイルス，コロナウイルス，RSウイルスである。時にCOPD急性増悪では，ウイルスと細菌の両方を認めることがある。ウイルスが認められるCOPD急性増悪は，ウイルスが認められないCOPD急性増悪よりも重症で罹病期間も長い。

COPD急性増悪時に認められる細菌は，病状が安定している患者の半分以上の気道で認められる菌体と同じである。病原性を示唆する特徴としては，喀痰培養で単一の菌体が大量に増殖すること，またはCOPDが安定した状態で気道に存在することがわかっている菌体と増悪時に培養された菌体が変化していること，である。COPD患者およびCOPD急性増悪時に認める最も一般的な4つの菌体は，肺炎球菌(*Streptococcus pneumoniae*)，インフルエンザ菌(*Haemophilus influenzae*)，パラインフルエンザ菌(*H. parainfluenzae*)，*Moraxella catarrhalis*，である。非常に重篤なCOPDでは，緑膿菌(*Pseudomonas aeruginosa*)が重要な菌体として挙がり，特に頻回の入院歴，年に4回以上の抗菌薬使用，最近の経口ステロイド使用，インフルエンザワクチン未接種がリスクとなる。非定型の菌体(*Chlamydophila*，*Legionella*，*Mycoplasma*)は，COPD急性増悪を引き起こす因子とは特に考えられていない。

原則的には，COPD急性増悪の原因菌を同定することにより，妥当な治療の選択ができ，不要な薬剤使用によるコストや副作用，耐性菌の出現を避けることができる。明らかに，細菌感染を伴わないCOPD急性増悪には，抗菌薬使用の適応はない。COPD急性増悪に対する抗菌薬についてのCochraneレビューでは，近年利用可能な抗菌薬は，集団として，軽度の増悪では治療失敗を減少させなかったが，重篤なCOPD急性増悪では治療失敗を減少させた，と報告されている。死亡率や入院期間への影響に対するエビデンスはなく，患者を基盤としたアウトカムについてのデータはほとんどない。

実際，抗菌薬を用いるかどうかの判断は臨床的に行われており，微生物的な診断により行われているわけではない。喀痰培養や抗菌薬感受性検査は，そのコミュニティーにおける軽度のCOPD急性増悪に対するエンピリックな(経験的)治療の指針となることはまれである。その1つ目の理由は，培養や感受性検査は結果まで時間を要するからである。2つ目の理由は，唾液の混入を避け，気管の病原体を反映するような適切な喀痰検体を採取することの困難さの問題である。3つ目の理由は，検査の費用と利用可能かどうかの問題である。

一方，COPD急性増悪時は頻回に抗菌薬で治療されている患者には，喀痰培養と抗菌薬感受性検査の施行を検討すべきである。また，特に，人工呼吸器が必要となるようなCOPD急性増悪が重篤な場合や，COPD急性増悪がエンピリックな治療として使用された抗菌薬に反応がない場合にも検討すべきである。もし，(*Haemophilus*様の菌種以外の)Gram陰性桿菌や，ブドウ球菌のようなGram陽性球菌がGram染色で確認されれば，培養および感受性検査を行うべきである。近年，COPD急性増悪におけるプロカルシトニンを指標とした抗菌薬治療(procalcitonin-guided antibiotic therapy)に対する関心が高まっているが，臨床的有効性についてははっきりとしていない。

COPD急性増悪の原因がほかになく，呼吸苦の増悪・喀痰量の増加・喀痰の膿性化という3つすべてを認めるのであれば，抗菌薬をエンピリックに開始するのは有効な直感的(heuristic)問題解決法である。加えて，抗菌薬は重篤なCOPDにおける急性増悪の大部分において推奨される。

COPD急性増悪に対する抗菌薬の選択に当たっては下記の点に留意すべきである。

- COPD急性増悪における一般的な病原菌のすべてをカバー
- 地域の耐性パターン
- 緑膿菌のリスク因子
- 投与法(可能なら経口が望ましい)
- アドヒアランスを保つ投与量
- 副作用や他の薬剤との相互作用および費用の最少化
- 適切な感染症治療期間(気管支拡張症などの疾患が併存していなければ，通常は5〜7日間)

感染症によるCOPD急性増悪に対するエンピリックな経口抗菌薬治療について，多くのクラスの抗菌薬(ペニシリン系，テトラサイクリン系，キノロン系，マクロライド系，セファロスポリン系，スルホンアミド系)が，世界中のガイドラインで推奨されている。肺炎を除く多くの症例では，経口抗菌薬で十分事足りる。β-ラクタマーゼ産生インフルエンザ菌や*M. catarrhalis*，ペニシリン耐性肺炎球菌の増加により，新たな抗菌薬や，ペニシリン系薬とclavulanic acid(クラブラン酸)のようなβ-ラクタマーゼ阻害薬との併用を使用せざるをえなくなっている。新たなキノロン系薬であるmoxifloxacinは，素晴らしい効果と安全性をもつ薬剤である。緑膿菌が疑われる状況では，キノロン系薬を選択する。COPD急性増悪では，静注治療は患者の状態が非常に重篤であるときのみに選択される。費用対効果の観点や早期退院が可能となる点から，静注から内服への移行は可能な限り早期に検討すべきである。一般的なCOPD急性増悪時に抗ウイルス薬は不要である。

米国では，気管支炎に対して使用される最も一般的な抗菌薬はazithromycinであり，次点はamoxicillinとclarithromycinである。QT延長のリスクが高い患者に，心毒性のあるazithromycinを投与する懸念はあまり考慮されていない。また，肺炎球菌におけるマクロライド耐性は目下の懸念事項であり，マクロライドが頻用されている地域ではその耐性株が広がっている。

30年前，慢性気管支炎に対する予防的抗菌薬投与は，サイクル療法[訳注：抗菌薬の種類を変えて常時使用する療法]を含め，一般的に行われていた。しかし，その効果に対する疑問や抗菌薬耐性に対する懸念から，このような療法は廃れた。近年，予防的抗菌薬がはたしてCOPD急性増悪を防ぐのかどうかについての議論が再度沸き起こっている。その理由の1つとして，マクロライド系薬には殺菌的な効果に加えて抗炎症作用や免疫調整作用があるかもしれないという見解があるためである。azithromycinの持続投与あるいは間欠投与(1週間あるいは1か月ごとに数日間投与する)などが試されている。中等症以上のCOPD患者1,000人以上にazithromycin 250 mg/日を1年間投与したプラセボ対照研究では，COPD急性増悪患者の数を40%減少させ，COPD急性増悪の合計数を20%減少させた。しかし，聴力障害を含めた副作用のリスクを増加させ，定着している菌の耐性化を増加させた。最近のCochraneのシステマティックレビューでは，1年以上使用される予防的抗菌薬投与の有効性を示したデータはないことが示された。患者個人と社会の双方における安全性の問題により，COPDに対する予防的抗菌薬は中等症〜重症のCOPD患者の一部や，頻繁に細菌感染によるCOPD急性増悪を起こし合併症が高い患者に限定すべきである。

気管支拡張症における感染症の役割

気管支拡張症は数多くの疾患における終末像であり，そのなかのいくつかは非感染性で，嚢胞性線維症，線毛や結合組織疾患，免疫不全症候群，*Aspergillus*属に対する異常な免疫応答などが挙げられる。気管支拡張症の増悪においては，ウイルス感染症や百日咳，結核といった小児期の呼吸器感染症の再発が原因となっている場合がある。

原因によらず，確立された気管支拡張症における気道への微生物の定着パターンを評価した研究はほとんどない。安定した気管支拡張症患者の気道にいる菌は，肺炎球菌，インフルエンザ菌，*M. catarrhalis*，黄色ブドウ球菌，腸内細菌のGram陰性桿菌，*M. pneumoniae*，非結核性抗酸菌などである。緑膿菌は早期発症の気管支拡張症で特に問題となり，呼吸機能を著しく損なう。緑膿菌の定着は増悪や入院の頻度上昇および死亡リスク増加に関係している。それゆえ，新たな緑膿菌の定着を認めた場合はそれを消し去る努力をする呼吸器医師もいる。

不幸にも，気管支拡張症の急性増悪における微生物の関与についてはよくわかっていない。エビデンスはないが，気管支拡張症の急性増悪時への一般的な推奨としては以下のようなものがある。

- 気道に定着した細菌の検査を定期的に行う。
- 急性増悪患者に抗菌薬治療を行う。
- ほとんどの症例で，抗菌薬開始前に培養のための喀痰を採取する。これは特に入院を要する患者において大切である。
- エンピリックな抗菌薬治療のために，*Pseudomonas*属感染のリスクがあるかどうか検討する。
- 喀痰培養の結果に基づいて，エンピリックな治療の調節や変更を検討する。

抗菌薬治療期間の延長は，膿性の気管支拡張症における予後改善において利点が乏しい。吸入抗菌薬は嚢胞性線維症による気管支拡張症には推奨されるが，それ以外には推奨されない。

COPDと同様に，急性増悪の頻度低下を主眼とした，気管支拡張症における予防的抗菌薬の持続あるいは間欠使用に関心が集まっている。持続投与あるいは間欠投与が急性増悪の頻度を低下させるのか，ということが研究されている。この投与法で気管支拡張症において急性増悪は明らかに減少するが，呼吸機能の維持や生活の質の改善については効果がない。加えて，COPD の項目でも述べたように，抗菌薬の副作用や耐性菌の出現など潜在的な害悪も指摘されている。現時点では，一般的な診療に予防投与は推奨されない。

気管支拡張症のある患者から非結核性抗酸菌が検出された場合は，定着か活動性感染症のいずれかを反映している。同定菌種や画像評価によって，より深い検討や管理が必要となるだろうが，これについては本章では扱わない。

文献

Albert RK, Connett J, Bailey WC, et al. Azithromycin for prevention of exacerbations of COPD. *N Engl J Med*. 2011;365:689–698.

Arroll B, Kenealy T, Kerse N. Do delayed prescriptions reduce antibiotic use in respiratory tract infections? A systematic review. *Br J Gen Pract*. 2003;53:871–877.

Chodosh S. Treatment of acute exacerbations of chronic bronchitis: State of the art. *Am J Med*. 1991;91:87s–92s.

The Cochrane Database of Systematic Reviews. http://www.cochrane.org/cochrane-reviews/.

Global Initiative for Asthma. Global Strategy for Asthma Management and Prevention, 2018. www.ginasthma.org.

Global Strategy for the Diagnosis, Management and Prevention of COPD, Global Initiative for Chronic Obstructive Lung Disease (GOLD) 2018. https://goldcopd.org/.

Mathioudakis AG, Chatzimavridou-Grigoriadou V, Corlateanu A, Vestbo J. Procalcitonin to guide antibiotic administration in COPD exacerbations: A meta-analysis. *Eur Respir Rev*. 2017:26:143. doi:10.1183/16000617.0073-2016.

Singanayagam A, Joshi PV, Mallia P, Johnston SL. Viruses exacerbating chronic pulmonary disease: The role of immune modulation. *BMC Med*. 2012;10:27. doi:10.1186/1741-7015-10-27.

Wedzicha JA, Seemungal TAR. COPD exacerbations: Defining their cause and prevention. *Lancet*. 2007;370:786–796.

Wenzel RP, Fowler AA. Clinical practice: Acute bronchitis. *N Engl J Med*. 2006;355:2125–2130.

Wong C, Jayaram L, Karalus N, et al. Azithromycin for prevention of exacerbations in non-cystic fibrosis bronchiectasis (EMBRACE): A randomised, double-blind, placebo-controlled trial. *Lancet*. 2012;380:660–667.

Woodhead M, Blasi F, Ewig S, et al.; Joint Taskforce of the European Respiratory Society and European Society for Clinical Microbiology and Infectious Diseases. Guidelines for the management of adult lower respiratory tract infections–full version. *Clin Microbiol Infect*. 2011;17(Suppl 6):E1–E59. doi:10.1111/j.1469-0691.2011.03672.x.

30 クループ，声門上炎，喉頭炎

■著：Irmgard Behlau
■訳：松尾裕央

クループ

クループは，オットセイのような犬吠様咳嗽，嗄声，吸気性喘鳴(stridor)や，しばしばある程度の呼吸窮迫によって特徴づけられる臨床症候群である。**クループ**という用語は急性の咽頭喉頭気管支炎(acute laryngotracheobronchitis)を指して使用される。他のクループ様症候群には，けいれん様クループや細菌性気管炎が含まれる(表 30.1)。吸気性喘鳴を起こす可能性のあるその他の感染症としては，声門上炎(喉頭蓋炎)，扁桃周囲膿瘍，咽後膿瘍などや，まれにジフテリアがあり，非感染症としては，血管神経性浮腫，異物による閉塞，血管腫，外傷，腫瘍，声門下狭窄，外部からの圧排などがある。クループは主として1〜6 歳の小児の疾患であり，最も発症の多い年齢は生後 6 か月〜3 歳である。パラインフルエンザウイルス(1，2，3 型)が最も頻度の高い病原体であり，冬に最も流行する。その他の原因となる病原体としては，RS(respiratory syncytial)ウイルス，インフルエンザウイルス，アデノウイルスがあり，まれではあるが，*Mycoplasma* やジフテリア菌(*Corynebacterium diphtheriae*)，単純ヘルペスウイルス(herpes simplex virus：HSV)，なども原因となる。成人

表 30.1
クループ様症候群の比較

	痙性クループ	咽頭喉頭気管支炎	細菌性気管炎	声門上炎(喉頭蓋炎)
年齢	生後 6 か月〜3 歳	0〜6 歳(生後 6 か月〜3 歳が最多)	生後 1 か月〜6 歳	生後 2 か月以下の乳児，年長小児，成人
原因	ウイルス？ 気道過敏性？	パラインフルエンザウイルス(1，2，3 型) インフルエンザウイルス RS ウイルス アデノウイルス	黄色ブドウ球菌 インフルエンザ菌 ジフテリア菌	インフルエンザ菌(b 型 / 非 b 型) 肺炎球菌 A 群レンサ球菌 パラインフルエンザ菌
発症様式	突然	緩徐	急性悪化	突然
臨床症状	無熱 ぐったりではない 犬吠様咳嗽 吸気性喘鳴 嗄声	軽度の発熱 ぐったりではない 犬吠様咳嗽 吸気性喘鳴 嗄声	高熱 ぐったり 犬吠様咳嗽 吸気性喘鳴 嗄声	高熱 ぐったり 非犬吠様咳嗽 くぐもった声 流涎 嚥下困難 前傾で顎を突き出す姿勢
内視鏡所見(咽頭)	青白い粘膜 声門下腫脹	深紅の粘膜 声門下腫脹	深紅の粘膜 大量の気管分泌液	サクランボ様発赤の喉頭蓋 披裂喉頭腫脹
血液検査(血算，分画)	正常	軽度の白血球増加 リンパ球増加	正常または軽度の白血球増加 著明な左方移動	高度の白血球増加 左方移動
レントゲン所見	声門下狭窄	声門下狭窄	声門下狭窄 気管辺縁不整	喉頭蓋腫脹 披裂喉頭ひだの肥厚
治療法	加湿 安静 ラセミ体 adrenaline？ ステロイド？	副腎皮質ステロイド ラセミ体 adrenaline ネブライザー(霧状)budesonide 気管挿管(必要時)	挿管 抗菌薬	挿管 抗菌薬
治療反応	迅速	一時的(短期間)	ゆっくり(1〜2 週間)	さまざま(数時間〜数日)
挿管必要性	まれ	時々	概ね	概ね

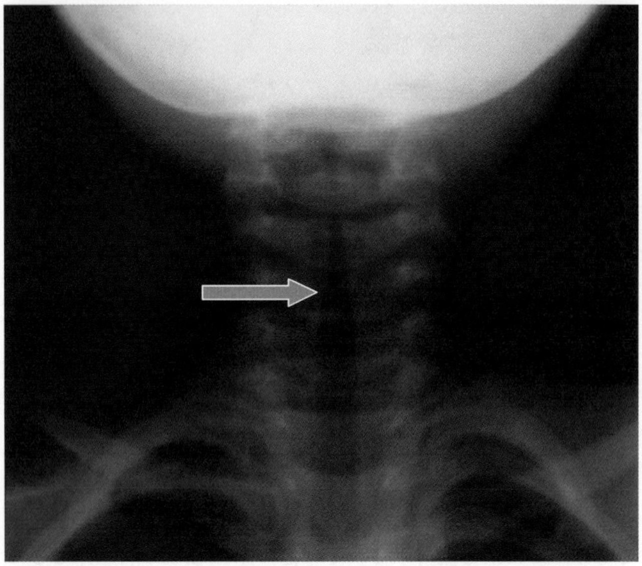

図 30.1
クループ患者における“steeple sign” 上気道(矢印)の前後方向(AP)レントゲン
(Dr. A. Weber と Dr. H. D. Curtin, Dept. of Radiology, Massachusetts Eye and Ear Infirmary, Boston, Massachusetts のご厚意による)

でも原因の多くはウイルスであり，インフルエンザやパラインフルエンザ，RS ウイルス，HSV，サイトメガロウイルスが報告されている。小児と成人の双方で 2 番目に多い細菌はインフルエンザ菌 b 型(*Haemophilus influenzae* type b：Hib)，ブドウ球菌，*Moraxella catarrhalis*，肺炎球菌(*Streptococcus pneumoniae*)，である。

クループは比較的軽度の上気道感染に引き続いて発症する。多くは突然，夜間や深夜に発症する。鼻咽頭に炎症を起こしたウイルス感染が咽頭や気管の気道上皮に広がる。小児の声門下領域は通常狭く，周りは軟骨の硬いリング(気管軟骨)で囲まれている。この狭い声門下領域が少し腫脹するだけで，かなり気流が制限され，吸気性喘鳴が聴取される。そして，声帯の動きも障害され，嗄声が出現する。

対応を決定し呼吸状態が悪化しないように，重症度について迅速，客観的，そして冷静な評価を行わなければならない。陥没呼吸(retraction)と安静時の吸気性喘鳴の存在は最も致死的である(表 30.2)。診断に疑問がある場合は，バイタルサインのモニタリングを慎重に行ったうえでの頸部軟部組織の前後方向レントゲン撮影が有用である。典型的な steeple sign［訳注：尖塔のように狭窄した主気管］は，気管の声門下領域基部 1 cm が錐体状に細くなる所見で，本当の声帯の高さにある弾性円錐で認められる。これは，浮腫により気道粘膜が腫脹し，空気の円柱における通常側面の凸面(肩)が消失することにより認める(図 30.1)。症状が典型的でない場合や患児が安定している場合は，気道の直接観察を試みることができる。気道緊急症である場合や喉頭蓋炎の疑いが濃厚である場合，気道の直接観察は全身麻酔下で行うべきである。クループにおいて声門上領域は正常に見える。

治療

副腎皮質ステロイドや吸入 budesonide，吸入 adrenaline などが治療に用いられる。酸素や heliox は治療補助に用いられる。霧状あるいは加湿された空気の利点はデータ上はっきりしてはいない。鎮痛薬は咽頭痛を改善し，状態を緩和する。鎮咳薬や鼻閉治療薬や「予防的」抗菌薬には利点がない。

表 30.2
クループ(咽頭喉頭気管支炎)のマネジメントの推奨アルゴリズム

状態	治療
軽症 吸気性喘鳴**なし** 陥没呼吸**なし** 安静時呼吸窮迫**なし**	鎮痛薬，必要があれば輸液 経口 dexamethasone(0.6 mg/kg) 単回投与 患者教育(医療介入が必要な病状)
中等症 安静時の吸気性喘鳴 軽度の陥没呼吸 不穏や重篤な呼吸窮迫なし	経口 dexamethasone 0.6 mg/kg も含めて上記と同じ 救急外来での経過観察 吸気性喘鳴や陥没呼吸が改善すれば，患者教育，帰宅 4 時間を経過しても改善がない，あるいはわずかであれば，入院
重症 気道閉塞の悪化による吸気性喘鳴の減少 重篤な呼吸窮迫 重篤な陥没呼吸 不穏・傾眠傾向 空気の動きの低下 チアノーゼの疑い	ラセミ体 adrenaline 2.25 %(0.5 mL / 2.5 mL 生理食塩液)あるいは L-adrenaline 1：1,000(5 mL)の吸入(繰り返してもよい) 経口または静注 dexamethasone 0.6 mg/kg，繰り返す 内服治療が禁忌であれば，budesonide 2 mg と adrenaline の吸入投与を検討 加湿酸素〔SpO_2≦92%(室内気)であれば heliox も検討〕 ICU 管理，必要があれば気管挿管

SpO_2＝動脈血酸素飽和度(パルスオキシメータによる)

副腎皮質ステロイドの持続的な抗炎症作用により，重症クループのみならず，軽症〜中等症のクループでも症状が緩和することが証明された。dexamethasone 0.15〜0.6 mg/kg が有効であり，軽症クループにおいてでさえも入院および予約外受診の必要性を減らすことが示されている。経口投与，筋注，静注はすべて効果があり，吸入 dexamethasone 投与はおそらく，それらと比較すると効果が低い。吸入 budesonide 2 mg は dexamethasone と同じ効果が示されているが，非常に高価で投与法も難しいため，高度な嘔吐を来している患者や adrenaline との同時投与が必要な重症呼吸窮迫患者に限定して使用することが多い。経口 dexamethasone と吸入 budesonide の併用は，それぞれの単剤使用よりも有効というわけではない。外来でのクループ治療は，経口 prednisolone 2 mg/kg/ 日を 2 回に分けて投与することが代替治療として検討されることもあるが，比較研究は経口 dexamethasone との比較に限られている。

効果発現がすみやかであるラセミ体の adrenaline 吸入を行うことで，入院中の患者であっても気管挿管の必要性が著明に減少し，2% 以下となった。L-adrenaline(1：1,000)の有効性はラセミ体の adrenaline と同じである。数分以内に症状の改善を認めるが，2 時間以内に再燃しうるので，投与後は救急外来で 3 時間の経過観察が必要である。

酸素投与は，重症呼吸窮迫と低酸素症〔SpO_2≦92%(室内気)〕の小児にのみ行うべきである。酸素(20〜30%)とヘリウムガス(70〜80%)を混合した低密度ガス(heliox)は，狭窄した気道を通して空気の流れが層流となって改善することにより重症患児で気管挿管の必要性が減少するため使用される。現時点では，一般的に使用するにはエビデンスが不十分である。

気管挿管が必要と判断されれば，圧壊死や声門下狭窄を予防するために，小児に通常選ぶ挿管チューブよりも1〜2サイズ小さいものを選ぶべきである。このような患児が二次的な細菌感染の所見を示した場合，細菌感染によって二次的に起こったと考えられる喉頭蓋炎に対して推奨されるものと同様の抗菌薬治療が推奨される。表30.2に臨床状態別の治療推奨の概要を示した。

急性声門上炎(急性喉頭蓋炎)

声門上炎は，声門上部の構造物である喉頭蓋，披裂喉頭蓋ひだ，披裂部，仮声帯[訳注：喉頭前庭ひだ，前庭ひだ]の炎症と浮腫によって特徴づけられている疾患であり，逆説的に喉頭蓋炎は影響を受けないことがある。

小児では，急性声門上炎は，強い咽頭痛や高熱，嚥下困難，流涎，低音の吸気性喘鳴，そして気道閉塞を来し，治療なしでは死亡するという重篤な経過をたどるのが典型的である。患児はぐったりしており，涎を垂らし，気道を確保するような姿勢(起座位で顎を前に突き出す)を好む。成人の症状はさまざまであるが，多くは前駆症状の期間が長く，軽症である。免疫不全の患者は身体所見に乏しいこともある。

確定診断は，喉頭蓋と声門上部の構造を診察することによる。意識のある小児で喉頭蓋を目視で確認しようとしてはいけない。そして，非常に重篤な小児は気道管理が行える手術室で診察しなければならない。小児の喉頭蓋炎は，典型的には，炎のように赤く非常に腫脹している。しかし，炎症の主体が仮声帯や披裂喉頭蓋ひだであるときは，喉頭蓋は比較的正常のように観察される。成人では，意識清明下での間接喉頭鏡が行われるが，気道確保ができる状態で行わなければならない。成人では，声門上の構造物は，青白くみずみずしく腫脹している。間接喉頭鏡が行えなければ，頸部軟部組織の側面方向レントゲン撮影が声門上炎の評価において有用である(図30.2)。しかし，感度はよくないために，気道を守ることが遅れることがあってはならない。古典的な所見として，頸椎の生理的な前方への弯曲が失われて垂直になっており，下咽頭前壁からそそり立つ腫大した喉頭蓋が認められる。CTは咽頭周囲膿瘍のような合併症の診断の助けとなる(図30.3)。

急性声門上炎の疫学は，1980年代中期から後期にかけてのHibワクチンの導入と共に劇的に変化した。声門上炎は2〜7歳の小児が罹患することが最も多かったが，現在では，成人に比べ若年小児ではまれな疾患となり，主に年長小児と成人が罹患する疾患となっている。そして，原因となる菌はHib以外が増加してきている。侵襲性Hib感染症の発症は，ワクチン導入前の時代と比較すると99%以上減少した。典型的な原因菌は，Hibに加えて肺炎球菌，黄色ブドウ球菌(*Staphylococcus aureus*)，A群β溶血性レンサ球菌(溶連菌)，b型以外のインフルエンザ菌，パラインフルエンザ菌(*Haemophilus parainfluenzae*)である。まれに成人で*Pasteurella multocida*が原因となるほか，1995年から髄膜炎菌(*Neisseria meningitidis*)の報告が増えている。ワクチン接種の有無にかかわらず，小児でHibによる喉頭蓋炎は非常にまれになっている。初期の病原微生物となりうる気道に侵入するウイルスの役割は判然としていない。免疫抑制患者における初期の病原微生物として，HSV 1型と水痘帯状疱疹ウイルスの報告がある。非感染性の原因としては，熱傷や腐食性の外傷，リンパ増殖性異常，移植片対宿主病などがある。

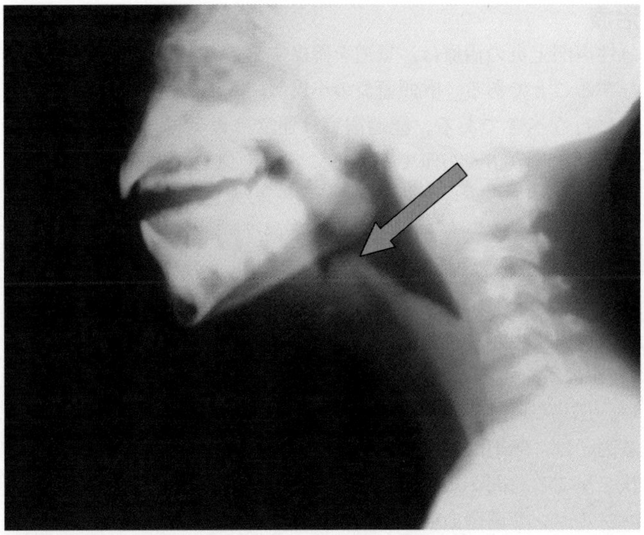

図30.2
声門上炎患者における“thumb sign”　頸部側面レントゲン。矢印は喉頭蓋の腫脹を示している。
(Dr. A. WeberとDr. H. D. Curtin, Department of Radiology, Massachusetts Eye and Ear Infirmary, Boston, Massachusettsのご厚意による)

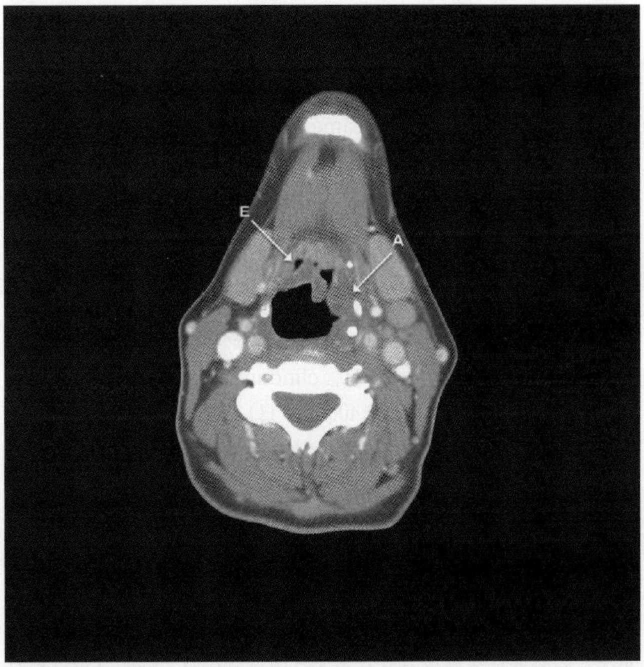

図30.3
A群β溶連菌による急性声門上炎に罹患した成人の頸部CT　腫脹した喉頭蓋(E)，喉頭の狭窄，舌骨のレベルでの低吸収領域(A)を認めるが，これにより早期の膿瘍形成が疑われる。
(R. L. Reichle, MDとP. A. Rogoff, MD, Depart. of Radiology, Mount Auburn Hospital, Cambridge, Massachusettsのご厚意による)

5

治療

急性声門上炎の治療は，気道を確保することと適切な抗菌薬を投与することである。喉頭蓋炎の小児は，人工気道の確保をルーチンに行うべきである。経過観察は通常は推奨できない。なぜなら，死亡率が6〜25％であるところが，気道閉塞を来すと30〜80％に上昇するからである。ほとんどの死亡例は来院後1時間以内に起きている。「予防的気道確保」を行うことにより死亡率は1％以下に低下する。成人における声門上炎の治療法は臨床状況と経過によってさまざまである。死亡率は10〜32％と幅広い。成人は，疾患が進行し気道閉塞を来すことがあるために，慎重な(寝ずに番をするような)気道評価と継続した病期分類が必要である。正式な「急性気道閉塞プロトコル」に従う。気道閉塞に関連する因子は，気道困難の症状が現れている，吸気性喘鳴，流涎，症状を呈する時間が短い，レントゲンで喉頭蓋の腫脹を認める，インフルエンザ菌菌血症，である。

気管挿管チューブは気管切開よりも次の理由で好まれる。(1)浮腫の改善後2〜3日で挿管チューブを抜去することができ，入院期間の短縮につながる。(2)外科的処置が不要。(3)気管切開と比較して，気管挿管では死亡率や合併症率が同等かあるいは低い。

抗菌薬はインフルエンザ菌，肺炎球菌，A群β溶連菌，その他のレンサ球菌，パラインフルエンザ菌，黄色ブドウ球菌をカバーするものを使用する。第2あるいは第3世代セファロスポリン系薬が第1選択となる。小児における投与量は，静注cefuroxime 150 mg/kg 1日3回，cefotaxime 150 mg/kg 1日3回，ceftriaxone 50 mg/kg/日，ampicillin-sulbactam 200〜400 mg/kg 1日4回，である。成人の推奨量は静注ceftriaxone 1回2 g 1日1回，cefotaxime 1回2 g 4〜8時間ごと，ampicillin-sulbactam 1回1.5〜3 g 6時間ごと，である。抗菌薬投与期間は10〜14日間である。市中獲得型メチシリン耐性黄色ブドウ球菌(methicillin-resistant *S. aureus*：MRSA)やペニシリン耐性肺炎球菌の頻度が高い地域の患者であれば，clindamycin 30〜40 mg/kgを3回に分割して投与(最大量2,400 mg/日)，あるいはvancomycin 40〜60 mg/kg/日を小児では3〜4回に分割して投与，成人であれば2 g/日を腎機能に合わせて投与することを検討すべきである。治療期間は通常7〜14日間だが，経過に合わせて検討する。

ステロイドは，理論的には炎症を軽減させるので，声門上炎に対してよく使用されている。しかし，ステロイド使用について特別な有益性は示されておらず，成人においては気管挿管や気管切開などの必要性を減少させたとする報告もない。喉頭蓋炎はそれほど多い疾患ではないために，すべての報告は小規模であり，有益性を判断するのは難しい。ステロイドの使用については，いまだに一定の見解はない。

予防

Hibによる声門上炎に対する予防が推奨されている。rifampicin 20 mg/kg(最大量600 mg/日)を4日間，毎日服用することが，以下の場合に推奨されている。(1)ワクチン歴にかかわらず生後12か月以下の小児あるいはワクチン接種が完遂されていない4歳以下の小児がいる家庭での接触者すべて(妊婦は除く)。(2)(a)60日以内に2人以上に侵襲性疾患が発症し，ワクチン未接種あるいは完遂されていない小児のいる，または(b)1人が発症し，2歳以下の感受性のある小児が1週間に25時間以上出席している(感受性のある小児はワクチン接種すべき)，デイケアセンターや保育園のクラスでの接触者(成人を含む)。もし2歳以上であれば，rifampicinによる予防はワクチン歴に関係なく必要ない。(3)患者がampicillinやchloramphenicolで治療されているのであれば，菌を家庭に再度持ち込まないように，退院する前に予防を受けるべきである。予防については，前述の推奨セファロスポリン系薬で治療されている患者には，鼻咽頭のHibが除去されているため，必要ない。

生後2か月から接種を開始する結合型ワクチンの導入により，この年齢層におけるHibによる声門上炎の発生率は99％低下し，その他の侵襲性Hib感染症も減少した。ワクチン接種済みの小児における声門上炎の報告はまれになった。そして，若年小児においてもHibによる声門上炎は撲滅されかかっている。Hibによる声門上炎は，ワクチン未接種の小児，小さすぎてワクチン接種が完遂できていない乳児，年長小児，ワクチン未接種の成人に限られてきている。

喉頭炎

喉頭は下咽頭部にあり，(1)喉頭口を含む声門上部(喉頭口の前方には喉頭蓋，両側には披裂喉頭蓋ひだがあり，下方で仮声帯を形成する)と，(2)声門下部(本当の声帯がある)から成る。

急性喉頭炎は，嗄声，嚥下痛，および，耳痛のように表現される局在のある疼痛を認めることが多い。気道閉塞は成人ではまれであるが，若年小児では成人よりも頻度が高い。特に，クループのように気管の炎症が関連する場合は気道閉塞を伴うことが多く，急性声門上炎との鑑別を必ず行う必要がある。喉頭の診察では，発赤，浮腫，滲出液，まれに粘膜表面の浅い潰瘍(アフタ)を認める。咽頭や喉頭粘膜において滲出液や偽膜を認める場合は，レンサ球菌感染症や伝染性単核球症，ジフテリアの可能性が上がる。一方，肉芽腫性浸潤を認める場合は，結核，サルコイドーシス，真菌感染，梅毒として矛盾しない。

インフルエンザウイルス，パラインフルエンザウイルス，ライノウイルス，アデノウイルスなどの気道感染を起こすウイルスが，喉頭炎で多く分離される(90％)。成人の喉頭炎において，*M. catarrhalis*は鼻咽頭培養で50〜55％，インフルエンザ菌は8〜15％で分離される。このことが二次的細菌感染を示しているのかどうかは，いまだはっきりしていない。A群やG群レンサ球菌，*Chlamydia pneumoniae*，*Mycoplasma pneumoniae*も急性喉頭炎と関連がある。咽頭ジフテリアは非常にまれで，多くは喉頭まで病変が広がる。ワクチン接種歴のある人が罹患することがある。

ヒストプラズマ症やコクシジオイデス症，ブラストミセス症，クリプトコッカス症などの真菌感染も喉頭炎を起こすことがある。カンジダ症による喉頭炎は免疫抑制患者でしばしば認める。梅毒トレポネーマ(*Treponema pallidum*)やHSV，水痘帯状疱疹ウイルスも急性喉頭炎の原因となる。喉頭結核は効果的な抗結核薬の登場により，米国では非常にまれな疾患となっている。喉頭結核は結核菌保有量がとても多く，非常に活動性のある肺結核を合併していることが多い。サルコイドーシスや多発血管炎性肉芽腫症(旧称Wegener肉芽腫症)，鼻硬化症も喉頭炎の原因と考えられている。

治療

急性喉頭炎の原因の多くはウイルスなので自然治癒が期待できるため，治療は，声を出さずに安静を保つことや湿気のある空気を吸うことなどである。喉頭炎におけるエンピリックな(経験的)抗菌薬治療の有用性については前向き二重盲検試験で検討されている。penicillin V は臨床経過に寄与しなかった。erythromycin (1 回 0.5 g 1 日 2 回を 5 日間)で治療された患者は，鼻咽頭における *M. catarrhalis* の保菌が著明に減少し，1 週間後の自覚的な発声障害と 2 週間後の咳の著明な改善を認めたと報告されている。しかし，喉頭鏡検査や発声検査では違いは認められなかった。成人における急性喉頭炎は自然治癒する疾患で，自覚症状は多くの場合，1 週間後には自然に改善している。エンピリックな抗菌薬治療は一般的に必要ないようである。

抗菌薬治療は，細菌感染症あるいは重複感染を起こした患者に対してのみ適応がある。原因と考えられる菌種のみを標的とする治療が勧められる。治療期間は一般的に 10〜14 日間である。副腎皮質ステロイドの使用は声帯の病変を隠してしまうために避けるべきである。

嗄声を呈している免疫抑制患者や嗄声が 10〜14 日以上継続する患者には，喉頭鏡検査および滲出液の検査を行い，HSV や細菌，真菌，抗酸菌，悪性腫瘍などの非典型的な喉頭炎の原因を検索すべきである。

文献

Alberta Clinical Practice Guideline Working Group. Guideline for the diagnosis and management of croup. Alberta Medical Association (Canada). 2008 Update. Available at: www.topalbertadoctors.org/cpgs/?search=croup&x=0&y=0 (accessed November 4, 2013).

Cherry JD. Clinical practice. Croup. *N Engl J Med*. 2008;358(4):384–391.

Hartling L, Fernandes RM, Bialy L, *et al.* Steroids and bronchodilators for acute bronchiolitis in the first two years of life: systematic review and meta-analysis. *BMJ*. 2011;342:d1714.

Ito K, Chitose H, Koganemaru M. Four cases of acute epiglottitis with a peritonsillar abscess. *Auris Nasus Larynx*. 2011;38(2): 284–288.

Mayo-Smith MF, Hirsch PJ, Wodzinski SF, *et al.* Acute epiglottitis. An 18-year experience in Rhode Island. *Chest*. 1995;108(6):1640–1647.

Riffat F, Jefferson N, Bari N, McGuinness J. Acute supraglottitis in adults. *Ann Otol Rhinol Laryngol*. 2011;120(5):296–299.

Russell KF, Liang Y, O'Georman K, *et al.* Glucocorticoids for croup. *Cochrane Database Syst Rev*. 2011;1(1):CD001955.

Shah RK, Roberson DW, Jones DT. Epiglottitis in the *Hemophilus influenzae* type B vaccine era: changing trends. *Laryngoscope*. 2004;114(3), 557–560.

31 非定型肺炎

■著：Thomas M. File, Jr.
■訳：松尾裕央

「非定型肺炎(atypical pneumonia)」という用語は，臨床的に肺炎球菌性肺炎と異なるが，同定されない菌体による肺炎として，60年以上前に初めて使用された。非定型肺炎は当初，上下気道の症状と所見，緩徐に改善するために症状が長い，胸部レントゲンでは典型的な浸潤影を認めない，ルーチンで行う微生物検査では菌種を同定できない，ペニシリン投与に反応しない，という所見で特徴づけられていた。1940年代，非定型肺炎の主たる原因菌は*Mycoplasma pneumoniae*と同定されていた。それに続いて，さまざまな呼吸器ウイルスや*Chlamydia pneumoniae*，*C. psittaci*，*Coxiella burnetii*など，その他の病原微生物も「非定型肺炎」と関連があるとされていた。非定型肺炎に関係するまれな原因病原体としては，*Francisella tularensis*(野兎病)や*Yersinia pestis*(ペスト)，シンノンブルウイルス〔ハンタウイルス肺症候群(hantavirus pulmonary syndrome：HPS)〕などが挙がるが，これらはより急性な臨床症状を呈する。加えて，非常にまれではあるが，バイオテロリズム(バイオテロ)に使用されうる懸念のある病原微生物であるために肺炭疽(吸入炭疽)も非定型肺炎に含まれる。*Legionella*属による肺炎は「化膿性」肺炎のような性格を示すが，ルーチンで行う微生物検査では，菌種が同定できないために非定型肺炎に含まれる。

当初，非定型肺炎と定型肺炎の分類は患者の臨床症状が異なることに基づいていたが，最近の研究では，両者の臨床症状は非常に重なっていることが判明しており，症状のみを根拠にエンピリックな(経験的)治療は決定することができない。よって，「非定型肺炎」という呼称は，科学的および臨床的有益性との関連性において物議を醸している。そして，多くの専門家は「非定型」という用語をやめることを推奨している。しかし，この用語は臨床家や研究者の間では一般的なものであり，臨床的価値に関係なく，最近の文献でも広く使用されている。加えて，最も一般的な原因菌に対する適切な抗菌薬治療の選択肢は同じであり，これらをひとまとめにするのは正当だとする意見もある。

M. pneumoniae，*C. pneumoniae*，*Legionella pneumophila*は非定型肺炎の原因として最も一般的である。最近の研究結果では，市中肺炎(community-acquired pneumonia：CAP)の10〜30％(対象集団や診断方法に依存)が非定型肺炎だったと報告されている。しかし，これらの原因微生物は一般的な臨床現場では同定されないことも多い。なぜなら，最近までこれらを検出するための特異的で迅速な標準化された方法がなかったからである。非定型肺炎の「その他」の原因微生物は非常にまれである。

CAPの領域において非定型の菌体に対する治療は意見が分かれており，さまざまな問題がある。その問題としては，(検索における)専門用語の適合性，診断法の不正確さ，発表されたエビデンスの結果の矛盾の受け取り方，などがある。しかし，多くの非定型肺炎は最終的に自然軽快する疾患であるため，臨床研究における方法論の限界によって，非定型肺炎を治療することによる実際的な利益について我々の解釈が制限されている。臨床的回復までの時間および早期エンドポイントの使用を評価している研究によれば，非定型病原微生物が病原体であれば，適切な治療により利益がもたらされる，とされている。同様に，最近発表された非定型肺炎の治療における重要なレビューでは，非定型肺炎の治療を支持する多数のエビデンスが示されていると結論づけられている。

臨床症状

これら特異的な病原体の診断は，臨床症状のみでは確定するのは困難であるが，一般化することはでき，診断の助けとなる。

Mycoplasma pneumoniae

*M. pneumoniae*は呼吸器感染症において頻度の高い微生物であり，症状に乏しいものから，上気道感染症，気管気管支炎，肺炎までと幅広い。気道分泌物(飛沫)によりヒト－ヒト感染し，潜伏期間は数週間である。肺炎に進展するのは感染者のたった3〜10％である。*M. pneumoniae*は主に健康な若年者におけるCAPの原因として一般的に受け止められているが，*M. pneumoniae*肺炎の発症率は加齢に伴い上昇し，高齢者における肺炎の原因菌としても重要性が増している。*M. pneumoniae*は主に気道分泌物(飛沫)を介してヒトからヒトに感染する。曝露後の潜伏期間は平均2〜3週間である。

*M. pneumoniae*肺炎は「古典的」な非定型肺炎と考えられている。病原性の多くは，菌による直接的な影響よりも免疫介在性であると信じられている(*M. pneumoniae*の糖脂質抗原に対して産生される抗体はヒトの赤血球や脳細胞と交差反応するようである)。頭痛，倦怠感，筋肉痛，咽頭痛を含んだ全身症状はよくみられる。咳嗽は典型的には，最初は乾性咳嗽であり，発作性でしばしば夜間に悪化する。そして，時間が経つと湿性咳嗽・膿性痰に変化する。身体所見は通常わずかであり，患者の訴えとは不釣り合いにみえる。肺の聴診所見では，さまざまな散在性ラ音や連続ラ音(wheeze)を認める。水疱性鼓膜炎は*M. pneumoniae*に罹患したボランティアの被験者から初めて報告されたが，一般臨床現場でみる*M. pneumoniae*肺炎においては非常にまれな所見であり，診断の助けにはならない。胸部レントゲン所見はさまざまである。最も一般的なものは気管支周囲肺炎である。

*M. pneumoniae*肺炎の経過は一般的に緩徐であり自然軽快す

る。しかし，重篤な肺合併症である，胸水，肺嚢胞〔気瘤(pneumatocele)〕，肺化膿症，気胸，気管支拡張症，慢性間質性線維症，呼吸窮迫症候群(acute respiratory distress syndrome：ARDS)，閉塞性細気管支炎などを起こすこともある。肺外症状は，皮膚粘膜疾患(軽度の斑状丘疹性発疹，多形滲出性紅斑や粘膜炎)，神経学的障害(無菌性髄膜炎，髄膜脳炎，大脳性運動失調，Guillain-Barré 症候群，横断性脊髄炎)，溶血性貧血(寒冷凝集素に関連)，心筋－心膜炎，多発関節炎，肝炎や膵炎，などがある。ICU 治療が必要となった *M. pneumoniae* の患者の研究では ICU 内での死亡率が 11％であったと報告されている。

Chlamydia pneumoniae

C. pneumoniae による肺炎は散発性あるいは流行性である。*C. pneumoniae* 感染は若年で罹患することが多い。気道分泌液によりヒト－ヒト感染が成立し，潜伏期間は数週間である。再感染や再燃(共に**反復性感染**と呼ばれる)が一生のうちに起こる。*C. pneumoniae* 感染で入院した成人の多くは反復性感染によるものである。

C. pneumoniae 肺炎は，診断におけるゴールドスタンダードが確立していないことや共感染する病原体の影響により，臨床症状があまりはっきりしていない。感染を起こしても大部分は無症状である。発症は通常緩徐である。二峰性であることはすでに報告されており，上気道症状は肺炎発症に先行し，その間隔は 2～6 週間である。感染初期は，非古典的肺炎で認めるような咽頭痛や嗄声，頭痛が出現する。亜急性経過が一般的であり，熱型は微熱である。乾性咳嗽が主症状で，早期に有効な治療が行われなければ，数週間あるいは数か月間持続する。胸部レントゲン写真の所見は非特異的である。初感染の患者は一般的に若年であり，高熱を呈する。再感染の高齢患者では，合併症の出現や酸素投与が必要となることが入院の理由となることが多い。

Legionella pneumophila

レジオネラ症(legionellosis)は主に 2 つの臨床的にはっきりと異なる症候群に関係している。非常に重篤な肺炎を呈することがある **Legionella 肺炎(Legionnaires' disease)**と，自然軽快する，肺炎ではない疾患である**ポンティアック熱(Pontiac fever)**である。*Legionella* 肺炎の臨床的特徴の多くは化膿性(細菌性)肺炎の典型像と同じである。しかし，*Legionella* 肺炎がより広く認識されるにつれて，病初期はあまり重篤でないこともあることがわかり，非常に重篤な臨床症状を呈すること自体はあまり特異的ではなくなった。*Legionella* はヒト－ヒト感染せず，通常，水曝露により感染する。汚染された水資源によりアウトブレイクが起こる。潜伏期間は 2～10 日である。*Legionella* は多くの種を有するが，最も多いのは *L. pneumophila* serogroup 1 である。

Legionella 肺炎は急性発症で，高熱，筋肉痛，食欲不振，頭痛を伴い，しばしば咳嗽に先行する。体温は通常 40℃を超える。消化器症状，特に下痢が前面に出る。我々の経験では，検査値異常として低ナトリウム血症や乳酸デヒドロゲナーゼ(lactate dehydrogenase：LDH)上昇がよくみられる。レントゲン所見は多彩で非特異的である。しかし，最も一般的に認める所見は斑状の片側透過性低下(patchy unilobar infitrates)であり，のちに浸潤影(consolidations)に進展する。

Legionella 感染を疑う指標のなかでは，病院，ホテル，共同住宅のような大きな施設において給水設備の汚染に関連するアウトブレイクが起きているということは特に重要である。そのほかの *Legionella* 感染を強く疑う疫学的因子としては，汚染された水源(例：温水浴槽，産湯，噴水)や *L. longbeachae* 発生の高い地域の土壌やポット用培土への曝露である。

その他の非定型肺炎の原因

非定型肺炎症候群のまれな原因として，人獣共通感染症(動物からヒトに波及する感染症)がある。そのような症例では，疫学的な手掛かりが非常に重要となる。そして，疾患の特徴的な症状が特異的な病原体について「診断の助け」と考えられない間は，これら疾患の特徴となる一般的な所見が重要となる(表 31.1)。*Coxiella burnetii* は，哺乳類，特にウシ，ヒツジ，ヤギおよびネコ・イヌなどのペットとの接触に関係している。*C. burnetii* は，感染した哺乳類の尿，便，ミルク，胎盤から排泄される。伝播様式はエアロゾル吸入とダニ咬傷である。*C. burnetii* は感染した動物の出産時に娩出される臓器(胎盤，羊水など)に非常に多く含まれる。潜伏期間は概ね 3 週間である。急性疾患(Q 熱)の多くは「インフルエンザ様」疾患で自然軽快し，発熱，頭痛，筋肉痛，咳嗽，関節痛を認める。肺炎は一般的に肉芽腫性肝炎を合併する。レントゲン写真では，葉あるいは区域性に肺胞透過性低下の多発する所見を認める。その他の症状としては，丘疹や紫斑，無菌性髄膜炎，脳炎，溶血性貧血，心内膜炎，心外膜炎，膵炎，精巣副睾丸炎(epididymo-orchitis)などを認める。時折，*C. burnetii* は慢性 Q 熱と関係する。慢性 Q 熱は 6 か月以上続く感染性疾患であり，心内膜炎が主症状である。

C. psittaci による肺炎(オウム病)は，感染した鳥類との接触後に発症する。鳥類に対する感染は通常，無症状であるが，羽が逆立ったり，目や鼻から体液が出るなどの症状に関係していることもある。菌体は便や尿，気道分泌液と共に分泌される。一般的にヒトは，乾燥した便か鳥の羽埃にいる菌体を吸入することによって感染するが，その曝露は鳥小屋を掃除している間に起こる危険性が高い。発症は，乾性咳嗽，発熱，頭痛などを伴い，一般的に緩徐であるが，突然発症のこともある。頭痛の程度は高度で，羞明を伴う。潜伏期間は一般的に 5～15 日である。臨床的手掛かりは，咽頭発赤，脾腫(認めることが多いのは発症から 1 週目の終わりごろ)，まれに認める特徴的な皮疹(Horder's spot：ピンクの圧迫で退色する丘疹性紅斑であり，腸チフスのバラ疹と似ている)である。

Francisella tularensis は一次性ツラレミア(野兎病性)肺炎の原因となる。ヒトへの感染は，感染した動物〔ノウサギ(ウサギよりも大型：hare)やウサギ(rabbit)が最も多い〕との接触か，ベクターである無脊椎動物(最も多いのはダニだが，蚊，ウマバエ，ノミ，シラミも多い)に咬まれることにより成立する。ツラレミア肺炎のアウトブレイクについての報告では，芝刈りが重要なリスク因子とされた(ウサギの生息域との濃厚接触による空気感染と推定されている)［訳注：ウサギの排泄物や小さなげっ歯類が芝刈り機により空気中に散布され，それを吸入することによって感染が成立した，いわゆる Martha's Vineyard の報告(Feldman KA, Enscore RE, Lathrop SL, et al. An outbreak of primary pneumonic tulare-

5

表 31.1
その他の非定型肺炎における一般的な特徴と治療

病原体	疫学的または原因となりうる状況	臨床像	推奨治療
Chlamydia psittaci	鳥類への曝露	頭痛，咽頭発赤，脾腫，Horder's spot（本文参照）	doxycycline，**代替薬**：マクロライド系薬またはフルオロキノロン系薬（レスピラトリーキノロン）（例：levofloxacin，moxifloxacin）
Coxiella burnetii（Q 熱）	家畜への曝露（特に出産間近の家畜）	高度の頭痛，肝障害	doxycycline（感染性心内膜炎では hydroxychloroquine 併用）。**代替薬**：マクロライド系薬またはフルオロキノロン系薬（レスピラトリーキノロン）
Francisella tularensis[a]（野兎病）	ウサギへの曝露	頭痛，高度の胸痛	streptomycin あるいは gentamicin が（妥当性があり，かつ好まれる）選択薬剤と考えられている。フルオロキノロン系薬または doxycycline も多くの場合効果がある（特に重症ではない場合）
Yersinia pestis[a]（肺ペスト）	感染した動物への曝露（げっ歯類，ネコ，リス，シマリス，プレーリードッグ）	吸入により，急性発症し，急激に増悪する肺炎。血性痰	streptomycin，gentamicin（妥当性があり，かつ好まれる）。tetracycline，doxycycline
Bacillus anthracis[a]	毛織物工場での作業	二峰性（本文参照）。特徴的なレントゲン所見：縦隔の拡大	meropenem，clindamycin または linezolid。臨床的に安定すれば単剤治療に変更（本文参照および章末の文献リストの Hendricks らの記載を参照）
ウイルス			
インフルエンザ	インフルエンザの周囲での流行（鳥類やブタへの曝露）	通常，気管気管支炎後にインフルエンザ肺炎が発症する	oseltamivir（経口），zanamivir（吸入），peramivir（静注），baloxavir（経口）
アデノウイルス		高度の咽頭炎	有効な抗ウイルス薬はない
RS ウイルス	成人：心肺疾患，COPD	気道けいれん	現在推奨される抗ウイルス薬はない（ribavirin は限定した症例では有効かもしれない。本文参照）
ハンタウイルス肺症候群	げっ歯類の排泄物への曝露	発熱先行。その後，ショックを伴う非心原性肺水腫。血小板減少	支持療法
MERS-CoV	アラビア半島への旅行	重症呼吸器症候群	支持療法

a 生物学的兵器として使用される可能性のある微生物。
COPD＝慢性閉塞性肺疾患，MERS-CoV＝中東呼吸器症候群コロナウイルス，RS＝respiratory syncytial

mia on Martha's Vineyard. *N Engl J Med* 2001; 345: 1601-6. PMID：11757506）のことを示していると思われる］。肺炎は生物媒介感染（ダニ咬傷など）後に血行性播種することによっても起こる。潜伏期間は *F. tularensis* に感染後 3〜5 日である。発症は通常，急性で，高熱，悪寒，咳嗽（多くは乾性咳嗽だが時折喀血を伴う），胸膜痛，発汗を伴う。ツラレミアは肺炎以外にも，潰瘍リンパ節型［訳注：病原体の侵入部位に小膿瘍や潰瘍形成を伴うリンパ節型］，眼リンパ節型［訳注：結膜に多発性の小膿疱と小潰瘍を伴い，眼瞼浮腫，流涙などの激しい結膜炎症状を呈し，耳前部や頸部のリンパ節が腫脹する］，チフス型［訳注：リンパ節腫脹が認められずに発熱を主症状とする］などの臨床症候群を呈する［訳注：上記の 3 つの訳注は藤田博己．話題の感染症：野兎病．モダンメディア 2004；50：5 をもとに記載］。

ハンタウイルスはブニヤウイルス科（family Bunyaviridae）のエンベロープを有するウイルスであり，**腎症候性出血熱**（hemorrhagic fever with renal syndrome：HFRS）と**ハンタウイルス肺症候群**という 2 つの重症急性疾患の原因となる。ハンタウイルスは，宿主となっている感染したげっ歯類の尿，便，唾液に含まれている。ヒトへの感染は，エアロゾルとして吸入することによる［訳注：ネズミに咬まれたり，ネズミが接触したものにヒトが鼻，目または口を触れることでも感染が成立する］。多くの患者は病気が発症する前に，生きているあるいは死んだげっ歯類に遭遇しているか，周囲にげっ歯類がはびこっているのをみている。典型的な潜伏期間は曝露後3週間である。ハンタウイルス肺症候群の典型的な臨床経過は，発熱や筋肉痛，頭痛，嘔気，嘔吐，腹痛，咳嗽などの非特異的症状を呈する前駆症状期間から始まる。この期間は典型的には3〜8日間続き，心肺期間(cardiopulmonary phase)に移行する。この期間は突然の頻呼吸・呼吸苦で始まり，呼吸不全とショックに移行する。心肺期間では，胸部レントゲンで両側の非心原性間質性浮腫を認める。採血結果で血液濃縮と著明な血小板低下を認めるのが特徴である。

Yersinia pestis は肺ペストの原因となり，初期はげっ歯類や野生動物あるいはペット(多くはネコ)による人獣共通感染症である。ヒトは偶生宿主と考えられている。げっ歯類のノミに咬まれる，あるいは感染したペットのネコに引っかかれるあるいは咬まれる，感染した動物の臓器を直接扱う，感染した動物の気道分泌液を吸入する，ことにより感染が波及する。米国での感染は南西部や太平洋沿岸部が中心である。潜伏期間は通常2〜3日である。急性発症で，息切れを伴う疼痛のない咳嗽が初発症状として一般的である。肺ペストは治療しなければ死亡率は40〜90％となる。

自然環境下では，**吸入炭疽(肺炭疽)**はきわめてまれであり，毛織物工場の労働者が *Bacillus anthracis* の芽胞を吸入することと関連していたため，歴史的には**羊毛選別者の病気(wool sorters disease)**といわれていた。しかし，生物学的兵器に利用される可能性から，この菌に対する関心が高まった。2001年，米国の郵便制度を用いたバイオテロと思われる炭疽のアウトブレイクがあり，肺炭疽は9例確認され，4例が亡くなった。潜伏期間はさまざまであり，多くは1週間以内だが6週間以上もありうる。初期症状は，発熱，倦怠感，胸痛，乾性咳嗽で，特徴的なものはない。初期症状出現後，いったん症状は改善するが，すぐに呼吸状態が非常に悪化し，ショックを来し死亡する。胸部画像診断(CTが最も感度が高い)で肺実質の浸潤影を伴わない(出血性縦隔炎による)縦隔拡大を認めることが，肺炭疽に特徴的である。血液培養陽性によって診断されることが多いが，最初は血液培養の結果を「コンタミネーション」と誤って判断されることもある。

肺炭疽症候群，肺ペスト，ツラレミア肺炎はバイオテロに使用される可能性のある疾患である。動物や昆虫，周囲の環境などの予想される疫学的曝露が伴わないにもかかわらず発症するケースが散発しており，そのことがバイオテロリストの活動の可能性を示唆している。検査室での病原体の確認には時間がかかることもあるので，特徴ある疫学的，臨床的，微生物的手掛かりにより，早期に疑い，迅速に健康被害警告システムを発動させることにつなげるべきである。

呼吸器ウイルスによる肺炎

ウイルスは成人，特に冬季，そして高齢者の肺炎において重要な位置を占めている。最近では，成人の入院を要する肺炎の約4分の1〜3分の1はウイルスのみによるものだとする報告もある。興味深いことに，新興感染症の多くは新たに同定されたウイルス(多くは人獣共通感染症)と関係している。中東呼吸器症候群コロナウイルス(Middle East respiratory syndrome coronavirus：MERS-CoV)，新型鳥インフルエンザAウイルス(H5N1とH7N9)などである。インフルエンザウイルスとRS(respiratory syncytial)ウイルスが最も多く同定される原因ウイルスである。その他，パラインフルエンザウイルス，ライノウイルス，コロナウイルス，ヒトメタニューモウイルスなども挙げられる。インフルエンザはコミュニティーで非常に流行しているときに考えるべき疾患であり，突然の高熱，筋肉痛，咳嗽を伴う。RSウイルスは，以前に評価されていたよりも免疫正常の成人における肺炎の理由としてより一般的である。季節性があり(冬季)，そして，気管支けいれんを伴うことが特徴である。MERS-CoVは新型のコロナウイルスであり，サウジアラビアで2012年の秋に同定された。このウイルスは重症急性呼吸器症候群(severe acute respiratory syndrome：SARS)に関連するコロナウイルスとは異なる。多くの人は感染すると重篤な急性呼吸器障害を呈し，3分の1が死亡する。MERS-CoVは人獣共通感染症のウイルスであり，ラクダとの接触により感染が成立することが示されている。その一方で，ヒト－ヒト感染，医療者への感染が起こっている。米国では海外渡航者で数件報告されている。アラビア半島または近隣諸国への渡航歴があり，合致する症状を呈する患者に対して考慮することが勧められる。

鳥インフルエンザ(インフルエンザA H7N9)は2013年に中国で同定された。多くの感染者は家禽との接触があり，現在利用可能なエビデンスによるとヒトからヒトへの感染の広がりが進行中ではないことを示唆している。症状は，高熱と咳嗽から始まる。軽症例がある一方，多くの患者は重症な呼吸器障害を認め，死亡率は約40％に上る。

診断

非定型肺炎に関連する病原微生物に対する診断に用いる検査を表31.2にまとめた。近年まで，多くの非定型肺炎に関連する病原微生物に対する診断のための検査で最も一般的なものは血清学的検査であったが，急性期と回復期の2回，検査が必要であるため，臨床的には価値が低かった。しかし，分子学的検査法の進歩により，診断のための新たな方法が開発され，これら病原微生物をより迅速に同定することが可能となっている。ポリメラーゼ連鎖反応(polymerase chain reaction：PCR)などの核酸増幅検査(nucleic acid amplification test：NAAT)を行うことにより，感染症領域で診断できる疾患が大幅に広がった。非定型肺炎の病原体に対して，商業的に利用できるNAATや研究機関で開発されたNAATがいくつかある。米国食品医薬品局(Food and Drug Administration：FDA)の承認を得た検査法が，*Mycoplasma*，*Chlamydia* と *Legionella*(マルチプレックスPCRの1つとして)や多くの呼吸器ウイルスで利用可能である。市中肺炎として入院した患者における非定型の病原体に対する検査は実臨床での標準化が不十分であり，異なる環境での非定型の病原体の流行を反映していないことが最近の研究で示唆されている。

特殊な培地での *M. pneumoniae* の分離は可能であるが，栄養要求性が高いため培養には2〜3週間を要する。そのため，多くの検査室は *Mycoplasma* を培養しようとしない。*M. pneumoniae* の患者は免疫介在性の寒冷凝集反応がしばしば陽性となる。*C. pneumoniae* は細胞株で培養を行うことができるが，標準的検査室で行われることはめったにない。*Legionella* は容易に気道検体から分離できるが，特殊な培地であるチャコール酵母抽出

5

表 31.2
非定型肺炎に関連した病原体の診断検査

病原体	迅速検査	標準的培養あるいは微生物的検査	血清学的検査 [a]，その他
M. pneumoniae	PCR（感度 95％）	咽頭あるいは鼻咽頭スワブ（感度 90％）（初期培養には 7〜10 日間要する）	ELISA，CF（感度 75〜80％）（IgM は罹患後 1 週間から出現するが 2〜12 か月陽性持続） 診断基準 確定：4 倍の抗体価上昇 疑い：IgG≧1：64（CF），IgM≧1：16（ELISA） 寒冷凝集素（感度 50％）（特異度 50％未満。陽性になるには数週間要する）
C. pneumoniae	PCR（感度 80〜90％）	咽頭あるいは鼻咽頭スワブ（感度 50〜90％）：細胞培養技術を要するが可能な施設は限られる	CF または MIF（後者は現在は行えない）（初回の感染では IgM を認めるまで 4〜6 週間要する） 診断基準 確定：4 倍の抗体価上昇 疑い：IgG≧1：512，IgM≧1：32
Legionella pneumophila	尿中抗原（血清型 1 型）（感度 60〜70％），PCR [b]	喀痰，気管支鏡（感度 75〜99％）（培養には特殊な培地で 2〜6 日間必要）	IFA，ELISA（感度 40〜75％） 診断基準 確定：4 倍の抗体価上昇 疑い：IgG または IgM≧1：512（1：256 の抗体価上昇の陽性的中率はたった 15％）
C. psittaci	PCR [a]	一般的には行われない（検査室でのバイオハザードを考慮）	CF（推定 IgG≧1：32），IgM は MIF
Coxiella burnetii	PCR [a]	一般的には行われない（検査室でのバイオハザードを考慮）	IFA（最近参照される方法）
ウイルス			
インフルエンザ	迅速抗原検査（EIA）[b]，PCR	ウイルス同定	CF，HAI，ELISA
RS ウイルス	抗原検査（IF あるいは EIA，主要な診断法），PCR	ウイルス同定	ELISA
アデノウイルス	PCR	ウイルス同定	ELISA
Francisella tularensis	PCR（一般的な検査室では行うことができない）	培養（選択培地。検査室でのバイオハザードを考慮）	ELISA が好まれる。受動的赤血球凝集反応
Yersinia pestis	Gram 染色（形態学的評価）では Gram 陰性球桿菌で両極染色（「安全ピン」様）。PCR	培養（検査室でのバイオハザードを考慮）	ELISA，IF
Bacillus anthracis（吸入炭疽）	PCR	培養（*Bacillus* のコンタミネーションと間違うことがある）	

a 特定の検査室では行われているが，試薬は FDA の認可を受けていない。
b 2009 年のインフルエンザ A N1N1［訳注：いわゆる「パンデミック 2009」あるいは「インフルエンザ 2009」］の感度は低い。
CF＝補体結合試験，EIA＝酵素免疫測定法，ELISA＝酵素免疫測定吸着法，HAI＝血球凝集抑制試験，IF＝免疫蛍光抗体染色法，IFA＝間接蛍光抗体法，MIF＝微小免疫蛍光法

培地（buffered charcoal yeast extract agar：BCYE 培地）が必要である。尿中抗原検査は *L. pneumophila* 血清型 1 型のみ同定可能であるが，この血清型は米国の *Legionella* 肺炎の原因菌としては最多である。この検査の *L. pneumophila* 血清型 1 型の感度は約 70〜80％，特異度はほぼ 100％である。

その他の非定型肺炎の原因菌の多くは，*Francisella*，*Yersinia*，*C. psittaci*，炭疽菌（*Bacillus anthracis*）などを含め，培養で同定することができる。これらは微生物室内で感染が広がる可能性があるので，これらを臨床的に疑うのであれば，そのことを検査室に知らせるべきであり，適切な培養条件を設定すると共に検査技師に対する感染のリスクを減少させる適切な対策が必要である。*Yersinia* 感染では血液培養はしばしば陽性となる。*C. psittaci*，*Coxiella*，*F. tularensis* は血清学的検査が主たる診断方法である。

多くの呼吸器ウイルスでは現在，PCR が最も感度の高い診断法となっている。2009 年のインフルエンザ H1N1 の大流行（パンデミック）時，PCR は疫学的に非常に重要であった。なぜなら，インフルエンザ H1N1 に対しては普及している迅速インフルエンザ検査キットの感度が悪いことが判明したからである（検査のやり方にもよるが，感度は 10〜70％）。

表 31.3
M. pneumoniae と *C. pnuemoniae* の抗菌薬治療に対する筆者の推奨(成人量[a])

抗菌薬	用量	投与期間
clarithromycin(クラリス®)	1 回 500 mg 1 日 2 回	7 日間
azithromycin(ジスロマック®)[b]	初回 500 mg，2 回目以降 1 回 250 mg 1 日 1 回(代替：1 回 500 mg 1 日 1 回)	5 日間(代替は 3 日間)
dirithromycin	1 回 500 mg 1 日 1 回	7 日間
doxycycline(ビブラマイシン®)[b, 訳注 1]	1 回 100 mg 1 日 2 回	7 日間
omadacycline	1 回 100 mg 1 日 2 回(12 時間ごと)点滴を 2 日間投与，その後，1 回 300 mg 1 日 1 回内服に変更可能[訳注 1]	7 日間
levofloxacin(レボフロキサシン®)[b]	1 回 500 mg 1 日 1 回 1 回 750 mg 1 日 1 回	7 日間 5 日間(データは限られている)
moxifloxacin(アベロックス®)[b, 訳注 2]	1 回 400 mg 1 日 1 回	7 日間
gemifloxacin	1 回 320 mg 1 日 1 回	5 日間
delafloxacin[c]	1 回 300 mg 1 日 2 回(12 時間ごと)静注を少なくとも 6 回投与し，1 回 450 mg 1 日 2 回の内服への変更を検討	5～7 日間
lefamulin[c]	1 回 150 mg 1 日 2 回静注あるいは 1 回 600 mg 1 日 2 回内服	5～7 日間

a 記載なしの場合いずれも内服。
b 静注でも同用量。
c 第 3 相試験終了。
[訳注 1：サンフォードやジョンホプキンスガイドライン(2024 年 1 月 11 日参照)では，loading dose として，1 回 200 mg 1 日 1 回あるいは 1 回 100 mg 1 日 2 回を 1 日間としている]
[訳注 2：日本には静注薬はない]

表 31.4
重症 *Legionella* 感染症に対する静注治療[a]

好まれる抗菌薬	代替抗菌薬
フルオロキノロン系薬 levofloxacin(レボフロキサシン®)1 回 500 mg 1 日 1 回静注(免疫正常者であれば 1 回 750 mg 1 日 1 回を 5 日間) moxifloxacin(アベロックス®)[訳注]1 回 400 mg 1 日 1 回静注	doxycycline 1 回 100 mg 1 日 2 回静注
新規薬剤 delafloxacin 300 mg 1 日 2 回(12 時間ごと)静注 omadacycline 100 mg 1 日 2 回(12 時間ごと)静注を 2 日間，その後連日 lefamulin[b] 150 mg 1 日 2 回(12 時間ごと)静注	

a 入院が必要な患者や免疫抑制患者に対してである。臨床的に安定し内服可能となれば，内服治療への変更可能。
b FDA はこの治療を認めていない。
[訳注：日本には静注薬はない]

抗菌薬治療

非定型病原体に一般的に有効な抗微生物薬を表 31.1，31.3，31.4 にまとめた。非定型肺炎の多くはエンピリック(経験的)に治療されるため，臨床医は抗菌薬を決めるときに「定型的な」菌種〔肺炎球菌(*Streptococcus pneumoniae*)やインフルエンザ菌(*Haemophilus influenzae*)など〕の可能性についても検討する必要がある。

Mycoplasma と *Chlamydia*

適切な治療(特に *M. pneumoniae* に対して)は肺炎の合併症を減らし，症状の持続時間を短くする。erythromycin とテトラサイクリン系薬(例：doxycycline)は効果的な治療と考えられてきた。新たなマクロライド系薬(clarithromycin，azithromycin)は，これらの菌に対して *in vitro* における活性が良好であり，臨床研究でも良好な結果を示している。米国におけるマクロライド耐性は比較的低い(＜10％)が，アジアではマクロライド耐性 *Mycoplasma* の頻度は非常に高い(ある地域では 70～90％に至る)。新しいフルオロキノロン系薬(levofloxacin，moxifloxacin，gemifloxacin)は殺菌的で，臨床研究で効果を示している。

Legionella

Legionella 肺炎の治療の必要性について議論はほとんどない。それゆえ，*Legionella* に対するエンピリックな治療は重症 CAP の治療に含まれるべきである。マクロライド系薬は当初，レジオネラ症に対する治療の選択肢として認められていた。しかし，*Legionella* 感染症の細胞内モデルと動物モデルでは，erythromycin と比較してフルオロキノロン系薬と新しいマクロライド系薬(特に azithromycin)全身投与が優れた活性を示した。いくつかの観察研究では，キノロン系薬はマクロライド系薬よりも優れた臨床反応を示すことが示唆されている。重症患者には，erythromycin に rifampicin を加えることが推奨されていたが，フルオロキノロン系薬やより活性の高いマクロライド系薬に rifampicin を加えると殺菌性が高まることを示す信頼性のある研究データはない。筆者は新しいフルオロキノロン系薬を好む。なぜなら，肺炎球菌(薬剤耐性株を含め)と CAP においてエンピリックな治療でカバーすべきその他の一般的な原因菌に対する *in vitro* での活性が高いためである(表 31.4)。doxycycline も，*L. pneumophila* であることがはっきりしている症例に限った場合に効果が示されているが，*L. longbeachae* はしばしば耐性である。あまり重篤でない症例や静注治療後の step down における内服治療には，マクロライド系薬やフルオロキノロン系薬に加えて doxycycline も選択肢に含まれる。

Mycoplasma や *Chlamydia*，*Legionella* に活性のある最近FDA に認可された抗菌薬あるいは開発の最終段階に入っている薬剤は delafloxacin，omadacycline，lefamulin である。

C. pneumoniae と *M. pneumoniae* に対する最適な治療期間はよくわかっていない。*C. pneumoniae* 肺炎についての初期の報告では，erythromycin や tetracycline による短期治療（5〜10日間）の場合，しばしば呼吸器症状が再燃したり改善しなかったりすることがあると示されている。最近の推奨では，*C. pneumoniae* と *M. pneumoniae* に対する一般的な治療期間は，より新しく承認された抗菌薬で 7〜10 日間（azithromycin であれば，半減期が長いため，より短縮される）である。しかし，最近の研究（多くはフルオロキノロン系薬について）では，もし，治療開始から 48〜72 時間での患者の治療に対する反応が良好であれば，免疫正常者では最短 5 日間の治療が妥当と推奨されている。同様に，免疫正常な成人に対するレジオネラ症における一般的な治療期間は 7〜14 日間である。最近のある研究では，levofloxacin 1 回 750 mg を 1 日 1 回，5 日間投与することで良好な治療効果が得られたとしている。免疫抑制患者やより重症な患者の治療においては，より長期の治療期間が推奨される。

非定型肺炎における，その他の病原体に対する治療

詳細は表 31.1 を参照。

C. psittaci：テトラサイクリン系薬（例：doxycycline 1 回 100 mg 1 日 2 回 内服）は一般的にマクロライド系薬の代替薬として検討される薬剤である。より新しいフルオロキノロン系薬は *in vitro* と動物モデルで活性があることが示されているが，ヒトの感染症における効果についてはわかっていない。

C. burnetii：doxycycline が好まれる。マクロライド系薬やフルオロキノロン系薬が代替薬である。hydroxychloroquine［訳注：商品名プラケニル®。元々抗マラリア薬であったクロロキンの類似物質であり，全身性エリテマトーデス（systemic lupus erythematosus：SLE）や関節リウマチの治療に用いられる］と doxycycline の併用による長期治療（例：18 か月間）は，Q 熱による感染性心内膜炎治療に好まれるレジメンである。

F. tularensis：重症感染症に対してはアミノグリコシド系抗菌薬が選択される。ツラレミア肺炎の伝統的治療は，streptomycin（成人では 1 回 10 mg/kg 1 日 2 回を 12 時間ごと，最大量 2 g/ 日）であるが，gentamicin（3〜5 mg/kg/ 日）がより利用しやすく毒性も低い。治療期間はいずれも 7〜14 日間投与である。経口フルオロキノロン系（ciprofloxacin や levofloxacin）あるいは doxycycline（1 回 100 mg 静注あるいは内服 1 日 2 回）もよく使用されており，有効性がわかっているが，重症ではない外来で診療する肺炎に対して良好な治療成績を示している。

ハンタウイルス肺症候群：治療法が限られている。ribavirin は *in vitro* で活性があることが示されているが，実臨床においては決定的な効果は示されていない。呼吸循環管理や輸液管理を適切に行うことが治療において必須である。

Y. pestis：肺ペストは治療しなければほぼ 100％死亡する。アミノグリコシド系抗菌薬はペストに対して有効な抗菌薬であり，doxycycline や tetracycline はその代替薬である。streptomycin〔ツラレミア（野兎病）と同じ投与量〕が通常選択されている薬剤であり，治療期間は最低 10 日間が推奨される。しかし，ツラレミア（野兎病）においては gentamicin が現在利用可能で有効であると認識されている。doxycycline は gentamicin 使用が耐えられない場合の代替薬である。肺ペスト患者と濃厚接触した人は，予防内服として，tetracycline（1 回 500 mg 1 日 4 回）あるいは doxycycline（1 回 100 mg 1 日 2 回）を 5〜7 日間使用する。

肺炭疽（吸入炭疽）：臨床症状が進行する前に治療を開始しないと，いまだに死亡率が高い疾患である。肺炭疽における初期治療は少なくとも *B. anthracis* に有効な抗菌薬を 2 剤併用すべきである。いったん病状が安定し，かつ感受性検査結果が判明すれば，単剤治療に変更することが推奨されている。最近の推奨では初期治療は ciprofloxacin（1 回 400 mg 静注を 8 時間ごと）と clindamycin（1 回 900 mg 静注を 8 時間ごと）あるいは linezolid（1 回 600 mg を 12 時間ごと）の併用である。補助療法としての抗毒素薬使用はできる限り早期に投与されるべきである。炭疽はバイオテロで使用される懸念があるため，リスクのある人に対して予防を行うことが重要である。推奨される予防薬は，ciprofloxacin（1 回 500 mg 1 日 2 回 内服），levofloxacin（1 回 500 mg 1 日 1 回 内服），doxycycline（1 回 100 mg 1 日 2 回 内服）である。*B. anthracis* 株の amoxicillin に対する最小発育阻止濃度（minimal inhibitory concentration：MIC）が≦0.125 μg/mL ならば，成人に対しては amoxicillin 1 回 500 mg 1 日 3 回 内服でもよい。予防内服は 60 日間継続すべきである。

インフルエンザ：米国では，amantadine と rimantadine に対する耐性率が高いため，季節型インフルエンザには推奨されていない。ノイラミニダーゼ阻害薬（oseltamivir，zanamivir または peramivir）が治療における推奨抗ウイルス薬である。peramivir は内服治療が困難な場合，使用可能な点滴薬である。近年，influenza に対する cap 依存性エンドヌクレアーゼの選択的阻害薬である beloxavir が季節性インフルエンザに認可された。ランダム化比較試験はないが，oseltamivir は鳥インフルエンザ A（H5N1 と最近判明した H7N9 を含め）の治療として考慮される。300 人の患者が対象となった H5N1 を基本とした分析で，死亡率についての有効性が示されている。H7N9 インフルエンザにおける有効な治療についてのデータはないが，検査では多くの株が oseltamivir に感受性であることが示されている。しかし耐性株も認められている。

RS ウイルス：幼児，小児の RS ウイルス感染症において，ribavirin をルーチンで使用することは勧められない。成人に対する ribavirin 療法の有用性ははっきりしない。しかし，成人の骨髄移植レシピエントの RS ウイルス感染症においては，合併症発生率と死亡率を下げることが示されている。

中東呼吸器症候群コロナウイルス（MERS-CoV）：現時点では特異的な治療法はない。

文献

Arnold FW, Summrsgill JT, LaJloie AS, et al. A worldwide perspective of atypical pathogens in community-acquired pneumonia. *Am J Respir Crit Care Med.* 2007;175:1086–1093. Observational study from a large international cohort showing patients with atypical pneumonia treated empirically with antimicrobials with coverage for atypical pathogens had faster time to clinical stability.

Centers for Disease Control and Prevention. Avian influenza. https://www.cdc.gov/flu/avianflu/. Excellent source for up-to-date information regarding this new viral infection.

Centers for Disease Control and Prevention. Middle East respiratory syndrome coronavirus (MERS-CoV) http://www.cdc.gov/coronavirus/mers/index.html. Excellent source for up-to-date information regarding this new viral infection.

Eljaaly K, Alshehri S, Aljabri A, et al. Clinical failure with and without atypical bacterial coverage in hospitalized adults with community-acquired pneumonia: Systemic review and meta-analysis. *BMC Infect Dis*. 2017;17:385. Empiric atypical coverage was associated with a significant reduction in clinical failure in hospitalized adults

File TM Jr., Marrie TJ. Does empiric therapy for atypical pathogens improve outcomes for patients with CAP? *Infect Dis Clin N Am*.2013;27:99–114. A critical review of the significance of empirical therapy of atypical pneumonia concluding that available evidence supports treatment for atypical pathogens empirically.

Gaydos CA. What is the role of newer molecular tests in the management of CAP? *Infect Dis Clin N Am*. 2013;27:49–49. Excellent review of newer molecular tests.

Gramegna A, Sltgiu G, Di Pasquale M, et al. atypical pathogens in hospitalized patients with community-acquired pneumonia: A worldwide perspective. *BMC Infect Dis*. 2018;18:677. Assessment of both testing for atypical pathogens and their prevalence in hospitalized patients with CAP worldwide, especially in relation with disease severity.

Hendricks KA, Wright ME, Shadomy SV, et al. Centers for disease control and prevention expert panel meetings on prevention and treatment of anthrax in adults. *Emerg Infect Dis*. 2014;20. Expert consensus statement on prevention and treatment of anthrax.

Infectious Diseases Society of America and the American Thoracic Society. Consensus Guidelines on the Management of Community-Acquired Pneumonia. *Clin Infect Dis*. 2007. Excellent review and updated, evidence-based guideline, which is a unified statement from both the IDSA and ATS (an update of the guideline is under review at the time of this writing).

Jain S, Self WH, Wunderink RG, et al.; CDC EPIC Study Team. Community-acquired pneumonia requiring hospitalization among US adults. *N Engl J Med*. 2015;358:415–427. A multicenter study of the etiology of CAP requiring hospitalization. Of note, viruses accounted for approximately 25% as sole identified pathogen.

Marrie TJ, Costain N, La Scola B, et al. The role of atypical pathogens in community-acquired pneumonia. *Semin Resp Crit Care Med*. 2012;33:244–256. Review of atypical pneumonia.

Pavia AT. What is the role of respiratory viruses in community-acquired pneumonia: What is the best therapy for influenza and other viral causes? *Infect Dis Clin N Am*. 2013;27:157–175. Review of viruses as causes of CAP.

Shefet D, Robenshtok E, Paul M, Leibovici. Empirical atypical coverage for inpatients with community-acquired pneumonia: A systematic review of randomized controlled trials. *Arch Intern Med*. 2005;165:1992–2000. One of a few meta-analyses that suggest no significant difference in mortality or clinical response using a standard endpoint (e.g., 7–10 days following end of therapy) for assessment. However, regimens with coverage of atypical pathogens showed a trend toward clinical success. Subgroup analysis in patients with *Legionella* spp. found a significantly lower failure rate in those who were treated with antibiotics active against atypical pathogens.

Valade S, Biard L, Lemiale V, et al. Severe atypical pneumonia in critically ill patients. *Ann Intens Care*. 2018; 8:81. Study observed a mortality rate of 11% for severe *M. pneumoniae* pneumonia.

32　市中肺炎

■著：Keyur S. Vyas
■訳：松尾裕央

市中肺炎(community-acquired pneumonia：CAP)は世界中で罹患率と死亡率の高い疾患であり続けている。先進国では，1つ以上の慢性疾患のある高齢者が罹患する疾患である。途上国では小児の罹患が多い。CAPの罹患率・死亡率は抗菌薬や集中治療の進歩があったにもかかわらず，世界的に高いままである。肺炎の臨床診断を行うことは一般的に難しくない。しかし，どのような患者を入院させて，どのような治療薬を選択するかは難しい。

診断と治療

咳，膿性痰，呼吸苦，胸膜痛，発熱，肺炎として矛盾しない聴診所見，白血球増加，画像で新たな肺浸潤影，のうち1つ以上が認められたら肺炎を疑う。肺炎を疑ったら，入院が必要かICUへの入室が必要かについて判断しなければならない。

リスク因子の数で今後重症化するかが予測できる(Box 32.1)。多数採点法(multiple scoring system)は，入院が必要か否かを判断する助けとなるよう，疾患の重症度や予想される死亡率を評価するために作成された。その代表的なものとして，英国胸部学会(British Thoracic Society)によるCURB-65とPneumonia Patient Outcomes Research Team(PORT)による肺炎重症度スコア(Pneumonia Severity Index：PSI)の2つがある。PSIはBox 32.1に記載されているものと同じような年齢や併存疾患など19項目から構成されている。そして，患者は5つのリスク群のいずれかに分類される。リスク分類ⅠとⅡの患者は外来治療が可能だが，リスク分類Ⅲ～Ⅴは入院が必要となる。CURB-65の評価項目は，意識状態(confusion)，血中尿素窒素〔blood urea nitrogen(BUN)＞20 mg/dL〕，呼吸数(respiratory rate＞30回/分)，血圧(blood pressure。収縮期≦90 mmHgあるいは拡張期≦60 mmHg)，年齢(≧65歳)である。点数が0～1点の患者は外来治療が可能である。点数が2点の患者は入院が推奨され，3点以上はICU入室が勧められる。PSIは，外来で安全に加療できるかどうかについて，より正確に予測することができる。CURB-65は複雑ではなく，外来診療において使用しやすい。さまざまなバイオマーカーが，リスク分類の一助となる。プロカルシトニン(procalcitonin：PCT)は最も広く研究され，臨床現場での使用が増えている。PCTは非細菌感染の経過と比較して，細菌感染症でより上昇する。このバイオマーカーにおける抗菌薬投与の必要性を決定することに対する有用性は議論のあるところである。しかし，抗菌薬のde-escalationや中止の指標における補助的役割についてはさまざまな研究で示されている。これは特に，抗菌薬適正使用(antibiotic stewardship)の取り組みの一環としての研究である。リスク分類を目安にすることやバイオマーカー測定は臨床医の判断を補助するものとしては有用であるが，臨床医の判断力こそが究極的な意思決定ツールとなる。

Box 32.1

市中肺炎における重症化予測因子

リスクの高い原因の疑い(黄色ブドウ球菌，Gram陰性桿菌，誤嚥，閉塞性)
50歳以上
肺炎の既往
胸部レントゲンでの浸潤影が多葉にまたがっているあるいは胸水の存在
身体所見異常
　体温≦35℃あるいは＞40℃
　収縮期血圧≦90 mmHgあるいは拡張期血圧≦60 mmHg
　呼吸数≧30回/分
　脈拍＞125回/分
　肺以外の感染症の存在
検査値
　腎機能障害(BUN＞20 mg/dLまたは血清Cr＞1.2 mg/dL)
　Na≦130 mg/dL
　糖≧250 mg/dL
　Ht≦30%
　白血球数≦4,000/mm^{3}あるいは＞30,000/mm^3
　代謝性アシドーシス(pH≦7.35)
　PaO_2≦60 mmHg(室内気)
併存疾患
　腎不全
　うっ血性心不全
　肝疾患
　糖尿病
　意識障害
　神経疾患
　アルコール依存
　免疫抑制
　悪性腫瘍
　脾臓摘出(脾摘)
自宅で患者を介助する人がいない

BUN＝血中尿素窒素，Cr＝クレアチニン，Ht＝ヘマトクリット，PaO_2＝動脈血酸素分圧

仕事，旅行，動物・鳥類・虫との接触，病人との接触，最近の歯科治療，飲酒や薬物乱用などの正確な病歴が病原菌同定の手掛かりとなる(表32.1)。細菌や呼吸器ウイルスがCAPの原因の中心だが，まれに各地域固有(土着)の真菌も原因となる。地理的な要因が病原菌を想定する範囲や割合に影響する。肺炎症例のうちかなりの割合が複数の病原微生物によるものであり，最も多いのは細菌と非定型な細菌または呼吸器ウイルスとの組み合わせであ

表 32.1
病原微生物に関連した事象 [a]

嫌気性菌(口腔内)	アルコール依存，誤嚥，肺化膿症，最近の歯科治療，気管支内閉塞
Bordetella pertussis	2 週間以上続く喘鳴(whoop)を伴う咳あるいは咳嗽後の嘔吐
Burkholderia cepacia	気管支拡張症
Chlamydia pneumoniae	COPD，喫煙者，二相性疾患
Chlamydia psittaci	鳥類への曝露
Coccidioides immitis	米国南西部への旅行歴
コロナウイルス(SARS と MERS)	東アジアや中東への旅行歴や居住歴あるいはその他のアウトブレイクした国との関連
Coxiella burnetii	家畜や妊娠したネコへの曝露，肝脾腫
Francisella tularensis	流行地域における野生の哺乳類(特にウサギ)やダニへの曝露
インフルエンザ菌(*Haemophilus influenzae*)	COPD，喫煙者，HIV，インフルエンザ罹患後
ハンタウイルス肺症候群	肺水腫，血液濃縮，血小板減少(特に米国南西部への旅行後)
Histoplasma capsulatum	コウモリや鳥類の糞，洞窟探検
インフルエンザウイルス	季節性流行。アジアへの旅行や居住では鳥インフルエンザ
Klebsiella pneumoniae	アルコール依存
Legionella 属	ホテルやクルーズ船
Moraxella catarrhalis	COPD，喫煙者
結核菌(*Mycobacterium tuberculosis*)	アルコール依存，HIV，高齢者，静注薬物使用
Mycoplasma pneumoniae	目立つ咳嗽，気管の過活動性，溶血性貧血
Pneumocystis jirovecii	HIV，慢性的ステロイド使用
緑膿菌(*Pseudomonas aeruginosa*)	COPD，気管支拡張症
黄色ブドウ球菌(*Staphylococcus aureus*)	インフルエンザ後，気管支内閉塞，注射薬物使用
肺炎球菌(*Streptococcus pneumoniae*)	すべての年齢において最も多い病原体。アルコール依存，インフルエンザ後

a *Bacillus anthracis*(炭疽)，*Yersinia pestis*(ペスト)，*Francisella tularensis*(野兎病)も肺炎を起こす細菌で，バイオテロリズムに使われる可能性が非常に高い。
COPD＝慢性閉塞性肺疾患，HIV＝ヒト免疫不全ウイルス，MERS＝中東呼吸器症候群，SARS＝重症急性呼吸器症候群
(Infectious Diseases Society of America and American Thoracic Society Consensus Guidelines 2007 より)

Box 32.2

市中肺炎で入院する患者の診断と治療において有用なルーチン検査

胸部レントゲン(正面，側面)
動脈血ガス(入院患者に対して)。外来治療を行う患者にはパルスオキシメータで判断すべき)
分画を含む血算
電解質，血糖，BUN，クレアチニンを含む生化学的検査
トランスアミナーゼ(AST / ALT)
血液培養(2 セット，10 分以上の間隔をあけて)
すべての患者に必要なわけではない(**表 32.2**)
胸水の Gram 染色，培養，白血球数(分画を含め)，pH
喀痰検査(通常の抗菌薬で反応に乏しい肺炎に対して。**表 32.2**)
　抗酸菌染色，培養
　真菌染色，培養
　Legionella 属の培養
　免疫蛍光抗体染色法，Gomori メセナミン銀染色[訳注]，*Pneumocystis jirovecii* に対する Giemsa 染色
　Gram 染色(適切に採取された検体で，抗菌薬を投与される前に採取された検体を 2 時間以内に専門家が鏡検する)
尿中抗原検査
　肺炎球菌
　Legionella 属
血清学的検査(的確な疫学的情報のある患者に対して)
　HIV の血清検査
　Legionella 属
　Francisella tularensis
　Mycoplasma pneumoniae
　Chlamydia 属(*pneumoniae* と *psittaci*)
　Coxiella burnetii

ALT＝アラニントランスアミナーゼ，AST＝アスパラギン酸トランスアミナーゼ
[訳注：GMS 染色のこと。これに変法を加える真菌染色が Grocott 染色]

る。さまざまな検査を行ったとしても，CAP の原因菌は半分程度しか同定することができない。外来の場合は特に，原因微生物が特定できずに経験的治療を行うことが多い。

肺炎球菌(*Streptococcus pneumoniae*)は外来や入院で最も一般的に同定される細菌性の病原体であり，次いで非定型な細菌(*Chlamydia pneumoniae* や *Mycoplasma pneumoniae*)，そしてインフルエンザ菌(*Haemophilus influenzae*)が多い。北米はヨーロッパと比較して，肺炎球菌による肺炎の発生率が低下している。これは肺炎球菌ワクチン接種率の上昇と喫煙率の低下によるものと考えられる。黄色ブドウ球菌(*Staphylococcus aureus*)が原因となるのは CAP の 1〜3%にすぎないが，特に若年成人においての罹病率と死亡率はきわめて高い。呼吸器ウイルスは CAP において第 3 番目に重要な原因微生物である。どの病原体にも特徴のある臨床所見があるわけではないので，経過だけで特殊な同定検査を行うことが許される。CAP で入院する患者すべてにヒト免疫不全ウイルス(human immunodeficiency virus：HIV)の検索を検討すべきである。

検査(Box 32.2，表 32.2)は診断と治療において有用である。どこまで検索範囲を広げるかは病状の重症度や検査結果が治療に与える影響の大きさによるべきである。外来での肺炎治療において微生物的診断をつけることは，エンピリックな(経験的)抗菌薬治療で多くの一般的な細菌における原因微生物に対する適切な治療

表 32.2
より積極的に診断検査を行うための臨床的指標

症状・徴候	血液培養	痰培養 [a]	*Legionella* 尿中抗原	肺炎球菌尿中抗原
ICU 入室	○	○	○	○
外来抗菌薬治療失敗		○	○	○
肺空洞影	○	○ [b]		
白血球減少	○			○
現在のアルコール多飲	○	○	○	○
慢性の重度の肝疾患	○			○
重度の閉塞性 / 解剖学的肺疾患		○		
無脾症（解剖学的あるいは機能的）	○			○
最近の渡航歴（2 週間以内）			○	
Legionella 尿中抗原陽性		○ [c]	NA	
肺炎球菌尿中抗原陽性	○	○		NA
胸水	○	○	○	○

NA＝適応なし
a Gram 染色も同時に行う。
b 真菌，結核菌，細菌培養。
c *Legionella* 用の特殊培地。
（IDSA / ATS Consensus Guidelines 2007 の Table 5 より）

が可能であるために，通常不要である。入院患者に対しては，少なくとも，白血球分画を含めた血算，胸部レントゲン，特に低酸素があれば動脈血液ガスを含めたルーチンの検査を行うことが推奨される。血液培養は CAP で入院する患者の約 14％で陽性となる。血液培養は重症 CAP では非常に有用である（表 32.2）。自己喀出した痰の Gram 染色や培養も重症 CAP において非常に有用である（表 32.2）。喀痰検体は強い咳嗽発作（または気管吸引）で採取された膿性なものがよく，2 時間以内に鏡検すべきである。検体が培養に適しているかについての最低限の基準は，弱拡大 1 視野あたり上皮細胞が 10 以下あるいは過分葉好中球数（polymorphonuclear neutrophil：PMN）が 25 以上である。喀痰検査は *Legionella*，抗酸菌，真菌，*Pneumocystis jirovecii* の診断に有用である（Box 32.2）。鼻咽頭や下気道検体におけるポリメラーゼ連鎖反応（polymerase chain reaction：PCR）増幅アッセイなどの遺伝子検査は，肺炎球菌，*Mycoplasma pneumoniae*，*Chlamydia pneumoniae*，百日咳菌（*Bordetella pertussis*），呼吸器ウイルスなど，さまざまな病原体に対して行われる。肺炎随伴性胸水は肺炎の一般的な合併症であり，胸腔穿刺で採取された培養検体はしばしば陽性となる。肺炎に胸水が合併する頻度は原因菌に依存する。たとえば，A 群レンサ球菌ではほぼ 95％であるが，肺炎球菌ではたった 10％である。気管支肺胞洗浄（bronchoalveolar lavage：BAL），気管支鏡下ブラッシング，定量的気管内吸引で下気道検体を採取することは，難治性肺炎の症例において有用である。経胸壁針吸引や肺生検は，非侵襲的な検査では診断がつかず，治療に反応しない非常に重症な患者に対してのみ検討すべきである。

尿中抗原検査（urinary antigen test：UAT）は *Legionella* や肺炎球菌感染において有用である。*Legionella* と肺炎球菌に対する検査の特異度は 90％以上である。肺炎球菌尿中抗原検査は抗菌薬投与後であっても診断に寄与する。*Legionella* 尿中抗原検査は血清型 1 型による症例において 74％しか陽性とならない。この血清型 1 型は米国における市中発症レジオネラ症における最も多い型である。血清学的検査は CAP の原因となる非定型肺炎の診断確定には有用であるが，抗菌薬選択にはあまり助けとならない。抗原抗体価が，数週間で 4 倍以上の上昇を認めると診断確定となる。菌種間の交差反応で特異度が低下する。幅広い検査を行っても原因菌が同定される患者は少ない。

エンピリックな治療での抗菌薬推奨

CAP に対して抗菌薬投与が遅れることは罹病率と死亡率上昇につながる。エンピリックな抗菌薬選択が多くの場合，必要である。年齢や病状の重篤さ，併存疾患，疫学的因子によって患者を層別化し，適切な抗菌薬選択につなげる。すべての年齢やすべての患者で罹患する菌種もあれば，ある決まった併存疾患のある患者のみに多い菌種もある（Box 32.3〜32.6）。

入院を要しない重症度の低い肺炎の原因として最も多いのは肺炎球菌である（Box 32.3）。非定型肺炎（*M. pneumoniae* や *C. pneumoniae*）も頻度が高く，一般的に重篤とはならないし，呼吸器症状よりも全身症状が前面に出る。発熱，頭痛，筋肉痛がしばしば認められる。白血球増加はまれであり，胸部レントゲンでは主として下肺野や肺門部の浸潤影を認める。*M. pneumoniae* は 30 歳以下の若年者で多いが，高齢者でも増加していることが認識されている。*M. pneumoniae* は強い咳嗽によって特徴づけられ，しばしば徐々に流行し，特に小児で反応性気道疾患の原因となる。*C. pneumoniae* は軽度でしばしば二峰性となる疾患

Box 32.3

50 歳以下で併存疾患のない外来患者における市中肺炎に対するエンピリックな抗菌薬治療のガイドライン

一般的な病原体
肺炎球菌
Mycoplasma pneumoniae
Chlamydia pneumoniae
呼吸器ウイルス

抗菌薬
マクロライド系薬[a, 訳注]
　azithromycin 初日 500 mg 内服　2 日目から 250 mg
　clarithromycin 1 回 250 mg 1 日 2 回内服
マクロライド系薬の使用が困難な場合
　doxycycline 1 回 100 mg 1 日 2 回内服

a 肺炎球菌のマクロライド耐性(MIC≧16 μg/mL)が 25%以上の地域は，levofloxacin 750 mg/ 日内服か moxifloxacin 400 mg/ 日内服。
[訳注：日本において肺炎球菌のマクロライド耐性は高度であり，この記載のように CAP に対してマクロライド系薬はエンピリックには使用困難である。加えて，日本は結核が多い地域であるため，フルオロキノロン系薬は CAP に対してエンピリックには使用しないほうがよいと考える]

Box 32.4

50 歳以上で併存疾患がある入院の必要がない市中肺炎に対するエンピリックな抗菌薬治療のガイドライン

一般的な病原体
肺炎球菌
Legionella 属
インフルエンザ菌
Moraxella catarrhalis
その他の Gram 陰性桿菌
呼吸器ウイルス

抗菌薬
フルオロキノロン系薬[訳注]の単剤治療
　levofloxacin 1 回 750 mg 1 日 1 回内服
　moxifloxacin 1 回 400 mg 1 日 1 回内服
または
マクロライド系薬[a]
　azithromycin 初日 500 mg 内服，2 日目から 1 回 250 mg 1 日 1 回内服
　clarithromycin 1 回 250 mg 1 日 2 回内服
に加えて
β-ラクタム系薬
　amoxicillin 1 回 1 g 1 日 3 回
　amoxicillin-clavulanate 1 回 2 g 1 日 2 回
　ceftriaxone，cefpodoxime，cefuroxime

a doxycyline 1 回 100 mg 1 日 2 回はマクロライド系薬が使用困難な人での代替となりうる。
[訳注：日本は結核が多い地域であるために，エンピリックなフルオロキノロン系薬の使用は差し控えたほうがよいと考える]

で，上気道症状が初発症状で，咽頭炎から肺炎に進展するのに 2〜3 週間かかる。再感染が多い。azithromycin や clarithromycin のようなマクロライド系薬は，リスクの低い患者の外来での肺炎治療で選ばれる薬剤である。しかし，マクロライド耐性 *Mycoplasma* が，特にアジアで問題となってきている。マクロライド系薬が使用困難な人には doxycycline が使用される。

50 歳以上の患者や併存疾患(Box 32.4)のある患者は入院が必要となりやすい。外来治療となる患者もいるが，頻回にフォローが必要であり，可能であれば，3 日以内に再診する。インフルエンザ菌や *Moraxella catarrhalis* のような Gram 陰性菌は，特に，

Box 32.5

(ICU ではない)入院を要する市中肺炎に対するエンピリックな抗菌薬治療のガイドライン

一般的な病原体
肺炎球菌
Mycoplasma pneumoniae
Chlamydia pneumoniae
インフルエンザ菌
Legionella 属
誤嚥
呼吸器ウイルス

抗菌薬
フルオロキノロン系薬[a]
　levofloxacin 1 回 750 mg 1 日 1 回静注 / 内服
　moxifloxacin 1 回 400 mg 1 日 1 回静注 / 内服
または
マクロライド系薬[b]
　azithromycin 初日 500 mg，2 日目からは 1 回 250 mg 1 日 1 回内服
　clarithromycin 1 回 250 mg 1 日 2 回内服
に加えて
β-ラクタム系薬
　cefotaxime，ceftriaxone，ampicillin，ertapenem

a フルオロキノロン系薬の 3 か月以内の使用歴がある場合は 2 番目のレジメンにすべきである。
b doxycyline 1 回 100 mg 1 日 2 回はマクロライド系薬が使用困難な人での代替となりうる。

Box 32.6

ICU 入室が必要な市中肺炎に対するエンピリックな抗菌薬治療のガイドライン

一般的な病原体
肺炎球菌
Legionella 属
黄色ブドウ球菌[a]
インフルエンザ菌
緑膿菌
腸内細菌目細菌
Gram 陰性桿菌
誤嚥
呼吸器ウイルス

抗菌薬[a]
β-ラクタム系薬[b]
　ceftriaxone，cefotaxime，ampicillin-sulbactam
に加えて
azithromycin やレスピラトリーキノロン

a 黄色ブドウ球菌が疑われる場合は，上記レジメンに vancomycin か linezolid を追加すべきである。
b 緑膿菌の可能性があれば，抗緑膿菌活性をもったβ-ラクタム系薬(piperacillin-tazobactam，cefepime，imipenem，meropenem)を上記のβ-ラクタム系薬の代わりに用いるべきである。ciprofloxacin や levofloxacin には，抗緑膿菌活性をもったβ-ラクタム系薬を併用するか azithromycin とアミノグリコシド系薬を併用してもよい。

喫煙者や慢性閉塞性肺疾患(chronic obstructive pulmonary disease：COPD)に罹患している人に多い。levofloxacin や moxifloxacin のようなフルオロキノロン系薬(レスピラトリーキノロン)はそのような患者に対して選択されうる薬剤であるが，フルオロキノロン系薬の3か月以内の使用歴がある患者やそのアレルギーがある患者では，マクロライド系薬と β-ラクタム系薬併用が望ましい。

中等度の肺炎で入院した患者のエンピリックな治療でカバーすべき菌種を Box 32.5 に記載した。1回目の抗菌薬は，診断が行われてからできるだけ早期に投与すべきである。

入院患者に対するエンピリックな抗菌薬治療は，フルオロキノロン単独か，マクロライド系薬と β-ラクタム系薬併用が行われる。もし，フルオロキノロン系薬の3か月以内の使用歴があれば，後者のレジメンが好まれる。ertapenem は ceftriaxone と同様に効果的だが，今まであまり検討がなされていない。ertapenem は嫌気性菌や Gram 陰性菌をカバーするために広域抗菌薬が必要な場合に有用であるが，緑膿菌に対しては活性がない。ceftaroline はメチシリン耐性黄色ブドウ球菌(methicillin-resistant *S. aureus*：MRSA)に有効な初めてのセファロスポリン系薬であるが，入院を要する CAP に対しては ceftriaxone と比べて非劣性である。tigecycline は MRSA と嫌気性菌に対する活性をもったグリシルサイクリン系薬であるが，入院を要する CAP に対しては levofloxacin と比べて非劣性である。ceftaroline と tigecycline は緑膿菌に対して活性を有していない。CAP に対する最近の抗菌薬の有効性と安全性を考慮すると，これら新しい抗菌薬の使用は，従来の抗菌薬使用が適切ではないような特殊な状況に限るべきである。原因菌とその感受性結果が判明すれば，できる限り狭域で安価なレジメンに変更すべきである。

重症肺炎は死亡率が高く，いくつかの研究で 50〜70%と報告されており，特に，最初の7日間が死亡する可能性が高いとされている。重症肺炎は，低酸素，頻呼吸，多葉にまたがった浸潤影，敗血症性ショックの徴候を呈する。これらの患者は ICU での加療が必要である。より重篤な状態を引き起こす菌体を Box 32.6 に挙げるが，肺炎の重篤さと最終的な予後は患者の免疫応答における機能的な問題による。初期の抗菌薬治療では，β-ラクタム系薬にマクロライド系薬やフルオロキノロン系薬を加えるべきである。さまざまな後ろ向き研究により，β-ラクタム系薬とマクロライド系薬の併用が特に重症 CAP においてよい予後をもたらすことが示されているが，最近のガイドラインでは，このような状況でのマクロライド系薬の追加は必須であるとしていない。ICU でのモニタリングが必要な患者は血液培養や痰の Gram 染色および培養を行うべきである。Gram 染色所見で認めた菌体を考慮したうえで，エンピリックな抗菌薬選択をすべきである。Gram 陽性球菌の集塊があれば黄色ブドウ球菌を示すが，これはインフルエンザの合併症で多く認める。MRSA は市中でも一般的に認められ，重篤な壊死性肺炎を呈する。重症肺炎で ICU 入室となった患者が，痰で Gram 陽性球菌の集塊を認める，あるいは肺に空洞を認める場合は，初期治療に vancomycin あるいは linezolid を含めるべきである。vancomycin を使用する場合は，clindamycin の追加を強く検討すべきである。linezolid と clindamycin は *in vitro* で菌体のトキシン産生を減少させたことが示されている。ICU に入室した患者が肺に解剖学的異常(COPD や気管支拡張症など)がある場合や痰に Gram 陰性菌を認める場合は，初期治療に抗緑膿菌活性のある抗菌薬を使用すべきである(Box 32.6)。

まれではあるが，ツラレミア(野兎病性)肺炎は，特にウサギなどの野生の哺乳類やダニ曝露がある患者で検討すべきである。ツラレミア肺炎が想定されるときは静注 gentamicin を投与すべきである。*Coxiella burnetii* は非定型肺炎の原因となり，しばしば肝脾腫を伴う。多くの暑く乾燥した地域で流行している。最も一般的な保有宿主(レザボア)はヒツジ，ヤギ，ウシ，ダニである。治療には tetracycline や doxycycline が推奨される。*Chlamydia psittaci* は鳥類，特に，オウムに曝露があった患者で想起する非定型肺炎の原因菌である。脾腫を認める非定型肺炎はオウム病を示唆し，tetracycline や doxycycline で治療を行う。通常の抗菌薬で改善しない肺炎をみたら，早期に結核菌(*Mycobacterium tuberculosis*)を考慮すべきである。ブラストミセス症，ヒストプラズマ症，クリプトコッカス症，コクシジオイデス症などの真菌感染症は，CAP のような症状を呈することがあるため，土壌曝露，流行地域への居住や旅行のある者における肺炎では鑑別に挙げるべきである。

ウイルスは CAP の原因の3分の1を占める。インフルエンザ A と B ウイルスは世界中で一般的なウイルスであり，毎年，季節性流行を起こす。インフルエンザ A ウイルスは 2009 年の H1N1 新型ウイルスがそうであったように，複数の国にまたがって広域で流行することがある。インフルエンザは一次性ウイルス肺炎の原因となるし，特に，黄色ブドウ球菌や肺炎球菌による二次性の細菌性肺炎を起こすことがある。H5N1 や H7N9 のような鳥インフルエンザウイルスは数こそ少ないが，死亡率は非常に高く(約 50%)，典型的には，非常に重篤な肺炎の原因となる。CAP に関連するその他のウイルスは，パラインフルエンザウイルス，ライノウイルス，アデノウイルス，コロナウイルスなどである。ヒトメタニューモウイルス(human metapneumovirus：hMPV)は晩冬か初春に若年小児や 65 歳以上の成人で最も多く罹患するウイルスであり，症状は軽症なものから重症肺炎までさまざまである。hMPV は喘息増悪の原因となるかもしれない。ヒトボカウイルスやパレコウイルス 1，2，3 型は，小児において下気道感染症を起こす。RS(respiratory syncytial)ウイルスは，成人，特に免疫抑制者における CAP の原因となる。2つの新しいヒトコロナウイルスは重症呼吸器感染症の原因とされている。SARS コロナウイルスによる重症急性呼吸器感染症(severe acute respiratory syndrome：SARS)は，2002 年に中国と東南アジアで初めて確認され，2003 年の夏に認められた最後の症例までに世界中で 8,000 例以上が報告され，死亡率は 10%であった。2012 年には，高い死亡率を認める重症呼吸器感染症がサウジアラビアとヨルダンで確認された。この中東呼吸器症候群(Middle East respiratory syndrome：MERS)は新型コロナウイルスである MERS コロナウイルス(MERS-CoV)が原因である。2019 年4月までに 2,400 例以上が確認されており，死亡率は 34%でほとんどの症例はアラビア半島起こっていた。インフルエンザ以外のこれらウイルスすべてに対する治療は支持的である。ノイラミニダーゼ阻害薬である oseltamivir，zanamivir，peramivir は有症状期間を短縮する。また，インフルエンザに伴う合併症を減少させ，周囲へのインフルエンザの広がりを抑制するかもしれない。これらの薬剤は発症から48時間以内に開始すべきであるが，入院が必要な患者や，妊婦，免疫抑制患者，慢性疾患を有する患者のようなインフルエンザによる合併症が出現するリスクの高い者は症状出現から48時間以上経過していても投与すべきである。baloxavir は cap 依存性エンドヌクレアーゼ阻害薬であり，インフルエンザの治療に用いられる。oseltamivir と同等の有効性が研究で示されている。しかし，耐性出現という懸念がある。アダマンタンである amantidine や rimantidine は世界的に耐性ウイルスが蔓延しているためにインフルエンザの治療に使用すべきでない。

治療効果

状態が著明に悪化したり，培養結果により変更の必要性が出現しない限りは，一般的に治療開始後数日間は抗菌薬を変更しない。一般的に，意味のある臨床的改善には48〜72時間を要する。発熱は通常，2〜4日間継続するが，特に，敗血症を合併している場合はより長く続くこともある。白血球数は通常，4日後から改善傾向となり，血液培養は治療開始から24〜48時間後に陰性化する。治療期間は病原微生物，治療への反応，患者の健康状態などにより個別に決定される。特に，外来患者や治療にすぐに反応する入院患者において，抗菌薬治療期間は通常，5〜7日間で十分である。ルーチンで8日を超えるのは通常，利益がない。azithromycin は組織内での半減期が長いため，より短期間の投与でもよい。肺炎球菌による肺炎患者は解熱してから72時間で抗菌薬終了可能となる。菌血症を合併している患者，免疫不全患者，肺化膿症や膿胸に進展した患者は，より長い治療期間が必要になるかもしれない。患者の血行動態が安定し，臨床的に改善を認め，内服可能となれば，内服薬への移行を検討すべきである。その際，解熱している必要はないが，解熱傾向ではあるべきである。黄色ブドウ球菌肺炎の患者は，原因として血行性の感染源が疑われていなかったとしても，少なくとも2週間は治療すべきである。血行性の感染源が疑われている患者には，少なくとも4週間は治療継続すべきである。

　レントゲン所見は臨床的改善よりも遅れて改善する。特に，高齢者，喫煙者，併存疾患がある患者や，多葉にまたがった肺炎の患者では，レントゲン所見の改善に時間を要する。挿管患者と臨床的に悪化傾向にある患者以外は入院中に頻回にレントゲン撮影を行う必要はない。40歳以上あるいは喫煙している患者では，治療終了後より7〜12週間経過して撮影した胸部レントゲンで異常陰影が完全に消えていることを確認すべきである。もし，胸部異常陰影が消えていない，あるいは大幅な改善がみられない場合には，腫瘍の可能性について検討すべきである。

　CAP の治療が失敗する理由はいろいろある。選択した抗菌薬の血清濃度が十分でない場合もある。アミノグリコシド系薬など，ある抗菌薬では肺組織内の抗菌薬濃度が十分に高まらない。病原微生物が抗菌薬に耐性を示すこともあるし，まれなことではあるが治療中に耐性を獲得することもある。いったん改善した後に再度発熱を認める場合は，血栓性静脈炎や膿胸，肺化膿症，薬剤熱が鑑別となる。臨床的改善を認めない場合は，ウイルスや抗酸菌，真菌，寄生虫など他の原因微生物を検討すべきである。抗菌薬の選択，投与量，投与法は状況に応じて再検討すべきである。臨床医は，肺炎のようにみえる非感染性疾患，たとえば，肺塞栓，器質化肺炎，肺がん，肺水腫，無気肺，サルコイドーシス，過敏性肺臓炎，薬剤誘発性呼吸器疾患などの可能性について常に考慮しておかなければならない。

文献

Fine MJ, Auble TE, Yealy DM, et al. A prediction rule to identify low-risk patients with community-acquired pneumonia. *N Engl J Med.* 1997;336:243–250.

Kaziani K, Sotiriou A, Dimopoulos G. Duration of pneumonia therapy and the role of biomarkers. *Current Opin Infect Dis.* 2017;30:221–225.

Lim WS, van der Eerden MM, Laing R, et al. Defining community-acquired pneumonia severity on presentation to hospital: An international derivation and validation study. *Thorax.* 2003;58:377–382.

Mandell LA, Wunderink RG, Anzueto A, et al. Infectious Diseases Society of America/American Thoracic Society consensus guidelines on the management of community-acquired pneumonia in adults. *Clin Infect Dis.* 2007;44(Suppl 2):S27–S72.

Musher DM, Thorner AR. Community-acquired pneumonia. *N Engl J Med.* 2014;371:1619–1628.

Prina E, Ranzani OT, Torres A. Community-acquired pneumonia. *Lancet.* 2015;386:1097–1108.

Ranzani OT, Taniguchi LU, Torres A. Severity scoring systems for pneumonia: Current understanding and next steps. *Curr Opin Infect Dis.* 2018;24:2227–2236.

Woodhead M, Blasi F, Ewig S, et al. Guidelines for the management of adult lower respiratory tract infections. *Clin Microbiol Infect.* 2011;17 (Suppl 6):E1–E59.

Wunderink RG, Waterer G. Advances in the causes and management of community acquired pneumonia in adults. *BMJ.* 2017;358:j2471.

33 院内肺炎

■著：Cheston B. Cunha, Burke A. Cunha
■訳：松尾裕央

イントロダクション

院内肺炎(nosocomial pneumonia：NP)は入院後5日以上経過してから生じる肺炎と概ね定義されている。院内肺炎(NP)は，院内で獲得した肺炎(hospital-acquired pneumonia：HAP)と同義である。院内肺炎が挿管中の患者に生じた場合，**人工呼吸器関連肺炎(ventilator-associated pneumonia**：VAP)という。早期に発症した院内肺炎(例：入院後5日以内)は実際は，潜伏期間にあった市中肺炎(community-acquired pneumonia：CAP)が入院後まもなく発症したものである。したがって「早期院内肺炎」の原因菌は，通常の市中肺炎の原因菌〔たとえば，肺炎球菌(*Streptococcus pneumoniae*)〕である。真の院内肺炎(入院後5日以上経過して発症)の原因微生物は，院内で獲得する好気性Gram陰性桿菌である。頻度が最も高いわけではないが最も重要な院内肺炎の原因微生物は，緑膿菌(*Pseudomonas aeruginosa*)である。ほかのGram陰性桿菌も重要である〔例：肺炎桿菌(*Klebsiella pneumoniae*)〕(Box 33.1)。

本章では，臨床的に意味のない医療関連肺炎(healthcare-associated pneumonia：HCAP)という用語より，「院内肺炎」という用語を使用している。介護施設関連肺炎(nursing home-acquired pneumonia：NHAP)は院内肺炎と同じではない。まず，原因菌が異なる。NHAPの原因菌は市中肺炎の原因菌〔例：*S. pneumoniae*，インフルエンザ菌(*Haemophilus influenzae*)〕と同じである。老人ホーム(介護施設)や慢性療養施設の利用者の気道分泌物や尿・便に「院内でみる菌種」(例：Gram陰性桿菌)(これらの菌体はNHAPの原因菌ではない)などが常在しているとしても，NHAPの原因とはならない。原因菌は別にして，NHAPの平均在院期間は概ね7日であり，市中肺炎の入院患者の平均在院期間(約7日)と同じである。これは院内肺炎での平均在院期間(約14日)とは非常に対照的である。これらの理由から，院内肺炎とNHAPの違いは臨床的に重要であり，またHCAPと混同してはいけない。

Box 33.1

院内肺炎の臨床診断 [a]

入院してから5日以上経過したのちに新たな肺浸潤影を認め，かつ
- ほかに説明のつかない新たな発熱(>38.8℃)
- ほかに説明のつかない白血球増加(±左方移動)
- ほかに説明のつかない肺浸潤影(細菌性肺炎として**矛盾しない**)[b]

a 定義は挿管患者における気道分泌物培養陽性を含ま**ない**。
血液培養陽性〔皮膚穿刺によるコンタミネーションを除く。たとえば，メチシリン感受性黄色ブドウ球菌(MSSA)，メチシリン耐性黄色ブドウ球菌(MRSA)〕，または肺外感染症からの二次的な感染症，たとえば，中心静脈カテーテル感染症，緑膿菌，*K. pneumoniae*，*Enterobacter*属，*Acinetobacter baumannii*。
b 表33.1(院内肺炎に類似した疾患)参照。

院内肺炎と間違う疾患

院内肺炎の定義は病理学的基準よりも疫学的基準を基盤としているために，院内肺炎と疫学的に定義されてしまう非感染症の疾患は多い。ICUの患者では，発熱，白血球増加，低酸素，胸部レントゲンで肺野に浸潤影を認めるために院内肺炎と間違う疾患を多数認める。院内肺炎と間違う疾患の多くは肺野に浸潤影を認めるが，発熱や白血球増加は伴わない。院内肺炎と間違う疾患での発熱や白血球増加は，関連のない肺外の病変，たとえば薬剤熱，静脈炎，脳血管障害，心筋梗塞，消化管出血，副腎不全などが原因となっている。急性呼吸窮迫症候群の患者はしばしば，発熱，白血球増加，低酸素，肺野の浸潤影を伴うが，院内肺炎によるものではなく薬剤性膵炎によることもあり，これも院内肺炎と間違う。その他の院内肺炎と間違う疾患は発熱を伴うことがある。そのような場合は随伴する肺外症状により診断がつく〔たとえば，肺臓炎を伴う全身性エリテマトーデス(systemic lupus erythematosus：SLE)〕。発熱，白血球増加，低酸素，肺野の浸潤影の原因が院内肺炎であるとする前に，臨床医は院内肺炎に類似した多くの疾患を経過や身体所見，関連性のある検査結果などで慎重に否定すべきである(表33.1)。人工呼吸器使用中の患者では，院内肺炎に類似した疾患であっても気道分泌物(痰)の培養が陽性となることがある。多くの院内肺炎の臨床的診断は，「連座の誤謬(guilt by association：有罪人と関係があるために帰される罪〔訳注：そのもの自体に罪は証明されていないが関係しているために罪があると判断されること〕」である。つまり，発熱・白血球増加を認め，かつ低酸素を認め，かつ胸部レントゲンで浸潤影を認め，かつ気道分泌物から菌が培養された場合に，院内肺炎として診断される。

院内肺炎の確定診断は肺生検によるため困難であり，ある程度の過剰医療は避けられない。院内肺炎類似疾患が否定され，診断として院内肺炎が推定されるのであれば，気道分泌物培養の結果を待たずに，院内肺炎の原因菌として重要なもの(たとえば緑膿菌)に対して，抗菌薬単剤でエンピリックな(経験的)治療を開始すべきである。

表 33.1
院内肺炎に類似したレントゲン所見を呈する疾患[a]

発熱＋白血球増加＋胸部レントゲン浸潤影＋呼吸器分泌物培養陽性≠院内肺炎

・特発性閉塞性細気管支炎・器質化肺炎（BOOP）[a]	・心原性肺水腫（左心不全）[a]
・サルコイドーシス[a]	・誤嚥（化学性）[a]
・SLE 肺臓炎	・偽腫瘍（限局性うっ血性心不全）[a]
・リウマチ肺[a]	・気管支原性悪性腫瘍[a]
・肺梗塞	・転移性悪性腫瘍[a]
・Goodpasture 症候群	・リンパ腫
・多発血管炎性肉芽腫症（旧称 Wegener 肉芽腫症）	・放射性肺臓炎[a]
・急性呼吸窮迫症候群（ARDS）	・肺挫傷
・薬剤誘発性肺障害	・肺胞出血
・非心原性（神経原性）肺水腫[a]	・粘膜栓[a]

SLE＝全身性エリテマトーデス
a この疾患群のリストは院内肺炎と間違われる疾患であり，多くは発熱を伴わず白血球増加および左方移動を伴う疾患である。発熱を伴う疾患も挙がっているが，典型的な無熱の感染性疾患ではなく，発熱の原因は肺以外に求めることが適切である。ARDS は ICU において急性膵炎（薬剤性）が原因となることが一般的であり，発熱は膵炎による二次的なものであり ARDS のためではない。
　院内肺炎の診断は「連座の誤謬（guilt by association）をもとに行うべきではない。同様に，気道分泌物の培養が陽性であることは，ほかに理由が判明しない限りは常在菌を検出したということであり，院内肺炎と考えてはいけない。臨床的に意味のない気道分泌物培養陽性についてのその他の手掛かりは，院内肺炎の原因とはならない菌，*Stenotrophomonas maltophilia*，*Burkholderia cepacia*，常在菌（たとえば *Enterobacter* 属，黄色ブドウ球菌，*Citrobacter* 属），複数の菌種，集団発生やアウトブレイクでのみ意味をもちうる菌（たとえば *Acinetobacter* 属），が検出された場合である。
（Cunha BA, ed. *Pneumonia Essentials*, 3rd edn. Sudbury, MA：Jones & Bartlett；2007 より）

気道分泌物に常在する菌 vs 感染成立した菌

挿管患者では，すぐに気道分泌物中に院内感染関連 Gram 陰性桿菌が常在するようになる。ICU における院内感染関連 Gram 陰性桿菌の気道への常在は，ICU 滞在時間に比例して生じる。慎重に抗菌薬を選択しなければ，Gram 陰性桿菌の気道常在を促進するだけではなく，黄色ブドウ球菌（*Staphylococcus aureus*），すなわちメチシリン感受性黄色ブドウ球菌（methicillin-sensitive *S. aureus*：MSSA）やメチシリン耐性黄色ブドウ球菌（methicillin-resistant *S. aureus*：MRSA）の常在も引き起こしてしまう。気道分泌物に常在する一般的な Gram 陰性桿菌（*Enterobacter* 属，*Citrobacter freundii*，*Burkholderia cepacia*，*Stenotrophomonas maltophilia* など）は，比較的病原性が弱く，院内肺炎の原因菌としてもまれなものである。反証がない限り，これらの菌体が挿管患者の気道分泌物から培養されても「常在している菌体」と考えるべきであり，抗菌薬治療の対象とはならない（Box 33.1）。挿管患者の気道分泌物には，院内肺炎の真の原因菌（緑膿菌や *K. pneumoniae*，*Serratia marcescens* など）が常在してしまうことは多い。一方，*Acinetobacter baumannii* は気道分泌物によく常在する菌体だが，散発的な院内肺炎の原因菌となることはまれである。アウトブレイクや集団発生でなければ，気道分泌物培養から *A. baumannii* が同定された場合は，常

表 33.2
院内肺炎の原因菌と気道分泌物に常在する菌

院内肺炎：呼吸器の病原菌	気道分泌物：常在の多い菌
一般的	**一般的**
緑膿菌（*Pseudomonas aeruginosa*）	黄色ブドウ球菌（MSSA / MRSA）
肺炎桿菌（*Klebsiella pneumoniae*）	緑膿菌
ややまれ	*Acinetobacter baumannii*
Serratia marcescens	*Enterobacter* 属
大腸菌（*Escherichia coli*）	*Stenotrophomonas*（*Xanthomonas*）*maltophilia*
まれ	*Burkholderia*（*Pseudomonas*）*cepacia*
Acinetobacter baumannii[a]	*Citrobacter freundii*
Legionella 属[a]	

a これらの微生物による院内肺炎は，ほぼ常に集団発生やアウトブレイクとして認められる。

在菌と考えるか他の原因が判明するまでは院内肺炎の原因菌と考える。同様に，院内発症のレジオネラ症は集団発生あるいはアウトブレイクとなることはあるが，散発例は非常にまれである。Gram 陽性球菌（たとえば，腸球菌）や黄色ブドウ球菌（MSSA，MRSA 共に）は，広域抗菌薬（例：ciprofloxacin，imipenem，ceftazidime）を使用している挿管患者の気道分泌物に常在していることが多い。しかし，D 群レンサ球菌はめったに院内肺炎の原因菌とはならない。院内肺炎と推定される挿管患者において，気道分泌物から培養される菌種は一般的に院内肺炎の原因菌と考えられ，カバーあるいは治療される。しかし，気道分泌物培養で同定された菌と末梢肺実質における院内肺炎の原因菌は，全くといっていいほど関連性がない。黄色ブドウ球菌（MSSA / MRSA）の市中肺炎における臨床的，そして病理学的特性は，潜在的な黄色ブドウ球菌（MSSA / MRSA）による院内肺炎を評価する臨床的パラメータをよく表現している。黄色ブドウ球菌（MSSA / MRSA）による市中肺炎（実際にはインフルエンザやインフルエンザ様疾患に関連していることが多い）に罹患した患者は重篤で，チアノーゼを認め，（院内肺炎における緑膿菌のように）72 時間以内の早期に空洞形成する劇症型壊死性 / 出血性肺炎を呈する。このことは臨床的および画像的に壊死性 / 出血性肺炎ではない挿管患者の気道分泌物から MSSA / MRSA が培養された場合と対照的である。MSSA / MRSA 気管気管支炎の患者を除いて，気管分泌物に MSSA /MRSA を認めても，それは常在しているだけであり，院内肺炎の原因菌ではない。加えて，院内肺炎のエンピリックな治療に MSSA / MRSA のカバーを加えても，アウトカムに差はない（表 33.2）

　侵襲的な診断手技（たとえば肺生検）なしでは，院内肺炎の確定診断は難しい。院内肺炎の疫学的診断は，細菌性肺炎として矛盾のない，発熱 / 白血球増加，低酸素，新規の肺浸潤影が根拠である。同じ経過をたどる，院内肺炎に類似した非感染症が多いことは明白である。特に緑膿菌と黄色ブドウ球菌は，臨床症状（たとえば，劇症型壊死性 / 出血性肺炎）で容易に認識することができる。この 2 つの菌のいずれかが原因で肺炎〔たとえば，黄色ブドウ球菌による市中肺炎（＋インフルエンザ）あるいは緑膿菌による院内肺炎〕を起こした場合には，患者の臨床状態は急速に悪化し，チアノーゼを伴う高熱を呈し，胸部レントゲンで浸潤影の出現後早期（72 時間以内）に空洞形成が認められる。緑膿菌による

院内肺炎あるいは黄色ブドウ球菌による市中肺炎(＋インフルエンザ)で起きた劇症型壊死性 / 出血性肺炎はしばしば致死的である。緑膿菌による院内肺炎あるいは黄色ブドウ球菌による市中肺炎(＋インフルエンザ)の臨床症状は特徴的であり，基礎にある肺疾患が影響する。院内肺炎の疫学的定義は，特異的でない臨床所見と気道分泌物培養に基づいているが，そうすべきではない。米国において，院内肺炎と推定される挿管されたICU患者の気道分泌物の培養結果はしばしば(25%以上で)MSSA / MRSA陽性である。もし，MSSA / MRSAが25%以上の院内肺炎において実際に病原菌であれば，より高い死亡率や解剖所見で容易に明白となっているはずだが，実際はそうなってはいない。MSSA / MRSAが院内肺炎の原因菌となることはまれである。挿管患者においてMSSA / MRSAか緑膿菌が気道分泌物から培養されたとしても，患者の臨床状況が急速に悪化しておらず，チアノーゼもなく，レントゲンでの急速な(72時間以内の)空洞形成も認めなければ，それら検出された菌体は常在菌であり，院内肺炎の原因菌ではない。しかし，緑膿菌も黄色ブドウ球菌も気管気管支炎(レントゲンで陰影を認めないが膿性痰を認める)の原因となり，これは呼吸機能を保つために治療すべきである。

院内肺炎に対する最適なエンピリックな単剤治療

院内肺炎を正確に診断するよりよい方法がみつかるまで，ある程度，過剰に治療することは了解でき，臨床的に堅実である。診断が困難であり，ある程度，過剰に治療することが避けられないため，院内肺炎が推定されるときにエンピリックに使用する抗菌薬はできる限り選択的に使う。人工呼吸器管理中の患者における最適なエンピリックな単剤治療には，抗緑膿菌活性のある薬剤(meropenem，cefepimeなど)を含めるべきである。抗菌薬の選択に当たっては，院内肺炎に対する適切なスペクトラム(抗緑膿菌活性など)をもつことに加えて，多剤耐性Gram陰性桿菌の出現を防ぐのみならず，気道分泌物内に黄色ブドウ球菌が選択されないような「耐性を獲得する可能性が低い」ものを選ぶべきである。院内肺炎の治療によく使用される抗菌薬で，多剤耐性Gram陰性桿菌の出現をまねく可能性が最も高いのは，ceftazidime，imipenem，ciprofloxacinである。加えて，ceftazidimeとciprofloxacinは，気道分泌物中のMSSA / MRSAを選択的に残してしまう傾向にある。院内肺炎のエンピリックな治療においてMRSAカバーを含めることが重要でないことは，MRSAカバーがアウトカムを改善しないことからも証明される。MRSAカバーは，院内肺炎に対するエンピリックな治療において必要ではない(Box 33.2，33.3)。

院内肺炎において，適切な抗菌薬による単剤治療が最適であり，2剤併用治療に有利性はない。2剤併用治療を行っても，抗緑膿菌活性はそれほど強化されない。近年利用可能な抗菌薬は抗緑膿菌活性が高いため，最適なエンピリックな単剤治療が有効である。緑膿菌による真の院内肺炎では，2剤併用治療が好まれる。

もし，多剤耐性*K. pneumoniae*や多剤耐性緑膿菌が院内肺炎の原因菌であれば，meropenemは多くの非メタロβ-ラクタマーゼ産生Gram陰性桿菌に対して有用だ。meropenem耐性株に対して有効な抗菌薬はcolistinなどで，比較的限られている。

Box 33.2

院内肺炎に対するエンピリックな治療での抗菌薬選択

院内肺炎におけるエンピリックな治療のポイント

1. 緑膿菌(および，その他の院内肺炎の原因となるGram陰性桿菌)に対するカバーを十分に行う。MSSA / MRSAのカバーは不要
2. 肺実質に浸透し治療濃度が確保されること
3. 「耐性を獲得する可能性が低い」薬剤を選ぶ(ciprofloxacin，ceftazidime，imipenemを避ける)
   慎重に抗菌薬を選ぶ
   - MSSA / MRSAまで**広げない**
   - VREまで**広げない**
   - *Clostridium difficile* 下痢 / 腸炎の**リスク**を増やさない
4. 安全性の高い薬剤を選ぶ

院内肺炎に対する抗菌薬選択において重要でないこと

1. MSSA / MRSAのカバー
2. 上皮細胞や肺胞マクロファージ(*Legionella* 属以外)への浸透

VRE＝vancomycin耐性腸球菌

Box 33.3

院内肺炎に対するエンピリックな治療[訳注]

Gram陰性桿菌による院内肺炎
好まれるエンピリックな治療[a]
院内肺炎
緑膿菌を第1に直接カバーすることが望まれる(MRSAカバーは不要)
meropenem 1回1g(静注)8時間ごと×2週間
levofloxacin 1回750 mg(静注)24時間ごと×2週間
cefepime 1回2g(静注)8時間ごと±amikacin 1回1g(静注)24時間ごと×2週間[b]
代替治療
piperacillin-tazobactam 1回4.5g(静注)6時間ごと＋amikacin 1回1g(静注)24時間ごと×2週間
限定された治療(確定的な治療)
多剤耐性 *Klebsiella pneumoniae*
tigecycline 1回200～400 mg(静注)×1回，のち1回100～200 mg(静注)24時間ごと×2週間
colistin 1回1.7 mg/kg(静注)8時間ごと×2週間±rifampicin 1回600 mg(静注)24時間ごと×2週間
polymyxin B 1回1.25 mg/kg(静注)12時間ごと×2週間
多剤耐性 *Acinetobacter baumannii*
tigecycline 1回200～400 mg(静注)×1回，のち1回100～200 mg(静注)24時間ごと×2週間
ampicillin-sulbactam 1回3g(静注)6時間ごと×2週間
colistin 1回1.7 mg/kg(静注)8時間ごと±rifampicin 1回600 mg(静注)24時間ごと×2週間
polymyxin B 1回1.25 mg/kg(静注)12時間ごと×2週間
多剤耐性 *Pseudomonas aeruginosa*
colistin 1回1.7 mg/kg(静注)8時間ごと±rifampicin 1回600 mg(静注)24時間ごと×2週間
polymyxin B 1回1.25 mg/kg(静注)12時間ごと×2週間

a 投与量は，腎機能正常の成人に対する量。
b piperacillin-tazobactamでの院内肺炎治療は通常投与量よりも多い量が必要であり，かつamikacinなどの併用が必要となる。院内肺炎に対してpiperacillin-tazobactamを通常投与量(1回3.375 mg 静注 6時間ごと)で用いたり単剤で用いたりしてはいけない。
(Cunha BA, ed. *Antibiotic Essentials*, 12th edn. Sudbury, MA：Jones & Bartlett；2013より)
[訳注：日本での実状とはやや異なる]

適切な抗菌薬治療に反応しない院内肺炎

院内肺炎に対するエンピリックな治療は 1〜2 週間行うことが一般的である。2 週間の治療期間後，レントゲン上の改善がなければ，抗菌薬治療が無効であったことや薬剤耐性菌の出現ではなく，別の疾患であることが示唆される。

緑膿菌による院内肺炎に対する 2 週間の適切な治療後，人工呼吸器管理中の患者が発熱，白血球増加，低酸素，レントゲン上肺浸潤影の継続を認めるのであれば，単純ヘルペスウイルス 1 型(herpes simplex virus 1：HSV-1)による院内肺炎かもしれない。背景に心肺疾患のない患者で，院内肺炎に対する適切な抗菌薬投与から 2 週間経っても呼吸器が取り外せない理由がほかに見当たらなければ，HSV-1 院内肺炎の可能性を考えるべきである。HSV-1 院内肺炎に対する臨床における認識度は低い。もし，HSV-1 院内肺炎が疑われるのであれば，診断には気管支鏡が必要である。咽喉頭 / 気道のヘルペス性水疱は，HSV-1 による感染が下気道のみではなく病状が重篤で，病変が広がっていることを示す(HSV-1 院内肺炎)。HSV-1 が気道分泌物から培養されることは，感染症を示すのではなく，常在していることを示している。細胞学的診断は，気管支肺胞洗浄(bronchoalveolar lavage：BAL)液で行うべきである。末梢の気道上皮細胞のウイルス細胞変性効果により(ウイルスの常在や再活性ではなく)活動性感染と診断できる。BAL 液の気道上皮細胞における Cowdry A 型封入体(Cowdry type A inclusion body：CPE)により，HSV-1 院内肺炎と診断できる。もし，HSV-1 CPE が BAL 液に認められたら，acyclovir でのエンピリックな治療を開始する(Box 33.4)。acyclovir 投与の 3〜5 日目に，酸素化のすみやかな改善，たとえば，吸入酸素濃度(FiO_2)の低下，肺胞気 - 動脈血酸素分圧較差の減少を認める。そして，次の数日で人工呼吸器を取り外すことができる。

大切なことは，免疫正常者におけるサイトメガロウイルス(cytomegalovirus：CMV)は，HSV-1 と異なり，院内肺炎の一般的な原因ではないことである。CMV 院内肺炎の診断は，BAL 液に CMV CPE を検出することによる。CMV 免疫グロブリン M (IgM)抗体価上昇や CMV PCR 陽性では，CMV 院内肺炎と診断することはできない。CMV PCR 陽性は末梢白血球中に CMV 再活性化が起こっていることを示し，肺やその他の臓器で感染が起こっていることを示しているわけではない。

Box 33.4

HSV-1 による院内肺炎

症状
人工呼吸器からの離脱(weaning)がうまくいかない(**既存の肺疾患がない患者において**)
免疫正常者

所見
微熱
原因不明の低酸素(**正常あるいはほぼ正常の胸部レントゲン所見**)
院内肺炎に対して適切な抗菌薬治療を 2 週間行った後，胸部レントゲンに変化がない

検査
白血球増加(±左方移動)
原因不明の PO_2 低下あるいは肺胞気 - 動脈血酸素分圧較差の増加(>30)
HSV の血清学的診断：参考にならない
診断的気管支鏡：
　ヘルペス性水疱：通常，気道にヘルペス性水疱は認めない。気道内にヘルペス性水疱を認める場合は(HSV の重篤さと再活性化を示しており)，HSV による院内肺炎ではあるが，より全身的な重症な HSV による疾患を示唆する
　ウイルス培養：気道分泌物から HSV-1 が培養されることもある(常在を示し，感染では**ない**)
細胞学的検査：
　HSV-1 核内封入体(Cowdry A 型)は感染と診断され，常在あるいは再活性化ではない

エンピリックな治療
acyclovir 1 回 10 mg/kg(静注)8 時間ごと×7〜10 日間
(3〜5 日間で臨床的改善を認める)(FiO_2 が低下し，肺胞気 - 動脈血酸素分圧較差が低下する)

(Cunha BA, ed. *Pneumonia Essentials*, 3rd edn. Sudbury, MA：Jones & Bartlett；2007 より)
FiO_2＝吸入酸素濃度，PO_2＝酸素分圧

文献

Berman SJ, Fogarty CM, Fabian T, et al. Meropenem monotherapy for the treatment of hospital-acquired pneumonia: Results of a multicenter trial. *J Chemother*. 2004;16:362–371.

Bouza E, Barillo A. Nosocomial pneumonia. In Cunha BA, ed. *Infectious Diseases in Critical Care*, 3rd ed. New York: Informa Healthcare; 2007: 178–207.

Bouza E, Giannella M, Torres M, et al. Herpes simplex virus: A marker of severity in bacterial ventilator-associated pneumonia. *J Crit Care*. 2011;26:432.e1–432.e6.

Chastre J, Fagon JY. Ventilator-associated pneumonia. *Am J Respir Crit Care Med*. 2002;165:867–903.

Cunha BA. Effective antibiotic resistance and control strategies. *Lancet*. 2001;357:1307–1308.

Cunha BA. Nosocomial Pneumonia in the Critical Care Unit. In Cunha CB, Cunha BA, eds. Infectious Diseases and Antimicrobial Stewardship in Critical Care Medicine, 4th ed., CRC Press, 2020:231–242.

Cunha BA. Nosocomial pneumonia: Diagnostic and therapeutic considerations. *Med Clin North Am*. 2001;85:79–114.

Cunha BA. Nosocomial pneumonia. In Cunha BA, ed. *Pneumonia Essentials*, 3rd ed. Sudbury, MA: Jones & Bartlett; 2010: 111–123.

Cunha BA. Cytomegalovirus (CMV) reactivation in the ICU: Not a cause of late ventilator associated pneumonia (VAP). *Crit Care Med*. 2010;38:341–342.

Eisenstein L, Cunha BA. Herpes simplex virus type 1 (HSV-1) pneumonia presenting as failure to wean. *Heart Lung*. 2003;32: 65–66.

Ewig S, Welte T, Torres A. Is healthcare-associated pneumonia a distinct entity needing specific therapy? *Curr Opin Inf Dis*. 2012;25: 166–175.

Griffin AT, Peyrani P, Wiemken TL, et al. Empiric therapy directed against MRSA in patients admitted to the intensive care unit does not improve outcomes in community-acquired pneumonia. *Infection*. 2013;41:517–523.

Laforce FM. Systemic antimicrobial therapy of nosocomial pneumonia: Monotherapy versus combination therapy. *Eur J Clin Microbiol Infect Dis*. 1989;8:61–68.

Limaye A, Boeckh M. CMV in critically ill patients: Pathogen or bystander? *Rev Med Virol*. 2010;20:372–379.

Lode HM, Raffenberg M, Erbes R, et al. Nosocomial pneumonia:

Epidemiology, pathogenesis, diagnosis, treatment and prevention. *Curr Opin Infect Dis*. 2000;13:377–384.
Lopez A, Amaro R, Polverino E. Does health care associated pneumonia really exist? *Eur J Intern Med*. 2012;23:407–411.
Merrer J, Santoli F, Appere de Vecchi C, et al. "Colonization pressure"; and risk of acquisition of methicillin-resistant *Staphylococcus aureus* in a medical intensive care unit. *Infect Control Hosp Epidemiol*. 2000;21:718–723.
Novosel T, Hodge L, Weireter L, et al. Ventilator-associated pneumonia: depends on your definition. *Am Surg*. 2012;16:851–854.
Schreiber MP, Chan CM, Shorr AF. Resistant pathogens in nosocomial pneumonia and respiratory failure: Is it time to refine the definition of health care associated pneumonia? *Chest*. 2010;137:1283–1288.
Simoons-Smit AM, Kraan EM, Beishuizen A, et al. Herpes simplex virus type 1 and respiratory disease in critically-ill patients: Real pathogen or innocent bystander? *Clin Microbiol Infect*. 2006;12:1050–1059.

34 誤嚥性肺炎

■著：Jean Gibb, Matthew Bidwell Goetz
■訳：松尾裕央

イントロダクション

誤嚥とは，咽喉頭や胃の内容物を気道に吸入することである。誤嚥の結果，3つの主要な症候群に進展する。それは，化学性肺臓炎，塊を誤嚥することによる二次的な気管支閉塞，細菌性誤嚥性肺炎である。一般的ではないが，誤嚥を繰り返している患者では，間質性肺疾患が起こることもある。これらのうちどれが出現するかは，誤嚥した物質の量や性質のみならず，患者の嚥下機能などの防御機構が正しく働いているかどうかによる。誤嚥というのは下気道が細菌に汚染されたということが主たる意味である。

「誤嚥性肺炎(aspiration pneumonia)」という用語は，比較的多量の物質を吸入すること(macro-aspiration)に続いて起こる感染症を示すものとして使用されていた。健康な人でも寝ているときに少量の咽頭分泌物を頻繁に誤嚥しているが，通常，そのような微量誤嚥(micro-aspiration)の後は，機械的反応(例：咳，粘膜線毛運動による輸送)や免疫学的反応により，肺炎に進展することが予防されている。ホストが特異的免疫機能を失った高度に毒性をもった病原体〔例：肺炎球菌(*Streptococcus pneumoniae*)，腸内 Gram 陰性桿菌〕の微量誤嚥(micro-aspiration)や，毒性が低い高いにかかわらない病原体の多量誤嚥(macro-aspiration)によって，ホストの防御機能が細菌の増殖を抑制できないときに肺炎が成立する。

嘔吐した胃内容物を吸入した後に急性呼吸器合併症を認めた場合，誤嚥したことが臨床的に明らかである。そのような急性化学性肺臓炎は，**Mendelson 症候群**と呼ばれる。その一方で，いわゆる**不顕性誤嚥(silent aspiration)**は，咳嗽反射が消失した神経学的機能不全のある患者で起こり，通常，咽喉頭に常在する好気性菌・嫌気性菌の混在したものを吸入することにより，感染性肺炎が緩徐に発症する。

誤嚥した患者を評価するに当たって，誤嚥後の臨床経過においてかなりのばらつきがあることを心に留めなければならない。胃内容物を誤嚥したときは明らかに咽喉頭の常在菌の誤嚥を伴っているにもかかわらず，初期の化学的肺臓炎は抗菌薬投与せずとも治癒する。誤嚥性肺炎に進展するリスク因子がある場合は，高度に毒性のある病原体が咽喉頭に常在していれば数日以内に肺炎を呈し，口腔内常在菌であれば好気 / 嫌気性が混在する肺炎として遅れて出現する。

リスク因子

誤嚥性肺炎のリスクは，解剖学的，微生物学的，免疫学的，年齢によるもの，背景疾患に関連する因子による。第1に，咳嗽や正常な咽喉頭反射による気道の機械的清掃の不能により，大小の気道における細菌の増殖のための培養時間が延長される。脳血管障害やその他の神経疾患，アルコール中毒，鎮静・全身麻酔・けいれん・消化管機能不全・制御不能な術後疼痛に対する薬物使用患者はこの構造的制御の喪失に影響を受ける(Box 34.1)。これらの要素は入院や地域社会に暮らす患者双方の肺炎罹患リスクに寄与するため，そのようなリスク因子は外来および入院患者における誤嚥性肺炎に対して考慮すべきである。

第2に，咽喉頭や胃内における正常細菌叢の撹乱は，咽喉頭に常在する比較的病原性の低い菌の量が増加させることにより誤嚥に引き続いて発症する肺炎のリスクに寄与する。歯肉炎，歯垢，口腔内衛生不良や唾液量の低下(例：胃管での栄養や抗コリン作用薬が原因)による虫歯増加は，咽喉頭の常在細菌叢の変化に関係する。

経腸栄養，胃蠕動低下，小腸閉塞を含んだ他の医原性介入やそれに続発する事象は，特に，意識変容，嚥下障害，同様の併存リスク因子のある患者において院内発症肺炎(hospital-acquired pneumonia)のリスクに寄与する。胃酸の低下は誤嚥性肺炎増加させることを示す複数の報告があるが，ICU 患者における最近の報告では，この関連は示されなかったとしている。加えて，アルコール中毒，低栄養，糖尿病，その他の重篤な背景疾患や先行する抗菌薬治療によって，口腔内常在細菌叢が黄色ブドウ球菌(*Staphylococcus aureus*)や緑膿菌(*Pseudomonas aeruginosa*)，肺炎桿菌(*Klebsiella pneumoniae*)のような，より病原性の高い菌体に置き換わり，誤嚥に引き続いて発症する肺炎のリスクを増加させる。

粘膜線毛における気道異物除去能の低下(例：喫煙やインフルエンザ感染に伴う二次的なもの)や，液性および細胞性免疫の障害，特に，免疫グロブリン産生能の低下(例：血液悪性疾患)あるいは著明な好中球減少も，誤嚥後の肺炎罹患のリスクを増加させる。肺炎に至る誤嚥のリスク因子はしばしば，累積的であるというのは驚くに値しない。

臨床疫学

2002〜2012 年の間，米国では 150 万人の患者が誤嚥性肺炎の診断で入院している〔ICD(International Classification of Diseases)-9-CM procedure code 86.70，96.71，86.72〕。その入院患者のうち，10 年間で 55,000 人以上が死亡し，総費用は 90 億米ドル以上であった。誤嚥症候群は 65 歳以上で優位に発症し，誤嚥の続発症で入院した 75%以上が 2 つ以上のリスク因子をもってい

Box 34.1

誤嚥のリスク因子

意識障害
全身麻酔
麻薬，鎮静薬
薬剤の過量摂取，アルコール中毒
代謝性脳症（電解質異常，肝障害，尿毒症，敗血症）
低酸素血症，高炭酸ガス血症
中枢神経感染症
認知症
けいれん
喉頭蓋閉鎖異常
麻酔導入あるいは麻酔覚醒直後
抜管後
中枢神経の器質的病変（腫瘍，脳血管障害，頭部外傷）
けいれん
感染症（例：ジフテリア，咽頭膿瘍）
胃食道機能異常
胃 pH のアルカリ化
消化管運動障害
食道炎（感染性，放射線照射後）
食道裂孔ヘルニア
強皮症
食道機能障害（アカラシア，食道拡張）
食道気管瘻
腹水（腹腔内圧上昇）
腸管閉塞あるいはイレウス
糖尿病（機能的胃流出路閉鎖）
神経筋疾患
Guillain-Barré 症候群
ボツリヌス中毒
筋ジストロフィー
Parkinson 病
多発筋炎
筋萎縮性側索硬化症
多発性硬化症
重症筋無力症
ポリオ
遅発性ジスキネジア
機械的因子
経鼻胃管あるいは経腸栄養チューブ
上部消化管内視鏡
緊急あるいは定期的な気道処置
頸部・咽頭の外科的処置あるいは外傷
上気道腫瘍
気管切開
気管挿管チューブ
Zenker 憩室
その他
肥満
妊娠

た。神経疾患による嚥下障害は米国において毎年 30 万〜60 万人で診断されている。嚥下障害のある脳卒中塞患者の約 40％が誤嚥により肺炎に罹患している。全体として，誤嚥は入院患者全体の約 0.5％，入院患者死亡の 3〜4％，市中肺炎全体の 5〜23％を占める。当然の帰結として，肺炎で入院する米国の Medicare［訳注：米国における高齢者および障害者向けの公的医療保険制度］利用患者において，誤嚥性肺炎は 2 番目に多い理由である。

老人ホームの患者において，誤嚥性肺炎は肺炎症例の 30％を占め，これは市中の同年齢層の人と比べて 3 倍の罹患率であり，死亡のリスクを著しく増加させる。そのような患者では，食物の嚥下が困難，経腸栄養チューブの使用，食事介助が必要，せん妄，鎮静薬の使用が，誤嚥性肺炎の最も多いリスク因子である。不顕性誤嚥は，衰弱した高齢者において特にリスクが高いが，市中肺炎に罹患した見かけは健康そうな高齢者でもよくみられる。

鎮静薬や睡眠薬の過量摂取による入院患者の約 10％は，誤嚥によって重症化する。誤嚥は麻酔関連の気道イベントにおいて気道関連死亡の最大の寄与因子である。2014 年の英国における麻酔関連死亡 35 万件分の 1 は誤嚥であった。全身麻酔後に誤嚥のリスクを上げる独立した患者側因子は，男性，白人以外，60 歳以上，認知症，慢性閉塞性肺疾患，腎疾患，悪性腫瘍，中等度〜高度の肝疾患，緊急手術である。

臨床経過と診断

胃内容物の誤嚥により主要な気管と肺実質に急性炎症を来す。動物モデルによると，誤嚥から 10 分以内に酸素化が最大に悪化する。これらの動物モデルでは，肺障害の重症度は pH＜2.5 で最大となるが，pH が高値でも胃内容物によっては重篤な肺障害を起こしうる。局所的な障害によって，補体の活性化のみならず，腫瘍壊死因子 α（tumor necrosis factor：TNF-α），インターロイキン-8（interleukin-8：IL-8）やその他の炎症性サイトカインの遊走が起こり，それが化学性誤嚥による急性非閉塞性合併症の主要な原因となる。

胃内容物の誤嚥に続発する化学性肺臓炎の急性臨床症状と所見は，呼吸困難，発熱，咳嗽，気管支けいれん，白血球増加，肺浸潤影である。誤嚥を経験した患者の 3 分の 1 以上は，急性肺障害や急性呼吸窮迫症候群（acute respiratory distress syndrome：ARDS）に進展し，毛細血管透過性亢進，蛋白質に関連する浮腫，低酸素，肺コンプライアンス消失が起こる。生命に危険の及ぶ低酸素は，無気肺，肺毛細血管のリーク，直接的肺胞障害の結果として進行する。しかし，胃内容物による誤嚥の経過と対照的に，正常口腔内常在菌（例：好気 / 嫌気性菌の混在）を軽微に誤嚥していることは臨床的に不顕性であり，のちに肺炎として進展した時に認識されるだけである。

誤嚥に引き続いて起こった急性呼吸器症状はしばしば，補助的治療［訳注：抗菌薬投与なく］のみで改善する。また，数日後にいったん症状が改善するも，その後，再度症状や所見が悪化する，つまり，誤嚥に引き続いてサドルバッグ型の病状進行をとる場合はしばしば，二次性細菌性肺炎への進展を示唆する。

進行性化学的肺障害と細菌性肺炎の存在における差異は，特に誤嚥した患者の約半数は細菌性肺炎に移行しないということからも，不要な抗菌薬使用を避けることにおいて重要である。加えて，誤嚥性肺炎と市中肺炎とでは原因菌が異なるので，もし，誤嚥が目撃されていなかったとしても，Box 34.1 に挙げたリスク因子を有する肺炎患者では誤嚥を検討することが重要である。

誤嚥性肺炎の臨床症状および検査所見の多くは細菌性肺炎と重なるため，臨床家にとって細菌増殖に対する身体的反応と非感染症の炎症性カスケードによる身体的反応を分けることは挑戦的なことである。嘔吐が目撃され，それに引き続き胃酸に曝露した内容物の誤嚥が起こったことに対して超早期に認める反応は，細菌性肺炎よりも化学的肺臓炎に対して容易に寄与する。加えて，一般的な誤嚥性肺炎の臨床症状，たとえば，発熱，および湿性咳嗽・呼吸苦・胸膜痛といった呼吸器症状は化学的肺臓炎よりもよりいっそう劇的ではない。誤嚥のリスクが非常に高い高齢患者は，肺感染症を示唆する症状や所見は特に軽微であり，全身の衰弱や食欲不振，意識変容，背景疾患の悪化などにより症状が隠されることがある。不顕性誤嚥に続いて生じる肺炎はしばしば遅発性である。患者は誤嚥してから1～2週間以上もの間，発熱や倦怠感，体重減少，咳嗽を呈さないこともある。これは特に，誤嚥後の好気性菌 / 嫌気性菌混合感染の肺化膿症あるいは膿胸でよくみられる経過である。

ルーチンの検査では，誤嚥性肺臓炎と細菌性肺炎を鑑別することはできない。誤嚥したことがはっきりしていなければ，気管吸引液のペプシンAの同定は胃内容物の誤嚥による肺炎の指標として使用できるかもしれない。ペプシンCは肺細胞において通常産生される物質であるために，誤嚥がない患者の肺からも検出されることについては注意が必要である。プロカルシトニンにより細菌性肺炎かウイルス性の下気道感染かを鑑別することはできるが，プロカルシトニンは誤嚥性肺臓炎か誤嚥性細菌性肺炎かを区別することはできない。

診断を行うのに信頼できるような臨床経過データや身体所見，検査所見がないために，X線画像検査は肺炎の診断に必須である。肺炎診断における胸部レントゲンの限界は，ARDSの患者では特異度に劣ることと，肺の解剖学的異常がすでに存在している場合や感染の超早期，重度の脱水，著明な顆粒球減少があれば感度が劣ることである。それらがなく，肺に浸潤影が認められなければ，基本的に肺炎は除外してよい。胸部CTは肺の浸潤影を検出する点において胸部レントゲンよりも感度が高い一方で，その浸潤影は実際には肺炎を示していないかもしれない。慢性誤嚥している患者では，急性誤嚥や臨床的な急性細菌性肺炎を認めていなくても，胸部CTでは無気肺，気管支拡張，浸潤影，すりガラス影を認めるかもしれない。食道造影と食道CTは，食道気管支瘻あるいは気管肺胞瘻による再発性誤嚥性疾患の診断に特に有用である。

化学性肺臓炎は誤嚥性細菌性肺炎と比較してより急性にレントゲン異常を呈し改善するという事実を除いては，レントゲン所見で化学性肺臓炎と誤嚥性細菌性肺炎を鑑別することはできない。誤嚥による肺炎は，右上葉の後区域，右下葉の上区域，あるいはその双方のみならず，左肺野の同様の領域に浸潤影を呈することが多い。重症の好気性菌 / 嫌気性菌混合感染症では，壊死性肺炎，肺化膿症，膿胸を来す(図34.1～34.5)。異物誤嚥は典型的には小児で起こり，一葉の閉塞あるいは区域性の過膨張または無気肺を呈する。胃内容物を多量に誤嚥した患者では，広範囲にまだらの気管支肺炎像を認める。

非複雑性肺炎におけるルーチンの喀痰検査の有効性については議論があるが，医学的に安定していない患者においては，血液培養2セットを採取し，かつ喀痰培養採取に努めるべきである。胸水があれば，それも培養に提出すべきである。そして，誤嚥の後に肺炎に進展する入院患者においては抗菌薬投与前に喀痰採取する努力をすべきである。喀痰検体は注意深く採取して輸送し，肺

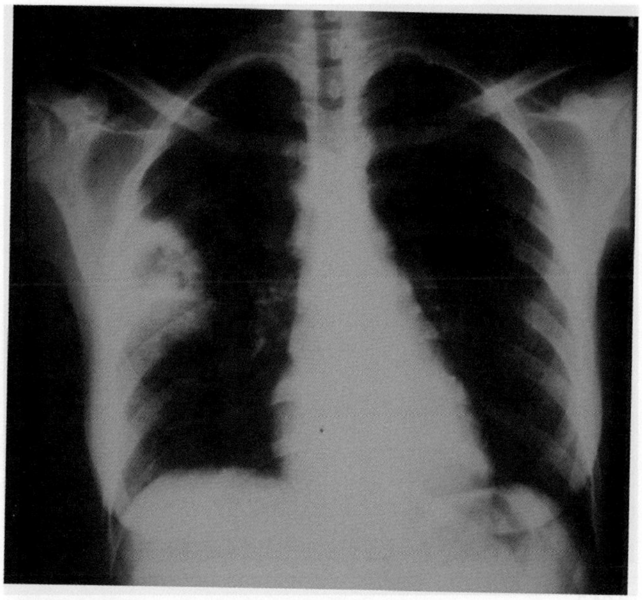

図34.1
誤嚥後の好気性 / 嫌気性菌混合感染の肺膿瘍

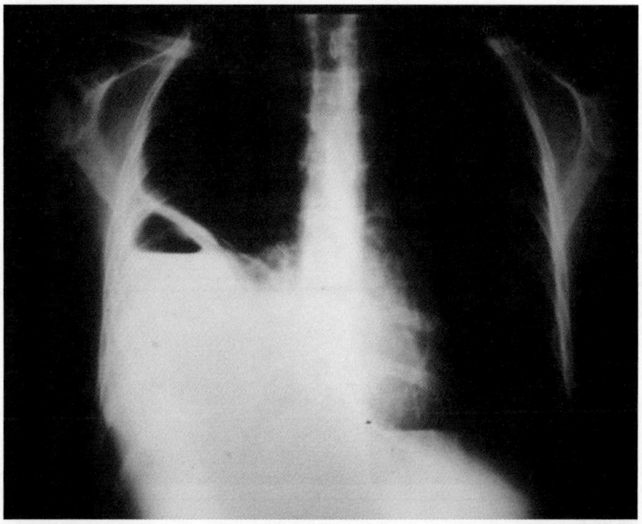

図34.2
誤嚥後の好気性 / 嫌気性菌混合感染の膿胸

炎球菌のような一般的な好気性の病原菌を検出するための適切な処理を行わなければならない。喀痰検体に対して嫌気性培養は行われないため，痰のGram染色で混在した細菌叢を認めるという所見は，多菌種(好気性菌 / 嫌気性菌)による感染の診断に用いることができる。喀痰のGram染色の観察は，培養された検体が唾液で過度に汚染されていないかを確認するためにも必要である。気管支鏡で採取された下気道検体(保護下擦過ブラシあるいは気管支肺胞洗浄液による)と定量培養は，院内発症の誤嚥性肺炎の重症患者において特に有用である。そのような介入は特に初期の抗菌薬治療への反応が悪い患者において有用である。

残念なことに，詳細な検査を行ったとしても，肺炎の原因微生物が判明するのは入院している患者の40～60%に留まる。最近のデータによると，入院を要する市中肺炎の患者のたった38%でしか原因微生物が判明しなく，病原体の種類については，ウイ

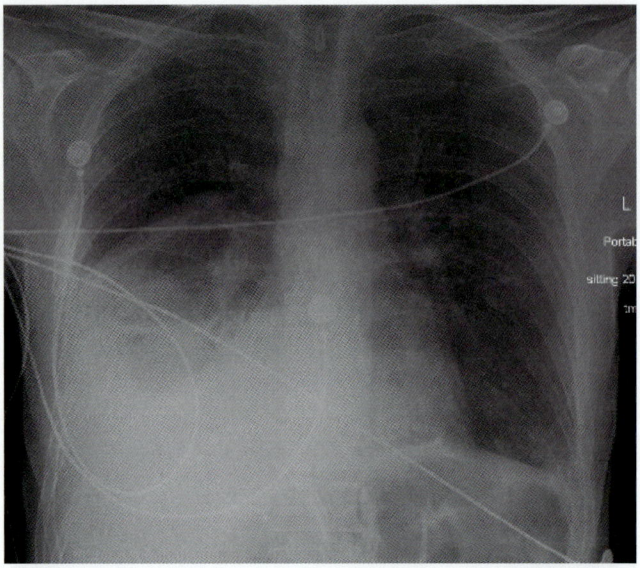

図 34.3
1か月間，進行性の息切れと非湿性咳嗽を呈していた患者の胸部レントゲン写真 右中肺野と下肺野で肺実質の混濁が増加し，両側の胸水が認められる。

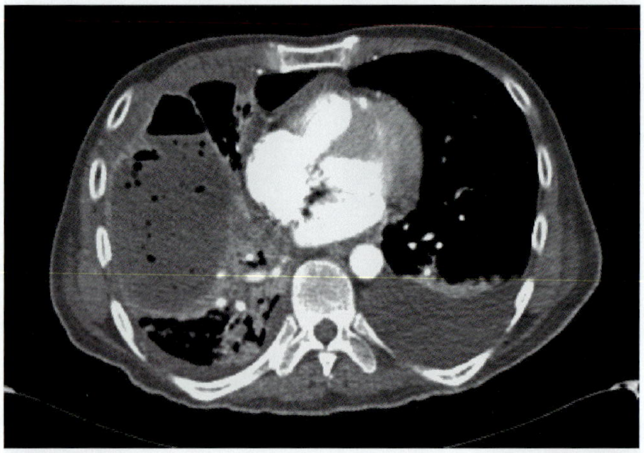

図 34.4
胸部レントゲン(図 34.3)と相関するCTスキャン 右胸部の中央および下半部に大量の液体と気体のある病巣が認められ，肺に被包化した(loculated fluid)があることがわかる。

ルスのほうが細菌よりも頻度が高い。ある研究では，呼吸器病原体における一般的な原因細菌やウイルスに対して照準を定めたポリメラーゼ連鎖反応(polymerase chain reaction：PCR)を用いることにより病原体検出は89%まで改善した。しかし，嫌気性菌叢や多菌種感染に対するPCRの有用性は不明である。それでもやはり，原因微生物が同定されれば，感染症の臨床診断が確証され，かつ不必要な広域抗菌薬の代わりに，的を絞った抗菌薬の使用が推奨される。

原因微生物

誤嚥性肺炎の原因微生物は複雑で多様である。原因微生物の種類は市中発症か院内発症かで異なり，先行抗菌薬曝露の有無，背景疾患，歯原性疾患の有無などでも異なる。

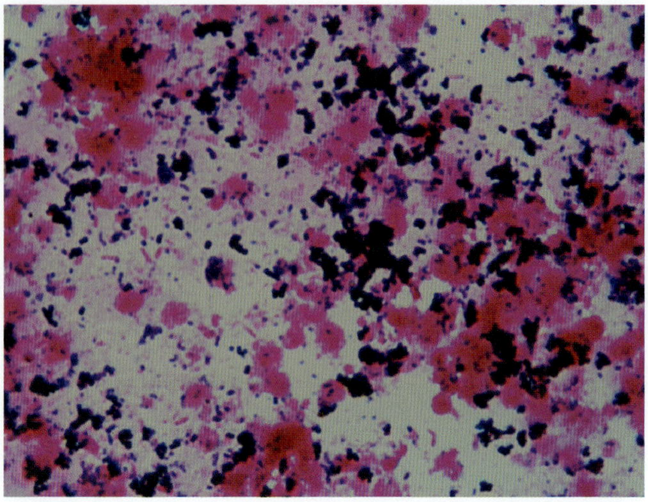

図 34.5
肺膿瘍からの吸引物のGram染色 Gram陽性球菌やGram陰性球菌，Gram陰性桿菌が混合して認められ，好気性と嫌気性の混合感染を強く示唆している。

複数の研究によって，誤嚥性肺炎の原因菌としては，嫌気性菌の頻度が低下していることが示されている一方，嫌気培養における技術の妥当性はしばしば不確かであるために，嫌気性菌による感染の真の頻度が過小評価されている疑いが残る。検査室において嫌気性菌を発育させる手技は手間や時間が非常にかかる。そのために，近年多くの施設における臨床検査では，ルーチンの痰培養での嫌気培養は行われてはいない。1970年代にはさまざまな研究が行われており，経皮的経気管的処置あるいは胸腔穿刺により培養検体採取が行われ，厳密な微生物学的検査によって嫌気性菌の検出が最適化された。肺炎球菌のような細菌性肺炎の典型的な原因菌がよく検出されたが，これらの研究では，緑色レンサ球菌や，*Peptostreptococcus*，*Bacteroides*，*Prevotella*，*Fusobacteria*などの嫌気性菌が，誤嚥性肺炎において主たる病原菌となっていることが示された。

肺感染症における嫌気性菌の意味のある関与は嚥下障害や意識障害のある患者と肺の解剖学的に依存した部位の感染(主として背側下葉)においてよく示されている。嫌気性菌は臨床的に膿性痰と，嫌気性菌によって産生される揮発性短鎖脂肪酸が発する識別可能な悪臭によって認識される。これらの菌体はしばしば，肺化膿症や膿胸に関与している。さまざまな菌体が存在していないにもかかわらず，*Bacteroides*の莢膜物質だけでも膿瘍形成に寄与する。信頼性の高い研究では，老人ホームでの誤嚥性肺炎の場合，嫌気性菌が最大20%で原因となっていることを示しており，衰弱が高度であればあるほど，その頻度が上がることが示されている。一方，歯のない患者においては，嫌気性菌感染の頻度はいくらか低下する。

肺炎球菌コンジュゲート(結合型)ワクチン[訳注：日本において利用可能なものはPCV13，PCV7]の接種により免疫を獲得した小児や成人のコミュニティーにおいては，市中肺炎の病原体は，細菌よりもウイルスがより一般的になる。市中肺炎患者で同定される病原細菌としては，肺炎球菌，*Legionella pneumophila*，*Mycoplasma pneumoniae*，*Chlamydophila pneumoniae*が優位であり，腸内Gram陰性菌は非常にまれである。

好気性菌，特に，黄色ブドウ球菌，腸内Gram陰性桿菌(すなわち腸内細菌目細菌)，時に緑膿菌は，入院中や老人ホームにおいて先行投与される抗菌薬曝露後に発症する誤嚥性肺炎の原因菌としてより一般的である。ICUで診療される患者においての研究では，黄色ブドウ球菌や腸内細菌目細菌が下気道検体から同定される患者は院内肺炎患者の40%に至ることが示されており，多くは誤嚥によるものである。緑膿菌は強力な抗菌薬治療を受けたことがある人，気管支拡張症に罹患している人，肺嚢胞線維症，重度の免疫不全の患者において最も一般的である。重篤でない誤嚥性肺炎(例：ICU入室の必要のない肺炎)におけるGram陰性桿菌による肺炎の頻度におけるデータはきわめて希薄である。メチシリン耐性黄色ブドウ球菌(methicillin-resistant *S. aureus*：MRSA)の鼻腔保菌者はMRSA肺炎に進展する陽性的中率は低い。しかし，MRSAを保菌していないことによる陰性的中率は非常に高く，そのことによって抗菌薬のde-escalationを検討すべきである。最終的に，多菌種感染，通常は好気性菌と嫌気性菌の混合によるものであるが，誤嚥性肺炎患者において一般的である。

臨床的マネジメント

副腎皮質ステロイドは誤嚥による急性の化学性肺臓炎に対する治療に長らく用いられてきたが，この治療は推奨されない。前向き研究では，酸による肺障害の動物モデルや，誤嚥性肺臓炎とARDSの患者において有益性は示されなかった。

誤嚥に続いて急性に生じる発熱，白血球増加，肺浸潤影は，感染症の成立によるものというよりは化学物質による刺激や炎症によって起こるため，それらを呈する多くの患者に対して抗菌薬の使用は正当化されない。多くの化学性肺臓炎の患者は特異的な抗菌薬治療を行うことなく改善する。後ろ向きデータによると，他者に確認された顕性誤嚥では，予防的抗菌薬投与は死亡率の低下，集中治療と同程度の医療施設への移送や誤嚥性細菌性肺炎への進展のいずれにも有効ではなかったことが示されている。予防的抗菌薬投与によって，より耐性傾向のある菌体の選択圧が誘導されることや誤嚥性肺炎に進展したときに抗菌薬治療のスペクトラムを広げる必要が生じてしまう。一方，利用可能な研究によると，誤嚥による急性の致死的な合併症を生じた患者(人工呼吸管理が必要となる患者)や胃内容物を多量に誤嚥した患者(たとえば，小腸閉塞が原因となる)のような特殊な状態の患者には，早期の抗菌薬投与が有効である可能性を否定しておらず，またそのような特殊な状況では害よりも利益が勝ることを示したデータも否定していない。一般的に抗菌薬は，症状が48〜72時間以内に改善しない場合や，時間が経過した後に肺感染症の成立を示唆する新たな所見，あるいは増悪する所見を認めた場合に投与すべきである。

誤嚥性肺炎の治療において強力な嫌気性菌活性をもつ抗菌薬を選ぶ必要があるかどうかについては意見が分かれる。積極的な抗嫌気性菌治療は，もし，過度に治療開始が遅れていたとしても，単純な肺炎に対する治療においてはあまり意味をもたないかもしれない。しかし，誤嚥によって生じた壊死性肺炎や肺化膿症，膿胸に対しては，効果的な抗嫌気性菌治療の必要がある。嫌気性菌がβ-ラクタマーゼによる耐性機序を獲得するようになってきたため，好気性菌／嫌気性菌混合感染を含むような複雑性の誤嚥性肺炎に対するエンピリックな(経験的)治療ではβ-ラクタム／β-ラクタマーゼ阻害薬，clindamycinあるいはmetronidazoleとpenicillinやampicillinあるいは適切なセファロスポリン系薬との併用が必要である。もし，高度耐性な好気性Gram陰性の菌体であれば，カルバペネム単剤投与でも素晴らしい抗嫌気性菌治療を提供することができる。(表34.1)。好気性菌の関与は非常に多いため，metronidazole単剤治療は避けるべきである。

病原微生物の種類や耐性菌を考慮して，老人ホームや入院患者での誤嚥性細菌性肺炎の初期治療は慎重に選択しなければならない。免疫正常者の軽症〜中等症の誤嚥性細菌性肺炎では，感受性のよい*Proteus*，*Morganella*，*K. pneuoniae*，大腸菌(*Escherichia coli*)による感染であることがわかっている，あるいは可能性が高い状況であれば，単剤治療が妥当であるが，多剤耐性の病原微生物を網羅するために幅広く多剤併用が必要となる場合が多い。具体的な組み合わせの選択は，感染症の重症度，免疫抑制状態の有無，病院個別の抗菌薬耐性パターンや特定の微生物による感染などの要素によって決定される。病原微生物および感受性が判明したら，治療はその結果に合わせてより特異的なものとすべきである。繰り返すが，MRSAを鼻腔内に保菌していなければ，MRSA肺炎のリスクは大きく低下する。

適切な抗菌薬治療が行われれば，誤嚥性肺炎の患者の50%は抗菌薬開始後2日以内，80%が5日以内に解熱する。熱が遷延する場合は，肺化膿症が存在していることや緑膿菌のような細胞障害性の強い病原微生物が原因であることが多い。

予防

入院患者には，誤嚥の可能性を最小限にするために注意を払わなければならない。挿管患者においては，臥位を避けることや口腔咽頭内吸引を行うことは誤嚥を予防することとなる。米国胸部専門医学会(American College of Chest Physicians)と米国消化器病学会(American Gastroenterology Association)のガイドラインには，嚥下障害による誤嚥のリスクのある患者の評価についての特別な推奨がある。これらのガイドラインでは，患者の評価について，多くの専門分野からの介入を推奨し，そして，個々の患者ごとに治療を作成しテストする必要性を指摘している。嚥下訓練時に誤嚥が認められる患者は，肺炎に罹患するリスクが誤嚥の程度に依存して4〜10倍増加する。神経疾患，食道機能不全，意識障害，既知の嚥下障害のような誤嚥のリスク因子をもった患者は，リスク因子のない患者に比べて，1年死亡率や再入院リスクが高い。リスク因子をみつけ，対処することは将来の誤嚥発生を減少させる。

嚥下障害患者に対する誤嚥の予防において，胃瘻栄養は経鼻胃管の使用に勝るものではない。この介入の失敗は，口腔内分泌物の持続的な誤嚥があることおよび胃瘻栄養患者においても胃内容物の誤嚥が起こり続けることによるものである。それにもかかわらず，局所的な刺激を減らす，機能的な問題を減らす，栄養状態を改善するという視点において，選択された患者で胃瘻の使用が正当化されている。胃瘻を使うときは，経管栄養剤の胃内残渣を管理することが，経管栄養を受けている患者において誤嚥発症を減らすために推奨されている。しかし，人工呼吸導入されている

5

表 34.1
入院患者の誤嚥性肺炎に対するエンピリックな治療の推奨

推定される病原微生物	好まれる薬剤	代替薬
好気性菌 / 嫌気性菌混合	β-ラクタム薬+metronidazole，β-ラクタム系薬 / β-ラクタマーゼ阻害薬[a]	clindamycin，moxifloxacin，ertapenem
腸内細菌目細菌	β-ラクタム / β-ラクタマーゼ阻害薬[a]，cefepime，carbapenem[b]	第 3 世代セファロスポリン系薬[c] またはフルオロキノロン系薬[d]，両方±アミノグリコシド系薬[c]
緑膿菌	抗緑膿菌 β-ラクタム薬[f]±アミノグリコシド系薬，carbapenem±アミノグリコシド系薬	ciprofloxacin+アミノグリコシド系薬，ciprofloxacin+抗緑膿菌 β-ラクタム系薬[e]
黄色ブドウ球菌(メチシリン感性)	抗ブドウ球菌用 β-ラクタム薬[g] あるいは第 1 世代セファロスポリン	vancomycin，linezolid，trimethoprim-sulfamethoxazole(ST 合剤)
黄色ブドウ球菌(メチシリン耐性)	vancomycin	linezolid，quinupristin / dalfopristin

注意：治療は原因微生物が同定され感受性が判明すれば変更すべきである。
a piperacillin-tazobactam は腸内細菌目細菌による院内肺炎の治療において好まれる β-ラクタム / β-ラクタマーゼ阻害薬である。ampicillin-sulbactam は多くの腸内 Gram 陰性桿菌に対して活性をもたない。
b ertapenem，imipenem，meropenem は *Enterobacter* 属や好気性菌 / 嫌気性菌の混合に対して同等の活性をもっている。緑膿菌に対しては，imipenem と meropenem のみが活性をもっている。
c 第 3 世代セファロスポリン系薬：cefotaxime，ceftriaxone，ceftazidime。
d levofloxacin と ciprofloxacin は一般的に *Enterobacter* 属と緑膿菌に対して同等の活性をもっている。特に，院内でフルオロキノロン耐性が高度な場合は，多くの状況においてこれらの薬剤のエンピリックな使用における有用性は限定される。
e アミノグリコシド系薬の併用は，非常に重篤な患者に対して抗菌薬カバーを適切に広げる場合に強く推奨される。
f 抗緑膿菌活性のある β-ラクタム系薬：ceftazidime，cefepime，imipenem，meropenem，mezlocillin，piperacillin，piperacillin-tazobactam。
g 抗ブドウ球菌活性のある β-ラクタム系薬：nafcillin，oxacillin
h 抗ブドウ球菌活性のある第 1 世代セファロスポリン：cefazolin，cefadroxil，cephalexin

患者においては，胃内残差管理をしなくても，人工呼吸器関連肺炎(ventilator-associated pneumonia：VAP)の増加を認めなかった。

歯周ケアが良好であることは，口腔内分泌物中の病原微生物量を減少させることにより，誤嚥性肺炎を予防するだろう。口腔衛生(口腔ケア)推進と院内における非人工呼吸器関連肺炎(non-VAP)の発生には直接関連があることが研究で示されている。人工呼吸器関連肺炎(VAP)予防における chlorhexidine 使用による口腔ケアのデータについては，有効性のあるなしがさまざまである。短期間(2〜3 日間)の挿管においてはある程度有用性が認められそうであるが，より重症で長期挿管されている患者では明らかな有用性は乏しく，時には有害ですらある。よい歯周ケアに対するエビデンスと対照的に，誤嚥が疑わしいあるいは目撃されている患者に対して予防的抗菌薬使用は推奨されない。

文献

Bartlett JG. How important are anaerobic bacteria in aspiration pneumonia: When should they be treated and what is optimal therapy. *Infect Dis Clin. North Am.* 2013;**27**(1):149–155.

Dragan V, Wei Y, Elligson M, et al. Prophylactic antimicrobial therapy for acute aspiration pneumonitis. *Clin Infect Dis.* 2018;**67**(4):513–518.

Mark PE. Aspiration pneumonitis and aspiration pneumonia. *N Engl J Med.* 2001;344:665–671.

Raghavendran K, Nemnzek J, Napolitano LM, Knight PR. Aspiration-induced lung injury. *Crit Care Med.* 2011;**39**(4):818–826.

Smith Hammond CA, Goldstein LB. Cough and aspiration of food and liquids due to oral-pharyngeal dysphagia: ACCP evidence-based clinical practice guidelines. *Chest.* 2006;129:154S–68S.

35 肺化膿症

■著：Amee Patrawalla, Lisa L. Dever
■訳：松尾裕央

肺化膿症は慢性あるいは亜急性の経過をたどる肺感染症であり，菌体に汚染された咽喉頭分泌物を誤嚥することにより生じる。区域性に分布する無痛の壊死性感染症を呈し，通常，胸膜に由来し，胸膜近傍に限局する。*Actinomyces* のような一般的ではない菌体による感染症でなければ肺葉をまたいで感染は広がらず，胸水の出現もまれである。結果として生じる空洞は通常，単発であり，辺縁は厚く，線維化反応を呈している。そのように定義されている(一般的な菌体による)肺化膿症は，感染している菌体の大部分は微好気性と好気性菌を含む多菌種であるが，それに加えて，ほとんどの場合，嫌気性菌もその感染に関与している。

一方，**壊死性肺炎**は急性でしばしば激烈な経過を呈し，肺胞壁を不規則に破壊し，多数の空洞を形成することが特徴である。この感染はすみやかに肺組織に広がり，しばしば葉間裂をまたがって広がり，胸水や膿胸を伴うことも多い。初発症状から壊死性肺炎であると認識されるまでの期間は非常に短く，一般的に数日である。原因菌は黄色ブドウ球菌(*Staphylococcus aureus*)，A 群レンサ球菌(*Streptococcus pyogenes*)，肺炎桿菌(*Klebsiella pneumoniae*)，緑膿菌(*Pseudomonas aeruginosa*)であり，頻度が低いが，その他の Gram 陰性桿菌や *Legionella* 属，*Nocardia* 属，真菌もありうる。

診断

ここでは，嫌気性菌による肺化膿症の診断と治療について焦点を当てる。診断は一般的に，臨床症状とレントゲンで行うことができる。多くの患者はけいれん発作や神経筋疾患，アルコール中毒などの意識状態が損なわれる原因を背景として罹患し，それにより咽喉頭分泌物を誤嚥しやすい。腫瘍や異物による閉塞が肺化膿症の原因となることもある。加えて，局所あるいは全身性の宿主防衛機能不全のある患者であれば，より罹患するリスクが高まる。口腔内での嫌気性菌の増殖を促進する歯肉疾患や口腔内衛生不良な状態は罹患患者ではよく観察される事象である。患者は通常，数週間発熱と咳を認める。悪臭を放つ痰を認めるのは 50% 以下である。喀血も時折観察される。慢性感染であれば，しばしば体重減少や貧血なども呈するために悪性腫瘍と間違われることもある。胸部レントゲン写真では，中心に空洞を伴う区域性または肺葉に分布する浸潤影を認め，しばしば空気と液体の層形成〔air-fluid level(液面形成)〕がみられる(図 35.1，35.2)。胸部 CT では，膿瘍の広がりや場所がよりはっきりわかる(図 35.3)。通常，患者は仰臥位で罹患することが多いため，障害される肺の区域の頻度は概ね決まっている(すなわち，上葉後区と下葉上区)。

培養検体は採取時に口腔内に常在する嫌気性細菌叢により汚染

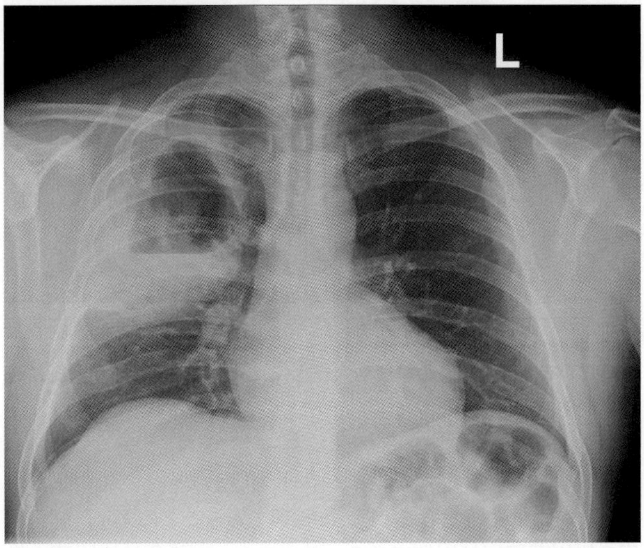

図 35.1
肺化膿症の胸部レントゲン写真　左上葉に air-fluid level(液面形成)を呈した大きな空洞形成が認められる。

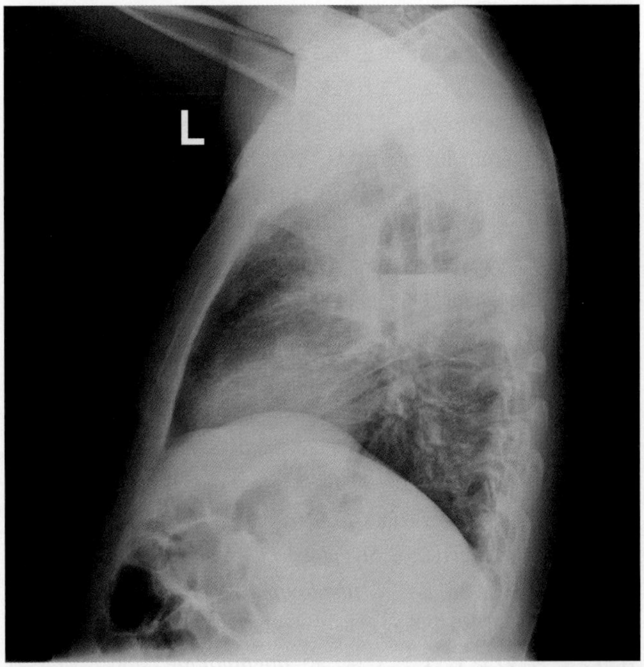

図 35.2
図 35.1 に対応する側面胸部レントゲン写真により，air-fluid level(液面形成)を伴う大きな肺膿瘍が右上葉にあるのが確認できる。

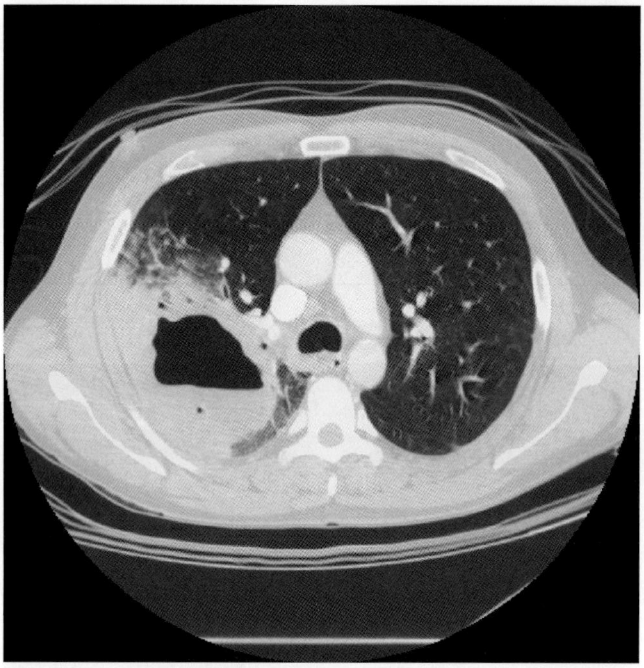

図 35.3
胸部 CT では，膿胸腔の場所や大きさ（ここでは 8×6 cm）が詳細に確認できる。

されることや抗菌薬が検体採取前に投与されていること，また，そもそも嫌気性菌の培養・同定が困難であることにより，肺化膿症の原因菌確定は困難である。喀痰の Gram 染色は原因菌の推定には有用であるが，ルーチンの喀痰培養は原因菌に嫌気性菌が含まれるために有用性が乏しい。嫌気性菌培養を適切に行うために下気道検体を汚染なく採取する手技としては，経気道的針吸引，経胸腔的針吸引，そして外科的肺生検がある。初期の研究者たちは実際すべての無治療患者における嫌気性菌をこれらの手技を用いて同定していた。これらの侵襲的手技は，現在では患者に対する臨床的マネジメントにほとんど寄与しない。気管肺胞洗浄（bronchoalveolar lavage：BAL）やブラシによる擦過組織などの気管支鏡を用いた下気道検体の定量的培養は，肺化膿症を罹患していることが疑われる患者において有用であることが示されてはいるが，多くの場合は不要である。エコーガイド下あるいは CT ガイド下経胸腔的針吸引は診断目的で行われることが多くなっている。慣れた者にとっては一般的に安全な手技であるが，気胸や細菌汚染などの重篤な合併症が起こることがあり，それに伴い治療期間が大幅に延長されることがある。

肺化膿症の病変から最も一般的に検出される嫌気性菌を Box 35.1 にまとめた。好気性あるいは微好気性菌と共に多数の嫌気性菌が存在することが一般的である。緑色レンサ球菌，特に *Streptococcus anginosus*（旧称 *Streptococcus milleri*）グループは重要な病原体のようである。*K. pneumoniae* は，台湾での市中発症の肺化膿症 90 例の後ろ向きレビューにおける最も多い病原体であった。そのレビューでは，*K. pneumoniae* は 30 人の患者（33%）で認められたが，嫌気性菌は 28 人の患者で認められた。インドの病院における観察研究では，*K. pneumoniae* は肺化膿症患者 46 人中 23 人（50%）の喀痰培養から検出された，と報告している。小児の肺化膿症における後ろ向き単施設研究では，*S. aureus* とレンサ球菌属が同定された単一病原菌のなかでは最も多かったと報告していたが，その報告では患者の半数以上で菌体発育を認めなかった。これらの結果は，嫌気培養を行っていないことや先行抗菌薬投与の有無や地域性などのさまざまな要因の影響を非常に受けていると考えられる。また，嫌気性菌の薬剤感受性結果については，β-ラクタマーゼ産生の有無を知る以外では通常必要ない。

Box 35.1

肺化膿症で検出される嫌気性菌で一般的なもの

菌体
Gram 陰性桿菌
黒色色素産生 *Prevotella* 属
黒色色素産生 *Porphyromonas* 属
黒色色素非産生 *Prevotella* 属
Bacteroides 属
Fusobacterium nucleatum
Fusobacterium 属
Gram 陽性球菌
Finegoldia magnus
Peptostreptococcus 属
Peptococcus 属
Gram 陽性桿菌
Clostridium perfringens
Clostridium 属
Actinomyces 属

治療

多くの肺化膿症はエンピリック（経験的）に治療される。表 35.1 に，肺化膿症に対する静注治療薬を記載している。薬剤の選択は，想定されるあるいは適切に採取された検体から同定された病原微生物を考慮し決定すべきである。歴史的には，その口腔内に常在する多くの嫌気性菌および微好気性菌に対する *in vitro* での活性が良好であるために，ペニシリン系薬が第 1 に選択される抗菌薬であった。2 つのランダム化臨床試験により，clindamycin 治療群がペニシリン治療群よりも症状改善までの時間と失敗率が明らかに低かったことが示され，clindamycin がペニシリンよりも勝ることが示された。これらのなかの 1 つ研究では，ペニシリン治療の失敗にはペニシリン耐性 *Bacteroides* 属が関与していた。嫌気性菌や Gram 陽性菌における clindamycin 耐性率の上昇が報告されているが，嫌気性菌や微好気性レンサ球菌が主原因菌となることが多いために，いまだペニシリン系薬が肺化膿症における治療で好まれる。

metronidazole とペニシリンの併用がこの数十年間において嫌気性菌による肺感染症治療において有効であるが，原因菌としてブドウ球菌や好気性 Gram 陰性桿菌が想定されているような場合は使用すべきではない。また metronidazole は，Gram 陰性嫌気性菌すべてに非常に有効な殺菌効果をもつが，微好気レンサ球菌や *Actinomyces* 属に対しては無効であり，肺化膿症に対して単剤で使用すべきではない。

その他の抗菌薬の多くは β-ラクタマーゼ産生菌などの嫌気性菌に対して良好な抗菌活性をもち，そして，clindamycin より

表 35.1
嫌気性菌による肺化膿症に対する静注抗菌薬治療 [a]

抗菌薬	静注量	頻度
clindamycin	600 mg	8 時間ごと
penicillin G+ metronidazole	200〜300 万単位 500 mg	4 時間ごと 6 時間ごと
より広域な代替レジメン [b]		
ampicillin-sulbactam	3 g	6 時間ごと
piperacillin-tazobactam	3.375 g	6 時間ごと
cefoxitin	2 g	6 時間ごと
ertapenem	1 g	24 時間ごと
imipenem	500 mg	6 時間ごと
meropenem	1 g	8 時間ごと
moxifloxacin	400 mg	24 時間ごと

a すべての投与量は腎機能正常の成人投与量である。
b 好気性 Gram 陰性桿菌の活性を含む。

も *Clostridium difficile* 関連下痢症のリスクが低いかもしれない。これらの抗菌薬には，第 2 世代セファロスポリン系薬，カルバペネム系薬，β-ラクタム / β-ラクタマーゼ阻害薬，より新しいフルオロキノロン系薬などが含まれる。加えてこれらの薬剤は，そもそも肺化膿症の治療において使用しやすい。なぜなら，それらは混合感染時に原因となりうる好気性菌の多くに対して活性をもつからである。誤嚥あるいは肺化膿症に対する clindamycin にセファロスポリン系薬併用または非併用での治療と ampicillin-sulbactam での治療は同等の効果であったことが前向き研究で示された。嫌気性菌活性がほとんどないあるいはない抗菌薬は肺化膿症治療において使用すべきでない。アミノグリコシド系薬，aztreonam，levofloxacin，ciprofloxacin などのより古いフルオロキノロン系薬も同様の理由で使用すべきでない。新たな抗菌薬の多くは *in vitro* では適切な活性があるにもかかわらず，前向き臨床研究では今までの治療薬よりも有効であると示されていないようだ。このような条件下で試験を実施すること自体が難しいからである。つまり，1 つの施設では肺化膿症の患者を多く集めることは困難であること，正確な診断と感受性検査を実施するために呼吸器検体から汚染なく嫌気性菌を同定するのが難しいこと，患者の治療経過における反応は非常に多様でかつ緩徐であるために治療効果判定を早期に行うと間違って治療失敗と結論づけてしまう可能性があることなどが困難となる理由である。

治療期間

肺化膿症の治療期間は症例によってさまざまであるが，比較的長期間必要であることが一般的である。静注治療は重症患者に対する初期治療で推奨され，患者が解熱し臨床的改善を認めるまで継続すべきである。初期に静注治療を行った後，経口抗菌薬での長期治療に移行する。あまり重篤でない患者は経口抗菌薬投与のみでも効果的に治療できる。経口抗菌薬の選択肢を表 35.2 に示す。治療期間は胸部レントゲン写真で病変が完全に改善または少なくとも変化しなくなるまで継続すべきであり，治療には概ね

表 35.2
嫌気性菌による肺化膿症に対する内服抗菌薬治療

抗菌薬	投与量（mg）	回数
clindamycin	300	1 日 4 回
penicillin G+	750	1 日 4 回
metronidazole	500	1 日 4 回
amoxicillin-clavulanate	875	1 日 2 回
moxifloxacin	400	1 日 1 回

注意：すべての投与量は腎機能正常の成人投与量である。

6〜8 週間要する。再発は臨床的に無症状となった患者でも，胸部レントゲン所見の改善前に治療を終了した場合に起こることがある。

その他の治療

肺化膿症患者の多くは，適切な抗菌薬治療と自然に行われる経気道的膿瘍ドレナージに反応する。抗菌薬開始後 3〜4 日経過しても air-fluid level（液面形成）の変化がないあるいは液面が増加する場合や臨床的に感染がコントロールされていない経過である場合は，気管支鏡が必要となるかもしれない。しかしその場合でも，膿瘍腔の中に気管支鏡を挿入し直接ドレナージを行うことはまれであり，気道に膿性物質が漏れ出てくるように促すように吸引処置を行うことが通例である。内科的治療に反応が悪い患者や巨大な膿瘍腔（直径 6〜8 cm 以上）の患者では，経皮的あるいは経内視鏡的，外科的なドレナージを施行する必要があるかもしれない。最近では，CT ガイド下や超音波ガイド下での経皮的カテーテル挿入によるドレナージが最も選択される処置となっている。肺化膿症の治療におけるこの処置の役割に対する比較試験はないが，行う患者を適切に選べばこれらの処置は安全で効果が高い，とある文献で報告はされている。しかし，この処置の安全性は 2 つの胸膜面（臓側胸膜と壁側胸膜）における癒着の程度に特に依存している。もし，臓側胸膜が胸壁と強固に癒着していなければ，できれば避けたい合併症である膿胸としばしばそれに伴う気管支胸膜瘻という大惨事が生じることになってしまう。軟性気管支鏡を使用し，時には膿瘍腔に穴を開けるためにレーザーを使用しながら直接膿瘍腔内にピッグテールカテーテルを挿入するというドレナージが有効であるということも報告されている。最近は超音波気管支鏡により肺化膿症の内視鏡的ドレナージが行われている。その極度で長期間継続している炎症のために，気管支開口部の巨視的所見と細胞学的検査結果では，背景に悪性腫瘍があると誤って判断されることがある。しかし，50 歳以上の成人に発症する肺化膿症では，悪性腫瘍による空洞形成や中枢側の気管閉塞に伴う空洞形成などのように，しばしば肺がんを合併することがある。そのような患者は改善まで非常に慎重に経過をみるべきである。肺化膿症罹患部を切除する（ほとんどは肺葉切除となるが）ための開胸術やビデオアシスト下胸腔鏡手術が必要となる患者は 15％以下である。外科的手術は一般的に，内科的治療に失敗した患者や他のドレナージ処置がうまくいかなかった場合や膿胸または気管支胸膜瘻形成，悪性腫瘍のような合併症が生じる可能性のある患者の場合に限られる。

5

文献

Allewelt M, Schüler P, Bölcskei PL, *et al.* Ampicillin + sulbactam vs. clindamycin + cephalosporin for the treatment of aspiration pneumonia and primary lung abscess. *Clin Microbiol Infect.* 2004;10:163–170.

Bartlett JG. The role of anaerobic bacteria in lung abscess. *Clin Infect Dis.* 2005;40:923–925.

Bartlett JG. Lung abscess. In Calderwood SB, Bond S, eds. UptoDate. 2018. http://www.uptodate.com/home/index.html

Gudiol F, Manresa F, Pallares R, et al. Clindamycin vs. penicillin for anaerobic lung infections: High rate of penicillin failures associated with penicillin-resistant *Bacteroides melaninogenicus. Arch Intern Med.* 1990;150:2525–2529.

Herth F, Ernst A, Becker HD. Endoscopic drainage of lung abscesses: Technique and outcome. *Chest.* 2005;127:1378–1381.

Kuhajda I, Zarogoulidis K, Tsirgogianni K, et al. Lung abscess—etiology, diagnostic and treatment options. *Ann Transl Med.* 2015;3:183.

Madhani K, McGrath E, Guglani L. A 10-year review of pediatric lung abscesses from a single center. *Ann Thorac Med.* 2016:211:191–196.

Mohapatra MM, Rajaram M, Mallick A. Clinical, radiological and bacteriological profile of lung abscess: An observational hospital based study. *Open Access Maced J Med Sci.* 2018:6:1642–1646.

Wali SO, Shugaeri A, Samman YS, et al. Percutaneous drainage of pyogenic lung abscess. *Scand J Infect Dis.* 2002;34:673–679.

Wang JL, Chen KY, Hsueh PR, et al. Changing bacteriology of adult community-acquired lung abscess in Taiwan: *Klebsiella pneumoniae* versus anaerobes. *Clin Infect Dis.* 2005;40:915–922.

36 膿胸と気管支胸膜瘻

■著：Charlotte E. Bolton, Dennis J. Shale
■訳：松尾裕央

膿胸につながる胸膜腔の感染症と，その治療においてはその腔から感染源や膿を取り除くことが何よりも重要であることは昔から認識されてきた。歴史的には膿胸は肺炎球菌肺炎と関係しており，胸膜腔における感染症において最大70%は肺炎球菌(*Streptococcus pneumoniae*)が原因であった。市中肺炎に対して有効な抗菌薬治療を行うことが可能となり，肺炎球菌による膿胸発生率が低下すると共に原因となる菌種が広がった。肺炎球菌および*Streptococcus anginosus*(旧称*Streptococcus milleri*)グループ，そして黄色ブドウ球菌(*Staphylococcus aureus*)は現在は約65%の原因となっており，嫌気性菌やGram陰性菌が同定される頻度が上昇している。しかし，肺炎随伴性胸水は肺炎の30〜60%で認められることや，膿胸が生じると全死亡率の20%に関与し，さらに20%に外科的介入が必要となる。重要なこととしては，近年，若年者や高齢者で膿胸のリスクが最も高いという報告が増加していることである。

肺炎随伴性胸水は，穿刺液の見た目や生化学的性状によって単純性(あるいは非複雑性)と複雑性，膿胸に分類され，穿刺液の性状は病状のなだらかな変化を裏づけるものとなる(表36.1)。

この分類は，臨床的にも有用であり，超急性期の炎症の少ない胸水であれば治療は簡単である一方，多発した被包化を伴うような慢性的な線維化膿性期の胸水であれば，より大掛かりな治療介入が必要となる。膿胸は胸水中に菌体と多くの炎症細胞(好中球)が存在することと定義されているが，より狭義では肉眼的に明らかに膿性なことである。気管支胸膜瘻(bronchopleural fistula：BPF)は膿胸が原因となる疾患であり，外科的治療や穿通性肺障害，肺化膿症に引き続く形成された膿胸と関連がある。

病因

膿胸は，市中・病院内共に細菌性肺炎に関連して生じることが最も多い。英国における434症例における胸膜感染症の研究において，標準的な培養と核酸増幅技術によって74%の原因菌を同定した。市中感染症において同定された336検体の52%はレンサ球菌属，約20%は嫌気性菌，10%はブドウ球菌，10%はGram陰性菌であった。院内発症(60検体)ではブドウ球菌が最多(35%)であり，そのうちの71%がメチシリン耐性であった。23%はGram陰性菌，18%がレンサ球菌，8%が嫌気性菌であった。その他の同定された菌体は，*Actinomyces*や*Enterococcus*属，結核菌(*Mycobacterium tuberculosis*)であった。この大規模研究により，小規模研究が今まで示していた胸膜感染症の原因菌の範囲は肺炎との原因菌と異なるということが支持された。胸部手術，食道破裂，肝膿瘍あるいは横隔膜下膿瘍やすべての穿通性外傷のような局所疾患によって，特にGram陰性菌，嫌気性菌などの菌体が胸腔内に侵入すると思われる。アメーバはアメーバ肝膿瘍から胸腔内に侵入する。結核性肺化膿症は先進国では少なくなった疾患であるが，いまだ高齢者において結核の再活性化を認める。しかし，途上国では，急速な都市化・人口増加の継続・ヒト免疫不全ウイルス(human immunodeficiency virus：HIV)感染の増加により，結核性肺化膿症の発症が増加している。胸膜腔感染が気管支胸膜瘻の原因となることもあるが，逆に気管支胸膜瘻が二次的に膿胸を形成することもある。外科的肺切除術はいまだ気管支胸膜瘻のいちばん多い原因であるが，外科的肺切除術の3〜5%で合併する。

表36.1
肺炎随伴性胸水と膿胸の分類

	見た目	生化学および微生物学的性状	アウトカムの悪化に対するリスクカテゴリー
単純性 / 非複雑性肺炎随伴性胸水	透明	pH>7.2 LDH≦1,000 IU/L 糖>3.3 mmol/L Gram染色・培養陰性	1と2 非常に低いまたは低い
複雑性肺炎随伴性胸水	透明あるいは濁っている	pH≦7.2 LDH>1,000 IU/L 糖≦3.3 mmol/L Gram染色・培養陽性が多い	3 中等度
膿胸	膿性	Gram染色・培養陽性が多い 生化学的検査は不要	4 高度

臨床像

非複雑性肺炎随伴性胸水と膿胸を簡便に鑑別するための臨床症状はない。肺化膿症の主要な症状は，発熱・胸痛・喀痰増加・胸水を示唆する身体所見・末梢血における白血球増加である。肺化膿症の悪化は通常，発熱が継続することや再燃すること，または身体所見が改善せずに全身状態が悪化することで示唆される。なぜならば，少量〜中等量の胸水と肺浸潤影の違いを(画像のみで)評価することは困難なことがあるからである。その他の身体所見は，多量の胸水に伴う呼吸苦，急速に出現したばち指，倦怠感，著明な体重減少である。膿性痰は気管支胸膜瘻に進展したことを示す場合がある。しかし，気管支胸膜瘻の原因となる肺炎や外傷から数週〜数か月後に発症するような緩徐進行な場合もある。

検査

胸部レントゲン写真では通常，液体貯留を示すが，局在的な貯留である場合は肺実質内腫瘤のように見えることがある。これらの可能性を吟味するためには，胸部レントゲンの前後方向のみならず側面を追加することや，超音波やCTを行う必要がある。超音波は液体の局在的貯留における隔壁形成や胸膜肥厚を観察する際にはCTよりも有用である。経皮的診断的穿刺に対するガイド目的のベッドサイド超音波の使用が増加すると共に，胸腔内貯留物の診断率と患者の安全性も高まっている。しかし，それでも時として気管支胸膜瘻を伴う膿胸か肺化膿症かを鑑別するのは困難である。そのような場合は，CTを用いて評価および治療方針を検討するのがよい。

穿刺液は嫌気環境下で採取されるべきであり，嫌気培養と血液培養ボトルに分配し，嫌気性菌同定率を上げるべきである。ルーチンの細菌培養や抗酸菌培養は細胞診と共に通常は行われるべきである。もし，状況的に可能性があれば，真菌や寄生虫も原因微生物として鑑別とする。その他の検査としては，もし，肉眼的にほとんど膿性でなければ，採取した検体のpHや糖濃度，乳酸デヒドロゲナーゼ(lactate dehydrogenase：LDH)を測定することが有用かもしれない。胸水の生化学的性状に対するメタ分析では，適応症例にもよるが，pHが特に7.2以下であれば胸腔内に胸腔ドレーン挿入が必要であることを示すが，糖やLDHのさらなる情報追加の有用性はなかった，と報告されている。しかし，pHで判然としないときには，糖が60 mg/dL(3.3 mmol/L)以下であることを代替診断に用いることができる。胸水pHは非膿性検体であればヘパリン含有シリンジに挿入し，血液ガス分析器で測定が可能である。なお，膿性検体についてはpHを測定する必要はない。リトマス試験紙での検査はその代用としては利用することはできない。リドカインは検体のpH値を低下させるので，検体採取したシリンジにリドカインが混入しないようにすべきことは記憶しておかなければならない。

一般的に，経皮的胸膜生検はあまり診断に有用ではなく危険性も高いが，結核については胸膜生検でのみ診断できることがしばしばある。

検体の性状評価による治療方針の検討についての文献的考察は非常に限られている。米国胸部医学会(American College of Chest Physicians：ACCP)は，予後の悪いリスクについて蓄積されたデータ，小規模のランダム化比較試験，専門家のコンセンサスをもとに分析し，治療方針の指標を作成している(表36.1)。

治療

臨床症状や病理所見の状況はさまざまであるために，治療決定における根拠は希薄である。しかし，近年のACCPと英国胸部疾患学会(British Thoracic Society：BTS)ガイドラインは根拠を再評価し，その根拠から治療推奨を改善するために階級づけを行っている。これらのガイドラインは現在の効果的な実践を示しているが，よりいっそう胸膜腔の感染に対する対処の検討を強化する必要があることを強調している。

対処法の選択肢は表36.2に概説している。敗血症あるいは肺炎を呈した胸水貯留のある患者のすべてに対して診断的胸水穿刺が必要である。肺炎随伴性胸水あるいは膿胸の患者は抗菌薬の適応となるが，通常，エンピリック(経験的)に抗菌薬は開始され，引き続きその培養結果で抗菌薬は変更となる。多くはすでに抗菌薬投与されたうえでの培養採取となるために，培養陰性のみでは抗菌薬治療中止の指標とはならない。

超音波あるいはデクビタス(臥位)レントゲン所見のいちばん厚いところで10 mm以下程度の少量あるいは臨床的に重要ではないほどの胸水貯留，あるいは単純(非複雑)性(カテゴリー1)の胸水は胸腔穿刺を行う必要性はなく，胸腔ドレナージの必要性にも乏しい。しかし，50%まで増加した片側胸水，単純(非複雑)性(カテゴリー2)あるいはGram染色や培養で菌体が確定している場合は胸腔穿刺が推奨される。ただし，非常に少量の胸水貯留でそのような結果である場合は培養結果が偽陽性であることも多

表 36.2
胸膜腔感染に対する治療方針

治療方針	コメント
経過観察と抗菌薬	少量のカテゴリー1か2で低リスク群であれば可能
治療的胸腔穿刺	複雑性胸水や膿胸に対して頻回に行われる治療。小規模研究では有用性が示されているが，胸腔ドレナージとの比較試験はない
チューブによる胸腔開口術	最も一般的に行われているドレナージ処置。抗菌薬との併用で臨床的あるいは画像的改善を24〜36時間以内に認める
線維融解療法	おそらく複雑性胸水の多くには価値がない。外科的介入が困難な患者に用いる治療法
内科的，外科的胸腔鏡	胸膜腔内の完全なドレナージや視診が可能である。小規模研究では胸水の減少がすみやかとなることが示されている
胸膜剥離術	膿汁や組織壊死物質，結合組織すべてを完全に除去できる。侵襲の大きい手術であり，耐術可能なことが患者に求められる。適切に行われれば，治療期間が短くなる。残存する胸膜肥厚に対してルーチンに行う必要はない
開創術	耐術不可能な患者に対する胸膜剥離術の代替療法。治療期間が長くなる

い。これらのカテゴリーでは，アウトカム（予後）が悪くなるリスクは低く，前者の単純（非複雑）性の肺炎随伴性胸水と同様である。

胸腔の 50％以上を占める片側の多量胸水で，被胞化を伴う，壁側胸膜肥厚，あるいは pH≦7.2，胸膜腔内に感染の証拠がある（カテゴリー 3）場合は，閉鎖式胸腔ドレナージが適応となり，アウトカムが悪くなるリスクが中等度となる。一般的に，そのような状態で行われるドレナージは効果的であり，もしも，排液が緩慢であれば低陰圧・高流量の吸引が必要となり，そうすると胸膜腔に占拠している液体の除去が早まる。以前はドレナージを行うには口径の大きいチューブが推奨されていたが，より最近は，口径の小さいチューブを画像検査ガイド下によい場所へ挿入することが効果的で患者の忍容性もよいことが示されている。胸腔ドレナージは悪性腫瘍により気道閉塞がある患者への適応は禁忌であり，その場合の膿胸に対しては気管支鏡のみが適応となる。他の分類における複雑性肺炎随伴性胸水に相当するこのカテゴリーの完全な特性評価には，適切なマネジメントプラン（治療指針）の改良のためのより詳細な研究が必要である（表 36.2）。効果的な抗菌薬選択と閉鎖式胸腔ドレナージを行えば，24～36 時間以内に画像的および臨床的改善を認めるはずである。その経過が悪ければ，チューブの位置や胸水残存，胸水の被胞化形成評価目的に画像再検など，精査を行う必要がある。被胞化や壁側胸膜の肥厚を認めることはアウトカム不良の指標となるので，精査では超音波検査か造影 CT を行うべきである。治療改善が認められないことへの対応が遅れ，膿胸が形成された場合は外科的介入が必要となるが，それにより罹病期間の長期化や死亡率を高めるリスクが増加する。

胸水が膿汁であれば，膿胸の確定診断となり（カテゴリー 4），アウトカム不良のリスクが高く，閉塞式胸腔ドレナージと抗菌薬治療が必要となる。しばしば膿胸治療において胸腔ドレーンが閉塞することがあるが，生理食塩液でフラッシュし閉塞解除を行えばよい。多くの感染は多菌種が原因となるために，選択する抗菌薬は嫌気性菌と非嫌気性菌共にカバーする必要がある。外科的治療の選択はこの群では必要となることが多い。患者の状態により満足できるような治療結果を得ることができなくなる可能性がある場合は，手術の予定が遅くなりすぎたりさまざまな問題をまねかないように注意深くバランスのとれた判断が必要となる。内科的あるいは外科的胸腔鏡は，型どおりの外科的介入と同様に効果的で，回復までの時間が短縮されると報告されている。しかし，その報告の比較試験のデザインは不適切であるため，抗菌薬投与およびドレナージを行ってから 7 日間経過しても敗血症が継続していたり胸腔内に膿瘍が残存している場合には外科的に介入すべきであるという推奨以上のものではない。

外科的胸膜剝離術は胸膜腔内で一杯になっている膿や線維組織を除去する目的に行われるが，大掛かりな外科的処置となるために衰弱した患者には適応困難であり，その場合は線維組織溶解治療や開放ドレナージが考慮される。膿胸に対する外科的胸膜剝離術は，治癒までの平均期間が 6～12 か月である開放ドレナージ術よりも治療が短縮されるという利点がある。一般的に，カテゴリー 3 あるいは 4 で良好な治療が行えている場合には，胸膜肥厚が 6 か月以上継続する，あるいは胸膜肥厚が非常に広範囲であったり，胸腔の拘束性障害により二次的に呼吸器症状を認めるようでなければ，残っている胸膜肥厚部位に対して胸膜剝離術を行う必要はない。

線維組織溶解薬の使用についての有効性に対する根拠は小規模の非盲検試験であるために結論は出ていない。近年のカテゴリー 3，4 の複雑性胸膜感染症患者 454 人の streptokinase とプラセボの比較で，その他の治療はすべて一連のものとして行われる，二重盲検試験が行われた。一次エンドポイントは，死亡あるいは 3 か月後の外科的ドレナージだが，$p=0.43$ で双方に有意差はなかった。同様に，二次エンドポイントである，死亡率・外科的治療が必要となること・画像的アウトカム・入院期間の長さについても，streptokinase 群とプラセボ群で差がない一方で，streptokinase 群で深刻な合併症が増加した〔相対リスク 2.49（95％信頼区間 0.98～6.36）〕。重要な禁忌として，気管支胸膜瘻，凝固異常症，アレルギーがある。

近年，線維組織溶解療法は感染性胸水に対するルーチンの治療法としては推奨されないが，外科手術適応外の患者や膿汁流出を認めない患者に対しての選択肢ではある。治療としては，streptokinase 1 回 25 万 IU を 1 日 2 回，3 日間，あるいは urokinase 1 回 10 万 IU 1 日 1 回，3 日間が推奨されている。urokinase のほうがアレルギー的な副作用が少ない。複雑性肺炎随伴性胸水や膿胸に対して，組織プラスミノーゲン活性化因子と streptodornase（DNase）の使用と，線維組織溶解療法との併用療法を比較した早期臨床研究によると，併用療法は効果的であり，外科的治療の必要性を減らし入院期間を短縮した。

この膿胸の分類は，患者の臨床状況と治療を強化するタイミングを一致させるという点で価値はあるが，限られたエビデンスを根拠としているにすぎない。どのような患者もこの分類の範囲で治療方針が検討されるため，特に治療介入が行われてすぐは適切な治療による反応が継続しているかを確かめるため，より注意深くそして繰り返し患者の状態を評価する必要がある。

外傷，悪性腫瘍，膿瘍などの原因にかかわらず，気管支胸膜瘻についての治療方針は，空気漏れおよび新規もしくは残存した膿胸腔に対処することである。胸膜腔内に空気が存在するのであれば，気管支胸膜瘻が存在し，胸腔ドレナージが必要であるということだ。空気漏れには外科的あるいは非外科的処置での対応が必要となるかもしれず，どちらを選択するかは概ね気管支胸膜瘻の大きさや今までの罹病期間で決まる（Box 36.1）。

Box 36.1

気管支胸膜瘻（BPF）に対する治療方針

小さい気管支胸膜瘻

自然に閉鎖することもある

膿胸がなければ，

- 気管支鏡でフィブリン糊
- 気管支鏡で組織糊
- 気管支鏡で血管閉塞コイル / Amplatzer™ 閉鎖装置
- 気管支鏡でのレーザー / テトラサイクリン系薬 / ジェルフォーム
- 気管支鏡的閉鎖

膿胸があれば，

- 抗菌薬 / 胸腔ドレナージかつ気管支胸膜瘻閉鎖を試みる

大きな気管支胸膜瘻

典型的には膿胸を伴う：

- 膿胸に対して胸膜剝離術や開放創術を含めた外科的治療と直接閉鎖あるいは血管豊富な筋肉や大網でのフラップ処置による気管支胸膜瘻閉鎖

胸膜腔感染では，医師に大きな治療的判断が要求される。膿胸や気管支胸膜瘻の患者に適応可能な治療方針はさまざまであり，その治療による反応もさまざまであるため，この問題への対応は個々の患者ごとに検討すべきである。このような問題に関連したかなり大量の論文があるが，近年までは多くの研究は規模が小さく，確実な有効性は示すことができていない。

文献

Davies HE, Davies RJO, Davies CWH. Management of pleural infection in adults: British Thoracic Society pleural disease guideline 2010. *Thorax*. 2010;65(Suppl 2): ii41–ii53.

Fruchter O, Kramer MR, Dagan T, *et al*. Endobrochial closure of bronchipleural fistulae using Amplatzer devices. *Chest*. 2011;139(3):682–687.

Janda S, Swiston J. Intrapleural fibrinolytic therapy for treatment of adult parapneumonic effusions and empyemas. A systematic review and meta-analysis. *Chest*. 2012;142(2):401–411.

Light RW. Parapneumonic effusions and empyema. *Proc Am Thorac Soc*. 2006;3:75–80.

Maskell NA, Batt S, Hedley EL, *et al*. The bacteriology of pleural infection by genetic and standard methods and its mortality significance. *Am J Respir Crit Care Med*. 2006;174:817–823.

Section 6

さまざまな臨床像：心血管

37 心内膜炎

■著：John L. Brusch
■訳：米本仁史

定義と発症機序

「**感染性心内膜炎(infective endocarditis**：IE)」という名称は，心臓の内皮表面，通常は弁の内皮表面の感染症を意味する。急性細菌性心内膜炎(acute bacterial endocarditis：ABE)や亜急性細菌性心内膜炎(subacute bacterial endocarditis：SBE)のように病状の進行速度に基づき分類したり，原因微生物〔黄色ブドウ球菌(*Staphylococcus aureus*)など〕，部位(右心系，左心系など)，感染組織の性質(自然組織 vs 人工物)，感染様式(静脈内薬物使用など)に基づき分類したりする。IE と思われる患者に対応する際，特にエンピリックな(経験的)初期抗菌薬を選ぶ際には，これらの要素に注目して病態の概観を描くことがきわめて役立つ。

発症機序

すべての IE は同じ基本的要因，つまり，血流感染により微生物が弁表面に到達することから始まる。次に，それら微生物は弁表面に強固に付着する必要がある。

大半の微生物は正常な内皮に直接付着することはできない。血小板やフィブリンによる血栓や非細菌性血栓性心内膜炎(non-bacterial thrombotic endocarditis：NBTE)が先に存在する必要があり，それはさまざまな弁の異常により圧勾配をまたぐような血液の乱流が生じ，その乱流が内膜表面の上皮を剝がすことで生じる。ダメージを受けた内皮は抗凝固機能を失い，周囲に血小板とフィブリンによる無菌性の血栓を形成し，やがては NBTE に進展していく。

日常生活における中咽頭や尿路生殖器，消化管の粘膜表面の損傷時に生じる一過性の緑色レンサ球菌(*Streptococcus viridans*)菌血症は，レンサ球菌を凝集させる凝集抗体の形成をゆっくりと活性化する。これら凝集抗体に殺菌作用はない。抗原-抗体凝集体の大きさが臨界に達すると，血栓内のフィブロネクチン-血小板結合体に接着可能な細胞外デキストラン，グルカン，接着性マトリックス分子を認識する微生物表面成分(microbial surface components recognizing adhesive matrix molecule：MSCRAMM)の産生により，NBTE に接着できるようになる。そこで抗原-抗体凝集体は増幅し，さらなる血小板とフィブリンの沈着を活性化する。外因系凝固経路の活性化とサイトカイン，フィブロネクチンの産生がそれを増強する。レンサ球菌は疣贅内でバイオフィルムを産生する可能性がある。これらすべての要素により実に効率的に身体の防御システムを妨害し，病原体の代謝低下と血栓自体による抗菌薬の浸透制限から抗菌薬の効果も限られたものとなる。血栓内の細菌の濃度は，組織 1 グラムあたり 10^{10} コロニー形成単位(colony-forming unit：cfu)以上の可能性がある。

局所的な細菌の進展および疣贅の断片の塞栓により合併症が生じる。病変が血管内に存在するため細菌は多臓器に播種し，さらには免疫複合体の沈着による臓器障害をもたらす。

黄色ブドウ球菌は直接内皮細胞に侵入すること(内皮症)が可能であり，弁に感染するのに NBTE を必要としない。その際，黄色ブドウ球菌は内皮細胞の抗凝固作用を遮断する。弁表面に微小血栓が出現し増大するのは，先述のとおりである。

疫学

1960 年代以後，IE 患者の平均年齢は 58.6 歳(1998 年)から 60.8 歳(2009 年)に上昇した。米国における IE の総発生率は人口 10 万人あたり 11 人(2000 年)から人口 10 万人あたり 15 人(2011 年)に増加した。多様な血管内デバイスの増加と人口の高齢化が主要な原因である。IE 患者の約 50%が 60 歳以上である。男性患者のほうが多い。

黄色ブドウ球菌〔メチシリン感性黄色ブドウ球菌(methicillin-sensitive *Staphylococcus aureus*：MSSA)またはメチシリン耐性黄色ブドウ球菌(methicillin-resistant *Staphylococcus aureus*：MRSA)〕は急性の IE，静脈内薬物使用者の IE(IV drug abuse IE：IVDAIE)，人工弁の IE(prosthetic valve IE：PVIE, PVE)，血管内デバイスの関与した弁感染症の最も頻度の高い原因菌となった。緑色レンサ球菌が約 17%，コアグラーゼ陰性ブドウ球菌(coagulase-negative *Staphylococcus*：CoNS)と腸球菌(*Enterococcus*)がそれぞれ 11%の原因菌である。

自然弁の IE(NVE)

自然弁の IE(native valve endocarditis：NVE)患者の大半において，素因となる心病変を認める。米国の IE 患者において最も頻度が高い心臓の異常は逆流を伴う僧帽弁逸脱症である。途上国ではリウマチ性心疾患が依然として最も頻度が高い基礎疾患である。ほかに，心室中隔欠損症，大動脈弁下部狭窄症，大動脈弁狭窄症，Fallot 四徴症，大動脈縮窄症，Marfan 症候群，肺動脈弁狭窄症も IE の素因となる。

先述したように，IE の総患者数は 2005 年以後大幅に増加している。近年の増加の要因は当初人口の「高齢化」が原因と考えられてきたが，より最近は心臓内，血管内デバイス留置の増加が原因と考えられている。さらには，2005 年に発表された，さまざまな処置に伴う IE 発症リスクをもつ中等度の患者に対する予防的

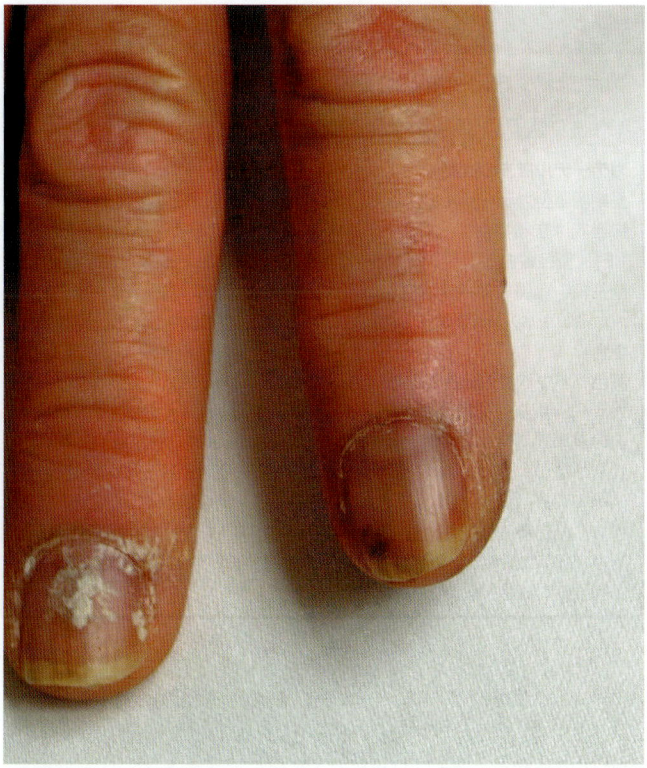

図 37.1
黄色ブドウ球菌による IE の患者に認めた線状出血斑(splinter hemorrhage)

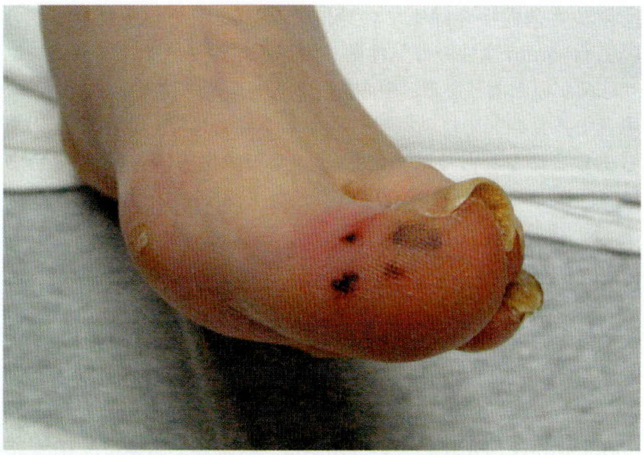

図 37.2
黄色ブドウ球菌による IE の患者に認めた塞栓性病変

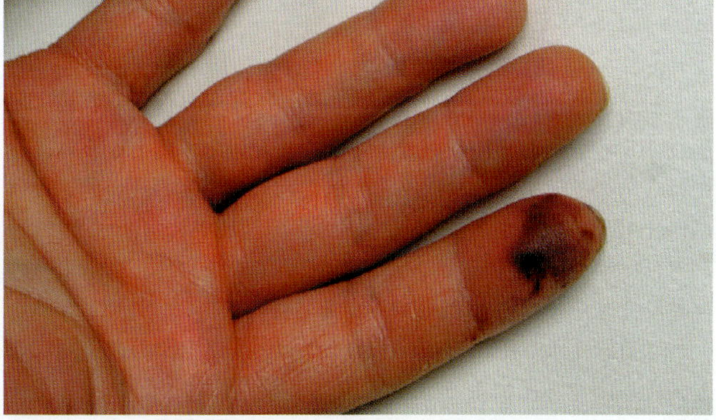

図 37.3
黄色ブドウ球菌による IE の患者に認めた塞栓性病変

抗菌薬投与の推奨も，IE 発生率の増加に関係していると考えられている。この推奨の後で，中等度リスク患者では大幅な(75%)IE の増加を認め，高リスク患者ではさらに大幅な(177%)増加を認めている。予防的抗菌薬投与の減少が，IE 発生率上昇の一因である可能性がある。NVE の約 70%の原因菌が緑色レンサ球菌，*Streptococcus bovis*，腸球菌である。黄色ブドウ球菌は SBE の原因菌として緑色レンサ球菌を上回り最多となった。International Collaboration of Endocarditis-Prospective Cohort Study(ICE-PCS)からの報告では，黄色ブドウ球菌は 1,779 例の IE 確定例において最多(31.4%)の原因菌であった。NVE の原因菌に占める黄色ブドウ球菌の割合は 25%であった。黄色ブドウ球菌による NVE は，NVE のなかで現状，最も悪性度が高く，死亡率や塞栓性合併症，中枢神経系(central nervous system：CNS)合併症の発生率が高い(図 37.1〜37.3)。腸球菌による IE は 10%を占め，典型的には泌尿生殖器系に基礎疾患をもつ高齢男性や若年女性に生じる。近年，腸球菌と黄色ブドウ球菌は血管内留置カテーテルに起因する感染症の主要な原因菌となっている。HACEK〔*Haemophils* 属，*Aggregatibacter* 属，*Cardiobacterium hominis*，*Eikenella corrodens*，および *Kingella* 属〕グループなどの Gram 陰性菌による市中発症の IE は 10%未満である。真菌は静注薬物乱用者(13%)を除いて，自然弁に IE を生じることはまれ(2%)である。

人工弁の IE(PVE)

弁手術後最初の 12 か月間における人工弁の IE(PVE)の発生率は 1〜4%である。PVE は IE 全体の 20〜30%を占める。原因微生物は術後早期の PVE と晩期の IE とで異なる。弁置換術後 60 日以内の感染を早期 PVE と呼び，通常は CoNS(25〜30%)または黄色ブドウ球菌(15〜20%)が原因菌である。この期間中は，手術野の汚染または医療関連血流感染症(healthcare-associated bloodstream infection：HCBSI)により弁の感染が生じる。細菌の付着部位は縫合糸，縫着リング，または弁輪部である。組織の蛋白質，フィブロネクチン，フィブリノーゲンが徐々に埋め込まれた人工弁を覆っていくことで，微生物の弁構造物への「接着」が促進する。

弁置換術後 60〜365 日は術後の中間期であり，縫着リング，特に縫着カフ部分において正常な細胞がもつ抗凝固作用を示さない細胞による「内皮化」が進んでいく。中間期における原因菌の顔ぶれは徐々に NVE の原因菌に類似していくが，例外的に CoNS の頻度は著しく高い。

術後 1 年以降の PVE を晩期 PVE と呼び，CoNS が原因である頻度は 10%で一定となる。

Duke University Medical Center で行われた前向き研究では，黄色ブドウ球菌菌血症を認めた人工弁患者 51 人中 26 人(51%)が PVE を発症した。この研究では，IE 発症のリスクは，弁の種類(機械弁か生体弁か)や部位(僧帽弁か大動脈弁か)，弁置換術から菌血症発症までの期間とは関連がなかった。残りのPVEはGram陰性の好気性菌，腸球菌，類ジフテリア菌，レンサ球菌が原因菌となる。中心静脈カテーテルを留置中の長期入院患者で，長期間の抗菌薬投与歴がある場合には，真菌性のPVEも生じることがある。晩期PVEの原因微生物はNVEの場合とほぼ同様であり，やはりブドウ球菌が主要な原因菌である。

院内発症のIE(NIE)

院内発症のIE(nosocomial infective endocarditis：NIE)は，入院48時間後以降または入院中の処置から4週間以内に診断されたIEを指す。「医療関連のIE(healthcare-associated infective endocarditis：HCIE)」という用語は，病院外で感染したIEを指す。NIEやHCIEの患者はいずれも糖尿病であったり，血液透析中であったり，血管内留置カテーテルや心臓内植え込み型デバイスを留置中であることが多く，黄色ブドウ球菌の持続菌血症を示すことが多い。IEは院内発症の菌血症の合併症としても生じうる。

1980年代半ば以降，血管内デバイスの使用や侵襲的診断手技とそれらの合併症の増加により，HCIEのリスクは上昇した。微生物が定着した血管内留置カテーテルを原因とするHCIEは，今では3分の2にのぼる。こうした例における頻度の高い病原体はCoNS(15%)，腸球菌(14%)，レンサ球菌(8%)，Gram陰性菌(5.8%)，培養陰性(4.7%)，*Candida*属である。NIE患者のうち発熱や悪寒を示すのは25%のみである。

catheter-related bloodstream infection：CRBSI)の急増により黄色ブドウ球菌による急性のIEは直接的に増加した。過去20年間にCRBSIは100%以上増加している。CRBSIのリスクはカテーテル留置3〜4日後以降に著しく上昇する。

カテーテル留置から最初の15日間は，皮膚常在菌がカテーテルの感染源の大多数を占める。この時期を過ぎると，医療従事者によるカテーテル遠位部の汚染が感染源の中心となり，ハブ部への定着からカテーテル内腔の汚染につながっていく。カテーテルの感染 / 汚染リスクはカテーテルの留置期間とハブ部に触れる頻度に直接関連している。汚染した注射液が汚染源であることはまれである。カテーテル留置直後からカテーテル外表面はフィブリンと血小板による血栓で覆われ，やがては内皮細胞で覆われる。この構造物は実質NBTEとなり，皮膚常在菌，通常は黄色ブドウ菌が感染し，挿入経路に沿って進展していく。感染血栓内の黄色ブドウ球菌は血流に侵入し，あるいは隣接する静脈の内皮細胞に侵入，そこで増殖後に再度血流に侵入することで，黄色ブドウ球菌の持続菌血症となる。これは弁の感染症につながることもつながらないこともある。この経過は，黄色ブドウ球菌の持続菌血症においても経食道心臓超音波検査(transesophageal echocardiogram：TEE)が陰性の場合があることの理由を説明する。

米国感染症学会(Infectious Disease Society of America：IDSA)はCRBSIのガイドラインを改訂し，そのなかで黄色ブドウ球菌による血流感染に関して重要な推奨を行った(Box 37.1)。血液培養から黄色ブドウ球菌を検出した場合は，極力コンタミネーションと判断することは避け，IEを疑う閾値を低く保つべきである。

IEを診断した場合は，長期留置型のカテーテルは抜去すべきである。人工弁，ペースメーカー，植え込み型除細動器を留置中のCRBSI患者に対しては，TEEを(少なくとも菌血症または真菌血症の発症から5〜7日以降に)施行すべきである。

Box 37.1

黄色ブドウ球菌による血管内留置カテーテル関連血流感染症(CRBSI)

カテーテル抜去の推奨

長期留置型カテーテルによるCRBSI患者のうち，下記のいずれかの状況に当てはまる場合は，カテーテルを抜去すべきである：感染性心内膜炎(IE)，重症敗血症，72時間以上の適切な抗菌薬治療にもかかわらず菌血症が持続，化膿性血栓性静脈炎，原因菌が黄色ブドウ球菌(*Staphylococcus aureus*)・緑膿菌(*Pseudomonas aeruginosa*)・真菌・抗酸菌の場合

黄色ブドウ球菌の場合の推奨

カテーテル抜去に加えて，4〜6週間の抗菌薬治療を行うべきである。下記の基準を満たす場合は最低14日間の治療でもよい：糖尿病や免疫抑制状態がない，原因のカテーテルが抜去されている，血管内に人工物(ペースメーカー，最近留置された人工血管グラフトなど)がない，TEEでIEがない，超音波検査で化膿性血栓性静脈炎がない，適切な抗菌薬治療を開始後72時間以内に解熱し菌血症が消失，身体診察や徴候・症状に応じた診断検査で転移性病変を認めない

静脈内薬物使用者におけるIE(IVDAIE)

IVDAIEはIE全体の少なくとも25%を占め，その割合は上昇している。静脈内薬物使用者の入院率は12%に達し，この集団におけるHIV感染率は4倍高い(40〜90%)。CD4数が350未満の患者はIVDAIEを8倍発症しやすい。30〜70%で三尖弁が侵され，13%で右心系と左心系の両側が侵される。黄色ブドウ球菌が原因菌である患者は70%にのぼる。他の原因菌は次のとおりである：レンサ球菌8%，腸球菌2%，真菌2%，Gram陰性嫌気性菌5%，複数菌9%。複数菌による感染では，*Pseoudomonas*属，黄色ブドウ球菌，肺炎球菌(*Staphylococcus pneumoniae*)がさまざまに組み合わさる。複数菌によるIEは，汚染した水の使用や針の共有，注射前に幸運を祈って針先をなめるといった，不十分な注射技術が原因の可能性が高い。

静脈内薬物使用者におけるIEは主に正常弁に生じ，基礎疾患として弁膜症を有する患者は20〜30%のみである。先述のように，黄色ブドウ球菌は自ら弁に無菌性の血栓を形成することができる。それができない微生物は，注射物に混入した粒状物質を利用してNBTEを形成すると考えられている。IVDAIEでは三尖弁が主に侵されるが，大動脈弁や僧帽弁もまた傷害されうる。静脈内薬物使用者におけるIEでは，黄色ブドウ球菌が最多の原因微生物として知られているが，特に注射手技が乱雑な患者においては，珍しい微生物から栄養要求性の高い微生物(HACEKグループなど)，Gram陰性菌(使用された水の中に存在した*Pseudomonas*属など)を含む多種多様な微生物や真菌が原因であることもまれではない。

右心系のIVDAIEでは敗血症性肺塞栓症による胸膜痛，血痰，咳嗽，膿胸を認めることが多い。左心系の場合(30%)は，感染性脳動脈瘤(特に緑膿菌による)，腎不全，化膿性関節炎を合併

することがある。

複数菌による感染も生じる。右心系の病変が多いことと，比較的若年層に多いことから，治療された IVDAIE の予後は IE 全体のなかではよいほうである。しかしながら，弁の傷害は残存するため，静脈内薬物の使用を続ける患者では IE の再発リスクがきわめて高い。

IE の診断（表 37.1）

弁感染症の臨床所見を認識することが正しい診断のための第一歩である。亜急性細菌性心内膜炎（SBE）は急性細菌性心内膜炎（ABE）と異なり非常に多様な発症様式を示す。未治療の SBE の経過は 1 年に及ぶこともあり，腎不全，筋骨格系症状，主に免疫複合体の関与した末梢病変など心臓と関連しない症状をしばしば示す。発熱は必ずしも伴わず，あっても通常は微熱である。基礎疾患に弁異常が存在する必要があるため，心雑音をほとんどの場合聴取する。経過中，心雑音に変化がないことも多い。

ABE は高熱を伴う急速進行性の病態であり，早期にうっ血性心不全（congestive heart failure：CHF）を生じる。時には，誤った診断に対し抗菌薬が投与され，正しい診断に至るまでに長い経過を要する場合もある。こういった場合，病勢は「弱まった」状態となる。抗菌薬は ABE の症状を和らげるのみで，弁感染症に対する効果は乏しい。

免疫抑制者における徴候や症状の減弱した IE 例の増加や，CoNS など「古典的でない」原因菌の増加などさまざまな要因により，IE の診断は困難になってきている。さらには，リウマチ性疾患や悪性リンパ腫はきわめて類似した症状を示す。黄色ブドウ球菌による CRBSI 患者においては，持続しない菌血症の意味づけや TEE 陰性の持続菌血症の解釈は大きな課題である。

IE の診断において持続菌血症の証明は主要な基準であり，感染巣が血管内に存在することを意味する。

血液培養の注意点は以下のとおりである。

1. 1 セットのみ採取するくらいなら採取しないほうがよい。陽性の場合にコンタミネーションなのか持続菌血症なのかを判断できない。
2. 静脈穿刺部位は適切に chlorhexidine 消毒し，穿刺前に乾燥させる。この工程の失敗が，CoNS によるコンタミネーションの主要な要因である。
3. 適量の血液を採取する：1 つのボトルあたり 10 mL の血液。採血量不足は血液培養偽陰性の主要な要因である。
4. カテーテル感染の除外を目的とする場合を除いて，血液培養を血管内カテーテルから採取しない。
5. 2，3 セットの血液培養を採取するための数分すら抗菌薬投与を遅らせることのできないような重症患者は存在しない。適切な皮膚消毒が済み，静脈穿刺ごとに適量の血液が採取でき

表 37.1
IE の診断のための修正 Duke 基準

確診例	
病理学的基準 疣贅，塞栓子，心筋内膿瘍の培養または組織学的検査で微生物が証明される 剖検または手術で組織病理学的に証明される	
臨床的基準 大基準 2 つを満たす，大基準 1 つと小基準 3 つを満たす，小基準 5 つを満たす	
疑診例 大基準 1 つと小基準 1 つを満たす，または小基準 3 つを満たす [a]	
除外例 他の診断が確定，4 日以内の抗菌薬治療で治癒，4 日以内の抗菌薬治療で組織病理学的な証拠がない，「疑診例」の基準を満たさない	
大基準 血液培養陽性 ・2 つの別の血液培養から IE の原因菌として典型的な下記の菌種が検出される：緑色レンサ球菌，*Streptococci bovis*，HACEK グループ，黄色ブドウ球菌 [a]，市中発症でほかに明らかな一次感染巣を認めない場合の腸球菌 ・IE の原因菌として妥当な原因微生物が血液培養から持続的に検出され，12 時間以上の間隔で採取された少なくとも 2 つの血液培養が陽性となる ・3 セットすべてまたは 4 セット以上のうち大半の血液培養が陽性となり，最初と最後の血液培養検体は 1 時間以上の間隔で採取されている ・血液培養から *Coxiella burnetii* が検出される，または血清抗体価が陽性：1 相菌に対する IgG 抗体価が 800 以上 [a] 超音波検査で心内膜の疣贅，膿瘍，新規の人工弁の離開，「新規の」弁逆流を認める。人工弁例，「疑診例」，心筋内膿瘍を伴うような IE 例に対しては TEE を推奨する [a]	**小基準** 素因となる心疾患を有する，または静脈内薬物使用 38℃以上の発熱 血管現象 免疫学的現象 血液培養陽性だが大基準を満たさない，または血清学的な感染症の証拠がない。コアグラーゼ陰性ブドウ球菌やその他の原因菌が 1 セットの血液培養から検出された場合は除く IE として妥当な心臓超音波検査所見を認めるが大基準を満たさない，という基準は除外された [a]

IE＝感染性心内膜炎，IgG＝免疫グロブリン G，ab＝抗体，TEE＝経食道心臓超音波検査
a 旧 Duke 基準からの修正点。

6

さえすれば，立て続けに採取してかまわない。

6. 患者が最近まで抗菌薬を投与されていた場合や CoNS による PVE を疑う場合を除いて，3 セット以上の血液培養を採取する必要はない。CoNS が例外的なのは，この病原体による IE は必ずしも持続菌血症を示さないからである。

治療

疣贅は高密度（組織 1 g あたり 10^{10} 個）かつ宿主の防御機構が減弱した無細胞病変中で代謝の低下した微生物により構成されており，IE の根絶は有効な抗菌薬治療にほぼ完全に依存している。この目的を達成するには，いくつかの治療原則が重要である。

1. 高い血中濃度を達成し，組織中に十分に浸透するには，静注抗菌薬が通常必要である。2 週間の静注抗菌薬治療に反応を示した患者においては，linezolid や levofloxacin など吸収効率のよい抗菌薬の経口投与の有効性を示すエビデンスが蓄積しつつある。
2. 疣贅中の減弱した宿主の防御機構を補うには，静菌的抗菌薬よりも殺菌的抗菌薬を使用すべきである。この原則の主な例外は，静菌的抗菌薬の linezolid である。
3. 微生物の完全な根絶には長期の治療が必要である。

IE が疑われるにもかかわらず培養結果が得られない患者に対しては，疫学的情報から他の原因菌が疑われない限り，ブドウ球菌，レンサ球菌，腸球菌を対象としたエンピリックな治療を行うべきである。nafcillin または oxacillin［訳注：共に日本では未承認である］2 g の 4 時間ごと静注と gentamicin 1 mg/kg の 8 時間ごと静注の併用を初期治療に使用する。患者にペニシリンアレルギーがある場合は vancomycin 15 mg/kg の 12 時間ごと静注を使用する。院内発症の IE を疑う場合にも，MRSA やコアグラーゼ陰性表皮ブドウ球菌（*Staphylococcus epidermidis*）（CoNS）の頻度が高いことから vancomycin を使用すべきである（図 37.4 と図 37.5 参照）。

緑色レンサ球菌および *Streptococcus bovis*

レンサ球菌による IE に対する抗菌薬の選択は，分離された微生物のペニシリン系薬に対する最小発育阻止濃度（minimum inhibitory concentration：MIC）に基づく（表 37.2）。緑色レンサ球菌と *S. bovis* は通常，ペニシリン系薬に高度感性（MIC≦0.12 μg/mL）を示し，水性 penicillin G または ceftriaxone で 4 週間治療する。gentamicin の併用により治療期間を 2 週間に短縮可能であるが，その適応は腎機能正常で心臓内外に合併症のない，罹病期間が 3 週間未満の NVE に限られる。レンサ球菌による PVE に対しても同じ治療レジメンを使用するが，治療期間を 6 週間に延長する。ペニシリン系薬に対して中等度耐性（MIC 0.12～≦0.5 μg/mL）を示すレンサ球菌に対しては，gentamicin を最初の 2 週間併用することが再燃予防の目的で通常推奨される。ペニシリン系薬に対して高度耐性（MIC 0.5 μg/mL）を示す緑色レンサ球菌や *Abiotrophia* および *Granulicatella* 属（正式には栄養要求性レンサ球菌として知られている）による IE は治療が難しく，腸球菌による IE に対して推奨されるのと同様の治療レジメンで治療すべきである。vancomycin はペニシリン系薬に対し重篤なアレルギーを示す患者に対してのみ使用する。penicillin G および ampicillin の静注は，その頻回の投与回数（4～6 時間ごと）を理由に，現在では使用機会が減少している。

S. anginosus による IE では，外科的治療の可能性を心にとめておくことが重要である。この菌種は黄色ブドウ球菌に類似した振る舞いを示す緑色レンサ球菌のグループであり，心臓内および心臓外（脳膿瘍）に膿瘍形成することがある。これらの病変はしば

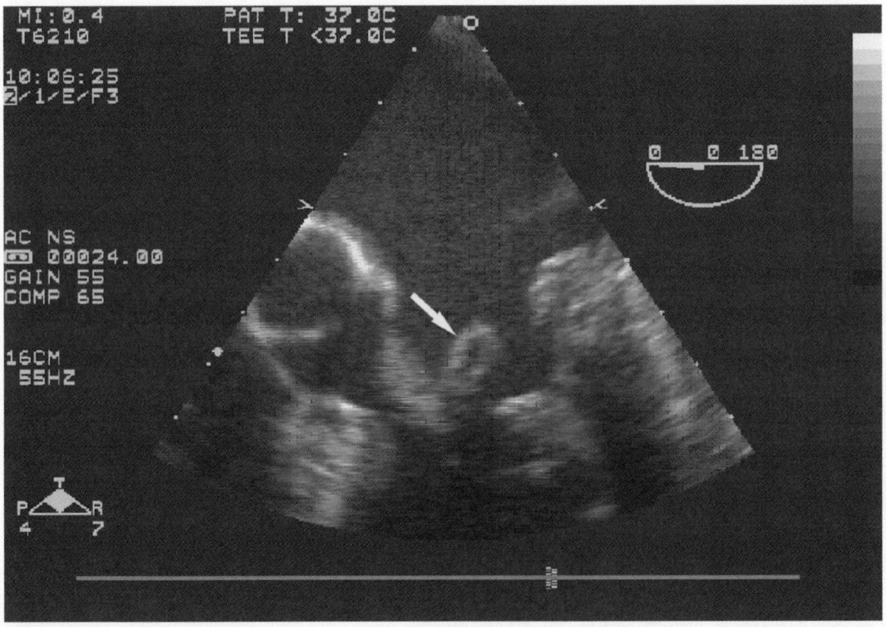

図 37.4
***Haemophilus parainfluenzae* による IE 患者の TEE 所見** 僧帽弁の腱索に巨大な疣贅を認める（矢印）。

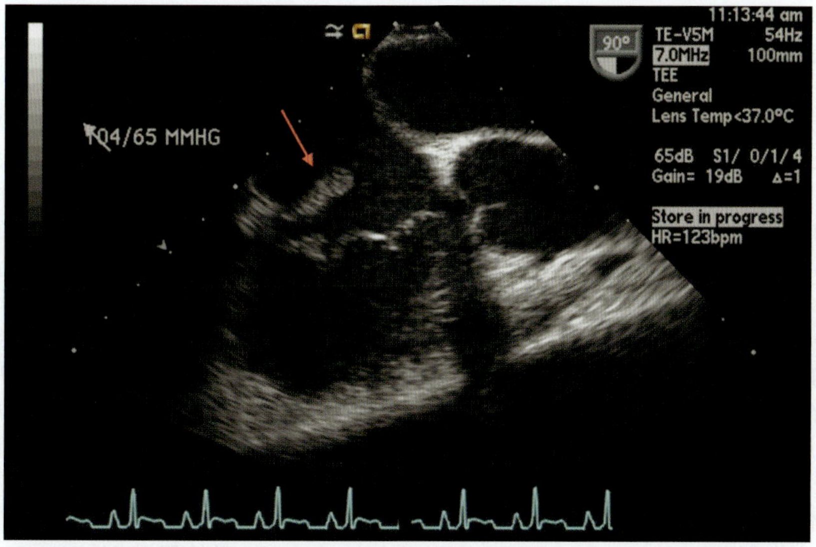

図 37.5
ある静脈内薬物使用者の TEE 所見　三尖弁に巨大な疣贅を認める（矢印）。

表 37.2
レンサ球菌による IE に対する抗菌薬治療

ペニシリンに対する MIC≦0.12 μg/mL を示す緑色レンサ球菌または *S. bovis*	ペニシリンに対する MIC 0.12〜≦0.5 μg/mL を示す緑色レンサ球菌または *S. bovis*	ペニシリンに対する MIC 0.5 μg/mL を示す緑色レンサ球菌または *S. bovis*
自然弁		
ceftriaxone 2 g/24 時間 静注または筋注を 4 週間 ceftriaxone 2 g/24 時間 静注または筋注を 2 週間 + gentamicin 1 mg/kg 静注または筋注 8 時間ごとを最初の 2 週間	ceftriaxone 2 g/24 時間 静注または筋注を 4 週間 + gentamicin 1 mg/kg 静注または筋注 8 時間ごとを最初の 2 週間	ceftriaxone 2 g/24 時間 静注または筋注を 6 週間以上 + gentamicin 1 mg/kg 静注または筋注 8 時間ごとを 4〜6 週間
人工弁		
PCN G 2,400 万単位 /24 時間 静注を 6 週間 **または** ceftriaxone 2 g/24 時間 静注または筋注を 4 週間 ± gentamicin 1 mg/kg 静注または筋注 8 時間ごとを最初の 2 週間[a]	PCN G 2,400 万単位 /24 時間 静注を 6 週間 **または** ceftriaxone 2 g/24 時間 静注または筋注を 6 週間 + gentamicin 1 mg/kg 静注または筋注 8 時間ごとを 6 週間	PCN G 2,400 万単位 /24 時間 静注を 6 週間 **または** ceftriaxone 2 g/24 時間 静注または筋注を 6 週間 + gentamicin 1 mg/kg 静注または筋注 8 時間ごとを 6 週間
ペニシリンアレルギーがある場合		
vancomycin 30 mg/kg 24 時間 2 分割して静注（血中濃度が不十分な場合を除き 2 g/24 時間を超えない）を 4 週間	vancomycin 30 mg/kg 24 時間 2 分割して静注（血中濃度が不十分な場合を除き 2 g/24 時間を超えない）を 6 週間	vancomycin 30 mg/kg 24 時間 2 分割して静注（血中濃度が不十分な場合を除き 2 g/24 時間を超えない）を 6 週間 + gentamicin 1 mg/kg 静注または筋注 8 時間ごとを 4〜6 週間

MIC＝最小発育阻止濃度，PCN＝penicillin
a 併用治療が単剤治療よりも優れた治癒率を示したデータは存在しない。

しばしば外科的ドレナージを必要とする。抗菌薬の感受性パターンは他の緑色レンサ球菌と同様である。

ブドウ球菌

ペニシリン耐性の黄色ブドウ球菌の大半は β-ラクタマーゼを産生するか，methicillin に対し内因性耐性を示す。nafcillin または cefazolin を 6 週間投与すべきである（表 37.3）。vancomycin

は重篤なβ-ラクタムアレルギー〔免疫グロブリンE(immunoglobulin E：IgE)を介した過敏症〕がある場合と，MRSAが疑われるまたは証明された場合にのみ使用すべきである。とはいえ，病院内および市中いずれの分離株においてもMRSAの比率が増加していることから，エンピリックな抗菌薬治療においてvancomycinを使用しなければならなくなっている。vancomycinでの治療失敗例や，変動する腎機能のため治療域の血中濃度管理が困難な例では，linezolidやdaptomycinへの変更を考慮する。MSSAによる合併症のない右心系IEにおいては，nafcillinまたはoxacillinによる治療期間は2週間に短縮できるかもしれない。黄色ブドウ球菌に類似した化膿性合併症を生じうるCoNSである*S. lugdunensis*の存在に注意しておくことは重要である。

PVEの最も頻度の高い原因菌は黄色ブドウ球菌とコアグラーゼ陰性表皮ブドウ球菌である(表37.3)。両菌種共に，しばしばβ-ラクタム系抗菌薬に耐性を示すことから，メチシリンに対する感受性が確認できるまでの初期治療には，vancomycinを使用すべきである。細菌学的な治療失敗率は高く，その場合は外科的な弁置換術が必要となる。

腸球菌およびvancomycin耐性腸球菌

腸球菌はペニシリン系薬やvancomycinの殺菌的作用に対して内因性耐性を示す。そのため，IEの治療の際は，殺菌作用を促進する目的でアミノグリコシド系薬を併用する必要がある。セファロスポリン系薬は腸球菌に対して活性がなく，ペニシリン系薬の代わりに使用することはできない。ペニシリン系薬，アミノグリコシド系薬，vancomycinに高度耐性を示す腸球菌の出現による現在使用可能な治療薬の有効性低下は深刻であり，IEを疑う場合は，分離されたすべての腸球菌に対して感受性検査を行うべきである。

人工弁感染の患者に対しては治療期間を6週間以上に延長すべきである。gentamicin耐性の腸球菌株のなかに，streptomycinに良好な感受性を示すものがある。*Enterococcus faecalis*によるIEでは，gentamicin感性および高度耐性いずれの場合も，さらにはアミノグリコシド系薬の潜在的な副作用に耐えられない患者において，ampicillin(12 g/24時間)とceftriaxone(2 g 1日2回)の併用が非常に有効であることを示した十分なエビデンスが存在し，これらの患者に対してはこの併用治療を優先すべきであると考える。ampicillinおよびアミノグリコシド系薬に高度耐性を示す腸球菌に対する治療は，vancomycin単剤が基本である。その状況では，適切な治療方針の決定に感染症科へのコンサルテーションが必要である。

vancomycin耐性腸球菌(vancomycin-resistant *Enterococcus*：VRE)は今やICUにおける原因菌の15%を占め，*Enterococcus faecium*は*E. faecalis*よりはるかに高頻度に分離される［訳注：日本ではVREの分離頻度は低い］。VREによるIEに対する標準的治療レジメンは存在しない。承認外使用データでは，linezolidはVREによるIEにおいて77%の治癒率を示した(表37.4)。

表37.3
ブドウ球菌によるIEに対する抗菌薬治療

黄色ブドウ球菌またはコアグラーゼ陰性ブドウ球菌：自然弁	黄色ブドウ球菌またはコアグラーゼ陰性ブドウ球菌：人工弁
メチシリン感性	
nafcillin 12 g/24時間 静注を6週間 または cefazolin 6 g/24時間 静注を6週間	nafcillin 12 g/24時間 静注を6週間以上 ＋ rifampicin 300 mg 経口 8時間ごとを6週間以上 ＋ gentamicin 1 mg/kg 8時間ごと静注を最初の2週間
メチシリン耐性またはペニシリンアレルギーあり	
vancomycin 30 mg/kg/24時間2分割して静注(血中濃度が不十分な場合を除き2 g/24時間を超えない)を6週間 **または** daptomycin 8〜10 mg/kg/24時間 静注を6週間 **または** linezolid 600 mg 12時間ごと静注を6週間	vancomycin 30 mg/kg/24時間 2分割して静注を6週間以上 ＋ rifampicin 300 mg 経口 8時間ごとを6週間以上 ＋ gentamicin 1 mg/kg 8時間ごと静注を最初の2週間
daptomycin 12 mg/kg/24時間 静注を4〜6週間(右心系IEに対してのみ)	

治療におけるその他の留意事項

HACEKグループのなかのGram陰性菌は標準的な培地では発育が遅いが，多くは6日以内に発育する。HACEKグループのなかにもβ-ラクタマーゼを産生するものが出現しているため，ampicillinによる治療はもはや推奨されない。このような場合は第3世代または第4世代のセファロスポリン系薬か，ampicillin-sulbactamを選択すべきである。β-ラクタム系抗菌薬による治療に耐えられない患者に対しては，代替薬としてフルオロキノロン系薬(ciprofloxacin，levofloxacin，gatifloxacin［訳注：日本では現在点眼薬のみ販売されている］，moxifloxacin)の使用を考慮する(Box 37.2)。

緑色レンサ球菌と腸球菌以外のレンサ球菌の多く(肺炎球菌，A〜G群のレンサ球菌)はペニシリンに対する感受性が保たれているが，エンピリックな治療においては耐性の可能性を考慮に入れなければならない。肺炎球菌によるIEまれ(≦1%)であるが，その侵攻性で劇症型の経過とペニシリンおよびセファロスポリン系薬への耐性率の上昇から，エンピリックな治療にはvancomycinを使用し，さらにはceftriaxoneの併用も考慮しなければならない。A群以外のレンサ球菌に対しては，相乗的殺菌を達成する目的でペニシリン系薬に加えてgentamicinを併用する必要がある。腸内細菌目細菌と緑膿菌はIEの原因としてはまれであり，治療は感受性検査結果に基づいて決定すべきである。

PVEの治療は一般にNVEの治療よりも長期に行う。感染が術後1年以内に生じた場合は，エンピリックな治療は特に表皮ブドウ球菌と黄色ブドウ球菌を対象とすべきである。動物モデルにおいて，rifampicinの追加により疣贅が迅速に無菌化することが示されており(表37.3)，臨床的にPVEを疑う場合はvancomycin，gentamicin，rifampicinの併用によるエンピリックな治療を開始すべきである。rifampicinは感染弁のバイオフィルムに

表 37.4
腸球菌および PCN 耐性レンサ球菌による IE に対する抗菌薬治療

腸球菌および PCN 耐性レンサ球菌，自然弁または人工弁[a]	
ペニシリン感性 ceftriaxone 2 g 12 時間ごと 静注 + ampicillin 2 g 4 時間ごと 静注を 6 週間 ampicillin 12 g/24 時間 静注 + gentamicin 1 mg/kg 8 時間ごと 静注を 4〜6 週間	
ペニシリン耐性またはペニシリンアレルギーあり（β-ラクタマーゼ産生株） vancomycin 30 mg/kg/24 時間 2 分割して静注を 6 週間 + gentamicin[b] 1 mg/kg 8 時間ごと 静注を 6 週間	
ペニシリンおよび vancomycin 耐性の腸球菌，自然弁または人工弁	
E. faecium	***E. faecalis***
linezolid 600 mg 静注または経口 12 時間ごとを 8 週間以上	ceftriaxone 2 g/24 時間 静注または筋注を 8 週間以上 + ampicillin 12 g/24 時間 静注を 8 週間以上（推奨） **または** imipenem-cilastatin 2 g/24 時 間 静注を 8 週間以上 + ampicillin 12 g/24 時間 静注を 8 週間以上

a 人工弁または心内人工物がある場合は 6 週間の治療を推奨する。
b 腸球菌が gentamicin 耐性かつ streptomycin 感性の場合は，gentamicin の代わりに streptomycin 15 mg/kg/24 時間 2 分割して静注または筋注を 4〜6 週間を使用する。

浸透可能なおそらく唯一の薬剤であり，この併用治療において鍵となる存在である。他の 2 剤の役割は rifampicin に対する耐性の発生予防である。ブドウ球菌が原因菌の場合は，感受性が担保されているならば，vancomycin の代わりに nafcillin か oxacillin を使用すべきである。原因菌が使用可能なすべてのアミノグリコシド系薬に対して耐性を示す場合は，フルオロキノロン系薬を代用可能である。アミノグリコシド系薬の併用期間は自然弁の場合の推奨と同様である。

PVE においては，黄色ブドウ球菌が原因菌の場合は特に，死亡率や弁合併症の頻度が高いことから，自然弁の場合と比べて外科手術を考慮することが多い。

真菌による IE は，標準治療の amphotericin B や新規薬剤による 6 週間以上の治療でさえも有効率は低く，通常は外科的な弁置換術が必要である。血行動態が安定しており，イミダゾール系抗真菌薬に対し感性を示す *Candida* や *Aspergillus* が原因の場合には，fluconazole（*Candida albicans* の場合）や itraconazole（*Aspergillus* 属の場合）による長期間の抑制療法のほうが好ましい治療選択肢かもしれない。PVE の場合は，真菌の種類にかかわらず弁置換術が通常は必須である。

Box 37.2

HACEK グループ[a] による IE に対する抗菌薬治療

自然弁および人工弁
ceftriaxone 2 g/24 時間 静注または筋注を 4 週間
または
ampicillin 12 g/24 時間 静注を 4 週間
または
ciprofloxacin 500 mg/12 時間ごと 経口または 400 mg/12 時間ごと 静注を 4 週間（慎重な経過観察が必要）

a *Haemophilus parainfluenzae*，*H. influenzae*，*H. aphrophilus*，*H. paraphrophilus*，*A. actinomycetemcomitans*，*C. hominis*，*E. corrodens*，*K. kingae* および *K. denitrificans*。

培養陰性心内膜炎（CNIE）

現在，培養陰性心内膜炎（culture-negative endocarditis：CNIE）の最多の原因は血液培養採取前の先行する抗菌薬治療である。それに加えて，真菌，*Rickettsia*，抗酸菌（*Mycobacteria*），*Chlamydia*，*Legionella*，*Coxiella burnetii*，*Bartonella* など栄養要求性が高いまたは培養困難な微生物によってもしばしば起こされる。

CNIE では歴史的に血清学的検査が診断に用いられてきたが，近年の分子学的手法（16S リボソーム RNA PCR）や疫学的情報も有用である（表 37.5）。

経口抗菌薬のレジメンは，疣贅中で十分な抗菌薬濃度に到達できない可能性への危惧から，IE の治療に用いられることはほとんどなかった。筆者は，経過良好だが点滴のための静脈ルートを

表 37.5
培養陰性心内膜炎に対する抗菌薬治療

自然弁	人工弁
ampicillin-sulbactam 12 g/24 時間 静注を 4〜6 週間 + gentamicin 1 mg/kg 静注または筋注 8 時間ごとを 4〜6 週間 **または** vancomycin 30 mg/kg/24 時間 2 分割して静注を 4〜6 週間 + gentamicin 1 mg/kg 静注または筋注 8 時間ごとを 4〜6 週間 + ciprofloxacin 1 g/24 時間 経口または 400 mg/12 時間ごと 静注を 4〜6 週間	**早期感染（術後 1 年以内）** vancomycin 30 mg/kg/24 時間 2 分割して静注を 6 週間 + gentamicin 1 mg/kg 静注または筋注 8 時間ごとを 2 週間 + cefepime 2 g/8 時間ごと 静注を 6 週間 + rifampicin 300 mg/8 時間ごと 経口または静注を 6 週間［訳注：rifampicin の静注製剤は日本では未承認である］
***Bartonella* を原因菌として疑う場合** ceftriaxone 2 g/24 時間 静注または筋注を 6 週間 + gentamicin 1 mg/kg 静注または筋注 8 時間ごとを 2 週間 ± doxycycline 100 mg 経口または静注 12 時間ごとを 6 週間［訳注：doxycycline の静注製剤は日本では未承認である］	

Box 37.3

IE に対する予防的抗菌薬投与を行うべき心疾患

予防的抗菌薬投与を推奨
人工弁
IE の既往
下記の先天性心疾患
- 未修復または不完全に修復されたチアノーゼ性先天性心疾患で，姑息的シャントまたは導管を有する患者を含む
- 外科手術またはカテーテル治療により，人工物や人工デバイスを用いて完全に修復された先天性心疾患で，術後 6 か月以内の場合
- 修復された先天性心疾患で，人工パッチや人工デバイス留置部およびその近傍に欠損部が残存している場合

心臓移植レシピエントの弁膜症
予防的抗菌薬投与を推奨しない
僧帽弁逸脱症
リウマチ性心疾患
二尖弁
石灰化大動脈弁狭窄症
心室中隔欠損症，心房中隔欠損症，肥大型心筋症などの先天性心疾患

「使い果たした」患者において，最後の 2 週間を経口 linezolid で治療したことがある。キノロン系薬や linezolid などの新規抗菌薬は内服後と静注後で同等の血中濃度を示すため，良好な感受性を示す Gram 陰性菌に対する経口治療として使用されている。ciprofloxacin と rifampicin の併用による 4 週間の経口レジメンが，静脈内薬物使用者における合併症のない右心系 IE に対して使用されている。近年の研究において，レンサ球菌，腸球菌，CoNS による左心系 IE の治療における部分的な経口抗菌薬治療について検証が行われた。著しい炎症所見や発熱，膿瘍形成を認める患者は除外され，経口抗菌薬の薬物動態は同じ薬剤が静脈内投与された場合と同等であった。部分的に経口薬で治療された群の治療成績は静注薬で継続的に治療された群と同等であった。

予防

2007 年 4 月の米国心臓協会(American Heart Association：AHA)の最新ガイドラインにおいて，予防的抗菌薬投与の推奨が大きく変更された。大半の患者，特に処置に関連した IE の発症リスクが低いまたは中等度の患者にとって，予防的抗菌薬投与のリスクが利益を上回ることを示唆するエビデンスの蓄積がこれらの推奨をもたらした(米国の成人における歯科的処置後の IE 発症リスクは非常に低く，人工弁患者で 11 万 4,000 人に 1 人，リウマチ性心疾患患者で 14 万 2,000 人に 1 人である)。さらには，IE は歯科的，消化管的，泌尿生殖器的処置よりも日常生活に関連した偶然の菌血症が原因であることが多いことも示されている。侵襲的処置または歯科的処置による菌血症と IE のリスクを関連づける強力なエビデンスは存在しない。2007 年の AHA の改訂ガイドラインでは，IE による有害転帰のリスクが最高である心疾患に対してのみ，予防的抗菌薬投与を推奨している(Box 37.3)。対象となる処置は歯科的治療，侵襲的な呼吸器的処置，感染した軟部組織に対する外科手術に限定される(Box 37.4)。抗菌薬のレジメンを Box 37.5 に示す。

2007 年以降，予防的抗菌薬の処方率は中等度リスク患者で64%，高リスク患者で 20%減少した。これらの変化のずっと以前から IE の患者数は徐々に増加しており，人口の高齢化や侵襲的処置，血管内デバイス留置の増加によるものとされていた。しかしながら，最近のいくつかの研究において，これらの歴史的な変化を上回る IE の増加が示された。中等度リスク患者における増加は中等度であったが，高リスク患者における増加は顕著(177%)であった。この増加の原因はまだ明確ではないものの，これらの数字は予防的抗菌薬投与の推奨を見直し，血管内デバイス留置時の予防的抗菌薬投与により焦点を当てたものとすることを余儀なくしている。

Box 37.4

IE に対する予防的抗菌薬投与を行うべき処置

予防的抗菌薬投与を推奨
歯肉組織または歯根部の操作または口腔粘膜の穿孔を伴うすべての歯科的処置
扁桃摘出術および / または咽頭扁桃摘出術
感染症治療を目的とした侵襲的な呼吸器的処置
感染した皮膚軟部組織に対する外科的処置
予防的抗菌薬投与を推奨しない
非感染組織を介した口腔内の局所麻酔薬注射
歯科レントゲン写真の撮影
取り外し可能な義歯または歯科矯正器具の留置
歯科矯正器具の調整
歯列矯正用ブラケットの留置
脱落歯の除去
口唇または口腔粘膜の外傷による出血
気管挿管
生検を伴わない気管支鏡検査
鼓膜チューブ留置
経食道心臓超音波検査
消化管的または泌尿生殖器的処置
経腟分娩または経腟的子宮摘出術
帝王切開
拡張術および掻爬術
耳介や体部へのピアス穴作成
刺青

Box 37.5

AHA が推奨する予防的抗菌薬レジメン

処置の 30〜60 分前に 1 回投与
経口
amoxicillin 2 g
経口薬を内服できない場合
ampicillin 2 g 静注または筋注または cefazolin または ceftriaxone [a] 1 g 静注または筋注
ペニシリンアレルギーがある場合
clindamycin 600 mg または azithromycin または clarithromycin 500 mg または cephalexin 2 g
ペニシリンアレルギーがあり，経口薬を内服できない場合
clindamycin 600 mg 静注または cefazolin または ceftriaxone 1 g [a] 静注または筋注

a IgE を介さないアレルギー反応の場合にのみ使用する。

IEの治療における外科的治療の適応

外科的治療は一部のIE患者の予後を改善する。外科的治療の適応に関して，強固なエビデンスにより支持されているのは一部である。そのほかは，相反するエビデンスを有し，より相対的な適応に留まるが，専門家は外科的治療を好むことが多い(表37.6)。急性の大動脈弁閉鎖不全症によるCHFは，薬物治療のみを受けた場合の死亡率が許容できないほどに高く，依然として緊急の弁置換術の主要な適応である。抗菌薬治療にもかかわらず菌血症または真菌血症が持続し，ほかに原因となる感染巣を認めない場合は，弁の除去が必要となる。真菌による人工弁のIEに対してはほとんどの場合，弁置換術が必要となる。術前後に強力な抗菌薬治療を行うことで，活動性のIEに対しても人工物を使用した弁置換術を安全に施行可能である。新規に留置された人工弁においてIEが再燃するリスクは低い。外科的治療の適応があるNVE患者において，早期手術の優越性を支持する強力なエビデンスは存在しない。

表37.6
自然弁および人工弁のIEに対する外科的治療の適応

通常は外科的治療を推奨する	外科的治療を考慮する
急性の大動脈弁閉鎖不全症によるうっ血性心不全	僧帽弁前尖に巨大な(10 mm)疣贅を認める
抗菌薬治療への反応が不良な微生物(真菌や *Brucella* 属など)によるIE	適切な抗菌薬治療(4週間の抗菌薬治療)にもかかわらず疣贅が大きくなる
適切な抗菌薬治療を1週間行った後も菌血症が持続する	感染が弁輪部に進展する，または心筋内膿瘍を認める
抗菌薬治療開始後2週間以内に2つ以上の塞栓症が生じる	有効な抗菌薬治療を行うことが不可能な，耐性腸球菌によるIE
心臓超音波検査で弁の離開，破壊，穿孔，巨大な弁輪部膿瘍など局所的な心合併症の所見を認める	高度耐性菌(腸球菌またはGram陰性桿菌)が原因で，最適な抗菌薬治療でも感染を制御できない
黄色ブドウ球菌による人工弁のIEで弁輪部膿瘍または弁の離開を合併する(外科的治療により死亡率が低下する)	
Serratia marcescens や *Pseudomonas* 属などのGram陰性菌によるPVEまたは左心系IE	

PVE＝人工弁のIE

術後の抗菌薬治療期間は術中検体の培養結果に基づいて決定する。術中検体の培養が陰性であれば，抗菌薬治療期間は変更しない。術中検体の培養が依然として陽性であれば，抗菌薬治療期間は手術日を起点とし，病原微生物ごとにガイドラインが定めた，PVEではなくNVEの治療期間を完遂するまで継続する。人工弁を留置されたNVE患者も同様に，PVEとしてではなくNVEとして治療する。

IEの局所的な心合併症により，外科的治療が必要となる場合がある。TEEは弁の離開，破壊，瘻孔，穿孔，弁輪部膿瘍，巨大な膿瘍，僧帽弁前尖の巨大な(10 mm)疣贅を検出可能である。巨大な疣贅は塞栓症を生じることが多いため，中枢神経または大血管に対する再発性の塞栓症を疑う，または認める患者に対しては，弁置換術または疣贅切除術の適応を考慮する。近年のヨーロッパでの研究において，適切な抗菌薬治療を受けている患者における塞栓性脳卒中の発症率は，1,000患者・日数あたり最初の1週間は4.82であったのに対し，翌週には1.71に低下した。

塞栓性合併症を有するIE患者に対する抗凝固療法は，頭蓋内出血のリスクが非常に高く考慮すべきでない。人工弁を留置した患者は機械的な血栓症のリスクがあることから，IEの有無にかかわらず維持的な抗凝固療法を継続すべきである。このような患者では，最新のガイドラインの推奨に従い，ヘパリンによる抗凝固療法を2週間行い，経過観察するのが賢明であろう。

文献

Bor DH, Woolhandler S, Nardin R, Brusch J, Himmelstein D. Infective endocarditis in the US, 1998–2009: A nationwide study. *PLos One*. 2013;8:e60033.

Brusch JL. Infective endocarditis. Medscape. January 3, 2019.

Hoen B, Duval X. Clinical practice. Infective endocarditis. *N Engl J Med*. 2013;368(15):1425–1433.

Mermel LA, Allon M, Bouza E, et al. Clinical practice guidelines for the diagnosis and management of intravascular catheter-related infection: 2009 Update by the Infectious Diseases Society of America. *Clin Infect Dis*. 2009;49(1):1–45.

Thornhill MH, Gibson BT, Cutler E, et al. Anti-prophylaxis in incidence of endocarditis before and after the 2007 AHA recommendations. *J Amer Coll Cardiol*. 2018;72:2443–2454.

Wilson W, Taubert KA, Gewitz M, et al. Prevention of infective endocarditis: Guidelines from the American Heart Association: A guideline from the American Heart Association Rheumatic Fever, Endocarditis, and Kawasaki Disease Committee, Council on Cardiovascular Disease in the Young, and the Council on Clinical Cardiology, Council on Cardiovascular Surgery and Anesthesia, and the Quality of Care and Outcomes Research Interdisciplinary Working Group. *Circulation*. 2007;116:1736–1754.

38 急性心膜炎

■著：Richard A. Martinello, Michael Cappello
■訳：米本仁史

イントロダクション

心膜は呼吸や体位の変化による心内圧の生理学的変化から心臓を保護する役割と，心房・心室の機械的機能を増強する役割をもつ。心膜は心外膜と直接付着した臓側心膜と外側の壁側心膜から成り，これらは10〜35 mLの漿液で隔てられている。**心膜炎**とはこれらの組織の炎症を指し，急性，再発性，慢性の経過を示し，多様な病態を原因とする。

疫学と原因因子

心膜炎（心膜の炎症）の原因には感染性の因子と非感染性の因子の両方が同定されている。大半はウイルス感染によるものであり，自然軽快し，特定の原因ウイルスは通常同定されない。細菌や真菌による化膿性心膜炎はまれであり，抗菌薬のなかった時代と比較するとはるかに少ない。最近のある報告では，胸痛を主訴に救急外来を受診した成人のうち，心筋梗塞を除いた場合，5%が心膜炎と診断された。心膜炎は幅広い年齢層にわたりみられるが，心膜炎と診断され治療を受けた米国のメディケア受給者（65歳以上）に対する調査において，心膜炎による入院率は1999〜2012年の間，10万人年あたり約26例と不変であり，その期間中の30日後および1年後の全死因死亡率は緩やかな減少を示した。

心膜炎の多くは春季から夏季にかけて発症し，エンテロウイルス感染の流行と一致する。冬季にはインフルエンザウイルスによる心膜炎の頻度が高い。細菌や非典型的な病原微生物による心膜炎は年間を通してみられる。急性心膜炎の原因がウイルス性か特発性かを臨床所見から区別することはできない。ウイルス性または特発性の心膜炎の約15%が心筋炎を併発する。

結核菌（*Mycobacterium tuberculosis*）による感染症の発生頻度が高い地域においては，結核が急性心膜炎の原因の50%以上を占める。国際養子や移民，難民を含めて，結核の流行国に長期間滞在歴のある者では，結核を疑う必要がある。ヒト免疫不全ウイルス（human immunodeficiency virus：HIV）感染者は心膜炎を含む肺外結核を発症しやすく，非HIV感染者と比較して結核性心膜炎による死亡率は高い。

心膜炎は心臓胸部外科手術の術後に生じることもある。細菌による創部感染のこともあれば，心膜切開後症候群と呼ばれる，心臓手術後数日から6か月後に生じることの多い非感染性の炎症性病態のこともある。免疫抑制者においては心膜炎の原因微生物はウイルス，細菌，真菌，原虫など幅広い（Box 38.1）。新型コロナウイルス感染症（coronavirus disease：COVID）に関連した心膜炎症例が報告されているが，新型コロナウイルス（severe acute respiratory syndrome coronavirus 2：SARS-CoV-2）と心膜炎の関連については未解明である。急性心膜炎は非感染性の原因でも生じる（Box 38.2）。非常にまれではあるが，ワクチン接種後数週間以内の心膜炎発症がみられる。天然痘ワクチン接種後に特に多いが，他のワクチンでも心膜炎が生じるかについては明確でない。

発症機序

病原微生物が心膜腔に到達する経路には，胸部からの直接的な進展（例：肺炎，縦隔炎），心臓自体からの直接的な進展（例：心内膜炎），血行性またはリンパ行性の播種（例：菌血症，ウイルス血症），心膜腔への直接的な播種（例：手術，外傷）がある。隣接する，もしくは併存する感染症の存在や，最近の手術歴や外傷歴は，特定の病原微生物についての重要な手掛かりをもたらす。たとえば，髄膜炎菌（*Neisseria meningitidis*）による化膿性心膜炎が，細菌性髄膜炎を合併した患者において診断されたことがある。化膿性心膜炎の小児162例の検討では，10例を除くすべての患児において，ほかに少なくとも1つの感染巣が存在し，化膿性心膜炎の患者では，心膜炎のみを単独で認めることはまれであることを示唆している。黄色ブドウ球菌（*Staphylococcus aureus*）またはインフルエンザ菌（*Haemophilus influenzae*）b型が原因菌の場合には，肺炎，骨髄炎，蜂窩織炎の合併頻度が最も高い。一方，結核性心膜炎においては通常，肺病変を認めず，発症機序が隣接する縦隔リンパ節から心膜への結核菌の進展であることを示唆している。

心嚢腔における炎症反応は，さらなる心嚢液や多核白血球，単球の溢出をもたらす。細菌性または真菌性の心膜炎では，炎症の進行から被包化や線維化を生じることがある。重度の線維化が生じた場合は収縮性心膜炎を生じ，心室の充満が障害されることによる徴候や症状が現れる。化膿性心膜炎でしばしば認めるように，滲出液の急速な貯留は血行動態の変化をもたらすことが多い。心タンポナーデは，増加した心嚢液による圧力が右房の十分な充満を阻害することによって起こり，心拍出量の減少から低心拍出性心不全，ショックに至る。心嚢液の貯留がより緩徐に生じた場合は，ウイルス性心膜炎でしばしばそうであるように，多量の心嚢液貯留にもかかわらず血行動態への影響がないこともある。

症状と臨床所見

胸痛は急性心膜炎で最も頻度の高い症状である。横隔神経と心膜

Box 38.1

急性心膜炎の原因微生物

ウイルス
コクサッキーウイルスA群
コクサッキーウイルスB群[a]
エコーウイルス
中東呼吸器症候群コロナウイルス
ムンプスウイルス
インフルエンザウイルス
サイトメガロウイルス
単純ヘルペスウイルス
B型肝炎ウイルス
麻疹ウイルス
アデノウイルス
ヒト免疫不全ウイルス
水痘ウイルス
細菌
Burkholderia pseudomallei
黄色ブドウ球菌(*Staphylococcus aureus*)[a]
肺炎球菌(*Streptococcus pneumoniae*)[a]
インフルエンザ菌(*Haemophilus influenzae*)[a]
髄膜炎菌(*Neisseria meningitidis*)[a]
A群β溶連菌〔化膿レンサ球菌(*Streptococcus pyogenes*)〕
α溶血性レンサ球菌(α-hemolytic streptococci)
*Klebsiella*属
緑膿菌(*Pseudomonas aeruginosa*)
大腸菌(*Escherichia coli*)
*Salmonella*属
Shewanella algae
嫌気性菌
Listeria monocytogenes
淋菌(*Neisseria gonorrhoeae*)
Coxiella burnettii
*Actinomyces*属
*Nocardia*属
Mycoplasma pneumoniae
抗酸菌
結核菌(*Mycobacterium tuberculosis*)
Mycobacterium avium complex
真菌
Histoplasma capsulatum
Blastomyces dermatitidis
*Candida*属
*Aspergillus*属
Cryptococcus neoformans
Coccidioides
原虫
Toxoplasma gondii
Entamoeba histolytica(赤痢アメーバ)
Toxocara canis(イヌ回虫)
住血吸虫
Wuchereria bancrofti(バンクロフト糸状虫)

a 北米における細菌性，ウイルス性による急性心膜炎の原因微生物として最も頻度が高い。

Box 38.2

非感染性の急性心膜炎の主な原因

膠原病
全身性エリテマトーデス
関節リウマチ
強皮症
リウマチ熱
薬剤
procainamide
hydralazine
モノクローナル抗体治療
心筋障害
急性心筋梗塞
胸部外傷(穿通性，鈍的)
心膜切開後症候群
サルコイドーシス
家族性地中海熱
尿毒症
悪性腫瘍
原発性
転移性
放射線照射

の関係性から，心膜の炎症により生じる疼痛は胸骨背面に認め，肩や頸部に放散したり，肩甲骨間に認めたりする。疼痛はしばしば嚥下や深吸気により増強し，仰臥位で増強，前傾座位で軽減する体位性の変化がある。呼吸困難も頻度の高い症状である。隣接する構造から細菌や真菌が直接進展することで心膜炎が生じた場合は，原発の感染巣による徴候や症状が前面に出ることもある。細菌による化膿性心膜炎はより急性で重篤なことが多く，ウイルス性の心膜炎はより程度が軽いことが多い。結核性心膜炎はより緩徐に発症することが多い。

幼児では心膜炎の徴候や症状は非特異的なことがあり，発熱，頻脈，不機嫌などの症状がみられる。小児では胸部や腹部の不快感を訴えることがある。Carmichaelらによる1951年の報告では，ウイルス性と推定される「非特異的な」心膜炎と診断された患者の半数以上で，心膜炎と診断される2〜3週間前に呼吸器症状を認めていた。

身体診察では，原因にかかわらずほぼすべての心膜炎患者において頻脈を認める。細菌性心膜炎の患者では，発熱と頻呼吸，さらには少なくとも1つ以上の他の感染巣(肺炎，術創部感染，骨髄炎など)の存在を示す徴候を認める。急性心膜炎における身体所見で最も特徴的なのは，心音の聴診における心膜摩擦音の存在かもしれない。心膜摩擦音は，特に収縮期にのみ聞こえる場合，高音の心雑音と混同しうる。心膜摩擦音は3種類の成分を含んでおり，心房収縮，心室収縮，拡張早期の心室の急速な充満に対応している。心膜摩擦音は患者が前傾姿勢をとった際や膝胸位をとった際に最も聴取しやすい。複数の心膜摩擦音の成分が存在するにもかかわらず，ある症例シリーズでは，3種類の成分すべてを聴取できたのは患者の半数に満たなかった。

奇脈や頸静脈怒張は心タンポナーデの存在を示唆し，迅速な介入が必要である。これは心囊液が大量または急速に貯留した場合

6

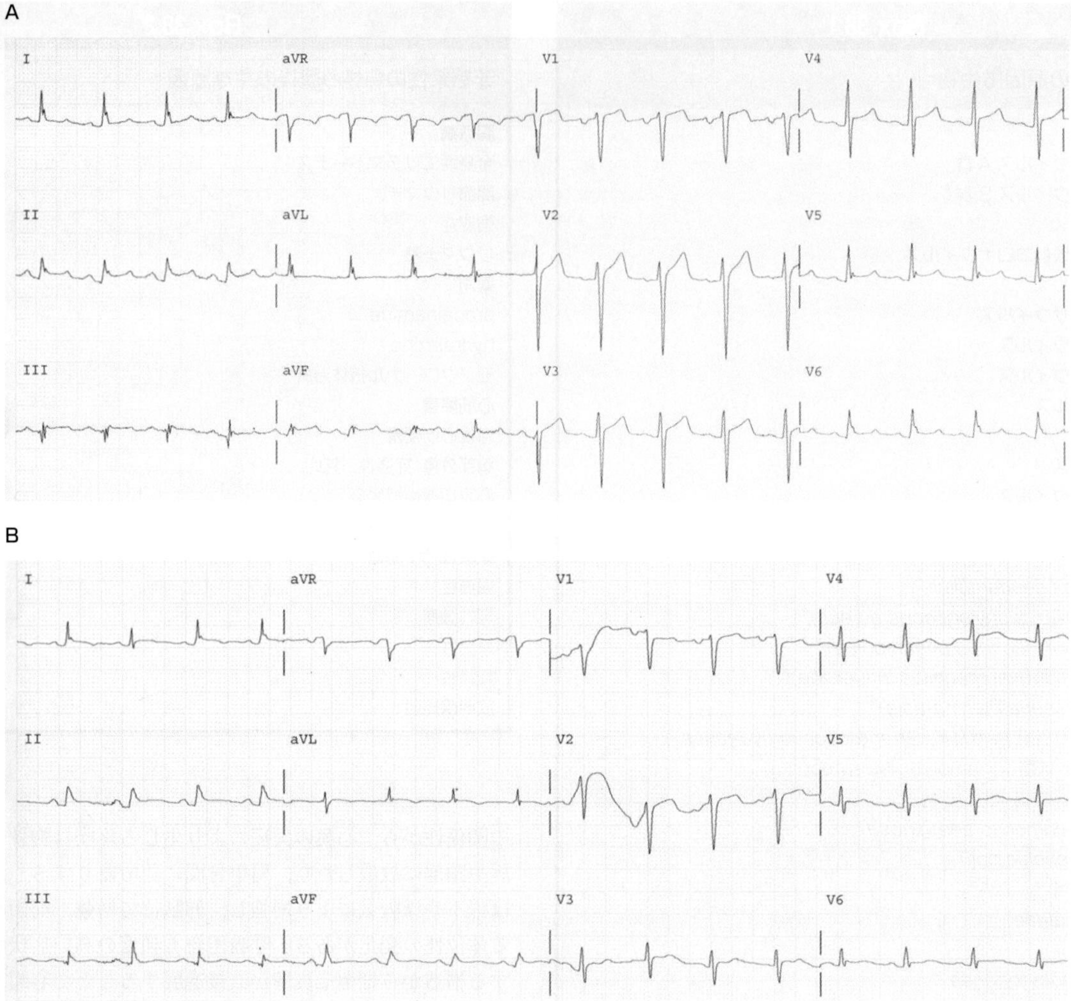

図 38.1

A：急性心膜炎の心電図所見　Ⅰ，aVR，aVL 誘導を除くすべての誘導で上に凹の ST 上昇を認める。Ⅰ，Ⅱ，Ⅲ，aVF，前胸部誘導で PR 低下を認める。**B：A と同じ患者の 3 日後の心電図所見**　Ⅱ，Ⅲ，aVF 誘導で PR 低下が残存している。ST 上昇は一部で残存しているが，最初の心電図と比べて著明に減弱している。
（Dr. Thuy Le のご厚意による）

に最もよくみられるが，線維化を伴う収縮性心膜炎が長期に及んでいる場合にも認めることがある。

診断

胸部レントゲン写真で急性に拡大した心陰影を認め，特に肺血管陰影の増強がない場合には，心嚢液の存在を疑う。心嚢液が少量ではあるが急速に貯留した場合や収縮性心膜炎においては，胸部レントゲン写真で異常を認めないこともある。

心膜は心臓の電気的活動に関与しないが，心膜炎では古典的な心電図変化を認め，おそらくは心外膜と外側心筋の炎症性変化によるものと考えられる。心電図変化は急性心膜炎患者の 50％で認め，独特の経時的変化を示す。ST の上昇または低下や PR の低下を早期に認め（図 38.1），数日のうちに ST は元どおりになる。後期には T 波の平坦化や陰転化を認めることがある。これらの心電図変化は心筋梗塞によるものとは区別可能であり，それは ST の変化が正常化するまでは T 波の陰転化を認めることがまれだからである。心嚢液が大量に貯留している場合には低電位や電気的交互脈を認めることがあり，後者は心嚢液中で心臓の位置が心拍ごとに異なることによる。

心臓超音波検査は過剰な心嚢液貯留を検出するための診断検査であり，心膜炎が疑われるすべての患者に対して行うことを推奨する。胸骨切開術後の心膜炎患者においては，CT と MRI が縦隔の液貯留や膿瘍の検出に非常に有用である。心膜炎患者の約 20～30％は心筋炎を併発し，トロポニン上昇や心臓 MRI での心筋浮腫の存在により指摘することができる。

心嚢穿刺は心膜炎の原因を特定するために最も特異度の高い検査であるが，全体的な診断率は低い。心タンポナーデの場合や，結核性，腫瘍性，化膿性の心膜炎を疑う場合には，心嚢ドレナージを行うべきである。心嚢液はすみやかに微生物検査室に搬送し，Gram 染色，抗酸菌染色，銀染色と，適応があれば，細菌培養（好気培養，嫌気培養），真菌培養，抗酸菌培養，ウイルス培養を行う。心嚢液の細胞数，細胞分画，糖，総蛋白，赤血球数も測定すべきであり，細胞診も考慮する。結核性心膜炎を疑う場合には，心膜生検による組織診断とポリメラーゼ連鎖反応(polymerase chain reaction：PCR)は有用で，心嚢液中のアデノシンデアミナーゼも測定すべきである。結核の罹患率が中程度から高い国では，インターフェロンγ放出アッセイが良好な感度と特異度を示している。

ウイルス性心膜炎を疑う患者に対しては，鼻咽頭，咽頭，直腸のぬぐい液を採取しPCRや培養検査を行うことがある。というのも，これらの部位は心嚢液よりもエンテロウイルスの陽性結果が得られることが多いからである。しかしながら，ウイルス性心膜炎の原因同定を目的とした大掛かりな検査は，一般的に臨床的に有用とみなされていない。肺炎合併例では喀痰や気管吸引物の細菌培養とA型またはB型インフルエンザウイルスの診断検査を行うべきである。頻度の高い血清型のエンテロウイルスやその他の病原体に対しては，急性期と回復期の抗体価を測定してもよい。

化膿性心膜炎患者では，血液培養が高頻度に陽性となる。これらの患者では，肺炎，骨髄炎，髄膜炎など他の感染巣の有無を慎重に評価すべきである。これら他の部位の1つで細菌培養が陽性となれば，それが心膜炎の原因菌であることを強く示唆する。

結核性心膜炎の診断は特に困難である。Strangらは結核性心膜炎を疑う患者における心嚢液の培養陽性率を75%と報告したが，培養結果は数週間後まで得ることができない。結核性心膜炎を疑う場合は心膜生検を行うことで，特徴的な肉芽腫性変化を認める場合には特に，より迅速な診断につながることがある。Cigielskiらは近年，心膜生検検体のPCR検査は結核菌の検出において培養検査とほぼ同等の感度(81% vs 93%)を示すことを報告した。PCR検査の明確な長所は結果が得られるまでの迅速性であるが，培養検査と比べて偽陽性が多いかもしれない。

治療

化膿性心膜炎を疑う患者と血行動態の悪化を認める患者全例に対して，緊急の心嚢ドレナージを考慮すべきである。これらの患者では適切な抗菌薬が投与された場合でも，ドレナージを行わなければ，一般に予後は不良である。同様に，縦隔と連続した化膿性の感染症に対しても，ドレナージが必要である。化膿性心膜炎患者に対する心嚢内の線維素溶解療法により，将来的な収縮性または持続性の心膜炎などの合併症発症を予防できるかもしれない。

化膿性心膜炎を疑う状況で，心嚢液のGram染色で原因菌を推定できない場合は，培養検査結果を待ちつつ，エンピリックな(経験的)抗菌薬投与を開始する。エンピリックな治療に用いる抗菌薬は，隣接する臓器の感染症合併，最近の心臓胸部外科手術歴や外傷歴，その他関連のあるリスク因子の有無を考慮して選択する。市中発症の化膿性心膜炎患者で，先行する手術歴や外傷歴がない場合は，黄色ブドウ球菌(oxacillin，nafcillin，またはvancomycin)や頻度の高い呼吸器病原体(ceftriaxone)を対象としたエンピリックな治療が適切であろう[訳注：oxacillinとnafcillinは日本では未承認であり，cefazolinで代用する]。

ウイルス性心膜炎を疑う場合は，非ステロイド性抗炎症薬(nonsteroidal anti-inflammatory drug：NSAIDs)が治療の第1選択であり，85〜90%の患者で胸部不快感を軽減することが示されている。典型的には，他のNSAIDsと比べて副作用の発生率が低いibuprofen(1日1,600〜3,200 mgを分割投与)を選択する。最近心筋梗塞に罹患した患者に対してはaspirin(1回650〜975 mg，6〜8時間ごと)を好んで使用する専門家もいる。その理由は，動物実験で他のNSAIDsが瘢痕形成を阻害する可能性を示唆したからである。冠動脈の血流を低下させることが示されているindomethacinは，冠動脈疾患を有する患者に対しては避けるべきである。

心膜炎の徴候，症状，病理学的所見はしばしば，炎症性反応が中心であるため，薬理学的介入は，感染性の原因が存在し治療可能な場合はそれに対処することに加えて，炎症の修飾を目的とする。複数のランダム化比較試験において，colchicine(1回0.5〜0.6 mg，体重70 kg未満なら1日1回，体重70 kg以上なら1日2回)をNSAIDsに加えて使用することで，症状の遷延および心膜炎の再発が減少することが示されている。colchicineは通常，3か月間継続する。炎症マーカー〔つまり，赤沈とC反応性蛋白(C-reactive protein：CRP)〕の測定は病勢評価，NSAIDs減量の目安になる。NSAIDsは，心膜炎の徴候や症状が24時間以上消失し，炎症マーカーが正常化してから減量することが推奨されている。副腎皮質ステロイドの全身投与を支持するエビデンスは限られており，その使用(特に高用量の場合)と再発率上昇の関連が危惧されている。副腎皮質ステロイドの使用は，最大投与量のNSAIDsでも症状を抑えることができない患者，NSAIDsの使用が禁忌である患者(第3三半期の妊婦など)，制酸薬を併用してもNSAIDs使用に耐えられない患者に対してのみ考慮する。再発性の心膜炎患者でNSAIDsやcolchicineで症状を抑えられない場合は，抗炎症薬の段階的なエスカレーション〔つまり，副腎皮質ステロイド，azathioprine，免疫グロブリン静脈内投与，anakinra(組み換えIL-1受容体拮抗薬)連日皮下注，の順番の治療強化〕を考慮する[訳注：anakinraは日本では未承認である]。

急性心膜炎患者は診断後最初の数週間は激しい運動を避けることが望ましいが，症状消失後は運動を再開して問題はない。通常，競技スポーツは3か月間避けるべきである。

結核性心膜炎に対しては，感受性が判明するまでの間は4種類の抗結核薬で治療を行う。結核性心膜炎の治療期間は6〜12か月間が推奨されており，改善が緩やかな患者に対してはより長期の治療を行う。副腎皮質ステロイドの併用は死亡率を減少させることはなさそうだが，一部の研究者らは収縮性心膜炎に対する一定の予防効果があると結論づけている。また，結核性心膜炎の治療におけるルーチンの心嚢ドレナージや心膜切除術の有用性は不明確である。

合併症

心嚢液の貯留による心嚢内圧上昇により心タンポナーデが生じる。心タンポナーデは患者の血行動態が不安定な場合や心音が減弱した場合，頸静脈圧が上昇した場合，奇脈を認めた場合に疑う。心臓超音波検査では，僧帽弁や三尖弁を通過する血流の呼吸性変動や，拡張期の右房と右室の虚脱を認めることがある。化膿性心膜炎と心タンポナーデに対しては心嚢ドレナージが必要不可欠である。化膿性心膜炎の患者に対しては，抗菌薬治療と心嚢ドレナージの併用で治療すべきである。抗菌薬治療単独または心嚢

6

ドレナージ単独で治療した場合の化膿性心膜炎患者の死亡率は高い。

少数の患者は再発性心膜炎を経験し，心嚢液の再貯留，発熱，胸痛のエピソードの再発と寛解を数年にわたり繰り返す。これはウイルス性心膜炎の既往がある患者で診断されることが多い。再発性エピソードのなかで心タンポナーデや収縮性心膜炎を合併することはまれで，通常はNSAIDs単独またはcolchicineや副腎皮質ステロイドとの併用で改善する。心膜切除術，心膜開窓術やその他の外科的治療は，強力な薬物治療に反応しない最難治例に対して考慮する。

収縮性心膜炎は，心嚢内に分厚い線維性の滲出物が生じ，心膜が石灰化することにより起こる。心膜のコンプライアンス低下から拡張障害が生じ，血行動態が悪化する。収縮性心膜炎は先行する結核性心膜炎，心臓手術，放射線性心膜炎との関連が強いが，原因にかかわらず，心膜炎の既往は収縮性心膜炎発症のリスク因子である。収縮性心膜炎は典型的には最初の心膜炎エピソードの3〜12か月以内に生じるが，発症までの期間は数日から数年と幅がある。軽症例では心嚢液の状況を慎重に観察しながら薬物治療を行うこともあるが，現在でも心膜切除術が根治的治療である。

文献

Alabed S, Perez-Gaxiola G, Buris A. Colchicine for children with pericarditis: Systematic review of clinical studies. *Arch Dis Child*. 2016;101(10):953–956.

Fanne RA, Banai S, Chorin U, Rogowski O, Keren G, Roth A. Diagnostic yield of extensive infectious panel testing in acute pericarditis. *Cardiology*. 2011;119:134–139.

Galluzzo A, Imazio M. Advances in medical therapy for pericardial diseases. *Exp Rev Cardiovasc Ther*. 2018;16(9):635–643.

Imazio M. Efficacy and safety of colchicine for pericarditis prevention. Systematic review and meta-analysis. *Heart*. 2012;98:1078–1082.

Imazio M, Belli R, Brucato A, et al. Efficacy and safety of colchicine for the treatment of multiple recurrences of pericarditis (CORP-2): A multicentre, double-blind, placebo-controlled, randomised trial. *Lancet*. 2014;383:2232–2237.

Imazio M, Brucato A, Cemin R. A randomized trial of colchicine for acute pericarditis. *N Engl J Med*. 2013;369:1522–1528.

Imazio M, Gaita F. Acute and recurrent pericarditis. *Cardiol Clin*. 2017;35(4):505–513.

Lazaros G, Imazio M, Brucato A, et al. Anakinra: An emerging option for refractory idiopathic recurrent pericarditis: A systematic review of published evidence. *J Cardiovasc Med*. 2016;17:256–262.

Levy PY, Corey R, Berger P, et al. Etiologic diagnosis of 204 pericardial effusions. *Medicine (Baltimore)*. 2003;82:385–391.

LeWinter M. Acute pericarditis. *N Engl J Med*. 2014;371:2410–2416.

Mayosi BM, Wiysonge CS, Ntsekhe M, et al. Clinical characteristics and initial management of patients with tuberculous pericarditis in the HIV era: The Investigation of the Management of Pericarditis in Africa (IMPI Africa) registry. *BMC Infect Dis*. 2006;6:2.

Mody P, Behnood B, Wang B, et al. Trends in acute pericarditis hospitalizations and outcomes among the elderly in the USA, 1999–2012. *Eur Heart J*. 2018;4:98–105.

39 心筋炎

■著：Lori Blauwet, Andrew Rosenbaum
■訳：米本仁史

定義

心筋炎はまれで，致死的で，しばしば過小診断されている急性および慢性心不全の原因であり，主に小児や若年成人にみられる。発生率は10万人あたり22例と推定されている。歴史的に，心筋炎の診断は心内膜生検(endomyocardial biopsy：EMB)検体の組織学的分析で心筋細胞への炎症性細胞浸潤所見を認めることで確定し，心筋細胞の壊死および隣接する心筋細胞の変性の有無は問わない。炎症性細胞浸潤の種類，心臓組織における分布，心筋損傷の度合いは鑑別診断の構築に有用である。

臨床的に，心筋炎は時間経過と重症度で定義される。急性心筋炎は心筋細胞の炎症を伴う急性心筋症であり，臨床所見は非常に多様である。慢性心筋炎は2つの病型に分類され，**慢性活動性心筋炎**は多様な症状を示し，心機能障害を伴い，症状と組織学的所見の再燃が特徴的である。**慢性持続性心筋炎**は持続的な症状と生検での進行性の心筋細胞への免疫細胞浸潤の証明により診断されるが，心室機能不全は伴わない。

劇症型心筋炎は急性発症の重篤な心不全，心原性ショック，生命を脅かす不整脈を伴う心筋炎を指す。**心サルコイドーシス**は炎症性心筋炎のまれなタイプであり，組織学的に間質の非壊死性肉芽腫を認めることが特徴である。特発性の**巨細胞性心筋炎(giant cell myocarditis**：GCM)は炎症性心筋炎のもう1つのまれなタイプであり，組織学的に多核巨細胞，心筋細胞壊死，炎症性リンパ球浸潤を認めることが特徴である。

原因

心筋炎の大半は感染症か毒素への曝露により発症するが，原発性の免疫異常により生じると考えられる例も存在する(Box 39.1 A, B)。ウイルス感染は北米とヨーロッパにおける心筋炎の原因として最多で，歴史的にアデノウイルスとエンテロウイルス〔特に，コクサッキーウイルスB3(coxsackievirus B3：CVB3)〕によるものが最多である。しかしながら，パルボウイルスB19(parvovirus B19：PVB19)，サイトメガロウイルス，EB(Epstein-Barr)ウイルス，単純ヘルペスウイルス1型および2型，ヒトヘルペスウイルス6型(human herpesvirus 6：HHV-6)，C型肝炎ウイルスによる心筋炎もよくみかける。ポリメラーゼ連鎖反応(polymerase chain reaction：PCR)や *in situ* ハイブリダイゼーションなどの新しい分子学的手法の発達により，PVB19とHHV-6が最も高頻度に検出されるウイルスであることを示唆するデータがある。心筋炎の原因ウイルスの分布の違いが地理的な

Box 39.1

A. 心筋炎の原因微生物

ウイルス
アデノウイルス
- アルボウイルス
- チクングニアウイルス

エンテロウイルス
- エコーウイルス
- コクサッキーウイルスA群
- **コクサッキーウイルスB群**
- ポリオウイルス

フラビウイルス
- デングウイルス
- 黄熱ウイルス

B型肝炎ウイルス
C型肝炎ウイルス
ヘルペスウイルス
- サイトメガロウイルス
- EB(Epstein-Barr)ウイルス
- 単純ヘルペスウイルス
- **ヒトヘルペスウイルス6型**
- 水痘帯状疱疹ウイルス

ヒト免疫不全ウイルス
インフルエンザウイルスA型およびB型
ラッサウイルス
麻疹ウイルス(measles virus)［訳注：下記 rubeola virus と重複］
ムンプスウイルス
パルボウイルス(特にパルボウイルスB19)
狂犬病ウイルス
RS(respiratory syncytial)ウイルス
麻疹ウイルス(rubeola virus)
風疹ウイルス
ワクシニアウイルス
天然痘ウイルス

細菌
Actinomyces
Burkholderia pseudomallei(類鼻疽)
Brucella
Campylobacter jejuni
Chlamydia(特に *C. pneumonia* と *C. psittaci*)
Clostridium
***Corynebacterium diphtheriae*(ジフテリア)**
Francisella tularensis(野兎病)
インフルエンザ菌(*Haemophilus influenzae*)
淋菌(gonococcus)
Legionella pneumophila(レジオネラ症)
Listeria monocytogenes

抗酸菌(結核)
Mycoplasma pneumoniae
髄膜炎菌(*Neisseria meningitidis*)
Salmonella
黄色ブドウ球菌(*Staphylococcus aureus*)
A群レンサ球菌(リウマチ熱)
肺炎球菌(*Streptococcus pneumoniae*)
破傷風菌(*Clostridium tetani*)
コレラ菌(*Vibrio cholerae*)
スピロヘータ
***Borrelia burgdorferi*(ライム病)**
B. recurrentis(回帰熱)
Leptospira
Treponema pallidum(梅毒)
***Rickettsia*(リケッチア)**
***Coxiella burnetii*(Q熱)**
Rickettsia prowazekii(発疹チフス)
R. rickettsii(ロッキー山紅斑熱)
R. tsutsugamushi(ツツガムシ病)
真菌
Aspergillus
Blastomyces
Candida
Coccidioides
Cryptococcus
Histoplasma
Mucor
Nocardia[訳注：正しくは細菌に分類される]
Sporothrix schenckii
糞線虫(*Strongyloides stercoralis*)[訳注：正しくは蠕虫に分類される]
原虫
Balantidium
Entamoeba histolytica(赤痢アメーバ症)
Leishmania
Plasmodium falciparum(熱帯熱マラリア)
Sarcocystis
***Toxoplasma gondii*(トキソプラズマ症)**
Trichinella spiralis[訳注：正しくは蠕虫に分類される]
***Trypanosoma cruzi*(Chagas病)**
Trypanosoma brucei(アフリカ睡眠病)
蠕虫
回虫(*Ascaris*)
単包条虫(*Echinococcus granulosus*)
異形吸虫(*Heterophyes*)
ウェステルマン肺吸虫(*Paragonimus westermani*)
住血吸虫(*Schistosoma*)
糞線虫(*Strongyloides stercoralis*)
有鉤条虫(*Taenia solium*)(有鉤嚢虫症)
イヌ回虫(*Toxocara canis*)(臓器幼虫移行症)
旋毛虫(*Trichinella spiralis*)
バンクロフト糸状虫(*Wuchereria bancrofti*)(フィラリア症)

B. 心筋炎の原因となる非感染症

毒素
薬剤
aminophylline
amphetamine
anagrelide
カテコラミン
抗がん剤
　アントラサイクリン系薬
　cyclophosphamide
　cytarabine
　5-fluorouracil
　免疫チェックポイント阻害薬
　mitomycin
　モノクローナル抗体
　paclitaxel
　チロシンキナーゼ阻害薬(trastuzumabを含む)
chloramphenicol
chloroquine
コカイン
ephedrine
ethanol
interleukin-2
methysergide
minoxidil
phenytoin
zidovudine
環境毒素
　ヒ素
　一酸化炭素
　重金属(コバルト，銅，鉄，鉛)
過敏反応
薬剤
allopurinol
抗微生物薬
　amphotericin B
　azithromycin
　セファロスポリン系薬
　chloramphenicol
　dapsone(diaphenylsulfone)
　isoniazide
　ペニシリン系薬
　streptomycin
　stibogluconate
　スルホンアミド系薬
　tetracyclins
dobutamine
gefitinib
ループ利尿薬
methyldopa
mexiletine
非ステロイド性抗炎症薬
　indomethacin
　mesalamine
向精神病薬
　ベンゾジアゼピン系薬
　carbamazepine
　clozapine
　lithium
　phenobarbital
　三環系抗うつ薬
サイアザイド系利尿薬
ワクチン
　天然痘ワクチン
　破傷風トキソイド
毒液
　昆虫(ハチ)
　クモ(クロゴケグモ)
　サソリ
　ヘビ

自己免疫疾患
ANCA 関連血管炎
Behçet 病
Crohn 病
皮膚筋炎 / 多発筋炎
巨細胞性心筋炎
炎症性腸疾患
重症筋無力症
関節リウマチ
Sjögren 症候群
Still 病
全身性エリテマトーデス
全身性強皮症
高安動脈炎
潰瘍性大腸炎
多発血管炎性肉芽腫症（旧称 Wegener 肉芽腫）

全身性疾患
セリアック病
好酸球性多発血管炎性肉芽腫症（Churg-Strauss 症候群）
膠原病
好酸球性の心内膜心筋疾患を伴う好酸球増加症
川崎病
サルコイドーシス

その他
熱中症
低体温
心臓移植後の拒絶反応
放射線照射

要因によるものなのか，一時的な流行状況の違いや診断法の違いによるものなのかについてははっきりしていない。

心筋炎に対して施行されたEMBの75％で少なくとも1種類の心臓作用性ウイルスの遺伝子が検出されている。心筋組織のPCR検査において2種類以上のウイルスを検出することはまれではないが，そのことが同時感染，過去の感染，病原性のない単なる定着のいずれを意味するのかははっきりしない。成人の心筋炎においてPVB19が低力価で持続的に検出されることはきわめてよくあることから，PVB19は病原性をもたず，心筋傷害とは関係がないとする報告もある。

心筋炎は細菌感染や原虫感染が原因でも生じる。心臓に直接感染する，または炎症性メカニズムを活性化するウイルス以外の病原微生物として最も頻度が高いものとして，*Corynebacterium diphtheriae*（ジフテリア），A群レンサ球菌（リウマチ熱），*Borrelia burgdorferi*（ライム病），*Trypanosoma cruzi*（Chagas病）がある。Chagas病はラテンアメリカにおける心筋炎の最多の原因である。典型例として好中球浸潤を伴うような細菌性心筋炎はまれである。

数多くの薬剤や環境毒素への曝露が心筋への毒性を有する。特に，いくつかの化学療法薬の潜在的な心毒性が知られている。1型の化学療法薬（アントラサイクリン系薬など）は心筋に対し恒久的な傷害を生じるのに対し，（trastuzumabなどの）チロシンキナーゼ阻害薬など2型の化学療法薬は通常，原因薬剤の中止により可逆性で，急性の心筋傷害を生じる。悪性腫瘍に対するT細胞反応を促進する目的で使用する免疫チェックポイント阻害薬による心筋炎はしばしば劇症型である。薬剤性過敏症症候群では過敏性好酸球性心筋炎を認めることがある。最も高頻度なのはallopurinol，抗菌薬，向精神薬，抗てんかん薬，抗炎症薬である。過敏反応による心筋傷害は通常，原因薬剤の中止により可逆的である。天然痘，破傷風，髄膜炎菌C型，B型肝炎に対するワクチンは好酸球性リンパ球性心筋炎と関連することがある。

全身性疾患，特にChurg-Strauss症候群，好酸球増多症候群，Loeffler心内膜炎，T細胞性リンパ腫や肺，胆道系の悪性腫瘍も好酸球性心筋炎との関連がある。急性壊死性好酸球性心筋炎はまれではあるが，急性発症し高い死亡率を示す劇症型の心筋炎である。

発症機序

ヒトにおける心筋炎の発症機序は完全には解明されていない。心筋炎の病態生理についての我々の知見の多くはエンテロウイルス，特にコクサッキーウイルスB3型に感染したマウスモデルから得られたもので，ウイルス性心筋炎は3つの段階で特徴づけられる（図39.1）。第1段階には，ウイルスが内皮細胞の受容体を介して心筋細胞に侵入する工程が含まれる。コクサッキーウイルスB群やアデノウイルスの一部は，自らのウイルス遺伝子を心筋細胞内に輸送するためにコクサッキーウイルス-アデノウイルス受容体（coxsackievirus-adenovirus receptor：CAR）を利用する。コクサッキーウイルスは侵入に際してCARに加えて崩壊促進因子（decay-accelerating factor：DAF）を，アデノウイルスは特別なインテグリン（$\alpha_{v\beta3}$ と $\alpha_{v\beta5}$）を共受容体として利用する。コクサッキーウイルスB群の感染においては，DAFへの特異的な結合により病原性が増大する。心筋細胞表面にCARの発現がない場合はウイルスに感染しない。

第1段階には急性の心筋傷害も含まれ，これはウイルスによる直接の心筋細胞傷害と，インターフェロン放出により惹起され，各種サイトカイン，一酸化窒素，Toll様受容体，補体など多種多様な炎症性メディエータの発現増加や心筋ミオシンなど細胞内抗原の提示などの自然免疫応答が組み合わさったものである。自然免疫応答を逃れたウイルスは複製し，産生する蛋白は心筋細胞のアポトーシスやネクローシスを引き起こす。

第2段階はウイルスの感染から約4〜5日後に獲得免疫応答が生じることで始まる。数週間〜数か月間にわたって持続するこの亜急性期は，主にTリンパ球により媒介される抗原特異的な反応が特徴である。ウイルスに特異的な細胞傷害性T細胞はサイトカインやパーフォリンを分泌し，ウイルスに感染した宿主細胞を破壊する。Bリンパ球はウイルス抗原を標的とした抗体や内因性の心筋蛋白を標的とした自己抗体を産生し，心筋の傷害を増強する。

心筋炎患者の多くで，第3段階になるとウイルスは排除され，免疫システムの発現も低下し，後遺症を残すことなく心筋は完全に回復する。しかしながら，一部の患者ではウイルスが排除されず，心筋特異的な炎症が遷延し，慢性的な心筋傷害から心筋リモデリングや拡張型心筋症（dilated cardiomyopathy：DCM）の発症につながる。CVB3による心筋炎では，心筋特異的な蛋白質を標的にした自己抗体の抗体価が高く，慢性心筋炎に進展する患者

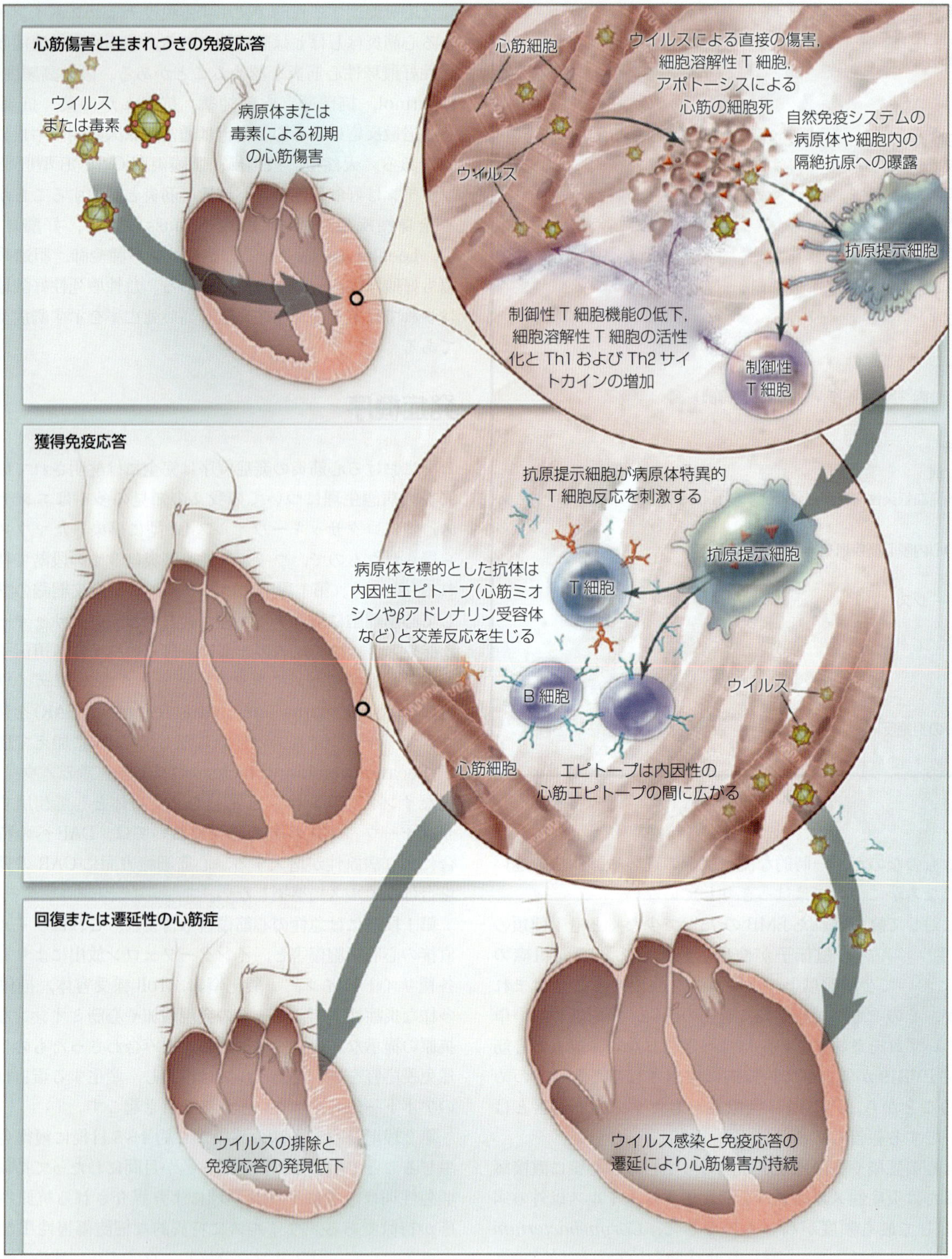

図 39.1

ウイルス性心筋炎の発症機序

ウイルス性心筋炎の発症機序についての近年の知見はマウスモデルに基づいている。これらのモデルにおいて，心筋炎は急性の心筋傷害から慢性的な拡張型心筋症（DCM）まで 3 つの段階を経て進展する。第 1 段階では，ウイルスの心筋細胞への侵入により直接的な心筋傷害と心筋ミオシンなどの宿主抗原の提示，自然免疫応答の活性化が生じる。第 2 段階では，活性化した T リンパ球，抗体，自己抗体が心筋に重篤な炎症をもたらす獲得免疫応答が主要な特徴である。多くの患者では第 3 段階になるとウイルスは排除され，免疫システムの発現は低下し，心筋は完全に回復する。しかしながら，一部の患者では第 3 段階になってもウイルス遺伝子が排除されずに残り，心筋細胞の特異的炎症から慢性的な DCM の発症につながる。

〔LT Cooper, Jr. Myocarditis. N Engl J Med. 2009；8：1526-1538. Copyright Massachusetts Medical Society から許可を得て転載〕

における自己免疫機序の関与を示唆している。動物モデルにおいて，αミオシン重鎖など隠れた蛋白質への曝露は自己免疫の発現を引き起こす。DCMへの進展には，内在する遺伝的基質も関与しているかもしれない。

疫学

臨床症状が多岐にわたることとEMBを実施できる機会が少ないことから，心筋炎はしばしば診断されずに見逃されるため，心筋炎の真の頻度を推定することは難しい。剖検例の研究では，心筋炎の頻度は0.12〜12%と推定されており，研究対象によって幅がある。Myocarditis Treatment試験では，心筋生検で診断確定した心筋炎は原因不明の成人心不全患者の9.6%を占めた。退院患者のICD-9分類コードに関する研究では，心不全患者の0.5〜4%が心筋炎によるものであった。

心筋炎は女性よりも男性で若干多くみられる。多くの臨床研究や登録研究において，男女比は1.5〜1.7：1である。男女差の原因の少なくとも一部は性ホルモンで説明できるだろう。雌のマウスにおいて，エストロゲンがウイルス血症やウイルスの心筋細胞への感染に対して防御的に作用し，有害な炎症性の反応を減少させることが示されている。一方，テストステロンは雄のマウスにおいて抗炎症性の反応を阻害することが示されている。

臨床像

成人の急性心筋炎の臨床症状は，臨床場面により異なる。発熱，筋痛，関節痛，皮疹，呼吸器症状，消化器症状などのウイルス感染に伴う前駆症状が，急性心筋炎発症の数日〜数週間前に先行するのが典型的であるが，常にそうであるわけではない。心筋炎の患者は胸痛，呼吸困難，動悸，倦怠感，浮腫，失神，運動耐容能低下を示すこともある。胸膜痛を認める場合，特に心嚢液を認める場合には，心筋心膜炎を疑う。不整脈もよくみられる。

劇症型心筋炎の患者は通常は重篤な心不全症状を示し，急速に心原性ショックに至るが，心サルコイドーシスの患者はより緩徐な経過で，慢性的なDCMに高度の房室ブロック(atrioventricular block：AVB)や新規の心室性不整脈を伴いながら発症する。GCMの患者は急性心不全の症状を示し，ガイドラインに沿った心不全治療を行った場合でも，否応なく早期死亡や心臓移植に至る。

診断

心筋炎の診断における最初の段階は，虚血性心疾患や弁膜症など，より頻度の高い心機能低下の原因を除外することである。心筋炎に特異的な血液所見，心電図所見，心臓超音波検査所見はない。急性心筋炎を疑う場合は通常，採血で血清中の心筋バイオマーカーを測定し，トロポニンT，トロポニンI，CK-MB(creatine kinase MB：クレアチンキナーゼMB分画)の上昇を認めることがある。血清中の炎症マーカーであるC反応性蛋白，赤沈，白血球数はしばしば上昇するが，これらの所見は非特異的である。原因として疑うウイルスに対する血清学的検査は勧めない。というのも，心筋炎を生じるウイルスはありふれたものであり，血清学的検査が陽性を示した場合でも原因とは限らないからである。ヒト免疫不全ウイルス(human immunodeficiency virus：HIV)感染症，ライム病，Chagas病の診断検査は，個々のリスクに応じて行うべきである。自己免疫疾患，アミロイドーシスやヘモクロマトーシスなどの浸潤性心筋疾患，甲状腺機能異常など非感染性の原因についても検査が必要である。

心筋炎の患者の多くは初期の心電図検査において非特異的な変化を示し，洞性頻脈，急性心筋梗塞や急性心膜炎に類似したST部分およびT波の異常，房室ブロック，完全および不完全脚ブロックなどを認める。非持続性の心室性不整脈，上室性不整脈もよく認める。異常Q波を認める場合や，QRS幅が0.12秒以上に延長している場合には，心臓死や心臓移植に至る可能性が高くなる。胸部レントゲン写真では，心拡大，肺静脈うっ滞，間質の浸潤影，胸水を認めることがある。

急性心筋炎の患者の心臓超音波検査で最もよく認める所見は，左室駆出率(left ventricular ejection fraction：LVEF)低下を伴う左室拡大である。新規の局所的な壁運動異常を認めることもあり，冠動脈の支配に一致していることも，一致していないこともある。右室機能低下は左室機能低下と比べて頻度は低いが，予後不良であることを強く示唆する所見である。

心臓MRIは急性心筋炎の診断における非侵襲的検査としてルーチンに実施されており，特にT1強調画像とT2強調画像が共に撮影された場合には，高い感度と特異度を示す。急性心筋炎で認めるT1強調画像およびT2強調画像の典型的変化は，いずれも経時的に減弱し，病勢の慢性期への移行と共に感度が低下していくことから，できるだけ発症早期に心臓MRIを撮像することが重要である。心臓MRIはEMBを実施する際にも役立ち，予後に関する情報をもたらす。患者の病歴や臨床所見から虚血性心疾患を疑う場合は，冠動脈造影検査の適応となる。

心筋炎の診断のゴールドスタンダードは，今でも心筋生検で炎症細胞浸潤を組織学的または免疫組織学的に証明することであり，心筋細胞の壊死所見は認めても認めなくてもよい。1986年に提唱されたDallas基準では，**活動性の心筋炎**は炎症細胞と隣接する心筋細胞の壊死を共に認める場合，**境界型の心筋炎**は炎症細胞を認めるが心筋傷害を認めない場合，と定義している。Dallas基準は，診断者間の解釈のばらつき，生検時のサンプリングエラーによる低い感度，ウイルス感染の他のマーカーや心筋における免疫活性化との不一致，予後予測因子の欠如などを理由に批判を受けてきた。CD3，CD4，CD28(Tリンパ球)，CD8(マクロファージ)，ヒト白血球抗原クラスⅠおよびクラスⅡなどの細胞表面抗原を検出する免疫組織化学染色は，Dallas基準よりも高い感度を示し，予後予測因子となる可能性がある。1997年に提唱されたMarburg基準は，急性心筋炎の診断には1 mm^2 あたり14個以上の明確な白血球浸潤(免疫組織化学的に定量)を認め，そのうち単球は4個まで，CD3陽性Tリンパ球は8個以上含まれ，心筋細胞の壊死所見または変性所見のいずれかを認める必要があると定めている。慢性心筋炎は，1 mm^2 あたり14個以上の白血球浸潤を認めるものの，心筋細胞の壊死所見も変性所見も認めない場合と定義されている。線維化は急性心筋炎，慢性心筋炎のいずれにおいても，認める場合と認めない場合がある。

手技に伴うリスクと費用から，一部の三次医療機関を除いて，心筋炎疑いの成人患者に対してEMBをルーチンに行うことはな

6

い。成人患者に対してEMBを強く推奨する臨床場面には，(1)発症2週間以内の原因の説明がつかない新規の心不全で，左室径が正常または拡大し，血行動態が悪化している場合，(2)発症2週間〜3か月間の原因の説明がつかない新規の心不全で，左室拡大と心室性不整脈，高度房室ブロックを伴う場合，またはガイドラインに沿った心不全治療で1〜2週間以内に改善を認めない場合，がある。これらの臨床場面は壊死性好酸球性心筋炎(臨床場面1)やGCM(臨床場面1または2)を疑う状況であり，これらは予後不良であるが免疫抑制療法により予後を改善できる可能性がある。EMBはほかにも，(1)罹病期間を問わずDCMを認める成人患者で，アレルギー性反応が疑われ，末梢血中の好酸球増加を認める場合や，(2)罹病期間を問わず，アントラサイクリン系薬による治療と関連した原因の説明がつかない成人の心不全患者，(3)拘束性心筋症と関連した原因の説明がつかない成人の心不全患者に対しても考慮する。しかしながら，ヨーロッパのガイドラインは近年，EMBを考慮する対象を臨床的に急性心筋炎を疑うすべての患者に拡大した。原因の説明がつかない小児の心筋症に対するEBMは妥当と考える。というのも，生検結果は薬物治療に反応する可能性がある患児をみつけ出すのに役立ち，心臓移植の必要性を減らすことができるかもしれないからである。EMBは通常は経静脈的に右室から行い，熟練した術者が行った場合の重大な合併症の発生率は0.1%未満である。

急性心筋炎を3段階に分類する方法が，近年提唱されている(表39.1)。無症候性急性心筋炎には，(1)無症状で，(2)急性心筋症の他の原因が除外された，(3)直近にウイルス感染など心筋炎の発症契機があり，かつ(a)他に説明のつかないトロポニン上昇，(b)急性心筋傷害を示唆する心電図所見，(c)心臓超音波検査または心臓MRIにおける心機能異常の証拠のうち1項目以上を満たす患者を分類する。無症候性急性心筋炎の診断基準を満たし，かつ急性心筋炎に合致する症状もある患者は，**急性心筋炎(疑診例)**に分類できる。組織学的所見または免疫組織学的所見が心筋炎に合致する場合は，その患者は，仮に無症状であったとしても，**心筋炎(確定例)**である。

治療

ガイドラインに沿った薬物治療

無症候性の急性心筋炎患者に対する治療について示したガイドラインはない。LVFEが40%未満であれば，アンジオテンシン変換酵素阻害薬(angiotensin-converting enzyme inhibitor：ACE-I)またはアンジオテンシンII受容体拮抗薬(angiotensin II receptor blocker：ARB)のいずれかとβ遮断薬を開始し，心不全治療ガイドラインに沿った定期的な経過観察を行うことが妥当である。

心不全症状を示し，心筋炎の疑診例または確定例と診断された成人患者に対しては，ガイドラインに沿った心不全治療，つまりは塩分制限と水制限，および利尿薬，ACE-IまたはARBによる治療を行う。急性心不全の症状が改善すれば，β遮断薬を加えるべきである。ウイルス性心筋炎の患者に対するカルシウム拮抗薬の有効性は確立していない。ウイルス性心筋炎の患者に対するdigoxinの使用は慎重に行うべきである。というのも，ウイルス性心筋炎のマウスモデルに高用量のdigoxinを投与した場合に死

表39.1
心筋炎の診断分類

分類	症状	診断基準	組織学的分類	バイオマーカー，心電図所見，心筋炎に合致する画像所見	治療
無症候性急性心筋炎の可能性あり	無症候性	下記の1項目以上を満たす： 1. トロポニン上昇 2. 心電図所見が急性心筋障害を示唆する 3. 心臓超音波所見または心臓MRI所見が心機能異常に合致する	なし	あり	不明
急性心筋炎(疑診例)	症候性	下記の1項目以上を満たす： 1. トロポニン上昇 2. 心電図所見が急性心筋障害を示唆する 3. 心臓超音波所見または心臓MRI所見が心機能異常に合致する	なし	あり	臨床症状に応じて行う
心筋炎(確定例)	症候性または無症候性	心筋炎の組織学的または免疫組織学的な証拠がある	あり	あり，またはなし	臨床症状に応じて行う

亡率が上昇したからである。非ステロイド性抗炎症薬の使用も，ウイルス性心筋炎のマウスモデルで炎症反応の増強，死亡率の上昇を認めたため避ける。激しい運動も，マウスモデルで有害性が示されたため感染後6か月間は避ける。重篤な心不全症状を示す患者に対しては，経静脈的な血管拡張薬または循環作動薬の投与が必要な場合があり，心原性ショックの患者に対しては大動脈内バルーンパンピングや体外式膜型人工肺，左室／両室補助人工心臓による機械的な循環補助が必要な場合がある。心臓移植は，ガイドラインに沿った心不全治療と機械的な循環補助に反応しない患者のみに考慮する。

抗ウイルス療法

心筋炎の多くはウイルス感染が原因であるため，ウイルスの宿主細胞受容体への接着，侵入，脱殻を標的としたpleconarilや可溶性CAR-Fcなどの抗ウイルス薬によりウイルスの翻訳，転写，増幅を遮断することは，疾患の初期段階では有用であり妥当と考えられる。しかし残念ながら，大半の患者はウイルスの感染から数週間後に受診するため，これらの薬剤は急性ウイルス性心筋炎の患者に対してほとんど有益性がない。HHV-6に関連した心筋炎の治療におけるganciclovirなど核酸アナログの効果を示唆した逸話的エビデンスは存在するが，臨床研究は行われていない。同様に，パルボウイルスによる心筋炎における核酸アナログtelbivudineによる症状改善とウイルス量減少が示されているが，PreTopic研究と呼ばれる小さな研究である。

免疫抑制療法

急性ウイルス性心筋炎の成人患者に対する免疫抑制薬の有効性は示されていない。Myocarditis Treatment試験では，心筋炎患者に対してprednisoneとazathioprineまたはcyclosporineいずれかの併用で治療を行った場合，プラセボを用いた場合と比較して，LVEFや無移植生存期間は同等の変化を示した。しかしながら，GCM，心サルコイドーシス，壊死性好酸球性心筋炎，結合組織疾患に関連した心筋炎では，免疫抑制療法によるアウトカム改善が示されており，免疫抑制療法が必要である。急性心筋炎の小児例に対する免疫抑制療法の有効性を示した小規模の症例対照研究がいくつかあるが，ランダム化比較試験は行われていない。

Tailored Immunosuppression in Inflammatory Cardiomyopathy(TIMIC)試験は，ウイルス遺伝子の持続検出のない，慢性心筋炎の成人患者85例をprednisoneとazathioprineの併用群とプラセボ群に無作為に割り付けた。免疫抑制療法群ではLVEFと生活の質(quality of life：QOL)が有意に改善したのに対し，プラセボ群でこれらの持続的な改善を示した患者は1人もおらず，慢性心筋炎／DCMの患者に対する免疫抑制療法の有効性を示唆した。

免疫修飾療法

成人の心筋炎患者に対する静脈内免疫グロブリン(IV immunoglobulin：IVIG)を使用した複数の小規模研究の結果は，異なる結果を示した。IMAC試験ではLVEFが40％未満の最近発症の心筋症患者62例がIVIG群とプラセボ群に無作為に割り付けられ，1年後に両群は同等の生存率とLVEF改善を示した。一方，急性心筋炎疑いの小児を対象に高用量IVIG(2 g/kg)の有効性を評価した小さな後ろ向き研究では，歴史的対照と比較して生存率の改善傾向を示した。小さな症例シリーズでは，高用量IVIGがCMV心筋炎に対して使用され，より高いウイルス除去効果を示した。

ウイルス性心筋炎のマウスモデルにおいて，interferon-αとinterferon-βは心筋細胞傷害と炎症細胞浸潤を減少し，心筋中からウイルスを除去した。心筋中からエンテロウイルスまたはアデノウイルスの遺伝子が持続的に検出されている慢性DCM患者の小規模な症例シリーズでは，interferon-βによりウイルス遺伝子が消失し，プラセボと比較してLVEFが改善した。その後のBetaferon in patients with Chronic viral Cardiomyopathy(BICC)試験では143例の患者がinterferon-β-1b群とプラセボ群に無作為に割り付けられたが，interferon-β-1b群ではプラセボ群と比較して有意なエンテロウイルス量減少，LVEF増加，左室容量減少を認めた。これらの結果を，他のウイルス(PVB19やHHV-6など)に対する治療においても適用できるかどうかはわかっていない。

European Study of Epidemiology and Treatment of Cardiac Inflammatory Disease(ESETCID)は現在進行中の二重盲検プラセボ対照ランダム化試験であり，CMV心筋炎に対する高用量IVIG，エンテロウイルス心筋炎に対するα-interferon，ウイルス陰性の心筋炎に対する免疫抑制療法など病原体に基づく治療アプローチについて評価している。

自然経過と予後

急性心筋炎の自然経過や予後は臨床場面により異なる。軽度の症状と正常または正常に近いLVEFを示す急性リンパ球性(ウイルス性)心筋炎患者は通常，後遺症を残すことなく自然に回復するが，約15％で心筋炎の再発を認める。一方，Myocarditis Treatment試験では，LVEFが45％未満の成人患者の1年死亡率は20％，2年死亡率は56％であった。Intervention in Myocarditis and Acute Cardiomyopathy(IMAC)試験は，最近発症の心筋炎または特発性DCMによる心不全患者で，ベースラインのLVEFが40％未満を示した患者62例を登録し，従来の心不全治療にIVIGを併用する群と，併用しない群にランダムに割り付けた。全体でLVEFはベースラインの平均25％から6か月後に平均41％，12か月後に平均42％に改善し，群間差は認めなかった。無移植生存率は1年後は92％，2年後は88％であった。IMAC-2試験は最近発症の非虚血性DCM患者373例を登録し，回復率の男女差を示した。男性患者では平均LVEFはベースラインの23％から6か月後に39％へと改善したが，周産期心筋症を除いた女性患者では，ベースラインの24％から6か月後に42％へと改善した。周産期心筋症の女性患者では平均LVEFはベースラインの24％から6か月後に45％へと改善し，最大の心筋機能回復率を示した。4年後の時点で死亡例はなかった。

今後の方向性

心筋炎の診断においては，今でもEMBが診断のゴールドスタンダードであるが，EMBは侵襲的な検査であり，大きな合併症のリスクを伴う。分子診断学は，たとえば，炎症や微生物が存在するときに，その微生物の病原性を決定するための橋渡し的な役割をもたらす可能性がある。診断や予後についての情報をもたらす感度や特異度に優れた非侵襲的検査法の開発がぜひとも必要である。ウイルス性心筋炎に対して有効な特異的治療が存在しない。特定の抗ウイルス薬や抗菌薬の効果はあるかもしれないが，その有効性の判断には適切な検出力を備えたランダム化比較試験が必要である。まだ評価の定まっていない新しい治療法には，ウイルス感染に対する免疫応答修飾を目的とした，T細胞を標的とした細胞ベースの治療がある。心筋炎の発症予防もまた，さらなる研究が必要な領域である。麻疹ウイルス，ムンプスウイルス，ポリオウイルスを含む多くのウイルスに対する予防接種により，これらウイルスが原因の心筋炎発症が極端に減少することから，エンテロウイルス，アデノウイルス，PVB19，HHV-6，HIVなど心筋指向性のウイルスに対する予防接種の開発と実用化により，将来的に心筋炎の発生率が低下する可能性が高まっている。

文献

Cooper LT, Mather PJ, Alexis JD, et al. Myocardial recovery in peripartum cardiomyopathy: prospective comparison with recent onset cardiomyopathy in men and nonperipartum women. *J Card Failure*. 2012;18:28–33.

Friedrich MG, Sechtem U, Schulz-Menger J, et al. Cardiovascular magnetic resonance in myocarditis: A JACC White Paper. *J Am Coll Cardiol*. 2009;53:1475–1487.

Frustaci A, Russo MA, Chiment C. Randomized study on the efficacy of immunosuppressive therapy in patients with virus-negative inflammatory cardiomyopathy: the TIMIC study. *Eur Heart J*. 2009;30:1995–2002.

Kuhl U, Lassner D, Von Schlippenbach J, Poller W Schultheiss HP. Interferon-Beta improves survival in enterovirus-associated cardiomyopathy. *J Am Coll Cardiol*. 2012;60:1295–1296.

Kuhl U, Pauschinger M, Seeberg B, Lassner D, Noutsias M, Poller W, Schultheiss HP. Viral persistence in the myocardium is associated with progressive cardiac dysfunction. *Circulation*. 2005;112:1965–1970.

Mahfoud F, Gartner B, Kindermann M, et al. Virus serology in patients with suspected myocarditis: utility or futility? *Eur Heart J*. 2011;32:897–903.

Mason JW, O'Connell JB, Herskowitz A, Rose NR, McManus BM, Billingham ME, Moon TE. A clinical trial of immunosuppressive therapy for myocarditis. The Myocarditis Treatment Trial Investigators. *N Engl J Med*. 1995;333:269–275.

McNamara DM, Holubkov R, Starling RC, et al. Controlled trial of intravenous immune globulin in recent-onset dilated cardiomyopathy. *Circulation*. 2001;103:2254–2259.

Sagar S, Liu PP, Cooper LT, Jr. Myocarditis. *Lancet*. 2012;379:738–747.

40 縦隔炎

■著：Ravi Karra, Keith S. Kaye
■訳：米本仁史

縦隔は胸郭内の両肺間の空間であり，心臓，大血管，食道，気管，胸腺，リンパ節を包み込んでいる。縦隔の結合組織は頭頸部の長い筋膜と連続しており，胸部手術が進歩する以前は縦隔炎が主に喉頭の感染症の合併症であったことの一因である。縦隔は胸郭の深部に位置することから，比較的保護された臓器空間である。縦隔への主要な侵入門戸には，(1)胸骨切開術(sternotomy)後の直接的な細菌の接種〔つまりは術後縦隔炎(postoperative mediastinitis：POM)のこと〕，(2)頸部の長い筋膜に沿った進展(つまりは下行性縦隔炎のこと)，(3)食道など縦隔構造の破綻，(4)隣接した胸部構造からの連続的な進展の4つが存在する。

術後縦隔炎(POM)

POMは米国疾病対策センター(Centers for Disease Control and Prevention：CDC)の基準で臓器/腔の感染症に分類される，胸骨正中切開術の重篤な合併症である。POMでは古典的に，胸骨切開術の通常2〜4週間後に発熱と胸骨創部の離開，排膿を認める。POMは時には，より慢性的で遅発性の感染症として，胸骨切開術の数か月〜数年後に発症することもある。表層の感染徴候のみを示し，POMの診断が困難なこともある。より表層の胸骨創部感染と区別するには，臨床的にPOMを強く疑うことがしばしば必要である。

発症機序

感染は手術中に宿主の細菌を直接的に縦隔に接種することで成立することが最多である。皮膚や口腔粘膜に常在するコアグラーゼ陰性ブドウ球菌(coagulase-negative *Staphylococcus*：CoNS)や黄色ブドウ球菌(*Staphylococcus aureus*)などの細菌が，POMの最も頻度の高い原因菌である。Gram陰性桿菌は，より頻度の低いPOMの原因菌であるが，腹腔から縦隔に進展すると考えられている。まれに，黄色ブドウ球菌などの病原体は手術チームのメンバーや汚染した手術器具を介して縦隔に入り込むこともある。細菌による汚染が本格的な感染に進展するかどうかは，(1)汚染した細菌の菌量，(2)局所の組織と血管の損傷度合い，(3)宿主の免疫機能という3つの主要因が組み合わさって決まる。菌量が多く，周術期の組織の損傷が大きいほど，感染リスクは高くなる。宿主の免疫機能が低下しているほどPOMに進展しやすく，心臓移植手術後に縦隔炎発生率が高いことの一因でもある。

疫学と予後

手術技術が進歩し，術前抗菌薬を使用するようになったにもかかわらず，現在でもPOMの発生率は約1.0％に留まっている。毎年，多くの胸骨正中切開術が行われることから，POMはしばしば遭遇する問題となっている。

POM発症のリスク因子は，(1)宿主に関連した要因，(2)病院に関連した要因，(3)技術または手術に関連した要因の3つに分類される。宿主に関連した要因には，糖尿病，肥満，高齢，胸骨切開術の既往，慢性閉塞性肺疾患，ニューヨーク心臓協会(New York Heart Association：NYHA)分類でクラスⅢまたはⅣの心不全がある。病院に関連した要因には，術後の長期間の人工呼吸器管理，術後の長期間のICU滞在がある。手術に関連した要因には，内胸動脈の剝離，長時間の手術，複雑な手術がある。複雑な手術には，冠動脈バイパス術と弁修復術の同時手術や，胸骨切開術の「反復」，「再開胸」などが含まれる。

POMは合併症の発生率や死亡率が非常に高い。推定術後死亡率は，感染のない術後患者が2.7〜5.5％であるのに対し，POM患者は11.8〜14％である。死亡率は40％にのぼると報告する症例シリーズもある。手術直後の時期に死亡するリスク因子には，患者に関連したもの(高齢，術後の菌血症)，入院に関連したもの(機械的な補助循環，術後の長期間の人工呼吸器管理)，技術的要因に関連したもの(長時間の手術，再開胸，輸血)，特定の病原微生物の感染がある。メチシリン耐性黄色ブドウ球菌(methicillin-resistant *S. aureus*：MRSA)によるPOMは特に臨床的予後が不良である。POMの患者は手術直後の時期の死亡率が高いだけでなく，心臓胸部手術後10年までの死亡率が2〜4倍も高い。POMの患者の長期死亡率を高めるリスク因子には，年齢＞65歳，術前の血清クレアチニン＞2.0 mg/dL，MRSAの感染，POMに対する治療的なデブリードマン後の胸骨の閉創が3日間以上遅延すること，治療的な胸骨のデブリードマンから7日以内に有効な抗菌薬を投与できないこと，がある。

下行性壊死性縦隔炎

病原微生物が頭頸部の感染巣から進展することで発症する縦隔炎は，縦隔へ直接的に細菌が接種されて発症する縦隔炎とは対照的に，下行性壊死性縦隔炎と分類される。下行性壊死性縦隔炎の50％近くが，喉頭の感染症を原因として生じる。しかしながら，実際には，いかなる頭頸部の感染症も縦隔に進展しうる。頭頸部の感染症を適切な抗菌薬で治療することで，下行性壊死性縦隔炎の予防が可能である。今の抗菌薬の時代，下行性壊死性縦隔炎は非常にまれなものになってきている。

発症機序

縦隔への進展は，気管前間隙(甲状腺や気管の化膿性感染症)，血管周囲間隙（口腔咽頭の感染症），咽頭後間隙（口腔咽頭の感染症）という頭頸部の3つの空間のいずれかを通じて生じる。吸気時に胸郭内圧が陰圧になることが，これらの空間から感染を縦隔内に引き込むように作用する。咽頭後間隙は頭蓋底からはるばる横隔膜まで広がっていることから，「危険」間隙と呼ばれる。下行性壊死性縦隔炎の約70％に咽頭後間隙が関与する。血管周囲間隙の感染は，頸静脈の血栓性静脈炎（Lemierre 症候群）や頸動脈への直接的波及を合併することがある（「10章　深頸部感染症」参照）。

疫学と予後

下行性壊死性縦隔炎の原因微生物は，通常頭頸部に常在または感染する細菌を反映している。下行性壊死性縦隔炎はしばしば，嫌気性菌も関与した複数菌による混合感染である。頻度の高い嫌気性菌は *Fusobacterium*，*Prevotella*，*Vellionella*，*Peptostreptococcus* などの口腔内嫌気性菌である。*Streptococcus* 属も頻度の高い原因菌である。*Actinomyces* も下行性縦隔炎を生じることがある。

下行性壊死性縦隔炎の患者はしばしば，発熱や根底にある頭頸部感染症の徴候を示すが，時には敗血症を来すこともある。ただし，免疫抑制患者では明らかな臨床徴候や症状を欠くこともある。関連した頸部の感染症の徴候である開口障害，口腔咽頭の疼痛，頸部の運動時痛，嚥下障害，嗄声，喘鳴や，時に皮膚発赤などの存在は，下行性壊死性縦隔炎を疑うきっかけとなる。全体として，下行性壊死性縦隔炎を診断するには，臨床的に強く疑う必要がある。下行性壊死性縦隔炎は急速に致死的となることがあるため早期発見と早期治療が重要であるが，治療を行った場合でも推定死亡率は15％と高い。

縦隔構造から発生する縦隔炎

縦隔炎は縦隔構造から細菌が直接的に漏出する結果としても生じる。縦隔に包まれた臓器や血管の穿孔は縦隔炎の原因となり，特に食道穿孔の頻度が高い。食道穿孔は重篤な嘔吐（Boerhaave 症候群），鋭利物の誤飲，または内視鏡検査，食道括約筋切開術，食道ステント留置などの処置後に生じる。気管の穿孔後に縦隔炎が生じることもあり，時に気管挿管や気管支鏡検査の合併症として生じる。外科的修復術や中心静脈カテーテル留置に合併した大動脈の感染症からの進展により生じたまれな縦隔炎の報告もある。

縦隔構造から発生した縦隔炎，特に Boerhaave 症候群では，患者はしばしば胸痛と発熱を示す。縦隔炎を疑う場合は，病歴聴取の際に気管や食道に関連した最近の処置歴や，激しい嘔吐の有無について特に注目すべきである。

隣接する胸部感染症から発生する縦隔炎

細菌，真菌，抗酸菌による肺感染症は，無治療の場合，連続的な進展により二次性の縦隔炎を生じうる。細菌による縦隔炎は通常は急性感染症として発症する。結核やヒストプラズマ症による縦隔炎は，細菌によるものと比べて亜急性または慢性の経過を示し，肉芽腫性縦隔炎や，縦隔内に免疫学的機序によるコラーゲン沈着を生じ，その結果として線維性縦隔炎を生じることがある。

縦隔炎を疑う場合の評価法

胸骨正中切開術や頭頸部の疾患，内視鏡検査，気管支鏡検査など，誘因となる出来事についての病歴聴取が重要である。

縦隔炎の患者は古典的には胸痛と発熱を示す。胸痛は時に胸膜痛のことがある。身体所見では，縦隔炎の患者は低血圧や敗血症など重篤な全身性疾患の徴候を示すことが多いが，重篤な全身性の徴候や症状を示さない患者もいる。POM を表層の感染症と鑑別するには，臨床的に POM を強く疑うことがしばしば必要である。

縦隔炎の症状はその患者にみられる感染症の型により異なる。たとえば，POM の患者では古典的に，術後3週間以内に胸骨切開創の発赤と排膿を認める。切開創の一方の側に胸骨が強固に押さえつけられている場合には，胸骨が「カチッ」と鳴ることがあり，組織膜の損傷により胸骨が不安定になっていることを意味する。不運にして POM の急性の徴候や症状を認めず，胸骨正中切開創の少量の排液や発赤といった軽度の感染徴候しか認めない患者もいる。対照的に，下行性壊死性縦隔炎の患者はしばしば頭頸部の感染症の徴候を示すので，身体診察では頭頸部の評価が非常に重要である。歯性膿瘍の患者では時として歯根部に波動を触れる腫瘤を認めることがある。その他の徴候には，扁桃の滲出物，咽頭の炎症所見，頸部リンパ節腫脹などがある。頸部の圧痛は頭頸部から縦隔に感染が進展した経路を表すことがある。「Hamman 徴候」は一部の縦隔炎患者に認める，心拍動ごとに聴取するバリバリという雑音のことであり，縦隔に空気が存在することを示唆する。隣接する臓器の感染症から進展した二次性縦隔炎の患者はしばしば，隣接する臓器/腔の感染症と関連した徴候や症状を示す（肺炎患者における肺浸潤影所見など）。

縦隔炎を疑う場合は，診断のための検査として，血算，白血球分画，血液培養，C 反応性蛋白，画像検査を行う。胸部レントゲン写真では，縦隔拡大を認めることがある（下行性壊死性縦隔炎で最もよく認める）。まれではあるが，胸部レントゲン写真で縦隔気腫を認めることがある。胸部 CT と MRI は最も有用な画像検査である。CT，MRI では，縦隔の液貯留と縦隔気腫を高頻度に認める。術後の炎症性変化を感染症や膿瘍と見分けることは難しいことがあり，POM の診断において胸部 CT や MRI は感度に優れるものの，特異度は劣る。

縦隔炎を疑う場合の予防と治療

術後縦隔炎

胸骨切開術を行う患者に対しては，術前抗菌薬の予防投与が推奨されている。第1世代または第2世代のセファロスポリン系薬を術前60分以内に投与する。MRSA の検出率が高い患者や施設の場合や，患者がペニシリンアレルギーを有する場合には，予防抗菌薬として vancomycin を Gram 陰性桿菌に有効な抗菌薬と併用して使用することを考慮する。chlorhexidine を用いて術前に鼻咽頭や鼻孔を除菌するプログラムの計画的実施により，胸骨深部の感染症を含む術後感染症の発生率が低下することが示されている。最近，黄色ブドウ球菌が定着した患者に対して術前に鼻孔の chlorhexidine 洗浄と mupirocin 投与から成るプログラムを実施することにより，縦隔炎を含む創深部の感染症発生率が低下することが示された。手術時に抗菌薬スポンジを埋め込む方法や黄色ブドウ球菌に対するワクチン投与などの方法は効果が低いことが証明された。

POM の最善の治療は，外科的デブリードマンと適切な抗菌薬治療の併用である。POM の最も頻度の高い原因菌は，Gram 陽性球菌(*Staphylococcus* 属と *Streptococcus* 属で全体の約 70%)と Gram 陰性桿菌(全体の約 12%)である。そのため，抗菌薬による初期治療は通常，好気性 Gram 陽性球菌に抗菌活性をもつ薬剤と好気性 Gram 陰性桿菌に抗菌活性をもつ薬剤の 2 剤を選択する。Gram 陽性菌に対する薬剤としては，通常は *β*-ラクタム薬(nafcillin[訳注：日本では未承認である]または cefazolin)かグリコペプチド系薬(vancomycin など)を選択する。POM の原因菌として MRSA の頻度が高い施設では，Gram 陽性菌に対するエンピリックな(経験的)治療として vancomycin を使用すべきである。Gram 陰性菌に対してエンピリックに選択する抗菌薬としては，フルオロキノロン系薬，アミノグリコシド系薬，広域スペクトラムのセファロスポリン系薬がある。緑膿菌(*Pseudomonas*)は縦隔炎の原因菌となる頻度は低く，抗緑膿菌作用のある薬剤をエンピリックな治療として選択する必要は通常ない。抗菌薬治療は，胸骨，縦隔および血液の培養結果に基づいて調整すべきである。胸骨検体(理想的には手術室で採取)の培養結果は通常，提出から 3〜5 日以内に得られる。

胸骨ワイヤの除去を含む外科的デブリードマンをすみやかに行うことは，(縦隔に膿が存在することの確認による)縦隔炎の診断確定，培養のための組織検体の採取，膿性物質や著しく感染し失活した組織を除去するために必要である。胸骨骨髄炎を合併していることから，血流のない肋軟骨組織の除去を含む胸骨切除術も通常必要である。初期のデブリードマンと胸骨切除術の後は，さまざまな治療目的の手術が行われている。歴史的に，胸骨は肉芽組織が目に見えて発達してくるまでの間，開いたまま被覆されていたが，この方法は合併症発生率や死亡率が高く，それは開いたままの縦隔にしばしば新たな感染が生じることが原因であった。縦隔炎に対して陰圧閉鎖療法(negative pressure wound therapy：NPWT)を行うことで，予後は改善するかもしれない。NPWT を行うことで，胸骨を開いたままにするのと比較して，入院期間と胸骨閉創までの期間が短縮し死亡率も低下することが，いくつかの症例シリーズで示されている。胸骨切除術後の胸骨閉創には，胸筋または大網を用いた筋皮弁と，有窓性の縦隔ドレーンを使用することが望ましい。筋皮弁を用いた胸骨閉創は，通常は胸骨切除術およびデブリードマン後ただちに，または，ほどなくして行う。胸骨閉創の遅れは予後を悪化させる。時には，胸骨は筋皮弁を用いることなく一期的に閉創されることもある。

下行性壊死性縦隔炎，縦隔構造から発生する縦隔炎，隣接する胸部感染症から発生する縦隔炎

下行性壊死性縦隔炎では，エンピリックな抗菌薬治療として，Gram 陽性球菌，嫌気性菌，Gram 陰性桿菌に対して抗菌活性をもつ薬剤を使用する。感染が縦隔上部に限局している場合は頸部からのドレナージが推奨されるが，感染が縦隔下部に及んでいる場合には，開胸術と開放ドレナージがしばしば必要となる。

縦隔臓器の破裂に続発する縦隔炎に対しては，外科的な開放ドレナージと穿孔した臓器の修復を要する。Boerhaave 症候群では，好気性 Gram 陰性桿菌と嫌気性菌に抗菌活性をもつ抗菌薬を使用すべきである。たとえば，広域スペクトラムのセファロスポリン系薬と metronidazole または clindamycin の併用は，エンピリックな治療として理にかなっている。単剤での治療としては，piperacillin-tazobactam などの *β*-ラクタム / *β*-ラクタマーゼ阻害薬配合剤や，カルバペネム系薬が選択肢となる。外科的処置は感染や穿孔の程度により決定する。膿性貯留液を多量に認める場合はドレナージが必要であり，食道の裂け目が大きい場合は局所的な食道切除と修復が必要である。

隣接する胸部感染症からの進展により生じる縦隔炎に対しては，肺炎球菌(*Streptococcus pneumoniae*)，黄色ブドウ球菌，Gram 陰性桿菌など呼吸器の病原体に抗菌活性をもつ広域スペクトラムの抗菌薬でエンピリックな治療を行うべきである。誤嚥性肺炎を疑う場合は，嫌気性菌も治療対象とすべきである。適切なエンピリックな治療には，第 3 世代セファロスポリン系薬または aztreonam と vancomycin，さらには clindamycin か metronidazole のいずれかとの併用が選択肢となる。根治治療は縦隔のデブリードマンと通常は胸腔ドレーンを使用した膿性貯留液のドレナージである。抗菌薬は術中検体の培養結果に基づいて調整すべきである。

抗酸菌感染や真菌感染の結果として生じる線維性縦隔炎は，治療が非常に困難である。結核菌(*Mycobacterium tuberculosis*)に対するエンピリックな治療は，標準的な 4 剤併用療法(isoniazid，rifampicin，pyrazinamide，ethambutol の併用など)が選択肢である。真菌感染症に対しては itraconazole を使用し，ヒストプラズマ症の場合は時に amphotericin を併用する。しかしながら，これらの病原体による線維性縦隔炎に対する抗菌薬治療の実用性や有効性については，いまだによくわかっていない。外科的デブリードマンは主に血管や気道の閉塞を解除する目的で行われる。

文献

Bode LG, Kluytmans JA, Wertheim HF, et al. Preventing surgical-site infections in nasal carriers of *Staphylococcus aureus*. *N Engl J Med*. 2010;362:9–17.

Rebmann T, Kohut K. Preventing mediastinitis surgical site infections: executive summary of the Association for Professionals in Infection Control and Epidemiology's elimination guide. *Am J Infect Control*. 2011;39:529–531.

Ridder GJ, Maier W, Kinzer S, *et al*. Descending necrotizing mediastinitis: contemporary trends in etiology, diagnosis, management, and outcome. *Ann Surg*. 2010;251:528–534.

Risnes I, Abdelnoor M, Almdahl SM, Svennevig JL. Mediastinitis after coronary artery bypass grafting risk factors and long-term survival. *Ann Thorac Surg*. 2010;89:1502–1509.

Segers P, Speekenbrink RG, Ubbink DT, van Ogtrop ML, de Mol BA. Prevention of nosocomial infection in cardiac surgery by decontamination of the nasopharynx and oropharynx with chlorhexidine gluconate: a randomized controlled trial. *JAMA*. 2006;296:2460–2466.

41 血管感染症

■著：Susan E. Beekmann, David K. Henderson
■訳：米本仁史

血管感染症の診断と治療は複雑で，感染部位，原因微生物，患者の解剖学的特徴や免疫機能など多くの要素に左右される。化膿性血栓性静脈炎は微生物により惹起された末梢静脈・中心静脈の静脈壁の炎症である。動脈内膜炎（感染性動脈炎）や感染性動脈瘤は動脈壁の感染症である。動脈瘤の存在なしに動脈内膜炎を診断することは難しいため，通常は動脈瘤か仮性動脈瘤が存在する。**感染性動脈瘤（mycotic aneurysm）**という用語は，真菌，細菌など原因微生物に関係なく，また，既存の動脈瘤や仮性動脈瘤への二次的な感染についても用いられるため，この呼称は本来誤りである［訳注：mycotic は「真菌性の」という意味である］。人工血管感染は血管グラフトの種類や部位の違いにより，非常に広範囲の疾患スペクトラムを有する。血管グラフトの切除は患者の生命や臓器機能を脅かし，*ex situ*（非解剖学的）での血行再建や自家組織による再建などの代替手法や，他のさまざまな血管グラフト材料についても考慮に入れる必要があるため，人工血管感染の治療は非常に複雑である。そして，動脈瘤の血管内治療は，血管内ステントやステントグラフト，その他血管内デバイスに対しさまざまな感染性合併症をもたらしてきた。

末梢静脈および中心静脈の化膿性血栓性静脈炎

発症機序と診断

化膿性血栓性静脈炎の特徴は静脈壁の化膿を伴う炎症である。炎症を生じた静脈の部位により臨床的意義や臨床症状は異なる。表在静脈の化膿性血栓性静脈炎の多くは静脈内カテーテル留置や静脈内薬物使用の合併症として生じる。静脈内カテーテルによる化膿性血栓性静脈炎はスチール製よりもプラスチック製のカニューレでよくみられる。静脈壁の刺激による化膿性血栓性静脈炎はテフロン製やシリコンゴム製よりもポリエチレン製のカテーテルでよくみられ，下肢に起きやすい。中心静脈の化膿性血栓性静脈炎は中心静脈カテーテル留置の比較的頻度の高い合併症で，ある剖検症例の症例シリーズでは 3 分の 1 もの患者で認めている。末梢型中心静脈カテーテルもまた症候性の血栓症のリスク因子であり，胸部中心静脈の化膿性血栓性静脈炎は，通常は無症候性であるこれらの血栓に細菌や真菌が付着すること（敗血症）により生じる。化膿性血栓性静脈炎の 2 番目に大きな原因は，隣接する臓器の感染症からの波及であり，Lemierre 症候群（嫌気性 Gram 陰性菌による内頸静脈の化膿性血栓性静脈炎）のほか，他項で述べた疾患が含まれる。Lemierre 症候群は口腔咽頭部の感染症のまれな合併症であり，生来健康な 16〜25 歳に起きやすい。

末梢静脈の化膿性血栓性静脈炎は下肢で起きやすく，局所の炎症所見が乏しい場合には診断が難しい。腫脹，発赤，硬結，触知可能な索状物といった局所所見は，上肢の化膿性血栓性静脈炎でより頻度が高い。末梢静脈の化膿性血栓性静脈炎の 90％が菌血症を合併し，半数で静脈内に肉眼的に膿を認める。中心静脈カテーテル留置中の敗血症患者で，カテーテルを抜去し適切な抗菌薬を開始した後も菌血症（または真菌血症）が改善しない場合は，胸部中心静脈の化膿性血栓性静脈炎を疑うべきである。菌血症または真菌血症がある患者で静脈造影により血栓を認めれば診断確定する。造影 CT も診断に有用であり，静脈内にガス像を認めるのが典型的な所見である。MRI はさらに感度に優れるかもしれない。フルオロデオキシグルコースを用いたポジトロン放出断層撮影（fluorodeoxyglucose positron emission tomography：FDG-PET）法は，特に感染が疑われる好中球減少症の患者で有用かもしれない。Lemierre 症候群の三徴は咽頭炎，頸部の圧痛または腫脹，空洞を伴わない肺浸潤影であり，2 つの症例シリーズにおいて敗血症性肺塞栓症を 97％の患者で認めた。しかしながら，口腔咽頭所見だけでは診断できず，頸部の圧痛または腫脹も約半数の患者で認めるのみである。造影 CT，超音波検査，MRI により診断可能である。

治療

表在静脈の化膿性血栓性静脈炎の治療は，伝統的には外科的切除と静注抗菌薬投与であった。多くが熱傷センターでの研究結果であるが，現在入手可能な文献は静脈の切除を強く推奨しており，その理由として，抗菌薬単独で治療した患者は外科的治療を受けた患者と比較して死亡率が非常に高かったことを挙げている。非熱傷患者では，適切な抗菌薬投与と局所的な切開排膿だけで十分だとする報告もある。侵襲の小さな外科的治療で改善しない患者に対しては，より広範囲の切開，感染した静脈の完全な除去，隣接する膿瘍のドレナージを行う。

最近の総説によると，化膿性血栓性静脈炎の原因菌の半数以上が腸内細菌目細菌であり，緑膿菌（*Pseudomonas aeruginosa*），黄色ブドウ球菌（*Staphylococcus aureus*），*Candida* 属がそれに次ぐ。培養検査が行われるまでの初期のエンピリックな（経験的）治療では，腸内細菌目細菌，緑膿菌，およびメチシリン耐性，メチシリン感受性のいずれをも含めた黄色ブドウ球菌をカバーするために，vancomycin に加えて抗緑膿菌活性をもつアミノグリコシド系薬か第 3 世代または第 4 世代のセファロスポリン系薬を使用するのがよい。抗菌薬開始前に血液培養を必ず採取すべきであり，非常に多くの場合，原因微生物の発育を認める。エンピリックに抗菌薬を選ぶ際には，病院内やその地域での細菌の耐性パターンを考慮に入れ，Gram 染色所見も参考にする。たとえば，静脈由来検体のGram染色でGram陰性桿菌を認めた場合はvancomycinを中止する。培養結果が得られたら，それに応じて適切な抗菌薬による治療を継続する。*Candida albicans*による表在静脈の化膿性血栓性静脈炎の大半は静脈の切除のみで治癒するため，その治療については議論があるが，fluconazole(400〜800 mg/日)を使用する場合もあり，免疫抑制患者の場合や，転移性病変を認める場合にはamphotericin Bまたはfluconazoleでの治療が必須である。

中心静脈の化膿性血栓性静脈炎の治療はカテーテル抜去と静注抗菌薬投与である。十分量の抗凝固療法を追加すべきかどうかは非常に議論のあるところだが，ある総説はheparin投与が有効であろうと結論づけている。エンピリックな抗菌薬治療は末梢静脈の化膿性血栓性静脈炎の場合と同様であるが，抗緑膿菌性ペニシリンを追加することがある。培養検査で原因菌が確定すれば，適切な抗菌薬による治療をカテーテル抜去から最低2週間継続する。原因菌が黄色ブドウ球菌の場合は，カテーテル抜去から最低4週間は抗菌薬投与を行うことを推奨する。*Candida*属による中心静脈の化膿性血栓性静脈炎に対しては，最低総投与量22 mg/kgのamphotericin B±5-fluorocytosineによる治療を推奨する。*C. glabrata*や*C. krusei*など内因性耐性の菌種に対しては，エキノキャンディン系薬を代替薬として使用できる。Lemierre症候群はclindamycinまたはmetronidazoleによる長期の治療が必要であるが，外科的治療は通常は不要である。

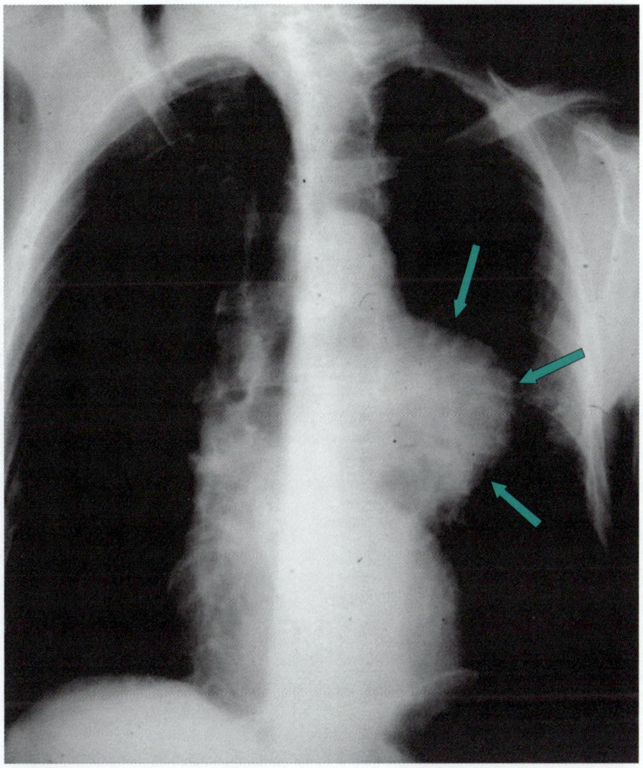

図41.1
感染した胸部下行大動脈の動脈硬化性動脈瘤(矢印)　血液培養からは*Salmonella*が発育した。
(David Schlossberg, MDのご厚意による)

動脈の感染症(感染性動脈瘤と動脈炎)

発症機序と診断

動脈の感染症が生じるメカニズムには，(1)(通常は感染性心内膜炎患者における)敗血症性微小塞栓による二次性の塞栓性感染性動脈瘤，(2)隣接する感染巣からの進展，(3)遠隔の感染巣に起因する菌血症からの血行性播種，(4)血管壁に生じた損傷部位への直接的汚染があり，(4)はしばしば動脈の医療処置(カテーテル留置など)に関連する。正常な動脈内膜は感染に対して非常に抵抗性であるが，先天的，後天的な奇形や疾患(アテローム性動脈硬化症など)は感染に対する抵抗性を弱め，動脈硬化が進行し血管が傷ついた所に血行性播種が生じるのが，現在最も高頻度な感染メカニズムである(図41.1)。感染性動脈瘤の約5〜10%が感染性心内膜炎を合併し，その約半数は脳動脈に生じる。感染性脳動脈瘤など感染性心内膜炎の中枢神経合併症の評価には，CTよりも血管造影を伴う脳MRIのほうが高感度である。

ブドウ球菌(*Staphylococcus*)属と*Salmonella*属が感染性動脈瘤で最も高頻度に培養される二大原因菌であるが，ブドウ球菌が通常，既存の動脈瘤に感染するのに対し，*Salmonella*は通常，動脈瘤のない大動脈に動脈炎を生じる。感染性動脈瘤が心内膜炎に合併する場合，原因菌の少なくとも80%をGram陽性菌が占める。

臨床症状は動脈瘤の部位によるところが大きい(表41.1)が，症状から感染性動脈瘤を疑うことは少ない。感染性大動脈瘤の大半は動脈硬化の進行した高齢男性に生じる(男女比4：1)が，症状は非特異的で非感染性の大動脈瘤と重なることもある。適切な抗菌薬治療にもかかわらず発熱と菌血症が持続する場合は，血管内感染巣の存在を疑う。画像での初期評価にはCTが最適であるが，MRI，FDG-PET，単一光子放射断層撮影(single-photon emission computed tomography：SPECT)など多くの新しい画像検査法が出現し，高価ではあるものの，補助的な画像検査としての実用性，有用性が高まっている。

心血管医学の領域では，動脈閉塞デバイス，頸動脈パッチ，冠動脈ステント，血管内ステント，ステントグラフトなど，さまざまな血管内人工デバイスが使用されている。これらデバイスの感染頻度はまだ低いか，きわめてまれであるが，これらデバイスの留置に伴う感染性合併症はしばしばきわめて重篤となる。そのうち4分の3が黄色ブドウ球菌によるものであり，遅発性の感染症においても黄色ブドウ球菌は主要な原因微生物である。血管内ステントの留置歴があり，局所または全身の感染徴候を認めるすべての患者に対し，血液培養を実施すべきである。

治療

早期の診断と治療により胸腹部の感染性動脈瘤の予後は改善したものの，Gram陰性菌による感染性大動脈瘤の死亡率は非常に高く，75%にのぼる。現在，一般的な治療法は，静注抗菌薬投与，動脈または動脈瘤の切除またはデブリードマン，そして，可能な場合は感染のない部位を経路とした非解剖学的血行再建である。原則として，感染組織の外科的切除を行わずに抗菌薬治療を行うだけでは不十分である。しかしながら，無症状の感染性脳動脈瘤の場合は，外科的治療の適応は動脈瘤の大きさや部位により決定され，小さな動脈瘤であれば，抗菌薬治療のみで治癒することもある。2〜3週間ごとにMRIを撮像し，2か月間経過観察を行う

表 41.1
感染性動脈瘤の診断と治療

部位	臨床症状	画像所見	原因微生物	治療
総論				
すべての感染性動脈瘤	発熱は高頻度(70～94%) 倦怠感，体重減少 疼痛(100%) 急速に増大する腫瘤 白血球増加(65～85%) 血液培養陽性(50～75%)	**所見：** 内膜の石灰化を伴わない動脈瘤，瘤周囲の液体 / ガス貯留 **検査：** CT 血管造影，MRI，超音波検査(描出可能であれば)，放射性核種標識白血球スキャン	ブドウ球菌 50～60%(少なくとも 66%が黄色ブドウ球菌)，*Salmonella* 30～40%，レンサ球菌，大腸菌 IVDU では，黄色ブドウ球菌，*Pseudomonas* 属，*Enterococcus* 属，緑色レンサ球菌	**外科的治療：** 広範囲のデブリードマン，抗菌薬溶解液による感染組織の洗浄，可能であれば動脈瘤の完全切除 **抗菌薬：** 切除組織の培養結果に基づく術後 6～12 週間の静注抗菌薬によるエンピリックな治療 フォローアップの血液培養採取 非解剖学的血行再建が施行できない(*in situ* での修復を行った)場合は経口抗菌薬による永続的な抑制療法を考慮
各論				
大動脈 腎動脈下腹部大動脈[a] 上行大動脈 / 大動脈弓(心内膜炎に続発)	腹痛または背部痛(65～90%) 触知可能な腹部病変(約 50～65%) 化膿性脊椎炎(腰椎 / 胸椎)	腹部レントゲン検査(正面 / 側面) 腹部超音波検査	*Salmonella* 属は腎動脈上腹部大動脈に親和性をもつ 腎動脈下腹部大動脈ではブドウ球菌属が最多	非解剖学的血行再建(腋窩－大腿動脈バイパスまたは大動脈－大腿動脈バイパス) 手術リスクが高い場合には冷凍保存した同種血管グラフトを用いた *in situ* の血行再建
内臓動脈 上腸管膜動脈[a]，脾動脈，肝動脈，腹腔動脈，腎動脈	腹部の疝痛 黄疸(肝動脈) 喀血や血胸(腹腔動脈)	超音波検査による他疾患の除外(膵腫瘤など)	腹腔動脈上大動脈や腹腔動脈では *Bacteroides fragilis* の報告あり	完全切除はリスクが大きく，慎重なドレナージと長期間の抗菌薬治療が必要
腸骨動脈	大腿部の疼痛，大腿四頭筋の萎縮，膝蓋腱反射の減弱，下肢末梢の動脈機能不全			動脈瘤の切除と動脈の結紮。血行再建は感染が落ち着くまで待てる場合が多い
上肢 橈骨動脈[a] 上腕動脈 腋窩動脈	病変部位の疼痛 約 90%が触知可能 蜂窩織炎に見えることあり 膿瘍形成，遠位部の塞栓病変，皮膚変化も高頻度		ブドウ球菌，レンサ球菌を含む Gram 陽性菌	病変近位部での結紮，動脈瘤の切除，適切なドレナージ後に適切な抗菌薬治療
下肢 大腿動脈[a]	病変部位の疼痛 約 90%が触知可能 拍動性腫瘤，末梢での脈拍減弱 局所的な化膿，遠位部の塞栓病変，点状出血，紫斑を認めることもある		65%までが黄色ブドウ球菌による	動脈瘤の切除と動脈の結紮。血行再建は感染が落ち着くまで待てる場合が多い 自家血管グラフトを用いる場合で，吻合を清潔部位で行う場合は *in situ* での血行再建も可能
頭蓋内 中大脳動脈の末梢枝[a]	通常は無症状 重篤な持続的頭痛を認めることがある 通常は心内膜炎に続発	マルチスライス CT 血管造影または MR 血管造影 心内膜炎では MRI	心内膜炎では黄色ブドウ球菌 緑色レンサ球菌 *Enterococcus* 属 *Pseudomonas* 属 *Candida albicans*	クリッピング術や塞栓術は死亡率を低下させうるが，病変が小さい場合やアクセス不可能な場合は，非手術的治療も許容される

a 最も頻度の高い部位または徴候。

ことが妥当と考えるが，動脈瘤の破裂や出血のリスクも伴う。病変が外科的に到達可能な部位に存在する場合や，病変が増大する場合は手術適応であり，病変が縮小しない場合も手術を考慮すべきである。

感染性動脈瘤に対する血管グラフト移植術においては，人工血管グラフトよりも自家血管グラフトを優先的に使用し，清潔で感染のない組織に移植することが原則である。冷凍保存した同種血管グラフトを使用することで *in situ* での血行再建が可能となり，特に，胸部大動脈や腎動脈上腹部大動脈の病変に対して使用される機会が増えている。人工血管グラフトや自家血管グラフトを使用した *in situ* での血行再建もよく行われるようになっており，短期的，中期的な予後は悪くないようである。手術においては動脈瘤の切除，Gram 染色，培養検査は必須であり，培養検査と感受性検査に基づいて患者ごとに適切な抗菌薬を選択すべきである。殺菌的作用のある抗菌薬による治療を術後 6〜12 週間継続すべきである。一部の専門家は，*in situ* でのグラフト留置を行った場合には永続的な抗菌薬投与を推奨している。

感染性動脈瘤に対しては，ステントグラフト内挿術(endovascular aneurysm repair：EVAR)も代替手段であり，入院期間が短縮し手術合併症も少ないが，感染巣が残存する可能性という深刻な問題点がある。多くの場合，EVAR は外科的治療を行うまでの短期的解決(「つなぎ」の治療)にしかならず，外科的治療までの間，経口抗菌薬投与を続ける必要がある。それでもなお，生命予後の短い患者や多数の合併症のため従来の外科的治療のリスクが非常に高い患者に対しては，EVAR を優先することがある。技術が進歩し続けるにつれて，EVAR へのシフトが起きている。より最近のデータでは，外科的治療と比較した EVAR の優れた短期的生命予後，同等の深刻な感染性合併症発生率が示唆されている。Gram 陽性菌(主にブドウ球菌)が最多の原因菌であり，血管内グラフト感染が FDG-PET や CT で診断されることが増えている。感染性合併症の破滅的な結末，感染再燃例や新規感染症合併例の高い死亡率を考慮すると，EVAR を受けた患者に対しては，生涯にわたるフォローアップが必須である。

血管グラフト感染

発症機序と診断

血管グラフト感染の発生率は 0.8〜6% と報告されており，血管グラフトの留置部位や使用されたグラフトの素材により異なる。たとえば，鼠径部の切開を要する手技の場合は，要さない手技と比較して 2〜3 倍感染症の発生率が高く，人工血管を使用した場合は自家血管を使用した場合と比べて感染症の発生率が有意に高い。手術部位感染，長い手技時間，感染性動脈瘤はグラフト感染の独立した規定因子である。汚染は多くの場合，血管グラフト留置時に生じるが，血行性播種や表層の創部感染からの逆行性感染，動脈硬化性プラークに潜んだ細菌による感染も，後期の血管グラフト感染の原因となる。血管グラフト留置時の予防的抗菌薬投与により血管グラフト感染は減少するため，血管グラフト留置時の予防的抗菌薬投与は必須である。

ブドウ球菌属が依然として原因菌の最多を占め，表皮ブドウ球菌(*Staphylococcus epidermidis*)による感染症は術後数か月〜数年が経過してから生じることが多いのに対し，黄色ブドウ球菌による感染症の多くは，術後早期に生じる(表 41.2)。鼠径部や下肢の血管グラフト感染の 70% 以上が術後 1〜2 か月以内に発症するのに対し，腹腔内の血管グラフト感染の 70% は術後数か月〜数年が経過してから発症する。大動脈腸管瘻は大動脈グラフト感染の 25〜30% で認めるが，発熱，白血球増加，炎症反応上昇，菌血症などの全身症状の有無はさまざまである。

画像検査が不十分な場合，局所の感染の広がりが評価できないため，診断には適切な画像検査が必須である。血管造影は血管グラフト感染の診断に通常は役立たないが，大動脈腸管瘻の診断や術前検査には有用である。解剖学的な画像検査が必要である。体腔外の血管グラフト感染や血液透析用のシャントなど表層の血管グラフト感染では，超音波検査が有用である。深部の血管グラフトに対しては，造影 CT または脂肪抑制法を用いた造影 MRI が必要である。感染の有無がはっきりしない場合には，インジウム-111 標識白血球か，もし可能であれば，テクネチウム-99 ヘキサメチルプロピレンアミンオキシム(hexamethylpropyleneamine oxime：HMPAO)標識白血球を使用した核医学検査を実施する。FDG-PET や SPECT / CT など他の核医学検査も血管グラフト感染の診断における有用性が研究されており，期待できそうである。これらの検査は感度が優れるものの，特に術後早期(術後 12 週間以内)において特異度が低いという難点がある。血管グラフト感染を示唆する画像所見には，留置 3 か月以降の血管グラフト周囲の液貯留，ガス像(経時的 CT 画像における血管グラフト周囲のガス像)，異常な組織膜の明瞭化，広範囲の軟部組織の腫脹，吻合部の動脈瘤，仮性動脈瘤の同定などがあり，これらのうち複数の所見を認める際は，より感染の可能性が高くなる。

治療

血管グラフト感染治療の従来からのゴールドスタンダードは，強力な抗菌薬治療と血管グラフト切除，遠位部に虚血が存在する場合の非解剖学的血行再建である。血行再建は，可能であれば，側副血行路が形成されて細菌の菌量が減少するまで遅らせる(二期的手法)。血管グラフトの素材は予後に影響を与え，自家血管グラフト(しばしば大腿静脈が用いられる)と冷凍保存した同種血管グラフトを使用した場合の治療成功率が最も高い。

抗菌薬治療と局所の創処置は，単独で行った場合は治療失敗するが，一部の患者に対しては血管グラフトの一部を残すことや，*in situ* で血管グラフトを留置することもある。血管グラフトをすべて温存するには，少なくとも，血管グラフトが開存している，吻合部に異常がない，出血がない，血液培養が陰性であることを満たす必要がある。閉塞を認めるものの吻合部に異常がない場合は，部分的な血管グラフト切除を行うこともあるが，菌血症，敗血症，吻合部の異常が存在する場合には，血管グラフトの完全な除去が必須である。糖尿病患者と副腎皮質ステロイドを長期に服用している患者は，血管グラフトを除去し非解剖学的血行再建を行わない限り，感染が持続するリスクが最も高いとみなすべきである。血管グラフト温存の成功率は，留置早期の軽症の感染症(たとえば，コアグラーゼ陰性ブドウ球菌による早期の感染)の場合に最も高く，原因菌が Gram 陰性菌や黄色ブドウ球菌の場合に最も低いようである。血管グラフトの温存を試みる場合は，血管グラフト周囲の組織の広範囲のデブリードマンと筋皮弁による被覆が重要である。血管グラフト感染の最適な治療は，従

表 41.2
血管グラフト感染の診断と治療

部位	臨床症状		画像所見	治療
総論				
あらゆる感染性血管グラフト	**早期(4 か月以内)：** 術直後の感染はまれで，通常は創部感染を伴う 発熱，白血球増加，菌血症 吻合部出血(Gram 陰性菌が原因のことが多い) 創傷治癒合併症 **晩期：** 全身症状はないか乏しく，白血球数はしばしば正常 人工物留置部表層の皮膚の圧痛や発赤 吻合部の仮性動脈瘤 血管グラフト－腸管瘻	コアグラーゼ陰性ブドウ球菌 黄色ブドウ球菌 *Pseudomonas* 属 *Streptococcus* 属 大腸菌	**所見：血管グラフト周囲の液貯留やガス貯留，血管グラフト周囲の軟部組織の異常，膿瘍，仮性動脈瘤の形成** **画像検査：** **解剖学的評価：** 1. 造影 CT 2. 脂肪抑制像を含む造影 MRI 表層の血管グラフトに対して 3. 超音波検査 **有用な可能性がある核医学検査：** 1. インジウム標識白血球スキャン 2. 可能なら，99 m テクネチウム-HMPAO 標識白血球スキャン 3. FDG-PET/CT	**外科的治療：** 広範囲のデブリードマン，抗菌薬溶解液による感染組織の洗浄(よく行われるが有効性を示したデータはない)，可能であれば非解剖学的血行再建を伴う血管グラフト切除 血管グラフトの閉塞がなく，吻合部に異常がなく，出血がなく，血液培養陰性の場合は徹底的なデブリードマンと筋皮弁による治療を考慮 **抗菌薬：** 切除組織の培養結果に基づく術後 4～6 週間のエンピリックな静注抗菌薬治療 フォローアップの血液培養 経口抗菌薬による 3～6 か月間の追加治療を考慮 感染した血管グラフトが残存する場合は経口抗菌薬による永続的な抑制療法を考慮
各論				
大動脈－腸骨動脈	術後 8～15 か月後に発症率が高い 初期症状は発熱，軽度の白血球増加 次いで腹痛，背部痛，仮性動脈瘤形成 最終的には出血 大動脈腸管瘻(大動脈グラフト感染の 30%で認める)	大腸菌，黄色ブドウ球菌，*Streptococcus* 属，コアグラーゼ陰性ブドウ球菌	大動脈グラフト感染の診断には MRI が CT より感度が高い	腋窩動脈－大腿動脈グラフトまたは両側大腿動脈グラフトを留置したうえで，大動脈グラフトをすべて除去 動脈切開部はモノフィラメント縫合糸で閉鎖し，抗菌薬溶解液で洗浄(有効性を示したデータはない)
大動脈－大腿動脈	鼠径部の仮性動脈瘤形成 鼠径部の切開創の感染または膿瘍形成 鼠径部の拍動性腫瘤	黄色ブドウ球菌，表皮ブドウ球菌，*Proteus* 属，大腸菌，*Streptococcus* 属，その他の Gram 陰性桿菌	大腿部では超音波検査が有用	血管グラフトの感染部位(片肢)のみの切除でも可能だが，血管グラフトすべてを除去しない場合は感染が持続しうる 可能な場合は非解剖学的血行再建を行う
腋窩動脈－大腿動脈	大動脈－大腿動脈の場合と同様	大動脈－大腿動脈の場合と同様	大動脈－大腿動脈の場合と同様	血管グラフトすべてを除去する 腹腔内血管グラフトによる血行再建を行うこともあるが，下腿切断や死亡に至る例も多い
大腿動脈－膝窩動脈	術後 3 か月以内の発症が多い 鼠径部の切開創に小さな瘻孔，膿瘍，蜂窩織炎を認める	黄色ブドウ球菌，*Streptococcus* 属，表皮ブドウ球菌，その他の Gram 陰性桿菌		血管グラフトすべてを除去する 血流のない下肢に対しては血行再建か切断が必要であるが，切断術は側副血行路が最大限形成されるまで可能な限り遅らせる

来どおり，血管グラフトの完全な除去と，感染の存在しない組織膜を経路とした血行再建である。

感染の存在する部位に新規の血管グラフトを留置しなければならない場合(*in situ* のグラフト留置)は，自家血管グラフトを使用することで新規血管グラフトへの感染が起こりにくくなるかもしれない。使用可能な自家血管グラフトがない場合は，冷凍保存した同種血管グラフトや，(rifampicin 浸漬人工血管や銀被覆人工血管などの)人工血管を使用する。感染した血管グラフトの除去後 4〜6 週間は静注抗菌薬を投与すべきであり，一部の専門家はその後 1〜3 か月の間，経口抗菌薬を投与することを推奨している。いずれの治療法を選択した場合でも再感染のリスクが存在するため，6〜12 か月ごとの超音波検査による定期検査を生涯継続すべきである。

文献

Anagnostopoulos A, Ledergerber B, Kuster SP, et al. Inadequate perioperative prophylaxis and postsurgical complications after graft implantation are important risk factors for subsequent vascular graft infections: Prospective results from the Vascular Graft Infection Cohort Study. *Clin Infect Dis*. 2019; in press. https://doi.org/10.1093/cid/ciy956

Argyriou C, Georgiadis GS, Lazarides MK, Georgakarakos E, Antoniou GA. Endograft infection after endovascular abdominal aortic aneurysm repair: a systematic review and meta-analysis. *J Endovasc Ther*. 2017;24:688–697.

Langenberg JCM, Kluytmans JAJW, de Groot HWG, et al. Surgical site and graft infections in endovascular and open abdominal aortic aneurysm surgery. *Surg Infect (Larchmt)*. 2018;19:424–429.

Sorelius K, Wanhainen A, Wahlgren CM, et al. Nationwide study on treatment of mycotic thoracic aortic aneurysms. *Eur J Vasc Endovasc Surg*. 2019; in press. doi:10.1016/j.ejvs.2018.08.052.

Wilson WR, Bower TC, Creager MA, et al. Vascular graft infections, mycotic aneurysms, and endovascular infections: A scientific statement from the American Heart Association. *Circulation* 2016;134:e412–e460.

6

42 心血管植え込み型電子デバイスの感染症

■著：M. Rizwan Sohail, Daniel C. DeSimone, James M. Steckelberg
■訳：米本仁史

心血管植え込み型電子デバイス(cardiovascular implantable electronic device：CIED)には恒久的ペースメーカー(permanent pacemakers：PPM)，植え込み型除細動器(implantable cardioverter-defibrillator：ICD)，心臓再同期療法(cardiac resynchronization therapy：CRT)デバイスがある。CIED感染症のリスクは1〜10%と報告されており，デバイスの複雑性と患者の併存疾患により異なる。ひとたび感染症が生じれば，完治のためにはデバイスの完全な抜去と抗菌薬の全身投与が必要である。

初期のCIEDでは，外科手術による心外膜リードの留置が必要であり，胸骨切開術により容易になった。また，ジェネレーターは腹部に留置することが多かった。しかしながら，現在では多くのデバイスのリードは鎖骨下静脈から経皮的に留置し，ジェネレーターは胸部の皮下ポケットに留置する。心外膜リードは，経静脈的なリード留置が不可能，または活動性もしくは最近の血流感染症のためリスクが高いと考えられる特別な状況でのみ使用する。

心血管植え込み型電子デバイス(CIED)感染症のリスク因子

CIED感染症のリスク因子とされるものには，手技，デバイス，患者に関連した要因が含まれる。糖尿病，腎不全，抗凝固薬の常用，長期間の副腎皮質ステロイド治療，悪性腫瘍などはCIED感染症のリスクを上昇させると考えられている。手技に関連したリスク因子には，ジェネレーターやリードの交換，留置時に予防的抗菌薬投与をしないこと，長時間の手術，ジェネレーターポケットの術後血腫形成などがある。デバイスに関連したリスク因子には，複数の(3本以上の)リードの存在，使用しなくなったリードの存在，心外膜リードの存在，その他の人工物(中心静脈カテーテル，人工血管グラフトなど)の存在，デバイスの複雑性(CRT＞ICD＞PPM)がある。

CIED感染症の原因微生物

CIED感染症の原因微生物としては，*Staphylococcus*属〔コアグラーゼ陰性ブドウ球菌と黄色ブドウ球菌(*Staphylococcus aureus*)〕が最多である。早期(留置後4週間以内)のデバイス感染症の多くは手術時のデバイスまたは創部の汚染が原因であり，黄色ブドウ球菌が最も頻度の高い原因菌である。しかしながら，コアグラーゼ陰性ブドウ球菌によるポケット感染の場合は，デバイス留置の数週間〜数か月後に発症することもある。一方で，晩期発症のCIED感染症の多くは，他の遠隔感染巣が原因の血流感染症から血行性にデバイスのリードに播種することで生じる。症例シリーズでは，血液培養から黄色ブドウ球菌が検出されたCIED留置中の患者の40%までにリード感染がみつかり，ジェネレーターポケットに明らかな感染徴候を認めない場合もあった。そのため，血液培養で黄色ブドウ球菌が検出されたCIED留置中の患者に対しては，経食道心エコー(transesophageal echocardiography：TEE)が推奨されている。一方で，Gram陰性菌菌血症からリード感染が生じることはきわめてまれであり，ルーチンのTEEは推奨されていない。Gram陰性菌はポケット感染の原因となることも少ないが，多数の併存疾患をもつ患者や長期に中心静脈カテーテルを留置中の患者(血液透析患者など)ではみられることもある。抗酸菌や真菌によるCIED感染症はきわめてまれであり，症例報告の題材である。

臨床像と診断

CIED感染症は主に異なる2つの病型を示す。1つはジェネレーターポケットに限局した局所的な感染症で，もう1つはリード，心臓弁，またはその両方が関与した全身性の感染症である。ポケット感染はデバイス感染症のなかで最多であり，患者は通常，ポケット部位の限局性の疼痛，発赤，排膿，ポケット周囲の蜂窩織炎などの炎症性変化を示す。時に慢性的なくすぶり型の感染症では，ジェネレーターやリードのびらんが唯一の症状である場合がある。局所の感染症の場合，全身症状は認めることも認めないこともある。

発熱，悪寒，戦慄，倦怠感，発汗などの全身性の症状や徴候は，リード感染や心内膜炎の特徴である。血液培養は通常は陽性となるが，抗菌薬がすでに投与されていた場合などは陰性のこともある。リード感染や心内膜炎の患者では，肺や他の臓器への敗血症性塞栓症を認めることがあり，特に左心系の心内膜炎を合併している場合に多い。

ポケット感染はジェネレーターポケット部位の炎症性変化に基づいて比較的明快に診断できる。しかしながら，たとえ全身症状が目立たない場合でも，抗菌薬治療を開始する前にすべての患者から血液培養を採取すべきである。血液培養が陽性となった場合には，超音波検査を行いリードや心臓弁の疣贅を探すべきである。リードや心臓弁の疣贅の検出は，経胸壁心エコー(transthoracic echocardiography：TTE)の感度が50%未満であるのに対してTEEは約95%であり，TEEを行うことが望ましい。CIED感染症や深部膿瘍や脊椎，脳，その他臓器への転移性病変など合併症の有無を評価する目的で，CTと組み合わせた18-FDGポジトロン断層撮影(positron emission tomography：PET)(PET-CT)やMRI，インジウム-111白血球スキャンなど追加の検査が必要となることもある。

CIED 感染症の診断で特に困難であるのは，血液培養から *Staphylococcus* 属(特に黄色ブドウ球菌)が検出されているにもかかわらず，ジェネレーターポケット部位に炎症所見がなく，TEE でリードや心臓弁に明らかな疣贅を認めない場合である。このような場合に，デバイスを残すべきか抜去すべきかの判断は非常に困難であるが，PET-CT はその判断の一助となるかもしれない。症例シリーズでは，(1)他に感染巣が見当たらない，(2)血液培養が 72 時間以上持続的に陽性となる，(3)市中発症の黄色ブドウ球菌菌血症(*S. aureus* bacteremia：SAB)である，(4)デバイス留置から 3 か月以内に発症した SAB である，などの場合は，CIED に黄色ブドウ球菌が感染している可能性が高くなると報告されている。これらに 1 つでも当てはまる場合は，CIED を抜去することが望ましい。1 つも当てはまらない場合は，想定される SAB の感染巣に基づいて 2〜4 週間の抗菌薬治療を行い，感染症の再燃の有無を慎重に経過観察するのが妥当かもしれない。もし SAB が再燃した場合には，CIED は抜去すべきである。

マネジメント

全身症状を示す患者に対しては，血液培養の検体採取後にエンピリックな(経験的)抗菌薬治療を開始するのが妥当である。しかしながら，感染がジェネレーターポケットに限局し，全身症状を伴わない場合で，24〜48 時間以内にデバイス抜去を予定している場合は，デバイス抜去を待ち，ポケット組織とデバイスを培養検査に提出してから，エンピリックな抗菌薬治療を開始するのが賢明である。エンピリックな抗菌薬治療には，黄色ブドウ球菌とコアグラーゼ陰性ブドウ球菌に対して抗菌活性をもつ薬剤を使用する。感受性結果が判明するまでは，メチシリン耐性ブドウ球菌に対して抗菌活性をもつ vancomycin を選択するのが妥当である。もし，臨床的に vancomycin を使用できない場合は，daptomycin か linezolid が妥当な第 2 選択薬である。培養結果が判明したら，それに応じて抗菌薬を最適化すべきである。

感染が蜂窩織炎や表層の創部感染(切開部感染や縫合部膿瘍)に留まっている場合は，デバイス抜去を検討する前に 7〜10 日間，抗菌薬治療を試してみることも妥当な選択肢である。しかしながら，ジェネレーターポケットやリードに感染が及んでいる場合，根治には基本的にはすべての人工物(ジェネレーターとすべてのリード)を完全に抜去することが必要である。我々の施設および他施設の経験では，デバイスを温存した場合(デバイスを抜去せずに抗菌薬治療のみを行った場合)はほとんど治療に失敗し，デバイスの温存は感染症の再燃に対する最も重要な独立した予測因子である。これらのデータに基づき，米国心臓協会(American Heart Association：AHA)の最新のガイドラインは，CIED 感染症に対してデバイスの完全抜去を推奨している(クラス 1A の推奨)。CIED 感染症の種類ごとの抗菌薬による治療期間を図 42.1 にまとめている。

現在，リード抜去は多くの場合，経静脈的アプローチにより経皮的に行われている。比較的最近(数週間〜数か月以内)留置されたリードの場合は牽引による抜去が適当であるが，リードがより長期間(数か月〜数年間)留置されている場合などは特に，この手技は非常に難しいことがあり，三尖弁の損傷や動静脈瘻形成，リード先端の残存などが生じることがある。そのような例に対してはレーザーシースを使用するのがより適切である。レーザーシースを電極に沿って滑り込ませ，埋め込まれたリードを摘出することにより，損傷を最小限に抑えてリード全体を抜去することが可能となる。しかしながら，レーザーシースを用いたリード抜去の専門的技術を有するのは，通常は大型の高次医療機関に限られる。

リードに疣贅が付着した患者に対しても，経皮的なリード抜去

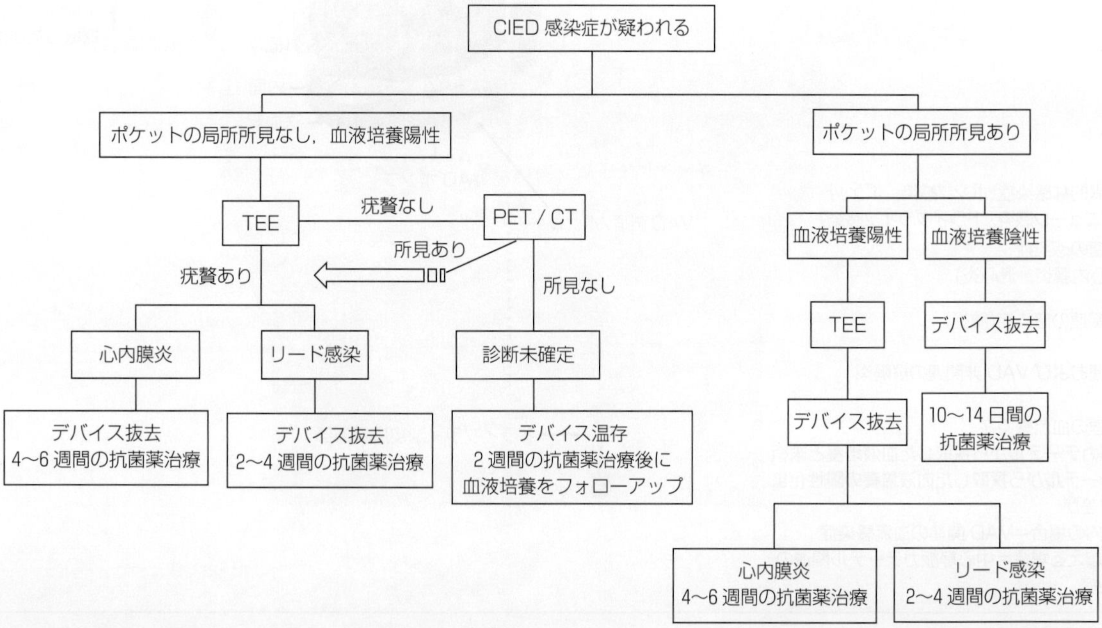

図 42.1
CIED 感染症の種類ごとの抗菌薬による治療期間

6

は安全に行われているようである。しかしながら，疣贅のサイズが5 cmを超える場合は，重篤な肺塞栓症を危惧して開心術による外科的抜去を推奨する専門家もいる。経静脈的な抜去に失敗した場合や，心外膜パッチを除去する必要がある場合も，外科的治療の適応である。

血流感染症を認めた患者に対しては，デバイス抜去後に血液培養をフォローアップすべきである。デバイス抜去後の血液培養が陰性で，感染したポケットに対して適切なデブリードマンが行われた場合は，新しいデバイスを留置してもよい。しかしながら，右心系の心内膜炎を合併したCIED感染症の場合は，より長期(2週間以上)の間隔をあけることが通常は推奨される。

限られたデータではあるが，ジェネレーターポケットに限局したCIED感染症の患者で，身体所見，検査所見，血液培養で全身性の感染症を疑わない場合は，デバイス抜去と同日に再留置を行うことの妥当性が示唆されている。

新しいCIEDデバイスの再配置が必要な場合は，それまでの留置部位から離れた部位に留置すべきである。ただし，少なくない割合(ある報告では30%にのぼる)の患者において，CIEDによる治療の継続が不要であるという事実は注目に値する。そのため，新しいデバイスを留置する前に(可能であれば，感染したデバイスを抜去する前に)CIEDによる治療の継続の必要性について評価することが重要である。

予防

CIED感染症はその罹患率，死亡率の観点から予防が基本である。早期発症のCIED感染症の多くが手術時のポケットまたはデバイスの汚染により生じるため，術中の無菌操作をきわめて注意深く行うことが重要である。CIED留置前に抗ブドウ球菌作用のある抗菌薬を予防的に投与することの有用性はランダム化比較試験で示されている。通常はデバイス留置術の開始前1時間以内にcefazolin 1 gを静注投与するが，セファロスポリン系薬にアレルギーがある場合はvancomycinが妥当な代替薬である。メチシリン耐性ブドウ球菌を保菌している患者に対しては，vancomycinをcefazolinに加えて投与すべきである。これは，vancomycinがβ-ラクタム系抗菌薬と比較してメチシリン感性ブド

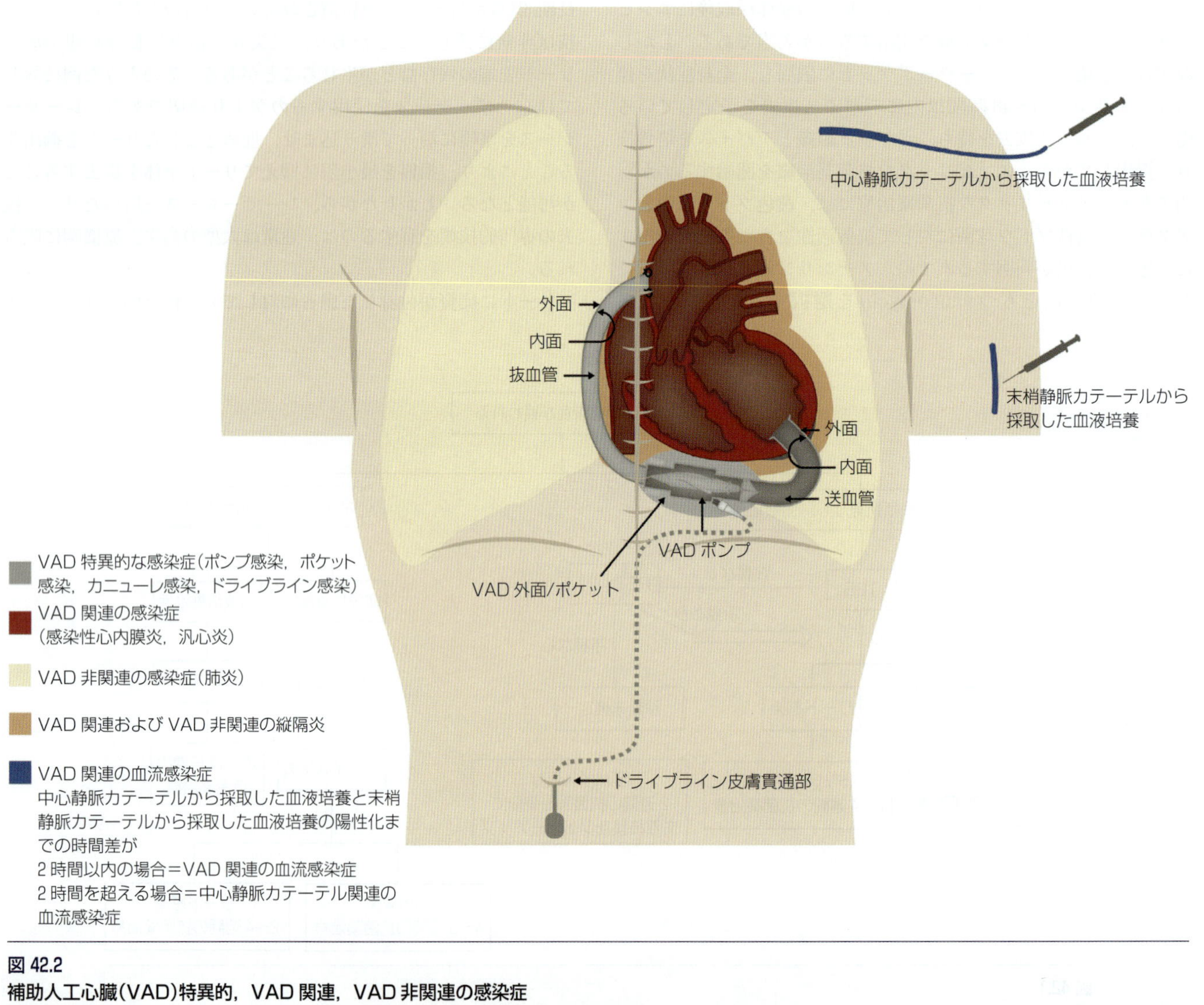

図 42.2
補助人工心臓(VAD)特異的，VAD関連，VAD非関連の感染症
(Hamman MM, et al. *J Heart Lung Transplant*. 2011；30(4)：375-384から許可を得て転載)

ウ球菌による感染症の予防効果に劣るからである。予防的抗菌薬投与を 24〜48 時間またはそれ以上継続する術者もいるが，それによる追加効果を示した十分なデータは存在しない。

患者の併存疾患(糖尿病，腎不全，心不全など)を適切に治療することも，CIED 感染症のリスクを最小限にするうえで重要である。さらには，心臓の人工弁置換後や静脈血栓症の二次予防目的で長期に経口の抗凝固療法を行っている患者において，ポケットの血腫形成のリスクを最小限にするための適切な抗凝固療法についての問題がある。以前は経口の抗凝固薬を中止し，周術期は未分画 heparin に「置換」していたが，最近の臨床試験では，経口の抗凝固薬を継続したほうが，heparin による「置換」療法よりもポケットの血腫形成の発生率が低いことが示されている。

2010 年に発表された AHA のガイドラインは，CIED を留置中の患者が歯科治療やその他一過性の菌血症と関連した手技を受ける際の予防的抗菌薬投与を推奨していない。

補助人工心臓の感染症

補助人工心臓(ventricular assist device：VAD)は末期心不全患者に対し心臓移植までの橋渡しとして，あるいは心筋の代わりになるもの(最終治療)として，ますます使用が増加している。VAD は急速に進化しており，近年のデバイスの多くは連続流ポンプ式を採用し，それによりデバイスの機能は改善し，感染リスクは減少する。しかしながら，感染症は依然として VAD 治療の主要な合併症であり，そのリスクは 25〜60％と報告されている。

VAD 感染症のリスク因子としては，VAD 留置の際に長時間，複雑な手技を要すること，手術部位の血腫，低栄養，糖尿病，肥満，中心静脈カテーテルの存在が考えられている。さらには，ドライブライン皮膚貫通部での摩擦による皮膚損傷は，ドライブラインに沿った細菌の遊走を生じることから，晩期発症のドライブライン感染のリスク因子としてよく知られている。腹部での固定ベルトを使用することで貫通部の動きを最小限に抑え，ドライブライン感染のリスクを低下させることができる。

VAD 感染症はドライブラインやポケットの局所的な感染症として発症することがあり，貫通部の疼痛，発赤，腫脹，排膿がみられる。より重篤な感染症には，ポンプやカニューレの感染，血流感染症，心内膜炎がある(図 42.2)。VAD のポケット感染またはポンプ感染の大半はデバイス留置から 30 日以内に生じ，菌血症を伴うことも伴わないこともあるが，晩期発症例も報告されている。

VAD 感染症の原因菌として頻度が高いのは，黄色ブドウ球菌，表皮ブドウ球菌(*Staphylococcus epidermidis*)，*Enterococcus* 属，緑膿菌(*Pseudomonas aeruginosa*)，*Candida* 属である。Gram 陰性菌による VAD 感染症の多くは院内発症であり，原因菌が多剤耐性を示し感染コントロールに難渋することが多い。

ドライブライン皮膚貫通部の感染に対しては通常，創部のデブリードマンと短期間(通常は 2 週間)の抗菌薬治療を行う。局所的な VAD 感染症に血流感染症を合併した場合は，治療期間を 4 週間以上に延長する。しかしながら，VAD のポンプやカニューレの感染の治療は非常に困難である。他の人工デバイス感染の場合はデバイスの除去が不可欠であるが，VAD の場合は患者はデバイスなしでは生存できないため，安易に除去することも交換することもできない。そのため，通常は原因菌を対象とした感受性検査結果に基づく静注抗菌薬治療を 4〜6 週間行ったのちに，永続的な抑制療法[訳注：経口抗菌薬による治療を指すものと思われる]を行う。適切な抗菌薬治療でも感染コントロールがつかない場合には VAD を交換することもあるが，新しいデバイスは活動性の感染が存在するポケットに留置されるため，抗菌薬による抑制療法を継続すべきである。

文献

Athan E, Chu VH, Tattevin P, et al. Clinical characteristics and outcome of infective endocarditis involving implantable cardiac devices. *JAMA*. 2012;307(16):1727–1735.

Baddour LM, Eppstein AE, Erickson CC, et al. Update on cardiovascular implantable electronic device infections and their management: A scientific statement from the American Heart Association. *Circulation*. 2010;121(3):458–477.

DeSimone DC, Sohail MR. Approach to diagnosis of cardiovascular implantable-electronic-device infection. Kraft CS, ed. *J Clin Microbiol*. 2018;56(7): e01683–17.

Gordon RJ, Weinberg AD, Pagani FD, et al. Prospective, multicenter study of ventricular assist device infections. *Circulation*. 2013;127(6):691–702.

Kusne S, Staley L, Arabia F. Prevention and infection management in mechanical circulatory support device recipients. Snydman DR, ed. *Cin Infect Dis*. 2017;64(2):222–228. doi:10.1093/cid/ciw698.

Kusumoto FM, Schoenfeld MH, Wilkoff BL, et al. 2017 HRS expert consensus statement on cardiovascular implantable electronic device lead management and extraction. *Heart Rhythm*. 2017;14(12):e503–e551.

Nagpal A, Baddour LM, Sohail MR. Microbiology and pathogenesis of cardiovascular implantable electronic device infections. *Circulation Arrhythm Electrophysiol*. 2012;5(2):433–441.

Nienaber J, Wilhelm MP, Sohail MR. Current concepts in the diagnosis and management of left ventricular assist device infections. *Expert Rev Anti Infect Ther*. 2013;11(2):201–210.

Sohail MR, Eby EL, Ryan MP, et al. Incidence, treatment intensity, and incremental annual expenditures for patients experiencing a cardiac implantable electronic device infection: Evidence from a large US payer database 1-year post implantation. *Circulation Arrhythm Electrophysiol*. 2016;9(8):e003929.

Sohail MR, Uzlan DZ, Khan AH, et al. Management and outcome of permanent pacemaker and implantable cardioverter-defibrillator infections. *J Am Coll Cardiol*. 2007;49(18):1851–1859.

Section 7

さまざまな臨床像：消化管，肝臓，腹部

43 急性ウイルス性肝炎

■著：Kalyan Ram Bhamidimarri, Paul Martin
■訳：山本勇気

急性ウイルス性肝炎は，主に肝臓を侵す全身性の感染症であり，急性ウイルス性肝炎の原因となる2つの主要な感染症（A型肝炎とB型肝炎）に対する有効なワクチンがあるにもかかわらず，米国では依然として罹患と死亡の重大な原因となっている。肝臓の急性炎症と壊死を特徴とする急性肝炎を引き起こすのは，5種類の主要な肝臓指向性ウイルス（A，B，C，D，E）と数種類の非肝臓指向性ウイルスである。急性ウイルス性肝炎は通常，6か月以内の経過となるが，慢性肝炎はそれ以上持続する。しかし，最新の血清学的，分子生物学的診断検査や有効な治療法の選択肢により，急性ウイルス性肝炎と慢性ウイルス性肝炎を区別するうえで，その時間経過はそれほど重要ではなくなってきている。これらのウイルスが引き起こす臨床的疾患は，無症状または臨床的に明らかでないものから，劇症で致命的な急性感染までさまざまである。A型肝炎（hepatitis A virus：HAV）とB型肝炎（hepatitis B virus：HBV），C型肝炎（hepatitis C virus：HCV），D型肝炎（hepatitis D virus：HDV），E型肝炎（hepatitis E virus：HEV）の大きな違いは，最初のものが急性肝炎のみを引き起こすのに対し，後者の4つは急性および慢性肝炎を引き起こすことである。単純ヘルペスウイルス（herpes simplex virus：HSV），EBウイルス（Epstein-Barr virus：EBV），サイトメガロウイルス（cytomegalovirus：CMV），パルボウイルスB19などの非肝臓指向性ウイルスの感染は，顕著な肝機能障害を呈することがあるが，通常は多臓器障害である。G型肝炎ウイルス，ヒトヘルペスウイルス，アデノウイルス，コロナウイルス，TTウイルス（TT virus：TTV）も肝機能障害を引き起こすことが示唆されているが，その臨床的意義ははっきりしない。

A型肝炎ウイルス（HAV）

HAVは1973年に同定されたRNAウイルスで，主に糞口経路で感染し，世界中で急性ウイルス性肝炎の一般的な原因となっている。1995年以前は汚染された水や食品によるアウトブレイクが一般的であったが，2016年以降はヒトからヒトへの感染が原因となることが多くなった。貧困地域の住民，ホームレスの人々，海外旅行者，静脈内薬物使用者，男性と性交渉をもつ男性（men who have sex with men：MSM）は，HAV感染のリスクが特に高い。米国におけるHAVの疫学は過去数十年の間に劇的に変化し，2011年以前は罹患率が大幅に低下し，2016年までは横ばいだった。しかし，2018年10月現在，米国12州で8,000件を超えるアウトブレイクが報告されている。HAVの罹患率は，かつては静脈内薬物使用者（persons with IV drug use：PWID）やホームレスの間で目立って高かったが（1980年代には最大20%と報告），さらに過去3年間で急増している。非衛生的な環境，集団生活施設（シェルター型または非シェルター型）における不衛生，PWIDの汚染された道具，高リスクな性行為が，ヒトからヒトへの感染例のほとんどを占めている。カリフォルニア州，ケンタッキー州，ミシガン州，ユタ州の4州では，州内での持続的な感染が多く報告されたが，フロリダ州を含む他の8州でも，HAVの発生率の上昇により公衆衛生上の勧告が出された。感染症はすべての年齢層で報告されたが，30〜49歳の男性（年齢中央値37歳）が感染者の68%を占めた。途上国ではHAV感染は一般的に小児期に発生し，不顕性感染（6歳以下，70%が無症状）であり，成人前に感染した人口のほとんどが生涯免疫を獲得する。高齢の小児や成人に起こるHAV感染症は有症状である可能性が高く，罹患率や死亡率も上昇する（図43.1）。

HAV感染の平均潜伏期間は28日（範囲15〜50日）で，食欲不振，発熱，倦怠感，疲労感，吐き気，嘔吐，下痢，右上腹部不快感などの臨床症状の3週間前〜1週間後に，糞便からのウイルス排出と感染力のピークがある。急性HAV感染では，これらの症状は黄疸発症の1〜2週間前に起こる傾向がある。HAVの複製はもっぱら肝細胞の細胞質内で起こり，そこでウイルスは非細胞障害性感染を起こす。肝細胞障害は，感染した肝細胞が排除される際の宿主の免疫反応によるもので，臨床的にはHAV RNAの顕著な減少として観察される。急性肝不全はまれで，感染者の約0.5%にみられ，小児よりも成人に多くみられる。最近の急性HAVアウトブレイクでは，入院率が上昇しており（2016年以前は42%に対して72%），そのうち3%はB型肝炎ウイルス（HBV）が確認されたかその可能性があり，22%はC型肝炎ウイルス（HCV）が確認されたかその可能性があり，アルコール性肝疾患合併がみられた。急性HAVの致死率も3%と，これまで報告されていた0.3〜1.8%よりも高く，これはHAVワクチン接種によって予防できた可能性がある。急性肝不全を発症した患者は，すみやかに移植センターに紹介する必要がある。慢性肝疾患患者では，急性HAVによる肝不全や死亡のリスクが高いことはよく知られており，そのため，HAV未感染の慢性肝疾患患者にはHAVワクチンを接種することが推奨されている。最近の報告に基づいて，予防接種実施諮問委員会（Advisory Committee for Immunization Practices：ACIP）は全会一致で，もう1つの特定された高リスクグループであるホームレス集団へのHAVワクチン接種を支持した。ほとんどの感染者は何事もなく回復するが，時に症状が二峰性になったり再発したりすることがある。HAVは慢性感染しないが，最終的に回復する前に，黄疸と瘙痒を伴う長引く胆汁うっ滞期がみられることがある。

HAVの肝外症状には，急性膵炎，無石性胆嚢炎，自己免疫性

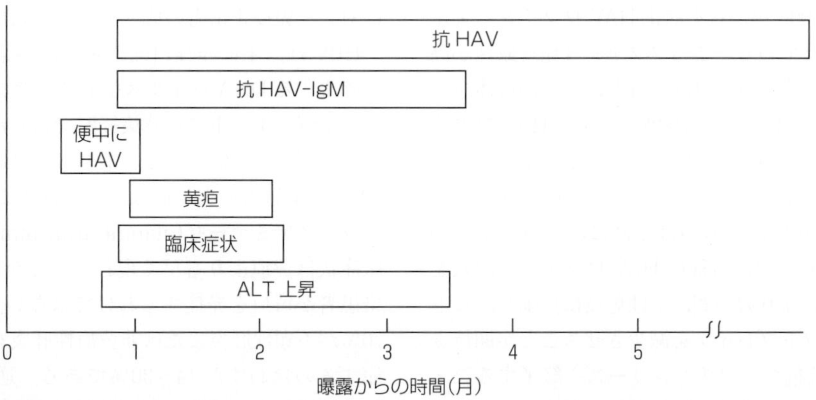

図 43.1
A 型肝炎の臨床経過　ALT＝アラニントランスアミナーゼ，HAV＝A 型肝炎ウイルス，抗 HAV＝A 型肝炎ウイルスに対する抗体
(Martin P, Friedman LS, Dienstag JL. Diagnostic approach to viral hepatitis. In : Thomas HC, Zuckerman AJ, eds. *Viral Hepatitis*. Edinburgh : Churchill Livingstone ; 1993 : 393-409 より)

溶血性貧血，再生不良性貧血，反応性関節炎，胸水，多発性単神経炎および Guillain-Barré 症候群がある。HAV に関連した急性腎障害がアジアからの症例で報告されており，免疫複合体または間質性腎炎が介在している可能性がある。

急性 HAV 感染のルーチン診断は，血清中の免疫グロブリン M (immunoglobulin M：IgM)抗 HAV 抗体の検出によって行われる(表 43.1)。この抗 HAV 抗体は症状発現の 5〜10 日前に検出可能となり，感染後 3〜12 か月間持続する。IgG 抗 HAV 抗体は感染初期に発現し，ずっと持続する。IgM 抗 HAV 抗体が存在しないのに IgG 抗 HAV 抗体が存在するということは，先行感染またはワクチン接種による免疫を反映している。HAV ポリメラーゼ連鎖反応(polymerase chain reaction：PCR)および遺伝子型の検査は日常的には推奨されておらず，また利用もできない。しかし，HAV の PCR，遺伝子型判定，ウイルス配列決定には疫学的な価値がある。3 つの HAV 遺伝子型 1a，1b，3a は南北アメリカ大陸でよくみられ，疫学的な大きな変化が注目されている。米国疾病対策センター(Centers for Disease Control and Prevention：CDC)の報告によると，2017 年以前は優勢株であった遺伝子型 1a は遺伝子型 1b に取って代わられ，現在では最近のアウトブレイクにおける症例の 96%を占めている。

表 43.1
ウイルス性肝炎の診断検査

ウイルス型	診断検査	コメント
A 型肝炎ウイルス (HAV)	抗 HAV-IgM 抗 HAV-IgG	急性感染 治癒後，免疫のある状態
B 型肝炎ウイルス (HBV)	HBsAg 抗 HBc-IgM HBeAg，HBV-DNA 抗 HBs 抗体 抗 HBc-IgG	感染 急性感染 ウイルス増殖あり 免疫のある状態 現在もしくは過去の感染
C 型肝炎ウイルス (HCV)	抗 HCV 抗体 HCV-RNA	感染 感染 / ウイルス血症状態
D 型肝炎ウイルス (HDV)	抗 HDV-IgM 抗 HDV 抗体 HDV-RNA，HDV 抗原	抗 HBc-IgM 陽性であれば共感染 抗 HBc-IgG 陽性であれば重感染 感染 現在は研究レベルの方法
E 型肝炎ウイルス (HEV)	抗 HEV-IgM 抗 HEV-IgG	急性感染 治癒後
EBV	抗 EBV-IgM，PCR	感染
CMV	抗 CMV-IgM，PCR	感染

CMV＝サイトメガロウイルス，EBV＝EB ウイルス

治療法

急性 HAV 感染症は慢性的な後遺症を伴わず自然治癒する。急性 HAV 感染者の約 85%は 3 か月以内に臨床的・生化学的に回復し，ほぼ全員が初感染から 6 か月までに完治する。治療は主に支持療法で，十分な栄養補給と水分補給，肝毒性薬剤の回避，ステロイド，禁酒などが行われる(表 43.2)。急性 HAV は成人，特に，慢性肝疾患のある患者において肝不全に至る可能性がより高いため，これらの患者では，症状が消失するまで綿密な経過観察が必要である。

近親者間での感染を防ぐための普遍的予防策，個人的衛生状況の保守，および予防接種が推奨される。曝露前後のポリクローナル免疫グロブリン筋肉内注射による受動的予防は安全で有効である。免疫グロブリンによる曝露前予防は，HAV ワクチンにアレルギーのある HAV リスクをもつ未感染患者にのみ行うべきである。免疫グロブリンによる曝露後予防は，次のような高リスク群に推奨される。(1)急性 HAV が確認された初発症例の同居者および性的接触者，(2)HAV がアウトブレイクした発達障害者施設の職員および患者，(3)HAV の初発症例があった保育所の児童および職員，(4)長期にわたり地域集団発生に曝露された者，(5)HAV の流行国を訪問する予定の旅行者および軍人。受動免疫のために推奨される免疫グロブリンの投与量は，現在ドナープールの免疫グロブリン力価が低いため，近年では以前より 5 倍多く

なっている。米国では，1995 年から不活化 HAV ワクチンによる積極的な予防接種が行われている。このワクチンは免疫原性が高く，免疫正常者は初回接種後 4 週間以内にほとんど防御抗体を獲得し(95%以上)，2 回目の接種でほぼ 100%となる。HAV ワクチンは曝露後予防においても受動免疫よりも優れている。また，HAV ワクチンは 6 か月間隔で 2 回接種することが推奨されているが，1 回接種で最長 11 年間，あるいは生涯にわたって効果が持続するという報告もある。単回接種の HAV ワクチンは個人を保護するだけでなく，それなりの期間，集団免疫に貢献し，ヒトからヒトへの大規模なアウトブレイクを減少させることが期待される。したがって，2 回接種のワクチンシリーズを終了すること自体が，特に，ホームレスのワクチン接種開始の抑止力になってはならない。さまざまな公衆衛生部門は，一般の人々の意識を高め，リスクの高い人々への必要に応じたワクチン接種を確実に実施するため，教育キャンペーンへの取り組みを強化している。

B 型肝炎ウイルス(HBV)

HBV は，世界中で慢性ウイルス性肝炎の最も一般的な原因であり，特に，途上国では急性ウイルス性肝炎の主な原因でもある。HBV に慢性的に感染している人は世界で推定 2 億 5,700 万人いる。極東およびサハラ以南のアフリカでは，人口の最大 20%が現在または過去の HBV 感染の血清学的根拠を有している。米国では，HBV 感染の頻度は低いものの，アジア系米国人を含む特定の移民社会では慢性 HBV の有病率が非常に高い。急性 HBV 感染後，慢性感染のリスクは年齢に反比例して変化する。5 歳未満の小児は急性 HBV 感染後の慢性化リスクが高い(90%以上)のに対し，免疫正常者の成人ではその可能性は 10%以下である。

表 43.2
急性ウイルス性肝炎の治療法

ウイルス型	治療法	コメント
A 型肝炎	対症療法	急性肝不全を認めたらすみやかに移植施設に紹介する
B 型肝炎	対症療法。重症の急性 B 型肝炎には経口抗ウイルス薬	急性肝不全がないか観察
C 型肝炎	ペグ化インターフェロン±ribavirin	急性 C 型肝炎への治療が有効
D 型肝炎	重症例では抗 HBV 薬を考慮 予防：HBV ワクチン	臨床的に HBV 単独の場合より重症
E 型肝炎	ribavirin 単剤が効果的	劇症肝不全は妊婦に多い。消化管もしくは動物を媒介に伝播する。免疫不全者では慢性化することがある
EBV	対症療法	移植後リンパ増殖性疾患のリスク
CMV	免疫正常者：経過観察 免疫不全者：ganciclovir，foscarnet，cidofovir	

CMV＝サイトメガロウイルス，EBV＝EB ウイルス

HBV は，主に非経口経路または感染者との濃密な接触によって感染する DNA ウイルスである。アジアやその他の超流行地域では垂直感染が重要な感染経路であるが，欧米諸国では性行為や経皮感染が主流である。潜伏期間は 45〜160 日である。急性 HBV 感染患者の典型的な経過を図 43.2 に示す。通常，アラニントランスアミナーゼ(alanine transaminase：ALT)値の上昇と臨床症状は黄疸よりも早く現れる。しかし，すべての急性 HBV 感染患者が黄疸を発症するわけではない。急性 HBV 感染患者の約 70%が不顕性肝炎または非黄疸性肝炎を発症し，黄疸性肝炎を発症するのはわずか 14〜30%である。逆説的ではあるが，非黄疸性で臨床的な重症度が低い急性 HBV 感染症患者は，症状が強い急性感染症患者よりも慢性感染となる可能性が高い。なぜなら，活発な免疫反応により肝機能障害がより強くなるが，HBV 感染が最終的に消失する可能性も高くなるからである。症状のある患者には，完全に回復する可能性が高いと安心させるのがよいが，黄疸の増強，激しい吐き気，傾眠などの症状が現れた場合は，急性肝不全の前兆である可能性があるため，報告するよう警告すべきである。急性 HBV の約 1〜4%が急性肝不全(acute liver failure：ALF)を呈し，そのうち約 20〜80%が死亡または肝移植に至る可能性がある。急性 HBV の入院患者 293 人を評価した中国の最近の研究では，総ビリルビンが正常上限の 5 倍，プロトロミン時間活性が低い(PTA＜20%)，グレードⅢ〜Ⅳの肝性脳症が ALF の独立した予測因子であり，死亡または肝移植のリスクを予測することが報告された。急性 HAV と同様に，急性 HBV 感染症も慢性肝疾患を有する患者ではより重症化する可能性がある。

急性 HBV 肝炎の診断は，血清中の B 型肝炎表面抗原(hepatitis B surface antigen：HBsAg)と IgM 抗 B 型肝炎コア抗体(IgM anti-hepatitis B core antibody：抗 HBc IgM)の検出によって行われる(Box 43.1)。感染の消失は HBsAg の消失によって特徴づけられる。HBsAg に対応する中和抗体である抗 HBs 抗体の出現は感染の消失を示す。IgM 抗 HBc は減少し，検出されなくなるが，「全」IgG(total)抗 B 型肝炎コア抗体(抗 HBc IgG)は感染消失後も持続する。IgG 抗 HBc 抗体の検出は，抗 HBs 抗体が検出可能な患者において，過去の感染によって獲得された免疫とワクチン接種によって獲得された免疫とを区別する。

急性 HBV から慢性 HBV への移行率は一般的に約 5〜10%といわれている。慢性化の可能性の決定因子として，特定の HBV 遺伝子型を提唱する研究もあるが，これはまだ確認されていない。北アイルランドで行われた最近の研究では，50 歳以上の患者の急性感染から慢性感染への移行率は，50 歳未満に比べて高かったと報告されている(36.36% vs 16.28%，$p=0.0068$)。この研究から，高齢者は若年者よりも急性 HBV のクリアランス率が低いようである。免疫不全や腎不全などの慢性疾患をもつ人は，慢性感染を起こしやすい。5 歳未満の小児や高齢者も慢性感染の可能性が高い。急性 HBV 感染時に活発な免疫反応がなく，非黄疸性でアラニントランスアミナーゼの上昇が緩やかで，比較的症状がな少ない場合は，感染が慢性化しやすいことを示している。慢性 HBV 感染は，HBsAg 陽性が 6 か月以上続き，IgM 抗 HBc が認められないことで示される。しかし，慢性 HBV 感染の重篤な再活性化(自然発生または感染者への副腎皮質ステロイドや化学療法の投与による医原性)では，血清中に IgM 抗 HBc が再び

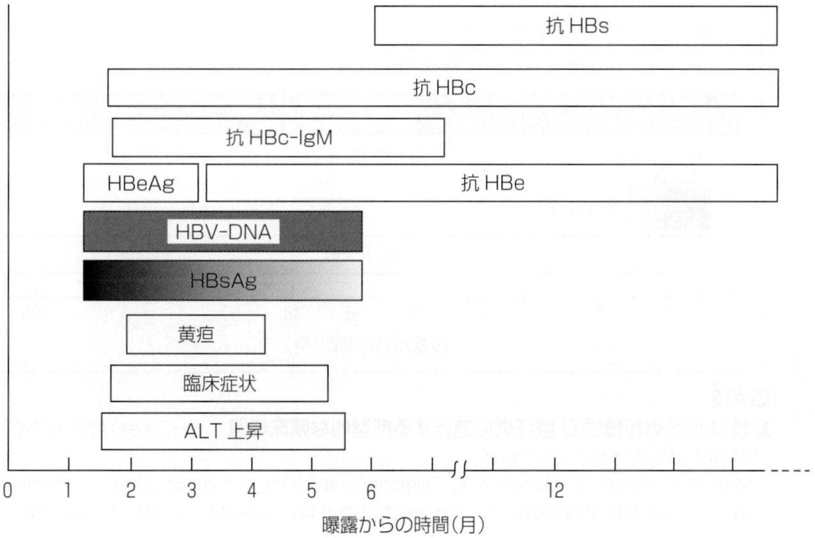

図 43.2
典型的な急性 B 型肝炎の臨床経過　HBV-DNA＝B 型肝炎ウイルス DNA，HBeAg＝B 型肝炎 e 抗原，HBsAg＝B 型肝炎表面抗原，抗 HBc＝B 型肝炎コア抗原に対する抗体，抗 HBs＝B 型肝炎表面抗原に対する抗体
(Martin P, Friedman LS, Dienstag JL. Diagnostic approach to viral hepatitis. In : Thomas HC, Zuckerman AJ, eds. *Viral Hepatitis*. Edinburgh : Churchill Livingstone ; 1993 : 393-409 より)

Box 43.1

急性肝炎が疑われる場合の血清学的初期評価

抗 HAV-IgM
HBsAg(陽性の場合は抗 HBc-IgM，HBV-DNA，HBeAg)
抗 HCV 抗体(陽性の場合は HCV-RNA)
A 型，B 型，C 型の検査が陰性の場合は，HEV，HSV，CMV，EBV の検査を考慮。その他のウイルス検査は担当医の判断による

出現することがあるが，通常は低力価である。血清中に HBeAg と HBV DNA が存在することは，慢性感染患者においてウイルス(野生型)の複製が活発であること，あるいは「高複製状態」であることを示唆している。肝疾患の臨床的所見がない慢性感染患者において，これらの活発な複製マーカーが存在しない状態は，**非複製状態**または**不活性キャリア状態**と呼ばれる。

治療法

インターフェロン-α，ペグインターフェロン-α 2a，lamivudine，adefovir dipivoxil，entecavir，，telbivudine，tenofovir は現在，慢性 HBV 感染症の治療薬として米国で承認されている。インターフェロン，entecavir，tenofovir は，慢性 HBV 感染症の治療において現在推奨されている第 1 選択薬である。インターフェロンは副作用があるため，忍容性の高い経口薬が登場した現在では，その使用は制限されている。肝炎を除けば健康な成人では急性 HBV の自然治癒率が高いことから，抗ウイルス療法は一般に推奨されない。経口薬による治療は，HBV の急性重症例や免疫抑制状態にある場合に開始すべきである。肝性脳症，凝固障害の悪化，腹水が示唆される重篤な肝障害のある患者は，早期に移植センターに紹介することが強く推奨される。HBV に対する移植後の転帰は，現在では良好である。経口抗ウイルス薬と高用量の B 型肝炎免疫グロブリン(hepatitis B immunoglobulin：HBIG)を用いた現在の免疫予防レジメンでは，移植後のウイルス感染の再発率は非常に低い。しかし，無期限の HBIG 療法は煩雑であり，費用もかかる。したがって，移植プログラムでは，同種移植片の再感染を予防するために，HBIG 投与の代替スケジュールや抗ウイルス薬の併用を評価している。慢性 HBV 感染に対する治療は「第 44 章　慢性ウイルス性肝炎」で論じられている。

新生児，乳児，青少年，医療従事者，血液透析患者，HBV 感染者の家庭内接触者や性的パートナー，流行地域への海外旅行者，静注薬物使用者，MSM または複数の性的パートナーをもつ異性愛者，慢性肝疾患患者，臓器移植を受ける可能性のある人には，有効性の高い遺伝子組み換え HBV ワクチンの接種が推奨される。曝露後予防は，HBV ワクチン接種と HBIG による受動的防御を組み合わせるべきである。

C 型肝炎ウイルス(HCV)

HCV は一本鎖 RNA ウイルスである。世界で約 1 億 7,000 万人が HCV に慢性感染していると推定されている。急性 HCV は一般的に不顕性感染であり，黄疸を発症する患者は 25％未満であるため，通常，急性の症状は医学的評価をすりぬける。症状があっても，急性 HCV が慢性化する可能性は低い。HCV 感染は通常，非経口感染である。以前は汚染された血液製剤によって感染することが多かった。現在では，ほとんどの HCV 感染は，静脈内薬物乱用者の間で汚染された注射針を共有したり，刺青やコカインの経鼻使用など，その他の経皮的または高リスクの行為によって感染しているが，後者については議論の余地がある。性行為や母体 - 新生児感染も起こりうるが，これらの感染経路は一般に効率的とはいえない。しかし，母体の HIV 共感染は周産期感染のリスクを高めるようである。HCV の性行為感染も MSM，特に，HIV と共感染している MSM で認められている。HIV に

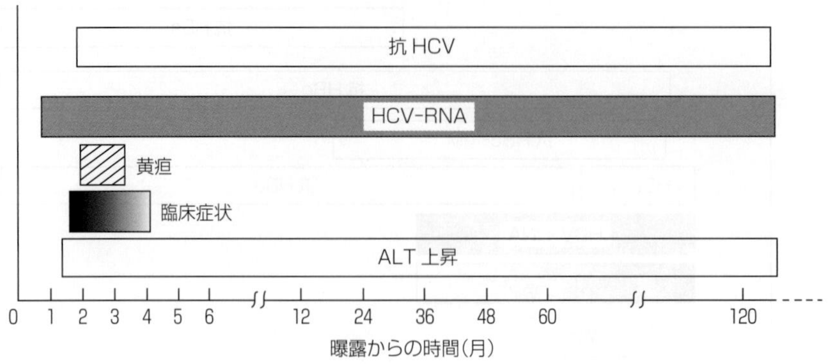

図 43.3
急性 C 型肝炎が慢性 C 型肝炎に進行する典型的な臨床経過 HCV＝C 型肝炎ウイルス，抗 HCV＝抗 C 型肝炎ウイルス抗体
(Martin P, Friedman LS, Dienstag JL. Diagnostic approach to viral hepatitis. In : Thomas HC, Zuckerman AJ, eds. *Viral Hepatitis*. Edinburgh : Churchill Livingstone ; 1993 : 393-409 より)

感染した MSM では，急性 HCV の発生率が上昇している。このコホートでは性感染症(sexually transmitted infection：STI)も多く，これはリスクの高い行動を反映している。急性 HCV 感染は高い確率で慢性化し，いくつかのシリーズでは 85％に達する。図 43.3 は急性 HCV 感染症が慢性化するまでの経過を示している。潜伏期間は 14〜180 日で，その後，ALT 値が上昇し，症状が現れるが，前述のように急性疾患は不顕性であることが多い。急性 HCV 感染による劇症肝不全は非常にまれであるが，慢性 HBV 感染が基礎にある患者ではより一般的である。

ルーチンの診断は，血清中の HCV に対する抗体(抗 HCV)を酵素結合免疫吸着測定法(enzyme-linked immunosorbent assay：ELISA)検査で検出することによって行われる。組み換え免疫ブロット法(recombinant immunoblot assay：RIBA)検査は，以前は ELISA 陽性者の補助検査として特異性を高めるために使用されていた。しかし，ウイルス血症の確認では，一般的に PCR 検査に取って代わられている。ALT 値の変動は慢性 HCV 感染に特徴的である。おそらく，慢性感染者の 5 分の 1 は ALT 値が正常範囲内と考えられるが，これは肝障害がないというよりも，わずかな肝壊死・炎症を検出するアラニントランスアミナーゼの感度が低いことを反映している。PCR 法の HCV RNA の検出感度はさまざまである。より感度の高い転写媒介増幅法(transcription-mediated amplification：TMA)は，微量の HCV RNA (0.9〜5.2 コピー/mL)でも検出することができる。

治療

急性 HCV 感染症は，針刺し損傷後の医療従事者や，まれに肝炎が悪化した人で確認されるのが最も一般的である。ごく一部の患者，特に IL28B 遺伝子型が良好な患者(C/C)は，ウイルスが自然に消失することがある。したがって，C 型急性肝炎患者は注意深く観察されるべきであり，12 週間を超えてウイルス血症が持続する患者には治療を提供すべきである。急性 HCV 感染後，抗ウイルス療法を 2〜4 か月遅らせても有効性は損なわれない。このように短期間遅らすことにより，不要な高コストの治療に着手しなくても，HCV の自然治癒が可能となる。直接作用型抗ウイルス薬(direct-acting antiviral：DAA)は HCV 治療に革命をもたらした。急性期の HCV 治療は非常に有効であり，治療された患者の最大 95％でウイルス学的反応の持続が期待できる。急性 HCV が頻発するオランダの最近の研究では，DAA の普及により急性 HCV 症例が 70％減少したと報告されている。また，モデル化と費用対効果に関する研究は，高リスクグループにおけるヒトからヒトへの感染を抑制するための予防措置として，急性 HCV の治療を支持している。慢性 HCV 感染の治療については，「第 44 章 慢性ウイルス性肝炎」で詳しく述べている。世界保健機関(World Health Organization：WHO)は，2030 年までに HCV をマイクロエリミネーション［訳注：国レベルの撲滅目標を地域や属性など特定の集団の目標に落とし込み，治療や予防に向けた取組みを進めるアプローチ］で根絶するという野心的な目標を宣言している。

HCV ワクチンは，ウイルスが不均一で HCV 抗体が防御効果をもたないため，まだ利用できない。HCV への針刺し曝露後の γ-グロブリン投与による利益はない。医療従事者への HCV 感染のリスクは相当なものであり，特に，中空針では平均約 3％であるため，万全の予防措置が必須である。血液バンクによる定期的な HCV スクリーニングにより，輸血による感染のリスクは無視できるレベルまで減少している。

D 型肝炎ウイルス(HDV)

δ 型肝炎ウイルス(HDV)は不完全型 RNA ウイルスで，HBsAg に依存して複製サイクルを完遂する。世界中の慢性 HBV 患者の 5％が HDV に共感染していると推定されている。HDV は先進国では非経口的に感染するが，他の高蔓延地域(地中海沿岸)では濃密な接触を介して感染する。高蔓延地域からの移民は，西ヨーロッパにおける最近の有病率の上昇に関与している。HDV にはいくつかの呼び名がある。「黒色嘔吐熱(black vomiting fever)」，アフリカのバンギ熱(Bangui fever)，コロンビアのサンタマルタ肝炎(Santa Marta hepatitis)，ブラジルのラブレア肝炎(Labrea hepatitis)などである。HDV は HBV と同時に感染することもあれば(共感染)，慢性 HBV キャリアに感染することもある(重複感染)。HBV と同時感染した場合，ほとんどの症例は自然治癒するが，HBV 単独感染の場合よりも劇症肝炎を発症する可能性が高くなる。重複感染によって HDV を獲得した場合，感染は慢性化する傾向があり，肝硬変への移行率はHBV単独感染よりも高くなる。HBVのウイルス量は通常，HDVの活動性感染によって抑制される。

血清中にIgM抗HDV，HBsAg，IgM抗HBcが同時に存在する場合，HDV共感染と診断される。HDV重複感染は，IgM抗HDV，HBsAg，IgG抗HBcが存在し，IgM抗HBcが存在しないことで示される。急性感染症の場合，HDV血清学的検査は感度が低いことが多く，臨床的に疑いの強い症例では，再検査が必要となることがある(表43.1参照)。血清中または肝組織中のHDAg(直接免疫蛍光法)またはHDV RNA(逆転写酵素法)検査を行うことができるが，これらの検査法は臨床で広く利用できるものではない。

治療

ほとんどの患者は再燃後に自然治癒するため，急性HDV感染症に対する特異的な治療法はない。肝指向性ウイルスのなかで，HDVは満足のいく内服治療の選択肢がない唯一の感染症である。インターフェロンはHDVに対する唯一の有効な治療法であるが，急性肝不全の危険性があるため，急性再燃時には禁忌である。B型肝炎に対する抗ウイルス薬は，通常，HBVが抑制されているため，一般的には有用ではないが，劇症肝不全のリスクがある患者には試みることができる。HDVの共感染による急性肝不全患者には，肝移植が唯一の選択肢である。抗ウイルス薬±HBIGの使用でHBVをコントロールすることで，移植片におけるHDVの再発を防ぐことができる。HBVに対するワクチン接種はHDV感染を予防する。HDVに対する新しい薬剤は現在研究中である。

E型肝炎ウイルス(HEV)

HEVは，HAVに類似した腸管感染性肝炎ウイルスとして1980年に初めて同定されたRNAウイルスである。現在，4つの遺伝子型が確認されている。遺伝子型1と2は途上国で優勢で，腸管感染するのに対し，遺伝子型3と4は先進国で優勢で，人獣共通感染(汚染された未調理の肉，特に豚肉の摂取)する。潜伏期間は15〜60日で，15〜40歳の成人の感染率が高い。HEVに対する抗体は，先進国では一般集団の最大20%に認められ，急性肝不全を示す薬剤性肝障害と推定された症例の3%を占める可能性がある。

HEV感染は通常，急性で自然治癒するが，肝硬変に進行する慢性HEVが，特に，遺伝子型3や免疫不全の患者で認められることが増えてきている。途上国におけるこの疾患の特徴は，劇症肝不全が妊娠第3期の妊婦に多く発症し，死亡率が高い(15〜25%)ことである。HEVはIgMおよびIgG抗HEV抗体とHEV RNAによって診断される。HEV RNAは活動性感染の診断には有効であるが，HEV感染の急性期には一過性にしか認めないことがあり，感染者の40%では検出されないこともある。

治療

急性HEV感染は自然治癒的であり，治療は主に支持療法である。妊娠中の女性はHEVの流行地域への渡航を控えるべきである。急性重症肝炎はribavirin単剤療法(投与量600〜1,000 mg/日)による3〜6か月間の治療があり，これにより臨床症状が急速に改善する。しかし，ribavirinには催奇形性があるため，妊娠中は禁忌である。インターフェロンはALT上昇を悪化させ，劇症肝不全を引き起こす可能性があるため，重症肝炎では禁忌である。免疫抑制状態の移植患者における慢性HEVは，免疫抑制剤の減量，ribavirin単剤療法またはペグインターフェロン(pegylated interferon)単剤療法，あるいはこれらの併用療法で治療することができる。HEVワクチンは現在開発段階にあり，予備的な結果は有望である。

単純ヘルペスウイルス

HSVはカプセル化された二本鎖DNAウイルスである。感染すると，まれに急性肝不全を引き起こすことがある(急性肝不全症例の1〜2%)。急性重症肝炎は75〜90%の高い死亡率と関連しており，免疫不全患者，妊婦(妊娠後期)，新生児によくみられ，まれに免疫正常者にもみられる。

HSVの臨床的特徴は，軽症の無症候性肝炎から劇症肝不全または多臓器不全をもたらす重症のHSV敗血症(肺炎，食道炎，脳炎)までさまざまである。新生児ヘルペスの全身感染では，高率に脳障害を起こし死亡率は25%である。粘膜皮膚病変は50%にしか認められず，病変がないために診断が遅れることが多い。急性HSV肝炎のほとんどの症例は，ウイルスの再活性化よりもむしろ急性感染を反映している。発熱，インフルエンザ様症状，白血球減少が典型的である。血清学的検査は通常，非診断的であるため，診断はHSV PCR法および/または肝生検によるウイルス血症の検出にかかっている。ウイルス性Cowdry A型核内封入体の存在，HSV免疫組織化学染色陽性，HSV PCR，および肝生検を行った場合には電子顕微鏡検査が診断確定の助けとなる。

高用量のacyclovir(10 mg/kg 静注 1日3回)による早期治療が非常に有効である。治療が遅れると効果が低下するので，HSV肝炎の典型的な特徴を有する症例では経験的治療が推奨される。acyclovir耐性が懸念される場合は，foscarnetを使用することができる。劇症肝不全の患者は肝移植を慎重に検討すべきであるが，移植後1年生存率は約43%であり，通常は播種性で制御不能なHSV感染が原因である。自然治癒または移植後の再発を予防するために，無期限の抗ウイルス療法が適応となる。

EBウイルス(EBV)

EBVは伝染性単核球症の原因物質であり，症例の80〜90%で無症候性の肝酵素および乳酸脱水素酵素(lactate dehydrogenase：LDH)の上昇が正常値の上限値の3倍まで起こる。臨床症状には，発熱，咽頭炎，リンパ節腫脹，腹痛，肝脾腫，まれに黄疸がある。血清アラニントランスアミナーゼは通常，1〜2週間かけて上昇し，ほとんどの患者では，その後，4〜6週間かけて症状が消失し，酵素も正常化する。重篤な肝炎や劇症肝不全はまれであるが，報告されている。

白血球増加(リンパ球と単球が優勢)と軽度の血小板減少が一般的である。EBV IgM抗体は早期にピークに達し，数か月間持続することがあり，その後，EBV IgGが発現する。モノスポットは異種抗体を検出する感度は高いが，EBV感染に対する特異性

7

はない。EBV DNAの定量は，血液または血漿を用いたPCR法で行うことができる。肝生検は通常，適応とならないが，生検サンプルの*in situ*ハイブリダイゼーションやPCRが診断の確定に用いられることがある。特異的な治療法は存在しないため，治療は主に支持療法である。acyclovirが使用されてきたが症状や転帰に影響しない。EBVは免疫不全患者においてまれに慢性感染を引き起こすことがある。EBV感染は，移植レシピエントにおける移植後リンパ増殖性疾患（posttransplantation lymphoproliferative disease：PTLD）発症の重要な因子である。

サイトメガロウイルス

CMV感染はしばしば，肝臓を侵し，血清トランスアミナーゼの無症候性上昇を伴うことが最も多い。これは一次感染または免疫不全宿主における潜伏感染の再活性化の結果である。免疫正常な小児および成人では，CMVの一次感染は通常，不顕性であるが，単核球症に類似した疾患を引き起こすことがある。臨床経過は一般的に軽度で，自己限定的であるが，CMVは肝肉芽腫，胆汁うっ滞性肝炎（原発性硬化性胆管炎を模倣），およびまれに致命的な肝壊死にも関与する。細胞性免疫が低下している患者では，播種性感染によりCMVが重症化し，生命を脅かすことさえある。

免疫不全患者では抗体検査の有用性は低いため，CMV PCR検査が最も信頼性が高く，特異的な診断検査である。免疫不全患者や移植患者では，特徴的な多核巨細胞やフクロウ目封入体が確認されれば，肝生検が適応となり，確定診断が可能である。軽症のCMV感染で免疫正常な患者では，特異的治療は必要ない。免疫不全患者では，ganciclovir，またはganciclovirが無効の場合はfoscarnetやcidofovirによる治療が有効である。治療法は，患者のウイルス血症が消失するまで継続し，免疫抑制の強い期間中も維持することが望ましい。

パルボウイルスB19

ヒトパルボウイルスB19は小型の非エンベロープ型一本鎖DNAウイルスで，免疫正常患者における急性肝炎および肝不全のまれな原因（おそらく過小診断）である。**伝染性紅斑**または**第五病**と呼ばれる小児期によくみられる感染症で，15歳までに青少年の最大50%がパルボウイルス抗体を獲得する。ウイルスは呼吸器飛沫，血液製剤，固形臓器移植を介して感染する。成人では，急性上気道ウイルス症候群，関節症，さまざまな重症度の骨髄抑制および肝障害を呈することがある。まれな血液学的症状として，赤芽球癆，汎血球減少，造血不全があり，これらはウイルスとP抗原との相互作用によるものと考えられている。ほとんどの症例報告では，トランスアミナーゼの上昇の程度は低い（2,000未満）ものの，ALTが9,000を超えることも報告されている。肝障害に関与する発症機序は不明であるが，ウイルスの直接侵襲によるカスパーゼを介したアポトーシスが原因かもしれない。診断には，血清パルボウイルスB19 IgM，IgG，DNA，肝生検を行う。骨髄生検では，特徴的な赤血球無形成と巨大な前形成芽球を示すことがある。標準的な治療法はないが，免疫グロブリン静注（IV immunoglobulin：IVIG），tacrolimus，cyclosporine，mycophenolate mofetil，azathioprine，ステロイド，プラズマフェレーシスなどの支持療法を用いた症例報告がいくつかあり，その結果はさまざまである。劇症肝不全患者には肝移植が必要であるが，肝移植後の転帰や造血回復に関するデータは限られている。移植後の赤芽球癆の再発は約10%であり，IVIGの長期投与が有効であると思われる。

その他のウイルス

G型肝炎（hepatitis G virus：HGV），ジカ熱，エボラウイルス病/マールブルグ熱，TTV，ヒトヘルペスウイルス（human herpesvirus：HHV）-6，HHV-8，水痘帯状疱疹ウイルス（varicella zoster virus：VZV），アデノウイルス，コロナウイルスなどの非肝指向性ウイルスはすべて，トランスアミナーゼの軽度～中等度の増加をもたらす急性肝炎を引き起こす可能性がある。HGVはGBV-Cとしても知られ，主に非経口的に感染する一本鎖RNAウイルスで，HCVとゲノム的に類似している。HGVはリンパ指向性であるが，肝指向性ではないため，肝炎ウイルスとして含めるべきか議論している著者もいる。HIV陽性患者におけるHGVの共感染は，HGVに共感染していない患者と比較して，HIVウイルス血症のレベルが低い，CD4数が多い，抗レトロウイルス療法に対する反応が良好，感染性（率）が低い，死亡率が2.5倍低い，などの良好な転帰と関連している。TTVは，輸血後肝炎の原因として1997年に初めて分離された一本鎖DNAウイルスであるが，現在のデータでは，TTVは急性または慢性の肝疾患の発生に重要な役割を果たしていないことが示唆されている。HHV-6は肝動脈血栓症，脳炎，敗血症と関連しており，HHV-8は特に免疫不全の移植レシピエントにおけるKaposi肉腫の発症と関連している。エボラウイルスおよびマールブルグウイルスのアウトブレイクは，西アフリカに渡航した個人で報告されている。デングウイルス，ハンタウイルス，黄熱ウイルスでは，急性肝炎を伴う直腸出血性発熱が報告されており，通常，多臓器機能障害や不全を呈する。ジカウイルスとチクングニアウイルスは，これまで重症肝炎とは関連していない。HGVやTTVと同様に，SANBAN，YONBAN，SENウイルスなどの他のウイルスも臨床的な肝炎を引き起こさず，ヒトの病因におけるそれらの役割には議論の余地がある。

文献

Bhamidimarri KR, Park J, Dieterich D. Management of hepatitis B virus coinfection: HIV, hepatitis C virus, hepatitis D virus. *Curr Hepatitis Rep*. 2011;10(4):262–268.

Bhattarai N, Stapleton JT. GB virus C: The good boy virus? *Trends Microbiol*. 2012;20(3):124–130.

Deterding K, Grüner N, Buggish P, et al. Delayed versus immediate treatment for patients with acute hepatitis C: A randomised controlled non-inferiority trial. *Lancet Infect Dis*. 2013;13(6):497–506.

Doshani M, et al. Recommendations of the Advisory Committee on Immunization Practices for Use of Hepatitis A Vaccine for persons experiencing homelessness. *MMWR Morb Mortal Wkly Rep*. 2019;68(6):153–156.

Foster M, et al. Hepatitis A virus outbreaks associated with drug use and homelessness: California, Kentucky, Michigan, and Utah, 2017. *MMWR Morb Mortal Wkly Rep*. 2018;67(43):1208–1210.

Hajarizadeh B, Grebely J, Dore GJ. Epidemiology and natural history of HCV infection. *Nat Rev Gastroenterol Hepatol*. 2013;10(9):

553–562.

Jeong SH, Lee HS. Hepatitis A: Clinical manifestations and management. *Intervirology*. 2010;53(1):15–19.

Jindal A, Kumar M, Sarin SK. Management of acute hepatitis B and reactivation of hepatitis B. *Liver Int*. 2013;33(Suppl 1):164–175.

Jung YM, Park SJ, Kim JS, et al. Atypical manifestations of hepatitis A infection: A prospective, multicenter study in Korea. *J Med Virol*. 2010;82(8):1318–1326.

Koh C, et al. Pathogenesis of and new therapies for hepatitis D. *Gastroenterology*. 2019;156(2): 461–476 e461.

McKeating C, et al. Progression from acute to chronic hepatitis B is more common in older adults. *Ulster Med J*. 2018;87(3):177–180.

Norvell JP, Blei AT, Jovanovic BD, Levitsky J. Herpes simplex virus hepatitis: An analysis of the published literature and institutional cases. *Liver Transpl*. 2007;13(10):1428–1434.

Popping S, et al. Early treatment of acute hepatitis C infection is cost-effective in HIV-infected men-who-have-sex-with-men. *PLoS One*. 2019;14(1):e0210179.

Smedile A, Rizzetto M. HDV: Thirty years later. *Dig Liver Dis*. 2011;43(Suppl 1):S15–S18.

Todesco E, et al. High clustering of acute HCV infections and high rate of associated STIs among Parisian HIV-positive male patients. *Int J Antimicrob Agents*. 2019.

Xiong QF, et al. Early predictors of acute hepatitis B progression to liver failure. *PLoS One*. 2018;13(7):e0201049.

Young NS, Brown KE. Parvovirus B19. *N Engl J Med*. 2004;350(6):586–597.

44 慢性ウイルス性肝炎

■著：Michelle E. Freshman, Lawrence S. Friedman
■訳：山本勇気

慢性肝炎は，3〜6か月以上持続し，血清アラニントランスアミナーゼ値が持続的に上昇し，特徴的な組織学的所見を伴う肝臓の壊死性炎症と定義される。慢性肝炎の原因には，B型，C型，およびD型肝炎ウイルス〔HBV(hepatitis B virus)，HCV(hepatitis C virus)，およびHDV(hepatitis D virus)〕のほか，非アルコール性脂肪肝炎，自己免疫性肝炎，アルコールまたは薬物曝露後の肝炎(isoniazidまたはnitrofurantoinなど)，Wilson病，α1-アンチトリプシン欠損症，およびまれにセリアック病などの非感染性疾患が含まれる。A型肝炎ウイルスは慢性肝炎を引き起こさないが，E型肝炎ウイルスは免疫抑制者や移植レシピエントでまれに慢性肝炎を引き起こすことがある。慢性肝炎は，病因，門脈・門脈周囲・小葉のぞれぞれの炎症の程度(最小，軽度，中等度，重度)，線維化の段階(なし，軽度，中等度，重度，肝硬変)に基づいて特徴づけられる。

肝硬変が進行していない場合，患者は無症状か，軽度で非特異的な症状を示すことが多い。HBVによる感染は，関節炎－皮膚炎，まれに結節性多発動脈炎，糸球体腎炎，混合性クリオグロブリン血症を伴うことがある。HCVは，混合型クリオグロブリン血症や膜増殖性糸球体腎炎におけるより一般的な病因であり，扁平苔癬，自己免疫性甲状腺炎，リンパ球性唾液腺炎，特発性肺線維症，散発性皮膚ポルフィリン症，単クローン性ガンマグロブリン血症に関連することがある。HCV感染は，非HodgkinB細胞リンパ腫のリスクを20〜30％増加させ，インスリン抵抗性を誘導する可能性がある(その結果，肝線維化のリスクが増加する)。さらに，C型慢性肝炎患者では，2型糖尿病および心血管系疾患のリスクが増加する。脂肪肝は，HCV遺伝子型3の感染に特有の特徴であり，脂肪肝のリスク因子をもつ他のHCV遺伝子型に感染した患者にも起こる可能性がある。一方，慢性HCV感染は血清コレステロール値および低比重リポ蛋白値の低下と関連している。

慢性B型肝炎

世界中で2億4,800万人がB型慢性肝炎に罹患している(図44.1)。流行地域には，東南アジア(日本を除く)，中国，サハラ以南のアフリカが含まれる。米国では，最大220万人(主に男性)がHBVに感染しており，急性B型肝炎が継続している，あるいは血清アラニントランスアミナーゼ値が上昇している人で血清中のB型肝炎表面抗原(hepatitis B surface antigen：HBsAg)が繰り返し検出されることにより，HBV感染が確認されることが多い(表44.1)。

慢性HBV感染には5つの病期があり(図44.2，表44.2)，歴史的には，免疫寛容期，免疫活性(または免疫クリアランス)期，不活性HBs抗原キャリア状態，再活性化慢性B型肝炎期，HBs抗原陰性期と呼ばれている。5つの段階の改訂された命名法は，B型肝炎e抗原(HBe抗原)陽性慢性HBV感染，HBe抗原陽性B型慢性肝炎，HBe抗原陰性慢性HBV感染，HBe抗原陰性B型慢性肝炎，およびHBs抗原陰性期(機能的治癒状態)である。

HBe抗原陽性の慢性HBV感染症では，血清中にHBe抗原とHBV DNAが存在し，ウイルス複製が活発であることを示し，血清アラニントランスアミナーゼ値は正常で，肝臓の壊死性炎症はほとんど認めない。この病期は，免疫系が未熟でHBVに対する免疫反応を起こせない乳児や幼児によくみられる。

HBe抗原陽性の慢性HBV感染者や，人生のより遅い時期にHBV感染を獲得した人は，免疫活性相，すなわち**HBe抗原陽性の慢性B型肝炎**に移行する可能性があり，この段階では，アラニントランスアミナーゼ値が上昇し，肝臓に壊死性炎症が存在し，肝硬変(年間2〜5.5％)や肝細胞がん(肝硬変がある人で年間＞2％)への進行リスクがある。B型肝炎コア抗原に対する低レベルの免疫グロブリンM抗体〔免疫グロブリンM(immunoglobulin M：IgM)抗HBc〕は血清中に存在するが，約70％において標準的な血清学的検査法の検出アッセイ値以下である。HBe抗原の消失と抗HBeの出現を伴うセロコンバージョンは，この病期の終わりに起こる。40歳以降にセロコンバージョンした人の肝硬変や肝細胞がんのリスクは，より若い年齢でセロコンバージョンした人よりも高くなる。

HBe抗原陰性の慢性HBV感染者は，免疫クリアランス後に生化学的改善を経験する。この改善は，HBe抗原の消失，血清中のHBV DNAレベルの再低下(10^5コピー/mL未満，または20,000 IU/mL未満)，B型肝炎e抗原に対する抗体(抗HBe)の出現，感染肝細胞における宿主ゲノムへのHBVゲノムの統合と同時に起こる。研究環境下では，血清中のB型肝炎コア関連抗原の検出は，転写活性のマーカーである肝内共有結合閉環DNAと相関する。この段階にある患者は，肝硬変(まだ発症していない場合)や肝細胞がんのリスクが低く，血清アラニントランスアミナーゼ値が持続的に正常である患者は，特に，血清HBs抗原値(実際には一般に測定されない)が低い場合には，組織学的に重要な肝疾患を有することはまれである。

HBe抗原陰性の慢性B型肝炎(「再活性化」)は，野生型HBVによる慢性肝炎の経過中に，HBVのプレコア変異体による感染，またはHBVゲノムのプレコア領域またはコアプロモーター領域の自然変異によって生じる可能性がある。HBe抗原陰性B型慢性肝炎は，HBV遺伝子型の頻度の違いも反映して，米国では，B型慢性肝炎の10％未満，東南アジアでは最大50％，地中

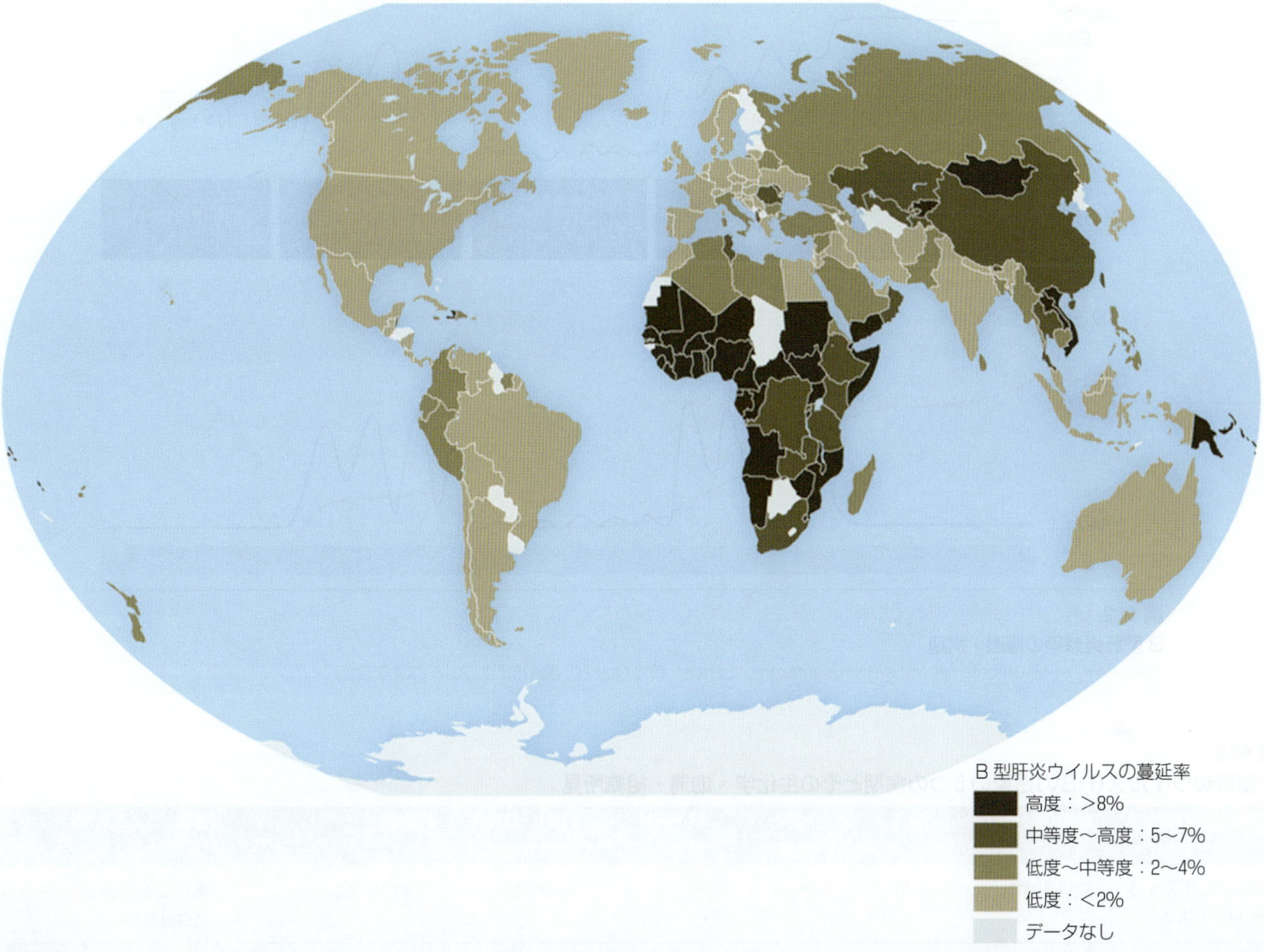

図 44.1
慢性 B 型肝炎ウイルスの蔓延率を示した世界図　低度（最も薄い茶＜2%），低度～中等度（薄い緑 2～4%），中等度～高度（濃い緑 5～7%），高度（最も濃い緑＞8%）
〔Centers for Disease Control のウェブ（https://wwwnc.cdc.gov/travel/yellowbook/2018/infectious-diseases-related-to-travel/hepatitis-b）より改変〕

表 44.1
B 型肝炎ウイルス（HBV）の血清学的検査の解釈

	未感染	ワクチンによる免疫	自然感染による免疫	急性感染	慢性感染	さまざま[a]
HBs 抗原	−	−	−	+	+	−
抗 HBc 抗体	−	−	+	+	+	+
抗 HBc-IgM	−	−	−	+	−[b]	−
HBe 抗原	−	−	−	+	±	−
抗 HBe 抗体	−	−	±	−	±	±
抗 HBs 抗体	−	+	+ ≧10 m IU/mL[c]	−	−	−

a（1）急性 HBV 感染からの回復期。（2）慢性感染で血清 HBs 抗原が検出感度以下。（3）未感染で抗 HBc 抗体が偽陽性。（4）過去の感染で，検査の感度が不十分なため血清中のわずかなウイルスと抗 HBs 抗体を検出することができない。
b 抗 HBc-IgM は慢性 B 型肝炎患者の一部で陽性になることがある（力価は低い）。
c 免疫学的予防に適切とされる抗 HBs 抗体の濃度の閾値。
抗 HBc 抗体＝B 型肝炎コア抗原に対する抗体，抗 HBe 抗体＝B 型肝炎 e 抗原に対する抗体，抗 HBs 抗体＝B 型肝炎表面抗原に対する抗体，HBe 抗原＝B 型肝炎 e 抗原，HBs＝B 型肝炎表面，HBs 抗原＝B 型肝炎表面抗原，mIU/mL＝ミリ国際単位 /mL，抗 HBc-IgM＝B 型肝炎コア抗原に対する IgM 抗体
〔www.cdc.gov/vaccines/pubs/pinkbook/downloads/hepb.pdf（閲覧日：2019 年 1 月 28 日）を改変〕

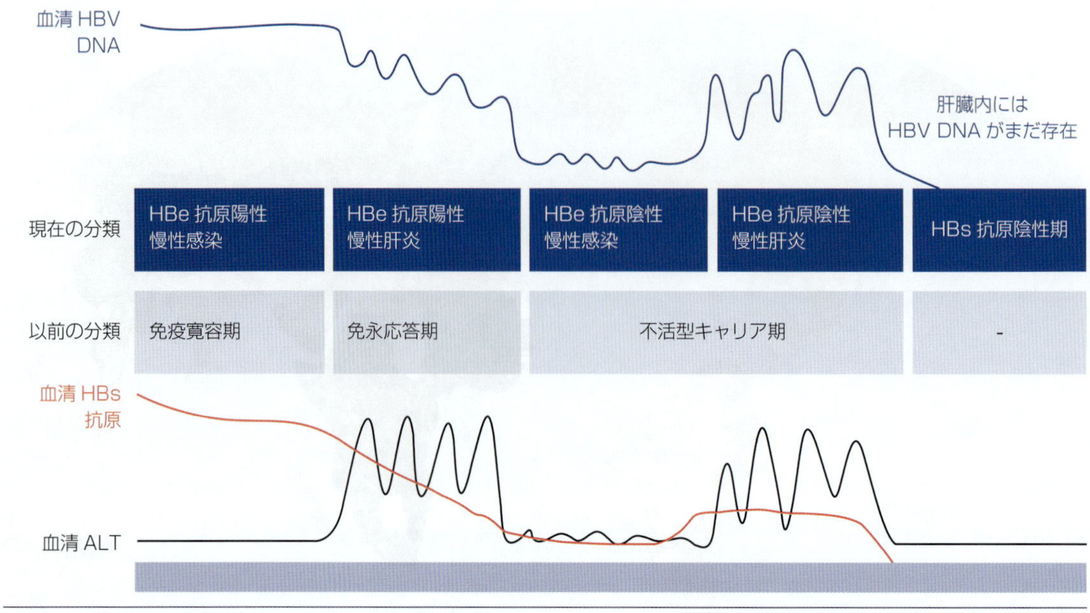

図 44.2
B 型肝炎感染の経過・病期
〔Seto WK, et al. Chronic hepatitis B virus infection. *Lancet*. 2018 Nov 24 ; 392(10161) : 2313-2324 を改変〕

表 44.2
B 型肝炎ウイルス（HBV）感染の 5 つの病期とその生化学・血清・組織所見

病期（新分類）	病期（旧分類）	ALT	HBe 抗原	抗 HBe 抗体	HBV-DNA 量（IU/mL）	肝組織	予後
HBe 抗原陽性慢性 HBV 感染	免疫寛容期	正常	+	−	≧20,000	わずかな炎症	進行した肝疾患になるリスクは低い
HBe 抗原陽性慢性 B 型肝炎	免疫活性（または免疫クリアランス）期	上昇（変動あり）	+	±	≧20,000（変動あり）	さまざまな程度の炎症±線維化	肝炎の程度と関連する
HBe 抗原陰性慢性 HBV 感染	不活性 HBs 抗原キャリア状態	正常	−	+	<2,000	わずかな炎症，肝障害	肝疾患が進行するリスクは低い。年率 1%の割合で HBs 抗原が消失し，10〜20%の患者では数年を経た後に HBV 増殖が再活性化する
HBe 抗原陽性慢性 B 型肝炎	再活性化慢性 B 型肝炎期	上昇	−	+	2,000〜20,000（さらに高いこともある）	炎症に加えて強い線維化があることが多い	進行した肝疾患になるリスクが高い
HBs 抗原陰性期	HBs 抗原陰性期	正常	−	±	未検出	ウイルス抑制が維持されれば炎症はわずか	ウイルス抑制が維持されれば，肝疾患の進行リスクは低い

ALT＝血清アラニントランスアミナーゼ値

海諸国では約 90%を占める。再活性化した B 型慢性肝炎では，血清 HBV DNA 値が上昇し，特に，HBV のコア遺伝子に変異がある場合には，肝硬変に進行する可能性がある（年間 8〜10%の割合）。再活性化のリスク因子には，男性，HBV 遺伝子型 C，免疫抑制が含まれる。直接作用型抗ウイルス薬（後述）による HCV 感染の治療は，HBV の再活性化を引き起こすことが報告されている。血清 HBs 抗原濃度が 1,000 IU/mL 以上の人では，肝硬変や肝細胞がんのリスクが高くなる。

HBe 抗原陽性または HBe 抗原陰性の B 型慢性肝炎患者では，肝硬変および肝細胞がんのリスクは血清 HBV DNA 濃度と相関する。その他のリスク因子としては，高齢，男性，飲酒，喫煙，HBV 遺伝子型 C，HCV または HDV との共感染などがある。ヒト免疫不全ウイルス（human immunodeficiency virus：HIV）の共感染も，CD4 数が低い場合には肝硬変の頻度の上昇と関連する。

時折，感染者が **HBs 抗原陰性期**，すなわち，機能的治癒状態となることがあるが，この場合，抗 HBe が HBV 感染の唯一の血清学的マーカーであり続け，血清アラニンアラニントランスアミナーゼ(alanine aminotransferase：ALT) 値は正常で，HBV DNA は血清では検出されないが肝臓には存在する。HBs 抗原の血清クリアランスは，肝硬変でない患者が肝硬変となるリスク低下と関連しており(0.7～2.3％)，肝硬変患者でも肝細胞がんのリスクが標準以下に低下する。

治療

ウイルス複製が活発な患者〔HBe 抗原，HBV DNA(≧10^5 コピー/mL，または≧20,000 IU/mL，血清アラニントランスアミナーゼ値上昇〕は，ヌクレオシドまたはヌクレオチドアナログ，またはペグインターフェロンで治療することができるが，インターフェロンは現在ほとんど使用されていない(図 44.3)。ヌクレオシドやヌクレオチドアナログの忍容性は高く経口投与が可能であるため，こちらがよく選択される。HBe 抗原陰性の患者の場合，治療の閾値は血清 HBV DNA レベル 10^4 コピー/mL，または 2,000 IU/mL である(図 44.3)。治療の閾値となる HBV DNA 値を満たしていても，血清 ALT 値が正常である場合，肝生検または非侵襲的な肝線維化評価で線維化ステージが 4 段階中 2(中等度)以上であれば，35～40 歳以上の患者でも治療を考慮することができる。標準的な基準を満たさないが，HBe 抗原陽性，30 歳以上，肝細胞がんの家族歴がある，肝外症状がある人に対して，ヨーロッパ肝臓学会(European Association for the Study of the Liver)は治療を推奨している。治療の目的は，血清 HBV DNA 値を可能な限り低下させ最低値に維持すること，血清 ALT 値を正常化すること，組織学的改善を図ることである。HBe 抗原陽性患者では，さらに抗 HBe へのセロコンバージョンが目標となり，一部の反応者では最終的に HBs 抗原が消失する(図 44.2 および Box 44.1 参照)。ヌクレオシドおよびヌクレオチドアナログは一般的に，HBe 抗原から抗 HBe 抗原へのセロコンバージョン後 6～12 か月で中止されているが，一部の患者(特にアジア人患者)は中止後に HBe 抗原にセロコンバージョンし，HBV DNA 量が上昇し，肝炎活性が再発するため，長期治療が必要となる。長期治療は，セロコンバージョンが起こらない場合や肝硬変患者にも必要である(少なくとも HBs 抗原が消失するまで，場合によっては無期限に)。HBe 抗原陰性の B 型慢性肝炎患者も一般に長期療法が必要である。なぜなら，治療を中止すると再発することが多いからである。血清 HBs 抗原値が低ければ再発のリスクが低く，治療を無期限に続けるよりも 3 年後に治療を中止してみ

Box 44.1

慢性 B 型肝炎ウイルス(HBV)感染の治療目標

継続的に HBV 増殖を抑制
血清 HBV-DNA 検出感度以下
HBe 抗原から抗 HBe 抗体へのセロコンバージョン
HBs 抗原から抗 HBs 抗体へのセロコンバージョン
肝疾患の改善
血清 ALT 値の正常化
肝組織所見の改善
臨床的予後改善
肝不全と肝細胞がんの予防
生存率の改善

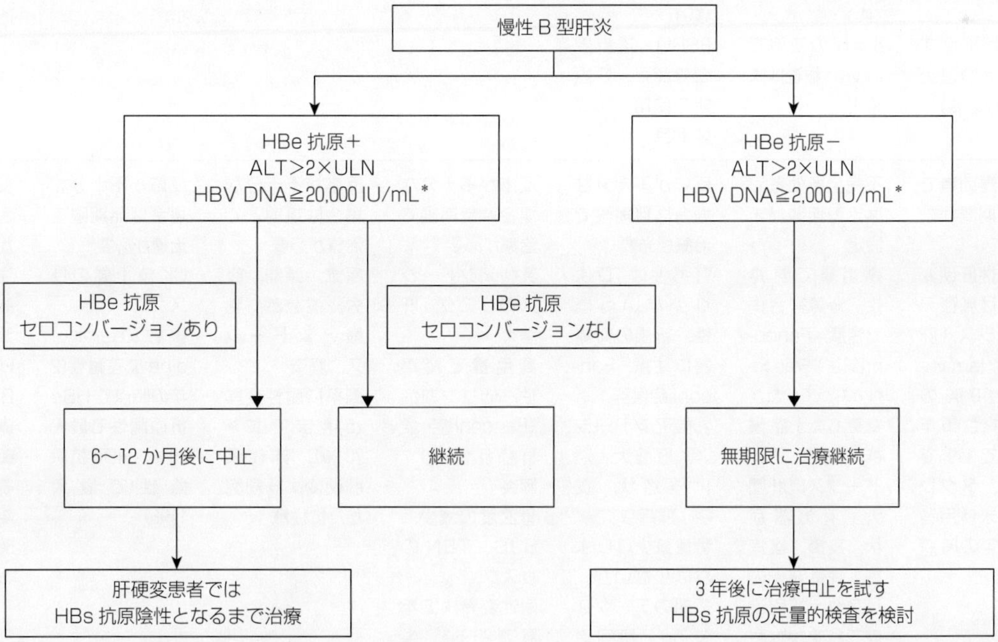

*ALT および HBV DNA の治療閾値を満たしていなくても，線維化ステージが 4 段階中 2 以上なら治療を検討。

図 44.3
HBe 抗原陽性，HBe 抗原陰性の患者の治療とその目標　治療適応を満たさない次のような患者にも治療検討可能。HBe 抗原陽性で>30 歳，肝細胞がんの家族歴，肝外症候，線維化のステージは非侵襲的方法もしくは肝生検で評価可能。
ALT＝アラニントランスアミナーゼ，HBe 抗原＝B 型肝炎 e 抗原，HBV＝B 型肝炎ウイルス，ULN＝正常上限

れば，HBs抗原が消失する可能性が高い患者を特定できる。

利用可能なヌクレオシドおよびヌクレオチドアナログ，すなわち，entecavir，tenofovir，lamivudine，adefovir，およびtelbivudineは，有効性と耐性率に差がある（表44.3）が，HBe抗原陽性患者では，いずれも1年後に約20％のHBe抗原から抗HBe抗原へのセロコンバージョン率を達成し，治療が長くなればより高率となる（Box 44.2）。第1選択薬はentecavirとtenofovirである。entecavirは，lamivudineに耐性でない限り，耐性になることはほとんどない。1日の投与量は，lamivudineに耐性のない患者には0.5 mg，以前にlamivudineに耐性を獲得した患者には1 mgを経口投与する。治療した患者のほぼ全員（95％以上）で血清中のHBV DNAが抑制され，少なくとも5年間の治療で70％の患者で組織学的改善が認められる。entecavirは，非代償

Box 44.2

ヌクレオシド / ヌクレオチドアナログによる慢性B型肝炎ウイルス（HBV）感染治療の特徴

HBe抗原から抗HBe抗体へのセロコンバージョンは1年で12〜21％
HBe抗原から抗HBe抗体へのセロコンバージョンは時間と共に増加
血清ALT値がHBe抗原消失の指標
HBe抗原陰性患者はHBe抗原陽性患者よりもHBV-DNAが陰性になりやすいが，反応は持続的とはいいがたい。治療継続が必要となることが一般的
肝組織所見の改善
薬剤によりウイルス抑制効果が異なる
1年後に血清HBs抗原が消失する割合は低い（＜1％）
耐性の特徴がさまざま

表44.3
慢性B型肝炎の治療に使用される薬剤およびその利点と欠点

薬剤 / 用量	entecavir（ヌクレオシドアナログ）0.5 mg/日（lamivudine耐性の患者では1.0 mg/日）	tenofovir disoproxil（ヌクレオチドアナログ）300 mg/日	tenofovir alafenamide（ヌクレオチドアナログ）25 mg/日	adefovir dipivoxil（ヌクレオチドアナログ）10 mg/日	lamivudine（ヌクレオシドアナログ）100 mg/日	telbivudine（ヌクレオシドアナログ）600 mg/日	ペグインターフェロンα-2a 180 μg 皮下注，週1回，48週
利点	経口 副作用はわずか 他の薬剤より効果が高い 耐性はほとんどない （耐性が確定するのに3つ以上の変異が必要）	経口 副作用はわずか 他の薬剤より効果が高い 耐性はほとんどない 8年間の使用で *in vivo* 耐性は未検出	経口 副作用はわずか 他の薬剤より効果が高い 耐性はほとんどない ESRD・透析患者で認可，妊娠期の使用リスクは不明	経口 副作用はわずか lamivudine耐性株に有効	経口 副作用はわずか 妊娠中や化学療法前に使用されてきた	経口 副作用がわずか lamivudine耐性変異に有効	治療期間が有限，反応が継続的，耐性変異なし，反応者ではセロコンバージョンが一般的
欠点	不完全奏効者では治療期間が未設定 非代償性肝硬変患者では乳酸アシドーシス，肝腫大，lamivudineと10％の交差耐性，5年の時点で94％で未検出，ヌクレオシド未使用者では5年の時点で1.2％	不完全奏効者では治療期間が未設定 高用量で腎毒性，腎障害合併で注意，Fanconi［訳注：Franconiとなっていたが変更した］症候群，乳酸アシドーシス，肝腫大，消化器症状，皮疹，瘙痒感，骨量減少のリスク，初回治療でわずかな耐性（2018年時点で1例のみ）	反応が不十分な場合は無期限で治療が必要 腎毒性はTDより少ない可能性，新規の腎障害に注意，Fanconi症候群 乳酸アシドーシス，肝腫大，消化器症状，皮疹，瘙痒感 骨量減少（TDよりは少ないが，長期のデータは欠落），初回治療でのわずかな耐性（推定）	反応が不十分な場合は無期限で治療が必要 乳酸アシドーシスのリスク，肝腫大 高用量で腎毒性，低リン血症（Fanconi症候群様症候群），膵炎 骨密度の減少，SJS，TENのリスク 耐性変異株（5年間で29％），単剤で使用した場合は比較的効果が弱い。lamivudineかtelbivudineに追加して使用する	反応が不十分な場合は無期限で治療が必要 嘔気，頭痛，疲労，倦怠感，乳酸アシドーシス，膵炎 高率に耐性変異（5年までに＞70％），非代償肝硬変，肝細胞がんに注意	反応が不十分な場合は無期限で治療が必要 CK値上昇のリスク 複数のlamivudine交差耐性（2年の時点でHBe抗原陽性で最大25％，HBe抗原陰性で最大11％）	反応が不十分な場合は無期限で治療が必要 注射 副作用（**表44.6**参照） HBe抗原陰性慢性B型肝炎患者の治療で，4年間で約60％は効果が持続。非代償性肝硬変には不適。20〜50％でHDVが除去される

CK＝クレアチンキナーゼ，HCC＝肝細胞がん，SJS＝Stevens-Johnson症候群（皮膚粘膜眼症候群），TEN＝中毒性表皮壊死症

性肝硬変患者に使用した場合，まれに乳酸アシドーシスを引き起こすことが報告されている。

tenofovir disoproxil fumarat 300 mg/日の経口投与も同様に有効であり，第1選択薬として，またはヌクレオシド類似体に対する耐性が発現した場合に使用される。entecavir と同様に，tenofovir も初回治療として使用した場合の耐性率は低い。長期使用により，血清クレアチニン値の上昇と血清リン酸値の低下(Fanconi 様症候群)が起こることがあるが，服薬中止で回復する。tenofovir alafenamide(25 mg/日 経口)は，2016年に米国食品医薬品局(Food and Drug Administration：FDA)により承認された tenofovir の代替製剤であり，tenofovir disoproxil fumarate よりも腎毒性および骨毒性の発現率が低い可能性がある。

最初に利用可能となったのはヌクレオシド類似薬は lamivudine 100 mg/日の経口投与であったが，これは米国ではもはや第1選択療法とはみなされていないものの，コストが決定要因となる国では使用される可能性がある。しかし，lamivudine による1年間の治療が終了するまでに，HBV DNA のポリメラーゼ遺伝子(YMDD モチーフ)に変異が生じ，lamivudine に耐性を示すようになるため，奏効例の15〜30%が再発する(時に非代償性肝不全となる)。耐性の割合は治療開始5年後までに70%に達する。adefovir dipivoxil は野生型および lamivudine 耐性の HBV に対して活性があるが，HBV に対する経口抗ウイルス薬のなかでは最も効力が弱く，現在ではほとんど使用されていない。標準用量は1日1回10 mg を少なくとも1年間経口投与する。lamivudine と同様に，adefovir で HBV 複製を持続的に抑制できる患者は少数であり，長期間の抑制療法が必要となることが多い。adefovir に対する耐性は，5年間治療を受けた患者の最大29%にみられる。腎機能障害のある患者では，adefovir による腎毒性のリスクがある。telbivudine は，1日600 mg の経口投与で，lamivudine や adefovir よりも強力であるが，これらの薬と同様に，特に lamivudine に耐性のある患者では耐性と関連する。telbivudine 治療を受けた患者では，血清クレアチンキナーゼ値の上昇がよくみられる(表 44.3 参照)。

ヌクレオシドおよびヌクレオチドアナログは，代償性肝硬変患者(治療閾値が HBV DNA 値 10^4 コピー/mL 未満であり，治療を無期限に継続すべき患者)でも忍容性が高く，臓器移植後に急速に進行するB型肝炎(「線維化胆汁うっ滞性肝炎」)患者にも有効である。ヌクレオシドとヌクレオチドアナログの併用，またはペグインターフェロンとヌクレオシドまたはヌクレオチドアナログの併用は，1剤単独使用に対する実質的な優位性を説得力をもって示していない。

また，免疫抑制療法(リツキシマブや抗腫瘍壊死因子抗体を含む)やがん化学療法を開始する前の不活性 HBV キャリア(および抗 HBc 抗体のみ陽性の患者)には，再活性化を防ぐためにヌクレオシドアナログの使用が推奨される。HBV と HIV の両方に感染している患者では，HIV 感染症の治療が適応となる場合，両方のウイルスに対して活性のある2種類の薬剤(たとえば，tenofovir と lamivudine または emtricitabine)を含む抗レトロウイルス療法が推奨されている。tenofovir，telbivudine，lamivudine は妊婦に安全であることが示されている。妊婦の血清 HBV DNA 濃度が 200,000 IU/mL 以上の場合，妊娠第3期から抗ウイルス療法を開始し，分娩時の濃度を下げることが推奨されている。予防的 tenofovir disoproxil は，集団におけるB型肝炎ワクチン接種の遵守率が98%以上であれば，費用対効果が高いことが示されている。

ペグインターフェロンアルファ-2a は，一部の症例では経口薬の代替となる。180 μg を週1回48週間皮下投与すると，治療患者の最大40%でアラニントランスアミナーゼ値が持続的に正常化し，血清から HBe 抗原と HBV DNA が消失し，抗 HBe が出現し，生存率が改善する。ベースラインの HBV DNA レベルが低く，アラニントランスアミナーゼレベルが高い患者において奏効する可能性が最も高く，他の遺伝子型(特に遺伝子型D)よりも HBV 遺伝子型Aに感染しており，インターフェロンλ(*IFNL3*)の特定の有利な多型(インターロイキン 28B(*IL28B*)遺伝子としても知られる)を有する患者において奏効する可能性がより高い。さらに，完全奏効者の多くは最終的に HBs 抗原が消失し，血清中にB型肝炎表面抗原に対する抗体(抗 HBs)を発現し，治癒する。HBe 抗原から抗 HBe にセロコンバージョンした完全奏効者では，再発は起こらない。ペグインターフェロンは，将来妊娠を希望する若い女性のように，経口薬による長期療法を避けるために考慮されることがある。HBe 抗原陰性の慢性B型肝炎患者は，ペグインターフェロンによる48週間の治療で60%の奏効率を示すが，ペグインターフェロンを中止すると反応が持続しないことがある。血清 HBs 抗原価の急速な低下は，持続的な反応と最終的な HBs 抗原のクリアランスを予測する。HIV 合併患者では，ペグインターフェロンに対する反応は不良である。インターフェロンはさまざまな副作用を伴い，肝硬変の患者には禁忌である。

新しい作用機序をもち，機能的治癒の可能性を高める可能性のある新しい治療法が研究されている。これには，HBV の侵入阻害薬，共有結合で閉じた肝細胞 DNA を標的とする薬剤，遺伝子発現阻害薬，ヌクレオカプシドの集合体を標的とする化合物などが含まれる。

慢性D型肝炎

HDV(デルタ型)は，HBV にも感染している人にのみ(同時または続発的に)感染する欠陥のある RNA 病原体である。慢性の HBV 感染に重複した急性D型肝炎感染は，重篤な慢性肝炎を引き起こし，肝硬変へと急速に進行し，致死的となることもある。HBs 抗原は HDV の再構成にのみ必要で，複製には必要ない。

HBV キャリアのうち，HDV の共感染率は世界で13%と推定されている。HBV とは異なり，周産期感染は HDV の重要な感染経路ではない。HDV 感染の有病率は，地中海地域，中東，中央・北東アジア，西・中央アフリカ，台湾，アマゾン流域で最も高く，特に，南米のアマゾン西部では32%が共感染していると報告されている。高蔓延地域には，カメルーン，中央アフリカ共和国，ガボンが含まれる。地中海沿岸地域では，移民と静脈注射麻薬の使用が HDV の増加の一因となっているようであるが，B型肝炎ワクチンの接種率の向上と性行為感染に対する予防法の使用が緩和要因となっている。ボルチモアとサンフランシスコで行われた注射薬物を使用する HBs 抗原陽性者の調査データでは，HDV 感染率はそれぞれ50%と36%であった。

慢性 HDV 感染は，血清中の IgM および IgG 抗 HDV の検出によって診断される。IgM 抗 HDV は，慢性 HDV 感染患者におい

表 44.4
D 型肝炎ウイルス(HDV)の血清指標

血清指標	急性の HBV・HDV 共に感染	急性の HDV 重複感染	慢性 HDV 感染
Hbs 抗原	陽性	陽性	陽性
IgM HBc 抗体	陽性	陰性	陰性
HD 抗原	陽性(早期に，間欠的)	陽性(早期に，間欠的)	陰性
総 HDV 抗体	弱陽性(間欠的で低力価)	陽性(力価は増加傾向を示す)	陽性(高力価が持続)
IgM HDV 抗体	弱陽性(間欠的で低力価，唯一の感染指標となることがある)	陽性(力価は増加傾向を示す)	陽性(高力価が持続)
HDV RNA	陽性(早期に，間欠的)	陽性(早期に持続的)	陽性(通常は持続的)

HD 抗原＝D 型肝炎抗原
(GhanyGhany MG. Hepatitis D. In：Feldman M, Friedman LS, Brandt LJ, eds., Wilcox CM, Chung RT, Rubin DR, assoc. eds. *Sleisenger and Fordtran's Gastrointestinal and Liver Disease: Pathophysiology / Diagnosis / Management*, 11th ed. Philadelphia：Elsevier 2021；1283-91 より)

てしばしば高力価で検出され，その値は肝疾患の活動性と相関する傾向があるため，重篤な肝障害のマーカーとみなされることが多い。IgM 抗 HDV 値の低下は，疾患活動性の低下または HDV 感染の消失のいずれかを示す可能性がある。HDV 感染が消失した患者では，血清中の IgG 抗 HDV は検出可能であるが，レベルは低い。IgG 抗 HDV は防御抗体ではない。血清中の HDV RNA の存在は，慢性 D 型肝炎と回復期とを区別する。慢性 HDV 感染の後期には，血清 HDV RNA 値の低下に伴って血清 HBV DNA 値が上昇することがある(表 44.4)。

慢性 HDV 感染患者の大部分は，初期の活動性肝炎を示し，肝硬変に急速に進行するが，その後，肝炎は不活性化し，より緩徐な経過をたどる。長期にわたる D 型および B 型慢性肝炎の患者は，多くの場合，非活動型肝硬変であり，肝機能低下や肝細胞がんのリスクがある。知られている 8 種類の HDV 遺伝子型のうち，いくつかの遺伝子型(たとえば HDV 遺伝子型 1，3，4)はより重篤な転帰と関連しているが，他の遺伝子型(たとえば HDV 遺伝子型 5～8)については自然経過のデータが不足している。HDV 遺伝子型 3 は，重症急性肝炎の発生，急性肝不全および死亡率の上昇と関連しており，他の遺伝子型よりもペグインターフェロン治療に対する反応性が高い可能性がある(後の考察を参照)。HDV RNA の確実な抑制は，肝臓関連の合併症(肝機能低下，肝細胞がん，肝移植，肝臓関連死。後の考察を参照)のリスク低下と関連することが示されている。

治療

慢性 D 型肝炎患者では，ペグインターフェロン アルファ-2b を 1.5 μg/kg/ 週，48 週間投与することで，血清アラニントランスアミナーゼ値の正常化，組織学的改善，20～50%の患者で血清から HDV RNA が消失する可能性があるが，その後，再発する可能性があり，忍容性は低い。ヌクレオシドおよびヌクレオチドアナログは一般に，D 型慢性肝炎の治療には有効ではない。プレニル化阻害薬(例：lonafarnib)および HBV-HDV 特異的受容体遮断薬(例：bulevirtide)が研究中であり，さまざまな標的免疫系阻害薬も研究されている。

慢性 C 型肝炎

慢性 C 型肝炎は，急性 C 型肝炎患者の最大 85%で発症する。臨床的には，他の原因による慢性肝炎と区別がつかず，最も一般的な原因と考えられる。世界全体では，7,100 万人(人口の約 1%)が HCV に感染しており，米国ではほとんどの感染者が自分が感染していることに気づいていない。2005 年，米国における有病率のピーク(約 2.7%)は 55～64 歳であった。そのため，1945～1965 年に生まれたすべての人に抗 HCV 検査を行うことが推奨されている。未治療の C 型肝炎患者の高齢化と同時に，2003 年以降，疾患に関連した死亡率が加速している。ただし，効果的な治療法があるため，この傾向は，2030 年までに鈍化すると考えられる(後述参照)。米国，オーストラリア，および他の先進国では，有病率のピークは 40～49 歳であり，リスク因子の分析によると，HCV 感染のほとんどは 1980 年代半ば～1990 年代半ばの間に，注射薬物使用によって起こったことが示唆されている。注射薬物使用者(persons with injection drug：PWID)における HCV 感染の頻度は 57～90%であり，PWID の大部分は，注射針を共有する薬物使用を開始してから 6 か月以内に抗 HCV 陽性となる。

慢性 HCV 感染者の約 40%では，血清アラニントランスアミナーゼ値は恒常的に正常である。診断は，酵素免疫測定法(enzyme immunoassay：EIA)による抗 HCV の検出によって確定される。まれに C 型慢性肝炎が疑われるが EIA が陰性の場合は，ポリメラーゼ連鎖反応(polymerase chain reaction：PCR)検査で HCV RNA を検出することで診断する。

肝硬変への進行は，罹患者の 20%で 20 年後に起こり，男性，1 日の飲酒量が 50 g を超える人，40 歳以降に HCV に感染した人ではリスクが高くなる。肝線維化の進行速度は 50 歳を超えると加速し，C 型慢性肝炎患者の多くでは，感染時の年齢に関係なく，65 歳くらいまでに肝硬変が発症すると予測されている。黒人は白人に比べて慢性 HCV 感染率は高いが，線維化の進行や治療に対する反応率は低い。免疫抑制者(低ガンマグロブリン血症や HIV 感染で CD4 数が少ない患者，免疫抑制剤投与を受けている患者を含む)は，免疫不全のない C 型慢性肝炎患者よりも肝硬変への進行が速いようである。タバコや大麻の喫煙，肝脂肪症も線維化の進行を促進するようだが，コーヒーの摂取は進行を遅らせるようだ。C型慢性肝炎で血清アラニントランスアミナーゼ値が持続的に正常である患者は通常，肝硬変への進行が遅いか，進行しない軽度の慢性肝炎である。ただし，これらの患者の10%には肝硬変がある。血清線維化検査(たとえば，FibroSure®)またはエラストグラフィ(超音波または磁気共鳴による肝臓の硬さの測定)を用いて，線維化の有無または肝硬変の有無を示唆することができる。全体として，C型慢性肝炎は全世界の肝細胞がん症例の約25%に関与している。

治療

直接作用型抗ウイルス薬と宿主標的型抗ウイルス薬の登場により，HCVに対する治療手段は急速に拡大した(表44.5と表44.6)。1990年代後半〜2010年代前半にかけてのHCV感染に対する標準治療は，ペグインターフェロン＋ribavirinの併用療法であったが，ribavirinは現在も経口投与レジメンで時折使用されている。ペグインターフェロン＋ribavirinのウイルス学的持続奏効率(治療終了後24週間の血清中HCV RNA陰性)は，HCV遺伝子型1感染患者で45%，遺伝子型2または3感染患者で70〜80%であった。ペグインターフェロン＋ribavirinに対する遺伝子型1感染の奏効率は，*IFNL3*遺伝子のCC遺伝子型と最も強く関連しており，奏効持続率は80%と高かったが，CT遺伝子型では40%，TT遺伝子型では30%であった。第1世代の直接作用型抗ウイルス薬であるboceprevirまたはtelaprevir(米国では現在販売されていない薬剤)，非構造型(NS)3 / 4Aセリンプロテアーゼ阻害薬をペグインターフェロン＋ribavirinに追加した場合，HCV遺伝子型1の感染者でより高い奏効率が得られた。HCV遺伝子型1では，標準的な3剤併用レジメンで奏効持続率は75%と高かった。プロテアーゼ阻害薬の追加により，HCV遺伝子型1感染症の治療期間は，血清中のHCV RNAのクリアランスの速さによっては，24週間まで短縮することができる(いわゆる**response-guided therapy**)。ペグインターフェロンをベースとする治療は，しばしば苦痛を伴う副作用を伴い，治療中止率は15〜30%と高かった。

完全経口レジメンの導入後，持続的ウイルス学的奏効の基準は

表44.5
FDA認可されたHCVに対する経口直接作用型抗ウイルス薬(同系統内でアルファベット順)[a]

NS3 / 4Aプロテアーゼ阻害薬			
glecaprevir	[a-f]	300 mg 1日1回	pibrentasvir±ribavirinと併用
grazoprevir	[a, d]	100 mg 1日1回	elbasvirと併用[d]
paritaprevir	[a, d]	150 mg 1日1回	ombitasvir，dasabuvir，ritonavir(100 mg)ブーストを併用[e]。肝硬変のある，遺伝子型1b，遺伝子型1aではribavirin併用。遺伝子型4ではomsitavir，ritonavirブースト，ribavirinと併用[f]
simeprevir	[a, d]	150 mg 1日1回	sofosbuvirと併用
voxilaprevir	[a-f]	100 mg 1日1回	sofosbuvirとvelpatasvirと併用[g]
NS5A阻害薬			
daclatasvir	[a-f]	60 mg 1日1回	sofosbuvir(遺伝子型1〜6では肝硬変の有無により±ribavirin)かasunaprevir(米国では利用不能)と併用
elbasvir	[a-f]	50 mg 1日1回	grazoprevirと併用
ledipasvir	[a, d-f]	90 mg 1日1回	sofosbuvirと併用
ombitasvir	[a, d]	25 mg 1日1回	(ritonavirブーストした)paritaprevir±dasabuvir±ribavirinを併用(上記のparitaprevirのとおり)
pibrentasvir	[a-f]	120 mg 1日1回	glecaprevir±ribavirinと併用
velpatasvir	[a-f]	100 mg 1日1回	sofosbuvirと併用[j]，sofosbuvir・voxilaprevirと併用することもある
NS5Bヌクレオシ(チ)ドポリメラーゼ阻害薬			
sofosbuvira	[a-f]	400 g 1日1回	単剤(遺伝子型2，3)，simeprevirと併用(遺伝子型1，3，4)またはvelpatasvirと併用(すべての遺伝子型)，velpatasvir・voxilaprevirと併用(すべての遺伝子型)
NS5B非ヌクレオシ(チ)ドポリメラーゼ阻害薬			
dasabuvir	[a, d]	250 mg 1日2回	ritonavirブーストしたparitaprevirとombitasvir±ribavirinと併用(上記のparitaprevirのとおり)

a 2019年はじめにFDA認可されたレジメン。
b よく選ばれるレジメン，治療期間はHCV遺伝子型，肝硬変や慢性腎臓病の有無，HCVに対する先行治療への反応の有無による。一部の症例では耐性に関連して代替薬を検討。
c 商品名Mavyret(AbbVie社)
d 商品名Zepatier(Merck社)
e 商品名Viekira Pak，Viekira XR(AbbVie社)
f 商品名Technivie(AbbVie社)
g 商品名Vosevi(Gilead Sciences社)
h HCV遺伝子型1と3に対してsofosbuvirとの併用でFDA認可。
i 商品名Harvoni(Gilead Sciences社)
j 商品名Epclusa(Gilead Sciences社)

7

治療終了後24週間から12週間に短縮された。HCV RNAのクリアランスの定義には，治療中のHCV RNAをモニターする高感度リアルタイム逆転写酵素PCRアッセイの使用が必要である(定量下限は≦25 IU/mL，検出限界は10〜15 IU/mLであるべき)。

数種類の直接作用型抗ウイルス薬が開発されている(表44.5参照)。HCVプロテアーゼ阻害薬("-previrs")は一般に高い抗ウイルス力をもつが，耐性の発現に関しては異なる(ただし，HCVゲノムの耐性に関連する置換は，これらの薬剤の投与を中止した後では，治療後には持続しない傾向がある)。glecaprevirやvoxilaprevirなどがその例である。いくつかの化合物は，遺伝子型1aの感染よりも遺伝子型1bのHCV感染で優れた奏効率を示す。simeprevirは，遺伝子型1aで非構造蛋白Q80K変異のある患者では，変異のない患者よりも効果が低い。このクラスの薬剤は，肝硬変の患者には禁忌である。

ledipasvirやvelpatasvirなどのNS5A阻害薬("-asvirs")は，ピコモル用量で高い抗ウイルス力を示すのが特徴である。これらの薬剤のクロス遺伝子型の有効性はさまざまである。

HCVポリメラーゼ阻害薬("-buvirs")は，ヌクレオシドまたはヌクレオチドアナログと非ヌクレオシドポリメラーゼ阻害薬に分類される。ヌクレオシドまたはヌクレオチドアナログはすべてのHCV遺伝子型に対して活性を示し，耐性に対する障壁が高い。sofosbuvirはこのカテゴリーで唯一使用可能な薬剤である。dasabuvirのような非ヌクレオシチ(ド)ポリメラーゼ阻害薬は，耐性の障壁が低いため，HCVに対する化合物のなかで最も弱いクラスである。このクラスの薬剤は一般に，HCV遺伝子型1aよりもHCV遺伝子型1bに対してより活性が高い。これらの薬剤は，他の直接作用型抗ウイルス剤，主にプロテアーゼ阻害薬とNS5A阻害薬との併用でのみ使用されるように開発されている。

2019年後半，米国肝臓病学会(American Association for the Study of Liver Diseases)と米国感染症学会(Infectious Diseases Society of America)は，遺伝子型1〜6に対してはglecaprevir＋pibrentasvirの8週間併用，遺伝子型1，2，4，5，6に対してはsofosbuvir＋velpatasvirの12週間併用という2つの望ましい併用レジメンを推奨した(表44.6参照)。glecaprevirとpibrentasvirの併用療法は，HIVとの共感染を含む治療未経験の非硬変または代償性肝硬変患者および治療経験のある非硬変患者において8週間，治療経験のある代償性肝硬変患者において12週間の投与が承認されている。また，治療経験のある代償性肝硬変患者では，sofosbuvirおよびvelpatasvirを12週間投与する。遺伝子型3の治療経験のある代償性肝硬変または脱代償性肝硬変の患者では，追加の調整が必要な場合がある。glecaprevirとピブレンタスビルの併用は，透析を受けている患者を含む慢性腎臓病患者に対する遺伝子型によらない選択肢でもある。sofosbuvir，velpatasvir，voxilaprevirの併用療法は，NS5Aを含むレジメンによる治療後に不応答または再発した患者の「レスキュー」療法として推奨される。その他の「レスキュー」レジメンとしては，NS5Aを含む治療に再反応しなかった患者に対するribavirin併用または非併用療法として，grazoprevir，ruzasvir(NS5A阻害薬)，uprifosbuvir(NS5Bポリメラーゼヌクレオチド阻害薬)などが研究中である。可能であれば，再治療の前に耐性関連遺伝子置換の検査が有用な場合もある。プロテアーゼ阻害薬を含むレジメンの使用は，肝硬変患者では禁忌である。

全体的な治療率はまだ20％未満で，ヒスパニック系と医療費補助または貧困者医療保険加入者で最も低い。直接作用型抗ウイルス薬のコストは(減少傾向にあるとはいえ)高く，保険が適用されないことがしばしば使用の障壁となっている。レジメンを選択する際に考慮すべきその他の因子としては，肝硬変または腎機能障害の有無，前治療歴，潜在的な薬剤相互作用(多数存在する。表44.7参照)，患者が将来，肝移植を必要とする可能性などがある。carbamazepine，phenytoin，phenobarbitalなどの特定の

表44.6
FDA認可済みの経口直接作用型抗ウイルス薬，HCV初期治療と再治療での推奨治療薬[1]

治療薬	適応	肝硬変がない患者の初回治療の期間(週)
glecaprevirとpibrentasvir	遺伝子型1〜6，DAA治療歴のある遺伝子型1	8週
sofosbuvirとvelpatasvir	遺伝子型1〜6，DAA治療歴のある遺伝子型1b，2	12週
sofosbuvir，とvelpatasvirとvoxilaprevir	DAA治療歴のある遺伝子型1〜6	未定

1 米国肝臓病学会／米国感染症学会の2020ガイドラインに基づく。2つの治療レジメンを推奨する。glecaprevir，pibrentasvir併用を8週間(遺伝子型1〜6)，sofosbuvir，velpatasvir併用を12週間(遺伝子型1，2，4，5，6)，sofosbuvir，velpatasvir，voxilaprevirの併用療法をまれな第1選択治療に不応の患者へのレスキュー療法として。HCV Guidance：Recommendation for testing, managing, and treating hepatitis C(http://www.hcvguidelines.org, accessed December 18, 2020)を参照。

表44.7
直接作用型抗ウイルス薬と一部の薬剤の薬剤相互作用

併用薬剤	DCV	LDV	PrOD	SMV	SOF	EBV / GRZ	VEL	GLE / PIB
制酸薬(プロトンポンプ阻害薬，抗ヒスタミン薬，酸中和剤)[a]		x	x				x[b]	
afulozin / tamsulozin			x[c]					
amiodarone	x[c]	x[c]	x[c]	x[c]	x[c]		x[c]	
アンジオテンシン受容体阻害薬			x[b]					
抗けいれん薬[a]	x[c]	x[c]	x[c]	x[c]	x[c]	x[c]	x[c]	x[c]
抗精神病薬(pimozide)			x[c]					

表 44.7（続き）

併用薬剤	DCV	LDV	PrOD	SMV	SOF	EBV / GRZ	VEL	GLE / PIB
抗レトロウイルス薬[a]	HIV 薬の処方を参照[b]	HIV 薬の処方を参照	HIV 薬の処方を参照[b, c]	HIV 薬の処方を参照[c]	HIV 薬の処方を参照[c]	HIV 薬の処方を参照[c]	HIV 薬の処方を参照[c]	HIV 薬の処方を参照[b, c]
アゾール系抗真菌薬[a]	x[b]		x[b, c]	x[c]				
buprenorphine / naloxone	x[b]		x[b]	x		X		X
カルシニューリン阻害薬（例：cyclosporine，tacrolimus）			x[b, c]	x[b, c]		x[b]		x[c]
カルシウムチャンネル阻害薬[a]			x[b]	x[c]				
colchicine			x[c]					
dabigatran etexilate mesylate	x[b, c]（腎障害がある場合）							x[b]
digoxin	x	x		x			x[b]	x[b]
麦角化合物			x[c]					
エチニルエストラジオール含有薬			x[c]					x[c]
gemfibrozil			x[c]					
糖質コルチコイド[a]	x[b]		x（吸入，点鼻を含む）[c]	x[c]				
セントジョーンズワート	x[c]	x[b]	x[c]	x[c]	x[c]	x[b]	x[c]	x[c]
HMG-CoA 還元酵素阻害薬（スタチン）[a]	x	x	x[c]	x[b]		X	x[a]	x[b, c]
マクロライド系抗菌薬[a]	x[b]			x[c]				
metformin			x[b]					
その他の抗不整脈薬[a]			x[b, c]	x[b, c]				
ホスホジエステラーゼ阻害薬[a]			x[c]	x[b]				
リファマイシン系抗菌薬[a]	x[c]	X[b]	x[c]	x[c]	x[c]	x[c]	x[c]	x[c]
鎮静薬[a]			x[c]	x[b]				

a 一部の薬剤相互作用はクラス特異的でない。クラス内の特定の薬剤については製品の処方情報を参照。
b DAA の用量変更，もしくは選択的な薬剤の調整，もしくは副作用の監視が必要。
c 禁忌もしくは非推奨，ごくまれに併用する場合は監視を最大限に強化することを注意喚起。
DCV＝daclatasvir，EBV / GRZ＝elbasvir / grazoprevir，GLE/PIB＝glecaprevir / pibrentasvir，LDV＝edipasvir，PrOD＝paritaprevir，ritonavir，ombitasvir，dasabuvir，SMV＝simeprevir，SOF＝sofosbuvir，VEL＝velpatasvir
各 DAA の製品情報をすべて参照すること。

チトクローム P450 / P-糖蛋白誘導薬は，すべての HCV 直接作用型抗ウイルスレジメンの使用を禁忌とする。HCV 遺伝子型 1 は，現在では経口直接作用型抗ウイルス薬で容易に治癒可能であり，期待される持続ウイルス学的奏効率は 90％をはるかに上回り，事実上，すべての HCV 遺伝子型 2 感染は，すべて経口レジメンで治癒可能である。HCV 遺伝子型 3 感染症，特に，肝硬変に伴うものは治療が最も困難であったが，最新のレジメンは高い治癒率を達成している。現在ではインターフェロンはほとんど必要とされず，ribavirin の必要性も減少している。その他の薬剤としては，NS3 / 4A プロテアーゼ阻害薬（例：danoprevir），ポリメラーゼ阻害薬（例：mericitabine），ウイルス侵入・集合・分泌阻害薬，マイクロ RNA-122 アンチセンスオリゴヌクレオチド（例：miravirsen），シクロフィリン A 阻害薬（例：alisporivir），インターフェロンラムダ-3，治療用ワクチンなどが研究されている。

HCV と HIV の共感染者は，HCV 感染の治療によく反応することが示されている。さらに，HCV と HIV の共感染者では，HIV 感染に関連する死亡率が抗レトロウイルス療法によって減少するにつれて，長期的な肝疾患関連死亡率が上昇する。HCV 感染に対する直接作用型抗ウイルス薬では，ヘルペスウイルスと同様に，HBV 感染の再活性化が起こることがあり，HCV 感染の治療を開始する際には，すべての候補者に HBV 感染の事前スクリーニングを行い，HBs 抗原陽性の場合には抗ウイルス予防療法を開始すべきである。HCV の抗ウイルス療法は，HCV に関連したクリオグロブリン血症の治療に有益である。クリオグロブリン血症の急性再燃ではまず，rituximab，cyclophosphamide＋methylprednisone，または血漿交換による治療が必要となる。抗ウイルス療法は肝移植を受けた患者にも使用することができ，それによって，ドナー候補者を HCV 陽性者まで拡大することができる。妊娠中の直接抗ウイルス薬の使用に関する安全性データは不十分であるため，妊娠中は推奨されない。

予後

B 型肝炎に続発する慢性肝炎の後遺症には，肝硬変，肝不全，肝細胞がんがある。5 年死亡率は，肝硬変でない人で 0～2％，代償性肝硬変で 14～20％，非代償性肝硬変となった後は 70～86％である。肝硬変と肝細胞がんのリスクは血清 HBV DNA 濃度と相関しており，治療の焦点は HBV DNA 濃度を 300 コピー /mL（60 IU/mL）未満に抑えることである。肝硬変患者では，血清中の HBV DNA 濃度が低レベルであっても，肝細胞がんのリスクは，HBV DNA 濃度を検出できない場合に比べて増加する。HBV 遺伝子型 C は，他の遺伝子型よりも肝硬変および肝細胞がんのリスクが高い。抗ウイルス治療により，反応者は予後が改善し，肝硬変が予防(または退縮)され，肝臓関連合併症の頻度が低下する(ただし，肝細胞がんのリスクはHBV非活性キャリアほど低くならず，HBs抗原消失後に肝細胞がんが発生することもある)。患者の年齢，性別，血小板数に基づくリスクスコア(PAGE-B)は，entecavirまたはtenofovirを服用している白人患者における肝細胞がんの5年リスクを予測することが報告されている。新たな治療法では，利用可能な抗ウイルス薬で根絶が見込めないまま，肝細胞にいつまでも残存する共有結合で閉じた環状DNA中のウイルス成分を分離することを目的として使用される薬物療法を組み合わせることにより，HBs抗原血清クリアランスを経て達成される機能的治癒を提供する可能性が高い。

C型慢性肝炎は多くの場合，不顕性感染で，数十年後に肝硬変や肝細胞がんに至ることもある。輸血関連C型肝炎患者の全死亡率は，年齢をマッチさせた対照集団と変わらないかもしれない。しかし，肝硬変になると，死亡率や移植率は年間5%にまで明らかに上昇する。年齢，性別，血小板数，アスパラギン酸アミノトランスフェラーゼ(aspartate aminotransferase：AST)-ALT比を組み合わせたリスクスコアは生存率の推定に有用である。HCV遺伝子型1bは他の遺伝子型よりも肝細胞がんのリスクが高いといういくつかの証拠がある。抗ウイルス療法は，死亡率と生命の質(quality of life：QOL)に有益な影響を及ぼし，費用対効果が高く，線維化を遅らせ，さらに逆転させるようであり，線維化が進行した反応者における代償性肝硬変と肝細胞がんのリスクを減少させる(0にはならない)。持続的なウイルス学的奏効が得られた患者であっても，一般集団と比較して死亡リスクが高いことに変わりはない。肝外がんによる死亡リスクの増加は，HBV感染抑制が達成された患者と同様に，このグループでも報告されている。C型肝炎による肝硬変や肝細胞がんによる死亡率は依然として高いが，C型慢性肝炎に対する肝移植の必要性は減少しており，肝移植後の生存率も改善している。薬物中毒による死亡リスクは，C型慢性肝炎患者における肝疾患による死亡リスクよりも高い。HCV感染は，特に，糖尿病や高血圧を有する患者において，心血管系死亡率の上昇と関連しているようである。スタチンの使用は，抗ウイルス療法に対するウイルス学的反応の改善，肝線維症の進行および肝細胞がんの頻度の低下と関連することが報告されている。

予防

慢性B型およびD型肝炎

慢性B型肝炎患者の厳重な隔離は必要ない。汚染された器具，寝具，衣服に接触する可能性のある医療スタッフによる徹底した手洗いは不可欠である。医療スタッフは使い捨て注射針の取り扱いに注意し，リキャップをしないようにする。提供された血液のHBs抗原，抗HBc，抗HCVのスクリーニングは，輸血関連肝炎のリスクを著しく減少させた。すべての妊婦はHBs抗原の検査を受けるべきである。HBV感染者は安全なセックスを実践すべきである。先に述べたように，母親の血清HBV DNA値が200,000 IU/mL以上(または母親の血清HBs抗原値が4～4.5 log10 IU/mL以上)である場合，母親の抗ウイルス治療も妊娠第3期に開始する必要があり，新生児の初回ワクチン注射が遅れる可能性がある場合は特に重要である。HBVに感染している医療従事者は，米国疾病対策センター(Centers for Disease Control and Prevention：CDC)のガイドラインに従えば，医師や歯科医師の業務に従事することは妨げられない。

B型肝炎免疫グロブリン(hepatitis B immune globulin：HBIG)は，曝露後7日以内に投与(成人用量は0.06 mL/kg体重)し，その後，HBVワクチンシリーズを開始すれば，予防効果を示す，あるいは重症度を軽減する可能性がある。この方法は，粘膜や皮膚の裂け目からHBs抗原に汚染された物質に曝露されたワクチン未接種の人や，HBV感染者(感染源のHBe抗原の有無に関係なく)と性的接触があった人に推奨される。HBIGはHBs抗原陽性の母親の新生児にも適応があり，出生後12時間以内に一連のワクチンを同時に開始する(異なる注射部位で投与)。

CDCは，米国内のすべての乳幼児と小児，およびB型肝炎のリスクがある成人(60歳以上の糖尿病患者を含む)，またはワクチン接種を希望するすべての成人へのHBVワクチン接種を推奨している。ワクチン接種者の90%以上で抗HBsレベルが防御的レベルまで上昇する。透析患者(特に糖尿病患者)を含む免疫不全者では反応が低い。ワクチンに対する反応性の低下は，遺伝的な基盤がある場合もあり，40歳以上の年齢やセリアック病との関連も指摘されている。成人に対する標準的なレジメンは，10～20 μg(製剤により異なる)を1か月後と6か月後に再度反復投与するものであるが，0か月+1か月+2か月+12か月，または0日+7日+21日+12か月という加速スケジュールなどの代替スケジュールも承認されている。吸収の確実性を高めるため，接種部位は三角筋が望ましいとされている。水銀を含む防腐剤thimerosalを含まないワクチン製剤は，生後6か月未満の乳児に接種される。新しいワクチンであるHeplisav-B®は，新型の免疫系刺激成分を使用しており，2017年に成人用としてFDAから承認された。接種に必要な注射は2回のみで，Heplisav-B®は以前のHBVワクチンよりも有効であるようだ。セロコンバージョンの記録が望ましいと考えられる場合には，接種後の抗HBs力価を調べることができる。たとえ力価が低下したとしても予防効果は優れているようで，少なくとも20年間は持続する。ブースターによる再接種は日常的には推奨されないが，抗HBs力価が10 mIU/mL以下に低下した免疫不全者には推奨される。ワクチン非反応者に対しては，3回のワクチン追加接種で30～50%の人に血清保護作用のある抗HBsレベルが得られる可能性がある。標準用量の2倍も有効である。HBV流行国での新生児への普遍的ワクチン接種により，肝細胞がんの発生率は低下しているが，資源配分は依然として課題である。不完全な接種は，ワクチン接種者における肝疾患の最も重要な予測因子である。世界保健機関(World Health Organization：WHO)のウイルス性肝炎に関する世界戦略には，2030年までに世界的な健康上の脅威としてB型肝炎を撲滅することが盛り込まれている。HBVに対するワクチン接種は必然的にHDV感染を予防する。

慢性C型肝炎

献血された血液のHCV検査により，輸血関連C型肝炎のリスクは1990年の10%から，2011年には200万単位あたり約1例に減少した。米国予防サービス作業部会(US Preventive Services Task Force)は，18～79歳の無症状の成人にHCV感染のスクリーニングを受けることを推奨している。CDC はその後，18 歳以上のすべての人に生涯に少なくとも 1 回，すべての妊婦にスクリーニングを行うことを推奨した(いずれの場合も，HCV 感染の有病率が 0.1％未満であるような環境ではまれである)。すべての妊婦の HCV 感染のスクリーニングが専門学会によって推奨されている。HCV 感染者は安全な性行為を実践すべきであるが，HCV が性的接触や周産期に容易に伝播するという証拠はほとんどなく，一夫一婦制の関係にある人や妊婦には特に予防策は推奨されていない。HCV 感染症例の大部分は静脈内薬物の使用によって発症するため，公衆衛生当局は PWID に対して，注射針の共有を避け，注射針交換プログラムを利用することを推奨している。HCV に対するワクチンはまだない。慢性 B 型肝炎患者に HAV ワクチン接種が推奨されているように，慢性 C 型肝炎患者にも HAV ワクチン接種(事前に免疫の有無をスクリーニングした後)と HBV ワクチン接種が推奨されている。

文献

B 型肝炎ウイルス

Hassanein TI (editor). Hepatitis B virus update. *Clin Liver Dis*. 2019 Aug;23(3):383–572. [Full issue]

Lim JK, et al. Prevalence of chronic hepatitis B virus infection in the United States. *Am J Gastroenterol*. 2020 Sep;115(9):1429–38. PMID: 32483003.

Seto WK, et al. Chronic hepatitis B virus infection. *Lancet*. 2018 Nov 24;392(10161):2313–24. PMID: 30496122.

Schillie S, et al. Prevention of hepatitis B virus infection in the United States: recommendations of the Advisory Committee on Immunization Practices. *MMWR Recomm Rep*. 2018 Jan 12;67(1):1–31. PMID: 29939980.

US Preventive Services Task Force; Owens DK, et al. Screening for hepatitis B virus infection in pregnant women: US Preventive Services Task Force reaffirmation recommendation statement. *JAMA*. 2019 Jul 23;322(4):349–54. PMID: 31334800.

C 型肝炎ウイルス

AASLD-IDSA HCV Guidance Panel. Hepatitis C Guidance 2018 Update: AASLD-IDSA recommendations for testing, managing, and treating hepatitis C virus infection. *Clin Infect Dis*. 2018 Oct 30;67(10):1477–92. PMID: 30215672.

Chen H-Y, et al. Prevalence and burden of hepatitis D virus infection in the global population: a systematic review and meta-analysis. *Gut*. 2019;68:512–21. PMID: 30228220.

Chou R, et al. Screening for hepatitis C virus infection in adolescents and adults: updated evidence report and systematic review for the US Preventive Services Task Force. *JAMA*. 2020;323(10):976–91. PMID: 32119034.

European Association for the Study of the Liver. EASL recommendations on treatment of hepatitis C: final update of the series. *J Hepatol*. 2020 Nov;73(5):1170–218. PMID: 32956768.

Havens PL, et al. Updated CDC recommendations for universal hepatitis C virus screening among adults and pregnant women: implications for clinical practice. *JAMA*. 2020 Jun 9;323(22):2258–9. PMID: 32271870.

Hofmeister MG, et al. Estimating prevalence of hepatitis C virus infection in the United States, 2013–2016. *Hepatology*. 2019 Mar;69(3):1020–31. PMID: 30398671.

Price JC, et al. Updated hepatitis C virus screening recommendation-a step forward. *JAMA Intern Med*. 2020 May 1;180(5):637–9. PMID: 32119030.

Rabaan AA, et al. Overview of hepatitis C infection, molecular biology, and new treatment. *J Infect Public Health*. 2020 May;13(5):773–83. PMID: 31870632.

Schillie S, et al. CDC recommendations for hepatitis C screening among adults - United States, 2020. *MMWR Recomm Rep*. 2020 Apr 10;69(2):1–17. PMID: 32271723.

Spearman CW, et al. Hepatitis C. *Lancet*. 2019 Oct 19;394(10207):1451–66. PMID: 31631857.

Stockdale AJ, et al. The global prevalence of hepatitis D virus infection: systematic review and meta-analysis. *J Hepatol*. 2020 Sep;73(3):523–32. PMID: 32335166.

US Preventive Services Task Force, et al. Screening for hepatitis C virus infection in adolescents and adults: US Preventive Services Task Force Recommendation Statement. *JAMA*. 2020;323(10):970–5. PMID: 32119076.

D 型肝炎ウイルス

Palom A, et al. Long-term clinical outcomes in patients with chronic hepatitis delta: the role of persistent viraemia. *Aliment Pharmacol Ther*. 2020 Jan;51(1):158–66. PMID: 31721254.

Yurdaydin C, et al; Hepatitis Delta International Network (HDIN). Treating chronic hepatitis delta: the need for surrogate markers of treatment efficacy. *J Hepatol*. 2019 May;70(5):1008–15. PMID: 30982526.

45　胆道感染症：胆囊炎，胆管炎

■著：Raghav Chandra, Robert V. Rege
■訳：山本勇気

本章では，胆囊と胆管の感染症の病因，診断，治療について述べる。胆道の細菌性疾患は，胆汁に細菌が定着するだけの単純なものから，迅速な診断と治療が必要な生命を脅かす重篤なものまでさまざまである。

急性胆囊炎

急性胆囊炎は胆囊の急性炎症として現れる一般的な疾患である。98%の症例では，胆囊頸部に嵌頓した胆石による胆囊管閉塞とそれに伴う炎症が発症機序として関与している。胆囊管閉塞は，テクネチウム放射性核酸コレスシンチグラフィー〔HIDA(hepatobiliary iminodiacetic acid)〕検査で胆囊が描出されなくなる。2〜5%の症例では胆石は認められず，急性**無石胆囊炎**と呼ばれる。急性無石胆囊炎は，長期間経口栄養を摂取していない衰弱した患者や重篤な患者で最も多くみられるが，小児を含むその他の点では健康な患者にも起こりうる。胆石性胆囊炎，無石性胆囊炎共に，胆囊内腔の胆汁うっ滞が胆囊壁の炎症を引き起こすと考えられている。二次的に胆汁にGram陰性菌や嫌気性菌が重複感染すると，胆囊壁の炎症がさらに促進され，最終的には胆囊の機能が低下する(図45.1)。このまま放置すると，胆囊の壊疽や穿孔を伴う複雑性胆囊炎へと進行し，破裂，瘻孔，敗血症，死に至ることもある。このため，急性胆囊炎の早期診断と効果的な管理は必須である。

細菌学

興味深いことに，胆囊炎の初期に手術を受けた患者の大部分では，胆汁から細菌は分離されない。急性胆囊炎に対して胆囊摘出術または胆囊－皮膚瘻チューブ留置術を受けた患者509人を対象とした研究では，胆汁培養が陽性であった患者は34%にすぎなかった(Hadi et al.)。胆汁中の細菌は，症状発現からの期間が長くなるにつれて増加し，患者の大部分は3日後までに細菌胆汁を示す。細菌の割合は研究によって異なるが，一般的に最も多く分離される菌は，大腸菌(*Escherichia coli*)，*Klebsiella*，*Proteus*，緑膿菌(*Pseudomonas*)などのGram陰性菌，*Bacteroides*などの嫌気性菌，Gram陽性菌，特に腸球菌(*Enterococcus*)である(表45.1)。複数菌菌感染が一般的である。嫌気性菌は症例の10%以上で分離されると報告されているが，標準的な手法でこれらの菌を培養することは困難であるため，もっと頻度が多い可能性がある。*Candida*属菌は正常な患者ではあまりみられないが，免疫抑制患者や基礎疾患として悪性腫瘍がある患者では頻繁に遭遇する。

無石性胆囊炎

急性胆囊炎の大部分は，胆石による胆道閉塞後の胆囊の二次感染によるものであるが，それ以外にもいくつかの病因がある。重篤な疾患，大手術，栄養失調，重症熱傷，免疫抑制などは，**急性無石胆囊炎**と呼ばれる非常に重症度の高い胆囊感染症のリスク因子として知られている。その名が示すように，無石性胆囊炎は胆石が存在する場合には発症しない。無石性胆囊炎の病態には複数の因子があり，全身性の炎症，胆汁うっ滞，虚血，感染などが含まれる。組織学的に，無石性胆囊炎は胆囊壁の浮腫，胆囊壁への胆汁浸潤，微小血管閉塞を特徴とする(Huffman & Schenker,

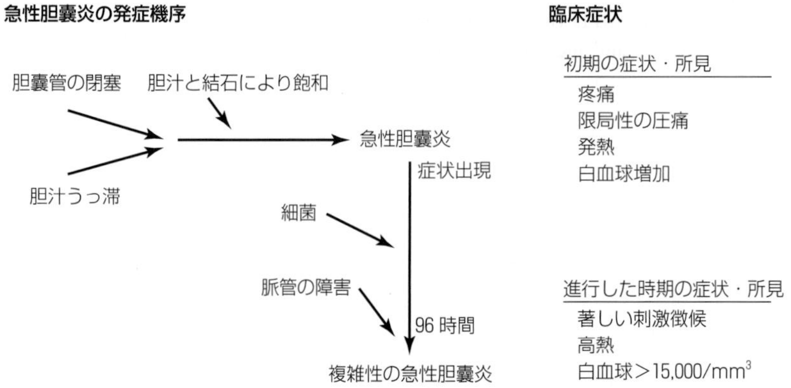

図45.1
図左側：急性胆囊炎の発症機序，図右側：急性胆囊炎と複雑性の急性胆囊炎の臨床症状の違い　特筆すべきは，細菌は主要な原因ではないが，疾患を複雑性の胆囊炎へと進行させることである。

表 45.1
胆汁中に多い細菌

Gram 陰性	Gram 陽性	嫌気性菌	真菌
Escherichia coli	*Enterococcus*	*Bacteroides* 属	*Candida* 属
Klebsiella 属	*Streptococcus* 属	*Clostridium* 属	
Proteus 属			
Pseudomonas 属			
Enterobacter 属			

注意：約 65%の患者で 1 種類の細菌が単独で定着しており，35%では複数の菌種が定着している。
Gram 陰性菌は 75%近くの患者から培養される。

2010)。特に免疫抑制患者は，胆嚢炎を含む重篤な全身感染症のリスクが著しく高い。移植後の免疫抑制を受けている患者や後天性免疫不全症候群(acquired immunodeficiency syndrome：AIDS)の患者を含むこれらの高リスク患者では，無石胆嚢炎はサイトメガロウイルス(cytomegalovirus：CMV)，*Cryptosporidium*，*Mycobacterium avium* complex などの日和見感染と関連している(Cacciarelli et al., 1998；Drage et al., 2009)。

診断

急性胆嚢炎は胆道疝痛と区別しなければならず，複雑性胆嚢炎が迫っているのか，すでに発症しているのかを見極める手がかりを探す必要がある。急性胆嚢炎と洗脳疝痛は共に右上腹部痛を伴うが，急性胆嚢炎に伴う痛みは持続的で，3～4 時間以上続き，腹部圧痛を伴う。圧痛は腹部右上腹部の胆嚢直上に限局し，胆嚢が検者の手に当たるように息を吸うと増大する(Murphy's sign)。この操作は超音波プローブでも再現できる(sonographic Murphy's sign)。びまん性の右上腹部圧痛は肝臓の問題を示唆し，重篤な圧痛や腹膜炎は複雑性胆嚢炎または他の上腹部痛の原因を示唆する。

通常，微熱や白血球数の中等度上昇などの全身性の炎症徴候がみられる。暗色尿，灰白色便，黄疸があれば，総胆管結石(胆管結石症)の心配がある。逆に，これらの所見に痛みのない黄疸が伴う場合は，悪性胆管閉塞を疑うべきである。また，背部痛や心窩部圧痛も胆道結石症や胆道性膵炎を疑わせる。

しかし，身体所見は誤解をまねくことがある。急性胆嚢炎の徴候や症状をほとんど示さない患者もいるため，診断が遅れ，重症度が過小評価されることがある。このような患者は，高齢，男性，心疾患既往あり，であることが多い。さらに，白血球増加は一般的であるが，白血球数が 15,000 を超えると重症(壊疽または胆嚢穿孔)を示唆する。このような患者に対しては，複雑性胆嚢炎を強く疑わなければならない。代償不全となる以前の，わずかな症状である可能性があるからである。臨床検査としては，血算(白血球分画)，肝機能検査，血清アミラーゼ，血清リパーゼを行う。後者の 3 つの検査に異常がある場合，胆管結石症または胆道性膵炎を示唆することがある。腹部超音波検査は，大多数の患者で胆石を描出する信頼性がある。典型的な臨床像と超音波検査で結石が「陽性」であれば，診断には十分である。急性胆嚢炎特有の所見として，胆嚢壁の肥厚や胆嚢周囲液の貯留はあまりみられないが，あれば，より重症であることを示唆する。HIDA 検査は，胆石を認めない患者や非典型的な病像を呈する患者には有用である。胆嚢像の消失は急性胆嚢炎に特異的である(胆嚢が描出されるのは急性胆嚢炎の約 2%)。つまり，胆嚢が描出されるのなら急性胆嚢炎ではないことを強く示すのだ。

治療

すべての患者で手術の準備のための評価を行うべきである。手術は病気が進行した場合，いつでも必要になる可能性があるからだ。輸液と抗菌薬の投与を開始し，腸管安静を保つ。抗菌薬は，先ほど説明した細菌のスペクトルをカバーするものでなければならないが，複雑な胆嚢炎や免疫抑制患者は，より広い範囲をカバーする必要があるかもしれない(Box 45.1)。抗菌薬のカバーには，Gram 陰性桿菌，Gram 陽性菌，嫌気性菌を含める必要がある。東京ガイドライン 2018 では，急性胆嚢炎および胆管炎のほとんどの症例に対して，市中感染および医療関連疾患の両方で piperacillin-tazobactam を推奨している。重症の市中感染症や医療関連疾患に対しては，腸球菌をカバーするために vancomycin の追加も推奨されている。vancomycin 耐性腸球菌(vancomycin-resistant *Enterococcus*：VRE)，特に病院環境では，daptomycin または linezolid の投与開始が必要となる場合がある。広域スペクトル β-ラクタマーゼ産生菌が懸念される場合は，イミペネム系抗菌薬が推奨される(Gomi et al., 2018 年)。

決定的な手術まで 6 週間遅らせる内科的治療を推奨する医師もいる。その根拠は，緊急手術よりも待機的手術のほうが安全であり，急性発作が治まった後よりも開腹手術への移行率が低くなるというものである。ほとんどの患者は内科的治療に対して何らかの再反応を示すが，臨床的には手術よりも安全ではなく，また開腹移行率も低下しない。内科的治療は，重症で可逆的な合併症の可能性があり，手術的アプローチが不可能な少数の選ばれた患者に有効である。このような患者で内科的治療が無効であれば，チューブ留置による経皮的胆嚢ドレナージで救済する。のちに選択的に胆嚢摘出術を施行することも可能であるが，内科的治療後にすべての患者に胆嚢摘出術が必要かどうかは議論の余地がある。

7

Box 45.1

急性胆嚢炎と急性胆管炎の抗菌薬治療のまとめ

急性胆管炎
cefoxitin 静注 1 回 1～2 g を 6～8 時間ごと
ampicillin-sulbactam 静注 1 回 3 g を 6 時間ごと
急性胆管炎
単剤治療
ciprofloxacin 静注 1 回 400～800 mg を 12 時間ごと
もしくは
piperacillin-tazobactam 静注 1 回 3.375 g を 6 時間ごと
もしくは
imipenem 静注 1 回 500 mg を 6 時間ごと
多剤併用治療
ampicillin 静注 2 g を 6 時間ごと＋gentamicin 静注 1 回 5～7 mg/kg を 24 時間ごと
もしくは
cefazadime 静注 1～2 g を 8～12 時間ごと＋ampicillin 静注 1 回 2 g を 6 時間ごと＋metronidazole 静注 1 回 500 mg を 6 時間ごと

早期の腹腔鏡下胆嚢摘出術は，ほとんどの急性胆嚢炎患者に対する決定的な治療法である。経験豊富な胆道外科医の手にかかれば安全であり，病気の進行(内科的治療を受けた患者の30%にも認められる)を回避でき，選択的胆嚢摘出術と同程度の開腹移行率(5%未満)である。症状の持続時間が96時間を超えると，複雑性胆嚢炎を発症するため，開腹移行率は上昇する。このような患者でも腹腔鏡下胆嚢摘出術は可能であるが，手術はより困難で合併症が多い。胆嚢炎が進行して腹腔鏡手術を試みる場合，炎症や線維化が著明であれば，開腹手術に切り替えるべきである。

急性胆嚢炎の患者を入院させ，発症から72時間以内に手術を行うのが私の好みである。患者は手術まで内科的治療(抗菌薬の点滴と輸液)を受ける。早期胆嚢炎患者の入院期間は24時間未満であることが多い。重症または後期の患者は，緊急または準緊急の外科的介入が必要であり，術後も薬物療法を継続する。手術リスクの高い患者は例外であり，内科的治療および/または経皮的胆嚢瘻チューブドレナージが考慮される。

腹腔鏡下胆嚢摘出術後，軽症〜中等症の患者は抗菌薬治療を中止すべきである。重症の患者に対しては，抗菌薬治療を7日間まで継続すべきである(Gomi et al., 2018)。

急性胆管炎

急性胆管炎は，肝内・肝外胆道管の炎症と感染を指す。細菌感染が最も一般的な病因であるが，寄生虫感染，自己免疫疾患，化学的刺激により胆管炎が生じることもある。**化膿性胆管炎**は，胆汁中の細菌が肝類洞に侵入し，急速に播種されることで発症し，敗血症，多臓器不全，死に至る。

病態

急性胆管炎の病態には，胆管閉塞，胆道上皮の損傷，胆汁中の細菌の存在などの要因が複合的に関与している。胆汁中に細菌を保菌している患者のほとんどは感染症ではなく，実際，胆汁中の無症候性細菌コロニー形成は加齢と共に増加する。細菌胆汁は，胆道閉塞が生じたり，侵襲的な胆道処置の際に起こりうるような上皮の損傷を受けると，急性胆管炎を引き起こす危険性がある。これが，胆道侵襲的処置の際に予防的に抗菌薬を投与する根拠である。

米国における胆管炎の多くは，胆石が胆嚢から総胆管に移動して閉塞を起こしたものである。正常な胆管内圧は7〜12 mmH_2Oである。嵌頓した胆石の後方で胆管内圧が上昇すると，近位胆管の上皮および上皮細胞間の細胞内結合が破壊される。胆管内圧が25 mmH_2Oを超えて上昇すると，結果として内腔壁が弱くなり，細菌が静脈系に全身移行し，**胆管－静脈逆流**と呼ばれる(Kimura et al., 2007；Ahmed, 2018)。

急性胆管炎の胆石以外の病因には，良性狭窄，硬化，医原性損傷，胆嚢頸部の胆石による外部圧迫(Mirizzi症候群)，膵臓がん，胆嚢がん，十二指腸病変(がん，十二指腸憩室またはLemmel憩室)などがある。胆管炎は原発性胆管がんによる悪性胆道閉塞でも起こりうる。悪性胆道閉塞の患者は通常，無痛性の黄疸と無菌性の胆汁を呈するが，20%の症例で好酸球が認められる。細菌胆汁を有する患者は，胆道処置後の胆管炎のリスクが高い。予想されることだが，内視鏡的および放射線学的胆管処置の件数が増え続けるにつれて，医原性胆管炎の発生率は上昇している。したがって，このような侵襲的な診断検査中に無菌的な胆汁が細菌胆汁となるリスクを最小限にするために，予防的抗菌薬の投与と十分なドレナージが推奨される。

微生物学

急性胆管炎の原因菌は急性胆嚢炎から分離されたものと類似しており，最も一般的に同定される病原体は大腸菌，*Klebsiella*，腸球菌などである。しかし，これらの病原体による感染症は，細菌性胆嚢炎患者に比べて胆管炎患者のほうが有意に重症であり，血液培養は陽性であることが多い。良性と悪性で胆管閉塞の原因菌の発生率が異なるという研究もある。実際，複数の研究から，悪性閉塞患者では*Candida*属に汚染された胆汁の発生率が高いことが示されている(表45.1)。胆管炎に関連するその他の感染性病因には，寄生虫感染(*Clonorchis sinensis*，*Ascaris lumbricoides*，*Opisthorchis*属)やAIDS胆管症があり，日和見胆嚢炎(*Cryptosporidium*，CMV)を引き起こす可能性のある類似の生物に続発することが多い(Kimura et al., 2007；Yusuf & Baron, 2004；Ahmed, 2018)。

診断

急性胆管炎患者の古典的な特徴(Charcotの三徴)は，腹痛，発熱，黄疸から成る。残念ながら，3つの徴候や症状をすべて呈する患者は全体の50%にすぎず，診断が遅れる可能性がある。発熱と悪寒は患者の90%にみられ，急性胆管炎の最も一貫した徴候である。Reynoldsの5徴候(Charcotの3徴候に加えて，低血圧，意識障害)は化膿性胆管炎を示す。この5つの特徴がすべてみられるのは，化膿性胆管炎患者のうち少数であるため，これらの徴候や症状のいずれかを有する患者では，急性および化膿性胆管炎を考慮しなければならない。

身体診察では，右上腹部の圧痛と黄疸を認めることが多い。しかし，急性胆管炎患者の20%は血清ビリルビン値が2.0 mg/dL未満であるため，黄疸がないからといって急性胆管炎を除外することはできない。身体所見は通常，白血球増加，発熱，および/または肝機能検査値異常を伴う。敗血症患者は白血球が見かけ上低く，不安定な血行動態の徴候を示すことがある。「内科的」黄疸と「外科的」黄疸を区別するために，超音波検査を緊急に行うべきである。胆管の拡張は閉塞および外科的黄疸を示す。内視鏡的逆行性胆管造影(ERC。「治療」を参照)は診断的であるが，治療的でもある。経皮経肝胆管造影は，ERCがうまくいかない場合に有用である。

治療

急性胆管炎では，感染と胆道閉塞の両方に積極的に対処する必要がある。非合併症患者の大部分は，輸液による蘇生と適切な抗菌薬の投与にすみやかに反応する。急性胆管炎を引き起こしている根本的な問題に対処するためには，それに続く対策をすみやかに講じる必要がある。化膿性胆管炎は生命を脅かす問題であるため，これらの患者は集中治療室に入れて血行動態を注意深く監視すべきである。輸液により胆道閉塞に関連した血液量減少を改善し，尿量を注意深く観察する必要がある。侵襲的な診断・治療手技を受ける前に血管内容量を正常に戻すことは，腎不全のリスクを改善するために不可欠である。敗血症性ショックの患者は，ビタミンK，新鮮凍結血漿(fresh frozen plasma：FFP)，血小板で補正しなければならない凝固障害を示すことが多い。

広域抗菌薬療法は不可欠であり，診断的治療的介入を行う前にただちに開始すべきである。抗菌薬の選択は，特に，侵襲的処置を受ける入院患者に対しては，病院で一般的に検出される菌の傾向を考慮すべきである。胆汁培養や血液培養から分離された菌の感受性に合わせて，カバー範囲を調整する必要がある。ampicillinとアミノグリコシド系の長年にわたるレジメンは，腸球菌属を含む主な原因菌に対するGram陰性およびGram陽性の優れたカバーを提供し続けているが，アミノグリコシド系による腎毒性がこの薬剤の長期使用を大きく制限している。第1世代および第2世代のセファロスポリン系抗菌薬は，待機的胆道手術の予防には十分であるが，感染が成立した患者を治療するのに必要なGram陰性菌のカバー範囲には乏しい。第3世代および第4世代のセファロスポリン系抗菌薬はGram陰性菌をカバーするが，ブドウ球菌(*Staphylococcus*)や腸球菌属，嫌気性桿菌を効果的に治療することはできない。歴史的には，ceftazidime，ampicillin，metronidazoleの3剤併用療法で十分なカバーが得られていたが，現在ではpiperacillin / tazobactamまたはampicillin / sulbactamの単剤療法に移行している。これらの治療は，3剤併用療法またはampicillinとアミノグリコシド系の併用と同等の効果がある。フルオロキノロン系抗菌薬やカルバペネム系抗菌薬は，第1選択の抗菌薬が無効な場合に有効な選択肢である。さらに，ciprofloxacinは胆管炎の再発を抑えるために長期経口投与が可能である。急性胆管炎に対する抗菌薬の治療期間は，胆道が十分にドレナージされるまで，通常，4〜7日間である(Gomi et al., 2018)。

十分な蘇生と抗菌薬投与の後，治療の主たる目的は胆道閉塞を解除することである。これには現在，内視鏡的逆行性胆管膵管造影(endoscopic retrograde cholangiopancreatography：ERCP)を介したドレナージか，経皮経肝胆管造影(percutaneous transhepatic cholangiography：PTC)が用いられている。ERCPは重症患者においてPTCよりもリスクが少ないため，第1選択である。ERCPは急性胆管炎の病因を診断するためのゴールドスタンダードでもある。胆管ステント留置の有無にかかわらず，閉塞性胆石の除去により胆道を効果的に減圧することができる。胆道がんは可視化され，生検が可能である。PTCはERCPが無効な場合，あるいは近位胆管に閉塞性胆管がんを有する患者にのみ行われる。十分なドレナージにより，すみやかに改善するはずである。

介入時期に関する決定は，疾患の重症度によって異なる。緊急治療の必要性に関連する因子としては，高齢，高ビリルビン値，プロトロンビン時間の延長，総胆管の拡張，および肝膿瘍の存在が挙げられる。文献によると，初診から24時間以内にERCPを実施すると，胆管炎の再発率と入院期間が短縮することが示唆されている(Alizadeh et al., 2017年)。Salekらは，胆管炎後の死亡リスクを判定するためのスコアリングシステムを開発し，死亡率と関連する18の変数と早期ERCPの必要性と関連する15の変数を同定した。彼らは，肝膿瘍の存在，血清総ビリルビン値，およびプロトロンビン時間が死亡率の予測因子であり，アラニントランスアミナーゼ値と白血球が緊急ERCPの必要性を良好な感度と特異度で予測することを指摘した(Salek, Livote, Sideridis, & Bank, 2009)。

胆管炎は再発することが多いので，それが適応なときには，胆道閉塞の原因を治療するために決定的な処置を行うべきである。胆嚢結石症が誘因となった場合は，初回の入院中に胆嚢摘出術を行うべきである。治癒可能な悪性腫瘍は切除すべきである。良性の狭窄はバルーン拡張術または胆道胆管バイパス術を必要とするが，切除不能な腫瘍はバイパス術を行うか，内部ドレナージまたは外部ステントで緩和する。

一過性の胆石性膵炎(胆管結石症のリスクは低〜中等度)を呈した患者に対する手術のタイミングについては，やや議論の余地がある。ほとんどの結石は合併症なく自然に胆管から排出され，総胆管結石の残存率は発作後早期が最も高く，時間と共に減少する。しかし，胆石が通過しない患者では，再発性膵炎，閉塞性黄疸，急性胆管炎のリスクが高い。その場合，治療のタイミングは，総胆管結石残存に対する介入のリスクとさらなる合併症のリスクとのバランスによって決まる。軽度の膵炎を有する低リスクの患者では，外科医が腹腔鏡下総胆管造影を行う用意があれば，腹腔鏡下胆嚢摘出術のために手術室に運ばれることもあるだろう。わが国(米国)における標準的な治療は，初回の入院中または入院直後に介入することである。

しかし，重症で複雑な胆石性膵炎を呈する患者は，耐術能が低いことがある。ほとんどの外科医は，膵炎から回復するのを待ってから，最終的な手術を行う。胆管炎を発症する確率は低い。持続する膵炎，持続する肝酵素の上昇，黄疸のある患者は，総胆管結石のリスクが高いので，ERCPの評価を受けるべきである。引き続いた胆嚢摘出術は，患者の手術リスクが許容できるのであれば，結石の再発合併症を回避する目的で実施する。

文献

Ahmed M. Acute cholangitis: An update. *World J Gastrointest Pathophysiol*. 2018;9:1–7.

Alizadeh M, et al. Cholangitis: Diagnosis, treatment and prognosis. *J Clin Transl Hepatol*. 2017;5:404–413.

Cacciarell AG, et al. Acute cholecystitis in AIDS patients: correlation of Tc-99m hepatobiliary scintigraphy with histopathologic laboratory findings and CD4 counts. *Clin Nucl Med*. 1998;23:226–228.

Drage M, et al. Acute cytomegalovirus cholecystitis following renal transplantation. *Am J Transplant*. 2009;9(5):1249–1252.

Gomi H, et al. Tokyo Guidelines 2018: Antimicrobial therapy for acute cholangitis and cholecystitis. *J Hepato-Biliary-Pancreat Sci*. 2018;25:3–16.

Hadi YB, et al. Bacterobilia in acute cholecystitis: Bile cultures' isolates, antibiotic sensitivities and antibiotic usage. A study on a Pakistani population. *J Pakistani Med Assn*. 2016;66(Suppl 3):S50–S52.

Huffman J, Schenker S. Acute acalculous cholecystitis: A review. *Clin Gastroenterol Hepatol*. 2010;8:15–22.

Kimura Y, et al. Definitions, pathophysiology, and epidemiology of acute cholangitis and cholecystitis: Tokyo Guidelines. *J Hepatobiliary Pancreat Surg*. 2007;14:15–26.

Salek J, Livote E, Sideridis K, Bank S. Analysis of risk factors predictive of early mortality and urgent ERCP in acute cholangitis. *J Clin Gastroenterol*. 2009;43:171.

Yusuf TE, Baron TH. AIDS cholangiopathy. *Curr Treat Opt Gastroenterol*. 2004;7:111–117.

7

46 化膿性(細菌性)肝膿瘍

■著：Patricia Wong, H. Franklin Herlong
■訳：山本勇気

紀元前400年ごろヒポクラテス(Hippocrates)が初めて記述した化膿性肝膿瘍は，まれな肝臓の感染症だが合併症が多く，医療費も高い。画像検査の出現で，迅速な診断，効果的な抗菌薬治療とドレナージが可能になり，化膿性肝膿瘍の死亡率はここ数十年で劇的に低下した。

疫学

肝膿瘍の疫学はここ何年かで大きく変化した。化膿性肝膿瘍の統計，原因，臨床像において地理的要素が重要だという認識が高まっている。1938年に発表された，米国での化膿性肝膿瘍の最初の大規模な症例シリーズでは，発生率は入院患者10万人あたり8例で，死亡率は72%であった。米国人口を対象にした最近の研究では，1年あたりの発生率は人口10万人あたり3.6例で，女性よりも男性で高い(発症リスク比 1.85)。台湾での発生率はそれより明らかに高く，人口10万人あたり17.6例だ。報告されているリスク因子には，糖尿病，肝臓・胆道疾患の併存，肝移植がある。院内死亡率は先進国で2〜12%で，米国では5.6%と報告されている。死亡のリスク因子には，高齢，肝硬変・慢性腎不全・悪性疾患などの併存症，嫌気性菌の感染，開腹手術によるドレナージがある。疾患関連死亡率がかなり低下したのは，細菌が播種する元となる感染源が変遷し，診断と治療の方法が発達したからだ。

原因

化膿性肝膿瘍は次の原因により，肝臓へ細菌が播種して発症する。胆道疾患(総胆管結石，悪性疾患による閉塞，狭窄，胆道の手技)，門脈菌血症(虫垂炎，憩室炎，大腸がん，炎症性腸疾患)，直接進展(腹膜炎，横隔膜下膿瘍)，血行性感染(肺炎，心内膜炎)，肝外傷(感染性壊死，胆汁漏，血腫)。まれに，肝腫瘍への動脈塞栓術やラジオ波焼灼の後に膿瘍を発症する。肝膿瘍の最多原因に胆道疾患が浮上しており40〜60%を占める。胆道がんでの閉塞による胆管炎が原因となる頻度は，結石閉塞による胆管炎よりも多い。

腹腔内の感染症に由来する肝膿瘍は劇的に減少しており，元となる感染源の診断と治療が発達したことがその理由だ。患者の最大25%は，感染源がみつからない「特発性肝膿瘍」だ。多くの肝膿瘍は単発性で肝臓の右葉に生じるが，その理由はおそらく，左葉と尾状葉よりも血流が豊富だからだ。

臨床像

化膿性肝膿瘍の患者のほとんどは，急性発症で，発熱と右上腹部痛がある。しかし，高齢者や衰弱した患者では最小限の臨床症状しかないことがあり，診断が遅れる可能性がある。多くの患者に有痛性の肝腫大があり，たまに右上腹部の肋間に限局した圧痛を認める。しかし，右上腹部の所見がなくても，肝移植後の患者では肝膿瘍の診断を除外できない。神経が切除されているため肝腫大による疼痛が出ないことがあるのだ。非特異的な全身症状，たとえば，疲労感，倦怠感，嘔気，体重減少がよくみられる。膿瘍が胆管を圧迫しなければ黄疸は通常みられない。随伴性の胸水により右の肺底部で呼吸音が消失する。検査の異常として，白血球増加とC反応性蛋白(C-reactive protein：CRP)の上昇がよくみられる。中等度のアルカリホスファターゼ上昇は，最大90%の症例でみられる。血清トランスアミナーゼとビリルビンは約半数の患者で上昇している。血液培養が陽性になるのは50%以下だ。単一の血液検査，あるいは複数の血液検査を組み合わせても，予後，サイズ，膿瘍の数，合併症を予測することはできない。

肝膿瘍の培養では通常，複数の細菌が検出される。腸内の通性(嫌気性)菌と嫌気性菌が混ざって原因となることが最も多い。単一菌の場合は血行性の感染が示唆される。大腸菌(*Escherichia coli*)などの腸内の通性嫌気性Gram陰性桿菌，腸球菌であれば，胆道が感染源と示唆される。*Bacteroides fragilis* などの嫌気性菌を含む腸内細菌叢による混合菌感染は門脈菌血症由来だ。肺炎桿菌(*Klebsiella pneumoniae*)単一による感染は，台湾では肝膿瘍の最多の原因で，アジア全域でも症例の多数を占める。これらの症例は古典的な症状を伴う臨床像が特徴的だが，併存する腹腔内病変はなく，眼内炎などの播種性合併症もない。多くの患者が糖尿病だ。*Yersinia enterocolitica* はまれな原因菌で，糖尿病や肝疾患，特にヘモクロマトーシスの患者に関連する。

黄色ブドウ球菌(*Staphylococcus aureus*)や *Streptococcus milleri* などのGram陽性菌の由来は，腹腔外の感染症であることが多い。黄色ブドウ球菌は小児と外傷患者の肝膿瘍の最も多い原因で，肝細胞がんに対する動脈塞栓術とも関連する。*Candida* 属は免疫不全患者，特に，化学療法を受けている患者の膿瘍の原因となる。膿瘍は好中球数が回復するまで明瞭でないこともある(表46.1)。

診断

化膿性肝膿瘍の診断は，画像検査と膿瘍の穿刺吸引，培養により

表 46.1
化膿性肝膿瘍の臨床所見

徴候と症状	頻度(%)
発熱	75
悪感	60
腹痛	60
体重減少	30
肝腫大	50
右上腹部痛	40
黄疸	25
検査値	
白血球増加	70
ビリルビン上昇	40
アルカリホスファターゼ上昇	50
トランスアミナーゼ上昇	60

行う。超音波検査が肝膿瘍診断のための最初の検査として好まれ，感度は75〜95%だ。肝臓の超音波像では，円形で限局性の欠損像を認め，壁不整でエコー輝度はさまざまだ。膿瘍は隔壁があったり，多房性だったり，堆積物(debris)による内部エコーを認めることもある。2 cmより小さい膿瘍は検出できないだろう。造影CTの感度は95%で，0.5 cmの小膿瘍まで検出できる。関連する腹腔内病変も同定できる。CTでの典型的な像は，周囲に浮腫や毛羽立ちを伴う液体貯留だ。重要なのは，肝膿瘍を腫瘍や嚢胞と区別することだ。MRIと白血球標識スキャンは腫瘍の検出能も，膿瘍と他の肝病変の識別能も低い。

治療

化膿性肝膿瘍の治療の中心は抗菌薬治療とドレナージの併用だ。肝膿瘍が疑われる場合，血液培養をただちに行い，最も疑われる感染巣に基づいた静注の広域抗菌薬を血液培養結果が判明する前に開始する(表46.2)。初期の抗菌薬治療は，穿刺した膿瘍内容物のGram染色と培養ならびに血液培養の情報に合わせて調整する。複数菌が検出された場合は，嫌気性菌は検出されたかどうかにかかわらずカバーを継続する。なぜなら，培養が難しいからだ。多くの膿瘍で治療期間は短くても合計4〜6週間，うち静注薬での治療が2〜4週間必要だ。

抗菌薬単独で肝膿瘍の治療が成功することはまれで，ほとんどの場合で何らかの形のドレナージ処置が必要だ。例外は，3 cm以下の膿瘍や，多発小膿瘍で外科的あるいはカテーテルによるドレナージが困難な場合だ。

ドレナージの方法には，経皮的アプローチ(単回穿刺もしくはカテーテル留置)，外科的ドレナージ，内視鏡的逆行性胆管膵管造影(endoscopic retrograde cholangiopancreatography：ERCP)，がある。単回穿刺は5 cmより小さい単発の膿瘍に向いている。最も単純で迅速で費用がかからない方法で，手技による合併症リスクも低い。しかし，再度の膿瘍貯溜により，再穿刺やカテーテル留置，外科的介入が必要になることも多い。膿瘍腔への超音波ガイド下カテーテル留置は効果的で，多くの施設で広く実施されている方法だ。5 cmより大きい単発の膿瘍では，針穿刺吸引よりもこの方法が好まれ，単回穿刺が有効でなかった場合に用いられることが多い。

表 46.2
化膿性肝膿瘍に対するエンピリックな(経験的)抗菌薬治療

疑わしい感染源	推奨治療
胆道	下記のうちいずれか PipTz 静注 1回4.5 g 8時間ごと， AMSB 静注 1回3.0 g 6時間ごと， ERTA 静注 1回1.0 g 24時間ごと， MER 静注 1回1.0 g 8時間ごと， CIP 静注 1回400 mg 12時間ごと＋metro 静注 初回1.0 g，2回目以降1回0.5 g 6時間ごと
腹腔内	下記のうちいずれか IMP 静注 1回500 mg 6時間ごと， MER 静注 1回1 g 8時間ごと， AMP 静注 1回2 g 6時間ごと＋metro 静注 1回500 mg 6時間ごと＋CIP 静注 1回400 mg 12時間ごと

AMP＝ampicillin，AMSB＝ampicillin-sulbactam，CIP＝ciprofloxacin，ERTA＝ertapenem，IMP＝imipenem cilastatin，MER＝meropenem，metro＝metronidazole，PipTz＝piperacillin-tazobactam

開腹手術によるドレナージは，経皮的手技が好まれるようになるにつれ，人気がなくなった。しかし，次の場合には外科的治療を考慮すべきである。5 cmより大きい単発の膿瘍，多発もしくは多房性膿瘍，経皮的ドレナージへの反応が不良，粘稠な内容物によるドレナージカテーテルの閉塞，腹腔内の外科的治療が必要な感染巣の併存。手術によるドレナージでは，腹腔内と肝臓の多発膿瘍の観察が可能だ。腹腔鏡による外科的ドレナージも選択肢になる。

内視鏡による膿瘍ドレナージは最近登場した方法で，胆道と交通した膿瘍に対する治療選択肢だ。この方法は，ERCPを用いて乳頭切開術，胆道拡張，経鼻胆管カテーテルやステントの挿入を行う。内視鏡的治療を用いて，胆汁漏を合併した肝膿瘍の治療に成功した報告もある。

予後

最近の肝膿瘍の死亡率は，先進国で2〜12%だ。敗血症や腹膜炎といった膿瘍自体の合併症で死亡する患者はほとんどいない。生死を決める最も重要な因子は，原疾患の致死率だ。

文献

Aydin C, Piskin T, Sumer F, Barut B, Kayaalp C. Laparoscopic drainage of pyogenic liver abscess. *JSLS*. 2010;14:418–420.
Chen SC, Huang CC, Tsai SJ, et al. Severity of disease as main predictor for mortality in patients with pyogenic liver abscess. *Am J Surg*. 2009;198:164–172.
Derosier LC, Canon CM, Vickers SM. Liver abscess. In: Yeo CJ, ed. *Shackelford's Surgery of the Alimentary Tract*, 6th edn, vol. II Philadelphia, PA: Saunders Elsevier; 2007:1640–1658.
Heneghan HM, Healy NA, Martin ST, et al. Modern management of py-

7

ogenic hepatic abscess: a case series and review of the literature. *BMC Res Notes*. 2011;4:80.

Kaplan GG, Gregson DB, Laupland, KB. Population-based study of the epidemiology of and the risk factors for pyogenic liver abscess. *Clin Gastroenterol Hepatol*. 2004;2:1032–1038.

Lederman ER, Crum HF. Pyogenic liver abscess with a focus on *Klebsiella pneumoniae* as a primary pathogen: an emerging disease with unique clinical characteristics. *Am J Gastroenterol*. 2005;100:322–331.

Malik AA, Bari SU, Rouf KA, Wani A. Pyogenic liver abscess: changing patterns in approach. *World J Gastrointest Surg*. 2010;2(12):295–401.

Meddings L, Myers RP, Hubbard J, et al. Population-based study of pyogenic liver abscesses in the United States: incidence, mortality, and temporal trends. *Am J Gastroenterol*. 2010;105:117–124.

Pang TC, Fung T, Samra J, Hugh TJ, Smith RC. Pyogenic liver abscess: an audit of 10 years' experience. *World J Gastroenterol*. 2011;17(12):1622–1630.

Reid-Lombardo KM, Khan S, Sclabas G. Hepatic cysts and liver abscess. *Surg Clin North Am*. 2010;90:679–697.

Serste T, Bourgeois N, Eynden FV, et al. Endoscopic drainage of pyogenic liver abscesses with suspected biliary origin. *Am J Gastroenterol*. 2007;102:1209–1215.

47 急性膵炎の感染性合併症

■著：Jodie A. Barkin, Jamie S. Barkin
■訳：山本勇気

はじめに

急性膵炎(acute pancreatitis：AP)患者には，図 47.1 に詳しく示すように，2 つのタイプの疾患がある。1 型は浮腫性または軽症の非壊死性膵炎で，持続的でなく，48 時間以上継続する多臓器不全(multi organ system failure：MOSF)を伴わない。2 型は壊死性膵炎で，持続性臓器系不全(48 時間以上)を伴うことが多く，膵感染症を発症しやすい[1]。

急性膵炎の全死亡率は 5%で，全身性炎症反応症候群(systemic inflammatory response syndrome：SIRS)と感染による二次的な臓器不全による。感染部位は，膵臓および膵周囲，肺炎，菌血症，である[2]。Xue らの報告によると，感染性合併症を有する AP 患者は，非感染患者に比べて重症度指数，合併症の発生率，死亡率が有意に高い。

壊死性膵炎は臓器不全(organ system failure：OSF)を伴い，浮腫性膵炎に比べて後遺症および死亡率が高い。浮腫性膵炎と壊死性膵炎で生じる液体貯留は異なり，決定的な基準は，内容物を囲む壁の有無(被包化)で，内容物が液体のみか，もしくは固形の壊死物質と混在しているか(壊死性)である[3]。被包化壊死の内容物は固体と液体(浮腫性)の混合壊死であるのに対し，浮腫性膵炎で生じる仮性嚢胞は主に液体内容物で構成される。被包化壊死(walled off necrosis：WON)と膵仮性嚢胞の自然経過は異なる。WON は膵仮性嚢胞よりも感染する確率がはるかに高い(20〜40%)。WON は AP 発症後早期に症状が現れ，しばしば，インターベンションが必要となることもあれば，無症状のままのこともある。無症候性 WON の自然経過は，Rana らによって報告されている[4]。彼らは，患者の 30%が AP エピソード後 6 か月までに合併症または症状を呈し，これらには疼痛，感染，消化管への破裂，出血などが含まれることを明らかにした。

Petrov らは，臓器不全(organ failure：OF)と感染性膵壊死(infected pancreatic necrosis：IPN)のどちらが急性膵炎の重症度を決定する主な要因であるかについて，メタ分析で報告している[5]。彼らは，IPN の純然たる影響は，発症すると死亡率が 30%になることによる，としている。OF と IPN の両方が存在する場合，死亡率の相対的リスクは 2 倍になる。これらの研究は，AP 患者の転帰における感染の重要な役割を強調している。

通常の AP 患者の分類では，早期合併症と死亡率は SIRS と関連し，後期合併症(1〜2 週間後)は感染と関連している。Lytras らは，早期の OF の持続が感染性壊死の発症および転帰の悪化と有意に関連することを報告している[6]。このことは，これらの合併症が相互に関連することを示しており，感染は早い時期に生じ，OSF が消化管低灌流による細菌の移動の増加を介してそれを助長する可能性がある。

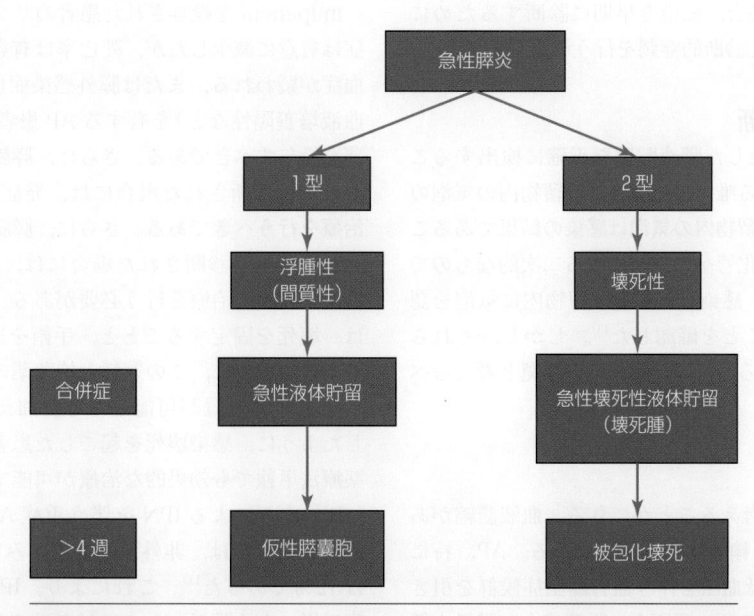

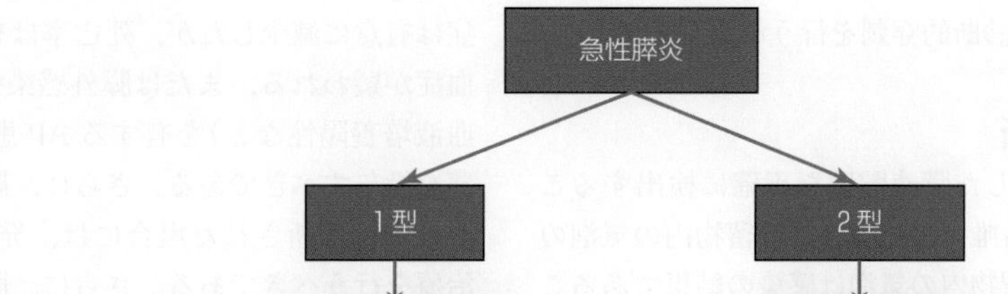

図 47.1
急性膵炎の分類

膵壊死はいつ感染し，細菌はどこから発生するのか？

CT ガイド下細針吸引(fine needle aspiration：FNA)をルーチンに行うことで AP 患者における IPN が入院後 14 日以内に発生していることが判明した。Besselink らの前向き研究でも同様に，感染壊死は AP 発症後，早ければ 1 週間後に発生し，4 週間目にピークに達することがわかった[7]。彼らはまた，菌血症は死亡の独立した予測因子であること，膵実質壊死の感染リスクの上昇と感染壊死に伴う死亡率の上昇にも関連することが判明したとして，菌血症の重要性を報告している。菌血症や肺炎は感染壊死よりも早期に起こる。AP 患者における菌血症は，腸からだけでなく，膵臓以外の感染源(すなわち肺炎)からも発生する。Fritz らは動物実験で，IPN における腸内細菌の細菌の漏出〔バクテリアルトランスロケーション(bacterial translocation)〕の主な発生源は小腸と考えられ，結腸からの細菌移行のほうが頻度が低いことを示した[8]。

膵外感染症は AP 患者の 25%に発生した[9]。尿路感染症が最も一般的であった。膵外感染発症のリスク因子は，完全静脈栄養(total parenteral nutrition：TPN)の使用，AP の重症度，および持続性 SIRS の存在であった。TPN が IPN と関連するのは，腸管バリアの機能障害をもたらして，細菌の移行を助長するからである。AP そのものが腸管バリア機能に影響を及ぼし，特に，臓器機能障害を有する患者では，腸管透過性が増大する[10]。考えられるメカニズムには，血液量減少や SIRS がある。Liu らは，AP の初期には腸管粘膜機能が傷害され，臓器機能障害を有する患者ではよりその傾向が強いことを見いだした[10]。臓器障害により，細菌，炎症性物質，毒性物質が，腸管壁や腸内から全身循環へ移行することが可能となる[11]。

膵炎における感染の診断は，膵臓壊死からの培養に基づく。Busquets らは，この膵感染状態の概念を拡大し，感染は腹腔内の遊離液体や，膵周囲脂肪および / または胆汁中に単独で存在する場合もあれば，膵壊死を伴う場合もあることを発見した。彼らは，早期の外科的介入を受けた感染腹水を伴う無菌性膵炎患者の死亡率が高いことを報告した。外科的介入を遅らせるという現在のアプローチを適用する場合，感染を早期に診断するために AP と腹水のある患者に対して診断的穿刺を行うべきである。

膵感染症の放射線学的診断

膵臓の CT や MRI では，感染した膵液貯留を正確に検出することはできない。感染を示唆する唯一の所見は，貯留物内の気泡の存在である。しかし，膵液貯留物内の気泡は感染の結果であることもあれば，膵液貯留部の消化管への穿孔による二次的なものであることもある。Islim らは，感染した膵液貯留物内に気泡を認めるのはわずか 40%であることを確認した[13]。しかし，それらしい臨床状況で気泡が存在する場合は，膵感染の証拠と考えるべきである。

血管内容量の補充

AP 患者は熱傷患者と同様に考えることができる。血液濃縮があるため，主な治療法は適切な輸液による蘇生である。AP，特に重症 AP(SAP)は，低収縮と低血圧を伴う血管漏出症候群を引き起こす。これは，急性尿細管壊死，腎不全，腸管虚血，膵微小循環の低下による壊死を頻繁に引き起こす[11]。SIRS および OF のリスクを軽減するために，輸液蘇生の大部分は主に最初の 24 時間以内に行われるべきである。SAP 患者に対する現在の治療内容は，1 リットルの乳酸リンゲル液を短時間で投与し，その後，患者の合併症に応じて，毎時 250～300cc を 24 時間投与する。この初期段階では，尿量，呼吸数，心拍数，血圧，ヘマトクリット / 血中尿素窒素(BUN)の変化を頻繁に測定する。AP の初期段階(最大 1 週間)における目標は，Box 47.1 に概説されているように，OF を予防し治療することである。

Box 47.1

急性膵炎の壊死化予防と感染の診断

壊死化予防
- 適切な輸液蘇生のための容量補正
- 予防的抗菌薬に効果はない
- 経過中早期の経管栄養

感染の診断
- 原因不明の発熱，白血球増加
- 臓器不全
- 低血圧
- 腹痛の増強
- CT での液体貯留の気体

予防的抗菌薬

予防的抗菌薬使用の基本は，壊死性 AP 患者の感染を予防することである。壊死性 AP 患者の死亡率は，浮腫性 AP 患者や間質性 AP 患者よりも高い(最大 20% vs 5%)[14]。感染により壊死が合併すると，死亡率は 30～40%に上昇する。したがって，予防的抗菌薬の投与は妥当な治療法と思われる。しかし，Villatoro らによる AP における膵壊死の感染予防のための抗菌薬療法に関する Cochrane Database の系統的レビュー(システマティックレビュー)では，この治療法は**有効ではない**ことが示されている。彼らは，膵臓壊死症の感染を予防したり，死亡率を低下させたりするのに，抗菌薬が有効であることを示せなかったのだ[15]。

imipenem を投与された患者のサブグループ解析では，膵感染症は有意に減少したが，死亡率は有意に減少しなかった。胆道敗血症が疑われる，または膵外感染症(尿路感染症および / または血液培養陽性など)を有する AP 患者においてのみ，早期に抗菌薬を投与すべきである。さらに，膵臓や膵周囲への感染が疑わるもしくは診断された場合には，発症後後期(1～2 週間)に抗菌薬治療を行うべきである。さらに，膵臓および膵周囲の感染症が疑われる場合や診断された場合には，発症後の後期(1～2 週間)に抗菌薬による治療を行う必要がある。この段階での抗菌薬の役割は，壊死を固定することと，手術を通常，4 週まで遅らせることである。さらに，この遅延と抗菌薬の使用により，侵襲の少ないドレナージ処置が可能となる。加えて，Adler と Runzi が報告したように，感染壊死を起こした患者のサブグループでは，抗菌薬療法単独でも効果的な治療が可能である[16, 17]。

Runzi らによる IPN を伴う重症 AP の非外科的治療に関する最初の報告では，非外科的治療のみで治療された 16 例の死亡率は 12%であった[17]。これにより，IPN 患者はすべてただちに開腹手術による膵ドレナージが必要であるという概念にくさびが打ち込まれた。現在受け入れられている管理法は，IPN は一般に初期段階では抗菌薬で非外科的に管理でき，抗菌薬単独でも最終的な治療が可能であるというものである。第2の概念は，手術を遅らせることで，より低侵襲で選択的に手術介入を行うことができるというものである。

感染の診断

壊死性膵炎患者における感染の診断は主に，臨床的な疑いと画像診断に基づく(Box 47.1)。感染症は通常，壊死性膵炎発症後1〜2週間のいわゆる第2病期に発症するが，この時期は患者の免疫系が抑制されている可能性が高いため，感染症に対する感受性が高まっている[18]。臨床的には，患者は別の原因(肺炎，尿路感染症など)がなくても，持続性敗血症または新たに発症した敗血症を患っている可能性がある。菌血症は予後不良因子であり，患者は最大限の支持にもかかわらず，OSFにより臨床的に悪化することがある。造影CTにより，膵臓または膵周囲壊死内部に気泡が認められることがあり，これは感染壊死を強く示唆するが，膵液貯留部と腸との間の瘻孔の結果であることもある。臨床検査所見には，白血球増加，アシドーシス，血液培養陽性が含まれる。Barkinらは以前，膵臓感染症を診断するためのCTガイド下経皮FNAについて記述した[19]。現在，FNAによる経皮的膵吸引は，偽陰性の割合が高いため，日常的には行われていない。IPNの診断におけるFNAの役割については，van Baalらによって報告されている[20]。彼らは，IPNが一般に，感染の臨床的または画像的徴候に基づいて診断できる，と述べた。FNAは，IPNの臨床徴候がはっきりしない，および / または画像徴候がない患者に有用である。また，経験的抗菌薬療法が臨床的に奏効しない患者においても，抗菌薬耐性および / または真菌感染が原因である可能性があるため，FNAを活用する。抗菌薬耐性の細菌および / または真菌感染がAPの転帰に及ぼす影響は，Mokaらによって報告されている[21]。彼らは，102 / 556人の患者に真菌感染を認め，そのうち28 / 102人は細菌感染を伴わない真菌感染であった。161 / 556例(29%)で膵壊死貯留物内の感染が培養で証明された。tigecyclineに対する薬剤耐性は21%であった。薬剤耐性および真菌感染率は，ICU滞在および入院期間が長い患者で増加した。膵感染症が疑われる患者に対する我々のアプローチは，経験的な抗菌薬の投与と外科的介入を遅らせることである。IPNに対するこのような保存的アプローチは，Mouliらによって要約されたもので[22]，カテーテルによるドレナージの有無にかかわらず，抗菌薬の静脈内投与と栄養支持によるIPNの保存的管理は64%の患者で成功し(死亡率は12%)，合併症のために壊死切除術や追加の手術を必要とした患者は26%にすぎなかった，と報告している。したがって，現在採用されている修正保存的アプローチは，薬物，遅延，そしてドレナージ / デブリードマンである。

感染予防のための経腸栄養の役割

AP患者において非経口栄養(parenteral nutrition：PN)と比較した場合の経腸栄養(enteral nutrition：EN)は，死亡率，多臓器不全(multiorgan failure：MOF)，感染症，および手術介入を減少させる。さらに，感染性局所合併症およびその他の局所合併症を減少させる。SAP患者におけるENとTPNのサブグループ解析では，EN群における死亡の相対リスクは0.18，MOFの相対リスクは0.46であった[23]。

ENはおそらく，腸管バリア機能を改善し，細菌の移行を防止する(既述の「膵壊死はいつ感染し，細菌はどこから発生するのか？」を参照)。ENは，経鼻胃管または経鼻空腸管から投与することができる。飲水できないSAP患者では，ENはMOF，膵感染，および死亡率を有意に低下させるため，入院後48時間以内の早期に開始すべきである。Petrovは，APにおける人工栄養のタイミングに関する系統的レビューにおいて，入院後48時間以内に開始したENとTPNとの比較により，MOF，膵感染性合併症，および死亡のリスクが有意に減少することを明らかにした。これらの利点は，ENを入院後48時間以降に開始した場合には認められなかった[24]。

膵感染症に対するアプローチと治療

Mowbrayらは，IPNにみられる微生物スペクトルを報告し，複数菌感染の頻度が高く，腸球菌，ブドウ球菌，および大腸菌が多いことを明らかにした[25]。その集団において，IPNを引き起こす病原体は主に胃腸内細菌叢(つまり，*Enterococcus faecalis*，*E. faecium*，大腸菌)であった。ほぼ半数の患者で複数の菌が増殖していた。排膿までの期間の中央値は29日であった。カルバペネム系抗菌薬はこれらの腸内細菌に対して良好な抗菌力を示した(Box 47.2参照)。

Sahrらは，AP発症から中央値45日(平均87日)での培養結果を報告している。転院してきた患者を除いた群では，培養の単独菌と複数菌の比率はほとんど同じだった[26]。多かった菌はブドウ球菌とレンサ球菌であった。転院してきた患者群では，80%が抗菌薬による前治療歴があり，それらの患者の70%にWONの感染が認められたのに対し，抗菌薬による前治療歴のない患者ではわずか20%であった。最も多かった微生物は，*Candida*属，腸球菌属，コアグラーゼ陰性ブドウ球菌などであった。

多剤耐性(multi drug resistant：MDR)微生物の出現は，SAP患者のような重症患者の治療における大きな懸念事項である。Leeらは，46人の患者の63%でMDR菌を認めることを確認した[27]。最も頻度の高いMDR菌はメチシリン耐性黄色ブドウ球菌であった。他の研究と同様に，転院患者は一次入院患者よりもMDR感染症の発生率が高く，その比率は2：1であった。死亡率は，MDR感染症の患者とそうでない患者で有意差はなかった。逆にJainらは，MDR菌感染によるIPNは死亡率の独立した予測因子であったが，IPNのみは予測因子ではなかった，と報告している[28]。これは抗菌薬の静注，ドレナージ，低侵襲の壊死切除術など，改善されたIPNの現在の管理法によると説明できる。この転院患者群では，ほぼ半数の患者が予防的抗菌薬の投与を受けていた。

真菌では，特に*Candida*属がIPN患者で最も頻繁に分離され

Box 47.2

臨床的・画像的に感染が疑われる急性膵炎患者への初期アプローチ

- 血液その他の液体貯留(腹水，胸水)の培養
- 培養陰性ならカルバペネム系薬を開始(meropenemかimipenem)
- 抗菌薬への反応不良(細針穿刺吸引とドレナージを検討)

る[29]。*Torulopsis glabrata* がIPNでその次に多い種である［訳注：*Candida grablata*］。一次真菌感染症は，外科的介入がない場合に起こり，TPNを受けている患者や高齢の患者で起こりやすいと考えられる。真菌感染症は，複雑な経過をたどるAP患者，特に，抗菌薬の投与を受けた患者で徐々に認識されている[30]。Kochharらは，IPN患者の最大17％に一次真菌感染症がみられ，経過中に最大32％に真菌感染症（二次真菌感染症）がみられた，と報告している[31]。Reukenらは，吸引で46％の真菌性膵感染（fugal pancreatic infections：FPI）を認めたことを報告した。これらは主に*Candida*属菌によって引き起こされる。FPIのリスクは，以前に抗菌薬による治療を受けていること，それが長期間（9日 vs 2日）であることにより増加した[30]。この集団は，細菌感染のみの集団に比べて，長期1年生存率が低かった（78％ vs 95％）。他の研究では，抗菌薬治療が真菌感染の要因であるのか，あるいはFPIが単に疾患の重症度や併存疾患の増加の指標であるのか，疑問を呈している。*Candida*による一次感染ではGram陽性菌が多く，二次感染ではGram陰性菌が多い。真菌二次感染では死亡率が高い[31]。

真菌感染症の臨床症状は，経過が緩徐であることを除けば，細菌感染症に類似している[29]。AP患者の真菌感染症にこれといった臨床的特徴ないが，入院から22〜33日で発症する，と報告されている。診断は培養またはポリメラーゼ連鎖反応（polymerase chain reaction：PCR）アッセイで行う。*Candida*属にはfluconazoleたはamphotericin Bによる治療が適切であり，*T. glabrata*にはamphotericin Bが適切である。抗真菌療法が転帰を変えるかどうかについては議論がある。Wergeらの報告では，最初の真菌感染の所見を認めた後に抗真菌薬で治療した群と，治療しなかった群または治療が不十分であった群との間に，死亡率（21％ vs 13％）またはOFの有意差を認めなかった[32]。細菌由来のIPNと同様に，進行中の感染および／または臨床パラメータの悪化がある場合には，低侵襲的デブリードメントを検討すべきである。

感染性膵壊死の治療

表47.1およびBox 47.3に示すように，デブリードマンまたは壊死切除は固定したIPNの治療の基本である。現在，この治療法は，臓器温存のアプローチと，後腹膜のデブリスや滲出液の可及的除去を，組み合わせて行われる。我々のアプローチは，開腹手術から低侵襲手術へと発展してきた。SAP患者の外科治療の長旅は，単純なドレナージから壊死切除，デブリードマン，そして現在は隔離へと進化してきた[33]。Bradleyは，壊死物質による胃十二指腸または総胆管の閉塞，壊死物質の隣接腸管への瘻孔形成，膵管壊死に続発する膵管断絶症候群，腹腔内出血などの遅発性合併症が依然として外科的介入を必要とする場合があることを強調している[34]。壊死性膵炎患者の大半は無菌性壊死であり，保存的治療が奏功するため，現在，IPN患者への介入は主に控えめに行われている[18]。IPN患者に対する「ステップアップアプローチ」として知られる保存的アプローチは，Besselinkにより提唱されている[35]。この方法の基本概念は炎症形成を局在化させる（つまり遅らせる“D”elay）ことである。抗菌薬の使用は死亡率を低下させ，全身性の敗血症を予防する（“D”rugs）。このステップアップアプローチでは，次に低侵襲処置（経皮的もしくは内視鏡的）による感染ドレナージ（“D”rain）を行い，最後に，低侵襲処置によるデブリードマン（“D”ebride）を再度実行する〔ビデオ補助下後腹膜切除（video-assisted retroperitoneal dissection：VARD），内視鏡的または経皮的カテーテル，など〕[33]。この方法では，開腹による膵切除と比較し，死亡率（12％ vs 40％）とコストを削減することが判明している。ステップアップアプローチは，低侵襲手技（minimally invasive techniques：MIT）を適用するため，開腹手術と比較して生理的ストレスが少なく，したがって，後遺症や死亡率も低い[36]。MITには，経皮的カテーテルドレナージ，内視鏡的経消化管ドレナージとデブリードマン，外科的後腹膜壊死切除術などがある。当初，低侵襲ドレナージは経皮的ドレナージのみであった。低侵襲経皮的ドレナージはIPN患者の敗血症をコントロールするために行われる。内視鏡的治療を含むすべての低侵襲手技は，最終的な治療，または最終的な治療への橋渡しとなる可能性があり，合併症を増加させることなく，4週より前に実施して成功させることができる[37]。感染した物質を除去し，残った物質を再吸収できるようにすることが目標である。このように外科的介入は，2回目のデブリードマン（複数回）が必要となる可能性がある開腹壊死除去術から，限局した感染部位のデブリードマンする遅延手術へと変化している[37]。外科的壊死除去術を初回入院から30日まで遅らせることは，死亡率の低下と関連している。この「遅延アプローチ」の欠点は，真菌感染や抗菌薬耐性菌の感染が増加することであろう。

Hollemansらによる，外科的ステップアップアプローチまたは開腹壊死切除術に無作為に割り付けられた最初の患者群に関する追跡研究では，ステップアップ群の患者の死亡，または切開部ヘルニアの減少，膵外分泌不全，内分泌不全などの重大な合併症

Box 47.3

いつドレナージ／デブリードマンを考慮するか

- 被包化壊死，膵周囲感染では4週以後が適切
- 臨床的悪化が重度で臓器不全を呈する患者
- 低侵襲ドレナージ／デブリードマンは4週以前に実施しても死亡率は上昇しない

（Guo Q, Hu WP. *Ann Surg*. 2017；265：e64-e65より）

表47.1
膵感染症の治療（4D's）

Drugs（抗菌薬）	経験的抗菌薬治療，経腸栄養
Delay（遅らせる）	安定した患者では，4週間経過して感染が局在化するまで観察して待つ
Drain（ドレナージ）	最初の方法によるドレナージは4週以前に実施可能
Debride（デブリードマン）	低侵襲アプローチ：内視鏡的経消化管処置，経皮的カテーテルドレナージ，ビデオ補助下後腹膜切除

（Besselink MGH. *Dig Liver Dis*. 2011；43：421-422を改変）

の割合が有意に低かったことが報告されている。追加のドレナージ処置や膵臓手術を必要とした患者やAPの再発に差はみられなかった。したがって，ステップアップアプローチは開腹壊死切除術よりも優れている[38]。van Baalらは，感染性膵炎が疑われる患者または症候性の無菌性液体貯留を有する患者で実施された経皮的カテーテルドレナージ(percutaneous cathter drainage：PCD)について系統的レビューを行った[39]。彼らは，主にこの後ろ向きコホート研究で，71%が感染していることを発見した。全体として，PCDを受けた全患者の56%が外科的新切除術の追加を必要としなかった。合併症のほとんどは内瘻および外瘻であった。感染患者の死亡率は15%であった。無菌性膵液貯留のPCDは，経皮的穿刺吸引よりも感染を引き起こす可能性が高い。さらに著者らは，PCDは労力と時間のかかる治療法であること(すなわち，患者による毎日のカテーテル洗浄と，インターベンショナルラジオロジストによる頻繁なカテーテル交換の必要性)を指摘している。

Liang Jiらは，IPNのPCD後に外科的壊死切除術が必要となるリスク因子を評価した[40]。彼らは，CT上の壊死液貯留の平均密度が独立したリスク因子であることを発見し，PCDでは壊死片を効果的に除去できないこと，したがって，IPNに対する内視鏡的ドレナージとデブリードマンを初期に実施することが有利であると強調した[41]。Hollemansらもまた，感染性壊死性膵炎において，膵壊死の増大と不均一な貯留はカテーテルによるドレナージ成功の負の予測因子であることを見いだしている[41]。Hollemansらは，Liang Jiらによる以前の研究でも，MOFがマイナスの特徴である，と報告した。したがって，経皮的ドレナージに使用されるカテーテルのサイズでは，主に液体のドレナージは可能であるが，壊死性物質の効果的なデブリードマンは制限され，この限界はMOF患者では特に重要である[40]。

PCDは，(1)内視鏡的処置に必要な麻酔に耐えられない患者，(2)回収物が胃から遠すぎて(2cm以上)内視鏡的ドレナージが困難な患者，および(3)内視鏡的ドレナージおよびデブリードマン可能な腔がない患者において，特に有用なドレナージ法である。経皮的ドレナージは通常，CTガイド下で行われ，複数のカテーテルが必要となることもある。カテーテルのサイズを大きくしてデブリスを排出しやすくするためには，CT画像を用いたフォローアップ処置が必要である。さらに，膵管からのドレナージが継続する場合は，内視鏡的ステント留置が必要になることもある[42]。PCDは，ビデオ補助下内視鏡的デブリードマンおよび/または内視鏡的ドレナージおよびデブリードマンと組み合わせることができる。

外科的腹腔鏡下壊死切除術(SLN)

外科的腹腔鏡下壊死切除術(surgical laparoscopic necrosectomy：SLN)は単独で，あるいは病期の後期には他の必要な外科的処置(すなわち，胆石性AP患者では胆嚢摘出術)と組み合わせて行うことができる。MIPに対する利点としては，1回の手術で壊死性感染物質を完全に除去できる可能性が高いことが挙げられる[43]。欠点としては，全身麻酔と気腹の必要性があり，全体的に侵襲が大きいため，MIPのほうが有利であることが挙げられる。

ビデオ補助下後腹膜デブリードマンでは，スコープを後腹膜に直接またはガイド付き(PCD管経由)で挿入してデブリードマンを行う。開腹手術に必要な気腹や腹膜への進入を避けることができるが，複数回の手技が必要となる。以前PCDを受けたことのある貯留部のドレナージの次のステップと考えるべきである。その合併症には，出血や結腸穿孔が含まれる[43]。開腹壊死切除術はIPNに使用される頻度は低下しているが，合併症(穿孔など)を有する患者には役割がある。非侵襲的治療法にはそれぞれ利点があり，これらを併用することで患者の転帰を改善することができる。

内視鏡的経管ドレナージとデブリードマンはIPNのドレナージにおける最初のステップアップ手技となっている。内視鏡的ステップアップは，Bakkerらによって開腹手術と比較された[44]。彼らの研究集団の80%が以前にカテーテルによるドレナージを受けており，外科的合併症の発生率が高かった。内視鏡的経胃的壊死切除術は，外科的壊死切除術と比較して，硬膜後インターロイキン(interleukin-6：IL-6)レベルを有意に減少させた。さらに，内視鏡的経胃的壊死切除術は，APにおける罹患率および死亡率の主な原因である新規発症MOFを引き起こさず(外科的手術の50%に対して0%)，膵瘻の数を減少させた[44]。内視鏡的ドレナージは，主要なステップアップドレナージ/デブリードマン処置となりつつある。同じグループのvan Brunschotらによる追跡論文では，内視鏡的壊死切除術と経皮的カテーテルによるドレナージ，その後，必要であればVARDによるドレナージが無作為に比較されている。内視鏡的膵壊死切除術が優勢であったのは，膵瘻の発生率と入院期間が内視鏡的膵壊死切除術群で低かったからである。主な合併症と死亡率に差はなかった。このように，内視鏡的アプローチは，非常に困難な問題に対して，PCD(必要に応じてVARDが続く)よりも切開を伴わないアプローチを提供できる[45]。Bangらは，ランダム化試験において，IPNが確定または疑われる患者に対する低侵襲手術，腹腔鏡手術，またはPCDの有無にかかわらずVARDと内視鏡的アプローチの成績を比較した[46]。全体として，死亡率に差はなかった(8.8 vs 6.3 手術)。しかし，腸瘻や膵皮膚瘻を発症した患者は内視鏡群では皆無であったのに対し，外科群では28.1%であり，外科群は内視鏡群と比較して有意に合併症が多かった。内視鏡群のほうが生活の質(quality of life：QOL)スコアが高く，平均総費用も低かった。栄養サポートは両群に提供された。

Khanらは，IPN管理における内視鏡的ドレナージ(endoscopic drainage：ED)と低侵襲手術の安全性を比較するために，系統的レビューとメタ分析を行った[47]。彼らは，EDの死亡率は8.5%であったのに対し，低侵襲手術は14.2%であった，と報告している。プールされたオッズ比は0.59で，EDが有利であった。介入後の新たなMOSF発症率はEDで12%，MISで54%であった。EDは有意に低い膵瘻形成率と短い入院期間と関連していた。したがって，EDは低侵襲手術よりも望ましい侵襲的管理戦略である。

結論

膵感染症は，無菌性膵壊死と比較して死亡率および罹患率の上昇と関連している。全体として，これらの患者は，専任の膵臓専門医，感染症専門医，インターベンショナル内視鏡専門医，放射線科医，栄養士，外科医を含む多領域の専門家チームから成る“a city”によって管理されるのが最善である。このチームアプローチは，罹患率の低下と共に生存率の向上をもたらす。我々のアプローチは「4つのD」である。

1. “D”rugs：薬剤－抗菌薬と経腸栄養剤
2. “D”elay：急性プロセスが限局するまで介入を遅らせる。
3. “D”rain：低侵襲手技によるドレナージ
4. “D”ebride：内視鏡的壊死切除などをドレナージと組み合わせて膵感染症患者の予後を改善する。合併症のある一部の患者で手術が必要となることがある。

謝辞

本章で示した研究を実施した臨床研究者に謝意を表する。

引用文献

1. Besselink MG, van Santvoort MA, Boermeester VB, et al. Timing and impact of infections in acute pancreatitis. *Br J Surg*. 2009;96:267–273.
2. Xue P, Deng L-H, Zhang Z-D, Yang X-N, et al. Infectious complications in patients with severe acute pancreatitis. *Dig Dis Sci*. 2009;54:2748–2753.
3. Banks PA, Bollen TL, Dervenis, et al. Classification of acute pancreatitis. *Gut*. 2013;62:102–111.
4. Rana SS, Sharma RK, Gupta P, Gupta R. Natural course of asymptomatic walled-off pancreatic necrosis. *Dig Liver Dis*. 2018. https://doi.org/10.1016/j.dld.2018.10.010
5. Petrov MS, Shanbhag S, Chakraborty M, et al. Organ failure and infection of pancreatic necrosis as determinants of mortality in patients with acute pancreatitis. *Gastroenterology*. 2010;139:813–820.
6. Lytras D, Manes K, Triantopoulou C, et al. Persistent early organ failure: Defining the high-risk group of patients with severe acute pancreatitis. *Pancreas*. 2008;36:249–254.
7. Besselink MG, van Santvoort HC, Boermeester MA, et al. Timing and impact of infections in acute pancreatitis. *Brit J Surg*. 2009;96:267–273.
8. Fritz S, Hackert T, Hartwig W, et al. Bacterial translocation and infected pancreatic necrosis in acute necrotizing pancreatitis derives from small bowel rather than from colon. *Am J Surg*. 2010;200:111–117.
9. Pando E, Alberti P, Hidalgo J, et al. The role of extra-pancreatic infections in the prediction of severity and local complications in acute pancreatitis. *Pancreatology*. 2018;18:486–493.
10. Liu H, Li w, Wang X, et al. Early gut mucosal dysfunction in patients with acute pancreatitis. *Pancreas*. 2008;36:192–196.
11. Capurso G, Zerboni G, Signoretti M, et al. Role of the gut barrier in acute pancreatitis. *J Clin Gastroenterol*. 2012;46:S46–S51.
12. Busquets J, Fabregat J, Pelaez N, et al. Factors influencing mortality in patients undergoing surgery for acute pancreatitis. *Pancreas*. 2013;42:285–292.
13. Islim F, Salik AE, Bayramoglu S, et al. Non-invasive detection of infection in acute pancreatic and acute necrotic collections with diffusion-weighted magnetic resonance imaging: Preliminary findings. *Abdom Imaging*. 2014;39:472–481.
14. Zavyalov T, Khotsyna Y, Tenner S. The role of antibiotics in the management of patients with acute necrotizing pancreatitis. *Curr Infect Dis Rep*. 2010;12:13–18.
15. Villatoro E, Mulla M, Larvin M. Antibiotic therapy for prophylaxis against infection of pancreatic necrosis in acute pancreatitis. *Cochrane Database of Syst Rev*. 2010 May 12;2010(5):CD002941. doi:10.1002/14651858.CD002941.pub3
16. Adler DG, Chari ST, Dahl TJ, et al. Conservative management of infected necrosis complicating severe acute pancreatitis. *Am J Gastroenterol*. 2003;98:98–102.
17. Runzi M, Niebel W, Goebell H, Gerken G, Layer P. Severe acute pancreatitis: Nonsurgical treatment of infected necroses. *Pancreas*. 2005;30:195–199.
18. van Brunschot S, Bakker OJ, Besselink MG, et al. Treatment of necrotizing pancreatitis. *Clin Gastroenterol Hepatol*. 2012;10:1190–1201.
19. Barkin JS, Smith FR, Pereiras R, et al. Therapeutic percutaneous aspiration of pancreatic pseudocysts. *Dig Dis Sci*. 1981;26(7):585–587.
20. van Baal MC, Bollen TL, Bakker OJ, et al. The role of routine fine-needle aspiration in the diagnosis of infected necrotizing pancreatitis. *Surgery*. 2014;155:442–448.
21. Moka P, Goswami P, Kapil A, et al. Impact of antibiotic-resistant bacterial and fungal infections in outcome of acute pancreatitis. *Pancreas*. 2018;47:489–494.
22. Mouli VP, Sreenivas V, Garg PK. Efficacy of conservative treatment without necrosectomy for infected pancreatic necrosis: A systemic review and meta-analysis. *Gastroenterol*. 2013;144:333–340.
23. Al-Omran M, Albalawi ZH, Tashkandi MF, Al-Ansary LA. Enteral vs. parenteral nutrition for acute pancreatitis. *Cochrane Database Syst Revs*. 2010:CD002837.
24. Petrov MS, Pylychuk RD, Uchugina AF. A systematic review on timing of artificial nutrition in acute pancreatitis. *Br J Nutrition*. 2009;101:787–793.
25. Mowbray NG, Ben-Ismaeil B, Hammoda M, Shingler G. The microbiology of infected pancreatic necrosis. *Hepatobil Pancreat Dis Intl*. 2018;17:456–460.
26. Sahar N, Kozarek R, Kanji ZS, et al. The microbiology of infected pancreatic necrosis in the era of minimally invasive therapy. *Eur J Clin Microbiol Infect Dis*. 2018;37:1353–1359.
27. Lee H-S, Lee SK, Park DH, et al. Emergence of multidrug resistant infection in patients with severe acute pancreatitis. *Pancreatology*. 2014;14:450–453.
28. Jain S, Mahapatra SJ, Gupta S, et al. Infected pancreatic necrosis due to multidrug-resistant organisms and persistent organ failure predict mortality in acute pancreatitis. *Clin Transl Gastroenterol*. 2018;9:190.
29. Trikudanathan G, Navaneethan U, Vege SS. Intra-abdominal fungal infections complicating acute pancreatitis: A review. *Am J Gastroenterol*. 2011;106:1188–1192.
30. Reuken PA, Albig H, Rődel J, et al. Fungal infections in patients with infected pancreatic necrosis and pseudocysts: Risk factors and outcome. *Pancreas*. 2018;47:92–98.
31. Kochhar R, Noor MT, Wig J. Fungal infections in severe acute pancreatitis. *J Gastroenterol Hepatol*. 2011;26:952–959.
32. Werge M, Roug S, Novovic S. Fungal infections in patients with walled-off pancreatic necrosis. *Pancreas*. 2016;10:1447–1451.
33. Bradley EL (III), Dexter ND. Management of severe acute pancreatitis. *Ann Surg*. 2010;251:6–17.
34. Bradley EL (III). Justifying intervention in walled-off necrosis (WON) *Ann Surg*. 2018. doi:1097/SLA.
35. Besselink MGH. The step-up-approach to infected necrotizing pancreatitis: Delay, drain debride. *Dig Liver Dis*. 2011;43:421–422.
36. Bradley EL (III), Howard TJ, van Sonnenberg E, Fotoohi M. Intervention in necrotizing pancreatitis: An evidence-based review of surgical and percutaneous alternatives. *J Gastrointest Surg*. 2008;12:634–639.
37. Trikudanathan G, Tawfik P, Amateau SK, et al. Early (<4 weeks) standard (≥4 weeks) endoscopically centered step-up interventions for necrotizing pancreatitis. *Am J Gastroenterol*. 2018;10:1550–1558.
38. Hollemans RA, Bakker OJ, Boermeester MA, et al. Superiority of step-up approach vs. open necrosectomy in long-term follow-up of patients with necrotizing pancreatitis. *Gastroenterology*. 2018. https://doi.org/10.1053/j.gastro.2018.10.045

39. van Baal MC, van Santvoort HC, Bollen TL, et. al. Systematic review of percutaneous catheter drainage as primary treatment for necrotizing pancreatitis. *Brit J Surg*. 2011;98:18–27.
40. Liang Ji, Wang G, Li L, et al. Risk factors for the need of surgical necrosectomy after percutaneous catheter drainage in the management of infection secondary to necrotizing pancreatitis. *Pancreas*. 2018;47:436–443.
41. Hollemans RA, Bollen TL, van Brunschot S, et al. Predicting success of catheter drainage in infected pancreatic necrosis. *Ann Surg*. 2016;263:787–792.
42. Shyu JY, Sainami NI, Sahni VA, et al. Necrotizing pancreatitis: Diagnosis, imaging and intervention. *RadioGraphics*. 2014;34:1218–1239.
43. Lim E, Sundaraanmoorthy RS, Tan D, et al. Step-up approach and video-assisted retroperitoneal debridement in infected necrotizing pancreatitis: A case complicated by retroperitoneal bleeding and colonic fistula. *Ann Med Surg*. 2015;4:225–229.
44. Bakker OJ, van Santvoort HC, van Brunschot S, et al. Endoscopic transgastric vs. surgical necrosectomy for infected necrotizing pancreatitis. A randomized trial. *JAMA*. 2012;307:1053–1061.
45. van Brunschot S, van Grinsven J, van Santvoort H, et al. Endoscopic or surgical step-up approach for infected necrotizing pancreatitis: A multicenter randomized trial. *Lancet*. 2018;391:51–58.
46. Bang JY, Amoletti JP, Holt BA, et al. An endoscopic transluminal approach compared to minimally invasive surgery reduces complications and costs for patients with necrotizing pancreatitis. *Gastroenterology*. 2018. https://doi.org/10.1053/j.gastro.2018.11.031.
47. Khan MA, Kahaleh M, Khan Z, et al. Time for a changing of guard. From minimally invasive surgery (MIS) to endoscopic drainage (ED) for managing pancreatic walled-off necrosis. *J Clin Gastroenterol*. 2018.doi 10:1097/MCG.

7

48 食道感染症

■著：Uni Wong, Jean-Pierre Raufman
■訳：山本勇気

はじめに

食道感染症は臨床の場でよく遭遇する疾患であり，特に，病態的あるいは医原性細胞性免疫不全を有する患者では罹患率が高い。後天性免疫不全症候群(acquired immunodeficiency syndrome：AIDS)患者は感染性食道炎患者の大部分を占める。しかし，ヒト免疫不全ウイルス(human immunodeficiency virus：HIV) / AIDS の治療に高活性抗レトロウイルス療法(highly active antiretroviral therapy：HAART)［訳注：今は ART(antiretrovirus therapy)と呼ばれている］が使用されるようになったことで，このような患者の食道感染症のリスクは減少している。日和見食道感染症に特に罹患しやすい患者としては，がんに対する化学療法，放射線療法，免疫療法を受けている患者，固形臓器移植や骨髄移植後に免疫抑制剤を受けている患者などが挙げられる。

Candida albicans は感染性食道炎を引き起こす最も一般的な病原体であるが，真菌，ウイルス，細菌などさまざまな病原体が感染を引き起こす可能性がある(Box 48.1 参照)。原因菌にかかわらず，感染により粘膜に炎症が起こり，特徴的な症状として嚥下痛が起こる。びらん，潰瘍，瘻孔が生じることもある。食道感染症は一般的に適切な治療がすぐに奏効するため，病原菌の同定と治療開始を迅速に行うことが最も重要である。

Box 48.1

感染性食道炎にかかわる微生物

真菌
Candida 属(特に *C. albicans*)
Aspergillus 属
Histoplasma capsulatum
Blastomyces dermatitidis
ウイルス
単純ヘルペスウイルス 1 型
サイトメガロウイルス
水痘帯状疱疹ウイルス
ヒト免疫不全ウイルス
ヒトパピローマウイルス
細菌
Mycobacterium tuberculosis と *M. avium*
Actinomyces israelii
Staphylococcus aureus
緑色レンサ球菌
Lactobacillus acidophilus
Treponema pallidum
後天性免疫不全症候群(AIDS)患者の特発性潰瘍性食道炎
寄生虫
Trypanosoma cruzi

食道の真菌感染症

Candida 属

C. albicans は最も頻繁に感染性食道炎に関与する真菌である。他の *Candida* 属菌(*tropicalis*, *parapsilosis*, *krusei*, *glabrata*)は重篤な免疫抑制がなければ，ほとんど疾患を引き起こさない。*Candida* 菌は口腔内細菌叢の正常な構成要素である。食道への定着は珍しいことではない。実際，ある集団ベースの研究では，健康な成人の 20% に *Candida* 菌が常在することが明らかにされている。集中治療室で重篤な治療を受けている人のコロニー形成率はさらに高く，80% に達する。

感染性食道炎へ進展するには上皮への侵入が必要で，通常，細胞性免疫の障害がある。HIV 感染，特に，CD4 数が 200/mm^3 未満が *Candida* 食道炎のリスク因子として長い間定められており，これは AIDS 指標疾患である。その他のリスク因子としては，血液悪性腫瘍，糖尿病，副腎機能不全，アルコール中毒，高齢，放射線療法(特に頭頸部がん)，全身化学療法，全身および口腔・鼻咽頭局所的なステロイド投与，抗菌薬，胃酸分泌抑制薬(プロトンポンプ阻害薬など)などがある。アカラシアや強皮症などで食道内容物が長期間停滞すると，微生物による食道上皮への浸潤が起こりやすくなる。意外なことに，炎症性腸疾患や関節リウマチの治療に用いられる生物学的製剤や免疫調節薬は食道カンジダ症のリスクを増加させないようである。

臨床症状

Candida 食道炎の症状は重症度や宿主の免疫能の程度によって異なる。免疫不全の宿主では軽症であれば症状はほとんどない。症状がある場合，最も一般的な訴えは嚥下障害である。重症例では，嚥下困難(dysphagia)や摂食恐怖症(sitophobia)がみられる。炎症と浮腫がひどい場合には，口腔分泌物に耐えられない患者や，嚥下しなくても胸痛を訴える患者もいる。特に，重度の顆粒球減少症患者では，播種性カンジダ症により，発熱，敗血症，肝臓，脾臓，腎臓に真菌性膿瘍が生じることがある。

食道カンジダ症はしばしば，口腔咽頭鵞口瘡を伴うが，約 25% は鵞口瘡を伴わない *Candida* 食道炎である。一般に，鵞口瘡の *Candida* 食道炎に対する陽性・陰性的中率はそれぞれ，90%，82% である。鵞口瘡を認めないからといって，*Candida* 食道炎の診断が否定されるわけではないので，それでの疑いを高くもつ必要がある。

注目すべきは，免疫不全患者は食道感染症のリスクが高いということである。*Candida* 食道炎におけるウイルスとの共感染の確率は 50％と報告されている。サイトメガロウイルス(cytomegalovirus：CMV)や単純ヘルペスウイルス(herpes simplex virus：HSV)の感染は，CD4 数が 200/mm^3 未満の HIV 感染者でみられることがある。したがって，*Candida* 食道炎に対する経験的治療で 3〜5 日以内に嚥下困難が改善しない場合は，食道鏡検査で共感染の有無を評価する必要がある。

Candida 食道炎による重篤な合併症はまれであるが，基礎疾患の罹患率や死亡率に大きく影響する。軽度の上部消化管出血は食道の擦過傷や潰瘍を伴って起こるが，一般的には輸血の必要はない。その他の合併症としては，粘膜の瘢痕化や狭窄，偽膜となった粘膜の剝離，菌塊による消化管閉塞などがある。重度の *Candida* 食道炎で最も問題となる合併症は，食道から気管，気管支，縦隔への瘻孔の形成である。

診断

Candida 食道炎は，嚥下障害や嚥下困難を訴えるリスクのある患者において疑うべきである。臨床状況が適切であれば，経験的治療が推奨され，合併症のない症例では 3〜5 日以内に症状が改善することが期待される。しかし，共感染の頻度が高いため，3〜5 日以内に治療に反応しない症例に対しては，食道鏡検査によるさらなる評価が推奨される。

真菌性食道炎の診断には，直接ブラッシングと異常粘膜の生検を伴う食道鏡検査が最も正確な方法である(図 48.1)。*Candida* 食道炎の内視鏡所見は，散在する白色や淡黄色の斑点(図 48.2A)から，重度に損傷した粘膜の上に，真菌，剝がれ落ちた粘膜細胞，フィブリンから成る高密度の偽膜を形成するものまでさまざまである。後者の所見は通常，重篤な症状を伴う。しかし，内視鏡所見のみでは *Candida* 食道炎の診断には不十分である。罹患粘膜から採取したブラッシング液をシース付き細胞診用ブラシで採取し，スライドに広げ，過ヨウ素酸シッフ法(periodic acid-Schiff：PAS 法)，銀染色法，Gram 法などで染色する。出芽酵母の菌糸体や塊は *Candida* 感染に合致する(図 48.2B)。真菌培養は，特殊な病原体(たとえば，*C. glabrata* のような耐性 *Candida* 種)が疑われない限り，一般に不要である。

レントゲン検査は，所見が非特異的で共感染の確率が高いため，食道感染症の診断には一般的に用いられない。しかし，重篤な血小板減少症や凝固障害により生検を伴う食道鏡検査が禁忌である場合や，穿孔，狭窄，瘻孔などの合併症(重篤な嚥下障害や食事中の咳嗽)が疑われる場合には，レントゲン検査は有用である。バリウム食道造影検査では，「毛羽立った」食道，プラーク，偽膜，敷石形成，結節，狭窄，瘻孔，粘膜ブリッジなどの異常が認められることがある。

治療

嚥下障害や咽頭痛を訴える患者において，*Candida* 食道炎が疑われる場合は，できるだけ早く，経験的治療を開始すべきである。内視鏡による確認は必要ない。食道カンジダ症は常に，局所

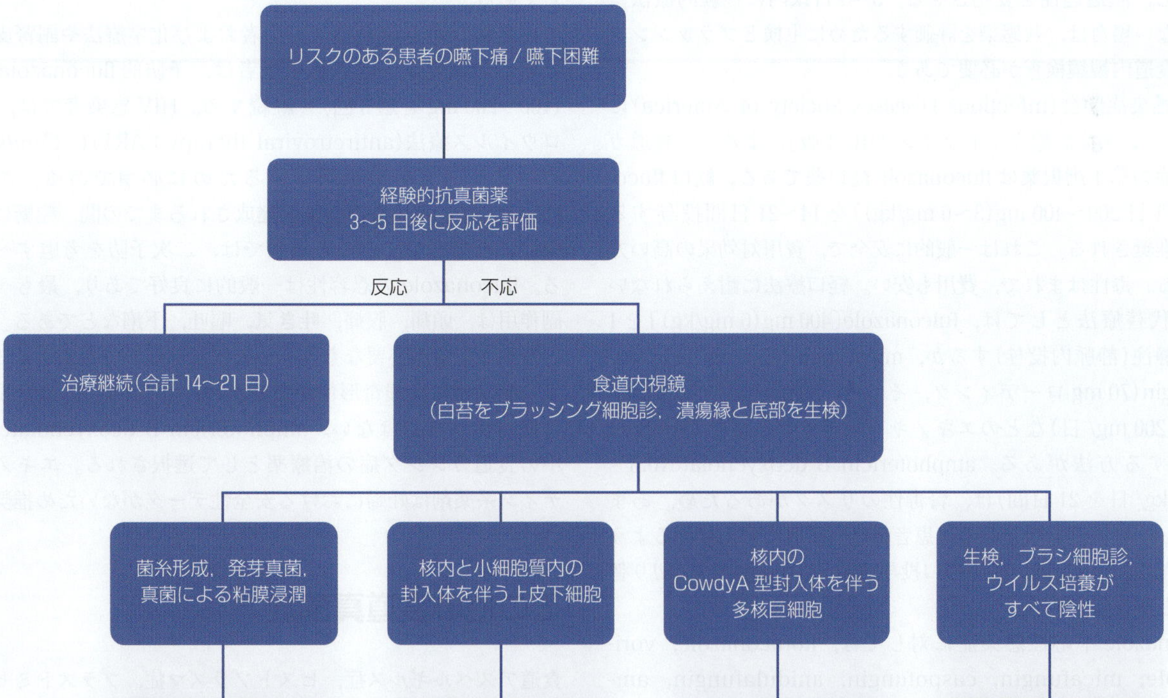

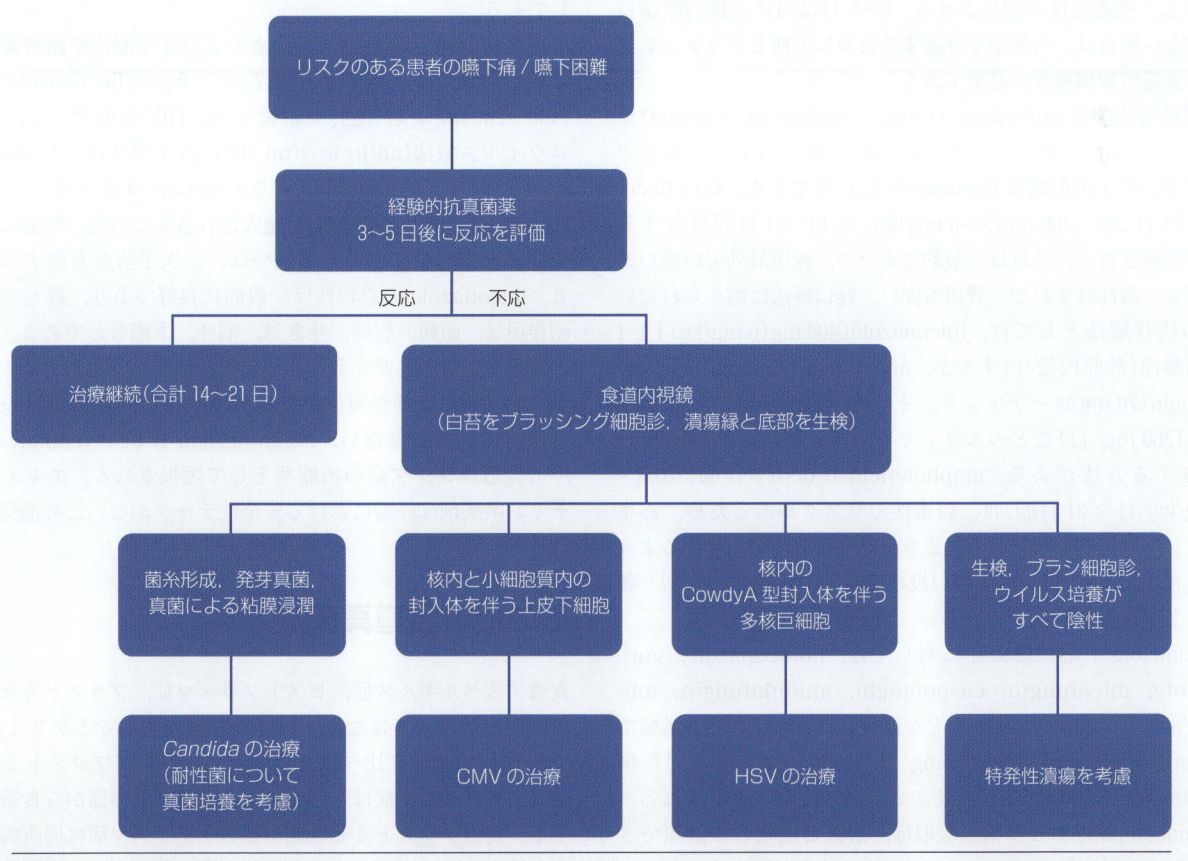

図 48.1
頻度の多い食道感染症の診断アプローチ

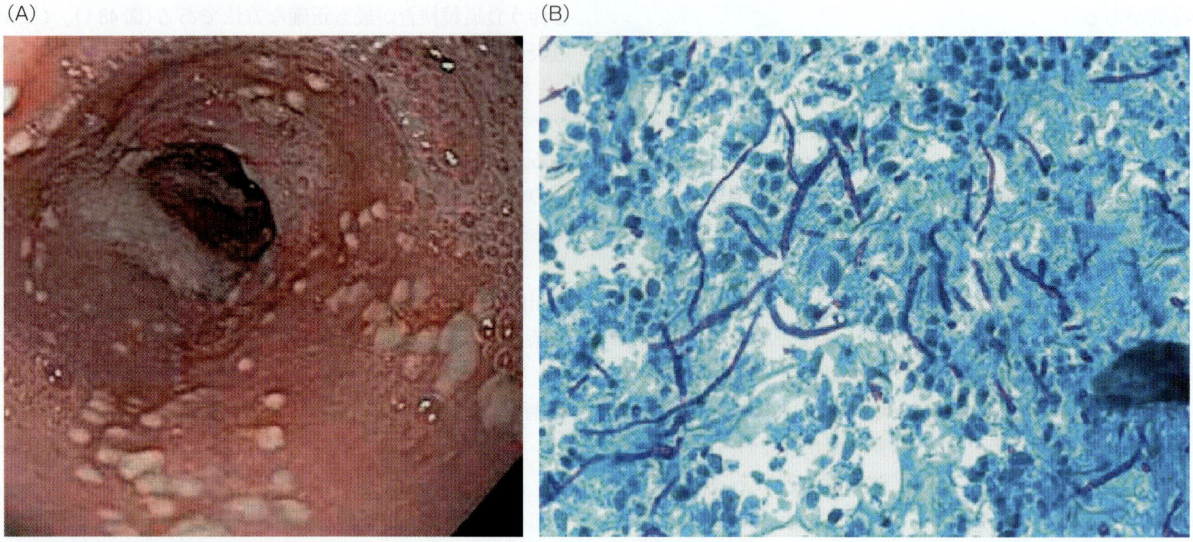

図 48.2
A：*Candida* 食道炎の内視鏡所見で，複数の盛り上がった白苔が認められる。B：生検組織の所見で，発芽する真菌細胞，菌糸，仮性菌糸，真菌の粘膜への侵入が認められる〔PAS(periodic acid-schiff)染色，60 倍〕。
写真は，Harris Yfantis, MD, VA Medical Center, Baltimore, Maryland のご厚意による〕。

療法よりも全身療法を必要とする。治療法の選択肢には，アゾール系，エキノキャンディン系，amphotericin B などがある。アゾール系薬剤はエルゴステロールの合成を阻害することにより，真菌細胞膜の透過性を変化させる。エキノキャンディン系薬剤は，*Candida* 細胞壁の必須成分である β(1,3)-D-グルカンの合成を阻害する。amphotericin B は真菌膜ステロールに不可逆的に結合し，膜透過性を変化させる。3〜5 日以内に経験的療法に反応がない場合は，共感染を評価するために生検とブラッシングを伴う食道内視鏡検査が必要である。

米国感染症学会(Infectious Diseases Society of America)による「カンジダ症診療ガイドライン 2016 年版」によると，食道カンジダ症の第 1 選択薬は fluconazole 経口薬である。経口 fluconazole〔1 日 200〜400 mg(3〜6 mg/kg)〕を 14〜21 日間投与することが推奨される。これは一般的に安全で，費用対効果の高い方法である。毒性はまれで，費用も安い。経口療法に耐えられない場合の代替療法としては，fulconazole〔400 mg(6 mg/kg)〕を 1 日 1 回静注(静脈内投与)するか，micafungin(150 mg/ 日)，caspofungin(70 mg ローディング，その後，50 mg/ 日)，anidulafungin(200 mg/ 日)などのエキノキャンディン系薬を 14〜21 日間投与する方法がある。amphotericin B deoxycholate(0.3〜0.7 mg/kg/ 日を 21 日間)は，腎毒性のリスクがあるため，あまり好ましくない選択肢である。患者が経口摂取に耐えられるようになったら，fluconazole の経口投与(200〜400 mg/ 日)に切り替えることが推奨される。

fluconazole 不応性感染症に対しては，itoraconazole，voriconazole，micafungin，caspofungin，anidulafungin，amphotericin B deoxycholate などが推奨される。ランダム試験では，itoraconazole 経口液(200 mg/ 日)は fluconazole と同程度に有効であると思われるが，吐き気により使用が制限される。itraconazole のカプセル剤の吸収は，溶液と比較して信頼できない。itraconazole はチトクローム p450 酵素を阻害するため，薬剤相互作用の可能性が高まることに注意することが重要である。大規模ランダム化二重盲検多施設共同試験において，voriconazole〔200 mg(3 mg/kg)1 日 2 回〕は fluconazole と同程度に有効であった。したがって，この薬も fluconazole 不応性感染症の代替薬である。難治性 *Candida* 感染症に対するエキノキャンディン系薬剤(micafungin，caspofungin，anidulafungin)および amphotericin B deoxycholate の投与は，先に述べたのと同じである。

再発性 *Candida* 食道炎の患者および化学療法や副腎皮質ステロイドの継続が予想される患者は，予防的 fluconazole の投与(100〜200 mg を週 3 回)を継続する。HIV 感染者では，抗レトロウイルス療法(antiretroviral therapy：ART)は *Candida* 感染の再発リスクを最小限にするために必須である。さらに，HAART による免疫再構築が達成されるまでの間，頻繁に重症感染症に罹患しやすいこの集団では，二次予防を考慮すべきである。fluconazole の忍容性は一般的に良好であり，最も一般的な副作用は，頭痛，腹痛，吐き気，嘔吐，下痢などである。

特別な配慮が必要なもう 1 つの状況は妊娠である。イミダゾール系抗菌薬には催奇形性があるため，fluconazole は妊娠初期には使用すべきではない。amphotericin B deoxycholate は妊娠中の食道カンジダ症の治療薬として選択される。エキノキャンディン系薬剤は妊婦における安全性データがないため推奨されない。

その他の食道真菌症

食道アスペルギルス症，ヒストプラズマ症，ブラストミセス症は内因性菌叢からではなく，環境から感染することが多く，*Candida* 属の感染症に比べるとはるかに少ない。ブラストミセス症やヒストプラズマ症は一般的に，食道傍リンパ節から食道に侵入する。食道ブラストミセス症やヒストプラズマ症は局所病変や膿瘍を特徴とするが，食道アスペルギルス症は大きな深部潰瘍を特徴とする。筋層が侵されている場合，患者は強い嚥下困難を訴えることがある。食道狭窄や気管食道瘻の合併も報告されている。

食道のウイルス感染

単純ヘルペスウイルス１型(HSV-1)

HSV-1は最も一般的な食道のヘルペスウイルス感染症であり，CMV，水痘帯状疱疹ウイルス(varicella-zoster virus：VZV)がこれに続く。HSV-2型の食道感染はまれである。HSV-1型食道炎は固形臓器移植や骨髄移植後の免疫抑制療法を受けている患者で最もよく発症するが，免疫正常宿主での感染も報告されている。HIV感染者におけるHSV-1感染の頻度は，移植後の患者に比べてはるかに低い(3～5％)。

HSV食道炎のほとんどの症例は，喉頭神経，表在頸神経，迷走神経などの罹患部位を供給している神経の根神経節におけるウイルスの再活性化によって起こる。一次性HSV食道炎は，この二本鎖DNAウイルスが食道の扁平上皮に侵入し，口腔咽頭HSV感染から直接進展して起こることがある。

真菌性食道炎と同様に，HSV食道炎の症状は通常，嚥下障害と嚥下困難である。症例によっては症状が突然出現することもある。その他の症状としては，胸痛，発熱，吐き気，嘔吐がある。口唇ヘルペス〔すなわち熱の花(cold sores)〕や口腔咽頭潰瘍は食道感染に先行することもあれば，同時に発症することもある。HSV食道炎の約25％は口腔咽頭または性器にHSVまたは*Candida*感染を伴っている。

免疫正常宿主は通常，1～2週間でHSV食道炎から回復するが，早期に抗ウイルス療法を行うことで回復を早めることができる。一方，免疫不全宿主におけるHSV食道炎は，食道出血，気管食道瘻を伴う穿孔，食物の嚥下，肝臓，肺，中枢神経系への播種を引き起こす可能性がある。

HSV食道炎は通常，リスクのある患者が経験的抗真菌療法を3～5日間行っても症状が改善しない場合に，内視鏡検査によって診断される(図48.1参照)。早期病変では，食道中～遠位に小水疱性疱疹(1～3 mmの丸い小水疱)が観察される。より一般的には，内視鏡検査を行う頃には，小水疱は剝がれ落ち，縁が盛り上がった，円周上に穴のあいた潰瘍(通常2 cm以下)を認めるようになる(図48.3A)。食道の二重造影バリウム検査では，HSV食道炎では通常，プラークを伴わない火山様潰瘍が明瞭に認められるが，*Candida*食道炎では通常，プラークを伴う潰瘍が認められる。しかし，病勢が進行するにつれて，初期にみられたHSV潰瘍は大きな病変に合体し，食道上皮の完全な剝離に近い状態まで進行することがある。そのため，びまん性ヘルペス性食道炎は，*Candida*性食道炎に類似した敷石形成や「毛羽立った」粘膜を形成する。

HSVの診断を確定するためには，ウイルス培養，内視鏡ブラッシングの組織学的あるいは細胞学的検査，潰瘍縁からの生検が必要である。HSVは扁平上皮細胞に優先的に感染するため，ウイルスの細胞病理学的変化は潰瘍端で最もよくみられる。HSVに感染した上皮細胞の組織学的所見としては，多核巨細胞，扁平上皮変性，すりガラス状基底核と好酸球性封入体(CowdryA型封入体)，クロマチンの辺縁化などがある(図48.3B)。HSV糖蛋白に対する単クローン性抗体を用いた免疫組織化学的染色も診断に役立つ。ウイルス培養は，ブラッシングや生検標本の組織学的検査よりも感度が高く，耐性菌が疑われる場合に有用である。生検検体からHSV DNAを検出するために，定性的および定量的なポリメラーゼ連鎖反応(polymerase chain reaction：PCR)検査が行われているが，特異性および陽性適中率には限界がある。

経口薬の服用が可能な免疫不全患者には，HSV食道炎に対する治療としてacyclovir(400 mgを1日5回 経口投与，必要に応じて腎機能調整，14～21日間)が推奨される。famciclovir(500 mgを1日3回)とvalacyclovir(1 gを1日3回，同じ期間)はacyclovirと同様の効果があるが，高価である。経口薬に耐えられない患者には，acyclovirの静注(5 mg/kgを8時間ごと，7～14日間)が推奨される。点滴用acyclovirの製造が不足して

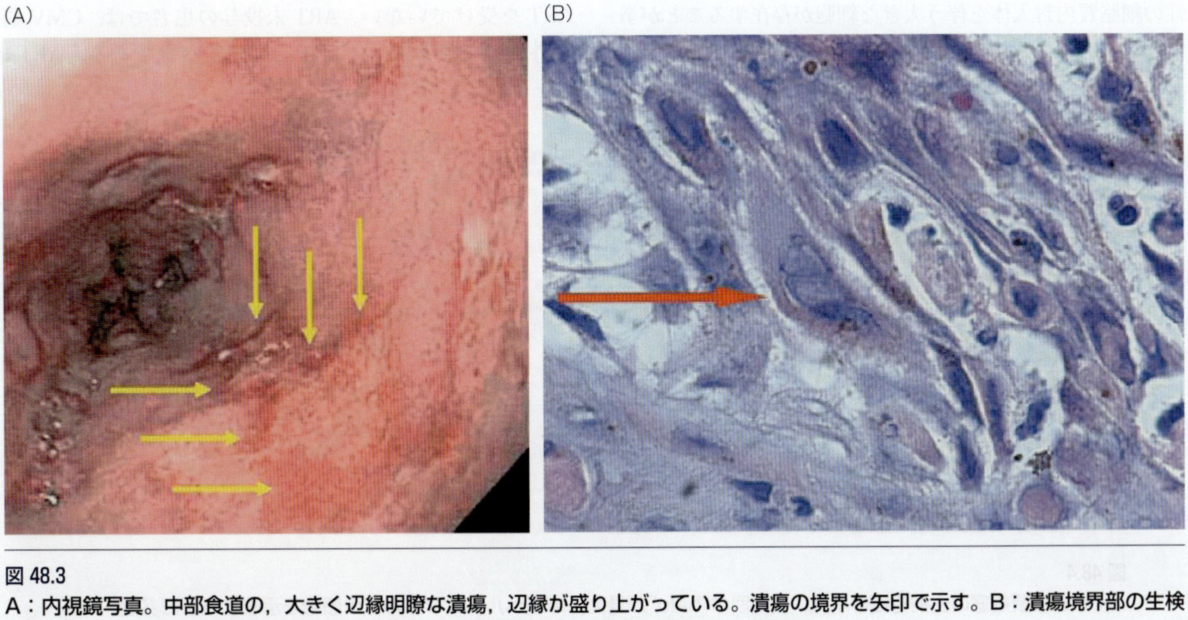

図48.3
A：内視鏡写真。中部食道の，大きく辺縁明瞭な潰瘍，辺縁が盛り上がっている。潰瘍の境界を矢印で示す。B：潰瘍境界部の生検組織の所見で，多核巨細胞が認められる〔HE(ヘマトキシリン・エオジン)染色，100倍〕。
(写真は，Harris Yfantis, MD, VA Medical Center, Baltimore, Marylandのご厚意による)

いるため，可能であれば，治療を完了するために経口acyclovirを使用すべきである。1〜2週間後，免疫正常者は通常，HSV感染が自然に消失する。acyclovirの短期間の経口投与(400 mgを7〜10日間，1日3回)により回復が早まるという報告もある。再発感染の危険性が残っている場合(臓器拒絶反応の治療を受けている場合など)には，acyclovir(またはvalacyclovirやfamciclovirなどの類似薬)の経口投与による予防を考慮すべきである。

valacyclovirやfamciclovirに対して交差耐性を示すHSVの耐性株が出現している。このような感染症では，foscarnetの静注(40 mg/kg 1日3回)が推奨される。現在，acyclovir耐性粘膜皮膚HSV感染症の治療薬として，研究中のヘリカーゼ・プライマーゼ阻害薬であるpritelivirが評価されている。lidocaine粘稠剤は鎮痛によく使用されるが，効果は緩やかで，全身性に吸収されて中毒となる可能性がある。

サイトメガロウイルス(CMV)

HSV食道炎とは異なり，CMV食道炎は主に免疫不全宿主で起こる。まれなケースが免疫正常宿主で報告されている。潜伏感染している健常人では，CMVウイルスDNAは循環白血球を含む多くの組織で検出される。CMV血清陽性のドナーからCMV血清陰性のレシピエントへの輸血や臓器移植後の高い感染率は，潜伏感染によるものである。CMV食道炎のほとんどの症例は，CD4数が50/mm^{3}未満でCMVウイルス血症のあるAIDSなど，免疫抑制が進行した患者に起こる。CMV食道炎はHSVや*Candida*食道炎に比べ，症状の出現が緩やかである。さらに，咽喉頭痛は発熱，吐き気，胸骨下の灼熱痛を伴うことがある。

食道CMV感染の診断には，生検を伴う内視鏡検査が必須である(図48.1参照)。所見は表在性のびらんから，大きく浅い潰瘍までさまざまであり，食道中〜遠位部に好発する。生検は，CMVに感染した上皮下線維芽細胞や内皮細胞が最も存在しやすい潰瘍底部を対象とすべきである。細胞診のための表層ブラッシングは，診断的収率が低い。CMV感染の組織学的特徴としては，上皮下層に好酸球性の核内封入体，核の周りの"halo"，好塩基球性の細胞質内封入体を伴う大きな細胞が存在することが挙げられる(図48.4A)。免疫組織化学的染色や*in situ*ハイブリダイゼーションでCMV感染を確認することができるが(図48.4B)，潰瘍底部から採取した組織のウイルス培養が最も感度が高く，費用もかからない。

血液や組織からCMV DNAが検出されたり，CMV抗体が陽性であっても，活動性のCMV感染は確定できない。AIDSが進行し，PCR法でCMVウイルス血症が検出された患者を対象とした研究では，抗CMV療法を受けていないにもかかわらず，1年後にCMV疾患が発症したのは半数以下であった。CMV抗体陽性は疾患の確定には役立たないが，CMV血清陰性は他の原因を示唆する。感染は潜伏ウイルスの再活性化によることが多いからである。

特筆すべきこととして，CMV網膜炎はしばしば，眼外のCMV感染と同時に発症する。したがって，CMV胃腸炎と診断された患者は，網膜炎について正式な眼科スクリーニングを受けるべきである。最初の眼科検査が陰性であった場合，新たな視覚症状があれば再検査を行うか，または，ARTの使用により患者の絶対CD4細胞数が50/mm^{3}以上に回復するまで，6か月ごとに継続して検査を行うべきである。

CMV食道炎の疑いが高い(CD4細胞数が50/mm^{3}未満で，特徴的な内視鏡所見がある)重篤な症状のある患者では，経験的抗ウイルス療法を考慮すべきである。ganciclovirもfoscarnetもCMV食道炎に対する有効な治療法である。foscarnetは腎毒性の危険性があるため，ganciclovir(5 mg/kgを3週間以上12時間ごとに静注)が望ましい。しかし，難治性の白血球減少または血小板減少がある場合，および/またはganciclovirの再耐性が懸念される場合は，foscarnet(90 mg/kgを3週間以上，12時間ごとに静注)が望ましい。耐性の場合は，ganciclovirとfoscarnetの併用が使用されている。反応が遅い場合は，最長6週間の治療が必要になる。再発感染の患者には，ARTでCD4細胞数が100/mm^{3}を少なくとも6か月間持続するまで，valganciclovir(900 mg/日)による維持療法が推奨される。

CMV感染の再発を予防するには，正常な免疫系を回復させることが重要である。CMV食道炎となるAIDS患者のほとんどはARTを受けていない。ART未投与の患者では，CMV網膜炎が除外されている限り，ARTを開始すべきである。ARTはCMV

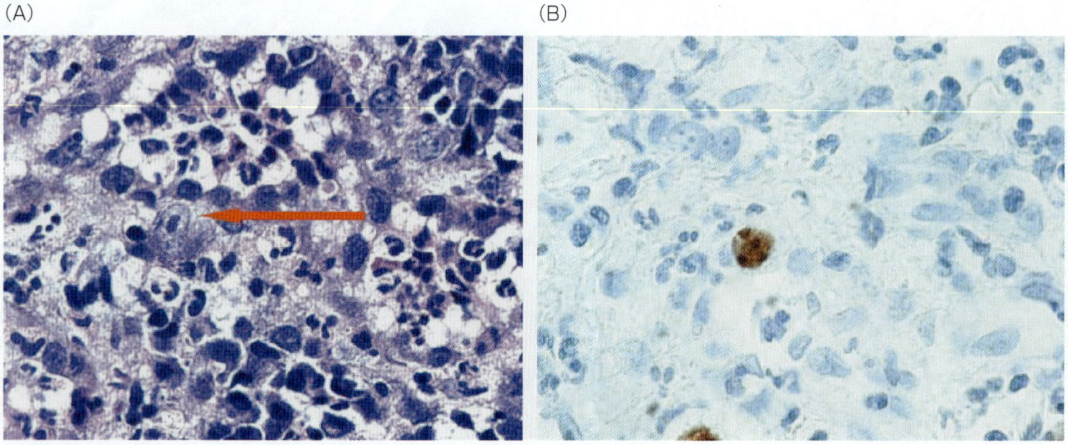

図48.4
A：食道の潰瘍底の生検組織の所見。核周囲の"halo"が見え，単純ヘルペスウイルスの感染を示唆する(HE染色，100倍)。B：免疫組織化学染色で上皮下にサイトメガロウイルスが見える(100倍)。
〔写真は，Harris Yfantis, MD, VA Medical Center, Baltimore, Marylandのご厚意による〕

網膜炎患者の眼に免疫再構成性炎症症候群(immune reconstitution inflammatory syndrome：IRIS)を誘発し，失明に至る可能性がある。したがって，ART 未投与の CMV 網膜炎患者では，抗 CMV 療法を ART に少なくとも 2 週間先行させる必要がある。

水痘帯状疱疹ウイルス(VZV)

水痘帯状疱疹ウイルスによる食道炎は症状を示すことはまれであり，発症率は不明である。免疫不全者では VZV 食道炎は重症化する可能性があるが，水痘脳炎，肺炎，劇症肝炎などの播種性感染症に比べればかなり軽症である。VZV の臨床症状や内視鏡所見は HSV 食道炎と類似している。VZV の皮膚病変はしばしば食道炎と同時に起こり，診断に役立つ。VZV 食道炎は acyclovir や famciclovir で治療可能である。acyclovir 抵抗性の VZV 感染症では foscarnet が考慮される。

AIDS における特発性食道潰瘍

HIV 感染症は時に，病原体を特定できない食道潰瘍を伴うことがある。これらの病変は **HIV 関連食道潰瘍**または**特発性食道潰瘍**と呼ばれ，HIV 感染初期のセロコンバージョン時に多発性の小さなアフタ性潰瘍として出現し，やがて数 cm に及ぶ巨大な深在性潰瘍となる(図 48.5)。後者は，重篤で摂食不能となるほどの嚥下困難を伴う。これらの HIV 関連食道潰瘍の臨床的，放射線学的，内視鏡的外観は CMV 食道炎に類似しているが，CMV 感染の組織学的特徴はない。これらの潰瘍の治癒には HAART 療法の開始が不可欠である。副腎皮質ステロイドの全身投与と局所内投与により，症状および内視鏡的改善が得られることが報告されている。

ヒトパピローマウイルス

ヒトパピローマウイルスは小型の DNA ウイルスであり，性感染後に扁平上皮に感染する。HPV 感染による食道のいぼやコンジ

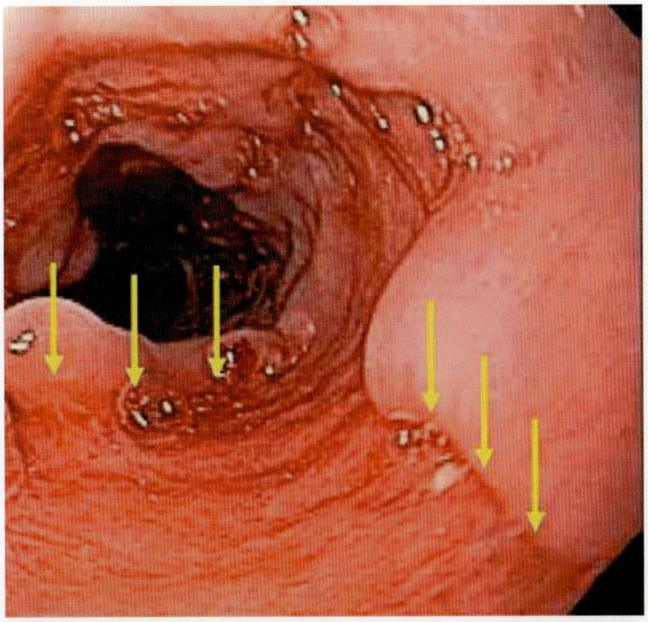

図 48.5
内視鏡写真　嚥下痛のある後天性免疫不全症候群(AIDS)患者の大きな特発性食道潰瘍によるクレーター。潰瘍の境界を矢印で示す。

ロームは通常無症状で，大きな病変が機械的閉塞を引き起こさない限り，治療の必要はない。内視鏡所見としては，紅斑，結節，プラーク，あるいは食道中～遠位に好発する外瘻がある。診断は koilocytosis(非典型的 halo を伴う核)，巨大細胞，免疫染色陽性などの組織学的所見に基づいて行われる。

細菌感染，抗酸菌感染，*Treponema* 感染，寄生虫感染

食道の侵襲性細菌感染は免疫不全宿主における感染性食道炎のごく一部(11～16%)を占める。プロトンポンプ阻害薬などの胃酸分泌抑制薬の使用は細菌性食道炎のリスクを増加させる。真菌性食道炎やウイルス性食道炎と同様に，嚥下障害や嚥下困難が最もよくみられる症状である。内視鏡所見は非特異的で，粘膜の擦過性，プラーク，偽膜，潰瘍などである。診断用生検で細菌が検出されることもある。標準治療は，広域スペクトル β-ラクタム抗菌薬とアミノグリコシド系の併用である。

結核菌(*Mycobacterium tuberculosis*)や *Mycobacterium avium* の食道感染はまれである。食道結核は縦隔構造から直接感染することが多く，原発性食道結核の症例は少ない。臨床症状としては，咽頭痛，嚥下困難，体重減少，咳嗽，胸痛，発熱などがある。内視鏡所見としては，浅い潰瘍，悪性潰瘍様病変，局所のリンパ節腫脹による食道の外在性圧迫などがある。感染臓器における結核性肉芽腫の密度が低いことがあるため，生検では乾酪性肉芽腫を示さないことが多い(感度 25～60%)。疑わしい症例では，診断を確定するために粘膜下層の深部組織採取が必要である。組織生検およびブラッシングは，組織検査，ルーチン培養，抗酸菌培養，抗酸菌染色，および PCR に提出する。食道の抗酸菌感染症は，標準的な多剤併用療法で治療される。瘻孔や狭窄を含む合併症の治療には，内視鏡的ステント留置や手術が必要なこともある。

食道梅毒はきわめてまれであり，初感染から何年も経ってから嚥下障害が起こることもある。古典的には，第 3 期梅毒は，歯肉，びまん性潰瘍，気管への瘻孔，食道上部 3 分の 1 の狭窄を伴うことがある。生検標本で梅毒性動脈周囲炎を認めると診断が疑われるが，確定診断のためには *Treponema pallidum* の免疫染色を行う必要がある。狭窄および瘻孔に対しては内視鏡的および外科的介入が正当化され，合併症のない場合はペニシリンが抗菌薬として選択される。

Trypanosoma cruzi は，中南米に常在している原虫で，神経節細胞の破壊を進行させることがある。**Chagas 病**である。Chagas 病の食道および下部食道括約筋の症状には，アカラシアや巨大食道が含まれる。その結果，嚥下障害が最も一般的な症状である。特発性アカラシアと比較すると，Chagas 病関連アカラシアは，興奮性および抑制性神経支配の障害の結果として，下部食道括約筋の圧力の低下と関連している。一酸化窒素を含む血管拡張薬は，巨大食道の空洞化を改善し，嚥下障害を軽減する可能性があるが，その使用は副作用により制限されている。難治性の疾患に対しては，胃－食道接合部切除術や食道切除術が行われている。

7

文献

Ahuja NK, Clarke JO. Evaluation and management of infectious esophagitis in immunocompromised and immunocompetent individuals. *Curr Treat Options Gastroenterol.* 2016 Mar;14(1):28–38.

Donatelli G, Vergeau BM, Tuszynski T, et al. Giant, deep, well-circumscribed esophageal ulcers. *Dis Esophagus.* 2016 Aug;29(6):684–685.

Eggimann P, Pittet D. Candida colonization index and subsequent infection in critically ill surgical patients: 20 years later. *Intensive Care Med.* 2014;40(10):1429–1448.

Hoversten P, Kamboj AK, Katzka DA. Infections of the esophagus: An update on risk factors, diagnosis, and management. *Dis Esophagus.* 2018 Dec 1;31(12).

Katzka DA. Esophageal disorders caused by medication, trauma and infection: Esophageal infections in the immunocompetent host. In Feldman M, Friedman LS, Brandt LJ, eds. *Sleisenger and Fordtran's gastrointestinal and liver disease: Pathophysiology/diagnosis/management,* 10th ed. Philadelphia, PA: Saunders; 2016.

Kim KY, Jang JY, Kim JW, et al. Acid suppression therapy as a risk factor for *Candida* esophagitis. *Dig Dis Sci.* 2013;58(5):1282–1286.

Meredith M, Howley MS, Carter TC, et al. Fluconazole use and birth defects in the National Birth Defects Prevention Study. *Am J Obstet Gynecol.* 2016;657:e1–657.e9.

Panel on Opportunistic Infections in HIV-Infected Adults and Adolescents. Guidelines for the prevention and treatment of opportunistic infections in HIV-infected adults and adolescents: Recommendations from the Centers for Disease Control and Prevention, the National Institutes of Health, and the HIV Medicine Association of the Infectious Diseases of America. http://aidsinfo.nih.gov/contentfiles/lvguidelines/adult_oi.pdf

Pappas PG, Kaufman CA, Andes D, et al. Clinical practice guideline for the management of candidiasis: 2016 update by the Infectious Disease Society of America. *Clin Infect Dis.* 2016;62;e1–e50.

Pinho J, Martins D, Cancela E, et al. A rare presentation of cytomegalovirus infection in an immunocompetent patient. *Gastrointest Endosc.* 2018 Jul;88(1):185–186.

Wilcox CM. Overview of infectious esophagitis. *Gastroenterol Hepatol (N Y)* 2013;9:517–519.

49 胃腸炎

■著：Douglas R. Morgan, Vivian Chidi, Robert L. Owen
■訳：山本勇気

胃腸炎

胃腸炎とは，広義には胃や腸の粘膜表面に炎症が起こることだ。しかし一般的に，この用語が指すのは急性の感染性下痢のことで，症状は2週間以内におさまり，発熱や嘔気，嘔吐，腹痛，脱水症，体重減少を伴うこともある。本章では感染性の胃腸炎についての概説を示す。食中毒，旅行者下痢症，抗菌薬関連下痢症，性感染症による消化管感染，*Helicobacter pylori* 疾患については他の章で扱う。

胃腸炎は高所得国では，上気道感染症と同様，頻度が高く煩わしいものだが，普通は受診や検査や抗菌薬治療の必要はない。米国のサーベイランスネットワークが1998〜1999年に行った，12,075人の成人を対象にした住民ベースの電話調査では，発症頻度は約0.72回/人・年だった。2009年の米国全体の外来医療調査(2009 US National Ambulatory Medical Care Survey)では，外来受診する理由として下痢は消化器症状のなかで2番目に多く，合計420万と推定された。米国疾病対策センター(Centers for Disease Control and Prevention：CDC)の推定によれば，原因が食中毒と判明したのは約1,400万人，入院は60万人，死亡は1,800人である。米国内での急性下痢症による小児の死亡は年間300〜400人と推定される。世界的には，胃腸炎は心血管疾患に次いで2番目に多い死亡原因だ。胃腸炎は，世界で小児の死亡と生産寿命喪失(productive life lost)の原因として最多で，1日の死亡は約12,600人だ。低・中所得国での1人あたりの発症率は5〜20%だ。

病態生理

消化管は驚くほど効率的に液体を再吸収する。通常，1〜2Lの液体が経口摂取され，唾液腺，胃，膵臓，胆道から7Lが上部消化管に入り，そのうち便中に排泄されるのは1日200 mL以下だ。そのため，少しでも分泌率が上昇，もしくは吸収率が低下しただけで，簡単に腸の吸収能力を超えてしまう。下痢の一般的な定義は，排便頻度の上昇(1日3回以上)もしくは量の増加(>200 mL/日)だ。

胃腸炎を起こす細菌，ウイルス，寄生虫の腸への感染は，一般的に糞口伝播に引き続いて起こる。複数の宿主免疫が，ヒトの消化管を守るために配備されている(表49.1)。主たる防御機構は胃酸と，粘膜による解剖学的障壁だ。胃のpHが4.0以下であれば，消化管微生物の99%は死滅するが，ロタウイルスと原虫の嚢子は生存することができる。慢性萎縮性胃炎，胃の手術，ヒト免疫不全ウイルス(human immunodeficiency virus：HIV)感染，プロトンポンプ阻害薬(proton pump inhibitor：PPI)使用による無酸症(achlorhydria)や低酸症(hypochlorhydria)の患者は，感染性下痢症を発症するリスクが高い。化学療法や放射線照射による粘膜炎のような粘膜バリアの破綻により，患者はGram陰性菌菌血症を発症しやすくなる。胃腸炎により蠕動が亢進し，消化管内の微生物が押し出されていくが，これは肺を清浄化するための咳反射と似ている。消化管細菌叢は宿主免疫の重要な要素で，それは量と内容の両者の点についていえる。小腸と大腸では1 mLあたりそれぞれ約10^4，10^{11}の微生物が含まれている。大腸の細菌の99%以上が嫌気性菌だ。これらの細菌は酸性の脂肪酸を産生し，粘膜に競うように付着し，侵入してきた微生物の定着を防ぐ。小児や高齢者，抗菌薬使用後に細菌叢が乱れて，胃腸炎のリスクが高くなる人もいる。腸管免疫の障害もまた，消化管感染のリスク因子だ。

表 49.1
宿主免疫

宿主免疫の要素	病的状態の例
物理的障壁	
胃酸	無酸症(PPI，HIV，胃手術)
粘膜の健常性	粘膜炎(化学療法)
消化管の運動	
蠕動	盲管係蹄(blind loop)，腸運動抑制薬，蠕動低下状態(糖尿病，強皮症)
保育している微生物	抗菌薬，小児，高齢者
衛生状態	汚染された水
消化管免疫	
食細胞作用	好中球減少
細胞性	HIV
液性	IgA欠損症

HIV＝ヒト免疫不全ウイルス，IgA＝免疫グロブリンA，PPI＝プロトンポンプ阻害薬

病原性因子は急性感染性下痢における補足的な役割を果たしている。体内に微生物が侵入した際，その量が臨床的に胃腸炎を発症するのに十分かどうかは，その微生物，公衆衛生，個人の衛生状況に直接的に関連している。多くの微生物は感染成立に10^5〜10^8の菌量を必要とする。例外は*Shigella*と，*Giardia*，*Cryptosporidium*，*Entamoeba*などの原虫で，10〜100の微生物が摂取されただけで下痢を起こす可能性がある。一部の細菌は毒素を産生し，さまざまな臨床症状を起こす。これらには腸管毒素(水様性下痢)，細胞毒素(血便)，神経毒素がある。ボツリヌス毒素は，前もって産生された(preformed)神経毒素[訳注：菌が体内に

表 49.2
病原性因子

病原性因子	例
菌量	*Shigella*，*Entamoeba*，*Giardia*
接着性	コレラ，EPEC
侵襲性	*Shigella*，チフス菌(*Salmonella typhi*)，*Yersinia*，EIEC
毒素	
腸管毒素	コレラ，*Salmonella*，ETEC
細胞毒素	*Shigella*，*Clostridium difficile*，EHEC
神経毒素	*Clostridium botulinum*，黄色ブドウ球菌(*Staphylococcus aureus*)，*Bacillus cereus*

EHEC＝腸管出血性大腸菌，EIEC＝腸管侵入性大腸菌，EPEC＝腸管病原性大腸菌，ETEC＝腸管毒素原性大腸菌

摂取されるより前，食物内などに混入している段階で産生された毒素〕の古典的な例だが，興味深いことに，黄色ブドウ球菌(*Staphylococcus aureus*)と*Bacillus cereus*はいずれも神経毒素を産生し，中枢神経系に作用し嘔吐を起こす。接着と侵入に関する因子が，定着を促進し，病原性をもたらす。大腸菌(*Escherichia coli*)にはさまざまな型があり，全種類の病原性因子を表現する(表 49.2)。

臨床症状

急性感染性下痢は，非炎症性，炎症性，侵襲性に分類される(表 49.3)。米国全域で急性感染性下痢で最も多い原因細菌もしくは原虫は，*Campylobacter*，*Salmonella*，*Shigella*，大腸菌 O157：H7 で，最近はこれに *Clostridioides*(以前の *Clostridium*) *difficile* が加わる。非炎症性下痢の大部分がウイルス性である一方，より重症な症例は細菌性のことが多い。非炎症性の下痢を起こす細菌であるコレラ菌(*Vibrio cholerae*)や腸管毒素原性大腸菌(enterotoxigenic *E. coli*：ETEC)は，腸管毒素を産生するのが典型的で，小腸に作用し，白血球を含まない大量の水様性下痢を起こす。ウイルス性胃腸炎はノロウイルス(ノーウォーク様ウイルス)，ロタウイルス，アデノウイルス，アストロウイルスだ。非炎症性下痢を起こす頻度の高い三大寄生虫は *Cryptosporidium*，*Giardia*，*Cyclospora* だ。

表 49.3
臨床症状

	非炎症性	炎症性	侵襲性
症状	水様便，嘔吐	血便	発熱
部位	小腸	大腸	回腸，大腸
便			
量	多量	少量	少量
便中白血球	なし	あり	あり
よくある微生物			
細菌	*Vibrio cholerae* ETEC	*Shigella* 属 *Salmonella* 属 *Campylobacter jejuni*	*Salmonella typhi* *Yersinisa* 属 *Brucella*
ウイルス	ロタウイルス ノロウイルス[a] アデノウイルス アストロウイルス	—	—
寄生虫	*Giardia* *Cryptosporidium*	*Entamoeba*	*Entamoeba*

a 旧称ノーウォークウイルスもしくはカリシウイルス。

炎症性の下痢は大腸を障害するのが典型的で，頻回少量の排便となり，しばしば，便中白血球と潜血もしくは肉眼的血便を伴う。発熱，しぶり腹(tenesmus)，血性下痢は赤痢に特徴的だ。血性下痢の 5 分の 1 で原因微生物が同定され，頻度が高いのは腸管出血性大腸菌(enterohemorrhagic *E. coli*：EHEC) O157：H7，*Shigella*，*Campylobacter*，*Salmonella* だ。炎症性下痢を起こす細菌の一部は，細胞毒素を産生する。侵襲性の下痢は炎症性下痢の 1 つで，消化管粘膜に侵入し，菌血症や遠隔感染巣をつくる傾向がある。チフス菌(*Salmonella typhi*)がその代表だ。チフス菌は摂取されると遠位回腸の Peyer 板内で増殖し，その後，播種して全身性の疾患を起こす。大腸菌 O157：H7 は動物とヒトの実験で小腸と大腸の両方に感染し，すでに述べたようにしばしば出血を伴う。*Shigella* と EHEC の両者は，溶血性尿毒症症候群(hemolytic-uremic syndrome：HUS)や血栓性血小板減少性紫斑病(thrombotic thrombocytopenic purpura：TTP)などの合併症と関連している。

好中球減少症，特に，免疫不全や細胞毒性薬剤(例：骨髄移植)により好中球数＜500/mm^3 になっている患者は，好中球減少性腸炎や盲腸炎(typhlitis：盲腸を意味するギリシャ語 *typhlon* から)を発症することがある。このような患者では，細胞毒による粘膜障害と好中球減少により宿主免疫と粘膜の健常性が損なわれ，細菌が侵入し，発熱，腹痛(右下腹部のことが多い)，水様または血性の下痢，CT 画像での腸管壁肥厚を来す。

胃腸炎患者のグループによって，原因微生物，重症化の可能性，治療介入が必要になる可能性を検討する必要がある(表 49.4)。食中毒を考えるのは，急性の消化器症状が 2 人以上に発生した場合だ。最も一般的な原因は，*Salmonella* 属，*Campylobacter*，*Shigella* 属，EHEC(志賀毒素)，*B. cereus*，寄生虫では *Cryptosporidium*，*Cyclospora* である(「50 章 食中毒」参照)。旅行者下痢症の原因微生物は訪問地域によりけりで，最も多いものには，腸管凝集性大腸菌(enteroaggregative *E. coli*：EAEC)，ETEC，*Salmonella*，*Campylobacter*，*Shigella* がある(「119 章 旅行者下痢症」参照)。進行した後天性免疫不全症候群(acquired immunodeficiency syndrome：AIDS)の患者，特に CD4 数＜50/μL の場合は，いくつもの特徴的な感染症〔*Microsporidia*(微胞子虫門)，*Cyclospora*，*Cystoisospora*(旧称 *Isospora*)，サイトメガロウイルス〕に罹患しやすく，また，これらは慢性化することもある。他の一般的な感染症(*Salmonella*，*Campylobacter*，*Cryptosporidium*)も重症化しやすい。急性の感染性直腸炎は性行為で感染することが多く，しぶり腹，血便，直腸痛を起こす。梅毒，淋病，クラミジアも考慮に入れる。性感染症としての直腸炎の頻度は低下しており，AIDS が流行した時

表 49.4
臨床状況ごとの原因微生物

グループ	細菌	ウイルス	寄生虫	その他
食中毒	*Salmonella* 黄色ブドウ球菌 *Shigella* *Clostridium perfringens* *Bacillus cereus* *Listeria*	ノーウォークウイルス A 型肝炎ウイルス	旋毛虫(*Trichinella*) *Giardia* *Cryptosporidium*	シガテラ 魚のヒスタミン
AIDS	*Salmonella* *Campylobacter* *Shigella* MAC	CMV	*Cryptosporidium* *Cystoisospora belli* *Microsporidia*	AIDS 関連腸疾患
旅行者下痢症	ETEC *Shigella* *Aeromonas* *E. coli*(ETEC 以外)	ロタウイルス	*Giardia* *Cyclospora*	非感染性(約 40%)
急性直腸炎	淋菌(*Neisseria gonorrheae*) *Chlamydia* 梅毒トレポネーマ(*Treponema pallidum*) *Shigella* *Salmonella*	HSV 尖圭コンジローマ，HPV CMV	*Entamoeba* *Cryptosporidium*	
デイケア施設	*Shigella* *Campylobacter jejuni*	ロタウイルス	*Giardia* *Cryptosporidium*	
抗菌薬関連	*Clostridium difficile*			*Candida albicans*
魚介類摂取	*Vibrio* 属		アニサキス科	

AIDS＝後天性免疫不全症候群，CMV＝サイトメガロウイルス，HSV＝単純ヘルペスウイルス，HPV＝ヒトパピローマウイルス，MAC＝*Mycobacterium avium* complex

期に安全な性行為が行われるようになったためだ。別の重要なグループとして抗菌薬関連下痢症の患者があり，病院や長期療養施設からの患者では特に重要である(「51 章　*Clostridioides*(*Clostridium*)*difficile*」参照)。*H. pylori* 感染は世界最多の慢性細菌感染で，慢性胃炎，消化性潰瘍，胃腺がん，胃の MALToma と関連する(「136 章　*Helicobacter pylori*(ピロリ菌)」参照)。

胃腸炎は，世界中の乳児と小児の合併症・死亡の主な原因の 1 つだ。高所得国では急性下痢症は，小児の外来受診と入院の原因の 7%を占めると推定される。罹患率が最も高いのは小学校低学年の小児と，ノロウイルス(ノーウォーク様ウイルス，10〜30%)，腸管アデノウイルス(2〜5%)が挙げられる。細菌が原因となるのは 15%未満だが，*Campylobacter* 属，大腸菌，*Salmonella* 属，*Yersinia* 属による場合は重症化する可能性がある。EHEC O157：H7 は小児の溶血性尿毒症症候群の重要な原因だ。*Yersinia* は 1〜5 歳の小児の水様性下痢の原因となるが，それより年長の小児や成人では虫垂炎様の症状を呈することがある。デイケア施設や入居施設で重要な微生物は先に述べたような細菌種であり，ほかにランブル鞭毛虫(*Giardia lamblia*)，*Cryptosporidium* 属，*C. difficile* も挙げられる。

患者評価

急性胃腸炎のほとんどは自然治癒し治療を必要としない。医師による診察は，発熱(>38.5℃)，血性下痢(血便)，強い腹痛，脱水，あるいは治療が必要となるようなリスク因子(例：高齢，妊娠，最近の抗菌薬使用)がある場合に推奨される。初期評価では，病歴，身体所見，便のスクリーニング検査[訳注：便中白血球，便潜血の検索]を行う。この初期評価の結果，検査や抗菌薬治療が推奨されるのは限られた一部の患者のみである。その理由は，便培養が陽性になるのは全体のうちのわずかで(1.5〜9%)，抗菌薬の適応があるのはさらにそのうちの少数のみだからだ。

病歴では，疾患の重症度と，特殊なタイプの感染性下痢のリスク因子がないかに注目する。患者への問診では，症状の期間，発熱，腹痛，しぶり腹，脱水について尋ねる。下痢の説明(頻度，量，血液・膿・粘液の有無)が重要だ。2〜4 週間以上継続する下痢は慢性とされ，別の鑑別診断を考えて十分に評価を行うべきだ。患者が特定の感染症のリスクが高い特殊なグループかどうかを評価するための質問も行う。例としては，高齢(70 歳以上)，妊娠，最近の海外旅行やキャンプ，最近の抗菌薬使用，免疫抑制(例：HIV，prednisone 治療，化学療法)，直腸性交，魚介類の摂取，デイケア施設の従事者や小児との接触，共通の発生源の可能性(例：同様の症状の友人や家族がいるか)，がある。潜伏期間が短く 6 時間以下の場合は黄色ブドウ球菌と *B. cereus* の，6〜16 時間の場合は *Clostridium perfringens* の，腸管毒素の摂取が示唆される。ウイルス感染症と食中毒(黄色ブドウ球菌，*B. cereus*，ノロウイルス)の主要な症状は嘔吐である。

急性の下痢は非感染性疾患や致死的となりうる疾患の初期症状のこともあるため，最初は鑑別診断を広くすることが適切である。考えるべき重要な疾患には，炎症性腸疾患，腸間膜血管疾患，消化管出血，甲状腺機能亢進症がある。患者に，下痢を起こす薬剤，アンジオテンシン変換酵素(angiotensin-converting enzyme inhibitor：ACE)阻害薬，metformin，colchicine，利尿薬，PPI，マグネシウム含有制酸薬，sorbitolなどを，使用もしくは最近開始していないか尋ねる。

身体所見は，疾患の重症度を評価するのに役立つ。起立性低血圧，頻脈，皮膚の緊張(turgor)低下，粘膜の乾燥は，かなりの脱水がある徴候だ。発熱，腹部圧痛，皮疹についてカルテに記載しておく。直腸からの出血の申告があるすべての患者に直腸診を行う。

医療機関を受診した患者には，病歴聴取と身体診察の結果に基づいて，便のスクリーニング検査を行う。綿棒やおむつで採取した検体は感度が低下するというエビデンスがあるため，新鮮な便を容器に採取することが好ましい。便中白血球と便潜血を調べる。文献によれば，これらの検査の有用性，感度，特異度を疑問視する研究もあるが，原因が細菌性と気がつくのに役立つこともある(表49.5)。検査室での便中白血球の同定では，染色法かラクトフェリン検査のいずれかを行う。便の顕微鏡検査はメチレンブルー染色を用いるとやりやすい。便塗抹標本(wet mount)は，メチレンブルーと便粘液を混合した検体を2滴スライドに滴下して作製する。白血球の核を染色するには2分間が適切で，その後，カバーガラスを載せたスライドを高倍率で検鏡する。少なくとも4つの高倍率視野内で，3個以上の便中白血球があれば陽性だ。便中ラクトフェリンラテックス凝集検査は，便中白血球のさらに精密な指標と考えられる。便中白血球を伴う場合，炎症性と非炎症性下痢がいくらか合併している。便のスクリーニング検査の結果は，便中白血球，ラクトフェリン，潜血のいずれも，びまん性大腸疾患，便培養陽性，抗菌薬治療が必要な疾患に対して同等の予測値をもつ。スクリーニング検査が陽性になる頻度が最も高い微生物は，*Salmonella*，*Shigella*，大腸菌O157，*Campylobacter*，*Yersinia*，*Aeromonas*，*Vibrio*，*C. difficile*などだ。

病歴聴取と身体診察，簡易便検査がスクリーニング段階に当たり，その後に追加検査や治療を検討する。前述したように，ほとんどの患者が自然治癒する非炎症性の感染性下痢症で，必要なのは対症療法のみだ。次に述べる所見もしくはリスクのある患者には検査の適応がある。症状が重度もしくは継続する(38.5℃以上の発熱，脱水，肉眼的血便，1週間以上)，リスクのある患者グループ(上記参照)，便スクリーニング検査(便中白血球もしくは潜血)陽性の患者。このような症例の初期検査では，血算，血清電解質，便の細菌培養を行う。便培養で，*Salmonella*，*Shigella*，*Campylobacter*，大腸菌O157，*Yersinia*，*Aeromonas*を検出できる。便培養の依頼は不適切なことが多い。発熱，潜血，便中白血球がない場合の培養陽性率は2～5％以下だ。3つの所見のうち，1つもしくは2つが当てはまれば，陽性率はそれぞれ20％と50％に上昇する。便の虫卵と寄生虫の検査は費用対効果が悪いので，相応のリスクがある患者(例：それらしい旅行歴，乳児デイケア施設での曝露，血性下痢)に限って行う。有形便は検査に提出しない。3日以上入院している患者が下痢を発症した場合は，細菌や寄生虫が原因である可能性は低いので便培養は不適切だが，例外は*C. difficile*だ。

表49.5
便中白血球

あり	さまざま	なし
Campylobacter	*Salmonella*	毒素産生性の細菌
Shigella	*Yersinia*	ETEC，EPEC
EIEC，EHEC	*Clostridium difficile*	ウイルス
	Vibrio parahaemolyticus	寄生虫
	非感染症：虚血性腸炎，IBD	

IBD＝炎症性腸疾患

検査と診断ための追加評価は，臨床状況に応じて行う。ルーチンでの便虫卵・寄生虫検査は推奨されない。寄生虫の検査は，継続的な下痢，海外や未開地への旅行，AIDS，デイケア施設に通う乳児(とその保護者)に適応がある。便中白血球陰性の血性下痢には，赤痢アメーバ(*Entamoeba histolytica*)，住血吸虫(*Schistosoma*)，*Dientamoeba fragilis*，*Balantidium coli*が関連する。日を変えて行った3回の検査で，3つの虫卵と虫体が確認できる感度は95～98％だ。*C. difficile*の便検査は，以前は抗菌薬使用や入院の病歴がある患者にのみ行われていたが，昨今の流行と市中感染の出現により現在は適応が拡大している。病原性と非病原性の大腸菌を区別するためには，特定の血清型検査が必要だが，大腸菌O157：H7の検査は広く普及している。ロタウイルスと腸管アデノウイルスの同定には市販の酵素免疫法キットが利用可能で，小児と高齢者で役に立つ。大腸内視鏡が必要になることはまれだが，鑑別診断に，虚血性腸炎，炎症性腸疾患，その他の視認や生検が必要な原因(例：免疫不全患者，便検査陰性だが*C. difficile*の懸念がある患者)が含まれる場合には適応がある。さらに，腹部の断層画像検査(例：CT)は，複雑な臨床状況で，急性下痢や出血の感染性・非感染性の原因を鑑別するのに有用だ。

AIDS関連下痢症の初期評価では，便の培養，虫卵・虫体の検索，抗酸菌染色を行う。*Cryptosporidium*，*Cyclospora*，*Microsporidia*，*Cystoisospora belli*の同定には特殊な便検査が必要だ。診断に粘膜の生検が必要なのは，サイトメガロウイルス(細胞変性効果)と*Mycobacterium avium-intracellulare* complex(MAC)だ。S状結腸鏡は，CD4数＜100/mm^{3}で症状が持続的もしくは重症，あるいは体重減少のある患者に考慮する。大腸内視鏡/回腸内視鏡と上部消化管内視鏡は一般的に難治例に限り行う。

治療

脱水の補正が初期治療の主たる目的だ。経口摂取でも可能だ。経口補水液(oral rehydration solution：ORS)により，世界中のコレラによる死亡率が50％から1％に低下した。世界保健機関(World Health Organization：WHO)が推奨するORSの組成は，1Lの水に塩化ナトリウム3.5g，重炭酸ナトリウム2.5g，塩化カリウム1.5g，ブドウ糖20gである。米をベースにしたORSもある(例：CeraLyte®)。製品形態は液状のもの(例：Pedialyte®，Rehydrolyte®)，パックに入ったもの(例：Prolyte®)がある。いろいろな代替品を自作することも可能で，たとえば，1杯目はフルーツジュース(240mL)にハチミツを小さじ1/2杯，塩を小さじ1/4杯加えたもの，2杯目は1杯の水(240mL)にベーキングパウダーを小さじ1/4杯加えたもの，これを交互に摂取する。Gatorade®のようなスポーツ飲料は脱水のない成人には適し

表 49.6
下痢の対症療法

全身	消化管内	抗蠕動（腸運動抑制）	抗分泌
補水 ORS IV 食事療法	膨張剤 サイリウム 吸着剤 カオリン・ペクチン アタパルジャイト cholestyramine 微生物製剤 *Lactobacillus* *Saccaromyces*	オピオイド loperamide diphenoxylate codeine *opium tincture* 抗コリン薬 atropine scopolamine	BSS octreotide

BSS＝bismuth subsalicylate，IV＝経静脈投与，ORS＝経口補水液

ている。2〜4 時間ごとに低比重尿が排泄されるのが到達目標だ。患者には，便が有形状になるまでは慎重に食事を摂取するように助言する。初期の食事としては穀物（米，パスタ），茹でたもの（ジャガイモ，野菜），バナナ，クラッカーがよい。アルコール（利尿作用），カフェイン（腸管運動を増強），炭酸飲料（胃が拡張し，大腸が反射で収縮）は避ける。乳製品についての推奨はさまざまで，一過性の乳糖不耐症が起こる可能性がある。

対症療法には，脱水の補正に加えて，下痢をコントロールするための薬剤投与がある。それらの薬剤には，膨張剤，腸運動抑制薬，抗分泌薬がある（表 49.6，49.7）。腸運動抑制薬は，重症の炎症性細菌性下痢の可能性がある場合，特に発熱と血便があるときは使用しない。loperamide（Imodium®）は，その効果と安全性のために多くの状況で選択される薬剤だ。bismuth subsalycylate（BSS）には抗分泌効果と抗菌特性があり，症状のうち嘔吐が強いときに使用を考慮する。ビスマス脳症が起こる可能性があるので免疫不全患者，特に HIV 患者には使用しない。diphenoxylate-atropine（Lomotil®）には抗蠕動作用と抗分泌作用の両方があるが，中枢神経系抑制を起こす可能性があり，特に小児で多い。kaopectate，cholestyramine，乳酸桿菌（*Lactobacillus*），抗コ

表 49.7
下痢の薬物治療

薬剤	用量	コメント
loperamide [a] （Imodium®）	1 回 2 mg 経口を 3 時間ごと	初回投与は 4 mg 最大量 16 mg/ 日
diphenoxylate-atropine （Lomotil®）	1 回 2 錠もしくは 10 mL 経口を 1 日 4 回	最大量 8 錠 / 日
BSS [b] （Pepto Bismol®）	1 回 2 錠もしくは 30 mL 経口を 1 日 4 回	最大量 8 錠 / 日
opium tincture	1 回 0.5〜1.0 mL 経口を 4〜6 時間ごと	
octreotide	100〜500 μg 皮下注を 1 日 3 回	

a loperamide は第 1 選択薬。BSS は嘔吐が強いときに使用を考慮。
b BSS は HIV 感染患者には使用しない。ビスマス脳症のリスクがあるため。

リン薬はよく使われているにもかかわらず，一定した効果が証明されたことはない。AIDS 患者の重度の下痢は次の薬剤を用いて段階的に治療する。Imodium®（2〜4 mg 経口を 1 日 4 回），Lomotil®（1〜2 錠を 1 日 4 回），morphine（MS コンチン® 30 mg を 1 日 2 回）もしくは opium tincture〔DTO（Denarcotized Tincture of Opium）0.5〜1 mL 経口を 1 日 4 回〕，octreotide（100〜500 μg 皮下注を 1 日 3 回，効果が得られるまで 3 日ごとに，1 回あたり 200 μg 増量する）。

抗菌薬治療は，一般的には市中感染の急性下痢には適応がない。抗菌薬治療の適応となるのは限られたグループの患者のみで，それは脱水症や重症の旅行者下痢症の患者，または免疫不全宿主などであり，発熱や血便がある場合や，入院を考慮する場合も適応だろう（表 49.8）。EHEC（大腸菌 O157）の患者には抗菌薬を投与すべきでない。溶血性尿毒症症候群との関連が報告されているからだ。通常，キノロン系薬（norfloxacin，ciprofloxacin，levofloxacin）によるエンピリックな（経験的）治療が推奨され

表 49.8
原因微生物ごとの抗菌薬

原因微生物	治療	期間	コメント
細菌			
エンピリックな治療 [a]	キノロン系薬 [b]	5〜7 日間	適応：発熱，便スクリーニング陽性 [c]，血便，旅行者下痢症，重症患者
Campylobacter	erythromycin 1 回 500 mg 経口を 1 日 2 回 キノロン系薬 [b] azithromycin 1 回 500 mg 経口を 1 日 1 回	5 日間 3 日間 3 日間	治療適応は本文参照
Clostridioides (Clostridium) difficile [a]	metronidazole 1 回 500 mg 経口を 1 日 3 回 vancomycin 1 回 125 mg 経口を 1 日 4 回 fidaxomicin 1 回 200 mg 経口を 1 日 2 回	10〜14 日間 10〜14 日間 10 日間	metronidazole が第 1 選択：VRE リスクのため 殺菌性だが非常に高価
EIEC，ETEC [a]	キノロン系薬 [b] ST 合剤 DS 1 回 1 錠経口を 1 日 2 回	5 日間 5 日間	EHEC は O157:H7 を含め治療適応なし
EPEC	キノロン系薬 [b]	5 日間	
Salmonella	キノロン系薬 [b] ST 合剤 DS 1 回 1 錠経口を 1 日 2 回	3〜7 日間 5〜7 日間	治療適応は本文参照 免疫不全があれば，または再発ならば 14 日間

（次ページへ続く）

7

表 49.8（続き）

原因微生物	治療	期間	コメント
Shigella [a]	キノロン系薬 [b] ST 合剤 DS 1 回 1 錠経口を 1 日 2 回 azithromycin 1 回 250〜500 mg 経口を 1 日 1 回	3〜5 日間 3 日間 3 日間	免疫不全があれば 7〜10 日間
Vibrio cholerae [a]	doxycycline 300 mg 経口 ciprofloxacin 1 g 経口	単回投与 単回投与	
Yersinia	ceftriaxone 1 回 2 g 静注を 1 日 1 回 キノロン系薬 [b]	5 日間 3 日間	重症例のみ
寄生虫			
Cyclospora	ST 合剤 DS 1 回 1 錠経口を 1 日 2 回	7〜10 日間	
Entamoeba [a]	metronidazole 1 回 750 mg 経口を 1 日 3 回 tinidazole 2 g 経口を 1 日 1 回	10 日間 3 日間	その後，嚢子駆除薬を投与
Giardia [a]	metronidazole 1 回 250 mg 経口を 1 日 3 回 tinidazole 2 g を経口	7〜10 日間 単回投与	
Cystoisospora	ST 合剤 DS 1 回 1 錠経口を 1 日 2 回	7〜10 日間	免疫不全があれば 14 日間
Cryptosporidium	nitazoxanide 1 回 500 mg 経口を 1 日 2 回	3 日間	

DS＝ダブルストレングス錠〔訳注：trimethoprim 160 mg 相当。日本で使用できる錠剤（バクタ® 配合錠）はシングルストレングス錠のみ〕，ST 合剤＝trimethoprim-sulfamethoxazole，VRE＝vancomycin 耐性腸球菌
a 明らかな治療適応がある場合。記載したそれぞれの微生物に対する治療は臨床状況に応じて行う。
b キノロン系の経口薬を含む：ciprofloxacin 1 回 500 mg 1 日 2 回，ofloxacin 1 回 300 mg 1 日 2 回，levofloxacin 1 回 500 mg 1 日 1 回。
c 便スクリーニング陽性：便中白血球しくは便潜血が陽性。

る。マクロライド系薬（例：azithromycin）は薬剤アレルギーやキノロン耐性がある場合に使用することがあるが，腹部疝痛の副作用が多いので注意する。便培養もしくは寄生虫検査が陽性だった患者は次のような特定の状況の場合は治療する。特定の細菌感染で症状がある〔*Shigella*，腸管侵入性大腸菌（enteroinvasive *E. coli*：EIEC），*C. difficile*，*V. cholerae*〕，性感染症の病原微生物，寄生虫。*Salmonella*，*Campylobacter*，*Yersinia*，*Aeromonas*，非コレラ性 *Vibrio*，その他の系統の大腸菌（EPEC，EAEC）に対する治療は保留しておく。*Salmonella* と *Campylobacter* の治療適応は，血便，全身症状，菌血症，もしくは重度の合併症（免疫不全，悪性腫瘍，鎌状赤血球症，人工物，高齢）がある場合だ。*C. difficile* 感染症が流行しており，その治療が発展中である（「51 章　*Clostridioides*（*Clostridium*）*difficile*」参照）。

要約すると，市中感染の急性胃腸炎は，頻度は高いが，通常は自然治癒する。多くの患者には経口補水と対症療法が適当だ。高熱，血便，腹痛，脱水，重症化リスクのある患者は医療機関を受診したほうがよい。検査と抗菌薬治療は，特定の状況に限定して行う。

文献

ASGE Standards of Practice Committee, Shen B, Khan K, et al. *The role of endoscopy in the management of patients with diarrhea. Gastrointest Endosc*. 2010;71:887–892.

Cohen SH, Gerding DN, Johnson S, et al. Clinical practice guidelines for *Clostridium difficile* infection in adults: 2010 update by the Society for Healthcare Epidemiology of America (SHEA) and the Infectious Diseases Society of America (IDSA). *Infect Control Hosp Epidemiol*. 2010;31:431–455.

Guerrant RL, Van Gilder T, Steiner TS, et al. Practice guidelines for the management of infectious diarrhea. *Clin Infect Dis*. 2001;32:331–351.

He M, Miyajima F, Roberts P, et al. Emergence and global spread of epidemic healthcare-associated *Clostridium difficile*. *Nat Genet*. 2013;45:109–113.

Hines J, Nachamkin I. Effective use of the clinical microbiology laboratory for diagnosing diarrheal diseases. *Clin Infect Dis*. 1996;23: 1292–1301.

Peery AF, Dellon ES, Lund J, et al. Burden of gastrointestinal disease in the United States: 2012 update. *Gastroenterology*. 2012;143: 1179–1187.

Thielman NM, Guerrant RL. Clinical practice. Acute infectious diarrhea. *N Engl J Med*. 2004;350:38–47.

50　食中毒

■著：Carly R. Davis, Andrew T. Pavia
■訳：山本勇気

食物が媒介する疾患は，細菌性もしくは化学性の毒素，もしくは病原微生物を含んだ食事を摂取することで起こる。本章では，一般に**食中毒**と呼ばれる毒素由来の症候群を主に扱い，*Salmonella*, *Shigella*, *Vibrio*，志賀毒素産生大腸菌(Shiga toxin-producing *Escherichia coli*：STEC)感染症などの，腸の感染による疾患は扱わない。これらの感染症の治療は，「49章　胃腸炎」と，それぞれの微生物を扱った章に記載している。

臨床症状と診断

まず，最初に特定の食中毒の診断を思いつくポイントは，臨床症状，曝露から発症までの潜伏期間，摂取した食物だ。各疾患の潜伏期間と症状，関連することの多い食物を表50.1に示す。潜伏期間の幅は広く，ヒスタミン中毒(scombroid)，ブドウ球菌や *Bacillus cereus* による食中毒などの化学性もしくは細菌性の毒素による症例では数時間かそれ以下，細菌感染によるもの(*Campylobacter jejuni*, *Salmonella*, *Yersinia enterocolitica*，大腸菌O157:H7やその他のSTEC)や，ある種のキノコ中毒などでは数日間だ。よって，発症から3〜4日前までを含んだ食歴をとることが重要だ。一緒に食事をした人の病状を注意深く問診することが，原因食物を特定するうえで助けになる。潜伏期間と症状により疾患をグループ化して検討する方法が，臨床的に役立つ。

1時間以内の嘔気，嘔吐

曝露から5〜15分で発症し1〜2時間で改善するのが，重金属やその他の非特異的化学性刺激物が飲食物に混入した場合の特徴だ。

表 50.1
感染性食中毒の潜伏期間，症状，主な原因

微生物	潜伏期間(時間)中央値(幅)	嘔吐	下痢	発熱	主な原因
黄色ブドウ球菌(*Staphylococcus aureus*)	3(1〜6)	＋＋＋	＋＋	0	ハム，鳥の肉，クリームの入ったパン，ジャガイモと卵のサラダ
Bacillus cereus(嘔吐型)	2(1〜6)	＋＋＋	＋＋	0	炒飯
Bacillus cereus(下痢型)	9(6〜16)	＋	＋＋＋	0	牛肉，豚肉，鶏肉，バニラソース
Clostridium perfringens	12(6〜24)	＋	＋＋＋	0	牛肉，鳥の肉，肉汁
Vibrio parahaemolyticus	15(4〜96)	＋＋	＋＋＋	＋＋	魚，貝
コレラ菌(*Vibrio cholerae*)O1型と非O1型	24(12〜120)	＋＋	＋＋＋	＋	貝
ノロウイルス	24(12〜48)	＋＋＋	＋＋	＋＋	貝，サラダ，アイス
Shigella	24(7〜168)	＋	＋＋＋	＋＋＋	卵サラダ，レタス，サンドウィッチ
ボツリヌス菌(*Clostridium botulinum*)	24(12〜168)	＋＋	＋	0	缶詰：野菜・果物・ソース・魚，魚の塩漬，瓶詰のニンニク，焼いたジャガイモ
Salmonella	36(12〜72)	＋	＋＋＋	＋＋	牛肉，鳥の肉，豚肉，卵，乳製品，果物，野菜，芽キャベツ
Campylobacter jejuni	48(24〜168)	＋	＋＋＋	＋＋＋	鳥の肉，生乳
腸管出血性大腸菌(例：O157:H7)	96(48〜120)	＋＋	＋＋＋	＋	牛肉(特にハンバーガー)，生乳，サラダのドレッシング，レタス，芽キャベツ，リンゴ酒
Yersinia enterocolitica	96(48〜240)	＋	＋＋＋	＋＋＋	豚肉，チタリングス[訳注：ブタや子ウシの小腸を用いた料理]，豆腐，牛乳
Cyclospora cayetanensis	168(24〜336)	＋	＋＋＋	＋＋	ラズベリー，バジル，レタス

0＝まれ(≦10%)，＋＝たまにみられる(11〜33%)，＋＋＝よくみられる(33〜66%)，＋＋＋＝典型的(＞67%)

1〜16 時間以内の嘔気，嘔吐，下痢

曝露から 1〜16 時間後に消化器症状が発症した場合，可能性が高い微生物は黄色ブドウ球菌(*Staphylococcus aureus*)，*B. cereus*，*Clostrdium perfringens* などだ。黄色ブドウ球菌や潜伏期間の短い嘔吐型 *B. cereus* 食中毒の目立った特徴は嘔吐だ。食物の扱いが不適切だと，微生物が食物内で前もって産生した中枢作用性毒素により，これらの症状が起こる。一方，潜伏期間の長い下痢型 *B. cereus* 食中毒や *C. perfringens* 食中毒では，腹痛と下痢が目立つ。これらの疾患では，小腸でも毒素が産生される。症状は通常，24 時間以内におさまる。これらの疾患は，臨床的および疫学的根拠から診断するのが一般的だ。黄色ブドウ球菌食中毒の診断は，食品取り扱い者から黄色ブドウ球菌を分離し，同じ株を食物内に 1 g あたり 10^5 コロニー以上証明するか，酵素免疫測定法(enzyme linked immunoassay：EIA)で腸管毒素を検出して行う。*B. cereus* と *C. perfringens* を確認する検査は疫学調査の際に行うことがあり，食物と便の毒素を同定するか，定量培養を行う。

16〜48 時間以内の水様性下痢と腹痛

もう少し長い潜伏期間の後に下痢が出現するのは，ウイルス性食中毒〔特にノロウイルス(ノーウォークウイルス)〕や，腸管毒素を産生する細菌〔腸管毒素原性大腸菌(enterotoxigenic *E. coli*：ETEC)，コレラ菌(*Vibrio cholerae*。O1 型と非 O1 型)とその他の *Vibrio* 属など〕による食中毒に典型的だ。多くの微生物検査室では，*Vibrio* 疑いの情報が判明していれば，便培養で *Vibrio* 感染を診断できる。ETEC 感染の診断には，分離された大腸菌の産生する腸管毒素か，腸管毒素の遺伝子の検出が必要だが，後者は専門の検査室(reference laboratory)でのみ可能だ。遺伝子組み換え抗原を用いた，抗原検出をもとにした酵素免疫法が，ロタウイルスやアデノウイルス 40/41 などのいくつかのウイルス性胃腸炎の診断を目的として開発された。ノロウイルスはポリメラーゼ連鎖反応(polymerase chain reaction：PCR)で検出できる。一度の検査でこれらの微生物のほとんどを検出できる同時多重(multiplex)PCR 検査法が開発中だ。

16〜96 時間以内の発熱，下痢，腹痛

Salmonella，*Shigella*，*C. jejuni*，*Y. enterocolitica*，STEC による消化管感染と腸管関連リンパ節炎は，より長い潜伏期間の後に発症し，大腸炎の徴候と全身症状がより前面に出る。発症から 12〜36 時間以内に下痢が血性になるのは，大腸菌 O157:H7 とその他の STEC に典型的だ。これらの微生物が，細菌性腸炎の原因として現在北米で最も多い(「49 章　胃腸炎」参照)。

1〜14 日以内の下痢，疲労，体重減少

Cyclospora の感染は，下痢が数日間継続し，食欲と体重が減少し，疲労感が目立つ場合に疑う。この感染症の潜伏期間は実にさまざまで 1〜14 日間と幅があり，中央値は 7 日間だ。最近のアウトブレイクで，先進国での *Cyclospora* 感染症は汚染された食物，特に生のラズベリー，ベビーリーフ，バジルが原因となることが判明した。

6 時間以内の感覚障害

ナイアシン，魚のヒスタミン中毒，シガテラ中毒，神経性や麻痺性の貝中毒，中華料理屋症候群(グルタミン酸ナトリウム)による化学性食中毒は，短時間の潜伏期間の後に麻痺とその他の症状で発症する。中華料理屋症候群は，首，胸，腹の灼熱感と胸部絞扼感を特徴とし，時に顔面のほてり，頭痛，嘔気，腹痛を伴う。

魚介類の食中毒の特徴を表 50.2 にまとめた。魚のヒスタミン中毒の原因は，正しく冷蔵されなかった魚のヒスチジンを細菌が脱炭酸化し産生される大量のヒスタミンだ。症状と所見は，顔面のほてり，頭痛，嘔気で，頻度は低いが蕁麻疹や下痢もある。そのような魚はコショウの味や苦みがあるといわれることが多い。問題の魚に高濃度のヒスタミンが証明されれば診断確定だ。

シガテラ中毒は渦鞭毛藻類の *Gambierdiscus toxicus* が産生する毒素を含む魚の摂取が原因だ。ハタ，ヒラマサ，フエダイ，バラクーダなどの捕食魚が関連するのが一般的だ。症状はとても特

表 50.2
魚介類中毒の臨床的特徴

疾患	潜伏期間	症状	原因	持続期間
ヒスタミン	5 分〜1 時間	顔面のほてり，頭痛，嘔気，腹痛，下痢，蕁麻疹	マグロ，サバ，カツオ，シイラ，オキスズキ	数時間
シガテラ	1〜6 時間	下痢，嘔気，嘔吐，筋肉痛，関節痛，刺すような痛み，口周囲と四肢の感覚障害，温・冷感の逆転，疲労	カマス，フエダイ，ハタ，カンパチ	数日〜数か月
神経性貝中毒	5 分〜4 時間	感覚障害，嘔気，嘔吐，運動失調	貝	数時間〜数日
麻痺性貝中毒	5 分〜4 時間	感覚障害，脳神経障害，運動失調，筋力低下，呼吸筋麻痺	貝	数時間〜数日
ドウモイ酸	15 分〜38 時間	嘔吐，腹痛，下痢，混乱，記憶喪失，心臓易刺激性	ムラサキイガイ(ムール貝)	不定
ハフ病		筋肉痛，硬直，茶色の尿	カンムリブダイ，マナガツオ，カワメンタイ	2〜3 日
フグ(テトロドトキシン)中毒	15 分〜20 時間	感覚障害，嘔吐，下痢，腹痛，上行性麻痺，呼吸不全	フグ	数日

徴的で，通常は消化器症状と神経症状が合併し，最も多いのは口周囲と四肢遠位の麻痺，温感と冷感の逆転だ。その他の症状には，歯が浮いた感じ，関節痛，頭痛，筋力低下，瘙痒，刺すような痛み，幻覚がある。徐脈，低血圧，呼吸筋麻痺が起こることもある。これらの症状は，数日間から6か月継続する。診断は臨床像に基づいて行う。高性能液体クロマトグラフィー(high performance liquid chromatography：HPLC)，放射免疫測定(radioimmunoassay：RIA)，酵素免疫測定法，neuro-2a細胞を用いた新しい検査で魚からシガテラ毒を検出すれば確定できる。

麻痺性の貝中毒(paralytic shellfish poisoning：PSP)や神経性の貝中毒(neurotoxic shellfish poisoning：NSP)は密接に関連した症候群で，渦鞭毛藻類(*Gonyaulax catenella* と *Gonyaulax tamarensis* はPSPを，*Gymnodinium breve* がNSPを起こす)が産生する耐熱性の神経毒が原因だ。渦鞭毛藻類は増殖が盛んな時期には赤潮の原因となり，その期間中に貝が耐熱性毒素を濃縮する。PSPは冷水域で頻度と重症度が増す。曝露から30分(中央値)で症状が現れる。症状には感覚障害と異常感覚(paresthesia, dysesthesia)[訳注：paresthesiaとdysesthesiaの定義と日本語訳の解釈には諸説ある]があり，唇，口，顔面から始まり，四肢に広がり，次に発声障害，嚥下障害，運動失調，筋力低下を起こし，重症例では呼吸筋麻痺が起こることもある。NSPは主に温水域の付近で発生し，同様の麻痺，温感と冷感の逆転，嘔気，嘔吐，運動失調が特徴だ。貝からの毒素は，生物検定法や研究用の検査法で検出できる。健忘性貝中毒は最近報告された症候群で，*Nitzschia pungens* がつくり出すドウモイ酸で汚染されたムラサキイガイ(ムール貝)に関連している。一部の患者は，消化器症状に引き続いて，記憶喪失，昏睡，不整脈を起こし死亡する。ハフ病は，ある種の水底生物，なかでもカンムリブダイ，ロブスター，マナガツオ，カワメンタイのパリトキシンが起こすと考えられている急性の横紋筋融解症だ。摂取してから6〜21時間後に，嘔吐，ひどい筋肉痛，硬直が生じる。クレアチンキナーゼ(creatine kinase：CK)と他の筋原性酵素の上昇により診断が確定する。テトロドトキシン中毒は，適切に処理されなかったフグを摂取することで起こり，感覚障害，嘔吐，下痢，腹痛，上行性麻痺，呼吸不全を呈する。

18〜36時間以内の嘔気，嘔吐，下痢，麻痺

食事由来のボツリヌス症は，3種類の異なるボツリヌス毒素A，B，Eのうちの1つに曝露することで起こる。この毒素は嫌気的な状況でボツリヌス菌(*Clostridium botulinum*)の芽胞が食物に混入した際に産生する。食事由来の急性ボツリヌス症では，約50%の患者で神経症状が出現するより前に消化器症状が起こる。下行性の麻痺は，眼球運動障害，発声障害，嚥下障害，複視，霧視などの脳神経症状に始まり，その後に筋力低下，呼吸不全が続く。毒素の量が多いほど，潜伏期間が短くなり重症化する。ボツリヌス症では，髄液中蛋白正常，下行性麻痺，感覚障害の欠如，神経伝導検査正常，高頻度反復刺激試験での筋電図活動電位の上昇がみられ，これらの点で重症筋無力症，Guillain-Barré症候群(*C. jejuni* 感染の後に起こることがある)と鑑別することが可能である。確定診断には，マウス毒性試験を使って食物か，患者の血清もしくは便から毒素を検出するか，選択培養で便からボツリヌス菌の芽胞を検出する。

キノコ中毒症候群

キノコによる食中毒症候群は大きく10に分類され，表50.3に概要を示す。副交感神経症状，せん妄，disulfiram様症状，幻覚，消化器症状が，短い潜伏期間の後に起こる。重症のモノメチルヒドラジン中毒，アマトキシンを含むキノコによる肝・腎不全，遅延性のミオパチー，横紋筋融解症，尿細管間質性腎炎は長い潜伏期間の後に生じるので，当初は疑われないこともある。診断を確定するには，もし可能であれば，すみやかにキノコを真菌学や中毒の専門家に調べてもらう。毒素は胃内容物，血液，尿から薄層

7

表50.3
キノコ中毒の臨床症状

症状(毒素)	潜伏期間	症状	キノコ
副交感神経系(ムスカリン)	30分〜2時間	発汗，流涎，流涙，霧視，下痢，徐脈，低血圧	アセタケ属(*Inocybe* spp.) カヤタケ属(*Clitocybe* spp.)
せん妄(イボテン酸，ムシモール)	30分〜2時間	ふらつき，協調運動障害，運動失調，過活動性，視覚障害，幻覚，昏迷	ベニテングタケ(*Amanita muscaria*)，テングタケ(*Amanita pantherina*)
ジスルフィラム様(コプリン)	アルコール摂取後30分	ほてり，異味症(金属様)，嘔気，嘔吐，発汗，低血圧	ヒトヨタケ(*Coprinus atramentarius*)，ホテイシメジ(*Clitocybe clavipes*)
幻覚(シロシビン)	30〜60分	気分高揚，不安，頻脈，筋力低下，幻覚	ミナミシビレタケ(*Psilocybe cubensis*)，ヒカゲタケ属(*Panaeolus* spp.)，*Conocybe cyanopus*
胃腸炎	30分〜2時間	嘔気，嘔吐，腹痛，下痢	多数
アレルギー性肺炎	3〜6時間	嘔気，嘔吐，鼻炎とその数日後に発熱，倦怠感，呼吸困難，胸部レントゲンで網状粒状陰影が出現	ホコリタケ属(*Lycoperdon* spp.)(パフボール)
メトヘモグロビン中毒(モノメチルヒドラジンジロミトリン)	6〜12時間	嘔気，嘔吐，血性下痢，腹痛，回転性めまい，けいれん，昏睡，肝不全，溶血	シャグマアミガサタケ属(*Gyromitra* spp.)

表 50.3（続き）

症状（毒素）	潜伏期間	症状	キノコ
肝・腎不全（アマトキシン，ファロトキシン）	6〜24 時間	嘔気，嘔吐，腹痛，下痢。その後に黄疸，肝不全・腎不全，昏睡，死亡	タマゴテングタケ（*Amanita phalloides*），シロタマゴテングタケ（*Amanita verna*），ドクツルタケ（*Amanita virosa*），ヒメアジロガサ（*Galerina autumnalis*，*Galerina marginata*）
尿細管間質性腎炎（オレラニン）	36 時間〜14 日	口渇，嘔気，嘔吐，側腹部痛，悪感，乏尿	ドクフウセンタケ（*Cortinarius orellanus*），*Cortinarius speciosissimus*
横紋筋融解	24〜72 時間	疲労感，筋力低下，筋肉痛，横紋筋融解症，腎不全	キシメジ（*Tricholoma equestre*），ニセクロハツ（*Russula submigricans*）

クロマトグラフィーを用いて検出できる。

治療

非特異的治療

ほとんどの食中毒による症状は自然治癒し，大多数の症例に必要なのは非特異的治療だけだ。例外は，ボツリヌス症，リステリア症，乳児や免疫不全宿主の腸管感染の一部，ある種のキノコ中毒だ。

治療の中心は体液と電解質の補正で，脱水を治療，予防する。最初に，皮膚ツルゴール，粘膜，バイタルサイン，意識状態を調べて，脱水の程度を評価する。体位変換による脈拍と血圧の変動を測定するのも，循環血液量減少を定量するのに役立つ。わずかに乾燥した粘膜や口渇は軽度の脱水（3〜5％もしくは 50〜60 mL/kg の不足）を示し，皮膚ツルゴール低下，高度に乾燥した粘膜，体位性の脈拍増加，眼窩の陥没は中等度の脱水（6〜9％）を示す。さらに，脈拍の減弱，起立性低血圧，四肢末梢冷感，意識障害があれば，10％以上の高度の脱水を示唆する。

小児と成人の下痢のほとんどは，経口補水液で治療することができる。この治療法を可能にしているのは，重度に障害された小腸でも行われるブドウ糖と水，ナトリウムの共役輸送だ。下痢便にはかなりのナトリウム，カリウム，重炭酸が含まれており，輸液治療でこれらの喪失を補充する。

世界保健機関（World Health Organization：WHO）が現在推奨している補水液は，1 L 中に，ナトリウム 75 mmol，ブドウ糖 13.5 g，カリウム 20 mmol，クロール 65 mmol，クエン酸塩（重炭酸の素として）10 mmol を含む。Rehydralyte® や Pedialyte® などの市販の補水液はナトリウム濃度がわずかに低いが，便利で簡単に利用できる。ただし高価だ。経口補水液の代用品を自作するには，塩ひとつまみ，重曹ひとつまみ，スプーン 1 杯の砂糖かハチミツを，237 mL（8 オンス）のフルーツジュースに加えればでき上がる。意識障害がある，嘔吐がひどい患者には，最初に乳酸リンゲル液を経静脈投与する。推定体液喪失量を 4 時間かけて補正し，その後に，継続する喪失分を補正していく。Gatorade® や市販のソフトドリンクはよくない選択である。なぜなら，ナトリウム含有量が少ないため，低ナトリウム血症や，高浸透圧による下痢の増悪を起こすことがあるからだ。

飲水は自由に行ってよく，固形物は食べられるようになればすみやかに開始する。患者のなかには，重度あるいは長期の下痢の後に乳糖不耐症を発症する者がいるので，乳製品で症状が増悪する場合は摂取を避ける。

嘔吐がひどい場合や持続的な場合は制吐薬が役立つ。ondansetron 4〜8 mg の経口もしくは静注での投与が，適応外ではあるが使用できる。代替薬として，promethazine 12.5〜25 mg の経口，筋注，静注，経直腸投与［訳注：日本での剤型は経口のみ］，prochlorperazine 5〜10 mg の経口か筋注投与，もしくは 25 mg の経直腸投与［訳注：日本では直腸投与のための剤型はない］，2.5〜10 mg の静注投与が使用できる。止痢薬の使用には注意が必要で，小児では特に注意すべきだ。止痢薬を使用する場合は Pepto-Bismol®（bismuth subsalicylate）30 mL（2 錠）を経口で 30〜60 分ごとに投与（最大で 8 回 /24 時間）がよい。なぜなら，この薬剤は一部の腸管毒素に結合するからだ。サリチル酸（salicylate）を含むので 12 歳以下の小児には使用しない。

特異的治療

食中毒の特異的治療を表 50.4 にまとめた。胃を空にして，活性

表 50.4
食中毒による疾患の特異的治療

原因	第 1 選択の治療法	コメント
黄色ブドウ球菌，*Bacillus cereus*，*Clostridium perfringens*，ノーウォークウイルス	補液，制吐薬（例：ondansetron，promethazine，prochlorperazine）	嘔吐がコントロールできれば，経口補水がよい
細菌性腸炎	補液，一部の疾患では抗菌薬が有用	個々の微生物の記載部分（章）と「49 章　胃腸炎」の特異的治療の部分を参照
ボツリヌス菌	胃を空にする。消化管内に食物があれば下剤。呼吸補助，多価抗毒素[a]	抗毒素はできるだけ早期に投与する

表 50.4（続き）

原因	第1選択の治療法	コメント
Cyclospora	ST合剤（trimethoprim-sulfamethoxazole）（trimethoprim 160 mg 相当の合剤を1日2回，7日間）	治療しなかった場合，症状が長引き再発する可能性がある
ヒスタミン	抗ヒスタミン薬（例：diphenhydramine 25〜50 mg 経口，筋注，静注）	H_2 受容体拮抗薬（cimetidine）は難治例で有用
シガテラ	活性炭（嘔吐がなく，摂取から1時間以内の場合のみ）。鎮痛薬，制吐薬，支持療法。症候性の徐脈に atropine	amitriptyline（25〜50 mg/日）は感覚障害に効く可能性がある。mannitol 投与が行われることもある
神経性貝中毒	支持療法	
麻痺性貝中毒	支持療法，肺活量をモニター	
ハフ病	輸液	mannitol と重炭酸が腎尿細管保護のために投与されることがある
ムスカリンを含むキノコ	胃を空にする。活性炭，下剤。atropine 0.01〜0.02 mg/kg 静注，最大 1 mg	分泌物をコントロールできるよう atropine を調整する。代替薬として glycopyrrolate も使用可
ムシモールとイボテン酸を含むキノコ	胃を空にする。活性炭，下剤。支持療法	興奮にベンゾジアゼピン系薬
幻覚剤成分を含むキノコ	落ち着かせる。静かな部屋。興奮が重度の場合はベンゾジアゼピン系薬	
モノメチルヒドラジンを含むキノコ〔シャグマアミガサタケ（*Gyromitra*）属〕	胃を空にする。活性炭，下剤。せん妄には pyridoxine 25 mg/kg 静注	メトヘモグロビン血症には methylene blue 1.2 mg/kg（1%溶液 0.1〜0.2 mL/kg）を5分間かけて投与
アマトキシンを含むキノコ	胃を空にする。活性炭。体液と電解質の補正。血糖，肝機能，腎機能をモニター	静注の silibinin[b] による死亡率低下が示されている。silibinin が使用できないときは高用量 penicillin G を投与。*N*-acetylcysteine は肝細胞死を防ぐ可能性がある。透析や肝移植が必要になることもある
オレラニンを含むキノコ	胃を空にする。活性炭，下剤。体液と電解質異常を慎重に補正	しばしば透析が必要になる

a 州の保健当局，米国疾病対策センター（CDC）から入手可能。
b silibinin（Legalon® SIL）は米国立衛生研究所（NIH）のオープン臨床試験（NCT00915681）の主任研究員から直接入手可能。

炭と下剤（すでに下痢がある場合を除く）を投与することが，たいていのキノコ中毒症例に重要だ。ボツリヌス症やシガテラ中毒で自発的な嘔吐がなければ，残存する食物を消化管から除去する。ボツリヌス症，麻痺性貝中毒，シガテラ中毒で大きなリスクとなるのは呼吸不全による死亡で，肺活量をモニターすることで救命できる。

ウマ由来7価抗毒素はA〜G型のボツリヌス毒素に結合する。生後12か月以上の患者に対する使用が最近承認された。米国内で使用するには，州の保健当局を通じて米国疾病対策センター（Centers for Disease Control and Prevention：CDC）へ連絡すると抗毒素が支給される。これにより麻痺の進行を防ぐことができるが，すでに出現している症状を改善する効果はない。効果を高めるために早期に投与する。用量と皮膚試験の方法が添付文書に記載されている。ヒト由来ボツリヌス免疫グロブリンは，A，B型毒素による乳児ボツリヌス症の治療に認可されている。カリフォルニア公衆衛生局（California Department of Public Health）（www.infantbotulism.org）から入手可能だ。

シガテラ中毒では，鎮痛薬を使用し，不快な刺激（温浴など）を回避すれば，通常は十分だ。amitriptyline 25〜50 mg/日経口もしくは gabapentin が異常感覚に有効だったとする事例報告がある。mannitol 静注が重症の神経症状に対して有効と報告されたが，唯一のランダム化比較対照試験では有益性は示されなかった。魚のヒスタミン中毒では，diphenhydramine 25〜50 mg 経口・筋注・静注などの昔ながらの抗ヒスタミン薬が役に立つ。気管支れん縮には epinephrine か albuterol を投与する。cimetidine 静注は症状が難治性のときに試してもよい。

atropine はムスカリンを含むキノコの中毒に対する特異的な解毒薬だが，症状のうち主に過剰な気道分泌物と徐脈をコントロールするよう，用量調節する（0.01〜0.02 mg/kg，最大 1 mg）。代替薬として glycopyrrolate が使用可能である［訳注：日本での剤型は吸入薬のみ］。

通常，イボテン酸やムシモールを含むキノコの中毒には特異的治療は必要ない。ベンゾジアゼピン系薬は，好戦性，興奮，筋の過活動，けいれんに使用可能だ。徐脈と低血圧が起こることがあるので，脈拍と血圧のモニターが必要だ。

モノメチルヒドラジンを含むキノコによる中毒では，pyridoxine 25 mg/kg を静注投与する。けいれんが止まるまで，必要に応じ繰り返し投与可能だ。可能なら，メトヘモグロビン値を測定する。症候性のメトヘモグロビン血症，中枢性チアノーゼがあれば，methylene blue 1〜2 mg/kg もしくは 1%溶液 0.1〜0.2 mL/

kgを5分間かけて投与する。

タマゴテングタケ(*Amanita phalloides*)や，関連するアマトキシンを含むキノコによる中毒は死亡率が高く，特別の注意が必要だ。活性炭により毒素除去を試み，これを摂取から4日目まで継続する。なぜなら，腸肝循環が高度だからだ。初期に，消化器症状が低血圧を起こすことがある。この第1段階の後，次の段階で見かけ上改善することが多いが，通常，肝トランスアミナーゼは24〜48時間までに上昇する。劇症肝壊死と急性腎不全が48〜96時間以降に始まる。支持療法として，慎重な輸液，血糖測定，腎機能検査，肝機能検査を行う。silibinin dihemisuccinateの静注投与が，アマトキシンによるキノコ中毒の死亡率を減らすことが判明している。silibininが使用できない場合，高用量penicillin Gが使えるが，silibininと同等の効果はなく，silibininと併用しても追加の効果はない(実はsilibinin単独よりも死亡率が高い)。*N*-acetylcysteineは肝細胞死を防ぐ抗酸化薬として使用できる。肝移植が成功した症例もいくつかある。地域の中毒コントロールセンターに助力を依頼し，キノコの同定と最新の治療情報について援助してもらう。

報告

食中毒アウトブレイクの疑いを地域や州の保健当局へ報告することは管理上とても重要である。なぜなら，疫学的調査で原因食物を明確に同定することで，その後の多くの発症を防ぐことができるからだ。

文献

Achaibar KC, Moore S, Bain PG. Ciguatera poisoning. *Pract Neurol.* 2007;7:316–322.

Bennet SD, Walsh KA, Gould LH. Foodborne disease outbreaks caused by *Bacillus cerus*, *Clostridum perfringens*, and *Staphylococcus aureus*–United States, 1998–2008. *Clin Infect Dis.* 2013;57:425–433.

Diaz JH. Syndromic diagnosis and management of confirmed mushroom poisonings. *Crit Care Med.* 2005;33:427–436.

Gieraltowski LB, Roy SL, Hall AJ, Bowen A. Enteric diseases transmitted through food, water, and zoonotic exposures. In: Long S, Pickering L, Prober C, eds. *Principles and Practice of Pediatric Infectious Diseases*, 4th edn. Philadelphia: Elsevier Inc; 2012:392–400.

King CK, Glass R, Bresee JS, Duggan C; Centers for Disease Control and Prevention. Managing acute gastroenteritis among children: oral rehydration, maintenance, and nutritional therapy. *MMWR Recomm Rep.* 2003;52(RR-16):1–16.

Scallan E, Hoekstra RM, Angulo FJ, et al. Foodborne illness acquired in the United States–major pathogens. *Emerg Infect Dis.* 2011; 17:7–15.

Sobel J. Botulism. *Clin Infect Dis.* 2005;41: 1167–1173.

Tauxe RV. Emerging foodborne pathogens. *Int J Food Microbiol.* 2002;78:31–41.

51 *Clostridioides(Clostridium) difficile*

■著：Cheston B. Cunha, Burke A. Cunha
■訳：山本勇気

C. difficile 下痢症および *C. difficile* 腸炎の臨床的概要

Clostridioides(*Clostridium*) *difficile* は Gram 陽性の嫌気性芽胞形成菌で，大腸内細菌叢として確認される。*C. difficile* の便中の保菌は下痢を伴わず無症状である。*C. difficile* が外毒素(A / B)を産生するように誘導されると，症候性疾患(すなわち，下痢または腸炎)が起こる。臨床像は水様毒素性下痢から侵襲性経結腸炎まで幅広い。*C. difficile* 下痢症は主に成人の感染症である。「*C. difficile* 感染症」，「*C. difficile* 疾患」，または「抗菌薬関連下痢症」という用語は，*C. difficile* 下痢症(*C. difficile* diarrhea：CDD)と *C. difficile* 大腸炎(*C. difficile* colitis：CDC)の病態生理と重症度の違いを反映しておらず，非記述的であるため，使用すべきではない。*C. difficile* 下痢症および *C. difficile* 腸炎は，市中または院内の両者で発症する可能性がある。

CDD の発症は急性で，独特のにおいを伴う大量の水様性下痢が突然始まる。CDD では，他の分泌性下痢症(たとえばコレラ。糞便中に白血球や赤血球は認められない)と同様に，発熱はほとんどないか，全くないのが普通である。CDC は毒素原性の粘膜感染症であり，39℃を超える発熱，腹痛，著明な白血球増加を伴う侵襲性経結腸炎に移行する場合もある。患者は通常，下痢または大腸炎のいずれかを呈するが，CDC 患者のなかには下痢を伴う者もある。

重症度の違いだけでなく，CDD と CDC の間には，抗 *C. difficile* 療法において重要な意味をもつ病態生理学的な決定的な違いがある。同様に，CDD は潰瘍性大腸炎(ulcerative colitis：UC)に似ており，大腸壁の病変を伴わない粘膜病変である。これとは対照的に，CDC は限局性腸炎(regional enteritis：RE)である Crohn 病と同様，腸壁に浸潤する貫壁性の病態である。このような病態生理の決定的な違いは，治療上重要な意味をもつ。UC と RE とで治療法が異なるように，CDD と CDC とでは最適な治療法が著しく異なる。ほとんどの *C. difficile* の研究では，CDD と CDC の治療法は類似しているため，下痢や大腸炎に対する各薬剤の相対的な有効性を評価することは困難である。

市中感染による下痢(たとえば，ノロウイルスによる下痢)は，便の PCR 法によって CDD と鑑別する必要がある。しかし，他の感染因子や薬剤(下剤や便軟化剤)による CDD 以外の下痢でも，*C. difficile* 保菌者の場合に検査で陽性となる可能性がある。同様に，*C. difficile* 保菌者にみられる基礎的な下痢性疾患〔たとえば，過敏性腸症候群(irritable bowel syndrome：IBS)，主に UC による炎症性腸疾患(inflammatory bowel disease：IBD)，程度は低いが RE，スプルー，Whipple 病など〕を有する患者は，PCR で *C. difficile* 陽性となり，CDD とまぎらわしいことがある。再発性 *C. difficile* は不十分な治療または *C. difficile* の再感染が原因の可能性がある。再発性 *C. difficile* と間違いやすいものには，IBS，IBD，または軟便を呈する疾患の悪化が含まれる。このような患者は *C. difficile* の便 PCR を受けるべきであり，その場合，PCR は陰性のはずである。真の「再発性 *C. difficile*」と *C. difficile* の定着を伴う下痢性疾患とを臨床的に鑑別するためには，PCR 陽性の別の疾患は 1 日に数回の緩便または軟便であるのに対し，真の CDD では 20〜30 回の水様便であることに注意する。「再発性 *C. difficile*」が他の感染性下痢原因(たとえば，ノロウイルス)が疑われる患者にみられる場合，診断検査は，他の腸管病原体に対する特異的な便検査に向けられるべきである。

C. difficile 下痢症

発熱や腹痛を伴わない他に原因のない大量の下痢(水様便または液状便が 1 日 20〜30 回)が急性に発症し，*C. difficile* 毒素(A / B)の便中 PCR 検査陽性の成人は，市中感染型 CDD と診断されるだろう。鑑別診断の観点からは，PCR 陽性の非 CDD 患者は，便の回数と一貫性により，臨床的に真性の CDD と鑑別されなければならない。PCR 陽性の非 CDD では，軟便または半形成便が 1 日に数回しかない。このような症例は，薬剤性下痢(下剤，便軟化剤，マクロライド系薬剤)，または下痢関連疾患(IBS，IBD，解剖学的に変更された消化管，吸収不良性疾患など)による可能性がある。

市中感染型下痢性疾患と同様に，院内でも非 CDD がさまざまな方法で引き起こされる。多くの薬剤が腸の運動を亢進させる(例：マクロライド系薬剤，下剤，便軟化剤)。さらに，経腸栄養剤は 2 つの機序で下痢を引き起こすことがある。第 1 に，経腸栄養剤によっては，下痢を起こす患者と起こさない患者がいる。第 2 に，経腸栄養を急速にまたは大量に投与すると，水様性の下痢を引き起こすことがある(たとえば，80〜100 mL/ 時)。大量の経腸栄養が原因と疑われる場合は，投与速度を 20〜40 mL/ 時に減らすと，下痢は著しく減少するか，12〜24 時間で止まる。重要なことは，経腸栄養剤は *C. difficile* に対する予防効果があるということである。経腸栄養を受けている患者の便が *C. difficile* の PCR 陽性であった場合は，*C. difficile* の定着(すなわち CDD ではない)を疑う。

一般的に，CDD の原因は常に「抗菌薬」であると考えられているが，そうではない。もし，抗菌薬が原因の場合，CDD は抗菌薬曝露後 8 週間以内に発症するだろう。一般的に使用されている多くの抗菌薬のなかで，*C. difficile* とよく関連しているのは β-ラクタム系と clindamycin だけである。抗菌薬は，大腸内細菌叢を変化させること(例：ceftriaxone)，腸管運動を亢進させること(例：erythromycin)，経口吸収不良による刺激性下痢(例：ampicillin，clavulanic acid)として，非 CDD を引き起こすことがある。一部の抗菌薬は CDD に対して「保護的」である(例：doxycycline，tigecycline)。急性に CDD を発症した入院患者では，プロトンポンプ阻害薬(proton pump inhibitor：PPI)，一部の精神科治療薬，がん化学療法薬，プロバイオティクスなど，CDD との関連が知られている薬剤を中止する。プロバイオティクスは CDD の素因(発症率が上昇)となり，CDD をより重症化させる可能性がある。がん化学療法もまた，無症候性 *C. difficile* 定着患者に毒素産生を誘発する可能性のある薬剤である。急性発症水様性下痢の唯一の院内感染原因が *C. difficile* である。便の PCR 検査で *C. difficile* が陰性であれば，再検査の必要はない。CDD の効果的な治療は，3 日後に 1 日あたりの水様便が顕著に減少することで示される。再検査は治癒確認の検査ではなく，PCR は感染後 8 週間は再び陽性となりうる。

手洗いの不徹底(病院内の水場の問題)や食品を媒介とする集団感染がない限り，市中感染型下痢病原体である *Salmonella* 属菌，赤痢菌，*Campylobacter* 菌，*Yersinia* 属菌，大腸菌(*Escherichia coli*)は院内感染型下痢症の鑑別診断で考慮すべきではない。*C. difficile* は院内感染下痢の唯一の感染原因であるため，市中感染下痢病原体の便培養を院内感染下痢に対してルーチンに行うべきではない。

C. difficile 大腸炎

臨床的には，CDC は CDD とは重症度だけでなく，重要な点として大腸の病理学的病態が根本的に異なる。CDC には 2 つの一般的な症状がある。ある症例では，発熱(しばしば 39℃以上)，顕著な白血球増多を伴う腹痛と圧痛，下痢を伴わない CDC が突然発症する。通常，結腸全体が侵される(すなわち，*C. difficile* 全結腸炎)。*C. difficile* 全結腸炎は，非感染性疾患(例：UC)または感染性疾患〔例：サイトメガロウイルス(cytomegalovirus：CMV)大腸炎〕がこれとよく似ていることがある。初期の CDC は部分的大腸炎となるだろう。部分的大腸炎の鑑別診断には，非感染性病因(虚血性大腸炎など)が含まれる。また，CDD の患者において，大量の水のような下痢が突然止まったら，CDC に進行している可能性が高い。最適な治療を受けた CDD は数日かけて改善するが，突然止まることはない。このような場合は，腹部 CT 検査で CDC の存在を確認する。対照的に，治療に反応する CDD では，便が軟便または半形便になる前に，1 日あたりの水様便の数が徐々に減少する(たとえば，30/ 日→ 27/ 日→ 23/ 日→ 19/ 日→ 15/ 日→ 8/ 日→ 2〜3/ 日など)。

C. difficile 下痢症および *C. difficile* 腸炎治療の概要

抗 *C. difficile* 抗菌薬は，「耐性菌の可能性が低く」，「高い抗 *C. difficile* 活性を有する」必要がある。これらの懸念はさておき，最適な *C. difficile* 治療の薬物動態学的標的は大腸の感染部位に依存する。コレラとは異なる分泌性下痢症であるため，抗 *C. difficile* 抗菌薬の主な薬物動態学的標的は結腸粘膜である。したがって，薬物動態に基づく治療の目的は，抗 *C. difficile* 抗菌薬(たとえば，経口 vancomycin)を高い腔内濃度で投与することである。経口 vancomycin は結腸壁に浸透しないが，これは CDD が粘膜性であることから重要である。逆に，vancomycin(経静脈 / 経口)は結腸壁に浸透する薬物動態特性を欠く。耐性菌の増加はさておき，CDD に対する metronidazole は，吸収が非常によいため管腔内濃度が低く，最適濃度以下である。CDC は主に結腸壁を侵襲するプロセスである。薬物動態の観点からは，CDC に対する抗 *C. difficile* 薬は，大腸炎を効果的に治療するために結腸壁を透過しなければならない。vancomycin(経静脈 / 経口)は結腸壁に浸透する適切な薬物動態特性をもっていない。したがって，CDC に下痢の要素がない限り，CDC を治療する際に経口 vancomycin を追加することはほとんど意味がない。*C. difficile* に対して非常に有効で，大腸壁にも浸透する抗菌薬としては，metronidazole，nitazoxanide，tigecycline などが好ましい。

C. difficile 下痢症治療

C. difficile 下痢症の病態は消化管腔内で起こり，結腸粘膜に限局しているため，治療の目的は，有効な抗 *C. difficile* 薬(たとえば，経口 vancomycin)を腔内高濃度で投与することである。経口 vancomycin の腔内濃度は 1,000〜3,000 μg/mL である。vancomycin 耐性は問題ではなく，全身吸収も問題ではない。対照的に，経口または静脈内投与の metronidazole の結腸内濃度は非常に低い(治療レベル以下)。さらに，*C. difficile* に対する metronidazole 耐性が懸念される。

CDD では，経口 vancomycin 療法の有効性は用量と時間に依存する。経口 vancomycin の最小有効量は 125 mg(経口)，6 時間ごとであるが，この用量ではしばしば失敗するか，改善が遅れたり，経過が長引いたりする。fidaxomicin は，vancomycin 125 mg(経口)を 6 時間ごと投与と「非劣性」であるが，優位性はないと考えられている。しかし，250 mg(経口)を 6 時間ごとに投与するほうがより確実な効果が得られるが，失敗したり改善が遅れることもある。CDD の改善速度は「用量依存的」であり，重要な感染制御の意味をもつ。より効果的でより迅速な改善は，患者の入院期間はいうまでもなく，他の患者やスタッフへの *C. difficile* 曝露の減少を意味するため，重要な感染制御の意味をもつ。

CDD の治療を開始する効果的なアプローチは，vancomycin 250 mg(経口)を 6 時間ごとに投与し，3 日間の投与後に反応(1 日あたりの便の減少)を評価することである。1 日あたりの液状便が顕著に減少した場合(たとえば，16 回 / 日または 18 回 / 日)，同用量の経口 vancomycin で 10〜14 日間の治療を完了する。

vancomycin 250 mg(経口)を 6 時間ごとに投与しても 1 日あたりの便の減少がほとんどないか，全くない場合は，投与量を 6 時間ごとに 500 mg(経口)に増量し，再び反応(すなわち，3 日後の 1 日あたりの便の減少)を再評価する。500 mg(経口)を 6 時間ごとに投与すると，基本的にすべての患者がこの用量にすみやかに反応する。

耐性は問題ではないので，vancomycin 500 mg(経口)を6時間ごとに投与しても(3日後)反応がない場合は，腹部CTスキャンを行い，大腸炎を除外する。metronidazole(経静脈 / 経口)はCDC治療では非常に有効であるが，CDDでは有効性に疑問がある。経口vancomycinと異なり，経口metronidazoleは結腸粘膜からよく吸収されるため，管腔内濃度は非常に低いか，治療濃度未満となる。重要なことは，metronidazoleはCDCには非常に有効であるが(結腸壁を透過する)，CDDには最適ではないということである。経口vancomycinに匹敵し，metronidazoleより優れた唯一の抗CDD経口抗菌薬はnitazoxanideである。CDDの治療は，臨床的改善に応じて漸減すべきではない。患者は，最適な有効量(500〜250 mgを6時間おきに経口投与)で，経口vancomycin療法のフルコースを受けるべきである。

C. difficile 腸炎治療

CDCでは，治療の薬物動態的目標は結腸壁内での治療濃度を達成することである。CDD治療で鍵となる高い腔内レベルは，CDC治療では有益ではない。また，全結腸炎はしばしば，結腸壁から腹膜への結腸内細菌叢の顕微鏡的移行を伴い，顕微鏡的腹膜炎を引き起こす。全結腸炎はまた，結腸穿孔や中毒性巨大結腸症，穿孔を引き起こすこともある。

最初にCDCを治療し，その次に腹膜炎や穿孔の疑いに対して抗菌薬を投与する場合，*C. difficile*の可能性がほとんどないか，全くない別の抗菌薬を投与するのが賢明である。

*C. difficile*全結腸炎の治療の基本はmetronidazole(経静脈 / 経口)である。また，nitazoxanideはCDD(ではmetronidazoleより優れている)およびCDC(ではmetronidazoleに匹敵する)の両方に高い効果を示す。経口または経静脈のvancomycinのCDCの治療における役割は限られており，普通は習慣的な理由かダメもとで追加される。**下痢を伴う**CDCの場合，経口vancomycinを大腸炎のレジメンに追加することがある。大腸穿孔を引き起こす可能性があるvancomycinを注腸投与すべきでない。大腸炎では結腸が炎症を起こして脆くなるからである。細菌の漏出(バクテリアルトランスロケーション)の可能性(顕微鏡的腹膜炎)または結腸穿孔に対する早期の先制治療が賢明である。したがって，重症全結腸炎では，大腸菌群と*B. fragilis*に有効な抗菌薬が妥当である。どの薬剤を選択してもかまわないが，できれば*C. difficile*を誘発しないものを選択することが望ましい(たとえば，piperacillin-tazobactam)。nitazoxanideは別として，CDCにおける効果的な代替薬はtigecyclineである。tigecyclineにはいくつかの利点がある。第1に，tigecyclineの使用は*C. difficile*に対する予防効果がある。第2に，それ自体で*C. difficile*に対して非常に有効である。第3に，重要なことであるが，顕微鏡的腹膜炎や明らかな腹膜炎の先制治療にもなる。*C. difficile*全結腸炎に対する最適な治療は，metronidazoleとtigecyclineの併用である。全結腸炎の重症例では，nitazoxanideを経鼻胃管または内視鏡的に造設した胃瘻チューブから経消化管投与することができる。CDCの治療は，腹部CTスキャンで臨床症状が消失するまで継続すべきである。CDCの治療を完了するために経口療法に移行する場合は，nitazoxanideを使用することができる。中毒性巨大結腸症や結腸穿孔を伴うCDCでは，外科的介入が必要な場合がある。手術が必要となった場合，tigecyclineは中毒性巨大結腸症や結腸穿孔による結腸手術に最適な単剤療法となる。あるいは，metronidazole(*C. difficile*および*B. fragilis*をカバー)と「*C. difficile*の可能性が低い」抗菌薬(たとえば，好気性Gram陰性結腸細菌叢をカバーするceftriaxone)の併用療法もある。

C. difficile 下痢症および *C. difficile* 腸炎の再発および再燃

*C. difficile*下痢症の再感染または再発は，以前に治療が成功した後に発生した別のCDDのエピソードと定義される。臨床的には，治癒はCDDの停止によって示されるが，CDDの便PCRは感染後8週間は陽性のままとなる。一部のCDD患者は長期間にわたって定着(無症候性保菌)を維持する。CDD再感染の診断は，原因不明の大量の水様性下痢(1日20〜30回の液状便)を再び発症した患者である。再発は，他の感染性または非感染性の下痢性疾患による下痢を発症した*C. difficile*保菌者で誤診されやすい。このような症例の下痢では，1日に軟便または半形成便が数回出るが，CDDの場合よりも数も量も明らかに少ない。このような場合，臨床医は，便PCRが陽性だからといって*C. difficile*保菌を治療しようとせず，非CDD性の下痢の原因を特定するよう努めるべきである。感染症では一般的に，定着は感染よりも排除が困難であり，これはCDDにも当てはまる。再発性CDDの場合は，初回と同様にvancomycin 500 mg(経口)を6時間ごとに，臨床症状消失から1週間投与する。metronidazoleは耐性の可能性があり，経口vancomycinに対する有効性が限定的であるため，以前に効果があったとしても，再治療は避けるのが賢明である。

さらに難しい治療上の課題はCDDの再発である。再発は，治癒を伴わない間欠的な改善を意味し，通常，薬剤の選択，薬剤の投与量，または治療期間の点で不十分な治療が原因である。CDD再発の治療法は2つの原則に基づく。薬剤の「漸減」投与法の回避である。高用量の経口vancomycin(500 mg 6時間ごと)は，漸減することなく長期間(3週間)投与すると非常に効果的である。漸減投与法はしばしば失敗するが，これは大腸内で*C. difficile*の芽胞(芽胞は不活性で毒素を産生しない)が漸減中に発芽し，低用量の薬剤によって排除されるという考え方に基づいている。CDDでは栄養型の菌は活発に増殖し，毒素を産生するが，芽胞の段階では毒素を産生しない。これは悪環境条件下(乾燥)での生存に有用であるが，大腸での活発な感染においては明らかにそうではない。再発性CDDの治療に使用されている他の薬剤には，rifamaxinやfidaxomicinがあるが，これらは経口vancomycin 125 mgを6時間ごとに投与するのと同等の効果があるが，それ以上の効果はない。

糞便微細菌叢移植(fecal microbiota transplants：FMT)はCDDの治療に使用されている。FMTによってまれにレシピエントに腸内病原体が感染することがあるので注意が必要である。利用可能な治療法のなかで，vancomycinの大量経口投与(500 mg 6時間ごと)が最も確実な効果がある。

7

表 51.1
***Clostridioides*(*Clostridium*) *difficile* 下痢症，*C. difficile* 腸炎**

下痢症†§ **初回：** vancomycin 250 mg(経口)6 時間ごと×7〜10 日間* 3 日で改善がなければ増量。500 mg(経口)6 時間ごと×7 日間 **再燃：** vancomycin 500 mg(経口)6 時間ごと×14 日間 **再発：** vancomycin 500 mg(経口)6 時間ごと×1 か月(**vancomycin** 用量は漸減しない) **再々発：††** vancomycin 500 mg(経口)6 時間ごとで再治療×2 か月 さらなる再発，vancomycin 500 mg(経口)6 時間ごとで**再治療**×3 か月 **漸減しておらず，腸炎がなく，**それでも下痢が続く場合は，別の原因を検討する	**下痢症** **初回：** nitazoxanide 500 mg(経口)12 時間ごと×7〜10 日間 **再燃：** nitazoxanide 500 mg(経口)12 時間ごと×7〜10 日間 **再発：** 第 1 選択：nitazoxanide 500 mg(経口)12 時間ごと×7〜10 日間 代替治療：rifaximin 400 mg(経口)8 時間ごと×10 日間 **もしくは** fidaxomicin 200 mg(経口)12 時間ごと×10 日間 bezlotoxumab 10 mg/kg×1 回投与(＋抗 *C. difficile* 抗菌薬)〔訳注：日本では，ベツロトクスマブは 2023 年に販売中止〕 FMT(腸管病原微生物の伝染の可能性あり)
第 1 選択治療 **腸炎：軽症 / 中等症：** metronidazole 1 g(経静脈)24 時間ごと 治癒まで ＋ceftriaxone 1 g(経静脈)24 時間ごと(合併した腹膜炎の改善まで)	**代替治療** **腸炎：軽症 / 中等症：** metronidazole 500 mg(経口)6 時間ごと 治癒まで **＋次のいずれか** tigecycline 200 mg(経静脈)×1 回，2 回目から 100 mg(経静脈)24 時間ごと 治癒まで もしくは nitazoxanide 500 mg(経口)12 時間ごと 治癒まで ± vancomycin 500 mg(経口)6 時間ごと 下痢がある場合は改善するまで‡
重症の全結腸炎§§： metronidazole 500 mg(経静脈 / 経口)6〜8 時間ごと 治癒まで ＋ nitazoxanide 500 mg(経口)12 時間ごと 治癒まで ＋ tigecycline 200 mg(経静脈)×1 回，2 回目から 100 mg(経静脈)24 時間ごと 治癒まで	
	腸炎の再発もしくは再燃： nitazoxanide 500 mg(経口)12 時間ごと 治癒まで

＊ *C. difficile* 下痢症では vancomycin 125 mg(経口)6 時間ごと，もしくは metronidazole はどんな用量でも治療失敗がよくある。
† CDD，CDC の治療するときは，***C. difficile* を誘発するリスクの高い抗菌薬を中止する**(例：clindamycin，ciprofloxacin，ceftriaxone **以外の** β-ラクタム系薬剤)。
§ CDD では止痢薬・鎮けい薬の使用を避ける。*C. difficile* 腸炎(CDC)を起こすことがある。
§§ 結腸切除が重症の *C. difficile* 全結腸炎で救命措置となることがある。
‡ 下痢のない *C. difficile* 腸炎では，経口 vancomycin による利益があるかは疑問である。
〔Cunha CB, Cunha BA (eds.) In *Antibiotic Essentials* (17th ed.), JayPee Medical Publishers, New Delhi, 2020 を改変〕

CDD の再発例では，患者の病歴を注意深く検討し，残存する保菌状態の *C. difficile* の毒素産生が誘導され，CDD が引き起こされていないかどうかを確認すべきである(たとえば，「*C. difficile* の可能性が高い」一部の抗菌薬，PPI，プロバイオティクス，下剤または便軟化剤，一部の抗うつ薬)。高用量の vancomycin を 3 週間経口投与しても効果がないまれな症例では，治癒のために 2 コース目，あるいはごくまれに 3 コース目の再投与が必要になることがある。CDC の再発には，まず，便の PCR で *C. difficile* 陽性の患者において，腸炎が実際に *C. difficile* によるものであり，CDC を模倣したもの(虚血性大腸炎，CMV 大腸炎，潰瘍性大腸炎など)ではないことを確認する必要がある。治療の観点からは，nitazoxanide は非常に有効であり，metronidazole よりも好ましく，腸炎が治癒するまで経口投与してもよい(表 51.1)。

文献

Barkin JA, Sussman DA, Fifadara N, Barkin JS. *Clostridium difficile* infection and patient-specific antimicrobial resistance testing reveals a high metronidazole resistance rate. *Dig Dis Sci*. 2017;62:1035–1042.

Bartlett JG, Gerding DN. Clinical recognition and diagnosis of *Clostridium difficile* infection. *Clin Infect Dis*. 2008;46:S12–S18.

Bouza E, Burillo A, Munoz P. Antimicrobial Therapy of *C. difficile* associated Diarrhea. *Med Clin North Am*. 2006;90:1141–1163.

Bolton RP, Culshaw MA. Faecal metronidazole concentrations during oral and intravenous therapy for antibiotic associated colitis due to *Clostridium difficile*. *Gut*. 1986; 27:1169–1172.

Caines C, Gill MV, Cunha BA. Non-*Clostridium difficile* nosocomial diarrhea in the intensive care unit. *Heart Lung*. 1997;26:83–84.

Chandrasekaran R, Lacy DB. The role of toxins in *C. difficile* Infection. *FEMS Micro Rev*. 2017;41:723–750.

Cunha CB, Cunha BA (eds.). *Antibiotic Essentials*, (17th ed.) New Delhi: Jay Pee Publishers; 2020.

Cunha BA. C. difficile in the CCU. In Cunha CB, Cunha BA, (eds.)

Infectious Disease and Antimicrobial Stewardship in Critical Care Medicine, 4th ed. Boca Raton, FL: CRC Press; 2020.

Cunha BA, Thekkel V, Eisenstein L. Community-acquired norovirus diarrhea outbreak mimicking a community acquired CDD outbreak. *J Hosp Infect*. 2008;70:98–100.

Cunha BA, Sessa J, Blum S. Enhanced efficacy of high dose oral vancomycin therapy in C. difficile diarrhea for hospitalized adults not responding to conventional oral vancomycin therapy. *J Clin Med*. 2018;7:PMID 29642570.

Cunha BA, Bloom J, Cunha CB. Once daily high dose tigecycline: Pharmacokinetic/pharmacodynamic based dosing for optimal clinical effectiveness: Dosing matters, revisited. *Expert Rev Anti-Infect Ther*. 2017;15:257–267.

DeFilipp Z, Bloom PP, Soto MT, et al. Drug resistant E. coli bacteremia transmitted by fecal microbiota transplant. *N Eng J Med*. 2019: 381: 2043–2050.

Dial S, Alrasadi K, Manoukian C, et al. Risk of *Clostridium difficile* diarrhea among hospital inpatients prescribed proton pump inhibitors: Cohort and case-control studies. *CMAJ*. 2004;171:33–38.

DiBella S, Nisii C, Petrosillo N. Is tigecycline a suitable option for *C. difficile* infection? Evidence from the literature. *Int J Anti Agents*. 2015;46:8–12.

Gergely Szabo B, Kadar B, Szidonia Lenart K, et al. Use of intravenous tigecycline in patients with severe *C. difficile* infection: A retrospective observational cohort study. *Clin Microbiol Infect*. 2016;20:476–481.

Hung YP, Lee JC, Lin HJ, Liu HC, Wu YH. Doxycycline and tigecycline: Two friendly drugs with a low association with *C. difficile* infection. *Antibiotics*. 2015;4:216–229.

Kundrapu S, Hurless K, Sunkesula VC, Tomas M, Donskey CJ. Tigecycline exhibits inhibitory activity against C. *difficile* in the intestinal tract of hospitalized patients. *Int J Anti Agents*. 2015;45:424–426.

Lowe DO, Mamdani MM, Kopp A, et al. Proton pump inhibitors and hospitalization for *Clostridium difficile* associated disease: A population-based study. *Clin Infect Dis*. 2006;43:1272–1276.

Manea E, Sojo-Dorado J, Jipa RE, Banea SN, Rodriguez Bano J, Hristea A. The role of tigecycline in the management of C. *difficile* infection: A retrospective cohort study. *Clin Micro Infect*. 2017;Sl198–Sl743X.

McVay CS, Rolfe RD. In vitro and in vivo activities of nitazoxanide against C. difficile. *Antimicrob Agents Chemother*. 2000;44:2254–2258.

Mohan SS, McDermott BP, Parchuri S, Cunha BA. Lack of value of repeat stool testing for *C. difficile* toxin. *Am J Med*. 2006;119:e7–e8.

Musher DM, Logan N, Hamill RJ, Dupont HL, Lentnek A, Gupta A, Rossignol JF. Nitazoxanide for the treatment of CDC. *Clin Infect Dis*. 2006;43:421–427.

Musher DM, Logan N, Mehendiratta V, Melgarejo NA, Garud S, Hamill RJ. CDC that fails conventional metronidazole therapy: Response to nitazoxanide. *J Anti Chemother*. 2007;59:705–710.

Mylonakis, E, Ryan ET, Calderwood SB. *Clostridium difficile* associated diarrhea: A review. *Arch Intern Med*. 2001;161:525–533.

Napolitano LM, Edmiston CE Jr. *C. difficile* disease: Diagnosis, pathogenesis, and treatment update. *Surgery*. 2017;162:325–348.

Nistico JA, Hage JE, Schoch PE, Cunha BA. Unnecessary repeat *Clostridium difficile* PCR testing in hospitalized adults with *C. difficile*-negative diarrhea. *Eur J Clin Micro Infect Dis*. 2013;32:97–99.

Saltzman T, Fazzari M, Chung S, et al. The effect of probiotics on the incidence of *Clostridioides difficile*. *Am J Inf Control*. 2020;48:184–188.

Shim JK, Johnson S, Samore MH, et al. Primary symptomless colonisation by *Clostridium difficile* and decreased risk of subsequent diarrhoea. *Lancet*. 1998;351:633–636.

Siegal DS, Syed F, Hamid N, Cunha BA. *Campylobacter jejuni* pancolitis mimicking idiopathic ulcerative colitis. *Heart Lung*. 2005;34:288–290.

Siegel DS, Hamid N, Cunha BA. Cytomegalovirus colitis mimicking ischemic colitis in an immunocompetent host. *Heart Lung*. 2005;34:291–294.

Teasley DG, Gerding DN, Olson MM, et al. Prospective randomised trial of metronidazole versus vancomycin for *Clostridium difficile*-associated diarrhea and colitis. *Lancet*. 1983;2:1043–1046.

Tang DM, Urrunaga NH, von Rosenvinge EC. Pseudomembranous colitis: Not always *C. difficile*. *Clev Clin J Med*. 2016;83:361–366.

52 腸管の性感染症

■著：Thomas C. Quinn
■訳：山本勇気

はじめに

さまざまな病原微生物が，口－肛門や性器－肛門経路を介して性行為により伝播する。腸管の性感染症は消化管の複数の部位を侵すこともあり，直腸炎，直腸大腸炎，小腸炎を起こす。これらの感染症を発症するのは主に，男性とセックスする男性(men who have sex with men：MSM)と肛門直腸性交や糞－口経路での伝播が起こるような性行為を行うヘテロセクシャル(異性愛)の女性だ。肛門直腸への梅毒，淋菌，尖圭コンジローマ〔ヒトパピローマウイルス(human papilloma virus：HPV)〕，鼠径リンパ肉芽腫症(lymphogranuloma venereum：LGV)，鼠径肉芽腫(granuloma inguinale，ドノバン症)の感染は，随分前から認識されていた。過去20年間で，性行為で伝播するその他の微生物，たとえば，単純ヘルペスウイルス(herpes simplex virus：HSV)や*Chlamydia trachomatis*なども肛門直腸感染を起こすことがわかってきた。古典的には，食物や水を介して伝播するが，性行為で伝播することもある腸管病原体としては，*Giardia lamblia*(ランブル鞭毛虫)，赤痢アメーバ(*Entamoeba histolytica*)，*Campylobacter*，赤痢菌(*Shigella*)，*Salmonella*がある，後天性免疫不全症候群(acquired immunodeficiency syndrome：AIDS)の患者では，*Candida*，*Microsporidia*，*Cryptsporidium*，*Isospora*，*Cyclospora*，*Mycobacterium avium* complex，サイトメガロウイルス(cytomegalovirus：CMV)など，その他の日和見病原体も腸管感染を起こす。

原因微生物と感染部位により，症状と臨床像は大きく異なる。肛門周囲の病変の一般的な原因は，梅毒，HSV，鼠径肉芽腫，軟性下疳(chancroid)，尖圭コンジローマだ。直腸の感染は，直腸粘膜に炎症を起こし，一般に**直腸炎**と呼ばれる。症状は，便秘，しぶり腹，直腸の不快感や痛み，血便，直腸からの粘液性の分泌物などである。直腸炎の原因になることがあるのは，淋菌，*Chlamydia*，梅毒，HSVだ。直腸大腸炎では，炎症が直腸から大腸まで広がり，直腸炎の原因微生物に加え，*Shigella*，*Salmonella*，*Campylobacter*，*E. histolytica*，CMVなどの腸管病原体が関与する。小腸炎は，十二指腸，空腸，回腸の炎症性疾患だ。S状結腸鏡の結果は正常のことが多く，症状は下痢，腹痛，腹部膨満，腹部疝痛，嘔気から成る。その他の症状として，発熱，体重減少，筋肉痛，鼓腸，排便切迫感があり，重症例では下血もみられる。性行為で伝播し小腸炎を起こす原因微生物には，*Shigella*，*Salmonella*，*Campylobacter*，*Giardia*，CMVがあり，*Cryptosporidium*，*Isospora*，*Microsporidia*も原因となる可能性がある。

腸管と直腸肛門の感染症を起こす微生物の数は多いので，この領域を取り扱うのには体系的なアプローチが必要だ。病歴聴取の際に，直腸炎，直腸大腸炎，小腸炎の区別を試み，原因微生物を示すような一連の症状がないかを評価すべきだ。病歴聴取で，性行為の種類と，腸管感染を起こす病原体への曝露の可能性について調べる。身体診察では，一般的な粘膜の異常を同定するために，肛門の視診，直腸診，肛門鏡検査を行う。初期検査として，肛門鏡を用いて採取した直腸からの滲出液のGram染色を行う。白血球が見えれば，感染性もしくは炎症性疾患の客観的な根拠となる。淋菌の培養は直腸，尿道，咽頭から行い，もし可能であれば，直腸からスワブ検体で*Chlamydia*と淋菌の核酸増幅検査(nucleic acid amplification testing：NAAT)を行う。すべての患者に梅毒の血清学的検査を行う。すべての潰瘍の暗視野顕微鏡検査と，迅速血漿レアギン(rapid plasma reagin：RPR)検査を行う。潰瘍病変があれば，HSVの培養を行う。直腸大腸炎があれば，便の*Campylobacter*，*Salmonella*，*Shigella*の培養を追加し，*E. histolytica*の便検査を行う。HIV陽性の患者では，可能であれば，その他の病原体(*Microsporidia*，CMV，非定型抗酸菌，*Cryptosporidium*，*Isospora*など)を，便検査と培養でスクリーニングする。具体的な臨床像，診断，治療については，「49章　胃腸炎」，「202章　腸管原虫症」など，それぞれの腸管病原微生物(Section 18以降)の章を参照。

淋菌性直腸炎

淋菌(*Neisseria gonorrhoeae*)による直腸炎を発症するのは，主に男性同性愛者と，肛門直腸性交を行う女性だ。女性患者の多くは，直腸性交の病歴がなく，腟から感染性の分泌物が連続的に波及して感染したと考えられる。症候性の場合，症状は曝露から約5〜7日後に出現する。一般的に症状は軽く，便秘，肛門直腸の不快感，しぶり腹がみられ，直腸からの粘膿性分泌物があると二次的に皮膚に炎症が起こり，直腸のかゆみとその周囲の発赤を生じる。無症状，もしくは軽症の局所感染の場合も多いが，瘻孔，膿瘍，狭窄，播種性淋菌感染などの合併症が起こることもある。

肛門鏡での淋菌性直腸炎の所見は非特異的で，遠位直腸に限局する。最もよくみられる所見は，直腸の粘膿性分泌物の存在だ。直腸粘膜の所見は，完全に正常のこともあるし，びまん性の発赤に局所的な易出血性を伴うこともあり，これは主に肛門－直腸移行部付近にみられる。一般的に診断は，直腸領域の粘膜から綿棒で採取した検体のGram染色と培養により行う。直腸滲出液のGram染色で，細胞内のGram陰性双球菌を同定できる感度は，肛門鏡で採取した場合は約80%，盲目的に綿棒を挿入した場合は 53%だ。選択培地を用いた培養で確定診断できるが，1 回の直腸からの培養で淋菌を正確に培養できる感度は 80%を超えないだろう。泌尿生殖器検体から淋菌を同定するための DNA 同定検査が広く利用可能で，感度は培養と同等である。

cefixime とフルオロキノロン系薬に対する淋菌の抗菌薬耐性の増加のため，米国疾病対策センター(Centers for Disease Control and Prevention：CDC)は，合併症のない泌尿生殖器系，肛門直腸，咽頭の淋菌感染に対して，単回の ceftriaxone 250 mg 筋注に，単回の azithromycin 1 g 経口を加えた併用療法を推奨している。推奨併用療法での治療後も症状が継続する患者(治療失敗)の場合は，該当部位の検体を採取して培養し，分離された淋菌の感受性検査を行う。ceftriaxon が泌尿生殖器もしくは直腸の淋菌感染症に使用できない場合に利用できる代替薬はいくつかある。cefixime 400 mg 経口と azithromycin 1 g 経口の併用，gemifloxacin 320 mg 経口と azithromycin 2 g 経口の併用，もしくは gentamicin 240 mg 筋注単回投与と azithromycin 2 g 経口単回投与の併用である。代替薬で治療した患者は，治療の 2 週間後に再診して，感染部位で治癒判定のための検査を行う。すべての淋菌感染症患者に対して，あらゆる努力をして確実に次のことを行う。過去 60 日間の患者の性交渉相手を診察して，推奨されている方法で淋菌感染症を治療する。直腸炎が続いている所見があれば，他の原因，たとえば，*Chlamydia*，梅毒，腸管病原菌，HSV などを考慮する。

Chlamydia 直腸炎

LGV と，非 LGV 免疫型の *C. trachomatis* による直腸炎がよく知られている。LGV 感染症は熱帯諸国で流行しているが，米国やヨーロッパの MSM の間でも頻度が上昇している。LGV 感染症は重症の直腸大腸炎を起こすのが一般的で，重度の肛門直腸痛，血性で粘膿性の分泌物，しぶり腹が特徴だ。生殖器の LGV 感染症の特徴である鼠径リンパ節の腫脹がみられることも多い。S 状結腸鏡での典型的な所見として，直腸はびまん性に脆く不連続な潰瘍を伴い，それが時に下行結腸にまで広がる。狭窄と瘻孔形成がひどくなることもあり，臨床的に Crohn 病やがんと安易に誤診されることがある。組織学的には，直腸 LGV は Crohn 病と間違われることがあり，その理由は，巨細胞，腺窩膿瘍，肉芽腫が存在することがあるからだ。

非 LGV 免疫型の *C. trachomatis* は LGV よりも侵襲的でなく，軽症の直腸炎を起こし，特徴は直腸分泌物，しぶり腹，肛門直腸痛だ。感染者の多くは無症候性で，ルーチンの培養でのみ診断可能なこともある。しかし，無症候例でも便中白血球数の異常があるのが一般的だ。S 状結腸鏡の所見は正常のこともあるし，肛門側から 10 cm の直腸に小さなびらんや濾胞を伴う軽度の炎症性変化がみられることもある。

直腸の *C. trachomatis* 感染症は，核酸増幅検査(nucleic acid amplification test：NAAT)や核酸ハイブリダイゼーション検査で診断できる。診断のための *Chlamydia* 培養は一般的には利用不可能で，NAAT による直腸と口腔の *C. trachomatis* 検出の感度・特異度は，培養と比較して改良されている。一部の検査室は臨床検査室改善法(Clinical Laboratory Improvement Amendment：CLIA)の条件を満たしており，直腸の綿棒検体に *C. trachomatis* の NAAT を利用している。血清学的検査で，補体結合価が 1：64 より大きい場合は LGV の診断に役立つ。*C. trachomatis* 感染症の治療薬の選択肢は，azithromycin，tetracycline，doxycycline だ。azithromycin 1 g 単回投与は尿道炎と子宮頸管炎に有効で，合併症のない直腸感染にも推奨されている。doxycycline 1 回 100 mg 経口 1 日 2 回で 7 日間の治療は有効だが，LGV 感染症の場合は例外で，doxycycline 1 回 100 mg 経口 1 日 2 回で 3 週間治療する。S 状結腸鏡を繰り返して慎重に患者をフォローする，LGV の診断に疑いがあり，鑑別診断に炎症性腸疾患がある場合は特にだ。

肛門直腸の梅毒

Treponema pallidum(梅毒トレポネーマ)を発見することができるのは，直腸性交による曝露から 2〜6 週間後に，肛門直腸に早期病変が出現する感染の初期段階だ。しかし，肛門直腸の下疳(chancre)はしばしば見落とされ，その結果，MSM の梅毒が診断されるのは初期よりも第 2 期や早期潜伏期(early latent)が多くなる。注意深い肛門周囲の診察により，思いがけず肛門周囲の下疳がみつかることがあるが，肛門管より口側の部分や直腸にある無症候性の下疳をみつけるには，直腸診と肛門鏡が必要だ。肛門直腸の梅毒が症状を呈すると，しばしば外傷，裂肛，痔核と誤診される。症状には，軽度の肛門痛や不快感，便秘，直腸出血，まれに直腸からの分泌物がある。肛門直腸の第 1 期梅毒は，単独もしくは複数の鏡像肛門周囲潰瘍(“kissing chancres”)[訳注：潰瘍と潰瘍が向き合うように位置する]を呈することがある。潰瘍化した腫瘤となることもあり，これは直腸前壁に位置するのが典型的だ。鼠径部のリンパ節腫脹が，弾性硬，非化膿性で，圧痛のない結節であれば，直腸肛門の梅毒に関連している可能性があり，この所見は裂肛との区別に役立つ。第 2 期梅毒は，不連続性のポリープ，平滑な分葉性腫瘤，粘膜変化，非特異的な粘膜の発赤や出血を起こすことがある。第 2 期梅毒では，扁平コンジローマが肛門管内かその付近にみつかることがある。それは滑らかないぼ状の腫瘤で，鑑別が必要な尖圭コンジローマはさらに角化所見が強い。

肛門直腸の梅毒の診断は，血清学的検査，直腸周辺の診察と直腸診，肛門鏡で行う。暗視野顕微鏡による運動性トレポネーマの検出は，肛門とその周囲の病変の評価に役立つが，直腸病変では特異度が低下する。その理由は，腸管内の病原性トレポネーマがみつかることがあるからだ。梅毒を疑う場合，直腸の局面や腫瘤を生検して銀染色を行う。梅毒の血清診断は，非トレポネーマ抗原とトレポネーマ抗原に対する抗体の有無で行う。VDRL(Venereal Disease Research Laboratory)検査または RPR 検査が陽性の場合，トレポネーマ蛍光抗体吸収検査(fluorescent treponemal antibody absorption test：FTA-ABS)やマイクロ赤血球凝集反応試験(microhemagglutination assay：MHA)などの特異的検査の結果が陽性であれば，確定する。現在では，一部の臨床検査室や血液銀行では，最初にトレポネーマ抗原検査を用いたスクリーニングを行っており，酵素免疫法が一般的だ。スクリーニングのトレポネーマ抗原検査が陽性だった場合，検査室が自動的に標準的な非トレポネーマ抗原検査を行い，抗体価を測定し，患者の管理方針を決定する。梅毒の診断や，治療反応性の評価をするために血清学的検査を行うが，ほとんどのHIV患者でもこの検査は正確かつ信頼できる。しかし，HIV感染者で，非典型的な梅毒血清学的検査の結果(すなわち，異常高値，異常低値，抗体価の変動)が出ることがある。血清学的検査の結果が，初期梅毒を示唆する臨床所見と合致しない場合，他の検査(例：生検，暗視野顕微鏡検査)の利用を検討する。

初期梅毒の標準的治療であるbenzathine penicillin 240万単位 筋注が，肛門直腸の梅毒に対する治療だ。ペニシリンアレルギーの患者は，doxycycline 1回100 mg 1日2回を14日間，もしくはtetracycline 1回500 mg 1日4回を14日間，で治療することがある。

Shigella，*Salmonella*，*Campylobacter* 感染症

細菌性赤痢(shigellosis)は，突然の下痢，発熱，嘔気，腹部疝痛で発症する。下痢は通常，水様性だが，粘液や血液を含むこともある。S状結腸鏡での一般的な所見は，炎症を起こして脆くなった粘膜が遠位直腸を越えて広がり，組織検査ではびまん性に炎症があり，粘膜下の至る所に細菌が集簇している。*Shigella sonnei* と *Shigella flexneri* が米国の細菌性赤痢の原因のほとんどを占める。診断するには，便を選択培地で培養して，微生物を検出する。治療は一般に輸液による支持療法で，抗蠕動薬の使用は避ける。細菌性赤痢の治療において抗菌薬は有用であり，その理由は，適切な治療は便への排菌期間を短縮し，重症化や遷延化を防ぐと報告されているからだ。しかし，専門家のなかには，この感染症は自然治癒するのが一般的で，耐性菌が増えていることを理由に，抗菌薬治療は重症もしくは免疫不全患者に限定すべきと考える者もいる。HIV感染者が *Shigella* 感染症を発症した場合は，*Salmonella* 感染症と同じように長期間の治療や抑制療法が必要だ。抗菌薬は，分離された *Shigella* 属の感受性パターンに基づいて選択する。ciprofloxacin 1回500 mg 1日2回の7日間投与は，耐性がなければ通常有効だ。

Campylobacter jejuni と，*Helicobacter cinaedi* や *Helicobacter fennelliae* などの *Campylobacter* 類縁の微生物も，男性同性愛者の直腸大腸炎を起こす。臨床像は，すべての *Campylobacter* 属でほぼ同様のようだ。しばしば，発熱，頭痛，筋肉痛，倦怠感などの前駆症状が，消化器症状の12〜24時間前に出現する。最も多い症状は，下痢，倦怠感，発熱，腹痛だ。腹痛は一般的に疝痛で，1日10回かそれ以上の排便を伴う。*C. enteritis* 感染症は自然治癒することが多く，症状は数日間かけて徐々に改善する。医療機関を受診した患者のおよそ10〜20%で症状が1週間以上継続し，HIV感染者では再発することが多い。便中白血球は必ず存在し，診断の確定には選択培地で微好気条件で培養し微生物を検出する。治療は水分と電解質の補充と抗菌薬投与だ。ciprofloxacin 1回500 mg 1日2回を7日間，もしくはazithromycin 1回500 mg 1日1回を3日間による治療が有効だったが，これらの薬剤に対する耐性が近年増加しているので抗菌薬感受性を確認する。

腸管の *Salmonella* 感染症の主な原因は *S. typhimurium* と *S. enteritidis* だ。男性同性愛者パートナー間での *Salmonella* 感染が報告されており，性行為による伝播が示唆される。HIV感染者の *Salmonella* 菌血症は，現在ではAIDSの診断基準(指標疾患)だ。臨床像は宿主の免疫状態次第のことが多い。*Salmonella* は免疫正常者では，自然治癒するが一般的な胃腸炎を起こす。抗菌薬治療は推奨されないが，その理由は症状は数日以内に消失し，抗菌薬は腸管の *Salmonella* 保菌の遷延に関連するからだ。HIV感染者では，*Salmonella* 感染症は重症の侵襲性感染症を起こすことがあり，しばしば，菌血症を伴い感染が拡大する。フルオロキノロン系薬は，免疫不全患者の *Salmonella* 感染症に有効な治療薬だ。菌血症への適切な治療にもかかわらず，実質すべてのHIV感染者が *Salmonella* 菌血症の再発を経験する。ciprofloxacin 1回500〜750 mg 1日2回が，そのような患者の再発抑制に有効だ。

寄生虫感染症

口－肛門性交など便汚染が生じる性交渉を行う男性同性愛者は，多くの寄生虫感染症のリスクが高く，*G. lamblia*，*Iodamoeba butschlii*，*Dientamoeba fragilis*，*Enterobius vermicularis*，*Cryptsporidium*，*Isospora*，*Microsporidia* などが挙げられる。これらの感染症のうち *G. lamblia* と *E. histolytica* が，性行為で伝播する寄生虫感染症のなかで最も頻度が高いようである。*G. lamblia* は腸炎の症状を，*E. histolytica* は直腸大腸炎を起こす。*E. histolytica* 感染症の多くは無症状で，赤痢や肝膿瘍などの侵襲性感染症を発症するのは感染者の10%以下だ。男性同性愛者から分離される *E. histolytica* のほとんどの株は非病原性で，通常は消化器症状に関連していない。しかし，症候性の場合の症状は，軽症の下痢から重度の血性下痢まで幅広い。これらの症状がよくなったり悪くなったりしながら数週間〜数か月続くこともある。

診断には，綿棒で採取した，もしくは直腸粘膜の病変から生検した検体をウェットマウント(wet mount)[訳注：スライドグラス上で生理食塩液と便を混ぜた標本]で検鏡して，便中の *E. histolytica* をみつける。時には，*E. histolytica* の嚢子(シスト)や栄養体をみつけるのに，新鮮な便の検査を複数回繰り返さなければならないこともある。腸管に限局する非侵襲性感染の場合には，paromomycinを25〜30 mg/kg/日を3回に分けて投与し，7日間治療を行う。腸管の侵襲性感染は，metronidazole 1回750 mg 経口1日3回を7〜10日間投与して治療する。

G. lamblia も口－肛門接触を介して性行為で感染する。ジアルジア症は小腸での感染が一般的で，症状は幅広く，軽度の腹部不快感から下痢，腹部疝痛，腹部膨満，嘔気まである。複数回の便検査が *G. lamblia* の感染を検出するのに必要だ。便検査が陰性の場合，診断にはEnterotest[訳注：ナイロン糸の端に付いたカプセルを内服し，糸のもう一方の端を患者の顔面にテープで固定しておいて，数時間後に糸を引き上げ，十二指腸液を採取する検査法とそのデバイス]で十二指腸液を採取するか，小腸の生検が必要になることもある。metronidazole 1回250 mg 1日3回を7日間投与することが推奨される。代替薬はtinidazole 2 gの単回投与，またはparomomycin 10 mg/kg 経口を1日3回に分けて5〜10日間投与する。

Cryptosporidium，*Isospora belli*，*Microsporidia* の性行為による伝播はHIVに感染した男性同性愛者でみられることが多い

が，性行為で伝播するという根拠は限られている。これらの寄生虫は主に小腸に感染し，非特異的な水様性下痢，腹部疝痛，腹部膨満を起こす。診断確定は，便の修正抗酸染色もしくはフルオロアミン染色か，微生物を濃縮して同定するショ糖液浮遊法で行う。市販されているフルオレセインモノクローナル抗体法を用いると，*Cryptosporidium* の検出感度が上昇する。*Cryptsporidium* や *Isospora* 感染症は，免疫正常者では下痢は自然治癒するので，治療が必要になることはまれだ。HIV 感染者に対して行うべき治療は下痢への対症療法で，補液と喪失した電解質の補充を経口もしくは静注で行う。いくつかの抗菌薬(paromomycin や azithromycin など)が使用されてきたが，慢性感染と再発の頻度は高い。現時点で最も有効な治療法は，抗レトロウイルス療法(antiretroviral therapy：ART)により免疫不全を回復することだ。*Cryptosporidium* や *Microsporidia* による重症下痢患者が抗レトロウイルス薬併用療法を受け，ウイルス量が検出感度以下になると，感染が治癒するのが一般的だ。感染症が治癒する理由はおそらく，その後，CD4 値が上昇し，腸管感染を排除するのに十分な免疫能が回復するからだ。

文献

Abdolrasouli A, McMillan A, Ackers JP. Sexual transmission of intestinal parasites in men who have sex with men. *Sex Health*. 2009;6(3):185–194.

Cosentino LA, Campbell T, Jett A, et al. Use of nucleic acid amplification testing for diagnosis of anorectal sexually transmitted infections. *J Clin Microbiol*. 2012;50:2005–2008.

Davis TW, Goldstone SE. Sexually transmitted infections as a cause of proctitis in men who have sex with men. *Dis Colon Rectum*. 2009;52(3):507–512.

de Vries HJ, Zingoni A, Kreuter A, Moi H, White JA; European Branch of the International Union against Sexually Transmitted Infections; European Academy of Dermatology and Venereology; European Dermatology Forum; European Society of Clinical Microbiology and Infectious Diseases; Union of European Medical Specialists; European Centre for Disease Prevention and Control; European Office of the World Health Organisation. 2013 European guideline on the management of lymphogranuloma venereum. *J Eur Acad Dermatol Venereol*. 2015 Jan;29(1):1–6.

Hoentjen F, Rubin DT. Infectious proctitis: When to suspect it is not inflammatory bowel disease. *Dig Dis Sci*. 2012;57(2):269–273.

Lamb CA, Lamb EI, Mansfield JC, Sankar KN. Sexually transmitted infections manifesting as proctitis. *Frontline Gastroenterol*. 2013;4(1):32–40.

Levy I, Gefen-Halevi S, Nissan I, et al. Delayed diagnosis of colorectal sexually transmitted diseases due to their resemblance to inflammatory bowel diseases. *Int J Infect Dis*. 2018 Oct;75:34–38.

Mayer KH. Sexually transmitted diseases in men who have sex with men. *Clin Infect Dis*. 2011;53(Suppl 3):S79–S83.

Patel R, Green J, Clarke E, et al. 2014 UK national guideline for the management of anogenital herpes. *Int J STD AIDS*. 2015 Oct;26(11):763–776.

Pinto-Sander N, Parkes L, Fitzpatrick C, Richardson D. Symptomatic sexually transmitted proctitis in men who have sex with men. *Sex Transm Infect*. 2019 Sep;95(6):471.

Stoner BP, Cohen SE. Lymphogranuloma venereum 2015: Clinical presentation, diagnosis, and treatment. *Clin Infect Dis*. 2015 Dec 15;61(Suppl 8_:S865–873.

Vall-Mayans M, Caballero E, Sanz B. The emergence of lymphogranuloma venereum in Europe. *Lancet*. 2009;374(9686):356.

White JA. Manifestations and management of lymphogranuloma venereum. *Curr Opin Infect Dis*. 2009;22(1):57–66.

Workowski KA, Bolan G; Centers for Disease Control and Prevention. Sexually transmitted diseases treatment guidelines, 2015. *MMWR Recomm Rep*. 2015;64(RR-3):1–135. https://www.cdc.gov/std/tg2015/tg-2015-print.pdf

53 急性虫垂炎

■著：Bian Wu, John Maa
■訳：山本勇気

背景と疫学

急性虫垂炎は最も頻度の高い外科緊急症の1つで，生涯罹患率は約7%だ。すべての年齢の男女が罹患するが，年長児と若年成人で最も多い。年少児と高齢者は非典型的な症状・所見を呈するので，しばしば診断が遅れる。

発生機序

急性虫垂炎の病態生理は，虫垂管腔が閉塞することに始まる。閉塞の原因で多いのは，成人では糞石(嵌頓した便)で，小児ではリンパ組織の過形成だが，異物(未消化の種子)，感染症(特に寄生虫)，腫瘍(腺がんの頻度が最も高く，次にカルチノイド腫瘍)も原因となることがある。管腔の閉塞により，遠位部に分泌物が貯留し管腔内圧が上昇し，その結果，静脈還流が低下し，その後，動脈灌流が低下する。その結果起こる虚血により，細菌の漏出(バクテリアルトランスロケーション，bacterial translocation)，粘膜壊死，最終的に穿孔が起こる。急性虫垂炎の自然経過と種類を表53.1に記載する(単純急性，化膿性，壊疽性，穿孔性，膿瘍合併)。壊疽性もしくは穿孔性虫垂炎に関連する最も典型的な微生物は，大腸菌(*Escherichia coli*)，*Peptostreptococcus*，*Bacteroides fragilis* と種々の *Pseudomonas* 属で，ほとんどの症例が複数菌感染だ。

診断

古典的な急性虫垂炎の臨床像では，臍周囲の痛みが右下腹部に移動するが，これは内臓痛から体性痛への進行を表しており，数時間〜数日内に起こる。身体所見では，臍から右上前腸骨棘に向かって3分の2の距離に位置するMcBurney点に局所的に圧痛があることが多い。びまん性の腹痛や圧痛，もしくはその増悪は穿孔や腹膜炎を疑う徴候で，38.5℃以上の発熱も同様だ。時に，右下腹部に腫瘤を触知することがあり，被包化された膿瘍を疑う所見だ。

典型的には，痛みで始まり，その次に食欲低下と嘔気が出現し，嘔吐が起こることもある。食欲低下がなく嘔吐を繰り返す場合は別の診断を疑う。重要なことだが，急性虫垂炎の古典的な症状の感度は限定的で，その理由は虫垂位置の正常変異(variant)と，近くの臓器への炎症性刺激による。盲腸背側の虫垂炎は側腹部や背部の痛みを呈することがあり，一方，炎症を起こした虫垂が骨盤内にあると，排尿障害を起こしたり，精巣や婦人科の疾患と間違われたりする。隣接する腸の炎症によりイレウスや下痢が起こり，ひどい穿孔や膿瘍の場合は特に顕著だ。

表53.1
急性虫垂炎の種類

種類	特徴
単純急性	軽度の充血，浮腫，虫垂の拡張。漿液性の滲出液はない
化膿性	浮腫，静脈うっ滞，フィブリン膿性の滲出液，腹水の増加，腹水は透明もしくは混濁。体網，近傍の消化管，腸間膜で被覆されることもある
壊疽性	化膿性に似る。それに加えて，部分的な壊死，微小な穿孔，膿性腹水の増加
穿孔性	虫垂壁の明らかな欠損，多量の膿性腹水。イレウスや腸閉塞を伴うこともある
膿瘍	虫垂は腐敗することもある。穿孔部の膿瘍：右腸骨窩，盲腸背側，骨盤内：直腸部のこともある。粘稠で悪臭のある膿

近年の超音波やCTの進歩により，虫垂炎は正確に診断されることが明らかに増え，「非典型」例では特にそうだ。超音波は非侵襲的で，放射線使用の回避が望ましい小児に対する優れた評価法だ。しかし，超音波の有用性は検査者に依存し，患者の特性による限界があることも多い(超音波は脂肪を十分に通過しない)。CTは，静注と経口の造影剤を使用するのが最適だが，優れた感度と特異度があるものの，高価で放射線と造影剤への曝露に伴うリスクがある。急性虫垂炎に似た多くの疾患があり，誤診率を最小限にするために，病歴，身体所見，検査値，画像検査を臨床経験と組み合わせて判断することが必要だ。

治療

単純急性虫垂炎に対する主な治療は，迅速な外科的虫垂切除だ。疾患が進行して穿孔するのを防ぐためには，適切なタイミングで適切に感染巣コントロールを行うことが重要だ。いくつかの根拠が，単純急性虫垂炎治療での抗菌薬単独使用を支持しているが，虫垂切除がいまだ標準治療というのが我々の意見だ。抗菌薬単独治療には穿孔に至る治療失敗や再発のリスクを伴い，今や広く使用される腹腔鏡下虫垂切除術では，かつての開腹虫垂切除術と比べて外科的合併症率は低く，入院期間も短い。

同様に，化膿性，壊疽性，穿孔性虫垂炎に対しても，いまだ手術が標準治療だ。緊急の外科的治療の対象外となるのは，膿瘍を伴う穿孔性虫垂炎だ。そのような症例では，経皮的ドレナージと抗菌薬，6週間の間隔をあけてからの腹腔鏡下虫垂切除が最適の治療であり，小腸と大腸の損傷を回避できる。抗菌薬は，複数菌感染としての疾患特性に合わせて選択する。一般的には，meropenem，cefepime，piperacillin-tazobactamなど，抗緑膿菌作用のあるβ-ラクタム系薬が使用されることが多い。β-ラクタム系薬にアレルギーがある症例では，ciprofloxacinとmetronidazoleなどの併用療法を用いることが可能だ。虫垂切除術後の感染の頻度が高い細菌は(1)*Bacteroides*，(2)*Klebsiella*，(3)*Enterobacter*，(4)大腸菌だが，これらの感染の多くで複数菌が関与する。Gram陽性球菌が分離される頻度は比較的少ない。

開腹虫垂切除術よりも，腹腔鏡下虫垂切除術が推奨されるのが一般的で，その理由は術後疼痛が少なく，入院期間が短く，日常生活への復帰が早いからだ。創部感染のリスクは開腹より腹腔鏡下手術で低い(オッズ比0.43，95%信頼区間0.34〜0.54)が，腹腔内膿瘍のリスクは高い(オッズ比1.87，95%信頼区間1.19〜2.93)。リスクが高くなる理由は，おそらく腹腔鏡下手術では開腹手術と比べて腹腔内を洗浄するのに限界があるからだろう。実際，いくつかの研究で，穿孔性虫垂炎に対する腹腔鏡下虫垂切除術の際の腹腔内洗浄には，吸引単独と比較して利点がないことが示されている。そのため，大きく穿孔した虫垂炎では開腹手術が望ましい。一部の国では，腹腔鏡装置や低侵襲手技に習熟した外科医の不足具合により，腹腔鏡下手術が限定されることもある。

周術期管理

急性虫垂炎の可能性を調べる間，患者は絶食にしておく。診断がつけば，一般外科医にコンサルトし，手術の準備をする。患者は脱水状態(頻脈，尿量減少，クレアチニン上昇，血液濃縮により示される)のことが多いので，積極的な等張液の輸液を開始し，電解質を補充する。穿孔や汎発性腹膜炎の所見(びまん性の圧痛の増悪，身体所見での反跳痛や不随意の筋性防御，高熱，CT所見により示される)があれば，さらに手術を急ぐ。

広域抗菌薬を皮膚切開よりも前に投与し，術後は継続しないのが普通だが，穿孔の程度がひどい症例は例外だ。皮膚の術前処置は，クロルヘキシジンアルコールによる消毒が最適だ。術後，腹腔鏡下虫垂切除術を受けた患者では，すぐに無残渣流動食(clear liquid diet)を開始し，翌朝には普通食とするのが一般的だ。穿孔がひどくイレウスを伴う可能性の高い患者は，術直後は絶食を継続するのが普通だ。その後，手術時間，腹腔内の炎症や汚染の程度により，徐々に普通食に近づけていく。患者は術後すぐに歩行を開始すべきで，これは肺炎や深部静脈血栓症を予防するのが目的だ。

術後合併症

急性虫垂炎に関連する合併症の主な原因は術後感染だ。急性炎症を起こした虫垂が大きく穿孔すると，創分類は「清潔－汚染」から「感染」に変わり，術後感染のリスクが約10%から40%に増える。術後感染は深達度により，表層の手術部位感染(surgical site infection：SSI)，深部SSI，体腔内SSI(表53.2)に分類される。表層SSIは短期間の抗菌薬±ベッドサイドでの表層創部の開放で治療するのが一般的だが，深部SSIではより長期の抗菌薬が必要で，手術室でのデブリードマンが必要になる可能性もある。体腔内SSIには経皮的ドレナージか手術での検索と洗浄のほか，さらに長期の抗菌薬が必要になるのが普通である。

表53.2
術後感染症の種類

種類	特徴	治療
表層SSI	蜂窩織炎±皮下の感染性液体貯留	経口もしくは静注抗菌薬±貯留液を排出するためにベッドサイドで皮膚を開放，その後，ガーゼで創部を被覆
深部SSI	腹膜に及ぶ感染(腹膜離開することもある)	静注抗菌薬±手術によるデブリードマン
体腔内SSI	腹腔内膿瘍や，術後の重大な穿孔／腹膜炎	静注抗菌薬と経皮的ドレナージもしくは手術による検索・洗浄
門脈炎	門脈系内の感染性血栓性静脈炎	静注抗菌薬±ヘパリン化

穿孔性虫垂炎症例の表層SSIを最小限にするための，開腹虫垂切除術後の伝統的な方法では，筋膜を閉鎖して，しかし皮膚創縁を閉じないでおくことで，二次閉鎖もしくは，遅延性一次閉鎖が可能となる。この方法は腹腔鏡下虫垂切除術後には通常行わない。腹腔鏡下虫垂切除術では，開腹虫垂切除術と比べて表層SSIと深部SSIのリスクは低いが，体腔内SSIのリスクは高い。深部SSIと体腔内感染のリスクを最小限にするために，開腹手術でも腹腔鏡下手術でも腹腔にJackson Prattドレーンを留置することがある。

非穿孔性虫垂炎では，術後抗菌薬により表層SSI，深部SSI，体腔内SSIの発生率は変化せず，*Clostridioides*(以前の*Clostridium*)*difficile*感染と尿路感染の頻度上昇，入院期間延長に関連する。その一方で，抗菌薬は穿孔性虫垂炎の術後管理で重要な役割を果たす。術後に重症敗血症，敗血症性ショックの状態にある患者は，ただちにICUに搬入して，目標指向型治療(goal-directed therapy。血液培養，静注抗菌薬，輸液，必要に応じて昇圧薬)を行う必要がある。このような患者では，感染巣コントロールのための再手術が必要になることも多い。

術後血腫が存在すると，表層SSIと体腔内SSIの両者のリスクがかなり増加するので，術中の細かな止血が非常に重要だ。感染性血栓性静脈炎(門脈系内の感染を伴う血症)は，すべての腹腔内感染症で起こる可能性があるが，周術期抗菌薬の使用のため現在ではまれだ。そのほかのまれな術後合併症には，断端虫垂炎(虫垂の不完全な切除に関連)，回腸瘻(切除後の虫垂開口部の密閉性が破綻し，体腔内の感染を起こすことによる)，創部離開(深部SSIに関連)がある。

文献

Coakley BA, Sussman ES, Wolfson TS, et al. Postoperative antibiotics correlate with worse outcomes after appendectomy for nonperforated appendicitis. *J Am Coll Surg*. 2011;213(6):778–783.

Darouiche RO, Wall MJ, Itani KMF, et al. Skin preparation in the OR: chlorhexidine-alcohol versus povidone-iodine for surgical site anti-

7

sepsis. *N Engl J Med*. 2010;362(1):18–26.

Dellinger RP, Levy MM. Surviving Sepsis Campaign: international guidelines for management of severe sepsis and septic shock: 2008. *Crit Care Med*. 2008;36(1):296–327.

Hughes MJ, Harrison E, Paterson-Brown S. Post-operative antibiotics after appendectomy and post-operative abscess development: a retrospective analysis. *Surg Infect*. 2013;14(1):56–61.

Leigh DA, Simmons K, Normal E. Bacterial flora of the appendix fossa in appendicitis and postoperative wound infection. *J Clin Pathol*. 1974;27(12):997–1000.

Liu K, Fogg L. Use of antibiotics alone for treatment of uncomplicated acute appendicitis: a systematic review and meta-analysis. *Surgery*. 2011;150(4):673–683.

Maa J, Kirkwood KS. The Appendix. In: Townsend CM Jr, Beauchamp RD, Evers BM, Mattox KL, eds. *Sabiston Textbook of Surgery*, 18th edn. Philadelphia: Saunders Elsevier; 2008:1333–1347.

Sauerland S, Lefering R, Neugebauer EA. Laparoscopic versus open surgery for suspected appendicitis. *Cochrane Database Syst Rev*. 2010;6(10):CD001546.

St Peter SD, Adibe OO, Iqbal CW, et al. Irrigation versus suction alone during laparoscopic appendectomy for perforated appendicitis: a prospective randomized trial. *Ann Surg*. 2012;256(4):581–585.

Varadhan KK, Humes DJ, Neal KR, Lobo DN. Antibiotic therapy versus appendectomy for acute appendicitis: a meta-analysis. *World J Surg*. 2010;34(2):199–209.

54　憩室炎

■著：Matthew D. Zelhart, Ronald L. Nichols
■訳：山本勇気

大腸憩室症は，大腸壁の粘膜開口部の解剖学的異常である。大腸憩室はしばしば無症状であり，その有病率は地理的位置，食習慣，人種，年齢などによって大きく異なる。米国では，年齢と共に罹患率が増加し，60歳以上の人口の3分の1が罹患し，80歳以上の人口の3分の2以上が罹患すると報告されている。

憩室症の診断は，定期的な内視鏡検査時や他の理由による画像検査時に，無症状の患者に偶発的になされることが多い。これらの患者のほとんどは，食物繊維の多い食事，十分な水分摂取，便秘の予防などの予防的措置の必要性についてカウンセリングを受けるだけでよい。また，感染性合併症(最大25%)や出血性合併症のリスクについても説明する必要がある。

症候性憩室症は2つのカテゴリーに分類される。1つ目は下部消化管出血である。これは憩室炎では非常にまれである。2つ目の合併症は憩室炎という形の炎症によるものである。これは瘻孔や狭窄として現れることがある。人口に占める憩室症の頻度と比較するとまれではあるが，臨床的に重要な憩室疾患とその合併症は，医師の診断と治療の技術において悩ましいものであり続けている。身体所見は，びまん性のわずかな腹部圧痛から，大量出血や圧倒的な敗血症に続発するショックまで，多岐にわたる。憩室症の臨床症状が現れても，緊急の外科的治療が必要な患者は少数派である。このような生命を脅かす緊急事態では，医師は患者を迅速に蘇生させ，確定診断がなくても外科的介入に進む覚悟が必要である。このような患者は，消化管出血が大量または再発性であったり，憩室炎の穿孔から汎発性腹膜炎を起こしている可能性がある。

感染症の診断

病歴，身体所見，初期検査値から急性憩室炎と推定診断できることが多い。このような症状には発熱，腹痛，圧痛が含まれ，通常は左下腹部にみられる。この推定診断により，経験的抗菌薬療法を含む蘇生措置の開始を早めることができる。患者が安定している場合は，できるだけ早くレントゲン診断検査を行い，推定診断を確定するのが最善である。

一般に，憩室性疾患の診断には，造影剤を用いた注腸検査や超音波検査よりもCTのほうが優れており，安全であると考えられている。それでもなお，大腸の画像診断に造影剤注腸を希望する人には，穿孔や漏出があった場合のバリウム腹膜炎を避けるため，バリウムよりも水溶性の造影剤が望ましい。

憩室炎がレントゲン写真で証明されたら，その後の臨床的判断は感染の徴候や症状が消失するかどうかによる。症状が完全に消失し，患者が安定している場合は，腫瘍性疾患や狭窄などの合併症を評価するために，大腸全体の内視鏡検査が必要である。大腸内視鏡検査は，炎症を起こした腸壁の穿孔のリスクを減らすために，急性憩室炎の症状が治まってから約6週間後に行うのが最適である。穿孔性憩室炎と診断された患者の約8%は，実際には腫瘍性疾患を有している。

憩室炎の管理

大腸憩室疾患の合併症の多くは感染に起因する。局所的で部分的な憩室炎から，膿瘍や瘻孔，全身の腹膜炎や腹腔内敗血症を伴う腹腔内穿孔まで，その範囲は広い(図54.1)。憩室形成の原因が腔内圧の上昇であることは確立されているが，憩室炎とそれに関連する合併症の原因は明らかではない。管腔内圧の急上昇が原因であることが多いという仮説を提唱する専門家もいれば，潰瘍，虚血，異物による穿孔を示唆する専門家もいる。腸管穿孔をきたす憩室炎は，**合併症のない憩室炎**と**合併症のある憩室炎**に分けられる(図54.2)。

合併症のない憩室炎

合併症を伴わない憩室炎は，憩室症に伴う局所の炎症や蜂巣炎はあるが，明らかな膿瘍や穿孔がない場合に起こる(図54.3)。これは憩室炎で最も一般的な病型である。この状態に伴う腸壁への混合細菌叢の侵入により，憩室周囲感染が始まる。

このような状態でさまざまな合併症のない憩室炎の患者は通常，左下腹部に限局した腹痛を訴える。しかし，S状結腸が長い場合，右下腹部や右上腹部，上腹部中腹部などに局所症状を起こす場合もある。これらの患者はしばしば発熱し，軽度の白血球増加を認める。しかし通常，腸管安静，非経口輸液，および抗菌薬療法によく反応する。消化管閉塞の徴候や症状がない限り，経鼻胃管挿入は通常不要である。

ほとんどの患者は，適切な非経口的または経腸的抗菌薬の3〜5日間の投与(表54.1)を必要とするが，経口的抗菌薬を投与した場合と投与しなかった場合の患者の回復に差がないという最近の研究により，この点については疑問視されている。この論争を解明するには，さらなる研究が必要である。白血球数，体温，腹部検査が正常化し，患者の改善が続くようであれば，急性炎症の段階でも，低残渣食〔消化の悪い食品(粒のままのトウモロコシなど)を除いたもの〕に移行させる。

腹部症状が消失した後も，患者の経過を注意深く観察する必要がある。経過観察の内視鏡検査で憩室症以外の病気がみつからなければ，各患者は食物繊維を補う食事療法を行い，水分を十分に摂取し，1日30分の有酸素運動を推奨される。

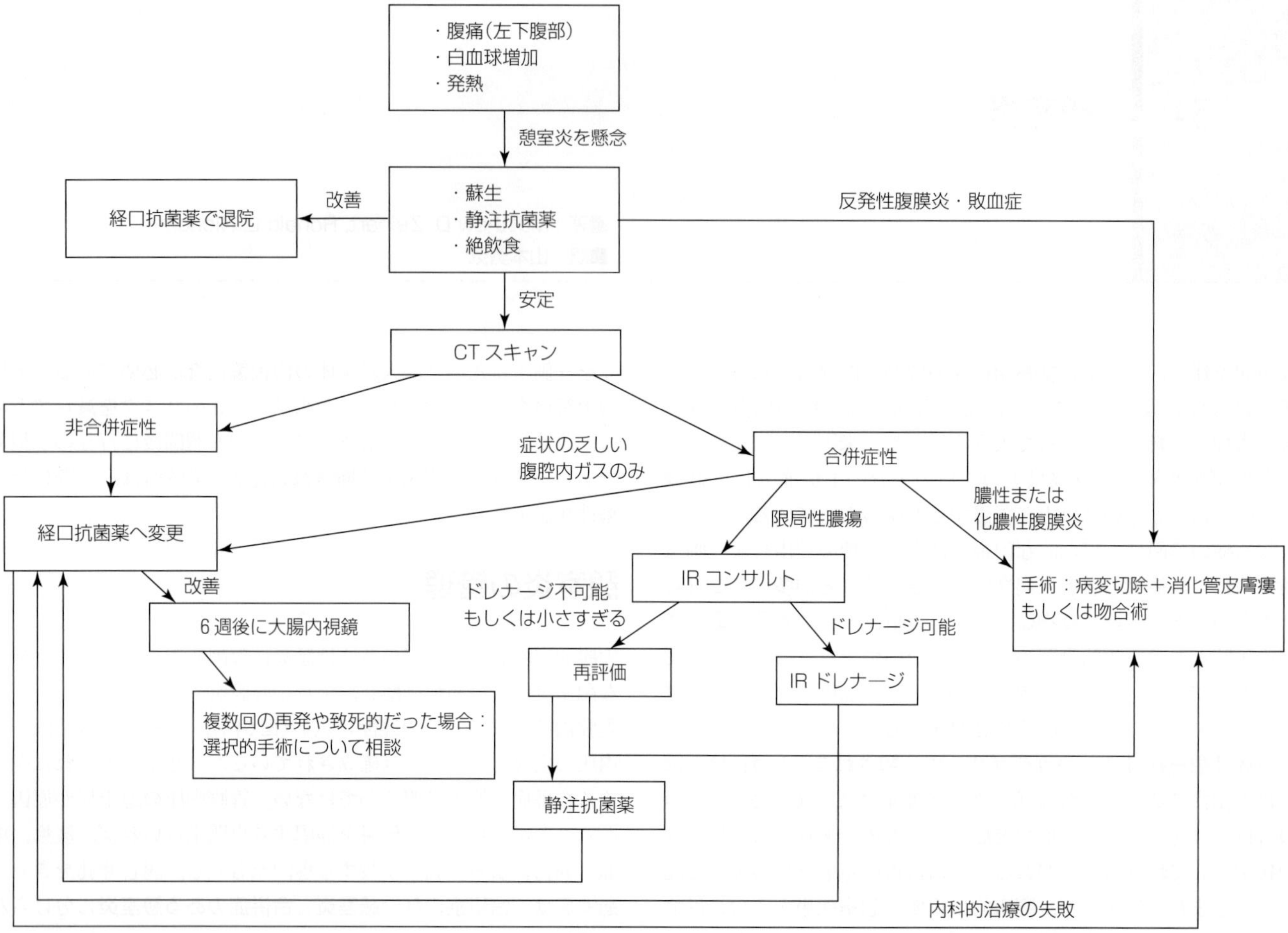

図 54.1
憩室炎の診断と治療アルゴリズム
IR＝画像下低侵襲治療

その他の点では健康な患者では，合併症のない憩室炎後の手術は一般に勧められない。むしろ薬物療法を推奨し，治癒後に選択的に手術を行うかどうかはケースバイケースで判断すべきである。選択的結腸切除を行うかどうかの判断に影響する因子としては，発作の頻度，頻繁な旅行，生命を脅かす発作，患者の免疫状態などがある。このような切除術は開腹手術で行うことも，低侵襲手術で行うこともできる。

内科的治療で合併症のない憩室炎の徴候や症状をコントロールできないことはまれであるが，長期間の抗菌薬経静脈投与で感染が治癒しない場合には，外科的切除が必要となる。これは通常「くすぶり型憩室炎」と呼ばれる。しかし，症状が非常に軽く，全身性の敗血症の徴候もない患者は，通常，大腸内の好気性菌や嫌気性菌をカバーする抗菌薬の経口投与に反応する(表 54.2)。

合併症のある憩室炎

合併症のある憩室炎は，憩室炎が進行して穿孔に至った場合に起こる。この場合，膿瘍(図 54.4)または膿性物質や便の腹腔内への穿孔となる(図 54.5)となる。合併症性憩室炎は Hinchey 分類(表 54.3)により 4 つのタイプに分類されるが，これは治療にはほとんど関与しない。多くの場合，合併症性憩室炎は，CT で確認される憩室周囲膿瘍として現れる。これらの検査で膿瘍腔が小さく患者が改善している場合は，内科的治療と抗菌薬の継続が正当化される。しかし，改善がみられない患者や膿瘍腔が大きい患者では，経皮的ドレナージが有用な補助手段となる。

合併症性憩室炎の既往歴のある患者では，選択的結腸切除術を受けるかどうか，じっくり話し合う必要がある。術前大腸準備に対する我々のアプローチを Box 54.1 に示す。しかし，再発が起こるかどうか，あるいはそれがより重症化するかどうかは，データからは一貫して証明されていない。CT ガイド下経皮的カテーテル留置による膿瘍内容物の減圧により，血管内容量補充と適切な抗菌薬治療により患者の状態を改善する時間を稼ぐことができる。カテーテルによるドレナージによって膿瘍腔が再溶解し，症状が改善すれば，経口摂取を再開できる。

膿や便の腹腔内穿孔がある患者や，内科的治療に反応しない患者には，緊急の外科的治療が最善である。手術の目標は 2 つある。1 つ目は，炎症を起こした結腸を切除し，関連する敗血症性合併症を制御することである。感染源の外科的切除は，単純な結腸内容物の迂回(人工肛門)およびドレナージや腹腔鏡下洗浄よりも優れている。第 2 の目標は腸管の連続性を回復することである。これには 2 回目の手術が必要な場合もあるが，多くの患者では同じ手術(1 回法)で安全に達成できることが多いと考える。特に，血行動態が悪くなく，限局性の憩室炎を有する患者や，憩室炎に付属する結腸間膜内に膿瘍があり，一括切除が可能で，膿性物質の腹腔内流出がない患者には，この傾向が強い。

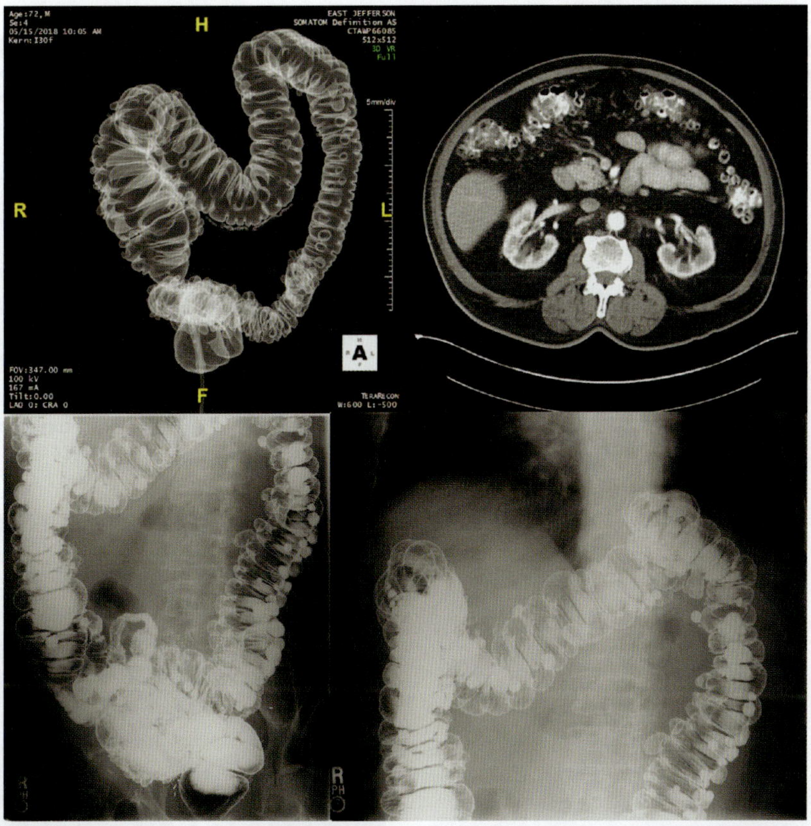

図 54.2
炎症や穿孔のない憩室の典型的な画像

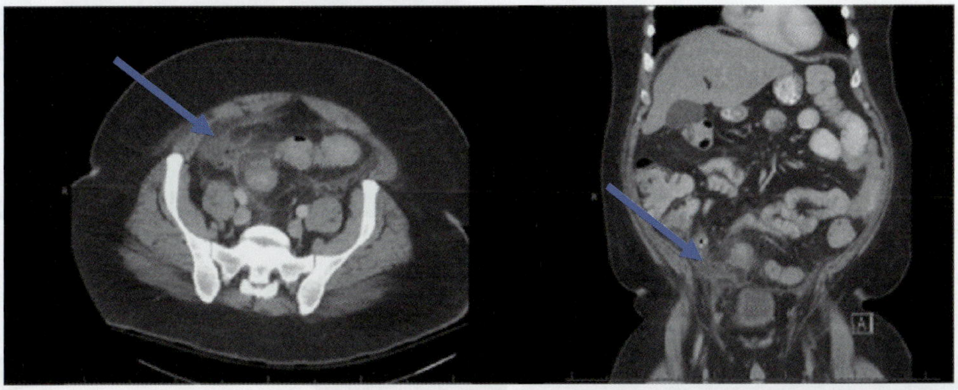

図 54.3
蜂巣炎を伴う憩室炎　局在化した膿瘍は認めない（矢印）。

まとめると，限局性憩室炎で緊急手術が必要な場合は，炎症を起こしている結腸を切除し，多くの場合，回腸吻合術を伴うか伴わない一次吻合を行う。血行動態が不安定であったり，肉眼的に腹膜汚染が確認されたりして吻合術が危険な場合は，遠位閉塞がなければ，遠位パウチを用いた終末結腸吻合術を行う。結腸切除のみでは死亡率が高くなるため，ほとんど行われない。

汎発性腹腔内敗血症

膿汁または便の腹腔内穿孔がある患者には，すみやかな輸液蘇生と，好気性腸内細菌と嫌気性腸内細菌の両方を制御する単一または複数の薬剤による経験的抗菌薬投与が必要である（表 54.1）。腹腔内穿孔の証拠がある場合，または患者がショック状態にある場合は，患者が安定し次第，開腹手術が必要なことが多い。開腹手術では，腹腔全体に線維性の滲出液，遊離した膿，糞便を認めることが多い（図 54.5）。憩室炎がみつかれば，患部を切除し，近位結腸瘻を造設する。このような状況では，一次吻合を行うことはまれである。しかし，遠位側に病変がない場合に限る。このような病変があると，ブラインドループ症候群を引き起こし，遠位側パウチからの漏出が起こる可能性がある。遠位パウチが脆弱であったり，ステープルラインが損傷している場合は，直腸断端の脱出を防ぐために直腸パウチに大型の Malecot ドレーンを置いて，最も抵抗の少ない経路として外部にドレナージすることができる。

切除後は腹腔内に生理食塩水を大量に注入する。肉眼的腹膜炎

表 54.1
ヒト腸内細菌叢由来の好気性菌・嫌気性菌治療のための静注抗菌薬

薬剤	用量	投与頻度
併用療法		
好気性菌治療薬 [a]		
amikacin	15〜20 mg/kg/日	8〜12 時間ごと
aztreonam	1〜2 g	6〜8 時間ごと
ceftriaxone	1〜2 g	12〜24 時間ごと
ciprofloxacin	400 mg	12 時間ごと
gentamicin	5〜7 mg/kg/日	8 時間ごと
tobramycin	5〜7 mg/kg/日	8 時間ごと
嫌気性菌治療薬 [b]		
clindamycin	600〜900 mg	8 時間ごと
metronidazole	500 mg	8〜12 時間ごと
好気性菌＋嫌気性菌治療薬（単独療法）		
ampicillin-sulbactam	1.5〜3 g	6 時間ごと
cefotetan	1〜2 g	8〜12 時間ごと
cefoxitin	1〜2 g	6 時間ごと
ertapenem	1 g	24 時間ごと
imipenem-cilastatin	500 mg	6 時間ごと
meropenem	1 g	8 時間ごと
piperacillin-tazobactam	3.375〜4.5 g	6 時間ごと
ticarcillin-clavulanate	3.1 g	6 時間ごと
tigecycline	初回 100 mg 2 回目以降 50 mg	12 時間ごと

a 嫌気性菌活性のある薬剤と併用する。
b 好気性菌活性のある薬剤と併用する。

表 54.2
軽症の急性憩室炎治療のための経口抗菌薬

抗菌薬	用量（mg）	投与頻度
ciprofloxacin	500	1 日 2 回
ciprofloxacin ＋metronidazole	500 500	1 日 2 回 1 日 2 回
ST 合剤 DS 錠 ＋metronidazole	800 500	1 日 2 回 1 日 2 回
amoxicillin-clavulanic acid	250〜500	1 日 3 回
doxycycline	100	24 時間ごと

DS＝ダブルストレングス（2 倍量）［訳注：trimethoprim 160 mg 相当。日本で使用できる錠剤（バクタ® 配合錠）はシングルストレングス錠のみ］，ST 合剤＝trimethoprim-sulfamethoxazole

が存在する場合は，皮膚創を強く閉じるべきでないと我々は強く信じている。このような患者には陰圧ドレッシングを考慮するメリットがある。このような手術を受けた患者には，通常，集中治療室での注意深いモニタリングと適切な抗菌薬の投与が必要である。

これらの患者の多くは二次的に腹腔内膿瘍または骨盤内膿瘍を発症するが，これらは CT で検出可能である。経皮的ドレナージ

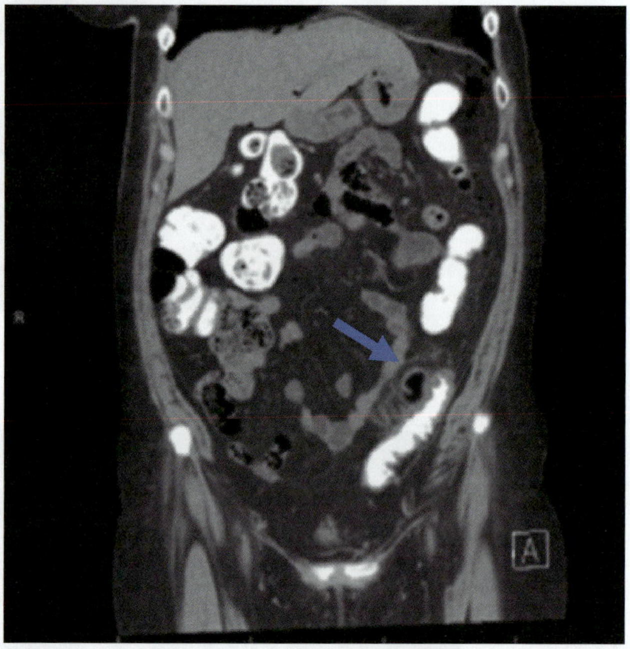

図 54.4
膿瘍を伴う穿孔した憩室炎（矢印）

(A)　(B)

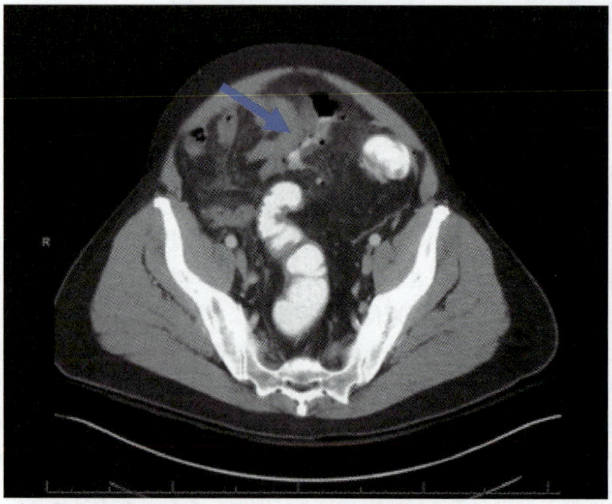

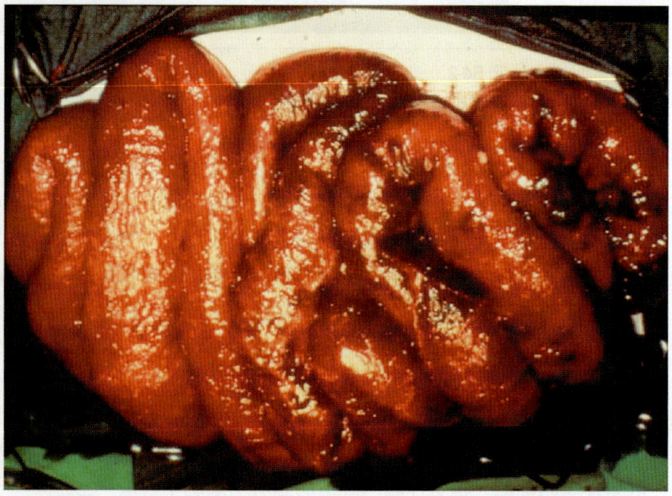

図 54.5
A：穿孔した憩室炎，造影剤の腹腔内漏出を伴う（矢印），B：汎発性腹膜炎の様子。

表 54.3
合併症性憩室炎の HINCHEY 分類

Hinchey 分類	
Grade Ⅰ	大腸周囲膿瘍がある
Grade Ⅱ	遠位部の膿瘍がある
Grade Ⅲ	化膿性腹膜炎
Grade Ⅳ	腹腔内の糞便汚染

Box 54.1

待期的結腸切除術の術前準備

手術 2 日前(自宅で)
低残渣食，もしくは流動食
手術前日(自宅で，必要なら病院で)
朝に入院(もし必要があり可能なら)
1. 無残渣流動食を継続，必要に応じて輸液
2. 午前 8 時から polyethylene glycol(ポリエチレングリコール)服用による消化管洗浄を開始，1 L/ 時のペースで便がきれいになるまで(長くても 3〜4 時間まで)

浣腸は用いない
すべての患者に経口 neomycin(fradiomycin) 1 g と経口 erythromycin 1 g を午後 1 時，2 時，11 時に投与する
手術当日
午前 8 時の手術
手術室の麻酔担当者が，皮膚切開の直前に，好気性菌 / 嫌気性菌活性のある広域抗菌薬を静注で単回投与し，手術が 2 時間以上続けば追加投与する

がうまくいかない場合は，再度の開腹手術が必要となる。これらの患者の多くは，イレウスも長引くため，腹腔内敗血症をコントロールするための並外れた代謝要求を満たすために，高カロリー輸液による補給が必要となる。もちろん，経腸栄養はできるだけ早く再開すべきである。

文献

The Medical Letter writers. Antimicrobial prophylaxis for surgery. *Med Lett Drugs Ther*. 2016; 58:63–68.

Cannon JA, Alton LK, Deierhoi RJ, et al. Preoperative oral antibiotics reduce surgical site infection following elective colorectal resections. *Dis Colon Rectum*. 2012;55:1160–1166.

Devaraj B, Liu W, Tatum J, et al. Medically treated diverticular abscess associated with high risk of recurrence and disease complications. *Dis Colon Rectum*. 2016; 59(3):208–215.

Huston J, Zuckerbraun B, Moore L, et al. Antibiotics versus no antibiotics for the treatment of acute uncomplicated diverticulitis: Review of the evidence and future directions. *Surg Infect*. 2018, 19:7.

Migaly J, Bafford A, Francone T, et al. The American Society of Colon and Rectal Surgeons Clinical Practice Guidelines for the use of bowel preparation in elective colon and rectal surgery. *Dis Colon Rectum*. 2019;62:3–8.

Nichols RL. Current strategies for prevention of surgical site infections. *Curr Infect Dis Rep*. 2004;6:426–434.

Nichols RL. Peritonitis. In Gorbach SL, Bartlett JG, Blacklow NR, eds. *Infectious diseases*, 3rd ed. Philadelphia, PA: Lippincott Williams & Wilkins; 2004: 723–731.

Rafferty J, Shellito P, Hyman NH, et al. Practice parameters for sigmoid diverticulitis. *Dis Colon Rectum*. 2006;49:939–944.

Zelhart MD, Hauch AT, Slakey DP, Nichols RL. Preoperative antibiotic colon preparation: Have we had the answer all along? *J Am Coll Surg*. 2014;219:1070–1077.

55 腹腔内膿瘍

■著：K. Shad Pharaon, Donald D. Trunkey
■訳：山本勇気

一般に腹腔内感染症は，腸内細菌が腹膜腔に侵入した後に起こる。膿瘍は，人体が感染を封じ込めようとする手段だ。腹膜腔と後腹膜腔の膿瘍は，虫垂炎，憩室炎，壊死性腸炎，膵炎，骨盤内炎症性疾患，卵管卵巣感染，手術，外傷の結果として生じる可能性がある。消化管には大量の微生物がおり，血管性，外傷性，医原性などのイベントにより消化管壁に穿通が生じると，この微生物が腹腔内に侵入する。微生物の濃度は，消化管を遠位に下っていくに従い上昇する。腹腔内感染の合併症率は 40％だ。死亡率は，免疫正常者では 20％，免疫不全者では 70％にもなる。本章では，腹膜炎の種類，膿瘍の部位，診断，治療，市中発症あるいは医療関連感染で原因となることの多い微生物，使用抗菌薬の推奨について説明する。

腹腔内膿瘍は，腹膜炎に引き続いて，もしくは合併して起こることが多い(「57 章　腹膜炎」を参照)。一次性(primary)腹膜炎は，原因となる腸管壁の破綻を伴わない腹膜腔の感染である。一次性腹膜炎の最も多い原因は，特発性細菌性腹膜炎(spontaneous bacterial peritonitis：SBP)だ。SBP の原因は，細菌が腸管壁を通り抜けて腹腔内へ移行することと考えられている。SBP では臨床症状がない，あるいはわずかしかないということもあるが，腹水の感染による腹痛が起こるのが一般的だ。一次性腹膜炎の主たる治療は抗菌薬だ。二次性腹膜炎は，管腔臓器の穿孔と腸内容物の漏出により起こり，虫垂炎，憩室炎，潰瘍によるものが多い。患者は，初期から重度の腹痛，圧痛，硬直した腹部，もしくはショックを呈する。腹膜炎には汎発性と限局性がある。漏出が少量なら，患者は初期には医療機関を受診しないだろう。数日間のうちに，人体がそれを封じ込めようとして膿瘍が形成される。膿瘍が 3 cm より小さい場合，患者に必要なのは抗菌薬だけだ。膿瘍が 3 cm 以上の場合は通常，ドレナージが必要で，経皮的アプローチが好まれる。腹腔内膿瘍のなかには，重症敗血症やショックに進展するものもあり，未治療で経過した場合は特にそうだ。免疫不全患者に穿孔が起こり腹腔内がひどく汚染されても，比較的症状に乏しいので，診断はより難しい。三次性腹膜炎は，一次性もしくは二次性腹膜炎の治療後に，引き続いて，もしくは再発して起こる感染症で，基礎疾患のある患者や免疫不全患者で多い。

腹腔内感染は，非複雑性と複雑性に分類される。非複雑性感染では，急性虫垂炎(穿孔がない)，胆囊炎，憩室炎などのように，単一の臓器が侵されるのが一般的だ。これらの初期の非複雑性感染症では，多くの場合，外科的切除が必要だ。通常，患者はすみやかに改善し，抗菌薬投与が必要なのは 24 時間のみだ。複雑性感染症は，1 つの臓器を超えて腹膜腔にまで広がる。これらの感染症は，虫垂や憩室の穿孔による糞便性腹膜炎を起こすこともあり，糞便による汚染は膿瘍を生じることが多い。

膿瘍は腹膜の内側に，腹腔内感染の通常，数日後に形成される。腹腔内膿瘍は，虫垂や憩室の穿孔に引き続いて生じることが多いが，卵管卵巣感染，最近の手術(特に結腸)，胆道系疾患による化膿性肝膿瘍，外傷による脾膿瘍の後にも起こる。後腹膜にも膿瘍が発症することがあり，膵膿瘍がその例だ。これは膵炎が，膵壊死から被包化された液体貯留を形成するまで進行して，その後に出現することがある。後腹膜膿瘍は，次の 4 つのスペースのうちのいずれかに位置する。後腹膜腔の前方部(食道下部，十二指腸，膵臓，胆管，脾静脈，虫垂，上行・下行結腸，直腸 S 状部)，後腹膜腔の後方部(腎周囲，尿管周囲，生殖腺動静脈，大動脈，下大静脈)，後筋膜(腸腰筋，傍脊柱筋)，骨盤内後腹膜(膀胱前腔，膀胱後－仙骨前，直腸周囲)だ。

腹腔内感染を疑うときに最初に行うのは一般的な病歴聴取，身体診察，臨床検査だ。一部の患者，たとえば，意識障害，直近の鎮痛薬使用，免疫不全などがある患者では身体所見の信頼性が落ちる。単純レントゲン写真は有用で「遊離ガス(free air)」(管腔臓器の穿孔による)，腸管気腫(腸管虚血による)，拡張した腸管ループ〔*Clostridioides*(以前の *Clostridium*) *difficile* による〕，腸閉塞など，腹腔内感染の徴候かもしれない所見を確認できる。超音波は膿瘍の診断に役立つが，有用性は検査者の技量と患者の体型により制限される。緊急手術が必要でない患者では，CT が膿瘍を検出するのに最も優れた画像検査だ。

膿瘍治療で重要なのは，感染源コントロールと抗菌薬だ。最初に輸液を行い，電解質と凝固異常を補正し，抗菌薬を開始する。感染源コントロールには，感染源の除去，進行する汚染のコントロール，発症前の解剖学的構造と機能を取り戻すことが要求される。最近は，開腹腹腔ドレナージよりも経皮的ドレナージが行われることが多くなってきている。今や放射線治療医は，以前であれば腹腔鏡によるアプローチが最適と思われたであろう多くの膿瘍に対してアプローチすることが可能だ。経皮的ドレナージの臨床的効果は同等で，費用はより安い。経皮的ドレナージは，患者に与える生理的変化がかなり少なく，開腹手術の必要性はなくなるか，もしくは少なくなるだろう。いまだに開腹手術が必要となるのは，液体貯留や壊死組織が，十分に限局しておらず多房性で複雑性の場合，びまん性の場合，経皮的に到達できない部位(後方横隔膜下や小腸ループの隙間など)の場合だ。

CT 所見について外科医と相談すべきで，これは管腔臓器の穿孔や腹膜炎の存在下で膿瘍ドレナージが不十分となるのを回避することが目的だ。ドレナージカテーテル留置が不適切で，腹腔鏡下手術が選択肢となる患者もいる。びまん性腹膜炎の患者や穿孔の疑いが高い患者には，できるだけすみやかに手術を行い，手術室で蘇生を継続する。デブリードマンの適応となるのは，感染性膵壊死など腹腔内壊死の症例だ。腹腔内膿瘍の開腹ドレナージは，腸管瘻の形成，急性呼吸窮迫症候群(acute respiratory distress syndrome：ARDS)，腎不全，肝不全と関連する。感染源のコントロールが心もとない場合は，開腹したままにしておく外科医もいる。症例によっては閉腹するのが賢明でないことがあり，消化管の不連続性が残存する場合や，創部閉鎖ができないほど腸管が拡張している場合は特にそうで，後者で無理に閉腹すると腹部コンパートメント症候群を起こす可能性がある。その代わりに，吸引療法装置(vacuum-assisted device)を用いれば，腹部を開放したまま覆うことが可能だ。再評価のための(second-look)手術を予定するかどうかは外科医の判断による。

抗菌薬治療は感染源コントロールの補助となる。早期に適切な抗菌薬を開始することで，かなり予後が改善する。膿瘍からの培養は必須だが，血液培養は腹腔内感染疑いの患者の初期検査には必ずしも必要ない。しかし，具合が悪そうな患者や免疫不全の患者では，もし菌血症があった場合，それに対する適切な抗菌薬カバーのための情報は治療薬を決定するのに役立つ。感染は市中発症と医療関連に分けられる(表 55.1)。この区別は，どの細菌が原因になっていそうか，どの抗菌薬を初期治療に選択するかを決定するのに重要だ。すべての腹腔内感染で，Gram 陽性菌(*Streptococcus* 属，*Enterococcus faecalis*)，Gram 陰性菌〔大腸菌(*Escherichia coli*)，*Klebsiella* 属，緑膿菌(*Pseudomonas aeruginosa*)〕，嫌気性菌(*Bacteroides* と *Clostridium*)が原因となる。医療関連感染では，より耐性の細菌が原因となる傾向があり，初期のエンピリックな(経験的)抗菌薬治療に反応しない患者では，耐性緑膿菌，vancomycin 耐性腸球菌(vancomycin-resistant enterococcus：VRE)や *Candida glabrata* が原因菌となっている可能性がある。重症の腹腔内感染を起こす可能性が最も高いのは，APACHE(Acute Physiology and Chronic Health Evaluation)スコアが高い，栄養状態が不良，適切な感染源コントロールが達成できない，免疫抑制がある，という患者だ。

抗菌薬治療に関する一般的合意事項は，「初期に強く叩く(hit hard and early)」であり，これが意味するのは，即座に広域抗菌薬を開始して，培養結果が判明したらすみやかに抗菌薬を狭域化する，ということだ。抗菌薬は感染が市中感染か医療関連かに基づいて選択する。状況によっては，抗真菌薬が必要になる。腹腔内感染の治療に使用可能な抗菌薬の選択肢はいくつかある。多くは単剤での治療が可能である(表 55.2)。メチシリン耐性黄色ブドウ球菌(methicillin-resistant *Staphylococcus aureus*：MRSA)が，腹腔内感染症で検出されることがあり，vancomycin で治療する。linezolid，daptomycin，quinupristin-dalfopristin，tigecycline も MRSA のカバーとして適当だ。VRE に対するエンピリックな治療は推奨されないが，例外はこの微生物による感染のリスクが非常に高い場合(肝移植患者の胆道系由来感染など)および VRE の定着が判明している場合である。この菌は，linezolid，quinupristin-dalfopristin，daptomycin，ampicillin に通常感受性がある［訳注：米国で検出される VRE は *E. faecium* が多く，この菌種は通常，ampicillin に自然耐性。尿路感染や高用量投与などでの有効性を報告する研究もあるが，訳者は少なくとも感受性検査で耐性の場合は治療に使用しない］。腹腔内の培養で *Candida* が発育

表 55.1
腹腔内膿瘍の原因菌

市中発症の腹腔内感染		医療関連の腹腔内感染
好気性菌	嫌気性菌	
大腸菌(*Escherichia coli*) *Klebsiella pneumoniae* *Proteus mirabilis* *Streptococcus* *Enterococcus*	*Bacteroides* *Clostridium* *Peptostreptococcus* *Fusobacterium* *Prevotella*	*Staphylococcus epidermidis* / 黄色ブドウ球菌(*S. aureus*) 緑膿菌(*Pseudomonas aeruginosa*) *Enterococcus* *Enterobacter*

表 55.2
腹腔内膿瘍治療のためのエンピリックな治療薬

市中発症の腹腔内感染			医療関連の腹腔内感染	
抗菌薬	軽症〜中等症	重症	抗菌薬(定義からして，耐性菌である可能性が高い)	
単剤	ertapenem moxifloxacin tigecycline ticarcillin-clavulanic cefoxitin	imipenem-cilastin meropenem doripenem piperacillin-tazobactam	単剤	imipenem-cilastin meropenem doripenem piperacillin-tazobactam
2剤	cefazolin＋metronidazole cefuroxime＋metronidazole ceftriaxone＋metronidazole cefotaxime＋metronidazole ciprofloxacin＋metronidazole levofloxacin＋metronidazole	cefepime＋metronidazole ceftazidime＋metronidazole	MRSA	第 1 選択：vancomycin を追加 第 2 選択：linezolid を追加 第 2 選択：daptomycin を追加 第 2 選択：quinupristin-dalfopristin を追加 第 2 選択：tigecycline を追加
			VRE	第 1 選択：linezolid を追加 第 2 選択：quinupristin-dalfopristin を追加 第 2 選択：daptomycin を追加 第 2 選択：ampicillin を追加

MRSA＝メチシリン耐性黄色ブドウ球菌，VRE＝vancomycin 耐性腸球菌

7

表 55.3
***Candida* の治療**

真菌	抗真菌薬
Candida albicans	fluconazole
耐性 *Candida*（*C. glabrata* など）	caspofungin，micafungin

した場合は，抗真菌薬による治療が推奨されている。fluconazole が *C. albicans* に対する治療として適当だが，*C. glabrata* や *C. tropicalis* などの fluconazole 耐性の *Candida* 属［訳注：*C. glabrata* は fluconazole 耐性のことが多いが，*C. tropicalis* は株により感受性のこともある。ただし，いずれも近年の耐性増加傾向が報告されており，必要に応じて感受性検査を実施することが望ましい］にはエキノキャンディン系薬（caspofungin や micafungin）を使用する（表 55.3）。真菌感染の疑いが高い免疫不全患者や医療関連感染などの場合は，抗真菌薬治療を早期に開始しておく。なぜなら，真菌の培養には時間がかかることが多いからだ。感染源がコントロールできなかった場合を除き，抗菌薬治療は 4〜7 日以内に留める。以前は広域抗菌薬による 14 日間のエンピリックな治療が推奨されていたが，変更された。患者がいったん解熱して，24〜48 時間発熱がなく，白血球数が正常化して，臨床的に改善していれば，抗菌薬は中止できる。多くの症例で，抗菌薬は 7 日以内に終了可能だ。腹腔内感染症に対して抗菌薬治療を受けている患者に，プロバイオティクスを開始してもよい。

感染源コントロールが十分でない，高齢，重度の臓器機能障害，基礎疾患が多い，といった患者は治療失敗と死亡のリスクが高い。腹腔内感染は頻度が高く，合併症率と死亡率も高い。早期に診断し，早期に抗菌薬と感染源コントロールを開始することが患者に利益をもたらす。大半の症例で CT が腹腔内感染の原因を明らかにすることができる。抗菌薬にはいくつかの選択肢があるが，治療は広域抗菌薬で開始し，その後，培養結果に合わせて調整する。患者が改善したら，抗菌薬を中止して多剤耐性菌の出現機会を減らす。外科，放射線科，集中治療，感染症の専門家が綿密に共同して治療に当たれば，たいていの患者は良好な経過をとる。

文献

Brook I. Microbiology and management of abdominal infections. *Dig Dis Sci*. 2008;53:2585–2591.

Friedrich AK, Cahan M. Intraabdominal infections in the intensive care unit. *J Intensive Care Med*. 2013;0:1–8.

Hasper D, Schefold J, Baumgart D. Management of severe abdominal infections. *Recent Pat Antiinfect Drug Discov*. 2009;4:57–65.

Mazuski JE, Solomkin JS. Intra-abdominal infections. *Surg Clin North Am*. 2009;89:421–437

Sirinek KR. Diagnosis and treatment of intra-abdominal abscesses. *Surg Infect*. 2000;1:31–38.

Solomkin JS, Mazuski JE, Bradley JS, et al. Diagnosis and management of complicated intra-abdominal infection in adults and children: guidelines by the Surgical Infection Society and the Infectious Diseases Society of America. *Surg Infect*. 2010;1:79–109.

56 脾膿瘍

■著：Walter Dehority, Thomas R. Howdieshell
■訳：山本勇気

脾膿瘍の診断はしばしば見過ごされており，その理由は，まれで臨床像が紛らわしいことや，臨床像を不明瞭にする原因疾患(素因)の存在だ。そのため，脾膿瘍がしばしば死後に剖検で診断されるのは，抗菌薬の時代であっても驚くべきことではない(いろいろな剖検報告集で罹患率は0.2〜0.7%)。脾膿瘍の発症率が明らかに上昇した要因には，放射線画像検査の進歩，鈍的脾臓外傷の非外科的治療，がんやその他の免疫不全患者の増加，がある。

発症率と背景因子

脾膿瘍は男性に多く(いくつかの症例シリーズによると55〜60%)，平均年齢は25〜54歳だ。Nelkenらは2峰性の分布について記述している。40歳以下の患者は通常，免疫不全か静注薬物使用者で，膿瘍は多房性のことが多く，70歳以上の患者では，糖尿病があったり，感染源は心内膜炎以外であったり，膿瘍は単房性であったりする。

脾膿瘍の原因となる元々の疾患には，転移性の血流感染，脾臓に波及する隣接臓器の感染，脾外傷，血液系の疾患(膠原病，異常ヘモグロビン症，悪性腫瘍)，免疫不全状態(後天性，先天性)がある。これらの素因やリスク因子による発生率を表56.1に示す。

血行性転移による感染

感染性心内膜炎が，脾膿瘍の最も多い原因疾患である(表56.1，図56.1)。正確な発生率を定めるのは難しいが，いくつかの研究が示したところでは，心内膜炎患者の脾塞栓の頻度は31〜44%だ。組織検査で少なくとも20%の患者に脾臓炎の所見を認める。心内膜炎患者の脾梗塞の頻度は，抗菌薬が使用されるより前の時代は30〜67%で，抗菌薬の時代となってからは33〜44%だ。1977年にPelletierとPetersdorfは，細菌性心内膜炎患者における脾膿瘍の発生率は約2.4%と報告していたが，2012年の報告では，剖検で7.3%の発症率と記述されている。血管造影で膿瘍内に感染性動脈瘤がみられるが，これが脾膿瘍の原因なのか結果なのかは不明だ。

心内膜炎に加え，その他の多くの感染症が脾膿瘍の元々の原因として報告されている(表56.1)。原因となるその他の感染症には，歯性膿瘍，抜歯後の菌血症，扁桃摘出術，扁桃周囲膿瘍，急性耳下腺炎，気管支拡張症，腎周囲膿瘍，褥瘡性潰瘍，複雑性の伝染性単核球症，結核，黄熱病，腸チフス(typhoid fever)，ジフテリア，ネコひっかき病，炭疽がある。

脾臓に虚血と梗塞が起こる状態が，脾膿瘍発症に関連しており，おそらく病原体の血行性撒布が原因だ。脾膿瘍は，肝移植手術の際の脾動脈結紮，腹腔鏡下Nissen噴門形成術の際の短胃静脈切離，胃出血に対する内視鏡処置の際の脾動脈への誤注入の後に発症することが報告されている。

表56.1
脾膿瘍の素因やリスク因子

因子	%
感染性の原因	**68.8**
心内膜炎	15.3
敗血症	11.9
その他	11.9
尿路感染	7.1
耳炎	3.3
虫垂炎	2.8
肺炎	2.8
ブルセラ症	2.3
肺化膿症	2.3
マラリア	1.9
憩室炎	1.9
アメーバ症	0.95
感染症以外の原因	**31.2**
隣接臓器の障害	23.0
外傷	16.7
異常ヘモグロビン症	11.9

隣接組織からの波及による感染

時に，隣接する組織に元々の感染巣があり，それが直接進展して脾膿瘍が生じることがある。憩室炎，膵臓の仮性嚢胞やがん，胃潰瘍，胃がん，肝周囲膿瘍，腎周囲膿瘍，横隔膜下膿瘍，下行結腸がんからの感染が報告されている。脾膿瘍が炎症性腸疾患の消化管外症状として報告されることはまれだ。

外傷による膿瘍

外傷による膿瘍は，挫滅した脾臓実質や脾臓組織の損傷による血腫が二次的に感染し化膿して生じる。Phillpsの報告によると，

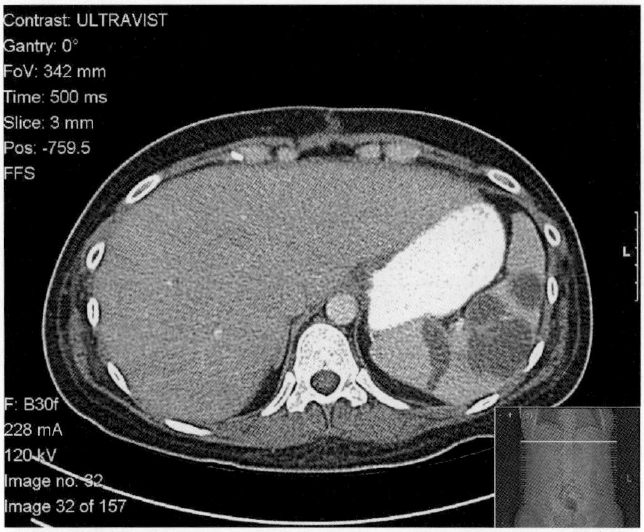

図 56.1
静脈内薬物乱用者の感染性心内膜炎でみられた多房性の脾膿瘍

初期の外傷性損傷を認識し報告するのは簡単ではなく，ほとんどの患者で脾臓感染の所見や症状が出現するのは，左上腹部への受傷から 2 週間～4 か月後という遅い時期だ。脾損傷の修復手術（脾縫合術）後や，CT で診断された鈍的脾損傷を非外科的に治療した後の脾膿瘍の報告がある（図 56.2）。外傷性脾損傷による出血コントロールのための脾動脈塞栓術，門脈大静脈シャント評価目的の経脾門脈造影，経皮経管的冠動脈形成術などの血管内治療・放射線処置が，時に脾膿瘍の原因となることがあり，最大 4 か月経過してから起こることもある。

血液疾患

異常ヘモグロビン症が脾膿瘍の原因の約 12％を占めると Alsono-Cohen は報告している。鎌状赤血球症の患者は，侵襲的な細菌感染症に罹るリスクが高いが，その原因は脾機能低下であり，それにはオプソニン化，貪食能，細胞性免疫の機能的欠陥が含まれる。脾梗塞の既往のある鎌状赤血球症患者が，一過性の菌血症を発症すると，細菌が梗塞巣に播種し，膿瘍を形成する可能性がある。

脾臓は，膠原病の患者でも感染巣となる。関節リウマチ，全身性エリテマトーデス，骨髄異形成症候群，結節性多発動脈炎の患者で脾膿瘍が報告されている。これらの疾患における脾臓の病理学的特徴は，被膜炎と小梗塞だ。

免疫不全状態

後天性免疫不全症候群（acquired immunodeficiency syndrome：AIDS），化学療法，がん（白血病，リンパ腫），骨髄移植，固形臓器移植，長期ステロイド使用，モノクローナル抗体による免疫抑制剤，糖尿病，アルコール依存症で脾膿瘍の合併が報告されている。

診断

病歴と身体所見

脾膿瘍の症状と所見は，潜在的かつ非特異的で，基礎疾患に関連していることが多い。表 56.2 に，患者 227 人の臨床所見の特徴を示す。最も頻度の高い症状は発熱で，左季肋部の痛みや漠然とした腹痛を伴う。痛みは，脾臓の炎症が被膜に及ぶことにより生じることが多い。膿瘍が脾臓の上極に位置する場合，横隔膜を刺激して，左肩への放散痛（Kehr 徴候）や左横隔膜の挙上と不動を生じることがある。脾臓破裂も，左肩痛を呈することが多い。膿瘍が下極に位置する場合は，腹膜表面を刺激することが多く，腹膜炎を起こす。膿瘍が深部にあり脾臓被膜を侵さない場合は，おそらく非特異的な症状があるのみで，痛みやその他の局所所見は伴わないだろう。

検査所見

白血球増加は 70～80％の患者でみられるが，程度はさまざまである。いくつかの症例シリーズでは，白血球数は 2,400～41,000/mm^3 と幅がある。一般的に，その他の血清学的検査は役に立たない。血液培養は患者の 50～70％で陽性になる。血液培養陽性

(A)
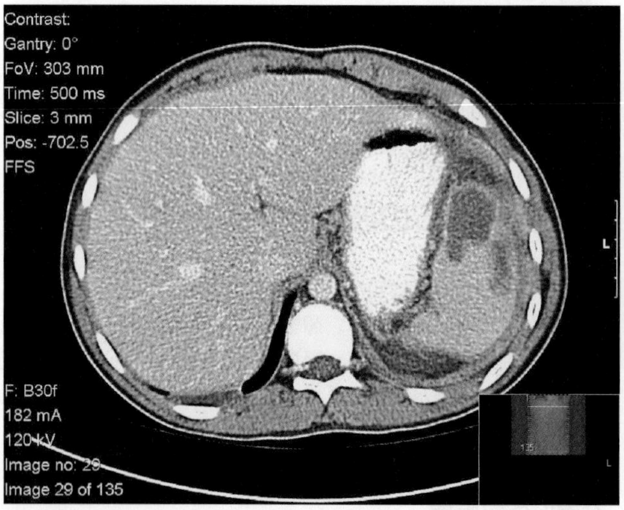

(B)
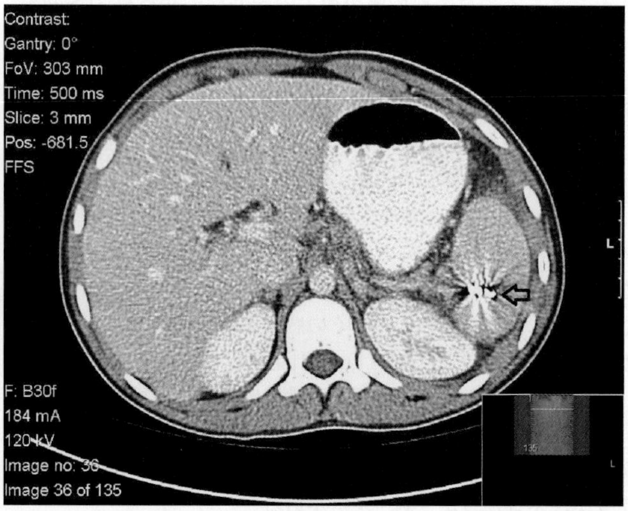

図 56.2
鈍的脾臓外傷に対する非外科的治療後（脾動脈塞栓術を含む）にみられた脾膿瘍 塞栓コイルに注目（B，矢印）。

表 56.2
脾膿瘍の臨床所見

臨床所見	%
発熱	92.5
腹部圧痛	60.1
腹痛	57.5
脾腫	56.0
左上腹部痛	39.2
胸膜痛	15.8
トキシック症候群	15.4
嘔吐	14.0

例の 60〜75％では，その後に脾膿瘍から同じ微生物が分離される。

脾膿瘍の原因菌について，1900〜1995 年までの脾膿瘍を微生物的に検討した 3 つの報告をまとめた表 56.3 に示す。全症例の半数近くが好気性 Gram 陰性桿菌で，*Salmonella* 菌が最も多い病原体であった。*Staphylococcus* 属も頻繁に報告され，18.8％と 2 番目に多い病因であった。*Candida* による脾膿瘍が起こるのは，好中球減少患者にほぼ限定されるが，例外は腹部手術の合併症である播種性カンジダ症だ。*Candida* による真菌膿瘍は，広域抗菌薬使用，中心静脈ライン挿入，完全静脈栄養，ステロイド全身投与，細胞傷害性化学療法，悪性腫瘍，臓器移植後の免疫抑制によっても合併しやすくなる。AIDS 関連の脾膿瘍の原因となる微生物は，*Salmonella*，*Mycobacterium avium-intracellulare*，結核菌(*Mycobacterium tuberculosis*)，*Candida* 属，*Aspergillus* 属，*Pneumocytis jirovecii*(*carinii*)だ。過粘稠性をもつ新しい肺炎桿菌(*Klebsiella pneumoniae*)株が，基礎疾患のない健康な宿主の肝膿瘍や脾膿瘍の原因として報告されている。いくつかの症例シリーズによれば，脾膿瘍患者の約 4 分の 1 では，膿瘍腔の培養から微生物が検出されず，これはおそらく，膿瘍ドレナージよりも先に投与された静注抗菌薬の影響だ。加えて，複数菌感染もみられ，嫌気性菌が検出されたときに多い。

画像の特徴

胸部レントゲン写真で多い所見は，左の片側横隔膜挙上(31％)，

表 56.3
脾膿瘍の原因微生物(1900-1995 年の 505 症例より)

微生物	症例数(%)	
レンサ球菌	57	(11.3)
腸球菌	20	(4.0)
ブドウ球菌	95	(18.8)
黄色ブドウ球菌(*S. aureus*)	21	
その他，もしくは不特定のブドウ球菌	74	
好気性 Gram 陰性桿菌(GNB)	227	(45.0)
Salmonella 属	72	
S. typhi	10	
大腸菌(*Escherichia coli*)	49	
Pseudomonas 属	18	
Klebsiella 属	8	
Poteus 属	10	
Enterobacter 属	2	
その他，もしくは不特定の GNB	68	
嫌気性菌	43	(8.5)
Bacteroides 属	7	
Propionibacterium 属	6	
Clostridium 属	4	
Fusobacterium 属	1	
その他，もしくは不特定の嫌気性菌	25	
抗酸菌	21	(4.2)
結核(*Mycobacterium tuberculosis*)	15	
Mycobacterium avium-intracellulare	5	
その他の抗酸菌	1	
真菌	41	(8.1)
Candida pseudotropicalis	1	
Candida albicans	9	
Candida tripicalis	6	
Aspergillus 属	4	
Blastomyces 属	2	
その他の真菌	19	
寄生虫	1	(<1)
Entamoeba hystolytica	1	

7

胸水(28%)，左肺底部の浸潤陰影(18%)だ。腹部単純写真の所見は軟部組織濃度やガス分布の異常だが，みられるのは患者の35%のみだ。CTは感度96%，特異度90〜95%で，現在，脾膿瘍の診断に最も優れた検査だ。CTでみられる所見は，均一な低吸収域±辺縁の造影効果，脾臓内の液面形成を伴う低吸収域，脾臓内でのガス産生だ。CTは経皮的膿瘍ドレナージのガイドとしても有用だ。

超音波による脾膿瘍の検出感度は60〜70%だ。脾膿瘍の超音波所見の特徴は，低エコーもしくは無エコーに近い卵形あるいは円形の領域で，内部エコーのパターンはさまざまで，壁は不整，軽度〜中等度の後方音響陰影の増強を伴う。超音波検査は非特異的で，多様な所見があり，解釈が難しいかもしれない。しかし，超音波検査は安価，非侵襲的で，繰り返し行うことが容易で，折に触れて変化や改善を評価することができる。

鑑別診断

鑑別診断として，脾臓実質内の血腫，脾梗塞，脾臓の寄生虫性・非寄生虫性の囊胞，横隔膜下膿瘍，膿胸，腎周囲膿瘍，腫瘍，白血病浸潤を考える。OchsnerとGravesによる3,372人の横隔膜下膿瘍を対象としたレビューでは，症例の約4%で脾臓に原発病変があることが判明した。したがって，横隔膜下膿瘍がある場合は，同時に脾膿瘍が存在する可能性について考慮すべきだ。脾膿瘍に膿胸が合併した場合も(4%)，臨床医の注意が原発巣に向かない可能性がある。

治療

臨床的に脾膿瘍が明らかな場合，長期間の内科的治療の出番はない。治療の中心は，脾臓摘出(脾摘)術と適切な抗菌薬で，治療成功率は86〜94%だ。多くのエビデンスが，経皮的ドレナージと有効な抗菌薬による治療が安全で効果的だと示している。経皮的ドレナージは，膿瘍が単房性，最近の手術により状態が不安定，複数の手術歴がある，全身麻酔や標準的な外科的ドレナージによるリスクが高い，といった患者に行うことになるだろう。カテーテルは，排液が少量となり，膿瘍腔サイズの縮小を膿瘍腔造影，超音波，CTで確認できれば，抜去可能だ。患者が臨床的に改善しない場合，脾摘術が望ましい。経皮的ドレナージの成功率は68〜75%と報告されており，膿瘍が単房性で，壁が明瞭で，内部に中隔形成がない場合に，最も成功する可能性が高い。膿瘍内に，多量の粘性壊死が堆積している場合，経皮的ドレナージが成功する可能性は低く，蜂窩織炎状で腔がはっきりしない場合や，微小膿瘍，多発膿瘍，隣接組織の感染により形成された膿瘍の場合も同様だ。経皮的ドレナージの合併症は，出血，膿胸，気胸(経胸腔カテーテル留置による)，瘻孔形成だ。

脾膿瘍が診断されたら，広域抗菌薬を開始する。経験的治療では，ブドウ球菌，レンサ球菌，Gram陰性桿菌に効果のある薬剤を用いて，少なくとも培養結果が返ってくるまで継続する。半合成ペニシリンとアミノグリコシド系の併用，もしくは第4世代のセファロスポリン系薬(cefepime)の使用を検討する。もし，隣接する腹部臓器からの波及が疑われる場合は，抗嫌気性菌薬のmetronidazoleなどを追加するか，piperacillin-tazobactamやカルバペネム系などの好気性・嫌気性共に広いスペクトラムをもつβ-ラクタム系薬を単剤として使用する。免疫抑制患者では，抗真菌薬を病初期から開始する。一部の専門家たちは，脾摘後もしくは経皮的ドレナージの終了から2〜3週間の抗菌薬継続を推奨している。

真菌性脾膿瘍に対する最適な治療は，まだ定まっていない。一部の専門家たちは，amphotericin Bによる長期治療を提案している。別の専門家たちは，脾摘術とamphotericin Bを提案している。真菌性脾膿瘍に対する脾摘術を支持する根拠は，細菌性脾膿瘍で非外科的治療が高い死亡率と関連していたという報告に主に基づいている。しかし，脾臓のカンジダ症のほとんどは播種性感染によるものなので，脾摘術を行っても他の組織(特に肝臓)の*Candida*感染は処理できない。診断の確定した真菌性脾膿瘍が抗真菌薬のみで改善したという報告がたくさんある。いくつかの症例報告と最近の多施設ランダム化試験により，好中球減少や重要な免疫不全がない患者では，fluconazoleとamphotericin Bの効果は同等であることが示されている。エキノキャンディン系薬も選択可能である。真菌性脾膿瘍が疑われる患者には，脾臓か肝臓の経皮的穿刺吸引か，腹腔鏡下または開腹による病変の生検を行い，確定診断をつけるべきだ。

脾膿瘍は腹膜腔に穿破することがあり，急性腹膜炎を起こす。脾膿瘍破裂症例の死亡率は50%と報告されている。脾膿瘍が，胃，結腸，胸腔に流入することもある。しかし，脾膿瘍で最も多いのは再発性の菌血症で，もし治療しなければ，敗血症性ショックとなる。成人の脾膿瘍の3分の2が単発性で，3分の1が多発性だ。しかし，小児ではこれが逆になる(単発性3分の1，多発性3分の2)。一般的に単発性膿瘍のほうが診断も治療も容易で，たいていはレンサ球菌，ブドウ球菌，*Salmonella*が原因だ。多発性膿瘍では，Gram陰性桿菌や*Candida*が原因となる傾向がある。予後は，患者の年齢，合併症，多臓器不全の発症と明確に相関する。

脾膿瘍を早期に診断して治療すれば，死亡率は7%程度まで下がる。内科的治療は，抗酸菌，*P. jirovecii*，真菌による膿瘍に適しているだろう。経皮的ドレナージは，腹腔内病変を伴わない単発で単房性の膿瘍に適しているだろう。穿刺可能性，単房性，単発性について疑問が残る膿瘍の患者や，腹腔内病変の疑いがある患者には，依然として脾摘術が最適な治療である。

文献

Alonso-Cohen MA, Galera MJ, Ruiz M, et al. Splenic abscess. *World J Surg*. 1990;14:513–516.

Chang KC, Chuah SK, Changchien CS, et al. Clinical characteristics and prognostic factors of splenic abscess. *World J Gastroenterol*. 2006;12:460–464.

Chun CH, Raff MJ, Contreras L, et al. Splenic abscess. *Medicine*. 1980;59(1): 50–66.

Ekeh AP, McCarthy MC, Woods RJ, et al. Complications arising from splenic embolization after blunt splenic trauma. *Am J Surg*. 2005;189:335–339.

Fernandez-Guerrero ML, Alvarez B, Manzarbeitia F, et al. Infective endocarditis at autopsy: A review of pathologic manifestations and clinical correlates. *Medicine*. 2012;91(3):152–164.

Johnson JD, Raff MJ, Barnwell PA, et al. Splenic abscess complicating infectious endocarditis. *Arch Intern Med*. 1983;143:906–912.

Nelken N, Ignatius J, Skinner M, et al. Changing clinical spectrum of splenic abscess: A multicenter study and review of the literature. *Am J Surg*. 1987;154:27–34.

Ooi LLPJ, Leong SS. Splenic abscesses from 1987 to 1995. *Am J Surg*. 1997;174:87–93.

Pelletier LL, Petersdorf RG. Infective endocarditis: A review of 125 cases from the University of Washington Hospitals, 1963–72. *Medicine*. 1977;56:287–313.

Phillips GS, Radosevich MD, Lipsett PA. Splenic abscess, another look at an old disease. *Arch Surg*. 1997;132:1331–1335.

Rex JH, Bennett JE, Sugar AM, et al. A randomized trial comparing fluconazole with amphotericin B for the treatment of candidemia in patients without neutropenia. *N Engl J Med*. 1994;331:1325–1330.

Sreekar H, Saraf V, Pangi A, et al. A retrospective study of 75 cases of splenic abscess. *Indian J Surg*. 2011;73:398–402.

Thanos L, Dailiana T, Papaioannou G, et al. Percutaneous CT-guided drainage of splenic abscess. *Am J Roentgenol*. 2002;179:629–632.

7

57 腹膜炎

■著：Linda A. Slavoski, Matthew E. Levison
■訳：山本勇気

腹膜腔内の炎症を腹膜炎という。本章では，感染による腹膜炎について考察する。主に，(1)一次性(原発性もしくは特発性)と(2)二次性，の2つの型がある。二次性腹膜炎の治療後に，腹膜炎と敗血症の所見が遷延するか，もしくは再発した場合，その病型は三次性腹膜炎と名づけられている。他の腹膜炎と比較して，三次性腹膜炎はICU滞在期間と入院期間が長く，臓器障害スコアと死亡率が高い(50〜70%)。

腹腔内膿瘍は，(1)はじめはびまん性の腹腔内炎症反応であったものが，1つまたは複数の重力的に下方に位置する部位(dependent site)に限局化して生じるか〔すなわち，骨盤腔，左右の横隔膜下(鎌状間膜で隔てられる)，Morrison窩(患者が仰臥位のときに，肝周囲で最も後方かつ上方の部位で，傍脊椎溝で最も下方の部分)〕，(2)腹腔内の感染源のその場所に生じる(例：虫垂－盲腸，胆嚢，憩室などの周囲にできる膿瘍)。腹膜カテーテル関連腹膜炎の治療については，「95章　透析関連感染」参照。

一次性腹膜炎

一次性腹膜炎は特発性細菌性腹膜炎(spontaneous bacterial peritonitis：SBP)とも呼ばれ，腹腔内に明らかな感染源のない腹膜腔内の感染と定義される。一次性腹膜炎は全年齢層に起こる。小児では壊死後性肝硬変，ネフローゼ症候群に関連して，成人では腹水(いかなる原因によるものでもよい)に関連し，アルコール性肝硬変が最も多い。まれに，明らかな基礎疾患なしに一次性腹膜炎が起こることがある。

一次性腹膜炎は，入院中の腹水を有するアルコール性肝硬変患者の10%で報告されている。一次性腹膜炎の発症リスクは肝硬変が進行した患者で高いが，消化管出血，一次性腹膜炎の既往，プロトンポンプ阻害薬使用，腹水中の蛋白低値(<1 g/dL。おそらく腹水のオプソニン活性の低下による)，がある場合にも増加する。

一次性腹膜炎は単一菌感染で，嫌気性菌が関与するのはごくまれであり，もし，培養で複数菌や嫌気性菌感染の所見があれば，二次性腹膜炎を疑うべきだ。原因菌として分離されることが最も多いのは，大腸菌(*Escherichia coli*)で，肺炎桿菌(*Klebsiella pneumoniae*)，肺炎球菌(*Streptococcus pneumoniae*)がそれに続く。

腹水培養が陽性で，腹水中白血球数が少なく(好中球<250/mm^3)，腹膜炎の臨床所見を欠く症例は，**単一菌性－無好中球性－細菌腹水**(**monomicrobial nonneutrocytic bacteriascites**：MMNNB)と表現される。これは，腹膜腔への細菌の定着の初期をみていると考えられており，その理由は，一部の患者が進行してSBPとなるからである(それ以外の患者は自然に改善する)。逆に，腹膜炎の臨床所見と腹水中白血球数の増加(好中球≧250/mm^3)があるのに培養陰性の症例もあり，**培養陰性－好中球性－腹水**(**culture-negative neutrocytic ascites**：CNNA)と呼ばれるが，3分の1の症例で血液培養が陽性となる。

腹水のGram染色か培養で複数の微生物を認め，好中球数<250/mm^{3}の場合は，**複数菌性－無好中球性－細菌腹水**(**polymicrobial nonneutrocytic bacteriascites**：PMNNB)と診断される。この病型は通常，腹水穿刺の際に消化管を刺したことによる合併症で，発生頻度は全腹水穿刺の1%以下である。この合併症のリスク因子は，イレウス，腸管癒着，術者の経験不足である。もし，腹水中の蛋白濃度が1 g/dL以上でオプソニン活性が十分にあれば，PMNNBは自然に改善すると報告されている。

一次性腹膜炎の感染経路は，血行性，リンパ行性，正常腸管壁粘膜からの移行，そして女性では卵管を経由した腟由来，の可能性がある。さらに，肝硬変患者は血液中から細菌を排除するのが遅く，その理由は細網内皮系での貪食能の低下，好中球と単球の細胞内殺菌の減弱，オプソニン化の減弱，血清と腹水中の補体低値だ。

一次性腹膜炎の臨床像は多様だ。小児ではしばしば，急性虫垂炎と混同される。最もよくみられる症状は発熱(微熱のことが多い)で，最大80%の患者でみられると報告されている。腹部の症状・所見なしに発熱することや，腹膜腔内感染の臨床所見が全くないこともある。ほとんどの場合，感染に先行して腹水が存在する。その他の症状・所見として，腹痛，嘔気，嘔吐，下痢，腹部全体の圧痛，反跳痛，腸蠕動音の減弱ないし消失がある。非典型的な徴候として，低体温，低血圧，原因不明の腎機能障害があり，肝硬変患者では原因不明の脳症，肝腎症候群，静脈瘤出血を認めることもある。腹水のある非代償性肝疾患患者では，腹膜炎の臨床所見が明らかでないことがあるので，その存在をみつけるために，腹水のある肝硬変患者が入院する際は全例で，なかでも発熱がある場合は特に，腹水穿刺を行うべきだ。

一次性腹膜炎の診断には腹腔内の感染巣の除外が必要で，通常は造影CTで行う。腹水の検査が必要だ。腹水中の多核白血球は250/mm^{3}よりも多いのが一般的だ。腹水中の細菌濃度は低いので，腹水のGram染色は陰性のことが多い。腹水培養の診断率は，量を増やすと(例：10〜20 mL)高くなる。最大75%の患者に菌血症が併存しているため，血液培養も行うべきである。

一次性腹膜炎は内科的に治療するが，例外は二次性腹膜炎の疑いがあるときで，その場合は検索目的の腹腔鏡か開腹手術を行う。一次性腹膜炎ではGram染色は陰性のことが多いので，初期抗菌薬はエンピリック(経験的)に選択し，培養と感受性検査の結果が判明したら修正する。初期治療では，腸内のGram陰性桿菌とGram陽性球菌をカバーする。薬剤の選択肢は，第3世代セファロスポリン系薬のceftriaxoneとcefotaxime，第4世代セファロスポリン系薬のcefepime，もしくは新しい世代のフルオロキノロン系薬のどれか(例：levofloxacin，moxifloxacin)で，これらの薬剤はpenicillinやβ-ラクタマーゼ阻害薬配合β-ラクタム薬(例：ticarcillin-clavulanate，piperacillin-tazobactam)低感受性株を含む*S. pneumoniae*に対する効果が改良されている。

過去に，一次性腹膜炎の予防にフルオロキノロン系薬が使用されたことがある場合は，耐性菌の可能性があるためこれを治療に用いるべきではない。もし，抗菌薬耐性大腸菌や*K. pneumoniae*〔例：基質拡張型β-ラクタマーゼ(extended-spectrum β-lactamase(ESBL)産生株〕が流行している病院もしくは地域で腹膜炎を発症した場合は，さらに広域の抗菌薬，たとえばカルバペネム系薬(例：ertapenem，imipenem，meropenem，doripenem)を使用する。

*S. pneumoniae*とA群レンサ球菌は高用量penicillin G，ceftriaxoneもしくはcefotaximeで治療するのが最もよい。メチシリン感受性黄色ブドウ球菌はペニシリナーゼ抵抗性ペニシリン(nafcillin)か第1世代セファロスポリン系薬(cefazolin)で治療するのがよい。もし，メチシリン耐性もしくは患者がペニシリンアレルギーの場合，vancomycinを用いる。緑膿菌(*Pseudomonas aeruginosa*)が分離された場合，アミノグリコシド系薬を投与してもよいが，抗緑膿菌活性のあるペニシリン系・セファロスポリン系薬，aztreonam，imipenem，meropenemのうちいずれかと併用する。アミノグリコシド系薬の腎毒性と耳毒性を回避したい場合は，感受性があればciplofloxacinを他の抗緑膿菌薬と併用して用いる。抗菌薬の腹膜腔内投与の利点はない。

臨床的反応は，抗菌薬治療が適切なら48〜72時間までに明らかになる。治療に反応しない場合は，すみやかに別の疾患もしくは付随する疾患を診断するための検査を行う。改善すれば，抗菌薬治療は10〜14日間行う。ただし，臨床的改善が早い場合は短期(5日間)治療も有効だ。一次性腹膜炎の治療の最終的な成功率は肝硬変患者で85%に至るが，いくつかの症例シリーズでは，全死亡率は95%にのぼると報告されている。最も予後不良の患者には，腎不全，低体温，高ビリルビン血症，低アルブミン血症がみられた，と報告されている。

腹水中の好中球数が250/mm^{3}未満(MMNNB)で，感染の症状・所見(体温37.8℃以上，腹痛，圧痛)がある患者には，穿刺した時点では培養で細菌が検出されるかどうかはわからないが，培養結果を待っている間，一次性腹膜炎に対するエンピリックな抗菌薬治療を行うべきである。なぜなら，病型がMMNNBで症状がある患者は，一次性腹膜炎に進行することがあるからだ。症状のないMMNNB患者のうち，一次性腹膜炎に進行するのは15%のみなので，病型がMMNNBで症状のない患者には通常，抗菌薬は不要で，経過観察が適している。このような無症状の患者の培養で細菌が検出された場合は，可及的すみやかに再穿刺する。感染の症状・所見が出現している，もしくは2回目の穿刺所見で腹水中に好中球がある場合に限り，抗菌薬を開始する。

もし，腹水中の好中球数が250/mm^{3}以上で，腹水のGram染色と培養が陰性の場合(つまり，一次性腹膜炎のなかのCNNAの病型)は抗菌薬治療を継続する必要があり，その理由はCNNAの臨床症状，予後，治療の特徴が一次性腹膜炎と似ているからだ。ただし，腹水の好中球増加を来すその他の疾患，たとえば，腹膜がん，膵炎，結核性腹膜炎を必ず除外する必要がある。

肝硬変があり，上部消化管出血，腹水中蛋白<1.5 g/dL，一次性腹膜炎の既往，がある患者は一次性腹膜炎の発症リスクが高く，抗菌薬による予防が役立つ可能性がある〔norfloxacin 400 mgを1日1回，ciprofloxacin 750 mgを　週1回，trimethoprim-sulfamethoxazole(ST合剤)ダブルストレングス錠[訳注：trimethoprim 160 mg相当。日本で使用できる錠剤(バクタ®配合錠)はシングルストレングス錠のみ]を1日1回，週5日，など〕。予防は，他の方法では長期予後が期待できず肝移植を待機している末期肝疾患の患者でも選択肢となる。長期間の抗菌薬投与により，耐性菌による二次的な感染症のリスクが増加することを強調しておく。

時に，結核菌(*Mycobacterium tuberculosis*)が一次性腹膜炎を起こすことがあり，通常は遠隔部位の感染巣からの血行性転移か，腸間膜リンパ節，腸，卵管・卵巣の感染からの進展により感染する。結核性腹膜炎の診断は，一般的に腹膜生検組織と腹水の組織検査と培養で行う。*Coccidioides immitis*による腹膜炎は，腹膜生検組織と腹水のウェットマウント(wet mount)[訳注：スライドグラスに腹水を滴下して検鏡する]，組織検査，培養で診断可能だ。

二次性腹膜炎

二次性腹膜炎は，腹腔内にある元々の感染巣に関連して起こる。さまざまな腹腔内の疾患が二次性腹膜炎を生じ，そのうちの一部に次のようなものがある。消化性潰瘍の穿孔，外傷による子宮・膀胱・胃・小腸・大腸の穿孔，虫垂炎，膵炎，憩室炎，腸管梗塞，胆嚢炎，胆管感染，女性生殖器感染(敗血症性流産，術後子宮内感染，子宮内膜炎，卵管炎)。

二次性腹膜炎は通常，内因性に獲得される複数菌による感染症だ。偏性嫌気性菌と通性嫌気性菌を含む，平均して約5菌種が分離される。微生物の種類は，感染の原発巣により異なる。市中発症で，閉塞を伴わない胃・十二指腸の破綻による腹膜炎では，口腔内細菌叢，つまり，β-ラクタム薬感受性Gram陽性球菌，嫌気性Gram陰性桿菌〔*Prevotella melaninogenica*(かつての*Bacteroides melaninogenicus*グループの一種)など〕，および*Candida*属が関与する。下位小腸か結腸の破綻，もしくはそれよりも近位だが閉塞を伴う消化管の破綻による市中発症の腹膜炎では，腸内細菌叢の大腸菌，*Bacteroides fragilis*，腸球菌，その他の*Bacteroides*属，*Fusobacterium*，*Clostridium perfringens*，その他の*Clostridum*属，*Peptostreptococcus*，*Eubacterium*が関与する。同様の微生物(大腸菌，腸球菌，*Clostridium*，*B. fragilis*)は，胆嚢炎と胆管感染に合併する腹膜炎の原因にもなる。菌血症を合併するのは，患者のうち20〜30%で，大腸菌と*B. fragilis*の頻度が最も高い。院内で発症した患者からは，*Enterobacter*，*Serratia*，*Acinetobacter*，vancomycin耐性腸球菌，緑膿菌，などの耐性菌が分離されることが多い。

症状は一次性腹膜炎と同様だ。発症の速さ，初発部位，腹膜病変の広がりは，原因となる疾患により異なる。たとえば，外傷性損傷により胃内容物が突然大量に腹腔内に漏出した場合は，心窩部に強い痛みが起こり，それが数分以内に腹部全体に広がる。対照的に，虫垂や結腸憩室の穿孔病変による痛みの広がり方は，比較的ゆっくりで限局的だ。その理由は，通常は炎症が広がるのに時間がかかり，被包化されるからだ。

主な症状は痛みだ。痛みと腹部の圧痛は，はじめに事が起こった組織で最大となるのが一般的である(例：消化性潰瘍穿孔では心窩部，胆嚢炎では右上腹部，虫垂炎では右下腹部，憩室炎では左下腹部)。その他の所見として，発熱，嘔気，嘔吐，腹部膨満がある。患者は，両足を胸まで引き上げて横になり，じっとしていることが多い。いかなる動作も腹痛を増強させる可能性がある。通常，血圧は早期には正常だが，敗血症性ショックが起こると低下し，頻呼吸と頻脈も認めるだろう。腹壁の圧痛や反跳痛，腹壁の緊張を認めることが多い。蠕動音は消失する。直腸診と内診，そして異所性妊娠が疑われる女性にはβ-ヒト絨毛ゴナドトロピン(β-human chorionic gonadotropin：β-HCG)検査を必ず行う。

患者が重篤であるために，診断のための検査は手短にしなければならないことも多い。血液検査では，血算，血清生化学，肝機能，アミラーゼ，リパーゼを測定する。すみやかに適切な培養検体(例：血液)を採取すべきだが，腹水の採取は開腹するまで遅れることが多い。腹腔内の病変に似る胸腔内疾患を除外するために，胸部レントゲン写真を撮影する。腹部単純レントゲン写真も役立つことがあり，時に遊離ガス(free air)，腹水，腸管拡張，イレウス，腸管壁浮腫を認める。しかし，感染の局在を判断するのには腹部－骨盤の造影 CT が最も有用で，可能性の高い感染巣を示してくれる。

抗菌薬治療を早期に開始し，菌血症をコントロールし，局所での感染拡大を最小限に留める。血行動態，呼吸，腎臓，その他の重症臓器障害がある場合は，ただちに適切な支持療法が必要だ。手術が必要なことが多く，その目的は，細菌，過剰な炎症性サイトカイン，腹膜感染の病勢を増強する付随物(例：糞便，食物，血液，胆汁，バリウム)を含む感染性物質を取り除くこと，嫌気状態を助長する壊死組織を除去すること，細菌と付随物による腹腔内汚染の継続を防ぐため，原発病巣(例：胆嚢炎，虫垂炎，憩室炎)を除去することだ。腸管減圧も適切な治療の一部である(例：穿孔，憩室炎，結腸がんに対する近位での結腸瘻造設)。外科的感染巣コントロールで重要なのは，適切なタイミングで十分量行うことだ。菌量と炎症性滲出物を減少させるために腹腔内を洗浄する。その際，特に膿瘍ができそうな部位に注意を払って行う(例：傍結腸溝，横隔膜下)。

初回手術の際に，敗血症性ショックや凝固障害で重症化して最終的な処置を行うことができない患者もいるので，ICU 内で 24～36 時間，蘇生し安定化させた後に手術室に戻り，続きの再手術を行い，組織と異物をさらに除去し，残存感染巣のドレナージ，感染源コントロールを行う。そういった手術の後は，腸管，後腹膜，腹壁の腫脹により腹部を閉創できないことがある。腹部を一時的に閉鎖して，腹腔内組織のヘルニアと汚染を防ぐ。これは，ガーゼと大きな不透過性の接着性被覆材の併用，メッシュ(ジッパーや Velcro バンド様の閉鎖装置が付いたものもある)，吸引閉鎖装置などを用いて行うことが可能だ。この管理方法の利点は，腹部コンパートメント症候群を回避できることと，再手術がしやすいことだ。不利な点は，呼吸力学的にかなりの破綻が生じることと，院内の病原体で腹腔内が汚染される可能性があることだ。

CT もしくは超音波ガイド下経皮的カテーテルドレナージにより，患者によっては手術の必要性が減ったり，もしくは急性期の反応と敗血症が改善するまで手術を延期し，待期的に最終的な処置を行うことが可能となる場合もある。きわめて限局化した膿瘍やその他の液体貯留に対しては，コントロールのついていない穿孔の所見がない場合，経皮的カテーテルドレナージが可能であれば，外科的ドレナージよりも好ましい。

抗菌薬は血液培養検体を採取後すみやかに投与を開始するが，腹水培養検体の採取が可能となるのはその後のことが多い。初期治療はしばしばエンピリックに，疑わしい原因菌に対する広域カバーが必要だ。腹水培養検体は，腹水穿刺，腹腔内膿瘍に対する経皮的ドレナージ，開腹手術の際に採取できる。

市中発症の，胃～近位空腸の穿孔による急性腹膜炎に対する初期のエンピリックな抗菌薬治療は，胃酸を抑制する治療や悪性腫瘍がなければ，好気性 Gram 陽性球菌と口腔内嫌気性菌を含めてカバーすべきだ。市中発症の(1)遠位小腸，虫垂－盲腸，結腸由来の感染，(2)(1)よりも近位の消化管穿孔だが，閉塞もしくは麻痺性イレウスを伴う，(3)胆管－腸管吻合存在下の胆道由来の感染に対するエンピリックな抗菌薬治療では，通性 Gram 陰性桿菌(特に大腸菌)，消化管のレンサ球菌，偏性嫌気性 Gram 陰性桿菌(特に *B. fragilis*)を含めてカバーする(Box 57.1)。

Box 57.1

二次性腹膜炎に対するエンピリックな(経験的)治療薬[a]

単剤治療

1. β-ラクタム阻害薬配合 β-ラクタム薬(piperacillin-tazobactam[b, c])
2. moxifloxacin[b, c, d, e, f]
3. カルバペネム系薬(imipenem[b, c]，meropenem[c]，doripenem[c]，ertapenem[g])[d]
4. tigecycline[b, f, h]

併用治療

5. cefazolin，cefuroxime，ceftriaxone，cefotaxime と metronidazole
6. 第 3，第 4 世代セファロスポリン系薬(ceftazidime[c]，cefepime[c])と metronidazole
7. levofloxacin[d, e, f]，ciprofloxacin[c, d, e, f]と metronidazole
8. aztreonam[c, f, i]と vancomycin と metronidazole[b]

a これらの薬剤は，培養と感受性検査の結果に基づいて調整する。
b 重症もしくは院内感染の際は，*Enterococcus faecalis* に有効なエンピリックな治療薬が望ましい。
c 抗緑膿菌作用あり。
d ampC 型 β-ラクタマーゼ，基質拡張型 β-ラクタマーゼ(ESBL)を産生する通性好気性 Gram 陰性桿菌に対しては，カルバペネム系薬が効果があり，フルオロキノロン系も効果があることが多いが，第 3 世代セファロスポリン系薬，β-ラクタマーゼ阻害薬配合 β-ラクタム薬は効果がない。
e 過去 3 か月間にフルオロキノロン系薬を投与された患者や，大腸菌のフルオロキノロン耐性が多い(＞10%)地域では，フルオロキノロン系薬の使用は推奨されない。
f tigecycline もしくは，フルオロキノロン系薬，aztreonam を含む併用療法は，ペニシリンアレルギーの患者に使用できる。
g ertapenem は緑膿菌をカバーしていない。
h tigecycliene を複雑性腹腔内感染症を含むさまざまな重症感染症治療に使用した場合，他の薬剤と比較して死亡リスクが高くなることが報告されている。
i aztreonam は，嫌気性菌と Gram 陽性球菌に効果がないので，vancomycin と metronidazole と併用する必要がある。

腸球菌をカバーするかどうかは意見が分かれる。リスクの高い患者や，心臓弁膜疾患があり心内膜炎による予後悪化のリスクが高い患者(例：心内膜炎の既往，人工弁，複雑性チアノーゼ性心疾患)の予後を改善する目的で，エンピリックな抗菌薬治療で腸球菌をカバーするのは賢明だ(Box 57.1)。

vancomycin 耐性 *Enterococcus faecium*〔vancomycin-resistant *Enterococcus*(VRE)*faecium*〕に対するエンピリックな治療は推奨されないが，例外はこの菌による感染のリスクが高い患者，たとえば，肝移植後で肝胆道系からの腹腔内感染がある患者や，VRE の定着が判明している患者だ。VRE *faecium* に対する活性のある抗菌薬には，tigecycline，daptomycin，linezolid，quinupristin-dalfopristin がある。ペニシリン感受性のある VRE *faecalis* に対しては，ampicillin，linezolid，daptomycin が最適である(*E. faecalis* は本質的にストレプトグラミン系薬に耐性)。

同様に，*Candida* の治療についても意見が分かれる。*Candida* に対する治療が必要となるのは，重症市中感染もしくは医療関連感染で，血液培養から検出された場合，遷延性・再発性の腹腔内感染において単独で分離された場合，腹水の Gram 染色で優勢を認める場合であり，fluconazole か，fluconazole 耐性の *Candida* 属(*C. glabrata* や *C. krusei*)の場合はエキノキャンディン系薬(caspofungin，micafungin，anidulafungin)で治療する。*C. albicans* 以外の *Candida* に対しては，感受性検査の結果に基づいて fluconazole を使用する。そのため，重症患者の初期治療では，トリアゾール系薬ではなくエキノキャンディン系薬の使用が推奨される。amphotericin B は，その毒性のために初期治療として推奨されない。

かなりの割合の *B. fragilis* が clindamycin，cefoxitin，cefotetan に耐性で，アミノグリコシド系薬には一定の腎毒性と耳毒性があるので，これらの薬剤はもはやエンピリックな治療薬として推奨されていない。現在では，より信頼性があり，毒性の少ない薬剤が使用可能だ。たとえば，*B. fragilis* や多くの *P. melaninogenica* が ampicillin，ticarcillin，piperacillin に耐性だが，これらの微生物は，β-ラクタマーゼ阻害薬配合 β-ラクタム薬である piperacillin-tazobactam や ticarcillin-clavulanate に感受性で，カルバペネム系薬，フルオロキノロン系薬の moxifloxacin，tigecycline，metronidazole にも同様に感受性がある。metronidazole を除き，これらの抗菌薬はほとんどの大腸菌にも活性があるので，単剤治療として使用可能である(Box 57.1)。ampicillin-sulbactam は，この薬剤に対する市中の大腸菌の耐性率が高いため，もはや推奨されない。

院内発症の腹腔内感染では，より耐性傾向のある細菌が原因菌となることが多いので，エンピリックな治療はより広域なものがふさわしく，重症の市中発症感染や免疫不全患者の感染でも同様である(Box 57.1)。Acute Physiology and Chronic Health Evaluation II(APACHE II)スコア＞15，高齢，低アルブミン値，栄養状態不良，悪性腫瘍の合併があると，重症感染症のリスクが高くなる。

地域の感受性情報を見直して，それに応じてエンピリックな治療薬を調整する。感受性検査の結果が判明したら，エンピリックな治療薬を修正する。ただし，たとえ嫌気性菌が検出されなくても，エンピリックな治療薬のうち嫌気性菌をカバーするものは継続する。その理由は，嫌気性菌の検査法の信頼性が十分ではないからだ。

通常，抗菌薬治療期間は，適切な手術が行われてから 5〜10 日間だが，感染巣のコントロール，重症度，治療への反応，白血球数の正常化によりけりだ。切除した感染臓器(虫垂や胆嚢など)の周辺で起こっていた無菌的な腹膜炎に対しては，抗菌薬治療が必要な期間はごく短期間(約 24 時間)のみだ。患者が経口摂取可能となり，静注薬と同等の抗菌活性をもつ経口薬が使える場合は，静注でなく経口で抗菌薬を投与してよい。

いかなる腹腔内膿瘍でも，主な治療は早期かつ十分なドレナージだ。治療の成功は，膿瘍の局在を正確に評価することと，膿瘍が単発か多発かを区別することにかかっている。近年では，外科的治療の代わりに経皮的カテーテルドレナージを用いた治療が成功している。この方法を可能にしたのは，近年の画像技術，特に超音波と CT だ。CT もしくは超音波ガイド下経皮的ドレナージに必要な条件として一般的に，(1)膿瘍への適切な穿刺経路がある，(2)膿瘍が単房性，(3)膿瘍付近の血管が少なく，患者に凝固障害がない，(4)画像的・外科的評価を併せて行い，合併症が起こった場合，手技が失敗した場合の外科的バックアップ，(5)経皮的に留置したカテーテルから自然に排液されるかどうか，がある。CT により，想定外の腹腔内のさらなる問題(もし CT がなければ外科的介入が必要となるような問題)を発見することもできる。経皮的カテーテルドレナージは，状態が不安定で即座の手術に耐えられない患者に対する初期治療として行うことも可能だ。そうすることで，最終的な手術を，患者の状態が改善するまで延期することができる。

文献

Holzheimer RG, Gathof B. Re-operation for complicated secondary peritonitis—how to identify patients at risk for peritoneal sepsis. *Eur J Med Res*. 2003;8:125–134.

Marshall JC, Maier RV, Dellinger EP, Jiminez MF. Source control in the management of severe sepsis and septic shock: an evidence-based review. *Crit Care Med*. 2004;32(Suppl 11): S513–S526.

Nathens AB, Rotstein OD, Marshall JC. Tertiary peritonitis: clinical features of a complex nosocomial infection. *World J Surg*. 1998;22:158–163.

Peralta R, Geibel J. Surgical approach to peritonitis and abdominal sepsis. Available at http://emedicine.medscape.com/article/1952823-overview#aw2aab6b7.

Runyon BA; AASLD Practice Guidelines Committee. Management of adult patients with ascites due to cirrhosis: an update. *Hepatology*. 2009;49(6):2087–2107.

Solomkin JS, Mazuski JE, Bradley JS, et al. Diagnosis and management of complicated intra-abdominal infection in adults and children: guidelines by the Surgical Infection Society and the Infectious Diseases Society of America. *Clin Infect Dis* 2010;50(2):133–164. Available at http://cid.oxfordjournals.org/content/50/2/133.full.pdf+html.

58 Whipple病とスプルー

■著：Amirkaveh Mojtahed, Payam Afshar
■訳：山本勇気

Johns Hopkins病院の病理学者 George H. Whipple博士は，1907年に「腸管脂肪異栄養症」の最初の症例を報告した。患者は36歳の男性医師で，慢性的な下痢，腹痛，体重減少，慢性的な咳があった。患者は5年後，悪液質のために息を引き取った。抗菌薬が出現する以前は普遍的に致死的であったこの疾患は，現在ではWhipple病として認識され，症例報告，症例シリーズ，さらには前向き研究が蓄積されている。このまれな疾患は，非特異的な症状を示す多臓器疾患のように見えるため，鑑別に含めない限り診断がつかない。最新の前向き研究によると，この疾患は診断と抗菌薬療法に適切な注意を払うことによって予後がよくなっている。

Whipple博士による最初の症例報告の後，診断と治療の確立に向けて進展がみられた。1949年，過ヨウ素酸シッフ(periodic acid-Schiff：PAS)染色により，腸管マクロファージ内の糖蛋白質が赤くなる様子が確認された。その直後，細菌様微生物が顕微鏡で初めて同定され，chloramphenicolによるWhipple病の治療が初めて成功した。電子顕微鏡検査と組織学的染色の進歩により，Gram陽性菌であることがさらに明らかになった。1992年，ポリメラーゼ連鎖反応(polymerase chain reaction：PCR)がこの菌のリボソームRNAの同定に用いられ，この菌は放線菌に分類された。2003年に，この菌のゲノム配列が決定され，現在では，この棒状のGram陽性放線菌は*Tropheryma whipplei*と分類されている。

Whipple病は多臓器にわたる非常にまれな慢性疾患である。発症率は100万人に1人と推定され，中年の白人男性に好発する。Whipple病の発症機序は，そのリスク集団と多臓器にわたる疾患の性質を説明するうえで重要である。リスクとなる職業には，土壌との接触による農民や下水処理場労働者が含まれる。感染経路としては，これらのサンプルからは生菌が検出されたため，糞便や唾液からの感染が疑われている。不思議なことに，ヒトからヒトへの感染は報告されていないが，ヒトは*T. whipplei*の唯一の保菌者であり，疾患を発症する。蛍光*in situ*ハイブリダイゼーション(fluorescence *in situ* hybridization：FISH)は，*T. whipplei*が腸粘膜の代謝活性の高い菌であることを明らかにするのに役立っている。マクロファージによって分解されない*T. whipplei*は，腸管固有層の単核細胞で増殖する。マクロファージ内で細菌が存続するのは，マクロファージとT細胞の相互作用の障害に関係している。遺伝的素因により，Whipple病患者は無症候性保菌者に比べて炎症性免疫応答が不十分である。また，医原性免疫抑制が病気の進行を早めることも指摘されている。マクロファージのアポトーシスは，腸管リンパ管からの浸潤と最終的な血行性拡散を経て，Whipple病の多臓器病態を引き起こす連鎖反応を開始する。

この病態の非特異的な臨床症状は，臨床医に混乱をもたらし，診断に何年もかかることもある。しかし，医原性免疫抑制により診断が早まることもある。Whipple病は主に消化管の疾患であり，関節痛，発熱，神経症状などの消化管外症状を伴う。前駆性の移動性破壊性末梢関節症(他の症状の平均6年前)に続き，下痢や腹痛といった消化器症状を訴える古典的な経過ではWhipple病を疑う。消化器症状は，吸収不良，栄養不良，腹部リンパ節腫脹を伴う低アルブミン血症，そして最終的にはアナザルカ(全身性浮腫)を引き起こす可能性がある。血清性遊走性末梢性関節痛は自己免疫性リウマチ性病態を模倣し，その結果，不必要な免疫抑制療法が行われ，免疫再構築症候群(immune reconstitution inflammatory syndrome：IRIS)を引き起こす可能性がある。

不定な神経学的症状は通常，胃腸障害に随伴して起こるか，あるいは抗菌薬の血液脳関門への到達が不十分なための再発として起こる。これらの症状はさまざまで，認知障害，精神障害，感覚運動障害，脳神経異常が含まれる。最も顕著で特徴的なのは眼-咀嚼筋(oculomasticatory)または眼-顔面筋(oculofacial)のmyorhythmiasである。Whipple病における中枢神経系の病変は10～40%と報告されているが，過少報告のため過小評価されている可能性が高い。Whipple病のまれな心臓症状には，血液培養陰性の心内膜炎，収縮性心膜周囲炎，心筋炎，冠動脈炎，およびうっ血性心不全が含まれる。粘膜皮膚型Whipple病では，皮膚の色素沈着，血管炎性皮疹，出血性歯肉炎などが報告されている。最後に，肺のサルコイドーシスに類似した非乾酪性肉芽腫を伴う肺結節および気管支内病変の出現を伴う慢性咳嗽の肺の愁訴が報告されている。

Whipple病の診断は，組織採取によって裏づけられなければならない。信頼性が高く，すぐに診断が可能な方法は，内視鏡的にアクセス可能な*T. whipplei*の複製部位である十二指腸の生検である。専門家は，サンプリングエラーを避けるために，十二指腸の最遠位部位を含む少なくとも5つの粘膜生検を推奨している。内視鏡所見は正常からリンパ管拡張症までさまざまであり，腸絨毛の拡大や脂質の沈着を示す白斑がより示唆的である。腸管生検の通常のヘマトキシリン・エオジン染色では，マクロファージの泡沫状細胞質が同定され，PAS染色では，*T. whipplei*細菌細胞壁の糖蛋白質成分を示す細胞質顆粒が強調される(図58.1)。非特異的なPAS陽性のため，マイコバクテリア感染がこれに似ることがあるが，診断の確定と治療に対する反応をモニターするために，リアルタイムPCRを使用すべきである。FISHは確認のためにPCRと併用できるが，必須ではない。Whipple病と診断された患者は，中枢神経系への浸潤を除外するために，PCR

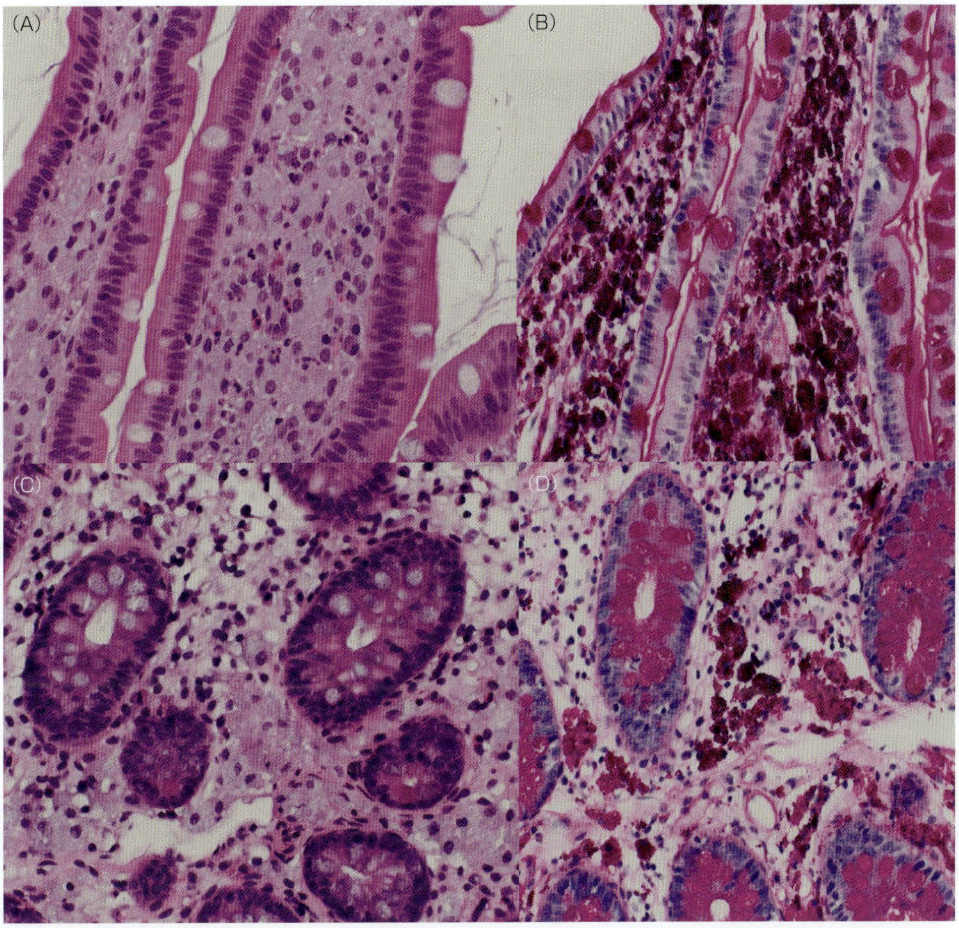

図 58.1
A：組織切片は十二指腸粘膜を示しており，十二指腸の粘膜固有層に泡沫状のマクロファージがシート状に並ぶ，C：頻度の低い大腸での所見，過ヨウ酸シッフ・ジスターゼ染色(PAS-D)染色で顕在化し(B, D)，*T. Whipple* の糖蛋白が赤色に描出されている。
(Brett M. Lowenthal, MD のご厚意による)

7

による髄液分析を受けるべきである。神経損傷は不可逆的な場合があり，症状がないことは中枢神経系の関与を除外するのに信頼できる指標ではないからである。最初に陽性であった場合は，菌の根絶を確認するために腰椎穿刺を再度行い，PCR を実施すべきである。消化管以外の症状がある患者は，臨床症状に基づいて適切な組織サンプリング(滑液，心臓弁，リンパ節，皮膚など)を行うべきである。最近発表された小規模シリーズでは，尿 PCR 検査は，特に他の診断手段が無効であった場合に有効な非侵襲的診断手段であることが示されている。

抗菌薬による Whipple 病の適切な治療は，この疾患による必然的な死亡を避けるために不可欠である。さらに，選択した抗菌薬が血液脳関門を通過し，髄液濃度が高くなることが必須である。tetracycline は再発率が 35％と比較的高いにもかかわらず，長い間選択されてきた。中枢神経系を侵された患者の tetracycline 再治療における反応性の悪さは，吸収の悪さと血液脳関門への浸透性の欠如によるものと思われる。最近，治療法を検討した唯一の前向きランダム化試験で，殺菌性 ceftriaxone と meropenem の有効性が比較され，その後，生来の免疫反応不全のため trimethoprim-sulfamethoxazole(ST 合剤)が 12 か月間経口投与された。89 か月の長期追跡調査によると，93％(37 / 40 例)の患者が臨床的寛解を維持していた。penicillin G と doxycycline の併用も有効な治療法である(表 58.1)。治療に対する臨床的反応は，消化器症状では 1〜3 週間以内に，関節症では数週間以内に起こるはずである。消化器症状のある患者では十二指腸組織検査と PCR による追跡調査，中枢神経系に病変のある患者では PCR による髄液検査が推奨される。

Whipple 病の患者は，背景に遺伝的免疫学的欠損があることが知られているため，終生予防を考慮すべきである。ST 合剤の耐性，葉酸欠乏，Steven-Johnson 症候群(皮膚粘膜眼症候群)の問題から，doxycycline の使用が増加している。

IRIS は，抗菌薬による最初の客観的な改善後に炎症症状が再発するもので，Whipple 病の治療中に起こる最も頻度の高い，致命的な合併症である。Whipple 病と診断され，治療が開始される前に，リウマチ性疾患と推定された疾患に対する免疫抑制療法が長期間行われていたことが，IRIS を発症した患者の多くに観察される。IRIS の治療にはステロイドの投与が含まれ，さらに強力な免疫抑制が行われることもある。

治療された Wipple 病の死亡率は不明であるが，未治療の Whipple 病は普遍的に致死的である。治療を受けても，治療後数か月から数年後に再発することが報告されている。その要因の

表 58.1
Whipple 病の治療

導入治療	
penicillin G	200 万単位を 4 時間ごとに静注，14 日間
ceftriaxone	1 回 2 g を 1 日 1 回静注，14 日間
meropenem（ペニシリンアレルギーの場合）	1 回 1 g を 1 日 3 回静注，14 日間
維持治療	
trimethoprim-sulfamethoxazole（ST 合剤）	1 回 160 / 800 mg[訳注]を 1 日 2 回，12 か月間
下記 2 剤を併用（サルファアレルギーの場合）	
doxycycline	1 回 200 mg を 1 日 1 回経口
hydroxychloroquine	1 回 200 mg を 1 日 3 回 経口，12 か月間
終生治療	
doxycycline	200 mg 1 日 1 回 経口
trimethoprim-sulfamethoxazole（ST 合剤）	160 / 800 mg 1 日 1 回 経口

［訳注：ダブルストレングス錠。日本で使用できる錠剤（バクタ® 配合錠）はシングルストレングス錠のみ］

1 つは，細菌に対する遺伝的な免疫力の低下が続いていることであり，それが再発を引き起こし，時には異なる株で再発することもある。PAS 陽性のマクロファージは，除菌が成功したにもかかわらず残存している可能性があるため，6 か月後および 12 か月後に十二指腸生検と免疫組織化学検査による綿密な経過観察を行うことが推奨される。中枢神経系に病変のある患者は再発の危険性が高く，再発が疑われる場合は再治療の閾値を低く設定すべきである。

熱帯性スプルー

熱帯性スプルー（toropical sprue：TS）は，後天性の吸収不良性疾患であり，熱帯地方の住民や旅行者に影響を及ぼす原因不明の感染症である可能性が高い。熱帯地方に 1 か月以上滞在し，慢性の下痢と栄養欠乏を伴うのが一般的な症状である。流行地域は，南アジア，カリブ海諸国，中央アメリカ，南米北部で，アフリカと中東は例外である。多くの場合，地元住民の病気であるが，長期滞在者にリスクがある。TS は当初，社会経済的に恵まれない人々の病気とされていたが，医療を受け，十分な衛生状態を保ち，栄養のある食事を摂っている人々も罹患することがある。北米およびヨーロッパでは，慢性下痢や吸収不良の一般的な原因を除外したうえで，長期旅行者で TS を疑うべきである。

感染機序についてはいくつかの説があるが，特定の生物は特定されていない。TS 患者は，急性感染性下痢症に罹患していることが多い。この所見は，好気性大腸菌の過剰増殖による小腸障害の可能性に加えて，抗菌薬投与後に症状が消失することから，TS の別の命名法である「**感染後熱帯性吸収不良**」を正当化するものである。

患者は，脂肪酸と炭水化物の吸収不良に関連した慢性下痢と，回腸末端（terminal ileal：TI）の病変による胆汁酸塩誘発性の下痢に苦しむ。TS では，刷子縁酵素（ラクターゼなど）の喪失，脂肪吸収障害による脂肪性下痢，および主に葉酸，ビタミン D，進行すると B_{12} の栄養欠乏がよくみられる。栄養欠乏による巨赤芽球性貧血がも多い。また，脂肪便は脂溶性ビタミンの吸収を低下させ，ビタミン欠乏症による臨床的後遺症を引き起こす。

診断は，特にセリアック・スプルー（celiac sprue：CS）のような類似疾患の除外によって行われる。CS の血清学的検査が進歩するにつれて TS の発生率は低下しており，これらの症例の多くは TS ではないことが示唆されている。*Entamoeba*，後天性免疫不全症候群（acquired immunodeficiency syndrome：AIDS）腸症，Whipple 病，*Giardia*，*Isospora*，*Cryptosporidium* などの感染性下痢症は除外しなければならない。小腸のどの部位の生検でも，絨毛の部分的萎縮と上皮内リンパ球を認めるだろう。回腸は後期に罹患するため，十二指腸生検が最も有用である。**熱帯性腸症（tropical enteropathy）**は，典型的な徴候を伴わない TS の不顕性亜型であるが，同様の生検変化を示すことがある。徹底的な検査が必要であるが，治療に対する反応によって診断を確定することもできる。

tetracycline 250 mg を 1 日 4 回，3〜6 か月間，葉酸と共に投与するのが，第 1 選択の治療法である。いくつかの症例シリーズでは，初回の葉酸投与（1〜5 mg/ 日）で症状が消失することが示されている。B_{12} が欠乏している場合は，皮下注射による補充も必要である。回腸末端が侵されている場合は，cholestyramine が下痢の回数を減らす可能性がある。20％の症例で再発または再燃がみられ，再治療が必要である。tetracycline が禁忌の患者には，スルホンアミド系抗菌薬を使用することができる。

小腸細菌の過剰増殖

小腸細菌過剰増殖（small intestinal bacterial overegrowth：SIBO）とは，小腸に常在する細菌の数が増加することである。症状は吸収不良と過剰な細菌分解に関連しており，腹部膨満感，鼓腸，消化不良，下痢，食欲不振などがみられる。B_{12} の欠乏がしばしば認められる。ゴールドスタンダードは，空調吸引液から 10^5 CFU（colony forming units：コロニー形成単位）/mL 以上の細菌が検出されることであるが，特に大腸菌群であれば，10^3 CFU/mL という低い閾値が検討されている。より一般的なアプローチは，手間がかからず安価で，臨床的に実行可能な水素呼気試験である。初期の水素ピークが異常であれば，陽性であると考えられる。メタン濃度の異常の検出は，通過遅延と関連しているため，過敏性腸症候群（irritable bowel syndrome：IBS）または慢性便秘の患者で観察される。抗菌薬によるメタン生成菌の減少が，このような患者の症状を改善することが示されている。残念なことに，小腸通過時間やその他の要因がさまざまであるため，この検査法には批判的な意見も多い。より高感度で特異的な診断検査を特定するための研究が進行中である。

SIBO のリスクがある患者は一般的に，腸の運動性や生理機能に変化がある。リスク因子としては，胃切除や回盲部切除などの手術歴，憩室，瘻孔，プロトンポンプ阻害薬による低クロール血症，肝疾患，慢性膵炎，免疫不全，糖尿病，強皮症，腸閉塞に伴う運動障害などがある。IBS 患者は SIBO と診断されることが多い。

治療は主に抗菌薬の投与，栄養欠乏の管理，通過時間を短縮させる薬剤の除去である。最初の食事療法としては，乳糖除去食を推奨し，低FODMAP食[訳注：小腸で吸収されにくい糖質の総称。F(fermentable：発酵性の)，O(oligosaccharides：オリゴ糖)，D(disaccharides：二糖類)，M(monosaccharides」：単糖類)，And，P(polyols：ポリオール，糖アルコール)]を試すことを考慮すべきである。現在の治療の主流は，高用量のrifaximin(550 mg 1日3回)を10日間投与することである。rifaximinは吸収の悪いSIBOに最も有効な抗菌薬であり，比較的安全な副作用プロファイルを有し，抗菌薬の適用範囲が広く，マイクロバイオームの調節が可能である。代替薬としては，metronidazole，経口セファロスポリン系薬，amoxicillin-clavulanate，ciprofloxacin，doxycycline，norfloxacinなどがある。再発は，解剖学的または運動学的障害が背景にある患者でよくみられる。このような症例では，治療を繰り返し，低用量erythromycinなどの運動促進薬で通過時間を改善することが有効である。残念ながら，プロバイオティクスの有効性は証明されていない。

文献

Afshar P, Redfield D, Higginbottom P. Whipple's disease: A rare disease revisited. *Curr Gastroenterol Rep*. 2010;12:263–269.

Fenollar F, Puchal X, Raoult D. Whipple's disease. *N Engl J Med*. 2007;356:55–66.

Feurle G, Junga N, Marth T. Efficacy of ceftriaxone and meropenem as initial therapies in Whipple's disease. *Gastroenterology*. 2010;138:478–486.

Ghoshal UC, Ghoshal U, Ayyagari A, et al. Tropical sprue is associated with contamination of small bowel with aerobic bacteria and reversible prolongation of orocecal transit time. *J Gastroenterol Hepatol*. 2003;18:540–547.

Maldonado N, Horta E, Guerra R, et al. Poorly absorbed sulfonamides in the treatment of tropical sprue. *Gastroenterology*. 1969;57:559–568.

Moter A, Wolters M, Janneck M, et al. Potential role for urine polymerase chain reaction in the diagnosis of Whipple's disease. *Clin Infect Dis*. 2019;68:1089–1097.

Quigley E, Abu-Shanab A. Small intestinal bacterial overgrowth. *Infect Dis Clin N Am*. 2010;24:943–995.

Scarpellini E, Gabrielli M, Lauritano C, et al. High dose rifaximin for the treatment of small intestinal bacterial overgrowth. *Aliment Pharmacol Therapeut*. 2007;25:781–785.

Schneider T, Moos V. Changing paradigms in Whipple's disease and infection with *Tropheryma whipplei*. *Eur J Clin Microbiol Infect Dis*. 2011;30:1151–1158.

Triantafyllou K, Chang C, Pimentel M. Methanogens, methane and gastrointestinal motility. *J Neurogastroenterol Motil*. 2014;20:31–40.

Westergaard H. Tropical sprue. *Curr Treatm Opt Gastroenterol*. 2004;7:7–11.

Section 8

さまざまな臨床像：泌尿生殖器

59 尿道炎と排尿障害

■著：George Pappas, Ioannis A. Bliziotis, Matthew E. Falagas
■訳：長田　学

尿道炎とは尿道の炎症であり，感染症によるものと非感染症によるものがある。尿道は基本的にさまざまな性感染症の病原体に人体で最初に曝露する部位であり，これらの病原体が尿道上皮に働きかけることで症状を引き起こす。

排尿障害は排尿時の疼痛や灼熱感，違和感として表現され，尿管のさまざまな病変によって自覚される症状である。尿道は尿流の最終部位であり，ここの炎症は排尿障害の最も頻度の高い原因である。

病因

尿道炎は伝統的に淋菌性と非淋菌性に分類されてきた。淋菌(*Neisseria gonorrhoeae*)が尿道炎を引き起こすことは太古の昔から知られており，その名前はガレノスによって定義された症状のギリシア語に由来する。"gono"は尿道からの主要な流出物であると考えられていた精液を，"rrhea"は流出を意味する。尿道炎は旧約聖書のレビ記，古代中国の文献，ヒポクラテスの口伝にも存在する。

非淋菌性尿道炎はしばしば，*Chlamydia trachomatis* 感染と同義とされてきたが，さまざまな病原微生物が関与していることが明らかになりつつある(表 59.1)。*C. trachomatis* は通常，特に若い患者では非淋菌性尿道炎の原因菌のなかで最も頻度が高いと考えられているが，*Ureaplasma urealyticum* の 2 つの次亜種が最も高頻度の病原微生物かもしれない，という臨床研究もある。ほかにも，数多くの病原微生物が非淋菌性尿道炎に関与している。*Mycoplasma genitalium* は 1980 年代から尿道炎の原因になると認識されており，性感染症を引き起こす病原微生物としての重要性が明らかになってきている。*Trichomonas vaginalis* は，尿道炎の症例シリーズでほとんどの患者から検出された。*Gardnerella vaginalis* もいくつかの症例シリーズで頻度の高い病原微生物と考えられてきた。単純ヘルペスウイルスも 1 型(herpes simplex virus 1：HSV-1)と HSV-2 の両方共に，有力な原因微生物である。より頻度の低い原因としては，尿道狭窄症や膀胱炎での大腸菌(*Escherichia coli*)のような Gram 陰性菌，アデノウイルス，鼠径リンパ肉芽腫(*C. trachomatis* の血清型 L1，L2，L3)，抗酸菌，梅毒などが挙げられる。よりまれな原因としては，免疫抑制患者におけるサイトメガロウイルスのようなウイルス感染症，レンサ球菌〔特に，*Streptococcus pyogenes*(A 群 β 溶血性レンサ球菌)〕，髄膜炎菌(*Neisseria meningitidis*)，真菌，*Bacteroides* 属のような嫌気性菌がある。

表 59.1
感染性尿道炎の病因と相対頻度

病原微生物	尿道炎における報告頻度
Neisseria gonorrhoeae	12〜34%
Chlamydia trachomatis	非淋菌性尿道炎の 15〜55%
Mycoplasma genitalium	非淋菌性尿道炎の 3〜38%
Ureaplasma urealyticum	非淋菌性尿道炎の 6〜60%
Trichomonas vaginalis	非淋菌性尿道炎の 5%未満
Gardnerella vaginalis	単一の報告で非淋菌性尿道炎の 12%
Mycoplasma hominis	頻度ははっきりしないがまれ
単純ヘルペスウイルス	まれ
Gram 陰性桿菌	まれ
アデノウイルス	まれ
その他：抗酸菌，梅毒，鼠径リンパ肉芽腫，レンサ球菌，髄膜炎菌，嫌気性菌，真菌	非常にまれ

疫学

世界中での尿道炎の年間発生数は膨大であり，毎年 6,200 万人の淋菌性尿道炎と，8,900 万人の非淋菌性尿道炎が発生していると推測されている。米国だけでも年間約 500 万件が報告されており，その大部分は非淋菌性尿道炎である。米国では淋菌性尿道炎の発生率は 2000 年以降低下しているが，非淋菌性尿道炎は逆に上昇傾向である。この非淋菌性尿道炎の増加は *Chlamydia* による尿道炎の発生率の低下を伴っており，非淋菌性尿道炎の他の病原微生物が認知されてきたことや，*Chlamydia* 制御プログラムが効果を上げていることを反映しているのかもしれない。近年フランスでは，男性の尿道炎の報告数が漸増している。途上国においてもより高度な診断技術が利用されるようになったことで，問題の大きさが明確になってきている。

尿道炎の発生率に人種的な差異はないようにみえるが，社会経済的な要因が存在するようで，低所得者では尿道炎がより多くみられる。男性と女性の間にも発生率の差はないが，女性患者の大部分が無症状のため報告されないのかもしれない。男性の尿道炎は症状が明らかであることが多い一方で，女性の場合は子宮頸管炎のような他の泌尿器系疾患にマスクされ，誤診されたり併存していることが見逃されたりする。尿道炎は性感染症であることから，20〜24 歳の年齢層での報告が多い。コンドームの使用は尿道炎の発症を減らす。他のリスク因子としては，殺精子剤(化学的尿道炎のみのことが多い)，性的関係をもつパートナーの数，男性同性愛者，異性愛男性の無防備な肛門性交，他の性感染症の既往などがある。

臨床症状

尿道炎はしばしば無症状であり，女性や *Chlamydia* が原因の場合は特に無症状のことが多い。*Chlamydia* 性尿道炎の女性の最大75％が無症状である。淋菌性尿道炎は非淋菌性尿道炎よりも潜伏期間が短く，より急激に発症し，通常は症候性である。潜伏期間は，淋菌性の場合は数日，非淋菌性の場合は最大2週間である。尿道口からの排膿や排尿障害，尿道瘙痒が主症状である。排膿は病原微生物の侵入に対する免疫応答や上皮細胞のアポトーシスとしての多核白血球の遊走によって生じた炎症性相互作用の結果である。通常は粘液膿性で血液が混じることがあり，朝に最も頻繁に観察される。この炎症反応は，*Chlamydia* 性尿道炎よりも淋菌性尿道炎で，また女性よりも男性でより顕著である。淋菌が子宮頸部に感染した女性では，おりものの変化や月経中間期出血，月経過多などの症状を引き起こすことがある。*M. genitalium* のような非淋菌性尿道炎の原因微生物も症候性の感染を生じる傾向があるが，男性の *Trichomonas* 感染症では，無症状から淋菌性よりも激しい症状まで幅がある。

診断

尿道炎の診断は臨床症状に加え，尿道分泌物の Gram 染色で1視野あたり5個以上の白血球検出，初尿の白血球エステラーゼ検査陽性，初尿で高倍率1視野あたり10個以上の白血球検出などの検査所見によってなされる。ただし，この検査基準では *Chlamydia* 感染の12％および淋菌感染症の5％が見逃されることが，さまざまな研究で報告されている。

症状のある男性では，Gram 染色による Gram 陰性双球菌の検出は淋菌性尿道炎に対して95％以上の感度と99％以上の特異度をもつため，迅速な診断が可能となる。しかし，無症状の男性から得られた検体や，女性の尿道や子宮頸部から得られた検体では感度が低い(約50％)。そのため，無症状の患者や特に女性の場合は Gram 染色で菌が見えないからといって淋菌感染を否定することはできない。培養検査で原因菌の特定と感受性の評価が可能となる。淋菌のセファロスポリン耐性株の世界的な流行により，培養検査および感受性検査は新規の尿道炎では有用であり，再発した尿道炎では必須である。

分子生物学的診断法が尿道炎の診断に使用されるようになってきている。核酸増幅検査(nucleic acid amplification test：NAAT)は，尿でも尿道分泌物と同様に検査することができるので，最もよく行われている手法である。これらの検査は淋菌と *Chlamydia* の両方に対して良好な感度・特異度をもつが，淋菌が耐性株かどうかを判定することはできない。*M. genitalium* のような比較的まれな原因菌の NAAT もあるが，臨床で標準的に行う検査とすべきかどうかは議論がある。非淋菌性尿道炎の他の診断検査としては，*Trichomonas* 診断のための湿式鏡検法や真菌感染症に対する水酸化カリウム(KOH)試験がある。表59.2は，各病原体に適用される検査法と，各検査の感度・特異度に関するデータをまとめたものである。淋菌性・非淋菌性尿道炎の診断がついたら，特に高リスク患者や淋菌性尿道炎の再発の場合には，ヒト免疫不全ウイルス(human immunodeficiency virus：HIV)や梅毒などの他の性感染症を検査し，女性患者では治療に使用する抗菌薬の決定前に妊娠していないかを確認すべきである。

合併症

尿道炎の医学的な重要性は，疾患そのものの重症度ではなく，その潜在的合併症にある。これらの合併症は男性患者ではまれであるが，尿道狭窄や膿瘍形成，前立腺炎，精巣上体炎，不妊症，播種性淋菌感染症，直腸炎を起こすことがある。女性患者では合併症はより一般的であり，かなり重篤な疾患である骨盤内炎症性疾患を引き起こす可能性がある。淋菌性・非淋菌性尿道炎の女性患者は，上部生殖器の症候性または無症候性の感染により子宮や卵

8

表 59.2
尿道炎に関与する病原微生物の診断法

病原微生物	検査法	コメント
Neisseria gonorrhoeae	Gram 染色 培養検査 核酸ハイブリダイゼーション法 核酸増幅法	培養検査と核酸ハイブリダイゼーション法は腟分泌物の採集が必要だが，核酸増幅法は尿でも検査可能 培養検査は耐性の有無がわかる
Chlamydia trachomatis	培養検査 直接免疫蛍光法 酵素免疫測定法 核酸ハイブリダイゼーション法 核酸増幅法	核酸ハイブリダイゼーション法は腟分泌物の採集が必要だが，核酸増幅法は尿でも検査可能 / 女性は子宮頸部検体を追加することで感度が上昇する 核酸増幅法はより高感度で特異度は 100%
Mycoplasma genitalium	核酸増幅法	核酸増幅法は尿でも検査可能 / 女性は子宮頸部検体を追加することで感度が上昇する
Ureaplasma urealyticum, *Mycoplasma hominis*	培養検査	培養には特殊な培地が必要であり，日常診療では行われない 尿検体よりも尿道スワブのほうが望ましい
Trichomonas vaginalis	湿式鏡検 培養検査 核酸増幅法	湿式鏡検の感度は 60%だが，男性では陰性のことが多い 尿道スワブまたは初回排尿の嫌気性菌培養の感度は 95% 核酸増幅法は培養より優れていると考えられるが(感度 97%，特異度 98%)，男性では複数検体が必要

管に直接的な損傷を引き起こし，不妊になることがある。女性では淋菌性尿道炎から播種性淋菌感染症を起こすことがある。妊娠女性では感染した *Chlamydia* が新生児に移行し，新生児眼炎を引き起こす。尿道炎のもう1つの重要性は，局所的な炎症が上皮バリアを破綻させ，HIV 感染のリスク増大をもたらすことである。Reiter 症候群も淋菌性・非淋菌性尿道炎の合併症の1つで，胃腸または尿生殖器感染後の自己免疫による関節炎，尿道炎，および結膜炎やぶどう膜炎が特徴である。

鑑別診断

鑑別診断には，カテーテル挿入後に起こる外傷性尿道炎，化学性尿道炎，非感染性前立腺炎，その他の下部尿路感染症，Reiter 症候群による自己免疫性尿道炎が挙げられる。排尿障害と，他の疾患を示唆する頻尿や尿意切迫とを鑑別すべきである。排尿障害は飲酒時や月経中に悪化する可能性があると報告されている。発熱などの全身症状が出現することはないので，そのような症状がみられる場合は他の疾患を考えるべきである。排尿障害は，前立腺炎や腎盂腎炎を含む尿生殖器全体の感染により生じるだけでなく，尿路閉塞の非感染性の原因(解剖学的奇形，腫瘍，子宮内膜症などの内分泌的原因，神経学的および心因性要因など)でも生じ，この自覚症状は臨床医の関心を尿生殖器に向けるきっかけになるという点で重要である。

尿中の白血球増加を膿尿といい，尿道炎と下部尿路感染症(膀胱炎など)の両方でみられる。培養検査陰性の膿尿(一般的な尿路感染症の原因菌が尿 1 mL あたり 100 個以下)は「無菌性膿尿」と呼ばれる。非淋菌性尿道炎は無菌性膿尿の最も頻度の高い原因であり，その他の原因としては，泌尿器系の結核，前立腺炎，腎結石症，間質性膀胱炎，尿路系の悪性腫瘍が挙げられる。

治療

Box 59.1 に，ヨーロッパおよび米国のガイドラインで尿道炎の治療に使用される抗菌薬の使用例をまとめた。尿道炎の多くは自然に治癒し，非淋菌性では時に無症候性感染に進展する。それでも，合併症や病原体の蔓延を防ぐために，尿道炎と診断された場合は抗菌薬治療を行うべきである。

治療に関するもう1つの重要な点は，淋菌感染と *Chlamydia* 感染がしばしば併存することである。したがって，Gram 染色で Gram 陰性双球菌を認め淋菌感染と診断された患者は，淋菌に加えて *Chlamydia* の治療も行う必要がある。Gram 染色で淋菌感染が判明した場合，さらなる検査の有用性については疑問が呈されている。淋菌と *Chlamydia* の両方を治療することは，*Chlamydia* 感染を否定するためにさらに検査を行うよりも安価である。

異なる種類の尿道炎に対し，いくつかの抗菌薬が有効とされてきた。淋菌性尿道炎の治療としては，第3世代セファロスポリン系薬の単回投与がある。ceftriaxone は cefixime よりも殺菌性の高い血中濃度がより長時間持続することから，第1選択と考えられる(Box 59.1)。経口セファロスポリン系薬は ceftriaxone よりも劣っていることが証明されており，cefixime に対する耐性をもつ淋菌が増えているため，もはや治療の第1選択ではない。他のセファロスポリン系薬は ceftriaxone と比較して優れていると証明されていない。最近のヨーロッパのガイドラインでは，耐性のため ceftriaxone の単回投与量を 500 mg に増やすことが推奨されている。

azithromycin は淋菌と *Chlamydia* の両方に対して有効である。そのため，セファロスポリン系薬にアレルギーをもつと判明した場合は，高用量 azithromycin の単剤治療を検討する(Box 59.1)。同様に，テトラサイクリン耐性をもつ淋菌も増えているため，淋菌性尿道炎と診断された患者の *Chlamydia* に対するエンピリックな(経験的)治療として，両方の微生物に対して有効である azithromycin を好む専門家もいる(セファロスポリンと併

Box 59.1

尿道炎の第1選択薬と代替薬 [a]

淋菌性尿道炎

(すべての治療は *Chlamydia* の治療と併用する：azithromycin 1 g を単回経口投与，または doxycycline 100 mg を1日2回，7日間経口投与)

- 第1選択薬
  ceftriaxone 250 mg 筋注1回
- 第2選択薬 [b]
  cefixime 400 mg 経口1回
  azithromycin 2 g 経口1回(セファロスポリンアレルギーの患者に対する選択肢。*Chlamydia* に対する追加治療は不要)
- 効果が低い・効果が不透明な代替治療薬 [b]
  spectinomycin 2 g 筋注1回
  ceftizoxime 500 mg 筋注1回または
  cefoxitin 2 g 筋注1回＋probenecid または
  cefotaxime 500 mg 筋注1回,
  cefpodoxime 200 mg 経口1回または
  cefuroxime axetil 1 g 経口1回

***Chlamydia a trachomatis* 感染**

- azithromycin 1 g 経口1回または
- doxycycline 100 mg 経口1日2回を7日間
- 代替治療
  erythromycin 塩基 500 mg 経口1日4回を7日間または
  erythromycin ethylsuccinate 800 mg 経口1日4回を7日間または
  ofloxacin 300 mg 経口1日2回を7日間または
  levofloxacin 500 mg 経口1日1回を7日間

***Mycoplasma genitalium* 感染**

- azithromycin 1 g 経口1回または
- doxycycline 100 mg 経口1日2回を7日間(耐性の可能性がある場合)

Ureaplasma urealyticum

- azithromycin 1 g 経口1回または
- doxycycline 100 mg 経口1日2回を7日間(耐性の可能性がある場合)
- quinolones を *Chlamydia trachomatis* と同様の投与法で

***Mycoplasma hominis* 感染**

- doxycycline 100 mg 経口1日2回を7日間(耐性の可能性がある場合)
- quinolones を *Chlamydia trachomatis* と同様の投与法で
- *clindamycin*(投与法は定まっていない)

***Trichomonas vaginalis* 感染**

- metronidazole 2 g 経口1回または
- tinidazole 2 g 経口1回

妊婦

- azithromycin 1 g 経口1回または
- amoxicillin 500 mg 経口1日3回を7日間
- 代替薬：erythromycin estolate 以外の erythromycin メニュー

a 主な推奨事項は Workowski and Berman, 2006 and Centers for Disease Control and Prevention, 2012 による。
b 患者は感染部位の治癒確認のために1週間後に再来院する必要がある。

用される)。spectinomycin は優れた微生物学的有効性(>98%)を示すが，高価であり非経口投与が必要である。キノロン系薬は淋菌と *Chlamydia* の両方を治療することのできる単回単剤療法の候補薬の1つであったが，淋菌に対する耐性が世界中で増加したことから，淋菌性尿道炎の治療には使用されなくなった。*Chlamydia* に対する ciprofloxacin の有効性は疑問である。

Chlamydia 感染に対し，azithromycin と doxycycline はそれぞれ97%と98%の治癒率で，ほぼ同等の治療成功率を有する。azithromycin は診断時の1回投与なのでアドヒアランスの面で優れているが，doxycycline は安価という利点がある。azithromycin は *M. genitalium* 感染の治療に関しては優れているかもしれない。この2つの抗菌薬の有害事象の発生率や重症度には差がない。すべての抗菌薬でランダム化比較試験が行われているわけではないが，これらの抗菌薬よりも優れた治療成績を収めた抗菌薬は今のところない。erythromycin は胃腸の有害事象の頻度が高いことによりアドヒアランスが低いという問題を抱えている。

最近の研究で，azithromycin で治療した *M. genitalium* による尿道炎の治療失敗が強調され，azithromycin 耐性の広がりに対する懸念が高まっている。これらの研究では，azithromycin 耐性菌には，moxifloxacin が重要な役割を果たすことが示されている。*U. urealyticum* は *Chlamydia* の感受性パターンに準じるが，テトラサイクリン耐性のリスクがそれなりにある。*Mycoplasma hominis* は azithromycin のようなマクロライド系薬に耐性であるが，テトラサイクリン系薬やキノロン系薬，clindamycin には感受性がある。

妊娠中は，淋菌感染症は通常どおりセファロスポリン系薬での治療が可能であり，*Chlamydia* 感染に対しては azithromycin が安全に使用可能と考えられている。*Chlamydia* 感染では amoxicillin も安全で有効な治療選択肢である。

患者には治療開始から1週間は性行為を控えるように勧めるべきであり，診断される6週間前までの性的接触を確認して，相手の性感染症の検査を行うことが望ましい。患者にこの期間中の性的接触がなかった場合は，最後に性的接触をもった相手に通知し，性感染症の検査を行う必要がある。代わりに性的パートナーを患者の責任で治療するという手段もあるが，これは効果的と一貫して支持されてきたわけではない。治療後に症状が消失した後で治癒の確認検査を行う必要はないが，すべての妊婦と第2選択薬や代替薬で治療された淋菌感染症のすべての患者では，治療完遂から3週間後に微生物学的に病原体が消失していることを確認することが推奨される。

最近の淋菌感染症の既往のある患者や，淋菌感染症を起こした後に初発の *Chlamydia* 感染を起こした女性の間で淋菌感染症の流行が増えており，このような再感染は合併症の高リスクであることが注目されている。したがって，淋菌のスクリーニング検査は微生物学的に菌が消失したことを確認するための検査ではないのだが，治療後に症状が消失した患者は3〜12か月後に再検査すべきである。

尿道炎の再発は，治療のアドヒアランス不良や，耐性株による感染(淋菌性尿道炎ではきわめて重要であり，再発時に培養検査によって除外されるべきである)，または治療されなかった性的パートナーからの再曝露によるものである。非淋菌性尿道炎での再発の例には，metronidazole や tinidazole で治療されるべきであった未診断の *Trichomonas* 感染症，azithromycin で治療されるべきであったテトラサイクリン耐性の *U. urealyticum* 感染症，テトラサイクリン(まれに azithromycin)耐性の *M. genitalium* 感染症がある。男性でほかに頻度の高いものとして，無菌性尿道炎に高率に併存する慢性無菌性前立腺炎がある。

予防

スクリーニングを通じた感染予防がしばしば提唱されている。米国予防医療専門委員会(US Preventive Services Task Force)は，性的に活発な24歳以下の女性や，より年配でも特定の高リスク集団(複数の性的パートナーがいる，性産業労働者など)に属する女性には，*Chlamydia* 感染のスクリーニングを年1回行うことを支持している。このような高リスク集団は，淋菌感染症や他の性感染症の既往を有する患者と共に，淋菌感染症のスクリーニングが推奨される。一方で，一部のヨーロッパの行政機関では高リスク群でのみ *Chlamydia* のスクリーニングを推奨している。同様に，妊婦の初診時のルーチンな *Chlamydia* のスクリーニングは費用対効果の点で普遍的には行われていないが，妊娠中絶を行ったすべての女性は上行感染のリスクがあるため，*Chlamydia* の検査を行うべきである。*Chlamydia* ワクチンの開発分野における活発な研究により，将来的には尿道炎の発生率をコントロールすることができるようになるかもしれない。その日が来るまで，公衆衛生の政策を強力に推進すべきである。

文献

Bignell C, Unemo M. 2012 European guideline on the diagnosis and treatment of gonorrhoea in adults. http://www.iusti.org/regions/Europe/pdf/2012/Gonorrhoea_2012.pdf.

Centers for Disease Control and Prevention. Gonococcal infections. *MMWR Morb Mortal Wkly Rep*. 2010;59:49–55.

Centers for Disease Control and Prevention. Update to CDC's sexually transmitted diseases treatment guidelines, 2010: oral cephalosporins no longer a recommended treatment for gonococcal infections. *MMWR Morb Mortal Wkly Rep*. 2012;61:590–594.

European Centre for Disease Prevention and Control. Gonococcal antimicrobial susceptibility surveillance in Europe—2010. 2012. Available from: http://ecdc.europa.eu/en/publications/Publications/1206-Gonococcal-AMR.pdf (accessed December 21, 2012).

Falagas ME, Gorbach SL. Prostatitis, epididymitis, and urethritis: practice guidelines. *Infect Dis Clin Practice*. 1995;4:325–333.

Johnson RE, Newhall WJ, Papp JR, et al. Screening tests to detect *Chlamydia trachomatis* and *Neisseria gonorrhoeae* infections, 2002. *MMWR Recomm Rep*. 2002;51:1–38.

Lau CY, Qureshi AK. Azithromycin versus doxycycline for genital chlamydial infections: a meta-analysis of randomized clinical trials. *Sex Transmit Dis*. 2002;29:497–502.

Scottish Intercollegiate Guidelines Network (SIGN). Management of genital *Chlamydia trachomatis* infection. A national clinical guideline. Edinburgh (Scotland). SIGN publication no. 109. 2009. Available from: http://www.sign.ac.uk/pdf/sign109.pdf(accessed December 21, 2012)

U.S. Preventive Services Task Force (USPSTF) Screening for chlamydial infection: recommendation statement. *Ann Intern Med*. 2007;147:128–134.

Workowski KA, Berman SM. Sexually transmitted diseases treatment guidelines, 2006. *MMWR Recomm Rep*. 2006;55:1–94.

60 腟炎と子宮頸管炎

■著：Sebastian Faro
■訳：長田　学

イントロダクション

腟炎と子宮頸管炎は，間違いなく多くの症例で，ある程度まで関連している。子宮頸管炎を別の疾患と捉える場合，最も頻度の高い原因は *Chlamydia trachomatis* と淋菌(*Neisseria gonorrhoeae*)による感染症である。子宮頸管炎の他の原因にはヒトパピローマウイルス(human papillomavirus：HPV)があり，まれに単純ヘルペスウイルス(herpes simplex virus：HSV)や *Mycoplasma*，*Ureaplasma* が関与すると考えられている。後者の2つの細菌は性的に活発な女性の下部生殖管に定着しており，女性の骨盤内臓器の疾患における役割はよくわかっていない。しかし，最近のデータによれば，*Mycoplasma* と *Ureaplasma* は産科および婦人科系臓器の骨盤内感染に関与していることが示唆されている。結核菌(*Mycobacterium tuberculosis*)，*Schistosoma haematobium*(ビルハルツ住血吸虫)，EB ウイルス(Epstein-Barr virus：EBV)，アメーバ症，サイトメガロウイルスによる子宮頸管炎は世界中で報告されているが，米国では珍しい。しかし，病歴聴取の際には最近の米国外，特にこれらの疾患が流行している地域への旅行があったかどうかを確認することが重要である。患者やその性的パートナーの旅行歴は，腟炎や子宮頸管炎の評価に重要である。特に淋菌性子宮頸管炎を疑う場合は，患者の旅行歴はエンピリックな(経験的)治療に使用する抗菌薬の選定に大きな影響を与える。アジアで獲得された淋菌は，米国で淋菌感染症を治療するために一般的に使用される抗菌薬に耐性を示す傾向がある。したがって，腟炎と診断されたすべての患者は子宮頸管炎の合併の有無を評価されるべきである。

腟炎は感染性および非感染性の2つの広いカテゴリーに分類することができ，どちらも子宮頸管炎の誘因になりうる。腟炎の最も頻度の高い非感染性の原因は細菌性腟症(bacterial vaginosis：BV)であり，これは単に生来定着している腟細菌叢の変化によるものだけではないことが示されている。Gram 陰性菌，特に偏性嫌気性菌が腟細菌叢の大部分を占める。Gram 陰性菌の細胞壁は，サイトカインカスケードや炎症反応症候群を励起することが知られているリポ多糖類(lipopolysaccharide：LPS)を含有する。Gram 陰性菌が優勢で腟内の LPS 含量が増加した患者は，腫瘍壊死因子 α(tumor necrosis factor-α：TNF-α)の腟内濃度が上昇している。この所見により，細菌性腟症は単なる腟内細菌叢の変化ではなく，おそらく不顕性の感染症であると考えるべきである。そのため，細菌性腟症と腟トリコモナス症のように，腟炎と腟症を鑑別することは困難な場合がある。患者は単一または複数の病原微生物により，腟炎と子宮頸管炎を併発することがある。たとえば，*Trichomonas* は腟炎と子宮腟炎の両方を起こしうるし，細菌性腟症の患者は *Chlamydia* による子宮頸管炎を併発している可能性がある。細菌性腟症の患者は，細菌性腟症を起こしている細菌に加えて *C. trachomatis* や淋菌も関与した複雑な子宮頸管炎を起こしうる。このような状況から，臨床医は適切な治療を開始するために，複数の病原微生物が関与している可能性を想定する必要がある。

腟炎の女性の多くは無症状であり，症状が出てこない限り治療を求めることはない。腟炎以外の疾患で検査を受けた女性や，婦人科検診を受けた女性も，診察を受けるべき異常な腟分泌物が判明することがある。ほとんどの *Chlamydia* および淋菌感染症は無症候性であるため，この事実は特に重要である。腟炎はしばしば重大な健康上の問題を引き起こし，人間関係を壊したり仕事や社会活動への参加を妨げたりして，患者の生活の質(quality of life：QOL)に悪影響を及ぼすことがある。妊娠している腟炎や子宮頸管炎の患者は，前期・早期破水，早産，および産後の子宮内膜炎を起こすことがある。骨盤内手術を受けた腟炎や子宮頸管炎の患者は，手術後の骨盤内感染のリスクがある。細菌性腟症はまた，複雑な骨盤内炎症性疾患と関連している。したがって，腟および子宮頸管の簡単な評価は，腟炎や子宮頸管炎の適切な管理と病状の軽減につながり，患者の生活の質を改善する可能性がある。

腟微生物叢

腟微生物叢，特にその内部での細菌同士や細菌と宿主の関係は複雑でよく理解されていない。しかしながら，ポリメラーゼ連鎖反応(polymerase chain reaction：PCR)のような分子微生物学的手法の使用はより深い理解を可能にし，微生物叢の構成を理解するうえでの新たな洞察をもたらした(表 60.1)。分子生物学的な技術は，昔ながらの微生物培養技術では発見されなかった細菌の存在を明らかにした。微生物叢は無数の通性および偏性嫌気性菌から成り，腟微生物叢の一部として新しい属および種が発見されている。腟微生物叢は，どの細菌が優位であるかによって4つのカテゴリーに分類することができる(Box.60.1)。「健康な腟微生物叢」では，乳酸菌(*Lactobacillus*)が優勢である。しかし，すべての乳酸菌が「健康な腟微生物叢」を維持する働きをしているわけではない。「健康な腟微生物叢」を維持するうえで重要な乳酸菌は，適切な量の乳酸と過酸化水素(H_2O_2)，ラクトシンと呼ばれるバクテリオシンを産生する。これらの3つの要因と現在知られていない他の要因が，乳酸菌の生育にとって好ましい腟環境を維持するうえで重要なようである。これらの因子はまた，Gram 陰性・

表 60.1
腟常在微生物叢で優勢な細菌

Lactobacillus crispatus	*Escherichia coli*	*Atopobium vaginae*
L. jensenii	*Enterobacter aerogenes*	*Bacteroides fragilis*
L. gasseri	*E. agglomerans*	*Bifidobacterium*
L. vaginalis	*E. cloacae*	*Prevotella bivia*
L. iners	*Klebsiella oxytoca*	*Fusobacterium*
Staphylococcus aureus	*K. pneumoniae*	*Mobiluncus*
S. epidermidis	*Morganella morganii*	*Megasphaera*
Streptococcus agalactiae	*Gardnerella vaginalis*	*Sneathia*
S. pyogenes	*Peptococcus*	*Peptostreptococcus*

注意：*E. agglomerans* は，現在は *Pantoea agglomerans* として知られている。

BOX 60.1

腟常在微生物叢の分類

1. 健康な腟内細菌叢：乳酸菌優勢
2. 好気性腟微生物叢：通性嫌気性菌が優勢
3. 細菌性腟炎：偏性嫌気性菌が優勢
4. 乳酸桿菌症：乳酸桿菌の過剰増殖

陽性の通性・偏性嫌気性菌の増殖に抵抗する。

Lactobacillus crispatus，*L. jensenii*，*L. gasseri* は「健康な腟微生物叢」をもつ女性の腟にみられる3つの最も一般的な種である。*L. iners* をもつ患者は，*L. jensenii* や *L. gasseri* が存在していても微生物叢は不安定で，「好気性腟炎(aerobic vaginitis：AVF)」や細菌性腟症を発症しやすい。腟微生物叢が最終的に確立される方向(腟微生物叢が不安定な場合に好気性腟炎になるかBVになるか)は，*Gardnerella vaginalis* が腟微生物叢の一員として存在するか否かに左右されるようである。

L. crispatus，*L. jensenii*，*L. gasseri* が担う働きの1つは乳酸の産生である。乳酸は腟内pHを4.5未満に維持する。このような酸性のpHは乳酸菌の増殖に有利であり，通性・偏性嫌気性菌の増殖を阻害する。乳酸菌が優位である場合，乳酸菌と病原性細菌の比は1,000：1となる。乳酸菌の濃度は，腟分泌物1 mLあたり10^6個以上である。腟微生物叢においてGram陽性・陰性の通性・偏性嫌気性菌が優勢である患者，すなわち病原性細菌が優勢である患者の外科的処置を検討する場合，この乳酸菌の病原性細菌に対する比率は重要である。腟微生物叢で病原性細菌が優勢であることは，特に骨盤内手術，経腟採卵，帝王切開の患者や，早産児の分娩を誘発する早期破水を生じた妊婦において，術後感染症のリスク因子となる。したがって，骨盤内手術を受ける乳酸菌優位の腟微生物叢を有した患者は，元々相対的に感染リスクが低いため，術前抗菌薬の予防投与で利益を得る可能性が高い。

多くの乳酸菌，特に *L. crispatus*，*L. jensenii*，*L. gasseri* による第2の働きは過酸化水素の産生であるが，*L. iners* のほとんどの株は過酸化水素を産生しない。過酸化水素は，カタラーゼを産生しない偏性嫌気性菌に対して毒性をもつ。過酸化水素は，DNAを破壊する能力をもつスーパーオキシドに変換されうる。このように，乳酸や過酸化水素の産生は，抗菌活性を有する低分子量蛋白質であるバクテリオシンという第3の因子と協調して働くようである。乳酸菌によって産生されるバクテリオシンはラクトシンとして知られ，*Gardnerella* や *Prevotella* および他の細菌の増殖を阻害することが証明されている。

腟微生物叢において優位な細菌が変化する原因は不明である。しかし，乳酸菌優位の腟微生物叢の破壊を引き起こすと思われる腟環境の変化の1つは，腟内pHの変化である。pHが上昇すると乳酸菌の増殖が遅くなり，pH4.5〜5の間が移行帯のようである。*G. vaginalis* が存在する場合，微生物叢は細菌性腟症に進展する。*Gardnerella* が存在しない場合，「好気性腟炎」に進展する可能性がある。これは，Gram陰性菌が優勢である場合に腟内のTNF-αが増加するということを理解するための重要な概念である。したがって，炎症が生じた状態や細菌性腟症のような状態は，上部生殖器感染症や性感染症〔ヒト免疫不全ウイルス(human immunodeficiency virus：HIV)など〕に罹患するリスクの増加と関連する。この炎症反応は子宮頸部上皮に波及し，上皮細胞が性感染症を引き起こす病原微生物に感染しやすくさせる。さらに，細菌性腟症のような腟微生物叢の変化は，骨盤内手術を受けた後の術後骨盤感染を発症するリスクを増加させる。

細菌性腟症

細菌性腟症は偏性嫌気性菌が優位になった腟微生物叢として定義することができる。診断における患者の費用負担は安く，医師としても5分以下で簡単に検査できる。診断基準は判定が容易であり(表60.2)，最も一般的な腟炎や腟症を鑑別して適切な管理を決定するのに役立つ。治療終了の1〜2週間後に，pHが酸性(3.8＜pH≦4.5)に戻ったかどうかと大型の桿菌が存在するかどうかを再評価すべきである。もしpH≧5で，腟分泌物の顕微鏡検査で大

8

表 60.2
腟微生物叢の変化による診断

	健康	好気性腟炎	細菌性腟症
細菌	乳酸菌	通性嫌気性菌	偏性嫌気性菌
分泌物の色	白〜濃灰色	くすんだ灰色〜膿性	汚い灰色
におい	無臭	無臭	魚のようなにおい（鼻につく）
顕微鏡での解析			
扁平上皮細胞	細胞膜が容易に同定される 核が容易に同定される		糸玉状細胞存在 核は不明瞭
白血球	1 視野あたり 5 個未満	1 視野あたり 5 個未満	1 視野あたり 5 個未満
細菌	大きな桿菌	1 つまたはさまざまな形態型のことがある	さまざまな形態型がみられる

型の桿菌が確認されなければ，腟炎や腟症が再発したか，別の原因による腟炎が生じてきていることを意味する。これは患者が細菌性腟症と診断され，metronidazole または clindamycin で治療された場合に起こる可能性がある。抗菌薬は嫌気性菌を抑制し，乳酸菌も抑制されることで腟内が pH<5 に低下しなくなると通性嫌気性菌の繁殖が可能となる。

Mycoplasma と *Ureaplasma* は，乳酸菌が優位な腟微生物叢や，好気性腟炎・細菌性腟症の患者における腟微生物叢の一部として一般的にみられる。*Mycoplasma*，*Ureaplasma* は性的に活発な成人の約 60％に認められる。これらの細菌は健康な腟微生物叢を維持する働きをするのか，それとも病原微生物と協調して病原微生物の増殖を促進する環境をつくり出す働きをするのか，そしてどちらの働きがあるにせよその機序はどういうものかについては明らかでない。したがって，*Mycoplasma* と *Ureaplasma* の潜在的役割に関する多くの仮説が存在する。しかし，非淋菌・非 *Chlamydia* 性尿道炎や，（おそらく）子宮頸管炎を起こしているのでなければ，これらの細菌に対する治療を開始すべきではない。

注目を集めているのが，腟微生物叢が変化した患者に一般的にみられる *L. iners* である。なお，*L. crispatus* が優勢な腟微生物叢では *L. iners* はほとんど存在しないようである。*L. iners* は *L. jensenii* や *L. gasseri* が優勢な腟微生物叢には存在すると報告されている。*L. iners* が存在する状況では腟微生物叢は不安定で，容易に変化するようである。

細菌性腟症はさまざまな偏性嫌気性菌によって形成され，病原微生物の濃度は腟分泌物 1 mL あたり 10^8 個以上に達することがある。通性嫌気性菌も間違いなく存在すると思われるが，おそらく腟分泌物 1 mL あたり 10^5 個以下である。この菌数は膨大であり，感染の引き金になりうるという点において重要である。

細菌性腟症の治療は再発率が高く，あまりうまくいかない（Box.60.2）。代表的な治療はすべて，偏性嫌気性菌の増殖を抑制するものである。治療は乳酸菌を抑制し，通性嫌気性菌を抑制しない可能性がある。しかし，pH が（4.5 未満へ）低下しない場合，乳酸菌は増殖せず，偏性または通性嫌気性菌のいずれかが優勢になる。これが治療終了後 1〜2 週間以内に患者を再評価すべき理由である。改善したかどうかを示す 2 つの重要な所見は，(1) 腟内 pH が 4.5 未満に戻ることと，(2) 大型の桿菌が存在することである。もし，pH が 5 以上で大型の桿菌が存在しなければ，患者はよい反応を示さなかったことになる。治療に反応しない患者は，外陰腟疾患の経験が豊富な婦人科医に紹介すべきである。

顕微鏡（ウェットマウント標本）で 40 倍 1 視野に白血球>5 個を認める細菌性腟症の患者は，感染を起こしているとみなすべきであり，*Trichomonas vaginalis* や *Chlamydia trachomatis*，淋菌の評価をする必要がある。細菌性腟症の患者の腟では，Gram 陰性の偏性嫌気性菌とおそらく通性嫌気性菌が優勢となっている。Gram 陰性菌の細胞壁には，炎症反応を誘発する物質である LPS が含まれている。細菌性腟症の患者の腟環境では，TNF-α の濃度が上昇していることが示されている。TNF-α の上昇は，細菌性腟症は古典的な炎症反応である白血球の増加を誘導する状態ではなく，サイトカインカスケードの促進と関係しているかもしれないことを示唆する。これは，骨盤内炎症性疾患のような感染症を有する患者や骨盤内手術を受けた患者にとって重要であり，骨盤内手術後感染の重大なリスクがあることを意味する。

Box 60.2

細菌性腟症の治療

metronidazole 500 mg 経口 1 日 2 回を 7 日間，または
metronidazole ジェル 0.75％ 1 回（5 g）就寝時 腟に塗布を 7 日間，または
clindamycin クリーム 2％ 1 回（5 g）就寝時 腟に塗布を 3 日間，または
tinidazole 2 g 経口 1 日 2 回を 2 日間，または
tinidazole 1 g 経口 1 日 1 回を 5 日間，または
clindamycin 300 mg 経口 1 日 2 回を 7 日間，または
clindamycin 腟剤 100 mg 経腟 就寝時を 3 日間

（CDC MMWR, Sexually Transmitted Diseases Treatment Guidelines, December 17, 2010 ; 59 : 1-110 より）

好気性腟炎

この病態は，細菌学的にさまざまな形で表現される。すなわち，*Streptococcus agalactiae*〔B群溶血性レンサ球菌(group B streptococcus：GBS)〕や大腸菌(*Escherichia coli*)や他の微生物による単菌種または複数菌種の腟炎が起こりうる。この状態が細菌性腟症と異なる点は，糸玉状細胞がないこと，炎症反応を示す膿性分泌物をしばしば伴うこと，1つの形態型の場合もあれば(たとえば，連鎖状の球菌が見えたらレンサ球菌を，小桿菌が見えたら大腸菌を示唆する)，さまざまな形態型がみられる場合もある(複数菌感染を示唆する)ことである。また，通常は腟分泌物は無臭である。多くの婦人科医は培養検体を採取しない。なぜなら，どんな菌が発育してきても，それは通常の腟微生物叢の一部だからである。しかし，培養を行うことは，(1)細菌性腟症と好気性腟炎の鑑別，(2)どの細菌が優勢であるか，(3)Gram陽性菌とGram陰性菌の混合感染であるか，を評価するのに役立つ。原因微生物を知ることなく適切な治療を行うことは困難であろう。病原微生物がわからない状態で最もよく用いられるのはmetronidazoleまたはclindamycinであり，どちらも「好気性腟炎」の治療には適していない。細菌性腟症のように，好気性腟炎は骨盤内手術を受けた患者を骨盤内手術後感染のリスクにさらす。この感染リスクは，細菌性腟症や好気性腟炎で腟分泌物1 mL中に細菌が10^6個以上存在する場合に特に高くなる。

好気性腟炎の治療法は確立されていない。繰り返すが，乳酸菌が優勢であるかどうかを決定する主な要因は腟内pHである。好気性腟炎患者の腟内pHは5以上であり，細菌性腟症の患者と同様である。この高いpHは乳酸菌の増殖に好ましくない環境をつくり出し，病原微生物の増殖に好都合である。治療レジメンの指針となるような臨床研究はないので，筆者は論理に基づいて以下のように推奨する。患者の評価は，腟に適切な種の乳酸菌である*L. crispatus*, *L. jensenii*, *L. gasseri*が存在するかどうかの判定から始まる。これらの種のいずれも患者の腟内に存在しない場合，健康な腟微生物叢や乳酸菌が優勢な微生物叢は形成されない。患者の腟内にこれらの乳酸菌のうち1種または複数種が存在する場合，ホウ酸の経腟投与単独か，経口第1世代セファロスポリン系薬との併用で治療が行われる(Box.60.3)。ホウ酸は経腟投与することで腟内pHを低下させ，Gram陽性およびGram陰性の病原菌の増殖を抑制する。第1世代セファロスポリン系薬は通性嫌気性のGram陽性・Gram陰性菌に対して広く活性を有する。病原菌の菌量が多く乳酸菌の菌量が極端に少ないと，腟内pHは3.8〜4.5の範囲で維持される。乳酸菌が増殖するためには，pHは4.5未満でなければならず，かつ乳酸菌が定着し病原菌の増殖が抑制されるのに十分な期間，そのpHを維持しなければならない。腟微生物叢が乳酸菌優位に回復したかどうかを判定するため，2〜3週間以内に患者を再評価すべきである。

Box 60.3

好気性腟炎の治療

第1世代セファロスポリン系薬の経口投与＋ホウ酸カプセルの経腟投与(600 mg)1日2回を14日間

腟トリコモナス症

*Trichomonas vaginalis*は鞭毛原虫であり，性的接触を介して感染することで性感染症を引き起こす。腟トリコモナス症は症状があることもないこともあり，しばしば他の性感染症(sexually transmitted infection：STI)と合併している。臨床症状は，初期には細菌性腟症と誤診されることがある。骨盤内の検査では腟分泌物の顕微鏡検査を同時に行う。白血球が存在(40倍/視野 白血球>5個)するのに鞭毛原虫を認めない場合，*T. vaginalis*検出のために培養またはPCRのいずれかを行うべきである。

腟トリコモナス症は，典型的にはくすんだ灰色で膿性の悪臭を伴うことのある多量の腟分泌物を呈し，しばしば細菌性腟症と併存する。細菌性腟症が第1の鑑別診断で，顕微鏡検査で典型的な細菌性腟症の所見があり，白血球も存在する場合は，*T. vaginalis*や*C. trachomatis*や淋菌などの性感染症を疑うべきである。*Trichomonas*に感染した患者の約25%が腟上皮および子宮頸部に点状出血を有する。偏性嫌気性菌が過剰に存在し，扁平上皮細胞が十分にエストロゲンにさらされると，腟分泌物の顕微鏡分析で多数の白血球と糸玉状細胞が認められる。*Trichomonas*感染の可能性がある臨床症状ながら検体に原虫を認めない場合，培養やPCRを行って患者が*T. vaginalis*に感染しているかどうかを判断する必要がある。通常，患者が腟の灼熱感，かゆみ，においのある腟分泌物を有するが病原体が同定されない場合，*T. vaginalis*や*Candida*の同定のために検体を検査室に提出する必要がある。米国食品医薬品局(Food and Drug Administration：FDA)が承認した*T. vaginalis*の同定検査には，OSOM Trichomonas Rapid Test(Genzyme Diagnostics社，マサチューセッツ州ケンブリッジ)，Affirm VP Ⅲ(Becton Dickinson社，カリフォルニア州サンノゼ)，Amplicor(Roche Diagnostics社)，APTIMA(ASR，Gen-Probe社)がある。

腟トリコモナス症の治療は経口metronidazoleである(Box 60.4)。患者の約2〜5%が軽度の耐性株に感染する。metronidazoleジェルの腟内投与は腟や尿道周囲の腺で適切な血中濃度を

Box 60.4

トリコモナス腟炎の治療

初期治療
metronidazole 2 g 経口1回[a]，または
metronidazole 500 mg 経口1日2回を7日間[b]
治療失敗時または再燃時の治療
metronidazole 500 mg 経口1日3回[b]
metronidazole 2 g 経口1日1回を7日間[a]，または
tinidazole 2 g 経口1回[a]，または
tinidazole 500 mg 経口1日1回を7日間[b]，または
tinidazole 2 g 経口1回を7日間[a]

a CDC MMWR Sexually Transmitted Diseases Treatment Guidelines, 2010.
b 筆者によるtinidazole使用についての助言と*T.vaginalis*の感受性検査についてはCDC(www.cdc.gov/std)に問い合わせのこと。

得られないため，経口metronidazoleよりも効果は劣る。metronidazoleジェルの腟内投与の有効率は50％未満と推定される。再感染率も高く，ある臨床研究では治療された患者の17％に再感染が生じていることが判明した。したがって，患者の性的パートナーは症状の有無にかかわらず治療を受けるべきである。患者は治療終了後，2週間以内に1回と，おそらく3か月後にもう1回再評価を受けるべきである。患者と性的パートナーは同時に治療を受けるべきであり，治療終了後最初のフォローアップ検査までは性交時にはコンドームを使用すべきである。これにより，腟トリコモナス症の女性の初期治療中の再感染の評価が可能となり，再感染の機会を減らすことにもつながる。耐性株が疑われる患者は，metronidazoleまたはtinidazoleの投与量を増加することで治療することができる(Box 60.4)。軽度の耐性をもつ*T. vaginalis*株は，tinidazoleによる治療が有効なことが多い。

外陰腟カンジダ症

健康な無症候の女性の約20％に腟微生物叢の一部として*Candida*が存在するため，外陰腟カンジダ症(vulvovaginal candidiasis：VVC)は複雑な病態である。したがって，症候性の外陰腟炎の女性を治療する際には，*Candida*の根絶は努力目標なのか，根絶を実現可能な治療のゴールとすべきなのかという疑問が生じる。女性の約75％が一生のうちにVVCを少なくとも1回経験し，40〜45％は生涯で2回以上経験する。約10〜20％は複雑なVVCを発症して精査が必要となり，5％は慢性または再発性のVVCを発症する。

VVC患者は，外陰部のかゆみ，排尿困難・排尿時痛，外陰部の腫脹や紅斑を示す。VVCの徴候は，外陰部の浮腫・裂傷・擦過傷やサラサラ〜ネバネバした粘稠度の白い腟分泌物であり，後者はしばしば「カッテージチーズ様」と表現される。これらの徴候と症状はVVCを強く疑わせるが，他の疾患でも同様の徴候と症状を示す可能性がある。腟分泌物の顕微鏡検査(ウェットマウント標本)や，腟分泌物の一部を10％水酸化カリウム(KOH)1〜2滴と混合することで診断される。ウェットマウント標本では腟分泌物に異常がないことを確認するために，顕微鏡で検査しなければならない(倍率40倍以下が最良)。腟分泌物と10％ KOHを混合すると，菌糸を除いてすべての構成成分が溶解する。真菌の菌糸はキチン質をもつが，このキチン質は強アルカリに耐性がある。酵母の顕微鏡での見た目は楕円形や洋ナシ形で，これらの酵母の一部は，細胞の一端(発芽管)から突出した短い菌糸や，長くて枝分かれした菌糸をもつ。腟内pHはVVCとそれほど関連していないとされるが，VVC患者の腟内pHは5以上よりも5未満のことが多く，pHの測定は有用なことがある。しかし，カンジダ症は細菌性腟症や好気性腟炎，腟トリコモナス症の患者にも併存しうる。腟内pHが4.5未満でVVCの臨床症状と徴候を示すが，腟分泌物の顕微鏡検査でカンジダ症が明らかにならない患者は，湿性標本で*Candida*がみつかった患者と同様に，検体を真菌培養に提出する必要がある。*C. albicans*以外の*Candida*種は通常の抗真菌薬(処方薬および市販薬)に耐性の傾向があるため，菌種を同定すべきである。VVCの治療を受けた患者は，治療後2〜3週間以内に再評価を受け，徴候や症状が解消したかどうか(臨床的治癒)を判定する必要がある。患者の徴候や症状が解消した場合，腟分泌物の顕微鏡検査は必要ない。すべての患者の腟微生物叢から*Candida*を根絶することは不可能である。健康で無症状の女性の10〜20％は*Candida*を保菌していることを覚えておくことが重要である。したがって，腟の*Candida*の分離と培養は，より適切な治療を行うために患者の腟内の*Candida*の種を同定することが目的となる。

Box 60.5

外陰腟カンジダ症の治療

処方薬
butoconazole 2%クリーム 5 g 腟に塗布 1 回
nystatin 腟錠 10 万単位 経腟 毎日を 14 日間
terconazole 0.4%クリーム 5 g 腟に塗布を 7 日間
terconazole 0.8%クリーム 5 g 腟に塗布を 3 日間
terconazole 腟錠 80 mg 毎日を 3 日間

経口薬
fluconazole 100 mg 1 回

市販薬
butoconazole 2%クリーム 5 g 腟に塗布を 3 日間
clotrimazole 1%クリーム 5 g 腟に塗布を 7〜14 日間
clotrimazole 2%クリーム 5 g 腟に塗布を 3 日間
miconazole：
- 2%クリーム 5 g 腟に塗布を 7 日間
- 4%クリーム 5 g 腟に塗布を 3 日間
- 100 mg 腟錠 毎日を 7 日間
- 200 mg 腟錠 毎日を 3 日間
- 1,200 mg 腟錠を 1 日間
- triioconazole 6.5%軟膏 5 g 腟に塗布 1 回

(CDC Sexually Transmitted Diseases Treatment Guidelines 2010 より)

腟分泌物の顕微鏡検査で菌糸を確認することは，*Candida*の種を知ることはできないが，菌糸をつくる*Candida*と*C. glabrata*を区別することができる。*C. glabrata*は菌糸を産生せず，出芽酵母として観察される。*C. glabrata*は，処方薬および市販の抗真菌薬に耐性をもつ。*C. glabrata*の治療は標準的な抗真菌薬で行うが，治療期間は14日間に延長すべきである。*C. albicans*の標準治療は，単回投与から7日間投与まで幅がある(Box 60.5)。VVCの標準治療が失敗した場合，原因菌が*C. albicans*以外である可能性を考える。患者が腟内投与や経口投与をきちんと行っていた場合は，*Candida*の種を分離同定し，*C. albicans*以外の種であった場合には代替薬による治療を行うべきである(Box 60.5)。典型的な処方薬や市販の抗真菌薬による長期治療(14日)が失敗した場合，ホウ酸ゼラチンカプセル(600 mg)の経腟投与2週間のような，アゾール系薬以外の薬剤を使用する。患者の症状が解消するまで毎週，ゲンチアナ紫色染料を塗布するという方法もある。ほかには，amphotericin B(10％)腟坐薬を1日2回10日間投与するという治療法もある。再発したVVC患者は，糖尿病およびHIVのスクリーニングを受けるべきである。

子宮頸管炎

子宮頸管炎は，単純なものよりも解決が困難なかなり複雑な病態のことが多い。淋菌や *G. vaginalis* などのいくつかの細菌が組織上にバイオフィルムを形成することが知られている。子宮頸管炎の 2 大原因菌は *C. trachomatis* と淋菌である。原因菌がわからないことが多いため，*C. trachomatis* や淋菌以外が原因の子宮頸管炎の患者を治療することは重大な問題となる。したがって，*C. trachomatis* や淋菌以外が原因の子宮頸管炎で治療がうまくいかなかった場合，慢性の状態に移行して，凍結手術やレーザー焼灼術のようなより侵襲的な処置が行われる。他の子宮頸管炎を引き起こす可能性がある細菌には，細菌性腟症に関与する細菌である *G. vaginalis* や *Mycoplasma genitalium* がある。

バイオフィルムは細菌によって産生される複雑な基質であり，さまざまな種類の細菌を内包することができる。バイオフィルムは大腸菌，*Helicobacter pylori*，緑膿菌（*Pseudomonas aeruginosa*）による難治性の感染に関与してきた。近年，細菌性腟症に一般的に関連する 2 つの細菌である *G. vaginalis* と *Atopobium vaginae* が，細菌性腟症の女性の腟上皮にバイオフィルムを形成することが明らかとなった。この知見は，一部の細菌性腟症の患者が治療に反応しない理由や，凍結手術やレーザー焼灼術を行っても慢性的な子宮頸管炎となる理由を理解するうえで重要である可能性がある。バイオフィルムの基質は，抗菌薬や白血球，免疫グロブリン，抗体が基質に浸透して細菌に到達できないようにすることで基質内に存在する細菌を保護する。

診断

子宮頸管炎の診断は，以下の所見に基づいている。

1. 膿性または粘液膿性の頸管分泌物，綿棒で頸管円柱上皮を軽く擦過しただけで容易に出血
2. 性交に伴う子宮頸管出血
3. 検出可能または不可能な感染に関連する子宮頸管円柱上皮の肥大

子宮頸管炎は症状が不顕性のことがあるため，しばしば見逃される。子宮頸管炎の 1 つの徴候は，腟トリコモナス症の非存在下で 40 倍 / 視野 白血球＞10 個である。*C. trachomatis* や淋菌の検出のため，子宮頸部の分泌物を検査に提出する必要がある。*M. genitalium* や *Ureaplasma urealyticum*，*Ureaplasma parvum* の特異的な検査は市販されていない。慢性の子宮頸管炎が判明した患者では，子宮内膜炎や卵管炎のような上部生殖器感染症についても評価すべきである。HSV は子宮頸管炎を引き起こすことがあるが，しばしば不顕性である。子宮頸管炎やリスクのある性行為を行った患者では，*C. trachomatis*，淋菌，HSV の検査を行うべきである。子宮頸管炎の原因として HSV の検査を行うことを支持する臨床データは存在しないが，（筆者の意見では）上記 3 つすべての微生物を評価すべきである。性器単純ヘルペスの既感染患者は，たとえ急性発症していなくても無症候性にウイルスを排泄する可能性があるため，HSV 検出のために提出された子宮頸部の検体は陽性になることがあり，慢性的な子宮頸管炎に関与している可能性がある。

治療

C. trachomatis，淋菌，HSV による子宮頸管炎の治療には，2 つの異なるアプローチが必要である。*C. trachomatis* と淋菌は細菌であり，抗菌薬で治療することができる。これらの細菌のどちらかまたは両方が原因菌となっている患者の場合，性的パートナーも同時に治療すべきである。治療終了後，細菌が死滅したかどうか再評価すべきである。HSV の治療でウイルスを根絶することはできないが，ウイルスを抑制することで子宮頸管炎を改善させることができる。HSV 陽性であることが判明した患者の性的パートナーは，急性 HSV 感染を評価されるべきである。性的パートナーが現在または過去に HSV 感染を起こしていない場合，HSV 感染を有する患者にウイルス抑制療法を施行すべきである。原因菌の同定前に治療を開始する場合，*C. trachomatis* と淋菌のカバーを行うべきである（Box 60.6）。*C. trachomatis* と淋菌の検査でこれらの菌の関与を確認した場合は，STI として治療を開始することが望ましい。臨床所見に基づいて患者を治療することで，性的パートナーに感染が広がるのを防ぐことができる。検査結果が判明するまで性的接触を控えるよう患者に説明する必要がある。*C. trachomatis* と淋菌のどちらかまたは両方が検出された場合，性的パートナーに通知して治療を行うよう患者に連絡する必要がある。

淋菌のキノロン耐性は米国全土に蔓延している。そのため，2007 年に米国疾病対策センター（Centers for Disease Control and Prevention：CDC）は，キノロン系薬を淋菌感染症の治療に使用しないよう勧告した。マクロライド系薬に対しては急速に耐性を獲得するため，これを淋菌性子宮頸管炎の治療にエンピリックに使用すべきではない。キノロン系薬，doxycycline，azithromycin で治療する患者は，(1) *C. trachomatis* や淋菌が確認された患者，(2) 淋菌性子宮頸管炎でセファロスポリン系薬，特に ceftriaxone，cefepime，doxycycline，levofloxacin，ofloxacin，azithromycin に対する耐性を検査された患者である。米国では，セファロスポリン耐性はまれであるが，アジアでは報告されている。CDC は，1987～2008 年の間に ceftriaxone に対して耐性を示したのは 4 株のみであり，cefepime に対する感受性が低下したのは 48 株であると報告している。したがって，淋菌性子宮頸管炎の治療を受けた患者には中東およびハワイへの渡航歴を確認すべきである。また，旅行中の性的接触についても確認すべきである。

Box 60.6

子宮頸管炎の治療

Chlamydia trachomatis
azithromycin 1 g 経口 1 回，または
doxycycline 100 mg 経口 1 日 2 回を 7 日間，または
erythromycin base 500 mg 経口 1 日 4 回を 7 日間，または
erythromycin ethylsuccinate 800 mg 経口 1 日 4 回を 7 日間，または
levofloxacin 500 mg 経口 1 日 1 回を 7 日間，または
ofloxacin 300 mg 経口 1 日 2 回を 7 日間

淋菌
ceftriaxone 250 mg 筋注 1 回，または
cefixime 400 mg 経口 1 回，または
azithromycin 1 g 経口 1 回，または
doxycycline 100 mg 経口 1 日 2 回を 7 日間

（CDC Sexually Transmitted Diseases Treatment Guidelines 2010 より）

フォローアップ

CDC は，患者が妊娠している場合を除き，推奨される抗菌薬レジメンで治療された患者の治癒の確認目的の試験は推奨していない。しかしながら筆者は，患者が以下の項目うちの 1 つ以上を有する場合には，フォローアップと治癒の確認目的の検査を実施することを推奨する。

1. 過去に STI の既往がある
2. 性的パートナーに STI の既往がある
3. 複数の性的パートナーがいる
4. 治療レジメンの一部として ceftriaxone の投与を受けていない

ほとんどの子宮頸管炎の再燃は再感染によって起こるため，性行動のリスクを評価するために詳細な性的接触歴を聴取する必要がある。加えて，1 つ以上の STD を有することが判明した患者は，梅毒，HIV，HSV，HPV，B 型肝炎，C 型肝炎についてスクリーニングを受けるべきである。

サマリー

腟炎患者では，子宮頸管炎を評価する必要がある。腟分泌物において 40 倍 / 視野 白血球>5 個だが，*T. vaginalis* のような病原微生物が存在しない場合は，子宮頸管炎を示唆する。子宮頸管炎はさまざまな微生物によって引き起こされ，淋菌や *G. vaginalis* のようにバイオフィルムを産生する菌が原因になることもある。バイオフィルムは抗菌薬が基質内で十分な血中濃度に到達して細菌を殺すのを防ぐことができるので，その存在は，患者を治療する医師にとって問題となる。バイオフィルムは典型的には複数の種類の菌を含み，これは子宮頸管炎の治療を困難にする。子宮頸管炎に関連する臨床所見は，触れたときに容易に出血する子宮頸部円柱上皮の肥大と，子宮頸部の膿様粘液の存在である。子宮頸部の炎症は，STI，特に HIV を獲得しやすくする。腟トリコモナス症，*C. trachomatis*，淋菌などの STI 患者は，他の STI の併存をスクリーニングする必要がある。さらに，HPV についても評価すべきである。HPV ががんのリスク要因になる組織で HPV が陽性の患者は，子宮頸部，腟，外陰部がんの発症の可能性について教育を受ける必要がある。予防を重視した管理計画を患者に提示する必要がある。以上のように，腟炎および子宮頸管炎は軽い病気ではなく，患者の幸福に及ぼす影響は非常に大きい。

文献

Aroutcheva AA, Simones JA, Behbakht K, Faro S. *Gardnerella vaginitis* isolated from patients with bacterial vaginosis and from patients with healthy vaginal ecosystems. *Clin Infect Dis*. 2001;33:1022–1027.

Lau CY, Qureshi AK. Azithromycin versus doxycycline for genital chlamydial infections: a meta-analysis of randomized clinical trials. *Sex Transm Dis*. 2002;29:497–502.

Mcclelland RS, Wang CC, Mandaliya K, et al. Treatment of cervicitis is associated with decreased cervical shedding of HIV-1. *AIDS*. 2001;15:105–110.

Ross JD, Jensen JS. *Mycoplasma genitalium* as a sexually transmitted infection: implications for screening, testing, and treatment. *Sex Trans Infect*. 2006;82:269–271.

Schwebke JR. Abnormal vaginal flora is a biologic risk factor for acquisition of HIV infection and sexually transmitted diseases. *J Infect Dis*. 2005;192:1315–1317.

Schwebke JR, Barrientes FJ. Prevalence of *Trichomonas vaginalis* isolates with resistance to metronidazole and tinidazole. *Antimicrob Agents Chemother* 2006;50:4209–4210.

Simones JA, Aroutcheva AA, Shoyy S, Faro S. s. *Infect Dis Obstet Gynecol*. 2001;9:41–45.

Wang SA, Lee MV, O'Conner N, et al. Multidrug-resistant *Neisseria gonorrhoeae* with decreased susceptibility to cefixime—Hawaii 2001. *Clin Infect Dis*. 2003;37: 849–852.

Whittington WL, Kent C, Kissinger P, et al. Determination of persistent and recurrent *Chlamydia trachomatis* infection in young women: results of a multicenter cohort study. *Sex Transm Dis*. 2001;28: 117–123.

Wiessenfeld HC, Hillier SL, Krohn MA, Landers DV, Sweet RL. Bacterial vaginosis is a strong predictor of *Neisseria gonorrhoeae* and *Chlamydia trachomatis* infection. *Clin Infect Dis*. 2003;30: 685–694.

Workowski KA, Berman S; Centers for Disease Control and Prevention. Sexually transmitted diseases treatment guidelines, 2010. *MMWR Recomm Rep*. 2010;59(RR-12):1–110.

61 精巣上体-精巣炎

■著：Rebecca Fallis, Daniel Mueller
■訳：長田　学

イントロダクション

陰嚢内の感染や炎症は，緊急の外科的介入を必要とするものから自然に軽快するものまでさまざまである。精巣上体炎や睾丸炎はそれぞれ，精巣上体および睾丸の炎症を指す疾患である。これらは比較的まれな疾患であるため，泌尿器科医でない臨床医には馴染みが薄いかもしれない。

解剖と定義

精巣上体は，精巣の後面で両側の精巣輸出管を精管につなぐ，きつく巻いた管状構造である。精巣上体は，精子の貯蔵，成熟，輸送の働きを担う，頭部・体部・尾部の3つの部位から成る。

精巣上体炎は精巣上体の炎症や感染を示し，通常は痛みと腫脹を伴う。急性精巣上体炎は，症状が6週間未満のものと分類される。慢性精巣上体炎は，症状が6週間以上持続し，時間の経過と共に症状が徐々に増悪することがある。全体として，精巣上体炎は陰嚢内の炎症では最も頻度が高い。

精巣炎は精巣上体炎よりもまれで，ウイルス感染の場合以外に単独で起きることはまずない。精巣上体の感染は隣接する精巣に広がることがあるため，臨床症状を区別することは困難である。そのため，精巣上体および精巣の両方の炎症を合わせて，**精巣上体-精巣炎**と呼ぶ。

疫学

精巣上体-精巣炎の真の有病率は不明であるが，他の泌尿器疾患と比較すると比較的まれである。米国では年間約60万件の精巣上体炎が発生する。最近発表された報告によると，2002年に外来を受診した18〜50歳の男性の144人に1人(0.69％)が精巣上体炎であった。カナダの前向き研究では，2004年に泌尿器科外来を受診した男性の0.9％が精巣上体炎であったが，これは前立腺炎や間質性膀胱炎よりも少なかった。

2〜13歳の小児では，急性精巣上体炎の年間発生率は1,000人あたり約1.2人で，平均年齢は11歳である。これらの男児の4分の1は5年以内に再発する。成人男性では，症例の43％が20〜30歳の間に発症する。他の研究では平均年齢はまちまちであるが，精巣上体炎の発生は若く性的に活発な男性でピークに達する傾向があり，症例の大部分は20〜39歳の間に発生している。

ある症例シリーズ研究では，精巣上体炎と診断された患者の58％に睾丸炎がみられた。精巣上体炎を伴わない睾丸炎は，ムンプス睾丸炎を除けばまれである。2006年と2009〜2010年に米国で発生したおたふくかぜ(ムンプス)の集団発生では，思春期以降の男性における睾丸炎の発生率は3.3〜10％であった。英国では，思春期以降の男性におけるおたふくかぜの睾丸炎発症率は最大40％である。ワクチン未接種の男性，およびワクチンを1回接種した男性は，おたふくかぜの合併症として睾丸炎を発症するリスクが高い。

発症機序とリスク因子

精巣上体-精巣炎の正確な発症機序は明確に解明されていないが，多くの場合，細菌感染の結果として起こる。病原微生物は，尿道管腔の逆流がある場合，逆行性に精巣上体に広がることがある。血行性およびリンパ行性の伝播も起こりうる。小児では，急性精巣上体炎は尿路感染症や膀胱尿管逆流などの先天異常と関連していることが多い。18〜35歳の男性では，性感染症(sexually transmitted infection：STI)が原因となることが最も多い。細菌は性交中に侵入し，泌尿生殖器管を通って精巣上体に移動する。高齢の男性では，精巣上体炎は前立腺肥大症(benign prostatic hyperplasia：BPH)，前立腺がん，尿道狭窄などの下部尿路の通過障害による尿うっ滞と関連している可能性がある。

精巣上体-精巣炎のリスク因子としては，尿路感染症の既往歴，リスクの高い性行為，泌尿生殖器の解剖学的異常，尿路手術や器具の挿入，激しい運動，サイクリング，長時間の座位などが挙げられる。侵襲的な泌尿器科手術は，約1〜2％の割合で精巣上体炎と関連していると報告されている。これらの処置には，前立腺生検，経尿道的切除術，小線源療法，レーザー前立腺切除術，根治的前立腺切除術が含まれる。直接外傷や圧迫(自転車の運転など)などの物理的刺激は，精巣摘出術後であっても精巣上体炎に関連している。精管切除術自体も，陰嚢の持続する圧痛や精子の滲出によるものと推定される陰嚢内の結節と関連しており，これはおそらく精子の溢出(「精子肉芽腫」)によるものである。

病因

感染性

性行為可能年齢以下の男児では，精巣上体炎の原因菌は皮膚の常在菌や尿路感染症の病原微生物が入り混じっている。精巣上体炎は，小児では *Mycoplasma pneumoniae*，エンテロウイルス，アデノウイルスによる感染後症候群の一部であることもある。性的に活発な青年〜35歳未満の男性では，急性精巣上体炎は *Chlamydia trachomatis* や淋菌による性感染症により引き起こされる

8

ことが最も多い。*Mycoplasma* と *Ureaplasma* は，*Chlamydia* 性精巣上体炎の若年男性において，精巣上体炎の病原微生物よりも頻繁に検出されるが，急性精巣上体炎におけるこれらの病原微生物の役割については不明である。Gram 陰性腸内細菌は高齢男性で精巣上体炎を引き起こす傾向があるが，性感染症も依然として多い。さらに，肛門性交を行う男性では，腸内細菌を考慮すべきである。

急性精巣上体炎のあまり一般的でない病原微生物は他にも多数報告されている（表 61.1 参照）。結核菌（*Mycobacterium tuberculosis*）は肉芽腫性精巣上体炎のなかでは最も頻度が高い。結核性精巣上体炎はまれで診断が困難であるが，結核に曝露されたことのある患者やヒト免疫不全ウイルス（human immunodeficiency virus：HIV）のように結核のリスクが高い患者では疑うべきである。患者は有痛性または無痛性の腫脹を呈し，通常，両側性の病変を認める。精巣上体への播種は血行性伝播による可能性がある。尿検査では通常，無菌性の膿尿が認められるが，二次的な細菌感染が認められることもある。診断には尿から結核菌を同定する。尿中には結核菌はほとんど存在しないため，直接塗抹標本は通常陰性であり，培養の感度は 50％程度である。尿中ポリメラーゼ連鎖反応（polymerase chain reaction：PCR）の感度は 84〜97％と報告されている。

BCG（bacillus Calmette Guérin）誘発性結核性精巣上体炎（**BCG 炎**）は，膀胱がんの治療に用いられる BCG 投与によって引き起こされる。この弱毒化した *Mycobacterium bovis* の菌株は膀胱に注入され，腫瘍細胞に対する炎症反応を引き起こす。まれに，肉芽腫性精巣上体-精巣炎を引き起こすことが報告されている。患者は精巣上体に壊死部を生じ，それが精巣に広がることがあり，痛みの有無にかかわらず陰嚢腫大を引き起こす。超音波検査では，精巣上体に不均一な高エコーが認められる。

ブルセラ症も，肉芽腫性精巣上体-精巣炎のまれな原因の 1 つである。*Brucella* は地中海および中東諸国の風土病であり，ブルセラ症患者の 2〜20％に精巣上体-精巣炎がみられる。患者には動物との職業上の接触歴や未殺菌乳製品の摂取歴がある可能性がある。ほとんどの患者には急性の発熱が生じ，最も一般的な症状は片側の陰嚢痛と腫脹である。白血球増加はしばしば認められず，尿検査および培養は正常であることが多い。*Brucella* の血液培養は約 50％の症例で陽性であり，血清学的検査が診断の助けとなる。

HIV 感染者や免疫抑制剤投与中の臓器移植患者では，免疫が正常な患者よりもさまざまな真菌や日和見病原微生物による精巣上体-精巣炎が起こりやすい。これらの病原微生物には，*Candida*，*Histoplasma*，*Blastomyces*，*Coccidioides*，*Actinomyces*，*Aspergillus*，*Nocardia*，*Listeria* などがある。HIV 感染の男性では，サイトメガロウイルス，*Salmonella*，*Toxoplasma*，*Ureaplasma urealyticum*，*Corynebacterium* 属，*Mycoplasma* 属，*Mima polymorpha* も関与している。HIV 感染者では，*Treponema pallidum* によって引き起こされる梅毒性精巣炎が，第 3 期梅毒のゴム腫のまれな症状である。*Haemophilus influenza* B 型（Hib）は，HIV 感染の成人と同様に，小児と高齢者における精巣上体-精巣炎の原因として報告されている。

精巣炎は多くの場合に精巣上体炎と一緒に生じるが，単独で起こることもある。パラミクソウイルスの一種であるムンプスは精巣炎の原因としてよく知られている。しかし，合併症として精巣上体炎を発症することもある。ムンプス睾丸炎の全体的な発生率は MMR（measles, mumps, and rubella）ワクチンの普及により

表 61.1
急性精巣上体-精巣炎の原因

原因	病原微生物 / 疾患
性感染症	
高頻度	*Chlamydia trachomatis* 淋菌（*Neisseria gonorrhoeae*）
その他	*Ureaplasma urealyticum*？ *Mycoplasma genitalium*
細菌尿に関連するもの	
高頻度	大腸菌（*Escherichia coli*） *Proteus* 属 肺炎桿菌（*Klebsiella pneumoniae*） 緑膿菌（*Pseudomonas aeruginosa*） 腸球菌（*Enterococcus*）属
その他	インフルエンザ菌（*Haemophilus influenzae*）b 型 *Salmonella* 属 ブドウ球菌 レンサ球菌
その他の感染症	
細菌	結核菌（*Mycobacterium tuberculosis*） *Brucella* 属 *Nocardia asteroides* *Actinomyces* *Listeria*
真菌	*Blastomyces dermatitidis* *Histoplasma capsulatum* *Coccidioides immitis* *Candida albicans* *Candida glabrata*
ウイルス	ムンプス ムンプスワクチン サイトメガロウイルス（HIV 患者）
寄生虫	*Toxoplasma gondii* ビルハルツ住血吸虫（*Schistosoma haematobium*） バンクロフト糸状虫（*Wuchereria bancrofti*）フィラリア症
非感染性	
薬剤	amiodarone
血管炎	Behçet 病 結節性多発動脈炎 IgA 血管炎 多発血管炎性肉芽腫症
その他	サルコイドーシス 原発性自己免疫性精巣炎
特発性	

HIV＝ヒト免疫不全ウイルス，Ig＝免疫グロブリン

劇的に低下したが，2000年以降も英国と米国で集団発生が報告されている。これらの集団発生は，大学の寮や合宿所など，ウイルスが直接接触や呼吸器飛沫を介して伝播する可能性のある高密度の環境において，思春期以降の男性に多く発生している。思春期以降の男性がおたふくかぜに罹患すると，炎症と浮腫による精巣萎縮を伴う片側または両側の精巣炎を発症することがある。ワクチン接種が感染を予防する最良の手段であることは確かだが，100%有効というわけではない。ムンプス精巣炎は自然軽快する疾患であり，治療は安静，陰嚢保持，非ステロイド性抗炎症薬(nonsteroidal anti-inflammatory drugs：NSAIDs)による支持療法である。

精巣上体-精巣炎のまれな感染性の原因も報告されている。精巣上体炎のまれな原因としては，先天梅毒，*Mycobacterium leprae*(ハンセン病)，コクサッキーウイルス，B群アルボウイルス，水痘，単純ヘルペスウイルスなどがある。南インドでは，*Orientia tsutsugamushi* によって引き起こされるツツガムシ病のまれな症状として，精巣上体-精巣炎がみられることがある。これは精巣の腫脹と発熱を伴う3歳男児の初発症状として報告された。脳炎を呈する前の前駆症状の表在性精巣上体-精巣炎の原因としてポウサンウイルスによる1例が報告された。この患者はマサチューセッツ州ケープコッドに住む63歳の男性で，濾胞性リンパ腫に対してrituximabの投与を受けていた。

非感染性

精巣上体-精巣炎のほとんどは感染性のものであるが，いくつかの非感染性の原因も報告されている。amiodaroneによる精巣上体炎は除外診断とされ，通常は投薬の中止により可逆的である。結節性多発動脈炎(polyarteritis nodosa：PAN)，Behçet病，IgA血管炎(旧称Henoch-Schönlein紫斑病)，多発血管炎性肉芽腫症(旧称Wegener肉芽腫症)など，さまざまな血管炎のある患者において精巣上体炎が報告されている。サルコイドーシスは患者の5%で泌尿生殖器系を侵すことがある。原発性自己免疫性精巣炎は，既知の全身性自己免疫疾患とは関連していない。これは，不妊男性の基底膜または精細管に対する抗精子抗体によって特徴づけられる。最後に，外傷性の精巣上体-精巣炎も起こりうる。急性精巣上体炎の一部は「特発性」であるが，微生物学や分子診断技術の進歩は将来的に感染性の病因の解明につながる可能性がある。

臨床像と鑑別診断

急性精巣上体-精巣炎は，精巣痛と陰嚢水腫を呈し，通常，片側性で数日間かけて徐々に進行する。発熱，悪寒，白血球増加がみられることもある。尿道炎または膿尿は，細菌尿がない場合，性行為による急性精巣上体炎と関連している。細菌尿や排尿困難，頻尿，切迫感などの排尿症状は，高齢男性では尿路の通過障害や構造的な泌尿生殖器疾患と関連する傾向がある。しかし，排尿障害はこれらの症例で常にみられるわけではない。急性精巣上体炎患者121人の後ろ向き研究では，排尿困難は33%の患者にみられ，尿道分泌物はわずか5%にみられ，尿培養陽性は25%未満であった。

急性の疼痛を伴う陰嚢の腫脹がみられる場合，幅広い鑑別診断が必要である。鑑別診断には，急性精巣上体睾丸炎，精索(精巣)捻転症，停留精巣捻転症，鼠径ヘルニア，急性水腫，血栓性精索静脈瘤，Fournier壊疽，精巣がん，外傷などがある。痛みは水腫や精索静脈瘤の典型的な症状ではなく，精巣悪性腫瘍は約15%の症例で痛みを引き起こす可能性がある。重要なことは，精巣捻転は早急な外科的介入が必要であるため，医師は即時に診断しなければならないということである。精巣捻転は，身体診察のみでは除外できないが，高位にある精巣とクレマスチン反射の欠如が診断を示唆する。Prehn徴候(すなわち，精巣を挙上すると痛みが軽減する)は急性精巣上体炎を示唆するが，精巣捻転を否定するものではない。

診断ワークアップ

精巣上体-精巣炎の評価は，まず患者からの陰嚢の疼痛や腫大の訴えに基づいて臨床的に疑うことから始まる。最初に行うべきは精巣捻転の除外である。未治療の捻転は精巣を危険にさらすため，特に思春期前の男児では捻転と炎症や感染とを迅速に鑑別する必要がある。泌尿器科専門医による緊急の診察が必要になることがある。カラーDoppler超音波検査で，精巣血流が正常から増加し，精巣上体が肥大して厚くなっている場合，精巣上体炎に対する感度は70%，特異度は88%である。超音波検査で正常の精巣と精巣動脈血流の減少がみられることの精巣捻転に対する感度は82%，特異度は100%である。放射性核種スキャンは捻転に対する感度の高い検査であるが，日常的には利用できない。精巣上体炎の患者ではC反応性蛋白(C-reactive protein：CRP)が上昇(感度96%，特異度94%)するので，CRPは捻転と感染の鑑別に有用かもしれない。診断がはっきりしない場合は，外科的検査を遅らせるべきではない。

捻転ではないと考えられる場合，最初に行うべき検査は尿検査と尿培養である。STIが原因であると考えられる場合は初尿を採取し，腸内細菌が原因の可能性が高い場合は中間尿の採取が推奨される。尿道分泌物が存在する場合，Gram染色は尿道炎の診断に高感度・高特異度であり，白血球内にGram陰性双球菌が観察される場合は淋菌感染の確定診断となる。核酸増幅検査(acid amplification test：NAAT)が普及してきた現在，尿道炎の診断カットオフ値を1油浸野あたりの白血球数≧5から≧2に下げることで，Gram染色の感度が向上した。すべての性的に活発な男性は，尿検体中の淋病と *Chlamydia* の検出のためにNAATを受けるべきである。これらの検査は淋菌と *C. trachomatis* に対して非常に高感度であり，尿道分泌物の培養検査に取って代わってきている。

エンピリックな(経験的)治療に反応しない患者，特に免疫状態，渡航歴，地理的条件に基づくリスク因子を有する患者では，泌尿器科に相談すると共に，さらなる画像検査，培養の追加〔抗酸菌(acid-fast bacillus：AFB)や真菌培養など〕，場合によっては精巣上体から直接検体採取するなどの徹底したワークアップを行うべきである。

治療

治療には鎮痛薬，安静，陰嚢挙上を組み合わせた抗菌薬療法が行

8

表 61.2
急性精巣上体炎のエンピリックな抗菌薬治療

対象患者	最も高頻度な原因菌	第 1 選択薬
2 歳未満の小児	さまざま	腸内細菌に対する抗菌薬治療と，泌尿器科医への紹介
2〜14 歳の小児	さまざま 解剖学的異常が多い	尿検査や尿培養結果に基づいて治療
性的に活発な 35 歳未満の成人	淋菌，*Chlamydia*	ceftriaxone 筋注(250 mg 単回投与) **加えて**，doxycycline 経口(100 mg 1 日 2 回を 10 日間)
肛門性交を行う成人	淋菌，*Chlamydia* 腸内細菌	ceftriaxone 筋注(250 mg 単回投与)に**加えて**， levofloxacin 経口(500 mg 1 日 1 回を 10 日間) **または**，ofloxacin 経口(300 mg 1 日 2 回を 10 日間)
35 歳以上の成人 最近尿路手術や器具を使用した患者	腸内細菌	levofloxacin 経口(500 mg 1 日 1 回を 10 日間) **または**，ofloxacin 経口(300 mg 1 日 2 回を 10 日間)

われる。検査結果が得られる前にエンピリックな治療を開始すべきである。抗菌薬の選択と投与期間は，培養によって病原微生物が特定された場合はその病原体に合わせて調整する。急性精巣上体炎に対する経験的抗菌薬治療については表 61.2 を参照のこと。

2015 年に精巣上体炎に対する性感染症治療ガイドライン〔Sexually Transmitted Diseases(STD) Treatment Guidelines〕が改訂され，米国疾病対策センター(Centers for Disease Control and Prevention：CDC)は ceftriaxone 250 mg 筋注 単回投与に doxycycline 100 mg 経口 1 日 2 回を 10 日間投与する併用療法を推奨している。肛門性交を行う男性では，腸内細菌もカバー対象とすべきである。この場合，ceftriaxone 250 mg 筋注単回投与に加え，levofloxacin 500 mg/ 日または ofloxacin 300 mg/ 日を 10 日間経口投与する。35 歳以上の男性では性感染症の可能性が低いため，levofloxacin か ofloxacin の単独療法を 10 日間行うだけで通常は十分である。フルオロキノロン系は経口バイオアベイラビリティ，活性スペクトル，泌尿生殖器組織への浸透性に優れている。フルオロキノロン系が耐性または副作用などで使用できない場合は，尿路の病原微生物に対して活性のある他の抗菌薬〔たとえば，ST 合剤(trimethoprim-sulfamethoxazole)，amoxicillin〕を試してみてもよい。

淋菌や *C. trachomatis* による精巣上体炎患者と性的関係があり，症状が出てから 60 日以内に接触した人は，性感染症の評価と治療を受けるべきである。また，患者とその性的関係者が治療を完了し，症状がなくなるまで性交渉は避けるべきであると患者に説明することが賢明であるが，禁欲の至適期間を調べた臨床研究はない。

痛みが数週間続くことがあっても，患者は治療開始後数日で臨床的な改善を示すことが多い。症状が改善しない場合は，膿瘍，腫瘍，血管炎，梗塞が潜んでいる可能性がある。また，耐性菌やまれな真菌，抗酸菌が関与している可能性もある。急性精巣上体炎の治療を受けている 14 歳未満の小児では，解剖学的異常の可能性を評価するために泌尿器科医に相談すべきである。50 歳以上の男性は，前立腺肥大による尿路閉塞を評価すべきである。

結語

精巣上体-精巣炎は他の泌尿器系疾患と比較してかなりまれであるが，医師がこの臨床像を認識しておくことは重要である。病因は感染性であることが多く，想定される病原微生物は患者の年齢やリスク因子によって異なる。純粋な精巣炎は通常ウイルス性であり，おたふくかぜに罹患している男性は注意が必要である。精巣捻転の診断が除外されれば，精巣上体-精巣炎の管理は，いくつかの診断検査と抗菌薬のエンピリック治療から始めることができる。より複雑だったり慢性的な症状の患者に対しては，泌尿器科医との共同管理が推奨される。初期治療に反応しない患者では，比較的まれな病原微生物による感染や，非感染性の原因が考えられるため，さらなる精査を行う必要がある。

文献

Akinci E, Bodur H, Cevik MA, et al. A complication of brucellosis: epididymoorchitis. *Int J Infect Dis*. 2006;10(2):171–177.

Barskey AE, Schulte C, Rosen JB, et al. Mumps outbreak in Orthodox Jewish communities in the United States. *N Engl J Med*. 2012;367(18):1704–1713.

Clemmons N, Hickman C, Lee A et al. Chapter 9: Mumps. Centers for Disease Control and Prevention. Manual for the surveillance of vaccine-preventable diseases. 2008. https://www.cdc.gov/vaccines/pubs/surv-manual/chpt09-mumps.pdf

Centers for Disease Control and prevention (CDC). Update: mumps outbreak: New York and New Jersey, June 2009–January 2010. *MMWR Morb Mortal Wkly Rep*. 2010;59(5):125–129.

Centers for Disease Control and Prevention (CDC). Update to CDC's sexually transmitted diseases treatment guidelines, 2015. *Recomm Rep*. 2015;64(RR3):1–137.

Luzzi GA, O'Brien TS. Acute epididymitis. *BJU Int*. 2001;87:747–755.

Liu HY, Fu YT, Wu CJ, et al. Tuberculous epididymitis: A case report and literature review. *Asian J Androl*. 2005;7(3):329–332.

Masarani M, Wazait H, Dinneen M. Mumps orchitis. *J R Soc Med*. 2006;99(11):573–575.

McConaghy JR, Panchal B. Epididymitis: An overview. *Am Fam Physician*. 2016;94(9):723–726.

Nickel JC, Teichman JMH, Gregoire M, et al. Prevalence, diagnosis, characterization, and treatment of prostatitis, interstitial cystitis, and epididymitis in outpatient urological practice: The Canadian PIE study. *Urology*. 2005;66:935–940.

Rosenstein D, McAninch JW. Urologic emergencies. *Med Clin North Am*. 2004;88:495–518.

Saha A, Sarkar S, Patil A, et al. Epididymo-orchitis in scrub typhus. *Indian J Pediatr*. 2018;85(11):1035–1036.

Solomon IH, Spera KM, Ryan SL, et al. Fatal Powassan encephalitis (deer tick virus, lineage II) in a patient with fever and orchitis receiving rituximab. *JAMA Neurol*. 2018;75:746–750.

Taylor SN. Epididymitis. *Clin Infect Dis*. 2015;61(Suppl 8):S770–773.

Tracy CR, Steers WD, Costabile R. Diagnosis and management of epididymitis. *Urol Clin North Am*. 2008;35(1):101–108; vii.

8

62 生殖器潰瘍・リンパ節腫脹症候群

■著：Allan Ronald
■訳：長田　学

生殖器潰瘍疾患(genital ulcer disease：GUD)の管理と予防は，公衆衛生上の重要な優先事項である。潰瘍性病変は性器に局所的な痛みを生じさせ，いくつかの病原微生物は母親から児に感染し，生殖器病変は性交後のヒト免疫不全ウイルス(human immunodeficiency virus：HIV)の獲得と感染のリスクを高める。Box 62.1 に，リンパ節腫脹の有無にかかわらず生殖器潰瘍を生じうる感染性・非感染性の病因を列挙する。GUD の最も一般的な感染性の病因は，梅毒(*Treponema pallidum*)，単純ヘルペス(herpes simplex virus：HSV)1 型と 2 型，軟性下疳(*Haemophilus ducreyi*)，*Chlamydia trachomatis* の血清型 L1・L2・L3 による鼠径リンパ肉芽腫(lymphogranuloma venereum：LGV)，鼠径部肉芽腫や Donovan 症(*Calymmatobacterium granulomatis*)である。外傷，びらん性亀頭炎および固定薬疹は，GUD の一般的な非伝染性の原因である。悪性腫瘍，真菌，抗酸菌が疑われる場合は生検で除外すべきである。診断検査には限界があり，病因が特定できる患者はわずか 50〜80% である。

Box 62.1

生殖器潰瘍の病因

感染性
細菌性
Haemophilus ducreyi(軟性下疳)
Treponema pallidum(梅毒)
Chlamydia trachomatis(鼠径リンパ肉芽腫)
Calymmatobacterium granulomatis(Donovan 症)
亀頭炎(多くは混合感染だが，*Candida albicans* によるものが多い)
ウイルス性
単純ヘルペスウイルス
水痘帯状疱疹ウイルス(まれ)
EB ウイルス(EBV)
サイトメガロウイルス(まれ)
寄生虫性
ヒゼンダニ(*Sarcoptes scabiei*)(まれ)
ケジラミ(*Phthirus pubis*)(まれ)
赤痢アメーバ(*Entamoeba histolytica*)(まれ)
Trichomonas vaginalis(まれ)
非感染性
外傷
固定薬疹
壊疽性膿皮症(まれ)
Behçet 病(まれ)
Reiter 症候群(まれ)
多発血管炎性肉芽腫症(旧称 Wegener 肉芽腫症)(まれ)
腫瘍(まれ)
不明

GUD の病因と有病率には大きな地域差がある(表 62.1)。ヨーロッパと北米では性感染症(sexually transmitted disease：STD)クリニックを受診する患者のうち生殖器潰瘍を有するのは約 5% であるのに対し，アフリカやアジアではその割合は 10〜30% である。ヨーロッパと北米では HSV が性器潰瘍の最も一般的な原因であり，それ以外の地域では梅毒と軟性下疳がより一般的である。しかし，ヘルペス性潰瘍は現在ではほとんどの地域で，特に HIV と共感染している患者においてより高頻度になってきているのに対し，軟性下疳は急速に減ってきている。LGV は熱帯地方で地域的に流行し，先進国では男性と性交渉をもつ男性(men who have sex wih men：MSM)の間に蔓延しており，その多くが HIV 陽性である。Donovan 症はニューギニア，インド，南アフリカの風土病であったが，近年はまれになっている。梅毒は世界中で流行が続いており，近年は男性の同性愛者の間で大流行している。割礼を受けている男性は，異性間の性行為後の軟性下疳のリスクが著しく低下し，ヘルペスや梅毒への感染も減少する。割礼はまた，ヒトパピローマウイルス(human papilloma virus：HPV)感染や陰茎がんを減少させる。

臨床像

GUD の臨床像を表 62.2 に示す。潜伏期間は通常，性器ヘルペスと軟性下疳は 1 週間未満，LGV は 1〜3 週間，梅毒と Donovan 症は 2〜6 週間である。病因によって異なるが，初期病変として丘疹や膿疱あるいは水疱が生じ，そこから潰瘍が形成されていく。男性では潰瘍はしばしば冠状溝に生じるが，亀頭，包皮，陰茎に生じたり，まれに陰嚢やその周囲の皮膚に生じることがある。ヘルペスと軟性下疳は陰茎小帯によく生じる。女性では潰瘍は陰唇，腟，子宮頸部，陰唇小帯，肛門周囲に生じうる。肛門周囲や直腸内の潰瘍は男性の MSM でよくみられる。

性器ヘルペス

HSV-1 は主に経口接触によって感染する。途上国では初感染は乳幼児期に起こり，性器 HSV-1 感染症はまれである。しかし，先進国ではほとんどの青少年が HSV-1 に感染しておらず，しばしば性行為(特に口腔-性器性交)で感染する。どの地域でも，HSV-2 はほとんどが性交によって感染する。どちらのウイルスによる性器ヘルペスでも，まず痛みを伴う多発性の小水疱が生じ，それが急速に紅斑を伴う表在性潰瘍となる。小水疱の部位に応じ，泌尿器，婦人科系臓器，皮膚の症状のいずれかが優勢とな

表 62.1
性感染症外来における生殖器潰瘍の有病率の地域的な違い

	東南アジア / インド	アフリカ	北米 / 欧州
軟性下疳	+/−	+/−	+/−
梅毒	+++	+++	++
性器ヘルペス	++++	++++	++++
鼠径リンパ肉芽腫	+	+	+
Donovan 症	+ / −	+ / −	+ / −

表 62.2
生殖器潰瘍・リンパ節腫脹症候群の臨床的特徴

	梅毒	単純ヘルペス	軟性下疳	鼠径リンパ肉芽腫	Donovan 症
潜伏期間	9〜90 日	2〜7 日	1〜14 日	7〜21 日	8〜80 日
初期病変	丘疹	水疱	丘疹か膿疱	丘疹や膿疱や水疱	丘疹
病変の数	通常単発	多発	多発	通常単発	多様
一般的な潰瘍の性状					
大きさ(mm)	5〜15	1〜10	2〜20	2〜10	多様
辺縁	境界明瞭 隆起 円形または卵形	紅斑	不規則 でこぼこ 不明瞭	隆起 円形または卵形	多様 隆起 でこぼこ
深さ	表在性または深在性	表在性	掘り込み型	表在性または深在性	隆起
底部	赤い 平滑 非膿性	赤い 平滑 漿液性分泌物	膿性の滲出物	多様	でっぷり 赤い ざらざら
硬結	++	−	−	−	++
疼痛	−	++	++	±	+
リンパ節腫脹	++[1]	++[1]	++[2]	++[2]	−[3]
リンパ節腫脹の性状					
硬さ	硬い	硬い	波動を触れる	波動を触れる	−
圧痛	−	++	++	++	−

1＝両側性，2＝片側性，3＝偽リンパ節腫脹

る。初感染では発熱，筋肉痛，頭痛などの全身症状が起きることがある。再発時は水疱が生じる 12〜48 時間前に感覚異常の前駆症状がしばしば報告されている。痛みを伴うリンパ節腫脹がみられることがある。初感染の後，HSV-1 と HSV-2 は感覚神経節に潜伏するが，前触れなく再発する。再発時は通常，それほど重症にはならない。しかし，HIV 感染者では再発でも重症で持続的となる傾向があり，特に，肛門周囲に大型で有痛性の潰瘍がしばしば単独で生じる。

梅毒

第 1 期梅毒は，古典的には単独で無痛あるいはわずかな痛みを伴う，隆起性の境界が明瞭な非化膿性の硬結を生じる。女性では多発する潰瘍がよくみられる。リンパ節腫脹が存在する場合には，通常，両側性で硬く無痛性である。すべての妊婦は，初診時に梅毒と HIV のスクリーニングを受けるべきである。第 2 期梅毒では，性器周囲に扁平コンジローマや表在性潰瘍などのさまざまな皮膚所見が生じることがある。

軟性下疳

軟性下疳は通常，不規則で境界不明瞭な膿性基底をもつ，疼痛を伴う掘り出し型の潰瘍を生じる(図 62.1)。潰瘍は表在性であり，ヘルペス潰瘍に似ていることがある。患者の約 50%が片側性の痛みを伴う鼠径リンパ節腫脹を生じる。リンパ節は波動を触れ(横痃)，破裂することがある。未治療の潰瘍は数か月間持続し，

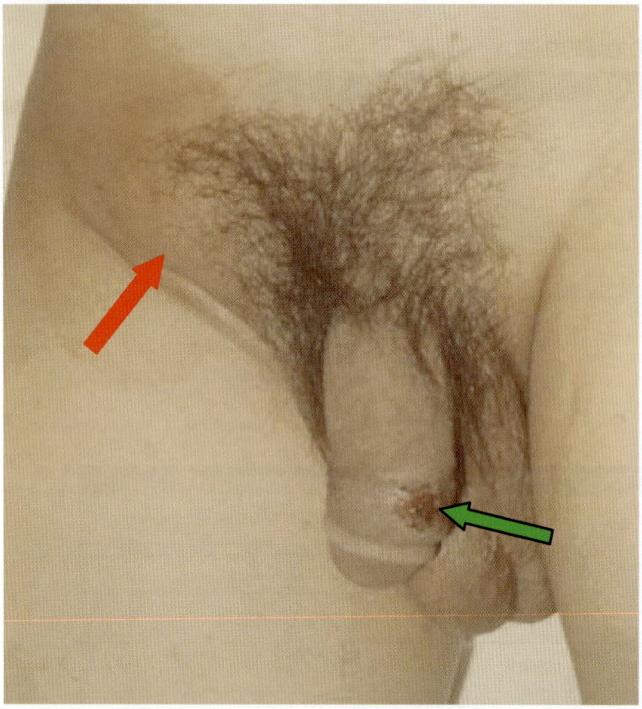

図 62.1
軟性下疳　陰茎の病変（緑色の矢印）と鼠径部のリンパ節腫脹（赤い矢印）に注目。
（写真は Public Health Image Library；CDC / Susan Lindsley 氏より提供）

瘢痕を残して治癒する。

パプアニューギニアを含む南太平洋で，*H. ducreyi* による小児の有痛性慢性皮膚下肢潰瘍が流行している。西アフリカのガーナでも報告されている。分離された *H. ducreyi* は，遺伝学的に，軟性下疳の原因となる菌種と同一のようである。感染の疫学は不明である。性的虐待や不衛生が要因である可能性がある。臨床的には，*Mycobacterium ulcerans* による yaws（イチゴ腫）や Buruli 潰瘍と混同されることがある。*H. ducreyi* 潰瘍は治療しない限り数か月持続することがある。マクロライド系抗菌薬は通常，臨床効果があるようである。この新たな「新しい」病気に関するさらなる情報と，その制御と根絶のための戦略が緊急に必要である。

鼠径リンパ肉芽腫（LGV）

LGV の潰瘍は一過性であり，通常は表在性で無痛である。潰瘍の出現は鼠径リンパ節腫脹よりも 7〜30 日先行するが，潰瘍に気がつく患者は 3 分の 1 未満である。リンパ節は圧痛があり，波動を触れ，最終的に破裂して排出膿瘻を形成することがある。病変が鼠径靭帯の上下のリンパ節に生じた場合，「溝」徴候がみられることがある。女性や男性の同性愛者は，肛門周囲および直腸周囲組織に浸潤して直腸炎を生じることがある。未治療時の合併症には，生殖器象皮症，直腸狭窄，肛門周囲瘻がある。他の症状としては，髄膜脳炎，肝炎，結節性紅斑，多形性紅斑が挙げられる。

Donovan 症

Donovan 症の患者は陰部に，盛り上がった肉芽腫様組織を特徴とする，緩徐に進行する無痛性の生殖器潰瘍を形成する。局所的な病変拡大，治癒，線維化が同時に起こることがある。リンパ節腫脹はまれであるが，肉芽様病変が鼠径部の皮下に広がることによって引き起こされる「偽横痃」はよくみられる。肝臓，胸腔，骨への転移を伴う全身性の播種が報告されているが，まれである。

GUD の診断検査

GUD の臨床診断は，臨床症状が他の疾患と重複したり，混合感染の存在，非定型的な臨床像を示すことがあることなどから不明確である。このような限界のため，可能な限り関連する臨床検査（表 62.3）を利用して診断を確定する必要がある。*H. ducreyi*，*C. trachomatis*，HSV の培養検体を採取し，可能であればポリメラーゼ連鎖反応（polymerase chain reaction：PCR）を用いた DNA 同定を行う。性器ヘルペスを強く示唆する典型的な多発する水疱がみられる場合を除き，可能であれば，GUD を呈するすべての患者において暗視野検査を行うべきである。潰瘍底を生理食塩液で洗浄し，綿のガーゼで乾燥させ，滲出液が出るまで拇指

表 62.3
生殖器潰瘍の診断に行われる検査

	推奨される検査	その他の検査
軟性下疳	培養	Gram 染色 / PCR
梅毒	暗視野検査 直接蛍光抗体検査 血清学的検査（RPR / VDRL，FTA-ABS，MHA-TP）	PCR
性器ヘルペス	ウイルス培養	抗原検査（ELISA），PCR，血清学的検査
鼠径リンパ肉芽腫（LGV）	PCR	*Chlamydia* 培養 血清学的検査（補体結合検査，免疫蛍光検査）
Donovan 症	組織検体の Giemsa 染色，Wright 染色 病理検査	

ELISA＝酵素免疫測定吸着法，FTA-ABS＝蛍光トレポネーマ抗体吸収検査，MHA-TP＝梅毒トレポネーマに対するマイクロ赤血球凝集反応試験，PCR＝ポリメラーゼ連鎖反応，RPR＝血漿レアギン迅速テスト，VDRL＝綿状沈降反応ガラス板法

と示指で絞る。これで滲出液を暗視野顕微鏡検査に使用されるカバースリップ上に直接集めることができる。水疱や膿疱は細い針で吸引するか，疱皮を破って綿棒でウイルス培養に提出する。波動を触れるリンパ節は *H. ducreyi* や *C. trachomatis* の培養のために吸引すべきである。GUD のすべての患者では，梅毒を除外するために，*Treponema pallidum*（梅毒トレポネーマ）粒子凝集法（*T. pallidum* particle agglutination：TPPA）と非トレポネーマ血漿レアギン迅速テスト（rapid plasma reagin：RPR）の両方を行うべきである。LGV の診断は，PCR や補体結合法で抗体価の 64 倍以上の上昇，またはマイクロ免疫蛍光法で 512 倍以上の上昇によって確定される。

GUD 患者へのアプローチ

生殖器潰瘍を有する患者を評価するためのアルゴリズムを（図 62.2 に示す。病歴聴取は非常に重要である。性的リスク，社会的階層，服用薬，渡航歴に関する情報を集める必要がある。本人が性産業従事者であるとか，直近の性産業従事者との接触などのリスク因子は，梅毒や軟性下疳に関連している。渡航歴は Donovan 症のような他の珍しい診断の手掛かりになるかもしれない。局所や全身性の抗菌薬の自己投薬は，暗視野検査や培養の偽陰性を生じる可能性がある。

治療

GUD の治療に現在推奨されている抗菌薬療法は表 62.4 のとおりである。従来は治療は検査で診断が確定してから開始されてきたが，検査結果が出るのに時間がかかる場合は初診時にエンピリックな（経験的）治療を開始する必要がある。症候性梅毒の治療は，通常梅毒に対して有効である。波動を触れる横痃は切開または吸

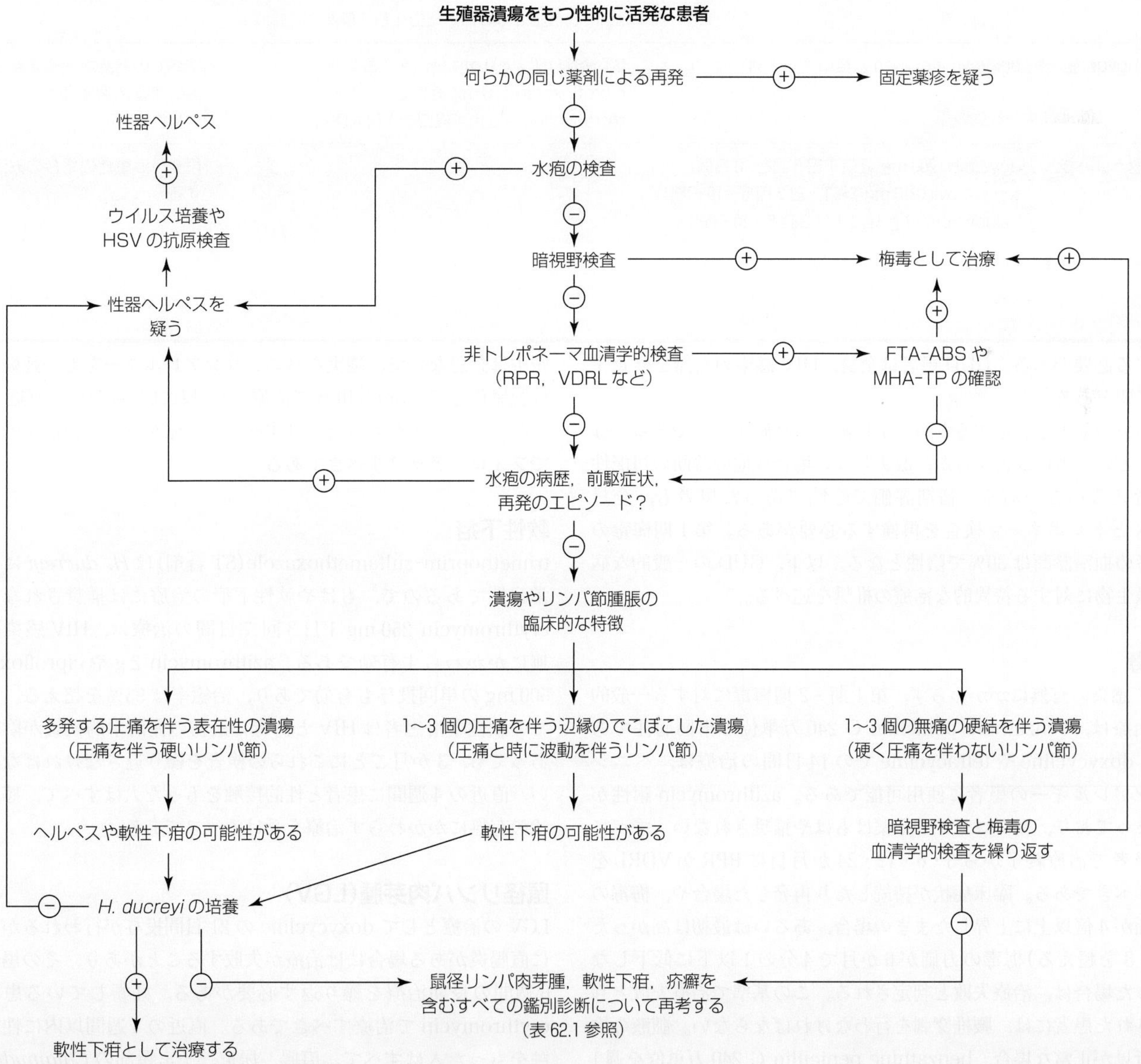

図 62.2
生殖器潰瘍の患者の診断アルゴリズム

表 62.4
感染性生殖器潰瘍の治療レジメン

疾患	推奨レジメン	代替レジメン	コメント
第 1 期梅毒	benzathine penicillin G（240 万単位筋注）	doxycycline（100 mg 経口 1 日 2 回を 14 日間），または tetracycline（100 mg 経口 1 日 4 回を 14 日間）	梅毒治療開始後 2～24 時間以内に Jarisch-Herxheimer（J-H）反応（急性の発熱に，頭痛，筋肉痛，気分不良，吐き気，頻脈を伴う）が起きることがある。 J-H 反応は妊婦では胎児仮死や早産の原因になることがあるが，それが治療を遅らせる理由にはならない
軟性下疳	erythromycin（250 mg 経口 1 日 4 回を 7 日間） erythromycin（500 mg 経口 1 日 4 回を 7 日間）	azithromycin（1 g 経口 1 回），または ciprofloxacin（500 mg 経口 1 回），または amoxicillin-clavulanate（500 / 125 mg 経口 1 日 3 回を 7 日間）	治療失敗率が予想外に高いことから，HIV 患者では単回投与での治療は禁忌である
鼠径リンパ肉芽腫（LGV）	doxycycline（100 mg 経口 1 日 2 回を 21 日間）	erythromycin（500 mg 経口 1 日 4 回を 21 日間），または sulfisoxazole（500 mg 経口 1 日 4 回を 21 日間）	性的接触者も治療が必要かもしれない
Donovan 症	doxycycline（100 mg 経口 1 日 2 回）	ST 合剤（160 / 800 mg 経口を 1 日 2 回） ciprofloxacin（500 mg 経口を 1 日 2 回） tetracycline（500 mg 経口を 1 日 4 回）	すべての病変が治癒するまで治療する（4 週間ほどかかるかもしれない）
性器ヘルペス（原発性）	acyclovir（200 mg 経口 1 日 5 回を 10 日間） famciclovir（250 mg 経口 1 日 3 回 5～10 日間） valacyclovir（1 g 経口 1 日 2 回 5～10 日間）		再発時は重症の場合のみ治療する

HIV＝ヒト免疫不全ウイルス

引する必要がある。GUD 患者は全員，HIV 感染の有無を検査する必要がある。

治療の効果を判定するために 7 日後に再評価すべきである。ほとんどの患者は改善するが，改善しない場合は他の診断の可能性を考えるべきである。初期評価で陰性であった患者も，全員 RPR とトレポネーマ検査を再検する必要がある。第 1 期梅毒の患者の血清診断は 30％で陰性となる。以下，GUD の一般的な病原微生物に対する特異的な治療の推奨を述べる。

梅毒

HIV 感染の有無にかかわらず，第 1 期・2 期梅毒に対する一般的な治療は，benzathine penicillin G 240 万単位の単回筋注である。doxycycline や tetracycline での 14 日間の治療は，ペニシリンアレルギーの患者に使用可能である。azithromycin 耐性が広まっており，マクロライド系薬はもはや推奨されない。すべての患者で治療終了から 3・6・12・24 か月目に RPR か VDRL を行うべきである。臨床症状が持続したり再発した場合や，梅毒の力価が 4 倍以上に上昇したままの場合，あるいは最初は高かった（1：8 を超える）梅毒の力価が 6 か月で 4 分の 1 以下に低下しなかった場合は，治療失敗と判定される。この基準で治療失敗と判定された患者には，腰椎穿刺を行わなければならない。髄液の検査所見が正常な場合，benzathine penicillin G 240 万単位を週 1 回，3 週間筋注投与する必要がある。髄液の検査所見に異常のある患者には神経梅毒の治療を行うべきである。tetracycline は妊娠中は禁忌なので，確実なペニシリンアレルギーをもつ妊娠患者は脱感作して，penicillin で治療しなければならない。直近の 90 日間に性的接触をもった人はすべて，治療を受けて血清学的検査でフォローアップすべきである。

軟性下疳

trimethoprim-sulfamethoxazole（ST 合剤）は *H. ducreyi* には通常耐性であるので，もはや軟性下疳の治療には推奨されない。erythromycin 250 mg 1 日 3 回 7 日間の治療は，HIV 感染の有無にかかわらず有効である。azithromycin 2 g や ciprofloxacin 500 mg の単回投与も有効であり，治癒率は 95％を超える。すべての軟性下疳患者は HIV と梅毒の最初の血清学的検査が陰性であっても，3 か月ごとにこれらの検査を繰り返さなければならない。直近の 4 週間に患者と性的接触をもった人はすべて，感染症状の有無にかかわらず治療を受けるべきである。

鼠径リンパ肉芽腫（LGV）

LGV の治療として doxycycline の 21 日間投与が行われるが，特に直腸炎がある場合には治療が失敗することがあり，その場合は 6 週間の長期治療を繰り返す必要がある。妊娠している患者は erythromycin で治療すべきである。直近の 4 週間以内に性的接触をもった人はすべて，直腸，尿道，子宮頸部の *Chlamydia* 感染を調べ，検査結果にかかわらず治療する必要がある。

Donovan 症

doxycycline（通常 2 週間）が Donovan 症に対する治療選択肢となるが，治療失敗が起こることもあり，その場合は 4〜6 週間の治療が必要である。doxycycline が無効な場合は，ST 合剤や ciprofloxacin による治療が可能である。

性器ヘルペス

性器ヘルペスの初期症状の治療には，acyclovir，valacyclovir，famciclovir を使用すべきであり，重症の場合には acyclovir の静注療法が必要となる。HIV 感染を合併している患者や頻繁に再発する患者は予防の適応である。acyclovir 400 mg 1 日 2 回，famciclovir 250 mg 1 日 2 回，valacyclovir 1 g 1 日 1 回は，それぞれ 90％以上の再発を予防する。治療の詳細については，「185 章　単純ヘルペスウイルス 1 型と 2 型」を参照のこと。

文献

Mitjà O, Lukehart SA, Pokowas G, et al. Haemophilus ducreyi as a cause of skin ulcers in children from a yaws-endemic area of Papua New Guinea: A prospective cohort study. *Lancet Glob Health*. 2014 Apr;2(4):e235–41. doi:10.1016/S2214-109X(14)70019-1. Epub 2014 Mar 27. PMID: 25103064.

Kularatne RS, Muller EE, Maseko DV, Kufa-Chakezha T, Lewis DA. Trends in the relative prevalence of genital ulcer disease pathogens and association with HIV infection in Johannesburg, South Africa. *Clin Infect Dis*. 2017;65(12):2085–2090. 10.1093/cid/cix723.

Lewis DA, Mulle E, Steele L, et al. Prevalence and associations of genital ulcer and urethral pathogens in men presenting with genital ulcer syndrome to primary health care clinics in South Africa. *Sex Transm Dis*. 2012;39:880–885.

Lautenschlager S, Kemp M, Christensen JJ, Mayans MV, Moi H. European guideline for the management of chancroid. Int J STD AIDS. 2017;28:324–329.

Mabey D, Ndowa F, Latif A. What have we learned from sexually transmitted infection research in sub-Saharan Africa? *Sex Transm Infect*. 2010;86:488–492.

Mackay IM, Jeoffreys N, Bastian I, et al. Detection and discrimination of herpes simplex viruses, Haemophilus ducreyi, Treponema pallidum, and Calymmatobacterium (Klebsiella) granulomatis from genital ulcers. *Clin Infect Dis*. 2006;42:1431–1438.

Makasa M, Buve A, Sandoy IF. Etiologic pattern of genital ulcers in Lusaka, Zambia: Has chancroid been eliminated? *Sex Transm Infect*. 2012;39:787–791.

Marks M, Fookes M, Wagner J, et al. Direct whole-genome sequencing of cutaneous strains of Haemophilus ducreyi. *Emerg Infect Dis*. 2018;24:786–789.

Orroth KK, White RG, Korenromp EL, et al. Empirical observations underestimate the proportion of human immunodeficiency virus infections attributable to sexually transmitted diseases in the Mwanza and Rakai sexually transmitted disease treatment trials: Simulation results. *Sex Transm Dis*. 2006;33:536–544.

Peterson TA, Furness BW. The resurgence of syphilis among men who have sex with men. *Curr Opin Infect Dis*. 2007;20:54–59.

Prabhakar P, Narayanan P, Deshpande GR, et al. Genital ulcer disease in India: Etiologies and performance of current syndrome guidelines. *Sex Transm Dis*. 2012;39:906–910.

Romero L1, Huerfano C, Grillo-Ardila CF. Macrolides for treatment of Haemophilus ducreyi infection in sexually active adults. *Cochrane Database Syst Rev*. 2017;12:CD012492.

Sethi G, Allason-Jones E, Richens J, et al. Lymphogranuloma venereum presenting as genital ulceration and inguinal syndrome in men who have sex with men in London, UK. *Sex Transm Infect*. 2009;85:165–170.

Tobian AA, Quinn TC. Herpes simplex virus type 2 and syphilis infections with HIV: An evolving synergy in transmission and prevention. *Curr Opin HIV AIDS*. 2009;4: 294–299.

Van Hattem JM, Langeveld TJC, Bruisten SM, Kolader M, Grobusch MP, de Vries HJC, de Bree GJ. Haemophilus ducreyi cutaneous ulcer contracted at Seram Island, Indonesia, presented in the Netherlands. *PLoS Neglected Trop Dis*. 2018;12:0006273.

63 前立腺炎

■著：Cheston B. Cunha, Burke A. Cunha
■訳：長田 学

臨床的視点

前立腺炎の最も一般的なタイプは，急性細菌性前立腺炎(acute bacterial prostatitis：ABP)と慢性細菌性前立腺炎(chronic bacterial prostatitis：CBP)である。ABPは尿路感染症(urinary tract infection：UTI)と区別する必要があり，CBPは非細菌性前立腺炎(non-bacterial prostatitis：NBP)や再発性前立腺炎と区別する必要がある。

ABPを引き起こす通常の尿路の病原微生物には，一般的な好気性Gram陰性桿菌(Gram negative bacilli：GNB)やD群腸球菌〔すなわち，バンコマイシン感受性または耐性腸球菌(vancomycin-sensitive or resistant enterococci：VSE/VRE)〕が含まれる。ABPは，発熱と悪寒を伴う急性疾患である。尿路の外科的介入(経直腸的前立腺生検など)後に起きることは珍しくない。直腸診では前立腺の圧痛が認められる。早期であれば，血液培養は通常陽性である。尿検査(UA)は強い膿尿を示し，尿培養(urinalysis：UC)は高い菌量(>10^6/hpf)で陽性である。尿路結石がなければ，顕微鏡的血尿はABPの診断を否定する。ABPは尿路敗血症や前立腺膿瘍を合併することがある。対照的に，CBPは一般的には，頻尿，尿意切迫感，排尿困難，排尿障害を伴う会陰部，性器・腰背部痛を伴うか伴わない，緩徐に進行する尿路感染症である。症状は慢性非細菌性前立腺炎(chronic non-bacterial prostatitis：NBP)に類似していることがある。CBPとNBPの鑑別診断は簡単である。CBP患者では，尿検査で持続性(>25白血球/hpf)の膿尿があり，尿培養で豊富な尿路病原微生物〔すなわち，黄色ブドウ球菌(*Staphylococcus aureus*)やコアグラーゼ陰性ブドウ球菌(coagulase negative staphylococci：CoNS)ではない〕が発育する。CBPの前立腺検査ではしばしば前立腺肥大がみられ，比較的圧痛はない。

鑑別診断

古典的には，CBPの微生物学的診断は，Stamey and Mearesプロトコールを用いて前立腺分泌液を培養することにより行われる。CBP患者のほとんどは前立腺分泌液の異常がなく，CBPの診断は尿検査と尿培養によって間接的に確認される。興味深いことに，膿尿は中等度から多量まであり，尿培養では10^6/hpf以上の尿路病原微生物(黄色ブドウ球菌やCoNSではない)が検出される。膀胱炎の尿検査・尿培養陽性とCBPを鑑別する実際的な方法は，尿検査における粘液糸の有無である。尿検査で粘液の糸が認められる場合，他に説明がつかない限り，粘液の糸はCBPを示唆する。

抗菌薬治療

CBP患者は通常，持続性/再発性感染に対する抗菌薬治療のために感染症専門医に紹介される。治療が繰り返し失敗するのは，CBPに対する抗菌薬治療が適切でない(抗菌薬の選択と投与期間)ためであることがほとんどである。抗菌薬の選択は，最適な前立腺への移行性を決定する薬物動態学的(pharmacokinetic：PK)を考慮することなく，尿培養の感受性データのみに基づいて行われるのが一般的である。抗菌薬の感受性は，血清ピーク値(peak serum level：PSL)と血清pH 7.4に基づいている。しかし，前立腺は脂質が多く，CBP患者の前立腺pHは通常8.4である。高度にイオン化された薬剤は，脂質を多く含む上皮細胞を通過して受動拡散によって前立腺実質に浸透することができないため，イオン化ポテンシャル(pKa)もまた，CBPにおける前立腺への移行性の重要な決定因子である。受動拡散は，PSLから前立腺への濃度勾配と，重要な点として脂質の溶解度(V_d)によって決定される。

CBPの最適な治療法は，培養された尿路病原微生物に対する適切なスペクトラムに加えて，移行性によって決定される。CBPに選択される抗菌薬は，高い脂溶性(高いV_d)と最適なイオン化係数(pKa)を併せもつPK特性をもつべきである。このような特性をもつ抗菌薬はほとんどない。CBPに対する抗菌薬治療は長期にわたるため(すなわち，通常1〜3か月)，経口療法が望ましい(表63.1〜63.4)。感受性にもよるが，CBPの長期にわたる経口抗菌薬療法には，キノロン系(moxifloxacin，levofloxacin)，trimethoprim〔TMP。trimethoprim-sulfamethoxazole(ST合剤)よりも好ましい〕，doxycycline，minocycline，fosfomycinなどが臨床的に最も有用な経口抗菌薬である。治療を開始し，3日経つまでに尿検査/培養がある程度改善した場合は，選択した抗菌薬で治療を完遂する。3日後に尿検査/培養の改善がみられない場合は，別の抗菌薬に変更し，有効な抗菌薬を決定するまで3日後に検査を繰り返す。

尿路感染症にはTMP単独よりもST合剤が望ましいというのはよくある誤解である。実際には，TMPのみがCBPの前立腺にもよく移行するPK特性をもっている。sulfamethoxazole(SMX)はTMPと前立腺レベルでの相乗効果はない。ST合剤を使用してもよいが，TMP単独が望ましい。CBPのキノロン系抗菌薬による治療に関するもう1つのよくある誤解がある。第1に，キノロン系抗菌薬は，CBPの非炎症性または亜急性炎症性前立腺に移行するのに必要なPK特性を有する。第2に，moxi-

表 63.1
前立腺炎の鑑別診断

	尿検査				前立腺分泌物		
	白血球	粘液糸	培養	前立腺 pH	白血球	培養	菌血症の合併
急性単純性膀胱炎(AUC)	+++	−	+++	pH=6.4	該当せず	該当せず	+[a]
急性細菌性前立腺炎(ABP)	+++	−	+++	pH=8.3	該当せず	該当せず	+[b]
慢性細菌性前立腺炎(CBP)	+++	+	+++	pH=5.1	+++	+++	−
慢性非細菌性前立腺炎(NBP)	−	−	−	pH=6.5	−	−	−

a B 細胞機能が低下した宿主のみ(例：糖尿病，全身性エリテマトーデス，慢性リンパ性白血病，多発性骨髄腫)。
b 前立腺膿瘍を含む。

表 63.2
慢性前立腺炎に対する臨床的に無効な経口抗菌薬

	尿路の病原微生物への効果	前立腺への移行性
amoxicillin	+	−
amoxicillin/clavulanic acid	+	−
nitrofurantoin	+	−
経口 cephalosporins (第 1・2・3 世代)	±	−
methenamine salts	+	−
マクロライド系[a]	−[c]	+
clindamycin	−[b]	+

a pH=6.4 の環境下では活性がない。
b すべての好気性グラム陰性桿菌(GNB)とバンコマイシン感受性 / 耐性腸球菌(VSE/VRE)に無効。
c バンコマイシン感受性腸球菌のみは感受性のことがある。

表 63.3
慢性細菌性前立腺炎(CBP)における前立腺への効果的な移行性の主要な薬物動態学的決定因子

主要決定因子	主要ではない決定因子
1. 脂質の溶解度(V_d) ・↓ V_d=移行性が不良 ・↑ V_d=移行性がよい	1. 分子サイズ / 重量[a] ・vancomycin(高分子)=移行性が不良 ・trimethoprim(低分子)=移行性がよい
2. イオン化係数(pKa) ・イオン化度が高い=移行性が不良 ・非イオン化=移行性がよい	
3. 蛋白質結合率(%) ・高蛋白質結合=移行性が不良 ・中等度に蛋白質結合=移行性がよい	

a 親水性の抗菌薬のみ。

floxacin を除いて，キノロン系抗菌薬は尿中によく移行し，尿路感染症を効果的に治療する〔たとえば，感受性菌による急性単純性膀胱炎(acute uncomplicated cystitis：AUC)〕。moxifloxacin は，非炎症性前立腺に浸透するだけでなく(たとえば，経直腸生検の予防が可能)，通常の投与量(たとえば，moxifloxacin 400 mg 経口 24 時間ごと vs levofloxacin 500 mg 経口 24 時間ごと)では levofloxacin よりも前立腺濃度が高くなることは，あまり理解されていない。

同様に，minocycline は通常，尿路感染症の治療薬としては選択されない。しかし，尿路病原微生物が感受性であれば，minocycline は doxycycline と同等の用量(すなわち，200 mg 経口を負荷投与した後，doxycycline か minocycline を 100 mg 経口を 12 時間ごとに投与する)を投与した場合，炎症の少ない前立腺に doxycycline よりもよく移行する。

表 63.4
慢性細菌性前立腺炎(CBP)における抗菌薬治療の薬物動態学的パラメータ

好ましい経口抗菌薬	尿路病原微生物の感受性				脂溶性(Vd)	抗菌薬の最適 pH	好ましいイオン化定数(pKa)	蛋白質結合率	非炎症前立腺への相対的移行性
	GNB	MDR GNB	VSE	VRE					
TMP	+	±	−	−	7.3 L/kg	7.4	+	44%	+++
levofloxacin	+	±	+	−	1.3 L/kg	5〜6	+	30%	+++
moxifloxacin	+	+	+	−	2.2 L/kg	5〜6	+	50%	+++
fosfomycin	+	+	+	+	2.0 L/kg	5〜6	+	3%	+++
doxycycline	+	±	+	−	0.75 L/kg	5〜6	+	82%	+++
mnocycline	+	+	+	+	1.5 L/kg	8.0	+	75%	+++
azithromycin	−	−	+	−	31 L/kg	8.1	+	50%	+++
血清 pH=7.4					pKa>8.6=イオン化が低い→移行性がよい				
前立腺液=正常 pH 6.7(6.2〜7.3)					pKa<6.8=電離度が高い→移行性不良				
CBP での前立腺実質 pH=8.1(7.4〜8.5)									

GNB=グラム陰性桿菌，MDR=多剤耐性，TMP=trimethoprim，VRE=vancomycin 耐性腸球菌，VSE=vancomycin 感受性腸球菌

初期治療で改善後，1〜3 か月間の最適な治療を行っても CBP の感染が根絶できない場合，通常は抗菌薬治療だけでは治癒しない「保護された感染巣」を疑うべきである。このような場合，小さな前立腺膿瘍，小さな前立腺結石，前立腺石灰化を除外するために経直腸超音波検査を行うべきである。このような状況では，慎重に選択された長期の抗菌薬療法に加えて，経尿道的前立腺切除術(transurethral resection of the prostate：TURP)が通常必要である。

文献

Albert A. Ionization, pH and biologic activity. *Pharmacol Rev*. 1952:136–137.

Brannan W. Treatment of Chronic Prostatitis. *Urology*. 1975;5:626–631.

Cunha BA, Gran A, Raza M. Persistent extended-spectrum β-lactamase-positive E. coli chronic prostatitis successfully treated with a combination of fosfomycin and doxycycline. *Int J of Anti Agents*. 2015;45:427–429.

Meares EM Jr. Acute and chronic prostatitis: Diagnosis and treatment. *Infect Dis Clin N Amer*. 1987;1:855–873.

Pfau A, Perlberg S, Shapira A. The pH of the prostatic fluid in health and disease: Implications of treatment in chronic bacterial prostatitis. *J Urology*. 1978;119:384–387.

Pilmis B, Lecuyer H, Lortholary O, Charlier C. Enterococcus faecalis-related prostatitis successfully treated with moxifloxacin. *Anti Agents Chemo*. 2015;59:7156–7157.

Ristuccia A, Cunha BA. Current concepts in antimicrobial therapy of prostatitis. *Urology*. 1982;20:338–345.

Zhanel G, Zhanel M, Karlowsky J. Oral fosfomycin for the treatment of acute and chronic bacterial prostatitis caused by multidrug resistant E. coli. *Can J Inf Dis and Med Micro*. 2017; 2017:6362804.

64 骨盤内炎症性疾患

■著：William J. Ledger
■訳：長田 学

イントロダクション

近年のEBM(evidence-based medicine)重視の流れは，骨盤内炎症性疾患(pelvic inflammatory disease：PID)に対するアプローチにはほとんど役に立たなかった。理論上は前向きランダム化二重盲検試験によって最良の治療戦略を決定するという目標はよいものであるが，これは同じリスク因子をもつ患者たちを1つの大きな集団に分類できると仮定したうえでのことである。しかし，これは事実ではないことが次第に明らかになっている。

PIDは，広い範囲の臨床的症候群を包括しようとする分類である。PIDには，治療のために入院や抗菌薬の静注投与，時に手術が必要な，重症の卵管卵巣膿瘍の患者も含まれる。対照的に，PIDの女性の大部分は無症状か，病院に行こうとは思わない程度の軽い症状を有するのみである。これらの懸念に対処するために，国際産婦人科感染症協会米国支部(International Infectious Disease Society for Obstetrics-Gynecology：I-IDSOG-USA)は，病原微生物を指定すると共に「上部生殖器疾患(感染症)」〔upper genital tract disease (infection)：UGTI〕という用語を使用することを提案した。さらに，UGTIは感染の臨床的重症度に応じて段階的に位置づけることができる。

疫学研究によりPIDのリスク因子について混乱が加わった。過去20年間，臨床研究が繰り返された結果，細菌性腟炎(bacterial vaginosis：BV)と腟洗浄はPIDの発症のリスク因子とされてきたが，別の前向き臨床研究ではBVと腟洗浄ではリスクは増加しなかった。

さらに，コンドームの不正確な使用と性感染症(sexually transmitted disease：STD)の不完全な診断が問題になっているとする疫学研究は，感染を予防するためにコンドームよりも禁欲を重視する信仰を強調するのに利用されてきた。

原因微生物

PIDの臨床像の多様性は，微生物学的所見の多様性と一致する。淋菌(*Neisseria gonorrhoeae*)，*Chlamydia trachomatis*，A群溶連菌のような単一の原因菌が優勢な感染となる場合もあるが，ほとんどのPIDは，好気性菌，*Mycoplasma hominis*，*Ureaplasma urealyticum*，嫌気性菌などの複数の菌の感染によって起こる。Gram陰性の嫌気性菌は，卵管卵巣膿瘍の女性において特に重要である。

臨床診断

PIDの臨床診断は現在進行形の課題である。腹腔鏡検査，子宮内膜生検，Douglas窩穿刺術などPIDを診断するためのより感度や特異度が高い侵襲的な検査は，臨床研究で行われているだけで日常的に行われる検査ではなく，このような検査が行われるかどうかは臨床所見によって変わってくる。一部の女性ではPIDの診断は明らかである。これは特に，都市部の救急外来で治療が必要な患者に当てはまる。淋菌が原因菌の1つである場合，重度の下腹部不快感，内診での激痛，発熱がよくみられる。これらの症状は臨床医に細菌感染症を疑わせる。しかし，淋菌によるPIDの初期では，新たなおりものの出現，不正性器出血，尿意切迫感や頻尿のような軽い症状しか呈さないことがある。ほかにPIDの診断が明らかなのは骨盤膿瘍の女性である。この場合は発熱がみられることが多く，内診で圧痛を伴う骨盤内腫瘤を認め，骨盤超音波などの画像検査によって確認される。対照的に，*C. trachomatis*によるPIDの女性は症状が軽いか無症状であり，発熱はなくて白血球数が増加していないことが多く，よって患者の多くは病院を受診しない。このため，筆者は米国疾病対策センター(Centers for Disease Control and Prevention：CDC)と同じく，臨床医が用いる最低限の診断基準の妥当性に懸念を抱いている。これらの基準(下腹部の圧痛，付属器の圧痛，子宮頸部を動かしたときに生じる疼痛)は，PIDではない女性を除外するが，PIDと判明する女性の数も減らすことになる。

臨床医が注目すべき早期感染の徴候は他にもある。性的に活発な若い女性がコンドームを使用せずに新しい性的パートナーと関係をもったり，複数の男性と乱交した場合は，PIDを疑うべきである。これらの女性が尿意切迫や頻尿を訴え，その尿培養から細菌の発育がなく，内診で異常がないにもかかわらず不正性器出血がみられたり，特に頻度が高いとされる新規の腟分泌物の流出がみられる場合は，いつでもPIDの可能性を考える。

もう1つの問題は，臨床医がPID患者を拾い上げる可能性を高くするために診断基準を緩和しても，患者が受診しなくては意味がないということである。米国の今の現実は，無症状や症状の軽いPID女性の多くが，自分は病院に行かなければならないほど重症ではないと考えている。我々は患者のケアに新しい方向性を必要としている。コンドームを使用せずに新しい男性パートナーと性交した場合には感染のリスクがあることを，女性たちに認識してもらう必要がある。さらには，骨盤内感染の微妙な徴候に気づいて医療機関を受診してもらう必要もある。将来的な可能性の1つは，女性たちに自らスワブで腟検体を採取してもらい，

Box 64.1

非経口治療

推奨非経口レジメン A
cefotetan 2 g 静注 12 時間ごと
または
cefoxitin 2 g 静注 6 時間ごと
加えて
doxycycline 100 mg 経口または静注 12 時間ごと
非経口治療は患者が改善して 24 時間以上経過したら終了が可能である。
doxycycline 100 mg 経口 1 日 2 回で合計 14 日間の治療を完遂する
推奨非経口レジメン B
clindamycin 900 mg 静注 8 時間ごと
加えて
gentamicin 初期用量(2 mg/kg)を静注または筋注し，その後は維持用量(1.5 mg/kg)を 8 時間ごとに投与する。1 日 1 回投与(3～5 mg/kg)も可
非経口治療は患者が改善して 24 時間以上経過したら終了が可能である。
clindamycin 450 mg 1 日 4 回 または doxycycline 100 mg 1 日 2 回で合計 14 日間の経口治療を完遂する
代替の非経口レジメン
ampicillin-sulbactam 3 g 静注 6 時間ごと
加えて
doxycycline 100 mg 経口または静注 12 時間ごと

C. trachomatis のポリメラーゼ連鎖反応(polymerase chain reaction：PCR)を検査することであろう。臨床研究によれば，これは実現可能な戦略であるとされている。

治療

入院を決定するための絶対的な診断基準や長期の罹患予防に最適な抗菌薬を示した前向き臨床研究はない。入院患者と外来患者の治療法を比較したある臨床研究では，治療を開始するまでに 3 日以上経過した，深く根づいた感染となった患者は 78.1%であった。深く根づいた感染は抗菌薬治療に反応しにくい。さらに，実際の臨床では，培養や PCR の結果が判明する前に治療を開始しなければならない。このため，初期治療レジメンには，淋菌，*C. trachomatis*，Gram 陰性嫌気性菌に対して有効な抗菌薬を使用する必要がある。原因微生物の同定によって他の薬剤を使用すべきであると判明した場合には，初期治療の変更を行うことができる。

性感染症治療ガイドライン(Sexually Transmitted Diseases Treatment Guidelines，2010 年)で，CDC は 2 つの選択肢を提示しており，それは非経口治療(Box 64.1)と経口治療(Box 64.2)である。抗菌薬の全身投与に反応しない患者は，骨盤内に膿瘍形成が起きていないか検索すべきである。膿瘍が発見された女性では，直接腹腔鏡下または超音波ガイド下で穿刺吸引を行うことができる。この介入に反応しない患者は少ないが，治癒を達成するためには，感染した組織を手術的に除去することが必要になる場合もある。

Box 64.2

経口治療

推奨経口レジメン
ceftriaxone 250 mg 筋注 1 回
加えて
doxycycline 100 mg 経口 1 日 2 回を 14 日間
嫌気性菌を疑うときは加えて
metronidazole 500 mg 経口 1 日 2 回を 14 日間
または
cefoxitin 2 g 筋注 1 回，同時に probenecid 1 g 経口 1 回
加えて
doxycycline 100 mg 経口 1 日 2 回を 14 日間
嫌気性菌を疑うときは加えて
metronidazole 500 mg 経口 1 日 2 回を 14 日間
または
他の非経口第 3 世代セファロスポリン系薬(ceftizoxime や cefotaxime)
加えて
doxycycline 100 mg 経口 1 日 2 回を 14 日間
嫌気性菌を疑うときは加えて
metronidazole 500 mg 経口 1 日 2 回を 14 日間

文献

Hemsel DL, Ledger WJ, Martens M, et al. Concerns regarding the Centers for Disease Control's published guidelines for pelvic inflammatory disease. *Clin Infect Dis*. 2001;32:103–107.

Montgomery RS, Wilson SE. Intra-abdominal abscesses: image-guided diagnosis and therapy. *Clin Infect Dis*. 1996;23:28–36.

Ness RB, Soper DE, Holley RL, et al. Effectiveness of inpatient and outpatient treatment strategies for women with pelvic inflammatory disease: results from the Pelvic Inflammatory Disease Evaluation and Clinical Health (PEAH) Randomized Trial. *Am J Obstet Gynecol*. 2002;186: 929–937.

Ness RB, Hillier SL, Kip KE, et al. Bacterial vaginosis and risk of pelvic inflammatory disease. *Obstet Gynecol*. 2004;104:761–769.

Peipert JF, Boardman L, Hogan JW, Sung J, Maver KH. Laboratory evaluation of acute upper genital tract infection. *Obstet Gynecol*. 1996;87:730–736.

Polaneczky M, Quigley C, Pollock L, Dulko D, Witkin SS. The use of self-collected vaginal specimens for the detection of Chlamydia trachomatis infection. *Obstet Gynecol*. 1998;91:375–378.

Rothman KJ, Funch DP, Alfredson T, Brady J, Drayer NA. Randomized field trial of vaginal douching, pelvic inflammatory disease and pregnancy. *Epidemiology*. 2003; 14(3):340–348.

Sweet RL. Role of bacterial vaginosis in pelvic inflammatory disease. *Clin Infect Dis*. 1995; 20(Suppl 2):S271–S275.

Workowski KA, Berman S; Centers for Disease Control and Prevention (CDC). Sexually transmitted diseases treatment guidelines 2010. *MMWR Recomm Rep*. 2010;59(RR-12): 1–110.

65 尿路感染症

■著：Peter Liu, Keith W. Hamilton, Judith A. O'Donnell
■訳：長田　学

尿路感染症(urinary tract infection：UTI)は，外来・入院の両方で罹患率，費用，医療資源利用において大きな負担となっている。UTI はあらゆる年齢で発症するが，女性では生涯を通じて発症するのに対し，男性では高齢になるに従って増えてくる。UTI により約 860 万人が外来を受診し，しばしば医療関連感染症として診断される。尿路感染症(UTI)には，膀胱炎，腎盂腎炎，無症候性細菌尿などが含まれる。UTI 患者の適切な管理には，年齢，性別，基礎疾患，妊娠，UTI の既往，感染の部位，原因菌などの複数の要因を考慮する必要がある。

適切な抗菌薬を選択するためには，感染部位が尿路の上部なのか，下部なのかを決定することが必要である。**下部 UTI** は膀胱に関連する感染症(**膀胱炎**)であり，排尿障害，膿尿，頻尿，尿意切迫を特徴とする。**上部 UTI** や**腎盂腎炎**は膀胱・腎臓に関連する感染症であり，古典的には発熱や側腹部痛を呈し，下部 UTI の症状を伴うこともあれば伴わないこともある。

単純性と複雑性の区別も，UTI の適切な治療戦略を立てるうえで非常に重要である。単純性 UTI は，腎臓，尿管，膀胱，尿道の機能的・構造的異常がない健常人に発症する。膀胱炎のほとんどの成人女性がこのカテゴリーに分類される。複雑性 UTI は，上部・下部尿路の機能的・解剖学的異常(解剖学的閉塞，神経因性膀胱，腎結石症による尿閉など)，膀胱カテーテル留置中，あるいは妊娠や糖尿病，腎臓移植後のような基礎疾患をもつ患者に生じる。合併症として，まれな細菌や多剤耐性菌による UTI はしばしば複雑性として扱われる。成人男性の UTI は何らかの要因(尿閉や前立腺炎など)がなければまれであり，ほとんどの症例は複雑性 UTI として扱うべきである。これら複雑性の要因をもつ患者は，治療への反応が今一つであることが多い。

単純性下部 UTI は，適切な抗菌薬による 3〜7 日間の短期間治療によく反応する(表 65.1)。複雑性 UTI はしばしば，合併症や再発の危険性があり，通常はより長期の治療期間(7〜14 日間以上)を必要とするが，複雑性 UTI の最適治療期間を決定する臨床研究はほとんど行われていない。

病因

大部分の上部・下部 UTI の発症機序は，病原菌の尿道周囲に定着したり尿路を上行して感染を引き起こす能力に関連する。これらの菌は典型的には，腸管や腟に由来する。尿道周囲に定着後，どのように感染が引き起こされるかは完全には解明されていないが，菌の病原性や患者の解剖学的要因，免疫応答がかかわっていると考えられる。尿道カテーテルは定着と感染の両方のリスク因子である。病原菌は尿道周囲の細菌叢に定着し，尿道カテーテル表面に沿って上行する。尿道カテーテルと感染を起こしたり定着している菌との間の相互作用により，菌は尿道カテーテルにくっつきやすくなり，菌が患者の免疫を回避するのを助けるバイオフィルムの産生が促進される。UTI はまれに血行性に起きることがある。

上部・下部 UTI の大部分は単菌種によって起きる。大腸菌(*Escherichia coli*)は最も頻度の高い原因菌であり，全 UTI の 70〜90％を占める。*Klebsiella*，*Proteus*，*Enterobacter* 属などの腸内細菌目細菌も UTI の一般的な原因菌である。Gram 陽性菌では，腐性ブドウ球菌(*Staphylococcus saprophyticus*)と腸球菌(*Enterococcus*)が最も頻度の高い原因菌である。*Pseudomonas* 属，*Serratia* 属などは，尿道カテーテルが留置された患者でより頻繁にみられ，この場合は複数菌種による UTI が起こることがある。尿道カテーテル留置中ではない患者での複数菌種による UTI は，検体採取時のコンタミネーションや腸管膀胱瘻を示唆することがある。*Candida albicans* は真菌性 UTI における最も頻度の高い原因菌であるが，他の *Candida* 属によるものも増えてきている。*Chlamydia trachomatis*，淋菌(*Neisseria gonorrhoeae*)，*Trichomonas vaginalis*，性器単純ヘルペスウイルスなどによる性感染症(sexually transmitted infection：STI)は，UTI と似た症状を呈する尿道炎を引き起こすことがある。したがって，性的に活発な患者における UTI ワークアップの一部として，特に原因菌が明らかでない場合は，STI の適切な診断的評価も実施すべきである。

下部尿路感染症(UTI)：膀胱炎

下部 UTI の典型的な症状には，排尿障害，頻尿，尿意切迫，時に血尿や恥骨上部痛がある。発熱や側腹部痛がある場合は腎盂腎炎を懸念すべきである。膀胱炎の診断には，病歴聴取や身体診察に加えて，臨床検査がよく行われる。

診断

膀胱炎の診断は臨床所見と検査所見を組み合わせて行う。排尿障害，頻尿，血尿などの症状があれば，UTI の可能性が高くなる。排尿障害や背部痛がなく，腟の刺激感や腟分泌物があれば，UTI の可能性は低くなる。少なくとも 1 つの症状がある女性は，膀胱炎の可能性が少なくとも 35〜50％ある。排尿障害と頻尿があり腟分泌物がなければ，UTI の可能性は 90％以上に上昇する。膀胱炎の事前確率が高く複雑性の要素がない患者は，検査は追加せずにエンピリック(経験的)に治療を開始すべきである。事前確率が低い患者は診断のための検査を実施すべきである。こ

表 65.1
単純性下部 UTI に対する抗菌薬

薬剤	投与量と治療期間	コメント
第 1 選択薬		
trimethoprim-sulfamethoxazole（ST 合剤）	1 ダブルストレングス錠[訳注1]（trimethoprim 160 / sulfamethoxazol 800 mg）1 日 2 回を 3 日間	地域の大腸菌の ST 合剤に対する耐性が 10〜20%以上でなく，過去 3 か月以内に抗菌薬曝露歴や入院歴がなければ第 1 選択薬 FDA の妊娠カテゴリー C[訳注2] 妊娠第 3 期には避ける
nitrofurantoin（monohydrate macrocrystals）	100 mg 1 日 2 回を 7 日間	軽症〜中等症で，地域の大腸菌の ST 合剤に対する耐性が 10〜20%以上であり，サルファ剤にアレルギーがあり，過去 3 か月以内に nitrofurantoin 以外の抗菌薬投与を受けた患者に使用を考慮 FDA の妊娠カテゴリー B[訳注2] CCr＜40 で尿中濃度が不十分な場合は，代替薬を考慮すべきである 間質性肺炎または肺線維症を含む肺毒性が，特に長期使用患者で報告されている
fosfomycin	3 g 1 回投与	軽症〜中等症で，地域の大腸菌の ST 合剤に対する耐性が 10〜20%以上であり，サルファ剤にアレルギーがあり，過去 3 か月以内に fosfomycin 以外の抗菌薬投与を受けた患者に使用を考慮 FDA の妊娠カテゴリー B[訳注2] vancomycin 耐性腸球菌や基質特異性拡張型 β-ラクタマーゼ（ESBL）産生グラム陰性桿菌を含む多剤耐性病原体に対して活性を示す
第 2 選択薬		
β-ラクタム系薬（例：amoxicillin-clavulanate，セファロスポリン系薬など）	3〜7 日間（投与量は薬剤に応じて）	第 1 選択薬やフルオロキノロン系薬と比べて有効性が劣るというデータあり 地域の大腸菌の他の抗菌薬に対する耐性が 10〜20%以上で，β-ラクタム系薬に対する耐性が 20%以下の場合に使用を考慮 amoxicillin や ampicillin はエンピリックな（経験的）治療に単剤では使用すべきでない FDA の妊娠カテゴリー B[訳注2]
フルオロキノロン系薬		
・ciprofloxacin	400 mg 1 日 2 回を 3 日間	地域の大腸菌の ST 合剤に対する耐性が 10〜20%以上で，他の抗菌薬にアレルギーがあり，過去 3 か月以内にフルオロキノロン系薬以外の抗菌薬投与を受けた患者に使用を考慮 FDA の妊娠カテゴリー C[訳注2]
・levofloxacin	750 mg 1 日 1 回を 3 日間	

注意：抗菌薬の推奨投与量は腎機能正常の場合。
Ccr＝クレアチニンクリアランス，FDA＝米国食品医薬品局
［訳注 1：trimethoprim 160 mg 相当。日本で使用できる錠剤（バクタ® 配合錠）はシングルストレングス錠のみ］
［訳注 2：FDA による妊婦に対する医薬品の安全性分類。A，B，C，D，X の順に安全性が高い。各薬剤の個別的，具体的リスクに乏しいという理由で 2015 年に廃止された］

のような患者では，膀胱炎の診断は，尿検査，尿塗抹鏡検，および / または培養検査で行う。

外来では尿検査はより安価で迅速に施行でき簡便であるため，UTI の診断では尿塗抹鏡検に取って代わってきている。尿検査は，白血球によって産出される酵素である白血球エステラーゼや，腸内細菌目細菌によって産生される硝酸塩代謝の副産物である亜硝酸塩を検出することができる。白血球エステラーゼと亜硝酸塩のいずれかが陽性である場合は，UTI の診断に対する感度が 75%，特異度は 82%である。尿検査の感度や特異度には限界があるため，症状がほとんどないか膀胱と腟の両方の症状がある，UTI の事前確率が中程度〜低い女性での UTI の除外に最も有用である。尿塗抹鏡検は尿検査と比較して感度や特異度が高い。血球計（測量計）による遠心をかけていない尿検体での尿中白血球の測定は，膿尿（白血球数が 10/mm^3 以上と定義される）を最も正確に評価できる。膿尿は重症の好中球減少症〔好中球絶対数（absolute neutrophil count：ANC）＜500〕のない女性の膀胱炎のほぼ全例でみられる。尿検査にはほかに，遠心した尿検体の沈渣を鏡検する方法がある。この検査法の精度は検査者のスキルと手順の標準化の水準に依存する。尿の顕微鏡検査での細菌尿も UTI の評価に使用することができるが，尿検体採取中に尿道周囲の細菌叢によるコンタミネーションや検体の不適切な取り扱いによる菌の過剰な増殖が起こりやすいため，しばしば解釈が難しい。したがって，膿尿ではない検体の細菌尿は，UTI の診断に使用すべきではない。

原因菌とその感受性が予測可能であるため，膀胱炎がある以外は健康な女性の大部分は尿の培養は必要ない。しかし，症状が強い，UTI の再発，腎盂腎炎が疑われる，複雑性 UTI などの患者では，尿培養を行うべきである。また，最近の抗菌薬使用歴，入院歴，長期療養施設入所歴など，耐性菌を疑わせる病歴やリスク因子をもつ患者においても尿培養を行うべきである。尿検体を得るに当たり，恥骨上部吸引や直線状カテーテル挿入はコンタミネーションを最小限に抑えることができるが，中間尿の採取が最も実用的な方法である。尿の定量培養は UTI の微生物学的診断のゴールドスタンダードである。原因菌の培養，同定，感受性検査は，UTI に対し適切な抗菌薬を決定するための最も重要な情報を提供する。伝統的に，1 mL の尿中に 10^5 CFU(colony forming unit：コロニー形成単位)以上の細菌尿を認める場合に UTI と考えられる。この基準値は，女性における腎盂腎炎と無症候性細菌尿の臨床研究から推定された。しかし，より最近の臨床研究に基づいて，膀胱炎の徴候や症状に伴うより低いコロニー数(10^2〜10^4 CFU/mL)の細菌尿も診断基準として受け入れられている。男性の UTI の量的基準値は決まっていないが，多くの専門家は 10^3 CFU/mL という低い基準値を推奨している。

治療

単純性膀胱炎の治療は，有効な抗菌薬の短期間投与で達成できる。治療は通常，培養検査をせずに，あるいはその結果が判明する前に開始されるので，頻度の高い原因菌と地域の感受性パターンを知っておく必要がある。大腸菌が UTI の原因菌として頻度が高いことから，その感受性パターンからエンピリックに抗菌薬が選択される。表 65.1 に単純性膀胱炎の一般的な治療推奨の概要を記載する。

多くの地域において，nitrofurantoin，fosfomycin，trimethoprim-sulfamethoxazole(ST 合剤)の耐性率は 10％未満である。したがって，これらの抗菌薬は単純性膀胱炎の第 1 選択薬となっている。しかし，耐性率は地域によって大きく異なり，一部の地域では 20％を超えることがある。特に，大腸菌の ST 合剤に対する耐性の急速な広がりは，UTI に対するエンピリックな治療として ST 合剤を使用することについて重大な懸念を引き起こしている。*in vitro* 研究や数学的モデル研究では，地域での耐性率が 20％を超える場合，ST 合剤を使用すべきでないことを示唆している。ST 合剤をエンピリックな治療として使用する前に，個々の耐性リスク因子も考慮する必要がある。いくつかの臨床研究によれば，ST 合剤耐性大腸菌によって引き起こされる UTI の最も高いリスク因子は，最近の ST 合剤や他の抗菌薬の全身投与であることが示されている。その他のリスク因子には，最近の入院，長期療養施設への入所，過去 3〜6 か月以内の米国外への旅行がある。

nitrofurantoin を UTI 治療に使用することの潜在的な利点として，比較的狭い抗菌スペクトラムをもち，*in vitro* で耐性がほとんどなく，治療用量で十分な尿中抗菌活性が得られることなどが挙げられる。nitrofurantoin は共に下部 UTI の治療を目的として研究されており，上部尿路では高い濃度に到達しないため，上部 UTI の治療に使用すべきではない。5 日間の nitrofurantoin 投与は，3 日間の ST 合剤投与と同様の臨床治癒率を有する。nitrofurantoin は一般に忍容性が高いが，肝毒性，末梢神経障害，間質性肺炎や肺線維症などの肺毒性が，特に長期使用歴のある患者で報告されている。米国食品医薬品局(Food and Drug Administration：FDA)は，排泄障害と不十分な尿中濃度への懸念から，クレアチニンクリアランス(creatinine clearance：Ccr)が 60 mL/ 分未満を nitrofurantoin 使用の禁忌としている。しかし，最近の研究では，Ccr が 40 mL/ 分以上の下部 UTI に対する有効性は維持されていることが示唆されている。

fosfomycin は下部 UTI の第 1 選択薬と考えられており，特定の臨床場面において明確な利点がある。fosfomycin は簡便な 3 g の単回投与レジメンで投与され，膀胱内で高い濃度を達成し，自制内の吐き気や下痢がまれに報告される程度(2〜6％)で，高い忍容性を示す。重要なのは本薬剤が基質特異性拡張型 β-ラクタマーゼ(extended-spectrum β-lactamase：ESBL)産生菌や vancomycin 耐性腸球菌(vancomycin-resistant enterococci：VRE)を含む多くの多剤耐性菌に対して *in vitro* で活性を保持していることであり，これらの菌による合併症のない下部 UTI の治療に使用が可能なため，経静脈投与を避けることができる。いくつかの臨床試験では，多剤耐性菌によるものも含め，合併症のない下部 UTI に対して高い有効性が証明されている。fosfomycin の潜在的な欠点として，ほとんどの微生物検査室ではルーチンの fosfomycin 感受性検査を実施しておらず，そのためには特別な検査依頼が必要であるため，初期の臨床上の意思決定に役立つ結果が得られない可能性がある。さらに，再発や合併症のある下部 UTI における有効性を示す確固とした臨床データも不足している。とはいえ，多剤耐性菌が地域社会で蔓延するにつれて，fosfomycin はエンピリックな治療と確定的治療の双方において，より重要な役割を担うようになるだろう。

フルオロキノロン系薬はしばしば，膀胱炎に対するエンピリックな治療の第 1 選択薬として使用されてきた。近年，フルオロキノロン系薬の大腸菌に対する耐性率は地域によって大きく異なっている。地域によっては，フルオロキノロン系薬に対する耐性率は 20％を超えることがある。耐性率が 10％未満であっても，フルオロキノロン系薬の使用は多剤耐性菌の発生を促すことがある。したがって，フルオロキノロン系薬は，推奨される第 1 選択薬が耐性や副作用などで使用できない場合の代替薬として温存すべきである。moxifloxacin と gemifloxacin は尿中濃度が低く，UTI の治療には承認されていない。泌尿生殖器感染症の治療に推奨されるフルオロキノロン系薬は levofloxacin または ciprofloxacin である。

一部の β-ラクタム系抗菌薬も，耐性率が多くの地域で 10％未満であるため，単純性膀胱炎の適切な治療選択肢となる。β-ラクタム系抗菌薬は，ST 合剤やフルオロキノロン系薬と比較して，単純性膀胱炎では臨床転帰データがはるかに少ない。歴史的に，β-ラクタム系抗菌薬は ST 合剤より臨床効果が低く，潜在的に腟内細菌叢をより多く崩壊させ，腟の真菌感染症の原因になると指摘されてきた。しかしながら，ST 合剤やフルオロキノロン系薬に対する耐性が広がっている現状において，β-ラクタム系抗菌薬は状況によっては再び適切な治療選択肢になっている。米国の大部分の地域では，大腸菌の amoxicillin に対する耐性率が 20％を超えており，もはやエンピリックな治療の選択肢にはならない。地域の感受性パターンに基づいて UTI 治療に使用される β-ラクタム系抗菌薬には，amoxicillin-clavulanate，第 2 世代セファロスポリン系薬(cefaclor)，第3世代セファロスポリン系薬(cefdinir，cefpodoxime)，場合によっては第1世代セファロスポリン系薬(cephalexin，cefadroxil)などがある。広域のβ-ラクタム系抗菌薬の使用は薬剤耐性の広がりにも関連しているため，慎重に処方されるべきである。

伝統的なエンピリックな治療が推奨されない膀胱炎の患者には，多剤耐性菌を獲得しているリスクが高い患者が含まれる。最近抗菌薬に曝露した，多剤耐性菌に感染した，入院していた，長期療養施設に入所していたなどの患者はすべて，第1選択薬に対して耐性をもつリスクが高い。そのような患者では，培養検査をして感受性を知るために尿検体を提出し，結果判明前にエンピリックな治療を開始すべき状況なら，過去の培養検査結果と最近の抗菌薬使用歴に基づいて抗菌薬を選択する。

複雑性 UTI

本章の冒頭で述べた基準のいずれかが存在する場合，UTI は複雑性とみなされる。複雑性 UTI の症状は，排尿障害，血尿，頻尿，恥骨上部痛など単純性膀胱炎の症状と似ている。しかし，複雑性 UTI の症状は，特に，尿路系の機能的・構造的異常を有する患者や尿道カテーテル挿入患者では非典型的なことがある。*Candida* 尿と尿道カテーテル挿入患者で発症する UTI の管理については，「第106章　カテーテル関連感染」で詳述する。複雑性 UTI のすべての患者に対し，尿培養と感受性検査を実施すべきである。男性の UTI を含む複雑性 UTI の治療期間は，短期間治療により治療失敗率や再発率が高くなる可能性があることから，通常，7〜14日間である。

耐性の広がりに対する抗菌薬の選択に関する問題は，単純性 UTI の場合と同様であるが，複雑性 UTI 患者の多くは耐性菌による感染のリスクがより高いことを考慮する必要がある。そのため，ST 合剤や nitrofurantoin，fosfomycin は，複雑性 UTI のエンピリックな治療には通常推奨されない。nitrofurantoin と fosfomycin は上部尿路の組織に十分移行しないため，UTI が上部なのか下部なのかがはっきりしない状況では避けるべきである。

耐性率の上昇や上部 UTI の増加，および複雑性 UTI では第1選択薬が限られていることから，エンピリックな治療はフルオロキノロン系薬などの広域な抗菌薬で開始すべきである。特に入院している患者や経口薬が使用できない患者では，非経口的治療が必要な場合がある。その場合の適切な治療選択肢には，第3・第4世代のセファロスポリン系薬やフルオロキノロン系薬がある。エンピリックな治療の抗菌薬選択は，地域の感受性パターンや過去の培養検査の結果に基づくべきである。治療は必要に応じて変更するか，培養と感受性の結果が判明した場合は，可能であればより狭域な抗菌薬に変更すべきである。

上部尿路感染症(UTI)：腎盂腎炎

腎盂腎炎は，感染が上行して腎盂に及んだ尿路感染症と定義される。腎盂腎炎の原因菌は膀胱炎と同様である。腎盂腎炎の特徴的な症状・徴候には，発熱，吐き気，嘔吐，側腹部痛，肋骨脊柱角の圧痛がある。膀胱炎の症状を伴うこともあれば伴わないこともある。しかし，腎盂腎炎は虫垂炎，胆嚢炎，骨盤内炎症性疾患と似た症状を呈することがある。したがって，慎重な病歴聴取と身体診察が不可欠であり，非典型的な症状を呈している患者では骨盤内診察や専用の画像検査が考慮されるべきである。

他のタイプの UTI と同じく，膿尿がほとんどの症例で認められる。尿検体での白血球エステラーゼと亜硝酸塩の検査は，感染の有無をスクリーニングすることはできるが，UTI が上部か下部かを区別することはできない。さらに，これらの検査は腎盂腎炎を否定するのに十分な感度はもたないので，尿検査を実施すべきである。腎盂腎炎の疑いがあるすべての症例において尿培養と感受性検査を実施し，感受性検査の結果に基づいて抗菌薬治療を調整すべきである。腎盂腎炎の診断において一般に受け入れられている有意な細菌尿の基準値は$\geq 10^5$ CFU/mL であるが，10^3 CFU/mL という低いコロニー数のこともある。発熱している場合や重篤な患者では，血液培養を行うべきである。妊娠は腎盂腎炎を起こしやすくする要因であり，フルオロキノロン系薬などの多くの抗菌薬は妊娠中の使用は禁忌であるため，妊娠は妊娠可能な年齢のすべての女性において除外されるべきである。

単純性腎盂腎炎の患者の多くは，外来で経口抗菌薬によって治療される。入院適応は，重度の吐き気・嘔吐，敗血症や重症(高熱，頻脈，低血圧など)，診断が不確実，治療薬の内服や再受診がきちんとできるか不安がある場合，などである。患者が外来での経口治療が可能な場合，ST 合剤に対する耐性率のばらつきや上昇を考慮すると，一般に，第1選択薬としてはフルオロキノロン系薬が推奨される(表 65.2)。腎盂腎炎では ST 合剤は，培養と感受性検査の結果が判明し，原因菌に感受性である場合にのみ使用すべきである。腎盂腎炎の治療での経口β-ラクタム薬の使用に関するデータは乏しく，これらの薬剤はフルオロキノロン系薬に劣る可能性がある。外来治療にフルオロキノロン系薬以外の薬剤を代わりに使用した場合や，フルオロキノロン耐性が10%を超える地域では，培養と感受性検査の結果を待つ間に ceftriaxone やアミノグリコシド系薬などの長時間作用型の非経口薬を単回投与すべきである。尿の Gram 染色で Gram 陽性球菌(腸球菌感染の可能性を示唆)が明らかな場合，amoxicillin を治療薬に加えるべきである。

抗菌薬は培養と感受性検査の結果に応じて，より狭域のものに変更するか調整すべきである。外来の軽症な腎盂腎炎の治療では，フルオロキノロン系薬を使用する場合，治療期間は5〜7日間でよい。フルオロキノロン系薬以外の抗菌薬を使用する場合は通常，10〜14日間の治療期間が推奨される。患者は一般に治療開始から48〜72時間以内に改善するので，この期間内に再受診してもらい，臨床経過と培養結果を評価することが重要である。改善がない場合，代替抗菌薬の検討やさらなる診断評価のために患者は入院すべきである。

腎盂腎炎の治療のために入院を必要とする患者はまず，非経口薬で治療すべきである(表 65.2)。地域の感受性パターンは，エンピリックな治療に使用する抗菌薬の選定の一助となる。合理的な治療選択肢には，フルオロキノロン系薬，広域(第3・第4世代)セファロスポリン系薬，広域ペニシリン(ampicillin-sulbactam，piperacillin-tazobactam)，アミノグリコシド系薬がある。Gram 染色で Gram 陽性球菌を認める場合は，ampicillin の追加や ampicillin-sulbactam の使用が推奨される。治療が失敗した場合や，多剤耐性菌のリスクや既往をもつ患者では，感染症専門医へのコンサルテーションを考慮すべきである。

表 65.2
単純性腎盂腎炎の抗菌薬治療

薬剤	投与量と治療期間	コメント
外来治療 [a]		
フルオロキノロン系薬		フルオロキノロン系薬は禁忌がなければ腎盂腎炎の外来治療の第 1 選択
・ciprofloxacin	500 mg 1 日 2 回を 7 日間	治療効果をみるため，48～72 時間以内に再受診が必要
・levofloxacin	750 mg 1 日 1 回を 5 日間	FDA の妊娠カテゴリー C [訳注 2]
ST 合剤	1 ダブルストレングス錠 [訳注 1] (trimethoprim 160 / sulfamethoxazole 800 mg) 1 日 2 回を 14 日間	原因菌が ST 合剤に感受性があることが判明した場合のみ使用 培養と感受性検査の結果が判明していない場合は，結果を待つ間に非経口薬(ceftriaxone かアミノグリコシド系薬)の単回投与を追加 FDA の妊娠カテゴリー C [訳注 2]：妊娠後期(第 3 三半期)には避ける
他の抗菌薬	14 日間(投与量は薬剤に応じて)	腎盂腎炎のエンピリックな治療におけるデータは少ない 培養と感受性検査の結果判明前にフルオロキノロン系薬以外の抗菌薬をエンピリックな治療に使用する場合は，結果を待つ間に非経口薬(ceftriaxone かアミノグリコシド系薬)の単回投与を追加 amoxicillin と ampicillin は腎盂腎炎のエンピリックな治療に使用すべきでない nitrofurantoin と fosfomycin は原因菌に感受性があっても腎盂腎炎の治療に使用すべきでない
入院治療 [b, c]		
フルオロキノロン系薬		FDA の妊娠カテゴリー C [訳注 2]
・ciprofloxacin	400 mg 静注 1 日 2 回	
・levofloxacin	250～500 mg 静注 1 日 1 回	
セファロスポリン系薬		FDA の妊娠カテゴリー B [訳注 2]
・ceftriaxone	1 g 静注 1 日 1 回	
・cefotaxime	1 g 静注 8 時間ごと	
・cefepime	1 g 静注 8 時間ごと	
カルバペネム系薬		FDA の妊娠カテゴリー B [訳注 2]
・meropenem	1 g 静注 8 時間ごと	FDA の妊娠カテゴリー C [訳注 2]
・doripenem	500 mg 静注 8 時間ごと	
・ertapenem	1 g 静注 1 日 1 回	
・imipenem	500 mg 静注 6 時間ごと	
・aztreonam	1 g 静注 8 時間ごと	FDA の妊娠カテゴリー B [訳注 2]
アミノグリコシド系薬		FDA の妊娠カテゴリー D [訳注 2]
・gentamicin	5 mg/kg 静注 1 日 1 回	
・tobramycin	5 mg/kg 静注 1 日 1 回	

a 腸球菌が疑われる場合は，amoxicillin を加える。
b 腸球菌が疑われる場合は，ampicillin を加える。
c 重症の場合や耐性菌のリスクがある患者では，広域抗菌薬によるエンピリックな治療が必要。培養と感受性検査の結果に基づいて狭域な抗菌薬に変更する。患者の状態が改善して内服抗菌薬の感受性があれば，内服治療に変更可能。
注意：抗菌薬の推奨投与量は正常の腎機能の場合。
［訳注 1：trimethoprim 160 mg 相当。日本で使用できる錠剤(バクタ® 配合錠)はシングルストレングス錠のみ］
［訳注 2：FDA による妊婦に対する医薬品の安全性分類。A，B，C，D，X の順に安全性が高い。各薬剤の個別的，具体的リスクに乏しいという理由で 2015 年に廃止された］

培養と感受性検査の結果が得られれば，可能な限り抗菌薬のスペクトラムを狭めるべきである。入院患者では14日間の治療が推奨される。患者が治療開始から72時間以内に改善しなかった場合，腎周囲膿瘍，腎結石，尿路閉塞などの合併症を検索するために腎臓超音波やCTなどの画像検査を行うことが推奨される(「第67章　巣状腎感染症と乳頭壊死」参照)。

無症候性細菌尿

無症候性細菌尿は，UTIの徴候や症状がないのに有意な細菌尿($\geq 10^5$ CFU/mL)が存在することと定義される。女性における無症候性細菌尿は，**2回**に分けて採取された中間尿検体から同じ菌が発育する場合に診断される。男性では**1回**の検体だけで診断される。慢性的に尿道カテーテルを挿入されている男性や女性では，1回の検体で10^2 CFU/mL以上の細菌尿があれば診断とみなされる。無症候性細菌尿は特定の集団では一般的である。報告されている有病率は，健康な閉経前女性で1.0〜5.0％，妊婦で1.9〜9.5％，歩行可能な高齢女性で最大16％である。無症候性細菌尿の有病率は，長期療養施設の入所者と脊髄損傷患者ではより高い。無症候細菌性尿の発生率は，慢性的に尿道カテーテルを挿入している患者では100％近くになる。

ほとんどの患者集団において無症候性細菌尿の治療に臨床的利益はない。無症候性細菌尿でスクリーニングと治療を受けるべきなのは，妊婦と粘膜出血のリスクがある泌尿器科的処置を受ける患者のみである。無症候性細菌尿の妊婦は腎盂腎炎のリスクが高く，早産や低出生体重児が多い傾向がある。経尿道前立腺切除のような粘膜出血を伴う泌尿器科的処置を受ける無症候性細菌尿の患者は，菌血症や敗血症の発生率が高い。妊婦は妊娠第12〜16週でスクリーニングするのが理想的であるが，最初の受診が妊娠第16週以降であった場合にはスクリーニングが遅れることになる。

妊娠中の細菌尿は3〜7日間治療する必要がある。抗菌薬は尿培養の感受性検査の結果に基づいて選択すべきである。フルオロキノロン系薬は妊娠中は禁忌である。妊娠中の治療選択肢には経口セファロスポリン系薬，ST合剤，trimethoprim単独，nitrofurantoinがある。ST合剤は妊娠第3期の後期には避けるべきである。nitrofurantoinも同様に，妊娠第3期は避けるべきである。妊婦では治療後の細菌尿の再発を定期的にスクリーニングすべきであるが，適切なスクリーニングの間隔はわかっていない。多くの産科医は月1回スクリーニングを行っている。

泌尿器科的処置を受ける患者は，処置前に無症候性細菌尿についてスクリーニングし，尿培養が陽性であれば感受性検査の結果に基づいて治療すべきである。尿道カテーテルを留置する場合を除き，処置終了時に抗菌薬を中止すべきである。

再発性膀胱炎

再発性膀胱炎は6か月間に2回，あるいは1年に3回以上の膀胱炎と定義される。再発性膀胱炎は再発と再感染の2つに分類されるが，両者の区別は困難である。前回の膀胱炎の治療終了後2週間以内に発生し，原因菌が同じ株である場合，**再発**とみなされる。**再感染**は，前回とは異なる菌株による再度の感染か，同じ菌株の場合は前回の治療終了後2週間以上経ってから発症するものと定義される，再発は，不十分な治療期間，腎結石症，尿路の閉塞，構造的な異常，腎周囲膿瘍，慢性細菌性前立腺炎の結果として生じる可能性がある。適切な治療にもかかわらず再発が起こる場合は，これらの要因の検索を行うべきである。

再感染は再発性UTIの大部分を占めるが，しばしば複数の要因が重複している。女性の再感染に関連するリスク因子には，新たな性的パートナー，殺精子薬の使用，尿閉，構造的異常などがある。治療戦略は，これらのリスク因子を修正することを目的とする。

適切な状況下であれば，行動変容は再発性UTIの女性の管理における最初の戦略である。対照研究は行われていないが，女性の性交後の排尿はしばしば，生物学的妥当性や事例報告に基づいて推奨される。費用がかからず副作用もないので，性交後のUTIを繰り返す女性に性交後の排尿を提案することは合理的である。クランベリージュースは長年，UTIの予防手段として推奨されており，クランベリージュースに含まれる天然化合物が病原菌の尿路上皮細胞への結合を阻害することが示されている。再発性膀胱炎を予防するためのクランベリージュースやクランベリー製品の臨床効果には強いエビデンスは存在しない。しかし，多くの患者や医療従事者が，この予防的治療で成功した事例を経験している。殺精子剤を使用する女性では，避妊法の代替手段を提示することが再発性UTIを予防するための修正戦略となる。抗菌作用と尿を効果的に酸性化する作用をもつmethenamine hippurateも，程度の差こそあれ経験的に使用されてきた。その有効性に関する臨床データは限られているが，あるCochrane reviewでは，methenamine hippurateは尿路の構造的・機能的異常のない患者のUTI再発の短期予防に安全かつ有効であると結論づけている。

閉経に伴うエストロゲンの喪失は，腟pHの上昇，腟内の乳酸菌の喪失，尿路の病原微生物が優勢な腟細菌叢につながる。再発性UTIを有する閉経後女性においてはエストロゲン補充療法が試みられており，限られた臨床データによれば，局所へのエストロゲン投与がプラセボと比較して再発性UTIの予防に役立つことが示唆されている。腟への局所エストロゲン療法は，行動変容が失敗した閉経後女性の合理的な治療戦略となる。

保存的な介入を行っても再感染が生活の質(quality of life：QOL)に影響を及ぼす患者では，さまざまな抗菌薬治療戦略が非常に有効なことがある。これらの戦略には，患者自身が開始する自己治療，性交後の予防，継続的な予防がある。患者自身が開始する自己治療は，1年に2回以下の再発性UTIの患者の短期療法として行われる。48時間以内に症状が改善しない場合に医師に確実に連絡をとる患者のみが，この戦略を検討されるべきである。あるいは，UTI再発と性的活動が時間的に関係している患者には，性交後予防を提供することができる。

1年に3回以上UTIを起こす女性では，低用量の抗菌薬による継続的な予防が検討されうる。継続的な予防は非常に有効であることが示されているが，費用や副作用，耐性菌獲得のリスクと予防のメリットを天秤にかけなくてはならない。継続的な予防は6〜12か月間行われ，さまざまな抗菌薬が使用される。一般に，再発性UTIの女性は予防が中止されると，感染を繰り返すベースラインの状態に戻る。そうなった場合，尿路の病原体に感受性

表 65.3
再発性 UTI の推奨治療のまとめ

予防	抗菌薬	投与量	コメント
性交後（1 回投与）	ST 合剤	trimethoprim 40 mg / sulfamethoxazole 200 mg（12 シングルストレングス錠）	他の腟細菌叢に影響を与えずに病原菌を死滅させる FDA の妊娠カテゴリー C[訳注]：妊娠後期（第 3 三半期）の終わりまで使用される
	nitrofurantoin (macrocrystals)	50～100 mg	FDA の妊娠カテゴリー B[訳注]
	cephalexin	250 mg	腟細菌叢を乱す FDA の妊娠カテゴリー B[訳注]
	ciprofloxacin	125 mg	FDA の妊娠カテゴリー C[訳注]：妊娠中は避ける
継続的[a]	ST 合剤	trimethoprim 40 mg / sulfamethoxazole 200 mg（12 シングルストレングス錠）	他の腟細菌叢に影響を与えずに病原菌を死滅させる 数年でも安全に使用可能 FDA の妊娠カテゴリー C[訳注]
	trimethoprim	100 mg	上記参照
	nitrofurantoin (macrocrystals)	50～100 mg	FDA の妊娠カテゴリー B[訳注]
	cephalexin	125～250 mg	腟細菌叢を乱す FDA の妊娠カテゴリー B[訳注]
	cefaclor	250 mg	腟細菌叢を乱す FDA の妊娠カテゴリー B[訳注]
	ciprofloxacin	125 mg	FDA の妊娠カテゴリー C[訳注]：妊娠中は避ける

a 特に記載がなければ 1 日 1 回投与。
注意：抗菌薬の推奨投与量は正常の腎機能の場合。
［訳注：FDA による妊婦に対する医薬品の安全性分類。A，B，C，D，X の順に安全性が高い。各薬剤の個別的，具体的リスクに乏しいという理由で 2015 年に廃止された］

が残っていれば予防を再開することができる。性交後の予防と継続的な予防の推奨レジメンを表 65.3 に示す。

文献

Cardozo L, Lose G, McClish D, et al. A systematic review of estrogens for recurrent urinary tract infections: Third report of the hormones and urogenital therapy (HUT) committee. *Int Urogynecol J*. 2001;12(1):15–20.

Gupta K, Hooton TM, Naber KG, et al. International clinical practice guidelines for the treatment of acute uncomplicated cystitis and pyelonephritis in women: A 2010 update by the Infectious Diseases Society of America and the European Society for Microbiology and Infectious Diseases. *Clin Infect Dis*. 2011;52(5):e103–120.

Hooton TM. Uncomplicated urinary tract infection. *N Engl J Med*. 2012;306(11):1028–1037.

Johnson J, Russo T. Acute pyelonephritis in adults. *N Engl J Med*. 2018;378:48–59.

Lin K, Fajardo K; US Preventative Services Task Force. Screening for asymptomatic bacteriuria in adults: Evidence for the U.S. Preventative Services Task Force reaffirmation recommendation statement. *Ann Intern Med*. 2008;149(1):W20–W24.

Matthews P, Barrett L, Warren S, et al. Oral fosfomycin for the treatment of urinary tract infection: A retrospective cohort. *BMC Inf Dis*. 2016;16:556.

Mody L, Juthani-Mehta M. Urinary tract infections in older women: A clinical review. *JAMA*. 2014;311(8):844–854.

Nicolle LE, Bradley S, Colgan R, et al. Infectious Diseases Society of America guidelines for the diagnosis and treatment of asymptomatic bacteriuria in adults. *Clin Infect Dis*. 2005;40(5):643–654.

Sangeeta S, Doi Y. Fosfomycin: Resurgence of an old companion. *J Infect Chemo*. 2016;22(5):273–280.

Schaeffer A, Nicolle L. Urinary tract infections in older men. *N Engl J Med*. 2016;374:562–571.

Sobel JD, Kaye D. Urinary tract infections. In Mandell GL, Bennett JE, Dolin R, eds. *Mandell, Douglas, and Bennett's principles and practice of infectious diseases*, 7th edn. Philadelphia, PA: Elsevier; 2010: 957–985.

Talan DA, Stamm WE, Hooton TM, et al. Comparison of ciprofloxacin (7 days) and trimethoprim-sulfamethoxazole (14 days) for acute uncomplicated pyelonephritis in women: A randomized trial. *JAMA*. 2000;283(12):1583–1590.

Wilson ML, Gaido L. Laboratory diagnosis of urinary tract infections in adult patients. *Clin Infect Dis*. 2004;38(8):1150–1158.

Wright OR, Safranek S. Urine dipstick for diagnosing urinary tract infection. *Am Fam Physician*. 2006;73(1):129–130.

66 カンジダ尿

■著：Jack D. Sobel
■訳：長田　学

1980年代の初頭以来，病院でのカンジダ尿の有病率は200〜300%上昇しており，地域の病院では尿培養の5%で*Candida*が発育し，高次医療機関では*Candida*が尿培養のほぼ10%で検出され，このなかには尿道カテーテル関連感染の4分の1が含まれる。尿培養からの*Candida*の発育は大部分が真の感染ではなく，カテーテルへの定着である。カンジダ血症のうちカンジダ尿が原因のものは10%未満であるが，*Candida*尿路感染症(urinary tract infection：UTI)が重要な院内感染症として浮上している。

*Candida albicans*は尿から検出される最も一般的な菌種であるが，*C. albicans*以外の*Candida*は尿から培養される*Candida*のほぼ半分を占める。*C. glabrata*は感染の25〜35%を占める。

素因

カンジダ尿は素因がない場合はまれである。ほとんどの感染症は，尿道カテーテル，尿道ステント，経皮的腎瘻造設用チューブ，老衰に関連している。糖尿病患者は，特にコントロールが不十分な場合，尿道器具の使用の増加，自律神経障害に続発する尿のうっ滞や尿路閉塞によりカンジダ尿のリスクとなる。細菌尿の合併は一般的であり，膀胱上皮への細菌の付着は，*Candida*感染の発症に重要な役割を果たす可能性がある。抗菌薬も*Candida*感染の発症に重要な役割を果たしており，その使用中や使用直後にほとんどの患者がカンジダ尿を生じる。特に広域な抗菌薬は，腸管や下部生殖管において細菌感染に対して保護的な作用をもつ固有細菌叢を抑制することによって，尿路へ容易にアクセスできるこれらの部位に，*Candida*が定着するのを促す。ICUに入室している尿道カテーテルが挿入された女性の間では，腟に定着した*Candida*により院内カンジダ尿はよくみられる。医療技術の進歩と共に重症な患者や免疫力が低下した患者，手術を受ける患者が増加しており，このような患者の増加は*Candida*感染を発症するリスクのある患者数の増大をもたらす。

大部分の下部UTIは，尿道カテーテルや生殖器，会陰部に定着した菌による逆行性感染によって引き起こされる。バイオフィルム形成は，尿道カテーテルやステントへの*Candida*の持続的定着に寄与する。逆行性の感染が上部尿路まで到達することはまれであり，尿路の閉塞，逆流，糖尿病がある患者のみに生じる。腎カンジダ症は通常，腎実質への二次的な血行性の播種の結果として生じる。*Candida*属は腎臓に特異的な指向性を有し，順行性のカンジダ尿を生じる。

臨床面

カンジダ尿の大部分の成人患者，特に，尿道カテーテルが留置されている患者は無症状である。カンジダ尿の患者のわずか4〜14%にUTIの症状が生じる。臨床症状は感染部位に依存する。*Candida*膀胱炎では，頻尿，排尿障害，尿意切迫，血尿，膿尿を伴うことがある。*Candida*腎盂腎炎となった上行感染は，発熱，白血球増加，悪寒を特徴とし，細菌性腎盂腎炎と区別できない。排泄性尿路造影では，腎盂尿管に真菌球や乳頭壊死を生じることがある。腎カンジダ症は，血行性に二次性に生じた場合は診断が困難であり，発熱などの敗血症の徴候を示す。腎カンジダ症を疑ったときには，血液培養は既に陽性ではなくなっていることもある。しかし，原因不明の腎機能の悪化がしばしば明らかである。

成人患者とは対照的に，低出生体重児におけるカンジダ尿は，特に超低体重児(<1,000 g)の場合では，播種性*Candida*感染と同義であり死亡率が高い。この患者集団については，本章ではこれ以上触れない。

尿検体からの*Candida*の発育は，コンタミネーションや定着，下部・上部尿路の表層や深部の感染を示す可能性があるため，診断は困難であり，マネジメントは感染部位に依存する。検体のコンタミネーションは外陰腟部に*Candida*が定着した女性では一般的であり，適切な検体採取手技に特に注意を払って尿培養を繰り返すことによって，回避することができる。定着と感染を区別することは，一部の患者では不可能ではないにしても，特に，尿道カテーテルを挿入された患者では非常に困難である。したがって，筆者はしばしば，カンジダ尿の有意性を判断するために，随伴する臨床徴候に頼っているが，残念ながら，これらの徴候は重症患者ではしばしば非特異的であり，発熱や白血球増加は他の原因によるものであることがある。

定量的な尿コロニー数測定は定着か感染かを区別するのにいくらか価値があるが，これは尿道カテーテルを挿入していない場合のみであり，尿道カテーテルを挿入している患者では定量培養は価値がない。尿道カテーテルを挿入していない患者で，10^4 CFU (colony forming unit：コロニー形成単位)/mL以上の場合は通常，感染に関連する。10^3 CFU/mL以下の場合は，腎臓，骨盤，膀胱の侵襲性感染症はまれである。カンジダ尿を定義するカットオフ値は確立されていない。尿路*Candida*感染症のほとんどの患者は膿尿を有するが，この所見の価値は，尿道カテーテル留置や，同時に生じた細菌尿，および好中球減少症の患者では下がる。*Candida*による組織侵襲の血清学的検査は利用できない。

治療に先立って，感染の解剖学的な部位の特定を試みる。残念なことに，腎カンジダ症とより頻度の高い下部UTIとを区別することが可能な信頼できる検査は存在しない。*Candida* 属や仮性菌糸によるきわめてまれな所見である尿細管円柱は，もしみつかれば有用である。超音波検査とCTは感染部位の特定に有用であるが限界がある。amphotericin Bを用いた5日間の膀胱灌流は，尿道カテーテル挿入中の患者の *Candida* の感染部位を特定するのに有用かもしれない。膀胱灌流後もカンジダ尿が持続することは，感染源が膀胱より上流にあることを示し，さらなる検査の必要がある患者を特定できる。残念ながら，この診断法は時間がかかるため，ほとんどの発熱した重症患者では実用性に乏しい。

予後

予後は *Candida* が感染した解剖学的部位や，尿のドレナージが効いているか，尿路の閉塞の有無，腎不全の併発の有無に依存する。カンジダ尿患者では20%と高い死亡率を示すが，これはカンジダ尿そのものが原因というよりは，カンジダ尿患者にみられる複数の重篤な疾患を反映しているものと思われる。

マネジメント

カンジダ尿を治療するうえで抗真菌薬の知識よりも重要なことは，治療の適応と治療を開始する合理的な基準を理解することである。残念なことに，さまざまな有効な抗真菌薬が入手可能であるにもかかわらず，臨床比較研究のデータはほとんどない。

無症候性カンジダ尿

カンジダ尿はしばしば一過性であり，持続的であっても重篤な感染症を生じることはまれであるため，尿道カテーテルが挿入された成人患者における無症候性カンジダ尿に対しては抗真菌薬による治療は必要ない。さらに，患者に尿道カテーテルを留置したままの場合には，抗真菌薬による治療後のカンジダ尿の再発は一般的である。尿道カテーテルを留置されている患者では，カテーテルの抜去と抗菌薬を中止することでしばしばカンジダ尿が再発する(40%)。尿道カテーテルの交換でカンジダ尿が消失するのは患者の約20%のみである。

対照的に，尿道カテーテルを留置されていない患者の持続的なカンジダ尿は，尿路の閉塞やうっ滞の可能性が高いため，精査を行うべきである。尿道カテーテルが挿入された低出生体重児や非発熱性好中球減少患者における持続的無症候性カンジダ尿では，抗真菌薬の投与と，腎臓や全身への *Candida* 感染症の可能性を除外するための精査が必要である。泌尿器科的器具の使用や手術が予定されている無症候性カンジダ尿の患者は，侵襲性カンジダ症やカンジダ血症を予防するために，処置前と処置中にカンジダ尿を除菌または抑制すべきである。除菌は，50 μg/dLの滅菌水を使用したamphotericin Bによる7日間の膀胱灌流や，amphotericin B，flucytosine，fluconazoleの全身投与によって達成することができる。fluconazole 200〜400 mg/日の経口投与は，治癒率を最大にするために少なくとも14日間継続すべきである。腎移植患者における無症候性カンジダ尿のマネジメントは混乱している。多くのレシピエントは糖尿病で，周術期に抗菌薬や免疫抑制剤の投与を受けており，尿道カテーテルと一時的な尿管ステントを留置されている。これらのことと頻繁な逆流により上行感染のリスクは高い。幸いにも，症候性の腎感染症やカンジダ血症の発生はまれである。Safdarらによる大規模な臨床研究により，カンジダ尿の治療と根絶は移植患者の生存率を高めないことが明らかとなった。

Candida 膀胱炎

症状のある膀胱炎は，amphotericin Bによる膀胱灌流(50 μg/dL)か，amphotericin B，flucytosineの静注やfluconazoleの経口薬を用いた全身療法を必要とする。経口アゾール系薬であるketoconazole，itraconazole，voriconazoleは尿中に排泄されにくく，代替薬としての臨床知見は限られている。対照的に，fluconazoleは水溶性であり，経口での吸収が良好で尿中に80%以上が代謝されずに排泄され，高い尿中濃度を達成し，非常に有効である。fluconazole療法の最適な用量や治療期間はまだ決定されていないが，通常，200〜400 mg/日で7〜14日間処方される。同様に，amphotericin Bを用いた膀胱灌流の期間も決まっていないが，通常，5〜7日間継続する。amphotericin Bによる膀胱灌流はきわめて手間がかかり，症候性の患者でさえ，アゾール耐性 *Candida* の場合を除いて経口fluconazoleに置き換えられ，かなり好まれなくなってきている。flucytosineも代謝されずに尿中に高濃度で排泄され，*C. glabrata* を含む大部分の *Candida* 属に対して高度に活性をもつ。しかし，単独で使用するとflucytosine耐性が急速に発生するうえ，腎不全では使用できないため，この薬剤が使用されることはめったにない。

単回投与のamphotericin B 0.3 mg/kg静注もまた，下部尿路カンジダ症の治療において非常に有効であることが示されており，単回投与後にかなりの時間にわたって治療域の尿中濃度を達成する。より長期のamphotericin B全身投与(7〜10日間)や従来の0.5〜0.7 mg/kg/日の用量での治療は，耐性の真菌感染症では好ましい。

上行性腎盂腎炎と *Candida* 尿路敗血症

侵襲性上部UTIでは，全身性の抗真菌療法に加え，閉塞，乳頭壊死，真菌球形成を否定するために排尿系の至急の精査と画像検査を必要とする。これまで好まれていた治療法は，amphotericin B 0.5〜0.7 mg/kg/日の静注で，投与期間は感染の重篤度，カンジダ血症の有無，治療に対する反応に合わせて調整し，総投与量は通常1〜2 gとするものであった。しかしながら，fluconazole 5〜10 mg/kg/日(静注または経口)で最低2週間の全身療法は，有効かつ低毒性の代替レジメンである。さらに，エキノキャンディン系の抗真菌薬(caspofungin，micafungin，anidulafungin)は，尿中濃度は低いが腎実質感染に有効であり，アゾール耐性の *Candida* 属に特に有用である。内科的治療に抵抗性の感染症は外科的ドレナージで治療すべきであり，救うことが不可能な腎臓は摘出術が適応となる。閉塞により水腎症となった腎臓には，経皮的腎瘻造設が必要である。一部の症例では，特に，末期腎不全や抗真菌薬の尿中濃度が低い場合，腎瘻造設術によるドレナージを amphotericin B による膀胱灌流（50 μg/dL）や fluconazole と組み合わせる必要がある。

腎カンジダ症と播種性カンジダ症

血行性に二次性に広がった腎カンジダ症に対しては，全身性カンジダ症の治療を行う。amphotericin B 0.6～1.0 mg/kg/ 日の静注，fluconazole 5～10 mg/kg/ 日の静注などを用いる。voriconazole 4 mg/kg 静注を 1 日 2 回，またはいずれかのエキノキャンディン系薬を amphotericin B に優先して使用することができる。中等度～重度の高窒素血症では，fluconazole の用量変更が必要であるが，エキノキャンディン系薬では必要ない。予後は根底にある要因，すなわち，好中球減少の解消，原因となっている血管内カテーテルの抜去，*Candida* 属の感受性に依存するが，最も重要なのは基礎疾患の性質と予後である。播種性病変を伴う全身性カンジダ症は，約 4～6 週間の長期治療が必要である。

文献

Achkar JM, Fries BC. Candida infections of the genitourinary tract. *Clin Microbiol Rev*. 2010;23:253–273.

Ang BSP, Telenti A, King B, et al. Candidemia from a urinary tract source: microbiological aspects and clinical significance. *Clin Infect Dis*. 1993;17:662–666.

Drew RH, Arthur RR, Perfect JR, et al. Is it time to abandon the use of amphotericin B bladder irrigation? *Clin Infect Dis*. 2005;40:1465–1470.

Fisher JF, Kavanagh K, Sobel JD, Kauffman CA, Newman CA. Candida urinary tract infection: pathogenesis. *Clin Infect Dis*. 2011;52(Suppl 6):S437–S451.

Fisher JF, Sobel JD, Kauffman CA, Newman CA. Candida urinary tract infections–treatment. *Clin Infect Dis*. 2011;52(Suppl 6):S457–S466.

Helbig S, Achkar JM, Jain N, et al. Diagnosis and inflammatory response of patients with candiduria. *Mycoses*. 2013;56:61–69.

Kauffman CA, Fisher JF, Sobel JD, Newman CA. Candida urinary tract infections–diagnosis. *Clin Infect Dis*. 2011;52(Suppl 6):S452–S456.

Kauffman CA, Vazquez JA, Sobel JD, et al. A prospective multicenter surveillance study of funguria in hospitalized patients. The National Institute for Allergy and Infectious Diseases (NIAID) Mycoses Study Group. *Clin Infect Dis*. 2000;30:14–18.

Kauffman CA, Vazquez JA, Sobel JD. Candiduria. *Clin Infect Dis*. 2005;41(Suppl 6):S371.

Pappas PG. Infectious Diseases Society of America: guidelines for treatment of candidiasis. *Clin Infect Dis*. 2009;48:503–535.

Rivett AG, Perry JA, Cohen J. Urinary candidiasis: a prospective study in hospitalized patients. *Urol Res*. 1986;14: 183–186.

Safdar N, Slattery WR, Knasinski V, et al. Predictors and outcomes of candiduria in renal transplant recipients. *Clin Infect Dis*. 2005;40:1413–1421.

Shay AC, Miller LG. An estimate of the incidence of Candiduria among hospitalized patients in the United States. *Infect Control Hosp Epidemiol*. 2004;25:894–895.

Sobel JD, Fisher JF, Kauffman CA, Newman CA. Candida urinary tract infections–epidemiology. *Clin Infect Dis*. 2011; 52(Suppl 6):S433–S436.

Sobel JD, Kauffman CA, McKinsey D, et al. Candiduria—a randomized double-blind study of treatment with fluconazole and placebo. *Clin Infect Dis*. 2000;30:19–24.

Wise GJ, Silver DA. Fungal infections of the genitourinary system. *J Urol*. 1993;149: 1377–1388.

67 巣状腎感染症と乳頭壊死

■著：Ann F. Fisher, Louise M. Dembry
■訳：長田　学

腎臓の巣状感染は，病理学的には腎臓内と腎臓周囲に分けることができる(Box 67.1)。腎内膿瘍の分類には，腎皮質膿瘍と腎皮質髄質膿瘍があり，後者には，急性巣状細菌性腎炎(acute focal bacterial nephritis：AFBN)，急性多巣性細菌性腎炎，黄色肉芽腫性腎盂腎炎(xanthogranulomatous pyelonephritis：XGP)が含まれる。腎周囲膿瘍は一般に，腎内膿瘍の進行により生じ，腎臓の外側を包む腎周囲筋膜の内部にみられる。乳頭壊死は腎盂腎炎などのさまざまな病態の経過中に発生する臨床的・病理学的症候群で，腎髄質の血管系に波及して腎髄質の虚血性壊死を引き起こす。その結果，腎乳頭が剝がれ落ち，尿路閉塞を引き起こし，さらに腎障害が進行する可能性がある。

腎皮質膿瘍

腎皮質膿瘍は腎臓外(多くは皮膚)の感染が血行性に広がることによって生じる。最も頻度の高い原因菌は黄色ブドウ球菌(*Staphylococcus aureus*)である(90％)。リスク因子には，免疫不全，糖尿病，血液透析，注射薬物使用者のようなブドウ球菌菌血症の高リスク患者が含まれる。原発の感染巣は3分の1の症例で明らかにならない。上行感染が原因になることは腎皮質膿瘍ではまれである。まれに腎皮質膿瘍が腎被膜を破って，腎周囲膿瘍を形成することがある。

患者の大部分は男性で，悪寒，発熱，背部痛や腹部痛を呈し，局所的な徴候はほとんどまたは全くない(表 67.1)。大部分の患者は通常，排尿経路が侵されることはないので，排尿時症状は生じない。身体診察では，肋骨脊柱角の圧痛や腰上部・腹部の筋性防御がみられることがある。腰椎前弯姿勢時に，腰部で側腹部の腫瘤や隆起がみられることがある。

検査データはさまざまであるが，白血球増加は一般的である。放射線検査により診断が確立される。超音波検査は診断に有用であり，膿瘍の経皮的ドレナージのガイドとして使用したり，治療への反応の確認を行うことができる。CTは最も正確な非侵襲的診断法であり，経皮的ドレナージのガイドとして使用することもできる。ガドリニウムを用いたMRIも腎膿瘍の診断と広がりの確認に役立ち，その精度はCTに匹敵するが，放射線やイオン性造影剤にさらされることなく検査することができる。

腎皮質膿瘍はしばしば，外科的介入なしに抗菌薬のみで治療に反応する。腎皮質膿瘍が疑われ，尿やドレナージされた膿瘍の細菌学的検査で大型のGram陽性球菌がみられる場合，あるいは細菌がみられない場合は，ただちにブドウ球菌に対する治療を開始すべきである(表 67.2)。エンピリック(経験的)治療に使用する抗菌薬の選択は，地域における黄色ブドウ球菌の感受性パターンに依存する。メチシリン感受性黄色ブドウ球菌(methicillin-susceptible *S. aureus*：MSSA)が疑われる場合，エンピリックな治療には，黄色ブドウ球菌用ペニシリン(oxacillinやnafcillin)やcefazolinのような第1世代セファロスポリン系薬が適切な選択肢である。vancomycinは重度の即時型β-ラクタムアレルギーの患者に限定して使用すべきである。メチシリン耐性黄色ブドウ球菌(methicillin-resistant *S. aureus*：MRSA)の有病率が高い場合，vancomycinによるエンピリックな治療を開始すべきである。潜在的な菌血症が存在しない場合，非経口抗菌薬を10日～2週間投与し，その後，少なくとも2～4週間のブドウ球菌に対する経口抗菌薬治療を行う。通常，抗菌薬開始から5～6日後には解熱する。48時間以内に治療への反応がない場合は経皮的ドレナージを考慮すべきであり，経皮的ドレナージでもうまくいかない場合は，手術によるドレナージを施行すべきである。迅速に診断され効果的な治療がただちに開始されれば，予後は良好である。

Box 67.1

腎臓の巣状感染

腎内膿瘍
腎皮質膿瘍(腎癰)
腎皮質髄質膿瘍
　急性巣状細菌性腎炎(急性葉状腎症)
　急性多巣性細菌性腎炎
　黄色肉芽腫性腎盂腎炎
腎周囲膿瘍

腎皮質髄質膿瘍

腎皮質髄質膿瘍は，尿路の異常がある患者の細菌尿や上行性感染の合併症として生じるのが最も一般的である。よくみられる異常としては，尿路の閉塞，糖尿病や原発性副甲状腺機能亢進症に関連する泌尿生殖器異常，膀胱尿管逆流がある。ヒト免疫不全ウイルス(human immunodeficiency virus：HIV) / 後天性免疫不全症候群(acquired immunodeficiency syndrome：AIDS)や腎移植などの免疫不全状態も危険因子である。大腸菌(*Escherichia coli*)，*Klebsiella*属や*Proteus*属などの好気性腸内Gram陰性桿菌が一般的な原因菌である。皮質髄質膿瘍の進行により，腎周囲膿瘍に至ることがある。急性細菌性間質性腎炎の重症型である急性巣状細菌性腎炎(AFBN)は，膿瘍形成を伴わない腎臓の局所的な炎症を生じ，これは急性腎盂腎炎が急性多巣性細菌性腎炎や腎

表 67.1
腎実質・腎周囲膿瘍の臨床的・検査的所見

	腎皮質膿瘍	腎皮質髄質膿瘍	腎周囲膿瘍
疫学	男性が女性の 3 倍 10 代～30 代に多い 腎臓への血行性播種	男性と女性とで頻度は同等(黄色肉芽腫性腎盂腎炎では女性が 70%と多い) 発生率は加齢や尿路系の異常，糖尿病や免疫抑制に関連して上昇する	男性と女性とで頻度は同等 患者の 25%は糖尿病を有する 腎内膿瘍の腎周囲の空間への破裂により起こる
臨床像	発熱，悪寒，限局した背部痛・腹部痛	発熱，悪寒，側腹部痛・腹部痛，吐き気や嘔吐(65%)，体重減少	2～3 週間以上かかる潜行性：発熱(早期)，側腹部痛(後期)
尿所見	異常なし[a]	排尿障害などの尿路症状が出たり出なかったり	40%で排尿障害
身体所見	側腹部腫瘤	60%で片側側腹部に腫瘤 30%で肝腫大	50%以下で側腹部や腹部に腫瘤 60%で腹部圧痛
原因微生物	黄色ブドウ球菌	好気性腸内 Gram 陰性桿菌〔大腸菌(*Escherichia coli*)，*Klebsiella* 属，*Proteus mirabilis*〕 緑膿菌(*Pseudomonas*)，黄色ブドウ球菌(*Staphylococcus aureus*) 黄色肉芽腫性腎盂腎炎では 25%で培養陰性	好気性腸管内 Gram 陰性桿菌(特に *Proteus* 属)と黄色ブドウ球菌，まれに *Pseudomonas* 属，Gram 陽性菌，偏性嫌気性菌，真菌，抗酸菌。25%が複数菌
尿検査	異常なし[a]	70%で異常	70%で異常
尿培養	陰性[a]	60%で陽性	60%で陽性
血液培養	しばしば陰性	しばしば陽性	40%で陽性
放射線所見	超音波：低エコー / 無エコーの腫瘤，内部の破片を伴う 造影 CT：増強された集塊	急性巣状細菌性腎炎：超音波検査：エコー源性の低下を伴う腎腫瘤を示す。 CT：低灌流の楔状 / 円形病変で被膜なし。3 分の 1 に腹水あり 黄色肉芽腫性腎盂腎炎：ベアポー徴候(CT)	CT：縁に集積，中央に低減衰(rind sign)，肥厚した腎周囲筋膜と座礁

a 腎集尿系と膿瘍腔が交通していない場合。

膿瘍へ移行する初期段階をみているのかもしれない。黄色肉芽腫性腎盂腎炎(XGP)は臨床的には急性腎盂腎炎と区別できないことが多いが，腎実質のまれではあるが重篤な慢性感染症である。これは脂質を含んだマクロファージ(すなわち泡沫細胞)が関与する肉芽腫形成によって定義され，腎結石症や慢性尿路感染による腎集尿系の閉塞に関連している可能性がある。その他のリスク因子には，尿閉，リンパ管閉塞，腎虚血，脂質代謝の変化，宿主免疫反応の異常，糖尿病，原発性副甲状腺機能亢進症などがある。XGP は陰性のため，診断時に腎外への瘻孔や大腰筋膿瘍を認めることもある。これらの病変は腎腫瘍と見分けがつきにくいことがあり，しばしば病理学的検査による鑑別が必要となる。

患者は典型的には，発熱，悪寒，側腹部や腹部の痛みを呈する。患者の 3 分の 2 には吐き気と嘔吐が生じるが，排尿障害はみられないことがある。一部の患者では，症状が軽くて診断が遅れることがある。患者は尿路感染症を繰り返したり，泌尿生殖器系器具を使用していることがある。患者の大部分は腎結石を有し，そのうちの 50%はサンゴ状結石である。患者は検査で側腹部の腫瘤や肝腫大を認めることがある。尿検査ではしばしば，細菌尿，膿尿，蛋白尿，血尿などの異常がみられる。急性巣状・多巣性細菌性腎炎の患者はしばしば菌血症を伴う。多くの患者は貧血であり，肝機能障害がみられる。

腎皮質膿瘍，腎周囲膿瘍，腎嚢胞，腫瘍などのさまざまな腎病変に伴い，非特異的な臨床像を呈する。これらの空間占拠性病変を鑑別するためには，放射線検査が必要である。超音波検査と CT のいずれも腎皮質髄質膿瘍の診断に使用されるが，XGP に関しては超音波検査は CT よりも特異度が劣る。XGP では，CT でしばしば拡張した腎盂，薄い実質，中心性の結石(「熊の手サイン」)を認める。近年，造影超音波の有効性が確認され，これらの病変の評価感度が向上すると共に，腎毒性のある造影剤や放射線被曝を避けることができるようになった。MRI は腎不全の患者やヨード造影剤に対するアレルギーの患者に考慮される。

経験的治療に使用する抗菌薬の決定には，疑われる腎感染症の種類に加え，過去の尿培養での分離株や抗菌薬曝露歴などの患者因子を考慮すべきである。フルオロキノロン耐性や基質特異性拡

表 67.2
腎実質・腎周囲膿瘍の治療

	エンピリックな治療 [a]	治療期間 [a]	ドレナージ	手術
腎皮質膿瘍	黄色ブドウ球菌用ペニシリン：oxacillin，nafcillin(1～2 g 静注 4～6 時間ごと) ペニシリンアレルギー：第 1 世代セファロスポリン系薬：cefazolin(2 g 静注 8 時間ごと)，または重度の β-ラクタムアレルギーや MRSA が疑われるときは vancomycin(15 mg/kg 静注 12 時間ごと)	10 日～2 週間の静注抗菌薬療法後に，感受性検査の結果に合わせて，内服黄色ブドウ球菌用抗菌薬を 2～4 週間使用	48 時間経過しても治療への反応がみられなければ，経皮的ドレナージを行い，それでも改善しなければ，手術によるドレナージを考慮	
腎皮質髄質膿瘍				
急性巣状細菌性腎炎	広域ペニシリン(piperacillin-tazobactam 3.375 g 静注 6 時間ごと) 広域セファロスポリン系薬(ceftriaxone 1 g 静注 24 時間ごと，または cefotaxime 1 g 8 時間ごと) フルオロキノロン系薬(ciprofloxacin 200～400 mg 静注 12 時間ごと) ampicillin(1 g 静注 4～6 時間ごと)または cefazolin(1 g 8 時間ごと)と gentamicin 併用	症状が改善し解熱してからも 24～48 時間は静注治療を継続し，その後，感受性検査の結果に基づき 2 週間の経口抗菌薬治療を行う(cefpodoxime 200 mg 12 時間ごと，または ciprofloxacin 500 mg 12 時間ごと)	通常は必要ない	
急性多巣性細菌性腎炎	急性巣状細菌性腎炎と同じ	急性巣状細菌性腎炎と同じ	抗菌薬の反応が遅い場合や，巨大な膿瘍，尿路閉塞の存在，尿性敗血症，高齢者では考慮	
黄色肉芽腫性腎盂腎炎	急性巣状細菌性腎炎と同じ	急性巣状細菌性腎炎と同じ		通常，治癒には外科的な切除が必要(腎部分切除術・腎全摘除術)
腎周囲膿瘍	piperacillin-tazobactam 4.5 g 静注 6 時間ごと，cefepime 2 g 静注 12 時間ごと，ceftazidime 2 g 静注 8 時間ごとのような広域な Gram 陰性桿菌をカバーした抗菌薬で治療を始める MRSA が疑われるときは vancomycin を併用 β-ラクタムアレルギーでは，ciprofloxacin 200～400 mg 静注 12 時間ごとを使用する ESBL 産生菌にはカルバペネム系薬を使用	最初の非経口抗菌薬治療は臨床的に改善するまで継続 その後は放射線学的検査で改善が確認されるまで適切な経口抗菌薬に切り替えて治療を継続	経皮的ドレナージが必要であり，それで改善しなければ，手術によるドレナージを考慮	抗菌薬とドレナージで改善しなければ，腎摘除術が必要になることがある

a 正常な肝・腎機能での用量。
ESBL＝基質特異性拡張型 β-ラクタマーゼ，MRSA＝メチシリン耐性黄色ブドウ球菌

張型 β-ラクタマーゼ(extended-spectrum β-lactamase：ESBL)を産生する大腸菌による尿路感染症は世界的に頻度が上昇している。医療機関への入院歴や曝露した抗菌薬の種類，流行地域への渡航歴などのリスクに関する情報は，カルバペネム系を使用するかどうかの判断に役立つ。また，地域の耐性パターンや患者のリスク因子に基づき，カルバペネム耐性のリスクを検討することが推奨される。急性巣状・多巣性細菌性腎炎を有する患者のほとんどは，抗菌薬開始から 1 週間以内に治療への反応がみられる。臨床的改善後に腎実質の異常の消失を確認するため，放射線検査を行うべきである。腎実質に限局した膿瘍には，外科的ドレナージを検討する前に，適切な抗菌薬治療を集中的に試みてもよい。巨大で成熟した膿瘍は，抗菌薬のみで治療することは困難なことがある。3 cm 未満の大部分の腎内膿瘍は抗菌薬治療のみで治療できるが，3 cm を超える膿瘍は経皮的または外科的ドレナージを必要とすることが多い。急性巣状・多巣性細菌性腎炎が疑われたら，非経口抗菌薬と経静脈輸液をすみやかに開始すべきである。エンピリックな抗菌薬治療は，この状況で一般的にみられる病原菌である，大腸菌，*Klebsiella* 属，*Proteus* 属をターゲットに行う(表 67.2)。広域ペニシリン(たとえば，piperacillin-tazobactam)，セファロスポリン系薬(ceftriaxone や cefotaxime)，ciprofloxacin が適切な選択肢である。フルオロキノロン系による治療は，大腸菌の耐性率が 10％を超える場合には避けるべきである。抗菌薬治療は培養と感受性検査の結果に基づいて修正する。治療期間は個別に設定すべきである。非経口抗菌薬治療は，症状の改善と解熱を確認してから最低 24～48 時間は継続すべきである。その後は感受性検査の結果とバイオアベイラビリティに基づき，経口抗菌薬治療をさらに 2 週間行う。

AFBN は通常は抗菌薬治療のみで改善し，フォローアップの

画像検査で腎内病変は完全な消失が確認される。ドレナージが必要な症例は限られている。抗菌薬治療のみで改善しないことに関連する要因には，大きな膿瘍，尿閉，高齢，尿路性敗血症がある。非経口抗菌薬治療と経皮的膿瘍ドレナージ，時に反復ドレナージとの併用が治療を成功させてきた。尿路の閉塞が存在する場合，患者が安定して解熱しているのでなければ，その閉塞部位に経皮的腎瘻造設術による迅速なドレナージを試みるべきである。腎摘除術が必要になるのは，腎実質にびまん性に損傷を受けた患者や，敗血症で救命のための緊急の処置を必要とする場合に限られる。

XGP の患者は，外科的介入なしで治療に成功したという症例報告もあるが，一般的には外科的処置が必要である。病変組織が除去されると黄色肉芽腫の進行は止まり再発しない。しかし，細菌尿は再発して治療を必要とすることがある。病変切除後は，尿に他の病理学的異常がない患者の予後は良好である。

腎周囲膿瘍

腎内膿瘍と同様に，腎周囲膿瘍でも，大腸菌，*Proteus* 属，黄色ブドウ球菌が一般的な原因菌である。他の Gram 陰性桿菌では，*Klebsiella* 属，*Enterobacter* 属，*Pseudomonas* 属，*Serratia* 属，*Citrobacter* 属が関与する。時には腸球菌が関与し，嫌気性菌が培養陰性膿瘍の原因になることがある。結核菌と同様に，真菌，特に *Candida* 属も重要である。

腎周囲膿瘍では，腎被膜と Gerota 筋膜との間の空間に化膿性物質が貯留する。大部分の腎周囲膿瘍は，腎周囲の空間への腎内膿瘍の破裂や，特に，尿路閉塞の存在下での慢性・再発性腎盂腎炎，あるいは黄色肉芽腫性腎盂腎炎などが原因となって生じる。リスク因子は腎内膿瘍と同様である。ほとんどの患者は背景に尿路の異常を有する。多発性嚢胞腎，神経因性膀胱，結石の有無にかかわらず慢性・再発性尿路感染症，免疫不全の患者も高リスクである。

腎周囲膿瘍の症状は，2〜3 週間かけて緩徐に進行する（表 67.1）。発熱は患者の 50％にみられる。片側性の側腹部痛がよくみられる（70〜80％）が，悪寒や排尿障害は一般的ではない（40％）。身体所見では，肋骨脊柱角の圧痛がしばしばみられ，患者の 60％が腹部圧痛を生じる。患者の半数は腹部や側腹部の腫瘤を有する。

急性腎盂腎炎の治療に反応しない発熱と片側性の側腹部痛の患者では，腎周囲膿瘍を強く疑う必要がある。CT は膿瘍を特定し，それが腎被膜を越えて広がっているかや，その周囲の解剖学的状態（腸腰筋まで及んでいないか，など）を知ることができるので，放射線検査の第 1 選択となる。典型的な所見は，中心部に低減衰を伴う縁の強調された集積で，“rind sign”と呼ばれ，肥厚した腎周囲筋膜とらせん構造を伴う。MRI は，放射線やイオン化造影剤への曝露を避けたい場合に適応となる画像検査である。超音波は CT よりも感度が低いが，膿瘍の構造と範囲をみることができる。

腎周囲膿瘍の早期の認識と迅速な治療は，死亡率の低下に寄与している。しかし，抗菌薬治療のみでは通常不十分であり，経皮的ドレナージを考慮する必要がある。外科的ドレナージは膿瘍が多房性の場合や，経皮的ドレナージが失敗した場合または禁忌である場合に考慮される。ほとんどの膿瘍腔は，ドレナージと抗菌薬治療後に自然に消失する。緊急腎摘除術が適応となることもある。エンピリックな抗菌薬治療は，最も一般的な Gram 陰性病原菌や黄色ブドウ球菌をターゲットに行うべきである（表 67.2）。アミノグリコシド系薬と黄色ブドウ球菌用 β-ラクタム（oxacillin，nafcillin），またはセファロスポリン系（cefazolin）は，適切な初期抗菌薬である。MRSA が疑われる場合には，黄色ブドウ球菌用 β-ラクタムの代わりに vancomycin を使用すべきである。Gram 陰性菌のカバーのために，アミノグリコシド系薬の代わりに広域な β-ラクタム系抗菌薬を使用することも可能である。緑膿菌（*Pseudomonas aeruginosa*）が発育してきた場合，アミノグリコシド系薬の有無にかかわらず，抗緑膿菌 β-ラクタム（piperacillin-tazobactam，cefepime，ceftazidime）を加えるべきである。あるいは，アミノグリコシド系薬を中断して ciprofloxacin を加えることも可能である。ESBL 産生 Gram 陰性菌が疑われる場合，β-ラクタムの代わりにカルバペネム系抗菌薬を使用する。腸球菌が検出された場合は ampicillin と gentamicin の併用が選択肢となる。治療は培養と感受性検査の結果に基づいて調整すべきである。抗酸菌や真菌が原因の腎周囲膿瘍は，菌種の同定と感受性検査の結果に基づいて適切な抗菌薬で治療する。

腎周囲膿瘍は尿路の圧迫により水腎症を引き起こす可能性がある。ドレナージの後でさえ，治癒過程の間に尿管周囲の炎症による狭窄が進展することがあり，これは腎周囲膿瘍の遅発性の合併症である。

腎乳頭壊死

腎乳頭壊死は，腎臓の構造的異常や免疫不全（半数以上が糖尿病）をもつ患者で最も多く生じる，腎盂腎炎のまれ（患者の 2〜5％）で重篤な合併症である（Box 67.2）。そのうえ，腎乳頭の血管系は限られているため，最小限の虚血性障害で壊死に至ることもある。乳頭壊死が感染によって引き起こされる場合，両側の腎臓のしばしば 1 つ以上の錐体が侵される。病変が進行するにつれて，壊死した乳頭の一部が壊れて腎杯の変形を生じ，それによって，認識可能な放射線学的陰影欠損が生じる。脱落した部分は排出され，尿に検出される。

腎乳頭壊死の患者では，既存の腎盂腎炎の症状が悪化し，腰痛，血尿，発熱がみられる。急性腎盂腎炎を起こした糖尿病患者で臨床的な悪化傾向と腎機能の低下の両方または一方がみられたら，腎乳頭壊死の可能性を考えるべきである。多相性ヘリカル CT は迅速な初期の乳頭壊死の同定に有用である。CT では，三

Box 67.2

乳頭壊死の発症に関連する状態
糖尿病
腎盂腎炎
尿閉
鎮痛薬の乱用
鎌状赤血球症
腎移植

日月状の乳頭を取り囲む造影剤の領域である「リングサイン」を認めることがある。

抗菌薬治療は，大腸菌，*Proteus* 属，*Klebsiella* 属などの一般的な尿路感染症の原因菌をターゲットに行う（表 67.2，「腎皮質髄質膿瘍」の治療を参照）。患者が適切な抗菌薬治療に迅速に反応せず感染が制御できない場合，腎摘出術が必要となることがある。

文献

Al-Delfi F, Herrera GA. Xanthogranulomatous pyelonephritis. *Pathology Case Rev*. 2015;20:256–259. https://journals.lww.com/pathologycasereviews/toc/2015/11000

Buanaiuto VA, Marquez I, De Toro I, et al. Clinical and epidemiological features and prognosis of complicated pyelonephrosis: A prospective observational single hospital-based study. *BMC Infect Dis*. 2014;14:639–747.

Campos-Franco J, Macia C, Huelga E. Acute focal bacterial nephritis in a cohort of hospitalized adult patients with acute pyelonephritis. Assessment of risk factors and a predictive model. *Eur J Intern Med*. 2017;39:69–74.

Chaudhary HM, Abou Karam A, Calleros-Macias, JE. Everyday practice: Spectrum of urinary tract infections. *Contemp Diagn Radiol*. 2016;39:1–5. https://journals.lww.com/cdronline/toc/2016/09150

Fontanilla T, Minaya J, Cortes C, et al. Acute complicated pyelonephritis: Contrast-enhanced ultrasound. *Abdom Imaging*. 2012;37(4):639–646.

Gardiner RA, Gwynne RA, Roberts SA. Perinephric abscess. *BJU Int*. 2011;107(Suppl 3):20–23.

Hooten J. Urinary tract infections in adults. In Feehally J, Floege J, Tonelli M, Johnson RJ, eds. *Comprehensive clinical nephrology* (6th ed.). Philadelphia, PA: Elsevier; 2018:626–638.

Johnson JR, Russo TA. Acute pyelonephritis in adults. *N Engl J Med*. 2018;378(12):48–59.

Kim YK, Seo MR, Kim SJ. Usefulness of blood cultures and radiologic imaging studies in the management of patients with community-acquired acute pyelonephritis. *Infect Chemother*. 2017;49(1):22–30.

Nanda N, Dembry LM. Renal and perirenal abscesses. In Coffman TM, Falk RJ, Molitoris BA, Neilson EG, Schrier RW, eds. *Schrier's Diseases of the Kidney* (9th ed.). Philadelphia, PA:Wolters Kluwer Health; 2012:725–737.

Ruiz-Mesa JD, Marquez-Gomez I, Sena G. Factors associated with severe sepsis or septic shock in complicated patients. *Medicine*. 2017;96(43):e8371.

Schneeberger C, Holleman F, Geerlings S. Febrile urinary tract infections: Pyelonephritis and urosepsis. *Curr Opin Infect Dis*. 2016;29(1):80–85.

Sieger N, Kyriazis I, Schaudinn, et al. Acute focal bacterial nephritis is associated with invasive procedures: A cohort of 138 cases extracted through a systematic review. *BMC Infect Dis*. 2017;17(1):240–249.

Talan DA, Takhar SS, Krishnadasan A, et al. Fluoroquinolone-resistant and extended-spectrum β-lactamase-producing *Escherichia coli* infections in patients with pyelonephritis, United States. *Emerg Infect Dis*. 2016;22(9):1595–1603.

Wang PS. Xanthogranulomatous pyelonephritis. *Ultrasound Q*. 2016;32(3):310–311.

8

Section 9

さまざまな臨床像：筋骨格系

68 自己関節感染および人工関節感染

■著：Shahbaz Hasan, James W. Smith
■訳：海老澤 馨

自己関節感染

自己関節への感染は通常，外傷，元々の関節炎，免疫抑制剤の使用，糖尿病，悪性腫瘍，静脈内薬物使用，他の感染症(感染性心内膜炎，皮膚感染症，尿路感染症など)といった素因がある患者で発症する。病原体が血流を介して血管の豊富な滑膜腔に到達すると，多核白血球が滑膜へ誘導され，関節面を破壊する酵素が放出される。

診断

患者は関節の痛みと可動域制限を呈する。発熱に関しては微熱程度であることが多く，39℃以上に上昇することはまれである。関節の圧痛は軽微なものから重度のものまでさまざまだが，感染に伴う関節水腫の影響でたいていの場合は腫脹がみられる。多関節が侵されるのは10〜20％で，特にウイルス性関節炎や関節リウマチでみられる。検査所見では赤沈の亢進，滑液細胞数が50,000/mL以上で多核白血球が75％以上であることなどが化膿性関節炎を示唆する。ただし，これらの所見のみではリウマチ性や結晶性関節炎と感染性の関節炎を区別することはできず，関節液の培養で診断を行う。血液培養が陽性になることもある。抗酸菌もしくは真菌が原因の慢性の単関節所見の場合，滑液よりも滑膜組織の培養のほうが信頼性が高い。ライム病やウイルス性関節炎の診断には血清抗体を用いる。関節液のポリメラーゼ連鎖反応(polymerase chain reaction：PCR)は，部分的に治療された症例や，*Mycoplasma*，*Chlamydia*，*Borrelia burgdorferi*(ライム病)といった栄養要求性が高い微生物による関節炎の診断に有用である。単純レントゲン写真を診断に使うことはほとんどない。CTやMRIでは，周辺の軟部組織の状態をより詳細に評価でき，隣接する骨の骨髄炎をみつけることができるかもしれない。仙腸関節の評価には核医学検査が必要なことがあるが，化膿性関節炎と他の炎症性関節炎を鑑別することはできない。

自己関節の細菌性関節炎の原因菌として検出されることが最も多いのは黄色ブドウ球菌(*Staphylococcus aureus*)であるが，単関節の細菌性関節炎の原因菌としては，ほかにも多くのGram陽性菌やGram陰性菌が報告されている。関節に基礎疾患がなく性的活動性のある人の細菌性関節炎の主な原因菌は，淋菌(*Neisseria gonorrhoeae*)である。この場合，発熱，皮膚病変，多関節の症状を来すことがあり，しばしば腱鞘炎を伴う。抗酸菌や真菌は，腱鞘炎を伴う慢性的な緩徐進行性の単関節感染の原因微生物となりうる。関節炎と関連することの多いウイルスとしては，女性では風疹ウイルスとパルボウイルスB19(伝染性紅斑や第5病)，男性ではムンプスウイルスがある。B型肝炎ウイルスに感染すると，前駆症状として関節炎や皮膚瘙痒感が出現することがあり，黄疸の出現と共に消失する。

治療

検査や培養のために適切な関節液検体を採取した後，細菌性関節炎を疑う場合はエンピリックな(経験的)抗菌薬治療を開始する。抗菌薬の選択は患者の年齢，リスク因子，そして滑液のGram染色の結果によって変わる(図68.1)。培養結果が判明した後，最適な抗菌薬へ変更する。通常の抗菌薬投与期間は2週間である。ブドウ球菌やGram陰性桿菌の場合は3週間治療する。抗酸菌性や真菌性の場合は，最長1年間の治療を要する。原因菌ごとの初期治療については表68.1を参照。

抗菌薬治療開始後5〜7日間は，感染した関節液では，関節液の再貯留に対して繰り返し穿刺吸引が必要となる。ほとんどの患者は穿刺吸引に反応する。関節液の量や多核白血球の総数や割合が穿刺のたびに減少していれば，持続的なドレナージは必要ない。しかし，7日間を超えて関節液が残存する場合や細胞数が減少しない場合は，外科的ドレナージの適応となる。そのほか，穿刺吸引による効果的な減圧が困難な場合(股関節)や穿刺そのものが困難である場合(胸鎖関節，仙腸関節)，関節腔が癒着形成によって被包化してしまった場合，貯留液が膿性で粘度が高く吸引が難しい場合にも，外科的ドレナージの適応となる。膝，肩，足関節の場合，関節鏡下ドレナージが開放ドレナージの代わりになる。

予後

細菌性関節炎の死亡率は10〜15％である。生き延びた患者のうち最大25〜50％で関節機能に何らかの後遺症が残る。高齢者や，関節に重度の基礎疾患がある患者，股関節感染，抗酸菌や真菌感染の場合は予後が悪いことが多い。

人工関節感染

人工関節手術の頻度はここ40年間増加し続けている。米国では年間約100万件の人工関節置換術が行われている。その多くは股関節や膝関節だが，肘関節や肩関節，手関節の手術も行われている。手術適応で最多なのは関節リウマチ，変形性関節症，骨折，化膿性関節炎である。

10年間人工関節に問題がない確率はほとんどの施設で70〜90％である。ほとんどの不具合は非感染性の人工関節の緩みによるものであり，感染の合併によるものは1％未満である。これら

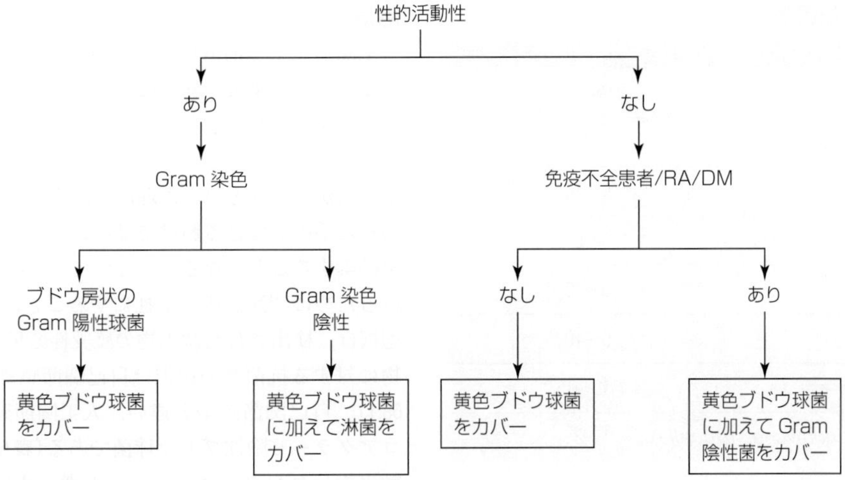

図 68.1
非外傷性の急性単関節炎において，エンピリックにカバーすべき微生物
DM＝糖尿病，RA＝関節リウマチ

表 68.1　自己関節の化膿性関節炎の治療

微生物 / 感染症	治療	期間
黄色ブドウ球菌	ペニシリナーゼ耐性ペニシリン系薬[a]，または第 1 世代セファロスポリン系薬[b]，cefuroxime 1 回 1.5 g 8 時間ごと	3〜4 週間
メチシリン耐性黄色ブドウ球菌もしくはペニシリンアレルギーの場合	vancomycin 1 回 1 g 12 時間ごと，または daptomycin 4〜6 mg/kg/ 日，linezolid 1 回 600 mg 12 時間ごと	3〜4 週間
レンサ球菌	penicillin G 1 回 400 万単位 6 時間ごと，または第 1 世代セファロスポリン系薬[b]，clindamycin 1 回 300 mg 8 時間ごと	2 週間
Gram 陰性桿菌	抗緑膿菌セファロスポリン系薬[c]，カルバペネム系薬[d]，キノロン系薬[e]	3〜4 週間
播種性淋菌感染症	ceftriaxone 1 回 1 g 24 時間ごとを反応があるまで。その後，cefixime 1 回 400 mg 1 日 2 回内服	7〜10 日間
淋菌性関節炎	ceftriaxone 1 回 1 g 24 時間ごと	3 週間
ライム病	doxycycline 1 回 100 mg 1 日 2 回，または ceftriaxone 1 回 2 g 24 時間ごと静注	4 週間 2 週間
結核菌	isoniazid 300 mg/ 日と rifampicin 600 mg/ 日に加えて，ethambutol 15 mg/kg/ 日と pyrazinamide 1,500 mg/ 日を初期の 2 か月間併用する	1 年間
真菌性関節炎	amphotericin B を 0.5〜0.7 mg/kg/ 日で総量 2 g となるまで。その後，itraconazole 200〜400 mg/ 日の内服もしくは fluconazole 200〜400 mg/ 日の内服	1 年間

a　nafcillin 1 回 2 g 6 時間ごと静注。
b　cefazolin 1 回 1 g 8 時間ごと静注，もしくは cephalothin 1 回 1〜2 g 6 時間ごと静注。
c　ceftazidime 1 回 2 g 8 時間ごと静注，もしくは cefepime 1 回 1 g 12 時間ごと静注。
d　imipenem-cilastatin 1 回 500 mg 6 時間ごと静注，もしくは meropenem 1 回 500 mg 8 時間ごと静注。
e　ciprofloxacin 1 回 400 mg 12 時間ごと静注，もしくは levofloxacin 1 回 500 mg 24 時間ごと静注。

の人工関節感染は，広範囲の外科的介入と長期の抗菌薬使用を要するため，コストがかかり，機能予後を悪くし，まれに死亡率を上げる。人工関節感染を起こすリスク因子として，関節リウマチ，関節手術の既往，術後の創部感染，血腫，退院時に創部が治癒していなかったりドレナージが継続されていたりすることが挙げられる。ほかにも，創部への瘻孔形成，肥満，年齢，免疫抑制療法を受けている，糖尿病，別部位の感染症（特に尿路感染症や皮膚感染症）がリスク因子となる。感染の頻度は関節ごとに違い，股関節では 1％以下，膝関節では 1〜2％，肘関節では 4〜9％である。

ほとんどの感染は，おそらく病原微生物が手術時に直接侵入するか空気中から侵入することで起こる。原因菌の多数を占めるのが皮膚常在菌であること（表 68.2）や，予防的抗菌薬投与により感染頻度が低下することからも，このことの重要性がわかる。人工

表 68.2　人工関節感染の原因菌

原因菌	割合(%)
黄色ブドウ球菌	25
コアグラーゼ陰性ブドウ球菌	25
レンサ球菌	5〜10
腸球菌	3〜5
Gram 陰性桿菌	8〜10
嫌気性菌	5〜10
複数菌感染	10〜15
その他(真菌，抗酸菌，*Actinomyces*，*Brucella*)	1〜2

関節に対する経血流的な感染は，術後 2 年以上経過した後の感染に関連している。

診断

急性人工関節感染は，術後 6 か月以内の疼痛と発熱がある場合に疑われる。これらの所見は，自己関節の場合の急性化膿性関節炎と似ている。しかしながら，多くの場合は無痛性で，局所的な痛みや人工関節の緩みといった症状で発症する傾向がある。臨床所見，検査所見，画像所見では，非感染性か感染性の合併症なのかを鑑別するには不十分である(表 68.3)。したがって，多くの場合，感染の有無は術中の組織所見や術中病理検体の急性炎症反応の有無で診断することになる。原因菌は多岐にわたるため(表 68.2)，関節液および組織は好気培養，嫌気培養，真菌培養，抗酸菌培養に提出しなくてはならない。抗菌薬を 1〜2 週間中止してから組織検体を採取すると，微生物培養で原因菌が検出されやすくなる。

治療

人工関節感染の治療目標は，感染巣の除去と関節機能の温存の 2 つである。感染巣の除去に関しては，二期的な再置換術が最も成功率が高い。しかしながら，骨が十分残っていなかったり，長期の固定に耐えることができなかったり，感染巣を取り除くことができなかったりといった理由で，すべての患者でこのような思い切った手術ができるわけではない。そのような症例では他の方法を模索することになるが，たいていの場合は微生物学的な治癒を得るために関節機能を犠牲にすることになる(表 68.4)。抗菌薬の選択は，検出された微生物の感受性結果による。検出された微生物に対する抗菌薬の選択は自己関節感染の場合と同様である(表 68.1)。自己関節感染と違い，人工関節感染で最も多い原因菌はコアグラーゼ陰性ブドウ球菌である(表 68.2)。したがって，この微生物はコンタミネーションと考えずに治療対象とすべきである。人工関節を取り除いた場合は，抗菌薬を 6〜8 週間点滴投与する。一方，人工関節を温存する場合は，点滴抗菌薬の投与終了後に経口抗菌薬による延長治療(6 か月〜1 年間)を行うべきである。ブドウ球菌の場合は rifampicin を併用して静注抗菌薬を 2〜6 週間投与した後，さらに経口抗菌薬を 6 週間投与する。経口薬としては，感受性があればキノロン系薬，たとえば ciprofloxacin 1 回 750 mg 1 日 2 回もしくは levofloxacin 1 回 500 mg 1 日 1 回を，rifampicin 1 回 600 mg 1 日 1 回と併用する。代替薬として minocycline もしくは doxycycline 1 回 100 mg を 1 日 2 回内服する方法がある。

予防

周術期抗菌薬には，最も頻度の高い微生物，つまり Gram 陽性球菌を含めたカバーを行う。第 1 世代セファロスポリン系薬が適している。抗菌薬は手術開始の 30〜60 分前に投与を開始し，最長で術後 24 時間まで投与する。メチシリン耐性黄色ブドウ球菌(methicillin-resistant *S. aureus*：MRSA)を保菌していることがわかっている患者では，追加で vancomycin の投与を行う。抗

表 68.3　人工関節感染の特徴

	感染を示唆する所見	コメント
病歴	安静時痛，術後に無痛期間がない，創部治癒遅延，発熱	これらの所見は特異的ではなく，非感染性の人工関節の緩みでも同様の所見がみられる。感染していても無症状のこともある
身体所見	腫脹，疼痛，可動域制限，発熱，瘻孔形成	同上
検査所見	白血球増加，赤沈亢進，CRP 上昇	これらの項目の上昇は急性感染の多くでみられるが，慢性経過の無痛性の感染の場合は正常範囲内のことがある
レントゲン検査	骨膜炎，骨皮質内側の侵食像(endosteal scalloping)，局所もしくは広範な骨溶解像	レントゲン所見は正常であることが多い。非感染性の人工関節の緩みと，感染とを鑑別することはできない
核医学検査	人工関節周辺の取り込みの増加	主観的で読影者に依存する。骨と標識白血球の連続スキャンを使用することで感度と特異度が上がる。原因菌に関する情報は得ることはできない
関節穿刺	培養陽性	感度 60〜80%，特異度 85〜95%，ドライタップ 10〜15%。有症状の場合に，より有効。原因菌と感受性に関して特異的な情報を得ることができる。それまで診断のついていなかった感染をみつけることができる。抗菌薬を 2 週間中止すると検出率が上がる

表 68.4　人工関節感染の治療選択肢

治療法	方法	コメント
再置換術	人工関節とセメントを除去し，直後に再挿入（一期的再置換術）もしくは期間をあけて再挿入（二期的再置換術）する	最適治療。機能的にも微生物学的にも治療成績がよい。患者が大きな手術や長期安静に耐えられなければならない。再挿入に際して十分な残存骨量があることが必要
人工関節抜去術	人工関節とセメントを抜去し，隣接した骨の広範なデブリードマンを行う	深刻な骨量減少，再感染，反応性の悪い原因菌（例：真菌）のため再置換術が不可能な場合や，患者の活動性から再置換術が必須ではない場合に行う。関節機能を犠牲にして微生物学的に良好な治療を提供する。
関節固定術（arthrodesis）	人工関節とセメントを除去し，関節の固定を行う	機能温存が求められるが再置換術を行うことができない場合。長期安静が必要となる。
切断術（amputation）		何度も治療されていたり，難治性の疼痛があったり生命を脅かす感染の場合には，根本的な治療が必要となることがある
人工関節温存術	抗菌薬長期投与のみを行うか，もしくはそれと併せて人工関節を抜去せずに局所のデブリードマンを行う	患者が大きな手術に耐えられない場合や手術を拒否した場合に適応となる。症状出現から3週間以内で，瘻孔がなく，画像上人工関節の固定に緩みがなく，原因菌の抗菌薬感受性が良好であった場合に，うまくいく可能性が高い

菌薬を含有したビーズやセメントは，局所に高濃度の抗菌薬を届けることができ，全身性の毒性も少ないため，広く使われてきた。術中の菌の侵入を防ぐため層流装置(laminar air-flow device)［訳注：室内の空気の流れをコントロールすることで，創部への病原微生物の侵入を防ぐ装置］や全身排気スーツ(body exhaust suits)が推奨されてきたが，このようなかなり高価な設備の費用対効果についてははっきりしていない。

人工関節が挿入されている患者で，歯科，尿路，消化管に対する複雑でない手技を行う際に，ルーチンで抗菌薬を予防内服させることについては，利益があるという確固たる証拠はない。人工関節感染のリスクは，健常人が感染性心内膜炎を発症するリスクと同等である。しかしながら，米国歯科医師会(American Dental Association)と米国整形外科学会(American Academy of Orthopedic Surgeons)との合同声明では，米国心臓協会(American Heart Association：AHA)の高リスク患者に対して高リスクの歯科手技を行う場合の感染性心内膜炎予防と同様に，抗菌薬予防投与を勧めている。

文献

Berbari EF, Osman DR, Duffy MC, et al. Outcome of prosthetic joint infection in patients with rheumatoid arthritis: impact of medical and surgical therapy in 200 episodes. *Clin Infect Dis*. 2006;42:216–223.

Donatto KC. Orthopedic management of septic arthritis. *Rheum Dis Clin North Am*. 1998;24:275–286.

Kaandorp CJE, Van Schaardenburg D, Krijnen P, et al. Risk factors for septic arthritis in patients with joint disease: a prospective study. *Arthritis Rheum*. 1995;38:1819–1825.

Lentino JR. Prosthetic joint infections: bane of orthopedists, challenge for infectious disease specialists. *Clin Infect Dis*. 2003;36:1157–1161.

Marculescu CE, Berbari EF, Hanssen AD, et al. Outcome of prosthetic joint infections treated with debridement and retention of components. *Clin Infect Dis*. 2006;42:471–478.

Osmon DR, Berbari EF, Berendt AR, et al. Diagnosis and management of prosthetic joint infection: Clinical practice guidelines by the Infectious Diseases *Society of America*. *Clin Infect Dis*. 2013;56(1):e1–e25.

Smith JW, Piercy E. Infectious arthritis. *Clin Infect Dis*. 1995;20:225–230.

69 滑液包炎

■著：Richard H. Parker
■訳：海老澤 馨

滑液嚢の炎症，つまり滑液包炎は一般的によくみられる疾患である。滑液包は腱と骨もしくは皮膚との間で緩衝材としての役割を果たす，液体で満たされた液嚢である。ヒトの体には150以上の滑液包がある。滑液包炎の多くは肘頭部や膝蓋骨前面の滑液包に起こり，その大半は外傷に起因する。最大20〜30％が一次的もしくは二次的に感染している。リウマチ性疾患に関連した炎症に起因する頻度はずっと低い。化膿性関節炎になる典型的な経過は，非感染性の滑液包炎に対して副腎皮質ステロイドを注入するために穿刺することかもしれない。化膿性滑液包炎は，感染部位に外傷歴がなくても，菌血症の合併症としても起こりうる。小児では化膿性滑液包炎は珍しいが，発症する場合は，スポーツ関連の損傷など，急性外傷に関連することが一般的である。

肘頭部や膝蓋骨前面といった浅部滑液包に起こる感染性，非感染性の滑液包炎の場合，発赤と疼痛の両方を伴う（図69.1）。発熱や他の部位の感染といった臨床徴候は，感染性と非感染性との鑑別に役立つことがある。転子滑液包炎のような深部滑液包の滑液包炎は，通常非感染性だが，大転子や他の深部滑液包において結核性滑液包炎の報告がある。滑液包炎の原因菌のほとんどは皮膚の常在菌である。感染した滑液包のおおよそ90％は黄色ブドウ球菌（*Staphylococcus aureus*）が原因と考えられている。しかし，取り込まれさえすれば，いかなる微生物（溶血性レンサ球菌，Gram陰性桿菌，真菌）であっても感染を引き起こしうる。他の感染症と同様，免疫不全患者の場合は非典型的な日和見感染を起こす微生物が原因となることがある。

化膿性滑液包炎の診断には，鏡検，培養，細胞数，糖の測定のため貯留液の穿刺が必要である（表69.1）。

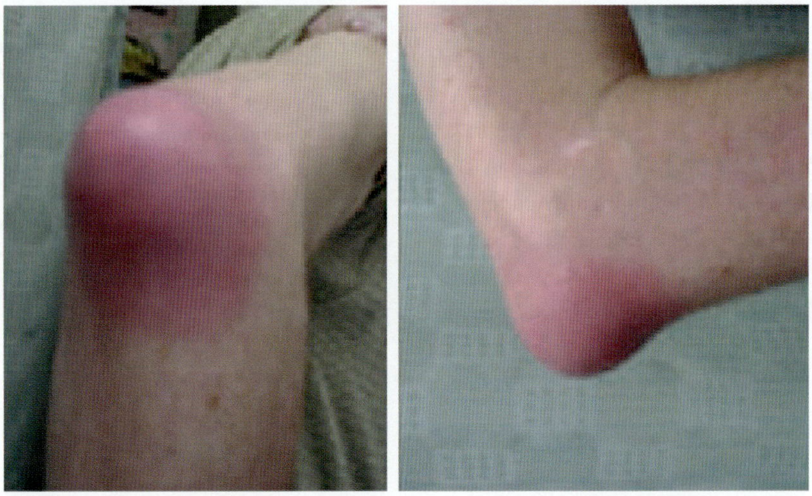

図69.1
赤く腫脹した肘頭部の滑液包（*Resident and Staff Physician*, March 2006より）

表69.1　滑液包炎の原因別にみた滑液包液の所見

所見	正常	外傷性	化膿性	リウマチ性炎症	微結晶性炎症
色	黄色透明	血性，キサントクロミー	黄色，混濁	黄色，混濁	黄色，混濁
白血球	0〜200	≦5,000	1,000〜200,000	1,000〜20,000	1,000〜20,000
赤血球	0	多数	少数	少数	少数
糖	正常[a]	正常[a]	減少	減少（わずか）	さまざま
Gram染色，培養	陰性	陰性	陽性	陰性	陰性

a 滑液糖／血糖＝0.6〜1。

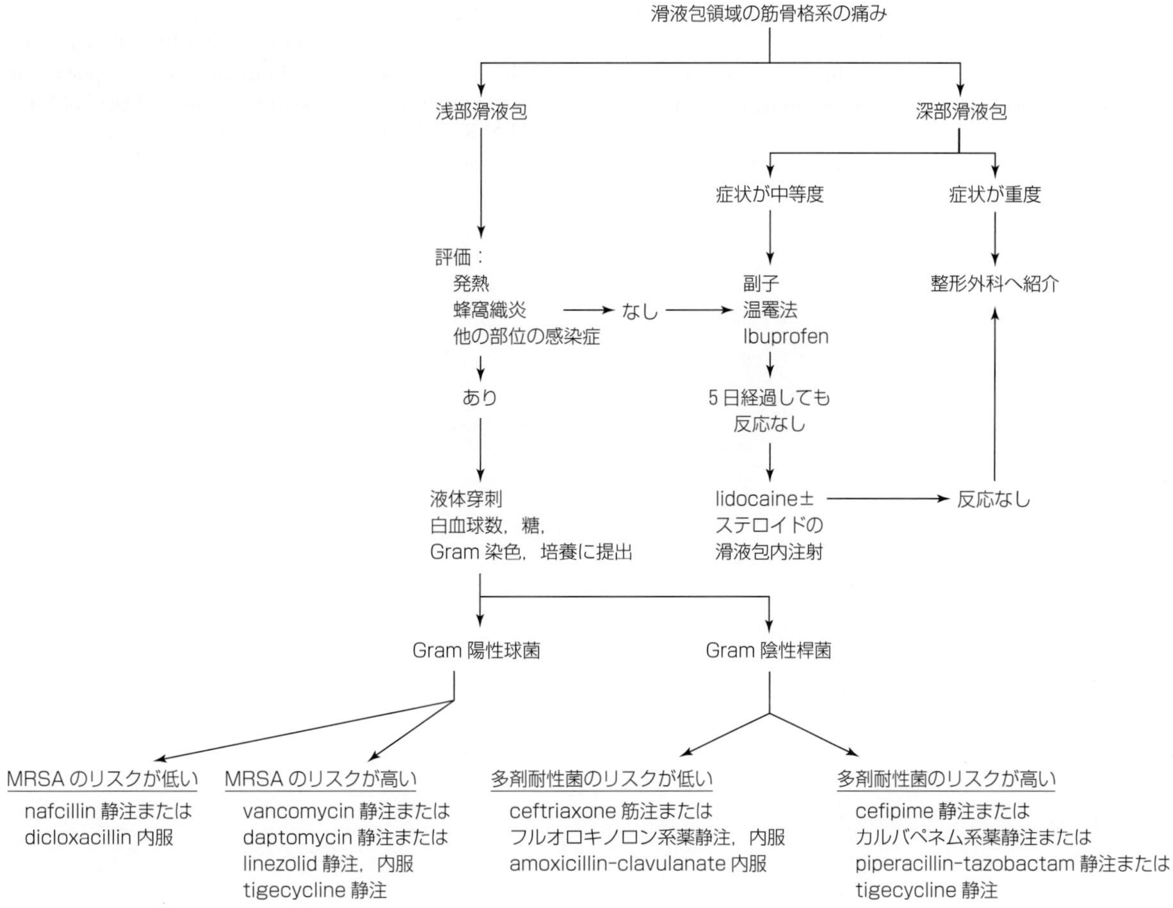

図69.2
滑液包領域の筋骨格系の痛みに対するアプローチ
MRSA＝メチシリン耐性黄色ブドウ球菌

治療

治療はまず，炎症が感染性か非感染性か見極めるところから始まる(図69.2)。非感染性の滑液包炎は，安静と温罨法，抗炎症薬で治療を行い，重症度や治療に対する反応に応じて整形外科に紹介する。化膿性滑液包炎の場合は，外科的ドレナージと静注抗菌薬による治療のため，入院が必要となることが多い。しかしながら，多くの患者はそこまで重症ではなく免疫不全状態でもないことが多く，指示に従えると考えられ，内服抗菌薬で治療を開始して外来で慎重に経過を追うこともできる。在宅静注療法は選択肢の1つだが，メチシリン耐性黄色ブドウ球菌(methicillin-resistant *S. aureus*：MRSA)や他の静注薬でしか治療することができない原因菌の場合，もしくは内服治療に患者が耐えられない場合のみに限定すべきである。

初期治療ではブドウ球菌に対して効果の高い薬剤を使用し，軽症例では内服治療を行う。ある研究では，82例の患者に対してcloxacillinをベースとした治療を行ったところ，1例を除く全例で治癒が得られたとしている。全例で解熱するまで静注治療が行われ，35例ではgentamicinが含まれていた。MRSAの多い地域では，静注のvancomycin，daptomycinもしくはlinezolidを投与すべきである。linezolidはバイオアベイラビリティがよく，MRSAに対して，静注でも内服でも同等の効果がある。市中型MRSAに対しては，適切な方法でclindamycinに対する誘導耐性がないことが確認できれば，clindamycinを使用することもできる[訳注：erythromycinに対して耐性があった場合，clindamycinの感受性結果の判定にはD-testによる誘導耐性の確認が必要である]。下肢や免疫不全患者における化膿性滑液包炎では，Gram陰性桿菌や嫌気性菌をカバーした治療を開始すべきである。内服抗菌薬は，初期治療として使用されなかった場合でも，48〜72時間以内に使用することができる。耐容性のよい，1日1回の投与で済む治療が，アドヒアランスの面から好ましい。治療期間は通常3〜4週間である。初回穿刺後に再度液貯留がある場合は再穿刺を行い，外科的ドレナージもしくは滑液包切除術(bursectomy)を考慮する必要がある。

文献

Barham GS, Hargreaves DG. *Mycobacterium kansasii* olecranon bursitis. *J Med Microbiol*. 2006;55:1745–1746.

Garcia-Porrua C, González-Gay MA, Ibañez D, et al. The clinical spectrum of severe septic bursitis in northwestern Spain: a 10 year study. *J Rheumatol*. 1999;26:663–667.

9

Hanrahan JA. Recent developments in septic bursitis. *Curr Infect Dis Rep*. 2013;15(5):421–425.
Harwell JI, Fischer D. Pediatric septic bursitis: case report of retrocalcaneal infection and review of the literature. *Clin Infect Dis*. 2001;32:E102–E104.
Khazzam M, Bansal M, Fealy S. Candida infection of the subacromial bursa. *J Bone Joint Surg*. 2005;87:168–171.
Martinez-Taboada VM, Cabeza R, Cacho PM, Blanco R, Rodriquez-Valverde V. Cloxacillin-based therapy in severe septic bursitis: retrospective study of 82 cases. *Joint Bone Spine*. 2009;76:665–669.
Small LN, Ross JJ. Suppurative tenosynovitis and septic bursitis. *Infect Dis Clin North Am*. 2005;19:991–1005.

70　急性および慢性骨髄炎

■著：Ilona Kronig, Pierre Vaudaux, Domizio Suvà, Daniel Lew, Ilker Uçkay
■訳：海老澤 馨

イントロダクション，疫学，臨床症状

骨髄炎(osteomyelitis)という言葉は，骨や付着部の非感染性の炎症もあるが，一般的には骨の感染症を指す。厳密にいえば，骨髄炎というのは骨と骨髄両方の病変のことをいう。経過から骨髄内部にどの程度感染が及んでいるのかは知る由がないので，たいていの場合は骨炎(osteitis)という言葉のほうがより適切かもしれない。他の感染症と同様に内科医たちは，急性骨髄炎(acute osteomyelitis：AO)と慢性骨髄炎(chronic osteomyelitis：CO)といったように大きく分類することを好むが，この区別は日々の臨床診療における方針決定にはたいして影響を与えない。内科医の間で一般的に浸透している定義は，急性骨髄炎は全身性の炎症反応を伴う最近の骨組織の感染であり，慢性骨髄炎は最低6週間〜3か月の症状を伴うものとなっている。ほかには，瘻孔や腐骨，骨柩(involucrum)といった，慢性感染の病理解剖学的な特徴で分類する方法がある。それ以外にも，外科医たちはCierny-Mader分類に代表されるような，実用面での外科的アプローチ方法に基づいた分類を使っている。この分類では急性や慢性といった言葉は用いられていない。一般的に，外科医は慢性骨髄炎について，腐骨や骨変形がすでに存在し手術を要する感染症であると理解している。

急性骨髄炎は，だいたいが思春期前の小児や高齢者に起こる血流感染症で，通常，長管骨(小児)や脊椎(高齢者)の骨幹端部に起こる。敗血症のときに全身を巡った細菌が，骨で増殖した結果として起こる。もしくは，急性骨髄炎は外傷や整形外科手術後(創部感染)に局所から発症することもある。一方で，慢性骨髄炎には2つの原因がある。気づかれないまま放置された急性骨髄炎に続発する場合と，対麻痺や寝たきり患者，足病変のある糖尿病患者などの慢性潰瘍から継続的に菌が広がってくる場合である。骨髄炎の疫学は感染した骨や病原体，状況によってさまざまである。たとえば，資源の少ない国では，資源の豊かな国に比べて結核性骨髄炎や，外傷に端を発した慢性骨髄炎の割合が高いと考えられ，また，高齢患者では足部の骨髄炎の有病率がより高くなる。

発症機序の詳細

すべての慢性感染は急性期から始まる。細菌は骨組織や整形外科用人工物にフィブロネクチンや他の構造蛋白に対する受容体を介して付着し，その後，バイオフィルムを形成して細胞内に隠れる。炎症によって血管が閉塞すると，まばらな虚血性骨壊死が起こる。血流のなくなった骨は分離され，「腐骨化(sequestrate)」と呼ばれる。これは細菌にとって理想的な培地となり，48時間で膿瘍が形成される。その間，症例によってはかなり活発な骨芽細胞活性が起こり，骨柩と呼ばれる骨膜添加(periosteal apposition)と新生骨の形成が起こる。腐骨化もしくは骨柩が線維化すると，硬化(sclerosis)が起こる。骨硬化像は通常，1か月以上感染があったことを示唆する。

原因微生物

ほとんどの感染は細菌性で，真菌性(静脈内薬物使用者や，免疫抑制状態にある人の頭蓋骨骨髄炎)や寄生虫疾患(例：エキノコッカス症)に伴うものは細菌性に比べてずっと少ない。顎骨を除いたすべての骨髄炎の原因菌で最も多いのは黄色ブドウ球菌(*Staphylococcus aureus*)であり，全体の最大3分の2〜4分の3を占め，次いでレンサ球菌，緑膿菌(*Pseudomonas aeruginosa*)などのGram陰性桿菌が多い。他のあらゆる感染症と同様に，実質的にはどんな細菌でも骨髄炎を起こしうる。皮膚常在菌であるコアグラーゼ陰性ブドウ球菌や*Propionibacterium*，*Corynebacterium*，*Bacillus*属は人工物感染で出くわすが，急性骨髄炎や人工物のない慢性骨髄炎から単独で検出されることはほぼない。外傷や長期間存在している潰瘍の場合は多菌種感染のことが多いが，血流感染の場合はそうではない。

診断

臨床所見(排膿の有無にかかわらず瘻孔が形成されている)や画像所見(腐骨，骨柩，瘻孔形成)があれば慢性骨髄炎を示唆するが，非侵襲的な検査では，感染性の骨髄炎の確定診断や除外を行うことはできない。したがって，細菌学的もしくはポリメラーゼ連鎖反応(polymerase chain reaction：PCR)による分子生物学的な同定のためには，適切な感染骨組織を採取することが何よりも重要なのである。深部から採取した場合であってもスワブの使用は避けるべきである。最終的な感染の証明には，(術中に採取された)骨のうち少なくとも2箇所から同一菌が検出されることが求められる。すでに抗菌薬治療が開始されている場合や，結核，ブルセラ症，ノカルジア症など遅発育菌が疑われる場合は，培養の期間を通常の5日間より延長したり，特殊な検査を行ったりする。組織所見は臨床上の疑いを確定するのに役立つことがある。

治療

治療の中心となるのは，適切なデブリードマンと死腔の閉鎖，創

部の保護，そして適切な抗菌薬治療である。

外科的治療

広義のデブリードマンは，腐骨除去術(sequestrestomy)，ネクロセクトミー，髄内掻爬術(intramedullary reaming)［訳注：ream は，くり抜いて穴をつくったり，すでにある穴を大きくしたりすることを意味する行為。整形外科領域では人工関節などの器具を埋め込むために骨に穴をあけたりする行為のことを指す］，安定性の確保に必須であるもの以外の整形外科用人工物の抜去(可能であれば，もしくはそれが望ましければ)，といったいくつかの異なった外科的アプローチをまとめた言葉である。すべての壊死組織を取り除くため，たいていの場合，デブリードマンを繰り返す(second look)。外科医たちは，どの程度の範囲までデブリードマンを行うことができるかわかっている。これらのデブリードマンが完了したと評価する明確な基準はない。これまで，海綿骨移植や抗菌薬含有アクリルビーズの埋め込みなど，多くの方法が試されてきた。血流障害がある場合は，血管バイパス形成や血管内ステント留置による血行再建術を行う。骨の安定性に欠ける場合は，2 期的治療が必要になることがある。第 1 期で広範囲のデブリードマンを行い死腔を塞ぎ(最終的には抗菌薬含有ビーズもしくはセメントを用いる)，外固定で骨を固定し，被覆材で覆う。3 週間の抗菌薬治療後に第 2 期の治療として，新たにデブリードマンを行い，ビーズもしくはセメントを除去，骨移植で死腔を充填し，内固定(プレートと髄内釘の両方または一方)で骨を固定し，軟部組織で被包する。gentamicin 含有ビーズなどの抗菌薬の局所投与は，局所に時間的にも空間的にも限定して抗菌薬を拡散できるという利点があったため，長く推奨されてきた。しかしながら現時点では，抗菌薬の全身投与に加えて局所投与を行うことで寛解率を改善するという結果は得られていない。局所埋め込みビーズの主な欠点は，のちに外科的に除去する必要性が生じうることである。軟部組織での被包がうまくいっていれば，小さな死腔は変化なく残る。大きな死腔は持続感染や安定性を欠くことがないように充塡する。周辺の軟部組織で腔内を充塡することができなかった場合は，局所的な筋皮弁や遊離皮弁でスペースを埋める。自家骨移植グラフトの安定性が向上するのは 6〜8 週間後である。慢性的に広範囲で，治療の難しい慢性骨髄炎のときには，最終手段として，Ilizarov 固定器具を用いる。この手技では，デバイス挿入後 10 日以上経ってから持続的に牽引することで，最長 15 cm にわたる骨欠損を橋渡しすることができる。

抗菌薬治療

多くの関連書物がある外科領域とは対照的に，抗菌薬治療については，デブリードマン後，人工物がなく糖尿病もない成人の長管骨骨髄炎に対するものですら適切な治療法が明確になっていない。ほとんどの研究は，投与期間・投与量・投与経路についてよりも，抗菌薬選択に的を絞ったものである。通常，骨髄炎の抗菌薬治療は単一薬剤で行う(表 70.1)。過去数十年間，抗菌薬治療では，実験モデルに基づいて，ほとんどがエンピリック(経験的)に，ほとんどが経験的根拠に基づいて 4〜6 週間の静注後，数週間〜数か月の経口治療が行われてきた。当然ながら，静注薬の血清へのバイオアベイラビリティは 100％なので，抗菌薬の骨組織への移行性は静注投与において最大化される。一方で，静注の薬剤投与は，不必要なコストを抑え，カテーテル関連の合併症を避け，患者と看護師の快適性を向上させるためには制限すべきであ

表 70.1
骨髄炎に対する抗菌薬治療[a]：ジュネーブ大学病院(Geneva University Hospital)における推奨

静注治療	抗菌薬(0〜2 週間)	代替薬
黄色ブドウ球菌		
メチシリン耐性	vancomycin 1 回 15 mg/kg×2	teicoplanin 1 回 400 mg 24 時間ごと(初日は 12 時間ごと) daptomycin 6〜10 mg/kg/ 日 linezolid 1 回 600 mg×2
メチシリン感受性	flucloxacillin 1 回 2 g 6 時間ごと	第 1 世代もしくは第 2 世代セファロスポリン系薬
レンサ球菌	penicillin G 1 回 300 万単位 4〜6 時間ごと	第 1 世代もしくは第 2 世代セファロスポリン系薬
Gram 陰性菌	ceftriaxone	ceftazidime，cefepime
嫌気性菌	amoxicillin-clavulanate	metronidazole，carbapenems，clindamycin
経口治療	**抗菌薬(6〜12 週間)**	
Gram 陽性菌	clindamycin 1 回 600 mg×3	levofloxacin 1 回 500 mg×2 ST 合剤 1 回 2 錠×2(960 mg×2) linezolid 1 回 600 mg×2 fusidic acid 1 回 500 mg×3(単独では用いない)
Gram 陰性菌	ciprofloxacin 1 回 750 mg×2	ST 合剤 1 回 2 錠×2(960 mg×2) levofloxacin 1 回 500 mg×2
嫌気性菌	metronidazole 1 回 500 mg×3	clindamycin 1 回 600 mg×3

a Uçkay I, Buchs NC, Seghrouchni K, et al. Bacterial osteomyelitis: etiopathogenesis and management. In : Signore A, ed. Management of Osteomyelitis, 1st edn. Chapter 2. Rome, Italy : University of Rome ; 2013 : 15-26. を改変

る。静注の延長によって引き起こされる合併症の発生率はおおよそ 15％と推測されている。最近の研究によって，実験モデルと臨床評価に基づいた新たな抗菌薬治療も行われるようになってきた。結果，2 週間の静注治療後に経口へ変更するという方法が定着しつつある。キノロン系薬，linezolid，clindamycin，trimethoprim-sulfamethoxazole（ST 合剤），fusidic acid［訳註：日本では未承認］と rifampicin の併用など，多くの抗菌薬で経口でも臨床的に効果があることが証明されている。これらの薬剤の経口のバイオアベイラビリティは 90％である。

抗菌薬の総投与期間

一般的な抗菌薬投与期間は，文献的に長期の抗菌薬治療が必要な病原体（結核，Buruli 潰瘍などの他の抗酸菌，真菌，Q 熱，ノカルジア症，ブルセラ症）を除いて，多くの病原体で共通である。4～6 週間の治療が，より短期の治療よりも優れていることを示した臨床研究や，文書化された記録はない。Rod-Fleury らによる後ろ向き研究では，デブリードマン後の総抗菌薬投与期間や初期の静注期間は，寛解率には全く影響を与えなかった。1 週間の静注治療は，2～3 週間以上の静注治療と比べて治療成功率は同等であった。4 週間の総抗菌薬治療期間でも，4～6 週間もしくは 12 週間以上の治療を行った場合と結果は変わらなかった。6 週間未満の治療は 6 週間以上の治療と同等であった。Haidar らは 1～4 週間の抗菌薬投与で寛解した動物およびヒトの症例報告をリストアップしている。

静注薬

最も頻繁に使用される抗菌薬は β-ラクタム系抗菌薬だが，いずれも経口のバイオアベイラビリティが悪く，骨移行性も低い。vancomycin は血中濃度の 15～30％しか骨に移行しないので，血中濃度のトラフ値は，骨感染症を治療する場合は最低限 20～25 mg/L にするのがよいとされている。持続投与では，血中濃度の変動は間欠的投与に比べて小さくなる。しかしながら，持続投与を行っても疾患の寛解に関してはよいアウトカムが保証されるわけではない。daptomycin は細菌の細胞膜を脱分極し，迅速に，用量依存性の殺菌作用を示す。静注製剤のみで，6～8 mg/kg を 1 日 1 回投与する。そのため，外来での治療に使用することもできる。アミノグリコシド系薬は，関節液や骨には効果が弱い。

経口薬

linezolid は，バイオアベイラビリティが 100％と非常に高く，1 回 600 mg 1 日 2 回の経口投与でも使うことができる。高価であることに加えて，可逆性の骨髄抑制（例：血小板減少）を起こす。長期投与では 2～4％で視神経障害や不可逆性の末梢神経障害が報告されている。モノアミン酸化酵素阻害薬などの，いくつかの抗うつ薬との併用で，重度のセロトニン症候群が報告されている。ST 合剤は安価な葉酸代謝拮抗薬である。しかしながら，骨関節感染症の治療失敗の原因の 1 つは，障害を受けた宿主の組織と細菌からのチミジンの産生であると考えられている。チミジンは ST 合剤のブドウ球菌に対する作用を阻害する。したがって，ST 合剤の治療失敗は，組織障害の程度と細菌量に依存する。経口の fusidic acid 1 回 500 mg 1 日 3 回投与は，慢性骨髄炎に対して効果があることが示されている。ほとんどの専門家は，耐性を獲得してしまうため fusidic acid 単剤での治療を推奨していない。使用する場合は rifampicin と併用する。嫌気性菌，レンサ球菌，clindamycin に感受性のあるブドウ球菌による骨髄炎の場合，clindamycin 1 回 600～900 mg 1 日 3 回の投与による細菌の蛋白合成阻害も，嫌気性菌に対する metronidazole や Gram 陰性桿菌に対するキノロン系薬と同様に選択肢の 1 つである。緑膿菌や他のブドウ糖非発酵性 Gram 陰性桿菌はキノロン系薬単剤治療中にあっという間に耐性を獲得する。したがって，他の静注薬を延長して併用するほうが緑膿菌骨髄炎に対する治療としてはよいと考えられるが，そのような状況に合致した抗菌薬治療の研究は現時点でなされていない。

さまざまな理由（多数の疾患がある場合や，病変の広がりによって安定性や歩行が障害されている場合）で手術のできない慢性骨髄炎の急性増悪のとき，症状緩和のために抗菌薬治療が行われる。こういった状況では，標的を絞った抗菌薬を，治癒ではなく症状の緩和を目的として 10～20 日間投与する。高圧酸素療法は非常に多くの医療資源を消費する。酸素投与を行うことで，血流が乏しい，もしくは感染した創部のコラーゲン産生や血管形成，骨形成を促進し治癒を促す。一部の著者は，結果に一貫性がないとしても，高圧酸素療法を併用することは慢性骨髄炎の治療に有用かもしれないと示唆している。骨髄炎において高圧酸素療法を加えることの意義を評価するのは，患者，術式，原因微生物，骨の部位，抗菌薬といった複数の交絡変数があるため，難しい。現在，いくつかの医療制度では費用償還が認められているにもかかわらず，糖尿病性足病変のケアに対して高圧酸素療法を行う根拠は弱いままである。

特殊な状況

化膿性脊椎炎（脊椎椎間板炎合併）

脊椎手術後の医療関連感染を除いて，血行性播種が，化膿性脊椎炎や脊椎椎間板炎の最も頻度の高い原因である。罹患率は患者 10 万人あたり年間 0.2～2 人であり，原因ははっきりしていないが，そのほとんどが中年で，男女比は 2：1 である。通常，化膿性脊椎炎のマネジメントは原則的には保存的治療だが，時に早期のドレナージ術や脊椎固定術を要することがある。手術適応は，内科的治療の失敗，膿瘍形成，不安定性の切迫，脊髄圧迫による神経障害所見の出現である。現在，微生物学的および組織学的な検体採取は主に CT ガイド下針生検で行われる。臨床的に敗血症の状態でなければ，初回検査が陰性であった場合は（抗菌薬投与は保留としたまま）再度穿刺を行うべきである。それでも培養が陰性であったとき，多くの場合はエンピリックな治療を提案するか，診断のために外科的生検を依頼する。化膿性脊椎炎の抗菌薬選択に関するランダム化比較試験はない。実際には，抗菌薬選択は他の骨感染症と変わりないが，専門家によっては初期に最低 3～4 週間の静注治療を推奨する者もいる。4～6 週間を超える抗菌薬投与は，ドレナージされていない膿瘍がある場合に限って推奨される。

糖尿病性足骨髄炎

糖尿病性足疾患はほとんどの場合，診断と治療が多くの専門分野にわたるよい例である。足趾の骨髄炎の場合，骨髄炎の確定診断は，微生物学的にもしくは画像上の破壊像で行う。骨生検(十分量の検体であれば組織学検査も)は診断の確定や病原菌の同定に有用である。適切な創部洗浄，仮骨と壊死組織のデブリードマン，減圧といった方法を併用して治療を行う。抗菌薬全身投与の投与経路や適切な治療期間に関して，どれが優れているかの根拠となるデータは存在しない。軽症〜中等症で最近の抗菌薬曝露歴がない場合は，好気性 Gram 陽性球菌のみを対象とした治療でも十分だろう。重症例では，広域抗菌薬によるエンピリックな治療を行う。軽症〜中等症の骨髄炎では，多くの場合，バイオアベイラビリティのよい経口抗菌薬で十分治療することができる。重症の糖尿病性足感染症の場合，すでに動脈疾患に侵されている部位の組織濃度を最大にするため初期治療は静注抗菌薬投与を行うが，静注投与のほうが優れているというエビデンスはない。経口抗菌薬の延長投与による保存的治療の結果は，感染した骨は除去する必要があるという従来のアドバイスに対して疑問を投げかけるものであった。中央値 2 年のフォローアップでは保存的治療の治療成功率は 75%であったのに対して，感染した骨組織を除去した場合は 77%であった。しかしながら，保存的治療のほとんどの症例では原因が除去されていないため，長期フォローアップ時の骨髄炎の再発を減らすことはできないだろう。足趾や中足骨の骨髄炎の場合，もし，切断によって歩行が障害されたり人工物が必要とならないのであれば，矯正手術(corrective surgery)もしくは切断術が望ましい。

仙骨骨髄炎

仙骨骨髄炎は慢性疾患で，複数の疾患と，時に神経障害をもつ患者の褥瘡に関連している。慢性骨髄炎の原因が改善しなければ寛解を得ることはできないため，治療は非常に難しい。これらの慢性褥瘡患者の場合，感染した仙骨を除去することができず，神経学的に改善しないことが多い。予防が最も重要である。徹底した毎日の看護ケアとデブリードマンが成功の鍵である。改善した症例では，形成外科医がむき出しの骨に皮膚移植を行うことがある。理想的な抗菌薬投与期間は不明である。目標は骨感染を根絶することではなく，コントロールすることである。骨髄炎のこの領域に関しては，さらなるデータが必要である。

顎骨骨髄炎

慢性下顎骨骨髄炎は歯科手技や外傷，非常に状態の悪い壊疽性口内炎(noma disease)が原因で発症する。過去に十分な研究はなされていない。原因菌は通常複数で，口腔内常在菌に起因する。*Actinomyces* 属によるものは悪性腫瘍と見間違えやすいのが特徴である。治療は，上顎顔面手術(通常複数回)，口腔内常在菌の多くをカバーする amoxicillin-clavulanate の長期内服である。

治療中のフォローアップ

骨髄炎患者は，合併症や副作用を早期に発見し，創部をコントロールするため，治療中定期的にフォローアップしなければならない。今後治療がどれくらいの期間必要かを判断する診断的画像検査〔たとえば，ポジトロン放出断層撮影(positron emission tomography：PET)を繰り返すなど(研究はまだ行われていない)〕を行えば，治療の質の大幅な改善をもたらすだろう。実際のところ，慢性骨髄炎に対する抗菌薬投与期間は，投与開始時に決定しておき，その後は個々の症例やマーカーに応じて継続するというものである。限局性の骨もしくは人工物感染の患者のフォローアップには C 反応性蛋白(C-reactive protein：CRP)が広く使用されているが，外傷や手術で一過性に上昇することがある。実際には，多くの慢性骨髄炎では治療前の段階ですでに CRP は正常値である。

小児骨髄炎の特殊性

一般原則として，小児の急性骨髄炎と慢性骨髄炎は成人のものと同様である。しかしながら，疫学的には，原発性の急性骨髄炎が成人より多く，小児 10 万人あたり 8 人が罹患し，男児が多い。長管骨が最も感染の頻度が高い。成人の慢性骨髄炎は，小児期の急性骨髄炎，たとえば，小児期の骨外傷のときに侵入した病原菌が，何年もかけて引き起こすことがある。原発性の急性骨髄炎は主に黄色ブドウ球菌(70〜90%)によって引き起こされ，他の病原体によるものはまれであるが，例外的に，3〜6 歳前後の骨関節感染症で最も多く遭遇するのは *Kingella kingae* である。*K. kingae* を検出するため，特異的 PCR も可能である。他の小児の原因菌として，インフルエンザ菌(*Haemophilus influenzae*)はかなり珍しく，世界的なワクチンプログラムの普及によって大幅に減少した。

治療に関しては，ほとんどの小児急性骨髄炎は腐骨を伴わない血行性感染である。これらの症例では通常，外科的デブリードマンなしに，純粋に保存的治療を行うことができ，成人の場合と比べて治療期間も短くて済む。実際に，あるレビューでは，単純性急性骨髄炎であれば，早期(患者が治療に反応してから 3〜4 日後)に静注から経口治療へ切り替え，総治療期間を 3 週間としても，より長期間の治療と効果の面では同等であるとしている。この推奨は新生児には当てはまらない。抗菌薬選択は，(製薬メーカーによると)小児では避けるべきいくつかの例外(キノロン系薬，テトラサイクリン系薬)を除いて成人の場合と同じである。

治療のアウトカム

多くの専門家は，骨に感染が起こると，切断術が行われない限り生涯にわたり，死後まで感染は残ると主張している。数十年とはいわないまでも数年後の骨髄炎の再発は報告されており，国際的に認められた最低限のフォローアップ期間というものはない。何人かの専門家は，慢性骨髄炎のアウトカムの定義として「治癒(cure)」ではなく，「停止(arrest)」や「寛解(remission)」のほうがより適切なのではないかと主張している。最近の文献では，寛解は，最低 1〜2 年の経過観察後に，すべての活動性感染の徴候や症状が消失していることと「定義」されている。一般的に，成人の慢性骨髄炎の寛解率は，手術法や静注抗菌薬投与期間，抗菌薬総投与期間，原因菌にほぼ関係なく，40〜90%と幅があり，多くの報告は 80%前後である。

今後

将来的には，dalbavancin，telavancin といった現在治験中の薬剤や，他の開発中の化合物も，使用可能な抗菌薬として強固な土台が築かれるだろう。ただし，すべてではないにしても，ほとんどの新しい薬剤は，患者の寛解率に関しては，従来の抗菌薬と同等であるだろうということを忘れてはならない。革新的アプローチを提案する前には，追加の前向き試験を行う必要がある。たとえば，バクテリオファージ療法［訳注：bacteriophage therapy：ウイルスを利用して，標的とした細菌を破壊する治療法］は魅力的なアプローチ方法であり，おそらく，従来の抗菌薬併用療法よりも優れていると証明されるだろう。小規模な臨床研究や単施設研究では骨髄炎の評価を行うことは非常に難しい。サンプルサイズと国際的な定義を改善する必要がある。願わくは，今後のデータが前向きの多施設共同コホート研究から集められるものであってほしい。

文献

Lew DP, Waldvogel FA. Osteomyelitis. *N Engl J Med*. 1997;336:999–1007.

Lew DP, Waldvogel FA. Use of quinolones in osteomyelitis and infected orthopaedic prosthesis. *Drugs*. 1999;58:85–91.

Lew DP, Waldvogel FA. Osteomyelitis. *Lancet*. 2004;364:369–379.

Ceroni D, Dubois-Ferriere V, Cherkaoui A, et al. Detection of *Kingella kingae* osteoarticular infections in children by oropharyngeal swab PCR. *Pediatrics*. 2013;131:230–235.

Haidar R, Der Boghossian A, Atiyeh B. Duration of post-surgical antibiotics in chronic osteomyelitis: empiric or evidence-based? *Int J Infect Dis*. 2008;14:752–758.

Howard-Jones AR, Isaacs D. Systematic review of duration and choice of systemic antibiotic therapy for acute haematogenous bacterial osteomyelitis in children. *J Paediatr Child Health*. 2013;49:760–768. doi: 10.1111/ jpc.12251.

Lazzarini L, Lipsky BA, Mader JT. Antibiotic treatment of osteomyelitis: what have we learned from 30 years of clinical trials? *Int J Infect Dis*. 2005;9:127–138.

Lipsky BA, Berendt AR, Deery HG, et al. Diagnosis and treatment of diabetic foot infections. *Clin Infect Dis*. 2004;39:885–910.

Rod-Fleury T, Dunkel N, Assal M, et al. Duration of post-surgical antibiotic therapy for adult chronic osteomyelitis: a single-centre experience. *Int Orthop*. 2011;35:1725–1731.

Uçkay I, Buchs NC, Seghrouchni K, et al. Bacterial osteomyelitis: etiopathogenesis and management. In: Signore A, ed. *Management of Osteomyelitis*, 1st edn. Rome, Italy: Wiley online library; 2013:15–26.

9

71 多関節炎

■著：Kathryn H. Dao, John J. Cush
■訳：海老澤 馨

発熱と関節炎の同時発症は，広い領域の鑑別診断を引き出し，特に感染症を想起させる。ただ，感染性関節炎は典型的には1〜3箇所の関節を侵す〔単関節炎(monarthritis)〜少関節炎(oligoarthritis)〕にすぎない。発熱を伴い，より多くの関節が侵されている〔多関節炎(polyarthritis)〕場合は，より希少で幅広い疾患の可能性を考えなければならない。発熱を伴う多関節炎の一般的な病態に関する知識は，早期に正確な診断と適切な治療を容易にする。

多関節炎は，4つ以上の関節で腫脹を伴う炎症性の疼痛がみられることと定義される。関節炎の分布や時系列，宿主の要因(例：患者層，併存疾患，地域性)によって，鑑別疾患を絞ることができる。ほとんどの多関節症状は高熱や長期間の発熱を来すことはないため，発熱があることは珍しい。とはいえ，発熱(fever or pyrexia)があることは，炎症性，感染性もしくは自己免疫性の疾患があるというさらなる証拠となるだけである。本章では，多関節炎と発熱の診断的アプローチについて述べる。

病歴と身体所見

どんな疾患であっても，診断は病歴と身体所見によるところが大きい。正確な病歴を引き出すことで，罹患率や死亡率の高い特定の疾患をみつけることができる。このような疾患に遭遇した場合の目標は，(1)症状を取り除くこと，(2)原疾患を特定し治療すること，(3)不可逆的な臓器障害を避けることである。関節痛(arthralgia)と関節炎(arthritis)を鑑別するうえでの特徴的所見は，温感，発赤，腫脹，そして関節包に限局した関節液貯留である。炎症を起こしている関節ではしばしば，可動域制限(もしくは拘縮)，筋力低下，機能制限がみられる。病歴と身体所見から得られる診断の手掛かりをアルゴリズム化したものを図71.1に示す。

患者層

患者の年齢，性別，地域性は重要な手掛かりである。痛風と反応性関節炎(reactive arthritis：ReA)は男性に多い。関節リウマチ(rheumatoid arthritis：RA)や全身性エリテマトーデス(systemic lupus erythematosus：SLE)は女性に多い。化膿性関節炎は，若年者や高齢者，免疫抑制状態にある患者で可能性が高くなる。巨細胞性動脈炎(giant cell arteritis：GCA)は50歳未満では考えにくい。発熱と多関節炎を伴う旅行者では日和見感染症や寄生虫疾患，チクングニア熱を考えるべきである。

症状の出現

どういう状況で，どのように症状が最初に発現したのかを確認することが重要である。先行する感染症や薬剤，外傷，渡航歴など誘因となるものがないかを確認する。数時間もしくは数日の経過で症状が出現する突然発症の場合，感染症か痛風，偽痛風を示唆する。ウイルス性疾患が先行し，続いて急性の少関節もしくは多関節炎を来した場合は，反応性関節炎(ReA)やパルボウイルス感染症も考えるべきである。12週間以上持続する関節炎では自己免疫疾患や慢性感染，悪性腫瘍といった慢性疾患が想起される。

関節障害パターン

関節障害の数，場所，左右対称性を観察する。急性の単関節炎は反応性関節炎，化膿性関節炎，痛風を示唆する。一方で，慢性の単関節炎では，原因として結核，真菌や悪性新生物を考えなければならない。反対に，広範囲の対称性の多関節障害(例：手，手首，肩，膝，足首)がみられる場合は，全身性エリテマトーデス(SLE)，慢性ウイルス感染，関節リウマチ(RA)といった慢性の全身性疾患である可能性が高い。椎体障害は結核感染や強直性脊椎炎の徴候かもしれない。強い炎症反応を伴う肩や腰帯の痛みでは，リウマチ性多発筋痛症(polymyalgia rheumatica：PMR)や化膿性関節炎を考えるべきである。

関節障害のタイミングも有用である。増悪と完全寛解を繰り返す**間欠的 / 一過型(intermittent / episodic pattern)**(例：痛風，偽痛風，自己炎症性疾患)，症状が少数の関節から始まり，時間と共により多くの関節を侵していく**追加型(additive pattern)**(例：関節リウマチ，SLE，B型肝炎，パルボウイルス)，ある関節が侵され，寛解するが，結局，別のどこかの関節に再出現する**回遊型(migratory pattern)**(例：淋菌性関節炎，急性リウマチ熱)といった，さまざまなパターンが報告されている。

発熱のパターン

発熱は特定の免疫，感染もしくは有害刺激によって引き起こされる炎症を示す非特異的な重要所見である。発熱には，連続性(continuous)，持続性(sustained)，間欠性(intermittent)，再発性(relapsing)，周期性(periodic)〔例：毎日熱(quotidian)，三日熱(tertian)，四日熱(quartan)〕，スパイク熱(spiking)，微熱(low-grade)といった，特定の鑑別診断を示唆する可能性のあるさまざまなパターンがある。いくつかの研究で発熱パターンの有意性が調べられたが，有意性を示したものはほとんどなかった。

薬剤性や血管炎，ウイルス感染症のほとんどは連続性の発熱であり，1日に2回のスパイク状の弛張熱を示すdouble quotidian feverは，内臓リーシュマニア症〔カラ・アザール(kala-azar)〕やマラリア感染症と関連性があった。全身型若年性特発性関節炎(systemic-onset juvenile idiopathic arthritis：soJIA)や成人Still病(adult-onset Still's desease：AOSD)では，ぴったり24

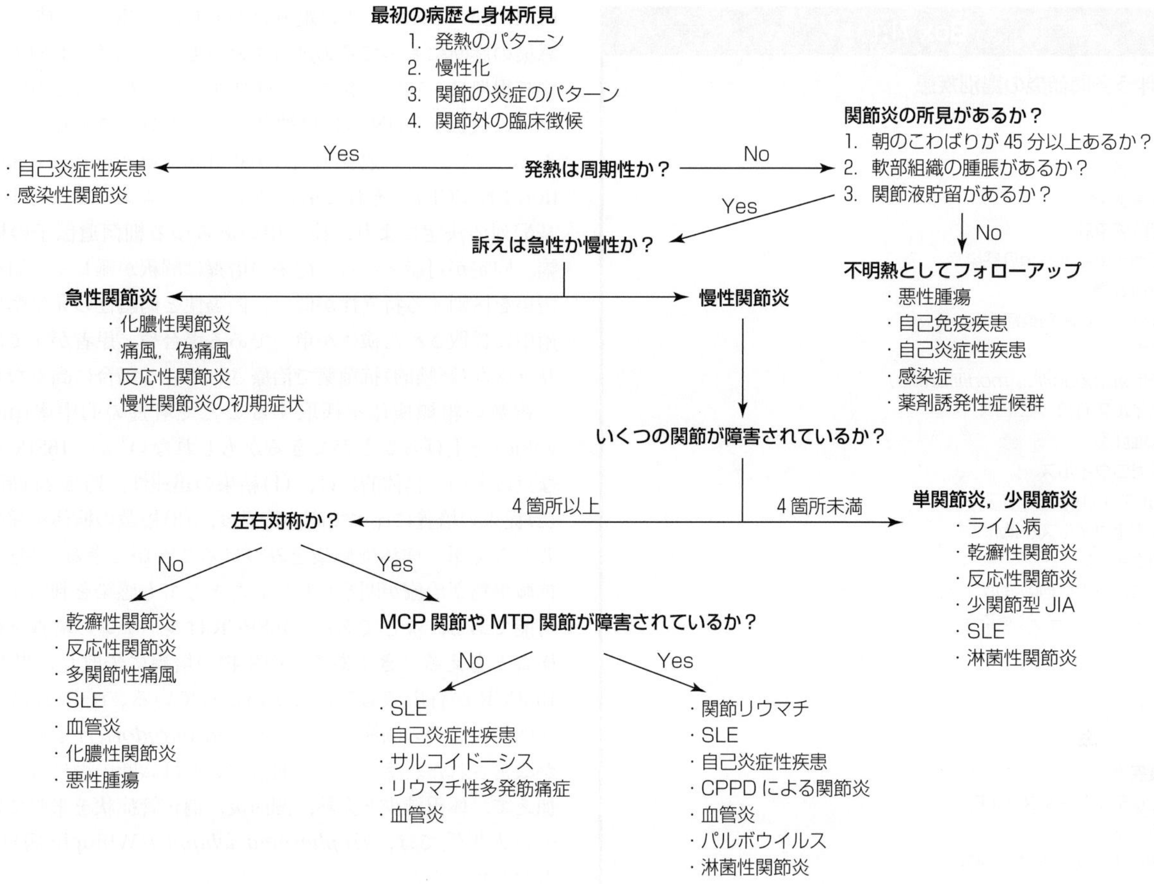

図 71.1
発熱を伴う多関節炎の考え方　CPPD＝ピロリン酸カルシウム結晶，JIA＝若年性特発性関節炎，MCP＝中手指節，MTP＝中足指節，SLE＝全身性エリテマトーデス

時間周期で(もしくは 1 日 2 回)毎日同じ時間(通常は午後の遅い時間から夜にかけて)に発熱がみられる。発熱の度合いと疾患の重症度との相関関係は示されていない。しかしながら，38.9℃以上のときには，鑑別疾患のなかで感染性の原因が強く考えられる。発熱や発熱のパターンのさらなる研究は行われているが，疾患を鑑別する際のそれらの価値はたいていの場合，教科書に示されているよりも低い。

発熱を伴う多関節炎の鑑別疾患

発熱を伴う多関節炎の原因は，以下のいずれかのカテゴリーに分類される。すなわち，感染症，リウマチ性疾患(例：自己免疫性，自己炎症性，結晶性)，腫瘍性疾患(Box 71.1)である。文献レビューでは，不明熱(fever of unknown origin：FUO)の大多数は感染症だと述べているが，リウマチ性疾患と悪性腫瘍もそれぞれ 20～25％程度を占めている。

発熱と多関節炎は，(1)発熱や(2)筋骨格系の外傷，(3)新たな合併症(例：感染症，腫瘍)，(4)疾患そのものの増悪といった原因で入院しているような**既存の**リウマチ性疾患をもつ患者においても問題となる。重要なことに，リウマチ性疾患をもつ患者はその疾患そのものが原因で入院することはあまりなく，むしろ新たな医学的な問題や併発状態，薬物治療の副作用で入院することのほうがずっと多い。

感染症

細菌，ウイルス，そして非典型的な微生物は，直接的(例：結核性関節炎)，もしくは免疫応答を介して間接的に(例：*Chramydia*，*Yersinia*，*Salmonella*，*Shigella*，*Campylobacter*，*Ureaplasma urealyticum*，*Clostridium difficile* による反応性関節炎)多関節炎を引き起こす。化膿性関節炎は，菌血症から滑膜に血流を介して微生物が運ばれるか，鋭的外傷から直接侵入する(例：動物咬傷もしくは関節注射)か，隣接する感染巣から波及してくるかして発症する。「68 章　自己関節感染および人工関節感染」で，化膿性関節炎評価に関する詳細が記載されている。約 20％の化膿性関節炎は多関節に及ぶと推定されており，より重症で，特に免疫抑制状態で起こりやすいといわれている[1]。多関節の化膿性関節炎を来すその他のリスク因子は，副腎皮質ステロイドの使用，年齢，化膿性関節炎の既往，糖尿病，慢性腎疾患，慢性肝疾患，痛風，そして関節リウマチ(RA)である。

感染した関節からしばしば直接検出される微生物は，ブドウ球菌，レンサ球菌，腸球菌，*Neisseria* 属，*Borrelia* 属，Gram 陰性桿菌である。従来の関節組織や関節液の培養が化膿性関節炎の診断におけるゴールドスタンダードではあるものの，16S rRNA 遺伝子のポリメラーゼ連鎖反応(polymerase chain reaction：

Box 71.1

発熱を伴う多関節炎の鑑別疾患

感染症
細菌性心内膜炎
ブドウ球菌感染症
レンサ球菌感染症
大腸菌(*Escherichia coli*)感染症
Pasteurella 属
淋菌および髄膜炎菌感染症
ブルセラ症
鼠咬症(*Streptobacillus moniliformis*)
パルボウイルス B19
ウイルス性肝炎
サイトメガロウイルス
EB ウイルス(EBV)
ヒト免疫不全ウイルス(HIV)
エンテロウイルス
チクングニアおよび他のアルファウイルス
Rickettsia(リケッチア)感染症
第 2 期梅毒
結核
非定型抗酸菌症
真菌感染症
自己免疫疾患
全身性エリテマトーデス(SLE)
関節リウマチ
血管炎(例：MPA，GCA，GPA)
反応性関節炎(*Chlamydia*，*Yersinia*，*Salmonella*，*Shigella*，*Campylobacter*，*Ureaplasma urealyticum*，*Clostridioides* difficile の曝露歴による)
サルコイドーシス
自己炎症性疾患
成人 Still 病(AOSD)
全身性若年性特発性関節炎(soJIA)
Muckle-Wells 症候群(MWS)
家族性地中海熱(FMF)
TNF 受容体関連周期性症候群(TRAPS)
Behçet 病
結晶性疾患(痛風，CPPD，カルシウムヒドロキシアパタイト)
悪性腫瘍
リンパ腫
白血病
腫瘍随伴症候群
多発性骨髄腫
実質臓器腫瘍±転移
その他
血清病
甲状腺中毒症
リウマチ熱
クリオグロブリン血症
薬剤誘発性症候群
溶連菌感染後関節炎

CPPD＝ピロリン酸カルシウム結晶，GCA＝巨細胞性動脈炎，GPA＝多発血管炎性肉芽腫症，MPA＝顕微鏡的多発血管炎，TNF＝腫瘍壊死因子

PCR)とシークエンスの組み合わせ(16SPCR)が，特に人工関節感染の診断においてその地位を確立しつつある。16SPCR を使用する根拠は，16S リボソームサブユニットがすべての細菌のリボソーム遺伝子(rDNA)に格納されているからである。リアルタイムポリメラーゼ連鎖反応(real-time polymerase chain reaction：rt-PCR)とそれに引き続くシークエンスによる DNA の塩基配列の決定により，検体中のあらゆる細菌遺伝子の検出，増幅，同定が可能となる。従来の培養は解釈が難しく，組織検体の汚染を区別する特異性が低い。偽陽性と偽陰性の発生率は，特に術中に採取された検体が単一である場合や，患者がすでにエンピリックな(経験的)抗菌薬で治療されている場合に高くなる[3]。

複数の組織検体を採取することで培養の的中率(predictive value)を上げることができるかもしれない[4]が，16SPCR の有利な点は多い。具体的には，(1)結果の迅速性，通常 24 時間以内，(2)従来の培養に比べて高い特異度，(3)複数の検体を採取する必要がなく単一検体で感染をみつけることができる，(4)経験的な抗微生物薬治療が開始されていたとしても感染を判別することが可能である，などである。16SPCR はルーチンの培養を補完する検査と考えるべきである。微生物の培養に失敗した場合は，rt-16SPCR が有用であることがわかっている。rt-PCR は，ライム病関節炎患者の関節液から *Borrelia burgdorferi* を検出する感度が改善された。ライム病の血清バンドは診断の役には立たない。加えて，体重減少と発熱，関節炎，消化管症状を来している高齢の白人男性では，*Tropheryma whipplei*(Whipple 病)の診断にも使われてきた。

パルボウイルス B19，ムンプス，風疹，B 型肝炎，C 型肝炎，サイトメガロウイルス，EB ウイルス(Epstein-Barr virus：EBV)，ヒト免疫不全ウイルス(human immunodeficiency virus：HIV)，エンテロウイルス，そして，昆虫媒介性のアルボウイルスを含めたウイルスも多関節炎と関連性がある。一部の患者では，詳細な渡航歴が診断的考察とこれらの感染症を診断するために必要な特異的な検査へ導いてくれることがある。重症の消耗性多関節炎にはアルファウイルス，すなわちチクングニアウイルス，ジカウイルス，オニョンニョンウイルス，Sindbis ウイルス，ロスリバーウイルス，マヤロウイルスが関連している[5]。グローバル化の拡大と都市化によって，これらのウイルスはベクターと共に新たな場所に移動することができるようになり，今では先進国にとって脅威となっている，と考えられている。これらのウイルスに感染した患者は，数か月～数年に及ぶ慢性のリウマチ様の症状に苦しめられることがある。

たとえば，チクングニアウイルスやジカウイルスは同じ蚊，*Aedes aegypti* をベクターにもち，いずれも発熱，皮疹，多関節炎を来し，カリブ海や熱帯地域に居住しているか滞在歴のある人で報告される傾向がある。チクングニアは 39℃を超える発熱，頭痛，筋肉痛，皮疹，激しい関節痛を引き起こすのが特徴で，血清陰性 RA に似た慢性多発性関節炎になることもある。同様に，ジカウイルス感染の発症は，発熱，皮疹，関節炎，筋肉痛，結膜炎の症状を伴うが，発熱や多発性関節炎が長引くことはあまりない。

自己免疫疾患と自己炎症性疾患

異常な免疫系による内因性発熱物質の放出が，自己免疫疾患と自

己炎症性疾患の病状を進行させる。SLE やサルコイドーシス，血管炎は発熱を伴う多関節炎を来す自己免疫疾患の代表例であるが，関節リウマチでは発熱がみられるのはまれである。典型的には，自己免疫性疾患の診断を示唆する他の手掛かりがみられる。SLE 患者では光線過敏症や脱毛症，漿膜炎がみられる。サルコイドーシスでは発熱は，関節炎，結節性紅斑，肺門リンパ節腫脹の三徴(Löfgren 症候群)を伴うか，ぶどう膜炎または耳下腺炎といった特徴を有する。多発血管炎性肉芽腫症(granulomatosis with polyangiitis：GPA)，結節性多発動脈炎(polyarteritis nodosa：PAN)や，他の血管炎では，倦怠感や体重減少，上気道症状，下気道症状，腎症状を伴うことが多く，時に多臓器病変を伴う。

ほとんどの自己免疫疾患では，発熱は微熱程度(38℃未満)で遅発性であるが，**自己炎症性**疾患では高熱(39℃以上)が繰り返される。典型的な自己炎症性疾患であれば，高力価の自己抗体や抗原特異的な T 細胞はみられないが，自己免疫性であればそれらが顕著な特徴となる。

家族性地中海熱(familial Mediterranean fever：FMF)，TNF 受容体関連周期性症候群(tumor necrosis factor receptor-associated periodic syndrome：TRAPS)，Still 病〔全身型若年性特発性関節炎(soJIA)，成人発症 Still 病(AOSD)いずれも含む〕が，数少ない自己炎症性疾患の例である。これらのなかで，Still 病が不明熱の原因となる自己炎症性と自己免疫性疾患として最も頻度が高い。多くの自己炎症性疾患では，先天性免疫応答に影響を与える特定の遺伝子変異によって，突然の繰り返す発熱，漿膜炎，関節炎，皮膚炎がみられる。家族性寒冷自己炎症性症候群(familial cold autoinflammatory syndrome：FCAS)と Muckle-Wells 症候群(MWS)を含むクリオピリン関連周期熱症候群(cryopyrin-associated periodic syndrome：CAPS)では，NLRP3 遺伝子の変異が，微生物産生物質や内因性の危険信号を察知するうえで重要なインフラマソーム(inflammasome〔訳注：炎症やアポトーシスに関連する蛋白質複合体〕)(例：クリオピリン)の成分に影響を与える。興味深いことに，最近の研究では，同じ NLR ファミリーに属する遺伝子が，痛風に関与しているかもしれないといわれている。

痛風と結晶性疾患

多関節性の痛風や偽痛風では，単関節または多関節の急性発作時に高熱が出ることがある。痛風発作時の発熱の頻度は不明だが，大部分の患者ではみられないと考えられている。化膿性関節炎と痛風発作を鑑別するのは難しい。なぜなら，どちらも発熱を伴う急性の単関節炎として発症し，類似した臨床検査所見(著明な好中球増加，急性期の反応物質の上昇)を来し，両者が同一患者に同時に併存することもあるためである。痛風患者の 50%において急性発作時の血清尿酸値が正常範囲内であるため，正確な診断を下すことは難しい。関節液検査で結晶を同定することはできるが，それでも Gram 染色や培養結果が確認できるまではエンピリックな(経験的)抗菌薬投与が必要だろう。痛風は足痛風(podagra)や下肢の単関節炎もしくは少関節炎として出現する傾向があるが，ピロリン酸カルシウム結晶(calcium pyrophosphate dihydrate：CPPD)による関節症の患者では，急性の上下肢の単関節や多関節の疾患を呈する。時として偽痛風は，複屈折性〔訳注：偏光方向に応じて屈折率が異なる性質〕が陽性の菱形結晶によって確認された，軟骨石灰化を伴う慢性の血清陰性炎症性多関節炎として発現することがある。環椎傍歯状靭帯へのカルシウムヒドロキシアパタイト結晶の沈着と関連した疾患であるクラウンデンス症候群(crowned dens syndrome：CDS)では，高熱や重度の後頭部痛や項部硬直がみられ，無菌性髄膜炎と間違えられることがある。

悪性腫瘍

多くのがんで，リウマチ様の症状を呈する腫瘍随伴症候群が報告されている。発熱，関節炎，皮疹といったループス様症候群は，卵巣がんや乳がん，有毛細胞白血病(hairy cell leukemia)と関連がある。リウマチ性多発筋痛症(PMR)は多発性骨髄腫や固形臓器腫瘍との合併が報告されている。がん性多関節炎(carcinomatous polyarthritis)はしばしば関節リウマチと混同されるが，通常，非常に劇的な発症で左右非対称性の症状を来す。悪性腫瘍の診断と同時もしくは先行して，リウマチ様の症状が出現する。典型的には，腫瘍随伴症状はリウマチに対する通常量のステロイドや疾患修飾性抗リウマチ薬には反応せず，基礎にあるがんが治療されれば改善する。

リウマチ性疾患と悪性腫瘍を見分ける緊急性は，小児において最重要課題である。小児の急性リンパ性白血病(acute lymphoblastic leukemia：ALL)の 75%で，末梢血中に芽球が出現する前に発熱と筋骨格系の痛みが出現する。いくつかの研究で，筋骨格系の痛みを訴える小児の臨床所見や検査値から，悪性腫瘍と若年性特発性関節炎(juvenile idiopathic arthritis：JIA)の予測因子を調べている。悪性腫瘍を強く示唆するのは乳酸デヒドロゲナーゼ(lactate dehydrogenase：LDH)の上昇，貧血，好中球減少である。LDH の 2 倍以上の上昇は悪性腫瘍の小児にのみみられた。筋骨格系の痛みは，若年性特発性関節炎の小児と腫瘍性疾患の小児とで同程度の頻度でみられたが，悪性腫瘍に罹患している小児のほうが，発熱を繰り返す傾向にあった。

薬剤関連症候群(drug-induced syndrome)

いくつかの薬剤では副作用として，発熱を伴う筋骨格系の症状が現れる。最も特徴的なのは，hydralazine，procainamide，isoniazid，propylthiouracil，スルホンアミド系薬，quinidine，腫瘍壊死因子(tumor necrotizing factor：TNF)阻害薬，minocycline といった，薬剤誘発性ループスを起こしうる薬剤である。症状は関節 / 筋肉痛，発熱，皮疹，胸膜疾患，血球減少で，原因薬剤に曝露してから数週間から数か月でみられ，その薬剤を中止すると改善する。

新規の化学療法である免疫チェックポイント阻害薬(ipilimumab，nivolumab，pembrolizumab など)の登場により，免疫関連有害事象(immune-related adverse events：irAE)が新たな症候群として出現し，その種類も多岐にわたっている。薬剤関連 irAE は，筋骨格系症状(関節痛，筋肉痛，関節炎)，リウマチ症状(血清陰性 RA，乾癬性関節炎，PMR，Sjögren 症候群，GPA，ループス)，その他の臓器疾患(大腸炎，甲状腺炎，肺炎，下垂体炎，神経障害)として現れることがあるが，発熱を伴うことはまれである[6]。

検査所見と画像検査

ルーチン検査

赤沈やC反応性蛋白(C-reactive protein：CRP)は炎症の代理マーカーではあるが，感染とリウマチ性疾患と悪性腫瘍を判別することはできない。他の検査所見は診断に迫るために使われる。全身型若年性特発性関節炎や成人Still病ではしばしば，フェリチン値の上昇と肝機能検査異常がみられる。SLEでは，低補体血症，リンパ球減少，血小板減少がみられる。ハプトグロビンの低下とLDHの上昇は溶血を示唆するが，LDHの著明な上昇がある場合は，特に，小児あるいは同時に体重減少や発熱やリンパ節腫脹がみられるような患者では，さらに検査を行い，悪性腫瘍を除外すべきである。細菌や真菌による感染性心内膜炎や全身性感染症の場合は血液培養が重要である。

血清学的検査

さまざまな自己免疫疾患で自己抗体が検出される。リウマチ因子(rheumatoid factor：RF)や抗核抗体(antinuclear antibody：ANA)の存在は非特異的で，感染症や悪性腫瘍，リウマチ性疾患でも陽性となる。特異度が高く，診断的価値の高い血清マーカーもある。関節リウマチに対する抗シトルリン化ペプチド抗体(anti-cyclic citrullinated peptide antibody：抗CCP抗体)は，RFと同程度の感度をもっているが，特異度がより高い(>90%)。RF陽性の場合，関節リウマチに対する抗CCP抗体の陽性的中率は>99%である。細胞質性抗好中球細胞質抗体(cytoplasmic antineutrophil cytoplasmic antibody：c-ANCA)も特異度が高く，陽性であれば，多発血管炎性肉芽腫症(GPA)を示唆する。同様に，二本鎖DNA抗体や，抗Sm抗体(anti-Smith antibody)はSLEに特異的である。接触歴や渡航歴から感染症の可能性が高ければ，微生物に対する抗体を調べるべきである。感染症による発熱と多関節炎を評価するに当たって関連性のある血清学的検査には，パルボウイルスB19，サイトメガロウイルス，B型肝炎・C型肝炎ウイルス，ストレプトリジンO，*Borrelia*属，*Brucella*属が含まれる。これらの感染症に対する検査に関しては別の章で記載する。

関節液検査

関節穿刺と関節液検査は，診断と症状緩和に役立つ。関節液の評価を行う場合は細胞数，結晶検索，Gram染色と通常の培養に加えて，非典型的な微生物〔例：抗酸菌，真菌，スピロヘータ，淋菌(*Neisseria gonorrhoeae*)〕の培養といった検査も行う。炎症性の液体は通常，黄色で混濁しており，白血球数は5,000〜50,000/mm^{3}で好中球優位である。感染症や痛風があると白血球数は50,000/mm^{3}を超える。化膿性関節炎や痛風では通常，他の炎症性関節炎に比べて好中球の割合が高い(>85%)。偏光顕微鏡による迅速な評価が，結晶をみつけるには最も有用である。関節感染症が疑われるが，ルーチンの培養が陰性である患者には，組織または滑液検体で16SPCRを行うことを考慮する。

画像検査

疾患初期には画像上の変化はみられないことがほとんどだが，時に軟部組織の腫脹や関節液貯留，関節近傍の骨減少，関節裂隙の狭小化，軟骨石灰化，骨侵食といった，炎症性関節炎に特徴的なレントゲン所見がみられることがある。過去の研究で示されてきたように，画像上のダメージは生産性の低下や障害の程度と相関性があるため，こういった異常所見をみつけることが重要である。

MRIや超音波法といったそのほかの画像検査法は，身体診察や古典的なレントゲンではみつけることができなかった滑液包炎や膿瘍，血管炎をみつける感度が高いことが証明されてきた。これらの検査が優れているのは，微妙な炎症性の異常所見をみつける能力はもちろんのこと，診断的関節穿刺や組織生検のための穿刺に当たって，より正確な場所をみつけることができるという点にある。どんな検査であっても実際にオーダーするのであれば，長時間の検査，装備の可用性，コスト，結果は読影者の技術に依存してしまうといった欠点をしのぐだけの利点がなければならない。

診断に当たり，検査所見に過度に依存するのは賢明ではない。検査や画像は，病歴や身体所見から集められた合理的な臨床推論を確認するために使うとき，最大の効果を発揮するのである。

結語

感染症，リウマチ性疾患，悪性腫瘍のいずれも似たような所見になるため，発熱を伴う関節の炎症の診断は難しい。鑑別疾患を挙げるときは，患者層，時系列，発熱のパターン，関節侵襲のパターンを考える。迅速な評価，早期の専門医への照会，効率的な治療導入が，発熱を伴う多関節炎の予後を改善するうえで最重要である。

文献1

1. GG. Long B, Koyfman A, Gottlieb M. Evaluation and management of septic arthritis and its mimics in the emergency department. *West J Emerg Med*. 2019 Mar;20(2):331–341.
2. Marín M, Garcia-Lechuz JM, Alonso P, et al. Role of universal 16S rRNA gene PCR and sequencing in diagnosis of prosthetic joint infection. *J Clin Microbiol*. 2012 Mar;50(3):583–589.
3. Bernard L, et al. The value of bacterial culture during clean orthopedic surgery: A prospective study of 1,036 patients. *Infect Control Hosp Epidemiol*. 2004;25:512–514.
4. Atkins BL, Athanasou N, Deeks JJ, et al. Prospective evaluation of criteria for microbiological diagnosis of prosthetic-joint infection at revision arthroplasty. The OSIRIS Collaborative Study Group. *J Clin Microbiol*. 1998 Oct; 36(10):2932–2939.

文献2

Bernheim HA, Block LH, Atkins E. Fever: pathogenesis, pathophysiology, and purpose. *Ann Intern Med*. 1979;91(2):261–270.

Cush JJ, Dao K. Polyarticular arthritis. In Firestein GS, Budd RC, Gabriel SE, McInnes IB, O'Dell JR, eds. *Kelley's textbook of rheumatology*, 9th ed. Philadelphia: Elsevier Saunders; 2013: 587–598.

Cunha BA. The clinical significance of fever patterns. *Infect Dis Clin North Am*. 1996;10(1):33–44.

Franssila R, Hedman K. Infection and musculoskeletal conditions: Viral causes of arthritis. *Best Pract Res Clin Rheumatol*. 2006;20(6): 1139–1157.

Hirschmann JV. Fever of unknown origin in adults. *Clin Infect Dis*. 1997;24(3):291–300.

Jones OY, Spencer CH, Bowyer SL, et al. A multicenter case-control study on predictive factors distinguishing childhood leukemia from juvenile rheumatoid arthritis. *Pediatrics*. 2006;117(5):e840–e844.

Masters SL, Simon A, Aksentijevich I, Kastner DL. Horror autoinflammaticus: The molecular pathophysiology of autoinflammatory disease. *Annu Rev Immunol*. 2009;27:621–668.

Rose CD, Eppes SC. Infection-related arthritis. *Rheum Dis Clin North Am*. 1997;23(3):677–695.

Szekanecz Z, Szekanecz E, Bakó G, Shoenfeld Y. Malignancies in autoimmune rheumatic diseases: A mini-review. *Gerontology*. 2011;57(1):3–10.

9

72 感染性多発性筋炎

■著：Shanthi Kappagoda, Upinder Singh
■訳：海老澤 馨

感染性多発性筋炎は感染症によって引き起こされるまれな全身性の筋障害(横紋筋融解症)のことを指す。横紋筋融解症は筋壊死によって引き起こされ，筋肉痛，血清クレアチンキナーゼ(creatine kinase：CK)値の上昇，腎障害の原因となるミオグロビン尿の出現といった特徴がある。横紋筋融解症による筋障害は，化膿性筋炎にみられるような特定の感染部位を欠き，全身性のパターンを示す。化膿性筋炎については「22章　深部軟部組織感染症：壊死性筋膜炎とガス壊疽」に記載している。

横紋筋融解症はさまざまな原因によって引き起こされる。圧挫や圧迫損傷，薬剤やアルコール摂取，代謝や電解質異常，低体温や高体温，毒物の注入，そしてさまざまな感染症が原因となる。本章では，感染性の原因による横紋筋融解症に重点をおく。病原微生物による横紋筋融解症と，重症の全身性感染症に伴う敗血症，低血圧，電解質異常によるそれとを区別することが重要である。

ウイルス感染症

これまでに横紋筋融解症を引き起こすと報告された幅広いウイルス感染症をBox 72.1に示す。横紋筋融解症の原因ウイルスとして最も一般的なものはインフルエンザウイルスで，次いで，ヒト免疫不全ウイルス(human immunodeficiency virus：HIV)やエンテロウイルスがある。インフルエンザによるものの報告が多いのは，ウイルスの筋組織への親和性が高いためなのか，臨床医が気づき診断をつけるのが簡単であるためなのかは，はっきりしていない。季節性インフルエンザA型と比べて，世界的に流行したインフルエンザH1N1による横紋筋融解症では，発生率や重症度が高かったのかどうかは明らかになっていない。しかしながら，CK値が高い患者はICU入室期間が長く，医療費も高かった。

インフルエンザ感染後の横紋筋融解症における腎機能障害はよくみられる現象であり，CK値の上昇の程度とだけ関連性があるわけではない。インフルエンザ感染後の横紋筋融解症で腎機能障害が起こる正確な機序は不明である。しかしながら，これらの患者では腎機能を保つために積極的に検査を行うべきである。

横紋筋融解症はHIV感染症の臨床所見の1つでもある。HIV感染に伴って，ミオパチーから横紋筋融解症までさまざまな筋骨格系の症候群が報告されている。HIV感染に伴う筋障害は，急性期のセロコンバージョンと抗原血症，ミオパチーを伴う末期状態，薬剤副作用による筋炎などのさまざまな臨床経過で起こりうる。HIV感染後の横紋筋融解症の筋生検では，局所的な壊死と再生線維を伴う非特異的な炎症性ミオパチーがみられる。

ウイルス感染後の横紋筋融解症の詳細な病態生理はわかっていないが，3つのメカニズムが考えられている。ウイルスの直接浸潤，毒素産生，そしてウイルスに対する自己免疫応答である。ウイルスの筋線維への直接浸潤が筋壊死を引き起こすと主張している専門家もいる。この仮説を裏づけるのは，感染した患者の筋肉からウイルス封入体やウイルスDNAが検出されること，組織培養でウイルスが分離されること，などのデータである。加えて，電子顕微鏡でウイルス粒子が同定され，生検では感染筋肉にリンパ球浸潤がみられる。このことはウイルスの直接浸潤が横紋筋融解の引き金となっていることを強く示唆している。しかし一方で，筋生検は正常であったとか，硝子変性や筋壊死はみられるが，免疫蛍光抗体法や電子顕微鏡でウイルス粒子が確認できなかったとか，さまざまな報告でこの仮説に対する反論がなされている。臨床的には影響を受けた筋肉組織でありながら生検では基本的に正常であったということから，横紋筋融解症を引き起こす「毒素(toxin)」やサイトカインが存在するという可能性が浮上してくる。しかしながら，現在までのところ，原因と推定されるよ

Box 72.1

横紋筋融解症の原因となるウイルス

季節性インフルエンザウイルスA型，B型
A型インフルエンザH5N1(鳥インフルエンザ)，H1N1(ブタインフルエンザ)
ヒト免疫不全ウイルス(HIV)
コクサッキーウイルス
ヘルペスウイルス(HSV，VZV，CMV，EBV，HHV-6)
エコーウイルス
HTLV-1
アデノウイルス
パルボウイルスB19
パラインフルエンザウイルス
RSウイルス
ムンプスウイルス
麻疹ウイルス
B型肝炎ウイルス，C型肝炎ウイルス
SARS関連コロナウイルス
フラビウイルス(デングウイルス，ウエストナイルウイルス)
チクングニアウイルス
ロタウイルス
エボラウイルス

CMV＝サイトメガロウイルス，EBV＝EBウイルス，HHV-6＝ヒトヘルペスウイルス6型，HSV＝単純ヘルペスウイルス，HTLV-1＝ヒトT細胞白血病ウイルス，RS＝respiratory syncytial，SARS＝重症急性呼吸器症候群，VZV＝水痘帯状疱疹ウイルス

うな毒素は分離されていない。

細菌感染症

数多くの細菌が横紋筋融解症の原因として報告されている(表72.1，72.2)。最も一般的に関連性があるとされているのは *Legionella* 属で，次いで，*Streptococcus* 属(レンサ球菌)，*Francisella tularensis*(野兎病菌)，*Salmonella* の感染である。診断技術の向上や免疫抑制患者の増加，そして医師の認知度が上がったことにより，横紋筋融解症と関連のある細菌が次々とみつかっている。横紋筋融解症を来した細菌感染患者の合併症率(1 つの研究では 57%に腎不全がみられた)および死亡率(1 つの症例シリーズでは 38%)は有意に高い。

細菌による筋障害のメカニズムとしては，毒素産生と細菌の直接浸潤の 2 つが考えられている。*Legionella* は横紋筋融解症の原因となる内毒素(endotoxin)もしくは外毒素(exotoxin)を放出していると信じられている。生検の免疫蛍光抗体染色法で菌体が検出されないことも，この仮説を支持する所見である。レンサ球菌や *Salmonella* は，骨格筋の酸化酵素や糖分解酵素を減らし，リソソーム酵素(lysosomal enzyme)を活性化するだけではなく，細菌の直接浸潤によって筋障害を引き起こす。黄色ブドウ球菌(*Staphylococcus aureus*)，A 群溶血性レンサ球菌〔化膿レンサ球菌(*Streptococcus pyogenes*)〕，*Vibrio* 属，*Bacillus* 属を含む多くの細菌が筋生検組織から検出され，細菌の直接浸潤であるという仮説の信憑性を高めている。ロッキー山紅斑熱などの *Rickettsia*(リケッチア)感染症では，筋組織への直接浸潤のみではなく，血管炎からも筋障害が起こる。多岐にわたる感染症で全身性の感染が起こると，腫瘍壊死因子 α(tumor necrosis factor-α：TNF-α)やインターロイキン-1 といったさまざまなサイトカインが放出され，それによって骨格筋の蛋白分解が起こる。

真菌，寄生虫，抗酸菌感染症

まれに横紋筋融解症を引き起こす真菌性筋炎は，めったにみられ

表 72.1
横紋筋融解症の原因となる細菌

Gram 陽性菌	Gram 陰性菌
肺炎球菌(*Streptococcus pneumoniae*)	*Legionella* 属
黄色ブドウ球菌(*Staphylococcus aureus*)	*Francisella tularensis*(野兎病菌)
B 群レンサ球菌	*Salmonella* 属
化膿レンサ球菌(*Streptococcus pyogenes*)	*Vibrio* 属
Listeria 属	*Brucella* 属
表皮ブドウ球菌(*Staphylococcus epidermidis*)	大腸菌(*Escherichia coli*)
Bacillus 属	*Pantoea agglomerans*
Clostridium 属	*Klebsiella* 属
緑色レンサ球菌	*Aeromonas* 属
Streptococcus suis(ブタレンサ球菌)	インフルエンザ菌(*Haemophilus influenzae*)
β 溶血レンサ球菌	*Neisseria* 属
Streptococcus gallolyticus	*Coxiella burnettii*(Q 熱)

表 72.2
その他の横紋筋融解症の原因となる細菌

スピロヘータ	*Rickettsia* (リケッチア)	その他
Leptospira 属	*Rickettsia conorii* 〔地中海紅斑熱(ボタン熱)〕	*Mycoplasma pneumoniae*
Borrelia burgdorferi (ライム病)	*Orientia tsutsugamushi* *Ehrlichia equi* *E. chaffeensis*(ヒト単球性エールリキア症) *Anaplasma phagocytophilum*(ヒト顆粒球アナプラズマ症)	結核菌(*M. tuberculosis*) *M. avium complex*(MAC) *M. haemophilum* *M. bovis* *M. leprae*(らい菌) BCG(Bacillus Calmette-Guérin)の膀胱内注入

Box 72.2

横紋筋融解症の原因となる真菌

Candida 属
Aspergillus 属
Mucor 属（糸状菌）

Box 72.3

横紋筋融解症の原因となる寄生虫

Plasmodium 属（マラリア原虫）
Toxoplasma gondii（トキソプラズマ症）
Trypanosoma cruzi（Chagas 病）
微胞子虫
Trichinella 属（旋毛虫）
Taenia solium（有鉤条虫）

ない疾患で，主に免疫不全患者に起こるものではあるが，正常宿主に対してであっても筋炎から横紋筋融解症を引き起こす寄生虫感染症としてさまざまなものが知られている。とりわけ，*Trichinella* 属（旋毛虫）など，初回感染後に筋肉内に被嚢される（encyst）ような病原微生物では，その最初に感染した寄生虫の量次第で重度の筋炎を引き起こすことがある。これは古典的には外眼筋に起こるが，他の横紋筋へ進展することもあり，重度の筋力低下を引き起こす。*Plasmodium falciparum*（熱帯熱マラリア）は腎不全を引き起こす重度の横紋筋融解症を伴う筋炎と関連性があり，非熱帯熱マラリアに比べて発生頻度が高い。結核菌（*Mycobacterium tuberculosis*）や非結核性抗酸菌感染症の筋合併症はまれで，そのほとんどは結核菌が化膿性脊椎炎から腰筋へ直接波及することによるものである（表 72.2，Box 72.2，72.3）。

毒物注入と薬剤毒性

横紋筋融解症を来すと報告された毒物注入について Box 72.3 に示す。筋障害を引き起こすものとして一般的に報告されているのはヘビ咬傷であり，とりわけ，モハベ・ガラガラヘビ（Mojave rattlesnake），ラッセル・クサリヘビ（Russell's viper），新熱帯産ガラガラヘビ（*Crotalus durissus terrificus*）〔南アメリカ・ガラガラヘビ（South American rattlesnake）〕，オーストラリアン・スネーク（Australian snake），タイガー・スネーク（tiger snake），ウミヘビ（seasnake）が知られている。筋肉の腫脹・圧痛と CK 値の上昇がみられる。ウイルス性や細菌性の横紋筋融解症とは対照的に，毒物注入の場合は通常，より重度の筋毒性の障害を引き起こす。これらの患者の大部分は，おそらくミオグロビンによる腎毒性の増加と直接関連して，その後，急性腎不全を来す。ドクイトグモ（brown recluse spider）〔ロクソスセレス症（loxoscelism）〕やゴケグモ（window spider）（latrodectism）によるクモ咬傷でも横紋筋融解症が引き起こされる。これらの症例における筋障害のメカニズムは，それぞれの毒物の直接の筋毒性によるものと考えられる。

Box 72.4

抗菌薬と横紋筋融解症

daptomycin
raltegravir
Bactrim®（ST 合剤）
colistin
フルオロキノロン系薬
linezolid
fusidic acid
clarithromycin
voriconazole

横紋筋融解症の原因を考えるに当たって，抗菌薬も含めた薬剤によるものも忘れてはならない。この副作用が起こったときの原因として広く知られているのは daptomycin である。しかし，多数の他の抗菌薬も横紋筋融解症と関連している。Box 72.4 にいくつかの例を示す。

横紋筋融解症における腎不全

横紋筋融解症に関連した腎機能障害は，さまざまな相関因子によって引き起こされる。筋障害が起こると，ミオグロビンとヘム蛋白が放出されるが，どちらも直接の糸球体毒性があるわけではない。ヘム蛋白は，（1）腎血管収縮，（2）尿細管細胞への直接的な

表 72.3
横紋筋融解症の原因として報告されている毒物注入

ヘビ	その他
南アメリカ・ガラガラヘビ（South American rattlesnake）	ドクイトグモ（Brown recluse spiders）
タイガー・スネーク（tiger snake）	ゴケグモ（widow spider）
モハベ・ガラガラヘビ（Mojave rattlesnake）	ミツバチ（bee）
ラッセル・クサリヘビ（Russell's viper）	スズメバチ（hornet）
Protobothrops flavorviridis などのマムシ	カリバチ（wasp）
タイパン（Taipan）[訳注]	サバクムカデ（desert centipede）

訳注：オーストラリア北部に分布するコブラ科のヘビ。猛毒をもち，体長は 3 m を超える。学名 *Oxyuranus scutellatus*。

細胞毒性，(3)腔内円柱形成による尿細管閉塞といったさまざまなメカニズムで尿細管障害を引き起こす。これらの患者では，腎血流を増やして尿細管閉塞を減らすような治療を行うことで腎障害を予防することができる。

治療とマネジメント

横紋筋融解症の全身管理は，支持療法および原因となっている異常や感染の治療である。一般的なアプローチ方法は，(1)臨床状況に応じて横紋筋融解症の可能性が高いことを常に念頭におく，(2)CK値，尿検査，尿中ミオグロビン量などの適切な特異的検査を行う，(3)原因となっている微生物に特異的な薬物療法を迅速に開始する，(4)腎支持療法の4つである。輸液負荷と，おそらく尿のアルカリ化を行うことで，腎機能を守ることができる。筋障害によって引き起こされる高カリウム血症や代謝性アシドーシスといったその他の代謝障害に対しても特異的な治療が必要である。

文献

Bosch X, Poch E, Grau J. Rhabdomyolysis and acute kidney injury. *N Engl J Med*. 2009;361:62–72.

Crum-Cianflone NF. Bacterial, fungal, parasitic, and viral myositis. *Clin Microbiol Rev*. 2008;21:473–494.

Holder K, Myalgias and myopathies: Drug-induced myalgias and myopathies. *FP Essent*. 2016:440:23–27.

Huerta-Alardin AL, Varon J, Marik PE. Bench-to-bedside review: Rhabdomyolysis–an overview for clinicians. *Crit Care*. 2005;9:158–169.

Joshi MK, Liu HH. Acute rhabdomyolysis and renal failure in HIV-infected patients: Risk factors, presentation, and pathophysiology. *AIDS Patient Care STDS*. 2000;14:541–548.

Melli G, Chaudhry V, Cornblath DR. Rhabdomyolysis: An evaluation of 475 hospitalized patients. *Medicine*. 2005;84:377–385.

Nauss M, Schmidt E, Pancioli A. Viral myositis leading to rhabdomyolysis: A case report and literature review. *Am J Emerg Med*. 2009;27:372.e5–372.e6.

Singh U, Scheld WM. Infectious etiologies of rhabdomyolysis: Three case reports and review. *Clin Infect Dis*. 1996;22:642–649.

Watanabe T. Renal complications of seasonal and pandemic influenza A virus infections. *Eur J Pediatr*. 2013;172:15–22.

Zimmerman JL, Shen, MC. Rhabdomyolysis. *Chest*. 2013; 144:1058–1065.

73 腸腰筋膿瘍

■著：Larson Erb, Pamela A. Lipsett
■訳：海老澤 馨

概論

腸腰筋膿瘍(iliopsoas abscess：IPA)は，腸腰筋群(iliopsoas muscle compartment)［訳注：大腰筋と腸骨筋を含む腹膜外空間］に膿汁が貯留するまれな病態である。IPA は疾患の原因によって 2 種類に分類される。IPA は原因微生物がどこか離れた部位から血流もしくはリンパ流に乗って播種する**原発性**と，多くの場合は筋骨格系もしくは腹腔内，泌尿生殖器系といった部位からの感染症の進展によって引き起こされる**二次性**に分類される。

症状は古典的な三徴である背部 / 側腹部痛，発熱，歩行困難(flexion deformity)から成ることもあるが，これらのすべての徴候が存在することはまれで，より全身性の症状として倦怠感や体重減少といったものがみられることのほうが多い。不明瞭な全身性の症状を来すことが一般的であるため，診断と治療が遅れ，予後を悪化させ，時に命にかかわることがある。早期の効果的なマネジメントが治療成功のカギである。

IPA は，かつては結核菌(*Mycobacterium tuberculosis*)感染と関連していると報告されてきたが，原発性 IPA の原因菌としては黄色ブドウ球菌(*Staphylococcus aureus*)のほうがずっと多く，多くの場合はメチシリン耐性黄色ブドウ球菌(methicillin-resistant *S. aureus*：MRSA)である。二次性 IPA では消化管もしくは泌尿生殖器系から波及した腸内細菌が原因となる頻度が高い。

解剖学

腸腰筋群は腸骨筋(iliacus muscle)および大腰筋(psoas major muscle)という 2 つの特徴的な筋肉から成る。これらは股関節を屈曲させる最も重要な筋肉である。10〜65%の患者では追加で補助的な腸腰筋がみられることがある。腸骨筋は腸骨窩の上部を通り，鼠径靭帯の下を通って大腿骨の小転子へと続いていく。大腰筋は第 12 胸椎(T12)と 5 つの腰椎(L1〜L5)の間の脊髄突起に起因し，後腹壁と鼠径靭帯の下を通ってこちらも大腿骨の小転子へと続いていく。この 2 つの筋はいずれも共通の腱付着部に付着するため，しばしば 1 つの筋肉として腸腰筋と呼ばれる。しかしながら，腸腰筋の病状を考えると，病因や予後が感染部位によって違うということも加味して，これらは 2 つの別々の構造物であると考えることが最適だと考えられる。腰筋の筋膜はこの筋群を覆い，腰椎から腸恥隆起(iliopubic eminence)へ走っている。

2 つの筋群への血液供給は異なっており，大腰筋へは 4 本の腰動脈から血液が供給され腰静脈を通して排出されている。腸骨筋への血液の供給は内側大腿回旋動脈(medial circumflex femoral artery)と腸腰動脈(iliolumbar artery)の腸骨枝(iliac branch)から行われる。いずれも豊富な血液が供給され，後腹膜リンパ系と隣接していることが，**原発性** IPA の原因となっているのかもしれない。大腰筋の神経支配は L1〜L3 の腰神経叢を介し，腸骨筋は L2，L3 と大腿神経の枝に支配される。

全体として腸腰筋は，大腸，虫垂，腎臓，尿管，腰方形筋，腰椎横突起に近い位置にある。これらすべてのことによって感染が直接波及し，**二次性** IPA の原因となる(図 73.1)。

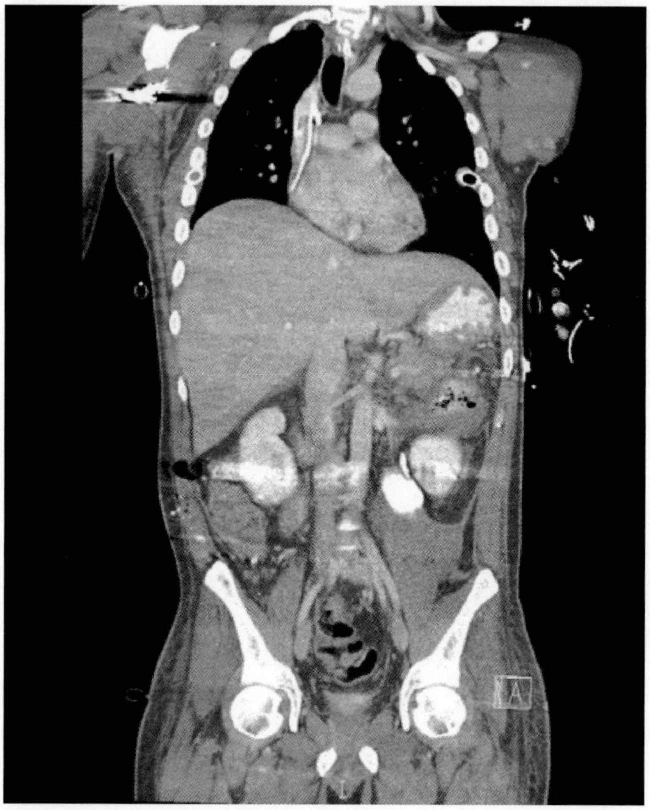

図 73.1
経口および静注造影剤を用いた CT スキャンの冠状断像 左腸腰筋膿瘍を認める。患者は腹部に複数の銃創を負っている。大腰筋内に造影効果がみられ，遠位尿管も描出されている。左胃泡の下部，左上腹部に気泡を含むが造影剤を含まない液貯留がみられる。

原因

原発性 IPA は，離れた部位の感染が血流もしくはリンパ流を介して腸腰筋群に波及して発生する。典型的には，注射薬物使用(intravenous drug use：IVDU)や腫瘍，免疫不全状態，そして腎不全や糖尿病といった慢性の免疫抑制疾患の結果として起こる。両側感染の場合は，原発性IPAが原因となることが多い。原発性IPAのその他の原因としては，心内膜炎，感染性動脈瘤，血管内グラフト感染，大腿動脈カテーテルがある。簡単に述べると，微生物を循環させるようなリスクのある人たちにとって，IPAは起こりうる感染症だということである。

二次性IPAは，別の部位の感染が腸腰筋群に連続的に波及することで引き起こされる。以前は，これらは主に瘻孔を伴うCrohn病，憩室炎，穿孔がんなどの消化器疾患から起こると考えられていた。しかし，新しいケースシリーズでは，隣接する筋骨格系の構造に起因する疾患の発生率が高いことが示されており，大腰筋膿瘍は一般的に腰椎の脊椎椎間板炎から，腸骨筋膿瘍は仙腸関節(sacroiliac：SI)または股関節の感染から引き起こされるとされている。二次性IPAの泌尿器科的原因としては，尿路感染症，腎結石症，尿路がん，泌尿生殖器手術などが挙げられる。婦人科的原因としては，卵管膿瘍，敗血症性中絶(septic abortion)[訳注：中絶や流産の途中もしくは前後に起こる重症の子宮感染症]による子宮穿孔，子宮内避妊具の使用に伴う合併症などがある。まれな病因としては，外傷，後腹膜に留置された人工血管の感染，真菌性大腿動脈瘤 / 偽性動脈瘤，細菌性股関節炎などがある。

原因微生物は原発性IPAか二次性IPAかで異なる。ほとんどの場合は複数菌が原因となることはなく，原発性IPAで検出される最も一般的な原因微生物は黄色ブドウ球菌である。腸管もしくは尿路由来の二次性IPAでは，腸内細菌が原因菌となることが典型的で，なかでも大腸菌(*Escherichia coli*)が最も多いが，*Bacteroides*，結核菌，緑色レンサ球菌(*Streptococcus viridans*)，*Enterococcus faecalis*，*Peptostreptococcus*が関与することも多い。

ヒト免疫不全ウイルス(human immunodeficiency virus：HIV) / 後天性免疫不全症候群(acquired immunodeficiency syndrome：AIDS)患者では結核菌による原発性IPAが最多であるが，黄色ブドウ球菌によるものも多い。結核菌による原発性IPAは呼吸器系の感染からの血行性伝播の結果である可能性がある。二次性IPAを来すHIV患者の多くは，腰椎椎間板炎もしくは泌尿生殖器系の感染源を有することが多く，やはり結核菌によるものが多い。

疫学

腸腰筋腫瘍(IPA)は依然としてめったに遭遇することのない疾患であり，現在まで，この疾患の真の発生率を推定するような信頼のおける世界規模の報告は存在しない。これまでに報告されたケースシリーズから推測すると，先進国の大規模三次医療機関では，年間3〜4例の症例が発生すると予想される。たとえば，Alonsoらは米国メリーランド州ボルチモアのJohns Hopkins病院における15年間の入院患者を評価し，61例のIPAを確認したが，これは大まかに年間4例程度に相当する。資源の乏しい地域や熱帯地域の国では，より若い世代の患者が診断されていないブドウ球菌菌血症を呈することがあるが，先進国では消化管疾患からの二次性の発症がより一般的である。ただし，HIV感染や薬物使用がより一般的な国では，原発性IPAが主流となることもある。

最初に発表された論文では，その発生率は非常に低いとされていたが(Ricciらによると，世界で年間3例程度としているが，明らかに過少報告による影響が結果に反映されている)，IPAの診断率は上昇している。CTスキャンやMRIの普及により症例の発見が増えたと考えられる。移植後状態やHIV / AIDSといった免疫抑制患者の増加や注射薬物使用の増加により，IPAのリスクにさらされている人口は増加している。この増加により，実際のIPAの発生率が上昇している可能性がある。

原発性IPAと二次性IPAの発生率は，当初，地域によって大きく違うと考えられてきており，アフリカとアジアのIPA症例の大半は原発性であった。先進国では二次性IPA症例が約80%を占めている。前述のAlonsoらによりケースシリーズでは，1993〜2004年の間は10,000入院あたり0.5例であった発生率が，2005〜2007年にかけては10,000入院あたり6.5例と急激な上昇を示していた。これらの入院例のうち，80%は二次性であり，連続した感染源としては骨格系(48%)または腹腔内(23%)が最も多かった。原因微生物は全体の25%がMRSAであり，これは微生物学的に確定診断がついた症例の37%に当たる。この研究では，IPAのリスク因子として，注射薬物使用(21%)，腫瘍(18%)，糖尿病(15%)，HIV(15%)が挙げられた。炎症性腸疾患をもつ患者は11%のみで，10%は過去30日以内に外傷を受けていた。

より大規模な研究として，スペインの多施設(11病院)の124例のIPA症例を対象としたレビューがNavarroらによって2009年に報告された。この報告に含まれる患者のうち，原発性IPAは21.8%のみで，78.2%が二次性であった。二次性IPAの主な感染源は，筋骨格系50.5%，腹腔内消化管24.7%，尿路17.5%であった。微生物学的な確定診断は75%の症例で得ることができ，最も典型的なものは黄色ブドウ球菌，大腸菌，*Bacteroides*であった。筋骨格系由来の患者では最終的に42.9%が黄色ブドウ球菌感染症であったが，尿路系もしくは消化管系由来の患者では大腸菌がそれぞれ61.5%および42.1%を占めていた。多菌種による感染症は21.5%のみであった。リスク因子としては，糖尿病が18.5%，慢性肝疾患が16.1%，腫瘍が11.3%，HIVが6.3%であった。予後については，5%がIPAの合併症により死亡し，15.8%で何らかの形での再発がみられた。死亡のリスク因子としては高齢であることと大腸菌感染症であることが示された。

また，原因菌がガス産生菌であるかどうかというのも臨床的意義があるようである。Hseihらは2007年7月〜2013年2月までの台湾における88症例の後ろ向きレビューを行った。その研究によると，31%でガス産生菌が認められ，その群の患者は非ガス産生菌が原因となった患者に比べてはるかに死亡率が高かった(44% vs 16.4%)。さらに，ガス産生菌が原因菌となっている患者では経皮的ドレナージと抗菌薬のみの治療はいずれも非常に高い死亡率と関係していたのに対して，開放ドレナージは非常に良好な転帰を示した。具体的には，経皮的ドレナージを受けた13例のガス産生性のIPA患者のうち2例だけが良好な転帰を示し，抗菌薬投与のみで治療されたガス産生性のIPA患者6例のうち1例しか生き延びることはできなかった。一方で，外科的ドレナージを行った患者8例中7例は良好な転帰をたどった。

診断

IPAの診断には，詳細な病歴と身体所見が不可欠である。病歴聴取では，免疫抑制，炎症性腸疾患の既往，注射薬物使用，最近の手術や人工物の留置(たとえば，人工股関節術や腰椎固定術)，そして最近の感染症といった点を重点的に評価する。IPAの古典的三徴として，背部 / 側腹部痛，発熱，limp(脚を引きずる)(もしくは屈曲変形)があるが，これらの所見がみられるのは10〜30%のみである。腸腰筋の能動的な収縮や受動的な伸展で痛みが生じるため，患者は，大腿部を伸展させ，股関節を外転させることで筋肉を弛緩させるような姿勢をとる傾向がある。腰筋徴候(psoas sign)[訳註：患側の股関節伸展で痛みが生じる]がみられることもある。その他の症状としては，寝汗，倦怠感，体重減少など，漠然としたものがある。腹痛や背部，側腹部，鼠径部の痛みや腫瘤もIPAを示唆する。免疫不全者は症状がほとんどないか全くないため，病歴や症状から診断に至るのは困難である。ある最近の報告では，2015年にTakadaらが15例の患者を再評価したところ，来院から診断までの平均期間は20日以上であったと指摘している。

検査では，血算，包括的代謝パネル[訳註：生化学検査14項目]，C反応性蛋白，赤沈を含めるべきである。IPA患者ではしばしば白血球増加がみられ，時にBUNとクレアチニン値の上昇や電解質異常がみられることがある。血液培養および同定された場合の膿瘍の穿刺吸引は，原因菌の特定と患者に合わせた抗菌薬療法を行ううえできわめて重要である。直接穿刺吸引は，より高い収率とより高い特異性により，血液培養より優れている。

IPAの画像検査としては，経静脈造影CTや，消化管からの波及を考える際には経口造影CTが有用である。IPAにおけるCTスキャンの感度は100%に近いが，血腫との鑑別が難しいことがある。初発症状から単純CTスキャンまでの期間が非常に短い患者の場合，膿瘍はまだ同定されない可能性があるが，代わりに筋肉の癒合性の腫脹がみられる。Takadaらの報告では，CTおよびMRIの1〜5日目までの感度は33〜50%と報告されているが，6日目以降は全例100%であった。静脈内の造影剤の排出が遅れ，淵が染まった病変がある場合は膿瘍である特異度が高くなる。その他の所見，たとえば，辺縁不整な病変は腫瘍を示唆し(感度67%)，筋肉のびまん性病変は血腫を示唆する(感度88%)。CTスキャンは，二次性IPAにおいて関連病変の診断に特に有効であり，膿瘍の針穿刺吸引およびドレナージの計画を立てたりガイドしたりすることにも使用することができる。

MRIもまた，造影撮影で辺縁に造影効果のある液貯留があればIPAの検出に有効である。病変内のT1信号の変化は，病巣の新旧を鑑別するのに役立つ。ただし，MRIも膿瘍と血腫の鑑別に苦慮することがある。さらに，MRIは二次性IPAの原因である可能性のある消化管病変の検出と明確化は難しく，適切であったかもしれない外科的治療を遅らせてしまう可能性がある。

超音波検査は，救急外来におけるスクリーニングツールとして有用であるが，施行者の技術に依存し，他の検査に比べて感度と特異度に欠ける。しかしながら，超音波検査は非侵襲的で費用対効果が高い。超音波検査で陽性所見が得られた場合は，確定のためのCT検査でフォローアップすべきである。

治療

IPAに対する初期治療は標準的な敗血症バンドルケアに沿ったものであるべきである。これには適切な輸液，電解質異常の補正，血液培養の採取，そして広域抗菌薬の早期投与が含まれる。抗菌薬は黄色ブドウ球菌と腸内細菌をカバーすべきである。MRSA率の増加を加味すると，筆者らは地域の耐性率と患者の重症度，高リスク患者においてはvancomycinでカバーすることを勧めている。培養の感受性が得られ次第，できるだけ早くに的を絞った抗菌薬治療を行う。

二次性IPAの原因が明らかな場合は，早期から最も可能性の高い原因菌に対する抗菌薬治療に絞ることができる。表73.1に，病因別のIPAに関与する病原体を示す。

原発性IPAの経験的治療では，黄色ブドウ球菌，コアグラーゼ陰性ブドウ球菌，結核菌および*Mycobacterium avium*に対する抗菌薬を含めるべきである[訳註：実際に抗酸菌に対する治療を経験的治療として導入することは少ない。患者背景や病歴，検査所見をもって総合的に判断する]。MRSAのリスク因子をもつ重症患者では，vancomycinを初期選択とするべきである。その他の選択肢としては，oxacillinやclindamycinにアミノグリコシド系薬を併用する方法がある。

二次性IPAでは，大腸菌，*Klebsiella*，*Bacteroides*，*Peptostreptococcus*，*Proteus*，*Clostridium*，*Salmonella*といった腸内細菌をカバーする。治療選択肢としては，ertapenemもしくはcefotetanによる単独治療があるが，，重症例の場合筆者らはpiperacillin-tazobactamやimipenemもしくはmeropenemでの治療を提案する。ペニシリンアレルギーがある場合は，clindamycinと，アミノグリコシド系薬，第3世代セファロスポリン系薬，aztreonam，フルオロキノロン系薬のいずれかとの併用が適切な初期治療となるだろう。

いずれのタイプのIPAであったとしても初期治療は静注抗菌

表73.1
腸腰筋膿瘍でみられる微生物

腸腰筋膿瘍の原因	病原微生物
原発性	
注射薬物使用	黄色ブドウ球菌，コアグラーゼ陰性ブドウ球菌，特にメチシリン耐性
免疫不全	黄色ブドウ球菌，結核菌，*Mycobacterium avium* 時にGram陰性菌
二次性	
腸管：Crohn病，瘻孔，悪性腫瘍，膵臓由来，最近の手術	大腸菌，*Klebsiella*属，*Enterococcus*属，*Proteus*属，*Bacteroides*属，*Peptostreptococcus*，*Clostridium*，*Salmonella enteritidis*
泌尿生殖器	大腸菌，結核菌，*Enterococcus*属
腰背部	結核菌，黄色ブドウ球菌，コアグラーゼ陰性ブドウ球菌
外傷	腸内細菌とブドウ球菌 *Edwardsiella tarda*

表 73.2
腸腰筋膿瘍の治療選択肢

腸腰筋膿瘍の原因	治療選択肢
原発性 注射薬物使用 免疫不全	初期治療では黄色ブドウ球菌をカバーすべきであるが，最終的に原因菌が確定するまで Gram 陰性菌もカバーする **選択肢**：oxacillin(もしくは nafcillin)とアミノグリコシド系薬，セファロスポリン系薬，特に cefipime，フルオロキノロン系薬，clindamycin とアミノグリコシド系薬 重症例やメチシリン耐性のリスクが高い場合は vancomycin の使用を考慮すべきである
二次性 腸管：Crohn 病，瘻孔，悪性腫瘍，膵臓由来，最近の手術 泌尿生殖器 腰背部 外傷	すべての二次性膿瘍の初期のエンピリックな治療では，広域に Gram 陰性好気性菌，嫌気性菌もカバーする **単剤治療選択肢**： ・中等症：cefotetan(cefoxitin)，ertapenem，piperacillin-tazobactam ・重症：piperacillin-tazobactam，imipenem，meropenem **複数薬治療**：clindamycin とアミノグリコシド系薬，clindamycin と第 3 世代セファロスポリン系薬(cefotaxime，ceftriaxone)，clindamycin と aztreonam，clindamycin とフルオロキノロン系薬

薬で行い，培養と感受性結果が得られたら経口抗菌薬へ変更する。表 73.2 に，IPA の分類別の治療法を示す。表 73.3 には，IPA 患者の臨床症状と徴候を示す。

小さな膿瘍は抗菌薬のみで治療することができるが，多くの場合は経皮的ドレナージか外科的切開とデブリードマンが必要となる。経皮的穿刺吸引は，開放ドレナージに比べて侵襲度が著しく低く，重症患者にとってはより安全な選択肢となる。そのため，ほとんどの IPA 患者における介入として，インターベンショナル・ラジオロジスト(interventional radiologist)［訳注：画像を使って穿刺や塞栓術などの治療を行うことを専門とする医師］による CT ガイド下穿刺吸引が治療介入の主流となってきた。CT ガイド下ドレナージ中に得られた膿汁は Gram 染色と培養に提出する。ピッグテールカテーテルはしばらく留置し，抜去する前に sinogram study(サイノグラム試験：透視下で造影剤をドレーンから注入する)(もしくはドレーン検査)を行って膿瘍腔の消失を確認する。Yacoub らによる，CT ガイド下ドレナージと抗菌薬療法のアルゴリズムを示し，41 例の症例シリーズで手術なしでの IPA 治療の成功率 90％を報告している。このアルゴリズムでは，初期画像検査として CT を使用している。膿瘍が 3 cm 未満であれば，抗菌薬単独で治療を行う。大きさが 3 cm 以上であった場合は，抗菌薬に加えて画像ガイド下ドレナージを行った。外科的手術の適応とならなかった 7 例の患者を対象とした研究では，経皮的ドレナージは 71％で有効であり，平均 62 cc(10～130 cc)の排液が行われ，ドレナージカテーテルの留置期間は平均 8 日間であった。7 例中 2 例では 2 回目のドレナージ術が必要であった(表 73.4)。

近年の X 線ガイド下ドレーン留置による治療介入の進歩にもかかわらず，外科的な介入が適切である症例も残っている。Hseih らは台湾からの報告で，ガス産生菌が原因となっている患者では外科的治療を第 1 選択とした治療を行うべきだとしており，非ガス産生菌の場合は経皮的もしくは腹腔鏡下，開放的アプローチのいずれの場合も同様によくなるとしている。画像ガイド下ドレナージで改善しない，もしくは二次性 IPA を引き起こす腹腔内病変があり，状態を改善するにはその病変に対する治療が必要である場合は，外科的治療を考慮すべきである。開放ドレナージを必要とするその他の要因としては，膿瘍内に複数の被包化部位がある場合や，壊死した筋肉や組織の広範囲なデブリードマンが必要な場合が挙げられる。典型的な手術アプローチは，後腹膜へアクセスするための下腹部筋分割腹膜外切開術(lower abdominal, muscle-splitting, extraperitoneal incision)である。手術計画は CT 画像を用いて行う。二次性 IPA を引き起こす腹腔

表 73.3
腸腰筋膿瘍における臨床徴候と症状

臨床徴候と症状	頻度
発熱	82～90％
痛み	64～100％
腹痛	35～100％
側腹部痛 / 背部痛	30～35％
股関節痛	29％
腰筋徴候(psoas sign)	100％
片側屈曲変形	29％
腫瘤	18～80％
腫脹もしくは紅斑	24％
嘔気，嘔吐	30％
悪寒，寝汗	6％
白血球増加	90～100％
血液培養陽性	70％

表 73.4
膿瘍と腫瘍もしくは血腫とを見分ける腸腰筋群の CT 所見の比較

CT 所見	感度(％)	特異度(％)	精度(％)
腰筋と腸骨筋の両方の腫脹	29	52	41
病変が低吸収	100	43	70
病変により筋肉全体がびまん性に侵されている	19	52	36
病変の辺縁不整	52	43	48
脂肪浸潤	62	48	55
筋膜分裂	57	57	57

(Lenchik L, Dogvan DJ, Kier R. CT of the iliopsoas compartment：value in differentiating tumor, abscess, and hematoma. *AJR Am J Roentgenol.* 1994；162：83-86 を改変)

9

内病変がある場合は，感染巣コントロールのために正中開腹術が必要となることがある。鼠径部や大腿部，背部からの切開ドレナージは勧められない[訳注：実際には必要に応じてドレナージを行う]。

予後

現在のIPAの死亡率は3〜5%の間にあるようであるが，疾患自体が比較的まれであることと，しばしば診断自体されないという性質もあり，死亡率は過小評価されている可能性がある。Ricciらの報告では，原発性IPAの死亡率は2.5%であったが，二次性IPAは18.9%であった。主な死因は敗血症で，治療の遅れや不適切な治療が最大のリスク因子であった。Alonsoらによるより最近の研究では61例中2例しか死亡しておらず，Navarroらによる2009年のスペインの症例シリーズでは，全死亡率は6.6%で，IPAに関連した合併症で死亡したのは5%であった。死亡のリスク因子となったのは，年齢>65歳，菌血症，培養で大腸菌が検出されることであった。Hsiehらによる2013年の研究では，88例のIPA患者が同定され，死亡率は25%であったと報告している。

結局のところ，予後は早期診断と適切な急速輸液を含めた適切な敗血症治療，血液培養の採取，広域抗菌薬の投与，そして感染巣のコントロールに依存する(表73.1)。

サマリー

- 原発性IPAは血流もしくはリンパ流を通して腸腰筋群に膿瘍が形成された場合に起こる。二次性IPAは近傍の感染の直接進展によって引き起こされ，その多くは筋骨格系，腹腔内，泌尿生殖器系からのものである。
- 原発性IPAでは，黄色ブドウ球菌が原因菌として最も多い。二次性IPAでは大腸菌を含む腸内細菌が関連していることが一般的である。
- IPAの古典的三徴である，背部/側腹部痛，発熱，屈曲変形もしくはlimp(脚を引きずる)がみられるのは10〜30%のみである。倦怠感や体重減少といった症状がみられることもある。
- 原発性IPAのリスク因子は，免疫抑制/HIV，注射薬物使用，慢性疾患である。二次性IPAのリスク因子には，腰椎椎間板炎，炎症性腸疾患，腫瘍などがある。
- 診断にはCTスキャンが推奨される。
- 小さな液貯留の場合は抗菌薬単独での治療を行うが，より大きな液貯留の場合は画像ガイド下経皮的ドレナージが必要である。まれに外科的介入が必要となることがある。二次性IPAでは，感染源の感染巣コントロールのために外科的介入が必要になる場合がある。
- 早期診断と効果的な抗菌薬治療と(適応があれば)経皮的ドレナージが，IPA関連の罹患率と死亡率を下げるために重要である。

文献

Baier PK, Arampatizis, Imdahl A, Hopt UT. The iliopsoas abscess: Aetiology, therapy and outcome. *Lagenbecks Arch Surg*. 2006;391:411–417.

Cantasdemir M, Kara B, Cebi D, Selcuk ND, Numan F. Computed tomography-guided percutaneous catheter drainage of primary and secondary iliopsoas abscesses. *Clin Radiol*. 2003;58(10):811–815.

Chern CH, Hu SC, Kao WF, Tsai Y, Yen D, Lee CH. Psoas abscess: Making an early diagnosis in the ED. *Am J Emerg Med*. 1997;15:83–88.

De U, Pal DK. Seventy cases of non-tubercular psoas abscess at a rural referral centre in South Bengal. *Trop Doct*. 2006;36(1):53–54.

Hsieh MS, Huang SC, Loh EW, et al. Features and treatment modality of iliopsoas abscess and its outcome: A 6-year hospital-based study. *BMC Infect Dis*. 2013;13(1).

Lenchik L, Dogvan DJ, Kier R. CT of the iliopsoas compartment: Value in differentiating tumor, abscess, and hematoma. *AJR Am J Roentgenol*. 1994;162:83–86.

Macgillvray DC, Valentine RJ, Johnson JA. Strategies in the management of pyogenic psoas abscesses. *Am Surg*. 1991;57:701–705.

Mallick IH, Thoufeeq MH, Rajendran TP. Iliopsoas abscess. *Post Grad Med J*. 2004;80:459–462.

Mückley T, Schutz T, Kirschner M, et al. Psoas abscess: The spine as a primary source of infection. *Spine*. 2003;28(6):E106–E113.

Navarro Lopez V, Lopez Garcia F, Gonzalez Escoda E, Gregori Colome J, Munoz Perez A. Psoas abscess in patients infected with the human immunodeficiency virus. *Eur J Clin Microbiol Infect Dis*. 2004;23(8):661–663.

Neufeld D, Keidar A, Gutman M, Zissin R. Abdominal wall abscesses in patients with Crohn's disease: Clinical outcome. *J Gastrointest Surg*. 2006;10:445–449.

Santaella RO, Fishman EK, Lipsett PA. Primary vs. secondary iliopsoas abscess presentation. *Microbiol Treat Arch Surg*. 1995;130:1309–1313.

Song J, Letts M, Monson R. Differentiation of psoas muscle abscess from septic arthritis of the hip in children. *Clin Orthopaed Rel Res*. 2001;391:258–265.

Takada T, Terada K, Kajiwara H, Ohira Y. Limitations of using imaging diagnosis for psoas abscess in its early stage. *Intern Med*. 2015;54(20):2589–2593.

Ricci MA, Rose FB, Meyer KK. Pyogenic psoas abscess: Worldwide variations in etiology. *World J Surg*. 1986;10:834–843.

Walsh TR, Reilly JR, Hanley E, Webster M, Peitzman A, Steed DL. Changing etiology of iliopsoas abscess. *Am J Surg*. 1992;163:413–416.

Wells RD, Bebarta VS. Primary iliopsoas abscess caused by community-acquired methicillin-resistant Staphylococcus aureus. *Am J Emerg Med*. 2006;24(7):897–898.

Section 10

さまざまな臨床像：神経系

74 細菌性髄膜炎

■著：Jennie E. Johnson, Allan R. Tunkel
■訳：西村　翔

イントロダクション

髄膜炎とは，脳と脊髄を取り囲み，髄液が還流する髄膜(特にくも膜と軟膜から成る内膜)の炎症である。髄膜炎は，ウイルス，細菌，真菌，寄生虫などの感染症か，あるいは薬剤，炎症性疾患，悪性腫瘍などの非感染性の要因，自己免疫疾患によって引き起こされる。細菌性髄膜炎は，血行性に伝播することで発症する頻度が最も高いが，副鼻腔や耳から，あるいは術後に直接侵入することで起こる場合もある。

米国における細菌性髄膜炎の頻度は，過去数十年で劇的に低下しており，全年齢層を通じて細菌性髄膜炎の発生頻度は10万人あたり1.38例となっている。この傾向は，最も頻度の高い病原菌に対して有効なワクチンが利用できるようになったことと，高リスク集団に対する教育によるところが大きい。発生頻度は低下しているにもかかわらず，米国における細菌性髄膜炎の致死率は14.3%前後と全く変わっておらず，病原菌や宿主因子によって左右される。

臨床像

細菌性髄膜炎の古典的な臨床症状とは，発熱，頭痛，髄膜刺激徴候および脳機能障害の徴候(錯乱，せん妄，あるいは意識レベルの低下)である(表74.1)。成人の急性細菌性髄膜炎 493症例のレビューによると，古典的三徴(すなわち，発熱，項部硬直，意識レベルの変化)がすべて揃ったのは3分の2の患者にすぎないが，すべての患者においてこの3つのうち少なくとも1つは認められた。別の市中発症の細菌性髄膜炎 696のエピソードのレビューでは，発熱，項部硬直，意識障害の3つが認められたのは全エピソードの44%にすぎないが，ほとんどすべての患者(95%)で，頭痛，発熱，項部硬直，意識障害の4症状のうちの2症状は認められた。オランダで行われた市中発症の成人での細菌性髄膜炎 1,412例を対象とした最新の前向き研究では，41%の患者で古典的三徴が認められ，最も頻度の高い症状は頭痛(83%)，発熱(74%)，項部硬直(74%)，意識レベルの変化(71%)であった。髄膜刺激徴候は微細なこともあれば，明白なこともあり，さらにはKernig徴候やBrudzinski徴候を伴うことまである。しかし，成人での髄膜刺激徴候の診断精度を検討した前向き研究では，これらの所見の感度はKernig徴候で5%，Brudzinski徴候で5%，項部硬直で30%にすぎなかった。つまり，これらの所見では髄膜炎の患者を髄膜炎ではない患者と正確に識別することはできず，これらの所見がないからといって細菌性髄膜炎の診断を除外できないことを示している。脳神経麻痺および巣症状(局所症状)は症例の10〜20%で認められる。市中発症の細菌性髄膜炎696症例の観察研究では，脳梗塞が全エピソードの25%で認められ，そのうちの36%は肺炎球菌(*Streptococcus pneumoniae*)性髄膜炎に伴うものであった。けいれん発作は患者の約30%で認められる。乳頭浮腫は，感染早期の症例の≧5%で認められ，乳頭浮腫の存在は別の診断を示唆しているはずである。髄膜炎が進行するにつれて，昏睡，高血圧，徐脈，あるいは動眼神経麻痺といった頭蓋内圧亢進の徴候が出現することがある。

表 74.1
成人の細菌性髄膜炎でみられる自覚症状および他覚所見

自覚症状および他覚所見	相対頻度
頭痛	≧85
発熱	≧80
髄膜症	≧80
知覚異常	≧75
古典的三徴(すなわち，発熱，項部硬直，意識レベルの変化)	≧40
嘔吐	約35
けいれん	約30
巣症状(局所症状)	10〜35

急性髄膜炎の成人患者における診察所見の正確性と精度をさらに明らかにするために，16〜95歳の急性髄膜炎(腰椎穿刺あるいは剖検で診断確定)患者の845のエピソードのデータが検証された。その結果，病歴(すなわち，頭痛，嘔気，嘔吐)の各項目の，成人の髄膜炎における診断精度は低いことが明らかとなった。しかし，診察所見の精度に関する検討によると，発熱，項部硬直，意識障害が認められない場合は急性髄膜炎の可能性を事実上除外でき，これらの所見のうちの1つが認められることに対する急性髄膜炎の診断における感度は99〜100%であった。これらの所見の有無にかかわらず，細菌性髄膜炎の高リスク患者では，腰椎穿刺を行う閾値は低く設定すべきである。

特定の自覚症状あるいは他覚所見が，細菌性髄膜炎の患者の原因菌の診断に役立つことがある。髄膜炎菌菌血症患者の約半数で，髄膜炎の有無にかかわらず，主として四肢に限局する皮疹が顕著に認められる。皮疹は典型的には，発症早期には斑状紅色の皮疹であるが，すぐに点状出血性の局面へと進展し，さらに癒合して紫斑を形成する。皮疹は急速に進展する可能性があり，新しい点状出血が身体診察の最中に出現することがある。*Listeria monocytogenes* による髄膜炎の患者では，感染早期に巣状の神経脱落所見およびけいれんが出現しやすく，一部の患者では，脳幹脳炎のために運動失調，脳神経麻痺，眼振を呈することがある。発熱や頭痛，筋肉痛，悪寒，胃腸炎，その他の全身症状などの前駆症状が，発症の平均3〜4日前に出現する場合がある。発熱(>90%)が最も頻度の高い発症時の症状であり，意識レベル低下(66%)，頭痛(46%)と次ぎ，2分の1〜3分の2の患者が項部硬直を呈する。さらに，細菌性髄膜炎の多くの患者が素因となる疾患をもっており，肺炎球菌性髄膜炎の患者の最大40%で，耳，副鼻腔あるいは肺の先行感染が認められる。

さらに，特定の患者層では，細菌性髄膜炎の古典的な自覚症状や他覚所見の多くを欠いている場合がある。新生児では，髄膜刺激徴候を呈する頻度は高くなく，体温が不安定，情緒や意識レベルが変化，嗜眠，易刺激性，嘔吐，下痢あるいは呼吸促迫といった無数の非特異的な兆候を示すかもしれない。1〜4歳の幼児では，発熱，嘔吐，項部硬直を呈する頻度が高い。高齢の患者で，特に内科的基礎疾患(例：糖尿病，心肺疾患)がある場合，潜行性に進行し，倦怠感あるいは知覚鈍麻で発症し，発熱を認めないことがあり，髄膜刺激徴候の程度はさまざまである。30年にわたって65歳以上の患者185人を調べた研究では，特徴的な髄膜症状が認められないため，市中発症の細菌性髄膜炎の診断がより困難になることが示されている。長期にわたる好中球減少，後天性免疫不全症候群(acquired immunodeficiency syndrome：AIDS)，特定の悪性腫瘍，免疫抑制療法を受けているなどの免疫不全の患者でも，くも膜下腔で炎症応答を惹起する能力が低下しているため，症状が捉えにくいことがある。頭部外傷の患者では，髄膜炎ではなく背景にある外傷によって，髄膜炎に合致する自覚症状および他覚所見が認められる可能性がある。これらのサブグループの患者では全例で，髄液の検査で細菌性髄膜炎を除外するまでは，意識状態の異常や変化を別の原因に帰することがないようにしなければならない

診断

腰椎穿刺で採取した髄液を検査することで細菌性髄膜炎の診断が下る。細菌性髄膜炎のほとんどすべての患者で初圧は上昇しており(>180 mmH_2O)，初圧が≧600 mmH_2O の場合は脳浮腫，頭蓋内の化膿性病巣あるいは交通性水頭症の存在を示唆している。髄液の白血球数は増加している(通常，1,000〜5,000/mm^3，≦100/mm^3〜>10,000/mm^3 まで幅がある)。髄液内の菌濃度が高いのに白血球数が少ない(0〜20/mm^3)患者では，予後が悪い傾向がある。通常は好中球優位(≧80%)であるが，急性細菌性髄膜炎の患者の約10%で髄液はリンパ球優位となる(Gram陰性桿菌による髄膜炎の新生児および *L. monocytogenes* による髄膜炎の患者でより頻度が高い)。髄液中の糖値の低下(≦40 mg/dL)が約60%の患者で認められ，患者の約70%で血清の糖値に対する髄液の糖値の比率が<0.23となる。髄液の蛋白濃度は，ほとんどすべての患者で上昇している(通常，100〜500 mg/dL)。髄液のGram染色は，細菌性髄膜炎の患者の約60〜90%において迅速で正確な原因菌の同定を可能にし，特異度はほぼ100%であり，髄液中の細菌濃度が高いほど菌が検出できる可能性も高くなる。髄液の培養は，市中発症の細菌性髄膜炎の患者の80〜90%で陽性となり，先行して抗菌薬が投与されている患者では培養の検出率が低下する。髄液の乳酸値の上昇は，細菌性髄膜炎と無菌性髄膜炎を鑑別するのに役立つ可能性があり，感度および特異度はそれぞれ97%，96%に達すると報告されている。しかし，腰椎穿刺前に抗菌薬が先行投与されている患者や，頭部外傷あるいは脳梗塞など他の中枢神経系疾患がある患者では精度が低下する。

髄液のGram染色も培養も陰性の患者では，細菌性髄膜炎の診断を確定するのも否定するのも困難になる。臨床的特徴を組み合わせて(検査結果を含むものも含まないものもある)，それを細菌性と他の原因微生物(通常はウイルス)による髄膜炎の場合と比較することで，細菌性髄膜炎の確率を予測するモデルを開発しようとする研究が多数行われている。予測モデルを用いた多数の研究で肯定的な結果が示されていたとしても，細菌性髄膜炎が疑われる患者に対してエンピリックな(経験的)抗菌薬治療を開始するかどうかの決断は，引き続き臨床的判断によるべきである。

細菌性髄膜炎の患者で髄液のGram染色が陰性の場合は，原因菌の診断に有用な，髄液中の特異的細菌抗原を検出できる迅速診断検査が複数開発されている。いくつか髄膜炎の原因菌に対しては，患者の髄液中のDNAを増幅するポリメラーゼ連鎖反応(polymerase chain reaction：PCR)が利用されている。細菌性髄膜炎の診断におけるPCRの臨床的有用性は，広域の細菌プライマーを用いた研究で検証されており，感度は100%，特異度は98.2%，陽性的中率が98.2%，陰性的中率が100%であった。別の検討では，広域PCRはの感度が59%(標準的な培養検査は43%)で特異度が97%(標準的な培養検査も97%)であることが示されている。つまり，広域PCRは，最も頻度の高い原因菌群を一度の検査で検出することができ，ほとんどの先進国では2時間以内に検査結果が判明し，さらに十分な感度と優れた特異度を誇る。しかし，細菌性髄膜炎が想定される患者で髄液のGram染色および培養が陰性の場合に，この技術が使用できるようになるまでには，さらなる改良が必要である。現在利用できるラテックス凝集法の感度は50〜100%と幅があり(ただし，その特異度は高い)，インフルエンザ菌b型(*Haemophilus influenzae* type b)，肺炎球菌，髄膜炎菌(*Neisseria meningitidis*)，大腸菌K1莢膜抗原株(*Escherichia coli* K1)，およびB群レンサ球菌(*Streptococcus agalactiae*)の抗原を検出する。しかし，細菌抗原検査は抗菌薬を投与するかどうかの決断に影響を与えないようであり，また，検査の偽陽性が報告されていることから，最近では，細菌性髄膜炎の原因菌診断に毎回ラテックス凝集法を用いることには疑問が呈されており，もはや常時使用することは推奨されていない。髄液中の肺炎球菌を検出するのにはイムノクロマトグラフィー法も利用でき，検査全体での感度は95〜100%である。

治療

初期マネジメント

急性細菌性髄膜炎の臨床像を呈している患者では，初期マネジメントの一環として，血液培養の採取と腰椎穿刺を実施する。もし，髄液の一般検査所見が細菌性髄膜炎に合致するものであれば，Gram染色の結果に基づいて，ターゲットを絞った抗菌薬治療(表74.2)およびdexamethasone併用療法(後述参照)を開始す

表 74.2
Gram 染色によって想定された原因菌に基づく急性細菌性髄膜炎に対する推奨抗菌薬治療

菌	治療
肺炎球菌	vancomycin と第 3 世代セファロスポリン系薬の併用 [a, b]
髄膜炎菌	第 3 世代セファロスポリン系薬 [a]
Listeria monocytogenes	ampicillin あるいは penicillin G [c]
インフルエンザ菌 b 型	第 3 世代セファロスポリン系薬 [a]

a cefotaxime あるいは ceftriaxone。
b rifampicin の併用を検討してもよい。一部の専門家は，dexamethasone を投与する場合に rifampicin を併用する。
c アミノグリコシド系薬の併用を検討すべきである。

べきである。しかし，当初の髄液の検査結果から原因菌が同定できなかった場合は，患者の年齢に応じたエンピリックな抗菌薬治療(表 74.3)および dexamethasone 併用療法を，すみやかに開始すべきである。細菌性髄膜炎の臨床像を呈している患者で，腰椎穿刺が遅れた場合や，あるいは神経学的徴候を来しており(すなわち，局所神経障害，意識レベルの異常，新規のけいれん発作，眼底鏡診察での乳頭浮腫のある患者，あるいは免疫抑制状態の患者や中枢神経疾患の既往のある患者)，その原因として頭蓋内腫瘤性病変が疑われる場合，腰椎穿刺前に頭部単純 CT を実施すべきである。これらの患者では，適切な抗菌薬および補助療法が遅れることによる，細菌性髄膜炎に関連した合併症率や死亡率の上昇を抑制するために，腰椎穿刺前あるいは CT 撮影前に，血液培養を採取してから適切な抗菌薬および補助療法を開始すべきである。細菌性髄膜炎の患者に対する抗菌薬投与開始のタイミングに関する前向きのデータはないが，市中発症の細菌性髄膜炎の患者での後ろ向きコホート研究では，患者の状態が重篤で予後が期待できない段階まで進行してしまっている場合，救急治療室に患者が到着してからの抗菌薬治療開始の遅れが臨床転帰を悪化させることが示されており，これはつまり，臨床的な重症度が高くなる前に細菌性髄膜炎の治療を開始すると臨床転帰が改善するという仮説を裏づけている。検査用の髄液を採取する前に抗菌薬が開始されると髄液の培養陽性率は低下するかもしれないが，治療前の血液培養，髄液の一般検査，Gram 染色によって，細菌性髄膜炎の診断の根拠，あるいは逆に否定する根拠が得られる可能性がある。

補助療法

唯一，dexamethasone のみが特定の細菌による髄膜炎において推奨される補助療法である。脳浮腫と頭蓋内圧上昇をもたらすくも膜下腔の炎症応答を減弱させることで，抗菌薬治療を開始する前に補助療法として dexamethasone を投与することで，先進国における肺炎球菌とインフルエンザ菌による髄膜炎の患者の転帰を改善することが示されている。メタ分析では，インフルエンザ菌 b 型の髄膜炎での dexamethasone(0.15 mg/kg 6 時間ごとを 2〜4 日間)の併用療法の有益性が裏づけられ，さらに，静注抗菌薬治療と同時あるいは抗菌薬に先行して開始された場合は，小児の肺炎球菌性髄膜炎でも有益であることが示された。臨床的な有益性のエビデンスは聴力予後に関して最も強力であった。成人の

表 74.3
髄膜炎患者の年齢別にみた頻度の高い原因菌および推奨されるエンピリックな治療

年齢	頻度の高い原因菌	エンピリックな抗菌薬治療
＜生後 1 か月	B 群レンサ球菌，大腸菌，*Listeria monocytogenes*	ampicillin と cefotaxime の併用，ampicillin と cefepime あるいは ampicillin とアミノグリコシド系薬の併用
生後 1〜23 か月	B 群レンサ球菌，大腸菌，インフルエンザ菌，肺炎球菌，髄膜炎菌	vancomycin と第 3 世代セファロスポリン系薬の併用 [a, b]
2〜50 歳	肺炎球菌，髄膜炎菌	vancomycin と第 3 世代セファロスポリン系薬の併用 [a, b, c]
＞50 歳	肺炎球菌，髄膜炎菌，*L. monocytogenes*，好気性 Gram 陰性桿菌	vancomycin と amipicillin と第 3 世代セファロスポリン系薬の併用 [a, c]
免疫不全状態	肺炎球菌 髄膜炎菌 *L. monocytogenes* 好気性グラム陰性桿菌	vancomycin と ampicillin と，cefepime か meropenem のいずれかを併用
頭部外傷あるいは脳外科術後	ブドウ球菌 ジフテロイド [訳注] 緑膿菌 肺炎球菌 *Acinetobacter baumannii* [d] 基質拡張型 β-ラクタマーゼ(ESBL)産生グラム陰性桿菌 [d]	vancomycin と，ceftazidime，cefepime，meropenem のいずれかを併用

a cefotaxime あるいは ceftriaxone。
b *L. monocytogenes* が髄膜炎の原因菌として疑われる場合は ampicillin を併用。
c 一部の専門家は dexamethasone を投与する場合は rifampicin を併用する。
d もし，同菌種を考慮するのであれば，経験的治療のレジメンの一剤として meropenem を使用する。
[訳注：ジフテロイドとは一般的に *Corynebacterium* 属を指す]

急性細菌性髄膜炎においては，301 人の患者から成る前向きランダム化プラセボ対照二重盲検多施設共同試験によって，dexamethasone による併用療法に割り付けられた患者群は，有害な転帰の頻度と死亡率が低くなる傾向があることが示され，また，肺炎球菌性髄膜炎の患者のサブグループ間で有益性が最も顕著であった。現在明らかとなっているエビデンスに基づくと，dexamethasone による併用療法(0.15 mg/kg 6 時間ごとを 4 日間，1 回目の投与は，1 回目の抗菌薬投与の 10〜20 分前か，少なくとも同時に投与する)は，肺炎球菌性髄膜炎が疑われるか，その診断が確定している患者で利用されるべきである。dexamethasone による併用療法は，すでに抗菌薬を投与されている状況で開始しても患者の予後を改善させる可能性が低いため，このような成人患者では投与すべきではない。他の原因菌による髄膜炎の成人では dexamethasone による併用療法を推奨するデータは十分には揃っておらず，培養で確定した髄膜炎菌性髄膜炎の患者で

dexamethasone を継続すると，使用によって害がもたらされるわけではないが，有害な転帰の頻度の低下にはつながらなかった。さらに，フランスで行われた侵襲性 *Listeria*（*L. monocytogenes*）感染症患者の最新の前向き研究では，dexamethasone を併用した *Listeria* 髄膜炎の患者 252 人のうちの 31 人（13％）は，併用しなかった患者と比較して有意に死亡率が低かった〔32 人のうち 17 人（53％）vs 216 人のうち 157 人（73％）〕が，その他の *Listeria* 髄膜炎患者の研究では，この効果は確認されていない。1998～2007 年にかけて米国での全髄膜炎症例の 58％が肺炎球菌によるものであったことを考慮すると，初期評価の段階では必ずしも髄膜炎の原因菌が判明しているとは限らないため，すべての成人において dexamethasone を開始する専門家もいる。

肺炎球菌，インフルエンザ菌による髄膜炎患者における dexamethasone の併用療法は有益であるにもかかわらず，途上国の患者でのルーチンでの使用については議論が分かれている。マラウィの成人患者におけるランダム化二重盲検プラセボ対照試験では，この研究での患者のほぼ 90％がヒト免疫不全ウイルス（human immunodeficiency virus：HIV）に感染しており髄膜炎が進行期であった可能性が高いが，死亡率に有意な差は認められなかった。Cochrane の 24 の研究，4,041 人の患者のメタ分析では，dexamethasone の併用療法は，総死亡率は低下させないが，成人では死亡率が低下する傾向が認められた。また，副腎皮質ステロイドは重度の難聴，あらゆる聴力低下，神経学的後遺症の頻度を低下させたが，これらの有益性は高所得国でのみ認められた。

さらに，ペニシリンおよびセファロスポリン高度耐性株による肺炎球菌性髄膜炎の患者で，vancomycin による治療を要する場合には，dexamethasone 併用療法の実施には懸念が残っている。この場合，dexamethasone を投与した後の炎症反応の低下によって，vancomycin の髄液への移行性が著しく減少し，髄液の培養陰性化が遅れる可能性がある。公表されている研究では，これらの耐性株による感染で dexamethasone 併用療法を受けた患者の予後は検討されておらず，耐性株による感染患者を十分な数，臨床研究に登録するのは困難であることを考慮すると，近い将来，この疑問に明確な答えが出るとは考えにくい。しかし，vancomycin が持続投与法で用いられた研究（投与量は 60 mg/kg/ 日）では，髄液中への vancomycin の移行性が dexamethasone によって減少することはなかった。dexamethasone 併用療法が行われるも期待していたようには改善しなかった患者では，髄液の培養が陰性化していることを確認するために，抗菌薬治療を開始してから 36～48 時間後に腰椎穿刺を再度施行することが推奨される。

抗菌薬治療

髄膜炎の原因菌が分離され感受性結果が判明したら，抗菌薬治療は最適なものへと変更する（表 74.4）。腎機能と肝機能が正常な成

表 74.4
急性細菌性髄膜炎に対する特異的抗菌薬治療

原因菌	標準治療	治療期間
肺炎球菌		10～14 日
penicillin の MIC≦0.06 μg/mL	penicillin G あるいは ampicillin	
penicillin の MIC≧0.12 μg/mL		
cefotaxime あるいは ceftriaxone の MIC＜1.0 μg/mL	第 3 世代セファロスポリン系薬[a]	
cefotaxime あるいは ceftriaxone の MIC≧1.0 μg/mL	vancomycin と第 3 世代セファロスポリン系薬の併用[a, b]	
髄膜炎菌		7 日
penicillin の MIC＜0.1 μg/mL	penicillin G あるいは ampicillin	
penicillin の MIC 0.1～1.0 μg/mL	第 3 世代セファロスポリン系薬[a]	
Listeria monocytogenes	ampicillin あるいは penicillin G[c]	≧21 日
B 群レンサ球菌	ampicillin あるいは penicillin G[c]	14～21 日
インフルエンザ菌		7 日
β-ラクタマーゼ陰性	ampicilin	
β-ラクタマーゼ陽性	第 3 世代セファロスポリン系薬[a]	
大腸菌およびその他の腸内細菌目細菌[d]	第 3 世代セファロスポリン系薬[a]	21 日
緑膿菌	cefepime[c] あるいは ceftazidime[c]	21 日
黄色ブドウ球菌		10～14 日
メチシリン感受性	nafcillin あるいは oxacillin	
メチシリン耐性	vancomycin	
表皮ブドウ球菌	vancomycin[e]	10～14 日

a cefotaxime あるいは ceftriaxone。
b ceftriaxone の MIC が＞4 μg/mL の場合は rifampicin の併用を検討する。
c アミノグリコシド系薬の併用を検討すべきである。
d *in vitro* での感受性検査結果に基づいて，特異的な抗菌薬治療を選択する必要がある。
e rifampicin の併用を検討すべきである。
MIC＝最小発育阻止濃度

表 74.5
腎機能と肝機能が正常な成人の髄膜炎における抗菌薬の推奨投与量

抗菌薬	1 日総投与量(静注)	投与間隔(時間)
amikacin [a]	15 mg/kg	8
ampicillin	12 g	4
aztreonam	6〜8 g	6〜8
cefepime	6 g	8
cefotaxime	8〜12 g	4〜6
ceftazidime	6 g	8
ceftriaxone	4 g	12〜24
chloramphenicol [b]	4〜6 g	6
ciprofloxacin	800〜1,200 mg	8〜12
gentamicin [a, c]	5 mg/kg	8
meropenem	6 g	8
moxifloxacin [d]	400 mg	24
nafcillin	12 g	4
oxacillin	12 g	4
penicillin G	2,400 万単位	4
rifampicin	600 mg	24
tobramycin [a]	5 mg/kg	8
trimethoprim-sulfamethoxazole(ST 合剤)[e]	10〜20 mg/kg	6〜12
vancomycin [f, g]	30〜60 mg/kg	8〜12

a 血中濃度のピーク値とトラフ値を測定する必要がある。
b 肺炎球菌性髄膜炎では高用量が推奨される。
c 髄腔内投与量は 1〜8 mg。通常の 1 日投与量は幼児および小児では 1〜2 mg，成人では 4〜8 mg である。髄腔内投与は必ず静注製剤と併用すべきである。
d 細菌性髄膜炎の患者で必要とされる最適投与量に関するデータは存在しない。
e trimethoprim 換算での投与量。多くの専門家は 5 mg/kg 8 時間ごとの投与量で使用する。
f 血中のトラフ値を 15〜20 μg/mL に保つ。
g 髄腔内投与量は 5〜20 mg。ほとんどの研究では 10 mg あるいは 20 mg の量で用いられている。

人の髄膜炎に対する抗菌薬の推奨投与量を表 74.5 に示した。以下の項では，分離された髄膜炎の原因菌ごとに，細菌性髄膜炎患者での抗菌薬の使用に関する推奨について概説する。

肺炎球菌(*Streptococcus pneumoniae*)

肺炎球菌性髄膜炎の推奨治療は，肺炎球菌の感受性パターンによって変わる。最小発育阻止濃度(minimal inhibitory concentration：MIC)≦0.06 μg/mL の肺炎球菌株は，ペニシリン感受性と判断され，MIC≧0.12 μg/mL の株は耐性と判断される。米国を含む世界中の多くの国で耐性株が報告されており，ペニシリン非感受性肺炎球菌株の頻度は場所によって 25%〜50%を超える場合までさまざまである。標準的な高用量の penicillin を静注した後の髄液中の初期濃度は約 1 μg/mL にすぎず，化膿性髄膜炎の患者で肺炎球菌が原因菌の可能性が高いと考えられる場合，penicillin をエンピリックな治療に推奨することはできない。さらなる懸念は，髄膜炎の患者において第 3 世代セファロスポリン系薬に耐性の肺炎球菌株が報告されていることである。ペニシリン耐性肺炎球菌による髄膜炎の治療においては，いくつかの代替薬が検討されている。chloramphenicol はその 1 つであるが，ペニシリン耐性株による髄膜炎患者での chloramphenicol による治療失敗も報告されている。vancomycin も検討されているが，肺炎球菌性髄膜炎の治療において単剤で使用するのは最適ではないだろう。

これらのデータに基づくと，肺炎球菌性髄膜炎が疑われる場合，*in vitro* での感受性結果を待つ間のエンピリックな治療には，vancomycin と第 3 世代セファロスポリン系薬(ceftriaxone か cefotaxime のいずれか)を併用すべきである。この 2 剤の併用は，ペニシリン耐性肺炎球菌性髄膜炎のウサギモデルでは相乗的(シナジー効果)に働き，髄膜炎の小児の髄液中でも相乗的もしくは少なくとも相加的に働く。もし，菌がペニシリン感受性(MIC≦0.06 μg/mL)であれば，penicillin が第 1 選択薬となる。ペニシリン耐性株(MIC≧0.12 μg/mL)に対しては，*in vitro* での第 3 世代セファロスポリン系薬への感受性を確認する必要がある。もし，ceftriaxone あるいは cefotaxime の MIC が＜1.0 μg/mL であれば，第 3 世代セファロスポリン系薬を使用する。しかし，cefotaxime あるいは ceftriaxone あるいは cefotaxime の MIC が≧1.0 μg/mL であれば，vancomycin と第 3 世代セファロスポリン系薬の併用で治療を完遂する。一部の専門家は rifampicin を加えることも推奨しているが，この推奨を支持する臨床データはなく，rifampicin は，菌が感受性を示し，臨床的あるいは細菌学的な治療への反応が予想よりも遅れている場合にのみ加えるべきである。治療に反応しない患者では，vancomycin の髄腔内注射あるいは脳室内注射が合理的な治療オプションとして残っている。

ペニシリン耐性肺炎球菌性髄膜炎の治療において，その他数種類の抗菌薬が有望視されている。imipenem よりもけいれん誘発性の低いカルバペネム系薬の meropenem は，肺炎球菌が原因菌の症例も含め，小児および成人の細菌性髄膜炎で利用されており，微生物学的および臨床的転帰は，cefotaxime あるいは ceftriaxone による治療を受けた群と同等であった。しかし，cefotaxime 耐性肺炎球菌 20 株による研究では，meropenem に対して 4 株が中等度感受性(intermediate)，13 株は耐性であり，これはペニシリンおよびセファロスポリン高度耐性の肺炎球菌株の治療には meropenem を代替薬として用いることはできない可能性を示唆している。肺炎球菌に対して *in vitro* で優れた活性を発揮する新世代のフルオロキノロン系薬(例：moxifloxacin)も，ペニシリン耐性肺炎球菌性髄膜炎の実験動物モデルでは有効性が示されているが，臨床研究で小児の細菌性髄膜炎に対し ceftriaxone(単剤または vancomycin 併用)と同等の有効性が示されたのは trovafloxacin のみである。trovafloxacin は肝毒性の懸念のためにすでに使用されていないが，これらのデータは細菌性髄膜炎の治療において新世代のフルオロキノロン系薬の有用性が期待できることを示している。これらの薬剤を細菌性髄膜炎の第 1 選択薬として推奨できるようになるまでには，さらなる臨床研究を要するが，第 3 世代セファロスポリン系薬と新世代のフルオロキノロン系薬の併用は，将来的に肺炎球菌性髄膜炎の第1選択薬となる可能性がある。

髄膜炎菌(*Neisseria meningitidis*)

髄膜炎菌性髄膜炎の治療の第1選択薬は penicillin G あるいは ampicillin である。この推奨は，penicillin G の MIC が 0.1～1.0 μg/mL の耐性髄膜炎菌の出現によって，将来的に変わる可能性がある。米国内の特定の地域における，侵襲性髄膜炎菌感染症に関する集団ベースのサーベイランス研究では，100株中3株が penicillin の MIC が 0.125 μg/mL であった。しかし，これらの菌株による髄膜炎の患者は標準的な penicillin による治療で回復しているため，臨床的意義は不明である。髄膜炎菌性髄膜炎の患者では，分離株の感受性結果を待つ間は第3世代セファロスポリン系薬(ceftriaxone か cefotaxime のいずれか)で治療する専門家もいる。ある研究では，流行性髄膜炎菌性髄膜炎に対しては ceftriaxone の単回投与も chloramphenicol に対して非劣性であることが示されており，これは，途上国において髄膜炎菌の流行が起こった際は，この薬剤を使用すべきであることを示唆している。

Listeria monocytogenes

第3世代セファロスポリン系薬は，*in vitro* では広範囲の菌に対して活性があるにもかかわらず，*L. monocytogenes* に対しては活性が乏しい。*Listeria* による髄膜炎の治療は ampicillin あるいは penicillin G を用いるべきであり，*Listeria* による感染が確定している場合は，*in vitro* でシナジー効果が示されているため，アミノグリコシド系薬の併用を検討する。*in vitro* の検討では，β-ラクタム系薬は *L. monocytogenes* に対して静菌的であり，アミノグリコシド系と併用することで，相乗的に殺菌能を高めることが示されている。ただし，動物実験でも臨床研究でも，アミノグリコシド系の有用性に関するデータはさまざまである。多くの後ろ向き検討ではアミノグリコシド系のシナジー効果による転帰の改善は認められず，アミノグリコシド系の使用によって死亡率が上昇することが示されたものもあった。最新の前向き研究を含む，その他の大規模研究では，有意に生存率が上昇することが示されている。その後，*L. monocytogenes* 髄膜炎の治療に関する米国およびヨーロッパのガイドラインでは，併用療法を正式に推奨するのではなく，アミノグリコシド系の併用を検討するよう推奨している。

ペニシリンアレルギーの患者では，*in vitro* で *Listeria* に対して殺菌的に働く trimethoprim-sulfamethoxazole(ST 合剤)を使用すべきである。meropenem も代替薬として利用できるかもしれないが，まれに治療失敗が報告されている。chloramphenicol および vancomycin は，*in vitro* での良好な抗菌薬感受性結果にもかかわらず，容認しがたいほど治療失敗率が高い。

インフルエンザ菌(*Haemophilus influenzae*)

インフルエンザ菌b型による細菌性髄膜炎の治療は，菌が β-ラクタマーゼを産生するかどうかによって決まる。β-ラクタマーゼ非産生株では ampicillin が推奨されており，β-ラクタマーゼ産生株では第3世代セファロスポリン系薬(すなわち，ceftriaxone か cefotaxime のいずれか)を使用すべきである。加えて，インフルエンザ菌b型が原因菌として疑われるすべての患者で，エンピリックな治療には第3世代セファロスポリン系薬を用いるべきである。chloramphenicol は耐性株が世界中で報告されているため推奨されず，さらに，chloramphenicol 感受性株であったとしても，前向き研究で，インフルエンザ菌b型が主たる原因菌であった小児の細菌性髄膜炎の治療において，chloramphenicol は細菌学的にも臨床的にも ampicillin，ceftriaxone あるいは cefotaxime に劣っていることが明らかとなっている。第2世代セファロスポリン系薬である cefuroxime は，当初はインフルエンザ菌b型による髄膜炎の治療に有効であるように見受けられたが，小児の細菌性髄膜炎に対して cefuroxime を ceftriaxone と比較した研究では，cefuroxime を投与されている患者で髄液の培養陰性化が遅れ，さらに，聴力障害の発生率が高いことが明らかとなった。cefepime は，乳幼児および小児での髄膜炎の治療に関する前向きランダム化試験で cefotaxime と比較検討され，この薬剤が安全で cefotaxime と同等の治療効果があることが明らかとなっており，この感染症の患者の治療における代替薬としてふさわしいと考えられる。

好気性 Gram 陰性桿菌

好気性 Gram 陰性桿菌による髄膜炎の治療予後は，第3世代セファロスポリン系薬が使用できるようになったことで大幅に改善した(治癒率は 78～94％)。ある研究では，緑膿菌(*Pseudomonas aeruginosa*)に対する *in vitro* での活性が強化された第3世代セファロスポリン系薬である ceftazidime は，単剤で用いられるかアミノグリコシド系薬と併用された場合，緑膿菌性髄膜炎の患者24人中19人を治癒に導いている。小児患者での研究においても同様の結果が得られており，ceftazidime を含んだレジメンが用いられた場合，7人が臨床的に治癒し，9人が細菌学的に治癒した。従来の点滴抗菌薬治療に反応しない好気性 Gram 陰性桿菌による髄膜炎の患者では，アミノグリコシド系薬の脳室内または髄腔内投与の同時併用を検討すべきであるが，この治療法は乳幼児の Gram 陰性菌による髄膜炎および脳室炎では全身投与のみの場合よりも死亡率が高かった。

ほかに数種類の抗菌薬(例：imipenem，meropenem，cefepime，aztreonam，colistin)が，好気性 Gram 陰性桿菌による髄膜炎に関する個々の症例報告や小規模な症例シリーズで用いられており，良好な治療成績が得られている。imipenem は有効であるが，けいれん誘発率が高い(ある研究では33％)ために，細菌性髄膜炎での有用性は限られたものになってしまう。フルオロキノロン系薬(例：ciprofloxacin)も細菌性髄膜炎で使用されることがあるが，主には，多剤耐性 Gram 陰性菌による髄膜炎の治療，あるいは従来の治療への反応が十分ではない場合に有用となる。これらの薬剤は，肺炎球菌や *L. monocytogenes* に対する *in vitro* での活性が乏しいため，原因菌が明らかになっていない髄膜炎のエンピリックな治療において優先的に用いるべきではない。*Acinetobacter* による髄膜炎のエンピリックな治療では，静注の meropenem と，場合によってアミノグリコシド系薬の髄腔内あるいは脳室内投与の併用というのが推奨されているが，もし，菌がカルバペネム系薬に耐性であることが判明すれば，meropenem の代わりに colistin(通常，構造物としては colistimethate sodium)あるいは polymyxin B を用いるべきであり，髄腔内あるいは脳室内への投与も必要となるかもしれない。

ブドウ球菌およびレンサ球菌

黄色ブドウ球菌(*Staphylococcus aureus*)による髄膜炎は，nafcillin あるいは oxacillin によって治療すべきであり，vancomycin はペニシリンアレルギーのある患者，あるいは菌がメチシリン耐性の場合に使用される。コアグラーゼ陰性ブドウ球菌〔例：表皮ブドウ球菌(*Staphylococcus epidermidis*)〕による髄膜炎の場合は vancomycin が推奨され，患者の改善が乏しい場合は rifampicin を加えるべきである。daptomycin，linezolid あるいは ST 合剤がブドウ球菌性髄膜炎の患者において代替薬と目されている。ceftaroline は，メチシリン耐性黄色ブドウ球菌(methicillin-resistant *Staphylococcus aureus*：MRSA)髄膜炎の患者 2 人と脳室腹腔内シャント感染患者 1 人での治療に成功している。B 群レンサ球菌(*S. agalactiae*)による髄膜炎の患者では，*in vitro* でシナジー効果が明らかになっていること，および penicillin に tolerance〔訳注：tolerance とは，薬理学的な概念で，薬剤を繰り返し使用することで薬剤の効果が落ちていくことを指す。日本語では寛容性あるいは抵抗性と訳されることもある。新たに遺伝形質を獲得(変異あるいは水平性の伝達)した変異株によって起こる耐性(resistance)とは異なり，tolerance は遺伝学的には同一の菌株による可逆性の生理学的変化(休眠状態となり，細胞分裂を止める)によって起こる。最小発育阻止濃度(MIC)と最小殺菌濃度(minimal bactericidal concentration：MBC)に著しい乖離がある場合に起こりやすい(菌の増殖は阻止されるが，殺菌までには至らない濃度で抗菌薬が使用されることによる)〕のある株が出現することから，ampicillin とアミノグリコシド系薬の併用が推奨され，ceftrixone および vancomycin が代替薬となる。

予防

科学的予防

肺炎球菌

13 価の肺炎球菌結合型ワクチン(13-valent pneumococcal conjugate vaccine：PCV13)の 4 回から成る基礎接種が生後 2，4，6 か月の小児に推奨され，4 回目の接種は生後 12〜15 か月の間に接種する。2000 年に導入された以前の 7 価の肺炎球菌結合型ワクチン(7-valent pneumococcal conjugate vaccine：PCV7)の定期接種によって，＜5 歳の小児の侵襲性肺炎球菌感染症が全体で 79％減少し，PCV7 に含まれている 7 種類の血清型が原因菌となる感染は 99％減少することが示された。全年齢層での肺炎球菌性髄膜炎の頻度は 30.1％低下した。PCV7 のワクチンプログラムの間接的な効果として，ワクチン未接種の成人集団において，侵襲性肺炎球菌感染症の頻度が減少したことが挙げられる。現在，PCV13 は，侵襲性肺炎球菌感染症のリスクが高い人や 65 歳以上の人に，23 価の肺炎球菌多糖体ワクチン(23-valent pneumococcal polysaccharide vaccine：PPSV23) と併せて 1 回だけ接種することが推奨されている。

23 価の肺炎球菌多糖体ワクチン(PPSV23)は，65 歳以上のすべての成人および肺炎球菌感染症のリスクが高い人に推奨されている。乳幼児に対する免疫原性が低いため，2 歳以上の小児にのみ承認されている。

髄膜炎菌

血清型 A，C，W，Y による髄膜炎菌感染症に対する 4 価の結合型ワクチンは，2005 年から米国で利用されている。米国で利用できるのは，メナクトラ® と Menveo® の 2 種類である。現在の推奨は 11〜18 歳の小児へのワクチン接種であり，12 歳までに初回接種を受けた人は 16 歳時にブースターが必要となる。寮に住んでいる 19〜21 歳の大学生，高度流行域在住者，長期間の曝露リスクがある人，無脾症，鎌状赤血球症，HIV，補体欠損症の人，髄膜炎菌のアウトブレイクが続いている地域在住者などの特定の集団もワクチンを接種すべきである。長期にわたって免疫原性が維持されるのかどうかは不明である。

血清型 B による髄膜炎感染症に対して，米国では，おのおの 2014 年と 2015 年に認可された Bexcero® と Trumenba® の 2 種類のワクチンが利用できる。これらのワクチンは，血清型 B による髄膜炎菌感染症のリスクが高い 10〜25 歳の人への使用が承認されている。

インフルエンザ菌

米国では現在，米国食品医薬品局(Food and Drug Administration：FDA)によって承認された 3 種類の 1 価のワクチンである ActHIB®(PRP-T)，Hiberix®(PRP-T)，PedvaxHIB®(PRP-OMB)と，1 種類の混合ワクチン(Pentacel®)が利用できる。1 価ワクチンは，生後 6 週から接種可能であるが，通常，基礎接種は生後 2 か月から開始し，生後 12〜15 か月でブースター接種を行う。基礎接種を完遂した乳児の 95％以上が防御抗体を獲得し，免疫が長期間継続すると考えられている。インフルエンザ菌 b 型に対する乳児への定期接種は，インフルエンザ菌 b 型による全発生率の 90％を低下させるという大きな効果を上げている。

化学的予防

近年，髄膜炎患者との接触者に対する化学的予防によって，細菌性髄膜炎のいくつかのタイプは感染の拡大を防ぎうることが明らかとなっている。理論的には，鼻咽頭への定着を除菌することで，易感染性の接触者への伝播およびすでに定着している患者の侵襲性感染症の発症を予防する。化学的予防は，髄膜炎菌性髄膜炎の患者との接触者に推奨される。「濃厚接触者」は明確に定義されているわけではないが，通常は，3 フィート(91 cm)以内の距離で 8 時間以上にわたって発端となった患者に曝露した人(家族内，保育所内などで)，および患者の口腔内分泌物に直接接触した人(キス，口対口の人工呼吸，気管挿管，気管内チューブの操作などを介して)を指す。菌が定着している患者の鼻咽頭から髄膜炎菌を除菌するのに信頼性が乏しい抗菌薬(例：penicillin あるいは chloramphenicol)で発端となった患者が治療されていた場合，この患者も化学的予防を受ける必要があるかもしれない。4 価の結合型髄膜炎菌ワクチンには血清型 B の髄膜炎菌に対する予防効果はないため，このワクチンを接種している濃厚接触者に対しても化学的予防を行うべきである。侵襲性髄膜炎菌感染症を予防するのに最適なレジメンというのは議論のあるところである。現時点で，米国疾病対策センター(Centers for Disease Control and Prevention：CDC)は，rifampicin，ciprofloxacin，ceftriaxone を推奨しており，これらの薬剤はすべて，鼻咽頭の保菌を除菌するのに 90〜95％の確率で有効である。rifampicin

(成人では600 mg，新生児期を過ぎた小児では10 mg/kg，生後<1か月の乳児では5 mg/kg)は12時間ごとに2日間投与する。一方で，ciprofloxacin(成人では500 mg)あるいはceftriaxone(成人では250 mg筋注)は1回の投与で済む。しかし，ノースダコタ州とミネソタ州で3例のciprofloxacin耐性髄膜炎菌が報告されており，CDCは，これらの州の特定の地域では髄膜炎菌の予防にciprofloxacinをもはや推奨していない。フルオロキノロン系薬への髄膜炎の感受性の低下は南アフリカでも報告されており，これらは継続したサーベイランスが必要であることを示唆している。妊婦では，ceftriaxoneがおそらく最も安全な選択肢となる。azithromycin(500 mgを単回経口投与)も鼻咽頭からの髄膜炎菌の除菌において，rifampicinの4回投与レジメンと同等の効果があることが示されている。耐性菌の出現と，この予防法が将来的に利用できなくなることへの懸念から，リスクの低い接触者に対する広範囲に及ぶ化学的予防は差し控えるべきである。

文献

Bijlsma MW, Brouwer MC, Kasanmoentalib ES, et al. Community-acquired bacterial meningitis in adults in the Netherlands, 2006–14: A prospective cohort study. *Lancet Infect Dis*. 2016;16:339–347.

Brouwer MC, McIntyre P, de Gans J, Prasad K, van de Beek D. Corticosteroids for acute bacterial meningitis. *Cochrane Database Syst Rev*. 2010;9:CD004405.

Brouwer MC, Thwaites GE, Tunkel AR, van de Beek D. Dilemmas in the diagnosis of acute community-acquired bacterial meningitis. *Lancet*. 2012;380:1684–1692.

Cabellos C, Verdaguer R, Olmo M, et al. Community-acquired bacterial meningitis in elderly patients. Experience over 30 years. *Medicine (Baltimore)*. 2009;88:115–119.

Charlier C, Perrodeau E, Leclerq A, et al. Clinical features and prognostic factors of listeriosis: The MONALISA national prospective cohort study. *Lancet Infect Dis*. 2017;17:464–466.

Hasbun R, Abrahams J, Jekel J, et al. Computed tomography of the head before lumbar puncture in adults with suspected meningitis. *N Engl J Med*. 2001;345:1727–1733.

Hsu HE, Shutt KA, Moore MR, et al. Effect of pneumococcal conjugate vaccine on pneumococcal meningitis. *N Engl J Med*. 2009;360:244–256.

McGill F. Heyderman RS, Panagiotou S, et al. Acute bacterial meningitis in adults. *Lancet*. 2016;388:3036–3047.

McIntyre PB, Berkey CS, King SM, et al. Dexamethasone as adjunctive therapy in bacterial meningitis. A meta-analysis of randomized clinical trials since 1988. *JAMA*. 1997;278:925–931.

Thigpen MC, Whitney CG, Messonnier NE, et al. Bacterial meningitis in the United States, 1998–2007. *N Engl J Med*. 2011;364:2016–2025.

Tunkel AR, Hartman BJ, Kaplan SL, et al. Practice guidelines for the management of bacterial meningitis. *Clin Infect Dis*. 2004;39:1267–1284.

Tunkel AR, Hasbun R, Bhimraj A, et al. 2017 Infectious Diseases Society of America Clinical Practice Guidelines for healthcare-associated ventriculitis and meningitis. *Clin Infect Dis*. 2017;64:e34–e65.

van de Beek D, Brouwer MC, Thwaites GE, Tunkel AR. Advances in treatment of bacterial meningitis. *Lancet*. 2012;380:1693–1702.

van de Beek D, Drake JM, Tunkel AR. Nosocomial bacterial meningitis. *N Engl J Med*. 2010;362:146–154.

Weisfelt M, van de Beek D, Spanjaard L, et al. Clinical features, complications, and outcome in adults with pneumococcal meningitis: A prospective case series. *Lancet Neurol*. 2006;5:123–129.

75 無菌性髄膜炎

■著：Burt R. Meyers, Dalilah Restrepo
■訳：西村 翔

無菌性髄膜炎症候群は，髄膜の炎症を示す自覚症状，他覚所見，検査所見を伴い，髄液ではウイルス性あるいは非感染性の要因を示唆する所見が認められる。臨床的には，患者は，頭痛，嘔気，髄膜刺激徴候，羞明といった細菌性髄膜炎の患者でもよく認められる症状を呈する。項部硬直，さらにはBrudzinski徴候やKernig徴候が認められることもある。患者は通常，重篤感を感じさせないが，易刺激性を含めた精神状態の変化を来すことがある。ウイルス感染を疑わせる他の症状として，咽頭炎，リンパ節腫脹，麻疹様の皮疹，さらには，筋痛や倦怠感，食欲不振などの全身性ウイルス感染症を示す所見が認められるかもしれない。血行動態の不安定性を示す徴候は通常認められず，多くの場合，自然治癒する。

無菌性髄膜炎は，感染性，非感染性の多数の原因（表75.1）によって起こる一連の症候群である。感染による場合は通常，ウイ

表75.1
無菌性髄膜炎の原因

感染性	
エンテロウイルス	エコーウイルス コクサッキーウイルスAおよびB ポリオウイルス エンテロウイルス68〜71
ヘルペスウイルス	単純ヘルペスウイルス1および2型 水痘帯状疱疹ウイルス EBウイルス（EBV） サイトメガロウイルス 単純ヘルペスウイルス6型
パラミクソウイルス	ムンプスウイルス 麻疹ウイルス
トガウイルス	風疹ウイルス
アルボウイルス	東部ウマ脳炎ウイルス 西部ウマ脳炎ウイルス ベネズエラウマ脳炎ウイルス
フラビウイルス	日本脳炎ウイルス マレー渓谷脳炎ウイルス セントルイス脳炎ウイルス ウエストナイルウイルス ポワサンウイルス デングウイルス ジカウイルス
ブニヤウイルス	カリフォルニア脳炎ウイルス ラクロス脳炎ウイルス ジェームスタウンキャニオンウイルス オロプーシェウィルス
レオウイルス	コロラドダニ熱ウイルス：コルティウィルス
アレナウイルス	リンパ球性脈絡髄膜炎ウイルス
ラブドウイルス	狂犬病ウイルス
レトロウイルス	ヒト免疫不全ウイルス
レトロウイルス（続き）	ヒトT細胞白血病ウイルス（HTLV）1型
アデノウイルス	
マイコプラズマ	*Mycoplasma pneumoniae*
真菌	*Cryptococcus neoformans* *Coccidioides immitis* *Histoplasma capsulatum* *Candida* 属 *Aspergillus* *Blastocystis* *Sporothrix schenckii*
抗酸菌	結核菌（*Mycobacterium tuberculosis*）
Rickettsia（リケッチア）	*Rickettsia rickettsii* *Anaplasma*
スピロヘータ	*Treponema pallidum*（梅毒） *Borrelia burgdorferi*（ライム病） *Borrelia recurrentis*（回帰熱） *Leptospira* 属（レプトスピラ症）
寄生虫	広東住血線虫（*Angiostrongylus cantonensis*）（好酸球性髄膜炎） *Toxoplasma gondii* 顎口虫（*Gnathostoma spinigerium*） 有鉤条虫（神経囊虫症） *Trichinella spiralis* イヌ回虫（*Toxocara canis*）（内臓幼虫移行症） *Naegleria fowleri* *Acanthamoeba* 属
細菌	中途半端に治療された細菌性髄膜炎 *Listeria monocytogenes* *Brucella* *Nocardia* 急性または亜急性の細菌性心内膜炎 髄膜周囲の感染巣（脳あるいは硬膜外膿瘍）

表 75.1（続き）

細菌（続き）	*Chlamydia* 属 *Actinomyces* 属
非感染性	
薬剤副作用	非ステロイド性抗炎症薬 抗腫瘍薬（daratumumab） 抗菌薬〔trimethoprim-sulfamethoxazole（ST 合剤），amoxicillin，isoniazid〕 免疫抑制剤〔orthoclone（OKT-3），azathioprine〕 isoniazid 免疫グロブリン静注 ビタミンB
悪性腫瘍	原発性髄芽腫 転移性白血病 Hodgkin 病
膠原病	全身性エリテマトーデス Behçet 病 / 成人発症 Still 病
外傷	くも膜下出血
外傷（続き）	腰椎穿刺時の血管損傷，脳神経外科手術
化学物質	鉛，水銀 造影剤 消毒薬，手袋のパウダー
神経疾患	脳血管病変 表皮嚢腫 脳腫瘍
全身疾患	サルコイドーシス 血管炎 自己免疫疾患，抗 NDMA 脳炎
その他	血清病 Mollaret 髄膜炎 髄膜がん腫症 ワクチン接種 ウイルス感染後症候群 移植後リンパ増殖性疾患 菊池病

ルス性であるが，抗酸菌，真菌，*Rickettsia*（リケッチア），寄生虫によって起こることもある。コクサッキーウイルスB群（主には血清型2～5）およびエコーウイルス（主には血清型4，6，9，11，16，30）が，ウイルス性髄膜炎の症例の90％以上を占めている。ヘルペスウイルス，アルボウイルス，リンパ球性脈絡髄膜炎ウイルス〔lymphocytic choriomeningitis（LCM）virus：LCV〕，ライム病，レプトスピラ症，急性ヒト免疫不全ウイルス（human immunodeficiency virus：HIV）感染が，残りの感染による症例のほとんどを占めている。非感染性の原因としては，薬剤の副作用，膠原病（すなわち，全身性エリテマトーデス，肉芽腫性動脈炎），サルコイドーシス，脳血管病変，表皮嚢腫，がん性髄膜炎，血清病，中枢神経系の非限局性病変がある。特定の疾患群（すなわち，Mollaret 髄膜炎，Still 病）で同じような臨床像を呈する可能性がある。無菌性髄膜炎の原因診断は，考えられる原因が多数あるため，および特異的な診断検査を欠くため，しばしば難渋する。

病因

感染性の要因

ウイルス性髄膜炎の最も頻度の高い原因微生物は，エンテロウイルス，ヘルペスウイルス，およびHIVである。一部のウイルスは，皮膚あるいは気道，消化管，尿生殖路を通じて受動的に体内に侵入し，まず侵入部位で感染を起こすことがある。一部のウイルス（すなわち，ポリオウイルス，狂犬病ウイルス，ヘルペスウイルス）は，神経終末からニューロンの軸索を逆行性に伝播することで拡散する。エンテロウイルス，LCV，ムンプスウイルス，節足動物媒介性ウイルスは当初，筋細胞あるいは中胚葉細胞内で複製される。その他のウイルスは鼻から入り粘膜の感染を起こし，その後，くも膜下腔に侵入する。ほとんどのウイルスは，おそらくウイルス血症を通じて中枢神経系に侵入しており，侵入部位で一次複製されてから全身循環へと播種し，脈絡叢内に留まりそこで増殖するか，あるいは脈絡叢を通過して直接中枢神経系へと到達する。エンテロウイルスおよびHIVはこの経路で運ばれる。

エンテロウイルスがウイルス性髄膜炎の最も頻度の高い原因であり，ほとんどは夏季から秋季の間に起こるが，冬季にも中枢神経系感染症を起こすことはある。発症様式に特徴的なものはなく，突然の発熱，嘔気，嘔吐，羞明で発症する。皮疹および上気道症状を認めることがある。ウイルス性髄膜炎におけるもう1つの増加しつつある頻度の高い原因微生物は，単純ヘルペスウイルス（herpes simplex virus：HSV）である。単純ヘルペスウイルス性脳炎のほとんどはHSV-1によって起こるが，髄膜炎は一般的にHSV-2によって起こる。HSVによる髄膜炎を呈している患者では，性器病変（陰部ヘルペス）が出現することがあり，初発の陰部ヘルペスの症例の4分の1で髄膜病変を認める。しかし，再発性のMollaret髄膜炎の症例は，80％がHSV-2によって起こり，性器病変は通常，認められない。HIVの初感染では，頭痛，嘔気，嘔吐，発熱および項部硬直を伴った無菌性髄膜炎を呈することがある。この病態は自然治癒し，長年にわたるHIV感染の唯一の臨床徴候となるかもしれない。不幸にも，もし，患者がこの急性感染の時期に診断されなければ，診断が確定する前に何人もの性交渉のパートナーに感染させるかもしれない。興味深いことに，HIV-1感染症において，早期に起こる無菌性髄膜炎は晩期の神経学的後遺症に関連することはなく，治療は対症療法となる。無菌性髄膜炎は急性期以外の病期でも起こることがある。免疫抑制が進行するにつれて髄液の細胞数増加が認められる頻度が下がるため，晩期になってからの診断は困難かもしれない。げっ歯類の分泌物への曝露によって，げっ歯類媒介性のアレナウイルスによる人獣共通感染症であるLCMに曝露する可能性がある。感染は冬季に起こることが多く，しばしばインフルエンザ様の症状を呈する。

非ウイルス性の髄膜炎では，ウイルス性髄膜炎よりもより複雑な経過をたどることが多く，また，特異的治療が存在する場合があるため，原因微生物を見抜く必要がある。細菌や抗酸菌，真菌などの原因微生物は，咽頭，副鼻腔，皮膚あるいは肺など気道を通じて体内に侵入し，血流を経由して中枢神経系に移行する。肺臓炎の後に真菌血症や菌血症が起こることがある。中南米や米国南西部に居住しているか，現地へ旅行しており，遷延する発熱や頭痛などといった緩徐な経過をたどる症状を呈する患者では，*Coccidioides* による髄膜炎を検討しなければならない。これらの人々では，しばしば髄膜炎が見過ごされており，致死的になることがある。梅毒トレポネーマ(*Treponema pallidum*)およびライム病ボレリア(*Borrelia burgdorferi*)は血中に侵入した後に中枢神経系へと移行する。

フラビウイルスに感染すると脳炎を発症することがある。デング熱の場合，脳炎は出血熱に伴う全身障害の一症状であるが，直接的に神経侵襲性の場合や，神経筋合併症(例：Guillain-Barré 症候群，一過性の筋機能障害)を呈したり，神経眼病変を伴うこともある。

ウエストナイルウイルス(West Nile virus：WNV)は，鳥類に感染するウイルスであり，保有宿主となる鳥類の間で蚊によって拡散する。主なベクターであるアカイエカ(*Culex pipiens*)，*C. restuans*[訳注：ナミカ属の一種]，および *C. tarsalis*[訳注：イエカ属の一種]は，水溜まりやコンテナ，下水管，雨水管，および排水枡など水の溜まる所ならどこにでもたくさん生息している。通常，感染してから 3〜14 日後に軽度のインフルエンザ様の症状を起こす。しかし，150 例に 1 例で重篤な症状を呈し，それは主に髄膜脳炎，髄膜炎あるいは脳炎である。髄液は必ず細胞数が増加し，半数までの患者で好中球優位となる。診断的な検査としては，血清あるいは髄液のウイルス特異的な中和抗体の検査がある。米国では，数種類の WNV 免疫グロブリン M(immunoglobulin M：IgM)酵素免疫測定吸着法(enzyme-linked immunosorbent assay：ELISA)キットが利用できる。

ELISA はフラビウイルス間で交差反応を示すことがあるため(例：全身性エリテマトーデス，デング熱，黄熱，WNV，ジカ，チクングニヤ)，単なるスクリーニング検査として捉えるべきである。この検査で血清学的に陽性の検体は，次いで中和抗体検査で診断を確定する必要がある。

非感染性の要因

抗 *N*-メチル-D-アスパラギン酸(*N*-methyl-D-asaparate：NMDA)受容体脳炎は，重度の精神症状，けいれん，意識レベル低下，自律神経の調節異常，ジスキネジアを特徴とする重篤な自己免疫疾患である。

抗 NMDA 受容体脳炎は，急性散在性脳脊髄炎に次いで 2 番目に頻度の高い免疫介在性の無菌性髄膜炎の原因とされており，すべての抗体関連脳炎よりも有病率は高い。若年女性と小児で最も頻度が高い。

診断ワークアップ

診断を確立するには，病歴，身体診察および髄液検査上の手掛かり(Box 75.1)が重要となる。

Box 75.1

無菌性髄膜炎症候群の診断ワークアップ

臨床評価

病歴

季節(夏，エンテロウイルス，ロッキー山紅斑熱)
地理的条件(コロラドダニ熱，*Babesia*，*Anaplasma*，ライム病)
他の患者への曝露(ムンプス，水痘)
ダニ，蚊咬傷(マラリア，ライム病)，ツエツエバエ(トリパノソーマ症)
動物への曝露(狂犬病，ハンタウイルス，LCV)
性交渉歴(HIV，HSV，梅毒)
注射薬物使用(心内膜炎)
薬剤副作用(免疫グロブリン，OKT-3，NSAIDs，抗菌薬)

身体診察

髄液

初圧
白血球数，どの細胞が優位か

a. 好中球(初期のエコーウイルス，ポリオウイルス，HSV，Mollaret 髄膜炎，結核)
b. リンパ球(コクサッキーウイルス，エンテロウイルス)
c. 好酸球(住血線虫，顎口虫)
d. 異常細胞(Mollaret 髄膜炎，リンパ腫，ウエストナイルウイルス)

蛋白≦40 mg/dL
糖≦40 mg/dL あるいは血清の≦50%
Gram 染色，抗酸菌塗抹，Papanicolaou 染色(Mollaret 髄膜炎)
Cryptococcus 抗原，墨汁染色
免疫電気泳動±自己抗体，抗 NMDA
湿性マウント(トキソプラズマ症，アメーバ)
細菌，抗酸菌，真菌培養
エンテロウイルス，HSV，(免疫抑制患者では)VZV，CMV，EBV，ジカウイルス(疫学的に曝露がある場合)の PCR
Borrelia burgdorferi，*Brucella* に対する抗体，*Histoplasma capsulatum* 抗原と補体結合法による抗 *Histoplasma* 抗体(希釈していない髄液で開始する)，*Coccidioides immitis*(慢性経過あるいは再発性の経過)に対する補体結合 IgG 抗体あるいは免疫拡散法による IgM および IgG

血清学的検査

Cryptococcus 抗原
Histoplasma 尿中および血清抗原(MiraVista Diagnostics 社)
ライム病に対する ELISA，ウェスタンブロット
ロッキー山紅斑熱に対する間接蛍光抗体検査(州保健局)
抗核抗体
HIV-1 / HIV-2 抗体
HTLV-1
血清および髄液 VDRL
自己抗体(抗 NMDA)

その他

PPD
QuantiFERON®-Gold
胸部レントゲン
CT，MRI
心エコー

CMV＝サイトメガロウイルス，EBV＝EB ウイルス，ELISA＝酵素免疫測定吸着法，HIV＝ヒト免疫不全ウイルス，HSV＝単純ヘルペスウイルス，HTLV-1＝ヒト T 細胞白血病ウイルス 1 型，LCV＝リンパ球性脈絡髄膜炎ウイルス，*N*-メチル-D-アスパラギン酸，NSAIDs＝非ステロイド性抗炎症薬，OKT-3＝orthoclone，PCR＝ポリメラーゼ連鎖反応，VDRL＝Venereal Drug Research Laboratory(梅毒の非トレポネーマ抗原検査の一種)，VZV＝水痘帯状疱疹ウイルス

病歴

多くのウイルス感染症には季節性があり，晩夏〜初秋までに起こる(例：エンテロウイルス)一方で，ムンプスウイルスやLCVは冬季および春季にピークがある。HSV-2やHIVなど他のウイルスはいずれの季節でも起こる。WNVおよびウマ関連髄膜脳炎のアウトブレイクは晩夏〜初秋にかけて起こる。鳥類(WNV)あるいはウマ(ウマ脳症)を感染源として，蚊を介した感染の伝播が，ヒトへの感染経路と想定されている。また，ウイルス感染が判明している患者との接触歴は，しばしばエンテロウイルス感染症を示唆する。同じような臨床像を呈し，陰部病変が認められる場合はHSV-2による髄膜炎を示唆しているが，約15%の症例で陰部病変は認められない。

ネズミなどげっ歯類への曝露はLCVや，頻度は下がるものの*Leptospira*属，ハンタウイルスを示唆しており，後者は重篤な肺症候群を引き起こす。性交渉歴を聞き出す必要があり，それはHSVや梅毒，HIVが無菌性髄膜炎として発症することがあるからである。高齢者も含めてすべての患者に対して，不特定多数との性行為，静脈内薬物使用，性的嗜好，血液や血液製剤の輸血歴などHIVのリスク因子について質問する必要がある。ヒトT細胞白血病ウイルス(human T-cell lymphotropic virus：HTLV)-1感染症も，痙性不全対麻痺(spastic paraparesis)の診断の際に無菌性髄膜炎を起こしていることがある。

梅毒性髄膜炎は無菌性髄膜炎の有力な原因となり，米国疾病対策センター(Centers for Disease Control and Prevention：CDC)のサーベイランスによれば，近年，梅毒は急増していることから，特に有病率は高まっている。梅毒性髄膜炎は第1期および2期梅毒と同時期に，あるいはこれらの病期の後，最長2年以内に出現する。

居住地と渡航歴のいずれの地理関係も把握しなければならない。アフリカでのツエツエバエなどの昆虫への曝露はトリパノソーマ症を示唆していることがあり，インドやカリブ海地域，南アメリカへの旅行者で蚊に刺されており発熱と皮疹が認められる場合は，チクングニア(chikungunya：CHK)熱，あるいはジカウィルス(Zika virus)の可能性がある。*Histoplasma capsulatum*，*Coccidioides immitis*および*B. burgdorferi*は，主に米国の特定の地域でみられる。ここしばらくのペットとの接触歴やキャンプ歴は，ダニ咬傷に関連した*Rickettsia*，*Anaplasma*，あるいは*Borrelia*を示唆している。蚊に咬まれた場合，WNV感染やウマ髄膜脳炎ウイルス感染を起こすことがある。狂犬病は，まれであるが，感染しているスカンク，アライグマ，イヌ，キツネ，コウモリの分泌物と接触歴がある場合は，検討しなければならない。バックパック旅行中に未処理の水を飲むと*Leptospira*感染症に，低温殺菌されていないミルクやチーズを摂取するとブルセラ症に，妊婦や高齢者および免疫抑制患者が汚染された加工肉(すなわち，フランクフルトソーセージ)を摂取すると*Listeria monocytogenes*感染症に，それぞれ罹患する可能性がある。

真菌性の髄膜炎は，主として，HIV感染患者，臓器移植患者，免疫を抑制する化学療法を行っている患者，慢性的に副腎皮質ステロイドを使用している患者で問題となる。しかし，最も頻度の高い*Cryptococcus neoformans*は，免疫不全徴候のない日常的な大麻喫煙者でのまれな報告事例も含めて，免疫が正常な宿主にも感染しうる。

地中海沿岸を起源とする患者で認められる血管炎として，Behçet病や家族性地中海熱がある。静注の免疫グロブリン(IV immunoglobulin：IVIG)，trimethoprim-sulfamethoxazole(ST合剤)，非ステロイド性抗炎症薬(nonsteroidal anti-inflammatory drugs：NSAIDs)，および免疫抑制剤などの特定の薬剤が無菌性髄膜炎症候群を起こす。頭蓋内感染症はしばしば，頭痛および発熱で発症する。脳，硬膜外，硬膜下膿瘍が，上気道感染(すなわち，中耳炎，副鼻腔炎)あるいは歯や歯肉の感染歴のある患者で認められることがある。CTやMRIがこの診断に役立つかもしれない。無菌性髄膜炎症候群は亜急性細菌性心内膜炎によって起こることもあり，身体所見では，結膜出血，心雑音，網膜病変，および塞栓症状が認められることがある。抗酸菌あるいは真菌による感染や，悪性腫瘍の病歴も考慮しなければならない。

最近の抗菌薬使用歴を確認することは重要である。もし，患者が先行して経口抗菌薬による治療を受け，髄液の糖の低値あるいは細胞数増加が遷延し，Gram染色が陰性の場合，中途半端に治療された細菌性髄膜炎を疑わなければならない。サプリメントやビタミン製剤を含むあらゆる薬物，特に，ビタミンBの過剰摂取は神経学的徴候を呈するため検討を要する。臨床像が軽症で原因が不明の髄膜炎の発作を繰り返すのはMollaret髄膜炎を示唆している。

身体所見

身体診察によって，髄膜炎の特異的な原因を示唆する所見が得られることがある。一般的に，患者は熱発しているが重篤感はなく，脈拍と呼吸は正常で，髄膜刺激徴候は伴うこともあれば伴わないこともある。皮膚の診察では，エンテロウイルス感染症やHIVの初感染あるいは梅毒に合致する麻疹様あるいは小水疱性の発疹や，ダニ咬傷の痕跡が認められるかもしれない。しかし，髄膜炎菌菌血症の症例でも皮疹は認められることがある。頭皮も，特に耳の後ろの領域は念入りに診察しなければならない。手および足の点状出血は通常，*Rickettsia*感染症を示唆している。結膜出血の確認と眼底鏡検査によって，感染性心内膜炎に特有の病変が確認できるかもしれない。疫学的曝露が合致すれば，びまん性の点状出血では，重症のデング熱を疑うべきである。通常，眼底鏡検査によって認められるその他の眼病変は，特にHIV感染が疑われる場合には，サイトメガロウイルス(cytomegalovirus：CMV)あるいは*Toxoplasma*によるものである。口腔内では，頸部リンパ節腫脹を伴った(伴わないこともある)鵞口瘡が認められることがある。耳下腺や精巣の腫脹はムンプスウイルスによる髄膜炎に合致する所見である。胸部診察では通常，異常は認められないが，(髄膜炎が疑われる)この状況での心雑音は心内膜炎を示唆しており，心膜摩擦音はコクサッキーウイルス感染あるいは膠原病を示唆している。肝腫大，脾腫，リンパ節腫脹は，ウイルスあるいは真菌による播種性感染症を含む全身性疾患を示唆していることがある。陰部の潰瘍性病変は，全身性エリテマトーデスなどの血管炎症候群で認められることがあり，さらに，HSV-2の感染にも合致する所見である。頸部の診察では，頸部前屈時の項部硬直所見，およびBrudzinski徴候やKernig徴候が陽性となるかもしれない。局所性あるいは多発性の脳神経障害は，脳，硬膜下，硬膜外膿瘍などの病変を示唆しており，塞栓現象によってもこれらの病変を起こすことがある。WNV 感染症および髄膜炎の患者の最大 50％で認められる斑状丘疹と共に，非対称性の弛緩性麻痺も WNV 感染を示唆している。身体診察では，典型的な蝶型紅斑あるいは膠原病の他の所見が明らかとなることもある。

検査データ

髄液の検査を行う必要があり，初圧を記録する。無菌性髄膜炎では，髄液は透明で，初圧は正常範囲内か軽度上昇している。白血球数は通常，500/mL 以下であるが，リンパ球優位で 1,000/mL に達することもある。しかし，髄液の細胞分画は，主にエコーウイルス，ポリオウイルス，ムンプスウイルス，HSV，結核菌(*Mycobacterium tuberculosis*)，および Mollaret 髄膜炎では，多核白血球が優位となることがある。発症第 1 週の間にリンパ球優位へとシフトする。エンテロウイルス感染症の患者の 25％で髄液の細胞数増加が報告されている。髄液中の好酸球は，住血線虫(*Angiostrongylus*)，条虫(*Taenia* 属)，日本住血吸虫(*Schistosoma japonicum*)，Westerman 肺吸虫(*Paragonimus westermani*)による寄生虫感染症を示唆している。異常細胞が認められる場合はがん性髄膜炎が疑われ，不定細胞質と共に大型の顆粒細胞が認められる場合，Mollaret 髄膜炎を示唆している。類表皮嚢腫が破裂した後には脂肪滴が認められる。髄液中の糖値は，同時に採血された血糖値と比較しなければならない。髄液の糖値が正常値(40 mg/dL あるいは血糖値の 50〜66％まで)であれば，ウイルス性髄膜炎を示唆している。しかし，症例の 18〜33％で髄液中の糖値は正常値よりも低くなることがあり，ヘルペスやムンプス，LCV，ポリオなどのウイルスは髄液糖の低値を来しうる(表 75.2)。WNV 感染症 334 症例の髄液の研究において，WNV では通常，髄液細胞数は増加し，蛋白は上昇，糖値は正常であることが示された。無菌性髄膜炎での髄液蛋白濃度は通常，正常かあるいは軽度上昇する。800 mg 以上の場合は感染や腫瘍で髄液腔に閉塞があることを示唆しているが，化学性髄膜炎でもこうなることがある。*Toxoplasma gondii* あるいはアメーバ(例：赤痢アメーバ)を探すために，髄液のウェットマウント(wet prep)の検査を行うべきである。中途半端に治療された細菌性髄膜炎あるいは *L. monocytogenes* 感染症では時にリンパ球優位となることがあるため，Gram 染色および細菌培養を行うべきである。抗酸菌塗抹，培養，およびポリメラーゼ連鎖反応(polymerase chain reaction：PCR)〔米国食品医薬品局(Food and Drug Administration：FDA)未承認〕を，抗酸菌感染症を除外するために施行すべきであり，髄液の墨汁染色あるいは *Cryptococcus* 抗原の測定を行う必要がある。

髄液検体は一般的な真菌および抗酸菌培養検査にも送る必要がある。核酸同定検査の使用頻度の上昇によって，髄液のウイルス培養の利便性が失われており，ルーチンには行うべきではない。ウイルス培養は面倒で時間を要し，培養の実施には 4 つの異なった細胞株を要し，細胞変性効果を連日確認する必要がある。検査結果はその後，中和抗体あるいは免疫蛍光抗体検査で確定させる。無菌性髄膜炎の患者の髄液からのウイルス分離の全体での感度は 3〜40％である。20,000 検体を超える髄液のウイルス培養の最新のレビューでは，分離ウイルス種の≦0.1％が非エンテロウイルスおよび非ヘルペスウイルスであり，このことは，核酸増幅検査が実施されれば，ウイルス培養にそれを超えるメリットがないことを示している。もし必要性があれば，同時に咽頭洗浄液および便検体のウイルス培養を実施する。

表 75.2
髄液の糖値による鑑別診断

髄液糖値正常	髄液糖値低下
エンテロウイルス	中途半端に治療された髄膜炎
ムンプスウイルス	*Listeria monocytogenes*
節足動物媒介性ウイルス	結核菌
単純ヘルペスウイルス 1 および 2 型	*Candida*
ヒト免疫不全ウイルス	*Cryptococcus neoformans*
インフルエンザウイルス A および B 型	*Coccidioides immitis*
麻疹，亜急性硬化性全脳炎	*Histoplasma capsulatum*
水痘帯状疱疹ウイルス	*Blastomyces dermatitidis*
サイトメガロウイルス	単純ヘルペスウイルス 1 型
梅毒トレポネーマ	ムンプスウイルス
Borrelia burgdorferi	リンパ球性脈絡髄膜炎ウイルス
レプトスピラ症	ポリオウイルス
Rickettsia rickettsii	サルコイドーシス
ヒト単球エールリキア症	脳軟膜がん腫症
Anaplasma phagocytophilum(ヒト顆粒球エールリキア症)	
Behçet 病	
片頭痛	
血管炎	
感染後脳脊髄炎	
非ステロイド性抗炎症薬	
orthoclone	
azathioprine	
trimethoprim-sulfamethoxazole (ST 合剤)	
isoniazid	
静脈内免疫グロブリン	

髄液は PCR 検査に送られるべきであり，PCR はさまざまな病原体，特にウイルスを検出するのに利用できる。高い感度と特異度を誇り，24 時間以内に結果を知ることができ，必要とされる髄液の量は少量で済む。PCR は髄液検体中の HSV-1，HSV-2，水痘帯状疱疹ウイルス(varicella-zoster virus：VZV)，ヒトヘルペスウイルス 6 型と 7 型，CMV，EB ウイルス(Epstein-Barr virus：EBV)，エンテロウイルス，呼吸器系のウイルスおよび HIV を検出するのに最もよい検査法である。髄液中の WNV の IgM 抗体検査は通常，感染して 7〜8 日目に陽性となる。ジカウイルスの逆転写酵素 PCR(reverse-transcription PCR：RT-PCR)アッセイおよび IgM が血液と髄液で利用できる。*Chlamydia pneumoniae* の PCR も髄液検体で行うことができる。呼吸器系ウイルス，*C. pneumoniae*，および *Mycoplasma pneumoniae* は咽頭検体からも検出することができ，便検体からはエンテロウイルスの核酸も検出できるが，これらの検査では髄膜炎の原因を確定することはできない。無菌性髄膜炎の病原微生物の診断に PCR を使用することで，エンテロウイルスを同定する機会が増加し，これによって抗菌薬治療を中断し，入院期間およびコストを減らし，患者を通常の生活環境に復帰させることができる。

マルチプレックス PCR を使用することで，同一の検体で多数のウイルスの検査が容易に行えるようになった。この技術の感度および特異度はシングルPCRと同様である。末梢血の検査では白血球数は通常，正常かあるいは5,000/mm^{3}よりも低いかもしれない。分画も正常であるが，しばしば，多核白血球の左方移動が認められることがある。好酸球増加は，寄生虫感染症および薬剤性や血清病反応として認められる。血小板減少と共に起こる白血球減少は*Anaplasma*あるいは*Rickettsia*の感染を示唆しており，肝酵素の非特異的な変化がウイルス感染症で認められることがある。赤沈は正常のこともあれば上昇していることもある。血液培養は必ず行うべきであり，それは，*L. monocytogenes*, *Brucella*，まれに肺炎球菌(*Streptococcus pneumoniae*)や髄膜炎菌(*Neisseria meningitidis*)，インフルエンザ菌(*Haemophilus influenzae*)など髄膜炎の典型的な原因菌では，髄液中の細胞がリンパ球優位となる可能性があるためである。患者の血液培養が陽性となった場合，臨床背景が合致するのであれば，細菌あるいは真菌による感染性心内膜炎を考える。

真菌感染症が疑われる場合には，*Cryptococcus*抗原および*C. immitis*に対する血清学的検査を実施する必要がある。*H. capsulatum*尿中抗原を検査しなければならない。髄液のVDRL(Venereal Disease Research Laboratory)検査を実施する必要がある。さまざまな種類の梅毒抗原を用いたPCR検査が開発されている。この検査はきわめて特異的であるが，生菌と死菌を鑑別することができない。*Rickettsia*感染症が疑われる場合(すなわち，ロッキー山紅斑熱あるいはライム病)，適当な血清学的検査を実施する必要があるが，検査結果を待つ間，治療が遅れないようにしなければならない。もし，狂犬病が疑われるのであれば，結膜擦過物あるいは皮下の頸部筋膜生検検体の免疫蛍光抗体検査が診断を確定させるのに最も優れた検査法である。その他の血清学的検査としては，全身性エリテマトーデスを除外するための抗核抗体(antinuclear antibody：ANA)がある。臨床背景が合致するのであれば，HIV検査が必要となるかもしれない。髄液中のウイルスはPCR検査によって検出できるかもしれない。髄液中の乳酸値が低いことによって無菌性髄膜炎を細菌性髄膜炎と鑑別できる可能性があるが，抗菌薬治療が先行することによって臨床的な精度は下がるかもしれない。

水疱性病変が認められる場合には，病変部のHSV-1，HSV-2およびVZVに対する免疫蛍光染色とウイルス培養を実施すべきである。水疱性以外の皮膚病変が認められる場合，暗視野顕微鏡での入念な検索により，梅毒トレポネーマが認められるかもしれない。点状出血性病変は，Gram染色および細菌培養を実施し，さらに*Rickettsia rickettsii*[訳注：ロッキー山紅斑熱の原因となる*Rickettsia*]の免疫蛍光抗体染色を行う必要がある。咽頭および便培養はエンテロウイルス感染症を確定するために行う。

胸部レントゲン検査では，特に，びまん性の浸潤影，空洞，胸膜あるいは心外膜病変を検索する。これらはその順番で*Mycoplasma*，抗酸菌，真菌感染症を示唆しているかもしれない。無菌性髄膜炎を背景として胸部レントゲン検査で腫瘤性病変が認められる場合，それはがんを示唆しており，髄膜炎はがん性髄膜炎の可能性がある。身体診察で巣症状が認められる場合，頭蓋内感染症あるいは悪性腫瘍の所見を検索するためにMRIを実施すべきである。抗NMDA脳炎の症例では，腹部エコーを実施すべきであり，これは半数以上の患者で関連腫瘍を有するためであり，最も頻度の高いのは卵巣奇形腫である。

治療

無菌性髄膜炎の診断と治療は難しく，それは感染性と非感染性の要因の鑑別が困難となる場合があるためである。細菌性の要因が疑われる場合，あるいは中途半端に治療された髄膜炎では，抗菌薬治療をすみやかに開始すべきである。高齢者あるいは免疫抑制患者の無菌性髄膜炎の症例や，臨床背景がはっきりしない症例では，抗菌薬治療をエンピリック(経験的)に開始すべきであり，もし患者の症状が回復し，培養が陰性化したら抗菌薬治療を終了する。診断が確定しないまま悪化していく場合は，腰椎穿刺の再検が必要となるかもしれない。ウイルス性の無菌性髄膜炎の患者のマネジメントというのは，多くの場合は支持療法となるが，一部のウイルスに対しては特異的な治療が存在する。HSVやVZVによる髄膜炎の治療にはacyclovirが，CMV感染症に対してはganciclovirが用いられる。HSVやVZVに対してはacyclovir 10 mg/kgを8時間ごと，CMVに対してはganciclovir 5 mg/kgを1日2回，がレジメンである。新世代の経口抗ウイルス薬であるvalacyclovirとfamciclovirは，acyclovirよりもバイオアベイラビリティが5倍高く，投与回数が少なくて済む。

エンテロウイルスに対する抗ウイルス治療薬で，比較臨床試験で転帰が改善することが示されたものはない。γグロブリンの投与により，エンテロウイルスの敗血症および髄膜炎の新生児同様に無ガンマグロブリン血症で慢性のエンテロウイルス髄膜炎の患者が救われる。pleconarilは，ウイルスのカプシドに結合することでエンテロウイルスの複製を抑制する，経口の抗ウイルス薬である。この薬剤は中枢神経系できわめて高い濃度に到達するため，中枢神経感染症の治療に使用できる可能性が示唆される。しかし，pleconarilはCYP3A酵素活性を誘導し，薬剤相互作用をもたらす可能性があり，重症の患者での有益性は限られていたため，FDAからは承認されていない。pocapavirは，もう1つの経口カプシド阻害薬であり，免疫不全患者における慢性エンテロウイルスの治療薬として開発中である。WNV感染症に対する特異的な治療は存在しない。現時点では，ヒトでは支持療法のみしかないが，IVIGやWNV特異的なIVIGが免疫不全患者の重症例で利用されており，また，インターフェロンおよびribavirinに関するデータは一貫性を欠いている。

ほとんどのウイルス性髄膜炎は良性で治療を要さない。細菌，真菌，スピロヘータによる感染に対しては，原因となっている微生物に対する抗微生物薬による治療が必要となり(微生物ごとの各章を参照)，髄液検査の結果を待つ間，治療が遅れないようにしなければならない。*Brucella*感染症が疑われる患者では，doxycyclineとその他2種類の抗菌薬を併用した治療が必要となり，ロッキー山紅斑熱ではdoxycyclineあるいはchloramphenicolが用いられる。特に高齢者や免疫抑制宿主で，*L. monocytogenes*が原因菌として疑われる場合，ampicillinとgentamicinによる治療が提案されている。

無菌性髄膜炎の鑑別診断はとても幅広いため，患者の初期評価と髄液の結果を合わせて，血液培養および髄液のPCRの結果を待つ間に患者が抗菌薬治療を要するかどうか決定する。重篤に見える患者，生後すぐと超高齢，あるいは重篤な基礎疾患をもつ患者では，入院させて，診断が明らかになるまでエンピリックな治療を行うべきである。他人への感染性のある疾患ならば，隔離予防策を導入すべきである。

文献

Anderson JF, Rahal JJ. Efficacy of interferon alpha-2b and ribavirin against West Nile virus in vitro. *Emerg Infect Dis*. 2009;8 (1):107–108.

Ben-Nathan D, Gershoni-Yahalom O, Samina I, et al. Using high titer West Nile intravenous immunoglobulin from selected Israeli donors for treatment of West Nile virus infection. *BMC Infect Dis*. 2009;9:18.

Carod-Artal FJ, et al. Neurological complications of dengue virus infection. *Lancet Neurol*. 2013 Sep;12(9):906–919.

Chavanet P, Schaller C, Levy C, et al. Performance of a predictive rule to distinguish bacterial and viral meningitis. *J Infect*. 2007;54:328–336.

Desmond RA, Accortt NA, Talley L, et al. Enteroviral meningitis: Natural history and outcome of pleconaril therapy. *Antimicrob Agents Chemother*. 2006;50:2409–2414.

Galindo Bonilla PA, et al. Aseptic meningitis induced by vitamin B complex. *J Investig Allergol Clin Immunol*. 2012;22(3):215–235.

Hamrock DJ. Adverse events associated with intravenous immunoglobulin therapy. *Int Immunopharmacol*. 2006;6:535–542.

Khetsuriani N, Lamonte-Fowlkes A, Oberst S, et al. Enterovirus surveillance: United States, 1970–2005. *MMWR Surveill Summ*. 2006;55:1–20.

Kimaya R, et al. Aseptic meningitis as a complication of daratumumab therapy clinical lymphoma, myeloma and leukemia. 2018;18(8):e333–e335.

Lee BE, Davies HD. Aseptic meningitis. *Curr Op Infect Dis*. 2007;20:272–277.

Marra CM, Maxwell CL, Smith SL, et al. Cerebrospinal fluid abnormalities in patients with syphilis: Association with clinical and laboratory features. *J Infect Dis*. 2004;189:369–376.

Petersen LR, et al. West Nile Virus: Review of the literature. *JAMA*. 2013;310(3):308–315

Polage CR, Petti CA. Assessment of the utility of viral culture of cerebrospinal fluid. *Clin Infect Dis*. 2006;43:1578–1579.

Romero-Alvarez D, et al. Oropouche fever, an emergent disease from the Americas, *Microbes Infect*. 2018:135–146.

Sejvar JJ. The long-term outcomes of human West Nile virus infection. *Clin Infect Dis*. 2007;44(12):1617–1624.

Shapiro BB MD, MPH, et al. Cryptococcal meningitis in a daily cannabis smoker without evidence of immunodeficiency. *BMJ Case Rep*. 2018 Jan 26;2018.

Wang RJ, Chen BD, Qi D. Anti-N-methyl-D-aspartate receptor encephalitis concomitant with multifocal subcortical white matter lesions on magnetic resonance imaging: A case report and review of the literature. *BMC Neurol*. 2015 Jul 8;15:107.

76 急性ウイルス性脳炎

■著：John J Halperin, David N. Irani
■訳：西村 翔

イントロダクション

教科書での章立てと臨床医学はしばしば正反対の方向を向いていることがあり，このミスマッチは特に神経疾患と感染症において問題となりうる。本章では，ウイルス性脳炎の病態生理学的に定義した疾患概念に焦点を当てる。患者(およびその患者の治療に当たる医師)は，発熱，頭痛，神経系機能の変化(軽度の傾眠～昏睡まで，巣症状からけいれんまで)に注目する。脳炎を髄膜炎や脳症と鑑別するのは相当に難しいが，それが特定のウイルス，細菌，真菌によるものなのかを確定させることが救命につながる。

各感染性微生物がおのおの異なった指向性，病態生理，臨床症状を有するため，個々の神経系疾患の病型を定義することから始めるとよい。脳炎は脳実質の炎症である。そのため，典型的には，(正常であれば)損傷した部位によって介在されていた機能が障害されることによるか，あるいは損傷部位からけいれん発作が誘発されることで，直接的に脳機能を変化させる。炎症が脳幹や大脳半球の相当な範囲に及んだ場合，意識レベルが低下し，最悪昏睡に陥る。対照的に，くも膜下腔の炎症である髄膜炎は，定義的に脳実質に影響を及ぼさないため，脳機能に対して他の全身性疾患よりも顕著な影響を与えるということはないはずである。ウイルス性髄膜炎に関していえば，たいていの場合，これは真実であるが，細菌性あるいは真菌性髄膜炎では，くも膜下腔を経由して脳に供給される血管が侵されたり，あるいは直接的に脳に浸潤して，神経系機能の変化を伴う髄膜脳炎を引き起こすことが多い。最後に，「脳症」という用語は，一般的には直接的に神経系を侵さない全身性疾患の経過による二次的な神経行動機能の変化を表すのに用いられる。この分類法はヒューリスティックで有用ではあるが，臨床医学がそれほど単純であることはほとんどない。敗血症患者はしばしば意識変容を起こし，これは通常は中毒性あるいは代謝性の要因によるが，中枢神経系への播種に起因する場合もある。たとえば，マラリアは，脳機能を著しく損なううっ血性の血管障害を引き起こす。これらの疾患経過のおのおのにおいて，根底には異なる病因があると考えられるので，これらの重複している可能性を迅速に鑑別することは，治療上および予後予測上，重要な意味をもつ。

中枢神経系に感染しうる微生物は枚挙にいとまがないが(**表76.1および76.2**)，感染性脳炎の圧倒的多数において原因となる微生物の数は実のところきわめて限られている。中枢神経系は，機械的には頭蓋骨によって，生理学的には血液脳関門によって，堅牢に保護されている。中枢神経系に感染するためには，まず経路を確保しなければならない。細菌と真菌は典型的には，外傷や

表 76.1
ヒトの急性ウイルス性脳炎の重要な原因ウイルス

ヘルペスウイルス科	デング熱ウイルス
単純ヘルペスウイルス	ポワッサンおよびシカダニウイルス
水痘帯状疱疹ウイルス	**レオウイルス科**
サイトメガロウイルス	コロラドダニ熱ウイルス
EB ウイルス(EBV)	**ピコルナウイルス科**
ヒトヘルペスウイルス 6 型	エコーウイルス
B ウイルス	コクサッキーウイルス
ブニヤウイルス科	ポリオウイルス
カリフォルニア血清群ウイルス	エンテロウイルス 71 型
ラクロスウイルス	**レトロウイルス科**
ジェームズタウンキャニオンウイルス	ヒト免疫不全ウイルス 1 型
	パポバウイルス科
カンジキウサギ(Snowshoe hare)ウイルス	JC ウイルス
	オルソミクソウイルス科
トガウイルス科(アルファウイルス属)	インフルエンザウイルス
	パラミクソウイルス科
東部ウマ脳炎ウイルス	麻疹ウイルス
西部ウマ脳炎ウイルス	ムンプスウイルス
ベネズエラウマ脳炎ウイルス	ニパウイルス
チクングニヤウイルス	ヘンドラウイルス
フラビウイルス科	**その他のウイルス**
日本脳炎ウイルス	アデノウイルス
セントルイス脳炎ウイルス	リンパ球性脈絡髄膜炎ウイルス
ウエストナイルウイルス	狂犬病ウイルス
ダニ媒介脳炎ウイルス	

脳神経外科手術によって機械的に，副鼻腔や乳突蜂巣の感染からの連続波及によって，あるいは内皮障害と血管外漏出を起こす血管の閉塞によって，この3つの経路のいずれかで感染を成立させる。しかし，脳炎の原因となるほとんどすべてのウイルスが，中枢神経系に侵入するための特異的な機序を発展させている。おそらく，ほとんどの場合，上皮細胞に特異的に結合し，血液脳関門を通過している。ポリオ，狂犬病，ヘルペスウイルスは末梢神経受容体に結合し，軸索内を移動して中枢神経系へと感染する。

診断

ウイルス性脳炎はまれであり，早期症状はしばしばわかりにくい(デジャブ，嗅覚幻覚，失語症)ものであったり，あるいは非特異的(「錯乱」)であるため，最も重要なステップは診断を考慮することである。救急外来では，神経行動障害の可能性がある場合に脳の CT を撮像する閾値が低いことはよく知られているが，脳炎では有用でないことが多く，特に病相早期ではそうである。細菌性

表 76.2
急性脳炎様の臨床像を呈する非ウイルス性の原因

感染症	非感染症
細菌性	**傍感染性 / 自己免疫性**
急性細菌性髄膜炎	Reye 症候群
脳膿瘍	感染後脳脊髄炎
髄膜周囲の感染症	ワクチン後脳脊髄炎
硬膜下膿瘍	**腫瘍性**
静脈洞血栓性静脈炎	腫瘍随伴症候群
中枢神経系ライム病	がん性髄膜炎
神経梅毒	**脳血管系**
Whipple 病	急性虚血性脳卒中
細菌性毒素を介した病態	硬膜下血腫
真菌性	中枢神経系血管炎
真菌性髄膜炎	**全身性**
真菌性脳膿瘍	代謝性脳症
寄生虫性	膠原病
Toxoplasma gondii 脳膿瘍	薬物中毒
脳マラリア	**てんかん性**
ヒト・アフリカ・トリパノソーマ	けいれん / けいれん発作後の朦朧状態 (post-ictal)
アメーバ性	**外傷性**
Naegleria fowleri 髄膜脳炎	急性頭部外傷
Acanthamoeba 髄膜脳炎	

髄膜炎では，敗血症関連脳症でそうであるように，血液培養がしばしば有用であるが，ウイルス性脳炎では通常，末梢血検査は無益であり，特に，早急に診断を確定させる必要がある場合にはそうである。確定診断には髄液の検査が必要となる。しばしば脳浮腫の患者では腰椎穿刺が脳ヘルニアを引き起こすことを恐れて，髄液検査が遅れるが，画像検査のために診断的な腰椎穿刺が遅れることは，転帰を著しく悪化させるため問題となる[1, 2]。残念ながら，脳炎での腰椎穿刺のリスクに関するデータは限られている。米国感染症学会(Infectious Diseases Society of America：IDSA)の脳炎ガイドラインでは，髄液検査が「不可欠である」ことを強調しているが，「もし禁忌がなければ」髄液検査を実施すべきであると提言しており，その禁忌については明記していない[3]。細菌性髄膜炎のガイドライン[4]では，巣状の神経脱落所見や意識障害がある場合にはヘルニアのリスクが最も高く，つまり，腰椎穿刺前の画像検査が必要であるとしているが，その後の研究では，意識障害はリスクとはならないことが示唆されている[5]。残念ながら，脳炎では巣症状および意識障害が通常認められるため，このガイダンスを適用することには限界がある。脳炎早期にはCT検査は無益であることが多いので，MRI検査が緊急で必要と判断されることもあるが，これがさらに腰椎穿刺を遅らせることになる。幸いにも，実際の診断においてはMRIのほうがより決定的となるが，腰椎穿刺のリスクとなるような実質の局所性脳浮腫を同定するのであればCTスキャンで十分である。

脳炎の診断の遅れは単純ヘルペスウイルス(herpes simplex virus：HSV)の場合に特に問題となり，それは初期症状がわかりにくい場合があり，治療の遅れが転帰を悪化させるためである。幸いにも，細菌培養とは異なり，ウイルス性脳炎の診断は典型的には核酸検査や抗体検査によって成され，これらの検査はいずれもただちに抗ウイルス薬治療の影響を受けるわけでなく，つまり，腰椎穿刺前に抗HSV治療を迅速に開始してもその後数日間の診断的検査には影響しないため，感染性脳炎が疑われるすべての症例においては治療が開始されて然るべきである。

ウイルス性脳炎の髄液では，典型的には軽度の白血球上昇を示し，通常，数十～数百 /mL程度であり，＞1,000となることはめったにない。最終的には，リンパ球性および単球性となるが，発症初期数日は好中球が優位な場合もある。蛋白は通常緩やかに上昇しており，典型的には，数百mg/dLを超えることはない。髄液糖は通常正常であるが，ヘルペスでは著しい髄液糖減少症が起こりうる。歴史的には，髄液の抗体検査，特に，免疫グロブリンM(immunoglobulin M：IgM)抗体の検出が診断根拠となっていたが，現在では，ヘルペスウイルスのポリメラーゼ連鎖反応(polymerase chain reaction：PCR)がかなり安定性の高い検査となっている。より最近では，中枢神経系感染症の診断にマルチプレックス[訳注：複数の核酸を同時に検出できる]の核酸検査が利用できるようになっている[6]。この検査には欠点がないというわけではないが，おそらく，特定の原因微生物を同定するうえでは，最も優れた非侵襲的な検査である。近年の検討では，特に診断困難症例において，原因微生物を同定するのに次世代のゲノム配列解析が利用されている[7, 8]。研究目的以外で使用するには，まだ煩雑で費用もかかりすぎるが，技術が進歩すれば，この検査はますます重要な役割を果たすようになるだろう。

診断的検査の治療上の意義は限定的であるが，迅速な診断は治療的，予後的，疫学的に重要な見識を提供してくれる。HSV脳炎では早期治療が転帰にとって決定的に重要であるため，脳炎が疑われる患者は通常，ただちに抗HSV治療が開始される。しかし，腎毒性のある不要な薬剤を3週間も投与したくはないため，この診断を除外できると医原性合併症のリスクを減らすことができる。同様に，節足動物媒介性の感染を診断することは，生態系における感染節足動物の存在および他の人々も感染リスクがあることを示唆しており，公衆衛生上，重要な意義を有している。

神経画像検査，特にMRI検査は，特定の病原微生物を証明できるわけではないが，非常に有益である。FLAIR法は感染および反応性の炎症に伴う細胞外浮腫の解剖学的構造を明らかにするのに非常に有用である。過小評価されているのは拡散強調画像の有用性である。しばしば虚血に特異的であると考えられがちであるが，この撮像法は実際には細胞浮腫を描出し，それが細胞空胞化を明示していると考えられるCreutzfeldt-Jacob病でそうであるように，感染性の要因ではしばしば異常を示す。グラディエントエコー法では，HSV-1脳炎でしばしば認められる出血を描出できる。造影効果は活動性炎症の診断を支持する。

これらの画像技術を利用することで，いくつかの解剖学的パターンが診断に役立つ。HSV-1脳炎のごく初期では，典型的には，側頭葉内側かあるいは前頭葉に変化がみられる。視床や基底核の異常信号は感染症が原因であることを強く示唆している[9]。視床や基底核に異常信号域を伴う脳炎患者の3分の1で感染性の要因が同定されるが，視床や基底核に異常信号域を伴わない脳炎患者では5分の1でしか感染性の要因は認められない。重要なことは，この差はほぼすべてが小児における差に起因するものであり，これらの所見を有する小児の約40％で感染性の要因が特定されるのに対して，所見を有しない小児あるいは成人ではわずか20%でしか同定されず，視床や基底核の異常信号域を伴う成人でも同じく20%程度である。小児では，視床や基底核の異常信号域は呼吸器ウイルスやウェストナイルウイルス(West Nile viruses：WNV)とより強い関連性がある。HSV-1やその他のウイルス感染症でも視床や基底核の異常信号は起こりうるが，これらは頻度の高い病変部位ではない。不思議なことに，視床や基底核の病変はエンテロウイルス感染症ではほとんど認められない。成人では，視床や基底核の(異常)所見は認められるが，他部位より頻度が高いということはない。重要なことは，視床や基底核の異常信号域を有する成人の3分の1がCreutzfeld-Jacob病であるということであり，その他の病因で視床や基底核に(異常)所見が認められる頻度が優位に高いというものはない。大規模な系統的研究で明らかになっているわけではないが，視床および基底核の異常はフラビウイルス脳炎を示唆するようであり，WNV，日本脳炎，ダニ媒介脳炎(tick-borne encephalitis：TBE)，ポワッサン感染症などの成人および小児で認められる。脊髄MRIも，特にフラビウイルス感染症で弛緩性麻痺を伴う場合には有用であることが示されている。

歴史的に，脳波検査(electroencephalography：EEG)は，特にHSV-1脳炎においては周期性片側性てんかん様放電が初期のきわめて特徴的な異常であると認識されており，重要な役割を果たしてきた。これらの異常はCTスキャンでの変化に先行することが多かったが，脳のMRI画像では通常，初期に異常所見が得られ，感度も特異度も高い核酸ベースの診断法の結果が迅速に得られるようになったため，診断における脳波検査の重要性は低下した。しかし，脳炎では不顕性[訳注：非けいれん性と同義]てんかん重積がまれではないため，長時間ビデオ脳波モニタリングは脳炎患者を管理するうえでは重要な検査であり，また，初期診断と治療反応の両方に利用できる最適な検査法である。

病因

脳炎症例の約70%で原因が特定され，約半数がウイルス性で，20%が自己免疫性である[10]。無数のウイルスが脳炎の要因となる(表76.1)が，その圧倒的大多数は少数のウイルスによるものである。実用的な観点からは，ヒトからヒトへと感染する**風土病**〔ヘルペス，ヒト免疫不全ウイルス(human immunodeficiency virus：HIV)〕と，感染した節足動物〔昆虫(蚊)，クモ形類(ダニ)〕あるいは動物(狂犬病)に咬まれることによって生物種間で伝播する**動物間流行病**とに最も簡単に概念化することができる。風土病型のウイルスは，季節性や地理的特性なしに散発的に発生する傾向がある。アルボウイルスは，ベクター(媒介生物)のパターンに従い，温帯気候では夏から秋にかけて増加し，寒波でベクターが死滅するか，あるいは動けなくなると減少し，さらには感染した宿主動物の地理的分布にも従う(図76.1)。狂犬病は感染動物の地理的分布に従い，時期変動性はない。

HSVは風土病型脳炎の最も頻度の高い原因であり，米国では年間に1,000～2,000例発生し，これはWNV脳炎と同程度の流行頻度である。世界的には，その他のフラビウイルスが優勢であり，ダニ媒介脳炎(ウイルス複合体)はヨーロッパとアジアで広く流行しており，その類縁であるポワッサンおよびシカダニウイルスは現在，米国北東部での脳炎の稀な原因として認識されている[11]。参考までに，2015年の米国では[12]，米国疾病対策センター(Centers for Disease Control and Prevention：CDC)が1,455例の神経侵襲性WNV症例を確認しており，全アルボウイルス感染症の95%をWNVが占めている。次いで頻度が高かったのは，ラクロスウイルス(55例)，セントルイス脳炎(23例)，ポワッサン(6例)である。ヒト狂犬病症例は数年に1例報告されている。

免疫抑制(移植レシピエントでの医原性，多発性硬化症などの免疫介在疾患に対して治療を受けている患者，HIV感染症やその他の全身疾患に起因するもの)は，多くの中枢神経系感染症と関連性がある。この状況下で最も有名なウイルス性脳感染症は，進行性多巣性白質脳症(progressive multifocal leukoencephalitis：PML)の原因であるJCウイルスである。神経系においてウイルスが存在することがすなわち，脳炎を意味するわけではないことは強調しておきたい。ヘルペスウイルスは一般的に，ニューロン内ー(典型的には末梢神経系の感覚ニューロン)に長期にわたって定着するが，免疫抑制によって炎症が惹起される程度までウイルスが増殖しなければ，炎症応答を引き起こすことはない。同様に，JCポリオーマウイルスによる中枢神経系感染症は(細胞内原虫である*Toxoplasma gondii*による感染と同様)非常に流行しているようであるが，これらの感染症では，免疫系による病原体のコントロールに失敗した場合にのみ脳炎を引き起こす(すなわち，おそらく逆説的ではあるが，免疫系の片腕[訳注：免疫系における両腕とは自然免疫と獲得免疫を指す]の活性が低下した際に炎症が増悪する)。

疫学

HSV脳炎は，典型例はめったに中枢神経系に侵入しない(大多数のヒトが保有している)HSV-1によって引き起こされるウイルス感染症であるが，その他の脳炎原性ウイルスのほとんどが人獣共通感染症であり，複数の生物種が関与する感染症である。狂犬病では，感染経路は哺乳類から哺乳類へと直接伝播するが，その他のほとんどのウイルス性脳炎では，節足動物が保有宿主間のベクターとなる。診断は典型的には，疫学的に妥当性のある曝露を確認することから始まる。狂犬病の場合，これは，「患者が狂犬病に感染した動物に曝露する可能性がある場所に滞在していたか？」の「どこで」という問題となる。ベクター介在性感染症であれば，「いつ」というのも同様に重要である。温帯気候では，蚊やダニは春に摂食を開始する。生態系に感染した保有宿主がわずかでも存在すれば，感染は他の宿主へと拡散し，環境中の感染ベクターの数は着実に増加し，もし感染した保有宿主が十分に存在すれば，ヒトが曝露する可能性が高まる。ウマ脳炎ウイルスの場合，これは春，夏，秋にかけて顕著となる。まず，プールされた蚊の集団内にウイルスが存在し，次いでおそらく歩哨動物であるニワトリ(これらのウイルスに対する抗体陽転をモニターするためだけに飼育されているニワトリ)が，その後，数頭の馬が，最終的に少数のヒトが感染する。公衆衛生当局は年間を通して，このサイクルを監視し情報を公開しており，この情報を把握しておくことが，ヒトのアルボウイルス脳炎症例の早期発見に有用である。この最たる例が，20年前にWNVが初めて米国に持ち込ま

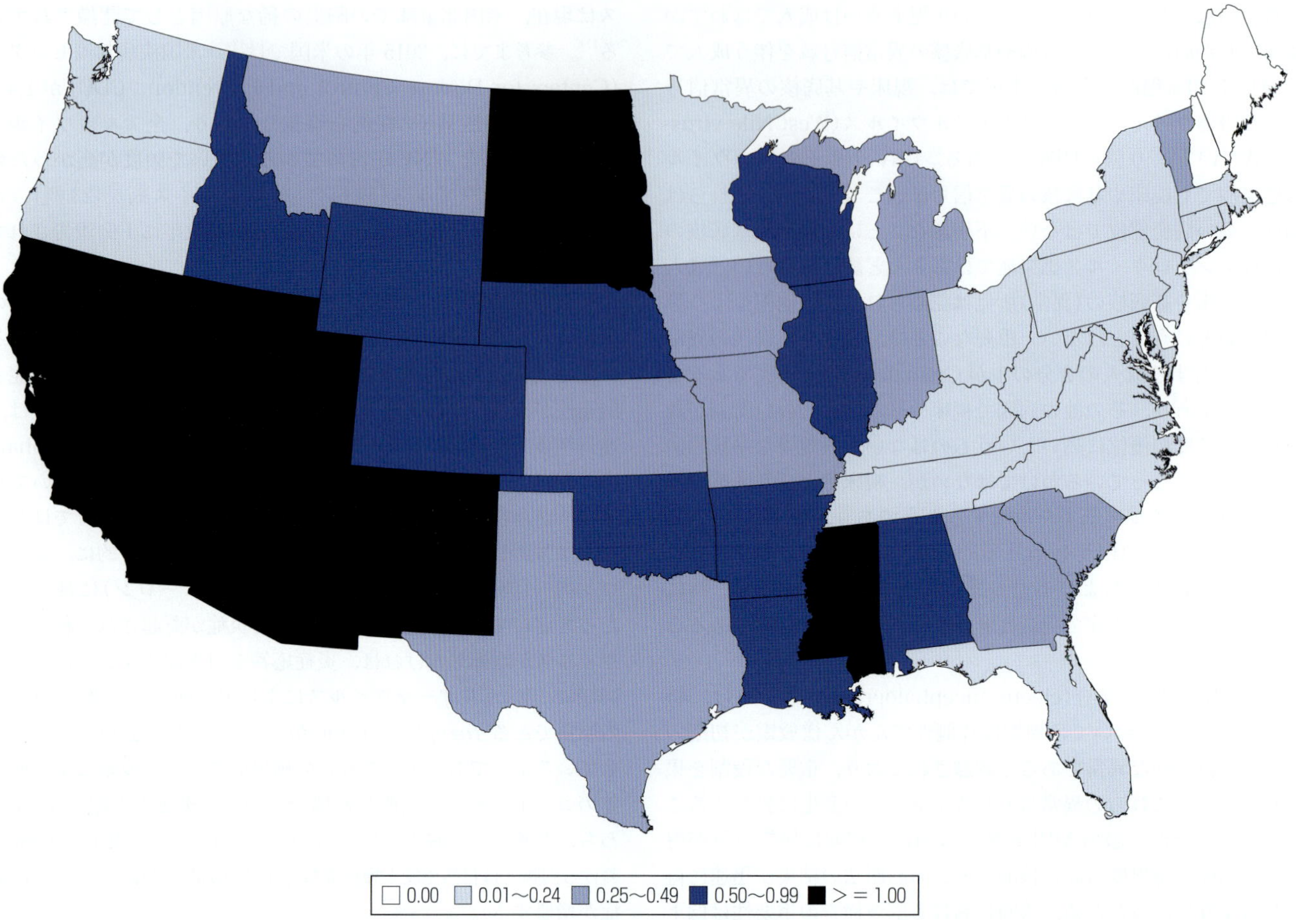

図 76.1

ArboNET に報告された，2017 年の米国での州別の WNV による神経侵襲性疾患の発生率　WNV 神経侵襲性疾患の発生率マップでは州および地域の保健所から CDC の ArboNET サーベイランスシステムに報告されたデータを提示している。このマップでは，2017 年の州別のヒトの神経侵襲性疾患（例：髄膜炎，脳炎，あるいは急性弛緩性麻痺）の発生率を示しており，10 万人口あたり 0.01～0.24，0.25～0.49，0.50～0.99，および>1.00 で区切ってグラデーションをつけている。2017 年には，以下の州から ArboNET へと神経侵襲性疾患の症例報告があった。アラバマ，アリゾナ，アーカンソー，ミシガン，ミネソタ，ミシシッピ，モンタナ，ネブラスカ，ネバダ，ニュージャージー，ニューメキシコ，ニューヨーク，ノースカロライナ，ノースダコタ，オハイオ，オクラホマ，オレゴン，ペンシルベニア，ロードアイランド，サウスカロライナ，サウスダコタ，テキサス，ユタ，バーモント，バージニア，ワシントン，ウェストバージニア，ウィスコンシン，ワイオミング。
〔CDC，アルボウイルス疾患部（Arboviral Diseases Branch），ArboNET より〕

れたときに起こった。ヒトでの症例が最初に発生したのは夏の半ば～終わりにかけてであったが，それは当初，全く謎に包まれていたカラスやその他のスズメ目の鳥類〔これらは中間宿主となり，大量のウイルスを増幅する（つまりは感染ベクターとなる）〕が大量に死に絶えた後であった（表 76.3）。

臨床像

脳炎を引き起こすほとんどのウイルスにおいて症状には幅があり，よく具体例に挙がる WNV であれば，感染者の約 80％は無症状で，20％が非特異的なウイルス症状（多くの場合，胃腸障害が出現）を発症し，神経侵襲性の病態に陥るのはわずか 1％であり，そのうちの半数は髄膜炎を，半数は中枢神経系の実質病変を起こす（すなわち，脳脊髄炎）。一方でその対極に位置する狂犬病では，原則的にすべての感染者が致死的な脳炎を引き起こす。脳炎患者は典型的には，発熱と髄膜刺激症状（頭痛，意識障害，項部硬直，羞明，および巣症状）を呈する。フラビウイルスは特に，前角細胞への指向性があるようで，ポリオ様の弛緩性麻痺を起こす患者もいる。基底核は WNV，日本脳炎，およびポワッソンでもよく侵される。脳幹および小脳病変は WNV とポワッソンで認められることが多い。

ダニ媒介脳炎ウイルス複合体の一員であるポワッソンはオンタリオ州で数十年前に初めて同定された。近年の症例の増加によってより詳細な研究が可能となり，独立したクレード（分岐群）が同定されて，「シカダニウイルス」と命名された。過去にポワッサンによるとされていたヒト脳炎症例の大半は，おそらくこのウイルスによると考えられる。

最も臨床的に特徴的なのは HSV-1 脳炎であり，側頭葉内側と前頭葉への指向性を有する（図 76.2）。非特異的な症状に加えて，幻嗅やデジャブ，行動異常，側頭葉てんかんを起こすことがある。この疾患は高度壊死性の経過をたどるので，早期発見および治療が重要である。治療開始時に患者が意識不明の場合，転帰を改善させるのはより困難となる。

脳炎原性フラビウイルスのリストに直近で追加されたのがジカ

表 76.3
米国におけるウイルス性脳炎の主要な原因ウイルスの臨床的および疫学的特徴

科 / ウイルス	感染する宿主	ピークとなる季節 / 発生パターン	発生地域 / 発生数	臨床像	疫学的な手掛かり
ヘルペスウイルス科					
HSV	全年齢	年中 地域流行性	遍在している (約 2,500 症例 / 年)	巣状神経学的脱落所見，けいれん，行動異常	
VZV	健康な成人および免疫抑制状態の成人。乳児	年中 地域流行性	遍在している	運動失調，脳梗塞様のエピソード。脊髄炎を合併しうる	最近の原発性水痘の発疹歴，あるいは帯状疱疹のデルマトームに沿った皮疹
CMV	免疫抑制状態の成人。乳児	年中 地域流行性	遍在している	MRI での脳室周囲の病変。腰仙部の多発神経根炎を合併する	HIV 陽性と判明している人，臓器移植のレシピエント(特に骨髄移植患者)
レトロウイルス科					
HIV	全年齢	年中 地域流行性	遍在している (3,000～4,000 症例 / 年)	亜急性の認知障害，精神運動低下	高リスクの性行為，静脈内薬物使用
パポバウイルス科					
JC(John Cunningham)ウイルス	免疫抑制状態の成人	年中 地域流行性	遍在している (400～800 症例 / 年)	巣状神経学的脱落所見，MRI での多巣性病変	HIV 陽性患者，臓器移植後あるいは免疫療法
トガウイルス科					
東部ウマ脳炎ウイルス	若年および高齢者	夏および秋 地域流行性 / 散発性	東部およびメキシコ湾岸 (5～10 症例 / 年)	劇症型の神経障害，けいれん，昏睡	屋外での仕事や活動，沼地や淀んだ水に近接
西部ウマ脳炎ウイルス	若年および高齢者	夏および秋 地域流行性 / 散発性	中西部および西部の州 (10～15 症例 / 年)	びまん性の障害，頭痛	屋外での仕事や活動，農村地域への旅行あるいは居住
フラビウイルス科					
ウエストナイルウイルス	全年齢(ただし，大半の症例は若年と高齢者)	夏および秋 高度流行性	全米中(過去数年にわたって 2,000～4,000 症例 / 年)	びまん性の障害，頭痛。約 20%でポリオによる灰白髄炎様の病態を呈する	屋外曝露(都市部あるいは農村部)。症例の大半が，各シーズンごとに限られた数の州に集中する
セントルイス脳炎ウイルス	若年および高齢者	夏および秋 高度流行性	全米中(約 100 症例 / 年；2～1,967 症例 / 年まで幅あり)	びまん性の障害，頭痛	屋外曝露，西部の農村地域で流行，東部の州では散発的に都市部でのアウトブレイクが起こる
ブニヤウイルス科					
ラクロスウイルス	若年	夏および秋 地域流行性および少数例の集団発生	中西部および東部の州 (75～100 症例 / 年)	しばしば無症候性。けいれんを起こしうる	屋外での活動。郊外での症例は森林地帯の近くで発生する

(次ページへ続く)

10

表 76.3（続き）

科 / ウイルス	感染する宿主	ピークとなる季節 / 発生パターン	発生地域 / 発生数	臨床像	疫学的な手掛かり
ピコルナウイルス科					
エコーウイルス コクサッキーウイルス ポリオウイルス 未分類のウイルス（エンテロウイルス 68〜71 型）	若年，特に無ガンマグロブリン血症の小児	夏および秋 高度流行性	全米中 （約 1,000 症例 / 年）	ウイルス疹，結膜炎，心筋心膜炎，ヘルパンギーナ，手足口病を合併する	地域内でのピコルナウイルスの大流行が判明している
ラブドウイルス科					
狂犬病ウイルス	全年齢	年中 地域流行性	全米中 （10〜15 症例 / 年）	先行する動物咬傷あるいは擦過傷，約 80％で自律神経症状，約 20％で麻痺	動物との接触

CMV＝サイトメガロウイルス，HIV＝ヒト免疫不全ウイルス，HSV＝単純ヘルペスウイルス，VZV＝水痘帯状疱疹ウイルス

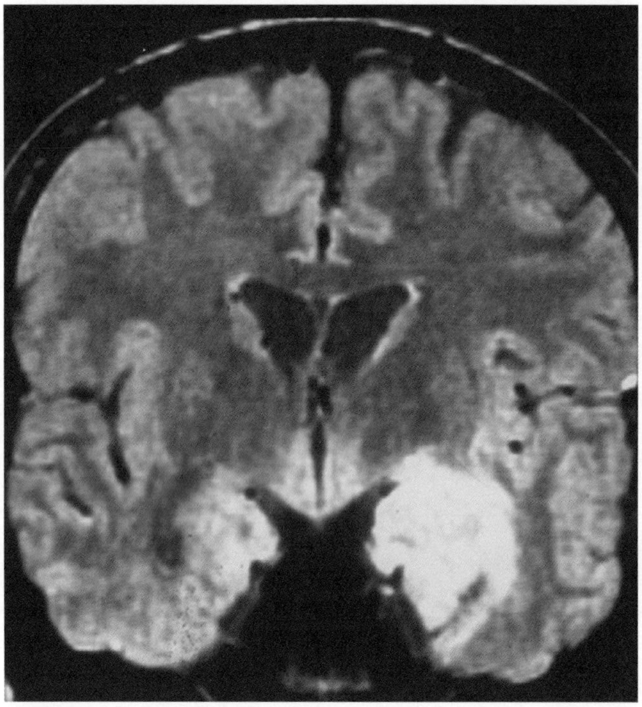

図 76.2
PCR で診断が確定した単純ヘルペスウイルス脳炎症例の MRI FLAIR 法での冠状断像 両側側頭葉の内側部および下前頭葉に高信号域を認め，この病変分布は，この感染症に非常に特徴的である。

熱である[11]。胎児での神経系の発達に対して高度に破壊的な影響を与えることでよく知られているが，この蚊媒介性のウイルスは成人でも中枢神経系を侵すことがある。患者の約 4 分の 3 は無症状であるが，残りの患者では，しばしば斑状丘疹や多発関節痛，結膜炎を含むウイルス性症候群を引き起こす。Guillain-Barré 症候群は，*Campylobacter jejuni* 感染後に起こるのとほぼ同様の頻度でジカ熱後にも起こる。脳炎の報告はまれであるが，重篤で相当にびまん性である。

治療

一般的な支持療法

脳炎に対する特異的な治療介入というのは限られており，いくつかのヘルペスウイルスにおいて特異的な抗ウイルス薬が利用できるが，他の感染症では有効な抗ウイルス薬はほとんどみつかっていない。全体として[10]，ウイルス性脳炎の患者全体の約半数が良好な転帰をたどるが，自己免疫性脳炎ではいくぶん転帰は悪化する。ウイルス性脳炎での全死亡率は，最適な治療を行ったとしても＞10％である。特に，HSV-1 ではそうであるが，その他のウイルスにおいても，年齢が＞65 歳，早期に昏睡に陥ること，免疫不全状態，HSV-1 の治療が 24 時間以上遅れることはすべて，予後不良と関連がある。

支持療法は，神経学的に重篤な状態にある患者で要する代表的なものであり，静脈血栓塞栓症や院内感染症，栄養関連の合併症などの合併症を予防するための一般的な内科的管理，および（けいれん性，非けいれん性）てんかん発作や，頭蓋内圧上昇の早期検出と治療などの神経特異的な問題である。

抗ウイルス療法

急性ウイルス性脳炎の患者の治療において有効な抗ウイルス薬レジメンというのはほとんどないが，いくつかのレジメンはヘルペスウイルス科のウイルスに活性を有することが示されている（表 76.4）。

ヘルペスウイルス科

acyclovir は，HSV による急性脳炎の主軸となる治療である。成人では，acyclovir 10 mg/kg 静注 8 時間ごとの 21 日間の治療によって，総死亡率が＞70％から＜20％に低下し，さらに特記すべきは，治療患者の約 40％が正常機能に戻るまで回復することである。対照的に，新生児 HSV-2 脳炎において acyclovir と vidaravine を比較した臨床試験では，アウトカムに有意な差を見いだすことができず，合併症と死亡率は依然として高い。大規模臨床試験には含まれていない数症例で acyclovir 投与後の再燃が起

表 76.4
ヘルペスウイルス科による急性ウイルス性脳炎の治療レジメン

ウイルス	第 1 選択薬	主な毒性	代替レジメン [a]	主な毒性
HSV	acyclovir 10 mg/kg 静注 8 時間ごと，14〜21 日間	腎毒性，嘔吐，下痢，精神状態の変化	foscarnet 60 mg/kg 静注 8 時間ごと，あるいは 90 mg/kg 静注 12 時間ごと，14〜21 日間	腎毒性，電解質異常，嘔気，発熱
CMV	導入：ganciclovir 5 mg/kg 静注 12 時間ごと，21 日間，および foscarnet 60 mg/kg 静注 8 時間ごと，あるいは 90 mg/kg 静注 12 時間ごと，21 日間	骨髄抑制，皮疹，発熱 腎毒性，電解質異常，嘔気，発熱	cidofovir 5 mg/kg 静注 1 週間ごと，および probenecid を cidofovir 投与の 3 時間前に 2 g，投与 2 時間後に 1 g，投与 8 時間後に 1 g 経口	腎毒性，皮疹，心筋症
CMV [b]	維持：ganciclovir 5 mg/kg 静注 1 日 1 回，および foscarnet 90 mg/kg 静注 1 日 1 回	上記と同様 上記と同様	valganciclovir 900 mg 経口 1 日 1 回	腎毒性，骨髄抑制，皮疹，発熱
VZV	acyclovir 10 mg/kg 静注 8 時間ごと，10〜14 日間	上記と同様	foscarnet 60 mg/kg 静注 8 時間ごと，14〜21 日間	上記と同様
EBV	acyclovir 10 mg/kg 静注 8 時間ごと，14 日間	上記と同様	ganciclovir 5 mg/kg 静注 12 時間ごと，21 日間	上記と同様

EBV＝EB ウイルス
a 代替レジメンは，薬剤耐性が判明している場合に適応となる（免疫正常な宿主ではまれであるが，過去に長期間の抗ウイルス治療を受けている免疫抑制患者では珍しくない）。
b HIV 感染患者では，CD4 数＞100/mm^3 の期間が 6 か月を超えるまでは，維持療法を継続する。

こっているが，そのほとんどにおいて発熱が遷延していることから，治療期間が不十分であることが示唆される。一部の症例では，このような治療失敗はウイルスの薬剤耐性や感染後の脳脊髄炎による。薬剤耐性 HSV はチミジンキナーゼの変異あるいは欠損によって起こる。耐性株は HIV 感染患者での治療不応性の単純ヘルペス脳炎（herpes simplex encephalitis：HSE）症例で報告されており，臨床像が悪化する場合や acyclovir による適切な治療にもかかわらず HSV DNA が髄液から検出され続ける場合に検討が必要となる。これらの症例では静注の foscarnet が推奨される。ごく少数ではあるが，自己抗体が検出されて，免疫抑制による治療が成功した例もある。

CMV 脳炎は，後天性免疫不全症候群（acquired immunodeficiency syndrome：AIDS）患者，特に多剤併用抗レトロウイルス療法（highly active anti-retroviral therapy：HAART）によるコントロールが十分にできていない患者では珍しくない。CMV 脳炎では例外なくウイルス血症と網膜炎が先行し，多くの患者はすでに何らかの抗ウイルス治療を受けており，脳炎発症時には薬剤耐性ウイルスを保持している可能性がある。AIDS 関連 CMV 脳炎においては，積極的な抗レトロウイルス療法が生存期間を延長させる最良の方法となる。CMV 網膜炎において軸となる治療の 1 つである ganciclovir は，脳病変に対する効果は一定しておらず，この薬剤の使用は重度の骨髄抑制のために制限される。foscarnet はより容易に血液脳関門を通過し，髄液内でウイルス増殖を抑制する（静ウイルス的）濃度を達成する。したがって，重度の腎障害および電解質異常があるとはいえ，foscarnet は ganciclovir の代替薬となる。ganciclovir と foscarnet の併用は急性 CMV 脳炎の HIV 陽性患者の状態を一時的に安定あるいは改善させうるが，残念ながら，このレジメンによる生存期間の大幅な改善は認められず，この病態では平均で 3 か月延長するにすぎない。

VZV 脳炎の治療においては高用量の静注 acyclovir が用いられているが，この感染症に対する抗ウイルス薬の効果はまだ実証されていない。VZV 脳炎に罹患した免疫抑制のない患者では，しばしば脳の肉芽腫性動脈炎が認められ，抗炎症作用を期待して短期間の副腎皮質ステロイド療法がエンピリックに併用される。脳炎は EBV 感染症ではまれな合併症である。EB ウイルス（Epstein-Barr virus：EBV）脳炎においても acyclovir の治療効果は実証されていないが，代わりとなる治療レジメンがないことと acyclovir の毒性が相対的に低いことから，前向きに検討すべきである。

パポーバウイルス科

時折，事例報告があるにもかかわらず，PML に対する治療努力というのはほとんどの場合，一貫性のない結果に終始している。可能な限り免疫抑制を回復させることが，PML の進行を止めるようである。体外で増殖させたウイルス特異的 T 細胞による最近の治療成功事例の報告[13]は，この感染症に対する新しい治療戦略となるかもしれない。報告された患者 3 例のうち 2 例は臨床的にも画像的にも改善し，髄液から JC ウイルスが消失した。3 例目は HIV 感染者であり，JC ウイルスのウイルス量は減少し臨床的には安定したが，改善は認められず，彼女はホスピスでのケアを選択し，治療後 8 か月で死亡した。

10

引用文献

1. Glimaker M, Sjolin J, Akesson S, Naucler P. Lumbar puncture performed promptly or after neuroimaging in acute bacterial meningitis in adults: A prospective national cohort study evaluating different guidelines. *Clin Infect Dis*. 2018;66(3):321–328.
2. Singh TD, Fugate JE, Hocker S, Wijdicks EFM, Aksamit AJ Jr., Rabinstein AA. Predictors of outcome in HSV encephalitis. *J Neurol*. 2016;263(2):277–289.
3. Tunkel AR, Glaser CA, Bloch KC, et al.; Infectious Diseases Society of. The management of encephalitis: Clinical practice guidelines by the Infectious Diseases Society of America. *Clin Infect Dis*. 2008;47(3):303–327.

4. Tunkel AR, Hartman BJ, Kaplan SL, Kaufman BA, Roos KL, Scheld WM, Whitley RJ. Practice guidelines for the management of bacterial meningitis. *Clin Infect Dis*. 2004;39(9):1267–1284.
5. Salazar L, Hasbun R. Cranial imaging before lumbar puncture in adults with community-acquired meningitis: Clinical utility and adherence to the Infectious Diseases Society of America Guidelines. *Clin Infect Dis*. 2017;64(12):1657–1662.
6. Hanson KE, Couturier MR. Multiplexed molecular diagnostics for respiratory, gastrointestinal, and central nervous system infections. *Clin Infect Dis* 2016;63(10):1361–1367.
7. Wilson MR, Naccache SN, Samayoa E, et al. Actionable diagnosis of neuroleptospirosis by next-generation sequencing. *N Engl J Med*. 2014;370(25):2408–2417.
8. Wilson MR, Sample HA, Zorn KC, et al. Clinical Metagenomic Sequencing for Diagnosis of Meningitis and Encephalitis. *N Engl J Med*. 2019;380:2327–2340.
9. Beattie GC, Glaser CA, Sheriff H, Messenger S, Preas CP, Shahkarami M, Venkatesan A. Encephalitis with thalamic and basal ganglia abnormalities: Etiologies, neuroimaging, and potential role of respiratory viruses. *Clin Infect Dis*. 2013;56(6):825–832.
10. Singh TD, Fugate JE, Rabinstein AA. The spectrum of acute encephalitis: Causes, management, and predictors of outcome. *Neurology*. 2015;84(4):359–366.
11. Piantadosi AD, Rubin B, McQuillen DP, et al. Emerging cases of Powassan virus encephalitis in New England: Clinical presentation, imaging, and review of the literature. *Clin Infect Dis*. 2016;62(6):707–713.
12. Krow-Lucal E, Lindsey NP, Lehman J, Fischer M, Staples JE. West Nile Virus and other nationally notifiable arboviral diseases—United States, 2015. *MMWR Morb Mortal Wkly Rep*. 2017;66(2):51–55.
13. Muftuoglu M, Olson A, Marin D, et al.(2018). Allogeneic BK virus-specific T Cells for progressive multifocal leukoencephalopathy. *N Engl J Med*. 2018;379(15):1443–1451.

文献

Gupta RK, Soni N, Kumar S, Khandelwal N. Imaging of central nervous system viral diseases. *J Magn Reson Imaging*. 2012;35:477–491.

Rust RS. Human arboviral encephalitis. *Semin Pediatr Neurol*. 2012;19:130–151.

Whitley RJ. Herpes simplex encephalitis: Adolescents and adults. *Antiviral Res*. 2006;71:141–148.

Wilson MR. Emerging viral infections. *Curr Opin Neurol*. 2013;26:301–306.

77 頭蓋内の化膿性病変

■著：Brian Wispelwey, Christopher J. Amold
■訳：西村 翔

脳膿瘍

脳膿瘍は限局した領域の脳炎として始まり，その後，血流豊富な被膜で囲われてその内部には膿が貯留するようになる。脳膿瘍はめったに認めることはなく，大規模な剖検症例シリーズでは発生率は0.18〜1.3%である。脳膿瘍は，隣接する感染巣から波及して起こることが最も多いが，遠隔部位からの血行性播種および，脳神経外科手術あるいは外傷が代表的なその他のリスク因子となる。約20%の症例では背景因子が確認できない(Box 77.1)。

脳膿瘍の患者の年齢分布はその原因によって変動する。耳性の感染巣に由来する脳膿瘍は典型的には<30歳の患者に起こり，男性優位である。副鼻腔炎に続発して起こる脳膿瘍は典型的には10代〜20代の男性に起こる。

発症機序

脳膿瘍の発生部位は，その背景因子によって左右される。隣接する感染巣からの波及による膿瘍では，原因となる感染部位の近傍の脳皮質領域に起こる。この場合に原因となる頻度が最も高いのは耳炎あるいは副鼻腔炎である。隣接部位からの感染は，介在する組織，骨，髄軟膜を通じて直接的に，あるいは椎間静脈や導出静脈からの退行性の血栓性静脈炎を通じて間接的に波及しうる。耳性感染症から，内耳道あるいは蝸牛水管や前庭水管など既存の経路を介して膿瘍が形成されることもある。耳性感染症由来の脳膿瘍の大半は側頭葉に位置しており，次いで小脳が多い。小脳の膿瘍の約90%は耳性感染症に続発する。副鼻腔炎からの脳膿瘍はほとんどの場合，前頭葉に認められる。

血行性の播種による続発性の脳膿瘍は，しばしば多発性で，中大脳動脈の灌流域の皮髄境界に位置する。この場合，遠隔部位に感染巣が存在しており，最も頻度が高いのは胸腔内である。これらの膿瘍は被包化が十分ではなく，死亡率は高い。

脳膿瘍は，血液脳関門が破綻していない限り，めったに菌血症を伴うことはない。たとえば，細菌性心内膜炎で菌血症が遷延していたとしても，脳膿瘍はめったに起こらない(感染性心内膜炎218例中，脳膿瘍が報告されたのは9例)。

Box 77.1

脳膿瘍を起こしうる臨床背景

隣接する感染巣からの波及

中耳炎，乳突蜂巣炎；すべての脳膿瘍の40%
副鼻腔炎，前頭洞
歯性感染症(≦10%)，典型的には臼歯の感染症；膿瘍は通常前頭葉にできるが側頭葉にも起こりうる
髄膜炎；脳膿瘍を合併することはめったにない(新生児の *Citrobacter diversus*［訳注：現在の *C. koseri*］による髄膜炎では考慮する必要があり，70%の患者が脳膿瘍を発症する)

遠隔の感染巣からの血行性播種

膿胸，肺化膿症，気管支拡張症，嚢胞性線維症，創部感染，骨盤内感染症，腹腔内感染による敗血症

外傷

穿通性の頭部外傷後は約3%で脳膿瘍を発症，銃創の場合はより頻度が高くなる
脳神経外科手術；10,000件の脳神経外科での清潔操作後の6〜17%で脳膿瘍を合併する

原因不明

無症候性の肺動静脈奇形(AVM)，原因不明の脳膿瘍の症例で考慮
脳膿瘍の5〜10%でチアノーゼ性の先天性心疾患が存在し，いくつかの小児での脳膿瘍の症例シリーズでは最も頻度の高い背景因子となっている

原因

脳膿瘍から分離される微生物を表77.1に列挙した。細菌性脳膿瘍の多くで単一菌が検出されるが，約30%は混合感染である。レンサ球菌，腸内細菌目細菌，および嫌気性菌が検出される頻度が最も高い。対照的に，黄色ブドウ球菌(*Staphylococcus aureus*)は純培養から検出されることが一般的である［訳注：混合感染ではなく，検出される場合は単一菌ということ］。

表77.1
脳膿瘍の原因微生物

原因微生物	頻度(%)
レンサ球菌(*Streptococcus anginosus* を含む *S. intermedius*)[訳注]	60〜70
Bacteroides および *Prevotella* 属	20〜40
腸内細菌目細菌	23〜33
黄色ブドウ球菌(*Staphylococcus aureus*)	10〜15
真菌[a]	10〜15
肺炎球菌(*Streptococcus pneumoniae*)	<1
インフルエンザ菌(*Haemophilus influenzae*)	<1
原虫，蠕虫[b](地域ごとに変動あり)	<1

a 酵母，糸状菌，*Aspergillus*，ムコール症の原因菌，*Candida*，*Cryptococcus*，*Coccidioides*，*Cladosporium trichoides*，*Pseudallescheria boydii*。
b 原虫，蠕虫，*Entamoeba histolytica*(赤痢アメーバ)，住血吸虫，肺吸虫，嚢虫。
［訳注：現在では両菌種と *S. constellatus* をまとめて *anginosus* group と称している］

免疫抑制剤，副腎皮質ステロイド，広域抗菌薬が広く使用されるようになり，真菌性脳膿瘍の発生率は上昇している。剖検症例シリーズでは，真菌のなかでも *Candida* 属が最も頻度が高い。侵襲性 *Candida* 感染症のリスク因子は，副腎皮質ステロイドの使用，広域抗菌薬の使用，高カロリー輸液である。脳アスペルギルス症は，侵襲性アスペルギルス症の全症例の約 10〜20％で起こるが，脳が唯一の感染部位となることはめったにない。ほとんどの症例は，血液学的悪性腫瘍を患う好中球減少症の患者に起こる。接合菌綱(*Zygomycetes*)の真菌は，鼻脳型ムコール症を起こすことが最も多く，特に，糖尿病およびケトアシドーシス，血液学的悪性腫瘍の患者，あるいは免疫抑制剤による治療を受けている患者で起こりやすい。脳ムコール症の孤立性病変は，注射薬物使用者で最も認められやすい。*Scedosporium apiospermum* は土壌中に常在する糸状菌である。この菌による脳膿瘍は，溺水や外傷，あるいは免疫不全に関連して起こることが多い。真菌性脳膿瘍の原因真菌はそのほかにも多数存在するとはいえ，太平洋岸北西部で *Cryptococcus gatti* に曝露された免疫正常な宿主において脳膿瘍が近年増加していることは特筆に値する。患者には通常，屋外曝露歴があり，免疫不全のない人々では *Cryptococcus* 感染症は往々にして考慮されないために診断に至るのが遅れる場合がある。

脳膿瘍を起こす原虫および蠕虫がいくつか存在する。最も頻度が高いのは *Toxoplasma gondii* であるが，典型的には，免疫不全宿主で脳内腫瘤性病変あるいは脳炎を起こす。臨床的には，化膿性というよりは炎症性病変と称されることが多いが，神経嚢虫症の原因となる *Taenia solium*(有鉤条虫)の幼虫による症例が，中米および南米では相当数存在する。免疫正常な宿主でも認められ，途上国では嚢虫症は後天性のけいれん発作の最も頻度の高い原因である。

細胞性免疫不全の患者で認められる頻度が高い感染症としては，*T. gondii*，*Nocardia asteroides*，*Cryptococcus neoformans*，抗酸菌，*Listeria monocytogenes* が挙げられる。好中球機能不全では，腸内細菌目細菌，*Pseudomonas*，真菌による感染の頻度が上昇する。後天性免疫不全症候群(acquired immunodeficiency syndrome：AIDS)患者では，さまざまな病原体の感染によって中枢神経系の局所病変が出現しうる(Box 77.2)。

Box 77.2

AIDS 患者の中枢神経系の実質病変の原因

Toxoplasma gondii
最も頻度の高い局所性病変
全 AIDS 患者の約 10%で起こる。
MRI で 2 つ以上の病変を認め，周囲の浮腫，腫瘤による圧排効果，リング状の造影効果を伴う
最も頻度の高い病変の局在部位は基底核；ほとんどの症例で *Toxoplasma* IgG 陽性

原発性リンパ腫
AIDS 患者の約 2%で起こる
リンパ腫は B 細胞性である
CT でリンパ腫は高信号か等信号を示し，浮腫，腫瘤による圧排効果を伴い，造影効果はさまざまである
EB ウイルス(EBV)によって起こる

進行性多巣性白質脳症
AIDS 患者の 2〜5%で起こる
病変は皮髄境界および白質近傍に発生し，通常は低信号で，腫瘤による圧排効果を伴わない
JC(John Cunningham)ウイルス(パポバウイルス科)によって起こる

頻度の低いもの
Cryptococcus neoformans [a]
Hisoplasma capsulatum [a]
Coccidioides immitis [a]
その他の真菌：*Aspergillus*，*Candida*，ムコール症の原因真菌
結核菌 [a]
Mycobacterium avium complex
サイトメガロウイルス [b]
転移性腫瘍，特に Kaposi 肉腫
アカントアメーバ
Listeria，*Nocardia*，*Salmonella* による細菌性脳膿瘍
梅毒 [a]

AIDS＝後天性免疫不全症候群，IgG＝免疫グロブリン G
a 頻度のより高いのは髄膜炎。
b 頻度のより高いのは脳炎。

表 77.2
脳膿瘍の臨床症状 [a]

頭痛	70%	項部硬直	約 25%
発熱	50%	乳頭浮腫	約 25%
意識障害	＞50%	巣状神経脱落所見	約 50%
けいれん発作	25〜35%		

a 発熱，頭痛，神経学的脱落所見の古典的三徴を呈するのは半分以下。

臨床像

脳膿瘍の患者の臨床経過は劇的に変化する。約 75％の患者で，症状が認められるのは≦2 週間である。重要なことは，主要な症状は膿瘍による圧排(mass effect)によって生じており，感染そのものによるのではないということである(表 77.2)。頭痛は最も頻度の高い症状であり，片側性のこともあれば全般性のこともある。程度はさまざまであるが，意識障害はほとんどの患者で出現する。さらに，全症例の最大 50％で発熱は認められない可能性がある。

特定の解剖学的領域の脳膿瘍では，さらなる症状が出現しうる。たとえば，小脳の膿瘍ではしばしば，眼振，運動失調，嘔吐，測定障害が認められる。前頭葉の膿瘍では，頭痛，傾眠，注意散漫，精神機能の低下が起こる。側頭葉の膿瘍では，早期からの同側性の頭痛，さらには優位半球であれば失語を伴う。トルコ鞍内の膿瘍では，下垂体腫瘍とよく似た症状を呈する。脳幹の膿瘍ではしばしば，顔面麻痺，頭痛，発熱，片側不全麻痺，嚥下困難，嘔吐を起こす。

検査所見

ほとんどの検体検査は脳膿瘍の診断には役立たない(Box 77.3)。腰椎穿刺は，脳膿瘍が判明している，あるいは疑われる患者では禁忌である。髄液所見が非特異的であるだけでなく，手技後に患者がヘルニアを起こす可能性がある。ある症例シリーズでは，140 人の患者のうち 41 人が，腰椎穿刺後 48 時間以内に症状が悪化し，25 人は死亡した。他の研究でも同様の結果が報告されている。

脳膿瘍を診断するうえでは画像検査が最も有用である。CT

Box 77.3

検体検査と画像検査

検体検査 [a]

白血球：約 50%で中等度の白血球増加を認め(白血球数＞20,000 となるのは 10%のみ)，40%では白血球数は正常範囲内

赤沈は中等度亢進

血行性の脳膿瘍の感染源を同定するのには胸部レントゲン検査が有用

ほとんどの患者での脳波異常を認め，異常は病変の存在する半球側に限局している

画像検査

CT：脳，副鼻腔，乳様突起，中耳を評価するのに有用

MRI：発症早期および脳浮腫を検出するうえでより感度が高いようである

^{99m}Tc シンチグラフィーは非常に感度が高い。CT や MRI が利用できない状況において有用である

a 脳膿瘍が判明している，もしくは疑われる患者では，腰椎穿刺は禁忌である。

は，副鼻腔，乳様突起，中耳など，すべての頭蓋内構造物を評価するのに用いられる。CT は浮腫，水頭症，変位を検出し，さらには脳室内穿破が切迫しているかを評価できる。造影剤の使用が不可欠である。脳膿瘍では，造影剤の注射によって，中心部が低信号で辺縁部が均一に高信号となるリング状の造影効果が認められる。これは，程度の差はあるものの脳浮腫による低信号域によって囲まれている。

MRI は脳膿瘍において最も診断的な検査である。MRI は脳浮腫を検出するのに CT よりも感度が高く，さらに，より正確に脳膿瘍の中心部壊死をその他の液貯留と鑑別することができるようである。ガドリニウム造影により，さらに細かい構造まで把握することができる。T1 強調画像では膿瘍の被膜の造影効果が認められ，T2 強調画像では周囲の浮腫領域が高信号域となり，被膜は膿瘍辺縁の低信号域として描出される。MRI の拡散強調画像では，膿の制限拡散(restricted diffusion)によって，膿瘍と腫瘍を鑑別することができるが，嚢胞性あるいは壊死性の脳転移巣で偽陽性となりうることが報告されている。ポジトロン放出断層撮影(positron emission tomography：PET)あるいは MR スペクトロスコピーではさらに感度や特異度が高まる可能性があり，さまざまな状況において制限されることなく利用することができる。

治療

細菌性脳膿瘍のほとんどの患者で外科的処置を要する。穿刺吸引術と切除術の 2 種類の手技がある。これらの手技を比較した前向きランダム化試験は行われていない。穿刺吸引術は切除術よりも組織障害を起こすことが少なく，定位的穿刺吸引術は特に深部に位置する膿瘍に対して有用である。一方で，早期の脳炎段階での穿刺吸引術は出血のリスクをもたらし，2.5 cm を超える膿瘍ではすべて開頭切除術を要する。ある症例シリーズでは，2.5 cm を超える膿瘍のうち外科的治療をせずに治癒した症例は皆無であった。閉塞性の水頭症，脳室内穿破，もしくはその他の制御不能な膿瘍の圧迫によって著しい頭蓋内圧亢進が認められる場合は，脳室開窓術が時に必要となる。膿瘍の被膜が形成される前の脳炎段階であるか，あるいは膿瘍が小さい，もしくは外科的に到達不可能な膿瘍の場合は，内科的治療(抗菌薬)単独での治療を考慮してもよい。

脳膿瘍が疑われる患者へのアプローチ

意識レベルの変化，巣状の中枢神経系の脱落所見，けいれん発作を呈している患者は通常，造影 CT あるいは MRI の対象となる。腰椎穿刺は，中枢神経系の占拠性病変が除外されるまでは先送りにされる。臨床的に急激に悪化していく場合には，細菌と真菌に対する血液培養を行い，脳画像検査の前にエンピリックな(経験的)抗菌薬治療を開始することもある。すべての症例において，脳神経外科医と共同でマネジメントを行う必要がある。副鼻腔あるいは中耳に感染巣の存在が疑われる場合はすみやかに耳鼻咽喉科医にもコンサルトを行う。エンピリックな治療は，免疫不全，特に AIDS の有無によって左右される。

脳膿瘍の治療のための抗菌薬は，静注で投与すべきであり，最も可能性の高い病原菌に対して活性があり，膿瘍内の貯留液に十分な濃度で到達し，殺菌活性のあるものでなければならない。cefotaxime 3〜4 g 8 時間ごと，あるいは ceftriaxone 2 g 12 時間ごとなどの第 3 世代セファロスポリン系薬は，レンサ球菌がカバーできることと，広域の Gram 陰性菌に及ぶ活性があることから，市中発症の脳膿瘍でのエンピリックな治療における第 1 選択薬として推奨される。第 3 世代セファロスポリン系薬は，脳膿瘍の膿の中に高濃度で到達し，偏性嫌気性菌に対する殺菌活性のある metronidazole 7.5 mg/kg(多くの場合，概算で 500 mg)6 時間ごとと併用すべきである。脳神経外科手術後の深部創部感染症では高い割合で，メチシリン耐性黄色ブドウ球菌(methicillin-resistant *S. aureus*：MRSA)，表皮ブドウ球菌(*Staphylococcus epidermidis*)，および多剤耐性腸内細菌目細菌が原因菌となる。したがって，脳神経外科手術後の脳膿瘍に対するエンピリックな抗菌薬治療で推奨されるのは，meropenem あるいは cefepime に vancomycin を加えたものである。エンピリックな抗菌薬治療は，培養結果，臨床経過，画像所見に基づいて適正化，あるいは広域化する必要がある(表 77.3)。

ほとんどの患者で手術を要する。多くの症例で定位吸引術を第 1 選択処置とすることを支持する文献が増加している。患者の状態が安定しており，膿瘍に外科的に到達可能で，かつ被包化されている場合，原因菌の診断と抗菌薬レジメンの狭域化には穿刺吸引術(可能であれば CT ガイド下)が望ましい。もし何らかの理由で，切除術や穿刺吸引術が遅れるか，あるいは行われない場合，

表 77.3
脳膿瘍に対する抗菌薬治療 [a]

抗菌薬	1 日あたりの総投与量
cefotaxime	8〜12 g
ceftazidime	6〜12 g
ceftriaxone	4 g
chloramphenicol	4〜6 g
metronidazole	30 mg/kg
nafcillin［訳注：日本未承認］	9〜12 g
penicilin G	2,400 万単位
vancomycin	2 g

a 併用療法での有効な抗菌薬の組み合わせに関しては本文参照。

エンピリックな抗菌薬治療をすみやかに開始しなければならない。その後のマネジメントは，臨床所見と画像(CT)所見によって左右される。抗菌薬開始後に神経学的所見が増悪する，2週間の間隔をあけた画像検査で膿瘍が増大している，抗菌薬開始後3〜4週経過しても膿瘍のサイズが減少しない，という場合は再手術が必要となる。抗菌薬治療の期間については決着がついていない。多くの専門家は概ね6〜8週間，静注治療を行う。CTあるいはMRI上のすべての異常所見が改善するまで治療を続ける必要はない。治癒した脳膿瘍では，有効な治療を完了した後4週〜6か月間は，CTで結節状の造影効果が持続することがある。

AIDS患者およびその他の免疫不全患者

進行期のヒト免疫不全ウイルス(human immunodeficiency virus：HIV)感染あるいはAIDS患者で，MRIあるいは造影CT上でトキソプラズマ症に合致する中枢神経病変が認められる場合，通常はpyrimethamineとsulfadiazine[訳注：いずれも日本未承認，熱帯病治療薬研究班の保管薬剤である]によるエンピリックな治療が開始される。pyrimethamineは成人では，75〜100 mgの単回ローディング後，25〜50 mgを1日1回投与する。pyrimethamineによる骨髄抑制を減らすために葉酸10 mgを1日1回投与する。sulfadiazineは1 gを6時間ごとに経口投与する。もし，sulfadiazineが入手できない場合，clindamycinが代替薬として容認されており，600 mgを6時間ごとに静注投与する。微熱，および発症が緩徐であることも，(生検よりも)診断的なエンピリックな治療が優先される要因となる。エンピリックな治療の欠点としては，トキソプラズマ症とその他の病変を画像上，正確には区別できない点にある。症状がどんどん増悪していくか，非典型的なCT・MRI所見，あるいは2週間治療しても臨床的および画像的に改善が乏しい場合，一般的には生検や穿刺吸引術が必要とされる。一部の医師は*Toxoplasma*抗体が陰性であることを，早期の脳神経外科的介入の基準として用いている。*Pneumocystis*肺炎に対してtrimethoprim-sulfamethoxazole(ST合剤)による予防を受けている患者ではトキソプラズマ症のリスクが下がるため，別の診断の可能性が高い。SPECT(single-photon emission CT：単一光子放射断層撮影)などの最新の診断的画像検査では，*Toxoplasma*とその他の病態との即時の鑑別が可能となる(「101章 HIV感染症における日和見疾患の予防」参照)。

他の免疫不全患者では，脳膿瘍の原因菌の範疇が広いため，エンピリックな治療の価値は限られている。通常は，早期の脳神経外科的介入が望ましい。真菌性膿瘍が疑われる好中球減少症の患者はこの例外となる可能性があり，細菌に対する治療に加えて真菌に対するカバーも検討しなければならない。amphotericin B deoxycholate 0.6〜1.0 mg/kg/日，あるいはamphotericin Bリポソーム製剤(liposomal amphotericin B)5 mg/kg/日などは，*Candida*属や大部分の土着性真菌(endemic fungi)による脳膿瘍を十分にカバーできる。voriconazole 4 mg/kg 12時間ごと投与は*Aspergillus*属が疑われる場合に推奨され，voriconazoleとamphotericin B製剤あるいはエキノキャンディン系薬による併用治療の有効性が実証されている。

副腎皮質ステロイド

脳膿瘍の治療における副腎皮質ステロイドの役割については，いまだ議論が分かれている。副腎皮質ステロイドの使用は，神経学的徴候がどんどん増悪している患者，あるいは脳ヘルニアが差し迫っている患者で画像上で膿瘍が著明な脳浮腫を起こし，膿瘍による圧排効果が認められる場合に制限すべきである。副腎皮質ステロイドの使用により，中枢神経系への抗菌薬の移行を遅らせたり，細菌の根絶が困難になったり，被膜形成を阻害したり，フォローの画像の所見を変化させたりする可能性がある。

Box 77.4

脳膿瘍における予後不良因子

- 診断が遅れるか見逃されている
- 局在がはっきりしない，特に後頭蓋窩内(CT撮像前)
- 多発性，深部，あるいは多房性
- 脳室内穿破(80〜100％の死亡率)
- 真菌性
- 適切な抗菌薬が使用されていない

予後

いくつかの予後不良因子がある(Box 77.4)。加えて，患者の年齢，膿瘍の直径，転移性病変もまた予後に影響する。30〜55％の患者で神経学的後遺症が残り，17％の患者が再起不能となる(動けなくなる)。頻度はさまざまであるが，患者はけいれん発作を起こす(12％〜>50％)。

硬膜下膿瘍

硬膜下膿瘍は，副鼻腔炎に関連して起こるものとしては最も頻度が高い頭蓋内感染症である。前頭洞の場合が最も起こりやすく，最も頻度の高い硬膜下膿瘍の発生部位は前頭葉である。硬膜下膿瘍のその他の原因としては，髄膜炎，中耳炎，先行する頭部外傷，既存の硬膜下血腫の感染，脳神経外科手術が挙げられる。硬膜下膿瘍は男性に多く，ほかに併存症のない健康な10代で最も頻度が高い。硬膜下膿瘍の症例の6〜22％で脳膿瘍が，9〜17％で硬膜外膿瘍が併存している。

原因

硬膜下膿瘍は，単一菌によるものが最も多いが，複数菌による感染も少なくない。副鼻腔の培養と硬膜下の培養で検出される菌が相関しないことはよくある。好気性および嫌気性のレンサ球菌が最も分離される頻度の高い原因菌である。ブドウ球菌が培養される頻度はそれほど高くなく，頻度からいうと，好気性Gram陰性桿菌および非レンサ球菌性の嫌気性菌に次ぐ(表77.4)。たとえば，*Cutibacterium acnes*(以前の*Propionibacterium acnes*)は，穿通性の頭部外傷の後，および硬膜同種移植片を用いた脳神経外科手術後の症例で報告されている。相当数の症例で培養が陰性となるが，おそらくは抗菌薬の先行投与か，あるいは嫌気性菌の培養がうまくいっていないためである。

臨床像

硬膜下腔では感染の拡大を阻害する解剖学的制約がないため，臨床徴候は急速に増悪する(表77.5)。頭痛と発熱がよくある早期症

表 77.4
硬膜下膿瘍の原因菌

好気性レンサ球菌	32%
嫌気性レンサ球菌	16%
黄色ブドウ球菌	11%
コアグラーゼ陰性ブドウ球菌	5%
好気性 Gram 陰性桿菌	8%
嫌気性菌	5%
いずれの菌も検出されない	34%

表 77.5
硬膜下膿瘍の発症様式

頭痛	
意識障害	約 50%
発熱(>39℃)	大多数
巣状の神経学的脱落所見 片側不全麻痺，眼筋麻痺，嚥下障害，小脳症状	最終的にはすべての患者
けいれん発作	25〜80%
髄膜刺激徴候	約 80%

状である。意識障害，巣状の神経学的脱落所見，髄膜刺激徴候，乳頭浮腫，嘔吐も起こることがある。けいれん発作の頻度も高く，25〜80%の症例で認められる。

診断

硬膜下膿瘍は造影 CT あるいは MRI によって診断する。硬膜下膿瘍は，大脳鎌に隣接するか，あるいは頭蓋冠直下の三日月形の低信号域として認められる。造影することで，硬膜下の液体貯留と大脳皮質の間に明確な線が認められる。脳浮腫は脳底槽を消失させ，脳溝の平坦化を起こす。MRI は硬膜下膿瘍を検出する感度がより高く，特に脳底部，後頭蓋窩，大脳鎌に沿った部位ではそうである。MRI の T1 強調画像では，膿瘍による圧排効果や低信号を示す硬膜下病変が描出され，その病変は T2 強調画像では逆に高信号域となる。拡散強調画像では，硬膜下膿瘍は高信号域となり，低信号域となる非感染性の硬膜下の液貯留とは対照的である。

治療

硬膜下膿瘍を排膿するための穿頭あるいは開頭術による外科的介入が，治療において重要な役割を担っている。ドレナージは，膿瘍による圧排効果を解消するのに加えて抗菌薬治療を決定するための培養検体を採取するのにも有用である。副鼻腔あるいは耳性の感染巣の検索も行う必要がある。

市中発症の硬膜下膿瘍に対するエンピリックな治療における合理的な抗菌薬レジメンは，第 3 世代セファロスポリン系薬と metronidazole の併用であろう。MRSA の分離頻度，あるいはコアグラーゼ陰性ブドウ球菌が原因菌となっている可能性に応じて，vancomycin の追加も検討する。以降の抗菌薬治療については，Gram 染色や穿刺吸引検体の培養で明らかとなった原因菌，さらには感染の原発巣に関する情報に基づいて決定する必要がある。静注抗菌薬は，臨床的な反応や関連症状に応じて 3〜6 週間継続する。

けいれん発作の頻度が高いため，多くの施設では抗けいれん薬の使用を支持している。予防薬を使用したとしても，けいれん発作の頻度が高いことを示した小規模な研究もある。この重篤な合併症を減らすための戦略を検証するため，さらなる研究が必要である。

予後

予後は来院時の神経学的障害の程度と関連している。死亡率は，意識が清明で見当識も良好な患者では約 7%，傾眠あるいは昏睡状態だが(反射などではなく)意図をもった反応を示す患者では約 21%，反応のない患者では約 56%である。片側不全麻痺や失語といった形での神経学的後遺症の頻度は高く，最大 40%の患者がけいれん発作を起こしうる。

頭蓋内の硬膜外膿瘍

頭蓋内の硬膜外膿瘍(図 77.1)は，従来は副鼻腔炎や乳突蜂巣炎あるいは中耳炎の後遺症であった。近年では，頭蓋内の硬膜外膿瘍の最も頻度の高い原因の 1 つは脳神経外科手術である。硬膜外膿瘍の原因微生物は硬膜下膿瘍と同様である。

硬膜は基本的に頭蓋骨の内壁に接着していて，そのことによって硬膜外腔は制限されているため化膿性病変の拡大は阻止される。このために，硬膜外膿瘍は典型的にはゆっくりと発育し，症状が出にくい。頭痛が，認められる唯一の症状かもしれない。経時的に，硬膜下膿瘍や脳膿瘍あるいは髄膜炎などの合併症を起こすことがある。これらの合併症による症状が，頭蓋内の感染を示唆する最初の徴候となるかもしれない。

造影 CT あるいは MRI が頭蓋内硬膜外膿瘍の診断に用いられる。大脳の凸面を覆うように，もしくは半球間裂溝内に，またはその両方に，レンズ状あるいは三日月状の液体貯留が認められる。

化膿性頭蓋内血栓性静脈炎

海綿静脈洞血栓症は，副鼻腔，特に，蝶形骨洞から感染が波及して起こることが最も多い。その他，顔面の中部 1/3 の感染症，歯性膿瘍，耳性感染症，眼窩蜂窩織炎が，海綿静脈洞血栓症の感染源となる(「16 章　眼周囲と後眼窩感染症」参照)。横静脈洞血栓症は急性および慢性中耳炎の重篤な合併症である。上錐体および下錐体静脈洞の感染も中耳炎あるいは乳突蜂巣炎に伴って起こる。上矢状静脈洞の化膿性血栓性静脈炎は，顔面，頭蓋，硬膜下あるいは硬膜外腔の感染後や髄膜炎後に起こりうる。

発症機序

化膿性血栓性静脈炎が頭蓋内で起こるのは，頭蓋内の他の構造物のすぐそばに硬膜の静脈洞が存在するためである。横静脈洞には，側頭葉および後頭葉からのいくつかの主要なテント上静脈と多くのテント下静脈が流入する。鼓室構造物からの静脈路が流入

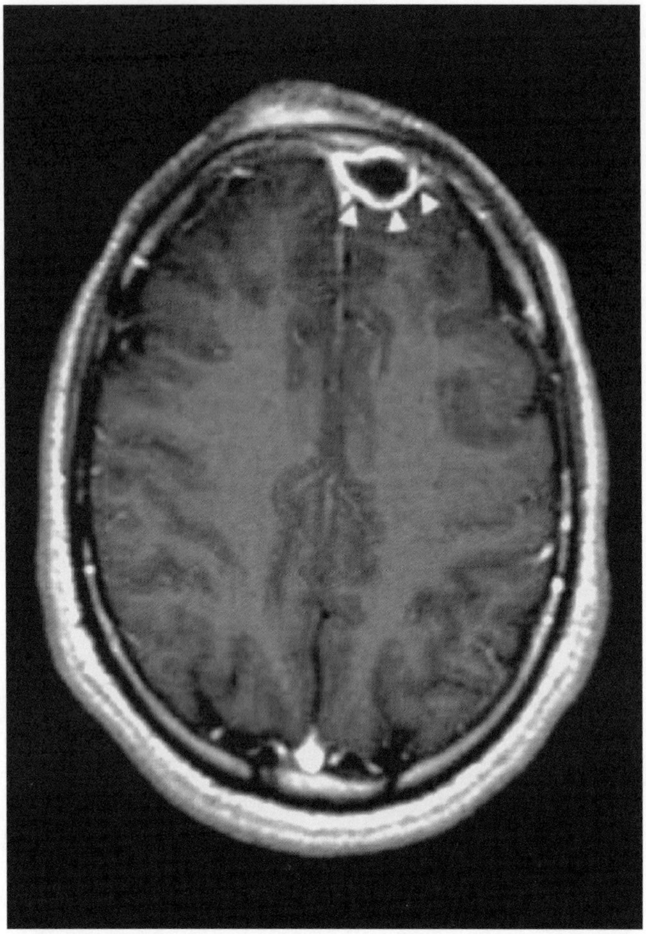

図 77.1

前頭洞の副鼻腔炎からの硬膜外膿瘍 ガドリニウム造影 T1 強調 MRI の軸面画像で，前頭骨の内板に接して造影効果のある肥厚した壁を伴った硬膜外の液体貯留（矢頭）および隣接する軟部組織の腫脹を認める。

(Bradley WG. *Neurology in clinical practice*, 4th ed. Oxford : Butterworth-Heinemann, an imprint of Elsevier ; 2004 より)

する上錐体静脈洞も，横静脈洞へと合流する。横静脈洞は下方［訳注：頭蓋のより遠位］で，乳突蜂巣の近傍を走行する S 状静脈洞となる。

硬膜静脈洞および頭蓋内の静脈には弁が存在せず，血流は圧較差によって規定される。顔面静脈に侵入した細菌は海綿静脈洞を通じて錐体静脈洞へと運ばれ，最終的に内頸静脈へと到達する。外傷，脱水，悪性腫瘍，妊娠といった血液粘度を増加させるような病態では血栓形成の可能性が上昇する。しかし，全例で背景因子がみつかるわけではない。

原因

化膿性頭蓋内血栓性静脈炎の原因菌は，感染の原発巣によって左右される（表 77.6）。海綿静脈洞血栓症では黄色ブドウ球菌が最も頻度の高い原因菌であるが，レンサ球菌属を含むその他の Gram 陽性球菌，Gram 陰性桿菌，嫌気性菌が認められることもある。横静脈洞血栓症で最も頻度の高い菌は Gram 陰性桿菌と嫌気性菌である。混合感染はしばしば認められる。

臨床像

臨床像は病変の局在に左右される（表 77.7）。海綿静脈洞血栓症は眼窩周囲の浮腫，結膜浮腫，視力低下，眼球運動制限，眼球突出で発症する。眼窩蜂窩織炎および眼窩先端症候群も同じく認められることがある。対照的に，眼窩隔膜前蜂窩織炎では，感染は眼窩前部の構造物のみに留まる。化膿性海綿静脈洞血栓症は，海綿間静脈洞を経由して，24〜48 時間以内に対側の海綿静脈洞に波及する。血栓は他の硬膜静脈洞，隣接する血管構造，あるいは脳実質にも拡大する可能性がある。敗血症性塞栓が転移性に播種することがあり，肺に起こる頻度が最も高い。

横静脈洞血栓症の典型的な自覚症状および他覚所見は，重度の頭痛，耳痛，スパイク状の熱，乳様突起の腫脹および圧痛である。しかし，患者の発症様式には非常に多様性があり，よく併存している頭蓋内合併症や入院前の抗菌薬によって影響を受ける。血栓によって髄液の吸収や脳静脈血の流出が著しく阻害された場合，頭蓋内圧亢進症状が認められうる。これらの症状としては，頭痛，嘔気，嘔吐，外転神経麻痺，乳頭浮腫がある。項部硬直は 8〜61％の患者で起こることが報告されている。髄膜炎と異なり，横静脈洞血栓症に伴う項部硬直は，しばしば一方向性で，Kernig 徴候や Brudzinski 徴候は認められない。

表 77.6
化膿性頭蓋内血栓性静脈炎：感染部位別の原因菌

副鼻腔炎	レンサ球菌 ブドウ球菌 嫌気性菌
顔面の軟部組織感染症	黄色ブドウ球菌
耳炎，乳突蜂巣炎	レンサ球菌 インフルエンザ菌 Gram 陰性桿菌 ブドウ球菌

表 77.7
化膿性血栓性静脈炎の症状

海綿静脈洞血栓症	羞明，眼瞼下垂，複視，眼球突出，結膜浮腫，外眼筋麻痺，乳頭浮腫，意識障害，髄膜刺激徴候，視力低下，両側性の障害（対側の眼球でも同じ所見が認められる）
感染性横静脈洞血栓症	頭痛＞80%，耳痛，嘔吐，耳炎による回転性めまい，発熱および耳の異常所見，顔面の知覚過敏や疼痛，外転神経麻痺
上矢状静脈洞	意識障害，運動障害，乳頭浮腫，項部硬直，けいれん発作＞50%
下錐体静脈洞	Gradenigo 症候群[訳注]（同側の顔面痛，および外直筋麻痺）

［訳注：Gradenigo 症候群とは，排膿を伴った急性中耳炎を起因として錐体尖端の含気蜂巣へと炎症が波及することで同側の三叉神経痛と外転神経麻痺（外直筋麻痺）が出現するものを指す］

診断

造影 CT 上での，静脈洞血栓症の最も精度の高い診断学的所見は empty delta sign である［訳注：血栓による陰影欠損像が三角形＝デルタ状になるためこの名がついている］。この所見は，血管腔の血栓による低信号域と，それを囲む造影効果（高信号域）を伴った静脈洞壁から成る。静脈洞の内腔に形成された血栓は形成途上の段階に応じてさまざまな信号の減衰度合を示し，さらに隣接する骨組織によるアーチファクトが，CT の感度を落とす要因となりうる。造影 CT の硬膜静脈洞血栓症の診断感度は約 80％である。MRI では，急性期（発症 0〜3 日）の血栓は，T1 強調画像で等信号，T2 強調画像では低信号を示す。亜急性期（発症 3〜15 日）の血栓は，T1 強調画像でも T2 強調画像でも高信号を示す。MR 静脈撮影法（MR venography：MRV）は，造影 CT や MRI よりも感度が高く，信号の消失に続いて静脈洞内の血流の途絶が認められる。静脈造影 CT も MRV と同じくらいの診断精度をもっているかもしれない。静脈造影 CT のほうが画像の収集時間が短いため体動によるアーチファクトによる影響を受けにくい。静脈造影 CT は MRV よりも，より還流量の少ない小さな脳静脈の静脈洞を描出しやすい。しかし，電離放射線に大量に曝露してしまうことと静注造影剤が必要だということが，静脈造影 CT のデメリットとなる。

治療

当初は，中枢神経系への移行性が良好で，広域な活性をもった静注抗菌薬による治療が必要となる。感染源の外科的切除も実施しなければならない。横静脈洞血栓症の死亡率は改善してきたが，それでもまだ約 10％は死に至る。

抗凝固療法については議論が分かれており，この治療の重大なリスクは頭蓋内出血である。ある研究では，抗菌薬治療に抗凝固療法を併用することで海綿静脈洞血栓症の死亡率が低下する可能性があることが示されているが，これは発症早期に用いられた場合に限る。横静脈洞血栓症での有用性に関しては証明されていない。

文献

Beckham JD, Tyler KL. Neuro-intensive care in patients with acute CNS infections. *Neurotherapeutics*. 2012;9(1):124–138.

Bloch KC, Bailin SS. Update on fungal infections of the central nervous system: Emerging pathogens and emerging diagnostics. *Curr Opin Infect Dis*. 2019;32(3):277–284.

Chen M, Low DCY, Low SYY, Muzumdar D, Seow WT. Management of brain abscesses: Where are we now? *Child's Nerv Sys*. 2018; 34(10):1871–1880.

Chow F. Brain and spinal epidural abscess. *Continuum (Minneap Minn)*. 2018;24(5, Neuroinfect Dis):1327–1348.

French H, Schaefer N, Keijzers G, Barison D, Olson S. Intracranial subdural empyema: A 10-year case series. *Ochsner J*. 2014;14(2): 188–194.

Hakan T. Management of bacterial brain abscess. *Neurosurg Focus*. 2008;24(6):1–7.

Harris JR, Lockhart SR, Debess E, et al. *Cryptococcus gattii* in the United States: clinical aspects of infection with an emerging pathogen. *Clin Infect Dis*. 2011;53(12):1188–1195.

Honda H, Warren DK. Central nervous system infection: meningitis and brain abscess. *Infect Dis Clin North Am*. 2009;23(3):609–623.

Kastenbauer S, Hans-Walter P, Wispelwey B, Scheld WM. Brain abscess. In Scheld WM, Whitley R, Marra CM, eds. *Infections of the Central Nervous System*, 3rd ed. Philadelphia, PA: Lippincott Williams & Wilkins; 2004: 479–507.

Osborn MK, Steinberg JP. Subdural empyema and other suppurative complications of paranasal sinusitis. *Lancet Infect Dis*. 2007;7:62–67.

Prasad KN, Mishra AM, Gupta D, et al. Analysis of microbial etiology and mortality in patients with brain abscess. *J Infect*. 2006;53:221–227.

Pruitt AA. Central nervous system infections complicating immunosuppression and transplantation. *Continuum (Minneap Minn)*. 2018;24(5, Neuroinfect Dis):1370–1396.

Reddy JS, Mishra AM, Behari S, et al. The role of diffusion-weighted imaging in the differential diagnosis of intracranial cystic mass lesions: A report of 147 lesions. *Surg Neurol*. 2006;66:246–250.

Smith SJ, Ughratdar I, MacArthur DC. Never go to sleep on undrained pus: A retrospective review of surgery for intraparenchymal cerebral abscess. *Br J Neurosurg*. 2009;23 (4):412–417.

Sonnevill R, Ruimy R, Benzonana N, et al. An update on bacterial brain abscess in immunocompetent patients. *Clin Microbiol Infect*. 2017;23(9):614–620.

Tunkel AR. Brain abscess. In Mandell GL, Dolin R, Bennett JE, eds. *Mandell, Douglas, and Bennett's principles and practice of infectious diseases*, 7th ed. New York: Churchill Livingstone; 2010: 1265–1278.

78 脊髄硬膜外膿瘍

■著：Mark J. DiNubile
■訳：西村 翔

脊椎の硬膜外膿瘍は重篤な身体障害を残すこともあるが，背部痛の治療可能な病因でもある。相対的に頻度は低いとはいえ，症例数は増加しつつあるようだ。最良の予後を得るためには，早期診断および積極的な治療が必須である。緩徐な臨床経過をたどっても，診断と適切な治療介入の遅れによって，患者は何の前触れもなく，壊滅的な神経学的合併症に見舞われることがある。

分類

硬膜外膿瘍は解剖学的に，脊髄か頭蓋内の硬膜外腔の感染に分けることができる。頭蓋内の硬膜外膿瘍は「77 章　頭蓋内の化膿性病変」で解説している。

脊髄硬膜外腔の感染症には，急性と慢性いずれの経過をたどるものもある。発症と進行の速度で鑑別することは，特定の臨床徴候や検査所見，細菌学，解剖学的な詳細，病理，および発症機序がそれぞれ異なっていることとかかわってくる(表 78.1)。本章では，非結核性の細菌性脊髄硬膜外膿瘍に主眼をおいている。結核や真菌，寄生虫による脊髄硬膜外膿瘍は化膿性の細菌性硬膜外膿瘍よりも，より緩徐な経過をたどる。医原性の感染症を除けば，これらの原因微生物は，熱帯や亜熱帯の資源に制約のある地域で遭遇する頻度が高い。転移性のがんやリンパ腫がよく遭遇する代表的な鑑別診断であり，これらはあらゆる点で硬膜外膿瘍とよく似ている。

治療上意義深いもう 1 つの鑑別点は，硬膜外膿瘍の感染経路である。微生物は，遠隔部の，時にほとんど目立たない感染巣からの血行性播種によって硬膜外腔へと到達することが最も多い。その一方で，隣接臓器からの感染の波及による症例も少ないながらも存在し，その場合，通常は隣接する化膿性椎体炎からの波及である。血行性の硬膜外膿瘍は典型的には，硬膜外腔が最も広くなる胸髄や腰髄の背外側域に局在する。隣接する脊椎炎からの波及によって二次性に生じる膿瘍は，硬膜外腔のなかでも前方あるいは全周性に形成される。一部の症例では，硬膜外腔が感染の原発巣なのか，二次性の感染部位なのか判別が困難であり，たとえば，硬膜外膿瘍は菌血症あるいは骨髄炎の原因とも結果ともなりうる。

臨床像および臨床経過

脊髄硬膜外膿瘍の古典的な病像は，1948 年に Heusner によって，重複しつつ順々に起きる，以下の 4 つの病期に区分化された。(1) 脊椎痛(あるいは背部痛)，(2) 神経根痛(あるいは根性痛)，(3) 筋力低下，そして最終的に (4) 麻痺。背部痛の発症から神経障害を呈するまでの実際の時間というのは非常に幅が広い。

表 78.1
急性 vs 慢性の脊椎硬膜外膿瘍の特徴的な所見

	急性	慢性
症状の持続期間	2 週未満	2 週以上
発熱	しばしば認められる	微熱あるいは認めない
全身症状	時に認められる	まれ
感染源	血行性(しばしば目立たない皮膚感染症由来)	化膿性脊椎炎からの直接的な感染の波及
背部痛	常にあり	常にあり
限局性の脊柱叩打痛	よく認められる	ほとんどすべての症例で認められる
神経根性の筋力低下	一般的	一般的
末梢血での白血球増加	通常認められる	通常認められない
赤沈値	異常亢進	異常亢進
髄液の白血球数[a] (/mm^3)	通常 50～1,000	しばしば<50
髄液の蛋白値が >100 mg/dL	ほとんどすべての症例	ほとんどすべての症例
解剖学的局在	通常は脊柱の後方	多くは脊柱の前方
肉眼所見	膿性の滲出液	肉芽組織

a 腰椎穿刺施行中に，腰仙部硬膜外膿瘍に迷入すると，著しい膿が出てくることがある。もしこれが起こった場合，針がくも膜下腔に入ると，髄膜炎を誘発する可能性があるので，穿刺針はそれ以上進めてはならない。吸引された膿性物質はただちに空気を含まないキャップ付きのシリンジに入れて，Gram 染色や好気 / 嫌気培養などの必要な検査へと送らなければならない。

予測不能ではあるが，背部痛から悲惨な神経障害へと急速に進行する可能性を秘めているため，臨床医は，新規もしくは増悪する背部痛を伴う全患者において，特に，発熱と限局性の脊柱叩打痛が併存する場合，この病態を鑑別に入れるようにしなければならない。一部の患者でみられるその他の訴えとしては，異常感覚(性質としては「電撃性」と評されることがある)，不全麻痺，失禁，便秘，あるいは尿閉がある。非典型的な発症様式としては，頭痛や髄膜刺激徴候(頸部病変に伴って)，胸膜痛あるいは腹痛(胸椎の感染に伴って)，および臀部痛(腰椎病変に伴って)がある。

硬膜外膿瘍の患者では，心内膜炎や近傍の椎体炎，あるいは遠隔臓器の膿瘍などの，それ自体は無症候性の感染原発巣が存在する可能性がある。当初，発見できていない感染巣が，最終的に抗菌薬の治療期間を決定づけたり，あるいはそのために追加での処置が必要となるかもしれない。予想されるとおり，急性の血行性による感染症のほうが，慢性で局所性に進行する感染症よりも菌血症が確認される頻度は高い。特に，黄色ブドウ球菌(*Staphylococcus aureus*)が原因菌の場合，原発性あるいは二次性の菌血症の際に遠隔部位へと播種することで感染が多数の部位へ及びうる。

硬膜外膿瘍の恐るべき神経学的合併症は，圧による脊髄の圧迫によるか，あるいは血流障害による虚血性壊死によって起こる。脊髄の圧迫のほうが頻度は高いが，予期せぬ急激な増悪を認める場合は，敗血症性血栓性静脈炎が原因である可能性が高い。

リスク因子

すべてではないがほとんどの脊椎硬膜外膿瘍の症例では，局所的および全身性の両方もしくはいずれかのリスク因子が認められる。背中を負傷した病歴のある患者は，一過性の菌血症の際に負傷部位に菌が播種しやすくなるため，化膿性椎体炎や硬膜外膿瘍の両方もしくはいずれかのリスクが特に大きい患者群となる。そのリスクは当初の受傷後も長年続く。穿通性外傷は近傍の骨や硬膜外腔に菌を接種する可能性がある。椎体炎と診断されている患者あるいは，背部手術，硬膜外注射，腰椎穿刺を最近施行された後の患者が，増悪する限局性の背部不快感を訴えた際は，硬膜外の感染を疑わなければならない。

菌血症あるいはカンジダ血症のすべての患者が，転移性の播種性感染を起こす一定のリスクを負っている。たとえ過去に背中を負傷した自覚がなくとも，皮膚感染，カテーテル感染，歯科処置，褥瘡潰瘍，尿路感染，心内膜炎の患者は，血行性の播種によって二次性に硬膜外に感染巣を形成する可能性がある。リスクは黄色ブドウ球菌の菌血症の直後が最も高くなると考えられ，このような患者に対して通常行われる2〜4週の抗菌薬治療では完全に菌を根絶させることはできない。硬膜外の感染徴候は数週〜数か月後に出現してくるかもしれない。黄色ブドウ球菌の菌血症を起こしたその翌年に背部痛が出現するかまたは増悪する場合はほとんどの状況下において，その他の要因が判明するまでは，転移性感染を想定しなければならない。カンジダ血症でも同様の懸念がある。

注射薬物使用者は，血行性播種の有無にかかわらず，硬膜外腔の感染を起こす可能性がある。糖尿病患者，経静脈栄養を長期間受けている患者，血液透析を行っている患者も，硬膜外感染症のリスクが高い。解剖学的バリアが破られること，あるいは注射製剤が汚染されることによって，硬膜外への注射，あるいは硬膜外カテーテルから感染を起こすこともある。

原因微生物

黄色ブドウ球菌は，依然として硬膜外膿瘍のすべての病型において，分離される頻度の高い病原体であり，これらの硬膜外膿瘍は，多くの場合，非常に軽微で見過ごされている皮膚原発の感染巣に由来して起こっている。注射薬物使用，長期間の血液透析，血管内カテーテルの留置は，転移性の播種性感染を起こす黄色ブドウ球菌菌血症の背景因子となる。

疫学的な背景を含めた包括的な病歴聴取を行うことで，他に疑うきっかけのない病原体への唯一の手掛かりが得られるかもしれない。Gram陰性菌の椎体炎，椎間板炎，および硬膜外の感染は，注射薬物使用に伴って起こる場合があり，その場合，腸内細菌目細菌や緑膿菌(*Pseudomonas aeruginosa*)を含めて原因菌を想定しなければならない。Gram陰性桿菌，および時に腸球菌は，尿路あるいは骨盤内感染からBatson静脈叢の血管吻合を通じて，腰椎および硬膜外腔の両方あるいはいずれかに播種しうる。分離頻度の低い細菌としては，レンサ球菌〔特に，*Streptococcus anginosus*(旧称 *Streptococcus milleri*)グループ〕，コアグラーゼ陰性ブドウ球菌(通常，術後あるいは開放性の外傷後)があり，嫌気性菌(口腔内あるいは腸内細菌叢由来)，*Brucella*，*Salmonella*属は，特定の状況下では考慮する。肺炎球菌，*Nocardia*，類鼻疽，および環境真菌などのまれな原因微生物も報告がある。

結核性脊椎炎(Pott病)はしばしば硬膜外膿瘍を起こし，結核の再活性化を示す，ただ1つの徴候であるかもしれない。結核による慢性の椎体炎を臨床的および放射線画像的に，細菌による病変と区別することはしばしば困難であるが，一般的に臨床経過はより長期化する。病理組織検査では，典型的には多核巨細胞を含む乾酪壊死性の肉芽腫が点在する線維性の結合組織が明らかとなる。抗酸菌は然るべき染色または分子診断技術によって証明される。Pott病では，傍脊椎に膿が貯留していたとしても，重篤な，または進行性の神経障害を認めない場合は，手術介入は通常要さない。

院内発症のカンジダ血症では，椎体炎に加えて時に硬膜外膿瘍を合併することがあり，カテーテル関連カンジダ血症の晩期合併症として抗真菌薬による治療を行っていても出現することがある。硬膜外膿瘍のまれな原因微生物としては，放線菌属(*Actinomyces*)や*Nocardia*，非結核性抗酸菌，*Cryptococcus*，*Blastomyces*，*Aspergillus*，*Exserohilum*，*Rhizopus*，嚢虫症，*Echinococcus*がある。

診断

新規のあるいは増悪していく背部痛，発熱，局所性の脊柱叩打痛を訴えるすべての患者で，脊椎硬膜外膿瘍の可能性をすみやかに評価しなければならない。赤沈が正常値であれば，硬膜外膿瘍の可能性は比較的低くなる。

伝統的に硬膜外膿瘍によるとされるすべての自覚症状および他覚所見が，どの患者でも認められるわけではない。経過が長引くと，発熱や全身症状は軽減することがある。小児は特に，非典型的な徴候を呈する。いくつかの症例シリーズのなかで報告されている硬膜外膿瘍の患者のおおよそ半数で，当初別の診断がつけられていた。担がん患者やICUの患者では，硬膜外の感染徴候が目立たなかったり，あるいは他の併存する病態のせいにされてしまう可能性がある。

従来の脊椎の画像検査ではめったに最終診断まで至ることはなく，化膿性椎体炎が存在していたとしても発症早期だと，骨の破壊は明らかではないかもしれない。慢性の硬膜外膿瘍では発熱は一般的には目立たないが，これらの患者は，急性感染の患者よりも，画像検査では確実に脊椎の異常が認められやすい。ガリウムおよびインジウムによるシンチグラフィーや，CTでも，骨の所見は典型的には明確とはならないため，診断を確定させる検査やその後の治療は遅れてしまう。

急性か慢性かにかかわらず，硬膜外腔の感染が疑われるすべての患者で，脊椎MRI，CTミエログラフィー，あるいは従来の脊髄腔造影法(ミエログラム)による緊急での評価を要する。施行可能な施設では，現在ではガドリニウム造影MRIが推奨される診断法である。必要であれば，ミエログラフィーのために脊椎穿刺を，膿瘍が疑われる領域からできる限り遠い部位で安全に行う必要がある。針は，頻回に吸引しながら，慎重に進めて，もし膿が出てくれば，抜針しなければならず，吸引された検体は必要な検査へと移送する。ミエログラフィー用の造影剤をくも膜下腔に注射するのであれば，あらかじめ髄液を，染色と培養，髄液糖，蛋白濃度，総細胞数と分画，細胞診用に採取しておく必要がある。そうしないのであれば，髄膜炎が鑑別診断として疑われない限り，腰椎穿刺は避けるべきである。もし，手術を行わない治療が選択された場合，染色と培養用の検体を得るために(かつ，硬膜外の貯留した膿を排膿するために)，CTガイド下での硬膜外貯留液の穿刺吸引を試行してもよい。

治療

脊髄硬膜外膿瘍の従来的な治療というのは，すみやかな外科的ドレナージと長期間の抗菌薬投与である。手術によって膿瘍を排膿することで，除圧と共に，微生物検査用の膿と組織検体を得ることができる。膿瘍の全長を露出させ，十分なドレナージやデブリードマン，および洗浄を行うことがほとんどの状況下で標準的な治療となり，通常は，単純な椎弓切除術によって遂行できる。多くの場合，除圧後すぐに神経障害が改善するのが確認できる。試験的な内科治療が奏効しなかった後に遅れて手術介入を行う場合と比較して，早期手術は神経予後を改善する。

急性経過，あるいは急激に増悪していく症例では，血液培養と，その他の採取しやすい感染部位の検体を染色と培養用に採取してから，抗菌薬治療をすみやかに，かつ多くの場合経験的(エンピリック)に開始しなければならない。いずれのエンピリックな抗菌薬レジメンでも，抗ブドウ球菌用の抗菌薬を含む必要がある。院内型および市中型のメチシリン耐性黄色ブドウ球菌(methicillin-resistant *Staphylococcus aureus*：MRSA)の蔓延によって，抗ブドウ球菌用のβ-ラクタム系抗菌薬では，エンピリックな治療として十分にカバーできているとはいえない。Gram陰性菌および偏性嫌気性菌に対して活性のある抗菌薬も，臨床背景あるいは疫学的な側面からこれらの細菌が疑われる場合は加えなければならない。たとえば，尿路由来が疑われる腰椎の硬膜外膿瘍の患者では，Gram陰性桿菌に対してより広範囲にカバーする必要がある。注射薬物使用による感染では，緑膿菌および口腔内嫌気性菌のカバーを検討しなければならない。多くの専門家は，すべての硬膜外膿瘍に対して，vancomycinやmetronidazole，ceftriaxone(緑膿菌が疑われるのであれば，代わりにceftazidime)を含んだ広域スペクトラムの抗菌薬でエンピリックな治療を開始する。しばしば，検体のGram染色によって，培養結果が返ってくる前に計画された抗菌薬レジメンを修正するための迅速な情報を得ることができる。

血液，穿刺液，あるいは手術検体の染色，培養および感受性検査がいったん判明したら，初期レジメンを最適な抗菌薬へと変更する必要がある。検体採取前に相当期間の抗菌薬治療がなされていない限り，適切に処理された検体の好気および嫌気性培養によって，通常は原因菌(複数のこともある)が同定される。ここに記載している抗菌薬投与指針は腎機能および肝機能が正常な成人に対するものである。メチシリン感受性黄色ブドウ球菌感染症と確定すれば，β-ラクタム系薬にアレルギーのない患者は，従来的には，nafcillin 2 g 静注を4時間ごと(あるいはcefazolin 1 g 静注を8時間ごと)で治療される。重篤なペニシリンアレルギーの患者では，clindamycin 600 mg 静注を8時間ごと，およびvancomycinを初期は少なくとも15 mg/kg 静注を12時間ごとで投与し，トラフ濃度を15〜20 μg/mLに維持するように調節する，というのが今でも標準的な代替案となる。MRSAが検出されるか強く疑われる場合には，vancomycinかdaptomycin，あるいはlinezolidが適切な選択肢となる。市中発症のMRSAはそれ以外の抗菌薬〔clindamycin，quinolone系薬 / rifampicin，あるいはtrimethoprim-sulfamethoxazole(ST合剤)〕にも感受性がある場合があるが，これらのいずれかの薬剤を検討する前に，臨床微生物検査室で，分離株に対するこれらの薬剤の感受性を確認すべきである。

相当数の臨床経験によって，椎体炎，椎間板炎，硬膜外膿瘍の治療において広域のキノロン系薬の使用が支持されている。感受性のあるブドウ球菌による椎体炎では，rifampicin 600 mg 1日1回と，ciprofloxacin 750 mg 1日2回あるいはlevofloxacin 750 mg 1日1回を併用した経口レジメンが，急性期のマネジメントに成功した後の長期間の抗菌薬治療を完遂するのには妥当な経口薬による選択肢となるかもしれない。

感受性のあるGram陰性菌の感染では，ST合剤，新世代のセファロスポリン系薬，あるいはキノロン系薬が使用できる。ST合剤は緑膿菌に対する活性がないため，感受性検査に従って，時にアミノグリコシド系抗菌薬を併用した，抗緑膿菌用のβ-ラクタム系薬，あるいはciprofloxacinによる治療を要する。多剤耐性Gram陰性桿菌に対しては，カルバペネム系薬あるいはcolistinが必要となることがある。metronidazoleはほとんどの嫌気性菌感染症で第1選択薬となる。キノロン系，ST合剤，およびmetronidazoleは，抗菌薬内服に忍容性のある患者では経口で投与できる。医原性の合併症の発生率(コストも同様)は，不必要な静注ラインの使用をやめて，可能なら経口で抗菌薬を投与することで劇的に減らすことができるであろう。

抗菌薬治療の最適な投与期間に関して，比較対照試験で規定されたものはない。推奨期間は4〜8週と幅がある。特に化膿性椎体炎が併存するか，十分な外科的ドレナージが行われなかった場合，通常は最低6週間の治療が行われる。

硬膜外膿瘍の一部特定の患者では，手術を行うことなく保存的に治療することができる。手術を施行しない治療というのは，筋力低下や尿閉，失禁などの客観的な神経徴候を認めず，限局性の背部痛あるいは根性痛を呈している安定した患者でより治療成功率が高まる。しかし，症例の大半において，微生物学的診断を確立させるのと硬膜嚢の除圧のためには，今でもほとんどの状況下で，ドレナージ術が標準的治療の一環として必須の手技であると考えられている。

最適な処置を行うためには，感染部位と範囲に応じて治療を個別化する必要がある。外科手術の対象者では，成人の背側の膿瘍に対しては後方椎弓切除術，腹側の膿瘍に対しては部分的あるい

Box 78.1

硬膜外膿瘍に対してすみやかな手術介入を行わずに内科的治療の対象となりうる患者

重篤な，あるいは進行性の神経障害がない
あるいは
手術治療の対象から外れる（耐術困難）
あるいは
完全麻痺となって＞72～96 時間経過
さらに
診断が確実で，原因菌が同定されている

は完全前方，もしくは前外側椎弓切除術によって，十分な除圧とドレナージが通常は可能である。頭鼻方向の広範囲に及ぶ膿瘍，あるいは椎体の動揺性のある患者では，感染を起こしている椎体分節を完全に露出させるのが禁忌となることがある。多椎体レベルに及ぶ複雑性感染では，より侵襲性の低い手技が利用される機会が増加してきている。腰部脊椎症によって前方部の動揺性が強い症例では選択的に，多分節の椎弓間隙の開窓術を椎弓切除術の代わりに用いることができ，時に術中エコーを併用することで，狭い骨窓で除圧の範囲を見定めることができる。手技中に気づかないままくも膜下腔に菌を播種させて髄膜炎を起こしてしまうという理論上の懸念はあるが，一部の患者では，低侵襲手術あるいは経皮的な CT ガイド下での針穿刺吸引で治療を妥協しなければならないこともある。

重篤な神経障害を呈していないか，あるいは手術の禁忌（Box 78.1）に当たり，神経学的に安定している患者では，内科的治療のみでの治療が適切な選択となる。内科的治療の適任となる候補者は珍しくない。不幸にも，一部の患者は，適切な抗菌薬を使用しているにもかかわらず神経学的に悪化するかもしれず，これは何の前触れもなく突然起こり予測が難しい。その後に緊急で手術が行われたとしても，結果として生じる不全麻痺や完全麻痺は不可逆性となるかもしれない。これらの悲惨な症例では，膿瘍による圧排効果（mass effect）に加えて，敗血症性の動脈あるいは静脈血栓症による血管障害で起こる脊髄梗塞が病態生理学的に重要な役割を果たしている可能性がある。

硬膜外膿瘍のすべての患者では，保存的に治療されるか否かにかかわらず，神経所見の増悪に関して，少なくとも 1 日 1 回は，繰り返していねいな身体診察によって評価しなければならない。治療経過中あるいは治療完了後の周期的な画像の再検の有用性に関しては評価が定まっていない。

予後

抗菌薬が使用される前の時代は，脊髄硬膜外膿瘍は多くの場合，致死的であった。今日でも，残念ながら機能予後は悪い。生存者の最大 3 分の 1 で長期的な障害が残り，満足な予後は得られない。最新の症例シリーズでは，15％の症例で有害な転帰を認め，その内訳は麻痺症状が 8%，死亡率が 7％であった。

背部痛あるいは神経根障害の症状を呈している場合，症状の持続期間にかかわらず，来院時により重篤な神経所見が認められる場合よりも機能的予後の改善につながる。運動障害が明確な患者では，症状の持続期間（「急性」vs「慢性」の発症様式）が予後を規定する要素となり，筋力低下が出現してから 72 時間以内に治療が開始されると良好な予後が得られる。ドレナージや除圧術時の神経障害の重症度が，最終的な神経機能の重要な予測因子となる。その他の予後の予測指標としては，患者の年齢，画像検査での脊髄の障害度，術中の膿性の液貯留に対する肉芽組織の所見の有無が挙げられる。

結語

硬膜外膿瘍は悲惨な後遺症をもたらしうる感染症である。神経機能は急速に増悪し，不可逆的な障害を残すため，ほとんどの患者で早期診断と，内科および外科を組み合わせた積極的な治療介入が必要となる。

利益相反

筆者は BioAegis Therapeutics 社の従業員であり，自社株を保有しており自社株購入権も有している。この文章に記されている治療選択は筆者自身の見解を示している。

文献

Alton TB, Patel AR, Bransford RJ, Bellabarba C, Lee MJ, Chapman JR. Is there a difference in neurologic outcome in medical versus early operative management of cervical epidural abscesses? *Spine J*. 2015;15:10–17

Baker AS, Ojemann RG, Swartz MN, et al. Spinal epidural abscess. *N Engl J Med*. 1975;293:463–468.

Connor DE Jr, Chittiboina P, Caldito G, Nanda A. Comparison of operative and nonoperative management of spinal epidural abscess: A retrospective review of clinical and laboratory predictors of neurological outcome. *J Neurosurg Spine*. 2013;19:119–127.

Davis DP, Salazar A, Chan TC, Vilke GM. Prospective evaluation of a clinical decision guideline to diagnose spinal epidural abscess in patients who present to the emergency department with spine pain. *J Neurosurg Spine*. 2011;14:765–770.

Heusner AP. Nontuberculous spinal epidural infections. *N Engl J Med*. 1948;239:845.

Kainer MA, Reagan DR, Nguyen DB, et al. Fungal infections associated with contaminated methylprednisolone in Tennessee. *N Engl J Med*. 2012;367:2194–2203.

Khanna RK, Malik GM, Rock JP, et al. Spinal epidural abscess: evaluation of factors influencing outcome. *Neurosurgery*. 1996;39:958–964.

Patel AR, Alton TB, Bransford RJ, Lee MJ, Bellabarba CB, Chapman JR. Spinal epidural abscesses: risk factors, medical versus surgical management, a retrospective review of 128 cases. *Spine J*. 2014;14(2):326–330.

Pradilla G, Ardila GP, Hsu W, Rigamonti D. Epidural abscesses of the CNS. *Lancet Neurol*. 2009;8:292–300.

Shah NH, Roos KL. Spinal epidural abscess and paralytic mechanisms. *Curr Opin Neurol*. 2013;26:314–317.

Wheeler D, Keiser P, Rigamonti D, et al. Medical management of spinal epidural abscesses: Case report and review. *Clin Infect Dis*. 1992;15:22–27.

Vakili M, Crum-Cianflone NF. Spinal epidural abscess: A series of 101 cases. *Am J Med*. 2017;130:1458–1463.

79 脊髄炎および末梢神経障害

■著：Rohini Samudralwar, Rodrigo Hasbun
■訳：西村 翔

多数の感染症が脊髄炎や末梢神経障害(末梢ニューロパチー)を合併する。本章では，脊髄炎(表 79.1)，末梢神経障害(表 79.2)，さまざまなタイプの神経障害(表 79.3)を起こす主要な感染性の要因，HIV 感染で認められる神経障害(Box 79.1)に関して解説する。さらに，アルゴリズム(図 79.1)を用いた脊髄炎および末梢神経障害の臨床診断および検査診断のためのアプローチについて示す。

表 79.1
脊髄炎

病態 / 疾患	原因微生物	自覚症状，他覚所見，神経学的所見	中枢神経系	末梢神経系	脊髄	その他の所見	リスク因子
急性灰白髄炎	ポリオウイルス 1，2，3 型	**発症**：急性 **臨床像**：脊髄および球麻痺 **一般的な特徴**：非対称性の弛緩性麻痺	✓		✓	「軽症」(3〜4 日)：インフルエンザ様の症状 「重症」(5〜7 日)：無菌性髄膜炎，脊髄脳炎	防御免疫の欠如と流行地域への旅行
	非ポリオ コクサッキー A，B エコーウイルス エンテロウイルス WNV	**発症**：急性 **臨床像**：ポリオと類似しているが，より軽症 **無症候性の感染**：新生児や超高齢者および免疫不全者を除けばよくある	✓		✓	中枢神経系病相：無菌性髄膜炎，脳炎，脳脊髄炎	温帯気候では季節性に発生(夏季)，熱帯気候では年中発生 WNV：ベクター(蚊)媒介性で，母乳，輸血，臓器移植を介して感染
上行性脊髄炎症候群(白質脊髄炎)	HIV-1	**発症**：急性 / 亜急性	✓	✓	✓		下記参照
	HTLV-1	**発症**：亜急性 / 慢性 **臨床像**：熱帯性痙性対麻痺(TSP)あるいは HTLV-1 関連脊髄症(HAM)			✓	髄液のリンパ球内に「ロゼット細胞」[訳注：花細胞(flower cell)ともいう] 静注薬物使用者では HIV との共感染	注射薬物使用 流行地域での居住歴
	ヘルペスウイルス属：CMV，EBV，HSV，VZV	**発症**：急性 **臨床像**：初期に神経叢炎を伴い，上行型 多くは非対称性		✓	✓	主に免疫不全者で認められる	原因となる感染症の疫学的因子に左右される
	B ウイルス(サルヘルペスウイルス)	**発症**：亜急性(5〜30 日) **臨床像**：無菌性髄膜炎，上行性脳脊髄炎	✓		✓	前駆症状：早期は**水疱**，中期は**しびれ感**，**筋力低下**，**吃逆**	マカク属のサル咬傷あるいは組織への曝露 汚染された細胞培養に曝露する実験室研究者
横断性脊髄炎症候群	**一次性脊髄炎**： VZV デングウイルス スピロヘータ[a] 住血吸虫症	**発症**：急性(前駆症状後) **臨床像**： 感覚および運動レベル 当初は脊髄ショック 病変レベル以下の筋緊張			✓		原因となる感染症の疫学的因子に左右される

表 79.1（続き）

病態 / 疾患	原因微生物	自覚症状，他覚所見，神経学的所見	中枢神経系	末梢神経系	脊髄	その他の所見	リスク因子
横断性脊髄炎症候群（続き）	髄膜炎菌感染後	亢進					
	二次性脊髄炎：細菌，真菌，抗酸菌	**発症**：急性 / 亜急性 **臨床像**：根－脊髄症候群，馬尾症候群			✓	原因となる感染症および微生物に左右される	注射薬物使用 血行性の骨髄炎 背部の手術：手術中の汚染
急性散在性脳脊髄炎	*Mycoplasma*，ライム病，エンテロウイルス，EBV，CMV，VZV，デングウイルス，麻疹，A 型肝炎，センプル型狂犬病ワクチン	**発症**：急性 **臨床像**：錐体および錐体外路症状，片麻痺，運動失調，脳神経麻痺，脊髄炎，感覚異常，多発神経根障害，意識障害	✓		✓		原因となる感染症の疫学的因子に左右される

a スピロヘータには，*Borreila* 属（*B. burgdorferi*：ライム病，*B. recurrentis*：回帰熱），*Leptospira* 属，*Treponema pallidum* が含まれる。
CMV＝サイトメガロウイルス，EBV＝EB ウイルス，HIV＝ヒト免疫不全ウイルス，HSV＝単純ヘルペスウイルス，HTLV＝ヒト T リンパ向性（ヒト T 細胞白血病 / リンパ腫）ウイルス，VZV＝水痘帯状疱疹ウイルス，WNV＝ウエストナイルウイルス

表 79.2
末梢神経障害

病態 / 疾患	原因微生物 / 抗菌薬	自覚症状，他覚所見，神経学的所見	中枢神経系	末梢神経系	脊髄	その他の所見	リスク因子
多発神経炎 急性炎症性脱髄性多発神経障害（AIDP） Guillain-Barré 症候群 Landry 上行性麻痺 Miller-Fisher 症候群 慢性炎症性脱髄性多発神経障害（CIDP）	1. 特発性 2. 感染後	**発症**：急性 / 亜急性，慢性 **共通の特徴**：進行性，対称性の筋力低下 四肢遠位→四肢近位 体幹→頭部の筋へ 感覚異常，筋緊張低下，反射消失 **臨床病型**：上行性，下行性，球麻痺	✓	✓	✓	さまざまな自律神経障害（イレウス，心臓）	先行するウイルス感染あるいはワクチン接種，先行するエピソード 感染関連：ウイルス（EBV，HIV，デングウイルス，肝炎ウイルス）， 細菌〔*Campylobacter*，*Chlamydia*（*C. psittaci*），*Mycoplasma*（*M. pneumoniae*）〕， スピロヘータ（ライム病）
細菌性毒素による神経障害	*Corynebacterium diphtheriae*	**発症**：急性 / 亜急性 **臨床像**：球麻痺症状，上行性末梢神経障害	✓	✓		偽膜を伴う咽頭炎 心筋炎 心内膜炎	防御免疫の欠如，流行性の呼吸器ジフテリア，創部の汚染
	Clostridium botulinum	**発症**：急性 / 亜急性（量依存性） **臨床像**：球麻痺症状，筋無力症様筋力低下	✓	✓		自律神経障害（舌の乾燥，イレウス，尿閉） 肺活量の減少	食品の汚染 創部の汚染（注射薬物使用者） コカイン吸入者での副鼻腔炎
	Clostridium tetani	**発症**：急性 / 亜急性（量依存性） **臨床像**：限局性，頭部，全身性	✓	✓	✓	自律神経障害 高血圧クリーゼ 肺活量の減少	防御免疫の欠如または消失 穿刺創 / 汚染創 新生児側の臍帯断端が感染
薬剤 急性 抗菌薬	アミノグリコシド系薬 ポリミキシン系薬	**発症**：急性（濃度依存性） **臨床像**：神経筋ブロック	✓	✓		肺活量の減少 全身麻痺	過量あるいは除脂肪体重で調節されていない量

（次ページへ続く）

表 79.2（続き）

病態 / 疾患	原因微生物 / 抗菌薬	自覚症状，他覚所見，神経学的所見	中枢神経系	末梢神経系	脊髄	その他の所見	リスク因子
亜急性 抗結核薬 抗レトロウイルス薬 抗菌薬	isoniazid（INH），dideoxyinosine（ddI），dideoxycytosine（ddC），stavudine（sanilvudine）（d4T） chloramphenicol metronidazole nitrofurantoin	**発症**：急性（量および期間） **臨床像**：対称性，遠位部の感覚異常および筋力低下，進行性の遠位部の深部腱反射消失		✓			isoniazid：pyridoxine を投与していない 核酸系抗レトロウイルス薬：既存の神経障害，過量あるいは調節されていない投与量 抗菌薬：蓄積量
血管炎	結節性多発動脈炎 多発血管炎性肉芽腫症（旧称 Wegener 肉芽腫症）	**発症**：亜急性 **臨床像**：多発単神経炎 **共通の特徴**：非対称性の筋力低下，感覚異常，障害された領域での深部腱反射消失		✓		結節性多発動脈炎：非対称性の小動脈瘤 多発血管炎性肉芽腫症：副鼻腔炎，肺および腎病変，±好酸球増加	結節性多発動脈炎：慢性の活動性 B 型肝炎 多発血管炎性肉芽腫症：原因不明
Hansen 病	*Mycobacterium leprae*	**発症**：潜在性に緩徐に進行 / 急性 **臨床像**：多発単神経炎，多発神経障害 **共通の特徴**：無痛性病変，肥厚した神経		✓		変形 最も障害されやすい神経：正中，尺骨，腓骨神経	概要 遺伝的感受性 流行地域での居住歴 神経障害 結核種 リバーサル反応

表 79.3
感染症に関連した多彩な神経症状を呈する病態

病態 / 疾患	原因微生物	自覚症状，他覚症状，神経学的所見	中枢神経系	末梢神経系	脊髄	その他の所見	リスク因子
HIV 関連	HIV-1	**発症**：急性，亜急性，慢性 **臨床像**： 急性：GBS，Bell 麻痺，多発単神経炎 亜急性 / 慢性：空胞性脊髄症，進行性の痙縮，上行性脊髄炎（白質髄炎），感覚性の末梢神経障害（CIDP）	✓	✓	✓	**急性**感染：無菌性髄膜炎，伝染性単核球症 **感染後期**：HIV 脳症の併存	静注薬物使用，性感染，汚染された血液あるいは体液への曝露
デング関連	デングウイルス	**発症**：急性あるいは感染後 **臨床像**：（横断性）脊髄炎，GBS，単あるいは多発神経障害，腕神経叢炎，ADEM，脳炎	✓	✓	✓	発熱，頭痛，筋肉痛，関節痛，皮疹，白血球減少，血小板減少，肝酵素上昇	流行地域での蚊への曝露
Mycoplasma 関連	*Mycoplasma pneumoniae*	**発症**：急性 **臨床像**：上行性脊髄炎（白質髄炎），多発神経根炎	✓	✓	✓	多くの場合，脳炎を合併する	小児や若年成人における最近の上気道感染症
神経ブルセラ症	*Brucella* 属	**発症**：亜急性 / 慢性 **臨床像**：神経根炎，脊髄炎，脳神経麻痺	✓	✓	✓	脳炎，髄膜炎，感染性動脈瘤 白血球破砕性血管炎，血小板減少，小児での脾腫	低温殺菌されていない乳製品，家畜やウシの出産への職業上の曝露
神経ボレリア症	*Borrelia burgdorferi*	**発症**：急性および慢性 **臨床像**： 急性：Bell 麻痺，無菌性髄膜炎，脳炎，横断性脊髄炎 慢性：筋力低下，感覚異常	✓	✓	✓	**急性**：慢性遊走性紅斑	ダニ咬傷 流行地域への旅行あるいは居住

表 79.3(続き)

病態 / 疾患	原因微生物	自覚症状，他覚症状，神経学的所見	中枢神経系	末梢神経系	脊髄	その他の所見	リスク因子
神経梅毒	*Treponema pallidum*	**発症**：急性および慢性 **臨床像**： 急性梅毒性髄膜炎 慢性無症候性 慢性症候性(髄膜血管性，行動異常，脊髄癆，脊髄症)	✓	✓	✓	認知機能低下 ゴム腫(脊髄 / 髄膜) ぶどう膜炎，視神経萎縮 難聴	無症候性(髄液の異常)および症候性神経梅毒は早期梅毒の後に起こる。第 1 期梅毒の標準治療を受けている受けていないにかかわらずHIV 感染症ではリスクが高い
結核	結核菌(*Mycobacterium tuberculosis*)	**臨床像**：髄膜炎，血管炎，脊髄梗塞，肉芽腫性脊髄神経根炎，髄内結核腫，椎体圧潰による脊髄圧迫	✓		✓	肺病変，髄膜炎，発熱	罹患率の高い地域への旅行あるいは居住，ホームレス，(刑務所などに)収監，(施設などに)収容，結核と判明している患者との接触
住血吸虫症	*Schistosoma* 属	**臨床像**：横断性脊髄炎，亜急性脊髄神経根障害，脳炎	✓		✓	発熱，腹痛，肝脾腫	流行地域への旅行あるいは居住
水痘帯状疱疹関連	VZV	**発症**：急性 **臨床像**：Bell 麻痺，Ramsey Hunt 症候群 感覚神経の神経根炎(中枢神経系および末梢神経系) 上行性および横断性脊髄炎	✓	✓	✓	デルマトームに沿った水疱 脳炎 ブドウ膜炎，角膜潰瘍	免疫不全(再発性の水痘帯状疱疹)
単純ヘルペス関連	HSV	**発症**：急性および再発性 **臨床像**： HSV 1 型：Bell 麻痺 HSV 2 型：仙髄神経根炎(Elsberg 症候群)	✓	✓	✓	上行性壊死性脊髄炎 Mollaret 髄膜炎	後天性免疫不全症候群(AIDS) 初感染の性器ヘルペス

ADEM＝急性散在性脳脊髄炎，CIDP＝慢性炎症性脱髄性多発神経障害，GBS＝Guillain-Barré 症候群

脊髄炎

脊髄炎とは脊髄の炎症のことである。脊髄炎は感染性のこともあれば非感染性のこともあり，原発性(脊髄構造物に直接的に侵襲が加わる)のこともあれば，二次性(隣接部位からの作用で脊髄の機能が変化する)のこともある。原発性の脊髄炎は，(1)ポリオによる脊髄前角の灰白髄炎，(2)白質脊髄炎，(3)横断性脊髄炎の 3 種類の臨床像のいずれかを呈する。ポリオによる灰白髄炎は灰白質に炎症が起こり，白質脊髄炎では炎症は白質に押し留められる。横断性脊髄炎は脊髄の横断面全面に炎症が波及し，1 つ以上の脊髄分節に障害が及ぶ場合がある。さまざまな病原体が脊髄炎の原因となるか，あるいは脊髄炎に関与することが知られている。脊髄炎は，急性散在性脳脊髄炎(acute disseminated encephalomyelitis：ADEM)のように，感染後やワクチン接種後にも起こることがある。

脊髄疾患には 5 つの中核症状があり，それは疼痛，運動障害，感覚障害，反射および筋緊張の異常，膀胱の機能不全，である。神経障害の分布は，障害されている脊髄分節(1 つ以上)によって左右される。病変部には限局性の疼痛が生じ，神経根に障害が及んでいる場合，根性痛様であることが予想される。感覚異常は神経根性疼痛よりも病変の局在を特定するのに有用である。筋力低下は実際上すべての脊髄疾患で出現するが，脊髄炎では時間単位，日単位，あるいは週単位の経過で進行しうる。**脊髄ショック(spinal shock)**は，足底筋反射の消失，病変レベルより下位での反射の消失および筋の弛緩を特徴とする。より緩徐に進行する病変では，反射亢進および筋緊張の亢進が起こる。通常，膀胱の機能不全が脊髄疾患の早期症状として認められることはないが，もし，脊髄ショックとなれば，弛緩性の膀胱麻痺とそれによる尿閉および溢流性尿失禁が起こる。慢性の脊髄症では痙性膀胱となり，尿意切迫，頻尿，失禁が起こる。

急性の感染症による原発性横断性脊髄炎は，感染後の二次性の脊髄症，あるいは多発性硬化症(multiple sclerosis：MS)や全身性エリテマトーデスなどの非感染性の脊髄症の要因と鑑別しなければならない。(脊髄の)圧迫病変を除外するために，脊髄の MRI を早期に実施する必要がある。

熱帯性痙性対麻痺 / HTLV-1 関連脊髄症

ヒト T リンパ向性(ヒト T 細胞白血病 / リンパ腫)ウイルス 1 型(human T-cell lymphotropic virus type 1：HTLV-1)は成人 T

Box 79.1

HIV 感染症での神経症状の病因

自己免疫性 / 特発性
急性炎症性脱髄性多発神経障害(AIDP：Guillain-Barré 症候群)
慢性炎症性脱髄性多発神経障害(CIDP)
血管炎
Bell 麻痺
失調性後根神経根障害
B 型肝炎によるクリオグロブリン血症による多発単神経炎
日和見感染症
Cryptococcus 髄膜炎：球麻痺
ヘルペスウイルスによる多発神経根障害，仙髄神経根障害，Bell 麻痺
EBV
サイトメガロウイルス
水痘帯状疱疹ウイルス
単純ヘルペスウイルス 1 型，2 型
神経梅毒：多発神経根障害
結核性髄膜炎：球麻痺
薬物毒性あるいは栄養障害
核酸アナログの抗レトロウイルス薬
  ddC(zalcitabine)
  ddI(didanosine)
  d4T(sanilvudine)
ナイアシン類似体：ビタミン B_6 が補充されていない INH
神経毒性のある抗菌薬：アミノグリコシド系薬，chloramphenicol，metronidazole，nitrofurantoin[訳注：日本では使用不可]，ポリミキシン系薬
ビタミン欠乏：葉酸，ピリドキシン，B_{12}

細胞性白血病 / リンパ腫および HTLV-1 関連脊髄症 / 熱帯性痙性対麻痺(HTLV-1-associated myelopathy / tropical spastic paraparesis：HAM / TSP)の原因となるレトロウイルスである。全世界で約 1,500 万〜2,000 万人が感染しており，流行地域はカリブ海沿岸，日本の南部，アフリカ，イタリアである。米国での初回の血液ドナーのなかでは，2009 年の感染率は 1 万人あたり 5 人で，2000 年時の約半数であった。おそらく感染患者の約 4%で，限局性の灰白質の破壊および主として後角および皮質脊髄路内の白質の脱髄を伴った，HTLV-1 による慢性の髄膜脊髄炎が起こる神経障害は通常，40 代で始まり，男性よりも女性のほうが罹患しやすい(約 2.5〜3：1)。患者は典型的には，両側性の下肢の筋力低下および筋硬直を訴えるが，歩行困難や背部痛を呈することもある。神経因性膀胱，神経障害を認めることもある。身体診察では痙性対麻痺，腱反射の亢進，伸展性足底反射(Babinski 徴候陽性)，振動覚および固有感覚の低下が認められる。典型的には，病態は緩徐に進行して，最終的に患者は車いす生活を余儀なくされることはあるが，上肢は通常侵されない。HAM / TSP では，特に小児の場合，感染性皮膚炎(infective dermatitis)が先行することがある。これは HTLV-1 による皮膚病変で，頭皮，顔面，頸部，腋窩，陰部の紅斑・鱗屑・痂皮を伴う再発性の皮疹を特徴とする。ある症例シリーズでは，感染性皮膚炎の小児および青少年の 47%が HAM / TSP へと進行した。

HAM / TSP の患者では，髄液でリンパ球優位の細胞増加，髄液中の免疫グロブリン G(immunoglobulin G：IgG)の増加，およびオリゴクローナルバンドが認められることがあり，さらに抗 HTLV-1 抗体が証明される。HTLV-1 抗体が陽性で特徴的な髄液所見が認められる場合，臨床的に診断を確定する。偶発的にみつかった HTLV-1 感染から実際に HAM / TSP を発症する患者を絞り込むのは困難かもしれない。最近の研究では，抗 Gag，抗 Env，抗 Tax 抗体[訳注：Gag，Env はウイルスの構造遺伝子で，Tax はウイルスの転写活性化因子をコードする遺伝子]によって，実際に HAM / TSP を発症する患者を無症候性の HTLV-1 感染者と鑑別できる可能性があることが示唆されている。今日まで，有効な抗レトロウイルス療法や補助療法は確立していない。

ヘルペスウイルス

すべてのヘルペスウイルスが急性横断性脊髄炎の原因となっており，特に免疫不全状態で起こりやすい。単純ヘルペスウイルス(herpes simplex virus：HSV)1 型・2 型，水痘帯状疱疹ウイルス(varicella-zoster virus：VZV)，サイトメガロウイルス(cytomegalovirus：CMV)，EB ウイルス(Epstein-Barr virus：EBV)はすべて，非特異的な脊髄炎を起こすが，上行性の脊髄壊死が最も典型的なようである。同時に存在する CMV 網膜炎，VZV による進行性網膜外層壊死，あるいは HSV や VZV に特徴的な水疱性の皮膚病変といった関連症状が，診断するうえで有用となる。

患者は発熱を認めることがあり，典型的には神経障害は急速に進行する。髄液では，リンパ球優位の細胞増加，蛋白濃度の上昇，糖値は正常が典型的な所見である。免疫不全患者が原因不明の横断性脊髄炎を発症した場合，確定診断を待つ間に，静注 acyclovir や ganciclovir あるいは foscarnet によって早期にエンピリックな(経験的)治療を行うことで脊髄機能を温存できる可能性がある。valacyclovir と valganciclovir は，免疫不全患者においてそれぞれ HSV と CMV 脊髄炎を抑制するのに魅力的な薬剤である。経口の ganciclovir は，バイオアベイラビリティが限られるため有効ではない。

Macacine herpesvirus 1 は，旧称 *Cercopithecine herpesvirus*，一般的には，B ウイルス(herpes B virus)あるいはサルヘルペスウイルス(*Herpesvirus simiae*)として知られる，マカク(*Macaca*)属の霊長類を自然宿主とするウイルスである。このウイルスは，咬傷，(汚染された)檻での擦過傷，その他の経路によって曝露した後に，ヒトに上行性脊髄炎と共に致死的な脳炎を引き起こす。感染した患者では，神経学的徴候が出現する前に咬傷部位に水疱が形成される。ヒト B ウイルス感染症はウイルス培養と血清学的検査によって診断されるが，これらの検査は認定を受けた検査室で行わなければならない。ヒト B ウイルス感染症が疑われる症例では，米国疾病対策センター(Centers for Disease Control and Prevention：CDC)に照会すべきである。リスクを伴った曝露の後は，十分な洗浄に加えて，経口の acyclovir あるいは valacyclovir の予防投与を検討しなければならない。どのような所見(例：水疱)であっても，B ウイルス感染を示唆する所見が認められる場合は，静注 acyclovir あるいは ganciclovir による治療を検討すべきであり，中枢神経症状が認められる症例では静注 ganciclovir を使用する。

エンテロウイルス

エンテロウイルスは，感染性脊髄炎の原因微生物としてよく知られており，なかでもポリオウイルスが歴史的に最も重要である。

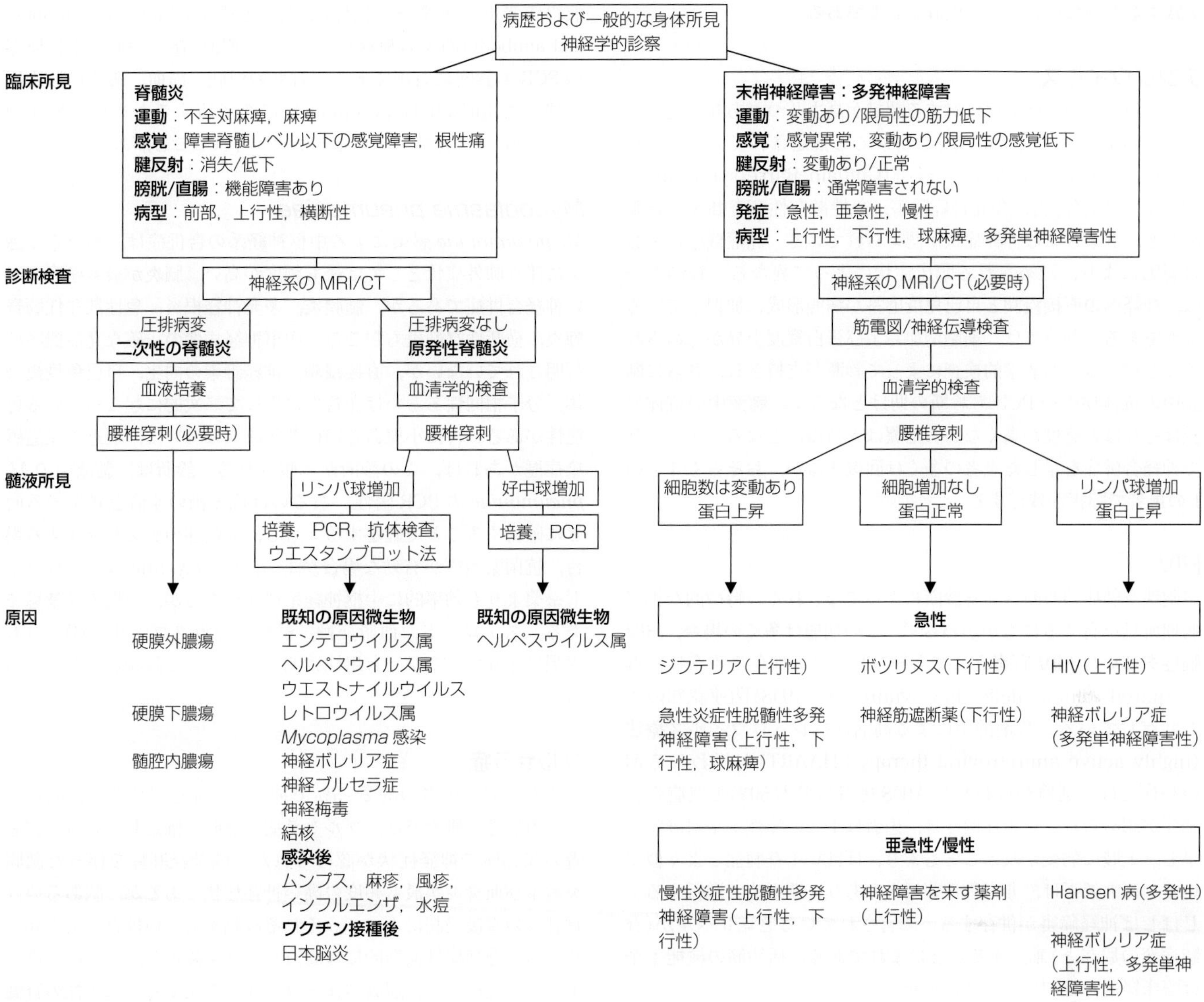

図 79.1
急性脊髄炎および末梢神経障害に対する臨床的，および検査による評価アルゴリズム
PCR＝ポリメラーゼ連鎖反応

ポリオウイルス感染は，発熱，髄膜刺激症状，筋けいれんで発症する可能性があり，その後，前角細胞への感染から急性の弛緩性麻痺を呈する。主として効果的な予防接種プログラムのおかげで，ポリオウイルスは現在ではまれであるが，他のエンテロウイルス(コクサッキーAおよびB，エコーウイルス，エンテロウイルス70型および71型)による散発的な脊髄炎の症例が今でも認められる。ポリオウイルス以外のエンテロウイルスによる脊髄炎は，一般的に重症度はより低く，麻痺というよりはむしろ筋力低下を起こす。エンテロウイルス71型(手足口病の原因微生物である)は見過ごせない例外であり，重症度ではポリオウイルスに引けをとらない場合がある。ウイルス性脊髄炎の一部の症例では，感染後の免疫介在性の脊髄障害とウイルスによる直接侵襲との鑑別が困難な場合がある。髄液中からのウイルスの検出は，ウイルスによる直接侵襲を支持する所見である。エンテロウイルスは髄液のみならず，血液，咽頭および便からも分離できる。最も信頼性の高い診断検査は，エンテロウイルスに対する髄液のポリメラーゼ連鎖反応(polymerase chain reaction：PCR)である。

ウエストナイルウイルス

1999年に米国でウエストナイルウイルス(West Nile virus：WNV)が確認されてから，≧3万のWNV感染症例がCDCに報告されている。ほとんどのWNV感染は無症候性かあるいは自然治癒するが，神経侵襲性感染(neuroinvasive disease：NID)を起こすこともある。2011年にCDCに報告された症例の4％で急性弛緩性麻痺が起こっており，これはNIDのなかで最も重篤な臨床像であり，脊髄前角細胞の障害を伴い，ポリオによる灰白髄炎とよく似ている。急性の弛緩性麻痺は通常，WNV脳炎を合併し，突然発症し，しばしば下肢の非対称性の筋力低下を来す。

反射の消失，膀胱直腸障害，脱神経所見が出現しうる。髄液では，典型的には細胞数増加が認められ，血清もしくは髄液中のWNVのIgMの検査か，血清あるいは髄液のPCRによって診断する。現在のところ，WNV感染を治療するのに認可された薬剤はないが，最新の症例報告および動物研究では，WNVに対する抗体が高力価の静注免疫グロブリン(intravenous immunoglobulin：IVIG)が有益である可能性が指摘されている。この治療を実践するためにはさらなる検証が必要である。

デングウイルス

デング熱での神経合併症に対する認識が高まりつつあり，近年では感染の1〜5%で神経症状を合併すると推定されている。髄膜炎，脳炎，Guillain-Barré 症候群（Guillain-Barré syndrome：GBS），単神経障害，多発神経障害，急性散在性脳脊髄炎，脊髄炎など，さまざまな神経症状が認められている。発症機序は多数の要因により，認められる臨床症状によって異なる。脊髄炎では，神経への直接浸潤と自己免疫応答が病態形成に加担しているようである。髄液では，細胞増加および蛋白濃度上昇が認められることがある。血清学的検査によって診断が支持され，さらに髄液中の抗体検査やPCRも診断の助けとなるが，髄液中の抗体検査はそれほど感度が高くない。治療は支持療法となる。デング熱で神経合併症を呈した患者の多くは回復するが，おそらく4分の1の患者で障害が残存する。

HIV

空胞性脊髄症の診断は除外診断によってなされる。特徴的な神経病理所見を有するにもかかわらず，この病態は多くの場合，**HIV脳症**あるいは**HIV脳炎**としても知られる後天性免疫不全症候群（acquired immunodeficiency syndrome：AIDS）関連認知障害と共存している。多剤併用による高活性抗レトロウイルス療法（highly active antiretroviral therapy：HAART）が行われる前の時代では，剖検が行われたAIDS患者の最大50%で空胞性脊髄症が認められた。重症例では，患者は下肢の痙性不全対麻痺を呈し，上肢に病変が及ぶこともあり，HTLV-1脊髄症とよく似ている。筋力低下は，非対称性の場合もあり，週単位で進行する。しばしば神経障害が併存する。障害されている感覚レベルが（脊髄病変の局在と）乖離することはまれである。括約筋の機能不全は臨床経過の晩期になってから起こる。

脊髄炎のその他の原因ウイルス

脊髄炎を起こす他のウイルスとしては，日本脳炎ウイルス，ダニ媒介脳炎ウイルス，チクングニアウイルスがある。狂犬病で，急性弛緩性麻痺が致死的脳炎に先行して起こることがある。

梅毒

神経梅毒ではさまざまな症状を呈するが，*Treponema pallidum*（梅毒トレポネーマ）感染による脊髄病変には4つの主要な型〔脊髄癆（tabes dorsalis），梅毒性髄膜脊髄炎，脊髄動脈（最も頻度が高いのは前脊髄動脈）の梗塞を伴う脊髄血管梅毒，髄膜や脊髄のゴム腫〕がある。さまざまな発症様式をとりうるため，脊髄疾患のほとんどすべてにおいて梅毒を鑑別診断として検討しなければならない。神経梅毒では通常，血清血漿レアギン迅速テスト（rapid plasma reagin：RPR）［訳注：梅毒の非トレポネーマ抗原である脂質抗原検査の一種］は1：32以上となり，髄液では通常，リンパ球優位の細胞増加，蛋白濃度上昇がみられ，糖値は正常である。HIV感染（およびHAARTを受けているか受けていないか）がこれらのパラメータに影響を与えるかもしれない。髄液中のVDRL（Venereal Disease Research Laboratory）［訳注：脂質抗原検査の一種］検査は特異的であるが，一般的には感度は低い。髄液の蛍光トレポネーマ抗体吸収検査［訳注：fluorescent treponemal antibody（FTA）は梅毒トレポネーマ抗原検査の一種］および梅毒のPCRも診断に有用である。脊髄の浮腫，虚血，あるいは治療に伴ったJarisch-Herxheimer反応を予防するために，静注のpenicillinに加えてステロイドが用いられることがある。

Mycoplasma pneumoniae

M. pneumoniae 感染による中枢神経系の合併症は，おそらく感染に伴う肺外症状としては最も頻度が高い。脳炎が最も頻度の高い神経合併症であるが，髄膜炎，多発神経根炎，急性散在性脳脊髄炎，横断性脊髄炎も起こる。中枢神経病変の正確な発症機序は解明されていないが，直接浸潤，神経毒素の同化，自己免疫複合体，分子相同性あるいは血管炎によって二次的に起こっている可能性がある。特に小児あるいは若年成人において，最近の気道感染症歴があれば，この診断が示唆される。診断は，髄液中の *M. pneumoniae* のPCR陽性，あるいは抗体価の4倍上昇を後ろ向きに確認することで確定する。もし，活動性の感染が存在する場合，抗菌薬治療が有効な場合がある。tetracyclineはマクロライド系薬よりも効率的に中枢神経系に移行するが，幼児では禁忌である。ステロイド，血漿交換，静脈内免疫グロブリン（IVIG）も提唱はされているが，有用性に関してはいまだ議論が分かれている。

ブルセラ症

ブルセラ症の患者の約2〜5%で神経合併症を呈するが，流行地域での最近の研究では，ブルセラ症の診断が確定している入院患者の37.5%で神経症状が認められた。脳神経麻痺を伴った髄膜炎および血管炎が最も頻度の高い神経症状であるが，脳あるいは脊髄への直接浸潤によって，それぞれ脳炎あるいは脊髄炎も起こりうる。脊髄症は典型的には皮質脊髄路を障害し，感覚に異常を来さない純粋な上位運動ニューロン症状を呈する。二次性の脊髄炎は，肉芽腫性脊椎炎や硬膜外膿瘍によって起こる。

神経ブルセラ症では8分の1の患者で，髄腔内の神経根の慢性炎症による神経根症を合併する。髄液は通常，リンパ球優位の細胞増加，蛋白濃度上昇，糖値低下を示す。髄液培養が陽性となるのは症例の<50%である。血液および組織液の培養は，最新の自動液体培養システムであれば2〜4日以内に陽性となり，特に，最初に細胞内の菌を放出するように検体処理が施された場合，早期に陽性となりやすい。PCR法は培養よりも感度が高いことが報告されている。血清の試験管凝集（tube agglutination：TA）試験はブルセラ症の診断の補助となる。髄液のTA試験は神経ブルセラ症の診断を確定するのに役立つが，髄液中のTAの抗体価のカットオフ値に関して広く合意が得られている値は存在しない。神経ブルセラ症では多剤併用治療を要するが，最適なレジメンや治療期間に関しては一致した見解がない。症候性の硬膜外膿瘍に対しては，診断的な外科手術や，除圧が必要になる場合がある。髄膜炎早期のステロイドを併用した治療は血管炎による合併症を減少させるかもしれない。

結核

結核による最も頻度の高い神経症状は髄膜炎であるが，脊髄症も同じく認められることがある。脊髄症は，Pott病［訳注：結核による脊椎病変で，脊椎カリエスとも呼ばれる]による脊髄あるいは神経根の圧迫，硬膜外あるいは髄内の結核腫による圧迫，血管炎による脊髄梗塞，あるいは中枢神経系への血行性播種による肉芽腫性脊髄神経根炎によって二次性に生じる。壊死性結核性肉芽腫によって脊髄動脈が直接的に侵されることもある。血管炎は脊髄梗塞を起こしうる。結核性脊髄炎の患者のほとんどが髄膜炎を併発しているが，肺結核の同時発生はあまり認められない。結核の診断と治療の詳細は 155 章参照。

住血吸虫症

Schistosoma 属(住血吸虫)が広く存在している地域においては，急性脊髄症の鑑別診断として住血吸虫症による神経障害を考慮しなければならない。ブラジルの研究では，非外傷性の急性脊髄症の患者の 6%で，住血吸虫症による脊髄病変が認められた。マラウィの脊髄リハビリテーションセンターに入院した患者の半数は住血吸虫症による脊髄障害であった。

脊髄炎は *Schistosoma mansoni*(マンソン住血吸虫)と *Schistosoma haematobium*(ビルハルツ住血吸虫)の感染で合併することが最も多い。住血吸虫の虫卵は血行性に播種して中枢神経系へと侵入し，そこで肉芽腫形成などの宿主の炎症応答によって，急性の脊髄症が起こる。下位胸髄および腰髄が最も侵されやすい。患者は下肢筋力低下，馬尾症候群，あるいは腰痛や根性痛を呈することがある。脊髄動脈の梗塞が認められることがある。診断には難渋し，住血吸虫の虫卵が便か尿中に認められるのは，神経系の住血吸虫症の症例の半数未満である。髄液所見は非特異的であるが，好酸球増加および蛋白濃度上昇が認められることがある。生検で住血吸虫の形態が確認できれば診断が確定する。治療は，炎症反応を軽減させるためにステロイドを投与し，その後，praziquantel で治療するが，最適な治療量および治療期間は確立していない。

Toxocara 属

Toxocara canis(イヌ回虫)と *Toxocara cati*(ネコ回虫)は回虫の一種で，内臓幼虫移行症の原因となり，時に脊髄炎の原因としても報告されている。患者は脊髄炎として典型的な症状で発症し，下肢筋力低下が最も頻度の高い症状である。MRI では，しばしば単発の炎症性病変が明らかとなる。一般的に，albendazole による治療で症状は軽快する。

脊髄病変の原因となるその他の寄生虫感染症としては，顎口虫，*Taenia solium*(有鉤条虫)，*Toxoplasma gondii*, *Echinococcus granulosus*(単包条虫)によるものがある。

真菌性病変

真菌感染はめったに脊髄病変の原因となることがなく，通常，真菌が原因となるのは免疫不全患者である。硬膜外膿瘍，肉芽腫，脊椎圧迫骨折による二次性の脊髄症は，*Aspergillus*, *Cryptococcus*, *Candida* 属で起こることが最も多い。*Blastomyces* と *Coccidioides* も脊椎および傍脊椎病変を起こす。真菌性脊髄症は医原性の直接接種によって起こることがあり，汚染されたステロイド製剤の注射による *Exserohilum rostratum* のアウトブレイクでは 17%の患者で馬尾症候群が報告された。*Aspergillus* による医原性の傍脊椎感染症も報告されている。

小児における急性弛緩性脊髄炎

急性弛緩性脊髄炎(acute flaccid myelitis：AFM)は，脊髄の炎症に続発する筋緊張低下と筋力低下を指す。ポリオ様疾患とも称され，鑑別診断は多岐にわたる。多くの場合，病因は不明である。急性弛緩性脊髄炎は成人でも小児でも認められるが，小児と若年成人に多い。臨床的特徴としては，先行する熱性疾患あるいは呼吸器疾患，四肢の筋力低下と脳神経病変の両方またはいずれか，MRI での 1 椎体分節以上に及ぶ灰白質病変，および髄液の細胞数増加が挙げられる。急性弛緩性脊髄炎での四肢の筋力低下は，脊髄の腹側面に位置し，筋力と筋緊張亢進を制御する前角細胞(脊髄の灰白質)の病変によって起こる。この領域の損傷は，この病態で特徴的な弛緩，筋緊張低下および筋力低下をもたらす。

診断

局所性の筋力低下，筋緊張低下を呈しており，かつ先行する(熱性あるいは呼吸器)疾患歴がある患者では，いずれの場合も急性弛緩性脊髄炎を考慮すべきである。また，頭痛，頸部痛，脳神経麻痺を伴う場合もある。最終的な麻痺を予防するために評価を急ぐべきである。初期評価としては，脳および脊髄の MRI，腰椎穿刺，感染性およびその他の炎症性の要因を評価するのための血清学的検査が含まれる。脊髄の MRI は造影で，頸椎，胸椎，腰椎を評価する必要がある。典型的な画像は，T2 / STIR(short tau inversion recovery)シークエンスでの造影効果を伴わない，脊髄の灰白質の中心部や腹側の高信号域であり，1 椎体以上の脊髄分節に及ぶ。腰椎穿刺では，細胞数増加(通常はリンパ球性)，蛋白上昇，糖は正常値を示し，もし可能であれば，髄液中のウイルスおよび細菌感染について評価を行う。診断閾値を上げるために，感染している可能性がある複数の部位において検体を採取する場合がある。

急性弛緩性脊髄炎は中枢神経系の障害であるが，末梢神経系の障害で弛緩性筋力低下も呈する Guillain-Barré 症候群(GBS)のよくある類似病態(ミミッカー)である。GBS は，緩徐に発症し，通常は遠位から始まり近位筋へと上行し，反射の消失を伴い，筋電図では，急性弛緩性脊髄炎での感覚神経の正常な伝導検査とは対照的に，遠位潜時が延長する。急性弛緩性脊髄炎と類似しうるもう 1 つの中枢神経系の障害は急性散在性脳脊髄炎(ADEM)であり，意識障害，痙性緊張，MRI 上の白質病変の存在によって鑑別される。

病因

2012 年以降，米国では特に 8～10 月にかけて急性弛緩性脊髄炎の症例が数例報告されている。原発性脊髄炎の原因は幅広く，ウイルス感染に続発して起こることが最も多いが，細菌やダニ媒介感染症でも起こりうる。既知の原因ウイルスとしては WNV，コクサッキーウイルス，アデノウイルス，ポリオウイルスおよびエンテロウイルスがある。その他の懸念される病因は Box 79.2 に記した。

治療

急性弛緩性脊髄炎の治療管理でまず行うべきことは，気道の保護

Box 79.2

急性弛緩性脊髄炎の既知の病因

ウイルス
エンテロウイルス
アデノウイルス
ヘルペスウイルス（単純ヘルペスウイルス，水痘帯状疱疹ウイルス，EB ウイルス）
ウエストナイルウイルス
レトロウイルス（ヒト免疫不全ウイルス，ヒト T 細胞白血病ウイルス 1 型および 2 型）
麻疹
風疹
インフルエンザ
細菌
マイコプラズマ
結核菌
神経ブルセラ症
スピロヘータ
神経ボレリア症
神経梅毒

と集中治療室での呼吸状態のモニタリングである。頸髄病変を伴う急性弛緩性脊髄炎の場合，ここには呼吸制御中枢の一部が存在するため，特に呼吸への警戒が必要である。2014 年に CDC は，データを検証して急性弛緩性脊髄炎の治療ガイドラインを作成するために専門家による委員会を招集した。その時点では，いずれかを標準的な治療として推奨するには十分なエビデンスが存在しなかった。免疫療法は経験的に利用されており，具体的にはステロイド，IVIG，血漿交換がある。ステロイドは，特に，急性弛緩性脊髄炎の原因がエンテロウイルスの場合には症状を増悪させる可能性があるため，画像検査で脊髄の腫脹が認められなければ慎重を期する必要がある。急性弛緩性脊髄炎の原因がウイルス感染症であると想定される場合，血漿交換は，そのフィルターで抗体を濾過してしまうため，背景のウイルス感染症を増悪させる可能性がある。事例報告レベルでは，IVIG の使用は臨床症例やマウスでの研究で成功を収めている。感染性の要因が同定された場合には，これらの特定された原因微生物に対する治療を開始すべきであり，これが最も効果があると考えられる。理学療法と作業療法の早期開始が筋肉の機能を回復させるのに重要である。患者の筋力は，発症から数か月～数年かけて回復する。さらには，fluoxetine[訳注：日本では未承認]などの薬剤の使用が，回復を早めることも症例レベルで報告されている。

急性散在性脳脊髄炎（ADEM）

これまでのところ，本章の焦点は脊髄炎であったが，感染性の要因による脊髄病変を解説するうえでは，急性散在性脳脊髄炎（ADEM）も外すわけにはいかない。ADEM は，横断性脊髄炎，多発性硬化症（MS），視神経脊髄炎を含めた類縁疾患のスペクトラムのなかの一病態と捉えられている。少なくとも 4 分の 3 の症例で，先行する感染症あるいはワクチン接種歴が認められる。発症機序は十分に解明されているわけではないが，分子相同性のために，感染性抗原がミエリン反応性の T 細胞集団を刺激するようである。多数の病原体が ADEM の発症促進因子となっており，ウイルスであればインフルエンザ，エンテロウイルス，EBV，CMV，水痘，麻疹，ムンプス，風疹，A 型肝炎，細菌であれば *M. pneumoniae*，*Borrelia burgdorferi*，*Leptospira*，β 溶血性レンサ球菌などが挙げられる。ワクチンに関連するものとしては，センプル型狂犬病ワクチンが発症契機として最も確実性が高い。ADEM との関連が疑われているその他のワクチンとしては，麻疹の生ワクチン（とはいえ，麻疹ウイルスによる脳炎のほうが，ワクチン関連の ADEM よりも 10 倍頻度が高い），日本脳炎，破傷風，ジフテリア，百日咳，B 型肝炎ワクチン，およびワクシニアが挙げられる。

成人よりも小児のほうが罹患する頻度が高い。発症様式は急性で，時間単位で進行し，通常，4～5 日前後でピークを迎え，錐体および錐体外路徴候，片麻痺，運動失調，脳神経麻痺，視神経炎，感覚異常，意識障害など多彩な神経症状を呈する。脊髄病変は約 4 分の 1 の患者で起こる。急性多発神経根症といった末梢神経障害は成人でより頻度が高く，成人症例の 40％くらいで報告される。感染と同時期というよりはむしろ感染後に起こりやすいことが示すように，発熱や全身症状は典型的には認められない。

診断には難渋し，それは文献内での定義がさまざまであることに一因がある。国際小児多発性硬化症研究グループ（International Pediatric MS Study Group）は，（小児の）ADEM の診断には以下の基準を提唱している。それは，「中枢神経系が多巣性に障害され，炎症性の脱髄が原因と想定される初めての臨床事象」，「発熱では説明できない脳症」，「発症 3 か月以降は新規の臨床所見および MRI 所見が出現しない」，「急性期（3 か月間）の脳 MRI で異常を認める」というものである。脊髄病変は MRI でさまざまな程度の造影効果を示すが，巨大病変で胸髄が侵されることが多い。診断は病歴，症状，神経画像，およびその他の診断の除外によって臨床的になされ，疾患特異的なバイオマーカーは発見されていない。髄液所見は非特異的であるが，リンパ球優位の軽度細胞増加，蛋白濃度上昇が認められることがある。前向きのランダム化試験は行われていないが，ほとんどの患者はステロイドで治療され，IVIG および血漿交換は，一般的には不応性あるいは劇症型の症例に温存される。これらの治療は，急性感染症が十分に除外された後にのみ検討すべきである。

非感染性の脊髄炎

いくつかの非感染性の要因による脊髄炎では，発症時には感染性の横断性脊髄炎と同じような病像を呈する。最も頻度が高いものとして，多発性硬化症（MS）あるいは視神経脊髄炎関連疾患（neuromyelitis optica spectrum disorder：NMOSD）などの脱髄疾患を考慮する必要がある。脱髄とは神経線維の周囲を取り囲む保護膜であるミエリン鞘に生じる損傷のことである。

多発性硬化症（MS）

多発性硬化症は最も頻度が高い自己免疫性脱髄疾患の 1 つであり，世界中で 230 万人近くが罹患しており，典型的には 20～40 歳代で発症する。この疾患は多巣性[訳注：日本では空間的多発と称することが多い]であり，時間的に分散[訳注：日本では時間的多発と称することが多い]した中枢神経系の障害を起こし，最終的には軸索の障害に至る。診断は，McDonald 基準に基づき，直近では臨床徴候と特徴的な MRI および髄液のマーカーを連携させるために 2017 年に更新された。オリゴクローナルバンドは髄液のバイオマーカーであり，これも見合った臨床背景のなかでは早期の診断確定に利用できる。特徴的な病変は，脳室周囲，皮質周囲，および脳底，および頸髄や胸髄に認められる。

多くの場合，多発性硬化症の初期症状は横断性脊髄炎である。これらの病変は偏心性であり，1～2 椎体レベルに及び，急性期には造影効果を伴う。慢性の多発性硬化症の脊髄病変は T2 / STIR シークエンスでは高信号を維持し，重症例では脊髄萎縮を伴う場合がある。感染性脊髄炎と脱髄との鑑別に際しては，病歴，脳の画像，さらには必要であれば髄液中のオリゴクローナルバンドを得ることなど，いくつかの重要な局面がある。緩徐に発症する神経症状（筋力低下，痺れ，視力変化など）が>24 時間持続し，かつ自然に改善する特徴的な病変は，多発性硬化症と他疾患を鑑別するのに有用である。

急性期の治療としてはステロイドが利用され，上記の症状の再燃を治めるのに有効である。長期治療では，さらなる再燃や潜在的に進行するのを予防するため，また，後期の認知機能障害を抑止するために疾患修飾薬が利用される。さまざまな注射薬，経口薬，免疫抑制剤や免疫調整薬が利用でき，多くの新薬が再燃率の有意な低下を示している。

視神経脊髄炎

視神経脊髄炎関連疾患（NMOSD）は，抗アクアポリン-4（AQP4）抗体によって介在され，二次的に脱髄を起こす。抗体は中枢神経系に存在し，血管周囲の星細胞の足突起および神経膠細胞上に血管周囲特異的に認められる。視神経脊髄炎関連疾患は当初，**Devic 病**と称され，その当時は，視神経障害を合併し，造影効果を伴う脊髄の縦走性病変が特徴とされた。縦走性の造影効果を伴う横断性脊髄炎という用語は，3 椎体以上連続する病変を意味している。現在では，視神経脊髄炎関連疾患を定義する臨床的特徴としては，難治性の吃逆あるいは嘔気 / 嘔吐を引き起こす最後野症候群，症候性ナルコレプシー，急性脳幹症候群などを含有するように拡充しつつある。これらの臨床症候群は，抗 AQP4 抗体が血清学的に陽性で，かつ MRI で特徴的な脳幹病変を認めることによって，脊髄の縦走病変や視神経障害を伴わない場合でも診断が可能となっている。この症候群はステロイド反応性の場合もあるが，多くの場合は急性期には血漿交換を要する。抗 AQP4 抗体が存在すると再発性の経過をたどりやすいので，長期の免疫調整療法を検討すべきである。

抗ミエリンオリゴデンドロサイト糖蛋白抗体病

抗ミエリンオリゴデンドロサイト糖蛋白（myelin oligodendrocyte glycoprotein：MOG）抗体病は，中枢神経系の髄鞘（ミエリン）の外膜に発現する抗 MOG 抗体に関連して脱髄を起こす症候群である。臨床症状は視神経脊髄炎関連疾患と類似しており，主な特徴として，視神経障害と脊髄の病変が認められる。発症時の症状としては，不全対麻痺，知覚麻痺，膀胱括約筋機能障害などがある。視神経脊髄炎関連疾患よりも円錐病変が好発する。脊髄の炎症性病変は，短区域の椎体ではなく，縦走性の造影効果を伴う病変［訳注：つまりは連続する 3 椎体以上］である頻度が圧倒的に高い。抗ミエリンオリゴデンドロサイト糖蛋白抗体病では限局性の脊髄炎の頻度が高く，臨床転帰は良好である。現在のところ，臨床的な診断基準は定まっていないが，以前のコホートで抗 AQP4 抗体陰性であった患者は，最終的に抗 MOG 抗体陽性であったことが明らかとなっている。この疾患群は，より若年性で，典型的には単相性の経過をたどることがわかっている。ステロイドによる治療に非常によく反応し，また，ステロイドを中止するとすみやかに再燃する。患者の大半は再燃性の経過をたどるため，急性期にステロイド，IVIG，血漿交換による治療を行った後は，免疫抑制療法を考慮する必要がある。

神経障害

感染症，非感染症のいずれが原因であっても，神経障害にはさまざまなパターンがあるため，末梢神経障害の患者に対するアプローチは病態のパターンを把握することから始まる。症状の持続期間と，先行するか併存する疾患と症状との関連性に主眼をおいて，病歴聴取を行わなければならない。急性発症であれば，炎症性，免疫性，血管性，あるいは中毒性の要因が強く疑われる。感染症はこれらすべての機序を介して病態を惹起することが知られているため，感染症による神経障害のほとんどは急性あるいは亜急性に発症する。頻度は下がるが，感染症による慢性の神経障害も起こりえ，特に Hansen 病（leprosy），ライム病が原因となる。一般的に，急性発症では良好な転帰が期待されるため，永続的な神経学的後遺症を防ぐために，背景に潜む原因を折よく検索しなければならない。原因につながる手掛かりは，ジフテリアによる神経障害における咽頭炎，Guillain-Barré 症候群における *Campylobacter* 胃腸炎といった最近または現在の全身症状，あるいはダニ咬傷や性交渉歴といった疫学的曝露歴から導かれるかもしれない。渡航歴および居住歴もライム病などの病態を疑う際には診断上重要となる。

神経障害には 4 つの解剖学的パターンがあり，それは**単神経障害（mononeuropathy）**，**多発単神経障害（mononeuropathy multiplex）**，**多発神経障害（polyneuropathy）**，および**神経叢障害（plexopathy）**である。神経障害はさらに，障害される神経機能別に，**純運動神経型**，**純感覚神経型**，**純自立神経型**，およびそれらの**混合型**に分類される。神経障害を分類するうえでは，身体診察で以下の疑問について評価しなければならない。複数の神経機能が障害されているか？　障害は対称性か非対称性か，末梢のみか全身性か，上行性か下行性か？　感覚レベルはあるのか（どの脊髄レベルから感覚が障害されているのか）？　運動神経と感覚神経障害は重複しているか？　そして，その障害の程度は患者の主観的な訴えと合致しているか？　深部腱反射およびその他の反射（例：Babinski 反射，生殖器と肛門の反射）は正常か？　括約筋機能は正常か？　脱神経所見（例：線維束れん縮，萎縮）はあるか？　関連する皮膚病変はあるか？　病型と発症スピードを明確にすることで，神経障害が識別でき，さらにその特異的な原因が示される。末梢神経障害の主要な感染性の要因のうちのいくつかを次に記す。

Hansen 病

Hansen 病は慢性の抗酸菌感染症であり，*Mycobacterium leprae* は主として末梢神経系を障害し，二次的に皮膚やその他の組織にも影響を及ぼす。*M. leprae* は皮膚および粘膜から排菌され，感染経路は十分には解明されていないが，呼吸器飛沫によってヒトからヒトへと伝播するようである。

世界中で，Hansen 病は末梢神経障害の最も頻度の高い原因の1つとなっている。米国ではまれな疾患であるが，新規症例は今でも診断されており，移民で最も頻度が高い。2010 年に，世界中から世界保健機関（World Health Organization：WHO）に報告された約 228,000 症例のうち，95％は 17 の国で占められており，半分以上がインドからの報告であった。

Hansen 病の臨床像は，菌と患者の免疫機構との間の複雑な相互作用のために，非常に多岐にわたる。無痛性の（感覚脱失を伴った）皮膚病変，肥厚が顕著な末梢神経，らい腫型の患者に限れば皮膚生検あるいは皮膚組織液の塗抹検査（slit skin smear）で抗酸菌が確認できるが従来の抗酸菌培養法では菌は発育しない，というのが Hansen 病の主要症状である。

皮膚病変の外観はさまざまであるが，障害された皮膚の感覚脱失は典型的な Hansen 病での特徴的所見である。らい腫型では，身体のなかでも体温の低い部位（例：耳介，手背，足背）の対称性の感覚脱失が起こるが，一方で類結核型や未定型群では末梢神経障害は典型的には非対称性となる。

最も障害されやすい末梢神経は，顔面，尺骨，正中，総腓骨，後脛骨神経である。尺骨神経や後耳介神経などの表在神経は触知可能であり，しばしば肥厚し圧痛を伴う。手や足の神経損傷は身体障害の重要な要因となり，治療を開始する前に運動神経と感覚神経の入念な診察を行う必要がある。固有感覚の障害はまれであるが，報告はある。米国のようにこの感染症がまれな場所では，最も活動性のある病変の辺縁域の生検を行うべきである。治療および神経障害の予防の詳細に関する具体的な事項は「140 章 Hansen 病」を参照。

HIV 関連神経障害

神経障害は最も頻度の高い HIV 関連神経疾患である。HIV 感染患者では，さまざまな神経障害の原因が報告されている（Box 79.1）。感覚優位の神経障害が，AIDS で認められる最も頻度の高い神経障害であり，進行期の HIV 感染において最も患者を消耗させる局面の 1 つである。これの正確な原因は判明していないが，病理研究では，免疫複合体による血管炎性の機序が示唆されている。患者は，四肢遠位部，主として足底の，有痛性の感覚異常をしばしば訴える。診察上は，進行性の HIV 関連神経障害の患者は，障害された部位の全般的な知覚低下を呈し，足部の内在筋の筋萎縮を認める。アキレス腱反射は事実上消失するが，膝蓋腱反射は，併存する脊髄症によって亢進しているかもしれない。反射が障害された場合，神経伝導検査では遠位性の軸索変性に合致した所見が得られる。神経障害の可逆性の要因は除外しなければならない。通常，HIV に伴った感覚優位の神経障害の治療は順調にはいかない。

ヘルペスウイルス関連末梢神経障害：CMV，HSV，VZV，EBV，B ウイルス

CMV の末梢神経への感染は，基本的に AIDS となる前に判明することはなく，しばしば他の臓器の活動性 CMV 感染，特に網膜炎に伴って起こる。内皮細胞と Schwann 細胞のいずれにも浸潤できる CMV の潜在能力のために，多様性に富んだ臨床症状がつくられる。これらの症状のなかで最も特徴的である多発神経根障害は，他のヘルペスウイルス属よりも CMV で起こることが多い。これは亜急性の上行性の運動麻痺，反射消失，失禁や尿閉，感覚異常，さまざまな感覚障害を特徴とする。患者はしばしば背部と下肢の疼痛を訴える。腰椎神経根，後根神経節，および脊髄の炎症によって，髄液は細菌性髄膜炎によく似た特徴的な所見を呈し，細胞数は多形核球優位で増加し，白血球数は 5〜3,000/mm^3 を上回る値となり，糖値低下，蛋白濃度上昇が認められる。MRI 上，馬尾の造影効果が報告されている。髄液の CMV のウイルス DNA の PCR が最も診断的な検査である。

HSV 2 型は，尿閉，便秘，勃起不全，仙髄の皮膚分節（デルマトーム）に沿った感覚脱失，臀部痛を呈する仙髄神経根炎（Elsberg 症候群）を起こす。腰髄 MRI では，腰髄神経根の浮腫および造影効果が認められることがあり，髄液の HSV 2 型の PCR が陽性となる。AIDS 患者では，感染は上行性の壊死性脊髄炎へと進行することがある。

Bell 麻痺発作の大半で **HSV 1 型**が原因となっている。acyclovir や valacyclovir などの抗ウイルス薬とステロイドを併用することで予後は改善する。メタ分析で，抗ウイルス薬のみでは予後が悪化することが明らかとなっているため，ステロイドを併用せずに抗ウイルス薬を投与してはならない。

AIDS 患者では VZV も多発神経根障害を起こすことがある。VZV は古典的には後根神経節を傷害するが，脊髄内部へと炎症が波及して前角細胞に到達することで，疼痛と麻痺を起こす。VZV は横断性脊髄炎や筋炎を起こすこともある。水疱を伴わずに，VZV による神経障害が起こることもある（**zoster sine herpete**）。髄液の VZV DNA の PCR が陽性になることで診断が確定する。

梅毒による神経障害

HIV 患者では，中枢神経系の梅毒が亜急性の多発神経根障害として発症することがある。髄液ではリンパ球増加が認められ，典型的には髄液の VDRL 検査が陽性となる。

多発単神経障害

多発単神経障害は，非連続性の神経幹の神経障害が同時にあるいは連続的に数日〜数年の経過で起こる症候群である。巣状で非対称性の運動および感覚神経障害を特徴とする多発単神経障害はおそらく，ウイルスあるいはその他の感染による神経栄養血管の虚血性の障害と免疫複合体病によって起こっている。HIV 感染患者では，免疫抑制が起こる前であっても多発単神経炎が認められることがある。B 型肝炎の感染患者では，一部の症例はクリオグロブリン血症によって起こっており，この場合，症例の多くで経過は良好であり，特異的な治療は要さないこともある。近年では，パルボウイルス B19 による多発単神経炎が起こっており，Q 熱でも同様の報告がある。ライム病は，*B. burgdorferi* の流行し

ている地域では，神経根障害および脳神経麻痺の頻度の高い原因となっている。進行期のHIV感染症でCD4細胞数が≦50/mm^{3}の患者では，CMVが最も頻度の高い原因となる。

炎症性脱髄性神経障害

多数の亜型を伴う末梢神経の脱髄疾患の不均一な集合体であるGuillain-Barré症候群(GBS)は，EBV，CMV，VZV，HIV，*M. pneumoniae*，オウム病，ライム病，デング熱，および特に*Campylobacter jejuni*などの感染症と関連して起こることがよく知られている。半数以上の患者で，GBS発症の1～3週前に，軽症の呼吸器あるいは消化管感染が先行している。一部の亜型では，感染している微生物間の分子相同性および交差反応性抗体が発症機序に関与しているかもしれない。

炎症性脱髄性多発神経障害が8週間を超えて遷延するか，あるいは再燃する場合，**慢性炎症性脱髄性多発神経障害(chronic inflammatory demyelinating polyneuropathy**：CIDP)と考えられる。CIDPには多数の背景因子が関与しており，HIV感染者でも認められる。GBSのように，CIDPにも多数の亜型が存在するが，通常は筋力低下と共に，さまざまな程度の感覚脱失を呈する。身体診察では近位筋の筋力低下がみられ，頸部屈筋群の筋力低下が特にこの疾患に示唆的である。GBSと同じく，髄液の蛋白細胞乖離もよく認められる。髄液中に白血球が認められる場合，HIV感染症を疑わなければならない。電気診断学的な検査および神経系の画像検査も診断に役立つ。Koski基準や，ヨーロッパ神経学会および末梢神経学会(European Federation of Neurological Societies and Peripheral Nerve Society：EFN / PNS)の基準など，多数の診断基準が提唱されている。

血漿交換は短期的には有効だが，血漿交換中断後は増悪することが多い。糖質コルチコイドは一般的に使用されているが，これを支持する根拠のほとんどは非ランダム化試験に基づくものである。IVIGは，身体障害を軽減させるのに，プラセボよりも有効であり，血漿交換およびステロイドと同等の有効性がある。azathioprineやmethotrexateなどの免疫調節薬も用いられてきたが，これらの薬剤に有意な効果があるのかどうか判断するにはさらなる研究が必要である。

ライム病による神経ボレリア症

*B. burgdorferi*感染症は急性および慢性の末梢神経障害を起こしうる。急性播種性感染症は通常，末梢神経障害と脳神経障害の両方またはいずれか，および髄膜脳炎を特徴とし，多くの場合，ダニ咬傷後4～12週経過してから発症する。神経叢炎，多発単神経障害，および脊髄炎も急性感染時に起こりうる。顔面神経麻痺は2003～2005年にCDCに報告された症例の8%で起こっており，神経根障害は3%で認められた。流行地域では，顔面神経麻痺を認めダニ咬傷歴があれば，エンピリックな治療を開始する理由としては十分である。末梢神経障害は通常，非対称性であり，運動，感覚あるいは混合性の神経根障害として発症する。感染している*Borrelia*の菌種によって発症様式は異なり，髄膜神経根炎および根性痛(Bannwarth症候群)は，多くの*Borrelia*の菌種が認められるヨーロッパでより頻度が高く，なかでも*B. garinii*によって起こることが最も多い。長期間感染が持続し，未治療で経過したライム病では，間欠的な遠位部の感覚異常および根性痛を起こしうる。身体診察では異常が認められないかもしれないが，神経伝導検査では軸索性の神経障害が明らかとなる。診断および特異的な抗菌薬治療に関しては「162章　ライム病」で解説されている。

細菌性毒素による神経障害

ジフテリア

米国ではジフテリアはまれであるが，今でも，予防接種を受けていない小児および免疫が減弱してきた成人で認められている。すべての成人で，10年ごとにブースターのジフテリアワクチンの接種(破傷風および，場合によっては無細胞百日咳ワクチンと共に)が推奨される。ジフテリアのアウトブレイクが起こっている地域，あるいはジフテリアが風土病となっている地域に向かう旅行者は，過去10年以内に，一連の基礎接種を完了しているか，あるいはブースターワクチンを接種していることが推奨される。

ジフテリアの神経，心臓，腎合併症はその強力な毒素によって起こり，毒素は，哺乳類の蛋白合成に必須の蛋白である伸長因子に作用する。毒素は，Schwann細胞に対する毒性効果によって脳神経および末梢神経の非炎症性の脱髄を起こす。

上気道のジフテリアでは，局所的に産生された毒素が咽頭および喉頭の筋肉の麻痺を引き起こす。患者は鼻声で話すようになり，嚥下困難および鼻への逆流症状を訴えるかもしれない。病態が進行すると，数日以内に三叉神経，顔面神経，迷走神経，舌下神経が障害され(「球麻痺期」)，眼の調節機能の麻痺の後1～2か月以内に全身性の感覚および運動の多発神経障害が起こり(「全身期」)，しばしば心筋炎およびその他の臓器障害を合併する。

ボツリヌス症

Clostridium botulinum(ボツリヌス菌)は，世界中に遍在する，芽胞形成性で嫌気性のGram陽性桿菌で，土壌中および水性環境に生息している。ボツリヌス菌は強力な毒素を産生し，それはBoNT[訳注：botulinum neurotoxin(ボツリヌス神経毒素)の略]と呼ばれ，神経筋接合部に不可逆的に結合し，アセチルコリンの放出を遮断することができる。

臨床的なボツリヌス症の発症様式としては，(1)最もよく認められる病型であり，ボツリヌス菌の芽胞を摂取した後に起こる生後1～6か月の乳児で認められる**乳児ボツリヌス症**，(2)同じく芽胞の摂取で起こる**成人腸管定着ボツリヌス症**，(3)BoNTの摂取によって起こり，しばしば小規模の食品媒介性アウトブレイクを起こす**食餌性ボツリヌス症**(食中毒)，(4)汚染された嫌気環境の創部やコカイン吸入者の副鼻腔でのボツリヌス菌の増殖による**創部ボツリヌス症**，(5)精製されたボツリヌス毒素の治療的使用の合併症として起こる**想定外の医原性ボツリヌス症**，(6)BoNTをエアロゾルとして散布するか，給水源や食事を汚染させる**バイオテロリズム**，がある。

ボツリヌス症の神経筋症状は，患者の年齢，生成済みの毒素の摂取によるのか消化管や創部での活発な毒素産生によるのか，そして毒素型によって，変動する。乳児は当初は便秘となり，その後，筋緊張低下〔「筋緊張低下児症候群(floppy infant syndrome)」〕および眼筋麻痺を呈する。臨床症状としては，対称性の脳神経麻痺，自律神経障害，対称性の，近位から遠位へと進行するパターンをとる「下行性の筋力低下」(眼筋と顔面筋が最も神

10

経筋遮断による障害を受けやすい)，呼吸筋麻痺あるいは気道閉塞による呼吸不全が挙げられる。感覚神経の診察で異常が認められることはない。創部ボツリヌス症は，食餌性ボツリヌス症と同様の臨床症状を呈するが，併存する細菌性の創部感染症によって病態が複雑化するかもしれない。食品媒介性の曝露症例では，発症までの潜伏期間は通常 12〜36 時間である。神経系への影響は用量依存性であり，共通の感染源への曝露による患者でも，摂取した毒素原性物質(prototoxin)の量によって神経所見はさまざまな重症度を呈する。毒素型も症状の進行速度と拡大範囲に影響する。E 型は潜伏期間が最も短いが，A 型はより重症となりやすく，気管挿管を要する頻度も高い(67%)。

破傷風

破傷風は，嫌気性芽胞形成性の桿菌であり自然界に広く存在する *Clostridium tetani*(破傷風菌)の産生するテタノスパスミン，すなわち，破傷風神経毒素(tetanus neurotoxcin：TeNT)の毒性作用によって起こる。破傷風菌は通常，芽胞として組織内に侵入する。破傷風は嫌気環境下でのみ発症し，それは嫌気環境下で毒素を産生する栄養型へと発育できるためである。破傷風毒素は，ボツリヌス毒素に次いで強力な毒素である。TeNT は異なった機能を有する 3 つの領域をもった蛋白であり，その 3 つの機能とは，神経特異的な結合，膜移行，神経外輸送装置の特異成分の蛋白分解である。TeNT が主に中枢神経系のシナプスに作用するのに対して，BoNT の 7 種のサブタイプは末梢で作用する。

効果的で安価な破傷風トキソイドワクチンが利用できるにもかかわらず，米国では破傷風の症例が発生し続けており，死亡率は 25%に達する。破傷風の一次予防は，ワクチンによる能動免疫によって達成される。すべての成人は 3 回の基礎接種スケジュールを完遂し，その後は 10 年ごとにブースターを受けるべきである。妊婦は妊娠するたびに，妊娠 27〜36 週の間に Tdap(tetanus, diphtheria, and acellular pertussis：破傷風・ジフテリア・無細胞百日咳)［訳注：Tdap は日本未発売，日本で該当するのは DPT ワクチン］を接種すべきである。**二次予防**とは，外傷後の創部の破傷風予防のことであり，ワクチン接種歴と創部のタイプによって予防措置は異なる。破傷風を含んだワクチンの接種回数が 3 回以下の場合や，ワクチン接種歴がわからない場合，あるいは最終のブースターから＞10 年経過していて創傷が小さい場合，あるいは最終のブースターから＞5 年経過していて創傷が大きい場合，すべての外傷患者で Td(tetanus, diphteria：破傷風ジフテリアトキソイド)［訳注：日本未発売，日本で該当するのは DT ワクチン］を接種すべきである。創部が便や土，唾液で汚染されている場合や，穿刺創，剝離創，射創，挫滅創，熱傷，凍傷の場合には，破傷風免疫グロブリンも接種すべきである。

「潜伏期間(incubation period)」とは，菌が接種されてから症状が出現するまでの時間であり，放出された毒素の量と中枢神経系に到達するまでの距離を反映する。「発症に要する時間(period of onset)」とは，初期症状が出現してから筋けいれん発作(spasm)が始まるまでの時間であり，神経症状の進行する速度を反映しており，さらに全身性破傷風の最も重要な予後予測因子である。診断は臨床的に下され，特徴的な神経生理学的所見と血中の抗破傷風抗体の欠損に基づいて診断が確定する。髄液では異常は認められない。創部の Gram 染色および嫌気培養で菌が確認できることもあればそうでないこともある。

破傷風には 3 つの発症様式があり，それは(1)外傷部位の筋収縮を伴った局所性破傷風，これは時に症状が遷延したり，全身型へと進行することもある，(2)脳神経障害，なかでも特に両側顔面神経麻痺を起こす，頭部破傷風，(3)開口障害，外部刺激によって誘発される反射性けいれん，後弓反張，痙笑を伴った全身性破傷風，である。患者は筋けいれん発作中も意識があり，強い痛みを感じる。声門けいれん，喉頭けいれん，および尿閉が起こることもある。

破傷風毒素によって誘発される痙性麻痺は，脊髄の抑制性の介在ニューロンからの神経伝達物質の放出が遮断されることによる。運動ニューロンへの抑制性の信号が遮断されると，抑制のきかない運動神経の信号伝達が続き，長期にわたる筋けいれんが起こり，これは週単位で遷延しうる。自律神経の不安定性も誘発され，動揺性高血圧，頻脈性不整脈，末梢血管収縮，多汗などが起こる。興奮状態に拮抗するものがないために神経細胞死が起こりうる。

急性期の治療は 4 つの軸で構成され，それは，(1)局所創部のデブリードマンおよび全身性抗菌薬投与，(2)ヒト抗毒素の全身性(筋肉内)投与，(3)集中治療支援，ベンゾジアゼピン系薬による鎮静，必要に応じて神経筋遮断薬を使用した筋けいれん発作のコントロール，(4)二次性の自律神経系の過活動を防ぐための α および β 交感神経遮断薬，である。詳細は他章参照。破傷風からの生存者には，急性期の治療を終えた後に，将来的なリスクを予防するために，能動免疫を誘導する一連の基礎接種が必要となる。

文献

Dargahi N, Katsara M, Tselios T, Androutsou ME, de Courten M, Matsoukas J, Apostolopoulos V. Multiple sclerosis: immunopathology and treatment update. *Brain Sci*. 2017;7(7):78.

Kira R. Acute flaccid myelitis. *Brain Nerve*. 2018 Feb;70(2):99–112.

Messacar K, Schreiner TL, Van Haren K, et al. Acute flaccid myelitis: A clinical review of US cases 2012–2015. *Ann Neurol*. 2016;80(3):326–338.

Narayan R, Simpson A, Fritsche K, et al. MOG antibody disease: A review of MOG antibody seropositive neuromyelitis optica spectrum disorder. *MS Related Dis*. 2018;25:66–72.

Nelson GR, Bonkowsky JL, Doll E, et al. Recognition and management of acute flaccid myelitis in children. *Pediatr Neurol*. 2016 Feb; 55:17–21.

Thompson AJ, Banwell BL, Barkhof F, Carroll WM, Coetzee T, Comi G, Fujihara K. Diagnosis of multiple sclerosis: 2017 revisions of the McDonald criteria. *Lancet Neurol*. 2018;17(2):162–173.

Weinshenker BG, Wingerchuk DM. Neuromyelitis spectrum disorders. *Mayo Clin Proc*. 2017 Apr.;92(4):663–679.

80 Reye 症候群

■著：Debra L. Weiner, Amy Kritzer
■訳：西村 翔

背景

Reye 症候群は，1963 年に，Reye R.D.K. によって初めて報告された，脂肪変性による肝不全を伴った急性の非炎症性の脳症である。Reye 症候群との関連性が明らかになったために小児での aspirin の使用が減少したこと，および Reye 様症候群(Reye-like syndrome)を呈する薬剤，毒素，先天性代謝異常が同定されたことで，Reye 症候群はきわめてまれになった。

Reye 症候群がまれであることは認識しつつも，嘔吐，意識障害，典型的な検査所見を呈しているすべての小児において Reye 症候群の可能性を検討しなければならず，ただ，診断はあくまで除外診断で行う(Box 80.1)。死亡を防ぎ，神経障害を残すことなく回復する可能性を最大限高めるためには，先天性代謝異常の可能性があるものも含めて，Reye 様症候群および Reye 症候群の早期診断，早期治療が必須となる。

CDC 診断基準

病態生理

Reye 症候群では一般的に，ウイルスに感染して感作された宿主内でミトコンドリア障害によって酸化的リン酸化と脂肪酸 β 酸化が阻害されるようであり，米国疾病対策センター(Centers for Disease Control and Prevention：CDC)による 1980〜1997 年のサーベイランスデータによると，インフルエンザ(73%)や水痘(21%)，あるいは下痢感染症(14%)，ミトコンドリア毒性物質(最も多いのは salicylate)への曝露と関連して起こることが最も多い。

肝臓のミトコンドリアの機能不全は高アンモニア血症をまねき，脳浮腫および頭蓋内圧上昇の原因となる星細胞の浮腫を誘発すると考えられる。組織学的な変化としては，肝細胞の細胞質の脂肪滴による空胞変性，脳内での星細胞の浮腫およびニューロンの消失，腎臓での近位尿細管の浮腫と脂肪変性が挙げられる。

Box 80.1

診断基準

- 意識レベルの変化を伴う急性の非炎症性の脳症
- 肝機能障害，肝生検で炎症や壊死を伴わない脂肪変性，あるいは AST，ALT，アンモニアが 3 倍以上に上昇
- 脳浮腫や肝機能異常を説明する他の要因がない
- 髄液の白血球数は 8/mm^3 で通常はリンパ球。初圧は，特にステージ 4，5 では上昇している可能性はあるものの，通常，初圧上昇は認めない。
- 脳生検で炎症や壊死を伴わない脳浮腫

ALT＝アラニントランスアミナーゼ，AST＝アスパラギン酸トランスアミナーゼ

病因

病原体

インフルエンザウイルス A，B 型と水痘帯状疱疹ウイルスが，Reye 症候群に最も関連の深い病原体である。その他の病原体としては，パラインフルエンザウイルス，アデノウイルス，コクサッキーウイルス，ヘルペスウイルス，風疹ウイルス，麻疹ウイルス，サイトメガロウイルス，EB ウイルス(Epstein-Barr virus：EBV)，ヒト免疫不全ウイルス(human immunodeficiency virus：HIV)，レトロウイルス，A 型・B 型肝炎ウイルス，*Mycoplasma*，*Chlamydia*，百日咳菌，赤痢菌，*Salmonella*，ポリオウイルスが挙げられる。Reye 症候群は，生ウイルスワクチンを接種した後にも起こりうる。

salicylate(サリチル酸)

疫学研究では，salicylate，特に aspirin と Reye 症候群の関連性が示されている。aspirin を服用した小児のわずか 0.1%が Reye 症候群になるにすぎないが，Reye 症候群と診断された患者の 80%以上が過去 3 週以内に aspirin を内服している。米国では，1980 年に小児には salicylate での治療を行わないよう勧告したところ，すぐに Reye 症候群の発生率は激減した。他の国々でも，aspirin 使用禁止の勧告が出されると，同様の減少がみられた。

その他の薬剤

sodium diclofenac や mephenamic acid などの非ステロイド性抗炎症薬は，Reye 症候群を誘発するか増悪させると考えられる。acetaminophen が Reye 症候群の独立した原因薬剤であるということを実証したデータはないが，aspirin と acetaminophen の相互作用，相乗効果，共毒性の可能性を示す証拠はいくつか存在する。valproate，warfarin，zidovudine，didanosine，tetracycline，一部の抗腫瘍薬，アトラクチロシドを含有する漢方薬，*Callilepis laureola*[訳注：花弁は白色で葉は緑色のキク科の多年草であり，南アフリカ共和国の東部の草原に生息している。特にクワズール・ナタール州に住むズールー族によって薬草として伝統療法で用いられているが，強い肝毒性がある。別名 impila と呼ばれ，これはズールー族の言葉で「健康」を意味する]の塊茎の抽出物に含まれるジテルペン配糖体(impila 中毒)では，Reye 症候群あるいは

Reye様症候群との関連性が報告されている。制吐薬との関連性も唱えられていたが，実証されなかった。

毒物

殺虫剤，除草剤，アフラトキシン[訳注：カビ毒の一種]，イソプロピルアルコール，塗料，塗料用シンナー，インドセンダン油(ニーム油)，肝毒性のあるキノコ，アキー[訳注：ムクロジ科アキー属の樹木]の果実内のハイポグリシン(ジャマイカ嘔吐症)，*Bacillus cereus* の産生するセレウリド毒素がReye症候群の原因として報告されている。

先天性代謝異常

Reye様症候群の原因となるのは，脂肪酸の酸化障害，特に，中鎖アシルCoA脱水素酵素(medium-chain acyl-CoA dehydrogenase：MCAD)欠損症と長鎖3-ヒドロキシアシルCoA脱水素酵素(long-chain 3-hydrocyacyl-CoA dehydrogenase：LHCAD)欠損症，尿素サイクル異常症，プロピオン酸血症やメチルマロン酸血症などのアミノ酸症および有機酸症，原発性カルニチン欠損症，ジヒドロリポアミド脱水素酵素欠損症，糖質代謝異常である。

疫学

米国では，1973年にCDCによるサーベイランス報告が義務化された。1979〜1980年にかけて1,207例が報告され，1979〜1980年にかけての555例がピークであった。1987〜1993年までは年間最大36例が報告されたが，1994年以降は年間2例以下である。診断された患者の年齢のピーク値は5〜14歳である。CDCはすでに報告を義務化していないが，多くの地方や州の保健当局では今でも報告を義務づけている。

臨床像

ウイルス感染症の症状が治癒して12時間〜3週間(平均3日)経過してから，突然，強烈な嘔吐が出現する。2歳未満の小児では，下痢および過換気が初発症状となるかもしれない。通常，神経症状は嘔吐が出現してから24〜48時間後に出現し，活動性の低下で始まり，易刺激性，興奮，せん妄，けいれん発作，そして昏睡へと進行していく。

診察所見としては，脱水，肝腫大，活動性の低下，脳症，昏蒙，昏睡，けいれん発作，麻痺が認められる。特に注目すべきこととして患者は解熱しており，黄疸もほとんどあるいは全く認めない。

急性呼吸不全，誤嚥性肺炎，不整脈，心筋梗塞，循環虚脱，消化管出血，膵炎，腎不全，脳ヘルニアが認められることもある。

臨床病期

Lovejoyは，Reye症候群をステージ1〜5の5つの臨床病期に分類した。Hurwitzは，それに加えて非臨床病期(すなわち，ステージ0)を設定した。さらに，CDCは(意識レベルを低下させる)治療のために分類不能な患者に対してステージ6を設定した。ステージ0は，臨床診断基準を満たさないため，CDCによる症例定義には当てはまらない(Box 80.2)。

Box 80.2

臨床病期

- ステージ0：意識清明，Reye症候群に合致する病歴および検査所見，臨床症状は認められない
- ステージ1：嘔吐，傾眠，活動性低下
- ステージ2：落ち着きがない，易刺激性(怒りっぽい)，喧嘩しやすい，見当識障害，せん妄，頻脈，過換気，瞳孔散大し対光反射が緩慢，反射亢進，Babinski徴候陽性，侵害刺激に対する反応は正常
- ステージ3：昏蒙，昏睡状態，除皮質硬直，侵害刺激に対する反応が鈍い
- ステージ4：深昏睡，除脳硬直，瞳孔散大および固定，眼前庭反射の消失，温度刺激に対して非共同注視
- ステージ5：けいれん発作，弛緩性麻痺，深部腱反射の消失，瞳孔反応の消失，呼吸停止
- ステージ6：意識レベルを低下させる薬剤での治療によって病期分類が不能な患者

検査異常

嘔吐によって血清の重炭酸が低下する。BUNおよびクレアチニンが上昇する。静脈のpHは，アニオンギャップの増加を伴う代謝性アシドーシスを示すことがある。

患者は抗利尿ホルモン不適切分泌症候群(syndrome of inappropriate secretion of antidiuretic hormone：SIADH)あるいは尿崩症(diabetes insipidus：DI)に陥るかもしれない。血糖値は通常正常だが，特に1歳未満の小児およびステージ5では低値を示すことがある。

意識レベルの変化を来してから24〜48時間後にアンモニアは正常値(正常値≦80 μmol/L，新生児では≦100 μmol/L)の1.5倍に上昇し，これは最も頻度の高い検査上の異常所見である。症状出現後56〜60時間でアンモニアはピークに達し，ステージ4，5では正常範囲内に戻る可能性があり，血中からのクリアランスは脳からのクリアランスよりも速い。

アラニントランスアミナーゼ(alanine transaminase：ALT)およびアスパラギン酸トランスアミナーゼ(aspartate transaminase：AST)は正常値の3倍まで上昇するが，ステージ4，5までに正常値内に戻るかもしれない。10〜15%の患者でビリルビンは2 mg/dLを超えるが，通常は3 mg/dL未満である。直接ビリルビンが15%を超えるか，総ビリルビンが3 mg/dLを超える場合は，その他の診断を検討すべきである。

リパーゼおよびアミラーゼは上昇する。

乳酸デヒドロゲナーゼ(lactic dehydrogenase：LDH)は高いことも低いこともある。

プロトロンビン時間(prothrombin time：PT)および活性化部分トロンボプラスチン時間(activated partial thromboplastin time：aPTT)は，50%を超える患者で1.5倍以上に延長する。第I因子(フィブリノーゲン)，第II因子，第VII因子，第IX因子および第X因子は，肝臓での合成能が障害されるために低下することがある。消費によって，凝固因子は低値となることがある。通常，血小板数は異常を来さないが，平均血小板容積は初期には減

少する場合がある。

遊離脂肪酸およびアミノ酸(例：グルタミン酸，アラニン，リジン)は上昇していることがある。

尿比重は上昇する。80%でケトン尿が認められる。

髄液の白血球数は，疾患定義に準拠すると8/mm^{3}を超えない。初圧は通常，正常範囲内であるが，上昇することもあり，特にステージ3〜5においてみられる。

脳CTで脳浮腫が認められることがあるが，通常は異常を認めない。

脳波では早期には徐波化がみられ，晩期になると平坦化する。

これらの異常はReye症候群に特異的なものではなく，鑑別を要する他の疾患による場合もある。

鑑別診断

髄膜炎，脳炎，脳内出血，敗血症，胃腸炎，肝炎，昏蒙を伴った腸重積，薬剤の副作用，毒物，先天性代謝異常が鑑別診断となる。

先天性代謝異常は1歳未満で同じ症状が反復することで示唆され，さらに，長期間にわたって食事が摂取できないか食習慣に変調を来す，併発した疾患に対して十分な代償機構が働かない，発育障害，神経学的異常の存在，同様の症状を呈する家族歴や原因不明の新生児 / 乳児死亡の家族歴などの要素が，先天性代謝異常の存在を疑うきっかけとなる。

治療

早期発見，慎重なモニタリング，およびReye症候群や先天性代謝異常が疑われる症例に対する積極的な治療が必須である。治療の主軸となるのは，気道や呼吸，循環のサポート，代謝要求の最小化，異化を避けること，同化作用の促進，代謝障害や凝固障害の是正，アンモニアの解毒，および頭蓋内圧亢進の予防と治療である(表80.1)。肝移植によってReye症候群の治療に成功した例もある。

血行動態を監視するために中心静脈ラインと動脈ラインのいずれかまたは両方，尿量を測定するためにFoleyカテーテル，必要に応じて頭蓋内圧モニタリング装置を留置する。心機能をモニ

表80.1
治療

気道，呼吸	**酸素投与**，気道確保のため必要に応じて**気管挿管**，(人工呼吸による)調節換気，頭蓋内圧亢進を予防する 頭蓋内圧亢進を最小限にできる(麻酔薬と筋弛緩薬を同時に投与する)迅速導入法での挿管 腹腔内圧を減圧するための経鼻胃管	バイタルサイン，酸素化，呼気終末二酸化炭素分圧波カプノグラフィー，血液ガスによる継続的な心肺系のモニタリング
循環	輸液量を維持量の3分の2へ減量することを検討 ボリュームを回復させるのに**膠質液**を用いる 血液成分の不足を是正するのに**血液製剤**を用いる	過剰な輸液は脳浮腫を増悪させるかもしれない。脱水は心血管系のボリュームを減らし，脳灌流も減少させる。目標は正常な尿量が得られることである。アルブミンの有効性については意見が割れている
電解質異常	**ナトリウムとカリウム**の電解質異常を補正，あるいは電解質異常を来さないよう調節	アシドーシスに対してsodium bicarbonateを，高アンモニア血症に対してsodium benzoateやsodium phenylacetateを投与するなら，高ナトリウム負荷の原因となるため輸液量を調節する必要があるかもしれない
低血糖	25%**ブドウ糖**を1〜2 mL/kg 静注し，その後，必要に応じて10〜15%ブドウ糖を投与し，血糖値を100〜125 mg/dLに維持する	血糖値をチェックする(特に1歳未満の患児，あるいは意識障害を呈している患者) 先天性代謝異常による低血糖が懸念される場合，低血糖のリスクを減らすために血糖を100〜150 mg/dLに維持する
アシドーシス	**sodium bicarbonate**でアシドーシスを補正することに関しては，奇異性の髄液のアシドーシスを呈する可能性があるため，意見が割れている pH<7.0〜7.2であれば，pHを7.25〜7.3まで補正するのに0.5〜2 mg/kg/時での投与を検討する	bicarbonateを投与すべきpHや適正な投与量に関するデータはない。急速な補正や過剰な補正は避ける
高アンモニア血症	**sodium phenylacetate-sodium benzoate**［訳注：日本未発売］ アンモニア>500〜600 μg/dLの場合や，sodium phenylacetate，sodium benzoateによる初期治療に反応の乏しい高アンモニア血症の患者では，**血液透析**を検討すべきである	米国食品医薬品局(FDA)は，尿素サイクル欠損による高アンモニア血症に対する治療に認可している 肝臓の基礎疾患を有する場合は禁忌 代謝の専門医や肝臓専門医への相談を推奨 添付文書の指示に従うこと。**注意**：体重<20 kgは体重ベース，>20 kgは平方メートル［訳注：体表面積］ベース
嘔気，嘔吐	嘔吐に対して必要に応じて**ondansetron** 1〜2 mg 静注 8時間ごと。嘔吐を防ぐためにsodium phenylacetate，sodium benzoateと共に投与する 消化管保護のために**制酸薬**を検討する	QTc延長する場合は注意して使用。先天性代謝異常，特に有機酸症あるいは脂肪酸酸化障害が明白，もしくはその可能性がある場合はQTc延長のリスクが増加するため，非代償性心不全の患者では使用を控える

(次ページへ続く)

表 80.1（続き）

頭蓋内圧亢進	**頭部**は正中位とし，ベッドを 30 度挙上する **PCO_2** を 35〜40 mmHg の**正常**範囲内に保つように**換気する** 低張液よりも**等張液**を用いて体液欠乏を回復させることで過剰な輸液を避け，正常な尿量を維持するのに必要な量へと**輸液量を制限**し，体液過剰に対しては，必要に応じて **furosemide** 1 mg/kg を 4〜6 時間ごとに投与する 脳代謝の増加と高熱による血流増加を防ぐために発熱に対して**解熱薬**を使用 興奮を抑えるために，あるいは痛みを伴う治療介入に対して**鎮痛 / 鎮静**を行う。悪寒を抑えるために**筋弛緩薬**を用いる **バルビツール酸**によって**昏睡状態とすること**や**低体温**の有用性に関しては意見が割れている 生命を脅かす頭蓋内圧亢進に対しては，20% **mannnitol** 溶液 0.25〜0.5 g/kg の 10〜20 分かけての静注を最大 6〜8 時間ごとに繰り返すか，3%**高張食塩水** 3〜5 mL/kg を 3〜30 分かけて投与する	
けいれん発作	**phenytoin** 10〜20 mg/kg をローディング後，5 mg/kg/ 日を 6 時間ごとに分割投与するか，fosphenytoin を phenytoin 換算で 10〜20 mg/kg 投与する	valproate を避ける。高アンモニア血症の原因となるか，あるいは増悪させるため
凝固異常	**新鮮凍結血漿**（FFP）10〜15 mL/kg を 12〜24 時間ごと，**寒冷沈殿物製剤（クリオプレシピテート）**10 mg/kg を 6 時間ごと，**血小板**，**ビタミン K**1〜10 mg 静注，**交換輸血** **血小板**は侵襲的処置の前に 5 万 /mm^3 を超えるように投与する	活動性の出血あるいは侵襲的処置の際は FFP による急速な補正，輸液による体液量増加が必要である。クリオプレシピテートのほうが FFP よりもフィブリノーゲンの濃度が高いため，もしフィブリノーゲンが 100 mg/dL 未満であれば，FFP の代わりにクリオプレシピテートの投与を検討する。補正に急を要さないのであれば，FFP やクリオプレシピテートの代わりにビタミン K を用いる。交換輸血が必要になることはめったにない

PCO_2＝二酸化炭素分圧

ターするのに心電図，けいれん発作を監視するために脳波を用いる。

予後

早期診断，軽症例が認識されるようになったこと，積極的な治療，ならびに先天性代謝異常症を含む Reye 様症候群に対する正しい診断と疾患特異的な治療によって，死亡率は 50%から 20%未満にまでに低下した。死亡例の多くは脳浮腫か頭蓋内圧亢進によるが，心筋の機能低下や循環虚脱，呼吸不全，消化管出血，腎不全，敗血症による場合もある。

生き延びた患者は完全に回復する可能性がある。米国のデータでは，ピーク時の 1981〜1997 年にかけて，予後が判明している患者の 62%が完全に回復することが示されている。予後不良の予測因子は以下のとおり。

- 年齢＜5 歳（死亡率 42.8% vs 24.2%，相対リスク 1.8，95%信頼区間 1.5〜2.1）
- ステージ 1 から 3 への急激な進行，発症時のステージが 4 あるいは 5。ステージ 3 を超えると，障害を残さないで回復するのは難しい。ステージ 0〜2 だと完全に回復する可能性がある
- 中心静脈圧＜6 mmHg
- アンモニア高値（死亡率 28.6% vs 8.4%，相対リスク 3.4，95%信頼区間 1.9〜6.2）。生存者では，血中アンモニア濃度が高く，高アンモニア血症が遷延すると，神経学的後遺症の可能性が高まる。
- 血糖＜60 mg/dL
- 低蛋白血症
- 筋肉病変
- 先行する下痢症状

予防

小児では salicylate および salicylate 含有薬物を避けなければならない。salicylate が治療の主軸となる疾患（例：川崎病）を有する小児では，Reye 症候群の最初の徴候や症状が出現した段階で salicylate を中断しなければならず，服用した salicylate が完全に代謝されるまで acetaminophen の使用を避けるべきかもしれない。

CDC は，生後 6 か月を超えるすべての小児に対してインフルエンザワクチンを推奨している。

文献

Belay ED, Bresee JS, Holman RC, et al. Reye's syndrome in the United States from 1981 through 1997. *N Engl J Med*. 1999;340(18):1377–1382.

Brassier A, Ottolenghi C, Boutron A, et al. Dihydrolipoamide dehydrogenase deficiency: A still overlooked cause of recurrent acute liver failure and Reye-like syndrome. *Mol Genet Metab*. 2013;109(1):28–32.

Cag M, Saouli AC, Audet M, Wolf P, Cinqualbre J. Reye syndrome and liver transplantation. *Turk J Pediatr*. 2010;52(6):662–664.

Centers for Disease Control (CDC). Reye syndrome surveillance–United States, 1982 and 1983. *MMWR Morb Mortal Wkly Rep*. 1984;33:41–42.

Chornomydz I, Boyarchuk O, Chornomydz A. Reye (Ray's) syndrome: A problem everyone should remember. *Georgian Med. News* 2017;272:110–118.

Diagnosis and treatment of Reye's syndrome. *JAMA.* 1981;246(21):2441–2444.

Dinakaran D, Sergi CM. Co-ingestion of aspirin and acetaminophen promoting fulminant liver failure: A critical review of Reye syndrome in the current perspective at the dawn of the 21st century. *Clin Exp Pharmacol Physiol.* 2018;45:117–121.

Glasgow JF, Middleton B. Reye syndrome-insights on causation and prognosis. *Arch Dis Child.* 2001;85(5):351–353.

Gosalakkal JA, Kamoji V. Reye syndrome and Reye-like syndrome. *Pediatr Neurol.* 2008;39:198–2008.

Johnson GM, Scurletis TD, Carroll NB. A study of sixteen fatal cases of encephalitis-like disease in North Carolina children. *N C Med J.* 1963;24:464–473.

Lovejoy FH Jr, Smith AL, Bresnan MJ, et al. Clinical staging in Reye syndrome. *Am J Dis Child.* 1974;128(1):36–41.

Pugliese A, Beltramo T, Torre D. Reye's and Reye's-like syndromes. *Cell Biochem Funct.* 2008;26(7):741–746.

Reye RDK, Morgan G, Barel J. Encephalopathy and fatty degeneration of the viscera: A disease entity in childhood. *Lancet.* 1963;2:749–752.

Sert A, Kilicaslan C, Solak ES, Arslan S. Mean platelet volume in children with Reye-like syndrome. *Platelets.* 2015;26:212–215.

Sullivan KM, Belay ED, Durbin RE, Foster DA, Nordenberg DF. Epidemiology of Reye's syndrome, United States, 1991–1994: Comparison of CDC surveillance and hospital admission data. *Neuroepidemiology.* 2000 Nov-Dec;19(6):338–344.

Weiner DL. Metabolic emergencies. In KN Shaw, RG Bachur, eds. *Fleisher & Ludwig's textbook of pediatric emergency medicine*, 7th ed. Philadelphia: Wolters Kluwer; 2016: 894–913.

81 進行性多巣性白質脳症

■著：Christopher M. Perrone, Joseph R. Berger
■訳：西村 翔

イントロダクション

1958年にAstromおよびMancall，Richardsonは，特徴的な3つの神経病理所見，すなわち，脱髄，巨大な星細胞，異常な細胞核をもつ希突起膠細胞を伴う進行性の神経疾患について報告した。彼らはその疾患を**進行性多巣性白質脳症(progressive multifocal leukoencephalopathy**：PML)と命名した。この神経疾患の原因となるウイルスは後世になるまで解明されなかった。後天性免疫不全症候群(acquired immunodeficiency syndrome：AIDS)の世界的な流行(パンデミック)が起こるまで，PMLは免疫不全を来す基礎疾患を有する患者以外にはほとんどみられない，きわめてまれな疾患であった。高活性抗レトロウイルス療法(highly active antiretroviral therapy：HAART)が登場する前は，PMLは先進国のヒト免疫不全ウイルス(human immunodeficiency virus：HIV)感染者の約20分の1に生じていた。HAARTの導入によって，AIDS関連のPMLは減少したが，現在でもAIDSは全PML症例の約80%で素因疾患となっていると推定されている。血液学的悪性腫瘍が次いで10%を占めている。しかし，免疫抑制療法や免疫調整療法の発展により，自己免疫疾患患者におけるPMLの発生率が上昇している。現在までに少なくとも50種類の薬剤がPMLと関連しているが，それらの薬剤によるPMLのリスクには幅がある。ある薬剤がPMLに対して特有のリスクを有するかどうかを判断するには，3つの因子を利用することができ，それらはすなわち，(1)治療中の基礎疾患が，薬剤を投与しなかったとしてもPMLと関連しているかどうか，(2)薬剤の投与開始からPMLの発症までに潜伏期間があるかどうか，(3)その薬剤によってPMLが確認される頻度，である。methotrexate，azathioprine，mycophenolate mofetilなどの免疫抑制療法は，関節リウマチやループスといったリウマチ性疾患の治療で用いられ，PMLの発症に関与している症例が多数，報告されている。免疫調整療法に関しては，多発性硬化症および炎症性腸疾患の治療薬として承認されている$\alpha 4\beta 1$インテグロン阻害薬であるモノクローナル抗体natalizumabが，2006年に市場に再導入されて以降，800を超える関連PML症例が報告されている。多発性硬化症はPMLの素因とはならないため，natalizumabはPMLを誘発するリスクが最も高い治療薬と考えられる。

JCウイルスと，PMLの発症機序

1965年にZu RheinとChouが，神経膠細胞の核内に，パポバウイルスに似たウイルス粒子を発見した。のちにPadgettが，PMLの脳の神経膠細胞の培養からポリオーマウイルスを分離した。このウイルスは，二重らせん状，スーパーコイル構造をとる5.1キロベース(kb)の単一のDNAゲノムを，直径40〜50 nmの二十面体の蛋白構造のカプシドに包まれた状態で保持している。このウイルスは，最初に分離された患者のイニシャルにちなんでJCウイルスと名づけられた。JCウイルスのDNAは3つのカプシド蛋白(VP1，VP2，VP3)と，5つの制御蛋白〔agnoprotein，t，T，T'135，T'136，T'165(後者3つは，早期ウイルスmRNAの選択的スプライシングによって生成される)〕をコードしている。現在まで，すべてのPML症例はJCウイルスによって起こっているが，免疫不全患者において，その他のポリオーマウイルス，特にBKウイルスによるPML様の病態の報告が，まれながら存在する。

JCウイルスは細胞表面に結合する際に，シアル酸に結合したセロトニン受容体である5-HT2A受容体を利用している。JCウイルスはおそらく，まだ同定されていないその他の受容体にも結合する。ウイルスは，細胞表面に結合した後，クラスリン依存性およびeps15依存性に細胞内に侵入し，カベオソームによって細胞質内小胞体へと輸送される。そこから核内に侵入する。ウイルスのトロピズムにとっては，ゲノムの制御領域に選択的に作用する核DNA結合蛋白が必須となる。JCウイルスはおそらく，白血球によって脳へと輸送されている。病理学的には，典型的なPMLでは皮髄境界が最も侵されやすい領域である。ウイルスは脳に単独で侵入するのか，細胞と共に侵入するのかは，まだわかっていない。JCウイルスの遺伝子の組み換えと，ウイルスの中枢神経系への侵入を支援するのにB細胞が基本的な役割を担っていることを指摘する研究者もいる。Tリンパ球，特にJCウイルス特異的細胞障害性CD8陽性T細胞は，JCウイルスによる中枢神経系の感染を制御するのに重要な役割を果たしている。これらの細胞傷害性T細胞は生存率と相関し，さらにこれらは免疫再構築症候群(immune reconstitution inflammatory syndrome：IRIS)を生じさせる。血清疫学研究では，ウイルスは世界中に存在していることが証明されている。20歳までに約50〜70%あるいはそれ以上の人々がJCウイルスに曝露する。JCウイルスが伝播していく機序はまだ解明されていない。扁桃組織内にJCウイルスが検出されることから，気道あるいは口咽頭が感染経路である可能性が示唆されるが，ポリメラーゼ連鎖反応(polymerase chain reaction：PCR)によって唾液および鼻咽頭分泌物内の再活性化JCウイルスの発現を調べた研究では，免疫学的に正常な人々においてはウイルスの存在が証明されなかった。JCウイルスの初感染による急性疾患は過去に1例も確認されていない。感染後，潜在したウイルスは腎臓，リンパ節，扁桃，腸管，肺を含む多数の神経外組織で認めることができる。全成人の約3分の1で尿中からJCウイルスが検出される。腎臓から分離されるウイルスとPML患者の脳から分離されるウイルスが異なっていることから，前者は「原型」ウイルスと称されている。原型ウイルスは，B細胞系統内で，神経向性へと遺伝子が組み換えられ，細胞結合ウイルスとして脳内へと移動する。全患者でJCウイルスに対する免疫グロブリン(immunoglobulin：Ig)Gが証明されること，PMLを発症する数か月～数年前に少数の患者で血液や組織から神経向性JCウイルスが証明されること，natalizumabに関連して起こったPML患者の多数でPML発症前6か月以内にJCウイルス特異的抗体が存在していること，小児ではこの疾患はまれであることなどの一連のエビデンスは，非中枢神経系の潜伏性あるいは遷延性の感染が再活性化することによってPMLを発症するという主張を支持するものである。まれではあるが，初感染後にPMLを発症する可能性はある。PMLの発症機序に関しては多数の議論が渦巻いている。PMLの発症に関して現在提唱されている仮説というのは，乗り越えるべきハードルが存在する確率論的疾患だとするものであり，そのハードルとしては，(1)初感染，(2)ウイルスが潜伏感染を起こすこと，(3)原型株から，おそらくB細胞内での神経向性ウイルスへの変異，(4)ウイルスの再発現，(5)脳内に侵入し，希突起膠細胞への増殖感染を起こすこと，(6)脳内でウイルスを抑制したり排除するための標準的な免疫機序の欠落，が挙げられる。

AIDS患者でPMLを発症した人の数が，同程度の細胞性免疫不全を来す他疾患を有する患者でPMLを発症した人の数を大きく上回ることから，HIV感染に関連した因子がPMLの頻度を増大させている可能性がある。この特有の関連性は，免疫抑制の程度と期間，HIV感染による血液脳関門の変化，脳内でのHIV感染マクロファージと小膠細胞によって産生されたサイトカインによるJCウイルス感染B細胞に対する内皮接着分子の上方調節，HIVに関連したB細胞の活性化，HIVのtat蛋白およびHIVによって誘導されたケモカインによるJCウイルスの転写促進が関与している可能性がある。

多発性硬化症あるいは炎症性腸疾患の治療でnatalizumabを投与されている患者，あるいは，かつて乾癬の治療に使用されていたリンパ球機能関連抗原(lymphocyte function-associated antigen：LFA)［訳注：LFAは細胞接着分子の一種］拮抗薬であるefalizumabを投与されている患者は，PMLを発症するリスクが非常に高いようである。これらのモノクローナル抗体は，JCウイルス特異的細胞障害性T細胞による中枢神経系の監視体制を阻害し，さらに未成熟B細胞を放出することによってPMLを誘発し，これらは結果的に原型JCウイルスが神経向性へと遺伝子組み換えを起こす確率を高めて，さらに(未成熟B)細胞内でのJCウイルスの複製を促進する可能性が推測されている。これらの薬剤によるPMLのリスクは，現在までPMLへの関連性が報告されている他の薬剤と比較してはるかに高い。

病理

その病名が示すように，この感染症は多数の部位で脱髄が起こることを特徴とし，顕鏡では，炎症性浸潤をほとんど伴わない多巣性のミエリンおよび希突起膠細胞の脱落，過色素性で腫大した希突起膠細胞核(図81.1)，不規則に分葉化した核をもつ腫大した異様な外観の星細胞，の3つの特徴的な所見が認められる。腫大した希突起膠細胞は主に病変の周辺部に認められ，一方で異型星細胞は一般的に病変の中心部に多い。ウイルス粒子の超微細構造は電子顕微鏡で確認できる。その他のウイルス検出法としては，免疫組織化学染色とPCRがある。ウイルスは，感染細胞の核内での糸状型，核内あるいは細胞質内での球型または準結晶型の3つの形態で確認される。ウイルス粒子のほとんどは希突起膠細胞内で視認でき，まれに星細胞内でも視認できる。希突起膠細胞へは増殖性の感染を起こす一方で，星細胞はウイルスの増幅を許容しない。JCウイルスは，小脳の顆粒細胞変性症や脳炎を含む中枢神経系疾患の他の病態にも関与しており，これらの病態はPMLと共に観察されることがある。

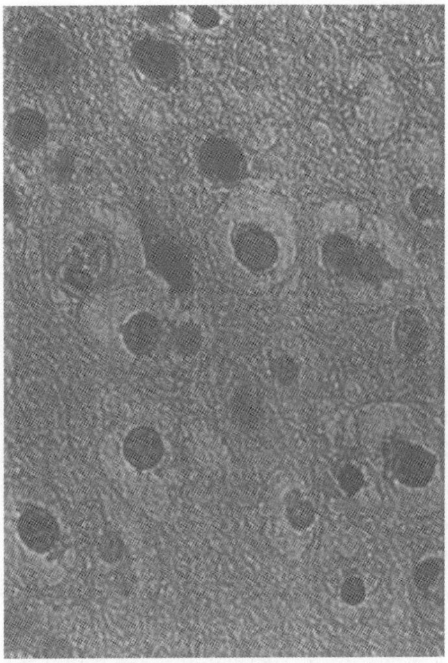

図81.1
JCウイルスに感染し核が腫大した異常な希突起膠細胞

疫学

PMLの疫学は，特定のリスク集団の増加によって特徴づけられるいくつかの時代に分けることができる。それは，AIDSが発見される前の時代(1958～1981年)，AIDS時代(1981～1995年)，HAART時代(1995～2006年)，およびモノクローナル抗体時代(2006年～現在)である。1982年以前には，200症例のPMLが全米保健医療統計センター(National Center for Health Statistics)により記録されているが，1984年に発刊された詳細な文献レビューでは230例が確認されている。これらの症例の圧倒的多数はリンパ系(主にはB細胞性系)の悪性腫瘍に伴って起こっている。

AIDSの合併症としてPMLが最初に報告されたのは1982年であった。その後，HIV感染患者でのPML罹患率が5%に急増し，AIDS患者の致死的な中枢神経疾患の20%近くを占めるようになった。1990年代の半ばまでは，HIV感染患者がPML症例の90％近くを占めていた。しかし，HAARTの導入と改良によって，HIV感染患者でのPMLの罹患率は徐々に低下し，1996年に14.8症例/1,000患者(人)年であったものが，2005年には2.6症例/1,000患者(人)年に減少した。

HAART時代にHIV患者におけるPML罹患率が低下したために，リウマチ性疾患を有する患者におけるPMLの認知度が上昇した。公表されている35症例のレビューでは，1995〜2006年の間に22症例が報告されている。患者の多くは全身性エリテマトーデスであったが，関節リウマチ(rheumatoid arthritis：RA)，多発性筋炎，皮膚筋炎，多発血管性肉芽腫症(granulomatosis with polyangiitis：GPA)，強皮症なども含まれていた。背景の自己免疫がPMLの発症リスクに寄与している可能性はあるが，各症例はazathioprine，methotrexate，mycophenolate mofetil，chlorambucil，cyclophosphamide，慢性のステロイド使用などの免疫抑制療法と関連していた。

モノクローナル抗体の出現は，特定の患者層においてPMLの新たなリスクをもたらした。2006年に，抗CD20モノクローナル抗体であるrituximabが関節リウマチの治療に承認され，その後，多発血管性肉芽腫症および顕微鏡的多発血管炎の治療に承認が拡大された。2015年現在，rituximab投与下でのPMLは関節リウマチ患者9人と多発血管性肉芽腫症の患者2人で認められている。しかし，rituximabのリスクは，多発性硬化症の患者の治療に用いられ，血液脳関門での細胞の接着を阻害する$\alpha 4\beta 1$インテグリン阻害薬であるnatalizumabと比較すると微々たるものであり，natalizumabでは2006年以降，800例を超えるPML症例が報告されている。

fingolimodやdimethyl fumarateなどの多発性硬化症に対する新しい免疫調整療法がPMLと関連していることから，多発性硬化症の患者はPMLのリスク集団として重要性が増している。PML症例の約80％で素因となっているように，依然としてHIVが最大のリスク因子であり，さらに10％は血液学的悪性腫瘍に起因するが，多発性硬化症やその他の自己免疫疾患の患者が残りの10％の大部分を占めている。罹患率とリスク集団は，治療の進歩と共に時代に合わせて変化し続けるであろう。

臨床像

PMLの臨床像は多彩で，侵される脳の部位，またその素因となる疾患(表81.1)によって左右される。natalizumabに関連したPMLで最も頻度の高い異常所見は行動異常と認知機能異常，次いで筋力低下であり，一方でHIVに関連したPMLで最も頻度の高い徴候は筋力低下(通常，片側不全麻痺)，歩行障害，発語および言語障害，認知機能障害，視力障害であった。運動失調，構音障害，しびれ感，頭痛，失語，けいれん発作，および回転性眩暈も時に報告される。まれに，相貌失認，失行，左側空間無視，Gerstmann症候群といった局所性の認知障害も認められるが，記憶障害や性格変化などの広範な障害のほうがより頻度は高い。素因によってPMLの発症様式に多少の違いがある。まれなケースだが，あらゆる臨床症状に先行して，PMLによる異常所見がMRIで確認されることがあるが，通常は画像上の異常所見が認められてから数週以内に症状が出現する。

表81.1
HIVあるいはnatalizumab投与時の進行性多巣性白質脳症(PML)の症状

症状	HIV関連PML	natalizumab関連PML
筋力低下	42%	25%
発語/言語障害	40%	25%
認知障害	36%	50%
歩行障害	29%	14%
感覚脱失	19%	4%
視覚障害	19%	29%
けいれん	9%	21%
複視	9%	4%
四肢の協調運動障害	6%	14%

(Clifford et al. 2010，およびBerger 1998より)

画像

画像検査で典型的な所見が認められる場合には，PMLの診断が強く疑われる。CTで白質の多発性の低信号域が認められる(図81.2)が，MRIのほうが感度は高い。PML病変はT2では高信号域となり(図81.3)，T1では低信号域となる。PML-IRISがなければ腫瘤効果は認められず，また，PML-IRISでは脳浮腫はまれである。これらの領域の，ホタテ貝のように波を打った外観は，皮質下の“U”線維が侵されることによる。どの領域にも病変を形成しうるが，前頭および頭頂-後頭部に出現しやすく，これはおそらく，これらの領域には白質の量が多いことによる。約3分の1

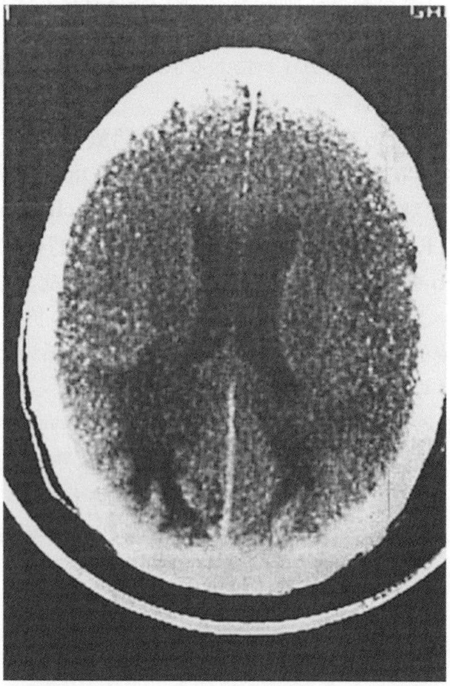

図81.2
CTで両側後頭葉に異常な低信号域を認める。

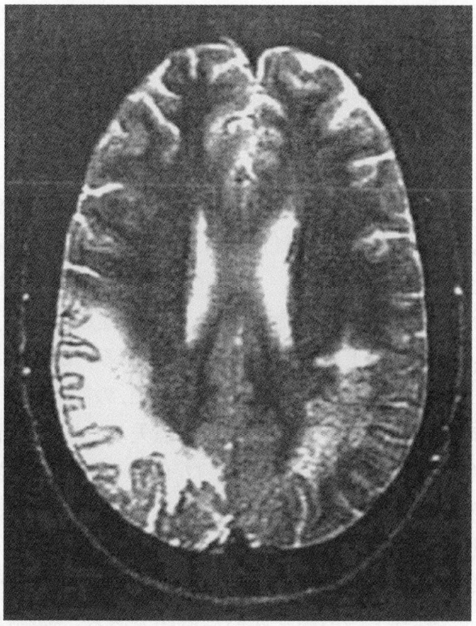

図 81.3
T2 強調 MRI 画像で，右半球白質の広範な高信号域と左側皮質下の小さな病変を認める。

の患者で後頭蓋窩に病変が認められ，5％は小脳および脳幹部にのみ病変が形成される。ほとんどの患者で両側性に異常信号域が認められ，また，基底核に病変が認められることがあり，それは主として，この領域を通る有髄線維が侵されるためである。造影効果は典型的ではないとされるが，HAART より前時代の AIDS の PML 患者の 10％で，CT 上造影効果を認め，15％で MRI 上ガドリニウムによる造影効果を認めた。natalizumab に関連した PML では，40～50％で MRI 上ガドリニウムによる造影効果が認められる。MRI のグラディエントリコールエコー（gradient-recalled echo：GRE）および感受性協調画像（susceptibility-weighted imaging：SWI）では，PML 病変の周囲に薄い暗色の縁が認められることがあるが，これは担鉄マクロファージの影響と考えられている。当初の MRI での異常が複数の点状病変の場合があるが，ゆっくりと増大し融合する。生存期間が長いと，Waller 変性が観察される場合がある。

HIV 感染に伴って PML を発症した場合，HIV 白質脳症との鑑別が必要となるが，画像上では困難な場合がある。HIV 白質脳症の MRI では，脳萎縮を示すことが多く，造影効果を伴わない白質病変が認められ，典型的には T1 強調画像で等信号域となる。臨床的に鑑別する場合，HIV に関連した PML の特徴は，進行が急速であること，皮質下の病変，巣状の神経脱落所見である。対照的に，HIV 白質脳症あるいは HIV による認知障害では，より緩徐な経過をたどりやすく，病変は皮質に生じやすく，巣状の神経脱落所見を呈することはまれである。

多発性硬化症に対して natalizumab で治療中に PML を発症した患者では，多発性硬化症による白質病変と PML による白質病変とを鑑別することは困難である。多発性硬化症の病変はしばしば，脳室周囲に優位であり，また Dawson's finger 状の外観[訳注：側脳室壁と垂直方向に長い卵円形の深部白質病変]を呈し，典型的には，不完全なリング状全体に均質な造影効果を示す。対照的に，皮質下の病変，淡く不均一な造影効果，T2 強調画像で灰白質側の境界は明瞭で白質側の境界は不明瞭であること，および T1 強調画像で低信号を示し拡散強調画像で高信号を示す病変は，PML を示唆する所見である。

髄液

通常行われる髄液の検査が，PML の診断においてとりわけ有用ということはない。髄液中の蛋白の軽度増加とミエリン塩基性蛋白（myelin basic protein：MBP）の増加が認められることがある。HIV 感染者では，オリゴクローナルバンドの出現や，IgG 合成能の亢進（髄液の IgG インデックスの上昇）が認められる頻度は低くないが，これは JC ウイルスよりもむしろ HIV に起因するものである。臨床的および画像的に（JC ウイルスに）合致する患者では，PML を診断するうえでは JC ウイルスの PCR が絶対不可欠な検査となる。超高感度の定量的髄液 PCR は 100％近い特異性と，95％の感度を有する。認定施設の検査室では，ウイルス検出のレベルは 10 コピー/mL のオーダーである。

PML の診断

2013 年に発表された PML の診断における合意声明（コンセンサス・ステートメント）では，2 つの基本的な診断戦略が確立されている。PML に合致した臨床像および画像上の特徴に加えて，髄液中の JC ウイルスが証明されれば，PML の診断に十分である。第 2 の選択肢としては，臨床像がよりあいまいな場合，あるいは髄液の PCR が陰性の場合，脳生検を行い，免疫組織化学染色と古典的な病理学的所見によって診断を確定する。脳生検による組織診断で誤診が起こらないわけではない。AIDS 患者での局所病変の生検は 93～96％の感度があり，12％で術後合併症，2％で術後死亡が起こる。2013 年の米国神経学会（American Academy of Neurology：AAN）の PML 診断ガイドラインでは，PML を診断根拠に基づいて，確定（definite），可能性大（probable），可能性あり（possible）に分けている。PML に合致した臨床像および MRI 所見を呈し，髄液の PCR で JC ウイルス DNA が検出されれば，容易に診断できる。一部の患者では，脳生検の病理組織学上 3 つの特徴的な所見が明らかで，さらにウイルスが検出されることで確定診断に至る。

予後

可逆性の免疫不全でない限り，PML の予後は一般的には厳しく，ほとんどの患者は発症後 1～18 か月（平均 4 か月）の間に死に至る。しかし，感染の素因によって予後には著しい差がある。たとえば，HAART より前時代の AIDS 関連の PML は，約 90～95％の症例で致死的であった。最適な HAART が導入された後は，1 年生存率は 50％近くまで上昇した。natalizumab に関連した PML では，生存率は非常に高くて約 80％であるが，これらの患者の大半は重度の神経障害によって衰弱している。PML が AIDS 診断のきっかけとなる，免疫不全の程度が軽い（CD4 細胞数＞300/mm^3），画像上の造影効果，臨床的に何らかの改善徴候が認められる，など特定の特徴が長期生存（12 か月以上）の可能性を高めるようである。髄液中の JC ウイルスのウイルス量が低いことも長期生存と相関する。JC ウイルスに対する細胞性免疫応答はPMLにおける良好な臨床予後と密接に関連しているようである。これらの患者でのJCウイルス特異的細胞障害性T細胞の存在は，PML病変内での炎症性浸潤の所見と画像上の造影効果と関連性があるようである。

治療

現在までのところ，PMLを予防または治療するための確実な治療法というのは存在しない。HIV陽性者でPML発症リスクを減少させる最善の方法はHAARTの導入である。HIV陰性の患者では，PML発症のリスクはしばしば別の病態[訳注：基礎疾患を指す]に対して必要な治療に起因するために，予防方法はない。いったんPMLと診断されれば，（素因を元に戻すことによって）JCウイルスを封じ込めるために免疫機能を回復させる必要があるため，治療においてまず行うべきことは素因によって左右される。HIVの場合，CD4細胞数の正常化を目標にHAARTを開始すべきである。HAARTの登場により，PMLを発症したHIV患者の50%近くが長期生存（>12か月）するようになった。免疫抑制剤や免疫調整薬を中断することも同様の効果が期待できる。natalizumab投与中にPMLを発症した患者では，80%近くが生存できるため，血漿交換療法を実施することが推奨される。

素因を回復させることによって，免疫系の再構築がJCウイルスに対して激しい応答を引き起こして，PML-IRISに陥るリスクが高まる。この場合，新規の神経障害や既知の神経障害の増悪，新規病変や既知の病変の拡大，病変の造影効果，特に後頭蓋窩で致死的となりうる腫瘤効果を認める場合がある。PML-IRISが明らかな場合，感染組織の過度の損傷を防ぐために副腎皮質ステロイドの投与が推奨される。しかし，免疫応答を封じ込めたとしても，自己免疫疾患や臓器移植を受け患者など多くの症例で，免疫の再構築は長期的な戦略として有効ではない。

このような理解のもとで，標的を定めた抗JCウイルス治療が模索されてきた。治療戦略は，抗ウイルス薬，免疫応答調整薬，予防接種に焦点が当てられてきた。しかし，信頼できるPMLの動物モデルがなく，また，ヒトを対象とした臨床試験に適切なタイミングで患者を組み入れることが困難なため，現在までにPMLの臨床試験は5件しか行われていない。ウイルス複製を阻害する試みとして，cytosine arabinoside，topotecan，cidofovir，enfuvirtide，mefloquineが試験されている。これらの試験のなかで最大規模のものは，AIDS関連のPMLを対象としたARA-C試験であり，抗レトロウイルス療法にARA-Cの静注あるいは髄注を併用した場合と，抗レトロウイルス療法単独の場合とを比較している。この試験には57人しか組み入れられておらず，他の試験はすべて，これより被験者数が少なかった。いずれの試験でも有効性は示されていない。

残りの文献は症例報告である。JCウイルスの細胞内侵入阻止（mirtazapine，risperidone，ziprasidone）やJCウイルスのDNA複製阻害（leflunomide，ganciclovir）を目的とした治療の有益性は事例報告レベルである。宿主の免疫応答を刺激（インターフェロン-α，インターロイキン-2，インターロイキン-7）する，あるいは炎症を減弱（maraviroc，糖質コルチコイド）させることで改善が認められる場合もある。JCウイルス特異的T細胞の応答を増強する目的で，JCウイルスのカプシド蛋白と遺伝子組み換えインターロイキン-7を用いた予防接種が2例で有効であった。しかし，いずれの治療法も一貫して治療に成功しているものはない。

PMLに対する有効な治療法の同定は依然として活発な研究分野である。JCウイルスとBKウイルスの相同性から，最近ではBKウイルスを標的とした特異的T細胞がPMLの治療に検討されている。3例のPML患者（1例はHIV，2例は骨髄増殖性腫瘍の治療に伴う免疫抑制）が，部分的にヒト白血球抗原（human leukocyte antigen：HLA）を一致させた，健康なドナーからのBKウイルス特異的T細胞で治療されている。2例（HIV患者と非HIV患者）では，T細胞の注入後，PMLの臨床的，画像上の改善を認め，髄液からJCウイルスが消失した。3例目では，臨床的，画像上の安定と髄液中のJCウイルスの減少を認めた。この治療法の忍容性が良好であったため，有効性を十分に検討するためのより大規模な試験が必要である。

プログラム細胞死-1（programmed cell death-1：PD-1）阻害薬の開発は，もう1つの興味深い治療法である。細胞性免疫枯渇のマーカーであるPD-1の発現は，健康な対照群と比較してPML患者のCD8陽性T細胞で高いようである。JCウイルス特異的T細胞性の免疫応答を増強できることが明らかになっていることから，PD-1阻害はJCウイルス感染症の制御に有用な可能性がある。

おそらく，PMLの治療において最も魅力的なのは，メッセンジャーRNAの標的領域に選択的に結合してメッセンジャーRNAから蛋白への翻訳を阻止する，特定の相補的塩基配列で設計されたアンチセンスオリゴヌクレオチドの治療有効性である。JCウイルスのT抗原に対するアンチセンスオリゴヌクレオチドはウイルスの発現を80%減少させる可能性がある。転写部位などのウイルスゲノムのその他の部位を標的としたアンチセンスオリゴヌクレオチドは，有効な治療戦略となる可能性がある。強力なJCウイルス特異的細胞性免疫がPMLにおける良好な臨床転帰と関連することから，MHC class-1 / JCウイルスペプチドの四量体複合体を用いて，自己のJCウイルス特異的な細胞障害性T細胞集団を増加・濃縮させて移植することが，治療の選択肢となることが示される可能性がある。

結語

PMLの安定化や寛解の報告が増加し，JCウイルスの病態生理への理解が深まることによって，将来的な根治的治療戦略の開発への希望が見いだせる。PMLに罹患する人々の数が増加することで，この問題に取り組むための慎重にデザインされた臨床試験を実施することが可能となった。

文献

Antinori A, Cingolani A, Lorenzini P, et al. Clinical epidemiology and survival of progressive multifocal leukoencephalopathy in the era of highly active antiretroviral therapy: Data from the Italian Registry Investigative Neuro AIDS (IRINA). *J Neurovirol*. 2003;9 Suppl 1:47.

Berger JR, Aksamit AJ, Clifford DB, et al. PML diagnostic criteria: Consensus statement from the AAN Neuroinfectious Disease Section. *Neurology*. 2013;80:1430–1438.

Berger JR, Khalili K. The pathogenesis of progressive multifocal leukoencephalopathy. *Discov Med.* 2011;12:495–503.

Berger JR, Malik V, Lacey S, Brunetta P, Lehane PB. Progressive multifocal leukoencephalopathy in rituximab-treated rheumatic diseases: A rare event. *J Neurovirol.* 2018;24(3):323–331.

Berger JR, Pall LM, Lanska DJ, Whiteman MS. Progressive multifocal leukoencephalopathy in patients with HIV infection. *J Neurovirol.* 1998;4(1):59–68.

Bloomgren G, Richman S, Hotermans C, et al. Risk of natalizumab-associated progressive multifocal leukoencephalopathy. *N Engl J Med.* 2012;366:1870–1880.

Calabrese LH, Molloy ES, Huang D, Ransohoff RM. Progressive multifocal leukoencephalopathy in rheumatic diseases: Evolving clinical and pathologic patterns of disease. *Arthritis Rheum.* 2007;56(7):2116–2128.

Casado JL, Corral I, Garcia J, et al. Continued declining incidence and improved survival of progressive multifocal leukoencephalopathy in HIV/AIDS patients in the current era. *Eur J Clin Microbiol Infect Dis.* 2014;33(2):179–187.

Chahin S, Berger JR. A risk classification for immunosuppressive treatment-associated progressive multifocal leukoencephalopathy. *J Neurovirol.* 2015;21(6):623–631.

Clifford DB, De Luca A, Simpson DM, et al. Natalizumab-associated progressive multifocal leukoencephalopathy in patients with multiple sclerosis: lessons from 28 cases. *Lancet Neurol.* 2010;9:438–446.

Gheuens S, Wuthrich C, Koralnik IJ. Progressive multifocal leukoencephalopathy: Why gray and white matter. *Annu Rev Pathol.* 2013;8:189–215.

Gorelik L, Lerner M, Bixler S, et al. Anti-JC virus antibodies: implications for PML risk stratification. *Ann Neurolo.* 2010;68:295–303.

Hodel J, Outteryck O, Verclytte S, et al. Brain magnetic susceptibility changes in patients with natalizumab-associated progressive multifocal leukoencephalopathy. *Am J Neuroradiol.* 2015;36(12):2296–2302.

Muftuoglu M, Olson A, Marin D, et al. Allogeneic BK virus-specific T cells for progressive multifocal leukoencephalopathy. *N Engl J Med.* 2018;379:1443–1451.

Palazzo E, Yahia SA. Progressive multifocal leukoencephalopathy in autoimmune diseases. *Joint Bone Spine.* 2012;79(4):351–355.

Pavlovic D, Patera AC, Nyberg F, Gerber M, Liu M. Progressive multifocal leukoencephalopathy: Current treatment options and future perspectives. *Ther Adv Neurol Disord.* 2015;8(6):255–273.

Sacktor N. The epidemiology of human immunodeficiency virus-associated neurological disease in the era of highly active antiretroviral therapy. *J Neurovirol.* 2002;8 Suppl-2:115–121.

Tan CS, Bord E, Broge TA Jr, et al. Increased program cell death-1 (PD-1) expression on T lymphocytes of patients with progressive multifocal leukoencephalopathy (PML). *J Acquir Immune Defic Syndr.* 2012;60(3):244–248.

White MK, Khalili K. Pathogenesis of progressive multifocal leukoencephalopathy–revisited. *J Infect Dis.* 2011;203:578–586.

Yousry TA, Pelletier D, Cadavid D, et al. Magnetic resonance imaging pattern in natalizumab-associated progressive multifocal leukoencephalopathy. *Ann Neurol.* 2012;72:779–787.

Zaheer F, Berger JR. Treatment-related progressive multifocal leukoencephalopathy: Current understanding and future steps. *Drug Safety.* 2012;3:227–239.

Zhai S, Brew BJ (2018). Progressive multifocal leukoencephalopathy. In BJ Brew, ed., *Handbook of clinical neurology: The neurology of HIV infection, Vol. 152.* Cambridge, MA: Elsevier; 2018: 123–125.

82 髄液シャント感染

■著：Elisabeth E. Adderson, Patricia M. Flynn
■訳：西村 翔

髄液シャントは，先天性の中枢神経系奇形，感染，頭蓋内出血から生還した患者の多くで必須となる。感染は，これらのデバイスのよくある合併症であり，日常生活を損ない入院生活を余儀なくされる最も頻度の高い原因となる。過去半世紀にわたって実施された臨床研究によって，これらの感染症に対する最適な予防法および治療法が確立されるようになった。

発症機序

髄液シャントのほとんどはシリコン製のチューブで，脳室内やくも膜下腔に挿入され，頭蓋骨表面上の圧調節弁と接続している。シャント近位部は，皮下を通したチューブと接続し，腹腔(脳室腹腔シャント)，右心房(脳室心房シャント)，胸腔(脳室胸腔シャント)まで通じている。腰椎腹腔シャントは腰椎脊柱管のくも膜下腔から腹腔内へと排出される。

報告されている髄液シャント感染の発生率は1〜30%まで幅があるが，近年の研究では平均で約10%である。感染のリスク因子としては，過去のシャント感染，最近のシャント造設あるいは再置換，低年齢(特に早産児)，経験の浅い執刀医，内視鏡下手術，術後の髄液漏の存在が挙げられる。心臓手術歴，シャント挿入後30日以内の外科手術は，1歳未満の乳児におけるシャント感染のリスク因子となる。シャントの弁のデザインは感染率に影響しないようである。

髄液シャント感染の多く(40〜75%)は，コアグラーゼ陰性ブドウ球菌(coagulase-negative *Staphylococcus* spp.：CNS, CoNS)によって起こる。黄色ブドウ球菌(*Staphylococcus aureus*)および Gram 陰性桿菌は，それぞれが感染の6%，35%で原因菌となる。大腸菌(*Escherichia coli*)，*Klebsiella* 属，緑膿菌(*Pseudomonas aeruginosa*)が，最も報告される頻度の高い Gram 陰性桿菌である。嫌気性菌，特にアクネ菌〔*Cutibacterium acnes*(以前の *Propionibacterium acnes*)〕，および真菌が報告されることもある。

髄液シャント感染の大半(50〜70%)はシャント挿入後60日以内に起こり，90%は挿入から6か月以内に起こる。この発症のタイミングと皮膚に常在する細菌が原因菌として大きな役割を担っていることからは，ほとんどの感染はシャントデバイスの術中汚染によって起こることが示唆される。1つの小規模な前向き研究により，コアグラーゼ陰性ブドウ球菌やアクネ菌などの皮膚常在菌による術者の手袋の汚染は普遍的であり，それは手術開始後短時間で起こることが明らかとなった。頻度は下がるが，手術創部感染からの直接波及によってシャント感染が起こることがある。遅発性(手術から2〜3か月後)の感染や Gram 陰性桿菌による感染は，腹腔内感染巣(虫垂炎，腸管の穿孔や手術，外傷)から逆行性に感染が波及するか菌血症によって起こっている可能性がある。コアグラーゼ陰性ブドウ球菌や黄色ブドウ球菌などの細菌は，医療デバイスや，これらの異物にすみやかに堆積する宿主の蛋白に接着する。接着した細菌は，炭水化物と蛋白の複合化合物であるバイオフィルムに包まれており，これらはいずれも細菌の接着を促進し，宿主の免疫防御機構から細菌を保護する。バイオフィルム内の細菌に対しては，浮遊細菌と比較して抗菌薬の殺菌活性が低下する。一部の症例では，バイオフィルムは抗菌薬の浸透性を低下させる機械的なバリアとして機能している。固着細菌は，増殖速度が低下し，代謝を変化させることで，抗菌薬の標的部位の発現や機能に影響を及ぼしうる。

臨床像

シャント感染の臨床像は，シャントデバイスへのほとんど症状を呈さない定着から，劇症型の脳室炎までさまざまであり，感染している菌と患者の背景疾患によって左右される。症状はしばしば非特異的である。原因不明の発熱やシャントの機能不全症状を呈している患者では，髄液シャント感染を必ず除外しなければならない。なぜなら，これらの感染と，全身疾患や非感染性のシャント機能不全とを正確に鑑別することはできないからである。最も頻度の高い症状として，発熱，嘔吐，嗜眠，新規のあるいは進行する意識レベル低下，易刺激性が挙げられる。発熱は初期には最大40%の患者で認められない可能性がある。患者によっては，創部の感染徴候，皮下シャントの経路に沿った炎症，髄膜刺激徴候や頭蓋内圧亢進症状など，より明確な症状を呈する。約10%で腹痛，筋性防御，消化管閉塞，腹膜貯留嚢胞の触知などのシャント遠位部の感染徴候や症状が認められる。脳室心房シャントに感染が及んだ患者は通常，菌血症を起こして，高熱およびその他の全身症状を呈しやすい。脳室心房シャント感染では，低補体血症，血尿，蛋白尿，腎機能障害を特徴とする，免疫複合体介在性糸球体腎炎を合併することがある。脳室胸腔シャントの患者における胸膜炎徴候や症状はシャント感染を強く示唆する。

診断

髄液シャント感染は，シャントのリザーバーあるいは脳室から採取した髄液の検査および培養によって診断する(表 82.1)。腰椎腹腔シャントの患者あるいは脳室からの髄液に異常がなくとも患者が中枢神経系感染に合致した徴候や症状を呈している場合には，腰椎穿刺による髄液検査の適応となる。髄液検査の異常はしばし

表 82.1
髄液シャント感染の診断的検査

検査	典型的な所見
髄液の Gram 染色	70～90％で陽性
髄液培養	85％で陽性
髄液の β-D グルカンおよびガラクトマンナン抗原	真菌感染では上昇することがある
髄液細胞数	白血球上昇（通常，100～2,500/mm^3，0～18,000/mm^3 の範囲）
髄液白血球分画	好中球優位（0～93％の範囲） 15～25％で好酸球増加（白血球数の＞5％）
髄液蛋白	上昇（通常，150～400 mg/dL）
髄液糖	正常あるいは低下（通常，30～60 mg/dL）
髄液乳酸値	80％で上昇
血清 CRP	80％で上昇
画像診断	脳室内のデブリ，脳室上衣細胞に沿った線状ガドリニウム造影効果，拡散制限，脳室周囲の高信号域，脳膿瘍 脳室腹腔シャントの遠位部の合併症；腹腔内液体貯留，腹水，脂肪組織の毛羽立ち，腸管壁浮腫，カテーテルの遊走

ば，きわめて軽度なことが多く，特に抗菌薬治療を受けている患者や免疫不全患者では，髄液に異常所見がないことによって髄液シャント感染を確実に除外することはできない。感染による髄液の異常所見は，最近の手術やあるいは医療デバイスに関連した所見の変化と鑑別するのが困難な場合もある。たとえば，軽度の多核球増加は，機械的シャントの機能不全やシャント材料に対する過敏反応によって起こる場合がある。髄液の白血球数は通常増加する。好中球有意であるのが典型的で，軽度の好酸球増加も比較的よく認められる。髄液蛋白は通常，上昇しており，髄液糖濃度の低下が認められる頻度は低い。髄液の乳酸濃度上昇は髄液シャント感染の診断に有用な場合があり，また，血清の C 反応性蛋白（C-reactive protein：CRP）上昇は，細菌性シャント感染と非感染性の要因を鑑別するのに役立つ場合がある。

髄液の Gram 染色検査によって，患者の 70～90％で迅速な診断が可能である。髄液培養は患者の約 85％で陽性となるが，髄液採取の前に抗菌薬治療を受けている患者や，まれな原因菌（例：嫌気性菌や真菌）による感染では，培養陽性の頻度は低下する。可能な限り，抗菌薬投与前に培養検体を採取すべきである。髄液の嫌気培養を追加することでアクネ菌の検出感度を増加させることができる。遅発育性の病原菌を検出するために，細菌培養は少なくとも 10 日間，真菌培養は 30 日間継続すべきである。感染を懸念して抜去した場合には，髄液シャントやドレーンの培養が推奨される。コアグラーゼ陰性ブドウ球菌などの，一般的に培養の汚染菌と判断される細菌が髄液から発育した場合には，解釈が困難となるかもしれない。これらの細菌が，増菌（液体）培地からのみ発育した場合，あるいは解熱しており髄液所見に異常がない患者から得られた複数の培養検体のうちの 1 検体のみから発育した場合には，真の感染を反映していない可能性がある。対照的に，黄色ブドウ球菌や，好気性 Gram 陰性桿菌，真菌などのより高病原性の微生物が分離された場合には，脳室炎や髄膜炎を反映している可能性が高い。

微生物の DNA のポリメラーゼ連鎖反応（polymerase chain reaction：PCR）による増幅は，培養よりも感度が高い可能性があるが，これらの検査の特異性は確立しておらず，高価であるため簡単には利用できないかもしれない。脳室心房シャント感染では血液培養が陽性となる頻度が高いが，脳室腹腔シャントや脳室胸腔シャント感染で血液培養陽性となることはまれである。

髄液シャント感染が疑われる患者では，感染とシャント機能を評価するために神経系の画像検査が推奨される。MRI は CT よりも異常検出感度が高い。脳室腹腔シャントの遠位部の合併症が疑われる場合は，腹部エコーや腹部 CT 検査が推奨される。

治療

初期マネジメント

髄液シャント感染が疑われる患者では，初期マネジメントとして，診断的検査のためにシャントリザーバーあるいは脳室から髄液を採取する。脳室炎または髄膜炎を示唆する症状を呈する患者では，これらの結果を待つ間に抗菌薬治療を開始すべきである。患者が軽症で，シャント機能不全を示唆する徴候がなく，髄液の細胞増加が軽度で，髄液の染色で菌が確認できない場合は，エンピリックな（経験的）治療を行わずに経過観察できるかもしれない。診断目的で採取された髄液検体の汚染が起こる可能性がある。したがって，抗菌薬が投与されていない症例で，患者の経過が感染に合致しない場合は，抗菌薬治療を開始する前に 2 回目の髄液検体を採取しておくほうが賢明である。

外科的治療

感染したシャントの完全な抜去，必要に応じた脳室外ドレーン（extraventricular drain：EVD）の留置，静注抗菌薬，および髄液培養が陰性化した後のシャント再留置による治療マネジメントは成功率＞85％であり，ほとんどの髄液シャント感染患者で推奨される。（シャント植え込み）創部感染やシャント管感染でもシャント抜去と局所のデブリードマンが必要となり，ドレーンや注入ポンプなどその他の感染器材も抜去する必要がある。静注および脳室内投与の抗菌薬と感染シャントの即座の置換術を組み合わせた一期的な治療法は約 65％で有効である。シャントを抜去せずに抗菌薬単独による治療は患者の約 3 分の 1 でしか有効でなく，その理由はバイオフィルム内で菌が生存し続けることと多数の抗菌薬が髄液中で十分な濃度を達成できないことによると考えられる。しかし，この治療法は，生命予後が限定されている患者，Ommaya リザーバー，積極的な内科的治療にすみやかに反応を示したコアグラーゼ陰性ブドウ球菌による感染患者では妥当かもしれない。これらの患者では，髄液中の抗菌薬が適正濃度で維持されるように細心の注意を払いながら，髄液培養陰性後最低 14 日間は抗菌薬の静注および脳室内投与（EVD あるいはシャント経由で投与）を行う。髄液培養が陰性で腹腔内の貯留嚢胞単独感染の患者では，シャントの外瘻化，貯留した液体のドレナージ，腹腔内感染に適した抗菌薬の全身投与で治療できる可能性がある。

抗菌薬治療

エンピリックな抗菌薬治療は，想定される病原菌，臨床所見，重症度，抗菌薬耐性の病原菌による定着あるいは感染歴に基づいて決定すべきである。成人，中等症〜重症の小児，腹腔内感染を示唆する所見を有する患者，髄液の染色で Gram 陰性桿菌が認められる患者の初期治療では vancomycin と抗緑膿菌用 β-ラクタム系抗菌薬(現地での感受性データに基づく)の併用療法が推奨される(表 82.2)。小児の非複雑性感染では，vancomycin 単剤で治療が可能であり，頭蓋内感染症の用量で投与する。標的治療の抗菌薬は，培養結果と *in vitro* での感受性検査，抗菌薬の血液脳関門への移行性に基づいて決定しなければならない。

一部の抗菌薬，特に vancomycin では十分な髄液移行性を達成することが重要な課題となる。血清の vancomycin 濃度をモニターする必要があり，間欠的投与を受けている患者では，トラフ濃度 15〜20 μg/mL を目標とする。患者を臨床的にモニタリングし，髄液培養検査を 1〜3 日おきに実施して，培養陰性化を確認する必要がある。全身抗菌薬に対する微生物学的あるいは臨床的な反応性が不十分な患者，特にシャント抜去が実施不可能な患者では，抗菌薬の脳室内投与を検討すべきであるが，静注と脳室内投与の併用療法と静注治療単独を比較した前向きのランダム化比較試験は行われていない。その他の脳室内投与の適応としては，髄液移行性の乏しい抗菌薬にしか感受性を示さない微生物による感染症や，シャント器材の抜去が現実的に不可能な感染症(Ommaya リザーバーの感染など)がある。現在，脳室内投与の承認を受けている抗菌薬は存在しないが，適切な濃度で使用した場合，vancomycin とアミノグリコシド系の脳室内投与では有害事象はほとんど報告されていない(表 82.3)。これらの抗菌薬で防腐剤を含まない製剤では，滅菌生理食塩水で溶解する必要があ

表 82.2
静注抗菌薬の推奨投与量

抗菌薬	年齢	1日総投与量	1日の投与回数
amphotericin B	新生児≦7日	1 mg/kg	1
	新生児 8〜28 日	1 mg/kg	1
	小児	1 mg/kg	1
	成人	0.7〜1 mg/kg	1
amphotericin B のリポソーム製剤	新生児≦7日	−	
	新生児 8〜28 日	−	
	小児	3〜5 mg/kg	1
	成人	5 mg/kg	1
ampicillin	新生児≦7日	150〜300 mg/kg	3
	新生児 8〜28 日	200〜300 mg/kg	4
	小児	300 mg/kg	4
	成人	12 g	6
cefepime	新生児≦7日	−	
	新生児 8〜28 日	−	
	小児	150 mg/kg	3
	成人	6 g	3
cefotaxime	新生児≦7日	100〜150 mg/kg [a]	2〜3
	新生児 8〜28 日	150〜200 mg/kg	3〜4
	小児	300 mg/kg	4〜6
	成人	8〜12 g	4〜6
ceftazidime	新生児≦7日	100〜150 mg/kg [a]	2〜3
	新生児 8〜28 日	150 mg/kg	3
	小児	150 mg/kg	3
	成人	6 g	3
ceftriaxone	新生児≦7日	−	
	新生児 8〜28 日	−	
	小児	100 mg/kg	2
	成人	4 g	2
flucytosine	新生児≦7日	−	
	新生児 8〜28 日	−	
	小児	100 mg/kg	4
	成人	100 mg/kg	4
linezolid	新生児≦7日	20 mg/kg	
	新生児 8〜28 日	30 mg/kg	
	小児	30 mg/kg	1
	成人	1,200 mg/kg	1
meropenem	新生児≦7日	−	
	新生児 8〜28 日	−	
	小児	120 mg/kg	3
	成人	6 g	3
metronidazole	新生児≦7日	−	
	新生児 8〜28 日	−	
	小児	30〜40 mg/kg	3
	成人	30〜40 mg/mL，最大 4 g/日	4
nafcillin	新生児≦7日	75 mg/kg	2〜3
	新生児 8〜28 日	100〜150 mg/kg [a]	3〜4
	小児	200 mg/kg	4〜6
	成人	9〜12 g	6
oxacillin	新生児≦7日	75 mg/kg	2〜3
	新生児 8〜28 日	150〜200 mg/kg [a]	3〜4
	小児	200 mg/kg	4
	成人	9〜12 g	6
penicillin G	新生児≦7日	15 万単位 /kg	2〜3
	新生児 8〜28 日	20 万単位 /kg	3〜4
	小児	30 万単位 /kg	4〜6
	成人	2,400 万単位	6
rifampicin	新生児≦7日	−	
	新生児 8〜28 日	10〜20 mg/kg	2
	小児	10〜20 mg/kg	1〜2
	成人	600 mg	1
vancomycin	新生児≦7日	20〜30 mg/kg	2〜3
	新生児 8〜28 日	30〜45 mg/kg	3〜4
	小児	60 mg/kg	4
	成人	30〜60 mg/kg	2〜3

a 体重＜2,000 g の乳児では，投与量を減らし投与間隔も延ばすほうが賢明である。

表 82.3
脳室内に投与される抗菌薬の推奨初期投与量と髄液中の目標濃度

抗菌薬 / 年齢	初期投与量	ピーク値(mg/L) [a]	トラフ値(mg/L) [b]
amikacin			
乳児および小児	2～50 mg/kg/ 日	25～30	<5
成人	5～50 mg/ 日，通常量 30 mg/ 日		
amphotericin B			
乳児および小児	0.01～0.6 mg 1～3 日ごと	未確立	未確立
成人	0.01～0.5 mg 2～3 日ごと		
colistimethate			
乳児および小児	3.75 mg 塩基活性 / 日	未確立	未確立
成人	3.75～4.2 mg 塩基活性 / 日		
gentamicin			
乳児および小児	1～4 mg/ 日	5～20	<2
成人	4～8 mg/ 日		
polymyxin B			
乳児および小児	20,000 単位 / 日または 25,000 単位，2 日ごと	未確立	未確立
成人	50,000 単位 / 日		
tobramycin			
乳児および小児	1～20 mg/ 日	5～20	<2
成人	4～20 mg/ 日		
vancomycin			
乳児および小児	2～20 mg/ 日	50～80	<10
成人	5～20 mg/ 日		

a ピーク値は投与後 15～30 分で測定する。
b 初回のトラフ値は初回投与後 24 時間で測定する。

り，投与に EVD を利用する場合，脳室系全体に拡散できるよう 15～60 分間クランプしなければならない。より希釈した抗菌薬溶解液を一方の EVD から注入し，対側の脳室に留置したもう一方の EVD から排出させる「フラッシュ」法も報告されている。脳室内投与で達成できる髄液中の抗菌薬濃度は非常に変動しやすく，確実に適正濃度を達成して，毒性を避けるためには定期的にモニターする必要がある。合理的な方法は，初回投与 24 時間後に抗菌薬阻害指数[訳注：inhibitory quotient，つまり阻害指数あるいは阻害商とは，局所で達成可能な抗菌薬濃度(多くはトラフ濃度を採用)と各微生物の抗菌薬に対する感受性の比を指す]を測定するために髄液を採取することである。その後の投与量および投与スケジュールは，髄液中の抗菌薬トラフ濃度が病原菌の最小発育阻止濃度の 10～20 倍は上回るように調整する。優れた中枢移行性およびバイオフィルム浸透能を有する rifampicin との併用療法は，感受性の Gram 陽性菌による感染症の治療に有用かもしれない。髄液培養が持続して陽性になる場合，約 5～10%の症例で起こる EVD への定着の可能性も考慮しなければならない。しかし，EVD の定期的な交換が，定着や二次性感染のリスクを減少させることは証明されていない。

継続治療

髄液シャント感染における最適な抗菌薬投与期間に関して，体系的に検討されたことはない。ほとんどの感染症では，髄液培養陰性化してから 10～14 日間の治療が可能である。Gram 陰性菌による感染の場合，髄液培養陰性化後 21 日間の治療することを推奨する専門家もいる。既知の研究では，シャント再留置の時期に関してさまざまな基準が提唱されているが，多くの臨床医は，髄液培養陰性化してから 7～10 日間経過し，髄液蛋白濃度が 200 mg/dL 以下に低下してから，シャント再留置を検討する。治療への臨床的反応が良好で，コアグラーゼ陰性ブドウ球菌あるいはアクネ菌による感染で，かつ髄液の異常所見が認められない患者では，髄液培養陰性化して最短 3 日間でのシャント再留置を考慮してもよいとする専門家もいる。

予後

髄液シャント感染が直接死因となることはまれである。しかし，これらの感染が，背景疾患に関連した死亡のリスク因子となる可能性はある。小児を対象としたいくつかの研究では，シャントが留置されていても感染を起こしたことがない患者と比較して，髄液シャント感染を起こした患者は知的障害や学習障害の発生頻度が上昇することが指摘されている。

予防

シャントあるいは EVD 留置時に皮膚の消毒と手術手技に細心の注意を払うことで，多くのシャント感染を予防できるかもしれない。ある研究では，当初，二重手袋をして，術中にシャントカテーテルを扱う前に外側の手袋を外すことで，二重手袋のまま手技を継続する場合と比較して感染率が低下し，また，標準的な周術期のケアバンドルの実践を評価した研究では，シャント感染率が着実に低下したことが示されている。EVD は可能な限り早期に抜去すべきである。

髄液シャントや EVD の留置術を受ける患者では，周術期の予防的抗菌薬が推奨される。ほとんどの研究ではcefazolinが使用されており，初回投与は成人では1g静注，小児では20mg/kg静注を執刀前60分以内に投与し，その後は8時間ごとに追加で2回投与する。β-ラクタム系へのアレルギーのある患者や，メチシリン耐性黄色ブドウ球菌による感染が高頻度に起こる医療機関では，vancomycin（成人では15mg/kgを執刀前120分以内と12時間後に，小児では10〜15mg/kgを執刀前120分以内に静注とし，その後は6時間ごとに計4回）が代替案となる。

抗菌薬（clindamycin，minocycline，あるいはrifampicin）を含浸させたシャントやドレーンの使用は感染率を有意に低下させる。抗菌活性は数か月かけて減衰するが，シャント挿入後>90日持続するケースもある。

髄液シャントを有する患者での髄膜炎

髄液シャントを留置されている患者が，肺炎球菌（*Streptococcus pneumoniae*），髄膜炎菌（*Neisseria meningitidis*），インフルエンザ菌b型（*Haemophilus influenzae* type b）などの一般的な病原体による血行性の細菌性髄膜炎を発症することはめったにない。これらの感染では一般的に，シャントを抜去することなく，抗菌薬の全身投与のみで治療することができる。

文献

Klimo P, Van Poppel M, Thompson CJ, et al. Pediatric hydrocephalus: systematic literature review and evidence-based guidelines. Part 6: Preoperative antibiotics for shunt surgery in children with hydrocephalus: a systematic review and meta-analysis. *J Neurosurg Pediatrics*. 2014;14:44–52.

Parker SL, McGirt MJ, Murphy JA, et al. Comparative effectiveness of antibiotic-impregnated shunt catheters in the treatment of adult and pediatric hydrocephalus: Analysis of 12,589 consecutive cases from 287 US hospital systems. *J Neurosurg*. 2015;122:443–448.

Pelegrin I, Lora-Tamayo J, Gomez-Junyent J, et al. Management of ventriculoperitoneal shunt infections in adults: Analysis of risk factors associated with treatment failure. *Clin Infect Dis*. 2017;64:989-997.

Schaffzin JK, Simon K, Connelly BL, et al. Standardizing preoperative preparation to reduce surgical site infections among pediatric neurosurgical patients. *J Neurosurg Pediatr*. 2017;1:399–406.

Seidelman J, Lewis SS. Neurosurgical device-related infections. *Infect Dis Clin N Am*. 2018;32:861–876.

Simon TD, Schaffzin JK, Stevenson CB, et al. Cerebrospinal fluid shunt infection: Emerging paradigms in pathogenesis that affect prevention and treatment. *J Pediatr*. 2018. doi.org10.1016/j.jpeds.2018.11.026.

Tunkel AR, Hasbun R, Bimrah A, et al. 2017 Infectious Diseases Society of America's clinical practice guidelines for healthcare-associated ventriculitis and meningitis. *Clin Infect Dis*. 2017;64:701–706.

Section 11

感染しやすい宿主

83 免疫不全を疑ったときの評価

■著：Thomas A. Fleisher, Sergio D. Rosenzweig
■訳：岩田健太郎

［訳注：本章で innate immunity と出てくるが，これは adaptive immunity の対語であり，獲得される免疫ではなく，生まれつきもっている免疫機能であることを意味する。日本では「自然免疫」と称することが多いが，自然の対語が「人工」であるために誤解を生みやすく，あえてこの語は使わなかった］

免疫機能の評価のニーズは臨床のスタンダード・プラクティスの1つとなってきた。理由の1つには，二次的な免疫不全がヒト免疫不全ウイルス(human immunodeficiency virus：HIV)感染によりもたらされてきたためである。加えて，1990年代前半から原発性免疫不全(primary immunodeficiency disorder：PIDD)の分子レベルの基礎知識が高まってきた。今や350以上の遺伝異常がみつかっている。ホストの防御にインパクトを与え，遺伝子欠損に関係したさまざまな臨床表現型が生じている。本章は免疫機能の評価について，現行の一般的な方法論を述べる。それを特定のタイプのPIDDを想起させるような臨床的な感染症の病歴にリンクできる。

免疫機能の評価を始めさせたがるような臨床問題は，主として感染しやすさが増すことにある。一般的に，特定の繰り返す，または慢性の感染症，微生物，部位，頻度，そして治療への反応などが重要な手掛かりとなり，免疫不全のタイプやカテゴリーのどれにいちばんフィットするかがわかるのだ。さらに，感染しやすさ以外にも，免疫機能，免疫異常調節，自己免疫，がんへの罹患しやすさを起こす遺伝子欠損がみつかっている。このため，PIDDに関連した臨床像のスペクトラムは明らかに広がっているのだ。

免疫グロブリン濃度の低下や異常抗体作成(液性免疫)が関与した獲得免疫低下では，しばしば，莢膜をもつ細胞外細菌の再発する感染を起こす。たとえば，インフルエンザ菌(*Haemophilus influenzae*)(しばしばタイプはわからない)，そして肺炎球菌(*Streptococcus pneumoniae*)であり，鼻腔や肺を侵す。これらの微生物に対する防御免疫反応はこうした菌表面上にある莢膜多糖体抗原に対する抗体の産生次第である。患者はまた，一部のウイルス(すなわち，エンテロウイルス)にも感染しやすくなるかもしれない。対照的に，T細胞(細胞性)免疫不全患者の臨床像は普通，日和見病原体による繰り返す感染である。たとえば，*Pneumocystis jirovecii*, *Candida* 属，そしてサイトメガロウイルスなどだ。つまり，機能するT細胞がこうした細胞内微生物による日和見感染を予防し，病原体を排除するのに必要だということだ。最近，研究のフォーカスとなっているのは，獲得(adaptive)免疫と生まれつきの(innate)免疫系の間をつなぐもの，つまりインターフェロンγやインターロイキン(interleukin：IL)-12の循環上の欠損で，持続する結核や非結核性抗酸菌(nontuberculous mycobacterial：NTM)感染，その他の細胞内病原体感染患者の一部でみつかっている。生まれつきの免疫系〔ナチュラルキラー細胞(natural killer cell：NK細胞)〕というリンパ球系のホスト防御に資する重要な役割が，こうした細胞が臨床像をなすような免疫系欠損の研究でわかってきた。たとえば，EBウイルス(Epstein-Barr virus：EBV)や単純ヘルペスウイルス(herpes simplex virus：HSV)感染のようなヘルペスウイルス属感染のような臨床像を起こしやすくなる。治らない炎症疾患といった疾患である。最近，ウイルスや真菌の皮膚感染になりやすくなるような遺伝子欠損がみつかった。持続する皮膚感染があれば特別な免疫不全を考慮するのがよいだろう。生まれつきの免疫機構の1つ，好中球の貪食の異常には，細胞数が減ったり機能が落ちたりするものがある(好中球減少時の感染については，「84章　好中球減少患者の感染」で論じる)。遺伝子で定義できる好中球異常もある。たとえば，先天性の好中球減少や遺伝性の好中球機能に影響を及ぼす疾患群で，皮膚や深部の膿瘍，肺炎，歯周炎，骨髄炎に至る。後者の臨床像は慢性肉芽腫症(chronic granulomatous disease：CGD)患者でみられるもので，一連の異なる遺伝子疾患に関連し，ニコチンアミド・アデニン・ジヌクレオチドリン酸(nicotinamide adenine dinucleotide phosphate：NADPH)オキシダーゼ機構に影響を及ぼし，活性酸素種(reactive oxygen species：ROS)産生を阻害する。典型的には，CGDでの感染は *Staphylococcus aureus*, *Serratia marcescens*, そして *Nocardia* 属，あるいは *Aspergillus* 属のような真菌が原因となる。臨床像をみると，正常免疫がある場合の可動性があり貪食作用をもつ細胞の重要さが理解できる。生まれつきの免疫の別の部分における，特定の補体成分の先天性欠陥は，繰り返す感染に関連している可能性がある。補体カスケードの早期の部分に影響を及ぼすような異常は自己免疫疾患の発生に関連があり，補体の最後の部分の異常があると *Neisseria* 感染を起こしやすくなる。

病歴から感染を起こしやすいという既往があり，免疫機能不全を臨床的に疑った場合は基礎疾患による二次的な免疫不全や，HIV感染を吟味すべきだ。家族歴もまた重要なことがある。多くの分子レベルで定義された免疫不全は，特定の遺伝パターンをもつものが多いことがわかってきたからだ。身体診察も手掛かりを与えてくれることがある。これは特別な原発性免疫不全の場合だ〔例としては，高免疫グロブリンE症候群(Job syndrome)の特徴的な外観，あるいはCGDで膿瘍が排膿するところに痂皮が出来ている場合，そしてWiskott Aldrich症候群での点状出血，DOCK8不全での慢性皮膚ウイルス感染，自己免疫多内分泌腺カンジダ症外胚葉ジストロフィー(autoimmune polyendocrinopathy-candidasis-ectodermal dystrophy：APECED）症候群における慢性粘膜皮膚カンジダ症（chronic mucocutaneous candidasis：CMC）だ〕。二次性免疫不全の評価に役立つ手掛かりが得られることもある。例としては，HIV 感染の口腔毛状白板症や Kaposi 肉腫だ。

B 細胞機能の評価

抗体産生異常を示唆する臨床像は，繰り返したり，慢性化する感染が莢膜をもつ細菌によって起きる場合だ。鼻肺領域が多い。消化管，血液，肝臓の感染，自己免疫疾患，感染性あるいは非感染性の関節炎もまた抗体不全に関連していることがある。

抗体由来の免疫機能の臨床現場でのスクリーニングは主な免疫グロブリンのクラス，IgG，IgA，IgM，そして IgE を測定すればよい（Box 83.1）。検査結果は年齢にマッチした基準値（正常範囲）と比較せねばならない。この値は小児期にどんどん変化するからだ。結果は通常は 95％信頼区間として示される。血中免疫グロブリン値は蛋白産生，使用，異化，そして喪失の総体である。

免疫グロブリン欠乏診断のソリッドなスタンダードがあるわけではないが，IgG 値が 4g/L（400mg/dL）以下であれば，成人や青少年では通常，感染リスクが高まっていることを示唆している。無ガンマグロブリン血症があり，繰り返す重篤な細菌感染がある場合は静注，あるいは皮下からの免疫グロブリン補充療法を絶対に使うべきだ。これは免疫能の評価をし，診断を確定した後に開始する。

抗体反応の機能測定が，免疫グロブリン補充療法の前にしばしば必要になる。総免疫グロブリン値がほんの少し下がっていたり，場合によっては正常のときで，かつ繰り返す感染という堅牢な病歴があり，医療保険の支払いが認められたときには特に有用だ。いちばん簡単なのは，生来ある抗体を調べることで，たとえば，血液型グループに対する抗体（イソヘマグルチニン）や過去の予防接種記録がある者に対する特定の抗体がある。決定的な方法としては，予防接種を打って，接種前と接種後 3，4 週後の抗体価を調べることだ。このときはいずれも蛋白抗原を用いる（例：破傷風トキソイド）か，多糖体抗原を用いる（例：ニューモバックス®）。正常な反応のガイダンスは検査機関からもらえることが多いが，典型的には少なくとも 4 倍以上の抗体価の増加か，予防接種後の防御レベルの抗体価をもって正常とする。特定の抗原や感染症に対する防御タイターは個別に決定されねばならず，免疫グロブリン総量にて推定してはならない。

さらに，すぐに使える検査としては定量 IgG サブクラス値がある。特に，繰り返す細菌感染の既往がある IgA 欠乏患者の評価に有用である。しかし，多くの場所では IgG サブクラスの欠乏をみつけるうえでも，免疫グロブリン補充療法が適応になる前に，特定の抗体産生異常を証明する必要がある。IgG サブクラスの定量は 4 歳を上回る年齢の小児で検査する場合はより頑健な臨床の基準値が得られている。さらに，異常抗体機能検査を伴わない IgG サブクラスの低値は繰り返す上気道感染の原因であることはまれだ。

HIV 感染のときは，繰り返す日和見感染というのが定番だが，繰り返す細菌感染のときもこれを除外するのが大切である。特に HIV 感染のある小児では，このようなプレゼンをすることが多い。抗体産生がなかったり，わずかしかない場合は HIV 感染除外のためにウイルス量を測る必要があるかもしれない。スクリーニング検査は抗 HIV 抗体をみつけており，十分な液性免疫反応に依存しているからだ〔酵素免疫測定吸着法（enzyme-linked immunosorbent assay：ELISA）かウエスタンブロット法〕。

液性免疫機能に着目した追加検査が特殊な施設では行われることが多い。これは 2 つに大別される。B 細胞の数や特徴を評価するものと，*in vitro* での B 細胞の機能の検査だ。前者は B 細胞数を数え，特別な B 細胞表面の特徴（これは B 細胞の発生や機能に関連した，未成熟 B 細胞やメモリー B 細胞，クラススイッチした B 細胞，移行 B 細胞などだ）を調べる。これは通常，フローサイトメトリーを用いて行われる（免疫フェノタイプ）。獲得免疫の液性免疫領域が関与する PIDD 患者の一部をさらに細分するのに役に立つ方法となっている。後者は *in vitro* で B 細胞のシグナル伝達や免疫グロブリンの生合成を検査するが，このアプローチは研究施設に限定された方法だ。

Box 83.1

抗体（B 細胞）免疫不全を疑ったときの評価

スクリーニング検査
- 免疫グロブリンの定量
- 生来ある抗体（例：イソヘマグルチニン）
- 循環する特定の抗体
- 予防接種後の抗体
  - 蛋白抗原
  - 多糖体抗原
- IgG サブクラス（±有効性）
- HIV 検査

二次検査

B 細胞免疫フェノタイプ（例：CD19 陽性，CD20 陽性。IgM 陰性スイッチ済み，IgM 陽性スイッチなし。CD27 ナイーブ，CD27 陽性メモリー B 細胞）

in vitro B 細胞機能検査（基本的には研究目的）

T 細胞機能の評価

日和見感染を繰り返すという病歴があれば，T 細胞機能異常を強く示唆する。T 細胞絡みの免疫不全は HIV 感染に関連した二次的免疫不全として，最も頻度が高いものだ。だから，最初のスクリーニングでは必ず，HIV 感染を検査すべきだ（Box 83.2）。さらに，リンパ球数（これは白血球数と分画を調べれば計算できる）や，皮膚遅延型過敏反応（delayed type hypersensitivity：DTH）を抗原のリコールを再現するために調べる。これが標準的 T 細胞機能のスクリーニング検査だ。前者がなぜ大事かというと，T 細胞は循環するリンパ球のだいたい 3 分の 2 から 4 分の 3 を占め，小児患者では好中球よりもリンパ球のほうがたくさんあるからだ。よって，T 細胞の発生を阻害したり，その破壊を増やす状況下では，通常，低リンパ球症となるからだ。DTH 反応は生体での（*in vivo*）T 細胞の機能を調べるもので，過去に曝露した抗原に対する反応〔recall（リコール）〕をみている。しかし，反応不良もあり，これは T 細胞の機能不全（アネルギー）のこともある

Box 83.2

T細胞免疫不全を疑ったときの評価

スクリーニング検査
HIV検査
リンパ球数遅延型過敏反応皮膚検査
二次検査
T細胞分類(例：CD3陽性，CD4陽性，CD8陽性，ナイーブ/メモリーT細胞)
T細胞増殖(マイトジェン，アロ抗原，抗原)
T細胞サイトカイン産生
T細胞細胞傷害性

が，その人が抗原曝露を受けていなかった場合もある。特定の皮膚疾患のときもあるし，非常に小さな乳児にみられるような免疫システムの未成熟のこともある。だから，抗原は1つ以上を用いるのが賢明である。しかし，このリコール抗原は入手しづらくなっており，DTH検査はあまり行われなくなってきている。病歴とDTH反応が臨床面で相関する例としては，皮膚のウルシへの反応や，接触性過敏反応などがある。

T細胞機能のスクリーニング検査に続き，追加検査にて細胞性免疫の評価を完了する(Box 83.2)。これはB細胞のそれと同様で，T細胞の定量や特徴づけ(免疫フェノタイプ)，T細胞のサブセットをフローサイトメトリーで行い〔例：ナイーブ，およびメモリー細胞，最近の胸腺での移動など〕，同時に *in vitro* での機能検査を行う〔例：増殖アッセイ(マイトジェン，リコール抗原，アロ抗原)，サイトカイン産生，細胞障害能検査〕。どちらの検査も大きな医療機関なら行うことができるし，商業的ラボでもやってもらえる。

IL-12/23とインターフェロンγ経路の欠損の評価

T細胞や単球/マクロファージの絡むサイトカインを使った経路の特定の部分の異常がみつかっており，特定の日和見病原体，特に，抗酸菌や *Salmonella* 属の繰り返す感染に関与していることがわかっている。感染は通常，侵襲性で，長期の抗菌薬併用療法にも反応しない。そのため，研究が進み，こうした患者の一部に対する治療ではインターフェロンγこそが抗菌薬を助けている大事なサポート役を担っているかもしれないことがわかったのだ。この経路のいろいろなところの欠損が半数以上の患者でみつかっている。現行の研究は残りの患者の分子基盤を明らかにすることを目指している。抗酸菌感染が持続する患者の検査は通常，特別な機関で行われ，IL-12/23，インターフェロンγが関与する細胞シグナル経路の欠損を評価している。さらに，最近ではインターフェロンγに対する大量の自己抗体が関与する二次性欠損があることもわかり，これが元々健康だった人の晩期の非結核性抗酸菌感染に関与している。

ナチュラルキラー細胞機能の異常を評価する

リンパ球系の第3の担い手は循環するB細胞ともT細胞とも異なるもので，ナチュラルキラー細胞(NK細胞)である。NK細胞機能，あるいは数の異常がヘルペスやヒトパピローマウイルス感染を繰り返す患者で報告されている。これは転写因子GATA2ハプロ不全が関与している。実際のGATA2の臨床像はもっと複雑で，感染微生物はウイルスのみならず，さらに悪性疾患などの高リスクでもあり，その他の所見もみられるのだ。この常染色体優性疾患は，患者がもっとみつかるようになり，さらにその特徴がわかってきている。さらなる遺伝子欠損がみつかり，全身性のヘルペスウイルス感染(特にEBV)が発症しやすいのが特徴だ。さらに，NK細胞(あるいは細胞障害性T細胞)の不全が起こす疾患にはコントロールできない炎症反応が特定の感染によって起きるものがある。多臓器不全に至る(血球貪食リンパ組織球症(hemophagocytic lymphohistiocytosis：HLH)。例としては，X染色体関連のリンパ増殖性疾患(X-linked lymphoproliferative syndrome：XLP)があり，NKやNKT細胞機能異常と関連しており，激しいEBV感染症になりやすいのが特徴だ。これは小児に発症することが多く，HLHを起こしうる。さらに，実験モデルによると，NK細胞は同種移植や腫瘍拒絶反応に一翼を担っているという。こうしたいろいろな疾患からわかるのは，NK細胞のホスト防御の役割を発見することこそが今後の研究テーマだということだ。NK細胞機能を検査するときは，免疫フェノタイプ検査をモノクローナルな試薬を用いたフローサイトメトリーで行ったり，NK細胞の細胞傷害性を標準的な *in vitro* 検査で行ったりする。こうしたアッセイは現在では一部の商用ラボや医療センターにも存在する。

生まれつきの免疫シグナル欠損を評価する

今ホットに研究されているのはToll様受容体(Toll-like receptor：TLR)によるシグナルの欠損に関連した疾患をみつける類の研究である。これは13ある受容体のグループで，そのうち10がヒトで発現される。系統的にはより原始的な免疫系により，細菌，真菌，ウイルス産生物をパターン認識するシグナル伝達である。このような過程の1例としては，単球やマクロファージが細菌のリポ多糖類(lipopolysaccharide：LPS)のTLR4に(CD14と共に)結合することにより活性化するものがある。この経路で免疫系を活性化するのはいちばん最初に起きるホストの防御のようである。事前の病原体への曝露は必要ないからだ。TLRシグナルに関する遺伝的欠損を伴う2つの臨床像がみつかっている。1つ目は，重篤な細菌感染を起こしやすい遺伝子異常だ。小児期に発症しやすく，青少年に達すると致死率が下がるようだ。こうした患者のいちばんの特徴は，すごい感染があるのにほとんど炎症反応がないことだ。つまり，熱もほとんどなく，C反応蛋白(C-reactive protein：CRP)反応もわずかである。もう1つわかった欠乏症は，単純ヘルペス脳炎を起こしやすいことで，TLR3機能の欠損が関与している。TLR機能の変化はもっともっとみつかるであろう。臨床免疫学でのホットなトピックである。現在，TLR機能の評価はわずかな専門施設でしか行われていない。こ

Box 83.3

好中球欠損が疑われたときの評価

スクリーニング検査
なんども好中球数をカウント
好中球の形態を評価
二次検査
CD11，CD18 検査
respiratory burst〔訳注：貪食時の細胞活性の急上昇および酸素消費の上昇〕
ニトロブルー・テトラゾリウム検査
フローサイトメトリー
特定の酵素活性検査
化学遊走能検査
in vivo の rebuck skin window〔訳注：皮膚を剝離して免疫応答をみる免疫学的手法〕
in vitro Boyden chamber, soft agar assay〔訳注：細胞遊走能検査〕

こでは通常，複数のTLRに関連したリガンドをいろいろ用いて刺激し，それに対してTLRが誘導するサイトカイン産生を評価している。

好中球機能を評価する

好中球機能不全の臨床像は通常，繰り返す細菌や真菌の皮膚，リンパ節，肺，肝臓，骨，あるいは時に歯周の感染などである。こうした臨床像は通常は好中球の産生低下，局在場所の変化，あるいは破壊の増加の結果起きる（「84章　好中球減少患者の感染」参照）。さらに，好中球の一次的，二次的機能異常もまた，特定の感染を起こしやすくする（Box 83.3）。

感染の臨床像は背後にある問題を知るうえで役に立つ。好中球減少のある患者で白血球接着能異常（leukocyte adhesion deficiency Type 1：LAD-1）がある場合は，繰り返す蜂窩織炎，歯周疾患，中耳炎，肺炎，そして直腸など消化管膿瘍を発症しやすい。LAD-1は持続する血中顆粒球増加を伴うが，実質的には組織の好中球減少が起きている。これは接着能異常があるためで，好中球を含む貪食細胞が移動して感染部位に行くことができないためである。さらにまれなタイプのLADが後に報告されている（例：LAD-2，LAD-3）。対照的に，慢性肉芽腫症（CGD）患者であれば，肝臓や骨の膿瘍や肺炎が特別な微生物によって起きやすい。つまり，黄色ブドウ球菌（*Staphylococcus aureus*），*S. marcescens*，*Burkholderia cepacia*，*Nocardia* 属，*Aspergillus* 属などである。さらに，CGD患者では非常に強い炎症がみられ，これは消化管や泌尿器合併症につながることもある。最近になって，CGD患者がヒトに病原性をもたない微生物，たとえば，*Chromobacterium violaceum* や *Francisella philomiragia* に感染することが報告されている。こうした微生物は汽水曝露由来である。最後に，こうした患者は好中球減少患者に比べると，β溶連菌や大腸菌（*Escherichia coli*）感染にはなりにくい。

好中球機能評価のためのスクリーニング検査は，まずは白血球数測定，分画，形態学的検査から始まる（Box 83.3）。もし，好中球減少があれば，（そのときには周期性好中球減少の診断に時間をかけて繰り返し系統だった検査が必要だが），さらに形態異常がなければ，次に好中球の機能検査に移る。たとえば，フローサイトメトリーで好中球接着分子の評価を行い，CD11a，b，cとCD18表面抗原（LAD-1の患者で欠損または少ないβ2インテグリン）とCD15（これはLAD-2の患者で欠損している）を調べる。好中球酸化バースト経路はフローサイトメトリー検査〔dihydrorhodamine（DHR）検査〕や，より簡便だがあまり行われなくなったニトロブルー・テトラゾリウム（nitroblue tetrazolium：NBT）検査で調べる。CGD患者では両者共に異常だし，これはX染色体性のCGDキャリアにおいてもそうだ。最後に，好中球の移動（化学遊走能）は *in vitro* でBoyden chamberかsoft agar systemを使ったり，*in vivo* でRebuck skin windowテクニックを用いて調べることができる。化学遊走能異常は特定の薬剤による二次的な異常として知られているし，白血球接着不全，Chédiack-Higashi症候群，Pelger-Huet異常，そして若年性歯周炎でも起きる。重篤な化学遊走能異常がある場合の臨床的特徴としては，感染部位の好中球浸潤が減り，炎症が少ないことだ。

好中球の機能検査は，遺伝的好中球異常に関連した繰り返す感染のある患者の評価に最も役に立つ。繰り返す皮膚膿瘍の既往がある患者の多くでは，上記の検査で異常が出ない。この場合，現状の検査の感度がいまいちで，より微細な機能異常を見分けられないことが原因であろう。

補体系を評価する

補体の欠損を疑う場合はまちまちであり，これは欠損のタイプにもよる。補体経路の早い部分の異常だと繰り返す細菌性鼻，肺の感染となることがあるが，典型的には自己免疫疾患の既往ももつ。補体の後半の欠損があり，膜攻撃複合体を侵す〔membrane attack complex（MAC），C5〜C9〕と，*Neisseria* 感染を起こしやすくなり，髄膜炎や敗血症となる。まれに，第2の補体経路の異常〔**代替経路（alternative pathway）**〕もあり，このときも繰り返す感染となることがある。

古典的補体経路の最良のスクリーニング検査（Box 83.4）は総溶血性補体活性（CH50）検査であり，これはしばしば代替経路（AP）50と共にオーダーされる。後者は代替補体経路異常をスクリーニングするのに使う。血清サンプルが正しく扱われることを前提にしている（というのは，補体はどれもとても不安定なのだ。サンプルの扱い間違いを避けるために異常検査結果は再現性を持たねばならない）が，CD50が異常に低値，あるいはない場合は古典的補体経路欠乏を強く示唆する。もし，CH50とAP50の両者が異常なら，両経路に共通する部分が異常なことを示唆している。すなわち，後半の部分だ。選択的な補体の免疫検査も大規模なラボでは行うことができるし，補体機能検査も非常に特化された補体のラボでは行えるかもしれない。

遺伝子検査

次世代シークエンシング（next-generation sequencing：NGS）を用いたバイアスのない遺伝子検査が，遺伝する免疫機能不全患者をみつけるのに革命をもたらした。PIDDに関連した遺伝子欠損が次々とみつかるようになり，特定の遺伝子多様に関連した臨床像のスペクトラムが広がったのだ。現在では，免疫機能不全が

Box 83.4

補体異常を疑う場合の評価

スクリーニング検査
CH50 検査
AP50 検査
二次検査
補体免疫検査
補体機能検査

検査で確定された患者に遺伝子検査を行うのは理にかなったものだ。現在，それはターゲットを絞ったNGSをPIDDに関連する既存の遺伝子パネルを用いて行う場合もあり，あるいは全エクソーム[訳注：細胞から分泌される顆粒状の物質のこと]・シークエンシング(whole-exome sequencing：WES)を使う場合もあり，おそらくは近い将来には全ゲノム・シークエンシング(whole-genome sequencing：WGS)がすぐに使えるようになるだろう。特定の遺伝子欠損を決定すれば最適な治療も選択しやすくなるし，最近みつかった免疫不全の発見も相まって，個別化された治療アプローチも可能になるだろう。

推奨

繰り返す感染の臨床像が，今でも唯一のいちばん役に立つ手掛かりであり，免疫不全の存在しやすさや，その最良のアプローチを教えてくれる。HIV感染が免疫不全の原因としては今もっていちばん多く，適切なHIV検査こそが最重要である。特に，繰り返す日和見感染があるときはそうだ。病歴により繰り返す細菌感染が鼻や肺に起きていることがわかれば，抗体産生異常や，とてもまれだが補体経路の不全を考慮すべきだ。日和見感染があればT細胞異常を示唆する。細菌や真菌感染が皮膚，肺，そして骨にあれば好中球機能異常を強く示唆する。現在研究が熱心に行われているのは繰り返す，または慢性感染が限定的な微生物によって起きている場合，あるいは特定の臓器，臓器システムに起きている場合であり，特に生まれつきの免疫系(innate immune system)に注目が集まっている。あるいは生まれつきの免疫と獲得免疫系の橋渡しである。感染頻度にはかなり個体差があるのは知っておくべきだ。正常と異常を区別する線引きもはっきりしているとは限らない。しかし，感染が繰り返されたり，治すのが困難なとき，おかしな微生物が原因のときは絶対に背後に免疫不全がないか疑うことが大事である。

免疫機能を評価するには検査が欠かせない。しかし，こうした検査は賢く活用すべきで，検査を行う順番には気を使う。まずは患者の病歴と診察所見から得られる臨床上の手掛かりからシンプルなスクリーニング検査を行う。こうした検査の結果は，結果がはっきりと正常か，露骨に異常な場合は，比較的解釈は容易である。決定困難な中間地点に検査値がある場合に，免疫不全の程度を決定するのが難しいのだ。このため，複数の検査を組み合わせると免疫機能，免疫不全の状態がはっきりすることも多い。PIDDの臨床像と評価に長けた博学のスペシャリストが参与するのがいちばん大事だったりすることもある。

謝辞

本章執筆はNIH Clinical Center, National Institutes of HealthのIntramural Research Programの支援を受けて行われた。

文献

Bonilla FA, Khan DA, Ballas ZK, et al. Practice parameter for the diagnosis and management of primary immunodeficiencies. *J Allergy Clin Immunol*. 2015;136:11861205.

Camargo JF, Lobo SA, Hsu AP, et al. MonoMAC syndrome in a patient with a GATA2 mutation: Case report and review of the literature. *Clin Infect Dis*. 2013;57(5):697–699.

Casanove JL, Abel L, Quitana-Murci L. Human TLRs and IL-1Rs in host defense: Natural insights from evolutionary, epidemiological, and clinical genetics. *Annu Rev Immunol*. 2011;29:447–491.

Delmonte OM, Fleisher TA. Flow cytometry: Surface makers and beyond. *J Allergy Clin Immunol*. 2019;143:528–537.

Figueroa JE, Densen P. Infectious diseases associated with complement deficiencies. *Clin Microbiol Rev*. 1991;4:359–395.

Heimall JR, Hagan D, Hajjar J, et al. Use of genetic testing for primary immunodeficiency patients. *J Clin Immunol*. 2018;38:320–329.

Holland SM. Chronic granulomatous disease. *Hematol Oncol Clin North Am*. 2012;27:89–99.

Leiding JW, Holland SM. Warts and all: Human papilloma virus in human immunodeficiencies. *J Allergy Clin Immunol*. 2012;130:1030–1048.

Mace EM, Orange JS. Emerging insights in human health and NK cell biology from the study of NK cell deficiencies. *Immunol Rev*. 2019;287:202–225.

Notarangelo KD, Fleisher TA. Targeted strategies directed at the molecular defect: Toward precision medicine for select primary immunodeficiencies. *J Allergy Clin Immunol*. 2017;139:715–723.

Orange JS, Ballow M, Stiehm ER, et al. Use and interpretation of diagnostic vaccination in primary immunodeficiency: A working group report of the Basic and Clinical Immunology Interest Section of the American Academy of Allergy, Asthma & Immunology. *J Allergy Clin Immunol*. 2012;130 (Suppl 3):S1–S24.

Picard C, Gaspar BH, Al-Herz W, et al. International Union of Immunologic Societies: 2017 Primary Immunodeficiency Diseases Committee report on inborn errors of immunity. *J Clin Immunol*. 2018;38:96–128.

Puel A, Cypowyj S, Maródi L, et al. Inborn errors of IL-17 immunity underlie chronic mucocutaneous candidiasis. *Curr Opin Allergy Clin Immunol*. 2012;12:616–622.

Rosain J, Kong XF, Martinez-Barricarte R, et al. Mendelian susceptibility to mycobacterial disease. *Immunol Cell Biol*. 2018; doi:10.1111/imcb.12210.

Rosenzweig SD, Holland SM. Recent insights into the pathobiology of innate immune defects. *Curr Allergy Asthma Rep*. 2011;11:369–377.

Stray-Pedersen A, Sorte HS, Samarakoon P, et al. Primary immunodeficiency diseases: Genomic approaches delineate heterogeneous Mendelian disorders. *J Allergy Clin Immunol*. 2017 Jan;139(1):232–245.

84　好中球減少患者の感染

■著：Eric Holaday, Aaron Mishkin, Rafik Samuel
■訳：岩田健太郎

化学療法中の患者は，好中球減少と，そのときの重篤な感染症の高リスクとなる。好中球減少は好中球絶対値(absolute neutrophil count：ANC)が1,000/μL以下と，米国臨床腫瘍学会(American Society of Clinical Oncology：ASCO)と米国感染症学会(Infectious Diseases Society of America：IDSA)が定義している。500/μL未満だと重篤な好中球減少だと考えられ，「著明な好中球減少(profound neutropenia)」という言葉がANC 100/μL未満のときに用いられる。好中球減少患者の発熱は単独で体温が38.3℃を超えているか，38.0℃以上の体温が少なくとも1時間以上続くこと，と定義されている。好中球減少があるので炎症細胞を欠いており，感染徴候はごくわずかのこともある。皮膚軟部組織感染は免疫正常者には典型的な硬結，紅斑，熱感を欠いていることが多い。肺感染ではほんのわずかな浸潤影がレントゲンに見えるだけで，髄膜炎では髄液細胞数がちょっとだけ，あるいはないこともある。患者によっては発熱が全くなく，血圧が下がり，頻脈が起き，せん妄が起きてこれだけが感染徴候のこともある。

発熱性好中球減少症は，まさにその性質ゆえに免疫低下患者に起きやすく，しばしば感染を起こしやすい状況を併せもっている。たとえば，中心静脈へのアクセス[訳注：カテーテルなど]，感染に対する物理的なバリアの破綻，栄養不良などだ。したがって，発熱性好中球減少症が予後不良で死にも至りやすいことは驚きではない。研究者たちは発熱性好中球減少症の防止法を調べている。たとえばコロニー刺激因子(colony-stimulating factor：CSF)投与や栄養の変更，感染制御方法などである。本章では，発熱性好中球減少症の主だった感染源や，抗菌薬療法の選択にフォーカスを絞って論じる。

好中球減少患者の感染原因

Gram陰性菌

Gram陰性菌はいろんな感染症を起こす。フォーカス不明の菌血症や消化器感染症，泌尿器系感染症，そして呼吸器感染症などだ。腸内Gram陰性菌は好中球減少患者感染に与える影響が非常に大きい。たとえば，大腸菌(*Escherichia coli*)，*Klebsiella*属，そして*Enterobacter*属などである。こうした菌は血流に入り，播種する。これは化学療法による粘膜炎が粘膜を破壊し，菌が播種するのである。もう1つ重要な菌があり，重篤な疾患を起こす。緑膿菌(*Pseudomonas aeruginosa*)だ。患者に定着し，呼吸器系，皮膚や粘膜の破綻，カテーテルから侵入する。

Gram陰性菌，とりわけ緑膿菌の感染は致死的になりうるため，発熱性好中球減少症患者はGram陰性菌，特に緑膿菌に活性のある抗菌薬で治療を開始せねばならない。特に懸念すべきはプラスミドが伝播するスペクトラム拡張型βラクタマーゼをもつ腸内細菌目細菌の増加だ。ほとんどのペニシリンやセファロスポリンが不活化されてしまう。カルバペネマーゼは腸内細菌目細菌や*Pseudomonas*を耐性化させる。カルバペネムを含む，すべてのβラクタムに対して耐性なのだ。耐性パターンは医療機関，個々人，時期によって多種多様であり，単離された細菌の感受性試験は治療の適切さを確保するのに大切だ。適切な抗菌薬治療と膿瘍ドレナージやカテーテル抜去といったソースコントロールが治療成功の可能性を最大化する。

好中球減少患者に特有の感染として特筆すべきは，**好中球減少時の腸炎(neutropenic enterocolitis)**，別名「盲腸炎(typhlitis)」である。盲腸と上行結腸の炎症である。正確な病態についてははっきりわかっているわけではないが，細胞傷害性化学療法薬による粘膜傷害とホストの免疫不全が原因で微生物が侵入するようだ。発熱と右側の腹痛があり，穿孔のリスクが高い。CTでは右側の腸炎と，重症例では腸壁の気腫や穿孔の所見がみられる。穿孔が起きていない場合は，広域抗菌薬で腸内のGram陰性桿菌，嫌気性菌，そして*Enterococcus*属をカバーする。手術はこうした患者では実際上難しく，また必要ないことが多い。研究によると，好中球回復までの抗菌薬のみで通常は感染をコントロールできる。

Gram陽性菌

好中球減少患者で数的にも重症度も増しているのがGram陽性菌の感染だ。これは挿入カテーテルの増加や化学療法による粘膜表面の破壊によるものだ。血流感染がいちばん多いGram陽性菌による感染だ。挿入カテーテルからの菌血症の原因トップ3は，コアグラーゼ陰性ブドウ球菌，黄色ブドウ球菌(*Staphylococcus aureus*)，そして*Enterococcus*属である(表84.1参照)。蜂窩織炎が起きた場合，原因で多いのはβ溶血レンサ球菌(β溶連菌)と*S. aureus*だ。こうした菌のほとんどは薬剤耐性のリスクをもつ。1例はメチシリン耐性黄色ブドウ球菌(methicillin-resistant *S. aureus*：MRSA)であり，これを狙った抗菌薬治療が必要となる。緑色レンサ球菌による感染が重症敗血症に至る事例が報告されている。患者には重篤な粘膜炎，ceftazidime使用，そしてciprofloxacinやlevofloxacinの予防がなされていた。

Gram陽性菌感染の可能性がある患者であれば，vancomycinは効果的な初期治療である。ブドウ球菌，レンサ球菌，そしてほとんどの腸球菌といった主だった微生物を適切にカバーできる。しかし，*Enterococcus faecium*はしばしばvancomycin耐性である。耐性率は施設によって異なるが，高いところだと90%く

表 84.1
好中球減少患者に感染を起こすよくある Gram 陽性菌

細菌	感染の形	選択すべきエンピリック抗菌薬
Staphylococcus aureus	菌血症，皮膚軟部組織感染	vancomycin [a]
コアグラーゼ陰性ブドウ球菌	菌血症	vancomycin
Enterococcus 属	菌血症	daptomycin [b]
β 溶連菌	皮膚軟部組織感染	penicillin
α 溶連菌	菌血症，血管内感染	ceftriaxone [c]
肺炎球菌(*Streptococcus pneumoniae*)	呼吸器	ceftriaxone

a β-ラクタムや clindamycin にさまざまな耐性あり。
b すでに抗菌薬が投与されている場合は vancomycin 耐性率が上昇する。
c ペニシリン耐性の頻度はまちまちで，現場の耐性頻度を確認すること。

らいだ。*E. faecalis* は vancomycin 耐性ではない[訳注：日本では *E. faecium* であってもバンコマイシン耐性は比較的少なく，*E. faecalis* はほぼ全例 vancomycin 感受性である]。vancomycin 耐性菌や vancomycin アレルギーがある場合は，daptomycin や linezolid が代替薬となる。daptomycin はブドウ球菌菌血症や重篤な皮膚軟部組織感染に効果的だ。肺のサーファクタントで不活化されるため，気道感染症には推奨されない。linezolid は皮膚軟部組織感染に承認されているが，血流感染には使うべきではない。

Gram 陽性菌の治療期間は感染症の種類による。一般に，こうした菌は Gram 陰性菌に比べて敗血症症候群や早期死亡に至らしめることはないが，適切な治療がなければひどい合併症に至ることがある。皮膚軟部組織感染症は少なくとも 7 日の治療と，必要に応じて適切なデブリードマンが必要になる。黄色ブドウ球菌の菌血症は，感染源がはっきりしないか，菌血症がすぐに治らない場合，しばしば 4 週間の治療が必要になる。腸球菌やコアグラーゼ陰性ブドウ球菌感染はより短い治療期間でよく，特に中心ライン関連の菌血症で，カテーテルがすぐに抜去されている場合はそうである。

嫌気性菌

嫌気性菌はしばしば，消化管の常在菌だが，好中球減少患者に感染を起こすことが可能で，これは粘膜破壊による。嫌気性菌のカバーは，強い腹部症状を訴えている患者では培養結果を待ちつつ考慮する。たとえば，*Bacteroides* 属，*Prevotella* 属のカバーである。抗菌薬としては，ampicillin / sulbactam，piperacillin/tazobactam，カルバペネム，あるいは metronidazole を他の抗菌薬に追加したりする。

Clostridioides(以前は *Clostridium*) *difficile*(C. diff) 腸炎は抗菌薬投与下で下痢を発症した場合は懸念となる。多くの化学療法や前処置レジメンは下痢を起こし，化学療法薬によっては抗菌効果がある。抗菌薬使用中に重大な下痢や腹痛が患者に起きたときは，C. diff 検査結果を待ちつつ経口 vancomycin 開始を検討する。C. diff 治療で重要なものとして，まずは下痢の原因となる薬を止めることがある。残念なことに，これは発熱性好中球減少症では実際的ではない。それは他の感染の問題があるからだ。標的を絞った治療は経口 vancomycin だが，イレウスがあると薬が到達しにくいので，経静脈的 metronidazole や vancomycin の経直腸投与を追加することも多い。さらに，合併症のていねいなモニタリングが必要で，重症例や難治例では外科的介入が必要になることもある。

真菌

真菌感染は好中球減少患者で増えており，特に，重篤かつ長期の好中球減少においてはそうだ。急性白血病やリンパ腫患者，幹細胞移植後生着を待っている患者などがこれに該当する。その他，感染リスクを高める理由としては，長期留置カテーテル，粘膜の破綻，経静脈栄養，そして長期抗菌薬治療などがある。

Candida 属は好中球減少患者でいちばん多い真菌感染の原因だ。また，カテーテル関連血流感染の最大の原因の 1 つでもある。*Candida* 血流感染治療としては，抗真菌薬の投与があり，エキノキャンディンが望ましい。挿入されているカテーテルすべてを抜去するのも大事だ。両者は血流から菌を排除するのに有用だ。さらに，できれば白血球数が回復した後に，眼内炎の除外のために眼科検査が推奨される。*Candida* はまた，播種性疾患を起こして肝臓や脾臓などの臓器を侵す。侵襲性カンジダ症での血液培養の感度は 70%以下である。よって，カンジダ症の疑いが強いときは，腹部の画像で肝臓と脾臓に注目しなければならない。酵母や糸状菌の感染は通常は好中球減少患者の発熱の最初の原因とはならないが，むしろ抗菌薬投与下で持続する，あるいは再発性の発熱としてプレゼンする。適切な抗細菌療法でも 4〜7 日熱が持続したり，抗菌薬予防が入っている患者では，エンピリックな抗真菌薬療法と真菌感染のワークアップが考慮されねばならない。

酵母に活性のある抗真菌薬がよく使われるため，糸状菌の感染も起きるかもしれない。こういう場合にいちばん多いのは *Aspergillus* だが，接合菌のような他の糸状菌も同様のプレゼンでみつかることが多くなっている。糸状菌は環境中にあまねく存在し，肺や副鼻腔の疾患を好中球減少患者に起こす。接合菌感染は，鼻副鼻腔，肺疾患が voriconazole やエキノキャンディンが使われている患者に発生した場合には考慮せねばならない。

肺真菌感染のプレゼンはさまざまだ。結節，浸潤影，梗塞，あるいは空洞性病変などだ。生検，病理で菌が認められ，培養が陽性ならば診断確定だ。しかし，患者の基礎疾患や手技のリスクを鑑み，診断はしばしば臨床的に行われる。多くの糸状菌は*Aspergillus*に組織病理では似ているので，培養は他の糸状菌と区別するのに重要である。治療期間は長期に行うべきで，画像をとって改善や治癒を確認する。

好中球減少と発熱がある全患者で，鼻閉感，痛み，鼻出血があれば，真菌性副鼻腔炎の可能性を検討すべきだ。典型的な所見は粘膜の肥厚が画像でわかり，かつ直接検鏡で壊死や痂皮がある。確定診断は生検検体の培養や病理組織による。治療は長期に至るが，すぐに適切な抗真菌薬を始めて，迅速にデブリードマンを行う。

Pneumocystis jirovecii(*carinii*)は白血病やリンパ腫患者でみる。特に，長期ステロイド使用者には多い。*Pneumocystis*肺炎(*Pneumocystis* pneumonia：PCP)はゆっくりと発症して，進行性の呼吸困難，乾性咳嗽，発熱を起こすが，細菌性肺炎に似た症状でもっと速く進行することもある。疑った場合は気管支鏡検査を行い，Gomori-メテナミン銀(Gomori-methenamine silver stain：GMS)染色や直接蛍光抗体染色，ポリメラーゼ連鎖反応(PCR)でDNAを検出したりして診断の一助とする。PCP診断における気管支鏡の有用性はヒト免疫不全ウイルス(human immunodeficiency virus：HIV)1感染者に比べてがん患者では低い。これは真菌量が少ないためだ。治療としては，高用量のtrimethoprim-sulfamethoxazole(ST合剤)(と重度の低酸素血症があるときはステロイド)を最大3週間用いる。

多くの真菌感染の診断では侵襲手技が必要だが，2つの血清学的検査がよくある真菌感染をみつけるのに有用だ。β-(1-3)-Dグルカン検査は病原性のある多くの真菌，たとえば，*Candida*, *Aspergillus*, *Pneumocystis*属，そして*Fusarium*属の細胞壁の構成要素をみつけるのに使う。1つβ-(1-3)-Dグルカン検査の問題点があり，これは特定の真菌への特異性がないことだ。ガラクトマンナン検査は*Aspergillus*属により特異的だ。*Aspergillus*の細胞壁にあるガラクトマンナンを検知する。どちらの検査もβラクタム系抗菌薬の使用で偽陽性になることがあり，抗真菌薬治療を受けている患者では偽陰性になることもある。β-(1-3)-Dグルカン検査とガラクトマンナン検査は欠点こそあるものの，エンピリックな治療が必要か決めるのに一助となる。

その他の微生物

好中球減少患者で呼吸器ウイルス感染が発熱の原因となることがあり，重篤化することもある。定量リアルタイム・マルチプレックスPCRが広く使われるようになり，呼吸器症状のある患者で関連する病原体をみつけることができるようになった。呼吸器ウイルス感染はしばしば季節性があり，みつけることで感染管理のプラクティスを遂行し，その伝播を防いだり，治療で利益を得る人をみつけたりできるようになる。好中球減少患者での呼吸器ウイルス感染治療ガイドラインはまだ存在しないが，インフルエンザと診断された患者は通常，発症から72時間以上経っていてもたいてい薬による治療を提供される。RS(espiratory syncytial)ウイルスではリバビリンや静脈内免疫グロブリン療法が考慮される。施設によっては，パラインフルエンザやヒトメタニューモウイルスへの治療も行われているが，実践のされ方はさまざまだ。他のよくある呼吸器ウイルスでは支持療法が行われる。

非定型菌である*Legionella*や*Mycoplasma*, *Chlamydia*も肺炎を起こすことが可能で，好中球減少がないときと同じだ。抗酸菌感染は好中球減少患者でそんなに多くはないが，適切な培養や抗酸菌染色が通常は診断を確定する。適切な治療は微生物や感染部位に応じて決定でき，これは好中球減少のない患者と同様だ。最後に，寄生虫も疫学や症状次第では考慮する。

好中球減少患者の発熱アプローチ

好中球減少患者の発熱時の抗菌薬治療

外来で発熱性好中球減少症が発生した場合は入院を必要としない患者もいる。そうでないとわかるまでは細菌感染だと考えるべきだ。血液培養など，治療前の検査が必要だ。即座に抗菌薬治療を始めて数時間観察し，帰宅させるが頻回にフォローする。こうした患者への好ましい治療薬はフルオロキノロンに加えてamoxicillin/c lavulanateである。

入院，外来治療を区別する多くのクライテリアが存在するが，結局は臨床医の判断が最重要だ。外来治療に適している患者の特徴は，Box 84.1にまとめた。もし，患者が外来治療で改善しない場合は，さらなる治療やワークアップのために入院させる閾値は低くあるべきだ。診断画像，検査の進歩にもかかわらず，好中球減少時の患者が発熱したとき半数以上では原因がみつけられない。複雑さ，併存疾患，合併症の高リスクのために，多くの発熱性好中球減少症患者は入院を要し，エンピリックに点滴の抗菌薬治療が行われる。抗菌薬は広域で緑膿菌などGram陰性菌をカバーする(Box 84.2)。

広域Gram陽性菌のカバーの役割についてもよく研究されてきた。発熱性好中球減少症患者の菌血症の原因としてこうした菌はメジャーなものだが，ルーチンで広域Gram陽性カバーを行っても死亡率は変わらず，よってエンピリック治療としては不要である。しかし，Gram陽性菌感染の追加のリスクがある患者

Box 84.1

発熱性好中球減少症の外来治療に適した患者の特徴

外来患者である
状態がよく，基礎疾患に乏しい
60歳未満
固形がんである，あるいは過去の真菌感染の既往がない
腎障害，低血圧，その他の臓器障害がない
重篤な症状を欠く

Box 84.2

発熱性好中球減少症の入院患者のエンピリック治療に用いる抗菌薬

抗菌薬
cefepime
imipenem
meropenem
piperacillin-tazobactam

Box 84.3

Gram 陽性菌カバーを追加する基準

血行動態不安定，あるいは重症敗血症
肺炎を示す画像所見
Gram 陽性菌が血液培養で生える
中心静脈ライン関連感染が疑わしい臨床像
皮膚軟部組織感染
MRSA，vancomycin 耐性腸球菌，あるいは penicillin 耐性肺炎球菌定着者
重篤な粘膜炎
フルオロキノロン系薬予防の既往
ceftazidime をエンピリックな Gram 陰性カバーに用いているとき

では，vancomycin が発熱時に投与されねばならない(Box. 84.3)。

エンピリックに治療が始められたら，2〜5 日で抗菌薬のアセスメントをやり直さねばならない。このときまでには，最初の培養結果が出ている。原因微生物がわかっていたら，抗菌薬はその菌に絞って変更される。すでに vancomycin が投与されていて，Gram 陽性菌による感染の臨床的証拠がなければ中止せねばならない。4 日経っても患者の熱が下がらなかったり，高リスク患者だったりした場合は抗真菌薬を足してもよい。内因性の真菌感染の予防や治療のためだ。後述する。

好中球減少患者の熱に対する抗真菌療法(表 84.2)

エンピリックな抗真菌療法において，ベストな治療薬に関する推奨にコンセンサスは現段階では存在しない。好中球減少患者ではカンジダ血症が最も多い真菌感染である。コンタミネーションと考えることはほとんどない。*Candida* 属を治療する薬は数多あり，アゾール，エキノキャンディン，そしてポリエンなどだ。しかし，*Candida* 属では現行の薬に対してさまざまな耐性が存在する。トリアゾールの fluconazole は多くの *Candida* 属に活性がある。*C. albicans*，*C. tropicalis*，そして *C. parapsilosis* などだ。しかし，*C. glabrata* や *C. krusei* には感受性がないことが多い[訳注：現在，多くの *Candida* の菌名が変更されているが，臨床現場では旧名が今も使われることが多く，本書でもそのような名称で論じられているので訳出時にもあえて変更はしなかった]。よって，micafungin，caspofungin，anidulafungin のようなエキノキャンディンのほうがカンジダ血症では好まれる。エキノキャンディンは β-1,3- シンターゼという *Candida* 属の細胞壁にある酵素をターゲットとする。ほぼすべての *Candida* 属に活性がある。amphotericin にはリピッドやリポソーマルなタイプがあり，代替案として効果的だが，望まない毒性もあるのが問題だ。腎毒性や電解質の喪失などである。耐性の懸念から，アゾールはカンジダ血症のときにはステップダウンの治療薬として用いる。菌の感受性が示され，患者が安定しているときだ。多くのアゾールは他の薬と相互作用をもち，肝臓で代謝される。

侵襲性アスペルギルス症の治療については，糸状菌に活性のあるトリアゾール，たとえば isavuconazole，voriconazole，posaconazole がいろいろな amphotericin よりも好まれる。副作用が少なく，経口投与でのバイオアベイラビリティがよいからだ。安定期の薬物血中濃度のモニタリングがトリアゾールの使用時には推奨される。肝臓で代謝され，薬物相互作用が影響する可能性があるからだ。isavuconazole は最新のトリアゾールで，高い経口バイオアベイラビリティがあるプロドラッグ，isavuconazonium となっている。エキノキャンディンは *Aspergillus* 属へのファーストラインの治療薬として推奨されておらず，サルベージ治療としての役割のみに限定されている。他の薬との併用とか，難治例での使用のみだ。

表 84.2
好中球減少患者でよくある感染性真菌

微生物	選択すべきアゾール系薬	エキノキャンディン活性	amphotericin 活性
Candida albicans	fluconazole	あり	あり
Candida tropicalis	fluconazole	あり	あり
Candida parapsilosis	fluconazole	あり[a]	あり
Candida glabrata	voriconazole[b]	あり	あり
Candida krusei	voriconazole	あり	あり
Cryptococcus neoformans	fluconazole	なし	あり
Aspergillus 属	voriconazole	あり	あり
接合菌	isavuconazole	なし	あり
Histoplasma capsulatum	itraconazole	なし	あり
Coccidioides immitis	fluconazole	なし	あり
Blastomyces dermatitidis	itraconazole	なし	あり

a *C. parapsilosis* はエキノキャンディンに高い最小発育阻止濃度(MIC)をもつ傾向にあるが，通常は感受性がある。
b *C. glabrata* は voriconazole に高い MIC をもつ傾向にあるが，通常は感受性がある。

接合菌の治療については，amphotericin と isavuconazole がファーストラインとして推奨されている。posaconazole は *in vitro* での活性は許容範囲であり，ステップダウンするときやサルベージ治療としての位置に留まっている。経口懸濁液の posaconazole はバイオアベイラビリティがさまざまで，錠剤や経静脈投与のほうが好ましい。amphotericin と適切なトリアゾール，あるいはエキノキャンディンの併用療法は用いられてきた。特に難治例においてだが，この効果を支持するデータはあまりない。

予防

細菌に対する抗菌薬予防がリスクが高い患者の発熱性好中球減少症患者や好中球減少が7日を超えて続く患者には推奨されている。高リスク患者とは幹細胞移植患者や急性骨髄性白血病(acute myeloid leukemia：AML)や骨髄異形成症候群(myelodysplastic syndrome：MDS)治療患者である。こうした患者への予防は全死亡率を著しく低下させている。リスクが低い患者への予防の利益は副作用のリスクに比べて小さい。薬剤耐性菌の出現，C. diff 感染，副作用などだ。フルオロキノロンはずっと予防抗菌薬の選択肢であり，これはカバーする菌や飲みやすさなどの利点があるからで，ST 合剤や cefpodoxime よりも推奨度が高い。

抗真菌薬による予防は重篤あるいは長期の好中球減少があり，重篤な粘膜炎がある高リスク患者に対して，好中球減少の間，推奨されている。こうしたファクターが *Candida* 感染リスクを増す。よって，予防は経口のトリアゾールか点滴のエキノキャンディンである。侵襲性糸状菌感染リスクの高い患者，たとえば AML，MDS，移植片対宿主病(graft-versus-host disease：GVHD)，あるいは同種幹細胞移植患者では，糸状菌に活性があるアゾール，たとえば，voriconazole，posaconazole，あるいは isavuconazole を代わりに用いるべきだ。

単純ヘルペスウイルス(herpes simplex virus：HSV)や水痘帯状疱疹ウイルス(varicella zoster virus：VZV)への予防は積極的な治療をしているときや好中球減少時には推奨される。alemtuzumab を同種間細胞移植に用いる場合は，サイトメガロウイルス(cytomegalovirus：CMV)に対して valganciclovir，ganciclovir，foscarnet あるいは lotermovir を追加で用いるべきだ。

B 型肝炎のスクリーニングを治療前に行う。このプラクティスは国際的ガイドライン作成団体によってさまざまに行われてきた。ASCO と IDSA は抗 CD20 モノクローナル抗体，たとえば，rituximab を投与するときや幹細胞移植のときに B 型肝炎表面抗原(hepatitis B surface antigen：HBsAg)検査と B 型肝炎コア抗体(hepatitis B core antibody：抗 HBc)をスクリーンするよう推奨している。HBsAg 陽性，抗 HBc 陽性患者は予防投与を受けねばならない。HBsAg 陰性だが抗 HBc 陽性の場合は B 型肝炎再活性がないかていねいにモニターすべきだ。

補助的な治療薬

顆粒球/顆粒球単球コロニー刺激因子(granulocyte and granulocyte/monocyte colony-stimulating factor：G-CSF)が化学療法中の患者に好中球減少期間の短縮や程度の軽減のために用いられてきた。G-CSF の主な副作用は骨の痛みとインフル様症状だ。比較対照試験では，ヒト CSF は強い化学療法後の発熱性好中球減少症や感染リスクを減らすことを示している。

CSF は発熱性好中球減少症患者に試みられてきた。研究結果によると，好中球減少日数は CSF 投与で減ることが示されたが，CSF は発熱期間や抗菌薬使用やコストに影響を与えなかった。そして重要なことだが，死亡率は減らなかったのである。よって，CSF を好中球減少時の熱にルーチンで用いることは推奨されない。

白血球輸血は現段階では好中球減少時の熱の補助的治療として推奨されない。輸血は多大なリスク，毒性があり，たとえば，ウイルス感染(CMV など)，移植片対宿主病，そして輸血反応としての発熱だ。そのようなリスクにもかかわらず，医療機関によっては治らない好中球減少や重篤で治らない感染症には白血球が投与されている。現段階では，このようなアプローチは実験的な試み以上のものとはいえない。

文献

Bucaneve G, Micozzi A, Menichetti F, et al. Levofloxacin to prevent bacterial infection in patients with cancer and neutropenia. *N Engl J Med*. 2005;353:977–987.

Freifeld AG, Bow EJ, Sepkowitz KA, et al. Clinical practice guideline for the use of antimicrobial agents in neutropenic patients with cancer: 2010 update by the Infectious Disease Society of America. *Clin Infect Dis*. 2011;52:e56–e93.

National Comprehensive Cancer Network. Prevention and treatment of cancer related infections (version 1.2019). https://www.nccn.org/professionals/physician_gls/pdf/infections.pdf

Patterson TF, Thompson GR, Denning DW, et al. Practice guidelines for the diagnosis and management of aspergillosis: 2016 update by the Infectious Diseases Society of America. *Clin Infect Dis*. 2016;63(4):e1–e60.

Taplitz RA, Kennedy EB, Bow EJ, et al. Antimicrobial prophylaxis for adult patients with cancer-related immunosuppression: ASCO and IDSA clinical practice guideline update. *J Clin Oncol*. 2018;36(30):3043–3054.

Taplitz RA, Kennedy EB, Bow EJ, et al. Outpatient management of fever and neutropenia in adults treated for malignancy: American Society of Clinical Oncology and Infectious Diseases Society of America clinical practice clinical guideline update. *J Clin Oncol*. 2018;36(14):1443–1453.

85 悪性新生物のある患者の感染

■著：Amar Safdar, Donald Armstrong
■訳：岩田健太郎

悪性新生物があり，感染を疑う場合は，以下の主だった項目を評価の際に考慮する。(1)感染源曝露の地理的特徴。そして薬剤耐性菌がすでに定着していないか，ホストの常在菌に変化はないか，など。(2)既知の，または未知の免疫不全が基礎疾患たる悪性疾患やその治療，またはその両方で起きていないか(表 85.1)。(3)薬剤耐性菌によるブレイクスルー感染が，抗菌薬予防投与を受けている患者で起きていないか。(4)家族性/遺伝的な感染の起こりやすさが免疫抑制患者にないか。がん患者が発熱している場合，非感染症によることもある。たとえば，腫瘍熱や薬剤熱だ。評価の後で，次に考えるべきはエンピリック(経験的)に治療を始めるかどうか，だ。

疫学

旅行，仕事，習慣，あるいはホビーで人はいろいろな微生物にさらされる可能性がある。家でも，あるいは他の病院や外来，処置室ででも，だ。子をもつ者なら我が家でインフルエンザ，パラインフルエンザ，RS(respiratory syncytial)ウイルス，水痘帯状疱疹ウイルス(varicella-zoster virus：VZV)，ヒトヘルペスウイルス 6 型(human herpesvirus 6：HHV6)，そしてサイトメガロウイルス(cytomegalovirus：CMV)のようなたくさんの病原体にさらされやすい。病院は薬剤耐性菌の宝庫だ。たとえば，多剤耐性黄色ブドウ球菌(multidrug-resistant *Staphylococcus aureus*)，vancomycin 耐性，あるいは vancomycin 寛容な *Enterococcus* 属，多剤耐性 *Pseudomonas* や *Stenotrophomonas*，スペクトラム拡張型 β-ラクタマーゼ産生腸内細菌目細菌〔たとえば大腸菌(*Escherichia coli*)や *Klebsiella* 属〕だ。最近はグローバルにカルバペネム耐性腸内細菌目細菌(carbapenem-resistant Enterobacteriaceae：CRE)が広がっており，抗菌薬に限界があることがよく理解できる。

2008 年以降に発表された 27 の報告をまとめた最近の総説によると，今もがん患者では Gram 陰性菌が最も多い菌血症の原因である。特に，広域抗菌薬予防を受けていない患者ではそうだ。さらに悪いことに，多剤耐性 Gram 陰性菌による侵襲性細菌疾患の頻度が高いことが，入院期間の長期化および合併症と死亡の増加に大きな影響を与えている。患者が入院した病院はどこか，その病院にいる微生物の耐性パターンはどうか，を把握しておくのが大事だ。加えて，感染の様相はどんどん変わり続けているので，最新のトレンドも押さえておかねばならない。たとえば，最近では入院よりも市中獲得型の MRSA のほうが耐性菌獲得の元として重きをなすようになったのである[訳注：米国での話である]。その他の感染獲得の伝統的なリスク因子も変化するかもしれないのだ。たとえば，命にかかわる可能性がある *Stenotrophomonas maltophilia* の肺感染は既知のリスク因子，たとえば(1)長期の重篤な好中球減少，(2)長い入院，そして(3)ICU にいたり人工呼吸器で管理されているなど，のないがん患者でもみられている。

多数の微生物による全身感染は概ね認識されないままだ。おそらくはきちんと確立した疾患定義やガイドラインがなく，報告過少なためであろう。複数菌感染だと，たとえば血流感染，肺，消化管，尿路などがあるが，がん患者の感染全体の 15〜20％を占める。Gram 陽性菌と Gram 陰性菌の菌血症に加えて，*Candida* 属菌血症が絡んでいることなど，重度に免疫不全があり，化学療法や放射線治療のために口や消化管に潰瘍がある患者では珍しくもない。

患者の疫学的背景を徹底的に知り尽くせば，医師は精査とそれに伴うエンピリックな抗菌薬治療が可能となろう。

次のステップは，患者の背景にある免疫不全の検討だ。免疫不全は基礎疾患のがんからも，がんの治療(たとえばモノクローナル抗体)からも起きる。ホストの免疫不全に対するエンピリックな治療の際，考慮すべき微生物は表 85.1 にまとめた。入院患者では病院特有の微生物がいることもあり，エンピリック治療のレジメンはある病院では適切でも別の病院ではそうでないかもしれない。感染症という合併症は元の悪性新生物の性格にもよる。血液の悪性疾患，たとえば，急性骨髄性白血病や慢性リンパ性白血病，多発性骨髄腫，そしてリンパ腫患者などの場合，全体の感染頻度は 75〜80％にまでのぼる。一方，乳がんや大腸がんといった固形がん患者では，治療期間中の感染頻度はもっと低くて 30％以下である。

好中球の異常

悪性疾患患者でいちばん多い好中球の異常は，細胞傷害性化学療法後の好中球の絶対数減少である。急性骨髄性白血病や再生不良性貧血，あるいは骨髄異形成症候群患者だと，基礎疾患そのもののために重篤な好中球減少が起きることがある($\leq 500/mm^3$)。覚えておくべきは，好中球減少患者は膿をつくらないということだ。身体所見がないこともあるし，いつもと違うこともある。レントゲン所見も同様だ。注意深く患者を評価し，蜂窩織炎とか肺炎といった，明らかな感染部位がないときには，感染源は消化管からの菌のトランスロケーションであることが多く，エンピリックな治療はそのとき患者の腸内にある細菌叢を想定して狙い撃ちにすべきだ。細菌叢は患者のいる，あるいはいた，病院によって違うし，過去に使用された抗菌薬その他の疫学ファクターにもよ

表 85.1
がん患者で肺炎を起こす原因(免疫不全別に) 訳注

免疫不全(がん関連)	細菌	真菌	寄生虫	ウイルス
顆粒球減少	黄色ブドウ球菌(*Staphylococcus aureus*) 肺炎球菌(*Streptococcus pneumoniae*) *Streptococcus* 属 緑膿菌(*Pseudomonas aeruginosa*) 腸内細菌目細菌 大腸菌(*Escherichia coli*) *Klebsiella* 属 *Stenotrophomonas maltophilia* *Acinetobacter* 属	*Aspergillus fumigatus*, 非 *fumigatus Aspergillus* 非 *Aspergillus* 属： *Pseudallescheria boydii*, *Fusarium solani* のような無色菌糸症(hyalohyphomycosis), *Mucorales*(接合菌) *Alternaria*, *Bipolaris*, *Curvularia*, *Scedosporium apiospermum*, *Scedosporium prolificans* のような暗色真菌(dematiaceous fungi)		単純ヘルペスウイルス 1 型と 2 型 VZV
細胞性免疫不全	*Nocardia asteroides* complex *Salmonella typhimurium* *Salmonella enteritidis* *Rhodococcus equi* *Rhodococcus bronchialis* *Listeria monocytogenes* *Mycobacterium tuberculosis* 非結核性抗酸菌 *Legionella* 属	*Aspergillus* と非 *Aspergillus* 糸状菌 *Pneumocystis jirovecii*(旧称 *P. Carinii*) *Cryptococcus neoformans* 流行性真菌, たとえば, *Histoplasma capsulatum*, *Coccidioides immitis*, *Blastomyces dermatitidis*	*Toxoplasma gondii* *Microsporidium* 属 *Leishmania donovani* *L. infantum* *Strongyloides stercoralis* *Cryptosporidium* 属 *Cyclospora* 属	サイトメガロウイルス 呼吸器ウイルス インフルエンザウイルス A, B 型 パラインフルエンザウイルスタイプ 3 RS(respiratory syncytial)ウイルス アデノウイルス VZV HHV-6 SARS 関連コロナウイルス？ パルボウイルス B19 パラミクソウイルス？ ハンタウイルス？
液性免疫不全と脾臓摘出(脾摘)	*Streptococcus pneumoniae* インフルエンザ菌(*Haemophilus influenzae*) 髄膜炎菌(*Neisseria meningitidis*) *Capnocytophaga canimorsus* *Campylobacter*	*P. jirovecii*(*P. carinii*)？	*Giardia lamblia* *Babesia microti*	VZV エコーウイルス エンテロウイルス
混合不全	*S. pneumoniae* *S. aureus* *H. influenzae* *Klebsiella pneumoniae* *P. aeruginosa* *Acinetobacter* 属 *Enterobacter* 属 *S. maltophilia* *Nocardia asteroides* complex *L. monocytogenes* *Legionella* 属	*P. jirovecii*(*P. carinii*) *Aspergillus* 属 *Candida* 属 *C. neoformans* *Mucorales*(接合菌) 流行性真菌(重篤な全身播種)	*T. gondii* *S. stercoralis*	呼吸器ウイルス インフルエンザウイルス パラインフルエンザウイルス RS ウイルス アデノウイルス VZV

HHV-6＝ヒトヘルペスウイルス 6, SARS＝重症急性呼吸器症候群, VZV＝水痘帯状疱疹ウイルス

注意：混合免疫不全患者には, 同種血液幹細胞移植患者, 急性/慢性移植片対宿主疾患, 骨髄異形成症候群, 成人 T 細胞白血病やリンパ腫などがいる。cyclophosphamide や fludarabine のような抗がん剤では, *L. Donovani*, *L. Infantum* により重篤な内臓リーシュマニア症が起きることがある。*L. Donovani* はアフリカやアジアでみられ, *L. Infantum* はアフリカ, ヨーロッパ, 地中海, 中米, 南米でみられる。VZV はまれに液性免疫不全で全身播種を起こす。混合免疫不全で起きることすらある。*S. Stercoralis* は著明な細胞免疫不全のある患者で命にかかわる重篤なスーパー感染症候群を起こすことがある。

[訳注：分類学的には大腸菌も *Klebsiella* も腸内細菌目細菌に属するので整合性のとれていない表だが, 海外だと「臨床的に使えればオッケー」的な表は多くて, 無矛盾は目標としていない印象がある]

11

る(「84章 好中球減少患者の感染」参照)。近年，*Staphylococcus*属などのGram陽性菌血流感染が全体的に増えているにもかかわらず，*E. coli*や*Pseudomonas*属のようなGram陰性菌も発熱のある好中球減少症患者の重大な全身感染の大事な原因であり続けている。カテーテル関連血流感染はしばしば心配される。たいていの患者には血管内にカテーテルが入っていて，化学療法その他の治療が行われているからだ(「105章 血管内カテーテル関連感染症」参照)。

緑色レンサ球菌も急激に進行する敗血症の原因となり，播種性血管内凝固症候群(disseminated intravascular coagulation：DIC)，多臓器不全，そしてショックが，好中球減少と治療による口や腸の粘膜障害がある患者に起きることがある。

好中球減少が長引くと(>2，3週)，侵襲性真菌感染(invasive fungal infections：IFI)のリスクが増す。高リスクな好中球患者にはしばしばfluconazoleが予防的に投与され，全身性*Candida*感染が減ってきたことは喜ばしい。もっとも，このために薬剤耐性*Candida*属，たとえば，*C. glabrata*や*C. krusei*の感染が増えたが。過去十年間では，caspofunginやmicafungin，anidulafunginのようなエキノキャンディン系薬剤の導入により，侵襲性*Candida*感染の安全で効果的な治療のオプションが増えたし，持続する発熱のある好中球減少患者へのエンピリックな治療のオプションもできた。2週間以上続く甚大な好中球減少患者では，*Aspergillus*属が最大の侵襲性糸状菌感染の原因だ。過去20年間，amphotericin Bに感受性のない糸状菌感染のリスク，たとえば，*Scedosporium*属や*Pseudallescheria*属が知られるようになった。さらに，*Aspergillus*に活性のあるアゾール，たとえば，voriconazoleの使用増加のために鼻肺接合菌感染が起きている。好中球減少が持続したり，高用量副腎皮質ステロイド使用，造血幹細胞移植(hematopoietic stem cell transplantation：HSCT)後の移植片対宿主病(graft-versus-host disease：GVHD)患者での，侵襲性糸状菌感染の治療効果は今もあまりよろしくない。

ヘルパーTリンパ球不全

CD4陽性リンパ球・単球・マクロファージの不全症はHodgkin病や末梢T細胞リンパ腫，皮膚T細胞リンパ腫/菌状息肉症といったリンパ腫がある患者や，急性リンパ芽球性白血病，有毛細胞白血病，ヒトTリンパ球向性ウイルス関連成人T細胞白血病/リンパ腫といった白血病患者，同種造血幹細胞移植レシピエント，造血幹細胞移植後のGVHDの治療患者でよくみられる。がんの治療には獲得細胞免疫応答を阻害するものがある。たとえば，高用量の副腎皮質ステロイド全身長期投与，放射線治療，fludarabine治療などのプリンアナログ，そしてGVHD治療に用いるcyclosporine，tacrolimus，さらには抗胸腺細胞グロブリンである。がん治療の生物製剤，たとえば，抗体療法でインターロイキン-2や腫瘍壊死因子，CD52のようなT細胞表面受容体の阻害により，より長い，重篤な細胞性免疫機能不全が起きることもある。こうした患者では，日和見感染の病原体が全く他とは異なり，それは表85.1に示した。たとえば，結核菌(*Mycobacterium tuberculosis*)や*Mycobacterium avium* complexのような非結核性抗酸菌，*Nocardia asteroides* complex，そしてCMVが亜急性や急性の疾患を引き起こす。すぐにエンピリックな治療をしなくてもよいかもしれない。とはいえ，最良の検体をとり，亜急性の感染症のエンピリックな治療は始めるべきだ。重度の免疫抑制患者では，亜急性が急性化してすぐに死に至る疾患になることがあるからだ。例としては，結核，ヒストプラズマ症，そして*Pneumocystis*感染だ。重篤なT細胞不全のある患者が発熱して，トキシックに見える，かつ特に徴候や症状を欠く場合，かつBリンパ球不全の懸念もある場合は，エンピリックな治療で*Pneumocystis*(たとえ胸部レントゲン写真が陰性でも)，*Salmonella*，肺炎球菌(*Streptococcus pneumoniae*)をカバーして始めるべきだ。この目的のために合理的なレジメントしては，ceftriaxoneとtrimethoprim-sulfamethoxazole(ST合剤)がある。*Listeria monocytogenes*も重篤な全身感染を起こすし，神経に移行しやすい。細菌性髄膜炎を疑ったときのエンピリックな治療ではリステリア症をカバーすべきだ。

複合的な細胞性免疫不全，たとえば，副腎皮質ステロイド投与を受けているGVHD患者とかでは，*Aspergillus*属のような糸状菌感染やamphotericin Bに感受性がない*Pseudallesheria boydii*，*Scedosporium*属，その他の黒カビが無症候性の肺，鼻，あるいは皮膚病変を起こすことがある。voriconazoleのような効果的な抗真菌薬による適切な治療が遅れると，進行性侵襲性真菌疾患となって局所から脳にまで播種しかねない。この時期のこうした感染には治療が効かないことも多い。しかし，難治性侵襲性真菌感染に対して，免疫亢進の戦略，たとえば，リコンビナント成長因子(顆粒球マクロファージコロニー刺激因子など)を用いたり，インターフェロンγのような炎症型サイトカインを用いることが有用ながん患者もいる。全身の*Aspergillus*感染治療薬としては，しばしばvoriconazoleのほうがamphotericin Bよりも好まれる。よって，侵襲性接合菌感染の増加が懸念される。リスクが高いのは，難治性の白血病，長期の好中球減少，副腎皮質ステロイド治療，糖尿病，副鼻腔病変の存在などである。こうした患者では，リピッドフォーム(脂質製剤)のamphotericin B(AmBisome®かAbelcet®)などを用いるが，最近ではposaconazoleが特別ながん患者やHSCTレシピエントの瀕死の接合菌感染でよい結果をもたらしている。とにかく，こうした患者で通常の治療をしても，アウトカムがとても悪いので，他の手段も試みられている。たとえば，抗真菌薬の併用療法(Abelcet®とcaspofungin)，高圧酸素療法，顆粒球コロニー刺激因子を活用したドナーからの顆粒球輸血，リコンビナント・サイトカイン療法，そして壊死した感染組織の緊急の外科的なデブリードマンなどである。

脾臓とB細胞の不全

脾臓がない患者はきわめて重篤な肺炎球菌感染を発症することがある(「96章 無脾症候群」参照)。同様に，インフルエンザ菌と髄膜炎菌の重症感染リスクもある。こうした患者が米国北東部にいる場合は*Babesia*属の重症疾患リスクがあり，時々報告されている。ペニシリン耐性肺炎球菌の勃発により，エンピリックな治療ではceftriaxoneやvancomycinを含めるべきだ。新しい肺炎球菌治療薬，たとえばlinezolidも使えるかもしれない。同じ菌の感染はB細胞不全患者でもみられ，特に多発性骨髄腫や慢性リンパ性白血病で，こうした場合に低ガンマグロブリン血症が重篤だったり長期にわたることがあるからだ。こうした患者全員では，莢膜のある微生物による疾患は特に重篤で，細菌血症を伴い，しばしば明らかな感染源がわからない。免疫不全は何年も続くこともあり，液性免疫不全のため，通常のワクチンへの反応も悪い可能性がある。よって，現段階では抗菌薬予防ががん患者で重篤な肺炎球菌疾患リスクが高い人には推奨されている。

サマリー

がん患者の感染症評価には多数のポイントがある。たとえば，(1)疫学背景，(2)免疫不全，(3)病院内にはびこる菌，そして(4)臨床判断である。最初の３つの見積もりは簡単だ。最後のは相当なベッドサイドの経験が必要で，通常は経過観察を選ぶよりは治療するほうに傾くほうが賢明であろう。

文献

Montassier E, Batard E, Gastinne T, Potel G, de La Cochetière MF. Recent changes in bacteremia in patients with cancer: a systematic review of epidemiology and antibiotic resistance. *Eur J Clin Microbiol Infect Dis*. 2013;32:841–850.

Safdar A. Immunotherapy for invasive mold disease in severely immunosuppressed patients. *Clin Infect Dis*. 2013;57:94–100.

Safdar A. Stenotrophomonas maltophilia and Burkholderia cepacia complex. In: Bennett JE, Dolin R, Blaser MJ, eds. *Mandell, Douglas, and Bennett's Principles and Practice of Infectious Diseases*, 8th edn. Philadelphia, PA: Elsevier Churchill Livingstone; 2014 pp. in press.

Safdar A, Armstrong D. Infections in patients with hematologic neoplasms and hematopoietic stem cell transplantation: neutropenia, humoral, and splenic defects. *Clin Infect Dis*. 2011;53:798–806.

Yusuf SW, Ali SS, Swafford J, et al. Culture-positive and culture-negative endocarditis in patients with cancer: a retrospective observational study, 1994–2004. *Medicine (Baltimore)*. 2006;85:86–94.

86 ステロイド，細胞傷害性薬

■著：Babafemi O. Taiwo, Hannah Nam
■訳：岩田健太郎

医原性の免疫システムの変化がステロイドやステロイド以外の免疫抑制剤使用で起きる。オーバーラップもあるが，ステロイド以外の免疫抑制剤はざっくりと細胞傷害性の抗がん剤と移植に使う免疫抑制剤に分類できる。免疫抑制効果をもつ薬がターゲットにする細胞や生物経路のなかには，病原微生物に対する防御に最重要なものもあるので，免疫抑制効果のある薬の使用が意味するところは，治療と医原性の有害事象の間の微妙な綱渡りなのである。

免疫抑制剤の作用機序，投与量，治療期間，そして基礎疾患のすべてが，その後起きる感染の種類や重症度に影響を与える。これらは，高リスク患者への予防接種や予防投与，エンピリックな(経験的)治療を決定するうえでの重要事項でもあるのだ。

副腎皮質ステロイド

免疫抑制の機序

副腎皮質ステロイドはいろいろな免疫系抑制効果をもつ。たとえば，炎症性遺伝子の活性に関与する転写因子の阻害が行われる。また，リンパ球の活性化，増殖，移動を阻害する。さらに，副腎皮質ステロイドは細胞傷害性T細胞反応や遅延型過敏反応を弱める。インターロイキン(interleukin：IL)-2，インターフェロンγ，ロイコトリエン，そして腫瘍壊死因子(tumor necrosis factor：TNF)の産生を減らして，副腎皮質ステロイドは抗原に対するサイトカインの反応調節を阻害する。上皮細胞上の接着分子が減り，顆粒球の感染部位への移動が阻害される。間接的には，副腎皮質ステロイドはグルコースのホメオスタシスに効果を及ぼして貪食作用を減らす。抗体産生やターンオーバーも，特に高用量長期のステロイドでは影響を受ける。可逆的なリンパ球や単球減少も起きる。総じて，こうした効果によって細胞性免疫と抗原特異的反応が阻害される。したがって，副腎皮質ステロイドの恩恵を受ける患者がいる一方で，感染症には弱くなるし，細胞性免疫反応が抑える感染症ならなおさらだ。副腎皮質ステロイドはアネルギーも起こし，感染による正常な発熱反応もブロックする。骨髄抑制は基本的にない。

感染症治療薬としての副腎皮質ステロイド

病原体への免疫，炎症反応が過剰になり，宿主に悪影響を及ぼすことがある。組織傷害を行う炎症媒介物質，たとえば，TNF，IL-1，そしてインターフェロンγはまた，感染の起きた部位から離れた所で多大な傷害を生じさせることがある。副腎皮質ステロイドの全身での抗炎症作用が有益なこともあろう。HIV感染者での重症 *Pneumocystis* 肺炎〔*Pneumocystis jirovecii*(旧称 *carinii*) pneumonia：PCP〕，中枢神経に起きる結核，そして細菌性髄膜炎の一部のような感染での利益は確立されている。表86.1に，中等度から良好な副腎皮質ステロイドの利益についてエビデンスのある疾患を列記した。

表 86.1
感染症/感染症の合併症で，副腎皮質ステロイドの追加が利益をもたらすという中等度から良質なエビデンス[訳注]

感染	副腎皮質ステロイド治療
インフルエンザ菌(*Haemophilus influenzae*)b型による小児の，あるいは肺炎球菌(*Streptococcus pneumoniae*)による成人の急性細菌性髄膜炎	dexamethasone 0.15 mg/kg 6時間おきを4日間
Pneumocystis 肺炎で PO_2≦70 mmHg のHIV感染者	prednisone 40 mg 1日2回を5日間，次いで40 mg 1日1回を5日間，次いで20 mg 1日1回を11日間
急性重症喉頭気管気管支炎(クルプ)	dexamethasone＞0.3 mg/kg 1日1回を3，4日間
アレルギー性気管支肺アスペルギルス症	prednisone 45～60 mg 1日1回を浸潤影が消えるまで。その後漸減
腸チフスで重症かつ意識障害あるいはショックがある	高用量 dexamethasone 2，3日間
結核性心外膜炎と髄膜炎	prednisone 60～80 mg 1日1回を数週間使い，その後漸減
蠕虫が原因となる好酸球性髄膜炎(*Angiostrongylus cantonensis*，*Gnathostoma spingerum*)	prednisone 60 mg/日を3回に分けて2週間
重症ヒストプラズマ症(連続する構造の閉塞や圧迫を伴う場合など)	prednisone 0.5～1.0 mg/kg を毎日(最大80 mg/日)で1～2週間かけて漸減

［訳注：低酸素血症を伴うCOVID-19に対するdexamethasoneもここに加えられよう］

副腎皮質ステロイドと感染リスク

たくさんの病原体が細胞性免疫不全や副腎皮質ステロイド使用と関係している(Box 86.1)。リストにあるほとんどの微生物は，免疫正常な患者ではめったに重篤な，命にかかわる感染症は起こさない。*P. jirovecii* などは免疫抑制者にのみ疾患を起こす。

重篤な日和見感染に罹患した患者はしばしば，ステロイド使用

Box 86.1

副腎皮質ステロイド使用などの細胞性免疫不全に関係する病原体

細菌
Legionella pneumophila
Listeria monocytogenes
結核菌(*Mycobacterium tuberculosis*)
Nocardia 属
Salmonella 属
Rhodococcus equi
真菌
Blastomyces dermatitidis
Candida 属
Coccidioides immitis
Histoplasma capsulatum
Cryptococcus neoformans
Aspergillus 属
蠕虫
Strongyloides stercoralis
原虫
Cryptosporidium parvum
Pneumocystis jirovecii［訳注：厳密には真菌である］
Toxoplasma gondii
Plasmodium 属
ウイルス
サイトメガロウイルス
EB ウイルス(EBV)
単純ヘルペスウイルス
水痘帯状疱疹ウイルス
インフルエンザウイルス
B 型肝炎ウイルス

による医原性の免疫不全とは別に，細胞性免疫を悪化させるような基礎疾患がある。よって，感染リスクは基礎疾患によりまちまちだ。たとえば，後天性免疫不全症候群(acquired immunodeficiency syndrome：AIDS)患者や急性リンパ球性白血病の小児は，こうした疾患はないが，長期の副腎皮質ステロイド治療を受けている患者よりも PCP になりやすい。長期副腎皮質ステロイド治療を必要とする患者では，Box 86.1 に記した病原体の多くの感染率は実は低い。日に 10 mg 未満，あるいは総量にして 700 mg 未満の prednisone 投与のある患者では，感染合併症が増えるとは示されなかった。総じて，リスクは投与量と投与期間の増加で高まり，同時に他の免疫抑制剤を使うとやはり高まることもある。≥20 mg 以上の prednisone や，同程度の他の副腎皮質ステロイドを 1 か月以上，他の免疫抑制剤と共に用いねばならない患者は PCP などの感染症予防として trimethoprim-sulfamethoxazole(ST 合剤)を使うべきだ。代替薬としては，dapsone，atovaquone，吸入 pentamidine がある。エアロゾル化した pentamidine は他のレジメンよりも効果が低く，ST 合剤でカバーするその他の日和見感染も予防しない。免疫抑制がある人々では，結核皮膚テストで 5 mm 以上の硬結があれば，潜在性結核を示唆する。

細胞傷害性抗がん剤

作用機序

がんそのものが免疫抑制を起こす。たとえば，急性白血病の好中球減少，リンパ腫でのリンパ球の数の減少や機能低下である。しかし，がん患者での臨床的に重大な感染症はしばしば，細胞傷害性抗がん剤の効果のためである。

細胞傷害性薬の最古のものはアルキル化薬である。たとえば，cyclophosphamide，busulfan，melphalan，そして chlorambucil である。プリンアナログである fludarabine と cytarabine がもう 1 つの重要なクラスである。細胞傷害性薬は主にがんの化学療法薬だが，造血幹細胞移植や重篤な自己免疫疾患にも用いられる。悪性新生物に対する治療薬は非常に進歩が速い領域で，こうした新しい薬に関連した感染症のデータはまだ多くない。免疫療法アプローチもまた開発途上にある。モノクローナル抗体，二重特異性抗体，キメラ抗原受容体(chimeric antigen receptor：CAR)T 細胞，そしてプログラム細胞死蛋白(programmed cell death protein：PD)-1 のようなチェックポイント阻害薬などだ。モノクローナル抗体の最近の進歩としては，cluster of differentiation(CD)33 抗体である gemtuzumab ozogamicin や細胞傷害性 T リンパ球関連抗原(cytotoxic T-lymphocyte associated antigen：CTLA)-4 抗体である ipilimumab などがある。

医師は細胞傷害性薬を非がん患者に用いるときはリスクを十分に吟味しなければならない。こうした薬は一般に DNA とか RNA 合成を阻害し，骨髄抑制効果があるため，B 細胞，T 細胞両方にさまざまな影響を与えるのだ。

細胞傷害性抗がん剤と感染リスク

細胞傷害性抗がん剤による増殖する細胞の阻害作用は，その治療効果を考えると大切だ。しかし，すべての複製する細胞が影響を受けるのだ。粘膜炎が細胞傷害性化学療法で起きるが，これは消化管や泌尿生殖系の増殖する細胞への影響だし，同様のことは皮膚上皮細胞にも起きる。よって，細胞傷害性化学療法では，正常の細菌叢の血液その他の清潔部位へのトランスロケーションが起きやすくなり，重篤な疾患を起こす。たとえば，口腔咽頭の緑色レンサ球菌や腸の Gram 陰性菌や *Candida* 属である。単純ヘルペスウイルスなどによる重複感染も重篤な疾患を起こす。

細胞傷害性抗がん剤の合併症でいちばん多いのは，治療に伴う好中球減少を原因とするものだ。グラム陽性菌の細菌感染が好中球減少時には最も多いが，*Pseudomonas aeruginosa* のようなグラム陰性菌が最重篤な細菌感染を起こす。*Candida* は真菌感染の原因として多い。これは細胞傷害性化学療法による粘膜破綻が遠因となっている。好中球は最後まで分化した細胞であり，造血によって補填され続けている。だから，細胞傷害性薬の効果は普通，細胞傷害療法終了後数週間で戻ってくる。しかし，血液悪性疾患と骨髄移植患者は好中球減少が持続しやすい。好中球減少が持続すると，*Aspergillus* や *Mucorales* といった真菌リスクが高くなる。米国臨床腫瘍学会と米国感染症学会(American Society of Clinical Oncology：ASCO) / Infectious Diseases Society of America(IDSA)ガイドライン(2018)では，長期の好中球減少リスクのある患者では細菌や真菌の予防投与を行うよう推奨している。

細胞傷害性薬はまた，T細胞由来の免疫能を変化させることが可能だ。いろいろなリンパ球の数を減らし，Bリンパ球とTリンパ球の比率を変え，CD4陽性T細胞とCD8陽性Tリンパ球の比率を変える。好中球とは違い，T細胞は多様であり，活動性を欠く長寿な細胞から短命な細胞で抗原由来の分化をいろいろ行い続けるものまである。よって，細胞傷害療法後のT細胞と免疫能の回復は不完全なこともあれば長引くこともあり(1年に及ぶことも)，これは影響されるT細胞の種類による。こうした効果のために，患者はウイルス，真菌，寄生虫感染を起こしやすくなり，そのいくつかはBox 86.1に記している。細胞傷害性抗がん剤の免疫抑制効果がT細胞媒介の免疫応答に及ぼす影響は，造血幹細胞移植患者では基礎疾患や移植片対宿主病における追加の免疫抑制療法のためにさらにややこしくなる。

細胞傷害性化学療法のために機能していない細胞性免疫は，静かにしていた感染の再活性も起こす。ヘルペスウイルス，B型肝炎ウイルス(hepatitis B virus：HBV)などである。再活性による肝炎は劇症化して死に至ることもある。よって，ASCOは2015年のガイドラインで，疫学上の高リスクグループに対しては，主治医がHBVスクリーニングを考慮するよう推奨した。これはB型肝炎表面抗原，またはこれに加えてB型肝炎コア抗体を検査して行う。また，高度に免疫抑制を起こす治療，たとえば，造血幹細胞移植やrituximabを使おうという場合はスクリーニングが勧められる。HBVの治療を細胞傷害性療法前や最中に行うことも，慢性HBV感染が示されている場合は考慮すべきだ(HBsAg陰性/抗HBc抗体陽性例含む)。ただし，化学療法開始を遅らせてはならない。HBVの先行的(preemptive)な治療をrituximabベースの化学療法後少なくとも12か月間行うべきだ。

潜在性結核の再活性化も細胞傷害性化学療法中に起きることがある。そのリスクは患者によって異なる。たとえば，外国で生まれた患者が血液悪性疾患になった場合の結核再活性のリスクは，米国で生まれた患者の50～100倍と見積もられている。米国に生まれた固形がん患者の結核リスクはがんのない米国生まれの者のリスクと同じくらいだ。血液悪性疾患や固形がん患者の一部では，ツベルクリン皮膚検査で10 mm以上の硬結があれば，潜在性結核があると示唆される。固形がんはたとえば頭頸部がん患者だ。

大切なことは，抗がん剤によって，免疫抑制の程度が異なるということだ。実例としては，vincristineはもっと毒性の強い薬に比べると感染合併は起こしにくいようだ。プリンアナログの感染合併リスクは特記すべきで，ひどいリンパ球減少と選択的なCD4陽性Tリンパ球の抑制(回復の遅延)が起き，時にそれは投与後数年も続く。よって，患者はAIDS患者と似たような感染リスクをもつのだ。副腎皮質ステロイドを併用した場合，サイトメガロウイルス，*P. jirovecii*，そして*Listeria monocytogenes*感染が特にリスクとなる。

最近の治療薬である免疫チェックポイント阻害薬はCTLA-4，PD-1，PD-1リガンド(PD-L1)をターゲットにしており，免疫関連の副作用を起こしており，これは従来の細胞傷害性化学療法のそれとは異なる。感染リスクは全体としては比較的低いが，副腎皮質ステロイドとTNF-α阻害薬を併用している患者は重篤な細菌感染発症リスクがある。肺炎や腹腔内感染などだ。

Box 86.2

液性免疫不全や顆粒球減少がある患者でよくある病原体の例

グラム陰性桿菌
- 大腸菌(*Escherichia coli*)
- *Klebsiella* 属
- 緑膿菌(*Pseudomonas aeruginosa*)
- *Enterobacter cloacae*
- インフルエンザ菌(*Haemophilus influenzae*)
- *Serratia* 属
- *Proteus* 属
- *Salmonella* 属

グラム陽性球菌
- 黄色ブドウ球菌(*Staphylococcus aureus*)
- 表皮ブドウ球菌(*Staphylococcus epidermidis*)
- 肺炎球菌(*Streptococcus pneumoniae*)
- *Strteptococcus pyogenes*
- *Enterococcus* 属

嫌気性菌
- *Bacteroides* 属
- *Clostridium* 属
- *Fusobacterium* 属

寄生虫
- *Giardia lamblia*

真菌
- *Candida* 属
- *Aspergillus* 属

移植の免疫抑制剤

医原性の免疫抑制は移植後の臓器拒絶を防ぐために不可欠だ。免疫抑制の程度は基礎疾患や，患者がこれまで受けてきた治療などに総合的に影響される。免疫抑制効果は延長する薬もあり，以降の治療で積み重なっていくこともある。ネットの(全体の)免疫抑制は要するに日和見感染のリスクであるが，拒絶で何回も治療されたり，血液悪性疾患患者では特に高い。全体としては，免疫抑制患者の増加や改善した生存率，治療方法の改善のために，一連の日和見感染の増加が確認されている。

移植免疫抑制剤と感染リスク

移植患者の免疫抑制リスクの詳細は88章を参照されたい。感染症の合併症は2つの要素が相まって起きる。疫学的曝露と免疫抑制状態の総体だ。免疫低下がT細胞に由来するならば，細胞内病原体(Box 86.1)がよくみられる。したがって，cyclosporinやtacrolimusのようなTリンパ球の活性や細胞性免疫を阻害するカルシニューリン阻害薬は細胞内病原体による感染を起こしやすい。抗リンパ球グロブリン(antilymphocyte globulin：ALG)やazathioprineでの治療はやはり細胞性免疫を阻害し，細胞内病原体感染リスクを増す。*Mycobacterium tuberculosis*，地域性真菌，*Cryptococcus*，PCP，ヘルペスウイルスへの注意がこうした薬を使っている患者には必要だ。

Bリンパ球と最初の抗体反応に問題があるような場合，たとえば rituximab 使用時は，細胞外細菌の感染が起きやすい(Box 86.2)。alemtuzumab 治療は全リンパ球の効果を弱め，細菌，ウイルス，真菌，寄生虫など全面的な日和見感染に至る。最後に，血漿交換は莢膜を有する細菌感染を起こしやすくする。

移植後の感染合併を予測するその他の因子としては，移植後の時間，基礎疾患，移植レシピエントあるいはドナーの活動性あるいは潜在性の感染の有無がある。一般に，移植後最初の1か月の感染は細菌か *Candida* が起こし，入院や手術に関連したものだ。単純ヘルペスウイルスの再活性を例外とすれば，移植免疫抑制剤による日和見感染は移植後1か月以降に起きる。EB ウイルス(Epstein-Barr virus：EBV)が特徴的なのは，移植後リンパ増殖性疾患(posttransplant lymphoproliferative disorder：PTLD)を起こすことで，これは典型的には移植後6か月後に起きる。belatacept は cyclosporine に比べて特に PTLD 発症頻度が高い。移植後免疫抑制においては，適切な予防薬やエンピリックな治療が感染合併を最小限にするのに必要である。

文献

Castagnola E, Mikulska M, Viscoli C. Prophylaxis and empirical treatment of infections in cancer patients. In Mandell GL, Bennett JE, Dolin R, eds. *Mandell, Douglas, and Bennett's principles and practice of infectious diseases*, 8th ed. Philadelphia, PA: Churchill Livingstone; 2015: 3395–3413.

Donnelly JP, Blijlevens NMA, van der Velden WJFM. Infections in the immunocompromised host: general principles. In Mandell GL, Bennett JE, Dolin R, eds. *Mandell, Douglas, and Bennett's principles and practice of infectious diseases*, 8th ed. Philadelphia, PA: Churchill Livingstone; 2015: 3384–3394.

Fishman JA. Infection in organ transplantation. *Am J Transplant.* 2017;17:856–879.

Lake DF, Briggs AD. Immunopharmacology. In Katzung BG, ed. *Basic and clinical pharmacology*, 14th ed. New York: McGraw-Hill; 2017: 977–1002.

87 生物製剤

■著：Rebecca A. Ward, Pritha Sen, Jatin M. Vyas
■訳：岩田健太郎

イントロダクション

生物製剤による治療は医学のほぼすべての領域に革命をもたらした。がんやリウマチ疾患，造血細胞や固形臓器移植に関連した免疫学的経路の理解が進むと同時に，ターゲットを絞った治療のための新たなモノクローナル抗体が発見された。現在，100 以上のモノクローナル抗体が臨床使用に承認されている。本章は 2 つのよく用いられるモノクローナル抗体とその感染合併症に注目する。我々は免疫学的作用機序と，こうした重要な生物製剤の使い方を説明する。また，よく報告される感染合併を検討し，治療前診断，治療開始後のサーベイランスや抗菌薬予防の役割もまとめる。

リンパ球除去療法

リンパ球表面蛋白をターゲットにしたモノクローナル抗体には alemtuzumab（ヒト化されたキメラモノクローナル抗体で，CD52 を認識する）と rituximab（ネズミ科 / ヒトのキメラモノクローナル抗体で CD20 に結合する）がリンパ増殖性疾患や自己免疫疾患に用いられて成功を収めてきた。我々が着目するのは rituximab である。手元のデータの豊富さからだ。rituximab はヒト免疫グロブリン G（human immunoglobulin G：IgG1）と κ 鎖の定常領域と，げっ歯類抗体の CD20 抗原に対する可変領域の軽鎖，重鎖からつくられている。CD20 抗原は疎水性の膜貫通型蛋白で，成熟した B リンパ球上にあるが，正常な形質細胞表面にはない。rituximab は成熟した B 細胞を排除する。CD20 抗原は成熟した形質細胞表面にはないが，rituximab は低ガンマグロブリン血症という合併症を起こす。正確なメカニズムはよくわかっていない。rituximab は現在，非 Hodgkin リンパ腫（non-Hodgkin's lymphoma：NHL），濾胞性リンパ腫（follicular lymphoma：FL），びまん性大細胞型 B 細胞リンパ腫（diffuse large B-cell lymphoma：DLBCL），慢性リンパ性白血病（chronic lymphocytic leukemia：CLL），そして抗好中球細胞質抗体（antineutrophil cytoplasmic antibody：ANCA）関連血管炎，尋常性天疱瘡（pemphigus vulgaris，PV）治療に承認されている。さらに，rituximab は関節リウマチ（rheumatoid arthritis：RA）の腫瘍壊死因子（tumor necrosis factor：TNF）阻害薬に反応しない場合のセカンドラインの治療薬として承認されている。この抗 CD20 モノクローナル抗体はまた，オフレーベルな使用として，全身性エリテマトーデスや自己免疫性血液疾患（たとえば，原発性特発性血小板減少性紫斑病や自己免疫性溶血性貧血），多発性硬化症，水疱性皮膚疾患，免疫関連糸球体疾患，クリオグロブリン血症，そして腎移植前の脱感作療法に広く用いられている。最近，本薬を皮下投与できるようになり，自宅でずっと簡単に使うことができるようになった。

欧州連合と米国ではそれぞれ，2013 年，2016 年に rituximab のパテントが切れるため，rituximab のバイオシミラーが激増した。バイオシミラー CT-P10 を rituximab と cyclophosphamide，vincristine，prednisone（CVP）の治療を比較したランダム化試験では，進行 FL に対する治療効果はそれぞれ，97％，93％だった。安全性のパラメータはほぼ同等だった。同様に，バイオシミラーの GP2013 は全反応率が 87％で，これは rituximab-CVP 治療群の 88％に比肩された。将来性を感じさせる結果だが，さらなる研究が必要で，濾胞性リンパ腫の治療効果を評価した先行研究のロバストなエンドポイントを用いた研究が必要だ。すなわち，腫瘍組織量，維持，長期効果などや，感染リスクなどである。

rituximab も B 細胞免疫調節効果は長続きすることがある。rituximab は投与後血中に長く何か月も残り，治療完了後も 6〜9 か月という長い B 細胞枯渇に導く。rituximab 終了 1 年後，B 細胞の数こそ戻っているものの，こうした B 細胞はしばしば機能的には rituximab 前の B 細胞とは同じではない。CD27 の発現は減り，メモリー B 細胞が減っていることが示唆されている。ある後ろ向き研究によると，異なるタイプの血管炎で大きな違いが認められたという。9 か月以内に，関節リウマチやその他の膠原病患者では，B 細胞数の回復が認められた。対照的に，顕微鏡的多発血管炎，多発血管炎性肉芽腫症，多発血管炎性好酸球性肉芽腫患者では，9 か月で B 細胞の再上昇はほとんどみられなかったのだ。加えて，後から発症する好中球減少も rituximab で起きることがある。好中球減少発症の中央値はおよそ 102 日後で，B リンパ球減少としばしば時を同じくするのだ。

特記すべきは，妊婦の rituximab 治療が新生児に影響を与える可能性があることだ。rituximab は妊娠第 3 期に自由に胎盤を通過できる。こうした新生児の生後数週間で B 細胞の減少が起きることがわかっている。さらに，κ 欠損リコンビナント切除鎖の発現が低いと，B 細胞免疫不全の検査偽陽性も起きるかもしれない。

こうした rituximab の免疫修飾効果の特徴や期間が，感染症の合併に影響を及ぼす。rituximab 使用の増加，血中 IgG の低下が少なくとも 6 か月起きている場合，慢性肺疾患，心疾患，関節リウマチ患者では関節外病変の存在などの合併症があると感染リスクは増す。顆粒球コロニー刺激因子使用も同様だ。rituximab を先行的に（preemptive）使用し，EB ウイルス（Epstein-Barr virus：EBV)関連移植後リンパ増殖性疾患(post-transplant lymphoproliferative disorder：PTLD)治療に用いたときの評価においては，rituximabを投与された患者では有意に細菌感染発症が多かった。特に，Gram陰性桿菌(たとえば*Pseudomonas*や*Haemophilus*)，Gram陽性球菌，非典型抗酸菌が対照群と比べて多かったのだ。rituximab後のウイルス感染増加も報告されている。たとえば，B型肝炎ウイルス(hepatitis B virus：HBV)再活性化，サイトメガロウイルス(cytomegalovirus：CMV)感染，水痘帯状疱疹(varicella-zoster virus：VZV)も報告されている。rituximab開始からウイルス感染診断までの中央値はおよそ5か月である。HBVの再活性がrituximab治療のために起きる場合，特に合併症を起こしやすく，死亡率も高い。rituximab開始からHBV再活性までの中央値はおよそ3か月であり，29%では最後のrituximab投与から6か月以上経ってから発症していた。HBV感染のコントロールはHBV特異的な細胞傷害性Tリンパ球のおかげだが，循環するBリンパ球が長い間なくなっていると，抗原提示が適切に行えなくなり，これがrituximab治療の合併症たるHBVウイルス複製と再活性に寄与する主な要因のようだ。HBV再活性のリスクはB型肝炎表面抗原陽性者〔HBsAg(hepatitis B surface antigen)＋〕で最大だが，HBVコア抗体陽性患者〔HBcAb(HBV core antibody)＋〕もまた重篤な合併症のリスク患者だ。さらに，NHLをrituximabで治療した患者のメタ分析によると，387人の患者にHBV再活性が起き，304人がHBcAb＋/HBsAg－であり，たった83人がHBsAg＋であった。よって，rituximab治療開始前にHBV再活性のリスクを早期にみつけることが，HBV関連疾患に苦しみ死亡しないために最重要となる。rituximab治療をこれから受ける患者では，慢性HBV感染のスクリーニングをHBsAg，HBcAb，HBsAb，そして血中HBV DNA検査で行う必要がある。HBsAg＋の患者では，HBV DNAを血中に検出してもしなくても，抗ウイルス療法をすぐに始めて，rituximab投与前にウイルス複製と疾患への進行を防がねばならない。HBcAb＋/HBsAg－患者をHBV DNAや肝機能検査でモニターするか，すぐにpreemptiveな抗ウイルス療法を始めるべきかについては異なる意見があるが，最近では予防的抗ウイルス療法をこうした患者にも行うよう勧められている。慢性HBVの抗ウイルス予防にはヌクレオシドアナログのlamivudineが長く使われてきたが，lamivudine耐性率が高いことが報告されている。よって，新しいヌクレオシドアナログ，たとえばentecavirやtenofovirを単独あるいは併用で用いるほうがrituximab投与時の慢性HBV感染予防薬としては好まれる。最新のガイドラインでは，抗HBVウイルス療法の開始をrituximab治療の1，2週間前から始め，生物療法が終わってから少なくとも6か月は抗ウイルス療法を続けることが提案されている。同時に，rituximab治療中にHBV DNAと肝機能を注意深くモニターすることも推奨される。

進行性多巣性白質脳症(progressive multifocal leukoencephalopathy：PML)は，重篤かつ致死的な中枢神経系脱髄疾患で，ポリオーマウイルスであるJC(John Cunningham)ウイルスの再活性が原因だ。リンパ増殖性疾患でrituximabで治療された患者に報告がある。たとえば，ヒト免疫不全ウイルス(human immunodeficiency virus：HIV)陰性でCLLがあり，fludarabineとrituximabで治療されていた患者の髄液からJCウイルスがPCRでみつかり，PMLとよく似た臨床像を示したことが記されている。こうした患者はPML診断がなされてから数か月しか生存しなかった。JCウイルスの再活性によるPMLがrituximabのための成熟したBリンパ球枯渇による直接の結果なのか，同時にT細胞を除去する治療が行われたためなのかはわからない。リンパ増殖性疾患患者でPMLを発症した患者の多くは複数のいろいろな化学療法薬を投与されており，たとえば，プリンアナログ，副腎皮質ステロイド，アルキル化薬がrituximabに加えて出されている。よって，PMLの原因をrituximab関連の免疫調節効果だけに求めるのは難しい。とはいえ，PMLがrituximab治療を受けた患者に報告されているので，医師は新しい神経精神異常が起きた場合にJCウイルスに関係した疾患がないかどうか注意しておく必要がある。

非HIV感染者の免疫抑制に対する*Pneumocystis*肺炎〔*Pneumocystis jirovecii(carinii)* pneumonia：PCP〕予防について，がっちりしたガイドラインがあるわけではないが，rituximabの単独，あるいは併用療法のある患者では，PCP予防が必要というエビデンスは集まりつつある。特に，血液悪性疾患や基礎疾患としての腎疾患がある場合はそうだ。

(不活化の)ポリオ，(不活化の)インフルエンザ，インフルエンザ菌(*Haemophilus influenzae*)，肺炎球菌，破傷風，ジフテリア，百日咳，A，B型肝炎，そして(必要なら)髄膜炎菌のワクチン接種を確実に行っておくのが大切だ。これはリンパ球がなくなるような生物製剤治療を行う可能性がある患者で確認しておく。rituximab治療中，あるいはその周辺で生のウイルスワクチンを用いるのは禁忌である。英国保健省(United Kingdom Department of Health)は生物製剤を受ける患者での生ワクチン接種のタイミングについてガイダンスを提供している。ここでは，すべての生物製剤の初回投与4週間前までと，rituximab終了後12か月以内は生ワクチンを接種しないよう提言している。

腫瘍壊死因子α阻害療法

TNF-α阻害療法がリウマチ疾患や炎症性腸疾患(inflammatory bowel disease：IBD)患者の治療を劇的に変化させた。4つのTNF-αに対するモノクローナル抗体(infliximab，adalimumab，golimumab，そしてcertolizumab)が臨床現場で標準療法として用いられている。infliximabはキメラのモノクローナル抗体で，ヒト免疫グロブリンの定常領域とげっ歯類の可変領域からできている。一方，adalimumabとgolimumabはヒトの定常および可変免疫グロブリン領域からできている。こうしたTNF-αに対するモノクローナル抗体は，関節リウマチ，乾癬，乾癬性関節炎，そして強直性脊椎炎の治療に承認されている。infliximab，adalimumab，そしてcertolizumab(これはペグ化されたヒトのFab断端だ)はすべて，Crohn病治療に承認されている。infliximab，adalimumab，そしてgolimumabはさらに，潰瘍性大腸炎にも承認された。adalimumabはさらに若年性特発性関節炎，化膿性汗腺炎，そしてぶどう膜炎に適応がある。さらに，certolizumabがX線基準を満たさない体軸性脊椎関節炎に適応がある。etanerceptは抗TNF-αモノクローナル抗体とは異なる作用機序をもつ。これは可溶性TNF-α受容体であり，TNF-αとリンホトキシン両方に結合する。etanerceptは関節リウマチ，乾癬性関節炎，尋常性乾癬，若年性特発性関節炎，強直性脊椎炎治療に使われている。あるシステマティックレビューによると，golimumab で治療した場合は他の TNF-α 阻害薬に比べて 2 年以上の患者維持が得られた。これは特に，体軸性脊椎関節炎の治療においてそうだった。このような維持はバイオ経験者においては，バイオナイーブな患者よりも低いものかもしれない。

リンパ球を下げる治療と同様，TNF-α 阻害薬の新たなバイオシミラーも出てきている。NOR-SWITCH という 52 週間の研究によると，オリジナルな infliximab からバイオシミラーの CT-P13 にスイッチしても疾患重篤度はすべての適応疾患で変化がなかった。安全性や免疫原性についても同様だった。対照的に，別の研究によると，24％の患者が CT-P13 を中断していた。6 か月以内の使用で副作用が原因だった。あるランダム化二重盲検フェーズ III のトランジション・スタディでは，RA 患者では効果，免疫原性，安全性について，infliximab と比べて移行（トランジション）したバイオシミラー SB2 は同様であった。adalimumab に対する ABP501 でも同じだった。乾癬患者について，EGALITY フェーズ III という有効性安全性確認試験において，バイオシミラーの GP2015 とオリジナルの etenercept 製剤では有効性，安全性，免疫原性は同様であった。こうしたバイオシミラーの感染リスクについて，TNF-α 阻害薬のリスクと同様であるかは，ほとんどわかっていない。

TNF-α は活性マクロファージから放出され，細胞内病原体のコントロールや押さえ込みに必須である。TNF-α 産生により炎症細胞が感染部位に移動し，肉芽腫の形成と維持を刺激する。ここで物理的に感染を押さえ込むのだ。さらに，TNF-α は直接マクロファージを活性化させ，貪食作用によって抗酸菌などの病原体を殺す。よって，TNF-α の阻害は感染リスクを著明に増加させる。実際，TNF-α 阻害薬の副作用には，感染症，悪性疾患，注射部位の炎症反応，心不全，脱髄疾患がある。9 つのランダム化比較試験のメタ分析で，infliximab と adalimumab を methotrexate やその他の病態修飾性抗リウマチ薬（disease-modifying antirheumatic drug：DMARD）と比較したものがあるが，抗 TNF-α 療法に関連した重篤な感染リスクのオッズ比は 2.0 だった。重篤な感染リスクの発症率は，リウマチ性疾患で抗 TNF-α 療法を用いた場合，100 患者年中 3〜6 であり，他の生物製剤を用いたときと比べて，感染の相対リスクは約 2.2 倍であった。抗 TNF-α 療法は IBD 患者の日和見感染（opportunistic infection：OI）リスクを倍にすることが示されている。同様のリスクは 2018 年の研究でも示されており，すべての TNF-α 阻害薬は，インターロイキン -6 受容体阻害薬の tocilizumab よりも高リスクかもしれない。

いろいろな抗 TNF-α 治療は感染合併症のリスクにおいて等しいわけではない。事実，infliximab と adalimumab の感染リスクは etanercept のそれより高い。特に抗酸菌，真菌の OI についてはそうである。etanercept に比べて，infliximab は 2〜7 倍コクシジオイデス症，ヒストプラズマ症，結核になりやすく，結核発症までの時間が短く（17 週 vs 48 週），播種性，肺外結核の比率が高かった（25％ vs 10％）。別の研究によると，潜在性結核感染症（latent TB infection：LTBI）のリスクが infliximab では etanercept の 12 倍であった。興味深いことに，非結核性抗酸菌感染リスクは TNF-α 抗体や可用性受容体が使われたときでも同等だったようにみえる（*M. avium*，*M. chelonae*，*M. abscessus*，*M. marinum* など）。抗 TNF-α モノクローナル抗体や可溶性 TNF-α 受容体阻害薬の感染リスクの免疫学上の正確な違いはわかっていないが，たくさんのメカニズムが推測されている。etanercept と異なり，TNF-α に対するモノクローナル抗体は膜貫通性 TNF-α と架橋でき，TFN 産生細胞のアポトーシスを促す能力があるのかもしれない。抗 TNF-α モノクローナル抗体はまた TNF-α と強い結合能力をもち，その持続時間も etanercept よりも長い。infliximab の半減期はおよそ 11 日で，その生物学的効果は最大 2 か月も続く。一方，etanercept は半減期が 3 日で，TNF-α に対する効果はもっと短い。etanercept は可溶性 TNF-α にだけ強く結合するが，infliximab は TNF-α と不可逆的に結合し，可溶性なものも膜貫通型の TNF-α にも強く結合する。よって，TNF-α 阻害能力は etanercept よりも高いのだ。

RA 患者が抗 TNF-α 療法を受けている場合，いちばん多い感染は上気道や下気道の呼吸器感染，尿路感染，そして皮膚感染だ。RATIO 登録（Research Axed on Tolerance of bIOtherapies）では，抗 TNF-α 療法を受けているリウマチ性疾患患者の OI すべてを 3 年分記録しているが，infliximab，adalimumab，そして etanercept 投与患者で複数の OI がみつかっている。抗 TNF-α 療法開始から OI 発症までの中央値はおよそ 16 か月であった。感染患者の 26％が ICU 入院を必要とし，10％が最終的に OI 関連合併症で死亡した。ほとんど全例で，感染は細胞内微生物によるものだった。3 分の 1 の感染は細菌で，たとえば，*Listeria*，*Nocardia*，非チフス性 *Salmonella*，*Legionella*，非定型抗酸菌などであった。40％はウイルス性で，水痘や単純ヘルペスウイルス，CMV の初感染か再活性であった。22％が真菌性で，*Pneumocystis*，*Aspergillus* 属，*Cryptococcus* だった。4％が結核菌（*Mycobacterium tuberculosis*）であり，4％が寄生虫（*Leishmania*）だった。リステリア症や *Legionella* 感染は遂には抗 TNF-α 療法の米国の添付文書で，黒枠での警告文（black box warning）に記載されるようになった。興味深いことに，抗 TNF-α 療法での感染の解剖学的部位はしばしば普通ではない。つまり，結核はたいてい肺外であり，*Listeria* や *Salmonella* の何例かは化膿性関節炎を起こしていた。OI の診断では，抗 TNF-α 療法は 1 例を除けば全例で中止された。抗 TNF-α 療法は 40％の患者で再開され，OI 治療後再開までの中央値は 1.7 か月だった。抗 TNF-α 療法患者で，術後の黄色ブドウ球菌（*Staphylococcus aureus*）感染もまた報告されており，抗 TNF-α 薬が周術期に投与された場合，創部の離開や術後の出血が増えた。

22 のランダム化比較試験のメタ分析で成人の Crohn 病もしくは潰瘍性大腸炎患者で生物製剤投与を受けた者を検討すると，抗 TNF-α 療法は OI のリスクを倍加させていたことがわかった。IBD 患者では，抗 TNF-α 療法で肺炎球菌（*Streptococcus pneumoniae*），*Legionella pneumophilia*，*Salmonella* 属，*Listeria monocytogenes*，*Nocardia*，そして *Clostridioides difficile* 感染がすべて報告された。結核菌，単純ヘルペス感染，水痘初感染，帯状疱疹，CMV，EBV，口腔 / 食道カンジダ症も報告された。

結核菌感染は抗 TNF-α 治療の早期でのリスクとしてよく知られている。しばしば肺外結核や播種性結核として発症し，普通の肺結核にならないことが多い。抗 TNF-α 療法での結核感染の多くは LTBI の再活性で，新たな結核感染は少ない。そのため，

LTBIのスクリーニングが抗TNF-α療法前に推奨されている。また，最初のスクリーニング以降も結核感染の可能性があればスクリーニングを繰り返すことも推奨される。抗TNF-α療法前，あるいは最中のLTBI評価の方法としては，通常のツベルクリン皮膚テスト(tuberculin skin test：TST)，TSTを繰り返すブースト，そして結核菌特異的な抗原を用いたインターフェロンγ放出アッセイ(interferon-gamma release assay：IGRA)がある。LTBIがあるとわかった場合，抗TNF-α療法のどのくらい前にLTBI治療を行うべきか，その間隔を教えるデータは乏しい。しかし，LTBI治療と抗TNF-α療法を同時に行ってもよいであろうと示唆するエビデンスもある。もし，抗TNF-α療法中に活動性結核が診断されたら，ガイドラインが提唱するのは抗TNF-α療法の中断である。Crohn病患者でTNF-α阻害薬を用いており，*M. paratuberculosis*感染がある場合はこの菌の生存が促される。そして感染リスクがさらに増すのだ[訳注：*M. avium paratuberculosis*(MAP)はCrohn病の原因ではないかという仮説がある(Rosenfeld G, Bressler B. *Mycobacterium avium paratuberculosis* and the etiology of Crohn's disease：A review of the controversy from the clinician's perspective. Can J Gastroenterol 2010；24：619-24)]。しかし，抗TNF-α療法を播種性，肺外結核のために中止して，臨床像が悪化したという症例報告もある。このような臨床経過の典型的なものは，それは**逆説的反応(paradoxical reaction)**と呼ばれるが，微生物の治療はうまくいっているのに炎症が悪化するというものだ。こういう場合の，抗TNF-α療法再開の最適なタイミングはわかっていない。

流行性真菌感染も抗TNF-α療法中の患者の合併症としてよく知られている。ヒストプラズマ症は無症候性のこともあるが，重篤な肺臓炎，縦隔リンパ節炎，慢性肺空洞疾患，心外膜炎，そして関節炎として発症することもある。いちばん多いのは抗TNF-αで治療中の侵襲性真菌感染である。事実，こうした免疫抑制者では，結核よりも多く報告されているのである。米国ですら，抗TNF-α療法を受けている場合，ヒストプラズマ症のリスクは有意に高まり，死亡率は20%にもなる。結核菌と同様，抗TNFモノクローナル抗体では，etanerceptよりもヒストプラズマ症のリスクは増す。infliximabで治療するとヒストプラズマ症のリスクは10万人あたり18.8人，etanercept治療だと10万人あたり2.7人である。ヒストプラズマ症同様，ブラストミセス症(中枢神経感染や重篤な肺感染が免疫抑制者に起きる)，そしてコクシジオイデス症(急性，亜急性の肺炎としてプレゼン)が，通常は再活性ではなく新たな感染として，抗TNF-α療法中に起きる。コクシジオイデス症はしばしば無症状であり，過去に真菌感染の既往がなく，流行地域(米国南西部，中央アメリカ，南米)に住んでいる場合，胸部レントゲン写真と*Coccidioides immitis*血清学的検査が抗TNF-α療法開始前に推奨されている。興味深いことに，ある後ろ向き研究によると，抗TNF-α治療に先んじてスクリーニングを行うと，症候性のコクシジオイデス症のリスクが減らせるかもしれない。他の真菌感染，たとえば，肺アスペルギルス症，*Cryptococcus*空洞性肺炎，肺パラコクシジオイデス症の再活性，髄膜炎，播種性疾患，口腔/生殖器の*Candida*感染，PCPは，数は少なくなるが抗TNF-α療法中に報告されている。

抗TNF-α療法がウイルス感染に及ぼすインパクトは比較的わからないことが多い。CMV感染はTNF-αアンタゴニスト治療の合併症として知られている。CMVの再活性はよくあるが，播種性，致死的な臓器疾患は比較的少ない。水痘初感染や再活性HSV感染や帯状疱疹が，抗TNF-α療法中のIBD患者でみつかっている。B型肝炎ウイルス(hepatitis B virus：HBV)の再活性については，TNF-α阻害という観点からはあまり報告がないが，動物モデルによると，TNF-αはHBV排除を促し，TNF-αはHBV特異的な細胞傷害性Tリンパ球(cytotoxic T lymphocyte：CTL)から分泌され，インターフェロンとシナジー効果をもってHBVのウイルス活性を抑えるのだという。慢性HBV感染者で，infliximab治療後に劇症肝炎を発生したという複数の報告がある。そのため，HBsAg＋の患者では，予防的抗HBV治療が抗TNF-α療法中と終了後3〜6か月は推奨されている。HBcAb＋でも考慮してよいだろう。C型肝炎はTNF-α阻害で進行するということはないようだ。抗TNF-α療法でのHIV感染に関するデータはわずかだが，HIV感染も抗TNF-α療法を用いても進行しないようだ。しかし，抗TNF-α療法でのHIVのアウトカムやOIリスクに関するデータがわずかにあり，HIV感染は今も抗TNF-α療法開始時の相対禁忌と考えられている。ヒトパピローマウイルス(human papillomavirus：HPV)感染は抗TNF-α療法の禁忌ではないが，広範な皮膚や肛門生殖器のHPV関連疾患がある場合は皮膚疾患進行の高リスクだ。個々の症例報告によると，EBV関連PTLDが抗TNF-α療法中に発生している。JCウイルス再活性によるPMLも抗TNF-α療法でのまれな合併症だ。

抗TNF-α療法を受けるときのLTBI再活性，流行性真菌感染，潜在するヘルペスや慢性HBV感染の再活性の疫学的リスク因子をみつけるだけでなく，抗TNF-α療法開始前に予防接種が完全になされているかを確認することが予防の観点からはとても重要だ。抗TNF-α療法を受けるすべての患者で肺炎球菌ワクチンを接種すべきで，不活化インフルエンザワクチンも毎年行う。B型肝炎ワクチンも考慮すべきだろう。生ワクチンでないワクチンは米国疾病対策センター(Centers for Disease Control and Prevention：CDC)のガイドラインやスケジュールにのっとって提供できる。生弱毒ワクチンには，経鼻のインフルエンザワクチン，経口ポリオ，麻疹/ムンプス/風疹，黄熱，帯状疱疹などがあるが，最近，抗TNF-α療法を受けた者には接種すべきでない。ガイドラインによると，生ワクチン接種を検討するときは，infliximab後に6か月，etanercept後に4週間はあけるべきだ。

文献

Atzeni F, Sarzi-Puttini P, Botsios C, et al. Long-term anti–TNF therapy and the risk of serious infections in a cohort of patients with rheumatoid arthritis: Comparison of adalimumab, etanercept and infliximab in the GISEA registry. *Autoimmun Rev*. 2012;12(2):225–229.

Bae SC, Lee YH. Comparative efficacy and safety of biosimilar-infliximab and originator-infliximab in combination with methotrexate of randomized controlled trials. *Int J Rheum Dis*. 2018;21(5):922–929.

Campbell L, Chen C, Bhagat SS, Parker RA, Östör AJ. Risk of adverse events including serious infections in rheumatoid arthritis patients treated with tocilizumab: A systematic literature review and meta-analysis of randomized controlled trials. *Rheumatology (Oxford)*. 2011;50(3):552–562.

Christou EAA, Giordino G, Worth A, Ladomenou F. Risk factors predisposing to the development of hypogammaglobulinemia and infections post-rituximab. *Int Rev Immunol*. 2017;36(6):352–359.

Downey C. Serious infection during etanercept, infliximab and adalimumab therapy for rheumatoid arthritis: A literature review. *Int J Rheum Dis*. 2016;19(6):536–550.

Ford AC, Peyrin-Biroulet L. Opportunistic infections with anti-tumor necrosis factor-α therapy in inflammatory bowel disease: Meta-analysis of randomized controlled trials. *Am J Gastroenterol*. 2013;108(8):1268–1276.

Furst DE. The risk of infections with biologic therapies for rheumatoid arthritis. *Semin Arthritis Rheum*. 2010;39(5):327–346.

Linda H, von Heijne A, Major EO, et al. Progressive multifocal leukoencephalopathy after natalizumab monotherapy. *N Engl J Med*. 2009;361(11):1081–1087.

Makita S, Tobinai K. Rituximab biosimilars: introduction into clinical practice. *Lancet Haematol*. 2017;4(8):e342–e343.

Martin SI, Marty FM, Fiumara K, et al. Infectious complications associated with alemtuzumab use for lymphoproliferative disorders. *Clin Infect Dis*. 2006;43(1):16–24.

Peleg AY, Husain S, Kwak EJ, et al. Opportunistic infections in 547 organ transplant recipients receiving alemtuzumab, a humanized monoclonal CD-52 antibody. *Clin Infect Dis*. 2007;44(2):204–212.

Ruderman EM. Overview of safety of non-biologic and biologic DMARDs. *Rheumatology (Oxford)*. 2012;51(Suppl 6):vi37–43.

Salles G, Barrett M, Foà R, Maurer J, O'Brien S, Valente N, Wenger M, Maloney DG. Rituximab in B-cell hematologic malignancies: A review of 20 years of clinical experience. *Adv Ther*. 2017;34(10):2232–2273.

Salliot C, Dougados M, Gossec L. Risk of serious infections during rituximab, abatacept and anakinra treatments for rheumatoid arthritis: Meta-analyses of randomised placebo-controlled trials. *Ann Rheum Dis*. 2009;68(1):25–32.

Svedbom A, Storck C, Kachroo S, Govoni M, Khalifa A. Persistence with golimumab in immune-mediated rheumatic diseases: A systematic review of real-world evidence in rheumatoid arthritis, axial spondyloarthritis, and psoriatic arthritis. *Patient Prefer Adherence*. 2017; 11:719–729.

Wallis RS. Tumour necrosis factor antagonists: structure, function, and tuberculosis risks. *Lancet Infect Dis*. 2008;8(10):601–611.

Wallis RS, Schluger NW. Pulmonary infectious complications of tumor necrosis factor blockade. *Infect Dis Clin North Am*. 2010;24(3):681–692.

Winthrop KL. Risk and prevention of tuberculosis and other serious opportunistic infections associated with the inhibition of tumor necrosis factor. *Nat Clin Pract Rheumatol*. 2006;2(11):602–610.

88 移植患者の感染

■著：Raymund R. Razonable
■訳：岩田健太郎

イントロダクション

臓器や組織，そして幹細胞移植では，感染症はよくある合併症だ。それが細菌，ウイルス，真菌，寄生虫のどれが原因であれ，臨床像はしばしば重篤なものとなり，重症化や死亡のリスクすら増す。移植のレシピエントやドナー，環境，それに移植手術周辺の事情（外科医の技量や免疫抑制剤）に特有の要因がいくつかあり，これらが感染の合併リスクを増す。移植患者のリスクの種類に応じて，ある感染症は予測可能，予防できるが，別の感染は予測不可能だ。一般に，移植後の感染の全リスクは，(1)ドナーやレシピエントの病原体への曝露と，(2)移植後を通じての免疫抑制状態が決定する。

移植後の感染リスク因子

病原体への曝露

病原体はどこから来るかというと，(1)移植レシピエントが元々移植前にもっていた，潜伏期や不顕性感染，あるいは急性感染，(2)ドナーが元々もっていた潜伏期や不顕性感染，あるいは急性感染が移植によって伝播する（ドナー由来の感染），そして，(3)環境（病院とコミュニティー），である。表 88.1 に，固形臓器移植後のよくある感染リスク因子をまとめた。

移植候補とレシピエント

移植のレシピエント候補への曝露がないかどうか確認して移植後の感染リスクを見積もり，その予防法が導き出される。詳細な病歴，曝露歴が移植評価の段階で行われねばならない。Box 88.1 は推奨されるスクリーニング検査で，移植前のレシピエント候補（とそのドナー）を評価する。この評価のさなかに，移植候補で活動性の感染がみつかることもあろう（たとえば，亜急性細菌性腹膜炎が腹水のある肝移植候補でみつかったり，肺移植候補に肺炎がみつかったり，幹細胞，心，腎移植候補で血管内カテーテルが留置されているなかでライン関連の血流感染がみつかったりする）。一般に，こうした感染は，組織や臓器移植の絶対禁忌とする根拠にはならないことが普通だ。しかし，こうした感染は適切に管理し，治療してから移植を行う。しばしば，過去の感染の血清学的な証拠がウイルスの潜在を示唆することがある。たとえば，サイトメガロウイルス（cytomegalovirus：CMV），水痘帯状疱疹ウイルス（varicella-zoster virus：VZV），そしてEBウイルス（Epstein-Barr virus：EBV）だったり，（特に心移植で）*Toxoplasma gondii*，あるいは*Strongyloides sterocoralis*のような寄生虫もある。こうした潜在性，無症候性の感染があることを知っておけば，臓器や組織の移植前，移植後の感染予防を遂行できる。たとえば，VZV の血清学的検査陰性があれば，移植候補の臓器移植と免疫抑制の少なくとも 28 日よりも前にワクチン接種が必要となる。同様に，潜在性結核感染がツベルクリン皮膚

表 88.1
固形臓器移植後感染のリスク因子

術前期	術中期	術後期
病原特異的免疫の欠如（例：CMV 血清学的検査陰性） 基礎疾患の重症度や合併症（例：MELD スコアが高い） 劇症型肝不全 腎不全（特に，腎代替療法を要する場合） アクティブな感染（例：腹膜炎，菌血症，ウイルス性肝炎） 過去の真菌感染（すなわちコクシジオイデス症やアスペルギルス症）	移植片内にいる病原体（ドナー由来の感染） 手術時間の延長 複雑な外科手技（例：腸管部分の破綻） 甚大な出血と大量の血液製剤の投与 肝レシピエントに対する胆管空腸吻合術 血管内や尿路のカテーテル留置 気管挿管	長期入院 集中治療室入室期間の延長と，血管内や尿路のカテーテル留置の必要，気管挿管チューブ） 長期の抗菌薬使用（侵襲性真菌感染や *Clostridioides difficile*） 腎不全（特に，腎代替療法を要する場合） 消化管や胆道系の合併症（例：胆汁漏出） 血管の合併症（例：血栓や術部位の血腫） 吻合部のリーク（例：胆道系，尿管のリークや，気管支離開） 創部離開 リンパ球減少の原因となる薬剤（例：抗胸腺細胞グロブリン，alemtuzumab） 免疫抑制剤 CMV と HHV-6 再活性 移植後 1 か月以内の再手術 再移植

CMV＝サイトメガロウイルス，HHV＝ヒトヘルペスウイルス

Box 88.1

移植前のドナーとレシピエント評価で推奨される感染症のスクリーニングツール

ヒト免疫不全ウイルス(HIV)抗体(HIV RNA を選択的に)
HSV1 および 2 の IgG 抗体
サイトメガロウイルス(CMV)抗体(IgG)
EB ウイルス(EBV)一連の抗体
水痘帯状疱疹ウイルス(VZV)抗体
Toxoplasma 抗体(心移植レシピエントに)
梅毒検査(RPR と TPHA)
ヒト T 細胞白血病ウイルス(HTLV) I および II 抗体(疫学リスクに応じて一部の患者に選択的に用いる)
C 型肝炎ウイルス(HCV)抗体(HCV RNA を選択的に)
B 型肝炎ウイルス(HBV)表面抗原，HBV 表面抗体，HBV コア抗体(IgM および IgG)
ツベルクリン検査あるいはインターフェロンγ放出アッセイ(QuantiFERON®-TB Gold assay)(生体移植ドナーとすべてのレシピエントに)
糞線虫抗体(流行地域では当該者の便虫卵・虫体検査も)
Coccidioides immitis 血清学的検査(流行地域の移植候補とドナーに)
Trypanosoma cruzi 血清検査(流行地域のドナーと移植候補に)

Ig＝免疫グロブリン，RPR＝血漿レアギン迅速テスト，TPHA＝梅毒血球凝集反応

検査(tuberculin skin test：TST)やインターフェロンγ放出アッセイ(interferon-γ release assays：IGRA)でみつかれば，臓器や組織の移植前に治療するのがよいだろう。

移植ドナー

ドナーの病原体への曝露は確認せねばならない。これはドナー由来の感染可能性を減らすためだ。CMV，EBV，VZV，*T. gondii*(特に心移植ドナー)，B 型(hepatitis B virus：HBV)および C 型肝炎ウイルス(hepatitis C virus：HCV)，ヒト免疫不全ウイルス(human immunodeficiency virus：HIV)は移植ドナーでルーチンでスクリーニングの対象となる(Box 88.1)。ドナーの結核リスクも病歴に基づいて調べる必要がある一方，生体ドナーはツベルクリン皮膚検査またはインターフェロンγ放出アッセイを受ける必要がある。移植ドナーでは，移植臓器の摘出まで，しばしば入院期間が延長されるため，院内感染が起こり，移植を通じて移植レシピエントに伝染する可能性がある(表 88.2)。ドナーにより伝播された感染の臨床的疑いや確定があれば，国のデータベースに報告しなければならない。感染したドナーからの臓器のレシピエントすべてがスクリーンされ，適切に対応されるためである。

環境

医療環境は移植のレシピエントに感染症を起こす可能性をもつ，病原体の主な供給源だ。たとえば，尿カテーテル，血管内カテーテル，気管チューブの留置や血液製剤の投与，手術といった外科的，あるいはその他の侵襲手技がそうである。感染性病原体がそこを侵入門戸とすることができるのだ。

移植レシピエントは市中で感染することも多い。普通の感染が絶え間なく起きるのである。典型例は，呼吸器感染を起こすウイルスや細菌で，重篤な肺炎やその他の呼吸器疾患を移植のレシピエントに起こしうる。表 88.2 では，曝露の状況とその曝露に特異的な病原体をまとめている。

表 88.2
曝露の環境と関連する病原体のいろいろな例。感染徴候を伴う移植患者の評価に用いる。

市中感染	
流行地域での居住や旅行	*Mycobacterium tuberculosis*, *Strongyloides stercoralis*, *Blastomyces dermatitidis*, *Histoplasma capsulatum*, *Coccidioides immitis*, *Trypanosoma cruzi*, ヒトヘルペスウイルス 8 型，マラリア，デングウイルス，ジカウイルス
患者からの曝露	*Mycobacterium tuberculosis*，呼吸器感染を起こすウイルス(インフルエンザ，パラインフルエンザ，RS ウイルス，アデノウイルス，ジカウイルス)
汚染した水や食べ物の摂取	*Salmonella* 属，*Campylobacter jejuni*, *Listeria monocytogenes*, *Giardia lamblia*, *Cryptosporidium parvum*
環境中から	*Aspergillus fumigatus*, *Nocardia* 属，*Sporothrix schenkii*，ノロウイルス，*Legionella pneumophila*
ベクター由来	西ナイルウイルス，ダニ媒介性疾患，マラリア，*Legionella pneumophila*
院内感染	
空気の汚染	*Aspergillus fumigatus*
汚染水	*Legionella pneumophila*
手の接触	メチシリン耐性黄色ブドウ球菌，バンコマイシン耐性腸球菌，薬剤耐性 Gram 陰性桿菌，インフルエンザウイルス
病院環境	*Clostridioides difficile*，多剤耐性菌(例：黄色ブドウ球菌，vancomycin 耐性腸球菌，薬剤耐性緑膿菌)

RS＝respiratory syncytial

総体としての免疫抑制

総体としての免疫抑制全体に影響する主な要素は，(1)薬による免疫抑制の強さ(投与量，頻度，期間，そして T 細胞に及ぼす影響の大きさ)，(2)元々ある免疫抑制，(3)免疫調節能をもつウイルスの再活性，加齢，糖尿病といった基礎疾患の存在，といったその他の要素である。

免疫抑制剤の使用は同種移植片の維持に必須である。急性，慢性の移植片拒絶が固形臓器移植(solid organ transplant：SOT)レシピエントに起きないようにするためだ。移植片対宿主病(graft-versus-host disease)が同種造血幹細胞移植(hematopoietic stem cell transplantation：HSCT)患者に起きないためでもある。導入免疫抑制はしばしば，T リンパ球を減らすような作用をもつ。たとえば，抗胸腺細胞グロブリンや alemtuzumab であり，細胞性免疫能を著しく低下させる。薬剤による免疫抑制の程度は固形臓器や幹細胞移植後最初の 3 か月間で特に強い。この間は非常に細胞性免疫および液性免疫が落ちているのが特徴だ。細胞媒介性免疫の不全は免疫抑制剤のよく知られた効果だが，液性

免疫の低下もまた起きることがあり，重篤な低ガンマグロブリン血症があればそれがわかる。個々の，あるいは複数の免疫抑制効果をこうした薬がもつため，患者は日和見感染を起こしやすくなる。特に，リンパ球を減らす薬を使うと，CMV 疾患や，ヒトヘルペスウイルス 6 型(human herpesvirus 6：HHV-6)，*Aspergillus* 属，そして *Pneumocystis jirovecii* などのリスクが増す。移植後の重篤な低ガンマグロブリン血症では，莢膜をもつ微生物，たとえば，肺炎球菌(*Streptococcus pneumoniae*)の感染リスクが増えるかもしれない。

元々ある，生まれつきの免疫や獲得免疫異常が免疫不全の総体を増すかもしれないことを示すエビデンスが蓄積されてきている。加齢，糖尿病，腎不全のような他の基礎疾患がリスクを増す。免疫調整能力をもつ潜在していたウイルスの再活性，たとえば，CMV や HHV-6 が薬剤による免疫抑制が強い時期に起きると，逆説的に全体の免疫抑制の程度がさらに増してしまう恐れがあり，細菌や真菌の日和見感染リスク増に寄与している。

移植後の感染のタイムコース

SOT，そして HSCT 後の感染は時間的パターンをもち，移植後の時間に関係した形でリスクが予測できる。図 88.1 と図 88.2 は感染のタイミングを示している。SOT 後(図 88.1)と HSCT 後(図 88.2)だ。しかし，こうしたトラディショナルなタイムラインは変化している。いろいろなファクターが影響を与えるためだ。特に，抗菌薬の予防的使用である。たとえば，CMV 疾患は昔は SOT 後最初の 3 か月で起きていた。しかし，リスクの高い CMV ドナー陽性・レシピエント陰性の患者ではこれが遅れており，抗ウイルス薬の予防終了後最初の 3 か月にずれ込んでいる。また，抗微生物薬の予防が広く使われるようになり，いろいろな病原体の薬剤感受性を変えてきている。たとえば，fluconazole 耐性 *Candida* 属感染が，fluconazole 予防を使っているセンターでは出現している。細菌でも薬剤耐性が増えており，抗微生物薬予防と治療を難しいものにしている。

固形臓器移植(SOT)後の感染タイムテーブル

SOT 後の感染は特徴的な時間経過をたどるが，疫学，臨床的要因や，全体としての免疫抑制状態を反映している。こうした時間は覚えておくのが大事で，移植後に SOT 患者がいろんな症状をみせたときの臨床評価に使うのだ。というのは，肺炎とか蜂窩織炎といった臨床の症候群はいつだって起こりうるのだが，原因微生物は移植後の時間に応じてさまざまなのだ。

固形臓器移植後最初の 1 か月

この時期の主な感染症 3 つは，(1)移植前からレシピエントがもっていた感染(つまり，肝移植患者の細菌性腹膜炎，腎移植患者のカテーテル関連血流感染，肺移植患者の細菌性肺炎，心移植患者の心デバイス感染)，(2)移植片に伝播した感染(例：臓器摘出前に気づいていなかったり診断が確定できなかった細菌，ウイルス，そして真菌感染)，そして，(3)手術や入院に関連した感染，である。

SOT 後最初の 1 か月に起きる感染の大部分は手術と入院に関連したものだ(図 88.1)。*Staphylococcus* 属や *Streptococcus* 属，あるいは入院中に獲得したその他の病原体による創部感染；大腸菌(*Escherichia coli*)のような Gram 陰性菌や腸球菌のような Gram 陽性菌，そして *Candida albicans* のような真菌が起こすカテーテル関連尿路感染症；薬剤耐性緑膿菌(*Pseudomonas ae-*

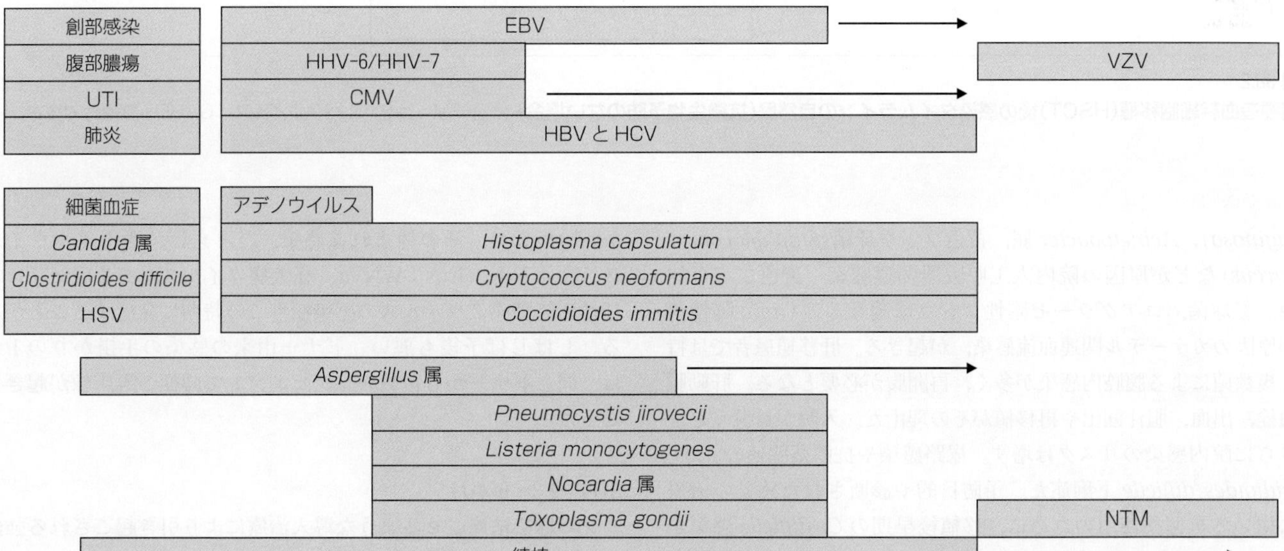

図 88.1
固形臓器移植(SOT)後の感染タイムラインの自然歴(抗微生物予防のない場合)　CMV＝サイトメガロウイルス，EBV＝EB ウイルス，HBV＝B 型肝炎ウイルス，HCV＝C 型肝炎ウイルス，HHV＝ヒトヘルペスウイルス，HSV＝単純ヘルペスウイルス，NTM＝非結核性抗酸菌，UTI＝尿路感染症，VZV＝水痘帯状疱疹ウイルス

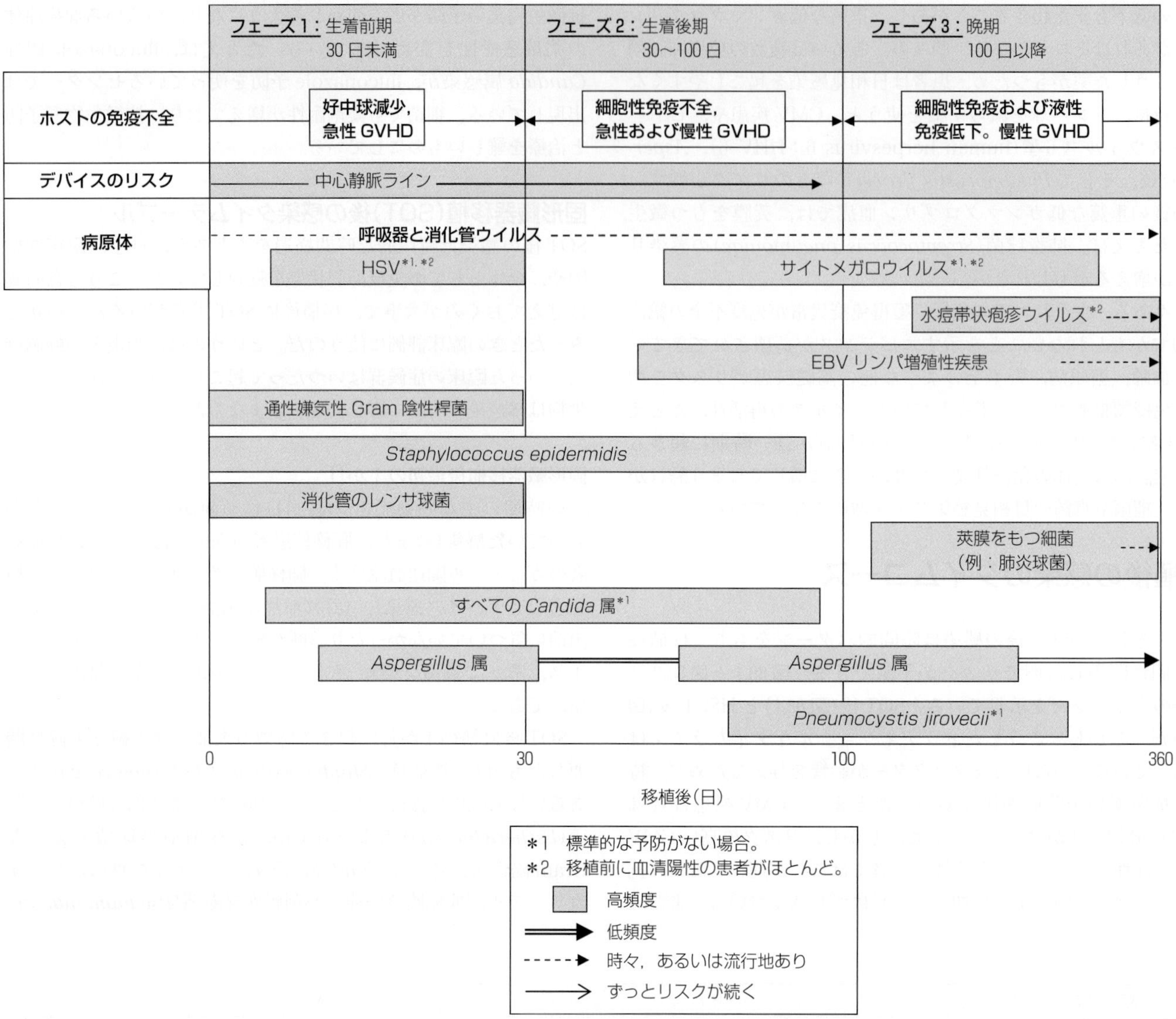

図 88.2
同種造血幹細胞移植（HSCT）後の感染タイムラインの自然歴（抗微生物予防のない場合）　HSV＝ヒトヘルペスウイルス，GVHD＝移植片対宿主病

ruginosa)，*Acinetobacter* 属，黄色ブドウ球菌(*Staphylococcus aureus*)などが原因の院内人工呼吸器関連肺炎；黄色ブドウ球菌，腸球菌，コアグラーゼ陰性ブドウ球菌などの Gram 陽性菌が原因のカテーテル関連血流感染，が起きる。肝移植患者では特に複数菌による腹腔内感染が多く，再開腹が必要となる。肝動脈血栓，出血，胆汁漏出や再移植がその理由だ。入院が長引くと，さらに院内感染のリスクは増す。尿路感染や抗菌薬関連の *Clostridioides difficile* 下痢症だ。予防目的や診断された感染の治療に用いる抗菌薬使用のために，移植後早期の *C. difficile* 感染が増加している。

この時期，単純ヘルペスウイルス(herpes simplex virus：HSV)1 型と 2 型が再活性することが多い。HSV 抗体陽性の SOT レシピエントでは，局所の潰瘍性病変や播種性病変が起きることがある。acyclovir による抗ウイルス予防のお陰でこうした事象は非常に少なくなった。ドナー由来の感染，たとえば，みつけていなかった真菌感染(*Histoplasma capsulatum* や *Cryptococcus neoformans*)，その他まれな感染，たとえば，西ナイルウイルス(West Nile virus：WNV)，狂犬病ウイルス，あるいはリンパ球性脈絡髄膜炎ウイルスの感染症もこの時期に発症することがある。しばしば予後も悪い。ドナー由来の感染の手掛かりの 1 つは，同じドナーから複数のレシピエントで同様の臨床像が起きることだ。

SOT 後 2〜6 か月

リンパ球を枯渇させるような導入治療により引き起こされる強烈な免疫抑制と，免疫抑制剤を複数併用することで生じる免疫麻痺効果は，SOT 後の第 2 段階で明らかになる。この時期にほとんどの日和見感染が起きていたものだった。この時期，CMV，EBV，そして HHV-6，*Aspergillus fumigatus*，そして *Pneumocystis jirovecii* 感染も起きる。抗ウイルス薬の予防がなければ，CMV は再活性し，発熱や臓器の疾患をこの時期に起こす。侵襲性アスペルギルス症は通常は *A. fumigatus* によることが多いが，この時期に起きることがある。特に，強い免疫抑制と共に以下のようなものがあれば高リスクだ。劇症肝不全での移植患者，腎代替療法中の患者，そして疫学的曝露がある場合(すなわち，建設現場での曝露，肺移植患者での以前の定着)である。アスペルギルス症では肺炎が最も多くみられるが，播種してすべての臓器に飛んでいく可能性がある。これはおそらく，*Aspergillus* 属の血管へのトロピズムによるものであり，多くの臓器に膿瘍が起きる。たとえば肝臓や脳である。流行性真菌感染(例：*H. capsulatum* と *Coccidioides immitis*)も，この時期に起きるかもしれない。肺炎や播種性感染を起こす。昔は *Pneumocystis* 肺炎がこの時期に起きたものだが，trimethoprim-sulfamethoxazole (ST 合剤)による予防のために，この感染や *Nocardia* 属の感染はこの時期にはまれになった。

SOT 後 6 か月以降

この時期には主に 2 種類の SOT 患者がいろいろな感染リスクをもつ。(1)移植片がうまく機能していて免疫抑制も最小限の場合と，(2)度重なる拒絶と慢性移植片機能不全のために移植片の機能が芳しくない場合だ。さらに，肝移植のレシピエントで慢性ウイルス性肝炎(B 型や C 型肝炎による)がある場合は，移植不全に代表される急峻な臨床像となり，予防か治療が施されなければ，再移植が必要となることもある。こうした患者には B 型肝炎免疫グロブリン予防やヌクレオシド / ヌクレオチド・アナログを B 型肝炎患者に，そして C 型肝炎患者にも直接作用型抗ウイルス薬(direct-acting antivirals：DAA)を提供すればよいかもしれない。

大多数の移植患者は移植片の機能もよく，免疫抑制の程度もこの時期までには最小限に抑えられている。こうした患者は基本的に，免疫抑制のない患者と同様の感染リスクにある。しかし，SOT 患者のなかには少数ながら繰り返す拒絶や慢性機能不全が原因で，移植片機能が悪い者もいる。こうした患者は一般に過度な免疫抑制状態にあると考えられ，日和見感染のリスクも高いままだ。たとえば，*P. jirovecii*, *L. monocytogenes*, *C. neoformans*, *Nocardia asteroides*, CMV，そして *Aspergillus* 属感染，である。ずっと低ガンマグロブリン血症が続く患者は，特に莢膜をもつ微生物が起こす，肺炎や細菌血症になりやすい。

流行性真菌，たとえば米国南西部に住む患者の *C. immitis* による感染は，特定の地域に住む患者に疫学的曝露が生じて起きる可能性がある。この時期でいちばん多い日和見感染の 1 つが水痘帯状疱疹ウイルス(varicella-zoster virus：VZV)の再活性であり，帯状疱疹が起きるし，播種に至る可能性もある。流行地域では，HHV-8 が再活性して，Kaposi 肉腫(Kaposi's sarcoma：KS)が起きるかもしれない。あるいは頻度こそ落ちるが，Castleman 病や，原発性滲出性リンパ腫が起きることもある。こうした流行地では，KS は移植患者で最も多い悪性疾患の 1 つなのだ。CMV 疾患は晩期に増えている。つまり，SOT 後 6 か月よりも後であり，特に高リスクで CMV ドナー＋ / レシピエントー(CMV D＋ / R－)な SOT レシピエントで，6 か月の抗ウイルス予防を受けた場合だ。この場合は，**予防投与後遅延発症型 CMV 疾患**と呼ばれている。発症が遅れた CMV 疾患は時々，移植後何年も経ってから発症するし，プレゼンテーションが非典型的なこともある。診断や治療が遅れると重症化し，死に至ることもある。

EBV は SOT 後いついかなるときも起こりうるが，移植後リンパ増殖性疾患を起こす。呼吸器病原体である肺炎球菌(*Streptococcus pneumoniae*)やインフルエンザウイルスや RS(respiratory syncytial)ウイルスのような季節性ウイルスによる感染が，この時期に重症度を上げて発症するかもしれない。

造血幹細胞移植後の感染のタイムテーブル

HSCT 後の感染は以前はこういうパターンであった(図 88.2)。これは免疫不全の重度と移植後の免疫回復の時間経過を反映したものである。

生着より前の時期(HSCT 後 0〜30 日)

この時期の感染リスクに影響する 2 つの主な因子は，(1)好中球減少の程度と期間，(2)粘膜皮膚バリアの破綻，たとえば，粘膜炎や血管内カテーテルの使用である。*Candida* 属がこの時期は伝統的に最も多い真菌感染である。というわけで，抗真菌薬予防にアゾールを使うことが多い。アゾールの選択はリスク次第だ。好中球減少期間が長引くと，*Aspergillus* 属のリスクが増していく。このような高リスク患者では，posaconazole や voriconazole で予防するほうがよい。HSV 再活性もよく起きる。粘膜潰瘍が化学療法誘発の粘膜炎を悪くすることもある。粘膜皮膚バリアの破綻が重症粘膜炎などで起きると，口腔や消化管の細菌叢のトランスロケーションが起きるかもしれない。たとえば，このような状況では，緑色レンサ球菌による重篤な全身感染や敗血症性ショックが起きやすくなる。黄色ブドウ球菌やコアグラーゼ陰性ブドウ球菌，vancomycin 耐性腸球菌などの Gram 陽性菌，大腸菌や緑膿菌のような Gram 陰性菌，*C. albicans* のような真菌が，留置している血管内カテーテルから血流感染を起こすことがある。HSCT 患者は通常，この時期，熱を出す。特に重篤な好中球減少があるときはそうだ。その結果，エンピリックな(経験的)広域抗菌薬投与を受けるのだ。しかし，このために *C. difficile* 下痢症を起こしやすくなる可能性がある。

生着後の時期(HSCT から 30〜100 日)

この時期の特徴は細胞性免疫の低下であり，クラシックな日和見感染の発症である。生着後，急性および慢性の移植片対宿主病のリスクは増していき，この合併症を防ぐために免疫抑制剤が投与される。そのため，日和見感染のリスクが増すのだ。この時期は従来から CMV 感染の発症と関連している。早期にみつけ，治療しなければ，重篤で時に致死的な肺炎を起こす。同種 HSCT レシピエントは何度も(少なくとも週 1 回は)CMV のサーベイランスを CMV 核酸検査(代替案としては pp65 アンチゲネミア検査)で行う。これで CMV 再活性を早期に検出し，迅速に治療するのだ。または，抗 CMV 予防を行うという手もあるが，好ましいのは letermovir の使用である。valganciclovir では白血球減少が起きやすく，生着が遅れたり阻害されたりするからだ。しかし，これは CMV 疾患のオンセットを HSCT 後 100 日以降に遅らせるだけかもしれない(予防投与後遅延発症型 CMV 感染)。重篤な免疫抑制時には特にそうなりやすい。HHV-6 やアデノウイルス感染もこの時期に起きる可能性があり，発熱，皮疹，肝炎が起きる。移植後急性辺縁系脳炎は同種 HSCT 後の古典的な HHV-6 の臨床像である。この時期に疾患を起こす可能性がある。その他の病原体は，*Aspergillus* 属，*Fusarium* 属，*Mucor* や *Rhizopus* 属である。*P. jirovecii* 肺炎のリスクは ST 合剤や吸入 pentamidine による予防のために低下した。

晩期(HSCT 後 100 日以降)

HSCT 患者によっては，慢性移植片対宿主病をもっていたりして，強化された免疫抑制薬投与の結果，移植後 100 日以降の時期に持続する細胞性，および液性免疫の異常が特徴となる。このような患者では，CMV，VZV，EBV，*Aspergillus* 属，そして *P. jirovecii* が発生し続けるかもしれない。こうした患者は，抗微生物薬予防の延長の恩恵を受けるかもしれないのだ。

HSCT 患者の多くは適切な免疫再構築がこの時期に起き，感染リスクは低くなるだろう。もっとも，健常者に比べれば，比較的リスクは高いだろうが。いったん，完全に生着がなされ，免疫再構築が起きれば，同種 HSCT のレシピエントは予防接種プログラムの恩恵を受け，ワクチンで予防できる疾患に対する免疫を再度獲得することができる。市中獲得型の呼吸器系ウイルス，たとえば，インフルエンザ，パラインフルエンザ，そして RS ウイルス感染が起きるかもしれないし，莢膜をもつ肺炎球菌やインフルエンザ菌(*Haemophilus influenzae*)感染が起きるかもしれない。こうした莢膜をもつ細菌の感染は免疫グロブリン濃度がずっと低いままの患者では特に多くなる。

病原体と症候群：各論

細菌感染

移植患者では，どんな細菌性病原体も臨床疾患の原因となるし，しばしばそれは重篤化する。術後創部感染はしばしば黄色ブドウ球菌やその他の Gram 陽性菌が原因だ。Gram 陽性菌や Gram 陰性菌の血流感染が HSCT レシピエントに起きるかもしれない。特に，粘膜炎や好中球減少があるときはそうだ。こうした場合，多くでは血流感染は留置血管内カテーテルと関連している。HSCT レシピエントの敗血症性ショックの原因の 1 つに緑色レンサ球菌による重篤な粘膜炎がある。腎移植レシピエントは特に尿路感染を起こしやすく，大腸菌やその他の腸内細菌目細菌，腸球菌が原因のことが多くて，移植後最初の 6〜12 か月に起きやすい。細菌性肺炎や気管気管支炎も肺移植患者では起きることがある。おそらくは粘膜線毛のクリアランスの障害のためかもしれない。腹部細菌感染，たとえば胆管炎や腹膜炎，膿瘍が肝移植後早期に起きるかもしれない。腹部膿瘍の多くは複数菌感染である。腸内細菌目細菌，腸球菌，嫌気性菌，*Candida* 属などが原因となる。表 88.3 では，移植後の，細菌など感染症予防の戦略の主なものをリストアップした。

HSCT 患者では，好中球減少時の高リスクな時期に予防的抗菌薬を出すのが標準的だ。これは主に緑膿菌による敗血症を防ぐためのものだ。フルオロキノロンを用いた抗菌予防が標準的なプラクティスだが，そのために緑色レンサ球菌による敗血症のリスクが増す。特に粘膜炎を起こす時期には多い。キノロンにペニシリンを追加し，緑色レンサ球菌の敗血症を予防しようとすると，今度は腸球菌の耐性が増してしまう。好中球減少時の HSCT 患者の発熱でのエンピリックな治療は，広域な抗緑膿菌作用をもつセファロスポリン(cefepime や ceftazidime)，piperacillin-tazobactam，あるいはカルバペネム系薬である。vancomycin もエンピリックに重篤な敗血症には投与してもよいかもしれない。肺炎やライン関連の敗血症を疑った場合だ。エキスパートのなかには，低ガンマグロブリン血症患者に対する肺炎球菌の鼻腔肺感染のような細菌感染の予防に，静脈内免疫グロブリン(intravenous immunoglobulin：IVIG)を推奨する者もいる。

***Mycobacterium* 属**

移植候補者は潜在性結核のスクリーニングをツベルクリン皮膚検査(TST)あるいはインターフェロン γ 放出アッセイ(IGRA)で行わねばならず，移植前に治療しておくのが好ましい。ドナー由来の結核症例もいくつか報告されているので，生存しているドナーでもやはり感染を病歴，TST あるいは IGRA でスクリーニングされる。死体移植のドナーもまた，結核の可能性についてスクリーニングを詳細な病歴によって得なければならない。

肺疾患がいちばん多いが，粟粒結核や肺外結核も起きることがある。移植臓器の関与もドナー由来の結核での懸念材料であり，すべての臓器のレシピエントで，その当該臓器ドナーからの結核スクリーニングが必要だ。結核診断は，抗酸菌培養，抗酸菌塗抹，そして分子的診断方法，たとえば，ポリメラーゼ連鎖反応(polymerase chain reaction：PCR)法を用いて行う。結核菌(*Mycobacterium tuberculosis*)の移植レシピエントにおける治療は非移植患者におけるそれと同様だ。最初は isoniazid，rifamycin，ethambutol，そして pyrazinamide で行う。しかし，重要なのは，rifampicin は tacrolimus や cyclosporine と強く相互作用を起こすことだ。体内の薬物濃度はていねいにモニターしなければならない。

移植患者では，非定型抗酸菌(*M. avium* complex など)も肺移植後の呼吸器感染を起こすことがある。*M. abscessus*，*M. chelonae*，*M. fortuitum*，そして *M. marinum* なども皮膚病変や腱滑膜炎，関節感染の原因となりうるので考慮に入れること。非結核性抗酸菌は中心静脈カテーテルに定着したり，汚染したりする。特に同種 HSCT レシピエントにおいてはそうで，血流感染の原因となる。抗菌薬治療は菌の種類により，外科的デブリードマン(膿瘍，関節炎，腱滑膜炎がある場合)やカテーテル抜去(カテーテル関連血流感染の場合)も行われる。

***Nocardia* 属**

Nocardia 属は通常，肺炎を起こすが，関節，皮膚，特に脳に飛んで行くことがある。中枢神経の関与を除外するため，*Nocardia* 感染患者では脳の画像検査が推奨される。ノカルジア症のリスク因子は免疫抑制の程度の強さであり，これは免疫抑制剤，移植片の拒絶や好中球減少に影響される。*P. jirovecii* 肺炎予防のためにルーチンで ST 合剤予防を移植後 3〜6 か月行えば，ノカルジア症のリスクは下がる可能性がある。しかし，*Nocardia* 感染のブレイクスルーも，ST 合剤予防を受けている患者でもみられている。診断は変法抗酸菌染色と培養で確定することが多い。抗菌薬耐性も報告されており，同定菌の感受性検査が推奨される所以である。疾患の重症度に応じて，エンピリックな治療は *Nocardia* 属に活性のある 2，あるいは 3 剤による治療になる可能性がある。

表 88.3
移植時の予防戦略の一案

適応	予防法	投与量と期間	コメント
周術期予防(SOT)	cefotaxime	1～2 g 静注 8 時間おきで 24 時間	耐性パターンに基づき調節が必要。代替薬(vancomycin に加えキノロン系薬)を耐性リスクが高い場合は使ってよいかも
周術期予防(SOT)	cefazolin	1～2 g 静注 8 時間おきで 24 時間	耐性パターンに基づき調節が必要。代替薬(vancomycin に加えキノロン系薬)を耐性リスクが高い場合は使ってよいかも
好中球減少予防(HSCT)	キノロン系薬(例：levofloxacin)	500 mg 経口 1 日 1 回(好中球減少の間ずっと)	Gram 陰性菌敗血症のリスク減。特に緑膿菌。緑色レンサ球菌敗血症リスクは完全には予防できない
Pneumocystis jirovecii	trimethoprim-sulfamethoxazole(ST 合剤)	trimethoprim 換算で 80～160 mg を経口 1 日 1 回	ST 合剤は *Nocardia* 属，*Listeria* 属，その他の細菌からも守ってくれる可能性がある。代替薬としては，pentamidine，atovaquone，dapsone(diaphenylsulfone)
単純ヘルペスウイルス	acyclovir	200-400 mg 経口 1 日 2～3 回を 28 日間	ganciclovir か valganciclovir を使うときは中止すること。valacyclovir があるならそっちを使ってもよい
サイトメガロウイルス	valganciclovir	900 mg を 1 日 1 回。期間はさまざま(3～12 か月。臓器やリスクに応じて)	予防に用いる。投与量は先行的(pre-emptive)治療としては 900 mg 1 日 2 回に増やす。HHV-6，HSV，VZV にも効くかも
サイトメガロウイルス(HSCT のみ)	letermovir	480 mg 経口 1 日 1 回(cyclosporine 使用時は 240 mg 経口 1 日 1 回)	予防として用いる。HHV-6 や HSV，VZV には活性がない
B 型肝炎ウイルス	B 型肝炎免疫グロブリンとヌクレオチド / ヌクレオシドアナログ	10,000 IU を 1 日 1 回で最初の 1 週間，その後，4 週間おきに(ヌクレオチド / ヌクレオシドアナログの投与量は薬によりまちまちだ)	血中 HB 免疫グロブリン濃度を＞100 IU に保つこと。lamivudine や entecavir のようなヌクレオシド[訳注：原書では nucleotide とあるが，nucleoside の書き損じであろう]・アナログと併用してもよい
Candida 属	fluconazole	200～400 mg 経口 1 日 1 回(期間は移植の種類による)	*Candida* 感染のリスク因子のある患者に絞って行う。たとえば，手術が難航したり延びた場合や，出血がひどいとき
Coccidioides 属	fluconazole	200～400 mg 経口 1 日 1 回(期間はリスクによる)	リスクのある流行地域のレシピエントに
Aspergillus 属やその他の侵襲性糸状菌感染	itraconazole voriconazole posaconazole amphotericin B	薬の投与量も期間もまちまちである。狙っている真菌による	長期の好中球減少や劇症肝不全のようなリスクのある患者に

HB＝B 型肝炎

ウイルス感染

サイトメガロウイルス(CMV)

CMV は移植後感染として最も多く，その影響は甚大であり，予防可能な死亡も移植後発生する。CMV 感染は従来は(抗ウイルス予防を受けていない患者では)SOT，HSCT 後 3 か月以内に発症してきた。SOT レシピエントかつ CMV D＋ / R－で抗ウイルス予防を受けている場合，CMV 感染のオンセットは抗ウイルス予防終了後 3～6 か月にまで遅れる。これを予防後遅延型発症 CMV 感染という。

CMV は臓器や組織移植のアウトカムに，直接・間接的に悪い影響を与える。直接の影響は，**CMV 疾患**として知られているが，CMV 症候群として発症することもある。発熱，インフルエンザ様症状，筋肉痛，そして骨髄抑制あるいは臓器疾患だ。臓器疾患では CMV 肺臓炎や消化管疾患，肝炎，網膜炎，脳炎，移植片拒絶などである。CMV 感染の間接的な効果としては，急性および慢性の移植片拒絶リスクの増加との関連，侵襲性真菌疾患や EBV 関連移植後リンパ増殖性疾患(post-transplant lymphoproliferative disorder：PTLD)のような他の日和見感染リスクの増加，心移植患者の加速性血管障害のような慢性移植片不全の増加，肺移植患者の閉塞性細気管支炎，そして腎移植患者の尿細管間質線維症がある。移植片対宿主病は同種 HSCT レシピエント，かつ CMV 再活性がある患者での報告が増えている。CMV 疾患のリスク因子としては，CMV 感染のミスマッチ，つまり，CMV 抗体陰性の SOT の患者が陽性ドナーから固形臓器移植を受ける場合(CMV D＋ / R－)が SOT 後の CMV 感染リスクで最も高い。対照的に，HSCT 患者で CMV 抗体陽性であり，CMV 抗体陰性のドナーから造血幹細胞移植を受けるときが同種 HSCT 後では高リスクである(CMV D- / R＋)。抗胸腺細胞グロブリン，抗リンパ球グロブリン，alemtuzumab，mycophenolate mofetil のような免疫抑制剤も，CMV のリスクを増す。移植後の CMV 診断検査としては，CMV の核酸量を測定する，定量 PCR のような分子検査があり，CMV をみつけるのに現段階では最も感度が高いと考えられる。pp65 アンチゲネミア（急性 CMV 感染時に好中球の中に発現される PP65 を検出する）が代替となる検査だ。ウイルス培養は非常に特異度が高いが，感度の面では低い，あるいは中等度しかない。多くの施設では検査もできない。組織病理診断は臓器内の CMV 疾患診断のゴールドスタンダードだ。抗体検査は急性 CMV 疾患の診断には有用ではない。移植患者では感染時の抗体産生が遅れたり，十分でなかったりするからだ。

CMV 疾患の予防は移植患者のマネジメントの最重要な位置を占める。予防法は大きく 2 つある。(1) 抗ウイルス薬による予防。抗ウイルス薬を処方するが，いちばん多いのは valganciclovir で（あるいは CMV 抗体陽性の同種 HSCT レシピエントでは letermovir），CMV 疾患リスクのあるすべての患者に出す。そして，(2) pre-emptive 治療。抗ウイルス薬，いちばん多いのは静注の ganciclovir か経口 valganciclovir だが，無症状の CMV 感染を pp65 アンチゲネミアか CMV PCR 検査の陽性をもって診断し，これを投与する。CMV 疾患の治療は静注 ganciclovir か経口 valganciclovir で行う。経口 valganciclovir は軽症～中等症の CMV 疾患治療に有用で，静注 ganciclovir は重症例に好んで用いる。腎毒性や電解質異常などの副作用のために，cidofovir と foscarnet は ganciclovir 耐性 CMV 疾患の治療にのみ用いる。letermovir は臨床疾患の治療には承認されていない。CMV ウイルス価モニタリングで抗ウイルス薬治療の反応を週 1 回観察することが推奨される。抗ウイルス薬はウイルスがいなくなったのを確認され，かつ臨床像が改善するまで続けられる。

単純ヘルペスウイルス（HSV）

移植後の HSV 感染のほとんどは体内で潜伏していたウイルスの再活性である。プレゼンしていちばん多いのは口唇や陰部の潰瘍だが，播種性疾患が起きることもあり，そのときには肝炎，肺臓炎，そして食道疾患の形をとる。HSV 感染のほとんどは SOT や HSCT 後最初の 1 か月で起きるが，抗ウイルス薬と acyclovir の予防投与（あるいは valganciclovir を元来 CMV に対して使っていてもよいのだが）で劇的にこれは減った。粘膜皮膚 HSV 疾患の診断は主に臨床的なもので典型的なヘルペス病変をみて行う。PCR 検査でウイルスの DNA を認めれば診断確定だ。治療は経口 acyclovir，valacyclovir，そして famciclovir であり，治療期間は臨床的反応をみて決める。

水痘帯状疱疹ウイルス（VZV）

成人の 90％以上は VZV 抗体をもつため，SOT や HSCT 後の VZV 疾患はほぼ全例再活性例だ。いちばん多いのは，デルマトーム 1 つ，あるいは複数に起きる帯状疱疹だ。臓器障害を伴うこともある，播種性 VZV 疾患も移植患者で重篤な免疫抑制がある場合は起こりうる。VZV 疾患はおよそ 10％の移植患者で起きる。疾患オンセットの中央値は移植後だいたい 9～14 か月後だ。診断は通常は臨床的に行い，典型的な水疱性病変がデルマトームに沿ってみられる（典型的局所疾患）。あるいは，播種性疾患ならこれが広範に分布する。治療は静注の acyclovir を重症例に，経口 valacyclovir を限局性の疾患に使う。治療期間は臨床的反応をみて決める。アジュバントをもつ帯状疱疹サブユニットワクチン接種が，VZV の免疫をもつ 50 歳以上の移植候補者には強く推奨されている。同種 HSCT レシピエントでは，acyclovir 予防投与を最大 1 年間，帯状疱疹予防のために投与する。帯状疱疹弱毒生ワクチンは移植後禁忌である。活性化や播種がワクチン株で起きるからだ。アジュバント帯状疱疹サブユニットワクチンを移植レシピエントへ接種した場合の効果については現在研究が進行中だ。

EB ウイルス（EBV）と移植後リンパ増殖性疾患（PTLD）

EBV 関連移植後リンパ増殖性疾患（posttransplant lymphoproliferative disorder：PTLD）は，EBV によるリンパ球増殖に関連したすべての臨床像から成る。リンパ節内にも節外にも起き，有症状のことも不顕性のこともある。局所的のこともあるし，播種性のこともある。モノクローナルなこともポリクローナルなこともあり，良性の増殖病変でも染色体異常を伴う真の悪性疾患でもよい。一次 EBV 感染が EBV-PTLD 発症の最大のリスク因子だ。特に，重度の免疫抑制のある移植レシピエントで，リンパ球を除去する抗体を用いている場合はリスクが高い。CMV 疾患があると，さらに PTLD のリスクは増すが，これはもしかしたら免疫抑制効果のためかもしれない。PTLD の頻度は臓器移植の種類によりまちまちだ。いちばん多いのは小腸移植で，いちばん少ないのは腎移植だ。EBV-PTLD の診断は組織病理的に行い，これは切除生検で得られた検体を用いる。PCR 検査のようなサーベイランスの手法をとり，EBV のウイルス価を定量的に測定することも多い。これはリスクの高い EBV D＋ / R－患者の PTLD のリスクを見積もるために行う。高リスク患者の PCR アッセイで EBV をみつけた場合，PTLD の評価を行うべきで，免疫抑制も減らさねばならない。EBV PCR を PTLD 診断のために用いることには議論の余地がある。EBV ウイルス価が低かったり陰性だったりすれば，非常に高い陰性的中率があるが，EBV ウイルス価が高い場合の特異度はせいぜいまあまあといったところだ。EBV PTLD の第 1 選択の治療は免疫抑制の軽減である。EBV PTLD はほぼ B 細胞増殖によるので，rituximab 単独，あるいは化学療法との併用療法が主たる治療となっている。acyclovir や valgancyclovir による予防は理論的には価値があるが，予防効果は証明されていない。PTLD が発症してしまった場合の抗ウイルス療法の治療的意味はない。

ヒトヘルペスウイルス（HHV）6 と 7

HHV-6（A および B）と HHV-7 はヒトの 95％以上に感染している。HHV-6 と HHV-7 の初感染は成人の移植患者ではまれだ。しかし，潜伏期からの二次的再活性は成人移植レシピエントでとても多い。とはいえ，大多数は無症候か一過性のものだ。少数の患者では，HHV-6 は発熱性疾患，骨髄抑制，肝炎，肺臓炎，脳炎を起こすことがある。同種 HSCT レシピエントでは，**移植後急性辺縁系脳炎**が HHV-6 感染を原因として起きる。HHV-6 と HHV-7 の診断検査としていちばん多いのが，血液や髄液などの他の体液を用いた PCR による核酸増幅である。血清学的検査はほとんど役に立たないか利用不可能だ。ウイルス培養が使える施設は少なく，かつ時間がかかる。組織病理と免疫組織化学は組織侵襲性疾患の診断確定には有用かもしれない。抗ウイルス治療について，HHV-6やHHV-7に関するソリッドな臨床試験のデータはないが，HHV-6はganciclovir，cidofovir，そしてfoscarnetに感受性がありそうで，HHV-7はganciclovirに耐性のことがある。

ヒトヘルペスウイルス(HHV)8

HHV-8感染はKSを起こす。頻度はそれより下がるが，Castleman病，原発性滲出液リンパ腫，そして非悪性の骨髄抑制疾患の原因となる。HHV-8は初感染のこともあれば，潜伏するウイルスの再活性のこともある。移植後KSの発症は地理的なHHV-8の抗体陽性率とパラレルに推移する。つまり，米国では1%も発症せず，サウジアラビアや南アフリカ，地中海沿岸地域のような流行地域では最大5%の発症率だ。KSは中東の地域によっては，腎移植患者で最も多い悪性疾患と考えられる。KS発症までの中央値は移植後22か月である。皮膚病変が最も多いが，内臓病変，たとえば，消化管や肺のKSが起きることもある。免疫抑制を減らす(あるいは止める)のが最重要な治療法だ。手術やdoxorubicin，vincristine，そしてbleomycinの化学療法が試みられてはいる。

ポリオーマウイルス：BKとJC

BKポリオーマウイルス感染は主に腎移植患者で報告されている。主に尿細管間質性腎炎の原因となる。臨床的には説明のつかない血清クレアチニンの上昇と腎機能低下としてみつかる。尿管結石や狭窄がみられることもある。HSCT患者では，BKウイルスは出血性膀胱炎として発症することがある。BKウイルス関連腎症の診断は組織病理学的に腎生検検体を吟味して行う。ルーチンでのBKウイルス感染スクリーニングを血液あるいは尿で行うことが，腎移植後には推奨されている。BKウイルス血症で1万コピーの閾値を超えたら，免疫抑制療法を減らして治療する。血中BKウイルス価とBKウイルス関連腎症は直接，相関する。HSCT患者では，出血性膀胱炎でのBKウイルスの役割は尿中のBKウイルス価がとても高いことからわかる。JCウイルス感染は非常に致死率の高い進行性多巣性白質脳症(progressive multifocal leukoencephalopathy：PML)を起こす。進行性多巣性白質脳症の診断は典型的なMRI所見と髄液からPCRでJCウイルスをみつけて行う。BKウイルス感染もPMLも免疫抑制を減らすのが基本的な治療だ。cidofovirや研究中のbrincidofovir，leflunomideが実験的治療として使われているが，効果は証明されていない。PCRやおとり細胞検査(decoy cell testing)によるサーベイランス検査がBK感染を早期にみつけるために使われており，pre-emptiveに免疫抑制を減らす治療が行われる。移植片不全の進行を防ごうというわけだ。

パルボウイルスB19

パルボウイルスB19は基本的に赤血球に感染してこれを溶解させる。臨床的には再発性の治療に反応しない貧血として現れる。移植患者のパルボウイルスB19感染者ではほぼ全例，貧血がみられる。血小板や白血球が低くなることもある。HSCT移植失敗の原因としてその可能性を考慮すべきだ。臓器侵襲性疾患も起きることがあり，肺臓炎，肝炎，心筋炎がみられるが，コモンではない。確定診断は骨髄検査で赤芽球癆や巨大前正赤芽球をみつけて行う。血清学的検査も非侵襲検査として有用かもしれないが，移植患者で抗体産生が遅れたり，うまくいかないこともあり，偽陰性のこともある。臨床検体のPCRのような核酸検査でパルボウイルスB19のDNAをみつけるのも好ましい。PCRが最も感度が高い検査とされるが，骨髄検査がいちばん特異度が高い。IVIGで治療するが，投与量と治療期間が決まっていない。免疫抑制を減らすことも考慮すべきだ。症状がある，あるいは重度の貧血の場合は赤血球輸血しなければならない。

C型肝炎ウイルス(HCV)

慢性C型肝炎は肝移植の最大の理由である。持続感染こそがその特徴で，免疫抑制でHCVの臨床像が移植後加速されることがある。以前はinterferonやribavirinで治療しており，そこそこ効果もあった。最近では，直接作用型の抗ウイルス薬がどんどん出ており，C型肝炎が治癒できるようになっている。治癒率は95%を超え，慢性C型肝炎での肝移植の予後は格段によくなった。さらに，直接作用型抗ウイルス薬をHCV感染臓器に用いると，HCV陰性の移植候補に臓器を提供することも可能になった。このために提供できる臓器が増え，HCVに感染していない移植候補が，非常に効果的な直接作用型抗ウイルス薬を移植後に用いることで，HCV感染臓器を受け入れるようになったのだ。

真菌感染

移植患者に真菌が日和見感染を起こすことはある。しかし，臨床検体から真菌がみつかったときに，それが定着なのか真の感染なのか区別しなければならない。真の真菌感染を示唆する点としては，(1)合致する臨床症状の存在，(2)画像所見，(3)1つ以上の検体から真菌がみつかる，などがある。真の侵襲性真菌感染の確定は生検検体から真菌の病原体をみいだすことだ。確信の強さに応じて診断は，「おそらく(probable)」とか「確定的(definite)」と捉えてもよい。臨床検体からPCR検査を使って真菌(たとえば，*P. jirovecii*)の核酸をみつけたり，ガラクトマンナンやβ-D-グルカンといった抗原をみつける方法は，侵襲ゼロかゼロに近い形で行う診断法だ。

移植患者でいちばん多い真菌感染は*Candida*属，*Aspergillus*属，それに*C. neoformans*によるものだ。移植後早期の侵襲性真菌感染の多くは*Candida*属による。しばしば，手術や留置尿カテーテル，あるいは血管内カテーテル，長く続く抗菌薬使用が関係している。*Aspergillus*属は移植早期に感染症を起こすことがある。特に，事前に定着している場合，劇症肝炎患者(肝レシピエントで)，好中球減少が長い場合(HSCTレシピエント)，それから重度の免疫抑制がある患者に多い。*Mucorales*属，*Fusarium*属感染が造血幹細胞移植レシピエントで好中球減少が長引くときに起きることがある。*Mucor*属，*Rhizopus*属といった接合菌症は死亡率が非常に高い侵襲性真菌疾患となる。*C. neoformans*，地域流行性の真菌感染，たとえば，*Histoplasma capsulatum*によるもの，あるいは皮膚糸状菌，無色菌糸症(hyalohyphomycosis)，黒色菌糸症(phaeohyphomycosis)が起きることもある。これは移植後後期にみられやすい。*Coccidioides*属感染は特に流行地域に多く，致死的になりかねない播種性疾患の原因となる。

肝移植患者は特に，*Candida* 属や *Aspergillus* 属による真菌感染リスクが高い。抗真菌予防は通常，amphotericin B 低用量，アゾール系薬，あるいはエキノキャンディン系薬だが，しばしばリスクのある肝移植患者に与えられる。劇症肝炎，腎代替療法，再開腹，たくさんの輸血が必要，再移植が必要といったケースが高リスクだ。肺移植患者でリスク因子(超急性拒絶，虚血性気管支，*Aspergillus* 定着，CMV 疾患，吻合部離開，そして再移植)があると，侵襲性真菌疾患発症(特に *Aspergillus* 属によるもの)のリスクが高くなる。心移植患者はめったに侵襲性真菌感染は起こさないが，*Candida* 属による縦隔炎が起きる場合がある。腎移植患者には真菌感染リスクが高く，いちばん多いのはカテーテル関連の *Candida* の尿路感染だ。膵臓や腸移植患者も侵襲性 *Candida* 属感染のリスクが高く，しばしば複数菌の腹腔内膿瘍のなかにみつかる。同種 HSCT レシピエントは *Candida* 属の感染を起こすリスクが高く，これは挿入されている血管内や尿路のカテーテル，あるいは粘膜炎に関連している。好中球減少が長引くと糸状菌の感染が増える。特に *Aspergillus* 属と接合菌だ。

日和見侵襲性真菌疾患の治療は免疫抑制の減少，手術(デブリードマン，デバルキング，場合によっては切除)，そして抗真菌療法である。真菌病原体や疾患重症度に応じて，3 つの異なるクラスの抗真菌薬が使用可能だ。amphotericin B(deoxygholate と lipid formulations)，エキノキャンディン(caspofungin，micafungin，そして anidulafungin)あるいはアゾール系薬(fluconazole，itraconazole，voriconazole，posaconazole，そして isavuconazole)だ。治療には 3 つの異なる抗真菌戦略がある。(1)治療。これは確定した感染への治療だ。(2)pre-emptive。これは抗真菌薬を，侵襲性真菌疾患の高リスク患者に，臨床像や検査をもとに決め打ちしてしまうこと，(3)予防。これは抗真菌薬をリスク患者すべてに予防目的に投与することだ。

Pneumocystis jirovecii

Pneumocystis jirovecii は SOT や HSCT 患者の肺炎の原因として重要な日和見感染の原因真菌だ。臨床像はしばしば，亜急性の微熱，進行性の呼吸困難，低酸素血症，空咳だ。これに典型的な画像所見が伴い，広範な肺浸潤がみられる。肺外疾患がまれに起きることもある。CMV や *Aspergillus* 属の共感染もまれではない。予防を特に ST 合剤，あるいは dapsone(diaphenylsulfone)，吸入 pentamidine で行うようになって発症率は低下した。現行のガイドラインによれば，*P. jirovecii* 予防はすべての同種 HSCT や SOT 患者の免疫抑制時に推奨されている。予防期間は最低移植後 6 か月だが，繰り返す拒絶や移植片対宿主病の治療のために薬物療法が強化され，免疫抑制が高度なまま続くなら，延長せねばならない。*P. jirovecii* 肺炎診断は，肺組織や呼吸分泌物から微生物をみつけることにある。カルコフルオールホワイト染色かメテナミン銀染色を行う。PCR のような分子的検査も可能だ。治療は ST 合剤で，重度の低酸素血症がある患者には，副腎皮質ステロイドを追加することもある。代替案は，pentamidine，atovaquone-dapsone-trimethoprim，primaquine-clindamycin，そして pyrimethamine-sulfadiazine だ。

寄生虫感染

寄生虫感染は移植患者で増えている。これは海外旅行や移民，移植ツーリズムのためである。寄生虫が流行している地域で移植手術が盛んに行われるようになった。移植患者では，寄生虫感染は初感染として起きることもあるし，潜伏感染の再活性のこともあるし，臨床症状の乏しい状態からの「活性化(activation)」のこともある。移植片による寄生虫伝播も起きることがある。たとえば，ドナー由来の原発性トキソプラズマ症が心臓や肝臓移植後に起きることが知られている。詳細な曝露歴，渡航歴が，移植レシピエントの日和見感染を起こしかねない，寄生虫感染をみつけるのにとても重要である。

Toxoplasma gondii

移植後の *Toxoplasma gondii* 感染は発熱とリンパ節腫脹で発症することもあり，そのまま組織侵襲性の感染となって，心筋炎や心筋症，肺炎，神経疾患などになることもある。寄生虫がしばしば脳，心臓，肺，リンパ系臓器など多岐に広がる。この感染は特に，心移植患者で多く，これは寄生虫が心筋の中に寄生するからだ。臓器を介して伝播が起きる。診断は曝露歴に基づき，血清学的検査で確認できることもあるし，生検標本に微生物をみいだしてもよい。PCR のような分子検査も使えるかもしれない。トキソプラズマ症の予防は心移植患者に推奨されており，*Toxoplasma* の D+ / R−のミスマッチがあるときは特にそうだ。こういう観点からいえば，予防推奨薬は pyrimethamine と sulfadiazine か ST 合剤となる。ほとんどの施設では，生涯の ST 合剤予防を高リスクの心移植患者に行っている。代替案としては，dapsone と pyrimethamine，atovaquone がある。移植後のトキソプラズマ症確定例の治療は，pyrimethamine とスルホンアミド系薬，あるいは clindamycin というシナジー効果を狙った併用療法だ。

Trypanosoma cruzi

Trypanosoma cruzi はベクターが媒介する寄生虫で，Chagas 病(アメリカ・トリパノソーマ症)の原因となり，発熱，心筋炎，心不全を移植レシピエントに起こすことがある。皮膚結節，脂肪織炎，脳膿瘍が移植レシピエントに起きることもある。感染は，ラテンアメリカなどの流行地域に住んでいる患者で疑うべきだ。ベクターであるサシガメが刺傷を介して寄生虫を伝播させる。潜伏感染の再活性が起きることもある。流行地域からのドナーを原因としたレシピエントの感染もみられている。診断やモニタリングは PCR やバッフィーコート層でのトリポマスティゴートの検出にて行う。皮膚病変の生検で寄生虫をみつけることができるかもしれない。Chagas 病の治療は benznidazole，nifurtimox，免疫抑制剤である。

Strongyloides stercoralis

Strongyloides stercoralis は線虫であり，免疫抑制者では幼虫が播種しやすい。幼虫は肺に集まって，Löeffler 症候群を起こしたり，好酸球性肺炎となったりする。末梢血好酸球増加がしばしばみられる。幼虫が腸管を喰い破り，細菌や真菌がトランスロケーションを起こして全身の細菌，真菌のスーパーインフェクションが起きる。スーパーインフェクション症候群は，肺臓炎，急性腹症，好酸球性髄膜炎や敗血症性ショックを伴うこともある。多数菌による血流感染が起き，*Candida* 属，大腸菌のような Gram

陰性菌，その他の腸内の菌がみつかり，これが診断の手掛かりとなる。Gram陰性菌の敗血症性ショックが死因となることが多い。*S. stercoralis*感染治療はthiabendazole，ivermectin，そしてalbendazoleである。寄生虫に特化した治療に加え，他の併存する感染も治療する。

結語

移植後の感染は重大な結果をもたらすし，その死は予防可能かもしれない。移植患者の感染は一般的に重症度が高く，時に古典的な臨床像が非典型的になることもある。よって，疑いの度合いを高く保ち，迅速に適切な診断を行うのが肝要だ。

移植後の感染は移植片，および患者の予後を悪くする。目指すは予防，迅速な診断，そしてアグレッシブな治療となる。可能な限り薬剤による免疫抑制を減らし，これに抗微生物治療を加えるのだ。

文献

Blumberg E, Dazinger L, Kumar D, Michaels M, Razonable RR, eds. American Society of Transplantation Infectious Diseases Guidelines, 3rd edition. *Am J Transplant*. 2013;13 Suppl. (currently updated for 2019 Guidelines, to be published in *Clinical Transplantation*).

Cesaro S, Dalianis T, Hanssen Rinaldo C, et al. ECIL guidelines for the prevention, diagnosis and treatment of BK polyoma virus-associated hemorrhagic cystitis in hematopoietic stem-cell transplant patients. *J Antimicrob Chemother*. 2018;73:12–21.

Martens JA, Girmenia C, Bruggemann RJ, et al. European guidelines for primary antifungal prophylaxis in adult hematology patients: Summary of the updated recommendations from the European conference on infections in leukemia. *J Antimicrob Chemother*. 2018;73:3221–3230.

Tissot F, Agrawal S, Pagano L, et al. ECIL-6 guidelines for the treatment of invasive candidiasis, aspergillosis and mucormycosis in leukemia and hematopoietic stem-cell transplant patients. *Hematologica*. 2017;102(3):433–444.

Tomblyn M, Chiller T, Einsele H, et al. Guidelines for the prevention of infectious disease complications among hematopoietic stem cell transplant recipients: A global perspective. *Biol Blood Marrow Transplant*. 2009;15(10):1143–1238.

89 糖尿病と感染

■著：Sylvia J. Shaw, Raza Iqbal
■訳：岩田健太郎

糖尿病(diabetes mellitus：DM)に米国の303万人以上が罹患している。8,410万人が耐糖能異常をもっている。世界全体では2030年までに糖尿病の有病率は3億6,600万人にのぼるであろう。糖尿病患者の90%以上が2型の糖尿病である。糖尿病は代謝疾患のみならず，血管病である。微小血管と大血管合併症の両方が血糖コントロールと罹患期間に関係しているため，高齢者でみられることが多い。糖尿病診療の年間コストは恐ろしく高い。米国糖尿病学会(American Diabetes Association)によると，2012年には2,450億米ドルであった。700億米ドル近くは職場の生産性低下が原因であるが，残る1,760億米ドルは医療費である。医療費の1年あたりの増加は糖尿病足の潰瘍をもつ患者1人あたり11,710〜16,883米ドルにのぼる。国レベルでは130億米ドルになる。糖尿病自体のコストに加えて，である。

糖尿病患者の感染リスクも高く(表89.1)，およそ50%の糖尿病患者が感染のために少なくとも一度は入院または外来受診をしている。呼吸器感染や足感染が特に多く，感染関連の死亡リスクを上げている。

表 89.1
糖尿病に関係のあるよくある感染症

臓器系	感染症
呼吸器	肺炎 誤嚥性肺炎 肺結核
頭頸部	ムコール症 侵襲性外耳道炎
消化器，消化管	歯周感染 *Candida* 食道炎 気腫性胆嚢炎
泌尿器	上部，下部尿路感染 気腫性膀胱炎 気腫性腎盂腎炎 乳頭壊死 腎周囲膿瘍 真菌性尿路感染
皮膚軟部組織	浅部感染 浅部壊死性感染 深部壊死性感染 糖尿病足感染(軽度，中等度，重度)
院内	軟部組織 尿路感染 呼吸器感染

感染を起こしやすくする因子

コントロールのついていない糖尿病は免疫応答を変化させる。免疫機能に異常が起き，多核白血球の遊走能，貪食作用の変化，細胞内殺菌能の低下が起きる。高血糖が貪食能にもたらす作用は，細胞質内のカルシウム増加に関連しており，血糖が改善すれば元に戻るものだ。ほかにも代謝の異常はあり，たとえば，アシデミアなどが免疫系を悪化させる。さらに，慢性炎症変化があると代謝のバランスが崩れてしまう。腫瘍壊死因子(tumor necrosis factor：TNF)-α，インターロイキン-1β，IL-6，そしてIL-18がストレスホルモンを活性化させることが知られており，高血糖とインスリン抵抗性をもたらす。

高血糖は補体受容体3とFcy受容体を介した貪食を妨げるという報告がある。細胞性免疫異常としては，オプソニン化の低下，フィトヘマグルチニン反応の減少，皮膚検査反応性の低下などがある。糖尿病はまた，肉芽腫形成を阻害する。こうした変化のすべては微小循環不全のために悪化する。細胞性や液性因子が感染部位に届くのを妨げるためだ。感染リスクはまた，末梢や自律神経のニューロパチーや末梢動脈疾患(peripheral arterial disease：PAD)のために高まる。肥満もまた，感染関連合併症の中等症，重症のリスクとなる。

呼吸器感染

糖尿病患者の場合，呼吸器感染の死亡率が増す。肺炎やインフルエンザにおける死亡率は非糖尿病患者の4倍だ。ブドウ球菌肺炎の発症リスクも増す。糖尿病患者の30%で鼻に黄色ブドウ球菌(*Staphylococcus aureus*)を定着させているからだ。糖尿病患者は肺膿炎や肺炎に罹りやすい。インフルエンザ後のレンサ球菌，*Klebsiella*，*Legionella*である。そのため，肺炎球菌やインフルエンザのワクチンが推奨されている。肺炎球菌ワクチン接種のない患者は，多糖体および結合型ワクチンを予防接種実施諮問委員会(Advisory Committee on Immunization Practices：ACIP)ガイドラインに準拠して接種されるべきだ。急性気管支炎，肺炎，慢性閉塞性肺疾患(chronic obstructive pulmonary disease：COPD)増悪の頻度は，1型，2型共に同等である。糖尿病患者はまた，誤嚥性肺炎にもなりやすい。特に，胃不全麻痺があるときはそうである。糖尿病患者の40〜60%で誤嚥性肺炎が発症する。誤嚥のリスクは意識状態が悪くなるとさらに増す。つまり，高血糖や高浸透圧状態である。

糖尿病があると，ない場合に比べて結核発症率は16倍となる。非典型的な部位に発症することも多い。そのため，ツベルクリン反応陽性(硬結が10 mg以上)であれば，胸部レントゲン写真が正常であってもisoniazid(INH)の予防，あるいはrifapentineとINHをガイドラインに従って服用せねばならない。糖尿病はまた，コクシジオイデス症の空洞性肺疾患のリスクとなり，播種性病変や肺外コクシジオイデス症も糖尿病患者では多い。肺ムコール症では，真菌が血管に沿って侵入していき，高い死亡率となる。こうした感染では，培養，血清学的検査，画像検査，そして確定のための生検を行って診断する。抗真菌薬(つまり，voriconazole，posaconazole，amphotericin B)を検査結果が出るのを待たずに始めねばならない。

ムコール症

鼻脳のムコール症の4分の3以上は糖尿病患者で発生する。特に，糖尿病性ケトアシドーシスがあると起きやすい。医学的には緊急事態であり，早期診断がなされなければ死亡率は高い。ムコール症を起こすのは複数の真菌群であり，ケカビ目(*Mucolares*)と総称される。いちばん多い属名は*Rhizopus*，*Absidia*，そして*Rhizomucor*である。こうした真菌が鼻や副鼻腔の粘膜に侵入し，また血管に侵入して，血栓や組織梗塞を起こす。感染が局所で進展していくと，眼筋麻痺，失明，海綿静脈洞血栓，髄膜脳炎，脳膿瘍が起き，未治療であれば早々に死に至る。発症は顔面痛や目の痛み，鼻詰まり，全身倦怠感，そして発熱などである。眼瞼浮腫，結膜浮腫，そして鼻の焼痂や壊死性の鼻甲介がよくみられる。診断は壊死した焼痂の生検と，隔壁がなく厚い壁をもつ菌糸を特殊染色でみつけて行う。CTやMRIも疾患の進行度合いを見積もるのに有用で，外科的デブリードマンのときに役に立つ。治療は静注のamphotericin Bを1 mg/kg/日か，liposomal amphotericin Bを5 mg/kg/日で，治療は可及的すみやかに開始し，かつ同時に外科医にコンサルトしてデブリードマンを行う。posaconazoleの800 mgを分割して使用するのが唯一の経口薬であり，接合菌感染症に用いられる。効果は60〜70%である。高圧酸素療法も有用だという報告もある。本疾患での生存者も，形成手術や長期のカウンセリングを必要とすることがある。顔面の外観が損なわれるためである。早期診断と治療があったとしてもムコール症の死亡率は高くて50%だが，未治療であれば100%である。

侵襲性外耳道炎

侵襲性外耳道炎はアグレッシブな感染症で，通常は緑膿菌(*Pseudomonas aeruginosa*)が原因だ。まれに，*Aspergillus*，*Klebsiella pneumoniae*などが原因となる。90%以上の罹患者は糖尿病をもっており，たいていは血糖コントロールが悪い。患者は通常，耳に激痛がある。臨床的には，耳介周囲の蜂窩織炎から始まり，外耳道の軟骨と骨の境界線に肉芽組織ができることだ。感染が広がると，耳下腺炎，乳突蜂巣炎，敗血症性血栓性静脈炎，脳神経麻痺，そして髄膜炎に至ることもある。側頭下顎骨関節，頭蓋底，そして頸椎の骨髄炎が起きることもある。顔面神経麻痺は30〜40%にみられるが，必ずしも予後不良という意味ではない。しかし，脳神経Ⅸ番からⅫ番の麻痺は深部感染を意味する。この場合は静脈洞血栓や中枢神経感染を合併している可能性があり，その場合は死亡率は30%となる。MRIやCTを使うと，感染の広がりやデブリードマンの必要性を吟味できる。骨への侵食を吟味するにはCTが理想的である。MRIは頭蓋底疾患を見いだすのに，わずかに優れている。骨髄内の脂肪の変化を区別できるからだ。骨びらんにより悪性外耳炎と外耳炎を区別することができるため，CTスキャンは初期診断に適した検査である。一方，病変の広がりや治療の反応をモニターするのにもMRIのほうが優れている。

緑膿菌に効果のある静注抗菌薬が一般に推奨されている。β-ラクタム薬(piperacillin，ceftazidime，cefepime，imipenemあるいはaztreonam)と，場合によってはアミノグリコシド系薬を併用するのもよかろう。感受性があれば経口キノロン系薬を用いることも可能だ。*Aspergillus*が原因の場合は，liposomal amphotericin Bを使わねばならない。高圧酸素療法も補助的効果があるかもしれない。

フルオロキノロンの塗布剤，あるいは経口薬が外耳炎に広く用いられるようになり，*Pseudomonas*の検出が困難となり，かつciprofloxacin耐性緑膿菌の増加の原因となった。

消化管感染

1993年以降，**歯周**感染は糖尿病患者で6番目に多い合併症と考えられるようになった。糖尿病患者の17.3%に発症する。一般人口では有病率は9%なのに，である。歯周病のリスク因子は唾液内のブドウ糖の増加，唾液のpHの低下，小血管疾患，膠質代謝の変化，そして免疫の変化(すなわち，炎症性サイトカイン)である。*Porphyromonas gingivalis*が最も多い原因菌だ。プロによる口腔内衛生処置と歯周感染の局所治療だけで十分かもしれないが，歯の症状があるときは抗菌薬治療が必要になる。*Candida*食道炎は糖尿病患者でより起きやすいという報告があり，広域抗菌薬を使っているとさらにそうである。いちばん多いプレゼンは冷たい，あるいは熱い飲み物を飲んだ後の胸骨裏側の痛みや嚥下痛である。鵞口瘡はないこともある。内視鏡で調べて生検をするのが好ましい診断法だ。治療は嚥下困難がなければ，経口fluconazole 400 mgで始めて，その後，毎日200 mgである。治療は最低3週間，あるいは症状が消えてから少なくとも2週間である。代わりにitraconazole 100 mgを経口で毎日3週間用いる。口腔咽頭感染はitraconazole 1日200 mg経口を1〜2週間で治療できる。薬剤耐性の*Candida*感染はvoriconazoleの静注あるいは経口薬，あるいはcaspofungin静注薬でも治療できる。治療の正否は厳しい糖尿病のコントロールにかかっているかもしれない。

気腫性胆嚢炎は胆嚢あるいはその周囲のガス産生が特徴だ。これは外科的エマージェンシー(緊急事態)である。この感染はとてもたちが悪く，しばしば複数の菌が原因となる。そのなかでもいちばん多いのが*Clostridium*(50〜70%)や大腸菌(*Escherichia coli*)や*Klebsiella*といったGram陰性桿菌である。他によくある原因菌として報告されているものに，*Salmonella enteritidis*，*Campylobacter*や*Bacteroides fragilis*がある。基本的には，糖尿病男性患者にみられ(70%)，胆嚢の壊死(74%)や穿孔

(21%)を合併する。胆石は患者の半数にみられる。診断には繰り返すレントゲン写真やCTが必要だ。治療では，高用量の静注広域抗菌薬を使って嫌気性菌とGram陰性菌をターゲットとする(imipenemかpiperacillin-tazobactam)。さらに迅速な外科的介入も必要だ。早期診断をしても死亡率は高い(15〜25%)。

尿路感染

糖尿病女性患者は細菌尿に2〜4倍なりやすい。糖尿病女性は繰り返す無症候性細菌尿のリスクをもち，これは一般的には無害だが，根絶することはめったにない。無症候性細菌尿の治療は推奨されない。長期予後を変えることはなく，患者に耐性菌が定着する可能性が高まるからだ。糖尿病患者は院内尿路感染を起こしやすく，腎盂腎炎のリスクが高い。発症リスクとしては，神経因性膀胱，コントロールのついていない糖尿病と尿糖，繰り返す腟炎，腎疾患，そしてデバイス留置がある。

気腫性膀胱炎はしばしば，*E. coli*，あるいはその他の腸内細菌目細菌が原因となって起きる。80%以上の糖尿病患者で気尿症がみられる。膀胱壁内や尿路のガス像が単純写真やCTでみられることがある。この疾患は通常，腸内細菌目細菌をターゲットとする抗菌薬に反応する。

気腫性腎盂腎炎は致死的な化膿性感染症で，腎臓，腎周囲組織に起きる。糖尿病患者に圧倒的に多く(70〜90%)，特に女性に多い。通常片側性で，左の腎臓を侵すことが多い。40%以上で尿路の閉塞が起きている。*E. coli*がいちばんみつかりやすい(70%)。症状は発熱，悪寒，側腹部痛，意識障害，そして敗血症を伴うことが多い。血小板減少，認知障害，蛋白尿は悪い予後を予測する独立因子だ。不明熱としてやってきて，腹部単純写真やCTでガス像を認めて診断がなされる。治療は通常，外科的介入，尿路閉塞の解除，そしてしばしば片側腎臓摘出を必要とし，これに抗菌薬を加える。まれに気腫性膀胱炎と気腫性腎盂腎炎の両者が起きることがあり，死亡率は高いときで50%にのぼる。抗菌薬治療に外科処置を重ねた場合の生存率は90%以上で，抗菌薬のみで治療した場合は25%である。

乳頭壊死は気腫性腎盂腎炎の合併症として起きることもあるし，単独で発症することもある。患者の50%以上に糖尿病がある。ほかにも，鎮痛薬乱用者や鎌状赤血球症，尿路閉塞の患者でもみられることがある。多くはひどい発熱や尿管仙痛，顕微鏡的血尿，肉眼的血尿，そして膿尿を認め，50%は腎不全を伴う。ゆっくり発症し，乳頭組織が剝がれて尿に出てくることもある。診断は腎臓超音波検査で行うことも可能だ。しかし，最良の検査は逆行性腎盂造影だ。閉塞があり，剝がれた乳頭が自然に出てこない場合は，外科的除去が必要となり，膀胱鏡から尿管に介入していく。

腎周囲膿瘍は，「腎盂腎炎」としてやってきて，4，5日の静注抗菌薬でも反応が悪い場合に疑わねばならない。膿尿，中等度の熱，そして腎臓にマスがある場合(50%)，3分の1で糖尿病患者である。Gram陰性菌のうち，*E. coli*がいちばん多く検出される。上行感染が広がる原因だ。診断は腎臓超音波，CTやMRIで行い，尿管閉塞の除外にも役に立つ。外科的ドレナージは必須だ。観血的手術か経皮的カテーテル留置を静注抗菌薬に追加して行う。

真菌による尿路感染が糖尿病患者で増えている。特に，広域抗菌薬を長きにわたって使ったり，尿カテーテルを留置している場合だ。ほとんどの患者で無症候性カンジダ尿症があり，熱もない。高齢女性でカンジダ尿症があり，尿路感染の症状を伴う場合は酵母菌，あるいは萎縮性腟炎を吟味しなければならない。しかし，重篤な感染が起きて真菌ボールが出来，尿閉，敗血症になる報告もある。そのため，すべての無症候者(おそらくは定着)においては注意深く経過を観察せねばならない。発熱や高窒素血症があれば，尿閉や腎疾患，播種性真菌疾患を精査する。尿中1 mLあたり1万の酵母がいるだけで疾患は発症しうる。特によくあるのが*Candida albicans*，*C. tropicalis*，そして*C. glabrata*だ。感受性に応じた抗真菌薬を用いる。尿閉がある患者では泌尿器科的介入が必要になるだろう。

皮膚軟部組織感染

浅い感染症はしばしば，黄色ブドウ球菌が原因となる。これは糖尿病患者の鼻腔粘膜や皮膚に定着していることが多い。糖尿病患者の軟部組織感染でいちばん多いのは膿痂疹，癰(よう)，蜂窩織炎，毛嚢炎(癤(せつ))，壊死性筋膜炎，化膿性滑液包炎，皮下膿瘍である。黄色ブドウ球菌の定着状態をなくすには，bacitracinの鼻への塗布や経口のrifampicin，minocycline(両剤併用)を要する。膿瘍が再発する場合はドレナージや抗菌薬治療が必要だ。

浅部壊死性感染

捻髪音を伴う蜂窩織炎は複数の菌(主に嫌気性菌)が原因の体表に近い所で起きるものだ。糖尿病があり，慢性で治らない下肢の潰瘍をもつ患者に多い。触ると捻髪音がある。皮下でガスが産生しているからだ。治療は静注抗菌薬投与と外科的デブリードマンである。壊死性筋膜炎では感染が表層の筋膜面に沿って広がり，筋肉は侵さない。これは90%が混合感染(タイプⅠ)であり，好気性菌と嫌気性菌が原因となる(例：*Streptococcus pyogenes*[訳注：*S. pyogenes*は通常タイプⅡの原因となるので，若干この記載には異論がある]，*Bacteroides*属，*Enterococcus*属，*Peptostreptococcus*，*E. coli*，*Proteus*)。A群レンサ球菌だけでも，あるいは黄色ブドウ球菌と共に感染することもあり(タイプⅡ)，これが10%を占める。B群レンサ球菌による壊死性筋膜炎も報告されている。致死的になりかねない感染で，しばしば皮膚の壊死，化膿性筋膜炎，血栓があり，全身状態は極端に悪い。晩期になると，小さな神経線維が破壊されて飛び飛びになった皮膚の感覚鈍麻領域ができる。壊死性筋膜炎は早期には他の軟部組織感染と区別がつかない。部位としては，上肢や下肢，会陰部，鼠径部，胸部に多い。死亡率は30%から診断が遅れれば70%にまでなる。治療は徹底的なデブリードマンやドレナージであり，「人間のひらき」をつくらんがごとくである。広域抗菌薬(つまり，piperacillin-tazobactam，imipenem)も用いる。皮下組織は開放したままにし，生理食塩液やRinger液で洗う。多くの患者ではデブリードマンを繰り返し，のちに再建手術をする。*S. pyogenes*感染の場合はしばしばトキシックショック症候群を伴う。この場合はpenicillinとclindamycinを併用し，デブリードマンを行う。免疫グロブリン静注療法も重症例には用いられる。

深部壊死性感染

壊死性蜂窩織炎(非 *Clostridium* による筋壊死)は壊死性筋膜炎の原因菌と同じ菌が原因だ。多くは糖尿病患者であり(75%)，筋肉，皮膚，脂肪，筋膜を侵す。壊死性筋膜炎が男性生殖器に起きるとき(Fournier 壊疽)，40〜60%で糖尿病を合併している。腹壁や会陰部に起きることもある。特に手術後，貫通性外傷，デバイス留置の後に多い。治療には，好気性菌と嫌気性菌の病原体を両方カバーせねばならず，黄色ブドウ球菌，Gram 陰性の腸内の菌，*E. coli*, *Proteus*, *Bacteroides fragilis*，そして *Enterococcus* 群をカバーする。患者はすべてアグレッシブなデブリードマンを必要とし，壊死した筋肉は切除し，高圧酸素療法など支持療法もする。

Clostridium による筋壊死があれば，アグレッシブなデブリードマンと適切な抗菌薬療法が必要だ。

糖尿病の足感染は入院理由の 20%にのぼり，切断を予兆させるよくあるイベントだ。要素としては，末梢神経障害，末梢動脈疾患，免疫不全，過去の潰瘍の既往がある。糖尿病の足感染の重症度は軽症かつ浅いもの〔だいたい単一菌の感染で，黄色ブドウ球菌や表皮ブドウ球菌(*Staphylococcus epidermidis*)が原因だ〕から，重症かつ深部の感染までまちまちだ。組織の壊疽は通常，複数菌感染(好気性菌と嫌気性菌の混合)によって起きる。MRI 検査で骨感染の診断が行われるし，骨髄炎治療に必要な骨切除の範囲の決定にも使える。臨床的には骨プローブは骨髄炎診断を支持する。末梢の脈がほとんどないかとれない患者では，動脈 Doppler(圧と波形の両方を示すことができる)や経皮的酸素圧(transcutaneous oxygen tension：$TcPO_2$)の測定が必要だ。足関節上腕血圧比(ankle brachial index)が 0.80 mmHg 未満，あるいは $TcPO_2$ 40 mm 未満の場合は血管再建が必要だ。

全身症状を欠く軽度の感染症なら，経口抗菌薬で治療できる。amoxicillin-clavulanate，キノロン系薬，あるいは第 1 世代のセファロスポリン系薬だ。48〜72 時間後に慎重にフォローアップする。静注治療が考慮されるなら，cefazolin や vancomycin〔メチシリン耐性黄色ブドウ球菌(methicillin-resistant *S. aureus*：MRSA)が疑われる，定着している場合〕を単一菌感染には用いてもよい。中等度で四肢を失うような状況でなさそうなら，局所のデブリードマンと静注抗菌薬を用い，この場合は広域でカバーする。エンピリックな(経験的)治療は生検，潰瘍掻爬，吸引物の培養結果を受けて変えてもよい(**表 89.2**)。傷は感染していなければ全身抗菌薬治療を行ってはならない。軟部組織感染であれば，治療期間は臨床データに基づくべきだ。広範な蜂窩織炎，深い潰瘍やリンパ管炎，骨髄炎など四肢を失いそうな感染であれば，より広いカバーをする(piperacillin-tazobactam，imipenem あるいは meropenem)。デブリードマンは迅速に行う。骨感染は感染骨の切除や四肢切断を必要とすることもある。歩行能の保持を考慮する。術中培養を行うべきで，抗菌薬選択に用いる。術後治療期間は，残存する感染の推定に応じて行う。長期の(6 週間)の治療が，残存する骨髄炎治療に用いられる。治療のゴールは，点滴，その後，経口抗菌薬を用いることで得られる。経口抗菌薬には骨への治療濃度を達成できるものがある。慢性骨髄炎には経静脈治療と同等の結果を経口抗菌薬がもたらすことが研究で示唆されている。したがって，経静脈抗菌薬のリスクやコストは回避できる。4〜6 週間以上の長期抗菌薬治療が，より短い抗菌薬よりもよいアウトカムをもたらすというエビデンスはない。

表 89.2
糖尿病足感染の重症度に応じたエンピリックな抗菌薬レジメンの例

抗菌薬	軽症	中等症	重症
推奨投与経路	ほとんどは経口	経口か静注。臨床像や抗菌薬による	少なくとも初期には点滴
dicloxacillin	○	−	−
clindamycin	○	−	−
cephalexin	○	−	−
trimethoprim-sulfamethoxazole(ST 合剤)	○	○	−
amoxicillin-clavulanate	○	○	−
levofloxacin	○	○	−
cefoxitin	−	○	−
ceftriaxone	−	○	−
ampicillin-sulbactam	−	○	−
linezolid[a](aztreonam を併用することも)	−	○	−
daptomycin[a](aztreonam を併用することも)	−	○	−
ertapenem	−	○	−
cefuroxime(metronidazole を併用することも)	−	○	−
ticarcilin-clavulanate	−	○	−
tazobactam-piperacillin	−	○	○
levofloxacin か ciprofloxacin に clindamycin	−	○	○
imipenem-cilastatin	−	−	○
vancomycin[a] と ceftazidime(metronidazole を併用することも)	−	−	○

注意：最終的な治療薬を，培養と感受性結果，エンピリックな治療の臨床反応をみて考慮する。同じクラスの似たような抗菌薬を用いてもよい。複雑性皮膚軟部組織感染に米国食品医薬品管理局(FDA)の承認が得られていないものもある。現段階では，linezolid だけが糖尿病足感染に適応がある。
a メチシリン耐性黄色ブドウ球菌感染が証明されたか，可能性が高いとき。
(LIpsky BA, Berendt AR, Deery HG et al. Diagnosis and treatment of diabetic foot infections. *Plastic Reconstruct SUrg*. 2006；117：212S-238S から許可を得て転載)

院内感染も皮膚や軟部組織，尿路，呼吸器系を侵し，糖尿病患者に多い。糖尿病性足潰瘍からみつかる菌の 50%は MRSA である。vancomycin 耐性腸球菌(vancomycin-resistant enterococci：VRE)，ジフテロイド(JK グループ)，そして *Pseudomonas* もよくある病原体だ。培養結果に準じた抗菌薬の選択が推奨される。こうした感染症のマネジメントには新しい抗菌薬が必要なこともある。linezolid(MRSA，VRE)，daptomycin(MRSAVRE)，oritavancin，telavancin などである。

さて，糖尿病患者は慢性腎疾患をもっていることが多く，抗菌薬量は腎機能に応じて調節することが大事である。薬剤相互作用や毒性も治療前に検討すべきである。こうした患者はしばしばたくさんの薬を出されているからだ。

文献

Bertoni AG, Saydah S, Brancati FI. Diabetes and the risk of infection-related mortality in the US *Diabetes Care*. 2001;24(6):1044–1049.

Casqueiro J, Casqueiro J, Alves C. Infections in patient with diabetes mellitus: A review of pathogenesis. *Indian J Endocrinol Metab*.2012;16:S27–S36.

Chin-Hong PV. Infections in patients with diabetes mellitus: Importance of early recognition, treatment, and prevention. *Johns Hopkins Adv Stud Med*. 2006;6(2):71–81.

Gardner SE, Hillis SL, Frantz RA. Clinical signs of infection in diabetic foot ulcers with high microbial load. *Biol Res Nurs*. 2009;11(2):1–14.

Gupta S, Koirala J, Khardori R, Khardori N. Infections in diabetes mellitus and hyperglycemia. *Infect Dis Clin N Am*. 2007;21:617–638.

Lipsky BA, Berendt AR, Deery HG, et al. Diagnosis and treatment of diabetic foot infections. *Plast Reconstr Surg*. 2006:117:212S–238S.

Muller LAMJ, Gorter KJ, Hak E, Goudzwaard WL, Schellevis FG, Hoepelman AIM. Increase risk of common infections in patients with type1 and type 2 diabetes mellitus. *Clin Infect Dis*. 2005;41:281–288.

NIDDK Diabetes Statistics. www.niddk.nih.gov/health-informatikon/health-statistics/diabetes-statistics, 2019.

Oral versus IV antibiotics (OVIVA) for bone and joint infections. *N Engl J Med*. 2019, Jan 31;380:5.

Spellberg B, Lipsky BA. Systemic antibiotic therapy for chronic osteomyelitis in adults. *Clin Infect Dis*. 2011;54(3):393.

90 注射，非注射の薬物使用者での感染合併症

■著：Carlo Contoreggi
■訳：岩田健太郎

薬物乱用はどこにでもある公衆衛生上の問題である。そして，医学的合併症の多くは血液由来，環境由来，そして呼吸器系の感染症だ。米国とカナダでは，継続的なオピオイドの流行が依存症の様相を変えた。注射薬であれ，非注射薬であれ(non-injection and injecting drug user：DU / IDU)，薬物乱用に関連した合併症を特徴づける発表が数多くなされてきた。米国疾病対策センター(Centers for Disease Control and Prevention：CDC)の"Morbidity and Mortality Weekly"(2016)によると，オピオイド関連死亡は1999〜2014年にかけて5倍に増えた。そこには処方薬もあれば，路上で販売されるオピオイドもある。ヘロインやフェンタニルなどだ。この流行の破壊的な性質を物語っており，社会全体に与える影響も増している。以前同様，DU / IDUたちは医療にアクセスする可能性は低いままだし，健康維持も依然難しい。近年の研究では，犯罪行為や経済状況に関係した社会因子，アクセスの因子こそがヒト免疫不全ウイルス(human immunodeficiency virus：HIV)陽性者への抗レトロウイルス療法(antiretroviral therapy：ART)などのケアへの障壁になっている。治療のオプションは増え，有害なことを減らそうという努力を社会が容認するようになり，こうした取り組みをする国でのアウトカムは改善することがわかっている。

心内膜炎

注射薬物使用者の最重篤な感染性合併症が心内膜炎だ。心内膜炎は，死につながりかねない心臓弁，心内膜の感染症だが，血管内注射からの感染が原因となる。右側の弁膜感染はIDUではとても多い。静脈内注射では，右心の弁膜などに感染を起こしやすくなる。続いて，肺高血圧も薬の中に入った混ぜもののために増える。タルクなどがそうだ。そのため，右心の疾患はますます起きやすくなる。

心内膜炎の頻度は高いのだが，病原体はIDU特有というわけでもない。黄色ブドウ球菌(*Staphylococcus aureus*)〔しばしばメチシリン耐性黄色ブドウ球菌(methicillin-resistant *S. aureus*：MRSA)なのだが〕がいちばん多い原因菌だ。他の病原体が原因になることもある。たとえば，*Pseudomonas*，*Serratia*，腸球菌，A群，B群溶連菌，そして緑色レンサ球菌だ。真菌感染も増えており，これは免疫不全があってもなくても起きる。

薬物乱用者の心内膜炎の臨床診断は難しいことがある。特徴的なのは発熱だ。他の全身症状としては，悪寒，発汗，関節痛だが特徴的とはいえない。これらはヘロインの離脱症状でもある。左側の心内膜炎に特徴的な身体所見はほとんど認められない。(ARTにアドヒアランスが悪い)HIV-1感染者で免疫抑制を合併していると，より重症化しやすいようだ。

臨床像だけで診断するのは難しいので，心エコーを活用して心内膜炎を診断し，治療をモニターする。血液培養などのルーチンの検査も必要で，原因微生物とその感受性を知ることができる。経胸壁心エコー(transthoracic echocardiography：TTE)と経食道心エコー(transesophageal echocardiography：TEE)が心内膜炎を疑ったときに使われる(例：血液培養陰性だが臨床的に強く疑うとき)。弁に疣贅がある，弁疾患があり血行動態が悪化している，関連する心室内シャントや膿瘍がある，あるいは持続する熱がある，菌血症が続く，あるいは臨床像が悪化しているときは繰り返し検査する必要があるかもしれない。

治療は多職種的に行う。患者は適切な治療法に乗るのを拒むかもしれない。特に，長期の入院やあれこれの検査が必要なときは，短期の点滴治療から経口治療への変更も検討できよう。左心の疾患で疣贅が大きい，あるいはバイタルの異常があるときはもっと強固な治療が必要だ。治療薬の選択は目下研究が進んでいるところだが，病原体をみつけて感受性を知ることが最も大事である。右心の心内膜炎の死亡率は低い。左心の弁疾患や腱索の関与，真菌が原因，心不全あり，その他心血管系の異常，疣贅が20 mm以上と大きい，あるいは(ARTが十分でない)HIV-1などの免疫不全がある，などのすべてが死亡や合併症のリスクを増す。薬物依存者では，炎症性心筋炎が心内膜炎とは別に，時に同時に発症することもある。原因はさまざまで，コカインの使用やHIV-1感染，薬物混入物に対する炎症反応がよくある原因だ。

肺感染

注射薬物使用の合併症には，肺炎，誤嚥性肺臓炎，肺化膿症，化膿性肺塞栓などがある。タルク汚染が注射薬にあると，血流に乗って肺毛細血管床に取り付き，異物の肉芽形成，肺線維症，さらに急性炎症性肺臓炎が起きる。化膿性肺塞栓は臨床的に明らかな換気と循環のミスマッチを起こし，シンチグラフィーで検知できる。

長期の薬物投与やその混合物の吸入のために肺胞破壊が進み，早期発症の慢性閉塞性肺疾患(chronic obstructive pulmonary disease：COPD)，肺気腫に至る。HIVによる慢性免疫不全が肺臓炎のリスクを増す。市中感染や免疫不全者特有の感染のリスクも高まり，その他の呼吸器疾患も同様だ。慢性のヘロイン使用，コカイン依存もまたしばしばCOPDの原因となる。ニコチンやマリファナの喫煙も肺活量や拡散能を減らし，小気道に疾患を起こす。IDUでは市中肺炎が一般人より10倍多い。ワクチンを打たず，マリファナやタバコといった退廃的な生活，ウイルスや細

菌曝露の増加のためだ。

神経の合併症

複数の重篤な神経合併症が薬物乱用に関連している。特に注射薬物ではそうだ。神経疾患は，薬物関連の病理をさらに複雑にする。心内膜炎は虚血性脳卒中，脳炎，，脳出血，脳膿瘍を起こす。非 IDU / DU の心内膜炎では，神経合併症のリスクが 15％あり，脳卒中，脳炎，出血が起こり，長期にわたる麻痺が生じ，医学的に脆弱な集団での合併症の頻度や重症度が増すことが予見できる。

骨・関節感染

Jicha らによると，骨髄炎と，皮膚感染からの播種による化膿性関節炎は薬物使用による感染で 2 番目に多い。患部やその近くへの直接の注射や，遠くからの全身細菌感染による伝播が多い。Gram 陽性菌や緑膿菌(*Pseudomonas aeruginosa*)が最も多い原因菌だ。骨髄炎は線維軟骨関節，たとえば，椎体，胸骨の関節，仙腸関節で起きやすい。細菌感染のみならず，真菌感染もだんだん報告されるようになり，これは糖尿病，末期腎不全，HIV，悪性疾患といった免疫抑制があってもなくても起きる。他の免疫抑制者でも治療法は同じだ。骨や関節の培養は正確な診断に必要だ。さらに，長期治療の遵守が DU / IDU では問題となる。

皮膚軟部組織感染

静脈に菌を注射してしまうためにしばしば皮膚や軟部組織感染が起きる。感染性および化学性の血栓性静脈炎，膿瘍，蜂窩織炎が多い。致死的な皮膚感染には，筋膜炎，菌壊死，そして壊疽がある。組織でパチパチと音がし，広範な蜂窩織炎が起き，全身状態が悪いのが明らかで，強い痛みと敗血症があれば，重篤で致死的な感染症が示唆される。レントゲン写真も役に立つことがあるが，MRI が軟部組織や骨，骨髄の感染範囲を決定するのには最適だ。

注射薬とその混入物はしばしば静脈にダメージをもたらす。進行性の静脈硬化症は多い。末梢静脈のアクセスがほとんどなくなると，より深く，もっと危険な部位，たとえば，大腿，腋窩，頸静脈，ペニス，そして乳腺の静脈を使う者もいる。もっと深刻な感染症，血栓，壊疽がそうした注射のために起きるかもしれない。

簡単な静脈アクセスがないときは，多くの薬物乱用者は皮下に薬物を注射する。ブドウ球菌やレンサ球菌がよくある病原体となる。しかし，免疫不全があれば，他の細菌が原因となることもある。大腸菌(*Escherichia coli*)，*Klebsiella*, *Bacteroides*, *Clostridium*, それから嫌気性菌，好気性菌，加えて *Candida* のような真菌の混合細菌叢だ。

小さな局所の感染は局所的な治療で通常は治り，全身抗菌薬は必要ないこともある。重症例では，外科的デブリードマンと入院しての抗菌薬療法が必要だ。

ウイルス性肝炎

肝炎の疫学は過去 10 年のオピオイド危機で劇的に変わった。A，B，C，そして D 型肝炎はそれぞれ，糞口感染〔A 型肝炎ウイルス(hepatitis A virus：HAV)〕，経静脈的，性感染〔B 型肝炎(hepatitis B virus：HBV)，C 型肝炎(hepatitis C virus：HCV)，D 型肝炎(hepatitis D virus：HDV)〕に関連している。HBV と HCV の IDU での感染率は世界のどこでもとても高い。多くの人が HBV，HCV 両方に感染している。

慢性 HBV 感染は B 型肝炎表面抗原(hepatitis B surface antigen：HBsAg)と B 型肝炎 e 抗原(hepatitis B e antigen：HBeAg)を持続させるが，肝臓に起きる炎症は人によりさまざまだ。HBeAg が陽性だと感染性増加，重症例，そして続発する肝硬変に関係している。HBV のビリオンは細胞傷害性をもたないが，ホストの細胞傷害性 T 細胞(cytotoxic T-cell：CTL)反応に影響を与え，肝細胞の炎症と壊死を起こす。HIV-1 との共感染があると細胞性免疫の低下が起き，ホストの細胞変性反応の程度が減る。進行性 HIV-1 関連免疫不全があると肝臓の炎症が減り，血中トランスアミナーゼも下がることがある。その他の HBV 感染のマーカーは HIV-1 では低下しない。

HDV はデルタ粒子の感染だが，これも多い。この感染は HBV の共感染を必要とするが，HBV 単独よりも重篤な疾患を起こす。HBV と HDV の共感染は劇症肝不全増加をもたらす。HBV ワクチン接種で HDV 感染も予防できる［訳注：原著には「infection」とあるが，HDV 疾患(disease)の誤りであろう］。

HCV の治療介入はここ 5 年で劇的に進歩した。多数の抗ウイルス薬のおかげである。HCV 患者の 95％以上は 1 回の治療コースで治癒に至る。中年期やそれ以降の DU，IDU の治療失敗は死亡や合併症のリスクを増す。加えて，IDU 患者が抗ウイルス薬での治療に成功するとき，薬物注射を続けていたら再感染するというエビデンスが蓄積されている。統計によれば，再感染は多くはないが，今後増える可能性がある。

スイスでの HCV 感染介入動向モデルによると，抗ウイルス薬によるアグレッシブな治療により，IDU での HCV 感染者を年間 10％以上治療すれば，2030 年までには総症例数が 99％以上減るそうだ。注射薬物使用をやめれば，HCV が広がる集団からその人物を除外することが可能になる。DU / IDU にまつわる他のほとんどの医学的状況同様に，効果的な薬物乱用の医学的治療と精神科ケアを統合すると効果は増す。全体的な生活の質も改善する。オピオイド置換療法で安定した患者(つまりは，methadone や buprenorphine である)では，治療効果は持続し，疾患は排除される。薬物乱用がない患者と同じになるのだ。理性的な公衆衛生の介入で北米での HCV 問題を改善できるはずなのだ。

C 型肝炎治療は進歩したが，薬物乱用，アルコール乱用，併存する精神疾患のために，改善や治癒が妨げられている。アルコールや薬物乱用患者への肝移植の倫理についてはかなりの論争がある。臓器のレシピエントが使える遺体からの臓器よりもずっと多い場合，多くの移植グループはルーチンで薬物乱用者を移植適応から外す。しかし，生体ドナーがだんだん増加しており，臓器が活用しやすくなり，慢性肝疾患や肝不全の死亡や合併症は減ってきた。これが薬物使用者にどのようなインパクトを与えるかは定かではない。

免疫異常

オピオイド受容体(μ，κ，δ，ζ-オピオイド受容体)は中枢神経系(central nervous system：CNS)，脊髄，免疫系にみつかっている。CNSの膠細胞・免疫細胞は広く分布しており，同様に末梢免疫組織や消化器系にもみつかる。**オピオイド成長因子受容体**とも呼ばれるζ-受容体の主な機能は，免疫細胞成長，発達，そして制御を調整することである。オピオイド・リガンド(内因性，あるいは薬剤性)はζ-受容体やμ-受容体に親和性があり，同様に他の免疫制御受容体にも親和性がある〔Toll-like受容体4(Toll-like receptor 4：TLR-4)，酸化窒素(nitric oxide：iNOS)，グルタミン酸受容体〕。これらすべてが炎症，アポトーシス，悪性新生物増殖を制御している。内因性オピオイド濃度がこうした受容体を活性化させたり，活性化を解除したりする。フルなアゴニストとして，アンタゴニストとして，そして逆アゴニストとしてである。オピオイドによる分子レベルの免疫調整は何十年も研究されてきた。*in vitro*でも*in vivo*でも，そして限定的だが数は増えている臨床研究でも，低用量のμやζ-オピオイド受容体アンタゴニストであるnaltrexoneが重要な，とはいえ限定的な利益を免疫疾患にもたらすかもしれないことが示されている。たとえば，炎症性腸疾患，多発性硬化症，線維筋痛症などだ。オピオイド乱用者に起きている，オピオイドの分子的な活動は概ねわかっていない。さらなる研究が必要となるだろう。

麻薬乱用者はHIVその他のレトロウイルス感染や全身性感染とは無関係に，血中の免疫マーカー活性や免疫反応において，小さい免疫機能異常をもつ。細胞性免疫における*in vitro*の研究では，細胞傷害性・キラー細胞活性が細胞内で減り，サイトカインと免疫細胞シグナリングの減少も起きていた。ナチュラルキラー(natural killer：NK)細胞や細胞障害性T細胞機能が損なわれる。薬物使用者はまた，循環している免疫因子に異常が起きているかもしれない。循環する免疫因子の異常には，血漿免疫グロブリン，特にIgMとIgGの上昇や，リウマチ因子や梅毒検査の偽陽性，熱性凝集素や急性期反応物，補体固定検査の異常がある。DUでもIDUでも細胞性免疫の異常は明らかで，特にIDUではひどい。HIV-1抗体陰性の静脈注射によるヘロイン乱用者では，総Tリンパ球数が増えていることがある。また，ヘルパーT(helper T-cell：Th)細胞，サプレッサーT細胞共に増えていることもある。注射という行為はHIV感染リスクを増す。細胞性免疫測定ではその機能が低下している。細胞性免疫機能はホストが病原体を認識して，ワクチンでみられるような免疫刺激を行うのにとても大切だ。正常な細胞性免疫がないため，未来にできるかもしれないHIV-1ワクチンの効果はDU / IVDUでは減ってしまうかもしれない。

効果的な薬物乱用治療で感染を起こす注射をやめさせれば，免疫機能も回復するかもしれない。免疫の研究では，methadoneを維持している患者で，静脈内注射をやめた後，免疫不全がある程度改善したことが示されている。こうした改善の持続時間は，特に高齢化する社会においてまだわかっていない。

結核

結核(tuberculosis：TB)は重大なグローバル・ヘルスの問題だ。結核菌(*Mycobacterium tuberculosis*：TB)は弱い立場の人たち，慢性疾患のある人，社会から取り残された人の間で流行を続けている。すなわち，IDU，HIV-1感染者，囚人，ホームレス，アルコール依存者だ。ほかにも結核感染の重要なリスク因子はある。糖尿病，低栄養状態，そして喫煙だ。これらのリスク因子は単に加算的ではなく，それ以上の相乗効果をもたらす。結核菌はとても病原性が高い病原体で，免疫不全があろうとなかろうと感染する。結核とHIV-1共感染が多くの新規結核例で起きている。HIV-1感染がある患者では，早期感染では肺結核が多いが，免疫不全が進行すると播種性肺外結核も珍しくはない。

免疫不全は液性免疫不全のことも，細胞性免疫不全のこともある。単球，NK細胞，CTL，マクロファージ，そしてTh-1からTh-2細胞への抗原提示が弱められる。その結果，抗体産生能が毀損されるのだ。最重要なのは，抗炎症サイトカイン産生〔インターロイキン(interleukin：IL)-10〕が高まることによる免疫能力の抑制で，感染している微小環境での免疫が低下する。他のサイトカイン〔インターフェロン(interferon：IFN)-γ，IL-12，腫瘍壊死因子(tumor necrosis factor：TNF)-α〕が局在的な免疫抑制を高めたり，部分的に無効にしたりする。結核菌への感染しやすさは，乱用している薬物の直接の薬理作用によって高められたりする。前述のように麻薬にはニコチン同様，免疫抑制作用があるのだ。持続する局所の(気管支肺胞の)，そして全身の炎症がホストをより感染させやすくする。頻回な静脈内注射と免疫抑制作用のある麻薬，あるいは他の乱用薬物や混和物への曝露で，注射乱用者は活動性結核になりやすくなる。

HIV-1感染のあるすべてのIDUはできるだけ早いうちから結核検査をしておくべきだ。検査陽性を示すようになって最初の数年がいちばん発症しやすいからだ。6か月おきに，または臨床症状が出たら結核の検査をすべきだ。結核菌に曝露され，これを精製ツベルクリン蛋白体(purified protein derivative：PPD)を用いたツベルクリン皮膚検査(tuberculin skin test：TST)で確認して，かつ治療されていない場合は進行する免疫不全のために再活性化しやすい高リスク患者だ。免疫不全がない者だとTST陽性基準は硬結15 mm以上だが，IDUだと10 mmであり，HIV陽性なら5 mmである。アネルギー反応は多いが，追加検査の必要性には議論がある。免疫抑制者でTSTが陽性，かつ最近結核菌に曝露された者は予防薬投与を受けるべきだ。アネルギーがあり，環境曝露や高リスクな場合も同様だ。TSTの判定が一貫しない場合は，胸部レントゲン検査を高リスクな者に行うと疾患検出が増すことが示されている。

真菌感染

中等度，重度の免疫抑制があり，CD4値が100～250/mm^3くらいで発症するのが真菌という病原体だ。軽度～中等度の免疫抑制があると，侵襲性*Candida*感染がよくあり，腟炎として発症する。口腔咽頭，侵襲性食道カンジダ症は中等度免疫抑制で起きる。全身での定着やCNS感染は重度の免疫不全があると起きる。真菌性心内膜炎ではより強力な薬物療法を要するが，DU / IDU では死亡率も合併症も通常より多い。

日和見ウイルス感染

単純ヘルペス感染，水痘帯状疱疹ウイルス，サイトメガロウイルス，EB ウイルス(Epstein-Barr virus：EBV)は免疫抑制でよくみられるウイルスだ。水痘帯状疱疹ワクチンは 50 歳以降で特に考慮する。もっとも，不完全，あるいはアネルギー反応の懸念も考慮すべきだが。

結語

薬物乱用治療の統合をプライマリ・ケア，そして感染症や免疫不全，精神科その他の専門ケアとの両方で行うのが最も効果的で，臨床アウトカムにもコスト面でも有効だ。医療者は，薬物依存が脳の疾患であり，神経化学的に慢性的な報酬システムの破綻が起きていることを理解することが再重要だ。ここで，意思決定，認知，感情のコントロール，モチベーション，薬物乱用，性的衝動，そして衝動性に必須な行動面での適応の障害が起きる。遂行機能の低下のため，治療へのアドヒアランスが低下している。医療者の観点やこうした患者の受容が治療成功に最も大事である。多くの医療者はこうした患者を難しく感じるので，よってチームでのアプローチがケアの提供に最も効果的なのかもしれない。

buprenorphine は μ，κ 混合性の麻薬アゴニストおよびアンタゴニストで，methadone よりも受容しやすい代替案だ。広く用いられており，より便利なセッティング(つまり診察室)で処方可能だ。buprenorphine は民間医療保険，メディケイド，その他の社会サービスでコストのカバーを広げてきた。治療にアクセスしやすくなり，アドヒアランスも高まった。治療の困難は基礎疾患治療の選択肢にも影響する。たとえば，静注抗菌薬よりも経口薬を出すとか，診断検査とか，治療期間である。併存する精神科疾患，たとえば，情動障害，統合失調症のような思考障害，統合失調性感情障害，そして心的外傷後ストレス障害の発症率は高く，治療の効果は限定的だ。ソーシャルワーカー，メンタルヘルスの専門家や，複雑な問題をまとめる専門性をもった医療者がアウトカムの改善にとても役に立つだろう。

害を減らす点からは，社会の理解と受容があれば治療のオプションは増え，薬物乱用者へのアクセスも増す。こうしたプログラムはヨーロッパやカナダでは有効だった。しかし，米国連邦政府の政策を変えようという試みは一貫しなかった。治療へのアクセスや害を減らすことについては巻き返しの可能性すらあり，薬物使用やそのリスク，死亡を減らす努力を深刻な危機に陥れた。とはいえ，暴力的ではない薬物乱用者への刑務所や量刑手続きの改革は制定された。政党の政策が公衆衛生の懸念を悪化させることがある。2015 年のインディアナでの経験がそれだ。数か月の間に，IDU での HIV 感染は急増した。害のある行動を減らす努力の導入や拡大，特に針の交換がそうだが，知事と議会によって政治的に阻止されてしまった。機に乗じて制定しようとする努力は失敗し，何百もの不要な HIV 感染が起きてしまい，そのために医療費も増加することだろう。

麻薬の流行動態は変化してきた。以前は，DU / IDU は高齢，有色人種，都市部，社会経済状況の悪い人に多かった。現在，もっと多くの人たちも影響を受けている。都市部よりも田舎が追い越している場所もある。注射薬使用者はもはやマイノリティ・グループではない。高い社会経済状況の若者も，より虐げられた人々同様に麻薬や注射薬を乱用している。若者の間で，注射薬のヘロイン使用は，処方薬の麻薬乱用同様に増えている。混和物の薬剤は多く，極端に強い力価をもつ麻薬，fentanyl などが過量摂取による死亡を増すのに寄与している。

ジェンダー特異的なデータが決定的に足りない。効果的な治療や介入を提供するにはとても重要なのだが。男性の IDU は女性よりもずっと多くて，比率は 4：1 だ。しかし，害を減らす(harm reduction)，血液関連のウイルス感染や性感染症，内分泌疾患，注射関連の合併症，メンタルヘルス，肉体的，性的暴力に関する研究は，女性に関してはほとんど問題にされてこなかった。ジェンダーの平等や基本的人権が脅かされ，ジェンダー不均等に関連した重大な疾患の議論が必要だ。特に女性の脆弱性を認識することが重要で，害を減らしたり，疾患の合併症や進行を効果的に減らすのに欠かせない。

2010 年の Affordable Care Act(いわゆる「オバマケア」)とメディケイドの拡大により，治療へのアクセスは増した。が，麻薬乱用が都会でも田舎でも増えており，ケアの提供はしばしば限定されてしまう。こうした変化は今や政治的危機であり，1980 年代や 90 年代に戻ってしまう可能性が高い。医療は基本的人権に属するものであり，薬物乱用治療やそれに関連する急性期，慢性期の併存疾患の治療は最重要課題である。こうした患者の治療は変化しているが，公衆衛生全体から考えると，その重要性は変わらない。治療やケアの統合を，より多様な人々に提供するのは新たな課題だ。医師はケアや治療をよりよく適用させ，続いている危機を改善させねばならない。

文献

Baddour LM, Wilson WR, Bayer AS, et al. Infective endocarditis: Diagnosis, antimicrobial therapy, and management of complications: A statement for healthcare professionals from the Committee on Rheumatic Fever, Endocarditis, and Kawasaki Disease, Council on Cardiovascular Disease in the Young, and the Councils on Clinical Cardiology, Stroke, and Cardiovascular Surgery and Anesthesia, American Heart Association; endorsed by the Infectious Diseases Society of America. *Circulation*. 2005;111(23):394–434.

Bennett CL, Pascal A, Cvitanic M, et al. Medical care costs of intravenous drug users with AIDS in Brooklyn. *J Acquir Immune Defic Syndr*. 1992;5:1–6.

Brown SM, Stimmel B, Taub RN, et al. Immunologic dysfunction in heroin addicts. *Arch Intern Med*. 1974;134:1001–1006.

Bruce RD, Kresina TF, McCance-Katz EF. Medication-assisted treatment and HIV/AIDS: Aspects in treating HIV-infected drug users. *AIDS*. 2010;24(3):331–340. doi:10.1097/QAD.0b013e32833407d3.

Bruggmann P, Blach S, Deltenre P, et al. Hepatitis C virus dynamics among intravenous drug users suggest that an annual treatment uptake above 10% would eliminate the disease by 2030. *Swiss Med Wkly*. 2017 Nov 8;147:w14543. doi:10.4414/smw.2017.14543. eCollection 2017

Campbell EM, Jia H, Shankar A, Hanson D, et al. Detailed transmission network analysis of a large opiate-driven outbreak of HIV infection in the United States. *J Infect Dis*. 2017 Nov 27;216(9):1053–1062. doi:10.1093/infdis/jix307.

Chambers HE, Morris DL, Tauber MG, et al. Cocaine use and the risk for endocarditis in intravenous drug users. *Ann Intern Med.* 1987;104:833–836.

Darke S, Ward J, Zador D, Swift G. A scale for estimating the health status of opioid users. *Br J Addict.* 1991;86:1317–1322.

Dupont B, Drouhet E. Cutaneous, ocular and osteoarticular candidiasis in heroin addicts: New clinical and therapeutic aspects in 38 patients. *J Infect Dis.* 1985;152:577–591.

Foster M, Ramachandran S, Myatt K. Hepatitis A virus outbreaks associated with drug use and homelessness—California, Kentucky, Michigan, and Utah, 2017. *MMWR Morb Mortal Wkly Rep.* 2018 Nov 2;67(43):1208–1210. doi:10.15585/mmwr.mm6743a3.

Golub JE, Astemborski J, Ahmed M, et al. Long-term effectiveness of diagnosing and treating latent tuberculosis infection in a cohort of HIV-infected and at-risk injection drug users. *J Acquir Immune Defic Syndr.* 2008;49(5):532–537. doi:10.1097/QAI.0b013e31818d5c1c.

Grady BP Schinkel J, Thomas XV, Dalgard O. Hepatitis C virus reinfection following treatment among people who use drugs. *Clin Infect Dis.* 2013 Aug;57 Suppl 2:S105–10. doi:10.1093/cid/cit301.

Hagan H, Pouget ER, Des Jarlais DC. A systematic review and meta-analysis of interventions to prevent hepatitis C virus infection in people who inject drugs. *J Infect Dis.* 2011 Jul 1;204(1):74–83. doi:10.1093/infdis/jir196

Hind CR. Pulmonary complications of intravenous drug misuse. 1. Epidemiology and non-infective complications. *Thorax.* 1990;45(11):891–898.

Hu DJ, Jiles R, Holmberg SD. Evolving epidemiology of hepatitis C virus in the United States. *Clin Infect Dis.* 2012;55(Suppl 1):S3–S9. doi:10.1093/cid/cis393.

Iversen J, Page K, Madden A, Maher L. HIV, HCV, and health-related harms among women who inject drugs: Implications for prevention and treatment. *J Acquir Immune Defic Syndr.* 2015 Jun 1;69(Suppl 2):S176–81. doi:10.1097/QAI.0000000000000659.

Janowicz DM. HIV Transmission and injection drug use: Lessons from the Indiana outbreak. *Top Antivir Med.* 2016 Jul/Aug;24(2):90–92.

Jicha C, Saxon D, Lofwall MR, Fanucchi LC. Substance use disorder assessment, diagnosis, and management for patients hospitalized with severe infections due to injection drug use. *J Addict Med.* 2018 Sep 24. doi:10.1097/ADM.0000000000000454. [Epub ahead of print]

Kamath GR, Shah DP, Hwang LY. Immune response to hepatitis B vaccination in drug using populations: A systematic review and meta-regression analysis. *Vaccine.* 2014 Apr 25;32(20):2265–74. doi:10.1016/j.vaccine.2014.02.072. Epub 2014 Mar 12.

Kumari P1, Meena LS. Factors affecting susceptibility to Mycobacterium tuberculosis: A close view of immunological defence mechanism. *Appl Biochem Biotechnol.* 2014 Dec;174(8):2663-73. doi:10.1007/s12010-014-1217-3. Epub 2014 Oct 9.

Kwiatkowska W, Knysz B, Gąsiorowski J, Witkiewicz W. Deep vein thrombosis of the lower limbs in intravenous drug users. *Postepy Hig Med Dosw (Online).* 2015 Apr 22;69:510–20. doi:10.5604/17322693.1150215.

Lee HH, Weiss SH, Brown LS, et al. Patterns of HIV-1 and HTLV-I/II in intravenous drug abusers from the middle Atlantic and central regions of the USA. *J Infect Dis.* 1990;162:347–352.

Li Z, You Y, Griffin N, Feng J, Shan F. Low-dose naltrexone (LDN): A promising treatment in immune-related diseases and cancer therapy. *Int Immunopharmacol.* 2018 Aug;61:178–184. doi:10.1016/j.intimp.2018.05.020. Epub 2018 Jun 7.

Loftis JM, Matthews AM, Hauser P. Psychiatric and substance use disorders in individuals with hepatitis C: Epidemiology and management. *Drugs.* 2006;66(2):155–174.

Merck Manual of Diagnosis and Therapy. Drug Use and Dependence. Section 15. Chapter 195.

Miller WC, Hoffman IF, Hanscom BS, et al. A scalable, integrated intervention to engage people who inject drugs in HIV care and medication-assisted treatment (HPTN 074): A randomised, controlled phase 3 feasibility and efficacy study. *Lancet.* 2018 Sep 1;392(10149):747–759. doi:10.1016/S0140-6736(18)31487-9.

Milloy MJ, Montaner J, Wood E. Barriers to HIV treatment among people who use injection drugs: Implications for "treatment as prevention." *Curr Opin HIV AIDS.* 2012;7(4):332–338. doi:10.1097/COH.0b013e328354bcc8.

Moorman JP, Krolikowski MR, Mathis SM, Pack RP. HIV/HCV co-infection: Burden of disease and care strategies in Appalachia. *Curr HIV/AIDS Rep.* 2018 Jun 21. doi:10.1007/s11904-018-0404-1. [Epub ahead of print]

Nunes D, Saitz R, Libman H, et al. Barriers to treatment of hepatitis C in HIV/HCV-coinfected adults with alcohol problems. *Alcohol Clin Exp Res.* 2006;30(9):1520–1526.

Paquette CE, Pollini RA. Injection drug use, HIV/HCV, and related services in nonurban areas of the United States: A systematic review. *Drug Alcohol Depend.* 2018 Jul 1;188:239–250. doi:10.1016/j.drugalcdep.2018.03.049. Epub 2018 May 8.

Platt L, Minozzi S, Reed J, et al. Needle syringe programmes and opioid substitution therapy for preventing hepatitis C transmission in people who inject drugs. *Cochrane Database Syst Rev.* 2017 Sep 18;9:CD012021. doi:10.1002/14651858.CD012021.pub2.

Rosenthal ES, Karchmer AW, Theisen-Toupal J, Castillo RA, Rowley CF. Suboptimal addiction interventions for patients hospitalized with injection drug use-associated infective endocarditis. *Am J Med.* 2016 May;129(5):481–485. doi:10.1016/j.amjmed.2015.09.024. Epub 2015 Nov 18.

Rudd RA, Seth P, David F, Scholl L. Increases in drug and opioid-involved overdose deaths: United States, 2010-2015. *MMWR Morb Mortal Wkly Rep.* 2016 Dec 30;65(50–51):1445–1452. doi:10.15585/mmwr.mm655051e1.

Selwyn PA, Hand D, Lewis VA, et al. A prospective study of the risk of tuberculosis among intravenous drug users with human immunodeficiency virus infection. *N Engl J Med.* 1989;320:545–550.

Starakis I, Mazokopakis EE. Injecting illicit substances epidemic and infective endocarditis. *Infect Disord Drug Targets.* 2010;10(1): 22–26.

Suzuki J, Johnson J, Montgomery M, Hayden M, Price C. Outpatient parenteral antimicrobial therapy among people who inject drugs: A review of the literature. *Open Forum Infect Dis.* 2018 Aug 7;5(9):ofy194. doi:10.1093/ofid/ofy194. eCollection 2018 Sep.

Tai B, Volkow ND. Treatment for substance use disorder: Opportunities and challenges under the affordable care act. *Soc Work Public Health.* 2013;28(3–4):165–174. doi:10.1080/19371918.2013.758975.

Wolff AJ, O'Donnell AE. Pulmonary effects of illicit drug use. *Clin Chest Med.* 2004;25(1):203–216.

Wood E, Kerr T, Tyndall MW, Montaner JS. A review of barriers and facilitators of HIV treatment among injection drug users. *AIDS.* 2008;22(11):1247–1256.

Wu LT, Blazer DG. Illicit and nonmedical drug use among older adults: A review. *J Aging Health.* 2011;23(3):481–504.

Wurcel AG, Burke D, Skeer M, et al. Sex work, injection drug use, and abscesses: Associations in women, but not men. *Drug Alcohol Depend.* 2018 Apr 1;185:293–297. doi:10.1016/j.drugalcdep.2017.12.028. Epub 2018 Feb 20.

91 アルコール依存患者の感染

■著：Laurel C. Preheim, Manasa Velagapudi
■訳：岩田健太郎

およそ1,800万人の米国成人がアルコール使用障害(alcohol use disorders：AUD)に該当する。国立アルコール依存・アルコール乱用研究所(National Institute on Alcoholism and Alcohol Abuse：NIAAA)が低リスク飲酒を定義している。この限界を超えたアルコールはAUDのリスクを増し，そのせいで健康を害しかねない。女性では，低リスク飲酒とは1日3杯を超えない飲酒のことで，かつ1週間に7杯を超えないことをいう。男性では1日4杯を超えないことで，かつ週に14杯を超えないことと定義されている。NIAAAの研究によると，この基準以内の飲酒者では100人に2人のみがAUDをもつ。

AUD患者は，肺炎，結核，腹膜炎，そして菌血症のような細菌感染になりやすい。また，ウイルス性肝炎やヒト免疫不全ウイルス(human immunodeficiency virus：HIV)疾患にもなりやすい。急性，あるいは慢性のアルコール摂取により，直接，間接的にホストの感染防御能に影響が及ぼされる(Box 91.1)。アルコール消費で消化管内や呼吸器，特に口腔咽頭，主要な気管支，下気道の気管支肺胞領域の微生物のコミュニティに変化が生じることがわかっている。こうした細菌叢の変化が意味するところや免疫応答への影響は目下，精力的な研究がなされている。ある研究によると，エタノールの免疫毒性は直接の細胞毒性と，サイトカインのバランスの変化によるもので，後者では炎症より免疫阻害系の物質産生へとシフトするのだ。しかし，エタノールの有害作用そのものは，併存するアルコール性肝疾患やAUDに起因するいろいろな状況，たとえば，低栄養，不衛生，劣悪な生活環境，タバコその他の乱用と区別できないこともある。この議論はこうした患者で頻度や重症度を増す感染症についてもいえることなのだ(Box 91.2)。提案する抗菌薬は現行の治療ガイドラインに従ったものだが，アルコール性肝疾患は薬の代謝や排泄に影響を与えることがあり，抗菌薬のなかには肝障害を増悪させることがあることを知ったうえで常に治療選択を行わねばならない。

肺炎

細菌性肺炎は通常，口腔咽頭の細菌叢を肺に誤嚥した後，起きる。意識障害や咳反射の低下が，重篤なアルコール摂取に関連している。エタノール濃度が高まると，呼吸上皮細胞表面にある線毛機能が低下する。ほとんどのAUDは喫煙者で，さらに呼吸器感染に対する粘膜線毛防御機能が悪くなっている。アルコール依存者の肺炎でいちばん多い原因菌は，たとえば，肺炎球菌(*Streptococcus pneumoniae*)，嫌気性菌，好気性Gram陰性桿菌，そしてインフルエンザ菌(*Haemophilus influenzae*)だ。

アルコール依存患者が肺炎症状，徴候のあるときは標準的な診断アプローチを用いる。喀痰のGram染色で見える微生物はエンピリックな(経験的)抗菌薬治療選択に役に立つ。喀痰と血液培養を出すだけでなく，量が多い胸水でレントゲンで見える場合は検体を採取し，好気性菌，嫌気性菌両方を狙って，適切な染色や培養を行う。血中カルシトニン濃度は上昇していることもあり，*Legionella*や肺炎球菌尿中抗原検査も考慮せねばならない。

細菌性肺炎の重症度はAUDでは増している。よって，入院して静注抗菌薬治療が普通は必要だ。入院期間は延びがちで，ICU入室することも多い。非アルコール依存者に比べて死亡率は倍以上あると予想されている。

Box 91.1

アルコール使用障害と免疫不全

常在菌の変化(腸内毒素症や異常増殖)
大腸や小腸
気道(口腔咽頭，主要な気管支，肺胞)
力学的問題(肺)
咳反射の低下
声門閉塞機能の悪化
腹水による無気肺
線毛機能低下
物理的な欠損(腸)
腸管透過性亢進
液性免疫
血中免疫グロブリン増加
肺胞内IgGサブクラスの減少
補体活性の低下
血中殺菌活性の低下
細胞媒介性免疫
皮膚テスト反応低下
Tリンパ球数減少
Tリンパ球サブセットの変化
サイトカイン産生の変化
サプレッサー細胞活性低下
リンパ球分裂反応低下
ナチュラルキラー細胞機能低下
マクロファージや樹状細胞による抗原提示変化
食細胞
顆粒球減少(まれ)
顆粒球走化性低下
顆粒球殺菌活性低下
マクロファージ貪食作用低下
マクロファージ殺菌活性低下

IgG＝免疫グロブリンG

Box 91.2

アルコール依存者の感染

細菌性肺炎
肺炎球菌(*Streptococcus pneumoniae*)
嫌気性菌
肺炎桿菌(*Klebsiella pneumoniae*)
インフルエンザ菌(*Haemophilus influenzae*)
結核
特発性細菌性腹膜炎
大腸菌(*Escherichia coli*)
K. pneumoniae
S. pneumoniae
菌血症
Escherichia coli
S. pneumoniae
A 群溶連菌
Clostridium perfringens
非 O1 コレラ菌(*Vibrio cholerae*)
Vibrio vulnificus
Salmonella
Bartonella quintana
心内膜炎
Gram 陰性桿菌
S. pneumoniae
髄膜炎
膵膿瘍
B 型，C 型肝炎
HIV 感染と AIDS

AIDS＝後天性免疫不全症候群，HIV＝ヒト免疫不全ウイルス

肺炎球菌による肺炎

Streptococcus pneumoniae，すなわち肺炎球菌は，市中細菌性肺炎と成人の細菌性髄膜炎の最大の原因だ。肺炎球菌による肺炎のアウトブレイクがシェルター住民や刑務所で起きている。人と人との距離が近いために伝播が起こりやすいためだ。AUD 患者も肺炎球菌による肺炎の普通の徴候と症状を示す。たとえば突然発症，しばしば単一の悪寒戦慄，初熱，その後起きる膿性喀痰を伴う湿性咳嗽だ。続発する合併症としては，急性呼吸窮迫症候群(acute respiratory distress syndrome：ARDS)，膿胸，菌血症はアルコール依存者には多く，特に肝疾患があるとそうだ。適切な治療を行っても，成人で菌血症を伴う肺炎球菌による肺炎の死亡率は，肝硬変がある場合，およそ 20％から 50％以上にまでなる。予防接種実施諮問委員会(Advisory Committee on Immunization Practices：ACIP)は，肺炎球菌多糖体ワクチンをすべてのアルコール依存者に推奨している。しかし，抗体反応が衰えていることもあり，ワクチンの効果はこの高リスクグループにおいては疑問視されている。

現行の市中肺炎マネジメントガイドラインにおいては，AUD の場合，エンピリックにレスピラトリーキノロン，たとえば，moxifloxacin や levofloxacin を用いるか，ceftriaxone や ampicillin-sulbactam のような *β*-ラクタム系薬に azithromycin のようなマクロライド系薬を併用することを推奨している。重症度が低い場合で入院が必要ない場合，併用療法が推奨され，*β*-ラクタム薬(例：高用量 amoxicillin，amoxicillin-clavulanate あるいは cefuroxime)**に加えて**マクロライド系薬(azithromycin か clarithromycin)あるいは doxycycline が推奨される。あるいは，経口レスピラトリーキノロンも使えよう。

嫌気性菌による肺炎

嫌気性口腔咽頭菌には，*Peptostreptococcus*，*Fusobacterium* 属，それに *Prevotella melaninogenica* などがあるが，誤嚥性肺炎の原因となり，肺化膿症や膿胸を起こすこともある。アルコール摂取でいくつかのホストの防御能が悪化し，口腔咽頭内容物を誤嚥しやすくなる。血中エタノールが高まると，気道上皮の線毛の運動に協調性がなくなり，粘膜線毛による吸入・誤嚥微生物の排除がしにくくなる。酩酊状態になると咽頭反射，咳反射もなくなる。アルコール依存者はしばしば重度の歯周病をもっており，よって誤嚥内容物内の嫌気性菌は増えている。嫌気性菌の肺炎の徴候，症状は通常，週，月単位でゆっくり進行するもので，その後，患者には気分不良，微熱，悪臭を伴う喀痰を出す咳，あるいは体重減少が起きる。推奨治療薬は *β*-ラクタム系薬と *β*-ラクタマーゼ阻害薬配合剤で，たとえば，piperacillin-tazobactam，ampicillin-sulbactam，あるいは amoxcillin-clavulanate などである。または，ertapenem や meropenem のようなカルバペネム系薬を使ってもよい。clindamycin は嫌気性菌の胸腔肺感染があり，ペニシリンアレルギーのある患者に用いられる。

Gram 陰性菌の肺炎

Gram 陰性桿菌，たとえば，肺炎桿菌(*Klebsiella pneumoniae*)や *Enterobacter* 属は，アルコール依存者ではそうでないものよりも口腔咽頭に定着しやすく，よって肺炎を起こしやすい。血性痰と上葉の浸潤影，葉間裂隙が下に膨らんだ形(bulging)は *Klebsiella* 肺炎の古典的な臨床像だが，今日ではまれにしかみられない。Gram 陰性桿菌の肺炎では，死亡率は肺炎球菌のそれよりも高く，好中球減少があればさらに高くなる。腸内細菌目細菌による肺炎では，推奨されるのは第 3 世代セファロスポリン系薬，たとえば ceftriaxone や，第 4 世代セファロスポリン系薬，たとえば cefepime，あるいはカルバペネム系薬，たとえば ertapenem とか meropenem となる。病原体が基質拡張型 *β*-ラクタマーゼ産生菌なら，カルバペネム系薬を用いるべきだ。代替案としては，*β*-ラクタム / *β*-ラクタマーゼ阻害薬か，フルオロキノロン系薬がある。

Pseudomonas による肺炎患者で，敗血症性ショックでない，あるいは死亡リスクが高くない場合，そして抗菌薬感受性が既知の場合は，抗緑膿菌作用のある *β*-ラクタム系薬，たとえば，piperacillin，cefepime，ceftazidime，aztreonam，imipenem，meropenem，doripenem などの単剤治療が推奨される。敗血症性ショックのままでいたり，死亡リスクが高い場合は，感受性検査の結果が出ていても複数抗菌薬を併用するのがよい。上述の抗菌薬と緑膿菌に効果のあるキノロン(ciprofloxacin か levofloxacine)か，gentamicin のようなアミノグリコシド系薬との併用だ。代替案は，アミノグリコシド系薬と抗緑膿菌作用のあるフルオロキノロン系薬の併用だ。抗菌薬の感受性がわかっていて，敗血症性ショックが改善している場合は，併用療法の継続は推奨されない。球桿菌であるインフルエンザ菌はしばしば，アル

コール依存者に肺炎を起こす。penicillin や ampicillin 以外の抗菌薬に対する耐性はまれだ。推奨薬は第 3 世代セファロスポリン系薬，たとえば，ceftriaxone や β-ラクタム / β-ラクタマーゼ阻害薬，カルバペネム系薬，あるいはフルオロキノロン系薬である。

急性呼吸窮迫症候群（ARDS）

AUD 患者の ARDS 発症頻度は 70％と報告されている。AUD がない患者では 31％だ。AUD 患者は非アルコール依存症患者に比べて ARDS をおよそ 4 倍発症しやすい。さらに，アルコール関連の ARDS はアウトカムが悪く，死亡や入院持続といったアウトカムの組み合わせで評価した場合もそうだった。実験敗血症モデルでも，ARDS のヒトのデータでも，消化管にいる細菌が肺の常在菌に加わる。この示唆するところは，腸と肺にトランスロケーションが起きたり，肺の常在菌のコミュニティに腸内毒素症があり，ARDS 発症に寄与しているというものだ。

結核

結核は昔からアルコール乱用と関係してきた。アルコール依存者はそうでない者に比べると，15〜200 倍結核を発症しやすい。2017 年のメタ分析によると，2015 年時点で世界には 1,040 万人の結核症例があり，そのために 140 万人が死亡している。すべての研究において，アルコール乱用は結核リスクを平均 35％増やしていた。バイオメッド中央公衆衛生研究では，1 日 40 g 以上のアルコールを摂取する人では結核罹患リスクが劇的に増加する。アルコール乱用は低栄養状態に関連しており，これが結核のリスクを増す。

ホームレスやヒト免疫不全ウイルス（human immunodeficiency virus：HIV）疾患のような免疫抑制もまた結核を増やす。ほとんどの症例は都市にみられ，シェルターに住む貧しいアルコール依存者で結核アウトブレイクが起きている。

結核は何十年も減り続けてきたのだが，米国の結核新規発症例は 1980 年代後半から増え始め，これは 1990 年代はじめまで続いた。結核管理の体制が刷新され，1992 年以降再び結核は毎年減り続けている。

最初はほとんどの患者は無症状だ。だんだんと気分不良，倦怠感，食欲不振，体重減少，午後の発熱，夜間の発汗がみられるようになる。しょっちゅう咳が出て，粘性膿性の痰が出て，時に血が混じっていることもある。胸部レントゲン写真で最も多い異常所見は，多発結節，空洞影が肺尖部や肺上葉肺尖部下後部，あるいは下葉上区にみられるというものだ。胸水が見えることもある。結核所見が肺下部に限定される患者は多くて 18％だ。

入院患者で活動性肺結核を疑ったら空気感染予防策をとらねばならない。結核診断は臨床検体からの結核菌（*Mycobacterium tuberculosis*）の同定による。活動性肺結核の評価に喀痰検体は有用だが，気管支鏡での気管支肺胞洗浄のような直接的収集法のほうが菌をみつけやすい。感受性検査は *M. tuberculosis* 分離を行ったすべての検体で行うべきだ。

活動性結核診断に使う臨床検体評価法はいくつかある。培養こそが *M. tuberculosis* 分離のゴールドスタンダードで，菌の同定，株の同定，感受性検査もできるが，長くて 2 か月かかる。抗酸菌染色も検体採取の日に行うべきだ。抗酸菌疾患の除外にも有用だが，培養よりは感度が低い。抗酸菌染色陽性でも *M. tuberculosis* と他の抗酸菌を区別はできない。

新しい検査法では，臨床サンプルから直接核酸増幅するものがある。即日結果が出せるし，抗酸菌染色よりも感度がよい。そして *M. tuberculosis* の一群を直接検知できる。単離培養したサンプルの核酸プローブ法はもっと感度が高い。こうした核酸プローブ法は他の検査を補完し，治療開始に資する。しかし，培養はそれでも必要で，*M. tuberculosis* のどの種に当たるのか，そして薬剤感受性検査を待たねばならないのだ。

アルコール乱用が肺外結核を増やすという確たる証拠はないが，粟粒結核はアルコール依存患者の不明熱では鑑別に入れておくべきだ。

アルコール依存患者はそうでない者に比べると結核治療でのコンプライアンスが悪いことが多い。よって，再発しやすい。現行の治療ガイドラインでは，直接監視下での治療を遵守し，治療失敗や薬剤耐性株の出現リスクを減らすことを，特に強調している（「155 章　結核」参照）。最近の医学文献は，AUD の治療とルーチンでの結核のケアの統合が効果があると支持している。

腹膜炎

腹水のあるアルコール性肝疾患患者の 30％程度が特発性細菌性腹膜炎（spontaneous bacterial peritonitis：SBP）を発症する。このとき，腹水細菌培養は陽性で，腹水には 250/mm^3 以上の好中球がいるが，腹部に感染巣は明らかでない。好気性 Gram 陰性桿菌，特に大腸菌（*Escherichia coli*）が SBP のおよそ 75％の原因を占める。好気性 Gram 陽性球菌，たとえば，*S. pneumoniae*，*Enterococcus faecalis*，その他のレンサ球菌，それから黄色ブドウ球菌（*Staphylococcus aureus*）がその他の SBP の主たる原因だ。嫌気性菌は SBP の 6％しか占めず，これはおそらくは腹水の酸素分圧（PO_2）が比較的高いからであろう。

腸内の細菌が SBP の原因のほとんどを占めるため，腸がこの感染の菌の主な出処であろう。腸管内から全身循環に菌が移動する理由を説明するいくつかのメカニズムが提唱されている。肝硬変による肝内網内系の機能低下により肝臓のフィルター機能が落ち，細菌が腸管内腔から門脈経由で血流に乗りやすくなる。肝硬変があるとまた，好気性 Gram 陰性桿菌が十二指腸で増える。急性の血液量減少による粘膜血流減少と薬剤誘発性の内臓静脈収縮も腸内細菌叢に対する腸のバリア機能を低下させているのかもしれない。よって，菌血症リスクが増すというわけだ。最後に，腸管内腔から粘膜，腸管のリンパ管を伝っての腸内細菌の細菌トランスロケーションが起きる可能性もある。そこから細菌はリンパ系に乗って胸管から血流に至る。腸内の菌以外が原因の SBP もまた，他の感染部位からの菌血症によるものだと考えられている。この結果，腹膜や腹水に菌がくっつくというわけだ。

重篤な急性，慢性の肝疾患のある患者は血中補体濃度が減り，血中での殺菌活性が減り，マクロファージの網内系での細菌のクリアランスが減っている。腹水で細菌をオプソニン化して，よって食作用を促進する能力は総蛋白濃度と相関している。腹水内の蛋白濃度が低い患者は特に SBP のリスクが高い。SBP に関連した他のリスク因子としては，消化管出血，劇症肝不全，腹水治療のための，腹腔静脈シャント造設のような侵襲手技がある。ビリルビン上昇もまた，肝硬変患者での腹膜炎リスクを増す。

多くの患者では終末期肝疾患のほかの所見もみられる。たとえば，肝腎症候群，脳症，静脈瘤出血である。その他の臨床像としては，発熱，嘔吐，腹痛，あるいは腹膜炎を示す身体所見だ。しかし，SBP患者のおよそ3分の1では感染の所見や症状を欠く。よって，診断のための腹水穿刺がアルコール依存と腹水がある患者すべてに必要なのだ。腹水は検査室で生化学検査を行い，細胞数と分画をみる。微生物学的染色と培養を行う。腹水の遠心分離と沈渣のGram染色でSBP患者の25〜68%で菌が見える。エキスパートによっては腹水をベッドサイドで直接血液培養ボトルに注入することを勧めている。末梢血培養（血液培養）もSBPを疑ったときは行う。

エンピリックな治療は前述の原因となりやすいGram陰性菌とGram陽性菌をカバーする。推奨される選択肢としては，第3世代セファロスポリン系薬，β-ラクタム / β-ラクタマーゼ阻害薬，あるいはカルバペネム系薬がある（「57章　腹膜炎」参照）。

結核性腹膜炎もアルコール性肝疾患患者で起きることがある。臨床像は細菌性腹膜炎に似ており，腹水の抗酸菌染色は通常陰性だ。診断は腹膜組織の染色や培養で，特に腹腔鏡で得た生検がよい。治療法は肺結核と同じだ。

菌血症と敗血症

肝臓は血流からの細菌を除去する大事な役目を担っている。アルコール依存の肝硬変があると肝臓の網内系機能が悪化する。肝内，肝外両方に動静脈シャントが起き，血液を肝臓内毛細血管にいるマクロファージからそらしてしまう。さらに，急性アルコール大量摂取でも肝硬変でもこうした組織での食細胞の殺菌活性が阻害されるのだ。肝硬変の合併症としてはほかに，補体の低下，好中球減少，そして血中の殺菌活性低下があり，こうしたことが患者の菌血症につながるのかもしれない。

Escherichia coli はアルコール依存や肝硬変患者での特発性菌血症での最多の原因菌だ。他に菌血症を起こすものとしては，その他のGram陰性桿菌，*S. pneumoniae*，A群溶連菌，そして *Clostridium perfringens* がある。

アルコール依存者で肝硬変があると，特に，非O1コレラ菌（*Vibrio cholerae*）や *Vibrio vulnificus* による敗血症になりやすい。後者は海水でみつかる日和見病原体だ。菌血症は汚染された魚介類摂取によって起きることもあるし，海水曝露による皮膚感染もある。後者は紅斑や斑状出血から水疱をつくり，皮下組織の壊死，そして菌血症へと進行することもある。*Vibrio vulnificus* 感染は死亡率が高い。推奨される抗菌薬治療にはdoxycyclineとceftazidime併用がある。他にはcefotaximeとかciprofloxacinがある。

非チフス *Salmonella* 敗血症，特に *Salmonella typhimurium* と *S. choleraesuis* がアルコール性肝疾患との関連で知られている。ホームレスの人たちとアルコール依存者はまた，*Bartonella quintana* 菌血症のリスクが高い。米国でもヨーロッパでもホームレスでの本菌抗体陽性率は高いのだ。

敗血症を伴っても伴わなくても，菌血症がアルコール依存者の死亡率を高めている。4つの米国の都市の大学病院で行われた多施設研究では，慢性アルコール乱用の病歴があると，重症患者で敗血症性ショックがある場合，急性呼吸窮迫症候群のリスクが甚大に増加することが確認されている。こうした患者ではまた，肺以外の臓器障害の頻度や重症度が高く，生存した場合の入院期間も長い。

慢性アルコール依存のある患者はまた，手術後の重症感染症や敗血症性ショックになるリスクが3倍に増える。ドイツでの研究では，慢性エタノール乱用の病歴があるなしで，重症敗血症患者を評価した。オンセットと敗血症性ショック早期において，慢性アルコール依存患者は血中の炎症性サイトカインが少なかった。たとえば，インターロイキン（interleukin：IL）-1β，IL-6，そしてIL-8である。著者らはエタノール乱用が炎症性サイトカイン産生を変化させ，よって感染に対するホストの免疫防御も変えたのだと結論づけている。

心内膜炎

アルコール依存は肺炎球菌による心内膜炎の最大のリスク因子の1つである。報告によると，肝硬変と他の菌による心内膜炎の頻度と重症度が肝硬変の有無と関係している。そう多くはないが，とても重要な肝硬変の合併症であり，肝硬変患者の最大14%でみられる。大動脈弁が最も侵されやすく，患者の多くははっきりした心臓の弁膜異常の基礎疾患をもたない。非アルコール依存患者と比べ，肝硬変患者の心内膜炎は *E. coli* などのGram陰性菌を原因としやすく，α溶連菌が原因になることは少ない。

他の感染

髄膜炎

多くの研究が見いだしているが，エタノール乱用は細菌性髄膜炎のリスク因子の1つである。ある症例シリーズでは，88人のアルコール依存患者の18%が初期症状でけいれんしていた。23%で同時発症の感染があり（肺炎が23%，心内膜炎が9%），40%で呼吸不全があり，58%は予後不良で，25%が死亡した。最大の原因菌は *S. pneumoniae*（76%）で，次いで *Listeria monocytogenes*（8%），*Neisseria meningitidis*（6%）だった。細菌性髄膜炎の原因としては比較的珍しいが，AUDに関連したものとしては *Capnocytophaga canimorsus*，B群レンサ球菌，好気性グラム陰性桿菌，そして嫌気性菌がある。さらに，エタノール乱用は西ナイルウイルスの重症感染リスクを増す。髄膜炎や脳炎の原因となる。

膵炎と膵膿瘍

アルコール乱用は急性，慢性膵炎の主な原因で，感染合併症としては，膵膿瘍などがあり，時に悲惨な結末に至る。最初からできた膿瘍は通常，急速に進行し，重症敗血症に至る。二次的な膿瘍は急性炎症から数週後に出来ることがあるが，よくあるのは膵臓の仮性嚢胞に起きる感染だ。

膵膿瘍の特徴は，発熱，敗血症，急速に大きくなる腹部の腫瘤，重症例での多臓器不全である。早期の外科的ドレナージが重要だ。初期のエンピリックな抗菌薬はよくある病原体を狙うべきだ。すなわち，*E. coli*，その他の好気性腸内菌，嫌気性Gram陰性桿菌などだ。推奨治療薬としては，β-ラクタム / β-ラクタマーゼ阻害薬やカルバペネム系薬がある。

ウイルス性肝炎

肝炎ウイルスとアルコール乱用は肝硬変の2つの主な原因である。B型肝炎ウイルス(hepatitis B virus：HBV)慢性感染のある患者では，アルコール依存がある場合はそうでないときと比べ，e抗原は高くなりがちで，その低下も遅い。現行のエビデンスの示唆するところは，アルコール使用がウイルスに対する細胞免疫反応を低下させ，慢性HBV感染での肝硬変や肝細胞がんのリスクを増すというものだ。さらに，アルコール依存者はB型肝炎ワクチンへの反応が悪い。

C型肝炎ウイルス(hepatitis C virus：HCV)はアルコール依存患者で頻度が高く，こうしたC型肝炎感染者の20〜30%が肝硬変に進行する。HCVとアルコール使用の相互作用は免疫反応，細胞傷害性，そして酸化ストレスに影響を及ぼし，結果としてHCV感染が持続しやすくなり，肝障害はより広範囲になる。ある研究によると，中等度のアルコール摂取ですら，C型肝炎感染の肝ダメージのスピードを上げ，疾患を進行させることが示唆されている。あるメタ分析によれば，HCVとAUDが併存している場合，禁酒している人に比べて肝硬変や非代償性肝疾患に進行する相対リスクは2.3倍であった。禁酒により，ウイルス血症が減ることも示されている。AUDが患者のHCVと感染は入院期間の長期化や全死亡率，肝関連死亡率の増加といったアウトカムの悪化とも関連している。

アルコール乱用はC型肝炎でのインターフェロン治療の相対禁忌である。患者のコンプライアンスが問題になるからだ。アルコール摂取のためにインターフェロン治療の反応率は下がる。アルコール摂取量が増えるとその効果はさらに減る。直接型抗ウイルス薬(direct antiviral agent：DAA)はアルコール使用によってその反応が影響されはしない。アルコール摂取はDAA治療開始の禁忌でもない。が，禁酒の重要性を強調するのはとても大切だ。C型肝炎感染のある成人は非アルコール依存者に比べて飲酒量が多い傾向がある。

ヒト免疫不全ウイルス(HIV)感染

HIV感染がある人のアルコール摂取はそうでない人よりも多い。研究によると，HIV感染患者でのアルコール乱用や依存の頻度は20〜40%である。

アルコールや快楽のための薬物使用はリスク行為を促す。防御のない性行為もその1つで，HIV感染の機会が増す。アルコール消費がホスト内でのHIV増殖を増やすかどうかははっきりしない。もっとも，エタノール摂取はある研究によると，HIV増殖が単離されたヒト血液単核球で増すことが示されている。エタノールの細胞性免疫に及ぼす悪影響はよく知られており，これがHIV感染に対するホストの防御を減らしているのかもしれない。

急性アルコール摂取の影響に加え，併存する低栄養や肝疾患が慢性アルコール依存に伴うため，エタノールの免疫抑制効果をさらに高めている可能性があり，これが無症候性HIV感染を明らかなAIDSへの進行を促している可能性がある。

無症候性HIV感染から後天性免疫不全症候群(acquired immunodeficiency syndrome：AIDS)指標日和見感染への進行のアルコール摂取の影響ははっきりとしていない。が，最近のいくつかの研究によると，重度のアルコール摂取とCD4細胞数の低下に関連があり，HIVウイルス価の抑制能力も低下させるのだという。アルコール過剰摂取者で抗レトロウイルス療法を受けている場合は，CD4が<500になっている可能性が軽い飲酒者や非飲酒者よりも2倍多い。そして，抗レトロウイルス療法で治療を受けている多量飲酒者はウイルス抑制反応が4倍起きにくい。さらに，HIV感染者のいかなるアルコール摂取の方法も，抗レトロウイルス療法へのコンプライアンスを下げているというエビデンスがある。

文献

Bishehsari F, Mango E, Swanson G, et al. Alcohol and gut-derived inflammation. *Alcohol Res* 2017;38:163–171.

Boule LA, Kovacs EJ. Alcohol, aging, and innate immunity. *J Leukoc Biol* 2017;102:41–55.

Chan C, Levitsky J. Infection and alcoholic liver disease. *Clin Liver Dis*. 2016;20:595–606.

Daniel F, Jeffrey S. Alcohol use in patients with chronic liver disease. *N Engl J Med* 2018;379:1251–1261.

Fan X, Peters BAS, Jacobs EJ, et al. Drinking alcohol is associated with variation in the human oral microbiome in a large study of American adults. *Microbiome*. 2018;6:59.

Hahn JA, Samet JH. Alcohol and HIV disease progression: Weighing the evidence. *Curr HIV/AIDS Rep*. 2010;7:226–233.

Imtiaz S, Shield KD, Roerecke M, et al. Alcohol consumption as a risk factor for tuberculosis: meta-analyses and burden of disease. *Eur Respir J*. 2017;50:216–217.

Mehta AJ. Alcoholism and critical illness: a review. *World Crit Care Med*. 2016;5:27–35.

Samuelson DR, Burnham EL, Maffei VJ, et al. The respiratory tract microbial biogeography in alcohol use disorder. *Am J Physiol Lung Cell Mol Physiol*. 2018;314:L107–L117.

Simet SM, Sisson JH. Alcohol's effect on lung health and immunity. *Alcohol Res* 2015;37:199–208.

Szabo G, Wands JR, Eken A, et al. Alcohol and hepatitis C virus: Interactions in immune dysfunctions and liver damage. *Alcohol Clin Exp Res*. 2010;10;1675–1686.

van Veen KEB, Brouwer MC, van der Ende A, et al. Bacterial meningitis in alcoholic patients: A population-based prospective study. *J Infection*. 2017;74:352–357.

92 高齢者の感染

■著：Kent Crossley
■訳：岩田健太郎

重要な感染症はほとんどすべて本書で論じているものの，高齢者での感染症におけるいくつかの側面においてはここで強調しておく必要がある。本章では高齢者での感染の特異性を強調するもので，ここでは高齢者を65歳以上と定義しておく。長期療養施設で起きる感染症についても簡単に論じる。

高齢者の感染症は医学における重要な懸念領域だ。65歳以上の人は劇的に増加している。低出生率もあいまって不均衡が生じている。現在では，米国人口のたった13％を占めるにすぎないが，処方薬全体の25％を高齢者が消費しており，同様に他のヘルスケアサービスの使用にも過剰さがあるのだ。例外もわずかにあるが(ウイルス感染の一種や性病)，ほとんどの感染症は高齢者のほうがなりやすい。

多くの感染症は高齢化により死亡率が上がるが，年齢そのものは感染関連死や重篤な合併症のリスク因子としては比較的重要なものではない，と今では考えられている。むしろ，いろいろな基礎疾患が加齢によってよくみられるようになり，これが感染の大きな合併症や死亡と密接に関係しているようなのだ。

1990年代前半より，高齢者では免疫系全般の反応低下があることがはっきりしてきた。これが高齢者の感染症では症状所見がみられにくい理由なのだろう。多くの感染症で，最高体温，白血球増加，症状，徴候の明らかさが高齢者でははっきりみられないのだ。臨床的観点からいえば，このことは高齢者が重篤な感染症をもちつつ，かつ悪寒も発熱も白血球増加もない可能性を意味している。

抗菌薬使用の原則

表92.1は高齢者のよくある感染症治療の推奨をまとめたものだ。重要なポイントとしては以下のようなものがある。

1. アミノグリコシド系薬は高齢者には避けたほうがよい。これは毒性のためだ。好中球減少その他の免疫抑制のある高齢者や，明らかな*Pseudomonas*感染がある場合はおそらく適切といえようが，可能な限り他の薬を使うこと。注意深くモニターすれば，1日1回投与で10日までであれば高齢者でも特に副作用が多くなるということはなさそうだ。
2. ほとんどの抗菌薬は(キノロン系薬，アミノグリコシド系薬，ほとんどのペニシリン系薬など)は腎臓から排泄されるため，そして加齢により腎機能は低下するので，高齢者での高用量抗菌薬はより毒性を示しやすくなるかもしれない。
3. 広域抗菌薬は重篤な感染で原因がはっきりしないときの初期治療としては適切だ。高齢者は，若者が有する生理学的リザーブ(余地)を欠いており，基礎疾患をあれこれもっていることも多い。重篤な感染症があれば，あっという間に増悪することがあるのが高齢者だ。感染のありそうな原因をカバーするような薬(そしてできるだけ毒性の少ないもの)を使うのがベストのアプローチだ。

尿路感染

尿路感染(urinary tract infection：UTI)は，加齢と共に増える。これは男性の場合，前立腺が大きくなって閉塞が起きるからで，女性の場合は泌尿器系の防御システムの変化のためだ。器具の挿入，カテーテルの挿入，手技もまた感染に関連するが，こうしたリスクも高齢者では多くなる。

無症候性細菌尿は男性でも女性でも，若いときより高齢者に多い。多くの研究が示すところによると，細菌尿の治療は意味がなく，これは主に治療後再発するからだ。

大腸菌(*Escherichia coli*)は若い女性のUTIの主な原因だ。高齢者では細菌はもっと複雑だ。感染微生物は大腸菌だけでなく，他の種類のことも多い。たとえば，*Serratia*や*Pseudomonas*だ。そしてしばしば，複数の抗菌薬に耐性がある。したがって，高齢者では，初期治療を開始する前に必ず，尿培養と感受性検査を行うべきである。

最近の研究によると，高齢女性の下部尿路感染は3日の治療で十分なようだ。男性では，2013年の研究によると，4万のUTIが吟味され，7日未満の短期間の治療でも長期の治療同等に効果的だった。trimethoprim-sulfamethoxazole(ST合剤)やキノロン系薬が，第1選択薬として下部尿路感染の治療には適切だが，こうした薬への耐性は増えており，fosfomycinのような薬が必要なこともある。

上部尿路感染や重症例では，治療は最初は静注で行う。尿のGram染色で治療の選択を行う。もしGram陰性菌があれば，広域β-ラクタム系薬で，緑膿菌(*Pseudomonas aeruginosa*)に効果があるもの(例：piperacillin-tazobactam)やキノロン系薬が初期治療薬として適切であろう。もしGram陽性菌がGram染色でみつかれば，それはほぼ全例ブドウ球菌か腸球菌だが，vancomycinがいちばん適切な初期治療薬だ。そして培養と感受性を待つ。多剤耐性Gram陰性菌が過去にUTI既往のある患者，最近抗菌薬治療があった患者，老人ホーム住民や免疫抑制患者で感染を起こすことがある。その場合(さらに*Pseudomonas*感染が確定した場合は)，imipenem，meropenemなどの広域βラクタムをアミノグリコシド系薬と共に用いる。しばしば，48〜72時間後には経口治療への移行が可能だ。

慢性的に尿カテーテルを留置された者の感染は症状があるとき

表 92.1
高齢者の初期(エンピリックな)治療に使う抗菌薬の推奨

感染	抗菌薬	コメント
急性発熱，ソース(原因)不明	ertapenem 1 g 24 時間おき静注か，imipenem 0.5 g 6 時間おき静注か，meropenem 1 g 8 時間おき静注，に加えて vancomycin 15 mg/kg 12 時間おき静注	広域であり，毒性もそれほどではない 重症患者でエンピリック治療が必要
尿路感染	**Gram 陰性菌**：第 3 世代セファロスポリン系薬(例：ceftazidime 2 g 8～12 時間おき)か，広域ペニシリン系薬と β-ラクタマーゼ阻害薬(例：piperacillin-tazobactam 3.375 g 静注 6 時間おき)か，imipenem か meropenem，あるいはキノロン系薬(例：ciprofloxacin 400 mg 静注 12 時間おき) **Gram 陽性菌**：vancomycin 10～15 mg/kg 12 時間おき静注	もし長期療養施設(LTCF)住民や再発感染の場合は，imipenem か meropenem を考える。耐性菌の可能性が高い場合は，低用量アミノグリコシド系薬(例：gentamicin 40～60 mg/ 日)を併用する 経口キノロン(例：ciprofloxacin 250 mg 1 日 2 回)は重篤でなければ悪くない 腸球菌，ブドウ球菌，そしてレンサ球菌に活性がある vancomycin
肺炎	第 3 世代セファロスポリン(ceftriaxone 1 g 静注 12 時間おき)か ertapenem 1 g 静注 24 時間おきに加え，マクロライド系薬(例：azithromycin 0.5 g/24 時間を静注)	院内肺炎では ceftazidime か imipenem を考慮 マクロライド系薬(できれば，azithromycin 500 mg を 1 日目に，その後，2～4 日目に 250 mg)か，肺炎球菌に活性のあるキノロン系薬(例：levofloxacin 500 mg/ 日)を経口治療としてあまり重症でない患者に
褥瘡	広域 β-ラクタム系薬と β-ラクタマーゼ阻害薬(例：piperacillin-tazobactam)，ertapenem，あるいは imipenem(投与量は上記参照)。	他の治療レジメンで *Bacteroides* や腸内 Gram 陰性菌に活性のあるものを使ってもよい。Gram 陽性菌が傷からみつかれば vancomycin を加える
もし患者が急性疾患をもたないなら，治療は待つことができ，培養検体をとること。すべての潰瘍には定着菌がいる。感染とみなして治療するかの決定は感染の徴候の有無に基づく(膿汁，局所の炎症，発熱や白血球増加といった全身反応など)		
感染性心内膜炎	vancomycin 15 mg/kg 12 時間おきに加えて，gentamicin 1 mg/kg 静注あるいは筋注で 8 時間おき	培養結果と感受性検査が出たら，適切なものに変更する
感染性(細菌性)下痢	ciprofloxacin(500 mg 経口 1 日 2 回)か他のキノロン系薬を 1～3 日。最近の東南アジアの旅行者には azithromycin	抗菌薬を最近使っていれば *Clostridioides difficile* を考慮
髄膜炎	第 3 世代セファロスポリン系薬(例：ceftriaxone 2 g 静注 12 時間おき)に加えて，ampicillin 2 g 静注 4 時間おきに加え，vancomycin 10～15 mg/kg 静注を 6 時間おき	*Listeria monocytogenes* はセファロスポリン系薬に感受性がない
化膿性関節炎	vancomycin 10～15 mg/kg 静注で 6 時間おきに加え，ceftazidime 1～2 g 静注で 8～12 時間おき	Gram 染色を用いて治療を狭めることも可能だ

注意：治療は適切な Gram 染色，培養，抗菌薬感受性検査の結果を受けて調整する。vancomycin や gentamicin 投与の患者の腎機能はていねいにモニターする。

だけ治療する。ほぼすべてのカテーテルの入った患者は無症候性細菌尿をもっているであろう。カテーテルの入った患者の症候性感染の治療は培養と感受性による。カテーテル交換が初期治療の前にそうされることが多いが，アウトカム改善に関連している。

肺炎

肺炎は加齢と共に多くなる。肺炎球菌(*Streptococcus pneumoniae*)が高齢者ではダントツに多い原因だ。65 歳以上の患者では新たな肺炎球菌ワクチン〔13 価肺炎球菌結合型ワクチン(13-valentpneumococcalconjugate vaccine：PCV13)〕と，古い 23 価のワクチンを接種すべきだ。米国疾病対策センター(Centers for Disease Control and Prevention：CDC)による投与のタイミングや量を確認すること［訳注：米国では結合型の 20 価肺炎球菌ワクチンが使用されるようになり，PCV13 やその後の PCV15，さらには 23 価の「古い」肺炎球菌ワクチンは使用されなくなるだろう。日本でも早晩，導入されるであろう］。Gram 陰性菌〔例：インフルエンザ菌(*Haemophilus influenzae*)，*Moraxella*，そしてまれだが *E. coli* のような腸内菌〕も原因となる。非定型菌の *Mycoplasma pneumoniae* や *Chlamydia pneumoniae* もまた，高齢者の肺炎の重要な原因として知られている。*M. pneumoniae* と *C. pneumoniae* は高齢者の急性肺炎の最大 10％の原因となる。RS(respiratory syncytial)ウイルスは高齢者の肺炎の重大な原因として最近知られるようになった。RS ウイルス関連疾患は臨床的にはインフルエンザに似るが，気管支れん縮がより多くみられる。ライノウイルスも時に高齢者に肺炎を起こす。

高齢者に肺炎を起こす微生物はいろいろなので，喀痰培養から感染原因を突き止めようとするのが大切だ(重症例では血液培養も)。治療開始後の喀痰培養は通常無価値である。適切な培養は治療開始前に得なければならない。

健康な高齢者が一般のコミュニティーに住んでいるとき，肺炎の初期治療はマクロライド系薬かキノロン系薬でよいかもしれない。新しいキノロン系薬(例：levofloxacin)は *S. pneumoniae*，多くの Gram 陰性菌，*Mycoplasma* のような非定型菌に活性がある。広域で 1 日 1 回投与が可能なので，高齢者の肺炎での外来治療薬として人気が出てきた。基礎疾患をもったり施設入居中の高齢者にはマクロライド系薬よりもキノロン系薬のほうが好ましい。

入院を要する市中肺炎では，エンピリックな(経験的)治療は広域抗菌薬で Gram 陽性菌，Gram 陰性菌，非定型菌をカバーすべきだ。広域注射 β-ラクタム系薬，たとえば，第 3 世代セファロスポリン系薬(例：ceftriaxone)やペニシリン系薬と β-ラクタマーゼ阻害薬(例：piperacillin-tazobactam)を静注マクロライド系薬(例：azithromycin)と併用するのが最良の治療だ。データは限定的だが，患者の消化管が正常な場合は新しいキノロン系薬の経口治療(たとえば levofloxacin)も可能なオプションであろう。入院が必要なくらい重症の患者では注射薬がたいてい適切なのだが，経口投与でほとんどすべて吸収されるキノロン系薬はその広域スペクトラムもあって，便利でコスト効果の高いアプローチになっている。

結核

米国の結核の 4 分の 1 ほどが 65 歳以上で発症する。これは老人ホームで特に問題になる。長期療養施設(long-term care facility：LTCF)での発症は一般コミュニティーに比べおよそ 4 倍だからだ。高齢者でツベルクリン皮膚検査か結核の血液検査陽性で，さらにリスク因子がある場合(例：最近のステロイド治療，シェルターや刑務所など高リスクな場所に住んでいる，結核有病率の高い国からの移民など)，あるいは最近皮膚テストが陽性化した者は isoniazid 300 mg/ 日を 9 か月，あるいは rifampicin を 4 か月で治療する。高齢者の結核治療は若い人と同様だ。肝毒性のモニターが望ましい。

褥瘡

圧関連の虚血防止の試みはとても大事だ。潰瘍が発生すると，感染がしばしば起きる。局所の抗菌薬はこうした病変のマネジメントには効果がない。全身抗菌薬を，潰瘍周辺に臨床的な蜂窩織炎が明らかなら，あるいは深部感染や骨髄炎がある場合は投与する。治療は嫌気性菌と Gram 陰性菌，Gram 陽性菌をカバーするものでなければならない。経口治療では，経口セファロスポリン系薬と metronidazole，あるいは amoxicillin-clavulanate などであろう。適切な静注治療には，imipenem，piperacillin-tazobactam，あるいは広域なセファロスポリン系薬(例：ceftriaxone や cefotaxime)，あるいはキノロン系薬と嫌気性菌をカバーするための metronidazole や clindamycin の併用などがある。検体を培養に出せるのであれば(通常は針穿刺吸引がいちばんいい)，治療は培養結果を受けて変更できよう。

他の高齢者の皮膚軟部組織感染は，若年者同様，A 群 β 溶連菌や黄色ブドウ球菌(*Staphylococcus aureus*)が原因となる。こうした感染の治療は高齢者でも特に大差ない。市中獲得型メチシリン耐性黄色ブドウ球菌(methicillin-resistant *S. aureus*：MRSA)は皮膚軟部組織感染患者すべてで懸念すべきだ。重症患者では，vancomycin が適切だ。外来治療では ST 合剤を使うべきだ。

菌血症

ある最近の研究では，市中獲得型菌血症の約 15％が 84 歳以上であった。通常の一次感染部位は尿路，腹腔内，下気道，そして皮膚軟部組織などだ。評価では気道や内腔のある臓器での膿瘍や閉塞を除外すべきだ。

髄膜炎

S. pneumoniae は今でも高齢者の髄膜炎で最多の原因だ。2 番目に多いのは *Listeria monocytogenes* だ。知っておくべきは，*Listeria* はセファロスポリン系薬では死なないので，抗菌薬治療の選択をするとき，高齢者で原因不明の場合は ampicillin を加えることだ。*L. monocytogenes* に活性があるからだ。

長期ケア施設住民に起きる感染

高齢者に起きる感染すべては，長期療養施設(LTCF)の住民にも起きる。MRSA，そして米国の一部地域では vancomycin 耐性腸球菌(vancomycin-resistant enterococci：VRE)が LTCF 居住と強い関係がある。住民は流行性呼吸器感染症，消化管感染症にもやられやすい。特に冬は危ない。LTCF 住民への抗菌薬選択では，耐性 Gram 陰性菌，MRSA，VRE はすべて可能性がある病原体だと知っておくべきだ。抗菌薬の過剰使用に伴う抗菌薬適正使用プログラムは LTCF でだんだん重要になってきている。

文献

Boyko TV, Longaker M, Yang GP. Review of the current management of pressure ulcers. *Adv Wound Care (New Rochelle)*. 2018;7:57–67.

Bradley SF. Principles of antimicrobial therapy in older adults. *Clin Geriatr Med*. 2016;32:443–457.

Crossley KB, Peterson PK. Infections in the elderly. In Mandell GL, Dolin R, Blaser MJ, eds. *Mandell, Douglas, and Bennett's principles and practice of infectious diseases*, 8th ed. New York: Churchill Livingstone; 2015:3459–3465.

Drekonja DM, Rector TS, Cutting A, Johnson JR. Urinary tract infection in male veterans: Treatment patterns and outcomes. *JAMA Intern Med*. 2013;173(1):62–68.

Henig O, Kaye DS. Bacterial pneumonia in older adults. *Infect Dis Clin N Am*. 2017;31:689–713.

High KP, Bradley SF, Gravenstein S, et al. Clinical practice guideline for the evaluation of fever and infection in older adult residents of long-term care facilities: 2008 update by the Infectious Disease Society of America. *Clin Infect Dis*. 2009;48:149–171.

Jump RLP, Crnich CJ, Mody L, Bradley SF, Nicolle LE, Yoshikawa TT. Infectious diseases in older adults of long-term care facilities: Update on approach to diagnosis and management. *J Am Geriatr Soc*. 2018;66:783–803.

Norman DC. Clinical features of infection in older adults. *Clin Geriatr Med*. 2016;32:433–444.

Weinberger B, Grubeck-Loebenstein B. Vaccines for the elderly. *Clin Microbiol Infect*. 2012;18(5):100–108.

Yahav D, Eliakim-Raz N, Leibovici L, Paul M. Bloodstream infections in older patients. *Virulence*. 2016;7:341–352.

93 新生児感染

■著：Patrick G. Gallagher, Robert S. Baltimore
■訳：岩田健太郎

細菌感染

疫学

新生児感染は通常，オンセットの時間とあり方で3つにカテゴライズされる。(1)出産前，(2)周産期(早期)，(3)新生児室発症(晩期)の感染である。早期と晩期の時間的違いは通常2〜7日だ(表93.1)。異なる研究者が早期オンセットと晩期オンセット感染を生後の異なる日にちによって分類しているが，ほとんどの早期発症感染は生後最初の日に起きる。生後1か月以内に起きる感染を新生児感染と考えるが，多くの新生児集中治療室(neonatal intensive care units：NICU)では，未熟性や新生児疾患合併症のため起きた複雑な問題のある生後数か月の乳児も診療する。よって，新生児の新生児室関連感染は1歳以上の乳児も罹患しうる。分裂の速い病原性の強い病原体による細菌感染が出産前に起きると，通常は死産に終わる。出産ちょっと前に起きた感染と，母体の腟，便，皮膚の常在菌と分娩中に接触して起きた感染を区別するのはしばしば難しい。

新生児の敗血症は，米国の1,000出産あたり2〜4くらい起きる。世界全体の報告では，1,000出産あたり2未満から50までばらつきがある。早期オンセットの敗血症は米国や西ヨーロッパでは1,000出産あたり1.0未満に減少している。表93.1に記したリスク因子が感染の起こしやすさに非常に強い影響を与える。満期の子どもで特にアクシデントなく生まれた場合は感染リスクは非常に低く，入院患者の他のどの人たちよりも低い。早期発症の生後感染を起こしやすいのは，主には早産児として生まれた場合である。感染があるか，分娩18時間以上前に破水した母体から生まれた早産児は感染率が20%以上だ。超早産児では徹底した管理が必要で，素早く感染をみつけ，治療しなければならない。早産児は，満期で生まれた子に比べると上行性の感染で起きた羊膜炎の結果，はるかに敗血症を起こしやすい。同様に，早産児は満期産に比べ，周産期感染のある母体から生まれた場合，侵襲性感染に罹りやすい。女性で羊膜炎疑いがある場合，抗菌薬で治療するのがおそらくは重要であり，米国での早期発症敗血症減少に寄与すると考える。

院内感染の新生児室での発生は重要で深刻さが増している問題

表93.1
出生前，早期オンセット，晩期オンセットの新生児感染の特徴

	出生前オンセット	早期オンセット感染	晩期オンセット感染
オンセットの日齢	出生前	生後2〜7日	生後2〜7日から30日
伝播の主な経路	経胎盤か上行性の感染	母体の常在菌が周産期に	病院獲得型
リスク因子	母体感染，破水時間の延長	破水時間の延長 敗血症や外傷を伴う分娩 母体感染，特に泌尿生殖器 胎児の酸素欠乏 男児 母体因子(貧困，妊娠高血圧腎症，心疾患，糖尿病)	超早産児 人工呼吸器使用 菌定着ある人物との手からの接触 細菌を含むエアロゾルとの接触 器具の汚染〔例：クベース(保育器)，呼吸器，経静脈ライン〕 衰弱状態。たとえば，気管支肺形成不全や短腸症候群 先天異常 手術(壊死性腸炎含む) 過去の広域抗菌薬曝露
よくある病原体	サイトメガロウイルス 梅毒 *Toxoplasma* 母体の腟常在菌 ヒト免疫不全ウイルス(HIV)	大腸菌(*Escherichia coli*) B群溶連菌 *Klebsiella*属 腸球菌 *Listeria monocytogenes* その他の腸内細菌目細菌(*Proteus*，*Citrobacter*，*Enterobacter*)	早期オンセット感染を起こした微生物 黄色ブドウ球菌(*Staphylococcus aureus*) コアグラーゼ陰性ブドウ球菌 緑膿菌(*Pseudomonas aeruginosa*)や第1選択の抗菌薬に耐性のGram陰性桿菌 *Candida*属

だ。新生児室でみられる感染症のほとんどはこれだ。超早産児や非常にシックな子どもを治療するテクノロジーは発達しているが，それゆえ免疫抑制のある子どもの生存者も増えており，人工呼吸器，血管内カテーテル，経静脈栄養，いろいろな外科的侵襲を必要としている。こうしたすべてが感染の大きなリスクとなるのだ(表 93.1)。広域抗菌薬を新生児室でずさんに使っていると，子どもたちの正常腸内細菌叢の発達が妨げられ，病原体がとりつきやすくなる。最近のデータによると，生後間もなくの抗菌薬治療は新生児壊死性腸炎のリスクを増す。逆に，病院関連ウイルス感染のリスクはウイルスの接触機会が大きく関係しており，子どもの基礎疾患とは関係ない。慢性肺疾患や先天性心疾患のある子は特に RS(respiratory syncytial)ウイルスやヒトメタニューモウイルスによる重症感染を起こしやすい。よって，呼吸器や消化管のウイルスのコミュニティーにおける活動性や播種を防ぐバリアの破綻，特に，病棟内の手洗いのアドヒアランスが悪い場合，がウイルス感染の最重要リスク因子のようだ。

原因微生物

表 93.1 で，早期，晩期の生後敗血症を起こす主な細菌を並べた。新生児で髄膜炎を起こす菌も同じだ。大腸菌(*Escherichia coli*)と B 群溶連菌は，過去の早期オンセット敗血症と髄膜炎の原因のおよそ 80％を占めてきた。B 群溶連菌感染率は 80％減った。これは分娩時の抗菌薬予防が普及したためであり，これで早期の B 群溶連菌疾患は予防されるようになった。

1990 年代初期から，晩期オンセットの敗血症原因菌は変化しており，ブドウ球菌や *Candida* 属といった共生菌が増えている。これは超早産児の生存が増えて，人工呼吸器，中心静脈カテーテル，経静脈栄養，そして広域抗菌薬使用が増えたためのようだ。エンピリックな(経験的)治療は新生児感染の微生物に基づき発表されている情報や，新生児ケアユニットのある病院では保持しておくべき，現地の細菌，真菌分離株に基づき行う。

抗菌薬療法

早期オンセット敗血症のエンピリックな治療

早期オンセット感染の抗菌薬は通常，感染微生物同定の前にスタートする。新生児，特に早産児は通常，感染の典型的な徴候や症状を出せない。よって，複数の疫学上のリスクだけの場合，リスクに加え，非特異的な所見，検査異常がある場合でもたくさんの治療戦略が編み出されてきた。よくあるのが，表 93.1 にリストされたリスク因子の確認だ。重症感染症の可能性として示されるのは，不安定な体温その他のバイタルサインの変化，説明できない高ビリルビン血症，嘔吐，摂食の変化などであり，ちょっと治療が遅れても制御できない敗血症や死に至ることは知っておきたい。こうした方法は病院によっても違うし，住む住民によっても違う。病院のタイプにもよるし，スクリーニングのリソースにもよる。スクリーニング検査としては，白血球数のような血算，成熟細胞に対する幼若顆粒球の割合，赤沈や C 反応性蛋白(C-reactive protein：CRP)，プロカルシトニン，マンノース結合レクチン，血中アミロイド A のような急性期反応，好中球表面接着分子，たとえば CD64 や CD11b のアップレギュレーション，特殊なリンホカインの濃度，たとえばインターロイキン(interleukin：IL)-6，IL-8，そして腫瘍壊死因子 α などであり，どれもがそれなりの陽性，陰性的中率をもつ。

治療は表 93.1 にリストされた菌に活性がある適切な抗菌薬の投与である。しばしば，感染のフォーカスは初期にはわからないが，血管外の感染源がはっきりしない場合，菌血症と髄膜炎を狙って治療する。経験によれば，両者がフォーカスのことが多いからだ。もし肺炎や尿路感染があれば，身体診察かスクリーニング検査，胸部レントゲン写真，尿検査でフォーカスがはっきりするだろう。表 93.2 と表 93.3 では，新生児感染によく使う効果的とわかっている抗菌薬をリストした。推奨量(表 93.3)は吸収，代謝，分布，そして排泄を考慮に入れており，これは大きな子とは異なり，生後すぐにどんどん変化する。

エンピリックな治療は通常，スペクトラムの広いペニシリン系薬とアミノグリコシド系薬か，スペクトラムの広いセファロスポリン系薬を用いる(表 93.2)。多くの小児感染症専門家は今も広域ペニシリン系薬を使う。通常は ampicillin だ。これにアミノグリコシド系薬を併用し，通常は gentamicin だ。この併用療法のよいところは低コストで，使用経験が十分で毒性が低いことである。広域セファロスポリン系薬のよいところは，多くの病原体への活性が強いことと，中枢神経への移行が炎症存在下ではよいことだ。しかし，懸念事項もあり，こうした薬がルーチンで使われた場合の耐性常在菌の発生である。過去に第 3 世代セファロスポリン系薬を用いると，*Candida* 属による侵襲性感染のリスクが増す。また，*Listeria* や腸球菌もまた新生児に感染を起こすが，

表 93.2
新生児敗血症を想定したエンピリックな抗菌薬治療(髄膜炎あるなしにかかわらず)

日齢とオンセット時の子どもの居場所	抗菌薬レジメン	代替案
早期オンセット敗血症	ampicillin と gentamicin [a]	ampicillin と cefotaxime
晩期オンセット敗血症(生後 1 か月まで)		
コミュニティーからの再入院	ampicillin と cefotaxime(か ceftriaxone [b])	ampicillin と gentamicin [a] と，場合によっては cefotaxime(か ceftriaxone [b])
院内で静脈内カテーテルなし	ampicillin と gentamicin [a]	ampicillin と cefotaxime(か ceftriaxone [b])
院内で静脈内カテーテルあり	oxacillin か vancomycin と，gentamicin [a]	vancomycin [a] と cefotaxime(か ceftriaxone [b])

a 投与量は濃度が定常状態になったら，抗菌薬血中濃度に応じて調整する。
b ceftriaxone はアルブミンからビリルビンへの移行を促し，高ビリルビン血症を強くして，胆泥が胆嚢内にできることがある。新生児には注意して使うこと。

表 93.3
よく使う経静脈抗菌薬の新生児感染での投与量 [a]

	日齢<7日		日齢≧7日	
抗菌薬	1日量(kg あたり)	投与回数 / 日	1日量(kg あたり)	投与回数 / 日
ペニシリン系薬				
penicillin G	5万～10万単位 [b]	2～3 [c]	10万～20万単位	3～4
ticarcillin，ticarcillin-clavulanate	150～225 mg	2～3	225～300 mg	3～4
piperacillin，piperacillin-tazobactam	150～225 mg	2～3	225～300 mg	3～4
ペニシリナーゼ抵抗性ペニシリン系薬(oxacillin，nafcillin)	50～100 mg	2	100～200 mg	3～4
ampicillion	50～150 mg	2～3	100～200 mg	3～4
アミノグリコシド系薬				
amikacin [d]	7.5～20 mg	1～2	22.5～30 mg	3
gentamicin [d]	5 mg	2	7.5 mg	3
tobramycin [d]	5 mg	2	7.5 mg	3
セファロスポリン系薬				
cefotaxime	100 mg	2	100～200 mg	3
ceftazidime	100～150 mg	2～3	100～150 mg	3
ceftriaxone	50 mg	1	50～75 mg	1
その他				
clindamycin	10～15 mg	2～3	15～20 mg	3～4
vancomycin [d]	20～30 mg	2	30～45 mg	3
chloramphenicol [d]	25 mg	1	25～50 mg	1～2
aztreonam	60～90 mg	2～3	90～120 mg	3～4
metronidazole	7.5～15 mg	1～2	15～30 mg	2
抗真菌薬				
amphotericin B	0.5～1.0 mg	1	0.5～1.0 mg	1
amphotericin B リピッドフォーム(脂質製剤)，あるいはリポソーム製剤	3～5 mg	1	3～5 mg	1
flucytosine(経口) [e]	100～150 mg	4	100～150 mg	4
fluconazole [f]	3～12 mg	1	3～12 mg	1
抗ウイルス薬				
acyclovir	45～60 mg	2～3	45～60 mg	2～3

a 極小早産児(出生時体重 1,200 g)では，投与間隔を延ばさねばならないことがあり，それに特化した文献参照や薬学の専門家に相談すべきだ。
b 投与量に幅があるときは，髄膜炎があれば高いほうを使うこと。髄膜炎のない敗血症であれば，重症例や，血中抗菌薬濃度が治療域に届いていない場合は高い量を使う。
c 投与回数や投与量に幅があるときは，出生時体重 2 kg 以上であれば，多い回数，高い量を使う。出生時体重 2 kg 未満なら少ない回数，低い量を使う。
d 血中濃度が安定したら，検査で血中抗菌薬濃度を測定し，投与量を決定する。
e 新生児での投与ではデータが乏しい。症例報告などによる。
f 新生児での投与ではデータが乏しい。小児の投与量が記されている。

セファロスポリン系薬に耐性だ。Gram 陰性桿菌の髄膜炎が診断されたら，菌の同定までは ampicillin と広域セファロスポリン系薬を第 1 選択に用いるのはリーズナブルだ。

母体からの *Staphylococcus* の伝播が疑われたときは，抗ブドウ球菌抗菌薬を含めるべきだ。

晩期オンセット敗血症のエンピリックな治療

新生児で晩期オンセットの感染症になりやすいのは，新生児集中治療室(neonatal intensive care unit：NICU)にいるシックな子たちだ。理想的なエンピリックな治療は，病棟の細菌叢，特に過去に感染のあった新生児からの検体，そして患者の特別なリスク因子を考慮に入れている。血管内カニューレを使っておらず，過去に治療歴がないなら，そして患者から過去に gentamicin 耐性 Gram 陰性桿菌が検出されていないのなら，早期オンセット敗血症と同じエンピリック治療を行うのは適切だ（表 93.2）。実際にはそうでないことが多く，他の薬を使うほうが適切なのだが。シックな子は 1 つ以上の血管内カテーテルが挿入され，そうしたものが感染フォーカスだったりする。カテーテル関連感染の最大の原因菌はコアグラーゼ陰性ブドウ球菌と黄色ブドウ球菌（*Staphylococcus aureus*）だ。ペニシリナーゼ抵抗性半合成ペニシリン系薬（oxacillin，nafcillin）がブドウ球菌に対する第 1 選択薬になるのが通常だが，こうした抗菌薬への耐性，たとえば，メチシリン耐性黄色ブドウ球菌（methicillin-resistant *S. aureus*：MRSA）が多くの施設で増えている。施設によっては，NICU での MRSA の高い検出率が報告されている。さらに，コアグラーゼ陰性ブドウ球菌もまた極小早産児では頻度が高く，こうした病原体もまたメチシリン耐性を示しやすい。よって，メチシリン耐性ブドウ球菌が多い施設では，vancomycin をエンピリックな治療として晩期オンセットのカテーテル関連感染に用いて感受性を待つのが理にかなっている。一般にアミノグリコシド系薬が加えられる。もし，子どもが gentamicin 投与下に新たな感染症状を起こしたら，amikacin か第 3 世代セファロスポリン系薬に置換する。

penicillin は B 群溶連菌に使う。ampicillin か ampicillin と gentamicin の併用を *Enterococcus* 属や *Listeria* に用いる。Gram 陰性桿菌には，ampicillin か ampicillin とアミノグリコシド系薬，または第 3 世代セファロスポリン系薬（感受性による）が，別の感染部位がなく，長期治療を要しない場合は 7〜10 日間続けられる。壊死性腸炎による腹膜炎がある場合は，敗血症に推奨されるレジメンに加えて clindamycin を追加することがよいかもしれない。ブドウ球菌や嫌気性 Gram 陰性桿菌の治療のためである。治療期間は治療への反応による。

もし緑膿菌（*Pseudomonas aeruginosa*）が原因菌らしいときは，tobramycin が gentamicin よりも好まれる。活性がより高いからだ。広域 β-ラクタムである ceftazidime や piperacillin-tazobactam もまた *Pseudomonas* 属に用いられる。gentamicin 耐性 Gram 陰性桿菌が原因の感染が起きたばかりの病棟なら，amikacin や netilmicin が選択すべきアミノグリコシド系薬だ。理想的には，新生児の治療病床はすべて単離された病原体をモニターし，エンピリックな治療はこのデータを参照すべきだ。

血液や閉じた空間から *Candida* が単離されたときは，すぐに抗真菌薬治療を始めなければならない。カンジダ血症では，最初に血管内カテーテルを抜去し，amphotericin B かリピッド関連の amphotericin のどれかを用いる。菌種がわかったら，感受性があれば fluconazole などのアゾール系薬を用いてもよい。異論のあるところではあるが，fluconazole 予防が新生児の *Candida* 感染症，カンジダ血症を NICU で減らすというエビデンスはある。現段階では，fluconazole 予防（3〜6 mg/kg/ 日を週 2 回）は出生時体重 1,000 g 未満で，*Candida* 感染頻度の高い病床で主に推奨される。

敗血症の補助的治療

抗菌薬治療に加え，敗血症の子どもには集中治療が必要だ。水，電解質，代謝，栄養，呼吸，循環，腎臓，そして血液などの問題をチェックしてケアを提供する。体外治療には，持続腎代替療法（continuous renal replacement therapy：CRRT），血漿除去技術，体外式膜型人工肺（extracorporeal membrane oxygenation：ECMO）が新生児の敗血症治療に試みられてきた。最も経験値が高いのは ECMO であり，難治性敗血症性ショックのある新生児治療で成功を収めてきた。新生児の免疫応答を支持，向上する治療の使用は論議のあるところである。交換輸血，重篤な好中球減少や骨髄不全があるときの濃厚白血球輸血，商用血管内免疫グロブリン製剤，臓器特異的免疫グロブリン製剤はどれも効果がないか，プラセボよりもちょっとましなくらいだ。造血成長因子，たとえば，顆粒球コロニー刺激因子（granulocyte colony-stimulating factor：G-CSF）や顆粒球マクロファージコロニー刺激因子（granulocyte-macrophage colony-stimulating factor：GM-CSF）を好中球減少のある新生児敗血症に試用した研究があるが，結果は微妙なものだった。こうした治療は現在のところ推奨はされていない。ステロイドは新生児の敗血症や髄膜炎に効果があるという根拠が乏しい。

他の感染部位の治療とマネジメント

髄膜炎

髄膜炎を治療するときは，抗菌薬によっては量を増やす。中枢神経組織や髄液では血液脳関門のために抗菌薬の濃度が下がるためだ。殺菌性抗菌薬が静菌性抗菌薬よりも好まれる。ルーチンでの髄腔内，脳室内抗菌薬投与はアウトカムを改善しない。脳室内投与は通常の抗菌薬で耐性菌が除去できないときに必要になることがある。

ampicillin に加えて gentamicin や cefotaxime が新生児の髄膜炎のエンピリックな治療としては推奨される。cefotaxime は ceftriaxone よりも好まれる。後者は蛋白結合が強く，血中のフリーのビリルビンを増やすことがあるからだ。合併症や菌排除の遅れは新生児では Gram 陰性桿菌の髄膜炎でより多い。これは年齢が上がった小児で通常の細菌による髄膜炎のものと比較するとそうなのだ。桿菌の髄膜炎治療を受けている子の評価では，腰椎穿刺を 48 時間ごとに，髄液が無菌化するまで繰り返すことが推奨されている。抗菌薬効果をモニターするためだ。繰り返し培養が陽性になるときは抗菌薬変更を要するという，あるいは画像で脳膿瘍などのフォーカスを探すべきというシグナルだ。合併症がなければ，抗菌薬は通常 3 週間用いる。B 群溶連菌の髄膜炎では，臨床的によくなっていて合併症もなければ，腰椎穿刺を，再度行う価値はほとんどない。B 群溶連菌の髄膜炎の penicillin や ampicillin 耐性はまだ報告されていない。治療期間は 2，3 週間だ。水頭症は残念ながら新生児の髄膜炎によくある合併症である。通常は重篤な脳室炎と関連している。必要ならば，治療期間を通じて頭部周囲径をモニターしたり，頭部の超音波検査を繰り返すのが大切だ。脳室サイズが増している子どもは脳外科医に評価してもらわねばならない。現段階では，追加のステロイドが新生児髄膜炎に安全かつ有効であることを示すデータはない。

肺炎

新生児の肺炎は出産前に起きることもある。早期オンセットの敗血症に絡むこともあるし，非感染症呼吸器疾患，たとえば，呼吸窮迫症候群や胎便誤嚥の合併症として発症することもある。あるいは人工呼吸器関連の院内肺炎としても。早産児で生後1か月以上の場合，早産児の慢性肺疾患が起きることがあり，これは感染症だとは特定できていない。下気道組織や質のよい喀痰が微生物学的な診断に寄与するのはまれだ。したがって，単体の感染症としての肺炎の最良の治療についてはほとんど情報がない。一般に，細菌病原体は早期，晩期の敗血症と同じであり，よってエンピリックな抗菌薬治療も同じだ。抗菌薬は通常，10〜14日間投与され，まれなブドウ球菌の肺炎のときは21日まで延長する。さらに，母体由来の菌，たとえば *Chlamydia trachomatis* は，erythromycin か sulfisoxazole で治療できる。陰部の *Mycoplasma*，たとえば *Mycoplasma hominis* や *Ureaplasma urealyticum* には確定した治療法はないが，こうした肺炎も起きうる。*U. urealyticum* はマクロライド系抗菌薬で治療したという報告はあるが，効果を確定するようなエビデンスはほとんどない。

尿路感染

経皮膀胱穿刺が汚染を回避しながら培養する最良の方法だ。膀胱カテーテル挿入も悪くないが，尿路の汚染をより起こしやすい。尿と血液から同じ菌が同定されたとき，それが尿が最初の感染フォーカスなのか，血液から降りてきたのかははっきりしない。尿路に解剖学的な明らかな異常でもあれば別だが。晩期発症の尿路感染は先天奇形か尿路にデバイス挿入，あるいは特発性で明らかな原因がわからない場合もある。初期抗菌薬治療は新生児敗血症と似ている（**表93.2**）。病原体が同定されたら，**表93.3** にリストされた抗菌薬から1つ選んで，感受性に応じて選んだ抗菌薬で治療を続行する。経口抗菌薬の吸収は予測し難く，治療は一般に経静脈的に投与して行う。10〜14日の治療を，腎臓に濃縮しやすく，かつ腎排泄性の抗菌薬を用いて行うのが一般的だが，新生児は年齢が高い患者同様，閉塞，異物，不完全な排尿があると治療への反応がよくなかったり再発したりする。新生児の尿路感染では先天奇形が多く，また膀胱尿管逆流も多いため，評価，マネジメントには画像検査を入れる。

骨感染

化膿性関節炎と骨髄炎が新生児に起きるとき，それは通常，菌血症の成れの果てである。*S. aureus* が最もよく検出される菌で，B群溶連菌や Gram 陰性好気性菌，特に *E. coli* もみかける。*S. aureus* の新生児骨感染はしばしば破壊的で，のちに身体障害の原因となることが多い。また，感染巣が多発することもあり，完全に出来ていない骨端板が破れて突き抜けることもある。MRI は関節炎や骨髄炎の評価に有用だ。早産児の代謝性骨疾患があるとレントゲン写真の解釈が難しくなるからだ。エンピリックな治療は敗血症同様だが，*S. aureus* に活性のある oxacillin や nafcillin（あるいは MRSA が疑わしいときは vancomycin）を追加すべきだ。マネジメントとしては感染骨や感染関節の吸引を行い，吸引が不十分な場合は開放ドレナージも考慮する。治療期間は化膿性関節炎では少なくとも3週間，骨髄炎では最低4週間である。もっと長い治療も必要になることがあり，これは菌排除に時間がかかる場合，後で2つ目の感染巣が出現した場合，変わった菌，その他の合併症があるときなどがそうである。新生児の骨感染については経口薬の経験はほとんどなく，この経路からの治療は推奨できない。

ウイルス感染

単純ヘルペス感染

新生児のヘルペス感染は母体の陰部から胎児に，通常は分娩時に，しかしまれに子宮にいるときの上行感染として起きる。発生頻度はおよそ3,000〜5,000出産に1回だが，発表されるデータにかなりのばらつきがある。再発性ではなく，初発の陰部ヘルペス病変が分娩時にある母親の場合は，とてもリスクが高いが，母親が陰部ヘルペスがあると気づいていないこともしばしばだ。潜伏期は通常，生後3，4日から1か月だ。ほとんどの新生児ヘルペス感染は単純ヘルペスウイルス2型による。新生児ヘルペスのプレゼンは，(1)皮膚，眼，粘膜だけの水疱病変，(2)中枢神経感染だけ，(3)播種性内臓感染などである。この3つが組み合わさることもある。重症度，予後は播種性内臓疾患で最も悪く，いちばんよいのが皮膚疾患だ。

acyclovir が選択すべき抗ウイルス薬だ。比較的重症な子で，感染早期に治療された場合の効果がいちばん大きい。推奨投与量は昔に比べて高くなった。通常の満期産の子なら60 mg/kg/日を8時間おきに分割して投与する。治療の最適期間は不明だが，昔の研究では10日間使っていた。多くの臨床家はこれを14〜21日まで延ばしている。21日というのは播種性疾患があったり中枢神経感染がある場合だ。これは短期間治療だと再発が多いという報告による。専門家によっては，腰椎穿刺を繰り返してポリメラーゼ連鎖反応（polymerase chain reaction：PCR）を繰り返し，髄液 PCR が陰性になるまで治療を延長している。

サイトメガロウイルス（CMV）感染

サイトメガロウイルス（cytomegalovirus：CMV）感染が新生児に起きるとき，これは通常，妊娠中の母体からの感染だ。しかし，CMV は分娩時や分娩後に子に感染することもある。先天性 CMV 感染の診断は培養などでウイルスを尿，血液，その他の組織から生後3週間までに検出して行う。多くの検査室では迅速培養技術を用いており，同時に前初期あるいは初期 CMV 抗原に対する抗体を用いて直接免疫蛍光染色を併用する。しかし，PCR に取って代わられたラボもある。PCR と定量血中アンチゲネミア検査は高年齢の免疫抑制者のフォローには有用だが，新生児感染の確定や治療のフォローにも有用かもしれない。

多くの抗ウイルス薬が CMV 感染に用いられる。ganciclovir，valganciclovir，foscarnet，cidofovir，そして CMV 免疫グロブリンなどである。しかし，こうした薬剤の先天感染への治療経験は限定的だ。ある研究によると，有症状の先天性 CMV 感染のある子で中枢神経合併が明らかな場合，ganciclovir 6 mg/kg を静脈内に12時間おきで6週間治療すると，未治療のコントロール群に比べて6か月後の難聴が少なくなり，12か月後の発達遅延が減ることがわかった。骨髄抑制やその他の長期作用，たとえば胚細胞毒性や発がん性が懸念され，多くは先天性 CMV 感染で中枢神経合併のある者への ganciclovir の治療を躊躇している。最近の研究では，先天性 CMV 疾患治療に対して，経口 valganciclovir の6か月治療のほうが6週間よりもよかったことが示された。

水痘帯状疱疹ウイルス

水痘に罹患している母体から生まれた子は，母体の病変が分娩5日前から分娩2日後までに現れていたのなら，水痘帯状疱疹ウイルス(varicella-zoster virus：VZV)による圧倒的な感染症発症の危険がある。なぜかというと，この期間にウイルス曝露した子は，大量のVZVを胎盤を通じて血中に送り出された可能性があるからだ。子宮内で母体からの抗体を胎盤を通じて受け取った子は軽症の感染になることが多い。産後曝露を受けた子も軽度の水痘になる。VZVに上記の最重要な周産期に曝露された場合は，水痘帯状疱疹ウイルス免疫グロブリン(varicella-zoster immunoglobulin：VariZIG)125単位(1バイアル)か免疫グロブリンを静脈から分娩後，あるいは曝露後，可及的すみやかに注射することが推奨される。重篤な周産期のVZV感染を発症した新生児もまた，acyclovir 45 mg/kg/日を3回に分けて，5〜7日で治療可能だ。

ウイルス性肺炎

RS(respiratory syncytia)ウイルス，インフルエンザウイルス，パラインフルエンザウイルス，アデノウイルスが重症呼吸器疾患を新生児に起こすことがあり，診断はウイルス培養や迅速抗原検査で行う。一般に，抗菌薬治療は使わない。ribavirin吸入は昔の研究では子のRSウイルス関連の細気管支炎罹患期間を短くするようにみえたが，ルーチンでの使用はもはや推奨されない。のちの研究でribavirinの効果に疑問がもたれ，これは年齢の上がった子どもでも同様だったからだ。

文献

Bizzarro MJ, Raskind C, Baltimore RS, Gallagher PG. Seventy-five years of neonatal sepsis at Yale: 1928–2003. *Pediatrics*. 2005;116:595–602.

Camacho-Gonzalez A, Spearman PW, Stoll BJ. Neonatal infectious diseases: evaluation of sepsis. *Pediatr Clin North Am*. 2013;60: 367–389.

Kimberlin DW, Lin CY, Sanchez PJ, et al.; National Institute of Allergy and Infectious Diseases Collaborative Antiviral Study Group. Effect of ganciclovir therapy on hearing in symptomatic congenital cytomegalovirus disease involving the central nervous system: a randomized, controlled trial. *J Pediatr*. 2003;143:16–25.

Kimberlin DW, et al. Six months versus six weeks of oral valganiclovir for infants with symptomatic congenital CMV disease: results of a Phase III, randomized double-blind placebo-controlled study. Presented ID Week 2013. San Francisco, CA, October 2–6 2013 (Abstract LB-1).

Pickering L, ed. *Red Book: Report of the Committee on Infectious Diseases*, 29th edn. Elk Grove Village, IL: American Academy of Pediatrics; 2012.

Pinninti SG, Kimberlin DW. Maternal and neonatal herpes simplex virus infections. *Am J Perinatol*. 2013;30:113–119.

Plosa EJ, Esbenshade JC, Fuller MP, Weitkamp JH. Cytomegalovirus infection. *Pediatr Rev*. 2012;33:156–163.

Polin RA; Committee on Fetus and Newborn. Management of neonates with suspected or proven early-onset bacterial sepsis. *Pediatrics*. 2012;129:1006–1015.

Remington JS, Klein JO, Wilson CB, Nizet V, Maldonado YA. *Infectious Diseases of the Fetus and Newborn Infant*, 7th edn. Philadelphia, PA: Saunders; 2011.

Whitley RJ. The use of antiviral drugs during the neonatal period. *Clin Perinatol*. 2012;39:69–81.

94 妊娠と産褥期：感染リスク

■著：Raùl E. Istùriz, Jorge Murillo
■訳：岩田健太郎

妊娠中と産褥期に起きる感染症は，母体，胎児，新生児に特殊なリスクをもたらす。いかなる介入もその副作用の可能性を勘案して評価せねばならない。

尿路感染

妊婦では，最初の出生前受診で尿培養が推奨されている。尿培養が陽性ならば治療しなければならない。

短期間(3日間)の抗菌薬治療が無症候性細菌尿排除には通常効果的だ。ペニシリン系薬，セファロスポリン系薬，aztreonam，ertapenem，imipenem，そしてmeropenemは安全と考えられている。スルホンアミド系薬(ST合剤など)は第1三半期と分娩前には回避する(核黄疸のためだ)。

推奨治療薬はamoxicillin 500 mg経口で1日3回，amoxicillin-clavulanate 875 mg 1日2回，nitrofurantoin 100 mg 12時間おき，sulfisoxazole 500 mg 1日3回，セファロスポリン系薬のcefuroxime axetil 250〜500 mg 12時間おき，cefpodoxime 100 mg 12時間おきなどを使うことができる。fosfomycin 3 g経口 単回使用も他の長期使用の薬と比べても効果的だったことが示されている。

尿培養は治療後1週間で再提出し，その後，妊娠中は毎月行う。分娩までの抑制療法も持続する細菌尿が2回以上の治療でも残っている場合は推奨されている。

急性膀胱炎の場合，膿尿がほとんどの患者でみられる。尿培養は提出すべきだ。患者は，腎盂腎炎を示唆する症状がない場合は3〜7日間治療する。無症候性細菌尿のところで提案したレジメンと同じ抗菌薬を使えばよいだろう。キノロン系薬は妊婦には禁忌である。フォローの尿培養を治療後1週間でとる。再発例では，妊娠期間中ずっとの抗菌薬予防を考慮する。

急性腎盂腎炎が想定診断のときには，我々は妊婦を入院させる。尿と血液の培養をとり，静注抗菌薬で患者が24時間解熱し続けるまで治療する。それから経口治療を使ってもよく，10〜14日間の治療を完遂する。48時間以上熱などの症状が続く場合は，尿路の画像検査を行い，尿培養も繰り返すべきだ。抗菌薬予防を再発性腎盂腎炎では考慮する。そして，妊娠期間中は尿培養を定期的に繰り返す。

急性腎盂腎炎のエンピリックな(経験的)治療としては，ceftriaxone 1 g静注 24時間おき，ceftazidime 2 g静注 8時間おき，cefepime 2 g静注 12時間おき，piperacillin-tazobactam 4.5 g静注 8時間おき，ertapenem 1 g 筋注24時間おき，meropenemやaztreonamを1〜2 g静注 8時間おきなどがある。我々は可能な限り，アミノグリコシド系薬の使用は避けている。

早期破水と羊膜内感染

早期破水(premature rupture of fetal membranes：PROM)は子宮収縮と陣痛が始まる前，いつでも起きうる。絨毛羊膜に起きる不顕性感染と炎症が圧倒的に多い。羊膜内感染(intra-amniotic infection：IAI)はPROM女性の40〜75%を占め，これは膜，羊水，胎盤，そして子宮の感染だ。これは妊娠30週未満の早期産の50%を占めている。

母体の発熱や頻脈，胎児の頻脈がIAIのよくある徴候だ。母体の白血球増加も多い。母体の菌血症が最大10%で起きるが，毒性の強い菌が原因になることが多い〔大腸菌(*Escherichia coli*) 15%，B群溶連菌 18%〕。異常分娩，帝王切開の必要，出血，創部感染，子宮内膜炎が母体側の合併症だ。児の側の合併症には，敗血症，肺炎，呼吸窮迫，脳室内出血，アプガースコア低値などがある。

IAIが疑われたら，羊水穿刺を行う。羊水は好気性菌(B群溶連菌，*E. coli*，腸球菌)や嫌気性菌(*Peptostreptococcus*, *Bacteroides*, そして*Fusobacterium*属，*Gardnerella vaginalis*, さらには*Mobiluncus*属)を狙って培養する。サンプルのGram染色は48%の感度と99%の特異度をもち，他に糖(15 mg/dL未満なら感度が高い)，白血球数(30/mm^{3}以上)，白血球エステラーゼ活性(わずかに陽性，あるいはそれ以上)，そして羊水サイトカインの測定〔インターロイキン(interleukin：IL)-1a，IL-6，IL-8，腫瘍壊死因子(tumor necrosis factor：TNF)〕も同時に測定できる。抗菌薬はすぐに投与する。ampicillin 2 g 静注で6時間おきに加え，gentamicin 5.1 mg/kg 1日1回，これを分娩後1回まで使う。clindamycin 900 mg 静注8時間おきも帝王切開時の臍帯クランピングを行った後に子宮内膜炎を減らすために投与できる。他にも，ampicillin-sulbactam 1.5〜3 g 6時間おきや，piperacillin-tazobactam 3.375〜4.5 g 6時間おきなども使える。重症感染症，基質拡張型β-ラクタマーゼ産生Gram陰性菌のような耐性菌がある場合は，カルバペネム系薬を使ってもよい(meropenem，doripenem，ertapenem)。

妊娠中の抗酸菌感染

妊婦の活動性結核の診断・治療は，妊婦でない人のそれと同じステップを踏む。ヒト免疫不全ウイルス(human immunodeficiency virus：HIV)血清学的検査は必須である。精製ツベルクリン蛋白体(purified protein derivative：PPD，ツベルクリン検査)は妊婦に安全かつ正確だ。多剤耐性を疑わない場合，初期治療は

isoniazid(と pyridoxine 50 mg/日)，rifampicin，そして ethambutol を2か月で，その後，rifampicin と isoniazid を7か月だ。isoniazid は妊娠中に母体の肝毒性を増すことがある。pyrazinamide は米国ではルーチンの使用は推奨されていない。エキスパートに相談するのがよい。

潜在性結核感染(latent tuberculosis infection：LTBI)は第1三半期でも治療を始めてよい。isoniazid 5 mg/kg/日，最大量 300 mg を9か月である(pyridoxine をかませる)。あるいは rifampicin 600 mg/日を4か月である。授乳をやめなくてもよい。

妊婦の後天性免疫不全症候群(acquired immunodeficiency syndrome：AIDS)患者であれば，*Mycobacterium avium* complex(MAC)の播種性疾患治療は難しい。azithromycin〔食品医薬品局(Food and Drug Administration：FDA)ではカテゴリー B〕がマクロライド系薬では好まれる MAC 予防薬であり，治療薬だ［訳注：FDA による，妊婦に対する医薬品の安全性分類。A，B，C，D，X の順に安全性が高い。各薬剤の個別的，具体的リスクに乏しいという理由で2015年に廃止された］(「155章　結核」，「156章　非結核性抗酸菌」参照)。ここでもエキスパートにコンサルトするのがよい。

妊娠とマラリア

妊婦は高レベルの寄生虫血症，重篤な感染になりやすく，死亡率も高い。胎児は低体重(low birth weight：LBW)，早産，死産，先天疾患のリスクが高い。マラリア曝露は避けるべきで，診断した場合は即座に治療する。薬剤耐性マラリア原虫の地域分布，臨床像，検査診断は「199章　マラリア」で述べたのと同じだ。我々はすべてのマラリアに罹患した妊婦は入院すべきと考える。すべての抗マラリア薬に，胎児毒性の可能性がある。chloroquine phosphate は血中の分裂体を殺すが，経口予防薬〔500 mg(塩基で 300 mg)を週1回，曝露可能性の1週間前から内服，曝露回避の4週間後まで継続〕の，そして治療薬〔1 g(塩基で 600 mg)すぐに，その後，500 mg を6時間以内に，そして 500 mg を1日1回で2回追加〕の第1選択肢だ。一般的に安全で効果的だと考えられている。例外は，chloroquine 耐性熱帯熱マラリア(*Plasmodium falciparum*)だが。妊婦は chloroquine を週1回，妊娠終了まで内服し，その後，primaquine を飲んで肝臓にいるかもしれない休眠体を排除することも可能だ。mefloquine は他の抗マラリア薬よりは安全みたいだが，死産，低体重(LBW)，そして神経精神，心臓の副作用が懸念される。テトラサイクリン系薬は妊娠中は禁忌だが，静注 clindamycin(10 mg/kg，その後，5 mg/kg を8時間おき)は代替案だ。artesunate と clindamycin は妊娠期間のいずれにおいても使える。第2三半期，第3三半期の場合，artemisinin ベースの併用療法は効果的とわかっており，優先的に用いるかもしれない。atovaquone(250 mg)と proguanil(100 mg)の併用は chloroquine や mefloquine 耐性 *P. falciparum* にもとても効果的だが，妊娠時のデータが乏しい。atovaquone-proguanil と artesunate の併用療法が多剤耐性 *P. falciparum* 感染にレスキュー療法として試みられ，うまくいったことがあり，かつ毒性もなかった。小規模の研究によると，artemisinin ベースの抗マラリア薬は使いやすいという。quinine sulfate や quinidine gluconate に，場合によっては clindamycin をかませる方法も代替案だが，バイタルサインや血糖値，心電図を継続的にモニターせねばならない。第2，第3三半期の重症マラリアでは，静注 artesunate が quinine / quinidine よりも好まれる。治療は手持ちにあり使いやすいものをできるだけ早く用いる。交換輸血も妊娠中の重症マラリアには使えるかもしれないが，その利益については議論のあるところだ。

妊娠中は，chloroquine 単独や，proguanil との併用が，まだ効果が残っている地域での予防としては好ましい。そうでない場合は，mefloquine も使ってもよい。doxycycline や primaquine は使うべきでない。妊婦はマラリア流行地域を訪問すべきでなく，それが不可能ならば予防薬の内服，その時々の予防的治療，殺虫剤塗布の蚊帳の使用など，蚊対策をしっかり行うのが重要である。

トキソプラズマ症

トキソプラズマ症に妊娠中に罹患したとき，すぐに治療するのはなぜかというと，胎児感染を減らすためである。母体の診断がついたら，spiramycin(これはマクロライド系抗菌薬で erythromycin に似た抗菌スペクトラムをもつ)が胎児への感染をおよそ60%減らす(1 g 経口で1日3回内服)。本薬は米国では FDA を通じて入手可能で，分娩まで継続する。胎児感染が起きなかったという前提のもとでだ。胎児感染が確認されたら，経口 pyrimethamine 25 mg/日と，sulfadiazine 4 g/日のほうがベターなので，folinic acid 10 mg/日と共に診断がつき次第開始する。胎児感染確認の方法は羊水ポリメラーゼ連鎖反応(polymerase chain reaction：PCR)で *Toxoplasma gondii* DNA を妊娠18週の時点で確認して行う。

過去に検査陰性だった女性には，血清スクリーニングを妊娠前か，最初の妊婦健診で，そして妊娠22週で，最後に満期前に行う。検査が陽性になれば，急性型の免疫グロブリン(immunoglobulin：Ig)M(大きなラボで行う)，IgA あるいは IgE が最近の感染を証明し，治療を必須なものとする。trimethoprim-sulfamethoxazole(ST 合剤)の維持療法をニューモシスチス肺炎〔*Pneumocystis jirovecii*(*carinii*)pneumonia：PCP〕予防のように行えば，トキソプラズマ症を防げるかもしれない。

陰部単純ヘルペスウイルス感染

母子伝播は，経腟分娩中の直接接触で起きる。上行感染，つまりは経胎盤感染もまれに起きる。acyclovir は安全性に優れた抗ウイルス薬だが，妊娠中にも用いられ，第1三半期にも使える。valacyclovir と famciclovir についても臨床経験値が増している。

一次(初期)感染が陰部に起きた場合，acyclovir 400 mg 経口1日3回で10〜14日間治療する。症状がある再発性陰部単純ヘルペスが妊娠中に起きたら，400 mg 経口1日3回で治療する。36週からなら分娩まで投与する。早期破水が31週かそれ以前に起き，かつ活発な陰部ヘルペス病変がある場合は，妊婦のマネジメントは必須である。acyclovir 治療が病変部位の存続期間を短くする可能性があるが，データは多くない。

新生児ヘルペスの最大のリスクは分娩時に母体がウイルスを排出することにある。第3三半期最大のヘルペス感染はこうして起きるのだ。さらにリスク因子としては，21歳未満の母体，胎児頭部電極の使用などがある。帝王切開ですべての新生児感染が防げるわけではないが，陰部ヘルペスの既往があり，活動性陰部病変があるか，外陰部の痛みがある，あるいは分娩時に焼けつく感じがある場合，帝王切開を勧めるべきだ。

再発性ヘルペス病変の既往があり，分娩時に病変がない場合には予防的帝王切開は必要ない。そのような女性には acyclovir 予防を36週から行うほうが，帝王切開よりはよい。

分娩時の抗ウイルス療法使用については議論のあるところだ。抗ウイルス薬はウイルスの排出を減らすことができ，新生児への曝露も減る。が，データは不足しており，このアプローチをとるかどうかは個々のケースによる。無症候性の母体の分娩時の治療の利益はわからない。分娩後，早期感染のある子，あるいはその疑いが強い場合はすぐに隔離して治療する。

妊娠時の予防接種

毎年の不活化インフルエンザワクチンは妊娠中も必要だ。Tdap (tetanus, diphtheria, and acellular pertussis：破傷風・ジフテリア・無細胞百日咳)も過去の接種からの間隔に無関係に妊娠のたびに推奨される。肺炎球菌ワクチンも，もし他のリスク因子があれば接種してよい。髄膜炎菌と肝炎ワクチンも医学的・疫学的必要に応じて使う。生ワクチン，たとえば水痘，帯状疱疹，そしてMMR(measles, mumps, and rubella：麻疹，ムンプス，風疹)などは禁忌である。常に，最新のワクチン推奨やアップデートを参照すること。

インフルエンザ

妊婦がインフルエンザになると，合併症のリスクは増す。ワクチンは母体，胎児を6か月守る最良の防御法だ。米国疾病対策センター(Centers for Disease Control and Prevention：CDC)はインフルエンザをすべての妊婦，インフルエンザシーズン中に妊娠予定の女性に，三半期にかかわらず推奨している。生弱毒インフルエンザワクチン(経鼻)は妊娠中は使ってはならない。3価もしくは4価のワクチンを使うべきだ。

妊娠中の診断は臨床的に行い，治療は発症から2日以内に行う。もっとも，その後に治療しても利益があると示唆するデータもある。インフルエンザの治療は胎児へのリスクを考えるとずっと価値がある。分娩後2週以内の女性もまたすぐに治療すべきだ。妊婦でインフルエンザを疑ったら，抗ウイルス薬で治療すべきで，これはワクチン接種歴とは無関係だ。ワクチンは100%効果的というわけではないからだ。

oseltamivir と zanamivir は，2009年以降ほとんどのインフルエンザウイルスにおいて感受性を残す抗ウイルス薬だ。どちらも妊娠カテゴリーCの薬だが，出生前にこうした薬に曝露しても胎児リスクが増すというデータはない。

oseltamivir は吸入 zanamivir よりも好ましい薬で，それは妊婦での使用経験が豊富だからだ。oseltamivir の投与量は75 mg経口で12時間おきで，zanamivir だと10 mg(2吸入)を12時間おきで，5日間治療する。5日治療しても症状がきついままなら治療期間を伸ばす。抗ウイルス予防も妊婦や分娩2週間以内の女性には考慮する。zanamivir は妊娠時の予防時には第1選択薬で，それは全身に吸収されにくいからだ。二次性呼吸器合併症がみられることがあり，特に喘息患者で多い。予防での推奨量は zanamivir 10 mg(2吸入)1日1回を10日間か，oseltamivir 75 mg 経口1日1回を10日間である。第1三半期に発熱したら，acetaminophen を抗ウイルス療法に加えるべきだ。

ヒト免疫不全ウイルス(HIV)感染

妊娠中の抗レトロウイルス療法には2つの異なる問題がある。母体のHIV感染予防と，出生前の伝播予防だ。抗レトロウイルス療法で妊婦を治療すると，HIVウイルス価を下げ，検出感度以下にし，周産期感染リスクを治療なしの25～30%から2%未満にまで減らす。よって，併用抗レトロウイルス療法はすべてのHIV感染のある妊婦に必要で，ベースのCD4値やHIVウイルス価は関係ない。治療のゴールは最も感度の高い方法でHIVウイルス価を検出感度以下に下げることだ。妊娠中は避けねばならない抗レトロウイルス薬もある。例としては，efavirenz があり，これは催奇形性の問題がある。didanosine や stavudine(sanilvudine)は現在ある好ましいヌクレオシド逆転写酵素阻害薬(nucleoside reverse transcriptase inhibitor：NRTI)よりも毒性が強い。nevirapine は非ヌクレオシド逆転写酵素阻害薬(non-nucleoside reverse transcriptase inhibitor：NNRTI)だが，CD4値が250/mm^{3}以上の女性で肝毒性をもつ。HIVの周産期伝播を防ぐための抗レトロウイルス薬の使用の推奨については定期的なアップデートがあり，読者は最新のガイドラインを参照されたい。

HIV感染妊婦で抗レトロウイルス療法を行い，ウイルス抑制に失敗した場合，どうしたらよいかはっきりした推奨はない。raltegravir は妊娠後期に用いられてきたが，安全性と有効性のデータは症例報告程度である。分娩時のケアでは静注の zidovudine を予防的に行い，これは母体のウイルス価による。もし抗レトロウイルス薬の併用でウイルス価が400コピー未満/mLのときは，静注 zidovudine はもはや必要ない。しかし，もしウイルス価が400コピー/mL以上のときは，あるいは分娩のときそれが不明ならば，静注 zidovudine は分娩中に必要だ。これは分娩法や抗レトロウイルスのレジメンとは無関係にそうである。静注 zidovudine の陣痛時，分娩時，あるいは帝王切開前の使用(手術3時間前にスタート)は以下の投与量で始める。2 mg/kg 点滴でローディングし，その後，持続静注で1 mg/kg/時で出産まで行う。他の抗レトロウイルス薬は予定どおり継続し，破水から分娩までの時間を最小限にする。そのために陣痛刺激する。さらに，分娩近くなってウイルス価が1,000コピー/mL以上の患者すべてに，妊娠38週での帝王切開も推奨されている。

パルボウイルスB19感染

妊娠中のパルボウイルスB19感染は垂直感染を起こし，胎児の心不全，貧血，胎児水腫，そして死亡の原因となる。

妊婦はパルボウイルス感染の症状がある者との接触があればすべて，IgMとIgG抗体検査を行うべきだ。IgM陽性で，妊娠20週以降の場合は，毎週の超音波で急性感染から少なくとも8週間は胎児水腫がないかモニターする。胎児水腫が発症したら，通常，母体のIgM抗体は陰性だ。もし，妊婦が最近パルボウイルスB19曝露があり，IgMとIgGが陰性のときは，母体の血液でパルボウイルスB19 DNAを検査すべきだ。こちらのほうが感度が高いからだ。パルボウイルスB19の効果的な薬はなく，感染者と接触を避けるのも難しい。症状が出る前から感染性をもっているからだ。手洗い，飲食物や調理器具の共有禁止で伝播は減るかもしれない。

分娩後の子宮内膜炎

子宮腔の感染は今でも分娩後発熱の重要な原因だ。発熱，頻脈，子宮の圧痛を反映した恥骨上痛，そして子宮頸部からの膿性物質が特徴的所見だ。膿性悪臭を伴う悪露と子宮退縮不全もまたみられることがある。38℃以上の熱が分娩24時間から10日以内に起きるときは大きな問題である。子宮内膜培養はルーチンでは行わない。汚染なしにサンプルを子宮頸部から採取するのは難しいからだ。過去にやっていなければ，頸部培養で淋菌培養とクラミジア核酸増幅検査も行うべきだ。血液培養，尿培養も行う。

早期オンセットで感染を疑うときはA群溶連菌を疑う。分娩3〜7日なら腸管内の細菌，嫌気性菌を考え，晩期で7日以降，場合によっては14日経っても*Chlamydia*感染を示唆する。帝王切開，特に陣痛後の帝王切開だと子宮内膜炎を起こしやすい。

超音波やCTが特徴的な腫瘤をみつけるかもしれず，特に触ることができれば吸引などの手技を選択できる。治療としては，骨盤内容物，必要なら子宮のドレナージだ。初期抗菌薬治療はエンピリックなもので，好気性菌，嫌気性菌をカバーする広域なものを用いる。

clindamycinとgentamicinはよく使われる。代替案として，似たような効果があるものには，piperacillin-tazobactamやカルバペネム系薬(imipenem，meropenem，doripenem，あるいはertapenem)がある。doxycyclineを，*Chlamydia*が疑われたり確認されたときは追加してもよい。治療は患者が臨床的に改善し，無熱になって少なくとも24時間は行う。静注治療がうまくいった後では，経口抗菌薬はめったに使わない。もし菌血症があれば，少なくとも7日間の抗菌薬治療が推奨され，適切な経口抗菌薬があればそちらにスイッチする。治療から48〜72時間で解熱が期待できる。熱が持続する場合は，耐性菌，膿瘍，治療濃度に達していない，あるいは化膿性骨盤内血栓性静脈炎があるのかもしれない。

帝王切開

帝王切開後の感染リスクは経腟分娩よりも高い。創部感染は通常，術後4〜7日で起き，傷の感染がこうした患者の2.5〜16%で診断される。退院患者では，皮下の血腫が感染のリスク因子の主なものである。A群あるいはB群溶連菌が早期感染の通常の原因で，発熱と蜂窩織炎として発症する。黄色ブドウ球菌(*Staphylococcus aureus*)，腸内細菌，腟内細菌叢による感染はたいていその後で起きる。膿瘍のある創部はドレナージ，デブリードマン，洗浄が必要で，創部吸引治療もまた，局所の感染がコントロールされたら有用なことがある。水が溜まっていなければ，創部の蜂窩織炎は広域抗菌薬単体で治療もできる。

重症感染症では，特に深部組織への波及が疑われた場合には，*S. aureus*〔メチシリン耐性黄色ブドウ球菌(methicillin-resistant *S. aureus*：MRSA)など〕や手術部位の細菌叢をカバーする広域抗菌薬をすぐに始める。vancomycinやdaptomycinでよいだろう。深部骨盤部位の感染は分娩後の子宮内膜炎のところで述べた。

授乳時の乳腺炎

急性乳房感染が授乳時に起きると，発熱，乳房の不快感がみられ，授乳時の女性の2〜10%にこれが起きる。リスク因子としては，乳首の擦過やひび割れ，不適切な搾乳による長期の片側だけの乳房の張り，過去の乳腺炎の既往がある。*S. aureus*，最近では特にMRSAがいちばん重要な病原体だ。A群やB群溶連菌，*E. coli*，嫌気性菌(*Bacteroides*属)，コアグラーゼ陰性ブドウ球菌，そして*Corynebacterium*属などもしばしば単離される。こうした微生物は乳首を貫通し，そこに淀む母乳に定着し，そして乳腺炎を起こす。超音波は膿瘍診断に有用で，ドレナージをガイドもしてくれる。

軽症，中等症の感染でMRSAのリスク因子があれば，ST合剤(シングルストレングス錠2錠経口12時間おき)か，clindamycin 300〜450 mg経口で6時間おきも使える。linezolid 600 mg経口 12時間おきも効果的な代替案だ。軽症，中等症の感染でMRSAのリスク因子がなければ，dicloxacillin 500 mg経口6時間おきか，患者にβ-ラクタム薬アレルギーがあれば，clinidamycin 300〜450 mg経口6時間おきも使える。

重篤な感染があり，全身状態が悪い，血行動態が安定しない場合，vancomycin 15 mg/kgを静注で，12時間おきにすぐに投与すべきだ。そしてもし，膿汁のGram染色がGram陰性桿菌を見いだせば，広域抗菌薬をすぐ，エンピリックに加える。たとえば，第3世代セファロスポリン系薬やβ-ラクタム／β-ラクタマーゼ阻害薬である。患者は少なくとも10日は治療する。授乳の継続が治療中も望ましい。搾乳も母体が育児を再開できるまでは効果的だ。

肝炎

急性A型肝炎は妊婦もそうでない人でも似ている。今のところ，周産期の伝播は報告されていない。妊娠第3三半期に重篤な疾患が起きると，早期陣痛がリスクとなる。他の合併症には，PROM，早期子宮収縮，腟の出血，胎盤剝離がある。全体には子どもの予後はよい。急性B型肝炎が妊娠中に診断されるとき，高い死亡率や胎児奇形との関連はない。感染は重篤ではなく，妊娠中絶も考えなくてよい。妊娠初期にB型肝炎が起きると，周産期に10%の伝播の可能性があるが，分娩間近，あるいは直前で(分娩時に)急性感染が起きると伝播のリスクは増大する。周産期伝播は，児の粘膜が感染した母体の分泌物に出産時に直接触れるために起きやすくなる。特に母体のB型肝炎e抗原(hepatitis B e antigen：HBeAg)が陽性の場合はそうだ。子宮内，出産後に伝播することもある。

妊婦は全員，B型肝炎感染スクリーニングを受けることが強く勧められている。また，B型肝炎感染があり，陣痛のある女性はすべて感染可能性があると考えたほうがよい。生後すぐの予防的B型肝炎免疫グロブリン投与と，リコンビナントB型肝炎ワクチンを12時間以内に接種し，生後6か月までに3回接種する。これでB型肝炎ウイルス感染を10％以下に抑えることができる。B型肝炎ワクチンの母体への接種は妊娠中，授乳中も禁忌ではない。

D型肝炎共感染が妊婦に起きると，B型肝炎同様に対応する。C型肝炎が母体から児に感染するリスクはおよそ2％だ。帝王切開と授乳禁止はC型肝炎感染女性には推奨されていない。

妊娠第3三半期の女性に起きるE型肝炎ウイルス感染とその劇症肝炎は死亡率が10〜25％である。ワクチンが現在開発中だ。免疫グロブリンがE型肝炎を防ぐというエビデンスはなく，感染流行地域でつくったロットでも同様だ。

水痘

水痘帯状疱疹ウイルス感染は妊娠中に重症化しやすい。先天性水痘症候群のリスクは低いようで，0.4〜2％だ。

水痘肺炎が妊娠中に起きるとこれは重篤な疾患となる。皮疹後1週間以内に発症する。どんどん進行して呼吸不全になることもあり，そのときは内科エマージェンシーだ。発熱，低酸素があり，胸部レントゲンではびまん性の結節状陰影がある。静注のacyclovir 10 mg/kg/日を8時間おきに分けて投与する。

合併症のない水痘が妊婦に起きるときは，acyclovir 20 mg/kg経口6時間おきで5日間で治療できる。妊婦では本治療薬の研究はないが，妊娠中のacyclovir使用時の前向き登録制（レジストリ）があり，奇形のリスクが増したという事実はない。

妊婦で水痘帯状疱疹ウイルスに曝露した場合は，過去に既往がなかったり，血清学的検査が陰性の場合は，水痘免疫グロブリン予防の適応となる。VariZig® は精製免疫グロブリンで，抗水痘抗体が高い血漿からできているが，これを曝露10日以内に投与する。投与量は125単位/体重10 kgで，筋注する。最大投与量は625単位だ。acyclovirを曝露後予防に妊婦に使うことが水痘感染を減らすというデータはない。

新生児水痘帯状疱疹ウイルス感染は重篤な疾患で，母から子への分娩前5日から分娩後2日に起きる伝播による。水痘帯状疱疹ウイルスに曝露を受けた新生児のマネジメントについては「93章 新生児感染」で述べた。

文献

Bizjak G, Blondin D, Hammer R, et al. Acute infection with parvovirus B19 in early pregnancy. *Ultrasound Obstet Gynecol*. 2009;34(2):234–235.

Chen HL, Lin LH, Hu FC. Effects of maternal screening and universal immunization to prevent mother-to-infant transmission of HBV. *Gastroenterology*. 2012;142:773–781.

Ergaz Z, Ornoy A. Parvovirus B19 in pregnancy. *Reprod Toxicol*. 2006;21(4):421–435.

Faro C, Faro S. Postoperative pelvic infections. *Infect Dis Clin North Am*. 2008;22:653–663.

Haberg SE, Trogstad L, Gunnes N, et al. Risk of fetal death after pandemic influenza virus infection or vaccination. *N Engl J Med*. 2013;368:333–340.

Louie JK, Yang S, Acosta M, et al. Treatment with neuraminidase inhibitors for critically ill patients with influenza A (H1N1). *Clin Infect Dis*. 2012;55(9):1198–1204.

Schoenfeld EM, McKay MP. Mastitis and methicillin-resistant *Staphylococcus aureus* (MRSA): the calm before the storm? *J Emerg Med*. 2010;38(4):e31–e34.

Shrestha MP, Scott RM, Joshi DM. Safety and efficacy of a recombinant hepatitis E vaccine. *N Engl J Med*. 2007;356(9):895–903.

Siston AM, Rasmussen SA, Honein MA, et al. Pandemic 2009 influenza A(H1N1) virus illness among pregnant women in the United States. *JAMA*. 2010;303:1517–1525.

95 透析関連感染

■著：Peter Mariuz
■訳：岩田健太郎

米国腎データシステム(US Renal Data System：USRDS)の2018年年報によると，末期腎不全(end-stage renal disease：ESRD)の概算発生頻度は人口100万人あたり378人である。2015年12月31日時点で，703,243件のESRDが存在していた。2015年，血液透析(hemodialysis：HD)を始めた患者は87.3％で，腹膜透析(peritoneal dialysis：PD)を始めたのが9.6％，2.5％が事前に腎移植を受けていた。2015年，HDを始めた患者の80％が血管アクセスとしてカテーテルを用いていた。感染は，長期透析患者の死亡の原因としていまだに多く，また最大の入院の原因でもある。敗血症はこうした死亡の75％以上を占める。細胞性免疫，好中球機能，そして補体活性の異常が慢性腎不全と関連しており，感染リスクを高めるリスク因子として引用されている。さらに菌血症のリスクを高めるものとしては，合併症(糖尿病，C型肝炎ウイルス感染)，免疫抑制剤の使用，そして貧血がある。透析関連感染のほとんどはよくある微生物が原因で，日和見感染微生物は少ない。だいたいはHDやPDのアクセス部位に関連する。本章では，透析アクセスデバイス関連感染治療にフォーカスを絞る。

透析アクセスデバイスのタイプ

透析用のカテーテルにはいろいろある(表95.1)。使用期間(急性用 vs 慢性用)，トンネルをつくるものとつくらないもの，カフのあるものとないもの，PDカテーテルに関しては，腹膜内のものと腹膜外のもの。動静脈(arteriovenous：AV)フィスツラ(瘻)は，橈骨動脈と橈側皮静脈の吻合が最も用いられる。腕にある他の血管もまた用いられる。AVグラフトではポリテトラフルオロエチレン(polytetrafluoroethylene：PTFE，テフロン)でできたチューブを用い，動静脈をつなげる。HDカテーテルには2種類ある。急性期使用(2週間以内)のカフもトンネルも用いないものと，カフがあり，慢性期使用のトンネル型カテーテルだ。カテーテルはシリコンかポリウレタンでできている。特別な物質で，感染率に影響を与えない。腹膜透析に使う急性期用(3日以内)のカテーテルも同様のデザインだ。比較的硬くてまっすぐか，少しカーブしたナイロンかポリエチレンのチューブで，遠位部に横向きに穴があいている。ベッドサイドで，ガイドワイヤを使って入れることができる。カテーテルにはカフがないが，このカフは皮膚からカテーテル外表面への細菌の迷入を防いでくれるかもしれないのだ。よって，3日以上使うと感染リスクは高くなる。慢性期使用のためのPDのカテーテルにはいくつものデザインがある。皮下部分はまっすぐだったりカーブ(白鳥の首みたいな)していたりする。カフが1つのことも，2つのこともある。腹膜内の

表 95.1
血液透析用の血管アクセスデバイス

一過性静脈アクセス(通常は2，3週間以内の使用)	ESRD用の永続的アクセス
シングルかダブル・ルーメンを，ガイドワイヤを使って，内頸静脈，大腿静脈[a]，または頻度は低いが鎖骨下静脈に挿入	自らの伏在静脈を用いたAVフィスツラかPTFEを用いたグラフト
CAVHかCAVHD用のシラスティン・テフロン・シャント	Dacron® カフの付いたダブル・ルーメン・シリコンカテーテル(Permcath™)を外科的に皮下トンネルをつくって鎖骨下か内頸静脈に挿入
CAVHかCAVHD用の大きな穴のある二重大腿カテーテル	Scribner動静脈瘻。現在はあまり使わない

CAVH＝持続動静脈血液濾過，CAVHD＝持続動静脈血液透析，ESRD＝末期腎不全，PTFE＝ポリテトラフルオロエチレン
a 大腿静脈挿入は感染リスクが高いため，通常は72時間以内に抜去される。

形はまっすぐだったり，コイルしていたりする。シリコンラバー製かポリウレタン製で，遠位部の横に穴があいている。PDのカテーテルは，ガイドワイヤと拡張器，腹膜内視鏡，あるいはあまり使わないが腹腔鏡を使って挿入できる。挿入方法による感染率の違いはない。シリコンラバーやポリウレタン表面は皮下のトンネル内やカテーテルのエントリーと出口部位での扁平上皮細胞の増殖を促す。Dacronカフは局所の炎症反応を起こし，線維化肉芽組織を4週間以内につくる。上皮と線維化組織がトンネルを通じて細菌の迷入が起きるのを防いでいる。さらに，線維化組織がカテーテルをつなぎとめてくれ，感染率を下げてくれるかもしれない。慢性期用腹膜カテーテルの例には，まっすぐな，あるいはカーブしたTenckoffカテーテルがあり，米国では広く使われている。あるいはスワンネック・Missouri，そしてToronto Western病院カテーテルもある。こうした新しいカテーテルがTenckoffのデザインよりも利点があるかどうかはわからない。

血管アクセスデバイスの感染合併

慢性的な静脈内カテーテルは出口部位の感染，トンネル感染，カテーテル関連血流感染(catheter-related blood stream infection：CRBSI)に至ることがある。1回の透析には4回のチューブ接続が必要で，よって，微生物がハブとカテのルーメンから入っていく高リスクとなる。報告されているCRBSI発症率は非トンネル型カテーテルでは1,000日あたり3.8～6.6回，トンネル

型カテーテルでは1,000日あたり1.1〜5.5回である。両者共にAVフィスツラやグラフトよりもずっと高い。感染関連の入院や死亡の相対リスクはカテーテルを用いたHD患者ではAVフィスツラを用いた患者よりも2，3倍高く，CRBSIのリスクは10倍高い。局所の感染は出口部位やシリコンカテーテルを皮下に挿入したトンネル部位に沿って起きる。出口部位感染の臨床像としては，痛み，紅斑，圧痛，硬結，それから膿汁の排出が部位の2 cm範囲内にみられるものである。トンネル感染では，痛み，紅斑，圧痛，あるいは硬結がカテーテルの皮下部位に起きる。自己血管を使ったAVフィスツラや人工PTFE AVグラフト感染では，蜂窩織炎，瘻周囲の膿瘍，仮性動脈瘤，膿汁の出る瘻孔があり，PTFEフィスツラではグラフトの縫合線が関与していると出血も起きる。発熱，白血球増加，白血球分画左方移動もみられるかもしれない。CRBSIのその他の臨床像としては，血行動態不安定，低体温，意識変容，悪心・嘔吐，気分不良，カテーテル機能不全などがある。

出口部やトンネル感染は，菌血症，敗血症，化膿性血栓性静脈炎を合併する可能性もある。菌血症は異なる部位の感染を起こすこともあり，たとえば，化膿性関節炎，化膿性肺塞栓，心内膜炎，骨髄炎，脳膿瘍，脾膿瘍などである。菌血症や敗血症はしばしば，血管アクセス部位の症状や徴候のないまま発症する。カテーテル関連の菌の定着が感染の臨床像がないまま起きるが，HDカテーテルの最大55％に起きることが報告されている。ほとんどのCRBSIは内腔の菌定着とバイオフィルム形成から起きる。内腔のバイオフィルムから菌を除去するのには，非常に高い濃度の抗菌薬を必要とする。液体内の菌を殺すのに要する濃度の最大1,000倍だ。全身投与の抗菌薬だけで，カテーテル抜去がなければCRBSIは3分の1しか治癒しない。

原因微生物

アクセス関連感染の微生物学的診断はしばしば，カニューレ出口部やAVフィスツラの針の出口部，膿汁のGram染色と培養でできる。さらに，血管アクセスデバイス部位から採った血液培養と別の部位の末梢血液の培養(例：HDフィスツラをつくるつもりのない血管から，たとえば手の静脈とか)も，アクセス部位が感染のオリジンかを確定するために必要だ。末梢からの血液培養が不可能ならば，HDサーキットから透析中に血液培養を採るべきだ。アクセス部位からくる菌血症が示唆されるのは，カテーテルからの血液培養が他の部位からの血液培養よりも，少なくとも2時間以上早く陽性になる場合である。菌血症の他のソースの可能性も除外されねばならない。アクセスデバイス感染の原因菌は表95.2に示した。

治療

治療は感染部位や血液から得られた培養結果に基づいて行う。初期のマネジメントプランは表95.3に示した。さらに，カテーテル，AVフィスツラ，グラフト抜去の相対的な根拠となるのが，化膿性血栓性静脈炎，敗血症・菌血症，別の部位に感染を起こした菌血症，黄色ブドウ球菌(*Staphylococcus aureus*)，緑膿菌(*Pseudomonas aeruginosa*)，抗酸菌，真菌による感染，内科的治療により48〜72時間でよくならない，そして，あるカテーテルでの再発感染で同じ菌が出てくる，である。カテーテルアクセスに関連したトンネル感染では，カテーテルの抜去が必要だ。AVフィスツラやグラフトに関連したすべての液の貯留はドレナージされねばならない。出口部位やトンネル感染，敗血症，異所性感染がない場合，ガイドワイヤを通じたカテーテルの交換が試みられてもよい。発熱，菌血症あるいは真菌血症が48〜72時間でよくならない場合は，カテーテルは抜去すべきだ。コアグラーゼ陰性ブドウ球菌によるCRBSIならば，ガイドワイヤで交換してもよさそうだ(*S. aureus*や真菌ではダメ)。静注vancomycinはしばしば，初期治療薬としてアクセスデバイス感染に使う。メチシリン耐性黄色ブドウ球菌(methicillin-resistant *S. aureus*：MRSA)がいちばん多い原因菌だからだ。透析装置のタイプ，透析流速，患者の体重，残存する腎機能などのために，

表 95.2
アクセスデバイス感染の微生物

血液透析	腹膜透析
黄色ブドウ球菌(*Staphylococcus aureus*)(40〜80%) その他のGram陽性菌(*S. epidermidis*，腸球菌，ジフテロイドなどのレンサ球菌)，Gram陰性菌〔大腸菌(*Escherichia coli*)，緑膿菌(*Pseudomonas aeruginosa*)，*Acinetobacter*属，その他の腸内Gram陰性菌〕(20〜40％)。複数菌(10〜20%)，真菌(<5%)	*S. epidermidis*と*S. aureus*(50%) その他のGram陽性菌(レンサ球菌，腸球菌，ジフテロイド) Gram陰性菌(*E. coli*，*P. aeruginosa*，*Acinetobacter*属，その他の腸内Gram陰性菌) 時に真菌

括弧内のパーセンテージは多くの文献から得た，おおよその発症割合である。

表 95.3
血液透析アクセス部位感染の治療

感染タイプ	治療
出口感染がテンポラリーなアクセスデバイスに起きている。菌血症の有無は問わない[b]	カテーテル抜去とvancomycin[a] 1 g静注，その後の投与は血中濃度次第。アミノグリコシド系薬や広域β-ラクタム系薬をGram陰性菌を疑った場合に
トンネル感染[b]	カテーテル抜去と上記の抗菌薬
カテーテル関連敗血症	カテーテル抜去。エンピリックな(経験的)広域抗菌薬。vancomycinとgentamicin 1.5 mg/kgを静注で1回。その後の抗菌薬治療は病原体や感受性による
化膿性血栓性静脈炎	カテーテル抜去。抗菌薬療法を菌や感受性パターンに応じて。外科コンサルトして，場合によっては静脈切開術
動静脈瘻感染	vancomycinとgentamicinを上記のように。膿瘍の切開ドレナージ。洗浄や人工動静脈瘻の切除を治療経過がよくないときに。機能不全がある感染シャントは外科的修復も可能

a vancomycinの代替案にはdaptomycinやlinezolidがある(本文参照)。
b 10〜14日治療が出口，トンネル感染ではカテーテル抜去と共に用いられることが多い。もしカテーテルを残すなら，2〜3週間の抗菌薬治療を抗菌療法完了から1週間後に血液培養を繰り返す。

vancomycinの血中濃度の予測は難しい。治療はローディングに15〜25 mg/kgのvancomycinを，できれば透析後に投与する。2回目の投与は，5〜10 mg/kgを次の透析後に行う。3回目の透析の前に，血中vancomycin濃度を測定し，3回目の透析後にもう一度投与するかどうかを決定する。いったん，狙っている血中濃度を達成できたら，標準的な透析後投与量を始めることができる。他の抗菌薬でブドウ球菌によい活性をもつものが代替案だ。linezolidやdaptomycinはvancomycinにアレルギーがある患者や，vancomycinへの感受性が低下した菌には使える。daptomycinの投与量は6 mg/kgを48時間おきであり，できれば透析後に投与する。linezolidについては，600 mgを経口あるいは静注で12時間おきだ。メチシリン感受性黄色ブドウ球菌(methicillin-sensitive *S. aureus*：MSSA)はcefazolin 20 mg/kgを各HDごとに用いて治療する。6時間ごとに投与が必要で，別に静脈ラインが必要なnafcillinよりもこちらのほうがよい。治療期間は，心内膜炎や他の遠隔感染部位がなければ3，4週間だ。

感染の15〜30%がGram陰性桿菌による。もしGram陰性菌が疑われたら，アミノグリコシド系薬，cefepime，あるいはaztreonamをGram陽性菌に使う上記の抗菌薬に併用する。治療期間は2週間である。vancomycin耐性腸球菌(vancomycin-resistant enterococci：VRE)でampicillinに耐性なら，daptomycin 6 mg/kgで48時間おきか(好ましいのは透析後に)，linezolid 600 mgを経口あるいは点滴で12時間おきに投与して治療する。抗菌薬の初期選択は患者の住んでいる地域に多い菌の感受性による。もし，カテーテルが抜去されないのならば，サーベイランス血液培養を治療終了後1週間で採るべきだ。

カテーテルの保持が試みられるなら，抗菌薬ロック療法(antibiotic lock therapy：ALT)が推奨されている。これは合併症のないカテーテル感染への静注治療に追加して行う。なぜこうするのかというと，内腔のバイオフィルムにいる菌を静注抗菌薬で排除するのは難しいからだ。ALTでは，カテーテル内腔は数ミリリットルの抗菌薬溶液で満たされる。その濃度は感染菌への抗菌薬の最小発育阻止濃度(minimum inhibitory concentration：MIC)の数倍であり，これに50〜100単位のheparinが加わる。vancomycin(1〜5 mg/mL)，gentamicinあるいはamikacin(1〜2 mg/mL)，ciprofloxacin(0.2 mg/mL) やcefazolin(5 mg/mL)がいちばんよく使われる。溶液はカテーテルの中にできるだけ長く残しておき(ロックして)，48時間おきに交換する。同じ量の溶液を，次の抗菌薬その他の薬剤を投与する前に除去する。ALTの最適治療期間は不明だが，透析後10〜14日使うことが多い。ALTはまた，CRBSI予防にも効果があることがわかっている。ALTがCRBSI治療に効果があることを示した，よくできたデザインで適切なパワーをもつ，ランダム化比較試験は存在しない。

カテーテル除去なしでのロック療法は以下の場合は選択しない。敗血症，化膿性血栓性静脈炎，心内膜炎，骨髄炎，好中球減少，*S. aureus* / 抗酸菌 / あるいは真菌感染，出口 / トンネル感染だ。

腹膜透析カテーテル関連感染

慢性PDには主に2つのタイプがある。持続外来腹膜透析(continuous ambulatory peritoneal dialysis：CAPD)，自動化されたPD(automated PD：APD)だ。PDカテーテル感染がCAPDかAPDでどちらか少ないかははっきりしないままだ。PDからHDに変えた患者の30%は，カテーテル合併症と腹膜炎のためである。PDカテーテル出口と，特にトンネル感染は腹膜炎とカテーテル喪失に至ることがある。腹膜炎はPD患者の15〜35%の入院理由である。質基準セットの感染は透析患者年あたり0.67未満の感染率であり，異なるセンターからの報告は患者年あたり0.24〜1.66とばらつきがある。およそ18%ではカテーテル抜去に至り，3.5%で死亡に至る。

出口感染は出口から出てくる膿汁というプレゼンをもつ。紅斑があることもないこともある。カテーテル周囲の紅斑はあるのに，膿汁が出てこないときは，感染早期の徴候かもしれない。特に，出口部の直径が14 mmを超えている場合はそうである。トンネル感染は通常，出口感染の存在を伴うが，紅斑，硬結，圧痛，膿瘍がカテーテルカフ間で起きることがある。が，潜在していて超音波で初めてわかることもしばしばだ。超音波では，低エコー領域(液貯留)がチューブやカテーテルのカフと，周囲組織の間にみられる。トンネルの超音波検査をするのは，出口感染の存在，繰り返す腹膜炎，そして，治療のアセスメントやトンネル感染予後予測のためである。治療後，出口周辺の低吸収域が1 mm以上の厚さがあり，近位のカフまで広がっている場合の予後は悪い。特定の微生物診断は膿性滲出物のGram染色と培養で行う。PDカテーテル感染の原因菌は表95.2に示した。*S. aureus*と*P. aeruginosa*出口感染が，併存するトンネル感染と関連し，しばしばカテーテル関連の腹膜炎に至る。

治療

治療は微生物培養データの結果に最終的には依存する。初期のマネジメントプランは表95.4に示した。治療は出口部が正常に見えるまで継続する。カテーテル抜去の必要は，腹膜炎，菌血症，敗血症，再発性の腹膜炎が同じ菌で起きる，真菌感染のときなどだ。カテーテル抜去の相対的な必要は，トンネル感染(特に，繰り返す超音波検査で治療への反応が認められないとき)，深いほうのカフの病変(これがしばしば腹膜炎の原因となる)，慢性出口感染(2〜4週間の治療で治癒しない)，そして超音波で確認した，浅いほうのカフに関係した出口部感染だ。超音波でトンネル感染を確認したら，しばしばカテーテル抜去が必要になる(50%)。これは難治の，再発性の腹膜炎のためだ。治療2週間後に液貯留の大きさが30%以上少なくなれば，カテーテルを保持できることが多い。長期抗菌薬治療も時に必要となるが，薬剤耐性の出現機会を減らすために避けるべきだ。VREや，さらに最悪なvancomycin非感受性*S. aureus*や*S. epidermidis*が透析患者で何か月という長期の治療を受けている場合に報告されており，こうした薬の慎重な使用は絶対に必要だ。慢性出口感染では，追加の外科的治療も感染コントロールに有用なことがあり，カテーテルが保持できる。外科手術で使えるのは，カフの除去(外側のカフの削ぎ落とし)，出口部や瘻孔の掻爬，皮下トンネルに沿っての切開とデブリードマン，表面カフの掘り出しや，出口部位の再設置などだ。どれがいちばん有効なのかはわかっていない。Gram陽性菌のなかで，*S. aureus*がいちばん治療に反応しにくく，トンネル感染が多くなり，カテーテル喪失にもつながりやすい。

表 95.4
腹膜透析アクセスデバイス感染の治療

感染のタイプ	治療
出口部の紅斑。膿性分泌物なし	局所の mupirocin，chlorhexidine，hydrogen peroxide，あるいは povidone iodine 1日2回。ポリウレタンカテーテルでは mupirocin は使わないこと
Gram 陽性菌出口感染	MSSA には dicloxacillin 250〜500 mg 経口 6時間おきか，cephalexin 500 mg 経口 1日2回，あるいは trimethoprim-sulfamethoxazole（ST合剤）160/800 mg 経口 1日2回。clindamycin を使ってもよい。静注でも腹膜内でも投与できる。メチシリン耐性ブドウ球菌だと，vancomycin 静注1g 3〜5日おきで，血液濃度をみて調整。rifampicin 600 mg 経口1日1回をシナジー効果を狙って加えてもよい。超音波でトンネルやカフの感染を除外する。2，3週間の治療が通常は推奨される。感染が持続する場合は，外部のカフは取り除き，トンネルを操作する。それでもダメならカテーテル抜去だ
Gram 陰性出口感染	*P. aeruginosa* を培養結果が出るまでは疑う。ciprofloxacin 250 mg 経口 1日2回で，リン結合製剤や制酸薬とは最低2時間あけて投与する。培養や感受性をみて治療を変える。感染が治りにくい，再発性の *Pseudomonas* 感染のときは，第2の薬をかませる。腹膜内アミノグリコシド系薬，cefepime，piperacillin-tazobactam やカルバペネム系薬だ。治療は2，3週間継続する。カテーテル抜去は，2，3週間経っても感染が持続する場合に行う。早期のカテーテル抜去を *Pseudomonas* か *Stenotrophomonas* が分離されたら考慮する
トンネル感染	出口感染と抗菌薬は同じ。カテーテル抜去

MSSA＝メチシリン感受性黄色ブドウ球菌

腹膜炎

腹膜炎は PD のよくある合併症だ。発症率は施設によるが，平均すると患者年あたり 1.3 回程度だ。Y セットトランスファーキットとツイン・バッグ・ディスコネクト・システムで（特に皮膚常在菌からの感染は），若干腹膜炎は減ると示されている。細菌はカテーテルから腹膜内に入る。しばしば，トランスファーセットと透析バッグへの接続や，カテーテル外表面とトランスファーセットへの接続での不適切な操作の後で起きる。出口やトンネル感染の結果として，あるいは血流からの播種とか，腸管，骨盤からの伝播も起きる。臨床像としては，腹痛，発熱，悪寒，気分不良，悪心，嘔吐，便秘，あるいは下痢，腹部圧痛，反跳痛，そして白血球増加だ。腹水は濁り，滞留時間少なくとも 2 時間もあると，ほぼ全例で白血球＞100/mm^3 が液内に見える。そのうち 50％以上が多核球だ。PD 感染を疑ったら，たとえ出口の局所感染のようであっても，腹水の Gram 染色，培養，細胞数と分画は調べるべきだ。

原因微生物

通常は単一菌の感染だ。複数菌感染は，内臓穿孔や他の腹部，骨盤内感染を示唆する。多くの腹膜炎（70％）は Gram 陽性菌が原因だ。*S. aureus* と *S. epidermidis* を合わせると，およそ 50％の感染の原因である。*P. aeruginosa* と腸管内 Gram 陰性菌は 20〜30％，そして真菌であるが，ほとんどが *Candida albicans* で，＜1〜10％である。5〜20％程度では培養陰性である。めったにないが，真菌性腹膜炎は合併症が多く，高い死亡率となり，死亡率は高くて 25％ほどだ。最大 40％の患者は PD を再開できない。腹膜へのダメージで効果的な透析ができないからだ。抗酸菌による腹膜炎は，*Mycobacterium tuberculosis* や非結核性抗酸菌が原因のこともある。

治療

静注，経口，あるいは腹膜内（intraperitoneal：IP）投与が可能だ。もし，腹膜透析液と互換性があれば。IP 経路は便利なので好まれる。14 日の治療が通常は適切だ。*S. aureus*，*Enterococcus*，*Pseudomonas* / *Stenotrophomonas* 属や複数菌感染の腹膜炎の場合は 3 週間の治療が推奨される。腹膜炎においては静注治療の利点はない。抗菌薬初期選択の有用な情報としては，腹水の Gram 染色結果，微生物が特定された腹膜炎の既往，同時にある出口感染，腹腔内病変の存在がある。もし，Gram 染色で Gram 陽性菌や Gram 陰性菌を見いだせない，あるいはそれができない場合は，エンピリックな治療を vancomycin と gentamicin で行う。

24〜48 時間の後，70〜90％の透析液培養で特定の病原体が検出される。治療はその結果を受けて変更する。*S. aureus* や *S. epidermidis* で nafcillin に感受性がある場合は，これを 125 mg/L に交換ごとに入れるか，第 1 世代セファロスポリン系薬か clindamycin を使ってもよい。加えて，rifampicin 600 mg/ 日経口を治療への反応が遅い場合に考慮してもよい。ただし，この薬への耐性は長期使用で出やすいので 1 週間以上は使わない。結核が流行している地域では，rifampicin を *S. aureus* 腹膜炎に使うのは避けるべきだ。患者が 5 日以内に改善しなければ（難治性腹膜炎），カテーテルを抜去すべきだ。カテーテル抜去のその他の適応としては，再発性腹膜炎（同じ病原体による 4 週間以内の腹膜炎再発），真菌性腹膜炎，出口部位やトンネル感染難治性などがある。MRSA には，vancomycin 15〜30 mg/kg を IP で行い，CAPD では 5〜7 日ごとに投与する。PD では 30 mg/kg をローディングして，その後，15 mg/kg で 3〜5 日おきに投与する。どちらについても，トラフ濃度を 15 μg/mL 以上にもっていくのが推奨される。患者が vancomycin に反応しない場合は，これを linezolid 600 mg 静注あるいは経口を 12 時間おきに変えることを考慮する。linezolid は PD 液内では不安定なので，IP 投与は推奨されない。あるいは daptomycin を用いる。もし，vancomycin MIC が 1 μg/mL 以上なら特に，6〜8 mg/kg で 48 時間おきに投与する。感受性があれば，clindamycin 300 mg/L をローディングし，その後，150 mg/L の維持療法を使える。腸球菌で ampicillin に感受性があれば，これを 125 mg/L を腹膜内に投与し，交換ごとに用いる。それからアミノグリコシド系薬の継続も考慮する。もっとも，これは間欠的に腹膜内投与ができないので難しいが。経口の amoxicillin も考慮してよい。最近の国際腹膜透析学会(International Society for Peritoneal Dialysis：ISPD)ガイドラインでは，vancomycin 2 g IP/ 週を推奨している。PD 液内の ampicillin の安定性や活性への懸念のためだ。ペニシリンアレルギーがあれば vancomycin が推奨される。VRE の治療は微生物の抗菌薬への感受性による。VRE が ampicillin 感受性をもっていなければ，linezolid 600 mg 静注か経口で 12 時間おきか，daptomycin 4 mg/kg(6～8 mg/kg をもし菌血症があれば)を 48 時間おきに用いる。できれば透析後のほうがよい。腸球菌は腸に常在するので，腹腔内病変がないか考えるべきだ。他の Gram 陽性菌では，治療は感受性結果による。Gram 陰性菌で，*P. aeruginosa* や *Stenotrophomonas maltophilia* 以外が原因のとき，第 1 世代セファロスポリン系薬で十分のこともある。cefazolin に耐性なら，他のセファロスポリン系薬を感受性に応じて用いる。*P. aeruginosa* と *S. maltophilia* には 2 つの抗菌薬の併用(1 つはアミノグリコシド系薬)を感受性結果に応じて行い，少なくとも 3 週間は持続する。しかし，脳神経Ⅷ番毒性がアミノグリコシド系薬使用では問題だ。特に 2，3 週後はそうである。感染がカテーテル関連なら，カテーテルは抜去すべきで，抗菌薬を 1 週間継続する。

多数菌感染，嫌気性菌感染があれば，内臓破裂を疑い，外科医をコンサルトしなければならない。vancomycin とアミノグリコシド系薬は継続するか，変更してセファロスポリンベースに，感受性に合わせて変える。さらに，metronidazole 500 mg 静注か経口で 8 時間おきに投与する。

Gram 染色で真菌が見えたら，fluconazole 200 mg 経口か IP で毎日治療する。カテーテルはすぐに抜去する。治療は少なくともその後 10 日間行う。voriconazole，caspofungin，そして，amphotericin B が fluconazole の代替案で，治療に反応しない，感受性がないかあまり感受性がない場合，たとえば，*Candida krusei* や *Candida glabrata* が原因のときには使う。カテーテル抜去後，糸状菌感染は amphotericin B か voriconazole で治療すべきだ。

腹膜炎患者のほとんどが 2～4 日で臨床的にずっと改善する。治療に反応しない患者は再評価すべきだ。腹水は細胞数と分画を再度みる。Gram 染色や培養を行う。さらに，外科的侵襲が必要な腹部や婦人科系の病変がないか，変わった病原体が原因ではないか(真菌や抗酸菌)，そして，硬化性腹膜炎がないかどうか考慮する。カテーテルは抜去し，元の培養が陰性で 2～4 日経っても症状があればさらに培養を採る。

珍しい病原体

透析患者が結核罹患するリスクについては相反するデータが混在する。肺結核になりやすいリスクについては全部，むしろホストの要因というよりコミュニティーの結核頻度により関係していそうだ。しかし，肺外結核については PD 患者で多い。治療は末期腎不全(ESRD)がない患者と同じであるが，腎不全で投与量を調節したり，避けたりする薬はある。isoniazid は 150 mg/ 日 経口で投与し，透析後に追加する。rifampicin は投与量の調節は必要ない。ethambutol は 5 mg/kg/ 日で，透析後に追加する。pyrazinamide は可能な限り避けたほうがよいという人もいる。ethionamide は 250～500 mg/ 日経口だ。

Listeria monocytogenes では，敗血症，髄膜炎，そして心内膜炎がまれに ESRD 患者に起きるとされる。通常は鉄過剰や免疫抑制療法のときだ。鉄過剰による *Yersinia* 感染も報告されている。播種性あるいは鼻脳性藻菌感染が血液透析中の非糖尿病患者でみられ，これは deferoxamien 使用が関与しているかもしれない。治療には，amphotericin B，posaconazole，そして感染部位の外科的デブリードマンがある。

文献

Allon M. Dialysis catheter-related bacteremia: Treatment and prophylaxis. *Am J Kidney Dis*. 2004;44:779–791.

Goldman M, Vanherweghem JL. Bacterial infections in chronic hemodialysis patients: Epidemiologic and pathophysiologic aspects. *Adv Nephrol*. 1990;19:315–332.

Hansson JH, Watnick S. Update on peritoneal dialysis: Core curriculum 2016. *Am J Kidney Dis*. 2016:67(1):151–164.

Heintz BH, Matzke GR, Drager WE. Antimicrobial dosing concepts and recommendations for critically ill adult patients receiving continuous renal replacement therapy or intermittent hemodialysis. *Pharmacotherapy* 2009;29 (5):562–577.

Li PK-T, Szeto CC, Piraino B, et al. Peritoneal dialysis-related infections recommendations: 2010 update. *Perit Dial Int*. 2010;30:393–423.

Mermel LA, Allon M, Bouza E, et al. Guidelines for diagnosis and management of intravascular catheter-related infection. *Clin Infect Dis*. 2009;49:1–45.

Quittnat Pelletier F, Joarder M, Poutanen SM, et al. Evaluating approaches for the diagnosis of hemodialysis catheter–related bloodstream infections. *Clin J Am Soc Nephrol*. 2016;11:847–854.

United States Renal Data System. *2018 USRDS annual data report: Epidemiology of kidney disease in the United States*. Bethesda, MD: National Institutes of Health, National Institute of Diabetes and Digestive and Kidney Diseases; 2018.

Vychytil A, Lorenz M, Schneider B, et al. New criteria for management of catheter infections in peritoneal dialysis patients using ultrasonography. *J Am Soc Nephrol*. 1998;9:290–296.

96 無脾関連感染

■著：Larry I. Lutwick
■訳：岩田健太郎

貴君の行いは貴君の名に値しよう
かような醜聞とは貴君は無縁なりき
不幸な脾臓の怒り同様，
貴君の人生を省みよ，誤謬に満ちた弁解なしに
貴君が被ったかような死と比べつつ
——『追悼の哀歌』，ウィリアム・シェークスピア，1612

What more thou didst deserve than in thy name,
And free thee from the scandal of such senses
As in the rancor of unhappy spleen
Measure thy course of life, with false pretenses
Comparing by thy death what thou hast been.
——“A Funeral Elegy”, W. Shakespeare, 1612 [訳注]

［訳注：Wikipedia などのネット情報によると，これはシェークスピア本人の作ではないとされているそうだ。なお，訳者は初期近代英語の翻訳に疎く，とりわけ文学作品の文学的な訳し方を知らないので，併せて原文を載せる。要するに unhappy spleen という記載があることだけ知っていただければ本書の目的は達せられるであろう（たぶん）］

イントロダクション

ヒトの脾臓（図 96.1）はドイツ語では“milz”といい，脾臓のないことを“ohnemilz”という。虫垂のように必須な臓器ではないと考えられた時期もあった。歴史上は怒りや憂うつな考えの源泉であると考えられてきた。このコンセプトから，ある人物の状況を改善する 1 つの方法として，「脾臓を爆発させる（venting one's spleen）＝人にうっ憤を晴らす」などという表現が生まれたのだ。怒りの源とは関係ないものや人に八つ当たりして怒りを鎮めるような表現だ。似たような治療経過［訳注：therapeutic process だが，ここでは歴史の流れを患者の治療経過になぞらえているジョークと思われる］，笑いもまた脾臓と関連づけられてきた〔（「あんたが脾臓を欲し（desire the spleen），腹を抱えて笑いたいんだったら，あたしについていらっしゃい」シェークスピア（図 96.2），『十二夜』，第三幕，第二場）［訳注：こちらはもちろん本物のシェークスピア。マライアの台詞］〕。

よって，この左上腹部にある免疫細胞の集まりが一種，体をきれいにする機能を果たしているように思えることをこうしたコンセプトが反映しているのは皮肉な話だ。実際，シェークスピアの「不幸な脾臓」，〔脾臓摘出（脾摘）によって〕住居から追い出された者，その機能がいろいろな疾患（脾臓機能低下）によってきまりの悪い思いをさせられた者，それが（適切にその清浄化機能がなされることなしに）かつての家主を感染症にさらしやすくされた者，それが多大なる病気や死亡の原因となること……つまりはこれこそが，**ohnemilz** になるということなのだ。

圧倒的脾摘後感染（overwhelming postsplenectomy infection：OPSI）は脾摘後敗血症（postsplenectomy sepsis：PSS）とも呼ばれる疾患だが，いろいろな感染症の集合体だ。たとえば，細菌性髄膜炎，髄膜炎菌菌血症。診断と治療が即座に行われねば甚大な被害がある疾患だ。ベン・フランクリン（Ben Franklin）（図 96.3）の「1 オンスの予防は，1 ポンドの治癒に値する」という

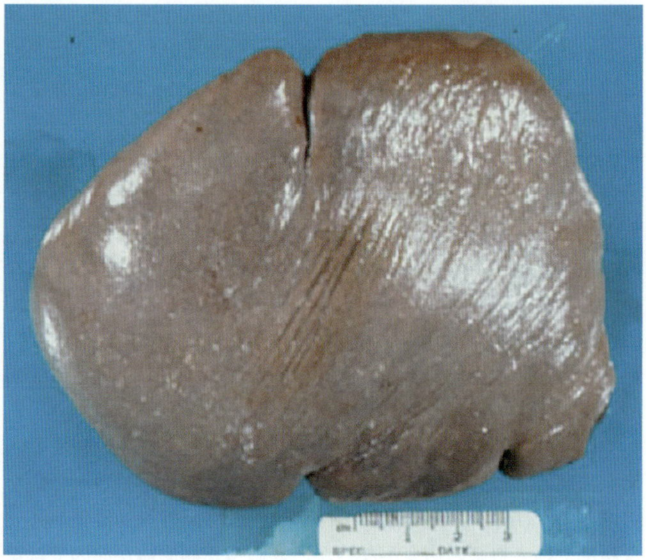

図 96.1
脾臓

コンセプトを用いるならば，予防も治療同様，OPSI にまつわる重要な論点なのである。

OPSI のリスクとタイミング

OPSI の個々のリスクは脾摘の原因や時期による。そのリスクは，外傷や特発性血小板減少性紫斑病（idiopathic thrombocytopenic purpura：ITP）関連ならば生涯で 1〜2%，球状赤血球症ならば 3%，Hodgkin 病や門脈高血圧なら 6%，サラセミアなら最大 11%である。無脾状態のなかでも OPSI リスクが低いものもある。とはいえ，いったん OPSI を発症するとその合併症や死亡リスクが低くなるわけではない。すべての OPSI の 5，6%は機

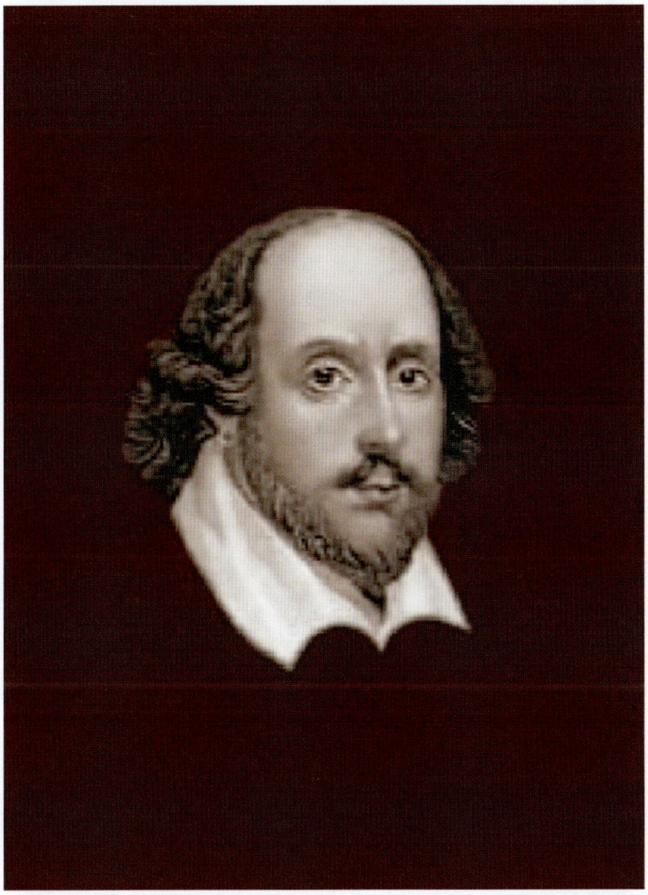

図 96.2
ウィリアム・シェークスピア

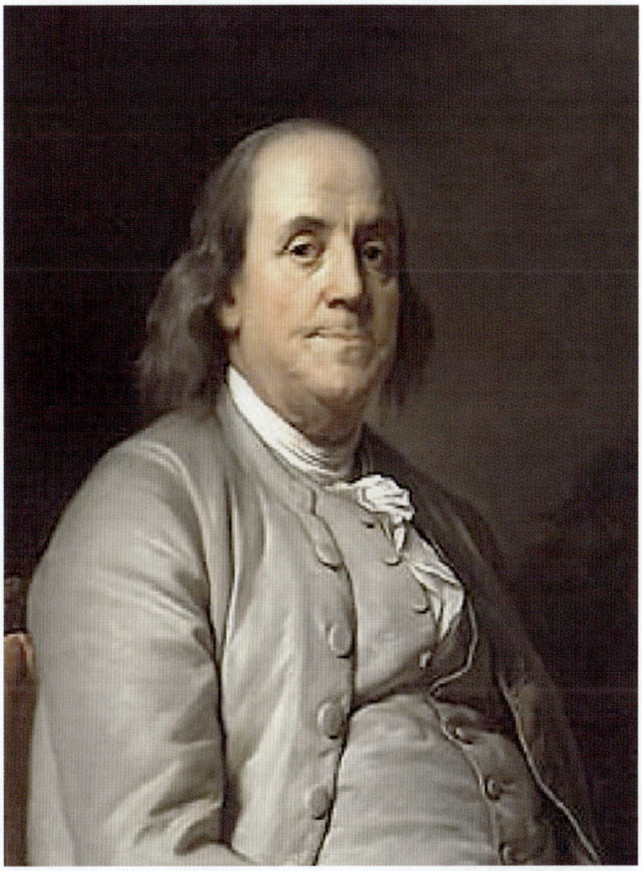

図 96.3
ベンジャミン・フランクリン(Benjamin Franklin)　［訳注：米国の政治家であり，気象学者。避雷針と 100 ドル紙幣で有名なアメリカ合衆国建国の父の 1 人］

能低下した脾臓で起きる。脾臓機能低下に関連した疾患の一部をリスト化して BOX 96.1 に示した。

適切な脾臓機能を測定する理想的な検査は存在しない。Howell-Jolly 体は血中赤血球内の核の残滓だが，感度は低い。赤血球の「pock(あばた)」，つまり古い赤血球にみつかるヘモグロビンの入った空胞の測定は干渉顕微鏡を用いて行われるが，1 つの価値の高いツールと思われる。

OPSI のおよそ 50%は脾摘後 2 年以内に起き，75%は 5 年以内に起きる。しかし，大切なことは，2，3%は 20 年以上経っても起きることで，**ohnemilz** 後 40 年経って起きた OPSI の報告も複数ある。

プレゼンと診断

古典的な OPSI のプレゼンは，意識清明で，比較的シックでない患者，救急室に歩いてやってくる場合すらある，発熱，悪寒，筋肉痛と下痢といった具合。その患者はあっという間に状態が悪くなり，臓器還流不全のために乳酸血症を起こし，播種性血管内凝固症候群(disseminated intravascular coagulation：DIC)が起き，多臓器不全に至る。この胃腸炎っぽいプレゼンは，高リスク患者で OPSI を想起しにくくさせるかもしれないのだが，絶対に想起せねばならない。

敗血症性ショックや死への進展は最初のプレゼンから数時間以

Box 96.1

脾臓機能低下のよくある原因

血液疾患
原発性血小板減少症
鎌形赤血球ヘモグロビン症
消化管疾患
セリアック病
潰瘍性大腸炎
脾臓浸潤
アミロイドーシス
サルコイドーシス
悪性疾患進行
炎症性疾患
自己免疫性甲状腺炎
全身性エリテマトーデス
リウマチ性疾患
その他
アルコール依存
長期の経静脈栄養
脾臓放射線照射
脾静脈血栓

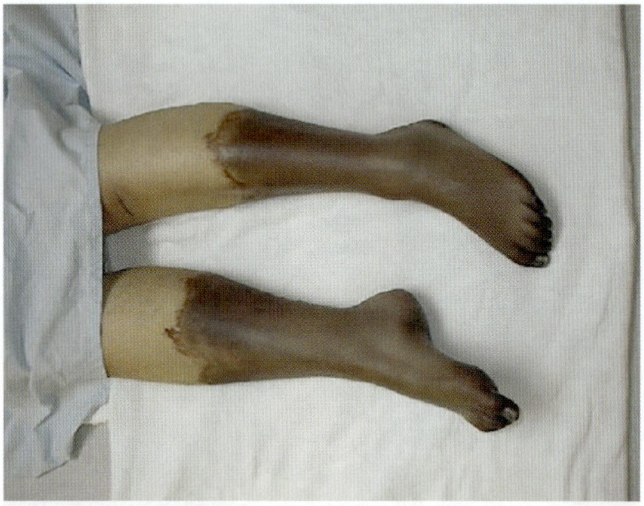

図 96.4
電撃性紫斑病

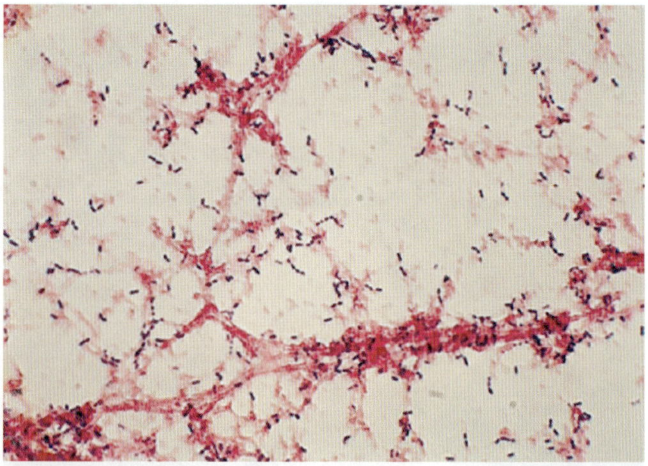

図 96.5
肺炎球菌

内に起きることもある。死亡率は 50〜60％で，死の大多数は 24 時間以内に起きる。朗報としては，比較的新しい小児のデータによると，すぐに診断すれば生存率は高まり，予防法をとることで疾患頻度そのものも減らせるかもしれないという。電撃性紫斑病(purpura fulminans)（図 96.4）は OPSI や髄膜炎菌菌血症に関連して起きる。内皮障害が著しく，動脈血栓や壊疽が 1 本以上の四肢に起きる。患者が生存できても，複数の手脚の切断が必要となることもある。

迅速な診断のためには，見た目シックな患者で，脾臓機能に問題があったり，脾臓がなかったりする意味を知っておく必要がある。確定のためには，血液培養で原因菌が特定されるのを待つ必要がある。血液培養は血中の菌が多いため，しばしば 6〜8 時間で陽性になる。よくある菌血症の 1 万倍も菌がいることもあるのだ。そのすさまじい菌血症のために，末梢血のバフィーコートに菌が見えることがある。普通の末梢の塗抹にすら見えることもある。末梢血液塗抹には Wright 染色をよく用いるが，すべての細菌を青く染めることには注意が必要だ。Gram 染色で「赤く」染まる Gram 陰性菌でもだ。

病原体

肺炎球菌

肺炎球菌(*Streptococcus pneumoniae*)は疑いもなく OPSI の最大の原因だ。α 溶血し，多糖類の莢膜をもつ Gram 陽性双球菌は塗抹上，個性的な形をしており，ランセット型と呼ばれる（図 96.5）。莢膜はよく知られた毒性因子であり，菌の効果的な C3b によるオプソニン化を阻害することで貪食を回避する。OPSI 症例の 50〜90％に *S. pneumoniae* が関与している。肺炎球菌性 OPSI は加齢と共に増加する傾向にある。肺炎球菌は過小評価されているが，これは多くの症例報告がもっとまれな無脾症ホストの感染原因を報告するためで，単一の症例報告から症例シリーズに至るまで，肺炎球菌は存在感が小さくされているのだ。

90 の異なる莢膜のタイプのなかで，他の侵襲性肺炎球菌疾患に比べて，特に OPSI になりやすいというものは 1 つもない。肺炎球菌多糖体ワクチン接種をすると，特に新しい 13 価の結合型ワクチンが定期で行われている地域においては，セロタイプの変化が起きることがある。

抗菌薬耐性がどんどん増加していることは知っておかねばならない。単離した菌は単にペニシリン感受性が低下しているだけなのかもしれない（これは特に細菌性髄膜炎に多い）。別の菌はペニシリンに完全に耐性化しており，同時に広域セファロスポリン系薬，たとえば ceftriaxone にも耐性だ。肺炎球菌耐性の現地での疫学情報を，OPSI のエンピリックな（経験的）治療では考慮に入れる。スペイン，東ヨーロッパの一部，南アフリカでは，高レベルのペニシリン耐性が報告されている（図 96.6）。米国では，アラスカや南部で耐性が多いが，どこでもみつかることはある。結合型ワクチン時代の後，セロタイプの変化が長期的に薬剤耐性を増やしたり減らしたりするかどうかはまだわかっていない。

インフルエンザ菌 b 型(Hib)

インフルエンザ菌 b 型(*Haemophilus influenzae* type b：Hib)関連の OPSI の報告頻度は肺炎球菌の 10 分の 1 ほどだが，Hib は昔から OPSI の 2 番目に多い原因菌である。基本的には 15 歳未満の小児で発症する。*H. influenzae* は小さな多糖体莢膜をもつ多形性 Gram 陰性球桿菌だ（図 96.7）。Gram 染色の技術が悪く（過剰染色や過剰脱色があれば），肺炎球菌と間違えることがある。肺炎球菌同様，b 型莢膜が侵襲性疾患の主要な毒性因子だ。

侵襲性 Hib 疾患の頻度（これに関連した Hib 関連の OPSI の頻度）は結合型 Hib ワクチンの使用で激減した。タイプできない株や b 型ではない莢膜の菌は OPSI の重要な原因だが，タイプできない菌は通常，侵襲的でない疾患をヒトの呼吸器に起こす。抗菌薬選択では，多くの *H. influenzae* 株が β-ラクタマーゼを産生することは知っておくべきだ。

その他の菌

Capnocytophaga canimorsus は弱毒 Gram 陰性桿菌で，かつては米国疾病対策センター（Centers for Disease Control and Prevention：CDC）グループ DF-2 と呼ばれていた。通常はイヌ咬傷でヒトに感染する。イヌやネコの口腔内常在菌は，脾臓が機

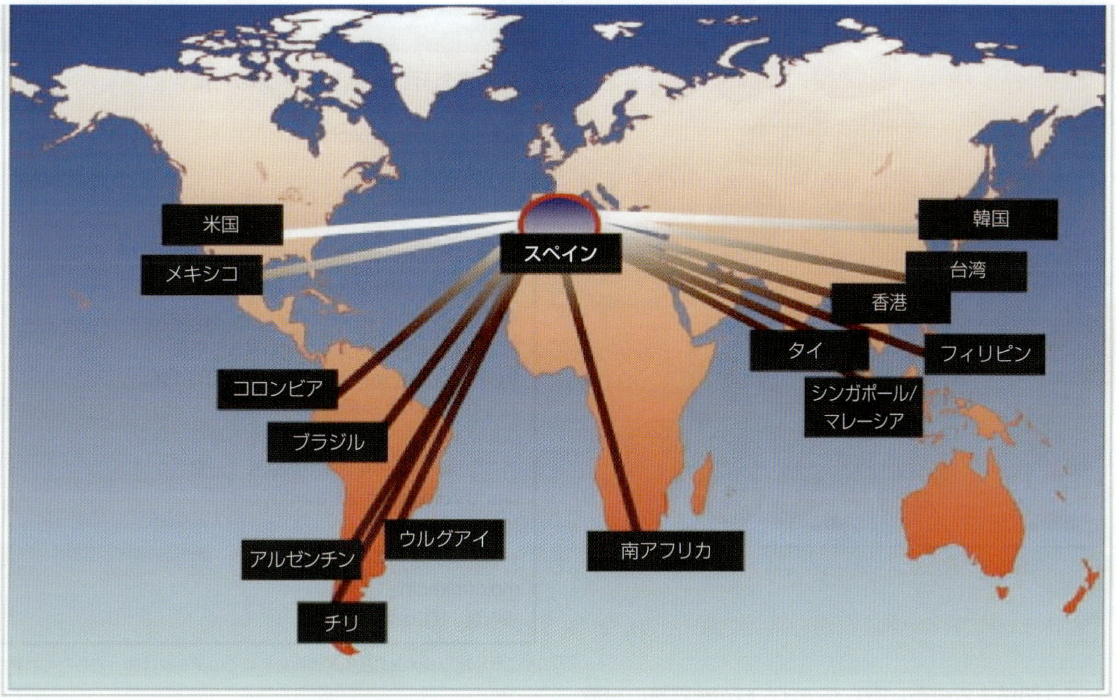

図 96.6
スペインで最初にみつかった耐性肺炎球菌の広がり

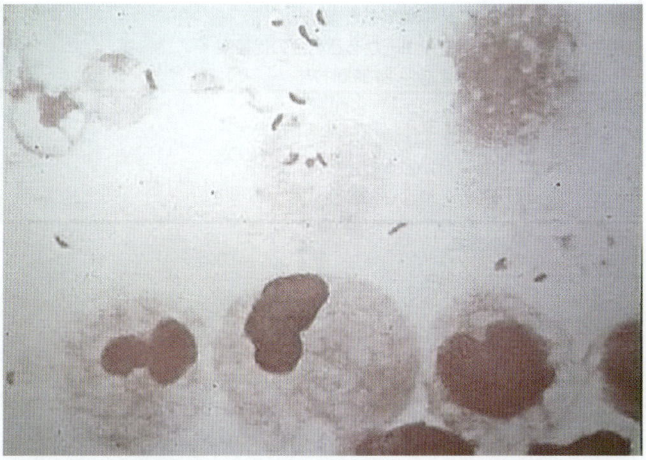

図 96.7
インフルエンザ菌(*Haemophilus influenzae*)

能しているホストにとっては比較的軽症の感染症しか起こさない。しかし，重症例の報告によると，原疾患は80%で明らかになり，それは主に無脾症や脾臓機能低下である。咬み傷の所に焼痂が咬傷後1〜7日で起き，血液バフィーコートや末梢血塗抹でGram陰性桿菌が見えれば，かなり*C. canimorsus*感染を疑う。

この菌は肺炎球菌やHibのような莢膜をもたないが，典型的なヒトマクロファージの炎症反応をブロックすることで免疫学的監視を逃れているようだ。おそらくはToll様受容体4が菌に反応できないことに関連しているのかもしれない。30%の株でβ-ラクタマーゼ活性がみられる。

髄膜炎菌(*Neisseria meningitidis*)はよく3番目に多いOPSIの原因だと記されているが，脾臓機能が正常なヒトに比べて髄膜炎菌血症がより重篤だったり頻度が高いということはなさそうだ。髄膜炎菌は莢膜をもち，かなり重篤な侵襲性疾患を起こすので，権威ある専門家によっては，脾臓機能に異常がある人の予防策にこの菌を入れる人もいる。

サルモネラ症はOPSIとの関連があるが，さしたる役割を果たしているわけではない。ほとんどの報告では，疾患による細胞性免疫異常やサルモネラ症を増やすような治療との関連を述べており，たとえば，鎌形赤血球性貧血の小児などだ。鎌形赤血球症はしかし，前述のように脾臓機能を低下させるのだ。

赤血球内寄生虫

ヒトの脾臓はマラリア原虫排除に重要な役割を担っている。これは赤血球から中にいる寄生虫を取り出し，かつ赤血球を壊さないという押し出し(pitting)による。こうしたことは脾摘や脾臓機能低下の患者では起きないので，(薬で死んだ者，生きている者を含めて)マラリア原虫の取り出しは遅れ，疾患は誤った形でより重症に見えてしまう。抗マラリア治療の間，脾臓機能低下患者での原虫除去の遅れはしたがって，抗マラリア薬の耐性を必ずしも意味するものではない。部分的にマラリア免疫のできている場合，*Plasmodium falciparum*(熱帯熱マラリア原虫)感染は無脾であっても概ね同じような経過をたどる。ただし，発熱頻度が高くなり，寄生虫血症のレベルが高くなり，有症状のマラリアは増える傾向にあるが。この知見が免疫のない脾摘患者のマラリア地

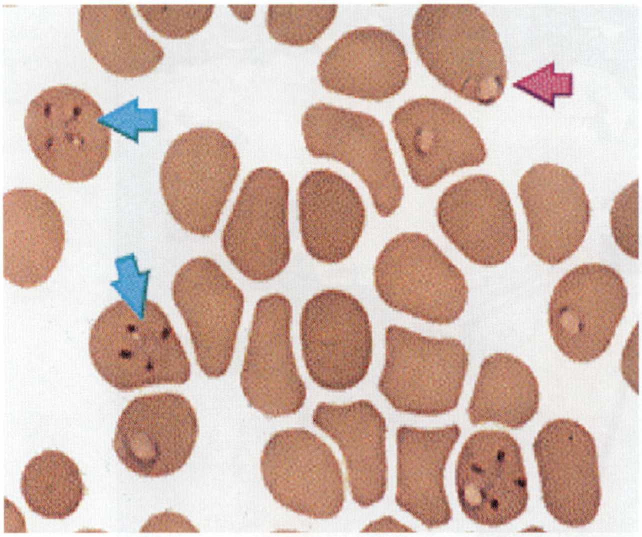

図 96.8
バベシア症

Box 96.2

初期院外経口治療レジメンの一案[a]

ampicillin か amoxicillin
投与量：2 g
β-ラクタム系薬に過敏性がある場合は禁忌
β-ラクタマーゼ産生菌には効かない
ペニシリン耐性肺炎球菌には効かない
amoxicillin-calvulanate
投与量：875 mg amoxicillin / 125 mg clavulanate 錠 2 錠
β-ラクタム系薬に過敏性がある場合は禁忌
trimethoprim-sulfamethoxazole（ST 合剤）
投与量：800 mg sulfamethoxaxzole / 160 mg trimethoprim 錠 2 錠
スルホンアミド系薬に過敏性がある場合は禁忌
ペニシリン耐性肺炎球菌への活性は一貫しない
clarithromycin か azithromycin
投与量：2 g
ペニシリン耐性肺炎球菌への活性は一貫しない
moxifloxacin
投与量：800 mg

a こうしたレジメンの圧倒的脾摘後感染でのデータはあってもごくわずかである。

Box 96.3

細菌性 OPSI を疑ったときの治療オプション

理由：肺炎球菌（*S. pneumoniae*）とインフルエンザ菌（*H. influenzae*）を適切にカバーする
ceftriaxone 2 g 静注 12 時間おき
重度の β-ラクタムアレルギーがある場合の代替案
moxifloxacin 400 mg 静注 24 時間おき
加えて
vancomycin 1 g 静注 12 時間おき
vancomycin を使えない患者の代替
moxifloxacin 400 mg 静注 24 時間おき

OPSI＝圧倒的脾摘後感染

域への旅行とどう関係するのかは明らかではないが，脾臓の機能と関係なく，適切な予防は必要である。

バベシア症ではしかし，脾摘患者は明らかに疾患リスクは高く，寄生虫レベルもずっと高い（図 96.8）。脾臓がないためだ。高寄生虫血症のために重篤な溶血を起こしやすい。米国では，感染は多くの州で報告されているが，いちばんの流行地域はマサチューセッツ州やニューヨーク州の岸から離れた所にある島々である。たとえば，マサチューセッツ州ならナンタケットやマーサズ・ヴィンヤード。ニューヨーク州なら東，中南部のロングアイランド，シェルターアイランド，そしてファイアアイランドである。さらにはコネティカット州である。多くのバベシア症患者は無脾症であり，このダニ媒介微生物の流行地域では，軽症，無症候のバベシア感染も起きているのかもしれない。脾臓機能低下がある人がバベシア症のほとんどの重症，死亡例を占めるのだ。こうした患者は流行地域でなくても輸血で感染することもある。脾臓機能が低下するような基礎疾患のために輸血が必要になるかもしれないからだ。

治療介入

患者の生存には早期に積極的な抗菌薬を投与するのが大事だ。そのため，抗菌薬治療開始までの時間を短くするため，2 つの方法が病院に着く前に大事になる。そのためには，無脾，あるいは脾臓機能低下患者は自分の状況を知り，これを関連する医師に知らせておかねばならない。1 つの方法として本疾患の総説でよく言及されているのは無脾患者が適切な経口抗菌薬を携帯するというものがある（Box 96.2）。薬剤は，理想的には電話で医師と話をしてから，発熱時に服用する。特に受診しようとする患者に消耗があればそうだ。これは医療の代わりにはならない。受診前の 2 つ目の方法は，OPSI の可能性がある症例が外来でみられたときだ。細菌性髄膜炎疑い患者でも提案されているように，使えるならば，一発 ceftriaxone のような抗菌薬を静注か筋注で投与すべきだ。これは血液培養が採れない場合でもやるべきだ。理由は申すまでもないが，こうした早期治療法の比較試験はやられていないし，今後もなされないだろう。

救急室に着いたら，まずは患者から脾臓について必要な情報を得て，発症した症状を確認してすぐにトリアージできるようにする。特定の治療（Box 96.3）は ceftriaxone のような広域セファロスポリン系薬，β-ラクタム / β-ラクタマーゼ阻害薬，フルオロキノロン系薬，それから時に vancomycin である。治療は OPSI を起こしやすい莢膜をもつ菌を的確にカバーしていなければならない。初期抗菌薬治療はその地域での抗菌薬耐性パターンに準じて行う。

抗菌薬に加え，アグレッシブな心血管，血行動態のサポートが必要に応じて行われる。補完的な免疫の介入が合併症や死亡を減らすかはわからないが，動物モデルでは，顆粒球刺激因子や静注免疫グロブリンが研究されている。

赤血球内寄生虫が関与していたら，この方向で治療を行う。Box 96.4 では，熱帯熱マラリアやバベシア症の最新の治療のいくつかをリストしている。脾臓機能低下のある患者のバベシア症の治療への反応はしかし，臨床的にはずっと遅くなるようだ。これ

Box 96.4

OPSI での赤血球内原虫治療オプション

バベシア症
通常の成人治療期間は1週間であるが，無脾で重篤な溶血のある場合は治療延長も考慮する。重症例では補完的な交換輸血も使われてきた。
atovaquone 750 mg 経口 12 時間おき
に加え，
azithromycin 500 mg 経口を1日目，その後，250 mg/ 日
か
clindamycin 600 mg 経口 8 時間おき
に加え，
quinine 650 mg 経口 8 時間おき
熱帯熱マラリア
中米，カリブ海，そして中東の株以外は chloroquine 耐性と捉えるべきで，これは既知の「感受性」地帯からの症例以外では使ってはならない
通常の成人の経口治療（重症熱帯熱マラリアでの静注治療についてはWHO の文献を参照すること）
atovaquone-proguanil 配合薬
4錠 / 日を3日間
か
artemether-lumefantrine 配合薬[a]
4錠を1日2回を3日間
か
quinine 650 mg 8 時間おきを7日間
に加えて
doxycycline 200 mg/ 日を7日間
か
clindamycin 600 mg 1日2回を7日間

a 米国食品医薬品局（FDA）の承認はない。
OPSI＝圧倒的脾摘後感染，WHO＝世界保健機関

は寄生虫の入った赤血球除去遅延とは無関係に起きるようである。

予防

教育

患者（とその家族）の教育は特に重要である。ある哲学者はかつて，真実の半減期は8か月であると述べた。医師は繰り返し，無脾，脾臓機能低下患者や，家族に，病院に行ったらいうべきことを，伝え続けねばならないということだ。メディカルアラートを記したブレスレットやネックレスも役に立とう。無脾だと早くわかれば，OPSI 疑いの治療も早くなるのだ。

OPSI の知識が広く伝わり，脾摘手術の様相も変わってきた。必要ならいつでも，この臓器（あるいはその一部）は保持し，機能を残すべきだ。外傷時は，除去ではなく修復のほうが好ましい。脾摘はそれでもいろんな疾患の治療には必要であり続けるのだ。

ワクチン

最新の CDC ガイドラインは 23 価の非結合型肺炎球菌多糖体ワクチン（pneumococcal polysaccharide vaccine 23：PPSV23）を解剖的または機能的無脾の2歳以上すべての小児に接種すべきと推奨している。これは最後の 13 価肺炎球菌結合型ワクチン（13-valent pneumococcal conjugate vaccine：PCV13）から少なくとも8週間あけて行う。そして，5年後の再接種も勧められている。無脾の成人で過去に PPSV23 接種を受けた場合は，PCV13 を最後の PPSV23 から1回，1年以降に接種する。もし PPSV23 が接種されていない場合は，PCV13 を1回接種し，最低8週間離して PPV23 を接種する。5年後に PPV23 の追加接種をし，さらに 65 歳で再接種してもよい。こうしたワクチンをもっと追加接種するのも理にかなってはいる。CDC はこうしたワクチンの追加接種を推奨していない。これは適切な安全性研究がないからだ（Box 96.5）。多くの症例報告で，肺炎球菌多糖体ワクチンの接種にかかわらず，ワクチン関連の肺炎球菌による敗血症株による OPSI の発生が報告されている。これは感染タイプの多糖体への適切な反応が欠如しているからかもしれない。

Box 96.5

無脾 / 脾臓機能低下がある患者での考慮すべき細菌用ワクチン

23 価非結合型肺炎球菌ワクチン
入っているタイプ：1，2，3，4，5，6B，7F，8，9N，9V，10A，11A，12F，14，15B，17F，18C，19A，19F，20，22F，23F，そして 33F
13 価肺炎球菌結合型ワクチン[a]
入っているタイプ：1，3，4，5，6A，6B，7F，9V，14，18C，19A，19F，そして 23F
結合型 *H. influenzae* ワクチン
入っているタイプ：b 型
4 価髄膜炎菌ワクチン
入っているタイプ：A，C，Y，そして W-135
1 価外膜蛋白質髄膜炎菌
入っているタイプ：B 型

a FDA は 65 歳未満の成人には公式には承認していない［訳注：訳出時には，髄膜炎菌タイプ B ワクチンは米国その他で承認されている］。

髄膜炎菌多糖体と，単価のタイプ B 外膜ワクチン，Hib 結合型ワクチンもまた，CDC が無脾成人に推奨するワクチンだ。髄膜炎菌4価の結合型多糖体ワクチンは A，C，Y，W-135 をカバーする。読者諸兄は最新の CDC ガイドラインを読んで予防接種推奨を確認していただきたい。

脾臓機能低下や機能的無脾でもいろいろなワクチンは禁忌ではない。他で使用されている弱毒生ワクチン，たとえば MMR（measles, mumps, and rubella：麻疹，ムンプス，風疹），水痘帯状疱疹（水痘，あるいは帯状疱疹），あるいは黄熱である。インフルエンザワクチンは毎年接種すべきだ。

抗菌薬予防

脾摘後の抗菌薬予防を推奨するエキスパートもいる。が，これはもっぱら小児患者に対する推奨だ。小児はペニシリン予防を最初の2年間出されているのが普通だ。そして，鎌形赤血球疾患患者を対象とした研究では，肺炎球菌敗血症が有意に減ったことが示されている。持続生涯予防を推奨する権威ある専門家もいるが，コンプライアンスの問題や薬剤耐性菌選択，副作用の問題でこれを一般化することはできていない。生涯内服抗菌薬予防を無脾成人患者に用いる比較試験はないが，OPSI を起こした患者には強く考慮される。

謝辞

本章は Amy Wecker と Monica Panwar の助けを借りてつくられた。

文献

Centers for Disease Control and Prevention. Advisory Committee on Immunization Practices (ACIP) immunization schedules for persons aged through 18 years and adults 19 years and older—United States, 2021. *MMWR Morb Mortal Weekly Rep*. 2021;70:189–192, 193–196.

Childers BJ, Cobanov B. Acute infectious purpura fulminans: A 15-year review of 28 consecutive cases. *Am Surg*. 2003;69:86–90.

Chong J, Jones P, Spelman D, Leder K, Cheng AC. Overwhelming post-splenectomy sepsis in patients with asplenia and hyposplenia: A retrospective cohort study. *Epidemiol Infect*. 2017;145:397–400.

Gaston MH, Verter JI, Woods G, et al. Prophylaxis with oral penicillin in children with sickle cell anemia: A randomized trial. *N Engl J Med*. 1986;314:1593–1599.

Holdsworth RJ, Irving AD, Cuschieri A. Post-splenectomy sepsis and its mortality rate: Actual versus perceived risks. *Br J Surg*. 1991;78:1031–1038.

Jugenburg M, Haddock G, Freedman MH, et al. The morbidity and mortality of pediatric splenectomy: does prophylaxis make a difference? *J Pediatr Surg*. 1999;34:1064–1067.

Molrine DC, Silber GR, Samra Y, et al. Normal IgG and impaired IgM responses to polysaccharide vaccines in asplenic patients. *J Infect Dis*. 1999;179:513–517.

O'Neal HR, Niven AS, Karam GH. Critical illness in patients with asplenia. *Chest*. 2016;150:1394–1402.

Styrt B. Infection associated with asplenia: risks, mechanisms, and prevention. *Am J Med*. 1990;88(5N):33N–42N.

Vernacchio L, Neufeld EJ, MacDonald K, et al. Combined schedule of 7-valent pneumococcal conjugate vaccine followed by 23-valent pneumococcal vaccine in children and young adults with sickle cell anemia. *J Pediatr*. 1998;133: 275–278.

Whitney CG, Farley MM, Hadler J, et al. Decline in invasive pneumococcal disease after the introduction of protein-polysaccharide conjugate vaccine. *N Engl J Med*. 2003;348:1737–1746.

World Health Organization. *Guidelines for the treatment of malaria*. Geneva: World Health Organization; 2006.

Section 12

HIV

97 HIV 感染症：初期評価とモニタリング

■著：Aaron E. Glatt, Andréa Sciberras, Steven M. Weiss
■訳：土井朝子

ヒト免疫不全ウイルス(human immunodeficiency virus：HIV)の感染は新たに診断された患者にはかなりショックだろう。しかし，感染症がより早く認識され，単純な1錠の抗レトロウイルスレジメンが登場したことで，HIVは現在，慢性の疾患プロセスであると考えられるようになり，治療している感染者は比較的正常な生活と余命が期待できる。

世界では3,600万人以上，米国では100万人以上がHIVに感染している。プライマリ・ケアの医師は，病歴，臨床的なプレゼンテーション，合併症，早期の検出，そしてHIVの治療，特に感染早期の段階での治療について慣れ親しんでいる必要がある。米国疾病対策センター(Centers for Disease Control and Prevention)と米国予防医療専門委員会(US Preventive Service Task Force：USPSTF)の両組織が，2006年にすべての患者(18〜65歳)のスクリーニングをA段階の推奨にしている。その結果，プライマリ・ケアの医師は増加している新規に同定された比較的無症状のHIV患者を診るであろうし，早期の治療と伝播の予防に関する最新の推奨に慣れ，着実に実行する必要がある。

HIVの臨床像

患者は，HIVに感染してからの期間によって異なる愁訴を呈する。およそHIV感染から約2〜6週間後，患者は上気道炎様疾患，疲労，微熱，発疹，吐き気，および/または下痢から成る漠然とした不定愁訴を呈することがある。この「セロコンバージョン病」は単核球症やインフルエンザに似ているかもしれない。しかし，新たに感染した患者の多くは全く無症状である。臨床医にとって，初診時にHIV感染の獲得経路やリスクをオープンで，個人的見解に基づかない質問ではっきりさせることは，重要である。これは，ウイルスのさらなる感染を防ぎ，合併症を認識するために不可欠である。セロコンバージョン病が治癒すると，患者はほとんど無症状の潜伏期に入る。治療なしで10年以上続くこともあり，適切な治療を受ければ一生続くこともある。しかし，病状が悪化した場合，鋭敏な医師は，まずクラスBの症状(Box 97.1参照)を認めるようになり，それに続いてAIDSに進行したことを示す日和見感染症に罹患する(Box 97.2参照)。

BOX 97.1

HIV感染者におけるカテゴリーBの疾患

- 口腔咽頭カンジダ症
- 外陰腟カンジダ症(持続性，頻回，または治療反応不良)
- 子宮頸部異形成(中等度または重度)
- 子宮頸部非浸潤がん
- 発熱(38.5℃)または1か月以上続く下痢などの体質的症状
- 毛髪状白板症，口腔
- 帯状疱疹，少なくとも2つの異なるエピソードを含む，または1皮膚分節以上
- 特発性血小板減少性紫斑病
- リステリア症
- 骨盤内炎症性疾患，特に卵管膿瘍を合併している場合
- 末梢神経障害
- 血管腫症

病歴と身体診察

HIV感染症は多臓器の疾患を引き起こし，生じやすくする。評

BOX 97.2

カテゴリーC / AIDS指標疾患[a]

- 気管，気管支または肺のカンジダ症
- 食道のカンジダ症
- 浸潤性子宮頸がん
- コクシジオイデス真菌症，播種性または肺外
- クリプトコッカス症，肺外
- クリプトスポリジウム症，慢性腸炎(罹病期間1か月を超える)
- サイトメガロウイルス(CMV)疾患(肝臓，脾臓，リンパ節を除く)，CMV網膜炎(視力低下を伴う)
- 脳症(HIV関連脳症)
- 単純ヘルペス：慢性潰瘍(1か月以上)または気管支炎，肺炎，または食道炎
- ヒストプラスマ症，播種性または肺外
- イスポラ症，慢性腸炎(罹病期間1か月を超える)
- Kaposi肉腫
- 原発性脳リンパ腫
- リンパ腫(免疫芽球性または同等の用語)
- *Mycobacterium avium* complexまたは*Mycobacterium kansasii*，播種性または肺外結核
- 結核菌，あらゆる部位(肺または肺外)
- *Mycobacterium*，その他の菌種または未同定菌種，播種性または肺外
- *Pneumocystis jiroveci*(*carinii*)肺炎
- 進行性多巣性白質脳症
- 再発性肺炎(PJPを除く，1年間に3回以上)
- *Salmonella*敗血症，再発性
- 脳トキソプラズマ症
- HIVによる消耗症候群
- CD4数が200未満

a CD4T細胞数に関係なく，これらの症状のいずれかを有する患者はAIDS患者と定義される。

価は系統的で包括的であるべきである。詳細に主訴と現病歴を聴取した後に，すべての患者に完全な過去の病歴，手術歴，そして社会歴，薬剤，アレルギーとシステムレビューが必要である。過去の抗レトロウイルス療法(antiretroviral therapy：ART)の履歴をすべて入手することは，特に有用かつ重要である。観察したことを注意深く記載し，詳細に身体診察を行うのが，新たな問題を早期にみつけるのに重要である。ART が HIV 感染の自然史を大いに変化させるかもしれないという認識は重要である。また，ART は脂肪異栄養症，皮下脂肪萎縮，消化管の問題や他の症状や所見といった重大な副作用用に関連することがある。しかし，これらの副作用の大部分は，現在では使用頻度が低くなっている古い薬物によるものである。

一般的事項

発熱や体重減少，倦怠感，疲労，悪寒戦慄，盗汗，食欲不振は意味のある疾患の最初の所見かもしれない。これらは早期の HIV 感染ではあまりコモンではない。これらは免疫不全の悪化や急性の 2 次性感染症を表しているかもしれない。受診ごとに体重と栄養の評価を記録すべきである。

皮膚

多くの HIV 感染者の皮膚は，最終的には，感染性か非感染性の疾患に罹ることがある。あらゆる種類の皮膚か爪の色素沈着と皮疹が播種性もしくは限局する形で起こる。多くの皮膚疾患は，一般的な「教科書的」症状には従わない。これらは根本にある重大な疾患，共感染もしくは増悪する免疫抑制の手掛かりになることがある。針の痕跡や皮膚の隆起は静脈内薬物使用を示唆し，リハビリテーションおよび / または針を共同使用しないことによる伝播の予防を話し合うことが必要である(表 97.1)。

リンパ節

非特異的な，小さく対称性で可動性のリンパ節は HIV 患者によくみられる。これらはしばしば，非特異的な反応性の過形成である。急性の全身性のリンパ節腫脹はセロコンバージョンの間にみられることがある。非 Hodgkin リンパ腫(non-Hodgkin's lymphoma：NHL)と感染性の病原体が単一もしくは多数のリンパ節に存在することもありうる。受診ごとに，リンパ節はサイズと数，質感と硬さを評価しなければならない。生検は，原因がわかっておらず，急速に増大するか非対称であり，および / または発熱と体重減少を伴わない限り，通常，適応がなく，参考にはならない。

顔面，目，耳，鼻，咽頭

Candida と単純ヘルペスウイルスはしばしば，有痛性の口唇炎や口内炎，咽頭炎の原因となり，HIV 感染のどの段階でも出現しうる。*Candida*(鵞口瘡)，サイトメガロウイルス(cytomegalovirus：CMV)(口腔潰瘍)，EB ウイルス(Epstein-Barr virus：EBV)(口腔白板症)，水痘帯状疱疹ウイルス，抗酸菌感染，*Cryptococcus neoformans*，*Histoplasma capsulatum*，Kaposi 肉腫，扁平上皮がんと NHL は口腔の診察で見えることがあり，特発性のアフタ潰瘍は煩わしい口の痛みを引き起こす重大な原因である。歯の痛みと圧痛は歯周の疾患か膿瘍を示唆し，発熱と頭痛を引き起こすことがある。歯肉と歯周の感染は HIV 感染患者において特に増悪する。

顔面痛や鼻閉，後鼻漏，頭痛は副鼻腔炎によって生じるが，HIV 感染でもよくみられる。アトピーも併存することがある。

複視，暗点，飛蚊症および / または視力の低下は，CMV 網膜炎または他の日和見感染症による網膜脈絡膜炎を示唆する。網膜炎が考慮された際のベースラインとなる目の完全な診察は重要で，特に CD4 数が 50/mm^3 未満の患者の場合はそうである。これは ART がうまくいっていないのと，あるいは患者の ART に対するアドヒアランスが不良である場合に特に重要である。CMV 網膜炎は，眼科的検査で「ケチャップとチーズ」，「ピザ」，または「ブラシファイア」のように見えることがある。

新規に出現したか性質が変化した頭痛は中枢神経の日和見感染症の初期症状であることがあり，通常，頭部の CT または MRI 検査が必要である。

心臓と肺

ベースラインの正確な肺と心血管の診察は，進行した HIV 感染では心肺の合併症が増加するため重要である。安静時もしくは運動時の息切れ，その期間と進行の有無，咳が乾性が湿性か，痰の色調，量，においは鑑別診断の参考になるかもしれない。喀血は結核，血小板減少，細菌性肺炎，もしくは他の肺疾患により生じうる。胸痛は肺炎，自然気胸(*Pneumocystis* に関連することがよくある)，心外膜炎，帯状疱疹，もしくは HIV 関連の心筋症によることがある。動悸と体位性低血圧では症候性の貧血が示唆される。

胃腸

胃腸疾患は HIV 感染の進行につれて頻度が増す。嚥下痛，嚥下困難，胸骨後面の胸痛，吐き気，食欲不振と体重減少は，*Candida* や単純ヘルペス，CMV，もしくはもっとまれにはリンパ腫による食道炎によく関連している。肝臓または脾臓の腫大は HIV 関連の合併症の早期の徴候であることがあり，ベースラインのサイズは正確に測定し記録すべきである。

発熱と肝酵素の上昇を伴う右季肋部痛では，ウイルスまたは薬剤性の肝炎，胆石症，*Mycobacterium avium* complex(MAC)，クリプトスポリジウム症，ミクロスポリジウム症，または CMV に関連した無石性胆嚢炎が示唆されるかもしれない。

心窩部もしくは左季肋部痛は薬剤性膵炎を示唆する。腹痛膨満，圧痛，腫瘤，便秘，または便失禁は Kaposi 肉腫，リンパ腫，がん，胃腸の日和見感染症(CMV，ヒストプラズマ症，結核)，寄生虫の侵入が原因かもしれない。下痢は HIV 感染成人の 30〜66％に生じる。*Salmonella*，*Cryptosporidium*，*Isospora*，CMV，微胞子虫，その他の腸の病原体がよく原因となる。便秘は methadone，ヘロイン，オピオイドや他の薬剤を使用している患者でよくみられる。抗菌薬使用により *Clostridioides difficile* 感染症が生じやすくなる。HIV 患者では，過敏性腸症候群の発生率も高いが，これは除外診断である。

排便時の痛みや肛門部の痛みは，外傷，肛門周囲膿瘍，ヘルペス，扁平上皮がん，他の性感染症(sexually transmitted disease：STD)〔鼠径リンパ肉芽腫(lymphogranuloma venereum：LVG)など〕によって起こることがあり，これらはすべてア

表 97.1
HIV 患者によくみられる皮膚の徴候

原因	臨床的特徴
細菌感染症	
細菌性血管腫(bacillary angiomatosis)	肉々しく，もろく，隆起した，易出血性の丘疹〜結節
黄色ブドウ球菌(*Staphylococcus aureus*)	毛嚢炎，膿瘡，膿痂疹，水疱性膿痂疹，癤，癰
梅毒	異なった形態(初期，第 2 期もしくは第 3 期)で生じることがある。下疳は二次感染により痛みを伴うこともある
真菌感染症	
カンジダ症	粘膜(口腔，腟外陰)，まれに *Candida* 間擦疹や爪周囲炎
クリプトコッカス症	頭頸部では最も多い。典型的には，真珠のような 2〜5 mm の半透明の丘疹が出現し，伝染性軟属腫による丘疹と似ている。ほかには膿疱，紫斑性の丘疹，隆起する斑
脂漏性皮膚炎	境界不明瞭で，かすかなピンク色の斑点で，鼻唇溝と眉，頭皮，胸部，陰部のような毛髪が出る部位では，軽度から大量に細かな，緩いロウ様の鱗屑を伴う
節足動物感染症	
疥癬	瘙痒±皮疹。全身性になるが，1 本の指に限局することもある。ノルウェイ型ではより重症
ウイルス感染症	
単純ヘルペス	有痛性の水疱性の病変が集簇して，肛門周囲，生殖器，口腔顔面，または指にみられるが，播種することもある
水痘帯状疱疹	潰瘍があることもある有痛性の皮節性，もしくは播種性(多皮節性)の水疱
HIV	上部体幹，掌と足底の境界明瞭な紅斑と丘疹が急性 HIV 感染の皮膚所見で最も特徴的である
ヒトパピローマウイルス	生殖器の疣贅(異常に大きくなることもある)
Kaposi 肉腫(ヘルペスウイルス 8)	紅斑か丘疹が，さまざまな速さで大きくなり，青紫色の結節や斑になり，痛みを伴うこともある。皮膚，粘膜，すべての主要臓器系を含む体内のどこにでもみられる
伝染性軟属腫	境界明瞭な臍をもつ丘疹が，通常は顔面，頸部，擦過部(腋窩，鼠径，臀部)にみられる
非感染症	
薬剤による反応	軽度の皮疹から Stevens-Johnson 症候群まで
栄養欠乏	主に子どもと慢性下痢のある患者にみられる。欠乏の程度により広範な皮膚の症候がある
乾癬	広範囲もしくは限局性の鱗状の病変で関節炎が伴うことがある
血管炎	触知可能な丘疹性の皮疹(敗血症性塞栓に類似する)

HIV＝ヒト免疫不全ウイルス

ナルセックスをする人で増加する。注意深く無批判的な性交歴と社会歴は原因の同定に役立つかもしれない。肛門周囲部は入念に，損傷，膿瘍，裂肛，直腸炎，潰瘍を診察しなければならない。便は潜血を検査しなければならない。

泌尿生殖器，産婦人科

有痛性の頻尿は，尿路感染症，性感染症，または外陰腟炎を示唆する。後者がより多く，おそらく HIV 感染では治療がより困難である。再発性もしくは重症の腟炎，腟からの排液，瘙痒はよくあり，単一の性行為とは関係がないかもしれない。すべての生殖器の滲出液，潰瘍，病変部の迅速な評価によって，いかなる性感染症も正確な同定が可能になるだろう。

女性には月経歴や妊娠，避妊の方法，妊娠と堕胎の回数と日時を質問しなければならない。月経は HIV 感染が増悪する際には不規則になることがあり，同様に妊孕性も低下する。卵管炎もしくは骨盤内炎症性疾患による以前の卵管の損傷により，異所性妊娠や不妊が起こりやすくなる。外部の生殖器，肛門，そして完全な内診(腟鏡および双手法)，Pap 検査(パップスメア)，適切な培養と染色は，初回とその後は年に一度は診察が正常であれば行うべきである。ヒトパピローマウイルス(human papillomavirus：HPV)の直接検査は，より感度が高く特異的であるため，多くの状況でパップスメア検査に取って代わりつつある。

神経

精神神経の合併症は多くの HIV 患者で最終的に生じるが，症状は重大な増悪が起こるまでは対応能力と利用できる予備能の大きさにより認識されずにいくかもしれない。かすかな神経系の増悪と記憶喪失，集中力の低下だけがHIV 認知症の初期症状であり，多くの場合，より若い年齢から始まる。中枢と末梢の神経合併症は，HIV 感染，日和見感染，薬剤か悪性腫瘍によって起こる。疾患はHIV 感染のどの段階でも起こる。とはいえ，徴候は異なる。症状は異常のある部位と関係する病態生理に大きく依存する。末梢神経障害は，病気の状態に関係なく今でもよくみられ，セロコンバージョンから何年も，あるいは何十年も経ってから起こることもある。新しい優れた抗レトロウイルス療法の出現により，進行性多巣性脳症はほとんどみられなくなったが，これも通常，セロコンバージョンから数年，あるいは数十年後に起こる。頭蓋内の腫瘤性病変は通常，HIV 感染後期の合併症である。

遠位優位の多発性感覚障害，慢性炎症性脱髄性多発神経障害，単神経障害，ヘルペスとCMV の神経根炎，ビタミン欠乏による神経障害がよくみられる。神経系の評価と適切な診断検査は反応性の乏しい病理から治療可能なものを区別する。脳神経の検査，そして感覚，筋力，協調，反射の注意深く，記録された精神状態の評価を含むベースラインの神経診察は，初回と年 1 回の包括的な評価の一部分であるべきである。MMST(mini-mental status test)の結果は明瞭に記載すべきである。

筋骨格系

筋肉痛と近位筋の筋力低下，圧痛，消耗は，HIV 初期感染か薬剤関連筋炎の徴候かもしれない。重度の持続する小関節炎で主に下肢の大関節を激しい痛みで侵し，びらん性の破壊的な変形をもたらす乾癬性関節炎と，特に薬物乱用者における黄色ブドウ球菌(*Staphylococcus aureus*)による敗血症性関節炎は特に珍しくはない関節炎の形態である。ART による二次的な脂肪分布の変化もまたみられることがある。

病歴

以前のHIV 関連の出来事，CD4 数，ウイルス量，耐性パターン，ART，合併症，日和見感染症，悪性腫瘍の明確な病歴はHIV 感染を段階づけ，予後の情報と治療の選択肢を明らかにするのに役立つだろう。日和見感染症は著明な免疫抑制を示し，「100 章　HIV 関連の日和見感染症の鑑別診断とマネジメント」で詳しく説明する。

未治療のHIV 感染症は結核のリスクを著明に増し，潜在性から活動性結核への変化の年の割合を，非HIV 感染者では**生涯**でおおよそ 10％であるのに対し，年ごとに 7～8％増やす。結核はまた，HIV 感染を増悪させ，AIDS への進行をより速くする。ツベルクリン反応検査(purified protein derivative：PPD)またはQuantiFERON®-TB の結果，以前の結核曝露，以前の予防もしくは治療(日時，期間，結果，治療薬)は非常に重要である。アドヒアランスが悪いこと，以前の入院歴，地理的そして社会的な要因が，薬剤耐性の出現と経験的マネジメントの薬剤選択において主要な役割を果たす。梅毒は他の性感染症(STD)と同様に，HIV の獲得率を高めることがあり，共感染している患者では初期のプレゼンテーションがさまざまになりうる。潰瘍や潰瘍を伴うSTD は，HIV に感染するリスクを高める。

薬剤

処方薬やビタミン剤，微量元素，ハーブのサプリメント，代替医療との多剤併用は非常によくみられる。これらは疾患を変えたり徴候を変化させたり，HIV 関連疾患の症状と混同することがあるような副作用と毒性に関連する。たとえば，ビタミン剤の過量服薬は下痢，腹部仙痛，末梢神経障害，頭蓋内圧の上昇，頭痛，食欲不振，嘔気，嘔吐の原因となることがある。薬剤相互作用は時に ART の失敗につながるが，よくみられ，処方薬と非処方薬の両方を念入りに調べなければならない。患者には，処方薬も市販の薬も，診察のたびに**すべて**持参するよう勧めるべきである。

アレルギー

鋭敏な医師はアレルギーとしてよく誤解される**不耐性**を**アレルギー反応**から区別すべきである。それぞれの薬剤の特有の反応，期間，毒性からの回復に注意すべきである。また，関連のある可能性のあるすべてのことについて時間的関連性を明らかにすべきである。皮疹と発熱が最もよくみられる薬剤の副作用のタイプであり，HIV においてよくみられる感染性の原因と鑑別すべきである。

社会歴

心理社会的な履歴のすべての側面に対して特別な注意が払われるべきである。特に，居住地，職業歴，薬物乱用，性交渉歴である。性的嗜好，行為，これまでのパートナーの数，売春，STD の既往を含む完全な性交歴を聴取しなければならない。性交渉歴をとる際には，中立的な態度とプライバシーに配慮しなければならない。可能であれば，配偶者，親，または肉親がいる前では，性交渉歴を聴取してはならない。また，食習慣と水源はある種の病原体にとっては重要なリスクである。

渡航歴

特定の日和見感染症は，特定の地域(たとえば，コクシジウム症は米国南西部，ヒストプラズマ症はオハイオ川流域)に多く発生するため，出生地と完全な渡航歴は正確な鑑別診断を形成するなかで特別に役立つ。途上国もしくは熱帯諸国への渡航歴は旅行者下痢症，マラリア，リーシュマニア，カラ・アザール，糞線虫症，*Penicillium* 感染症(東南アジア)，HIV-2 感染などの疑いが高くなるかもしれない。

ペット

ある種の日和見感染症には特別な動物が関連している。患者は動物との曝露について質問を受け，人獣共通感染症を避ける方法についてアドバイスを受けるべきである。*Bartonella*(旧称 *Rochalimaea*)はネコひっかき病と細菌性血管腫(bacillary angiomatosis)と関連がある。ネコの排泄物や土，洗っていない地面に落ちた食べ物に触れることは，トキソプラズマ症と関連している。

臨床検査

臨床検査は時に絶対的に診断を確立もしくは確認する唯一の方法である。臨床検査は個別化されるべきであるが，いくつかの一般

Box 97.3

HIV 感染における臨床検査の目的

1. ベースラインのパラメータを知る
2. 基礎にある疾患を同定する
3. 適切な治療を決定する
4. 疾患の進行の見込みと確率を見積もる
5. 治療への反応をモニターする
6. 副反応と毒性をモニターする
7. コモンで予防可能な疾患をスクリーニングする

的原則が適応される(Box 97.3 と表 97.2 参照)。

血算によって，しばしば HIV の進行と共に進展する軽度の正球性正色素性貧血が明らかになるかもしれない。大赤血球症は，もはやめったに処方されない zidovudine 内服中にしばしば生じることがある。汎血球減少は骨髄への関与もしくは浸潤を示唆するかもしれない。単独の血小板減少は HIV 感染の初期の所見であることがあり，白血球減少および / または感染に対する好中球の反応の鈍麻はよくみられる。好中球減少はよく，さまざまな薬剤治療〔たとえば，zidovudine，trimethoprim-sulfamethoxazole(ST 合剤)，pentamidine〕でより顕著になり，コロニー刺激因子による治療が必要になるかもしれない。

生化学の評価で，肝機能検査と肝臓の血清学的検査 / ウイルスレベルは新規もしくは慢性の疾患の診断，ワクチン接種の推奨，薬剤毒性のモニターのガイドに役立つ。A 型，B 型，C 型と他の肝炎は，HIV 感染ではリスクのある行為に基づきより多く，特に，B 型肝炎の共感染によって最初の ART の選択の際に影響を受けることがある。

非特異的梅毒検査〔血漿レアギン迅速テスト(rapid plasma reagin：RPR)あるいは Venereal Disease Research Laboratory (VDRL)〕と確認するための蛍光トレポネーマ抗体吸収検査(fluorescent treponemal antibody absorbed test：FTA-ABS)は，リスクのある患者には初回と年 1 回は検査を行うべきである。腰椎穿刺は期間が不明か後期潜伏梅毒および / または第 2 期梅毒

表 97.2
HIV 成人患者のためのルーチンの臨床検査のガイドライン

検査	適応	間隔
抗 *Toxoplasma* IgG 抗体	曝露歴のスクリーニング 診断とエンピリックな治療に有用	ベースライン 陰性であれば年 1 回
生化学，肝機能	ベースラインの腎機能と肝機能，栄養状態の評価 現在の肝炎の診断 薬剤毒性のモニター 治療効果のモニター	ベースライン 6〜12 か月ごと 進行した患者，ベースラインの異常または薬剤毒性があればより頻繁に行う
胸部レントゲン	疾患のスクリーニング 活動性疾患の診断	ベースライン 肺疾患が疑われた場合
血算	貧血，白血球減少，血小板減少の評価 薬剤毒性もモニター	ベースライン 6 か月ごと 異常がある患者はより頻繁に行う
肝炎検査	ウイルス性肝炎の診断 ワクチン接種，接種の反応の評価	ベースライン 急性感染の可能性がある期間 ワクチン接種後
リンパ球サブセット検査(CD4 数)	予防開始に有用 予後の情報 治療効果のモニター	ベースライン CD4>500/mm^3 であれば 6 か月ごと CD4<500/mm^3 であれば 3 か月ごと
HIV ウイルス量	セロコンバージョン前の急性感染の診断(>10,000/mL) HIV の活動性のモニター 治療効果のモニター	ベースライン ART の効果が出るまでは毎月 臨床的に安定していれば 3 か月ごと
RPR もしくは VDRL	梅毒のスクリーニング 治療への反応のモニター 確認および / または偽陰性の判断のためには特異的な検査(FTA など)を用いること	ベースライン 高リスク / 既往があれば(少なくとも)年 1 回 治療後は 6 か月までは毎月，その後は 9 か月，12 か月の時点で
ツベルクリン反応(TST，PPD)	感染もしくは以前の曝露のスクリーニング	ベースライン，その後は年 1 回 リスクがあればより頻回に
IGRA	新たに陽性化した人をみつける 活動性結核の曝露がある TST 陰性者 アネルギーがある場合	

IgG＝免疫グロブリン G，IGRA＝インターフェロンγ放出アッセイ，PPD＝精製ツベルクリン蛋白体，RPR＝血漿レアギン迅速テスト，TST＝ツベルクリン皮膚検査，VDRL＝Venereal Disease Research Laboratory

のトレポネーマ検査反応性のある血清(RPR が 1：16 以上)の患者に適応がある。

ツベルクリン皮膚検査(tuberculin skin test：TST)は初回の診察時と，患者に結核の既往があるか TST 反応が陽性であることがわかっている場合を除き，年 1 回行うべきである。5 mm 以上の硬結は HIV 感染者では陽性とみなされ，胸部レントゲン検査を受けなければならない。インターフェロン γ 放出アッセイ(interferon-γ release assay：IGRA)(QuantiFERON®-TB，T-SPOT®)は，TST が陰性であるが HIV 患者が活動性結核患者に曝露したか結核感染のリスクが高い場合に推奨される。また，TST に対する既知のアレルギーのある人は，IGRA 検査を受けるべきである。初回の胸部レントゲン検査は TST や IGRA の状態にかかわらず，ベースラインの状態を確立するためにしばしば撮影される。

ベースラインの抗トキソプラズマ免疫グロブリン G(immunoglobulin G：IgG)抗体は予防の有無の決断に影響し，中枢神経の腫瘤性病変が発生した場合の評価と経験的治療に役立つことがある。ベースラインの CMV と EBV の血清学的検査と *Cryptococcus* 抗原検査は価値がない。

パップスメアは初回と，正常であれば 6 か月後，少なくとも年 1 回の施行が推奨される。性活動に基づきリスクの高い患者には，異型もしくは他の Bethesda 分類で評価するため産婦人科に紹介し，より頻繁に診るのが慎重かもしれない。HPV のスクリーニング検査の役割は最終的な結論が出ていないが，おそらく将来的にはパップスメアに取って代わるだろう。肛門部のパップスメアもしくは同等のスクリーニング検査はアナルセックスをする患者では推奨される。これらの検査の頻度はまだ決まっていない。

淋病，クラミジア，トリコモナス症，梅毒などの性病検査は，初診時に行い，その後は少なくとも年 1 回行う。個人のリスク行動や地域の疫学によっては，より頻繁なスクリーニングが適切な場合もある。HSV 血清学的検査は，初診時だけでなく，患者が病変を訴えて受診した際にも考慮すべきである。

コレステロール，脂肪，血糖の評価は特に ART を行っている HIV 患者でよくみられる代謝異常のモニターのために重要である。

CD4 数(免疫状態のマーカー)とウイルス量(疾患の状態と治療への反応のマーカー)は，初回と 3 か月ごとに治療と予防的介入のガイドとして確認すべきである。耐性は初回の評価と ART とアドヒアランスと他の臨床と検査の因子に基づき得るべきである。CD4 数はかなりのばらつきがある。主な治療の決定には 1 回の解釈よりも時間をかけて総合的なイメージを描くことがより有用である。

ウイルス量測定は ART の有効性のモニタリングにとって重要で，mL あたり 10 のウイルス粒子をも検出する最も感度が高い検査であり，利用すべきである。ウイルスの遺伝子型判定(genotyping)と表現型判定(phenotyping)は，未治療の患者と治療に失敗した患者の耐性の検出と個別の ART レジメン選択のためによく用いられる。

ワクチン接種

HIV 感染のある患者は免疫を最適化させるために，できるだけ早期に適切なワクチン接種を受けるべきである。臨床的な効果は証明もしくは評価すら困難であるが，CD4 数が望ましくは 500/mm^3 以上で高いほど，ワクチンの良好な効果と相関している(表 97.3)。

ワクチン接種歴のない患者では，肺炎球菌ワクチンの PCV13(ペレベナー 13®)を最初に接種し，引き続いて PPSV23(ニューモバックス®23)を 8 週後に接種する。5 年後に PPSV23 の追加接種を推奨する専門家もいる。PPSV23 を接種済みの場合は，1 年後に PCV13 を接種すべきである。CD4 細胞数が 200/mm^3 未満の場合，有効性は非常に疑わしい。インフルエンザ菌(*Haemophilus influenzae*)ワクチンの接種は，最新の勧告では適応外である。

B 型肝炎の感染もしくは免疫の血清学的なエビデンスのない患者は B 型肝炎ワクチンを接種しなければならない。証明されていないものの，医療者には初回のワクチン接種のシリーズが完了した後に 5 年以降でのブースターのワクチン接種が推奨されることがある。

インフルエンザワクチン(**不活化のみ**)は毎年接種することが推奨される。MMR(measles, mumps, and rubella：麻疹，ムンプス，風疹)と Zostavax®［訳注：日本では未承認。米国では販売中止］〔生，弱毒化水痘帯状疱疹ウイルス(varicella-zoster virus：

表 97.3
HIV 患者に対するワクチン接種のガイドライン

ワクチン	頻度
肺炎球菌ワクチン 未接種者 PPSV23 接種者 すべての患者	最初に PCV13，8 週間後に PPSV23 1 年後に PCV13 5 年後に PPSV23
B 型肝炎ワクチンシリーズ	3 回のシリーズ(0，1，6 か月) (5 年後にブースター)
インフルエンザ	年 1 回で注射製剤のみ。弱毒生ワクチンは避ける
ヒトパピローマウイルス(HPV4；HPV2)	3 回で：女性，男性両方(26 歳まで)(男性は HPV4 のみ)
ジフテリア / 破傷風 / 百日咳	1 回の Tdap の接種，その後は Td のブースターを 10 年ごとに
麻疹(MMR)，水痘	CD4>200/mm^3 であれば，1～2 回の接種
インフルエンザ菌(*Haemophilus influenza*)，帯状疱疹，炭疽，天然痘	推奨されていない
髄膜炎菌，A 型肝炎	CD4>200 mm^3 であれば接種
水痘帯状疱疹ウイルス(VZV)	シングリックス®(不活化)のみ；Zostavax®［訳注：日本では未承認。米国では販売中止］禁忌

HPV＝ヒトパピローマウイルス，MMR＝麻疹，ムンプス，風疹，PCV13＝13 価肺炎球菌結合型ワクチン，PPSV23＝23 価肺炎球菌多糖体ワクチン，Td＝破傷風ジフテリアトキソイド，Tdap＝破傷風，ジフテリア，および無細胞百日咳

12

VZV)〕ワクチンは重度の免疫抑制患者には禁忌である。一方，VZV の不活性サブユニットワクチンであるシングリックス®は，免疫不全患者でも安全であり，免疫原性も優れているため，検討すべきだ。不活化ポリオワクチンは標準的な小児期のワクチンであるが，ジフテリアと破傷風のブースター接種は発行されているガイドラインに従って接種してもよい。A 型肝炎のワクチンもまた，選択的なリスクのある集団には適応があるかもしれない。

HIV 感染者と非感染者の両方に対する治療の考慮する点

特定のまれな状況を除き，長期的な転帰と生存率を最良にするために，現在では**診断時に** ART を開始することが推奨されている。どのような抗レトロウイルスレジメンが適切かを決定する際には，患者のコンプライアンス，ライフスタイル，併存疾患，薬剤，社会経済的要因を慎重に考慮しなければならない。

免疫再構築症候群(immune reconstitution inflammatory syndrome：IRIS) に注意することも重要である。急性の初回 HIV 感染に対する治療開始後に発症することはないが，特に重度の免疫抑制状態にある患者が ART を開始した場合に発症する。免疫系が「増強」されると，基礎の感染症に対する炎症反応が発現する可能性がある。このような基礎にある感染症は，既知で治療中の場合もあれば，未知で IRIS によって初めて発見される場合もある。IRIS の患者は，皮疹，下痢，倦怠感などの症状を経験することがある。IRIS と薬物アレルギーまたは不耐性を区別することは重要である。IRIS の症状は通常，4 週間以上続くことはなく，これは通常，長年の HIV 感染患者に起こる。

曝露前予防薬(pre-exposure prophylaxis：PrEP) は現在，HIV に感染するリスクが高い非 HIV 感染者に適応されている。HIV 陽性のパートナーと継続的な性的関係にある HIV 陰性者は，PrEP を受けることが推奨されている。その他の高リスク者は以下のとおりである。

- 男性と無防備なアナルセックスをする男性
- 性病の既往歴がある人
- 無防備な性交，または最近細菌性 STD に罹った異性愛者の男女
- 無防備な性交を行うバイセクシュアル男性
- 注射針の共有や安全でない性行為を行っている注射薬物使用者

PrEP は，2 種類のヌクレオシド系逆転写酵素阻害薬である tenofovir disoproxil と emtricitabine の配合錠を 1 日 1 回服用する。毎日コンスタントに服用することで，PrEP は HIV 感染のリスクを最大 92％減少させることが示されている。PrEP をコンドームやその他の予防手段と併用することで，HIV 感染をより確実に防ぐことができる。PrEP は，毎日のレジメンと四半期ごとの医師のフォローアップを遵守する人にのみ処方されるべきである。

フォローアップのためのガイドライン

ART を行っている患者はアドヒアランス，効果と最適なマネジメントを確実にするために，注意深くフォローする必要がある。著明な検査異常がみられない ART を行っている安定した無症候患者は，彼らに合併症や訴えがないのであれば，3〜4 か月ごとに診察してもよい。症候性の HIV 患者は適応に応じて診察と再評価を行わなければならず，追加のスクリーニング検査は免疫状態が増悪する場合には行うべきである。多くの患者は対応されるべき多数の精神社会的なニーズがあるため，適切なスタッフへの紹介は完全で思いやりのあるケアにとって重要である。

文献

Centers for Disease Control and Prevention (CDC). Updated guidelines for using IGRA to detect *Mycobaterium tuberculosis* infection, United States. *MMWR Morb Mortal Wkly Rep*. 2010;59(RR-05):1–25.

Centers for Disease Control and Prevention (CDC). Advisory Committee on Immunization Practices. Recommended adult immunization schedule, United States 2012. *MMWR Morb Mortal Wkly Rep*. 2012;61(04):1–7.

Centers for Disease Control (CDC). Recommendations for HIV prevention with adults and adolescents with HIV in the United States, 2014: Summary for clinical providers. December 11, 2014 (amended December 30, 2016).

https://www.cdc.gov/hiv/risk/prep/index.html

https://aidsinfo.nih.gov/guidelines Guidelines for the Use of Antiretroviral Agents in Adults and Adolescents Living with HIV

https://www.cdc.gov/hiv/pdf/risk/prep/cdc-hiv-prep-guidelines-2017.pdf Preexposure Prophylaxis for the Prevention of HIV Infection in the United States—2017 Update

Dikman AE, Schonfeld, E et al. Human immunodeficiency virus-associated diarrhea: Still an issue in the era of antiretroviral therapy. *Digest Dis Sci*. 2015; 60(8): 2236–2245.

Martin EG, Schachman BR. Upgrading the HIV testing guidelines. *N Engl J Med*. 2013; 368:884–886.

98 HIV 感染症：抗レトロウイルス治療

■著：Amy L. Brotherton, Joseph M. Garland
■訳：土井朝子

イントロダクション

現在，後天性免疫不全症候群(acquired immunodeficiency syndrome：AIDS)として知られている症候群は，1981 年，米国疾病対策センター(Centers for Disease Control and Prevention：CDC)の雑誌“Morbidity and Mortality Weekly Report(MMWR)”に，*Pneumocystis carinii* 肺炎と診断されたロサンゼルスの若いゲイ男性 5 人の症例シリーズを通して初めて報告された。これに続いて，通常は極度の免疫抑制状態にあるときにみられる異常な感染症が，免疫抑制の原因が不明な他の集団でも発生しているという報告が全米から相次いだ。この免疫抑制の原因物質であるヒト免疫不全ウイルス(human immunodeficiency virus：HIV)ウイルスは，1984 年に Francoise Barré-Sinoussi と Luc Montagnier によって発見され，この発見により彼らは後にノーベル賞を受賞することになる。1987 年に zidovudine(AZT)が米国食品医薬品局(Food and Drug Administration：FDA)に認可されるまで，この致命的なウイルスに対する有効な治療法はなかった。その発見，臨床試験，承認は，HIV と共に生きる人々によって推し進められた。zidovudine の承認は，HIV 管理における新時代の到来を告げ，治癒や長期的なウイルス抑制に対する新たな希望をもたらした。しかし，単剤療法はすぐに長期持続性に欠けることが判明した。治療薬に関連した耐性が出現し始め，通常，投与開始から 6〜12 か月で耐性が出現したからである。幸運なことに，新しい薬剤の出現により，2 剤併用療法，そして 3 剤併用療法が新たな選択肢として登場し，これらは長期間の抑制を示すことができるようになった。1995 年に最初のプロテアーゼ阻害薬(protease inhibitor：PI)が，1996 年に最初の非ヌクレオシド系逆転写酵素阻害薬が承認され，3 剤併用療法が標準治療となった。当時は**高活性抗レトロウイルス療法(highly active antiretroviral therapy**：HAART)と呼ばれ，のちに**抗レトロウイルス薬併用療法(combination antiretroviral therapy**：cART)と呼ばれ，現在では単に ART と呼ばれるこの多剤併用療法は，患者に長期のウイルス抑制をもたらし，ほぼすべての患者にとって標準治療であり続けている。

HIV の治療に使用される薬剤の種類が増えるにつれ，副作用，高い錠剤負担，薬剤毒性，薬剤耐性ウイルス株といった新たな課題も出現した。初期のレジメンは，1 日に何度も何錠もの薬を服用しなければならないことが多く，吐き気，下痢，皮疹などの即時的な副作用と，脂肪異栄養症，脂肪萎縮症，神経障害，骨密度(bone mineral density：BMD)低下などの長期的な副作用の両方を伴うことが多かった。これらのレジメンを改良して，投与要件を簡素化し，毒性や薬剤相互作用を減らし，耐性に対する遺伝的障壁を高めることは，HIV を致死的な疾患から，非常に忍容性が高く，しばしば 1 日 1 回の単剤投与で十分に管理できる慢性疾患へと変えるための重要な進歩であった。最近，最初の月 1 回投与の注射療法が承認され，これは HIV と共に生きる人々に治療選択肢がさらに増える新時代の幕開けとなるだろう。HIV の治療法はまだ確立されていないが，シンプルで忍容性の高いレジメンによる長期的なウイルス抑制という目標は，多くの点で達成されている。

本章では，HIV の複製の簡潔な概要を，一般的に処方され，現在承認されている ART の薬剤とクラスとそれらの適応と組み合わせの詳細な説明と共に述べる。さまざまな患者とウイルスの特徴における ART の使用，モニタリングと共に免疫再構築症候群(immune reconstitution inflammatory syndrome：IRIS)についても簡潔に述べる。

HIV の複製サイクル

HIV の複製サイクル(図 98.1)の理解の深まりにより，ウイルスの酵素と宿主蛋白をも標的とする抗レトロウイルス薬の開発に至った。現在の ART 治療薬は，宿主細胞へのウイルスの侵入，RNA 鋳型からのウイルス DNA の逆転写，このウイルス DNA の宿主ゲノムへの統合，新たに転写されたウイルス蛋白質のプロセシングを阻害する。

ウイルスの複製サイクルは，宿主細胞膜への HIV ウイルスの付着と融合から始まる。付着と融合のプロセスは複雑で，ウイルス糖蛋白質 120 と 41 が宿主細胞の CD4 レセプターと CCR5 または CXCR4 コ・レセプターに付着することで組織化される(図 98.2)。いったん付着すると，ウイルス膜は細胞膜と融合し，含まれていたウイルス RNA とウイルス蛋白質が宿主細胞内に放出される。宿主細胞質内で，ウイルス RNA はウイルス逆転写酵素(reverse transcriptase enzyme：RT)を介して逆転写を受ける。RT は宿主細胞のウイルスの二重鎖の相補的 DNA(complementary DNA：cDNA)を組み立てるために，ヌクレオシド，ヌクレオチドを利用する。ウイルスの cDNA は宿主細胞の細胞質内でウイルスのインテグラーゼ蛋白と相互作用する。ウイルスの cDNA はその後，宿主細胞の核内へ運ばれ，そこでインテグラーゼはウイルスの cDNA を宿主の DNA 遺伝子に組み入れる。いったん宿主の遺伝子に組み込まれると，ウイルス DNA は宿主の酵素とリボソームによりポリ蛋白質へと転写され翻訳される。ウイルスのプロテアーゼがこれらのポリ蛋白質を機能的で成熟したウイルス蛋白に分裂させる。全体の HIV のウイルスが構

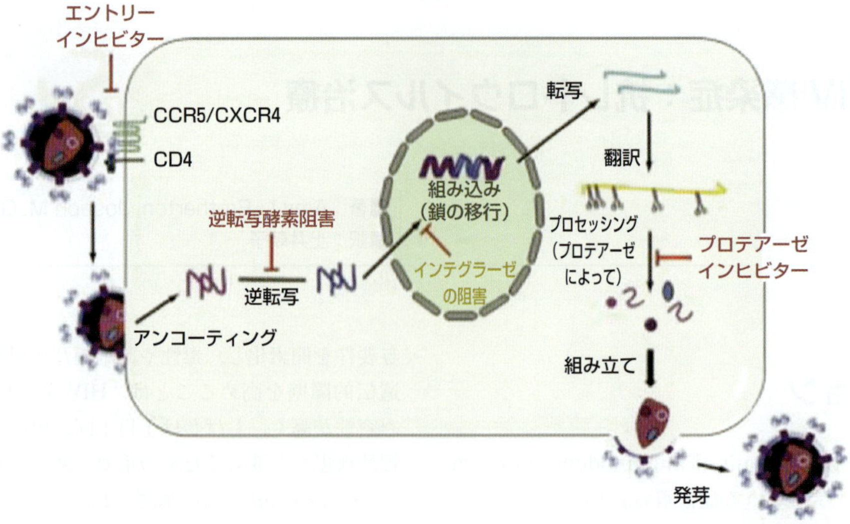

図 98.1
ヒト免疫不全ウイルス(HIV)の複製サイクル

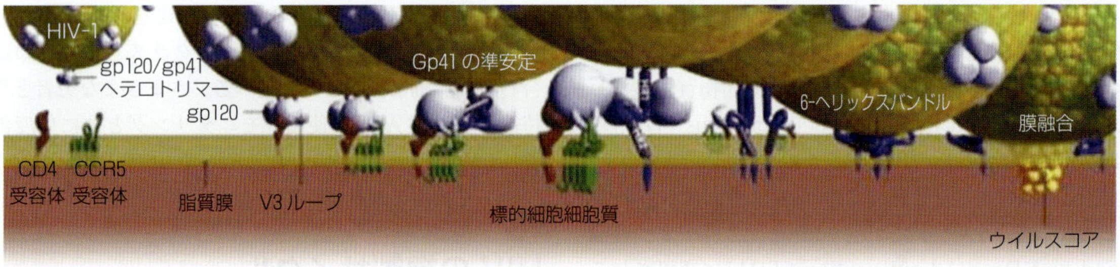

図 98.2
ウイルスとホスト細胞膜のフュージョン

成される。これらの新たなウイルスは宿主細胞の表面から飛び出し，分離，新たな宿主細胞に感染し，このサイクルを繰り返す(図 98.1)

HIV 薬物療法

HIV 治療のための薬物療法には 8 つの薬理学的クラスがあり，それぞれがウイルス複製サイクルの重要なステップの 1 つを阻害する。クラスには，「入口阻害薬」と総称される融合阻害薬，CCR5 拮抗薬，付着後阻害薬，および付着阻害薬，ヌクレオシドおよび非ヌクレオシド逆転写酵素阻害薬〔ヌクレオシド系逆転写酵素阻害薬(nucleoside reverse transcriptase inhibitor：NRTI)および非ヌクレオシド系逆転写酵素阻害薬(non-nucleoside reverse transcriptase inhibitor：NNRTI)〕を含む逆転写酵素阻害薬，インテグラーゼ鎖移行阻害薬(integrase strand transfer inhibitor：INSTI)または「インテグラーゼ阻害薬」，および PI が含まれる。薬物動態(pharmacokinetic：PK)改善薬または「ブースター」は，1 日 1 回の投与を可能にするために PI およびインテグラーゼ阻害薬 elvitegravir と併用されるが，レジメン内の活性剤とはみなされない。

現代のレジメンは一般的に，NRTI のペア(最も一般的なのは tenofovir / emtricitabine または abacavir / lamivudine)と，INSTI，PI，または NNRTI クラスの活性薬剤を組み合わせる。インテグラーゼ阻害薬は，このクラスの優れた忍容性と有効性により，ほとんどの治療未経験者にとって望ましい第 3 の薬剤となっている。エントリー阻害薬は初回治療には推奨されず，すべてサルベージ(救済)療法でのみ使用される。第 1 選択レジメンではたいてい，3 剤の組み合わせだが，特定の状況では厳選された 2 剤レジメンの使用が承認されている。これらのレジメンは，耐性に対する遺伝的障壁の高い薬剤と，第 2 世代 INSTI と NRTI または NNRTI，あるいは INSTI と PI のような別のクラスの薬剤を組み合わせたものである。

各クラスの新しい薬剤は，忍容性，安全性，有効性，錠剤負担の点で，第 1 世代の抗レトロウイルス薬よりも大きな利点を示すことが多い。以下では，現在最も頻繁に処方されている最新の ART とレジメンに焦点を当て，薬理学的分類と個々の薬剤について概説する。レジメンの一部を構成する合剤(fixed-dose combination：FDC)と，単独で完全なレジメンとみなされる単剤レジメン(single-tablet regimen：STR)は，全体を通して参照する。**表 98.5** と **98.6** に，使用可能な製剤とその配合剤の詳細を示す。

ヌクレオシド / ヌクレオチド逆転写酵素阻害薬(NRTI)

NRTI は，天然のヌクレオシドまたはヌクレオチドの化学誘導体であり，HIV RNA からのウイルス cDNA の逆転写を阻害する。tenofovir を除けば，すべての NRTI はリボース環上の 3′-ヒドロキシル(OH)基を欠き，鎖の伸長を妨げてプロウイルス cDNA 合成を終結させる。NRTI には，シトシンアナログの lamivudine(3TC)と emtricitabine(FTC)，アデノシンアナログの didanosine(ddI)，tenofovir disoproxil fumarate(TDF)，tenofovir alafenamide(TAF)，グアノシンアナログの abacavir(ABC)，チミジンアナログの stavudine(sanilvudine)(d4T)と zidovudine(AZT または ZDV)が含まれる。第 1 世代の NRTI(特に ddI，d4T，AZT)は，ウイルス RT に加えて，宿主細胞のミトコンドリア DNA ポリメラーゼにも高い親和性を示し，その結果，末梢神経障害，汎胞性膵炎，乳酸アシドーシス，肝脂肪症，脂肪萎縮症などのミトコンドリア毒性を伴う。これらの薬剤は，毒性が少なく，忍容性の高い第 2 世代の薬剤に取って代わられた。

2 剤併用レジメンは別として，2 剤併用 NRTI バックボーンは，治療未経験者の ART レジメンにおける 3 剤のうち 2 剤で構成される。好ましい NRTI ペアには，tenofovir / emtricitabine および abacavir / lamivudine が含まれる。emtricitabine と lamivudine は化学的に類似しているため，互換性があり，決して併用すべきではない。表 98.1 は，好ましい NRTI の要約であり，これら NRTI については後述する。

表 98.1
好ましいヌクレオシド逆転写酵素阻害薬(NRTI)の要約

ジェネリック 略称 商品名 アナログ	成人への投与，製剤，配合剤 商品名(略称)	代謝，投与量の調節，主な薬物－薬剤相互作用	耐性経路	副作用，使用上の注意
abacavir(ABC) ザイアジェン グアノシン	**投与量：** 600 mg を 1 日 1 回経口投与，または 300 mg を 1 日 2 回 経口投与 **剤形：** 300 mg 錠剤 20 mg/mL 内用液 **FDC：** **エプジコム**(ABC / 3TC) **Trizivir**(ABC / ZDV / 3TC) **STR：** **トリーメク**(DTG / ABC / 3TC)	アルコール脱水素酵素およびグルクロニルトランスフェラーゼ：腎排泄 **用量調節：** **腎臓：**該当なし **肝臓：** CTP A：200 mg 1 日 2 回 CTP B または C：**禁忌** **主な副作用：**なし	K65R L74V Y115F M184V 69 挿入 Q151M	頭痛，疲労，吐き気 **使用前に HLA-B*5701 の検査が必要。**陽性の場合は使用を避ける：過敏反応のリスクが最も高い。いくつかのコホート研究において，ABC と関連した **CV イベントが増加。CV リスクが高い場合は避ける**
emtricitabine (FTC) エムトリバ シトシン	**投与量：** カプセル：200 mg を 1 日 1 回 経口投与 内用液：240 mg(24 mL) 1 日 1 回 経口投与 **剤形：** 200 mg ハードゼラチンカプセル 10 mg/mL 内用液 FDC： **デシコビ**(TAF / FTC) **ツルバダ**(TDF / FTC) **STR：** **Atripla**(EFV / TDF / FTC) **ビクタルビ**(BIC / TAF / FTC) **コムプレラ**(RPV / TDF / FTC) **ゲンボイヤ**(EVG / c / TAF / FTC) **オデフシィ**(RPV / TAF / FTC) **Stribild** (EVG / c / TDF / FTC) **Symtuza**(DRV / c / TAF / FTC)	腎排泄 **用量調節：** **腎臓：**CrCl<50 mL/ 分：用量調節を推奨。調節なしの忍容性を示唆するデータは限られている **肝臓：**該当なし **主要な DDI：**なし	M184V/I，(M184V 変異の場合，しばしば継続) K65R 69 挿入 Q151M	最小限の毒性。色素沈着 / 皮膚変色 HBV 活性。HBV 単剤療法には不向き(高度耐性) 3TC と互換性あり
lamivudine (3TC) エピビル シトシン	**投与量：** 300 mg×1 日 1 回，または 150 mg×1 日 1 回 **剤形：** 150 mg および 300 mg 錠剤 10 mg/mL 内溶液 FDC：	腎排泄 **用量調節：** **腎臓：**CrCl<50 mL/ 分：用量調節を推奨。調節なしの忍容性を示唆するデータは限られている **肝臓：**該当なし **主な副作用：**なし	M184V / I，(M184V 変異の場合，しばしば継続) K65R 69 挿入 Q151M	最小限の毒性 HBV 活性あり。 単剤療法には不向き(高度耐性) FTC と互換性あり

(次ページへ続く)

表 98.1（続き）

ジェネリック 略称 商品名 アナログ	成人への投与，製剤，配合剤 商品名（略称）	代謝，投与量の調節，主な薬物－薬剤相互作用	耐性経路	副作用，使用上の注意
	Cimduo（TDF / 3TC） **コンビビル**（ZDV / 3TC） **エプジコム**（ABC / 3TC） **Temixys**（TDF / 3TC） **Trizivir**（ABC / ZDV / 3TC） **STR：** **Delstrigo**（DOR/TDF/3TC） **ドウベイト**（DTG / 3TC） **Symfi**（EFV / TDF / 3TC） **Symfi Lo**（EFV / TDF / 3TC） **トリーメク**（DTG / ABC / 3TC）			
tenofovir alafenamide（TAF） ベムリディ アデノシン	**投与量：** cobicistat との併用：25 mg を 1 日 1 回 経口投与，または 10 mg を 1 日 1 回 経口投与 **剤形：** 25 mg 錠剤 **FDC：** **デシコビ**（TAF / FTC） **STR：** **ビクタルビ**（BIC / TAF / FTC） **ゲンボイヤ**（EVG / c / TAF / FTC） **オデフシィ**（RPV / TAF / FTC） **シムツーザ**（DRV / c / TAF / FTC）	＜1% 腎排泄 **用量調節：** **腎臓：** CrCl≧15 mL/ 分または HD 投与中： 必要なし CrCl＜15 mL/ 分かつ HD でない場合：使用は推奨されない 推奨されない **肝臓：**該当なし **主要な DDI：**避けること **強力な誘導薬**である rifapentine，rifabutin との併用は避ける	K65R TAM1 69 挿入	下痢，吐き気，頭痛 腎不全，Fanconi 症候群，近位尿細管障害などのリスクが TDF より低い TDF よりも骨軟化症や骨量減少のリスクが低い **HBV 活性，HIV / HBV 共感染において好ましい NRTI**
tenofovir disoproxil fumarate （TDF） ビリアード アデノシン	**投与量：** 300 mg を 1 日 1 回 経口投与 7.5 レベルスクープ（300 mg）経口粉末 1 日 1 回 **剤形：**150，200，250，300 mg 錠 40 mg/g 経口粉末 **FDC：** **Cimduo**（TDF / 3TC） **Temixys**（TDF / 3TC） **ツルバダ**（TDF / FTC） **STR：** **Atripla**（EFV / TDF / FTC） **Complera**（RPV / TDF / FTC） **Delstrigo** （DOR / TDF / 3TC） **Stribild**（EVG / c / TDF / FTC） **Symfi**（EFV / TDF / 3TC） **Symfi Lo**（EFV / TDF / 3TC）	腎排泄 **用量調節：** **腎臓：**CrCl＜50 mL/ 分：必要 **肝臓：**該当なし **主な DDI：**HIV / HCV プロテアーゼ阻害薬と PK ブースターは TDF の濃度を上昇させる可能性がある。TDF はブーストされていない atazanavir の濃度を低下させる	K65R TAM1 69 挿入	下痢，吐き気，嘔吐，鼓腸，頭痛，無力症 腎不全，Fanconi 症候群，近位尿細管症 CKD では避ける 骨軟化症，BMD 低下。骨粗鬆症では避ける **HBV 活性，HIV / HBV 共感染では NRTI が望ましい** 妊娠中，PEP，または強力な誘導薬[a]を併用する場合，tenofovir 製剤が望ましい

BMD＝骨密度，CKD＝慢性腎臓病，CrCl＝クレアチニンクリアランス，CTP＝Child-Turcotte-Pugh，CV＝心血管系，FDC＝合剤，HBV＝B 型肝炎ウイルス，HCV＝C 型肝炎ウイルス，HD＝血液透析，NRTI＝ヌクレオシドおよびヌクレオチド逆転写酵素阻害薬，PEP＝曝露後予防，PK＝薬物動態学，STR＝単一錠剤レジメン，TAM1＝チミジンアナログ変異 1 経路（41 位，210 位，215 位）

a 強力な誘導薬の例には，rifampicin，carbamazepine，oxcarbazepine，phenobarbital，phenytoin が含まれる。

NRTI クラスには，zidovudine（AZT または ZDV），didanosine（ddI），stavudine（sanilvudine）（d4T），zalcitabine（ddC）も含まれる。これらの薬剤は，ごくまれな例（通常，古いレジメンから変更したくないという患者の希望に基づく）を除いて，現在では臨床使用されていない。現代におけるこれらの薬剤の臨床使用はきわめて限られているため，この表には含めていない。

lamivudineとemtricitabine (3TCとFTC)

lamivudine(3TC，エピビル®)とemtricitabine(FTC，エムトリバ®)は構造的に類似しており，ほぼ互換性のあるシトシンアナログである。lamivudineは300 mgを1日1回 経口投与し，emtricitabineは200 mgを1日1回 経口投与する。シトシンアナログは非常に忍容性が高いが，まれにFTCで手のひらや足の裏の色素沈着や皮膚の変色が起こることがある。両薬剤とも腎排泄を受けるため，添付文書に従って腎用量調節が必要であり，通常，FDCまたはSTRを個々の成分に分割する必要がある。しかし，慢性血液透析(hemodialysis：HD)を受けている少数の患者を対象に，STRのelvitegravir 150 mg / cobicistat 150 mg / tenofovir alafenamide 10 mg / emtricitabine 200 mg(Genvoya®)を投与した第3b相単群切り替え試験の結果，これらの薬剤は腎用量調節なしで忍容可能であることが示された。限られたデータに基づくと，STRを維持することがアドヒアランスのために望ましい場合には，この方法が考慮されるかもしれない。どちらの薬剤もB型肝炎ウイルス(hepatitis B virus：HBV)に対して活性があり，HIV / HBVの共感染に対してはtenofovirとの併用が可能である。FTCまたは3TCによるHBVの単剤療法は，耐性の発現が速いため推奨されない。

tenofovir(TFV)

TDF(ビリアード®)とTAF(ベムリディ®)の2種類のtenofovirプロドラッグ製剤が市販されている。TDFは腎機能が正常な場合，1日1回 300 mgを経口投与するが，TAFはcobicistatと併用する場合は1日1回 10 mgを経口投与し，それ以外の場合は1日1回 25 mgを経口投与する。tenofovirはFTCとの共同処方が最も多いが，最近，3TCとの共同処方が承認された。

TDFは，腎障害の新規発症または悪化，近位腎尿細管症，Fanconi症候群，骨脱灰など，腎臓および骨疾患のまれな例と関連している。副作用は，TDFとPKブースター(ritonavirまたはcobicistat)を併用した場合，薬物トランスポーターであるP-糖蛋白の阻害によりTDFの濃度が上昇するため，より顕著になる。さらに毒性のリスク因子として，既存の腎機能障害，進行したHIV，長い治療歴，低体重などが挙げられる。これに対してTAFは，活性部位であるtenofovir diphosphateの細胞内濃度がTDFの6.5倍，血清中濃度が90%低く，そのため，臨床試験において腎バイオマーカーや骨密度変化率に対してより良好な効果を示している。TDFはTAFよりも脂質プロファイルが良好であることが指摘されているが，その臨床的意義は不明である。TAFは治療未経験者においてTDFやABCよりも体重増加と関連している。これは現在進行中の研究分野であり，この知見の病態生理学的メカニズムと臨床的影響を完全に理解するためにはさらなるデータが必要である。

TDFとTAFはPK特性や毒性プロファイルが異なるため，すべてのシナリオで互換性があると考えるべきではない。慢性腎臓病や骨粗鬆症の患者にはTAF製剤が望ましいが，tenofovir製剤を完全に避けてNRTIを温存したレジメンを使用することも臨床的に適切である。TDFは腎用量調節が必要であるが，TAFは腎排泄が1%未満であるため必要ない。TDFは現在，妊娠中，曝露後予防，およびP-糖蛋白誘導剤を併用する場合に好ましい製剤である。将来的には，特定の患者集団においてTAFとTDFのどちらかを選択する際に，個人の体重増加リスクを考慮することが重要になるかもしれない。どちらの製剤もHBVに対して優れた活性を有しており，HBVとの共感染においては好ましいNRTIである。慢性HBV患者においてtenofovir製剤を中止する場合は，肝炎再燃のリスクがあるため注意が必要である。

abacavir(ABC)

abacavir(ザイアジェン®)は，3TC(FDC，エプジコム®)と併用されることが最も多い。ABCは1回 600 mgを1日1回 経口投与するが，軽度の肝障害(Child–Turcotte–Pugh A)では1回 200 mgを1日2回に減量する必要があり，中等度～重度の肝障害(Child–Turcotte–Pugh BまたはC)では使用禁忌である。ABCはアルコールデヒドロゲナーゼによって一部代謝されるため，アルコール摂取を伴う場合には濃度が上昇する可能性がある。ABCはHBVに対する活性を欠くため，HIV / HBV共感染のシナリオではtenofovirを含むレジメンが望ましい。

ABCの一般的な副作用には，頭痛，疲労，吐き気などがある。ABCに関連する最もよく知られた毒性は，ヒト白血球抗原対立遺伝子HLA-B*5701が存在する場合の致死的な過敏性反応(hypersensitivity reaction：HSR)である。ABCを使用する前にHLA-B*5701対立遺伝子の検査を行わなければならない。結果が陽性の場合，HSRのリスクは約50%であり，ABC療法は避けるべきであり，カルテにアレルギーとして記載すべきである。このため，迅速なART開始が望まれる場合には，ABCを含むレジメンはあまり使用されない。ABCの使用と心筋梗塞との間には議論の余地があるが，これは大規模な多国籍観察研究で初めて報告された。最初の報告以来，この所見を裏づけるコホートもあれば，そうでないコホートもある。米国保健社会福祉省(Department of Health and Human Services：DHHS)のガイドラインでは，心筋梗塞リスクが高いことがわかっている場合には，ABCの慎重な使用または回避を推奨している。

abacavirベースのNRTIバックボーンは，特定のシナリオにおいてtenofovirベースのNRTIバックボーンより劣る可能性がある。AIDS Clinical Trials Group(ACTG)5202試験では，efavirenzまたはritonavirでブーストしたatazanavirとの併用で，NRTIバックボーンのABC / 3TCとTDF / FTCが比較された。その結果，治療前のウイルス量が10万コピー /mLを超える患者では，TDF / FTCと比較してABC / 3TCのほうがウイルス学的失敗が多いことが示された。なお，この結果は，ABC / 3TCとdolutegravirを併用した別の試験を含む他の試験では観察されなかった(このレジメンはトリーメク®として共同製剤化され販売されている)。しかし，これらのデータから，治療前のHIV RNA量が多い患者では，特にABC / 3TCとefavirenzまたはatazanavir / ritonavirとの併用は避けるべきである。

NRTI の投与要件と相互作用の可能性

すべての第 2 世代 NRTI は食事を気にせずに投与できる。NRTI クラスの薬剤相互作用は限られているが，2 つの tenofovir のプロドラッグは相互作用プロファイルが異なることに注意することが重要である。たとえば，TDF と腎毒性のある薬剤との併用は，特に基礎的なリスク因子を有する患者において，腎障害のリスクを増大させる可能性がある。さらに，TDF と ritonavir や cobicistat で増強された darunavir や atazanavir との併用など，特定の薬剤や併用により TDF 濃度が上昇し，TDF 毒性のリスクが高まる可能性がある。末梢への曝露が低いため，TAF ではこのような懸念は臨床的には関係ない。一方，TAF は rifamycins，carbamazepine，oxcarbazepine，phenobarbital，phenytoin，セイヨウオトギリソウなどの P-糖蛋白誘導剤と併用すべきではなく，このような薬剤相互作用は TDF や他の好ましい NRTI では臨床的に問題とならない。併用投与は，TAF 濃度の低下，治療失敗，HIV 耐性を引き起こす可能性がある。

NRTI 耐性メカニズム

NRTI に対する耐性は，一点変異，チミジンアナログ変異(thymidine analog mutation：TAM)，*β*3-*β*4 挿入および / または欠失によって生じることが最も多い。M184V と K65R は，臨床的に最もよく遭遇する NRTI 一点耐性変異である。M184V は 3TC と FTC に高度の耐性を与えるが，K65R は tenofovir に高度の耐性を与え，ABC，3TC，FTC に中間耐性を与える。tenofovir 耐性は，チミジンアナログ(d4T，AZT)によって選択される TAM の存在によっても起こりうる。TAM は，41 位，210 位，215 位(TAM1 経路)または 67 位，70 位，215 位，219 位(TAM2 経路)で発生する可能性がある。TAM1 経路は TAM2 経路よりも tenofovir の活性に大きく影響する。Q151M 複合体が存在すると，tenofovir を除く現在承認されているすべての NRTI に対する感受性が低下し，69 挿入複合体を介して汎 NRTI 耐性が生じる可能性がある。

M184V 変異は，そのユニークな臨床的特性から，さらに検討する価値がある。M184V 変異が発現すると，FTC または 3TC はウイルスのフィットネスを低下させ，血漿中 HIV RNA 量を 0.3〜0.6 $\log_{10}$ 減少させるため，その存在を維持するためにしばしば継続投与される。M184V はまた，HIV の tenofovir に対する感受性を低下させ，TAM または K65R の存在下で tenofovir に対する部分的感受性を回復させ，さらなる TAM の出現を遅らせることができる。

非ヌクレオシド系逆転写酵素阻害薬(NNRTI)

NNRTI は RT の非競合的阻害薬であり，アロステリックな部位で酵素に結合し，構造変化を誘導して活性を低下させる。現在の臨床では，NNRTI ベースのレジメンは，INSTI ベースのレジメンと比較して，耐性に対する遺伝的障壁が低く，忍容性が低く，劣ることが証明されているため，特定の臨床シナリオにおいてのみ初回治療として推奨されている。ART 未経験者における再耐性化のリスクは，NNRTI クラスで最も高い。したがって，NNRTI ベースのレジメンは，感受性を示すベースラインの遺伝子型がない限り処方すべきではない。NRTI と同様に，NNRTI も第 1 世代と第 2 世代の 2 つのグループに分けられる。第 2 世代 NNRTI は，理論的には耐性 HIV に対する有効性を高めるために構造的に変更されたが，臨床的に最も意味のある利点は，安全性と忍容性のプロファイルの改善である。**表 98.2** に，このセク

表 98.2
非ヌクレオシド系逆転写酵素阻害薬(NNRTI)の概要

ジェネリック 略称 商品名 世代	成人への投与，製剤，配合剤 商品名(略称)	代謝，投与量の調節，主な薬剤相互作用	耐性経路	副作用，使用上の注意
doravirine (DOR) **ピフェルトロ** 第 2 世代 NNRTI	**投与量：** 100 mg を 1 日 1 回経口投与 **剤形：** 100 mg 錠剤 **STR：** **Delstrigo**(DOR / TDF / 3TC)	CYP3A4 を介した肝性 **用量調節：** **腎臓：**該当なし。ESRD では未検討 **肝臓：**該当なし。CTP C では未検討 **主な DDI：**強力な誘導薬および rifapentine との併用禁忌 rifabutin との併用で DOR を 100 mg 1 日 2 回に増やす	V106A / M Y188L M230L G190E	吐き気，めまい，異常な夢 EFV よりも精神神経系の有害事象は少ない 食事に関係なく投与 吸収に酸を必要としない
efavirenz (EFV) **Sustiva** 第 1 世代 NNRTI	**投与量：** 600 mg/ 日 経口または 400 mg/ 日経口(低用量) **剤形：** 50 mg および 200 mg カプセル 600 mg 錠剤 **STR：** **Atripla**(EFV / TDF / FTC)	CYP2B6，3A4，2A6 を介した肝性 **用量調節：** **腎臓：**該当なし **肝臓：**肝機能障害では慎重に使用すること **主要な DDI：**CYP2B6，2C19，3A4 を誘導する	**K103N/S** K101P L100I V106M V108I Y181C / I Y188L G190S / A	皮疹，精神神経系の効果，鮮明な夢，肝毒性，高脂血症 **空腹の就寝時に摂取**(副作用を減らすため)。吸収に酸を必要としない HIV RNA が 10 万コピー /mL で ABC / 3TC と併用した場合，ウイルス学的効果が下がる

表 98.2（続き）

ジェネリック 略称 商品名 世代	成人への投与，製剤，配合剤 商品名(略称)	代謝，投与量の調節，主な薬剤相互作用	耐性経路	副作用，使用上の注意
	Symfi(EFV 600 mg / TDF / 3TC) **Symfi Lo**(EFV 400 mg / TDF / 3TC)	**広範なDDI** **EFV，ETV，NVPは**特定の抗不安薬，抗うつ薬，抗精神病薬，α-アドレナリン拮抗薬，抗凝固薬，抗けいれん薬，抗真菌薬，抗血小板薬，心臓病薬，避妊薬，HCV直接作用型抗ウイルス薬，オピオイド依存症治療薬，スタチンなど **多くの薬剤の濃度を低下させる** ETV，EFV，NVPの濃度は強力な誘導薬[a]によって低下する可能性がある。が，EFV 600 mgはrifampicinとrifapentineと併用できる	P225H M230L	
etravirine (ETV) **インテレンス** 第2世代 NNRTI	**投与量：** 200 mgを1日2回 経口投与 **剤形：** 25，100，200 mg錠	CYP3A4，2C9，2C19を介した肝性 **用量調節：** **腎臓：**該当なし **肝臓：**該当なし **主なDDI：** CYP3A4を誘導する CYP2C9および2C19を阻害する **広範なDDI：**EFVとプロファイルは類似しているが，ETVはrifampicinやrifapentineと併用**すべきでない**	Y181C / I / V L100I K101P G190A	吐き気，皮膚粘膜眼症候群(Stevens-Johnson症候群)などの皮疹，肝毒性 **吸収に食物を必要としない。**吸収に酸を必要としない **多剤耐性HIVのために取っておく**
nevirapine (NVP) **ビラミューン** **Viramune XR** 第1世代 NNRTI	**投与量：** 200 mgを14日間1日2回 経口投与。その後，200 mgを1日2回で経口投与，または400 mg XRを1日1回 経口 **製剤：** 200 mg錠剤 50 mg / 5 mL経口懸濁液 400 mg XR錠	CYP3A4，2B6を介した肝性 **用量調節** **腎臓：**該当なし **肝臓：**CTB BまたはCでは禁忌 **主なDDI：** CYP3A4，2B6を誘導する **広範なDDI：** プロファイルはEFVと類似。ただし，NVPはrifampicinまたはrifapentineと併用すべきでない	**K103N** V106A / M Y181C Y188L G190A / S	皮膚粘膜眼症候群(Stevens-Johnson症候群)などの皮疹，致死的な肝壊死などの肝毒性 症候性肝炎がNVP投与前のCD4数が250/mm^{3}を超える，ARV未経験の女性と，NVP投与前のCD4数が400/mm^{3}を超える，ARV未経験の男性で生じる可能性あり
rilpivirine (RPV) **Edurant** 第2世代 NNRTI	**投与量：** 25 mg経口1日1回 **製剤：** 25 mg錠剤 **STR：** **Complera**(RPV / TDF / FTC) **ジャルカ**(DTG / RPV) **オデフシィ**(RPV / TAF / FTC)	CYP3A4を介した肝性 **用量調節：** **腎臓：**該当なし **肝臓：**該当なし。CTP Cでは検討されていない **主なDDI：** **PPIとの併用は禁忌**であり，制酸薬およびH2RAとの併用は適切なタイミングでなければならない **強力な誘導薬[a]およびrifapentineとの併用は禁忌** rifabutinと併用する場合はRPVを1日50 mgに増量する	**E138K / G** K101E / P / T V90I V179I/L Y181I/C V189I H221I F227C / L M230L	皮疹，うつ，不眠症，頭痛，肝毒性 腎機能を低下させることなくクレアチニンを人為的に増加させる可能性あり **吸収に食物を必要とする。**高カロリー食と投与(390カロリー) 投与前のCD4<200/mm^{3}やHIV RNA>10万コピー /mLの場合避ける 小さな錠剤や脂質プロファイルが好ましい

ARV=抗レトロウイルス薬，CTP=Child-Turcotte-Pugh，CYP=シトクロムP450，DDI=薬剤相互作用，ESRD=末期腎不全，HD=血液透析，H2RA=ヒスタミン2型受容体拮抗薬，NNRTI=非ヌクレオシド系逆転写酵素阻害薬，PPI=プロトンポンプ阻害薬，STR=単剤レジメン
a 強力な誘導薬の例には，rifampicin，carbamazepine，oxcarbazepine，phenobarbital，phenytoinが含まれる。
NNRTIクラスにはdelavirdine(DLV)も含まれる。この薬剤は，非常にまれな例(通常は，古いレジメンから変更したくないという患者の希望に基づく)を除いて，もはや臨床使用されていない。現代における臨床使用はきわめて限られているため，DLVはこの表には含まれていない。

12

ションで取り上げるNNRTIの概要を示す。

第1世代NNRTI

第1世代NNRTIには，delavirdine(DLV)，efavirenz(EFV)，nevirapine(NVP)が含まれる。DLVとNVPは，このクラスの他の薬剤に比べて臨床効果が劣り，錠剤の負担が大きく，毒性が強いため，米国ではあまり使用されていない。

TDF / FTC(ツルバダ®)と併用した1日600 mg経口投与のefavirenzは，2006年に使用が承認された最初のSTRであり，当時のHIV管理のアプローチに革命をもたらした。それ以来，EFVベースのレジメンは，中止率の高さと，より忍容性・持続性の高い薬剤やクラスの開発により，ほとんどのHIV感染者に推奨される初期治療の選択肢から外されている。この変更は，EFVとTDF / FTCの併用療法がdolutegravirとABC / 3TCの併用療法に劣ることが示されたSINGLE試験の結果を含むデータの蓄積によって推進されたものであり，主に，EFV治療群の副作用による中止が原因であった。

EFVの投与中止につながる副作用は，一般的に中枢神経系に関連するもので，鮮明な夢，不眠，めまい，集中困難などがある。うつ病，自殺念慮，精神病も報告されており，EFVは精神疾患の既往のある患者には避けるべきだ。EFVはまた，LDLおよびトリグリセリド値の上昇を含む脂質異常症を引き起こす可能性がある。EFVにはほかにも複数の薬剤相互作用があるが，リファマイシン系薬剤との相互作用はほとんどなく，efavirenzベースのSTRはマイコバクテリア(抗酸菌)の共感染を有する患者にとって選択肢となる。

TDF / FTCとの共同製剤に加えて，EFVはTDF / 3TC(Symfi®)とも共同製剤化されている。副作用を軽減するため，EFVの減量用量(400 mg)がTDF / 3TCと共製剤化されている(Symfi Lo™)。EFVは，Sustiva®の商品名で非共調合品としても入手可能である。

第2世代NNRTI

第2世代のNNRTIには，doravirine(DOR)，etravirine(ETV)，rilpivirine(RPV)がある。RPVとDORは，INSTIベースのレジメンは好ましくない，忍容性が低い，または患者固有の要因に基づいて禁忌である場合によく使用される。RPVとDORは，EFVベースのレジメンと比較して，中枢神経系への有害作用が少なく，脂質プロファイルも良好である。しかし，精神疾患の既往がある場合には，RPVの慎重な使用が推奨される。

RPV(Edurant®)は，25 mgを1日1回経口投与し，TDF / FTC(Complera®)とTAF / FTC(Odefsey®)の両方と共同製剤化されている。RPVとINSTIであるdolutegravir(ジャルカ®)の併用は，SWORD-1試験およびSWORD-2試験のデータに基づき，ウイルス学的抑制が6か月以上持続している患者への使用を適応とする最初の2剤併用STRとして最近承認された〔いわゆる**安定スイッチ(安定した切り替え)**として〕。さらに，ATLAS試験およびFLAIR試験において，RPVを初の2剤併用長時間作用型注射ARTレジメン(新規INSTIであるcabotegravirとの併用)の構成要素として評価した臨床試験で有効性が示され，この併用療法(商品名Cabenuva)は初の月1回注射レジメンとしてFDAに承認された。安定スイッチとしてのみ承認されている。RPVベースのレジメンは，治療前のウイルス量が多く(>100,000コピー/mL)，CD4数が少ない(<200/mm³)患者では，臨床試験でこの集団で認められたウイルス学的有効性が低いため，避けるべきである。

DOR(ピフェルトロ®)は，1日1回100 mgを経口投与する新規のNNRTIで，TDF / 3TC(Delstrigo®)と共製剤化されており，DRIVE-AHEAD試験およびDRIVE-FORWARD試験において，EFVおよびritonavirをブーストしたdarunavirのいずれに対しても非劣性が証明されている。DORはユニークな耐性プロファイルを有し，対応するRPVと比較した場合，薬物動態学的に魅力的な相互作用プロファイルと投与要件を有している。

ETV(インテレンス®)は多剤耐性(multidrug-resistant：MDR) HIVに使用され，MDR HIV患者に対する選択肢が限られていた時代にTRIOレジメンの一部を構成していたことで知られている。

NNRTIの投与要件と相互作用の可能性

NNRTIベースのレジメンを選択する際には，個々の薬剤によって必要量が異なるため，投与要件と薬剤相互作用プロファイルに留意することが重要である。

EFVは，食事と一緒に投与すると濃度が上昇するため，副作用を軽減するために空腹時に投与すべきである。さらに，日中の中枢神経系毒性を抑えるため，就寝時の投与が推奨される。

あるいは，RPVとETVは，最適な吸収と効果を得るために，食事と一緒に投与されるべきである。RPVは，少なくとも390キロカロリーを含む高脂肪食と一緒に投与する必要がある。NVPとDORは，食事を気にせずに投与できる唯一のNNRTIである。

rilpivirineは，吸収のために酸性胃pHを必要とする唯一のNNRTIである。十分な吸収のためには，制酸薬およびH_2受容体拮抗薬を適切なタイミングで使用する必要があり，プロトンポンプ阻害薬との併用は禁忌である。

NVP，EFV，ETVはすべてシトクロムP450(CYP)3A4の誘導物質であり，この経路で代謝される併用薬(選択された抗うつ薬，抗精神病薬，抗凝固薬，C型肝炎直接作用型抗ウイルス薬，ホルモン避妊薬，スタチン，オピオイド使用障害の治療薬など)の濃度低下や治療失敗の可能性がある。

NNRTI耐性メカニズム

第1世代NNRTIの活性は一点変異(最も一般的なのはK103N)によって完全に低下する。第2世代NNRTIの場合，rilpivirine耐性は一点変異E138Kによって最も頻繁に起こる。V106A，Y188L，M230Lなどの点突然変異は，doravirineに対する感受性を10倍以上低下させる。ETVは，他のすべてのNNRTIよりも障壁抵抗性が高いと考えられている。しかし，RTの一点変異(すなわち，Y181CまたはY188L)は，ETVを含むNNRTIクラスのすべてのメンバーに対する感受性を低下させる可能性がある。

プロテアーゼ阻害薬と薬物動態ブースター

PI は，HIV のアスパルチルプロテアーゼがポリ蛋白質を構造成分と酵素成分に切断するのを阻害し，その結果，未成熟で非感染性のウイルス粒子が生じる。PI は耐性に対する遺伝的障壁が高く，耐性が伝播する可能性が低いことでよく知られており，MDR HIV の治療経験者において有効であることが証明されている。しかし，初回治療としての PI ベースのレジメンの使用は，毒性プロファイルが高く，相互作用の可能性があるため，特に複数の合併症をもち，ポリファーマシーの可能性がある高齢の患者集団においては，好まれなくなってきている。PI ベースのレジメンの臨床的役割は，アドヒアランスの低下や耐性が懸念されるために INSTI や NNRTI ベースのレジメンを投与できない患者において最も高く評価されている。

PI は CYP3A4 で代謝されるため，CYP3A4 阻害薬(PK ブースターとしても知られる)である cobicistat または ritonavir(RTV)との併用投与が一般的である。この併用は，PI の半減期を延長し，ウイルス学的効力を高め，1 日 1 回の投与を可能にする。ritonavir(ノービア®)の用量は 100 mg，cobicistat(Tybost® の用量は 150 mg で，いずれも PI と併用する PK ブースターとして利用されている。RTV は元々，1 回 600 mg を 1 日 2 回投与する PI として販売されていた。錠剤の負担，毒性，複数の薬剤相互作用のため，RTV は現在，もっぱら PK ブースターとして低用量で利用されている。cobicistat には抗ウイルス作用はない。cobicistat はまた，INSTI である elvitegravir のブースターとしても使用され，やはり 1 日 1 回の投与を可能にしている。PI と PK ブースターは，CYP3A4 阻害に限定されない複数の薬剤相互作用に関連しており，併用薬による毒性および / または治療失敗につながる可能性がある。PK ブースターは表 98.3 に要約されて

表 98.3
好ましいプロテアーゼ阻害薬とブースターの概要

ジェネリック 略称 商品名	成人への投与，製剤，配合剤 商品名(略称)	代謝，投与量の調節，主な薬剤相互作用	耐性経路	副作用，使用上の注意
プロテアーゼ阻害薬				
atazanavir (ATV) レイアタッツ	**投与量：** **ARV 未治療者**：300 mg を 1 日 1 回 経口。RTV 100 mg または COBI 150 mg 1 日 1 回 経口，または 400 mg 1 日 1 回 経口 **TDF または ARV 経験者**：非ブースト ATV は推奨しない **剤形：** 150，200，300 mg カプセル 50 mg 1 包 経口粉末 **FDC：** Evotaz(ATV / c)	CYP3A を介した肝性 **用量調節：** **腎臓**：ベースライン CrCl<70 mL/ 分。TDF と の ATV / c を避ける **肝臓**：ブースト ATV を避ける **主な DDI：** CYP3A4 を阻害する **広範な DDI** **吸収には酸を必要とする，**制酸薬の用量制限があり，適切なタイミングでなければならない **強力な誘導薬[a]および rifapentine との併用は禁忌** rifabutin は 150 mg を 1 日 1 回 経口投与する **DRV と ATV は，**抗不安薬，抗うつ薬，抗精神病薬，α-アドレナリン拮抗薬，抗凝固薬，抗真菌薬，抗血小板薬，心臓病薬，避妊薬，副腎皮質ステロイド，HCV 直接作用型抗ウイルス薬，オピオイド依存の治療薬，スタチンを含む**多くの薬剤の薬物濃度に影響を及ぼす可能性がある** 相互作用の程度は特定の PI とブースターに依存 **多くの禁忌が存在する**	I50L I84V マイナー 10，16，20，24，32，33，34，36，46，48，53，54，60，62，64，71，73，82，85，90，93 の変異	吐き気，黄疸 / 強膜黄疸を伴う高ビリルビン血症，腎結石症 **吸収のために食物を必要とする** **他の PI よりも代謝への悪影響が少ない。**心臓の高リスクがある場合は DRV よりも好ましい HIV RNA>10 万コピー /mL の場合，ABC / 3TC と併用するとウイルス学的有効性が低下する
darunavir (DRV) プリジスタ	**投与量：** **ARV 未治療者：**800 mg を 1 日 1 回 経口。RTV 100 mg または COBI 150 mg を 1 日 1 回 経口 **DRV 耐性変異または妊娠中：**600 mg の Q12H 経口 を RTV 100 mg の Q12H 経口でブースト	CYP3A4 を介した肝性 **用量調節：** **腎臓**：ベースライン CrCl<70 mL/ 分：TDF との併用は避ける **肝臓**：CTP C ではブースト DRV を避ける	I50V V11I I54L L89V V32I L33F I47V	下痢，吐き気，頭痛，高脂血症 **吸収のために食物を必要とする** いくつかのコホート研究で DRV と関連する **CV イベントが増加している** **CV リスクが高い場合は避ける**

(次ページへ続く)

表 98.3(続き)

ジェネリック 略称 商品名	成人への投与，製剤，配合剤 商品名(略称)	代謝，投与量の調節，主な薬剤相互作用	耐性経路	副作用，使用上の注意
	剤形： 75，160，600，800 mg 錠剤 100 mg/mL 経口懸濁液 **FDC：** **Prezcobix**(DRV / c) **STR：** **シムツーザ**(DRV / c / TAF / FTC)	**主な DDI：** CYP3A4 を阻害する CYP2C9 を誘導する **強力な誘導薬[a] および rifapentine との併用禁忌** rifabutin は 150 mg を 1 日 1 回経口投与する DRV と ATV は多くの薬剤の濃度に影響を及ぼす可能性がある(詳細は ATV の項を参照)	I54M I76V I84V	
薬物動態増強剤 / ブースター				
cobicistat (COBI，c) **Tybost**	**投与量：** 150 mg を 1 日 1 回 経口投与。ATV，DRV または EVG 製剤との併用 **FDC：** **Evotaz**(ATV / c) **Prezcobix**(DRV / c) **STR：** **ゲンボイヤ**(EVG / c / TAF / FTC) **スタリビルド**(EVG / c / TDF / FTC) **シムツーザ**(DRV / c / TAF / FTC)	CYP3A4 を介した肝性 **用量調節：** **腎臓**：CrCl<70 mL/ 分：TDF との併用は推奨されない **肝臓**：CTP C では未検討 **主な DDI：** CYP3A4，2D6，OAT1B1 / B3 を阻害する **広範な DDI，**多くの薬剤の濃度を上昇させ，毒性につながる(DRV と ATV の DDI を参照) リファマイシン系薬との併用は避ける	該当なし	レジメン内では活性のある薬剤とはみなされない CYP3A4 阻害薬として PI や EVG の濃度を高め，1 日 1 回投与を可能にする 下痢，吐き気，高脂血症 腎機能を低下させることなく，クレアチニンを人為的に増加させる可能性がある 吸収には食物が必要
ritonavir (RTV，r) **ノービア**	**投与量：** PI と併用する場合，100 mg を 1 日 1 回または 1 日 2 回 経口投与(具体的な投与量については ATV および DRV を参照) **剤形：** 100 mg 錠剤 100 mg ソフトジェルカプセル 80 mg/mL 内服液 100 mg 一包化経口粉剤 **FDC：** **カレトラ**(LPV / r)	CYP 3A4，1A2，2B6，2D6 を介した肝性 **用量調節：** **腎臓**：該当なし **肝臓**：CTP C では避ける **主な DDI：** CYP3A4，2D6 および P-pg を阻害する。CYP 2B6，1A2，2C19，2C9 および UGT1A1 を誘導する **広範な DDI，**優勢な代謝経路と併用する PI によって，薬物濃度が増減する可能性がある 強力な誘導薬との併用は禁忌 rifabutin 150 mg を 1 日 1 回 経口投与する	M46L V82A I84V マイナー 10，20，24，32，36，54，71，73，76，77，90 の変異	レジメン内では活性のある薬剤とはみなされない CYP3A4 阻害薬として利用される。 CYP3A4 阻害薬として PI の濃度を高め，1 日 1 回投与を可能にする 下痢，吐き気，脂質異常症 吸収のために食物が必要

ARV＝抗レトロウイルス薬，CrCl＝クレアチニンクリアランス，CTP＝Child-Turcotte-Pugh，CV＝心血管，CYP＝シトクロム P450，DDI＝薬剤相互作用，FDC＝合剤，P-gp＝p-糖蛋白，STR＝単剤レジメン，UGT＝ウリジン二リン酸グルクロノシルトランスフェラーゼ

a 強力な誘導薬の例には，rifampicin，carbamazepine，oxcarbazepine，phenobarbital，phenytoin が含まれる。

PI クラスには，amprenavir，fosamprenavir，indinavir，lopinavir，nelfinavir，saquinavir，tipranavir も含まれる。これらの薬剤は，ごくまれな例(通常，古いレジメンから変更したくないという患者の希望に基づく)を除き，現在では臨床使用されていない。現代における臨床使用はきわめて限られているため，この表には含めていない。

いる。

古い PI(amprenavir，fosamprenavir，indinavir，lopinavir，nelfinavir，saquinavir，tipranavir)は，より頻繁な投与が必要であり，毒性発現率が高い。atazanavir や darunavir を含む好ましい PI がこのセクションの焦点である。これらの薬剤の特徴を表 98.3 にまとめた。

atazanavir(ATV)と darunavir(DRV)

atazanavir(レイアタッツ®)は，未治療の患者には 400 mg を 1 日 1 回 経口投与し，未治療および治療経験のある患者には ritonavir 100 mg または cobicistat 150 mg と 300 mg を 1 日 1 回 経口投与する併用療法が検討されている。ブーストされていない atazanavir は，臨床試験において治療失敗や atazanavir 耐性が多くなる可能性があるため，ブーストされた atazanavir が望ましい。

darunavir（プリジスタ®）は，治療経験のある患者に対して，1回600 mg を1日2回経口投与し，1回ritonavir 100 mg を1日2回併用することが最初に承認された。この用量は，darunavir に関連する耐性変異を1つ以上有する患者や，妊娠による代謝の変化のため妊娠中の女性において，現在も推奨されている投与方法である。darunavir 800 mg を1日1回，cobicistat 150 mg または ritonavir 100 mg と併用することは，その他のすべての患者において可能である。darunavir のウイルス学的有益性は，RTV または cobicistat と併用した場合にのみ確立されている。したがって，ブーストしていない DRV は推奨されない。

錠剤の負担を軽減するため，cobicistat でブーストした darunavir（プレジコビックス®）と cobicistat 配合 atazanavir（Evotaz®）には FDC 錠が用意されている。cobicistat でブーストした darunavir は TAF / FTC と併用され，唯一の PI ベースの STR（シムツーザ®）となる。

PI およびブースターは，吐き気，嘔吐，下痢などの消化器系の副作用と関連している。多くの PI は，脂質異常症，インスリン抵抗性，脂肪偏在などの代謝異常と関連している。atazanavir に特有の副作用としては，黄疸や強膜黄疸を伴う間接的高ビリルビン血症，胆石症，腎石症などがある。darunavir の構造にはスルホンアミド部分が含まれており，スルホンアミドアレルギーのある人では交差アレルギー性が生じる可能性がある。皮膚粘膜眼症候群（Stevens-Johnson 症候群），中毒性表皮壊死融解症，多形紅斑が報告されている。観察コホート研究では，darunavir, indinavir, fosamprenavir, lopinavir / ritonavir と心筋梗塞のリスク上昇との関連が報告されている。心血管系リスクの高い患者では，慎重な使用または回避が推奨される。

PI の投与要件と相互作用の可能性

すべての PI およびブースターは，十分な吸収と有効性のために食物を必要とする。また，atazanavir の吸収には胃の pH が酸性であることが必要であり，酸を減少させる薬剤と適切に分離する必要がある。PI およびブースターの薬剤相互作用は広範囲に及び，各薬剤の相互作用プロファイルは大きく異なる可能性がある。

一般的に，PI およびブースターは，特定の抗うつ薬，抗精神病薬，抗凝固薬，抗マイコバクテリア薬，抗不整脈薬，C 型肝炎直接作用型抗ウイルス薬，ホルモン避妊薬，スタチン，ベンゾジアゼピン系薬，オピオイド依存の治療薬，および副腎皮質ステロイドを含む多くの薬剤の濃度を上昇させる（場合によっては低下させる）可能性がある。相互作用は重篤な毒性を引き起こす可能性がある。たとえば，ブーストされた PI と鼻腔内または吸入副腎皮質ステロイドの併用は，副腎皮質ステロイド濃度の著しい上昇，全身曝露，Cushing 症候群を引き起こす可能性がある。beclomethasone は，CYP3A4 代謝が限られているため，安全に併用できる唯一の吸入 / 経鼻副腎皮質ステロイドである。

それぞれの相互作用の性質は，併用するブースターによっても影響を受ける可能性がある。ritonavir と cobicistat は共に CYP3A4 を阻害するが，ritonavir は CYP1A2，CYP2B6，CYP2C19，CYP2C9 も誘導するため，支配的な代謝経路によって併用薬の濃度が上昇または低下する可能性がある。たとえば，warfarin は複数の CYP 酵素で代謝される抗凝固薬である。cobicistat と warfarin の併用は，CYP3A4 阻害作用により warfarin 濃度を上昇させ，出血リスクの増加につながる可能性がある。しかし，ritonavir と warfarin の併用は，CYP1A2 および CYP2C9 誘導により warfarin 濃度を低下させ，血栓症のリスク増加につながる可能性がある。

ブーストされた PI を追加または中止する前に，薬剤相互作用の可能性を評価するために，米国 DHHS の HIV ガイドラインやリバプール大学のウェブサイト（www.hiv-druginteractions.org）などの薬剤相互作用のリソースを参照することが不可欠である。

PI 耐性のメカニズム

PI に対する耐性は，複数のマイナー変異または単一のメジャー変異の発現によって生じる。atazanavir に対する一次耐性は，I50 L，I84 V，および / または N88S の存在によって生じる。ブーストされた darunavir に対するウイルス学的反応に大きな影響を与えるには，2つ以上の耐性変異がしばしば必要となる。darunavir の主な耐性変異は I50 V，I54 M，L76 V，I84 V である。複数の PI 耐性変異が存在する場合，darunavir の臨床的有用性と予測される有効性を判定するために表現型検査を実施することができる。

インテグラーゼ鎖移行阻害薬（INSTI）

INSTI は，HIV インテグラーゼを介した HIV cDNA の宿主 DNA ゲノムへの取り込みを阻害することで活性を発揮する。第1世代の INSTI には，raltegravir（RAL）と cobicistat をブーストした elvitegravir（EVG / c）がある。dolutegravir（DTG）と bictegravir（BIC）を含む第2世代の INSTI は，第1世代のクラスと比較すると投与が容易で，耐性に対する遺伝的障壁が高い。直接比較の臨床試験において，INSTI は NNRTI や PI ベースのレジメンに対して非劣性あるいは優越性を示している。INSTI の高い忍容性とウイルス学的有効性は，世界中で第1選択薬として位置づけられている。表 98.4 に INSTI の概要を示す。

raltegravir（RAL）

raltegravir（アイセントレス®）は，2007年に FDA の承認を受けた最初の INSTI であり，このクラスで最も多くの臨床データが蓄積されている。RAL は，ほとんどの人で 400 mg を1日2回経口投与し，妊娠していない人では 1,200 mg（600 mg 錠 2錠）を1日1回投与（Isentress®HD）し，rifampicin などの強力な誘導薬と併用する場合は 800 mg（400 mg 錠 2錠）を1日2回投与する。RAL は配合剤としては入手できない。

ウイルス学的有効性と忍容性の複合エンドポイントでは，治療未経験者において，RAL ベースのレジメンが EFV ベースおよび PI ベースのレジメンよりも優れていることが実証されている（STARTMRK および ACTG A5257）。さらに，EFV ベースのレジメンと比較した場合，RAL および DTG ベースのレジメンは，妊娠後期に治療を開始した女性において，ウイルス量の減少が早く，分娩時のウイルス抑制の割合が高いことが実証されている（IMPAACT 1081 および DolPHIN-2）。RAL のスイッチ試験では，さまざまな結果が得られている。SWITCHMRK 1 と 2 にお

表 98.4
インテグラーゼ鎖移行阻害薬(INSTIs)の概要

ジェネリック 略称 商品名 世代	成人への投与，製剤，配合剤 商品名(略称)	代謝，投与量の調節，主な薬剤相互作用	耐性の突然変異と経路	副作用，使用上の注意
bictegravir (BIC) 第 2 世代 INSTI	**投与量**：50 mg 1 日 1 回 経口投与 **製剤**：BIC は STR の一部としてのみ入手可能である **STR**： biktarvy(BIC / TAF / FTC)	CYP3A4 および UGT1A1 を介したグルクロン酸抱合により肝毒性を示す **用量調節** **腎臓** CrCl<30 mL/ 分：BIC / FTC / TAF を避ける **肝臓**：CTP C では避ける **主な DDI**：OCT2 および MATE1 を阻害する dofetilide との併用**禁忌** metformin の濃度を上昇させる可能性がある(モニター) 多価陽イオンおよび二価陽イオンは，すべての INSTI のキレート化による吸収を低下させる。適切なタイミングであること **強力な誘導剤[a]，rifabutin，rifapentine との併用は避ける**	Q148H/K/R +1 つ以上の INSTI 変異	頭痛，吐き気，下痢，体重増加 腎機能を低下させることなくクレアチンを人為的に増加させる可能性がある 耐性に対する高い障壁 錠剤サイズが小さい
dolutegravir (DTG) テビケイ 第 2 世代 INSTI	**投与量**： 50 mg を 1 日 1 回 経口投与 **特定の INSTI 変異を有する INSTI 経験者，または rifampicin と併用する場合(INSTI 耐性なし)**：50 mg を 1 日 2 回 経口投与 **剤形**：50 mg 錠剤： **STR**： **ドウベイト**(DTG / 3TC) **ジャルカ**(DTG / RPV) **トリーメク**(DTG / ABC / 3TC)	CYP3A4 および UGT1A1 / 3 / 9 を介したグルクロン酸化により肝臓に移行する **用量調節**： **腎臓**：CrCl<30 mL/ 分の場合は注意 **肝臓**：CTP C では避ける **主な DDI**：OCT2 を阻害する **dofetilide との併用禁忌** metformin の濃度を上昇させる可能性がある(注意深く滴定し，モニター) 多価陽イオンおよび二価陽イオンは，キレート作用によりすべての INSTI の吸収を低下させる 特定の強力な誘導薬(carbamazepine，rifampicin)との併用は 50 mg 1 日 2 回で可能。他の強力な誘導薬[a]や rifapentine との併用は避ける	Q148H/K/R +1 つ以上の INSTI mutation	頭痛，不眠症 体重増加 うつ病および自殺念慮(まれ) CK 上昇およびミオパシー(まれ) 腎機能を低下させることなくクレアチニンを人為的に上昇させることがある 耐性に対する高い障壁
elvitegravir (EVG) 第 1 世代 INSTI	**投与量**： 150 mg を cobicistat と一緒に 1 日 1 回 経口投与 **剤形**：EVG は STR の一部としてのみ入手可能である **STR**： **ゲンボイヤ**(EVG / c / TAF / FTC) **スタリビルド**(EVG / c / TDF / FTC)	CYP3A4 および UGT1A1 / 3 を介したグルクロン酸抱合により肝に移行する cobicistat は CYP3A4，CYP2D6 を阻害する **用量調節**： **腎臓**：ベースライン CrCl<70 mL/ 分：TDF と の EVG / c 併用は避ける。CrCl<50 mL/ 分：TDF との併用 EVG / c を中止する **肝臓**：CTP C では避ける 多価および二価の陽イオンは，キレート作用によりすべての INSTI の吸収を低下させる。適切なタイ	Q148H / K / R N155H E92Q / G / V T66A / I / K	吐き気，下痢 うつ病，自殺念慮(まれ) **吸収のために食物を必要とする** 他の INSTI よりも副作用や相互作用が強いため，望ましい初期レジメンから外された

表 98.4（続き）

ジェネリック 略称 商品名 世代	成人への投与，製剤，配合剤 商品名(略称)	代謝，投与量の調節，主な薬剤相互作用	耐性の突然変異と経路	副作用，使用上の注意
		ミングであること 抗不安薬，抗うつ薬，抗精神病薬，α-アドレナリン拮抗薬，抗凝固薬，抗真菌薬，抗血小板薬，心臓治療薬，避妊薬，副腎皮質ステロイド，HCV 直接作用型抗ウイルス薬，オピオイド依存症治療薬，スタチンなど**多くの薬剤の濃度に影響を及ぼす可能性がある強力な誘導剤**[a]**，rifabutin，rifapentine との併用は避ける**		
raltegravir (RAL) **アイセントレス** Isentress HD 第 1 世代 INSTI	**投与量**：400 mg を 1 日 2 回 経口投与 **非妊婦**：1,200 mg(600 mg 錠を 2 錠) 1 日 1 回 経口投与 **INSTI 耐性のない rifampicin との併用** 800 mg(400 mg×2 錠) 1 日 2 回 経口投与 **剤形**：400 mg および 600 mg 錠 25 mg および 100 mg チュアブル錠 経口懸濁液 100 mg 1 包	UGT1A1 を介したグルクロン酸抱合 **用量調節**： **腎臓**：該当なし **肝臓**：該当なし **主な DDI**：多価陽イオンと二価陽イオンは，キレート化により，すべての INSTI の吸収を低下させる。適切なタイミングであること rifampicin との併用は 800 mg 1 日 2 回で可能(他の強力な誘導薬[a]と 1 日 1 回の rifapentine を避ける)	Q148H / K / R N155H E92Q / G / V T66K Y143R / H / C	皮疹〔皮膚粘膜眼症候群(Stevens-Johnson 症候群)を含む〕，頭痛，不眠，吐き気，下痢 CPK 上昇，筋力低下，横紋筋融解症 うつ病および自殺念慮(まれ) INSTI クラスで最も高い錠剤負担 妊娠を希望する患者において優先される INSTI

CK＝クレアチンキナーゼ，CrCl＝クレアチニンクリアランス，CTP＝Child-Turcotte-Pugh，CYP＝シトクロム P450，DDI＝薬剤相互作用，MATE＝多剤・毒素押し出し蛋白質，OCT＝有機カチオントランスポーター，STR＝単剤レジメン，UGT＝ウリジンニリン酸グルクロノシルトランスフェラーゼ
a 強力な誘導薬の例には，rifampicin，carbamazepine，oxcarbazepine，phenobarbital，phenytoin が含まれる。

いて，PI ベースのレジメンから RAL ベースのレジメンへの切り替えは，脂質プロファイルの改善を示したが，ウイルス学的失敗率の上昇を示し，第 1 世代 INSTI の遺伝的障壁の低さを強調した。過去にウイルス学的失敗を経験した人の割合が低い 2 番目の試験では，PI ベースのレジメンから RAL への切り替えは，ウイルス学的有効性の非劣性基準を満たした。RAL は腎機能障害または軽度～中等度の肝機能障害において用量調節を必要としない。

RAL と tenofovir のプロドラッグおよび FTC または 3TC の併用は，DHHS ガイドラインにおいて，ほとんどの人の初回治療として依然として推奨されている治療選択肢である。さらに，RAL は現在，妊娠を希望する人に推奨されている INSTI である。しかし，臨床では，RAL は主に，耐性に対する遺伝的障壁が低いこと，共同製剤がないこと，同クラスの他の選択肢に比べて錠剤の負担が大きいことから，広く使用されていない。

cobicistat でブーストした elvitegravir(EVG / c)

elvitegravir は 2012 年に FDA から承認された 2 番目の INSTI であり，このクラスで cobicistat によるブースティングが必要な唯一の薬剤である。PI によるブースティングの薬理学的概念は，薬物間相互作用の可能性の高さを含め，EVG / c にも適用することができるが，EVG と RTV を併用することはないという注意点がある。EVG は cobicistat 150 mg と組み合わせて 1 日 1 回 150 mg 経口投与され，TDF / FTC(Stribild®)および TAF / FTC(Genvoya®)との共同製剤としてのみ入手可能である。

EVG をベースとするレジメンは，治療歴のない患者において EFV および PI をベースとするレジメンと比較してウイルス学的抑制率に劣らないこと(GS-102 および GS-103)，治療歴のない女性においてブーストした ATV をベースとするレジメンより優れていること(WAVES)が示されている。EVG / c と TDF / FTC を含む STR は，クレアチニンクリアランス(creatinine clearance：CrCl)が 70 mL/ 分未満の患者には開始すべきではなく，クレアチニンクリアランスが 50 mL/ 分未満に低下したら中止すべきである。TAF / FTC を含む EVG / c は，慢性血液透析を受けている患者には用量調節なしで投与できるが，クレアチニンクリアランスが 30 mL/ 分未満で慢性血液透析を受けていない患者には使用は推奨されない。軽度～中等度の肝障害では，いずれのレジメンも用量調節は必要ない。

EVG をベースとするレジメンは，RAL，DTG，BIC をベースとするレジメンと比較した場合，遺伝的障壁が低く，副作用や相互作用のプロファイルに限界があるため，ほとんどの HIV 感染者の初回治療としては推奨されなくなった。

dolutegravir(DTG)

第 2 世代の INSTI である dolutegravir(テビケイ®)は，第 1 世代

のINSTIに耐性をもつ患者，またはrifampicinなどの強力な誘導薬と併用する場合，1回 50 mgを1日1回 経口投与，または1回 50 mgを1日2回 経口投与する。DTGは，ABC / 3TC(トリーメク®)，3TC(ドウベイト®)，RPV(ジャルカ®)と共同製剤化されている。

DTG / 3TCは，GEMINI-1およびGEMINI-2試験のデータに基づき，ベースラインのHIV RNA量が50万コピー /mL未満の治療歴のない患者への使用が承認された最初の2剤療法レジメンである。しかし，HBVに共感染している患者や，ベースラインのHIV遺伝子型別耐性検査で3TC感受性が証明されていない患者には使用すべきではない。

DTGベースのレジメンは，治療未経験者ではRALベースのレジメン(SPRING-2)に対して非劣性を示し，EVFおよびPIベースのレジメン(SINGLEおよびFLAMINGO，ARIAS)に対して優越性を示している。治療経験者では，DTGベースのレジメンがRALベースのレジメンを上回り，ウイルス学的抑制率が高く，治療開始時のINSTI耐性によるウイルス学的失敗率が低い(SAILING)。DTGはまた，NRTIまたは第1世代INSTI耐性を含む治療経験の多い患者にも有効であることが示された(VIKING)。DTGは腎障害や軽度〜中等度の肝障害では用量調節の必要はない。しかし，クレアチニンクリアランスが30 mL/分未満の患者では，治療効果が失われる可能性があるため，1日2回のdolutegravirの投与が指示された場合には慎重な使用が推奨される。

DTGはその強固な臨床的有効性と忍容性に基づき，ほとんどのHIV患者において初回治療として推奨される複数のレジメンの構成要素である。

bictegravir(BIC)

新規の第2世代INSTIであるbictegravirは，dolutegravirと構造的に類似しており，bictegravir 50 mgとTAF / FTC(ビクタルビ®)を含む1日1回投与のSTRの一部として2018年にFDAに承認された。EVG / cと同様に，BICはSTRの構成要素としてのみ利用可能であり，単独製品としては利用できない。BICとDTGのわずかな構造の違いにより，一部のINSTI変異に対するBICの*in vitro*効力は向上しているが，耐性プロファイルの改善は臨床的にはまだ証明されていない。

BICとTAF / FTCの併用は，治療未経験者ではDTGベースのレジメンと比較してウイルス学的抑制率で非劣性を示し，治療経験者ではDTGおよびPIベースのレジメンに対して非劣性を示した。BICとTAF / FTCの併用は，軽度〜中等度の肝障害者において用量調節を必要としない。現在，クレアチニンクリアランスが30 mL/分未満の患者への使用は推奨されていない。第1世代INSTI耐性の患者にはBICを使用すべきではない。このシナリオでは，DTGの1日2回投与または非INSTIベースのレジメンが望ましい。

BICとTAF / FTCの併用は，ほとんどのHIV感染者に推奨される初期レジメンであり，他のINSTIベースのレジメンと比較して，遺伝的障壁が高いこと，薬剤相互作用が限定的であること，HBV活性を有するNRTIバックボーンとの共同製剤であること，迅速なART開始に適していること，錠剤サイズが小さいことなど，いくつかの利点がある。

INSTIの副作用

INSTIクラスに関連する副作用としては，頭痛，不眠症，皮疹，まれに神経精神系の副作用がある。最近，INSTIをベースとするレジメンは，NNRTIまたはPIをベースとするレジメンと比較して，臨床試験において体重増加の可能性と関連している。この影響はTAFと併用したDTGとBICで最も顕著であり，黒人やヒスパニックの女性に不釣り合いに影響しているようである。TAFについて前述したように，この所見の臨床的意義や機序の説明は，治療中止時に体重増加が可逆的であるかどうかも含め，現在のところ不明である。

DTG，BIC，cobicistatは糸球体濾過量(glomerular filtration rate：GFR)に影響を与えることなくクレアチニンの尿細管分泌を阻害することができる。0.1〜0.4 mg/dLのクレアチニン増加が予想される。RALとDTGは，まれにクレアチンキナーゼの上昇と近位型ミオパチーと関連している。

ブーストされたEVGは，このクラスの薬剤のなかで最も忍容性が低く，吐き気，下痢，脂質異常症など，ブーストされたPIと同様の副作用プロファイルを示す。

INSTIの投与要件と相互作用プロファイル

RAL，BIC，DTGは食事に関係なく投与できるが，ブーストEVGは十分な吸収のために食事が必要である。EVGはcobicistatと共同製剤であるため，薬剤相互作用の可能性が最も高く，CYP3A4で代謝される薬剤の濃度を上昇させ，毒性リスクを高める可能性がある。ブーストされたEVGの投与開始または中止の前に，薬剤プロファイルを綿密に評価する必要がある。BICとDTGはCYP3A4のマイナー基質であり，腎トランスポーターである有機カチオントランスポーター2(organic cation transporter 2：OCT2)の阻害薬である。この経路で腎排泄される薬剤(metforminおよびdofetilide)と併用すると，曝露量が増加し，毒性が発現する可能性がある。RALはウリジン二リン酸グルクロノシルトランスフェラーゼ(uridine diphosphate- glucuronosyltransferase：UGT)酵素によって代謝され，薬剤相互作用はこのクラスでは最も少ない。

最も見落とされがちであるが，臨床的に重要なINSTIクラスの薬剤相互作用は，多価陽イオンや二価陽イオンと併用した場合のキレート作用とINSTIの吸収低下の可能性である。制酸薬や陽イオンを含むサプリメントは適切なタイミングを計るか，特定のシナリオでは避ける必要がある。バイオアベイラビリティ(生物学的利用能)の低下率は，INSTIと併用する陽イオンによって異なる。たとえば，DTGおよびBICのバイオアベイラビリティは，鉄またはカルシウムのサプリメントと食事と同時に投与しても比較的変化しない。しかし，EVG / cおよびRALは，鉄およびカルシウム補給の少なくとも2時間前，または少なくとも6時間後に投与すべきである。

rifampicinと併用する場合，INSTI耐性のない患者では，DTGは50 mgを1日2回，RALは800 mgを1日2回 投 与 する。BICおよびEVGベースのレジメンは，いかなるリファマイシン系薬とも併用すべきでない。

INSTI耐性メカニズム

INSTIに対する耐性は，一次的な一点変異，あるいは一次変異とアクセサリー変異の組み合わせによって生じる。Q148H / R / K，N155H，E92Q / V のようなインテグラーゼ酵素の一次一点変異は，第 1 世代の INSTI の活性を低下させる。EVG と RAL は一般的に交差耐性を示し，RAL 耐性の既往のある患者には EVG を使用すべきではない。Q148H / K / R に 1 つ以上の INSTI 変異が追加された場合，DTG 感受性と抗ウイルス活性の低下が示されている。とはいえ，DTG や BIC に高度の耐性を付与するにはいくつかの変異が必要である。たとえば，Q148H / R と G140S に L41I / M，E92Q，T97A，E138A / K，G140A，N155H の変異を組み合わせると，DTG に対する感受性が 5〜20 倍低下する。G140S と Q148H の組み合わせは bictegravir 感受性を 4.8 倍低下させ，E138K を追加すると感受性はさらに低下する。

侵入阻害薬

侵入阻害薬は，HIV が宿主 CD4 陽性細胞に侵入する過程のさまざまな段階を標的とする。enfuvirtide(ENF)，maraviroc (MVC)，ibalizumab(IBA)，fostemsavir(FTR)は，このクラスを構成する抗レトロウイルス薬である。これらの薬剤は，MDR HIV のために治療選択肢が限られている患者への使用に取っておかれ，初回薬物療法の構成要素としては推奨されない。

融合阻害薬である enfuvirtide(T-20；Fuzeon®)は，治療経験のある進行 HIV 患者に対するサルベージ薬として 2003 年に FDA の承認を受けた。ENF は，膜融合と CD4 陽性細胞への HIV 侵入に必要な糖蛋白質(glycoprotein：gp)41 の構造変化を阻害し，1 回 90 mg を 1 日 2 回 皮下注射する。注射部位反応は患者の 98％に発現し，疼痛，結節，嚢胞，瘙痒として現れることがある。その他の副作用としては，吐き気，嘔吐，下痢，疲労，不眠などがある。肝障害または腎障害に対する用量調節は必要なく，臨床的に重要な薬剤相互作用は報告されていない。ENF に対する耐性は，ウイルス gp41 のアミノ酸亜置換(通常は 36 位，38 位，40 位，43 位)で生じることがある。

maraviroc(シーエルセントリ®)は，宿主細胞のコアセプター CCR5 のアロステリックアンタゴニストであり，CCR5 とウイルス gp120 との間の必須相互作用，およびウイルスの付着，融合，侵入に必要な構造変化を阻止する。HIV 株は侵入のために，CCR5，CXCR4，またはその両方という異なる宿主コアセプターを利用することがある。CCR5 拮抗薬は R5 ウイルスに対してのみ有効であり，X4 ウイルスや R5 / X4 混合ウイルスには無効である。MVC を開始する前に表現型ウイルス指向性検査を実施し，循環しているウイルスが R5-向性，X4-向性，または R5 / X4-向性の二重 / 混合型であるかどうかを判定する必要がある。指向性検査の検出限界以下の低レベルの X4-向性ウイルスが存在する場合があり，ウイルス学的逃避や治療失敗の原因となる。X4-向性ウイルスが選択されると，CD4 数の減少や AIDS への進行が速まるなど，さらなる影響が生じる可能性がある。MVC は 1 回 300 mg を 1 日 2 回，食事に関係なく経口投与する。CYP3A4 誘導薬または阻害薬を併用する場合は，投与量の調節が必要である。MVC の副作用には，皮疹，上気道感染，発熱などがある。MVC に対する耐性は，ウイルス gp120 のアミノ酸置換や，CXCR4 結合ウイルスの選択によって生じる可能性がある。

付着後阻害薬である ibalizumab(Trogarzo®)は，CD4 陽性細胞受容体のドメイン 2 に結合し，gp120 と HIV の共受容体との相互作用を阻害する構造変化を引き起こすヒト化モノクローナル抗体である。ibalizumab は，2,000 mg の負荷用量で点滴静注し，その後，2 週間ごとに 800 mg の維持量を点滴静注する。ibalizumab の臨床経験は，サルベージ療法に失敗した MDR HIV を保有する成人を対象とした 40 人参加の単群試験に限られている。少なくとも 1 つの完全に活性のある薬剤を含む個々に最適化されたバックグラウンドレジメンと併用した場合，43％の人が 25 週目に 50 コピー /mL 未満のウイルス量を達成した。IBA の一般的な副作用は，下痢，めまい，吐き気，皮疹，クレアチニン上昇などである。IBA には臨床的に重要な薬剤相互作用は知られておらず，腎障害または肝障害が薬物動態パラメータを変化させることはないと予想される。

fostemsavir(Rukobia®)は，temsavir のプロドラッグであり，gp120 付着阻害薬である。加水分解されて活性部分になると，temsavir は CD4 結合部位付近のウイルス gp120 サブユニットに直接結合し，CD4 陽性細胞へのウイルス付着を阻害する構造変化を引き起こす。fostemsavir は，1 回 600 mg を 1 日 2 回，食事に関係なく経口投与する。BRIGHTE 試験の結果，現在のレジメンが無効で，抗レトロウイルス薬が 1〜2 クラスしか残っていない高度治療経験患者において，FTR の有効性が実証された。少なくとも 1 つの完全活性の薬剤を含む最適化されたバックグラウンドレジメンと併用投与した場合，60％の患者が 96 週目に HIV RNA 40 コピー /mL 未満を達成した。臨床試験で観察された最も一般的な副作用は吐き気であった。fostemsavir は CYP3A4 の基質であるため，rifampicin，carbamazepine，phenytoin などの強力な CYP3A4 誘導薬との併用は避けるべきである。さらに，エチニルエストラジオールおよびスタチンは，FTR と併用すると濃度が上昇する可能性がある。腎障害や肝障害では用量調節は必要ない。S375，M426，M434，または M475 部位に gp120 耐性関連多型が存在する場合，fostemsavir に対するウイルス学的反応の低下と関連している。

新規および治験薬

cabotegravir＋rilpivirine 筋注製剤

dolutegravir のアナログである新規 INSTI である cabotegravir は，半減期が長く，月 1 回の筋肉内投与が可能である。NNRTI である rilpivirine も，月 1 回のナノ懸濁液として製剤化できる。これら 2 剤の月 1 回注射による併用療法は，INSTI および rilpivirine 耐性の既往がなければ，未治療患者(LATTE 試験および FLAIR 試験)およびすでに治療を受けている患者(「安定スイッチ」，ATLAS 試験)の両方で成功が実証されている。この併用療法は，2021 年 1 月に，患者に対する初の完全非経口的治療選択肢として承認されたばかりである。

islatravir

islatravir は MK-8591 とも呼ばれ，ヌクレオシド系逆転写酵素転位阻害薬(NRTTI)である。新しいクラスの薬剤であり，半減期が長いため投与回数が少なくて済む可能性がある。現在，doravirine および lamivudine との併用で臨床試験が行われている。

その他の薬剤

開発中の薬剤は他にも多数あり，そのうちのいくつかは新しいクラスの薬剤で，HIV の武装をさらに強化するものである。成熟阻害薬，CCR5 拮抗薬，カプシド阻害薬，そしていくつかのモノクローナル抗体が開発中であり，今後の治療の方向性を示している。

ART 療法の使用

ART 開始のガイドライン

現在，CD4 数や HIV ウイルス量にかかわらず，HIV と共に生きるすべての人に ART による治療が推奨されている。これらの推奨は，ART の開始による HIV 感染者の死亡率への利益と，HIV 感染者の治療による感染リスクの劇的な減少を決定的に証明した，質の高いランダム化比較試験(randomized controlled trial：RCT)の結果によって裏づけられている。

治療ガイドラインは年々進化している。ART の出現により，治療は日和見疾患の予防に主眼が置かれるようになった。治療の利点は，初期のレジメンでみられた副作用，高い錠剤負担，薬物毒性，薬剤耐性ウイルス株発生のリスクとのバランスをとる必要があった。そのため，治療の開始は当初 CD4 数によって決定された。数多くの大規模臨床試験と新薬の開発により，治療ガイドラインは進化し，CD4 カットオフ値による治療開始時期の決定から，現在ではすべての患者に対して普遍的な終生治療を推奨するようになった。2006 年に発表された SMART 試験では，一度開始された ART 療法は，CD4 主導の間欠的治療よりも継続的治療のほうが死亡率に有利であることが明確に示された。それ以前は，患者の CD4 数を「増加」させるために ART を使用し，その後，毒性を最小限に抑えるために治療を中止し，CD4 数が 350/mm^3 以下になったら再び治療を開始するという「薬剤温存」アプローチ(「構造的治療中断」と呼ばれることもある)を支持する臨床家もいた。SMART 試験では，患者をこの方法と連続療法に無作為に割り付け，連続療法のほうが死亡率が低いことを証明した。その後，いくつかの臨床試験が行われ，CD4 数がさらに増加した時点で治療を開始したほうが死亡率に有利であることが示された。この進展は，2015 年に発表された START 試験と TEMPRANO 試験で頂点に達し，CD4 数が多くても ART を開始した患者では，AIDS 関連イベント，重篤な非 AIDS 関連イベント，またはあらゆる原因による死亡が明らかに減少することが示された。これを受けて，すべての主要なガイドライン策定機関は，CD4 数に関係なく，患者の準備が整い次第すぐに治療を開始することを奨励するよう，治療勧告を変更した。

早期の治療開始は，本人にとって有益なだけではない。治療は予防でもあり，ART 治療を受けて HIV ウイルス量が検出されない(200 コピー/mL 未満)HIV 感染者は，他の人に HIV を感染させないことが，多くの臨床試験で証明されている。HPTN 052 試験，PARTNER 試験，PARTNER-2 試験，Opposites Attract 試験のデータを総合すると，ウイルスが検出されなければ，HIV 感染者から HIV 陰性パートナーへの感染は起こらないことが証明されている。“U=U”として一般化されたこの概念は，HIV と共に生きる人々にとって，公衆衛生とエンパワーメントのための主要なメッセージとなっている。多くの臨床試験でこの公衆衛生上の有益性が実証されたことも，HIV 感染者の普遍的治療を推奨するすべての治療ガイドラインを推進する大きな要因となった。

多くの試験で「迅速開始」プロトコールも検討されている。これは研究によって若干定義が異なるが，概念的には，診断時に ART を開始する(「即日 ART」)か，診断後短期間(通常 7 日間)に ART を開始するかのいずれかであると説明できる。これらの試験では，ウイルスが抑制されるまでの期間が短縮されることが実証されており，これは感染リスクの低減に有益である。また，低・中所得国のデータでは，ケアにつながる率が高く，ウイルス抑制を達成した人の割合が高く，重症化や死亡の割合が低いなど，健康上の転帰が良好であることが示されている。より高い CD4 数での診断がより一般的であり，患者の維持を助けるインフラがより多く存在すると考えられる高所得国のデータは，まだ蓄積中である。すべての環境においてすべての患者に普遍的な「迅速開始」または「テスト・アンド・トリート」を推奨するには，ガイドラインの広範なエビデンスが不十分であるが，これは積極的な調査とガイドライン開発を行うべき分野である。

未治療患者に対するレジメンの選択

治療ガイドラインは，多くの要因に基づいて年々進化しており，レジメンの選択は，併存する病状，患者の現在服用している薬(HIV 以外の薬)，妊娠の有無や妊娠の希望，薬代や保険適用へのアクセス，感染耐性などによって影響を受ける可能性がある。このような微妙な違いにもかかわらず，治療はますます単純明快になってきており，高所得国でも低・中所得国でも，第 1 選択として推奨されるレジメンは 2 種類の薬，一般的には 2 種類の NRTI と INSTI の組み合わせによる治療が推奨されている。ほとんどの HIV 感染者に推奨される初回レジメンについては Box 98.1 を，一部の HIV 感染者に推奨されるレジメンについては Box 98.2 を参照のこと。

治療レジメンの選択には常に耐性の評価を含めるべきであり，治療を開始するすべての患者は，ベースライン耐性を調べるために HIV-1 遺伝子型アッセイを行うべきである。ほとんどの場合，このアッセイから結果が出る前に治療を開始することができ，耐性変異が事前に検出された場合には，必要に応じて調整を

BOX 98.1

ほとんどの HIV 感染者に推奨される初期レジメン

- bictegravir / tenofovir alafenamide / emtricitabine(AⅠ)
- 以下の患者には Dolutegravir / abacavir/ lamivudine のみを使用する：HLA-B*5701 陰性患者(AⅠ)
- dolutegravir(DTG)＋tenofovir＋emtricitabine または lamivudine (AⅠ)
- raltegravi＋tenofovir＋emtricitabine または lamivudine 併用療法(tenofovir disoproxil fumarate の場合は BI，tenofovir alafenamide の場合は BⅡ)
- dolutegravir と lamivudine の併用療法一以下の患者を除く：HIV の VL が 50 万を超える患者，耐性検査が不明な患者，HBV に共感染している患者を除く(AⅠ)

(米国保健社会福祉省(DHHS)のガイドラインによる)

BOX 98.2

特定の臨床状況で推奨される初期レジメン

・INSTI＋2種類のNRTI：
・EVG / c / tenofovir / FTC(TAF / FTCとTDF / FTCの両方に対するBI / FTC)
・ブーストPI＋2種類のNRTI：(一般に，ブーストDRVがブーストATVよりも優先される)
・(DRV / cまたはDRV / r)＋tenofovir / FTC(AⅠ)
・(ATV / cまたはATV / r)＋tenofovir / FTC(BⅠ)
・(DRV / cまたはDRV / r)＋ABC / 3TC：HLA-B*5701陰性(BII)の場合，陰性(BⅡ)
・NNRTI＋2種類のNRTI：
・DOR / TDF / 3TC(BⅠ)またはDOR＋TAF / FTC(BⅢ)
・EFV＋TDF / FTC(EFV 600 mg / TDF / FTCのBⅠまたはEFV 600 mg / TDF / 3TCの場合はBⅠ，EFV 600 mgとTAF / FTC)
・RPV / tenofovir / FTC(BⅠ)：HIV RNAが100,000コピー/mL未満でCD4細胞数が200/mm^{3}以上の場合
・ABC，TAF，TDFが使用できない，または最適でない場合に考慮すべきレジメン
・DTG＋3TC(AⅠ)併用療法
・DRV / r＋RAL BID(CⅠ)：HIVのRNAが10万コピー/mL未満でCD4細胞数が200/mm^{3}以上の場合
・DRV / r 1日1回＋3TC(CⅠ)

INSTI＝インテグラーゼ鎖移動阻害薬，NRTI＝ヌクレオシド逆転写酵素阻害薬，NNRTI＝非ヌクレオシド逆転写酵素阻害薬，PI＝プロテアーゼ阻害薬

行うことができる。未治療患者に対するほとんどの治療レジメンでは，tenofovirとemtricitabineの併用が推奨されている。

インテグラーゼ阻害薬は，持続的なウイルス抑制および/または忍容性の点で，他のクラス(NNRTI，PI，侵入阻害薬を含む)よりも優れていることが繰り返し証明されている。したがって，すべての第1選択レジメンはNRTIとインテグラーゼ阻害薬を組み合わせている。

個別化薬物療法

すべての人が終身治療を受けられるようになった現在，ARTの忍容性と持続性はさらに不可欠なものとなっている。数多くの有効かつ許容可能な選択肢のなかから，ARTの開始や調整は，常にレジメンや患者固有の要因に基づいて行われるべきである。ART開始前の特徴，患者特有の要因や嗜好，妊娠への配慮，その他のシナリオに基づいたARTの選択など，「個別化薬物療法」の概念と適用について次に述べる。

ART前の特徴

治療前のHIV RNA量が多い，あるいは治療前のCD4数が少ない場合，ウイルス学的失敗のリスクが高まるレジメンがある。たとえば，ベースラインのCD4数が200/mm^{3}未満の場合は，RPVベースのレジメンを開始すべきではない。さらに，RPVベースのレジメンおよびABC / 3TCとEFVまたはATV / rの併用療法は，治療前のHIV RNA量が100,000コピー/mLを超える患者には開始すべきではない。治療前のHIV RNAが50万コピー/mLを超える患者には，この集団でのデータが限られているため，DTG / 3TCの2剤併用療法を開始すべきではない。

迅速なART

迅速なART開始を希望する場合，HLA-B*5701の結果が容易に得られないABCベースのレジメンは避けるべきである。さらに，NNRTIベースのレジメンやDTG / 3TC併用療法は，ベースラインのHIV遺伝子型別耐性検査で3TC感受性が証明されない限り，開始すべきではない。これらのレジメンは耐性に対する遺伝的障壁が高く，HBVの共感染もカバーできるため，迅速に開始する場合，またはアドヒアランス不良や耐性が予想される場合は，第2世代のINSTI(DTGまたはBIC)またはdarunavirのブーストとtenofovir / FTCの併用が望ましい。

投与の容易さ

STRの選択肢を表98.5に示す。食事を気にせず投与できるレジメンを希望する患者には，BIC，DTG，RAL，DORベースのレジメンが適切である。ブーストレジメン(EVG / cおよびブーストPI)とRPVベースのレジメンは吸収のために食物を必要とし，EFVベースのレジメンは副作用を避けるために空腹時に投与しなければならない。RPVとATVも吸収のために酸性環境を必要とし，長期的な制酸薬を必要とする患者には最適な選択ではないかもしれない。

ポリファーマシー

ブーストレジメン(EVG / cおよびブーストPI)は，薬剤相互作用の可能性が最も高い。したがって，複数の薬剤を併用している患者には，BIC，DTG，RAL，DORベースのレジメンが最適である。包括的な薬剤リストを入手し，ARTの開始または調整前に薬剤相互作用を評価すべきである。

併用疾患

心血管疾患

ABC，DRV / r，LPV / rは心筋梗塞のリスクを高める可能性があり，心血管リスクの高い患者では慎重な使用または回避が推奨される。

ブーストされたPIが必要な場合は，DRVベースのレジメンよりもATVベースのレジメンが望ましいかもしれない。BIC，DTG，RAL，RPV，DORベースのレジメンも考慮される。DTG / ABC / 3TCのようなABCを含むレジメンを受けている患者には，DTG / 3TCまたはDTG / RPVに簡略化するか，tenofovirベースのNRTIバックボーンに切り替えることが適切であろう。EFV，EVG / c，ブーストPIなど，特定の抗レトロウイルス薬も脂質異常症と関連している。TDFはTAFやABCよりも脂質値が低い。BIC，DTG，RAL，DOR，RPVは脂質ニュートラルと考えられている。

腎疾患

TDFとATVは腎毒性のリスク上昇と関連している。慢性腎臓病(CrCl＜60 mL/分)の患者では，ABCおよびTAFベースのレジメンはTDFよりも安全に使用できると考えられている。TAFは，CrClが15 mL/分以上の患者への使用が承認されており，血液透析を受けている少数の患者集団で研究されている。しかし，CrClが15 mL/分未満で，まだ血液透析を受けていない患者での使用は研究されていない。DTG / 3TCやDTG / RPV(安定ス

表 98.5
単剤レジメン

商品名(略称)	成分と投与量
INSTI＋2 種類の NRTI	
ビクタルビ(BIC / TAF / FTC)	bictegravir 50 mg / tenofovir AF 25 mg / emtricitabine 200 mg：1 回 1 錠，1 日 1 回 経口投与
ゲンボイヤ(EVG / c / TAF / FTC)	elvitegravir 150 mg / cobicistat 150 mg / tenofovir AF 10 mg / emtricitabine 200 mg：1 回 1 錠，1 日 1 回 経口投与 食後
スタリビルド(EVG / c / TDF / FTC)	elvitegravir 150 mg / cobicistat 150 mg / tenofovir DF 300 mg / emtricitabine 200 mg：1 回 1 錠，1 日 1 回 経口投与 食後
トリーメク(DTG / ABC / 3TC)	dolutegravir 50 mg / abacavir 600 mg / lamivudine 300 mg：1 回 1 錠，1 日 1 回 経口投与
INSTI＋1 種類の NRTI	
Dovato(DTG / 3TC)	dolutegravir 50 mg / lamivudine 300 mg：1 回 1 錠，1 日 1 回経口投与
INSTI＋1 種類の NNRTI	
ジャルカ(DTG / RPV)	dolutegravir 50 mg /rilpivirine 25 mg：1 回 1 錠，1 日 1 回 経口投与
ブースト PI＋2 種類の NRTI	
シムツーザ(DRV / c / TAF / FTC)	darunavir 800 mg / cobicistat 150 mg/ tenofovir AF 10 mg / emtricitabine 200 mg：1 回 1 錠，1 日 1 回 経口投与食後
NNRTI＋2 種類の NRTI	
Atripla(EFV / TDF / FTC)	efavirenz 600 mg / tenofovir DF 300 mg/ emtricitabine 200 mg：1 回 経口投与 就寝前 空腹時
Complera(RPV / TDF / FTC)	rilpivirine 25 mg / tenofovir DF 300 mg / emtricitabine 200 mg：1 回 1 錠，1 日 1 回 経口投与 食後
Delstrigo(DOR / TDF / 3TC)	doravirine 100 mg / tenofovir DF 300 mg / lamivudine 300 mg：1 回 1 錠，1 日 1 回 経口投与
オデフシィ(RPV / TAF / FTC)	rilpivirine 25 mg / tenofovir AF 25 mg / emtricitabine 200 mg：1 回 1 錠，1 日 1 回 経口投与
Symfi(EFV / TDF / 3TC)	efavirenz 600 mg / tenofovir DF 300 mg / lamivudine 300 mg：1 回 経口投与 就寝前 空腹時
Symfi Lo(EFV / TDF / 3TC)	Efavirenz 400 mg / tenofovir DF 300 mg / lamivudine 300 mg：1 回 経口投与 就寝前 空腹時

AF＝アラフェナミド，DF＝フマル酸ジソプロキシル，INSTI＝インテグラーゼ鎖移動阻害薬，NRTI＝ヌクレオシド系逆転写酵素阻害薬，NNRTI＝非ヌクレオシド系逆転写酵素阻害薬，PI＝プロテアーゼ阻害薬。

イッチのみ)などの NRTI 温存レジメンも考慮される。DTG，BIC，RPV，cobicistat は，GFR を低下させることなく血清クレアチニンを人為的に増加させる可能性がある。最大 0.4 mg/dL の増加が予想される。

骨粗鬆症

HIV 感染者は骨密度(BMD)の低下や骨折のリスクが高い。TDF を含む特定の ARV は，骨密度の進行性低下，尿中リン酸塩の消耗，結果として生じる骨軟化症と関連している。TAF と ABC は TDF よりも骨密度への影響が少なく，閉経後の女性や骨粗鬆症のリスクが高い人に望ましい。NRTI を温存するレジメン(DTG / 3TC または DTG / RPV)も，このシナリオでは最適な選択となりうる。

精神疾患

ある種のレジメンは精神医学的副作用や自殺にさえ関連しており，それは主に EFV をベースとしたレジメン，頻度は低いが RPV をベースとしたレジメンである。INSTI ベースのレジメンも，後ろ向きコホート研究や症例シリーズにおいて，不眠症や睡眠障害などの軽度〜中等度の精神神経系の有害事象を引き起こすことが示唆されている。ブーストされた PI，EVG / c，EFV などの特定の ARV は，精神疾患で使用される薬剤のレベルを増減させる可能性がある。ARV を開始または中止する前に，薬剤相互作用の可能性を適切に評価する必要がある。

妊娠中の ART 選択

HIV に感染しているすべての妊婦は，CD4 数や HIV ウイルス量にかかわらず，自分自身の健康と，母子感染を防ぐためにできるだけ早く ART を開始すべきである。感染のリスクを最小化するために，抗レトロウイルス薬は出産前と出産後の両方に女性に投与されるべきであり，新生児には出生後に投与されるべきである。耐性検査は妊婦の治療開始前に行うべきであるが，ウイルス抑制が早ければ胎児への感染リスクも低いため，**結果が出る前に**治療を開始すべきである。治療開始レジメンの選択は，依然として活発な研究分野である。一般に，妊婦に対する ART の使用に関する推奨は，妊娠していない妊婦と同じである。しかし，薬剤に関する懸念や，妊娠中の新しい薬剤の使用経験が限られているため，推奨が修正された例もある。

妊娠中の抗レトロウイルス薬の選択に関する詳細な議論は本章の範囲外であるが，好ましいレジメンをいくつか挙げておく。重要なことは，DHHS のパネルが，妊娠時にすでに完全に抑制する ART レジメンを服用している女性は，妊娠中の安全性や劣る有効性に関して特別な懸念がない限り，**そのレジメンを継続すべきである**と勧告していることである。妊婦に治療を開始する場合，DHHS は現在入手可能な安全性と薬物動態データに基づき，いくつかの好ましいレジメンを推奨している。すべてのレジメンは，インテグラーゼ阻害薬(DTG または RAL)またはブースト PI(ATV / r または DRV / r)と 2 剤併用 NRTI バックボーンを組み合わせたものである。

NRTI バックボーンについては，妊娠中の TAF の使用に関する利用可能なデータが限られているため，TAF よりも TDF が優先され，腎不全のある患者には注意するよう推奨されるが，TDF / FTC と TDF / 3TC は同等に推奨される。EFV または ATV / r と併用する場合，HLA-B*5701 陰性で HIV ウイルス量が 10 万を超えない患者には，ABC / 3TC も好ましい NRTI バックボーンの組み合わせとして推奨される。

2 剤併用 NRTI バックボーンと組み合わせて投与する第 3 の薬剤として好ましい選択肢は，INSTI またはブースト PI である。INSTI については，DTG と RAL が好ましいレジメンとして推奨されるが，妊娠時および妊娠超初期における DTG の使用は，わずかではあるが神経管欠損症のリスクを増加させる可能性があるという重要な注意事項がある。したがって，妊娠を計画している患者では，DTG の使用について患者とよく話し合い，十分な情報を得たうえで決定すべきである。なお，RAL は 1 日 2 回投与でなければならない。他の INSTI に関しては，BIC は妊娠中の使用に関するデータがないため，好ましい薬剤として再推奨されておらず，EVG / c は限られたデータしかないが，これには EVG と cobicistat の両方で妊娠第 2 期と第 3 期の薬物レベルが不十分であるという懸念が含まれているため，妊娠中の使用は制限されている。妊娠中にブースト PI(やはり 2 剤併用 NRTI バックボーン)を考慮する場合，豊富な経験に基づき，ATV / r または DRV / r のいずれかが妊娠中に推奨される。DRV / r は 1 日 1 回の投与では十分な濃度が得られないため，妊娠中，特に第 3 期には 1 日 2 回使用しなければならない。

妊娠中に考慮すべき代替レジメンには，代替の 2 剤併用 NRTI バックボーンとして ZDV / 3TC と，推奨される 2 剤の NRTI バックボーンと併用する代替の第 3 薬剤として LPV / r，EFV，RPV がある。妊娠中のデータが不十分なため優先されない薬剤には，BIC，DOR，IBA，TAF が含まれる。cobicistat の使用は，第 2 期および第 3 期の血清中濃度が不十分であるため推奨されない。最後に，妊娠中の初回 ART に推奨されない薬剤には，ETR，MVC，NVP，T-20 がある。さらに，これらの薬剤は，特別な場合を除き，妊娠中の治療経験女性にも推奨されない。

多剤耐性 HIV 患者における ART 選択

治療歴のない患者とは対照的に，MDR HIV 患者の管理は複雑である。MDR HIV は，2 種類以上の標準的な ART レジメンが無効となった患者にみられることがあり，まれに耐性ウイルス株を獲得した新規診断患者にもみられることがある。このような状況での治療には，しばしば非標準的なレジメンが必要となる。理想的には，耐性検査に基づいて 3 種類の活性のある薬剤を選択すべきであり，薬剤の効力は最良のレジメンを決定する重要な要素と考えられる。一般に，PI と第 2 世代のインテグラーゼ阻害薬(dolutegravir と bictegravir)は耐性に対する障壁が最も高く，レジメンを選択する際のバックボーンとして有用である。

患者の完全な耐性歴を理解するためには，しばしば過去の耐性検査を見直すか，あるいは新しい耐性検査を行う必要がある。多くの異なる耐性検査が存在するが，それらは大きく 2 つのカテゴリー〔ジェノタイピング(遺伝子型検査)とフェノタイピング(遺伝子型検査)〕に分類される。**遺伝子型**は，循環している HIV RNA を増幅し，塩基配列を決定し，耐性と関連することが知られている変異(たとえば，逆転写酵素ゲノムに関連する M184V 変異は，lamivudine および emtricitabine 耐性と関連している)を探すことによって得られる。HIV-1 遺伝子型は，NRTI，NNRTI，PI，INSTI 耐性について調べることができる。INSTI や侵入阻害薬については別途検査が必要な場合がある。HIV ウイルス量が検出されない患者では，増幅する循環 HIV RNA がないため，遺伝子型および表現型検査ができないため，**遺伝子型アーカイブ**を得ることができる。遺伝子型アーカイヴ検査では，感染した CD4 陽性細胞の細胞関連統合ウイルス DNA を増幅し，既知の耐性変異を調べる。この検査は，複雑なレジメンでウイルスが抑制されており，錠剤の負担を簡略化したい患者や，現在のレジメンに副作用がある患者に有用な情報を提供することができる。**表現型検査**は，薬物曝露がある場合のウイルス増殖を報告する。この検査はコストが高く，結果が出るまでにかなり時間がかかるが，特に複数の変異の相互作用が複雑な耐性パターンの場合，遺伝子型の解釈だけでは予測が困難な場合に有用である。

個々のレジメンは，患者にみられる固有の耐性パターンに合わせて調整されるべきである。臨床医は，既知のすべての耐性検査を注意深く見直すべきである。なぜなら，古い耐性検査では，循環濃度が低いために，最新の検査では存在しないかもしれない過去の耐性が明らかになるかもしれないからである。また，ある薬剤で臨床的に失敗した場合，たとえそのときに耐性検査を受けていなかったとしても，その薬剤の根底にある耐性が懸念されるため，臨床医は治療歴も見直すべきである。患者の既知の耐性変異の複合体が構築できたら，臨床医は残りの有効な薬剤を検討し，持続性と簡便性を優先し，薬剤相互作用を最小化するレジメンを構築するよう試みるべきである。

多くの研究が，失敗したレジメンや複雑な耐性を有する患者に対するサルベージレジメンを検討している。これらは，いくつかのベストプラクティスを決定するうえで有益である。第 2 世代の NNRTI が使用されることもある。TRIO 試験では，複雑な耐性歴(一次 PI および NRTI の変異が 3 つ以上，darunavir および NNRTI の変異が 3 つ以下のウイルス学的失敗)を有する患者を追跡し，これらの患者において，etravirine，raltegravir，darunavir のレジメン(600 mg 1 日 2 回投与)が 48 週時点で 86%の持続的ウイルス抑制を維持することを証明した。しかしこのレジメンは，錠剤の負担が大きいことが主な理由で，現在ではほとんど使用されていない。etravirine と同様に，もう 1 つの第 2 世代 NNRTI である doravirine は，他の NNRTI 薬に影響を及ぼす変異があっても有効であることが示されている。

一般に，PI は耐性に対する遺伝的障壁が高いため，ベースライン耐性のある患者でもしばしば有効である。darunavir は，高度に治療経験のある患者においても，サルベージレジメンでの使用に関する最も強いエビデンスがある。POWER 1 および POWER 2 試験では，治療経験の豊富な患者を対象に，プロバイダーが選択したレジメンと darunavir / ritonavir を用いたレジメン（1 日 2 回投与）が比較され，darunavir / ritonavir を用いたほうがウイルス学的抑制が有意に良好であることが示された。前述したように，darunavir の主要な耐性変異（I50 V，I54 M，L76 V，I84 V）が知られていない患者では，1 日 1 回投与が望ましいが，主要な耐性変異が知られている場合は，1 日 2 回投与が優先される。

治療抵抗性の患者に対しては，インテグラーゼ阻害薬についても多くの研究が行われている。raltegravir と elvitegravir は，前述の TRIO 試験で raltegravir が，GSK 119 試験で elvitegravir が検討され，EVG / c / TAF / FTC と darunavir 800 mg を 1 日 1 回併用投与した場合，複数の NRTI および NNRTI 変異を有する患者でも優れた治療成績が示された。この 1 日 1 回 2 錠のレジメンは，多くの患者にとって錠剤の負担を大幅に軽減するものであったが，darunavir の主要な変異がなく，ベースラインのインテグラーゼ変異がないという試験パラメータによって制限されていた。第 2 世代 INSTI（dolutegravir と bictegravir）の展開に伴い，耐性ウイルスに対するレジメンの構築は，これらの薬剤の使用に大きく移行した。SAILING 試験では，高度治療抵抗性患者に対する dolutegravir の raltegravir に対する優位性が示された。VIKING 試験では，複数の INSTI 耐性変異が存在する場合でも，dolutegravir の投与量を 1 日 2 回に増量することで，dolutegravir の持続的な活性が示された。bictegravir についてもエビデンスが得られつつある。

治療抵抗性の強い患者に対しては，maraviroc，enfuvirtide，ibalizumab，fostemsavir などの代替薬剤の使用を考慮すべきである。

臨床医が複合耐性プロファイルを作成し，予測される薬剤活性を理解するのに役立つ重要なリソースが存在する。IAS-USA（International Aids Society USA）は，既知の耐性変異を詳述した有用で自由に利用できるオンラインリソースと「ポケットカード」を発行している（https://www.iasusa.org/resources/hiv-drug-resistance-mutations/）。スタンフォード大学 HIV 薬剤耐性データベース（Stanford University HIV Drug Resistance Database）では，臨床医が簡単なオンラインフォームに複合耐性変異を入力し，薬剤感受性の予測を作成することができる（https://hivdb.stanford.edu）。

臨床検査

HIV と新たに診断された場合は，臨床検査で確認する必要がある。一般に米国では，臨床検査室は HIV スクリーニングに第 4 世代の酵素結合免疫吸着測定法（enzyme-linked immunosorbent assay：ELISA）検査を使用している。これらの検査では，HIV-1 と HIV-2 の両方に対する抗体と，HIV 感染の初期抗原である p24 抗原が検出される。第 4 世代の検査では，一般に感染から 14〜30 日以内に陽性となり，感染から 44 日後には 99％が陽性となる。確認検査は，HIV-1 抗体または HIV-2 抗体に対する別のアッセイを使用することによって達成される。スクリーニング検査が陽性で抗体確認検査が陰性の患者には，HIV-1 ポリメラーゼ連鎖反応（polymerase chain reaction：PCR）検査を行い，抗体形成前の抗原陽性の「ウィンドウ」期間にある可能性のある患者を捕捉する。

新規に HIV 感染者と診断された患者の場合，最初の臨床検査では CD4 細胞数と HIV ウイルス量を測定し，ベースライン値を設定する。さらに，耐性ウイルスの獲得を評価するために耐性検査を受けるべきである。治療を受けていない患者の約 15％は，既存の薬剤耐性をもつウイルスを獲得している。血算と分画，基礎代謝パネル（basic metabolic panel：BMP），肝機能検査〔LFT（liver function testing）：アラニンアミノトランスフェラーゼ（alanine aminotransferase：ALT），アスパラギン酸アミノトランスフェラーゼ（aspartate aminotransferase：AST），総ビリルビン〕，尿検査，ランダムまたは空腹時脂質プロファイルを含むベースライン検査室検査が重要である。B 型肝炎（B 型肝炎コア抗体および表面抗体検査，B 型肝炎表面抗原検査），C 型肝炎，結核〔精製蛋白誘導体（purified protein derivative：PPD）またはインターフェロン γ 放出アッセイ（interferon-γ release assays：IGRA）〕など，共感染の検査も推奨される。患者はまた，梅毒抗体検査，淋病とクラミジアの検査（通常，口腔と直腸のスワブと PCR 検査用の尿検体）など，性感染症の検査も受ける必要があり，女性はトリコモナス検査も受ける必要がある。abacavir ベースのレジメンを開始する患者には，HLA B*5701 検査を行うべきである。

治療開始時の CD4 数が非常に低い（一般に 100 未満）患者では，*Toxoplasma* 免疫グロブリン G（immunoglobulin G：IgG）検査やサイトメガロウイルス（cytomegalovirus：CMV）IgG 検査など，追加の臨床検査を考慮し，過去の感染の有無や再活性化のリスクを評価する必要がある。*Pneumocystis* に対する予防が必要な患者，特にサルファ剤アレルギーが知られている患者では，G6PD 酵素検査を考慮すべきである。CD4 数が 50 未満の患者では，潜伏性日和見感染症の検査を考慮すべきである。これにはしばしば，マイコバクテリアの血液培養検査〔*Mycobacterium Avium* Complex（MAC）およびその他の非結核性マイコバクテリアの検査〕，CMV ウイルス網膜炎を除外するための CMV ウイルス量および眼科検査，流行地域に居住または渡航歴のある患者における *Cryptococcus* 抗原検査が含まれる。

すべての患者は，準備が整い次第，抗レトロウイルス薬による治療を受けるべきであり，多くの場合，迅速開始プロトコールにより，すべての臨床検査値が戻る前であっても治療を開始することができる。患者が薬物治療を開始したら，ウイルス応答を確認し，潜在的な毒性を監視するために，治療開始後 2〜8 週目に再検査を行うべきである。この検査には，HIV ウイルス量，BMP，LFT が含まれる。治療が安定したら，3〜6 か月ごとに再検査を行い，HIV ウイルス量，BMP，LFT をモニタリングする。すべての患者に，年に一度の脂質検査と血算と分画の検査が推奨される。tenofovir 治療を受けている患者には，さらに年 1 回の尿検査が推奨される。CD4 モニタリングの推奨は年々変化しており，一般的には，免疫の回復が確認され，ウイルス量の抑制が維持されている限り，より限定的なものとなっている。一般に，患者は治療開始時にCD4細胞数をチェックし，治療開始後2年間はCD4数が300未満を維持する限り，3〜6か月ごとにCD4細胞数をチェックすべきである。治療開始2年後，CD4数が300〜500の患者にはCD4モニタリングは年1回行うことができ，HIVウイルス量が抑制されている限り，CD4数が500を超える患者では任意であると考えられる。

CD4直下値(CD4 nadir)が低い患者は，治療に対する免疫学的反応が鈍いことが珍しくなく，CD4数が200未満で治療を開始した患者は，何年治療してもCD4数が500以上に回復しないことが多い。このような患者においてARTを変更する利点は知られておらず，一般にウイルス学的に抑制された患者においてCD4数が低くても臨床的な影響はない。

HIVウイルス量のより高感度な検査の出現に伴い，「ブリップ」はより一般的な現象となっている。「ブリップ」とは，ウイルス量が検出不能から50〜1,000コピー/mLまで一時的に増加することである。ブリップはウイルス学的失敗を意味するものではないので，通常，患者は現在のレジメンを変更することなく継続すべきである。ブリップがみられた場合，服薬アドヒアランス，薬剤相互作用，指示された食事の有無にかかわらず適切な服薬について患者と話し合うことを促すべきである。ウイルス量は2〜4週間後に再測定し，ブリップが消失し，患者がウイルス学的失敗に進行していないことを確認する。

ウイルス学的失敗とは，ウイルス量が持続的に上昇することである。これは，治療を開始した患者が治療開始後24〜48週経ってもウイルスを抑制できない場合や，以前にウイルス学的に抑制されていた患者が持続的なウイルス血症を発症した場合に起こりうる。ウイルス学的失敗の場合，患者は耐性検査を受けて新しいレジメンを開始すべきかどうかを判断し，服薬アドヒアランスの障害について評価し，カウンセリングを受ける必要がある。

曝露後予防(PEP)

医療従事者，薬物注射をする人(persons who inject drugs：PWID)，性的暴行の被害者，無防備な性行為を行う人は，HIVに曝露するリスクがある。最初の曝露後，HIVは皮膚や粘膜の樹状細胞内に局在したまま，全身に広がって慢性感染を発症する。曝露後予防(post-exposure prophylaxis：PEP)とは，曝露された人にただちにARTを投与し，全身性のHIV感染を予防することである。

PEPはさらに，非職業性曝露予防(nonoccupational exposure prophylaxis：nPEP)と職業性曝露予防(occupational exposure prophylaxis：oPEP)に分類される。HIVへの非職業的曝露は，バリア防護のない性的接触，性的暴行，または静脈内薬物の使用によって最も頻繁に起こる。HIVへの職業性曝露は，非経口的曝露，針刺しや鋭利な物体による経皮的損傷，感染の可能性のある感染源との粘膜や非密着皮膚の直接接触によって起こる。医療現場で感染の可能性があると考えられる感染源には，血液，組織，精液，腟分泌液，髄液，滑液，腹膜液，心嚢液，羊水などがある。唾液，喀痰，汗，涙，尿，便，嘔吐物は，目に見えて血まみれでない限り，感染性があるとはみなされない。

HIV感染の推定リスクは，感染経路，感染ウイルスの接種量，感染源患者のウイルス量，曝露者の免疫学的反応など，いくつかの要因に影響される。推定感染リスクは，非経口感染で0.3%，膜感染で0.09%である。非接触皮膚曝露はさらに低いと推定される。職業的なHIV感染は，深い傷，器具に付着した目に見える血液，静脈または動脈への接種を伴う処置，終末期の患者からの体液への曝露と関連しており，おそらく高ウイルス量の環境における感染リスクを反映している。性的曝露については，直腸粘膜のリンパ濾胞の密度が高く，腟粘膜と比較して擦り傷の可能性が高いため，1回あたりの感染リスクが最も高いのは受容性肛門性交である(0.5〜3.38%)。

nPEPとoPEPのガイドラインはそれぞれ，直近では2016年と2013年に更新された。前向きRCTが実施されていないため，推奨は動物モデルでの有効性研究，観察研究，疫学研究，および専門家のコンセンサスに基づいている。

PEPの第1選択レジメンは，tenofovir disoproxil fumarateとemtricitabineを2剤併用NRTIバックボーンとし，1日2回投与のraltegravirまたは1日1回投与のdolutegravirを併用する3剤併用ARTである。dolutegravir治療による妊娠第1期の神経管欠損症の潜在的リスクがあるため，性的に活発であるか，性的暴行を受けたことがあり，効果的な避妊をしていない妊娠初期および妊娠の可能性がある非妊娠女性では，現在，raltegravirが望ましいINSTIである。PEPのための望ましいレジメンと代替レジメンは，Box 98.3に記載されている。CrClが59 mL/分以下の患者には，代替のNRTIバックボーンであるzidovudineとlamivudineの併用療法を処方し，適切な腎投与を行うべきである。2剤併用レジメンはもはやPEPには推奨されない。さらに，nevirapineのPEPへの使用は肝毒性のリスクがあるため禁忌である。

治療が適応となる場合は，できるだけ早く，曝露後72時間以内にPEPを開始すべきである。動物モデルでは，曝露後24時間，48時間，72時間で治療を開始した場合，HIVの獲得予防効果はそれぞれ100%から50%，25%と大幅に減少することが実証されている。感染源患者のHIVステータスが陽性または不明の場合，曝露後合計28日間治療を継続すべきである。動物実験では，PEPを28日間投与された動物はすべて感染せず，10日間投与された動物の半数は感染せず，3日間投与された動物は感染し

BOX 98.3

非職業および職業曝露後予防(PEP)の併用勧告

推奨レジメン
RALまたはDTG+TDF / FTC
INSTIベースの代替レジメン
EVG / c / TDF / FTC
RALまたはDTG+AZT / 3TC
PIベースの代替レジメン
DRV / r+TDF / FTCまたはAZT / 3TC
ATV / r+TDF / FTCまたはAZT / 3TC
LPV / r+TDF / FTCまたはAZT / 3TC
NNRTIベースの代替レジメン
RPV+TDF / FTCまたはAZT / 3TC

INSTI＝インテグラーゼ鎖移行阻害薬，NNRTI＝非ヌクレオシド系逆転写酵素阻害薬，PI＝プロテアーゼ阻害薬

12

なかった。

可能であれば，同意が得られた時点で，感染源患者のHIV検査を実施すべきである。感染源患者のHIVステータスが陰性であれば，PEPは安全に中止できる。曝露された人のHIV検査は，曝露のベースライン時，4〜6週間後，3か月後，4〜6か月後に行うべきである。曝露された人の追加の検査室検査には，細菌性性感染症，妊娠，B型肝炎ウイルスおよびC型肝炎ウイルス感染のスクリーニングを含めるべきである。曝露後72時間以内にフォローアップを実施し，追加カウンセリングを行い，PEPの継続が適応であることを確認し，アドヒアランス，アクセス，忍容性を評価し，副作用を管理する。PEPの安全性を評価するための最低限の臨床検査には，ベースライン時と治療終了時の血清クレアチニンと肝機能検査が含まれる。

HIV感染の継続的なリスクをもたらす可能性のある行動や状況を報告した人には，リスク低減のためのカウンセリングと介入サービスを実施すべきである。適応があれば，28日間のPEPコース終了時に曝露前予防薬(pre-exposure prophylaxis：PrEP)を検討すべきである。PWIDには，適切であれば薬物補助治療を提供し，注射器交換プログラムが利用可能であれば紹介するなど，安全な注射と性行為に関するカウンセリングを行うべきである。

曝露前予防(PrEP)

PrEPとは，HIV感染のリスクが高いHIV陰性患者に抗レトロウイルス薬を投与することである。多くの臨床試験で，PrEPを服用する患者におけるHIV感染予防の有効性が実証されている。iPrEX試験では男性と性交渉をもつ男性(men who have sex with men：MSM)，PartnersPrEP試験ではセロディスコード(HIV感染不一致の)カップル，TDF2試験では異性愛者(男女両方)，Bangkok Tenofovir試験ではPWIDにおいて，有効なHIV感染予防効果が実証されている。単剤のTDF，TDF / FTCの経口配合剤，TAF / FTCの経口配合剤の研究で有効性が示されている。米国では，ツルバダ®(TDF / FTC)とデシコビ®(TAF / FTC)が，現在PrEP用としてFDAに承認されている唯一の薬剤である。TDF / FTCは，すべての高リスク者に対して承認されており，TAF / FTCは，MSMおよび男性と性交渉をもつトランスジェンダー女性に対して承認されている(この集団は，PrEPとしてのTAF / FTCのTDF / FTCに対する非劣性を証明したDISCOVER試験で研究された集団である)。一般に，PrEP試験における患者のコンプライアンスは理想的なものではなかったが，服薬を遵守している患者は感染リスクを有意に減少させたようである。

PrEPには，特にPrEPを服用しているにもかかわらずHIVに感染する可能性のある患者に対する懸念が存在する。PrEPは3剤併用による完全なART治療レジメンではないため，万が一感染が起こった場合，PrEP薬剤に対してウイルス耐性が生じる可能性がある。PrEPを開始する前にHIV陰性であることを確認する必要があり，新たな陽性結果が出た場合はただちに3剤併用完全ART治療を開始する必要があるため，患者は治療期間中頻繁にHIV検査を受ける必要がある。頻繁なモニタリングを受けたがらない，または受けられない患者は，自分自身(耐性HIVウイルスが発生する可能性)および地域社会(耐性HIV感染を伝播する可能性)に対してリスクをもたらす可能性がある。

PrEPを開始する前に，他の点も考慮しなければならない。患者のB型肝炎の状態は，ベースラインの腎機能と同様に評価されるべきである。間隔をあけて検査室検査を受ける患者の意思を評価する必要がある(HIV検査，腎機能検査，その他の性感染症検査の両方を含む)。妊娠の可能性がある，または最近妊娠したPrEP服用女性は，胎児へのリスクとベネフィットを明確に議論すべきである。理想的には，妊娠したPrEP服用中の未感染女性は，妊娠中にHIVに感染するリスクを完全に最小化するために，それ以上の高リスクな性的接触を控えるべきである。tenofovirはこのレジメンの主薬であるため，ベースライン時および定期的に腎機能をモニターすべきである。

免疫再構築症候群(IRIS)

ベースラインのCD4数が低い(通常，100/mm^{3}未満)状態でARTを開始したHIV患者は，IRISのリスクがある。このような患者集団では，宿主は適切な免疫炎症防御反応を起こすことができず，目立った症状がなくても日和見感染症が存在する可能性がある。ART治療により免疫系が回復すると，これらの不顕性感染は攻撃的な炎症反応を引き起こす可能性がある。この反応は通常，感染した臓器系を巻き込み，一般に播種性日和見感染症と高力価の病原体を有する患者において，より一般的で重篤である。既知の日和見感染症とは無関係の自己免疫性IRIS反応も報告されている。

IRISは臨床診断の1つであり，真の新規感染症や薬物反応と見分けるのが困難な場合がある。IRISは2つのタイプに大別され，**パラドキシカルIRIS**は，治療済みの既知の日和見感染症が逆説的に悪化するものであり，**アンマスキング(unmasking) IRIS**は，以前は不顕性であった未治療の感染症がマスクされなくなるものである。IRISの両形態は一般的にみられ，併発することもある(すなわち，複数の日和見感染症を有し，既知の疾患が臨床的に悪化し，2つ目の日和見感染症が非マスク化する)。IRISの診断には，潜在的な未診断疾患の検査と診断された疾患の治療が含まれる。IRISの可能性が最も高いと判断された場合には，重症度に応じて非ステロイド性抗炎症薬や副腎皮質ステロイドの投与が考慮される。

日和見感染症が判明している患者にARTを開始すると，IRISのリスクが増加する可能性があるが，ほとんどの場合，IRISは管理可能であり，すみやかに(通常，日和見感染症の治療を開始してから2週間以内に)ARTを開始したほうが死亡率に有益であることが研究で示されている。*Cryptococcus*髄膜炎と結核性髄膜炎は，この「早期治療」の例外である。*Cryptococcus*髄膜炎患者については，低・中所得国で行われた臨床試験で，治療開始5週間後にART開始を遅らせたほうが死亡率が改善することが証明されている。結核性髄膜炎については，ある臨床試験で，ARTの早期開始によりグレード4の有害事象が増加することが示されている。しかし，これらの特定の診断を除けば，日和見感染症の治療開始後2週間以内にすみやかにARTを開始することを強く支持するエビデンスがある。

表 98.6
合剤の組み合わせ

商品名(略称)	成分	投与量
2種類のNRTI		
Cimduo(TDF / 3TC)	tenofovir DF 300 mg / lamivudine 300 mg	1回1錠1日1回
コンビビル (ZDV / 3TC)	zidovudine 300 mg / lamivudine 150 mg	1回1錠1日2回
Descovy(TAF / FTC)	Tenofovir AF 25 mg / emtricitabine 200 mg	1回1錠1日1回
エプジコム (ABC / 3TC)	abacavir 600 mg / lamivudine 300 mg	1回1錠1日1回
Temixys(TDF / 3TC)	tenofovir DF 300 mg / lamivudine 300 mg	1回1錠1日1回
ツルバダ(TDF / FTC)	tenofovir DF 300 mg / emtricitabine 200 mg	1回1錠1日1回
プロテアーゼ阻害薬 / ブースター		
Evotaz(ATV / c)	atazanavir 300 mg / cobicistat 150 mg	1回1錠 1日1回 食事と共に
プレジコビックス(DRV / c)	darunavir 800 mg / cobicistat 150 mg	1回1錠 1日1回 食事と共に

AF＝アラフェナミド，DF＝フマル酸ジソプロキシル，INSTI＝インテグラーゼ鎖移動阻害薬，NRTI＝ヌクレオシド逆転写酵素阻害薬，NNRTI＝非ヌクレオシド逆転写酵素阻害薬，PI＝プロテアーゼ阻害薬。

文献

AIDS Info. Guidelines for the use of antiretroviral agents in adults and adolescents with HIV. 2020. https://aidsinfo.nih.gov/guidelines/html/1/adult-and-adolescent-arv/0

Centers for Disease Control (CDC). Preexposure prophylaxis for the prevention of HIV infection in the United State—2017 Update Clinical Practice Guideline. https://www.cdc.gov/hiv/pdf/risk/prep/cdc-hiv-prep-guidelines-2017.pdf

Centers for Disease Control (CDC). Updated US Public Health Service guidelines for the management of occupational exposures to HIV and recommendations for postexposure prophylaxis. September 25, 2013. https://stacks.cdc.gov/view/cdc/20711

Centers for Disease Control (CDC). Updated guidelines for antiretroviral postexposure prophylaxis after sexual, injection drug use, or other nonoccupational exposure to HIV—United States, 2016. April 2016. http://stacks.cdc.gov/view/cdc/38856

Stanford University. HIV drug resistance database. https://hivdb.stanford.edu/

Saag MS, Benson CA, Gandhi RT, et al. Antiretroviral drugs for treatment and prevention of HIV infection in adults: 2018 recommendations of the International Antiviral Society-USA Panel. *JAMA*. 2018;320(4):379–396.

Günthard HF, Calvez V, Paredes R, et al. Human immunodeficiency virus drug resistance: 2018 recommendations of the International Antiviral Society–USA Panel. *Clin Infec Dis*. 2018.

12

99　免疫再構築症候群

■著：Suzaan Marais, Graeme Meintjes
■訳：土井朝子

イントロダクション

進行したヒト免疫不全ウイルス(human immunodeficiency virus：HIV)感染症の大部分の患者は，抗レトロウイルス療法(antiretroviral therapy：ART)の結果，ウイルス量の減少とCD4数の増加により免疫機能が改善し，結果として，日和見感染症が減少し致死率が低下した。ARTによる免疫の回復の初期段階では，一部の患者は免疫再構築症候群(immune reconstitution inflammatory syndrome：IRIS)により臨床症状の増悪を経験し，ART開始時に進行した免疫不全である患者群の25%までにみられる可能性がある。IRISは典型的には，ARTの最初の3か月で免疫抑制状態の急激な回復があった際に，感染症もしくはまれに非感染性の抗原に対する無調節な免疫応答の結果としてみられる。IRIS症例の大多数は，抗酸菌，真菌，もしくはウイルス感染症に関連しているが，他の病気とも関連している可能性もある(表99.1)。いくつかの顕著なIRISの症候は別の項目で検討する。IRISの皮膚症状はよくみられ，表99.1で説明している。

感染性のIRISには2つの型が認識されている。(1)paradoxical IRIS(p-IRIS)は，ARTの開始前に日和見感染症が診断され適切に治療されているが，ART開始後に再燃，増悪がみられるか，新規の症状と所見がみられる場合と，(2)unmasking IRIS(u-IRIS)は元々存在するが臨床的には検出されていなかったため，未治療の日和見感染症がART開始後に顕在化したもので，典型的には，非常に増幅された炎症を伴う(図99.1)。どちらのシナリオでも，IRIS症候の範囲はかなり変化する。限局性のこともあれば多臓器システムを巻き込み，全身性の炎症サインが顕著かもしれない。軽度で自然に消失するものでも，数日，数週間からまれには数年続くものもある。割合としては少ないが，IRISにより生命が脅やかされるか致死的になることがある。特に，中枢神経系を巻き込むものは，結果として，気道障害，臓器不全も

表 99.1
免疫再構築症候群(IRIS)の感染性，非感染性の原因

感染症	感染症以外
抗酸菌	**自己免疫疾患**
結核	SLE，lupus 様疾患
NTM，特に MAC	甲状腺疾患
Hansen 病	関節リウマチ
BCG(Bacille Calmete-Guérin)	Guillain-Barré 症候群
真菌	Reiter 症候群
Cryptococcus	多発筋炎
Pneumocystis	再発性多発軟骨炎
Histoplasma	脱毛症
Candida	脳血管炎
Trichophyton rubrum	ITP
Penicillium marneffei	溶連菌感染後糸球体腎炎
Coccidioides	白斑症
ウイルス	ネフローゼ症候群
HSV [a]	自己免疫肝炎
VZV [a]	TTP
CMV	**他の炎症による状態**
JC ポリオーマウイルス	サルコイドーシス
HBV，HCV	異物反応
伝染性軟属腫 [a]	毛嚢炎 [a]
HPV [a]	リンパ球性間質性肺炎
ポリオーマ BK ウイルス	光線皮膚炎
HIV 脳炎	Peyronie 病
パルボウイルス B19	dermatofibtomata
HTLV 2	発汗異常
EBV	痛風
原虫	**悪性疾患**
Toxoplasma	Kaposi 肉腫
Microsporidia	
Leishmania	
Cryptosporidia	
寄生虫	
住血吸虫症	
糞線虫	
細菌	
Bartonella	
Proprionibacteria [a]	
Klebsiella	
節足動物	
疥癬虫(*Sarcoptes scabiei*)	

a 皮膚にみられるIRISのよくある原因と症候。
CMV＝サイトメガロウイルス，EBV＝EBウイルス，HBV＝B型肝炎ウイルス，HCV＝C型肝炎ウイルス，HIV＝ヒト免疫不全ウイルス，HPV＝ヒトパピローマウイルス，HSV＝単純ヘルペスウイルス，HTLV＝ヒトTリンパ向性ウイルス，ITP＝特発性血小板減少性紫斑病，MAC＝Mycobacterium avium complex，NTM＝非結核性抗酸菌，SLE＝全身性エリテマトーデス，TTP＝血栓性微小血管症，VZV＝水痘帯状疱疹ウイルス

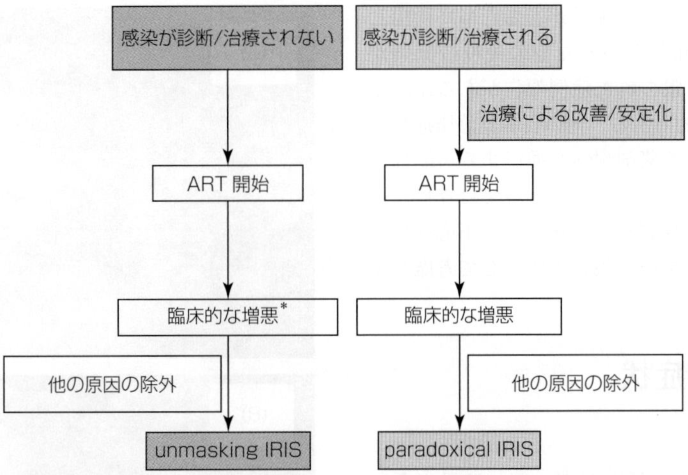

図 99.1
感染性免疫再構築症候群(IRIS)の典型的な 2 型　unmasking IRIS(u-IRIS)は緑色。paradoxical IRIS(p-IRIS)は青色。＊＝炎症によって特徴づけられる。

しくは破裂に至ることがある(表 99.2)。IRIS のリスク因子には，CD4 低値(特に＜50/mm^3)，HIV ウイルス量高値(特に＞5 $\log_{10}$)，日和見感染症の病原体が多い場合，ART による HIV ウイルス量の急激な減少および / または CD4 数の増加，そして，日和見感染症治療の開始と ART の間隔が短い場合である。確認検査が存在しないため，p-IRIS の診断は，臨床的なイベントの特徴的な結果を確認することと，薬剤の反応，毒性，日和見感染症の治療の失敗(アドヒアランス不良，薬剤の吸収不良もしくは抗菌薬耐性)，別の / 追加の感染もしくは悪性腫瘍といった他の可能性のある原因を除外することである。U-IRIS はすでにある感染症に対し標準的な診断検査により診断されている。

感染性 IRIS の予防とマネジメントにおける一般的な原則

ART を開始する前には，日和見感染症の完全なスクリーニングを行い，診断された場合には，適切な治療を開始することで u-IRIS を防げることがある。日和見感染症の治療と ART の開始の間隔が短いことは，p-IRIS の強いリスク因子となる。しかしながら，ART を遅らせることは，特に重度の免疫抑制患者において HIV 感染症の進行による脆弱さ，他の日和見感染症，死亡の代償を支払うことになる。ART 開始の適切な時期は原因となっている日和見感染症に依存し，次の関連する項目で検討されるだろう。

マネジメントの主要な要素は，日和見感染症の最適な治療にある。抗炎症治療は症状の緩和のために考慮すべきであり，特に，より重症な症例において炎症が減弱する。非ステロイド性抗炎症薬(nonsteroidal anti-inflammatory drugs：NSAIDs)により，軽度の IRIS 症状のある患者において症状の緩和が得られる。副腎皮質ステロイドは，特に重症症例の抗酸菌と真菌感染に関連した IRIS で最もよく用いられる抗炎症薬であり，支持する臨床試験のデータが存在する唯一の治療法である。しかし，副腎皮質ステロイドは一般に，臨床的な増悪が別の原因であることが除外され，確実に IRIS が診断された場合に考慮されるべきである。副腎皮質ステロイドは通常，Kaposi 肉腫(Kaposi's sarcoma：KS)

表 99.2
生命を脅かす可能性が報告されている IRIS の原因と症状

原因	症状
神経症状を生じる原因	
結核	髄膜炎，脳内腫瘤性病変，脊髄硬膜下膿瘍
NTM	脳髄膜炎，脳膿瘍
JC ウイルス	進行性多巣性白質脳症
CMV	脳炎，血管炎，脳室炎
HSV	脳炎
VZV	髄膜脳炎，血管炎
Candida	髄膜炎，血管炎
パルボウイルス B19	脳炎
BK ウイルス	髄膜脳炎
Toxoplasma	脳炎
自己免疫反応	脱髄性中枢神経疾患，脳血管炎，Guillain-Barré 症候群
HIV(IRIS のターゲット)	髄膜脳炎
Cryptococcus	髄膜炎，脳内腫瘤性病変，小脳炎
Coccidioides	髄膜炎
神経症状以外の症状を来す原因	
Kaposi 肉腫	肺炎，気道・消化管病変
結核	脾破裂，腸管穿孔，リンパ節による気道圧排，心嚢水貯留，急性腎障害
NTM	リンパ節による気道圧排，肺胞炎
HBV，HCV	劇症型肝不全，肝硬変への進展
BCG	播種性疾患
Pneumocystis	肺炎

の患者に対しては，KS を増悪させる可能性があるために使用しない。thalidomide や adalimumab といった他の免疫修飾薬が IRIS の治療に対して用いられた限られた症例報告があるが，このようなアプローチはまだ実験的である。他の日和見感染症に対しより脆弱になり，ART に対する薬剤耐性を獲得する可能性があるため，IRIS の発症時に ART は中断されるべきではない。しかしながら ART の中断は，特に副腎皮質ステロイド不応性の，生命を脅かす IRIS の患者に対しては，最終手段として考慮してもよいかもしれない。

病原体特有の IRIS の症状

結核

TB-IRIS は，結核-HIV の共感染の頻度が高い国では最も多い IRIS である。結核の p-IRIS(p-TB-IRIS) は結核の治療を行っている患者の 8～54％で，ART 開始後の典型的には 1～3 週間，長くて 3 か月までに生じる。出現する症状は以前に認められていた部位および / または新たな結核の部位の炎症と関連する。よくみられる症状と所見は，発熱，咳，頻脈，リンパ節腫脹，胸部浸潤影(図 99.2)，滲出液，そして肝圧痛である。他の徴候としては，膿瘍と骨炎がある。神経系の IRIS は，p-TB-IRIS 症例のかなり多くの割合を占め(ある症例シリーズでは 12％)，髄膜炎(図 99.3)，頭蓋内結核腫，神経根脊髄炎，脊髄硬膜下血腫，もしくは脳膿瘍として出現する。p-TB-IRIS は通常は致死率 2％で自然に改善する疾患であるが，神経系に出現するものはしばしば致死的となる。p-TB-IRIS の症状の平均的な期間は 2～3 か月であるが，一部の患者の結核性 IRIS は月単位～年単位で持続することもある。診断時に特に重要なのは，薬剤耐性結核を除外することであるが，薬剤感受性結核に関連した p-TB-IRIS と見分けがつかないことがある。症状の軽減と薬剤耐性結核の除外のための検体を得るために，体表にあり波動性のあるリンパ節は吸引し，腸腰筋膿瘍のように深部の大きな液体貯留は超音波ガイド下のドレナージが可能かもしれない。抗炎症薬による治療はその重症度に依存する。副腎皮質ステロイド治療(初期量は prednisone で 1～2 mg/kg/ 日もしくはその同等量を 2～4 週間続け，その後に個人の反応に基づき減量する)は生命の危機にかかわる場合に適応があり，重大な症状がある場合には症状の緩和を提供することがある。あらゆる形態の p-TB-IRIS の治療で prednisone とプラセボを比較した唯一のランダム化比較試験(randomized controlled trial：RCT)では，ただちに生命を脅かす結核性 IRIS は除外されている。prednisone 群は 1.5 mg/kg/ 日を 2 週間，その後，0.75 mg/kg/ 日をさらに 2 週間投与された。prednisone は入院期間を著明に短縮し，また，急速な症状とレントゲン上の改善を認めた。

3 つの RCT のエビデンスによると，重度の免疫抑制状態の結核患者(CD4＜50/mm^3)の適切な ART の開始時期は結核治療の開始 2～4 週後である。この時期に ART を開始すると(8～12 週で開始した場合に比較して)，早期の ART 開始群では結核性の IRIS が 2～5 倍に増加したにもかかわらず，1 つの試験では生存率の優位性と，他の試験では複合エンドポイントとして後天性免疫不全症候群(acquired immunodeficiency syndrome：AIDS)の進行の減少と死亡率の低下との関連があった。したがって，

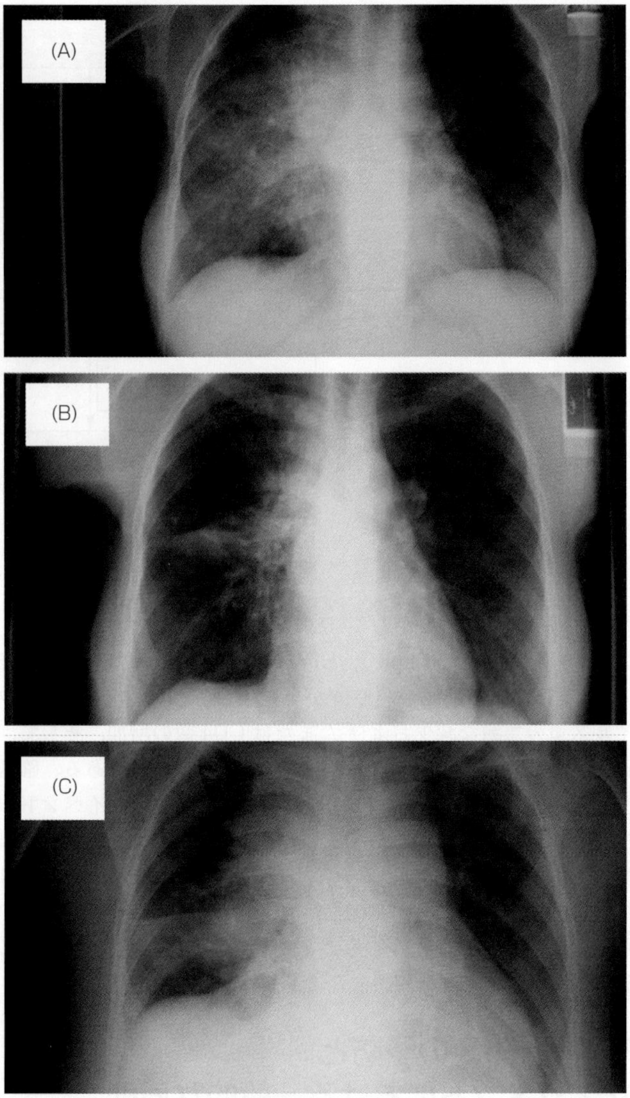

図 99.2
p-TB-IRIS の患者の胸部レントゲン所見の変化　A：結核診断時，B：ART 前の結核治療による改善，C：IRIS 発症時の肺野浸潤影とリンパ節腫脹

CD4 が非常に低い患者では，IRIS の予防のために ART を遅らせることはできない。ある RCT では，HIV 感染結核で CD4 数が 100/mm^3 以下の患者において，prednisone の 4 週間投与(40 mg/ 日を 2 週間，その後，20 mg/ 日を 2 週間投与)により，結核性 IRIS の発生が 30％減少し，忍容性も良好であった。結核性髄膜炎における ART のタイミングに関する RCT では，結核性髄膜炎患者は生命を脅かす神経系の結核性 IRIS を来すリスクが高く，早期の ART 開始はより重篤な合併症と関連している。それゆえに，あるガイドラインは，結核性髄膜炎患者では結核治療開始後 4～6 週まで ART を遅らせることを推奨している。

結核性の u-IRIS(u-TB-IRIS) は ART の最初の 3 か月の間の異常な炎症もしくは加速した結核の症状を呈する患者に診断される。例としては，細菌性肺炎に似ている呼吸器症状の急激な発症と呼吸促迫と化膿性リンパ節炎を呈する unmasking の肺の結核性 IRIS である。ART を開始してから臨床的に増悪するすべての患者に対し，結核が流行している地域では結核は常に強く疑うべ

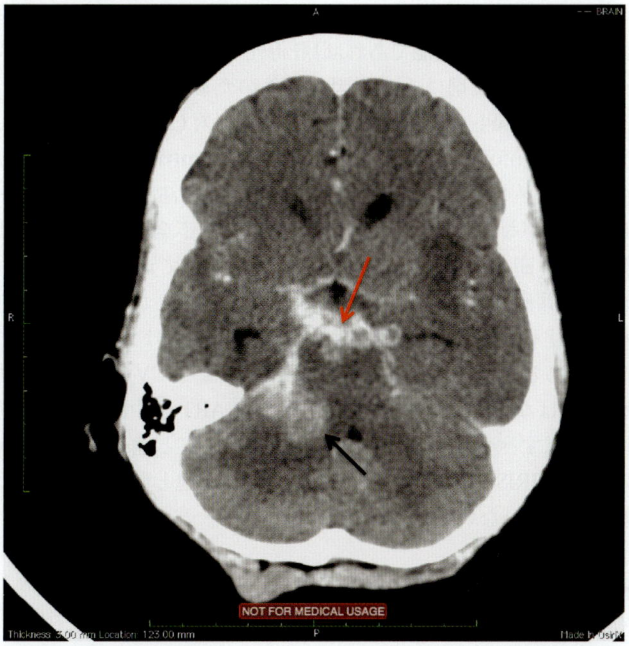

図 99.3
結核性髄膜炎による IRIS 患者の頭部造影 CT　IRIS 発症時の脳底部髄膜の造影効果の増強（赤矢印）と多発のリング状造影病変（赤矢印と黒矢印）。

きである。いったん診断されたら，標準的な結核治療を開始すべきである。

クリプトコッカス症

Cryptococcus による IRIS は髄膜炎としてみられることが最も多い。*Cryptococcus* 髄膜炎の paradoxical IRIS（paradoxical cryptococcal meningitis-IRIS：p-CM-IRIS）は，最近のコホートではあまり報告されていないが，ART を開始した *Cryptococcus* 髄膜炎患者の 30％までに出現する。他の中枢神経の症候には，頭蓋内 *Cryptococcus* 腫または膿瘍，脳炎，そして脊髄膿瘍がある。中枢神経以外の症候には，発熱，リンパ節炎，軟部組織・皮膚の病変，肺野の空洞もしくは結節症，脈絡網膜炎も記載されてきた。症例の大部分は ART 開始の 1〜2 か月後に出現するが，ART を 1 年以上内服後に出現することもある。p-CM-IRIS は，ART 以前の時代の *Cryptococcus* 髄膜炎と比べると，75％までの症例において頭蓋内圧の上昇と，髄液中の蛋白と細胞数の増加による炎症反応がみられる。p-CM-IRIS に対する診断検査は，髄液所見の増悪の原因としてほかの神経系の炎症の原因と *Cryptococcus* の再燃を除外することに向けられる。*Cryptococcus* の再燃は 3 か月以上の抗真菌薬治療後に髄液培養で *Cryptococcus* の陽性，もしくは ART 開始前の結果から培養の定量が増加することで示唆される。amphotericin B と（利用可能であれば）flucytosine もしくは fluconazole（導入期は 800 mg/ 日）を，重篤に増悪する患者には真菌培養の結果を待ちながら再開すべきである。髄液が無菌であれば，維持量の fluconazole を再開してもよいかもしれない。頭蓋内圧の上昇に対する集中的マネジメントとして，必要に応じて連日の髄液穿刺を行うことは，p-CM-IRIS のマネジメントとして重要である。臨床試験のデータは存在しないが，prednisone（1 mg/kg/ 日か同等量で，2〜6 週間かけて減量する）は症状が持続するか生命を脅かす神経症状の増悪のある患者には考慮しなければならないが，理想的には，*Cryptococcus* の再燃が除外されてからに限定すべきである。

ART の早期の開始（*Cryptococcus* 髄膜炎の確定診断から 1〜2 週間以内か 4〜5 週間）は *Cryptococcus* 髄膜炎患者では死亡率の上昇と関連しているため，ART は抗真菌薬を 4〜6 週間投与するまでは遅らせるべきである。

Cryptococcus の unmasking IRIS（u-CM-IRIS）は ART を開始し最初の数か月間に出現し，特に高い髄液白血球数（たとえば，細胞数＞50×10^6/L），治療抵抗性の初圧の上昇，化膿性リンパ節炎，急速に拡大する中枢神経病巣（クリプトコッカス腫）や，空洞性もしくは壊死性肺炎を呈する。ART 後に最初に診断された *Cryptococcus* 髄膜炎が免疫再構築か免疫不全の持続のどちらに関連するのかの明確な区別は難しいかもしれない。したがって，これらの 2 つのグループはまとめて，「ART 関連 *Cryptococcus* 髄膜炎」と呼ばれている。資源の乏しい状況では，現在，少なくともすべての新たな *Cryptococcus* 髄膜炎の 3 分の 1 は ART に乗っている状況で診断されている。資源が限られた環境では，現在，新規 CM 症例の少なくとも 3 分の 1 が ART 中の患者で診断されている。高負担環境における ART 関連 *Cryptococcus* 髄膜炎の重要な予防戦略には，CD4 数が 100 または 200/mm^3 未満の患者を対象に，血液 *Cryptococcus* 抗原検査を用いて ART 前に不顕性 *Cryptococcus* 感染をスクリーニングすることが含まれる。陽性の場合は高率に ART 関連 *Cryptococcus* 髄膜炎に至ると予測され，そのような患者には髄膜炎を除外すべきである。髄液検査により髄膜炎が除外された場合，fluconazole を初期量 800 mg/ 日または 1,200 mg/ 日で先制的（pre-emptive）で治療すべきである。

JC ウイルス

JC ウイルスの再活性化は脳の脱髄性疾患である進行性多巣性白質脳症（progressive multifocal leukoencephalopathy：PML）に至り，通常，CD4 数が 100/mm^3 未満の患者に診断される。PML は u-IRIS（u-PML-IRIS），p-IRIS（p-PML-IRIS）共に記載され，いずれも死亡率の高さと関連している。多くは ART 開始の 3 か月以内に出現するが，u-PML-IRIS は ART を開始し 6 か月以上経過して出てくることもある。PML-IRIS による臨床的な増悪は通常，急性で一過性のこともあるが，ART をしていない患者の PML の経過とは異なる。50％以上の PML-IRIS の症例は，MRI でガドリニウムによる増強を認め，これは IRIS の状況以外では観察されない。診断はポリメラーゼ連鎖反応（polymerase chain reaction：PCR）での髄液中の JC ウイルス検出に依存することはできない。というのは，免疫系の回復によりウイルスの複製が部分的な封じ込めにより偽陰性の結果になることがあり，これが ART を受けていない PML 症例では約 5％であるのに比べ，ART を受けている PML 症例の約 40％で認められる。脳生検は増悪の他の原因（リンパ腫など）を除外するために必要になるかもしれない。JC ウイルスに対する効果的な抗ウイルス治療のエビデンスが限られるため，PML-IRIS の治療は特に難しい。個別の症例では，ART の 2〜3 週間の中断と良好な結果が関連していたが，ART を再開した際に PML-IRIS が再燃するリスクもある。JC ウイルス感染に対する特別な治療がない状況では，副腎皮質ステロイドの役割はコントロバーシャルであるが，重症の神経学的な増悪と脳の画像検査で浮腫を伴っている患者には適応があるかもしれない。

サイトメガロウイルス(CMV)

サイトメガロウイルス(cytomegalovirus：CMV)による IRIS は通常，眼を侵す。これは ART を開始した後の最初の網膜炎の出来事として顕現する。しかしながら，より一般的には，CMV による IRIS(CMV-IRIS)は免疫回復性ぶどう膜炎(immune recovery uveitis：IRU)として出現する。これは通常，ART 前に CMV 網膜炎と診断され，ART により CD4 数の増加を経験した患者にみられる。IRU はまた，ART により出現する。まれに，CMV-IRIS は他の臓器，たとえば，大腸，食道，もしくは脳に影響を及ぼすことがある。p-CMV-IRU の累積発生率は 38％で，ART 前の網膜炎の時期に非常に大きく網膜に影響すること(網膜表面の 30％以上)が最大の IRU のリスクである。CMV-IRU は眼内の炎症細胞が豊富にあることと活動性の CMV 網膜炎がないことによって，典型的な CMV 網膜炎とは臨床的に区別される。IRU の炎症のスペクトラムは，無症候性の硝子体炎から，類嚢胞黄斑浮腫(cystoid macular edema：CME)と網膜上膜の形成を伴う持続的なぶどう膜炎までである。活動性の CMV 感染による網膜炎の増悪と，以前の CMV 網膜炎で形成された水晶体のデブリによって持続する視力症状が，新たな日和見感染症と同様に鑑別診断として考慮されるべきである。CMV-IRU の治療は疾患の重症度により異なる。軽度の CME と 20 / 30(小数視力 0.7)〔訳注：海外では，20 フィートの距離で判別できる文字の大きさを分母で表して視力を表記するが，日本ではこれを小数で表すため，小数視力を併記した〕以上の視力は治療なしで観察が可能である。より重篤な症例では，眼窩周囲もしくは水晶体内への副腎皮質ステロイドの注射が通常は炎症を鎮めるが，これらの治療は常に視力の回復が伴うものではない。

B 型肝炎ウイルス(HBV)と C 型肝炎ウイルス(HCV)

ART の開始はしばしば，肝酵素の上昇を合併する。B 型肝炎ウイルス(hepatitis B virus：HBV)もしくは C 型肝炎ウイルス(hepatitis C virus：HCV)と共感染している患者はリスクが高くなる。なぜなら，薬剤誘発性の肝障害が生じやすく，また，肝炎ウイルスをターゲットとした免疫応答が増強されるからである。肝炎 IRIS はよく定義されていないが，特に ART 開始 3 か月以内の著明な肝酵素上昇〔アラニントランスアミナーゼ(alanine transaminase：ALT)の正常上限 5 倍以上，もしくは ART 開始前に異常であった場合には，ベースラインの 3 倍以上の増加〕は迅速に診断することを考慮すべきである。まれに，肝炎 IRIS は重篤な肝機能障害で劇症の肝不全や生命を脅かす肝硬変への進行と関連している。肝炎 IRIS の診断が困難なのは，薬剤誘発性の肝障害が最も重要な鑑別診断に入っているからである。HBV 共感染時の ART 中の肝障害のリスク因子は，ART 開始前の高 HBV DNA 量と ALT 高値である。肝炎の IRIS のマネジメントに対するエビデンスに基づいたガイドラインは存在しない。高リスク症例(たとえば，肝硬変のある患者)においては肝炎 IRIS のリスクを最小にするために HBV と HCV は ART の開始前に治療することが推奨される。ART 中の著明な肝酵素上昇を伴う慢性ウイルス性肝炎患者の実際的なアプローチは次のようになる。(1) ART 以外の肝毒性のある薬剤を中止する，(2)可能な限り他の原因を除外し，(3)(可能であれば)肝毒性(特に nevirapine)のリスクの最も高い薬剤による原因の除外のために ART を変更し，HBV に共感染している患者には，HBV に対しても活性のある 2 剤(例：tenofovir と lamivudine もしくは emtricitabine)を含む ART レジメンを維持し，(4)肝機能と症状を注意深くモニターし，改善がなければ肝生検を考慮し，(5)肝不全を生じた際には ART を中断し，いったん肝酵素が正常化してから再開する。HBV に共感染している患者には，ART を中断している間もウイルスのリバウンドを予防するために，望ましくは 2 剤の HBV に活性のある薬剤を継続しなければならない。HCV に対して有効な HIV はなく，抗 HCV 薬による治療は ART を中断している間にも考慮すべきである。副腎皮質ステロイドと他の免疫抑制剤は，肝炎 IRIS の場合はウイルスの複製の促進と肝臓の増悪が起こるかもしれないために避けるべきである。

Kaposi 肉腫(KS)

Kaposi 肉腫(KS)は，Kaposi 肉腫関連ヘルペスウイルス(Kaposi's sarcoma-associated herpervirus：KSHV)によって起こされ，HIV 感染者で最も多い悪性腫瘍である。ART の開始は KS 病変の寛解もしくは改善とほとんどの患者で関連しているものの，KS による p-IRIS(p-KS-IRIS)は KS 患者の約 14％に ART を開始してから中間値 7 週間生じる。KS による u-IRIS(u-KS-IRIS)もまた報告されている。KS-IRIS の症例は新規病変か，すでにある皮膚病変の炎症もしくは拡大として出現する。リンパ浮腫，口腔内，消化管，気道，そして肺病変がその他の症候である。KS-IRIS は化学療法へのアクセスが限られた状況ではしばしば致死的であり，アフリカのコホートでの p-KS-IRIS で報告された致死率は 48％である。ART 開始前の p-KS-IRIS のリスクは，広範な KS の病変，HIV-1 の高ウイルス量(＞5 $\log_{10}$)，血漿 KSHV DNA の検出と KS の治療(化学療法)を受けていないこと，である。p-KS-IRIS は特に重篤な症例では，ART 開始前に化学療法を行うことで予防できるかもしれない。KS-IRIS の治療は同様に，全身的な化学療法および / または限局的な放射線療法である。副腎皮質ステロイドは元々存在する，もしくは新規の KS 病変の急速な進行をもたらす可能性があるため，KS-IRIS には使用しない。

HIV 感染に関連のない IRIS

IRIS は HIV 感染時の ART のコンテクストで最も言及されるが，他の原因による免疫抑制からの回復，たとえば，免疫抑制薬の中止〔たとえば，腫瘍壊死因子(tumor necrotizing factor：TNF)阻害薬，natalizumab，固形臓器 / 幹細胞移植に使用される薬剤〕においても認められることがある。さらなる議論はこの章の範囲を超えるため，Sun らの総説を参考にされたい(章末の文献参照)。

IRIS の発症機序

ART に関連した IRIS のほとんどの形態の中心的な発症機序は，大量の感染性抗原が存在しているなかでの免疫機能の急速な回復である。免疫システムには，活性型の抗原特異性CD4とCD8Tリンパ球，マクロファージ，単球，好中球，ナチュラルキラー細胞(natural killer cell：NK細胞)や前炎症性細胞とケモカインがかかわっている。抗酸菌と真菌のIRISに関連する組織の病理の代表は，時に化膿していることもある肉芽腫の形成である。ウイルスによるIRISの形態はCD8T細胞の浸潤によって特徴づけられる。

結語

IRISは進行した免疫抑制のあるARTを開始したコホートの多くて25%の患者のART開始時期を複雑にすることがある。これはなぜなら，IRISの主要な決定因子は日和見感染症のリスクとなる進行したHIVだからである。資源の乏しい環境では，多くの患者はHIVケアに入る時点で進行AIDSであることが多く，IRISのリスクが高い。IRISには確認検査が存在しないため，IRISを診断する前に臨床的な診断と増悪の他の原因が除外されなければならない。ほとんどの症例でARTは継続され，原因となっている感染の治療は適正化され，抗酸菌と真菌によるIRISには症状が顕著である場合には副腎皮質ステロイドを考慮してもよい。p-TB-IRISの治療と予防にはステロイドの使用を支持するRCTでのエビデンスがあるが，他のIRISでは，治療としての使用が有益であるという逸話的証拠に基づいている。

文献

Barber DL, Andrade BB, Sereti I, et al. Immune reconstitution inflammatory syndrome: The trouble with immunity when you had none. *Nat Rev Microbiol*. 2012;10:150–156.

Crane M, Matthews G, Lewin SR. Hepatitis virus immune restoration disease of the liver. *Curr Opin HIV AIDS*. 2008;3:446–452.

Dhasmana DJ, Dheda K, Ravn P, Wilkinson RJ, Meintjes G. Immune reconstitution inflammatory syndrome in HIV-infected patients receiving antiretroviral therapy: Pathogenesis, clinical manifestations and management. *Drugs*. 2008;68:191–208.

French MA, Price P, Stone SF. Immune restoration disease after antiretroviral therapy. *AIDS*. 2004;18:1615–1627.

Haddow LJ, Colebunders R, Meintjes G, et al. Cryptococcal immune reconstitution inflammatory syndrome in HIV-1-infected individuals: proposed clinical case definitions. *Lancet Infect Dis*. 2010;10:791–802.

Letang E, Lewis JJ, Bower M, et al. Immune reconstitution inflammatory syndrome associated with Kaposi sarcoma: Higher incidence and mortality in Africa than in the UK. *AIDS*, 2013;27:1603–1613.

Meintjes G, Rabie H, Wilkinson RJ, et al. Tuberculosis-associated immune reconstitution inflammatory syndrome and unmasking of tuberculosis by antiretroviral therapy. *Clin Chest Med*. 2009;30:797–810.

Meintjes G, Scriven J, Marais S. Management of the immune reconstitution inflammatory syndrome. *Curr HIV/AIDS Rep*. 2012;9:238–250.

Meintjes G, Stek C, Blumenthal L, et al.; PredART Trial Team. Prednisone for the prevention of paradoxical tuberculosis-associated IRIS. *N Engl J Med*. 2018 Nov 15;379(20):1915–1925.

Meintjes G, Wilkinson RJ, Morroni C, et al. Randomized placebo-controlled trial of prednisone for paradoxical tuberculosis-associated immune reconstitution inflammatory syndrome. *AIDS*. 2010;24:2381–2390.

Namale PE, Abdullahi LH, Fine S, Kamkuemah M, Wilkinson RJ, Meintjes G. Paradoxical TB-IRIS in HIV-infected adults: A systematic review and meta-analysis. Future Microbiol. 2015;10(6):1077–1099.

Sun HY, Singh N. Immune reconstitution inflammatory syndrome in non-HIV immunocompromised patients. *Curr Opin Infect Dis*. 2009;22:394–402.

Tan K, Roda R, Ostrow L, et al. PML-IRIS in patients with HIV infection: Clinical manifestations and treatment with steroids. *Neurology*. 2009;72:1458–1464.

100 HIV 関連の日和見感染症の鑑別診断とマネジメント

■著：Anthony Ogedegbe, Marshall Glesby
■訳：土井朝子

ヒト免疫不全ウイルス(human immunodeficiency virus：HIV)に関連した日和見感染症(opportunistic infection：OI)のタイムリーな認識と治療は世界中の臨床医にとって重要な技術である。多剤併用レトロウイルス療法〔combination antiretroviral therapy(ART)，別名 highly active antiretroviral therapy(HAART)〕の到来から急激にこれらの感染症の全体の発生率は低下しているが，OI は進行した免疫抑制状態の HIV 感染者の健康な生活と生存にとっては依然として最大の脅威である。世界的にスクリーニングへのアクセスが改善されているにもかかわらず，日和見感染症の罹患はしばしば，以前に診断されていなかった HIV 感染の最初の徴候である。したがって，HIV 感染症の徴候，症状，治療法について医療従事者が熟知していることが，個人レベルでも地域レベルでも，HIV 関連の臨床転帰を改善する鍵となる。

幸いなことに，ほとんどの日和見感染症は，症状が出る可能性は CD4 数と相関している(図 100.1)。そのため，定期的な CD4 測定は，日和見感染症のサーベイランス，予防，治療に不可欠である。本章では，最も頻繁に遭遇する起立耐性失調について，臨床の概要を述べる。また，現在の概念と管理へのアプローチについても述べる。

粘膜皮膚感染症

HIV 感染者における口腔の健康に対する最大の脅威は，口腔カンジダ症または「鵞口瘡」である。糖尿病や最近の抗菌薬や吸入ステロイドの使用といった既知のリスク因子をもたない，若く健康な成人に鵞口瘡が発症した場合，HIV 感染と診断されていない可能性がある。鵞口瘡は典型的には，白い緩い付着物を舌の背側に認めるが，しばしば，口蓋や口腔咽頭を巻き込むように背側に進展している。重度の場合は，口腔内不快感，味覚障害，吐き気を伴う。カンジダ性口角炎は HIV 感染者にもみられるが，この集団では鵞口瘡よりもまれである。臨床的には，他の口唇炎と区別がつかず，口角に痛みを伴う出血性のただれが生じる。両疾患の治療は，抗真菌薬の内服または外用である(表 100.1)。

脂漏性皮膚炎は HIV 感染のもう 1 つの一般的な合併症で，脂っぽくパサパサした淡い紅斑で，顔面に好発する。脂腺の豊富な領域(毛の生え際，眉毛，鼻，鼻唇溝)が主要なターゲットとなる。病因における *Malazesia furfur* 感染の役割は依然不明確である。局所の抗真菌薬とステロイド薬が治療として用いられる(表 100.1)。

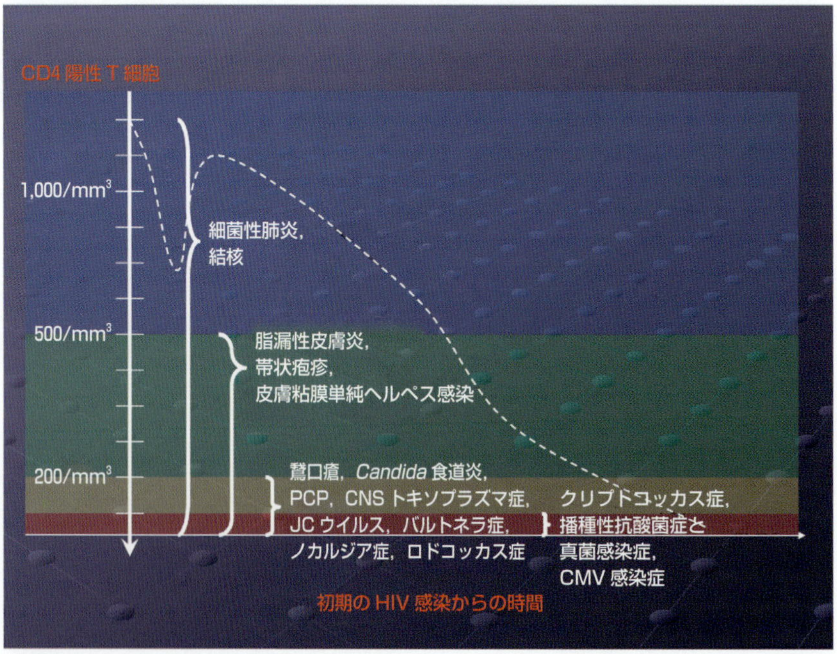

図 100.1
未治療の HIV 感染の日和見感染のスペクトラムと日和見感染が出現する CD4 T 細胞数の幅
CMV＝サイトメガロウイルス，CNS＝中枢神経系，PCP＝*Pneumocystis* 肺炎

表 100.1
皮膚粘膜の日和見感染症のマネジメント

状態 / 病原体	第 1 選択薬	備考
鵞口瘡またはカンジダ口角口唇炎	fluconazole 100 mg 経口 1 日 1 回を 7～14 日間	代替療法には次のようなものがある：clotrimazole トローチ 10 mg 経口 1 日 5 回，nystatin 溶解液 1 日 4 回 口内で回し飲み込む，アゾール耐性の場合：amphotericin B 懸濁液 100 mg/mL 内服 1 日 4 回，amphotericin B deoxycholate 0.3～0.7 mg/kg 静注 1 日 1 回，lipisomal または lipid complex amphotericin B（amphotericin B のリポソーム製剤またはリピッドコンプレックス）3～5 mg/kg 静注 1 日 1 回，voriconazole 200 mg 経口 1 日 1 回，caspofungin 50 mg 静注 1 日 1 回を 7～14 日
脂漏性皮膚炎	顔面：imidazole クリーム（ketoconazole 2％か clotrimazole 1％）と hydrocortisone 1.0～2.5％か desonide 0.05％クリーム 1 日 2 回 頭皮 / 体：フケ予防シャンプー（Selsun Blue® や Head and Shoulders™）と triamcinolone 0.1％クリーム（体）か溶液（頭皮）	重症例では，他に経口 ketoconazole 200～400 mg 1 日 1 回を 2～4 週が必要になることがある。
水痘帯状疱疹ウイルス	acyclovir 800 mg 経口 1 日 5 回，famciclovir 500 mg 経口 1 日 3 回，valacyclovir 1,000 mg 経口 1 日 3 回を 7～10 日間	(1) 三叉神経もしくは播種性帯状疱疹，髄膜脳炎の合併または内臓病変の所見（肝酵素および / または膵酵素の上昇）がある場合は，臨床的に改善するまで静注 acyclovir 10 mg/kg 8 時間ごと（最低 14～21 日），(2) acyclovir 耐性の場合：foscarnet 40～60 mg/kg 静注 8 時間ごと，または cidofovir と腎毒性を軽減するための補液と経口 probenecid
単純ヘルペスウイルス	acyclovir 400 mg 経口 1 日 3 回，famciclovir 500 mg 経口 1 日 2 回，valacyclovir 1,000 mg 経口 1 日 2 回を 7～14 日間	acyclovir 耐性の場合：foscarnet 40～60 mg/kg 静注 8 時間ごと，または cidofovir と腎毒性を軽減するための補液と経口 probenecid
伝染性軟属腫	レーザー，凍結療法，掻爬と HAART	
口腔毛状白板症（OHL）	HAART	(1) OHL は HIV 感染に特徴的である。(2) 特別な治療が必要になることはめったにない。重症例には，経口 acyclovir 800 mg 1 日 5 回と podophyllin が使用され，効果はさまざまである

HIV＝ヒト免疫不全ウイルス，HAART＝高活性抗レトロウイルス療法

反復性もしくは多皮節の皮膚の herpes zoster 感染症は時に HIV 感染の成人にみられる細胞性免疫減弱の唯一の外部の徴候である。間もなく巻き込まれる皮節の刺すような痛みと感覚異常が現れ，数日後に，基底部の発赤に接する水疱性皮疹が突然出現する。72 時間以内の経口 acyclovir または類似の薬剤（valacyclovir もしくは famciclovir）を使用することにより，症状を改善し，痂皮化を促進し，ヘルペス後神経痛のリスクを減らすことがある（表 100.1）。

会陰または肛門周囲の疼痛性，灼熱性の小水疱性病変は，ほとんどの場合，単純ヘルペスウイルス（herpes simplex virus：HSV）の再活性化によるものである。粘膜皮膚 HSV 感染は，CD4 数が 500/mm^3 以下でより頻繁にみられる。経口の acyclovir，valacyclovir と famciclovir はすべて，重症度と有症状期間を減らすのに効果的である。これらは予防としてもまた有効である（表 100.1）。

伝染性軟属腫による皮膚病変も，前述の原因菌と同様に，HIV 感染者では頻度が高く，重症化する傾向がある。伝染性軟属腫はポックスウイルスによって引き起こされ，特徴的な硬い，臍のような，時には脚状の皮膚病変を引き起こす（図 100.2）。間擦部位，すなわち，腋窩，会陰，肘前，そして膝窩は選択的に多く侵される。伝播には感染者との親密な接触が必要である。特別な化学療法は存在しない。しかしながら，効果的な ART は病変の退行を早めることができる。代替としては，凍結療法，掻爬，レーザー焼灼により除去が可能かもしれない（表 100.1）。

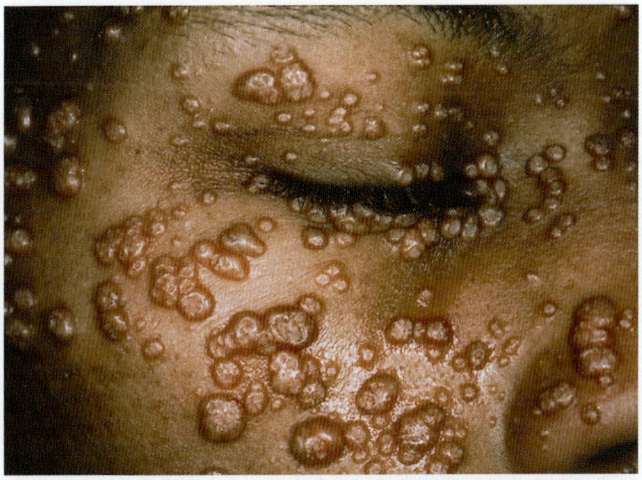

図 100.2
伝染性軟属腫　3 年の後天性免疫不全症候群（AIDS）歴があり CD4 数 60/mm^3 の 33 歳男性の顔面に出現した多数の赤い臍窩を有する丘疹。まぶたの縁に沿った突出した病変により完全に閉眼できない。
〔Stephanie Cotell. From Cotell SL, Roholt NS. Images in clinical medicine. Molluscum contagiosum in a patient with the acquired immunodeficiency syndrome を許可を得て転載。*N Engl J Med*. 1998 Mar 26；338(13)：888. Northwestern University, Chicago, Illinois〕

口腔毛状白板症（oral hairy leukoplakia：OHL）は，舌扁平上

12

表 100.2
HIV 患者の肺炎の放射線所見と原因との関係

胸部レントゲンまたは CT 所見	よくみられる病原体
(1)胸腔内リンパ節腫脹を**伴わない**局所 / 大葉性の非対称性浸潤影	肺炎球菌(*Streptococcus pneumonia*), *Moraxella catarrhalis*, インフルエンザ菌(*Haemophilus influenza*), 初期感染もしくは CD4 数>350/mm^3 の患者で結核菌(*Mycobacterium tuberculosis*)
(2)胸腔内リンパ節腫脹を**伴わない**びまん性の間質影または肺胞性浸潤影	*Pneumocystis jirovecii*, 呼吸器ウイルス〔インフルエンザや RS(respiratory syncytial)ウイルスなど〕, *Mycoplasma pneumoniae*
(3)胸腔内リンパ節腫脹を**伴わない**網状結節影および / または空洞を伴う結節影(**急性経過**)	*Mycoplasma pneumoniae*, 黄色ブドウ球菌(*Staphylococcus aureus*), *Klebsiella pneumoniae*, 緑膿菌(*Pseudomonas aeruginosa*)
(4)胸腔内リンパ節腫脹を**伴う**網状結節影および / または空洞を伴う結節影(**ゆっくりとした経過**)	結核菌, *Nocardia asteroids*, *Aspergillus fumigatus*, *Rhodococcus equi*, 肺 Kaposi 肉腫(ヒトヘルペスウイルス 8 型による)

皮の EB ウイルス(Epstein-Barr virus：EBV)感染によって引き起こされ，無痛で白色，強固に付着した舌側面の垂直隆起として発現する。病変は微妙なことがあるので，舌および舌下粘膜の表面全体を注意深く観察することが必要である。HAART による強固な免疫回復が，この病態に対する最も効果的な治療法である(表 100.1)。

肺感染症

世界的には，結核菌(*Mycobacterium tuberculosis*)と *Pneumocystis jirovecii* が，HIV 感染者における肺炎の原因として最も頻繁に同定されている。これらはまた，この集団における罹患率と死亡率の主な原因でもある。したがって，HIV 陽性者の下気道感染症の初期評価と管理は，以下の原則に基づいている。(1)市中もしくは院内肺炎の病原体に対する迅速なエンピリック(経験的)な抗菌薬の投与，(2)肺結核を疑う症状もしくは胸部画像所見を呈する患者の即座の陰圧隔離，(3)進行した HIV 感染があり急性の呼吸不全および / またはレントゲン所見でニューモシスチス肺炎〔*Pneumocystis jirovecii* pneumonia：PJP〕を疑う患者に対する早期のエンピリックな治療(後述)。

CD4 数が少ない HIV 感染者の肺炎の評価には，胸部レントゲン検査(chest x-ray：CXR)に加えて，胸部 CT 検査が必要となることが多い。これは，病歴，身体所見，検査所見，最新の CD4 数から導かれる臨床的推論と CXR 所見とが相まって，肺炎の特定の原因に一致しない場合に特に当てはまる。後天性免疫不全症候群(acquired immunodeficiency syndrome：AIDS)患者には無数の可能性があるため(表 100.2)，より確定的な微生物学的検査や病理組織学的検査の結果が出るまで，最初の鑑別診断を絞り込むために横断的画像診断を用いることができる。

Pneumocystis 肺炎(PJP)

微熱，乾性咳嗽，進行する呼吸困難が PJP の主要な症候である。リスク因子は最初のプレゼンテーション時の CD4 数≦200/mm^3，CD4 の割合≦14%，PJP の罹患歴と鵞口瘡である。レントゲンでは，PJP は通常，左右対称で末梢の間質もしくは肺胞性の浸潤影を認める(図 100.3)。しかしながら，胸部レントゲン像のみに基づいて PCP を除外するのは危険である。たとえば，以前の胸部レントゲンでは何もないか細菌性のプロセスが示唆される

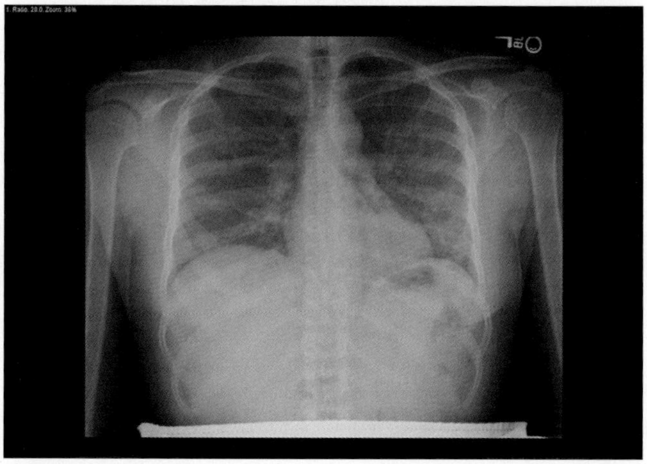

図 100.3
ニューモシスチス肺炎(PCP)　AIDS で CD4 数 33/mm^3 の 39 歳女性の胸部レントゲン上の両側間質影。

ものであっても，フォローアップ CT では時に典型的な PJP の所見が発見される。さらに，嚢胞性，肺尖部，結節，空洞といった多くの「非典型的な」所見が細胞診によって証明された PJP の症例で記載されている。

PJP が疑われる症例の管理においては，細胞診による確定診断よりも，迅速な治療開始が常に優先される。細胞診による確定診断よりも優先される。PJP に特異的な治療の遅れは，患者が医療を求めた後の生存を脅かす最大の脅威である。また，一部の臨床医が抱いている考えとは異なる，治療によって呼吸器分泌物から検出される染色可能な *Pneumocystis* 菌の収量が有意に減少することはない。

静注の trimethoprim-sulfamethoxazole(ST 合剤)が**重症の** PJP を治療する際の第 1 選択薬となる(表 100.3)。サルファアレルギーのある患者には，代替として静注の pentamidine を使用しなければならない。pentamidine に関連した毒性は(たとえば，急性膵炎，低血糖，腎不全)，本薬剤を使用しているときにはよくみられるため，積極的に検索すべきである。補助的なステロイド薬は，動脈血酸素分圧(PaO_2)≦70 mmHg または肺胞気 - 動脈血酸素分圧較差(alveolar-arterial gradients：A-a 較差)>35 mmHg を呈する患者では，生存率の改善が示されている。それにもかかわらず，HAART 後の時代であっても全体の死亡率は

表 100.3
呼吸器系の日和見感染症のマネジメント

病原体	第1選択薬	備考
Pneumocystis jirovecii	軽症～中等症：ST合剤DS[訳注]2錠 経口1日3回，dapsone(diaphenylsulfone)100 mg 経口1日1回とTMP 5 mg/kg 経口8時間ごと，clindamycin 450 mg 経口か600 mg 静注8時間ごととprimaquine 15 mg 1日1回，atovaquone 1,500 mg 1日1回を21日間 重症：ST合剤 15 mg/kg 静注(TMP量で)を1日3～4回に分割して，またはサルファアレルギー患者ではpentamidine 4 mg/kg 1日1回。加えて，prednisoneを21日間(40 mg 1日2回を5日，20 mg 1日2回を5日，20 mg 1日1回を11日)	(1)溶血性貧血が起こるため，G6PD欠損のリスクのある患者に対するprimaquineかdapsoneの使用には注意が必要である。これらの薬の使用が予想される場合はG6PD欠損の検査を行う (2)CD4数＞200/mm³が3か月以上で**二次**予防を中止してもよい
結核菌	初期治療としてisoniazid 5 mg/kg/日とrifampicin 600 mg 経口1日1回とpyrazinamide 15～30 mg/kg 経口1日1回とethambutol 15～25 mg/kg/日	rifampicinと抗レトロウイルス薬(プロテアーゼ阻害薬やインテグラーゼ阻害薬など)との間の臨床的に重大な薬剤相互作用が報告されており，抗レトロウイルスレジメンにrifampicinを追加する前に十分に調べる必要がある。このような場合，rifampicinの代わりにrifabutin(150～300 mg 経口1日1回)を使用することができる。
Mycobacterium avium complex (MAC)	clarithromycin 500 mg 経口1日2回かazithromycin 600 mg 1日1回とethmbutol 15～25 mg/kg/日とrifabutin 300 mg 経口1日1回を最低12か月	efavirenz使用中の場合，efavirenzがclarithromycinの血中濃度を下げるため，azithromycinのほうがclarithromycinより3剤の1つとして好ましい
M. kansasii	isoniazid 5 mg/kg/日とrifampicin 600 mg 経口1日1回とethambutol 25 mg/kg/日(を2か月間とその後は15 mg/kg)を15～18か月	プロテアーゼ阻害薬を使用している場合，rifampicinがプロテアーゼ阻害薬の血清濃度を顕著に低下させるため，rifabutin 150～300 mg 経口1日1回に変更する
M. abscessus	amikacinとcefoxitinかimipenemとマクロライド系薬を4～8週間。その後はマクロライド系薬ともう1剤を6～12か月	マクロライド耐性の誘導をモニターする
M. fortuitum	amikacinかtobramycinとcefoxitinかimipenemかlevofloxacinのうちの2剤を2～6週間と，その後，経口薬2剤で12か月	
Histoplasma capsulatum(肺と非CNS播種性疾患)	軽症～中等症：itraconazole 200 mg 経口1日3回を3日間。その後，itraconazole 200 mg 経口1日2回を12週 重症：amphotericin B deoxycolate 0.7 mg/kg 静注1日1回か，liposomalかlipid complex amphotericin 3～5 mg/kgを臨床的改善が得られるまで，その後itraconazole 200 mg 経口12時間ごとを12週間	
Coccidioides immitis(肺と非CNS播種性疾患)	軽症～中等症：fluconazole 400～800 mg 経口1日1回 重症：amphotericin B deoxycolate 0.5～1.0 mg/kg 静注1日1回。その後，fluconazole 400～800 mg 経口1日1回	HAARTによりCD4数＞200/mm³であっても，fluconazole 400 mg 経口1日1回による生涯のサプレッションが推奨される
Blastomycosis dermatitides(肺と非CNS播種性疾患)	amphotericin B deoxycolate 0.7～1.0 mg/kg 静注1日1回か，liposomal amphotericin 3～5 mg/kgを臨床的改善が得られるまで。その後，itraconazole 200 mgを12か月	
Aspergillus fumigatus(肺と非CNS播種性疾患)	voriconazole 6 mg/kg 静注1回。その後，4 mg/kg 静注か，100～200 mg 経口1日2回を2～3週間。経口voriconazoleでサプレッション	(1)voriconazoleの代替薬：amphotericin B deoxycolateか，liposomalかlipid complex amphotericin 3～5 mg/kg，かcaspofungin±voriconazole (2)備考：efavirenzとvoriconazoleを併用する際は，voriconazole量は400 mg 12時間ごとに増量し，efavirenzは300 mg 1日1回に減量しなければならない
Nocardia asteroides(肺と非CNS播種性疾患)	ST合剤(TMP量で15 mg/kg/日，SMX量で75 mg/kg/日)を3週間。その後，TMP量で10 mg/kg/日を内服	重症例：アミノグリコシド系薬の毒性により使用が制限される場合は，amikacinかimipenemか第3世代セファロスポリン系薬を追加する
Rhodococcus equi(肺と非CNS播種性疾患)	erythromycinかimipenem 0.5 g 静注6時間ごととrifampicin 600 mg 経口1日1回を2週間。その後，経口clarithromycinかazithromycinとrifampicinでサプレッション治療を行う	代替薬：ciprofloxacinかlinezolid

CNS＝中枢神経系，DS＝ダブルストレングス錠，G6PD＝グルコース-6-リン酸デヒドロゲナーゼ，SMX＝sulfamethoxazole，ST合剤＝trimethoprim-sulfamethoxazole，TMP＝trimethoprim
［訳注：trimethoprim 160 mg相当。日本で使用できる錠剤(バクタ® 配合錠)はシングルストレングス錠のみ］

12

30%に近く，人工呼吸の患者では60〜80%で高いままである。

軽症〜中等症のPJPでは，2倍量の**経口**のST合剤が選択薬となる。他の効果的な経口レジメンがサルファアレルギーの患者には利用可能であり，それにはclindamycinとprimaquine，dapsone(diaphenylsulfone)とtrimethoprim，atovaquoneがある(表100.3)。

PJPの確定診断は，喀痰，気管支肺胞洗浄，肺生検のいずれかの検体から*Pneumocystis*菌を同定することによって達成される。さまざまな染色法が市販されているが，なかでも*P. jirovecii*菌に対する直接蛍光抗体は最も高感度で特異的である。気管支肺胞洗浄液の*Pneumocystis*特異的ポリメラーゼ連鎖反応(polymerase chain reaction：PCR)も診断に用いられるが，コロニー形成と感染の区別がつかないことがある。特筆すべきは，症状やレントゲン所見の唯一の原因がPJPであることを疑う臨床的指標が高い症例では，血清(1-3)-β-D-グルカン値の上昇によって，気管支鏡検査や肺生検の必要性がなくなる可能性があることである。

重症のPJP症例における臨床的改善は典型的には長引き，1週間はかかりうる。この時期を超えて改善を示さない患者のみが治療失敗と判断される。我々はそのような症例に対して，次のようなアプローチを提案している。(1)初期のPaO_2もしくはA-a較差がステロイド薬の必要性を示さない状況でも補助的な副腎皮質ステロイド治療を開始する，(2)**経口**のST合剤か第2選択の薬剤が最初に使用された場合に，静注ST合剤(サルファアレルギー患者では**静注**pentamidine)に変更する，および/または(3)気管支鏡検査を繰り返し，追加の気管支肺胞洗浄検体(以前に採取していない場合は経気管支肺組織検体も)を採取する。これらの検体は，最初の検査で見落とされた可能性のある病原体を特定するために使用される。

抗酸菌感染症

PJPと異なり，HIV感染者における活動性の結核菌感染症のリスクは正常のCD4数であっても高い。しかしながら，下葉，非空洞性，肺外の結核がCD4数≦350/mm^{3}ではより高頻度となる。化学療法の推奨はHIV非感染者の肺MTBと同じであるが，HIV感染患者においては治療失敗や薬剤耐性の確率が高いことに留意しなければならない。さらに，同時に両感染症の治療をしている患者においては，HAARTおよび/または結核薬の用量の調整が，薬剤の相互作用の副反応を避けるためにしばしば必要になる(表100.3)。

HIV陽性患者の非結核性抗酸菌の最多の呼吸器病原体は*Mycobacterium avium* complex(MAC)である。これらは重度のCD4リンパ球減少と抗酸菌血症必発である**播種性**MAC(後述)とは区別される。HAART後の時代においては，大半の肺MAC症はHAART開始後数週間以内に出現するが，これにより専門家によっては免疫的なメカニズムが関与していると考える者もいる。clarithromycinまたはazithromycin，ethambutol，rifabutinの組み合わせが選択する治療レジメンになる(表100.3)。

HIV感染患者における肺炎のよりまれな抗酸菌感染症の原因は*M. kansasii*と，いわゆる**迅速発育する**抗酸菌の*M. abscessus*，*M. fortuitum*，*M. chelonae*である。*M. kansasii*の肺感染症はしばしば，肺のMTB感染に臨床的，レントゲン所見共に似る(治療の推奨は表100.3を参照)。

土着真菌症

肺のコクシジオイデス症，ヒストプラズマ症，ブラストミセス症はCD4数≦250/mm^{3}の患者に影響を与える。流行地域では感染率が高くなる。コクシジオイデス症の場合，サンホアキン渓谷(すなわち，カリフォルニア州の中央部と南部)，アリゾナ州南部，ニューメキシコ州南西部，テキサス州西部がこれに当たる。一方，ヒストプラズマ症とブラストミセス症は，共にオハイオ川とミシシッピ川流域の風土病である。しかし，ブラストミセス症はニューヨーク州北西部や米国中南部および南東部でもみられる。

これらの地域の以前，または現在の居住歴がこれらすべての感染症の主なリスク因子となる。よりCD4数が高い患者では，局所的な肺胞もしくは結節/空洞影に胸腔内のリンパ節腫脹を伴っているかいないかが，よくみられるレントゲン所見である。しかし，免疫抑制の進行した患者(たとえば，CD4数≦100/mm^3)では，血行性播種を示唆するびまん性の網状影がより多くみられる。生命を脅かす場合には，amphotericin B製剤を使用した導入化学療法とその後の経口のトリアゾール製剤による維持療法が必要となる(表100.3)。

肺アスペルギルス症

重度のCD4数減少が肺アスペルギルス症に関連するいくつかあるリスク因子の1つであるが，他に好中球減少，最近の副腎皮質ステロイドとマリファナの使用がある。2つの臨床症候群が区別されるが，それは孤発性の気管気管支炎と肺炎である。どちらの症状も発熱，湿性咳嗽，胸痛，そして喀血がある。喘鳴はより気管気管支炎を示唆する。そのような症例では，気管支鏡によって気道閉塞性の菌糸体と粘液球がみつかる。しかし，気道浸潤も出現することがあり，偽膜と潰瘍を形成する。レントゲン上は実質疾患では胸膜下の巣状混濁，びまん性の網状結節陰影，肺尖部の空洞影といったいくつものパターンが観察される。治療はvoriconazoleおよび/またはamphotericin B製剤である(表100.3)。

糸状菌

肺ノカルジア症とロドコッカス症はHAART後の時代ではまれなAIDS合併症である。*Nocardia*と*Rhodococcus*は弱抗酸性のGram陽性の糸状菌である。共にゆっくり発症する亜急性の下気道感染を起こす。レントゲン所見は結節/空洞影に，膿瘍形成を伴っていることもいないこともある。縦隔リンパ節腫脹の併存もよくみられる。これらの微生物による中枢神経と皮膚に病巣を形成する傾向をもちながら，播種性の疾患が観察される。血液培養がめったに陽性にならない*Nocardia*と異なり，*Rhodococcus*感染の標準的な血液培養の陽性率は50%近い。一方，肺ノカルジア症の診断は，典型的には喀痰，気管支洗浄液，もしくは肺生検検体で枝分かれする糸状の抗酸性微生物を検出することが必要である。化学療法は両疾患共に長期化し，HAARTによる持続的な免疫の回復を認めない場合には再発がよくみられる(表100.3)。

消化管感染症

食道感染症

Candida 食道炎は非常によくみられる AIDS 指標疾患の日和見感染症(OI)である。これは CD4 数≦200/mm^3 で発症し，主に嚥下障害および / または嚥下痛を呈する。これらの症状は時に胸痛もしくは発熱を伴う。まれには食道穿孔が起こることがあるが，通常は治療の遅れか不適切な治療の合併症である。トリアゾール製剤が治療の主力となる(表 100.4)。アゾール耐性が特に再発例と非常に進行した HIV 患者で生じることがある。そのような症例では，amphotericin B 製剤もしくはエキノキャンディン系薬が通常有効である(表 100.4)。

まれに，単純ヘルペス(HSV)もしくはサイトメガロウイルス(cytomegalovirus：CMV)が食道に感染することがあるが，症状で *Candida* 感染症と区別することはできない。しかし，前者は通常，免疫がより低下している(例：CD4 数≦100/mm^3)。食道症状を呈するが鵞口瘡を伴わない患者は，エンピリックに *Candida* 感染症の治療を開始し，失敗例にのみ(内視鏡的な生検を行うことにより)代替の原因を求めることが慣例的である(表 100.4)。

下痢疾患

特に，プロテアーゼ阻害薬を含んだレジメンの HAART に乗っている患者では，しばしば治療に関連した下痢を経験する。しか

表 100.4
消化器系の日和見感染症のマネジメント

状態 / 病原体	第 1 選択薬	備考
Candida 食道炎	fluconazole 200～400 mg 経口 1 日 1 回 14～21 日間	アゾール耐性の場合：amphotericin B 懸濁液 100 mg/mL　内服 1 日 4 回，amphotericin B deoxycholate 0.3～0.7 mg/kg 静注 1 日 1 回，lipisomal または lipid complex amphotericin B 3～5 mg/kg 静注 1 日 1 回，voriconazole 200 mg　経口 1 日 2 回，caspofungin 50 mg 静注 1 日 1 回，micafungin 150 mg 静注 1 日 1 回か，anidulafungin 100 mg 静注 1 回。その後，50 mg 静注 1 日 1 回を 14～21 日間
HSV 食道炎	acyclovir 5 mg/kg 静注。その後，内服できるようになれば経口に変更して以下のいずれかを 7～14 日間：acyclovir 400 mg　経口 1 日 3 回，famciclovir 500 mg 経口 1 日 2 回か，valacyclovir 1,000 mg 経口 1 日 2 回	acyclovir 耐性の場合：foscarnet 40～60 mg/kg 静注 8 時間ごと，または cidofovir と腎毒性を軽減するための補液と経口 probenecid
CMV 食道炎	gancyclovir 5～6 mg/kg 静注か，valagancyclovir 900 mg 経口 1 日 2 回で，内服できるようになれば経口に変更し，サプレッションとして半量の valagancyclovir で 2～3 週間	gancyclovir 耐性の場合：foscarnet 90 mg/kg 静注 12 時間ごと，または cidofovir と腎毒性を軽減するための補液と経口 probenecid
サルモネラ症	ciplofloxacin 500～750 mg 1 日 2 回か，levofloxacin 500 mg 1 日 1 回を 7～14 日間	(1)再発はよくみられ，長期サプレッションが必要になることがある。したがって，CD4 数≦200/mm^3 の患者または菌血症では 4～6 週間治療する。(2)フルオロキノロン耐性が増加傾向で，その場合は azithromycin を使用すべきである
赤痢症	ciplofloxacin 500 mg 1 日 2 回か，levofloxacin 500 mg 1 日 1 回を 3 日間	(1)CD4 数≦200/mm^3 の患者または菌血症では 14 日間までの治療を行う。 (2)代替薬：azithromycin
カンピロバクター症	ciplofloxacin 500 mg 1 日 2 回か，azithromycin 500 mg 1 日 1 回を 3 日間	(1)CD4 数≦200/mm^3 の患者または菌血症では 14 日間までの治療を行う。 (2)特に東南アジアでフルオロキノロン耐性が急速に増加している
クリプトスポリジウム症	HAART と抗蠕動薬±nitazoxanide 500 mg 経口 12 時間ごとを 14 日間	
ミクロスポリジウム症	albendazole 400 mg 12 時間ごとを 3 週間	下痢疾患の最多の原因である *Enterocytozoon bieneusi* は albendazole に最も感受性が低い
サイクロスポラ症	ST 合剤 DS 6 時間ごとを 10 日間。その後，1 錠 週 3 回	代替薬：ciplofloxacin
イソスポラ症	ST 合剤 DS 6 時間ごとを 10 日間。その後，1 錠 週 3 回	代替薬：ciplofloxacin，pyrimethamine と folic acid (葉酸)

12

し，長引く症状もしくは腸管の炎症や侵襲のある根拠(発熱，血便，腹痛など)がみられる場合には，感染症の原因検索が必要となる。

ノロウイルス，*Salmonella*，*Campylobacter*，赤痢菌(*Shigella*)，*Yersinia*，*Giardia* といったよくみられる市中獲得の腸管病原体は，CD4 数>200/mm^3 の患者における下痢の原因である。しかしながら，侵襲性のサルモネラ症，カンピロバクター症，赤痢症は一般人口により高頻度にみられる。結果的に，これらの感染症に対する抗菌薬治療は，それ以外は健康的な HIV 陰性の人々に対しては任意であるが，HIV 感染に関連して生じた場合には推奨される(表 100.4)。

CD4 数≦100/mm^3 の患者は重症で長期間の水溶性下痢を *Cryptosporidium*，*Microsporidia*(微胞子虫門)，*Cyclospora* もしくは *Isospora* による腸管感染症により経験することがある。HAART 後の時代では随分頻度が低下したが，これらの病原体に対する効果的な化学療法は甚だしく欠乏している(*Isospora* と *Cyclospora* を除く)。鎮痙薬と HAART による免疫再構築が主要なマネジメントとなる(表 100.4)。

大腸では症候性の消化管 CMV 感染症が最もよく出現する。CMV 大腸炎は典型的には CD4 数≦100/mm^3 で生じ，発熱，血液混じりの下痢と腹痛が出現する。治療は 2〜3 週間の静注の ganciclovir による導入療法もしくは導入療法の半量での経口 valganciclovir による維持療法である(表 100.4)。

HIV 胆管症(HIV cholangiopathy)

いくつかの腸管の病原体(主には *Cryptosporidium parvum* であるが，他に *Microsporidia*，CMV，*Cyclospora*)は胆道に感染し，総称して **HIV 胆管症**と知られる症候群を引き起こすことがある。典型的には，非常に進行した HIV 感染症(CD4 数≦100/mm^3)の合併症で，HIV 胆管症は右季肋部の不快感(まれに発熱や黄疸を伴う)と血清アルカリホスファターゼ(alkaline phosphatase：ALP)の上昇で出現する。内視鏡的逆行性胆道膵管造影(endoscopic retrograde cholangiopancreatography：ERCP)では，乳頭硬化，胆管狭窄および / または胆管閉塞といった所見がみられる。通常は抗菌薬治療に抵抗性であるため，症状は胆管ステントの留置と括約筋切開によって症状緩和が得られることがしばしばある。内視鏡的治療によって改善が得られない場合には，症状緩和目的で ursodeoxycholic acid(経口で 300 mg 1 日 3 回)が効果的である。

神経系感染症

髄膜炎

Cryptococcus neoformans は，HIV 感染者の髄膜炎の原因として最も一般的に確認されている。*C. gattii* は米国太平洋岸北西部，オーストラリア，亜熱帯地域で関与しており，*C. neoformans* と同様に管理されている。患者は頭痛，発熱，無気力を伴い，亜急性に発症する。他の頭蓋内圧上昇(本疾患の最も特徴ある合併症である)の徴候は，嘔気，嘔吐，失明，意識の鈍麻，昏睡である。治療の遅れは致死的になりうる。マネジメントは 3 つに分けられる。(1)14 日間の amphotericin B 製剤**と** 5-flucytosine の抗真菌薬による導入療法の迅速な開始(表 100.5)，(2)過剰な頭蓋内圧を低下させるために髄液穿刺の連続した施行，(3)経口 fluconazole による地固め，維持療法である。頭蓋内圧上昇傾向を示すものを含め，類似した症候を呈する疾患に，結核，ヒストプラズマ症，*Coccidioides* による髄膜炎がある(推奨される治療は(表 100.5 参照)。

脳炎

進行性多巣性白質脳症(progressive multifocal leukoencephalopathy：PML)は，脳実質の潜在性の JC ウイルス感染の再活性化により生じる。HAART 後の時代にはかなり頻度は低くなったものの，PML は進行した HIV 感染で依然，最も落胆する合併症の 1 つである(CD4 数≦200/mm^3)。この高度に衰弱し，しばしば致死的となる障害に対し，効果的な抗ウイルス薬は確認されていない。HAART による免疫の回復が唯一の頼みの綱である。圧迫所見もしくは周囲の浮腫を欠く，造影で増強されない，脳室周囲，皮質下白質の病変を呈する。免疫再構築症候群(immune reconstitution inflammatory syndrome：IRIS)の 1 つで HAART 中に症状が出現した患者では，造影効果がよりみられやすい。どちらの場合も，進行する巣状の運動感覚の障害，視野欠損，運動失調，測定障害，めまいといった小脳症状，けいれん発作といった症状である。

CMV の髄膜脳炎があれば，非常に進行した HIV 免疫不全(≦100/mm^3)を示唆する。発熱と頭痛と共にみられる急速な認知の増悪が通常のプレゼンテーションである。古典的で特徴的な MRI の所見は，対称性の T2 で増強される脳室炎で，これが隣接した脳室周囲の白質まで進展している。しかし，非特異的な白質の変化がより多くみられる。抗ウイルス療法にもかかわらず，認知機能の低下が進行することが多い。静注の ganciclovir と foscarnet の併用療法はアウトカムを改善するかもしれない(表 100.5)。

水痘帯状疱疹ウイルス(varicella-zoster virus：VZV)による脳の感染症は，典型的には CD4 数≦200/mm^3 で観察される。いくつかのタイプが報告されているが，それらはびまん性の髄膜脳炎，脳炎，中枢神経血管炎である。発熱，脳症，および / または巣状の運動感覚障害が出現する。典型的にはその後に起きるが，その前に皮膚病変の多発を伴うことがある。治療は静注の acyclovir を最低でも 2〜3 週間である(表 100.5)。

脳膿瘍

CD4 数≦200/mm^3 の HIV 感染患者における最も多い脳の占拠性病変はトキソプラズマ症である(図 100.4)。頭痛，発熱，錯乱，時にけいれんを呈する。中枢神経のトキソプラズマ症は *Toxoplasma* 抗体陰性患者ではまれである。中枢神経原発性リンパ腫の可能性が下がると判断される症例(たとえば，*Toxoplasma* 抗体陽性で MRI にて多発のリング状に増強される脳病変)では，脳生検の代わりに *Toxoplasma* に対するエンピリックな抗菌薬を行う(表 100.5)。10〜14 日の治療後に改善がみられない場合には，確定的な病理的な診断の目的で定位脳生検を受ける。

HIV 陽性患者の脳膿瘍のよりまれな原因には，結核，*Cryptococcus*・*Aspergillus*・土着性真菌・*Nocardia*・*Rhodococcus* 感染がある(治療の推奨は表 100.5 参照)。*Toxoplasma* の脳感染症ではまれである，肺病変の併存は，これらのすべての他の病原体

表 100.5
神経系の日和見感染症のマネジメント

状態 / 病原体	第 1 選択薬	備考
Cryptococcus neoformans	amphotericin B 0.7 mg/kg 静注 1 日 1 回と 5-flucytosine(5-FC)25 mg/kg 6 時間ごとか，liposomal か lipid complex amphotericin 4 mg/kg と 5-flucytosine 25 mg/kg 6 時間ごとを 2 週間。その後，fluconazole 400 mg 経口 1 日 1 回を 10 週間。その後，fluconazole 200 mg 経口 1 日 1 回による長期サプレッションを行う	**注意**：5-FC の血中濃度(ピーク>80 mg/L とトラフ 40 mg/L が著明な骨髄毒性と関連する)をモニターする
結核菌	isoniazid 5 mg/kg/ 日と rifampicin 600 mg 経口 1 日 1 回と pyrazinamide 15～30 mg/kg 経口 1 日 1 回と ethambutol 15～25 mg/kg/ 日を少なくとも 12 か月	rifampicin と抗レトロウイルス薬(プロテアーゼ阻害薬やインテグラーゼ阻害薬など)の間の臨床的に重大な薬剤相互作用が報告されており，抗レトロウイルスレジメンに rifampicin を追加する前に十分に調べる必要がある。このような場合，rifampicin の代わりに rifabutin(150～300 mg 経口 1 日 1 回)を使用してもよい
Histoplasma capsulatum 脳髄膜炎	amphotericin B deoxycolate 0.7 mg/kg 静注 1 日 1 回か，liposomal か lipid complex amphotericin 3～5 mg/kg を臨床的改善が得られるまで。その後，itraconazole 200 mg 12～16 週間。その後，itraconazole 200 mg 1 日 1 回による長期サプレッションをその後行う	DuPont 真菌アイソレータであっても全身性の *Histoplasma* 感染時に血液培養はよく陰性になる。しかし，尿 *Histoplasma* 抗原検査は後天性免疫不全症候群(AIDS)患者では>90%の感度がある
Coccidioides immitis 脳髄膜炎	fluconazole 400～800 mg 静注または経口 1 日 1 回	HAART により CD4 数>200/mm^3 であっても，fluconazole 400 mg 経口 1 日 1 回による生涯のサプレッションが推奨される
Blastomycosis dermatitides 脳髄膜炎	amphotericin B deoxycolate 0.7～1.0 mg/kg 静注 1 日 1 回か，liposomal amphotericin 3～5 mg/kg を臨床的改善が得られるまで。その後，itraconazole 200 mg を 12 週間	
JC(JohnCunningham)ウイルス(進行性多巣性白質脳症)	HAART	
水痘帯状疱疹ウイルス	髄膜脳炎：acyclovir 10 mg/kg 静注を 14～21 日間。急性網膜壊死：前述の静注 acyclovir の後，valacyclovir か famciclovir で長期サプレッションを行う	acyclovir 耐性の場合：foscarnet 40～60 mg/kg 静注 8 時間ごと，または cidofovir と腎毒性を軽減するための補液と経口 probenecid
サイトメガロウイルス(CMV)	髄膜脳炎 / 多発神経根炎：gancyclovir 5～6 mg/kg 静注か，valagancyclovir 900 mg 経口 1 日 2 回±foscarnet 静注 90～120 mg/kg/ 日を臨床的改善が得られるまで 網膜炎：上記と徐放 gancyclovir の眼球内インプラントを 6～9 か月ごと	(1)生涯の valaganciclovir によるサプレッションが推奨される。(2)資格のある眼科医の監督のもと，改善が著しく CD4 数>150/mm^3 が 6 か月以上続く場合に維持療法を中止してもよいかもしれない
Toxoplasma gondii 脳膿瘍	pyrimethamine 200 mg 経口 1 回。その後，50～75 mg 1 日 1 回と sulfadiazine 1.0～1.5 g 経口 1 日 4 回と葉酸 10～20 mg 経口を 6 週間。その後はすべて 3 剤の半量長期サプレッション	(1)この集団では原発性 CNS リンパ腫が主要な他の原因となるが，より単発性，>4 cm で，単一光子放射 CT と PET では区別可能である。(2)サルファアレルギーの場合：sulfadiazine を clindamycin，dapsone，atovaquone に変更する
Aspergillus fumigatus	voriconazole 6 mg/kg 静注 1 回。その後，4 mg/kg 静注か，100～200 mg 経口 1 日 2 回を 2～3 週間。経口 voriconazole でサプレッション	代替薬：(1)amphotericin B deoxycolate か，(2) liposomal か lipid complex amphotericin 3～5 mg/kg か，(3)caspofungin±voriconazole
Nocardia asteroides	ST 合剤(TMP 量で 15 mg/kg/ 日，SMX 量で 75 mg/kg/ 日)と ceftriaxone 2 g 静注 1 日 1 回を 6 週間。その後，減量した両薬剤を静注で 6～12 か月	サルファアレルギーの場合：ST 合剤を amikacin に変更する
Rhodococcus equi	erythromycin 0.5 g 静注 6 時間ごとか imipenem 0.5 g 静注 6 時間ごとと rifampicin 600 mg 経口 1 日 1 回を 2 週間。その後，経口 clarithromycin か azithromycin と rifampicin でサプレッション	代替薬：ciprofloxacin と linezolid

12

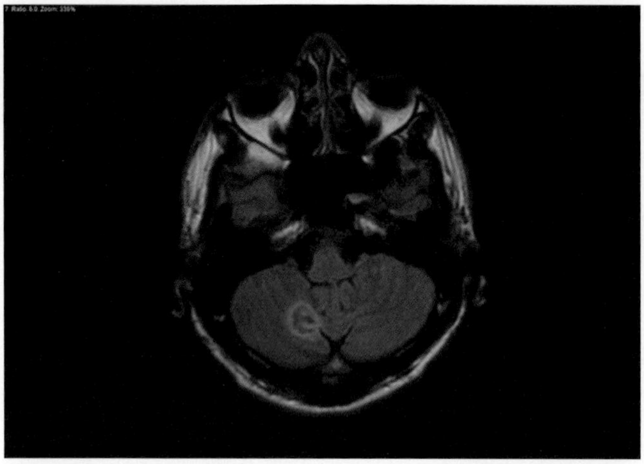

図 100.4
脳トキソプラズマ症 MRI で右小脳半球に 2.5 cm のリング状増強病変を認める。

ではしばしばみられる所見である。

網膜炎

AIDS 患者の視力を脅かす主な感染源は CMV である。したがって，CD4 数≦100/mm^3 の患者の急性の視野のかすみ，複視，および / または黒点は緊急の CMV 網膜炎の評価に値する。治療せずに放置していると，症状は数日〜数週で急速に失明に至る。CMV 網膜炎で視力が低下するメカニズムは，網膜剝離（大きな末梢病変の結果），黄斑への関与，視神経への病変の拡大がある。CMV の眼底所見としては，赤い背景に対して多発する蒼白で黄色の滲出液が見える。網膜出血もまた，よくみられる所見である。経口 valganciclovir と ganciclovir 含浸の網膜インプラントの併用が第 1 選択である（表 100.5）。

VZV は HIV 患者においては急性網膜壊死（acute retinal necrosis：ARN）のあまり多くない原因である。CMV 網膜炎のように，未治療で放置されると，永久的な視力喪失がその後急速に起こる。しかしながら，CMV 網膜炎と違うのは，VZV 関連の ARN は CD4 数と無関係に起こりうることである。一方，進行性網膜外層壊死（progressive outer retinal necrosis：PORN）は VZV 網膜炎の亜型で，典型的には，CD4 数≦100/mm^3 の非常に低い CD4 数の患者がターゲットである。（最近，HSV と CMV が PORN の孤発症例に関与しているとされているが，一般的には大多数の症例の原因は VZV であると考えられている。）網膜の末梢側で病変は拡張し連続する。したがって，VZV 関連 PORN における視力喪失は，主には網膜剝離の結果として起こる。VZV 関連 ARN の治療は 2〜3 週間の静注 acyclovir に引き続き，経口の valacyclovir を行うことから成る（表 100.5）。VZV 関連 PORN はしかしながら，主により抗ウイルス療法に抵抗性であるために予後が悪い。1 つの方法は静注による ganciclovir と foscarnet の投与と ganciclovir および / または foscarnet の硝子体内注射を併用することである。

播種性感染症

Mycobacterium avium complex（MAC）

播種性 MAC の患者はスパイク状の高熱，進行する体重減少，時に下痢を呈する。約 50％の症例でみられる ALP の上昇と傍大動脈リンパ節腫脹もまたみられる。治療は clarithromycin（または azithromycin），体重に基づく ethambutol と rifabutin である（表 100.6）。

ヒストプラズマ症

播種性ヒストプラズマ症はまれであるが，HIV 感染による致死

表 100.6
播種性感染のマネジメント

状態 / 病原体	第 1 選択薬	備考
M. avium complex（MAC）	clarithromycin 500 mg 経口 1 日 2 回 か azithromycin 600 mg 1 日 1 回と ethmbutol 15〜25 mg/kg/ 日と rifampicin 600 mg 経口 1 日 1 回を最低 12 か月	(1) efavirenz 使用中の場合，efavirenz が clarithromycin の血中濃度を下げるため，azithromycin のほうが clarithromycin より 3 剤の 1 つとして好ましい。(2) プロテアーゼ阻害薬を使用している場合，rifampicin がプロテアーゼ阻害薬の血清濃度を顕著に低下させるため，rifabutin 150〜300 mg 経口 1 日 1 回に変更する
Histoplasma capsulatum	軽症〜中等症：itraconazole 200 mg 経口 1 日 3 回を 3 か月。後，itraconazole 200 mg 経口 1 日 2 回を 12 週間 重症：amphotericin B deoxycolate 0.7 mg/kg 静注 1 日 1 回か，liposomal か lipid complex amphotericin 3〜5 mg/kg を臨床的改善が得られるまで。その後，itraconazole 200 mg 経口 12 時間ごとを 12 週間	
タラロマイセス症（旧称 ペニシリウム症）	amphotericin B deoxycolate 0.6 mg/kg 静注 1 日 1 回 2 週間。その後，itraconazole 200 mg 12 時間ごとを 10 週間。その後，itraconazole 100 mg 12 時間ごとでサプレッション	
バルトネラ症	erythromycin 500 mg 経口 6 時間ごとを最低 12 週間で CD4 数＞200/mm^3 になるまで継続	(1) doxycycline±rifampicin が CNS に病変がある場合には好まれる。(2) 非 CNS の場合の代替薬：clarithromycin 500 mg 経口 1 日 2 回，azithromycin 600 mg 経口 1 日 1 回か，ciprofloxacin 500 mg 経口 1 日 2 回

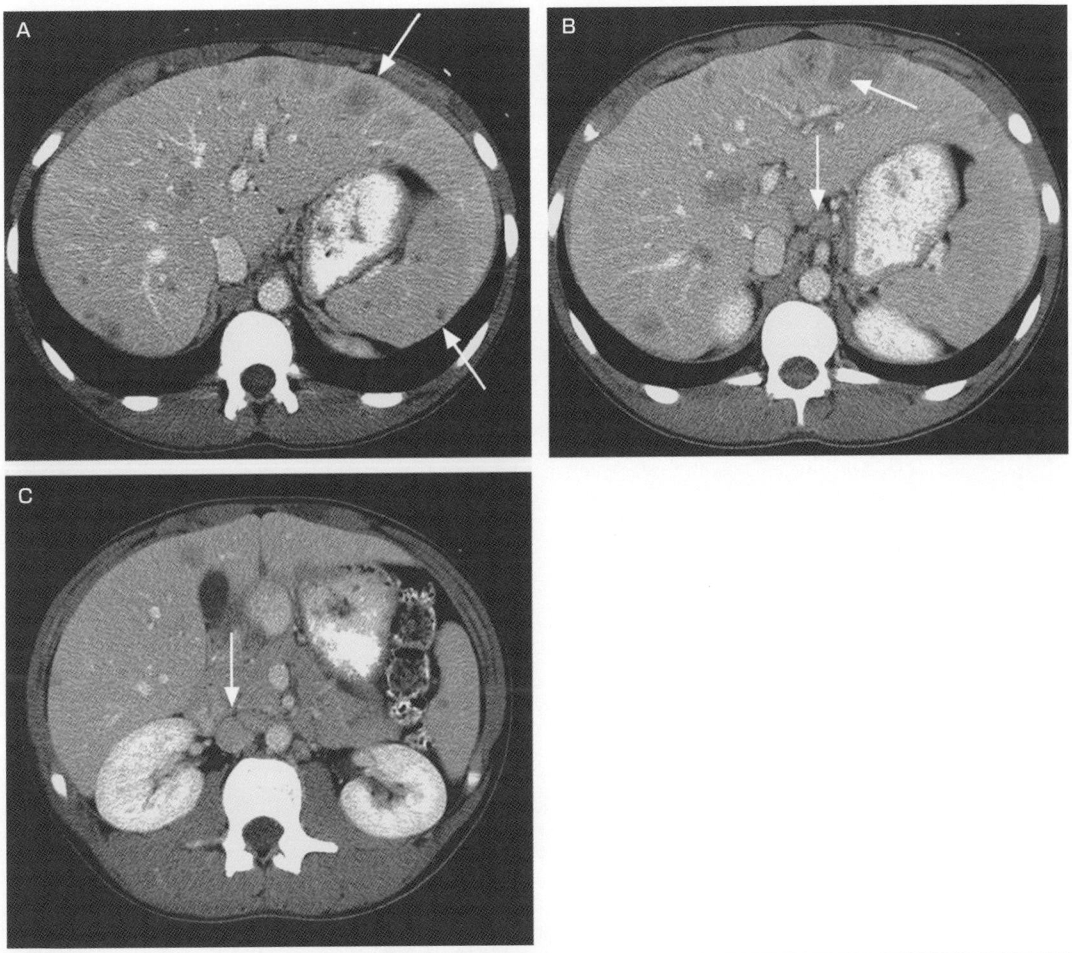

図 100.5
***Bartonella henselae* の肝脾紫斑病(hepatosplenic peliosis)**　造影腹部CTで肝脾に中心の隔壁と周囲の輪(矢印)をもつ多数の低濃度の病変を認める。Aの少し下の画像(B)では，腹腔の軸(矢印)の周囲のリンパ節腫脹と同様により大きな病変がある。Bの少し下の画像(C)では，膵臓周囲と門脈周囲領域に別のリンパ節腫脹がある(矢印)。
(Stephen Pelton, MD. Pelton SI, Kim JY, Kradin RL. Case records of the Massachusetts General Hospital. Case 27-2006. Department of Pediatric Infectious Disease, Boston Medical Center, Massachusetts General Hospital and Harvard Medical School, Boston, USA より許可を得て転載)。

的合併症の可能性がある。症状は緩徐(発熱，体重減少，汎血球減少が進行する)か劇症かのいずれかである。後者の場合，*Histoplasma* が副腎組織に浸潤し損傷する性質があるため，しばしばAddison性クリーゼを呈する。治療はamphotericin B製剤と長期の経口itraconazoleによる抑制療法である(表100.6)。

タラロマイセス症

Talaromyces(旧称 *Penicillium*)*marneffei* はヒトの体温で酵母に変化する二形性真菌である。播種性のタラロマイセス症は東南アジアのHIV感染患者では3番目に多いOIである(*Cryptococcus*，結核菌感染に次ぐ)。最大のリスクはCD4数≦50/mm^{3}である。よくみられる症状は，発熱，体重減少，乾性咳嗽，リンパ節腫脹，肝脾腫，伝染性軟属腫の臍病変に似た病変をもつ皮疹である。血清ALPがしばしば上昇する。血液培養は5〜7日で陽性になる。治療は播種性ヒストプラズマ症に類似する(表100.6)。

バルトネラ症

患者は発熱，皮疹と腹痛および / または骨痛を呈する。リスク因子はCD4≦200/mm^{3}とネコとの接触(*Bartonella henselae*)または人体へのノミの寄生(*B. quintana*)である。細菌性血管腫(bacillary angiomatosis)として知られる皮膚粘膜症状は外見は多様であるが，古典的には，Kaposi肉腫に似た拡大する青紫色斑もしくは結節を呈する。*B. quintana* 感染の合併症であるBartonellaの骨髄炎はまれであるが，長管骨に起こり，時に蜂窩織炎状の斑状病変を伴う。

B. henselae 感染は肝脾紫斑病(hepatosplenic peliosis)と特徴的に関連し，これは内皮で囲まれたスペースに血液が充満した嚢胞で，CTでは局所的な低濃度の病変として出現する(図100.5)。組織のWarthin-Starry染色を使用することより，多形性の微生物を認める。診断的な組織標本がない場合は，バルトネラ症の確認は培養と血清学的検査に基づく。血液培養とその後のチョコレート寒天培地と心臓滲出物(heart infusion)寒天培地の継代培養は最低21日間待たなければならない。経口のマクロライド系薬による長期治療が治療の選択となる(表100.6)。

12

文献

Brooks JT, Kaplan JE, Holmes KK, et al. HIV-associated opportunistic infections—going, going, but not gone: The continued need for prevention and treatment guidelines. *Clin Infect Dis*. 2009;48:609–611.

Buchacz K, Baker RK, Palella FJ Jr, et al. AIDS-defining opportunistic illnesses in US patients, 1994–2007: A cohort study. *AIDS*. 2010;24(10):1549–1559.

Centers for Disease Control and Prevention (CDC). Guidelines for prevention and treatment of opportunistic infections in HIV-infected adults and adolescents. https://aidsinfo.nih.gov/guidelines

Palella FJ Jr, Delaney KM, Moorman AC, et al. Declining morbidity among patients with advanced human immunodeficiency virus infection. HIV Outpatient Study Investigators. *N Engl J Med*. 1998;338:853–860.

101 HIV 感染症における日和見疾患の予防

■著：Brandi Manning, Robert L. Bettiker, Jeffrey M. Jacobson
■訳：土井朝子

はじめに

後天性免疫不全症候群(acquired immunodeficiency syndrome：AIDS)の流行は，免疫力が低下した宿主におけるさまざまな日和見感染症(opportunistic infection：OI)の重篤な症状として現れた。AIDS 患者は，肺嚢胞性肺炎，トキソプラズマ症，播種性 *Mycobacterium* 感染症，その他いくつかの日和見感染症や悪性腫瘍に罹患した。現在では，強力で忍容性が高く，簡便な抗レトロウイルス療法(antiretroviral therapy：ART)が利用できるようになったため，HIV 陽性者は ART をきちんと守っている限り，これらの OI の影響をほとんど受けることはない。それにもかかわらず，OI は初診時によくみられる特徴である。また，治療や服薬アドヒアランスの障害によって HIV が進行し，OI を起こしやすくなることもある。このような理由から，HIV 陽性患者における OI の予防は，依然として重要な課題であり，このような患者群に対するケアの要である。

予防は一般に，一次予防と二次予防の 2 つに分けられる。一次予防は，初感染の発生を予防することを目的とする。一方，二次予防は OI の治療を受け，再発や再感染を起こしやすい患者に対して行われる。一次予防であろうと二次予防であろうと，化学的予防薬は，有害事象や費用の大きなリスクなしに，罹患率や死亡率を減らすという点で，患者にとって明確な臨床的利益をもたらすものでなければならない。予防薬は，リスクとベネフィットを念頭におきながら，常に選択肢の 1 つとして患者に提示され，意思決定が共有されるべきである。

Pneumocystis

一次予防

ART と一次予防が開始される以前は，*Pneumocystis jirovecii* 感染症の発症率は AIDS 患者の 70〜80％にものぼったが，その後，米国と西ヨーロッパでは 100 人年あたり 1 例未満にまで減少した。CD4 数が 200/mm^3 未満または CD4％が 14％未満のヒト免疫不全ウイルス(human immunodeficiency virus：HIV)患者では，一次予防を開始すべきである。CD4 数が 250/mm^3 までの患者でも，CD4 数を頻繁に綿密にモニタリングできない場合は，予防投与を考慮することができる。予防のための望ましいレジメンは，trimethoprim-sulfamethoxazole(ST 合剤)の 2 倍量［訳注：ダブルストレングス錠。trimethoprim 160 mg 相当。日本で使用できる錠剤 8 バクタ® 配合錠)はシングルストレングス錠のみ］の錠剤を 1 日 1 錠である。過敏症のために望ましいレジメンに耐えられない場合は，シングルストレングス錠を 1 日 1 錠または週 3 回 2 錠の代替投与も可能である。ST 合剤は最も効果的な選択肢であり，*Toxoplasma* やその他の細菌感染を予防する。皮疹，肝炎，高カリウム血症，胃腸障害，発熱などの副作用はまれではない。それでも有害事象が発生した場合は，対症療法と代替投与でこの望ましいレジメンを継続することが考慮される。中毒性表皮壊死融解症のような生命を脅かす反応が起こった場合は，ST 合剤の投与を永久に中止すべきである。

代替薬が避けられない場合は，dapsone(diaphenylsulfone)，atovaquone，エアロゾル化(吸入)pentamidine などが選択肢となる。dapsone の投与を受ける患者は，投与開始前にグルコース-6-リン酸デヒドロゲナーゼ(glucose-6-phosphate dehydrogenas：G6PD)欠損症のスクリーニングを受けるべきである。dapsone と atovaquone は同様の予防効果を有するが，atovaquone はコストが高く，液体製剤しか製造されていないため，ほとんどの患者にとって dapsone のほうが魅力的な選択肢となる。dapsone の副作用としては，皮疹，無顆粒球症，メトヘモグロビン血症，肝機能障害などが考えられる。ST 合剤に重篤な反応を示したことのある患者には，dapsone を投与すべきではない。吸入 pentamidine は，ほとんど使用されないが，肺外ニューモシスト症やトキソプラズマ症に対する予防効果はなく，高価である。吸入 pentamidine は肺野の下部に選択的に分布し，肺の上部は *Pneumocystis* 感染の影響を受けやすい。clindamycin と primaquine を予防に使用することは推奨されない。

妊娠を希望する女性には，CD4 数が 200/mm^3 を超えるまで，可能であれば妊娠を控えるように助言すべきである。妊娠中に予防薬を投与しなければならない場合は，妊娠初期に ST 合剤と共に葉酸補給を行うべきである。

一次 *Pneumocystis* 予防(表 101.1)は，ART を受けている患者の CD4 数が 200/mm^3 以上で 3 か月以上経過するか，CD4 数が 100/mm^3 以上でウイルス量が 3 か月以上抑制されれば，安全に中止できる。

二次予防

肺嚢胞性感染症の二次予防(表 101.2)は，肺嚢胞性感染症と診断された HIV 陽性患者に行うべきであり，通常，21 日間の治療コースが終了したらただちに開始する。二次予防に選択される薬剤は，一次予防と同様に ST 合剤である。同様に，CD4 数が 200/mm^3 以上になるまで 3 か月間，または CD4 数が 100/mm^3 以上でウイルス量が検出されなくなるまで 3〜6 か月間継続する。

ウイルス量に関係なく CD4 数が 100/mm^3 未満に低下した場

表 101.1
***Pneumocystis jirovecii* に対する一次予防**

薬剤	備考	中止
trimethoprim-sulfamethoxazole(ST 合剤)	シングルストレングス錠 1 日 2 回投与が望ましい 軽度の副作用は一般的であり，必要に応じて減量を試みるべきである	CD4≧200/mm³ で 3 か月以上，**または** CD4≧100/mm³ で，**かつ**ウイルス量が 3 か月以上抑制されている
dapsone(diaphenylsulfone)	G6PD 欠乏症および重度のサルファアレルギーでは禁忌である	
atovaquone		
エアロゾル化(吸入)pentamidine	Respirgard Ⅱ™ 経由のみ	

表 101.2
***Pneumocystis jirovecii* に対する二次予防と三次予防**

薬剤	備考	中止
ST 合剤	感染症治療終了後ただちに開始 シングルストレングス錠 1 日 2 回投与が望ましい	CD4≧200/mm³ で 3 か月以上，**または** CD4≧100/mm³ で，**か**つウイルス量が 3 か月以上抑制されている
dapsone	G6PD 欠乏症および重度のサルファアレルギーでは禁忌である	
atovaquone	コストが高く，液体のみ	
エアロゾル化(吸入)pentamidine	Respirgard Ⅱ™ 経由のみ	

合，または CD4 数が 100〜200/mm³ でウイルス量が検出された場合は，一次予防と二次予防を再開する必要がある。CD4 数が 200/mm³ を超え，すでに ART を受けている患者が *Pneumocystis* 感染症に罹患した場合は，生涯予防を考慮すべきである。

トキソプラズマ症

Toxoplasma gondii は原虫の一種で，組織内に潜伏していたシストの再活性化として HIV 陽性患者に脳炎を起こすことがある。また，一次感染として播種性疾患を引き起こすこともある。ART 以前は，重症の HIV 感染者で *Toxoplasma* 血清陽性者の 3 分の 1 が，化学予防薬を服用していない場合，1 年以内にトキソプラズマ症を発症していた。*T. gondii* 抗体〔免疫グロブリン(immunoglobulin：IgG)〕の血清有病率は，米国では 11％であるが，世界の他の地域ではもっと高い。

表 101.3
***Toxoplasma gondii* に対する一次予防**

薬剤	備考	中止
ST 合剤	シングルストレングス錠 1 日 2 回投与が望ましい 軽度の副作用は一般的であり，必要に応じて減量を試みるべきである	CD4≧200/mm³ で 3 か月以上，**または** CD4≧100/mm³ で，**かつ**ウイルス量が 3 か月以上抑制されている
dapsone	G6PD 欠乏症および重度のサルファアレルギーでは禁忌である	
atovaquone	コストが高く，液体のみ	

一次予防

すべての HIV 陽性患者は，診断時に IgG *T. gondii* 抗体を評価すべきである。CD4 数が 100/mm³ 未満の HIV 陽性患者で *T. gondii* IgG 血清陽性の場合，または抗体レベルが不明な場合は，一次予防を行うべきである(表 101.3)。望ましいレジメンは，1 日 1 錠の ST 合剤ダブルストレングス(DS)錠である。*Pneumocystis* の場合と同様に，過敏症のために望ましいレジメンに耐えられない場合は，シングルストレングス錠を 1 日 1 錠または週 3 回 2 錠の代替投与も可能である。生命を脅かす反応のために代替薬が避けられない場合，選択肢としては dapsone と atovaquone があり，G6PD 欠損症でないほとんどの患者には dapsone がより手頃で望ましい選択肢である。

血清陽性の患者が，トキソプラズマ症をカバーしない代替の *Pneumocystis* 予防レジメンに移行した場合，CD4 数が 100/mm³ 未満になったら再検査を受ける必要がある。

Pneumocystis と同様に，トキソプラズマ症の予防も，HIV 陽性患者が ART を服用し，CD4 数が 200/mm³ 超を 3 か月間維持すれば中止できる。CD4 数が 100/mm³ を超え，ウイルス量が 3 か月以上抑制されていれば，一次予防を中止するのが妥当である。しかし，CD4 数が再び 100/mm³ を下回った場合は，一次予防を再開すべきである。

二次予防

トキソプラズマ症に対する二次予防(表 101.4)は，*Toxoplasma* 脳炎の治療が成功裏に終了し，その後の維持療法が適切な患者に適用される。一次予防とは異なり，二次予防には pyrimethamine と sulfadiazine と leucovorin の併用療法が望ましい。これは *Pneumocystis* に対する防御にもなる。sulfadiazine の 1 日 2 回投与(治療のための 1 日 4 回投与とは異なる)は予防に有効である。sulfadiazine に耐えられない場合は，高用量の clindamycin で代用することもできる。atovaquone も使用でき(pyrimethamine や sulfadiazine と併用してもしなくてもよい)，*Pneumocystis* に対する予防効果がある。ガイドラインには正式に記載されていないが，二次予防のための ST 合剤が有効な選択肢であることを示唆するデータがある。

表 101.4
Toxoplasma gondii に対する二次予防

薬剤	備考	中止
pyrimethamine, sulfadiazine, leucovorin	感染症の治療終了後すぐに開始する この望ましいレジメンは *Pneumocystis* にも有効である	患者に症状がなく，**かつ** CD4≧200/mm^3 であり，**かつ**少なくとも6か月間，抗レトロウイルス療法(ART)を受けていること
atovaquone, pyrimethamine	サルファ剤に耐えられない患者に使用 *Pneumocystis* 予防のために sulfadiazine または吸入 pentamidine を追加する	中止する前に再度画像検査を検討する
clindamycin	サルファ剤に耐えられない患者には高用量を使用 atovaquone より安価	

Toxoplasma の二次予防は，患者に症状がなく，CD4 数が 200/mm^3 を超え，ART を 6 か月以上継続した時点で中止することができる。臨床医は，中止前に脳病変が消失しているかどうかを画像で追跡調査することを考慮してもよい。CD4 数が 200/mm^3 以下に減少した場合は，二次予防を再開すべきである。一次予防とは異なり，CD4 数が 100/mm^3 以上 200/mm^3 未満でウイルス量が抑制されている場合に二次予防を差し控えるには十分なデータがない。

侵襲性真菌症：クリプトコッカス症，ヒストプラズマ症，コクシジオイデス真菌症

クリプトコッカス症

Cryptococcus neoformans(および地理的に限定された *C. gattii*)は，ART が実施される以前は，先進国の HIV 感染者の約 12 人に 1 人に疾患を引き起こしていた酵母である。CD4 数が 100/mm^3 未満の人が播種性疾患の最大のリスクとなる。クリプトコッカス症は亜急性〜急性の髄膜炎を呈することが多いが，あらゆる臓器に感染する可能性がある。

fluconazole による予防は，CD4 数が 100/mm^3 未満の患者におけるクリプトコッカス症のリスクを減少させることができるが，治療による生存利益がないこと，この疾患の発生率が比較的低いこと，および費用がかかることから，あまり行われていない。

C. neoformans 髄膜炎およびその他の播種性疾患の治療には，導入期，強化期，維持期(二次予防)がある。fluconazole 200 mg/ 日による維持療法は 1 年間継続し，CD4 数が 100/mm^3 以上であり，HIV ウイルス量が 3 か月以上検出されない限り，その後，中止することができる。CD4 数が再び 100/mm^3 を下回った場合は，fluconazole による二次予防を再開すべきである。

表 101.5
流行地域におけるヒストプラズマ症に対する一次予防

薬剤	備考	中止
itraconazole	1 日 200 mg の服用が望ましい 酸性胃での服用が必要	CD4 が 150/mm^3 以上で，高活性抗レトロウイルス療法(HAART)を 6 か月間受けている
fluconazole	1 日 400 mg の服用が第 2 の選択肢である	

ヒストプラズマ症

Histoplasma capsulatum は，オハイオ川とミシシッピ川流域，米国南東部，プエルトリコ，ラテンアメリカに常在する二形性真菌である。これらの地域では，HIV 感染者の最大 5%，特に CD4 数が 150/mm^3 未満の人にヒストプラズマ症が発生することがある。感染は細胞性免疫を介して制御され，疾患は新規感染または数年前に獲得した潜伏感染の再活性化である。ヒストプラズマ症は，発熱，疲労，体重減少，および肝脾腫を呈することがある。末端臓器疾患は，肺，皮膚および中枢神経系で最も一般的に発現する。消化器疾患は，下痢または悪性腫瘍を模倣した腫瘤として現れることがある。

CD4 数が 150/mm^3 未満で，職業上の曝露または流行地域(ヒストプラズマ症の症例数が 10 例 /100 人年以上)に居住しているためにリスクがある場合は，一次予防(表 101.5)を考慮すべきである。itraconazole 200 mg/ 日が望ましいが，fluconazole 400 mg/ 日も有効である。新しいアゾール系薬剤である voriconazole，posaconazole，isovuconazonium は，予防については評価されていない。itraconazole が吸収されるには胃酸性の条件が必要である。

ART を受けている患者では，CD4 数が 150/mm^3 を超えて 6 か月が経過したら，予防薬を中止してもよい。CD4 数が再び 150/mm^3 を下回ったら再開すべきである。

コクシジオイデス症

Coccidioides 属は，米国南西部の風土病である二形性真菌である。*Histoplasma* と同様に，細胞性免疫の低下により，新規感染または潜伏感染から発病することがある。コクシジオイデス症は，びまん性または限局性の肺炎，髄膜炎，関節炎，骨髄炎を呈することがある。この真菌に曝露された HIV 感染者は，CD4 数が 250/mm^3 を下回ると発病のリスクが高まる。

Coccidioides 菌に対する抗体が陰性で，コクシジオイデス症のリスクがある人に対する一次予防は**推奨されない**。コクシジオイデス症のリスクがある人(流行地域に居住し，CD4 が 250/mm^3 未満)では，6〜12 か月ごとの血清学的検査が妥当である。新たに陽性となった場合は感染を意味し，活動性疾患の証拠がない場合は，fluconazole 400 mg/ 日の予防投与を開始することができる。CD4 数が 250/mm^3 以上になり，ART で HIV が抑制されれば，fluconazole は中止できる。

局所性肺疾患のある患者は，少なくとも 6 か月間は抗真菌療法を継続すべきである。びまん性肺疾患または胸郭外(中枢神経系以外)疾患を有する患者には，12 か月以上の二次予防(表 101.6)が

表 101.6
流行地域におけるコクシジオイデス真菌症に対する一次および二次予防

薬剤	備考	中止
fluconazole	CD4 が 250/mm^3 未満で *Coccidioides* 属に対する血清反応が陽性の患者には 400 mg/日	CD4>250/mm^3，**かつ** HIV ウイルス量が検出されない
fluconazole	軽症治療後の二次予防として 400 mg/日	6 か月後，CD4>250/mm^3，**かつ** HIV ウイルス量未検出
fluconazole または itraconazole	fluconazole 400 mg/日または itraconazole 200 mg/日 2 回投与びまん性肺炎または全身性(非中枢神経系)疾患の治療後の二次予防	12 か月後，CD4 が 250/mm^3 以上で，**かつ** HIV ウイルス量が検出されない場合
fluconazole	中枢神経系疾患後の二次予防として 400 mg/日	生涯治療

推奨される。中止前に CD4 数が 250/mm^3 以上であり，ウイルス量が抑制されている必要がある。中枢神経系疾患の再発は，HIV に感染していない人でもよくみられるため，髄膜炎を発症した人には生涯にわたる二次予防が一般的である。

サイトメガロウイルス

サイトメガロウイルス(cytomegalovirus：CMV)は，40 歳までに成人の約半数に潜伏感染を引き起こす β-ヘルペスウイルスである。重度の細胞性免疫抑制のある患者(たとえば，CD4 数が 50/mm^3 未満の患者)は，通常，ウイルスの再活性化によって，また新規感染によっても末端臓器疾患のリスクがある。網膜炎は HIV/AIDS 患者における CMV 疾患の最も一般的な症状であるが，CMV は食道炎，大腸炎，肺炎，中枢神経疾患(脳炎，脳室炎，腰部神経根症)を引き起こすこともある。

ART 以前は，HIV 感染者のおよそ 3 人に 1 人が死亡する前に CMV 網膜炎を発症していた。その時代には，ganciclovir(もはや使用不可)を毎日経口投与することで網膜炎を予防できることが示されていたが，CMV 予防は，費用，毒性，および疾患を予防するために必要な治療数の多さから，標準治療とはならなかった。ART の導入により，CMV 網膜炎の発症率は 95%以上減少した。最近行われた valganciclovir 経口投与による予防試験では，発症リスクのある患者に対する有効性が示されなかったため，CMV 網膜炎の一次予防は現在**推奨されていない**。

CMV 網膜炎の治療を受けてコントロールされている患者には，再発を予防するために維持療法を行うべきである。治療薬は経口投与，非経口投与，硝子体内投与のいずれでもよいが，HIV の専門家と眼科医が相談して選択する(表 101.7)。網膜炎や再発の証拠がない限り，他の末端臓器疾患を二次予防する必要はない。硝子体内予防は，全身性疾患や対側の眼の疾患を予防するものではない。

表 101.7
サイトメガロウイルスに対する二次予防の選択肢

投与経路	薬剤
経口	valganciclovir
非経口	ganciclovir foscarnet ganciclovir+foscarnet cidofovir
硝子体内	ganciclovir foscarnet cidofovir fomivirsen(米国では使用不可)[訳注：日本では未承認]

二次予防は以下の 3 つの条件がすべて満たされれば安全に中止できる。(1)3〜6 か月間の予防投与後，(2)網膜病変がすべて活動性を失ったと判断された場合，(3)3〜6 か月間 CD4 数が 100/mm^3 以上に増加した場合。再発は CD4 数に関係なく起こりうるので，患者は定期的に網膜検査を受けるべきである。

結核

結核菌(*Mycobacterium tuberculosis*)は毎年，世界中で 100 万人以上の命を奪っており，HIV 感染者における主要な死因となっている。結核は感染性の飛沫を吸入することで感染し，多くの場合，細胞性免疫によって封じ込められる。何十年も潜伏結核感染(latent tuberculosis infection：LTBI)している場合もある。HIV 感染者は LTBI を再活性化するリスクが高く，CD4 細胞数に結核発症に関連する閾値はないようである。しかし，CD4 数が少ないほどリスクは高くなる。

すべての HIV 感染者は，受診時に LTBI のスクリーニングを受けるべきである(すべての結核患者が HIV のスクリーニングを受けるべきであるように)。現在，Mantoux ツベルクリン皮膚テスト(tuberculin skin test：TST)とインターフェロン-γ 放出アッセイ(interferon-γ release assay：IGRA)血液検査の 2 種類のスクリーニングが行われている。どちらも免疫抑制が進むと感度が低下するが，どちらでもよい。検査は 1 つだけ実施すればよく，両方の検査を実施することは現在のところ推奨されていない。

TST(皮膚硬結 5 mm 以上)または IGRA で HIV 陽性と判定された人は，活動性結核を除外する必要がある。少なくとも，活動性肺疾患の有無を調べるために胸部レントゲン検査を受けるべきである。活動性結核の証拠がなければ，LTBI を治療すべきである。isoniazid＋pyridoxine の 9 か月連日投与が LTBI 治療の主流であるが，治療後数か月はコンプライアンスが低下する傾向がある。isoniazid と rifapentine(および pyridoxine)を週 1 回，直接観察療法(directly observed therapy：DOT)のもとで 3 か月間投与する方法は，9 か月間の isoniazid 投与と同等の安全性と有効性があるようである。その他の代替レジメンを表 101.8 に示す。

患者は数週間ごとにアドヒアランスと毒性についてモニターさ

表 101.8
HIV 感染者の潜在性結核治療

薬剤	期間
isoniazid 300 mg/日＋pyridoxine 25〜50 mg/日	9か月
rifapentine（体重 32〜50 kg で 750 mg，>50 kg で 900 mg）週1回＋isoniazid　週 900 mg＋pyridoxine 週 50 mg	12 週間
rifampicin 600 mg/日	9か月

れるべきである。肝酵素が正常上限の 5 倍以上に上昇した場合は，投薬を中止すべきである。患者にはアルコールを避けるように注意し，臨床医は薬剤相互作用に注意すべきである。

LTBI または活動性結核が治療された後，再感染が起こることは米国ではまれである。二次予防は必要ない。

播種性 *Mycobacterium avium* complex（MAC）

Mycobacterium avium complex（MAC）に属する菌は，環境中の至る所に存在する。HIV 感染者は，CD4 細胞が 50/mm^3 未満に低下すると，限局性（リンパ節炎など）または播種性の MAC 疾患に罹患するリスクが高い。播種性疾患は，発熱，体重減少，下痢を伴うことが多い。CD4 数が少なく，MAC の症状がある患者は，予防を開始する前に活動性疾患を除外すべきである。

MAC の予防投与は，現在のところ，抑制的 ART を受けている患者には推奨されていない。同様に，CD4 数に関係なく，ART を開始する患者にも推奨されない。予防薬の適応となるのは，CD4 数が 50/mm^3 未満で，HAART を受けていてもウイルス量が抑制されていない患者のみである。薬剤としては，azithromycin 1,200 mg 週 1 回または clarithromycin 500 mg 1 日 2 回がある。マクロライド系抗菌薬に耐えられない患者には rifabutin が選択肢となるが，薬剤相互作用により投与が困難になることがある。一次予防は，ART でウイルス抑制が達成されれば中止できる。

MAC 症の患者には，このマイコバクテリウムに対する完全な治療を，二次予防または維持療法として少なくとも 1 年間継続する必要がある。二次予防は，患者に MAC 症の証拠がなく，ART を受けており，CD4 数が 6 か月間 100 個/mm^3 以上であれば，12 か月後に中止できる。

予防接種

13 歳以上の HIV 感染者は，肺炎球菌（*Streptococcus pneumoniae*）の予防接種を受ける必要がある。予防接種を受けたことがない場合は，13 価肺炎球菌結合型ワクチン（13-valent pneumococcal conjugate vaccine：PCV13）を 1 回接種し，少なくとも 8 週間後に 23 価肺炎球菌多糖体ワクチン（23- valent pneumococcal polysaccharide vaccine：PPSV23）を 1 回接種する。前回の接種が 5 年以上前である限り，患者は少なくとも 5 年後に 2 回目の PPSV23 を接種し，65 歳になったら再度接種する。患者が PCV13 を受ける前に PPSV23 をすでに受けている場合は，PPSV23 の少なくとも 1 年後に PCV13 の投与を延期する。なお，CD4 数が少なくとも 200/mm^3 になった時点で PPSV23 を投与すると，効果が高まる。

過去にワクチン接種を受けておらず，B 型肝炎に対する免疫がある場合，すべての HIV 感染者は単一抗原 B 型肝炎ワクチンを 3 回接種するか，患者に A 型肝炎のリスクがある場合は B 型肝炎と A 型肝炎の混合ワクチンを接種する必要がある。HIV 陽性患者における A 型肝炎のリスク因子には，MSM，注射薬の使用，慢性肝疾患などがある。B 型肝炎ワクチンの接種を終えた患者には，免疫を評価する必要があり，CD4 数が持続的に増加した時点で，非応答者はワクチン接種を繰り返す必要がある。

すべての HIV 感染者は，不活化インフルエンザワクチンを毎年接種すべきである。この患者集団では，生ワクチン接種は禁忌である。年齢に応じたワクチン接種の詳細については，予防接種実施諮問委員会（Advisory Committee on Immunization Practices：ACIP）のガイドラインに従うこと。

文献

Mocroft, et al. Is it safe to discontinue primary *Pneumocystis jirovecii* pneumonia prophylaxis in patients with virologically suppressed HIV infection and a CD4 cell count <200 cells/microL? Results from: Opportunistic Infections Project Team of the Collaboration of Observational HIV Epidemiological Research in Europe (COHERE). *CID*. 2010 Nov 1;51(9):1114.

Panel on Opportunistic Infections in HIV-Infected Adults and Adolescents. Guidelines for the prevention and treatment of opportunistic infections in HIV-infected adults and adolescents: recommendations from the Centers for Disease Control and Prevention, the National Institutes of Health, and the HIV Medicine Association of the Infectious Diseases Society of America. http://aidsinfo.nih.gov/contentfiles/lvguidelines/adult_oi.pdf

Section 13

院内感染

102 経皮的血液・体液曝露のリスクと管理

■著：David Kuhar, Krista Powell
■訳：山本勇気

医療従事者(healthcare personeel：HCP)は，業務中に針刺しや鋭利な器材による損傷から，B 型肝炎ウイルス(hepatitis B virus：HBV)，C 型肝炎ウイルス(hepatitis C virus：HCV)，ヒト免疫不全ウイルス(human immunodeficiency virus：HIV)などの血液媒介病原体に曝露するリスクがある。業務中の曝露による血液媒介病原体の伝播のリスク因子は，感染源となる患者(たとえば，その患者の血液または体液中のウイルスの力価および感染力)，損傷(たとえば，曝露により移行した血液または体液の量)，および感染曝露者(たとえば，免疫学的状態)に関連する。

経皮的曝露は，医療現場における血液媒介病原体の最も一般的な伝播メカニズムである。米国の病院を拠点とする HCP では，これまで年間平均 384,325 人(範囲：311,091〜463,922 人)が経皮的損傷を負っていると推定されてきた。いくつかのサーベイランスシステムのデータから，報告された損傷の大部分は，急性期医療の現場，特に医療フロア，手術室，集中治療室で発生していることが示されている。

曝露回避による血液媒介病原体の伝播予防には，労働安全衛生管理組織による多様なアプローチが必要である。その対策には，工学的手法の改善(より安全な医療機器など)，作業慣行の改善(鋭利な物の取り扱いを減らすための手技の変更など)，個人用保護具の使用を含む感染管理対策などが含まれる。感染を予防するためのもう 1 つの重要な曝露前対策として，HBV の予防接種がある。

曝露を防止することが血液媒介病原体感染を防止する主な手段だが，適切な曝露後管理は職場安全の重要な要素である。労働安全衛生局(Occupational Health and Safety Administration)の血液媒介病原体に関する基準では，雇用主に対して，血液またはその他の潜在的に感染性のある物質に曝露するリスクのある全従業員を保護するために書面による曝露管理計画を策定し，全従業員に対して業務に関連した曝露後の評価とフォローアップを行うことを義務づけられている。医療機関は，HCP が血液媒介感染症に罹患するリスクにさらされる可能性のある業務上の曝露について，すみやかに機密的に報告し，評価，カウンセリング，治療，フォローアップするための文書化されたプロトコルを含むシステムをもつべきである。HBV，HCV，または HIV を含む可能性のある血液または体液への業務中の曝露の事故は，それぞれ可能な限り迅速に評価されるべきであり，それには感染源の患者の適切な血液媒介病原体についての検査，曝露された人の既往感染の検査，および必要な場合には予防薬の迅速な投与が含まれるべきである。

曝露事故の初期管理および評価

創傷は石鹸と水で洗浄する。傷の手当てに消毒薬を使用したり，傷口を絞って体液を出したりすることが，血液媒介病原体伝播のリスクをさらに低下させるという根拠はない。しかし，消毒薬の使用は禁忌ではない。曝露は，HBV，HCV，HIV を伝播する可能性があるかどうか，関係する汚染源となる可能性のある体内物質の種類，曝露の経路および重篤度に基づいて評価されるべきである。血液，目に見える血液を含む体液，その他の感染の可能性のある体液(精液，腟分泌液，髄液，滑膜液，胸水，腹膜液，心膜液，羊膜液など)や組織は，血液媒介病原体に感染する可能性がある。

経皮的損傷の原因となった血液または体液の保有者は，HBV，HCV，HIV 感染の有無を評価される必要がある。曝露時のカルテに記載されている情報(検査結果，入院時の診断，過去の病歴など)，または曝露源となった人からの情報が，血液媒介ウイルス感染の可能性を判断するのに役立つ可能性がある。曝露源の HBV，HCV，および / または HIV の感染状態が不明である場合，曝露源の患者に事故の報告を行い，できるだけ早く血液媒介ウイルス感染の所見について(HCV の核酸検査を含むのが望ましい)検査すべきである。インフォームドコンセントの取得を含め，曝露源となった人の検査は，適用される州法および地域のルールに従って行うべきである。曝露源患者の感染状態が特定できない場合(たとえば，曝露源患者が不明な場合)，曝露後の管理に関する決定は，曝露の種類，HBV，HCV，または HIV に感染する臨床的および / または疫学的可能性を考慮したうえで，ケースバイケースで行うべきである。

血液媒介病原体

B 型肝炎ウイルス感染

HBV 感染は，HCP の職業上のリスクとしてよく認識されている。HBV 感染のリスクは，主に血液との接触の程度と，感染源となる患者の B 型肝炎 e 抗原(HBe 抗原)の状態に関連している。HBV を含む血液が付着した注射針で負傷したワクチン未接種の HCP を対象とした研究では，B 型肝炎表面抗原(HBsAg)および HBe 抗原陽性の血液に曝露して臨床的肝炎を発症するリスクは 22〜31％，HBV 感染の血清学的証拠が得られるリスクは 37〜62％だった。一方，HBsAg 陽性，HBe 抗原陰性の血液で汚染された注射針から臨床肝炎を発症するリスクは 1〜6％で，HBV 感染の血清学的証拠が得られるリスクは 23〜37％だった。

汚染された血液や体液に接触するリスクのあるすべての HCP は，HBV ワクチンを接種すべきである。ワクチン接種前の既往感染の血清学的検査は，病院や医療機関が費用対効果を考慮しない限り，職業上のリスクからワクチン接種者の大部分には実施されない。ワクチン接種歴にかかわらず，HBsAg 有病率が高い(8％以上)地域や中程度(2〜7％)の地域で生まれた人，両親が HBsAg 有病率の高い地域で生まれたワクチン未接種の米国生まれの HCP など，HIV 陽性，リスクの高い薬物乱用や性行為に関与したことがあるか現在関与していることを公表している，免疫抑制療法が必要，血液透析を受けている，など高リスクの HCP 集団に対しては，検査は費用対効果が高い。これらの HCP では，HBsAg と B 型肝炎中核抗原に対する抗体(抗 HBc)/HBsAG に対する抗体(抗 HBs)の検査を受けて，感染状態を判定する必要がある。B 型肝炎ワクチンは，他のワクチンと同時に接種することができる。ワクチン接種には，2 回接種法(0 か月目と 1 か月目に接種)と 3 回接種法(0 か月目，1 か月目，6 か月目に接種)がある。Heplisav-B®(HepB-CpG)は 4 週間以内に 2 回接種する。2 回接種法の両方共，HepB-CpG で実施するべきである。1 回目の投与後に 3 回接種法を開始する場合は，2 回目の投与をできるだけ早く行う。2 回目と 3 回目の投与は，少なくとも 2 か月以上あける。3 回目だけが遅れた場合は，都合のよいときに接種する。再接種の必要性を判断し，曝露後予防の指針とするため，一連のワクチン接種終了後 1〜2 カ月後に，血液または体液に職業的に曝露されるリスクのあるすべての HCP に対して，接種後の血清学的検査を実施し，抗 HBs の防御濃度(10 mIU/mL 以上)を確認する。初回のワクチンシリーズに反応しなかった人は，追加のワクチンシリーズを完了するか，HBsAg 陽性かどうかを判定するために評価を受けるべきである。再接種者は，2 回目のワクチンシリーズ終了時に再検査を受けるべきである。

過去にワクチンシリーズを完了した記録があるが，10 mIU/mL 以上の抗 HBs 抗体が確認されていない HCP には，HBV 感染のリスクがある可能性がある。採用時または入学時に抗 HBs 検査を受けることを勧める専門家もいる。ワクチン接種済みだが抗 HBs 検査を受けたことのない HCP が業務上の曝露を受けた場合は，曝露後できるだけ早く，抗 HBs 検査を受けるべきである。抗 HBs が 10 mIU/mL 未満のワクチン接種済みの HCP は，追加接種を受けるべきである。HepB-CpG を 2 回接種した HCP に対する再接種では，2 回目の HepB ワクチンシリーズを完遂し，最終接種から 1〜2 か月後に抗 HBs 検査を行う。再接種の別の方法として，追加の HepB ワクチン単回投与と 1〜2 か月後の抗 HBs 検査(もし，抗 HBs が 10 mIU/mL 未満の場合は，2 回目の HepB ワクチンシリーズ完了と最終投与から 1〜2 か月後の抗 HBs 検査)を行う。3 回シリーズの接種を受けた HCP の場合，再接種は HepB ワクチンを追加接種し，1〜2 か月後に抗 HBs 検査を行う。抗 HBs が 10 mIU/mL 未満に留まっている HCP は，追加で 2 回ワクチンを接種し(これで 2 回目のワクチンシリーズ完了となる)，最後の接種から 1〜2 か月後に抗 HBs 検査を再度受ける。

ワクチン接種に対する初期不応者は，HBsAg 陰性で HBV 感染の可能性があるとみなされ，HBsAg 陽性の血液に曝露された場合，または曝露の可能性がある場合には，B 型肝炎免疫グロブリン(hepatitis B immunoglobulin：HBIG)予防の必要性についてカウンセリングを受ける必要がある(表 102.1)。ワクチン未接種の感受性のある人が血液や体液に曝露された場合は，B 型肝炎ワクチンの接種を開始すべきである。

HBV に感染した血液に経皮的に曝露した場合に予防投与を行うかどうかは，曝露源の HBsAg の状態，被曝露者の B 型肝炎ワクチンの接種状況やワクチンの反応状況など，いくつかの要因を考慮しなければならない。曝露者の B 型肝炎ワクチン接種状況およびワクチン反応状況(判明している場合)を確認する必要がある。表 102.1 は，曝露源の HBsAg の状態，被曝露者のワクチン接種およびワクチン反応の状態に応じて，経皮的血液曝露に対す

表 102.1
HBV 経皮的曝露に対する曝露後予防の推奨(米国)

曝露者のワクチン接種歴とそれに対する反応[a]	治療		
	曝露源が HBsAg[b] 陽性	曝露源が HBsAg 陰性	曝露源が未検査，もしくは曝露源不明
未接種 ワクチン未完遂もしくはワクチン拒否者	HBIG[c]×1 回投与 HBV ワクチンシリーズ[d] 完遂	HBV ワクチンシリーズ完遂	HBV ワクチンシリーズ完遂
接種後			
抗体上昇(＋)[e]	処置なし	処置なし	処置なし
抗体上昇(－)[e]			
ワクチンシリーズ完遂後	HBIG×1 回投与 ワクチン再接種開始	再接種開始	リスクの高い曝露源であれば，HBsAg 陽性として対応
ワクチンシリーズ 2 回完遂後	HBIG×2 回投与(1 か月間隔で)	処置なし	リスクの高い曝露源であれば，HBsAg 陽性として対応

a HBV 感染の既往があれば，再感染に対する免疫があるので曝露後予防は必要ない。
b B 型肝炎表面抗原。
c B 型肝炎免疫グロブリン，0.06 mL/kg 筋注。
d B 型肝炎ワクチンシリーズ。医療従事者はワクチンシリーズ終了の 1〜2 か月後に HBs 抗体価の測定を受ける。
e 感染防御のために十分な値は，ワクチンシリーズ完遂後の抗 HBs 抗体価≧10 mIU/mL，と定義されており，＜10 mIU/mL の場合は不十分であり，感染防御の根拠とならない。
f HBs 抗原に対する抗体。

る予防の推奨をまとめたものである。HBIGが適応となる場合は，曝露後できるだけ早く（できれば24時間以内）投与すべきである。曝露後7日以上経ってからHBIGを投与した場合の有効性は不明である。B型肝炎ワクチンも，適応があればできるだけ早く（できれば24時間以内に）接種すべきであり，HBIGと同時に接種することができる（ただし，ワクチンは必ず三角筋に接種し，HBIGは別の部位に筋肉内投与する必要がある）。ワクチン接種中であるが，一連のワクチン接種を完了していない曝露者には，予定どおりワクチン接種を完了し，HBIGを追加すべきである。肝炎に合致する症状のある被曝露者に対しては，HBVに関連する検査を実施すべきである。

C型肝炎ウイルス感染

HCVは血液への職業的曝露によってすぐに感染することは少ない。HCV陽性者からの偶発的な経皮曝露後の抗HCVセロコンバージョンの平均発生率は1.8%（範囲 0～7%）である。HCVに感染した血液以外の体液や組織への曝露後の感染リスクは定量化されていないが，低いと考えられている。

職業環境においてHCVに曝露された人にケアを提供するHCPは，HCV感染のリスクと適切なカウンセリング，検査，医学的フォローアップについて熟知している必要がある。HCVに曝露した後の曝露後予防（post-exposure prophylaxis：PEP）には，免疫グロブリンや抗ウイルス薬は推奨されない。HCVウイルス血症の曝露源に曝露された人，またはHCV感染状態が不明な人は，曝露後48時間以内に抗HCV検査を行うべきである。抗HCV検査が陽性の場合は，HCV RNA検査（Reflex®）を実施すべきである。抗HCV検査が陰性の場合，または抗HCV検査が陽性だがHCV RNA検査が陰性の場合は，曝露後3週間以上経過してからHCV RNA検査を再度行うべきである。RNA検査が陰性の場合，多くの専門家は曝露後4～6か月目に抗HCV検査を行うことを推奨している。抗HCV検査が陽性の場合は，HCV RNA検査を行うべきである。HCV RNA検査が陽性の現在HCVに感染しているすべての人は，肝疾患およびHCV治療に精通した専門医による評価を受ける必要がある。感染の自然治癒は曝露後6か月まで起こる可能性があるため，曝露後6か月未満でHCV RNA検査が陽性であった人は，曝露後6か月以上経過してから再度検査を受け，感染状態を確認すべきである。

ヒト免疫不全ウイルス（HIV）感染症

米国疾病対策センター（Centers for Disease Control and Prevention：CDC）は，2005年に出したHIV感染血液に経皮的曝露した際のHIV感染に関する推定リスクを2014年に更新した。21の研究のメタ分析とシステマティックレビューによる報告に基いた推定平均リスクは約0.23%（95%信頼区間：0%，0.46%）である。21件の研究のうち14件では，感染は報告されていない。これらの研究でも他の研究でも，感染リスクはより大量の血液への曝露（たとえば，患者の血液で目に見えて汚染された器具，静脈や動脈に直接針を刺す処置，深い傷など）や，曝露源のウイルス量が多い場合など，「影響する」ウイルス量が増える要因によって増加することが示唆されている。

曝露後すみやかにHIV曝露後予防策を受けることで，HIV伝播のリスクを減らすことができる。HIVに曝露されたHCPは，曝露後できるだけ早く（数時間以内）評価されるべきであり，ベースライン時にHIV検査を受けるべきである（曝露時の感染状態を確定するためである）。HIV曝露後予防（post exposure prophylaxis：PEP）の適切な使用のため，適用される州および地域の法律に従い，可能な限り，曝露源患者のHIV感染の状態を決定すべきである。検査結果を待つ間，PEPの投与を遅らせてはならない。曝露元患者がHIV陰性であると判定された場合，PEPは中止されるべきであり，曝露された医療提供者に対するフォローアップHIV検査は必要ない。

HIVに曝露した後は，できるだけ早くPEPを開始すべきである。PEPは，忍容性があれば4週間投与すべきである。HIV PEPのために選択される薬剤レジメンは，副作用プロファイルが望ましく，レジメンの遵守と4週間のPEPの完了のいずれとも容易にする便利な投与スケジュールをもつレジメンにすべきである。HIV PEPの選択と投与は複雑なため，可能な限り，感染症専門医または抗レトロウイルス薬の投与に詳しい医師に相談することが推奨される。しかし，この相談のためにPEPの適時開始が遅れてはならない。

Box 102.1には，HIV PEPに望ましいレジメン，代替レジメン，専門家と相談した場合にのみ使用すべき薬剤，PEPとして使用することが推奨されない薬剤を列挙している。現在では，3種類（またはそれ以上）の抗レトロウイルス薬を含むレジメンが，すべてのHIVへの職業的曝露に対してルーチンに推奨されている。tenofovir（TDF）＋emtricitabine（FTC）＋raltegravir（RAL）は，HIVへの職業的曝露に望ましいレジメンとして推奨されている。このレジメンは忍容性があり，強力で，簡便に投与でき，薬剤相互作用も最小限である。推定クレアチニンクリアランス（estimated creatinine clearance：eCrCl）が60 mL/分未満のHCPには，ツルバダ®の構成成分であるtenofovirは使用しない。一部の専門家は，米国公衆衛生局（US Public Health Service：USPHS）が2013年に発表した「HIVへの職業性曝露の管理とPEPの推奨に関するガイドライン」以降に使用が承認された抗レトロウイルス薬を職業性曝露後のPEPに使用することを推奨している。たとえば，tenofovir alafenamide（TAF）は，PEPレジメンにおいてTDFの代わりに使用されている。1日1回投与のインテグラーゼ鎖移行阻害薬であるdolutegravir（DTG）は，1日2回投与のRALの代わりに，職業的PEPレジメンの一部として使用されているが，周産期におけるDTGの使用について懸念が提起されている。抗レトロウイルス薬の多くは妊娠中に副作用を起こす可能性がある，もしくはデータ不十分のため，妊娠中の使用は推奨されない場合がある。PEPを処方する際には，抗レトロウイルス薬によくある副作用（吐き気，下痢など）を予測し，先手を打って治療することが推奨される（DTGを含む抗レトロウイルス薬の周産期曝露が神経管欠損症と関連することを示唆するアフリカでの観察研究の結果，PEPを処方する場合，性的に活発，性的暴行を受けたことがある，有効な避妊法を使用していない妊娠可能性のある非妊娠女性，および妊娠初期の妊婦（神経管欠損症を発症する胎児のリスクが生後28日間であるため）にはDTGの使用を避けるべきであるとの勧告が出されている。“Update：Interim Statement Regarding Potential Fetal Harm

Box 102.1

ヒト免疫不全ウイルス(HIV)曝露後予防に関する推奨

第 1 選択処方
raltegravir(アイセントレス®；RAL) 400 mg を 1 日 2 回内服
＋
ツルバダ® 1 錠を 1 日 1 回内服
〔tenofovir DF(ビリアード®；TDF) 300 mg＋emtricitabine(エムトリバ®；FTC) 200 mg〕

代替処方

〔左列の 1 薬剤あるいは 1 組に，右列のヌクレオシド / ヌクレオチド逆転写酵素阻害薬(NRTI)の 1 組を併用する。これらの薬剤 / 処方に不慣れな場合は，その副作用について詳しい医師に相談する〕[a]

raltegravir(アイセントレス®；RAL)	tenofovir DF(ビリアード®；TDF)＋emtricitabine(エムトリバ®；FTC) 200 mg；ツルバダ® が利用可能
darunavir(プリジスタ®；DRV)＋ritonavir(ノービア®；RTV)	tenofovir DF(ビリアード®；TDF)＋lamivudine(エピビル®；3TC)
etravirine(インテレンス®；ETR)	zidovudine(レトロビル®；ZDV；AZT)＋lamivudine(エピビル®；3TC)；コンビビル® が利用可能
rilpivirine(エデュラント®；RPV)	zidovudine(レトロビル®；ZDV；AZT)＋emtricitabine(エムトリバ®；FTC)
atazanavir(レイアタッツ®；ATV)＋ritonavir(ノービア®；RTV)	
lopinavir / ritonavir(カレトラ®；LPV / RTV)	

次の薬剤は複数の薬剤の配合薬で，他の抗レトロウイルス薬の併用が必要ない代替薬である：スタリビルド®(elvitegravir，cobicistat，tenofovir DF，emtiricitabine)

使用に当たり専門家への相談が必要な代替抗レトロウイルス薬

abacavir(ザイアジェン®；ABC)
efavirenz(ストックリン®；EFV)
enfuvirtide(T20)
fosamprenavir(レクシヴァ®；FOSAPV)
maraviroc(シーエルセントリ®；MVC)
saquinavir(インビラーゼ®；SQV)
stavudine(sanilvudine)(ゼリット®；d4T)

PEP には通常使用しない薬剤

didanosine(ヴァイデックス®；ddI)
nelfinavir(ビラセプト®；NFV)
tipranavir(TPV)

PEP に使用してはいけない抗レトロウイルス薬

nevirapine(ビラミューン®；NVP)

a 代替のレジメンを筆者の好む順にリストアップしたが，患者や医師の好み次第で，他のレジメンも使用可能。
b avacavir 過敏症は致死的となることがあり，遺伝子多型 HLA-B*5701 と関連している。avacavir での治療を考慮する場合は，まず HLA-B*5701 のスクリーニングを行う。

表 102.2
医療施設で血液媒介感染病原体(BBP)への職業的曝露管理のためのガイドラインを実践する際の推奨事項

推奨事項	実践する際のチェックリスト
BBP 管理の方針を規定する	曝露が生じる可能性のあるすべての部署に，曝露の管理に関する規定の文書を置いておく 更新されているかどうか，定期的に規定を見直す
管理方針の実践	医療施設は，すべての職員に対して職業的曝露の予防と対応に関する適切な教育を提供する 医療施設は，B 型肝炎ワクチン接種のプログラムを作成する 医療施設は，曝露の報告システムを作成する 医療施設は，曝露事故を適切に管理できる者が，1 日を通じていつでも利用できるできるように準備しておく 医療施設は，必要に応じてすぐに曝露者が曝露後予防(PEP)を使用できるようにしておく
BBP 検査ができる検査室を用意する	医療施設は，職業的曝露の適切な管理のために，曝露者と曝露源の検体を迅速に処理する 適切な相談と同意のもとに検査を行う
曝露後予防(PEP)処方の正しい選択と適用	医療施設は，施設内で発生した HIV 曝露に対する抗レトロウイルス薬処方の選択と使用に関する方針を規定する B 型肝炎ワクチンと B 型肝炎免疫グロブリン(HBIG)が適時使用できるように準備する 医療施設は，PEP の選択と使用に関する専門家に相談できるようにしておく
曝露者が相談できる機会を提供する	医療施設は，曝露による精神的ショックへの対応やフォローアップ期間中の二次感染の予防策について医療従事者が相談できるようにしておく 医療施設は，必要に応じて職員に HIV に対する PEP の服薬遵守のための助言を行い，PEP を完了できるよう手助けする

(次ページへ続く)

表 102.2(続き)

推奨事項	実践する際のチェックリスト
PEP の副作用を定期的にチェックする	PEP の抗レトロウイルス薬を服用中の医療従事者には，曝露直後と曝露から 2 週間後に血液検査を含む臨床的評価を行い，定期的に副作用チェックする
抗体陽性化(seroconversion)がないか定期的にチェックする	医療施設は，曝露した医療従事者がきちんとフォローアップ検査を受けられるようなシステムを整える
曝露事故の管理プログラムを定期的にチェックする	医療施設は，迅速で適切な対応のために，職業的曝露の報告と管理をチェックするシステムを整える 次の項目を評価する： 曝露報告の漏れがないか，正確かどうか 対応のタイミング(つまり，曝露から評価までの時間) 検査結果報告までの時間 次の項目を見直す： BBP 感染のない検体に曝露した場合の PEP 未施行，あるいは PEP 中止，が確実に行われているかどうか チェック項目： B 型肝炎ワクチン接種と HIV に対する PEP の完遂率 曝露後フォローアップの完遂率

BBP＝血液媒介感染病原体(blood borne pathogen)

from Exposure to Dolutegravir— Implications for HIV Post-exposure Prophylaxis(PEP)(更新：ドルテグラビルへの曝露による胎児毒性の可能性に関する中間声明—HIV 曝露後予防(PEP)への影響)”(https://stacks.cdc.gov/view/cdc/38856)を参照。

曝露後 72 時間以内に被曝露者の再評価を行う，曝露源に関する追加情報が入手できた場合には，特に実施すべきである。HIV に職業的に曝露した HCP は，PEP を受けたかどうかにかかわらず，フォローアップ期間中に二次感染の予防措置に関するフォローアップカウンセリング，曝露後検査，および医学的評価を受けるべきである。HIV 検査は，曝露後 6 か月間(たとえば，6 週間後，12 週間後，6 か月後)実施すべきである。第 4 世代の HIV p24 抗原 -HIV 抗体免疫測定法の併用により，HIV 感染の早期発見が可能となる。第 4 世代の HIV p24 抗原 -HIV 抗体免疫測定法を使用していることを確かな場合は，HIV 検査はベースライン時，6 週後，曝露後 4 か月後に実施することができる。PEP が使用される場合，HCP は薬物毒性について医学的にモニターされるべきであり，最低でもベースラインと PEP 開始 2 週間後に血算と腎・肝機能検査をチェックすべきである。曝露後の血液検査の期間は，曝露者の状態と PEP レジメンに含まれる薬剤で予想される毒性に基づいて決定すべきである。異常が検出された場合は，さらなる検査が適応されるだろう。HIV 感染を示す症状のある曝露者には HIV 検査を実施すべきである。

医療施設へのガイドライン

表 102.2 には，曝露管理ガイドラインを制定し，実施する医療機関を支援するために，職業性血液媒介病原体曝露の管理に関する具体な推奨が概説されている。示された推奨事項はすべて 2019 年 2 月時点のものである。

免責事項

本報告書の所見および結論は著者のものであり，必ずしも CDC の公式見解を示すものではない。

文献

Advisory Committee on Immunization Practices; Centers for Disease Control and Prevention; Shefer A, et al. Immunization of health-care personnel: Recommendations of the Advisory Committee on Immunization Practices (ACIP). *MMWR Recomm Rep.* 2011;60(RR-7):1–45.

Department of Labor Occupational Safety and Health Administration. Occupational exposure to blood-borne pathogens: Final rule. *Fed Reg.* 1991;56:C29–CFR Part 1910.1030:64175.

Kuhar DK, Henderson DK, Struble KA, et al. Updated US Public Health Service guidelines for the management of occupational exposures to HIV and recommendations for postexposure prophylaxis. *Infect Control Hosp Epidemiol.* 2013;34(9):875–892.

Naggie S, Holland DP, Sulkowski MS, Thomas DL. Hepatitis C virus postexposure prophylaxis in the healthcare worker: Why direct-acting antivirals don't change a thing. *Clin Infect Dis.* 2016;64(1):92–99.

Patel P, Borkowf CB, Brooks JT, et al. Estimating per-act HIV transmission risk: A systematic review. *AIDS* 2014;28(10):1509–1519.

Panlilio AL, Orelien JG, Srivastava PU, et al. Estimate of the annual number of percutaneous injuries among hospital-based health-care workers in the United States, 1997–1998. *Infect Control Hosp Epidemiol.* 2004;25:556–562.

Schillie S, Harris A, Link-Gelles R, Romero J, Ward J, Nelson N. Recommendations of the Advisory Committee on Immunization Practices for use of a hepatitis B vaccine with a novel adjuvant. *MMWR Morb Mortal Wkly Rep.* 2018;67(15):455–458.

Schillie S, Murphy TV, Sawyer M, et al. CDC guidance for evaluating health-care personnel for hepatitis B virus protection and for administering post-exposure management. *MMWR Recomm Rep.* 2013;62(RR-10):1–19.

Schillie S, Vellozi C, Reingold A, et al. Prevention of hepatitis B virus infection in the United States: Recommendations of the Advisory Committee on Immunization Practices. *MMWR Recomm Rep.* 2018;67(1):1–31.

US Department of Health and Human Services. Recommendations for the use of antiretroviral drugs in pregnant women with HIV infection and interventions to reduce perinatal HIV transmission in the United States. December 2018. https://aidsinfo.nih.gov/guidelines/html/3/perinatal/224/whats-new-in-the-guidelines

103　院内感染による発熱

■著：Susan K. Seo, Arthur E. Brown
■訳：山本勇気

発熱は入院患者によくある臨床的問題である。入院患者の発熱は，潜伏期を経た市中感染の臨床症状である場合もあるが，本章では，入院後少なくとも48時間以内に新たに発症する発熱の原因に焦点を当てる。しかし，読者は他の診断も念頭におき，患者の渡航歴，ペットや動物との接触歴，趣味(ガーデニング，ラフティング，その他のアドベンチャースポーツなど)，性行為，食事の嗜好，職業曝露，最近の予防接種，過去1か月以内の薬物(副腎皮質ステロイドを含む)およびハーブの摂取，発熱患者や病人との最近の接触，季節などの疫学的要因について尋ねる必要がある。

院内での発熱は入院患者の2〜31%にみられる。有病率に幅があるのは，発熱の定義，体温測定法，調査集団(一般内科患者，高齢患者など)，医療環境(郡病院，大学病院，退役軍人病院など)の違いに起因している。院内での発熱は，感染性および／または非感染性の原因によるもので，単独で起こることもあれば同時に起こることもある。患者の73〜88%において，適切な検査により病因が特定される。発熱のエピソードの管理のために入院期間やコストが増加することは珍しくない。

入院患者の発熱原因の56〜74%が院内感染であり，最も多い感染原因は血流感染，上気道感染，下気道感染，尿路感染である(Box 103.1)。多剤耐性菌(multidrug resistant organisms：MDRO)による院内感染率は着実に増加している。抗菌薬耐性パターンを含む地域のサーベイランスデータ，およびMDROを獲得する患者のリスク因子に関する知識は，経験的抗菌薬療法の選択を考慮する際に重要である。非感染性の原因は14〜31%を占める。これらは通常，何らかの血管障害(例：心筋梗塞，肺塞栓症)，炎症性(例：痛風)または膠原病性血管疾患(例：ループス)，内分泌疾患(例：副腎不全)，悪性腫瘍，または薬剤に関連している(Box 103.2)。場合によっては，発熱後24時間以内に行われた侵襲的処置(手術，気管支鏡検査など)が唯一の特定可能な要因であることもある。

発熱の原因を探る手がかりをみつけるために，患者の病歴を総合的に検討し，身体診察を十分に行うべきである。免疫機能の障害，心臓弁膜症，人工装具の装着歴(整形外科など)，MDROを含む既往症と治療歴，薬物アレルギー，移植歴などをその患者について検討する。また，最近の外科的，内視鏡的，またはインターベンショナルな放射線的処置，最近の泌尿器および呼吸器系器具，血管内器具，薬物療法，輸血，不動などの院内発熱のリスク因子にも注意を払うべきである。完璧な身体診察を行うべきで，バイタルサイン，一般的な外観，敗血症の徴候，皮疹，性器，粘膜，および／または結膜病変の有無，心雑音または摩擦音の有無，新規のクラックル，呼吸音の減弱，肺の聴診におけるヤギ音および／または胸膜摩擦音，腹部圧痛，肝脾腫，肋椎角圧痛，関節炎，脊髄圧痛，髄膜瘤，および／または神経機能障害に焦点を当てる。

当然のことながら，術後の患者は手術部位と創部に特別な注意を払わなければならない。手術所見，技術的な問題，合併症に関して外科医と相談することは不可欠である。同様に，気管支鏡検査，内視鏡的逆行性胆管膵管造影検査，大腸内視鏡検査，膀胱鏡検査後に内視鏡医と協議することで，このような患者における内視鏡検査後の発熱の原因に関する情報が得られるかもしれない。がん患者は，長期にわたって大量の血液製剤を投与されることがあり，輸血関連感染症を発症することがある(「第104章　輸血関

Box 103.1

院内の発熱の原因となる感染症

血流感染
血管内デバイス関連(例：トリプルルーメン中心静脈カテーテル，Hickman，Broviac，中心静脈ポート)
細菌あるいは真菌による敗血症
中枢神経系
硬膜外膿瘍
髄膜炎
消化器系
胆管炎
憩室炎
腹腔内膿瘍
偽膜性腸炎
呼吸器系
誤嚥性肺炎
膿胸
院内肺炎
副鼻腔炎
人工呼吸器関連肺炎
皮膚軟部組織
蜂窩織炎
筋壊死(化膿性筋炎)
壊死性筋膜炎
手術部位(創部，深部体腔内，膿瘍)
尿路
カテーテル関連
泌尿器科的処置の後(例：膀胱鏡)
その他
心内膜炎
人工物関連感染
化膿性血栓性静脈炎
輸血関連(細菌，真菌，ウイルス，寄生虫)

Box 103.2

院内の発熱の原因となる非感染症の例

生物学的製剤(例：ワクチン，サイトカイン)/ 薬剤
アルコールや薬物の離脱
薬剤熱
薬剤過量投与(例：抗コリン薬)
悪性症候群
心臓
心筋梗塞
心外膜炎
膠原病
血管炎
内分泌疾患
副腎不全
甲状腺クリーゼ
詐熱
炎症性疾患
痛風，偽痛風
非ウイルス性肝炎
腹腔内の疾患
無石性胆嚢炎
急性膵炎
腸間膜虚血
上部あるいは下部消化管出血
悪性疾患
腫瘍熱
神経学的疾患
頭蓋内あるいはくも膜下出血
けいれん
脳梗塞
硬膜下血腫
手技関連
術後の発熱
気管挿管
輸血に対する反応
血栓塞栓性疾患
深部静脈血栓
肺塞栓
表在性血栓性静脈炎
血管の障害
鎌状赤血球発作

連感染症」を参照)。アルコール中毒患者，薬物乱用患者，熱傷患者，糖尿病患者，高齢患者，免疫不全患者にみられる感染症には，特別な配慮が必要である(これらのトピックを扱う章を参照)。特に免疫不全のがん患者では，さまざまな感染症が考えられる(「第 85 章 悪性新生物のある患者の感染」を参照)。

院内熱の発熱の評価では，疑わしい感染巣について検討すべきである。初期評価には通常，血算，尿検査，胸部レントゲン写真，血液，尿，および適応があれば喀痰の培養が含まれる。微生物学的評価に適した喀痰は，患者が好中球減少症でなければ，上皮細胞をほとんど含まず，多形核好中球を多く含むはずである。しかし，特に重症患者および / または好中球減少患者では，良好な検体を得ることが困難な場合がある。創傷部位や排液の適切な培養も重要である。排液装置内に溜まっている検体ではなく排液部位から新鮮な検体を採取することが重要である。下痢のある患者では，便検体を採取し，*Clostridioides*(以前の *Clostridium*) *difficile* の検査を行うべきである。皮疹がある場合は，組織学的および微生物学的検査のために皮膚の生検を行うべきである。血管内留置物が疑わしい場合，可能であれば，これらを除去し，その先端を培養のために送るべきである。

検体を正確に採取し，微生物検査室に迅速に搬送することが重要である。こうすることで，特に嫌気性菌などの培養しにくい微生物の培養が容易になる。検体の Gram 染色検査は，検体の妥当性を判断するのに有用であり，原因となる疾患を推定する助けとなる。また，臨床微生物検査室では迅速診断法〔ペプチド核酸蛍光 *in situ* ハイブリダイゼーション(peptide nucleic acid fluorescence *in situ* hybridization：PNA FISH)，マトリックス支援レーザー脱離イオン化飛行時間型(matrix-assisted laser desorption ionization-time of flight：MALDI-TOF)質量分析法，多重核酸増幅検査など〕の採用が増加しており，これらの技術は菌同定までの時間を短縮し，抗菌薬スチュワードシップと組み合わせることで，適切な治療実施までの時間を改善する。プロカルシトニンは血清バイオマーカーであり，全身性の炎症，特に細菌由来の炎症に伴って上昇するが，偽陽性や偽陰性の結果が生じることがあり，臨床的背景のなかで慎重に解釈する必要がある。もちろん，抗菌薬治療に関する決定はプロカルシトニン値のみに基づくべきでない。さらに，プロカルシトニンの上昇の程度は病原体によって異なり，腎不全患者，免疫不全患者，術後患者，その他重度の生理的ストレス下にある患者における結果の解釈の仕方は不明である。とはいえ，呼吸器感染症が疑われるまたは確定された場合や，敗血症が疑われる非重症患者において，プロカルシトニンに基づくアルゴリズムは有用であり，特に抗菌薬治療の早期中止の指針になることが示されている。

臨床状況によっては，さらなる画像検査が必要な場合もある。腹部手術を受けた術後患者では，深部(すなわち骨盤内)の発熱源を特定するために，適切な CT 検査を実施すべきである。超音波検査は，肝臓や脾臓，血管系の評価に役立つ。ガリウムスキャンやインジウム標識白血球スキャンが，わかりにくい感染巣の発見に役立つこともある。病巣がみつかれば，画像ガイド下ドレナージまたは膿瘍の開放ドレナージが可能である。

まとめると，入院患者の発熱の原因を特定することは非常に困難である。感染症は一般的であるが，院内の発熱には他のさまざまな病態の可能性があることを臨床医は認識しておく必要がある。

文献

Arbo MJ, Fine MJ, Hanusa BH, Sefcik T, Kapoor WN. Fever of nosocomial origin: Etiology, risk factors, and outcomes. *Am J Med*. 1993;95:505–512.

Filice GA, Weiler MD, Hughes RA, Gerding DN. Nosocomial febrile illnesses in patients on an internal medicine service. *Arch Intern Med*. 1989;149:319–324.

Gutfilen B, Lopes de Souza SA, Martins FPP, et al. Use of 99mTc-mononuclear leukocyte scintigraphy in nosocomial fever. *Acta Radiol*. 2006;47:699–704.

Hedrick TL, Sawyer RG. Health-care-associated infections and prevention. *Surg Clin North Am*. 2005;85:1137–1152.

Kaul DR, Flanders SA, Beck JM, Saint S. Brief report: Incidence, etiology, risk factors, and outcome of hospital-acquired fever. A systematic, evidence-based review. *J Gen Intern Med*. 2006;21:1184–1187.

Kaye KS, Pogue JM. Infections caused by resistant gram-negative bacteria: Epidemiology and management. *Pharmacotherapy*. 2015;35:949–962. doi:10.1002/phar.1636.

Messacar K, Parker SK, Todd JK, Dominguez SR. Implementation of rapid molecular infectious disease diagnostics: The role of diagnostic and antimicrobial stewardship. *J Clin Microbiol*. 2017;55:715–723. doi:10.1128/JCM.02264-16. Epub 2016 Dec 28.

Moon SY, Park KH, Lee MS, Son JS. Hospital-acquired fever in oriental medical hospitals. *BMC Health Serv Res*. 2018;18:88. doi:10.1186/s12913-018-2896-1.

Rhee C. Using procalcitonin to guide antibiotic therapy. *Open Forum Infect Dis*. 2016;4:ofw249. doi:10.1093/ofid/ofw249. eCollection 2017 Winter.

Sager R, Kutz A, Mueller B, Schuetz P. Procalcitonin-guided diagnosis and antibiotic stewardship revisited. *BMC Med*. 2017;15:15. doi:10.1186/s12916-017-0795-7.

Trivalle C, Chassagne P, Bouaniche M, et al. Nosocomial febrile illness in the elderly. *Arch Intern Med*. 1998;158:1560–1565.

13

104 輸血関連感染症

■著：William R. Jarvis, Virginia R. Roth
■訳：山本勇気

血液および血液成分の輸血はまれではあるが，常に存在する感染症のリスクと関連している。2,000 単位に 1 単位の血液が感染成分を保有していると推定され，1 万人に 4 人のレシピエントが，汚染された血液を投与された結果，慢性疾患を発症するか死亡すると推定されている。多種多様なウイルス，細菌，寄生虫が輸血と関連している(Box 104.1)。Creutzfeldt-Jakob 病(Creutzfeldt-Jakob disease：CJD)およびその新型(vCJD)が血液製剤を介して伝播する可能性についても懸念が出てきている。しかし，現在までのところ，血液または血液成分の輸血と CJD または vCJD のヒトでの発症が明確に関連づけられた例はなく，症例対照研究でも輸血が CJD のリスク因子であることは認められていない。ウイルス感染のリスクは，特に核酸検査(nucleic acid testing：NAT)を用いたスクリーニングの改善によって著しく減少した。現在では，ヒト免疫不全ウイルス(human immunodeficiency virus：HIV)または C 型肝炎ウイルス(hepatitis C virus：HCV)のリスクは 200 万単位に 1 単位，B 型肝炎ウイルス(hepatitis B virus：HBV)のリスクは約 20 万単位に 1 単位と推定されている。ウイルスや寄生虫感染のリスクは非常に低く，血液は HCV，HBV，HIV，ヒト T 細胞リンパ腫 / 白血病ウイルス(human T- cell lymphoma/ leukemia virus：HTLV)1 についてスクリーニングされているため，本章の残りの部分では，診断と治療が可能な輸血の細菌性合併症に焦点を当てる。

血液製剤の細菌汚染率は不明であるが，血液製剤に関連した細菌感染率はウイルス感染率と同程度と推定される。米国疾病対策センター(Centers for Disease Control and Prevention：CDC)，米国赤十字社，米国血液銀行協会(American Association of Blood Banks：AABB)，および国防総省の共同研究である血液製剤の細菌汚染(Bacterial Contamination of Blood Products：BaCON)研究は，1998〜2000 年にかけて輸血感染菌血症に関する積極的サーベイランスを実施した。34 件の菌血症エピソードがあり，9 人が死亡した。輸血感染菌血症の発生率(106 単位あたりの発生率)は，分離(単一供血者由来)血小板で 9.98，備蓄(複数供血者由来)血小板で 10.64，赤血球単位で 0.21 であり，致死的反応に関してはそれぞれ，1.94，2.22，0.13 であった。輸血関連敗血症による致死率は，輸血された 600 万単位に 1 人と推定されている。輸血感染性細菌性敗血症は，輸血関連致死率の 2 番目に多い原因である(いちばんは製剤の取り違え)。1995 年 10 月〜2004 年 9 月までの間に，食品医薬品局(Food and Drug Administration：FDA)に報告された輸血死亡事故 665 件のうち 85 件(13%)が細菌によるものであり，58 / 85(68%)が Gram 陰性菌によるものであった。2008 年には約 2,400 万の血液成分が輸血された。2008 年度に FDA が報告した輸血関連死亡事故は 46 件

Box 104.1

輸血を介した感染症

ウイルス

肝炎
A 型肝炎ウイルス(HAV)
B 型肝炎ウイルス(HBV)
C 型肝炎ウイルス(HCV)
D 型肝炎ウイルス(HDV)
E 型肝炎ウイルス(HEV)
G 型肝炎ウイルス(HGV)
サイトメガロウイルス(CMV)
EB ウイルス(EBV)

肝炎以外
HIV-1，2
HTLV-1，2
ヒトヘルペスウイルス 8(HHV-8)[a]
パルボウイルス B19
コロラドダニ熱ウイルス
ウエストナイルウイルス
デングウイルス
重症急性呼吸器症候群(SARS)ウイルス
変異型 Creutzfeld-Jakob 病(vCJD)
チクングニアウイルス
ブタインフルエンザウイルス[a]

細菌

Yersinia
Pseudomonas
ブドウ球菌
その他の Gram 陽性菌，Gram 陰性菌
Rickettsia

スピロヘータ

梅毒
回帰熱
ライム病[a]
エールリキア症[a]

原虫

Plasmodium 属(マラリア)
Babesia microti
Babesia 属
Trypanosoma cruzi(Chagas 病)
Toxoplasma 属
Leishmania 属
ぜん虫(ロア糸状虫，その他のミクロフィラリア)
Treponema pallidum(梅毒トレポネーマ)

HIV=ヒト免疫不全ウイルス，HTLV=ヒト T 細胞白血病 / リンパ腫ウイルス
a 感染の可能性があるのみで実際の症例報告はない。

で，その後，2009年度に44件，2010年度に40件，2011年度に30件が報告された。このうち微生物感染に起因するものは，2009年度5件(11％)，2010年度2件(5％)，2011年度4件(13％)であった。2010年度および2011年度には，*Babesia*，黄色ブドウ球菌(*Staphyrococcus aureus*)，大腸菌(*Escherichia coli*)，*Morganella morganii*，*Klebsiella pneumoniae*で死亡例のすべてを占めていた。しかし，血液や血液成分製剤に混入した細菌による非死亡イベントはもっと頻繁に生じており，往々にして細菌汚染の可能性が十分に検討されないまま，輸血された白血球に対する免疫応答とみなされている。

全血および赤血球

採血後，全血は8時間までは室温で保存され，使用する添加剤にもよるが，1～6℃で最長35～42日間保存することができる(表104.1)。全血から赤血球を分離するのは通常の保存期間中であればいつでもよい。その後，赤血球は1～6℃で，調製した全血の有効期限まで保存することができる。*Yersinia enterocolitica*や*Pseudomonas*属などの好低温性細菌はこの保存環境のなかでも増殖しやすく，ほとんどの赤血球輸血関連敗血症の原因となる(表104.2)。このような事例は製剤が14～25日以上保存されていた場合に起こることが多く，これは7～14日間経過した後に指数関数的に微生物が増加するタイムラグを反映している。微生物数は38日目までに10^9/mLに達し，外毒素量は24～38日目までに315ng/mL(約4,000EU/mL)になる。このような製剤が，敗血症性ショック，エンドトキシンショック両者の原因となる。

血小板

米国では毎年，約900万単位の血小板濃厚製剤が輸血されている。血小板は酸素透過性の容器に入れ，振盪しながら20～24℃で最長5日間まで保存できる。米国で最も多く報告されている輸血関連感染症は，血小板成分の細菌汚染である。細菌汚染は，血小板1単位あたり1：1,000～1：3,000の発生率で起こると推定されている。血小板輸血に関連した敗血症は通常，一般的な皮膚細菌，たとえば，表皮ブドウ球菌(*Staphylococcus epidermidis*)や黄色ブドウ球菌，または室温で急速に増殖するその他の好気性細菌が関与している(表104.2)。また，血小板輸血に関連した敗血症エピソードは，保存期間の初期よりも菌の力価が高い可能性のある保存期間の後期(約4～5日)の製剤で発生する傾向がある。加えて，分離(単一供血者由来)製剤に比べると，備蓄(複数供血者由来)製剤のほうが敗血症を起こしやすい。備蓄血小板は，ランダムに選ばれた6～10人の供血者からの血小板を，輸血前4時間以内に合わせて用意される。一方，分離製剤は，単一供血者の全血から血小板を分離することで作成され，他の血液成分は供血者に返血される。備蓄血小板のほうが敗血症の発生率が高いのは，平均して備蓄血小板のほうが分離血小板よりも保存期間が長いためである。さらに備蓄製剤では，複数の供血者由来であることや配合の作業によっても汚染リスクが高くなっている。2004年3月，AABB基準が導入され，備蓄血小板製剤の細菌汚染に関する定期的な品質管理検査が義務づけられた。2011年1月31日，AABBは，血小板製剤の細菌検出検査ではFDAに認可された方法，もしくはそれと同等の感度が確認された方法を用いて行うことを新規定5.1.5.1.1で明記した。この方法が米国やカナダの血液センターの多くで実施され，血小板関連細菌感染症のリスクが減少した。

表104.1
血液製剤の保存方法と推定汚染率

製剤	保存法	推定汚染率
全血 CPDA-1 CPD＋AS	室温：8時間以下 1～6℃：35日以内 1～6℃：45日以内	0.03%
赤血球濃厚液 CPDA-1 CPD＋AS	 1～6℃：35日以内 1～6℃：45日以内	≦0.5%
血小板	20～24℃：5日以内	単一供血者由来：≦2.5% 備蓄：≦10%
血漿	凍結して－18℃以下で保存 使用する際に，融解その後は 1～6℃：24時間以内	≦0.1%

AS＝アデニン生食(添加剤)，CPDA＝アデニンクエン酸リン酸ブドウ糖(添加剤)，CPD＝クエン酸－リン酸－ブドウ糖

表104.2
輸血関連敗血症の原因

微生物	割合	採取から投与までの日数	
		中央値	幅
赤血球			
Yersinia enterocolitica	49.0	24	7～41
Pseudomonas fluorescens	23.5	24	16～32
Serratia liquefaciens	7.8	21	17～26
Treponema pallidum	2.0	≦1	－
Pseudomonas putida	2.0	－	－
その他	15.7	23	20～26
血小板			
表皮ブドウ球菌	33.3	4	3～5
Salmonella choleraesuis	11.7	≦1	－
Serratia marcescens	8.3	2	1～3
黄色ブドウ球菌	5.0	5	3～6
Bacillus cereus	5.0	－	－
緑色レンサ球菌	3.3	3	1～6
Salmonella enteritidis	3.3	5	3～5
その他	23.3	4	2～6

血漿および血漿由来製品

血漿は分離〔アフェレーシス(apheresis)〕によって採取，あるいは全血から作成された後，6時間以内に−18℃以下で保存する。ラップにくるんで水に漬けておくか，電子レンジを用いて融解〔訳注：米国では食品医薬品局(FDA)認可の電子レンジでの解凍するが，日本では推奨されていない〕し，1〜6℃で保存し24時間以内に投与する。この保存状況では細菌は生存しないはずである。が，装置による汚染が起こることがあり，たとえば，融解に使用する水を入れる容器が汚染していたことに起因する血漿輸血関連敗血症の事例の報告がある。

血漿由来製剤の汚染もまれであると考えられている。血漿由来製剤は非常に厳しい条件下で保存された血漿から調製され，多くの製剤はウイルス不活化処理も受けている。これらの製剤は，厳密な環境で保存された血漿から用意され，さらに多くの製剤はウイルス不活化処置を施される。しかし，それでも汚染が起こることがあり，汚染された静注用免疫グロブリンの使用によるC型肝炎ウイルス感染のアウトブレイクや，血漿由来製剤に関連したA型肝炎ウイルス感染事例でそれが提示されている。

汚染の原因

供血の際に供血者が菌血症あるいはウイルス血症状態であった場合に，血液や血液由来成分の内因性の(intrinsically)汚染が生じ，外因性の(extrinsically)汚染は，採血の際の皮膚や，作成と保存の際に使用する容器などの物品から生じる。感染微生物は汚染の原因を反映する。*Y. enterocolitica* に汚染された赤血球製剤であれば，汚染の原因は最近1か月以内の無症候性の消化管感染であることが多い。通常，消化管感染の症状は軽度であるため，供血者が記憶していなかったり，事前問診の際にあえて申告しなかったりする。

臨床的な管理

このような汚染事例はまれだが，患者が輸血の最中あるいは直後に発熱した場合には，血液あるいは血液由来成分の汚染の可能性を考えることが重要である(図104.1)。菌血症が否定できない場合は，輸血をただちに中止すべきである。残存する血液製剤や輸血投与セットはただちに回収して冷蔵保存する。血液製剤のGram染色またはアクリジンオレンジ染色を行うべきである。血液成分セグメントの染色および／または培養は通常，製剤自体が陽性であっても陰性である。これは，献血時の血液製剤の低レベルの汚染を反映している可能性がある。バッグ内の血液製剤，抗菌薬投与開始前の患者の血液，および輸血中に使用された点滴液の培養をすみやかに行うべきである。供血者の情報を漏れなく見直す。患者の血液と血液製剤から微生物が検出されたら，両者の分子タイピングを行うことで，因果関係を立証できる可能性がある。

適切な培養が得られた後，広域スペクトルの経験的(エンピリックな)抗菌薬療法を開始すべきである。血液製剤による敗血症が疑われる場合の経験的治療は，その成分に基づいて行わなければならない。赤血球輸血に関連する敗血症の報告では，*Y. enterocolitica* か *Pseudomonas* 属，なかでも *Pseudomonas fluorescens* によるものがほとんどなので，初期治療ではtrimethoprim-sulfamethoxazole(ST合剤)か抗緑膿菌β-ラクタム薬に，アミノグリコシド系薬を併用する。血小板に関連する感染性合併症は，コアグラーゼ陰性ブドウ球菌や黄色ブドウ球菌，たまにGram陰性菌といった好気性細菌が原因のことが多いので，初期のエンピリックな治療では，ペニシリナーゼ耐性ペニシリンとアミノグリシド系薬を使用する。原因微生物が同定され感受性が判明したら，ただちにエンピリックな治療の抗菌薬を最適化する。

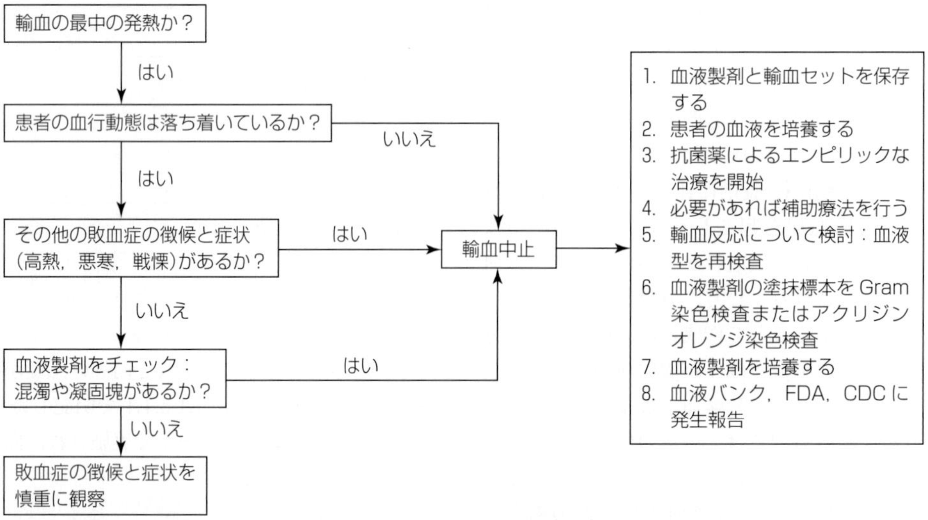

図104.1
輸血に関連した発熱を評価する際のアルゴリズム

Box 104.2

輸血関連敗血症の予防

供血者

感染症のスクリーニング(健康状態に関する質問表)。渡航歴，行動様式，歯科処置，最近罹った病気の所見と症状について尋ねる

採血

穿刺部位を観察し，皮膚のくぼんだ部位は避ける

適切に穿刺部位を処置

無菌的手技で行う

バッグと製剤の準備

無菌的手技で行う

製剤準備装置を適切に掃除し消毒する。水に漬けて融解する際は，ラップでくるむ

適切な方法で保存する

輸血の前に，内容物を目視で点検する

予防

細菌の汚染を同定するための迅速で感度の高い診断検査はまだない。そのため，輸血関連敗血症のリスクを最小限にするためには，供血者スクリーニング，採血部位の観察と準備，製剤の正しい取り扱いを適切に行うことが重要である(Box 104.2)。医療スタッフや血液バンクのスタッフに，輸血関連反応を呈する患者の所見と症状，迅速な血液バンクへの報告の重要性，すぐに受血者(recipient)血液を培養すること，ただちに血液製剤を塗抹染色し培養すること，血液製剤と投与セットを回収し，冷蔵し，それらを汚染が除外されるまで保全しておくこと，などについての教育を行うことで，血液製剤関連の感染性合併症の検出が増える可能性がある。

文献

Blajchman MA. Bacterial contamination and proliferation during the storage of cellular blood products. *Vox Sang*. 1998;74 (suppl 2):155–159.

Brecher ME, Jacobs MR, Katz LM, et al.; AABB Bacterial Contamination Task Force. Survey of methods used to detect bacterial contamination of platelet products in the United States in 2011. *Transfusion*. 2013;53:911–918.

Eder AF, Kennedy JM, Dy BA, et al.; American Red Cross Regional Blood Centers. Bacterial screening of apheresis platelets and the residual risk of septic transfusion reactions: the American Red Cross experience (2004–2006). *Transfusion*. 2007;47:1134–1142.

Goodnough LT, Brecher ME, Kanter MH, et al. Transfusion medicine: blood transfusion. *N Engl J Med*. 1999;340:438–447.

Gubernot DM, Nakhasi HL, Mied PA, et al. Transfusion-transmitted babesiosis in the United States: summary of a workshop. *Transfusion*. 2009;49:2759–2771.

Kuehnert MJ, Roth VR, Haley NR, et al. Transfusion-transmitted bacterial infection in the United States, 1998 through 2000. *Transfusion*. 2001;41:1493–1499.

Pealer LN, Marfin AA, Petersen LR, et al. Transmission of West Nile virus through blood transfusion in the United States in 2002. *N Engl J Med*. 2003;349:1236–1245.

Ramirez-Arcos S, Jenkins C, Dion J, et al. Canadian experience with detection of bacterial contamination in apheresis platelets. *Transfusion*. 2007;47:421–429.

Roth VR, Kuehnert MJ, Haley NR, et al. Evaluation of a reporting system for bacterial contamination of blood components in the United States. *Transfusion*. 2001;41:1486–1492.

Schreiber GB, Busch MP, Kleinmann SH, et al. The risk of transfusion-transmitted viral infections. The Retrovirus Epidemiology Donor Study. *N Engl J Med*. 1996;334: 1685–1690.

Wagner SJ, Friedman LI, Dodd RY. Transfusion-associated bacterial sepsis. *Clin Microbiol Rev*. 1994;7:290–302. www.fda.gov/downloads/BiologicsBloodVaccines/SafetyAvailability/ReportaProblem/TransfusionDonationFatalities/UCM300764.pdf (accessed July 17, 2014).

105 血管内カテーテル関連感染症

■著：Johny Fares, Alexandre E. Malek, Issam I. Raad
■訳：山本勇気

はじめに

中心静脈カテーテル(central venous catheter：CVC)は，輸液，投薬，血液製剤，完全静脈栄養(total parenteral nutrition：TPN)，血液透析のための血管アクセスを確保するために不可欠である。CVCは入院患者にも外来患者にも使用される。中心静脈ライン関連血流感染症(central line associated bloodstream infections：CLABSI)は，特に高リスク患者における主要な医療関連感染症である。米国疾病対策センター(Centers for Disease Control and Prevention：CDC)によると，CLABSIの発生率は2008〜2016年の間に約50％減少した。しかし，全米医療安全ネットワーク(National Healthcare Safety Network：NHSN)によると，これらの感染症は依然として12〜25％という高い死亡率と，CLABSI 1件あたり45,814米ドルという高い医療費に関連している。

病態

CVC挿入後の細菌の定着は普遍的に発生しており，早いときは挿入翌日には生じるが，これはカテーテル関連感染とは独立した事象である。カテーテル表面を電子顕微鏡で見ると，浮遊した状態やバイオフィルムの中で固まった状態の微生物が観察できる。

カテーテルが本来もつ性質，微生物側の要素，宿主由来の蛋白質，の3要素が相互に影響して，カテーテルへの付着が進行する。カテーテルの表面の凹凸と電荷差は細菌の付着を促進する。一部の微生物はテフロン系ポリマーやポリウレタンよりもポリ塩化ビニル，シリコーン，ポリエチレンの表面によく付着する。さらに，血栓形成は，コロニー形成やカテーテル関連感染のリスクが高い特定のカテーテル素材でより一般的にみられる。フィブリノーゲン，フィブロネクチン，ラミニン，トロンボスポンジンなどの血漿蛋白質から成る宿主因子は，カテーテルの内外表面にトロンビンの膜を形成する。その後，微生物が細胞外の多糖類に富む物質(グリコカリックス)の分泌を介して付着し，短期カテーテルの外表面および長期(30日以上留置された)カテーテルの内表面にバイオフィルムが形成される。このバイオフィルムによって細菌がカテーテルに付着して，抗菌薬抵抗性となり除去が困難になる。

微生物が血管カテーテルに定着する経路はさまざまである。短期カテーテルでは，挿入部位の皮膚が主要な定着の主な原因である。皮膚の細菌叢はカテーテルの外表面に沿って移動する。長期カテーテルでは，血管内デバイスのハブが最も一般的な定着の原因であり，医療従事者の手指から微生物が侵入する。この場合，定着菌はカテーテルの内表面に沿って移動する。二次感染源からの血行性播種や，汚染されたheparinフラッシュなどの輸液や添加物の汚染は，まれにしか血管器具のコロニー形成や感染の原因とならない。

その他のCLABSIリスク因子：大腿カテーテル留置は鎖骨下カテーテル留置よりも感染および血栓性合併症の発生率が高く，ガーゼドレッシングと比較して，透明閉塞性ドレッシングは，CVCが3日以上留置された場合に，挿入部位のコロニー形成，カテーテル関連局所感染およびCLABSIの発生率が有意に上昇することと関連する。

CLABSIに関連する原因微生物は主にGram陽性菌であり，次いで，Gram陰性菌および*Candida*属である。表皮ブドウ球菌(*Staphylococcus epidermidis*)および黄色ブドウ球菌(*S. aureus*)などの皮膚細菌叢は，依然としてCLABSIの主な原因であり，次いで，*Enterococcus faecalis*，*Klebsiella*属(*K. pneumoniae*，*K. oxytoca*)，*Enterococcus faecium*，および大腸菌(*Escherichia coli*)が続く。医療従事者の手を汚染する微生物，たとえば*Pseudomonas*，*Acinetobacter*，*Stenotorohomonas maltohiklia*，*Candida*が一般的な原因菌である。*Achromobacter*，迅速発育群の抗酸菌(*M. chelonae*，*M. fortuitum*)，および*Fusarium*，*Malassezia furfur*，*Rhodotorula*属などの真菌が，**特殊な**状況で関与することが報告されている(例：高カロリー輸液，インターロイキン-2治療)。

大腸菌，*Enterococcus faecium*，緑色レンサ球菌(*Streptococci viridans*)などの細菌は，無担がん患者に比べ担がん患者によくみられる。これは，がん患者にみられる粘膜バリア障害を介して，消化管からこれらの菌が移行することに起因している。

臨床像と診断

CLABSIの臨床症状は，非特異的な全身症状および皮膚挿入部位の局所症状から成る。

全身症状には発熱および悪寒が含まれ，低血圧，過呼吸，精神状態の変化，吐き気，嘔吐，腹痛および下痢などの非特異的な消化器症状を伴うことがある。黄色ブドウ球菌，緑膿菌(*Pseudomonas aeruginosa*)，*Candida albicans*など病原性の高い微生物によるCLABSIでは，心内膜炎，骨髄炎，網膜炎，膿瘍などの深在性感染症を合併することもある。局所症状は感度も特異度も高くない。感度の点でいうと，特に免疫不全の患者ではみられないことが多い。特異度の点でいうと，末梢挿入型中心静脈カテーテル(peripherally inserted central catheter：PICC)では，

表 105.1
米国疾病対策センター(CDC)および米国感染症学会(IDSA)の，血管内カテーテル関連感染症の診断とマネジメントに関するガイドライン(2009 年)の定義による中心静脈ライン関連血流感染(CLABSI)の診断

CDC による中心静脈ライン関連血流感染(CLABSI)の定義[a]	IDSA 2009 によるカテーテル由来血流感染(CRBSI)の定義
2 日以上 CVC が留置されている患者で，LCBI が確認された日，あるいはその前日に CVC が留置されている。さらに，LCBI は他の感染巣に関連したものではなく，下記の基準のどれかに当てはまる ・皮膚汚染菌でない微生物が 1 つ以上の血液培養から検出される ・皮膚汚染菌が，2 日以内に異なるタイミングで採取された **2 セット**以上の血液培養から検出され，下記の臨床症状・所見のうち **1 つ**以上を認める：発熱(>38℃)，悪寒，低血圧，所見と症状 ・1 歳以下の患者では，皮膚汚染菌が 2 日以内に異なるタイミングで採取された 2 セット以上の血液培養から検出され，下記の臨床症状・所見のうち 1 つ以上を認める：発熱(>38℃)，低体温〔深部体温(中枢温)<36℃〕，無呼吸，徐脈	・**カテーテルを抜去しない診断法**：下記のうち 1 つ以上が CRBSI の確定診断に必要 ・カテーテルと末梢静脈から採血された 2 つの血液培養から同じ微生物が検出され，定量的培養でのコロニー数が CVC/ 末梢≧3：1 であること ・培養陽性までの時間差が 2 時間以上(血液培養で微生物の発育が確認されるのが，末梢静脈採取の血液培養よりもカテーテル採取の血液培養で 2 時間以上早い) ・**カテーテルを抜去する診断法**：CRBSI の確定診断：末梢から採血した 1 セット以上の血液培養とカテーテル先端培養から同じ微生物が検出される(半定量培養で 1 カテーテル分あたり≧15 CFU，もしくは定量培養で 1 カテーテル分あたり≧10^2)

a CDC の定義による CLABSI の診断では，カテーテル抜去が必要ない。
CVC＝中心静脈カテーテル，LCBI＝検査室で確認された血液培養陽性

挿入部位に無菌性の炎症所見を呈することもある(26%)。

血管内カテーテル関連血流感染(CRBSI)の CDC および米国感染症学会(Infectious Diseases Society of America：IDSA)の定義を，表 105.1 にまとめた。

CLABSI の定義は特異性に欠けることがある。たとえば，がん患者の一群，特に粘膜障害のある患者においては，検査室で確認された血液培養陽性(laboratory-confirmed bloodstream infection：LCBI)が CLABSI とみなされた場合でも，それが消化管から血中への菌の移行(bacterial translocation)による可能性がある。中心静脈ラインに関連した LCBI と，不明な感染源による LCBI を区別するために，CDC は粘膜バリア損傷 LCBI(MBI-LCBI)と呼ばれる新しい定義を開発した。これは，消化管の移植片対宿主病，下痢，好中球減少症などの粘膜バリア損傷のリスクをもつ患者の血液から，腸内細菌が培養された場合と定義される。

IDSA が定義する CRBSI は，菌血症の原因として CVC をより具体的に特定するものである。

予防戦略

CVC は医学的に必要な場合にのみ使用し，できるだけ早く抜去すべきである。非トンネル型 CVC では鎖骨下部位が望ましい。成人患者では大腿部位は避けるべきである。

血管内カテーテル関連感染予防のためのガイドラインでは，カテーテルを挿入し維持管理する医療従事者の教育とトレーニングの重要性を強調している。CVC の挿入，交換，アクセス，ドレッシングの前後には，石鹸と水またはアルコールベースの消毒液による手指衛生を行うべきである。CVC の挿入に際し，キャップ，マスク，滅菌ガウン，滅菌全身ドレープの使用を含む最大限の無菌的予防法(maximal sterile barrier precautions)の使用が推奨される。

CVC 挿入前の chlorhexidine 製剤を用いた皮膚洗浄により，CVC のコロニー形成と CLABSI のリスクが減少する。chlorhexidine が禁忌の場合は，ヨードチンキ(tincture of iodine)または 70%アルコールを使用することもできる。

ドレッシングの選択肢はいろいろある。滅菌した透明なドレッシングは CVC を視覚的に監視でき，滅菌ガーゼよりも交換頻度が少ない。chlorhexidine 含浸ドレッシングの使用は，生後 2 か月以上患者の短期カテーテルに推奨される。目視またはドレッシング越しの触診による CVC の定期的モニタリングが推奨される。

抗菌薬塗布カテーテルも，CLABSI の発生率を低下させるために導入されている。CDC はその使用を，5 日以上留置されると予想される CVC に対して，最大限の無菌的予防法を含む無菌的手技の実施にもかかわらず CLABSI の発生率が上昇する場合に推奨している。minocycline と rifampicin(M-R)でコーティングされた CVC が，最も効果的であることが判明している。M-R は数週間(28〜50 日間)抗菌保護効果を示し，minocycline と rifampicin に対するブドウ球菌種の耐性率を上昇させることなく，がん患者における CLABSI の発生率を低下させることが示された。chlorhexidine / silver sulfadiazine コートカテーテルも使用可能である。しかし，これらのカテーテルは M-R コーティングカテーテルと比較して保護期間が短く，CLABSI 発生率の低下は 12 倍低い。

抗菌薬カテーテルロックおよび洗浄液の使用は，長期カテーテル留置および CRBSI 多発歴のある患者に対して CDC が推奨している。カテーテルロック液の使用法は，カテーテル内腔を洗浄した後，抗凝固薬と抗菌薬を組み合わせた溶液を 1〜3 mL 注入する。CVC 内腔でのロック滞留時間は溶液によって 2〜12 時間と異なる。当初，heparin はカテーテル開存性を維持するための抗血栓薬として広く使用されていたが，カテーテルロックに使用される 1,000 U/mL の濃度では，ブドウ球菌のバイオフィルム形成を促進することが示されている。現在，クエン酸塩やエチレンジアミン四酢酸(ethylenediamine-tetraacetic acid：EDTA)などの他のキレート剤は，非常に強力な抗凝固効果，バイオフィルム形成を防止する能力，および相乗的な抗菌活性を有することから，カテーテルロック溶液の成分として広く使用されている。minocycline と EDTA の併用は，長期 CVC 使用患者，特にがん患者と血液透析患者の CLABSI 予防に非常に有効であることが示された。nitroglycerin-citrate- ethanol(NiCE)ロック溶液も，*in vitro* および *in vivo* の複数の研究によって示されたように，CLABSI の発生率を低下させるのに有効である。耐性微生物の出現に伴い，CLABSI 予防としては抗菌薬ロック液よりもこのような非抗菌薬ロック液が好まれる。加えて，CLABSI の予防に

Box 105.1

CLABSIの予防法

従来の方法
- 慎重なカテーテル挿入と扱いに関する医療従事者教育
- 非トンネル型カテーテルの挿入部位は，大腿を避けて鎖骨下を用いるのがよい
- 手指衛生
- CVC挿入の際のマキシマル・バリア・プリコーション(キャップ，マスク，滅菌ガウン，体全体を覆う滅菌ドレープ)使用
- CVC挿入前のクロルヘキシジンによる皮膚消毒
- 熟練した輸液療法チーム
- 必要のないCVCは抜去する

新しい技術
強く推奨される，あるいは裏づけとなるエビデンスがある
- 抗菌薬コーティングカテーテル(5日以上のカテーテル留置が予想される場合)
- 長期留置カテーテルでCLABSIを繰り返している場合の予防的なカテーテル抗菌薬ロック
- chlorhexidine含有スポンジ
- chlorhexidine清拭・入浴
- 挿入部の局所抗菌薬塗布(透析患者のみ)

おいて抗菌薬ロック溶液よりも優れていることが多くの研究で示されている。たとえば，minocyclineおよびEDTA(M-EDTA)溶液は，*in vitro*バイオフィルムモデルおよび動物モデルの両方で，vancomycin-heparinロック溶液よりも優れていた。

CDCはCLABSI予防策として，ルーチンのカテーテル交換とガイドワイヤを使用した交換を推奨していない。しかし，(1)破損したカテーテルの交換，(2)既存のカテーテルを別のタイプに変更する，(3)全身抗菌薬治療の使用と共に，静脈アクセスが制限されている患者の代替戦略として，血管アクセスを救済するためにガイドワイヤを使用することはある。

予防戦略の概要をBox 105.1に示す。

治療

カテーテルが菌血症の原因であることが確認された後のCLABSIの治療には，カテーテル管理(ラインの抜去，交換，温存)と全身抗菌薬治療が含まれる。治療法の概要を表105.2に示す。

カテーテル管理

カテーテル抜去はカテーテル管理において最も一般的なアプローチである。IDSAは，複雑性CRBSI(重症敗血症，化膿性血栓性静脈炎，心内膜炎)の患者，感受性を示す抗菌薬による治療が72時間を超えても血流感染が持続する症例，または原因菌が黄色ブドウ球菌，緑膿菌，真菌，抗酸菌の場合，長期カテーテル(14日以上留置)の抜去を推奨している。原因菌がGram陰性桿菌，黄色ブドウ球菌，腸球菌，真菌，抗酸菌の場合は，短期カテーテル(留置期間14日未満)を抜去すべきである。

しかし，カテーテルの抜去と交換には費用がかかり，高リスク患者(たとえば，血小板減少症が多く，血管アクセスが制限されているがん患者や血液透析患者)では，多くの合併症を伴う。カテーテルサルベージ(温存)が可能であれば，カテーテル抜去に伴うリスクとコストを軽減することができる。実際，IDSAのガイドラインでは，合併症のない長期カテーテル関連血流感染症患者で，生存に不可欠な血管アクセスが制限されている場合には，カテーテル温存を推奨している。

表105.2
カテーテル関連感染のマネジメント

原因微生物	抗菌薬全身投与の期間	カテーテル管理
コアグラーゼ陰性ブドウ球菌		カテーテル抜去または温存
カテーテル抜去	5〜7日間	
カテーテル温存	10〜14日間	
黄色ブドウ球菌		カテーテル抜去
合併症なし	14日間	
合併症あり	4〜6週間	
カテーテル温存した場合	4週間	
Gram陽性桿菌	7日間	カテーテル抜去，カテーテル温存考慮可能
腸球菌属	7〜14日間	カテーテル抜去，カテーテル温存考慮可能
Gram陰性桿菌	7〜14日間	カテーテル抜去，原因菌によってはカテーテル温存考慮可能
Candida属		カテーテル抜去
合併症なし	14日間	
合併症あり	6週間	
抗酸菌	14日間	カテーテル抜去

CVC＝中心静脈カテーテル

抗菌薬ロック療法は有効な選択肢である。これは，高濃度の抗菌薬ベースの溶液を感染ラインに毎日，数時間ロックするものである。多くのロック溶液が試されてきた。しかし，vancomycinをベースとするロック液などは失敗リスクが高く(特に黄色ブドウ球菌の場合)，効果がないことが判明している。ethanol(25%)-minocycline-EDTAの組み合わせのような新しいロック液は，*in vitro*および臨床的に非常に有望な結果を示しており，多剤耐性(multidrug-resistant：MDR)菌〔すなわち，メチシリン耐性黄色ブドウ球菌(methicillin-resistant *S. aureus*：MRSA)，基質拡張型β-ラクタマーゼ(extended-spectrum β-lactamase：ESBL)Gram陰性菌〕および*Candida*属を駆逐できることが示されている。

CRBSIにおけるCVCの管理には，ガイドワイヤによるカテーテル交換も選択可能である。このような交換に抗菌薬でコーティングしたカテーテルを使用すれば，CLABSIの転帰全体を改善できる可能性がある。複数の研究により，minocyclineとrifampicinでコートしたCVCを用いたガイドワイヤ上でのカテーテル交換は，成功率を改善し，交換手技中の交差汚染を防ぐ可能性があることが示されている。

抗菌薬全身投与

抗菌薬治療の選択と期間は，原因菌とその抗菌薬感受性，深在性感染の有無，カテーテル自体の管理など多くの要因に左右される。CLABSIのほとんどは，分離された微生物に応じて5〜14日

間治療される。しかし，合併症のある CLABSI(すなわち，化膿性血栓性静脈炎，心内膜炎，または播種性感染症)の場合，または CLABSI が適切な抗菌薬治療を開始してから 72 時間を超えて持続する場合は，血管カテーテルを抜去し，少なくとも 4 週間は経静脈抗菌薬で感染症を治療すべきである。

抗菌薬治療の期間を決定する場合，血液培養が陰性となった最初の日を 1 日目と数える。

コアグラーゼ陰性ブドウ球菌

コアグラーゼ陰性ブドウ球菌(coagulase-negative staphylococcus：CoNS)は CLABSI の最も一般的な原因菌である。しかし，この菌による血液培養の汚染率が高いため，CoNS を培養する血液培養が 1 回陽性であっても，真の血流感染を証明するには不十分である。IDSA は，汚染ではなく真の CoNS 血流感染であることを証明するために，CVC と末梢静脈から追加の血液培養を得ることを推奨している。診断がされてしまえば，カテーテル抜去と全身療法が通常の管理方法である。ほとんどの CoNS は院内感染であり，ペニシリン系抗菌薬に耐性であるため，感受性が確認されるまではグリコペプチド系抗菌薬(Vancomycin など)を選択することが推奨される。その後，感受性検査に応じて抗菌薬治療を調整する。メチシリン感受性 CoNS は nafcillin または oxacillin(第 1 世代セファロスポリンがよい代替となる)で治療され，メチシリン耐性 CoNS は vancomycin で治療される。daptomycin か quinupristin-dalfopristin を代替抗菌薬として使用することもできる。カテーテルが抜去され，合併症がなければ，治療期間は通常 5〜7 日である。カテーテルが留置されたままの場合は，10〜14 日間の治療が必要であり，カテーテルは抗生物質のロック溶液で治療する必要がある。血管内インプラントや整形外科用留置器具を使用している患者の場合，通常はカテーテルを抜去し，少なくとも 14 日間の全身療法が推奨される。しかし，このような患者にカテーテルを留置する場合は，14〜21 日間の抗菌薬治療が推奨される。なお，*Staphylococcus lugdunensis* CRBSI は心内膜炎などの重篤な合併症を引き起こす可能性があるため，黄色ブドウ球菌による CRBSI と同様に管理すべきである。

黄色ブドウ球菌

CDC の報告によると，ICU における黄色ブドウ球菌による CLABSI の発生率は 2006〜2011 年の間に 73％低下した。しかし，黄色ブドウ球菌による CLABSI は依然としてよく起こり，骨髄炎，化膿性静脈炎，心内膜炎などの深部感染と高い確率で関連している。管理は通常，ラインの抜去と抗菌薬の全身投与から成る。カテーテルの抜去を怠ると，菌血症の持続，再発，死亡率の上昇につながる。この場合，患者は抗菌薬ロック療法を受けるか，ガイドワイヤ上で CVC を抗菌薬含浸 CVC と交換し，4 週間の全身抗菌薬治療を受ける必要がある。メチシリン感受性の黄色ブドウ球菌に対しては，naflcillin または第 1 世代セファロスポリンが第 1 選択となる。MRSA の治療には，vancomycin，daptomycin，quinupristin-dalfopristin が使用できる。linezolid に対する耐性株が報告されている。

CVC が抜去され，深部感染がなく，抗菌薬治療開始 48〜96 時間後の再検した血液培養が陰性で，治療開始 48〜72 時間以内に患者が解熱していれば，14 日間の静脈内治療で十分である。発熱または菌血症が 72 時間以上持続する場合，あるいは患者に血管内人工物がある場合，心内膜炎，化膿性血栓性静脈炎，転移性感染が認められる場合は，静注療法の期間を少なくとも 4〜6 週間に延長する。

心エコー検査は，黄色ブドウ球菌による CLABSI を発症したすべての患者に対して実施すべきであり，経胸壁心エコー検査(transthoracic echocardiography：TTE)から開始し，TTE で疣贅が確認された場合は経食道心エコー検査(transesophageal echocardiography：TEE)に進む。しかし，TTE だけでは感染性心内膜炎を除外するには不十分であり，抗菌薬治療開始後 72 時間を超えて発熱や菌血症が持続する場合は，特にそうである。

Gram 陽性桿菌

Bacillus 属や *Corynebacterium* 属などの Gram 陽性桿菌による CLABSI の治療では，vancomycin が選択される抗菌薬であることは変わらない。カテーテルの抜去が推奨される。

腸球菌

腸球菌による CRBSI は通常，カテーテル抜去と抗菌薬全身投与で管理される。しかし，合併症(深在性感染，持続性菌血症，カテーテル部位の炎症徴候など)がない限り，抗菌薬ロック療法を用いたカテーテル温存も選択肢の 1 つである。合併症のない CRBSI に対する全身療法の期間は，カテーテル管理とは無関係に 7〜14 日間である。抗菌薬の選択は菌の感受性による。感受性腸球菌には ampicillin，耐性菌には vancomycin を使用する。

Gram 陰性桿菌

過去 10 年間で，Gram 陰性桿菌による CLABSI の発生率は，特にがん患者において上昇している。CLABSI に関連する最も一般的な Gram 陰性菌は，*Klebsiella penumoniae*，*Enterobacter* 属，緑膿菌，*Acinetobacter* 属，および *Stenotorophomonas maltophilia* である。治療では，カテーテルの抜去と 7〜14 日間の抗菌薬全身投与が必要である。合併症のない CLABSI の症例では，抗菌薬ロック液によるカテーテル温存が試みられる。高リスク患者(すなわち，MDR 菌血症の既往，好中球減少症，および抗菌薬治療の既往)には，MDRGram 陰性菌をカバーする経験的抗菌薬治療を開始すべきである。これらには，第 4 世代セファロスポリン，β-ラクタム / β-ラクタマーゼ阻害薬，またはカルバペネム系が含まれ，アミノグリコシド系を併用することを考慮する。高リスク患者に対する経験治療として，2 種類の抗菌薬を併用する方法もある。*S. maltophilia* の CLABSI には trimethoprim-sulfamethoxazole(ST 合剤)が選択される。

Candida

IDSA のガイドラインでは，合併症のない *Candida* 感染症例では CVC を抜去し，血液培養陰性確認から 14 日間治療することを推奨している。眼内炎(未治療例では 15％に合併)は 6 週間の治療が功を奏する。カテーテル関連カンジダ血症が証明された症例では，fluconazole またはエキノキャンディン系抗菌薬(caspofungin，micafungin，anidualfungin)を使用すべきである。病院内の fluconazole 耐性 *C. glabrata* および *C. krusei* の割合が高い場合，または患者が過去3か月間にアゾール系抗菌薬に曝露していた場合は，エキノキャンディン系抗菌薬が選択される。

抗酸菌

カテーテルの抜去が推奨され，*M. chelonae* または *M. fortuitum* に感染した長期カテーテルでは外科的介入が必要な場合もある。14日間の抗菌薬投与が推奨される。しかし，合併症のある症例ではより長期間の治療が必要である。

文献

Bleyer AJ, Mason L, Russell G, Raad II, Sherertz RJ. A randomized, controlled trial of a new vascular catheter flush solution (minocycline-EDTA) in temporary hemodialysis access. *Infect Control Hosp Epidemiol*. 2005;26(6):520–524.

Campos RP, do Nascimento MM, Chula DC, Riella MC. Minocycline-EDTA lock solution prevents catheter-related bacteremia in hemodialysis. *J Am Soc Nephrol*. 2011;22(10):1939–1945.

Centers for Disease Control and Prevention (CDC). Vital signs: Central line-associated blood stream infections--United States, 2001, 2008, and 2009. *MMWR Morb Mortal Wkly Rep*. 2011;60(8):243–248.

Chaftari AM, Hachem R, Jiang Y, et al. Changing epidemiology of catheter-related bloodstream infections in cancer patients. *Infect Control Hosp Epidemiol* 2018, 39:727–729.

Chaftari A-M, Hachem R, Szvalb A, et al. Correction for Chaftari et al., "A novel nonantibiotic nitroglycerin-based catheter lock solution for prevention of intraluminal central venous catheter infections in cancer patients." *Antimicrob Agents Chemother*. 2017;61(8):e01324–17.

Chatzinikolaou I, Zipf TF, Hanna H, et al. Minocycline-ethylenediaminetetraacetate lock solution for the prevention of implantable port infections in children with cancer. *Clin Infect Dis*. 2003;36(1):116–119.

Darouiche RO, Berger DH, Khardori N, et al. Comparison of antimicrobial impregnation with tunneling of long-term central venous catheters: a randomized controlled trial. *Ann Surg*. 2005;242(2):193–200.

Edwards JR, Peterson KD, Mu Y, et al. National Healthcare Safety Network (NHSN) report: Data summary for 2006 through 2008, issued December 2009. *Am J Infect Control*. 2009;37:783–805.

Estes R, Theusch J, Beck A, Pitrak D, Mullane KM. Activity of daptomycin with or without 25% ethanol compared to combinations of minocycline, EDTA, and 25% ethanol against methicillin-resistant Staphylococcus aureus isolates embedded in biofilm. *Antimicrob Agents Chemother*. 2013;57(4):1998–2000.

Falagas ME, Fragoulis K, Bliziotis IA, Chatzinikolaou I. Rifampicin-impregnated central venous catheters: A meta-analysis of randomized controlled trials. *J Antimicrob Chemother*. 2007;59:359–369.

Hajjej Z, Nasri M, Sellami W, Gharsallah H, Labben I, Ferjani M. Incidence, risk factors and microbiology of central vascular catheter-related bloodstream infection in an intensive care unit. *J Infect Chemother*. 2014;20:163–168.

Holland TL, Arnold C, Fowler VG. Clinical management of Staphylococcus aureus bacteremia: A review. *JAMA*. 2014;312(13):1330–1341.

Jamal MA, Rosenblatt J, Jiang Y, Hachem R, Chaftari A-M, Raad II. Prevention of transmission of multidrug-resistant organisms during catheter exchange using antimicrobial catheters. *Antimicrob Agents Chemother*. 2014;58(9):5291–5296.

Kaasch AJ, Fowler VG, Rieg S, et al. Use of a simple criteria set for guiding echocardiography in nosocomial Staphylococcus aureus bacteremia. *Clin Infect Dis*. 2011;53(1):1–9.

Krishnasami Z, Carlton D, Bimbo L, et al. Management of hemodialysis catheter-related bacteremia with an adjunctive antibiotic lock solution. *Kidney Int*. 2002;61(3):1136–1142.

Lai NM, Chaiyakunapruk N, Lai NA, O'Riordan E, Pau WSC, Saint S. Catheter impregnation, coating or bonding for reducing central venous catheter-related infections in adults. *Cochrane Database Syst Rev*. 2016;3:CD007878.

Logghe C, Van Ossel C, D'Hoore W, Ezzedine H, Wauters G, Haxhe JJ. Evaluation of chlorhexidine and silver-sulfadiazine impregnated central venous catheters for the prevention of bloodstream infection in leukaemic patients: A randomized controlled trial. *J Hosp Infect*. 1997;37(2):145–156.

Mermel LA, Allon M, Bouza E, et al. Clinical practice guidelines for the diagnosis and management of intravascular catheter-related infection: 2009 Update by the Infectious Diseases Society of America. *Clin Infect Dis*. 2009;49:1–45.

Nachnani GH, Lessin LS, Motomiya T, Jensen WN, Bodey GP. Scanning electron microscopy of thrombogenesis on vascular catheter surfaces. *N Engl J Med*. 1972;286:139–140.

O'Grady NP, Alexander M, Dellinger EP, et al. Guidelines for the prevention of intravascular catheter-related infections. Centers for Disease Control and Prevention. *MMWR Recomm Rep*. 2002;51:1–29.

O'Grady NP, Alexander M, Burns LA, Dellinger EP, Garland J, Heard SO, Raad II. Guidelines for the prevention of intravascular catheter-related infections. *Clin Infect Dis*. 2011;52(9):e162–e193.

Raad I, Buzaid A, Rhyne J, et al. Minocycline and ethylenediamine-tetraacetate for the prevention of recurrent vascular catheter infections. *Clin Infect Dis*. 1997;25(1):149–151.

Raad I, Chaftari A-M, Zakhour R, et al. Successful salvage of central venous catheters in patients with catheter-related or central line-associated bloodstream infections by using a catheter lock solution consisting of minocycline, EDTA, and 25% ethanol. *Antimicrob Agents Chemother*. 2016;60(6):3426–3432.

Raad I, Hanna H, Dvorak T, Chaiban G, Hachem R. Optimal antimicrobial catheter lock solution, using different combinations of minocycline, EDTA, and 25-percent ethanol, rapidly eradicates organisms embedded in biofilm. *Antimicrob Agents Chemother*. 2007;51:78–83.

Raad I, Hanna H, Jiang Y, et al. Comparative activities of daptomycin, linezolid, and tigecycline against catheter-related methicillin-resistant Staphylococcus bacteremic isolates embedded in biofilm. *Antimicrob Agents Chemother*. 2007;51: 1656–1660.

Raad I, Hanna H, Maki D. Intravascular catheter-related infections: Advances in diagnosis, prevention, and management. *Lancet Infect Dis*. 2007;7:645–657.

Raad I, Reitzel R, Jiang Y, Chemaly RF, Dvorak T, Hachem R. Anti-adherence activity and antimicrobial durability of anti-infective-coated catheters against multidrug-resistant bacteria. *J Antimicrob Chemother*. 2008;62(4):746–750.

Raad I, Rosenblatt J, Reitzel R, Jiang Y, Dvorak T, Hachem R. Chelator-based catheter lock solutions in eradicating organisms in biofilm. *Antimicrob Agents Chemother*. 2013;57(1):586–588.

Raad II, Fang X, Keutgen XM, Jiang Y, Sherertz R, Hachem R. The role of chelators in preventing biofilm formation and catheter-related bloodstream infections. *Curr Opin Infect Dis*. 2008;21(4):385–392.

Ramos ER, Reitzel R, Jiang Y, et al. Clinical effectiveness and risk of emerging resistance associated with prolonged use of antibiotic-impregnated catheters: More than 0.5 million catheter days and 7 years of clinical experience. *Crit Care Med*. 2011;39(2):245–251.

Rasmussen RV, Høst U, Arpi M, et al. Prevalence of infective endocarditis in patients with Staphylococcus aureus bacteraemia: The value of screening with echocardiography. *Eur J Echocardiogr*. 2011;12(6):414–420.

Reitzel RA, Rosenblatt J, Hirsh-Ginsberg C, et al. In vitro assessment of the antimicrobial efficacy of optimized nitroglycerin-citrate-ethanol as a nonantibiotic, antimicrobial catheter lock solution for prevention of central line-associated bloodstream infections. *Antimicrob Agents Chemother*. 2016;60(9):5175–5181.

Rosenblatt J, Reitzel R, Dvorak T, Jiang Y, Hachem RY, Raad II. Glyceryl trinitrate complements citrate and ethanol in a novel antimicrobial catheter lock solution to eradicate biofilm organisms. *Antimicrob Agents Chemother*. 2013;57(8):3555–3560.

See I, Freifeld AG, Magill SS. Causative organisms and associated antimicrobial resistance in healthcare-associated, central line-associated bloodstream infections from oncology settings, 2009–2012. *Clin Infect Dis*. 2016;62(10):1203–1209.

Stillman RM, Soliman F, Garcia L, Sawyer PN. Etiology of catheter-associated sepsis. Correlation with thrombogenicity. *Arch Surg*. 1977;112:1497–1499.

Weiner LM, Webb AK, Limbago B, et al. Antimicrobial-resistant pathogens associated with healthcare-associated infections: summary of data reported to the National Healthcare Safety Network at the Centers for Disease Control and Prevention, 2011–2014. *Infect Control Hosp Epidemiol*. 2016;37:1288–1301.

Zinkernagel AS, Zinkernagel MS, Elzi M V, et al. Significance of staphylococcus lugdunensis bacteremia: Report of 28 cases and review of the literature. *Infection*. 2008;36(4):314–321.

13

106

尿路カテーテル関連感染症

■著：Lindsay E. Nicolle
■訳：山本勇気

尿路感染症(urinary tract infection：UTI)は，尿路カテーテル使用による，頻度が高くかつ臨床的に重要な合併症である。尿路カテーテルには，(1)短期(30日未満)の尿道留置カテーテル，(2)長期(30日以上)の尿道留置カテーテルまたは恥骨上カテーテル，(3)間欠的カテーテル使用がある。カテーテル留置中の細菌尿は通常無症状であり，**カテーテル関連無症候性細菌尿(catheter-associated asymptomatic bacteriuria**：CA-ASB)と呼ばれる。症候性の感染は**カテーテル関連尿路感染症(catheter-acquired urinary infection**：CA-UTI)と呼ばれる。カテーテルの種類によって適応となる対象が異なり，感染発生のリスクも異なる(表106.1)。

病態

カテーテル使用による尿路感染症の発症は，ほぼ常に上行性感染である(Box 106.1)。尿道留置カテーテルの場合，細菌は通常，カテーテルチューブの外面および内面に形成されるバイオフィルム上を膀胱内に向かって上行するが，汚染された尿が排尿チューブを逆流することによって上昇する場合もある。膀胱からドレナージバッグへの閉鎖されたドレナージシステムが破損した場合も細菌が侵入する可能性があり，このようなシステムの破綻後24時間以内に新たな細菌尿の発生する可能性が高い。カテーテル留置時に細菌が侵入するのは感染の5%未満である。

留置カテーテルが長期間留置された場合，細菌尿の発生が予測される。カテーテルが留置されている間，細菌尿が発生する可能性は1日あたり3〜7%である。症候性感染の決定要因についてはよくわかっていないが，粘膜の外傷やカテーテルの閉塞がCA-UTIを誘発する可能性がある。

表106.1
カテーテルの種類と尿路感染の頻度

カテーテル	使用する患者・状況	感染率
尿道カテーテル		
短期	急性期医療施設 尿量測定 外科手術後 急性の尿閉	1日あたり5% 女性>男性
長期	長期入所型施設：入居者の5〜10% 慢性の尿閉(男性) 褥瘡の治療中	100%
間欠的導尿用カテーテル	神経因性膀胱 脊髄損傷 多発性硬化症 その他，残尿を来す膀胱機能低下	導尿1回あたり1〜3%

Box 106.1

カテーテル関連尿路感染で微生物が膀胱に到達する機序

上行感染
カテーテルが膀胱内に挿入された際に押し込まれる
尿道周囲からカテーテルの外側表面－粘膜上のバイオフィルムを伝って上行する
排液バッグやカテーテル内側のバイオフィルムを伝って上行する
排液バッグ内の尿がカテーテル内を逆流する
閉鎖式排液システムの破綻により持ち込まれる
その他(まれ)
他の体の部位からの血行性由来

間欠的カテーテル使用では，カテーテル挿入時に繰り返し膀胱内に細菌が侵入する。間欠的カテーテル使用で管理されている患者は通常，膀胱の排出が不完全な神経因性膀胱であるため，一度侵入した細菌は膀胱内に留まる可能性がある。細菌尿の原因となる細菌は通常，尿道周囲に常在菌として存在するが，カテーテルの汚染やカテーテル操作を行う人の手指を介して侵入することもある。

原因菌

尿路カテーテル留置中に確認された尿路感染症は複雑性尿路感染症とみなされる。このような感染症では大腸菌(*Escherichia coli*)が依然として重要な病原体であるが，その他の細菌も頻繁に分離される。*Klebsiella pneumoniae*，*Citrobacter* 属，*Enterobacter* 属，*Serratia marcescens* など，その他の腸内細菌目細菌も含まれる。特に，長期留置カテーテルでは，*Proteus mirabilis*，*Morganella morganii*，*Providencia stuartii* などのウレアーゼ産生菌による感染が一般的である。緑膿菌(*Pseudomonas aeruginosa*)や *Acinetobacter* 属などのGram陰性非発酵菌，Gram陽性菌，特に，腸球菌やコアグラーゼ陰性ブドウ球菌が分離されることがある。*Candida albicans* や他の酵母真菌もみられ，通常は抗菌薬を投与されている患者から分離される。感染再発が多く，抗菌薬の投与が繰り返されると，耐性菌の出現が促進される。

複数菌による細菌尿は長期留置カテーテルを使用している患者の感染に特徴的であるが，他のタイプのカテーテル留置でも起こりうる。長期留置カテーテルまたは数日以上留置された短期カテーテルは，内部および外部の両表面が細菌バイオフィルムで覆われる。このバイオフィルムは，微生物，細菌の細胞外糖鎖，尿から取り込まれた蛋白質およびミネラルで構成されている。バイオフィルム内には複数の微生物が増殖する複雑な微生物叢が存在し，時間の経ったバイオフィルムには通常2〜5種類の微生物が存在する。バイオフィルムは，微生物が抗菌薬からも宿主の炎症・免疫反応からも比較的守られている環境である。バイオフィルムに覆われたカテーテルを通して採取した尿培養検体は，膀胱尿には存在しないバイオフィルムに存在する微生物によって汚染される。このような検体から分離される菌の数，種類，量は，同時に採取された膀胱尿の検体とは異なることがある。

罹患率および死亡率

カテーテルによる尿路感染症のほとんどは無症状である。しかし，カテーテル留置者は症候性尿路感染症の罹患率上昇のリスクにさらされている。院内感染の場合，腎盂腎炎，発熱，菌血症では入院が必要となり，入院期間が延びる。前立腺炎や精巣上体炎，化膿性尿道炎，尿石症，尿道膿瘍などの局所合併症が起こることがある。ウレアーゼ産生菌（主に *P. mirabilis*）によって形成される結晶性バイオフィルムは，カテーテル閉塞の最も一般的な原因である。脊髄損傷またはその他の神経疾患のある患者における急性尿路感染は，下肢痙縮または自律神経反射亢進として現れることがある。慢性的に留置カテーテルを使用している施設入所者の尿路感染は，長期療養施設における菌血症の最も頻度の高い原因であり，これらの入所者は，カテーテル留置のない細菌尿のある長期療養施設入所者より3倍発熱しやすい。尿路敗血症が起こることもあるが，細菌尿の頻度が高いわりには，尿路感染に直接起因する死亡率はまれである。

診断

カテーテル留置患者における尿路感染症の診断には，微生物検査の確認が必要である。その後，臨床所見によって感染が症候性か無症候性かを判断する。適切に採取された尿検体の培養が不可欠である。検体は抗菌薬治療を開始する前に採取しなければならない。検体は，カテーテル留置時に直接，間欠カテーテル挿入，長期尿道留置カテーテルを使用している患者に新たに留置したカテーテルから，あるいは短期尿道留置カテーテルのカテーテルポートからの吸引等により採取する。尿路感染症の微生物学的診断の定量的基準を表106.2に示す。尿道留置カテーテルを留置している患者で定量数が低い場合は，膀胱内細菌尿よりむしろ，カテーテルバイオフィルムによる汚染を反映していることが多い。

症候性尿路感染症の診断には，尿培養陽性が必要である。しかし，カテーテル留置患者では尿培養がいつも陽性になるのが一般的である。短期留置カテーテルを使用している患者では，カテーテルの留置期間が長くなるほど細菌尿の有病率は上昇する。間欠的なカテーテルの挿入が維持されている患者の有病率はいつも約50%である。慢性的に長期カテーテルを留置している人はほとんどすべて持続性細菌尿である。このため，尿培養陽性は尿路感染症の診断に必要であるが，症候性感染症の同定には十分ではない。臨床症状も存在する必要がある。

尿路感染症に一致する臨床症状をBox 106.2に示す。脇腹の自発痛や圧痛，カテーテル閉塞を伴う発熱，急性血尿，最近のカテーテル損傷など，泌尿生殖器に限局した症状や徴候は，症候性尿路感染症の診断を高い信頼性で支持する。しかし，尿道カテーテルを留置し，症候性尿路感染症に罹患している患者のほとんどは，泌尿生殖器に局在化した症状を認めない。よくある臨床シナリオは，泌尿生殖器または他の感染部位に局在する所見を伴わない発熱と尿培養陽性である。カテーテル留置患者では，尿路感染症として発熱のみを呈することが多いが，他の感染源も常に考慮する必要がある。長期留置カテーテルを有する被験者を対象としたある研究では，このようなエピソードが尿路感染によるものと確認されたのはわずか33%であった。したがって，泌尿生殖器に限局した所見がない場合，または尿中分離菌による菌血症がない場合，症候性尿路感染症は除外診断となる。

膿尿は，留置カテーテルを使用している患者における細菌尿の普遍的な随伴症状であり，間欠的カテーテルを使用しているほとんどの細菌尿患者にも認められる。膿尿は，カテーテルによる膀胱の刺激により，細菌尿がなくてもみられることがある。膿尿の有無または細菌尿に関連する膿尿のレベルが，予後の臨床的意義

表106.2
カテーテル使用患者の尿路感染の微生物学的診断

臨床状況	定量培養での菌量
無症候性	≧10^5 CFU/mLで1回
症候性	
導尿	≧10^2 CFU/mL [a]
留置カテーテル	≧10^5 CFU/mL

a 間欠的導尿中の患者も含む。
CFU＝コロニー形成単位

Box 106.2

膀胱留置カテーテル使用中患者における急性尿路感染症の臨床像

症候性
無症候性
全身性
急性腎盂腎炎
カテーテル閉塞を伴う発熱
急な血尿を伴う発熱
尿から検出された菌による菌血症
脊髄損傷患者での下肢の痙性増加，自律神経反射の亢進
泌尿器系の局所所見はないが，ほかに明らかな原因がない発熱（尿路感染が原因であることは≦50%）
局所性 [a]
尿道炎
精巣上体炎
尿道膿瘍
膀胱または腎結石
カテーテル閉塞
前立腺炎
陰嚢膿瘍

a 局所の合併症が起こるのは，主に長期留置尿道カテーテルの使用中である。

をもつことは示されていない。したがって，膿尿は尿路感染症の診断を下すには不十分であり，膿尿の存在はそれ自体，症候性感染の徴候ではない。

治療

無症候性細菌尿の治療は，間欠的カテーテル挿入または尿道留置カテーテルで管理されている患者には適応されない。長期の尿道留置カテーテルを使用している患者では，CA-ASB に対する抗菌薬治療はその後の症候性エピソードの頻度を低下させないが，耐性菌による細菌尿の再発が増える。前述したように，膿尿単体または細菌尿は，無症状者における治療の適応とはならない。女性の場合，短期留置カテーテルを抜去した後，カテーテルに起因する細菌尿が 48 時間持続する場合は，治療の適応となる可能性がある。この臨床的疑問は男性では扱われておらず，明確な推奨はない。

臨床的に症候性感染が診断された場合，抗菌薬治療を開始する前に，すべての症例で尿培養のための検体を採取すべきである。カテーテルを 2 週間以上留置している患者については，抗菌薬療法を開始する前にカテーテルを交換し，新たに留置したカテーテルから培養検体を採取すべきである。これにより，バイオフィルム汚染のない膀胱内細菌を反映した尿検体を採取することができる。抗菌薬療法の直前にカテーテルを交換することで，短期間の追跡調査において，除菌までの時間が短縮され，症状の再発の可能性が低下することも示されている。このような有益な効果は，高濃度の生物を含むバイオフィルムの除去によるものと考えられる。時間が経過したバイオフィルム形成の可能性が低い短期留置カテーテルでは，抗菌薬治療を開始する前にカテーテルを交換することは推奨されない。

尿路感染症の治療に適切な経口抗菌薬を表 106.3 に，経静脈抗菌薬を表 106.4 に示す。非経口療法は，血行動態が不安定な患者，嘔吐している患者，経口薬を服用できない患者，消化管吸収に障害のある患者，経口薬に耐性のある細菌に感染している可能性が高い患者に開始すべきである。

症状が続いても軽度である場合は，尿培養の結果が出るまで抗菌薬療法を開始すべきではない。これにより，感染菌に特異的な抗菌薬療法を選択することができる。発熱やその他の全身症状を伴う重症患者や，尿路感染に起因するその他の重篤な症状がある場合は，抗菌薬を開始して尿培養結果を待つ。最初の経験的(エンピリックな)抗菌薬療法の選択は，患者の忍容性に加えて，処方された最近の抗菌薬，患者の過去の尿培養の結果と感受性，および可能なら施設で検出されている細菌の耐性パターンを考慮すべきである。通常，最初の経験的経静脈療法には，アミノグリコシド系抗菌薬 ± 腸球菌に対する ampicillin の併用が適切である。中等度〜重度の腎不全がある場合は，アミノグリコシド系ではなく，広域スペクトルの β-ラクタム系抗菌薬やフルオロキノロン系抗菌薬が望ましい。耐性菌が懸念される場合は，予想される感受性に特異的なカバーをもつ別の経験的療法を選択すべきである。治療前の尿検体から培養と感受性結果が得られたら，通常は治療開始から 48〜72 時間後になるが，抗菌薬レジメンを再評価し，特異的治療に適宜変更することができる。これには，経静脈治療が開始された患者については，可能な限り経口治療への変更を含めるべきである。

表 106.3
カテーテル留置患者の尿路感染治療のための経口薬(腎機能正常の場合)

抗菌薬名	投与方法
ペニシリン系	
amoxicillin	500 mg を 1 日 3 回
amoxicillin-clavulanic acid	500 / 125 mg を 1 日 3 回，もしくは 875 / 125 mg を 1 日 2 回
セファロスポリン系	
cephalexin	500 mg を 1 日 4 回
cefaclor	500 mg を 1 日 4 回
cefadroxil	1 g を 1 日 1 回もしくは 1 日 2 回
cefuroxime axetil	250 mg を 1 日 2 回
cefixime	400 mg を 1 日 1 回
cefpodoxime proxetil	100〜400 mg を 1 日 2 回
フルオロキノロン系 [a]	
norfloxacin	400 mg を 1 日 2 回
ciprofloxacin	250〜500 mg を 1 日 2 回
ofloxacin	200〜400 mg を 1 日 2 回
levofloxacin	250〜500 mg を 1 日 1 回
その他	
nitrofurantoin	50〜100 mg を 1 日 4 回
trimethoprim	100 mg を 1 日 2 回
tirimethoprim-sulfamethoxazole (ST 合剤)	160 / 800 mg(ダブルストレングス錠)[訳注]を 1 日 2 回

a 経口でのエンピリックな初期治療として推奨。
[訳注：日本で使用できる錠剤(バクタ® 配合錠)はシングルストレングス錠のみ]

患者が引き続き，留置カテーテルを必要とする場合は，治療期間をできるだけ短くする(5〜7 日間)。治療期間が長引くと，耐性菌の出現が促進され，将来の症候性感染エピソードの治療が困難になる可能性がある。カテーテルを抜去する場合は，7〜14 日間の治療が必要である。間欠的カテーテル留置で管理されている患者の場合，下部尿路症状に対しては 7 日間，全身症状に対しては 10〜14 日間の治療が推奨される。

予防

カテーテル関連感染を予防する最も効果的な方法は，カテーテルを使用しないこと，または使用に明確な臨床的適応がある場合は，カテーテル留置期間をできるだけ短く制限することである(Box 106.3)。実施可能な場合は，男性用のコンドームカテーテルなど，別の排泄管理方法を用いる。カテーテル留置が短期間の場

表 106.4
カテーテル留置患者の尿路感染治療のための静注薬(腎機能正常の場合)

抗菌薬名	投与方法
アミノグリコシド系薬	
amikacin [a]	1回5 mg/kgを8時間ごと，もしくは1回15 mg/kgを24時間ごと
gentamicin [a]	1回1～1.5 mg/kgを8時間ごと，もしくは1回4～5 mg/kgを24時間ごと
tobramycin [a]	1回1～1.5 mg/kgを8時間ごと，もしくは1回4～5 mg/kgを24時間ごと
ペニシリン系薬	
ampicillin	1回1～2 gを6時間ごと
piperacillin	1回3 gを4時間ごと
piperacillin-tazobactam	1回4 g / 500 mgを8時間ごと
ticarcillin-clavulanate	1回50 mg/kgを6時間ごと
セファロスポリン系薬	
cefazolin	1回1～2 gを8時間ごと
ceftriaxone	1回1～2 gを24時間ごと
cefotetan	1回1 gを12時間ごと
cefotaxime	1回1～2 gを12時間ごと，もしくは8時間ごと
cefepime	1回2 gを12時間ごと
ceftazidime	1回0.5～2 gを8時間ごと
ceftazidime-avibactam	2 g/500 mg 8時間ごと
ceftolozane-tazobactam	1.5 g 8時間ごと
その他	
aztreonam	1回1 gを6時間ごと
imipenem-cilastatin	1回500 mgを6時間ごと
ertapenem	1回1 gを24時間ごと
meropenem	1回500 mgを8時間ごと
doripenem	1回500 mgを8時間ごと
vancomycin	1回500 mgを6時間ごと，もしくは1回1 gを12時間ごと

a 腎機能正常の場合，ampicillinと併用してエンピリックな初期治療として推奨。

合は，閉鎖排液システムを維持することが感染症の発症を遅らせるために重要である。カテーテル留置開始後3日間またはカテーテル抜去時に抗菌薬を投与すると，感染頻度が低下する。しかし，これらの抗菌薬戦略は，耐性菌による再感染頻度の上昇と関連しており推奨されない。そのほかの介入も系統的に評価されているが，石鹸または消毒薬による毎日の尿道周囲洗浄や排液バッ

Box 106.3

カテーテル関連尿路感染の予防

効果あり
カテーテル使用適応の厳守
カテーテル使用期間の限定
毎日のカテーテル必要性の見直し
無菌的挿入(留置カテーテルの場合)
閉鎖式排液システムの維持
初期4日間の抗菌薬投与(推奨されない)[a]
抜去時の抗菌薬投与(推奨されない)[a]
効果なし
抗菌薬による膀胱洗浄
石鹸あるいは消毒薬を用いた尿道周囲の処置
カテーテルの定期的な入れ替え
排液バッグ内の消毒薬
抗菌薬成分でコーティングされたカテーテル[b]
抗菌薬予防投与

a 抗菌薬耐性が出現するため推奨されない。
b nitrofurazoneでコーティングされたカテーテルにより症候性感染は減少するが有害事象が増加する。

グへの消毒薬の添加などは，症候性感染の頻度を低下させるのに有効ではない。

慢性的に尿道カテーテルを留置している患者で，細菌尿の頻度を低下させる介入は明らかになっていない。このような患者における予防戦略は，カテーテル閉塞の早期発見と泌尿生殖器粘膜へのカテーテル外傷の予防による症候性感染の抑制に焦点を当てる必要がある。慢性留置カテーテルの定期的交換は推奨されない。カテーテルの交換は，閉塞やその他のカテーテルの不具合がある場合，または症候性尿路感染症の治療前にのみ行うべきである。

間欠的カテーテル挿入で管理されている脊髄損傷患者に対して，予防的抗菌薬の使用は，損傷後早期には感染の頻度を低下させる可能性があるが，抗菌薬耐性が増加した細菌の感染が起こるため，長期的には有効ではない。したがって，間欠カテーテルを使用している患者には予防的抗菌薬は推奨されない。これらの患者では膀胱容量を500 mL未満に維持することで，症候性感染の頻度が低下する可能性がある。ナーシングホーム患者の場合，間欠的カテーテル挿入による感染率は，清潔なカテーテル手技を用いても無菌のカテーテル手技を用いても同程度である。したがって，コストがかからない清潔手技のほうが推奨される。

無症候性細菌尿のある患者には，経尿道的前立腺切除術や結石摘出術など，粘膜外傷の可能性が高い侵襲的泌尿生殖器処置の前に抗菌薬治療を行うべきである。抗菌薬治療は外科的処置の前に開始され，無症候性細菌尿の治療というよりは，菌血症や敗血症を回避するための「予防」という概念である。慢性尿道留置カテーテル交換前の抗菌薬投与は，高リスク手術ではないため，適応とならない。

カテーテル留置患者における尿路結石は，主に人工物上のバイオフィルム形成という技術的問題である。したがって，これらの感染予防の本質的な改善には，バイオフィルム形成に耐性のある器具の技術開発が必要である。多くの抗菌薬コーティングまたは含浸カテーテルが開発され，その一部は広く使用されている。nitrofurazoneコーティングカテーテルは，短期カテーテルを使

用している入院患者における症候性感染の発生率をわずかに低下させる可能性があるが，これらのカテーテルでは副作用の頻度が上昇する。銀合金カテーテルによる転帰の改善は一貫して示されていない。他の生体材料やコーティングを使用したカテーテルはさらに開発中であるが，いずれも罹患率を低下させることはまだ証明されていない。

文献

Batura D, Gopal Rao G, Foran M, Brempony F. Changes observed in urine microbiology following replacement of long-term urinary catheters: need to modify UTI guidelines in the UK? *Int Urol Nephrol*. 2018;50:25–28.

Chant C, Smith DM, Marshall JC, Friedrich JO. Relationship of catheter-associated urinary tract infection to mortality and length of stay in critically ill patients: A systematic review and meta-analysis of observational studies. *Crit Care Med*. 2011;39:1167–1173.

Chenoweth CE, Gould CV, Saint S. Diagnosis, management, and prevention of catheter-associated urinary tract infections. *Infect Dis Clin North Am*. 2014;28:105–120.

Cope M, Cevallos ME, Cadle RM, et al. Inappropriate treatment of catheter associated asymptomatic bacteriuria in a tertiary care hospital. *Clin Infect Dis*. 2009;48:1182–1188.

Gould CV, Umscheid CA, Agarwal RK, Kuntz G, Pegues DA, Healthcare Infection Control Practices Advisory Committee (HICPAC). Guideline for prevention of catheter-associated urinary tract infections 2009. www.cdc.gov/hicpac/cauti/001_cauti.html

Hooton TM, Bradley SF, Cardenas DD, et al. Diagnosis, prevention and treatment of catheter-associated urinary tract infection in adults: 2009 International Clinical Practice Guidelines from the Infectious Diseases Society of America. *Clin Infect Dis*. 2010;50:625–663.

Kizilbash QF, Peterson NJ, Chen GJ, Naik AD, Trautner BW. Bacteremia and mortality with urinary catheter-associated bacteriuria. *Infect Control Hosp Epidemiol*. 2013; 34:1153–1159.

Meddings J, Rogers AM, May M, Saint S. Systematic review and meta-analysis: Reminder systems to reduce catheter-associated urinary tract infections and urinary catheter use in hospitalized patients. *Clin Infect Dis*. 2010;51:550–560.

Pichard R, Lam T, MacLennan G, et al. Antimicrobial catheters for reduction of symptomatic urinary tract infection in adults requiring short-term catheterization in hospital: A multicenter randomized controlled trial. *Lancet*. 2012;380:1927–1935.

Siddiq DM, Darouiche RO. New strategies to prevent catheter-associated urinary tract infections. *Nat Rev Urol*. 2012;17:305–314.

Tambyah PA, Maki DG. Catheter-associated urinary tract infection is rarely symptomatic. *Arch Intern Med*. 2000;160:678–687.

Section 14

手術と外傷に関連した感染症

107 手術後の創部感染

■著：E. Patchen Dellinger
■訳：山本勇気

術後創感染症または手術部位感染症(surgical site infection：SSI)は，外科的処置の後に発症し，解決には外科的介入が必要であるため，典型的な外科的感染症である。多くの感染症と同様に，迅速な診断と治療によって最良の結果が得られるが，そのためにはリスク因子を理解することが重要である。感染リスクを左右する最も明白な因子は，切開部の細菌汚染密度である。このことは数十年前，すべての手術創を清潔，清潔-汚染，汚染，感染の4つのカテゴリーに分類する創傷分類システムで認識された。清潔創は，通常常在細菌が繁殖している皮膚以外の部位を侵さない，待機的処置によるもので手技の破綻がないものである。清潔汚染創は，消化管(gastrointestinal：GI)または女性生殖器などのコロニー形成部位を意図的に切開するが，処置中に内容物が肉眼的に確認できるほど流出しない，電気的腸管切除術などの処置によるものである。汚染手技とは，消化管からの肉眼的な内容物の流出を伴う手技や，通常の消毒や無菌手技を行わずに創傷が形成された外傷や緊急手技のことである。感染創傷とは，感染が活発な場所や，以前に腸管損傷や漏出があった手術で生じる創傷である。これらのカテゴリーのうち，感染リスクは，近代的な理解と周術期の抗菌薬予防の実践以前には，清潔創では2%で，汚れた創を一期的に閉鎖した場合は30〜40%に及んだ。

何十年も前に行われた研究では，清潔な手術であっても，基本的にすべての外科的切開創には，手術終了時に何らかの細菌が存在することが証明されている。臨床医は，宿主の防御機能の性質や，手術手技や既往症がこれらの防御機能をどの程度損なうかも創感染のリスクに影響することを認識している。細菌汚染のリスクだけでなく，根本的なリスクも含めた最新の創傷分類は，感染をより正確に予測する。1964年に米国学術会議(National Research Council)によって開発された，最初に広く使用された分類法は，すべての手術創を固有の汚染リスクによって清潔，清潔-汚染，汚染，感染に分類した。次のバージョンでは，創傷分類が汚染または感染であること，手術時間がその手技の75パーセンタイル以上であること，米国麻酔科学会(American Society of Anesthesiology：ASA)の身体状態分類が3または4であることに，それぞれ1ポイントを割り当てている。このシステムでは，リスクポイントが0，1，2，3の患者の術後創感染リスクは，それぞれ1.5%，2.9%，6.8%，13.0%である。これらのデータは，「第112章　術後感染予防」で述べたように，周術期の予防的抗菌薬の最近の使用を反映している。米国疾病対策センター(Centers for Disease Control and Prevention：CDC)および現在最も著名な全国サーベイランスシステムである全国医療安全ネットワーク(National Healthcare Safety Network：NHSN)は，SSIのより正確な手技別リスク予測の開発に取り組んできた。これは，ある病院，ある手技の感染率を，標準化感染率(Standardized Infection Ratios：SIR)として，観察されたSSI率を予想されるSSI率で割った比率で表したものである。SIRの報告のため，NHSNでは，39の異なる特定の手技カテゴリーのデータを調べ，各手技カテゴリーに関連する表107.1のリストから1〜11の特定のリスク因子を適用して，予想SSI率を算出する。

表 107.1
さまざまな手術カテゴリーの手術部位感染(SSI)リスクを推定するための，全国医療安全ネットワーク(NHSN)により使用されている潜在的なリスク因子

ASA スコア	創傷クラス
BMI	年齢
創傷閉鎖法	性別
腫瘍科病院	医学部所属
手技に要する時間	病院のベッドサイズ
麻酔の種類	緊急
外傷	創傷の範囲
糖尿病	脊椎レベル

診断

術後創感染の診断は，創が開いて膿が排出されれば明らかである。しかし，より早期に診断し，迅速な治療介入を行うことが理想的である。術後創感染が術後4〜5日目までに臨床的に明らかになることはまれである。唯一の例外は，β溶血性レンサ球菌や組織毒性を有する *Clostridium* 属による感染症であり，さらにまれな創部のトキシックショックがある。これらの感染症は24時間以内に臨床的に明らかになることがあり，まれではあるが，壊滅的な影響を与える傾向がある。術後数日間に全身性の感染徴候が強い患者の創部は，感染の徴候がないか検査する必要がある(図107.1)。溶連菌感染症では，局所に炎症徴候がみられ，時に白血球とGram陽性球菌を含む滲出液がみられる。*Clostridium* 感染症は炎症の徴候を欠き，*Clostridium* の外毒素の作用により白血球を含まない薄い滲出液を生じるが，Gram塗抹標本では胞子形成を伴わないGram陽性桿菌が認められる。溶連菌またはレンサ球菌による毒素産生による創部のトキシックショックは，SSIのまれな合併症であり，SSI全体の1%未満である。これらの症例のほとんどは，手術後48時間以内に発症する。初期の徴候は，発熱，下痢，嘔吐である。大量の水様性下痢，紅皮症，低血圧も特徴的である。初期には，創感染の局所的徴候はしばしばみられない。全身の抗ブドウ球菌抗菌薬と併用して，創部のドレナージと洗浄を行うことが推奨される。ほとんどの創感染は術後

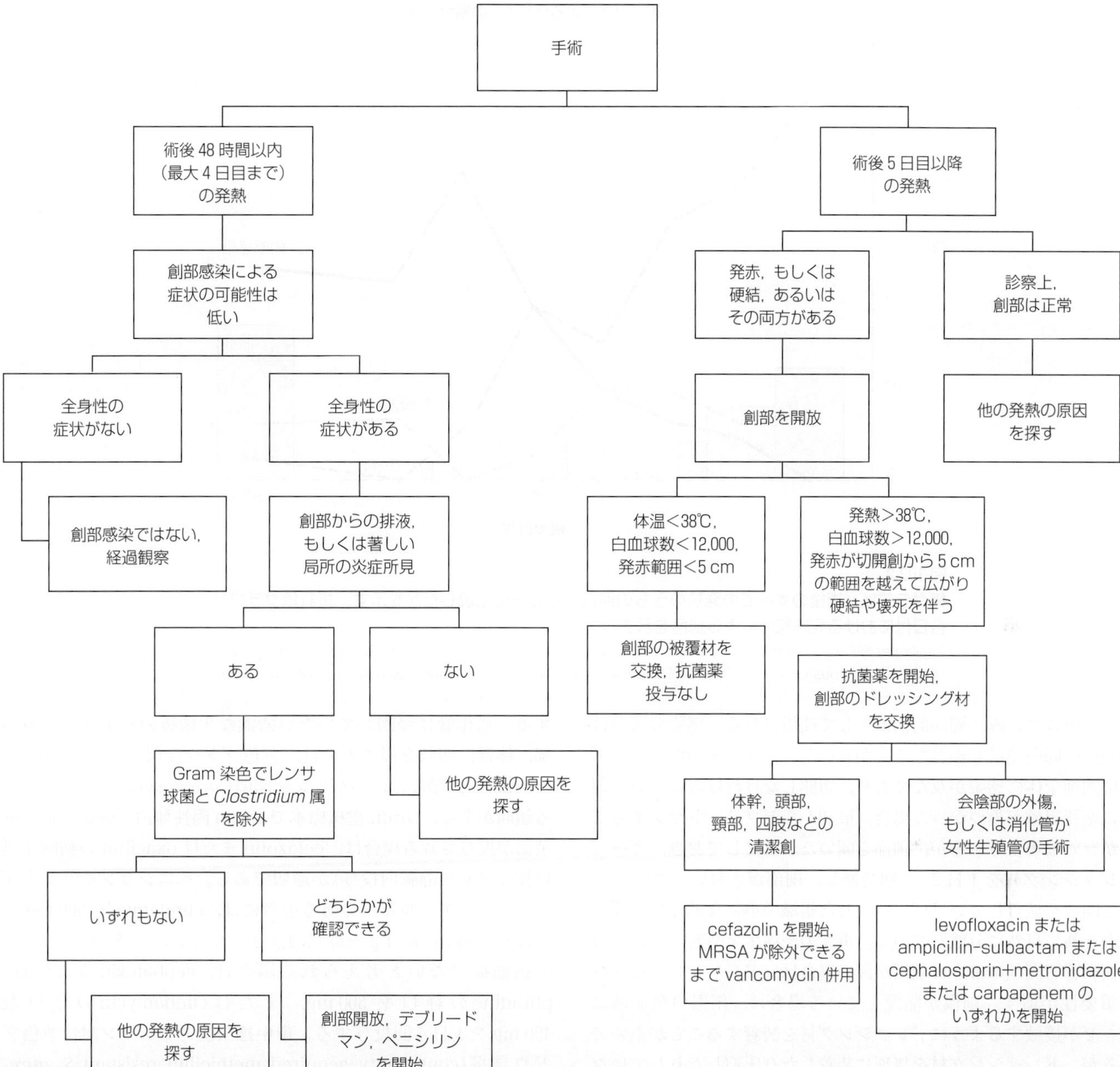

図 107.1
創部感染のアルゴリズム
（JarvisWR,ed. *Hospital Infections*, 5th edn. Philadelphia : Lippincott Williams & Wilkins ; 2007 を改変）

5〜15 日で診断されるが，場合によっては診断が大幅に遅れることもある。これは，病的肥満患者の腹部創傷や後側胸郭切開術後の胸壁筋下の創傷感染など，その部位を相当量の組織が覆っている創傷で起こりやすい。

腹腔鏡検査や胸腔鏡下手術のような大きな手術手技を受けた後，最初の数日間は，ほとんどの患者に発熱がみられるため，発熱は術後感染症の特異的な徴候ではない（図 107.2）。患者が術後早期に発熱を示した場合，術者は予防的抗菌薬の投与を継続したり，抗菌薬の投与を再開したりしたくなるが，このような衝動に駆られるのは禁物である。開創が約束されていない状態で抗菌薬を投与すると，診断と確実な治療が遅れ，その結果，罹患率が上昇し，創部の離開やヘルニアなどの合併症の危険性が増す可能性が高い。手術創の皮膚縫合糸やステープルの周囲に集中的に，またはびまん性に，切開創に隣接した紅斑がみられることがある。著明な硬結や排膿がなければ，この紅斑は通常，創感染を示さない。一般的な臨床医は，このような創傷のある患者に抗菌薬を処方したくなるが，ほとんどは特別な治療を行わなくても治癒する。また，このような状況で抗菌薬を投与すれば，実際の感染症のために切開する必要がなくなるというデータはない。

治療法

切開排膿

創部感染に対する第 1 の治療は，創部を切開して感染組織を排出することである。抗菌薬は，感染に対する重大な全身性の反応を示す患者や，切開創の境界を越えて浸潤性の軟部組織感染が認め

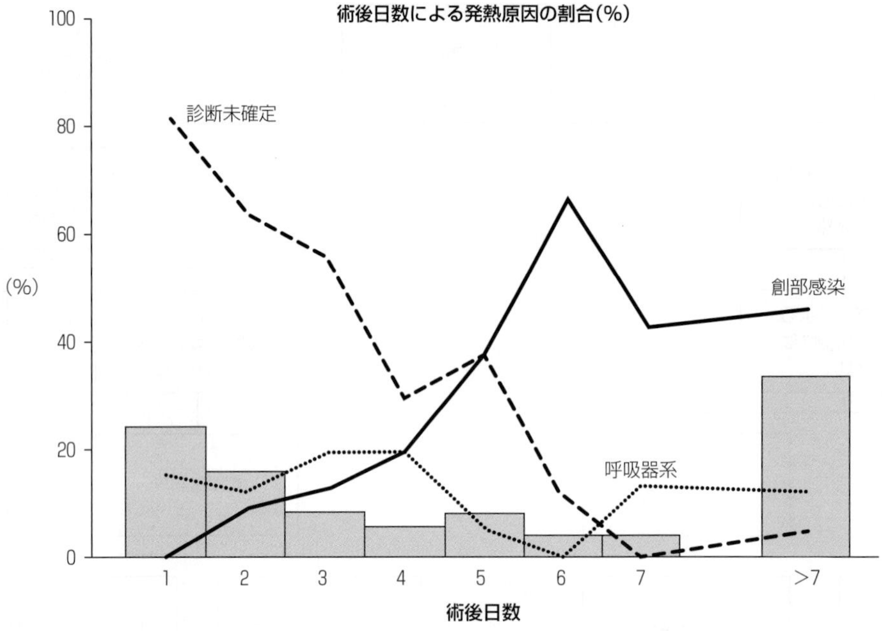

図 107.2
棒グラフは，術後のすべての発熱のうちの何割がその日に出現したかを示す。折れ線グラフは，各日付における発熱原因による割合を示す。
(Dellinger EP. Approach to the patient with postoperative fever. In: Gorbach SL, Bartlett JG, Blacklow NR, eds. *Infectious Diseases*, 3rd edn. Philadelphia, PA : Lippincott Williams & Wilkins ; 2004 : 817-823 より)

られる患者にのみ，補助的治療として使用される。感染の所見は切開創の局所で最も顕著なことが多いが，ほとんどの場合，皮下の切開創全体に感染が及んでおり，切開しなければならない。創部に壊死組織がみつかった場合，最初からデブリードマンすることが有効な場合もあるが，創部を開いたままにしておき，ガーゼドレッシング材を1日2〜3回交換し，創部がきれいになるにつれて回数を減らしていけば，感染した組織の小さな細片は時間の経過と共に自然に分離していく。重度の肥満患者や筋肉質患者の後側胸郭切開創のように創傷が深い場合は，ドレッシング材交換の重要性が増す。創傷が陥没している場合は，創傷の全領域にガーゼが接触するようにドレッシング材を装着することが重要であるが，ドレッシング材を無理に装着したり圧迫したりしてはならない。これは痛みを引き起こし，滲出液の排出を阻害し，余分な瘢痕形成を刺激し，肉芽組織の収縮という通常のメカニズムによって起こる創傷閉鎖を遅らせるからである。

切開創を最初に開くときは，手技と元々の解剖学的構造を理解している医師が検査すべきである。開腹術または開胸術を行った場合は，腹壁または胸壁の閉鎖破綻していないことを確認し，腹壁または胸壁の深部から発生した液体がないことを確認する。場合によっては，切開部の感染が一次感染ではなく，より深部でのより重篤で広範囲な感染のシグナルであることもある(それぞれ，「第55章 腹腔内膿瘍」および「第57章 腹膜炎」を参照)。

抗菌薬

診断および開創時，経験的抗菌薬投与は，体温 38℃，脈拍数増加，白血球絶対数 12,000 以上，創部の検査で皮下腔または筋膜レベルでの浸潤性感染が確認された場合，または周囲の紅斑と炎症が切開線から 5 cm 以上広がっている場合である。選択する薬剤は，創傷滲出液の Gram 塗抹標本と処置の内容によって決定する。消化管に浸潤していない清潔な手術後の感染症で，頭頸部，体幹，四肢を侵すものは，黄色ブドウ球菌(*Staphylococcus aureus*)か，頻度は低いがレンサ球菌(*Streptococcus*)が原因となる傾向がある。Gram 塗抹標本で Gram 陽性球菌が確認され，抗菌薬が投与される場合は，cefazolin または oxacillin の初回非経口投与(1 g を静脈内投与)が適切である。ペニシリンやセファロスポリンにアレルギーのある患者には，clindamycin 900 mg または vancomycin 1 g を静脈内投与してもよい。経口摂取が可能で菌血症でないと考えられる場合は，cephalexin または cephradine の経口薬 500 mg，または clindamycin の経口薬 450 mg を1日4回投与する。市中感染型メチシリン耐性黄色ブドウ球菌(community-acquired methicillin-resistant *S. aureus*：CA-MRSA)の頻度が上昇するにつれて，感受性データが得られるまで，sulfamethoxazole-trimethoprim(ST 合剤)(800 / 160 mg，12 時間ごと経口)，doxycycline(100 mg，12 時間ごと経口)，vancomycin(1 g，12 時間ごと静注)，または linezolid，daptomycin，telavancin，ceftaroline による治療を開始することを考慮すべきである。抗菌薬治療は，全身性の感染徴候または局所で蜂窩織炎が継続している間(通常は3日以内)にのみ継続すべきである。

腋窩の手術後の感染症では，Gram 陰性腸内細菌がより一般的であり，会陰部や消化管，女性性器の手術後には，通性嫌気性桿菌と通性嫌気性球菌の両方が関与することが多い。このような場合，抗菌薬による治療が必要であれば，初期治療としてセファロスポリン系またはフルオロキノロン系に，metronidazole を併用する。ペニシリンやセファロスポリン系にアレルギーのある患者には，levofloxacin 500 mg を 12 時間ごとに静脈内投与し，metronidazole 1 g を 12 時間ごとに静脈内投与する。この場合も，治療期間は通常3日以内とする。経口薬の服用が可能であれば，levofloxacin 500 mg を24時間ごとに，metronidazole 500 mg を6時間ごとに併用する経口レジメンへの変更を考慮すべきである。

術後48時間以内にβ溶血性レンサ球菌または組織毒性をもつ *Clostridium* 属菌による侵襲性創感染症と診断されたまれな患者では，全身麻酔下の手術室で創部を開いて検査し，軟部組織への浸潤と壊死が認められた場合には，積極的な軟部組織除去術を選択することに加えて，積極的な抗菌薬療法が必要である。溶連菌感染症または *Clostridium* 感染症の診断が確実な場合は，ペニシリン G®(400万単位)を4時間ごとに静脈内投与するのが適切である。疑わしい場合は，溶連菌感染症や *Clostridium* 感染症に加えて，cefazolin または vancomycin でブドウ球菌感染症の治療が可能であるが，嫌気性菌をカバーするために metronidazole を追加することが賢明であろう。CA-MRSA は壊死性軟部組織感染症を引き起こすことが報告されているため，Gram 陽性球菌によるこれらの感染症の初期治療には，vancomycin を1 g，12時間ごとに静脈内投与する必要がある。

創傷の閉鎖

開創した感染創に対処する最も確実な方法は，ドレッシング材の交換を継続し，創部が二期的に自然に閉鎖するのを待つことである。直線的な創部感染では，ほとんどの症例で満足のいく結果が得られる。創部によっては，切開した部分がきれいになり，健康な肉芽組織が裏打ちされた後，通常はテープで再閉鎖することができることもある。この時期に起こる失敗は，創部に細菌が含まれていることや，創の形状に起因することが多い。

文献

Burke JF. Identification of the source of staphylococci contaminating the surgical wound during operation. *Ann Surg.* 1963;158:898–904.

Centers for Disease Control and Prevention. The NHSN Standardized Infection Ratio (SIR) [Internet]. 2018 [cited 16 September 2018]. https://www.cdc.gov/nhsn/pdfs/ps-analysis-resources/nhsn-sir-guide.pdf

Culver DH, Horan TC, Gaynes RP, et al. Surgical wound infection rates by wound class, operative procedure, and patient risk index. National Nosocomial Infections Surveillance System. *Am J Med.* 1991; 91(3B):152S–157S.

Dellinger EP. Approach to the patient with postoperative fever. In Gorbach SL, Bartlett JG, Blacklow NR, eds. *Infectious diseases*, 3rd ed. Philadelphia, PA: Lippincott Williams & Wilkins; 2004: 817–823.

Dellinger EP. Surgical infections. In Mulholland MW, Lillemoe KD, Doherty GM, Maier RV, Upchurch GR Jr, eds. *Greenfield's surgery: Scientific principles and practice*, 5th ed. Philadelphia, PA: Lippincott Williams & Wilkins; 2008: 132–146.

Garibaldi RA, Brodine S, Matsumiya S, et al. Evidence for the non-infectious etiology of early postoperative fever. *Infect Control.* 1985;6:273–277.

Horan TC, Gaynes RP, Martone WJ, et al. CDC definitions of nosocomial surgical site infections, 1992: A modification of CDC definitions of surgical wound infections. *Am J Infect Control.* 1992;20:271–274.

Miller LG, Perdreau-Remington F, Rieg G, et al. Necrotizing fasciitis caused by community-associated methicillin-resistant Staphylococcus aureus in Los Angeles. *N Engl J Med.* 2005;352:1445–1453.

Mu Y, Edwards JR, Horan TC, Berrios-Torres SI, Fridkin SK. Improving risk-adjusted measures of surgical site infection for the national healthcare safety network. *Infect Control Hosp Epidemiol.* 2011;32:970–986.

National Academy of Sciences, National Research Council, et al. Postoperative wound infections: The influence of ultraviolet irradiation on the operating room and of various other factors. *Ann Surg.* 1964;160(Suppl 2):1.

Paydar KZ, Hansen SL, Charlebois ED, Harris HW, Young DM. Inappropriate antibiotic use in soft tissue infections. *Arch Surg.* 2006;141:850–854; discussion 855–856.

Saeed MJ, Dubberke ER, Fraser VJ, Olsen MA. Procedure-specific surgical site infection incidence varies widely within certain National Healthcare Safety Network surgery groups. *Am J Infect Control.* 2015;43(6):617–623.

Stevens DL, Bisno AL, Chambers HF, et al. Practice guidelines for the diagnosis and management of skin and soft-tissue infections. 2014 update by the Infectious Diseases Society of America. *Clin Infect Dis.* 2014;59–10–52.

108 外傷関連の感染症

■著：Mark A. Malangoni
■訳：山本勇気

感染症は外傷の重篤な合併症であり，特に，外傷の重症度が高い患者や宿主の防御機能が十分でない患者において顕著である。失血死と中枢神経系の損傷は，受傷後48時間以内の死亡の最も一般的な原因であるが，それ以降に死亡する患者は，感染性合併症またはその結果で死亡することが多い。

外傷関連感染とは，元々の受傷部位での感染，または受傷の直接の結果として起こる感染のことである。前者の例としては，感染性裂傷や開放骨折部位の骨髄炎がある。後者には，胸部貫通創の後の膿胸や，結腸への銃創の修復後の腹腔内膿瘍がある。損傷部位から離れた部位でも感染が起こることがあるが，これらの感染は通常，当初の外傷とは間接的な関連しかないので，これ以上の説明は省略する。

他の感染症と同様に，外傷に関連した感染症は，微生物，局所の環境，先天的または後天的な宿主の防御機能等のバランスが崩れたときに起こる。このような感染症は，病原性の高い細菌がわずかに入り込むか，病原性の低い細菌が大量に混入することによって起こる。身体のさまざまな部位でよくみられる病原体を表108.1に示す。

外傷には次の事柄によって感染が生じる。(1)外因性微生物による無菌部位への直接的な汚染，(2)消化管，呼吸器管，婦人泌尿生殖管の自然な上皮バリアの破綻による内因性微生物による汚染，(3)組織への直接的な損傷，感染促進のアジュバントとして作用する異物，血腫，漿液腫の存在による局所的な細菌除去機構の障害，(4)元々存在していた，もしくは外傷の結果二次的に生じた宿主の防御機構の弱体化。

表108.1
身体のさまざまな部位でよくみられる病原体

皮膚	*Staphylococcus epidermidis* 黄色ブドウ球菌 *Clostridium* 属 *Bacteroides* 属(*fragilis* 以外)
中咽頭	*Staphylococcus epidermidis* 黄色ブドウ球菌 β溶血性レンサ球菌 肺炎球菌 嫌気性レンサ球菌 *Candida albicans* *Bacteroides* 属(*fragilis* 以外)
上部消化管	腸球菌属 *Candida albicans* 腸内細菌目細菌(例：大腸菌，*Klebsiella* 属，*Enterobacter* 属)
遠位消化管	腸内細菌目細菌 腸球菌属 *Bacteroides* 属 *Clostridium* 属

さまざまな既往症もまた，局所的または全身的な防御機構に有害な影響を及ぼすことにより，外傷関連感染症の発症に直接関与している可能性がある。たとえば，糖尿病，肥満，栄養不良，高齢，アルコール中毒，単一または複数の臓器障害などがある。高血糖，低酸素血症，低体温症も外傷関連感染症を発症する可能性を高める。重要なことは，損傷部位への血液供給が適切であるかどうかが感染発症の傾向に影響することであり，既存の疾患や損傷自体による障害のために循環が損なわれると，感染発症のリスクが高まる。

診断や処置のために必要な気管内チューブ，血管内カテーテル，尿道カテーテルなどの挿入は，正常な防御機構を回避して無菌部位に微生物が侵入する入り口を提供することになる。その結果，侵入部位で感染症を引き起こしたり，病原体の血行性播種に伴って遠隔部位の感染を引き起こしたりすることがある。不適切な治療もまた，細菌の排泄を阻害することによって感染を誘発する可能性がある。

感染予防の努力は受傷直後から開始すべきである。傷害の初期管理の一般原則には，傷害の程度と重症度を判断するための創外部の綿密な検査が含まれる。出血は，直接圧迫するか，大出血点を特定して結紮することによってコントロールする。適切な創傷管理には，出血のコントロール，血腫の除去，すべての損傷した軟部組織や異物の除去，骨折の確認が不可欠である。創傷部位は0.9％生理食塩水などの生理的液体で洗浄する。創部のさらなる汚染と組織の乾燥を防ぐために，できるだけ早く，できれば0.9％生理食塩水で湿らせた滅菌ドレッシング材で覆うべきである。ただし，最終的な治療や外傷センターへの搬送を妨げないようにする。

骨折を伴う外傷創では，軟部組織損傷の重症度が，感染リスクに直接的に関連している。骨折の早期固定は，軟部組織の追加損傷を軽減し，血腫形成を制限し，開放骨折が存在する場合には，汚染細菌の播種を防止して感染リスクを低下させるのに役立つ。骨折の固定はまた，正常なホメオスタシスの回復を促進する。

適切な洗浄，剝離，止血が完了したら，創閉鎖に取りかかる。一般に，精巧な手技よりも簡便な手技が好まれる。感染リスクの低い外傷創は一次閉鎖を行う。感染リスクの高い軟部組織損傷には，組織が壊死または虚血しているもの，鼠径部や会陰部など細菌の定着が多い部位またはその近傍にあるもの，最終治療まで6時間以上かかるもの，汚染菌の除去を妨げる疾患や病態が合併しているもの，などがある。破砕創，高速損傷，散弾銃損傷，熱傷の併発，不規則または星状創も高リスク創の指標となる。汚染度が高い創傷や感染リスクの高い創傷は一期に閉鎖すべきではない。このような状況では，創傷部位の洗浄とデブリードマンを繰り返し，安全に行えるまで創閉鎖を遅らせるほうが賢明である。感染リスクが低く閉鎖が可能な創傷環境でない限り，創傷は二次的に治癒させるか，遅らせて一次閉鎖すべきである。これは患者にとって不便に思えるかもしれないが，感染に伴う重大な結果を回避できることが多い。

刺創や低速の銃創は，外因性または内因性の重大な汚染がない限り，通常，洗浄して一次的に閉鎖することができる。腸管損傷がある場合は，損傷部位，特に出口部位を汚染する微生物の濃度が高くなるため，このような創傷は開いたままにすべきである。高速の銃創や散弾銃による創傷は一次的に閉鎖すべきではなく，デブリードマンと入口・出口部位の洗浄を行い，滅菌ドレッシング材で被覆するのが最良の管理法である。軟部組織が広範囲に脱落した複雑な創傷は，デブリードマンと洗浄を行い，ドレッシング材で被覆するのが最適である。露出した軟部組織は，0.9％生理食塩水を用いた湿潤－乾燥ドレッシング材交換で管理し，健全な肉芽の形成を促す。これにより，後で分層皮膚移植を行ったり全層皮膚で覆うこともできるし，二次的に治癒させることもできる。消毒薬や抗菌薬入りの洗浄剤を使いたくなるかもしれないが，これらの物質は創傷の早期治療には何の利点もなく，治癒を損なう可能性がある。二次的に治癒した創傷が肉芽形成や収縮を始めたら，不快感が少なく，ドレッシング材交換の頻度が低いハイドロコロイドやアルギン酸塩に切り替えるのが適切であろう。陰圧閉鎖療法は，創傷の収縮を促進し，治癒までの時間を短縮するため，汚染が最小限に抑えられた大きな開放創の治療に有用であることが証明されている。また，ドレッシング材の交換頻度が低く，患者の快適性が向上するという利点もある。

抗菌薬治療は，適切な臨床判断，優れた創傷局所ケア，無菌的手技，組織の慎重な取り扱いの代替となることはない。汚染が少なく感染リスクの低い合併症のない軽度の創傷では，抗菌薬療法は不要である。大量の細菌汚染，開放骨折，関節腔への浸潤，大きな軟部組織の損傷，初期管理が6時間以上遅れた場合，および局所的・全身的な宿主防御機能が低下している患者には，抗菌薬の経験的投与が有効である。汚染された創傷部位の初回培養は，通常，治療方針の決定にはほとんど役に立たない。破傷風トキソイドと破傷風免疫グロブリンは，汚染創に対する確立されたガイドラインに従って投与すべきである。

ほとんどの軟部組織創傷では，主にGram陽性菌に対する抗菌薬療法を行う。嫌気性菌やGram陰性腸内細菌による汚染が疑われる場合，たとえば，農場に関連した傷やヒトに咬まれた傷では，抗菌スペクトルにこれらの菌に有効な薬剤を含める必要がある。汚染の程度が軽度または中等度の創傷では，治療は24時間のみ継続すべきである。推奨される抗菌薬の選択を表108.2に示す。

メチシリン耐性黄色ブドウ球菌（methicillin-resistant *Staphylococcus aureus*：MRSA）が地域社会および患者や長期療養施設に居住する人々の間で高い頻度でみられることから，これらの菌に汚染または感染している可能性のある患者に対する治療法の再評価が必要である。MRSAが疑われる場合，市中感染株か医療由来株かに基づいて経験的治療を選択する必要がある。通常，医療機関感染株はvancomycin，linezolid，daptomycin，telavancin，またはclindamycinによる治療が必要であるのに対し，市中感染型MRSAは前述の薬剤に加えて，trimethoprim-sulfamethoxazole（ST合剤）やテトラサイクリン系にも感受性を示すことが多い。感染症を発症した患者のドレナージやデブリードマンの際には，菌の抗菌薬感受性プロフィールを同定し，適切な治療を行うために培養検査を行うべきである。

腹部貫通外傷における腹腔内感染の発生は，単一の体腔における外傷関連感染のリスク因子の定義の典型的なモデルである。患者の年齢の上昇，臓器損傷の数と程度，輸血された血液製剤の単位，治療の遅れ，結腸損傷のような重度の汚染の存在は，腹部貫通外傷後の感染リスクが高い患者を特定する。これらの因子は，生理的予備能の低下，損傷の全身的影響に起因する障害，血液凝固性ショックおよび輸血の有害な影響，感染リスクへの重篤な細菌汚染の寄与を示す指標である。これらのリスク因子を手術前に

表108.2
外傷創に対する抗菌薬治療[a]

清潔な裂傷	抗菌薬治療なし
ひどく汚染された裂傷，感染リスクのある創	cefazolin 1～2 g 静注8時間ごと amoxicillin-clavulanate 500 mg 経口12時間ごと，もしくは250 mg 経口8時間ごと ペニシリンアレルギー患者では，ciprofloxacin 400 mg 静注もしくは500 mg 経口12時間ごとと，metronidazole 500 mg 静注もしくは経口6時間ごとを併用，あるいは moxifloxacin 400 mg 静注もしくは経口24時間ごと
農場での受傷，ヒト咬傷，土壌による汚染，ひどく汚染された創で治療が遅れた場合	piperacillin-tazobactam 3.375 g 静注6時間ごと，あるいは amoxicillin-clavulanate 500 mg 経口12時間ごと，もしくは250 mg 経口8時間ごと（「23章　動物咬傷とヒト咬傷」を参照） ペニシリンアレルギー患者では，ciprofloxacin 400 mg 静注もしくは500 mg 経口12時間ごとと，metronidazole 500 mg 静注，もしくは経口6時間ごとを併用，あるいは moxifloxacin 400 mg 静注もしくは経口24時間ごと
穿通性腹部外傷[b]	cefotetan 2 g 静注8時間ごと，あるいは piperacillin-tazobactam 3.375 g 静注6時間ごと ペニシリンアレルギー患者では，ciprofloxacin 400 mg 静注12時間ごとと metronidazole 500 mg 静注6時間ごとを併用，あるいは moxifloxacin 400 mg 静注24時間ごと

a 地域や施設の感染情報と耐性パターンによって，メチシリン耐性黄色ブドウ球菌（MRSA）が疑われる場合に，追加のカバーが必要になることもある。
b 10単位相当の失血ごとに1回用量を追加する。

完全に定義することはできないため，Gram 陰性通性菌および嫌気性菌に有効な広域スペクトル抗菌薬による経験的治療が適応となる(表 108.2)。感染リスクの低い患者には 1 回量の抗菌薬投与で十分であるが，結腸損傷などリスクの高い患者には 24 時間治療が必要である。24 時間以上の治療は付加価値がないことが繰り返し証明されている。

鈍的腹部損傷で手術した患者のうち，消化管の損傷による汚染がみつかったのは 2％未満である。このような状況では，cefazolin 単独で十分な経験的治療が可能である。腸管損傷が疑われるか確認された場合は，metronidazole を追加すべきである。中空腔内臓器損傷が認められなければ，抗菌薬はただちに中止できる。

ダメージコントロール開腹術は，低体温，代謝性アシドーシス，過剰出血を伴う腹部損傷患者の管理に有用である。集中治療室ですべての障害が改善した後，これらの患者は通常，24～48 時間以内に再手術される。この状況で抗菌薬の投与を継続する根拠はない。

消化管を貫通して軟部組織に留まった弾丸やペレット(小弾丸)は，組織の直接損傷と細菌汚染が組み合わさることにより，軟部組織感染症を引き起こす可能性がある。このような状況では，汚染異物を除去し，デブリードマンを行い，最終的な閉鎖を遅らせるべきである。

貫通外傷後の腹腔内感染は重篤な医療関連感染症であり，しばしば抗菌薬耐性菌が関与する。推奨される静脈内治療法には，carbapenem または piperacillin-tazobactam 単独，または cefepime と metronidazole の併用がある。β-ラクタム系抗菌薬にアレルギーのある患者には，ciprofloxacin と metronidazole の併用，または moxifloxacin の単独投与が有用である。MRSA が疑われる場合は，vancomycin または linezolid を追加すべきである。病原体を同定し，その抗菌薬感受性を明らかにするために培養を行う必要があり，治療は培養結果に基づいて調整される。

血胸を起こした患者の約 3～5％が膿胸を発症する。この合併症の主なリスク因子は，血胸とチューブによる胸部造瘻術使用の長期化である。血胸に対する予防的抗菌薬の使用に関する決定的な根拠はないが，72 時間以内に貯留した血胸を排出することが外傷後膿胸の発生率を低下させるという強い根拠がある。

文献

Goldberg SR, Anand RJ, Como JJ, et al. Prophylactic antibiotic use in penetrating abdominal trauma: An Eastern Association for the Surgery of Trauma practice management guideline. *J Trauma Acute Care Surg*. 2012;73: S321–S325.

Moore FO, Duane TM, Hu, CKC, et al. Presumptive antibiotic use in tube thoracostomy for traumatic hemopneumothorax: An Eastern Association for the Surgery of Trauma practice management guideline. *J Trauma Acute Care Surg*.2012; 73: S341–S344.

109 体内植え込み人工物関連の感染症

■著：Gordon Dickinson
■訳：山本勇気

本章では，特殊な性質をもつ人工物に関連した感染症を取り上げる。一般的に感染率は低いが，年間数百万個の人工物が植え込まれているため，感染症はまれではない。最適な治療には，このような難しい感染症の管理に精通した外科専門医の参加が必要であり，特に，人工水晶体関連の眼内炎では眼内注射が治療の主軸となる。

眼内レンズ関連感染症（人工水水晶体眼内炎）

人工水晶体眼内炎は，手術時に結膜嚢や瞼縁の細菌叢に汚染された結果起こると考えられている。レンズや中和液，保存液の汚染による感染症も報告されている。

白内障摘出後の眼内炎の鑑別診断には，細菌や真菌の感染だけでなく，無菌性の炎症も含まれる。最も一般的な徴候および症状には，眼痛，視力低下，充血，眼瞼浮腫，眼瞼下垂，および充血反射の欠如または不良が含まれる。通常，単一の細菌株が分離される。最も一般的な病原体はコアグラーゼ陰性ブドウ球菌であり（ある大規模な症例シリーズでは約 50%），次いで黄色ブドウ球菌（*Staphylococcus aureus*）である。事実上，あらゆる微生物が関与する可能性がある。合併症のない初回白内障手術後に，遅発性人工水晶体眼内炎が報告されている。この病態は術後 1 か月以上経過してから発症し，眼の炎症が増強，軽減するのが特徴である。遅発性人工水晶体眼内炎の主な原因は，*Cutibacterium acnes*（以前の *Propionibacterium acnes*）である。診断評価には，Gram 染色および培養のための房水および硝子体サンプルが必要である。硝子体手術には，診断的価値だけでなく治療的価値もある。

患者はただちに眼科医の診察を受けるべきである。抗菌薬の眼内投与および局所投与が，この局所感染に対する治療の主軸である。抗菌薬の浸透が予測できないため，全身的な抗菌薬は二の次であり，一般的には不要である。（「第 15 章　眼内炎」も参照）。

人工内耳

人工内耳は，重度の難聴を改善するために，成人および最年少では 1 歳の小児に植え込むことができる。この人工内耳は，皮下のレシーバー，中耳を通るリード線，蝸牛神経に接触するファイバーで構成されている。マイクと送信機を備えた外付けの部品は，受信機に隣接して配置される。感染症は症例の 1.5～4% に起こると報告されており，手術創感染，中耳炎，髄膜炎に分類される。手術部位感染症は一般に術直後から発症し，圧痛，紅斑，腫脹によって明らかになる。髄膜炎は術後に起こることもあるが，移植後数か月で発症することもある。人工内耳を装着した耳の中耳炎も，術後または術後かなり経ってから起こることがある。手術創部の感染や中耳炎を示唆する症状に対して，感染を最小限に抑え，人工内耳を温存するために，可能であれば，培養のための検体を採取し，抗菌薬の投与をすみやかに開始するなど，早急な対応が必要である。多くの感染症は器具を抜去することなく内科的に対応できるが，レシーバー上の創部の剥離がある場合や症状が悪化する場合は一般に器具の抜去が必要になる。髄膜炎は小児に多く，中耳炎を伴う場合と伴わない場合がある。原因菌は，人工内耳を装用していない小児にみられる耳炎関連髄膜炎の典型的なものである。肺炎球菌（*Streptococcus pneumoniae*）が主な原因であるため，経験的抗菌薬療法には，この病原体に適した抗菌薬を含めるべきである。感染が明らかに人工内耳に及ぶと，人工内耳を救うことは困難であり，再移植が不可能な場合もあるため，非常に深刻な問題である。人工内耳を植え込む前に，13 価の結合型多糖類と 23 価の多糖類肺炎球菌ワクチンの両方を，現在のガイドラインに従って接種する必要がある。

乳房インプラント関連感染症

豊胸術や乳房切除後の再建を目的とした乳房インプラントの注入は，一般的な手術である。2018 年，米国では推定 313,735 件の豊胸術が行われた。米国食品医薬品局（Food and Drug Administration：FDA）により承認された人工乳房は，生理食塩水またはシリコンポリマーゲルが充填されたシリコンゴムのシェルで構成されている（2018 年には，推定 88% が後者のタイプであった）。これらは，乳房内，乳輪周囲，経腋窩，経乳輪，または経臍帯アプローチにより，腺下または筋肉下ポケットに移植される。増大乳房形成術後の感染率は 1.1～2.5% で，再形成術後はさらに高くなる。乳房再建における感染発生率が全体的に高いのは，乳房切除術における軟部組織の血管障害と手術時間の長さが一因であると考えられている。術中の無菌手技の破綻，人工物の汚染，および血行性播種などはすべて，インプラント関連感染原因となる可能性がある。ヒト乳房組織の内因性細菌叢は皮膚細菌叢と類似しており，ほとんどの感染症の原因となっている。最も一般的な病原菌は，黄色ブドウ球菌や表皮ブドウ球菌（*S. epidermidis*）などのブドウ球菌属で，*Serratia marcescens*，緑膿菌（*Pseudomonas aeruginosa*），大腸菌（*Escherichia coli*），B 群レンサ球菌，*Enterobacter*，*Morganella morganii* などの Gram 陽性および陰性菌がこれに続く。真菌感染はまれである。患者の併存疾患と手術手技の組み合わせが主なリスク決定要因である。所見および症状はさまざまであるが，一般的な所見は，倦怠感，発熱，圧痛，硬結，乳房紅斑，非対称性，および超音波検査による人工関節周囲液貯留の所見である。重篤な敗血を発症することがあり，術後早期にトキシックショック症候群が発症したという症例報告もある。

Mycobacterium abscessus および *M. fortuitum* による集団感染と散発例が報告されている。病原体の発生源は通常，特定されないが，器具の滅菌が不十分であることが疑わしい。局所の所見および症状は他の細菌感染と類似しており，より軽症または遅発性で，標準的な抗菌薬療法では改善しない。通常，体液の Gram 染色では菌は認められないが，多形核白血球が多数認められる。抗酸菌染色が陽性になることもある。確定診断は，菌が培養されることによる。

初期の軽微な症状に対する治療には，フルオロキノロン系抗菌薬の内服が提案されているが，乳房インプラント関連感染症は全身性の抗菌薬で治療する。メチシリン耐性黄色ブドウ球菌やメチシリン耐性コアグラーゼ陰性ブドウ球菌がますます一般的になってきているため，経験的抗菌薬には，imipenem などの Gram 陰性菌に対するカバーと共に vancomycin を含めるべきである。その後の調整は培養結果に応じて行う。治療期間は，原因菌，感染の重症度，および臨床的な反応によって異なるが，通常は 10〜14 日間である。非結核性抗酸菌には，amikacin，cefoxitin，フルオロキノロン系抗菌薬，clarithromycin，azithromycin，doxycycline，imipenem など，ほとんどの非結核性抗酸菌に効果が期待できる薬剤があるが，感受性検査を行い，耐性の発現を防ぐために 2 種類以上の有効な薬剤を併用することが推奨される。抗酸菌による感染症では，数か月にわたる治療が必要である。感染に対する早期の積極的な抗菌薬治療により，インプラントが温存される場合もあるが，重篤な症状や全身症状が続く場合は，カプセルの除去と術後のドレーン留置を伴うインプラント抜去が必要となる。まれに，対側のインプラントを除去しなければならない場合もある。すべての症状が治まれば，手術による再留置が可能である。ほとんどの外科医は，組織の回復を待つために 6 か月待つことを好む。

陰茎インプラント関連感染

感染は陰茎プロテーゼの植え込みに伴う主な合併症であり，症例の 3%に起こると推定されている。陰茎プロテーゼに関連する感染症のほとんどは，植え込み時に発生する可能性が高い。一般的な感染源としては，皮膚，大腸および肛門周囲の細菌叢，尿，手術室の環境などが挙げられる。感染症は術後数日で発症することもあれば，移植後数週間〜数か月で発症することもある。*S. epidermidis* は症例の 50%以上で分離される。その他の細菌としては，黄色ブドウ球菌，大腸菌，緑膿菌，*Klebsiella* 属，*Proteus* 属などの Gram 陰性腸内細菌が挙げられる。淋菌および真菌感染症が報告されている。感染症の所見および症状には，新たに発症する疼痛，腫脹，圧痛，紅斑，硬結，変動，びらん，および人工物の露出が含まれる。*S. epidermidis* による感染はしばしば軽微であり，人工物の不具合や器具を操作したときの痛みを呈することがある。

Gram 陽性菌と Gram 陰性大腸菌の両方に対して，原因菌が分離されるまでの間，経験的な抗菌薬療法を行うべきである。陰茎インプラントに関連した感染症が発生した場合，インプラントと関連するすべての異物を除去すべきであるというのが，普遍的な意見である。しかし，外科的管理については，見解が分かれる。最も一般的なアプローチは，感染に関連した器具を除去し，創部を治癒させた後，4〜6 か月後に入れ替えるという 2 期的な手術である。この方法は通常成功するが，瘢痕化によって陰茎が短くなることがある。一部の患者に対しては，外科医は感染関連器具を除去し，創傷部を剥離し，新しい器具を埋め込む 1 段階手術を選択することができる。器具を抜去した合併症のない感染では，10〜14 日間の全身性抗菌薬投与が行われるが，合併症のある感染や器具をすぐに交換する場合は，感染の徴候がすべて消失してから少なくとも 1 週間以上，抗菌薬療法を続ける必要がある。

文献

Darouiche RO. Treatment of infections associated with surgical implants. *N Engl J Med*. 2004;350:1422–1429.

Latani T. Breast implant infections: an update. *Infect Dis Clin North Am*. 2018;32:877–884.

Lopategui DM, Balise RR, Bouzoubas LA, et al. The impact of immediate salvage surgery on corporeal length preservation in patients presenting with penile implant infections. *J Urol*. 2018;200:171–177.

Mulcahy J. Current approach to the treatment of penile implant infections. *Ther Adv Urol*. 2010;2:69–75.

Rubin LG, Papsin B, et al. Cochlear implants in children: Surgical site infections and prevention and treatment of acute otitis media and meningitis. *Pediatrics*. 2010;126:381–391.

Wiechman K, Levine S, Wilson S, et al. Antibiotic selection for the treatment of infectious complications of implant-based breast reconstruction. *Ann Plast Surg*. 2013;71:140–143.

110 熱傷患者の感染症

■著：Roger W. Yurt, Rafael Gerardo Magaña
■訳：山本勇気

重度の熱傷を負った患者における感染症の診断は，感染の徴候が熱傷に対する反応の徴候と同じであるため，きわめて難しい。

重度熱傷で起こる組織損傷とそれに伴う炎症反応は，あらゆる病態で起こるホメオスタシスの障害のうちで，最も大きなものの1つである。したがって，熱傷患者の鑑別診断における最大の課題は，熱傷と感染症を区別することである。免疫反応の低下により感染症の発現が鈍化することが，患者の評価をさらに複雑にすると同時に，感染症に対する脆弱性を高める一因にもなっている。

表110.1の熱傷に関連した変化の概要に，熱傷患者の臨床的・検査的評価における課題をまとめた。

表 110.1
熱傷に関連して起こり，患者の評価を複雑にする臨床所見と検査所見

所見	異常
全身状態	活動性低下－電解質異常 　鎮痛薬の影響 過換気 　疼痛，外用剤 頻脈 　疼痛，血管内容量減少，代謝亢進
体液バランス	細胞外液減少 　初回の受傷 　のちの蒸発による喪失
体液組成	高ナトリウム血症 　自由水喪失 　不適切な輸液 低ナトリウム血症 　自由水過多 　硝酸銀外用剤の影響 高血糖 　ストレス
体温	低体温 　周囲への熱放散 　大量輸液 高体温 　代謝亢進 　創部の内毒素(エンドトキシン)
好中球の反応	好中球増加 　急性 　受傷後5〜7日 好中球減少 　受傷後2〜3日

熱傷の病態生理と感染脆弱性

熱傷患者への最初のアプローチは，患者の安定化と創部への血流の維持によって傷害の進行を抑えることにある。凝固壊死した領域は不可逆的な損傷を受けた組織から成り，その周囲のうっ血した部位は，損傷が可逆的な可能性のある領域である。血流が維持されなければ，充血領域と呼ばれる隣接した領域も壊死へと進展する可能性がある。このため，熱傷の早期治療の第1目標は，創部に酸素，栄養，循環細胞を十分に供給することである。熱傷の初期治療では，創傷の進行予防に加え，生存可能な組織の境界を保持することに重点をおく，そのために感染に対する特異的および非特異的防御策を実施する。

熱傷の深さは部分熱傷と全層熱傷に分類される。全層熱傷は，創の表皮がすべて破壊されているため，収縮，周囲の表皮の新生，または組織の移植によってのみ治癒する。このような創傷は革のようで乾燥しており，血栓化した血管を含み，感覚はない。部分熱傷には表皮が残存しており，血流が維持され，感染が起こらなければ創を閉鎖可能である。

部分熱傷は赤色で湿潤しており，触ると痛みがある。深い部分熱傷では，皮膚の器官と関連した上皮成分のみが含まれる。これらの創傷は表在性部分創傷よりも治癒に時間がかかり(2〜3週間)，治癒が遅れると，機能的および美容的変形が大きくなる。これらの創傷は通常，10日〜2週間で治癒する表在性部分熱傷と臨床的に鑑別することは困難である。

熱傷の動的な側面は，患者の蘇生が困難な間に部分熱傷が全層熱傷に変化するときに劇的に見て取れる。現在の蘇生法では，このようなことはほとんどみられないが，蘇生が遅れたり，年齢が極端に高いもしくは低い患者では，時折このような進行がみられる。

細胞死を引き起こす薬剤はすべて，傷を深くする可能性がある。このことを念頭において，苛性作用のある外用薬や昇圧薬の使用は避け，創部を乾燥させず，患者を保温する。

死亡率と感染脆弱性は共に，熱傷の表面積と直接相関する。表面積の分布は年齢によって異なるため，熱傷の表面積の範囲と深さを正確にプロットするためにチャートを使用する。熱傷の範囲を推定する「9%ルール」は以下のとおり。体幹は全面と背面でそれぞれ18%，両脚で18%，両腕で9%，頭部で9%，である。熱傷の程度を計算することは，輸液の必要量と予後を推定するのに役立つ。熱傷面積が全身の25〜30%以上の熱傷患者は，先に述べたような病態生理学的特徴を示す。

感染予防

現在のデータでは，入院患者の全例に予防的抗菌薬を全身投与することは支持されていない。創傷とその周辺組織を頻繁に評価することで，蜂窩織炎の早期で適切な治療が可能となり，大多数の患者は不必要な抗菌薬への曝露を免れることができる。しかし，外来での熱傷患者に全身性抗菌薬(cephalexin)を投与する医師もいる。傷を注意深く観察し，確率に適切なケアを行うことができないからである。このような患者に対する抗菌薬の全身投与については，創傷ケアを外来でフォローすることが可能で，創傷の変化に気づく可能性が高い患者には抗菌薬を投与しないなど，個別に対応する。入院患者に予防的抗菌薬の全身投与が行われるのは，菌血症を引き起こす可能性がある外科手術のときだけである。抗菌薬の投与は，熱傷創の切除の直前と切除中に行う。抗菌薬の選択は，熱傷センターの現在の細菌叢の情報によって，あるいはより具体的には個々の患者の熱傷創の細菌叢によって決定される。

熱傷創感染の予防の主軸は，壊死組織を積極的に除去し，自家移植で創を閉鎖することである。その間，局所的抗菌薬による予防は，局所感染による部分熱傷からの全層熱傷への転化の発生率を低下させ，この薬剤によって全層熱傷の無菌状態を長く維持することができる。silver sulfadiazine は最も一般的に使用される外用薬であり，Gram 陰性菌によく作用する抗炎症クリームである。創傷に浸透しないため，予防的抗菌薬としてのみ使用される。silver sulfadiazine に対する耐性菌や，好中球減少症の発症が報告されている。0.5% silver nitrate 溶液は，創傷のコロニー形成前に使用すると効果的な外用薬である。この薬剤は痂疲に浸透しないため，痂疲内で細菌が増殖すると，広域な Gram 陰性菌に対する効果は低下する。さらに，この薬剤の欠点として，創部の評価が制限され，可動域が制限される閉塞性ドレッシング材を継続的に使用する必要があることが挙げられる。創部や周囲が黒く変色することも silver nitrate の使用が減少している一因となっている。mafenide acetate(Sulfamylon®)クリームは，ブドウ球菌に対して幅広い活性スペクトルを有する。この薬剤の大きな利点は，熱傷の痂疲に浸透し，細菌が定着した創部にも有効であることである。Sulfamylon® の欠点は，一過性の灼熱感，熱傷後の過呼吸の助長，炭酸脱水酵素活性の阻害である。

毎日交換する必要のない新しい銀含浸ドレッシング材の最近の使用経験から，この薬剤は部分的な瘢痕創における感染予防のためのよい選択肢であることが示唆される。

熱傷治療の目標は，創部をできるだけすみやかに恒久的に閉鎖して熱傷創感染を予防することである。早期に壊死組織を除去し創を閉鎖することにより，一般的に，受傷後 5〜7 日で生じるコロニー形成の前に痂疲の除去が可能であり，また熱傷範囲を縮小できるという利点がある。早期の切除療法の欠点は，2〜3 週間放置すれば治癒する可能性のある熱傷組織を不必要に切除してしまう可能性があることである。

蘇生法の進歩により，受傷直後のショック期から救命できる患者数が増加し，吸入損傷の影響が臨床的に顕著になる時期(受傷後 3〜4 日)まで生存する患者数が増加している。吸入損傷はないが重度の熱傷を負った患者では，受傷後の過換気とそれに続く換気量の減少が，無気肺とそれに続く肺炎を引き起こす可能性がある。粘膜線毛機能の低下および燃焼生成物の吸入による気道の破壊は，気道閉塞および感染につながる。

この患者群では，頻繁な診断および治療的気管支鏡検査が必要である。抗菌薬のネブライザー吸入やステロイドによる治療などの吸入傷害の後遺症に対する特異的な予防の試みは，効果を示すことができなかった。

熱傷集中治療室では，細菌が定着する開放創が大きいため，院内感染が他の病棟よりもさらに懸念される。交差汚染は，看護師，医療スタッフ，面会者が，ガウン，手袋，マスクを使用することで回避される。手袋をはめた手以外では患者に触れないようにし，各患者専用のモニターや診断機器を使用する。十分な看護が提供できる場合は，大きな開放創のある患者を個室に隔離することが望ましい。患者のコホートケアは，ユニット内アウトブレイクの減少に効果的であることが示されている。

感染症の診断と治療

創部感染

全層熱傷創は感染リスクが高いため，創の日常的な臨床的および検査によるサーベイランスが絶対的に必要である。創傷の変色，びらんの軟化や浸軟，蜂窩織炎の発生を毎日観察することで，熱傷に関連した感染を早期に発見することができる。熱傷創の表面の培養から創に定着している細菌を知ることができるが，創の状態を正確に評価するには熱傷創の生検により評価することが唯一の方法である。熱傷創の組織的評価と創傷が変化した部位の生検による定量的培養により，創感染の臨床診断がなされ，感染菌の同定と抗菌薬感受性が得られる。全層熱傷創の生検を 1 日おきに定期的に行うことで，創感染が進行していることを証明し，治療を開始する根拠となる。迅速固定法を用いれば，侵襲性感染の組織学的診断を 3 時間以内に行うことができる。また，微生物の定量と同定は 24 時間以内に判明する。

このように組織検査と培養検査を併用することで，早期診断が可能となり，また菌の同定や抗菌薬に対する感受性も明らかになる。所見が侵襲性感染(組織 1 g あたり菌が 10^5 以上)と一致する場合は，侵襲を受けた創部を切除する積極的な外科的治療を行う。手術の準備として，あるいは全身麻酔を行う前に安定化が必要な患者には，浸透性の外用薬(Sulfamylon®)を使用する。抗菌薬の選択は，過去の生検における感受性データや，患者集団における現在の細菌叢の感受性に関する蓄積されたデータに基づいて行われる。

非化膿性 Gram 陽性菌が主な原因菌となる感染症を発症する患者が増加している。これらの感染症はしばしば，メチシリン耐性黄色ブドウ球菌(*Staphylococcus aureus*)によって引き起こされるが(個人的観察)，好中球反応の低下，あるいはこのような菌の性質や病原性の変化がこの現象を説明するかどうかは不明である。

肺感染

現実的な観点からは，吸入損傷は病歴，身体診察，気管支鏡検査によって診断される。閉鎖空間で火気にさらされた既往歴があり，炭様の痰，焦げた鼻甲介，顔面の熱傷があれば，吸入損傷の発生率が高い。熱傷患者では，受傷後の肺合併症はまれではなく，人工呼吸器関連肺炎(ventilator-associated pneumonia：VAP)の死亡率を高める可能性があり，重度の吸入傷害がある場合は40〜77%に上昇する。気管支鏡検査では上気道の浮腫と紅斑が認められるが，気管支漏，気管支内の炭，粘膜の脱落は下気道と肺実質の損傷を示唆する。

一酸化炭素化ヘモグロビン値が上昇することがあるが，100%酸素での半減期は45分であるため，正常値である可能性もある。胸部レントゲン検査は，損傷後72時間は正常であることが多いため，吸入損傷の診断にはほとんど意味がない。キセノン換気－血流肺スキャンで換気相におけるキセノンの捕捉が認められれば，遠位気道および肺実質の損傷に続発する小気道閉塞の診断を支持する。血行性肺炎は以前より少なくなったが，熱傷患者の重大な問題であることに変わりはない。肺炎が発生した場合は，発生源(最も一般的なのは創傷または化膿した静脈)を特定し，排除しなければならない。予防的抗菌薬は気管支肺炎にも血行性肺炎にも使用しない。特異的治療はそれまでの気管支内培養の情報に基づいて行い，診断時に改めて実施した培養によって確認する。このような患者における肺炎の診断は困難であるが，そのために，さまざまな臨床スコアが開発されている。しかし，気管支肺胞洗浄で得られた検体と比較した場合，特異度や感度が低いため，ほとんど価値がない。一般に，10^4/mLの細菌培養は，抗菌薬治療を正当化するのに十分な所見であると考えられている。気管支肺胞洗浄の結果が陰性であれば，不必要な抗菌薬の使用を減らすこともできる。

化膿性血栓性静脈炎

化膿性血栓性静脈炎と熱傷患者との関連を取り立てて述べるのは，熱傷患者において，適切な抗菌薬の投与下であるにもかかわらず，血液培養が繰り返し陽性となる最も一般的な原因であるためである。これらの所見を認めたらそれだけで，以前にカニュレーションした静脈が感染していると推定診断すべきである。このような感染は，臨床所見もほとんどなく，漸進的に進行することもある。この合併症のため，静脈カテーテル留置は最小限に留めるべきであるが，必要な場合は定期的にカテーテルを交換すべきである。施設によっては，3日に1回の頻度で行っているところもある。治療は，正常に出血する血管のレベルまで侵された静脈全体を外科的に切除することである。この場合，鑑別診断には心内膜炎を含めるべきである。

軟骨炎／化膿性軟骨炎

耳の軟骨には血液が供給されないため，軟骨炎やそれに続く化膿性軟骨炎を発症する可能性がある。耳は皮膚で覆われ，皮下組織がないため，全層熱傷で局所壊死を起こすと，軟骨は感染の危険にさらされる。その結果，組織が失われ，永久的な変形が生じ，場合によっては耳を失うこともある。

損傷した皮膚は感染が侵入門戸となる。さらに，局所の浮腫は内部の血管の血栓症を誘発する。緑膿菌(*Pseudomonas*)とブドウ球菌(*Staphylococcus*)がこの病態に関与する最も一般的な原因菌である。

Sulfamylon® は軟骨レベルの痂疲まで浸透し，細菌の侵入を防ぐことができるため，この病態に有効である。耳の圧迫による損傷は避けなければならない。そのため，耳は外用薬のみ，または外用薬と非固着ガーゼを1枚重ねたものを使用する。耳への圧迫を避けるため，頭部の枕は使用しない。

化膿性軟骨炎が発症したら，外科的介入が必須であり，ドレナージと残存不可能な組織の除去を行う。そのためには，耳の縁を二枚貝のように切開し(bivalving)，ドレナージと残存不可能な組織の切除を行う。その後，耳を抗菌液で覆い，1日2回のスケジュールで交換し，二次閉鎖によって治癒させる。ドレッシング材を固定するための圧迫は，壊死の範囲を広げる可能性があるため，避けるよう特に注意する。

文献

Darling GE, Keresteci MA, Ibanes D, et al. Pulmonary complications in inhalation injuries with associated cutaneous burn. *J Trauma*. 1996;40:83–89.

Fagon JY, Chastre J, Hance AJ, et al. Evaluation of clinical judgment in the identification and treatment of nosocomial pneumonia in ventilated patients. *Chest*. 1993;103:547–553.

Greenhalgh DG, Saffle JR, Holmes JH 4th, et al American Burn Association consensus conference to define sepsis and infection in burns. *J Burn Care Res*. 2007;28:776–790.

Johnson WG, Seidenfeld JJ, Gomez P, et al. Bacteriologic diagnosis of nosocomial pneumonia following prolonged mechanical ventilation. *Am Rev Respir Dis*. 1988;137: 259–264.

Meduri GU. Diagnosis and differential diagnosis of ventilator-associated pneumonia. *Clin Chest Med*. 1995;16:61–93.

Peck MD, Weber J, McManus A, Sheridan R, Heimbach D. Surveillance of burn wound infections: a proposal for definitions. *J Burn Care Rehabil*. 1998;19:386–389.

Shirani KZ, Pruitt BA, Mason AD. The influence of inhalation injury and pneumonia on burn mortality. *Ann Surg*. 1987;205:82–87.

Wahl WL, Ahrns KS, Brandt MM, et al. Bronchioalveolar lavage in diagnosis of ventilator-associated pneumonia in patients with burns. *J Burn Care Rehabil*. 2005;26:57–61.

Yurt RW. Burns. In: Mandell GL, Gennett JE, Dolin R, eds. *Mandell, Douglas, and Bennett's Principles and Practice of Infectious Diseases*, 6th edn. New York: Churchill Livingstone; 2005.

Yurt RW, Howell JD, Greenwald BM. Burns, electrical injuries, and smoke inhalation. In: Nichols DG, ed. *Rogers' Textbook of Pediatric Intensive Care*. Philadelphia, PA. Lippincott Williams & Wilkins; 2008:414–426.

Section 15

感染予防

111 手術以外の抗菌薬予防投与

■著：Nadine G. Rouphael, Alexandra Wolcott Dretler
■訳：岩田健太郎

予防

予防投与(chemoprophylaxis)は抗菌薬を用いた感染予防だ。予防投与は病原体曝露の後で出されたり，感染リスクのある手技の前に出されることが多い。長期予防投与も時に用いられ，これは繰り返す，あるいは重篤な感染リスクの高い患者に使われる。抗菌薬は先行的に(preemptive)用いることもあり，これは時に**二次予防(secondary prophylaxis)**と呼ばれる。結核菌(*Mycobacterium tuberculosis*)のような微生物に感染した患者が発症するのを防ぐためだ。予防接種もまた優れた感染予防手段だが，これは113章で述べる。細菌性心内膜炎予防については，「37章　心内膜炎」を参照されたい。ヒト免疫不全ウイルス(human immunodeficiency virus：HIV)感染者の予防については，「101章　HIV感染症における日和見疾患の予防」を参照されたい。マラリア予防については，「199章　マラリア」を参照されたい。臓器移植患者や好中球減少のある患者での予防については，「88章　移植患者の感染」と，「84章　好中球減少患者の感染」を，術後感染予防については「112章　術後感染予防」を参照されたい。

予防投与が，ある状況下で適切かどうかを決めるのに，いくつかのコンセプトが重要だ。一般的に，予防投与は感染リスク(risk)が高いか，感染が起きたときの結果(consequence)が甚大なときに推奨される。病原体の性質，曝露のタイプ，宿主の免疫状態が予防投与のニーズを決定するのに重要だ。抗菌薬は感染可能性をゼロにするか減らしてくれるはずだ。あるいはたとえ感染が起きても，その予後は改善されるはずだ。理想的な薬は安くて，経口投与がたいてい可能で，副作用がほとんどない薬だ。予防により得られた利益は，抗菌薬使用のリスクに対して度量される。つまり，常在菌を変えたり，薬剤耐性選択などだ。薬剤耐性菌の出現は現在危機的状況にあり，抗菌薬を理にかなった形で用い，乱用しないことが重要になっている。

予防投与の効果は周術期抗菌薬，侵襲性髄膜炎菌疾患への曝露，リウマチ熱の再発の予防，結核予防などで十分に確立されている。予防投与は支持するデータを欠いている場合でも容認されている。感染リスクが低いとき，たとえば，歯科処置後の細菌性心内膜炎などであるが，予防効果を吟味するランダム化臨床試験は現実的ではない。しかし，感染のもたらす結果は悲惨なものになりかねず，感染リスクが低いとはいえ，予防投与を推す根拠となる。効果を確定するデータがないままで予防投与を推奨するときは，科学理論がその抗菌薬の使用を支持していなければならない。

表111.1に，病原体曝露後に抗菌薬予防投与が適応となる状況

表111.1
各曝露後の予防

曝露	病原体	予防[a]	コメント
髄膜炎や髄膜炎菌菌血症	髄膜炎菌(*Neisseria meningitidis*)(141章「髄膜炎菌とその他のNeisseria」，74章「細菌性髄膜炎」参照)	rifampicin 600 mg(生後1か月以下の小児は5 mg/kg，生後1か月以上の小児には10 mg/kg)を12時間おきに4回(妊婦には推奨されない)。cirofloxacin 500 mg(単回投与)(非妊婦，非授乳時の成人のみ。かつciprofloxacin耐性でない場合)。ceftriaxone 250 mg筋注を1回(<15歳では125 mg)	濃厚接触者のみに推奨される。家族のメンバー，育児センターでの接触や，口腔内分泌物と直接接触したもの(キスや口を介した蘇生，挿管や挿管チューブの操作など)。気道を扱った医療者や髄膜炎菌疾患患者の呼吸器分泌物に曝露した者だけが予防を必要とする。8時間以上の長期フライトの旅行者では，飛行中に当該人物の直接隣りに座っていた者や呼吸器分泌物と直接接触があった者で予防が考慮される。非侵襲的疾患のない患者との濃厚接触者では予防は推奨されない。たとえば，肺炎，結膜炎，あるいは鼻咽頭の定着菌などだ。eculizumabは終末補体阻害薬で，髄膜炎菌疾患リスクが非常に高くなる。eculizumab治療期間中はペニシリンでの予防を考慮すること
髄膜炎	インフルエンザ菌(*Haemophilus influenzae*)	rifampicin 20 mg/kgを1か月以上に。最大投与量600 mg。生後1か月未満の小児には10 mg/kgで1日1回を4日間	cefotaximeやceftriaxoneで治療されているのでない限り，すべての家庭内接触者(妊婦を除く)の(1)4歳未満の小児で予防接種が十分でない場合，(2)18歳未満の免疫抑制者で予防接種歴は問わない。当該患者が2歳未満の場合で，cefotaximeやceftriaxoneで治療されていない場合，rifampicin予防を退院前に受けること。育児

表 111.1（続き）

曝露	病原体	予防[a]	コメント
髄膜炎（続き）			センターでは，2 例以上のインフルエンザ菌 b 型（Hib）疾患が生後 60 日未満で予防接種を受けていない，十分に受けていない小児に起きた場合に予防投与が推奨される。すべてのセンターの子どもとケア者が年齢や予防接種歴に関係なく，このような場合には予防を受けるべきだ。現在，タイプ b ではない *Haemophilus influenzae* の患者との濃厚接触者の予防についてはガイドラインは存在しない
周産期 B 群レンサ球菌（GBS）	B 群レンサ球菌	penicillin G 500 万単位を静注で初期投与，その後，250 万～300 万単位を 4 時間おき。あるいは ampicillin 2 g 静注で初期投与，その後，1 g 静注で 4 時間おき，出産まで。ペニシリンかセファロスポリンアレルギー，かつアナフィラキシーや血管浮腫，呼吸促迫症候群［訳注：ここに蕁麻疹があるが，扱いがおかしいので，誤記と考える］の既往がある場合で，(1)clindamycin と erythromycin に感受性がある場合は clindamycin 900 mg 静注を 8 時間おき，出産までか，(2) clindamycin か erythromycin に感受性がない場合は vancomycin 1 g 静注を 12 時間おき，出産まで	妊娠 35～37 週で腟と直腸スワブでスクリーニングし，GBS が分離されたら分娩中に予防投与する。また，(1) GBS 細菌尿が現行の妊娠中のいずれの時期であっても認められる（例外としては，陣痛開始以前に帝王切開が行われ，破水がない場合），(2) 過去に GBS 侵襲性疾患の既往のある子がいる，(3)GBS の状態が不明で，分娩中の体温が 38℃以上か破水 18 時間以上か妊娠 37 週未満，あるいは分娩中の核酸増幅検査（NAAT）で GBS 陽性のいずれかで，予防投与すべき
ヒト咬傷	緑色レンサ球菌（viridans streptococcus），その他のレンサ球菌，口腔内の嫌気性菌，*Staphylococcus epidermidis*，*Corynebacterium* 属，黄色ブドウ球菌（*Staphylococcus aureus*），*Eikinella corrodens*	amoxicillin-clavulanic acid 875 / 125 mg 1 日 2 回か，500 / 125 mg 1 日 3 回を 5 日間。ペニシリンアレルギーがある場合，clindamycin 300 mg 1 日 4 回に加えて ciprofloxacin か levofloxacin	ヒト咬傷の感染を防ぐうえで，洗浄，灌流，デブリードマンが最重要な介入である。感染リスクは傷の深さ，組織障害の程度，病原体によって異なる。*Eikinella* は clindamycin，nafcillin-oxacillin，第 1 世代セファロスポリン，metronidazole，metronidazole，erythromycin，そして ST 合剤に耐性。握りこぶしを握った外傷，その他の手の外傷は深部感染のリスクを増す。レントゲン写真が推奨される
ネコ咬傷	*Pasteurella multocida*，黄色ブドウ球菌，レンサ球菌	amoxicillin-clavulanic acid 875 / 125 mg 1 日 2 回か，500 / 125 mg 1 日 3 回を 3～5 日。ペニシリンアレルギーがある場合，doxycycline 100 mg 1 日 2 回　か cefuroxime axetil 500 mg 1 日 2 回を考慮。もし，培養で *P. multocida* しか生えない場合は抗菌薬を狭めて penicillin G 点滴か penicillin VK 経口	イヌ，ネコ咬傷での先行的な（preemptive）早期抗菌薬治療を行うかどうかは，ホストの免疫状態や最新の米国感染症学会（IDSA）ガイドラインが分類する傷のひどさによる。抗菌薬は以下で推奨される。(1) 無脾の場合，(2) 免疫抑制状態である，(3) 進行性肝疾患がある，(4) 中等度～重度の外傷である。特に手と顔面。(5) 外傷部位に元々，あるいは新たに浮腫がある。(6) 骨膜や関節包を貫通する傷がある
イヌ咬傷	緑色レンサ球菌，口腔内の嫌気性菌，黄色ブドウ球菌，*P. multocida*，	amoxicillin-clavulanic acid 875 / 125 mg 1 日 2 回か，500 / 125 mg 1 日 3 回を 3～5 日。ペニシリンアレルギーがある	

（次ページへ続く）

表 111.1(続き)

曝露	病原体	予防[a]	コメント
イヌ咬傷(続き)	*Capnocytophaga canimorsus*	場合，clindamycin 300 mg 1日4回に加えて，ciprofloxacin 500 mg 1日2回 か ST合剤ダブルストレングス錠(バクタ®)2錠を1日2回	
性暴力	*Trichomonas vaginalis*，*Chlamydia trachomatis*，*Treponema pallidum*(梅毒トレポネーマ)，*Neisseria gonorrhoeae*(淋菌)，ヒト免疫不全ウイルス(HIV)	ceftriaxone 250 mg 筋注 単回投与に加え，azithromycin 1 g を単回に加え，metronidazole 2 g を単回あるいは tinidazole 2 g を単回投与。攻撃者の HIV リスクを吟味。救出された者に非職業的 HIV 曝露後予防が必要か検討(nPEP)	HIV 曝露の可能性がある場合の詳細な議論や評価，治療については下記の nPEP ガイドラインを参照のこと
非職業的 HIV 曝露(性的，注射薬物使用その他)	HIV	健康成人，青少年への好ましいレジメンは，emtricitabine / tenofovir disoproxil fumarate(TDF / FTC)300 / 200 mg に加えて，dolutegravir 50 mg か raltegravir 400 mg を1日2回。もし，妊娠第1三半期か，妊娠している可能性がある場合は raltegravir が望ましい。成人，青少年への代替案としては TDF / FTC に darunavir 800 mg と ritonavir 100 mg 1日1回。TDF / FTC は CrCl が 60 mL/分未満の場合は禁忌。代替レジメンのアドバイスについては専門家をコンサルトすることが好ましい。最初の投与は，迅速 HIV 検査結果が陰性を確認した後，あるいは非迅速 HIV 検査を提出した後，現場でできるだけ早く投与すべきだ。投与期間は 28 日分出すべきだ	迅速 HIV 抗原 / 抗体検査が望ましい。理想的には，nPEP を提供する前に結果を待ちたい。もし，迅速 HIV 検査が陽性なら，nPEP は提供してはならない。非迅速検査しかない場合は，nPEP をすぐに開始し，1，2日後に外来フォローして HIV 検査結果をみる。国立医師曝露後予防ホットライン〔National Clinician's Post Exposure Prophylaxis Hotline(PEP ライン)〕は nPEP 意思決定において医師にとって助けになる。職業的 HIV 曝露後の予防については，「102 章 皮下外傷：リスクと予防」参照
性的接触	*T. pallidum*	benzathine penicillin G 240 万単位 筋注	曝露 90 日以内なら治療。もし，曝露後 90 日を超えている場合は，血清学的検査結果が得られず，フォローアップも不明ならば治療する。doxycycline はペニシリンアレルギーがある患者での代替薬
	N. gonorrhoeae	ceftriaxone 250 mg 筋注 単回に加えて，azithromycin 1 g を単回	淋菌感染では薬剤耐性が悪化しているので2剤療法が全例で勧められる
	C. trachomatis	azithromycin 1 g 単回か，doxycycline 100 mg 1日2回を7日間	妊婦には azithromycin 使用
	T. vaginalis	metronidazole 2 g 単回か，tinidazole を 2 g 単回。代替レジメンとしては metronidazole 500 mg 1日2回を7日間	セックスパートナーの治療が治癒と再発防止のために最重要である

表 111.1（続き）

曝露	病原体	予防[a]	コメント
インフルエンザ	インフルエンザ A と B	oseltamivir を生後 3 か月以上の年齢には。吸入 zanamivir は 5 歳以上に。これはインフルエンザ曝露後に，あるいは曝露前予防として高リスクグループのコミュニティでのインフルエンザ・アウトブレイクの期間中に。曝露後可及的すみやかに開始する。理想的には，48 時間以内に	曝露後薬物予防を，以下の無症状の成人，生後 3 か月以上の小児に考慮できる。(1)ワクチン接種が禁忌な人。ワクチンが入手できない，あるいは効果が低いと予想される場合で，インフルエンザ合併症のリスクが非常に高い場合。(2)ワクチン接種がなく，インフルエンザ合併症のリスクが非常に高い人物との家庭内接触者。患者教育と綿密なフォローアップがエンピリックな抗ウイルス薬の開始には考慮されてよい。予防投与はワクチンの代わりではない。歴史的には，amantadine や rimantadine がインフルエンザ A 予防に使われてきた。しかし，耐性が今や広く広がっている。ノイラミニダーゼ阻害薬耐性は今もまれだが，発生例はあり，特に 2008-09 シーズンでは H1N1 ウイルス株で oseltamivir 耐性が顕著だった。
百日咳	*Bordetella pertussis*	azithromycin 500 mg 単回投与を第 1 日目に。2〜5 日目に 250 mg/ 日 を。あるいは erythromycin 500 mg 1 日 4 回を 14 日間，あるいは clarithromycin 500 mg 1 日 2 回を 7 日 間。ST 合 剤 160 / 800 mg 1 日 2 回を 7 日間は代替レジメンの選択肢だ	曝露後予防(PEP)が以下に推奨される。(1)百日咳例の家庭内接触者。ワクチン接種歴は問わない。(2)重症化リスクが高い人や，重症化するリスクが高い人々との濃厚接触者。PEP は曝露後 21 日以内に提供するのが理想的だ。小児には小児投与量を
ライム病	*Borrelia burgdorferi*	doxycycline 200 mg 単回	抗菌薬予防をダニ咬傷の後にするのは多くの場合は勧められない。しかし，(1)*Ixodes scapularis* ダニの成虫あるいは幼虫を取り除いて 72 時間以内，(2)ダニが 36 時間以上付着，(3)*B. burgdorferi* がダニの中にいる確率が 20%以上ある地域での曝露，の場合は doxycycline が推奨される
炭疽	*Bacillus anthracis*（炭疽菌）	ciprofloxacin 500 mg 1 日 2 回か，doxycycline 100 mg 1 日 2 回を 60 日間。代替としては，levofloxacin 500 mg 1 日 1 回や amoxicillin 1,000 mg 1 日 3 回，penicillin VK 500 mg 6 時間おき（ペニシリン感受性株に）や，clindamycin 30 mg/kg/ 日を 8 時間おきに分け，最大 1 回 900 mg がある。raxibacumab と obiltoxaximab の 2 つはモノクローナル抗体で，代替治療がなかったり適切でないときのオプションだ	吸入炭疽はバイオテロリズムに関連した特に大きな脅威と考えられている。イベント後の炭疽菌ワクチン緊急使用は 2015 年に FDA に承認された。曝露を受けた 18〜65 歳の成人が対象だ。ワクチンは PEP の必要性を置換するものではない。小児には小児用投与量を
ペスト	*Yersinia pestis*	doxycycline 100 mg 1 日 2 回を 14 日間，あるいは ciprofloxacin 500 mg 1 日 2 回	肺ペストの潜伏期間は 2〜3 日と短い。感染が成立したら，streptomycin 筋注か gentamicin 筋注 / 静注が選択肢となる。小児には小児用投与量を用いること
野兎病	*Francisella tularensis*	doxycycline 100 mg 1 日 2 回を 14 日間，あるいは ciprofloxacin 500 mg 1 日 2 回	予防は検査室での吸入や皮下への曝露でのみ推奨される

a すべてのレジメンは特に指摘がない限りは経口投与である。

15

表 111.2
特別な臨床セッティングにおける予防投与の長期使用

基礎疾患あるいは再発する感染症	病原体	予防投与[a]	コメント
急性リウマチ熱(再発予防)	化膿性レンサ球菌(*Streptococcus pyogenes*)	penicillin G 120 万単位 筋注を 3〜4 週間おき，または penicillin V 250 mg 1 日 2 回。代替として，erythromycin 250 mg 1 日 2 回または sulfadiazine 1 g 1 日 1 回(体重 27 kg 以下なら 0.5 g)	年齢が上がり，初期症状から時間が経っていればリスクは減じる。最良の治療期間は不明だが，20 代はじめになるまで，あるいは最近の症状から 5 年経つまでは続けること。専門家によっては生涯投与を推奨している。特に，リウマチ性心筋炎がある場合はそうだ。特に高リスクの人たち，たとえば，再発性急性リウマチ熱を，4 週間おきのレジメンで発症した場合は 3 週間おきのペニシリン投与が推奨される
無脾(鎌形赤血球症含む)	主に *S. pneumoniae*，*H. influenzae*，*Neisseria meningitidis* も	penicillin V 250 mg 1 日 2 回(5 歳以下の小児には 125 mg 1 日 2 回)，あるいは amoxicillin 500 mg を 1 日 2 回。予防は通常，脾摘後少なくとも 1 年間続けられる。鎌形赤血球症では予防は少なくとも 5 歳になるまで続ける。代替オプションとしては，毎日の予防ではなく，amoxicillin-clavulanate をあらゆる熱性疾患の発症時に飲んで，医療機関受診というものもある	鎌形赤血球症小児については予防投与の効果は明確に示されている。予防投与は成人には通常推奨されない(低リスク)。薬剤耐性率の悪化のために抗菌薬予防の魅力は減じ，予防接種の重要性が増した
リンパ浮腫で繰り返す蜂窩織炎	*S. pyogenes*	penicillin VK 250 mg 1 日 2 回。ペニシリンアレルギーがあれば，マクロライド系薬を使用	何度も蜂窩織炎を繰り返すときだけ用いる。基礎疾患が重篤な場合と BMI が高い場合効果は限定的だ。うっ滞性皮膚炎(非感染症)と蜂窩織炎を区別するのが重要
特発性細菌性腹膜炎(SBP)	大腸菌(*Escherichia coli*)，その他の腸内細菌目細菌，*Streptococcus*，ブドウ球菌属，腸球菌属	ciprofloxacin 500 mg 1 日 1 回，あるいは ST 合剤 バクタ® 2 錠 1 日 1 回。Child-Pugh クラス B か C の肝硬変のある患者でアクティブな消化管出血がある場合は ceftriaxone 1 g 静注 1 日 1 回を用い，上述の経口薬にステップダウンすること	腹水蛋白濃度が 1 g/dL 以下の者でアクティブな静脈瘤の出血がある場合，SBP の既往のある者

a すべてのレジメンは特に指摘がない限りは経口投与である。

をまとめた。曝露期間は短いのが普通であり，予防投与期間も短くなる。これによって副作用は少なくなり，耐性化の可能性も最小限となり，コストも削減される。表 111.1 には，ヒト，イヌ，ネコ咬傷の予防投与も掲載されている。抗菌薬以外にも予防接種(狂犬病や破傷風ワクチン)，洗浄，デブリードマンが動物やヒト咬傷のマネジメントにはきわめて重要であることは明記されたい。表 111.1 はまた，生物兵器やテロリズムに使われたり，性感染することで悪評高い微生物も掲載している。tenofovir-emtricitabine を曝露前に HIV 感染高リスク者に用いるとよいというエビデンスは重要だ〔曝露前予防(pre-exposure prophylaxis：PrEP)〕。このアプローチには厳密なアドヒアランス，定期的な HIV その他の性感染症検査，頻回なモニタリングを要し，HIV 薬剤耐性発生のリスクがある。曝露前予防はその他の HIV 予防法と組み合わせて行わねばならない。PrEP ガイドラインについて，詳しくは 98 章を参照されたい。

感染を起こしやすい者は予防的抗菌薬の恩恵を受ける可能性もある(表 111.2)。短期的な予防を曝露後に投与するのと異なり，長期的な予防がしばしば必要になる。抗菌薬投与期間のため，予防投与の合併症，たとえば，常在菌の変化や薬剤耐性菌が大きな問題だ。このような懸念のため，慢性的な抗菌薬予防投与を行う決定はケース・バイ・ケースで行い，常にリスクと利益を患者や家族と話し合わねばならない。

M. tuberculosis に対する予防投与は高リスクグループが感染性のある結核患者に曝露された場合に感染獲得を予防するために用いられる。それより多いのは，すでに潜在性感染のある患者でツベルクリン反応やインターフェロン γ 放出アッセイ(interferon-gamma release assay：IGRA)陽性とわかっている場合の先行的な治療(preemptive therapy)であり，これは結核発症予防のためである。予防投与や潜在性 *M. tuberculosis* 感染治療のレジメンが表 111.3 にまとめられている。潜在性感染に予防投与を始める前に，活動性疾患を胸部レントゲン写真で除外しておかねばならない。多剤耐性 *M. tuberculosis* 感染疑いがある場合は，

表 111.3
結核菌(*M. tuberculosis*)の予防投与[a]，あるいは先行的(pre-emptive)治療

薬剤	レジメン	期間	コメント
isoniazid(INH)	300 mg(10～15 mg/kg を小児に)毎日，あるいは 900 mg(20～30 mg/kg を小児に)週 2 回	6～9 か月	9 か月のレジメンが望ましく(より効果的)，6 か月レジメンはよりコスト効果が高く，より高いコンプライアンスが得られる。しかし，HIV 感染患者，レントゲンで治癒した結核病変のある患者，そして小児に使ってはならない。間欠的なレジメンのときは直接観察下での治療(DOT)が用いられる
isoniazid と rifapentine(RPT)	900 mg INH と 900 mg RPT を毎週	3 か月	INH の代替案で，期間が短く，投与回数が減るのが取り柄である。治療完遂率は高い。自己投与も DOTS も可能。体重 50 kg 未満，2～11 歳の小児では体重換算の投与を行う。2 歳未満の小児，妊婦，RPT と臨床的に重要な，あるいは未知の薬剤相互作用がある抗レトロウイルス薬を飲んでいる HIV 感染者には勧められない
rifampicin(RIF)	600 mg 毎日	4 か月	INH が飲めないときや，INH 耐性結核曝露がある場合に用いる。小児では体重換算の投与を行う。臨床的に重要な，あるいは未知の薬剤相互作用がある抗レトロウイルス薬を飲んでいる HIV 感染者には勧められない

a 予防投与は<5 歳の小児を含む高リスク患者に推奨される。曝露後から活動性結核になる間，フォローの皮膚テストを行う前の 8～10 週間で，初期検査の陰性結果とは関係なく，「ウインドウピリオド(ウインドウ期)」に飲むのだ。曝露の強さや，他に曝露した人たちの皮膚テスト陽転化の割合により，HIV 曝露感染がある場合，移植後免疫抑制剤を投与されている場合，腫瘍壊死因子 α(TNF-α)アンタゴニストを投与されている患者では，フルコースの治療レジメンの使用も考慮すべきだ。

予防投与を使うかどうか，あるいは何を使うかについては経験ある医療者が決定すべきだ。

ほかにも予防投与は推奨されるケースもあるが，現時点ではその理想的な役割については議論の余地がある(表 111.4)。データには乏しいが，コスト効果分析はこうしたセッティングでのルーチンでの予防投与を好ましいとはしないかもしれないし，たとえ予防投与で短期的な利益を得たとしても，長期にわたる薬剤耐性菌などの不利益のほうが大きいだろう。

表 111.4
予防的抗菌薬使用に議論の余地がある領域[a]

状況	コメント
人工デバイス予防	歯科治療やその他一過性の細菌血症を起こす手技を人工関節や人工血管を用いている患者に行う前にルーチンの予防投与をすることは保証されたものではないが，よく使われている。人工関節感染が口腔内常在菌によって起きる場合(α streptococci を含む)はまれであり，僧帽弁逸脱で逆流がない場合の患者に心内膜炎が起きる確率に近い。後者に対して予防投与は推奨されていない。冠動脈ステントは感染を起こしやすいとはいえないようだ
再発性尿路感染症(UTI)	年 3 回以上感染する選択的患者の場合は，6～12 か月の予防を考慮する。予防的抗菌薬の選択は個々の患者でテーラーメイドに行い，過去の細菌検出歴や薬剤感受性を鑑みて行う。解剖学的，機能的原因での再発性 UTI を吟味し，必要に応じて治療する
慢性気管支炎，気管支拡張症	年 4 回以上の急性増悪があるような選択的患者では有効かもしれない。権威筋には，感染初期徴候時の抗菌薬を好む者もいる。azithromycin を毎日 1 年間使うと，慢性閉塞性肺疾患における急性増悪の頻度が減り，患者の生活の質が改善する。難聴が発生する被検者がいた。抗緑膿菌作用のある抗菌薬吸入を慢性気管支拡張症患者に考慮する
静脈内カテーテル関連感染	抗菌薬やエタノールの「ロック」療法は，高リスク患者で繰り返すカテーテル感染を起こす場合の中心静脈カテーテル関連血流感染を予防することが示されている。が，データは限定的なままだ
膵炎	重症膵炎で壊死を伴う場合，抗菌薬(や抗真菌薬)予防投与が提唱されている。しかし，抗菌薬で死亡を減らしたとしても，膵壊死がある場合，感染を予防しない

a「68 章　自己関節および人工関節感染」も参照。

文献

Albert RK, Connett J, Bailey WC, et al. Azithromycin for prevention of exacerbations of COPD. *N Engl J Med*. 2011;365(8):689–698.

Centers for Disease Control and Prevention (CDC). Update of recommendations for use of once-weekly isoniazid-rifapentine regimen to treat latent mycobacterium tuberculosis infection. *MMWR Morb Mortal Wkly Rep*. 2018;67(25):723–726.

Centers for Disease Control and Prevention (CDC). High risk for invasive meningococcal disease among patients receiving eculizumab (Soliris) despite receipt of meningococcal vaccine. *MMWR Morb Mortal Wkly Rep*. 2017;66(27):734–737.

Centers for Disease Control and Prevention (CDC). Announcement. Updated guidelines for antiretroviral postexposure prophylaxis after sexual, injection-drug use, or other nonoccupational exposure to HIV—United States, 2016. *MMWR Morb Mortal Wkly Rep* 2016;65:458.

Centers for Disease Control and Prevention (CDC). Sexually transmitted diseases treatment guidelines, 2015. *MMWR Morb Mortal Wkly Rep*. 2015;64(RR-03):1–137.

Centers for Disease Control and Prevention (CDC). Prevention and control of haemophilus influenzae type b disease: Recommendations of the advisory committee on immunization practices (ACIP). *MMWR Morb Mortal Wkly Rep*. 2014;63(RR-01):1–14.

Centers for Disease Control and Prevention (CDC). Prevention and control of meningococcal disease: Recommendations of the Advisory Committee on Immunization Practices (ACIP). *MMWR Morb Mortal Wkly Rep*. 2013;62(RR-2):1–28.

Centers for Disease Control and Prevention (CDC). Prevention of perinatal group B streptococcal disease: Revised guidelines from CDC, 2010. *MMWR Morb Mortal Wkly Rep*. 2010;55(RR-10): 1–36.

Centers for Disease Control and Prevention (CDC). Recommended antimicrobial agents for the treatment and postexposure prophylaxis of pertussis: 2005 CDC Guidelines. *MMWR*. 2005; 54(RR14):1–16.

Hendricks KA, Wright ME, Shadomy SV, et al. Centers for disease control and prevention expert panel meetings on prevention and treatment of anthrax in adults. *Emerg Infect Dis*. 2014;20(2).

Mourad MM, Evans R, Kalidindi V, et al. Prophylactic antibiotics in acute pancreatitis: Endless debate. *Ann R Coll Surg Engl*. 2017;99(2):107–112.

Stevens DL, Bisno AL, Chambers HF, et al. Practice guidelines for the diagnosis and management of skin and soft tissue infections: 2014 update by the Infectious Diseases Society of America. *Clin Infect Dis*. 2014;59(2):e10–52.

Thomas KS, Crook AM, Nunn AJ, et al. Penicillin to prevent recurrent leg cellulitis. *N Engl J Med*. 2013;368(18):1695–703.

Uyeki TM, Bernstein HH, Bradley JS, et al. Clinical Practice Guidelines by the Infectious Diseases Society of America: 2018 update on diagnosis, treatment, chemoprophylaxis, and institutional outbreak management of seasonal influenza. *Clin Infect Dis*. 2019;68(6):895–902.

Villatoro E, Bassi C, Larvin M. Antibiotic therapy for prophylaxis against infection of pancreatic necrosis in acute pancreatitis. *Cochrane Database Syst Rev*. 2010;(5): CD002941.

Watters W 3rd, Rethman MP, Hanson NB, et al. Prevention of orthopaedic implant infection in patients undergoing dental procedures. *J Am Acad Orthop Surg*. 2013;21(3):180–189.

Wormser GP, Dattwyler RJ, Shapiro ED, et al. The clinical assessment, treatment, and prevention of lyme disease, human granulocytic anaplasmosis, and babesiosis: Clinical practice guidelines by the Infectious Diseases Society of America. *Clin Infect Dis*. 2006;43(9):1089–1134.

Zacharioudakis IM, Zervou FN, Arvanitis M, et al. Antimicrobial lock solutions as a method to prevent central line-associated bloodstream infections: A meta-analysis of randomized controlled trials. *Clin Infect Dis*. 2014;59(12):1741–1749.

112 術後感染予防

■著：Sonya Trinh, George A. Pankey
■訳：岩田健太郎

はじめに

手術部位感染(surgical site infection：SSI)とは，切開部位またはその周囲の組織や臓器が関与する手術手技に関連した感染症である。米国では，外来施設や病院で年間推定 9,500 万件の手術が行われている[1)]。急性期病院における SSI の年間発生率は 2〜5%であるが，SSI の 50%は退院後に診断されるため，これらの発生率は過小評価である可能性が高い[2,3)]。2011〜2014 年の全国サーベイランスデータによると，SSI は最も一般的な院内感染(hospital-acquired infection：HAI)の 1 つであり，HAI の 36.4%を占めている[4)]。

SSI は，入院期間の延長，救急外来への受診，治療のための再入院，外科手術の繰り返しに関連する直接的および間接的な医療費を増加させる[5)]。SSI は，入院期間を平均 9.7 日延長し，外科手術後の予定外の再入院の最もよくある理由(19.5%)である[6)]。SSI の年間コストは推定 32 億米ドル(1 件あたり 2 万米ドル)で，HAI に関連するコストのなかで最も大きな割合を占めている(44.7%)[7)]。手術件数は年々増加の一途をたどっており，複雑な合併症をもつ患者に対する手術が増加しているため，SSI の医療費および社会的コストは増加すると予想されている[8)]。

エビデンスに基づいた戦略を適用すると，SSI を最大 55%防ぐことができる[9)]。2000 年代初頭から，米国疾病対策センター(Centers for Disease Control and Prevention：CDC)，メディケア・メディケイド・サービスセンター(Centers for Medicare and Medicaid Services：CMS)，医療施設，州保健局は，外科手術の安全性と質を向上させるための対策をいくつか開発してきた。2005 年，CDC は SSI を含む HAI を追跡するために全国医療安全ネットワーク(National Healthcare Safety Network：NHSN)を設立し，医療施設が問題箇所を特定し，予防努力の進捗を測定できるようにした。設立以来，NHSN は 17,000 以上の医療施設が参加する最大の国家監視システムとなっている[10)]。2006 年，CDC と CMS は，抗菌薬予防，グルコースと体温の管理，静脈血栓塞栓症予防を含む周術期管理のベストプラクティスを特定するために，外科医療改善プロジェクト(Surgical Care Improvement Project)を立ち上げた[11)]。医師の実績に基づいて，CMS と保険会社は SSI を含む手術合併症に対する支払いを減額または拒否することができる[12)]。

定義

手術部位感染(SSI)

SSI とは，手術手技後 90 日以内に発生する，切開創，周辺組織，または臓器の感染症である[13)]。研究，質の向上，および全国的なサーベイランスを目的として，NHSN は SSI の病変の程度に基づく分類システムを確立した：表在切開創 SSI，深在切開創 SSI，および臓器または腔内 SSI である(Box 112.1)。**表在性切開創**の SSI は，切開創周囲の皮膚と皮下組織を侵す。**深部切開創**の SSI は，切開創周囲の筋膜や筋層に及ぶ。**臓器・腔部** SSI は，手術手技中に切開または操作された筋膜や筋層よりも深い部位に及ぶ[13)]。

SSI 患者は，以下の徴候または症状の 1 つ以上をもつことがある：発熱(>38℃)。手術部位の疼痛または圧痛；切開部の限局性の腫脹，紅斑または熱感；表層切開部または深層切開部からの化膿性排液；深層切開部の自然剝離。SSI の微生物学的診断は，表層切開部，皮下組織，または臓器腔から汚染されていない検体を採取し，培養または分子検査によって細菌を同定することで確認される。深部切開創や臓器腔の感染症の診断には，画像診断，肉眼解剖，病理組織学も用いられる[13)]。

手術創の分類システム

米国外科学会全国手術室改善プログラム(American College of Surgeons National Surgical Quality Improvement Program：ACS-NSQIP)は，手術計画の支援，周術期プロトコルの開発，感染リスクの推定を目的として，手術創分類(surgical wound classification：SWC)システムを開発した[14)]。手術は，予想される汚染の程度に基づいて，手術時に 4 つの SWC に分類される。クラスⅠ 清潔，クラスⅡ 清潔－汚染，クラスⅢ 汚染，クラスⅣ 感染(Box 112.2)。清潔な手術では，呼吸器，消化器，生殖器，尿路は侵されず，手技中に炎症は起こらない。清潔－汚染手技では，呼吸器，消化器，生殖器，尿路は汚染されずに管理された条件下で行われる。汚染された手技は，開腹心臓マッサージや消化管からの肉眼的流出など，無菌手技が大きく損なわれた手技である。汚染された手技には，開放創，新鮮創，偶発創，急性創，非化膿性創，おそらく壊死性創を通過する手術などがある。感染または感染した手術では，すでにある臨床感染症または穿孔した内臓と対峙せねばならない。感染手術にはまた，古い外傷性の創傷えの対応や，壊死した組織が残存している場合などもある[14)]。

2005〜2008 年の間に ACS-NSQIP に報告された 634,426 件の手術症例を対象に，創傷分類別に SSI の発生率を評価した横断研

Box 112.1

手術部位感染（SSI）に関する全米医療安全ネットワーク基準[13)]

表在性切開創 SSI
感染症の発生日は，手術後 30 日以内である（1 日目＝手術日）
かつ
切開部の皮膚と皮下組織のみを侵す
かつ
患者は少なくとも以下のいずれかに該当する
A. 表層切開部からの膿性排液
B. 臨床診断または治療を目的として実施された，培養または非培養に基づく微生物学的検査法により，表層切開部または皮下組織から無菌的に採取された検体から微生物が同定
C. 外科医，主治医，またはその他の指名された者が故意に切開した表在性切開で，培養または非培養に基づく検査が実施されていないもの
かつ
患者は以下の徴候または症状の少なくとも 1 つを有する。疼痛または圧痛；局所の腫脹；紅斑；熱感
D. 外科医，主治医，またはその他の指名された医師による表在性切開創 SSI の診断
深部切開 SSI
感染症の発生日が，手術方法に応じて 30 日または 90 日以内であること（1 日目＝手術日）
かつ
切開創の深部の軟部組織（たとえば，筋膜や筋層）に関与する
かつ
患者は少なくとも以下のいずれかに該当する
A. 深部切開部からの膿性排液
B. 深部切開の自然解離，あるいは外科医，主治医またはその他の指名された者が，故意に切開した，または吸引した深切創
かつ
臨床診断または治療を目的として実施される培養法または非培養法に基づく微生物学的検査法により菌が同定される。あるいは，培養法または非培養法に基づく微生物学的検査法が実施されない，
かつ
患者に以下の徴候または症状の少なくとも 1 つがある。発熱（38℃以上）あるいは局所の疼痛または圧痛。培養または非培養に基づく検査で陰性であれば，この基準は満たさない
C. 肉眼的解剖学的検査，病理組織学的検査，または画像検査で検出された，深部切開を伴う膿瘍またはその他の感染の証拠
臓器体腔 SSI
感染症の発生日が，手術方法に応じて 30 日または 90 日以内であること（1 日目＝手術日）
かつ
感染症は，筋膜や筋肉層よりも深部で，手術手技中に開放されたり，操作されたりした身体のあらゆる部位に関している
かつ
患者は少なくとも以下のいずれかに該当する
A. 臓器体腔に留置されたドレーンからの膿性排液（たとえば，閉鎖式吸引ドレーン，開放式ドレーン，T 字管ドレーン，CT ガイド下ドレーン）
B. 臓器体腔内の液体または組織から，臨床診断または治療を目的として実施される，培養または非培養に基づく微生物学的検査法によって，微生物が同定される
C. 臓器体腔に，肉眼的解剖学的または病理組織学的検査で検出された膿瘍か，それ以外の感染の証拠。あるいは画像検査で感染を示唆する証拠がある

究がある[14)]。清潔な手術に分類された手術の割合は 49.7%，清潔－汚染された手術は 35%，汚染された手術は 8.56%，感染手術は 6.7%であった。表在性，深部切開，臓器・腔内 SSI の発生率は，清潔手術でそれぞれ 1.8%，0.5%，0.3%，清潔－汚染手術で 3.9%，0.9%，1.9%，汚染手術で 4.8%，1.3%，2.6%，感染手術で 5.2%，2.1%，4.5%であった[14)]。

微生物

National Nosocomial Infections Surveillance System によると，米国の病院における SSI の原因病原体は，過去 30 年間で主に Gram 陰性菌から Gram 陽性菌へとシフトしている。Gram 陰性菌による SSI の有病率は，1986 年の 56.5%から 2003 年には 33.8%へと低下している[15)]。Gram 陽性菌へのシフトの背景には，抗菌薬予防の実施や腹腔内処置における腹腔鏡の使用の増加などが考えられる[15)]。

清潔な処置では，SSI の主な原因菌は黄色ブドウ球菌（*Staphylococcus aureus*）やコアグラーゼ陰性ブドウ球菌（coagulase-negative staphylococci：CNS）を含む皮膚細菌叢である。呼吸器，消化管，泌尿生殖器，または尿路を含む清潔な汚染処置では，主な原因菌は皮膚細菌叢，Gram 陰性桿菌，および腸球菌（*Enterococcus*）属である。汚染されて不潔な処置は通常，多菌性である[16)]。操作された臓器系に元からいる常在菌なのである。

2011～2014 年の間に，4,515 病院の 133,080 件の SSI から 149,009 の病原体が NHSN に報告された（表 112.1）。全手術で最も多かった病原体は，黄色ブドウ球菌（20.7%），大腸菌（*Escherichia coli*）（13.7%），CNS（7.9%），*Enterococcus faecalis*（7.5%），緑膿菌（*Pseudomonas aeruginosa*）（5.7%）であった（表 112.2）。SSI の大部分を占めた手術は，腹部手術（47.7%），整形外科手術（23.7%），産婦人科手術（16.7%），心臓手術（7.8%）であった。腹

Box 112.2

米国外科学会米国手術室改善プログラム(ACS-NSQIP)外科創傷分類システム[14)]

クラスⅠ：清潔
炎症がなく，呼吸器，消化器，生殖器，泌尿器などの管に達していない，感染していない手術創。また，清潔な創は主に閉鎖しており，必要であれば，閉鎖的ドレナージがある。非貫通性(鈍的)外傷後の手術切開創も，基準を満たせばこのカテゴリーに含まれる

クラスⅡ：清潔 - 汚染
呼吸器，消化器，泌尿生殖器，泌尿生殖器のいずれかに，管理された条件下で，異常な汚染なく進入した手術創。具体的には，胆道，虫垂，腟，中咽頭などの手術はこのカテゴリーに含まれるが，感染の証拠や手技の大きな破損がないことが条件である

クラスⅢ：汚染
開放性の，新鮮な，偶発的な創傷。さらに，無菌手技が大きく中断された手術(例：開胸心臓マッサージ)，消化管からの肉眼的流出，急性で非化膿性の炎症が発生した切開もこのカテゴリーに含まれる

クラスⅣ：感染
組織が壊死した古い外傷創や，既存の臨床的感染症や穿孔した臓器を含む。この定義は，術後感染の原因菌が術前に術野に存在していたことを示唆している

部手術後のSSIから最も多く分離された病原菌は，大腸菌(19.6％)，*E. faecalis*(9.4％)，黄色ブドウ球菌(9.1％)であった。整形外科手術のSSIでは，最も多い菌は黄色ブドウ球菌(44.2%)，CNS(13.0%)，緑膿菌(4.9%)であった[4)]。

薬剤耐性菌によるSSIの数は，2000年代以降増加している。培養でSSIが確認された患者を対象とした研究では，メチシリン耐性黄色ブドウ球菌(methicillin-resistant *S. aureus*：MRSA)による感染症の割合は，2003年の16.1%から2007年には20.6%に増加した($p<0.0001$)。MRSA感染は，他の病原体による感染と比較して死亡率が高く，入院期間が長く，入院費用が高額になることが判明した[17)]。2011〜2014年にNHSNに報告されたSSI病原体のうち，MRSAは黄色ブドウ球菌分離株の43％を占め，*E. faecium*分離株の60％はvancomycin耐性腸球菌(vancomycin-resistant enterococci：VRE)であった[4)]。

表112.1
米国医療安全ネットワーク(NHSN)に2011〜2014年に報告された手術部位感染(SSI)[4)]

手術の種類	SSIの数(%) (n=133,080)	病原体の数(%) (n=149,009)
腹部	63,508(47.7)	76,307(51.2)
乳腺	886(0.7)	946(0.6)
心臓	10,439(7.8)	11,281(7.6)
腎臓	251(0.2)	285(0.2)
頸部	146(0.1)	212(0.1)
神経系	1,945(1.5)	2,168(1.5)
産婦人科	22,231(16.7)	20,725(13.9)
整形外科	31,539(23.7)	34,341(23.0)
前立腺	53(<0.1)	61(<0.1)
移植	644(0.5)	815(0.5)
血管	1,438(1.1)	1,868(1.3)

手術部位感染のリスク因子

SSIのリスクには，患者の基礎疾患，周術期管理，手術手技，手術室の環境など，いくつかの要因が影響する(Box 112.3)。患者に関連するリスク因子には，極端な年齢(新生児と高齢者)，糖尿病，肥満，タバコの使用，栄養状態，免疫反応の変化などがある。周術期のリスク因子には，不適切な皮膚消毒，脱毛，抗菌薬予防，血糖および体温管理などがある。手技のリスク因子には，外科医の経験不足や手技の拙劣さ，手術のタイミング(緊急手術か待機手術か)，手技の長さなどがある。手術室環境に関するリスク因子としては，不適切な手術用スクラブ，皮膚の消毒，器具の滅菌などがある[18)]。

表112.2
全国医療安全ネットワーク(NHSN)に報告された手術部位感染に関連する病原体の分布(2011〜2014年)[4)]

病原体	病原体の総数(%) (n=149,009)	手術タイプ別病原体数(%) 腹部 (n=76,307)	整形外科 (n=34,341)	産婦人科 (n=20,725)	心臓 (n=11,281)	その他 (n=6,355)
黄色ブドウ球菌	30,902(20.7)	6,922(9.1)	15,163(44.2)	3,680(17.7)	3,430(30.4)	1,707(26.9)
大腸菌	20,429(13.7)	14,955(19.6)	1,625(4.7)	2,787(13.4)	647(5.7)	2,038(32.1)
コアグラーゼ陰性ブドウ球菌	11,799(7.9)	3,273(4.3)	4,461(13.0)	1,520(7.3)	1,641(14.5)	904(14.2)
Enterococcus faecalis	11,156(7.5)	7,197(9.4)	1,620(4.7)	1,710(8.3)	325(2.9)	304(4.8)
緑膿菌	8,458(5.7)	4,469(5.9)	1,672(4.9)	990(4.8)	918(8.1)	409(6.4)
Klebsiella(*pneumoniae* / *oxytoca*)	7,067(4.7)	4,318(5.7)	943(2.7)	856(4.1)	650(5.8)	300(4.7)
Bacteroides属	7,041(4.7)	5,690(7.5)	128(0.4)	1,108(5.3)	40(0.4)	75(1.2)
*Enterobacter*属	6,615(4.4)	3,475(4.6)	1,401(4.1)	741(3.6)	650(5.8)	348(5.5)
その他の*Enterococcus*属	6,410(4.3)	4,692(6.1)	592(1.7)	806(3.9)	160(1.4)	160(2.5)
*Proteus*属	4,196(2.8)	1,473(1.9)	1,108(3.2)	919(4.4)	516(4.6)	180(2.8)
Enterococcus faecium	4,140(2.8)	3,451(4.5)	271(0.8)	152(0.7)	105(0.9)	161(2.5)
Candida albicans	3,351(2.2)	2,736(3.6)	132(0.4)	215(1.0)	160(1.4)	108(1.7)
緑色レンサ球菌	2,639(1.8)	1,849(2.4)	254(0.7)	368(1.8)	81(0.7)	87(1.4)
B群溶連菌	1,879(1.3)	291(0.4)	765(2.2)	680(3.3)	80(0.7)	63(1.0)
*Serratia*属	1,857(1.2)	333(0.4)	527(1.5)	235(1.1)	579(5.1)	183(2.9)
その他	21,070(14.1)	11,183(14.7)	3,679(10.7)	3,968(19.1)	1,299(11.5)	941(14.8)

Box 112.3

米国外科学会および外科感染学会の手術部位感染リスク因子

内因的(患者関連)
介入不可
加齢
最近の放射線治療
皮膚または軟部組織の感染歴
介入可能
糖尿病
肥満
アルコール依存症
現在喫煙者
術前アルブミン<3.5 mg/dL
免疫抑制
外因的(手技関連)
緊急手術
複雑な手術
より高い創傷分類
施設
不十分な換気
手術室内の人の増加
汚染環境
清潔でない器具
術前
既存の感染症
不十分な皮膚のプレパレーション
不適切な抗菌薬の選択，タイミング，体重に応じた投与
除毛方法
血糖コントロール不良
術中
処置時間が長い
輸血
清潔操作の破綻
不適切な抗菌薬再投与
不適切なグロービング
不適切な手術用スクラブ
血糖コントロール不良

手術部位感染予防のためのガイドライン

SSIの予防については，2013年米国医療システム薬剤師会(American Society of Health-System Pharmacists：ASHP)の「手術における抗菌薬予防のための臨床実践ガイドライン(Clinical Practice Guidelines for Antimicrobial Prophylaxis in Surgery)」，2016年米国外科学会(American College of Surgeons：ACS)および外科感染学会(Surgical Infection Society：SIS)の「手術部位感染ガイドライン(Surgical Site Infection Guidelines)」，2017年CDCの「手術部位感染予防のためのガイドライン(Guidelines for Prevention of Surgical Site Infection)」の3つの国内ガイドラインが作成された[18-20]。本章はガイドラインの推奨を要約し，推奨のもととなるメタ分析や大規模で質の高いランダム化試験(randomized controlled trial：RCT)を明示している。

本章の最初の部分は，ASHP，SIS，米国感染症学会(Infectious Diseases Society of America)，米国医療疫学学会(Society for Healthcare Epidemiology of America)が共同で作成した「外科手術における抗菌薬予防のための2014年ASHP臨床実践ガイドライン(2014 ASHP Clinical Practice Guidelines for Antimicrobial Prophylaxis in Surgery)」の要約である[19]。ガイドラインは安全で効果的なSSI予防目的の抗菌薬を推奨している。根拠となるのは1999～2010年6月までの原著論文のシステマティックレビューである。

本章の後半は2016年のACS / SISと，2017年CDCガイドラインを組み合わせた総説だ。術前介入での患者や手技関連のリスク因子をまとめたものだ[18]。CDCガイドラインは，CDCの連邦諮問委員会である医療感染管理実践諮問委員会(Healthcare Infection Control Practices Advisory Committee)と協力して，臨床専門家によって作成された[20]。こうしたガイドラインは1999年のCDC推奨を刷新したものである[21]。1998年1月～2014年4月までの原著論文のシステマティックレビューがなされている[20]。本章は感染症専門家の診療に関連した推奨をハイライトする。

予防的抗菌薬

術前抗菌薬予防の目標は，SSIの予防，SSIに関連する罹患と死亡の予防，および医療費の削減である。手術前抗菌薬予防の利点は，副作用や患者の微生物叢の変化など，抗菌薬曝露のリスクと比較検討する必要がある。多くの場合，cefazolinは安全で安価な抗菌薬であり，作用時間も適切で，手術部位を汚染する可能性の高い病原体に対する活性もあるため，手術予防の抗菌薬として推奨される。β-ラクタムアレルギーが証明されている患者には，vancomycinまたはclindamycinを代替薬として使用することができる。抗菌薬の投与は，手術中に十分な濃度が血清や組織に到達するように，適切なタイミングと投与量で行う。

初回投与のタイミング

cefazolin単回投与を切開60分以内に行うべきである。これは手技中の血中および組織での殺菌濃度を確保するためだ[20]。vancomycinおよびフルオロキノロン系抗菌薬の場合，初回投与は切開前60～120分以内に行うべきである[19,22]。外科的抗菌薬予防投与の最適なタイミングは，心臓手術，子宮摘出術，または人工股関節置換術または人工膝関節置換術を受ける患者を対象とした大規模な前向き多施設共同研究であるTRAPE(Trial to Reduce Antimicrobial Prophylaxis Errors)で確立された(n=4,472)。患者は手術予防の時期により4群に分類された。第1群(n=1,844)は，切開30分前にセファロスポリンを，または切開1時間前にvancomycinまたはフルオロキノロンを，第2群(n=1,796)は，切開31～60分前にセファロスポリン系を，または切開61～120分前にvancomycinまたはフルオロキノロン系を，第3群(n=644)は，推奨よりも早く抗菌薬を，第4群(n=188)は，切開後に初回抗菌薬投与を受けた。この研究では，抗菌薬注入から切開までの時間が長くなるにつれて，SSIの発生率が上昇することが判明した(第1群2.1%，第2群2.4%，第3群2.8%)[23]。

投与量

予防的抗菌薬投与に関するASHPの推奨を表112.3にまとめた。

表 112.3
米国医療システム薬剤師会が推奨する外科手術の予防的抗菌薬の投与量と再投与間隔[19)]

抗菌薬	成人の投与量	腎機能正常時の半減期(時間)	再投与間隔(時間)
ampicillin-sulbactam	3 g	0.8～1.3	2
ampicillin	2 g	1～1.9	2
aztreonam	2 g	1.3～2.4	4
cefazolin	2 g，もし体重 120 kg 以上なら 3 g	1.2～2.2	4
cefuroxime	1.5 g	1～2	4
cefotaxime	1 g	0.9～1.7	3
cefoxitin	2 g	0.7～1.1	2
cefotetan	2 g	2.8～4.6	6
ceftriaxone	2 g	5.4～10.9	該当なし
ciprofloxacin	400 mg	3～7	該当なし
clindamycin	900 mg	2～4	6
ertapenem	1 g	3～5	該当なし
gentamicin	5 mg/kg	2～3	該当なし
levofloxacin	500 mg	6～8	該当なし
metronidazole	500 mg	6～8	該当なし
moxifloxacin	400 mg	8～15	該当なし
piperacillin-tazobactam	3.375 g	0.7～1.2	2
vancomycin	15 mg/kg	4～8	該当なし

肥満および病的肥満患者では，術前の抗菌薬予防投与を増量すべきである。体重が 60 kg を超える患者には cefazolin 2 g，120 kg を超える患者には cefazolin 3 g の投与が推奨される。理想体重と実体重の使い分けは，薬物の脂溶性によって異なる。脂溶性薬物(vancomycin)の理想体重では血清中および組織中の濃度が治療未満となり，親水性薬物(アミノグリコシド系)の実体重では血清中および組織中の濃度が過剰となる。アミノグリコシド系の場合，投与量は患者の理想体重に実際の体重と理想体重の差の 40％を加えて計算する。vancomycin の投与量は 15 mg/kg とする[19,22)]。

ある薬物動態学的研究では，Roux-en-Y 胃バイパス手術を受けた病的肥満患者 38 人の血清および組織中の cefazolin 濃度が調査された。患者は，体格指数(body mass index：BMI)に基づいて 3 群に分類された。(A)BMI＝40～49，(B)BMI＝50～59，(C)BMI≧60。切開の 30～60 分前に cefazolin 2 g を全例に投与し，その 3 時間後に 2 g を再投与した。組織内抗菌薬濃度が治療レベルを超えたのは，BMI 群 A，B，C でそれぞれ，48.1％，28.6％，10.2％のみであった。この研究は，切開時に血清中および組織中の治療レベルを達成するために，肥満患者における cefazolin 投与量を増加させる必要性をはっきりと示した[24)]。

再投与

予防的抗菌薬の再投与に関する ASHP の推奨を表 112.3 にまとめた。予防的抗菌薬の再投与は，処置時間が抗菌薬の半減期を超える場合に推奨される。大量出血(＞1,500 mL)または広範囲熱傷のある患者にも再投与が適切である。再投与は，抗菌薬の半減期の 1～2 倍の間隔で行うべきである[19,22)]。4 時間以上の手術を受けた TRAPE 試験の患者において，2 回目の予防的抗菌薬投与を行った患者は，再投与を行わなかった患者と比較して，SSI のリスクが 3 倍減少した[23)]。

持続時間

清潔な手術および清潔－汚染手術では，切開創閉鎖後の予防的抗菌薬の追加投与は推奨されない[20)]。ほとんどの処置では，抗菌予防の期間は 24 時間未満にすべきである。心臓手術，胸部手術，血管手術，耳鼻咽喉科手術，婦人科手術，整形外科手術，または一般外科手術を受けた患者(n＝14,285)を対象に，術後抗菌薬予防投与を行わない場合と 24 時間未満の術後抗菌薬予防投与を行った場合を比較した 21 の RCT のメタ分析が行われた。この研究では，術中の切開部閉鎖後も抗菌薬予防投与を継続することの有益性は認められなかった〔オッズ比(odds ratio：OR)1.84，p＝0.14)〕[20)]。

ペニシリンアレルギー

β-ラクタム薬に対するⅠ型免疫グロブリン E 介在性アレルギーを有する患者は，β-ラクタム系薬剤投与後 30～60 分以内にアナフィラキシー，蕁麻疹，気管支けいれんを発症する。β-ラクタムアレルギーが証明されている患者は，SSI 予防のために cefazolin に代わる投与を受けるべきである。β-ラクタム系抗菌薬による剥脱性皮膚炎(Stevens-Johnson 症候群，中毒性表皮壊死症)の既往歴のある患者も，代替抗菌薬を投与すべきである。許容される代替抗菌薬には，vancomycin，clindamycin，フルオロキノロン系，アミノグリコシド系などがある。

代替抗菌薬は有効性の低下，費用の増加，有害事象を伴うため，術前に注意深く病歴を聴取し，真のβ-ラクタムアレルギーが存在するかどうかを判断すべきである。ある単一施設の後ろ向きコホート研究によると，ペニシリンアレルギーの報告がある患者は，SSI を発症する確率が高かった。2010～2014 年に人工股関節置換術，人工膝関節置換術，子宮摘出術，結腸手術，冠動脈バイパス移植術(coronary artery bypass grafting：CABG)を受けた患者(n＝8,385)のうち，922 人(11％)がペニシリンアレルギーを報告し，241 人(2.7％)が SSI を発症した[25)]。ペニシリンアレルギーを報告した患者は，アレルギーを報告しなかった患者と比較して，cefazolin の投与頻度が低く，clindamycin，vancomycin，gentamicin の投与頻度が高かった。ペニシリンアレルギーを報告した患者では，二次抗菌薬予防投与を受けたことが原因と考えられる SSI のオッズが 50％上昇した。したがって，この研究は，ペニシリンに対する反応の種類をはっきりさせることが，SSI を予防するためのルーチンの周術期ケアに含まれるべきであると結論づけた。

手術の種類

手術の種類に基づく予防的抗菌薬に関する ASHP の推奨を表 112.4 にまとめた。

心臓手術

以下の心臓手術では，手術予防が推奨される。CABG，弁修復術，補助人工心臓，および心臓デバイス挿入術(ペースメーカー，植え込み型除細動器，または心臓再同期デバイス)。心臓手技に合併する感染症は，胸骨創感染，縦隔炎，デバイスポケッ

表 112.4
米国医療システム薬剤師協会の外科的抗菌薬予防の推奨[19)]

施術の種類	推奨薬	β-ラクタム薬アレルギーの患者における代替薬
心臓(冠動脈バイパス，心臓デバイス挿入，心室アシストデバイス)	cefazolin，cefuroxime	clindamycin，vancomycin
胸部(肺葉切除，肺全切除，肺切除，胸腔鏡手術，ビデオ支援胸腔鏡手術)	cefazolin，ampicillin-sulbactam	clindamycin，vancomycin
胃十二指腸	cefazolin	clindamycin または vancomycin＋アミノグリコシド系または aztreonam またはフルオロキノロン系
胆道	cefazolin，cefoxitin，cefotetan，ceftriaxone，ampicillin-sulbactam	clindamycin または vancomycin＋アミノグリコシド系または aztreonam またはフルオロキノロン系 metronidazole＋アミノグリコシド系またはフルオロキノロン系
腹腔鏡手術		
・選択的，低リスク	なし	なし
・選択的，高リスク	cefazolin，cefoxitin，cefotetan，ceftriaxone，ampicillin-sulbactam	clindamycin または vancomycin＋アミノグリコシド系または aztreonam またはフルオロキノロン系 metronidazole＋アミノグリコシド系またはフルオロキノロン系
合併症のない虫垂炎に対する虫垂切除術	cefoxitin，cefotetan，cefazolin＋metronidazole	clindamycin または vancomycin＋アミノグリコシド系または aztreonam またはフルオロキノロン系 metronidazole＋アミノグリコシド系またはフルオロキノロン系
小腸		
・閉塞なし	cefazolin	clindamycin＋アミノグリコシド系または aztreonam またはフルオロキノロン系
・閉塞	cefazolin＋metronidazole，cefoxitin，cefotetan	metronidazole＋アミノグリコシド系またはフルオロキノロン系
・ヘルニア治療	cefazolin	clindamycin，vancomycin
大腸	cefazolin＋metronidazole，cefoxitin，cefotetan，ampicillin-sulbactam，ceftriaxone＋metronidazole，ertapenem	clindamycin＋アミノグリコシド系または aztreonam またはフルオロキノロン系 metronidazole＋アミノグリコシド系またはフルオロキノロン系
頭頸部		
・清潔	なし	なし
・清潔かつ人工物の留置	cefazolin，cefuroxime	clindamycin
・清潔－汚染	cefazolin＋metronidazole，cefuroxime＋metronidazole，ampicillin-sulbactam	clindamycin
脳神経外科	cefazolin	clindamycin，vancomycin
帝王切開	cefazolin	clindamycin，vancomycin
子宮摘出術	cefazolin，cefotetan，cefoxitin，ampicillin-sulbactam	clindamycin または vancomycin＋アミノグリコシド系または aztreonam またはフルオロキノロン系 metronidazole＋アミノグリコシド系またはフルオロキノロン系
眼科	局所 neomycin-polymyxin B-gramicidin，gatifloxacin，moxifloxacin(1 滴を 5〜15 分おきに 5 回)	
整形外科		
・清潔(手，膝，足の手術。異物挿入は含まない)	なし	なし

表 112.4（続き）

施術の種類	推奨薬	β-ラクタム薬アレルギーの患者における代替薬
整形外科		
・脊椎手術，内固定デバイス挿入，人工関節全置換	cefazolin	clindamycin，vancomycin
泌尿器科		
・感染リスクを伴う下部尿路異物挿入	フルオロキノロン系，trimethoprim-sulfamethoxazole（ST 合剤），cefazolin	アミノグリコシド系
・尿路に介入しない清潔手術	cefazolin	clindamycin，vancomycin
・尿路に介入する清潔手術	cefazolin	フルオロキノロン系，アミノグリコシド系
・清潔－汚染	cefazolin＋metronidazole，cefoxitin	フルオロキノロン系，アミノグリコシド系
血管	cefazolin	clindamycin，vancomycin
移植		
・心臓，肺，心肺	cefazolin	clindamycin，vancomycin
・肝臓	piperacillin-tazobactam，cefotaxime＋metronidazole	clindamycin または vancomycin＋アミノグリコシド系または aztreonam またはフルオロキノロン系
・膵臓，膵臓－腎臓	cefazolin	clindamycin または vancomycin＋アミノグリコシド系またはフルオロキノロン系
形成外科	cefazolin	clindamycin または vancomycin＋アミノグリコシド系またはフルオロキノロン系

ト感染など重篤な結果をもたらす。ブドウ球菌属（黄色ブドウ球菌および CNS）は心臓処置後の SSI のほぼ半数で分離される。心臓手術の予防として，cefazolin または cefuroxime の術前投与と適切な再投与が推奨される。MRSA 保菌歴のある患者には vancomycin を投与すべきである。β-ラクタムアレルギーが証明されている患者には，代替薬として vancomycin または clindamycin を投与する。黄色ブドウ球菌が定着している患者には，術前に mupirocin 経鼻投与を行う。

心臓手術では，術後 48 時間までの抗菌薬予防投与が認められている。しかし，主な文献によると，長期にわたる抗菌薬曝露のリスクは，SSI 予防の潜在的利益を上回る。CABG を受けた 2,461 人の患者を対象とした 4 年間のコホート研究では，抗菌薬による予防投与を 48 時間以上に延長しても，48 時間未満に比べ，SSI のリスクを減少させることはできなかった〔OR 1.2, 95％信頼区間（confidence interval：CI）（0.8, 1.6）〕。長期間の予防投与は，セファロスポリン耐性腸内細菌目細菌および VRE を含む薬剤耐性菌の獲得リスクの増加と関連していた〔OR 1.6, 95％ CI（1.1, 2.6）〕[26]。

胸部手術

肺葉切除術，肺全摘術，胸腔鏡検査，肺切除術，胸腔切開術など，心臓以外の胸部処置には外科的予防が推奨される。胸部処置は，SSI，肺炎，および膿胸を合併する可能性がある。心臓の手技と同様に，胸部手技後の SSI の半数は Gram 陽性菌（黄色ブドウ球菌および CNS）によるものである。胸部処置後の肺炎の原因には，Gram 陽性菌（レンサ球菌属，ブドウ球菌属）および一般的な呼吸器病原体（*Haemophilus influenzae*，*Moraxella catarrhalis*）が含まれる[27]。外科的予防としては，胸部処置を受ける患者には cefazolin または ampicillin sulbactam が推奨される。β-ラクタムアレルギーが証明されている患者には，vancomycin または clindamycin を代替薬として使用することができる。

ampicillin sulbactam は，術後肺炎の原因となる正常な肺細菌叢を標的とするため，胸部処置の予防に推奨される抗菌薬である。非感染性疾患のために肺切除を受けた患者 445 人を対象とした前向き研究では，amoxicillin clavulanate 塩を投与された患者は，cefamandole を投与された患者と比較して，術後肺炎の発生率が有意に低下した（$p=0.0027$）[27]。

消化管処置

ASHP の抗菌薬予防ガイドラインでは，消化管（gastrointestinal：GI）処置を以下のセクションに分類している。胃十二指腸（GI 内腔への進入の有無にかかわらず），胆道（開腹，低リスク腹腔鏡，高リスク腹腔鏡），虫垂切除，小腸（非閉塞性，閉塞性，ヘルニア修復），および大腸処置。消化管処置後の SSI から分離される最も一般的な菌は，Gram 陰性桿菌（大腸菌，*Proteus* 属菌，*Klebsiella* 属菌）で，次いで Gram 陽性球菌（腸球菌属菌，レンサ球菌属菌，ブドウ球菌属菌），嫌気性菌（Bacteroides 属菌，*Clostridium* 属菌）である。

選択的腹腔鏡下胆嚢摘出術を受ける低リスクの患者では，抗菌薬予防投与は必要ない。大半の消化管手術では，抗菌薬予防のために cefazolin の単回投与が推奨される。β-ラクタムアレルギーが証明されている患者には，Gram 陽性菌に対する（1）

clindamycinまたは(2)vancomycinと，Gram陰性菌に対する(1)アミノグリコシド系，(2)aztreonam，または(3)フルオロキノロン系の併用が許容される。好気性菌と嫌気性菌の両方をカバーする抗菌薬予防は，結腸直腸処置，合併症のない虫垂炎に対する虫垂切除術，開腹胆道処置，および閉塞性小腸処置に推奨される。嫌気性菌を含む推奨レジメンには，(1)第2世代セファロスポリン(cefoxitinまたはcefotetan)，(2)cefazolin＋metronidazole，または(3)ampicillin sulbactamが含まれる。*β*-ラクタムアレルギーが証明されている患者に対する代替レジメンは，(1)clindamycinとアミノグリコシド系，aztreonam，フルオロキノロン系の併用，または(2)metronidazoleとアミノグリコシド系またはフルオロキノロン系の併用である。

以下の消化管処置について実施されたメタ分析では，抗菌薬予防投与がSSIのリスクを減少させることが示されている。経皮内視鏡的胃瘻造設術〔OR 0.35，95% CI(0.23，0.48))〕[28]，盲腸切除術[29]，ヘルニア形成術(ヘルニアの人工メッシュ修復術)またはヘルニア縫合術(ヘルニアの縫合修復術)〔OR 0.64，95% CI(0.50，0.82)〕[30]，大腸手術〔リスク比(risk ratio：RR)0.30，95% CI(0.22，0.41)〕[31]である。

大腸手術では，ルーチンの周術期静脈内予防策に機械的整腸剤(mechanical bowel preparation：MBP)と経口抗菌薬予防策を追加することで，術後感染率がさらに低下することが複数の研究で明らかにされている。Cochraneレビューによると，経口および静脈内抗菌薬による予防投与の併用は，静脈内投与〔RR 0.55，95% CI(0.41，0.74)〕または経口予防投与単独〔RR 0.34，95% CI(0.13，0.87)〕と比較して，SSI率を有意に低下させた[31]。MBPや経口抗菌薬，および静注抗菌薬の併用により，吻合部の漏出やイレウス，長期入院，および結腸直腸手術後の再入院のリスクも大幅に減少する[32,33]。経口抗菌薬による予防は，手術の10時間前とMBP後に行うべきである。予防のための適切な経口レジメンには，(1)neomycin(fradiomycin)＋erythromycin，または(2)neomycin＋metronidazoleの経口投与がある。

頭頸部処置

口腔咽頭粘膜の切開を必要とする頭頸部処置は，清潔－汚染に分類される。頭頸部処置後のSSIの大部分は多菌性で，レンサ球菌属や嫌気性菌(*Bacteroides*属，*Peptostreptococcus*属，*Prevotella*属，*Fusobacterium*属，*Veillonella*属)を含む正常な口腔咽頭細菌叢が関与している。清潔－汚染の頭頸部手術では，(1)cefazolinまたはcefuroxime＋metronidazole，または(2)ampicillin sulbactamが手術予防薬として推奨される。clindamycinは，*β*-ラクタムアレルギーが証明されている患者に対する代替薬である。

いくつかの研究結果によると，清潔な手術(甲状腺摘出術，リンパ節切除術)および特定の清潔－汚染の頭頸部手術(アデノイド切除術，扁桃摘出術，内視鏡的副鼻腔処置)では，抗菌薬による予防は必要ない。甲状腺腫または甲状腺がんのために甲状腺切除術を受けた患者500人を対象とした多施設RCTでは，ampicillin-sulbactamによる抗菌薬予防投与を受けた患者と，抗菌薬予防投与を受けなかった患者の間で，SSI発生率に有意差はなかった[34]。1,035人の患者から成る10件の臨床試験を対象としたCochraneレビューでは，疼痛，鎮痛薬の必要性，二次出血率の低下など，扁桃摘出術に関連する主な有害転帰の減少において，抗菌薬が臨床的に有意な影響を及ぼすことはなかった[35]。

神経学的処置

神経学的手技に関連した感染症は，神経学的手技の再手術，非経口抗菌薬の長期投与，死亡など深刻な結果をもたらす。神経学的処置後のSSIのほぼ半数はGram陽性菌(黄色ブドウ球菌，CNS)が原因である。開頭術，脊髄処置，髄液シャント処置，または髄腔内ポンプ留置を受ける患者には，cefazolinの単回投与が推奨される。*β*-ラクタムアレルギーが証明されている患者には，vancomycinおよびclindamycinが代替薬となる。

体外式脳室ドレーン(external ventricular drain：EVD)や頭蓋内圧モニターを使用している患者に対する抗菌薬の予防使用に関するガイドラインはない。多くの施設ではドレーン関連感染を予防するために抗菌薬の投与を開始しているが，これを支持する前向き試験はない。現在の実施状況に関する国際調査では，脳神経外科医の大多数がEVDの期間中，予防的抗菌薬の投与を継続していると報告している[36]。少数の感染症専門医と集中治療医の約半数はEVDの予防的抗菌薬を定期的に使用していた[36]。EVD患者308人を対象とした単一施設での前向き研究によると，処置前に抗菌薬を投与された患者とEVD期間中抗菌薬を投与された患者の間で，細菌性脳室炎の発生率に有意差は認められなかった[37]。エボラウイルス病関連感染症の予防のための予防的抗菌薬の使用を調査するには，前向き研究が必要だ。

産科および婦人科手術

帝王切開分娩の重篤な感染性合併症は子宮内膜炎であり，発熱，腹痛，子宮圧痛，悪臭を伴う弛緩出血を呈する子宮内膜の感染症である。子宮内膜炎の主なリスク因子は，子宮膜破裂を伴う分娩の長期化である。膣の細菌叢は，子宮収縮の間の弛緩期間中に子宮内に侵入する。分娩後の感染症のほとんどは多菌性で，好気性(大腸菌，腸球菌属，レンサ球菌属)および嫌気性(*Bacteroides bivius*，*Peptococcus*属，*Peptostreptococcus*属)を含む正常な膣細菌叢が関与している。帝王切開分娩を受ける女性には，切開前にcefazolinを単回投与することが推奨される。clindamycin＋gentamicinは，*β*-ラクタムアレルギーが証明されている患者には許容可能な代替薬である。

11,937人の女性を含む81のRCTを対象としたCochraneレビューでは，帝王切開分娩を受ける女性の感染性合併症に対する予防的抗菌薬の使用が評価されている[38]。予防的抗菌薬の投与を受けた女性は，子宮内膜炎〔RR 0.39，95% CI(0.31，0.43)〕および創傷感染症〔RR 0.41，95% CI(0.29，0.43)〕のリスクが有意に減少した[38]。予防的抗菌薬は通常，新生児の微生物叢の変化や新生児敗血症の初期徴候のマスクを避けるために臍帯クランプ後に投与されるが，これらの研究では皮膚切開前の抗菌薬による予防が最も効果的であることが示唆されている。あるメタ分析では，帝王切開分娩の予防的抗菌薬投与について，皮膚切開前と臍帯クランプ後を比較した3つのRCTと2つの非ランダム化試験をレビューしている。分娩後の子宮内膜炎のリスクは，皮膚切開前に抗菌薬を投与することで有意に減少した〔RR 0.47，95% CI(0.26，0.85)〕[39]。

帝王切開分娩に次いで，子宮摘出術は米国で2番目に多く行われている婦人科手術であり，子宮を摘出し，時には片方または両方の卵巣と卵管を摘出する。子宮摘出術は，腹腔鏡やロボットを用いて腟や腹壁から行われる。子宮摘出術の感染性合併症には，腟断端感染，骨盤蜂窩織炎，骨盤膿瘍などがある。感染症は通常，好気性病原体(レンサ球菌属，腸球菌属，Gram陰性桿菌)および嫌気性病原体(*Bacteroides*属)などの通常の腟細菌叢が関与する多菌性である。典型的な外科用病原菌をカバーするために，腟式または腹式子宮摘出術を受ける女性には，cefazolin，cefoxitin，cefotetan，またはampicillin sulbactamの単回投与が推奨される。β-ラクタムアレルギーが証明されている患者には，(1)clindamycinまたはvancomycinとアミノグリコシド系，aztreonamまたはフルオロキノロン系との併用，または(2)metronidazoleとアミノグリコシド系またはフルオロキノロン系との併用が推奨される。

整形外科的処置

ASHPの抗菌薬予防ガイドラインでは，整形外科的手技を以下の4つのグループに分類している。(1)清潔な整形外科的手技，(2)異物留置の有無にかかわらず脊椎手技，(3)股関節骨折の修復または内固定器具の留置，(4)人工関節全置換手技。整形外科的処置に関連した感染症は，再入院，整形外科的処置の繰り返し，静注抗菌薬の長期投与などの必要性があるため，費用がかさむ。また，整形外科的感染症は，機能性の喪失，四肢の欠損，麻痺の可能性を考えると，重大な罹患率の原因となる。このような感染に関するリスクを考慮し，整形外科用インプラントの抗菌薬予防は広く受け入れられ，実践されている。皮膚病原体〔黄色ブドウ球菌，表皮ブドウ球菌(*Staphylococcus epidermidis*)は，整形外科処置による感染症の半分以上を引き起こしている。Gram陰性菌(大腸菌，緑膿菌，*Enterobacter*属〕もまた，整形外科感染症から頻繁に分離される。

抗菌薬による予防は，感染のリスクが低いことを考慮すると，器具を使用しない清潔な整形外科的処置や異物を使用しない処置では推奨されない。cefazolinは，整形外科手術の他の3つのグループ，すなわち，異物留置の有無にかかわらず脊椎手術，股関節骨折の修復または内固定器具の留置，および人工関節全置換術における抗菌薬予防投与に推奨される。β-ラクタムアレルギーが証明されている患者に対する代替薬としては，vancomycinおよびclindamycinが許容される。黄色ブドウ球菌コロニーを有する患者は，術前にmupirocin経鼻投与で治療すべきである。

複数の研究により，抗菌薬予防が脊椎手術，股関節骨折修復術，人工関節全置換術における臓器腔感染を効果的に予防することが判明している。椎間板ヘルニアの手術を受けた患者1,237人を対象としたRCTでは，cefuroximeによる予防投与を受けた患者は，抗菌薬による予防投与を受けなかった患者(1.4%)に比べて，脊椎椎間板炎や硬膜外膿瘍の発生率が有意に低下した(0%)($p<0.01$)[40]。股関節骨折手術における最も効果的な抗菌薬予防投与を評価するために実施された15のRCTのメタ解析では，以下の比較が検討された。任意の用量の抗菌薬対プラセボ，複数回投与(24時間以上)対1回投与の抗菌薬，複数回投与対24時間抗菌薬適用[41]。メタ分析の結果，抗菌薬の予防投与を受けた患者は，プラセボと比較して，表在性および深在性の創感染リスクが有意に減少した。さらに，単回投与と複数回投与の抗菌薬予防投与に有意差はなかった。人工関節全置換術の場合，3,064人の患者を含む7つの研究のメタ分析によると，抗菌薬予防投与は，予防投与を行わない場合に比べ，創感染症の相対リスクを81%減少させた($p<0.00001$)[42]。米国食品医薬品局(US Food and Drug Administration)は，人工関節全置換術の第2期再置換術において，骨セメント製品にアミノグリコシド系(gentamicin，tobramycin)をあらかじめ混合することを承認しているが，これが人工関節全置換術の一次治療における感染予防に有効な戦略であることを示唆する証拠はない。

固形臓器移植(SOT)

固形臓器移植(solid organ transplant：SOT)レシピエントは，薬剤による免疫抑制，潜伏感染症の再活性化，ドナー由来感染症，抗菌薬耐性菌の術前コロニー化に関連した感染症のリスクが高い。患者は，最も免疫抑制レベルの高い移植後1年間が最も感染リスクが高い。サイトメガロウイルス，単純ヘルペスウイルス，*Pneumocystis jiroveci*，*Aspergillus*などの日和見感染症の予防のために，移植後抗菌薬予防投与が定期的に行われる。移植後1か月の感染症のほとんどは，SSI，肺炎，尿路感染症，血流感染症などの院内感染症である。SOT後のSSI予防のための抗菌薬予防投与は，感染リスクの高さと，移植拒絶反応や死亡を含む感染に関連した重篤な結果を考慮し，推奨されている。しかし，SOT後の抗菌薬予防の最適なレジメンと期間について，十分に実施された前向き研究は限られている。

心臓移植と肺移植に関連するSSIには，縦隔炎と胸骨骨髄炎がある。Gram陽性菌(黄色ブドウ球菌，CNS，腸球菌属)は，心臓移植および肺移植後のSSIから分離される最も一般的な病原体である。他の頻繁に分離される病原体には，腸内細菌目細菌や緑膿菌，*Stenotrophomonas maltophilia*，*Candida*属がある。肺移植に特有の感染性合併症には，気管支吻合部感染症や，ドナーまたはレシピエントの上気道および下気道の細菌や真菌のコロニー形成に関連した肺炎がある。嚢胞性線維症の既往のある患者は，増悪を治療するために抗菌薬を頻繁に投与されるため，副鼻腔や上気道には多剤耐性のGram陰性菌(緑膿菌，*S. maltophilia*，*Burkholderia*属)や*Aspergillus*属が定着している。これらの病原菌は肺移植後に下気道に感染し，肺炎を引き起こす可能性がある。

肝移植後の感染性合併症には，SSI，腹腔内感染，胆道感染などがある。腎移植後に最も多い感染症はSSIと尿路感染症である。好気性Gram陰性桿菌(大腸菌，*Klebsiella*属菌，*Enterobacter*属菌，*Citrobacter*属菌)，腸球菌属菌，皮膚細菌叢(黄色ブドウ球菌，CNS)，*Candida*属菌など，腹部移植後のほとんどの感染症は正常な腸内細菌叢と皮膚細菌叢が原因である。

cefazolinは，心臓，肺，心肺，膵臓，腎臓，膵臓－腎臓移植における抗菌薬予防に推奨される。β-ラクタムアレルギーが証明されている患者には，vancomycinまたはclindamycinが代替薬となる。肝移植では，(1)piperacillin tazobactamまたは(2)cefotaxime＋ampicillinが抗菌薬予防に推奨される。β-ラクタムアレルギーが証明されている患者に対する代替薬としては，(1)vancomycinまたは(2)clindamycin**と**，(1)アミノグリコシド系，(2)aztreonam，または(3)フルオロキノロン系がある。抗菌薬予防は，移植前にドナーまたはレシピエントから分離された細菌をカバーするように変更すべきである。

泌尿器科処置

泌尿器科手術では，術後菌血症だけでなくSSIを予防するために，予防的抗菌薬が投与される。大腸菌は，泌尿器科処置後の細菌尿に関連する最も一般的な病原体である。Gram陽性菌(黄色ブドウ球菌，CNS，レンサ球菌属)は，尿路に侵入することなく皮膚切開を必要とする泌尿器科処置に頻繁に関連する。バイオフィルムを産生する病原体(表皮ブドウ球菌，緑膿菌)は，人工材料(陰茎プロテーゼ)の挿入を伴う泌尿器科手術で懸念される。術後感染のリスク因子には，尿路の解剖学的異常，尿閉，尿路結石，留置または留置カテーテルが含まれる。

術前細菌尿のある患者には，泌尿器科手術の前に治療を行い，術後感染を予防する。尿路への進入の有無にかかわらず，清潔な泌尿器科手術にはcefazolinの単回投与が推奨される。人工物の挿入を伴う手技では，アミノグリコシド系薬剤の単回投与が推奨される。vancomycinおよびclindamycinは，β-ラクタムアレルギーが証明されている患者が尿路への進入を伴わない清潔な泌尿器科手術を受ける場合の代替薬である。尿路侵襲を伴う泌尿器科手術の代替薬としては，(1)フルオロキノロン系薬剤，(2)アミノグリコシド系薬剤とmetronidazole，または(3)アミノグリコシド系薬剤とclindamycinがある。

血管手術

補綴物を使用した血管手術後の感染症は，四肢の欠損などの重篤な結果をもたらす可能性がある。主な病原菌は，黄色ブドウ球菌，CNS，腸内Gram陰性桿菌などである。抗菌薬による予防は，人工物の使用，動脈瘤の修復，血栓内膜剝離術，静脈バイパス術など，感染リスクの高い血管手術で使用される。cefazolinは，感染リスクの高い血管処置を受ける患者に対して推奨されるレジメンである。β-ラクタムアレルギーが証明されている患者の代替薬としては，clindamycinおよびvancomycinがある。

周術期管理

2016年ACS / SISおよび2017年CDCガイドラインは，患者および手技に関連するリスク因子に対処するための周術期介入を推奨している(Box 112.4)。このセクションでは，感染症専門医の診療に関連する介入に焦点を当てる。修正可能な患者関連のリスク因子には，タバコの使用と微生物によるコロニー形成が含まれる。SSIのリスクを減少させる周術期の介入には，消毒薬による予防，皮膚の準備，血糖および体温の管理が含まれる。

禁煙

複数の研究が，一般外科手術および整形外科手術後の喫煙者におけるSSIリスクの増加について述べている。喫煙は手術床の血管収縮を引き起こし，免疫反応と創傷治癒に必要な酸素供給と栄養素の減少につながる。待機的手術の少なくとも30日前には禁煙することが推奨される[21)]。人工股関節置換術および人工膝関節置換術を受ける120人の喫煙者を対象とした多施設共同RCTによると，待機的手術の6〜8週間前に禁煙群に無作為に割り付けられた患者では，対照群(31%)に比べて，SSIの発生率が有意に低下した(5%)($p=0.001$)[43)]。

術前の黄色ブドウ球菌のスクリーニングと除菌

黄色ブドウ球菌の鼻腔内定着は米国人口の約30%で発生しており，SSIのリスクが2〜14倍増加する[44,45)]。周術期のmupirocin軟膏は，黄色ブドウ球菌の鼻腔内保菌率と術後感染率を低下させる，安全で安価な治療法である。一般手術，婦人科手術，神経学的手術，または心臓胸部手術を受けた黄色ブドウ球菌鼻腔内保菌患者891人を対象としたRCTでは，mupirocin投与群に無作為に割り付けられた患者では，プラセボ投与群(7.7%)に比べて，黄色ブドウ球菌SSIの発生率が有意に低下した(4.0%)($p<0.02$)[46)]。これらの結果は，非一般外科(心臓外科，整形外科，および脳神経外科)患者を対象とした，周術期のmupirocin経鼻投与と通常治療の比較によるSSIのリスクを評価した3件のランダム化試験と4件のビフォーアフター試験のメタ分析でも確認された[47)]。ASHPは，人工関節全置換術および心臓手術を受けるすべての患者に対して，術前の黄色ブドウ球菌スクリーニングと鼻腔内除菌を推奨している。典型的な術前黄色ブドウ球菌除菌プロトコールは，2%のmupirocinを1日2回，5日間鼻腔内に塗布することなどだ。黄色ブドウ球菌はmupirocinに対して耐性を獲得する可能性があるため，一般集団における普遍的な黄色ブドウ球菌のスクリーニングと除菌は推奨されない。

消毒薬による予防

患者には，少なくとも手術日の前夜に，抗菌性または非抗菌性の石鹸または消毒剤を使用して全身にシャワーまたは入浴することを勧める[20)]。chlorhexidineによる周術期の入浴またはシャワーは，皮膚細菌を減少させるためによく受け入れられている習慣であるが，SSIの減少に対する他の洗浄剤と比較したchlorhexidineの有益性を示唆するエビデンスはない。2015年のCochrane Database Systematic Reviewでは，SSIの予防について，周術期の4% chlorhexidine gluconate洗浄の有効性を非消毒性のシャワーまたは入浴剤と比較した質の高い6つのRTCを調査した[48)]。7,791人の患者から成る3つのRTCのメタ分析では，chlorhexidineはプラセボと比較して，SSIのリスクを有意に減少させなかった。同様に，1,443人の患者を含む3つのRTCのメタ分析では，chlorhexidineと固形石鹸の間でSSI発生率に有意差は認められなかった[48)]。

脱毛と皮膚準備

切開部位またはその周囲の毛が手術の妨げになる場合を除き，術前に脱毛することは勧めない[21)]。脱毛が必要な場合は，手術直前にバリカンで行うべきである。カミソリによる剃毛は，微細な擦過傷や切り傷が生じ，病原体が自然の皮膚バリアを通過してしまうため勧められない。禁忌でない限り，アルコールベースの消毒薬による術中皮膚消毒が推奨される[21)]。アルコールベースの溶液は迅速な殺菌効果があるが，抗菌効果はヨードやchlorhexidineベースの溶液ほど持続的ではない。

血糖コントロール

周術期の血糖コントロールは，糖尿病患者でも非糖尿病患者でも目標血糖値を200 mg/dL未満とすることが推奨される[20)]。高血

Box 112.4

手術部位感染予防のための 1999 年および 2017 年米国疾病対策センター(CDC)ガイドラインの要約[20,21]

患者の準備
a. 待機的手術の前に，手術部位から離れた場所にあるすべての感染症を特定し，治療する。遠隔部位感染症のある待機的手術は，感染が治まるまで延期する
b. 切開部位の毛やその周囲の毛が手術の妨げにならない限り，術前に除毛は行わない。除毛が必要な場合は，手術直前にバリカンで除毛する
c. 待機的手術の最低 30 日前から禁煙を奨励する
d. 消毒薬による皮膚前処置を行う前に，切開部位周辺の皮膚に肉眼的汚染がないことを確認する[21]

消毒による予防
a. 少なくとも手術日の前夜には，石鹸(抗菌性または非抗菌性)または消毒薬を用いて，シャワーまたは入浴(全身)するよう患者に助言する
b. 禁忌でない限り，アルコールベースの消毒薬で術中の皮膚準備を行う[21]

手術チームの手と前腕の消毒
a. 使用する製品の製造業者の推奨に従って，手術前の手および前腕の消毒を行う
b. 医療現場における手指衛生のための 2005 年ガイドライン(2005 Guidelines for Hand Hygiene in Healthcare Settings)には，手術手指消毒に関する追加推奨事項が記載されている[56]

手術室の換気
a. 手術室および隣接する空間では，陽圧換気を維持する
b. 換気の回数，気流のパターン，温度，湿度，換気口の位置，およびフィルターの使用は，Facilities Guideline Institute-Guideline for Design and Construction of Hospitals and Outpatient Facilities 2014[57]の最新版の勧告に従って維持する

環境表面の清掃と消毒
a. 汚染された，または感染手術後の手術室の特別な清掃や閉鎖は行わない[21]

手術器具の再処理
a. すべての手術器具を，公表されているガイドラインおよび製造業者の推奨に従って滅菌する
b. すぐに使用できる蒸気滅菌は，便宜的な理由，器具セットの追加購入の代替案として，時間の節約などの理由で決して使用してはならない。このやり方は，他の選択肢がない緊急事態に，即座に使用される患者ケア用品にのみ使用されるべきだ
c. その他の勧告は，CDC および HIPAC の「医療施設における消毒と滅菌のためのガイドライン 2008(Guidelines for Disinfection and Sterilization in Healthcare Facilities 2008)」[58]を参照されたい

手術着とドレープ
a. 手術室に入る際，手術が始まろうとしている場合，またはすでに進行中である場合，あるいは滅菌済みの器具が露出している場合は，口と鼻を完全に覆うサージカルマスクを着用する。手術中はずっとマスクを着用しておくこと
b. 手術室に入るときは，症例ごとに，新しい使い捨て，または病院で洗濯した帽子を着用する。サージカルマスクで覆われていないすべての頭髪と顔面のひげを完全に覆うようにする
c. スクラブ付き手術チームのメンバーである場合は，滅菌手袋を着用する。滅菌ガウンを着用した後，滅菌手袋を着用する
d. 濡れても効果的なバリアとなる手術衣やドレープ(液体が浸透しにくい素材)を使用する
e. 目に見えて汚れていたり，汚染されていたり，血液やその他の感染の可能性のある物質が付着していたりするスクラブスーツは交換すること

無菌手技
a. すべての侵襲的外科手技を行う際，無菌手技の原則を遵守する
b. ドレナージが必要な場合は，閉鎖式吸引ドレーンを使用する。手術切開部とは別の切開部からドレーンを留置する。ドレーンはできるだけ早く抜去する[21]

非経口抗菌薬予防投与
a. 抗菌薬の術前投与は，公表されている臨床診療ガイドラインに基づき，切開時に血清中および組織中に抗菌薬の抑止濃度が確立されるようなタイミングでのみ行う
b. 清潔および清潔 - 汚染手技では，手術室で外科的切開を閉鎖した後，予防的抗菌薬の追加投与は行わない[20]

血糖コントロール
a. 周術期の血糖コントロールを実施し，糖尿病の有無にかかわらず，血糖値の目標値を 200 mg/dL 未満とする[20]

正常体温
a. 周術期の正常体温を維持する[20]

酸素
a. 気管挿管を伴う全身麻酔を受ける肺機能が正常な患者には，手術中および術直後の抜管後に FiO_2 を増加させる。組織への酸素供給を最適化するために，周術期の正常体温を維持し，適切な容量補充を行う[20]

術後の切開ケア
a. 術後 24〜48 時間は，主に閉鎖した切開部を滅菌ドレッシング材で保護する
b. SSI 予防のために，抗菌薬(軟膏，溶液，粉末など)を切開創に塗布しない[20]

糖は，外科集中治療室入院時の死亡リスクの増加など，複数の悪い影響を及ぼす。複数の研究で，周術期の集中的な血糖コントロールは，SSIのリスクを減少させることなく，低血糖のエピソードを増加させることが明らかにされている。心臓手術を受けた患者($n=371$)を対象に，集中的血糖コントロール(80〜100 mg/dL)と従来の血糖コントロール(200 mg/dL 未満)を比較したRCTでは，集中的血糖コントロールは，集中治療室および入院期間を短縮することなく，死亡率および脳卒中のリスクを増加させた[49]。心臓手術患者($n=109$)を対象に，集中的血糖コントロール(80〜130 mg/dL)と従来の血糖コントロール(160〜200 mg/dL)を比較した単施設のRCTでは，肺炎，尿路感染，敗血症，敗血症性ショック，創感染，血流感染，カテーテル感染を

含む複合感染転帰に有意差は認められなかった[50]。両試験共，集中的血糖コントロールは従来の血糖コントロールと比較して，合併症や死亡に関する利益はないと結論している。

正常体温

SSI の予防には，周術期の正常体温の維持が推奨される。低体温は体温調節血管収縮の引き金となり，手術床の酸素レベルの低下につながる。組織内の酸素濃度が低下すると，好中球による手術病原体の酸化的殺傷に使用されるスーパーオキシドラジカルの産生が障害される。さらに，顆粒球の走化性や貪食性，マクロファージの運動性，抗体の産生など，その他の免疫機能も低体温によって直接障害される[51]。複数の研究で，正常体温により SSI の発生率が低下することがわかっている。大腸手術を受けた患者 200 人を対象とした RCT では，正常体温療法群は低体温療法群(19％)と比較して，SSI の発生率が有意に低かった(6％)($p=0.009$)。また，入院期間も常温群では 2.6 日有意に短縮された($p=0.01$)[51]。清潔手術(乳房，静脈瘤，またはヘルニア)を受けた患者 421 人を対象とした研究では，加温群では非加温群(14％)に比べて SSI の発生率が有意に低下した(5％)(p=0.001)[52]。

酸素投与

気管挿管を伴う全身麻酔を受ける肺機能が正常な患者には，手術中および術直後の抜管後に，吸入酸素分画(FiO_2)を増加させることが推奨される。周術期の正常体温の維持と十分な体液量の補充は，組織の酸素供給を最適化する[48]。好中球による殺菌性スーパーオキシドラジカルの生成は，組織内の酸素分圧に依存する。組織の酸素分圧を最適化することで，好中球による酸化的殺傷が可能になり，SSI の予防につながる。3 件の二重盲検 RCT で，吸入酸素の補充は SSI の減少に効果的な介入であることが判明した。結腸直腸切除術を受けた患者 500 人を対象とした RCT では，80％の FiO_2 を投与された患者の SSI リスクは，30％の FiO_2 を投与された患者(11.2％)と比較して 50％低かった[53]。待機的結腸直腸手術を受ける患者 300 人を対象とした RCT では，80％ FiO_2 の投与が SSI に対して保護的であることがわかった〔RR 0.61，95％ CI(0.38，0.98)〕[54]。開腹盲腸手術を受けた患者 210 人を対象とした RCT 研究では，80％ FIO_2 による酸素投与により，SSI のリスク(5.6％対 13.6％，$p=0.04$)および平均在院日数(2.51 日対 2.92 日，$p=0.01$)が減少した[55]。

術後の創傷管理

術後 24〜48 時間は，主に閉鎖した切開創を滅菌ドレッシング材で保護することが推奨される。SSI の予防には，トリクロサン系抗菌薬を塗布した縫合糸を考慮すべきである。SSI 予防のために切開創に塗布する局所抗菌薬(軟膏，溶液，粉末)は推奨されない。SSI 予防のための術中抗菌薬洗浄および手術室での一次閉鎖後に外科切開部に適用する抗菌薬ドレッシングの使用に関しては，文献はまちまちである。

文献

Ban KA, Minei JP, Laronga C, et al. American College of Surgeons and Surgical Infection Society: Surgical Site Infection Guidelines, 2016 Update. *J Am Coll Surg*. 2017;224(1):59–74.

Berrios-Torres SI, Umscheid CA, Bratzler DW, et al. Centers for Disease Control and Prevention guideline for the prevention of surgical site infection, 2017. *JAMA Surg*. 2017;152(8):784–791.

Bratzler DW, Dellinger EP, Olsen KM, et al. Clinical practice guidelines for antimicrobial prophylaxis in surgery. *Am J Health Sys Pharm*. 2013;70(3):195–283.

引用文献

1. Forum NQ. National Quality Forum Endorsed Measure for Surgical Procedures, 2015–2017. https://www.qualityforum.org/Publications/2017/04/Surgery_2015-2017_Final_Report.aspx
2. Mu Y, Edwards JR, Horan TC, Berrios-Torres SI, Fridkin SK. Improving risk-adjusted measures of surgical site infection for the national healthcare safety network. *Infect Contr Hosp Epidemiol*. 2011;32(10):970–986.
3. McKibben L, Horan T, Tokars JI, et al. Guidance on public reporting of healthcare-associated infections: Recommendations of the Healthcare Infection Control Practices Advisory Committee. *Am J Infect Contr*. 2005;33(4):217–226.
4. Weiner LM, Webb AK, Limbago B, et al. Antimicrobial-Resistant Pathogens Associated With Healthcare-Associated Infections: Summary of Data Reported to the National Healthcare Safety Network at the Centers for Disease Control and Prevention, 2011–2014. *Infect Contr Hosp Epidemiol*. 2016;37(11):1288–301.
5. Urban JA. Cost analysis of surgical site infections. *Surg Infect*. 2006;7 Suppl 1: S19–22.
6. Merkow RP, Ju MH, Chung JW, et al. Underlying reasons associated with hospital readmission following surgery in the United States. *JAMA*. 2015;313(5):483–495.
7. Zimlichman E, Henderson D, Tamir O, et al. Health care-associated infections: A meta-analysis of costs and financial impact on the US health care system. *JAMA Inter Med*. 2013;173(22):2039–2046.
8. Fry DE. Fifty ways to cause surgical site infections. *Surg Infect*. 2011;12(6):497–500.
9. Umscheid CA, Mitchell MD, Doshi JA, Agarwal R, Williams K, Brennan PJ. Estimating the proportion of healthcare-associated infections that are reasonably preventable and the related mortality and costs. *Infect Contr Hosp Epidemiol*. 2011;32(2):101–114.
10. Centers for Disease Control and Prevention. National Healthcare Surveillance Network. https://www.cdc.gov/nhsn/index.html.
11. Rosenberger LH, Politano AD, Sawyer RG. The surgical care improvement project and prevention of post-operative infection, including surgical site infection. *Surg Infect*. 2011;12(3):163–168.
12. Centers for Medicare and Medicaid Services. Physician Quality Reporting System. https://www.cms.gov/Medicare/Quality-Initiatives-Patient-Assessment-Instruments/PQRS/index.html?redirect=/PQRS/.
13. National Healthcare Safety Network. Surgical site infection (SSI) event. http://www.cdc.gov/nhsn/pdfs/pscmanual/9pscssicurrent.pdf
14. Ortega G, Rhee DS, Papandria DJ, et al. An evaluation of surgical site infections by wound classification system using the ACS-NSQIP. *J Surg Res*. 2012;174(1):33–38.
15. Gaynes R, Edwards JR. Overview of nosocomial infections caused by gram-negative bacilli. *Clin Infect Dis*. 2005;41(6):848–854.
16. Hidron AI, Edwards JR, Patel J, et al. NHSN annual update: Antimicrobial-resistant pathogens associated with healthcare-associated infections: Annual summary of data reported to the National Healthcare Safety Network at the Centers for Disease Control and Prevention, 2006–2007. *Infect Contr Hosp Epidemiol*. 2008;29(11):996–1011.
17. Weigelt JA, Lipsky BA, Tabak YP, Derby KG, Kim M, Gupta

V. Surgical site infections: Causative pathogens and associated outcomes. *Am J Infect Contr*. 2010;38(2):112–120.

18. Ban KA, Minei JP, Laronga C, et al. American College of Surgeons and Surgical Infection Society: Surgical Site Infection Guidelines, 2016 Update. *J Am Coll Surg*. 2017;224(1):59–74.
19. Bratzler DW, Dellinger EP, Olsen KM, et al. Clinical practice guidelines for antimicrobial prophylaxis in surgery. *Am J Health Syst Pharm*. 2013;70(3):195–283.
20. Berrios-Torres SI, Umscheid CA, Bratzler DW, et al. Centers for Disease Control and Prevention Guideline for the Prevention of Surgical Site Infection, 2017. *JAMA Surg*. 2017;152(8):784–791.
21. Mangram AJ, Horan TC, Pearson ML, Silver LC, Jarvis WR. Guideline for Prevention of Surgical Site Infection, 1999. Centers for Disease Control and Prevention (CDC) Hospital Infection Control Practices Advisory Committee. *Am J Infect Contr*. 1999;27(2):97–132; quiz 3–4; discussion 96.
22. Anderson DJ, Podgorny K, Berrios-Torres SI, et al. Strategies to prevent surgical site infections in acute care hospitals: 2014 update. *Infect Contr Hosp Epidemiol*. 2014;35(Suppl 2): S66–88.
23. Steinberg JP, Braun BI, Hellinger WC, et al. Timing of antimicrobial prophylaxis and the risk of surgical site infections: Results from the Trial to Reduce Antimicrobial Prophylaxis Errors. *Ann Surg*.2009;250(1):10–16.
24. Edmiston CE, Krepel C, Kelly H, et al. Perioperative antibiotic prophylaxis in the gastric bypass patient: Do we achieve therapeutic levels? *Surgery*. 2004;136(4):738–747.
25. Blumenthal KG, Ryan EE, Li Y, Lee H, Kuhlen JL, Shenoy ES. The impact of a reported penicillin allergy on surgical site infection risk. *Clin Infect Dis*. 2018;66(3):329–336.
26. Harbarth S, Samore MH, Lichtenberg D, Carmeli Y. Prolonged antibiotic prophylaxis after cardiovascular surgery and its effect on surgical site infections and antimicrobial resistance. *Circulation*. 2000;101(25):2916–2921.
27. Schussler O, Dermine H, Alifano M, et al. Should we change antibiotic prophylaxis for lung surgery? Postoperative pneumonia is the critical issue. *Ann Thorac Surg*. 2008;86(6):1727–1733.
28. Gossner L, Keymling J, Hahn EG, Ell C. Antibiotic prophylaxis in percutaneous endoscopic gastrostomy (PEG): A prospective randomized clinical trial. *Endoscopy*.1999;31(2):119–124.
29. Andersen BR, Kallehave FL, Andersen HK. Antibiotics versus placebo for prevention of postoperative infection after appendicectomy. *Cochrane Database Syst Rev*.2003;(2):CD001439.
30. Sanchez-Manuel FJ, Lozano-Garcia J, Seco-Gil JL. Antibiotic prophylaxis for hernia repair. *Cochrane Database Syst Rev*.2012;(2): CD003769.
31. Nelson RL, Glenny AM, Song F. Antimicrobial prophylaxis for colorectal surgery. *Cochrane Database Syst Rev*.2009;(1): CD001181.
32. Kiran RP, Murray AC, Chiuzan C, Estrada D, Forde K. Combined preoperative mechanical bowel preparation with oral antibiotics significantly reduces surgical site infection, anastomotic leak, and ileus after colorectal surgery. *Ann Surg*. 2015;262(3):416–425; discussion 23–25.
33. Morris MS, Graham LA, Chu DI, Cannon JA, Hawn MT. Oral antibiotic bowel preparation significantly reduces surgical site infection rates and readmission rates in elective colorectal surgery. *Ann Surg*. 2015;261(6):1034–1040.
34. Avenia N, Sanguinetti A, Cirocchi R, et al. Antibiotic prophylaxis in thyroid surgery: A preliminary multicentric Italian experience. *Ann Surg Innovat Res*. 2009;3:10.
35. Dhiwakar M, Clement WA, Supriya M, McKerrow W. Antibiotics to reduce post-tonsillectomy morbidity. *Cochrane Database Syst Rev*. 2010;(7):CD005607.
36. McCarthy PJ, Patil S, Conrad SA, Scott LK. International and specialty trends in the use of prophylactic antibiotics to prevent infectious complications after insertion of external ventricular drainage devices. *Neurocrit Care*. 2010;12(2):220–224.
37. Alleyne CH, Jr., Hassan M, Zabramski JM. The efficacy and cost of prophylactic and perioprocedural antibiotics in patients with external ventricular drains. *Neurosurgery*. 2000;47(5):1124–1127; discussion 7–9.
38. Smaill F, Hofmeyr GJ. Antibiotic prophylaxis for cesarean section. *Cochrane Database Syst Rev*. 2002;(3):CD000933.
39. Costantine MM, Rahman M, Ghulmiyah L, et al. Timing of perioperative antibiotics for cesarean delivery: A metaanalysis. *Am J Obstet Gynecol*. 2008;199(3):301.e1–6.
40. Petignat C, Francioli P, Harbarth S, et al. Cefuroxime prophylaxis is effective in noninstrumented spine surgery: A double-blind, placebo-controlled study. *Spine*. 2008;33(18):1919–1924.
41. Southwell-Keely JP, Russo RR, March L, Cumming R, Cameron I, Brnabic AJ. Antibiotic prophylaxis in hip fracture surgery: A metaanalysis. *Clin Orthopaed Related Res*. 2004;(419):179–184.
42. AlBuhairan B, Hind D, Hutchinson A. Antibiotic prophylaxis for wound infections in total joint arthroplasty: A systematic review. *J Bone Joint Surg. Br Vol*. 2008;90(7):915–919.
43. Sorensen LT, Karlsmark T, Gottrup F. Abstinence from smoking reduces incisional wound infection: A randomized controlled trial. *Ann Surg*. 2003;238(1):1–5.
44. Kluytmans JA, Mouton JW, Ijzerman EP, et al. Nasal carriage of Staphylococcus aureus as a major risk factor for wound infections after cardiac surgery. *J Infect Dis*. 1995;171(1):216–219.
45. Gorwitz RJ, Kruszon-Moran D, McAllister SK, et al. Changes in the prevalence of nasal colonization with Staphylococcus aureus in the United States, 2001–2004. *J Infect Dis*. 2008;197(9):1226–1234.
46. Perl TM, Cullen JJ, Wenzel RP, et al. Intranasal mupirocin to prevent postoperative Staphylococcus aureus infections. *N Engl J Med*. 2002;346(24):1871–1877.
47. Kallen AJ, Wilson CT, Larson RJ. Perioperative intranasal mupirocin for the prevention of surgical-site infections: Systematic review of the literature and meta-analysis. *Infect Contr Hosp Epidemiol*. 2005;26(12):916–22.
48. Webster J, Osborne S. Preoperative bathing or showering with skin antiseptics to prevent surgical site infection. *Cochrane Database Syst Rev*.2015;(2):CD004985.
49. Gandhi GY, Nuttall GA, Abel MD, et al. Intensive intraoperative insulin therapy versus conventional glucose management during cardiac surgery: A randomized trial. *Ann Intern Med*.2007;146(4):233–243.
50. Chan RP, Galas FR, Hajjar LA, Bello CN, Piccioni MA, Auler JO, Jr. Intensive perioperative glucose control does not improve outcomes of patients submitted to open-heart surgery: A randomized controlled trial. *Clinics (Sao Paulo, Brazil)*. 2009;64(1):51–60.
51. Kurz A, Sessler DI, Lenhardt R. Perioperative normothermia to reduce the incidence of surgical-wound infection and shorten hospitalization. Study of Wound Infection and Temperature Group. *N Engl J Med*. 1996;334(19):1209–1215.
52. Melling AC, Ali B, Scott EM, Leaper DJ. Effects of preoperative warming on the incidence of wound infection after clean surgery: A randomised controlled trial. *Lancet*. 2001;358(9285):876–880.
53. Greif R, Akca O, Horn EP, Kurz A, Sessler DI. Supplemental perioperative oxygen to reduce the incidence of surgical-wound infection. *N Engl J Med*. 2000;342(3):161–167.
54. Belda FJ, Aguilera L, Garcia de la Asuncion J, et al. Supplemental perioperative oxygen and the risk of surgical wound infection: A randomized controlled trial. *JAMA*. 2005;294(16):2035–2042.

55. Bickel A, Gurevits M, Vamos R, Ivry S, Eitan A. Perioperative hyperoxygenation and wound site infection following surgery for acute appendicitis: A randomized, prospective, controlled trial. *Arch Surg. (Chicago, Ill. 1960)*. 2011;146(4):464–470.
56. Centers for Disease Control and Prevention HICPAC. Guideline for hand hygiene in healthcare settings: Recommendations of the Healthcare Infection Control Practices Advisory Committee and the HICPAC/SHEA/APIC/IDSA Hand Hygiene Task Force. *MMWR*. 2005;51(RR-16):1–56.
57. Facilities Guideline Institute, American Society for Healthcare Engineering, American Hospital Association. Guidelines for design and construction of hospitals and outpatient facilities 2014. https://www.ashe.org/advocacy/orgs/fgi
58. Centers for Disease Control and Prevention HICPAC, Rutala WA, Weber DJ. Guideline for disinfection and sterilization in healthcare facilities, 2008. https://www.cdc.gov/infectioncontrol/guidelines/disinfection/index.html

113 予防接種

■著：Elaine C. Jong
■訳：岩田健太郎

能動免疫(予防接種)，つまり特定の抗原の接種のおかげで，多くの重篤な感染症に対してずっと免疫を保つことができる。抗原は不活化(死んでいる)なこともあれば，弱毒化した微生物のこともある。精製した多糖体，蛋白質など，あるいは遺伝子エンジニアリングによる組み替え抗原が接種を受けたホストの防御抗体産生を刺激する。新たなワクチンのテクノロジーには，mRNA(メッセンジャーRNA)やDNAをワクチンに入れたものもあり，非接種者体内の細胞が特異的なターゲットとなる抗原をつくり出し，よって防御免疫反応を惹起するのである。ワクチンは経口接種も可能な場合もあるし，粘膜ワクチンのこともあるし，皮内，皮下，筋肉内に注射することもある。**受動免疫**は免疫のある人から免疫のない人に，すでにでき上がった抗体を投与して防御能を得るものだ。免疫グロブリン一般として投与することもあれば，特異抗体のこともある。

ワクチン接種による能動免疫で得られた防御率を決定する要素は複数ある。ホストの年齢があり，幼すぎる，あるいは年を取りすぎた場合にはある種のワクチンの効果は落ちる。ホストの免疫能も大事で，疾患や治療のために免疫状態が悪化した人では，ワクチンの効果は落ちる。そして，製品たるワクチンそのものの特徴も大事だ。

能動免疫では，防御ができるだけの濃度まで上がった特定の抗体は，最初の一連の接種を完了してから2〜4週間でできる。免疫系が追加の「ブースター」ワクチン抗原や自然界の病原体への曝露によって抗体反応は思い出され，ブーストされる。受動免疫なら素早く防御できるが，血中の防御できる濃度の抗体は投与直後で最も高く，時間が経過するに従って減っていく。再チャレンジによる免疫の思い出しはない。

離れた場所に複数の異なるワクチンを同時に投与することも可能であり，そのときに効果が落ちることはない。もっとも，接種のタイミングや順番には決まりがあるが。たとえば，A型肝炎に対して受動免疫目的の免疫グロブリンを投与するとき，ワクチンの反応に干渉してしまうようなよくある感染症に対する抗体が，A型肝炎に対する抗体に加えて入っているかもしれない。麻疹，ムンプス，風疹ワクチンは，接種前3か月以内，あるいは接種後3週間以内には接種してはならない。水痘ワクチンの場合は接種後2か月はだめである。しかし，破傷風，ジフテリア，黄熱，腸チフス，B型肝炎，狂犬病，そして髄膜炎菌のワクチンは免疫グロブリンと同日接種が可能だ。A型肝炎ワクチンと免疫グロブリンを同日投与する場合なら，ワクチンは有効だが，ピークの抗体濃度はワクチンだけの場合よりは低くなる。

米国連邦政府の食品医薬品局(Food and Drug Administration：FDA)が米国のすべての医薬品の承認を管轄しており，ワクチンも同様だ。米国予防接種実施諮問委員会(Advisory Committee on Immunization Practices：ACIP)は米国疾病対策センター(Centers for Disease Control and Prevention：CDC)内にあり，ルーチンで使用する小児や青少年のワクチンを推奨している。推奨は米国小児科学会(American Academy of Pediatrics：AAP)，米国家庭医学会(American Academy of Family Physicians：AAFP)，米国産婦人科学会(American College of Obstetrics and Gynecology：ACOG)のそれと可能な限りすり合わせている(ハーモナイゼーション)。ACIPの成人に対するワクチンのルーチン使用に関する推奨は，AAFP，ACOG，そして米国内科学会(American College of Physicians：ACP)とハーモナイズしている。

ワクチン接種を受ける者は，利益の可能性と起こりうる副作用についてそれぞれのワクチンについて知らされるよう連邦法で定められている。ワクチン情報声明(Vaccine Information Statements：VIS)はCDCが作成したが，このために用いられている。この書式はCDCのサイトからダウンロードしたりコピーしたりして患者教育用に使うことができる(http://www.cdc.gov/vaccines/hcp/vis/index.html)。VISは英語のみならず，その他40の言語で入手可能だ。

それぞれのワクチンの軽度の副作用に耐えられるか，そして，より重篤なワクチン関連の症状の可能性は，同日に複数のワクチンを接種したい場合は考慮に入れねばならない。どのワクチンであれ，重篤な副作用があれば，ワクチン副作用報告システム(Vaccine Adverse Event Reporting System：VAERS)にネットか電話で報告せねばならない(http://www.vaers.hhs.gov)。

小児・青少年の予防接種

小児・青少年にはルーチンの予防接種が，公衆衛生上重要な感染症で人々に重大な合併症をもたらしたり死に至らしめるものに推奨されている。ACIP予防接種スケジュールは更新されており，毎年発表されている。暫定的な更新した推奨は，“*Morbidity and Mortality Weekly Report*(*MMWR*)”に必要に応じて発表されている。図113.1に，0〜18歳の予防接種スケジュールをCDC ACIPの推奨に準じて示した(http://www.cdc.gov/vaccines/acip/index.html)。

図113.1でいろいろなワクチンの初回投与の最低年齢が示されている。その後の接種に関する詳細なスケジュールも図113.1にある。図113.2には，CDC ACIPのキャッチアップ予防接種のスケジュールがある。最短の投与間隔が図に示され，それぞれのワクチンのスケジュールをやり直す場合，生後4か月〜18歳まで

表1 小児，青少年の推奨予防接種スケジュール，米国，2021 年

常にこの表はその後の注と一緒に使うこと。予防接種が遅れていたり，始めるのが遅れた場合できるだけ早く，キャッチアップのワクチンを接種するが，これは図 113.1 の緑のバーで示した。最短の接種間隔を判断するには，図 113.2 のキャッチアップのスケジュールを参照のこと。入学時と青少年期のワクチン接種年齢は灰色のバーで示した。

ワクチン	出生時	生後 1 か月	生後 2 か月	生後 4 か月	生後 6 か月	生後 9 か月	生後 12 か月	生後 15 か月	生後 18 か月	生後 19〜23 か月	2〜3 歳	4〜6 歳	7〜10 歳	11〜12 歳	13〜15 歳	16 歳	17〜18 歳
B 型肝炎	1 回目	←2 回目→			←3 回目→												
ロタウイルス(RV)：RV1(2 回接種するもの)，RV5(3 回接種するもの)			1 回目	2 回目	注を参照												
ジフテリア，破傷風，無細胞百日咳(DTaP<7 歳)			1 回目	2 回目	3 回目			←4 回目→				5 回目					
インフルエンザ菌 b 型			1 回目	2 回目	注を参照		←3 または 4 回目，注を参照→										
肺炎球菌結合型(PCV13)			1 回目	2 回目	3 回目		←4 回目→										
不活化ポリオ(IPV<18 歳)			1 回目	2 回目	←3 回目→							4 回目					
インフルエンザ(IIV) または					毎年の予防接種，1 または 2 回目								毎年の予防接種，1 回目のみ				
インフルエンザ(LAIV4)											毎年の予防接種，1 または 2 回目		毎年の予防接種，1 回目のみ				
麻疹，ムンプス，風疹					注を参照		←1 回目→					2 回目					
水痘							←1 回目→					2 回目					
A 型肝炎					注を参照		2 回接種，注を参照										
破傷風，ジフテリア，無細胞百日咳(Tdap≧7 歳)														Tdap			
ヒトパピローマウイルス													*	注を参照			
髄膜炎菌(MenACWY-D≧生後 9 か月，MenACWY-CRM≧生後 2 か月，MenACWY-TT≧2 歳)			注を参照											1 回目		2 回目	
髄膜炎菌 B													注を参照				
肺炎球菌多糖体(ポリサッカライド)(PPSCV23)											注を参照						

凡例：
- 黄：すべての小児に推奨される期間
- 緑：キャッチアップの予防接種推奨
- 紫：特定の高リスクグループでの推奨期間
- 水色：共有された臨床上の意思決定に基づいて推奨されるか，*の年齢層で使用可能
- 灰：通常は推奨されない期間

図 113.1
小児，青少年の推奨予防接種スケジュール，米国，2021 年

について，初回で遅れたとか推奨スケジュールから1か月以上遅れてしまった場合について示されている。推奨接種間隔以上を経過してしまった場合も，最初からやり直す必要はないが，その後の接種も推奨どおりに完了せねばならない。

出生時には，3回シリーズの最初のB型肝炎ワクチンが開始される〔hepatitis B(HepB)：Recombivax HB®(Merck)，Engerix®-B(GlaxoSmith Kline)〕。生後2か月で以下のワクチンの第1回接種が行われる。ロタウイルス〔rotavirus(RV)-1：Rotarix®(GlaxoSmithKline)，RV-5：RotaTeq®(Merck)〕，ジフテリア，破傷風トキソイド，無細胞百日咳〔diphtheria and tetanus toxoids and acellular pertussis(DTaP)：Daptacel®(Sanofi Pasteur)，Infanrix®(GlaxoSmithKline)〕，インフルエンザ菌b型結合型〔*Haemophilus influenzae* type b(Hib)：Hib PRP-T：ActHIB®(Sanofi Pasteur)；Hiberix®(GlaxoSmithKline)；Hib PRP-OMP：PedvaxHIB®(Merck)〕，肺炎球菌結合型〔pneumococcal conjugate(PCV)13：Prevnar® 13(Sanofi Pasteur)〕，そして，不活化ポリオウイルス〔inactivated poliovirus(IPV)：Ipol®(Sanofi Pasteur)〕［訳注：本稿翻訳時点で，CDCはPrevnar® 13ではなく，15価あるいは20価の肺炎球菌ワクチンを推奨している。それぞれ，Vaxneuvance®，Prevnar 20®(https://www.cdc.gov/vaccines/schedules/hcp/imz/child-adolescent.html#table-1)］。

生後6か月になると，毎年の不活化インフルエンザワクチンが始まる〔inactivated influenza vaccine(IIV)：Fluarix®(GlaxoSmithKline)；Fluvirin®(Chiron)；Fluzone®(Sanofi Pasteur)〕。あるいは経鼻の生ワクチンが投与される〔LAIV4：FluMist® Quadrivalent(AstraZeneca)〕。生後12か月で初回の麻疹，ムンプス，風疹〔measles, mumps, and rubella(MMR)：M-M-R® II(Merck)〕，水痘〔varicella(VAR)：Varivax®(Merck)〕とA型肝炎〔hepatitis A(HepA)：Havrix®(GlaxoSmithKline)，Vaqta®(Merck)〕ワクチンが推奨されている。水痘ワクチンはMMRワクチンと同時に接種してもよい。VARもMMRも生ワクチンで注射接種する。もし，2つのワクチンが異なる部位に同時に接種されない場合，可能な限り接種間隔を28日間あけて，最初と次のワクチンが干渉し合う可能性を最小限あるいはゼロにすべきだ。MMRとVARは2回接種が小児には勧められており，4〜6歳，学校に入学するときに，幼児期の初回接種から弱まりつつある免疫にブーストをかける。

ACIPは11〜12歳の青少年に，4価の髄膜炎菌結合型ワクチン(meningococcal conjugate vaccine：MCV4)と16歳でのルーチンのブースターを推奨している(MenACWY)。血清型A，X，Y，W-135の髄膜炎菌疾患に対するワクチンだ。米国で使えるMenACWYは以下のとおりだ。髄膜炎菌(グループACWY)多糖体ジフテリアトキソイド結合型ワクチン〔MenACWY-D：Menactra®(Sanofi Pasteur)〕と髄膜炎菌(グループACWY)多糖体CRM197結合型ワクチン〔MenACWY-CRM：Menveo®(Novartis)〕，髄膜炎グループACWY多糖体破傷風トキソイド結合型ワクチン〔MenACWY-TT：MenQuadfi®(Sanofi Pasteur)〕。もし，13〜15歳で初回のMenACWYワクチンが接種されたら，ブースターは18歳で行うべきだ。MenACWYワクチンは特定の基礎疾患をもつ幼児や小児にも推奨されている。髄膜炎菌グループB(MenB)ワクチンは10〜25歳の**特定の**小児，青少年，成人にのみ推奨されている。**26歳以上**でも髄膜炎菌血清型B疾患のリスクが高い特定の慢性疾患をもつ場合には推奨される。これは特定の補体欠乏，解剖学的，機能的無脾症(例：鎌形赤血球症)，eculizumabでの治療などだ。あるいは検査技師，市中や施設での髄膜炎菌血清型B疾患のアウトブレイクがある場合など，リスクが高まった人にも推奨される。本稿執筆時点では，2つのMenBワクチンが商用利用が可能である〔MenB-4C：Bexsero®(Novartis)；MenB-FHbp：Truemba®(Wyeth)〕。

11歳と12歳の子どもでは，破傷風，ジフテリア，無細胞百日咳ワクチンの予防接種状況を見直さねばならない。ACIPは破傷風トキソイドの単独投与と減量したジフテリアトキソイドと無細胞百日咳ワクチン(tetanus toxoid, reduced diphtheria toxoid and acellular pertussis：Tdap)を，小児に推奨されるDTPかDTaPを完遂した11〜18歳の者に推奨している。Tdapには2種類ある。10〜64歳に承認されているもの〔Boostrix®(GlaxoSmithKline)〕と11〜64歳に承認されているもので〔Adacel®(Sanofi Pasteur)〕，両者は破傷風ジフテリアトキソイド(tetanus, diphteria：Td)やTdapから最低5年の間隔をおいて使用するよう定められている。しかし，最近米国では，百日咳対策がうまくいっておらず，ACIPは現在，Tdapの拡大使用を推奨している。Tdapは最後の破傷風トキソイドやジフテリアトキソイドの入ったワクチンからの**間隔に関係なく**接種できるし，7〜10歳までのワクチン未接種の者にも接種できる。また，65歳以上の成人の一部にも，ACIPの最新の推奨に従って使用できる。

ACIPはヒトパピローマウイルス(human papilloma virus：HPV)ワクチン接種を11〜12歳の女性にルーチンで推奨しており，キャッチアップを13〜26歳に設定している。曝露リスクが高い場合は9歳の少女にも接種できる。HPVワクチンは妊婦に禁忌だが，授乳時に使用してもよい。

ACIPはまた，ルーチンのHPVワクチンを11〜12歳の男性にも推奨している。13〜21歳で過去に接種していない男性にもだ。さらに，ACIPはルーチンでのHPVワクチンを26歳以上の男性で男性とセックスする男性(men who have sex with men：MSM)にも推奨している。HPV関連疾患の高いリスクがあるからだ。同様の推奨は免疫抑制のある男性にもなされている〔ヒト免疫不全ウイルス(human immunodeficiency virus：HIV)感染者を含む〕。

HPVワクチン〔HPV：Gardasil® 9(Merck)〕は不活化組み換え9価ワクチンで，ヒトに疾患を起こす9つのHPVタイプに用いられる。2回か3回を，最初の接種年齢に応じて使用する。筋肉内注射である。ワクチンがカバーする9つのHPVタイプすべて(タイプ6，11，16，18，31，33，45，52，58)が前がん状態や生殖器異形成病変を女性，男性両者に起こすことがある。タイプ16，18，31，33，45，52，58は女性に子宮頸がん，外陰がん，膣がん，肛門がんを起こすことがあり，男性に肛門がんを起こすことがある。タイプ6と11は陰部疣贅の発症に関連している。

HPVワクチンと他の青少年に推奨されるワクチンを同時に接種した臨床試験は行われていないが，理論的には，1回目のHPVと同時にMenACWYやTdapワクチンを打ってはいけないという理由はない。体の異なる部位に接種すればよいのだ。

15

混合ワクチン

小さい子どもに推奨されるワクチンの数のせいで，アドヒアランスや親，患者，医療者のスケジュール合わせに問題となっている。商用の，小児用の混合ワクチンがいくつか実用化されている(表113.1)。適切な状況下なら，個々のワクチンを別々に接種しないこうしたワクチンのほうが患者と親のコンプライアンスを高めるために勧められる。しかし，打ち忘れた分の予定を立てるときや，最初のワクチンと違う製品で接種を完了すること，単価のワクチンと混合ワクチンでの抗原の量やスケジュールの違いは知っておかねばならない。特別な状況下での推奨ワクチンスケジュールについては，図113.2，図113.3，図113.4を参照のこと。

成人の予防接種

成人の予防接種の推奨は，過去の予防接種歴や特定のワクチンのブースターの必要性による。海外旅行者，医療者，その他職業上曝露のリスクが高い者，高齢，疾患〔ヒト免疫不全ウイルス(human immunodeficiency virus：HIV)〕や医薬品，がん，その他の慢性疾患による免疫不全状態があるとき，個々の予防接種歴を詳細に確認することが大事である。

予防接種歴はプライマリ・ケアに組み込まれた日，ヘルスメンテナンスの受診，ヘルスケアやソーシャルサービスの職についたとき，あるいは海外渡航の後で，更新，記録されねばならない。旅行時の予防接種については，「114章　旅行者へのアドバイス」で述べる。予防接種歴が不明，不確かなときには，小児，就学時，軍務期，職業上の予防接種プログラムやスタンダードでの一般的なやり方を概念的に知っておくと，現在の免疫状態の予測に役に立つ。推奨される成人予防接種スケジュールは図113.5にある。医学的状況などを伴う成人の予防接種推奨については，詳細な付記と共に図113.6と図113.7にある。

表113.1
FDAに承認された混合ワクチンの例[a]

ワクチン	年齢の幅
DTaP-IPV-HepB (Pediarix®，GlaxoSmithKline)	生後6週〜7歳
DTaP-IPV-Hib-HepB (Vaxelis, MSP Vaccine)	生後6週〜4歳
DTaP-IPV / Hib (Pentacel®，Sanofi Pasteur)	生後2か月〜5歳
DTaP-IPV(Kinrix®，GlaxoSmithKline；Quadracel®，Sanofi Pasteur)	4〜6歳
HepA-HepB (Twinrix®，GlaxoSmithKline)	18歳以上
Hib-HepB(Comvax®，Merck)	生後6週〜5歳
MMR-Var(ProQuad®，Merck)	生後12か月〜12歳

a それぞれの混合ワクチンの承認された使用の詳細については添付文書を参照すること。

成人へのルーチン予防接種

破傷風，ジフテリア，無細胞百日咳ワクチン

ジフテリア，破傷風トキソイドと無細胞百日咳の混合ワクチン(DTaP)は小児のルーチン予防接種だ。ジフテリアトキソイドを減らした破傷風とジフテリアのワクチン(Td)〔Tenivac®(Sanofi Pasteur)；Td vaccine(Merck)〕が7歳以上の免疫ブーストのために使われる。Tdは10年ごとに死ぬまでブーストすることが推奨される。

1990年代後半以降，米国での百日咳のコントロールはうまくいっていない。疫学研究によると，時間の経過で子どものときのDTaPの百日咳に対する免疫が低下していることが問題に寄与しているようだ。部分的にしか免疫のついていない青少年や成人では，百日咳は長い呼吸器疾患の原因となり，特徴的な「吠えるような咳(whooping cough)」は起こさず，よって，そうと認識されないことがある。診断されない青少年や成人の百日咳のために，重篤な感染の合併症を起こすリスクが高い幼児に感染が伝播する可能性がある。よって，ACIPは現在，19歳以上の成人で百日咳の免疫をブーストするために，Tdワクチンの代わりにTdap(破傷風トキソイドと減量したジフテリアトキソイド，それに無細胞百日咳〔Adacel®(Sanofi Pasteur)；Boostrix®(GlaxoSmithKline)〕を1回接種するよう推奨している。百日咳のコミュニティーでのアウトブレイクや職業曝露，個々の健康リスクの度合いにより，Tdapワクチンは最後のTdワクチンから最小間隔を設定することなく接種することができる。これは最新のワクチン安全データに基づくものだ。外傷マネジメントにおいては，TdapかTdを提供できる。これは最後の破傷風トキソイドを含むワクチン接種から5年以上が経過したときだ。Tdapの接種歴が未知な場合はTdapのほうが好ましい。

医療者

医療者で確定した百日咳患者への曝露がある場合は，抗菌薬予防が必要なこともあり，施設の感染管理や産業医に相談すべきだ。ACIPは医療者に，Tdワクチン1回分をTdapに替えるべきと推奨している。小児患者をケアする場合は特にそうだ。

麻疹，ムンプス，そして風疹

麻疹，ムンプス，そして風疹ワクチンは通常，混合ワクチン(MMR)として，小児期，生後12〜15か月のときに接種される。しかし，最大5%のワクチン被接種者が最初の予防接種に反応せず，不十分な免疫がつくか，若年成人になるまでに麻疹への免疫が弱まってしまう。そのため，ACIPとAAP(米国小児科学会)は麻疹ワクチンの2回目を就学時，4〜6歳に打つよう(MMRとして)推奨している。大学生の年齢での麻疹のアウトブレイクが過去20年間，キャンパスでのコミュニティで起きてきた。キャンパスでの活動に著しい支障をきたしてきた。現在，ほとんどの米国の大学では，麻疹ワクチン2回目の接種記録か血清学的検査による麻疹抗体で免疫の存在を確認することが履修登録に必要である。キャンパスでの今後のアウトブレイクを防ぐためだ。麻疹免疫をブーストするためにMMRワクチンを使用してはならない理由はない。たとえ，ムンプスや風疹には免疫をもってい

表 2　始めるのが遅れたり，1 か月以上遅れたりした小児および青少年に推奨される追加推奨予防接種スケジュール，米国，2021 年

この図は，小児の予防接種が遅れたときのキャッチアップのスケジュールと接種間の最短の接種間隔を示している。予防接種のコースを最初からやり直す必要はなく，これは最後の予防接種からどれほど期間が経っていたかとは無関係にそうだ。小児の年齢に合わせてこの表を活用すること。**表は常に図 113.1 およびその注とセットで用いること。**

ワクチン	1 回目接種の最低年齢	最短の接種間隔			
		1〜2 回目	2〜3 回目	3〜4 回目	4〜5 回目
生後 4 か月〜6 歳					
B 型肝炎	出生時	**4 週間**	**8 週間かつ少なくとも 1 回目から最低 16 週間**。この最後の接種の最少年齢は生後 24 週		
ロタウイルス	生後 6 週間。 初回接種の最大年齢は 14 週 6 日	**4 週間**	**4 週間**。 この最後の接種の最少年齢は 8 か月 0 日		
ジフテリア，破傷風および無細胞百日咳	生後 6 週間	**4 週間**	**4 週間**	**6 か月**	**6 か月**
インフルエンザ菌 b 型	生後 6 週間	1 回目の接種が生後 15 か月以降に行われていれば，**それ以降の接種は必要ない。** もし，1 歳未満で 1 回目が接種された場合は **4 週間**。 もし，1 回目が生後 12〜14 か月で接種されたら，**8 週間（最後の接種として）**	1 回目の接種が生後 15 か月以降に行われていれば，**それ以降の接種は必要ない。** 今の年齢が生後 12 か月未満で，**かつ**最初の接種が生後 7 か月未満に行われていて，**かつ**少なくとも前の投与の 1 回は PRP-T(ActHIb，Pentacel，Hiberix)もしくは不明なら，**4 週間** 現在の年齢が生後 12 か月未満で，**かつ**最初の接種が生後 7〜11 か月に接種された場合 **あるいは** 現在の年齢が生後 12〜59 か月で，**かつ**最初の接種が 1 歳未満に接種され，**かつ** 2 回目が生後 15 か月未満で接種された場合 **あるいは** 最初の 2 回が PRP-OMP(PedvaxHIB，Comvax)で，**かつ** 1 歳未満に接種された場合は， **間隔は 8 週間で生後 12〜59 か月の間に（最後の接種として）**	生後 12〜59 か月で 3 回目を 1 歳以前に接種を受けた場合のみで，**間隔は 8 週間（最後の接種として）**	
肺炎球菌	生後 6 週間	1 回目の接種が生後 24 か月以降に行われていれば，**それ以降の接種は必要ない。** もし，1 歳未満で 1 回目が接種された場合は **4 週間**。 もし，1 回目が 1 歳以降に接種されたら，**8 週間（最後の接種として）**	1 回目の接種が生後 24 か月以降に行われていれば，**それ以降の接種は必要ない。** 今の年齢が生後 12 か月未満で，**かつ**最初の接種が生後 7 か月未満に行われているなら，**4 週間** 現在の年齢が生後 7〜11 か月（少なくとも生後 12 か月まで待つ） **あるいは** 現在の年齢が生後 12 か月以上で，少なくとも 1 回は生後 12 か月未満で接種された場合は **8 週間（健常児の最後の接種として）**	生後 12〜59 か月の小児で生後 12 か月までに 3 回の接種を受けたか，いかなるときにでも 3 回目の接種を受けた高リスクの小児のみ必要で，**間隔は最低 8 週間（最後の接種として）**	
不活化ポリオ	生後 6 週間	**4 週間**	今の年齢が 4 歳未満なら **4 週間**。 今の年齢が 4 歳以上なら **6 週間（最後の接種として）**	**間隔は 6 か月**（最低年齢 4 歳，最後の接種として）	
麻疹，ムンプス，風疹	生後 12 か月	**4 週間**			
水痘	生後 12 か月	**3 か月**			
A 型肝炎	生後 12 か月	**6 か月**			
髄膜炎菌結合型ワクチン ACWY	生後 12 か月(MenACWY-CRM)。 生後 9 か月(MenACWY-D)。 2 歳(MenACWY-TT)	**8 週間**	注を参照	注を参照	
7〜18 歳					
髄膜炎菌結合型ワクチン ACWY	適応なし	**8 週間**			
破傷風，ジフテリア(DT)；破傷風，ジフテリアおよび無細胞百日咳	7 歳	**4 週間**	DTaP / DT で 1 歳未満で 1 回目が接種された場合は **4 週間**。 もし，1 回目の接種が DTaP / DT で 1 歳以降に接種されたら，**6 週間（最後の接種として）**	DTap / DT で 1 歳未満で 1 回目が接種された場合は **6 か月**	
ヒトパピローマウイルス	9 歳	**通常の接種間隔が推奨されている**			
A 型肝炎	適応なし	**6 か月**			
B 型肝炎	適応なし	**4 週間**	**8 週間（かつ 1 回目から少なくとも 16 週あける）**		
不活化ポリオ	適応なし	**4 週間**	**6 か月** 3 回目の接種が 4 歳以降で，前回の接種から少なくとも 6 か月なら，4 回目接種は必要ない	以前のすべての接種を4歳未満で受けた場合，または3回目の接種を2回目から6か月以内に受けた場合，IPV の4回目が適応	
麻疹，ムンプス，風疹	適応なし	**4 週間**			
水痘	適応なし	13 歳未満なら **3 か月**。 13 歳以上なら **4 週間**			

図 113.2
始めるのが遅れたり，1 か月以上遅れたりした小児および青少年に推奨される追加推奨予防接種スケジュール，米国，2021 年

15

表 3 小児および青少年に推奨される推奨予防接種スケジュール，米国，2021 年

この図は，表は常に図 113.1 およびその脚注とセットで用いること。

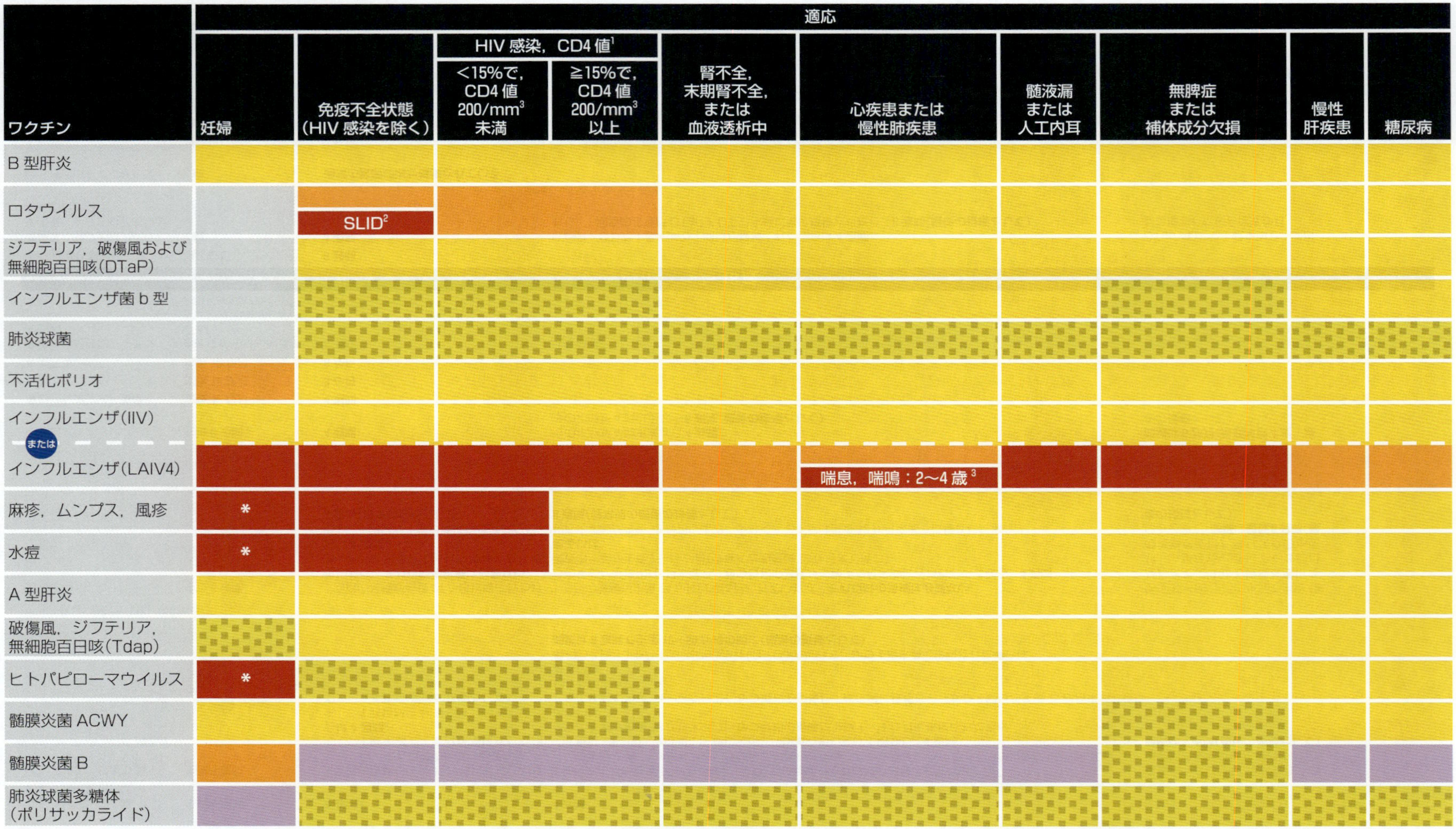
適応
ワクチン
妊婦
免疫不全状態（HIV 感染を除く）
HIV 感染，CD4 値[1]
<15%で，CD4 値 200/mm³ 未満
≧15%で，CD4 値 200/mm³ 以上
腎不全，末期腎不全，または血液透析中
心疾患または慢性肺疾患
髄液漏または人工内耳
無脾症または補体成分欠損
慢性肝疾患
糖尿病
B 型肝炎
ロタウイルス
SLID²
ジフテリア，破傷風および無細胞百日咳（DTaP）
インフルエンザ菌 b 型
肺炎球菌
不活化ポリオ
インフルエンザ（IIV）
または
インフルエンザ（LAIV4）
喘息，喘鳴：2〜4 歳³
麻疹，ムンプス，風疹
*
水痘
*
A 型肝炎
破傷風，ジフテリア，無細胞百日咳（Tdap）
ヒトパピローマウイルス
*
髄膜炎菌 ACWY
髄膜炎菌 B
肺炎球菌多糖体（ポリサッカライド）

- ルーチンの推奨スケジュールに基づく予防接種
- さらなるリスク因子のある方でそのワクチンの適応がある方に推奨
- 予防接種は推奨され，追加接種も医学的条件に応じて必要かもしれない。注を参照
- 推奨されないか禁忌。予防接種は行ってはならない
  - ＊妊娠期間終了後に接種
- **注意**：予防接種は適応となるかもしれない。防御の利益が有害事象のリスクを上回る場合
- 推奨されない，該当なし

1 HIV 検査のパラメータについての追加情報について，生ワクチン使用については，*General Best Practice Guidelines for Immunization*, "Altered Immunocompetence"(www.cdc.gov/vaccines/hcp/acip-recs/general-recs/immunocompetence.html)，および www.cdc.gov/vaccines/hcp/acip-recs/general-recs/containdicatlons.html の Table 4-1(footnote D)を参照のこと。

2 重症複合免疫不全症（SCID）

3 LAIV4 は 2〜4 歳の小児で喘息や過去 12 か月に喘鳴がある場合には禁忌。

図 113.3

小児および青少年に推奨される推奨予防接種スケジュール，米国，2021 年

注　小児，青少年の予防接種推奨スケジュール，18歳以下，米国　2021年

19歳以上の予防接種推奨については成人予防接種推奨スケジュール，2021年を参照のこと。

追加情報

COVID-19の予防接種

ACIPはCOVID-19ワクチンを特定ワクチンの緊急使用許可，あるいは生物製剤許可申請(Emergency Use Authorization or Biologics License Application for the particular vaccine)に従って推奨している。COVID-19ワクチンの暫定ACIP推奨は以下のURLにある：www.cdc.gov/vaccines/hcp/acip-recs。

- 詳細な推奨に関連したACIP声明はwww.cdc.gov/vaccines/hcp/acip-recs/index.html参照。
- ワクチン使用の禁忌や注意に関する情報については，*General Best Practice Guidelines for immunization*(www.cdc.gov/vaccines/hcp/acip-recs/general-recs/contraindications.html)，および関連したACIPの声明については，www.cdc.gov/vaccines/hcp/acip-recs/index.html参照。
- 接種間隔の計算については，4週間＝28日，4か月以上の間隔についてはカレンダーでの月を使用。
- 数の範囲について，ダッシュ(—)はその数を含むという意味で読み取ること。例：12〜18
- 最小年齢や接種間隔に至る4日以内に接種されたワクチンは正当なものと考える。5日以上最小年齢，最小間隔を超えて早いワクチン接種は正当なものとカウントせず，適切な年齢で繰り返し接種すること。**繰り返した接種は不正当な接種から推奨された最小インターバル以上の間隔をおくこと。**詳細については*General Best Practice Guidelines for immunization*のTable 3-1 Recommended and minimum ages and intervals between vaccine doses (www.cdc.gov/vaccines/hcp/acip-recs/general-recs/timing.html)参照。
- 渡航者の予防接種の必要や推奨についてはwww.cdc.gov/travel/参照。
- 免疫不全のある人の予防接種については，*General Best Practice Guidelines for immunization*のTable 8-1 Vaccination of persons with primary and secondary immunodeficiences (www.cdc.gov/vaccines/hcp/acip-recs/general-arecs/immunocompetence.html)と，Immunlzation in Special Clinical Circumstances(In: Kimberlin DW. Brady, MT, Jactson MA, Long SS, eds, *Red Book: 2018 Report of the Committee on infectious Diseases.* 31st 'ed. Itasca, IL: American Academy of Pediatrics; 2018: 67-111)参照。
- ワクチンで予防可能な疾患(vaccine preventable diseases)のアウトブレイクでの予防接種については州や地域の保健局に連絡のこと。
- 国立ワクチン被害補償プログラム(National Vaccine Injury Compensation Program：VICP)は無過失の，伝統的法制度にかわるワクチン被害クレーム解決方法である。すべてのルーチンの小児，青少年のワクチンはVICPでカバーされる。例外は肺炎球菌多糖体(ポリサッカライド)ワクチン(PPSV23)である。詳細はwww.hrsa.gov/vaccinecompensation/index.html参照。

ジフテリア，破傷風，百日咳(DTaP)ワクチン接種〔最小年齢 生後6週(KinrixやQuadracelについては4歳)〕

ルーチンの接種

- 5回を2，4，6，15〜18か月，4〜6歳で。

前向きには：4回目は生後12か月になったら接種できる。3回目からは少なくとも6か月を経過していること。
後ろ向きには：4回目は生後12か月くらいで間違って打たれてしまった場合，3回目から少なくとも4か月経っていれば有効とカウントしてもよい。

キャッチアップ接種

- 5回目は，もし，4回目が4歳かそれ以降で接種され，かつ3回目から6か月が少なくとも経過していた場合は必要ない。
- 他のキャッチアップについては表2参照

特別な状況では

- 7歳未満の小児の外傷マネジメントで，かつ3回かそれ以上の破傷風トキソイドのはいったワクチンを接種した場合。清潔で小さな傷を除いたすべての外傷では，最後の破傷風トキソイドの入ったワクチンから5年以上が経過していたら，DTaPを接種すること。詳細はwww.cdc.gov/mmwr/volumes/67/rr/rr67002a1.htm参照。

インフルエンザ菌b型ワクチン接種(最小年齢 生後6週)

ルーチンの接種

- ActHIB®，Hiberix®，Pentacel®：4回を2，4，6，12〜15か月で
- PedvaxHIB®：3回を2，3，12〜15か月で。

キャッチアップ接種

- **7〜11か月での1回目**：2回目は少なくとも4週間あけて。3回目は(最後)12〜15か月か，2回目から8週経った後，のどちらか後のほうを。
- **12〜14か月での1回目**：2回目(最後)を1回目から少なくとも8週経った後で。
- **12か月前に1回目，かつ2回目を15か月前に**：3回目(最後)は2回目から8週後に。
- **PedvaxHIB®2回目を生後12か月までに**：3回目(最後)を12〜59か月に，2回目から少なくとも8週あけて。
- **15か月かそれ以上で1回受けた**：追加接種は必要ない。
- **15〜59か月で未接種**：1回接種すること。
- **過去にワクチン接種のない生後60か月かそれ以上の小児で高リスクとは考えられない**：キャッチアップは必要ない。
- 他のキャッチアップのガイドラインについては表2参照。

特別な状況では

- **化学療法か放射線療法**
  12〜59か月
  未接種か12か月までに1回接種のみ：2回を8週あけて。
  生後12か月までに2回かそれ以上接種：最後から少なくとも8週あけて1回。
  治療開始14日，あるいは治療中の接種の場合，治療終了から少なくとも3か月経ってから繰り返すこと。
- **血液造血幹細胞移植(HSCT)**
  4週あけて3回。治療成功から6〜12か月あけて。Hib接種歴は問わない。
- **解剖学的，機能的無脾症(鎌形赤血球症含む)**
  12〜59か月
  未接種か12か月までに1回接種のみ：2回を8週あけて。
  生後12か月までに2回かそれ以上接種：最後から少なくとも8週あけて1回。
  5歳かそれ以上で未接種*
  1回
- **選択的脾摘**
  15か月かそれ以上の未接種者*
  1回(できれば少なくとも手術14日以内)
- **HIV感染**
  12〜59か月
  未接種か12か月までに1回接種のみ：2回を8週あけて。
  生後12か月までに2回かそれ以上接種：最後から少なくとも8週あけて1回。
  5〜18歳で未接種*
  1回
- **免疫グロブリン欠乏，早期の補体部分欠乏**
  12〜59か月
  未接種か12か月までに1回接種のみ：2回を8週あけて。
  12か月までに2回かそれ以上接種：最後から少なくとも8週あけて1回。

＊未接種とは，ルーチンシリーズ未満(生後14か月まで)あるいはゼロ回接種(生後15か月かそれ以上)のこと

(次ページへ続く)

図 113.4
小児，青少年の予防接種推奨スケジュール，18歳以下，米国　2021年

注 小児，青少年の予防接種推奨スケジュール，18 歳以下，米国　2021 年

A 型肝炎ワクチン接種（最小年齢：ルーチン接種では 12 か月）

ルーチンの接種
・2 回を最低 6 か月あけて。生後 12 か月より。
［訳注：米国で使われる A 型肝炎ワクチンは力価が日本のそれより高いために投与回数が少ない］

キャッチアップ接種
・18 歳以降の未接種者は最低 6 か月あけて 2 回を完遂すること。
・生後 12 か月かそれ以上で過去に 1 回接種を受けた者は，その後，最低 6 か月あけて 2 回目を接種。
・18 歳以上の青少年は A と B 型肝炎の混合ワクチンを用いてもよい。Twinrix® を 0，1，6 か月の 3 回か，0，7，21〜30 日と 12 か月のブースターで 4 回。

外国渡航
・中等度，高度の A 型肝炎流行地域への渡航者（URL）
生後 6〜11 か月の乳児：出国前に 1 回。少なくとも 6 か月あけて 2 回を，12〜23 か月の間に追加。
12 か月かそれ以上で未接種：渡航を検討した後，できるだけ早く 1 回接種。

B 型肝炎ワクチン（最低年齢：出生時）

出生時接種〔単価 B 型肝炎（HepB）ワクチンのみ〕
・**母親が HBsAg 陰性**：医学的に安定した 2,000 g 以上の乳児**すべて**に生後 24 時間以内に 1 回。2,000 g 未満の乳児：生後 1 か月または退院時（どちらか早いほう。体重が 2,000 g 未満であっても）に 1 回接種する。
・**母親は HBsAg 陽性**：
HepB ワクチンと **B 型肝炎免疫グロブリン（HBIG）**を出生体重に関係なく，生後 12 時間以内に投与する。2,000 g 未満の乳児には，生後 1 か月からワクチンを 3 回（合計 4 回）追加接種する。
生後 9〜12 か月で HBsAg と抗 HBs を検査する。HepB シリーズが遅れた場合は，最終接種から 1〜2 か月後に検査する。
・**母親の HBsAg の状態は不明**：
出生体重に関係なく，生後 12 時間以内に **HepB ワクチン**を接種する。2,000 g 未満の乳児には，生後 12 時間以内に HepB ワクチンに加えて **HBIG** を投与する（別々の脚に）。生後 1 か月から 3 回（合計 4 回）追加接種する。
母親の HBsAg の状態をできるだけ早く判定する。母親が HBsAg 陽性であれば，できるだけ早く，遅くとも生後 7 日以内に，2,000 g 以上の乳児に **HBIG** を投与する。

ルーチン接種
・生後 0，1〜2，6〜18 か月に 3 回接種（生後 6 週以前の接種には単価 HepB ワクチンを使用）
・出生時投与を受けていない乳児は，可能な限り早く，一連の接種を開始すべきである（表 2 参照）。
・**4 回投与**が許容されるのは，混合ワクチンで HepB ワクチンが使われたものを出生時使った場合である。
・最終接種（3 あるいは 4 回目）の**最低年齢**：24 週
・**最短接種間隔**：1〜2 回目まで：4 週間/2〜3 回目まで：8 週間 / 1〜3 回目まで：16 週間（4 回接種の場合はこの計算の「4 回目」で「3 回目」に置換すること）。

キャッチアップ・ワクチン
・未接種の人は，0，1〜2，6 か月に 3 回接種する。
・11〜15 歳の青少年は，投与間隔を少なくとも 4 か月あけて 2 回投与する別のスケジュールを使用できる（成人用の **Recombivax HB®** のみ）。
・18 歳以上の青少年は，HepB（**Heplisav-B®**）の 2 回シリーズを少なくとも 4 週間の間隔で受けることができる。
・18 歳以上の青少年は，HepA と HepB の混合ワクチンである **Twinrix®** を 3 回シリーズ（0，1，6 か月）または 4 回シリーズ（0，7，21〜30 日に 3 回接種し，12 か月後にブースター接種）で受けることができる。
・その他のキャッチアップのガイダンスについては，表 2 を参照のこと。

特別な状況
・乳児，小児，青少年，成人の時にワクチン接種を受けた免疫状態が正常な人には，一般的に再接種は推奨されない。
・**再接種**が推奨されるのは，以下のような特定の集団である：
HBsAg 陽性の母親から生まれた乳児
血液透析患者
その他の免疫不全者
・詳しい再接種の推奨事項については，www.cdc.gov/vaccines/hcp/acip-recs/vacc-specific/hepb.html を参照のこと。

ヒトパピローマウイルスワクチン接種（最低年齢：9 歳）

ルーチン接種とキャッチアップ・ワクチン
・HPV ワクチン接種は **11〜12 歳**でのルーチン接種を推奨（**9 歳でスタートしてもよい**）。キャッチアップの HPV ワクチンについては，ワクチン接種が十分でない 18 歳までのすべての人に推奨。
・初回接種時の年齢により，2 回または 3 回のシリーズ：
初回接種時 9〜14 歳：生後 0，6〜12 か月に 2 回接種（最短接種間隔：5 か月）
初回接種時 15 歳以上：生後 0 か月，1〜2 か月，6 か月の 3 回シリーズ（最短接種間隔：1 回目から 2 回目：4 週間/2 回目から 3 回目まで：12 週間/1 回目から 3 回目まで：5 か月）接種が早すぎる場合はもう一度接種すること。
・**スケジュールの中断**：予防接種スケジュールが中断された場合，シリーズを最初から再開する必要はない。
・どの HPV ワクチンでも，推奨される接種間隔でのシリーズ終了後の追加接種は推奨されない。

特別な状況
・**HIV 感染を含む免疫不全状態**：上記の 3 回シリーズ。
・**性的虐待または暴行の既往歴がある**：9 歳から開始。
・**妊娠**：HPV ワクチン接種は妊娠後まで推奨されない。妊娠中にワクチン接種を受けても何らかの介入は必要ない。ワクチン接種前に妊娠検査は必要ない。

インフルエンザ予防接種〔最低年齢：6 か月（IIV），2 歳（LAIV4），18 歳（遺伝子組み換えインフルエンザワクチン，RIV4）〕

ルーチン接種
・年齢や健康状態に適したインフルエンザワクチンを毎年接種する：
2020 年 7 月 1 日以前にインフルエンザワクチンを 2 回未満しか接種していない，またはインフルエンザワクチン接種歴が不明な**生後 6 か月から 8 歳の小児**に，少なくとも 4 週間あけて 2 回接種する（1 回目と 2 回目の接種の間に 9 歳になった場合でも 2 回目を接種する）。
2020 年 7 月 1 日までにインフルエンザワクチンを 2 回以上接種している**生後 6 か月〜8 歳の小児**に 1 回接種。
9 歳以上のすべての人に 1 回投与。
・2021-22 年シーズンについては，2021〜22 年 ACIP インフルエンザワクチン推奨を参照のこと。

特別な状況
・**卵アレルギー，蕁麻疹のみ**：年齢と健康状態に適したインフルエンザワクチンを毎年接種する。
・**蕁麻疹以外の症状**（血管浮腫，呼吸困難，救急車を呼ぶ，または adrenaline が必要など）**がある卵アレルギー**：年齢と健康状態に適したインフルエンザワクチンを毎年接種する。Flublok® または Flucelvax® 以外のインフルエンザワクチンを使用する場合は，重篤なアレルギー反応を認識し管理できる医療従事者の監督のもと，医療機関で接種する。
・ワクチンに対する重篤なアレルギー反応は，過去にアレルギー反応の既往がなくても起こりうる。すべてのワクチン接種者は，診療現場の緊急対応に精通し，心肺蘇生法の資格をもっているべきである。
・過去にインフルエンザワクチンに対して重篤なアレルギー反応を起こしたことがある場合，その後，インフルエンザワクチンを接種することは禁忌である。
・**LAIV4 は**，次のような状態や状況の人には**使用してはならない**：
過去に接種したインフルエンザワクチンまたはワクチン成分（卵を除く，詳細は上記を参照）に対する重篤なアレルギー反応の既往歴がある。
aspirin または salicylate を含む薬を服用中。
2〜4 歳で，喘息または喘鳴の既往歴のある者
何らかの原因による免疫不全（薬剤や HIV 感染を含む）
解剖学的または機能的無脾症
重度の免疫抑制状態にある近親者または介護者がいて，彼らを守る環境が必要。
妊娠
人工内耳
髄液・口腔咽頭が連絡している
2 歳未満の子ども
過去 48 時間以内に oseltamivir または zanamivir，過去 5 日以内に peramivir，過去 1 日以内に baloxavir の抗インフルエンザウイルス薬を投与された。

図 113.4（続き）

注　小児，青少年の予防接種推奨スケジュール，18 歳以下，米国　2021 年

麻疹，ムンプス，風疹の予防接種（最小年齢：ルーチン接種では 12 か月）

ルーチン接種
・生後 12〜15 か月，4〜6 年に 2 回。
・2 回目は 1 回目から 4 週間後でも可能である。

キャッチアップ・ワクチン
・ワクチン未接種の小児および青年：少なくとも 2 回接種，4 週間間隔
・MMRV の最高使用年齢は 12 歳である。

特別な状況
外国への渡航
・**生後 6〜11 か月の乳児**：出発前に 1 回接種。生後 12〜15 か月（高リスク地域の子は 12 か月）に 2 回接種を行う。できるだけ早く 4 週間後に 2 回目を接種する。
・**生後 12 か月以上の未接種の子ども**：出発前に 4 週間以上間隔をあけて 2 回接種する。

髄膜炎菌血清グループ A，C，W，Y ワクチン接種〔最低年齢：2 か月（MenACWY-CRM，Menveo®），9 か月（MenACWY-D，Menactra®），2 歳（MenACWY-TT，MenQuadfi®）〕

ルーチン接種
・11〜12 歳，16 歳に 2 回。

キャッチアップ・ワクチン
・13〜15 歳：まず 1 回接種し，16〜18 歳でブースター（最低接種間隔：8 週間）。
・16〜18 歳：1 回。

特別な状況
解剖学的または機能的無脾症（鎌状赤血球症を含む），HIV 感染，持続性補体成分欠乏症，補体阻害薬（たとえば，eculizumab，ravulizumab）の使用：
・Menveo®
生後 8 週で 1 回：2，4，6，12 か月に 4 回
生後 3〜6 か月に 1 回：3〜4 回〔2 回目（および 3 回目該当する場合）では前回の投与から少なくとも 8 週間後に，生後 7 か月かそれ以上になるまで接種。その後，少なくとも 12 週間後および生後 12 か月以降に追加接種を受ける〕
生後 7〜23 か月に 1 回投与：2 回シリーズ（2 回目は少なくとも 1 回目 12 週間後および生後 12 か月以降）
24 か月以上に 1 回目：少なくとも 8 週間間隔で 2 回目を。
・Menactra®
持続性補体成分欠乏症または補体阻害薬の使用：
生後 9〜23 か月：少なくとも 12 週間の間隔で 2 回。
生後 24 か月以上：少なくとも 8 週間間隔で 2 回投与する。
解剖学的または機能的無脾症，鎌状赤血球症，HIV 感染：
生後 9〜23 か月推奨しない。
生後 24 か月以上：少なくとも 8 週間の間隔をあけて 2 回。
Menactra® は，PCV13 のシリーズ終了後少なくとも 4 週間後に接種すること。
・MenQuadfi®
生後 24 か月以上の第 1 回接種：少なくとも 8 週間間隔で 2 回。
アフリカ髄膜炎ベルトの国々やハッジ（www.cdc.gov/travel/）期間中など，髄膜炎菌感染症が超流行，または流行している国への渡航：
・生後 24 か月未満の小児：
Menveo®（生後 2〜23 か月）
生後 8 週に 1 回：2，4，6，12 か月に 4 回のシリーズ。
生後 3〜6 か月に 1 回：3 回または 4 回連続接種〔前回の接種から少なくとも 8 週間後に 2 回目（および場合により 3 回目）〕。生後 7 か月以上で 1 回目，その後，少なくとも 12 週間後および生後 12 か月以降に追加接種。
生後 7〜23 か月に 1 回目：2 回シリーズ（2 回目は 1 回目の接種から少なくとも 12 週間後，生後 12 か月以降に投与）
・Menactra®（生後 9〜23 か月）
2 回シリーズ（2 回目は 1 回目の接種から少なくとも 12 週間後。2 回目は旅行者では 1 回目から 8 週後でも接種可能）
2 歳以上の小児：Menveo®，Menactra®，または MenQuadfi® を 1 回接種。
学生寮に住む大学 1 年生（16 歳かそれ以上で未接種の場合）または軍の新兵：
・Menveo®，Menactra® あるいは MenQuadfi® を 1 回。
10 歳になる前に MenACWY を受けた青少年のワクチン
・髄膜炎菌性疾患のリスクが継続的に高いため，**ブースター接種が推奨される小児**（例：補体欠乏症，HIV，無脾症など）：リスクグループのブースタースケジュールに準じる。
・**ブースターが推奨されていない小児**（例：髄膜炎菌症が流行している国への旅行で 1 回接種を受けた健康な小児）：MenACWY を推奨される思春期スケジュールに従って，11〜12 歳で 1 回目，16 歳で 2 回目を接種する。
注：Menactra は，DTaP 接種前または DTaP と同時，のいずれかに接種すべきである。
MenACWY **ブースター接種の推奨**とアウトブレイク時の髄膜炎菌ワクチン接種に関する追加情報については，www.cdc.gov/mmwr/volumes/69/rr/rr69009a1.htm の"Special situations"を参照のこと。

髄膜炎菌血清グループ B ワクチン接種〔最低年齢：10 歳（MenB-4C，Bexsero®；MenB-FHbp，Trumenba®）〕

臨床的意思決定の共有（shared clinical decision-making）
・臨床的意思決定を共有し，16〜23 歳（16〜18 歳が望ましい）の**リスクの高くない青年**については：
Bexsero®：少なくとも 1 か月間隔で 2 回。
Trumenba®：少なくとも 6 か月間隔で 2 回。もし，1 回目が 6 か月以内に接種されていたら，3 回目を 2 回目から少なくとも 4 か月離して接種。

特別な状況
解剖学的または機能的無脾症（鎌状赤血球症を含む），持続性補体成分欠乏症，補体阻害薬（eculizumab，ravulizumab など）の使用：
・Bexsero®：少なくとも 1 か月間隔で 2 回。
・Trumenba®：0，1〜2，6 か月に 3 回シリーズ。
Bexsero® と Trumenba® は互換性がない。すべて同じ製品を用いて接種シリーズを行うこと。
MenB **ブースター接種に関する推奨事項**について，アウトブレイクについてなど，髄膜炎菌ワクチン接種に関する情報は，www.cdc.gov/mmwr/volumes/69/rr/rr6909al.htm の"Special situations"を参照のこと。

肺炎球菌ワクチン接種〔最低年齢：6 週（PCV13），2 歳（PPSV23）〕

PCV13 のルーチン接種
・2，4，6，12〜15 か月に 4 回シリーズ。

PCV13 によるキャッチアップ・ワクチン接種
・生後 24〜59 か月の健康な小児に 1 回。PCV13 シリーズが不完全だった場合 *PCV13 シリーズ。
・その他のキャッチアップのガイダンスについては，表 2 を参照のこと。

特別な状況
以下の基礎疾患がある場合：PCV13 と PPSV23 の両方に適応がある場合はまず PCV13 を最初に接種する。PCV13 と PPSV23 を同時接種してはならない。
慢性心疾患（特に，チアノーゼ性先天性心疾患や心不全），慢性肺疾患（高用量，あるいは経口副腎皮質ステロイドで治療された喘息も含む）；糖尿病：
<u>2〜5 歳</u>
・シリーズを完遂できなかった場合*
PCV13 を 3 回接種した：PCV13 を 1 回（PCV13 の前接種から少なくとも 8 週間後）。
PCV13 の接種回数が 3 回未満：PCV13 を 2 回（直近の接種から 8 週間後に 8 週間間隔で接種）。
・PPSV23 接種歴なし：PPSV23 を 1 回接種（推奨される PCV13 の全接種終了後，少なくとも 8 週間以上経過していること）。
<u>6〜18 歳</u>
・PPSV23 の接種歴なし：PPSV23 を 1 回接種（推奨される PCV13 の全接種終了後，少なくとも 8 週間以上経過していること）。
髄液漏，人工内耳：
<u>2〜5 歳</u>
・シリーズを完遂できなかった場合*
PCV13 を 3 回接種した：PCV13 を 1 回（PCV13 の前接種から少なくとも 8 週間後）。
PCV13 の接種回数が 3 回未満：PCV13 を 2 回（直近の接種から 8 週間後に 8 週間間隔で接種）。
・PPSV23 接種歴なし：PPSV23 を 1 回接種（推奨される PCV13 の全接種終了後，少なくとも 8 週間以上経過していること）。
<u>6〜18 歳</u>
・PCV13 や PPSV23 の接種歴なし：PCV13 を 1 回接種，PPSV23 を 1 回接種（少なくとも 8 週間以上経過していること）。
・PCV13 は接種したが，PPSV23 は未接種：PPSV23 を 1 回接種。最新の PCV13 から，少なくとも 8 週間以上経過していること。
・PPSV23 は接種したが，PCV13 は未接種：最新の PPSV23 から少なくとも 8 週離して PCV13 を 1 回。

図 113.4（続き）

（次ページへ続く）

注 小児，青少年の予防接種推奨スケジュール，18 歳以下，米国　2021 年

鎌状赤血球症およびその他のヘモグロビン異常症；解剖学的または機能的無脾症；先天性または後天性免疫不全；HIV 感染；慢性腎不全；ネフローゼ症候群；悪性新生物，白血病，リンパ腫，Hodgkin 病，免疫抑制剤や放射線療法を用いるその他の疾患；固形臓器移植；多発性骨髄腫：

2〜5 歳
- シリーズを完遂できなかった場合*
  PCV13 を 3 回接種済み：PCV13 を 1 回(PCV13 の前接種から少なくとも 8 週間後)
  PCV13 の接種回数が 3 回未満：PCV13 を 2 回(直近の接種から 8 週間後に 8 週間間隔で接種)
- PPSV23 の接種歴なし：PPSV23 を 1 回接種(PCV13 の前接種から少なくとも 8 週間後)し，5 年後に PPSV23 を 2 回接種する。

6〜18 歳
- PCV13，PPSV23 のいずれも接種歴なし：PCV13 を 1 回，PPSV23 を 2 回(PPSV23 の 1 回目を PCV13 の 8 週間後に，PPSV23 の 2 回目を PPSV23 の 1 回目から少なくとも 5 年後に)。
- PCV13 は接種しているが，PPSV23 は接種していない場合：PPSV23 を 2 回接種(PPSV23 の 1 回目を直近の PCV13 の接種から 8 週間後に，PPSV23 の 2 回目を PPSV23 の 1 回目の接種から少なくとも 5 年後に接種)。
- PPSV23 は接種したが，PCV13 は未接種：直近の PPSV23 から 8 週間以上経過後に PCV13 を 1 回接種し，PPSV23 の 1 回接種から 5 年後，かつ PCV13 の接種から 8 週間以上経過後に PPSV23 を 2 回目。

慢性肝疾患，アルコール依存：

6〜18 歳
- PPSV23 接種歴なし：PPSV23 を 1 回接種(過去の PCV13 接種から 8 週間以上経過していること)

*** シリーズ未完遂**＝推奨シリーズまたは年齢に応じたキャッチアップシリーズのいずれかをすべて接種していないこと。スケジュールの詳細については，ACIP 肺炎球菌ワクチン推奨事項(www.cdc.gov/mmwr/pdf/rr/rr5911.pdf)の Table 8，9，11 を参照のこと。

ポリオウイルスワクチン接種（最低年齢：生後 6 週間以上）

ルーチン接種
- 生後 2，4，6〜18 か月，4〜6 歳の 4 回シリーズ：4 歳以降，前回の接種から少なくとも 6 か月後に最終接種を行う。
- IPV を含む混合ワクチンを使用する場合は，4 歳までに IPV を 4 回以上接種することができる。しかし，4 歳以降，かつ最後の接種から少なくとも 6 か月を経過した後に 1 回接種することが推奨される。

キャッチアップ・ワクチン
- 生後 6 か月間は，ポリオ流行地域への渡航時やアウトブレイク時のみ，指定された最低年齢と間隔を用いる。
- IPV は，18 歳以上の米国居住者にはルーチンに推奨されていない。

経口ポリオワクチン(OPV)を含むシリーズ(OPV-IPV 混合シリーズまたは OPV 単独シリーズ)：
- シリーズを完了するのに必要な総接種回数は，米国の IPV スケジュールで推奨されている回数と同じである。www.cdc.gov/mmwr/volumes/66/rr/rr6601a6.htm?s_%20cid=mm6601a6_w を参照のこと。
- 3 価 OPV(tOPV)のみが米国での接種要件にカウントされる。
  2016 年 4 月 1 日以前に接種された OPV は，(キャンペーン中に投与されたと明記されていない限り)カウントすべきである。
  2016 年 4 月 1 日以降に投与された OPV はカウントされない。
  "OPV"として記録された接種を評価するためのガイダンスについては，www.cdc.gov/mmwr/volumes/66/wr/mm6606a7.htm?s_cid=mm6606a7_w を参照のこと。
- その他のキャッチアップのガイダンスについては，表 2 を参照のこと。

ロタウイルスワクチン接種（最低年齢：生後 6 週間以上）

ルーチン接種
- **Rotarix®**：2 か月と 4 か月の 2 回シリーズ
- **RotaTeq®**：2，4，6 か月に 3 回シリーズ
- シリーズ中のいずれかが **RotaTeq®** または不明である場合，デフォルトは 3 回シリーズとなる。

キャッチアップ・ワクチン
- 生後 15 週 0 日以降はシリーズを開始しないこと。
- 最終接種は 8 か月 0 日まで。
- その他のキャッチアップのガイダンスについては表 2 を参照のこと。

破傷風，ジフテリア，百日咳(Tdap)接種（最低年齢：ルーチン接種は 11 歳以上，キャッチアップは 7 歳以上）

ルーチン接種
- **11〜12 歳の青少年**：Tdap 1 回接種
- **妊娠**：各妊娠期間中に Tdap を 1 回，できれば妊娠 27〜36 週の早期に接種する。
- Tdap は，破傷風およびジフテリアを含むワクチンを最後に接種してからの間隔に関係なく接種することができる。

キャッチアップ・ワクチン
- **Tdap を受けていない 13〜18 歳の青少年**：Tdap を 1 回接種後，10 年ごとに Td または Tdap ブースター。
- **DTaP を完全に接種していない 7〜18 歳**：キャッチアップシリーズの一環として Tdap を 1 回(できれば初回に)。もし，追加接種が必要ならば，Td あるいは Tdap を用いること。
- **Tdap は 7〜10 歳で接種：**
  Tdap を受けた **7〜9 歳の子ども**は，11〜12 歳でルーチンに Tdap を受けるべきだ。
  Tdap を受けた **10 歳の子ども**は，11〜12 歳の定期的な Tdap 接種は必要ない。
- **DTaP が 7 歳以降に誤って接種された：**
  7〜9 歳の子ども：DTaP はキャッチアップ・シリーズの一部としてカウントすることができる。11〜12 歳でルーチンの Tdap 接種を行う。
  10〜18 歳の子ども：思春期の Tdap ブースターとして，DTaP をカウントする。
- その他のキャッチアップのガイダンスについては，表 2 を参照のこと。

特別な状況
- 破傷風トキソイド含有ワクチンの接種歴が 3 回以上ある 7 歳以上の**創傷管理**：清潔で軽度の創傷の場合，破傷風トキソイド含有ワクチンの最終接種から 10 年以上経過している場合は Tdap または Td を，それ以外の創傷の場合，破傷風トキソイド含有ワクチンの最終接種から 5 年以上経過している場合は Tdap または Td を接種する。過去に Tdap 接種がないか，不明な場合で 11 歳かそれ以上の年齢であれば Tdap が望ましい。妊娠中の青少年に破傷風トキソイド含有ワクチンの適応がある場合は，Tdap を使用する。
- 詳細については，www.cdc.gov/mmwr/volumes/69/wr/mm6903a5.htm を参照のこと。

*** 接種を完遂したとは**＝有効な DTaP 5 回接種，または 4 歳以上で 4 回接種の場合。

水痘ワクチン接種（最低年齢：12 か月）

ルーチン接種
- 12〜15 か月，4〜6 年に 2 回。
- 2 回目の接種は 1 回目から 3 か月後でも可能である(4 週間の間隔をあけて投与した場合もカウントできる)。

キャッチアップ・ワクチン
- 免疫の証拠がない 7〜18 歳(*MMWR* の www.cdc.gov/mmwr/pdf/rr/rr5604.pdf を参照)の人は 2 回接種を確実に行う。
  7〜12 歳：ルーチンの間隔：3 か月(4 週間の間隔をあけて接種された場合もカウントできる)
  13 歳以上：ルーチンの間隔：4〜8 週間(最短間隔は 4 週間)
  MMRV の最高使用年齢は 12 歳である。

図 113.4(続き)

表 1　成人推奨予防接種スケジュール，年齢別，米国，2021 年

ワクチン	19～26 歳	27～49 歳	50～64 歳	65 歳以上
インフルエンザ(IIV)か インフルエンザ組み換え型(RIV4)	1 回を毎年			
または				
弱毒生インフルエンザ(LAIV4)	1 回を毎年			
破傷風，ジフテリア，百日咳 (Tdap か Td)	Tdap 1 回を妊娠ごとに。1 回の Td / Tdap を外傷マネジメントに(注参照)			
	Tdap 1 回，その後，Td か Tdap ブースターを 10 年ごとに			
麻疹，ムンプス，風疹(MMR)	1 回か 2 回。適応による (もし 1957 年以降の出生であれば)			
水痘(VAR)	2 回(もし 1980 年かそれ以降に生まれていたら)		2 回	
帯状疱疹組み換え型(RZV)			2 回	
ヒトパピローマウイルス(HPV)	2 回か 3 回。最初の予防接種年齢や状況による	27～45 歳		
肺炎球菌結合型(PCV13)	1 回			1 回
肺炎球菌多糖体(ポリサッカライド) (PPSV23)	1 回か 2 回。適応による			1 回
A 型肝炎(HepA)	2 回か 3 回。ワクチンによる			
B 型肝炎(HepB)	2 回か 3 回。適応による			
髄膜炎菌 ACWY(MenACWY)	1 回か 2 回。適応による。ブースター推奨は注を参照			
髄膜炎菌 B(MenB)	2 回か 3 回。ワクチンの種類や適応による。ブースター推奨は注を参照 / 19～23 歳			
インフルエンザ菌 b 型(Hib)	1 回か 3 回。適応による			

■ 記録や過去の感染の証拠がない場合，年齢に応じた必要に合わせ，成人のルーチンの推奨スケジュールに基づく予防接種
■ さらなるリスク因子や適応のある成人で推奨
■ 臨床的意思決定の共有に基づき推奨されるワクチン
■ 推奨されない，該当なし

図 113.5
成人推奨予防接種スケジュール，年齢別，米国，2021 年

表 2 成人推奨予防接種スケジュール。医学的状況などがある場合，米国，2021 年

ワクチン	妊婦	免疫不全（HIV 感染を除く）	HIV 感染，CD4 値 CD4 値 200 mm³ 未満	HIV 感染，CD4 値 CD4 値 200 mm³ 以上	無脾症または補体成分欠損	末期腎不全あるいは血液透析あり	心疾患，肺疾患，アルコール依存[1]	慢性肝疾患	糖尿病	医療従事者[2]	男性とセックスする男性
IIV か RIV4	1 回を毎年										
または LAIV4	推奨しない					注意する				1 回を毎年	
Tdap か Td	Tdap 1 回を妊娠ごとに。	Tdap 1 回，その後，Td か Tdap ブースターを 10 年ごとに									
MMR	推奨しない*	推奨しない		1 回か 2 回，適応による							
VAR	推奨しない*	推奨しない			2 回						
RZV					50 歳以上で 2 回						
HPV	推奨しない*	26 歳までは 3 回			年齢や初期予防接種年齢，状況に応じて 2 回か 3 回を 26 歳まで						
PCV13		1 回									
PPSV23		1 回か 2 回か 3 回，年齢や適応による									
HepA					ワクチンの種類に応じて 2 回か 3 回						
HepB					ワクチンの種類や状況に応じて 2 回か 3 回か 4 回				60 歳未満 / 60 歳以上		
MenACWY	1 回か 2 回，適応による。ブースター推奨は注を参照										
MenB	注意する	2 回か 3 回，ワクチンの種類や適応による。ブースター推奨は注を参照									
Hib		HSCT[3] 患者のみ 3 回			1 回						

- 記録や過去の感染の証拠がない場合，年齢に応じた必要に合わせ，成人のルーチンの推奨スケジュールに基づく予防接種
- さらなるリスク因子や適応のある成人で推奨
- **注意**：予防接種の適応はあるかもしれない。防御利益が副作用のリスクを上回る場合
- 臨床的意思決定の共有に基づき推奨されるワクチン
- 推奨されない / 禁忌：ワクチン接種はすべきでない。
  *妊娠後に接種。
- 推奨されない，該当なし

1 LAIV4 の注意はアルコール依存者では当てはまらない。2 インフルエンザ；B 型肝炎；麻疹，ムンプス，風疹；水痘の予防接種について注を参照。3 造血幹細胞移植

図 113.6
成人推奨予防接種スケジュール。医学的状況などがある場合，米国，2021 年

注意　成人推奨予防接種，19 歳以上，米国，2021 年

18 歳以下に対するワクチンの推奨については，小児青少年推奨予防接種スケジュールを参照。

追加情報

COVID-19 の予防接種

ACIP は COVID-19 ワクチンを特定ワクチンの緊急使用許可，あるいは生物製剤許可申請(Emergency Use Authorization or Biologics License Application for the particular vaccine)に従って推奨している。COVID-19 ワクチンの暫定 ACIP 推奨は www.cdc.gov/vaccines/hcp/acip-recs/vacc-specific/covid-19.html にある。

インフルエンザ菌 b 型ワクチン接種

特別な状況

- **解剖学的または機能的無脾症(鎌状赤血球症を含む)：**待機で脾臓摘出術の場合，過去に Hib 接種がなければ 1 回，できれば，手術の少なくとも 14 日前までに。
- **造血幹細胞移植(HSCT)：**Hib ワクチン接種歴に関係なく，移植成功後 6～12 か月後から 4 週間間隔で 3 回接種する。

A 型肝炎予防接種

ルーチン接種

- **リスクはないが，A 型肝炎防御を希望する者**(リスク因子の特定は不要)：2 回シリーズ HepA〔Havrix® を 6～12 か月間隔または Vaqta を 6～18 か月間隔(最短間隔：6 か月)〕または 3 回シリーズ HepA-HepB〔Twinrix® を 0，1，6 か月(最短間隔：1 回目～2 回目：4 週間 / 2 回目～3 回目：5 か月)〕
  〔訳注　Havrix や Vaqta は日本の A 型肝炎ワクチンと力価が異なり，スケジュールが違う〕

特別な状況

- **A 型肝炎ウイルス感染のリスクがある場合：**上記の HepA 2 回シリーズまたは HepA-HepB 3 回シリーズ
  慢性肝疾患〔例：B 型肝炎，C 型肝炎，肝硬変，脂肪肝，アルコール性肝疾患，自己免疫性肝炎，アラニンアミノトランスフェラーゼ(ALT)またはアスパラギン酸アミノトランスフェラーゼ(AST)の値が正常値の上限の 2 倍を超える者〕
  HIV 感染症
  男性とセックスする男性
  注射または非注射薬物使用
  ホームレス経験者
  研究室で **A 型肝炎ウイルスを扱う業務**，または A 型肝炎ウイルスに感染した非ヒト霊長類を扱う業務
  A 型肝炎が高度，中等度に流行している国への渡航〔HepA-HepB (Twinrix®)は，0，7，21～30 日目に 3 回投与し，その後 12 か月後にブースターを行う加速スケジュールで接種することができる〕
  国際養子縁組者との密接な個人的接触〔例：A 型肝炎が高度，中等度流行国から入国後 60 日以内(家庭内または定期的なベビーシッターなど)。(養子縁組が計画され次第，少なくとも養子縁組者が入国する 2 週間前までに 1 回目の接種を行う)〕
  妊娠中の感染または感染による重篤な転帰のリスクがある場合の**妊娠**
  注射・非注射薬物使用者を対象とした医療施設，グループホーム，発達障害者のための非居住型デイケア施設など，**曝露の対象となる設定**(個々のリスク因子スクリーニングは不要)

B 型肝炎予防接種

ルーチン接種

- **リスクはないが，B 型肝炎からの保護を希望する**(リスク因子の特定は不要)：2 回または 3 回シリーズ〔4 週間以上の間隔をあけて Heplisav-B® を 2 回シリーズ(2 回シリーズの HepB は，Heplisav-B® を 4 週間以上の間隔をあけて 2 回使用する場合のみ適用)，または 3 回シリーズの Engerix-B® または Recombivax HB® を 0，1，6 か月(最低接種間隔：1 回目～2 回目：4 週間/2 回目～3 回目：8 週間/1 回目～3 回目：16 週間)，または 3 回シリーズ HepA-HepB(Twinrix®：0，1，6 か月(最低接種間隔：1 回目～2 回目：4 週間 / 2 回目～3 回目：5 か月)〕

特別な状況

- **B 型肝炎ウイルス感染のリスクがある場合：**2 回シリーズ(Heplisav-B®)または 3 回シリーズ(Engerix-B®，Recombivax HB®)，または上記の 3 回シリーズ HepA-HepB(Twinrix®)。
  慢性肝疾患〔例：C 型肝炎，肝硬変，脂肪肝，アルコール性肝疾患，自己免疫性肝炎，アラニンアミノトランスフェラーゼ(ALT)またはアスパラギン酸アミノトランスフェラーゼ(AST)の値が正常値の上限の 2 倍以上の人〕
  HIV 感染症
  性的曝露リスク〔例，B 型肝炎表面抗原(HBsAg)陽性者のセックスパートナー，相互にパートナーを 1 人に限らない，性的に活発な人，性感染症の評価や治療を受けている人，男性とセックスする男性など〕
  現在または最近の注射薬使用
  経皮的または粘膜的な血液への曝露リスク(例：HBsAg 陽性者の家庭内接触者，発育障害者施設の入所者および職員，血液または血液に汚染された体液にさらされる危険性が合理的に予想される医療従事者および公共安全要員，血液透析，腹膜透析患者，在宅透析および透析前患者，60 歳未満の糖尿病患者，60 歳以上の臨床意思決定を共有した者)
  投獄された人々
  B 型肝炎高度，中等度の流行国への渡航
  感染または感染による重篤な転帰のリスクがある妊娠(**妊婦**における安全性データが不足しているため，Heplisav-B® は現在推奨されていない)

ヒトパピローマウイルスワクチン接種

ルーチン予防接種

- **HPV ワクチン接種は 26 歳までのすべての人に推奨：**初回接種時の年齢または状態により，2 回または 3 回シリーズ：
  初回接種時 15 歳以上：0，1～2 か月，6 か月の 3 回シリーズ(最短接種間隔：1～2 回目：4 週間/2～3 回目：12 週間/1～3 回目：5 か月)。
  初回接種時の年齢が 9～14 歳で，1 回の接種を受けた，または 5 か月未満の間隔で 2 回投与：1 回追加投与。
  初回接種時の年齢が 9～14 歳で，2 回の接種を少なくとも 5 か月の間隔をあけて接種した：HPV ワクチン接種が完了し，追加接種の必要はない。
- **スケジュールの中断：**接種スケジュールが中断された場合，シリーズを最初から始め直す必要はない。
- **推奨間隔で完遂した場合，いずれのワクチンでも接種終了後の追加投与は推奨されない。**

臨床的意思決定の共有

- **27～45 歳の成人の一部：臨床的意思決定の共有に基づく，**2 回または 3 回接種シリーズ(上記と同様)

特別な状況

- **上記推奨の年齢層でのルーチンとキャッチアップや臨床的意思決定の共有での接種は，特殊な状況でも適用される。**

(次ページへ続く)

図 113.7
成人推奨予防接種，19 歳以上，米国，2021 年

注意 成人推奨予防接種，米国，2021 年

・**HIV 感染を含む免疫不全状態**：最初の予防接種の年齢に関係なく，上記のように 3 回接種する。
・**妊娠**：HPV ワクチン接種は，妊娠が終了するまで推奨されない。妊娠中にワクチン接種がなされても介入は必要ない。接種前の妊娠検査は必要ない。

インフルエンザ予防接種

ルーチン接種
・**生後 6 か月以上の者**：インフルエンザにかかわらず 1 回接種。年齢と健康状態に適したワクチンを毎年接種。
・その他のガイダンスについては，www.cdc.gov/flu/professionals/index.htm を参照のこと。

特別な状況
・**卵アレルギー，蕁麻疹のみ**：種類を問わずインフルエンザワクチン 1 回を毎年，年齢と健康状態に合わせて。
・**卵アレルギー－蕁麻疹以外の症状**(例：血管浮腫，呼吸困難)：種類を問わずインフルエンザワクチン 1 回を毎年，年齢と健康状態に合わせて。RIV4 または ccIIV4 以外のインフルエンザワクチンを使用している場合，医療現場において，重度の患者を認識し，管理できる医療従事者のスーパービジョンのもとで接種する。
・アレルギー反応の既往がなくても，どのワクチンに対しても，重篤なアレルギー反応が起こる可能性がある。したがって，すべてのワクチン提供者は，現場での緊急時対応プランを熟知し，心肺蘇生法の資格を有していなければならない。
・過去にインフルエンザワクチンに対して重篤なアレルギー反応を起こしたことがある場合は，今後のワクチン接種の禁忌となる。
・**LAIV4 は，**次のような状態や状況の人には**使用してはならない**：
ワクチン成分(卵を除く)または過去に接種したインフルエンザワクチンに対して重篤なアレルギー反応を起こしたことがある。
何らかの原因による免疫不全(薬剤や HIV 感染を含む)
解剖学的または機能的無脾症
重度の免疫抑制状態にあり，保護的環境が必要な濃厚接触者または介護者
妊娠
頭蓋髄液/口腔咽頭交通
人工内耳
過去 48 時間以内に oseltamivir または zanamivir，過去 5 日以内に peramivir，または過去 17 日以内に baloxavir の抗インフルエンザウイルス薬を投与されている。
50 歳以上の成人
・**前回のインフルエンザワクチン接種後 6 週間以内に Guillain-Barré 症候群の既往歴がある**：一般的に，インフルエンザによる重篤な合併症のリスクが高い場合は，ワクチン接種のメリットがリスクを上回らない限り，接種すべきではない。

麻疹，ムンプス，風疹の予防接種

ルーチン接種
・**麻疹，ムンプス，風疹に対する免疫の証拠がない**：1 回
免疫の証拠：1957 年以前に生まれた者(医療従事者については下記参照)，MMR ワクチンの接種証明書，検査による免疫または疾患の証拠(検査で確認できない疾患の診断は免疫の証拠とはならない)

特別な状況
・**風疹に対する免疫の証拠がない妊娠**：妊娠中 MMR は禁忌，妊娠後(医療機関退院前)1 回接種。
・**妊娠可能な年齢で，妊娠していない女性。風疹に対する免疫の証拠がない**：1 回。
・**CD4 値が 200/mm³ を少なくとも 6 か月は超え，麻疹，ムンプス(流行性耳下腺炎)，風疹に対する免疫の証拠がない HIV 感染者**：少なくとも 4 週間間隔で 2 回接種。<200/mm³ の HIV 感染では MMR は禁忌。
・**重度の免疫抑制状態**：MMR は禁忌。
・**二次教育機関の学生，海外渡航者，麻疹，ムンプス，風疹に対する免疫が証明されていない免疫不全者の家庭内または濃厚接触者**：以前に MMR の接種を受けていない場合は少なくとも 4 週間の間隔をおいて 2 回，以前に MMR の接種を 1 回受けている場合は 1 回。
・**医療従事者**：
1957 年以降に出生し，麻疹，ムンプス，風疹に対する免疫が証明されていない場合：麻疹，ムンプスは 4 週間以上あけて 2 回，風疹は少なくとも 1 回接種する。
1957 年以前に生まれ，麻疹，ムンプス，風疹に対する免疫の証拠がない場合：麻疹，ムンプスは 4 週間以上の間隔をあけて 2 回，風疹は 1 回の接種を考慮する。

髄膜炎菌ワクチン接種

MenACWY の特別な状況
・**解剖学的または機能的無脾症(鎌状赤血球症を含む)，HIV 感染，持続的補体成分欠乏症，補体阻害薬(例：eculizumab，ravulizumab)の使用**：MenACWY-D(Menactra®，Menveo® または MenQuadfi®)を少なくとも 8 週間間隔で 2 回接種し，リスクが残る場合は 5 年ごとに再接種する。
・**髄膜炎菌感染症が超流行または流行している国への旅行，髄膜炎菌に日常的に曝露される微生物学者**：MenACWY(Menactra®，Menveo® または MenQuadfi®)を 1 回接種し，リスクが残る場合は 5 年ごとに再接種する。
・**学生寮に住む大学 1 年生(16 歳以上で未接種の場合)および軍新兵**：MenACWY(Menactra®，Menveo® または MenQuadfi®)1 回接種
・「特別な状況」に該当するグループの MenACWY **ブースター接種に関する推奨事項**やアウトブレイク時の対応(例：コミュニティや組織的セッティング，男性とセックスする男性の集団など)，および髄膜炎菌ワクチンの追加情報については，www.cdc.gov/mmwr/volumes/69/rr/rr6909a1.htm を参照のこと。

MenB の臨床的意思決定の共有
・**16～23 歳の青年および若年成人(年齢 16～18 歳が望ましい)，髄膜炎菌性疾患のリスクが高くない**：臨床的意思決定の共有に基づき，2 回の MenB-4C(Bexsero®)を少なくとも 1 か月あけるか，2 回の MenB-HFbp(Trumenba®)を 0，6 か月に(もし，6 か月以内に 2 回目が接種されたら，2 回目から少なくとも 4 か月を経過してから 3 回目)。MenB-4C と MenB-FHbp は互換性がない(シリーズ内のすべてに同じ製品を使用する)。

MenB の特別な状況
・**解剖学的または機能的無脾症(鎌状赤血球症を含む)，持続性補体成分欠乏症，補体阻害薬(例：eculizumab，ravulizumab)の使用，髄膜炎菌に日常的に曝露される微生物学者**：2 回の一次シリーズ MenB-4C(Bexsero®)を 1 か月あけるか，3 回の MenB-HFbp(Trumenba®)を 0，1～2，6 か月で(もし，2 回目が少なくとも 1 回目から 6 か月経過していたら，3 回目は不要)。MenB-4C と MenB-FHbp は互換性がない(シリーズ内のすべてに同じ製品を使用する)。最初のシリーズから 1 年経ったら 1 回のブースターを。リスクが残るなら，その後，2～3 年おきに繰り返す。
・**妊娠**：リスクが高く，ワクチン接種の有益性が潜在的リスクを上回らない限り，妊娠後まで MenB 接種を延期する。
・「特別な状況」に該当するグループの MenB **ブースター接種に関する推奨事項**やアウトブレイク時の対応(例：コミュニティや組織的セッティング，男性とセックスする男性の集団など)，および髄膜炎菌ワクチンの追加情報については，www.cdc.gov/mmwr/volumes/69/rr/rr6909a1.htm を参照のこと。

図 113.7(続き)

注意 成人推奨予防接種，米国，2021年

肺炎球菌ワクチン接種

ルーチン接種

・**65歳以上**〔免疫不全がない場合(www.cdc.gov/mmwr/volumes/68/wr/mm6846a5.htm?s_cid=mm6846a5_w を参照)〕：1回PPSV23。65歳以前にPPSV23を投与した場合は，前回の投与から少なくとも5年後にPPSV23を1回投与する。

臨床的意思決定の共有

・**65歳以上**(免疫不全がない場合)：**臨床的意思決定の共有**に基づき，過去に接種がない場合はPCV13を1回接種する。
PCV13とPPSV23は，同じ来院時に接種すべきではない。
PCV13とPPSV23の両方を接種する場合は，PCV13を先に接種する。
PCV13とPPSV23は，少なくとも1年の間隔をあけて接種すべきである。

特別な状況

(www.cdc.gov/mmwr/preview/mmwrhtml/mm6140a4.htm)

・**慢性疾患のある19〜64歳〔慢性心疾患(高血圧を除く)，肺疾患，肝疾患，糖尿病〕，アルコール依存，喫煙**：PPSV23を1回。
・**19歳以上で免疫不全の状態〔先天性または後天性の免疫不全(Bリンパ球およびTリンパ球の欠乏，補体欠乏，貪食障害，HIV感染)，慢性腎不全，ネフローゼ症候群，白血病，リンパ腫，Hodgkin病，全身性悪性腫瘍，医原性免疫抑制(薬物療法や放射線療法など)，固形臓器移植，多発性骨髄腫〕または解剖学的もしくは機能的無脾症(鎌状赤血球症やその他のヘモグロビン症を含む)**：PCV13を1回接種し，少なくとも8週間後にPPSV23を1回接種した後，前回のPPSV23投与から少なくとも5年後に，再度，PPSV23を接種する(注：65歳以上ではPPSV23を1回のみ推奨)。
・**19歳以上で，髄液漏または人工内耳装用者**：PCV13を1回接種後，少なくとも8週間後にPPSV23を1回接種。そこから少なくとも5年後に再度，PPSV23(注：65歳以上ではPPSV23を1回のみ推奨)。

破傷風，ジフテリア，百日咳の予防接種

ルーチン接種

・**以前，11歳以降にTdapを受けていない**：1回のTdap，その後，TdまたはTdapを10年ごとに接種する。

特別な状況

・**過去に破傷風，ジフテリア，百日咳の1次予防接種を受けていないこと**：Tdapを少なくとも1回接種し，Tdap接種後少なくとも4週間以内にTdまたはTdapを1回接種し，最後にTdまたはTdapを接種してから6〜12か月後にTdまたはTdapをもう1回接種する(TdapはどのTd接種でも代用できるが，初回接種にTdapを使うのが望ましい)。その後，TdかTdapを10年ごとに。
・**妊娠**：各妊娠期間中にTdapを1回，できれば，妊娠27〜36週の早い時期に接種する。
・**創傷管理**：破傷風トキソイド含有ワクチンを3回以上接種している者：清潔で軽度の創傷に対しては，破傷風トキソイド含有ワクチンの最終接種から10年以上経過している場合はTdapまたはTdを，それ以外の創傷に対しては，破傷風トキソイド含有ワクチンの最終接種から5年以上経過している場合はTdapまたはTdを接種する。
Tdapを受けたことがない，またはTdap歴が不明な人にはTdapが望ましい。妊婦に破傷風ートキソイド含有ワクチンの適応がある場合は，Tdapを使用する。詳細についてはwww.cdc.gov/mmwr/volumes/69/wr/mm6903a5.htmを参照。

水痘の予防接種

ルーチン接種

・**水痘に対する免疫の証拠がない場合**：以前に水痘含有ワクチン〔小児はVARまたはMMRV(麻疹-ムンプス-風疹-水痘ワクチン)〕を接種していない場合は，4〜8週間の間隔をおいて2回接種。以前に水痘含有ワクチンを1回接種している場合は，初回接種の少なくとも4週間後に1回接種。
免疫の証拠：1980年以前に米国で生まれた人〔ただし，妊婦および医療従事者を除く(下記参照)〕，少なくとも4週間の間隔をあけた水痘含有ワクチン2回接種の証明書，医療従事者による水痘または帯状疱疹の診断または既往の確認，免疫または疾患を示す検査所見。

特別な状況

・**水痘に対する免疫が証明されていない妊娠**：妊娠中はVARは禁忌。妊娠後(医療機関からの退院前)，1980年以前に米国で生まれたかどうかにかかわらず，以前に水痘を含むワクチンを1回接種している場合は1回，以前に水痘を含むワクチンを1回も接種していない場合は2回接種シリーズの1回目(2回目は4〜8週後)を接種する。
・**免疫の証拠がない医療従事者**：1980年以前に米国で生まれたかどうかに関係なく，以前に水痘を含むワクチンを1回接種している場合は1回，以前に水痘を含むワクチンを1回も接種していない場合は4〜8週間隔で2回接種する。
・**CD4値が200/mm³以上のHIV感染者で，免疫の証拠がない場合**：予防接種を考慮する(2回を3か月あけて)。CD4値が200/mm³未満のHIV感染者にはVARは禁忌である。
・**重度の免疫不全状態**：VARは禁忌。

帯状疱疹の予防接種

ルーチン接種

・**50歳以上**：帯状疱疹の既往や帯状疱疹ワクチン生ワクチン(ZVL，Zostavax®)の接種歴にかかわらず，RZV(Shingrix®)を2〜6か月間隔で2回シリーズ接種(最短投与間隔：4週間。早すぎた場合は再投与)。

特別な状況

・**妊娠**：RZVの適応がある場合は，妊娠後までRZV延期を考慮する。
・**重度の免疫不全状態(HIV感染かつCD4値が200/mm³未満の場合を含む)**：RZVの推奨使用は検討中。

図113.7(続き)

15

たとしてもだ。

近年，米国では若い成人とその周辺集団でのムンプスが増加している。ムンプスのアウトブレイクは大学での学生間で起きており，彼らは小児期でのワクチン接種率が高い。つまり，MMR ワクチンで得られたムンプスの免疫は接種後，年月と共に減弱していくことを示唆しているのだ。アウトブレイクでは，曝露リスクの高い人に，3 回目の MMR を使って免疫をブーストすることが可能である。これは地域あるいは州の公衆衛生担当者によって行われる。単価の麻疹，ムンプス，そして風疹ワクチンも商用ベースで販売されているが，通常は勧められないし，ワクチンプログラムのなかでストックされたり使用されたりもしていない。

可能性のあるワクチンの副作用としては，妊娠可能な免疫のついていない女性に起きる，まれな，そして通常は一過性の，ただし時に持続する関節痛や関節炎があり，これは MMR の風疹ワクチンのためである。この人たちこそが，風疹ワクチンの最大の恩恵を受けているのだが。他のワクチン同様，可能性のあるリスクと MMR 接種の利益は被接種者と話し合っておかねばならない。ワクチン情報(vaccine information statement：VIS)だけではだめなのだ[訳注：VIS は以下からダウンロードできる。当該ワクチンに関するわかりやすい被接種者向けのリーフレットだ(www.cdc.gov/vaccines/hcp/vis/current-vis.html)]。

禁忌

MMR ワクチンは生きたウイルスを使った混合ワクチンだ。妊娠可能な女性は MMR ワクチン接種のときには妊娠していてはだめで，接種後 3 か月は妊娠を避けるべきだ。

HIV 感染者

MMR の接種は無症状の HIV 感染者で免疫がついていなければ推奨される。予防接種の利益が自然界の麻疹感染のリスクを上回るように思えるからだ。

医療者

1957 年以前に生まれた者は一般に，麻疹，ムンプス，そして風疹に免疫があると考えられている。MMR ワクチン以前の時代に自然に感染しているからだ。しかし，一部は継続する免疫を獲得しないままでいる。歴史的に，診断されたとか，おそらく感染はあっただろうという説明には噛み合わないのだ。医療者は麻疹やムンプスに感染して，他の患者に感染させるリスクもある。医療者は過去に 2 回の MMR ワクチンを打った証明か，血清学的な麻疹やムンプスの抗体を提出すべきだ。

水痘ワクチン，帯状疱疹ワクチン

水痘感染は小児よりも成人で重症化しやすく，しばしば合併症を伴う。たとえば，水痘肺炎だ。水痘の生ワクチンは 1990 年代中盤に実用化された(VAR：Varivax®，Merck)。1980 年かそれ以降に生まれた者には最初のシリーズとして 1 か月あけて 2 回注射する。

水痘帯状疱疹ウイルス(varicella-zoster virus：VZV)は水痘を起こし，不活化して神経内でじっとしており，のちに再活性化することがある。50 歳くらいでの発症が多い。ウイルス再活性リスクは年齢と共に増し，帯状疱疹を起こす。これは水疱を伴う皮疹がデルマトームに沿って起き，ひどい慢性の疼痛をしばしば伴う。帯状疱疹予防のため，ACIP は帯状疱疹遺伝子組み換えワクチンを 2 回，50 歳以上に推奨している(RZV，Shingrix®，GlaxoSmithKline)。

禁忌

水痘ワクチンと帯状疱疹ワクチンは，妊婦には禁忌だ。妊娠可能な女性は水痘ワクチン接種の際には妊娠していてはだめで，接種後 3 か月は妊娠を避けねばならない。水痘ワクチンは免疫抑制がある場合は禁忌で，ここには HIV 感染も含まれる。

医療者

現在の産業医学における推奨では，特定のクリニックや病院に勤務する医療者には，水痘免疫か水痘ワクチン接種の記録が推奨される。

ポリオワクチン

ポリオ予防接種は小児のルーチン予防接種プログラムに組み込まれるが，成人では西半球(南米，北米)と西ヨーロッパ，つまりポリオが根絶されたと考えられる地域では，ルーチンにブースターは使用しない。現在，小児には効力を高めた不活化ポリオワクチン(IPV：Ipol®，Sanofi Pasteur)を最初の予防接種用に注射で提供している。1 回の IPV がブースターとして成人に推奨されるのは，曝露のリスクが高いときで，これはポリオ伝播がいまだにある，特定のアフリカやアジアの地域に旅行するときや職業曝露(例：特定の研究室で作業)があるときだ。

B 型肝炎ワクチン

B 型肝炎予防接種が定期接種に組み込まれたのは米国では 1991 年のことだ。B 型肝炎ワクチンは「キャッチアップ」予防接種でもあり，B 型肝炎ワクチンが小児ルーチン予防接種プログラムに組み込まれる前に生まれた若者にも提供を検討すべきだ。B 型肝炎予防接種はまた，B 型肝炎曝露のリスクがある人にも推奨される。職業上のリスク，血液製剤治療，感染した家族，友人などとの接触，あるいは海外旅行である。

B 型肝炎予防接種の最初のシリーズは 3 回の筋肉注射から成る。三角筋に 0，1，6 か月のスケジュールである(HepB：Recombivax HB®，Merck；Engerix-B®，GlaxoSmithKline)。 加速スケジュールは 3 回の B 型肝炎ワクチンを 0，1，2 か月で接種するもので，12 か月でブースター接種を行う。FDA に承認されている(Engerix-B®)。

遺伝子組み換え CpG アジュバントの B 型肝炎ワクチン(HepB-CpG：Heplisav-B，Dynavax Technologies Corp.) が 18 歳以上を対象に 2018 年に FDA により承認された。HepB-CpG は 2 回の筋肉内接種で 1 か月間隔をあける。非常に効果が高い。限定的な臨床研究では，HepB-CpG ワクチンは 40 歳以上の被接種者に高率な抗体陽転化をもたらした。この年齢層は過去に B 型肝炎ワクチンの抗体産生が十分ではないと知られていたのだ。

A 型肝炎と B 型肝炎の混合ワクチンが 18 歳以上の者に承認されている(HepA-HepB：Twinrix®，GlaxoSmithKline)。標準スケジュールは 0，1，6 か月だ。HepA-HepB の加速スケジュールはFDAに認められている。0，7，21～28日で，4回目を12か月に行う。最初の3回の接種により，A型肝炎とB型肝炎に対する防御免疫を提供する。4回目は長期の免疫を確保するためだ。加速スケジュールは1か月以内に出国する海外渡航者や，業務に赴く医療者が急ぎで防御を得るのに有用だろう。B型肝炎の抗体反応は，AとBの抗原が同時に与えられたとき高められる。これは同じシリンジに入れて打った場合も，単価のA型肝炎とB型肝炎を同時に別の部位に注射した場合もそうだ。HepA–HepBワクチンのA型肝炎のアジュバント効果が，B型肝炎になりやすい30歳以上の人には利益となる可能性がある。こうした人々は若い人たちに比べて，単価のB型肝炎ワクチンの抗体価が低くなりがちだからだ。

医療者

B型肝炎ワクチンか抗体の証明が特定の職種には必要だ。たとえば，医療者，警察官，消防士，葬儀屋，その他，ヒトの血液や体の一部と接触するような仕事をしている人たちだ。

肺炎球菌ワクチン

2014年時点では，ACIPはすべての65歳以上の成人はPCV13(13価肺炎球菌結合型ワクチン：Prevnar 13®，Wyeth Pharmaceuticals社，Pfizer社が出資)とPPSV23(23価肺炎球菌多糖体ワクチン：Pneumovax®23，Sanofi Pasteur)を接種するよう推奨している。肺炎球菌ワクチンを過去に受けていないのなら，PCV13を先に打ち，6～12か月経ってからPPSV23を接種する。PPSV23をすでに接種していたのなら，PCV13を12か月以上あけて接種する。

FDAは13価肺炎球菌結合型ワクチン(PCV13)を2010年に承認した。そして，ACIPはPCV13を生後6週～71か月の小児に推奨して，侵襲性肺炎球菌疾患を予防しようとした。2011年，FDAはPCV13の承認を拡大し，50歳以上の成人も対象とした。そして2012年，ACIPはPCV13を19歳以上の免疫抑制者，機能的あるいは解剖学的無脾症，髄液漏，あるいは蝸牛インプラントのある成人にも推奨した。肺炎球菌ワクチン接種をしたことがない19～64歳の人たちは，PCV13を最初に打ち，次いで，PPSV23を最低8週間あけて接種するのが望ましい(追加予防接種が必要なら)。もし，PPSV23が1回以上すでに接種されていたのなら，PCV13は最後のPPSV23から1年以上あけて接種する。PPSV23の追加はいずれも，最新のPPSV23から少なくとも5年はあけないといけない。

［訳注：15価，20価の肺炎球菌ワクチンについては前掲の訳注を参照。CDCの最新のガイドラインでは，20価のワクチンが用いられた場合は追加の23価の多糖体ワクチンは必要とされていない(https://www.cdc.gov/vaccines/schedules/hcp/imz/adult.html#note-pneumo)］

インフルエンザワクチン

インフルエンザワクチンは毎年新たなものがつくられている。これは世界保健機関(World Health Organization：WHO)の最新の世界的なインフルエンザウイルスの疫学情報による。毎年のインフルエンザワクチン接種が生後6か月以上のすべての人に推奨されている。まれに例外はいるが。プライオリティーとしては，生後6～59か月の幼児と50歳以上の成人がワクチン不足の場合は優先される。

毎年供給されるインフルエンザワクチンはつくってからやってきたインフルエンザウイルスのすべての株に対して防御能があるとは限らない。だから，抗インフルエンザ薬もセカンドラインのディフェンスとして検討してよい。発症後の迅速な治療を発症48時間以内にoseltamivir(タミフル®，Genentech)か吸入zanamivir(リレンザ®，GlaxoSmithKline)でインフルエンザのAやBのアウトブレイク時に行えば，インフルエンザを予防したり，症状を和らげたりできるかもしれない。他の抗ウイルス薬もインフルエンザに用いられている。たとえば，peramivir(Rapivab®，BioCryst Pharmaceuticals)は経静脈的に医療従事者により投与される。baloxavir(XoFluza®，Genentech)は経口薬だ。ワクチン効果との干渉の可能性から，peramivir治療は弱毒生インフルエンザワクチン(live attenuated influenza vaccine：LAIV4)投与から2週間は使ってはならない。LAIV4使用48時間前に使うべきでもない。

ワクチンには，不活化4価ワクチン(IIV4)，不活化3価ワクチン(IIV3)，標準量，高用量，皮内投与，細胞培養不活化インフルエンザワクチン3価(cell-cultured inactivated influenza vaccine trivalent：ccIIV3)，組み換えインフルエンザ3価(recombinant influenza vaccine trivalent：RIV)，そして，弱毒生ワクチン4価(live attenuated influenza vaccine quadrivalent：LAIV4)がある。LAIV4(FluMist® Quadrivalent，AstraZeneca)は鼻からスプレーするが，2～49歳を対象に承認を受けた。皮内IIV3(Fluzone® Intradermal，Sanofi Pasteur)は18～64歳を対象に承認され，高用量IIV3(Fluzone® High Dose，Sanofi Pasteur)は65歳以上に承認されている。商品名，製造者，用量，年齢の範囲など最新の情報は，以下のCDCウェブサイト参照。www.cdc.gov/flu。

A型肝炎ワクチン

A型肝炎伝播を可能にする状況は巷にあまねくある。が，衛生状態がよくない，飲食物が糞便で汚染されていやすい国で，相対的にリスクが高い。A型肝炎ウイルス(hepatitis A virus：HAV)の頻度が低い国では，アウトブレイクは感染者である食品業者が食品処理時に汚染したり，A型肝炎が特に流行している地域から輸入された，新鮮な，あるいは凍った果物や野菜の摂取による。これは栽培や加工の段階で汚染されたのだ。下水で汚染された養殖場の貝も食中毒の原因だ。

米国では，CDCが見いだした成人のA型肝炎リスクを高める，あるいはアウトカムを悪くする要因は，海外旅行者，MSM，注射，非注射の薬物使用，凝固因子異常のある患者，霊長類と接触する仕事，慢性肝疾患患者だった。A型肝炎アウトブレイクは劣悪な衛生環境にいるホームレスがたくさんいるような大都市での報告が増えている。よって，ホームレスもまたA型肝炎ワクチンの新たな適応である。

流行地域ではアウトブレイクのとき，子どもたちが重要なHAVのレザボアになることがある。小児期には，A型肝炎感染は軽度でしばしば黄疸を伴わない。感染した小児はだからそうと判明しないのだ。糞口伝播で他の子や家族，大人の教師や世話人への感染が容易に起きる。自宅で，デイケアで，そして施設で。おむつをした子どもがいるときは特にそうだ。HAVの致死率

(case fatality rate)は健常者では年齢と共に上がる。1歳未満〜14歳では0.1%，15〜39歳で0.4%，40歳以上で1.1%，49歳以上で2.7%である。

安全で効果の高い不活化A型肝炎ワクチンが1994年に使えるようになった。Havrix®(Smithkline Beecham。現在のGlaxoSmithKline)である。不活化HAVワクチンであり，ウイルス株のHM-175から得られたものだ。VAQTA®(Merck)は不活化HAVワクチンで，CR-326 F株からつくられたものだが，数年後に承認された。Havrix®もVAQTA®も米国やカナダで使用できるが，世界各地でも入手できる。その他のA型肝炎ワクチンもヨーロッパやアジアでは使われている。

米国で承認されているA型肝炎ワクチンの予防接種スケジュールはいずれも筋肉内注射で三角筋に注射して始め，4週間以内に防御抗体ができ，6か月から最大1年間は防御能を確保する。その後，ブースター接種を6〜12か月後に行う。数理モデルによると，これで10年かそれ以上の防御を得るだけの抗体価となる。A型肝炎に対するワクチンの防御能は，A型とB型肝炎混合ワクチン(HepA-HepB：Twinrix®，Glaxo SmithKline)でも得られる(上記参照)。

免疫グロブリン

免疫グロブリン(immunoglobulin：IG)は精製されたヒト免疫グロブリンで，HAV感染を受動免疫を提供することで予防する。IGに入っているすでにできていたHAV抗体が移行するのだ(少なくとも100 IU/μL)。IGはA型肝炎予防に推奨されている。HAV確定例への既知の曝露後(0.02 mL/kg)や，免疫のない旅行者が2週間以内にHAV流行地域に赴くとき(0.02〜0.06 mL/kg)である。

他にも検討すべきは

弱毒生ワクチン(ウイルスや細菌に対する)は一般に，妊婦や免疫抑制者には禁忌である。例外としては，HIV感染のある小児へのMMRワクチンや高リスクな国へすぐに赴く妊婦旅行者への黄熱ワクチンだ。こういう場合，理論的なワクチンの重篤な合併症のリスクよりも予測されるワクチンによる防御の利益のほうが大きいかもしれないのだ。

ワクチンの効果(efficacy)は年齢などいろいろな状況に影響される。免疫系を抑制する治療も同様だ。65歳以上であれば，高用量IIPワクチンが標準量よりもよいインフルエンザの免疫防御を提供するために用いられる。血液透析患者では，A型肝炎やB型肝炎の十分とはいえない免疫応答のために，標準量より多い量の接種が必要になるかもしれない。特別なワクチンの使用や，標準的なワクチンにさらに追加接種することで。

データは十分とはいえないが，トキソイド，不活化ウイルス，精製派生ワクチンをHIV患者に接種すると，CD4値が200/mm^{3}以上であれば，十分な防御免疫を発揮できるかもしれない。ワクチン接種後に，HIV患者のなかにはウイルス価が上昇する者がいることが観察されており，これが懸念材料ではある。もっとも，この現象はしばしば一過性のものだが。現状のコンセンサスだと，ワクチンで予防できる病原体による重篤な感染症のほうが，そのワクチンの接種によるウイルス価の上昇よりも悲惨なウイルス価の上昇をもたらすであろう。こういう特定の患者，あるいは免疫応答が異なるグループ(例：末期腎不全の透析患者，心疾患，肺疾患，アルコール依存者，慢性肝疾患，糖尿病患者)では，ワクチン効果を高めるために，高用量のワクチンや追加接種は特定のワクチンで未承認なやり方によって使えるかもしれない。

莢膜をもつ細菌に対する結合型ワクチン(インフルエンザ菌b型，肺炎球菌，そして髄膜炎菌)は機能的あるいは解剖学的無脾症のある成人に推奨される。こうした菌による圧倒的な敗血症のリスクのためだが，こうした患者でのワクチンの防御効果についてはデータが不十分だ。

旅行時予防接種

海外旅行に行くときのワクチンのアドバイスを必要とする患者では，ルーチン予防接種をレビューして最新のものにするチャンスである。また，旅行時の外国特有の疾患曝露リスクもここでアセスメント可能だ(「114章 旅行者へのアドバイス」参照)。

表明

本章での商品名や会社名を出しているのはわかりやすさのためで，特定の商用目的に推しているわけではない。また，これで存在するワクチンなどの完全なリストとなっているわけでもない。

文献

Centers for Disease Control and Prevention (CDC). Updated recommendations for use of meningococcal conjugate vaccines: Advisory Committee on Immunization Practices (ACIP), 2010. *MMWR Morb Mortal Wkly Rep*. 2011;60:72–76.

Centers for Disease Control and Prevention (CDC). Use of 13-valent pneumococcal conjugate vaccine and 23-valent pneumococcal polysaccharide vaccine for adults with immunocompromising conditions: Recommendation of the Advisory Committee on Immunization Practices (ACIP). *MMWR Morb Mortal Wkly Rep*. 2012;61:816–819.

Dooling KI, Guo A, Patel M, et al. Recommendations of the Advisory Committee on Immunization Practices for use of herpes zoster vaccines. *MMWR Morb Mortal Wkly Rep*. 2018;67:103–108. https://www.doi.org/10.155585/mmwr6703a5

Doshani M, Weng M, Moore KL, et al. Recommendations of the Advisory Committee on Immunization Practices for use of hepatitis A vaccine for persons experiencing homelessness. *MMWR Morb Mortal Wkly Rep*. 2019;68:153–156. http://dx.doi.org/10.15585/mmwr.mm6806a6

Freedman MS, Ault K, Bernstein H. Advisory Committee on Immunization Practices Recommended Immunization Schedules for Adults Aged 19 years or Older—United States, 2021. *MMWR Morb Mortal Wkly Rep*. 2021;70:193–196. http://dx.doi.org/10.15585/mmwr.mm7006a2

Liang JL Tiwari T, Moro P, et al. Prevention of pertussis, tetanus, and diphtheria with vaccines in the United States: Recommendations of the Advisory Committee on Immunization Practices (ACIP). *MMWR Recomm Rep*. 2018:67 (No.RR-2). https://doi.org/10.15585/mmwr.m6702a1

Hickey PW. Introduction to vaccine-preventable diseases in children and adolescents. In Jong EC, Stevens DL, eds. *Netter's infectious diseases, 2nd edition*. Philadelphia: Elsevier; 2021: 2–4.

Petrosky E, Bocchini JA Jr, Hariri S, et al. Use of 9-valent human papillomavirus (HPV) vaccine: Updated HPV vaccination recommendations of the Advisory Committee on Immunization Practices. *MMWR Morb Mort Wkly Rep*. 2015;64:300–304.

Wodi AP, Ault K, Hunter P, et al. Advisory Committee on Immunization Practices Recommended Immunization Schedule for Children and Adolescents Aged 18 Years or Younger—United States, 2021. *MMWR Morb Mortal Wkly Rep*. 2021;70:189–196. http://dx.doi.org/10.15585/mmwr.mm7006a1

Schillie S, Harris A, Link-Gelles R, et al. Recommendations of the Advisory Committee on Immunization Practices for use of a hepatitis B vaccine with a novel adjuvant. *MMWR Morb Mortal Wkly Rep*. 2018;67:455–458. https://doi.org/10.15585/mmwr.mm6715a5

Section 16

旅行・レクリエーション

114 旅行者へのアドバイス

■著：Henry M. Wu, Jessica K. Fairley
■訳：小山泰司

ビジネス，旅行，研究，救援活動など理由にかかわらず，多くの人々が世界中を旅している。2015年，世界観光機関(World Tourism Organization)は海外旅行者数が12億人にのぼると推計した。旅行に関連した健康問題は一般的であり，特に低所得国への旅行で旅行者は頻繁に健康問題を自己申告し，多くの旅行者は旅行中や帰国後に医療ケア先を探したことがある。医療者は旅行中の疾病と外傷のリスクを最小限にする決定的な役割を担う。

一般的なアプローチ

渡航関連予防接種とマラリア予防は旅行前相談の基礎である一方で，慢性的な健康問題を管理するうえでの助言，食事や水の衛生管理，身体の安全，そして媒介感染症の回避もまた重要である。外傷や慢性疾患の増悪のような非感染症による合併症と死亡が，旅行者が最も一般的に遭遇する健康問題である。主な検討項目としては以下のようなものがある。

- 既存の医学的状態，現在の服薬内容，アレルギー
- 旅行計画：旅行の詳細，滞在期間，国の滞在順など
- 旅行の目的，宿泊施設，活動
- 以前の予防接種歴と旅行計画から推奨される予防接種
- 予防と自己治療用の薬剤：マラリア予防，旅行者下痢症の治療，高山病など

特に医学的に複雑な旅行者，低所得国への旅行者，そして旅行ごとに特徴的なワクチンが適応となる場合は，旅行健康問題の専門家への紹介を考慮すべきである。一般的に，ワクチンで完全な免疫応答が引き出されるには10〜14日を要し，そして，いくつかは初回接種シリーズ完遂のために複数回接種が必要であるため，旅行者は理想的には出発の4〜6週間前にトラベルクリニックで評価を受けるべきである。しかしながら，それが不可能な旅行者も散見され，場合によっては渡航直前の場合もある。

既存の内科的疾患

すべての年齢で健康状態にかかわらず海外旅行はますます一般的になっており，そのなかには感染症や外傷のリスクがある内科的疾患をもつ人々も含まれる。基礎疾患の増悪は，合併症の一般的な原因である。さらに，基礎疾患をもつ人々は，旅行者下痢症やインフルエンザ，マラリアを含む感染症による合併症のリスクが増加する。現在の服薬内容と旅行に関連した薬物やワクチンとの薬剤相互作用や併用禁忌について確認すべきである。免疫不全状態では，一般的に生ワクチンの接種は禁忌である。妊娠は特にマラリア流行地域への渡航は挑戦である。妊娠は重症化のリスク因子であり，一部の一般的に使われる予防内服ができないためである。妊娠はまた，他の旅行中に感染しうる感染症の重症合併症のリスクであり，その感染症には，E型肝炎，トキソプラズマ症，ジカウイルス感染症が含まれる。また，旅行者の身体能力が渡航地の環境に耐えられるかも考慮すべきである。たとえば，高地，不整地，商業用飛行を含んだ旅行でさえ一部の人々には適していない。旅行のリスクが明らかであるとき，必須ではない旅行はしないよう助言することが重要である。

旅行計画と目的

旅行計画の評価は，これから遭遇することになる特定の感染症，環境(標高や気候など)，公共の安全に関するリスクを判断するために重要である。国ごとの健康アドバイスや予防接種の推奨，マラリア予防の推奨は，米国疾病対策センター(Centers for Disease Control and Prevention：CDC)の旅行者健康情報サイト(Travelers' Health)やその他のオンライン情報源で確認可能である(Box 114.1)。ほとんどの推奨ワクチンは入国に必要ないが，国によっては，個別に黄熱病やポリオの予防接種を義務づけている場合がある。マラリア予防内服の処方を行うときの旅行時期と期間も重要である(「199章　マラリア」参照)。

旅行の目的，宿泊施設，行う可能性のある活動は，個別助言を行う際に必須の検討項目である。一般的に，観光や商用旅行は短

Box 114.1

旅行時の健康アドバイスに関する情報

1. 米国疾病対策センター(CDC)の旅行者の健康に関するウェブサイト。国別予防接種とマラリア予防推奨，さらに渡航医学や保険プロバイダーの検索に役立つリンクが掲載されている。"Health Information for International Travel 2018(海外渡航のための健康情報 2018)"もオンラインで入手できる。ウェブサイト：www.cdc.gov/travel
2. 米国国務省(US Department of State)。最新の渡航勧告や警報，米国人旅行者向けの国別アドバイスを提供。ウェブサイト：www.travel.state.gov
3. 国際渡航者医療支援協会(IAMAT)。渡航者の健康に関するアドバイス，国別の推奨事項，国際的なクリニックのリストなどを提供する非営利団体。ウェブサイト：www.iamat.org
4. 国際旅行医学会(ISTM)。旅行健康アドバイザーの協会で，*Journal of Travel Medicine* の発行元。旅行診療所のリストを提供。ウェブサイト：www.istm.org

期間で，主要都市を訪れてよい宿泊施設に多く滞在する。その一方で長期旅行者(宣教師，救援活動，海外駐在員，学生など)は，滞在期間中に健康問題が起こる可能性が高い場所で宿泊し，そして多くの場合に現地の人と近い宿泊施設や食習慣を採用する。同様に，出身国の友人や親戚を訪れる移民(visiting friends and relatives in their countries of origin：VFR)は，多くは旅行地ではない場所に旅をし，そして現地の住生活を採用する。しかしながら，多くのVFRは旅行医学へのアクセスへの障壁があるか，出身国を訪問する際にマラリア予防内服とワクチンの重要性を認識していない。

商用，観光，探検を目的とする旅行者の通常の活動はそれぞれ大きく異なり，それぞれ最も起こる可能性の高い感染症，外傷，曝露について助言を受けるべきである。たとえば，ウガンダのナイル川での急流川下りや東アフリカのリフトバレー湖群での潜水など，アフリカ旅行で人気のある淡水での活動は住血吸虫症を起こしうる。田舎への旅行や動物との直接的な接触は，ワクチンで予防可能な疾患〔たとえば，狂犬病や日本脳炎(Japanese encephalitis：JE)〕およびワクチンでは予防できない疾患(たとえば，鳥インフルエンザやアフリカマダニ刺症)のリスク因子となりうる。

旅行者は，ヒト免疫不全ウイルス(human immunodeficiency virus：HIV)，B型肝炎，C型肝炎のような血液や体液関連感染症が居住地よりも旅行先で流行していることを認識すべきであり，防護のない性交渉や経皮曝露(刺青やピアス)を避けるというアドバイスが，型どおりながらも賢明なものであることに気づくべきである。すべての旅行者は医療ケアを受ける際，特に安全ではない注射が行われている地域であったり検査されていない血液製剤が使われていたりする場合は，血液関連感染症に遭遇するリスクがある。医療者(たとえば，医事伝道や医事修練など)は，経皮的な体液曝露が起きた際に信頼できるHIVの曝露後予防のために信頼できる薬剤を利用できるかどうか調べておくよう助言すべきである。

予防接種

旅行前のアドバイスを行うときに，定期予防接種のほか，その旅行で推奨または必要とされる予防接種を確認することは重要である。旅行者は定期予防接種の免疫を最新のものとすべきである(「113章　予防接種」参照)。米国では，ポリオや髄膜炎菌などのいくつかの予防接種は小児や青年にルーチンに行われているが，特定の地域に旅行する成人には追加接種が推奨される。また，麻疹とA型肝炎は米国で小児のルーチンの予防接種である。しかしながら，多くの成人は不十分な接種である。その一方で，米国とヨーロッパでは，黄熱，腸チフス，コレラ，日本脳炎の予防接種はほぼ例外なく海外旅行者に制限される。結核に対する予防接種であるBCG(bacille Calmette Guérin)はほとんど適応とならない。表114.1に，旅行やその日程で特に重要な予防接種を記載している。

必要な場合を除き，一般的に予防接種は疾患のリスクに基づいて推奨される。特定の感染症のリスクは，1つの国のなかでも地域ごとに大きく異なり，さらには活動，宿泊施設，食習慣によっても異なる。旅行期間もまた，時間と共に増加する感染のリスクを考慮するのに重要であり，日本脳炎やB型肝炎，狂犬病などいくつかの予防接種は長期旅行者にとって優先度が高いものである。

ほとんどのワクチンは同時に別の部位に接種可能であり，複数の予防接種をするときには同時接種が必要となることが多い。しかしながら，生ウイルスのワクチン〔すなわち，MMR(measles, mumps, and rubella：麻疹，ムンプス，風疹)，水痘，黄熱，経鼻弱毒生インフルエンザワクチン〕の免疫応答は，30日以内に他の生ウイルスワクチンを接種すると減弱する可能性がある。それゆえに，生ウイルスワクチンは同時または少なくとも30日あけて接種すべきである。

インフルエンザ

多くの旅行者や医療者は旅行前のインフルエンザ予防接種の重要性について認識不足だが，インフルエンザは旅行者でみられるワクチンで予防できる疾病のなかで最も一般的なものであり，予防接種は生後6か月以上のすべての旅行者に推奨される。インフルエンザは熱帯では年中，南半球では5～11月にみられる。これらの理由から，米国ではワクチンの有効期限(通常，その年の5～6月)まで，すべての旅行者に推奨される。南半球のワクチンは米国では入手できない。

A型肝炎と免疫グロブリン

A型肝炎は旅行者において最も一般的なワクチンで予防できる感染症の1つである。田舎や冒険的な食志向でリスクが高いが，多くの旅行関連症例は典型的な観光旅行で起きており，すべての旅行者でA型肝炎ワクチンは強く推奨される。現在，この予防接種は米国のすべての小児において2回接種で定期化されているが，多くの成人は接種したことがない。定期接種のため，A型肝炎ワクチンの初回接種の最低年齢は生後12か月である。しかしながら，高リスク地域を旅行する生後6～11か月の乳児は，1回の接種，そして12か月以降の2回の通常接種シリーズの再接種を受けるかもしれない。A型肝炎ワクチンが利用できるようになる前は，免疫グロブリンが予防に使用されていた。免疫グロブリンはすぐに旅行者を防御できるが，防御期間は短く，入手は制限される。今でも免疫グロブリンは，生後6か月未満またはワクチン禁忌症例に推奨されている。また免疫グロブリンは，40歳を超える旅行者，慢性肝疾患，免疫不全において，旅行が差し迫っている場合(2週間未満)に最適な予防のためワクチンと共に接種される。

B型肝炎

B型肝炎ワクチンは現在の米国ではすべての幼児，小児，青年に推奨されているが，多くの成人は接種を受けていない。旅行者では，B型肝炎ワクチンは一般的に，医療者のように曝露のリスクが高い者，不特定多数との性交渉を行う者，有病率が高い国への長期渡航者に行われる。しかしながら，途上国に行くすべての旅行者は，安全でない注射手技や不適切に検査された血液製剤投与の可能性があるために，医療ケアを探す際には潜在的にリスクがある。通常，6か月以上の期間で3回接種で投与される組替え型B型肝炎ワクチンに加えて，新しいB型肝炎ワクチン(HepB-CpG)は現在米国で入手可能である。HepB-CpGは1か月の間隔

表 114.1
海外渡航時の予防接種

ワクチン	成人用量	有効期間
生ワクチン		
黄熱	1回皮下注(0.5 mL)，渡航 10日前	ほとんどの人で生涯有効(例外は本文参照)[訳注]
腸チフス	腸溶カプセル1個を食事の1時間前に冷たい水分と共に内服[a]。隔日，4回投与	5年ごとに追加接種
コレラ	医療ケア状況における1回経口または注射	3か月(追加接種推奨の長期データはない)
不活化ワクチン		
腸チフス	1回筋注(0.5 mL)	2年ごとに追加接種
狂犬病曝露前	3回筋注(1.0 mL/回) 初回接種後，2回目は7日目，3回目は21または28日目	ほとんどの旅行者には追加接種は推奨されない
髄膜炎菌(4価 A/C/Y/W-135)	1回筋注(0.5 mL)	5年ごとに追加接種[b]
日本脳炎，不活化ベロ細胞培養由来	2回筋注(0.5 mL/回) 2回目は初回接種の7〜28日後	1年の追加接種推奨。初回接種後の2年以上あけた追加接種の効果データはなく，その後の追加接種が必要である
A型肝炎	2回接種 HAVRIX®：初回接種後，2回目は6〜12か月後 VAQTA®：初回接種後，2回目は6〜18か月後	おそらく生涯有効
受動免疫		
A型肝炎に対する予防としての免疫グロブリン[c]	渡航1か月以下：0.1 mL/kg，2か月以下：0.2 mL/kg(2か月以上：0.2 mL/kg，2か月ごと)	

a マラリア予防としての doxycycline を含め，抗菌薬内服中には内服してはならない。
b メッカ巡礼の参加者は3年以内かつ到着の10日以上前の予防接種が必要。
c 麻疹または水痘の予防接種の少なくとも3か月前に投与する。
[訳注：黄熱ワクチン証明は，2014年に10年ごと接種による証明から生涯有効へと変更となった]

をあけて，2回接種される。この2回接種シリーズ組替え型B型肝炎ワクチンの初回と2回のワクチン接種スケジュールを検討する際，出発まぎわの旅行者にとって好まれるかもしれない。A型肝炎とB型肝炎の混合ワクチンは米国で入手可能であり，また，短期間接種スケジュールが認められている(初回接種後，2回目は7日目，3回目は21〜30日目)。短期間接種スケジュールを行った際は，長期免疫を得るために1年後に追加接種を行うべきである。

麻疹，おたふくかぜ(ムンプス)，風疹，水痘

麻疹はヨーロッパを含む世界の多くの地域における罹患と死亡の主要な原因であり続けており，不十分なワクチンカバーによる例が最近増加している。麻疹は非常に感染性があり，旅行者が麻疹に対する免疫を有していることの確認は，麻疹に罹患しやすい人がいる地域に麻疹が持ち込まれることによるアウトブレイクを防ぐため，非常に重要である。ムンプスと風疹は旅行者の健康への害は少ないが，共に重篤な合併症を起こしうる。海外旅行者にとってMMRワクチンの2回接種は，免疫の血清学的結果，既往歴，1957年以前の出生にかかわらず，禁忌がない者に推奨される。注目すべきことに，1〜4歳の小児は1回しかMMRを接種していないかもしれない。彼らには旅行前に2回目の接種が推奨され(可能な限り初回接種から少なくとも4週間あけて)，そして追加接種は不要である。1歳以下の小児では，予防接種は生後6〜12か月で行われ，かつ海外旅行の際には接種が推奨される。生後12か月以降の2回接種は，この条件下に今でも推奨されている。MMRV4種混合ワクチン(麻疹，ムンプス，風疹，水痘)は，米国では1歳未満の小児では承認されていないが，必要であれば使用することが可能である。

水痘の予防接種は免疫がない人に健康上のリスクを呈する。海外旅行者は免疫の証明書をもつべきであり，それは次のものがある：年齢に適した予防接種(1〜4歳での1回の水痘ワクチンの接種と4歳以降の2回目接種)，水痘または帯状疱疹の既往歴，免疫の血清学的証拠，または1980年以前の出生(医療者，妊婦，免疫不全者における基準ではない)。

腸チフス

Salmonella enterica serotype Typhi(チフス菌)はアフリカ，アジア，中南米の多くの国で流行しているが，腸チフスは旅行者には一般的ではない。しかしながら，その感染の重大な性質と忍容性のよいワクチンが手に入ることから，Ty21a経口カプセル生ワクチンまたは不活化注射ワクチンが流行地域への旅行者に考慮される。免疫不全の旅行者は不活化ワクチンを接種すべきである。通常の観光経路から外れたり，冒険的な食事をするのはリスクが高い一方で，途上国に長期間滞在したり頻回に短期間滞在する旅行者もまたリスクが高い。ワクチン接種者は，ワクチンには50〜80%の効果しかないことを知るべきであり，*S. enterica* serotype Paratyphi（パラチフス菌）による腸チフスは予防できない。それゆえに，腸チフスの予防をワクチンのみに頼ることはできない。

コレラ

Vibrio cholerae O 群 1 型または 139 型によって引き起こされる重症な下痢症であるコレラは，アフリカ，南アジア，東南アジアの多くの国において流行している。また，2010 年にハイチにおいて大規模コレラの流行が始まり，この疾患は現在もイスパニョーラ島で流行している。主に，伝播は自然に発生した *V. cholerae* が入った水，または感染者の便が混和した水を飲むことにより発生する。また，伝播は流行期にヒトからヒトへ起こる。主に旅行者のリスクは，流行地域や蔓延地域への旅行，そして安全な食事と水の衛生が実践されないこと，コレラ患者との密な接触である。低胃酸分泌や血液型 O 型の人は重症コレラのリスクである。

1 回経口内服の弱毒生コレラワクチン（CVD 103-HgR）は，18～64 歳の成人への使用に米国で 2016 年に承認された。研究では，ワクチン接種後 3 か月のワクチン効果は 80％であることが証明された。同時または直近の抗菌薬や chloroquine の使用は，CVD 103-HGR に対する免疫反応を減弱しうる。安全な食事をし，水分，手指衛生推奨を遵守する旅行者はコレラ感染のリスクは特に低いが，活動性のコレラ伝播の地域に旅行する旅行者にワクチン接種は考慮され，特に安全な食事と水分にアクセスがない人，重症化リスクのある人，発症時に治療のアクセスがない人には考慮される。また，コレラ流行地や蔓延地域の医療従事者はワクチン接種が考慮されうる。免疫不全者や妊婦における CVD 103-HgR の安全性と有効性は確立していない。また，再ワクチンの必要性と安全性についての推奨のデータは入手できない。小児における研究は進行中である。

ポリオ

幼児や小児は旅行前に定期のポリオ予防接種を行うべきである。接種間隔は出発前に免疫を最適化するために短縮されうる。ポリオが常在する地域または流行地域に渡航する 18 歳以上の成人で，これまでに 1 回も予防接種したことがなければ，接種を完了すべきである。迅速接種のスケジュールの詳細は，CDC の国際渡航の健康情報（Box 114.1）にある。さらに，用心のため，ポリオが常在または流行する国に渡航する場合には，小児期の定期接種を完了しているすべての成人もまた，不活化ポリオワクチンの追加接種を 1 回受けるべきである。1 回追加接種は，流行地域と国土を接している一部の国において医療現場や難民キャンプ，その他の人道援助の現場で活動する成人にも推奨されうる。ポリオの影響がある国に 4 週間以上滞在する長期旅行者は，流行国から出発する 1～12 か月以内のポリオ予防接種の最新の証明を要求されるかもしれない。各国の最新の推奨を知るためには，CDC の旅行者健康情報サイトを参照するとよい（Box 114.1）。経口ポリオワクチンはもはや米国では手に入らない。

破傷風，ジフテリア，百日咳

すべての旅行者は，破傷風，ジフテリア，百日咳の予防接種をルーチンに更新すべきである。ジフテリアは米国と西ヨーロッパ以外の国々では流行し続けている。百日咳は米国を含め世界中でますます認識されている。以前に破傷風・ジフテリア・無細胞百日咳ワクチン（tetanus/diphtheria/acellular pertussis vaccine：Tdap）を接種したことがない成人の旅行者は，最後の Td（diphtheria toxoid）追加接種からの期間にかかわらず，Tdap を 1 回接種すべきである。

黄熱

黄熱は熱帯アフリカや南アフリカで蚊によって伝染するウイルス疾患である。旅行者にはまれであるが，死亡率が高いため，流行地域に渡航する人には予防接種が推奨される。いくつかの国は黄熱ワクチンの接種を入国要件としており，すべての入国者にワクチン接種を証明する文書を要求していたり，あるいは流行国からの入国者にのみワクチン接種を必須としていたりする。国ごとの入国要件（CDC の旅行者健康情報サイトや大使館で入手可能）は海外旅行者それぞれが確認すべきである。米国では，認可された黄熱ワクチン診療所でのみ接種が可能である（CDC の旅行者健康情報サイトを参照，Box 114.1）。

ワクチン接種は国際ワクチン接種または予防証明書（International Certificate of Vaccination or Prophylaxis：ICVP，すなわち「イエローカード」）に記録され，接種 10 日後から有効である。以前の推奨である 10 年ごとの追加接種は修正され，現在は 10 年目の追加接種は初回接種を妊娠中に受けた女性，黄熱ワクチン接種後に骨髄移植を受けた人（十分にワクチン接種に免疫が保たれている場合），最終接種時に HIV 感染している人，黄熱の高リスクになりうる人に推奨されている。2016 年に，世界保健総会にて国際保健規則（International Health Regulations）が改正され，黄熱病の予防接種証明書は生涯有効になった（入国目的）。この改正は，新規または既存の証明書に適用される。

黄熱ワクチンは生ウイルスワクチンであり，生後 6 か月未満の小児と，胸腺異常や免疫不全のある人〔後天性免疫不全症候群（acquired immunodeficiency syndrome：AIDS）や，免疫抑制剤あるいは免疫調節薬を臓器移植，悪性腫瘍，自己免疫疾患，その他の疾患に使用している場合〕には禁忌である。生後 6～9 か月，60 歳以上，妊婦，授乳中の女性，AIDS ではない HIV 感染者に対してのワクチン接種は注意が必要である。黄熱ワクチン接種後，黄熱に似た熱性多臓器障害や，まれに脳炎や自己免疫性神経疾患が報告されている。重症副反応は 10 万接種につき 3.8 例の頻度で起きるが，それらは 60 歳以上の接種で起こりやすい。入国拒否や入国時の罰則（または予防接種）を避けるために，入国にワクチン証明書を必要とする国に渡航する接種禁忌者は，到着に際して ICVP および医師のレターヘッドが記載されたワクチン免除証明書を持参すべきである。

髄膜炎菌（*Neisseria meningitidis*）

4 価髄膜炎菌ワクチンは，髄膜炎菌血清型 A，C，Y と W-135 を防ぐ。米国では，青少年やその他の感染リスクが高い人に対して定期接種が推奨されている。乾季（12 月～6 月）にアフリカの「髄膜炎ベルト地帯」を含む流行地域に渡航する旅行者は感染リスクが高いと考えられる。また，メッカの巡礼への参加者に対して，サウジアラビア政府はワクチン接種証明書を要求している。

日本脳炎

1973〜2015年にかけて，非流行地域からの旅行者において，79例の日本脳炎が報告されている。日本脳炎の感染は，アジアのなかの温帯地域で夏〜秋，亜熱帯や熱帯地域で雨季または通年で起こる。日本脳炎は夜間に吸血するイエカ属(*Culex*)によって伝播し，特に田舎の米作や養豚地域で起こる。症候性感染の最大30%が致死的であり，生存者の30〜50%が神経学的後遺症を残す。短期間の都市部への旅行者は最小のリスクであるが，田舎に長く滞在する旅行者は現地の人々と同様に感染リスクがある。それゆえに，田舎に何泊もする旅行者や長期駐在員は特にワクチンの接種を考慮すべきである。不活化ベロ細胞培養ワクチン(Ixiaro®)は，米国において生後2か月以上に承認されている。ワクチンは2回を28日あけて接種する(または，18〜65歳の成人は7〜28日間隔)。

狂犬病

狂犬病の曝露前予防接種の決定は，渡航する国の狂犬病流行状況，曝露リスク，滞在期間，曝露後予防製剤の供給を含むさまざまな根拠に基づいてなされるべきである。狂犬病は感染した哺乳類の唾液を介して伝播し，典型的には咬傷によるが，咬傷でない曝露でも粘膜や開放創を通じて起こる。すべての旅行者は，野生の凶暴な哺乳類のほか，ワクチンを接種されていない飼いイヌや飼いネコとの接触も避けるべきである。小児は動物に咬まれるリスクが高く，曝露を報告しない可能性がある。すべての可能性のある曝露はすぐに石鹸と水で洗浄すべきであり，曝露後予防適応があれば，ただちに医療施設を探す。曝露前予防接種を受けた人は，曝露後の狂犬病免疫グロブリンの接種は必要ないが，ワクチンの追加接種は必要である。そのため，すべての旅行者は曝露後の緊急ケアを受ける施設を探すことについて助言を受けるべきである。

その他のアドバイス

マラリア予防

マラリア感染は免疫がない旅行者にとって多大なリスクなので，マラリア予防薬の処方は，旅行前相談の重要な部分である。詳細は「199章　マラリア」参照。

食事と水の衛生

旅行者下痢症やその他の食事や水由来の消化管感染症を予防するためには，途上国に旅行している間，食事や飲料の選択に注意する必要がある。よく調理され温かい状態の食事が最も安全である。旅行者が洗って皮をむいた果物は安全である。生のサラダ，サルサ，果物全体を食するのは危険である。市販のボトル詰め炭酸飲料水，アルコール，温かい紅茶やコーヒーは一般的に安全である。水道水の使用は一般的に安全ではなく(国ごとの推奨事項については，www.cdc.gov/travel参照)，煮沸された水，ボトル詰めの水(信頼できるもの)，きちんと消毒された水を使用すべきである。一般的に氷は処理されていない水道水でつくられている。牛乳や乳製品は，低温殺菌するか，調理するか，または食するのを避けるべきである。旅行者下痢症の治療と予防の詳細は「119章　旅行者下痢症」参照。

高山病

急性高山病(acute mountain sickenss：AMS)は急速に8,000フィート(2,500 m)以上高度が上がることで起こりうる。症状は，頭痛，倦怠感，嘔気，食欲不振である。通常，症状は1〜3日で順応するか，下山することで改善する。しかしながら，さらに高度が上がると(たとえば登山)，症状が遷延したり，高地脳浮腫(high–altitude cerebral edema：HACE)や高地肺水腫(high–altitude pulmonary edema：HAPE)のリスクが高くなる。たとえば，ペルーのクスコのような多くの有名な高地には直接飛行機で到着するので，これらの地域を訪れる旅行者は，特にAMSのリスクが高いかもしれない。AMSへの感受性は予知できない。それゆえに，これらの地域を訪れる旅行者には，acetazolamideのような予防薬を考慮すべきである。

外傷

事故は海外旅行者の死亡の約半分の原因である。これには交通事故，溺死，その他の屋外活動による外傷が含まれている。途上国では交通法規，道路の質，消防規則，その他の保安規定が一般的に通常より悪いか存在しないことを旅行者は認識すべきである。特にアルコールは旅行関連外傷のリスク因子であり，旅行中は通常より多く飲酒することがよくある。強盗，性的暴行，殺人などの犯罪は世界中で問題となっている。政情不安の国や社会不安の真っ只中にある国では，旅行者は特に危険である。米国務省(US State Department)は渡航に際した注意喚起や国別安全情報を更新して配信している(www.travel.state.gov)。

時差ぼけ

一般的に複数の時間帯をまたぐ旅行は，体内時計を現地時間に合わせるために睡眠を混乱させ，時間帯をまたぐごとに約1日必要である。適切な水分補給，到着後の休息，睡眠薬の賢明な使用は，調節や症状の管理の助けとなる。明るい光への曝露は体内時計をリセットする。東に向かう旅行では早朝に，西に向かう旅行では夕方に，明るい光を浴びることを旅行者に推奨する。メラトニンは時差ぼけに補助的になりうる。しかし，米国内ではサプリメントとしてみなされており，米国食品医薬品局(US Food and Drug Administration：FDA)によって規制されていない。

昆虫の回避

虫除け，蚊帳，permethrinで処理された服など，蚊やその他の節足動物の回避策は，特にデング熱やマラリアとジカウイルス感染症を含むその他の節足動物媒介感染症の流行地域では重要である。「199章　マラリア」のなかの昆虫の回避の推奨を参照。

旅行者向け健康キット

旅行者向け健康装備は重要であり，処方薬，市販薬(鎮痛・解熱薬，止痢薬，制吐薬，抗ヒスタミン薬，虫刺症や皮疹に対する局所薬など)，電子体温計，経口補水液，応急処置用品などがある。旅行者は航空会社の警備規定で所持品が制限されていることを予測しておかなければならない。いくつかの市販薬や処方薬は海外でより厳しい規制の対象となることがある(たとえば，diphenhydramineはザンビアでは規制物質と考えられている)。処方薬は，患者の名前と処方医の情報と共に元の梱包に入れて持ち運ぶのが最もよい。医学的状態と処方（一般名と用量）が記載された医師の文書を携帯するよう助言する。

健康保険と移送保険

渡航中に緊急の医療ケアが必要となった際に，旅行者は入手可能な最も質のよい医療ケアを探すアドバイスを受けるべきである。海外における信頼できるケア提供者をみつけるためのオンライン情報源は非常に役に立つ（Box 114.1）。旅行者は，海外で受けた医療ケアは通常の健康保険ではカバーされない場合があることを知っておくべきであり，補助的保険に加入しておくほうが賢明だろう。さらに，一般的に航空移送は健康保険ではカバーされず，ケアの標準が非常に低い国に旅行する場合に，旅行者は移送保険に加入することを考慮すべきである。

文献

Centers for Disease Control and Prevention (CDC). *Health information for international travel 2018*. Atlanta, GA: U.S. Department of Health and Human Services, Public Health Service; 2017.

Keystone JS, Kozarsky PE, Connor BA, Nothdurft HD, Freedman DO, Mendelson M, Leder K, eds. *Travel medicine*. Edinburgh: Elsevier Ltd.; 2019.

16

115 帰国後の発熱

■著：Alimuddin Zumla
■訳：小山泰司

一般的な考え方

発熱は，休日やビジネス，海外駐在から帰ってきた海外旅行者で頻度の高い問題である。2018年はビジネスや観光のために10億を超える人が海外へ旅をした。熱帯の国への旅行者の半数が旅行中または旅行後に体調を悪化させた。広い範囲の感染症や寄生虫疾患が発熱の原因となり，そのいくつかは早期に発見して治療を行わなければ致死的である。たとえば，熱帯熱マラリア（*Plasmodium falciparum*）は医学的に緊急を要する疾患であり，迅速な診断と治療を必要とする。すべての患者で，マラリア，ウイルス性出血熱，デング熱，そして抗菌薬耐性尿路，消化管，呼吸器感染症のリスクを評価しなければならない。

渡航者の発熱は特に旅行と関連していないかもしれないし，感冒やウイルス性咽頭炎，副鼻腔炎，インフルエンザ（A / B），新型コロナウイルス感染症（coronavirus disease 2019：COVID-19），細菌性肺炎，中耳炎，尿路感染などのような一般的な原因と関連していることがある。本章の主題は，西洋諸国で働く医師にとっては見慣れない，旅行の間に獲得しうる「輸入」疾患に関連した発熱である（Box 115.1）。先進国と途上国の間の旅行の量と速度が大幅に増加するのに伴い，米国やヨーロッパ，その他の先進国の医師はますます輸入感染症を診察する機会が増えている。

旅行者の発熱の慎重な評価は，旅行の詳細，全身の診察，的を射た検査を含まなければならない。帰国者の発熱における臨床的マネジメントの要点は以下のとおりである。

1. 包括的な病歴
   a. 症状，発症日，症状の持続期間・進行・変化。症状の原因となっている臓器を突き止める。
   b. 渡航歴：目的地，宿泊場所の種類，受けていた予防，活動（例：試合の観戦，キャンプ，牧場，洞窟，湖 / 川での水泳，性行為，薬物乱用，調理していない / 火が十分に通っていない食事，水），咬傷（虫，蚊，ツエツエバエ，マダニ，ノミ，シラミ，ダニ，動物，その他）
2. すべての系統の身体診察
   探すべき臨床所見：皮疹（斑状丘疹，点状出血，斑状出血），皮膚病変（黒色痂皮，虫刺痕，結節性紅斑，排膿，丹毒），リンパ節腫脹，肝腫大，脾腫，黄疸，喘鳴，ラ音，捻髪音，関節や筋肉の病変，項部硬直，羞明，結膜炎，神経学的徴候，出血痕
3. 緊急検査項目
   a. 血算
   b. マラリア迅速検査を含んだ，厚層と薄層の血液塗抹
   c. 血液培養
   d. 尿培養と尿試験紙法（潜血，蛋白，糖）
   e. 便：細菌，ウイルス，寄生虫（虫卵，嚢虫，原虫）
   f. 血液生化学検査〔C反応性蛋白（C-reactive protein：

Box 115.1

旅行者における熱帯熱の原因

より一般的
世界中で起こる感染症（感冒，副鼻腔炎，上気道感染，尿路感染など）
マラリア
腸チフス，パラチフス
非定型肺炎，急性呼吸器感染症（細菌性，ウイルス性肺炎）
肝炎（A型肝炎，B型肝炎）
Rickettsia（リケッチア）感染症
アルボウイルス感染症〔デング，チクングニア，黄熱，西部ウマ脳炎（WEE），東部ウマ脳炎（EEE）など〕
細菌性下痢または赤痢
ウイルス性胃腸炎
原虫性下痢症（ジアルジア症，アメーバ症）
アメーバ性肝膿瘍
性感染症
やや一般的ではない
アフリカ・トリパノソーマ症
結核
ヒト免疫不全ウイルス（HIV）
ブルセラ症
レプトスピラ症
ヒストプラズマ症
非典型な肺炎（レジオネラ症，肺ヒストプラズマ症，オウム病）
急性住血吸虫症（片山熱）
フィラリア症
薬剤熱
まれ
内臓リーシュマニア症（カラ・アザール）
皮膚リーシュマニア症
ライム病
回帰熱（ボレリア症）
類鼻疽
中東呼吸器症候群（Middle East respiratory syndrome：MERS）コロナウイルス（MERS-CoV）
ウイルス性出血熱（エボラ，黄熱，クリミア・コンゴ出血熱）
熱帯性肺好酸球増加症
皮膚幼虫移行症
感染性心内膜炎
真菌感染症（ヒストプラズマ症，クリプトコッカス症）
非感染症（悪性腫瘍，自己免疫疾患）

CRP)，尿素窒素，電解質，クレアチニン，肝機能〕
g. 胸部レントゲン検査
h. 致死的な疾患が疑われる場合の臨床検体からの特異的ポリメラーゼ連鎖反応(polymerase chain reaction：PCR)：例：アルボウイルス，ウイルス性出血熱(viral hemorrhagic fever：VHF)，中東呼吸器症候群(MERS)コロナウイルス

4. 遷延する発熱におけるその他の検査
a. 血清学的検査：細菌，ウイルス，真菌，スピロヘータ(ペア血清のために血清保存)
b. 骨髄やリンパ節の穿刺吸引：もし，局所症状なく熱が遷延していれば，顕鏡と培養が必要かもしれない。
c. 追加画像検査：CT，ポジトロン放出断層撮影(positron emission tomography：PET)，PET / CT

旅行者における最も一般的な熱帯の熱性疾患は，マラリア，腸チフス，肝炎，アメーバ性肝膿瘍，*Rickettsia* 感染症，そしてアルボウイルス感染症である。

マラリア

マラリアは熱帯からの帰国者の発熱のなかで最も重要な死に至りうる原因である。それゆえに，マラリア流行地域から帰国したすべての旅行者の発熱はマラリアの評価をしなければならない。それは，マラリアの予防内服を適切に受けていてもである。マラリア予防内服では完全に予防できない。

Plasmodium falciparum によるマラリアはほぼすべての例は帰国後4週間以内に発熱を呈するが，マラリア流行地域を離れて数か月後に症状を認めることもある。三日熱マラリア(*P. vivax*)や卵形マラリア(*P. ovale*)は，肝臓内ヒプノゾイト(休眠体)の潜伏によって曝露後3年まで起こりうる。四日熱マラリア(*Plasmodium malariae*)は旅行者の発熱ではまれな種類であるが，肝臓に潜伏しないが初感染より1年～最大20年で症状が出現することがある。典型的な症状は，高熱，ふるえ，悪寒，発汗，頭痛，筋肉痛である。流行地域での生まれつきの免疫(自然免疫)のような免疫状態やマラリア予防薬内服によって症状は是正または隠されうる。重症熱帯熱マラリアは，脳マラリアや腎不全，重症溶血，呼吸窮迫症候群(acute respiratory distress syndrome：ARDS)のような致死的合併症が急速に起こる。

診断は，適切に準備し，注意して検査した Giemsa 染色の厚層塗抹と薄層塗抹による。塗抹顕鏡検査の1回陰性ではマラリアを除外できない。塗抹は6時間間隔で少なくとも24時間は反復すべきである。現在，迅速マラリア抗原検査が実施可能である。マラリア特有の予防と治療は，「199章　マラリア」に記載されている。

腸チフス，パラチフス

腸チフスとパラチフスは，原因菌の有病率が高い地域で汚染された食事と水から感染しうる。腸チフスのワクチンは接種者の70%しか防御できない。腸チフスは流行地域から帰国した旅行者が発熱，頭痛，腹痛，下痢，咳を訴えていれば疑うべきである。症状は帰国後数週経つまで起こらないことがある。診断は，血液，便，尿の培養陽性で証明される。凝集試験(Widal 反応)は感度と特異度が乏しく推奨されない。*Salmonella typhi* 抗原に対する免疫グロブリン(immunoglobulin：Ig)M 抗体を検出する新しい迅速血清学的検査が実施可能である。血液と骨髄の培養は症状出現後1週間以内が最も診断能が高く，尿と便培養は1週間以降に陽性になる。世界の *S. typhi* は，フルオロキノロン系薬を含む複数の抗菌薬に耐性をもつ。治療の詳細については「148章 *Salmonella*(サルモネラ)」を参照。

肝炎

A 型肝炎の予防接種や免疫グロブリンの投与を受けていない途上国への旅行者は，広く汚染された水や食事から A 型肝炎に感染するリスクがかなり高い。E 型肝炎はまれに南アジアや他の地域で感染する。そして，肝炎のこのタイプは免疫グロブリンで予防できないかもしれない。通常，B 型肝炎は性行為から感染し，旅行者ではまれである。急性肝炎の黄疸出現前の時期は，発熱，悪寒，筋肉痛，倦怠感が起こり，これらの症状はマラリアやその他の熱帯の急性の発熱と似る。肝炎の血清学的検査で感染の種類を確認できるが，これらの検査が陰性の場合には，サイトメガロウイルスや伝染性単核球症〔EB ウイルス(Epstein-Barr virus：EBV)〕を考えるべきである。

アメーバ性肝膿瘍

急性下痢症の期間は通常，アメーバ性肝膿瘍に先立つ。帰国者の発熱と右上腹部痛はこの感染症を疑うべきである。便は10～15%しか *Entamoeba histolytica* が陽性にならない。肝臓の超音波検査や CT 検査で陰影欠損を認め，アメーバの血清学的検査で感染が証明される。穿刺吸引は診断や治療にほとんど必要ない。metronidazole 750 mg 1日3回，10日間投与によって非常に早く臨床的改善がみられる。その後，paromomycin(アメパロモ®) 500 mg 1日3回，7日間投与のような腸管内除菌を行う。

Rickettsia 感染症

マダニ媒介チフスは西・東・南アフリカや地中海沿岸地方で感染しうる。感染は典型的には，マダニに咬まれた部分の黒色痂皮(eschar)で始まる。発熱，悪寒，頭痛，そして2～3日以内にびまん性丘疹が起こる。旅行者では，発疹チフス，ツツガムシ病，発疹熱，Q 熱は，よりまれな感染症である。診断は，特定の *Rickettsia* の病原体に対する間接蛍光抗体法，または黒色痂皮や皮膚病変の PCR によってなされる。tetracycline は非常に効果があり，一般的に治療反応は速い。doxycycline 200 mg の単回投与は適切であるかもしれないが，5～7日間の 100 mg 1日2回投与がいくつかの *Rickettsia* では必要になりうる。

ウイルス熱

デング熱が最も一般的な輸入アルボウイルス感染症であり，流行は多くの熱帯地方，特にアジア，アフリカ，インド亜大陸であ

16

る。症状は，発熱，倦怠感，頭痛，体幹と骨の痛み，そして眼痛である。典型的には，びまん性の皮疹が3〜5日目に他の症状が弱まるにつれて出現する。チクングニアウイルスは蚊媒介感染症であり，デング熱と類似した症状を呈するが，深部の骨痛よりむしろ強い関節痛を起こす点で異なる。最近のインド洋の島々におけるチクングニア熱の流行は，ヨーロッパ，北米，そしてアジアの一部への数々の輸入例につながった。日本脳炎は極東の農村部に行く旅行者のまれな感染症である。多数の他のまれな急性ウイルス疾患が流行国から輸入されており，それは西アフリカや中央アフリカからの致死的なラッサ熱やマールブルグ熱ウイルスを含む。診断は通常，血清学的であり，特異的な治療はなく，対応は一般的に対症療法である(「181章　デング熱」，「193章　ウイルス性出血熱」を参照)。

旅行者でまれな熱性疾患

アフリカ・**トリパノソーマ症**は米国人旅行者においては一般的でないが，東アフリカへの旅行者から報告されたことがある。短期滞在であれ，東アフリカや中央アフリカの自然動物保護区への旅行者はツェツェバエの咬傷に対して用心すべきである。帰国後4週間までに，咬まれた部位でのトリパノソーマの下疳，発熱，一過性の皮疹，頭痛，嗜眠のような症状が出現したら，旅行者は曝露したことを医師に伝えるべきである(「201章　トリパノソーマ症とリーシュマニア症」を参照)。

結核(薬剤感受性，耐性共に)は世界中の脅威であり続けている。発熱，咳，肺疾患を疑う胸部レントゲン所見があるすべての帰国者は結核のスクリーニングを受けるべきである。旅行前後のインターフェロンγ放出アッセイ(interferon-gamma release assay：IGRA)によるスクリーニングが推奨される。

ブルセラ症は汚染された生のヒツジやウシの乳，そしてソフトチーズから感染する。臨床症状は，発熱，悪寒，発汗，体の痛み，頭痛，単関節炎，体重減少，倦怠感，抑うつである。診断は血液培養または特異的な凝集試験によってなされる。治療はtetracyclineと，streptomycinまたはrifampicinの併用である。

レプトスピラ症は熱帯地方では一般的であるが，旅行者はほとんど感染しない。感染した動物との直接または間接的な接触(汚染された水など)から感染する。ウォータースポーツや探検旅行のようなレクリエーション活動は，この感染症の重要なリスク因子である。ほとんどの感染は無症状か軽症である。初期の症状は，間欠の高熱，悪寒，頭痛，筋肉痛，嘔気，嘔吐である。10%以下の患者で黄疸を認める。診断は通常，血清学的に行われる。ペニシリン系薬やtetracyclineによる早期治療が通常効果的である。

世界中でみられる疾患である**ヒストプラズマ症**は，中南米への旅行者でまれにみられる。コウモリの糞で汚染された洞窟への訪問者は特に危険である。発熱と肺疾患，まれに播種性疾患を伴った帰国者では，ヒストプラズマ症を考慮すべきである。ketoconazoleまたはitraconazoleによる3〜6週間の治療が効果的である。

内臓**リーシュマニア症**(カラ・アザール)は，地中海沿岸地方を回るヨーロッパからの旅行者では感染するが，米国人旅行者では非常にまれである。症状は，発熱，肝脾腫，消耗である。診断は，肝臓，脾臓，骨髄の生検検体での*Leishmania*原虫の証明，またはPCRによる原虫のDNAの検出によって診断される。5価アンチモニー合剤〔sodium stiboglucamate(Pentostam®)やmeglumine antimoniate(Glucantime®)〕が第1選択薬である。第2選択薬はamphotericin B，pentamidineである。

古典的に森林訪問中のマダニ咬傷に関連するものは，欧米における**ライム病**であり，世界の他の地域でも起こりうる。特にハイカーは流行地域でのマダニ咬傷に用心すべきである。

回帰熱は*Borrelia*属のスピロヘータによって起こる。元々の風土病としてはシラミ媒介で起こり，マダニが媒介し，広がっていく。後者の形式は米国西部に存在し，米国内で西部から東部へ戻った人でみつかっている。回帰熱の輸入例はまれであるが，西アフリカ，スペイン，中米で感染した例がある。診断は，血液の厚層塗抹または薄層塗抹のGiemsa染色によるスピロヘータの検出によってなされる。治療はtetracyclineで行う。

旅行者の**レジオネラ症**は，1976年にフィラデルフィアで最初に報告されて以来，起こり続けている。多くの症例は，ヨーロッパの内外共に船旅，ホテル，そして航空機に関連している。感染は汚染された空調システム，ジャグジー，プールから起こる。疑い例の診断は，培養，セロコンバージョン，尿中抗原によってなされる一方，レジオネラ症の臨床マネジメントの柱は市中肺炎や*Legionella*属に対する迅速なエンピリックな(経験的)治療であり，azithromycinやlevofloxacin，テトラサイクリン系薬による*Legionella*属に有効な抗菌薬が用いられる。

類鼻疽は元々東南アジアの風土病であり，散発的にその他の地域で起こる。輸入例は主として東南アジアからの難民や帰国軍人でみられ，たまに観光旅行者にもみられる。無症候型が最も一般的であるが，急性肺炎型や菌血症型も起こりうる。慢性型もまたさまざまな臓器に起こりうる。これらの病型は何年もの間休眠しうる。そして，劇症化する可能性がある。東南アジアの田舎から帰国した人に肺炎症状があれば類鼻疽の可能性を考える。診断は特別な培養法か血清学的検査によってなされる。最も効果的な治療はceftazidimeかimipenemかmeropenemの静注である。経口治療にはtrimethoprim-sulfamethoxazole(ST合剤)かdoxycyclineを使う。

ヒト免疫不全ウイルス(human immunodeficiency virus：HIV)感染症は，全世界共通で，性交渉や輸血，汚染された針やシリンジの接触が特に危険である。使い捨て製品が入手できない地域へ旅行する場合，注射が必要な旅行者は使い捨てのシリンジや針をたくさん持って行くべきである。HIVの血清学的スクリーニング検査は，これらの曝露があったすべての旅行者に対して行われるべきである。曝露後予防(postexposure prophylaxis：PEP)として，抗HIV薬をHIV曝露後可能な限り早く内服する。

ほとんどのウイルス性や細菌性の下痢，アメーバ赤痢，たまに*Giardia lamblia*による下痢は，間欠性の下痢，嘔気，頭痛，倦怠感を呈することがよくあり，また下痢に数時間〜数日先行して発熱を起こすこともある。急性住血吸虫症，急性肝蛭症，急性バンクロフト糸状虫症は，まれに旅行者の発熱の原因となる。

旅行関連感染症の予防や治療で使われる薬剤それ自体が熱の原因になりうる。これらにはtrimethoprim-sulfamethoxazole(ST合剤)やpyrimethamine-sulfadoxine(Fansidar®)(マラリアの治療に使用）などのサルファ剤がある。quinineやdoxycyclineはまれに熱の原因になることがある。海外で入手する薬剤は，しばしば合剤で処方箋がなくてもよいものが多いが，謎の発熱が起こりうる。旅行者の発熱の原因が未診断の際には，すべての必要ではない薬剤を中止する価値がある。

発熱を伴ったいくつかの疾患は旅行中に起こりうる一方で，帰国から数日，数週，場合によっては数年してから起こる疾患もある。それゆえに，すべての患者で旅行歴はルーチンの病歴聴取に含めなければならない。さらに，臨床医はある種の感染症の公衆衛生的意味合いを考慮すべきであり〔薬剤耐性結核，インフルエンザ，麻疹，ウイルス性出血熱，より新規のウイルスの脅威（MERSコロナウイルスとH7N9インフルエンザウイルス）〕，そして自国の適切な保健機関に通知すべきである。

文献

Centers for Disease Control and Prevention (CDC). 2018. Travelers' health. https://wwwnc.cdc.gov/travel/?s_cid=cs_458

Centers for Disease Control and Prevention. Health information for international travel 2018: The yellow book. https://wwwnc.cdc.gov/travel/page/yellowbook-home

Ellis J, Hearn P, Johnston V. Assessment of returning travelers with fever. *Medicine*. 2017;46(1):2–9.

Fink D. Fever in the returning traveler. BMJ. 2018:360:j5773.

Hospital for Tropical Diseases, London, www.thehtd.org; https://www.uclh.nhs.uk/OurServices/OurHospitals/UCH/htd/Pages/Tropicaldiseaseswalkinclinic.aspx

Leder K, Torresi J, Libman MD, et al. GeoSentinel surveillance network. GeoSentinel surveillance of illness in returned travelers, 2007–2011. *Ann Intern Med*. 2013;158(6):456–468.

Promed. Home page. http://www.promedmail.org/

Public Health England. Home page. https://www.gov.uk/government/organisations/public-health-england

Ross AG, Olds GR, Cripps AW, Farrar JJ, McManus DP. Enteropathogens and chronic illness in returning travelers. *N Engl J Med*. 2013;368(19):1817–1825. doi:10.1056/NEJMra1207777.

Ryan ET, Hill DR, Solomon T, Endy TP, Aronson N. *Hunter's tropical medicine and emerging Infectious Disease*, 10th ed. Amsterdam: Elsevier; 2019.

Schmitt BH, Rosenblatt JE, Pritt BS. Laboratory diagnosis of tropical infections. *Infect Dis Clin North Am*. 2012;26(2):513–554.

Spencer H, Ustianowski A, Farooq H. Assessment of fever in the returning traveller. *Br J Hosp Med (Lond)*. 2018 Oct 2;79(10):560–566.

Thwaites GE, Day NP. Approach to fever in the returning traveler. *N Engl J Med*. 2017;376:548.

Travax. Home page. http://www.travax.nhs.uk/

United Kingdom. Office for National Statistics. Travel trends. https://www.ons.gov.uk/peoplepopulationandcommunity/leisureandtourism/articles/traveltrends/2015

Weaver SC, Charlier C, Vasilakis N, Lecuit M. Zika, chikungunya, and other emerging vector-borne viral diseases. *Annu Rev Med*. 2018 Jan 29;69:395–408.

Wilder-Smith A, Boggild AK. Sentinel surveillance in travel medicine: Twenty years of GeoSentinel Publications (1999–2018). *J Travel Med*. 2018 Dec 3. doi:10.1093/jtm/tay139.

World Health Organization. International travel and health. 2018. https://www.who.int/ith/en/

World Tourism Organization (UNWTO). Home page. http://www2.unwto.org/annual-reports

116　動物由来全身感染症

■著：David J. Weber, Jonathan J. Juliano, William A. Rutala
■訳：小山泰司

イントロダクション

人獣共通感染症は，脊椎動物とヒトの間で伝播する疾患と感染症と定義される。現在200以上の人獣共通感染症が確認されており，新興感染症の75%がこの範疇に収まる。人獣共通感染症は，咬傷やひっかき傷，直接接触，エアロゾル，節足動物，食物や水の汚染を通じてヒトに伝播しうる。現在，人獣共通感染症の影響が増加しているのには多くの理由がある。都市部でさえも動物との接触頻度は増え続けている。特に子どもたちにとって，ペットは人獣共通感染症の主な宿主と原因である。2011〜2012年，米国の世帯の62%，約7,290万世帯でペットを所有していた。その39%がイヌ，33%がネコ，5%がペットの鳥類，そして4%が爬虫類であった。所有されている動物の総数は，イヌが7,800万匹，ネコが8,600万匹，鳥類が1,600万羽，爬虫類が460万匹であった。その他の一般的なペットは，魚類，ウサギ，ハムスター，スナネズミ，マウス，そしてウマなどの家畜である。

人獣共通感染症の出現に大きな影響を与えている最近の要因は，野生動物の生息地へのヒトの侵入，野生動物の取り引きと移動，外来種のペットの所有，ふれあい動物園，自然保護観察旅行である。重症急性呼吸器症候群(severe acute respiratory syndrome：SARS)，ウエストナイルウイルス，サル痘の北米における流行は，先進国における人獣共通感染症の出現における野生動物と外来種のペットの役割を実証している。狩猟やキャンプ，ハイキングのような従来の余暇の過ごし方はますます一般的になり，野生動物や節足動物，時には汚染された水と密接な接触をする機会が増えてきている。家畜や畜産物への職業的曝露，特に専門業務における曝露は，今でも人獣共通感染症が伝播する主な原因である。

上記の理由のすべてのため，医師，獣医，そして公衆衛生の専門家が人獣共通感染症の認識と制御において協力することはますます重要である。米国疾病対策センター(Centers for Disease Control and Prevention：CDC)は，国際獣疫事務局(World Organization for Animal Health：OIE)のCollaborating Center for Emerging and Re-emerging Zoonosesとなり，現在は"*Emerging Infectious Disease* 誌"のすべてで人獣共通感染症を扱っている。人獣共通感染症の制御の鍵は，これらの疾患の診断と報告をする鋭い目をもった臨床医にある。そして，本章の目的はこれらの取り組みを支えることである。

臨床的アプローチ

人獣共通感染症はさまざまなグループの微生物によって起こる。人獣共通感染症の病原体によって引き起こされる症候も同様にさまざまである。それゆえに，人獣共通感染症の分類は臨床医にとって難しい。疾患は病原体の由来や動物宿主，動物からヒトへの伝播の形態，宿主の地理的範囲，または臨床症候(たとえば，全身疾患か感染臓器特異的か)によって分類される。多くの人獣共通感染症は比較的まれではあるが，それらを多くの臨床症候の鑑別診断に含めなければならない。通常の病歴聴取や身体診察を行った後に原因が明らかではない感染症の症状を認めるすべての患者に対しては，人獣共通感染症を評価するための質問をすべきである。第1に，臨床医は患者にペットへの曝露について問うべきであり，そしてイヌ，ネコ，鳥類，魚，爬虫類，げっ歯類を所有しているか，あるいはそれらと最近接触したか聞くべきである。もし接触していれば，咬傷やひっかき傷の病歴を聞くべきである。第2に，ウマ，ブタ，ウシ，家禽(例：ニワトリや七面鳥)などの家畜(ペットと同様に)への曝露を患者に問うべきである。臨床医は曝露の量や程度を判断すべきである。第3に，狩猟や釣り，ハイキングやキャンプのような余暇の過ごし方について聞くべきである。臨床医は，詰め物や動物の皮剥，川や湖の水の飲用，そしてマダニなどの節足動物による咬傷のような，特定の動物との接触を評価すべきである(「117章　ダニ媒介疾患」も参照)。第4に，臨床医は地理的に限定された人獣共通感染症に曝露するリスクを判断するために，慎重に渡航歴を聞くべきである。特に，患者が狂犬病の流行地域を訪れている間に動物により咬まれたり引っ掻かれたりしたかを確認することが重要である。狂犬病の潜伏期間は数年に及ぶこともあるので，イヌまたは他の狂犬病宿主の可能性がある動物に咬まれたり引っ掻かれた人に対しては，曝露後予防を考慮すべきである。一般的に，特定の人獣共通感染症の評価は曝露の可能性に基づく(表116.1)。

動物による全身感染症の可能性がある場合のアプローチについて，以降，簡単にまとめた。より詳細な情報は，それぞれの章または本章の終わりに掲載した文献を参照のこと。

動物咬傷またはひっかき傷による人獣共通感染症

動物咬傷のうち，イヌ咬傷は70〜90%，ネコ咬傷は3〜15%を占める。野生動物による咬傷は，全咬傷のうち1%未満である。穿通性イヌ咬傷による感染率は約3〜12%である。ネコ咬傷はより

表 116.1
動物由来感染症

疾患	リスクのある人々[a]	鳥類，家禽	ネコ，イヌ	家畜	魚，爬虫類[b]，水	ウサギ	げっ歯類[c]	節足動物	野生動物
ウイルス性									
鳥インフルエンザ(H5N)	Ⅰ，Ⅴ，Ⅵ	+++							
ウシ丘疹性口内炎	Ⅰ，Ⅱ			+					
カリフォルニア脳炎	Ⅲ，農村部							+++	
コロラドダニ熱	Ⅲ							+++	
東部ウマ脳炎	Ⅲ，一般人							+++	
ハンタウイルス肺症候群	Ⅰ，Ⅲ，一般人						+++		
Bウイルス(*Herpesvirus simiae*)	Ⅳ，Ⅴ								マカク属のサル
リンパ球性脈絡髄膜炎	Ⅲ，Ⅳ，Ⅴ，一般人						+++		
搾乳者小節(milker nodule：偽牛痘)	Ⅰ，Ⅱ			+					
ニューカッスル病	Ⅰ，Ⅱ，Ⅳ，Ⅴ	++							
オルフ(伝染性膿疱性皮膚炎)	Ⅰ，Ⅱ			+					
ポワッサン脳炎	Ⅰ，Ⅲ，一般人							+++	
狂犬病	Ⅲ，Ⅵ，一般人		++	+					+++
ロタウイルス	Ⅰ，Ⅲ，Ⅳ，一般人			++					
SARS-coV	Ⅰ，Ⅱ，Ⅳ，Ⅴ								+
セントルイス脳炎	Ⅰ，Ⅲ，一般人							+++	
ベネズエラウマ脳炎	Ⅰ，Ⅲ，一般人							+++	
西部ウマ脳炎	Ⅰ，Ⅲ，一般人							+++	
黄熱	Ⅲ，Ⅵ							+++	
細菌性									
Aeromonas 感染症	Ⅲ，Ⅳ，Ⅷ，一般人				+++				
炭疽(羊毛選別者病)	Ⅰ，Ⅱ，Ⅳ，Ⅹ		+	+++					
ブルセラ症	Ⅰ，Ⅱ，Ⅲ，Ⅴ		+	+++					

(次ページへ続く)

表 116.1（続き）

疾患	リスクのある人々[a]	鳥類，家禽	ネコ，イヌ	家畜	魚，爬虫類[b]，水	ウサギ	げっ歯類[c]	節足動物	野生動物
カンピロバクター症	Ⅰ，Ⅱ，Ⅲ，Ⅳ	+	++	+++	++		++		
Capnocytophaga canimorsus 菌血症	Ⅲ，Ⅳ，Ⅸ，一般人		+++						
ネコひっかき病	Ⅲ，Ⅳ，Ⅸ，一般人		+++						
Edwardsiella tarda 感染症	Ⅳ，Ⅷ				++				
エールリキア症	Ⅰ，Ⅲ，Ⅳ，Ⅵ，Ⅸ，一般人							+++	
類丹毒	Ⅰ，Ⅱ，Ⅲ，Ⅷ	++	+	+	++		++		
レプトスピラ症	Ⅰ，Ⅲ，Ⅳ，Ⅴ	++	+	++	+		++		
リステリア症	Ⅸ，一般人	+	+	+++		+			
ライム病	Ⅰ，Ⅲ，Ⅳ，Ⅵ，一般人							+++	+
発疹熱	Ⅰ，Ⅲ，Ⅵ						（媒介）	+++	
抗酸菌症（*M. marinum*）	Ⅷ				+++				
パスツレラ症	Ⅲ，Ⅳ，一般人	+++	+++			++			++
ペスト	Ⅲ，Ⅳ，Ⅴ，Ⅶ，Ⅹ		+				++		
Plesiomonas 感染症	Ⅷ				+++				
オウム病	Ⅰ，Ⅱ，Ⅲ，Ⅳ，Ⅴ，Ⅵ	+++							
Q 熱	Ⅰ，Ⅱ，Ⅴ		++	+++					++
鼠咬症	Ⅰ，Ⅲ，Ⅳ						++		
回帰熱	Ⅰ，Ⅲ，Ⅳ							+++	（媒介）
Rhodococcus 感染症	Ⅰ，Ⅱ，Ⅳ			++					
ロッキー山紅斑熱	Ⅰ，Ⅲ，Ⅳ，Ⅸ，一般人		（媒介）					+++	
サルモネラ症	Ⅰ，Ⅱ，Ⅲ，Ⅳ，Ⅷ，Ⅸ	+++	+	+++	+++	+++	+++	+	+++
黄色ブドウ球菌感染症	Ⅰ，Ⅱ，Ⅳ，Ⅴ，Ⅸ		+	++					
A 群溶連菌感染症	Ⅰ，Ⅱ，Ⅳ，一般人		+	+					
結核	Ⅰ，Ⅴ，Ⅸ	+	+			+			
野兎病	Ⅰ，Ⅲ，Ⅳ，Ⅹ		++	++		+++	++	+++	++

表 116.1（続き）

疾患	リスクのある人々[a]	鳥類，家禽	ネコ，イヌ	家畜	魚，爬虫類[b]，水	ウサギ	げっ歯類[c]	節足動物	野生動物
ビブリオ症	Ⅲ，Ⅶ					++			
Vibrio vulnificus 感染症	Ⅷ，Ⅸ					+++			
エルシニア症	Ⅰ，Ⅱ，Ⅲ，Ⅳ，Ⅷ	+	+	++	+	++	++		
真菌性									
白癬	Ⅰ，Ⅱ，Ⅲ，Ⅳ，Ⅴ，Ⅵ		++						
寄生虫性									
バベシア症	Ⅲ，Ⅳ，Ⅸ							+++	
クリプトスポリジウム症	Ⅰ，Ⅱ，Ⅲ，Ⅳ，Ⅵ，Ⅸ	+	++	+++	++	+	+		
嚢虫症	一般人		++						
瓜実条虫症	Ⅳ		++						
イヌ糸状虫症	Ⅲ		（媒介）					+++	
エキノコッカス症	Ⅰ		+	++					
ジアルジア症	Ⅰ，Ⅲ，Ⅳ	+			++		+		+++
トキソカラ症	Ⅳ		++						
トキソプラズマ症	Ⅳ，Ⅸ		+++	+					
旋毛虫症	一般人			+					++

SARS-coV＝重症急性呼吸器症候群コロナウイルス
+＝まれな感染源，++＝時々感染源となる，+++＝一般的な感染源。（媒介）＝動物により直接は拡散しないが，常にベクターにより拡散される。
a リスクのある人々の分類：
　グループⅠ（農業）：農家およびその他の家畜やその製品と密接に接触する人々。
　グループⅡ（動物製品の加工・製造）：屠殺場，動物製品やその副産物の加工場のすべての人々。
　グループⅢ（林業，屋外）：職業上または休養で野生動物の生息地に頻繁に出入りする人々。
　グループⅣ（余暇）：都市環境でペットや野生動物と接触する人々。
　グループⅤ（診療所，研究所）：患者の治療を行う医療従事者，および検査技師を含む検体や死体や臓器を取り扱う医療従事者。
　グループⅥ（疫学）：屋外研究を行う公衆衛生専門家。
　グループⅦ（緊急）：大災害の被災者，難民，一時的に密集地や非常にストレスの多い環境で生活をする人々。
　グループⅧ（漁師）：魚を捕獲したり，さばく人々，または水に関連したレクリエーション活動をする人々。
　グループⅨ（免疫不全）：免疫不全，がん化学療法，臓器移植，免疫抑制療法，肝臓や腎臓疾患による免疫不全者。
　グループⅩ（災害対応や公務）：バイオテロリズム（バイオテロ）の可能性がある病原体。
b 爬虫類にはトカゲ，ヘビ，カメが含まれる。
c げっ歯類にはハムスター，マウス，ラットが含まれる。

感染しやすい。ほとんどのイヌ・ネコ咬傷は四肢に起こる。男性は女性よりイヌに咬まれやすい。一方で，ネコ咬傷とひっかき傷は女性に多い。イヌ咬傷の発生率が最も高いのは5〜9歳の小児であり，現在ネコ咬傷・ひっかき傷の発生率が最も高いのは75歳以上の成人である。げっ歯類による咬傷の約1%が感染を起こす。

動物咬傷後の感染症はさまざまな細菌叢によって引き起こされるが，ある程度一般化できる。ネコ咬傷後に感染症を起こす最も一般的な病原体は *Pasteurella multocida* であり（「23章　動物咬傷とヒト咬傷」を参照），*Streptococcus pyogenes* によるものに似た，一般的に急速に進行する蜂窩織炎をもたらす。たまに敗血症を起こし，特に免疫不全患者において起こる。*Streptobacillus moniliformis* と *Spirillum minus* という鼠咬症の原因は，ラットやマウス，スナネズミを含むいくつかの小さなげっ歯類によって伝播する。どちらの微生物も全身症状を引き起こす。*Aeromonas hydrophila* による感染症は，淡水域や汽水域で受けた咬傷，ヘビやワニのような水生生物による咬傷に続いて起こる。全身毒性を伴った捻髪音のする蜂窩織炎へ進行する重症局所感染症が起こりうる。野兎病の多くの例がウサギを取り扱った後に起こるが，感染は動物による咬傷またはひっかき傷によって伝播し，特にペットのネコによる(そのほかにコヨーテ，ブタ，リスが含まれる)。*Capnocytophaga canimorsus* はイヌ咬傷に強く関連したまれな全身感染症である。50%以上の患者は感染を起こす前にイヌ咬傷を受けているが，イヌによるひっかき傷，ネコによる咬傷とひっかき傷，野生動物との接触による感染も報告されている。文献で報告されている患者の約80%は素因となる状態があり，最も一般的なのは脾臓摘出(脾摘)である。その他の素因となる疾患は，Hodgkin リンパ腫，外傷，特発性血小板減少性紫斑病，アルコール依存症，ステロイド治療，そして慢性肺疾患である。アザラシ，セイウチ，クジラによる咬傷は海洋性の *Mycoplasma* を伝播しうる。*Erysipelothrix rhusiopathiae*(豚丹毒菌)は主にブタにより伝播するが，ヒツジ，ウマ，ウシ，ニワトリ，カニ，魚，イヌ，ネコでも認められる。類丹毒といった局所感染症は通常，これらの動物を取り扱う業務の際に受けた咬傷や外傷による職業的曝露で引き起こされることがある。それゆえに，屠殺場労働者，食肉処理業者，漁師，農家，獣医は，*E. rhusiopathiae* による感染症のリスクがある。菌血症や感染性心内膜炎は局所感染の結果である。

節足動物咬傷による人獣共通感染症

環境の変化により，節足動物が媒介する人獣共通感染症の発生率は近年劇的に上昇した。これらの疾患のうち最も重要なものはマダニが媒介するもので，ロッキー山紅斑熱(Rocky Mountain spotted fever：RMSF)，ライム病，エールリキア症，アナプラズマ症が含まれる。RMSF は *Rickettsia*(リケッチア)である *Rickettsia rickettsii* によって起こり，米国で起きる最も重症な *Rickettsia* 感染症である。この疾患は急性の発熱，倦怠感，頭痛，悪寒，そして，ほとんどの例では斑状丘疹を特徴とする。RMSF の皮疹は，典型的には3〜5日目に出現するが，5〜15%の患者では認められない。最初は斑状丘疹で，四肢から始まり，よく手首や足首周囲にみられる。皮疹が進行するにつれて，求心性に体幹に広がり，特徴的に手掌や足底にもみられる。進行するにつれて，より明白になり，かつ点状出血がみられ，そして，まれに皮膚壊死や壊疽に進行する。RMSF は治療しなければ死亡率が13〜25%である。ライム病は1992年から報告されるようになり，その年には約1万例が報告されている。2011年には，ライム病の約24,000例の確定例，そして，9,000例の疑い例が米国で報告された。ライム病は遊走性紅斑(erythema migrans：EM)と呼ばれる独特な円形の紅斑が特徴的である。遊走性紅斑は，中心は正常で拡大する環状斑であり，一般的には，腋窩，大腿，鼠径部にみられる。色はピンク色から紫色までさまざまである。遊走性紅斑は4週間まで続くことがあり，感染第2期の間に繰り返すことがある。エールリキア症は *Ehrlichia chaffeensis*, *E. ewingii*，そして *E. muris*-like によるマダニ媒介感染症であり，発熱，頭痛，倦怠感，筋肉痛，嘔気 / 嘔吐 / 下痢，そして，結膜充血と皮疹(小児の最大60%，成人の30%以下)を特徴とする。死亡率1.8%の重篤な疾患である。アナプラズマ症は *Anaplasma phagocytophilum* によるマダニ媒介感染症である。症状はエールリキア症に似るが，皮疹はまれである。

蚊媒介人獣共通感染症は一般的で，世界の多くの地域で重要であるが，米国内ではさほどでもない。米国で最も一般的なのはウエストナイルウイルスである。感染の大多数は無症候性か軽症であるが，感染者150人のうち1人が脳炎に進行する。独特な症状は上行性麻痺(「ウエストナイルポリオ」)である。その他の米国で起きる蚊媒介人獣共通感染症は，西部ウマ脳炎(western equine encephalitis：WEE)，東部ウマ脳炎(eastern equine encephalitis：EEE)，セントルイス脳炎，ラクロス脳炎である。東部ウマ脳炎以外，これらの病原体による症状は一般的に軽症であるが，まれに免疫不全患者で重篤な脳炎を起こす。東部ウマ脳炎はまれであるが，死亡率は約33%である。

Yersinia pestis によって引き起こされるペストは，米国の西半分の野生げっ歯類が持ち続けており，ネズミノミによって媒介される。*Francisella tularensis* によって引き起こされる野兎病は米国全土で発生しており，マダニやメクラアブ，その他の虫によって媒介される。野兎病の保菌者には，ウサギやハタネズミ，アナグマなどもいる。ペストと野兎病はどちらも，局所的な皮膚や軟部組織の感染症，そして重篤な全身疾患を引き起こす可能性がある。

吸入によって感染する人獣共通感染症

市中肺炎は一般的な疾患であるが，肺炎のうち少数例は人獣共通感染症の病原体が原因である。人獣共通感染症による下気道感染症は一般的に「非定型」肺炎を起こし，*Legionella* 属や *Mycoplasma pneumoniae* や *Chlamydia pneumoniae* による感染症と間違われる。家で罹患する人獣共通感染症は，*P. multocida* 感染(ネコやイヌ)，オウム病(鳥類)，Q熱(出産間近から出産時のネコ)がある。米国内での狩猟やハイキングは，ブルセラ症(家畜)，ペスト(げっ歯類，ジリス，プレーリードッグ)，Q熱(家畜，ネコ)，野兎病(ウサギ)，そして，RMSF(マダニ)を伝染させる動物との接触をもたらしうる。シンノンブレウイルス(Sin Nombre virus：SNV)によるハンタウイルス心肺症候群は，感染したげっ歯類からの排泄物のエアロゾルの吸入によって生じ，発熱や頭痛，筋肉痛，そして約40%の死亡率を伴う呼吸不全を特徴とする。2012年には，ヨセミテ国立公園を訪れた人々にアウトブレイクを起こした。皮革のような動物製品の加工に従事する人はブルセラ症や炭疽のリスクにさらされている。

ほとんどの人獣共通感染症による肺炎はヒト－ヒト感染しない。しかしながら，鳥インフルエンザ(H5N1型)，*Coxiella burnetii*(Q熱)，*Mycobacterium bovis*, *Y. pestis*(ペスト)ではヒト－ヒト感染が報告されている。鳥インフルエンザ(H5N1型)と肺ペストは潜在的に深刻な院内病原体であり，これらの疾患の患者には隔離予防が行われるべきである。呼吸器経路で感染するいくつかの人獣共通感染症の病原体は，バイオテロリズムに用いられる可能性があり，炭疽，ブルセラ症，ペスト，Q熱，野兎病が含まれる。伝播率と世界的な移住のため，人獣共通感染症の肺炎は大陸をまたいで重大な流行を起こす可能性がある。2003年に起こったSARSの世界的流行は，新しいコロナウイルス〔重症急性呼吸器症候群コロナウイルス(SARS-coV)〕が原因であった。分子疫学研究により，このウイルスはジャコウネコから伝播し，最終的な保菌動物はコウモリであったと示唆されている。2009年に変異型H1N1の三重交雑体(ヒト，鳥類，ブタ)がインフルエンザの世界的流行につながった。

摂取によって感染する人獣共通感染症

摂取によって感染する人獣共通感染症は，世界中で最も一般的な感染症である。主な種類は発熱とけいれん性腹痛(abdominal cramps)を伴った細菌性下痢症である。*Campylobacter* は最も一般的な病原体であり，通常は鳥類の腸管に存在する。鳥類はまた，*Salmonella* の一次保菌動物であるが，多くの爬虫類や哺乳類にも認められる。*Escherichia coli*(大腸菌)O157：H7 の主な保菌動物はウシや類似の有蹄類である。大腸菌 O157：H7 感染により起こりうる病態の1つとして，溶血と腎不全を伴った溶血性尿毒症症候群(hemolytic-uremic syndrome：HUS)があり，これは特に小児と高齢者で起こりやすい。ブルセラ症とリステリア症は，米国でますます重要となっている細菌性の食事由来人獣共通感染症であり，低温殺菌されていない乳製品の摂取後に全身発熱性症状を引き起こす。妊婦は重症リステリア症のリスクが高い。

汚染された水で伝播する人獣共通感染症もある。最も一般的な疾患はクリプトスポリジウム症であり，米国全土で飲用水や水関連のレクリエーション活動を介して広がっている寄生虫感染症である。クリプトスポリジウム症は一般的に，自然治癒する軽症の下痢症を引き起こす。またジアルジア症も，一般的かつ軽症の下痢症を引き起こす，寄生虫による水由来の人獣共通感染症である。レプトスピラ症は一般的に汚染された水を通じて伝播する。米国では一般的ではないが，散発性の流行を起こしている。ほとんどの症例で発熱がみられ，進行すると重症の肝・腎・神経症状を呈することがある。レプトスピラ症の保菌動物は，げっ歯類，ウシ，ブタ，そして小さい哺乳類(例：アライグマ，オポッサム)である。

人獣共通感染症による全身感染症

多くの人獣共通感染症は重篤な全身症状を引き起こす。患者が特定の臓器症状を発症していれば，可能性の高い病原体を絞り込むことができる。初回の病歴聴取や身体診察で局所症状のない発熱患者で考慮する疾患は，*Aeromonas* 菌血症，バベシア症，ブルセラ症，*C. canimorsus* 菌血症，エールリキア症，ネコひっかき病，レプトスピラ症，リステリア症，ペスト，Q熱，鼠咬症，回帰熱，ロッキー山紅斑熱とその他の *Rickettsia* 感染症，サルモネラ症，野兎病，そしてウイルス性出血熱である。

人獣共通感染症は皮膚病変を伴うことがある。全身の斑状丘疹は，ネコひっかき病，コロラドダニ熱，エールリキア症，レプトスピラ症，リンパ球性脈絡髄膜炎，オウム病，ロッキー山紅斑熱やその他の *Rickettsia* 感染症(Q熱と塹壕熱は例外)，*Spirillum minus* による鼠咬症，回帰熱，サルモネラ症でみられる。人獣共通感染症に関連したほとんどの皮疹が非特異的であり，重要な臨床的意義はない。皮膚捻髪音や壊疽病変は，*Aeromonas*，*C. canimorsus*，*Vibrio vulnificus* や関連した病原体に合併することがある。点状出血や紫斑はウイルス性出血熱(例：デング熱，黄熱，エボラ出血熱，ラッサ熱)，ロッキー山紅斑熱，*Rickettsia prowazekii* 感染症，*Streptobacillus moniliformis* による鼠咬症，回帰熱，*C. canimorsus* 菌血症に伴って起こる。局所の黒色痂皮は，*Rickettsia conorii*，*R. australis*，*R. sibirica*，*R. akari*，*R. tsutsugamushi* にしばしば伴う。リンパ管炎を伴うかどうかにかかわらず，局所の皮膚病変が，ネコひっかき病，*Spirillum minus* による鼠咬症，野兎病に伴うことがある。

16

文献

Acha PN, Szyfres B. *Zoonoses and Communicable Diseases Common to Man and Animals, 3rd edn. Scientific Publication No. 580.* Washington, DC: Pan American Health Organization; 2003.

Al-Dabbagh M, Dobson S. Infectious hazards from pets and domestic animals. *Adv Exp Med Biol.* 2011;697:261–272.

Chomel BB, Sun B. Zoonoses in the bedroom. *Emerg Infect Dis.* 2011;17:167–172.

Colville JL, Berryhill DL. *Handbook of Zoonoses: Identification and Prevention.* St. Louis, MO: Mosby Inc; 2007.

Esch KJ, Petersen CA. Transmission and epidemiology of zoonotic protozoal diseases of companion animals. *Clin Microbiol Rev.* 2013;26:58–85.

Kilpatrick AM, Randolf SE. Drivers, dynamics, and control of emerging vector-borne zoonotic diseases. *Lancet.* 2012;380:1946–1955.

Lieberman JM. North American zoonoses. *Pediatr Ann.* 2009;38:193–198.

Rabinowitz PM, Conti LA. *Human-Animal Medicine: Clinical Approaches To Zoonoses, Toxicants and Other Shared Health Risks.* Maryland Heights, MO: Saunders; 2010.

Weinberg AN, Weber DJ. Animal-associated human infections. *Infect Dis Clin North Am.* 1991;5:1–6.

117 ダニ媒介疾患

■著：Steven C. Buckingham
■訳：小山泰司

マダニは多くの細菌，寄生虫，ウイルスをヒトに伝播し，そしていくつかの属の分泌物はアレルギー反応や麻痺を引き起こす。本章は北米で流行しているダニ媒介感染症の概要を解説し，疫学や治療と予防に関して一般原則を議論することが狙いである。それぞれの感染症の詳細は，それぞれの章を参照のこと。

疫学

ダニ媒介感染症は，マダニが最も活動的になる春や夏によく起こるが，寒い季節にも同様に報告がある。ダニ媒介感染症に罹患した患者は最近のダニ咬傷を思い出し，全員ではないが多くが発症前2〜4週間以内に農村部や森林地帯で過ごしたことを報告する。しかしながら，いくつかの理由で患者は最近のダニ曝露に気づいていない。ダニ咬傷は通常，無痛であり，マダニは髪や衣服で隠れた部分に付着することがある。そして，幼生や幼虫の段階では非常に小さいが感染症を伝播する能力がある。ダニ媒介感染症は都市部でも報告され，流行地域では自宅の裏庭のみの屋外曝露でも報告されている。それゆえに，ダニ咬傷の病歴や屋外曝露は診断上の有用な手掛かりであるが，それがないからといって決してダニ媒介疾患の可能性を除外することはできない。

臨床医は診断推定のためにダニ媒介感染症の疫学について理解しなければならない。ダニ媒介感染症の地理的分布は，媒介するダニの分布と一致する(表117.1)。それゆえに，患者の居住地と旅行歴は，ダニ媒介感染症の可能性が高いか低いかを判断する鍵となる。

臨床症状

多くのダニ媒介感染症は非特異的な徴候や症状を引き起こし，それはウイルス症候群で観察されるものと類似している(例：発熱，倦怠感，頭痛，筋肉痛)。時折，特定の症状の組み合わせは特異的な診断を想起させる。たとえば，遊走性紅斑，関節炎，神経学的異常の組み合わせはライム病を想起させ，その一方で皮膚潰瘍とその領域のリンパ節腫脹は野兎病を想起させる。

米国で流行する特異的なダニ媒介感染症に関連する典型的な身体所見や検査所見のいくつかを，表117.1に記載している。しかしながら，これらの疾患の患者全員がすべての典型的所見を認めるわけではないことは重要視されなければならない。たとえば，ロッキー山紅斑熱(Rocky Mountain spotted fever：RMSF)で発熱・皮疹・頭痛という「古典的三徴」を認める患者は3分の2に満たない。さらには，これらの疾患には広い鑑別疾患がある。たとえば，RMSFの症状と徴候は，エールリキア症やブルセラ症，サルモネラ症，Q熱，多くのウイルス疾患〔EBウイルス(Epstein-Barr virus：EBV)，サイトメガロウイルス，エンテロウイルスなど〕やその他の疾患と，かなり重複する。

治療

一般的に，ダニ媒介感染症は，臨床所見や疫学的な病歴に基づいて推定で診断される。疾患早期は多くの特異的検査が陰性であることや，後方検査機関(リファレンスラボラトリー)に検査を送らなければならないことから，臨床医はエンピリックに(すなわち，検査による診断確定の前に)抗菌薬を処方しなければならないことがよくある。これは特にRMSFに関して当てはまり，その死亡率は発症5日目以降に抗*Rickettsia*(リケッチア)治療を受けた患者で非常に高い。

個々のダニ媒介感染症の治療の詳細はそれぞれの章を参照。一般的にいえば，doxycyclineは，北米で流行している多くのダニ媒介感染症の治療に適している。かつて，doxycyclineによる永久的な歯牙着色の可能性が考慮されたために，8歳未満の小児には，chloramphenicolの使用が提唱されていた。しかしながら，今や患者の年齢にかかわらず，北米においてdoxycyclineは，すべてのリケッチア症やエールリキア症疑いの治療選択薬として認識されている。この変化の主な理由は，RMSFとヒト単球性エールリキア症の患者の予後が，chloramphenicolと比較してdoxycyclineによる治療のほうが優れているためである。そのうえ，doxycyclineはtetracyclineとは違って歯に移行しない。年少児に対するtetracyclineの反復投与は確かに見た目の悪い歯牙変色を起こしうる一方で，doxycyclineの1回の治療期間でそのようになるという証拠はない。

ダニ媒介感染症の予防

ダニ媒介感染症の予防は，ダニ咬傷を避けることと迅速に付着したダニを除去することから成る。春と夏の間，少なくとも1日屋外にいた人とペットに対してダニの付着を調べることは賢明である。明るい色の衣服の着用はダニの発見を容易にする。幼生や幼虫は非常に小さく，頭や首，腋窩，ベルトのライン，陰囊のような場所に隠れることがある。そのため，これらの部位は注意深く精査しなければならない。

付着したダニは，皮膚に接してピンセットを用いて把持，そして一定の力でそっと引くことによって除去すべきである。その際に咬傷部位を石鹸と水で洗浄すべきである。ワセリンやネイル液，イソプロピルアルコール，熱湯，火を消した後の台所のマッ

表 117.1
米国における主なダニ媒介感染症

疾患	病原体	地理的分布と媒介動物	典型的な臨床所見 [a]
ロッキー山紅斑熱(RMSF)	*Rickettsia rickettsii*	東部：アメリカイヌカクマダニ(イヌダニ) 西部山岳地方：アンダーソンカクマダニ(モリダニ) 南西部の砂漠：クリイロコイタマダニ	発熱，頭痛，点状出血，低ナトリウム血症，血小板減少
Rickettsia parkeri 感染症	*Rickettsia parkeri*	南東部：*Amblyomma maculatum*(メキシコ湾岸ダニ)	RMSF に類似しているが，咬傷部に黒色痂皮を伴う。皮疹は小水疱や膿疱のことがある。消化器症状は目立たない
ヒト単球性エールリキア症(HME)	*Ehrlichia chaffeensis*	南東部，中南部：*Amblyomma americanum*(ローンスターダニ)	RMSF に類似するが，皮疹はまれである。 白血球減少，血小板減少，AST / ALT 上昇
ヒト顆粒球性アナプラズマ症(HGA) [b]	*Anaplasma phagocytophilum*	北東部，中西部の北部：クロアシマダニ 太平洋沿岸：太平洋マダニ	HME に類似するが，皮疹はほとんど出現しない
Ehrlichia ewingii 感染症	*Ehrlichia ewingii*	南東部，中南部：*A. americanum*(ローンスターダニ)	HGA に類似する
ライム病	*Borrelia burgdorferi*	北東部，中西部の北部：クロアシマダニ 太平洋沿岸：太平洋マダニ	第 1 期：発熱，遊走性紅斑 第 2 期：多発皮膚病変，結膜炎，関節痛，筋肉痛，頭痛，脳神経麻痺 第 3 期：関節炎，脳症，認知症，末梢神経障害
南部ダニ紅斑病(southern tick-associated rash illness)	*Borrelia lonestari*	南東部，中南部：*A. americanum*(ローンスターダニ)	遊走性紅斑に似た皮疹
回帰熱	*Borrelia hemsii* *B. turicatae* *B. parkeri*	西部山岳地方，砂漠：ヒメダニ属	発熱，悪寒，再発する経過
野兎病	*Francisella tularensis*	東部：アメリカイヌカクマダニ(イヌダニ) 西部山岳地方：アンダーソンカクマダニ(モリダニ) 南東部，中南部：*A. americanum*(ローンスターダニ)	発熱，黒色痂皮，リンパ節腫脹，比較的徐脈
バベシア症	*Babesia microti*	北東部，中西部，西海岸：クロアシマダニや他のマダニ属	発熱，倦怠感，頭痛，肝脾腫，血小板減少，溶血性貧血
コロラドダニ熱	コルチウイルス	西部山岳地方：アンダーソンカクマダニ(モリダニ)	発熱，頭痛，白血球減少，血小板減少，二相性の経過
ポワッサン脳炎	ポワッサンウイルス	北東部，北中央部：マダニ属，アンダーソンカクマダニ(モリダニ)	頭痛，けいれん，知覚異常，神経巣症状，髄膜症
ダニ麻痺症 [c]	神経毒	広範囲：カクマダニ属，その他	上行性弛緩性麻痺

a すべての患者が，それぞれの疾患の典型的所見すべてを認めるわけではない。多くの症例では発熱とはっきりしない全身症状を認めるのみである。
b 以前はヒト顆粒球性エールリキア症と称されていた。
c ダニ麻痺症は感染で起こるのではない。しかし，その疫学はダニ媒介感染症に似ている。
ALT＝アラニントランスアミナーゼ，AST＝アスパラギン酸トランスアミナーゼ

チの塗油によるダニ除去の試みは，無効かつ危険なことがあるため推奨されない。

防虫剤の *N,N*-ジエチル-*m*-トルアミド(*N,N*-diethyl-*meta*-toluamide：DEET)は，ダニや蚊，ツツガムシ，ハエの咬傷予防に非常に効果的である。濃度の上昇に伴い予防能も向上するため，現在，20〜30％の DEET を含んだ防虫剤が成人と小児に推奨されている。適切に使用すれば DEET は非常に安全である。その毒性は過度に懸念されているといえる。とはいえ，一部の注意告知は行われるべきである。DEET は摂取してはならず，露出した正常な皮膚や衣服にのみ塗布すべきである。口や目，その他の粘膜面には使用すべきではない(それゆえに小児の手に塗布すべきではない)。小児は DEET 含有製品を自分で塗布すべきではなく，生後 2 か月未満の乳児には推奨されない。DEET は過剰使用してはならず，多くの例では 1 日 1 回の塗布で十分である。DEET を塗布した皮膚は，屋内に入った後に水と石鹸で洗浄すべきである。

permethrin は，ダニ咬傷(およびその他の節足動物による咬傷)に対する追加の防御層をつくるために，衣服に散布する殺虫

剤である。衣服の表と裏に30〜45秒散布し，着る前に2〜4時間乾燥させるべきである。衣服を洗濯しても，permethrinは少なくとも塗布から2週間は効果が維持される。時折，permethrinは皮膚の発赤や浮腫に関連することがあるが，全身の副作用の報告はない。

文献

Buckingham SC. Tick-borne diseases in children: epidemiology, clinical manifestations and optimal treatment strategies. *Paediatr Drugs.* 2005;7:163–176.

Centers for Disease Control and Prevention (CDC). Diagnosis and management of tick-borne rickettsial diseases in the United States—Rocky Mountain spotted fever, ehrlichioses, and anaplasmosis: a practical guide for physicians and other health care and public health professionals. *MMWR Recomm Rep.* 2006;55(RR-4):1–27.

Graham J, Stockley K, Goldman RD. Tick-borne illnesses: a CME update. *Pediatr Emerg Care.* 2011;27:141–150.

Needham GR. Evaluation of five popular methods for tick removal. Pediatrics. 1985;75:997–1002.

Pickering LK. Prevention of tickborne infections. In: *Red Book: 2012 Report of the Committee on Infectious Diseases*, 29th edn. Elk Grove Village, IL: American Academy of Pediatrics; 2012: 207–209.

Romero JR, Simonsen KA. Powassan encephalitis and Colorado tick fever. *Infect Dis Clin North Am.* 2008;22:545–559.

Salinas LJ, Greenfield RA, Little SE, Voskuhl GW. Tickborne infections in the southern United States. *Am J Med Sci.* 2010;340:194–201.

118 レクリエーションによる水曝露

■著：Mary E. Wilson, Andrea K. Boggild
■訳：小山泰司

多くのレクリエーション[訳注：recreationには娯楽や休養などの意味があるため，本章ではレクリエーションとしている]の形式は水曝露を伴う。水にいる病原体は，多くの経路，すなわち皮膚，粘膜，エアロゾルの吸入，吸引，摂取を通じて，感受性のある人に感染する。これらの感染症の臨床像は，表皮の病変から死に至る全身の感染症まで幅がある。多くの水関連病原体の生存は，気候，季節，その他の環境状態，そして衛生の度合いに影響される。病原体の種類と豊富さは，塩分濃度，pH，温度，その他の水の特性に依存して変わる。それゆえに，多数の病原体は特定の地域やある季節に限定して，またはそれを中心に発見されている。水由来病原体による感染症のリスクは，病原体の種類と曝露の期間，水の中の微生物の濃度，そして宿主免疫により決まる。本章は，病原体の種類，地理的分布，伝播の源と経路，臨床症状，水関連感染症への対応について記載している。また，水は重金属を含む毒素の源となりうる。海や海岸は海洋生物刺傷が起こる場所である。これらの内容は本章の範囲を超えているので省略する。

レクリエーションで水場を訪れることは多く，関連した感染症の流行もある。たとえば，2011〜2012年に米国では，32の州で90件の水由来疾患の流行が米国疾患対策センター(Centers for Disease Control and Prevention：CDC)に報告された。約2,000人がこれらの流行の影響を受け，少なくとも95人が入院，1人が死亡した。過去20年間，レクリエーションによる水曝露後の下痢症の報告数は着実に増加している。2011〜2012年に報告されたレクリエーションによる水曝露に関連した90件の流行のうち，半分以上(52%)は胃腸炎，特にクリプトスポシジウム症の流行であった。クリプトスポリジウム症，ジアルジア症，大腸菌(*Escherichia coli*)O157：H7による胃腸炎，ノロウイルス，細菌性赤痢，レプトスピラ症，緑膿菌皮膚炎は，最近の米国では最も一般的に報告されているレクリエーションによる水曝露に関連した感染症である。2000〜2014年の長期間の報告では，レクリエーションによる水の扱いに関連したほぼ500件の流行が米国CDCに報告された。一般的な原因は，*Cryptosporidium*(58%)，*Legionella*(16%)，緑膿菌(13%)(文献のHlavsaら，2018を参照)，塩素耐性やバイオフィルム形成能を特徴とする病原菌である。アデノウイルス(咽頭炎，結膜炎の原因)，セルカリア皮膚炎，A型肝炎(公共のプール)の流行もまた報告されている。塩素消毒されたプール，ウォーターパーク，湖，池，泡風呂は共通の原因である。レクリエーションによる水曝露に関連した流行は1年を通じて起こるが，最も多いのは夏の数か月であり，2011〜2012年のレクリエーションによる水曝露に関連した流行のうち61%は6，7，8月に始まっている。

Box 118.1

水曝露に関連した活動の種類

- 水泳，川渡り，ダイビング
- 溺水事故
- 釣り，狩猟
- ラフティング，ボート漕ぎ，帆走(カイトセーリング)，サーフィン，ウィンドサーフィン，水上スキー
- ウォーターパーク(波のプールやウォータースライダー)
- 温水浴槽や泡風呂内での着座
- シャワーや入浴，儀式用の洗浄
- 飲水や，水を混合した飲料の摂取(ハイキングやキャンプのときに表面処理されていない水を飲用)
- 魚の水槽の手入れ

患者は一般的に水曝露について自発的に詳しく説明することはない。というのも，関連を認識していないからである。Box 118.1は，感染症に関連したいくつかの水曝露源の記載と，臨床医が関連した病歴を得るための補助になるチェックリストとして使うことができる。多くの水関連感染症は曝露後数時間〜数日(通常14日以内)で明らかになる。重要な例外は住血吸虫症であり，最初の症状は曝露後数か月以上経過してから出現する。関連した病歴は，曝露の種類も含む。日付，期間，曝露の場所，そして水の種類(渓流，湖，温水浴槽，塩素消毒されたプール，塩水)を聴取する。ウォータースポーツの最中は，(口に入った)水を飲んでしまったりエアロゾルを吸入することがよくある。

水泳中やシャワー中，そして飲用であろうとなかろうと，汚染された水の摂取はよく感染症を起こし下痢となって現れる。いくつかの病原体は摂取後に全身感染症を引き起こす可能性がある。糞便汚染された水は，微生物のポプリ(細菌，ウイルス，原虫，蠕虫の混合)を含むことがあり，それらは異なった症状と潜伏期間のさまざまな疾患を起こしうる。たとえば，汚水の排水溝の近くでの水泳は，結膜炎，外耳炎，皮膚軟部組織感染症の頻度を，胃腸炎同様に上昇させる。“interactive fountain”[訳注：インタラクティブな噴水：コンピュータなどで制御された噴水]は，幼い子どもやホームレス，動物などが誰でも利用でき，再循環して汚染している可能性のある水が降りかかるので汚染されやすいことが知られている。

レクリエーションの水上活動は多くが団体活動であり，そのために汚染された水が流行に関連し，時折，数十人あるいは数百人が影響を受ける。臨床医は急病患者をケアすることに加えて，公衆衛生上の意味合いを考慮し，適切な専門家へ連絡しなければならない。早期の介入により流行を遅らせたり止めることができ，

Box 118.2

レクリエーションによる水曝露に関連した感染症の臨床徴候

皮膚や粘膜表面の曝露
結膜炎
角膜炎
外耳炎
皮膚炎（毛嚢炎を含む）
乳腺炎
蜂窩織炎
筋膜炎
子宮内膜炎（水中での性交後の症例報告あり）
全身感染症
吸引，吸入，摂取
咽頭炎
副鼻腔炎
髄膜脳炎
肺臓炎
胃腸炎，腸炎
全身感染症

他の症例を早期にみつけることができる可能性がある。多くの実例において，流行は不適切な対応や管理の結果である。たとえば近年，米国内の5,000を超える温泉を広く調査したところ，約3,000は水質やその他の管理基準の違反がみられ，そのうち11%は即時閉鎖となった。この点についてさらに実例を示すと，2003年8月に，運動施設の温泉の不適切な消毒が，大学のフットボール選手の間でメチシリン耐性黄色ブドウ球菌（methicillin-resistant *Staphylococcus aureus*：MRSA）による皮膚感染症の流行につながった。このことにより，MRSAは水を媒介して伝播する能力がある病原体の1つとして新たに認識されることとなった。温泉に由来する*Pseudomonas*流行事例　18件のレビューによると，いずれも塩素消毒が標準レベル以下であった。そして，2013年に16の管轄区域で実施された約14,000の公共浴槽とスパの定期検査では，20%で消毒剤の濃度が最適でないことが指摘された。

侵入経路は水関連病原体のいくつかにおいて臨床所見に影響し，皮膚侵入なら局所創感染を起こし，摂取なら下痢感染症を起こす。Box 118.2は水曝露後感染症の臨床徴候を記載している。より病原性をもついくつかの病原体の場合や，免疫不全の状態では，複数ある侵入門戸のいずれかから感染が血流に乗りうる。小さな外傷，切創，咬傷，皮膚バリアの破綻は，多くの水生微生物の侵入門戸となりうる。表118.1は皮膚を通じた侵入と感染症をまとめたものである。表118.2に吸入，吸引，摂取による特異的な感染症を記載する。

いくつかの水関連感染症や中毒は急速に進行して，重い合併症につながることがある。それらのいくつかはまれかほとんどないため，ほとんどの臨床医は見慣れていないかもしれない。以下の項でそれらについて簡単に説明する。細菌性赤痢やカンピロバクター症，サルモネラ症，大腸菌O157：H7のような水曝露を通じて起こる，より一般的な感染症は，他の章に詳細を記載している。表118.3には，珍しい水関連感染症と他の章の文章で記載していない水関連感染症について治療の推奨を記載する。

表 118.1
レクリエーションによる水曝露後の経皮的または経粘膜感染

病原体または疾患	曝露源
細菌	
Aeromonas hydrophila [a, b]	淡水の水流，湖，土壌
Burkholderia pseudomallei（類鼻疽菌）[a, b]	淡水，土壌（熱帯，亜熱帯）
Chromobacterium violaceum [a, b]	淡水の川，土壌（熱帯，亜熱帯）
レプトスピラ症 [b]	動物の尿で汚染された淡水（特に熱帯，亜熱帯）
Mycobacterium marinum [a]	魚の水槽，プール
緑膿菌（*Pseudomonas aeruginosa*）[a]	温水浴槽，泡風呂，プール
Vibrio vulnificus，その他の*Vibrio*属 [a, b]	海水
野兎病 [a, b, c]（*Francisella tularensis*）	感染した動物により汚染された淡水 皮膚や結膜，咽頭粘膜から摂取
蠕虫	
住血吸虫症 [a, b]	淡水の水流，湖（アジア，アフリカ，南米，カリブ海の一部に限局）
セルカリア皮膚炎（鳥類住血吸虫）[a]	淡水，塩水（全世界）
原虫	
*Acanthamoeba*属 [a, b]（角膜炎），*Naegleria fowleri* [b]，*Balamuthia mandrillaris* [a, b]	淡水，特に暑い夏のよどんだ池，温水浴槽，プール，温泉
ウイルス	
アデノウイルス [a, b]（プール結膜炎，咽頭炎）	プール その他の淡水場もありうる
コクサッキーウイルス [a, b]	淡水
その他	
海水浴皮膚炎 [a]	海水

注意：緑膿菌皮膚炎と*M. marinum*はまれに全身感染症と関連し，主に免疫不全者でみられる。
a 皮膚軟部組織。
b 全身感染症。
c 結膜炎。

経皮侵入による感染症

緑膿菌皮膚炎 / 毛嚢炎

温水浴槽や泡風呂，時にプールやウォータースライダーは，好気性Gram陰性桿菌である緑膿菌（*Pseudomonas aeruginosa*）による特徴的なびまん性の皮疹の発生に関与している。斑状紅斑や小膿疱で通常瘙痒感のある皮疹が曝露後48時間以内に生じ，典型的には1週間以内に改善する。病変は水着や衣服で保護された部

表 118.2
レクリエーションによる水曝露の際の吸引，吸入，摂取を通じて起きる特異的な感染症と毒素

病原体または疾患	主な臨床所見
アデノウイルス 3 型	咽頭炎，発熱，結膜炎
赤痢アメーバ症（*Entamoeba histolytica*）	腸炎，肝膿瘍
エアロゾル化された赤潮による呼吸器刺激（ARTRI）	鼻汁，咳，気管支れん縮
バランチジウム症（*Balantidium coli*）	下痢，赤痢
カンピロバクター症	下痢
コレラ（*Vibrio cholerae*）	下痢，脱水
コクサッキーウイルス	下痢
クリプトスポリジウム症	下痢，発熱，嘔気，嘔吐
サイクロスポラ症	下痢，発熱，嘔気，嘔吐
大腸菌 O157：H7	血性下痢
自由生活性アメーバ症（特に *Naegleria fowleri*）	髄膜脳炎
ジアルジア症	亜急性下痢，発熱，嘔気，嘔吐
A 型肝炎	急性肝炎
E 型肝炎	急性肝炎（妊婦は致死的な可能性）
レジオネラ症（*Legionella*）	肺炎
レプトスピラ症	発熱，強い筋肉痛，結膜紅潮。重症黄疸出血熱を起こすことがある
類鼻疽	肺炎，菌血症，皮膚病変，多彩な表現型
ノロウイルス（旧称：ノーウォーク様ウイルス）	下痢，嘔吐
Pfiesteria〔河口域関連症候群（PEAS）〕	眼刺激，咳，皮疹，嘔吐，腹部疝痛，認知機能の変化
ポリオウイルス	非特異的熱性疾患。1%以下で弛緩性麻痺
ポンティアック熱（*Legionella*）	発熱（自然治癒）
原発性アメーバ性髄膜脳炎	自由生活性アメーバを参照
ロタウイルス	水様性下痢
サルモネラ症	下痢。菌血症を伴った下痢であれば，腸管外症状。赤痢
細菌性赤痢	下痢，赤痢
トキソプラズマ症	発熱，リンパ節腫脹，リンパ球増加
野兎病	発熱，リンパ節腫脹，肺炎。臨床徴候は伝播の経路に依存
腸チフス / パラチフス（*Salmonella enterica* serotype Typhi または Paratyphi）	発熱，全身感染症，胃腸炎続発症
Vibrio parahaemolyticus	水様性下痢，時に赤痢
Vibrio vulnificus	菌血症，皮膚の水疱病変。入院率と死亡率が高い
Yersinia enterocolitica	発熱，下痢，急性腸間膜リンパ節炎

位でより目立つ。関連した所見は外耳炎，乳腺炎（男女で），結膜炎，リンパ節腫脹である。典型的には，感染は健康な宿主では自然治癒する。免疫不全者では，出血性水疱，肺炎，菌血症を引き起こしうる。2000〜2014 年に，ホテル / モーテルのプールや温泉に関連した 40 回の緑膿菌による流行があり，主に皮膚や耳関連疾患が起きていた。水の pH を 7.2〜7.8 に維持し適切な塩素消毒（残存塩素濃度が 2.0〜6.0 mg/L）を行えば，感染は防ぐことができるが，流行例ではいずれも塩素濃度は 0.5 mg/L 未満であった。

表 118.3
代表的な感染症の診断と治療

病原体または疾患	診断[a]	治療
Aeromonas hydrophila	C	ST 合剤またはフルオロキノロン系薬[b, c]（第 3 世代セファロスポリン系薬，アミノグリコシド系薬，imipenem）
Burkholderia pseudomallei	C	ceftazidime[b, c]（imipenem[b, c] または meropenem，ST 合剤＋doxycyclin[c]）
Chromobacterium violaceum	C	臨床データは乏しい。フルオロキノロン系薬，ST 合剤，テトラサイクリン系薬，アミノグリコシド系薬，広域ペニシリン系薬に感受性があることがある
Francisella tularensis（野兎病）	S，C	gentamicin[b]，streptomycin[b]，tobramycin[b]（doxycycline または ciprofloxacin；chloramphenicol）
レプトスピラ症	S，C	penicillin G[b, c] または doxycycline[b]
Mycobacterium marinum	C（30℃），M	minocycline または clarithromycin（ST 合剤；rifampicin＋ethambutol；doxycycline）
原発性アメーバ性髄膜脳炎（自由生活性アメーバによる）	髄液内の栄養体の観察 C，M	*Naegleria*[d]：miltefosine；amphotericin B の静注と髄腔内投与 *Acanthamoeba*：itraconazole，ST 合剤，rifampicin；pentamidine *Balamuthia*：pentamidine＋fluconazole＋sulfadiazine＋flucytosine＋clarithromycin
住血吸虫症	組織，尿，便中の虫卵の証明 S	praziquantel[b, c]
Vibrio vulnificus	C	doxycycline＋ceftazidime[b]（cefotaxime；ciprofloxacin；doxycycline＋アミノグリコシド系薬かフルオロキノロン系薬）

ST 合剤＝trimethoprim-sulfamethoxazole
a 診断法：C＝培養検査，M＝分子生物学的検査〔ポリメラーゼ連鎖反応（PCR）など〕，S＝血清学的検査
b 出版時に第 1 選択の治療と考えられている。
c ランダム化比較試験のレベルの治療のエビデンス。
d 治療成功の報告は乏しい。

外耳炎（swimmer's ear）

外耳道の感染症である外耳炎は，水泳する人ではよくみられる。通常の症状は，耳周囲の軽度の疼痛と瘙痒感である。感染がより深部や骨に進展すれば，痛みはより強くなる。糖尿病のような基礎疾患がある患者では，より一般的に起こる。一般的な病原体は黄色ブドウ球菌と緑膿菌であり，しばしば複数の菌種が培養で検出される。膿性分泌物や局所リンパ節腫脹が起こりうる。時折，感染は全身抗菌薬投与を必要とする蜂窩織炎に進展する。早期であれば，局所治療が効果的である。治療については，「6 章　中耳炎と外耳炎」を参照。

セルカリア皮膚炎（住血吸虫性皮膚炎）

セルカリア皮膚炎は，またの名を**スイマー / ハマグリ採取者瘙痒**といい，ヒトを終宿主としない *Schistosoma* 属（多くは鳥類住血吸虫）の幼生セルカリアが皮膚に侵入することによるアレルギー反応で起きる。瘙痒感を伴う斑状丘疹は，水に曝露した部位に起きる（図 118.1）。曝露の総期間と浅い水場の曝露期間は共にセルカリア皮膚炎の発生見込みの上昇と関係する。そのような場所には，カタツムリの寝床が密集しており，セルカリアの濃度が最も高いため，特に危険である。2011～2012 年の米国における 65 例のセルカリア皮膚炎はレクリエーションによる水曝露と関連していた。

病変は水曝露後数時間～1 日後，あるいはそれ以降に出現し，一般的に水着や他の防御服で覆われた部位にはあまり目立たないことが多い。丘疹は水疱に変わりうる。二次的細菌感染症は，掻爬による皮膚剥離の結果起こる。病変は 2～3 日でピークに達し，通常は特異的な治療をすることなく 1～2 週間で改善する。以前に曝露がある人では，病変がより早期に出現し重篤になりうる。治療は対症療法であり，抗ヒスタミン薬や局所ステロイド薬を使うことがある。ステロイドの全身投与は重症例で使用される。ヒトが終宿主ではない住血吸虫は，温帯地域を含めて広く分布し，淡水，汽水，海水が汚染されうる。

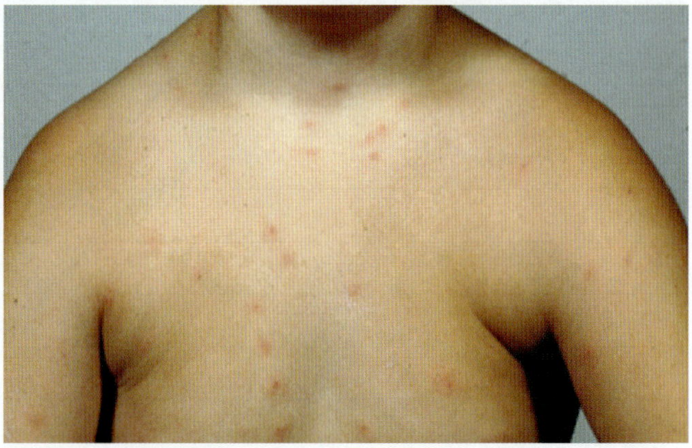

図 118.1
セルカリア皮膚炎の皮膚病変
（JayKeystone, MD のご厚意による）

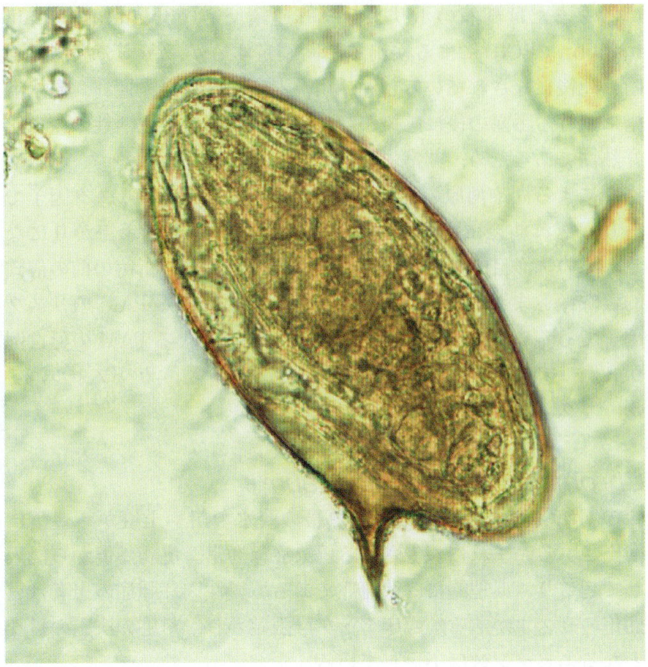

図 118.2
便中のマンソン住血吸虫の虫卵

住血吸虫症

ヒトを終宿主とする住血吸虫〔*Schistosoma mansoni*(マンソン住血吸虫)，*S. haematobium*(ビルハルツ住血吸虫)，*S. japonicum*(日本住血吸虫)，*S. mekongi*(メコン川住血吸虫)など〕の皮膚侵入は，発赤，じんま疹，瘙痒性丘疹を起こしうる。一般的には，前述のセルカリア皮膚炎より軽症である。住血吸虫症の全身症状は数か月～数年後に起こりうる。マリでの水曝露後に住血吸虫症を起こした28人の旅行者では，36%が住血吸虫性皮膚炎の病歴があった。感染はいかだでの川下り(ラフティング)のような短い時間の曝露後でも起きる。水泳をしたり，水辺を渡ったり，汚染された水で入浴した旅行者で曝露率が高い。発熱，倦怠感，好酸球増加が特徴的な急性疾患(片山熱)は曝露後2～6週間で起き，それは最初の皮膚侵入後の幼生の移動に一致する。乾性咳嗽，呼吸苦，肺浸潤影が起こりうる。神経学的合併症(横断性脊髄炎を含む)が早期または晩期に起こりうる。臨床所見は住血吸虫の種類によって多彩であり，組織内の住血吸虫の虫卵に対する肉芽腫性反応も関連している(図118.2)。住血吸虫症の地理的分布を示す地図は，世界保健機関(World Health Organization：WHO)とCDCのウェブサイト，および(章末の)CDCの文献で参照することができる。

海水浴皮膚炎(またの名をmarine dermatitis/sea lice)

海水浴皮膚炎は，シンプルクラゲ(*Linuche unguiculata*)，寄生性イソギンチャク(*Edwardsiella lineata*)，その他の刺胞動物門の幼虫による皮膚侵入によって起きる。典型的な所見は，海で泳いだ4～24時間後に発症する激しい瘙痒感と丘疹である。病変は，水着で保護された部位および接触した部位(関節の屈側，ダイビングスーツの手首など)にみられる。とても小さい幼虫は水着にはまり込み，水着は幼虫による刺胞の放出や毒素注入に対する機械的刺激となる。流行は散発的である。広範な曝露をした人は，発熱などの全身症状を起こしうる。病変は通常10日以内に改善する。抗ヒスタミン薬と局所ステロイド薬は症状を改善させる。ステロイドの全身投与は重症例に用いられる。

Vibrio による軟部組織感染症

海水に住む微生物である，*Vibrio vulnificus*，*V. parahaemolyticus*，*V. alginolyticus* やその他の *Vibrio* 属は，レクリエーションによる水曝露を通じて軟部組織感染症を起こす。2007～2008年にレクリエーションによる水曝露に関連したビブリオ症は25の州から236例報告され，これは米国内におけるその期間のビブリオ症の5分の1を占めた。約3分の1が入院を必要とし，9人が死亡した。遊泳中や海岸歩行中に負った皮膚の傷や，元々存在する皮膚病変の露出部から病原体は侵入する(多くは下肢からである)。外傷後に *V. vulnificus* は，膿疱病変やリンパ管炎，蜂窩織炎を起こす。蜂窩織炎は軽症か急速に進行し，疼痛，化膿性筋炎，皮膚壊死や壊疽を起こす。抗菌薬治療や全身管理に加えて，手術によるデブリードマン(場合によっては四肢切断)が必要になることがある。2007～2008年にCDCに報告されたレクリエーションによる水曝露後に続発するすべて *Vibrio* 関連疾患のなかで，*V. vulnificus* によるものが入院率と死亡率が最も高い。

壊死性筋膜炎を含めた *Vibrio* による軟部組織感染症は，汚染された食品(多くは生の貝類)の摂食に続いて起きることもある。コレラ菌(*Vibrio cholerae*)に加えて多くの *Vibrio* は下痢症を起こし，胃腸炎は重度の菌血症と高い死亡率と関連している。皮膚の大きな水疱病変は，原発性の *Vibrio* 菌血症(特に *V. vulnificus*)に伴って起きることがある。重症例は，慢性肝疾患や他の免疫機能が低下する基礎疾患をもつ人でより多い。

Vibrio は海水や汽水で認められ，米国の沿岸部やその他の場所の水中常在細菌叢の一部である。菌量は温暖な時期に豊富になり，報告されている多くの感染症は夏に起きている。過去30年間のバルト海における水温上昇は，歴史的に寒冷な気候によって *Vibrio* 属から防御されていた国々において，その感染の流行数を増加させている。

海水曝露後の軟部組織や全身の感染症の治療においては，*Vibrio* 属もカバーすべきである。

Aeromonas hydrophila 感染症

Aeromonas hydrophila は非芽胞形成性，運動性，通性嫌気性Gram陰性菌で，淡水の湖や水流，土壌に認められる。汚染された水中での刺創や軟部組織の外傷後に，リンパ管炎と発熱を伴った急性のレンサ球菌感染症に似た蜂窩織炎が起こりうる。効果的な薬物で治療しなければ，水疱形成や軟部組織にガスを伴った壊死性筋炎に進行しうる。所見はガス壊疽に似ることがある。軟部組織感染症は，全身抗菌薬治療に加えて局所のデブリードマンを必要としうる。

Aeromonas の摂取は下痢を引き起こす，*Aeromonas* は高頻度に環境の水から分離されるが，*Aeromonas* による下痢症の流行を明白に示す証拠は不足している。*Aeromonas* に汚染された水の誤嚥は肺炎と菌血症を起こしうる。

類鼻疽(*Burkholderia pseudomallei*)

この菌は水と土壌に関連するGram陰性桿菌で，特に熱帯や亜熱帯で検出され，肺炎や皮膚病変，菌血症の一般的な原因である。主に東南アジア，南アジア，オーストラリアでみられるが，オセアニアやカリブ海，南米でもみられる。この病原体は微細な皮膚の創部や吸引，摂取を通じて感染する。感染は急性，亜急性，または慢性の経過をたどり，空洞性の肺病変，脾膿瘍，骨髄炎などさまざまな臨床所見を認める。結核のように，この病原体はヒトの体に潜み，感染後数十年して再活性化しうる。

Acanthamoeba 感染症(原発性アメーバ性髄膜脳炎を含む)

Acanthamoeba 属の自由生活性アメーバは土壌や淡水で検出され，ヒトの組織に入り込み，局所や全身感染症を起こしうる。いくつかの *Acanthamoeba* の種は角膜炎や肉芽腫性炎症を起こすことが報告されており，それらは急性や亜急性の経過をとる。軟部組織感染症もまた報告されているが，それは関連した自由生活性アメーバである *Balamuthia mandrillaris* による感染症である可能性が高い。コンタクトレンズを装用している人に起こるような角膜の微細な外傷が感染の要因である。*Acanthamoeba* の存在を生検，角膜の擦過診，培養で証明することで診断する(図118.3)。治療は一般的にデブリードマンと局所治療の両方を必要とする(いくつかの薬剤が試されている：miconazole nitrate, propamidine isethionate, Neosporin® の併用，propamidine isethionate と dibromopropamidine の併用。経口 voriconazole と miltefosine の併用。その他については，症例シリーズのレベルのエビデンスしかない)。

自由生活性アメーバである *Naegleria fowleri* は，典型的には若い健康な人においてレクリエーションによる水曝露に引き続いて，原発性アメーバ性髄膜脳炎(primary amebic meningoencephalitis：PAM)を起こしうる。水泳や潜水中に栄養体が鼻孔に入り込み，篩板を貫通し，嗅神経を介して中枢神経を侵し，急速に白質と灰白質の破壊を起こす。通常，症状は水曝露の3〜7日後に始まる。感染は細菌性髄膜炎に似て，高熱，頭痛，項部硬直を起こし，急速に昏睡へと進行して，通常は死亡する。栄養体を髄液(ウェットマウント法，固定後の Giemsa 染色，培養)で認める，または髄液のポリメラーゼ連鎖反応(polymerase chain reaction：PCR)による検出で診断確定するが，多くの症例で診断は死後になされている。湖や川，滞留池，温泉，運河，温水浴槽における曝露の後に感染が起き，これらの自由生活性の原虫が好熱性であるため，非常に暖かい季節の感染がより多い。潜水や採掘による湖や河原の堆積物の崩壊は特に PAM のリスク因子であり，それゆえに臨床医にとって病歴上の重要な手掛かりになる。鼻の洗浄目的で鼻から水を吸う行為を含む，祈祷の前の儀式的な洗浄もまた，ナイジェリアの農村部における PAM のリスク因子である。2007〜2008年に，*N. fowleri* による PAM の死亡例が8例，フロリダ州，テキサス州，アリゾナ州，カリフォルニア州，オクラホマ州から報告された。

Chromobacterium violaceum

この Gram 陰性菌は熱帯や亜熱帯の淡水の川や土壌から豊富に検出される。まれに報告される感染症は通常，皮膚外傷から侵入して起こり，典型的には菌血症である。慢性肉芽腫症の患者は重症化のリスクがある。臨床データは限定され，対応の決定の目安となるエビデンスは不足している。

レプトスピラ症

Leptospira 属のスピロヘータは，世界的に重要な人獣共通感染症であるレプトスピラ症を起こす。水泳(湖，小川，他の淡水)，カヤック，急流下り(コスタリカなどで)はレプトスピラ症の流行を起こし，より最近では2011年にマルチニーク[訳注：フランスの海外県]のアブサロン川で渓谷の救助訓練をしていたフランス軍の兵士の間で流行した。感染した家畜や野生動物の尿で淡水が汚染される。微生物が皮膚(特に擦過創)や粘膜を通じて入ることで，または汚染された水や食事の摂取後に感染する。感染は熱帯や亜熱帯地域，および温帯地域の暖かい季節でより多い。米国では，感染は特にハワイ州で多いが，散発例や時に集団例が他の地域で認められ，主に暖かい季節に多い。1998年7月，イリノイ州のスプリングフィールドでレプトスピラ症の流行が起き，感染したのは主にスプリングフィールド湖で泳いでいたトライアスロン選手であった。しかしながら，旅行者での重要な例は北米で1年を通してみられる。2014年にCDCに報告されたレプトスピラ

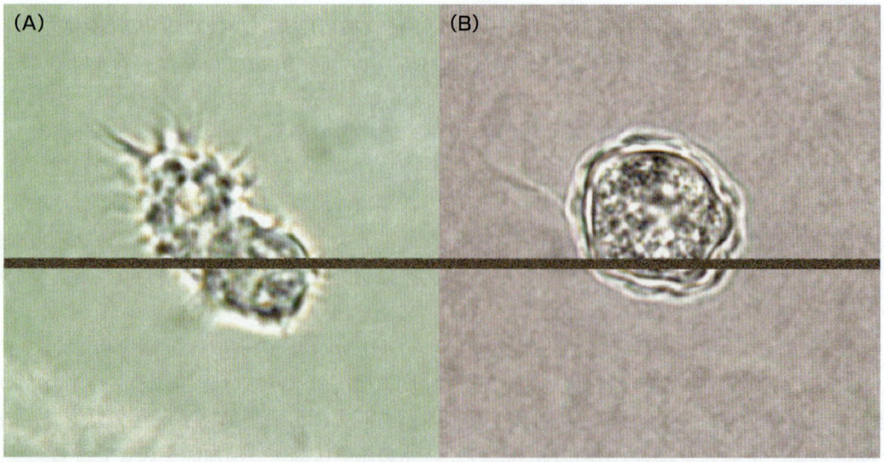

図 118.3
角膜検体のウェットマウント法による *Acanthamoeba* 属の栄養体(A)と嚢子(B)

症(2例)が疑われる単回の流行は州立公園内の池での曝露と関連していた。

感染者はさまざまな症状を伴った全身感染症を起こし，一般的には，発熱，頭痛，強い筋肉痛，結膜紅潮を伴う。臨床病型は，無症状や軽症例から，黄疸出血性熱を特徴とするWeil病といわれる重症の病型まである。二相性の経過が古典的であり，無菌性髄膜炎，肺炎，急性腎不全などの合併症がレプトスピラ症全体の4分の1〜3分の1の例でみられる。2009年のフィリピンのマニラ首都圏の大洪水では，471人の入院例と51人の死亡例を認め，致死率は8%であった。最近のシステマティックレビュー/メタ分析では，無治療のレプトスピラ症の全死亡割合は2.2%(0〜40%)であり，死亡例は髄膜炎のような非黄熱性の症状よりも，黄疸性出血熱と高齢にほぼ限定されていた(文献のTaylor 2015参照)。

Mycobacterium marinum

*M. marinum*は通常，局所に接種されたのち表面の組織にのみ侵入する。感染は赤色の斑点，丘疹，結節として現れる(時折，“sporotrichoid”[訳注：皮膚リンパ管を通じて拡大する型]，リンパ経由の拡大を伴う)(図118.4)。この感染症は魚や水と関連しているため，「プール肉芽腫症(swimming pool granuloma)」とか「水槽肉芽腫症(fish tank granuloma)」といわれる。手や腕にみられることが最も多いこの亜急性の感染症は，水槽やプールの淡水や塩水の曝露後に起きる。この微生物は比較的塩素耐性であるため，感染症は塩素消毒されたプールの曝露後にも起きうる。

野兎病

野兎病は*Francisella tularensis*によって起きる。この微生物は時に水を汚染し(感染した動物により)，結膜や皮膚，咽頭，消化管を含む複数の経路を通じて感染する。マダニや他の節足動物は感染を伝播しうる。感染は重篤で死に至ることもあるが，適切な治療に反応することから，本章で言及している。

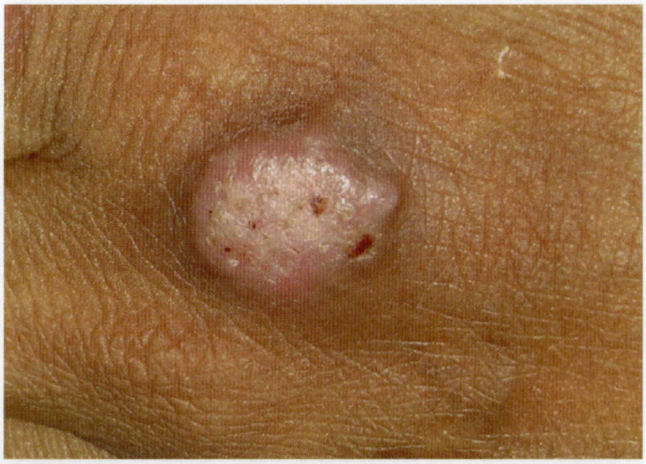

図118.4
魚の水槽への反復曝露から数か月後の*Mycobacterium marinum*の皮膚結節

吸入や吸引，摂取を通じて起きる感染症

レジオネラ症

*Legionella*は感受性のある宿主に，シャワーや泡風呂/温泉，洗面台で生成されたエアロゾルの吸入を通じて感染する。温度は*Legionella*の生存と増殖に影響する最も重要な非生物要因であり，温水タンクや熱交換システムの中で急増する。急性肺疾患の経過をとるレジオネラ症のいくつかの流行は，行楽地のホテルにおける曝露やクルーズ船の泡風呂に端を発していた。それゆえに，これは旅行後に発熱と肺炎を伴った人で考慮される感染症である。ポンティアック熱は，*Legionella pneumophila*のエアロゾル化した抗原によって引き起こされ，自己治癒する熱性疾患であることが特徴である。2011〜2012年に，プールや温泉に関連した*Legionella*による流行が11件あり，85例のポンティアック熱やレジオネラ症を引き起こした。レジオネラ症の治療や，市中肺炎例における*L. peumophila*のエンピリックな(経験的)カバーを目的とした，マクロライド系薬(clarithromycin, azithromycin)またはフルオロキノロン系薬(levofloxacin)の使用がランダム化比較試験で支持されている。

クリプトスポリジウム症

アピコンプレックス門の原虫である*Cryptosporidium*は，米国でレクリエーションによる水曝露後の寄生虫による胃腸炎の流行を起こす原因として*Giardia*をしのぐ。2011〜2012年に米国で報告されたレクリエーションの水取り扱いに関連した69件の胃腸炎の流行のうち，36件(52%)は*Cryptosporidium*によるものであった。過去30年以上，レクリエーションの水曝露の取り扱いによるクリプトスポリジウム症の年間流行(0〜40件)は徐々に増加している。2000〜2014年の間にCDCに報告された病原体診断について363の流行において，212件(58%)はクリプトスポリジウム症であり，うち24件(11%)は各件100人以上に流行，4件の流行は2,000人以上に影響があった。たとえば，2007年にユタ州で地域全体に流行した1件では，レクリエーションによる水曝露に関連して約5,700人がクリプトスポリジウム症を発症した。*Cryptosporidium*感染は，プールのような処理された水場における曝露の後に起きることが最も多い。数多くの因子が*Cryptosporidium*の拡散と伝播に寄与し，特に，広い範囲の動物が保菌していること，ヒトや動物の宿主から排泄された感染性のある接合子嚢(oocyst)が大量であること(図118.5)，接合子嚢は塩素を含めた通常の消毒法に比較的耐性であること，そして感染に必要な最小量が少ないこと，が挙げられる。*Cryptosporidium*の接合子嚢は，似た症状を起こす*Cyclospora cayetanensis*(図118.6)と見分けるのが難しい。しかし，接合子嚢はすぐに脱落しても感染しないため，サイクロスポラ症はレクリエーションによる水曝露の同様の関連はない傾向にある。むしろ，伝搬性をもつ前1〜2週間以上の間に環境による胞子形成が必要である。

通常は自然治癒するが，重症例や遷延する下痢症は年少児や免疫不全者で起きることがある。nitazoxanideは，健常な成人と小児，そして免疫不全者のクリプトスポリジウム症の治療に効果的な薬剤として，ランダム化比較試験を通じて最近浮上してきた。

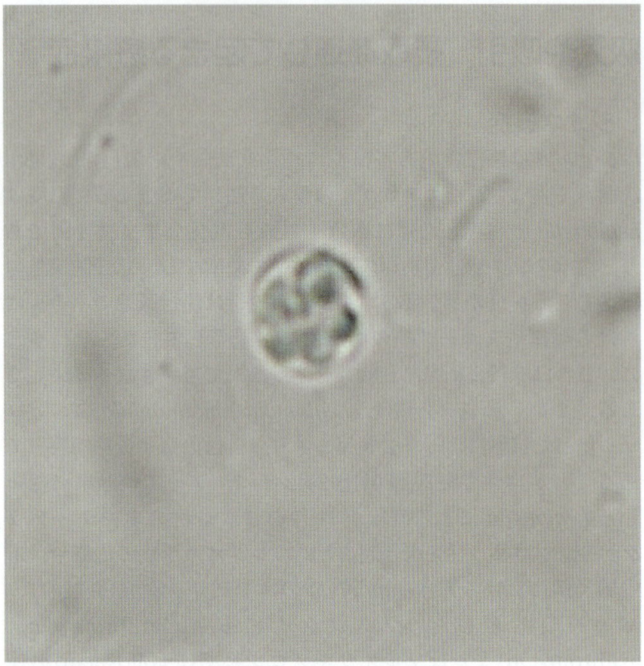

図 118.5
便の直接塗抹による *Cryptosporidium* 属の接合子嚢

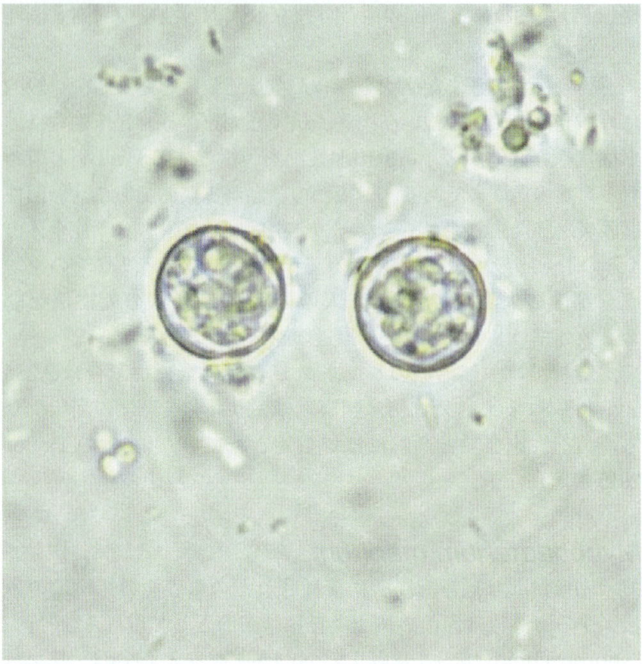

図 118.6
便の直接塗抹による *Cyclospora cayetanensis* の接合子嚢

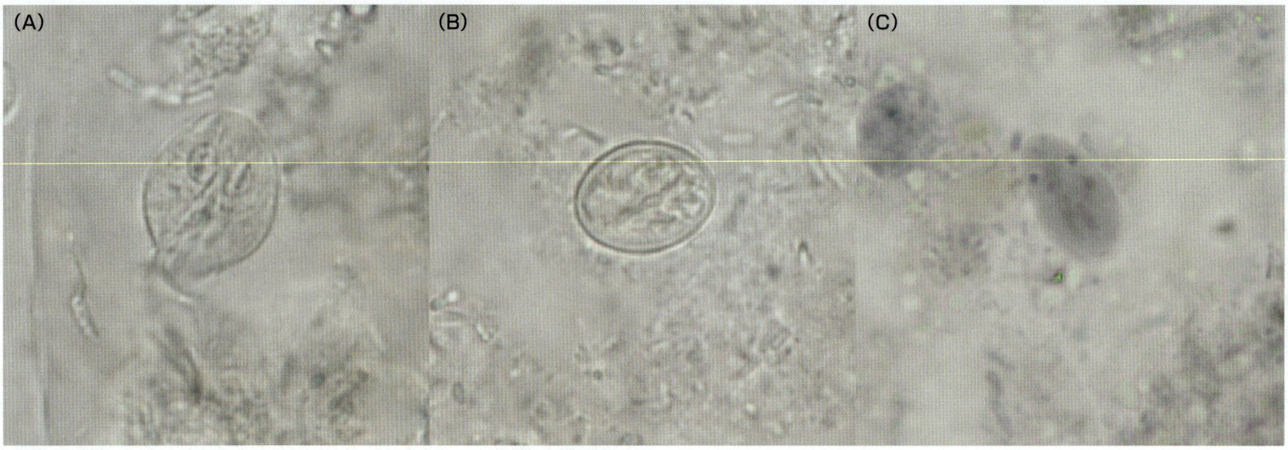

図 118.7
***Giardia lamblia* の栄養体と嚢子**　A：直接塗抹，栄養体，B：直接塗抹，嚢子，C：鉄－ヘマトキシリン染色，嚢子

ジアルジア症

1965 年に初めての流行が認められてから 100 件以上の水由来の流行が，鞭毛虫である *Giardia* によって起きた。2011〜2012 年，CDC に報告された 159 例につながった 4 件の流行は，レクリエーションによる水曝露によって起きたジアルジア症が原因であった。いくつかの流行は *Giardia* と *Cryptosporidium* の両方が原因であった（文献の Hlavsa 2018 を参照）。ジアルジア症の流行は，非濾過，非塩素消毒または不適切な塩素消毒された水の摂取に端を発することが多い。キャンプをする人やハイカーにおける多くの感染は山の渓流の飲用後に起き，それは遠方の自然保護地区においてさえもである。*Cryptosporidium* のように，*Giardia* は幅広い哺乳類の宿主をもち，完全な感染形態で嚢子は排出される（図 118.7）。*Giardia* に対してランダム化比較試験で評価された複数の効果的な治療選択肢があり，metronidazole，nitazoxanide，tinidazole，mebendazole，albendazole，furazolidone が含まれる。

ノロウイルス（「ノーウォーク様ウイルス」）

2011〜2012 年の報告期間において，ノロウイルスは 7 件の水由来流行の原因であり，231 例の胃腸炎を起こした。それは，1 回で複数例に胃腸炎を起こす病原体のなかで *Cryptosporidium* に次いで多い。その大半の人は，処理された水を使っている場所，特にプールでノロウイルスに曝露後，具合が悪くなった。ノロウイルスの地域流行はドアノブやトイレ，用具の共有とよく関連しており，レクリエーションによる水曝露は特に全例に寄与している。過去数年間の報告例の増加は，意識の改善と，ウイルス検知法が入手可能になったことによる。しかし，診断検査が十分活用されていないために，いまだに胃腸炎の原因微生物が過少報告と

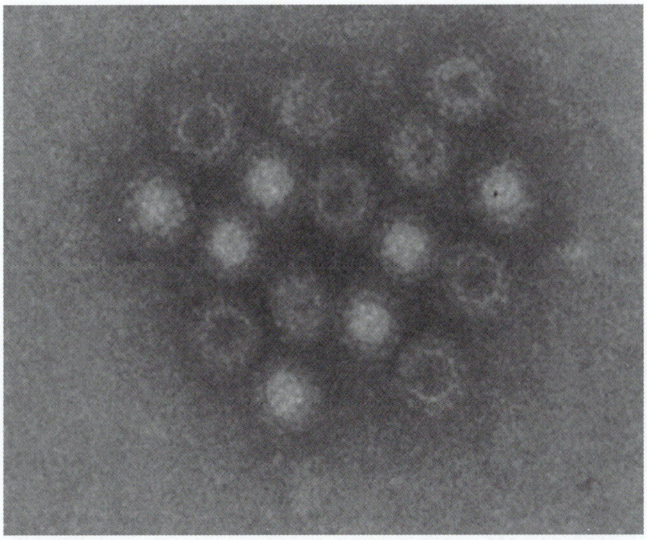

図 118.8
急性胃腸炎の患者の便から分離されたノロウイルスの電子顕微鏡写真

なっているようである。便中のノロウイルスが電子顕微鏡で観察されれば，診断確定である（図 118.8）。治療は対症療法である。

化学物質曝露と中毒

海水系のレクリエーション使用は，これに限定されないが，渦鞭毛藻類である *Pfiesteria* による河口域関連症候群（possible estuary-associated syndrome：PEAS）や Karenia brevis（旧称：*Gymnodinium breve*）によるエアロゾル化された赤潮による呼吸器刺激（aerosolized red tide respiratory irritation：ARTRI）などの中毒につながる。*Pfiesteria* による PEAS は皮疹や嘔吐，腹部疝痛，認知機能の変化に加えて，呼吸器と眼の刺激を引き起こすが，これらはすべて自然治癒の経過をたどるようである。ARTRI は，水の華の期間の飛沫の中に存在するブレベトキシンを吸入することによって引き起こされ，特徴は鼻汁や咳，気管支れん縮である。両方共，治療は対症療法である。

2012〜2012 年に，レクリエーションで水中に含まれる化学物質や毒素に曝露したことによる流行が 8 件あり，87 例が症状を呈した。このような流行のなかで最も大きなものは，オハイオ州における子ども用の浅いプールに関連しており，従業員や常連客に皮膚や眼の症状を引き起こしたが，その原因は高濃度の遊離塩素濃度と結合塩素濃度であった。同時期に報告されたレクリエーションの水曝露による他の流行は，塩素ガス，三塩化窒素塩酸，そして藍藻のミクロシスチンによるものであった。

アカモク（藻類）の最近起きたカリブ海への侵入（図 118.9，図 118.10 参照）により，アカモクの分解副産物である硫化水素（H_2S）とアンモニアにより，海水浴客や地元のホテル従業員が急性でしばしば重度の吸入中毒を起こしたという報告が増えた（文献の Resiere 2019 参照）。呼吸器症状に加えて，硫化水素（H_2S）への慢性曝露は，心臓，神経，認知機能の症状を引き起こる。カリブ島域では，アカモクの侵入のピークは 1〜4 月であり，ちょうど観光客が最多の時期である。その結果，大勢の旅行客の流入に備えて，アカモクの侵入と格闘する観光地やホテルは，海藻を除去

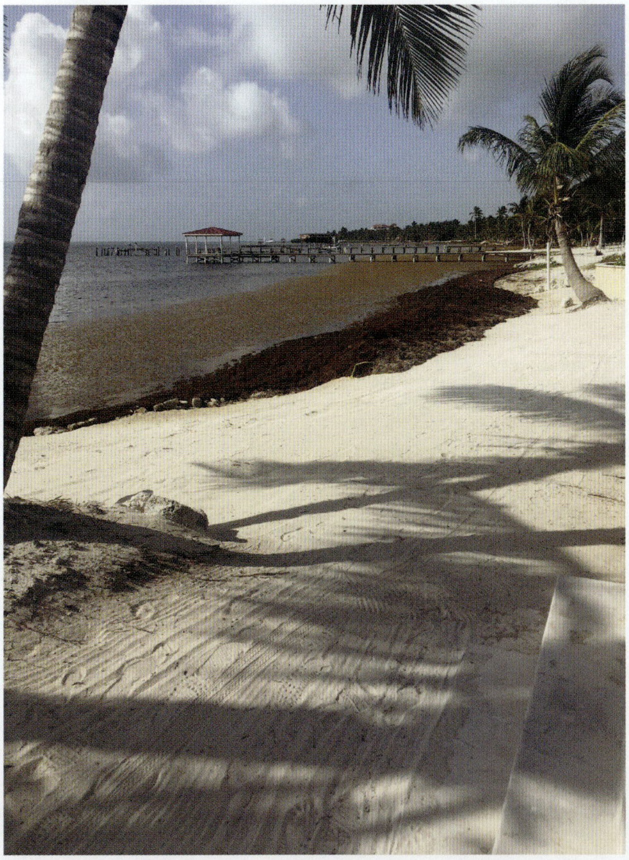

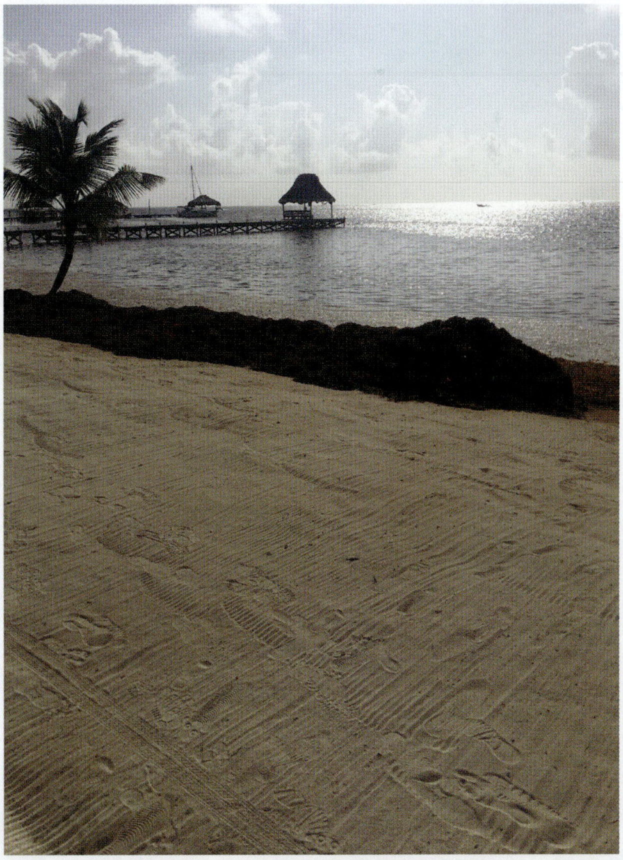

図 118.9
カリブ海の海岸を汚すアカモクの雑草

するためにより従業員を保持し，またそれによって現地での職業曝露のリスクが増加する。アカモクの藻による「黄潮(Yellow Tide［訳注：一般的にはGolden tideという名称が用いられる］」の世界的な激増のメカニズムは不明である一方，この現象が経済的，生態学的，健康的に及ぼす影響の規模は甚大である。したがって，この状況を改善するための努力は急務であり，現在も進行中である。

文献

Baker-Austin C, Trinanes JA, Taylor NGH, et al. Emerging Vibrio risk at high latitudes in response to ocean warming. *Nat Clim Change*. 2013;3:73–77.

Centers for Disease Control and Prevention. *CDC health information for international travel 2018*. New York: Oxford University Press; 2018.

Dorevitch S, Pratap P, Wroblewski M, et al. Health risks of limited-contact water recreation. *Env Health Perspect*. 2012;120(2): 192–197.

Hlavsa MC, Cikesh BL, Roberts VA, et al. Outbreaks associated with treated recreational water—United States, 2000-2014. *MMWR Morbid Mortal Wkly Rep*. 2018;67:547–551.

Leclerc H, Schwartzbrod L, Dei-Cas E. Microbial agents associated with waterborne diseases. *Crit Rev Microbiol*. 2002;*28*(4): 371–409.

Li J, Lu X, Sun Y, et al. A swimming pool-associated outbreak of pharyngoconjunctival fever caused by human adenovirus type 4 in Beijing, China. *Int J Infect Dis*. 2018;75:89–91.

Resiere D, Mehdaoui H, Névière R, Mégarbane B. Sargassum invasion in the Caribbean: The role of medical and scientific cooperation. *Rev Panam Salud Publica*. 2019 Jun 7;43:e52. doi:10.26633/RPSP.2019.52.

Taylor AJ, Paris DH, Newton PN. A systematic review of the mortality from untreated leptospirosis. *PLoS Negl Trop Dis*. 2015;9(6):e0003866. doi:10.1371/journal.pntd.0003866

World Health Organization. *Guidelines for safe recreational water environments, vol. 2, Swimming pools and similar environments*. Geneva: WHO; 2006: 1–146. http://www.who.int/iris/handle/10665/43336

119 旅行者下痢症

■著：Karen J. Vigil, Herbert L. DuPont
■訳：小山泰司

下痢は，先進国から途上国へ旅行する人々にとって，最も遭遇する頻度の高い健康問題である。先進国から途上国へ旅行する人は年間1億人で，そのうち約40%は「旅行者下痢症(travelers' diarrhea：TD)」と呼ばれる下痢に1回以上悩まされる。

古典的には，旅行者下痢症は24時間以内に3回かそれ以上の形をなさない便，そして腸管感染症の症状が1つ以上出現することで定義される。腸管感染症の症状とは，嘔気，嘔吐，腹痛や腹部けいれん痛(cramp)，発熱，便意切迫，テネスムス，血便/粘液便(赤痢)である。この定義は，旅行者が帰国後10日以内に出現した症状を指す。

旅行者下痢症は重症度によって，軽症(日常活動に制限なし)，中等症(旅行中の活動制限)，重症(ベッド上に制限)に分類される。1%未満の患者が入院し，約40%では旅程の変更を必要とする。

急性の旅行者下痢症の症状持続期間は2週間未満である。2週間以上続く場合は「遷延」と考え，旅行者の2〜10%にみられる。遷延する下痢症の病因として可能性があるのは原虫による腸管感染症(例：ジアルジア症，クリプトスポリジウム症)であり，時に細菌による腸管病原体は通常より下痢を長引かせることがある。この状況で胃腸疾患が明らかになることがみられ，その疾患には，過敏性腸症候群や炎症性腸疾患，吸収不良症候群が含まれる。細菌による腸管感染症の合併症として認識された感染後過敏性腸症候群は，旅行者下痢症のエピソード後の10%もの人に認められる。

食事は細菌による腸管病原体の最も重要な感染源であり，旅行者下痢症の大多数で原因となる。水はしばしばウイルス性胃腸炎の感染源となり，雨季のほうがさらに汚染される。遺伝因子は腸管感染症の感染性に大きく寄与する。インターロイキン(interleukin：IL)-8やIL-1βなど便中の炎症性サイトカインは細菌性下痢症の患者においてしばしば上昇している。IL-8，IL-10，CD14，オステオプロテゲリン，ラクトフェリンの宿主遺伝子の多型性は，旅行者下痢症の感受性の増加と関連している。

病因

細菌による腸管病原体は，旅行者下痢症の80%を起こす。地理的領域と疾患を起こす腸管病原体には関係がある。たとえば，下痢を起こす大腸菌(*Escherichia coli*)，特に，腸管毒素原性大腸菌(enterotoxigenic *E. coli*：ETEC)や腸管凝集性大腸菌(enteroaggregative *E. coli*：EAEC)は，途上国の多くの地域における主な病原体であり，症例のおおよそ50〜60%で原因となっている。*Shigella*，*Salmonella*，*Campylobacter*のような侵襲性の病原体は旅行者下痢症の10〜15%で原因となっているが，アジアでは30%に及ぶ。そのなかでciprofloxacin耐性の*Campylobacter*は旅行者の自己内服治療に反応がないために大きな懸念である。非コレラの*Vibrio*属は，世界の沿岸地区における少数例の旅行者下痢症の原因としてみられる。コレラの原因菌である*Vibrio cholerae*は，まれではあるが旅行者下痢症の重要な原因である。*Klebsiella oxytoca*，*Laribacter hongkongenesis*，腸管毒素原性*Bacteroides fragilis*，*Arcobacter*は，頻度の低い旅行者下痢症の原因として報告されている。

細菌以外に，寄生虫やウイルスも旅行者下痢症を起こす。*Giardia*は北米やロシアの山地で重要な病原体である。*Cryptosporidium*属はロシアへの旅行者における下痢の重要な原因である。*Cyclospora cayetanensis*はネパール，ハイチ，ペルーにおける旅行者下痢症の原因菌としてみられる。ロタウイルスとノロウイルスは最も多いウイルスとされている。ノロウイルスは旅行者下痢症の10〜20%で認められ，クルーズ船で特に問題となる。

また，世界のいくつかの地域における旅行者下痢症の原因は，そこの気候の影響を受ける。メキシコの夏の雨季の期間ではETECが主な病原体であり，乾燥した冬では*Campylobacter jejuni*が出現する。亜熱帯のモロッコでも，*C. jejuni*は乾燥した冬において最も重要な病原体である。

予防と化学的予防

疾患の予防は，レジャーやビジネスでの旅行を円滑に進めるために，そして，慢性的な腸管合併症を予防するために重要である。予防法は，通常は安全である食事と時折安全でない食事についての教育と化学的予防から成る。

旅行者に対して，室温で提供された汁気の多い食事や水道水(氷を含む)を避けるよう指導する。蒸された食事(＞59℃)，乾燥した食事(パンなど)，剝かれたフルーツ，高糖度の食事(シロップ，ハチミツ，ゼリー)は一般的に安全である。

化学的予防は，予定が詰まった短期間(3週間以内)の旅行を予定している人(ミュージシャン，スポーツ選手，ビジネス関係者，観光旅行者，政治家)，旅行者下痢症の既往がある人(おそらく遺伝的感受性に関連)，そして要望がある人に対して行われる。そのほかに，決まって化学的予防が行われる可能性があるのは，低酸症(胃手術後やプロトンポンプ阻害薬の常用による)，炎症性腸疾患，ヒト免疫不全ウイルス(human immunodeficiency virus：HIV)感染者，移植患者やその他の免疫抑制者など，下痢や合併症のリスクが上昇する基礎疾患をもつ人である。

bismuth subsalicylate(BSS)［訳注：ビスマスは日本で承認され

ているのは次硝酸ビスマス，次没食子酸，リドカイン配合剤のみ]は旅行者下痢症の予防で中等度の効果があり，予防率は約65％である。予防の推奨量は2錠(262 mg/錠)を各食事中と就寝時に内服する(1日8錠)。キノロン系薬は旅行者下痢症を最大80～100％予防する。東南アジアにおけるキノロン耐性 *Campylobacter* 属の出現は，世界の一部の地域においてこの薬剤の使用を妨げている。また，この種類の薬剤は重篤な細菌感染症に非常に重要であり，耐性発現を促進しうる下痢症予防のための使用は正当化することができない。rifaximin[訳注：日本では「リフキシマ」として販売されているが，適応は肝性脳症における高アンモニア血症の改善のみである]は，下痢を起こす大腸菌が主な病原体であるメキシコの研究で，72～77％の予防率を認めた。2週間投与ではこの薬剤は副作用を認めず，便中細菌叢の微小な変化と関連していた。化学的予防を希望する人には，その便利さと安全性から，我々は通常の手法として rifaximin を推奨する。2～3週間以上の旅行では投与すべきではない。推奨量は200 mg(1錠)，食後(通常，1日2錠)を高リスク地域に滞在する間続ける。

ETEC による下痢に対しての免疫学的防御は実現可能である。コレラ由来毒素Bサブユニットと不活化全菌体コレラ株より構成された経口ワクチンは，世界の一部の地域で入手可能になった。このワクチンは最大67％のETECに対する予防効果を認める。しかしながら，旅行者下痢症に対しては28％の予防効果のみであった。新しい経皮パッチによるETECワクチンが開発中である。旅行者下痢症に対する抗ETEC製剤の接種は，下痢症の主な原因に対して重要な予防となりうるが，旅行者下痢症は複数の微生物で起きる症候群であるために，完全には防御できない。

治療

補液と飲食の推奨

旅行者下痢症は，幼児，高齢者，基礎疾患をもつ人に脱水を起こしうる。電解質補充の補液は最も重要な治療方法である。重要な基礎疾患がなく脱水もない人では，市販のスポーツドリンク，薄めたフルーツジュース，その他の味つけされたソフトドリンクに加えて，塩ふりクラッカーやスープを摂取することで，旅行者下痢症の間の水分と塩分補充には通常十分である。また，経口補水用の粉末や液体も市販されている(OS-1など)。

下痢症の早期数時間の間は，固形物(吸収をしにくくさせ，かつ腸管蠕動を刺激する)の摂取を一時的に中止することが役に立つ。多くの下痢症例において，炭水化物(麺類，米，イモ，オート麦，小麦，バナナ)や，蒸したり焼いた白肉(魚や鶏肉)は摂取可能である。症状が改善して便が固形になるにつれて，通常の食事に戻すことが可能である。一般的に，成人は初日や翌日の乳製品摂取は避けるべきである。下痢症の患者に食事を与えることは，腸細胞を刷新するために重要である。

抗菌薬以外の治療

対症療法は軽症の旅行者下痢症例に行われる。BSSは一般的に下痢症に対する薬物治療として使用される。この薬剤は抗微生物，分泌抑制，抗炎症作用をもつ。BSSは，旅行者下痢症で形を成さない便の回数を約40％減少させることができる。BSSはまれに軽度の耳鳴を起こし，多くは硫化ビスマス(無害な非吸収のビスマスの一部の塩基)によって舌と便が黒色となる。マラリア予防として抗マラリア薬を内服している場合，BSSは抗マラリア薬の吸収を阻害するため，同時に使用すべきではない。

loperamide(ロペミン®)や atropine-diphenoxylate 合剤のような蠕動抑制薬は腸管選択性効果をもつ合成オピオイドである。これらの薬剤は，腸管通過を遅延することによって下痢を改善することが可能で，それにより水分と電解質の吸収がよくなる。loperamide は，発熱や血便がない症例の対症療法として選択される薬剤である。この薬剤は下痢の回数を約60％減少させる。

分泌抑制薬は，カルモジュリン阻害やクロライドチャネル阻害，エンケファリナーゼ阻害を含むさまざまな経路で働くものが開発された。米国では，クロライドチャネル阻害薬である crofelemer が急性分泌性下痢症のために開発された。

抗菌薬治療

旅行者下痢症に対する抗菌薬治療は，下痢症の期間を短縮させ，疾患を治癒する。臨床試験では，治療開始から最終の形をなさない便が出るまでの時間(time from initiation of therapy to passage of the last unformed stool：TLUS)を主要効果判定として使用する。抗菌薬治療はプラセボと比較してTLUSを1～3日間短縮させるため，中等症～重症の患者で適応となる。

旅行者下痢症に対して，さまざまな効果的な治療が利用可能である(表119.1)。旅行者下痢症の非侵襲性の病型において，rifaximin 1回200 mg 1日3回3日間投与はTLUSが25.7時間で，治療失敗率は10％である。これは，非侵襲性の病型の治療として ciprofloxacin 1回500 mg 1日2回3日間投与と同じくらいの効果である(TLUS 25時間，治療失敗率6％)。吸収されにくい(0.4％以下)rifaximin は非複雑性の水様性下痢症に対して安全面で有利である。rifaximin は旅行者下痢症の侵襲性の病型，特に

表 119.1
成人の旅行者下痢症に対して推奨されるエンピリックな治療

薬剤	用量	コメント
loperamide	初回4 mg，その後，2 mgを排便ごと，1日8 mgまで[a]	発熱と赤痢の患者には使用すべきではない
bismuth subsalicylate	30 mL または2錠(262 mg/錠)を30分ごとに内服，1日8回まで[a]	マラリア予防薬を使用しているときに doxycycline と併用すべきではない aspirin 内服者では要注意
ciprofloxacin	1回500 mg 1日2回または1回750 mg 1日1回を1～3日間	*Campylobacter* の耐性株のための治療失敗が多い
rifaximin	1回200 mg 1日3回を3日間	熱性の赤痢性下痢には推奨されない
azithromycin	1,000 mg 単回投与，または初回500 mg 内服後，250 mg 1日1回を1～2日間以上	原因菌が *Campylobacter* と判明している場合の熱性赤痢に対する治療選択薬

a 48時間以上使用しない。

発熱や赤痢を伴う場合の治療には効果がない。

熱性の赤痢性下痢に対しては，フルオロキノロン系薬(ciprofloxacin，levofloxacin)や azithromycin を含む全身性の抗菌薬投与が好ましい。フルオロキノロン系薬は，成長過程の動物で関節軟骨にダメージがみられたために，小児や妊婦には使用すべきではない。これらの薬剤はキサンチンの代謝を阻害することがあるため，theophylline を内服している患者では用量を調節する必要がある。フルオロキノロン耐性は，世界中でみられる *Campylobacter* 株で問題となっており，ciprofloxacin や levofloxacin 使用の妨げとなっている。

azithromycin はマクロライド系に関連したアザライド系抗菌薬であり，ETEC や *Salmonella* 属，*Shigella* 属，*V. cholerae* や *C. jejuni* に対して erythromycin よりも活性がある。*Campylobacter* が ciprofloxacin に耐性となっているタイでの臨床試験では，azithromycin は *Campylobacter* に対して ciprofloxacin よりも効果があった。azithromycin は多くの細菌性下痢症の病型に対して効果的であり，1,000 mg 単回投与またはそれより少量を 1 日 1 回 3 日間投与することが可能である(**表 119.1**)。azithromycin は，侵襲性の病原体が最も多いアジアの一部の地域では第 1 選択薬となる可能性があり，また rifaximin による化学的予防が行われた場合の救援治療に選択する薬剤でもある。

高リスク地域へ行く旅行者には，下痢症が出現した際の自己治療として，これらの抗菌薬を所持しておくことを推奨すべきである。薬物で下痢を治療するのに約 24 時間を要する。軽症で自然治癒する症状に対して不必要な抗菌薬曝露を避けるために，抗菌薬は 3 回目の形を成さない便が出た後から開始するとよい。一部の旅行医学専門家は，有病期間を短くするために，下痢のエピソードのなかで形をなさない便が一度でも出たら治療を開始することを好む。

併用治療

おそらく，非赤痢性の旅行者下痢症に対するエンピリックな(経験的)治療の最適な手法は，loperamide と抗菌薬の併用投与である。それは，loperamide のすぐ発現する効果と抗菌薬の治療効果を併用するためである。この手法は，発熱と赤痢性下痢を認める患者では適切ではなく，そのような患者には全身抗菌薬投与のみが投与されるべきである。

文献

DuPont HL, Ericsson CD, Farthing MJ, et al. Expert review of the evidence base for prevention of travelers' diarrhea. *J Travel Med*. 2009;16(3):149–160.

DuPont HL, Ericsson CD, Farthing MJ, et al. Expert review of the evidence base for self-therapy of travelers' diarrhea. *J Travel Med*. 2009;*16*(3):161–171.

Jiang ZD, Dupont HL, Brown EL, et al. Microbial etiology of travelers' diarrhea in Mexico, Guatemala, and India: importance of enterotoxigenic *Bacteroides fragilis* and *Arcobacter* species. *J Clin Microbiol*. 2010;48 (4):1417–1419.

Lopez-Gigosos R, Campins M, Calvo MJ, et al. Effectiveness of the WC/rBS oral cholera vaccine in the prevention of traveler's diarrhea: a prospective cohort study. *Hum Vaccin Immunother*. 2013;9(3):692–698.

Martinez-Sandoval F, Ericsson CD, Jiang ZD, et al. Prevention of travelers' diarrhea with rifaximin in US travelers to Mexico. *J Travel Med*. 2010;*17*(2):111–117.

Rivera FP, Medina AM, Aldasoro E, et al. Genotypic characterization of enterotoxigenic *Escherichia coli* strains causing traveler's diarrhea. *J Clin Microbiol*. 2013;51(2):633–635.

Shah N, DuPont HL, Ramsey DJ. Global etiology of travelers' diarrhea: systematic review from 1973 to the present. *Am J Trop Med Hyg*. 2009;80(4):609–614.

16

Section 17

バイオテロリズム

120 バイオテロリズム

■著：Megan C. Gallagher, Andrew W. Artenstein
■訳：小山泰司

イントロダクション

バイオテロリズム(bioterrorism：BT)，それは微生物やその毒素を兵器として政治的利益のために意図的に使用することである。これらの物質の拡散能力やテロリストによる市民を標的にした展開の機会のために，BT は世界的脅威であり続けている。近年の BT の事件が比較的少ないのにもかかわらず，生物学的脅威である物質への曝露による潜在的な壊滅的有害性は高い。BT に関する「リスク」を正確に計算することは，危険物への曝露の可能性が未知であるためわからない。それは，テロリストの予測不可能で悪意の心の中に留まっている。そうであるにもかかわらず，BT は破壊的な結果を起こす可能性があるため，攻撃による影響を緩和するために臨床医が BT の物質によって引き起こされる病状に対する診断と治療の手法を理解することは重要である。

BT の物質は広範囲に病気と死亡を引き起こす能力をもつため，大規模テロの武器とみなされる。たとえば，ある早期のモデルでは，50 万人の居住区に向かう風に 50 kg のエアロゾル化された炭疽菌(*Bacillus anthracis*)の芽胞を放つことによって約 20 万人の死傷者が出る，と予測された。より最近の経験(11 人の全身疾患と 5 人の死亡例を出した 2001 年の米国の炭疽菌事件)に基づいて，比較的小さな規模の出来事でも大規模テロを起こしうることが明らかになった。

従来の武器や化学兵器，核兵器と異なり，BT の物質には臨床的な潜伏期間があるため，その間に伝播が起こり，検出することが難しい。米国疾病対策センター(Centers for Disease Control and Prevention：CDC)は BT の脅威を優先度で分類しており，それは展開の実現可能性，罹患率と死亡率，公衆衛生上の影響に基づいている。このカテゴリー分類(表 120.1)は，現在の対生物兵器戦略を特徴づけ続けている。

表 120.1
バイオテロリズムにおける使用が危惧される物質

病原体 / 毒素	疾患
最優先――カテゴリー A 死亡率，罹患率，毒性，感染力，エアロゾル化の可能性，攻撃の心理的影響，主な公衆衛生上の影響に基づく	
Bacillus anthracis(炭疽菌)	炭疽：吸入(肺)，腸，皮膚，injection(麻薬などの注入による)
Variola virus	天然痘とその亜型
Yersinia pestis(ペスト菌)	ペスト：肺型，腺型，敗血症型
Clostridium botulinum	ボツリヌス症
Francisella tularensis	野兎病：肺型，チフス型
ウイルス性出血熱	
フィロウイルス	エボラウイルス病，マールブルグ病
アレナウイルス	ラッサ熱，南米出血熱
ブニヤウイルス	リフトバレー熱，クリミアコンゴ出血熱
中程度に高い優先度――カテゴリー B 罹患率，エアロゾル化の可能性，拡散の特性，診断の難しさに基づく	
Coxiella burnetii	Q 熱
Brucella 属	ブルセラ症
Burkholderia mallei	鼻疽
Burkholderia pseudomallei	類鼻疽
Chlamydia psittaci	オウム病
Rickettsia prowazekii	発疹チフス
アルファウイルス	ウイルス性脳炎
リシン	リシン中毒
ブドウ球菌腸毒素 B	ブドウ球菌毒素疾患
Clostridium perforingens(ウェルシュ菌)の Epsilon toxin	中毒
Salmonella 属，*Shigella dysenteriae*，*Escherichia coli*(大腸菌)O157：H7，*Vibrio cholerae*(コレラ菌)，*Cryptosporidium parvum*	食事や水由来の胃腸炎
新興の脅威の物質――カテゴリー C 産生や散布の可能性，入手しやすさ，死亡率と罹患率に基づく	
ハンタウイルス	ウイルス性出血熱
フラビウイルス	黄熱

表 120.1（続き）

病原体 / 毒素	疾患
Mycobacterium tuberculosis（結核菌）	多剤耐性結核
ニパウイルス	全身性，インフルエンザ様疾患
その他 バイオテロリズム関連のいくつかの要素を有し脅威となりうる物質の例	
遺伝子組み換えワクチンや，抗菌薬耐性のカテゴリー A / B の物質	
ヒト免疫不全ウイルス	
アデノウイルス	
インフルエンザウイルス	
ロタウイルス	
病原体の掛け合わせ：天然痘 / ペスト，天然痘 / エボラウイルス病，など	

臨床像

BT の物質で起きる疾患の臨床像はさまざまであるが，CDC カテゴリー A と B のなかの一部を除き，限られた数の症状群に分類することができる（表 120.2）。残念なことに，BT に関連する疾患の特徴的所見はわずかであり，しかも示唆するようなものしかない。したがって，臨床医が BT を強く疑うためには，かすかな手掛かりを利用することが必要であり，その多くは本質的に疫学的なものかもしれない。しかしながら，適切な臨床かつ疫学的背景に基づいて解釈された際に，物質に関連した示唆的な臨床所見・検査所見（表 120.2）は，さらなる的を絞った精査を行うべきであり，また適切なエンピリックな（経験的）治療を行うのは正当なことである。それぞれの物質の詳細な臨床情報は，本書の微生物ごとの章に記載している。

診断

BT の物質の迅速な検出と正確な同定は，BT の発生を認識するためだけでなく，個々の患者の治療や適切な公衆衛生の手法を実行するために重要である。定義により，BT は潜在性がある。そのため，信頼できる先からの事前通知がないのであれば，症候性の疾患の集団発生は BT 攻撃の最初の徴候である可能性がある。致命的ではあるが，早期に認識することは以下のさまざまな理由により難しい。(1)BT の標的は，特に開かれた社会においては，多様で予測できない。(2) 上記の BT の物質には臨床的な潜伏期間があるので，症状が出た人の集団が医療機関を訪れるのは「事件」後数日～数週間してからであり，地理的にも散らばっている。(3) 多くの BT 関連疾患の初期の臨床所見は非診断的であり，ほかのより一般的で影響力の少ない原因と間違われうる。

17

表 120.2
バイオテロリズムのカテゴリー A の症候別鑑別疾患と臨床的手掛かり

症候群	臨床症状	鑑別診断	BT 関連疾患	疾患特異的な手掛かり
インフルエンザ様疾患	非特異的全身症状と上気道症状：倦怠感，筋肉痛，嘔気，嘔吐，呼吸苦，咳±胸部不快感，鼻炎や鼻汁なし→突発する呼吸窮迫±ショック±意識状態変化，胸部レントゲン異常（縦隔拡大や浸潤影や胸水）	インフルエンザ，細菌性市中肺炎，ウイルス性肺炎，レジオネラ症，Q 熱，オウム病，マイコプラズマ肺炎，ニューモシスチス肺炎，野兎病，大動脈解離，細菌性縦隔炎，上大静脈症候群，ヒストプラズマ症，コクシジオイデス症，サルコイドーシス，リシン，ブドウ球菌腸毒素 B（肺水腫 / ARDS）	肺炭疽	・平均潜伏期間 3 日 ・腹痛，頭痛，意識状態異常，低酸素血症が一般的 ・縦隔リンパ節腫脹：約 90%（図 120.1） ・血性胸水：約 70% ・早期出血性縦隔リンパ節腫脹の検出には胸部レントゲンより CT のほうが感度が高い ・髄膜脳炎：おそらく約 50% ・未治療例の血液培養陽性。胸水培養や抗原特異的免疫組織化学染色は通常陽性
皮膚病変	曝露部位の瘙痒性無痛性丘疹→水疱→潰瘍→浮腫性黒色痂皮±著明な局所浮腫と局所リンパ節腫脹，±発熱，3～7 日で進行	イトグモ咬傷，ブドウ球菌皮膚病変，非典型ライム病，伝染性膿痂性皮膚炎，鼻疽，野兎病，ペスト，鼠咬症，壊疽性膿瘡，リケッチア痘，非結核性抗酸菌，皮膚ジフテリア，皮膚リーシュマニア	皮膚炭疽	・無痛性，クモ咬傷は有痛性 ・非圧痕性局所浮腫は通常著明（図 120.2） ・治療しなければ，全身に症状が進行 ・血液培養，皮膚生検（水疱縁や痂皮辺縁の紅斑）
劇症肺炎	突発する全身症状と，咳，発熱，悪寒，頭痛，咽頭痛，筋肉痛，呼吸苦，胸膜痛，消化器症状，胸部浸潤影を伴った急速進行性呼吸器症状，±血痰，±ショック。呼吸不全へのさまざまな進行	重症細菌性市中肺炎またはウイルス性肺炎，肺炭疽，肺塞栓，肺胞出血，インフルエンザ，マイコプラズマ肺炎，レジオネラ症，Q 熱，SARS，結核	肺ペスト 野兎病（肺型）	・葉性，多小葉性±所属リンパ節腫脹 ・喀血は一般的 ・特徴的な喀痰 Gram 染色 ・通常乾性咳嗽 ・40%で比較的徐脈

（次ページへ続く）

表 120.2(続き)

症候群	臨床症状	鑑別診断	BT 関連疾患	疾患特異的な手掛かり
劇症肺炎(続き)				・肺門リンパ節腫脹，胸水 ・潰瘍リンパ節型が自然曝露や皮膚曝露後に最多 ・全身疾患の少数に多形性紅斑や結節性紅斑
出血素因や毛細血管漏出を伴った敗血症	敗血症症候群，消化器症状，粘膜出血，血管透過性の変化，DIC，紫斑，四肢末梢壊疽，肝炎，低血圧，±中枢神経所見，多臓器不全	髄膜炎菌菌血症。ショックを伴ったGram陰性菌敗血症，レンサ球菌性，肺炎球菌性，ブドウ球菌性菌血症。マラリア，レプトスピラ症，腸チフス，ボレリア症，野兎病(チフス型)。脾臓摘出(脾摘)後重症敗血症。急性白血病。ロッキー山紅斑熱。劇症肝炎，TTP，溶血性尿毒症症候群，SLE，出血性天然痘。出血性水痘(免疫不全者)	ペスト(敗血症型) ウイルス性出血熱	・エアロゾル曝露の少数に発症 ・皮膚所見は後期障害として出現±所属リンパ節腫脹 ・高度の菌血症 ・斑状丘疹(エボラ，マールブルグ) ・各VHF病因によって，起きる臓器障害が異なる
全身性皮疹を伴った熱性前駆症状	発熱，倦怠感，衰弱，頭痛，筋肉痛，粘膜疹とその後の同時性，進行性，遠心性の丘疹→水疱→膿疱性皮疹が顔面，粘膜面，四肢→体幹に出現→全身性±出血成分，全身の毒性	水痘，薬疹，Stevens-Johnson症候群(皮膚粘膜眼症候群)，麻疹，第2期梅毒，多形性紅斑，重症痤瘡，播種性帯状疱疹または単純疱疹，髄膜炎菌菌血症，サル痘，天然痘ワクチン関連全身性ワクシニア，虫咬傷，コクサッキーウイルス，予防接種後反応	天然痘	・手掌や足底が侵される ・皮疹は全身に波及後も末梢で密度が高い(図 120.3，120.4) ・病変は境界明瞭で均一型，多くは結節性(図 120.5) ・二次性細菌感染症が多い ・妊婦と免疫不全者における出血性の病態。重症全身性毒性，出血性素因，早期死亡と関連する
進行性筋力低下	急性発症の無熱性，対称性，球麻痺発症の下行性弛緩性麻痺，瞳孔散大，複視または霧視，嚥下障害，構音障害，眼瞼下垂，粘膜乾燥→気道閉塞＋呼吸筋麻痺，感覚中枢は明白で感覚異常はない	重症筋無力症，脳幹血管異常，ポリオ，Guillain-Barré症候群の亜型，ダニ麻痺症，化学物質中毒	ボツリヌス症	・食事由来ボツリヌス症とは対照的に，エアロゾル攻撃で消化器症状が少ない ・少量の吸入曝露は発症が遅れる ・著明な抗コリン作用

ARDS＝急性呼吸窮迫症候群，DIC＝播種性血管内凝固症候群，SARS＝重症急性呼吸器症候群，SLE＝全身性エリテマトーデス，TTP＝血栓性血小板減少性紫斑病

(4)臨床医はこれらの感染症による臨床所見に不慣れである。(5)古典的な臨床所見が知られているものでさえ，BTの物質は研究室で操作されているため，関連した臨床症状は自然に起きる感染症と異なる表現となりうる。逆に，強く疑われる状況では，次のような疫学的および臨床的な手掛かりが早期認識の助けとなる。(1)患者の**集団発生**(BTには臨床的な潜伏期間があるので地理的調査や人の交流に注意が必要)，(2)一般的な疾患の**通常とは異なる臨床像**(たとえば，それまで健康だった若年成人での劇症肺炎)，(3)**通常とは異なる発生パターン**(たとえば，まれな疾患が非流行地域で発生，疾患がヒトと動物に同時発生)。

CDCは，BTに対して臨床検査即応体制ネットワーク(Laboratory Response Network：LRN)を構築した。これは，米国全土にわたって選択された微生物検査機関を統合し，検体の収集，処理，輸送，安全保障，検査について統一された方法を用いることを求めている。LRNに加わる検査室は，スクリーニング，診断確定，後方検査機関(リファレンスラボラトリー)の機能をもつこととされている。この検査室のネットワークは機密性の高い連絡系統で接続されており，CDCやその他の政府機関，州の保健当局，他の検査室の間での適時な情報伝達を確保している。LRNの使命は，BTに対して迅速で組織化された反応を可能にすることである。CDCは日常的に，未知の病原体を用いてこのネットワークの加入者の能力を監査している。

ほとんどのBTの物質に対して診断検査法が存在するが，一方で，容易に入手することができず，時間を要し，最適な感度と特異度よりも劣り，同時に複数の物質を検査することができないものも多い。複数の病原体の存在を評価可能な診断プラットフォーム〔いわゆる**一括・同時診断法(multiplex strategies)**〕には，特に環境調査の場や非特異的症状を呈している患者または未知の物質に曝露した可能性がある無症候性の人のスクリーニングにおいて，魅力的な利点がある。

BTの物質の検査室診断において好ましい手法は，問題になっている物質ごとに異なる。多くの細菌の病原体において，ゴールドスタンダードの診断法は標準的な培養である。その他の補助的な診断法は，変法染色による光学顕微鏡観察，運動能検査，γファージによる分解，莢膜産生菌の染色，溶血，ウェットマウント(直接検鏡)，芽胞の染色，スライド凝集法，直接蛍光抗体法，酵素免疫測定吸着法(enzyme-linked immunosorbent assay：ELISA)，迅速免疫クロマトグラフィー法である。ウイルスの病原体に対する通常の検査法は，組織培養や卵培養によるウイルスの分離，直接または間接蛍光抗体法，寒天ゲル内免疫拡散法，電

子顕微鏡，変法染色による光学顕微鏡観察，プラーク減少中和試験，血球凝集抑制，ノイラミニダーゼ活性，補体結合，ELISA である。組織染色や免疫組織化学染色による病理学的評価もまた，BT の物質の診断に重要な役割を果たす。

分子アッセイは BT の物質を検出する新しいゴールドスタンダードとなってきており，培養や血清学的検査と比較して感度と特異度が 100％に近い。分子アッセイは，標的とする核酸の分離と増幅後に病原体の同定を行うことを通して，ヒトにおける感染因子を検出する。いくつかの技術や手法は，異なる BT の物質を複数検出するために用いられてきた。いまだ開発段階ではあるが，おそらく DNA のマイクロ流体力学デバイスは将来，診断プラットフォームとして一般的に使われるようになるだろう。これらの手法は鋭敏で特異的であり，理論的には現場の環境における未処理検体で使用することが可能で，それゆえに検査室の微生物分離の段階を省くことができる。しかしながら，サンプリングの問題，データ解析，特異的なプローブの開発，品質管理，費用抑制，自動化，性能，統合などのいくつかの課題について，これらの手法が標準的な手法と置き換わる前に対処しなければならない。

カテゴリー A 物質の検査室診断

炭疽菌（*Bacillus anthracis*）

検査室での炭疽菌（図 120.1，120.2）の推定診断は，適切な臨床状況において皮膚病変や髄液，胸水，血液に Gram 染色や免疫組織化学染色で大きい Gram 陽性桿菌を認めること，または好気性非溶血性で大きなカタラーゼ陽性の灰白色のコロニーがヒツジ血液寒天培地に発育して，非運動性，無莢膜の芽胞形成性 Gram

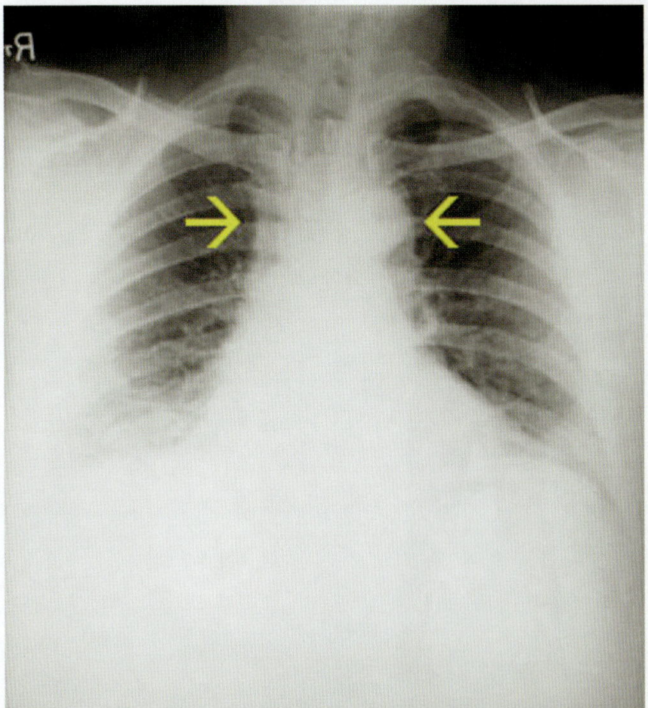

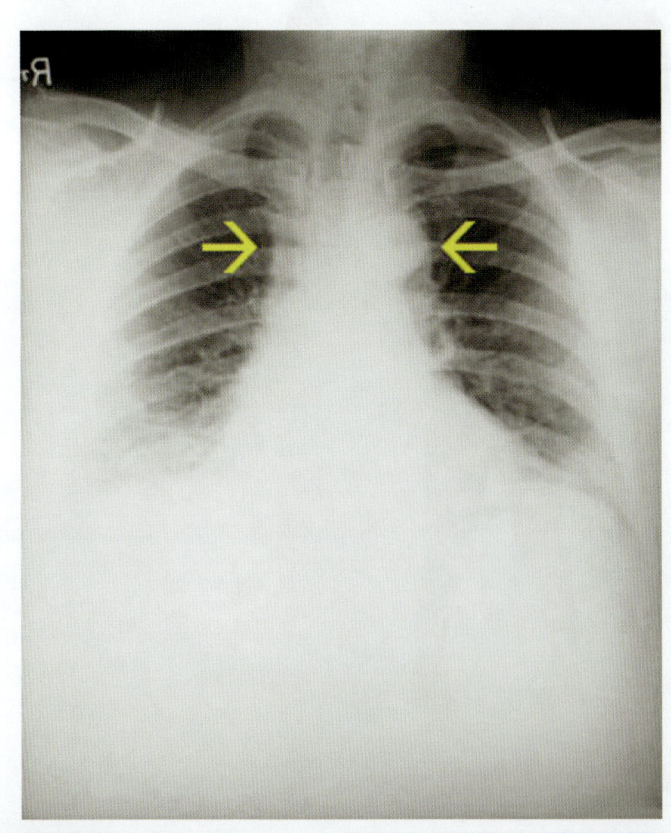

図 120.1
肺炭疽　縦隔拡大に注目（矢印）。
（CDC のご厚意による）

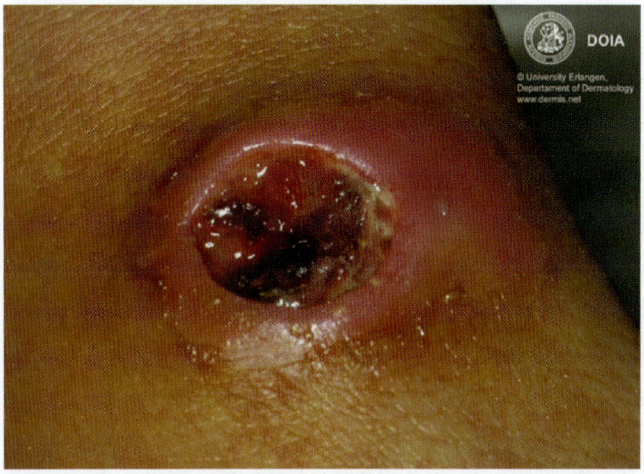

図 120.2
皮膚炭疽
（University of Heidelberg のご厚意による）

陽性桿菌を認めることに基づく。スクリーニングの検査室の段階で診断が疑われるかもしれないが，確定診断検査は LRN の封じ込め施設で行われなければならない。その検査には，γファージによる溶解感受 S やポリメラーゼ連鎖反応（polymerase chain reaction：PCR）が含まれる。米国食品医薬品局（Food and Drug Administration：FDA）は，炭疽診断のためのリアルタイム PCR アッセイを承認している。GeneXpert®，PCR 検査，そしてペプチドの質量分析を使用したマトリックス支援レーザー脱離イオン質量分析（matrix-assisted laser desorption ionization-time-of-flight：MALDI-TOF）などである。迅速かつ簡易検査の研究が進行中である。早期の非特異的な臨床段階にある肺炭疽に対する迅速診断について，精密で将来的に有効な検査は存在しないが，細胞壁や膜抗体，抗防御抗原に対する反応を検出する検査の開発は，炭疽の早期診断の見通しを改善するであろう。

血清学的検査は急性期の診断においてほとんど価値がない。しかし，セロコンバージョン（抗体陽転化）が証明される未診断の生存者にはある程度使えるかもしれない。曝露後早期に炭疽菌の検出目的に行う鼻腔培養は，曝露後の疫学的指標を定義するのに有用かもしれないが，治療や予防ついての個別決定には有用ではない。

ペスト菌（*Yersinia pestis*）

ペスト菌診断のゴールドスタンダードは，現在でも，染色検体の顕微鏡検査，そして喀痰や気管支洗浄液，血液，リンパ節穿刺液の培養といった，基本的な微生物学的技術である。この病原体は，Giemsa 染色で小さな双極染性の Gram 陰性球桿菌で「安全ピン」様の特徴的な見た目から示唆される。ペスト菌は，通常の発育温度でゆっくり発育し，自動同定システムでは誤同定となりうる。診断確定には特殊な検査（F1 外膜抗原の存在を検出するための直接蛍光抗体法，または PCR）を必要とする。現在，F1 抗原を検出するための迅速検査が現場で直接臨床検体を用いて実施できるかどうか，調査中である。

野兎病菌（*Francisella tularensis*）

野兎病菌は，臨床検体の染色で，細胞内外の小さな Gram 陰性球桿菌として認められる。この病原体は通常の検査室の培地では発育しにくく，検査者に対して高度な感染性をもつため，この病原体に対しては特殊な微生物学的かつ安全な手技を用いなければならない。この理由のため，通常は臨床像に基づいて診断され，培養はLRNの高度検査室で進めなければならない。血液培養は通常陰性であるが，皮膚病変のスワブ，リンパ節吸引検体，咽頭スワブ，喀痰検体を含む検査は可能である。推定診断は，直接蛍光抗体後，免疫組織化学染色，PCRが使用可能である。血清学的検査は一般的には後ろ向きにのみ有用であり，その理由は，多くの人々で血清反応に2週間以上要するためである。

ボツリヌス菌(*Clostridium botulinum*)

ボツリヌス症の診断は主に疫学や臨床像，その他の鑑別疾患の除外に基づいている。検査室診断が必要な場合，現在でもゴールドスタンダードは後方検査機関(リファレンスラボラトリー)でのマウスによる生物検定(バイオアッセイ)である。PCRは，環境検体からボツリヌス菌の核酸を検出する点で一定の有益性をもつ。

天然痘(痘瘡)

天然痘症例の大多数は小水疱性で遠心性の皮疹を認め(図120.3, 120.4, 120.5)，天然痘と診断するに足る臨床的および疫学的経過であれば州や地方の公衆衛生当局へただちに届け出るべきである。天然痘疑いの患者からの検体は，公衆衛生当局の指示とLRNの施設との協力で収集かつ輸送されなければならない。臨床診断を検査によって確定することは，アウトブレイクが疑われる場合の早期例や非典型例では特に重要である。一方，アウトブレイクが確定した場合には，おそらく臨床診断で十分である。感染管理手法は，疑い例から検体を得る前に実行されるべきである。

典型的には，天然痘の診断アッセイは病変の掻爬，水疱内容物，痂皮，血液，扁桃スワブで行われる。天然痘ウイルス(poxvirus)の推定診断は，水疱掻爬物の電子顕微鏡によるレンガ型のウイルス粒子の確認，または組織検体の病理学検査によるウイルス粒子の集合や**グアルニエリ小体**の確認，で行う。生細胞培養での天然痘ウイルスの分離と，その後の特異的なオルソポックスウイルス属の核酸同定は確証的であるが，高度の生物学的封じ込めができるリファレンスラボラトリーでのみ施行される。基本的かつ多重PCRプラットホームが開発されれば，臨床検体で天然痘ウイルスとその他のオルソポックスウイルスを区別するうえで，信頼できる，より煩雑でない方法となるだろう。

ウイルス性出血熱

エボラウイルス病に対して，リアルタイムPCR(全血が好ましい)を用いた推定検査が60以上のLRM検査室で入手可能である。確定診断はCDCで行われている。そのほかのウイルス性出血熱に対しては，現在，病院の微生物検査室と公衆衛生当局の検査室は迅速診断を行う設備をもっていない。それゆえに，臨床検

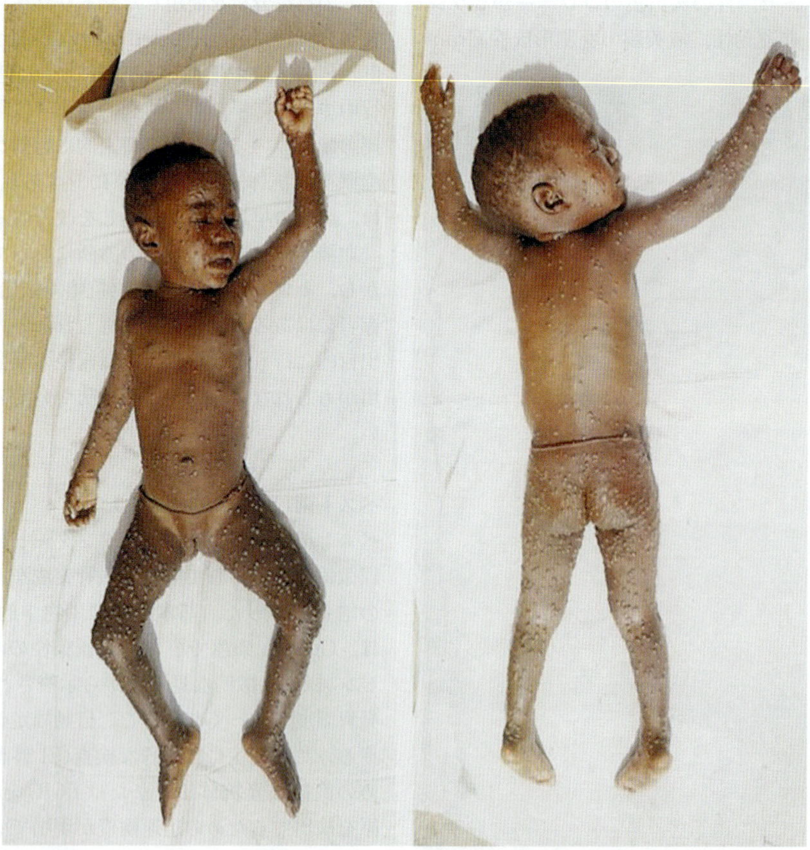

図 120.3
天然痘 体幹と比較して，顔面と四肢に病変の密集度合いが高いことに注目。また水痘の体幹の密集度合いとも比較してほしい。
(WHOのご厚意による)

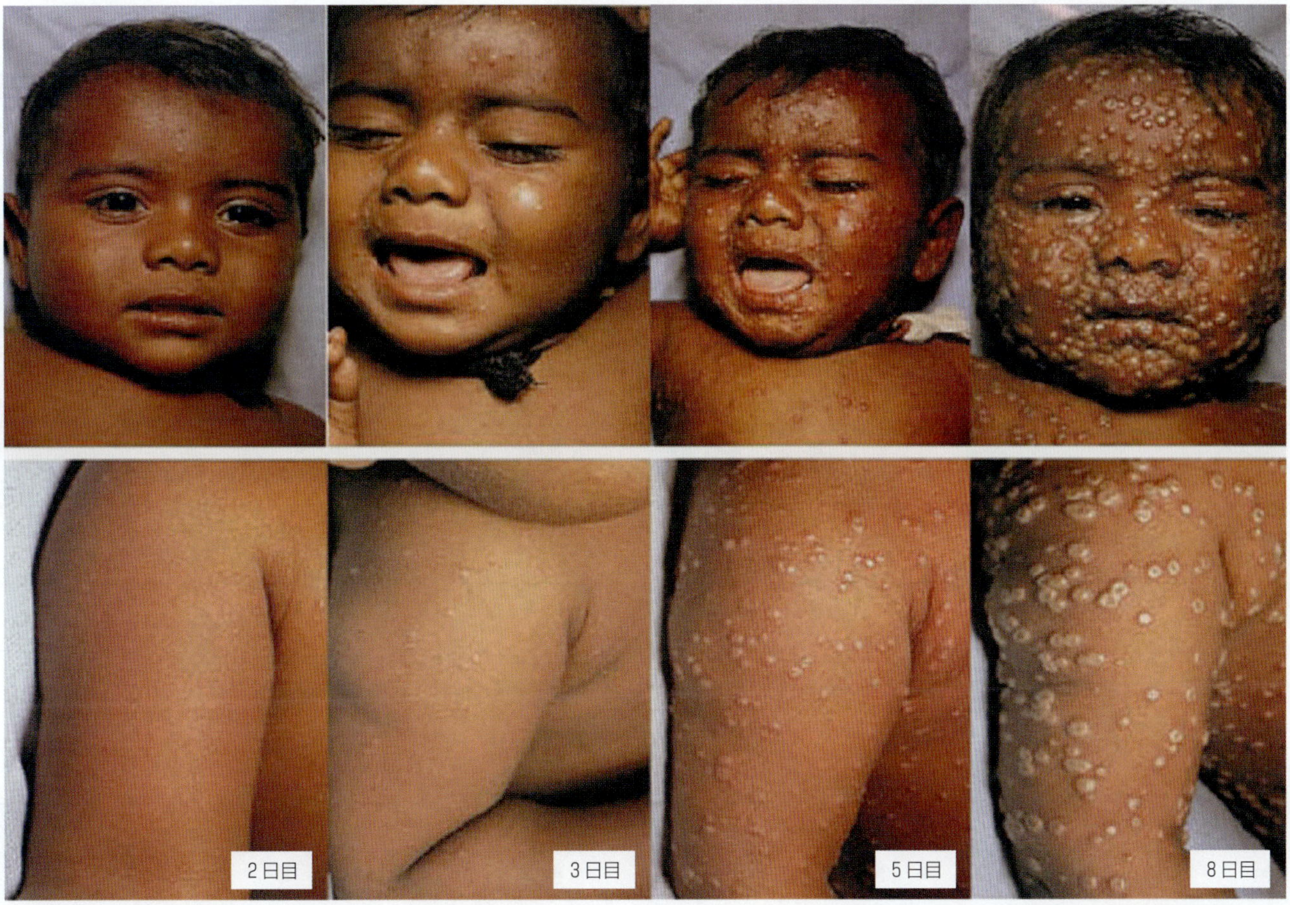

図 120.4
天然痘の皮疹の進行（最初の8日間）
（WHOのご厚意による）

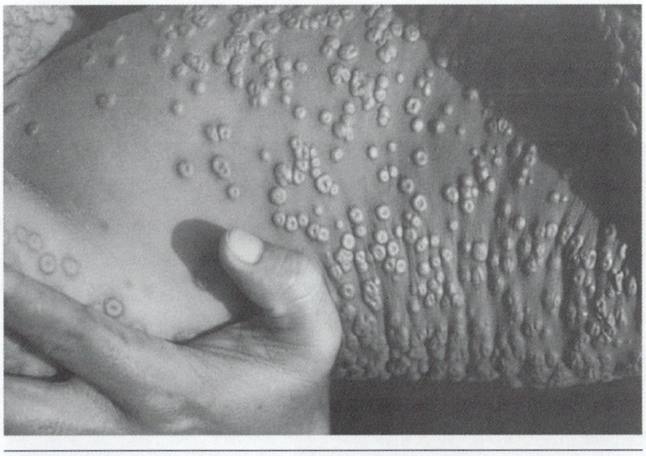

図 120.5
天然痘　病変は同じ発症段階で，特徴的な円形で大きさが一様である。
（CDCのご厚意による）

体はCDCや米国陸軍感染症医学研究所（US Army Medical Research Institute of Infectious Diseases：USAMRIID），LRNの最高レベルの検査室に送付されなければならない。確定診断は特異的な病原ウイルスの検出に依存する。専門検査室における早期診断の手法は，抗原検出やウイルス免疫グロブリン（immunoglobulin：Ig）Mのための迅速酵素抗体法，逆転写酵素PCR，そして，バイオセーフティレベル4の施設におけるウイルス分離である。通常，これらのウイルスに対する抗体は発症後2週間は現れないため，一般的には早期診断における血清学的検査は限定的な価値しかない。

マネジメント

いったんBT関連疾患の診断が考えられたら，患者の評価と管理の最初のステップは，疑われる物質に対する適切な感染管理手法の迅速な実行である（表120.3）。これにより，医療環境にいる患者と同様に初期対応者と医療従事者への最大限の保護が保証される。BT関連疾患に対するエンピリックな（経験的）抗菌薬治療は，診断が真剣に考えられたら開始すべきである。適切な治療を早期に開始することで潜在的に予後が有利となるのみでなく，その病原体の拡散が制限される可能性もある。予防抗菌薬の使用は一部の病因に対しては正当化される。BTのカテゴリーAの物質による疾患に対する特異的な抗菌薬治療の推奨を表120.4に記載した。

炭疽

肺炭疽の急速な病勢進行とそれに伴う高い死亡率を考慮すると，適切な併用抗菌薬の早期投与は不可欠であり，延命効果があるようである。抗菌薬の投与により，患者は生存が難しいと思われる臨床閾値をすぐに超えることができるためである。ヒトの肺炭疽

表 120.3
主なバイオテロリズム関連疾患の疫学的特徴

疾患	潜伏期間	ヒト-ヒト感染	患者への感染予防策	致死率
髄膜炎疑いまたは確定診断された全身炭疽	2〜58日間[a]	なし	標準	81%[b]
吸入炭疽（肺炭疽）	2〜58日間[a]	なし	標準	65%[b]
腸炭疽		なし	標準	57%[b]
皮膚炭疽	1〜12日間	なし	標準	4%[b]
ボツリヌス症	12〜72時間	なし	標準	6%
原発性肺ペスト	1〜6日間	あり	飛沫	未治療：100% 治療：約50%
腺ペスト	2〜8日間	なし	標準	未治療：60% 治療：＜5%
天然痘	7〜19日間	あり	接触＋空気	予防接種なし：30% 予防接種あり：3%
野兎病（肺型）	1〜21日間	なし	標準	未治療：60% 治療：＜4%
ウイルス性出血熱	2〜21日間	あり	接触＋空気	マールブルグ：23〜70% エボラ：20〜40%（適切な支持療法） エボラ：75〜90%（適切な支持療法なし） その他：2〜30%
ウイルス性脳炎	1〜14日間	なし	標準	10〜35%
Q熱	2〜41日間	なし	標準	3%
ブルセラ症	5〜60日間	なし	標準	未治療：5%
鼻疽	1〜21日間	あり	接触＋飛沫	未治療：約100% 治療：低い

a ヒトでの流行や動物実験のエアロゾル吸入の限定されたデータによる。
b さまざまな抗菌薬治療を受けた患者を含む，1941〜2014年までの累積症例群に基づく。

表 120.4
バイオテロリズムのカテゴリーAの物質の成人における治療の推奨

	全身性炭疽
治療	・髄膜炎の可能性がある場合の初回静注治療：ciprofloxacin 1回400 mg 8時間ごと＋meropenem 1回2 g 8時間ごと＋linezolid 1回600 mg 12時間ごと（ciprofloxacinの代替としてlevofloxacinまたはmoxifloxacin。meropenemの代替としてimipenem，penicillin Gまたはampicillin。linezolidの代替としてclindamycinまたはrifampicin） ・髄膜炎が除外された場合，最適な第1選択治療は，ciprofloxacin 1回400 mg 8時間ごと＋clindamycin 1回900 mg 8時間ごと（ciprofloxacinの代替としてpenicillin G，levofloxacin，moxifloxacin，ampicillinまたはmeropenem。clindamycinの代替としてlinezolid，doxycyclineまたはrifampicin） 経口継続治療は，ciprofloxacin 1回500 mg 12時間ごと，またはdoxycycline 1回100 mg 12時間ごと（代替としてlevofloxacin，moxifloxacinまたはclindamycin） ・raxibacumab，obiltoxaximabは吸入炭疽に新規に承認された抗防御抗原モノクローナル抗体 ・抗菌薬と共に投与 ・脳血流関門を越えない，そのため，髄膜炎の予防と治療に使用できない ・過敏反応が起こりうるため，diphenhydramineによる前投薬
曝露後予防	・ciprofloxacin 1回500 mg 経口12時間ごと，**または** doxycycline 1回100 mg 経口12時間ごと，＋炭疽ワクチン（無認可適応） ・代替としてlevofloxacinまたはmoxifloxacin 妊婦にはamoxicillin 1回500 mg 経口8時間ごと ・raxibacumabとobiltoxaximabは，代替薬がないか使えない場合に吸入炭疽の予防に使用できる
コメント	・初回静注治療は臨床的に改善すれば経口抗菌薬治療に切り替える。静注治療は2週間または患者が安定するまで行うべきであり，場合によっては2週間以上行う ・β-ラクタム系薬を使用した場合は感受性結果と共に知らせるべき

表 120.4(続き)

	・経口治療は 60 日間完遂するまで継続 ・免疫不全患者や妊婦への治療は上記参照。推奨は生命を脅かす疾患の性質に基づく		
	皮膚炭疽		
治療	・経口治療：ciprofloxacin 1 回 500 mg 12 時間ごと，または doxycycline 1 回 100 mg 12 時間ごと(代替として levofloxacin，moxifloxacin または clindamycin)，60 日間		
	ボツリヌス症		
治療	・抗毒素の早期投与 ・補助治療(補液，麻痺性腸閉塞に対する経鼻胃管による吸引，呼吸不全に対する人工呼吸器管理)		
曝露後予防	・抗毒素投与		
	ペスト		
治療	・推奨：streptomycin 1 回 1 g 筋注 1 日 2 回，**または** gentamicin 1 回 5 mg/kg 筋注または静注 1 日 1 回，または gentamicin 初回投与量 2 mg/kg，その後，1 回 1.7 mg/kg 筋注または静注 1 日 3 回 ・代替：doxycycline 1 回 100 mg 静注 1 日 2 回，または ciprofloxacin 1 回 400 mg 静注 1 日 2 回，または chloramphenicol 1 回 25 mg/kg 静注 1 日 4 回		
曝露後予防	・推奨：doxycycline 1 回 100 mg 経口 1 日 2 回，**または** ciprofloxacin 1 回 500 mg 経口 1 日 2 回 ・代替：chloramphenicol 1 回 25 mg/kg 経口 1 日 4 回		
コメント	・治療期間：10 日間 ・曝露後予防期間：7 日間		
	天然痘		
治療	・tecovirimat が天然痘とそのほかのオルソポックスウイルスに新規 FDA により承認された治療：600 mg 1 日 2 回を 14 日間 ・黄色ブドウ球菌やレンサ球菌に有効な抗菌薬は，天然痘の皮膚病変が二次感染を起こした場合や，感染が眼球に波及した場合，あるいは皮疹が密集し，かつ広範な場合に使用すべきである ・水分と蛋白喪失に対する適切な補液や栄養投与 ・角膜病変の治療に idoxuridine 局所投与を考慮してもよいが，天然痘では効果は証明されていない		
曝露後予防	禁忌がなければ，曝露後 7 日以内に予防接種		
	野兎病		
治療	・推奨：streptomycin 1 回 1 g 筋注 1 日 2 回，**または** gentamicin 1 回 5 mg/kg 筋注または静注 1 日 1 回 ・代替：doxycycline 1 回 100 mg 静注 1 日 2 回，または ciprofloxacin 1 回 400 mg 静注 1 日 2 回，**または** chloramphenicol 1 回 15 mg/kg 静注 1 日 4 回(妊婦には使用しない)		
曝露後予防	・doxycycline 1 回 100 mg 経口 1 日 2 回，または ciprofloxacin 1 回 500 mg 経口 1 日 2 回		
	ウイルス性出血熱		
治療	・治療の主体は支持療法：体液量の維持と電解質バランス，酸塩基平衡の補正 ・ZMapp は，エボラの治療の用いられる 3 種の中和抗体混合薬であり，拡大アクセスプロトコール下において米国で入手可能 ・ribavirin は確定または疑い例のブニヤウイルス(旧世界ハンタウイルス，クリミア・コンゴ出血熱，リフトバレー熱)やアレナウイルス(ラッサウイルス)感染症に対する，臨床試験薬剤のプロトコル ・ribavirin はエボラ出血熱とマールブルグ出血熱には有用ではない		
	ribavirin	**初回負荷投与**	**維持投与量**
	静注	・30 mg/kg 静注(最大量 2 g)1 回	・1 回 16 mg/kg 静注(最大 1 g/ 回)6 時間ごとを 4 日間，その後，1 回 8 mg/kg 静注(最大 500 mg/ 回)8 時間ごとを 6 日間
	経口	・2,000 mg 経口 1 回	・75 kg 超：1 回 600 mg 経口 1 日 2 回を 10 日間 ・75 kg 以下：1 回 400 mg を午前に内服，1 回 600 mg を午後に内服，10 日間
	・アルゼンチン出血熱やボリビア出血熱では，回復期血漿輸血		
曝露後予防	・ブニヤウイルスとアレナウイルスに対する，予防的 ribavirin 投与は，臨床試験の段階ではあるが，有用である可能性がある		

は本来まれで散発的に起きるため，その治療についての比較臨床試験はない。

皮膚炭疽の多くの患者は外来でうまく治療可能である。しかし，頭部，頸部，上半身の皮膚炭疽や，全身性炎症反応症候群の徴候を伴う皮膚炭疽，あるいは肺炭疽や“injection anthrax(麻薬などの静注に伴う炭疽)”の患者は，一般的に入院を必要とする。基礎となる全身性の炭疽と従来の重症敗血症とでは病態生理学的メカニズムが異なるが，敗血症の状態における血行力学的サポートで用いられる標準的ガイドラインにのっとる。加えて，胸水の積極的かつ反復するドレナージは呼吸と生存率を改善しうる。限定的な外科的デブリードマンは，injection anthrax例の診断を目的とする場合や潜在的に蓄積している毒素を減量する場合に適応となる。

2001年の米国における炭疽事件の際にCDCは，肺炭疽疑い例に対する初期対応では抗菌薬併用療法を推奨する治療プロトコルを公表したが，最近，これに改良が加えられた(表120.4)。複数の薬剤でエンピリックな治療を行う理由は，テロリストが抗菌薬耐性の病原体を使う懸念が高まっていること，全身性の炭疽の被害者は髄膜が侵されている可能性が高いため中枢神経系の薬剤濃度を十分に高くする必要があること，そして，標的の異なる薬剤を複数用いることで相加効果やシナジー効果を得るためである。

病原体の抗菌薬感受性が判明し，臨床的改善が明らかであれば，治療を調整する。皮膚炭疽のみであれば，単剤の経口抗菌薬で対応できるかもしれないが，その他の炭疽では耐性の懸念のためβ-ラクタム薬の単剤治療は禁忌である。治療推奨期間はすべてのBT関連の炭疽で60日間であり，その理由は，同時に元のエアロゾルが吸入曝露された可能性と，動物実験のデータから芽胞の遅発性発育による潜伏感染のリスクが持続しているためである。

炭疽は毒素による疾病であるため，臨床データが不足しているにもかかわらず，併用治療の一部としてclindamycinの使用を主張する人もいる。彼らはその理由として，一部の毒素産生レンサ球菌感染症に用いられる戦略である，細菌の毒素産生を減少させる薬剤の理論的有益性を挙げている。治療選択においては，中枢神経系への移行性についても考慮すべきであり，髄膜炎が疑われた場合には，doxycyclineよりもciprofloxacinの使用を優先し，chloramphenicolかrifampicinかpenicillinを追加する。副腎皮質ステロイドは，髄膜炎や重症の縦隔炎，頭頸部浮腫がある場合に補助的治療として使用されるが，決定的な効果のデータは乏しい。

炭疽菌の部分的防護抗原に直接作用する新規の2つのモノクローナル抗体，raxivacumabとobiloxaximabは現在，吸入炭素菌の治療に対して抗菌薬との併用でFDAにて承認されている。これらの抗体は，脳血流関門を越えず，そのため髄膜炎の治療や予防に使用できない。

炭疽ワクチンは，臨床試験で皮膚炭疽予防に効果があることが証明されている。また，ヒト以外の霊長類におけるエアロゾル吸入後の肺炭疽予防にも効果があると証明されている。炭疽ワクチンは，炭疽毒素の鍵となる要素である防御抗原への免疫応答を生成することによって効果を示す。このワクチンは一般的に安全で，エアロゾル化された芽胞に曝露された後に，抗菌薬治療を始めると共に，曝露後予防として3回接種することが推奨されている。また，モノクローナル抗体は，もし第1選択の予防レジメンのものが手に入らない場合には，曝露後予防として使用可能である。炭疽の免疫グロブリンによる受動免疫治療は抗菌薬治療の補助としての役割があり，多剤耐性菌によって起こった症状に対して追加効果をもたらす可能性がある。

ペスト

ペスト菌は一般的に，ペニシリン系薬，多くのセファロスポリン系薬，カルバペネム系薬，アミノグリコシド系薬，キノロン系薬，テトラサイクリン系薬に*in vitro*で感受性がある。trimethoprim，chloramphenicol，rifampicinに対しての感受性はさまざまであり，通常はマクロライド系薬やclindamycinには耐性である。BTの状況におけるペストに対する治療アプローチの推奨は表120.4に記載している。

自然発生するペスト菌の抗菌薬耐性株は世界の流行地域で報告されており，生物兵器の開発に参考となることが強く懸念されている。

現在承認されているホルマリン不活化ワクチンの生産は，製造者により1999年に中止された。この製品は腺ペストの予防または改善に効果を証明しているが，原発性肺ペストには効果がない。細菌の膜蛋白を用いたサブユニットワクチンは，肺ペストの動物モデルで防御効果を認めている。

野兎病

野兎病菌は通常，アミノグリコシド系薬，テトラサイクリン系薬，rifampicin，chloramphenicolに*in vitro*で感受性である。しかし，多くの株はβ-ラクタム薬に耐性である。ペストの治療と似ており，禁忌が少ないことから，streptomycinまたはgentamicinでの治療が好まれ，一方でciprofloxacinのような代替薬も効果がある。BTでは薬剤耐性病原体が使用される可能性があるため，これがエンピリックな治療を行う理由となり，すみやかに分離株の抗菌薬感受性検査を行うべきである。無毒生ワクチン株から生成された弱毒生ワクチンは，野兎病菌を取り扱う検査技師を守るために使用されているが，市販薬はない。

ボツリヌス症

対症療法，気道の確保，人工呼吸器が，ボツリヌス症の基本的な治療法である。これらの手法の進歩によって1950年代中盤以降，臨床予後が改善しており，米国における食事由来ボツリヌス症の死亡率は60%から6%に低下した。臨床経過の早期において，ウマ抗毒素による受動免疫治療は循環する毒素を中和するための特異的な治療である。これを適時に投与することで神経保護作用と疾患の重症度の緩和が得られるが，生じた麻痺は回復しない。抗毒素は，神経学的症状がある患者でボツリヌス症の診断が疑われたら可能な限り早く投与すべきであり，確定診断のために治療を遅らせるべきではない。米国では，抗毒素は州や地方の公衆衛生当局を通じてCDCからのみ入手可能である。すべてのウマ由来抗血清と同様に，アレルギーをもつ人ではアナフィラキシーの潜在的リスクがある。過敏症の検査のため，全量を投与する前に徐々に量を増やす皮膚テストが必要になることがある。皮内テストで全身症状や過敏症の徴候を認めた患者では，専門家の指導で脱感作を行うことがあり，副反応が起きたときのためにadrenalineや気道確保の準備をしておく。

天然痘

天然痘が疑われる例では，即座に，厳重な接触感染と空気感染の予防策を，陰圧下で気道感染隔離が行われている状況で実行し，診断，科学捜査，疫学的分析を目的に公衆衛生当局と即座に連絡をとることが必要である。曝露の可能性がある者に対するワクチン接種〔**輪状接種方式(ring vaccination)**と呼ばれる〕**と封じ込**

めは迅速に行わなければならない。有症状者に対するワクチン接種は，疾患早期であれば適応がある。それは，疾患の拡散を制御するのに効果があることと，疾患の経過を和らげ，死亡を防ぐ可能性があることが知られているためである。天然痘ワクチンは，自己複製能を有するワクシニアウイルスを含み，それはワクチン接種を行われていない人に伝播し疾患を引き起こしうる。

tecorivirmat は，現在 FDA において天然痘の治療に承認された，オルソポックスウイルスに活性をもつ新規抗ウイルス薬である。加えて，cidofovir の複合脂質体である brincidofovir は現在，*in vitro* 研究の期待できる結果に基づいて天然痘の治療に対して研究中である。idoxuridine 局所投与は眼病変に有用である可能性がある。細菌の重複感染は天然痘の一般的な合併症であり，天然痘患者では頻度の高い死因である。二次感染を管理するためにはペニシリナーゼ耐性抗菌薬を積極的に展開すべきであり，その際には該当地域内の施設・地区のメチシリン耐性黄色ブドウ球菌(methicillin-resistant *Staphylococcus aureus*：MRSA)保有率も考慮する。天然痘ワクチンの特定の重症合併症の管理にワクシニア免疫グロブリン(vaccinia immune globulin：VIG)が適応となるが，天然痘の治療と予防に対する VIG の使用を支持するエビデンスはない。

ウイルス性出血熱

ウイルス性出血熱のすべての病因に対する治療の大黒柱は，血行力学，体液量の状態，呼吸の指標，酸塩基平衡に特に注意を払った対症療法である。これらの病原体の多くは低血圧と同時に毛細血管漏出症候群を起こすため，水分と電解質バランスの慎重なモニタリングが患者管理の重要な部分である。侵襲的血圧管理，人工呼吸器管理，血液製剤による補助，透析，神経学的補助が，よく必要となる。

ウイルス性出血熱に対しては承認された抗ウイルス療法はないが，ヌクレオシドアナログである ribavirin が，リフトバレー熱，ラッサ熱，クリミア・コンゴ出血熱など一部のアレナウイルスとブニヤウイルスによるウイルス性出血熱に対して *in vitro* と *in vivo* で活性を示す。この薬剤は，旧世界ハンタウイルスによる腎障害を合併した出血熱において重症率を低下させ，ラッサ熱による重症率と死亡率を低下させる可能性があることが示されている。高ウイルス血症のラッサ熱の患者に対して発症 6 日以内の ribavirin の静注投与は，死亡率を 76％から 9％に低下させた。この薬剤は CDC と USAMRIID から臨床試験薬剤(investigational new drug：IND)として入手可能であるが，重度の溶血，骨髄抑制による血球減少と関連し，動物では催奇形性がある。ribavirin は，マールブルグウイルスやエボラウイルスのようなフィリオウイルス，フラビウイルスによる感染症には臨床的有用性はない。

ZMapp は，エボラウイルス病の治療で使用される，3 種のモノクローナル中和抗体を混合したものである。ZMapp は現在研究中であるが，拡大アクセルプロトコールのもとにおいて，米国で入手可能である。エボラウイルス病に対しては，現在 2 つのワクチンが研究中である。rVSV を用いた輪状接種方式のギニアにおける試験は，ワクチン接種例から二次的なエボラウイルス例は認めなかった。他の治療やワクチンの積極的な研究はアフリカの自然発生アウトブレイクにおいて現在進行中である。

文献

Arnon SS, Schechter R, Inglesby TV, et al. Botulinum toxin as a biological weapon: Medical and public health management. *JAMA*. 2001;285:1059–1070.

Artenstein AW. Initial management of a suspected outbreak of smallpox. In Cohen J, Powderly WG, eds. *Infectious diseases*, 2nd ed. London: Mosby; 2003 :1022–1025.

Artenstein AW. Bioterrorism and biodefense. In Cohen J, Powderly WG, Opal SM eds. *Infectious diseases*, 3rd ed. London: Mosby; 2010: 747–758.

Artenstein AW, Opal SM. Novel approaches to the treatment of systemic anthrax. *Clin Infect Dis*. 2012;54:1148–1161.

Banada PP, Deshpande S, Russo R, et al. Rapid detection of Bacillus anthracis bloodstream infections by use of a novel assay in the GeneXpert system. *J Clin Microbiol* 2017 Oct;55(10):2964–2971.

Borio L, Inglesby TV, Peters CJ, et al. Hemorrhagic fever viruses as biological weapons: medical and public health management. *JAMA*. 2002;287:2391–2405.

Dennis DT, Inglesby TV, Henderson DA, et al. Tularemia as a biological weapon: medical and public health management. *JAMA*. 2001;285:2763–2773.

Duraffour S, Malvy D, Sissoko D. How to treat Ebola virus infections? A lesson from the field. *Curr Opin Virol*. 2017 Jun;24:9–15.

Fan J, Kraft AJ, Henrickson KJ. Current methods for the rapid diagnosis of bioterrorism-related infectious agents. *Pediatr Clin North Am*. 2006;53:817–842.

Grosenbach DW, Honeychurch K, Rose EA, et al. Oral tecovirimat for the treatment of smallpox. *N Engl J Med*. 2018 Jul 5;379(1):44–53.

Gsell PS, Camacho A, Kucharski AJ, et al. Ring vaccination with rVSV-ZEBOV under expanded access in response to an outbreak of ebola virus disease in guinea, 2016: An operational and vaccine safety report. *Lancet Infect Dis*. 2017 Dec;17(12):1276–1284.

Head BM, Rubinstein E, Meyers AF. Alternative pre-approved and novel therapies for the treatment of anthrax. *BMC Infect Dis*. 2016 Nov 3. doi:10.1186/s12879-016-1951-y

Henderson DA, Dennis DT, Inglesby TV, et al. Smallpox as a biological weapon: Medical and public health management. *JAMA*. 1999;281:2127–2137.

Hendriks KA, Wright ME, Shadomy SV, et al. Workgroup on Anthrax Clinical Guidelines. Centers for Disease Control and Prevention expert panel meetings on prevention and treatment of anthrax in adults. *Emerg Infect Dis* 2014;20:e130687. doi.org/10–3201/eid2002.130687.

Inglesby TV, Dennis DT, Henderson DA, et al. Plague as a biological weapon: Medical and public health management. *JAMA*. 2000;83:2281–2290.

Inglesby TV, O'Toole T, Henderson DA, et al. Anthrax as a biological weapon, 2002: Updated recommendations for management. *JAMA*. 2002;287:2236–2252.

Kennedy SB, Bolay F, Kieh M, et al. Phase 2 placebo-controlled trial of two vaccines to prevent Ebola in Liberia. *N Engl J Med*. 2017 Oct 12;377(15):1438–1447.

Pillai SK, Huang E, Guarnizo JT, et al. Antimicrobial treatment for systemic anthrax: Analysis of cases from 1945 to 2014 identified through a systematic literature review. *Health Secur*. 2015 Nov-Dec;13(6):355–364.

Pien BC, Royden Saah J, Miller SE, et al. Use of sentinel laboratories by clinicians to evaluate potential bioterrorism and emerging infections. *Clin Infect Dis*. 2006;42:1311–1324.

Woods B. *USAMRIID's medical management of biological casualties handbook*, 6th ed. Frederick, MD: US Army Medical Research Institute of Infectious Diseases; 2005.

Section 18

微生物各論：細菌

121 放線菌症

■著：Thomas A. Russo, Grishma R. Trivedi
■訳：西村 翔

原因微生物

放線菌症は，主としてアクチノマイセス(*Actinomyces*)属に由来する嫌気性あるいは微好気性の細菌によって起こる，緩徐に進行していく感染症である。*A. israelii* が原因となることが最も多い。しかし，頻度は低いながらも，*A. naeslundii*, *A. odontolyticus*, *A. viscosus*, *A. meyeri*, *A. gerencseriae* が原因菌となることもある。*A. neuii* による感染が増加してきていることが確認されている。16S リボソーム RNA(ribosomal RNA：rRNA)あるいはその他の遺伝子の比較シークエンス(塩基配列決定)などの遺伝学型判定法を利用した微生物学的分類の進歩により，ヒトおよび動物由来の検体から多くの新種の放線菌が同定されてきた。現時点で 50 の種および 2 つの亜種が確認されている(www.bacterio.cict.fr/a/actinomyces.html)。新しく同定されたこれらの菌種によって放線菌症の症状が引き起こされることもあるが，ほとんどの感染例で「古典的な」放線菌症の臨床像は呈さない。ほとんどすべての放線菌感染症は実際には複数菌種による感染で，*Aggregatibacter*(以前の *Actinobacillus*)*actinomycetemcomitans*, *Eikinella corrodens*, *Fusobacterium*, *Bacteroides*, *Capnocytophaga*, ブドウ球菌(*Staphylococcus*)，レンサ球菌(*Streptococcus*)，腸内細菌目細菌(Enterobacteriaceae)などの「共生微生物」が，感染部位に応じてさまざまな組み合わせで放線菌症の原因菌と共に分離されることが多い。

疫学および発症機序

放線菌症の原因菌は口腔内常在細菌叢の一員であり，また，気管支や消化管，および女性の生殖管にもしばしば認められる。男性のほうが感染頻度は高いが(証明されているわけではないが，おそらく外傷の頻度が高いことと，歯科衛生状態が悪いため)，放線菌症は年齢層や地理的条件を問わず，誰でも，どこでも起こりうる。放線菌症の発症には，粘膜バリアの破綻が重要なステップとなる。その後，局所の感染が起こり，一度感染が成立すると，治療を行わない限り緩徐に進行し，組織平面を無視して連続性に拡大する。当初は感染部位に急性炎症が起こることもあるが，古典的な放線菌症の特徴は，慢性の経過をたどり，症状を伴わずに緩徐に進行する独特の病相である。この病期では通常，単発あるいは多発性の硬結として病変が認められる。中心部は壊死し，壊死部は好中球と硫黄顆粒(事実上，放線菌症の診断特異的な所見である)で構成されている。腫瘤の壁は線維化しており，「木造の(wooden)」と特徴づけて表現される。ゆっくりと時間をかけて皮膚や隣接臓器あるいは骨への瘻孔を形成することがある。遠隔部位への血行性播種はめったに起こらない。異物の存在は感染を促進するようである。この異物に関連した感染の最たるものは，子宮内避妊器具(intrauterine contraceptive device：IUCD)によるものである。放線菌症は，さまざまな免疫抑制療法あるいは宿主の免疫不全下で認められるが，宿主のどの防御機構が感染を予防し制御しているのかに関してはまだよくわかっていない。共に分離培養される放線菌以外の微生物，あるいは常在細菌が放線菌症の発症機序にどのように関与しているのかもまだよくわかっていない。

放線菌感染による症候

臨床症状は多種多様である。かつて抗菌薬が存在しない時代は頻繁に認められたが，今日では放線菌症の発生頻度は減少しており，結果として，適時に診断することも難しくなっている。放線菌症は「最も誤診されている疾患」といわれ，「経験豊富な臨床医にこんなに見逃されている疾患は他にない」と評されてきた。放線菌症の診断にはいまだに難渋する。疾患の全容を把握することにより診断と治療を円滑に進められ，この疾患においてあまりにも頻回に行われている不要な外科的処置，合併症および死亡を最小限に抑えることができるであろう。このユニークな感染症を特に想起すべき 3 つの臨床徴候がある。第 1 に，慢性の経過をたどる，組織境界を越えて進行する，しばしば悪性腫瘍と誤診される腫瘍によく似た腫瘤様の外観，これらを合わせて満たす場合である。第 2 に，診断が確定した放線菌症を完治させるためには長期の治療を要することである。活性のある抗菌薬による短期間の治療では，通常，一過性の改善しか得られない。したがって，放線菌症は難治性あるいは再発性の感染症と考える必要がある。最後に，自然に消失したり再発したりする瘻孔形成を認める場合は，この疾患を想起すべきである。

口腔－頸顔面部の病変

ここが最も感染頻度の高い部位であり，通常，軟部組織の腫脹，膿瘍，腫瘤あるいは潰瘍として出現し，しばしば腫瘍と誤診される。下顎角は最も罹患しやすい部位である(図 121.1)が，頭頸部のあらゆる腫瘤性病変，再発性の感染症において，放線菌症を想起しなければならない。歯科疾患や歯科処置が一般的な誘因である。耳炎，副鼻腔炎，涙管炎もきわめてまれながら起こることがある。舌，喉頭蓋谷，鼻腔，鼻咽頭，頭頸部の軟部組織，唾液腺，開存している甲状舌管，甲状腺，鰓裂嚢胞，下咽頭，あるいは喉頭における単発腫瘤や潰瘍性病変も報告されている。近年で

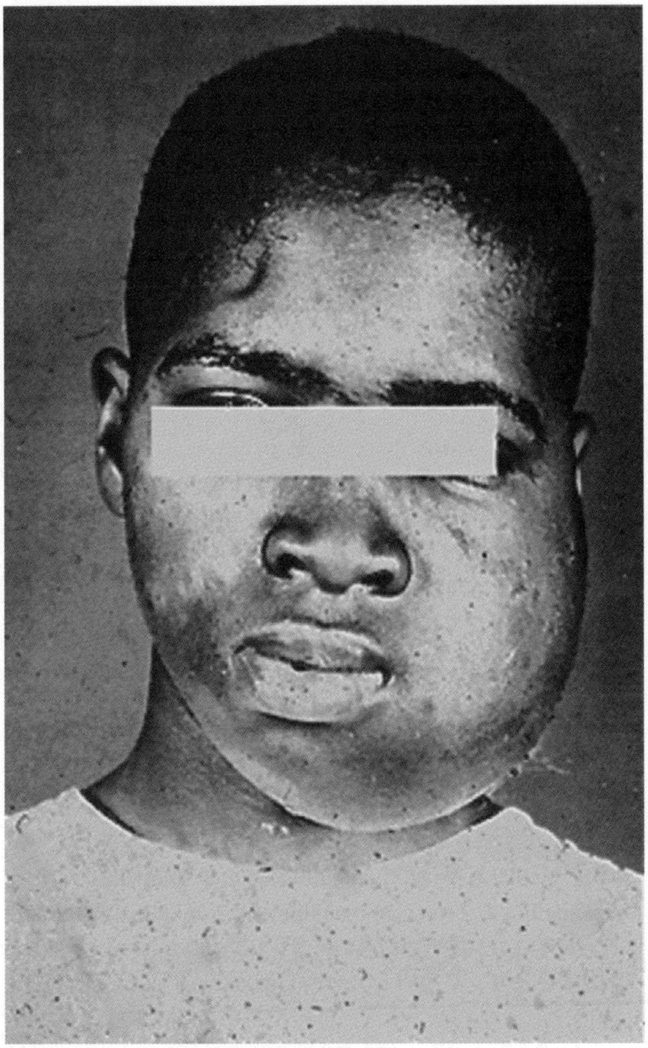

図 121.1
下顎の放線菌感染症でみられる「でこぼこした顎(lumpy jaw)」
(Dr. Arthur Di Salvo のご厚意による)

は，放射線療法のほか，特に，bisphosphonate による治療が下顎および上顎の放線菌感染の発生率の上昇に寄与しているという認識が広がりつつある。疼痛や発熱，白血球増加は必ずしも認められるわけではない。頭蓋，頸椎あるいは胸郭への連続的な感染の波及が続発症として起こる可能性がある。

胸郭の病変

通常，肺実質や胸膜腔を侵して非常に緩徐に進行する経過をたどる。誤嚥した異物が胸郭放線菌症を助長することがある。胸痛や発熱，体重減少および，やや頻度は下がるが血痰が一般的に認められる所見である。咳嗽を認める場合，必ずしも湿性とは限らない。最も頻度の高いレントゲン所見は，腫瘤性病変あるいは肺炎のいずれかである。空洞性病変を呈することもあり，これは CT スキャンで明らかとなる。肺門部リンパ節腫脹を認めることがある。多くの症例で，胸膜肥厚，胸水，あるいは膿胸を伴っている。葉間裂もしくは胸膜を越えて進行し，縦隔や隣接する骨あるいは胸壁(膿胸を伴う)へと波及する，もしくは瘻孔を形成する肺病変は，肺放線菌症を示唆する所見である。縦隔内感染はまれである。これらの症候がない場合，胸郭放線菌症はしばしば悪性腫瘍，またはより一般的な原因微生物による膿胸あるいは肺炎と誤診される。まれだが，縦隔内の構造物および心臓弁を含む心臓の構造物もさまざまな組み合わせで感染を起こすため，結果として臨床徴候も多岐にわたる。まれながら，乳房の単独感染を起こすこともある。

腹腔の病変

腹部の放線菌症はしばしば見過ごされている。多くの場合，契機となるイベント(例：虫垂炎，憩室炎，消化性潰瘍疾患，胆嚢摘出術時の胆石または胆汁の流出，異物穿孔，腸管手術，子宮内避妊器具に関連した骨盤内感染からの上行性の感染)から診断までに月～年単位で経過してしまっている。腹水の流れに沿って，あるいは原発巣からの直接浸潤のいずれかもしくはその両方によって，事実上，腹腔内のあらゆる臓器，領域，空間にも感染は起こりうる。通常，膿瘍，あるいは下層の組織と固着してしばしば悪性腫瘍と誤診される腫瘤性病変として出現する。CT ではしばしば，腸管壁の不均一な造影効果と肥厚が認められる。腹壁や肛門周囲領域へと瘻孔を形成したり，あるいは腸管と他の臓器の間に瘻孔を形成して，炎症性腸疾患と類似した病像を呈することもある。肝臓の感染では多くの場合，単発あるいは多発する膿瘍もしくは腫瘤性病変として認められる。孤発性の病変は，おそらく潜在する他の感染巣からの血行性播種によるものである。画像検査および経皮的手技は診断や治療を容易にする。いかなる泌尿生殖器にも感染は起こりうる。膀胱の感染は，通常は骨盤内感染からの波及によって起こり，尿路閉塞を起こしたり，腸管や皮膚，子宮へと瘻孔を形成することがある。腎臓への感染は通常，腎盂腎炎あるいは腎膿瘍や腎周囲膿瘍のいずれか，またはその両方を呈する。

骨盤の病変

骨盤内の放線菌感染症は子宮内避妊器具と強く関連しているが，手術用メッシュなどの他の異物でも起こりうる。どの程度のリスクがあるのか定量化されてはいないが，そのリスクは低いようである。子宮内避妊器具が挿入されて 1 年未満であれば，感染はめったに起こらないが，時間と共に感染のリスクは増加し，子宮内避妊器具を挿入したこと自体がすでに「忘れられている」ような場合にしばしば感染が確認される。症状は，典型的には緩徐に進行し，発熱や体重減少，腹痛，および不正性器出血あるいは腟分泌物が最もよく認められる所見である。子宮内膜炎で未治療の場合，骨盤内腫瘤あるいは卵管卵巣膿瘍へと進展することがある。残念ながら，診断がしばしば遅れるため，放線菌症であると認識されるまでに悪性腫瘍や子宮内膜症に似た「凍結骨盤」へと進展してしまい，不要な手術が実施される。この病態では，悪性腫瘍や結核とは対照的に，腹水および骨盤内のリンパ節腫脹はまれである。

中枢神経系

中枢神経系の感染はまれにしか起こらない。単発あるいは多発性の脳膿瘍が最も頻度が高く，通常，CT では肥厚した壁を伴った不整形あるいは結節性の，リング状造影効果を伴う病変として認められる。まれに，原発性の髄膜炎や硬膜外腔あるいは硬膜下腔，海綿静脈洞感染が起こる。

筋骨格系の感染

骨髄炎は通常，隣接する軟部組織感染からの波及によることが多いが，外傷(例：下顎骨骨折)，注射，手術，放射線性骨壊死および bisphaosphonate 骨壊死に関連して，あるいは血行性の播種によって起こることもある。四肢の感染はまれであり，通常は外傷に伴って感染が起こる。皮膚，皮下組織，筋肉および骨は，単独あるいはさまざまな組み合わせで感染が起こる。皮膚への瘻孔もしばしば認められる。人工股関節および人工膝関節の放線菌感染症も報告されている。

播種性病変

いかなる部位の感染からの血行性播種でも多臓器に感染が及ぶことはめったになく，肺および肝臓に最も播種しやすい。多発性の結節として出現した場合は播種性の悪性腫瘍とよく似ていることがある。*A. meyeri* が最も播種性感染を起こしやすいようである。

診断

診断過程において，放線菌症の可能性はほとんどの場合考慮されていない。多くの場合，広範囲に及ぶ手術後に病理医によって初めて放線菌症について指摘される(図 121.2)。薬物療法のみで治癒することもしばしばあるため，臨床医にとっての課題は，まれで日常的に見慣れないこの感染症を最も侵襲の少ない手法で診断して，不要な手術を避けるために，診断過程で放線菌症の可能性を考慮することである。手術が必要になることもあるが，CT もしくは超音波ガイド下での穿刺吸引や生検によって，診断のための臨床材料が採取できることもある。放線菌症では，^{18}F-フルオロデオキシグルコース陽電子放出断層撮影(fluorodeoxyglucose positron emission tomography：FDG-PET)により代謝亢進が確認できることは注目に値する。時には瘻孔からの排膿そのものから肉眼的に硫黄顆粒を確認できることもあるが，顕鏡下で膿あるいは組織内の硫黄顆粒(細菌，リン酸カルシウム，宿主成分の生体内での複合物)を同定することで診断がつくことが最も多い。抗菌薬が先行して投与されていたり検査が省略されることで，微生物学的に同定できる機会はそれほど多くない。検出感度を最大限上昇させるためには，単回の抗菌薬投与でさえも慎むべきである。一部の菌種は好気条件で発育するが，嫌気条件下で分離頻度は最も高まり，通常，5～7 日の培養を要するが，最大 2～4 週かかることもある。16S rRNA 遺伝子増幅およびシークエンス(塩基配列決定)は，診断の感度と特異度を上昇させるために臨床微生物検査室で実施されており，良好な結果が得られている。MALDI-TOF MS は有望であるが，データベースはまだ最適化される最中にある。放線菌は口腔内および生殖管の常在細菌叢であるため，喀痰や気管支洗浄液，頸腔分泌物からこれらの菌が同定されても，硫黄顆粒を伴わなければ診断的意義は乏しい。

治療

抗菌薬治療

放線菌症の治療に関して，抗菌薬を評価したり，あるいは治療期間を規定するようにデザインされた比較対照試験は実施されておらず，おそらく今後も行われることはないであろう。したがって，治療に関する決断は主として集積された臨床経験に基づいて行われることとなる。治療において，2 つの原則が考案されてきた。それは高用量かつ長期間にわたる抗菌薬治療であり，古典的な放線菌症の治療ではこれらが必須である。おそらくこれは，放線菌症で認められることの多い肥厚した壁を有する腫瘤やバイオフィルムとなっている可能性がある硫黄顆粒自体への抗菌薬の透過性が不良であるためであろう。治療は常に個々の症例に応じて行われるべきであるが，重症感染症や巨大病変に対しては，1,800 万～2,400 万単位の penicillin 静注を 2～6 週間継続した後に，penicillin あるいは amoxicillin による経口抗菌薬で 6～12 か月治療するのが妥当である。ペニシリンアレルギーの患者ではテトラサイクリン系[訳注：日本では tetracycline そのものに関しては静注製剤は認可されておらず，利用できるのは経口製剤のみ]，cef-triaxone，carbapenem が合理的な代替案となる。より狭い領域での感染例，特に口腔－頭頸部領域であれば，より短期間の治療でよいかもしれない。目に見える病変が消失してからもさらに治療を延長することで，この感染症の臨床的特徴の 1 つである再発を最小限に抑えることができるであろう。一般的に，CT および MRI がこの治療目標を達成するための最も感度が高く客観的に評価できる画像検査である。妊娠中の，ペニシリン過敏性患者で

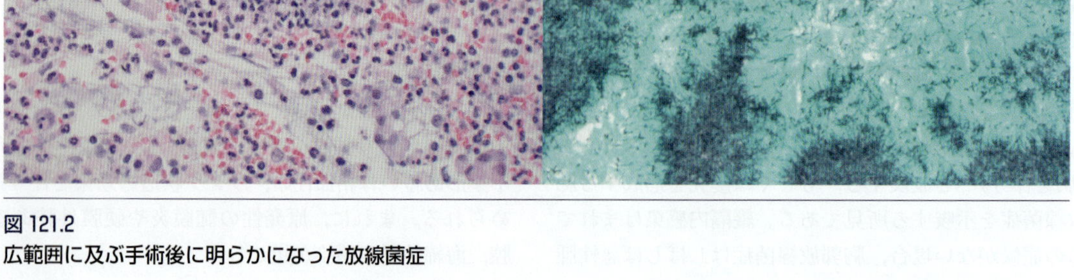

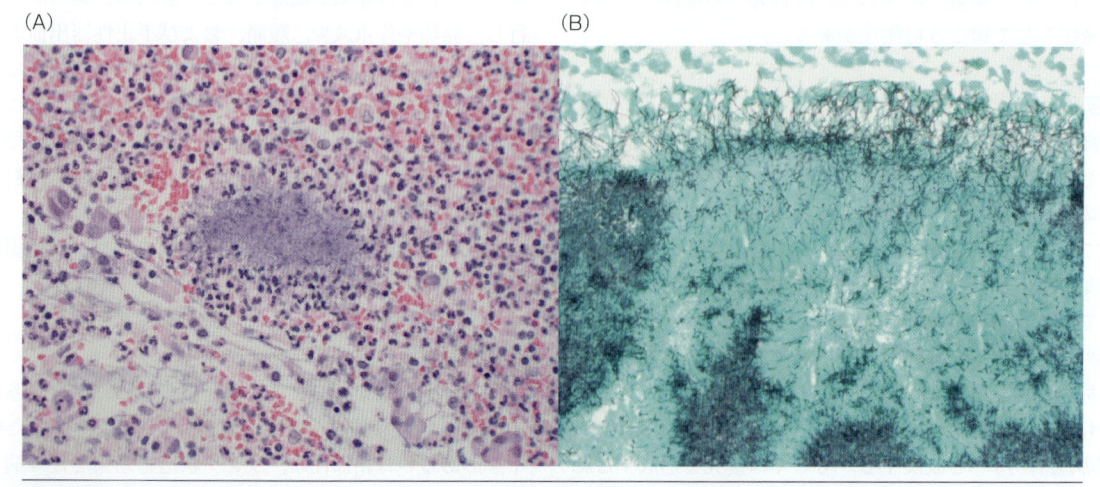

図 121.2
広範囲に及ぶ手術後に明らかになった放線菌症

Box 121.1

放線菌症に対する適切および不適切な抗菌薬治療

Group 1：非常に多くの治療成功経験あり[b]
penicillin 300万～400万単位 静注 4時間ごと[c]
amoxicillin 500 mg 経口 6時間ごと
erythromycin 500～1,000 mg 静注 6時間ごとあるいは 500 mg 経口 6時間ごと
tetracycline 500 mg 経口 6時間ごと
doxycycline 100 mg 静注あるいは経口 12時間ごと
minocycline 100 mg 静注あるいは経口 12時間ごと
clindamycin 900 mg 静注 8時間ごとあるいは 300～450 mg 経口 6時間ごと
Group 2：症例報告(事例レベル)での治療成功経験あり
ceftriaxone[c]
ceftizoxime［訳注：日本では坐薬のみである］
imipenam-cilastin
piperacillin-tazobactam
Group 3：*in vitro* での活性からは有効であると予測される抗菌薬
vancomycin
linezolid
quinupristin-dalfopristine
rifampicin
ertapenem[c]
tigecycline
azithromycin[c]
Group 4：使用すべきではない抗菌薬
metronidazole
aminoglycosides
oxacillin［訳注：日本では認可されていない］
dicloxacillin［訳注：日本では認可されていない］
cephalexin
フルオロキノロン系

a 同時に「常在する」細菌をカバーする抗菌薬の追加が必要となることがある。
b 対照試験での評価は行われていない。投与量および期間は宿主，部位，感染の範囲によって個別化する必要がある。原則論として，重症感染症および巨大病変では，全治療期間(6～12か月)のうち2～6週は抗菌薬の最大投与量で静注治療を行い，その後は経口薬での治療が必要となる。一方で，より狭域のみの感染で，特に，口腔－頸部顔面領域であれば，より短期間の治療期間で十分なこともある。
c これらの抗菌薬は在宅での静注治療で利用することができる。ペニシリンは持続点滴ポンプを要する。
d 近年の *in vitro* でのデータでは分離株の最大33%で耐性が示されている。

は，erythromycin が安全に利用できる代替薬となる。意外にも，新規抗菌薬に関する臨床的な知見はほとんどない。imipenem，ceftriaxone，ceftizoxime［訳注：日本では，ceftizoxime は坐薬のみ認可されている］，piperacillin-tazobactam による治療成功例が報告されている(Box 121.1)。利用可能な情報から判断すると，oxacillin，dicloxacillin［訳注：oxacillin も dicloxacillin も日本では認可されていない］，cephalexin，metronidazole，フルオロキノロン系による治療は避けるべきである。

在宅療法

在宅での点滴加療を目的とした場合，1日1回投与で済む簡便さのために，状況によっては ceftriaxone が魅力的ではあるが，その有効性を支持するより多くの文献が望まれるところである。携帯式の輸液ポンプが在宅療法で利用できるようになったことで，静注 penicillin の適切な用法 / 用量による実用的な静注投与が可能となった。重要な部位(例：中枢神経系)の感染においては，その他の薬剤に関するさらなる知見が得られるまでは，この方法が最も安全である。薬物動態特性，経口でも静注製剤でも利用できること，さらに予想される有効性からも，azithromycin は魅力的である。残念ながら，放線菌症の治療に azithromycin を使用したとする生体外(*in vitro*)データは乏しく，臨床データも存在しない。

共に分離された微生物に対する治療

放線菌症の原因微生物と共にしばしば分離される他の細菌に対して治療を要するかどうかは明らかではないが，それらの多くはそれ自体が病原性をもった菌である。初期治療の期間はこれらの微生物もカバーできるような治療レジメンを組むほうが妥当である。微生物学的情報が得られない場合，エンピリックな(経験的)治療において対象とする微生物を決定する際には感染部位を考慮することが重要である。たとえば，*Aggregatibacter actinomycetemcomitans*，*Eikenella corrodens*，*Fusobacterium*，および *Capnocytophaga* は頭頸部の感染で分離されやすく，一方で腸内細菌目細菌は腹腔の感染において分離されることが多い。

外科手術あるいは経皮的ドレナージ

抗菌薬のない時代は，感染組織の外科的切除が唯一の有益な治療法であった。有効な抗菌薬治療が実施できるにもかかわらず，いまだ一部の専門家からは外科的治療の併用が支持されている。しかしながら，現在では，まずは内科的治療のみで治癒を図るというアプローチを支持する文献が増えている。当初は抗菌薬のみでは治癒困難とみられていた広範囲に及ぶ病変の症例でも，治療成功例が報告されている。CT および MRI を治療への反応性を評価するのに使用すべきである。ほとんどの症例において，手術を回避できるかあるいはより侵襲の少ない狭域の手術で済ませることができる。この治療アプローチは，膀胱や出産適齢期の女性の生殖器など重要臓器の温存を図りたいときにとりわけ有効である。重要な部位(例：硬膜外腔，特定の中枢神経病変)に感染が及ぶ患者や著明な喀血を認める患者，適切な抗菌薬による治療が奏効しなかった患者は，外科的介入が必要となる場合がある。境界明瞭な膿瘍を呈する放線菌症においては，内科的治療に加えて経皮的ドレナージを併用するのが妥当な治療アプローチである。

免疫不全宿主における治療

ヒト免疫不全ウイルス(human immunodeficiency virus：HIV)感染やステロイド使用，抗腫瘍壊死因子(tumor necrosis factor：TNF)の治療およびリンパ増殖性腫瘍に関連した放線菌症が報告されている。これらの放線菌症が，基礎疾患に関連した粘膜障害(例：HIV 感染におけるサイトメガロウイルス感染)，宿主防御機構の異常，免疫抑制療法のいずれか，あるいはこれらのうちのいくつかの組み合わせによって惹起されているのかどうかに関しては明らかになっていない。治療の観点からは，まずは免疫不全のない宿主と同様の治療アプローチを用いるのが妥当である。可能ならば，HIV に対して直接的に作用する積極的治療〔例：高活性抗レトロウイルス療法(highly active antiretroviral therapy)〕や，免疫抑制療法を必要最小限に抑えることも実施できれば望ましい。前向き比較試験のデータはないが，bisphos-

18

phonate 関連顎骨壊死(bisphosphonate-related osteonecrosis of the jaw：BRONJ)症例において放線菌が分離同定された場合は，より長期間の治療を行うことが妥当であり，有効なようである。BRONJ における外科的デブリードマンの役割は定まっていないが，少なくとも壊死骨を切除することは賢明なようである。

難治性の感染

多くの場合，放線菌症は内科的治療によく反応する。しかしながら，HIV 感染患者のみならず免疫不全がないであろう宿主においても，難治性，もしくは難治性と判断されている症例が報告されている。このような状況では，感染症における基本的な原則を適用する。(難治性と判断された)原因を説明しうる他部位の感染(例：ライン関連感染，*Clostridium difficile* 腸炎)や非感染性の要因(例：薬剤熱，全く関係のない別の病態)のいずれか，あるいはその両方を除外する。高用量の静注治療が初期治療で行われているかどうかを確認する必要がある。放線菌感染症に伴う大量の膿性の貯留物(蓄膿)を同定し，排膿する。治療対象としていない，同時に分離された微生物(常在微生物)が原因となっている可能性を考慮しなければならない。これまでのところ，ペニシリン耐性株あるいは治療中の耐性化が生体内(*in vivo*)で確認されたことはないが，可能性が高そうな他の(鑑別)シナリオが除外された場合は，この可能性も考慮しなければならない。最後に，上述のように少なくとも治療開始当初は手術を回避できることが多いが，感染が内科的治療に対して不応性である場合には手術も考慮しなければならない。

放線菌様の微生物

子宮頸部あるいは子宮内膜検体での放線菌様の微生物(*Actinomyces*-like organism：ALO)のスクリーニングあるいは免疫蛍光抗体染色法(immunofluorescence：IF)を利用してこれらを検出することで，子宮内避妊器具に関連して起こる感染を予測または予防できるかという議論は，いまだ解決していない。さらに Papanicolaou 染色(Pap スメア)では，活動性のある放線菌症が存在しているときでさえ ALO をうまく検出できないことがある。リスクは小さいようだが，感染の帰結は重篤である。したがって，より定量的なデータが明らかになるまでは，原因の説明できない症状を認めた場合は，ALO あるいは免疫染色陽性の微生物が検出されるか否かにかかわらず，子宮内避妊器具は抜去し，かつ進行期の感染が除外された場合は，早期の骨盤内放線菌症を想定して 14 日間の経験的(エンピリック)治療を行うほうが賢明なようである。無症候性でも ALO あるいは免疫染色陽性の微生物が検出された場合は，本症に対する患者教育と綿密な経過観察が必要とされるが，もし，同程度に有効な代替の避妊法に患者の同意が得られなければ，子宮内避妊器具の抜去は必須ではない。

文献

Acevedo F, Baudrand R, Letelier LM, et al. Actinomycosis: A great pretender. Case reports of unusual presentations and a review of the literature. *Int J Infect Dis*. 2008;*12*(4):358–362.

Choi MM, Baek JH, Lee JN, et al. Clinical features of abdominopelvic actinomycosis: Report of twenty cases and literature review. *Yonsei Med J*. 2009;50(4):555–559.

Clarridge JE III, Zhang Q. Genotypic diversity of clinical Actinomyces species: Phenotype, source, and disease correlation among genospecies. *J Clin Microbiol*. 2002;40:3442–3448.

Colmegna I, Rodriguez-Barradas M, Rauch R, et al. Disseminated Actinomyces meyeri infection resembling lung cancer with brain metastases. *Am Med Sci*. 2003;326:152–155.

Lynch T, Gregson D, Church DL. Species-level identification of actinomyces isolates causing invasive infections: multiyear comparison of Vitek MS (matrix-assisted laser desorption ionization-time of flight mass spectrometry) to partial sequencing of the 16S rRNA Gene. *J Clin Microbiol*. 2016;54(3):712–717.

Naik NH, Russo TA. Bisphosphonate-related osteonecrosis of the jaw: The role of actinomyces. *Clin Infect Dis*. 2009;49(11):1729–1732.

Pulverer G, Schütt-Gerowitt H, Schaal KP. Human cervicofacial actinomycoses: Microbiologic data for 1997 cases. *Clin Infect Dis*. 2003;37:490–497.

Qiu L, Lan L, Feng Y, et al. Pulmonary actinomycosis imitating lung cancer on (18)F-FDG PET/CT: A case report and literature review. *Korean J Radiol*. 2015;16(6):1262–1265.

Smith AJ, Hall V, Thakker B, et al. Antimicrobial susceptibility testing of Actinomyces species with 12 antimicrobial agents. *J Antimicrob Chemother*. 2005;56:407–409.

Steininger C, Willinger B. Resistance patterns in clinical isolates of pathogenic Actinomyces species. *J Antimicrob Chemother*. 2016;71(2):422–427.

Sudhakar SS, Ross JJ. Short-term treatment of actinomycosis: two cases and a review. *Clin Infect Dis*. 2004;38:444–447.

Valour F, Sénéchal A, Dupieux C, et al. Actinomycosis: Etiology, clinical features, diagnosis, treatment, and management. *Infect Drug Resist*. 2014;7:183–197.

122 嫌気性菌感染症

■著：Itzahak Brook
■訳：西村 翔

イントロダクション

嫌気性菌による感染症は頻繁に発生し，重篤で生命を脅かす場合もある。嫌気性菌は皮膚に定着しており，粘膜細菌叢の主要な構成菌種であるため，嫌気性菌感染は本質的には内因性の感染といえる。嫌気性菌は発育条件が厳しいために，分離が困難であり，しばしば見落とされている。適切な治療の実施が遅れると，臨床的な治療失敗につながりかねない。嫌気性菌の分離には，検体の採取，輸送，および培養が適切な方法で実施されることが必要となる。培養(*in vitro*)での発育が緩徐であること，感染が複数菌種によるという特性，抗菌薬耐性菌の増加によって治療が難しくなる。

疫学

ほとんどの感染症は，常在細菌叢の嫌気性菌がそれまで無菌であった部位を汚染するか，あるいは咬傷など外因性の供給源から常在細菌叢が体内に侵入することによって引き起こされる。また，局所の防御機能が減弱している場合にも起こる。創部が土壌の嫌気性菌(すなわち，*Clostridia*)によって汚染されることで起こる場合もある。*Clostridioides difficile*［訳注：原著は *Clostridium* だが，2016 年に *C. difficile* は，*Clostridium* 属から *Clostridioides* 属に再分類されており，現在は *Clostridioides difficile* が正式菌名であるため，変更した］は，患者から患者へと菌が伝播すると，院内で流行することになる。毒素産生ボツリヌス菌(*Clostridium botulinum*)は食中毒を起こす。

微生物学

感染の>95%を占める臨床的に重要な嫌気性菌は以下のとおり。

- Gram 陰性桿菌(*Bacteroides*，*β*-ラクタマーゼ，*Porphyromonas*，*Fusobacterium*，*Bilophila*，*Sutterella* 属)
- Gram 陽性球菌(主として *Peptostreptococcus* 属)
- Gram 陽性芽胞形成(*Clostridium* 属)および非芽胞形成桿菌〔放線菌(*Actinomyces*)，*Propionibacterium*，*Eubacterium*，*Lactobacillus*，*Bifidobacterium* 属〕
- Gram 陰性球菌(主として *Veillonella* 属)(表 122.1)

分離される嫌気性菌は感染部位によって異なり(表 122.2)，隣接する内因性の粘膜や皮膚の細菌叢の存在に影響される。好気性菌と嫌気性菌の複数菌種が相乗的に感染を起こすのが一般的である。

嫌気性菌の分類は，遺伝学的研究を利用した特性解析法の発展によって変化してきている。臨床検体から嫌気性菌を直接分離するための近年の進歩としては，16rRNA 遺伝子を利用した手法，DNA ハイブリダイゼーション，マトリックス支援レーザー脱離イオン化飛行時間型質量分析計(matrix-assisted laser desorption / ionization time-of-flight mass spectrometry：MALDI-TOF-MS)バイオタイパー，マルチプレックスポリメラーゼ連鎖反応(polymerase chain reaction：PCR)，オリゴヌクレオチドアレイ技術などがある。類似菌株同士を鑑別できるようになると，感染の病型がより明確になり，抗菌薬感受性も予測できるよ

表 122.1
感染の主要な原因菌となる嫌気性菌

Gram 陽性球菌	*Peptostreptococcus* 属：*P. magnus*，*P. asaccharolyticus*，*P. prevotii*，*P. intermedius*，*P. anaerobius*，*P. micros* 微好気性レンサ球菌(真の嫌気性菌ではない)
Gram 陽性非芽胞形成性桿菌	*Propionibacterium* 属：*P. acnes*，*P. propionicum*，*P. granulosum*，*Eubacterium tentum* *Bifidobacterium* 属：*B. eriksonii*，*B. dentium* *Actinomyces* 属：*A. israelii*，*A. naestundii*，*A. viscosus*，*A. odontolyticus*，*A. meyerii*
Gram 陽性芽胞形成性桿菌	*Clostridium* 属：*C. perfringens*，*C. ramosum*，*C. septicum*，*C. novyi*，*C. histolytica*，*C. sporogenes*，*C. difficile*，*C. bifermentans*，*C. butyricum*，*C. innocuum*，*C. sordellii*，*C. botulinum*，*C. tetani*
Gram 陰性桿菌	*Bacteroides fragilis* group：*B. fragilis*，*B. thetaiotaomicron*，*B. distasonis*，*B. vulgatus*，*B. ovatus*，*B. uniformis* その他の Bacteroides 属：*B. gracilis*，*B. ureolyticus*，*Bilophila wadsworthia*，*Sutterella* 属， 色素性 *Prevotella* 属：*P. melaninogenica*，*P. intermedia*，*P. denticola*，*P. loescheii*，*P. corporis*，*P. nigrescens*，その他の *Prevotella* 属：*P. oris*，*P. buccae*，*P. oralis* group(*P. oralis*，*P. buccalis*，*P. veroralis*)，*P. bivia*，*P. disiens*，*Porphyromonas* 属：*P. asaccharolytica*，*P. gingivalis*，*P. endodontalis*，*Fusobacterium* 属：*F. nucleatum*，*F. necrophorum*，*F. gonidiaformans*，*F. naviforme*，*F. mortiferum*，*F. varium*

表 122.2
特定の感染部位で最も分離頻度が高い嫌気性細菌

細菌		感染部位
Gram 陽性球菌	*Peptostreptococcus* 属	呼吸器系，腹腔内および軟部組織感染症
	微好気性レンサ球菌（偏性嫌気性菌ではない）	副鼻腔炎，脳膿瘍
Gram 陽性桿菌	非芽胞形成性：	
	Actinomyces 属	頭蓋内膿瘍，慢性乳突蜂巣炎，誤嚥性肺炎，頭頸部感染症
	Cutibacterium acnes（以前の *Propionibacterium acnes*）	シャント感染（心臓，頭蓋内），異物に関連した感染症
	Bifidobacterium 属	慢性中耳炎，頸部リンパ節炎，腹腔感染症
	芽胞形成性：	
	C. perfringens	軟部組織感染症，敗血症，食中毒
	C. septicum	敗血症，好中球減少性腸炎
	C. difficile	大腸炎，抗菌薬関連下痢症
	C. botulinum	ボツリヌス症
	C. tetani	破傷風
	C. ramosum	軟部組織感染
Gram 陰性桿菌	*Bacteroides fragilis* グループ	腹腔内，女性生殖系感染症，敗血症，新生児感染
	色素性：	
	Prevotella と *Porphyromonas* 属	口腔顔面感染，誤嚥性肺炎，歯周炎
	P. oralis，*Prevotella oris-buccae*	口腔顔面感染症，腹腔内感染症
	P. bivia，*P. disiens*	女性生殖系感染症
	F. nucleatum	口腔顔面，呼吸器系感染症，脳膿瘍，菌血症
	F. nerophorum	誤嚥性肺炎，乳突蜂巣炎，Lemierre 症候群，菌血症

うになる。

Clostridium 属に属する嫌気性芽胞形成性桿菌

Clostridium 属は，太くて短い桿菌から長い糸状菌まで非常に多形性であり，まっすぐ伸びているか，あるいはわずかに湾曲している。臨床感染症で最も頻度の高い clostridia は，*Clostridium perfringens*, *C. septicum*, *C. ramosum*, *C. novyi*, *C. sordelli*, *C. histolyticum*, *C. fallax*, *C. bifermentans*, *C. innocuum* である。

C. perfringens はしばしば，莢膜を有しており，太くて長さはさまざまな Gram 染色性不定の桿菌で，土壌やヒトおよび動物の腸管内に存在する。最も分離頻度の高い組織毒性性 clostridia であり，複数の壊死性細胞外毒素を産生する。高い死亡率を誇る壊滅的な感染症や，広範な壊死，溶血性貧血，腎不全を伴う菌血症を起こしうる。

C. septicum 感染症（主には，血流および皮下組織の感染）はしばしば，潜在性の大腸悪性腫瘍と関連している。*C. sordellii* 感染症は中絶，出産，（違法）注射薬物使用後に起こることが多い。

C. botulinum は，食餌性ボツリヌス（食中毒），創傷ボツリヌス，乳児ボツリヌス，および成人の腸管定着ボツリヌス症の 4 つの病態を引き起こす。これらすべてで，左右対称性の脳神経麻痺に引き続く下降性で左右対称性の随意筋の弛緩性麻痺という共通した臨床症状を呈して，呼吸困難や死に至ることもある。A 型および B 型の蛋白分解株は，食中毒や創部感染症で報告されている。乳児ボツリヌスは A 型，B 型，および F7 型によって起こる。*C. botulinum* による感染症は通常，非常に強力な神経毒素を含む汚染食品（十分に加熱されていない肉，加工工程に問題のある魚，不適切な工程で缶詰めにされた野菜）を摂取することによって生じる中毒である。*C. difficile* は抗菌薬関連あるいは特発性の下痢および大腸炎を起こす。*C. tetani*［訳注：破傷風の原因菌］は土壌に存在し，まれにヒトの糞便中にも存在する。*C. tetani* の芽胞を含む土壌によって創部が汚染されることで感染し，腐敗した組織内で芽胞が発芽して，神経毒を産生する。

嫌気性 Gram 陽性非芽胞形成性桿菌は，歯肉溝，消化管，腟および皮膚の細菌叢の一部である。*Proponibacterium*, *Eubacterium*, *Bifidobacterium*, *Lactobacillus*, *Actinomyces*, *Arcanobacterium*, *Atopobium*, *Mobiluncus*, *Pseudoramibacter* などがここに含まれる。

Actinomyces, *Arcanobacterium*, *Bifidobacterium* 属は，Gram 陽性，多形性，嫌気性～微好気性の桿菌である。*Actinomyces israelii*, *Actinomyces naeslundii*, *Propionibacterium propionicum* は，口腔および咽頭の細菌叢の一員であり，放線菌症の最も頻度の高い原因菌である。これらの菌は，頭蓋内膿瘍，慢性乳突蜂巣炎，誤嚥性肺炎および腹膜炎から分離されている。放線菌症は通常，顔面，頸部，肺，胸膜，生殖器および尿路に起こる。骨，心膜，肛門直腸病変および菌血症の頻度は下がるが，すべての組織に感染する可能性がある。

真正細菌（*eubacterium*）および嫌気性乳酸菌は，口腔，腟および消化管の細菌叢の一部である。これらは悪性腫瘍，手術，免疫不全，糖尿病，異物，抜歯，および広域抗菌薬治療に関連した感染症でよく認められる。

Propionibacterium 属は，通常では非病原性の菌であるが，移植された人工物あるいは中枢神経系シャント感染，以前に損傷している心臓弁の心内膜炎を引き起こすことがある。耳下腺や歯性感染症，脳膿瘍，コンタクトレンズに関連した結膜炎，腹膜炎，および異物や肺の感染症からもこれらの菌種が分離されている。最も一般的な菌種である *Cutibacterium acnes*［訳注：原著では *Propionibacterium acnes* となっているが，同菌種は 2016 年に *Propionibacterium* 属から *Cutibacterium* 属に再分類されており，*Cutibacterium acnes* が正式名称であるため変更した］が血液から分離される

ことはあるが，菌血症や心内膜炎に関連することはきわめてまれである。これらの菌は皮膚の常在細菌叢の一部であることから，しばしば汚染菌となる。*C. acnes* は，特に，シャント感染に関連して菌血症を起こすことがあり，尋常性痤瘡でも原因菌となる。

Gram 陰性桿菌のなかでは，*Bacteroides fragilis* グループが臨床検体から最も分離頻度の高いバクテロイデス科の細菌である。主として，β-ラクタマーゼの産生によって，ペニシリン系に耐性を示す。このグループにはいくつかの菌種が含まれており，最も分離頻度が高い菌種としては，*B. fragilis*（なかでも最も分離頻度が高い），*B. thetaiotaomicron*, *B. distasonis*, *B. ovatus*, *B. vulgatus* がある。これらの菌種は，消化管の常在細菌叢の一部であり，腹腔内感染症やその他の腸内細菌叢に由来する感染症（すなわち，直腸周囲膿瘍や褥瘡潰瘍）で主要な分離菌種となる。新たに規定された *Bilophila wadsworthia* および *Centipeda periodontii* は各々，腹腔内感染と歯内感染症で認められる。

色素性 *Prevotella*（*Prevotella melaninogenica*, *Prevotella intermedia*），*Porphyromonas*（*Porphyromonas asaccharolytica*）および非色素性 *Prevotella*（*Prevotella oralis*, *Prevotella* oris）は口腔内および腟内の細菌叢の一部であり，呼吸器感染症やその合併症，誤嚥性肺炎，肺化膿症，慢性中耳炎，慢性副鼻腔炎，口腔周囲の膿瘍，咬傷感染，爪周囲炎，脳膿瘍，骨髄炎などから分離される主要な嫌気性 Gram 陰性桿菌である。産婦人科感染症では *P. bivia* と *P. disiens* が分離頻度の高い菌種である。

Fusobacterium 属は，紡錘形で，やや長めで細く，先端が先細りになった細菌である。*F. nucleatum*, *F. mortiferum*, *F. varium* は口腔，肺および頭蓋内感染症における主要な分離菌種である。*Fusobacterium* 属は，膿瘍，産婦人科感染症，血液，創部からも分離される。

近年，嫌気性 Gram 陰性桿菌のペニシリン系抗菌薬に対する耐性の増加が指摘されている[20]。耐性は色素性 *Prevotella* や *Porphyromonas*, *P. oralis*, *P. disiens*, *P bivia*, および *Fusobacterium* 属で認められる。主たる耐性機序はβ-ラクタマーゼ産生による。

感染部位から分離される嫌気性 Gram 陰性桿菌は，常在細菌叢としてのそれらの菌種の分布と類似している。*B. fragilis* グループは消化管に近接した部位でより分離頻度が高く，色素性 *Prevotella* 属は口腔に近接した感染症でより分離頻度が高く，*P. bivia* と *P. disiens* は産婦人科領域の感染症でより分離頻度の高い菌種である（表 122.2）。このような分布様式を熟知しておくことで，これらの部位の内部あるいは近傍での感染症の治療において，適切な抗菌薬を論理的に選択することができる。

分離頻度の高い Gram 陽性球菌は *Peptostreptococcus magnus*, *P. asaccharolyticus*, *P. anaerobius*, *P. prevotii*, *Parvimonas micra*（*P. micros*）である。その他の嫌気性球菌には，*Coprococcus*, *Peptococcus*, *Ruminococcus sarcina*, *Staphylococcus saccharolyticus* がある。これらは口腔，上気道，消化管，腟，皮膚の細菌叢の一部である。

これらの細菌は，呼吸器感染症（慢性副鼻腔炎，乳突蜂巣炎，急性および慢性中耳炎，誤嚥性肺炎，肺化膿症）や壊死性の皮下および軟部組織感染症など，あらゆるタイプの嫌気性菌感染症で分離される。単一菌種として分離されることもあれば，他の好気性あるいは嫌気性菌と共に複数菌種（のなかの一菌種）として分離されることもある。微好気性レンサ球菌は真の嫌気性菌ではなく，継代培養中に耐気性［訳注：aerotolerant，つまり大気中の酸素下でも生存可能という意味］を示すようになることがある。これらには，*Streptococcus anginosus* グループ（以前の *Streptococcus milleri* グループで，*S. constellatus*, *S. intermedius* が含まれる）や *Gemella morbillorum*（以前の *S. morbillorum*）が含まれる。微好気性レンサ球菌は，慢性副鼻腔炎や脳膿瘍，産婦人科領域の感染，膿瘍でよく認められる。

3つの嫌気性 **Gram 陰性球菌属**があり，それらは *Veionella*, *Acidaminococcus*, *Megasphaera* 属である。*Veionella* 属が最も分離頻度が高く，口腔，腟，小腸の細菌叢の一員である。ほぼすべての嫌気性菌感染症において，これらの菌種が分離されることはめったにない。

嫌気性菌検体の採取と搬送

感染部位から菌が分離されることによって嫌気性菌感染症の確証が得られるため，嫌気性菌を目的とした検体採取は重要である。嫌気性菌感染症と確定するためには，適切な検体の正しい採取，迅速な搬送，慎重な検査室での処理が必要となる。不適切な操作や培地では，嫌気性菌の存在を見逃したり，混合感染でも好気性菌のみが存在すると判断してしまう可能性がある。

嫌気性菌は皮膚や粘膜に存在するため，たとえわずかであっても常在菌によって汚染してしまうと判断を誤りかねない。（不備があって）許容できないあるいは不適切な検体からは常在細菌叢が検出されるために判断を誤ってしまう可能性があり，診断的な価値はないか，あってもわずかである。適切な検体は，常在細菌叢を回避する技術を用いて得るべきである。

許容される検体とは，血液，髄液，関節液，腹水など，通常無菌である部位から採取されたもの，あるいは皮膚の汚染を十分に除去した後に採取されたものである。上顎洞の培養では，2つの手技が利用され，犬歯窩または鼻前庭を消毒した後，犬歯窩か下鼻甲介のいずれかを介して穿刺吸引する方法である。尿は経皮的恥骨上膀胱穿刺によって採取する。検体は，膿瘍の内容物，創部深部からの穿刺吸引，さらには経気道吸引や直接肺穿刺などの特殊手技によって採取することができる。下気道検体を常在細菌叢の汚染なしに採取することは困難である。ダブルルーメンカテーテルによる気管支ブラッシングや気管支肺胞洗浄，定量培養が有用である。腟の汚染を十分に除去した後の Douglas 窩穿刺液も許容される。

微生物学的処理を行うためには，検体を迅速に検査室へ搬入することが不可欠である。嫌気環境輸送容器が利用できない限り，検体の搬送は迅速に行うべきである。輸送容器は一般的に，二酸化炭素，水素，窒素の混合気によって無酸素環境が提供されており，加えて好気環境検出器が備わっている。検体は可能な限り迅速に嫌気環境輸送容器に入れるべきである。

いつでも液体あるいは組織検体がスワブ検体よりも望ましい。液体検体は嫌気環境輸送バイアルに接種するか，あるいはシリンジと針で採取する。気泡はすべてシリンジから排出する。針先を滅菌ゴム栓に刺すことはもはや推奨されない。空気はプラスチックのシリンジ壁を通して徐々に拡散するため，検体は＜30分で処理されなければならない。

18

スワブは，二酸化炭素を含有するか，あるいは前処理で嫌気的に滅菌されたCarey・Blair半固形培地に入れられる。組織検体は嫌気性ジャーに入れるか，密閉して嫌気状態にしたプラスチックバッグに入れて輸送する。

病原因子

嫌気性菌は，相乗的に作用する能力，および毒素や莢膜多糖，リポ多糖の産生など多くの病原因子を有する。

嫌気性菌は上皮表面への接着と侵入を促進するいくつかの病原因子を有する。これらの因子には，表面構造(莢膜多糖やリポ多糖など)の存在，スーパーオキシドジスムターゼやカタラーゼ，免疫グロブリンプロテアーゼ(分解酵素)，凝固促進および拡散因子(ヒアルロニダーゼ，コラゲナーゼ，フィブリノリジンなど)，接着因子，毒素産生などがある。嫌気性菌の病原性を強化するその他の因子としては，粘膜障害，酸化還元電位の低下，感染部位にヘモグロビンや血液が存在することが挙げられる。

嫌気性菌は，好気性菌あるいは嫌気性菌同士の相乗効果によって感染の重症化に寄与する。嫌気性菌は一般的に，病原性を発揮するのに好気性菌よりも時間がかかる。これは，ある種の嫌気性菌の主要な病原因子の一部(すなわち，莢膜産生)は，感染が慢性化してから初めて発現することによる。

素因

素因としては，無菌部位が大量の粘膜常在細菌叢に曝露すること，血液供給量の減少，嫌気性菌の発育に好都合な組織壊死，あるいは外傷や異物，悪性腫瘍，手術，浮腫，ショック，大腸炎，血管疾患など患部への血液供給が低下する病態が含まれる。その他の素因となる病態には，糖尿病，脾臓摘出(脾摘)，免疫抑制，低ガンマグロブリン血症，好中球減少症，白血病，膠原病，細胞障害性薬剤などがある。好気性あるいは通性(嫌気性)菌による感染は，嫌気性菌の発育に好都合である。嫌気条件および嫌気性菌は，コハク酸の産生，走化性の阻害，プロテアーゼによる血清蛋白の分解，白血球毒素の産生によって貪食能および細胞内殺菌を減弱させる可能性がある。

化膿，膿瘍形成，血栓性静脈炎，ガス産生に伴う壊疽性の組織破壊が嫌気性菌感染の特徴である。嫌気性菌は一般的に，慢性感染症や(嫌気性菌に)活性のない抗菌薬による治療失敗後に分離される。

一部の感染症では，嫌気性菌が関与する可能性が高まる。これらには，脳膿瘍，口腔および歯性感染症，咬傷，誤嚥性肺炎，肺化膿症，穿孔後腹膜炎，羊膜炎，子宮内膜炎，敗血症性流産，卵管卵巣膿瘍，口腔や直腸周辺の膿瘍，軟部組織や筋肉の化膿性壊死性感染，術後感染症などがある。一部の固形腫瘍(すなわち，結腸がん，子宮がん，気管支原性がん，頭頸部がん)では嫌気性菌感染が起こることがある。

予防

嫌気性菌感染症に至りうる病態の予防と早期治療が，嫌気性菌感染の割合を減らすことになる。たとえば，神経学的な病態の改善，口腔内分泌物の吸引，口腔衛生状態の改善による口腔内常在菌誤嚥の予防，さらには誤嚥性肺炎やその合併症のリスクを低下させるために胃のpHを低値で維持することなどが挙げられる。創部や壊死組織の洗浄 / 灌流やデブリードマン，排膿，血液供給量の改善は皮膚軟部組織感染症の予防に有用である。

術野の粘膜細菌叢による汚染が予測される場合は，術前の予防的抗菌薬投与が推奨される。口腔，直腸，外陰腟部に及ぶ手術手技ではcefoxitinあるいはertapenemを使用する。破傷風毒素のワクチン接種によって*C. tetani*感染を予防することができる。

嫌気性菌感染症による徴候および症状

化膿，膿瘍形成，血栓性静脈炎，ガス産生を伴う壊疽性の組織破壊が嫌気性菌感染の特徴である。嫌気性菌感染の臨床兆候としては以下がある。

- 粘膜表面に隣接した感染
- 腐敗臭のする分泌物
- 壊死性壊疽性組織および膿瘍形成
- 組織内の遊離ガス
- 血液培養の好気ボトルから菌が発育しない菌血症あるいは心内膜炎
- 好気性菌に対してのみ有効な抗菌薬の使用に関連した感染症
- 腫瘍関連あるいはその他の破壊性の経過をたどる感染症
- 感染性の血栓性静脈炎
- 咬傷後感染
- 紫外線で蛍光を発する*P. melaninogenica*を含む滲出液の黒色変化
- 放線菌症による分泌物内の硫黄顆粒
- ガス壊疽の臨床像
- 嫌気性菌感染を起こしやすい臨床背景(母体の羊膜炎後，腸管穿孔など)

嫌気性菌は特に慢性感染症に多く，アミノグリコシド系，trimethoprim-sulfamethoxazole(ST合剤)，オールドキノロン系など嫌気性菌に対して有効ではない抗菌薬治療に失敗した後に認められる頻度が高い。

特定の感染症では，重要な病原菌として嫌気性菌が関与する可能性が非常に高く，嫌気性菌の存在は常に想定しておく必要がある。そのような感染症としては，脳膿瘍，口腔および歯性感染症，ヒトおよび動物咬傷，誤嚥性肺炎および肺化膿症，臓器穿孔後腹膜炎，羊膜炎，子宮内膜炎，敗血症性流産，卵管卵巣膿瘍，口腔や直腸内および周囲の膿瘍，軟部組織および筋の膿形成性の壊死性感染症，口腔や消化管，女性の骨盤領域に及ぶ手術後の感染症などがある。大腸，子宮，気管支原性がんなど特定の固形腫瘍，および頭頸部の壊死性腫瘍は嫌気性菌感染を起こすことがある。腫瘍内の酸素欠乏状態，および内因性の隣接粘膜細菌叢への曝露がこれらの感染の素因となる。

臨床像

嫌気性菌はあらゆる領域の感染巣から分離される。しかし，分離頻度および分離菌種はさまざまであり，感染源や隣接する粘膜皮膚部位の細菌叢に依存する。

中枢神経系

脳膿瘍，硬膜下膿瘍，硬膜外膿瘍，髄膜炎がここに含まれる。脳膿瘍は多くの場合，耳，乳突蜂巣，副鼻腔，口腔咽頭，歯，肺感染症に起因する[10)]。耳あるいは乳突蜂巣の感染は側頭葉や小脳に波及する傾向があり，一方で顔面の副鼻腔炎は前頭葉の膿瘍を引き起こすことが多い。血行性伝播は，歯性，口腔咽頭，肺感染症後に起こることが多く，心内膜炎に起因することはめったにない。

髄膜炎は，呼吸器感染あるいは髄液シャント感染後に起こりうる。シャント感染は通常，皮膚細菌叢(すなわち，*C. acnes*)が，消化管に穿通した脳室腹腔シャントでは腸内の細菌(すなわち，*B. fragilis*)が原因菌となる。*C. perfringens* は，頭部外傷後あるいは頭蓋内手術後に脳膿瘍や髄膜炎を起こすことがある。

呼吸器感染症や歯性感染症に合併した脳膿瘍から一般的に分離される嫌気性菌は *Prevotella*，*Porphyromonas*，*Bacteroides*，*Fusobacterium*，*Peptostreptococcus* 属である。微好気性およびその他のレンサ球菌もしばしば分離される。

脳炎の段階であれば，早期の抗菌薬投与によって膿瘍形成を防ぐことができる。いったん膿瘍が形成されれば，外科的な切除やドレナージと，併せて抗菌薬の長期投与(4〜8週)も必要となる。膿瘍の(外科的)除去が推奨される場合もあれば，複数回の穿刺吸引処置が推奨される場合もある。手技としては，穿頭孔からの吸引処置や開頭後の完全切除術が行われる。多発膿瘍や脳の重要な部位の膿瘍では，穿刺吸引処置を繰り返すことが望ましい。膿瘍が脳室内穿破した場合，開頭術とデブリードマン，脳室内洗浄，抗菌薬の脳室内および静注投与が推奨される。高用量の抗菌薬の長期投与は外科的ドレナージの代替案となる。これらの感染症では，頭蓋内に十分浸透する抗菌薬である metronidazole，ペニシリン系，meropenem，および chloramphenicol が推奨される。

頭頸部および上気道

さまざまな頭頸部および上気道感染，特に慢性感染症において嫌気性菌は分離される(表 122.3)。これらには，慢性中耳炎，副鼻

表 122.3
頭頸部および上気道感染症で分離される好気性菌と嫌気性菌

病型	好気性および通性菌	嫌気性菌
中耳炎および乳突蜂巣炎：急性 / 慢性	肺炎球菌 インフルエンザ菌 *Moraxella catarrhalis* [a] 黄色ブドウ球菌 [a] 大腸菌 [a] *Klebsiella pneumoniae* [a] 緑膿菌 [a]	*Peptostreptococcus* 属 色素性 *Pervotella* および *Porphyromonas* 属 [a] *Bacteroides* 属 [a] *Fusobacterium* 属 [a] *Peptostreptococcus* 属
扁桃周囲および咽後膿瘍	A 群 β 溶血レンサ球菌 黄色ブドウ球菌 [a]	*Fusobacterium* 属 [a] 色素性 *Pervotella* および *Porphyromonas* 属 [a]
再発性扁桃炎	A 群 β 溶血レンサ球菌 インフルエンザ菌 [a] 黄色ブドウ球菌 [a]	*Fusobacterium* 属 [a]
化膿性甲状腺炎	A 群 β 溶血レンサ球菌 黄色ブドウ球菌 [a]	色素性 *Pervotella* および *Porphyromonas* 属 [a] *Peptostreptococcus* 属
副鼻腔炎：急性 / 慢性	インフルエンザ菌 肺炎球菌 *Moraxella catarrhalis*	*Peptostreptococcus* 属 色素性 *Pervotella* および *Porphyromonas* 属 [a] *Fusobacterium* 属 [a] *Bacteroides fragilis* グループ [a] *Peptostreptococcus* 属
頸部リンパ節炎	黄色ブドウ球菌 [a] *Mycobacterium* 属	色素性 *Pervotella* および *Porphyromonas* 属 [a] *Fusobacterium* 属 [a]
口腔粘膜の破綻を伴う術後感染	ブドウ球菌属 [a] 腸内細菌目細菌 A 群 β 溶血性レンサ球菌	*Fusobacterium* 属 [a] *Bacteroides* 属 [a] 色素性 *Pervotella* および *Porphyromonas* 属 [a] *Peptostreptococcus* 属
深頸部膿瘍および耳下腺炎	レンサ球菌属 ブドウ球菌属 [a]	*Bacteroides* 属 [a] *Fusobacterium* 属 [a] *Peptostreptococcus* 属
歯性合併症	レンサ球菌属 ブドウ球菌属	色素性 *Pervotella* および *Porphyromonas* 属 [a] *Peptostreptococcus* 属

(次ページへ続く)

18

表 122.3（続き）

病型	好気性および通性菌	嫌気性菌
口腔咽頭：Vincent's angina および壊死性	レンサ球菌属 ブドウ球菌属	*Fusobacterium necrophorum* [a]

a β-ラクタマーゼを産生する可能性がある細菌。

腔炎および乳突蜂巣炎，扁桃炎，扁桃周囲および咽後膿瘍，深頸部感染症，耳下腺炎，唾液腺炎，甲状腺炎，歯性感染症，頭頸部の術後あるいは非術後創部（感染）および膿瘍などがある。主に分離されるのは，*Prevotella*，*Porphyromonas*，*Bacteroides*，*Fusobacterium Peptostreptococcus* 属である。

歯性感染症のほとんどで嫌気性菌が関与し，これらには歯内（例：歯髄炎）および歯周（歯肉炎，歯周炎，インプラント周囲炎）感染症，根尖周囲膿瘍や歯性膿瘍，顎周囲腔感染，抜歯後感染などがある。微好気性レンサ球菌や *Streptococcus salivarius* も歯性感染症に関与する場合がある。**Vincent's angina** は潰瘍性歯肉炎の異型であり，原因菌は *Fusobacterium* 属および嫌気性のスピロヘータである。

Ludwig's angina は口腔底の結合組織の感染であり，**Lemierre 症候群**は，内頸静脈の血栓および化膿性血栓性静脈炎と敗血症性塞栓の肺やその他の部位への播種を特徴とし，*F. necrophorum* が主たる原因菌である。

深頸部感染症（例；食道穿孔後の縦郭炎，咽後膿瘍や蜂巣炎からの進展，歯性膿瘍）は通常複数菌種による。

中耳炎

Peptostreptococcus 属と *P. acnes* は急性中耳炎の 5〜15％で認められた。これらの菌と嫌気性 Gram 陰性桿菌は，重症の中耳炎患者の培養陽性吸引検体の 42%で認められた。

嫌気性菌は，慢性化膿性中耳炎，乳突蜂巣炎，感染性真珠腫の患者の半数で分離される。感染は多くの場合は多菌種により，主たる分離菌は嫌気性 Gram 陰性桿菌，peptostreptococci，緑膿菌（*Pseudomonas aeruginosa*），黄色ブドウ球菌（*Staphylococcus aureus*）である。嫌気性菌は，慢性乳突蜂巣炎の 24 検体中 23 検体（96％）から分離され，慢性化膿性中耳炎に合併した頭蓋膿瘍のほとんどから分離された。小児の急性および慢性乳突蜂巣炎からは，*Fusobacterium* 属も分離される。これらの菌の多くが β-ラクタマーゼを産生するために，β-ラクタム系抗菌薬による治療失敗率が高い一因となっている可能性がある。

鼻副鼻腔炎

急性副鼻腔炎では肺炎球菌（*Streptococcus pneumoniae*），インフルエンザ菌（*Haemophilus influenzae*），*Moraxella catarrhalis* が主たる原因菌となる。感染が長期化し，酸素濃度が低下すると，副鼻腔の細菌叢は好気性から嫌気性へと移行する。慢性副鼻腔炎患者では，*Prevotella* や *Fusobacterium* に対する血清抗体が上昇していることが示されている。嫌気性菌は一般的に，急性副鼻腔炎では約 7％でしか分離されない（多くは歯性感染症からの二次性感染）が，慢性感染になると最大 67％で分離される。

副鼻腔の感染は吻合静脈あるいは連続的に中枢神経系へと波及することがある。合併症としては，眼窩蜂窩織炎，髄膜炎，海面静脈洞血栓症，硬膜外，硬膜下，脳膿瘍がある。

耳下腺炎

急性化膿性耳下腺炎は，好気性（黄色ブドウ球菌，streptococci，Gram 陰性菌）および嫌気性（*Peptostreptococcus*，*Bacteroides*，色素性 *Prevotella*，*Porphylomonas* 属）菌によって起こる。経験的治療は両者いずれも対象とするものでなければならない。膿を形成している場合には排膿が必要となることがある。

頸部リンパ節炎

顔面外傷や膿痂疹に伴う片側性の感染の原因菌は，黄色ブドウ球菌および A 群 β 溶血レンサ球菌（group A β-hemolytic streptococci：GABHS）である。*Bartonella henselae* および抗酸菌は慢性感染症で重要となる。嫌気性菌（主には，*Fusobacterium* と *Peptostreptococcus* 属）は 25％で分離され，歯性，歯周，扁桃感染と関連していた。

術後の頭頸部感染

術後の頭頸部感染症は手術部位が口腔咽頭の細菌叢に曝露することで起こる。手術創は一般的には，複数の好気性および嫌気性細菌叢によって感染し，分離菌数は 1〜9 株までさまざまである。最も分離頻度が高いのは peptostreptococci，黄色ブドウ球菌，嫌気性 Gram 陰性桿菌，fusobacteria，腸内細菌目細菌である。

扁桃炎

急性および慢性扁桃炎における嫌気性菌の役割は臨床および基礎データによって裏づけられている。嫌気性菌は化膿性頸部リンパ節炎，歯性および扁桃感染，咽喉頭痛後の敗血症［訳注：原著では postanginal sepsis とあるが，これは Lemierre 症候群の別称］を引き起こした内頸静脈血栓性静脈炎の 25％から分離された。fusobacteria，peptostreptococci，および嫌気性 Gram 陰性桿菌は，扁桃炎の合併症（例：菌血症，膿瘍）において主要な役割を果たしている。扁桃周囲および咽後膿瘍は複数菌種によることが多い。再発性の GABHS あるいは非 GABHS 性の扁桃炎の小児の扁桃の中心部からは嫌気性菌が分離されている。

扁桃炎における嫌気性菌の病原性は，扁桃あるいは咽後膿瘍から（しばしば，その他の好気性菌を伴わずに）分離されること，Vincent's angina から分離されること，炎症を起こした扁桃から莢膜を伴う *Prevotella*，*Porphyromonas* が分離されること，再発性の炎症性非 GABHS 性扁桃炎の中心部から分離されること，および非 GABHS 性扁桃炎における抗菌薬への反応性によって裏づけられている。

非 GABHS 性扁桃炎患者では *P. intermedia* に対する免疫応答が検出され，扁桃周囲蜂巣炎あるいは膿瘍，伝染性単核球症からの回復後は *P. intermedia* および *F. nucleatum* に対する免疫応答が検出される。

metronidazole は扁桃肥大による症状の緩和や，伝染性単核球症での発熱を軽減する。metronidazole には抗ウイルスあるいは抗好気性菌作用はないため，口腔内の嫌気性菌の抑制が(これらの菌による)二次性の炎症を軽減している可能性がある。このことは，伝染性単核球症の急性期に *P. intermedia* および *F. nucleatum* の分離頻度が高いことによって支持される。

咽頭扁桃炎が再発して，penicillin による GABHS の除菌に失敗することは臨床的に深刻な問題となりうる。penicillin による治療は，再発性 GSBHS 性扁桃炎の小児の 4 分の 3 の扁桃で認められる β-ラクタマーゼ産生菌(β-lactamase producing bacteria：BLPB。すなわち *Prevotella*，*Porphyromonas*，*Fusobacteria*，インフルエンザ菌，黄色ブドウ球菌)を選択することになる。扁桃腺の中心部から β-ラクタマーゼが検出されることや BLPB に対して有効な抗菌薬(すなわち，clindamycin あるいは amoxicillin / clavulanate)への反応性は，penicillin で GABHS 性扁桃炎を根治できないことに好気性および嫌気性 BLPB が寄与していることを強調している。

肺および胸膜

口腔咽頭あるいは胃内容物の誤嚥および重度の歯周あるいは歯肉疾患は嫌気性の胸膜炎や肺炎の素因となる。感染は肺臓炎から壊死性肺炎，肺化膿症，膿胸へと進行しうる。感染は通常，複数菌種により，*Prevotella*，*Porphyromonas*，*Fusobacterium*，*Peptostreptococcus* 属，GABHS，微好気性レンサ球菌などが分離される(表 122.4)。嫌気性菌は，市中発症の誤嚥性肺炎のほとんどから，また，院内発症の誤嚥性肺炎や(人工呼吸の有無にかかわらず)気管切開に関連した肺炎の 3 分の 1 から分離される。

適切な培養検査のためには，気管支肺胞洗浄や栓付きのダブルルーメンカテーテルで保護された気管支ブラシによる気管支鏡(後者 2 者での方法では定量的培養を採用)，経皮的気管支穿刺吸引，肺生検，(膿胸の液体の)胸腔穿刺などを用いて，口腔内細菌叢による汚染を避けるべきである。治療は，膿胸のドレナージと想定される好気性菌および嫌気性菌に対して有効な抗菌薬投与である。

腹腔内

ほとんどの(腹腔内)臓器の膿瘍(例：肝臓，脾臓)，慢性胆嚢炎，穿孔性および壊疽性虫垂炎，閉塞や炎症性腸疾患，外傷，憩室炎，梗塞による穿孔，腹部手術後の創部感染および膿瘍は消化管の好気性菌と嫌気性菌の複数菌種による感染である。

穿孔後，ただちに起こる感染は腹膜炎であり，複数菌による相乗的な感染である。主たる好気性および通性(嫌気性)菌は，大腸菌(*Escherichia coli*)，レンサ球菌属(*Streptococcus* 属)〔腸球菌属(*Enterococcus* 属)含む〕であり，嫌気性菌は *B. fragilis* グループ，*Peptostreptococcus*，*Clostridium*，*Fusobacterium*，*Eubacterium* 属である(表 122.4 参照)。

腹腔内感染は 2 相性であり，大腸菌の敗血症を伴う初期の腹膜炎に続いて，嫌気性菌(主には *B. fragilis*)による膿瘍形成が起こる。胆道感染は通常，大腸菌，*Klebisella*，*Enterococcus* 属によって起こる。嫌気性菌(主には *B. fragilis* グループ，まれに *C. perfringens*)はがん，再発，閉塞，胆道手術や胆道操作に伴う感染症で分離されることがある。

18

表 122.4
さまざまな感染症から分離される好気性および嫌気性菌

病型	好気性および通性菌	嫌気性菌
胸膜肺	黄色ブドウ球菌[a]，viridans streptococci 緑膿菌[a] 腸内細菌目細菌[a]	色素性 *Prevotella*(*P. denticola*，*P. melaninogenica*，*P. intermedia*，*P. nigrescens*，*P. loescheii*) 非色素性 *Prevotella*(*P. oris*，*P. buccae*，*P. oralis*) *Fusobacterium nucleatum* *Peptostreptococcus* 属(*P. micros*，*P. anaerobius*，*P. magnus*) *Bacteroides fragilis* グループ 非芽胞形成性グラム陽性桿菌
腹腔内	大腸菌 腸球菌 緑膿菌[a]	*Bacteroides fragilis* グループ *Bilophila wadsworthia* *Peptostreptococcus* 属(特に *P. micros*) *Clostridium* 属
女性生殖器	レンサ球菌(A，B 群，その他) 大腸菌 *Klebsielal pneumoniae*，淋菌(性交渉のある患者で) *Chlamydia* 属(性交渉のある患者で) *Mycoplasma hominis*(分娩後の患者で)	*Peptostreptococcus* 属 *Prevotella* 属(特に，*P. bivia*，*P. disiens*) *Bacteroides fragilis* グループ *Clostridium* 属(特に，*C. perfringens*) *Actinomyces* *Eubacterium* 属(子宮内避妊器具関連感染症で)
皮膚および軟部組織	黄色ブドウ球菌 レンサ球菌〔*Streptococcus anginosus* グループ(以前の *Streptococcus milleri* グループ)，A および B 群，viridans グループ〕 腸球菌属 腸内細菌目細菌，緑膿菌[a]	*Peptostreptococcus* 属(*P. magnus*，*P. micros*，*P. asaccharolyticus*) 色素性 *Prevotella* 属，*Actinomyces* 属，*Fusobacterium nucleatum* *Bacteroides fragilis* グループ，*Clostridium* 属

a β-ラクタマーゼを産生する可能性がある細菌。

腹腔内感染の十分な治療には，好気性菌と嫌気性菌いずれにも有効な抗菌薬の投与と同時に，外科的な矯正と排膿が必要となる。単発で容易に到達できる膿瘍は経皮的にドレナージできる。感染の転帰は，患者の全身状態(Apacheスコアで測定)，穿孔部位，細菌学的特性，投与されている抗菌薬などさまざまな因子によって決まる。

抗菌薬は腸内細菌目細菌と嫌気性菌(主には*B. fragilis*グループ)を対象とする必要がある。成人での軽症〜中等症の市中感染であれば，推奨抗菌薬はticarcillin-clavulanate，cefoxitin，ertapenem，moxifloxacin，tigecyclineの単剤治療か，あるいはmetronidazoleとcefazolinやcefuroxime，ceftriaxone，cefotaxime，levofloxacin，ciprofloxacinとの併用療法である。もはや推奨されない抗菌薬は，cefotetan，clindamycin(*B. fragilis*の耐性のため)，ampicillin-sulbactam(大腸菌耐性のため)，アミノグリコシド系(毒性のため)である。成人での高リスクの市中感染であれば，推奨抗菌薬は，meropenem，imipenem-cilastatin，doripenem，piperacillin-tazobactam，ciprofloxacinあるいはlevofloxacinとmetronidazoleの併用，ceftazidimeあるいはcefepimeとmetronidazoleの併用である。キノロン系は，院内サーベイで大腸菌のキノロン系への感受性率が>90%であることが示されていない限り，使用すべきではない。

女性生殖器

軟部組織および会陰部感染症，細菌性腟炎，外陰部およびBartholin腺膿瘍，子宮内膜炎，子宮留膿腫，卵管炎，卵管卵巣膿瘍，付属器膿瘍，骨盤内炎症性疾患(骨盤蜂巣炎および膿瘍を含む)，羊膜炎，敗血症性骨盤内血栓性静脈炎，子宮内避妊器具関連感染，敗血症性流産，産婦人科術後感染などがここに含まれる。腟内常在細菌叢による検体の汚染を避けるためには，Douglas窩穿刺，腹腔鏡検査，経(子宮)頸部検体の定量的な子宮内膜培養検査を用いることができる。

これらの複数菌感染症における主な嫌気性菌は，*P. bivia*，*P. disiens*，*Peptostreptococcus*，*Porphyromonas*であり，子宮内器具関連の感染症では*Clostridium*属，*Actinomyces*属および*Eubacterium nodatum*が分離される。細菌性腟炎では*Mobiluncus*属が関与することがある。分離される好気性菌には腸内細菌目細菌，*Streptococcus*属，淋菌(*Neisseria gonorrhoeae*)，*Chlamydia*属，*Mycoplasma genitalium*がある(表122.4)。

組織内のガス，膿瘍形成，腐敗臭を放つ分泌物は，多くの場合，嫌気性菌の存在と関連している。治療は，(原因菌の)可能性がある好気性菌や嫌気性菌，性交渉で伝播する病原菌に対して有効な抗菌薬の投与である。外来患者でのレジメンは，cefoxitin，ceftriaxone，あるいはその他の静注第3世代セファロスポリン系とdoxycyclineの併用(場合によってmetronidazoleも併用)である。入院患者でのレジメンは，cefoxitin，cefotetan，あるいはampicillin-sulbactamとdoxycyclineの併用，およびclindamycinあるいはmetronidazoleとdoxycycline，gentamicinの併用である。

皮膚軟部組織感染

感染性皮膚潰瘍，蜂窩織炎，膿皮症，爪周囲炎，化膿性汗腺炎などの表層の感染や，さまざまな二次感染巣などがここに含まれる。二次感染巣としては，二次性に感染したオムツかぶれ，胃瘻や気管切開部位，皮下の皮脂あるいは封入囊胞，湿疹，乾癬，ツタウルシ，アトピー性皮膚炎，Kaposi水痘様発疹，疥癬，禿瘡，および手術創がある。

皮下組織の感染には，皮膚膿瘍および皮下膿瘍，乳房膿瘍，褥瘡潰瘍，糖尿病性(血管障害性あるいは栄養障害性)潰瘍，咬傷，嫌気性蜂巣炎，ガス壊疽，細菌性相乗性壊疽，感染性毛巣囊胞および毛巣洞，Meleney潰瘍[訳注：Meleney潰瘍とは，外傷後や術後部位の複数菌種による進行性の皮膚・皮下の壊疽性感染症を指し，細菌性相乗性壊疽と共通の概念である]，熱傷がある。深部軟部組織感染には，壊死性筋膜炎や壊死性相乗性蜂巣炎，ガス壊疽，捻髪音[訳注：ガスを示唆する]を伴う蜂窩織炎が含まれる。これらの感染症は筋膜や筋肉を侵して，筋炎や筋壊死を引き起こす。分離される細菌は，病型や感染に至る背景によって異なり，通常，その領域の常在細菌叢の構成菌種が関与する。

創部感染や皮下組織感染からの穿刺吸引検体，直腸領域の膿瘍(すなわち，褥瘡潰瘍や直腸周囲膿瘍)，あるいは腸内細菌叢に起因する膿瘍(すなわち，糖尿病性足感染)からはしばしば，大腸の細菌叢(すなわち，*B. fragilis*グループ，*Clostridium*属，腸内細菌目細菌，*Enterococcus*属)が検出される。口腔咽頭内および周囲の感染症あるいはその領域に起因する感染症(すなわち，爪周囲炎，咬傷，乳房膿瘍)では，口腔内細菌叢(*Prevotella*，*Porphyromonas*，*Fusobacterium*，*Peptostreptococcus*属)が増殖している。皮膚細菌叢(すなわち，*S. aureus*，*Streptococcus*属)や院内獲得型の細菌は，身体のあらゆる部位で認められる(表122.4参照)。口腔内細菌叢に加えて，ヒト咬傷感染症ではしばしば，*Eikenella*属が含まれており，動物咬傷では*Pasteurella multocida*が潜在している。

これらの感染症はしばしば複数菌種により，一部(すなわち，褥瘡潰瘍，糖尿病性足潰瘍)では，骨髄炎や菌血症を合併する。壊死性蜂巣炎，筋膜炎，筋炎などの深部組織感染では，*Clostridium*属，A群β溶血レンサ球菌(*Streptococcus pyogenes*)，あるいは好気性菌および嫌気性菌の複数菌種が関与していることが多い。これらの感染症ではしばしば，組織内にガスや，灰色で水っぽい腐敗した膿を認め，高率に菌血症となり，高い死亡率を誇る。

治療は外科的デブリードマンおよびドレナージであり，特に*Clostridium*感染では組織の酸素化改善および高圧酸素療法(hyperbaric oxygen：HBO)が有用なことがある。

骨髄炎および化膿性関節炎

嫌気性菌は頭蓋および顔面骨，外傷や骨折後の長管骨の骨髄炎，末梢血管疾患や褥瘡潰瘍関連の骨髄炎で重要な原因菌となる。頭蓋および顔面骨の骨髄炎では通常，口腔内細菌叢が隣接する軟部組織の感染源あるいは副鼻腔，耳，歯性感染症から波及することで引き起こされる。褥瘡潰瘍から波及する骨盤の骨髄炎では，腸管の嫌気性菌が主要な原因菌となる。長管骨骨髄炎は通常，血行性の播種，外傷，あるいは人工物が存在することで起こる。

*Peptostreptococcus*および*Bacteroides*属があらゆる部位において分離頻度の高い菌種であり，*Prevotella*および*Porphyromonas*属は頭蓋骨と咬傷感染で頻度が高く，*B. fragilis*グループは血管疾患や神経障害と関連する。fusobacteriaは咬傷や頭蓋および顔面の感染からしばしば分離される。clostridiaは長

管骨で，特に外傷後の創部汚染や腸内細菌叢への曝露がある場合に認められる。

（嫌気性菌による）化膿性関節炎はまれであり，血行性播種や（感染の）連続的な波及，外傷，人工関節に関連して認められることが多い。ほとんどの感染は単一菌により，頻度の高い分離菌種は peptostreptococci や *C. acnes*（人工関節感染に多い），*B. fragilis* や fusobacteria（血行性に多い），clostridia（外傷後）である。

菌血症

菌血症における嫌気性菌の頻度は 5〜15%である。近年の嫌気性菌菌血症の再興は免疫抑制や複雑な背景疾患を有する患者での嫌気性菌菌血症の発生頻度が高いことによる。最も頻度の高い分離菌種は，*B. fragilis* グループ（>75 %），*Clostridium*（10〜20%），*Peptostreptococcus*（10〜15%），*Fusobacterium* 属（10〜15%），*C. acnes*（2〜5%）である。

B. fragilis グループおよび clostridia は主として消化管が感染源の場合に，色素性 *Prevotella*，*Porphyromonas*，*Fusobacteria* は口腔咽頭や肺が感染源の場合に，fusobacteria は女性の生殖器と，*C. acnes* は異物と関連し，peptostreptococci はすべての感染源で認められるが，特に口腔咽頭，肺，女性生殖器が感染源の場合に多く認められる。

素因としては，悪性腫瘍，血液疾患，臓器移植，最近の消化管および産婦人科手術，腸閉塞，褥瘡潰瘍，抜歯，新生児，鎌状赤血球症，糖尿病，脾摘，細胞障害性薬剤やステロイドの使用が挙げられる。

典型的な特徴は，転移性病変，高ビリルビン血症，化膿性血栓性静脈炎などである。死亡率は 15〜30%であるが，早期に適切な抗菌薬を投与し，一次感染巣を制御することで死亡率を低下させられる。

マネジメント

回復するかどうかは迅速かつ適切なマネジメントにかかっている。治療は，産生された細菌毒素を中和することと，環境を変化させて局所での細菌の増殖を防いで菌の拡散を阻止することから成る。

Clostridium 感染症（破傷風およびボツリヌス症）では，毒素の中和に特異的な抗毒素を利用できる。環境の制御は，壊死組織のデブリードマン，排膿，循環の改善，閉塞の緩和，（時に高圧酸素療法による）組織酸素化の改善によって達成される。抗菌薬の主な役割は，局所および全身への感染の拡大を制限することにある。

高圧酸素

Gram 陽性芽胞形成性嫌気性菌感染症における高圧酸素療法の利用については議論がある。複数の対照群を設定していない報告において，個々の症例での有効性が示されている。しかし，比較対照試験がないために，高圧酸素療法の有効性は証明されていない。その他の重要な処置が遅れるのでなければ，他の治療法と共に高圧酸素療法を利用することは禁忌ではない。

外科治療

外科治療は多くの場合，最も重要であり，必要とされる唯一の治療である場合もあるが，その他の場合には抗菌薬の重要な補助療法となる。膿瘍のドレナージ，壊死組織のデブリードマン，閉鎖腔の感染の減圧，閉塞の解除が必須である。ドレナージを行わなければ，感染が遷延し，重篤な合併症が生じる可能性がある。

抗菌薬治療

好気性 / 嫌気性菌の混合感染の適切なマネジメントにおいては，両菌群に有効な抗菌薬を投与する必要がある。適切な抗菌薬を選択する際は多数の要素を考慮しなければならない。抗菌薬は，すべての標的細菌に対して有効で，誘導耐性が最小限かまたは皆無であり，感染部位で十分な濃度を達成でき，かつ毒性が最小限である必要がある。

耐性の出現，組織で十分な濃度を達成できない，薬剤物相互作用のために併用が不適切，膿瘍形成といった理由で，感染症に対する抗菌薬治療に失敗することがある。膿瘍の治療において抗菌薬は無力である。膿瘍の被膜は抗菌薬の浸透性を低下させ，低 pH および結合蛋白や不活化酵素（すなわち，β-ラクタマーゼ）は抗菌薬の活性を低下させる。低 pH および嫌気条件はアミノグリコシド系やキノロン系には有害である。

複数菌感染の治療で抗菌薬（表 122.5 参照）を選択する場合，抗菌薬の好気性および嫌気性菌に対するスペクトラムと経口あるいは静注製剤の利用可能性を考慮する必要がある（表 122.6）。一部の抗菌薬は有効な菌種の範囲が限られている。metronidazole は嫌気性菌にのみ有効であり，したがって混合感染では単剤で投与することはできない。その他の抗菌薬（すなわちカルバペネム系）

18

表 122.5
嫌気性菌に対する抗菌薬の活性

薬剤	コメント
ほぼ全例で活性あり	
metronidazole	微好気性レンサ球菌（例：*Streptococcus anginosus*（以前の *S. milleri*），*Propionibacterium*，*Actinomyces* 属に対する活性はない。ほとんどの Gram 陰性嫌気性菌に対して殺菌的に作用
カルバペネム系	ほとんどの *Bacteroides* によるβ-ラクタマーゼに抵抗性だが，カルバペネムを開裂するβ-ラクタマーゼがまれに *B. fragilis* 株から検出される。
β-ラクタムとβ-ラクタマーゼ阻害薬の合剤	β-ラクタムにβ-ラクタマーゼ阻害薬を加えることで，β-ラクタマーゼ産生嫌気性菌に対する活性が劇的に増大する
chloramphenicol	ほとんどすべての臨床的に重要な嫌気性菌に対して優れた活性を有する

（次ページへ続く）

表 122.5(続き)

薬剤	コメント
多くの場合，活性あり	
clindamycin	*B. fragilis* グループでは 15〜40%の株が耐性，*C. perfringens* 以外の一部の clostridia が耐性
セファマイシン系	*B. fragilis* グループでは 5〜15%の株が耐性で，(抗菌薬の)使用様式の違いが一因となり，施設間でかなり差がある。clostridia に対する活性は乏しい。
抗緑膿菌用	*Bacteroides* 属による *β*-ラクタマーゼに対して比較的抵抗性がある。高用量のペニシリン系が通常利用される
場合によっては活性あり	
penicillin	*B. fragilis* グループの大部分，*Prevotella melanigogenica*，*P. intermedia*，*P. bivia*，*P. disiens* の多くの株，一部の clostiridia など，ペニシリナーゼ産生嫌気性菌の一部あるいは大部分に対して活性がない
セファロスポリン系	ほとんどの嫌気性菌に対して *in vitro* では penicillin G よりも活性は乏しく，セファマイシン系以外は有効性を示した臨床経験は限られている
tetracycline	多くの嫌気性菌および *B. fragilis* の大部分の菌株に対して活性がない。doxycycline や minocycline は，teteracylcine よりもいくぶん活性が高い
vancomycin	Gram 陽性嫌気性菌に対して活性を有する。Gram 陰性嫌気性菌に対する活性はない
マクロライド系	*Fusobacterium* 属の多く，*B.fragilis* グループの一部に対して活性がない。ケトライド系は fusobacteria に対する活性も低い
フルオロキノロン系	第 3 世代(gatifloxacin，moxifloxacin，gemifloxacin)は *in vitro* で良好な活性を示す。公表データは乏しい
tigecycline	*β*-ラクタム系，clindamycin，キノロン系に耐性を示す *B. fragilis* 株も含めてほとんどすべての嫌気性菌に対して活性を有する。clostridia では最小発育阻止濃度がいくぶん高い
ほぼ活性なし	
アミノグリコシド系	
trimethoprim-sulfamethoxazole(ST 合剤)	
モノバクタム系(aztreonam)	

in vitro での活性は優れているが，chloramphenicol での臨床的な治療失敗が報告されており，嫌気性菌感染症の治療において，他の活性を有する薬剤よりも優先度は下がる。

表 122.6
部位別の嫌気性菌感染症の治療推奨薬 [a]

	静注	経口
頭蓋内	1. metronidazole [4] 2. chloramphenicol	1. metronidazole [4] 2. chloramphenicol
歯	1. clindamycin 2. metronidazole [4]，ticarcillin + CA，ampicillin + SU [6]	1. clindamycin, amoxicillin + CA 2. metronidazole [4]
上気道	1. clindamycin 2. ticarcillin + CA, ampicillin + SU [6] metronidazole [4]	1. clindamycin, amoxicillin + CA 2. metronidazole [4]
肺	1. clindamycin [5] 2. ticarcillin + CA, ampicillin + SU [6], imipenem または meropenem	1. clindamycin [8] 2. metronidazole [4], amoxicillin + CA
腹部	1. metronidazole [3] 2. imipenem または meropenem，ertapenem，piperacillin-tazobactam [7], tigecycline, cefoxitin [3]	1. metronidazole [8] 2. amoxicillin + CA

表 122.6（続き）

	静注	経口
骨盤	1. cefoxitin [6], clindamycin [3] 2. piperacillin-tazobactam [6], ampicillin + SU [6], metronidazole [6]	1. clindamycin [6] 2. amoxicillin + CA [6], metronidazole [6]
皮膚軟部組織	1. clindamycin, cefoxitin 2. metronidazole + vancomycin 3. tigecycline	1. clindamycin, amoxicillin + CA 2. metronidazole + linezolid
骨および関節	1. clindamycin, imipenem または meropenem 2. metronidazole + vancomycin, piperacillin-tazobactam	1. clindamycin 2. metronidazole + linezolid
β-ラクタマーゼ産生菌による菌血症	1. imipenem または meropenem, metronidazole 2. cefoxitin, ticarcillin + CA	1. clindamycin, metronidazole 2. chloramphenicol, amoxicillin + CA
β-ラクタマーゼ非産生菌による菌血症	1. penicillin 2. clindamycin, metronidazole, cefoxitin	1. penicillin 2. metronidazole, chloramphenicol, clindamycin

a 第 1 選択薬（代替薬）として投与される治療薬。
BLPB＝β-ラクタマーゼ産生菌，CA＝クラブラン酸，NA＝適用外，SU＝スルバクタム
1 第 1 選択薬，2 代替薬，3 アミノグリコシド系併用，4 penicillin 併用，5 マクロライド（すなわち，erythromycin）併用，6 doxycycline 併用，7 直腸や口腔の近位部では cefoxitin を使用；キノロン系併用（成人のみ）。

はより広域な活性スペクトラムを有する。

信頼できる培養結果が得られていれば，抗菌薬の選択は容易になる。しかし，これを達成することは困難であり，ほとんどの場合，経験的に治療が開始される。幸いにも，多くの感染症では関与する細菌の種類とその抗菌薬感受性パターンは予測可能である。しかし，抗菌薬耐性パターンはさまざまで，治療中に出現する場合もある。

B. fragilis グループの感受性は地域や施設間で異なり，過去使用されていた抗菌薬の一部はもはや経験的治療としては適さない。多くの嫌気性 Gram 陰性桿菌は clindamycin，cefoxitin，cefotetan に耐性を示すが，metronidazole，カルバペネム系，chloramphenicol，β-ラクタムと β-ラクタマーゼ阻害薬の合剤には一様に感受性を示す。β-ラクタムと β-ラクタマーゼ阻害薬の合剤は大多数の嫌気性菌に対して良好な活性を維持しており，*B. fragilis* の菌株の 89％が ampicillin-sulbactam に感受性を示し，98％は piperacillin-tazobactam に感受性を示した。

多剤耐性 *B. fragilis* グループの報告は，抗菌薬適正使用の重要性を強調している。臨床医はもはや，抗菌薬を選択する際に感受性の蓄積データのみに従うのではなく，重症感染症を治療する際には感受性検査の実施を検討すべきである。

抗菌薬選択に影響を及ぼすその他の因子としては，薬理特性，毒性，細菌叢への影響などがある。最適治療の選択のためには原因菌と抗菌薬感受性の同定が必要かもしれないが，臨床背景と検体の Gram 染色から存在する菌の種類が示唆される。

抗菌薬

アミノグリコシド系，モノバクタム系，オールドキノロン系は嫌気性菌に対する活性が弱い。ここでは，嫌気性菌感染症の治療に適した抗菌薬について論じる。

ペニシリン系

penicillin G は，*Peptostreptococcus* 属，ほとんどの *Clostridium* 属，非芽胞形成性嫌気性桿菌，およびほとんどの β-ラクタマーゼ非産生の嫌気性 Gram 陰性桿菌（すなわち，*Bacteroides*, *Fusobacterium*, *Prevotella*, *Prophyromonas* 属）に対して有効である。耐性が増加している嫌気性 Gram 陰性桿菌としては，*Fusobacterium*，*Prevotella*，*Porphyromonas* 属，*P. vibia*，*P disiens*，*Bilophila wadsworthia*，*Bacteroides splanchnicus* がある。*C. ramosum*，*C. closteridioforme*，*C. butyrcum* では β-ラクタマーゼ産生による penicillin 耐性も認められている。

ampicillin および amoxicillin は penicillin G と同程度に有効だが，半合成ペニシリン系は効果が落ちる。methicillin，nafcillin，イソキサゾリルペニシリン系（oxacillin，cloxacillin，dicloxacillin）の活性は予測しづらいが，penicillin G よりは劣る。

ペニシリンによる治療は β-ラクタマーゼ産生菌の存在によって無効となる可能性がある。β-ラクタマーゼ阻害薬（例：clavulanic acid，sulbactam，tazobactam）と β-ラクタム系抗菌薬（ampicillin，amoxicillin，ticarcillin，piperacillin）の合剤はこの事象を克服することができる。その他の耐性機序としては，ポーリン孔の変化やペニシリン結合蛋白の変化がある。

高濃度であれば，ticarcillin，piperacillin，mezlocillin は腸内細菌目細菌やほとんどの嫌気性菌に対して良好な活性を示すが，*B. fragilis* グループの約 3 分の 1 は耐性を示す。

セファロスポリン系

第 1 世代セファロスポリン系は，嫌気性菌に対して penicillin G と同様の活性を有する。*Prevotella*，*Porphylomonas* はセファロスポリナーゼ産生によって第 1 世代セファロスポリン系に耐性を示す。cefoxitin は，*B. fragilis* グループに対して最も有効なセファロスポリンであるが，5〜15％は耐性を示す可能性がある。cefoxitin は，*C. perfringens* を除く clostridia には有効ではない。cefotetan と cefmetazole（第 2 世代セファロスポリン系）は cefoxitin より半減期が長い。これらの抗菌薬は *B. fragilis* に対しては有効であるが，*B. fragilis* グループの他の菌種に対す

る有効性は劣る。そのため，cefotetan は腹腔内感染症の治療にはもはや推奨されない。

カルバペネム系(imipenem, meropenem, doripenem, ertapenem)

カルバペネム系は，好気性菌および嫌気性菌に対して優れた活性を有するため，しばしば重症感染症で投与される。*B. fragilis* グループでの耐性はまれである(<1%)。米国での多施設調査では，嫌気性菌内でのカルバペネム耐性(1.1〜2.5%)が認められた。台湾での少数の分離株内では，より高い耐性率(7〜12%)が認められた。ertapenem は同様の有効性を有するが，*Pseudomonas* 属および *Acinetobacter* 属に対して無効である。

chloramphenicol

chloramphenicol は，ほとんどの嫌気性菌に対して *in vitro* では優れた活性を有し，耐性はまれである。脂溶性であるために脂質バリアを通過でき，中枢神経系で高濃度を達成できる。まれではあるが，致死的である再生不良性貧血や用量依存性の白血球減少症といった毒性のために使用機会は限定的である。

clindamycin

clindamycin に対する *B. fragilis* の耐性は世界的に増加しており，一部の地域では約 40%に達する。腹腔内感染症の経験的治療としてはもはや推奨されない。*Prevotella*, *Fusobacterium*, *Porphyromonas*, *Peptostreptococcus* 属では最大 10%で耐性が認められ，一部の *Clostridium* 属(主には *C. difficile*)ではより高率であった。*C. difficile* による抗菌薬関連大腸炎は，ほとんどの抗菌薬と関連性があるが，clindamycin による治療後に初めて報告された。

metronidazole および tinidazole

これらのニトロイミダゾール系は嫌気性菌に対して優れた活性を有するが，好気性菌や通性(嫌気性)菌に対しては無効である。微好気性レンサ球菌，*C. acnes*, *Actinomyces* 属はしばしば耐性であり，多くの場合，これらの菌に対して有効な抗菌薬の追加が必要となる。*B. fragilis* グループ内での耐性はまれである。これらの抗菌薬の発がん性や変異原性に関して懸念が表されているが，これらの影響はマウス 1 種のみにおいて認められ，その他の哺乳類やヒトで実証されたことはない。

マクロライド系(erythromycin, azithromycin, clarithromycin, fidaxomicin)

マクロライド系は，*B. fragilis* グループ以外の嫌気性菌に対して中等度〜良好な活性を示す。これらは色素性 *Prevotella*, *Porphyromonas* 属，微好気性レンサ球菌，Gram 陽性非芽胞形成性嫌気性桿菌，一部の clostridia に対して有効である。*Fusobacterium* および *Peptostreptococcus* 属に対する有効性は劣る。*C. perfringens* に対しては有効であるが，嫌気性 Gram 陰性桿菌に対しては活性が低いかあるいは(活性に)一貫性がない。*Actinomyces*, *Propionibacterium*, *Lactobacillus* 属，*Bifidobacterium dentium* を含めた Gram 陽性嫌気性菌に対しては，マクロライド系のなかで clarithromycin の活性が最も高い。治療中の erythromycin 耐性株の出現が報告されている。

fidaxomicin は，*C. difficile* に有効な吸収率の低い狭域なマクロライドである。

グリコペプチド系(vancomycin, teicoplanin)

グリコペプチド系は Gram 陽性嫌気性菌(*C. difficile* を含む)に対して有効であるが，嫌気性 Gram 陰性桿菌に対しては無効である。

テトラサイクリン系

ほとんどの嫌気性菌で耐性が発現するため，tetracycline が使用されることはめったにない。*C. acnes* での耐性は過去の使用歴と関連している。新規の tetracycline 誘導体である doxycycline と minocycline はより有効性が高い。耐性の頻度が高いため，これらの抗菌薬は，分離株が感受性の場合か，あるいは試験的な治療が可能な重症度の低い感染症でのみ利用できる。

tigecycline

このグリシルサイクリン系は，好気性菌および嫌気性菌，一部の薬剤耐性菌に対して有効である。*Streptococcus anginosus* グループ(*S. anginosus*, *S. intermedius*, *S. constellatus* を含む)，*B. fragilis* グループ，*C. perfringens*, *C. difficile*, *Parvimonas micra* に対して有効である。*B. fragilis* グループの菌種での耐性率は 3.3〜7.2%である。

フルオロキノロン系

ciprofloxacin, ofloxacin, levofloxacin, fleroxacin, pefloxacin, enoxacin, lomefloxacin は嫌気性菌に対してあまり活性がないが，sparfloxacin, grepafloxacin, trovafloxacin, gatifloxacin, moxifloxacin は相当な抗嫌気性菌活性を有し，clinafloxacin, sitafloxacin が *in vitro* では嫌気性菌に対して最大の活性を有する。moxifloxacin 単剤治療は，成人の腹腔内感染症で利用されてきた。しかし，*E. coli* および *B. fragilis* グループでの耐性の増加が懸念され，その使用は控えられつつある。軟骨に対して悪影響を及ぼす可能性があるため，成長期の小児や妊娠中のキノロン系の使用は制限される。

その他の抗菌薬

bacitracin は，色素性 *Prevotella*, *Porphyromonas* 属に対して活性があるが，*B. fragilis* や *Fusobacterium* に対しては無効である。quinupristin-dalfopristin は *C. perfringens*, *Lactobacillus*, *Peptostreptococcus* 属に対して活性がある。linezolid は *Fusobacterium*, *Porphyromonas*, *Prevotella*, *Peptostreptococcsus* 属に対して活性がある。

抗菌薬の選択

静注抗菌薬(表 122.6 および 122.7)には，metronidazole，ペニシリン系抗菌薬(すなわち，ticarcillin, ampicillin, piperacillin)と β-ラクタマーゼ阻害薬(すなわち，clavulanic acid, sulbactam, tazobactam)の合剤がある。Gram 陰性腸内細菌に対して有効な抗菌薬(例：アミノグリコシド系，フルオロキノロン系)あるいは抗緑膿菌用セファロスポリン(例：cefepime)は，腹腔内

表 122.7
嫌気性菌に対する第1選択薬

	第1選択薬	代替薬
Peptostreptococcus 属	penicillin	clindamycin, chloramphenicol, セファロスポリン系
Clostridium 属	penicillin	metronidazole, chloramphenicol, cefoxitin, clindamycin
C. difficile	vancomycin, fidaxomicin	metronidazole, bacitracin
Fusobacterium 属	penicillin	metronidazole, clindamycin, chloramphenicol
Bacteroides (β-ラクタマーゼ非産生)	penicillin	metronidazole, clindamycin, chloramphenicol
Bacteroides (β-ラクタマーゼ産生)	metronidazole[a], カルバペネム系[a], penicillin と β-lactamase 阻害薬, clindamycin	cefoxitin, chloramphenicol, piperacillin, tigecycline

a Gram 陰性桿菌には *B. fragilis* group, *Prevotella*, *Porphyromonas*, *Fusobacterium* 属を含む。
BL＝β-ラクタマーゼ

感染症の治療において，しばしば metronidazole と併用される。カルバペネム系(例：imipenem, meropenem, doripenem, ertapenem)は単剤で利用される。

頭蓋内，肺，歯性感染症では，微好気性レンサ球菌，*Actinomyces*, *Arachnia* 属をカバーするために metronidazole に penicillin が併用される。マクロライド系は，黄色ブドウ球菌や好気性レンサ球菌の治療をするために penicillin に併用される。*Peptostreptococcus* 属およびその他の Gram 陽性嫌気性菌に対するカバーを広げるために clindamycin に penicillin が併用される。

Chlamydia や *Mycoplasma* をカバーするために，骨盤内感染症のほとんどの治療レジメンに doxycycline が追加される。感受性のある β-ラクタマーゼ非産生菌による菌血症においては，依然として penicillin が第1選択薬である。しかし，β-ラクタマーゼ産生菌による菌血症の治療においては，他の抗菌薬を使用すべきである。

好気性菌あるいは通性(嫌気性)菌による感染症よりも，治療期間が長期にわたることが多いため，静注抗菌薬から経口抗菌薬に置換されることが多い。利用できる経口抗菌薬としては，amoxicillin と clavulanic acid の合剤，clindamycin, chloramphenicol, metronidazole がある。単純性感染症であれば治療期間は通常 2〜4 週である。一部の感染症(すなわち，骨髄炎)ではより長期間の治療を要する。肺化膿症のように最長 6〜8 週にわたる治療が必要な場合もあるが，外科的ドレナージを十分に行うことで治療期間は短縮できることが多い。

臨床医は，臨床判断，個々の経験，安全性，患者のコンプライアンスに基づいて，適切な抗菌薬を選択する必要がある。

結論

嫌気性菌は，中枢神経系，口腔，頭頸部，胸部，腹部，骨盤，皮膚，軟部組織など全身のあらゆる部位における内因性の感染症で頻度の高い原因菌となる。これらの感染症の治療マネジメントは，有効な抗菌薬の投与，外科的ドレナージ，背景の病態の是正が含まれる。これらの感染症はしばしば複数菌種によるため，選択する抗菌薬は，感染を成立させている好気性，嫌気性菌のいずれをもカバーするものでなければならない。嫌気性菌に対して最も有効な抗菌薬は，metronidazole, カルバペネム系(imipenem, meropenem, doripenem, ertapenem), chloramphenicol, ペニシリン系と β-ラクタマーゼ阻害薬の合剤(ampicillin あるいは ticarcillin と clavulanate, amoxicillin と sulbactam, piperacillin と tazobactam), tigecycline, cefoxitin, clindamycin である。

文献

Brook I. *Anaerobic infections diagnosis and management. A textbook*. New York: Informa Healthcare; 2007.

Brook I. The role of anaerobic bacteria in bacteremia. *Anaerobe*. 2010;16:183–189.

Brook I, Wexler HM, Goldstein EJ. Antianaerobic antimicrobials: spectrum and susceptibility testing. *Clin Microbiol Rev*. 2013;26:526–546.

Finegold SM. Anaerobic infections in humans: An overview. *Anaerobe*. 1995;1:3–9.

Hentges DJ. The anaerobic microflora of the human body. *Clin Infect Dis*. 1993;164:S175–180.

Jousimies H, Summanen P. Recent taxonomic changes and terminology update of clinically significant anaerobic gram-negative bacteria (excluding spirochetes). *Clin Infect Dis*. 2002;35(Suppl.1):S17–21.

Jousimies-Somer HR, Summanen P, Baron EJ, Citron DM, Wexler HM, Finegold SM, Wadsworth KTL. *Anaerobic bacteriology manual*, 6th ed. Belmont, CA: Star Publishing; 2002.

Nord CE. The role of anaerobic bacteria in recurrent episodes of sinusitis and tonsillitis. *Clin Infect Dis*. 1995;20:1512–1524.

Pieracci FM, Barie PS, Bartlett JG. Intra-abdominal infections. *Curr Opin Crit Care*. 2007;13:440–449.

Snydman DR, Jacobus NV, McDermott LA, et al. Update on resistance of Bacteroides fragilis group and related species with special attention to carbapenems 2006–2009. *Anaerobe*. 2011;17:147–151.

Solomkin JS, Mazuski JE, Bradley JS, et al. Diagnosis and management of complicated intra-abdominal infection in adults and children: Guidelines by the Surgical Infection Society and the Infectious Diseases Society of America. *Clin Infect Dis*. 2010;50:133–164.

Stein GE, Goldstein EJ. Fluoroquinolones and anaerobes. *Clin Infect Dis* 2006;42:1598–16607.

18

123 炭疽

■著：Tirdad T. Zangeneh, Marc Traeger, Stephen A. Klotz
■訳：西村 翔

イントロダクション

炭疽は Gram 陽性の好気性菌である炭疽菌(*Bacillus anthracis*)による感染症であり，古代からその存在は知られていた。初めてワクチンをつくることに成功した細菌感染症であるため，この疾患は近代医学史において異彩を放っており，そのワクチンはロンドンで William Smith Greenfield によって，また，パリで Louis Pasteur によってほぼ同時期につくられた。炭疽は草食動物の動物原生感染症(人獣共通感染症)であり，動物の感染事例は世界中(南極を除く)で認められており，南ヨーロッパ，ユーラシア，南アジアおよびサハラ以南のアフリカでは，ヒトでの感染事例が後を絶たない。放牧されている野生の反芻動物やウシは非常に感染しやすく，畜産農家や牧畜民でのヒトへの感染は，感染した動物への曝露と密接に関連している。ケニアの農村部では，畜産農家の 26％が炭疽菌に対して血清学的に陽性であることが報告されている。芽胞形態で増殖させた炭疽菌がバイオテロリズム(バイオテロ，生物兵器によるテロ)に使用されており，郵便サービスなどの配達システムを利用した方法が，近年のヒトへの新たな曝露源となっている。

炭疽について理解するためには，動物における感染の自然サイクルを把握しておく必要がある。芽胞はアルカリ性の土壌で長期にわたって生存し続けることができ，雨水によって低い窪地に芽胞が集結する。そして，感染しやすい草食動物が乾燥期にこのような場所に集まってきて，エアロゾル化した芽胞を吸入したり，あるいは飼料に緩く付着していた芽胞を飲み込んでしまう。通常，これらの地理的および気候的因子が動物でのアウトブレイクに先行して存在しており，偶発的にヒトへの感染が起こることがある。芽胞は，瀕死の動物の血液が土壌に付着したり，動物の死骸が腐食動物によってバラバラにされた際に，大気にさらされた桿菌から生じる。桿菌が空気にさらされると，芽胞は菌体の中心部や末端近くで生じる。芽胞は，有機物に富み，高濃度の 2 価 Ca イオンを含む pH 6.1 以上の土壌内(アルカリ性の土壌)で，長期間(約 90 年)にわたって生存し続けることができる。これはテキサス州からノースダコタ州にわたる米国中部の幅広い地域の土壌特性を示している。いまだ野生動物での炭疽が日常的に認められるアジアの草原地帯やサハラ以南のアフリカの土壌も，同様の特性をもつ。炭疽菌は偏性病原菌と考えられているが，一部の環境においては，栄養型桿菌－芽胞のサイクルが感染を起こすことなく土壌内のみで完結するようである。

現在，資源保有国において，数千マイル離れた場所で発生した動物の感染に由来するヒトの炭疽菌感染が起こっている。世界規模での皮革や羊毛の貿易によって，偶発的な業務上 / 行楽上の炭疽菌感染が起こる。さらに最近，英国で注射薬物使用者間での炭疽が報告されており，そのヘロインは供給源のアフガニスタン国内で汚染されていた。動物用ワクチンが普及したことで家畜の感染は減少してきており，副次的にヒトへの感染も減少したが，特に南アフリカで，さらに米国やカナダでさえ，野生動物間での流行は続いている。

炭疽の疫学

農業への従事と関連して起こるヒトの炭疽菌感染症は，皮膚炭疽という型をとる頻度が最も高い。これは風土病となっているトルコやジンバブエでの発症様式である。時に消化管炭疽(腸炭疽)も起こるが，これはほとんどの場合，炭疽で死亡した動物を食することで二次性に起こり，通常は農村地域で認められる。吸入炭疽(肺炭疽)および髄膜炎は，農耕地で起こることはほとんどない。畜産農家や家畜の世話人以外にリスクのある人々としては，獣医，食肉処理業者，骨粉を取り扱う人々が挙げられる。

野生動物間での炭疽は多くの資源保有国でも起こるが，ヒトへの感染はほとんどの場合，世界中の資源不足の農村地帯からの，汚染された畜産物の輸入に起因する。資源不足の国々では，10 億頭以上の家畜と 6,000 万人の貧しい農村の家畜所有者が感染リスクにさらされている。米国，カナダ，ヨーロッパでは散発的に感染が起こっているのみ，と考えられているが，モンタナ州やカナダ北西部の州の野生動物や畜牛では動物炭疽が流行している。現在，動物間での流行が続いている地域の野生動物を保護するための経口ワクチンの開発が研究されている。

職業病としての炭疽は，炭疽菌の芽胞で汚染された毛や羊毛，骨粉，皮革などの動物製品の使用と関連して起こる。この感染病型は，動物が解体処理されてから年単位が経過していても起こることがある。皮革業や繊維業，流行地域から輸入した羊毛や糸，毛，皮革を利用する人々がリスクを有する。通常，皮膚炭疽として発症する(Box 123.1)。鑑別診断は表 123.1 に列挙した。

炭疽の発症機序

動物実験では，皮膚から侵入した芽胞はすみやかに発芽し，数時間以内に皮下病変が膨隆し，しばしば「有蓋車(box-car)」型の形態をとる，多数の莢膜を有する Gram 陽性桿菌が認められるようになることが示されている。莢膜はポリグルタミン酸 D 体で構成されており，おそらく，宿主の認識および好中球による攻撃から細菌を保護している(莢膜の抗貪食作用と考えられている)。

Box 123.1

炭疽と対峙している可能性がある臨床的な手掛かり

炭疽を考慮すること
職歴：家畜の世話人，獣医，繊維工，皮革 / 羊毛関係の労働者
胸部レントゲン所見：拡大した縦隔，胸水（血性）
皮膚病変：水疱（ブラ）を伴う壊死性潰瘍，痂皮（細菌が下層に存在している）
出血性髄膜炎：髄液内の Gram 陽性菌の存在

表 123.1
炭疽による皮膚病変の鑑別診断

人獣共通感染症	鑑別点
野兎病（*Francisella tularensis*）	著明なリンパ節腫脹
伝染性膿疱性皮膚炎（orf）	無痛性の水疱（ブラ）
ネコひっかき病	一過性の痂皮
ダニ媒介 *Rickettsia*（リケッチア）：*R. africae*，南ダニ紅斑病（STARI），ロッキー山紅斑熱（RMSF）	小さな痂皮，しばしば全身性皮疹を伴う
ペスト	リンパ節腫脹，米国のフォー・コーナーズ領域 訳注

［訳注：米国西部のユタ州，コロラド州，ニューメキシコ州，アリゾナ州の境界線が集まった地点およびその周辺領域のこと］

莢膜はプラスミド pX02 上にある真の病原因子であり，プラスミドが脱落すると菌の病原性は低下する（表 123.2）。Max Sterne によって開発に成功した動物用ワクチンは，pX02 が取り除かれた株を使用している。野生型の炭疽菌は 2 つ目のプラスミドである pX01 を保持しており，これは宿主内での栄養型の毒素産生を制御している。毒素は防御抗原（protective antigen：PA），浮腫因子（edema factor：EF），致死因子（lethal factor：LF）の 3 つの

表 123.2
炭疽菌が保有する毒性因子

毒性因子	病態への関与
X02 プラスミド	莢膜のポリグルタミン酸 D 体をコードしており，宿主防御機構から細菌を覆い隠すことができる
X01 プラスミド	3 因子から成る毒素複合体をコードしている：防御抗原，致死因子，浮腫因子
芽胞	適した土壌内であれば感染性のある散布体（infectious propagule）は最大 90 年間まで生存し続ける。外膜により肺胞マクロファージ内部での発芽を遅らせることができる

蛋白で構成されており，酵素部位と結合部位をもつ典型的な二元毒素〔バイナリートキシン（binary toxin）〕である。防御抗原から小さな断片へと分解後，蛋白は 6 つの他の防御抗原蛋白由来の断片と結合し，7 量体チャネルを形成する。それに致死因子と浮腫因子が競合的に結合し，その後，細胞内に取り込まれる。浮腫因子はサイクリック AMP 濃度が上昇するように働き，膨化を引き起こす一方で，致死因子は細胞死をもたらす（図 123.1）。

肺内に吸入された芽胞は肺胞に達し，そこで，マクロファージによって貪食される。マクロファージはその後，リンパ行性に移動する。サルで確認されているように，芽胞の発芽は吸入後 60 日以内に起こりうる。腸炭疽では，腸管壁で出血と浮腫が起こる。動物では，Peyer 板の M 細胞が細菌の侵入部位となることがある。

18

炭疽の臨床像

炭疽の臨床像は多彩であり，曝露した経路に左右される。臨床像としては，皮膚，吸入，腸管（胃腸および口腔咽頭）型があり，いずれも中枢神経系（髄膜炎）を含む播種性感染症や二次性の菌血症から敗血症に陥ることがある。感染の大多数は皮膚感染であり，

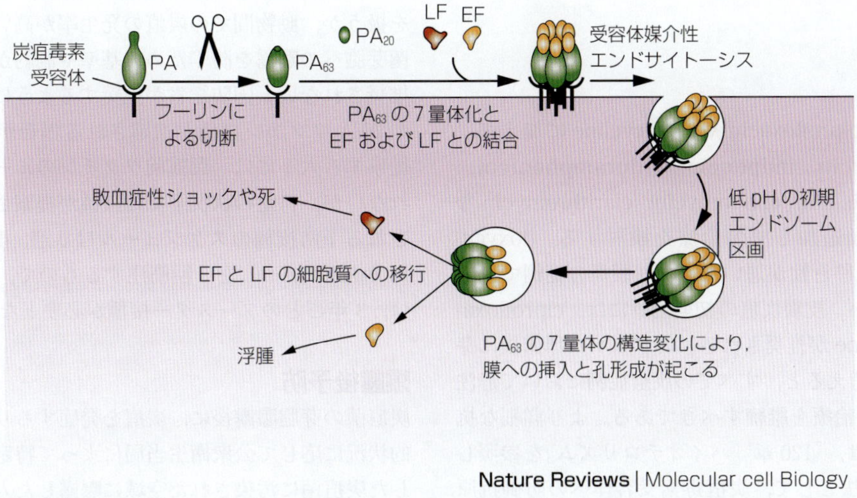

図 123.1
炭疽菌から放出された防御抗原（PA）は，細胞の炭疽毒素受容体に結合する。20 kDa の PA 断片はフーリンによって切断され，PA63 は他の 6 つの PA63 断片と結合し，EF と LF の侵入のための孔を形成する。この構造体はエンドソーム内で細胞質へと運ばれ，そこで，EF と LF はエンドソームから細胞質へと移動し，それぞれ浮腫と死を引き起こす。

これが最も死亡率が低い。皮膚病変は，炭疽菌芽胞に曝露した後，単発性あるいは多発性の病変として発症し，eschar[訳注：escharはそのまま訳すと痂疲となるが，日本語だと，黒色の無痛性皮膚病変，あるいは黒色痂疲と表現されることのほうが多い]と表現される。芽胞は皮膚の裂け目から侵入し，数時間〜3週間の潜伏期間を経て，接種部位は丘疹へと進展し，次いで環状の水疱となり，浮腫や局所のリンパ節腫脹および壊死を伴う。その後，病変は通常，5〜7日にわたって強い浮腫を伴った典型的な暗色のescharを形成する。病変は数週間かけて消退する。escharは通常，痛みを伴わないが，ほとんどの患者で全身症状が出現し，特に顔面や頸部，上胸部の病変では敗血症となることもある。消化管の感染は，炭疽によって瀕死の状態になっている動物の肉を摂取した後に起こる。消化管感染の潜伏期間は1〜6日であり，臨床像は当初，発熱や嘔気・嘔吐，軽度の下痢などの軽い症状のこともあるが，その後，血性下痢や急性の腹痛，吐血や腹水といったより重い症状へと進行する。合併症としては，閉塞や穿孔，敗血症，さらには死に至ることもある。病理検査では，局所のリンパ節腫脹を伴う潰瘍性の壊死病変が認められる。吸入炭疽はまれではあるが，バイオテロと関連して生じるため，公衆衛生上重要な意味をもつ危険な病型である。肺実質よりもむしろリンパ節に感染が及ぶことが多く，発芽した芽胞がマクロファージによってリンパ系に輸送された結果生じる合併症であるため，「肺」炭疽というのは誤った呼称である。臨床像としては，発熱や頭痛，悪寒，倦怠感，乾性咳嗽などの非特異的な初期症状の後に，呼吸苦やチアノーゼが出現して呼吸不全や敗血症に陥って死に至ることもある急速進行型の様相を呈する，2相性の経過をたどる。潜伏期間は4〜11日に及ぶ。吸入炭疽に最も合致した胸部レントゲン所見は，縦隔の拡大，胸水貯留，およびCTで高吸収を示す縦隔の壊死様リンパ節である。中枢神経系への感染は，いずれの主要病型でも起こりうる致死的な合併症であり，予後は不良である。一般的な原因菌による細菌性髄膜炎の場合とは対照的に，髄液は多量の赤血球を含んでおり，出血していることを示している(表123.2)。

炭疽の治療

吸入炭疽の治療では，ciprofloxacinやdoxycyclineに加えて，rifampicin，vancomycin，imipenem，chloramphenicol，penicillinまたはampicillin，clindamycin，clarithromycinなどの抗菌薬を1，2種類追加しての治療を検討する。doxycyclineは中枢神経系への移行性が悪いため，髄膜炎の症例では最適ではないかもしれない。皮膚炭疽の初期治療には，ciprofloxacinあるいはdoxycyclineが推奨される。エアロゾル曝露後に芽胞が残存しうる期間を考えると，すべての炭疽症例において静注と経口を併せて60日間治療を継続すべきである。より詳細な抗菌薬レジメンに関しては，「120章　バイオテロリズム」を参照してほしい。新しい治療法として，炭疽毒素受容体への防御抗原(PA)の結合を阻害するモノクローナル抗体(raxibacumab)が利用されている。

しかし，炭疽菌による菌血症が確定している場合に毒素に対するモノクローナル抗体のみに頼るのは有効ではないかもしれない。動物実験では，播種性の病態で起こる高度菌血症から患者を守るためには，抗毒素に加えて細菌の細胞壁蛋白に対する抗体が必要であることが示されている。

バイオテロと炭疽

民間の生物兵器防御に関する作業部会(Working Group on Civilian Biodefense)では，炭疽菌を都市や地域を脅かす最も恐るべき生物兵器の1つと定めている。バイオテロに関連した炭疽菌感染は，典型的には吸入あるいは皮膚炭疽として発症することが多い。突然，劇症経過をたどる重症の急性熱性疾患が数件発生した場合，臨床医は炭疽を疑い，その原因および細菌が散布された機序としてバイオテロの可能性を想定しなければならない。

皮膚炭疽症例が集団発生した場合も，臨床医はバイオテロに関連した炭疽の可能性を警戒する必要がある(「120章　バイオテロリズム」参照)。

炭疽の予防

曝露前のワクチン接種

米国では，炭疽菌に対する無細胞ワクチンがヒトへのワクチンとして承認されている〔吸入炭疽ワクチン(anthrax vaccine absorbed：AVA)，BioThrax®)〕[訳注：日本では未承認であり，使用することはできない]。米国予防接種実施諮問委員会(Advisory Committee on Immunization Practice：ACIP)によって，炭疽菌への曝露がある特定の職業の従事者や研究室で働く18〜65歳の成人に対しては，曝露前予防接種が推奨されている。高濃度あるいは純培養の炭疽菌芽胞を扱う，炭疽菌調査に関連した環境検体を扱う，あるいはその他の炭疽菌芽胞に汚染された地域やエアロゾル化した炭疽菌に曝露する環境下で働く研究室の職員は，AVA(BioThrax®)による曝露前ワクチン接種を受けることが推奨される。環境調査や復旧作業に携わる人々にも，曝露前ワクチン接種が推奨される。米国で動物や動物製品を扱う人々へのルーチンのワクチン接種は，研究環境で感染している可能性のある動物を扱うか，動物間での炭疽の発生率が高い地域でなければ，炭疽菌芽胞への曝露を防ぐための基準や制約が不十分な場合を除いて推奨されない。国防総省が推奨するように，軍に対しては曝露前のAVAワクチン接種が適応される場合がある。緊急対応活動に従事する人々には，曝露前ワクチンのルーチンでの接種は推奨されないが，特定の状況下では接種が提案されることがある。推奨される予防接種のスケジュールは0週，4週，6か月，12か月，18か月に0.5 mLを5回筋注するもので，免疫を維持するためには，3年ごとのブースター接種が必要となる。

曝露後予防

炭疽菌の芽胞曝露後に，炭疽を発症するリスクのある集団が疫学的状況に応じて公衆衛生当局によって特定される。エアロゾル化した炭疽菌に汚染された空域に曝露した人々が予防適応となる。ciprofloxacin，doxycycline，静注penicillin G procaineが，吸入による炭疽菌感染の予防薬として米国食品医薬品局(Food and Drug Administration：FDA)から承認されている。予防の最適期間は定まっていないが，米国での2001年の炭疽菌テロ事件の際は，曝露後の炭疽菌の死滅と芽胞の排除に関する動物実験に基づいて，曝露者には60日間の抗菌薬が推奨され，FDAは曝露後60日間の投与を認可した。民間の生物兵器防御に関する作業部会(Working Group on Civilian Biodefense)は，フルオロキノロン系薬が小児における関節症リスクのために一般的には妊婦や小児で推奨されないことを認めたうえで，成人および小児，妊婦でもciprofloxacinの単剤治療を推奨している。作業部会では，炭疽のリスクおよびその感染による帰結は，これらの患者群にフルオロキノロン系薬を使用することに伴うリスクを上回ると判断しているためである。doxycyclineは，フルオロキノロン系薬と同様に，妊婦や小児への使用に際してよく知られている注意事項および勧告と共に，すべての患者群で代替薬として推奨されている。amoxicillinは，妊婦や小児における，60日間予防の代替案として提示されている。FDAでは，penicillin G，ciprofloxacin，levofloxacin，doxycyclineを炭疽菌曝露後予防抗菌薬として承認している。

ACIPは，(曝露者の人口構成に従って)42〜60日間の予防抗菌薬投与と共に，曝露者に対する曝露後ワクチン接種を推奨している。曝露前ワクチン接種と対照的に，曝露後ワクチンは，60日間の適切な抗菌薬投与と併用して，3回の皮下接種(0，2，4週)が推奨されている。このワクチンは，テロ攻撃時の曝露後予防に使用するために，戦略的国家備蓄(Strategic National Stockpile：SNS)に保管されている。ワクチンの需要が供給を上回るような大規模な緊急事態が発生した場合，AVAの投与量を減らせるレジメンと，皮下注の代替として筋注投与が予防効果を示すことが示されており，利用可能である。サルを用いた動物実験では，エアロゾル化した炭疽菌の芽胞曝露後には抗菌薬とワクチンの**併用**が支持されている。炭疽菌の芽胞に曝露後，30日間抗菌薬を投与した個体29例中5例が死亡したのに対して，doxycyclineの30日間投与と曝露時および曝露後14日時点でワクチンを接種した個体9例では死亡例は認められなかった。しかし，エアロゾル化した芽胞曝露後にワクチンのみを接種した個体10例中8例は死亡した。

炭疽の検査室での診断

炭疽の最も有用な診断検査は，血液培養である。吸入炭疽症例で抗菌薬開始前に血液培養が採取されれば，標準的な血液培養法で大型のGram陽性桿菌の発育を認め，予備同定では*Bacillus*属と同定される。米国の炭疽菌テロ事件の際は，抗菌薬開始前に血液培養が採取された吸入炭疽患者8例全例で血液培養から炭疽菌の発育を認めた。*Bacillus*属は通常，接種後24時間以内に血液培養から同定されるが，*Bacillus cereus*の汚染菌としての頻度の高さから，もし，具体的な依頼がなければ，*Bacillus*種のさらに細かい同定は行わない検査室もある。もし，臨床検査室で炭疽菌を確実に除外することができなければ，炭疽菌の同定あるいは除外のために分離株を検査室応答ネットワーク(Laboratory Response Network：LRN)の研究室に移送することができる。専門の研究施設およびLRNの研究室では，生検組織あるいは体液の免疫組織化学(immunohistochemical：IHC)染色やポリメラーゼ連鎖反応(polymerase chain reaction：PCR)といった，その他の確定診断検査も実施することができる。髄液の培養は診断に有用な場合がある。

皮膚炭疽では，水疱液のGram染色および培養検査を実施する必要があり，もし，これらの検査が陰性であったり，あるいは抗菌薬が検体採取の前に先行投与されている場合は，免疫組織化学染色やPCRを目的としたパンチ生検が必要となる。

吸入炭疽での鼻腔スワブは感染があっても陰性となる場合があるため，診断には利用されない。しかし，米国炭疽菌テロ事件の際は，曝露源および経路，菌放出機序を明らかにするための疫学的手法としては有用であった。鼻腔スワブ陽性は炭疽菌への曝露を示唆しており，臨床的に治療するか，あるいは予防的な治療の適応となる。

喀痰検体のGram染色および培養は，経肺的な感染過程をたどらないことが多いため，一般的に吸入炭疽の診断には役立たない。炭疽菌のPAに対する抗体価の測定は，診断手法としては確立されていない。

非炭疽性の*Bacillus*属およびそれらによる感染症

*B. cereus*およびその他の非炭疽性の*Bacillus*属は汚染菌として認識されているが，明らかに真の原因菌となる場合もある。これらの細菌は環境に幅広く存在し，地殻上で最も頻繁に認められる微生物の1つである。多様な生態的地位(ecologic niche)に広く存在しており，動物や植物由来の食品にも認められる。*Bacillus*属の構成菌種はカタラーゼ陽性で，芽胞を形成し，好気性または通性嫌気性，Gram陽性もしくはGram不定性で，互いに表現型や遺伝学的に酷似しており，多くの培地で良好な発育が得られる。発育最適温度は28〜35℃である。*B. cereus*グループには，*B. cereus*や*B. anthracis*，*B. thuringiensis*，*B. mycoides*，*B. pseudomycoides*，*B. weihenstephanesis*，がある。16S rRNAを用いて塩基配列を比較することで，*B. cereus*，*B. anthracis*，および*B. thuringiensis*が近縁種であることが明らかになった。それ以外の種，*B. subtilis*，*B. licheniformis*，*B. megaterium*，*B. pumilus*，*B. sphaericus*はより遠縁の関係性を有しており，ヒトへの感染という点では臨床的に重要ではない。*B. cytotoxicus*は，*B. cereus*グループに属し，致死的な下痢を伴う重篤な食中毒症例に関与していた。当初報告されたよりも，*B. cytotoxicus*の細胞毒性は低いかもしれない。*B. cereus*が分類研究では標準種としての役割を果たしており，本章での解説の中心でもある。*B. thuringiensis*は生物由来の農薬(バイオ農薬)として利用される。*B. cereus*毒素は食中毒症例で重要である。また，溶血素，ホスホリパーゼ，嘔吐誘発毒素，孔(ポア)形成腸管毒素の産生に続いて，腸管および非腸管組織破壊毒素を産生することがある。

近年，コートジボワールのタイ国立公園を含むいくつかのサハラ以南のアフリカの熱帯雨林では，*B. cereus* biovar *anthracis*による複数の野生動物種での炭疽様感染症が報告されている。*B. cereus* biovar *anthracis*は，*B. cereus*グループに属し，炭疽菌の両方の病原性プラスミドを有している。pBCXO1とpBC210の2つの病原性プラスミドを保有する*B. cereus* G9421株は，致死的な炭疽様肺炎に関連している。炭疽菌pXO1毒素遺伝子陽性の*B. cereus*分離株BcFL2013は，古典的な皮膚炭疽のescharとよく似た病変の発生に関連している(これら3つの亜種はすべて，章末の文献内に記載されている)。炭疽菌の染色体マーカーである *Ba*813 を保有する *B. cereus* がバイオフィルムを形成し，血液学的悪性腫瘍患者でのアウトブレイクに寄与したことが報告されている。

非炭疽性 *Bacillus* 属の疫学

院内での感染症として，菌血症，院内肺炎がある。これらは通常，腐敗しかけている有機物，土壌，感染を媒介する物質や物体，水，食品に存在する細菌によって起こる。食品由来のアウトブレイクは，食品やヒトの腸管細菌叢に存在する菌によって起こる。*B. cereus* が血液培養から分離された場合，多くは汚染菌とみなされ，さらに不十分な清潔操作や通常の消毒薬では菌が生存し続けることができ，かつ血管内カテーテルに付着する性質を有するため，(真の集団感染ではなく，汚染による)偽のアウトブレイクの原因となっているケースが認められる。感染リスクのある集団としては，注射薬物使用者，免疫不全宿主，新生児，長期入院中の院内感染を起こした重症患者が挙げられる。

非炭疽性 *Bacillus* 感染症の臨床像

非炭疽性の *Bacillus* 感染による臨床像は多岐にわたっており，創傷や熱傷関連の感染症，眼内炎，菌血症，中枢神経系の感染症，心内膜炎を含む血管内感染症，呼吸器感染症，合併症としての骨および皮膚軟部組織感染症，毒素による食中毒，子宮内胎児死亡を伴う絨毛膜羊膜炎がある。ほとんどの感染が *B. cereus* によるが，*B. circulans*, *B. licheniformis*, *B. megaterium*, *B. pumilus*, *B. sphaericus*, *B. subtilis* など，それ以外の種での報告もある。*B. cereus* への職業上の曝露による菌血症および肺炎の報告がある一方で，免疫機能が低下した入院患者間での，感染を媒介しうる物質や物体への接触による人工呼吸器関連肺炎やカテーテル関連血流感染，髄膜炎といった院内感染が増加してきている。外因性(外傷)や内因性(血行性)の眼内炎などの外毒素による組織破壊性の眼感染症は，急激な視力障害を引き起こす。これらの感染は典型的には，他の細菌による感染と比較してより侵襲性でより急性の経過をたどる性質がある。免疫不全患者においては，血行性，髄腔内の操作，あるいは消化器が感染源と推定される中枢神経系感染の報告がある。穿通性外傷，手術，注射薬物使用，熱傷に合併した皮膚軟部組織感染は高い死亡率を誇り，炭疽菌による eschar 病変とよく似ていることがある。壊死性筋膜炎および筋壊死を呈する皮膚感染症では，*Clostridium perfringens* によるガス壊疽と似ていることがある。血管内感染症としては，自然弁や人工弁の心内膜炎や，ペースメーカーなどのデバイス関連感染の報告がある。

B. cereus による消化管感染症は，細菌が熱や環境の変化に対して耐え続けて，ヒトの食料源に侵入することができるために起こる。芽胞形成によってさまざまな食品を二次汚染させられるということは，食物連鎖内で遍在して食中毒を起こす機会があることを示唆している。*B. cereus* による食中毒で最も頻繁に報告される臨床像とは，さまざまな毒素よって引き起こされる嘔吐および下痢の症候群である。症状は無症候性から軽症のこともあれば，致死的なこともある。嘔吐型での潜伏期間は，感染量 10^5〜10^8 CFU(colony forming units：コロニー形成単位)の芽胞で汚染された米などのでんぷん質の食品摂取後 0.5〜6 時間である。環状ペプチドやセレウリドといったあらかじめ形成されていた毒素が発症に関与する。嘔気・嘔吐，倦怠感が出現し，症状は 6〜24 時間続く。下痢型での潜伏期間は，肉類や牛乳といった蛋白質を多く含む食品を摂取後 8〜16 時間であり，小腸内で溶血素 BL，非溶血性腸管毒素，細胞毒 K 腸管毒素によって媒介される。患者には多くの場合，嘔気，腹痛および非血性下痢が出現し，12〜24 時間続く。

非炭疽性 *Bacillus* 感染症の治療

B. cereus 感染症の迅速な診断と治療がきわめて重要となる。歴史的に，培養法は手間がかかり，費用も時間もかかる。近年，ファージや細胞を利用した免疫センサーおよび DNA バイオセンサーによって，*B. cereus* 株による感染を迅速に診断できるようになった。

B. cereus は *β*-ラクタマーゼを産生するため，ペニシリン系薬やセファロスポリン系薬を含むほとんどの *β*-ラクタム系抗菌薬に耐性を示す。erythromycin，テトラサイクイン系抗菌薬およびカルバペネム系抗菌薬への耐性の報告により，臨床医は初期治療の抗菌薬レジメンを選択するのが困難な事態に直面している。vancomycin が第 1 選択薬と考えている専門家もいれば，皮膚軟部組織感染症では ciprofloxacin が効果的であったとする報告も多数ある。研究では，levofloxacin，moxifloxacin，rifampicin，daptomycin，linezolid に一様に感受性があることが示されているが，正しい抗菌薬を選択するために抗菌薬感受性検査を実施するべきである。血管内感染症のほとんどがそうであるように，感染源の除去は感染のコントロールを得るための生命線となる。残念ながら，*Bacillus* 属は汚染菌であるという評価がしばしば認識不足をまねき，重要な情報を軽視してしまうことから，重篤で致死的な感染症への治療の遅れをまねく。消化器感染症の治療は支持療法でよい。

文献

Arensen LPS, Fagerlund A, Granum PE. From soil to gut: Bacillus cereus and its food poisoning toxins. *FEMS Microbiol Rev*. 2008;32:579–606.

Bottone E. Bacillus cereus, a volatile human pathogen. *Clin Microbiol Rev*. 2010;23(2):382–398.

Carlson CJ, Kracalik I, Ross N, et al. The global distribution of Bacillus anthracis and associated anthrax risk to humans, livestock, and wildlife. *Nat Microbiology*. 2018. doi.org/10.1101/394023.

Centers for Disease Control and Prevention. Use of anthrax vaccine in the United States. Recommendations of the Advisory Committee on Immunization Practices (ACIP), 2019. *MMWR*. 2019;68(No. RR-4).

Drobiniewski F. Bacillus cereus and related species. *Clin Microbiol Rev*. 1993;6(4):324–338.

Glinert I, Bar-David E, Sittner A, et al. Revisiting the concept of targeting only Bacillus anthracis toxins as a treatment for anthrax. *Antimicrob Agents Chem*. 2016;60:487–485.

Hugh-Jones M, Blackburn J. The ecology of Bacillus anthracis. *Mol Aspects Med*. 2009;30:356–367.

Inglesby TV, O'Toole T, Henderson DA, et al. Anthrax as a biologic weapon, 2002. *JAMA*. 2002;287:2236–2252.

Traeger MS, Wiersma ST, Rosenstein NE, et al. First case of bioterrorism-related inhalational anthrax in the United States, Palm Beach County, Florida, 2001. *Emerg Infect Dis*. 2002;10:1029–1034.

Vilas-Boas GT, Peruca APS, Arantes OMN. Biology and taxonomy of Bacillus cereus, Bacillus anthracis, and Bacillus thuringiensis. *Can J. Microbiol.* 2007;53:673–687.

Scarff JM, Seldina YI, Vergis JM, Ventura CL, O'Brien AD. Expression and contribution to virulence of each polysaccharide capsule of Bacillus cereus strain G9241. *PLoS One*. 2018 Aug 22;13(8):e0202701. doi:10.1371/journal.pone.0202701. eCollection 2018.

124 *Bartonella bacilliformis*

■著：Nuria Sanchez Clemente
■訳：西村 翔

イントロダクション

Bartonella bacilliformis は Gram 陰性，通性細胞内寄生性，好気性の球桿菌であり，*Rickettsia* や *Brucella* と共にアルファ－プロテオバクテリア群の一員である。

疾患の流行域が限局しているにもかかわらず，**バルトネラ症**や**Carrión 病**(**Carrión's disease**)，**オロヤ熱**(**Oroya fever**)および**ペルーいぼ**(**verruga peruana**)といった多数の呼称をもつ疾患スペクトラムの原因菌となっている。

この疾患はペルーやエクアドル，コロンビアのアンデス山脈系に限局しており，ボリビアやチリ，グアテマラでも散発的に症例が報告されている。古典的には，流行地域は海抜 500〜3,200 m のアンデス山脈系の渓谷に限定されるといわれている(図 124.1)。この限局性は，主要なベクターとされているサシチョウバエ(sandfly)(*Lutzomyia verrucarum*)の跳躍能力が低いこと，また，極端な温度に耐えられないという特徴に起因するところが大きい。

流行地域では，10 歳以下の小児が最も感染しやすい年齢群であり，その理由の 1 つとして，若年人口が多いというのがあるが，それのみならず，感染を繰り返すことで防御免疫が構築されていくと推測されるためである。

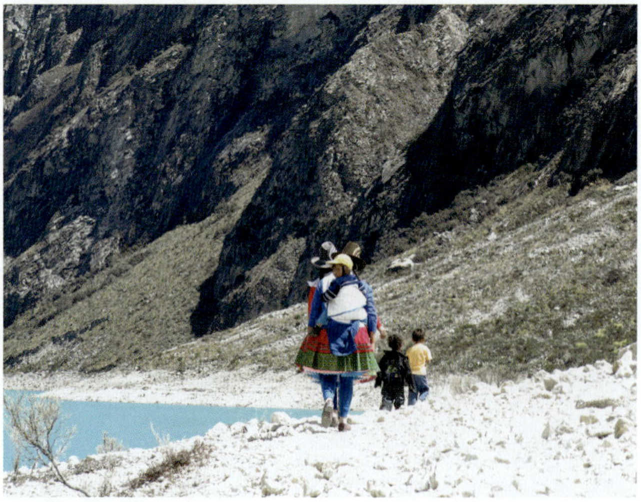

図 124.1
パロン湖(Laguna Paron)はペルーのアンデス山脈系におけるコルディエラ・ブランカ ［訳注：氷河に覆われた白い山脈の意］のなかで最も大きな湖である。アンカシュ地方のカラスから 30 km の距離にあり，*B. bacilliformis* が最も流行している地域の 1 つである。著者撮影。

B. bacilliformis は，主に *Lutzomyia* 属のサシチョウバエによってヒトに感染すると考えられている。しかし，輸血や，ダニ咬傷，垂直伝播による感染も報告がある。

臨床像

疾患は 2 つの病相によって表される。

オロヤ熱として知られている当初の赤血球内の急性期は，感染したサシチョウバエの咬傷によって菌が接種されてから通常約 2〜6 週後に発症する。発熱，蒼白，倦怠感，関節痛，頭痛，食欲不振を特徴とする。高度の寄生虫血症を伴う重症例では，重症の溶血性貧血へと進展する。

流行地域の未治療患者では 44〜88％と高い死亡率が報告されている。多くの死亡例が二次性の細菌感染と関連しており，*Salmonella* 属の頻度が最も高いが，*Toxoplasma*，*Histoplasma*，抗酸菌，真菌も感染する。その他の合併症としては，心嚢液貯留，急性呼吸窮迫症候群(acute respiratory distress syndrome：ARDS)，肝炎，けいれん，昏睡を起こしうる。妊婦が感染すると，流産や早産，妊産婦死亡を起こすことがある。

B. bacilliformis の特定の遺伝子変異が，アウトブレイク時に観察される死亡率および後遺症発生率の著しいばらつきの原因となっている可能性がある。

B. bacilliformis は，一部の症例ではその後皮膚の血管床に定着し，急性感染の後，週〜月単位経過した後に起こる慢性発疹期へと至る。この慢性期は，漿液および血液性の液体を含んだ，粟粒性，“mular”［訳注：mular(lesion)に関しては適当な日本語訳は存在しない。本文のとおり，*Bartonella bacilliformis* の皮疹には miliary(粟粒性)，nodular(結節性)，mular の 3 つの型がある。粟粒性の皮疹は，最も頻繁に認められるものであり，真皮上層に起こる 1〜4 mm の円形の丘疹性紅斑が集簇したもので瘙痒を伴うことがある。結節性の皮疹とは，皮疹の個数は少なく，真皮下の結節で被っている皮膚の変化は認めず瘙痒は伴わない。mular 病変は直径が 5 mm を超える紅斑性の皮疹で，最も表層で起こり，瘙痒はあっても軽度であり，出血しやすい(つまり血管に富んでいる)皮疹である〔Maguina C, Garcia PJ, Gotuzzo E, et al. Bartonellosis (Carrión's disease) in the modern era. CID 2001；33：772–9. PMID：11512081〕］，あるいは結節性の疣贅や瘤が集簇した皮疹を特徴とする。これらは主として四肢に出現するが，顔面や体幹に生じることもある。粟粒病変(図 124.2 の下方の皮疹)が最も一般的で，真皮上層で起こり，多数が集簇しており，瘙痒を伴うことがある。粘膜にも病変が出現することがある。mular 病変(図 124.2 の上方の皮疹)は直径が＞5 mm で，中心部にびらんを伴っている。結節とは，より大きな

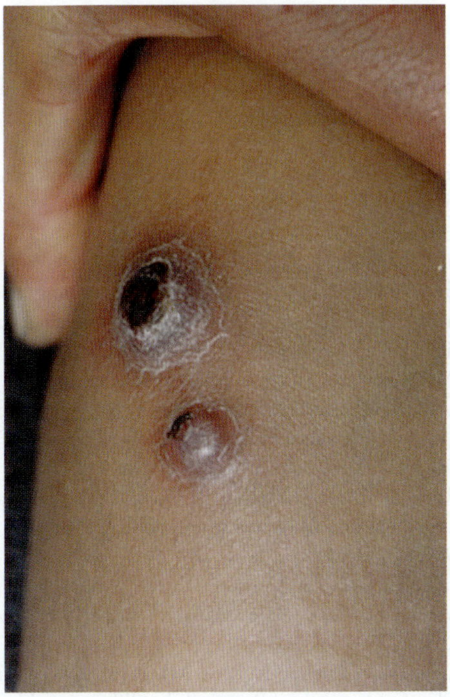

図 124.2
ペルーいぼにおける mular(上方)および粟粒(下方)性の皮疹

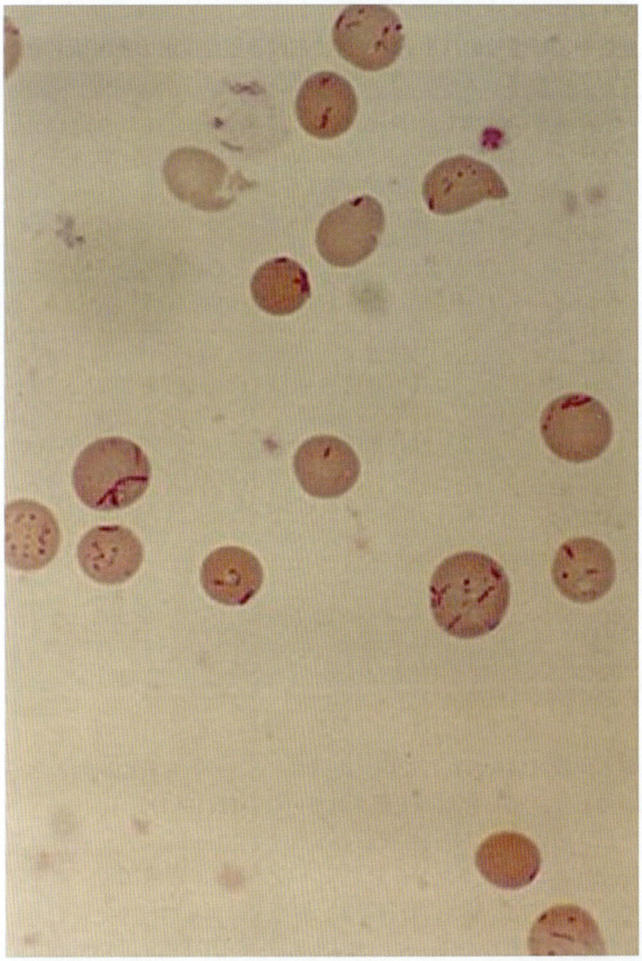

図 124.3
薄層塗抹標本では，赤血球内の *B. bacilliformis* が認められる。

びまん性の皮下の腫脹である。後者の2つは，特に関節上に出現した場合は疼痛を伴うことがある。二次性の細菌感染症がよく認められる合併症である。

B. bacilliformis は，すべての *Bartonella* 属がそうであるように，感染した赤血球の寿命が尽きるまで血液中を循環することができるため，数週〜数か月続く慢性経過の，通常，無症候性の病期も存在する。

Carrión 病の名は，2つの臨床病相が実際に同一の疾患によるものであるという自身の仮説を検証するために，1885年に感染した患者の皮膚病変から採取した血液を，学友に依頼して自分に接種したペルーの医学生である Daniel Alcides Carrión の功績を称えてこの名がつけられている。彼自身が現在に至るまで Carrión 病として知られることになるこの感染症による発熱を伴った急性病相を発症し，その後まもなく死んでしまい，ペルー医学における殉死者となったことによって，不幸にも彼の仮説が正しいことが証明された。

診断

流行地域では，アウトブレイク時はエンピリック(経験的)に治療が行われる。一方で，最も利用されている診断的検査は末梢血の塗抹検査である(図 124.3)。Giemsa 染色を行うと，青く染色された赤血球内外の *B. bacilliformis* の球桿菌を検鏡で認める。この容易で手頃な検査の感度および特異度を評価した研究はほとんどない。ポリメラーゼ連鎖反応(polymerase chain reaction：PCR)法を対照標準としたある研究では，感染の急性期相の患者における感度は36%，特異度は96%であった。慢性の発疹期では，末梢塗抹検査の感度がさらに下がるため，通常は実施されない。

血液に富んだ培地で数週にわたる長期間の培養を要するため，血液培養が診断法として利用できることはほとんどない。

診断が確定できない場合に，慢性の発疹期では疣贅の病理組織学的標本が採取されることがごくまれにある。病変の生検では，古典的には血管芽細胞の増殖と大量のマクロファージとリンパ球が認められる。Giemsa 染色では，内皮細胞や細胞外基質の中の *B. bacilliformis* が明らかとなる。

間接蛍光抗体法(indirect fluorescence antibody：IFA)や酵素免疫測定吸着法(enzyme-linked immunosorbent assay：ELISA)などの血清学的検査は，疾患の両方の病相において使用できるように開発されているが，流行地域から離れた三次医療機関でしか利用することができない。ELISA での免疫グロブリン(immunoglobulin：Ig)M を用いた感度は IgG よりも優れており(85% vs 70%)，特異度はいずれにおいても 100%とされる。IFA では感度は 85%，特異度は 92%，と報告されている。

PCR 法も存在し，研究では，16S リボソーマル RNA の PCR 法は，末梢血および乾燥血液スポット内の *B. bacilliformis* の検出において，その他の PCR 法と比較して優れていることが示されている。

マネジメント

急性および慢性の Carrión 病における治療に関して公表されて

表 124.1
急性および慢性のバルトネラ症における重症度別の抗菌薬治療

感染病型，重症度	抗菌薬
急性，軽症〜中等症	chrolamphenicol 当初3日間は50 mg/kg/日，その後，30 mg/kg/日，計14日間 ciprofloxacin 5 mg/kg 1日2回，14日間 amoxicillin-clavulanate 20 mg/kg 1日2回，14日間 trimethoprim-sulfamethoxazole（ST合剤）5 mg/kg 1日2回，14日間
急性，重症	**第1選択**：ciprofloxacin 10〜15 mg/kg 1日2回，14日間および ceftriaxone 70 mg/kg 静注，7〜10日間 **第2選択**：ciprofloxacin（上記の用法用量）および ceftazidime 30 mg/kg 1日3回 静注，7〜10日間，または amikacin 7.5 mg/kg 1日2回 静注，7〜10日間
慢性，重症度にかかわらず	azithromycin 10 mg/kg/日，7日間 rifampicin 10 mg/kg/日，21〜28日間 erythromycin 12.5 mg/kg 1日4回，14日間 ciprofloxacin 5 mg/kg 1日2回，14日間

いる比較試験は存在しない。治療ガイドラインは観察研究に基づいており，2006年以降更新されていない（表 124.1）。

以下のいずれかの特性を認めるものが重症例である。血行動態不安定，代謝性アシドーシス，心不全徴候，呼吸困難，神経障害，重症貧血，肝炎，胃腸障害，腎不全，炎症マーカー高値。

疾患の予防は主に，屋内および屋外でDDT（dichlorodiphenyltrichloroethane）やピレスロイドスプレーを用いることによるベクターのコントロールが中心となる。蚊帳もまた有効であるが，サシチョウバエはサイズが小さいので網の目を貫通する可能性があるため，殺虫剤を含浸させる必要がある。

流行地域が限局しているという地理的特性と，小規模な孤立した農村地域が侵されるという現実のために，Carrión病は全く顧みられてこなかった。診断および治療に関するガイドラインは非常に質の低いエビデンスの研究および専門家の意見のみに支持されたものである。この興味を引きつける疾患の理解を深めるためには，さらなる研究が必要とされている。

文献

Angelakis E, Raoult D. Pathogenicity and treatment of Bartonella infections. *Int J Antimicrob Agents*. 2014 Jul;44(1):16–25. doi:10.1016/j.ijantimicag.2014.04.006. Epub 2014 May 9.

Birtles RJ, Fry NK, Ventosilla P, et al. Identification of Bartonella bacilliformis genotypes and their relevance to epidemiological investigations of human bartonellosis. *J Clin Microbiol*, 2002;40: 3606–3612.

Chamberlin J, Laughlin L, Gordon S, et al. Serodiagnosis of *Bartonella bacilliformis* infection by indirect fluorescence antibody assay: Test development and application to a population in an area of bartonellosis endemicity. *J Clin Microbiol*. 2000;38:4269–4271.

Del Valle-Mendoza J, Rojas-Jaimes J, Vásquez-Achaya F, et al. Molecular identification of Bartonella bacilliformis in ticks collected from two species of wild mammals in Madre de Dios: Peru. *BMC Res Notes*. 2018 Jun 25;11(1):405. doi:10.1186/s13104-018-3518-z

Ellis BA, Rotz LD, Leake JAD, et al. An outbreak of acute bartonellosis (Oroya fever) in the Urubamba region of Peru, 1998. *Am J Trop Med Hyg*. 1999;61:344–349.

Gomes C, Ruiz J. 2018. Carrion's disease: the sound of silence. *Clin Microbiol Rev*. 31:e00056-17. https://doi.org/10–1128/CMR.00056-17

Gomes C, Martinez-Puchol S, Pons MJ, et al. Evaluation of PCR approaches for detection of Bartonella bacilliformis in blood samples. *PLoS Negl Trop Dis*. 2016;10(3);e0004529. https://doi.org/10.1371/journal.pntd.0004529

Maguiña C, Guerra H, Ventosilla P. Bartonellosis. *Clin Dermatol*. 2009;27:271–280.

Maguiña Vargas C, Ugarte-Gil C, Breña Chavez P, et al. Actualización de la enfermedad de Carrión. *Rev Med Hered*. 2008;19:36–41.

Peru Ministerio de Salud. *Norma Tecnica de Salud para atencion de la Bartonelosis o Enfermedad de Carrion en el Peru*. Lima: Ministerio de Salud; 2006.

Rolain JM, Brouqui P, Koehler JE, Maguina C, Dolan MJ, Raoult D. Recommendations for treatment of human infections caused by Bartonella species. *Antimicrob Agents Chemother*. May 2004;48(6):1921–1933; doi:10.1128/AAC.48.6.1921-1933.2004.

Sanchez Clemente N, Ugarte-Gil CA, Solórzano N, et al. *Bartonella bacilliformis*: A systematic review of the literature to guide the research agenda for elimination. *PLoS Negl Trop Dis*. 2012;6(10):e1819. doi:10.1371/journal.pntd.0001819

Sanchez Clemente N, Ugarte-Gil C, Solorzano N, Maguiña C, Moore D (2016) An Outbreak of Bartonella bacilliformis in an endemic Andean community. *PLoS ONE*. 11(3):e0150525. https://doi.org/10.1371/journal.pone.0150525

125 ネコひっかき病およびその他の *Bartonella* 感染症

■著：William A. Schwartzman
■訳：西村 翔

イントロダクション

ネコひっかき病(cat-scratch disease：CSD)は，1950年にRene Debréによって"la maladie de Griff de Chat(ネコの爪に引っかかれて起こる病気)"として初めて報告された。その原因は，培養困難な微生物を同定する手法として16S rRNA遺伝子の増幅および配列解析が導入されるようになった20世紀末までは，謎のままであった。1992年に，David Relmanと同僚らがネコひっかき病，細菌性血管腫症(bacillary angiomatosis)，および実質臓器の細菌性紫斑病(parenchymal bacillary peliosis：BAP)の原因菌の同定にこの技術を用いた。彼は原因微生物が，塹壕熱(trench fever)，ブルセラ症(brucellosis)および植物の根こぶ病(crown gall disease)を引き起こす病原菌(*Agrobacterium tumefaciens*)と近縁の小さなGram陰性球桿菌であることを発見した。

菌は当初，***Rochalimaea henselae***と名づけられ，のちに塹壕熱の原因菌である*Bartonella quintana*(以前は*Rochalimaea quintana*)を含む他の多くの菌種と共にバルトネラ科(family Bartonellaceae)に分類された。急性および慢性のCarrión病の原因菌である*Bartonella bacilliformis*は関連種で，*Bartonella*科の現在の構成菌種の原種となっている。アンデス山岳地方においては，*Bartonella rochalimae*およびおそらく*Candidatus Bartonella* ancashi 20.0によっても同様の臨床症候を呈する可能性があることが近年報告されている。これらの微生物，およびおそらく同属の他菌種は，血管内皮細胞や骨髄の赤芽球および成熟赤血球に侵入する能力を有している。これらはマクロファージ介在性の炎症性サイトカイン〔とりわけ，インターロイキン(interleukin：IL)-10〕および血管内皮細胞増殖因子(vascular endothelial cell growth factor：VEGF)の分泌を誘導する能力，また，血管内皮細胞のアポトーシスを抑制する能力をも有している。これらの病原因子によって，菌は宿主内で播種し，ヒトおよび哺乳類の保菌動物内で増殖性の血管病変を形成したり，長期間の菌血症を引き起こしたりすることが可能となる。

*B. henselae*が同定されて以来，ネコひっかき病の臨床像や，小さなげっ歯類からウマ，乳牛，カンガルーおよび，ある報告によるとネズミイルカにわたるまで，おのおのの哺乳類保有宿主に寄生し，新規のバルトネラ種として登録されていく多くの菌種に関する知見は爆発的に増加してきた(**表 125.1**)。

表 125.1
現在までに人獣共通感染症の原因菌としての報告がある *Bartonella* 菌

菌種	保有宿主	ベクター	ヒトの感染
B. henselae	ネコ，イヌ，アライグマ	ネコノミ(*Ctenocephalides felis*)，それ以外も？	ネコひっかき病，網膜炎，感染性心内膜炎，心筋炎，脳症，無菌性髄膜炎，脊髄炎，ニューロパチー，骨髄炎，BAP，糸球体腎炎，紫斑，偽腫瘍，長期間持続する無症候性菌血症
B. quintana	ラット，ヒト？	シラミ	ネコひっかき病，感染性心内膜炎，塹壕熱，脳症，BAP，骨髄炎，長期間持続する無症候性菌血症
B. vinsonii subsp. *berkhoffii*	コヨーテ，イヌ	不明	感染性心内膜炎
B. vinsonii subsp. *arupensis*	シロアシネズミ	不明	感染性心内膜炎，神経障害
B. koehlerae	ネコ，アライグマ	ノミ，*C. felis*	感染性心内膜炎
B. elizabethae	ラット	ケオプスネズミノミ(*Xenopsylla cheopis*)	感染性心内膜炎
B. washoensis	カリフォルニアジリス(*Spermophilus beecheyi*)	不明	発熱，心筋炎
B. alsatica	ウサギ	不明	感染性心内膜炎
B. grahamii	野ネズミ	不明	視神経網膜炎
B. clarridgeiae	ネコ，アライグマ	ノミ，*C. felis*	ネコひっかき病疑い

BAP＝細菌性血管腫症および実質臓器の細菌性紫斑病

免疫不全のない宿主におけるネコひっかき病の臨床スペクトラムは，古典的なネコひっかき病に限らず，眼科的，神経学的，心血管系，実質臓器，筋骨格系，および糸球体腎炎などの免疫複合体を介した病態，局所病変やリンパ節腫脹を伴わない長期間続く発熱にまで及んでいる。ネコひっかき病に関連した実質臓器の腫瘤は，乳がんやリンパ腫といった悪性腫瘍と誤診されていることがある。

後天性免疫不全症候群(acquired immunodeficiency syndrome：AIDS)や固形臓器移植のレシピエント，血液悪性腫瘍の患者など細胞性免疫低下がある宿主では，*B. henselae* および *B. quintana* は細菌性血管腫(bacillary angioma：BA)と呼ばれる血管の腫瘍や，一般的には細菌性肝紫斑病(bacillary peliosis hepatis)と呼ばれる肝臓や脾臓に血液が充満した空洞病変を形成し，これらの病変は総称して，"BAP(bacterial peliosis：細菌性紫斑病)"と呼ばれる。

古典的なネコひっかき病

ネコひっかき病は小児や若年成人における局所性リンパ節炎の最も頻度の高い原因である。毎年約 24,000 症例が発生し，おおよそ年間 9.3/10,000 外来患者の有病率であり，血清陽性率は 3〜6%に及ぶ。ネコひっかき病は夏の終わりもしくは秋に発生しやすく，ネコノミ(*Ctenocephalides felis*)の地理的分布によって発生頻度が異なっている。

ネコひっかき病の初発の臨床徴候は，感染したネコや子ネコ，あるいはネコノミによって咬まれたり引っかかれたりしてから 5〜7 日後に細菌の侵入部の小さな紅斑性の結節として出現する。この接種部の丘疹は気づかれずに終わることもあるが，ネコひっかき病の症例の 70%で出現するといわれている。この結節は *Bartonella* に対する初期の宿主反応を示しており，柵状に配列するマクロファージ，急性および慢性の炎症細胞浸潤，および血管内皮細胞の活性化と浸潤を特徴とする。接種部位の丘疹が出現してから 7〜14 日後に近位リンパ節の疼痛を伴う腫脹が起こり，これに発熱や全身症状を伴うこともある。リンパ節の病理組織像はネコひっかき病に非常に特徴的であり，急性および慢性の炎症細胞や「星状」と称される微小膿瘍が認められる。Warthin-Starry や Steiner 染色などの鍍銀染色や，もしくは市販されている *B. henselae* あるいは *B. quintana* に対する特異的モノクローナル抗体による免疫蛍光染色によって膿瘍内の小さな球桿菌の集簇を確認できる。組織の PCR や *B. henselae* あるいは *B. quintana* に対する免疫グロブリン(immunoglobulin：Ig)G や IgM 抗体の上昇を証明することでも，古典的ネコひっかき病の臨床診断を裏づけることができる。古典的ネコひっかき病は多くの場合，無治療でも数週〜数か月で治癒する。ある前向きランダム化比較試験では，5 日間の azithromycin 投与がリンパ節腫脹の改善を早める可能性が示されているが，多くの専門家は軽症〜中等症のネコひっかき病への抗菌薬治療を推奨していない。波動を触れたり疼痛を伴うリンパ節に対して不快感を軽減するのと改善を早めるのには針での穿刺吸引で十分なことがある。免疫不全のない宿主における古典的ネコひっかき病による症状は，比較的少数の微生物に対する盛んな宿主反応によるものであると考えられており，この状況において抗菌薬の効果が相対的に乏しいことに対して考えられる説明の1つとなりうる(表 125.2)。

表 125.2
***Bartonella* 感染症において推奨される治療法**

臨床像	成人での推奨治療
軽症〜中等症の古典的ネコひっかき病	抗菌薬治療は推奨されない
大きな有痛性のリンパ節腫脹を伴う重症のネコひっかき病	azithromycin 経口 1 日目：500 mg，2〜5 日目：250 mg。波動を触れるならば穿刺
網膜炎	doxycycline[a] 100 mg 経口 1 日 2 回 4〜6 週間＋rifampicin 300 mg 経口 1 日 2 回 4〜6 週間。外用ステロイド薬も検討
脳症	doxycycline[a] 100 mg 経口または静注 6 週間＋rifampicin 300 mg 経口 1 日 2 回 4〜6 週間。現時点で治療期間は統一された見解がない
Bartonella による血液培養陰性感染性心内膜炎(BCNE)疑い例	gentamicin 3 mg/kg/日 14 日間＋ceftriaxone 2 g/日 静注あるいは筋注 6 週間
Bartonella による血液培養陰性感染性心内膜炎(BCNE)確定例	gentamicin 3 mg/kg/日静注 14 日間＋doxycycline[a] 100 mg 1 日 2 回 6 週間
塹壕熱，長期間にわたる *B. quintana* の菌血症	gentamicin 3 mg/kg/日静注 14 日間＋doxycycline[a] 200 mg/日 経口 4 週間
細菌性血管腫(BA)	erythromycin 500 mg 経口 1 日 4 回 3 か月間，あるいは doxycycline 経口 100 mg 1 日 2 回 3 か月間
肝紫斑病(PH)	erythromycin 500 mg 経口 1 日 4 回 4 か月間，あるいは doxycycline[a] 経口 100 mg 1 日 2 回 4 か月間

a 公表されている論文では minocycline が doxycycline の代用となるかは検討されていない。
(Rolain JM, Brouqui P, Koehler JE, Maguina C, Dolan MJ, Raolt D. Recommendations for treatment of human infections caused by Bartonella species. *Antimicrob Agents Chemother*. 2004；48：1921-1933. より)

ネコひっかき病の眼科的合併症

ネコひっかき病患者の約 3%が眼症状を呈する。これは片側性のことも両側性のこともあり，結膜炎，網膜炎，脈絡膜炎，虹彩網様体炎，眼内炎，もしくは骨髄炎を伴う眼窩内膿瘍を呈する。

古典的ネコひっかき病に伴う場合は網膜炎および視力低下を呈する患者が最も多いが，これらはリンパ節腫脹を伴わないで出現することもある。黄斑から放射状に伸びる特徴的な滲出斑の出現はネコひっかき病による網膜炎を示唆しており，「黄斑部星状斑」あるいは星状網膜炎と呼ばれている。

組織生検検体の PCR，あるいは *B. henselae* に対する IgG あるいは IgM 抗体の上昇を証明することで，診断を確定することができる。

Parinaud 眼腺症候群(Parinaud's oculoglandular syndrome：POGS)は，結節性あるいは「敷石状」の結膜炎で，反応性の耳介前リンパ節腫脹を合併する。これは *B. henselae* の結膜への接種後二次的に起こり，眼における古典的ネコひっかき病に相当するものと考えられている。

ネコひっかき病による眼疾患は自然に治癒することもあるが，外用ステロイド薬の使用の有無にかかわらず，doxycycline に加えて rifampicin による 4〜6 週間の治療が推奨される。

ネコひっかき病による神経学的合併症

ネコひっかき病の神経学的症状が認められる症例は全体の 0.17〜2%であり，比較的まれである。これらには，皮質や内包あるいは中脳に及ぶ脳症，脊髄症，肉芽腫性脳血管炎，化膿性椎体炎，末梢神経障害がある。

この脳症は，不穏，せん妄，あるいはてんかん重積，昏睡，小脳失調，大脳基底核や中脳の障害を含む新規のけいれん発作として発症しうる。治療に成功した事例報告では，抗けいれん薬による対症療法に加えて，多くの場合，静注抗菌薬(高用量のステロイドが併用されることもある)による治療が行われている。最低でも 14 日間の静注あるいは経口による doxycycline と rifampicin の併用が推奨されるが，これらの症例における最適な抗菌薬の選択，最適な治療期間，ステロイドの有用性に関しては，いまだに解明されていない。

ネコひっかき病の脳症に関しては，細菌のニューロンへの直接浸潤，宿主の炎症応答，自己免疫疾患，毒素産生など多数の発症機序が提唱されている。

免疫抑制患者においては，急性の躁病に似た急性精神症候群が起こることがあり，*B. henselae* に対する抗菌薬治療によってすみやかに改善する。*B. henselae* 抗体の髄腔内での合成とヒト免疫不全ウイルス(human immunodeficiency virus：HIV)関連脳症との関連が報告されているが，*Bartonella* 感染症の治療によりこれが改善するという証拠はない。

ネコひっかき病による心血管系合併症

B. quintana および *B. henselae* は血液培養陰性感染性心内膜炎(blood culture-negative infectious endocarditis：BCNE)の重要な原因菌である。Q 熱の原因菌である *Coxiella burnettii*, *Legionella pneumophila*, *Brucella* 属，*Chlamydia psittaci*, *Tropheryma whipplei*, *Mycoplasma hominis*, 栄養要求性レンサ球菌(nutritionally deficient streptococci)，血液培養陰性感染性心内膜炎を起こす真菌などの比較的栄養要求性の厳しい微生物を診断する体制を整えている同定施設からのいくつかの大規模な症例シリーズに基づいて，血液培養陰性感染性心内膜炎における *Bartonella* 属の相対的寄与率が推定されている。

2005 年に Houpikian と Raoult によって報告された 349 例の血液培養陰性感染性心内膜炎を集めた症例シリーズでは，*Bartonella* 属は全症例の 29％を占めていた。そのうち 75％が *B. quintana*, 25％が *B. henselae* であった。過去の症例シリーズで報告されているように，*B. quintana* による心内膜炎ではヒトジラミの寄生，免疫不全，および慢性アルコール中毒と，一方で *B. henselae* による心内膜炎ではネコとの接触，および既存の弁膜症と関連していた。全死亡率は 7％であったが，両菌種群間で差は認めなかった。両菌種共に大動脈弁が好発部位であり，症例の 75％で弁置換術が行われた。*B. henselae* および *B. quintana* による心内膜炎を背景とした，壊死性半月体形成性糸球体腎炎に続発する腎不全の症例も散見される。

現在までに，*B. vinsonii*, *B. vinsonii* subsp. *berkhoffii*, *B. elizabethae*, *B. koehlerae*, *B. alsatica* の他の 5 種の *Bartonella* 属が，ヒトに感染性心内膜炎を起こしたことが報告されている。*Bartonella* による心内膜炎は，おおよそ 30％の症例が培養で診断されている一方で，67％の症例は弁組織の PCR が陽性となって診断されている。この症例シリーズでは，直接蛍光抗体(direct fluorescent antibody：DFA)法による抗 *Bartonella* 抗体 ≦1：800 が血清学的に証明された場合も，非侵襲的な診断法として許容されている。

Bartonella による血液培養陰性感染性心内膜炎が疑われる症例では，2 週間の gentamicin に加えて，*Bartonella* 以外の血液培養陰性感染性心内膜炎を起こしうる原因菌をカバーするために，6 週間の静注あるいは筋注の ceftriaxone を併用して治療する必要があり，さらには，6 週間の経口あるいは静注の doxycycline を加える場合もある。*Bartonella* による感染性心内膜炎の確定症例では，2 週間の gentamicin と，6 週間の静注あるいは経口の doxycycline の併用が推奨される。

まれではあるが，*Bartonella* 感染に関連した心筋炎も認められる。70 歳の免疫不全のない男性における *B. washoensis* による心筋炎の報告があり，ネバダ州のリノの近郊のレクリエーション地域内に生息するカリフォルニアジリス(*Spermophilus beecheyi*)の中に菌の保有宿主が多数存在していたこととの関連が推定されている。*B. henselae* は，古典的ネコひっかき病を呈した免疫不全のない 43 歳の男性で慢性活動性心筋炎を起こしたとする症例報告がある。*B. henselae* の感染によって惹起された自己免疫応答が想定されている。

感染性心内膜炎を伴わない長期間の菌血症

長期間持続する症候性，無症候性の菌血症は *B. quintana* が原因菌となることが多いが，*B. henselae* や *Bartonella* 属の他のよりまれな菌種でも起こることがある。発熱や全身症状を伴い長期間にわたって再燃を繰り返す *B. quintana* の菌血症は，第一次世界大戦中は塹壕熱と呼ばれていたが，Dr. Henrique da Rocha Lima によってそれが別個のシラミ媒介性の感染症であると究明されるまで，当初は発疹熱(endemic typhus)の亜型と考えられていた。いわゆる，都市部での塹壕熱(urban trench fever)と呼ばれる，増加し続ける都市部のホームレスの間で重要な位置を占める感染症の原因菌として 20 世紀の終わりに再興するまでは，第二次世界大戦後，塹壕熱は歴史上の遺産と考えられていた。

長期間の菌血症と感染性心内膜炎の関連性に関しては確立していないが，*B. henselae* や *B. quintana* による菌血症に対する抗菌薬治療は，感染性心内膜炎の予防に一定の役割があると推測されている。*B. henselae* や *B. quintana* による菌血症に対して現在推奨されている治療は，14 日間の静注の gentamicin と 28 日間の経口あるいは静注の doxycycline の併用である。*Bartonella* 菌血症の治療と共に，感染性心内膜炎の徴候に関して入念な検索が必須である。

18

ネコひっかき病による実質臓器病変

局所のリンパ節腫脹の有無にかかわらず，ネコひっかき病では，肝臓あるいは脾臓に感染巣を認めることがある。肝脾のバルトネラ症の臨床徴候は，慢性あるいは亜急性の経過をたどる発熱と，嘔気・嘔吐を伴いうる腹痛を特徴とする。肝臓のトランスアミナーゼが上昇したり，アスパラギン酸トランスアミナーゼ(aspartate transaminase：AST)やアラニントランスアミナーゼ(alanine transaminase：ALT)と比して不均衡なほどのアルカリホスファターゼ(alkaline phosphatase：ALP)の上昇を認めることがある。腹部の超音波検査あるいは体軸断面のCT検査で，肝臓や脾臓にX線透過性の病変を認める。これらの病変の病理組織では，壊死性の肉芽腫あるいは，古典的ネコひっかき病のリンパ節で記載されるのと同様の星状の微小膿瘍が高頻度に認められる。症例報告では，doxycyclineとrifampicin併用による7〜14日間の治療が，これらの症例に対して有効である可能性が示唆されているが，自然治癒した症例も報告されており，抗菌薬治療が支持されるかどうかに関して現時点で一定の見解はない。

ネコひっかき病による筋骨格系合併症

*B. henselae*が骨髄炎の原因菌となることはめったにない。*B. quintana*は，特に小児における，ほとんどの*Bartonella*に関連した症例の原因菌となっている。小規模の症例シリーズでは，ネコや子ネコに曝露した小児あるいは若年成人における，感染によるリンパ節腫脹を伴いうる発熱や骨痛といった典型的な徴候が記されている。これらは単発あるいは多発の感染巣を形成し，体軸骨や骨盤骨に好発する。これらの症例における原因微生物は，骨生検組織の血清学的検査，病理組織学的検査，あるいはPCRによって診断がつく。抗菌薬療法が有効であるとする根拠は症例報告レベルを超えるものはない。

免疫不全患者における *Bartonella*

免疫不全のない患者における感染では，比較的少数の微生物に対する盛んな炎症反応と，抗菌薬への乏しい反応を特徴とする。しかし，AIDSあるいは血液悪性腫瘍，臓器移植のレシピエントなどの細胞性免疫不全患者や，C型肝炎やリウマチ系疾患に対する治療で免疫抑制剤を使用している患者では，同じ菌種が，実質臓器の細菌性紫斑病(BAP)性病変を特徴とした全身性感染症を引き起こすことが多く，これらの病変は細菌で充満しており，抗菌薬治療に劇的に反応する。

実質臓器の細菌性紫斑病は事実上，皮膚や，鼻咽頭粘膜，消化管，中枢神経系，骨，リンパ節など，あらゆる解剖学的部位や臓器にも起こりうる。皮膚の細菌性血管腫は通常，1〜2 cmの紅斑性の結節で周囲に皮膚の鱗屑による環を伴っている(図125.1，125.2)。これらは脆く易出血性であり，瘙痒感を伴うことがある。

細菌性血管腫の検鏡所見では，組織性の乱れた脈管を認め，不整形の血管腔に突出した丸みを帯びた血管内皮細胞が目立つ。これらの病的変化は，Kaposi肉腫におけるより組織立った紡錘細胞とは容易に区別することができる。ヘマトキシリン・エオジン

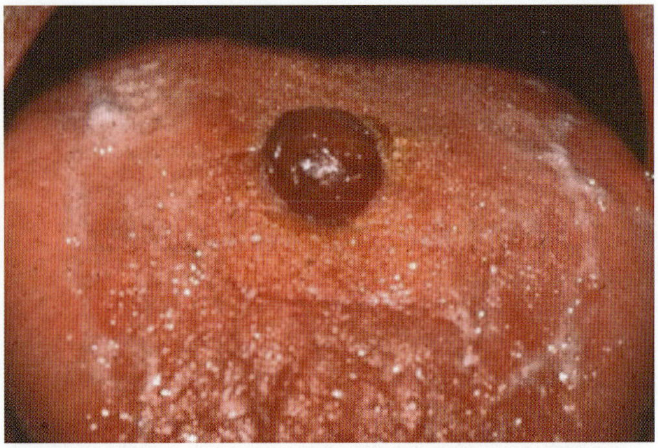

図 125.1
後天性免疫不全症候群(AIDS)患者における舌の細菌性血管腫症

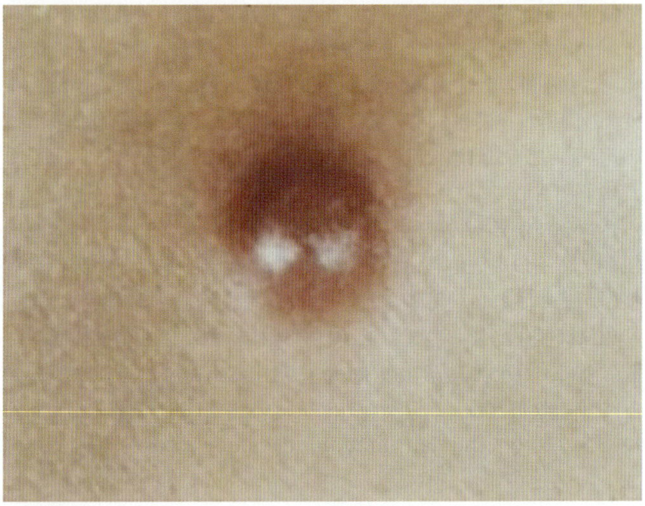

図 125.2
AIDS患者における皮膚の細菌性血管腫症

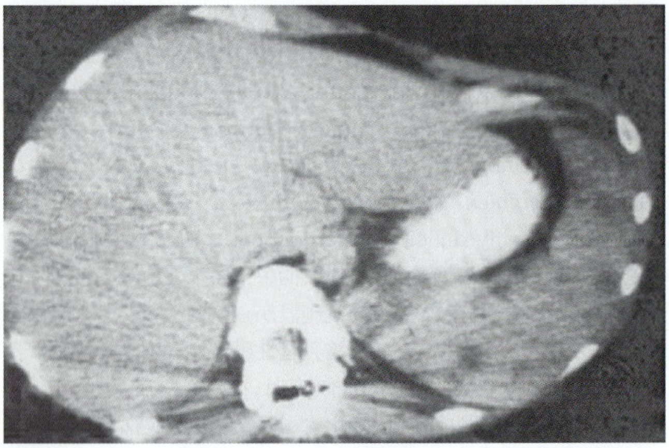

図 125.3
脾臓の細菌性血管腫症，細菌性紫斑病のCT所見

(hematoxylin and eosin：HE)染色では，アズール顆粒様の物質が認められ，細菌の集簇を表している。Brown-Brenn法による組織のGram染色，あるいはSteinerもしくはWarthin-Starry染色といった鍍銀染色でも菌を確認することができるが，免疫蛍光抗体染色のほうがより容易に可視化することができる。

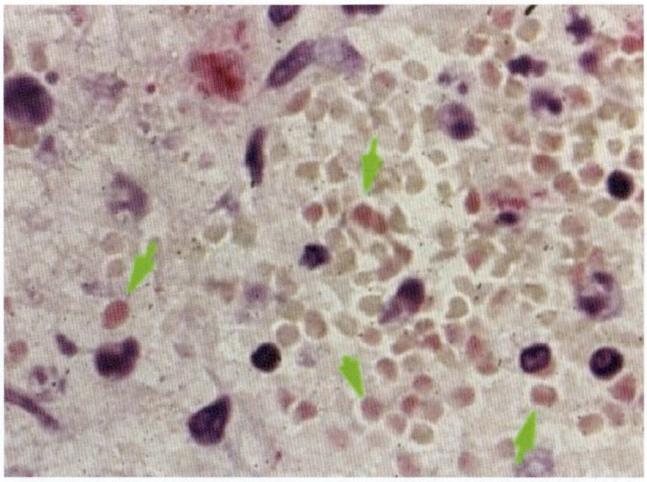

図 125.4
AIDS 患者における *Bartonella henselae* による肝紫斑病，ウサギの抗 *B. henselae* GroEL［訳注：シャペロニン］**を用いた免疫蛍光染色**　暗赤色に染色された赤血球（例：緑の矢印で示されている赤血球）には *B. henselae* が感染している。

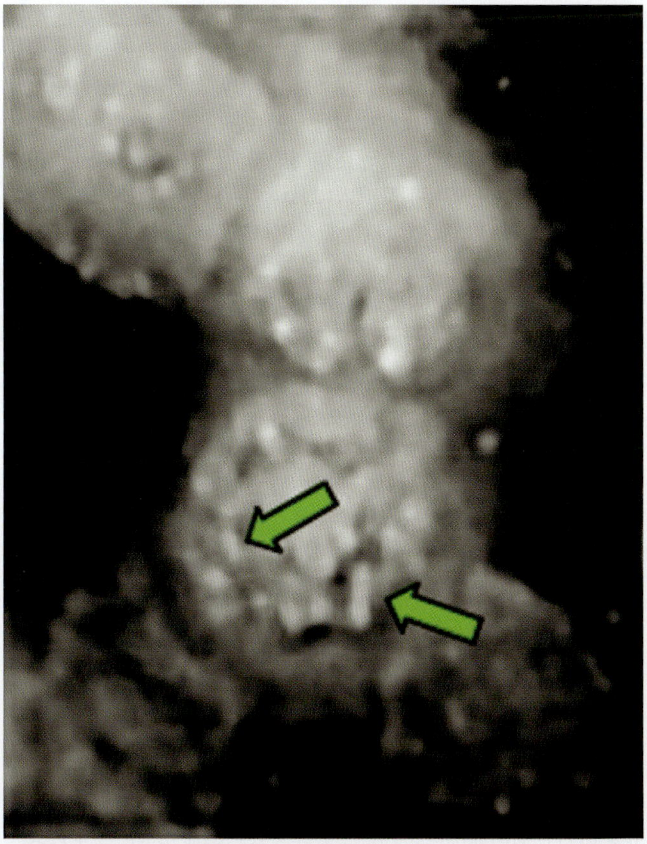

図 125.5
図 125.4 の赤血球の免疫蛍光染色像（100 倍）　赤血球の中間レベルでの光学的切片，写真のぼやけを取り除くためにデコンボリューションされた画像。夥しい数の小桿菌が赤血球内に確認できる（緑の矢印）。

第 2 の血管病変である，実質臓器の細菌性紫斑病あるいは肝紫斑病では，肝臓や脾臓に病変が形成される。CT あるいは MRI では低濃度域を呈する（図 125.3）。病理組織学的には，肝紫斑病の病変は血液で満たされた空洞であり，正常の類洞様内皮細胞が *Bartonella* の感染で破壊された部位に生じる。病変の内皮細胞，赤血球，

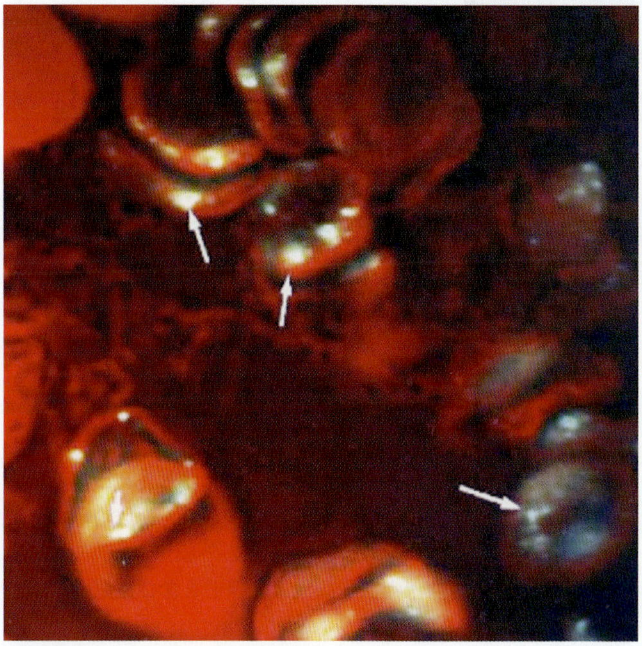

図 125.6
赤血球を重畳位相コントラストイメージで表した，図 125.5 と同検体の共焦点レーザー画像　赤の疑似カラーが赤血球，白い矢印が蛍光染色された細菌。

マクロファージは細胞内に菌体を包含している（図 125.4〜125.6）。

実質臓器の細菌性紫斑病の患者は治療によりすみやかに臨床的改善が得られる。治療は再燃を防ぐためには最低 3 か月は続けるべきである。erythromycin が推奨されるが，doxycycline も同様に有効であり，消化管の副作用もより少ないようである。

文献

Bhatti Z, Berenson CS. Adult systemic cat scratch disease associated with therapy for hepatitis C. *BMC Infect Dis*. 2007;7:8.

Foucault C, Brouqui P, Raoult D. *Bartonella quintana* characteristics and clinical management. *Emerg Infect Dis*. 2006;12:217–223.

Harms A, Dehio C. Intruders below the radar: molecular pathogenesis of *Bartonella* spp. *Clin Microbiol Rev*. 2012;25:42–78.

Houpikian P, Raoult D. Blood culture-negative endocarditis in a reference center: etiologic

Koehler JE, Sanchez MA, Tye S, et al. Prevalence of *Bartonella* infection among human immunodeficiency virus-infected patients with fever. *Clin Infect Dis*. 2003;37:559–566.

Martinez-Osorio H, Calonge M, Torres J, et al. Cat-scratch disease (ocular bartonellosis) presenting as bilateral recurrent iridocyclitis. *Clin Infect Dis*. 2005;40:e43–e45.

Mathieu S, Vellin JF, Poujol D, et al. Cat scratch disease during etanercept therapy. *Joint Bone Spine*. 2007;74(2):184–186.

Ohl ME, Spach DH. *Bartonella quintana* and urban trench fever. *Clin Infect Dis*. 2000;31:131–135.

Relman DA, Loutit JS, Schmidt TM, et al. The agent of bacillary angiomatosis. An approach to the identification of uncultured pathogens. *N Engl J Med*. 1990;323:1573–1580.

Rolain JM, Brouqui P, Koehler JE, et al. Recommendations for treatment of human infections caused by *Bartonella* species. *Antimicrob Agents Chemother*. 2004;48:1921–1933.

Wheeler SW, Wolf SM, Steinberg EA. Cat-scratch encephalopathy. *Neurology*. 1997;49:876–878.

126 *Bordetella*

■著：Emily Souder, Sarah S. Long
■訳：西村　翔

Bordetellae は，栄養要求性が厳しく，ブドウ糖非発酵性の非常に小さい Gram 陰性球桿菌であり，デンプンが付加された血液寒天培地か，発育のためにニコチンアミドとアミノ酸が添加され，脂肪酸およびその他の抑制物質から保護するためにチャコールあるいはシクロデキストリン樹脂が添加された合成培地で好気的に発育する。*Bordetellae* は，69 kDa の外膜蛋白〔パータクチン(pertactin)〕，線維状赤血球凝集素，線毛を含む複数の接着蛋白を有している。百日咳菌(*Bordetella pertussis*)は主要な病原性蛋白である百日咳毒素を発現する唯一の菌種である。百日咳菌およびパラ百日咳菌(*B. parapertussis*)はヒトにのみ病原性をもつ。百日咳菌は流行性の百日咳の原因菌となり，(局所において)恒常的また孤発的に起こる百日咳の多くでも原因菌となる。パラ百日咳菌は米国では百日咳の原因菌となることはまれであり，遺伝学的には動物に上気道感染症を起こし，家畜の一般的な病原菌でもある *B. bronchiseptica* とのつながりのほうが深い。*B. holmesii* は当初，免疫不全患者での気管支炎，心内膜炎，菌血症を伴う敗血症の原因菌として報告されたが，まれに健康なヒトにおいても百日咳様の病態を引き起こす。まれに，*B. bronchiseptica* がヒトに感染し，上気道および下気道感染，心内膜炎，菌血症を伴う敗血症，外傷後髄膜炎，腹膜炎を引き起こしたとする症例報告がある。わずかながら，*B. hinzii* による血流感染症の症例報告があり，その多くで呼吸器症状を伴っていた。**百日咳菌**および**パラ百日咳菌**以外の *Bordetella* に属する菌種に感染した成人の多くに，無脾症もしくは免疫不全が存在していた。ペットとの接触も要因となる。

疫学および臨床症状

百日咳は，世界中で予防接種が行われているにもかかわらず，罹患率が依然として高く，ワクチンで予防可能な感染症(vaccine-preventable disease)のなかでは珍しい存在である。2012 年に米国では 42,000 件を超える症例報告があり，過去半世紀では年間あたり最大の報告数であった。百日咳が診断時に考慮される機会が少なく，過少に診断され，かつ過少に報告されていることから，実際の症例数は報告数よりも指数関数的に増大するように見受けられる。成人を対象とした前向きのワクチン臨床試験において，米国では年間 60 万件を超える百日咳による咳嗽性疾患が発生していると推定された。百日咳の年齢別の罹患率は，生後 2 か月以下の乳児が最も高いが(約 150 / 10 万)，百日咳の罹患者数と保菌者数が最も多いのは，ワクチンによる免疫が減弱していたり，既存の免疫をブーストしてくれる自然に起こる頻回の不顕性の再感染を経験していない学齢児童，青年期の若年者，および成人である。認識が高まったこと，診断法の向上，すべての接種機会で無細胞ワクチンが利用されるようになったこと，病原菌が適応してきたこと，などが感染の再興に関与する付加的要因と推測されている。

古典的な百日咳は，ほとんど例外なく予防接種を受けていない年長児および小児にのみ起こる。これには，発熱を伴わないで徐々に咳嗽が増悪する上気道感染(カタル期)，引き続いて起こる機関銃による集中射撃のような咳嗽発作(痙咳期)，その後，徐々に発作の頻度と重症度が軽減していく(回復期)，というそれぞれ 2 週間ごとの病期がある。幼い乳児では，急激な「発作性」の嘔気，喘ぎ，チアノーゼや無呼吸発作で発症し，発作性咳嗽や吸気性笛声(whoop)が後になって，時に回復期になってから出現することがある。成人では病期がはっきりと区別できず，少なくとも 3 分の 1 の症例では，ただ長期間続く非特異的な咳嗽性疾患となるのみである。青年期や成人において百日咳の手掛かりとなる所見は，(1)純粋に咳嗽のみ，あるいは咳嗽が優位な病態でそれが 1 週間経過しても増悪している，(2)突然起こる発作性の咳嗽を伴う病態(一呼吸の間に爆発的な咳嗽を繰り返す，突出して涙ぐんだ眼，顔面の紅潮)，もしくは(3)咳嗽後嘔吐を伴う咳嗽性疾患，の 3 つである。このような症状を呈する患者の 13〜32％が百日咳であったことが，いくつかの研究で示されている。患者は発作間欠期には，発熱を認めず，上気道あるいは下気道の自覚症状や他覚所見がほとんどなく，筋肉痛や不快感を伴わず状態がよい。百日咳に感染した成人は，前兆として呼吸をすることに対する不安や恐怖を体感した後に，絞扼性の(窒息に至るような)咳嗽，窒息させられるような感覚，咳嗽後の疲労といった典型的な発作を訴える。吸気性笛声は成人ではまれである。

診断

鑑別診断には，*Mycoplasma pneumoniae*，*Chlamydia pneumoniae*，アデノウイルス，インフルエンザ，パラインフルエンザといった他の原因微生物による呼吸器感染症が主に含まれる。発症様式の病歴の確認が最も有用である。これらの他の感染症は典型的には突然発症で，発熱や全身症状，複数の粘膜病変，あるいは皮疹を伴っている(これらのいずれも百日咳では認めない)。通常行われるような簡単な検体検査は鑑別診断には有用ではなく，予防接種を受けていない百日咳患者でリンパ球増加が目立つ程度である。

現在利用されている百日咳の感染を確定させる検査〔すなわち，培養，ポリメラーゼ連鎖反応(polymerase chain reaction：PCR)，血清学的検査〕では，感度，特異度あるいは実用性に疑問が残り，背景(散発例なのかアウトブレイクなのか)，感染の病期，利用目的(診断目的なのか疫学的な目的なのか)によって相対的価値が異なる。培養で発育させるためには，(1)吸引あるいはDacron®を用いたスワブかアルギン酸カルシウム製スワブによる後部鼻咽頭の検体採取，(2)Regan-Lowe 輸送培地の使用，(3)専用の寒天培地に接種し最大10日間の培養，が必要である。PCRは培養よりも感度が高く，菌の分離の煩わしさを回避することができ，迅速な結果が得られるが，標準化された検証済みのプライマーを利用しなければならない。挿入配列(insertion sequence：IS)*481*を利用することでPCRの感度を上げることができるが，百日咳菌と*B. holmesii*の識別はできず，PCRの標的(遺伝子)として単独で利用した場合，パラ百日咳菌を検出することはできない。種間の識別や同定のためには，複数の標的(遺伝子)を設定する必要がある。PCR検査は咳嗽発症後当初の2週間が最も感度が高いが，より長期にわたってPCR陽性が続く場合もあり，培養と同様，Dacron®を用いたスワブ(アルギン酸カルシウム製スワブは不可)あるいは鼻腔洗浄手技による後部鼻咽頭の検体採取が必要となる。予防接種を受けていない患者では，急性期および回復期の検体での百日咳毒素(pertussis toxin)に対する免疫グロブリンG(immunoglobulin G：IgG)抗体(PT-IgG)の上昇またはセロコンバージョン(陽転化)，あるいは随分以前に予防接種を受けた患者では，咳嗽が出現してから2〜3週目に測定された単発の測定値が，非感染時の予測値と比較して標準偏差の2倍〔2 SD(standard deviation)〕を超えて上昇している場合，血清学的に診断が確定する。一般的に，PT-IgGの値が，予防接種を受けてから2年以上経過している場合は，>90 EU/mLであれば強く疑われ，>50 EU/mLであれば症候性の百日咳を示唆している。

予防接種を受けていない患者では，通常はPCRや培養が陽性となることで容易に百日咳の診断を確定できる。しかし，青年期や成人における百日咳菌による咳嗽性疾患で，これらの検査が陽性となるのは20%未満である。血清PT-IgG抗体の単発での上昇が青年期や成人における最も診断的な検査である。

治療

百日咳の疑い症例あるいは診断確定症例では，臨床的効果を期待し，かつ他人への感染の伝播を制限する目的で抗菌薬が投与される(表126.1)。*in vitro*では，百日咳菌はerythromycinや，新世代のマクロライド系，フルオロキノロン系，第3世代セファロスポリン系に感受性がある。amoxicillin，rifampicin，およびtrimethoprim-sulfamethoxazole(ST合剤)の抗菌活性はわずかであり，第1，第2世代セファロスポリンは無効である。臨床試験では，erythromycinは，amoxicillinよりも百日咳菌を除菌するのに優れていた。erythromycin耐性株はほとんど報告がない。azithromycinは全年齢群において第1選択薬となる。azithromycin投与後の新生児の最大2%で特発性肥厚性幽門狭窄症(idiopathic hypertrophic pyloric stenosis：IHPS)が報告されている(erythromycin投与後よりリスクは低い)。米国食品医薬品局(Food and Drug Administration：FDA)は，特にQT間隔が延長しているなど，すでに心血管系イベントのリスクをもつ患者に対するazithromycin使用に伴う致死的な不整脈のリスクに関しても警告している。パラ百日咳菌は*in vitro*は，マクロライド系以外の抗菌薬に対して感受性が乏しい。*B. bronchiseptica*は*in vitro*では，抗緑膿菌用ペニシリン系，アミノグリコシド系，およびフルオロキノロン系には感受性があるが，一般的にセファロスポリン系に対しては感受性がなく，*in vitro*では感受性がある薬剤でも治療失敗が起こっている。*B. holmesii*は*in vitro*では*B. bronchiseptica*と似たような感受性を示すが，こちらは第3世代セファロスポリン系にも感受性を示す。

二次性の副鼻腔炎や中耳炎，気管支炎，あるいは肺炎が百日咳菌感染症の合併症として起こることがあり，同菌は線毛上皮を剝離させ，局所での貪食機能を抑制する。二次性感染の原因菌は，肺炎球菌(*Streptococcus pneumoniae*)，黄色ブドウ球菌(*Staphylococcus aureus*)，インフルエンザ菌(*Haemophilus influenzae*)，*Moraxella catarrhalis*である。二次性感染が起こると，単純性の百日咳感染からの回復期が遅れ，続発性の呼吸器感染を患っている間に発作性咳嗽の再増悪を認めるが，これらは百日咳菌の再感染や再活性化によるものではない。

感染制御および予防

年齢や予防接種歴に関係なく，すべての家族内接触者およびその他の濃厚接触者に対して，治療と同様の抗菌薬および用量と期間(表126.1)で，すみやかに曝露後予防(postexposure prophylaxis：PEP)を行う必要がある。乳児へのazithromycinによる曝露後予防の有益性は，特発性肥厚性幽門狭窄症のリスクをはるかに上回るものである。発端となった症例に曝露してから2週間以上経過してから接触者への曝露後予防を導入しても効果はない。治療を開始してから5日が経過していない百日咳の患者とマスクを着用せずに至近距離で接触した医療従事者にはすみやかに曝露後予防を行うべきであり，Tdap(tetanus, diphtheria, and acellular pertussis：破傷風トキソイド，減量されたジフテリアトキソ

表 126.1
百日咳の治療および曝露後予防で推奨される抗菌薬 [a]

抗菌薬	年齢群			
	≦生後1か月	生後1〜5か月	≧生後6か月および小児	成人
第1抗菌薬				
azithromycin	推奨される薬剤 10 mg/kg/日 1日1回×5日間	10 mg/kg 1日1回×5日間	1日目は10 mg/kg(最大500 mg)1回，その後，2〜5日目は5 mg/kg(最大250 mg)1日1回	1日目は500 mg 1回，その後，2〜5日目は250 mg 1日1回
clarithromycin	推奨されない	15 mg/kg/日を2回に分割して投与×7日間	15 mg/kg/日(最大1 g/日)を2回に分割して投与×7日間	1 g/日を2回に分割して投与×7日間

(次ページへ続く)

表 126.1(続き)

抗菌薬	年齢群			
	≦生後1か月	生後1〜5か月	≧生後6か月および小児	成人
erythromycin	好ましくない azithromycinが利用できない場合に使用。40〜50 mg/kg/日を4回に分割して投与×14日間	40〜50 mg/kg/日を4回に分割して投与×14日間	40〜50 mg/kg/日(最大2g/日)を4回に分割して投与×14日間	2g/日を4回に分割して投与×14日間
代替薬				
TMP-SMX (ST合剤)[訳注]	禁忌	<生後2か月では禁忌，≧生後2か月ではTMP 8 mg/kg/日-SMX 40 mg/kg/日を2回に分割して投与×14日間	TMP 8 mg/kg/日-SMX 40 mg/kg/日(最大TMP量は320 mg/日)を2回に分割して投与×14日間	TMP 320 mg-SMX 1,600 mg/日を2回に分割して投与×14日間

TMP=trimethoprim，SMX=sulfamethoxazole

a 米国疾病対策センター(CDC)および米国小児科学会(AAP)の推奨(Recommendations of the Centers for Disease Control and Prevention and the American Academy of Pediatrics)。*Morbid Mortal Weekly Rep*. 2005：54(RR-14)：1-16.

[訳注：日本はシングルストレングス錠なので1錠(1 g)あたりTMP 80 mg-SMX 400 mgとなる]

イド，減量された無細胞百日咳ワクチン)[訳注：Tdapは，DPT (diphtheria, pertussis, tetanus：百日咳・ジフテリア・破傷風)と比較してジフテリアトキソイドの抗原量を減量することで局所の副反応が起こりにくくなっているワクチンであるが，日本では認可されておらず，輸入ワクチンを取り扱っている一部の施設を除けば国内での接種は難しい]の接種歴の如何にかかわらず，特に，幼い乳児と触れ合う医療従事者はそうである。気道症状を呈している患者およびその接触者はどのような症状であっても，治療開始後5日が経過するまでは高リスクな環境(例：学校，医療機関)に立ち入るべきではない。

7歳になるまでに，推奨スケジュールに従って5回のDTaPワクチンを接種すべきである。2006年からは，11〜12歳時(および，それより年長者の青年期でのキャッチアップ接種)，および一部特定の成人でのTdap接種が全世界的に推奨されるようになった。米国疾病対策センター(Centers for Disease Control and Prevention：CDC)は，Tdからの期間にかかわらず，また，認識されている感染および伝播リスクや接触しやすい年齢に関係なく，11歳以上の**すべて**の人(すなわち，65歳以上の人を含む)にTdapの単回投与を2012年までに実施するように推奨した。Boostrix®が65歳以上の人々に使用が認可された唯一のTdapでありこれが望ましいが，Boostrix®あるいはAdacel®のいずれも使用することはできる。2012年にCDCは，乳児がDTaPを接種できるようになるまでの期間を受動抗体によって架橋することで乳児死亡や重篤な後遺症を防ぐため，妊娠する**ごと**に第3三半期(理想的には，妊娠27〜36週のできるだけ早い時期)に妊婦へのTdap接種を推奨した。全新生児に対して出産準備を行う際，および百日咳が疑われるあるいは百日咳の診断が確定した際には，接触者の予防接種歴を確認し評価すべきであり，適応があれば，すみやかにDTaP(7歳以下の小児)，あるいはTdap(過去にTdapを接種したことがない人)を接種する必要がある。2018年に，Tdap(Adacel®)は，2回目の接種が承認された。しかし，現在利用できる無細胞百日咳ワクチンは接種後急速に予防効果が減弱してしまうため，いかなる年齢群，あるいは妊娠を除けばいかなるリスク群においても，Tdapの再接種に関する推奨はない。しかし，Tdの適応があり，かつTdapしか手に入らない場合，過去にTdapを接種済みの患者にTdapを投与することが可能である。

文献

American Academy of Pediatrics. Pertussis. In Pickering LK, ed. *2018–2021 Red Book: Report of the Committee on Infectious Diseases*, 31st ed. Elk Grove Village, IL: American Academy of Pediatrics. 2018–2021: 620–634.

Baughman AL, Bisgard KM, Edwards KM, et al. Establishment of diagnostic cutoff points for levels of serum antibodies to pertussis toxin, filamentous hemagglutinin, and fimbriae in adolescents and adults in the United States. *Clin Diagn Lab Immunol*. 2004;11:1045–1053.

Healy CM, Rench MA, Swaim LS, et al. Association between third-trimester Tdap immunization and neonatal pertussis antibody concentration. *JAMA* 2018;320:1464–1470.

Lee AD, Cassiday PK, Pawloski LC, et al. Clinical evaluation and validation of laboratory methods for the diagnosis of *Bordetella pertussis* infection: Culture, polymerase chain reaction (PCR) and anti-pertussis toxin IgG serology (IgG-PT). *PLoS One*. 2018;13:e0195979.

Liang JL, Tiwari T, Moro, P, et al. Prevention of pertussis, tetanus, and diphtheria with vaccines in the United States: Recommendations of the Advisory Committee on Immunization Practices (ACIP). *MMWR Recomm Rep*. 2018;67:1–44.

McIntyre PB, Sintchenko V. The “how” of polymerase chain reaction testing for *Bordetella pertussis* depends on the “why.” *Clin Infect Dis*. 2013;56:332–334.

Rodgers L, Martin SW, Cohn A, et al. Epidemiologic and laboratory features of a large outbreak of pertussis-like illnesses associated with cocirculating *Bordetella holmesii* and *Bordetella pertussis*—Ohio, 2010–2011. *Clin Infect Dis*. 2013;56:322–331.

Stone BL, Daly J, Srivastava R. Duration of *Bordetella pertussis* polymerase chain reaction positivity in confirmed pertussis illness. *J Peds Infec Dis Soc*. 2014;3:347–349.

Ward JI, Cherry JD, Chang S-J, et al. Efficacy of an acellular pertussis vaccine among adolescents and adults. *N Engl J Med*. 2005;353:1–9.

Witt MA, Arias L, Katz PH, et al. Reduced risk of pertussis among persons ever vaccinated with whole cell pertussis vaccine compared to recipients of acellular pertussis vaccines in a large US cohort. *Clin Infect Dis*. 2013; 56:1248–1254.

127 *Branhamella / Moraxella*

■著：Lisa S. Hodges, Joseph A. Bocchini, Jr.
■訳：西村　翔

Moraxella catarrhalis は，小児の中耳炎，小児と成人の副鼻腔炎，慢性閉塞性肺疾患(chronic obstructive pulmonary disease：COPD)，もしくは宿主防御機能が低下している成人の気管支肺感染症の重要な原因菌である。

M. catarrhalis はGram陰性の莢膜を伴わない双球菌で，形態は*Neisseria*と類似している。同菌は1902年にGhonおよびPfeifferにより*Micrococcus catarrhalis*として初めて報告されて以降，何度か分類が変遷してきた。1970年に脂肪酸含有量とDNAの相同性に基づいて*Branhamella*属へと分類された。現在では，*Moraxella*(*Branhamella*)*catarrhalis*が最も広く受け入れられている生物学的呼称である。

疫学

M. catarrhalis は上気道の常在菌であるが，易感染性の宿主では病原菌となることがある。菌の定着には季節性があり，冬季および春季の間に定着率は上昇する。年齢および併存疾患が菌の定着の主要な規定因子である。感染経路は気道分泌物との直接接触あるいは飛沫感染によると考えられている。約3分の2の小児で生後1年の間に菌が定着する。定着率に関する研究では，*M. catarrhalis* の乳児への定着が肺炎球菌(*Streptococcus pneumoniae*)やインフルエンザ菌(*Haemophilus influenzae*)よりも早期に起こり，より長期間定着し続けることが明らかとなった。生後3か月までに*M. catarrhalis*が定着した乳児は，生後6か月になるまでに急性中耳炎(acute otitis media：AOM)や滲出性中耳炎(otitis media with effusion：OME)に罹患しやすい。健康な成人における保菌率はわずか3〜5％である。一方で，成人のCOPD患者の5〜32％で*M. catarrhalis*が検出される。新規に菌が定着したCOPD患者の約半分がCOPDの急性増悪を起こす。

肺炎球菌結合型ワクチンによって鼻咽頭の定着菌のパターンが変化しており，非ワクチン血清型の肺炎球菌や，無莢膜型のインフルエンザ菌，および*M. catarrhalis*による菌交代が起こっている。

発症機序

感染の発症要因には，定着状態から症状発現への進展を決定づける宿主側と細菌側の両因子が複雑に入り組んでいる。*M. catarrhalis* は上気道や下気道の粘膜表面，中耳上皮細胞に選択的に結合するのを促進する接着因子やいくつかの外膜蛋白を発現している。中耳のような隔離された場所でのバイオフィルム形成は，急性滲出性中耳炎の発症に寄与しているようである。

M. catarrhalis が鼻咽頭に定着していると，化膿レンサ球菌(*Streptococcus pyogenes*)によるヒト上皮細胞への接着と侵入が促進されるようである。

感染に引き続いて，細菌はToll様受容体を介して気管上皮に炎症性サイトカインを誘導するように作用する能力を有しており，これは，COPDの急性増悪を引き起こすのみならず，COPDの発症機序にも関与している可能性がある。*M. catarrhalis* は炎症を惹起する過程を抑制し，宿主の免疫応答を回避する能力も有しており，持続的に粘膜に定着することができる。

臨床症状

M. catarrhalis は，乳幼児および小児の急性中耳炎と副鼻腔炎において，肺炎球菌とインフルエンザ菌に次いで3番目に多い原因菌である。中耳の滲出液および副鼻腔の吸引物の培養によって，これらの感染症の15〜20％で*M. catarrhalis*が原因菌となっていることが示されている。大部分は混合感染で自然治癒する。化膿性合併症はまれである。*M. catarrhalis* は滲出性中耳炎の小児からも検出される。

同菌による下気道感染症としては，COPDやその他の慢性肺疾患を患った成人における慢性気管支炎の急性増悪が最も頻度が高い。*M. catarrhalis* は，COPD急性増悪の30％で原因菌となり，これはインフルエンザ菌に次いで多い。急性増悪は咳嗽や，膿性痰の喀出，息切れ，微熱を認め，白血球増加を伴わないことを特徴とする。多くの場合，増悪の程度は軽症〜中等症で，胸部レントゲンでは斑状あるいは大葉性の肺胞浸潤影を認める。CT所見はスリガラス陰影，気管支壁肥厚，小葉中心性の結節影である。菌血症はきわめてまれであり，胸水および膿胸を伴うことも少ない。

M. catarrhalis によるまれな臨床病態としては乳児の結膜炎があり，淋菌(*Neisseria gonorrhoeae*)による新生児眼炎と類似した症状を呈する。小児における菌血症は，肺炎球菌の場合と同様に潜在性菌血症(occult bacteremia)を呈することもあるが，眼窩隔膜前蜂窩織炎(眼窩周囲蜂窩織炎)や化膿性関節炎，骨髄炎，人工血管グラフト感染などの局所感染に伴って起こった菌血症も報告されており，さらに，髄膜炎菌血症で認められるような紫斑性の皮疹も報告されている。成人における菌血症は肺炎に起因して生じたとする報告や，白血病や後天性免疫不全症候群(acquired immunodeficiency syndrome：AIDS)，無ガンマグロブリン血症の患者で敗血症を起こしたとする報告がある。膵炎や腹膜炎，脳室炎の報告もある。髄膜炎は，特に小児において，鼻咽頭からの血行性播種に起因して，あるいは脳室腹腔シャント留置

や外科手術に起因して起こる。

単一株の *M. catarrhalis* による，呼吸器病棟や医療機関内での院内アウトブレイクの報告がある。

診断

喀痰塗抹標本で多数の多核白血球と白血球内外の Gram 陰性双球菌を確認できれば，この感染症を推定診断することができる。*M. catarrhalis* は脱色に多少抵抗性があるので，Gram 染色時のこの工程は特に注意を要する。*M. catarrhalis* は炭酸ガス環境下の血液あるいはチョコレート寒天培地で分離することができる。

治療

中耳炎や軽症から中等症の COPD 急性増悪の多くの症例で，*M. catarrhalis* による感染は株特異的な免疫を形成しつつ自然治癒するため，個々の患者における抗菌薬治療の必要性を判断するうえでは，これを十分に考慮しなければならない。

現代では，*M. catarrhalis* のほぼすべての株が *β*-ラクタマーゼを産生するため，penicillin，amoxicillin，ampicillin に耐性である。*β*-ラクタマーゼ阻害薬(clavulanate，sulbactam，あるいは tazobactam)をペニシリンに加えることで，*M. catarrhalis* に対する殺菌活性が回復する。

加えて，*M. catarrhalis* は amoxicillin-clavulanate，ampicillin-sulbactam，piperacillin-tazobactam，第 2，3 世代セファロスポリン系(経口薬を含む)，アミノグリコシド系，aztreonam およびカルバペネム系に感受性がある。マクロライド系，テトラサイクリン系，trimethoprim-sulfamethoxazole(ST 合剤)，およびフルオロキノロン系にも感受性がある。

M. catarrhalis による感染のほとんどは経口抗菌薬で治療することができる。(鼓膜穿刺あるいは副鼻腔穿刺で明らかとなった)急性中耳炎あるいは副鼻腔炎に対しては，amoxicillin-clavulanate での 10 日間(中耳炎)あるいは 2 週間(副鼻腔炎)の治療が第 1 選択である。ペニシリンアレルギーのある患者では，マクロライド系，ST 合剤，あるいはフルオロキノロン系を必要に応じて使用することができる。

M. catarrhalis による慢性気管支炎の急性増悪も，amoxicillin-clavulanate，第 2，3 世代セファロスポリン系，ST 合剤，マクロライド系，doxycycline，フルオロキノロン系などさまざまな経口抗菌薬で治療が可能である。

静注抗菌薬は，より侵襲性の高い感染症で選択される。*M. catarrhalis* による肺炎の第 1 選択薬は ampicillin-sulbactam であるが，ceftriaxone を使用してもよい。ペニシリンアレルギーのある患者では，マクロライド系あるいはフルオロキノロン系が代替薬として妥当な選択である。

おそらく，中耳炎，副鼻腔炎，あるいは慢性気管支炎の急性増悪の患者のほとんどで，その原因菌が判明することはない。治療の決定およびエンピリックな(経験的)治療における抗菌薬選択時には *M. catarrhalis* も考慮する必要があるが，おのおの特定の感染症に関与するすべての頻度の高い病原菌も含めて検討する必要がある。

文献

de Vries SPW, Bootsma HJ, Hays JP, Hermans PWM. Molecular aspects of *Moraxella catarrhalis* pathogenesis. *Microbiol Mol Biol Rev*. 2009;73:389–406.

Faden H, Duffy L, Wasielewski R, et al. Relationship between nasopharyngeal colonization and the development of otitis media in children. *J Infect Dis*. 1997;175:140–145.

Hall-Stoodley L, Hu FZ, Gieseke A. Direct detection of bacterial biofilms on middle-ear mucosa of children with chronic otitis media. *JAMA*. 2006;296:202–211.

Lafontaine ER, Wall D, Vanlerberg SL, Donabedian H, Sledjeski DD. *Moraxella catarrhalis* coaggregates with *Streptococcus pyogenes* and modulates interactions of *S. pyogenes* with human epithelial cells. *Infect Immun*. 2004;72:6689–6693.

Leibovitz E, Greenberg D. *Moraxella* and *Psychrobacter* species. In: Long SS, Pickering LK, Prober CG, eds. *Principles and Practices of Pediatric Infectious Diseases*, 4th edn. Edinburgh: Elsevier Saunders; 2012:839–840.

Murphy TF. *Moraxella catarrhalis*, a human respiratory pathogen. *Clin Infect Dis*. 2009;49:124–131.

Murphy TF. *Moraxella catarrhalis*, *Kingella*, and other gram-negative cocci. In Mandell GL, Bennett JE, Dolin R, eds. *Mandell, Douglas, and Bennett's Principles and Practice of Infectious Diseases*, 7th edn. Philadelphia, PA: Elsevier; 2010:2771–2776.

128 ブルセラ症

■著：Carlo Carrillo, Eduardo Gotuzzo
■訳：西村 翔

ブルセラ症(brucellosis)は，ラテンアメリカや地中海沿岸諸国(スペイン，イタリア，ギリシャ)，アラブ諸国(イラク，クウェート)で認められる人獣共通感染症である。米国疾病対策センター(Centers for Disease Control and Prevention：CDC)によると，症例数は 1947 年には 6,147 例であったが，牛乳や乳製品の低温殺菌を中心とした近年のウシのブルセラ症の根絶によって，1991 年には 104 例まで減少した。

米国におけるブルセラ症の症例のほとんどは，*Brucella abortus* への職業上の曝露に関連して起こっている。感染するのは主として男性で，時に検査施設職員や技術職員のこともある。しかしテキサスやフロリダでは，低温殺菌されていない乳製品の摂取が一般的な感染経路であり，*B. melitensis* が原因菌となり，男女共に同じ割合で感染し，時に小児にも感染が及ぶことがある。*B. melitensis* の感染ではより重篤な臨床像を呈し，さらに慢性経過をたどることもある。発病率(感染力)が高く，特に，家族内でのアウトブレイクが起こると，不顕性感染で終わることはめったにない。*B. abortus* の感染では，軽症で発病率も低く(＜10%)，不顕性感染となることも多い。

臨床症状

ブルセラ症では，あらゆる臓器に感染が及びうるため，最も多様な症状を呈する疾患の 1 つである。我々は病型を 3 つに分類している。

急性ブルセラ症

通常，夜間を中心とする高熱を伴い，倦怠感や頭痛，発汗，関節痛および筋肉痛が認められる。ほとんどの症例で，便秘，背部痛，体重減少(2 か月で最大 9 kg 程度の減少)を認める。概して，肉芽腫性肝炎や血液学的異常，関節障害(特に，末梢性関節炎と仙腸関節炎)がみられる。

この病型では，通常用いられる凝集反応測定法〔免疫蛍光染色法(immunofluorescence：IF)，酵素結合免疫吸着測定法(enzyme-linked immunosorbent assay：ELISA)，交差免疫電気泳動法(counterimmunoelectrophoresis：CIE)，およびローズベンガル・テスト(Bengal rose test)〕のいずれでも，高い感度と特異度で十分な診断が可能である。まれに，*Francisella tularensis* や，*Yersinia enterocolitica* によって偽陽性となることがある。ラテンアメリカでのコレラの大流行に伴い，コレラ菌(*Vibrio cholerae*)と *Brucella* 菌の間で著しい交差反応が起こり，コレラ患者での *Brucella* 菌に対する血清抗体の偽陽性が生じている。コレラ菌に対するワクチンでさえ，一過性に *Brucella* 抗体を偽陽転させる。

Carrillo 変法〔0.025％のスルホン酸リン酸ナトリウム(sodium phosphate sulfonate：SPS)と 0.05％のシステインを付加〕を加えた Ruiz-Castañeda 培地を用いることで，*Brucella* 菌の検出感度を上昇させることができる。急性型では，2 回の血液培養は 1 回の骨髄培養と同等の検出能を誇る。

亜急性ブルセラ症(図 128.1)

亜急性型(波状熱やマルタ熱)は流行地域で認められる典型的かつ古典的な病型である。間欠的な微熱に，しばしば関節障害(末梢

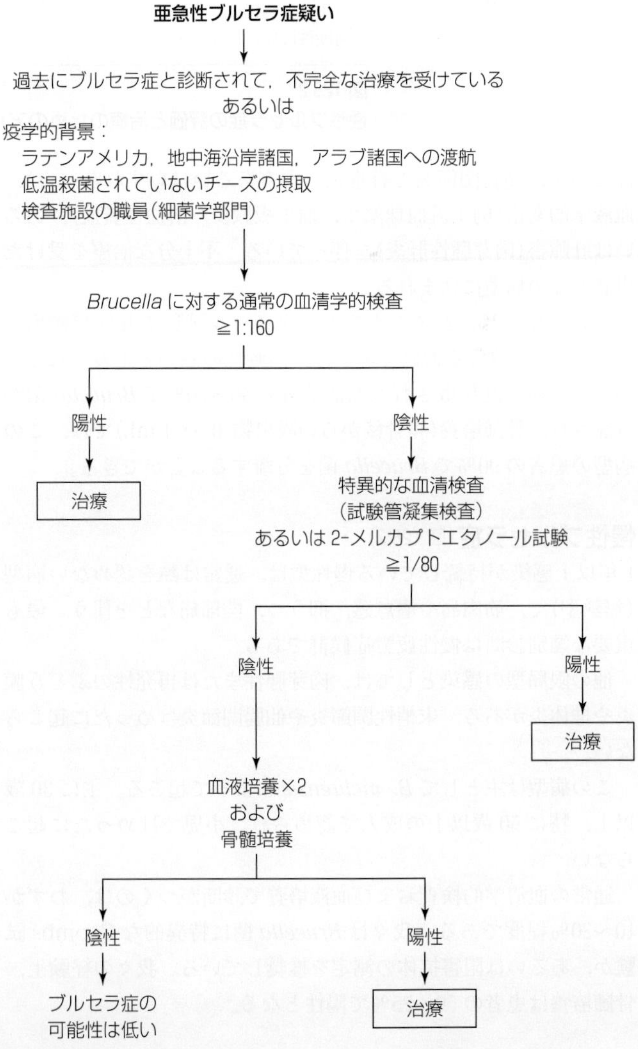

図 128.1
亜急性ブルセラ症の評価と治療のためのアルゴリズム

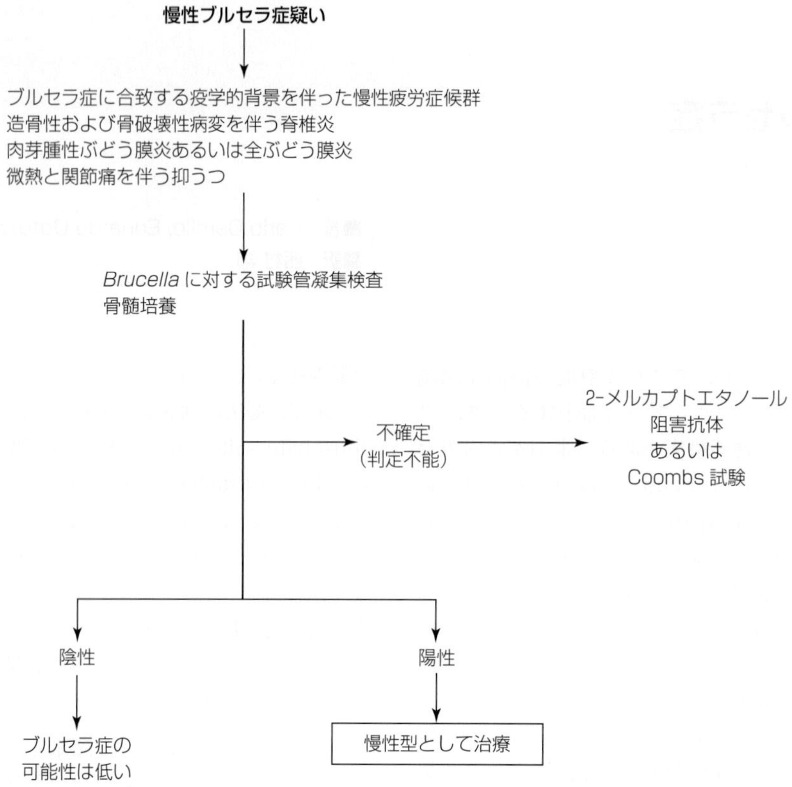

図 128.2
慢性ブルセラ症の評価と治療のためのアルゴリズム

性関節炎，仙腸関節炎と脊椎炎の両方あるいはいずれか一方），血液学的変化（例：汎血球減少，血小板減少，溶血性貧血），あるいは肝障害（肉芽腫性肝炎）を伴っている。不十分な治療を受けた患者もこの病型に含まれる。

この病型では，2-メルカプトエタノール試験で IgG が検出され，1：80 を超える力価であれば，活動性の感染と定義される。連続して複数回採取された血液培養の 40〜70％で *Brucella* 菌が分離され，骨髄培養（腸骨稜からの吸引物 0.5〜1 mL）では，この病型の患者の 90％で *Brucella* 菌を分離することができる。

慢性ブルセラ症（図 128.2）

1 年以上感染が持続している慢性型は，通常は熱を認めない病型（無熱型）で，筋肉痛や倦怠感，抑うつ，関節痛などを伴う。最も重要な鑑別診断は慢性疲労症候群である。

他の限局型の感染としては，肉芽腫性または再発性のぶどう膜炎や椎体炎がある。末梢性関節炎や仙腸関節炎はめったに起こらない。

この病型は主として *B. melitensis* によって起こる。主に 30 歳以上，特に 50 歳以上の成人で認められ，小児ではめったに起こらない。

通常の血清学的検査および血液培養で診断がつくのは，わずか 10〜20％程度である。我々は *Brucella* 菌に特異的な Coombs 試験か，あるいは阻害抗体の測定を推奨している。我々の経験上，骨髄培養は患者の 50〜75％で陽性となる。

治療

細胞内に寄生するという *Brucella* 菌の特徴のために，特に，亜急性および慢性型では治療に非常に難渋する。抗菌薬は *in vitro* での活性があるだけでなく，細胞内濃度が十分に保てるものでなければならない。

テトラサイクリン系は世界中いずれにおいても，*in vitro* で非常に優れた活性を示している。ペルーでの我々のサーベイランスでは，MIC90〔全細菌の 90％の発育を阻止するのに必要な最小発育阻止濃度（minimum inhibitory concentration）〕は tetracycline で 2 μg/mL，doxycycline で 0.125 μg/mL であった。過去 25 年の間に，*B. melitensis* に対する tetracycline の抗菌活性パターンは変化しておらず，いまだこの薬剤が我々にとって第 1 選択薬であるのだから，これは驚くべきことである。

加えて，oxytetracycline および doxycycline では，最小殺菌濃度（minimal bactericidal concentration：MBC）は MIC と同等であった。世界規模での使用経験と共にこれらの特徴からいえることは，テトラサイクリン系が治療の要であるということである。

忍容性，用量，安全性プロファイルについて各テトラサイクリン系抗菌薬間で差異があるが，新しい世代の抗菌薬のほうが忍容性が高く，副作用も少なく，薬効を低下させることなく食事と共に摂取できる。我々は doxycycline あるいは minocycline を選択するようにしている。

その他の重要な側面は，再発率を下げるためには抗菌薬を併用する必要があるということである。ほとんどの抗菌薬で熱を下げることはできるが，再発率は高い。

rifampicin は *in vitro* での抗菌活性が優れており，かつ細胞内濃度が高いため，治療薬として重用されてきた。*in vitro* で rifampicin に曝露させた我々の菌株 10 株中 5 株が 7 日目までに耐性化したため，すみやかに耐性化する可能性が示唆された。

Brucella 菌に対して 3 番目に有効な抗菌薬はアミノグリコシド系であり，*in vitro* での抗菌活性が高く，優れた臨床効果を誇っている。最も大規模な研究は streptomycin で実施されているが，gentamicin，netilmicin，および amikacin でも，非盲検試験では同等あるいはむしろより優れた結果が示されている。

doxycycline と rifampicin の併用と doxycycline と streptomycin（D–S）併用の比較試験が実施されている。どちらの治療計画でも高い治癒率（95％以上）であったが，D–S 併用群のほうが再発率は低かった。

rifampicin を併用して治療を受けている患者の doxycycline の血漿中濃度は D–S で治療されている患者の doxycycline 濃度と比較して有意に低かった。アセチル化能の高い（rapid acetylator）患者では代謝率が高いため，（doxycycline の）血漿中濃度が低かった。さらに，これらの患者では半減期および曲線下面積（area under the curve）が有意に低かった。これらの新しいデータからは，この薬剤相互作用が原因で再発している可能性が示唆される。

成人

我々の成人に対する標準治療は，doxycycline 100 mg，1 日 2 回経口 45 日間と streptomycin 1 g，1 日 1 回 筋注 2 週間（2 週間を超えて streptomycin の治療を延長するほうがより効果的かどうかは実証されていない）の併用，あるいは doxycycline 100 mg，1 日 2 回と rifampicin 600 mg，1 日 1 回の 45 日間併用である。脊椎炎，心内膜炎，あるいは脳膿瘍の症例においてのみ，我々は 3 か月間に治療を延長する。

慢性ブルセラ症では，45 日間の標準治療の後に doxycycline 単剤による 3 か月の追加治療を選択する。専門家のなかには，この特殊な病型に対して 3 か月間 levamisole［訳注：levamisole は回虫症や鉤虫症などの線虫の駆虫薬であるが，米国や日本では，ヒトに対する医薬品としては市販化されておらず，主に家畜の駆虫薬として利用されている］を併用することを推奨する人もいる。

小児

8 歳未満の小児では，テトラサイクリン系を使用することはできない。rifampicin 15〜20 mg/kg，1 日 1 回 4 週間とアミノグリコシド系を標準量で 5〜10 日間併用による治療が小児では非常に効果的である。

小児では，trimethoprim–sulfamethoxazole（ST 合剤）の使用も推奨されてきた。ST 合剤は（trimethoprim 量で）240 mg 4 週間を rifampicin 20 mg/kg，1 日 1 回 4 週間と併用する。この治療計画は忍容性が高く，副作用はほとんどないが，効果はその他の治療計画ほど満足いくものではない。ST 合剤 4 週間と gentamicin 5〜10 日間の併用で良好な結果が得られたとする報告もある。

妊娠とブルセラ症

妊娠中のブルセラ症は，最も有効な抗菌薬が使用できず，臨床経過と胎児予後が不良である点で特に問題となる。

我々の経験では，ブルセラ症に罹患した女性の 70％以上で，早期に適切な治療を行うことで，順調な妊娠の進行と正常な新生児が得られた。しかし，抗菌薬治療の開始が遅れると，予後は不良である。

ST 合剤と rifampicin の併用による 6 週間の治療が最善の治療計画である。folic acid（葉酸）を補充する必要がある。

もう 1 つの治療オプションは，アミノグリコシド系を 10 日間と rifampicin あるいは ST 合剤 6 週間の併用療法である。

その他の抗菌薬

chloramphenicol，erythromycin，ampicillin，およびセファロスポリン系など一部の抗菌薬は，*in vitro* で緩やかな活性を示すが，臨床経験ではその他の薬剤ほど良好な成績は得られない。

近年，フルオロキノロン系が *in vitro* で良好な活性を示しており，かつ細胞内移行性も優れている。しかし，norfloxacin や ciprofloxacin の臨床効果は芳しいものではないという研究結果もある。ある試験で，良好な治療効果を得られたのは ofloxacin のみであった。

18

ステロイド

我々は，ぶどう膜炎および重症の血小板減少性紫斑病に対してのみ，それぞれ 3〜6 週間，2〜10 週間のステロイド治療を推奨する。反応性が乏しければ，2〜4 か月間ステロイドを継続する。これらの治療の後に，まだ血小板減少が明らかに続いているようなら，我々は脾臓摘出術を推奨する。

文献

Colmenero JD, Fernández-Gallardo LC, Agúndez JA, et al. Possible implication of doxycycline-rifampin interaction for treatment of brucellosis. Antimicrob Agent Chemother. 1994;38:2798–2802.

Dean AS, Crump L, Greter H, Hattendorf J, Schelling E, Zinsstag J. Clinical manifestations of human brucellosis: a systematic review and meta-analysis. PLoS Negl Trop Dis. 2012;6(12): e1929. doi: 10.1371/journal.pntd.0001929.

Miguel PS, Fernandez G, Vasallo FJ, et al. Neurobrucellosis mimicking cerebral tumor: case report and literature review. Clin Neurol Neurosurg. 2006;108(4):404–406.

Pappas G, Akritidis N, Bosilkovski M, Tsianos E. Brucellosis. N Engl J Med. 2005;352(22):2325–2336.

Pappas G, Papadimitriou P, Akritidis N, Christou L, Tsianos EV. The new global map of human brucellosis. Lancet Infect Dis. 2006;6(2):91–99.

Yousefi-Nooraie R, Mortaz-Hejri S, Mehrani M, Sadeghipour P. Antibiotics for treating human brucellosis. Cochrane Database Syst Rev. 2012;10:CD007179.

129 *Campylobacter*

■著：David W. K. Acheson
■訳：西村 翔

Campylobacter（ギリシャ語で*campylo*が湾曲した，*bacter*が桿菌の意味）は，運動性の非芽胞形成性Gram陰性桿菌である。今日では，世界中の多くの場所で，ヒトの消化管感染症のきわめて頻度の高い原因菌として認識されている。*Campylobacter*菌は1900年代初頭に，堕胎したヒツジの胎児から初めて分離された。しかし，初めて便から*Campylobacter*が分離されたのは，1970年代になってからである。

*Campylobacter*属にはさまざまな菌種が存在するが，ヒトにとって主要な腸管病原体となるのは*Campylobacter jejuni*である，ただし，*C. coli*，*C. fetus*，*C. upsaliensis*，および*C. lari*もヒトの病原菌となることがある。*C. jejuni*は消化管感染を起こすことが最も多いが，*C. fetus*は通常，全身性感染症を起こし，特に衰弱している患者が罹患しやすい。*Campylobacter*は微好気性で，すべての菌は37℃で発育するが，*C. jejuni*は42℃で最も良好に発育する。数多くの選択培地が*Campylobacter*種の同定に利用されており，5〜10％の酸素と1〜10％の二酸化炭素，および水素がいくらか含まれた混合気体の中で最も良好に発育する。一晩培養すれば発育が認められることもあるが，培養陰性と報告するには2日間は待つ必要がある。

*C. jejuni*の血清型が数種類報告されているが，これらの異なる血清型間での相対的な病原性の相違に関するデータはほとんどない。しかし一部，その他と比較してGuillain-Barré症候群（Guillain-Barré syndrome：GBS）へと進展しやすい血清型があるようである。

疫学

*Campylobacter*は，米国やヨーロッパの多くの地域で，診断される頻度が最も高い腸管内細菌感染症の1つである。米国では，年間200万を超える症例が発生していると推定されている。特に，1歳未満の小児および若年成人が罹患しやすく，夏季に最も起こりやすい。*Campylobacter*属は家禽や多くの野生動物および家畜で認められ，おそらくヒトの感染のほとんどは，ミルクや特に家禽由来の動物性食品が汚染されることで起こっている。近年の生乳の消費の増加が*Campylobacter*による感染をまねいている。菌は感染した動物や汚染された水との直接接触でも伝播することがあり，感染した家禽と他の食品との間での交差（二次）汚染が，おそらく，最も多い感染伝播経路の1つである。わずかな細菌数でも発症する可能性があり，ボランティアを用いた研究では，800個程度の細菌数で発症したが，多くの場合，感染量（infecting dose）は約10^4個である。先進国では，*Campylobacter*の無症候性キャリアはまれであると考えられているが，途上国においては，小児のキャリア率は37％程度と報告されている。

臨床像

*C. jejuni*感染の潜伏期間は幅があるが，典型的には1〜7日間であり，ほとんどの症例は曝露後2〜4日で発症する。12時間未満と非常に短い潜伏期間の報告もある。*C. jejuni*感染症は典型的には，腸管症状が出現する前に，発熱，頭痛，筋肉痛や倦怠感が前駆症状として出現し，最大24時間継続する。発熱は40℃にもなることがあり，下痢はわずかな回数の軟便から頻回で大量の水様便まで幅がある。便にはしばしば血液が混じるが，その量はさまざまである。有症状期間は通常，1週間未満であるが，抗菌薬治療を受けていない患者では，しばしば菌の排出が数週間続く。菌血症が確認されるのは最大でも症例の1％で，感染の早期に起こると考えられている。イングランドとウェールズでの感染の定期サーベイランスでは，11年間で394例の*Campylobacter*菌血症が確認され，頻度は年齢と共に上昇し，1〜4歳では0.3/1,000人の割合であったが，65歳以上では5.9/1,000人の割合であった。血液培養から検出された菌全体の89％が*C. jejuni*もしくは*C. coli*であった。心内膜炎や髄膜炎，敗血症性流産，急性胆嚢炎，膵炎，膀胱炎などの局所の感染がすべて確認されていることは菌血症によって説明できるかもしれない。感染後の反応性関節炎が起こることもあり，特に，ヒト白血球抗原（human leukocyte antigen：HLA）-B27陽性患者で起こりやすい。*C. jejuni*感染による最も重篤な転帰はGBSを発症することである。これは末梢神経系での自己免疫異常であり，上行性の弛緩性麻痺が起こり，死亡率は最大5％に達する。GBSは，*C. jejuni*の外表面の多糖類と末梢神経のミエリン鞘内のガングリオシド間の分子相同性によって起こると考えられている。

*C. jejuni*とは対照的に，*C. fetus*は通常，全身性の感染症を起こし，しばしば血管内部に感染し，心内膜炎，心外膜炎，腹部大動脈の感染性動脈瘤が起こる。*C. fetus*は髄膜脳炎などの中枢神経系感染症を起こすこともあり，同じように，化膿性関節炎，特発性細菌性腹膜炎，卵管炎，肺化膿症，膿胸，蜂窩織炎，尿路感染症，化膿性椎体炎，胆嚢炎といった局所感染症も起こりうる。後天性免疫不全症候群（acquired immunodeficiency syndrome：AIDS）患者では，*C. fetus*や*C. jejuni*以外の*Campylobacter*属でも菌血症が起こることがある。

診断

*Campylobacter*は独特の俊敏な運動性を有しており，排便後2

時間以内の便を直接暗視野もしくは位相差顕微鏡を用いて検鏡することで *Campylobacter* 感染の推定診断ができる。白血球や赤血球もしばしば便検体に認められ，75％の患者で便に多核白血球が認められる。*C. jejuni* 感染は，上記のように便もしくは血液培養が陽性になることで診断されるが，*Campylobacter* は栄養要求性が高く(fastidious)，検査室へと輸送している間に死滅してしまう可能性がある。DNA プローブ，ポリメラーゼ連鎖反応(polymerase chain reaction)，および血清学的検査もすべて診断を確定するのに用いられているが，常時利用できるものではない。酵素免疫測定法(enzyme immunoassay)を用いた便中 *Campylobacter* 抗原の直接検出法は比較的新しい手法で，現在ではすでに商用化されている。この診断法は生菌を必要としない点で魅力的であるが，薬剤感受性検査を行うための菌を発育させることはできない点が欠点となる。*C. fetus* は最大 14 日間培養を継続することで血液から発育することがある。栄養要求性が高いという菌の特性は，臨床的に症状が明白な場合，培養で *Campylobacter* が発育していないからといって同菌が原因菌である可能性を除外できるわけではないことを意味している。

治療

すべての下痢症と同様に，*Campylobacter* による下痢症でも，補液と電解質バランスの補正が最も重要な治療となる。経口補水で通常は十分であるが，重度の脱水患者では，電解質水溶液による静注での補液が必要となる。

ほとんどの *Campylobacter* 感染症は軽症であり，自然治癒するため，病院を受診することはない。このような軽症の感染では通常，抗菌薬治療を要さない。抗菌薬治療は，重症例や高齢，妊婦，免疫不全の患者にのみ用いられるべきであるが，血便や高熱を伴う患者や，消化管外の感染，症状が増悪する場合や再発例，1 週間以上症状が続く患者でも適応となることがある。有症期間の後期(症状が出てから数日後)の患者を抗菌薬で治療した場合，便の *Campylobacter* は除菌できるかもしれないが，有症期間の劇的な短縮は望めないであろう。*Campylobacter* では，一般的にヒトからヒトへの感染伝播は重大な懸念としては捉えられておらず，予防のための抗菌薬治療は通常，推奨されない(食品取り扱い業務者での事例を除く)。しかし，これには例外もあり，たとえば，デイケア施設内での感染の拡大を減らすための予防的抗菌薬は例外となる。抗菌薬治療には，*C. jejuni* 感染による症状に対して劇的な改善効果があるため，重症例や症状が遷延する症例で治療を試みることは正当化される。

C. jejuni は通常，*in vitro* でマクロライド系やテトラサイクリン系，アミノグリコシド系，chloramphenicol，キノロン系，ニトロフラン系を含む多くの抗菌薬に感受性がある。臨床的に重要な抗菌薬はマクロライド系，フルオロキノロン系，アミノグリコシド系，カルバペネム系である。同菌は trimethoprim，および cefotaxime，ceftazidime，cefpirome を除くほとんどのセファロスポリン系に自然耐性である。

erythtomycin は長年，*Campylobacter* の治療の第 1 選択薬であった。しかし，今日では *Campylobacter* による胃腸炎の第 1 選択薬は，フルオロキノロン系(もし感受性があれば)あるいは azithromycin である。合併症のない *Campylobacter* 感染症の患者における第 1 選択の治療は，levofloxacin あるいは azithromycin 500mg 経口，1 日 1 回を 3 日間あるいは感染の自覚症状や他覚所見が改善するまで投与するというものである。合併症を伴った，あるいは基礎に免疫抑制のある患者では，より長期間の治療(7〜14 日間)が必要となるかもしれない。もし，患者が経口での治療が難しいかあるいは重症な場合は，アミノグリコシド系もしくはカルバペネム系の使用がその他の治療オプションとなるが，使用前に感受性検査を行うことが推奨される。

Campylobacter の抗菌薬耐性は大きな問題とはなっていないが，確実に以前よりも懸念は増している。世界中のほとんどの場所で *Campylobacter* のマクロライド耐性率は概して 5％未満で安定した状態を保っているが，タイとアイルランドではより高い耐性率が報告されている。フルオロキノロン耐性 *Campylobacter* の割合は上昇してきている。50％を超える耐性率がスペインやハンガリー，およびいくつかの途上国で報告されている。フルオロキノロン耐性率は東南アジアおよび米国でも上昇してきており，米国では耐性率は 1989〜2001 年までの間に 0％から 19％に上昇した。この上昇しつつあるフルオロキノロン系への耐性率は，耐性率の高い地域で感染した可能性がある症例を治療する場合や，抗菌薬治療が奏効していない場合に問題となる。

予後および予防

ほとんどの患者は *C. jejuni* の感染から完全に回復する。反応性関節炎や GBS といった合併症はめったに起こらない。全身性の *C. fetus* の感染は死亡率が高く，基礎疾患として糖尿病あるいは肝硬変を患っていたり，免疫不全の患者では，特にそうである。*Campylobacter* の感染伝播は，家禽由来の食品からの交差汚染に特に注意を払いつつ，食品の取り扱いに用心することで減らすことができる。食品の適切な加熱調理，ミルクの低温殺菌，給水設備(上水道)を汚染から保護することは，すべて *Campylobacter* の感染予防に必須である。

文献

Allos BM. Clinical features and treatment of *Campylobacter* infection. In: UpToDate 2013; UpToDate. Available at: http://www.uptodate.com/ (accessed September 30, 2013).

Allos BM. Microbiology, pathogenesis, and epidemiology of *Campylobacter* infection. In: UpToDate 2013; UpToDate. Available at: http://www.uptodate.com/ (accessed September 30, 2013)

Giesendorf BAJ, van Belkum A, Koeken A, et al. Development of species-specific DNA probes for *Campylobacter jejuni*, *Campylobacter coli*, and *Campylobacter lari* by polymerase chain reaction fingerprinting. *J Clin Microbiol*. 1993;31:1541–1546.

Nachamkin I, Allos B, Ho T. *Campylobacter* species and Guillain-Barré syndrome. *Clin Microbiol Rev*. 1998;11:555–567.

Skirrow MB. Campylobacter enteritis: a “new” disease. *Br Med J*. 1977;2(6078):9–11.

Skirrow MB, Blaser MJ. *Campylobacter jejuni*. In: Blaser MJ, Smith PD, Ravodom HB, Guerrant RL, eds. *Infections of the Gastrointestinal Tract*. New York: Raven Press; 1995:825–848.

Skirrow MB, Jones DM, Sutcliffe E, Benjamin J. *Campylobacter* bacteraemia in England and Wales, 1981–1991. *Epidemiol Infect*. 1993;110:567–573.

130 *Clostridium*

■著：Derek Forster
■訳：西村 翔

イントロダクション

Clostridium 属には，ヒトに感染症を起こすさまざまな菌種が含まれる。これらの細菌は，現在までに発見されたなかでも最も致死的な毒素を産生する。代表的な感染症としては，ボツリヌス症(botulism)，破傷風(tetanus)，ガス壊疽(gas gangrene)および *Clostridium perfringens* による食中毒が挙げられる。ほとんど例外なく，*Clostridium* 属(clostridia)は偏性嫌気性，芽胞形成性の桿菌で，環境中および土壌や海底の堆積物に遍在している。*Clostridium* 属の一員ではあるが，*C. difficile* に関しては別項参照のこと(「第 51 章　*Clostridioides*(*Clostridium*)*difficile*」)。

ボツリヌス症

ボツリヌス症は，ボツリヌス菌(*Clostridium botulinum*)による，まれではあるものの致死的になりうる感染症であり，同菌はボツリヌス毒素を産生し，これは過去に報告されているなかでも最も強力な毒素の 1 つである。感染の獲得様式(感染経路)を反映して，食餌性ボツリヌス症，乳児および成人の腸管ボツリヌス症，創傷ボツリヌス症，吸入ボツリヌス症の 4 つのカテゴリーに分類できる。近年，新たなカテゴリーとして，ボツリヌス毒素注射を受けた患者における医原性ボツリヌス症も報告されている。すべての感染獲得様式を通じてボツリヌス症を発症する可能性があり，ボツリヌス症では随意筋組織の対称性の弛緩性麻痺を呈する。

ボツリヌスの語源はラテン語の *botulus* に由来し，これは腸詰め(ソーセージ)を意味し，南ドイツの町において，これを食した患者が消化器症状および神経筋症状を呈したとする「腸詰めによる中毒症」に関する初期調査のなかで言及されている。この調査が食餌性ボツリヌス症のアウトブレイクについての初めての報告であったと考えられている。

ボツリヌス菌には 8 つの系統株があり，産生する毒素の型によって分類されている。8 つの毒素型のなかで，A，B，E，および時に F 型のみがヒトに感染症を引き起こす。芽胞は耐熱性であり，100℃で数時間生存し続けることができる。芽胞とは対照的に，毒素は易熱性で，80℃を超える温度での加熱処理ですみやかに変性してしまう。

疫学

食餌性ボツリヌス症

あらかじめ形成された毒素を含んだ生の食品か，毒素で汚染された食品を十分に調理せずに摂取することにより食餌性ボツリヌス症が起こる。毒素は小腸で吸収されることで血流に乗り，末梢神経に達すると症状を呈するようになる。消化管内の(他の細菌との)競争が激しい環境では，芽胞が成長し(栄養型となり)毒素を産生するに至らないため，芽胞を摂取するのみではボツリヌス症は起こらない。これの例外は乳児のボツリヌス症および成人の腸管ボツリヌス症であるが，これらに関しては後述する。

食餌性ボツリヌス症は，ボツリヌス症における公衆衛生上の最大の懸念事案であり，家庭で缶詰にした果物や野菜による小規模なアウトブレイク事例が最も多く認められるが，市販の食品によって，あるいはレストランで起こった事例もある。米国では，1990〜2000 年の間に，160 件の食餌性ボツリヌス症によって 263 の症例が発生している。A 型毒素が最も多く，全症例の 51％を占める。症例に占める割合が最も多いのはアラスカであり，103 症例(全症例の 39％)の報告があり，非商業用の魚や海洋性哺乳類由来の食品の摂取によるものであった。別の研究では 1947〜2007 年までにアラスカ先住民に発生した風土病としての食餌性ボツリヌス症の疫学に関して検証しており，発生率は低下傾向であるものの，いまだ米国全体における発生率の 800 倍を超える頻度で発生し続けていると結論づけている。

創傷ボツリヌス症

ボツリヌス菌の芽胞によって創部が汚染され，それが発芽し毒素を産生することで，創傷ボツリヌス症が起こる。報告症例数は過去 20 年で劇的に増加しており，現在は主として注射薬物の使用に起因している。これらの症例は，「ブラックタール(black tar)」ヘロインの，「スキンポッピング(skin popping)」と呼ばれる手技による皮下注あるいは筋注での使用によって起こる。開放骨折や外科手術後の創傷ボツリヌス症の報告もある。

乳児および成人の腸管ボツリヌス症

乳児ボツリヌス症は，芽胞(毒素ではない)を摂取し，競合細菌が欠如しているために芽胞が腸管内で成長して栄養型となって毒素を産生することによって起こる。これは米国で最も頻度の高いボツリヌス症の感染様式であり，1976〜2006 年の間に 2,419 症例が確認されている。感染に至る菌の主要な供給源は，芽胞を含んだ環境の粉塵と考えられている。これは，土壌中のボツリヌス菌の芽胞数が多い州で症例の発生率が最も高いという事実と相関している。全米の症例数の 50％近くがカリフォルニアで発生している。依然としてハチミツが，乳児ボツリヌス症において原因が明らかとなっている唯一の食材であり，唯一の回避することができる感染源である。啓蒙活動によって社会の認識が高まり，乳児のハチミツ摂取は著しく減少したが，症例数の大幅な減少は認めていない。

成人の腸管ボツリヌス症は，乳児ボツリヌス症と同様に，栄養型の細菌による腸管の感染とそれによる毒素産生によって起こる。成人ではめったに発症しないと考えられているが，解剖学的異常や機能障害，あるいは抗菌薬使用によって腸内細菌叢が乱れている患者はリスクを負っている。持続的に毒素産生が起こることで，症状が遷延したり再燃することがある。

吸入ボツリヌス症

吸入ボツリヌス症は自然に生じる感染症ではない。コカインの鼻腔内吸入者において報告されており，菌が最終的に発芽し，毒素を産生する副鼻腔内で局所的な創傷感染が起こる。この感染様式はバイオテロリズム攻撃による感染経路にもなりうる。故意にエアロゾル化した毒素を放出させることで，ボツリヌス症のアウトブレイクを起こして相当な死亡者数をもたらすことができる。

医原性ボツリヌス症

医原性ボツリヌス症は，近年提唱されるようになった概念であり，美容目的でのボツリヌス毒素の直接注入によって起こる。2004年に，許可されていない高濃度のボツリヌス毒素の使用に関連した4例のボツリヌス症が報告された。これらの患者は，ヒトの推定致死量のおおよそ3,000倍もの量の注入を受けていた可能性があり，治療前の毒素の血中濃度は，ヒトの推定致死量の最大43倍であった。4人の患者は全員なんとか生存したが，長期間の入院を余儀なくされた。

発症機序

感染の獲得様式にかかわらず，いったん毒素が血流に乗ると，末梢のコリン作動性のシナプスに到達し，最終的にそこでアセチルコリンの放出を阻止する。毒素は，シナプス内でシナプス間隙のシナプス前膜上にあるシナプトタグミン(synaptotagmin)と呼ばれる特異的受容体に結合する。いったん結合すると，受容体依存性エンドサイトーシスによって毒素は細胞に侵入し，そこで，アセチルコリンの放出を不可逆的に阻害する。この作用の正確なメカニズムは，発現している毒素の型によってさまざまである。機能を回復させるためには，新しい前シナプス終末による新しいシナプスの構造を必要とし，これを形成するためには通常6か月以上かかる。このため，臨床的に回復するのに時間を要するのである。

臨床像

急性発症の対称性の脳神経麻痺と，それに引き続いて，呼吸停止に陥ることがある対称性および下行性の弛緩性麻痺が起こるというのがボツリヌス症の古典的な描写である。創傷ボツリヌス症のように創部感染の複数の原因菌のなかの一菌種としてボツリヌス菌が関与しているのではない限り，発熱は典型的には認められない。感覚障害は認めない。ボツリヌス毒素は神経を経由して逆行性に輸送されることもあるが，中枢神経系に障害が及ぶことはめったになく，患者はほぼいつでも反応できる状態にある。

病勢が進行するに従って，頸部，肩，上肢，下肢へと下行性に麻痺が進展する。横隔膜および呼吸補助筋が障害されると，呼吸停止に陥ることがある。便秘は病相後期になると必発である。疾患の重症度は，脳神経に軽度の障害が及ぶものから人工呼吸を必要とするような完全麻痺に至るものまであり，これは血中の毒素量を反映している。

その他の症状は，感染の獲得様式に左右される。食餌性ボツリヌス症では，患者は嘔気や嘔吐，腹痛および口渇といった前駆症状を訴えることがある。創傷ボツリヌス症では，発熱を伴った局所の創部感染症として発症することがある。注射薬物は頻回に使用されることを考慮すると，潜伏期間を確定させるのは困難であるが，芽胞が成長し局所感染を起こして毒素を産生するまでに時間を要するため，通常，他のボツリヌス症の感染様式(7〜14日)よりも潜伏期間は長い。受診時には局所の創部感染は治癒してしまっていることがあるため，病歴が診断への鍵となる。乳児ボツリヌス症の発症様式はさまざまであるが，便秘や筋力低下，授乳あるいは摂食困難，筋緊張低下，流涎，易刺激性，啼泣の減弱を認めることがある。

主要な鑑別診断としては，重症筋無力症，Lambert-Eaton筋無力症症候群，ダニ麻痺，Guillain-Barré症候群，および急性灰白髄炎(ポリオ)が挙がる。エドロホニウム試験はボツリヌス症でも陽性となることがあり，よって，重症筋無力症との鑑別に用いることはできない。Guillain-Barré症候群はしばしば感覚障害から始まり，また脳神経障害を来すことはまれである。ポリオでは通常発熱を来すが，ボツリヌス症では認めない。ボツリヌス症では髄液の検査結果で異常を認めない。

18

診断

ボツリヌス症の臨床像は非常に特徴的であり，疾患を想起し診断に至るには，注意深い病歴聴取と身体診察が不可欠である。患者血清や胃液，便，(疑いのある)食品サンプルから毒素を検出することによって診断は確定する。これはマウスによる生物学的毒性試験(mouse bioassay)という形で行われるが，限られた数の公衆衛生研究所でのみ実施されている。

その他の診断手段としては，血清，便，および可能であれば原因として疑われる食品の嫌気培養が行われるが，発育させるのに偏性嫌気環境が必要とされるため，ボツリヌス菌の培養での分離には困難を伴う。酵素免疫測定吸着法(enzyme-linked immunosorbent assay)およびポリメラーゼ連鎖反応(polymerase chain reaction)も汚染された食品サンプル内からの検出に利用されてきたが，広く一般的に普及しているものではない。

治療

治療の根幹は，支持療法と，もし必要であれば，挿管および人工呼吸器管理である。唯一の特異的治療はボツリヌスの抗毒素であり，それには2つの製剤があり，ウマの血清による七価ボツリヌス抗毒素とヒト由来のボツリヌス免疫グロブリン[訳注：日本ではヒト由来の抗ボツリヌス免疫グロブリンは利用不可]である。ウマ抗毒素は成人と>1歳の小児の治療に用いられる。過敏症(アナフィラキシーを含む)が起こる率が9〜20%と報告されており，投与前にまず試験量を接種することが多い。ヒトボツリヌス免疫グロブリン(BabyBIG®)は乳児ボツリヌス症(<1歳)の際に投与することが推奨されている抗毒素である。診断検査の結果を待つことで，抗毒素の投与が遅れてはならない。抗毒素は米国疾病対

策センター(Centers for Disease Control and Prevention：CDC)を通して入手できる。米国では，五価の抗毒素は国防総省を通してしか入手できない。

創傷ボツリヌス症では多くの場合，抗菌薬が用いられる。penicillin G は，*Clostridium* 属に対して有効性が担保されており，metronidazole はペニシリンアレルギーの患者でのよい代替薬となる。創部所見がそれほど重篤にみえない場合でも創部のデブリードマンを行うべきである。複数菌による感染の可能性があるので，広域抗菌薬の使用も検討されるが，アミノグリコシド系と clindamycin の使用は，神経筋ブロックを誘発して，毒素の効果を増強させる可能性があるので禁忌である。乳児ボツリヌス症あるいは成人で腸管ボツリヌス症が疑われる場合は，吸収される毒素量を増加させる可能性があるため，抗菌薬は推奨されない。食餌性ボツリヌス症では，重度のイレウスになっていなければ，便秘薬，浣腸，あるいはその他の下剤を使用してもよい。

予防

以前はボツリヌス毒素への職業上曝露に対して五価のボツリヌストキソイドワクチンを利用できたが，2011 年に中止された。

破傷風

破傷風は筋けいれん(muscular spasm)を特徴とする神経疾患であり，世界中で土壌内に認められる偏性嫌気性 Gram 陽性桿菌である破傷風菌(*Clostridium tetani*)によって起こる。破傷風菌は Gram 染色上，特徴的な「テニスラケット」あるいは「ドラムスティック」様の外観をみせる(図 130.1)。ワクチンのおかげで，米国における症例の年間発生率は 1947〜2008 年までの間に劇的に低下した(図 130.2)。米国では 2001〜2008 年の間に 233 症例が発生している。ほとんどの症例は 65 歳以上であり，免疫が減弱していることを反映している。途上国では破傷風はいまだ風土病として存在しており，世界中で 1 年間に推定 100 万症例が発生し，30 万〜50 万人の患者が死亡している。世界保健機関(World Health Organization：WHO)は新生児破傷風の予防を目標として掲げており，結果的に症例数と死亡数の減少をもたらした。

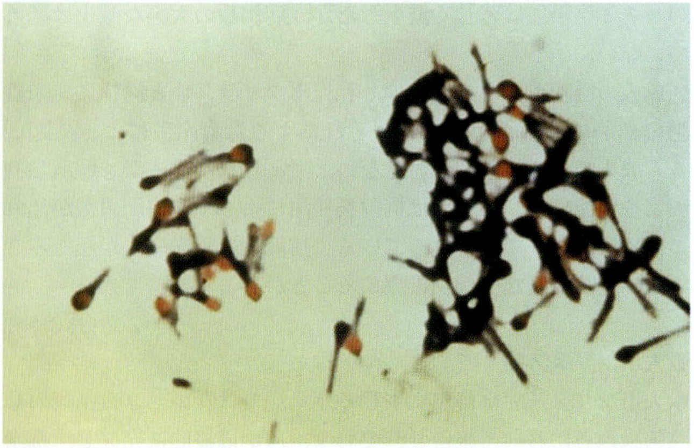

図 130.1
破傷風菌の「テニスラケット」あるいは「ドラムスティック」様の外観
(www.cdc.gov/tetanus/about/photos.html より)

発症機序

破傷風菌による創部感染が疾患過程の第 1 歩である。いったん菌が成長して栄養型になると，テタノスパスミン(tetanospasmin：破傷風毒素)とテタノリジン(tetanolysin)を産生する。テ

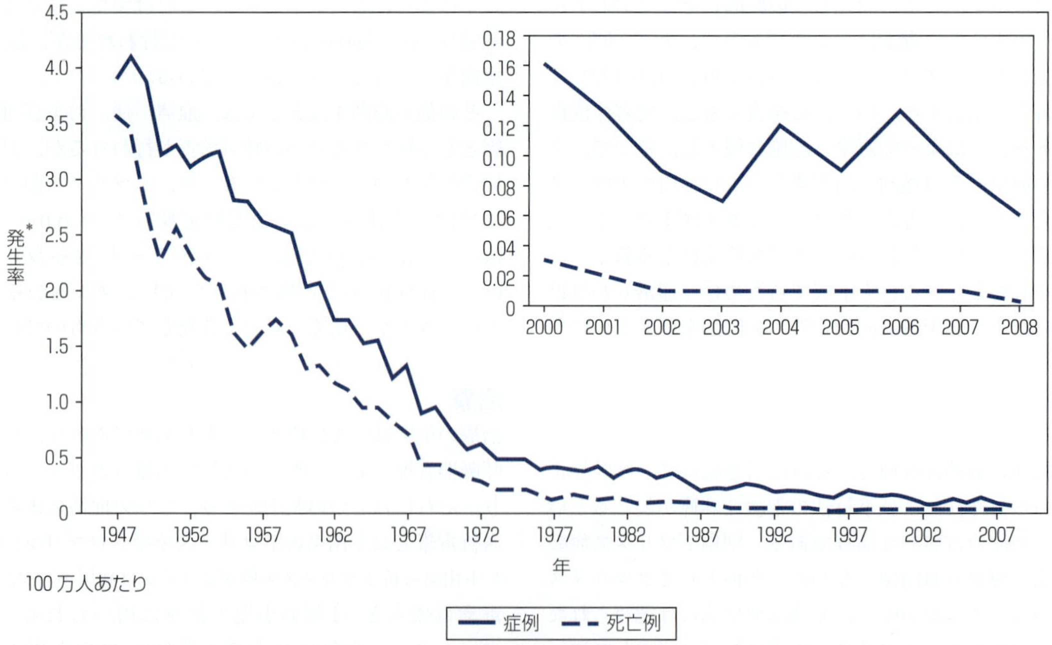

図 130.2
米国届出義務疾患サーベイランスシステム(National Notifiable Disease Surveillance System)に基づく，米国における 1947〜2008 年の破傷風症例とそれによる死亡例の年間発生率
〔Centers for Disease Control and Prevention (CDC). Tetanus surveillance — United States, 2001-2008. MMWR Morb Mortal Wkly Rep. 2011；60(12)：365-369(PM：21451446 から入手可)〕

タノスパスミンは，前シナプス終末を通して神経系に侵入し，神経筋伝達を遮断することによって，まずは局所の麻痺を引き起こす。いったん神経系に侵入すると，逆行性輸送により中枢神経系への移動が促進され，そこで，抑制性神経伝達物質の放出を阻害することで，興奮性シグナルの独壇場となる。この影響は自律神経系でもみられ，交感神経の興奮状態をつくり出す。テタノスパスミンの結合は不可逆的であり，その影響はニューロンの生涯を通して継続する。その他の産生毒素にはテタノリジンがあり，これは組織壊死をもたらすことで菌の発育にとってより望ましい環境をつくり出す。

臨床像

破傷風には，全身性，局所性，頭部，新生児の4つの臨床病型が存在する。これらの病型は，感染の範囲のみならず当初の罹患部位を反映している。潜伏期間はさまざまであるが，最短で1日，最長で数か月までである。菌の接種部位から中枢神経系までの距離が潜伏期間の主要な規定因子であり，距離が遠ければ遠いほど潜伏期間も長くなる。

全身性破傷風が最もよく認められる病型であり，多くの場合，当初は開口障害(trismus)を呈するが，その後に間欠的に起こる発作性筋けいれんを伴った骨格筋の持続性収縮が認められるようになる。上肢が屈曲し下肢が伸展した除皮質肢位というのが，全身性の筋けいれんにおける古典的な描写である。意識障害はないため，筋けいれんは激痛を伴う。易刺激性，情動不安，発汗，頻脈といった自律神経系の過活動による症状を発症早期に認めることがあり，後期になると，不整脈，血圧の動揺性，発熱といった症状へと進行する。この自律神経系の不安定性が最も多い死因であり，死亡率は11〜28%にのぼる。

局所性破傷風では，接種部位の筋肉が障害され，強直性および痙性の筋収縮として出現する。軽症の場合もあれば，数週〜数か月持続することもある。長期的後遺症を伴うことなく自然治癒することもあるが，しばしば全身性破傷風の前駆症状の場合がある。局所性破傷風の発生率は13%と報告されている。

頭部破傷風とは，頭部あるいは頸部に障害が及ぶ局所性破傷風の病型の1つである。当初は脳神経のみが障害されるが，全身性破傷風の前駆症状の場合がある。頭部破傷風も合併症を伴うことなく自然治癒することがある。中枢神経系に近いので，全身性破傷風へと進行するまでの潜伏期間は短い。

新生児破傷風は典型的には出生後28日以内に起こる。分娩時の不十分な無菌操作や，泥や藁，その他の物質による汚染により，破傷風菌による臍帯断端への感染が生じると，予防接種を受けていない母親の新生児が発症する。澄ましバターや果汁，牛糞を臍帯断端に塗布したりする伝統的な慣習も感染の発生に寄与している。新生児破傷風では，当初は全身性の筋力低下，哺乳困難を呈するが，その後に筋硬直，筋けいれん，開口障害，けいれん発作へと進展する。臍帯断端の細菌感染による敗血症が患者の約半分に起こり，90%を超える高い死亡率である。

診断

破傷風の診断は，主として前述の典型的な臨床所見に基づいて行われる。診断を確定あるいは除外することができる決定的な検査は存在しない。臨床症状を呈している多くの症例で抗破傷風抗体は検出できない。破傷風菌の培養は感度が低く，さらに症状がなくても培養が陽性となり，真の感染よりもむしろ定着を反映していることがあり，特異度にも問題があるため，ほとんど有用性がない。予防接種が適切に行われていないことと創傷に対する感染予防が不十分であることが破傷風の発生の重要なリスク因子であり，よって，患者の過去の予防接種状況を確認することは診断を考慮するうえで有用である。破傷風になりやすい外傷の既往に関しても患者に聞いておく必要があり，菌の接種部位となりうる箇所がないかどうかを身体診察時に確認する必要がある。

鑑別診断として考慮すべきものがいくつかあり，薬剤誘発性ジストニア，歯牙感染による開口障害，ストリキニーネ中毒，(神経遮断薬性)悪性症候群が挙げられる。薬剤誘発性ジストニアは，破傷風とは対照的に，眼球偏位が起こり，筋けいれん発作間の持続性筋収縮は認めない。抗コリン作動薬は薬剤誘発性ジストニアにおける筋けいれんは止めることができるが，破傷風では止まらない。歯牙感染による開口障害では，歯性膿瘍が明白である。ストリキニーネ中毒は破傷風とよく似た症候群を引き起こす。偶発的に起こった，あるいは故意に起こしたストリキニーネ中毒が考慮される状況では，血液や尿，および組織検体を用いたストリキニーネの検査を行うことができる。(神経遮断薬性)悪性症候群は，筋硬直や自律神経系の不安定性のみならず，発熱や意識障害が認められ，これらはいずれも破傷風ではみられない所見である。

治療

破傷風の初期治療では，早急かつ積極的に気道確保を行う必要がある。気管挿管が必要となる場合，気管内チューブが気道を通過する際に筋けいれんが誘発される可能性があるため，ベンゾジアゼピン系による鎮静と神経筋遮断薬を利用しなければならない。挿管後の筋けいれんのコントロールには，一般的に鎮静に必要とされる量よりも高用量のベンゾジアゼピン系を要する。ベンゾジアゼピン系で十分なコントロールが得られない場合は神経筋遮断薬が必要となる場合もある。硫酸マグネシウムが補助療法として有用なことがある。硫酸マグネシウムは神経からのカテコラミンの放出を阻害し，カテコラミンに対する受容体の反応性も減弱させる。硫酸マグネシウムは筋けいれんのコントロールに要する他剤の必要量を減らし，自律神経系の機能障害の調節に役立つことがわかっているが，死亡率の低下や人工呼吸器の必要性が軽減するかどうかに関しては明らかとなっていない。患者は，筋けいれんの誘発を避けるためにICUの暗くて静かな部屋に入室させるべきである。これは，一部の薬剤が入手困難であったり人工呼吸器が利用できないような資源が限られた環境では特に重要である。

遊離トキシンに結合するヒト破傷風免疫グロブリン(human tetanus immune globulin：HTIG)を用いた受動免疫の付与は，破傷風の診断が想定されればただちに行うべきである。破傷風の活動性感染の治療量は3,000 IU筋注である。受動免疫によって，破傷風の有症期間を短縮させ，重症度も軽減することができる。HTIGを筋注と併用して髄腔内投与を行うと，より有益かもしれない。感染しても免疫は誘導されないため，破傷風トキソイドによる能動免疫の付与も開始すべきである。

一般的には抗菌薬が推奨されるが，その有用性は定かではない。抗菌薬感受性結果からは，penicillinとmetronidazoleには感受性が担保されており，同様に，セファロスポリン系，imipenem，マクロライド系，tetracycline も感受性がある。ある研究で，metronidazole のほうが penicillin と比較して死亡率の低下と入院期間の短縮において良好な結果が得られたと報告されているが，その後行われた研究では，2 剤間に差は見いだせなかった。penicillin には γ アミノブチル酪酸（γ-aminobutylic acid：GABA）への拮抗作用があることが知られており，それが中枢神経系の興奮性につながることが，penicillin で治療反応性が乏しいことの説明になるかもしれない。この影響は新しい世代のセファロスポリン系でも認められる。局所創部の治療も行われるべきであるが，もし，外科的介入が必要ならば，筋けいれんのコントロールがなされてから施行すべきである。

予防

破傷風は予防接種によって予防可能な感染症であると考えられている。予防接種実施諮問委員会（Advisory Committee on Immunization Practices：ACIP）の最新の推奨では，ジフテリア，破傷風，百日咳を含む混合ワクチン（DTaP）を一次接種として生後 2，4，6 か月で接種し，その後，生後 15〜18 か月での単回接種，さらに 4〜6 歳での追加接種が推奨されている。Tdap（tetanus, diphtheria, and acellular pertussis：破傷風・ジフテリア・無細胞百日咳）［訳注：Tdap は日本では輸入ワクチンとしてのみ利用可能。百日咳の項参照］は 11〜12 歳の小児に接種する必要がある。成人は破傷風のブースターを 10 年ごとに受けるべきであり，そのうち一度は百日咳への免疫もブーストするために Tdap で行う必要がある。患者が，軽傷とはいえない汚染創を負い，最後の予防接種から 5 年以上経過している場合もブースターを受ける必要がある。

Clostridium 性筋壊死（ガス壊疽）

Clostridium 性筋壊死は深在性感染症であり，正常な筋組織の破壊をもたらすことで全身毒性が生じる。外傷時に *C. perfringens* が直接接種されるか汚染が起こるか，同菌が創部に続発性に感染することによって発症する。この感染様式が全症例の約 70％を占めている。*C. septicum* の血行性の播種によっても（外傷を伴わずに）自然に発症することがある。他の *Clostridium* に属する菌種と同様に，同菌も土壌中に一般的に認められる。*C. perfringens* はヒトや動物の腸管にも一般的に認められ，発育に微好気性環境を要し，酸素に富んだ環境でも発育できる *C. septicum* とは対照的である。本症は致死的な感染症であり，死亡率は外傷例で 19％，自然発症例で最大 81％と報告されている。本症の原因菌となりうるその他のまれな菌種としては，*C. sordellii*，*C. novyi*，*C. bifermentans*，および *C. histolyticum* がある。

発症機序

外傷によって正常組織であった部分に血流障害が生じることで，*C. perfringens* ならびに上述のいくつかの他菌種にとって発育に理想的な嫌気環境がつくり出される。いったん芽胞が発芽すると，α および θ 毒素を産生し，それが組織破壊，溶血，血管拡張，および好中球の血管外遊走に変動を引き起こす。この好中球遊走の変動［訳注：血管外遊走の減少］が，壊死組織における特徴的な化膿性変化の欠如の主な要因である。α 毒素は心筋の収縮能を低下させることでショックに加担し，内皮障害と全身性の血管拡張を来している状況で，さらに心拍出量にまで障害を及ぼす。

外傷を伴わない自然発症の *Clostridium* 性筋壊死は典型的には，消化管を通じて血流に乗った細菌（通常は *C. septicum*）の血行性播種によって起こる。*C. perfringens* とははっきりと対照をなして，これらの細菌は嫌気環境を要さないため，それまで健常な組織であったとしても感染が起こりうる。*C. septicum* も毒素を数種類産生するが，それらの発症機序への寄与は，*C. perfringens* ほど明確にわかっているわけではない。*C. perfringens* 同様に，壊死組織内には好中球の欠落が目立つ。いくつか素因があり，大腸や血液悪性腫瘍，炎症性腸疾患，最近の消化管手術，好中球減少および後天性免疫不全症候群（acquired immunodeficiency syndrome：AIDS）が挙げられる。

臨床像

激痛が発症早期における特徴的な所見の 1 つであり，外傷例と自然発生例のいずれでも認められる。外傷例では，接種部位に紅斑を認めることがある。古典的な皮膚所見は，急激にブロンズ様の外観を呈した後に紫あるいは赤へと変色し，液体で充満した水疱の形成を認めるものである。前述のとおり，化膿することはめったにない。深層構造物の進行性の浮腫により四肢は緊満し，触診によってガスを察知できることがある。α 毒素による溶血作用によって貧血が起こることがある。急激に敗血症や多臓器不全へと進行することがあり，発症後数時間以内のこともある。

診断と治療

治療を成功させるためには，早期にガス壊疽の可能性を考慮することがきわめて重要である。上述の臨床徴候が診断を示唆しているはずである。組織内のガスはレントゲン写真や超音波，CT，MRI で明らかとなり，後者 2 つの画像検査は，深層構造物も詳細に写し出し，感染が局限しているのかあるいは隣接した構造物にも及んでいるのかを確認することができる。感染した組織あるいは液体の Gram 染色では Gram 陽性あるいは多染性の桿菌が示され，培養によって診断が確定する。

治療の様式において最も不可欠な要素とは，感染組織の早期の外科的デブリードマンである。抗菌薬は治療を構成するうえでもう 1 つの重要な要素を成しており，早期手術と併用することで死亡率を低下させることができる。penicillin は依然として，*Clostridium* 性筋壊死の治療において最も広く利用されている抗菌薬の 1 つである。clindamycin を加えることで治療レジメンの活性を高めることができ，同抗菌薬が蛋白合成を阻害することで，毒素産生も減らすことができる。その他の活性のある抗菌薬としては，テトラサイクリン系，metronidazole，erythromycin，およびカルバペネム系が挙げられる。高圧酸素療法は補助療法として使用され，生存率の改善が報告されているが，いまだその使用には賛否が分かれている。*C. septicum* は酸素に富んだ環境でも生存し発育できるため，同菌による自然発症例では，高圧酸素療法の使用による恩恵は受けられないであろう。

C. perfringens による食中毒

C. perfringens は米国における細菌性食中毒のなかで2番目に頻度が高い原因菌であり，毎年100万症例の発生がある。これは，大量の栄養型の細菌を摂取することで起こる。いったん摂取すると，細菌はエンテロトキシンを放出し，それが水様性下痢，腹部疝痛，嘔吐および発熱を引き起こす。潜伏期間は短く，通常7〜15時間であり，24〜48時間で症状は自然に改善する。肉類が最も頻度の高い汚染食品であり，ほとんどの症例が共通した食品源からのアウトブレイクによって起こる。診断には便中の細菌性毒素を検出するか，あるいは症候性の患者で便1gあたり最低10^6個の *C. perfringens* の芽胞を検出する必要がある。治療は支持療法であり，補液が主要な役割を果たす。*C. perfringens* の5種の菌株(A〜E)のなかで，A型が症例の大部分を占めている。

その他の *Clostridium* 感染症

その他の *Clostridium* 感染症は，上述の疾患の臨床経過の一部分として起こるか，あるいは別の病態(感染症)の一部分として起こることがある。たとえば，*Clostridium* の菌血症は *Clostridium* 性筋壊死に伴って生じることがあり，*C. perfringens* と *C. septicum* が症例の大部分を占めている。*C. septicum* の菌血症の場合，潜在する血液あるいは大腸の悪性腫瘍との関連性に留意する必要がある。*Clostridium* 属は胆嚢の感染を起こすこともあり，ここでも *C. perfringens* が症例の大部分を占めている。胆嚢の感染で，胆管内にガスが認められる場合は，外科的介入の適応と考えられる。腸管内容物による腹膜の汚染によって生じる複数菌種による腹腔内感染の構成菌種の1つとして *Clostridium* 属が検出されることがある。きわめてまれではあるが，嫌気性肺感染症を起こしたとする報告もある。

文献

Alpern RJ, Dowell VR Jr. *Clostridium septicum* infections and malignancy. *JAMA*. 1969;209(3):385–388.

Centers for Disease Control and Prevention (CDC). Tetanus surveillance—United States, 2001–2008. *MMWR Morb Mortal Wkly Rep*. 2011;60(12):365–369.

Grass JE, Gould LH, Mahon BE. Epidemiology of foodborne disease outbreaks caused by *Clostridium perfringens*, United States, 1998–2010. *Foodborne Pathog Dis*. 2013;10(2) 131–136.

Hart GB, Lamb RC, Strauss MB. Gas gangrene. *J Trauma*. 1983;23(11):991–1000.

Koepke R, Sobel J, Arnon SS. Global occurrence of infant botulism, 1976–2006. *Pediatrics*. 2008;122(1):e73–e82.

Reddy P, Bleck T. "*Clostridium tetani* (Tetanus)." In: Mandell GL, Bennett JE, Dolin R, eds. *Mandell, Douglas, and Bennett's Principles and Practice of Infectious Diseases*, 7th edn. Philadelphia: Churchill Livingstone; 2010:3091–3096.

Roper MH, Vandelaer JH, Gasse FL. Maternal and neonatal tetanus. *Lancet*. 2007;370(9603): 1947–1959.

Sobel J. Botulism. *Clin Infect Dis*. 2005; 41(8):1167–1173.

Sobel J, Tucker N, Sulka A, McLaughlin J, Maslanka S. Foodborne botulism in the United States, 1990–2000. *Emerg Infect Dis*. 2004;10(9):1606–1611.

131 Corynebacteria

■著：Carlos H. Ramírez-Ronda, Carlos R. Ramírez-Ramírez
■訳：西村 翔

ジフテリア菌(*Corynebacterium diphtheriae*)(ジフテリア)

ジフテリアは，ジフテリア菌による，急性の経過をたどる感染症で，予防可能ではあるが，時に致命的となる疾患である。感染は通常，上気道と皮膚の両方あるいはいずれかに限局しており，そこから局所徴候や全身徴候を来すか，あるいは無症候性の保菌状態となる。これらの徴候は，細菌が産生した毒素が感染部位で増殖することで生じる。全身性の合併症として，特に心臓(22%)，末梢神経(5%)，さらに腎臓(重症例では腎不全)に感染が及ぶ。

原因

ジフテリアは世界中に分布しており，gravis型，intermedius型，mitis型，belfanti型の4つの生物型(biotype)がある。すべての型が風土病あるいは流行病としてのジフテリアの原因となりうる。温帯気候で最も発生率が高い。常時人が混み合っており，かつ多数の人々が予防接種を受けていないか受けていても十分ではない，社会経済が窮している状況下で圧倒的に起こりやすい。米国では20〜60%の成人がジフテリアに感染しやすい状況にあり，これは免疫が徐々に減弱し，かつブースターを受ける慣習がないためである。1990年代に，旧ソビエト連邦からの新独立国においてジフテリア症のアウトブレイクの報告がある。アウトブレイクは他のヨーロッパ諸国でも経験されており，高い致死率と，合併症および成人症例が多いのが特徴である。ジフテリアは先進国においても，流行地域からの移民のみならず，流行地域への渡航後の人々で認められる。

ジフテリア菌の唯一絶対的な保有宿主はヒトである。菌は，ヒトからヒトへと直接伝播し，それには濃厚な接触を要する。通常，鼻咽頭分泌物の感染性飛沫を通じて伝播する。感染性のある皮膚滲出液はヒト－ヒト間の伝播の原因となる。感染の伝播は，動物や，感染を媒介する汚染物，ミルクを経由して起こることもある。感染性のある期間は通常，症状が出現してから2週間で，最長でも6週間であり，抗菌薬で治療されると4日未満となる。

免疫は宿主の血中の抗毒素に左右される。抗毒素は予防接種あるいは，皮膚感染を含む症候性もしくは無症候性の感染によって形成される。免疫があったとしても，保菌を避けられるわけではない。免疫には変動があるので，米国疾病対策センター(Centers for Disease Control and Prevention：CDC)は成人に対して，小児期の一連の基礎接種を完了した後，10年ごとにジフテリアトキソイド含有ワクチン〔Tdap(tetanus, diphtheria, and acellular pertussis：破傷風・ジフテリア・無細胞百日咳)〕を受けるよう推奨している。免疫が十分ではないにもかかわらず，臨床症状を呈する割合は低く，米国での発生率は人口10万人あたり約0.001症例である。

臨床像

ジフテリアは症状に乏しいこともあれば，すみやかに死に至ることもある。潜伏期間は1〜7日までさまざまであるが，2〜4日が最も多い。

呼吸器ジフテリア

気道のジフテリア感染は，通常はジフテリア菌の毒素産生株によって起こり，ごくまれに*Corynebacterium ulcerans*, *C. pseudotuberculosis*, あるいは*C. haemolyticum*の毒素産生株によって起こることもある。

前鼻孔ジフテリア

感染は前鼻領域に限局しており，片側あるいは両側性の漿液性や漿液血性の鼻汁を呈し，隣接する皮膚にびらんを起こして，小さな痂皮を伴った局面となる。鼻腔内に偽膜が確認できることがある。

扁桃(口峡)ジフテリア

扁桃ジフテリアは最も頻度の高い発症様式であり，最も毒性が強い病型でもある。通常，突然発症であり，発熱はめったに38℃を超えることはなく，倦怠感，軽度の咽頭痛を伴う。咽頭の感染は中等症であり，厚く白っぽい灰色の扁桃滲出物(偽膜)がしばしば認められる。滲出物は他部位へと拡大し，鼻咽頭ジフテリアおよび著明な頸部リンパ節腫脹を起こすことがある(牛頸様の外観を呈し，悪性ジフテリアとも呼ばれる)。最も頻度の高い訴えは，咽頭痛(85%)，嚥下時痛(23%)，嘔気および嘔吐(25%)，頭痛(18%)である。

咽頭ジフテリア

偽膜が扁桃領域から咽頭に拡大してきた場合に，咽頭ジフテリアと診断される。

喉頭および気管支ジフテリア

喉頭および気管支ジフテリアでは喉頭に感染が及ぶ。嗄声や吸気および呼気性の喘鳴を認めることがあり，呼吸苦とチアノーゼが起こり，患者は呼吸補助筋を利用して呼吸している。気管切開あるいは挿管が必要となる。

皮膚ジフテリア

皮膚ジフテリアは，古典的には熱帯地方で起こるジフテリアとされているが，現在では非熱帯地域でも同様に認められる。慢性の難治性潰瘍として現れ，時に灰色の膜性滲出物で覆われている。別の病型としては，既存の創部の二次感染がある。最終的には，膿痂疹，虫刺傷，膿瘡，湿疹などさまざまな一次皮膚病変にジフテリア菌による重複感染が起こりうる。

ジフテリアの合併症

心筋炎

心電図上の変化は最大 66％の症例で起こるといわれているが，臨床的に顕性の心筋炎の頻度はそこまで高くはない(10〜22％)。発症は潜行性で，感染してから 2〜3 週目に発症する。患者の脈拍数は増加するも脈自体は微弱であり，聴診では心音は微弱で，著明な脱力と倦怠感を呈する。顕性の心不全徴候が出現することもある。最も頻度の高い心電図変化は T 波の平坦化あるいは反転，脚ブロック，心室内ブロック，およびリズム異常である。連続して心筋逸脱酵素濃度を測定することで，心筋炎を患ったほとんどの患者において診断に至ることができる。予後は不良であり，特に心ブロックを併発した場合はそうである。

末梢神経炎

ジフテリア患者の約 5％で神経毒性が起こるといわれているが，重症のジフテリアであれば最大 75％の患者が神経学的合併症に陥る。最も頻度の高い脳神経麻痺症状は軟口蓋の麻痺である。鼻腔への逆流と鼻声(鼻音症)の両方あるいはいずれかを認めることがある。この病態は通常軽症であり，2 週間以内に回復する。次いで多い麻痺症状は，毛様体筋麻痺，動眼神経麻痺である。四肢に及んだ末梢神経炎は，発症後 4〜8 週の間に出現しうる。通常，背屈筋の筋力低下と深部腱反射の減弱あるいは消失を認める。皮膚ジフテリア後のジフテリア性の多発神経炎が報告されている。

診断

臨床的根拠に基づいて診断が下され，臨床検査でそれを確定することができる(図 131.1)。ジフテリアの完成した偽膜という臨床所見は，特に咽頭に形成された場合，ジフテリアを示唆し，ただちに治療を開始するのに十分な根拠となる。

ジフテリアの特異的診断は，塗抹染色標本で菌が証明され，培養で分離できるかどうかにかかっている。熟練した技師が行えば，症例の 75〜85％がメチレンブルー染色標本で陽性となる。もし，患者が抗菌薬を投与されていなければ，Löeffler 培地や Tinsdale 培地を用いた培養で 8〜12 時間以内に桿菌が発育してくる。ジフテリア菌は，Gram 染色あるいはメチレンブルー染色で「漢字」様の分布パターンを呈した Gram 陽性桿菌として認められ(図 131.2)，Löeffler 染色では異染顆粒が確認され，Tinsdale 培地で発育させると，ハローを伴った黒いコロニーが形成される。β 溶血性レンサ球菌はジフテリア患者の最大 20〜30％で分

18

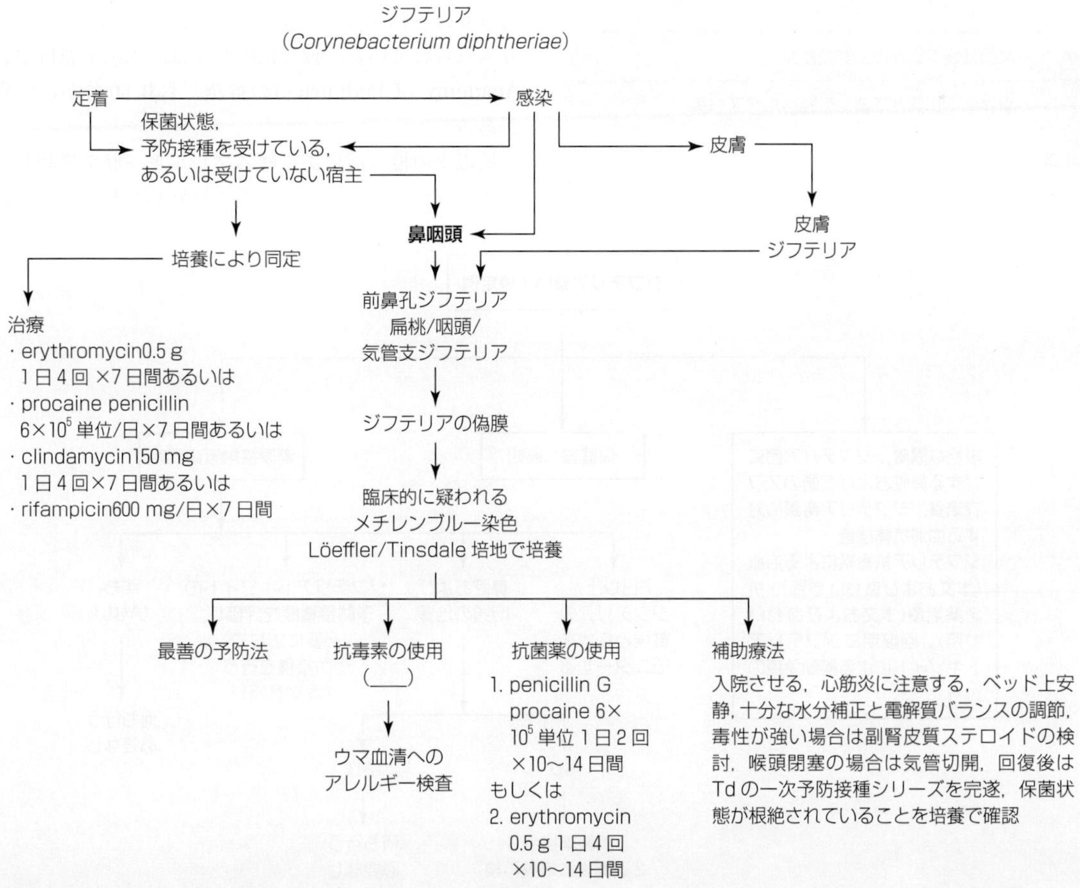

図 131.1
ジフテリアの診断的および治療アプローチ

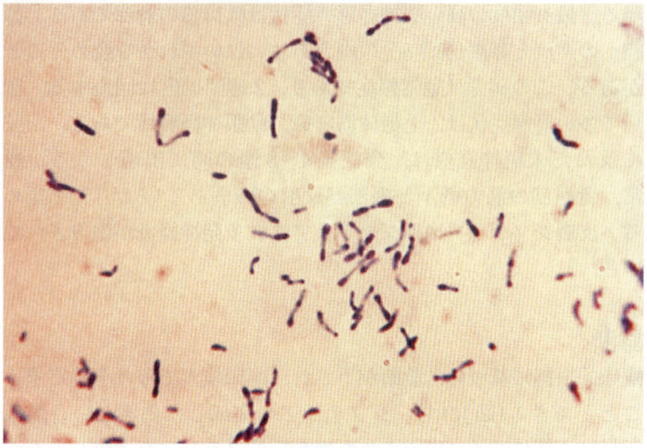

図 131.2
Gram 染色で「漢字」様の分布パターンを見せる Gram 陽性桿菌

表 131.1
ジフテリアの鑑別診断

感染部位	鑑別診断
鼻	副鼻腔炎，異物，先天性梅毒による鼻炎(snuffle)，(通常の)鼻炎
口峡および咽頭	レンサ球菌性あるいはアデノウイルス性の滲出性咽頭炎，潰瘍性咽頭炎(ヘルペス性，コクサッキーウイルス性)，伝染性単核球症，口腔カンジダ症，扁桃周囲膿瘍，後咽頭膿瘍，Vincent アンギーナ，無顆粒球症あるいは白血病に関連した口腔咽頭病変
喉頭	喉頭気管気管支炎，喉頭蓋炎
皮膚	膿痂疹，化膿性潰瘍，単純ヘルペス感染

離されるため，同菌の存在はジフテリアを除外するものではない。

毒素産生株と非毒素産生株を区別するために毒素の検出を図るべきであるが，非毒素産生株であったからといって抗毒素を投与しないでよい根拠にはならない。毒素産生は Elek 法，迅速酵素免疫測定吸着法(enzyme-linked immunoassay：ELISA)の両方あるいはいずれかを用いて検出することができる。

扁桃－咽頭ジフテリアの鑑別診断としては，数あるなかでもとりわけ，レンサ球菌性咽頭炎，アデノウイルスによる滲出性咽頭炎，伝染性単核球症，Vincent アンギーナが挙げられる(表 131.1)。

治療

最良かつ最も効果的なジフテリアの治療は，ジフテリアトキソイドの接種による予防である。治療における最も重要な側面は，臨床的に疑われた段階で，検査による診断確定を待つことなく，すみやかに抗毒素と抗菌薬を投与することである。患者は入院させて，隔離し，10～14 日間ベッド上で安静にさせる必要がある(図 131.1 および図 131.3)。

抗毒素の使用

抗毒素はウマ由来で，いまだ最小有効量が定まっていないため，投与量は経験的な判断に基づいている。扁桃および咽頭に偽膜を伴っている患者など軽症または中等症の患者では，咽頭病変で発症 48 時間未満であれば 2 万～4 万単位，鼻咽頭病変であれば 4 万～6 万単位，発症 3 日目以降あるいは「牛頸」を呈している患者では 8 万～10 万単位を投与するという手法が，多くの場合，取り入れられている。投与に際しては，米国小児科学会(American Academy of Pediatrics)の推奨どおり 60 分かけて静注する必要がある。

抗毒素の投与前にあらゆるアレルギー歴を確認し，さらにウマ血清やウマの鱗屑への反応性を見極めておく必要がある。すべて

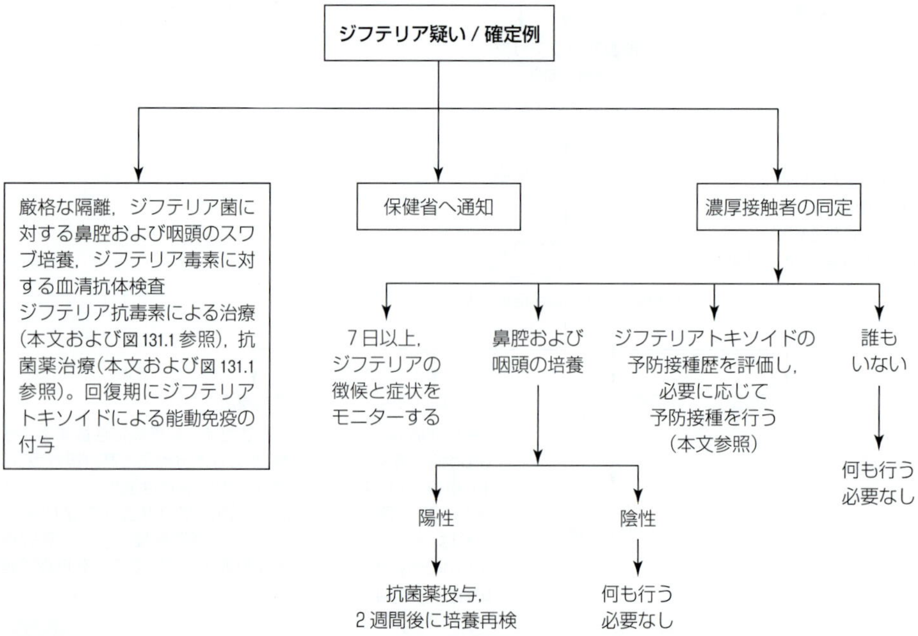

図 131.3
ジフテリアの公衆衛生管理

の患者で，生理食塩液で 1：10 に希釈したウマ抗毒素による点眼試験で，抗毒素に対する過敏性を検査する。これに引き続いて，1：100 の希釈液によるスクラッチテストを行い，もし，半時間後に陰性であれば，さらに引き続いて，1：100 の希釈液による皮内テストを行う。もし，すべての検査が陰性であれば，抗毒素を投与することができる。静注投与が推奨される。0.5 mL の抗毒素を 10 mL の生理食塩液に溶解したものを緩徐に静注した後，半時間以内に，残りの投与量を生理食塩液で 1：20 に希釈したものを，1 mL/ 分を超えない速度で投与する。軽症～中等症の症例に限れば，抗毒素を筋注で投与する専門家もいる。

もし，患者がウマ血清に過敏性があるようであれば，注意しながら脱感作を実施すべきであり，できれば，ICU で行うのが望ましい。adrenaline，挿管用の備品，人工呼吸器が利用できる状態にしておく。以下の用量のウマ血清抗毒素を，もし，副反応が起こらなければ，15 分おきに投与する。

1. 1：20 の希釈液 0.05 mL を皮下注
2. 1：10 の希釈液 0.10 mL を皮下注
3. 1：10 の希釈液 0.3 mL を皮下注
4. 希釈していない抗毒素 0.1 mL を皮下注
5. 希釈していない抗毒素 0.2 mL を皮下注
6. 希釈していない抗毒素 0.5 mL を皮下注
7. 残っている推定治療量を筋注

過敏性の検査の全行程を通じて，および抗毒素を投与している最中は，アナフィラキシーの徴候が少しでも認められた際に 0.01 mL/kg の用量で皮下注あるいは筋注ですみやかに使用できるように，adrenaline の生理食塩液による 1：1,000 の希釈液を手の届く所に置いておく。検査に先だって，予防措置として，開放されておりすぐに利用できる静脈路を，生理食塩液で確保しておくことが賢明である。もし必要であれば，同量の adrenaline を生理食塩液で最終的に 1：10,000 になるように希釈したものを緩徐に静注で投与し，それを 5～15 分ごとに繰り返す。抗毒素の添付文書に書かれている，その他の情報および使用上の注意を確認しておく。

抗菌薬

ジフテリア菌はいくつかの抗菌薬に対して感受性がある。培養検体を採取した後は，感染部位での菌の増殖を防ぎ，保菌状態を根絶するために，抗菌薬をただちに投与すべきである。第 1 選択の抗菌薬は erythromycin（500 mg 1 日 4 回，14 日間），あるいは penicillin G 2.5 万～5 万単位から最大 120 万単位の 12 時間ごと静注を患者が経口 penicillin V（250 mg，1 日 4 回）を内服できるようになるまで続け，経口と合わせて計 14 日間投与する。penicillin よりも優れた効果が報告されているため，erythromycin のほうが好まれている。

補助療法

脱水や栄養不良，うっ血性心不全といった合併症をすみやかに診断し，適切に治療する必要がある。重症の喉頭病変，毒性が著しい，ショックに陥っている症例では，副腎皮質ステロイド（prednisone 3～5 mg/kg/ 日）が推奨されるが，その有効性に関して信頼に足る確かなデータがあるわけではない。呼吸時喘鳴を伴う喉頭閉塞に対しては，すみやかに気管切開を行わなければならない。

患者を退院させる前に，喉，鼻あるいは感染が疑われた部位から検体を採取し，培養検査を実施する必要がある。少なくとも 2 回，望ましくは 3 回連続で培養が陰性化していなければならない。

回復後は，もし，患者が予防接種を受けたことがなければ，破傷風とジフテリアのトキソイド（tetanus and diphtheria：Td）を投与し，一連の基礎接種を完遂させなければならない。

保菌者

予防接種あるいは臨床的な罹患歴のいずれかに由来する免疫を獲得しているにもかかわらず，慢性の保菌状態になることがある。時に，先行する臨床症状がなくとも保菌状態が持続することもある。成人では erythromycin 0.5 g 経口，1 日 4 回 7 日間が，保菌状態における第 1 選択薬である。代替案となる抗菌薬は，procaine penicillin G 60 万単位 筋注，1 日 1 回，14 日間，clindamycin 150 mg 経口，1 日 4 回，7 日間，rifampicin 600 mg/ 日 経口，7 日間である。

流行性のジフテリア

流行性のジフテリアに対する取り組みは以下のとおりである。

1. すべての一次症例を割り出し，入院させ治療する
2. すべてのリスクを有する人にトキソイドを接種する
3. ジフテリアに接触したすべての人の培養を実施し，喉，鼻，皮膚病変からジフテリア菌が分離されたすべての患者において，保菌状態を根絶するために erythromycin，7 日間で治療する（図 131.3）
4. 曝露後 1 週間は一次接触者を綿密に観察し，初期症状が出現すれば治療する。別の方法として，すべての易感染性の一次接触者に対しては，トキソイドに加えて，1,500～3,000 単位のジフテリア抗毒素を前述の用法で投与することもできる。
   この低用量の抗毒素は患者が抗体を形成している期間，患者を保護してくれる。

予防

ジフテリア－破傷風－百日咳（diphtheria-tetanus- pertussis：DTaP）ワクチンによる一連の基礎接種が完了している小児に対して，ジフテリアに曝露した際にブースターのワクチンが接種される場合がある。これはアウトブレイク事例の際に実施されるが，必ず行われるものではない。抗菌薬による予防は非常に効果的である。

ジフテリアに罹患した患者の家族およびその他の濃厚接触者は 7 日間注意深く観察する必要がある。彼らは 60 万～120 万単位の benzathine penicillin 筋注もしくは 7～10 日間の erythromycin 経口投与のいずれかを受ける必要がある。培養検査を治療の前後で実施する必要がある。年齢と予防接種歴に応じて，トキソイドの注射をしてもよい。トキソイドの接種歴がない（あるいは 1 回しか接種していない）易感染性の濃厚接触者に対しては，すみやかに 3,000～10,000 単位（体の大きさによる）の抗毒素を接種すべきであり，それに加えて，通常の予防措置も遵守する。もし適応があれば，トキソイドによる能動免疫も引き続き行い完了させ

表 131.2
ジフテリア性の *Corynebacterium* に属する各菌種の疫学および臨床的特徴

Corynebacterium	疫学	臨床的特徴
C. jeikeium	皮膚，全身性	軟部組織，肺炎，シャント感染，皮疹，心内膜炎
C. minutissimum	皮膚	紅色陰癬，赤褐色調の斑状病変，Wood 灯下で蛍光を放つ
C. ulcerans	皮膚，全身性	心臓および中枢神経系に感染が及ぶ。ウマやウシでの感染
C. pseudotuberculosis	皮膚曝露，家畜，生乳	皮膚壊死毒素，化膿性肉芽腫，リンパ節炎，家畜での感染
C. bovis	シャント，皮膚	髄膜炎，脊髄および硬膜外膿瘍，脳室腹腔シャントあるいは脳室頸静脈シャント
C. pseudodiphtheriticum	全身性	肺炎，心内膜炎，気管炎，尿路
C. striatum	免疫抑制	肺炎，髄膜炎，膿瘍，菌血症

る。ジフテリアの定期予防接種に関しては「第 113 章　予防接種」で解説している。

非ジフテリア性の *Corynebacterium*

非ジフテリア性の *Corynebacterium* は，かつては常在菌叢と考えられていた。これらは皮膚に存在し，しばしば血液培養から分離される。血液内に同菌が存在しても汚染菌であると考えられてきたが，特に，免疫不全患者や血管内および中枢神経系にカテーテルや人工物が留置されている患者で，非ジフテリア性の *Corynebacterium* が菌血症，敗血症，肺炎，心内膜炎，中枢神経感染症，眼内感染症を起こした多くの事例がある。よくある素因としては好中球減少がある。

非ジフテリア性の *Corynebacterium* による感染の診断は通常，血液あるいは無菌体液から菌が分離されることで成される。*Corynebacterium* は従来の培養法で分離することができるが，2000 年以降は，新しい同定キットである Rapid CORYNE System が優れているため，従来の方法に取って代わっている。

臨床的には，非ジフテリア性の *Corynebacterium* を示唆する特異的な所見は存在しないが，免疫不全患者における中心静脈や皮膚および皮下の感染と菌との相関は，臨床医にとって，直面している感染症がこの Gram 陽性桿菌によるのではないかと想起するきっかけとなる。表 133.2 に，非ジフテリア性の *Corynebacterium* の各菌種の疫学と臨床的特徴を列挙した。

Corynebacterium jeikeium

C. jeikeium は Gram 陽性の球桿菌あるいはレンサ球菌に似た球菌である。特徴として，抗菌薬に高度耐性を示し，*in vitro* および *in vivo* では vancomycin にのみ感受性がある。

臨床像

C. jeikeium による感染としては，軟部組織感染，空洞化を伴うこともある肺炎，持続携帯式腹膜透析関連の腹膜炎，脳神経外科関連シャント感染，皮膚の発疹，カテーテル関連心外膜膿瘍，心内膜炎が挙げられる。好中球減少患者および人工物が留置されている患者では，敗血症の原因菌となりうることも常に考慮しておく必要がある。

治療

抗菌薬に高度耐性を示すにもかかわらず，これらの *Corynebacterium* は vancomycin には感受性が残っている。効果的な総治療期間というのは確立していない。臨床的な治療反応性を観察しながら，通常は 4〜6 週の治療を行う。新世代のフルオロキノロン系，特に ciprofloxacin でも良好な結果が得られている。感染した人工物は多くの場合抜去が必要となる。

Corynebacterium minutissimum

C. minutissimum による感染は通常，皮膚に起こり，古典的な疾患概念は紅色陰癬(erythrasma)である。紅色陰癬は，瘙痒を伴った褐色から紅色調の斑状病変で，Wood 灯を病変に当てると蛍光性があることを特徴とする皮膚感染症である。最も感染が起こりやすい箇所は間擦部である。

白血病の急性転化を起こした患者での *C. minutissimum* による菌血症の報告がある。この菌による黄菌毛症(trichomycosis axillaris)の報告もある。

Corynebacterium ulcerans

C. ulcerans は，ジフテリア菌同様に，溶原化[訳注：非毒素産生型の *C. ulcerans* に毒素遺伝子を保持したバクテリオファージ(ウイルス)が感染し，それが元々の菌の遺伝子に取り込まれることによって，毒素産生能を獲得するようになる。これを溶原化(lysogeny)という]によってジフテリア毒素を産生するが，その臨床的な重要性は明らかになっていない。しかし，*C. ulcerans* による心臓と中枢神経系に感染が及んだ菌血症および肺炎の症例が報告されている。

Corynebacterium pseudotuberculosis

C. pseudotuberculosis による感染は，家畜との接触や生乳の摂取に関連して生じる。臨床的には，化膿性肉芽腫性リンパ節炎を呈し，菌が産生する皮膚壊死毒素によって起こっている可能性が最も高い。この菌は erythromycin あるいは tetracycline による長期治療に反応する。

Corynebacterium bovis

報告されているほとんどの *C. bovis* による感染症は，中枢神経系への侵襲的処置と関連して起こっている。髄膜炎，硬膜外膿瘍，シャント感染の症例がある。

Corynebacterium pseudodiphtheriticum

C. pseudodiphtheriticum による感染部位には，心臓弁，創部，尿路があり，さらには肺炎や壊死性気管炎などの肺感染症がある。この菌の感受性はさまざまであり，erythromycin，clindamycin および penicillin に対して感受性のこともあれば耐性のこともある。penicillin の静注(1 日 1,200 万単位で 14 日間)に反応したとする症例報告がある。

Corynebacterium striatum

通常，何らかの免疫抑制が背景にある人が *C. striatum* による感染の犠牲者となる。*C. striatum* による肺炎，肺化膿症，髄膜炎，菌血症の報告がある。ほとんどの患者が vancomycin で治療されている。

その他

Corynebacterium CDC group A-4 による，免疫不全のない患者での自然弁の心内膜炎と，免疫不全宿主での Hickman カテーテルの感染による敗血症の報告がある。淡水の環境菌である *C. aquaticum* は，未処理の貯められた雨水をシャワーに利用していた，中心静脈カテーテルが留置されている好中球減少患者で，菌血症性敗血症を起こしたことがある。*C. afermentans*(CDC group ANF-1)は人工弁の心内膜炎を起こしたとする報告がある。

治療

Corynebacterium は，erythromycin，サルファ剤(sulfonamide)，chloramphenicol，gentamicin，imipenem，新世代のフルオロキノロン系抗菌薬の一部，および vancomycin に感受性がある場合がある。最重症および全身性の感染症に対して，我々は vancomycin を選び，腎機能が正常な成人であれば vancomycin 1 g を 12 時間ごとに投与する治療を最低 2 週間行っている。一部の患者，特に免疫不全患者では，vancomycin と imipenem 500 mg 静注，6 時間ごとの併用，vancomycin と rifampicin 600 mg，1 日 1 回 経口の併用，vancomycin と ciprofloxacin 750 mg 経口，12 時間ごとの併用での 2〜4 週間の治療が選択されることがある。erythromycin 2〜4 g の分割投与も代替レジメンとして利用される。これらの感染に対する最も効果的な治療について結論は出ていないが，しばしば 8 週間の治療が必要となる。治療不応性の症例では，外科へのコンサルトが推奨される。

文献

Advisory Committee on Immunization Practices. Recommended adult immunization schedule: United States, 2010. *Ann Intern Med.* 2010;152:36–39.

American Academy of Pediatrics. Antibodies of animal origin (animal antisera). In: Pickering LK, ed. *Red Book: 2012 Report of the Committee on Infectious Diseases*, 29th edn, Elk Grove Village, IL: American Academy of Pediatrics; 2012:63–66.

Brooks GF, Bennett JV, Feldman RA. Diphtheria in the United States 1959–1970. *J Infect Dis.* 1974;129:172–178.

Halsey N, Bartlett JG. Corynebacteria. In: Gorbach SL, Barlett JG, Blacklow NR, eds. *Infectious Diseases*. Philadelphia: Lippincott Williams & Wilkins; 2004:1622.

Kneen R, Pham NG, Solomon T, et al. Penicillin vs. erythromycin in the treatment of diphtheria. *Clin Infect Dis.* 1998;27:845–850.

Lipsky BA, Goldberger AC, Tompkins LS, Plorde JJ. Infections caused by nondiphtheria corynebacteria. *Rev Infect Dis.* 1982;4:1220–1235.

Lowe CF, Bernard KA, Romney MG. Cutaneous diphtheria in the urban poor population of Vancouver, British Columbia, Canada: a 10-year review. *J Clin Microbiol.* 2011;49:2664–2666.

MacGregor RR. *Corynebacterium diphtheriae*. In: Mandell GL, Bennett JE, Dolin R, eds. *Mandell, Douglas, and Bennett's Principles and Practice of Infectious Diseases*, 7th edn. Philadelphia: Churchill Livingstone; 2010:2687–2694.

Meyer DK, Rebou A. Other coryneform bacteria and rhodococci. In: Mandell GL, Bennett JE, Dolin R, eds. *Mandell, Douglas, and Bennett's Principles and Practice of Infectious Diseases*, 7th edn. Philadelphia: Churchill Livingstone; 2010:2695–2706.

Wagner KS, White JM, Crowcroft NS, et al. Diphtheria in the United Kingdom, 1986–2008: the increasing role of *Corynebacterium ulcerans*. *Epidemiol Infect.* 2010;138:1519–1530.

132 腸内細菌目細菌

■著：Charles Stratton
■訳：西村 翔

腸内細菌目細菌は，動物やヒトの消化管を自然生息域とする好気性(通性嫌気性)Gram 陰性桿菌の大規模で不均一な集団から成る。腸内細菌目細菌に属する多くの細菌のなかで，ヒトから分離された場合に必ず病原菌と捉えられる菌種が3種ある。これら3菌種は *Salmonella*，*Shigella*，*Yersinia* であり，これらの菌種おのおのの臨床的特徴に関しては別の章で述べる。腸内細菌目細菌の多くは，市中および院内感染症の重要な原因菌となる。医学的に重要な腸内細菌目細菌は表 132.1 に示した。

尿路感染症

腸内細菌目細菌は，市中および院内発症の尿路感染症において，

表 132.1
属および菌種に関するコメント

Citrobacter diversus，*C. freundii*，*C. koseri*	通常院内感染，尿路感染が最多。新生児の髄膜炎や脳膿瘍を起こす
Cronobacter sakasakii	新生児の髄膜炎や敗血症の原因となり，粉ミルクの使用と関連する
Edwardsiella tarda	淡水や魚と関連し，淡水の摂取は下痢を起こす。魚を取り扱う際の軟部組織の怪我が重篤な軟部組織感染を引き起こす
Enterobacter cloacae	ヒトの大腸に定着し，しばしば院内感染症の原因となり，AmpC*β*-ラクタマーゼの脱抑制によってセファロスポリン系に高度耐性を起こすことでも知られている
大腸菌(*Escherichia coli*)	尿路感染症の最も頻度の高い原因。6 つの下痢病型がある。尿路感染，上行性胆管炎，腹腔内感染に関連した菌血症の頻度の高い原因。新生児髄膜炎の原因。肺炎(院内，人工呼吸器関連いずれも)の原因となる。市中感染と院内感染の重要な原因菌。基質特異性拡張型 *β*-ラクタマーゼ(ESBL)を産生しうる
Ewingella Americana	院内感染症のまれな要因
Hafnia alvei	市中感染症と院内感染症のまれな要因
Klebsiella pneumoniae，*K. oxytoca*，*K. aerogenes*	市中感染症と院内感染症の頻度の高い原因。尿路感染に伴う敗血症や上行性胆管炎からの菌血症が典型的な市中感染症である。肺炎の原因となる。過粘稠型の株は肝膿瘍と関連。ESBL，カルバペネマーゼ，あるいは *K. aerogenes* では AmpC*β*-ラクタマーゼの脱抑制によって，抗菌薬高度耐性を示しうる
Klyvera ascorbate	尿路感染症などの院内感染症のまれな要因
Morganella morganii	市中感染症のまれな要因で，院内感染症で認められることのほうが多いが，それでも感染を起こすことはまれである
Pantoea agglomerans	植物の病原菌であり，木材の破片など植物由来の刺傷後にヒトの感染を起こす
Plesiomonas shigelloides	淡水や汽水および汽水域で採取された貝やカキと関連し，ヒトに胃腸炎を起こす
Proteus mirabilis，*P. vulgaris*	尿路感染症の頻度の高い原因で，特に腎結石が存在したりカテーテルが留置されている場合に多い。糖尿病性の悪臭を伴う足感染にも関与する
Providencia stuartii，*P. rettgeri*	カテーテル関連の尿路感染症を起こす
Salmonella enterica	「148 章　*Salmonella*(サルモネラ)」参照
Serratia marcescens	新生児の集中治療病棟や熱傷病棟に関与する環境菌であり，しばしば高度耐性化する
Shigella 属	「153 章　赤痢菌」参照。
Yersinia 属	「158 章　*Yersinia*」参照。

最も重要な原因菌である。大腸菌(*Escherichia coli*)が最も頻度の高い病原菌であり，尿路感染症を引き起こす能力という観点からは特有の病原性を発揮することで知られている。この病原性には，正常な膀胱上皮への接着を可能とする接着性の線毛とグリコカリックスの産生，およびこの尿路病原菌がバイオフィルムコロニー内で生存することが可能な膀胱細胞への侵入能力がある。

尿路感染症の症状は，どの腸内細菌目細菌が感染を起こしていたとしてもよく似たものであり，これらの症状は，上部尿路感染症(すなわち，腎盂腎炎)と下部尿路感染症(すなわち，膀胱炎)とを鑑別するのに有用である。膀胱炎は，頻尿，尿意切迫，排尿時痛，恥骨上部不快感を特徴とし，一方で腎盂腎炎は，発熱，悪寒，嘔気，嘔吐，側腹部痛，肋骨脊柱角叩打痛を特徴とする。男性患者では，尿路感染症で精巣あるいは前立腺炎が起こることがある。高齢者や脊髄損傷患者，尿道カテーテル留置患者では，これらの症状の多くが認められないことがある。おそらく，最も独特な尿路病原菌は*Proteus*属であり，特徴的なアルカリ尿(pH 8)を伴う尿路感染症を起こして，しばしばサンゴ状結石の存在と関連する。

無症候性の細菌尿も，尿路感染症を考慮する際には理解しておくことが重要であり，無症候性細菌尿は通常，症状を欠いているなかで，膿尿の有無にかかわらず$>10^5$個/mLの細菌が検出されることと定義される。無症候性細菌尿が症候性の尿路感染に至ることはめったになく，治療適応は，幼児，妊婦，あるいはFoleyカテーテル挿入などの尿路器具挿入前のみである。

尿路感染症の検査診断は通常，尿(培養)の定量的なコロニー数測定が必要であり，Gram陰性菌(多くの場合，腸内細菌目細菌)が10^5個/mL認められる場合，尿路感染症と定義する。しかし，症候性の尿路感染症において，特に尿が恥骨上穿刺やカテーテル挿入によって採取された場合には，Gram陰性菌が最小10^2/mLと少ない場合もある。しばしば，Gram陽性菌でも10^5/mLが，尿路感染症の定義として採用されるが，腸球菌(*Enterococcus*属)などのGram陽性菌では(尿培養の)定量的なコロニー数測定は体系的に評価されていないことには注意すべきである。疑わしい場合には，培養を繰り返して同一菌が発育することが，尿路感染症を明確にするうえで臨床的に有用である。Gram陽性菌が尿路感染症の原因菌として疑われる場合，背景の尿路異常を検討して除外する必要がある。

消化管感染症

Salmonella, *Shigella*, *Yersinia*は，ヒトから分離された場合は必ず病原菌と判断する。これら3菌種はしばしば，消化管感染症を引き起こすので，別の章で議論する。加えて，ヒトの消化管に定着し，小腸と大腸の下痢の原因となる腸管病原性の大腸菌も存在する。これらを**表 132.2**に示す。

大腸菌は，ヒトの消化管で最も数が多い定着菌である。したがって，下痢を引き起こす腸管病原性大腸菌の5つの機序が解明されていることは驚くべきことではない。これらの機序のうちで最も一般的なものは，腸管毒素原性大腸菌(enterotoxigenic *E. coli*：ETEC)であり，環状アデノシン一リン酸(adenosine monophosphate：AMP)を阻害する易熱性毒素(heat-labile toxin：LT)または環状グアノシン一リン酸(guanosine monophosphate：GMP)を阻害する耐熱性毒素(heat-stable toxin：ST)のいずれかを利用する。どちらのコレラ様毒素も，小腸内への塩化物(陰)イオンの分泌を誘導し，塩化ナトリウムの再吸収を阻害する。結果的に，「旅行者下痢症」や「モンテズマの復讐」と呼ばれる水様性の下痢が生じ，<2歳の小児や，食品や水道にETECが頻繁に認められる熱帯地域への旅行者で最も頻度の高い下痢の原因となる。LTあるいはST遺伝子を検出する分子学的手法が，ETECの最も簡易な診断法である。これら5つの機序のなかで最も重篤なものは，腸管出血性大腸菌(enterohemorrhagic *E. coli*：EHEC)であり，宿主の蛋白合成を阻害し，アポトーシスを誘導する志賀毒素を産生する。この志賀毒素は，血流にも吸収されて他の臓器に播種し，急性腎不全，血小板減少症，微小血管障害性溶血性貧血を引き起こす。これら一連の臓器不全の臨床徴候を総称して，**溶血性尿毒症症候群(hemolytic uremic syndrome**：HUS)と呼び，抗菌薬治療はこの病態を増悪させるため，適応とならない。

腹腔内感染

腸内細菌目細菌の多くは，消化管の常在細菌叢の一部であるため，このグループの細菌が，さまざまな異なる機序によって腹腔内感染症の主要な原因となることは驚くことではない。たとえば，憩室や虫垂の閉塞は憩室炎や虫垂炎を引き起こすが，いずれも複数菌感染症であり，腸内細菌目細菌が重要な役割を果たして

表 132.2
消化管における病原性大腸菌

病原型	臨床像	コメント
ETEC(腸管毒素性大腸菌)	急性水様性下痢，通常自然治癒する	旅行者下痢症および世界中の小児の下痢の最も頻度の高い原因菌
EAEC(腸管凝集性大腸菌)	粘液性の下痢	慢性下痢を起こすことがある。旅行者での下痢の原因となる
EPEC(腸管病原性大腸菌)	急性の下痢と嘔吐	途上国の小児でのよくある原因菌
EIEC(腸管侵入性大腸菌)	水様性下痢あるいは赤痢様の症状(発熱，腹痛，しぶり腹，下血)	アウトブレイクを起こす
EHEC(腸管出血原性大腸菌)	水様性あるいは血性下痢	溶血性尿毒症症候群

18

いる。腸内細菌叢は，臓器穿孔が生じた際の腹腔や骨盤腔のいずれかの部位の腹膜炎や膿瘍においても重要な役割を果たしている。腸内細菌目細菌に属する菌種は胆道系からも頻繁に分離され，胆石による閉塞によって胆嚢炎が起こると，これらのGram陰性桿菌は上行性の胆管炎や肝膿瘍を引き起こすことがある。これらのGram陰性桿菌が腸管から肝臓へと門脈血流系を介して転位(translocation)を起こすことも肝膿瘍の原因となる。これらの胆道系 / 肝臓感染症は発熱と腹痛を特徴とするが，(腹痛は)右上腹部に限局するとは限らない。急性胆嚢炎で上行性胆管炎が起こる確率は，おおよそ患者の年齢と等しく，もし，症状が3日以上続いていれば，上行性胆管炎の確率はほぼ100％となる。左方移動を伴う白血球増加は胆道系 / 肝臓感染症の診断において重要な手掛かりとなる。

胆嚢炎や上行性胆管炎では，総胆管が巻き込まれて閉塞している場合，典型的には総ビリルビンが上昇し，閉塞していなければ，総ビリルビンが上昇するのは25％である。肝膿瘍の3分の2の症例で，アルカリホスファターゼが上昇し，通常，ビリルビンやアミノトランスフェラーゼの上昇はほとんど認めない。過粘稠型*Klebsiella*属は肝膿瘍を起こすことで知られており，これらの株では眼や中枢神経系の転移性感染巣も認められている。この事象は東アジアや東南アジアで初めて報告された。近年では，この事象はヨーロッパや米国からも報告されている。

膵臓や膵仮性嚢胞の感染は典型的には，腹痛，嘔気，嘔吐，発熱，白血球増加を呈し，診断に難渋する。このような膵臓の感染はしばしば，内視鏡的逆行性胆管水管造影などの膵臓への操作後に認められる。膵臓の感染の可能性が疑われる場合は，血清のアミラーゼやリパーゼの検査を行い，もし高値の場合，CTやMRIスキャンなどの適切な画像検査を行うべきである。経験的治療での広域スペクトラムの抗菌薬は，腸内細菌目細菌のみならず，嫌気性菌や腸球菌などのその他の腸内細菌叢も対象とすべきである。

最後に，腸内細菌目細菌は，外科的な治療介入を要する腹腔内感染源を伴わない腹水の感染である**特発性細菌性腹膜炎**(**spontaneous bacterial peritonitis**：SBP)の最も頻度の高い原因菌である。腸内細菌目細菌は，生菌が消化管内腔を通過して腸管外部位へと移行するバクテリアルトランスロケーション(bacterial translocation)によってSBPの80％で原因菌となる。非腸内細菌はSBPの約20％で原因菌となり，肝機能障害や門脈循環の変化によって血流から腹腔に入ると考えられている。これらの非腸内細菌のうち，培養陽性例の約3～8％は肺炎球菌(*Streptococcus pneumoniae*)が原因となる。

特発性細菌性腹膜炎は，既存の腹水からの播種によることが最も多く，多くは肝硬変を背景とするが，ネフローゼ症候群や右心不全による腹水が原因となることもある。臨床徴候としては，身体診察や画像検査での腹水の存在のほかに，発熱，腹囲の増大，腹痛，腹部圧痛がある。腹水を採取して以下の検査を実施すべきである。好気および嫌気培養，細胞数および細胞分画，Gram染色，アルブミン，蛋白，糖，乳酸脱水素酵素，アミラーゼ，ビリルビン(腹水が濃いオレンジ色あるいは暗褐色の場合)。結核が疑われる場合，Cope針による腹膜の経皮生検を行う必要がある。

肺炎および胸腔の感染

腸内細菌目細菌は，肺炎が市中発症か院内発症かにかかわらず，培養陽性肺炎の5～15％で原因菌となる。誤嚥，高齢，心不全，腎疾患，糖尿病などの併存疾患があると，Gram陰性菌が原因菌となりやすく，その他の臨床所見は，細菌性肺炎の原因微生物を決定するうえで特に有用ということはない。暗赤色で粘液性の痰が喀出される場合は，「Friedlander桿菌[訳注：Carl Friedlanderは1882年に*K. pneumoniae*を肺炎の原因菌として初めて報告したドイツの微生物学者]」〔すなわち，肺炎桿菌(*Klebsiella pneumoniae*)〕と関連しているが，*K. pneumoniae*による肺炎のその他の臨床的特徴は非特異的なものである。

胸部レントゲン，CTスキャン，MRIスキャンの画像パターンは総じて非特異的であり，Gram陰性桿菌性肺炎に特徴的なものはないが，気胸，空洞，膿胸を伴う壊死性肺炎が認められる場合には，Gram陰性桿菌による肺炎の可能性を検討すべきである。Gram陰性桿菌性肺炎は，院内肺炎および人工呼吸器関連肺炎の患者ではよく知られた原因である。喀出痰，挿管患者では気管内チューブからの肺深部の吸引，気管支鏡検査や気管支肺胞洗浄によって採取された検体のGram染色と培養に基づいて診断する。

皮膚軟部組織感染症

皮膚軟部組織感染症の最も頻度の高い原因菌は，ブドウ球菌(staphylococci)とレンサ球菌(streptococci)であるが，特定の皮膚軟部組織感染症ではしばしば，腸内細菌目細菌が関与している。腸内細菌目細菌が関与する典型的な皮膚軟部組織感染症は手術創部感染で，特に，腹腔や骨盤の手術後の創部感染である。これらの手術創部感染は通常，混合感染で，Gram陰性桿菌と嫌気性菌のいずれもが関与する。腸内細菌目細菌が関与する典型的なその他の皮膚軟部組織感染としては，熱傷の二次感染，褥瘡感染，糖尿病性の悪臭を伴う足(感染)，Fournier壊疽，その他の細菌性の相乗性壊死性筋膜炎がある。

一般的に，皮膚軟部組織感染症のこれらの病態は，既存の創部や外傷に起因するか，腸穿孔などの腸管感染源に起因する合併症である。(糖尿病性の)悪臭を伴う足感染あるいはFournier壊疽に代表されるように，糖尿病はよくある併存疾患である。これらの皮膚軟部組織感染症の患者では通常，発熱を伴う全身症状を呈し，白血球増加を認め，しばしば菌血症を合併する。これらの皮膚軟部組織感染症は，中等度～重度の疼痛，紅斑，浮腫，診察上の握雪感[訳注：ガスの存在を示唆]，レントゲンやCTスキャンMRI画像での組織内ガス，悪臭を伴う創部分泌物，皮膚や組織の壊死所見を特徴とする。これらの皮膚軟部組織感染症のほとんどで，経験的な抗菌薬治療と共に外科的デブリードマンが必要となる。

骨関節感染症

腸内細菌目細菌による化膿性関節炎，骨髄炎，人工関節感染は，医学文献で頻回に報告されている。全体として，骨および関節感染でGram陰性桿菌が関与する頻度は，Gram陽性球菌と比較して低く，これらの感染の 5～25%を占める。Gram 陰性桿菌による骨髄炎は，糖尿病性の悪臭を伴う足感染でみられるように，局所の軟部組織感染が骨へと波及して起こることがある。糖尿病性の下肢骨髄炎では，大腸菌，*K. pneumoniae*，*Proteus* 属が最も頻度の高い Gram 陰性桿菌である。前立腺や膀胱からの播種によって腰椎の化膿性脊椎炎が起こることがあり，化膿性脊椎炎では，大腸菌，*Proteus mirabilis* が最も頻度の高い Gram 陰性桿菌である。Gram 陰性桿菌の血行性播種はいずれの骨や関節にも感染を起こす可能性があるが，最も頻度が高いのは高齢者の化膿性関節炎や人工関節感染である。このような化膿性関節炎で分離される Gram 陰性桿菌で最も頻度が高いのは大腸菌である。

Gram 陰性桿菌による骨関節感染の臨床像は，Gram 陽性球菌による骨関節感染で認められるものと類似している。関節の感染は，感染した関節局所の疼痛，関節の腫脹，関節の紅斑，および発熱を特徴とする。最近留置された人工関節の感染では，創部の離開および(排膿している)瘻孔がしばしば認められる。脊椎の感染症では，典型的には神経根型の限局性の背部痛を伴い，局所の神経学的徴候は硬膜外膿瘍を示唆しており，これは神経学的緊急事態であり，迅速な診断と適切な除圧手術が必要となる。

骨や関節感染の臨床診断は，臨床的に疑えるかどうかに懸かっており，通常，レントゲン検査，CT スキャン，MRI スキャン，放射性核種白血球スキャンなどの画像検査によって裏づけられる。確定診断には通常，関節液や骨の無菌操作で得られた培養検体が必要であり，関節や骨感染症の約 50%で菌血症を合併するため，血液培養を実施すべきである。慢性的に排膿している瘻孔は，菌が定着していて深部感染の原因菌を明らかにできないため，培養を採取する部位としては不適である。

中枢神経系感染

腸内細菌目細菌による Gram 陰性桿菌性髄膜炎では，大腸菌が原因菌となることが多いが，*Klebsiella pneumoniae*，*Citrobacter koseri*，*Enterobacter cloacae*，*Cronobacter sakazakii* などの他の菌種によることもある。これらの Gram 陰性桿菌性髄膜炎の大部分は生後数週以内の乳児に認められる。成人での中枢神経系の Gram 陰性桿菌感染症は，高齢者や外傷患者，静注薬物使用者，脳外科手術後の患者に認められる。播種性の糞線虫症も，移動する糞線虫の幼虫が大腸内の桿菌を伴って脳組織に侵入すると，Gram 陰性桿菌性髄膜炎を起こすことがある。典型的な Gram 陰性桿菌性髄膜炎に罹患する宿主のタイプによっては，発熱や項部硬直などの古典的な徴候を認めない場合がある。これらの症例で髄膜炎と診断するためには，髄液の検査が必要となる。髄液内の細胞の残核や蛋白の破片のために，Gram 染色の判定が困難となるかもしれない。これらの Gram 陰性桿菌性髄膜炎の症例の＞50%で菌血症を合併するため，血液培養を採取すべきである。

脳膿瘍や，硬膜下膿瘍，脊椎の硬膜外膿瘍などの Gram 陰性桿菌による中枢神経系の局所性の化膿性感染症は，時に腸内細菌目細菌が原因となる。特に，脳室炎や脳室シャント感染を認めることがあり，膿瘍のような立ち振る舞いを見せるため，治療に難渋する。加えて，これらの感染症の原因となる *Enterobacter* 属などの一部の Gram 陰性桿菌は，新しい β-ラクタム系抗菌薬に対して内因性と獲得性のいずれもの耐性を有する。実際，基質特異性拡張型 β-ラクタマーゼ(extended-spectrum β-lactamase：ESBL)，誘導性の AmpCβ-ラクタマーゼ，カルバペネマーゼを産生する腸内細菌目細菌が，脳室炎や脳室シャント感染などの院内感染で認められるようになり，問題となりつつある。

菌血症，血管内感染症，敗血症

腸内細菌目細菌による菌血症は必ず真の陽性と捉える必要があり，この菌血症の感染源を積極的に検索すべきである。市中感染での腸内細菌目細菌菌血症のほとんどは腎盂腎炎，上行性胆管炎，憩室炎によるものである。院内感染症としての腸内細菌目細菌菌血症は，血管内カテーテル，院内肺炎，人工呼吸器補助下の肺炎によるものである。静脈栄養，透析，がんの化学療法を受けている患者や，長期の中心静脈カテーテルが留置されている患者では，血管内カテーテルが Gram 陰性菌菌血症の原因として特に重要である。

腸内細菌目細菌による感染は，血管ステント，人工血管グラフト，植え込み型経静脈ペースメーカーおよび除細動器(自動植込み型除細動器)などのその他の血管内デバイスでも認められる。感染した血管内デバイスに関連した合併症や後遺症の発生率は，その(デバイス留置の)処置による合併症や後遺症と同様に高く，したがって，診断を確定させることが不可欠となる。残念ながら，これらの血管内デバイスの感染の診断は困難な場合があり，タグ付き白血球スキャン，または ^{18}F-FDG-ポジトロン放出断層撮影(positron emission tomography：PET) / CT スキャンが有用かもしれない。タグ付き白血球スキャンの空間分解能には限界があり，軽症感染での感度は低下する可能性がある。したがって，白血球スキャンで陰性であることは，この診断の可能性を除外するものではない。

腸内細菌目細菌による菌血症の頻度を考えると，高確率で自然弁および人工弁の心内膜炎が認められるように考えてしまうが，細菌性心内膜炎のわずか 2～5%が Gram 陰性桿菌によるものである。*Salmonella* 属，*Yersinia* 属が，医学文献で報告されている腸内細菌目細菌の心内膜炎で最も頻度の高い原因菌である。腸内細菌目細菌のほとんどはバイオフィルムを形成せず，損傷した内皮に接着することができない。*Salmonella* 属は例外のようで，血管内感染症の原因菌としてよく知られている。

腸内細菌目細菌による菌血症は急激に敗血症や敗血症性ショックへと進行することがある。敗血症とは，「感染に対する宿主応答が制御できないことによる生命を脅かすような臓器不全」と定義される。敗血症性ショックは，「敗血症単独よりも死亡リスクが高い，特に重篤な循環，細胞，代謝異常を伴う敗血症の一亜型」と定義される。敗血症性ショックでは通常，乳酸アシドーシス，乏尿，急性肺障害などの組織還流不全の徴候を伴う。発熱と難治性低血圧を伴う敗血症性ショックでは，臓器不全に陥ることがある。したがって，敗血症性ショックの診断は，迅速に行わなければならない。

敗血症性ショックの診断基準は，「平均動脈圧(mean arterial pressure：MAP)が＞65 mmHg を維持するのに昇圧薬が必要で，循環血漿量の低下がないなかで血清乳酸値＞2 mmol」である。qSOFA(quick sequential organ failure assessment)は，予

18

後不良の可能性が高い成人患者を迅速に同定するためのベッドサイドツールとして開発された。qSOFA は，以下の臨床基準のうちの 2 つを満たす場合に陽性と判定される

・呼吸数が 22 回 / 分以上
・意識障害(Glasgow Coma Scale で＜15)
・収縮期血圧が≦100 mmHg

qSOFA は，臨床医が，臓器障害のさらなる精査，必要に応じて抗菌薬治療の開始あるいは広域化，集中治療への照会やモニタリングの頻度の増加を検討する契機としても利用される。

加えて，敗血症発症後 1 時間以内に実施すべき 6 つのマネジメントがある。

・SpO_2 を＞94％で維持できるように酸素を投与する
・血液培養を採取し，感染源を精査する
・静注抗菌薬を投与する
・晶質液の静脈内投与を検討する
・血清乳酸値をチェックする
・1 時間ごとの尿量評価を開始する

実際に敗血症を発症してから臨床的に敗血症と認識されるまでの間は，しばしば敗血症のマネジメントにおいて著しい遅れが生じる。この時間帯は，敗血症の適切なマネジメントにおいても重要な時間帯である。たとえば，静注抗菌薬(既知あるいは疑われる病原菌をカバーするための少なくとも 2 系統の抗菌薬)は敗血症と認識してから 1 時間以内に開始すべきである。昇圧薬を必要とする患者は，noradrenaline を第 1 選択とし，vasopressin や adrenaline を追加することができる。それでも不安定な状態が続く患者では，dobutamine が推奨される。最後に，低還流状態の患者では，乳酸リンゲルなどの晶質液を 30 mL/kg 静注すべきである。これらのマネジメントはすべて，敗血症と敗血症性ショックを迅速に認識できるかどうかにかかっている。

抗菌薬治療の原則

抗菌薬治療の原則とは，1 つには，経験的治療と標的治療の違いを理解すること，標的治療(definitive therapy)における臨床微生物検査室の役割を理解すること，抗菌薬適正使用の重要性を理解すること，そして(最も重要なこととして)感染症専門医へのコンサルトのタイミングを認識しておくことである。

ほとんどの状況において，標的治療の抗菌薬は，治療すべき個々の宿主における抗菌薬の薬物動態と薬力学を理解しつつ，培養と感受性検査の結果によって決定すべきである。アレルギーや毒性，組織移行性，共存菌の有無，腎および肝機能，予測される薬剤相互作用，投与量や投与の簡便さ，コストなどの要素をすべて考慮しなければならない。経験的治療の抗菌薬は，臨床症状，重症度，感染症の病型と感染源，現地での耐性パターンや耐性菌の可能性を予測できる有効なアンチバイオグラムに基づいて決めなければならない。

残念ながら，21 世紀においては，腸内細菌目細菌で認められる耐性菌の増加によって，経験的治療および標的治療のいずれも抗菌薬選択がより困難になっている。新規 β-ラクタマーゼ阻害薬と共に新規抗菌薬の開発に成功したことは重要である。これらの最新および将来の抗菌薬の選択肢は次章でより詳細に解説する。しかし，抗菌薬治療における大きな課題の 1 つは，多くの微生物検査室は，細菌の同定のみならず抗菌薬感受性および耐性マーカーの存在に関する情報を即時に提供する技術を有していないことである。これらの腸内細菌目細菌の分離株の感受性検査はしばしば，(外部の)，後方検査機関(リファレンスラボラトリー)へと検体を送付して検査を行う必要があり，それには数日を要することがある。最後に，新規抗菌薬を病院の採用医薬品に追加する場合には，抗菌薬の入手可能性およびコストも考慮しなければならない。

ここで取り上げた諸問題は，米国のほとんどの病院において，経験的治療の抗菌薬選択を非常に困難なものとしており，それは腸内細菌目細菌の多剤耐性株は多種多様な耐性機序を有しているためである。特に，腸内細菌目細菌では，多くの異なったクラスの β-ラクタマーゼが認められる。これらの β-ラクタマーゼのクラスに関する簡単なレビューは，**表 132.3** に示した。近年のこれらの多剤(耐性)株は，ESBL や誘導性の染色体性のクラス C (AmpC) β-ラクタマーゼによって β-ラクタム系抗菌薬へと耐性を示すことが多い。より最近では，プラスミド性のクラス C (Act1) β-ラクタマーゼが，腸内細菌目細菌で問題となってお

表 132.3
各感染症に対して推奨される抗菌薬レジメン

感染症	典型的な病原菌	推奨される抗菌薬	代替薬	治療期間(日)
尿路感染症，単純性	*E. coli*, *Klebsiella*, *Proteus*	経口の ST 合剤，FQ	ampicillin, cephalexin, nitrofurantin	3
尿路感染症，複雑性(腎盂腎炎，男性の尿路感染症を含む)	*E. coli*, *Klebsiella*, *Proteus*	ceftriaxone，FQ	pip / tazo，アミノグリコシド系，カルバペネム系，aztreonam	7〜14
尿路感染症，再発性のカテーテル関連	すべて	カルバペネム系，cefepime	アミノグリコシド系	14
下痢	*E. coli*	必要なし	FQ，rifaximin, azithromycin	3〜5

表 132.3(続き)

感染症	典型的な病原菌	推奨される抗菌薬	代替薬	治療期間(日)
特発性細菌性腹膜炎	*E. coli*, *Klebsiella*	cefotaxime	FQ, moxi, pip / tazo, ceph3, cefepime, カルバペネム系	10〜14
憩室炎	*E. coli*＋嫌気性菌	FQ あるいは ST 合剤＋metronidazole, moxi	pip / tazo, ceph3＋metronidazole	7〜10
胆管炎, 胆嚢炎, 膵炎, その他の腹腔内膿瘍	すべて	pip / tazo, cefepime＋metronidazole, カルバペネム系	FQ＋metronidazole, moxi, tigecycline	改善するまで
複雑性皮膚軟部組織感染症	すべて	pip / tazo, カルバペネム系	tigecycline, FQ, moxi	改善するまで＋2
肺炎, 市中発症	*E. coli*, *Klebsiella*	ceftriaxone, cefepime, FQ, moxi	pip / tazo, カルバペネム系	≦21
肺炎, 院内発症あるいは人工呼吸器関連	*E. coli*, *Klebsiella*, *Enterobacter*, *Serratia*	カルバペネム系, cefepime, pip / tazo(初期治療としては通常アミノグリコシド系あるいは FQ と併用)	tigecycline	8
髄膜炎	*E. coli*	cefepime, ceftriaxone, meropenem		14
髄膜炎 / 脳室炎, シャント関連	*Enterobacter*	cefepime あるいは meropenem±アミノグリコシド系	ceph3	髄液が正常化するまで
骨髄炎, 人工関節感染	すべて	ceftriaxone, cefepime	FQ, カルバペネム系, tigecycline	≧42
菌血症(点滴ライン)	すべて	cefepime	カルバペネム系, pip / tazo, FQ, moxi	10〜14
心内膜炎, 血管内デバイス	すべて	cefepime あるいは ceftriaxone ±アミノグリコシド系	pip / tazo±アミノグリコシド系	42

ceph3＝ceftriaxone, cefotaxime, ceftazidime, FQ＝ciprofloxacin あるいは levofloxacin, moxi＝moxifloxacin, pip / tazo＝piperacillin-tazobactam, ST 合剤＝trimethoprim-sulfamethoxazole

り，カルバペネマーゼ産生株も同様である。カルバペネマーゼ産生カルバペネム耐性腸内細菌目細菌は典型的には，クラス A のセリン型カルバペネマーゼ，クラス D のオキサシリナーゼ(OXA-48)，あるいはクラス B のメタロ-β-ラクタマーゼなどの β-ラクタマーゼ産生によって耐性を示す。非カルバペネマーゼ産生カルバペネム耐性腸内細菌目細菌は，膜透過性の変化，薬剤排出ポンプの進化，抗菌薬標的結合部位の変化などの耐性機序を有している。さらに，アミノグリコシド修飾酵素によるアミノグリコシド耐性が認められることもある。

外来患者での単純性尿路感染症は，短期間(3 日間)の経口抗菌薬による治療によく反応する。現地での大腸菌の感受性パターンに基づいて抗菌薬を選択すべきである。患者に尿路感染症の既往がなければ，培養検査は不要なことが多い。複雑性尿路感染症(腎盂腎炎を含む)は，嘔気や嘔吐によって使用が難しいのでなければ，levofloxacin などの経口抗菌薬で治療可能である。医療関連やカテーテル関連の尿路感染症では，腸内細菌目細菌の多剤耐性株が原因菌の場合があるので，培養検査を実施すべきである。これらの患者はしばしば入院を必要とし，一般的に静注抗菌薬による治療が望ましい。

腸内細菌目細菌による腸管感染症に対する抗菌薬治療には議論がある。中等度〜重症の下痢の患者に対する喫緊の治療目標は，電解質と体液バランスの補正と維持であり，高齢の患者や乳児ではこれだけで救命可能である。急性の発熱を伴う血便に対しては一般的に，抗菌薬による経験的治療が推奨され，たとえば，菌血症を伴うサルモネラ症は抗菌薬治療の明白な適応となる。しかし，急性下痢の原因として感染性の要因が確立している患者において，抗菌薬治療の適応となるのは，わずか数パーセントである。腸管病原性大腸菌による下痢症のほとんどは自然治癒し，腸管出血性大腸菌の症例では，抗菌薬投与によって溶血性尿毒症症候群のリスクが高まると考えられている。

腸内細菌目細菌による Gram 陰性菌性市中肺炎の治療では，一般的に β-ラクタム系抗菌薬が 3 週間以上投与されてきた。近年の研究では，8 日間の治療でも同等の結果が得られることが示されている。肺化膿症や膿胸では，外科的介入と共に，より長期間の治療が必要となるかもしれない。Gram 陰性菌による院内肺炎や人工呼吸器関連肺炎は，腸内細菌目細菌の多剤耐性株が原因となる場合があり，これらの肺感染症の治療は難渋して，以下の項で簡単に解説する新規抗菌薬が必要になる場合がある。

Gram 陰性菌による骨髄炎および整形外科の人工物感染では，一般的に急性感染であれば 6 週間の，慢性感染であればより長期

表 132.4
腸内細菌目細菌の分離株で認められるβ-ラクタマーゼのクラスに関するレビュー

クラス	臨床的に重要な例
クラス A	TEM，SHV，CTX-M：β-ラクタム系抗菌薬を加水分解する ESBL KPC：カルバペネム系を加水分解するセリン型 β-ラクタマーゼ
クラス B	IMP，VIM，SPM，NDM：加水分解に亜鉛を必要とし，β-ラクタム系とカルバペネム系のいずれも加水分解するメタロ-β-ラクタマーゼ メタロ-β-ラクタマーゼは β-ラクタマーゼ阻害薬に高度耐性である
クラス C	AmpC：*Enterobacter*，*Serratia*，*Proteus*，*Citrobacter* で認められる誘導型の染色体性 β-ラクタマーゼ Act1：AmpCβ-ラクタマーゼを生成する，誘導型のプラスミド性 β-ラクタマーゼ
クラス D	OXA-48：一部の腸内細菌目細菌で認められるプラスミド性の β-ラクタマーゼ

これらの β-ラクタマーゼの活性には幅があり，カルバペネム系を加水分解できる場合もある。

の抗菌薬治療が必要となる。人工物は可能な限り抜去すべきであり，もし，抜去できなければ，経口抗菌薬による長期の抑制療法が必要となる場合がある。これらの感染症では，フルオロキノロン系やアミノグリコシド系と比較して，半減期の長い静注セファロスポリン系が望ましいかもしれない。フルオロキノロン系は骨折の治癒を阻害する可能性があり，アミノグリコシド系は 6 週以上利用する際には毒性の問題がある。

本章で議論した感染症に対する推奨抗菌薬レジメンの概要は表 132.4 に示した。

最新および未来の抗菌薬治療選択肢

多剤耐性腸内細菌目細菌による重症感染症における抗菌薬治療は，過去数年で強化されつつあり，新規抗菌薬や新規 β-ラクタマーゼ阻害薬薬が治療選択肢として追加されたことで，さらなる強化が期待されている。しかし，臨床現場における，腸内細菌目細菌の分離株に対するこれらの新規抗菌薬の使用には，過剰使用を助長しないように強力な抗菌薬適正使用支援が必要となる。これら最新の新規抗菌や抗菌薬の合剤に関して簡単に解説する。

ceftolozane-tazobactam は新規セファロスポリンと古典的な β-ラクタマーゼ阻害薬(tazobactam)の合剤である。ceftolozane は，その他の β-ラクタム系抗菌薬と同じくペニシリン結合蛋白に結合して細菌の細胞壁合成を阻害し，一方で，tazobactam は，ceftolozane の活性を，主要なクラス A の ESBL 産生腸内細菌目細菌と大部分の *Bacteroides fragilis* 株へと拡大する。ceftolozane-tazobactam(ZERBAXA)は，米国で 2014 年に成人の複雑性尿路感染症(腎盂腎炎を含む)，成人の複雑性腹腔内感染症(metronidazole と併用)への使用が承認された。ceftolozane-tazobactam は，クラス B のメタロ-β-ラクタマーゼあるいはクラス A のセリン型カルバペネマーゼを産生する Gram 陰性桿菌に対する活性はない。ceftolozane-tazobactam は，メチシリン感受性黄色ブドウ球菌(methicillin-susceptible *Staphylococcus aureus*：MSSA)に対する活性は限定的で，メチシリン耐性黄色ブドウ球菌(methicillin-resistant *S. aureus*：MRSA)に対する活性はない。

ceftazidime-avibactam は，第 3 世代セファロスポリンの ceftazidime と新規の(非 β-ラクタム系)β-ラクタマーゼ阻害薬である avibactam の合剤である。ceftazidime は，他の β-ラクタム系抗菌薬同様，ペニシリン結合蛋白に結合して細菌の細胞壁合成を阻害する一方で，avibactam は，ceftazidime の活性を，クラス A の ESBL 産生腸内細菌目細菌，クラス A のカルバペネマーゼ産生腸内細菌目細菌，クラス C(AmpC あるいは Act1)β-ラクタマーゼ，一部の OXA-48 β-ラクタマーゼ産生腸内細菌目細菌へと拡大する。ceftazidime-avibactam(AVYCAZ)は，米国で 2015 年に成人の複雑性腹腔内感染症(metronidazole と併用)，2017 年に複雑性尿路感染症(腎盂腎炎含む)への使用が承認された。ceftazidime-avibactam は，クラス B のメタロ-β-ラクタマーゼを産生する細菌に対する活性はなく，カルバペネマーゼ非産生のカルバペネム耐性腸内細菌目細菌に対する活性もない場合がある。ceftazidime-avibactam の Gram 陽性菌(例：MSSA, MRSA および腸球菌)に対する活性は限定的である。

meropenem-vaborbactam はカルバペネムである meropenem と新規のボロン含有セリン型 β-ラクタマーゼ阻害薬である vaborbactam の合剤である。meropenem は，その他の β-ラクタム系抗菌薬同様，ペニシリン結合蛋白に結合することで Gram 陰性菌の細胞壁合成を阻害し，一方で，vaborbactam は，meropenem の活性を，クラス A の ESBL 産生腸内細菌目細菌やクラス A のセリン型カルバペネマーゼ産生腸内細菌目細菌，およびクラス C(AmpC や Act1)β-ラクタマーゼ産生腸内細菌目細菌へと拡大する。meropenem-vaborbactam(VABOMERE)は，米国で 2017 年に成人の複雑性尿路感染症(腎盂腎炎含む)への使用が承認された。meropenem-vaborbactam は，クラス B のメタロ-β-ラクタマーゼあるいはクラス D の OXA-48 型 β-ラクタマーゼ産生 Gram 陰性菌に対する活性はない。meropenem-vaborbactam は，カルバペネマーゼ非産生のカルバペネム耐性腸内細菌目細菌に対する活性もない場合があり，MRSA に対する活性はない。

plazomicin は，新規の合成静注アミノグリコシドで，その他のアミノグリコシド系抗菌薬と同じく，細菌の 30S リボソームサブユニットに結合し，蛋白合成を阻害する。plazomicin は，米国で 2018 年に成人の複雑性尿路感染症(腎盂腎炎含む)に対する 1 日 1 回の使用が承認された。plazomicin は sisomycin から開発され，一般に「次世代」のアミノグリコシド系と称されている。plazomicin の腸内細菌目細菌に対する強力な活性は，最も対峙する頻度が高いアミノグリコシド修飾酵素を克服するように設計されているためである。しかし，plazomicin は，アミノグリコシドの標的部位を修飾する，より対峙する頻度の低い 16S リボソーマル RNA メチルトランスフェラーゼ(16S-RMTase)に対する活性はない。場合によっては，メタロ-β-ラクタマーゼ(MBL)などのその他の耐性遺伝子を保有するプラスミドが，16S-RMTase 遺伝子も保有することがあり，そのため，plazomicin は一部の MBL 産生菌に対して活性がないとする報告もある。まとめると，plazomicin は，クラス A の ESBL 産生株，クラス A のカルバペネマーゼ産生株の両方を含めた腸内細菌目細菌に対して *in vitro* で強力な活性を示す。緑膿菌や *Acinetobacter baumannii* に対して，旧来のアミノグリコシド系と比較して plazomicin の活性が高いということはない。クラス A カルバペネマーゼ産生腸内細菌目細菌では，plazomicin に対して感受性なのか，MLB 遺伝子と 16S-RMTase 遺伝子のいずれも保有するプラスミドのために耐性なのかを決定するために感受性検査が必要となる。

aztreonam-avibactam は，モノバクタムである aztreonam と新規(非 β-ラクタム系)β-ラクタマーゼ阻害薬である avibactam の合剤である。aztreonam は，他の β-ラクタム系抗菌薬同様，ペニシリン結合蛋白に結合して細菌の細胞壁合成を阻害する一方で，avibactam は，aztreonam の活性を，クラス A の ESBL 産生腸内細菌目細菌，クラス A のセリン型カルバペネマーゼ産生腸内細菌目細菌，クラス C(AmpC および Act1)β-ラクタマーゼ，クラス B のメタロ β-ラクタマーゼ，および一部の OXA-48 型 β-ラクタマーゼ産生腸内細菌目細菌へと拡大する。aztreonam-avibactam は Gram 陽性菌(例：MSSA，MRSA および腸球菌)に対する活性はない。

imipenem-relebactam はカルバペネムである imipenem-cilastatin と新規(非 β-ラクタム系)β-ラクタマーゼ阻害薬である relebactam の合剤である。relebactam の化学的構造は avibactam の構造と類似しており，avibactam と同様に，relebactam はクラス A および C の β-ラクタマーゼと結合する。しかし，relebactam は，クラス D の OXA-48 型 β-ラクタマーゼを阻害しない一方で，avibactam はこれらの OXA 型 β-ラクタマーゼを阻害する。imipenem-cilastatin はその他の β-ラクタム系抗菌薬と同様に，ペニシリン結合蛋白に結合して細菌の細胞壁合成を阻害する一方で，relebactam は，imipenem-cilastatin の活性を，クラス A の ESBL 産生腸内細菌目細菌およびクラス A のセリン型カルバペネマーゼ産生腸内細菌目細菌，およびクラス C(AmpC と Act1)β-ラクタマーゼ産生腸内細菌目細菌へと拡大する。imipenem-relebactam は，クラス B のメタロ-β-ラクタマーゼあるいはクラス D の OXA-48 型 β-ラクタマーゼ産生 Gram 陰性菌に対する活性はない。imipenem-relebactam は MRSA に対する活性を有さない。

cefiderocol は，静注のシデロフォアセファロスポリンで，ペニシリン結合蛋白 3(penicillin-binding protein：PBP-3)に結合すると同時に，菌の生存に必須の菌体内の鉄イオンをキレートすることで Gram 陰性菌の増殖を阻害する。この cefiderocol の唯一無二の特性は，カテコール側鎖が第二鉄と結合するためであり，その結果，複合体として細菌の鉄輸送体によって菌体内に能動輸送されるようになる。シデロフォア様の特性によって，細胞の生存に必須の鉄イオンをキレートする。cefiderocol の化学的構造は ceftazidime や cefepime と類似しているが，cefiderocol はまた，基質特異性拡張型 β-ラクタマーゼ(ESBL)，AmpCβ-ラクタマーゼ，およびカルバペネマーゼを含む多くの β-ラクタマーゼに対して高い安定性を誇る。初期の臨床試験では，cefiderocol は，成人の複雑性尿路感染症，成人の Gram 陰性桿菌性の院内肺炎および人工呼吸器関連肺炎において，比較薬剤と同等あるいはより優れた成績を示した。

eravacycline はテトラサイクリン系の合成フルオロサイクリン系抗菌薬であり，構造的には tigecycline に類似している。eravacycline はテトラサイクリンの中心部の D-リングに 2 箇所の修飾が加えられており，C-7 のジメチルアミン部分がフッ素原子で置換され，C-9 の第 3 級ブチルグリシルアミドがピロリジノアセトアミド基で置換されている。tigecycline 同様，eravacycline は 30S リボソームのサブユニットに結合し，臨床的に重要な Gram 陽性菌や，嫌気性菌やカルバペネマーゼ産生腸内細菌目細菌を含む Gram 陰性菌(緑膿菌を除く)に対して活性を有する。成人の複雑性腹腔内感染症において eravacylcine を評価した初期の臨床試験では，優れた有効性が示されている。eravacycline は，静注と経口製剤のいずれも利用でき，多剤耐性 Gram 陰性菌による複雑性腹腔内感染症の成人患者における治療の代替案となるはずである。

結論

腸内細菌目細菌は多種多様な感染症の原因菌となり，尿路感染症，腸管病原性大腸菌による下痢症，Gram 陰性桿菌による肺炎，術後の皮膚軟部組織感染症，複雑性腹腔内感染症においては重要な役割を果たしていることは明らかである。これらの Gram 陰性桿菌は骨関節感染症や中枢神経系の感染症においてはそこまで頻度の高い原因菌ではないが，耐性が増加しているがために，やはり問題となっている。ESBL や誘導型の AmpCβ-ラクタマーゼ，カルバペネマーゼを産生する腸内細菌目細菌の出現は，世界的な問題であり，感受性検査に適切な分子学的検査法や表現型検査法が必要となり，さらには新規抗菌薬 / 抗菌薬の合剤の使用が必要になるかもしれない。院内での Gram 陰性菌感染症でこれらの複雑な耐性機序が増加していることで，経験的治療において適切な抗菌薬を選択するのが困難になっている。包括的な微生物の同定および抗菌薬感受性検査と共に標的を絞った抗菌薬の使用が，これらの感染症における治療成功の鍵を握っていることに変わりはない。

文献

Ahmed M. Acute cholangitis: An update. *World J Gastroenterol Pathophysiol*. 2018;9:1–7.

Armstrong DG, Boulton AJM, Bus SA. Diabetic foot ulcers and their recurrence. *N Engl J Med*. 2017;376:2367–2375.

Aubron C, Charpentier J, Trouillet JL, et al. Native-valve infective endocarditis caused by Enterobacteriaceae: Report on 9 cases and literature review. *Scand J Infect Dis*. 2006;38:873–881.

Azzopardi EA, Azzopardi E, Camilleri L, et al. Gram-negative wound infection in hospitalised adult burn patients: Systematic review and metanalysis. *PLoS One*. 2014;9:e95042.

Basmaci R, Bonacorsi S, Bidet P, et al. *Escherichia coli* meningitis features in 325 children from 2001 to 2013 in France. *Clin Infect Dis*. 2015;61:779–786.

Bassetti M, Peghin M, Pecori D. The management of multidrug-resistant Enterobacteriaceae. *Curr Opin Infect Dis*. 2016;29:583–594.

Bonomo RA, Burd EM, Conly J, et al. Carbapenemase-producing organisms: A global scourge. *Clin Infect Dis*. 2018;66:1290–1297.

Bradley N, Lee Y. Practical implications of new antibiotic agents for the treatment of carbapenem-resistant *Enterobacteriaceae*. *Microbiol Insights*. 2019:12:1178636119840367.

Brook I. Microbiology and treatment of brain abscess. *J Clin Neurosci*. 2017;38:8–12.

Bush K, Jacoby GA. Updated functional classification of β-lactamases. *Antimicrob Agents Chemother*. 2010;54:969–976.

Cecconi M, Evans L, Levy M, Rhodes A. Sepsis and septic shock. *Lancet*. 2018;392:75–87.

Censullo A, Vijayan T. Using nuclear medicine imaging wisely in diagnosing infectious diseases. *Open Forum Infect Dis*. 2017;4:ofx011.

Cerceo E, Deitelzweig SB, Sherman BM, Amin AN. Multidrug-resistant gram-negative bacterial infections in the hospital setting: Overview, implications for clinical practice, and emerging treatment options. *Microb Drug Resist*. 2016;22:412–431.

Chew KL, Tay MKL, Cheng B, et al. Aztreonam-avibactam combination restores susceptibility of aztreonam in dual-carbapenemase-producing Enterobacteriaceae. *Antimicrob Agents Chemother*. 2018;62:e00414–18.

Cho JC, Fiorenza MA, Estrada SJ. Ceftolozane/tazobactam: A novel cephalosporin/β-lactamse inhibitor combination. *Pharmacotherapy*. 2015;35:701–715.

Cunha CB, Opal SM. Antibiotic stewardship: Strategies to minimize antibiotic resistance while maximizing antibiotic effectiveness. *Med Clin North Am*. 2018;102:831–845.

Dana AN, Bauman WA. Bacteriology of pressure ulcers in individuals with spinal cord injury: What we know and what we should know. *J Spinal Cord Med*. 2015;38:147–160.

Dando SJ, Mackay-Sim A, Norton R, et al. Pathogens penetrating the central nervous system: Infection pathways and the cellular and molecular mechanisms of invasion. *Clin Microbiol Rev*. 2014;27:691–726.

De Waele JJ, Dhaese S. Antibiotic stewardship in sepsis management: Toward a balanced use of antibiotics for the severely ill patients. *Expert Rev Anti Infect Ther*. 2019;17:89–97.

DuPont HL. Acute infectious diarrhea in immunocompetent adults. *N Engl J Med*. 2014;370:1532–1540.

Eljaaly K, Alharbi A, Alshehri S, et al. Plazomicin: A novel aminoglycoside for the treatment of resistant gram-negative bacterial infections. *Drugs*. 2019;79:242–269.

Evans BA, Amyes SGB. OXA β-Lactamases. *Clin Microbiol Rev*. 2014;27:241–263.

Fantoni M, Borre S, Rostagno R, et al. Epidemiological and clinical features of prosthetic joint infections caused by gram-negative bacteria. *Eur Rev Med Phamacol Sci*. 2019;23(Suppl 2):187–194.

Finer SR, Vincent JL. Severe sepsis and septic shock. *N Engl J Med*. 2013;369:840–851.

Gauthier L, Bonnin RA, Dortet L, Naas T. Retrospective and prospective evaluation of the carbapenem inactivation method for the detection of carbapenemase-producing *Enterobacteriaceae*. *PLoS ONE*. 2017;12:e0170769.

Gazin M, Paasch F, Goossens H, et al. Current trends in culture-based and molecular detection of extended-spectrum-β-lactamse-harboring and carbapenem-resistant Enterobacteriaceae. *J Clin Microbiol*. 2012;50:1140–1146.

Giurato L, Meloni M, Izzo V, Uccioli L. Osteomyelitis in diabetic foot: A comprehensive overview. *World J Diabetes*. 2017;8:135–142.

Goodman KE, Lessler J, Cosgrove SE, et al. A clinical decision tree to predict whether a bacteremic patient is infected with an extended-spectrum β-lactamse-producing organism. *Clin Infect Dis*. 2016;63:896–903.

Gupta K, Hooton TM, Naber KG, et al. International clinical practice guidelines for the treatment of acute uncomplicated cystitis and pyelonephritis in women: A 2010 update by the Infectious Diseases Society of America and the European Society for Microbiology and Infectious Diseases. *Clin Infect Dis*. 2011;52:e103–120.

Hodges K, Gill R. Infectious diarrhea: Cellular and molecular mechanisms. *Gut Microbes* 2010;1:4–21.

Honda H, Higuchi N, Shintani K, et al. Inadequate empiric antimicrobial therapy and mortality in geriatric patients with bloodstream infection: A target for antimicrobial stewardship. *J Infect Chemother*. 2018;24:807–811.

Hooton TM, Roberts MS, Cox ME, et al. Voided midstream urine culture and acute cystitis in premenopausal women. *New Engl J Med*. 2013;369:1883–1891.

Hu J, Torres AG. Enteropathogenic *Escherichia coli*: Foe or innocent bystander? *Clin Microbiol Infect*. 2015;21:729–734.

Hunstad DA, Justice SS. Intracellular lifestyles and immune evasion strategies of uropathogenic *Escherichia coli*. *Annu Rev Microbiol* 2010;64:203–221.

Iredell J, Brown J, Tagg K. Antibiotic resistance in Enterobacteriaceae: Mechanisms and clinical implications. *BMJ*. 2016;352:h6420.

Jacoby GA. AmpC β-Lactamases. *Clin Microbiol Rev*. 2009;22:161–182.

Jean SS, Gould IM, Lee WS, Hsueh PR. New drugs for multidrug-resistant gram-negative organisms: Time for stewardship. *Drugs*. 2019. doi:1007/s40265-019001112-1.

Johnson JR, Russo TA. Molecular epidemiology of extraintestinal pathogenic *Escherichia coli*. *EcoSal Plus*. 2018;8. doi:10.1128/ecosalplus. ESP-0004-2017.

Kalil AC, Metersky ML, Klompas M, et al. Management of adults with hospital-acquired and ventilator-associated pneumonia: 2016 Clinical Practice Guidelines by the Infectious Diseases Society of America and the American Thoracic Society. *Clin Infect Dis*. 2016;63:e61–e111.

Keeley A, Hine P, Nsutebu E. The recognition and management of sepsis and septic shock: A guide for non-intensivists. *Postgrad Med J*. 2017;93:626–634.

Lee DS, Lee SJ, Choe HS. Community-acquired urinary tract infection by *Escherichia coli* in the era of antibiotic resistance. *Biomed Res Infect*. 2018;26:2018:7656752.

Leekha S, Terrell CL, Edson RS. General principles of antimicrobial therapy. *Mayo Clin Proc*. 2011;86:156–167.

Luyt CE, Hekimian G, Kouulenti D, Chastre J. Microbial cause of ICU-acquired pneumonia: Hospital-acquired pneumonia versus ventilator-associated pneumonia. *Curr Opin Crit Care*. 2018;24:332–338.

Mazuski JE, Tessier JM, May AK, et al. The Surgical Infection Society revised guidelines on the management of intra-abdominal infection. *Surg Infect*. 2017;18:1–76.

May AK. Skin and soft tissue infections. *Surg Clin N Am*. 2009;89:403–420.

Moxon CA, Paulus S. β-Lactamases in *Enterobacteriaceae* infections in children. *J Infect*. 2016;72:S41–S49.

Muresan MG, Balmos IA, Badea I, Santini A. Abdominal sepsis: An update. *J Crit Care Med*. 2018;4:120–125.

Nair R, Schweizer ML, Singh N. Septic arthritis and prosthetic joint infections in older adults. *Infect Dis Clin N Am*. 2017;31:715–729.

Nickerson EK, Sinha R. Vertebral osteomyelitis in adults: An update. *Br Med Bull*. 2016;117:121–138.

Ouchenir L, Renaud C, Khan S, et al. The epidemiology, management, and outcomes of bacterial meningitis in infants. *Pediatrics*. 2017;140:e20170476.

Peri AM, Potoski BA, Harris PNA, et al. Antimicrobial treatment challenges in the era of carbapenem resistance. *Diagn Microbiol Infect Dis*. 2019. doi:10.1016/j.diagmicrobio.2019.01.020.

Petty LA, Henig O, Patel TS, et al. Overview of meropenem-vaborbactam and newer antimicrobial agents for the treatment of carbapenem-resistant *Enterobacteriaceae*. *Infect Drug Resist*. 2018;11:1461–1472.

Philippon A, Slama P, Deny P, Labia R. A structure-based classification of Class A β-lactamases, a broadly diverse family of enzymes. *Clin Microbiol Rev*. 2016;29:29–57.

Pien BC, Sundaram P, Raoof N, et al. The clinical and prognostic importance of positive blood cultures in adults. *Am J Med*. 2010;123:819–828.

Poirel L, Madec JY, Lupo A, et al. Antimicrobial resistance in *Escherichia coli*. *Microbiol Spectr*. 2018;6. doi:10.1128/microbiolspec.ARBA-0026-2017.

Queenan AM, Bush K. Carbapenemases: The versatile β-lactamases. *Clin Microbiol Rev*. 2007;20:440–458.

Ramsey C, MacGowan AP. A review of the pharmacokinetics and pharmacodynamics of aztreonam. *J Antimicrob Chemother*. 2016;71:2704–2712.

Rennert-May E, Chew DS, Conly J, et al. Clinical practice guidelines for creating an acute care hospital-based antimicrobial stewardship program: A systematic review. *Am J Infect Control*. 2019. doi:10.1016/j.ajic.2019.02.010.

Rodriguez-Bano J, Gutierrez-Gutierrez B, Machuca I, Pascual A. Treatment of infections caused by extended-spectrum-β-, AmpC-, and carbapenemase-producing *Enterobacteriaceae*. *Clin Micro Rev*. 2018;31:e00079–17.

Sader HS, Mendes RE, Pfaller MA, et al. Antimicrobial activities of aztreonam-avibactam and comparator agents against contemporary (2016) clinical Enterobacteriaceae isolates. *Antimicrob Agents Chemother*. 2017;62:e01856–17.

Sartelli M. A focus on intra-abdominal infections. *World J Emerg Surg*. 2010;5:9.

Scott LJ. Eravacycline: A review in complicated intra-abdominal infections. *Drugs*. 2019;79:315–324.

Serio AW, Keepers T, Krause KM. Plazomicin is active against metallo-β-lactamse-producing *Enterobacteriaceae*. *Open Forum Infect Dis*. 2019;6:0fz123.

Shaeer KM, Zmarlicka MT, Chahine EB, et al. Plasomicin: A next-generation aminoglycoside. *Pharmacotherapy*. 2019;39:77–93.

Shane AL, Mody RK, Crump JA, et al. 2017 Infectious Diseases Society of America clinical practice guidelines for the diagnosis and management of infectious diarrhea. *Clin Infect Dis*. 2017;65:e45–e80.

Sheu CC, Chang YT, Lin SY, et al. Infections caused by carbapenemase-resistant *Enterobacteriaceae*: An update on therapeutic options. *Front Microbiol*. 2019. doi:10.3389/fmicb.2019.00080.

Shirley M. Ceftazidime-avibactam: A review in the treatment of serious gram-negative bacterial infections. *Drugs*. 2018;78:675–692.

Shon AS, Bajwa R, Russo TA. Hypervirulent (hypermicoviscous) *Klebsiella pneumoniae*: A new and dangerous breed. *Virulence*. 2013;4:107–118.

Sonnerville R, Ruimy R, Benzonana N, et al. An update on bacterial brain abscess in immunocompetent patients. *Clin Microbiol Infect*. 2017;23:614–621.

Stevens DL, Bisno AL, Chambers HF, et al. Practice guidelines for the diagnosis and management of skin and soft tissue infections: 2014 update by the Infectious Diseases Society of America. *Clin Infect Dis*. 2014;59:147–159.

Tangden T, Enblad P, Ullberg M, Sjolin J. Neurosurgical gram-negative bacillary ventriculitis and meningitis: A retrospective study evaluation the efficacy of intraventricular gentamicin therapy in 31 consecutive cases. *Clin Infect Dis*. 2010;52:1310–1316.

Temkin E, Torre-Cisneros J, Beovic B, et al. Ceftazidime-avibactam as salvage therapy for infections caused by carbapenem-resistant organisms. *Antimicrob Agents Chemother*. 2016;61:e01964–16.

Thomas KS. Extended-spectrum-β-lactamse, AmpC, and carbapenemase issues. *J Clin Microbiol*. 2010;48:1019–1025.

Tunkel AR, Hasbun R, Bhimraj A, et al. 2017 Infectious Diseases Society of America's clinical practice guidelines for healthcare-associated ventriculitis and meningitis. *Clin Infect Dis*. 2017;64:701–706.

van Loon K, Voor In't Holt AF, Vos MC. A systematic review and meta-analysis of the clinical epidemiology of carbapenem-resistant Enterobacteriaceae. *Antimicrob Agents Chemother* 2017;62:e01730–1717.

Wagenlehner FME, Cloutier DJ, Komirenko AS, et al. Once-daily plazomycin for complicated urinary tract infections. *N Engl J Med*. 2019;380:729–740.

Wiest R, Krag A, Gerbes A. Spontaneous bacterial peritonitis: Recent guidelines and beyond. *Gut*. 2012;61:297–310.

Wilson WR, Bower TC, Creager MA, et al. Vascular graft infections, mycotic aneurysms, and endovascular infections: A scientific statement from the American Heart Association. *Circulation*. 2016;134:e412–e460.

Yahav D, Duskin-Bitan H, Eliakim-Raz N, et al. Monomicrobial necrotizing fasciitis in a single center: The emergence of gram-negative bacteria as a common pathogen. *Int J Infect Dis*. 2014;28:13–16.

Yahav D, Franceschini E, Koppel F, et al. Seven versus fourteen days of antibiotic therapy for uncomplicated gram-negative bacteremia: A non-inferiority randomized controlled trial. *Clin Infect Dis*. 2018. doi:10.1093/cid/ciy1054.

Yamaga S, Shime N. Association between appropriate empiric antimicrobial therapy and mortality from bloodstream infections in the intensive care unit. *J Infect Chemother*. 2018;24:267–271.

Yilmaziar T, Gulcu B, Isik O, Ozturk E. Microbiological aspects of Forunier's gangrene. *Int J Surg*. 2017;40:135–138.

Zhanel GG, Cheung D, Adam H, et al. Review of eravacycline, a novel fluorocycline antibiotic agents. *Drugs*. 2016;76:567–588.

Zhanel GG, Chung P, Adam H, et al. Ceftolozane/tazobactam: A novel cephalosporin/β-lactamse inhibitor combination with activity against multidrug-resistant gram-negative bacilli. *Drugs*. 2014;74:31–51.

Zhanel GG, Golden AR, Zelenitsky S, et al. Cefiderocol: A siderophore cephalosporin with activity against carbapenem-resistant and multidrug-resistant gram-negative bacilli. *Drugs*. 2019;79:271–289.

Zhanel GG, Lawrence CK, Adam H, et al. Imipenem-relebactam and meropenem-vaborbacctam: Two novel carbapenem-β-lactamase inhibitor combinations. *Drugs*. 2018;78:65–98.

133 腸球菌

■著：Ronald N. Jones, Rodrigo E. Mendes
■訳：西村 翔

1970年代初頭から，腸球菌(*Enterococcus*)は病院内で発症する感染症(院内感染症)の重要な病原菌として着実に台頭してきている。全米病院内感染サーベイランスシステム(National Nosocomial Infections Surveillance System：NNISS)およびそれに続く米国疾病対策センター(Centers for Disease Control and Prevention：CDC)のプログラム(全米医療安全ネットワーク)の統計では，腸球菌は院内感染症全体および血流感染症の原因となるGram陽性菌のなかでは2番目に頻度が高い。SENTRY抗菌薬サーベイランスプログラム(Antimicrobial Surveillance Program)のデータでも，米国の病院では，血流感染症の原因菌としては2番目に頻度の高いGram陽性菌であることが確認されている。さらに，尿路感染症の原因となるGram陽性球菌として，腸球菌は最上位に位置する(表133.1)。1970年代中盤から，腸球菌属の検出頻度が上昇してきたのは，属内で耐性菌が出現するようになったことのみならず，病院内での全般的な抗菌薬使用パターン，特に，広域スペクトラムのセファロスポリン系，ペニシリンとβ-ラクタマーゼ阻害薬の合剤，フルオロキノロン系，およびカルバペネム系が広く利用されるようになったことにも関連している。セファロスポリン系は，フルオロキノロン系がそうであるように，腸球菌に対しては一般的に活性も殺菌性もなく，そのため，これらの抗菌薬はこの菌に対する選択圧を高めて，検出頻度を増加させる可能性がある。しかし，Mendesらによって報告された最新のエビデンスでは，米国の病院では，腸球菌の分離頻度は全体的に低下しており，血流感染症の原因としての*Enterococcus faecalis*および*E. feacium*の分離頻度も低下していることが示されている。

SENTRYプログラムによれば，ヒトの全腸球菌感染症の約65%で*E. feacalis*が原因菌となり，残りのほとんどを*E. faecium*が占めている(約29%)。しかし，腸球菌による菌血症では，*E. faecium*がより多くの割合を占めているかもしれない(>30%)(表133.2参照)。抗菌薬耐性は*E. faecium*の分離株で特に問題となっている。その他の注目すべき菌種としては，*E. casseliflavus*および*E. gallinarum*があり，それはこれらの検出される頻度(<5%)のためではなく，vancomycinへの内因性の低度耐性(low-level resistance)のためである〔すなわち，遺伝子型でいうと*vanC*，それが発現した結果，表現型としては，感受性検査で一般的に感受性と耐性の中間(intermediate)の値を示し，最小発育阻止濃度(minimum inhibitory concentration：MIC)は4〜8 μg/mLである〕。

ampicillinへの耐性や，アミノグリコシド系に対する高濃度耐性(high-level aminoglycosides resistance：HLAR。殺菌的に作用する併用療法の効果を減弱させる)，およびグリコペプチド系(vancomycinおよびその他の抗菌薬)に対する耐性が生じることにより，医師にとって腸球菌感染症の治療は困難を伴うようになっており，linezolidやtedizolid(オキサゾリジノン系)，daptomycin(リポペプチド系)，tigecycline(グリシルサイクリン系)およびquinupristin-dalfopristinへの耐性も出現し，治療選択肢の数はさらに狭められている。加えて，*in vitro*での感受性にかかわらず，尿路感染におけるtrimethoprim-sulfamethoxazole(ST合剤)による治療は失敗するリスクがあることが広く認識されるようになってきており，一部の(感受性検査に関する)標準化機構では，ST合剤に対する感受性検査を**行わない**よう推奨している。

すべての腸球菌が，生体内で得られるアミノグリコシド系の血中濃度では内因性に耐性を示すが，ペニシリン系あるいはグリコペプチド系のような細胞壁に活性のある薬剤と併用してアミノグリコシド系を用いると，シナジー効果を示し殺菌的に作用させることができる。高濃度耐性株では，アミノグリコシド系の併用によるシナジーは得られない。アミノグリコシド系のシナジーに関して，gentamicin(およびtobramycin，netilmicin，amikacin，

表133.1
NNISS / NHSN(CDC)の統計による，院内感染症の原因となるさまざまなGram陽性菌の割合(%)に関する1975年，2003年，2008年，2013年の比較

病原菌	感染部位別の1975 / 2003 / 2008 / 2013年における割合(%)			
	血流	創部[a]	肺炎	尿路
腸球菌	8.1 / 14.5 / 16.0 / 18.1	11.9 / 13.9 / 11.2 / 11.6	3.0 / 1.3 / 1.3 / 0.9	14.2 / 17.4 / 14.9 / 15.1
黄色ブドウ球菌	16.5 / 14.3 / 9.9 / 12.3	18.5 / 22.5 / 30.0 / 30.4	13.4 / 27.8 / 24.4 / 24.1	1.9 / 3.6 / 2.2 / 2.1
コアグラーゼ陰性黄色ブドウ球菌	10.3 / 42.9 / 34.1 / 20.5	7.4 / 15.9 / 13.7 / 11.7	2.6 / 1.8 / 1.3 / 0.9	3.2 / 4.9 / 2.5 / 2.2

a 皮膚皮膚組織感染症(SSSI)
NNISS＝全米病院内感染サーベイランスシステム，NHSN＝全米医療安全ネットワーク，CDC＝米国疾病対策センター

表 133.2
SENTRY 抗菌薬サーベイランスプログラム（米国，2000〜2019年）に参加する病院における VRE 菌血症の発生率動向，および そのなかでの vancomycin 耐性パターン（VanA）の割合

サーベイランスの実施年	vancomycin の非感受性率（% VanA）[a]	
	E. faecium	*E. faecalis*
（検体数）	(3,743)	(6,871)
2000	57.1(84.2)	4.0(42.5)
2001	60.0(88.2)	1.4(35.7)
2002	70.7(86.4)	2.9(55.2)
2003	70.5(88.5)	4.6(34.8)
2004	68.6(94.9)	2.6(50.0)
2005	70.5(95.6)	4.3(51.2)
2006	69.7(99.0)	4.8(87.5)
2007	71.6(97.6)	3.9(89.7)
2008	75.3(97.9)	6.5(75.4)
2009	76.3(97.6)	3.2(65.6)
2010	80.7(97.0)	5.3(77.4)
2011	77.7(96.6)	4.1(82.9)
2012	78.2(97.1)	2.9(66.7)
2013	71.6(98.4)	3.1(100.0)
2014	68.4(92.3)	1.9(50.0)
2015	68.0(98.6)	3.6(66.7)
2016	66.0(98.4)	4.8(100.0)
2017	67.0(95.1)	3.5(100.0)
2018	67.4(91.9)	3.4(100.0)
2019	58.7(96.3)	1.1(100.0)

a 米国における計 11,092 例の腸球菌菌血症のなかで，計 753 例でその他の腸球菌種が検出された（データ未掲載）。
2000〜2011 年のデータは Arias et al., *Clin Infect Dis.* 2012；54(Suppl 3)：S233-238 より，2012〜2016 年のデータは Mendes et al., J Chemoth. 2018；30(5)：280-289 を改変。2017〜2019 年のデータは，SENTRY Antimicrobial Surveillance Program（JMI Laboratories North Liberty, IA）の登録データより。
VanA の表現型は，vancomycin と teicoplanin の MIC がおのおの>4 μg/mL，>8 μg/mL を示した分離株と定義される。

kanamycin，isepamicin といった関連薬剤）と streptomycin の間の交差耐性は不完全なものであるということは臨床的に重要である。一部の［訳注：gentamicin］高濃度耐性の菌株では，streptomycin を併用薬として用いると治療がうまくいくことがある。併用薬としていずれのアミノグリコシド系を選択するのが妥当なのかは，*in vitro* の感受性検査で感受性が確認されているかどうか，さらに臨床的に streptomycin が利用可能かどうか，および薬物血中濃度のモニタリング検査が利用可能かどうかによって決まる。

vancomycin に対する耐性は *E. faecalis* よりも *E. faecium* の分離株で認められることのほうがはるかに一般的である。1990 年代終わりの米国での報告では，血流感染症での分離株での vancomycin 耐性率は腸球菌全体でおおよそ 20%であり，一部の菌種において耐性率はこれよりも高値であり，また，他のいくつかの薬剤に対してはさらに高い耐性率を示すことから，治療の選択肢は非常に限られることが指摘されている。これらの耐性率は，2010〜2012 年まで上昇し，その後，低下した（表 133.2）。Willems やその同僚らは，米国の病院で vancomycin 耐性 *E. faecium* の分離頻度が高いのは，ampicillin，vancomycin，フルオロキノロン耐性の表現型へと進化した，病院に適応したクローン複合体系統（CC-17）が拡散したためであると報告している。後天的に獲得した vancomycin 耐性の場合，しばしば teicoplanin への耐性も伴っている（VanA 表現型，あるいは *vanA* 遺伝子）が，teicoplanin への交差耐性を認めない場合もある（VanB 表現型，あるいは *vanB* 遺伝子）。この違いは，30 年以上前から teicoplanin が臨床利用されてきた国においては臨床的意義があり，VanB の表現型を示す分離株に対して活性を有するために，telavancin や dalbavancin（長時間作用型のリポグリコペプチド系）が市場に出回っている米国においても意味があるかもしれない。また，もう 1 つのリポグリコペプチド系である oritavancin は，daptomycin やオキサゾリジノン系と同じく，VanA および VanB のいずれの耐性の表現型に対しても活性を保持している。

臨床医にとって，これらの抗菌薬耐性を信頼に足る方法で検出するのが技術的に困難なことが，耐性の出現によってもたらされる問題をさらに根深いものにしている。広く流行している腸球菌が，感受性検査の培地内でチミジンあるいはチミンを利用できることによって生じる ST 合剤への *in vitro* での耐性（殺菌活性からの回避）は，これらの拮抗成分が入っていない培地かあるいは低濃度の培地を用いることで対処できる。しかし，尿中には相当の拮抗成分が存在する可能性があるために，これらの「改良型」の標準化試験条件で実施された感受性検査結果の意義は損なわれてしまう。ampicillin に対して通常の検査で感受性があったとしても，菌の β-ラクタマーゼ産生確認試験を行わなければ，（感受性があるという）結果が誤っている可能性がある。とはいえ，β-ラクタマーゼ産生は依然，*E. faecalis* において非常にまれな耐性機構（≦0.1%）である。最も普及している，市販の微量液体希釈法による自動感受性検査システム（Vitek® 2，MicroScan®，BD Phoenix™）を用いたアミノグリコシド系に対する高濃度耐性の検出に関しては複数の問題点が報告されているが，近年これらの問題は解決したようである。同様に，自動感受性検査システムや Etest®（以下，E テスト），ディスク拡散法（disk diffusion test）で測定された vancomycin やその他の新規抗菌薬に対する耐性検査結果に関しても，一貫性をもって正確に耐性株を検出できるようにするためには，経時的に検査の解釈基準を改良するよう努めることが必要であろう。リポグリコペプチド系抗菌薬においては，標準検査用のプラスチック製の実験器具への結合を防ぐためにサーファクタント（polysorbate-80）を用いて検査をする必要があり，広く市販されている検査システムでは一般的には検査できない。

耐性パターンの多様性と複雑性のために，信頼性の高い腸球菌感染症の経験的治療が，必ずしも奏効する申し分のない治療であるとはいえない場合があり，そのため，迅速に信頼性のある感受性検査結果が得られるかどうかは決定的に重要である。現在のところ，ディスク拡散法による感受性検査，E テスト，Vitek® あるいは BD Phoenix™ Systems，および標準的な微量液体希釈法あるいは寒天平板希釈法は，重要な耐性機構を検出するのに信頼できる手法である。しかし近年，オキサゾリジノン系を含んだ一部の新規抗菌薬において，阻止円の縁が不明瞭であったり，終末点がぼやけること（trailing）によって判読が困難となり，誤って耐性と判断された例が報告されている。

腸球菌による血流感染症

血液培養で腸球菌が分離された場合，心内膜炎を起こしている可

表 133.3
侵襲性の腸球菌感染症における推奨抗菌薬治療の概要

非複雑性菌血症		*E. feacalis*	*E. faecium*	
			vancomycin 感受性	vancomycin 耐性
	第 1 選択薬 代替薬	ampicillin piperacillin imipenem vancomycin daptomycin linezolid	vancomycin daptomycin linezolid	daptomycin あるいは linezolid daptomycin＋β-ラクタム系
心内膜炎	第 1 選択薬	ampicillin＋ceftriaxone ampicillin / penicillin ＋ gentamicin	vancomycin＋gentamicin	daptomycin あるいは linezolid (gentamicin あるいは β-ラクタム系との併用を検討)
	代替薬	vancomycin＋gentamicin daptomycin＋β-ラクタム系	linezolid daptomycin＋gentamicin daptomycin＋β-ラクタム系	

表は E. Rosselli Del Turco et al., *Clin Microbiol Infect*. 2021；27：364-371 を改変。
推奨抗菌薬の投与量（全投与量は腎機能によって調節が必要）：
ampicillin：1〜2 g 静注 4〜6 時間ごと。
pipieracillin：4 g 静注 8 時間ごと
imipenem：15〜25 mg/kg 静注 6 時間ごと
vancomycin：ローディング量として 25〜30 mg/kg 静注後，15 mg/kg 8 時間ごと。
daptomycin：非複雑性の vancomycin 耐性ではない腸球菌菌血症では 6〜8 mg/kg 静注 1 日 1 回。vancomycin 耐性腸球菌では最低 9 mg/kg 静注 1 日 1 回。
linezolid：600 mg 静注 12 時間ごと。
ceftriaxone：2 g 静注 12 時間ごと。
水溶性 penicillin G ナトリウム：18 万〜30 万単位 /24 時間 静注を持続投与か，6 分割して投与。
gentamicin：3 mg/kg（理想体重）を 2〜3 分割して投与。

能性がある。市中発症の腸球菌血流感染症の 3 分の 1 の症例で心内膜炎が併存しているのに対して，院内発症の腸球菌菌血症では（心内膜炎の併存は）5％未満である。これらの院内感染症は通常，尿路障害あるいは尿路に留置された器具，腹腔内感染，血管内デバイスの感染，悪性腫瘍，および著明な好中球減少に関連して起こる。

感染性心内膜炎の場合，より感受性が良好な腸球菌株で起こったときでさえ，緑色レンサ球菌（viridans group）による心内膜炎よりも，臨床的に治癒させるのに苦労する傾向がある。ペニシリン系が単剤で使用された場合，良好な転帰が得られるのは 3 分の 2 の患者のみである。ペニシリン系抗菌薬は殺菌的には作用せず，細胞壁合成阻害薬（ペニシリン系であれば通常は ampicillin，あるいはグリコペプチド系）とアミノグリコシド系の併用を 4〜6 週継続する治療が，依然として *E. feacalis* による感染性心内膜炎で推奨される治療指針である。一般的に，ampicillin（2 ないしは 4 倍活性が高い）が penicillin よりも優先して使用される。ペニシリン系は高用量（ampicillin 1〜2 g，4〜6 時間ごと，あるいは penicillin G 1,800 万〜3,000 万単位 / 日）で用いるのが適切であり，gentamicin 1 mg/kg，8 時間ごと，あるいは 3 mg/kg 1 日 1 回投与のより毒性の少ない点滴法を利用して併用療法を行う（表 133.3）。しかし，心内膜炎に対してアミノグリコシド系を 1 日 1 回投与法で用いることを支持する臨床データは限られている。vancomycin を使用する際にモニタリングによる適正使用が必要なのと同様に（「37 章　心内膜炎」参照），長期間にわたる治療中は，毒性を最小限に抑えつつ適切な治療域を確保するために，アミノグリコシド系の血中濃度のモニタリングが必須である。併用療法で用いられるアミノグリコシド系の選択は，gentamicin か streptomycin（入手しにくい）のいずれかである。一般的に gentamicin が好まれ（表 133.4），これはシナジーによる殺菌効果がより確実で，耳毒性も少なく，血中濃度の測定ができる検査機関も多く利用しやすいからである。高濃度アミノグリコシド系の感受性検査で耐性を示す腸球菌株では，ペニシリン系，あるいは vancomycin と同系統の抗菌薬と併用してもシナジーによる殺菌効果が高まらず，さらにそのような患者でアミノグリコシド系を使用することは，臨床的有益性が明らかでないまま潜在的毒性（耳および腎臓）に患者をさらすことになる。

近年では，*E. faecalis* による感染症では，ampicilllin と ceftriaxone を併用することで，gentamicin による腎毒性を最小限に抑えて，高い治癒率を維持することに成功している（表 133.3）。実際，ampicillin と ceftriaxone の併用療法は，アミノグリコシド高度耐性の *E. feacalis* による感染性心内膜炎と菌血症の治療において，臨床データによって支持される唯一の選択肢である。ただし，いくつかの臨床研究や観察研究において，ceftriaxone が，vancomycin 耐性 *E. faecium* による菌血症を含めた感染症発生の主要なリスク因子であることが示唆されている。加えて，ceftriaxone は，*Clostridioides*（以前の *Clostridium*）*difficile* 感染症の独立したリスク因子でもある。そのため，*E. faecalis* に対する別の代替治療案，特に新世代セファロスポリン系（ceftaroline，ceftobiprole），daptomyvcin，tigecycline，および fosfomycin との併用療法が提案されている。

ceftriaxone と異なり，cefepime や ceftaroline といったその他のセファロスポリン系は，vancomycin 耐性腸球菌（VRE）の定着や感染を促進しないようである。ampicillin と ceftaroline の併用は，いくつかの *in vitro* での薬力学的検討において，*E.*

表 133.4
SENTRY 抗菌薬サーベイランスプログラムの統計による，2015〜2019 年の入院患者における全腸球菌株の感受性率（各年，米国内の 50〜77 の病院）

抗菌薬	感受性率 [a]		
	すべての腸球菌（*n*=4,744）	*E. faecalis*（*n*=3,291）	*E. faecium*（*n*=1,321）
ampicillin	77.0	100.0	18.2
levofloxacin	59.2	77.1	12.4
daptomycin	99.6	99.7	99.5
linezolid	99.7	99.9	99.2
tetracycline	26.9	26.2	25.5
minocycline	44.5	37.3	57.8
teicoplanin	80.1	97.0	36.1
tigecycline	99.5	99.8	98.8
vancomycin	78.5	96.8	32.0
gentamicin（HL）[b]	76.1	70.6	88.7
streptomycin（HL）[b]	80.3	83.6	71.6

HL＝高濃度耐性を検査。
a SENTRY Antimicrobial Surveillance Program（JMI Laboratories, North Liberty, IA）の登録データより。感受性のカテゴリー判定は臨床検査標準委員会（CLSI）の 2021 年版に従った。*E. faecium* 以外の腸球菌属の daptomycin 感受性率は，6 mg/kg/ 日の投与レジメンに基づいた≦2 μg/mL のブレイクポイントに従ったものである。*E. faecium* の daptomycin 感受性率は，重症感染症用の 8〜12 mg/kg/ 日の投与レジメンに基づいた≦4 μg/mL のブレイクポイントに従ったものである。
b gentamicin と streptomycin の高濃度耐性基準での感受性率データは，2016〜2017 年に収集されたおのおの 1,628，3,170 株のデータである。

faecalis に対して ampicillin と ceftriaxone の併用と同等の有効性が示されている。その他の *in vitro* での検討では，ampicillin と ceftriaxone 併用の活性は，*E. faecalis* に対して，ampicillin と ceftarolin 併用や ampicillin と cefepime 併用と同程度であることが報告されている。daptomycin は依然として腸球菌に対して非常に強力な活性を有する薬剤であり，米国では分離株の大半が vancomycin 耐性を示す *E. faecium* による感染症における最適な治療薬となる（表 133.2）。いくつかの研究で，daptomycin と ceftaroline の併用療法が，vancomycin 耐性株を含む *E. faecalis* および *E. faecium* に対して有効であることが示されている。多くの研究で，daptomycin の用量は 6 mg/kg/ 日で利用して奏効したことが報告されているが，より高用量である 8〜12 mg/kg/ 日が臨床転帰を向上させるというエビデンスがあり，重症あるいは菌量の多い感染症に対しては推奨される。米国臨床検査標準委員会（Clinical Laboratory Standards Institute：CLSI）の daptomycin に対する MIC の解釈基準は，*E. faecium* および *E. feacium* 以外の腸球菌の菌種でのブレイクポイント，およびそれぞれの菌種に応じた投与レジメンを設定するよう改訂され，2019 年 5 月に公表された（表 133.4，および表 133.5）。

daptomycin 非感受性の *E. faecium* による重症感染症では linezolid が推奨され，あるいは daptomycin（高用量）と，β-ラクタム系や oritavancin などの *in vitro* で活性を有する別の抗菌薬，あるいは高濃度耐性株でなければアミノグリコシド系の併用が推奨される。linezolid は，VRE の治療薬として，米国食品医薬品局（Food and Drug Administration：FDA）から承認を受けているが，静菌的に作用するこの抗菌薬は，血管内あるいは重症感染症の治療にはあまり望ましくない。tedizolid は，急性細菌性皮膚・皮膚組織感染症に対して近年承認された第 2 世代のオキサゾリジノン系抗菌薬であり，臨床試験データによると，tedizolid は（承認用量で）linezolid よりも安全性プロファイルに優れており，血液および神経毒性が起こりにくく，薬剤相互作用も少ないことが示されている。この最新のオキサゾリジノン系を腸球菌による重症感染症に利用するかどうかはまだ結論が出ていない。

chloramphenicol や doxycycline のような古典的な薬剤の多剤耐性腸球菌に対する *in vitro* での活性の程度はさまざまである（CLSI の基準によると＜50％で感受性，未掲載データ）。症例報告では，これらの薬剤を単剤あるいは併用療法で利用することで一部の症例では治療に成功することが示唆されているが，各薬剤共に静菌的活性しかない。血流から腸球菌を駆逐できたとしても，死亡率は依然高い（30〜50％）。さらに，フルオロキノロン系（ciprofloxacin，levofloxacin，および moxifloxacin）に関しては，検査で感受性を示した株に対しても，これらの薬剤を単剤で利用すると，すみやかに耐性を発現する可能性があるため，効果は限定的かもしれない（表 133.4 および表 133.5 参照）。ampicillin とフルオロキノロン系あるいはセファロスポリン系を併用すると，*in vitro* では一部の菌株に対して殺菌的な作用が認められる。quinupristin-dalfopristin は通常，静菌的に働き，*E. faecium* による感染症の治療でのみ（*E. faecalis* では不可）利用できる選択肢である。

腸球菌に対して活性を有するその他のさまざまな抗菌薬（表 133.4 と表 133.5 参照）は，腸球菌に対する治療の可能性を広げてくれるかもしれない。dalbavancin および telavancin は vancomycin 感受性 *E. faecalis* に対して *in vitro* で活性を有する。oritavancin は，vancomycin への感受性に関係なく，*E. faecium* と *E. faecalis* のいずれにも活性があり，1 例報告や症例報告集では，oritavancin の臨床経験が報告されている（表 133.5 参照）。tigecycline，omadacycline，eravacycline などの新世代のテトラサイクリン系抗菌薬は，一般的なテトラサイクリン耐性因子に対して活性が保持されるように設計されており，VRE 感染症での治療選択肢となる可能性がある。臨床経験が最も豊富な抗菌薬

表 133.5
グリコペプチド系に耐性を示す米国の腸球菌分離株に対する代替抗菌薬の *in vitro* での感受性率〔2015〜2019 年の SENTRY プログラム内の 1,106 株の vancomycin 非感受性腸球菌（vancomycin の MIC≧8 mg/mL）〕[a]

抗菌薬	カテゴリー別の頻度（%）[b]		
	感受性	中間 (intermediate)	耐性
リポグリコペプチド系			
dalbacanvin	5.7		
oritavancin	93.7		
telavancin	3.9		
オキサゾリジノン系			
linezolid	99.3	0.4	0.3
tedizolid	99.7		
リポペプチド系			
daptomycin	68.7（99.4）		0.6
グリシルサイクリン系			
tigecycline	98.9		1.1
アミノメチルサイクリン系			
omadacycline	95.1	3.9	1.0
フルオロキノロン系			
levofloxacin	1.2	0.7	98.1
セファロスポリン系			
ceftaroline	7.0		
ceftobiprole	12.0		
その他の抗菌薬			
tetracycline	15.3	4.0	80.7
minocycline	52.5	22.6	24.9

a SENTRY 抗菌薬サーベイランスプログラム（Antimicrobial Surveillance Program）（JMI Laboratories, North Liberty, IA）の結果を改変。
b 感受性のカテゴリー判定は臨床検査標準委員会（CLSI）の 2021 年版に従うか，dalbavancin や telavancin は≦0.25 μg/mL で感受性（vancomyin 感受性 *E. faecalis* のブレイクポイント），oritavancin は≦0.12 μg/mL（vancomycin 感受性 *E. faecalis* のブレイクポイント），tedizolid は≦0.5 μg/mL（*E. faecalis* のブレイクポイント），daptomycin は，6 mg/kg/ 日の投与レジメンで利用する場合，*E. faecium* 以外の腸球菌属のブレイクポイントである≦2 μg/mL，重症感染症用の 8〜12 mg/kg/ 日の投与レジメンで利用する場合，*E. faecium* のブレイクポイントである≦4 μg/mL，tigecycline は≦0.25 μg/mL（FDA の添付文書上の vancomycin 感受性 *E. faecalis* のブレイクポイント），omadacycline は≦0.25 μg/mL（FDA の添付文書上の *E. faecalis* のブレイクポイント），ceftobiprole と ceftaroline は≦4 μg/mL。

は tigecycline であり，vancomycin 感受性の *E. faecalis* による腹腔内および皮膚軟部組織感染症での使用が承認されており，両菌種の VRE に対しても *in vitro* では活性が示されている。しかし血中濃度が低いため，tigecycline は腹腔内感染症に対してのみ，あるいは難治性の腸球菌菌血症や感染性心内膜炎での併用療法の 1 剤として利用されている。omadacycline および eravacycline の 2 剤は，FDA による承認を受けた最新の新世代テトラサイクリン系抗菌薬であり，腸球菌に対する抗菌活性を有している（表 133.5）。しかし，これらの抗菌薬の一部は，多剤耐性腸球菌に対して殺菌活性がほとんどなく，これらの抗菌薬単剤あるいは併用療法での使用経験に関しては，体系的な臨床研究からの報告が待たれる。

dalbavancin あるいは telavancin による治療は，米国での臨床分離株の大半（>70%の株）を占める VanA 型 vancomycin 耐性 *E. faecium* 株に対する治療選択肢とはならない（表 133.2）。Gram 陽性菌感染症におけるリポグリコペプチド系の実験結果あるいは臨床経験がいくつか報告され始めている。Bouza らは，スペインの 29 の病院における観察研究や後ろ向き検討のなかで，心内膜炎を含むさまざまな腸球菌感染症の患者の 72.7%で dalbavancin による治療によって良好な臨床転帰が得られたことを示した。Jones らも，ampicillin や vancomycin 感受性の *E. faecalis* 菌血症症例を dalbavancin で治療した場合に良好な転帰が得られたことを報告している。同様に，Thompson らも，vancomycin 感受性の *E. faecalis* による心内膜炎に対して，telavancin による治療に成功したことを報告している。Tran らによる動物モデルでの検討では，telavancin が vancomycin 感受性の *E. faecalis* による深在性感染症の代替治療薬となりうることが示唆されている。

心内膜炎を伴わない腸球菌による血流感染症の治療は，殺菌活性のある薬剤による治療を要さない場合があることを除けば，心内膜炎と同様の通則に従う。殺菌活性は，免疫不全患者の場合には考慮する必要があり，このような患者の経験的治療においては，最も広域スペクトラムの抗 Gram 陽性菌用抗菌薬（vancomycin あるいは daptomycin）で治療を開始すべきである。なぜなら，院内発症の腸球菌感染症を起こしやすい患者というのは，メチシリン耐性ブドウ球菌による感染のリスクも有しているためである。他のすべての病原菌の場合と同様，留置されている血管内デバイスなど潜在的な感染巣の除去，および感染源コントロールとしての膿瘍のドレナージが，治療の成功には必須である。

重症でない感染症および尿路感染症の治療

すぐに感受性検査結果が得られない場合，尿中で ampicillin が高濃度に達することを鑑みると，ampicillin は今でも軽症〜中等症の感染症，特に，尿路感染症の治療において合理的な選択となる。nitrofurantoin も，ほとんどの腸球菌に対して活性がある（>90%。VRE を含む，未掲載データ）が，尿路感染症の治療にのみ利用できる。

これらのアプローチは，現地での疫学（アンチバイオグラム）および耐性株の発生に即して変更する必要があることは明白である。ampicillin 耐性腸球菌は通常，*E. faecium* であるが，この耐性菌による感染の頻度が非常に高い病院では，ampicillin は初期治療としては適切ではないであろう。薬剤耐性腸球菌による感染に対する治療は，シナジーを狙った併用療法が通常は推奨されないことを除けば，血流感染症で述べた治療と同様の選択となる。

腸球菌の保菌

多剤耐性腸球菌の便中保菌もしくは定着が治療の適応であるとする考え方は一般的に受け入れられているものではないが，患者が後に播種性の感染を起こすリスクを考慮すると，この問題に対する疫学的な関心は尽きない。腸管内の VRE の保菌とその起源に関する研究により，定着および持続的な保菌に至る要因に関する知見は飛躍的に向上した。第 3 世代セファロスポリン系（ただし，すべてのセファロスポリン系や β-ラクタム系ではない）は，明らかに腸球菌の保菌を促進させることに加担しているが，これはおそらく，一部の第 3 世代セファロスポリン系の胆汁排泄量が多く，その濃度が 5,000 μg/mL を超えるためであろう。低リスクの抗菌薬の例としてはaztreonamとcefepimeがあり，VREの定着を促進させるcefoxitinやceftriaxone，clindamycinとは対照的である。piperacillin-tazobactamのような一部の抗菌薬は治療中に消化管内でVREが定着するのを抑制するが，治療後の正常細菌叢が回復する期間にVREに曝露すると，異常増殖と持続的な定着を促進させる。抗菌薬と腸管の常在細菌叢および定着している耐性腸球菌の間の複雑な相互作用をより深く理解するためには，引き続き臨床研究からのデータが望まれる。

腸球菌が選択的に増殖しやすい有利な環境をもたらしうる不要な抗菌薬はいずれも中断するつもりで，患者の治療を見直すことが賢明であろう。しかし，選択的な腸管内除菌(selective intestinal tract decontamination)治療の中断後の再発率は依然として高い。感染コントロールという意味においては，(1)消化管の選択的除菌，(2)抗菌薬使用戦略(選択する抗菌薬の規制あるいは制限)，(3)胃酸によるバリアの持続的な確保，(4)腸管内常在細菌叢の回復，(5)可能な場所では病院内環境，あるいは患者の皮膚表面の確実な除菌，(6)医療従事者の手洗いおよび手袋着用の促進による患者－患者間での感染伝播の予防，に焦点が当てられる。

結論

腸球菌感染症の治療は，現代における感染性疾患に対する治療のなかで最も難渋する分野の1つである。これらの感染においては，質の高い検査室によるサポートが，毒性を最小限に抑えつつ最適な治療を行うためには必須である。我々の治療のための武器(ampicillinおよびグリコペプチド系)が十分なものとはいえなくなってきていることと，この病原菌は院内で伝播し拡散することがあることを示す確たる証拠があることから，病院環境サーベイランスおよび感染コントロールに関して積極的な姿勢で臨むことが非常に重要であることに変わりはない。同様に，新しい安全な治療薬を開発するためのさらなる研究や，既存のもしくは近年開発された抗菌薬(daptomycin，オキサゾリジノン系，リポグリコペプチド系，テトラサイクリン誘導体)を単剤で使用するのか，あるいは臨床的な安全性と，腸球菌による感染を十分に駆逐できることが示されている併用療法で使用するのかに焦点を当てた，さらなる研究が必要とされている。

文献

Arias CA, Mendes RE, Stilwell MG, Jones RN, Murray BE. Unmet needs and prospects for oritavancin in the management of vancomycin-resistant enterococcal infections. *Clin Infect Dis*. 2012;54:S233–S38.

Beganovic M, Luther MK, Rice LB, Arias CA, Rybak MJ, LaPlante KL. A review of combination antimicrobial therapy for *Enterococcus faecalis* bloodstream infections and infective endocarditis. *Clin Infect Dis*. 2018;67:303–309.

Bouza E, Valerio M, Soriano A, et al. Dalbavancin in the treatment of different gram-positive infections: A real-life experience. *Int J Antimicrob Agents*. 2018;51:571–77.

Carvalhaes CG, Huband MD, Reinhart HH, Flamm RK, Sader HS. Antimicrobial activity of omadacycline tested against clinical bacterial isolates from hospitals in China (Including Hong Kong) and Taiwan: Results from the Sentry Antimicrobial Surveillance Program (2013–2016). *Antimicrob Agents Chemother*. 2019;63:e02262–18.

Casapao AM, Kullar R, Davis SL, et al. Multicenter study of high-dose daptomycin for treatment of enterococcal infections. *Antimicrob Agents Chemother*. 2013;57:190–196.

Deshpande LM, Castanheira M, Flamm RK, Mendes RE. Evolving oxazolidinone resistance mechanisms in a worldwide collection of enterococcal clinical isolates: Results from the Sentry Antimicrobial Surveillance Program. *J Antimicrob Chemother*. 2018;73:2314–2322.

Eliopoulos GM. Quinupristin-dalfopristin and linezolid: Evidence and opinion. *Clin Infect Dis*. 2003;36:473–481.

Frampton JE, Curran MP. Tigecycline. *Drugs*. 2005;65:2623–2625; discussion 36–37.

Gaynes R, Edwards JR. Overview of nosocomial infections caused by gram-negative bacilli. *Clin Infect Dis*. 2005;41:848–854.

Jones BM, Keedy C, Wynn M. Successful treatment of *Enterococcus faecalis* bacteremia with dalbavancin as an outpatient in an intravenous drug user. *Int J Infect Dis*. 2018;76:4–5.

Jones RN. Global epidemiology of antimicrobial resistance among community-acquired and nosocomial pathogens: A five-year summary from the Sentry Antimicrobial Surveillance Program (1997–2001). *Semin Respir Crit Care Med*. 2003;24:121–134.

Jones RN, Flamm RK, Sader HS. Surveillance of dalbavancin potency and spectrum in the United States (2012). *Diagn Microbiol Infect Dis*. 2013;76:122–123.

Mendes RE, Sader HS, Castanheira M, Flamm RK. Distribution of main gram-positive pathogens causing bloodstream infections in the United States and European hospitals during the Sentry Antimicrobial Surveillance Program (2010–2016): Concomitant analysis of oritavancin *in vitro* activity. *J Chemother*. 2018;30:280–289.

Mendes RE, Sader HS, Farrell DJ, Jones RN. Worldwide appraisal and update (2010) of telavancin activity tested against a collection of gram-positive clinical pathogens from five continents. *Antimicrob Agents Chemother*. 2012;56:3999–4004.

Moellering RC, Jr. The Garrod Lecture. The enterococcus: A classic example of the impact of antimicrobial resistance on therapeutic options. *J Antimicrob Chemother*. 1991;28:1–12.

Munita JM, Arias CA, Murray BE. *Enterococcus faecalis* infective endocarditis: Is it time to abandon aminoglycosides? *Clin Infect Dis*. 2013;56:1269–1272.

Rice LB, Hutton-Thomas R, Lakticova V, Helfand MS, Donskey CJ. Beta-lactam antibiotics and gastrointestinal colonization with vancomycin-resistant enterococci. *J Infect Dis*. 2004;189:1113–1118.

Rosselli Del Turco E, Bartoletti M, Dahl A, Cervera C, Pericàs JM. How do I manage a patient with enterococcal bacteraemia? *Clin Microbiol Infect*. 2021 Mar;27(3):364–371. doi:10.1016/j.cmi.2020.10.029. Epub 2020 Nov 2. PMID: 33152537.

Sakoulas G, Nonejuie P, Nizet V, Pogliano J, Crum-Cianflone N, Haddad F. Treatment of high-level gentamicin-resistant *Enterococcus Faecalis* endocarditis with daptomycin plus ceftaroline. *Antimicrob Agents Chemother*. 2013;57:4042–4045.

Tran TT, Tam VH, Murray BE, Arias CA, Singh KV. Efficacy of telavancin alone and in combination with ampicillin in a rat model of *Enterococcus faecalis* endocarditis. *Antimicrob Agents Chemother*. 2017;61:e02489.

Willems RJ, Top J, van Santen M, et al. Global spread of vancomycin-resistant *Enterococcus faecium* from distinct nosocomial genetic complex. *Emerg Infect Dis*. 2005;11:821–828.

Zhanel GG, Baxter MR, Adam HJ, Sutcliffe J, Karlowsky JA. In vitro activity of eravacycline against 2213 gram-negative and 2424 gram-positive bacterial pathogens isolated in Canadian hospital laboratories: Canward Surveillance Study 2014–2015. *Diagn Microbiol Infect Dis*. 2018;91:55–62.

18

134 *Erysipelothrix*(豚丹毒)

■著：W. Lee Hand
■訳：西村 翔

豚丹毒菌(*Erysipelothrix rhusiopathiae*)は多形性，非芽胞形成性のGram陽性桿菌である。この菌は，自然治癒する軟部組織感染症〔類丹毒(erysipeloid)〕と重症の全身感染症のいずれの原因にもなる。豚丹毒菌は自然界に広く存在しており，多くの家畜が感染している。おそらく，ブタが豚丹毒菌の主たる保有宿主である。この菌はヒツジ，ウシ，ウマ，ニワトリ，イヌのほか，鳥類や魚類，甲殻類，アシカ科(アザラシ，アシカ，オットセイなど)，イルカでも認められる。ヒトへの感染は通常，職業上の曝露によって起こる。精肉業，食肉処理場の作業員，漁師，農家，獣医が豚丹毒菌に感染するリスクにさらされている。ヒトに感染した場合の臨床スペクトラムには，限局性の皮膚感染，びまん性の皮膚病変，全身性の血流感染症がある。

限局性の皮膚感染症

Rosenbachの類丹毒［訳注：Rosenbachは，1909年に初めて*E. rhusiopathiae*をヒトから分離(皮膚病変)し，erysipeloid(類丹毒)と名づけた。ちなみに，1878年にマウスから菌を初めて発見したのは，あのRobert Kochである］とは，この菌の感染による限局性に皮膚病変であり，豚丹毒菌によるヒトへの感染としては最も頻度の高い病型である(図134.1)。この軟部組織感染症はほとんどの場合，指と手の両方もしくはいずれか一方(曝露部位)に起こる。

接種部位に軽度の疼痛が生じる場合があり，その後，瘙痒感やズキズキした拍動性の疼痛，灼熱感，ヒリヒリ感が出現する。特徴のある皮膚病変は，接種部位の小さな赤色斑から，隆起した辺縁とよく発達した紫がかった中心部から成る類丹毒の完成された皮膚病変へと緩徐に進展する。患者はしばしば，関節のこわばり，感染した指の疼痛を訴えるが，腫脹は認めないか，認めたとしてもわずかである。小さな出血性の水疱性病変が接種部位に出現することもある。類丹毒病変は真の蜂窩織炎とは似ても似つかず，A群レンサ球菌による丹毒とは対照的である。それゆえにRosenbachは，豚丹毒菌によるヒトの皮膚感染症に**類丹毒**という用語を提唱した。疼痛は，罹患部の外観と比べ不釣り合いに強いことがある。局所性のリンパ管炎およびリンパ節炎が30%の患者で認められる。しかし，高熱や悪寒といった全身症状はまれである。

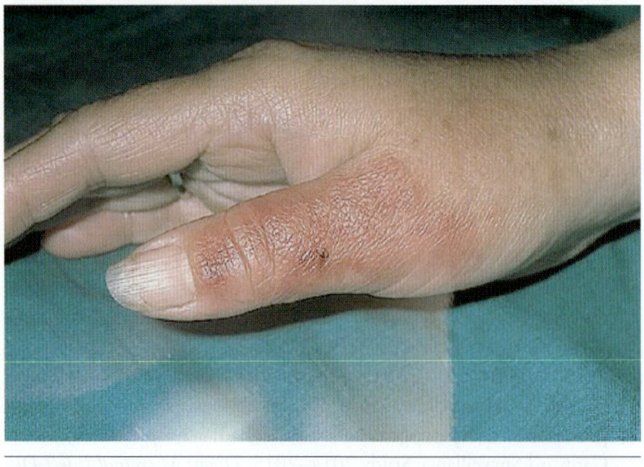

図 134.1
類丹毒
(Gary M. Whiteand Neil H. Cox, Diseasesof the Skin, Philadelphia : WB Saunders, 1995 より)

汚染されている可能性のある物質との接触歴や職業上の曝露歴，およびそれらと矛盾のない身体所見に基づいて暫定診断を行う。菌が真皮内の深いところに存在するため，皮膚病変の穿刺検体のGram染色塗抹標本および培養はしばしば陰性となる。

びまん性の皮膚感染症

ほとんどの類丹毒の皮膚病変は特異的な治療を要さずに治癒する。しかし，未治療の患者では時々，類丹毒からびまん性の皮膚病変へと進展することがある。汚染された肉の摂取も，この病型の原因となることが報告されている。特徴のある紫がかった皮膚病変は，徐々に中心部が消退しながら拡大する。大きな水疱性病変が感染部位もしくは遠隔部位に出現することがある。これらの患者はしばしば，高熱や悪寒，関節痛といった全身症状を伴っている。血液培養は決まって陰性である。

全身感染症(菌血症や心内膜炎の両方，あるいはそのどちらか)

豚丹毒菌による血流感染症は一般的には原発性の感染であり，限局性皮膚病変からの播種の結果として生じるわけではない。それにもかかわらず，血流感染症の3分の1の患者で類丹毒を示唆する皮膚病変を認める。汚染された海産物を摂取した後の，豚丹毒菌による持続菌血症が報告されている。体幹や四肢の皮膚の蛇行性の病変あるいは多発性水疱性病変が認められることもある。多くの患者で受診前に2〜3週間にわたる発熱を認める。発熱および悪寒は自然に改善することもあるが，当然のように再燃するはずである。

基礎に重症心疾患あるいは肝疾患がある患者では，Gram陰性桿菌による敗血症を思わせるような臨床像を呈することがある。播種性感染を起こす患者の3分の1以上はアルコール中毒者で，

表 134.1
豚丹毒菌(*Erysipelothrix rhusiopathiae*)感染症に対する抗菌薬治療

Erysipelothrix の感染型	選択すべき抗菌薬		
	抗菌薬	用法用量	治療期間
限局性皮膚感染			
第1選択薬	penicillin V[訳注：日本では利用不可]	500mg 6時間ごと 経口	7日間
代替薬	ciprofloxacin(その他のフルオロキノロン系も利用可)	250mg 12時間ごと 経口	7日間
	clindamycin	300mg 8時間ごと 経口	7日間
	erythromycin(その他のマクロライド系も利用可)	500mg 6時間ごと 経口	7日間
重症の菌血症もしくは心内膜炎			
第1選択薬	penicillin G	200万〜400万単位 4時間ごと 静注	4週間
代替薬	ceftriaxone	2g 24時間ごと 静注	4週間
	imipenem	500mg 6時間ごと 静注	4週間
	ciprofloxacin(その他の静注フルオロキノロン系も利用可)	400mg 12時間ごと 静注	4週間

慢性肝疾患は重要な素因となる。膠原病あるいは悪性腫瘍の治療として，しばしば副腎皮質ステロイドや細胞毒性薬の両方あるいはいずれかを使用している免疫不全患者における菌血症も報告されている。

豚丹毒菌の菌血症は多くの場合，重篤な臨床経過をたどり，高い頻度で心内膜炎を合併する。豚丹毒菌による心内膜炎では，しばしば心臓弁の広範な破壊が起こり，特に大動脈弁が侵されやすい。過去の報告では，約3分の1の患者が死亡し，さらに3分の1の患者は弁置換を要した。しかし，死亡率に関する近年のデータは存在しない。血液培養が陽性の患者では，当初の身体診察あるいは心エコーで心内膜炎の典型的な所見が認められないからといって，心内膜炎の診断を除外することはできない。報告されている心内膜炎の合併症としては，急性腎不全を起こす増殖性糸球体腎炎や内臓のボトリオミセス症(visceral botryomycosis)[訳注：botryomycosis は細菌感染による慢性の肉芽腫性病変で，その内部に細菌を含んだ顆粒を形成する。病変は皮膚や軟部組織，時に内臓臓器にも出現する。多くの場合は黄色ブドウ球菌(*Staphylococcus aureus*)によって起こるが，緑膿菌(*Pseudomonas aeruginosa*)など他のいくつかの菌種でも報告がある]がある。

以前の文献では，血流感染症では90%の頻度で心内膜炎を伴っていたことが示唆されている。心内膜炎の頻度が高いとするこの結果の少なくとも一部は，近年多数の心内膜炎を合併していない菌血症の症例が報告されていることから，報告バイアスの可能性がある。

豚丹毒菌によるまれな感染の報告としては，壊死性筋膜炎(局所での接種後)，非人工(自然)および人工膝関節の化膿性関節炎，腹膜透析に関連した腹膜炎，急性および慢性の髄膜炎，腹腔内膿瘍，および傍脊椎膿瘍を伴う脊柱管内の留膿腫がある。

豚丹毒菌の播種性感染は，血液培養から菌が検出されることによって診断される。血液から分離するのには，流通している通常の培地で十分であり，多くの場合，2〜3日以内に発育が確認できる。菌は当初，*Lactobacillus* 属と誤同定されることがある。

治療

類丹毒は3週間以内に自然治癒することもあるが，適切な抗菌薬加療により，治癒を早め，かつ再燃を防ぐことができる。安静および温罨法による局所療法も，疼痛や腫脹，関節炎を伴った患者では有用である。感染した手あるいは指は吊り包帯や副子によって固定する必要がある。局所病変の外科的切開あるいはデブリードマンは要さない。

in vitro での検査では，penicillin および imipenem が豚丹毒菌に対して最も活性が高い抗菌薬である。penicillin は，豚丹毒菌感染のすべての病型の治療において実績のある有効な抗菌薬である。その他の β-ラクタム系抗菌薬もこの細菌に対して活性をもつ。フルオロキノロン系と clindamycin は *in vitro* では良好な活性を示す。マクロライド系，テトラサイクリン系，および chloramphenicol は *Erysipelothrix* に対する活性が予見しにくいので，播種性感染症では使用すべきではない。豚丹毒菌はスルホンアミド系，trimethoprim-sulfamethoxazole(ST合剤)，アミノグリコシド系，および vancomycin に対して耐性である。データは限られているが，daptomycin の *in vitro* での活性が示唆されている。

臨床像および血液培養の結果に基づいた抗菌薬治療を行わなければならない(表 134.1)。限局性皮膚感染では経口抗菌薬治療が適している。患者が全身感染症あるいは重症びまん性皮膚病変を呈している場合，静注抗菌薬による治療の適応である。penicillin G は歴史的に使用されてきた第1選択薬である。代替薬としては，ceftriaxone，imipenem，およびフルオロキノロン系が挙げられる。菌血症ないしは心内膜炎の患者は最低でも4週間の静注抗菌薬治療を受けるべきである。

文献

Campbell D, Cowan M. Septicemia and aortic valve endocarditis due to *Erysipelothrix rhusiopathiae* in a homeless man. *Case Rep Infect Dis.* 2013;2013:923034.

Dunbar SA, Clarridge JE III. Potential errors in recognition of *Erysipelothrix rhusiopathiae. J Clin Microbiol.* 2000;38:1302–1304.

Garcia-Restoy E, Espejo E, Bella F, Llebot J. Bacteremia due to *Erysipelothrix rhusiopathiae* in immunocompromised hosts without endocarditis. *Rev Infect Dis.* 1991;13:1252–1253.

Gorby GL, Peacock JE, Jr. *Erysipelothrix rhusiopathiae* endocarditis: microbiologic, epidemiologic, and clinical features of an occupational

18

disease. *Rev Infect Dis*. 1988;10:317–325.
Klauder JV. Erysipeloid as an occupational disease. *JAMA*. 1938;111:15.
McNamara DR, Zitterkopf NL, Baddour LM. Photoquiz: a woman with a lesion on her finger and bacteremia. *Clin Infect Dis*. 2005;41:1005–1006, 1057–1058.
Ognibene FP, Cunnion RE, Gill V, et al. *Erysipelothrix rhusiopathiae* bacteremia presenting as septic shock. *Am J Med*. 1985;78:861–864.
Reboli AC, Farrar WE. *Erysipelothrix rhusiopathiae*: an occupational pathogen. *Clin Microbiol Rev*. 1989;2:354–359.
Soriano F, Fernandez-Roblas R, Calvo R, et al. In vitro susceptibilities of aerobic and facultative non-spore-forming gram-positive bacilli to HMR 3647 (RU 66647) and 14 other antimicrobials. *Antimicrob Agents Chemother*. 1998;42:1028–1033.
Venditti M, Gelfusa V, Terasi A, et al. Antimicrobial susceptibilities of *Erysipelothrix rhusiopathiae*. *Antimicrob Agents Chemother*. 1990;34:2038–2040.
Wang Q, Chang BJ, Riley TV. Erysipelothrix rhusiopathiae. *Vet Microbiol*. 2010;140: 405–417.

135 HACEK

■著：Vivian H. Chu
■訳：西村 翔

HACEKは3つの主要な特徴を共有する多様な細菌グループの頭文字を表している。第1に，このグループは口腔咽頭あるいは気道の常在細菌叢の一員として一般的に存在している小さなGram陰性桿菌である。第2に，このグループは相対的に栄養要求性の高い微生物(fastidious microorganism)である。第3に，このグループは心臓弁に感染しやすい。HACEKグループには，*Haemophilus*属(*H. influenzae*を除く)，*Aggregatibacter*(以前の*Actinobacillus*)属，*Cardiobacterium hominis*，*Eikenella corrodens*，および*Kingella*属が含まれる。これらの微生物は，その心内膜炎を引き起こす能力のために悪名高いが，ごくまれながら，その他のさまざまな感染症の原因となることもある(表135.1)。たとえば，ヒト咬傷後にHACEKの細菌群，特に*Eikenella*属によって蜂窩織炎や膿瘍を形成することもあれば，さまざまな*Haemophilus*属が喉頭蓋炎もしくは脳膿瘍を起こすこともある。

HACEKグループに属する細菌は口腔内の常在細菌の一員である。血行性播種は，歯科処置後に血流に乗って起こることもあるが，特に，歯周病に罹患している集団では，普段の日常活動に伴って起こるほうが多い。基礎に弁膜症がある集団は，一過性あるいは持続性の菌血症によって感染性心内膜炎の危険にさらされる。歯科処置前の抗菌薬予防投与によって感染性心内膜炎を予防できることが実証されていないため，抗菌薬予防投与のガイドラインでは，最もリスクが高い群に属する患者にのみ予防的投与を行うよう変更された。年間何百万人もの患者が歯科治療を受けるが，HACEKグループに属する微生物による感染性心内膜炎の症例というのはまれである。

診断

HACEKグループの細菌は，培養陰性心内膜炎の鑑別診断と一般的に捉えられているが，しばしば誤解を生じている。かつては，HACEKに属する細菌の分離頻度を上昇させる伝統的な方法として，血液培養ボトルの培養期間を5〜7日から2〜3週に延長することが行われていた。しかし，血液培養法の改良によって，この慣行はもはや推奨されなくなった。最近の多施設研究では，最新の検査法および培地を用いた場合のHACEK分離株の検出に要する時間の平均および中央値は，それぞれ3日，3.4日であることが示された。加えて，培養期間を延長した，あるいは最終的な継代培養を行った培養検体のいずれにおいても，追加での発育は認めなかった。他のいくつかの研究では，HACEKの細菌群は通常，5日以内に分離され，HACEKに属する細菌を検出するのに延長培養はもはや要さないことが指摘されている。

HACEKの細菌群は通常，5%のヒツジ血液寒天培地およびチョコレート寒天培地に発育するが，MacConkey寒天培地には発育しない。未調整の大気中では，しばしば発育が不良あるいは発育を認めないので，5〜10%の二酸化炭素(CO_2)下での培養が推奨される。発育が認められた後は，標準的な生化学試験によって，HACEKの個々の菌種を同定できる。標準的な生化学試験で容易に同定できなかったHACEKの細菌群に対しては，16SリボソームRNA(rRNA)遺伝子解析が有用な場合がある。

表135.1
HACEKによる感染症

Haemophilus aphrophilus, *H. haemolyticus*, *H. parahaemolyticus*, *H. parainfluenzae*, *H. paraphrophilus*, *H. segnis*	脳膿瘍，心内膜炎，眼内炎，喉頭蓋炎，肝膿瘍，腹腔内感染，髄膜炎，新生児敗血症，壊死性筋膜炎，中耳炎，肺炎，副鼻腔炎，化膿性関節炎，尿路感染症
Aggregatibacter actinomycetemcomitans	脳膿瘍，蜂窩織炎，膿胸，心内膜炎，眼内炎，骨髄炎，歯周感染症，耳下腺炎，心外膜炎，肺炎，滑膜炎，甲状腺膿瘍，尿路感染症
Cardiobacterium hominis	心内膜炎，髄膜炎
Eikenella corrodens	膿瘍を形成した歯および歯周囲組織，Bartholin腺膿瘍，脳膿瘍，蜂窩織炎，結膜炎，涙嚢炎，膿胸，心内膜炎，子宮内膜炎，歯肉炎，腹腔内膿瘍，血管内部の感染症，角膜炎，肝膿瘍，縦隔炎，髄膜炎，感染性動脈瘤，外耳炎，耳下腺炎，心外膜炎，肺炎，化膿性肺塞栓症，硬膜下膿瘍，甲状腺膿瘍，甲状腺炎
Kingella denitrificans, *K. indologenes*, *K. kingae*	膿瘍，心内膜炎，喉頭蓋炎，椎間板炎，髄膜炎，口腔咽頭領域の感染症，骨髄炎，化膿性関節炎

臨床像

HACEK グループの細菌による心内膜炎は典型的には，既存の弁膜症と人工弁の両方あるいはいずれかをもつ集団に起こる。最近の大規模多施設コホート研究の結果では，HACEK による感染性心内膜炎に罹患した群は HACEK 以外の菌による感染性心内膜炎に罹患した群と比較して，年齢の中央値が 47 歳 vs 60 歳と，より若年であることが示された。前述の研究によると，HACEK グループのなかで最も同定された頻度が高かったのは *Haemophilus* 属(40％)で，次いで *Aggregatibacter* 属(34％)，*Cardiobacterium* 属(14 ％)，*Eikenella corrodens*(5 ％)，*Kingella* 属(5%)の順であった。

HACEK グループの細菌による心内膜炎は通常，亜急性の経過をたどり，大きな弁の疣贅を形成し，しばしば塞栓症を起こす。前述のコホート研究では，HACEK による感染性心内膜炎に罹患した患者では，HACEK 以外の菌による感染性心内膜炎と比較して，脳卒中が有意差をもってより高頻度で起こっていたが(25% vs 17%，$p=0.05$)，病院内死亡率(4% vs 18%，$p<0.01$)および 1 年死亡率(11% vs 39%，$p<0.01$)は低かった。高い脳卒中発症率と逆説的に低い死亡率というのは，HACEK の感染性心内膜炎に特有のものである。

治療

HACEK グループの細菌による感染性心内膜炎の最適治療に関して評価した大規模な臨床試験は存在しない。現在得られる治療に関する情報は，*in vitro* での感受性検査や小規模な症例シリーズ，あるいは個々の症例報告から導かれたものである。以前は，ampicillin とアミノグリコシド系の併用が最適治療として広く推奨されていた。この治療は，しばしば *β*-ラクタム系とアミノグリコシド系が *in vitro* でシナジー効果を発揮するために支持されているが，そのような効果が *in vivo* で起こるかどうか決定的な証明はなされていない。さらに，多数の症例報告で，*Aggregatibacter*(以前の *Actinobacillus*) *actinomycetemcomitans* および *Haemophilus* による感染の治療で，ampicillin と gentamicin の併用療法による治療失敗が明らかとなっている。加えて，いくつかの最近の報告では，著者らは HACEK グループの細菌の非常に多くの菌株が *β*-ラクタマーゼを産生していたことを指摘している。これらの細菌は発育への栄養要求性が高いことから，HACEK グループに属する多くの細菌の感受性検査を通常の細菌検査室で実施するのはしばしば困難である。これらを鑑みると，HACEK グループの細菌は，そうでないとの反証がない限りは ampicillin 耐性と捉えるべきであり，HACEK グループの細菌による感染症のエンピリックな(経験的)あるいは初期治療に ampicillin を用いることは推奨されない。

ほとんどの HACEK 細菌群は，*A. actinomycetemcomitans* と *E. corrodens* の明らかな例外を除けば第 1 および第 2 世代セファロスポリン系抗菌薬に感受性があり，さらに実際上，すべての菌種が 3 世代セファロスポリン系抗菌薬に感受性がある。したがって，一般的には cefotaxime あるいは ceftriaxone が，HACEK グループの細菌による感染性心内膜炎の最良の治療であると目されている。ceftriaxone を 2 g 静注あるいは筋注，1 日 1 回で用いるというのが，利便性が高く，外来での点滴治療に適していることから推奨される(表 135.2)。自然弁の心内膜炎の治療期間は最低でも 4 週間は設けるべきであり，人工弁の心内膜炎では最低 6 週間の治療が推奨される。

表 135.2
重症感染症で推奨される抗菌薬

	抗菌薬	用量および投与経路	治療期間
第 1 選択薬	ceftriaxone	2 g 静注 もしくは 筋注 1 日 1 回	4〜6 週
代替薬	ciprofloxacin	750 mg 経口 12 時間ごと	4〜6 週

HACEK グループの細菌は *in vitro* でほとんどのフルオロキノロン系と aztreonam にも感受性がある。よって，これらの抗菌薬のいずれかを *β*-ラクタムに忍容性がない患者では用いることができる。HACEK による心内膜炎の外来治療における ciprofloxacin の使用を支持するエビデンスが蓄積しつつある。

多数の研究者が，感受性検査の結果が出るまでのエンピリックな治療は，ceftriaxone をアミノグリコシド系と併せて使用するか，ciprofloxacin を用いることを提唱している。たとえば，ciprofloxacin などのフルオロキノロン系は，*β*-ラクタムに対してアレルギーのある患者では望ましい代替薬となる。ciprofloxacin は，経口摂取後のその高いバイオアベイラビリティと安全性プロファイルのために，外来での治療としては最適な選択である。しかし，HACEK グループの細菌による感染症におけるフルオロキノロン系による治療に関して公表されているデータが乏しいため，おそらく，ceftriaxone がまだ第 1 選択薬と考えられている。治療を行っているすべての患者において，入念な診察と血液培養のフォローアップによる臨床的および微生物学的な治療反応性の定期的な評価などの慎重なフォローアップが望まれる。経口治療を行っているすべての患者で服薬順守の慎重なモニタリングが勧められる。

HACEK グループの細菌は通常，tetracycline と chloramphenicol に感受性があるが，これらの抗菌薬のいずれも静菌的に働くため，血管内感染症ではよい選択とはいえない。ほとんどの HACEK グループに属する細菌は，metronidazole，vancomycin，erythromycin および clindamycin に耐性である。

予後

HACEK グループの細菌による心内膜炎の治療成績は良好である。ほとんどの感染症は内科的治療，あるいは内科的治療と外科的治療の併用で治癒させることができる。

心内膜炎以外の感染症

HACEK グループの細菌による心内膜炎以外の感染症はまれである。そのような感染は多くの場合，短期間の抗菌薬治療に反応する。膿瘍は外科的ドレナージの適応である。*Kingella kingae* やそれ以外の HACEK グループの細菌による化膿性関節炎に対しては，ほとんどの専門家が，3〜4 週間の静注抗菌薬投与の後に，経口抗菌薬による3週間の治療の追加を推奨している。HACEKグループの細菌による骨髄炎に対しては，2〜4週間の静注抗菌薬の後に1〜6か月の経口抗菌薬による治療が推奨される。外科的デブリードマンの必要性を慎重に評価しつつ，臨床的な治療反応性をモニタリングして，治療計画を決定する必要がある。

文献

Babinchak TJ. Oral ciprofloxacin therapy for prosthetic valve endocarditis due to *Actinobacillus actinomycetemcomitans*. *Clin Infect Dis*. 1995;21:1517–1518.

Baron EJ, Scott JD, Tompkins LS. Prolonged incubation and extensive subculturing do not increase recovery of clinically significant microorganisms from standard automated blood cultures. *Clin Infect Dis*. 2005;41:1677–1680.

Chambers ST, Murdoch D, Morris A, et al. HACEK infective endocarditis: characteristics and outcomes from a large, multi-national cohort. *PLoS One*. 2013;8(5): e63181.

Coburn B, Baldwin T, Prasad R, et al. Antimicrobial susceptibilities of clinical isolates of HACEK organisms. *Antimicrob Agents Chemother*. 2013;57:1989–1991.

Das M, Badley AD, Cockerill FR, et al. Infective endocarditis caused by HACEK microorganisms. *Annu Rev Med*. 1997;48:25–33.

Kaplan AH, Weber DJ, Oddone EZ, et al. Infection due to *Actinobacillus actinomycetemcomitans*: 15 cases and review. *Rev Infect Dis*. 1989;11:46–63.

Nishimura RA, Carabello BA, Faxon DP, et al. ACC/AHA 2008 Guideline update on valvular heart disease: focused update on infective endocarditis. *J Am Coll Cardiol*. 2008;52:676–685.

Petti CA, Bhally HS, Weinstein MP, et al. Utility of extended blood culture incubation for isolation of *Haemophilus*, *Actinobacillus*, *Cardiobacterium*, *Eikenella*, and *Kingella* organisms: a retrospective multicenter evaluation. *J Clin Microbiol*. 2006;44:257–259.

Wilson WR, Karchmer AW, Dajani AS, et al. Antibiotic treatment of adults with infective endocarditis due to streptococci, enterococci, staphylococci, and HACEK microorganisms. *JAMA*. 1995;274:1706–1713.

136 *Helicobacter pylori*(ピロリ菌)

■著：David Y. Graham, Emiko Rimbara
■訳：西村 翔

イントロダクション

Helicobacter pylori(ピロリ菌)はGram陰性のらせん菌であり，世界中で50%以上のヒトが感染している。*H. pylori*感染症は，胃に進行性で破滅的な炎症(例：胃炎)を起こす，重篤で慢性かつ伝染性の疾患である。*H. pylori*感染は，胃十二指腸潰瘍，胃がん，原発性B細胞胃リンパ腫，萎縮性胃炎，，ビタミンB_{12}吸収不良(悪性貧血)，鉄欠乏性貧血，特発性血小板減少症やディスペプシアなど，多くの重要な疾患の病因に関連している(すなわち，*H. pylori*は世界中で死亡や疾病被害の主要な要因となっている)。*H. pylori*感染の有病率は，心身の健康状態，幸福度，社会の発展度と逆相関する。*H. pylori*に感染しても，多くの場合，一過性の症状を呈して改善する。その後は臨床的に潜在性の経過をたどり，最終的には約20%の感染者のみが，臨床的に確認できる病態を呈する。

*H. pylori*の発見

1980年代初頭に，西オーストラリアのパースの病理学者であるRobin Warrenは，若い内科研修医であるBarry Marshallと，胃炎の患者の胃生検標本内に認める小さならせん菌を研究する共同チームを組んだ。1982年には，遂にその菌の培養に成功し，その菌は現在では*Helicobacter pylori*として知られている。*H. pylori*は，約0.6×3.5 μmの微好気性Gram陰性らせん桿菌であり，約7個の単極性の鞭毛をもつ。ウレアーゼ，オキシダーゼ，およびカタラーゼ活性陽性が，この菌を同定するのに役立つ生化学的特徴である。

Warren と Marshall は，この細菌が胃炎の病因に関与していることを証明し，胃炎と強固に関連があることがすでに確立していた消化性潰瘍および胃がんの原因ともなっている可能性を指摘した。Warren と Marshall には，この菌の培養に成功し消化性潰瘍疾患との関連を証明したことに対して，2005年にノーベル生理学・医学賞が授与された。1994年に，国際がん研究機関(International Agency for Cancer Research)は*H. pylori*を胃がんのクラスⅠの発がん物質と規定し，現在では*H. pylori*感染は胃がんの主要な病因として受け入れられている。1950年より以前は，胃がんはほとんどの国でがん死亡の最も頻度の高い原因であり，現在でも世界で年間約100万人が死亡する5番目に頻度の高いがん死亡の原因である。

疫学および感染伝播

*H. pylori*は典型的には小児期に感染する。*H. pylori*はあらゆる経路を利用して，あるヒトの胃から別のヒトの胃へと侵入することで感染伝播を起こせるため，状況に応じたご都合主義者(situational opportunist)[訳注：非常にたくさんの人が感染しているにもかかわらず，*H. pylori*の感染経路はまだよくわかっていない。そのため，situational：状況に応じて，opportunist：機に乗じて(隙をみつけて)感染する，という意味でsituational opportunistと呼ばれる]と考えることができる。感染した幼児や成人から採取された便や吐物，汚染された水や食物からも*H. pylori*が培養されている。ほとんどの場合，ヒトからヒトへと感染し，家族内で伝播する傾向がある。総じて衛生環境が不良で，給水設備(上水道)が汚染されている国では，水媒介性の感染も重要かもしれない。口から口への(oral–oral)感染伝播は，一部の社会で現在でも慣習として行われている乳児への前咀嚼(そしゃく)(premastication)を除けば，ほとんど起こらない。概して，*H. pylori*感染の主要なリスク因子は，一般に家庭内での衛生不良に分類することができ，途上国での出生，社会経済的地位の低さ，混雑した生活環境，家族規模が大きい，不衛生な生活環境，汚染された食物あるいは水，家庭内での乳児の存在，感染している人の胃内容物への曝露，が挙げられる。

*H. pylori*感染の有病率は，地理的条件，民族的背景，社会経済状況によって異なる。国が経済的に成長し，衛生環境が改善されるにつれて，*H. pylori*獲得率は低下する。たとえば，過去30年で，日本の小児から*H. pylori*はほとんど消失し(例：罹患率は≦4%)，社会的弱者を除けば，ほとんどの先進国で同様の経過をたどっているか，すでにたどった後である。*H. pylori*感染におけるこの変化は，連続的な出生コホートにおいて，有病率の低下という疫学的なパターンをもたらした。一般論として，20歳前後の出生コホートにおける有病率は，概してその出生コホートが生涯を通じて維持する*H. pylori*感染率を示している。途上国では，この値は通常，60〜90%の間である。対照的に，米国で生まれ，両親も米国で生まれた中流階級の白人アメリカ人のピロリ菌有病率は，幼少期の生活水準の低さを反映して有病率が高くなっている高齢者を除けば，現在では＜15%である。しかし，米国での*H. pylori*感染率が低下しているという一般現象は，*H. pylori*有病率の高い地域からの移民の増加によって相殺されつつある。

世界的に衛生環境と生活水準が改善した結果，*H. pylori*感染率，ひいては*H. pylori*関連疾患の罹患率も低下している。しかし，最も進んだ社会においても，途上国からの移民が*H. pylori*関連疾患の母地となり続けるであろう。

感染機序

H. pylori は胃に入り込んだ後，自身のウレアーゼによって胃酸から保護されながら，鞭毛を使って「泳ぐ」ことで粘膜層に到達し，*H. pylori* は粘膜表面へとたどり着くように粘膜層を掘り進んでいき，粘膜表面で接着因子によって，多くの場合，細胞間接合部に付着する。粘膜表面では，酸性の胃内容物や，食事と共に胃から排出される内容物からも保護されている。*H. pylori* は，カタラーゼ，スーパーオキシドジスムターゼ，反応性に乏しいリポ多糖など，宿主の防御機構を回避するために必要な多数の手段を有している。胃上皮細胞の中にも少数の *H. pylori* が認められ，上皮細胞は菌にとって保護された聖域として働いている可能性があり，細胞内に留まることで宿主防御機構から回避できるため，局所抗菌薬治療の失敗の一因となっているかもしれない。胃粘膜に *H. pylori* が付着すると，局所での炎症性サイトカイン(例：インターロイキン-8)の産生が起こり，この炎症性サイトカインによって多核白血球の浸潤が惹起され，最終的には，組織だったリンパ濾胞を伴った慢性炎症に，急性炎症が併発した特徴的な組織型を形成する。

H. pylori 感染の臨床予後は，宿主と細菌と環境因子の複雑な相互作用によって左右される。*cag* 病原性島(pathogenicity island：PAI)［訳注：pathogenicity island とは，染色体上もしくは非染色体上(たとえばプラスミドなど)に存在する，単一あるいは複数の病原因子をコードする遺伝子を含んだ領域のこと］，外膜炎症蛋白(outer membrane inflammatory protein：OipA)，空胞化サイトトキシン(vacuolating cytotoxin：VacA)，および多くの接着因子など，*H. pylori* の複数の推定病原因子が報告されている。*cag* PAI 領域はⅣ型細菌分泌装置(type Ⅳ bacterial secretion apparatus)をコードしており，これは CagA 蛋白および，おそらく，他の蛋白をも宿主の標的細胞に転座させたり導入したりする。CagA のリン酸化反応は，増殖，アポトーシス，サイトカイン放出，細胞運動性といった，その後の宿主の細胞機能に影響を及ぼす多数の宿主信号伝達経路(host signaling pathway)を活性化する。VacA は，*H. pylori* のほとんどすべての株に存在するが，*in vitro* では *H. pylori* の約半数の株のみが VacA 毒素を産生している。*in vitro* では VacA は上皮の空胞化を誘導するが，*in vivo* での機能はまだわかっておらず，最新の知見によると，*H. pylori* の細胞内での生存に密接に関与している可能性が指摘されている。

特に，*cag*A の状態や *vacA* のシグナル配列(s1a，s1b，s1c)および *vacA*(m1，m2)遺伝子の中間領域内の遺伝子多型に関連して，*H. pylori* の特定の病原因子の遺伝子型と臨床転帰との相関を示そうとする記述疫学研究がたくさん実施されてきた。推定病原因子の存在は，概して関連性があるが(すなわち，CagA 陽性株は典型的には vacA m1，s1，OipA，“on”などを保有している)，簡便なサンプルを用いて領域特異的な関連性を確立しようとすると，混乱をまねいて，矛盾して一貫性のない推定病原因子と疾患の関連性を生み出す。現時点で確認されている推定毒性因子をすべて欠いている *H. pylori* でも，粘膜の炎症を増加させて，消化性潰瘍疾患および胃がんのリスクを増加させることには注意が必要である。臨床的に病原性を欠いた *H. pylori* というのは確認されておらず，最も高病原性の株が胃がんを発症するリスクは，最も低病原性の株の感染によるリスクの約2倍にすぎない。そのため，推定病原因子の検査は臨床的有用性が示されておらず，臨床的には推奨されない。

胃炎の病型，および *H. pylori* 感染の臨床転帰

H. pylori 感染の臨床転帰は，*H. pylori* による胃炎の解剖学的パターンと重症度に密接に関係している。胃は2つの基本領域に分けられ，酸を分泌する近位の胃体部と，酸を分泌しない遠位の前庭部である。*H. pylori* は胃の表層全体に定着するが，酸を分泌する胃体部は比較的抵抗性が高く，胃体部では感染や炎症が表層に留まる傾向がある。このパターンは，胃壁細胞から分泌される高度の酸性液(pH<1)によって，菌が胃の近位部の胃小窩からはじき出されるためであり，この高度に酸性の液体は胃小窩を経由して内腔へと放出されて，*H. pylori* を表層の粘膜に留めて，そこで菌は粘膜層の下に「隠れる」ことができる。高度選択的迷走神経切断術や，胃酸分泌抑制薬の使用，あるいは発熱エピソードの期間は，胃酸分泌が阻害され，菌が胃小窩へと侵入して粘膜と作用し，幹細胞が存在する粘膜内のより深部で炎症が惹起されるようになる。天然の抗分泌物質であるインターロイキン-1β も菌の接着に反応して産生され，さらに胃酸分泌を減少させることで，最終的に胃体深部で感染が成立するようになり，結果として汎胃炎となる場合がある。

18

前庭での炎症は，胃酸分泌に関与する神経内分泌G細胞およびD細胞に影響を及ぼす。前庭の炎症は，ガストリン産生G細胞の上方調節と共にD細胞からのソマトスタチンの分泌の抑制を起こして，食事に応じた胃酸分泌の量と期間の増加を特徴とする胃酸分泌の脱調節を引き起こす。前庭優位の胃炎患者では，胃体部からの胃酸分泌が比較的保たれており，高用量の胃酸分泌が持続することで，これらの患者は十二指腸潰瘍を発症するリスクが著しく高くなる。対照的に，壁細胞の数が少ないために胃酸分泌能が低いか，あるいは壁細胞が抑制されている(例：制酸薬)宿主では，菌にとって胃内で定着し生存可能な場所(niche)が拡大しており，(時に胃体部優位の)汎胃炎を発症する。胃体部粘膜の慢性かつ活動性の炎症は，最終的には胃酸分泌腺が萎縮し，正常な胃体部粘膜の偽幽門腺仮生〔鎮痙性ポリペプチド発現仮生(spasmolytic polypeptide expressing mucosa)〕を特徴とする萎縮が起こり(時に内部に島状の腸上皮仮生を形成する場合あり)，つまりは慢性萎縮性胃炎の特徴的な表現型が形成される。この胃酸分泌が低下した状態は，胃がんのリスク上昇に関連した表現型である。

H. pylori に関連した慢性胃炎の胃がんへの進行する速度や確率は，細菌性の因子，環境因子，宿主因子の相互作用によって調整される。たとえば，前述のように，*cag* PAI の存在は，強い炎症を伴った感染の存在を意味し，すなわち，萎縮や遺伝的不安定性，ひいてはがんのリスクも上昇する。高塩分食や新鮮な果物や野菜の少ない食事は，粘膜障害の急速な進行をもたらして，非萎縮性から萎縮性胃炎へのより早期の転換をまねく。多数の宿主の遺伝的素因，特に，感染に対する炎症反応の強度を制御する遺伝子多型も予後に影響する。たとえば，インターロイキン-1を

コードする遺伝子の一塩基多型(single nucleotide polymorphism)は炎症反応の増強や，胃の萎縮および胃がんの発症リスクの上昇と関連している。環境因子も重要な役割を果たしている。たとえば，日本では，食生活の変化と喫煙の減少により，CagA 陽性感染あるいは宿主の遺伝的要因に変化がないにもかかわらず，加齢に伴う胃萎縮の発生率の大幅な減少をもたらした。

H. pylori 感染は胃がんの必要条件ではあるが，十分条件ではない。不可逆的な変化が起こる前に感染を撲滅することで，胃がんを促進する環境因子や宿主因子が存在したとしても，胃がんの発生を防ぐことができる。萎縮性胃炎を発症した後でさえ，*H. pylori* の除菌によってさらなる障害を防ぎ，がんのリスクのさらなる上昇を防げるが，リスクをゼロに戻すことはできない。

胃の萎縮 / 萎縮性胃炎は，低酸症や無酸症を引き起こして，腸内細菌の胃への定着を促進させて，この腸内細菌は食事やその他の起源由来の発がん物質(例：ニトロソアミン)を産生する。*H. pylori* の除菌後に，一部の壁細胞が正常なまま残存しているか再生すれば，患者の胃酸分泌を部分的に回復させることができ，(腸内)細菌の異常増殖とそれに伴う発がん物質の産生を停止あるいは減少させることができる。

H. pylori 感染の診断

非侵襲的な検査法(すなわち，胃液の採取や粘膜生検を要さない検査法)や胃粘膜あるいは胃内容物の検体が必要な検査法(侵襲的あるいは低侵襲な検査)などさまざまな検査によって，*H. pylori* 感染の診断を確定させることができる(表 136.1)。非侵襲的な検査法としては，感染に対する免疫応答の検出〔例：免疫グロブリン(immunoglobulin：Ig)G の血清学的検査〕，尿素呼気試験，および便中抗原検査がある。侵襲的な検査法としては，迅速ウレアーゼ試験，組織検査，培養検査がある。さらに，胃生検や便検体においてポリメラーゼ連鎖反応(polymerase chain reaction：PCR)を用いて *H. pylori* の存在やその抗菌薬耐性を検出する手法など，現在は研究目的で利用されている多数の検査が，臨床利用に向けて試験中である。

表 136.1
診断検査の概要

検査	感度(%)	特異度(%)	コスト
非侵襲的検査			
血清学的検査			
検査室での血清 ELISA	86～95	78～95	中
診療所での血清	88～94	74～88	低
診療所での全血	67～88	75～91	低
尿素呼気試験			
^{13}C-尿素呼気試験 [a]	90～96	88～98	高
^{14}C-尿素呼気試験 [b]	90～95	90～95	中
便中抗原検査	83～98	81～100	中
侵襲的検査			
迅速ウレアーゼ検査	88～95	93～100	低
組織学的検査	93～98	95～99	高
培養検査	77～98	100	高

a 放射線被曝なし。
b 低放射線量の被曝あり。
ELISA＝酵素免疫測定吸着法

利用可能かどうか，コスト，およびその他の目的で内視鏡検査の適応があるかどうかによって，臨床的に選択すべき検査が決まる。現在では，*H. pylori* の活動性感染症と診断された場合には除菌治療を行うべきであることに異論はないため，まず検査に際して確認すべき事項は，感染している場合に治療を行う意思があるかどうかである。現在では，多種多様の病態の患者が，*H. pylori* 感染の検査適応となる(Box 136.1)。

可能な限り，非侵襲的検査(例：尿素呼気試験や便中抗原検査)が望ましい。モノクローナル抗体を用いた便中抗原検査のほうがポリクローナル抗体を用いた検査よりも優れている。血清学的検査は多くの場合，最も安価な検査であるが，特に診察室で行われる場合(in-the-office test)には，一般的に尿素呼気試験あるいは便中抗原検査と比較して血清学的検査の感度と特異度は劣る。抗体価は，*H. pylori* の除菌後ゆっくりと低下していくため，抗体価の低下では，*H. pylori* 感染の除菌後の状態を正確に評価することはできない。*H. pylori* の IgA および IgM の血清学的検査が提供されているが，米国食品医薬品局(Food and Drug Administration：FDA)の承認を受けておらず，さらに正確性にも欠けるため，推奨できない。IgG の血清学的検査は単一の検査としては推奨されなくなったが，検査前確率が高いか，あるいは低い条件下においては(診断を確定もしくは否定するうえで)依然有用な検査である。たとえば，*H. pylori* の有病率が低い地域で，胃食道逆流症など検査前確率が低い患者での検査陰性の場合［訳注：この場合は検査陰性であれば *H. pylori* 感染はないと判断できる］と同じように，消化性潰瘍疾患など検査前確率が高いことが明らかな患者での検査陽性は，*H. pylori* 感染を示唆していると考えられる。しかし，検査前確率が高い状況で陰性であった場合，活動性感染を評価できる検査を用いて再検するほうが賢明であろう。無症候性の人々や多くの西洋諸国の一般人口集団では，血清学的検査陽性のほとんどは偽陽性であるため，異なる方法による 2 回目の検査，可能ならば，活動性感染を評価できる検査の結果で(陽性が)確定しない限り，治療適応とはならない。

臨床的に内視鏡検査の適応がある場合，できれば 1 つは前庭部から，もう 1 つは体部から採取した 2 つの生検検体による迅速ウレアーゼ試験を行うことができる。生検によるウレアーゼ試験は *H. pylori* 感染の診断において感度と特異度が共に高いが，プロトンポンプ阻害薬(proton pump inhibitor：PPI)を内服しているか，腸上皮仮生を伴った萎縮性胃炎の患者の場合，偽陰性が特に起こりやすくなる。迅速ウレアーゼ試験の結果は通常，内視鏡中には得られず，また偽陰性が起こるため，診断を確定するために通常は組織検査が実施される。抗菌薬耐性の増加によって，迅速ウレアーゼ試験への関心や利用は減少しており，これは，現在では最適治療を選択するためには感受性検査の結果などの追加情報が必要となったため，迅速に(ウレアーゼ試験の)結果を得る必要性が失われてしまったためである。組織学的検査は永続的に記録を残しておくことが可能であり，胃炎の病型の同定や重症度のスコアリングが可能であるという付加価値があり，その結果，Operative Link on Gastritis Assessment(OLGA)または OLGA for intestinal metaplasia(OLGIM)［訳注：OLGA は萎縮の分布と程度を，OLGIMは腸上皮仮生の分布と程度を分類する]の病理学的がんリスクスコアリングシステムを用いた胃がんのリスク層別化が可能となる。

前向き研究では一貫して，胃粘膜の生検検体のヘマトキシリン－エオジン（hematoxylin and eosin：H & E）染色は，活動性の *H. pylori* 感染の診断に対する感度も特異度も相対的に低いことが示されている。*H. pylori* 感染の顕著な特徴は粘膜の炎症であり，これがある場合は *H. pylori* の検索が必要となる。菌は，Genta あるいは El-Zimity 三重染色，あるいは H & E 染色と Diff-Quik 染色の併用などの特殊染色によって可視化できるが，多くの患者は，（腸内）細菌の異常増殖を起こす PPI を内服しており，これが偽陽性の原因となる。現在では，*H. pylori* の存在を確定するための最適な検査は，特異的な免疫組織化学染色法である。

抗菌薬感受性を確認するための粘膜生検の培養は，有効な治療を選択するために非常に有用であり，標準的な抗菌薬レジメンで *H. pylori* の除菌に失敗した患者は明確な適応となる。ブラッシングやストリングテストによる低侵襲な検査を利用して培養検体を得ることができる。将来的に，胃液や粘膜，生検，便検体の分子学的検査によって迅速な感受性検査が可能となるかもしれないが，現在のところ，適用には限界がある。

診断検査の偽陰性に関する注意事項

患者が抗菌薬やビスマス製剤（bismuth），あるいは PPI といった細菌量を減少させる薬剤を内服していた場合，検査結果が偽陰性となる可能性が特に高くなる。一般的に，患者はこれらの内服薬を検査の 1〜2 週間前に中断する必要がある。H_2 ブロッカーはこれらの検査のいずれにも影響を及ぼすことはなく（ただし，クエン酸と共に投与しなければ，^{14}C-尿素呼気試験には影響するようではある），もし，症状を抑えるのに必要であれば利用することができる。臨床診療においては，*H. pylori* 感染に対する除菌後の評価を必ず実施すべきであるが，結果が偽陰性となることを避けるために，少なくとも除菌治療の完了後 4 週間は遅らせるべきである。治癒を確認するのに便中抗原検査を利用する場合は，6 週間は遅らせることが最良であろう。

H. pylori の除菌適応

先進国では，*H. pylori* の活動性感染と診断された全症例で治療し治癒を確認することが推奨されている。Box 136.1 に，米国や他の先進国における *H. pylori* 感染の検査適応を示す。*H. pylori* は胃がんの原因となり，普遍的に胃の構造や機能に進行性の障害をもたらす。水痘，ポリオ，梅毒と同様，ヒトは自然宿主であり，これらの感染がすべて撲滅されたとき，世界はよりよくなるだろう。2013 年 3 月に日本は，国を挙げての *H. pylori* 撲滅を承認し，国民全体での *H. pylori* の除菌へと舵を切りつつある。しかし，衛生環境が劣悪な途上国では，感染率が高いことおよび除菌後に高い確率で再感染することから，依然難しい課題である。この重要な病原菌の撲滅には，効果的な予防接種が必要であろう。しかし，予防接種の開発の進展は遅れたままである。

Box 136.1

***Helicobacter pylori* 感染の検査適応** [a]

- 十二指腸あるいは胃潰瘍（現症あるいは既往）
- 除菌治療成功の確認
- 胃の低悪性度 MALT リンパ腫
- 萎縮性胃炎
- 早期胃がんの内視鏡的切除後
- 未精査の消化不良
- 非潰瘍性の消化不良
- 長期間の NSAID / アスピリン治療 [b]
- 長期間のプロトンポンプ阻害薬治療が必要
- 胃がん患者の血縁者
- 十二指腸潰瘍患者の血縁者
- *H. pylori* 感染患者の血縁者
- 検査を望む患者
- 出生地に基づく高リスク集団，または感染の有病率が高いことが確認されている地域の住民

a *H. pylori* の活動性感染が確認された患者はすべて治療を要する。
b 長期治療の予定があるとき。
MALT＝粘膜関連リンパ組織，NSAID＝非ステロイド性抗炎症薬

胃食道逆流症，Barrett 食道および食道の腺がん

当初，誰が治療を受けるべきなのかに関して混乱をまねいて確信がもてなかった理由の 1 つは，*H. pylori* 感染に有益性があるかもしれないという初期の仮説に関連していた。たとえば，*H. pylori* が発見された当初，西洋諸国で最も感染しにくい人々（例：白人男性）は，Barrett 食道や食道がんを最も発症しやすいグループであることが指摘され，結果として，*H. pylori* が食道がんを予防するように作用する可能性が示唆された。Barrett 食道は胃酸関連疾患である逆流性食道炎の合併症として起こる。逆流性食道炎と Barrett 食道は，萎縮性胃炎や胃がんが多い地域ではまれである。先進国に住む人々では，*H. pylori* 感染，萎縮性胃炎，胃がんが大幅に減少し，症候性の逆流性食道炎，Barrett 食道，食道の腺がんが増加している。74 歳までに，胃がんを発症する確率は世界中の男性で計算されており，米国での 0.6％から中国の陽城県での 22％までさまざまである。食道の腺がんのリスクの増加は，胃がんの減少とトレードオフの関係にあると考えられ，その結果，がん死亡で最も頻度の高い原因が希少疾患となり，一方でこれまで非常にまれであったがんが増加した。現在，胃がんの増加は頭打ちとなり，全体としては胃がんががん死亡のまれな原因として残っている。

幼少期の *H. pylori* 感染が小児におけるアトピーや喘息に対して予防するように作用する可能性も示唆されていた。この説によると，*H. pylori* 感染は衛生仮説（hygiene hypothesis）と関連しており，免疫応答を調整する抗原に早期に曝露することが，その後のアレルギー疾患の発症の段階（リスク）を設定するというものである。アトピー性疾患における *H. pylori* の保護的な役割については，まだ検証されていない。*H. pylori* 感染は家庭内の衛生環境が不良であることの代替指標であるが，アトピー性疾患の発症や予防には直接関与していない。興味深いことに，*H. pylori* による保護仮説の予測に反して，*H. pylori* が天然には存在しな

18

いマレーシアなどの国々では，*H. pylori* の除菌がさまざまな新たな問題を引き起こすと提唱している人々が予測するような悲惨な結果には悩まされていない。*H. pylori* の保護作用に関する仮説はすべて否定され，最新のエビデンスは，*H. pylori* 感染には意義のある利点というのはなく，除菌すべきであるという意見に合致したものである。

H. pylori 感染の治療（表 136.2）

H. pylori 感染はその他の多くの一般的な細菌感染症よりも治癒させるのが困難であることが示されている。*H. pylori* は，多数の生存可能な場所（niche）を占めており，細胞内を含めて胃内の幅広いさまざまな環境を占有している。胃内容物は高度に酸性であるのに対して，ほとんどの抗菌薬は中性または中性に近い pH で最もよく機能する。しかし，アドヒアランスのよい患者における，抗菌薬高度感受性の菌による感染症であれば，95％を確実に治癒させることができる治療レジメンが多数存在する。その地域や病院，あるいは個々の患者レベルでの *H. pylori* の感受性データの欠如に加えて，十分に計画が練られていない抗菌薬レジメン，複雑なレジメンに対する患者のアドヒアランスの低さ，抗菌薬耐性の増加，治療推奨が十分に成されていないことなどが治療成功の主たる障害となる。*H. pylori* に対する治療抗菌薬開発の歴史というのは独特であり，それは，伝統的な感受性に基づいた手法というより，むしろ主に試行錯誤の結果に基づいているためである。臨床試験とそれに次ぐメタ分析では通常，検証された抗菌薬に耐性の感染症例の割合に関して，特性が明らかでない集団が対象となっている。耐性率はさまざまであり，評価されていないため，いずれの試験結果もよくて（対象となった）集団特異的で

表 136.2
***H. pylori* 感染症で推奨される抗菌薬併用療法**

治療	抗菌薬，投与量，期間
感受性検査に基づいた治療	**抗菌薬アレルギーのない場合**
clarithromycin 3 剤療法（clarithromycin 感受性）	amoxicillin（1 g），clarithromycin（500 mg），PPI（omeprazole 換算で 40 mg/回）をいずれも 1 日 2 回 14 日間
metronidazole 3 剤療法（metronidazole 感受性）	amoxicillin（1 g），metronidazole あるいは tinidazole（500 mg），PPI（omeprazole 換算で 40 mg/回）をいずれも 1 日 2 回 14 日間
フルオロキノロン 3 剤療法（フルオロキノロン系感受性）	フルオロキノロン（例：levofloxacin 500 mg 1 日 1 回）と，PPI（omeprazole 換算で 40 mg/回），amoxicillin 1 g 1 日 2 回 14 日間
感受性に基づいた治療	**ペニシリンアレルギーの場合**
clarithromycin と metronidazole に感受性	clarithromycin（500 mg），metronidazole あるいは tinidazole（500 mg），PPI（omeprazole 換算で 40 mg/回）をいずれも 1 日 2 回 14 日間に置換
clarithromycin や metronidazole の両方あるいはいずれかに耐性	bismuth4 剤治療（**感受性検査が実施できない場合**を参照）
経験的治療	**感受性検査を実施できない場合**
bismuth 4 剤療法	bismuth subsalicylate あるいは bismuth subcitrate 2 錠を 1 日 2 あるいは 4 回食後，tetracycline hydrochloride（500 mg）1 日 4 回食事時および就寝時，metronidazole（400 あるいは 500 mg）1 日 4 回食事時，PPI（oemprazole 換算で 40 mg/回）1 日 2 回 14 日間
包装された bismuth44 剤療法	
新 bismuth 4 剤療法（tetracycline が amoxicillin に置き換わっている）	bismuth 2 錠 1 日 2 あるいは 4 回食後，metronidazole（400 あるいは 500 mg）1 日 4 回食事時，amoxicilin 1 g 1 日 3 回，PPI（omperazole 換算で 40 mg 以上 1 日 2 回）14 日間
新 bismuth 4 剤療法（metronidazole が amoxicillin に置き換わっている）	bismuth 2 錠 1 日 2 あるいは 4 回食後，tetracycline HCl 500 mg 1 日 4 回食事時，amoxicllin 1 g 1 日 3 回，PPI（omeprazole 換算で 40 mg 以上 1 日 2 回）14 日間
furazolidone 4 剤療法	bismuth4 剤療法の metronidazole を furazolidine 100 mg 1 日 3 回で置換することで furazolidine 療法可
有効と考えられる経験的治療レジメン	
rifabutin 3 剤療法	rifabutin（150 mg 1 日 1 回あるいは 2 回），amoxicillin（1 g 1 日 3 回），omeprazole 40 mg（あるいは相当量の PPI）8 時間ごと 14 日間
rifabutin bismuth 療法	前述の治療に bismuth subcitrate あるいは subsalicylate 2 錠 1 日 2 回を追加
実験的治療レジメン	
高用量 PPI-amoxicillin 2 剤療法	PPI（例：rabeprazole 40 mg，esomeprazole 40 mg）＋amoxicillin（500〜750 mg）。いずれも約 6 時間間隔で 1 日 4 回 14 日間（夜間は 8 時間間隔も可）
vonoprazan-amoxicillin 2 剤療法	vonoprazan（カリウム競合性胃酸拮抗薬）20 mg 1 日 2 回，amoxicillin 500〜750 mg 6 時間毎ごと 14 日間を推奨
現在はもう利用しないレジメン	順次療法，ハイブリッド療法，併用療法，3 剤療法の経験的治療での利用

推奨 PPI：omeprazole 40 mg lansoprazole 60 mg，rabeprazole あるいは esomeprazole 20 mg，pansoprazole は 40 mg（omeprazole 9 mg 相当）では推奨されない。

あり，一般化も比較もできない。優越性試験に焦点が当てられてきたが，優越性試験は，現地での耐性のために，標準治療を無効化する耐性の影響を受けない薬剤を含む被検レジメンが同等あるいは優れていることが確実であったために，いわゆる，標準治療の結果が悪いことが明らかな集団で実施されることが多かった。加えて，臨床的に許容される結果(例：≧95%)というのが定義されておらず，臨床的に受け入れがたい低い治療成績が比較され，勝者が選ばれていた。あたかもメタ分析が，臨床的に受け入れがたい結果を示した解釈不能な研究を臨床的に意味のある治療ガイドラインへと変えることができるかのように，それらの研究がその後，メタ分析に組み込まれて合意ガイドラインの形成に利用される。感染症の専門家がこよなく愛して尊敬してやまない抗菌薬適正使用の概念と原則は，消化器病学会ではまだ定着しておらず，感受性データよりもむしろ経験に基づいたガイドラインを作成するに至っている。そのため，臨床医は抗菌薬，投与量治療期間に関して経験的な選択を迫られている。

H. pylori に感染した胃には，典型的には，膨大な数の *H. pylori* が存在するため，特にマクロライド系，ニトロイミダゾール系，フルオロキノロン系では，耐性株の集団も存在する可能性が高くなる(inoculum effect)。世界的なマクロライド系とフルオロキノロン系の節操のない利用によって，*H. pylori* での耐性が急速に増加したため，現在では未治療患者の比較的高い割合が，これら3種類の抗菌薬の少なくともいずれかに耐性を有しており，そのため，最新の推奨では，(すなわち，感受性が確認できていないのであれば)これらの抗菌薬を経験的に使用するレジメンを避けることになっている。clarithromycin とフルオロキノロン系の感受性の分子学的検査が開発されているが，現在米国では保険償還されていない。amoxicillin，tetracycline，bismuth，furazolidone，rifabutin に対する耐性はまだまれであり，これらの抗菌薬は引き続き利用できる。マクロライド系やフルオロキノロン系とは対照的に，metronidazole 耐性は全か無かではない[訳注：つまり，単一機序で完全耐性化するのではなくて，複数の機序が蓄積していくことで耐性が段階的に進行するということ]ので，bismuth を追加して metronidazole / tinidazole の1日投与量を1,500〜2,000 mg に増量し，治療期間を14日間に延長することで耐性を克服できることが多い。*H. pylori* の治療期間は14日間が原則であるが，これは執拗に耐性を示す集団が存在するのも一因である。菌は pH が6ないしは7のときにのみ増殖するが，これを生体内で達成するのは困難である。PPI は通常，胃酸分泌を減らして，ほとんどの抗菌薬の有効性を高めるために投与される。PPI はまた，抗菌薬の胃からの排出を減少させ，抗菌薬の胃内濃度を上昇させ，*H. pylori* の増殖を促進させる。PPI の使用を促進するに当たって，製薬産業は治療期間の短さをセールスポイントにした。しかし，PPI が十分な効果を発揮するためには≧3日必要であり，このことが短期治療の有効性を貶めている。ほとんどのレジメンには amoxicillin が含まれており，その有効性は投与量と pH に依存する。PPI の相対的有効性は omeprazole 換算で測定され，amoxicillin を含むすべての治療法で最良の結果を得るためには omeprazole 換算 40 mg を1日2回(すなわち，omeprazole 40 mg，esomeprazole 20 mg，rabeprazole 20 mg，lansoprazole 45 mg，pantoprazole 180 mg，いずれも1日2回)以上投与する必要がある。新しいクラスの PPI である，**カリウム競合性胃酸抬抗薬**(vonoprazan；P-CAB)は，従来の PPI よりも強力で，治療初日から十分な効果が得られる。これらの製剤が広く利用できるようになれば，酸に感受性[訳注：酸で有効性が低下する]の抗菌薬を利用する場合はいつでも，このクラスの PPI が従来の PPI に取って代わる可能性が高く，高い治癒率を維持しながら，治療期間の短縮が可能となるかもしれない。

感受性データが不足しているために，現地での耐性パターンを反映したものでもなく，信頼性があり確実に高い治癒率を達成するための指針を示すわけでもないコンセンサスに基づいた治療ガイドラインしかない。最近のガイドラインはすべて，抗菌薬の誤った使用を助長している。たとえば，これらのガイドラインでは，PPI，amoxicillin，clarithromycin と metronidazole から成る4剤を組み合わせた，いわゆる**併用療法**が推奨されている。このレジメンは事実上，2種類の3剤併用療法(clarithromycin と metronidazole の3剤併用療法)を同時に行うこととなり，感染症が clarithromycin あるいは metronidazole のいずれかに感受性であることを期待したレジメンである。そのため，最低でも1剤は不要な抗菌薬が，もし，clarithromycin と metronidazole の両剤に耐性であれば，2剤不要な抗菌薬が投与されるように設計されている。100万件の処方ごとに，最低約14,000 kg の不要な clarithromycin あるいは metronidazole(クラス1の発がん物質)が発生する計算となる。日本で最も頻繁に処方されるレジメン(vonoprazan，amoxicillin，clarithromycin)でも同様の抗菌薬の誤った使用パターンが生じている。vonoprazan と amoxicillin 単剤7日間投与による治癒率は約80%であり，治療期間を延長することでさらに治癒率は上昇する可能性がある。毎年，100万件以上処方されており，数千 kg の不要な clarithromycin が処方されることになる。過剰で不適切な抗菌薬使用に関連した抗菌薬耐性に関する懸念が増大した結果，2017年に世界保健機関(World Health Organization：WHO)がヒトの健康に最大の脅威をもたらす16の抗菌薬耐性菌のリストを公表するに至った。*H. pylori* は vancomycin 低感受性(intermediate)あるいは耐性菌，メチシリン耐性黄色ブドウ球菌(methicillin-resistant *Staphylococcus aureus*：MRSA)と同じ階層の優先度の高い菌に分類された。明らかに，現在の *H. pylori* に対する抗菌薬治療の推奨は，抗菌薬耐性の問題を助長している。

どの *H. pylori* 治療法が最も優れているのか？

成功するレジメンとは，治療アドヒアランスのよい患者における感受性株の感染で最低95%を確実に治癒させるレジメンと定義される。感受性に基づいた治療であれば，通常，3剤併用療法でこれは容易に達成可能である。臨床的では，患者が最も受け入れやすく，治癒率が最も高いレジメンを第1に利用するのが賢明である(図136.1)。levofloxacin は有害事象のために FDA から black box[訳注：black box とは，深刻で，時に生命を脅かす副作用に注意喚起するためのもの警告文で，FDA の発するなかで最も強い警告に当たる。警告の文面が黒枠で囲まれることからこう呼ばれる]に指定され，治療の順序としては3番手となった。感受性検査が実施できない，培養に失敗した，あるいは多剤耐性株による患者で

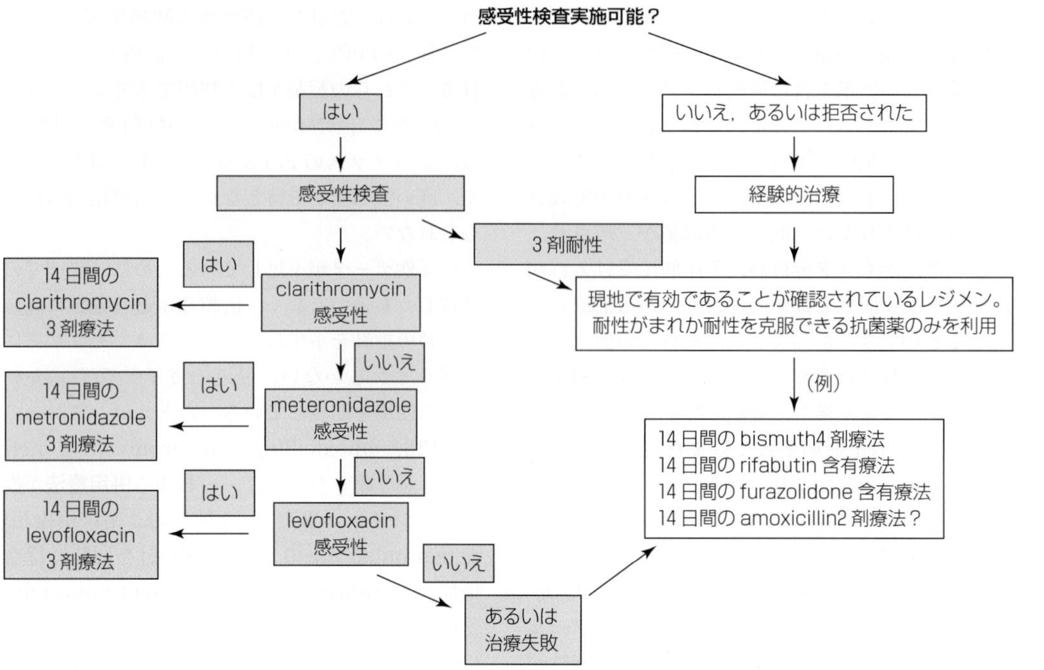

図 136.1
現地での耐性パターンが判明しているか,，あるいは個々の患者での感受性検査が利用できる場合の理想的な治療スキームを示したアルゴリズム　コンセプトは，感受性データあるいは現地で非常に有効であることが確認されている経験的治療レジメンを利用することである。

は，bismuth を含む 4 剤併用療法が推奨される(すなわち，3 剤併用療法＋bismuth)。従来の bismuth4 剤併用療法は高用量の tetracycline と metronidazole を使用し，副作用の発現率が高いため，十分なアドヒアランスを得るためには，患者教育に特別な努力が必要となる。metronidazole 耐性がなければ，短期間の治療(例：7 日間)で十分である。しかし，14 日間の metrodinazole 3 剤併用療法は忍容性が高いので，よりよい選択肢となるかもしれない。bisumath 4 剤併用療法のカプセル製剤(Pylera®)が導入されたが，パッケージが 10 日間パックに変更されたため，推奨される 14 日間の治療のために十分な薬剤を入手するためには 2 パック購入しなければならない。これは，何が研究され，何が提供されるのかを決定するのは科学ではなく，製薬業界であることを示す例といえるかもしれない。また，規制当局やオピニオンリーダーが適切なエンドポイントや助言を提供できなかった例でもある。

副作用が頻繁に起こるため，bismuth 4 剤併用療法の主たる問題はコンプライアンスであり，使用前に(黒色便の可能性を含めて)説明しておくべきである。頻回の投与ではなく，1 日 2 回投与など，より簡便な bismuth 含有レジメンを評価するための試験が必要である。

頻回の治療失敗，あるいは救済(サルベージ)療法

最良の方法は，感受性検査に基づいたレジメンを選択することであるが，現在のところ，これには *H. pylori* の専門医療機関への紹介を必要とするかもしれない。furazolidone はあまり普及していないが，入手できる場合には，14 日の bismuth 含有レジメンの 1 剤として利用されることが最も多く，1 回 100 mg を 1 日 3 回投与する。furazolidone は非常に有効であるが，副作用の頻度が高く，薬剤相互作用もある。

治癒の確認

治療に失敗すれば，*H. pylori* が治療された動機は残ることになるので，治療の成功を確認する必要がある(すなわち，治療の後には治癒していることを確認しなければならない)。確認検査は，菌がまだ存在していた場合に胃内で再度生着する機会を与えるため，抗菌薬治療終了後 4〜6 週経過するまで待つ必要がある。PPI などの *H. pylori* を阻害する薬剤は検査前 1 週間，できれば 2 週間は投与すべきではない。尿素呼気試験は，フォローアップの内視鏡検査を必要としない患者では，治療効果を判定する理想的な方法である。代替案としては，便中抗原検査を用いることになるであろうが，この場合，6〜8 週間経過するまで待つ必要がある。

謝辞

Graham 博士は Texas medical Center Digestive Diseases Center の資金源である Office of Research and Development Medical Research Service Department of Veterans Affairs, public health Service grant DK5688 から一部支援を受けている。

文献

El-Serag HB, Kao JY, Kanwal F, et al. Houston Consensus Conference on testing for *Helicobacter pylori* infection in the United States. *Clin Gastroenterol Hepatol*. 2018;16:992–1002.
Graham DY. *Helicobacter pylori* update: Gastric cancer, reliable therapy,

and possible benefits. *Gastroenterology*. 2015;148:719–731.
Graham DY. Illusions regarding *Helicobacter pylori* clinical trials and treatment guidelines. *Gut*. 2017;66:2043–2046.
Graham DY, Lu H, Dore MP. Relative potency of proton-pump inhibitors, *Helicobacter pylori* therapy cure rates, and meaning of double-dose PPI. *Helicobacter*. 2018;e12554.
Lee YC, Chiang TH, Chou CK, et al. Association between *Helicobacter pylori* eradication and gastric cancer incidence: A systematic review and meta-analysis. *Gastroenterology*. 2016;150:1113–1124.
Malfertheiner P, Megraud F, O'Morain CA, et al. Management of Helicobacter pylori infection: The Maastricht V/Florence Consensus Report. *Gut*. 2017;66:6–30.
Rugge M, Genta RM, Di Mario F, et al. Gastric cancer as preventable disease. *Clin Gastroenterol Hepatol*. 2017;15:1833–1843.

18

137 淋菌

■著：Amy J. Mathers, Michael F. Rein
■訳：西村 翔

2018年に，淋菌(*Neisseria gonorrhoeae*)は米国で583,405例の感染を引き起こしたことが報告されており，これは2014年以降，63％増加している。淋菌は，線毛や外膜蛋白を用いて，主には円柱上皮あるいは立方上皮細胞に付着する(Box 137.1)。その後，細胞間や細胞内を貫いて粘膜下層に達して，そこで，好中球性の宿主応答を誘導する。淋菌による一次感染の臨床像は*C. trachomatis*によるものと酷似している。

感染しても無症状の男性もいるが，尿道分泌物や排尿障害といった症状の組み合わせで発症する急性の尿道炎が男性では最も多い発症様式である。精巣上体炎が起こることもあり，通常，片側性で尿道炎を伴う。尿道分泌物のGram染色を用いて，淋菌性尿道炎の診断を推定できる。Gram陰性の細胞内双球菌〔gram-negative intracellular diplococci：GNID(図137.1)〕を伴った多核白血球(polymorphonucelar neutrophil：PMN)は，感染した有症状の男性の95％で認められ，かつ，この所見の特異度は98％である。GNIDは認めずPMNのみ認める場合は，非淋菌性尿道炎を示唆しているが(「59章　尿道炎と排尿障害」参照)，無症候性の男性におけるGNIDの感度は約75％に留まり，このような患者での淋菌感染のスクリーニングにGram染色を用いるべきではない。

Box 137.1
淋菌による初感染部位
尿道
咽頭
子宮頸部
結膜
直腸
腟(思春期前の女子)

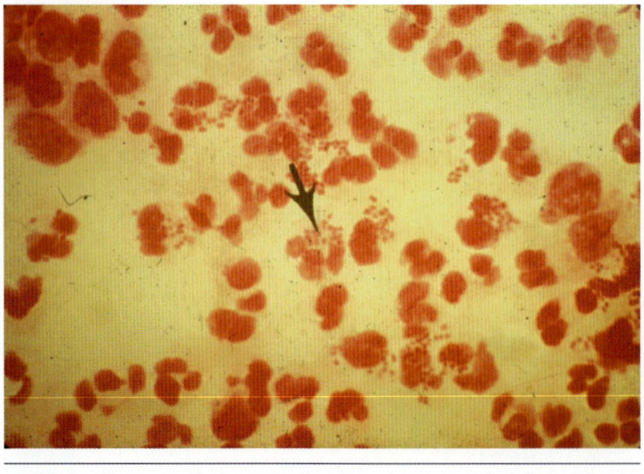

図 137.1
尿道分泌物のGram染色　Gram陰性の細胞内双球菌が確認され，淋菌感染症に診断的な所見である。同時に非淋菌性尿道炎が存在している可能性は除外できない。
(CDCのご厚意による)

女性では初感染部位は子宮頸部であるが，成人であれば尿道や傍尿道腺(Skene腺)およびBartholin腺から，思春期前の女子であれば腟自体から菌を検出することができる。無症候性の感染は男性よりも女性で起こることのほうが多い。頸管スメアのGram染色の感度は低い。未治療の子宮頸管内の感染は卵管へと上行することがあり，骨盤内炎症性疾患や肝周囲炎(64章参照)を起こす。妊娠中の淋菌感染症は新生児眼症や，きわめてまれに新生児淋菌性肺炎を起こすことがある。

子宮頸部に感染している女性の最大で40％に，肛門直腸の淋菌感染症が起こる。これは，肛門性交で挿入される側の同性愛者の男性あるいは異性愛者の女性における唯一の所見となることもあり，約20％で肛門のみが感染部位となりうる。ほとんどの患者は無症状であるが，急性直腸炎を呈する患者もいる。フェラチオによって咽頭に感染を起こした患者も典型的には無症候性であるが，咽頭炎を起こすことがある。成人での淋菌性結膜炎は通常は陰部病変からの自己接種によって起こり，さまざまな程度の炎症を引き起こす。

播種性の淋菌感染症は，歴史的にみると，感染患者のおそらく0.5〜3％で起こっている。播種性感染は通常，関節炎－皮膚炎症候群として発症し，非対称性の，移動性多発関節炎，関節痛，あるいは腱滑膜炎を呈する。播種性感染例の75％で，紅斑をベースとした皮膚面に小丘疹，小水疱が認められる。補体カスケードの最終産物が，遺伝的あるいは化学療法のために欠乏しているか，血清の殺菌活性に抵抗性の微生物による感染があると，播種性感染を起こしやすくなる。心内膜炎と髄膜炎は，きわめてまれな合併症である。

診断

確定診断のためには，微生物の存在を証明する必要がある。培養はほとんど分子技術法に取って代わられている。核酸増幅検査(nucleic acid amplification test：NAAT)が米国では臨床的に最も多く利用されている方法であり，高い感度と特異度を誇る。男性でも女性でも尿のNAATは十分な感度を誇るため，尿道スワブや子宮頸管スワブはもはや不要である。女性の尿では感度が下がるという歴史的な報告があり，場合によっては自身で採取可能な膣スワブが望ましいこともある。多くのNAATが尿生殖器検体用として承認されているが，直腸検体や咽頭検体に対して検査可能なのは特定の民間検査機関に限られる。臨床医は尿生殖器以外の部位の最新の検査について，現地の保健所に相談すべきである。NAATは，おそらく治療成功後最長2週間は死菌からの遊離DNAを検出することができるが，検体の抗菌薬感受性検査を行うことはできない。したがって，治療失敗例では，培養検体を採取して抗菌薬感受性検査を実施すべきである。淋菌は，ヒトの体外では比較的不安定となるため，臨床検査室に採取法と輸送法に関して相談する必要がある。

治療

淋菌感染症の治療に関しては，考慮すべき重要かつ特有の原則がいくつか存在する。合併症のない(単純性)感染症の理想的な治療というのは，単回投与で済み，手ごろな費用で，副作用プロファイルが少なく，さらに，できれば経口薬である必要がある。残念ながら，抗菌薬耐性の増加によって，もはや治療の第1選択薬として使える経口薬はない。単純性感染症の治療はほとんどの場合，抗菌薬感受性に関する情報がないまま実施される。*in vitro*での耐性が臨床的な治療失敗と強く相関する細菌感染症はほとんどない。淋菌の治療に用いられるすべてのクラスの抗菌薬に対して耐性が認められるようになってきており，現在は米国疾病対策センター(Centers for Disease Control and Prevention：CDC)による抗菌薬耐性に関して最も切迫した脅威の1つと捉えられている。歴史的にみると，順番に，ペニシリン系，スルホンアミド系，テトラサイクリン系，フルオロキノロン系(fluoroquinolones：FQ)，そして最も新しいところでは，セファロスポリン系への耐性菌の急速な出現と拡散が起こっている。淋菌の耐性は，多数の染色体変異と，容易に播種を起こすプラスミドの獲得によって起こる。このため，現在では推奨されるすべての治療に耐性を示す分離株がいくつか報告されている。

penicillinおよびtetracyclineへの耐性の急速な増加は1970年代に初めて確認された。両クラスへの耐性は，染色体変異と，β-ラクタマーゼおよびtetracyclineの標的であるリボソームを修飾する蛋白をコードした遺伝子をもつプラスミドの播種によるものである。2014年までに，全米各地での男性の尿道分離株の約3％で感受性検査を実施した淋菌分離株サーベイランスプロジェクト(Gonococcal Isolate Surveillance Project)では，tetracyclineへの耐性率は25％，penicillinへの耐性率は16％であった。

1980年代中盤は，男性の淋菌性尿道炎に対してはFQの単回経口投与による治療が奏効していた。しかし，早くも1990年には淋菌でciprofloxacin耐性が検出された。FQへの耐性発生率と治療失敗率は1990年代を通して上昇し続け，2018年には，CDCサーベイランスプログラムの分離株の31.2％がFQ耐性を有していた。淋菌はFQ耐性の一因となりうるさまざまな機序(耐性機構)を保持しているが，主たる耐性機序は，異なったトポイソメラーゼをコードする遺伝子(*parC*あるいは*gyrA*)の片方もしくは両方の変異である。フルオロキノロン系は米国ではもはや淋菌の治療には推奨されない。

その他のクラスの抗菌薬への耐性の増加によって，新しい世代のセファロスポリン系抗菌薬が，淋菌感染症の第1選択薬の主流となっている。セファロスポリン耐性は抗菌薬の標的への結合を変化させる染色体変異の蓄積によってもたらされる。このクラスが最後の信頼できる抗菌薬群であることから，セファロスポリン耐性は依然として比較的低水準であるが，cefiximeへの感受性率の低下が急激に進行し，2011年には1.4％に達していることが，懸念を生じさせている。2009〜2018年の間，ceftriaxoneへの低感受性〔最小発育阻止濃度(minimum inhibitory concentration：MIC)が≧0.125 μg/mlと定義〕株の頻度は0.1〜0.4％の間で推移しており，2018年には0.2％であった。経口と筋注でバイオアベイラビリティに大幅な差があるため，推奨治療法はceftriaxoneの筋注のみである(表137.1)。*C. trachomatis*との共感染があるか，あるいはそれが除外できない場合，doxycyclineを加えるべきである。doxycycline(「59章　尿道炎と排尿障害」参照)は，特に性器以外の部位(例：直腸)では，azithromycinよりも優れている。*M. genitallium*(「165章　*Mycoplasma*」参照)の共

表137.1　単純性淋菌感染症の治療レジメン(尿道炎，頸管炎，直腸炎)

抗菌薬	用量	CDCの推奨	妊婦に対する安全性	咽頭病変への有効性	コメント
ceftriaxone とdoxycycline	500 mg 筋注 100 mg 経口1日2回を7日間	あり あり	あり なし	あり あり	最も有効 *Chlamydia*の共感染がある，あるいはそれが除外できない場合
cefixime	400 mg 経口	第2選択	あり	不明	耐性が進行しており，azithromycin 1 gと併用する必要がある
ciprofloxacin	500 mg 経口	なし	あり	不明	耐性が顕著，推奨されない。本文参照
その他のフルオロキノロン系	個々に応じて	なし	なし	不明	耐性が顕著，推奨されない。本文参照
azithromycin	2 g 経口	第2選択	なし	あり	重篤なβ-ラクタムアレルギーのある患者で使用
spectinomycin	2 g 筋注	なし	あり	なし	米国では入手不可
gentamicin	240 mg 筋注	なし	あり	なし	第2選択薬で，azithromycin 2 gと併用する。重度のpenicillinアレルギー

感染と診断された場合にのみ，2 剤目として doxycycline よりも azithromycin が優先される。

耐性が急速に増加しているため，ceftriaxone の推奨投与量は 500 mg 筋注へと増量されており，将来的には，さらなる増量が必要になるかもしれない。いくつかの新薬が検証中である。ほとんどはフルオロキノロン系(例：zoliflodaxin，delafloxacin，spiropyrimidinetriones，geptodidacin)やマクロライド系(例：solithromycin)の派生物である。臨床医は，これらの将来の治療の可能性について常に注意を払うべきである。

性的パートナーへの対策は，おそらく発症からあるいは診断日から 60 日間さかのぼって行う必要がある。淋菌感染症のすべての患者にヒト免疫不全ウイルス(human immunodeficiency virus：HIV)感染症の検査を受けるように勧める必要がある。淋菌感染に対して推奨される治療レジメンは，治癒の確認検査を要さないほど十分な有効性があるが，再感染の確認のために 3 か月後の再検査を奨励すべきである。

一部の状況下では，患者の性的パートナーのための抗菌薬あるいは処方箋が患者に託されることが許容されている(expedited patient therapy と称される)。そのような場合の治療は経口薬でなければならないので，それらはもはや第 1 選択薬とはみなされず，このような治療を受けたパートナーは治癒の確認検査のために受診するよう助言すべきである。多くの医療に関する法的規制(例：CDC が推奨するレジメン，性的パートナーへの連絡の必要性)は州によって異なるため，臨床医は最新の情報を得るために，現地の保健所に相談することが勧められる。

標準治療

ceftriaxone の筋注は非常に有効で，CDC は現在，単純性淋菌感染症の治療に 500 mg 筋注レジメンを推奨している。不快感を減じるために，ceftriaxone は 1% lidocaine によって希釈されることが多い。その他の単回注射レジメン(ceftizoxime あるいは cefotaxime の 500 mg 筋注)には，ceftriaxone を超える利点はない。cefoxitin への耐性のために(しばしばテトラサイクリン系薬への高度耐性に伴う)，この抗菌薬はもはや単純性淋菌感染症の治療には使用できなくなっている。

経口セファロスポリン系は効果が劣り，治療失敗は *in vitro* での耐性が相対的に増加していることと相関していた。この耐性の増加のため，あらゆる経口セファロスポリンは，ceftriaxone が使用できない場合を除いて，使用すべきではない。経口セファロスポリンを使用しなければならないのであれば，cefixime 400 mg 単回経口投与と doxycycline 100 mg 1 日 2 回 7 日間経口投与を併用するのが妥当と思われる。フルオロキノロン系は単純性淋菌感染症にもはや使用すべきではない(前述の議論参照)。しかし，penicillin アレルギー患者で重度の β-ラクタムアレルギー(IgE 媒介性)の場合には，gentamicin 240 mg 単回筋注と azithromycin 2 g 単回経口投与の併用療法が，米国で広く利用できる唯一推奨される治療法である。古いデータでは，gentamicin の使用が支持されており(表 137.1)，この薬剤は同様の条件下では有効であるかもしれないが，メタ分析では，この薬剤の単剤治療を選択した場合の治癒率は 92% であることが明らかになっており，これは CDC の承認に必要とされる 95% 以上の治癒率という基準を満たさない。spectinomycin はもはや米国では入手できない。これらの代替薬のいずれかを利用する場合は，治療終了後 1 週間後の治癒確認検査が必須である。

非標準的治療

モノバクタム系の aztreonam およびカルバペネム系の imipenem-cilastatin，meropenem，および ertapenem は，淋菌に対して一様に有効であるが，高価であり，静注製剤としてしか利用できない。これらの薬剤は淋菌感染症の第 1 選択の治療とはなりえない。gentamicin 240 mg 筋注と azithromycin 2 g 経口，あるいは gemifloxacin 320 mg 経口と azithromycin 2 g 経口による治療が，単純性の肛門および性器感染あるいは咽頭の淋菌感染症に対して優れた有効性を示している。これらのレジメンは，セファロスポリン耐性の感染あるいは β-ラクタムアレルギーのある患者での感染の救済治療として有用な可能性がある。

性器外病変

成人では ceftriaxone 1 g 筋注単回投与で淋菌性結膜炎は治療できるように見受けられるが，臨床データはきわめて限られている。結膜を単なる生理食塩液で洗い流すことは考慮に値するが，局所抗菌薬(点眼薬)によってさらなる効果が得られるかどうかは明らかになっていない。

中咽頭からの淋菌の除菌は非常に困難である。単純性の性器感染に対して有効なレジメンでも，咽頭病変に対しては確実な効果を示せないものもある。中咽頭は，しばしば耐性による治療失敗が最初に確認される場所でもある。

1976 年以降，播種性淋菌感染症の治療に関する前向き研究は行われておらず，それ以降に耐性の淋菌の世界的な拡散が起こっていることから，推奨される治療はエンピリックなものとなる。淋菌による関節炎－皮膚炎症候群は ceftriaxone で治療すべきである(表 137.2)。その他の第 3 世代セファロスポリン系を用いた

表 137.2
播種性淋菌感染症に対する初期治療レジメン [a]

抗菌薬	用量	CDC の推奨	妊婦に対する安全性	コメント
ceftriaxone	1 g 静注 24 時間ごと	あり	あり	最も有効
と doxycycline	100 mg 経口 1 日 2 回を 7 日間	あり	なし	*Chlamydia* の共感染がある，あるいはそれが除外できない場合
ceftizoxime と doxycycline	1 g 静注 8 時間ごと 100 mg 経口 1 日 2 回を 7 日間	第 2 選択 *Chlamydia* の共感染がある，あるいはそれが除外できない場合	あり	ceftriaxone を超える利点はない

a 改善し始めてから 24～48 時間は静注抗菌薬を続ける必要がある。その後，患者は感受性検査に基づいた経口レジメンに変更することができる。
CDC＝米国疾病対策センター

表 137.3
播種性淋菌感染症に対する継続治療レジメン

抗菌薬	投与量	CDC の推奨	コメント
cefixime	400 mg 経口 1 日 2 回	あり	データなし

レジメンも以前は同様に効果的であったが，セファロスポリン耐性が増加している近年においては，このレジメンを評価する研究は実施されていない。もし，化膿性関節炎が認められないのであれば，患者は経口レジメンへと変更することができ(表 137.3)，できれば，セファロスポリン系によって，7〜10 日間の治療を完遂する。経口治療へと移行する前に，分離株の感受性検査の実施が強く推奨される。最適な治療期間というのは明らかになっていない。淋菌性心内膜炎では 4 週間，髄膜炎では 2 週間，適切な静注抗菌薬レジメン，できれば，ceftriaxone あるいは別の第 3 世代セファロスポリン系で治療すべきである。性器外病変に対する治療としての FQ の長期間投与に関する新たな研究は存在せず，近年，耐性が増加しているなかでは，これらの薬剤は使用すべきではない。

文献

St. Cyr S, Barbe L, Workowski KA, et al. Update to CDC's treatment guidelines for gonococcal infection. *MMWR*. 2020;69:1911–1916.

Centers for Disease Control and Prevention (CDC). Sexually transmitted disease treatment guidelines, 2015. *MMWR Recomm Rep*. 2015;649(No. RR–3):1–137.

Centers for Disease Control and Prevention (CDC). Sexually transmitted disease surveillance 2017. 2018. https://www.cdc.gov/std/.../2017-STD-Surveillance-Report_CDC-clearance-9.10.18.pdf

Centers for Disease Control and Prevention (CDC). Expedited partner therapy. 2016. https://www.cdc.gov/std/ept/default.htm?s_CID=tw_STDFB019005

Consentino LA, Danby CS, Rabe LK, et al. Use of nucleic acid amplification testing for diagnosis of extragenital sexually transmitted infections. *J Clin Microbiol*. 2017;55:2801–2807.

Kirkcaldy RD, Weinstock HS, Moore PC, et al. The efficacy and safety of gentamicin plus azithromycin and gemifloxacin plus azithromycin as treatment of uncomplicated gonorrhea. *Clin Infect Dis*. 2014;59:1083–1094.

Papp JR, Schachter J, Gaydos CA, et al. Recommendations for the laboratory-based detection of *Chlamydia trachomatis* and *Neisseria gonorrhoeae*—2014. *MMWR*. 2014;63 (RR02):1–19.

138 *Haemophilus*

■著：Amy Spallone, Daniel Musher
■訳：西村 翔

インフルエンザ菌 (*Haemophilus influenzae*)

概要と微生物学

インフルエンザ菌は，細胞外，栄養要求性，小型(1×0.3 μ)，非運動性の Gram 陰性菌であり，典型的には球桿菌と称される。この菌は主に上気道で認められる，ヒトの病原菌である。多様な形態的外観と染色性不定のため，染色塗抹標本の記載にばらつきが生じることがある。コロニーは典型的には半透明で，莢膜を有する株はムコイド状で，透明培地上で培養すると光沢を伴う。

この菌は，インフルエンザが大流行した 1892 年に死亡したヒトの肺から Pfeiffer によって初めて分離された。この菌は，血液細胞を含有する寒天培地でのみ増殖し，インフルエンザの原因菌であると考えられたため，インフルエンザ菌(*Haemophilus* とは血液を愛するという意味[訳注：つまりインフルエンザの原因となる血液を愛する菌で *Haemophilus influnenzae* となる])と名づけられた。インフルエンザ菌は，中耳炎，副鼻腔炎，気管支炎，肺炎など呼吸器感染症のよくある原因菌である。

インフルエンザ菌は，赤血球から供給される発育因子を必要とする。インフルエンザ菌はX因子とV因子として知られる2つの補助因子を必要とする。X因子は熱に安定な鉄含有色素に由来し，プロトポルフィリンを提供するためには，分解された赤血球から(X因子が)放出されなければならない。したがって，ポルフィリンを基礎にした検査は，インフルエンザ菌の同定において最も信頼できる検査法である[訳注：ポルフィリン試験は δ-アミノレブリン酸からポルフィリンが合成できるかどうかを調べる試験であり，ポルフィリン合成能を有さない(そのため発育にポルフィリンの提供源となる(X因子を必要とする)インフルエンザ菌は陰性となる一方で，合成能を有する *H. parainfluenzae* は陽性となる]。V因子(ニコチンアミドアデニンジヌクレオチド)は分解されていない赤血球から拡散する。X因子を必要とするために，血液寒天培地はインフルエンザ菌を培養するのに適さないが，黄色ブドウ球菌(*Staphylococcus aureus*)のように血液を溶血させるコロニーの周囲であれば，血液寒天培地上にコロニーが出現することがある[訳注：これを衛星現象と呼ぶ]。十分な CO_2 濃度下で，インフルエンザ菌の発育は非常に促進され，同菌の発育に必須の場合もある。*H. parainfluenzae* はV因子のみを必要とするため，血液寒天培地上に容易に発育する。臨床検体の中でインフルエンザ菌はすみやかに分解されるため，遅滞することなく適切な培地上に接種しなければならない。

血清型

インフルエンザ菌には分類可能なもの(すなわち，莢膜型)と分類不能なもの(すなわち，無莢膜型)がある。分類可能なインフルエンザ菌は，抗原的に異なった莢膜多糖を有する6種の血清型(a〜f)がある。分類不能なインフルエンザ菌は莢膜型株と遺伝的に異なっており，多糖体莢膜を欠いているが，この集団構造の中では相当な遺伝的多様性を示す。これらの株は莢膜型株とは遺伝的に異なっている。

分類不能なインフルエンザ菌は，中耳炎や副鼻腔炎，構造的肺疾患を有する患者での炎症や感染の増悪など，粘膜表層での炎症性疾患に関与することが最も多い。これらの株は通常，非侵襲性(すなわち，血流には入らない)であるが，時に侵襲性感染症を引き起こす。

莢膜型血清 b 型のインフルエンザ菌はヒトへの侵襲性の病原体となるため，医学的に最も重要な株である。その他の血清型のインフルエンザ菌は，分類不能型と b 型の株の中間の侵襲性を有する。

定着

他に自然宿主を有さないインフルエンザ菌は，ヒトから独占的に分離され，ほぼすべてが気道由来である。菌はムチンに結合するか，あるいは直接上皮細胞に結合し，浮遊する呼吸器飛沫か直接接触を介してヒトからヒトへと感染する。インフルエンザ菌の定着は出生後に始まり，気道内で新しい分類不能株の獲得と除去を頻繁に繰り返し，再発性の中耳炎は，生後数年のこの鼻咽頭への定着の経過と関連している。

どの程度の頻度で，あるいはどの程度慎重に検出しようとするかによるが，インフルエンザ菌は健康成人の約 25%，慢性肺疾患の成人の 50%，幼児の 50〜75%で上気道に認められる。

慢性閉塞性肺疾患(chronic obstructive pulmonary disease：COPD)や嚢胞性線維症(cystic fibrosis：CF)などの構造性肺疾患の患者では，菌の定着が医学的に重要な意味をもつ。嚢胞性線維症あるいは慢性閉塞性肺疾患の増悪時にはしばしば，インフルエンザ菌の分類不能株が複数検出される。臨床的に認識可能な感染はしばしば，新規株の獲得と関連している。

インフルエンザ菌 b 型(*Haemophilus influenzae* type b：Hib)株は，結合型ワクチンが普及する以前は，健康な小児の 2〜3%で鼻咽頭に定着していた。この定着は定期的に臨床的に顕著な感染を引き起こす。

病態 / 免疫

発病機序としては，インフルエンザ菌のアドヘジン分子が発現して気道に定着することから始まる。これらのアドヘジン分子は，分類不能株間で発現量や分布が異なり，宿主粘膜細胞受容体への特異性もおのおの異なっている。分類不能株は，宿主の炎症を誘導する粘膜表面への局所浸潤によって感染を引き起こし，分類不能株は遺伝学的に個々別々の病原性を有している。たとえば，中耳炎を起こす株は，無症候性保菌者で認められる株と病態を形成する遺伝子が異なっている。構造性肺疾患の場合でもこれは同様である。

インフルエンザ菌の分類不能株による感染に対する免疫は完全に解明されているわけではないが，これらの株による非侵襲性疾患の特徴として，再発しやすいということがよく知られている(すなわち，慢性中耳炎，慢性閉塞性肺疾患の増悪)。これが意味することは，株特異的な免疫応答は，その他の株による感染に対する感受性を残すということである。分類不能株は粘膜感染を起こすため，粘膜免疫が宿主防御において重要な役割を担っている可能性が高いが，この領域は現在も研究が進められている。

インフルエンザ菌b型は血流に侵入して，侵襲性感染を引き起こすことがある。b型の莢膜多糖指向性の抗体は，補体媒介性の殺菌およびオプソニン活性によって侵襲性感染から保護する。ワクチン普及前の研究によると，ヒトでの全身性感染は4歳までに発症することが最多で，その頃までにはほとんどの小児が，自然に獲得した抗体による生涯免疫を獲得していた。

分類不能型インフルエンザ菌による感染症の臨床像

中耳炎

侵襲的であるために鼓膜穿刺による確定診断が常に行われるわけではないが，すべての急性中耳炎の約25～35％が分類不能型インフルエンザ菌による。急性中耳炎は，小児や幼児で最も頻度が高い。急性中耳炎の古典的な臨床症状は，発熱，耳痛，易刺激性である。先行するウイルス性気道感染が非常に多い。2000年から，先進国の幼児のほとんどは，肺炎球菌蛋白結合ワクチンを接種するようになり，分類不能型インフルエンザ菌による急性中耳炎の割合は増加している。

急性中耳炎の原因としての分類不能型インフルエンザ菌独自の特徴は，肺炎球菌性中耳炎と比較して発熱や耳漏の頻度が低いなど，病原性が低いことである。しかし，再発する病歴や，治療失敗，結膜炎，両側性の中耳炎は，典型的にはインフルエンザ菌が原因菌であることを示唆している。

再発性の慢性中耳炎は，バイオフィルム形成性の分類不能型インフルエンザ菌が関与し，バイオフィルムとは表層に付着したマトリックスに絡み合った細菌集団を意味する。バイオフィルムは，宿主の防御機構や抗菌薬による除去に対してより抵抗性を示す。

慢性閉塞性肺疾患およびその増悪

インフルエンザ菌が，慢性閉塞性肺疾患の増悪に関与する最も頻度の高い細菌性の要因であることは，気管支鏡によって採取された下気道検体，増悪例で分離されたインフルエンザ菌に対する免疫応答の解析，気道炎症と喀痰の細菌学的解析の相関によって示されている。慢性閉塞性肺疾患の急性増悪は多くの場合，分類不能型インフルエンザ菌の新規獲得株が誤嚥によって下気道に到達し，活発な炎症応答を引き起こした結果である。この相互作用には，新規獲得株の病原性，宿主免疫応答の程度，肺機能などの因子が含まれる。

市中肺炎

高齢者，特に，構造的肺疾患や免疫不全を有する患者の場合，分類不能型インフルエンザ菌が市中肺炎の重要な原因となる。小児と成人で肺炎球菌感染症に対するワクチンが高率で接種されるようになったことで，現在では，特定の条件下ではインフルエンザ菌が細菌性肺炎の最も頻度の高い原因菌となっているようである。インフルエンザ菌による肺炎の臨床像は，その他の細菌性肺炎と区別ができない。胸部レントゲンではしばしば，斑状，あるいは葉状の浸潤影を認め，痰のGram染色では通常，小型のGram陰性球桿菌が多数認められる。

副鼻腔炎

副鼻腔の吸引液の培養を用いた過去の検討では，分類不能型インフルエンザ菌が上顎洞炎の最も頻度の高い原因であることが示されている。臨床的特徴としては，発熱，膿性の鼻腔分泌物，頭痛，顔面痛(あるいは上顎洞炎の場合，上顎大臼歯痛)がある。

新生児および分娩後の敗血症

新生児の敗血症，分娩後敗血症のいずれか，またはその両方の一般的な原因として，侵襲性のバイオタイプⅣ，分類不能(無莢膜)株が確認されている。これらの菌は遺伝学的にインフルエンザ菌と類似しており，一部の専門家はこれらを分類不能型インフルエンザ菌から離脱させて，独自の菌種として分類すべきである，と考えている。バイオタイプⅣの分類不能株は，分娩後の子宮内膜炎や卵管卵巣膿瘍の原因ともなっている。

菌血症(侵襲性感染症)

蛋白結合型のインフルエンザ菌b型ワクチンの導入後，インフルエンザ菌b型による菌血症の発生率は劇的に低下したが，インフルエンザ菌のその他の血清型および分類不能型による侵襲性感染症の発生率は上昇している。分類不能型インフルエンザ菌は，主にアルコール使用障害，心疾患，構造性肺疾患，ヒト免疫不全ウイルス(human immunodeficiency virus：HIV)感染症，がんなどの基礎疾患を有する高齢者において，侵襲性感染症に関与することがある。このような場合，死亡率や後遺症率が高くなる。インフルエンザ菌菌血症の感染源は一般的には気道である。

結膜炎

小児における細菌性結膜炎の最も頻度の高い原因は分類不能型インフルエンザ菌であり，学校や保育園で集団発生することがある。インフルエンザ菌による結膜炎は膿性分泌物と結膜充血が特徴的で，時に大量の膿性分泌物，眼瞼浮腫，結膜浮腫，角膜炎を伴って重症化することがある。

インフルエンザ菌b型による感染症の臨床像

髄膜炎

髄膜炎(しばしば上気道感染が先行する)はインフルエンザ菌b型による侵襲性感染症の最も重篤な臨床像である。臨床的には，発熱や項部硬直を伴う細菌性髄膜炎の一般的なその他の原因菌と類似した症状を呈して，もし治療しなければ，すみやかに脳症，けいれん，昏睡へと進行する。予防接種を受けていないか免疫グロブリン G(immunoglobulin G：IgG)を形成できない小児が発症する。莢膜を有する腸内細菌目細菌など，その他の細菌に対する抗体がｂ型の多糖にも交差反応するため，成人例は絶えずまれであり，もはや住民のなかで菌が頻繁に認められることがなくなったため，現在ではさらにまれとなっている。しかし，頭部外傷，髄液瘻，脳神経外科手術，副鼻腔炎，耳炎の機能のある成人で，分類不能型インフルエンザ菌による髄膜炎が起こることがある。

新生児の髄膜炎は，母体の抗体がまだ存在するため，絶えずまれである。もし，発症した場合，B 群レンサ球菌による感染とよく似ている。項部硬直は多くの場合認めない。硬膜下の液貯留がよく認められる合併症で，しばしば，大泉門の緊張，けいれん，片麻痺，神経学的徴候の悪化がこれを示唆する症状となる。これらの症状は，典型的には適切な抗菌薬治療にもかかわらず出現する。年長児では，乳頭浮腫や脳症が起こる。

適切な治療を行っても，インフルエンザ菌の髄膜炎からの生存者の多くに，永続的な神経学的後遺症，特に難聴が起こる。

喉頭蓋炎

インフルエンザ菌による喉頭蓋の急速進行性の蜂窩織炎とそれに引き続く声門上組織の急性気道閉塞は医学的に緊急事態であり，致死的となりうる病態である。臨床的特徴としては，咽頭痛，発熱，呼吸苦，嚥下障害，口腔内分泌物の貯留，口からの流涎などがある。古典的な症状は，気道の閉塞を軽減しようとする直立姿勢，頸部の伸展，顎の突出などの患者の姿勢に基づいたものである。診察手技によって致死的な気道閉塞を来す可能性があるため，気道確保できる環境でのみ喉頭の診察を行うべきである。

肺炎 / 膿胸

インフルエンザ菌ｂ型による一次肺感染症は，生後 4 か月〜4 歳までの小児で冬期あるいは春期に最も多く発症する。多くの場合，濃い浸潤影の肺炎となり，時に胸膜病変を伴う。インフルエンザ菌ｂ型による肺炎のまれではあるが重要な合併症は心膜炎の発症であり，重篤な呼吸困難，頻脈，循環不全を呈する。

蜂窩織炎

インフルエンザ菌ｂ型による蜂窩織炎は幼児で最も頻度が高く，眼窩周囲や頬に好発する。臨床的には，発熱，炎症徴候，数時間かけて急速に進行する特徴的な赤青色の着色によって気づかれる。菌血症を合併することが非常に多く，二次性の感染巣を形成することがある。

化膿性関節炎

＜2 歳の小児の化膿性関節炎はインフルエンザ菌ｂ型によって起こることがあり，体重を支える大関節の単関節炎が最もよく認められる。可動域の低下，疼痛，腫脹が典型的な症状で，血液培養や滑液培養が陽性になることが多い。通常，抗菌薬への反応は迅速で治癒的であるが，小児の一部で関節の機能障害が残存することが報告されている。

インフルエンザ菌ｂ型による化膿性関節炎は成人でも起こり，髄膜炎や肺炎，副鼻腔炎，蜂窩織炎などの関節外感染に合併することもある。アルコール依存症，関節の基礎疾患，ループス，糖尿病，脾臓摘出(脾摘)，多発性骨髄腫，リンパ腫，分類不能型低ガンマグロブリン血症(common variable hypoglobulinemia)が成人におけるインフルエンザ菌による化膿性関節炎発症の素因として同定されている。

乳幼児において結合型ワクチンが広く普及したために，現在では先進国ではこれらの感染症はすべてまれであることは留意しなければならない。

その他の血清型のインフルエンザ菌による臨床像

インフルエンザ菌ｂ型が，インフルエンザ菌の分離株において常に最もよく知られており，かつ最も病原性が高いが，ｂ型以外の a〜f 型も時に小児や成人に感染する。a，e，f 型が最もよく関与する。これらの非ｂ型株は，インフルエンザ菌ｂ型によるものと同じ範疇の感染を引き起こす。一見，免疫学的に正常な宿主が感染し，発症した場合の重症度は，インフルエンザ菌ｂ型による場合と同様である。

診断

分類不能型インフルエンザ菌

分類不能型インフルエンザ菌はヒトの上気道の一般的な定着菌であるため，病原菌としての役割を明確にすることは困難を伴う。たとえば，中耳炎の診断においては通常，鼓膜穿刺による侵襲的な診断法が必要となる。この手技は難治性あるいは治療不応性症例に温存されるため，中耳炎の治療は，肺炎球菌や分類不能型インフルエンザ菌，*Moraxella catarrhalis* が中耳液の培養から最も分離される頻度が高い病原菌であることを示唆した研究結果に基づいて，経験的に行われる。

COPD の増悪や市中肺炎の症例では，喀痰の Gram 染色の検鏡で，多数の Gram 陰性小型の球桿菌が認められ，さらに培養でインフルエンザ菌が培養されれば，診断がつく。

血液培養から分類不能型のインフルエンザ菌が分離されれば，それが病原菌であり，侵襲性感染症の原因菌であることを疑う余地なく示しているが，これらの感染症患者において菌血症はまれである。

インフルエンザ菌ｂ型

血液，髄液，その他の無菌体液から培養されれば，通常，インフルエンザ菌ｂ型による侵襲性感染症に診断的であり，髄膜炎，喉頭蓋炎，蜂窩織炎，化膿性関節炎など多くの感染症で診断が確定する。

免疫電気泳動法，ラテックス凝集法，酵素結合免疫吸着測定法によるインフルエンザ菌ｂ型の莢膜抗原の同定は，血清，髄液，尿において診断的である。抗原は，インフルエンザ菌感染時に胸水，心嚢水，関節液からも検出されて，抗菌薬開始後でも持続的に検出されることが多いため，診断の補助となる。

治療

分類不能型インフルエンザ菌

インフルエンザ菌感染が疑われる場合の治療で重要なことは，分離不能株の約30％がβ-ラクタマーゼを産生するということである。近年明らかになったインフルエンザ菌の耐性機序は，ペニシリン結合蛋白3(penicillin-binding protein 3)をコードする遺伝子の変異(fts 1遺伝子)である。amoxicillinやampicillinなどのペニシリン系のβ-ラクタムは，感受性が確認された株にのみ利用すべきである。中耳炎やCOPD増悪などの病態に対して経験的治療を開始する臨床医は，β-ラクタマーゼ産生分類不能型インフルエンザ菌，肺炎球菌，*Moraxella catarrhalis*に対して活性を有する抗菌薬を選択すべきである。これらにはamoxicillin-clavulanate，第3世代セファロスポリン系，フルオロキノロン系，マクロライド系(例：azithromycin)，テトラサイクリン系が含まれる。

インフルエンザ菌b型

インフルエンザ菌b型による感染は急速に致死的となる場合があるため，迅速な診断と治療開始が必要である。小児や成人のインフルエンザ菌b型感染症で望ましいレジメンはcefotaximeあるいはceftriaxoneである。治療は，患者が解熱し，3〜5日間症状や徴候が消失するまで継続すべきであり，総治療期間が7〜10日を超えないようにする。転移性感染を合併(例：心膜炎，心内膜炎，骨髄炎)した場合，より長期の治療が必要となる。

抗菌薬と支持療法に加えて，インフルエンザ菌b型の髄膜炎と診断された患者では，殺菌する際の細菌の細胞壁成分の放出による炎症を減弱し，その後の神経学的後遺症を減らすために当初の4日間は副腎皮質ステロイドを投与する。

インフルエンザ菌b型の科学的予防

インフルエンザ菌b型の二次感染例(感染者と接触して60日以内の発症)はまれであるが，生後<12か月(6％)，<24か月(3％)，<48か月(2.1％)の家族内接触者で最も頻度が高い。発端となった患者が治療の一環としてcefotaximeあるいはceftriaxoneを投与されていない場合，さらに侵襲性インフルエンザ菌b型感染症例との家族内接触者(妊婦を除く)で，かつ年齢相応のインフルエンザ菌b型ワクチンを接種していない<4歳の小児，あるいは予防接種の有無にかかわらず免疫不全の<18歳の小児と同居している場合にはrifampicinによる科学的予防が推奨される。

rifampicinの予防投与を4日間行うことで，保菌状態を除菌でき，家庭内接触者や濃厚接触者における二次感染を有意に減少させることが示されている。予防を必要とする濃厚な曝露とは，家庭内接触者で易感染性宿主であるか，あるいは発端となった患者と入院からさかのぼって1週間以内に最低5日間，毎日4時間以上一緒に過ごした易感染性宿主と定義される。

デイケアや教室では，予防接種を受けていないか，あるいは予防接種が完了していない小児が通う施設で，60日以内に2例以上の侵襲性インフルエンザ菌b型感染症が発生した場合に，化学的予防が推奨される。

化学的予防は，薬剤相互作用がなければ治療と同時に投与することができる。分類不能型インフルエンザ菌による侵襲性感染症患者との接触者は通常，化学的予防の適応とならない。

ワクチン

インフルエンザ菌b型による感染を予防する基本的な戦略は予防接種である。ワクチンはキャリア蛋白に結合させたb型の莢膜多糖で構成されており，莢膜に対する血清抗体の産生を誘導し，菌に対する殺菌活性を惹起させる。このワクチンは広く利用されており，b型株の流行を減らし，乳幼児や小児における鼻咽頭の定着や侵襲性感染を予防するのに非常に有効であると考えられている。米国では，結合型ワクチンの普及によって，<5歳の小児での侵襲性インフルエンザ菌b型感染はほぼ根絶された。

現在，米国では2種類の結合型ワクチンが利用可能であり，すべての小児は生後2か月から結合型ワクチンによる予防接種を開始すべきである。一連の基礎接種が終了した後，抗体価値が減少してくるため，生後12〜15か月の間に追加接種が必要となる。最も頻度の高い副反応は接種部位の疼痛と腫脹である。ワクチンによる重篤な副反応はまれである。

ワクチン接種率の低い地域の集団では，インフルエンザ菌b型株による流行の継続を促進するため，これらの集団における慎重なサーベイランスが引き続き重要となる。

現時点で，米国で利用できる分類不能型インフルエンザ菌に対するワクチンはない。しかし，ヨーロッパでは研究が進行中であり，保存表面蛋白含有ワクチンは中耳炎の予防に対して一定程度の有効性が示されている。

非b型の血清型株においては，これらの菌による感染がまれであるため，ワクチンはなく，研究中のワクチンもない。

18

文献

Agrawal A, Murphy TF. Haemophilus influenzae infections in the H. influenzae type b conjugate vaccine era. *J Clin Microbiol.* 2011;49:3728–3732.

Briere EC, Rubin L, Moro P, et al. Prevention and control of *Haemophilus influenzae* type b disease: Recommendations of the Advisory Committee on Immunization Practices (ACIP). Centers for Disease Control and Prevention. *MMWR.* 2014 28 Feb. https://www.cdc.gov/mmwr/pdf/rr/rr6301.pdf

Campos J, Hernando M, Roman F, et al. Analysis of invasive Haemophilus influenzae infections after extensive vaccination against H. influenzae type b. *J Clin Microbiol.* 2004;42(2):524–529.

Eskola J, Kayhty H, Takala AK, et al. A randomized, prospective field trial of a conjugate vaccine in the protection of infants and young children against invasive Haemophilus influenzae type b disease. *N Engl J Med.* 1990;323(20):1381–1387.

Langereis J, De Jonge M. Invasive disease caused by nontypeable *Haemophilus influenzae*. *Emerg Infect Dis.* 2015;21:1711–1718.

Murphy TF, Faden H, Bakaletz LO, et al. Nontypeable Haemophilus influenzae as pathogen in children. *Pediatr Infect Dis J.* 2009;28:43–48.

Musher DM, Kubitschek KR, Crennan J, Baughn RE. Pneumonia and acute febrile tracheobronchitis due to *Haemophilus influenzae*. *Ann Intern Med.* 1983;99(4):444–450.

Peltola H. Worldwide Haemophilus influenzae type b disease at the beginning of the 21st century: Global analysis of the disease burden 25 years after the use of the polysaccharide vaccine and a decade after the

advent of conjugates. *Clin Microbiol Rev.* 2000;13(2):302–317.
Robbins JB, Schneerson R, Argaman M, Handzel ZT. Haemophilus influenzae type b: Disease and immunity in humans. *Ann Intern Med.* 1973;78:259–269.
Sethi S, Evans N, Grant BJ, Murphy TF. New strains of bacteria and exacerbations of chronic obstructive pulmonary disease. *N Engl J Med.* 2002;347(7):465–471.
Urwin G, Krohn JA, Deaver-Robinson K, Wenger JD, Farley MM. Invasive disease due to Haemophilus influenzae serotype f: Clinical and epidemiologic characteristics in the H. influenzae serotype b vaccine era. The Haemophilus influenzae Study Group. Clin Infect Dis. 1996;22(6):1069–1076.

139 レジオネラ症

■著：Thomas J. Marrie, Shelly McNeil, Mark Robbins
■訳：西村 翔

原因微生物

Legionellales 目にはレジオネラ(*Legionellaceae*)科が含まれ，今度はそこ(*Legionellaceae* 科)に，*Legionella* 属，*Berkiella* 属，*Occultobacter* 属，*Nucleophilum* 属が含まれる。これらのうち，*Legionella* 属の菌種がヒトへの主要な病原菌となる。*Legionella*(「軍人の体」)の属名は，1976 年に初めて確認されたこの微生物による感染のアウトブレイクが米国在郷軍人会(American Legion)の会員に起こったという事実に由来している。*Pneumophila*(「肺を好む」)というのは，肺感染症になりやすいことから，初めての分離株に対して命名された種名である。現在では，*Legionellaceae* 科のなかに>60 の種と>70 の血清群があり，そのうちの約半分でヒトへの病原性が確認されている。この科の主要な病原菌は，*Legionella pneumophila* 血清型 1 であり，世界中のレジオネラ症(Legionnaires' disease：LD，legionellosis)症例の約 80〜90%を占めている(Box 139.1)。しかし，*L. pneumophila* には計 16 の血清群があり，ある程度の地域差が確認されている。さらに，オーストラリアやニュージーランドでは，*Legionella longbeachae* が症例の 30%を占めている。レジオネラ科は Gram 陰性，好気性，非芽胞形成性の桿菌で，大きさは幅 0.3〜0.9 μm で長さ 2〜20 μm である。これらの菌の発育には特殊培地を要する。他の微生物の発育を抑制するために cefamandole，polymyxin B，anisomycin と共に α-ケトグルタル酸を付加し，pH6.9 に緩衝化されたチャコール酵母抽出培地(buffered charcoal yeast extract agar：BCYE 培地)が，これらの菌を分離するために使用される基本培地である。培地に α-ケトグルタル酸を付加することで，おそらく酸素除去酵素(oxygen scavenging enzyme)の刺激剤として働くことによって *Legionella* の発育が促される。

Box 139.1

肺炎の原因菌として報告されているレジオネラ科

- *Legionella pneumophila* 血清型 1〜15(血清型 1 が最も頻度が高いが，3，4，6，13 も多い)
- *L. micdadei*
- *L. bozemanii*
- *L. dumoffi*
- *L. sainthelensi*
- *L. longbeachae*
- *L. anisa*
- *L. maceachernii*
- *L. waltersii*
- *L. feelei*
- *L. wadsworthii*
- *L. parisiensis*
- *L. hackeliae*
- *L. jordanis*
- *L. lansingensis*
- *L. cincinnatiensis*

たとえ存在していたとしても，これらの菌を Gram 染色で確認するのは難しい。組織内では，Dieterle 染色や Warthin-Starry 染色などの鍍銀染色によって菌を確認することができる。

L. pneumophila のゲノムの大きさは 2.52〜3.34 メガ塩基対(megabase：MB)に及ぶ。GC 含量は 86〜88%であり，遺伝子の 86〜87%がコーディング遺伝子である。この菌の感染では，「エフェクター」と称される 300 もの病原蛋白が活性を示す。現在，*Legionella* 属の 38 菌種のゲノムが解読されている。

疫学

Legionella は水生の微生物であり，したがって感染の疫学は，これらの菌によって汚染された給水系と結びついており，発育に最適な水温は 25〜42℃である。発育は，バイオフィルム形成と共に，水中に生息するアメーバやその他の生物との共生関係によって支えられている。レジオネラ症のアウトブレイクが確認された最も古い事例は，ワシントン DC のセント・エリザベス病院(St. Elizabeth's Hospital)で 1965 年に起こったものである。この疾患の名前ともなり，原因微生物の分離へと導いたアウトブレイクは，1976 年の 7 月 21〜24 日にかけてフィラデルフィアのホテルで開催された第 58 回米国在郷軍人会年次総会で起こった。出席者のうち 182 名が肺炎を発症した。147 名(81%)が入院し，29 名(16%)が死亡した。この全く未知の原因による肺炎のアウトブレイクが引き金となり，米国疾病対策センター(Centers for Disease Control and Prevention：CDC)による広範な疫学的および微生物学的調査が実施され，結果的に約 6 か月後に新しい微生物である *L. pneumophila* が分離されることとなった。

レジオネラ症は散発的な(一定の地域に一定の罹患率で起こる)症例として，あるいは市中や医療施設内でのアウトブレイク事例として発生し，アウトブレイクの調査から，レジオネラ症に関して多くのことがわかってきた。アウトブレイクの規模は，数例の場合から，現在までの最大規模のアウトブレイクである 2001 年の 7 月にスペインのムルシアで起こった 800 の疑似症例および 449 の確定症例の報告まで多岐にわたっている。

2011〜2015 年のヨーロッパでの検討では，30,532 例のレジオネラ症が発生し，症例の大半は，フランス，ドイツ，イタリア，スペインからのものであった。推定される感染状況が報告されている症例では，70.7％が市中発症であり，19.9％が旅行関連，7.3％が医療関連であった。大部分(90.1％)は散発例として報告されたが，9.9％は集団発生例であり，最大の集団発生事例はポルトガル(433例)，スペイン(57例)および英国(23例)で発生した。致死率は2011年の10.4％から2015年には8.1％へと低下した一方で，年間発生率は2011年の0.97例/10万人口から2015年には1.3例/10万人口へと上昇した。

地理情報システムを用いることで，汚染された冷却水からの*Legionella*の拡散距離は約11.6 kmであることが明らかとなった。1980〜1989年の間に米国でCDCに報告されたレジオネラ症の患者3,254例のデータが解析され，(地域は)北部の州で，(季節は)夏季に発生率が高いことがわかった。米国国民の平均年齢が34.7歳であるのに対して，レジオネラ症患者の平均年齢は52.7歳であった。過去の報告と比較して，レジオネラ症の患者は近年では黒人が多い傾向があった。また，喫煙者，糖尿病患者，担がん患者，AIDS患者あるいは末期腎不全患者がより罹患しやすかった。実際，AIDS患者での症例報告数は予測値より42倍も高値であった。症例の23％が院内発症であった。米国でのレジオネラ症の報告症例の数は，2000〜2016年にかけて4.5倍に増加した。増加した理由は，検査や報告の増加など多元的な要因による。気候の変化や高齢化も一因となっていると考えられる。発生率が最も高いのは中部大西洋沿岸地(米国東部の州)で，最も低いのは西部および中南部の州である。レジオネラ症の発生率は女性よりも男性で高く，またアフリカ系米国人で高い。最も高率なのは≧80歳であり，4.7例/10万人口であったのに対して，＜50歳では0.4/10万人口であった。

アウトブレイク下でのレジオネラ症のその他のリスク因子としては，喫煙(相対リスク1.7〜3.4)(大麻およびタバコの喫煙は重症レジオネラ症のリスク因子となっている可能性がある)および1日あたり3杯以上の飲酒(相対リスク3.5)が挙がる。最近では，従来のリスク因子に関する研究に，分子生物学的手法を用いた宿主の易感染性に関する詳細な解析を組み入れようとする試みも始まっている。392番目で終止コドンを起こす変異によって，フラジェリン(flagellin)を認識できない機能不全のToll様受容体(toll-like receptor：TLR)5蛋白が生成されることは，非喫煙者において*L. pneumophila*感染のリスク因子となる。レジオネラ症から回復した患者では，インターフェロンγの放出量が減少していることが指摘されている。がんや自己免疫疾患，多発性硬化症の治療に利用される多数の生物学的修飾薬がレジオネラ症のリスクを増加させるようである。たとえば，infliximabによる治療ではリスクが15倍上昇し，adalimumabでは38倍上昇する。

レジオネラ症における細胞性免疫の重要性についての上述の知見に照らし合わせると，細胞性免疫障害の状態にあるヒト免疫不全ウイルス(human immunodeficiency virus：HIV)感染患者が*Legionella*属に感染する頻度が比較的低い，というのは興味深い。これは，CD4数が＜200/mm^{3}の患者群で*Pneumocystis*の予防に投与されるtrimethoprim-sulfamethoxazole(ST合剤)が，*Legionella*にも同様に保護的に作用することが一因となっているかもしれない。近年の前向き症例対照研究では，ヒト免疫不全ウイルス(human immunodeficiency virus：HIV)感染者におけるレジオネラ症が対照群と比較して重症度や転帰において差がないことが示されている。

アウトブレイクは，レジオネラ症が伝播する機序に関する情報を得る機会を与えてくれた。ほとんどの場合，*Legionella*は細菌を含んだエアロゾルの吸入によってヒトへと伝播する。アウトブレイクは，シャワーや食料品店の加湿器，冷却塔，泡風呂(ジャグジー)，人工噴水，蒸発凝縮器といったさまざまなエアロゾル産生機器への曝露と関連して起こっていた。レジオネラ症の伝播への関与が疑われているその他の水源としては，健康センターのシャワーや温泉，列車内の水，水中出産用の浴槽，歯科装置，アスファルト舗装機械，洗浄液が加えられていないフロントガラスのワイパー液がある。堆肥設備など，*Legionella*の新たな保菌源の発見が続いている。免疫不全患者では，汚染された飲用水の誤嚥も*Legionella*の感染経路となっているようである。レジオネラ症は世界中で起こっていると信じられているが，多くの国でデータは限られるか，あるいは存在しない。レジオネラ症は，温水ヒーターや複雑な配水システムのない地域ではまれである。しかし，このような地域においても，たとえばボート事故後など，汚染された自然水の誤嚥によってレジオネラ症に罹患する可能性がある。ヒト－ヒト感染は*Legionella*の感染経路にはならないというよくある迷信とは裏腹に，この伝播機序の関与が近年の症例報告では示されている。

発症機序

ヒトにおける*Legionella*感染症の発症機序に関する知見は，いまだ十分とはいえない。肺胞マクロファージが*Legionella*の下気道における標的細胞である。E-カドヘリン受容体とb_1インテグリン受容体の両方が，フィラメント状の*L. pneumophila*の肺上皮細胞への付着を媒介する。*Legionella*の毒性株のみが，寄生菌指向性のエンドサイトーシス(細胞内取り込み)(parasite-directed endocytosis)を惹起することができる。ファゴサイトーシス(食作用)あるいはエンドサイトーシスに引き続いて，ファゴソームとリソソームの融合が解消されるが，これがこの菌の細胞内での発育には必須である。複製されたファゴソームは小胞体と作用するようになる。

約12時間の潜伏期を経て，菌の分裂が始まる。この潜伏期間中，最大で35の蛋白の合成と32の蛋白の抑制が起こる。ファゴソーム内での発育のためには鉄が必須である。*L. pneumophila*の毒性株は塩化ナトリウムへの感受性がある。

いったん，ファゴソームの複製が完了すると，菌は倍加時間2時間で増殖し始める。シャペロン蛋白であるヒートショックプロテイン60(heat shock protein 60：Hsp 60)が細胞内相の間の主要蛋白であることから，この蛋白が菌の生存能に必須の役割を果たしていることが示唆される。菌の数が増加するにつれて，いくつかの形態学的変化が起こり，菌は短縮し，細胞質内膜と小胞を溜め込んでいく。

*Legionella*はマクロファージ内で増殖しているときは，菌の自然宿主であるアメーバ内で増殖しているときと異なった振る舞いをしている可能性が高い。水を含んだエアロゾル内には，浮遊しているアメーバが認められるため，このアメーバのヒトのレジオネラ症への関与が示唆される。

感染による臨床像

肺炎が*Legionella* 属の感染による最も頻度の高い臨床像である。市中であれば散発例あるいはアウトブレイク事例として起こる。疫学調査では，市中肺炎の症例の＜10％が*Legionella* によるものであると推定されている。加えて，特に水への定着が確認されている病院や，不顕性誤嚥を起こすさまざまな内科的，外科的リスク因子を有する患者において，*Legionella* は医療関連肺炎の原因菌の1つとなる。さまざまな肺外の病変を呈することがあり，それが臨床像の主体を占めていることもある。

フィラデルフィアでのアウトブレイクでは，来院時，発熱は患者の97％で認められ，倦怠感が89％，咳嗽が86％，悪寒が74％，呼吸困難が59％，筋肉痛が55％，頭痛が53％，胸痛が52％，喀痰が50％，下痢が41％で認められた。60％の患者で白血球数が＞10,000/mm^3 となり，34％の患者でレントゲン上両肺の透過性低下を認めた。

レジオネラ症の患者を，それ以外の原因菌による市中肺炎の患者と比較した場合，来院時の筋肉痛，頭痛，下痢の頻度がより高く，口腔内温の平均値もより高い傾向がある。また，レジオネラ症の患者は，症状が出現してから来院までの時間も4.7日 vs 7.7日(p=0.02)と短い。レジオネラ症の患者を，菌血症を伴った肺炎球菌性肺炎の患者と比較した場合，レジオネラ肺炎と相関があった特徴は，男性〔オッズ比(odds ratio：OR)4.6，95％信頼区間(95% confidence interval：95% CI)1.48～14.5〕，大量のアルコール摂取(OR 4.8，95％ CI 1.39～16.42)，過去のβ-ラクタムによる治療(OR 19.9，95％ CI 3.47～114.2)，腋窩温＞39℃(OR 10.3，95％ CI 2.71～38.84)，筋肉痛(OR 8.5，95％ CI 2.35～30.74)，消化器症状(OR 3.5，95％ CI 1.01～12.18)であった。負の相関があったのは，胸膜痛，上気道感染の既往，膿性痰であった。

レジオネラ症と肺炎球菌性肺炎，マイコプラズマ肺炎，オウム病(psittacosis)のレントゲン上の特徴を比較した研究では，診断後のレントゲン所見の増悪というのはレジオネラ症に特徴的な所見で，菌血症を伴った肺炎球菌性肺炎では14 / 27(52％)で認められたのに対して，レジオネラ症では30 / 46(65％)で認められた。ただし，この研究がレジオネラ症に対する標準治療がerythromycinであった時代に行われたものであることは明記しておく必要がある。通常，この抗菌薬による治療効果が明らかになるのには数日を要した。現在の治療であれば，レントゲン所見の増悪が同じ頻度で起こるとは考えにくい。レジオネラ症の約半分の患者が，疾患の経過を通じて片側の肺だけに感染が生じる。下葉が最も感染しやすく，胸水は症例の約35％で認められる。レントゲン所見の重症度は直接蛍光抗体法での喀痰中の*L. pneumophila* の検出度と有意に相関する。レジオネラ症の患者で時に認められる，その他のレントゲン上の特徴的所見としては，肺化膿症，膿胸，bulging fissure sign［訳注：肺炎罹患肺葉の容積増加による葉間裂の圧排所見］がある。

相対的徐脈はレジオネラ症の約3分の2の患者で認められる。ほとんどの患者は急性発症である。通常，胸部聴診上クラックル(湿性ラ音)が聴取される。多くの専門家が，臨床的特徴に基づいて，レジオネラ症を他の原因による肺炎と鑑別するのは困難であると考えている。しかし，広く臨床応用される前に前向きな検証が必要ではあるものの，診断スコアリングシステムを構築しようとする近年の試みは有望な結果を示している。

レジオネラ症で注目すべき点の1つは，肺外病変の広がりであり，原発性の肺外感染症例も報告はされているが，原則的には感染の転移性の拡散を意味する。肺外病変は患者の約30％で認められるが，臨床像の主体を占め，予後を規定することがある。さまざまな中枢神経症状を呈する可能性がある。これには嗜眠，錯乱，せん妄，昏迷，昏睡，けいれん発作，幻覚，呂律困難，微小および粗大振戦，反射亢進，深部腱反射の消失，眼振や歩行障害を含む小脳失調症状がある。レジオネラ症の中枢神経症状が自己免疫機序によることを示す根拠がいくつかあり，症例報告では高用量の免疫グロブリン静注による治療が有効であることが示唆されている。末梢神経障害および脳神経麻痺，失禁あるいは尿閉がその他の臨床像である。心筋炎，心外膜炎，心内膜炎も，レジオネラ症の肺外病変としてはまれではあるものの，すべて報告がある。急性腎不全，尿細管間質性腎炎，尿細管壊死，急速進行性糸球体腎炎がレジオネラ症での腎臓での病像である。消化器系の病像としては，腹膜炎，肝炎，膵炎がある。横紋筋融解症，反応性関節炎および骨髄炎はまれに起こる筋骨格系の病像である。

現在使用できる抗菌薬によって治療した場合のレジオネラ症の臨床経過は，erythromycinが治療の第1選択薬であった頃とは異なるようである。これは，azithromycinで治療されたレジオネラ症の患者25例を評価した研究で実証されている。これらの患者はすべて，尿中*Legionella* 抗原検査を用いて診断されているため(血清診断だと週単位，菌の培養でも数日かかるのに対して，尿中抗原検査の結果は数時間以内に判明)，早期に診断できたことが，非常に予後が良好であったことの大きな要因となっている可能性がある。評価が可能な患者23例中22例が治癒した。10日目のフォローアップの時点では自覚および他覚症状を認めたのは45％であったが，4～6週のフォローアップの時点では35％であった。*Legionella* の菌株が異なれば毒性も変化しうることは自明の理である。それゆえ，スペインのムルシアでの800例の疑似症例および確定症例を含むアウトブレイクにおける死亡率は，確定症例で1.1％，疑似症例で0.9％であった。

ポンティアック熱

1968年7月に，ミシガン州ポンティアックの保健局の施設で急性の熱性疾患の爆発的な流行が起こった。2～5日間で自然治癒するこの疾患は，発熱，頭痛，筋肉痛，および倦怠感を特徴とした。144例がこれに罹患した。潜伏期間は平均約36時間であった。のちに，ポンティアック熱が*L. pneumophila* の内毒素によって起こることが確認された。ポンティアック熱は，*Legionella* が生息している環境中に広く存在する自由生活性のアメーバを吸入することによって起こっているとする意見がある。その後，ポンティアック熱のアウトブレイクが多数発生した。ポンティアック熱は*L. pneumophila* の血清型1，6，7；*L. feelei* や*L. micdadei*，および*L. anisa* への曝露と関連して起こっていた。通常は，汚染された泡風呂，洗浄用の蒸発凝縮器，人工噴水に曝露することによってポンティアック熱に罹患する。発症機序はまだ十分に理解されていないが，一部の研究者は，*Legionella* の内毒素への曝露によって症状を呈すると考えている。ポンティアック熱の原因となった汚染水の中に*Legionella*の内毒素が高濃度で認められるのは，これを支持する所見である。スコットランド西岸の村であるロッホゴイルヘッドにあるホテルやレジャーの複合施設を訪れた170名が，頭痛，発熱，関節痛，筋肉痛，咳嗽，および息切れといった症状に襲われた。この疾患は当初，「ロッホゴイルヘッド熱」と命名されたが，*L. micdadei*が泡風呂から分離され，72例中60例の有症状患者で*L. micdadei*の血清学的検査が陽転したため，これはポンティアック熱であった可能性が高い。オクラホマ州のホテルで2004年の3月15〜21日にかけて起こったポンティアック熱とレジオネラ症のアウトブレイクにおいて，尿中*Legionella*抗原検査の感度と特異度がそれぞれ35.7％，100％，血清学的検査の感度と特異度がそれぞれ46.4％，90％であったというのは教訓的である。尿中抗原検査は*L. pneumophila*の血清型1のリポ多糖(内毒素)を検出するため，このアウトブレイクによって*Legionella*の内毒素がポンティアック熱の原因であるとする新たな証拠が加わった。オクラホマのアウトブレイクでは，ポンティアック熱に罹患した101例中3例(2.9％)が入院した。

院内(医療関連)レジオネラ症

院内レジオネラ症は起こり続けている。米国の20の州と大都市圏でのサーベイランス調査では，2,809例のレジオネラ症が発生し，そのうちの533例(20％)が院内感染であった。21の管轄のうち16箇所(76％)で院内感染事例が報告され，72の医療機関(15の病院，58の長期療養型施設)で発生していた。確定例の致死率は25％で，疑い例では10％であった。

院内レジオネラ症の臨床像は，いずれの細菌による院内肺炎の臨床像とも差異はない。病院の給水設備が*Legionella*で汚染されていると，免疫不全患者，特にステロイド治療を受けている患者が最も罹患しやすい。実際，院内レジオネラ症はすべて病院の飲用水の汚染によって起こり，もし，飲用水に*Legionella*がいなければ，通常，院内レジオネラ症は起こらない。これにより，飲用水中の*Legionella*に対するルーチンのサーベイランスを実施して，もし発見されれば駆除すべきかどうかという論争が巻き起こっている。しかし，もし，院内レジオネラ症による問題を抱えていないのであれば，ルーチンのサーベイランスを実施すべきではないと主張する人々もいる。長年にわたる院内レジオネラ症の議論を経て，私の意見(Thomas J. Marrie)としては，すべての病院は*Legionella*に対する水のルーチンのサーベイランスを実施すべきであり，もし*Legionella*が確認されれば，院内肺炎の全症例において*Legionella*を調べるべきで，病院の給水設備から*Legionella*を駆除あるいは制御する手段を講じるべきである(Box 139.2)。

つい最近，一部の研究者から，水試料の≧30％で*Legionella*属が陽性になれば，院内レジオネラ症のリスクとなるとの説が提唱された。入手可能なデータのレビューでは，この数字の感度は59％，特異度は74％であることが示されている。

免疫不全患者は(もし，*Legionella*で汚染されていれば)病院の水を飲むべきではないし，シャワーでも用いるべきではない。経鼻胃管のフラッシュ(内腔の洗い流し)には滅菌水のみを用いるべきである。時々，汚染された食道プローブなどの珍しい院内レジオネラ症の感染源が確認されている。CDCは医療関連肺炎の予防に関するガイドラインを発刊しているが，飲用水中の*Legionella*の駆除あるいは制御のためのBox 139.2に要約されている評価基準に関して，確固たる推奨は何も設けていない。銅銀イオンによる消毒および水利用時の濾過は，一部の施設においては院内レジオネラ症の制御に有効であることが証明されている。

Box 139.2

給水設備内の*Legionella*の制御

1. **物理的手法**
   - 水の温度を55℃以上に保つ
   - 紫外線照射
   - 超音波処理
   - 水道水の吸水口での濾過(浄水器フィルター)
2. **化学的手法**
   - パイプ内での水垢の形成を防ぐ
   - 殺生物剤：次亜塩素酸ナトリウム，オゾン
   - 活性炭による濾過
   - 銅銀イオン
3. **配管システムの良好な状態での維持**
   - 温水器内のデッドスペースをなくす
   - デッドレッグ[訳注]をなくす
   - 排水溝の定期的なフラッシュ(内部の洗い流し)
   - ポンプと温水器は並列ではなく直列に配置する

[訳注：デッドレッグとは，たとえば配管の主管に水を利用する蛇口をつくるための枝管(分岐部)を設置した場合の主管から蛇口までの部分のことで，常時水流ができずに溜まりができてしまう]

診断

レジオネラ症を強く疑わなければ，レジオネラ症の散発例の診断は難しい。肺炎のアウトブレイクは通常，*Legionella*を精査するきっかけとなるため，診断はより容易である。

気道分泌物あるいはその他の検体から菌を分離することが診断を確定させる検査となる。酵素免疫測定吸着法(enzyme-linked immunosorbent assay)による尿中*Legionella*抗原の検出は，感度が約80％で，特異度は＞95％である。この検査は*L. pneumophila*の血清型1に対しては利用しやすい。*L. pneumophila*の血清型1〜6の抗原検出用の診断キットも利用可能である。*Legionella*抗原は肺炎発症後，数日〜数週間(まれに最大1年)尿中に排出される。抗原検査の陽性率は疾患の重症度で変化し，軽症例では40〜53％で，重症例では88〜100％で陽性となることは留意しておく必要がある。このような検査特性にもかかわらず，依然として診断に難渋しており，それは最新の米国感染症学会(Infectious Diseases Society of America：IDSA)の市中肺炎ガイドラインで指針が示されているとはいえ，適切な検査適応がまだ確立していないためである。実際，IDSAの推奨する検査適応を利用した検討では，適応検体で陽性となったのは1.6％のみで，全体での感度が63％(95％ CI 44〜79％)，特異度が35％(95％ CI 33〜37％)であることが示されており，したがって，正確な診断には臨床的に強く疑うことが必要である。

間接免疫蛍光抗体染色法の全細胞アッセイを用いて，急性期と回復期の血清検体の比較で抗体価が4倍上昇していることが確認できれば，これでもレジオネラ症を診断することができる。抗体

価が4倍上昇するのを確認するのに最大で12週を要するため，血清学的検査はこの疾患の急性期のマネジメントには利用することができない。単回測定で≧1：256倍，あるいは連続測定して≧1：256倍で値に変化がない場合というのは，もはやレジオネラ症の診断に十分であるとはいいがたい。気道分泌物や肺組織，胸水に適応があるポリメラーゼ連鎖反応(polymerase chain reaction：PCR)も有用であり，感度は83％(95％ CI 79〜87％)，特異度は90％(95％ CI 88〜92％)である。培養は感度60％で，喀痰検体の直接蛍光抗体検査は感度67％(95％ CI 30〜91％)で特異度100％(95％ CI 91〜100％)である。ループ介在等温増幅法(loop-mediated isothermal amplification：LAMP)はPCRと似た工程であるが，より少ない装置と短時間で検体を処理することができる。現在までのところ，利用が環境検体に限られている。

治療

初めて確認されたレジオネラ症のアウトブレイクの際に，マクロライド系のerythromycinで治療された患者はそれ以外の抗菌薬で治療された患者と比較して死亡率が低いことが観察された。その後，新世代のマクロライド系であるazithromycinにモルモットの肺胞マクロファージモデルで殺菌効果があることが示され，さらにazithromycinには投与終了後も5日間の増殖抑制効果(post-antibacterial effect)がある一方で，同じモデルでのerythromycinは静菌的に働き，投与終了後の増殖抑制効果はなかった。これらの観察結果は，臨床研究においてazithromycinで治療された21例中20例が治癒したことによって裏づけられた(Box 139.3参照)。

β-ラクタム系抗菌薬は宿主細胞内へと浸透しないため，たとえ*in vitro*で活性が認められても，レジオネラ症に対しては無効であることは注目に値する。前向きの非ランダム化試験のデータによって，重症レジオネラ症の治療においては，levofloxacinは旧世代のマクロライド系よりも優れていることが示されている。この研究はスペインのムルシアで実施され，マクロライド系で治療された患者の27.2％が合併症を来したのに対して，levofloxacinで治療された患者では3.4％であり，levofloxacin群では入院期間も5.5日 vs 11.3日と短かった。levofloxacinにrifampicinを加えても，さらなる治療効果は認めなかった。しかし，マクロライドを投与された患者の33 / 76例がerythromycinで，残りの43 / 76例はclarithromycinで治療されており，azithromycinで治療された症例が皆無であったことは留意が必要である。前向きの連続した1,934例の市中肺炎の症例シリーズ内の*L. pneumophila*による肺炎139症例の研究では，総死亡率は5％であった。初期治療に関して80例の患者はマクロライド系を投与され，40例はlevofloxacinを投与された。levofloxacinで治療された患者群は，解熱期間(2日 vs 4.5日)，臨床的安定を得るまでの時間(3日 vs 5日)のいずれも短かった。合併症率はいずれも25％と両群で差は認められなかった。致死率はlevofloxacin治療群で2.5％，マクロライド系治療群で5％であった(p=0.906)。入院期間の中央値はlevofloxacin治療群で8日，マクロライド系治療群で10日であった(p=0.014)。一方で，erythromyinで治療された患者を除外した，より近年の2つの後ろ向きコホート解析では，一方は410例，もう一方は3,152例のレジオネラ症の成人患者を対象としており，死亡率，入院期間，*Clostridioides*(以前の*Clostridium*)*difficile*感染率，総入院費用において，フルオロキノロン系とazithromycinあるいはclarithormycinの間で差を認めなかった。レジオネラ症でICUに入室した33例の患者を対象とした研究によると，ICU入室後8時間以内のフルオロキノロン系の投与は死亡率の低下をもたらした。

Box 139.3

レジオネラ症に対する抗菌薬治療

1. フルオロキノロン系
   levofloxacin 750 mg 静注(軽症では経口) 1日1回
   moxifloxacin 400 mg 静注あるいは経口 1日1回(ほとんどの国で経口薬のみ入手可)
   ciprofloxacin 750 mg 静注あるいは経口 12時間ごと
2. マクロライド系
   azithromycin 初回投与量1 g 静注あるいは経口で投与後，500 mg 静注あるいは経口(半減期が長いため)を軽症の治療では5日間，重症例では7〜10日
   erythromycin 1 g 6時間ごと 静注。この投与量だと静脈炎が問題となる(もし，中心静脈ラインから投与されなければ)。この投与量だと，特に利尿薬を投与されている患者で，一過性の難聴が起こることもある
   clarithromycin 500 mg 12時間ごと 静注あるいは経口(静注製剤はすべての国で入手不可)
3. doxycycline 初回投与量200 mg 投与後，100 mg 12時間ごと 静注あるいは経口
4. rifampicin 300〜600 mg 12時間ごと 経口(静注製剤は一部の国で入手可)。rifampicinはマクロライド系と併用する場合のみ使用すべきである。その他のクラスの抗菌薬と併用した場合に相乗的な役割を果たすことを支持するデータはない。最新のデータでは，rifampicinによる治療は入院期間の延長と，高ビリルビン血症をもたらすことが示されている

注意：免疫正常な患者での軽症からやや重症の症例に対しては7日間の治療で通常十分である。免疫不全患者では，21日間あるいはそれ以上の治療が必要となる場合がある。このような場合，免疫抑制を要する基礎疾患の状態，免疫抑制の程度，治療への反応に基づいた個別の判断が必要とされる。再燃がまれではないので，いったん治療を終えた後は慎重なフォローアップを要する。

スペインからの最新の研究では，単剤治療(clarithromycinで治療した11例)と，clarithromycinとrifampicinの併用療法(21例)を比較した。全患者が治癒したが，rifampicinでの治療を受けた患者は，入院期間が50％延長し，ビリルビン値が高値になる傾向があった。レジオネラ症におけるrifampicinのデータのレビューでは，免疫不全宿主や単剤治療レジメンに反応が乏しいなどの重症，あるいは重大な併存症のある患者でのみ使用を検討すべきであると結論づけている。

治療期間を決定する際は，たくさんの因子を検討する必要がある。免疫状態および感染の重症度がおそらく最も重要な因子である。治療にすみやかに反応した免疫能の正常な患者の軽症〜中等症のレジオネラ症では，治療期間は7日で十分である。このような場合，azithromycinによる5日間の治療は，同薬の半減期が長いことに鑑みると，おそらくこれで十分であると考えられる。重症感染症や免疫不全状態の患者では，再燃を防ぐために，フルオロキノロン系あるいはマクロライド系(azithromycin以外)のいずれかでの3週間の治療が必要となる。免疫不全患者では，早期に感染の再燃を発見するために慎重なフォローアップが必要で

ある。レジオネラ症の患者の一部は複数菌感染を起こしうることも肝に銘じておく必要がある。

レジオネラ症の患者というのは少数であることを考慮すると，おそらく今後，我々の治療選択を導いてくれるようなエビデンスがランダム化試験から得られることはなく，ここに要約したようなエビデンスに頼らざるをえないであろう。重症市中肺炎で入院した成人例での副腎皮質ステロイドの補助療法の有用性に関してはシステマティックレビューとメタ分析の結果が割れている。6つの試験から1,506例の患者を対象とした最近の研究では，30日死亡率が，副腎皮質ステロイド投与に割り付けられた患者群では5.0%であり，プラセボに割り付けられた患者群では5.9%であったことが示されている($p=0.24$)。しかし，臨床的に安定するまでの時間や入院期間は副腎皮質ステロイド治療群でおのおの約1日短縮した($p<0.001$)。一方で，別のシステマティックレビューやメタ分析では，副腎皮質ステロイドで治療された重症市中肺炎の成人患者で，総死亡率が低下(相対リスク0.39，95% CI 0.20〜0.77)，人工呼吸器の必要性が減少(相対リスク 0.54，95% CI 0.50〜0.58)，急性呼吸促拍症候群発症の可能性の減少(相対リスク 0.24，95% CI 0.10〜0.56)，入院期間の短縮〔平均差−1.00日(95% CI −1.79〜0.21)〕が示されている。この結果の乖離は，組み入れ基準で用いられた重症市中肺炎の定義の違いが一因となっているかもしれない。

文献

Beaute J, Zucs P, de Jong B. Risk for travel-associated Legionnaires' Disease, Europe, 2009. *Emerg Infect Dis*. 2012;18:1811–1816.

Chediac C, Che D, Press-Cronenberger S, et al. Factors associated with mortality in community-acquired legionellosis in France. *Eur Respir J*. 2012;39:963–970.

Cristovam E, Almeida D, Calderia D et al. Accuracy of diagnostic tests for Legionnaires' disease: A systematic review. *J Med Microbiol*. 2017;66:485–489.

England AC, Fraser DW, Plikaytis BD, et al. Sporadic legionellosis in the US: The first 1000 cases. *Ann Intern Med*. 1981;94:164–170.

Fraser DW, Tsai TR, Orenstein W, et al. Legionnaires' disease: Description of an epidemic of pneumonia. *N Engl J Med*. 1977;297:1189–1197.

Gershengorn HB, Keene A, Dzierba AL, Wunsch H. The association of antibiotic treatment regimen and hospital mortality in patients hospitalized with Legionella pneumonia. *Clin Infec Dis*. 2015;60(11):66–79.

Herwaldt LA, Mana AR. Legionella: A remerging pathogen. *Curr Opin Infect Dis*. 2018;31:325–333.

Mykietiuk A, Carratalia J, Fenandez-Sabe N, et al. Clinical outcomes for hospitalized patients with Legionella pneumonia in the antigenuria era: The influence of levofloxacin therapy. *Clin Infect Dis*. 2005;40:794–799.

Pedro-Botet L, Yu VL. Legionella: Macrolide or quinolones? *Clin Microbiol Infect Dis*. 2006;12 (Suppl 3):30–35.

Soda EA, Barskey AE, Shah PP et al. Vital signs: Health care associated Legionnaires' disease: Surveillance data from 20 states and a large metropolitan area—United States, 2015. *Am J Transplant*. 2017; 17:–2215–2220.

Tablan OC, Anderson LJ, Besser R, et al., CDC, Healthcare Infection Control Practices Advisory Committee. Guidelines for preventing health-care-associated pneumonia. *MMWR Recomm Rep*. 2004;53(RR-3):1–36.

Yu VL, Plouffe JF, Pastoris MC, et al. Distribution of Legionella species and serogroups isolated by culture in patients with sporadic community-acquired legionellosis: An international collaborative survey. *J Infect Dis*. 2002; 186:127–128.

140 Hansen 病

■著：Bahir H. Chamseddin, Travis Vandergriff
■訳：西村 翔

疫学

Hansen 病(leprosy)は古代からある疾患で，何世紀にもわたって多くの後遺症と死亡をもたらしてきた。インドでは，4,000 年前のヒトの骸骨から，らい腫型 Hansen 病の痕跡が認められ，イスラエルでは紀元後 300〜600 年のビザンチン帝国時代の骸骨から，原因菌であるらい菌(*Mycobacterium leprae*)の DNA が分離されている。より最新のエビデンスとしては，英国ではおよそ紀元後 400〜500 年の Hansen 病の症例が確認されている。らい菌は，培養不能で，偏性細胞内寄生性，Gram 陽性の抗酸菌(acid-fast bacillus：AFB)である。この微生物は宿主内で非常に緩徐に増殖し，33℃で最もよく発育することから，皮膚や精巣，前眼部，鼻孔の粘膜，耳朶および四肢といった身体で体温の低い部位に好発しやすい。Hansen 病の 2 番目の原因菌で，より頻度の低い *M. lepromatosis* は北米とアジアで確認されており，内臓に感染する傾向があり，これはつまり 37℃で発育することを示唆している。

Hansen 病の起源は不明である。一説によると，Hansen 病は東アフリカの単一クローンに起源を発し，その後，アジア，中東，ヨーロッパ，そして奴隷貿易によって西アフリカへと拡散していったとされている。最新のエビデンスでは，中世ヨーロッパでは非常に多系統の *M. leprae* が確認されており，この感染症がヨーロッパに起源をもつ可能性が示唆されている。どうみても，この感染症はアジア，アフリカ，南米，太平洋地域を主体として，現在では多数の地域で流行している。特に，インドとブラジルで流行している。インド単独で世界中の疾病負担の＞50％を占めている。世界各地に孤立した感染流行地域が認められ，海外旅行に行けば，世界のあらゆる場所において感染者に出くわす可能性がある。米国では，どの州でも感染者が認められるが，最も多いのはカリフォルニア，ハワイ，フロリダ，テキサス，ルイジアナである。米国で遭遇する症例の多くは，流行地域で生まれた移民であるが，米国の全患者の 3 分の 1 は，米国から出国したことがないにもかかわらず感染している。

主な感染経路は，エアロゾル化した菌の鼻孔からの吸入であると考えられている。らい菌は，傷のない正常な皮膚から侵入することはできない。アルマジロがらい菌を保菌していることが知られており，北米および南米では，多数の症例がこの動物への曝露に端を発しており，狩猟や喫食時の野生動物への曝露や，アルマジロの肉の加工が原因と思われる。ポリメラーゼ連鎖反応(polymerase chain reaction：PCR)を用いた研究で，臨床的な感染徴候がなくとも鼻腔への保菌が起こりえて，それが一過性であることが示されている。血清学的研究によって，流行地域ではほとんどの人々が菌に曝露しており，それによって感染が進行するのを防ぐための粘膜免疫が構築されることが示唆されている。しかし，菌の伝播は不顕性感染(無症候性の感染)の間に起こっているようである。曝露した人のうちのきわめて少数のみが，最終的に症候性の感染へと進行する。潜伏期間は 9 か月〜20 年までさまざまである。臨床的に明白な Hansen 病を発症するリスク因子としては，発端となった症例での細菌量が多いこと，および発端となった症例との遺伝的関連性と濃厚(家族内)接触が挙げられる。遺伝学的研究では，自然免疫と獲得免疫の異常が同定されており，一部の患者において発症しやすくなる遺伝的素因に関する知見が増加してきている。染色体 6q25–q27 上に位置する *PARK2* / *PACRG* 遺伝子内の遺伝子座が Hansen 病への易感染性へと関与しているが，それによってどのように影響が及ぼされるのかに関しては，正確な機序はわかっていない。発症の包括的なリスクマーカーとしては，高齢，劣悪な衛生環境あるいは低い社会経済状況，低学歴，食糧不足が挙げられる。

病態生理

結核とよく似ており，Hansen 病は，らい菌に対する宿主の免疫応答と菌の拡散と増殖による直接的作用の結果として生じる慢性の感染症である。マウスモデルでは，菌に感染した Schwann 細胞が，再プログラミングを受けて前駆 / 幹様細胞(progenitor / stem-like cell：pSLC)へと形質転換を起こすことが確認された。この再プログラミングされた細胞は，筋肉などの他の細胞型へと分化することによって菌の播種を促進し，のちに他の体内組織へと組み込まれる。易感染性の人では，菌に対する細胞性免疫応答が減弱している。これは，症例が家族内で集積すること，一卵性双生児間で発症一致率が高いことから，遺伝的素因に起因すると考えられている。

らい菌は神経への指向性があり，細胞内で菌の増殖によって引き起こされる物理的な影響と神経内の菌に対する免疫応答によって神経は損傷される。結果的に，多くの臨床症状は，潰瘍，拘縮，組織の欠損につながる運動機能や感覚機能の喪失を伴った末梢神経障害によって生じる。一部の病型においては皮膚などの他の組織に，無数の菌が含まれている場合があり，変形した皮膚結節が形成される。皮膚での菌に対する免疫応答は，広範な皮膚壊死を伴った重症の血管炎を起こす。

M. lepromatosis は豊富な菌量で内臓に感染することが示されており，びまん性らい腫型 Hansen 病の患者では，皮膚，肝臓，脾臓，リンパ節，骨髄，腎臓，副腎，気道粘膜で抗酸菌が確

認される。この新しく発見された菌種の臨床的な障害は，神経浸潤，血管炎，および皮膚潰瘍に至る脂肪織炎，さらには高接種の抗酸菌量に関連したリバーサル反応に認められる。

分類および臨床像

Hansen病の患者は，免疫の強度と罹患期間に応じて，いくつかの異なった臨床像を呈する可能性がある。早期の未定型群(indeterminate form)の患者では，鱗屑を伴った脱色素性の感覚脱失を伴う斑状病変が1つ以上出現し，この病変は当初は顔面に現れるが，四肢や体幹，あるいは臀部にも認められることがある。もし，未治療のまま経過すると，この病変はさまざまな(皮膚)病型へと進展しうる。その他の患者は，皮膚病変は認めずに，末梢神経の肥厚を伴った感覚運動性神経障害のみを呈する。最も罹患しやすい神経は尺骨神経と正中神経，総腓骨神経，後脛骨神経，および顔面神経と大耳介神経である。鼻咽頭や眼，精巣といった身体の他の部位が侵される場合もある。

古典的には，患者は類結核型(tuberculoid)とらい腫型(lepromatous)の両極となる病型，あるいはその両極の間のいずれかの病型〔境界群類結核型(borderline tuberculoid)，境界型(borderline)，あるいは境界群らい腫型(borderline lepromatous)の症状を呈する。類結核型では，少数で非対称性の，脱色素性，境界明瞭で感覚脱失を伴った皮膚病変を呈する。一般的には，皮神経は肥厚し，生検では菌が検出されることはまれである〔少菌型(paucibacillary form)〕。らい腫型では広範囲にわたる対称性の皮膚病変を呈し，皮膚病変は斑，丘疹，局面，あるいは結節として出現し，色調は赤～茶色である(図140.1)。生検では，高密度の肉芽腫浸潤と多数の菌が認められる〔多菌型(multibacillary form)〕。境界型の症例では，この両極間のいずれかの病型として出現しうる。

世界保健機関(World Health Organization：WHO)による分類法が最もよく使われており，これは皮膚病変の数と塗抹標本での菌数に基づいて分類する。皮膚の塗抹標本で菌が認められない皮膚病変の数が5個以下の患者は少菌型と判断され，一方で皮膚の塗抹標本での菌数にかかわらず皮膚病変が6個以上の患者は多菌型と判断される。多菌型，少菌型と分類することで患者の治療期間が決定される。最後に，病態の分類は，障害の程度によって行うことができ，1級の障害は目に見える障害を伴わない末梢神経の感覚障害であり，2級の障害は目に見える障害や身体的変形を伴う病態を包含している。

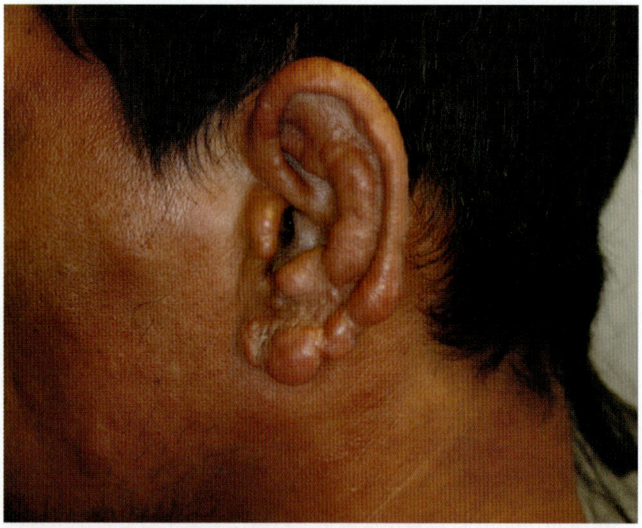

図140.1
耳のらい腫型Hansen病

らい反応(leprosy in reaction)とは，らい菌に対する宿主の免疫応答に変化が起こる際に生じる臨床病態のことを指している。反応性らい病には2つの病型がある。1型反応は細胞性免疫によって誘導され，**上昇型(upgrading)**反応および**下降型(downgrading)**反応と称される。上昇型反応は，境界群らい腫型の患者がより類結核型(少菌型)に近い病型へと変化を遂げる際に特徴的に認められる。これは治療導入後に出現する場合もある。下降型反応は，類結核型から，よりらい腫型(多菌型)に近い病型へと変化を遂げる際に起こり，未治療でもしばしば起こることがある。両者共，臨床的によく似ていることがあり，有痛性の神経障害と潰瘍化を伴った，既知の皮膚病変の紅斑や浮腫が認められる。

2型反応は免疫複合体を介して起こり，らい性結節性紅斑(erythema nodosum leprosum：ENL)とLucio現象［訳注：壊疽性紅斑とも呼ばれる］が含まれる。この両者は免疫複合体性の血管炎によって起こる現象で，著明な炎症と，しばしば急性の神経障害を伴った潰瘍化を起こす。患者は発熱，多発性紅斑性の圧痛を伴った結節に加えて，程度の差はあるが，神経炎，浮腫，関節痛，白血球増加，虹彩毛様体炎，脛骨前骨膜炎，精巣炎，腎炎を呈する。

ヒト免疫不全ウイルス(human immunodeficiency virus：HIV)に感染した患者で，Hansen病の罹患率が上昇するということはなく，Hansen病とHIVの共感染が，お互いの経過に与える影響はわずかである。

診断

診断は通常，明確な感覚脱失を伴う低色素性あるいは紅色調の斑，肥厚した末梢神経，抗酸菌の証明，の主要所見3つのうちのいずれかに基づいて，臨床的に下される。

らい菌は*in vitro*での培養ができないため，Hansen病の確定診断は困難を伴う。Hansen病の最も理想的な診断法は，活動性病変の進展部の縁から採取した皮膚の生検検体の組織切片から，Fite-Faraco染色を用いて菌を検出する方法である。皮膚スメア検査(slit skin smear)［訳注：創部皮膚にメスや剃刀で切れ込みを入れて組織液を採取して塗抹標本を作製する］は高い特異度を誇るが，感度は低い(全Hansen病患者の10～50%がスメア陰性)。皮膚スメア検査は，感染した皮膚の抗酸菌数を半定量化できる補助的な手法として，治療中および治療後の患者で治療への反応のモニタリングに使用できることがある。

血清学的検査は，らい菌に特有の糖脂質であるフェノール糖脂質-Ⅰ(phenolic glycolipid Ⅰ：PGL-Ⅰ)に対するIgM抗体を検出するように開発された。フェノール糖脂質-Ⅰが陽性の(感染)患者は臨床的に確認できるHansen病を発症するリスクが約8倍高まるが，陽性が必ずしも発症を予測できるわけではないため，一般人口におけるスクリーニング検査としては有用ではない。LID-1 および ND-O 抗原(ND-O-LID)をもとにした現在利用可能な酵素結合免疫吸着測定法(enzyme-linked immunosorbent assay：ELISA)は多菌型 Hansen 病のほとんどの患者で陽性となり，高い感度(95.7％)および特異度(93.2％)を誇り，多菌型 Hansen 病の症例では皮膚スメア検査に代わる検査法として提案されている。

Hansen 病の検査診断における近年のもう 1 つの主要な進展は PCR 検査の開発であり，これは特異度 100％で，感度は少菌型の患者では 34〜80％，多菌型では>90％であることが報告されている。

レプロミンテストは Hansen 病の確定診断には用いられないが，特に類結核型においては，患者で期待される免疫応答の指標となる。レプロミンテストは，熱殺菌された抗酸菌の標準懸濁液 0.1 mL を皮内接種し，3〜4 週後に細胞性免疫応答を示す紫色〜紅色丘疹が生じるのを待つことによって行われる。

治療

治療は患者が多菌型なのか少菌型なのかによって決まる。1981 年に初めて WHO によって実行に移されたように，実質的にすべての患者は，1 か月ごとに監視下での多剤併用療法(このレジメンは以降，何度か修正が加えられてきた)によって治療される(表 140.1)。dapsone(diaphenylsulfone)と clofazimine は単剤で用いた場合の殺菌活性は弱いが，併用した場合，抗酸菌に対しては殺菌的に働き，>99％の菌を殺すことができる。rifampicin は単剤でも高い殺菌活性を示す。耐性出現の恐れがあるため，いずれの抗 Hansen 病薬も単剤で使用すべきではない。抗菌薬を投与された患者は，わずか数週で感染性を失う。

少菌型(病変が 5 個以下)の成人(小児)患者は，経口の rifampicin 600 mg(450 mg)を月に 1 回，3 か月間，監視下で内服し，それに加えて，経口の dapsone 100 mg(50 mg)を連日，6 か月間，非監視下で内服する。これが終わった時点で治療を終了する。多菌型の患者は，経口の rifampicin 600 mg および clofazimine 300 mg を月に 1 回，監視下で内服し，それに加えて，経口の dapsone 100 mg と clofazimine 50 mg を連日，12 か月間，非監視下で内服する。多菌型 Hansen 病患者 600 例を対象とした近年のオープンラベルのランダム化比較臨床試験では，6 か月間の治療後と 12 か月間の治療後では，(治療)反応や障害の転帰に有意差が認められなかった。再燃は年間 1,000 人あたり 2.9〜4.5 人の頻度で起こりうるが，薬剤への耐性化がないことが確認されれば，初回と同じように治療を行うべきである。

表 140.1
WHO の推奨する抗菌薬治療

	少菌型	多菌型
監視下で月 1 回	rifampicin 600 mg	rifampicin 600 mg と clofazimine 300 mg
非監視下で連日	dapsone(diaphenylsulfone) 100 mg	dapsone 100 mg と clofazimine 50 mg
治療期間	6 か月	12 か月(6 か月)
フォローアップ	2 年	5 年

病変が単一の場合は，WHO では経口の rifampicin 600 mg，ofloxacin 400 mg，minocycline 100 mg の組み合わせによる単回経口投与での治療を推奨している。単回投与による治療を受けた患者をフォローアップした際の 18 か月時点での治癒率は，6 か月治療を受けた場合の患者と比較してわずかに低く(47％ vs 55％)，再燃率も単回投与を受けた患者ではわずかに高くなるようである。しかし，このレジメンの簡便さ，および圧倒的大多数の患者が臨床的に改善を認めるという現実から，臨床的に妥当性のある状況においては，このレジメンが実用的な治療の選択肢となっている。

すべての患者は最低でも 1 か月ごとに再燃の有無に関して評価を受ける。ほとんどのプログラムで，すべての患者において 5〜10 年間は調査を継続する。再燃率は少菌型でも多菌型でも 1〜3％である。患者には，治療薬の副作用と同じように，再燃の症候に関しても見分けられるように指導しておく必要がある。多菌型の患者では，完全に菌が消失するのに最大で 5 年は要する可能性がある。多くの神経学的な問題は永続するが，皮膚病変は通常は治療 1 年以内に消失し，皮膚病変が再度出現した場合は再燃を強く示唆する。

重篤な薬剤の副作用というのは，現在のレジメンでは比較的まれである。clofazimine は消化器症状と皮膚の紫色への変色を起こすことがあるが，いずれも薬剤の中断によって改善する。dapsone はしばしば軽度の貧血を起こすが，グルコース-6-リン酸脱水素酵素(glucose-6-phosphate dehydrogenase：G6PD)欠損症の患者では重症貧血を起こしうるため，すべての患者で治療開始前にこの酵素の検査を実施する必要がある。その他の副作用としては，無顆粒球症，皮疹，末梢神経障害，消化器障害，ネフローゼ症候群が挙げられる。rifampicin はめったに副作用は起こさないが，尿や便，およびその他の体液がオレンジ色に変色することがある。dapsone と clofazimine は妊婦でも安全に内服できるが，rifampicin の妊婦における使用経験は限られている。

WHO による Hansen 病の世界戦略 2016〜2020 の目標は，政府主導によるサーベイランスと疾患撲滅の強化，疾患の早期発見による小児や十分な医療を受けられない人々を含む社会的弱者の保護，社会的な偏見の撤廃が含まれている。

リバーサル反応への治療

リバーサル反応は最大 25％の患者に起こり，多くの場合，治療中に起こる。リバーサル反応の早期診断および迅速な治療は，Hansen 病の多くの変形性合併症を防ぐのにきわめて重要である(表 140.2)。

反応が軽症の場合は対症療法でよいが，神経炎あるいは無症候性神経障害を伴った重症の 1 型反応では，迅速な全身性のステロイド治療を要し，最低 40〜60 mg の prednisone で開始し，いったん反応がコントロールできれば減量していく。反応型の Hansen 病による神経障害が 3〜6 か月続いている患者の場合，治療への反応は<67％である。>6 か月経過している場合，治療への反応はさらに鈍くなる。

軽度〜中等度の 2 型反応は非ステロイド性抗炎症薬(nonsteroidal anti-inflammatory drugs：NSAIDs)およびその他の対症

18

表 140.2
リバーサル反応に対する推奨治療

	1 型反応	2 型反応（らい性結節性紅斑，Lucio 現象）
軽症	対症療法	NSAIDs，対症療法
重症	prednisone 40〜60 mg	prednisone 40〜60 mg，あるいは clofazimine 300 mg（慢性では），あるいは thalidomide 300〜400 mg
期間	継続服用できるよう緩徐に減量	患者の忍容性をみながら緩徐に減量 clofazimine は徐々に 100 mg に減量し 12 か月 thalidomide は患者の忍容性をみながら徐々に 100 mg まで減量し，（副作用によって中断の）必要性があればすぐに中断

注意：神経炎を呈している場合，すべての患者は prednisone の投与を受けるべきである。
NSAIDs＝非ステロイド性抗炎症薬

療法によって治療できる。重度のらい性結節性紅斑あるいは神経炎を認める場合，prednisone（1 型反応での処方どおりに）を要する。clofazimine は慢性の 2 型反応に有用で，その使用によって Hansen 病におけるらい性結節性紅斑を総じて減少させられることが確認されている。thalidomide 300〜400 mg の経口投与はらい性結節性紅斑を 48 時間内に沈静化することができ，重症のらい性結節性紅斑の若年男性患者では第 1 選択となる。高率な催奇形性のために，thalidomide の広範な使用は控えられてきた。Lucio 現象は標準化された抗菌薬治療と共にステロイドの全身投与によって治療し，すべてのリバーサル反応期間，これを継続すべきである。azathioprine, methotrexate, および cyclosporine が 2 型反応の治療に用いられてきたが，その効果はさまざまである。

文献

Britton WJ, Lockwood DN. Leprosy. *Lancet*. 2004;363:1209–1219.

Fischer M. Leprosy: An overview of clinical features, diagnosis, and treatment. *J Dtsch Dermatol Ges*. 2017;15(8):801–827.

Han XY, Seo YH, Sizer KC, et al. A new Mycobacterium species causing diffuse lepromatous leprosy. *Am J Clin Pathol*. 2008;130(6):856–864.

Masaki T, Qu J, Cholewa-Waclaw J, et al. Reprogramming adult Schwann cells to stem cell-like cells by leprosy bacilli promotes dissemination of infection. *Cell*. 2013;152:51–67.

Moschella SL. An update on the diagnosis and treatment of leprosy. *J Am Acad Dermatol*. 2004;51:417–426.

Penna GO, Buhrer-Sekula S, Kerr LRS, et al. Uniform multidrug therapy for leprosy patients in Brazil (U-MDT/CT-BR): Results of an open label, randomized and controlled clinical trial, among multibacillary patients. *PLoS Negl Trop Dis*. 2017;11(7):e0005725.

Pescarini JM, Strina A, Nery JS, et al. Socioeconomic risk markers of leprosy in high-burden countries: A systematic review and meta-analysis. *PLoS Negl Trop Dis*. 2018;12(7):e0006622.

Schuenemann VJ, Avanzi C, Krause-Kyora B, et al. Ancient genomes reveal a high diversity of Mycobacterium leprae in medieval Europe. *PLoS Pathog*. 2018;14(5):e1006997.

WHO. *Global leprosy strategy 2016–2020: Accelerating towards a leprosy-free world*. Geneva: World Health Organization; 2016.

WHO Study Group. *Chemotherapy of Leprosy*. Geneva: World Health Organization; 1994.

141 髄膜炎菌とその他の *Neisseria*

■著：Chuen-Yen Lau, Edmund C. Tramont
■訳：西村 翔

2 世紀以上前に流行性脳脊髄膜炎として初めて確認された髄膜炎菌(*Neisseria meningitidis*)感染症は，現在は世界各地で局地的な散発例(endemic)として発生しているが，感染が蔓延し，かつ拡大して，流行(epidemic)する可能性も秘めている。ヒトが菌にとって唯一の自然宿主である。菌が定着している気道分泌物あるいは飛沫との直接接触によってヒトからヒトへと菌の伝播が起こり，その後，細菌叢の一部として鼻咽頭に定着する。鼻咽頭の保菌率は，非流行期では 5〜15％と見積もられるが，流行期には 50〜95％に達する可能性がある。軍隊の兵舎や寄宿舎(寮)，刑務所，集会，スポーツ観戦など，ヒトが密集している状況あるいは個人間の濃厚接触でも保菌率は上昇する。中咽頭および鼻咽頭での菌の獲得や自然喪失は，典型的には数週〜数か月の単位で起こるが，一部の人々では保菌が持続する。性感染や口腔－生殖器感染による髄膜炎菌の感染伝播は肛門生殖器系の保菌を起こすことがある。

髄膜炎菌感染症(たとえば，菌血症，髄膜炎)の罹患率は，＜1 歳の小児で最も高く，次いで青年期に 2 番目のピーク(図 141.1)があり，これは主に大学の学生寮でよくみられるような，違う場所からやってきたヒトへの曝露と関連する。最も致死率が高いのは血清型 W(21％)および血清型 C(14％)であり，＞85 歳で最も死亡率が高くなる(約 28％)。まれな例外を除いて，侵襲性の髄膜炎菌は，多糖体莢膜をもっており，これは菌株の血清型分類の基盤となり，かつ血清型 B 以外では，防御免疫が発達する際の主要な細菌性抗原となる(後述参照)。侵襲性感染症はほとんど例外なく，特異的な殺菌性抗髄膜炎菌抗体を有していない人に起こる。一方で，抗体によって防御されない可能性がある 4 つの臨床的背景がある。(1)補体成分あるいはプロパージン(properdin)が欠損している人は，血清が補体－抗体を介して溶菌する機能(殺菌活性)を失っているため，侵襲性の髄膜炎菌感染症の発症リスクが高く，したがって，侵襲性の髄膜炎菌感染症のエピソードを繰り返す患者では補体の欠損，なかでもほとんどの場合は最終産物の欠損か，あるいはプロパージンの欠損を考慮しなければならない，(2)脾臓摘出(脾摘)患者も，侵入してきた莢膜を有する細菌を血液から除去する能力が低下しているため，侵襲性の髄膜炎菌感染症に罹患するリスクが高い，(3)まれな要因としては，患者が免疫グロブリン(immunoglobulin：Ig)G や免疫グロブリン M(IgM)抗体の殺菌作用を阻害する血清免疫グロブリン A(IgA)抗体を産生していることがある，あるいは(4)局所の最前線での生まれつきの免疫(自然免疫)防御に破綻を来す上気道のサーファクタント蛋白の遺伝子変異を有する人々。これらの人々はすべて，抗髄膜炎菌抗体価をできるだけ高い値で保つために，定期的にワクチンを接種すべきである。

臨床像

他のほとんどの侵襲性の Gram 陰性菌と同じように，髄膜炎菌感染症の臨床像は，主として，髄膜炎菌のエンドトキシン(リポ多糖)放出と，それに引き続いて起こる，さまざまな炎症性メディエータの過剰放出(「サイトカインストーム」)を生じさせる凝血促進(procoagulation)，抗凝固(anticoagulation)，線溶(fibrinolysis)，補体，およびカリクレイン－キニン系カスケードらの活性化によってもたらされる。髄膜炎菌の臨床像は，臨床的に軽

年齢層別の髄膜炎菌感染症の罹患率(2007〜2016 年)

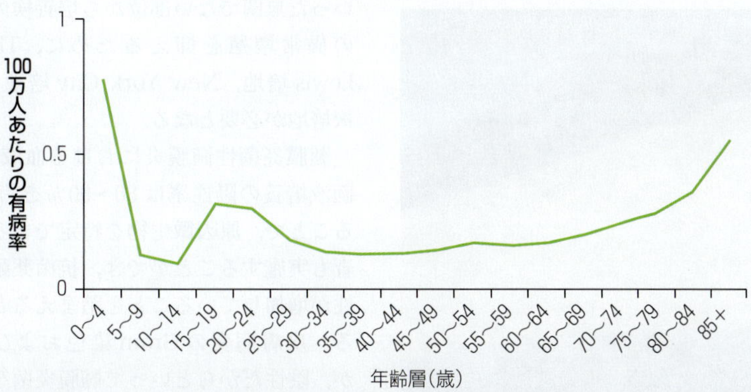

図 141.1
年齢層別の髄膜炎菌感染症の罹患率
(出典：CDC；National Notifiable Diseases Surveillance System)

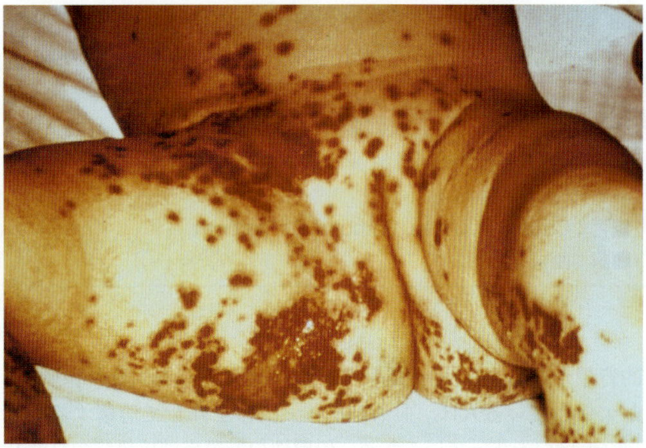

図 141.2
劇症型紫斑病（Waterhouse-Friderichsen 症候群あるいは重症の点状出血斑）

症の一過性菌血症から，**Waterhouse-Friderichsen 症候群**あるいは**劇症型紫斑病**（*purpura fulminans*）（図 141.2）とも呼ばれ，細菌性髄膜炎を併発することもある劇症型の髄膜炎菌性菌血症まで多岐にわたっている。もし，発症後数時間以内に治療されなければ，後者の死亡率は高い。

ほとんどの場合，髄膜炎菌を獲得しても，鼻咽頭あるいは中咽頭のおのおのの細菌叢の一員としての無症候性の定着に留まる。侵襲性感染症のなかで最も軽症型である一過性菌血症は，発熱や倦怠感，上気道感染の症状で緩やかに発症する。わずかに点状出血性の皮膚病変が出現することもあるが，敗血症あるいは髄膜炎の自覚症状や他覚所見は認められない。いずれの症状も通常は24〜48 時間以内に自然に改善する。しかし，何らかの理由で殺菌的に作用する抗体が機能しない場合，一過性菌血症から，発熱や悪寒，倦怠感，筋力低下，頭痛，筋肉痛，嘔気や嘔吐を前兆とする急性の髄膜炎菌菌血症へと進展することもある。

皮膚症状，特に点状出血斑（図 141.3）では，侵襲性髄膜炎菌感染症を思い起こさせる。皮疹は一般的に，足首や手首，腋窩，上肢，下肢，体幹，および粘膜に集簇する一方で，手掌，足底，頸部，顔面には通常出現しない。皮疹は，血管病変の程度に応じて，膨疹様，丘疹性，斑状出血性，壊疽性のこともある。重症の侵襲性髄膜炎菌感染症では，皮疹が出現しないことはまれである。劇症型の髄膜炎菌菌血症は，急性の髄膜炎菌菌血症の 5〜15%の症例で起こり，多くの場合，皮疹が皮膚の広範囲に及び，粘膜出血や播種性血管内凝固症候群（disseminated intravascular coagulopathy：DIC），血管虚脱（Waterhouse-Friderichsen 症候群）を来す。適切な抗菌薬治療が行われても副腎出血を起こす可能性がある。

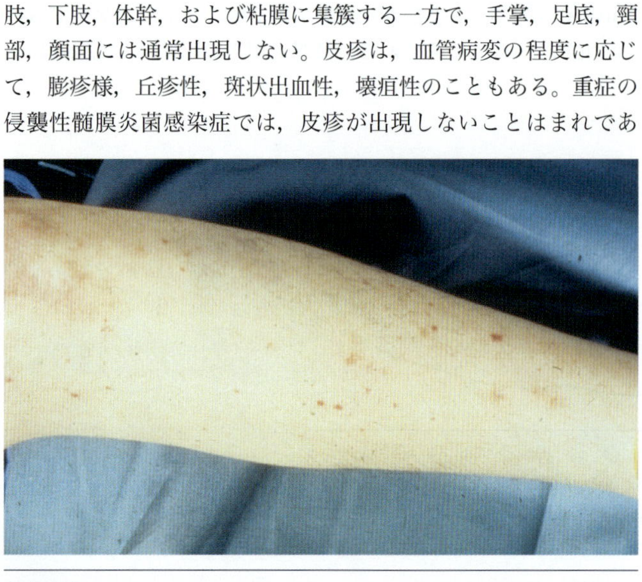

図 141.3
下肢の点状出血斑

髄膜炎は，通常は髄膜炎菌菌血症の臨床症状に付随する形で発生するが，常に起こるわけではない。臨床的には，髄膜炎菌性髄膜炎は他の原因による急性髄膜炎と類似しており，発熱，頭痛，意識障害（覚醒度および認識度の低下），項部硬直を呈する。強い筋肉痛が鑑別するうえでの特徴となるかもしれない。髄膜炎菌は現在，＞生後 6 か月の小児と若年成人の髄膜炎で最も頻度の高い原因となっている。

まれに慢性の髄膜炎菌菌血症が起こる。これは，さまざまな皮膚病変（斑状，丘疹性，点状出血性，斑状出血性，膿疱性），関節痛あるいは関節炎，筋肉痛，および脾腫を伴った，2〜10 日以上継続する間欠的な発熱エピソードを特徴とする。この症状は数か月間継続し，時に致命的となるが，通常は自然治癒する。時に髄膜炎菌は，中咽頭炎，副鼻腔炎，肺炎，結膜炎，眼内炎，直腸炎，尿道炎，子宮頸管炎，免疫を介した関節炎，心内膜炎，心筋炎，心外膜炎，骨盤内炎症性疾患（pelvic inflammatory disease：PID）を起こすことがある。他の感染症と同様，非特異的ではあるが参考になる一般的な検査異常として，白血球増加や，C 反応性蛋白（C-reactive protein：CRP）とプロカルシトニン値の両方あるいはいずれかの上昇が挙げられる。

培養および検査所見

髄膜炎菌は好気性，オキシダーゼ陽性の Gram 陰性双球菌（コーヒー豆型）で，5〜7%の炭酸ガスを含む湿潤環境下（ろうそく瓶培養［訳注：ガラス瓶の中でろうそくを燃やして，蓋を閉めて密閉し，炎が自然に消えるのを待つことで至適炭酸ガス濃度をつくり出す，炭酸ガス培養の簡易法］），35℃〜37℃で最も良好に発育する。全身性の髄膜炎菌感染症の最適な診断法は，血液と髄液（最も分離される頻度が高い）の両方またはいずれか，あるいは滑液（関節液），胸水，心嚢水といった，通常無菌である体液から髄膜炎菌を分離することである。通常無菌である部位の培養には，非選択的培地が標準的に用いられるが，中咽頭や尿道，腟，あるいは直腸といった無菌でない部位から培養検体を採取する場合は，常在細菌の異常増殖を抑えるために，Thayer-Martin 培地や Martin-Lewis 培地，New York City 培地といった抗菌薬を含有した選択培地が必要となる。

髄膜炎菌性髄膜炎における血液培養の陽性率は 50〜60%で，髄液培養の陽性率は 80〜90%を誇る。培養によって菌を分離することで，原因微生物を特定できるのみならず，抗菌薬感受性検査も実施することができ，抗菌薬耐性，特にペニシリン系への耐性が増加していることを踏まえると，この検査は重要になってくる。皮膚病変の Gram 染色および培養は診断率を上昇させるが，陰性だからといって髄膜炎菌を除外できるものではない。ポリメラーゼ連鎖反応（polymerase chain reaction：PCR）から単純なディップスティック（試験紙）検査や凝集反応検査まで多数の臨床現場で即時実施できる迅速診断検査（rapid point-of-care

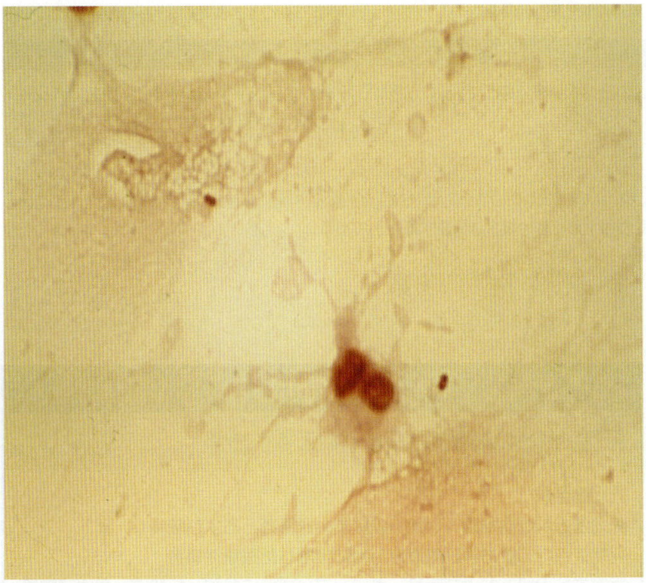

図 141.4
髄液の Gram 染色　Gram 陰性双球菌と多核白血球が認められる。

diagnostic tests：RDTs)も利用できる。

細菌性髄膜炎を示唆する生化学的および細胞学的所見としては，髄液の糖値が<45 mg/dL(2.5 mmol/L)，蛋白濃度が>500 mg/dL 以上，白血球数が>1,000/μL，が挙げられる。髄液は通常混濁しており，髄液中の糖の低下を伴い，主として多核好中球から成る白血球増加が認められる。しかし，髄膜炎菌性髄膜炎では，典型的な所見がすべて揃わないことも多い。髄液の Gram 染色は症例の約 75%で陽性となる(図 141.4)。非特異的ではあるが，血清の白血球数の増加，CRP やプロカルシトニン値の上昇は，治療管理のうえで有用かもしれない。

髄膜炎菌はその特有の多糖体莢膜の化学成分に基づいて血清型分類される。髄膜炎菌は血清型 A，B，C，D，29E，H，I，J，K，L，W(W-135)，X，Y，Z，および分類不能型(無莢膜型を示唆)に分類される。侵襲性感染症の症例の圧倒的大部分において，血清型 A，B，C，W，Y が原因となっている。まれな例外を除けば，侵襲性の髄膜炎菌は莢膜によって被包化されており，多糖体莢膜によって病原性がもたらされることを裏づけている。対照的に，粘膜に定着している髄膜炎菌は通常被包化されていない(無莢膜型である)。

市販のラテックス凝集反応キットは尿や髄液といった体液にも利用でき，髄膜炎菌の莢膜抗原に対する抗体で被覆されたラテックスビーズを利用して A，B，C，Y，および W の 5 つの莢膜型を検出するが，血清型 B に対する感度は相対的に低い。

PCR から単純なディップスティック検査および凝集反応検査まで多数の RDT が利用できる。これらの検査の培養に対する優位な点としては，迅速であることと，抗菌薬が投与されている場合でも信頼性があることが挙げられ，さらに PCR 検査に関しては，髄膜炎菌や肺炎球菌(*Streptococcus pneumoniae*)，インフルエンザ菌(*Haemophilus influenzae*)，大腸菌(*Escherichia coli*)，*Lisetria monocytogenes*，B 群レンサ球菌(*Streptococcus agalactiae*)，サイトメガロウイルス(cytomegalovirus：CMV)，エンテロウイルス，単純ヘルペスウイルス(HSV-1，HSV-2)，ヒトヘルペスウイルス 6(HHV-6)，ヒトパレコウイルス，水痘帯状疱疹ウイルス(varicella-zoster virus：VZV)，*Cryptococcus neoformans* / *gattii* 感染を同時に検査できることが挙げられる(BioFire 社，ユタ州)。

治療

ceftriaxone が髄膜炎菌感染症の第 1 選択薬である。急速に進行する可能性があるため，ceftriaxone は，髄膜炎菌性髄膜炎の可能性が浮上してから 30 分以内に投与すべきであり，少なくとも当初は静注で投与する。感染患者には，2 g 12 時間ごとの静注投与を最低 7 日間続ける。β-ラクタムにアレルギーのある患者は chloramphenicol で治療すべきである。chloramphenicol や ceftriaxone 耐性株を認めることはあるが，まれである。1980 年代後期の耐性の報告以降，penicillin G の使用は控えられてきたが，分離株のペニシリン感受性が確認されれば〔最小発育阻止濃度(minimum inhibitory concentration：MIC)<0.1 μg/mL〕，髄膜炎菌性髄膜炎は penicillin G に非常によく反応する。治療は通常 7 日間で十分であるが，疾患の重症度や治療への反応に基づいて，あるいは感受性検査で選択された治療薬への感受性が劣っていることが明らかとなった場合には，治療期間を延長する場合もある(表 141.1)。

通常，原因菌は来院時には正確にはわかっていないので，初期

表 141.1
髄膜炎菌性髄膜炎の治療

抗菌薬	使用される臨床状況	投与量	コメント[a]
ceftriaxone	望ましい治療	成人：2 g 静注 12 時間ごと 小児：1 日あたり 100 mg/kg 静注(最大 4 g)を 1〜2 回に分けて投与	中枢神経系への移行性は良好
chloramphenicol	β-ラクタムアレルギーで推奨される代替案	成人：12.5 mg/kg 静注(最大 6 g/日) 6 時間ごと 小児：1 日あたり 75〜100 mg/kg 静注(最大 2〜4 g/日)を 1〜2 回に分けて投与	中枢神経系に集積する。不可逆性の再生不良性貧血を起こす可能性がある。耐性はまれ
meropenem[b]	代替薬	成人：2 g 静注 8 時間ごと	小児での使用に関するデータは限られている
moxifloxacin[b, c]	代替薬	成人および骨格が十分に発達している若年者：400 mg を 24 時間ごと	耐性株が出現している

(次ページへ続く)

表 141.1（続き）

抗菌薬	使用される臨床状況	投与量	コメント[a]
penicillin G	ペニシリンの MIC<0.1 μg/mL	成人：30 万単位 /kg/ 日 静注を 4 時間ごとに分割投与 小児：25 万〜30 万単位 /kg/ 日 静注を 4 時間ごとに分割投与	2,400 万単位 / 日までに制限する。1988 年以降ペニシリン耐性が報告されている

a 治療は 7 日間であるが，臨床経過に基づいて，あるいは菌が選択された抗菌薬に対して感受性が十分でない場合は延長することもある。
b ceftriaxone やペニシリン，およびその他の β-ラクタムにアレルギーのある患者での選択肢。
c その他のキノロン系も選択可。
MIC＝最小発育阻止濃度

治療では髄膜炎菌のみならず，髄膜炎を起こしうる他の原因菌もカバーしておかなければならない。細菌性髄膜炎と推定される症例に対しては，通常，年齢と免疫状態に基づいてエンピリック（経験的）な抗菌薬治療が実施される。＜生後 1 か月の免疫正常な乳児では，エンピリックな治療は，B 群レンサ球菌，大腸菌，*Listeria* をカバーするように選択する。生後 1 か月〜2 歳までの免疫正常な患者では，肺炎球菌，髄膜炎菌，B 群レンサ球菌，インフルエンザ菌，大腸菌を考慮すべきである。2〜50 歳までであれば，髄膜炎菌，肺炎球菌が重要な原因菌である。50 歳以上の患者では，肺炎球菌，髄膜炎菌，*Listeria*，好気性 Gram 陰性桿菌が対象となる。特筆すべきは，肺炎球菌，髄膜炎菌，インフルエンザ菌感染症は，ワクチン接種率の向上と共に有意に減少していることである。

原因菌に関して特異的診断がついていなければ，生後 1 か月〜50 歳までの免疫正常な患者では，初期のエンピリックな抗菌薬治療では，広域スペクトラムのセファロスポリン系抗菌薬，なかでも ceftriaxone あるいは cefotaxime に加えて，vancomycin を投与する必要がある。meropenem は，cefotaxime も ceftriaxone も投与できない場合に，セファロスポリン系の代替薬となりうる。dexamethazone は，神経学的脱落所見および炎症による神経系の後遺症が懸念される際に抗菌薬に追加してもよい。髄膜炎菌性髄膜炎において，前向き試験で dexamethasone の有益性が証明されているわけではないが，肺炎球菌で特に懸念される中枢神経系の炎症を減弱させるために，エンピリックな治療の間はしばしば投与される。

髄膜炎の全症例において支持療法はきわめて重要である。劇症型紫斑病，DIC，急性呼吸窮迫症候群（acute respiratory distress syndrome：ARDS），神経学的および認知機能に関する後遺症，心筋障害，脱水，アシドーシス，副腎不全といった合併症が起こる可能性を見越しておかなければならない。死亡率は依然として 10〜15％である。

長期的な合併症としては，難聴，その他の脳神経麻痺，認知機能障害がある。心不全の治療によって，肺水腫や末梢循環不全を改善させることができる。補助的なステロイド治療は，急性副腎不全の可能性があるとき，特に，患者が Waterhouse-Friderichsen 症候群へと陥った際，あるいは患者が昏蒙状態のときに適応となる。DIC の本質的な治療というのは，その根底にある原因を対象とした治療であり，この場合でいうと，それは髄膜炎菌に対する治療ということになる。凝固障害および劇症型紫斑病に有効性が期待される治療戦略として，濃縮プロテイン C 製剤の研究が行われている。

Box 141.1

発端症例との濃厚接触したと捉えるべき者

同居者全員
託児所および幼稚園（保育所）の級友，通園者，および職員
発端症例の口腔および気道分泌物に接触した医療従事者
寄宿学校の級友および職員，キャンプ（合宿）に参加した級友，および職員
一般的な軍隊の兵舎に住んでいる者
同じ機内および船室に乗っていた者，特に発端症例の隣に座っていた者
発端症例と 4 時間以上の接触があった客船の船員仲間
発端症例の培養検体を取り扱う検査室の職員（研究者）

予防

髄膜炎菌感染症に対する予防策としては，飛沫予防策，疾患のサーベイランス，初発症例確定後の抗菌薬による化学的予防，曝露する可能性がある場合の先行したワクチン接種やアウトブレイク中のワクチン接種が挙げられる。現在では，ルーチンでのワクチン接種が，特定の高リスク群と若年成人に推奨されている（「ワクチンによる免疫学的予防」参照）。ほとんどの場合，髄膜炎菌は無症候性保菌者の鼻咽頭と中咽頭の両方あるいはいずれか一方に常在菌として定着している。菌は直接接触，特に飛沫を介して伝播する。症候性の髄膜炎菌感染症に罹患するリスクは，既知の保菌者あるいは病原性の強い株（侵襲性感染症を起こす株と定義）への感染患者と「濃厚接触」した人々 1,000 人あたり約 4 人である。同一の家庭内，寄宿舎，兵舎内に居住している者，託児所（保育園）へ通園する者，臨床検体および培養検査に従事する者，および発症 10 日前から適切な抗菌薬治療が開始されてから 24 時間までの間に発端症例と 4 時間以上共に過ごした者，というのが濃厚接触の定義である。これには，1〜10 日間の潜伏期間内の飛行機の乗客，客船の船員仲間，介護施設入居者，医療従事者といった集団も対象に含まれている（Box 141.1）。

抗菌薬による化学的予防

濃厚接触後に二次的に侵襲性感染症を発症するリスクは，化学的予防，すなわち，発端となった症例と濃厚接触した人（たとえば同一の寄宿舎，兵舎，家屋に住む人や，刑務所収容者など）に予防的抗菌薬を投与することで劇的に減少する。抗菌薬はできるだけ早期に投与すべきで，発端症例の確定後 24 時間以内が理想的である。曝露後＞14 日での化学的予防は，再曝露がない限りは必要ない。曝露者の咽頭培養は，予防の必要性を判断するのに参

表 141.2
髄膜炎菌の化学的予防に用いられる抗菌薬

抗菌薬(投与経路)	年齢層	投与量	投与期間	コメント
ceftriaxone(筋注)	＜15 歳の小児 それより上の年齢の小児，および成人	125 mg 250 mg	1 回	第 1 選択
rifampicin(経口)	＜1 か月の小児	5 mg/kg 12 時間ごと	2 日間	第 1 選択 妊婦には推奨されない
	≧1 か月の小児	10 mg/kg 12 時間ごと		経口避妊薬の確実性を低下させる可能性がある
	成人	600 mg 12 時間ごと		体液が赤～オレンジ色の変色を起こす
ciprofloxacin(経口)	成人	500 mg	1 回	18 歳未満の者，あるいは妊婦 / 授乳婦には推奨されない 代替薬が入手できなければ小児にも使用できる
azithromycin(経口)	＜15 歳の小児 ＞15 歳の小児	10 mg/kg 500 mg	1 回	通常，推奨される薬剤ではない ciprofloxacin 耐性がある地域では使用されることがある

考にはならないため，培養を採取するために予防的抗菌薬の投与が遅れないようにしなければならない。

ceftriaxone，rifampicin および ciprofloxacin が化学的予防で利用される。azithromycin が代替薬として利用できるかもしれない。しかし，ciprofloxacin 耐性の髄膜炎菌が報告されている。さらに，ciprofloxacin は軟骨障害のリスクのために，＜18 歳の人々や妊婦，授乳中の女性では推奨されない。妊娠中は rifampicin も推奨されず，薬剤相互作用に注意しなければならない(表 141.2)。

ワクチンによる免疫学的予防

現在では，数種類の髄膜炎菌ワクチンが利用できる。Menactra®(MenACWY-DT)は 4 価のジフテリア毒素結合型多糖体髄膜炎菌ワクチンである。もう 1 つの 4 価の変異ジフテリア毒素結合型多糖体髄膜炎菌ワクチンである Menveo®(MenACWY-CRM)も利用可能である。4 価の破傷風トキソイドキャリア(蛋白)結合型多糖体髄膜炎菌ワクチンである Nimenrix®(MenACWY-TT)は米国以外で利用可能である。米国では現在，2 種類の髄膜炎菌血清型 B に対するワクチンが利用でき，おのおの，Trumemba®(MenVFHbp)と Bexero®(MenB4C)であり，10～25 歳を対象としている。血清型 B の髄膜炎菌に対する多糖体ワクチンの開発における大きな課題は，血清型 B の多糖体が，ヒトの細胞内接着分子と類似しているために，免疫原性が弱いことであった。したがって，血清型 B のワクチンは非莢膜抗原，主には外膜蛋白を基盤にして作成されている。

血清型 C の髄膜炎菌ワクチンである Meingitec® と NeisVac-C® はカナダ，英国およびその他の国々で利用されている。血清型 A のワクチンである MenAfriVac®，PsA-TT はアフリカで利用されている。髄膜炎菌血清型 C および Y，インフルエンザ菌 b 型(*H. influenzae type b*：Hib)に対する結合型混合ワクチンである MenHibrix / HibMenCY は 2017 年に製造中止となった。4 価の髄膜炎菌多糖体ワクチンである Menomune も 2017 年に製造中止となった。

米国では，血清型 A，C，W，Y に対する髄膜炎菌ワクチンは 11～18 歳および大学生となって寄宿舎での生活を開始する 19～21 歳の人々に対して適応となっている。この年齢層の患者群は血清型 B に対するワクチンも接種すべきである。血清型 A，C，W，Y に対するワクチンはヒト免疫不全ウイルス(human immunodeficiency virus：HIV)患者や，流行国〔ネパール，インド(ニューデリー)，メッカ，西はセネガルから東はエチオピアへ広がるサハラ以南のアフリカの「髄膜炎ベルト」〕への渡航者あるいは居住者も適応となる。軍隊の新兵など長期にわたって曝露リスクが高い人々は血清型 B のみならず，血清型 A，C，W，Y に対するワクチンを接種すべきである。絶えず補体成分が欠損している患者，機能的あるいは解剖学的無脾症の患者，アウトブレイク環境下の人々では以下のガイドラインが適用される。＜10 歳の小児は血清型 A，C，W，Y に対するワクチンを接種すべきである，＞10 歳の人々では血清型 A，C，W，Y に加えて血清型 B に対するワクチンを接種すべきである。個々のスケジュールは，年齢，宿主因子，地理的要因，社会状況，ワクチン接種歴に依存する。詳細な推奨事項は表 141.3 を参照されたい。

インフルエンザ菌や肺炎球菌といった他の多糖体ワクチンと同

表 141.3
特定のリスク群に対する米国でのワクチン推奨

リスク群	ワクチン	接種計画 / レジメン
11～18 歳	Menactra® あるいは Menveo®(4 価 ACWY ワクチン) Trumemba® あるいは Bexero® を検討(血清型 B ワクチン)	11～12 歳で単回接種し，16 歳でブースター接種。初回接種が 13～15 歳となった場合，16～18 歳でブースター接種 16～18 歳での接種が望ましいが，23 歳まで接種可能
19～21 歳で寄宿舎に入る予定の新大学生	Menactra® あるいは Menveo®(4 価 ACWY ワクチン)	接種歴がなければ単回接種。前回接種が 16 歳までであればブースター接種

(次ページへ続く)

表 141.3（続き）

リスク群	ワクチン	接種計画 / レジメン
	Trumemba® あるいは Bexero® を検討（血清型 B ワクチン）	16〜18 歳での接種が望ましいが，23 歳まで接種可能
<2 歳の HIV	Menactra® あるいは Menveo®（4 価 ACWY ワクチン）	生後 2，4，6，12〜15 か月で Menveo® を 4 回接種。生後 9〜23 か月で，12 週間隔で Menactra® を 2 回接種。基礎接種終了 3 年後にブースター接種，以降 5 年毎に接種
>2 歳の HIV	Menactra® あるいは Menveo®（4 価 ACWY ワクチン）	8〜12 週間隔で 2 回接種。最終接種が 7 歳以前であれば，3 年後にブースター接種。その後は 5 年ごとに接種。最終接種が≧7 歳であれば，5 年ごとにブースター接種
曝露リスクが長期間続く場合	Menactra® あるいは Menveo®（4 価 ACWY ワクチン）	単回接種し，5 年ごとにブースター接種
	Menactra® あるいは Menveo®（4 価 ACWY ワクチン）	0，1〜2，6 か月のスケジュールで Trumenba® を 3 回接種するか，最低 1 か月間隔を設けて Bexero® を 2 回接種する

上記に加えて，流行地域への渡航者や居住者，アウトブレイク環境下の人々，鎌状赤血球症を含む機能的解剖学的無脾症の患者に対する推奨を予防接種実施諮問委員会（ACIP）が公表している。

様に，ワクチン接種によってワクチン以外の血清型による感染症発生率が上昇することが懸念されている。髄膜炎菌では，その他の血清型による（流行の）置換はまだ現実にはなっていない。

eculizumab

補体介在性溶血性貧血や発作性夜間血色素尿症で利用される終末補体のモノクローナル抗体阻害薬である eculizumab による治療は，髄膜炎菌感染症のリスクを 1,000〜2,000 倍増加させる。eculizumab を投与されている患者はワクチンと化学的予防の候補者となる。可能な限り，eculizumab を開始する最低 2 週間前に，血清型 A，C，W，Y および血清型 B に対するワクチンを受けるべきである。eculizumab 治療中は，penicillin による連日の化学的予防が可能である。ペニシリンアレルギー患者では azithromycin を代替薬として利用できる。

非病原性 *Neisseria* 属による感染症

非病原性の *Neisseria* 属（*N. bacilliformis*，*N. lactamica*，*N. sicca*，*N. flava*，*N. subflava*，*N. mucosa*，*N. flavescens*，*N. cinerea*，*N. macacae*，*N. elongata*，*N. polysaccharea*）は，中咽頭および鼻咽頭の常在細菌である。これらの微生物による感染はきわめてまれであり，主として免疫抑制宿主に起こり，特に，低ガンマグロブリン血症の患者や抗体産生不全（すなわち，慢性リンパ性白血病）の患者が罹患する。これらの微生物の病原性が比較的乏しいのは莢膜を有していないためであり，ゆえに，これらの微生物は血中の非特異的成分による溶菌作用に抵抗したり，髄膜へと侵入したりする傾向を示さない。したがって，これらの菌による感染は生来の正常な宿主防御機構によって容易に制御することができる。

これらの細菌は通常，細菌叢の一部であるため，局所での感染の拡大は，ほとんどの場合，混合感染の一環として起こり，通常は耳，副鼻腔，肺へと波及する。結膜炎，髄膜炎，脳炎，心内膜炎，尿道炎も報告されており，これらの部位に対して，菌が鼻咽頭と同じような組織親和性をもつことを裏づけている。これらの非病原性の *Neisseria* はペニシリン，セファロスポリン系，キノロン系抗菌薬で容易に治療することができる。

文献

Cohn AC, MacNeil JR, Clark TA, et al.; Centers for Disease Control and Prevention (CDC). Prevention and control of meningococcal disease: Recommendations of the Advisory Committee on Immunization Practices (ACIP). *MMWR Recomm Rep*. 2013;62(RR-2):1–28.

Dray BM, Claus H, Hubert K, et al. Asymptomatic carriage of *Neisseria meningitis, Haemophilus influenzae, Streptococcus pneumonia,* Group A *Streptococcus and Staphylococcus aureus* among adults aged 65 years and older. *PLoS ONE*. 14:2e0212052.

Frasch CE. Vaccines for prevention of meningococcal disease. *Clin Microbiol Rev*. 1989;2(Suppl):S134–S138.

Gardner P. Prevention of meningococcal disease. *N Engl J Med*. 2006;355:1466–1473.

Gilbert D, Mollering R, Eliopoulos G, Chambers H, Saag M. *The Sanford guide to antimicrobial therapy 2018*. Sperryville, VA: Antimicrobial Therapy, Inc.; 2018.

Gossger N, Snape ND, Yu LM, et al.; European MenB Vaccine Study Group. Immunogenicity and tolerability of recombinant serogroup B meningococcal vaccine administered with and without routine infant vaccinations according to different immunization schedules: A randomized controlled study. *JAMA*. 2012;307:573–582.

Harrison LH, Pass MA, Mendelsohn AB, et al. Invasive meningococcal disease in adolescents and young adults. *JAMA*. 2001;286:694–699.

Linder KA, Malani PN. Meningococcal meningitis. *JAMA*. 2019;321:1014–2020.

Mbaeyi SA, Blain A, Whaley MJ, et al. Epidemiology of meningococcal disease outbreaks in the United States, 2009–2013. *Clin Infect Dis*. 2019 Feb 1;68(4):580–585. doi:10.1093/cid/ciy548. PMID: 29982382. Available at: https://pubmed.ncbi.nlm.nih.gov/29982382/

Sjöholm AG, Jönsson G, Braconier JH, Sturfelt G, Truedsson L. Complement deficiency and disease: An update. *Mol Immunol*. 2006;43(1–2):78–85.

Watson PS, Novy P. Bekkat-Berkarii R, Stubbe F, Banahoff A. Optimizing the timing of 4CmenB vaccination in adolescents and young adults based on immune persistence and booster response data. *Expert Rev Vaccines*. 2019;18:343–352.

Zissis CC, Sever-Chroneos Z, Shepherd VL. Pulmonary surfactant: An immunological perspective. *Cell Physiol Biochem*. 2009;25:13–26.

142 *Listeria*

■著：Bennett Lorber
■訳：西村 翔

イントロダクション

Listeria monocytogenes は一般人口のなかで感染症の原因となることはまれであるが，新生児，妊婦，高齢者，基礎疾患あるいは免疫抑制療法のいずれかによって細胞性免疫が低下している人を含む特定の集団では，生命を脅かす菌血症および髄膜脳炎の有力な原因菌となる。致死的な食品媒介性の感染(食中毒)の大流行が起こったことで，食物の安全性に対する懸念が生じて，この菌への関心が高まった。

原因微生物

L. monocytogenes は小型で，通性嫌気性，非芽胞形成性，カタラーゼ陽性，オキシダーゼ陰性の Gram 陽性桿菌で，血液寒天培地に容易に発育し，不完全な β 溶血を形成する。菌は極鞭毛をもっており，室温(25℃)で，タンブリングと呼ばれる特徴的な鞭毛による回転運動を示す。30～37℃が至適発育温度であるが，他の多くの細菌と異なり，*L. monocytogenes* は冷蔵庫内の温度(4～10℃)でも良好な発育が得られ，いわゆる低温増菌法(cold-enrichment)によって，この温度域で長期間培養することで他の汚染菌から分離することができる。複数の菌種が含まれている検体(食品，便)からこの菌を分離培養する場合は選択培地が利用でき，これは低温増菌法よりも優れている。

臨床検体では，菌が Gram 不定性で，ジフテリア様に見えたり，球菌あるいは双球菌様に見えることがある。通常なら無菌である部位からの検体(髄液，血液，関節液)であれば，標準的な増殖培地で *L. monocytogenes* を発育させることができるが，便培養から下痢の原因菌を分離するのに通常用いられる培地では *Listeria* の増殖は抑制される。検査室では頻繁にジフテリア様の菌，レンサ球菌あるいは腸球菌と誤って同定されているので，血液あるいは髄液から「ジフテリア様」の菌が分離された際は常に，菌が本当は *L. monocytogenes* でないのかどうか注意しなければならない。

Listeria 属は 7 菌種(*L. monocytogenes*, *L. seeligeri*, *L. welshimeri*, *L. innocua*, *L. ivanovii*, *L. grayi*, *L. marthii*)が確認されているが，*L. monocytogenes* のみが，ほとんど例外なく，ヒトの感染症の原因菌となる。*L. monocytogenes* には，菌体由来の O 抗原および鞭毛由来の H 抗原に基づいて分離された，少なくとも 13 の血清型があるが，ほとんどすべての感染症は血清型 4b，1 / 2a および 1 / 2b によって起こるので，疫学的調査の際の血清型の有用性というのは限られている。菌株を明確に分類するに当たり，パルスフィールドゲル電気泳動リボタイピング，多遺伝子座酵素電気泳動を含めて最新の分子技術が多数導入されており，流行時の調査における有用性が明らかになっている。

疫学

L. monocytogenes は，特に群れを成す動物において，人獣共通感染症の有力な原因菌となる。この菌は自然界に幅広く存在しており，土壌や腐朽した植物，および多数の哺乳動物の糞便細菌叢の一部として一般的に認められる。菌は健康な成人の便の約 5% から分離され，臨床的に発症した患者の家庭内接触者からの分離率はさらに高い。たくさんの食品が *L. monocytogenes* に汚染されており，生野菜や生乳，魚，鶏肉，およびスーパーや総菜売り場で購入できる生あるいは加工された鶏肉や牛肉を含む肉製品からの分離率は 15～70% 以上であるのが一般的である。*L. monocytogenes* の摂取が，非常に高い頻度で起こっていることは間違いない。

リステリア症は，米国では 2000 年に全土で報告義務のある疾患となった。米国疾病対策センター(Centers for Disease Control and Prevention：CDC)が 1980 年代に行った 2 つの積極的サーベイランス(active surveillance)研究では，年間発生率が 100 万人あたり 7.4 例であり，米国全体で年間約 1,850 例が発生し，そのうち 425 例が死亡していることが明らかとなった。食品媒介性のリステリア症のリスクを最小限にするための食品業界に対する規制の整備を受けて，1993 年までに年間発生率は 100 万人あたり 4.4 例まで低下した。1996～2003 年にかけて粗罹患率は 26% 低下し，米国での推定症例数は 1996 年，2003 年で，それぞれ 2,228 例，1,803 例，死亡数は 462 例，378 例であった。

感染率が最も高いのは，生後≦1 か月の乳児と＞60 歳の成人である。妊婦が全症例の約 30% を，かつ 10～40 歳までの年齢層の症例の 60% を占めている。非周産期の感染のおおよそ 70% は血液学的悪性腫瘍，後天性免疫不全症候群(acquired immunodeficiency syndrome：AIDS)，骨髄あるいは固形臓器移植，もしくはステロイド治療を受けている患者に起こっているが，健康そうに見える人でも，特に 60 歳以上の人は侵襲性感染症を発症することがある。

非周産期のリステリア症は，ほとんどの場合，食品媒介性の感染症である。リステリア症は食品媒介性感染症としては比較的まれ(米国での症例の約 1%)であるが，致死率は 16～20% に及び(*Vibrio vulnificus* の 35～39% に次ぐ)，食品媒介性感染症に関連した全死亡の約 19～28% で原因となっている。死亡のリスク因子としては，非血液学的悪性腫瘍，ステロイド治療，腎疾患が挙げられる。

侵襲性感染症（たとえば，菌血症，髄膜炎）が発生した食品媒介性のアウトブレイクが多数報告されており，牛乳，ソフトチーズ，バター，燻製の魚，豚肉を使ったインスタント食品，ホットドッグ，総菜売り場の七面鳥，スプラウト，タコスやナチョスのサラダ，カンタロープなどが媒介食品となっている。汚染された七面鳥のデリミート（ランチョンミート）による 2002 年のアウトブレイクでは，3,000 万ポンド以上の食品が回収され，米国の歴史上最大の食肉製品のリコールの 1 つとなった。2011 年には，*L. monocytogenes* に汚染されたカンタロープによって，米国における史上最悪の食品媒介性のアウトブレイクが発生し，28 の州で 146 人の患者が報告され，30 人が死亡した（21％の死亡率）。散発性のリステリア症の感染源としての食品の重要性は，CDC によって実施された 2 つの研究で明らかとなっている。それによると，冷蔵庫にあったすべての食品サンプルの 11％が汚染されていて，患者の 64％は少なくとも 1 つの汚染食品を口にしており，33％の症例で患者と食品から同一の株が分離された。総菜売り場の調理済み肉製品，特に鶏肉が，最も汚染率が高かった。症例では対照群と比較して，よりソフトチーズあるいは総菜売り場の肉製品を食している傾向があり，散発例の 32％がこれらの食品が原因であった。

ヒトのリステリア症は，典型的には汚染食品の摂取によって感染するが，その他の経路でも感染しうる。これには経胎盤あるいは感染した産道を通じての母子感染，および新生児室内の交差感染が含まれる。汚染された鉱油が沐浴に使用され，アウトブレイクの原因となったことがある。堕胎された子ウシに直接接触後，農家と獣医が限局性の皮膚感染症を起こした事例がある。

CDC は，感染源が共通している可能性のある *Listeria* 感染症に罹患した集団を迅速に同定するために，パルスフィールドゲル電気泳動を利用することで食品媒介性の病原体をサブタイプに分類できる食品規制局の研究室と，公衆衛生局とのネットワークである PulseNet（http://www.cdc.gov/pulsenet/）を確立した。このシステムは，*Listeria* のアウトブレイクを早期に同定するのに有用であることが確認されている。

発症機序

母から胎児への垂直感染，分娩室あるいは新生児室での交差感染を起こしたまれな例を除いて，ヒト－ヒト感染は確認されていない。

感染はほとんどの場合，汚染された食品の摂取によって始まる。臨床的な感染を起こすのに必要とされる経口摂取菌量についてはよくわかっていないが，健康な哺乳動物での実験では$\geqq 10^9$の菌が必要であることが示されている。H_2 ブロッカーや，プロトンポンプ阻害薬，制酸薬，あるいは潰瘍手術による胃内のアルカリ化は感染を促進させる。侵襲性感染症の潜伏期間についてはまだ確立していないが，摂取日が特定されている少数の症例報告をもとにすれば，（潜伏期間には）11〜70 日と幅があるが，平均値は約 30 日であることが示されている。共通した曝露歴がパーティーへの出席のみという 2 人の妊婦が同一のまれな酵素型の *Listeria* による菌血症を発症した事例では，潜伏期間はそれぞれ，19 日と 23 日であった。

L. monocytogenes は，感染を促進させる微生物（promoter organisms）がなくとも感染症を引き起こすが，時折，その他の病原菌による消化器感染症が併存することで，*L. monocytogenes* が定着している患者で侵襲性感染症が惹起されることがある。その根拠となっているのは，患者や家族内接触者において先行する消化器症状の病歴が認められる頻度が高いこと，摂取から臨床的に発症するまでの潜伏期間が長いこと，細菌性赤痢に罹患した後すぐに臨床的にリステリア症を発症した事例が 2 つあること，である。*Listeria* による髄膜炎と菌血症のいずれも，下部消化管内視鏡や S 状結腸内視鏡，上部消化管内視鏡検査のすぐ後に起こった事例がある。

腸管内で，*L. monocytogenes* は内皮細胞による能動的なエンドサイトーシスによって粘膜バリアを突破する。いったん血流に乗ると，いずれの部位にでも血行性の播種が起こりうる。*L. monocytogenes* は中枢神経系と胎盤への特異的な指向性を有している。一般的に，*Listeria* は菌が血流に乗って中枢神経系へ到達すると信じられているが，動物実験では，脳幹部の感染は，軸索内での菌の拡散によって末梢部から中枢神経系へと到達して成立することが示唆されている。

L. monocytogenes が細胞内寄生菌として機能するための複数の毒性因子が同定されている。菌は細胞表面蛋白であるインタナリン（internalin）を有しており，これが，マクロファージや小腸の上皮細胞の受容体である E-カドヘリン（E-cadherin）と作用することで，菌自体の（細胞内への）摂取を誘導する。膜リポ蛋白はマクロファージ以外の細胞への侵入を促進させるようである。主要な毒性因子であるリステリオリシン O（listeriolysin O）は，ホスホリパーゼと連動して，*Listeria* がファゴソームから逃れられるようにすることで細胞内での殺菌を回避している。細胞質内で解放されると菌は分裂できるようになり，宿主細胞のアクチン重合を惹起することによって菌自身を細胞膜へと押し出す。続いて，偽足様の突起を用いて隣接するマクロファージへと侵入する。細菌の表面蛋白であるアクト A（Act A）は，アクチン線維重合の誘導と細胞から細胞への拡散に必須であり，つまり主要な毒性因子となっている。この斬新なライフサイクルを介して，*L. monocytogenes* は細胞から細胞へと移動し，抗体や補体，あるいは好中球への曝露を回避している。

事実上，すべての細菌の生命維持に必須である鉄は，*L. monocytogenes* の重要な毒性因子となっているようである。菌のシデロホア（siderophore）によって，トランスフェリンから鉄を取り込むことが可能となる。*in vitro* では鉄は菌の発育を強化し，*Listeria* 感染の動物モデルでは，鉄過剰は易感染性へとつながり，鉄の補充は致死率を上げる一方で，鉄不足は生存期間を延長させる。鉄を獲得することのヒトでの毒性因子としての重要性は，ヘモクロマトーシスと散発的な *Listeria* 感染症，および血液透析を受けている患者における輸血による鉄過剰とアウトブレイクの間に臨床的な相関があることによって裏づけられている。

免疫

細胞内寄生菌である *L. monocytogenes* の感染に対する抵抗力は，主に T 細胞性のリンホカイン（lymphokine）によるマクロファージの活性化に依存しているが，生まれつきの免疫（自然免疫）と獲得免疫のいずれも関与している。*Listeria* 感染症と，リンパ腫や妊娠，AIDS，副腎皮質ステロイドによる免疫抑制，腫瘍壊死因子（tumor necrosis factor：TNF）α 中和抗体製剤などの細胞性免疫不全状態との間に強い臨床的相関があることからも明らかなように，獲得免疫というのは，主として細胞性免疫から成っている。活性化されたマクロファージによる一酸化窒素の産生が，T細胞性の作用とは独立して，リステリア症に対する生まれつきの免疫の役割を担っている可能性がある。液性免疫の役割は明確にはなっていないが，免疫グロブリンM（新生児では欠損している）および古典的補体活性化（新生児では活性が低い）のいずれもが，*L. monocytogenes* の効率的なオプソニン化に必須であることが示されている。

リステリア症は，AIDS患者では一般人口と比較して100～1,000倍の頻度で認められるが，菌が遍在していることを考慮すると，（AIDS患者で）もっと頻繁に認められないのは少々驚くべきことである。*Pneumocystis jirovecii*（*carinii*）に対する予防のためのtrimethoprim-sulfamethoxazole（ST合剤）の使用が，リステリア症に対する防御も果たしている。好中球の数や機能が低下している患者，脾臓摘出（脾摘），補体欠損，あるいは免疫グロブリン異常症の患者では，リステリア症の頻度は上昇しない。

臨床症状

L. monocytogenes の菌種名は，*L. monocytogenes* の細胞膜の抽出物がウサギで単球増加症を生じさせる強力な活性をもっていることに由来しているが，ヒトの感染では単球増加はきわめてまれな現象である。

妊娠中の感染

妊娠中は軽度の細胞性免疫低下が生じ，妊婦は *Listeria* 菌血症に罹患しやすくなり，推定で17～100倍リスクが増加する。*Listeria* は，通常の防御機構が到達できないであろう胎盤で増殖し，細胞から細胞への拡散によって，母体から胎児への感染伝播が促進される。理由はよくわかっていないが，他のリスク因子がないなかでの妊娠中の感染では，中枢神経系への感染はきわめてまれである。菌血症は臨床的に急性の熱性疾患として出現し，しばしば筋肉痛，関節痛，頭痛および背部痛を伴う。妊娠中のどの時期にでも発症しうるが，通常は妊娠第3期に起こり，これはおそらく，妊娠26～30週で細胞性免疫の大幅な低下が認められることと関連している。周産期感染の22％で死産あるいは新生児死亡が起こり，早産および自然流産の頻度は高い。未治療の菌血症は通常は自然治癒するが，もし，羊膜炎を合併すると，胎児を中絶するまで母体の発熱は遷延する。早期の診断および抗菌薬治療が健康な乳児の出生につながる。

リステリア症が，ヒトの習慣性流産の原因になるとする確たる根拠はない。

新生児感染

子宮内で感染が起こると自然流産を引き起こす。胎児は死産となるか，あるいは，特に，肝臓および脾臓に高頻度で起こる広範な微小膿瘍および肉芽腫を特徴とする，敗血症性乳児肉芽腫症（granulomatosis infantiseptica）として知られる *Listeria* 感染症の播種型になると，数時間以内に死亡する可能性がある。この病型では，胎便のGram染色で，大量の細菌をしばしば確認することができる。

より一般的には，新生児感染はB群レンサ球菌による感染と類似した臨床像を呈し，(1)おそらく子宮内で感染し通常は早産となる早期発症型の敗血症症候群，(2)おそらく分娩時に母体の腟から感染していることが最も多いであろう正期産児での生後約2週間で起こる遅発性（後期発症型）の髄膜炎，の2つの病型のうちのいずれかとして現れる。帝王切開後の症例も発生しているが，これは院内感染が示唆されている。

早期発症型では，*L. monocytogenes* は，結膜，外耳，鼻，咽頭，胎便，羊水，胎盤，血液，そして時に髄液から検出され，胎便にGram陽性桿菌が認められる場合があり，早期診断へとつなげることができる。菌が最も高い濃度で認められるのは新生児の肺や消化管であり，これは，血行性感染よりも，むしろ子宮内で羊水から感染していることを示唆している。早期発症型の新生児では，化膿性結膜炎および播種性の丘疹はまれにしか認められず，これらが認められなければ，臨床的な感染像は他の細菌性病原体による感染と類似している。

菌血症

感染巣の明らかでない菌血症が，新生児期以降では，最も頻度の高いリステリア症の臨床像である。臨床症状としては，典型的には，発熱や筋肉痛が出現し，嘔吐や下痢といった前駆症状が認められることもある。健康な人よりも免疫不全患者のほうが発熱時に血液培養を採取されやすいので，健康な人での一過性の菌血症は見過ごされているかもしれない。

中枢神経系感染

高頻度に細菌性髄膜炎を起こす菌種（肺炎球菌，髄膜炎菌，インフルエンザ菌）は，脳炎や脳膿瘍といった脳実質の感染症を起こすことはめったにない。それに対して *L. monocytogenes* は，髄膜に限らず脳そのもの（特に脳幹）への指向性がある。*Listeria* 髄膜炎の患者の多くが，意識変容，けいれん発作，あるいは運動障害を起こし，まさしく髄膜脳炎となる。脳室腹腔シャント感染が報告されている。

髄膜炎

CDCによって実施された細菌性髄膜炎の積極的サーベイランス研究では，*L. monocytogenes* は，60歳以上の場合と同じように新生児の細菌性髄膜炎でも原因菌の20％を占めており，死亡率は22％であることが示された。世界中で，*L. monocytogenes* は新生児髄膜炎の3つの主要な原因菌のうちの1つとなっており，50歳以上の成人の細菌性髄膜炎としては，肺炎球菌に次いで2番目に頻度が高い原因菌であり，リンパ腫，臓器移植後，あるいは何らかの理由でステロイドによる免疫抑制療法を受けている患者での細菌性髄膜炎では最も頻度が高い原因菌である。50歳以上の人の細菌性髄膜炎の20％は *L. monocytogenes* が原因菌であり，したがって，すべての50歳以上の人での髄液Gram染色が陰性の細菌性髄膜炎のエンピリックな（経験的）治療には，抗 *Listeria* 活性のある薬剤（ampicillinあるいはST合剤）を含む必要があり，特に，肺炎や中耳炎，副鼻腔炎，心内膜炎といった他

表 142.1
頻度の高い他の細菌による髄膜炎と比較して，Listeria 髄膜炎で特徴的な所見

特徴	頻度(%)
経過が亜急性のことがある(>24 時間)	約 60
項部硬直の頻度が低い	15〜20
運動障害(失調，振戦，ミオクローヌス)の頻度が高い	15〜20
けいれん発作の頻度が高い	約 25
精神状態が変動することが多い	約 75
血液培養陽性率が高い	50〜75
髄液	
Gram 染色で陽性のことは少ない	30〜40
髄液の糖値は正常のことが多い	>60
単核球が優位なことが多い	約 30

の原因菌を示唆する所見が認められない場合はそうである。

臨床的には，*L. monocytogenes* による髄膜炎は，より頻度の高いその他の原因菌によるものと似ていることが多い。*Listeria* 髄膜炎の代表的な所見に関しては表 142.1 に要約する。

脳幹脳炎(菱脳炎)

Listeria 脳炎の異型では脳幹が侵される。*Listeria* による他の中枢神経系の感染とは対照的に，この病型は通常は健康な年長の子どもおよび成人に起こり，新生児の症例は報告されていない。二相性疾患の 1 つであり，典型的な臨床像として，発熱，頭痛，嘔気・嘔吐といった前駆症状が約 4 日間続いた後に，非対称性の脳神経麻痺，小脳症状，および片麻痺と片側の感覚麻痺のいずれかあるいは両方を突然発症する。項部硬直は約 50%で出現し，髄液は軽度の異常を示すのみであり，髄液の培養は約 40%で陽性となり，ほぼ 3 分の 2 の患者で菌血症を伴う。約 4%の患者が呼吸不全に陥る。MRI が CT よりも脳幹脳炎を描出するのには優れている。死亡率は高く，生存者でも重篤な後遺症を残すことが多い。

脳炎および脳膿瘍

全く膿瘍形成を伴うことなく，脳実質の感染が起こることがあり，これは脳炎と称されており，髄膜炎を伴うこともあれば伴わないこともある。肉眼で確認できる脳膿瘍は中枢神経系の *Listeria* 感染症の約 10%で認められる(図 142.1)。ほとんどの場合，菌血症を伴っており，約 25%で髄液から *L. monocytogenes* が分離され，髄膜炎を併発している。これらの特徴のいずれも，他のタイプの細菌性脳膿瘍ではめったに認められない。約 50%の症例は既知の *Listeria* 感染のリスクのある患者群に起こっている。視床，橋，延髄に起こる皮質下膿瘍が多く，他の細菌による膿瘍では，これらの部位に起こることはきわめてまれである。死亡率は高く，生存者も通常は重篤な後遺症を残す。

心内膜炎

成人の *Listeria* 感染症の 7.5%程度は *Listeria* による心内膜炎が占めている可能性があり，心内膜炎は自然弁および人工弁のいずれにも起こり，敗血症性の合併症を高率に伴い，死亡率は 48%にのぼる。*Listeria* による心内膜炎(菌血症自体ではなく)は，がんを含めた消化器病変が潜在していることを示唆していることがある。

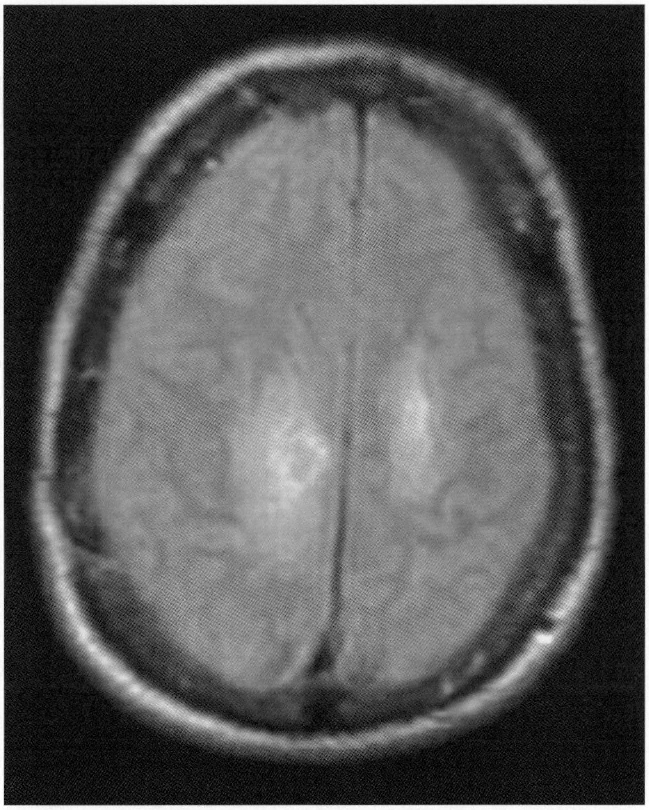

図 142.1
右側はリング状造影効果(膿瘍)を伴う両側性の前頭頭頂部病変を示す脳 MRI　患者は，歩行困難の後に起立不能および進行性の四肢不全麻痺を来して来院した，多発性硬化症の 70 歳男性。膿瘍の穿刺検体から *Listeria monocytogenes* が発育した。

限局性の感染症

L. monocytogenes が分離される局所感染症としては，直接接種によるものとして，結膜炎，皮膚感染症，リンパ節炎がある。菌血症は肝臓の感染，胆嚢炎，腹膜炎，脾膿瘍，胸膜および肺感染，化膿性関節炎，骨髄炎，心外膜炎，心筋炎，動脈炎，壊死性筋膜炎および眼内炎を起こしうる。播種性血管内凝固症候群(disseminated intravascular coagulation：DIC)，急性呼吸窮迫症候群(acute respiratory distress syndrome：ARDS)，および急性腎不全を伴う横紋筋融解症などの合併症が確認されている。これらの局所感染症に関して，臨床的に特異的な所見はない。すべてではないが多くの症例は，リステリア症の既知のリスクをもつ人に起こっている。関節の感染は，典型的には免疫不全宿主の人工関節を侵し，治癒のためには人工物の抜去を必要とする。

発熱性胃腸炎

侵襲性の *Listeria* 感染症の多くの患者で，先行する消化器症状の病歴があり，しばしば発熱を伴っている。*L. monocytogenes* による消化器感染単独の事例はきわめてまれなようであるが，*L.*

monocytogenes による食品媒介性の胃腸炎のアウトブレイクが少なくとも7つ確認されている。現在までの最も大きいアウトブレイクでは，1,566人の患者が発生し，その多くは6〜10歳の小児であり，2つの学校で，仕出し業者の提供する食堂の食事を摂取した後に発症し，19%が入院した。典型的には，大量の菌を摂取した後24時間(6時間〜10日間の範囲)で発症し，たいてい1〜3日(1〜7日間の範囲)症状が続く。発症率はきわめて高い(52〜100%)。頻度の高い症状は，発熱，水様性下痢，嘔気，頭痛，関節や筋肉の疼痛である。感染を媒介する食品としては，チョコレートミルク，冷製コーンとツナのサラダ，冷製のマスの燻製，および総菜売り場の肉製品が報告されている。発熱性胃腸炎のアウトブレイクで，通常の培養で病原菌が検出できない場合は，*L. monocytogenes* が原因となっている可能性を検討すべきである。

診断

以下のいずれかの臨床背景においては，リステリア症を鑑別診断の1つとして強く疑う必要がある。

1. 生後2か月未満の乳児での菌血症あるいは髄膜炎
2. 以下の患者における髄膜炎あるいは脳実質の感染症：(a)血液学的悪性腫瘍，AIDS，臓器移植，副腎皮質ステロイドによる免疫抑制，あるいは抗TNF阻害薬を使用している患者，(b)亜急性の経過の患者，(c)>50歳の成人，(d)髄液でGram陽性桿菌が認められる患者
3. 髄膜と脳実質が同時に侵される感染症
4. 皮質下の脳膿瘍
5. 妊娠中の発熱
6. 血液，髄液，あるいは，その他の，通常であれば無菌である部位からの検体において，Gram染色あるいは培養で「ジフテリア様」の菌の報告があった場合
7. 食品媒介性の発熱性胃腸炎のアウトブレイクにおいて，通常の培養で病原体が確定できなかった場合

診断には，*L. monocytogenes* を臨床検体(たとえば，髄液，血液)から分離し，標準的な微生物学的技術を用いて同定する必要がある。侵襲性感染症における，リステリオリシンOに対する抗体の有用性は明らかになっておらず，ポリメラーゼ連鎖反応(polymerase chain reaction：PCR)プローブ法に関しても同様である。リステリオリシンOに対する抗体は発熱性胃腸炎のアウトブレイクの調査の際には有用かもしれない。髄液や組織の *L. monocytogenes* のDNAはPCRアッセイ法によって特異的に検出される。リステリオリシンOをコードしている *hly* 遺伝子に対する髄液のリアルタイムPCR法は，ルーチンの細菌培養が陰性の症例を含む，中枢神経系のリステリア症の診断に有用であるが，この検査法はまだ商用化されていない。

MRIはCTより脳実質病変，特に脳幹部の病変を描出するのに優れている。

治療

Listeria 感染症に対する第1選択薬あるいは治療期間に関して，比較対照研究によって確立されたものは存在しない。侵襲性感染症の治療推奨は表142.2に記した。

一般的には，ampicillinが推奨抗菌薬と考えられている。*in vitro* と動物モデルでのシナジー効果に基づいて，重度の細胞性免疫不全の患者の菌血症や，髄膜炎や心内膜炎の全症例において，ほとんどの専門家がgentamicinをampicillinに加えるよう勧めている。ある非対照研究では，ST合剤とampicillinの併用は，ampicillinをアミノグリコシド系と併用した場合と比較して，治療失敗率が低く，神経学的後遺症も少なかった。

ペニシリン不耐の患者では，ST合剤が最良の代替抗菌薬であると信じられている。経口のST合剤への早期移行が実用化しており，アドヒアランスが良好そうな患者に限定して検討してもよい。現在利用できるすべてのセファロスポリン系はリステリア症の治療に使用すべきではない。セファロスポリン系はいずれも十分な活性がなく，投与されている患者が髄膜炎を発症したことがある。この理由で，生後≦2か月の乳児の菌血症性敗血症あるいは髄膜炎では，ampicillinが必ずエンピリックな治療に含まれている。

ペニシリンアレルギーの患者のごく一部では，vancomycinによる治療が奏効しているが，他の患者では，vancomycin投与中に *Listeria* による髄膜炎を発症している。rifampicinは *in vitro*

表142.2
侵襲性リステリア症に対する静注抗菌薬治療

病態	抗菌薬[a]	投与量[b]	投与間隔	最低限の治療期間
髄膜炎	ampicillin および gentamicin	200 mg/kg 5 mg/kg	4時間ごと 8時間ごと	3週間
脳膿瘍あるいは脳幹脳炎	ampicillin および gentamicin	200 mg/kg 5 mg/kg	4時間ごと 8時間ごと	6週間
心内膜炎	ampicillin および gentamicin	200 mg/kg 5 mg/kg	6時間ごと 8時間ごと	6週間
菌血症	ampicillin	200 mg/kg	6時間ごと	2週間

a 心内膜炎を伴わないペニシリンアレルギーの患者はtrimethoprim-sulfamethoxazole(ST合剤)単剤で治療でき，その場合，trimethoprium換算で1日あたり15 mg/kgを6〜8時間ごとに用いる。心内膜炎の患者は，ampicilinの脱感作を行い，上記のとおり治療を行う。
b ampicillinの1日最大投与量は15 gを超えないようにする。

で活性があり，食細胞に浸透することで知られている。臨床での使用経験はわずかであるが，動物モデルではampicillinにrifampicinを加えても，ampicillin単剤で使用された場合と比較して有効性が高いということはなかった。imipenemとmeropenemはリステリア症の治療に用いられて奏効しているが，両剤ともけいれん発作の閾値を下げ，さらに治療失敗が報告されており，マウスモデルではimipenemはampicillinより有効性が劣っているため，注意を要する。

この菌は中枢神経系に高い親和性をもつため，たとえ中枢神経系や髄液の異常がなくとも，髄膜炎として抗菌薬の初回投与量を設定するほうが賢明である。髄膜炎の患者では，少なくとも3週間は治療すべきであり，髄液の異常を伴わない菌血症の患者では，2週間の治療でよい。

*Listeria*による胃腸炎における抗菌薬の有効性に関するデータは存在しないが，これは感染しても自然治癒し，治療は必要としない。臨床的に有意な抗菌薬耐性はみつかっていないが，腸球菌から*L. monocytogenes*へと耐性機構が移行することが報告されており，テトラサイクリンやキノロン耐性が出現し，さらにペニシリンに対する最小発育阻止濃度が若干上昇してきているため，警戒は必要である。鉄は*L. monocytogenes*にとって毒性因子となるため，*Listeria*感染症が治癒するまでは，鉄欠乏の患者では鉄の補充を控えるほうが賢明なようである。

予防

米国では20年以上前に，食品媒介性のリステリア症のリスクを最小限にするために食品産業に対する規制が整備され，食品媒介性の感染症の発生率は2分の1以下へと低下した。発生率はここ数年間，比較的安定している。対照的に，ヨーロッパでは*Listeria*感染症の発生率は上昇しているようである。

Box 142.1はCDCによって提唱されている食品媒介性リステリア症の予防に関する推奨である。

感染した母体から胎児への感染を除けば，リステリア症のヒト－ヒト感染は起こらない。したがって，患者を隔離する必要はない。一度，新生児リステリア症が起こったとしても，次回の妊娠で再度，新生児リステリア症が起こったという例は事実上皆無であり，周産期リステリア症の病歴をもつ母親に対する分娩時の抗菌薬投与は推奨されない。ワクチンは存在しない。臓器移植のレシピエントあるいはヒト免疫不全ウイルス感染患者で*P. jirovecii*に対する予防薬として投与されているST合剤によって，*Listeria*感染症も実際上予防できている。侵襲性リステリア症を防ぐことを目的とした，消化管への定着に対する除菌に関しては，有用性どころか実施できるかどうかすらも明確になっていない。しかし，リステリア症の高いリスクを有する無症候性の人々で，アウトブレイクに関与している食品を摂取したことが判明している場合は，経口のampicillinあるいはST合剤を数日間投与するのは合理的であると考えられる。

Box 142.1

食品媒介性のリステリア症を予防するための食事に関する推奨

すべての人に対して

1. 動物由来(たとえば，牛肉，豚肉，鶏肉)の生の食品は，十分に加熱調理する
2. 生野菜は，食べる前に十分に洗う
3. 調理前の生肉は，野菜や調理済みの食品，即席(インスタント)食品と離しておく
4. 生乳(低温殺菌されていないもの)あるいは生乳からつくられた食品を摂取しない
5. 生の食品に触れた後は，包丁，まな板，および手を洗う。

高リスク[a]の人に対する追加推奨

1. ソフトチーズ(たとえば，メキシカンスタイル，フェタ，ブリー，カマンベール)および青カビチーズは避ける。ハードチーズやクリームチーズ，カッテージチーズ，あるいはヨーグルトを避ける必要はない
2. 残り物や簡単に調理できる即席食品(たとえばホットドッグ)は，食べる前に湯気が出るほど熱くなるまで温め直す
3. 総菜売り場の店頭に並べられている食品は購入しないよう検討する[b]

a 基礎疾患あるいは薬剤による免疫不全患者，妊婦，および高齢者。
b 総菜売り場の店頭の食品によるリステリア症のリスクは比較的低いが，妊婦および免疫抑制患者は，これらの食品を避けるか，あるいは食べる前にランチョンミートなどの肉製品をしっかりと温め直すか，のいずれを選択してもよい。

文献

Cartwright EJ, Jackson KA, Johnson SD, *et al.* Listeriosis outbreaks and associated food vehicles, United States, 1998–2008. *Emerg Infect Dis.* 2013;19:1–9.

Charlier C, Leclercq A, Cazenave B, *et al. Listeria monocytogenes*-associated joint and bone infections: a study of 43 consecutive cases. *Clin Infect Dis.* 2012;54:240–248.

Goulet V, Hebert M, Hedberg C, *et al.* Incidence of listeriosis and related mortality among groups at risk of acquiring listeriosis. *Clin Infect Dis.* 2012;54:652–660.

Hamon M, Bierne H, Cossart P. *Listeria monocytogenes*: a multifaceted model. *Nat Rev Microbiol.* 2006;4:423–434.

Le Monnier A, Abachin E, Beretti J-L, *et al.* Diagnosis of *Listeria monocytogenes* meningoencephalitis by real-time PCR for the *hly* gene. *J Clin Microbiol.* 2011;49:3917–3923.

Mylonakis E, Hohmann EL, Calderwood SB. Central nervous system infection with *Listeria monocytogenes*: 33 years' experience at a general hospital and review of 776 episodes from the literature. *Medicine (Baltimore).* 1998;77:313–336.

Mylonakis E, Paliou M, Hohmann EL, *et al.* Listeriosis during pregnancy: a case series and review of 222 cases. *Medicine (Baltimore).* 2002;81:260–269.

Ooi ST, Lorber B. Gastroenteritis due to *Listeria monocytogenes*. *Clin Infect Dis.* 2005;40:1327–1332.

United States Centers for Disease Control and Prevention. Multistate outbreak of listeriosis linked to whole cantaloupes from Jensen Farms, Colorado. December 8, 2011 (final update). http://www.cdc.gov/listeria/outbreaks/cantaloupes-jensen-farms/120811/index.html (accessed January 1, 2013).

143 *Nocardia*

■著：Lisa Haglund
■訳：西村 翔

Nocardia 属は好気性で，発育に時間がかかり，土壌内で生育する細菌(soilborne bacteria)である。培養では，コロニーが出現するのに数日～数週を要する。*Nocardia* は細く，糸状，数珠状の Gram 陽性桿菌で，程度はさまざまだが抗酸性を示し，直径は 0.5～1.0 μm で，直角に分岐する(図 143.1)。属の分類体系は著しく進歩し，分子学的同定技術を利用することで，現在では 92 種の *Nocardia* 属が命名されており，そのうちの約半数がヒトへの感染に関与している。ヒトへの病原性をもつ *Nocardia* 属で最も頻度が高いのは，*N. nova* complex，*N. brasiliensis*，*N. farcinica*，*N. cyriacigeorgica*，*N. abscessus* complex，*N. transvalensis* complex である。ヒトの病原菌として頻度の低いものとしては，*N. otitidiscaviarum*，*N. brevicatena*-*N. paucivorans* complex，および *N. pseudobrasiliensis* がある。*N. asteroides sensu stricto* は分子学的なレベルでは規定されておらず，複数の他の種のなかに再分類されている。*Nocardia* は日和見病原体である。*N. brasiliensis* はより毒性が強く，免疫正常な宿主も感染するが，地理的な分布は温暖な地域に限定されている。

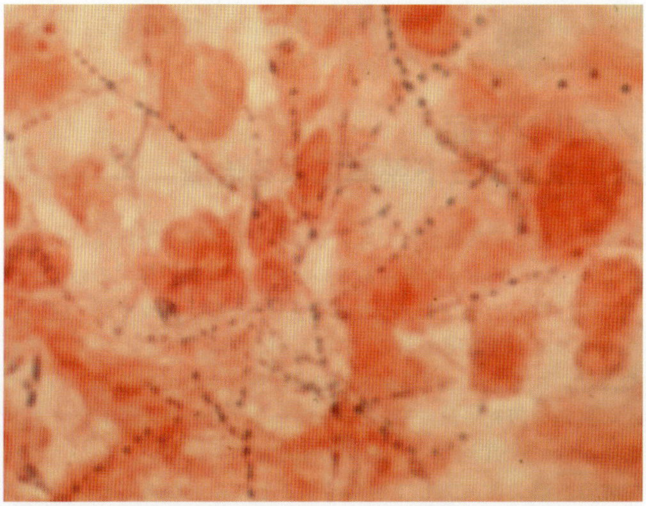

図 143.1
***Nocardia*，Gram 染色**
(David Schlossberg, MD のご厚意による)

ノカルジア症は典型的には，多数の膿瘍を形成する化膿性感染症である。肉芽腫性変化はまれで線維化は伴わない。吸入あるいは外傷による接種で感染が成立する。*Nocardia* は遍在しているが，ヒトの気道に定着することはめったにない。したがって，呼吸器検体から繰り返し *Nocardia* が分離された場合は，特に免疫不全宿主の場合，治療を開始すべきである。抗菌薬治療(単独あるいは外科的ドレナージとの組み合わせ)が推奨され，再燃を防ぐために長期間の治療を必要とする。

全身性ノカルジア症のほとんどの患者が潜在的なリスク因子を有している。素因となる病態を表 143.1 に列挙した。固形臓器および造血幹細胞移植の症例数が増加するにつれて，ノカルジア症の罹患率も上昇してきた。移植後の免疫抑制の程度との間に相関があり，ノカルジア症のほとんどの症例は移植後 1～12 か月の間(腎移植患者ではそれ以上)に起こり，さらに免疫抑制を強化した後はいつでも発症しうる。サイトメガロウィルス CMV)感染症との相関もある。ヒト免疫不全ウイルス(human immunodeficiency virus：HIV)に感染している患者においても，免疫抑制の程度との間に相関があり，ノカルジア症のほとんどすべての症例が，CD4 リンパ球数≦100/mm^3 の患者に起こっている。重度の免疫不全患者においては，アスペルギルス症，ムコール症，ニューモシスチス症，非結核性抗酸菌症，およびその他の感染症などのその他の日和見感染症の併発が認められる場合があり，(ノカルジア症の)適切な治療を行っても，期待されるような臨床的改善が認められなかった場合には，これらを検索しなければならない。適切な抗菌薬への反応性が不良な症例では，インター

表 143.1
全身性ノカルジア症のリスク因子

慢性肺疾患	固形臓器移植	全身性エリテマトーデス	腎不全
	造血幹細胞移植	全身性血管炎	Whipple 病
アルコール依存症	長期副腎皮質ステロイド使用		
肝硬変	その他の薬剤性の免疫抑制	潰瘍性大腸炎	低ガンマグロブリン血症
	Cushing 症候群	サルコイドーシス	慢性肉芽腫症
リンパ網内系悪性腫瘍	移植片対宿主病	気管支拡張症	
		嚢胞性線維症	ヒト免疫不全ウイルス(HIV)感染
糖尿病		TNFα 阻害	肺胞蛋白症
			抗顆粒球マクロファージ
			コロニー刺激因子自己抗体

フェロン γ(interferon-γ：IFN-γ)による免疫療法の併用が試みられている。

ノカルジア症は，HIV 感染症や移植のレシピエントにとっての合併症としては，いまだまれな日和見感染症である。その1つの仮説としては，trimethoprim(TMP)-sulfamethoxazle(SMX)(ST 合剤)，pyrimethamine，あるいは dapsone(diaphenylsulfone)を *Pneumocystis jirovecii*(*carinii*)に対する予防として使用することで，ノカルジア症も予防できている可能性があるというものである。予防的に ST 合剤を投与していても，特に少量で投与されている場合には，*Nocardia* 症を発症する可能性があるが，*in vitro* でのサルファ剤に対する感受性は保たれている。

全身性ノカルジア症の発症機序

好中球によって *Nocardia* の発育は抑制されるが，菌を根絶させるためには細胞性免疫が必要となる。もし，細胞性免疫が障害されていると，*Nocardia* は緩徐に発育する膿瘍を形成し，脳あるいは髄液といった遠隔部位に時間をかけて播種する。経過は通常，亜急性から慢性であるが，免疫不全宿主では劇症化することもある。全身性ノカルジア症では，体重減少や食欲不振，疲労感はよく認められる。中心静脈ライン関連の血流感染症(central line-associated blood-stream infection：CLABSI)を含めて菌血症はまれであるが，この場合，治癒のためには，原因として疑われるカテーテルを抜去する必要がある。

菌腫，皮膚ノカルジア症，外傷に関連したノカルジア症

Nocardia 種は菌腫(mycetoma)を形成することがあり，典型的には，排膿する瘻孔を伴った腫脹病変として出現する。原発性皮膚ノカルジア症は，圧痛を伴わない紅色で不整形の隆起性病変として出現し，瘻孔を形成し，そこから排膿する。局所リンパ節腫脹はめったに認められない。*Nocardia* による関節炎は，多くの場合，単関節炎として出現し，通常は膝関節に起こる。しばしば刺創を通じて菌が接種され，汚染された注射による筋注後に起こることもある。その他の(直接)接種による *Nocardia* 感染症として報告されているものには，術後の創部感染，骨髄炎，および角膜炎がある。

肺ノカルジア症

全身性 *Nocardia* 感染症の 65〜85％で肺病変が明らかとなる。レントゲン写真の所見は浸潤影で，空洞化がみられることがあり，時に膿胸，心外膜炎，あるいは縦隔炎を合併する。特異的な画像上の所見というのはなく，よって，診断には強く疑い続けることが必須となる。喀痰培養は，*Nocardia* のコロニーが出現する前に他の微生物が過剰に発育してしまう可能性がある。よって，もし，*Nocardia* が原因菌として疑われる場合は，微生物検査室に，*Nocardia* が発育するように選択培地を使用して培養期間を延長してもらうように伝えておくことが有用かもしれない。真菌培養にまわった呼吸器検体のほうが，抗酸菌培養に出された検体よりも *Nocardia* が発育する可能性が高い。

Nocardia 髄膜炎および脳膿瘍

中枢神経系のノカルジア症は全身性 *Nocardia* 感染症の 20〜40％で認められる。3分の2の症例で，発熱，頭痛，項部硬直，意識障害といった臨床所見を呈する。髄液中の糖の減少は3分の2の患者で認められる。通常だと，髄液中の蛋白は軽度上昇し，髄液中の白血球数は概ね 1,000/μL で，好中球性の細胞数増加が確認される。*Nocardia* による脳膿瘍は髄膜炎に合併して起こるか，あるいは髄膜炎がなくとも起こりうる。脳膿瘍を背景とせずに髄膜炎のみが起こったとする報告があるが，これはきわめてまれであり，常に脳膿瘍が潜在している可能性を疑うべきである。中枢神経系の感染を起こす頻度が高いため，全身性ノカルジア症の精査中に人格の変化や神経学的変化が少しでも認められた場合は，脳の画像検査を実施すべきである。

ノカルジア症：スルホンアミド系薬による治療

スルホンアミド系薬が今でもノカルジア症の第1選択薬であり，sulfadiazine 6〜8 g を静注あるいは経口で連日投与するのが，成人での通常の治療レジメンである。ST 合剤はノカルジア症のもう1つの第1選択薬である。*Nocardia* では，スルホンアミド系薬に対する感受性に差異があることが報告されているが，いくつかの最新の研究では，*Nocardia* 属全体で 2％がスルホンアミド系薬耐性で，ST 合剤への耐性の頻度はさらに低いことが示されており，感受性に関して観察結果ごとに相違がある要因の1つは，一部の抗菌薬への感受性検査を実施するうえでの *Nocardia* 固有の困難さによる方法論的な問題のようである。表 143.2 に，ノカルジア症に対するスルホンアミド系薬治療の通常の投与量および治療期間に関してまとめた。

sulfadiazine は尿中溶解度の低い短時間作用型のスルホンアミ

表 143.2
ノカルジア症の治療を目的としたスルホンアミド系薬の投与量および投与期間

ノカルジア症の病型	投与量(1日2〜4回に分割投与)	投与期間	コメント
皮膚	ST 合剤 5〜10 mg/kg/日[a]	2〜4か月	病変が広範囲に及ぶ場合や，菌腫で認められるような骨病変を伴う場合，より長期の治療が必要となる。デブリードマンが有用である
肺	ST 合剤 10 mg/kg/日	6〜12か月	免疫不全宿主での治療期間は最低 12か月
中枢神経系	ST 合剤 15 mg/kg/日 sulfadiazine 50〜100 mg/kg/日	12か月	

a ST 合剤は TMP 換算での mg/kg に基づいた投与量。

ド系薬である。ST 合剤は吸収率のよい合剤で，TMP と SMX の血漿半減期はそれぞれ 11 時間と 9 時間である。ST 合剤は，シングルストレングスとダブルストレングスの錠剤(それぞれ TMP 80 mg と SMX 400 mg の合剤，TMP 160 mg と SMX 800 mg の合剤)［訳注：日本で使用できる錠剤(バクタ®配合錠)はシングルストレングス錠のみ］，あるいは 5 mL あたり TMP 40 mg と SMX 200 mg を含んだ液体懸濁液として利用できる。ST 合剤は静注製剤(5 mL＝TMP 80 mg と SMX 400 mg)としても利用できる。

ST 合剤の最も頻度の高い副作用は上部消化管症状と皮疹(それぞれ 3〜4%)である。白血球減少，血小板減少，および巨赤芽球性の変化がまれに起こりうる。スルホンアミド系薬治療の副作用は，サルファ剤の尿中結晶による尿細管障害の結果として生じる急性腎不全である。この副作用は十分な輸液と尿のアルカリ化によって防ぐことができるかもしれない。臓器移植のレシピエントは，免疫抑制剤による毒性が重複することによって，骨髄毒性および腎毒性のリスクが高くなっている可能性がある。ST 合剤による肝炎，肝内胆汁うっ滞，膵炎，および無菌性髄膜炎が報告されている。重篤な副作用としては，めったに起こらないが，アナフィラキシー，Stevens-Johnson 症候群(皮膚粘膜眼症候群)，および血小板減少，白血球減少，溶血性貧血を含む血液学的な副作用が挙げられる。

ST 合剤およびその他のスルホンアミド系薬を，葉酸欠乏あるいはグルコース-6-リン酸脱水素酵素(glucose-6-phosphate dehydrogenase：G6PD)欠損症が明らかな患者には投与すべきではない。HIV 感染患者では，可逆性の高カリウム血症，および薬剤を再投与した際に起こる発熱や低血圧，多臓器不全を起こす重篤な過敏症などの ST 合剤に対する副作用の頻度が上昇する。

その他の抗 *Nocardia* 活性をもつ薬剤

N. farcinica，*N. pseudobrasiliensis*，およびその他の *Nocardia* 属で，スルホンアミド系薬への耐性が報告されている。米国臨床検査標準委員会(Clinical and Laboratory Standards Institute：CLSI)は，*Nocardia* の感受性を決定するのに微量液体希釈法の使用を推奨している一方で，この手法では，とりわけスルホンアミド系薬に対する感受性の一貫した解釈というのが難しいことも認めている。(*Nocardia* の感受性検査に)手慣れている検査室で行われた感受性検査結果が最も信頼性が高い。*in vitro* での感受性がヒトにおける臨床的予後と一様に相関するわけではないため，治療に対する臨床的な反応も参考にして，標準治療で選択すべき抗菌薬を決める。*in vitro* での活性が最も高い静注抗菌薬としては，imipenem-cilastatin(500 mg 静注 6 時間ごと)，amikacin(5〜7.5 mg/kg 静注 12 時間ごと)がある(表 143.3)。動物モデルでは，感受性のある菌に対しては，これらの抗菌薬はスルホンアミド系薬と同程度有効であり，実際，これらの抗菌薬はスルホンアミド系薬よりもすみやかに殺菌的に作用することがある。新しい静注抗菌薬レジメンによる臨床経験が徐々に蓄積し浸透しつつあり，その治療プランには多くの場合，スルホンアミド系薬による治療が含まれている。免疫不全患者あるいは，播種性病変または中枢神経系病変のある患者では，*in vitro* の感受性検査結果を待つ間の初期のエンピリックな(経験的)治療において，amikacin と imipenem-cilastatin の使用を積極的に検討する必要がある。中枢神経系のノカルジア症では，けいれん発作を起こしうる imipenem-cilastatin の代替薬として meropenem を利用できる可能性がある。meropenem，doripenem および ertapenem は使用する前に適切な感受性検査を実施すべきである。

テトラサイクリン系薬は *in vitro* では，一部の *Nocardia* 種に対して良好な活性を有している。minocycline がテトラサイクリン系薬のなかで最も *in vitro* での活性が高く，100〜200 mg 経口 1 日 2 回で 3〜6 か月間投与する(表 143.3)。この薬剤の難点としては，中枢神経系への移行性が悪いことと眩暈の副作用があり，そのため，中枢神経系のノカルジア症には不向きである。

amoxicillin-clavulanate は *N. brasiliensis* による皮膚およびリンパ皮膚型感染症において ST 合剤あるいは minocycline の代替薬となる。マクロライド系薬およびレスピラトリーキノロンは *in vitro* で多少の活性を示す。linezolid 400〜600 mg 経口 1 日 2 回を用いた治療は奏効しているが，特に 1 日 2 回投与の場合には，ノカルジア症で必要となる長期間の治療によって薬剤の副作用が出てきてしまう可能性がある。tedizolid は linezolid よりも *in vitro* では活性が高いようであるが，長期使用に伴う忍容性に関しては検討されていない。表 143.4 に，代表的な *Nocardia* 属の抗菌薬感受性をまとめた。

18

表 143.3
ノカルジア症治療のその他のレジメン

薬剤	投与量	投与期間	コメント
minocycline	100〜200 mg 経口 1 日 2 回	3〜6 か月	肺病変で有用。中枢神経系への移行性は乏しい
imipenem-cilastatin	500 mg 静注 6 時間ごと	経口抗菌薬に変更できるようになるまで	腎障害に応じて用量の調節が必要
amikacin	5〜7.5 mg/kg 静注 12 時間ごと	経口抗菌薬に変更できるようになるまで	腎毒性。腎障害に応じて用量の調節が必要
ceftriaxone	2 g 静注 12 時間ごと	経口抗菌薬に変更できるようになるまで	
linezolid	600 mg 経口あるいは静注 12 時間ごと		骨髄抑制と末梢神経障害

表 143.4
代表的な *Nocardia* 種の典型的な抗菌薬感受性

	N. brasilensis	*N. cyriacigeorgica*	*N. farcinica*	*N. nova complex*	*N. abscessus*
sulfamethoxazole	S	S	S	S	S
amoxicillin	R	R	R	R	R
amoxicillin-clavulanate	S	R	S	R	S
ceftriaxone	V	S	R	V/S	S
imipenem	R	S	V/S	S	V
amikacin	S	S	S	S	S
clarithromycin	R	R	R	S	R
minocycline	S	V	V	V	S
ciprofloxacin	R	R	V	R	R
linezolid	S	S	S	S	S

R＝耐性，S＝感受性，V＝感受性はさまざま（耐性のことも感受性のこともある）

文献

Conville PS, Brown-Elliott BA, Smith T, Zelazny AM. The complexities of *Nocardia* taxonomy and identification. *J Clin Microbiol*. 2018;56:e01419–417.

Conville PS, Brown-Elliott BA, Wallace RJ Jr, et al. Multisite reproducibility of the broth microdilution method for susceptibility testing of *Nocardia* species. *J Clin Microbiol*. 2012;50:1270–1280.

Coussement J, Lebeaux D, van Delden C, et al. for the European Study Group for *Nocardia* in Solid Organ Transplantation. *Nocardia* infection in solid organ transplant recipients: A multicenter European case-control study. *Clin Infect Dis*. 2016;63:338–345.

Steinbrink J, Leavens J, Kauffman CA, Miceli MH. Manifestations and outcomes of nocardia infections: Comparison of immunocompromised and nonimmunocompromised adult patients. *Medicine (Baltimore)*. 2018;97:40(e12436).

Wilson JW. Nocardiosis: Updates and clinical overview. *Mayo Clin Proc*. 2012;87:403–407.

144 *Pasteurella multocida*

■著：Andrew S. Webster, Paulina A. Rebolledo, Naasha J. Talati, David S. Stephens
■訳：西村 翔

Pasteurella multocida(「多くの種の殺し屋」)［訳注：補足すると，*P. multocida* は後述のとおり，家禽コレラの原因菌として発見され，multocida は英語では“multi＋cidal”となり，家禽コレラによって多くの鳥類が死んだことに由来する］は，動物咬傷後に軟部組織感染症を引き起こすことで最もよく知られている，非運動性で通性嫌気性の Gram 陰性球桿菌である。しかし，*P. multocida* は侵襲性かつ生命を脅かす感染症を引き起こす日和見病原体でもある。

P. multocida は，1880 年に家禽コレラの原因菌として初めて分離した Louis Pasteure にちなんで命名された。*P. multocida* は世界中で認められる。ネコ(70〜90％)およびイヌ(50〜66％)の上気道に定着するのが一般的で，その他さまざまな家畜や野生動物からも分離されている。ヒトの感染は通常，動物曝露に関連して起こる。咬まれたり引っ掻かれたりすることによる直接接種が最も頻度の高いヒトへの伝播経路であるが，なめたり，なでたり，毛繕いしたりする際の動物の気道分泌物への接触後感染も報告されている。気道感染はまれであるが，しばしば報告されており，ヒトの気道に定着することもある。*P. multocida* は，健康な獣医学領域で働く人々や動物飼育員の気道から培養されている。*P. multocida* に対する抗体は，ペットを飼っているか，職業上動物曝露のある人々では 2 倍の頻度で検出される。とはいっても，動物への接触がなくとも感染は起こりうる。

ヒトへの感染を起こす *Pasteurella* にはいくつかの種および亜種があり，最も頻度の高いものとしては，*P. multocida* subsp. *multocida*, *P. multocida* subsp. *septica*, *P. dagmatis*, *P. canis*, *P. stomatis* がある。これらの菌は，Gram 染色上，*Haemophilus* および *Neiserria* 属と類似していることがあり，ヒツジ血液寒天培地およびチョコレート寒天培地によく発育し，MacConkey 寒天培地には発育しない。ヒトからの分離株は典型的には，オキシダーゼ陽性，カタラーゼ陽性，インドール陽性である。生化学的検査あるいは，ポリメラーゼ連鎖反応(polymerase chain reaction：PCR)あるいは 16S rRNA 遺伝子配列解析などの分子学的手法によって同定可能である。臨床分離株 65 株を対象とした検討では，マトリックス支援レーザー脱離イオン化飛行時間型質量分析装置(matrix-assisted laser desorption ionization-time of flight：MALDI-TOF)では，89％の確率で種レベルまで正しく同定できた。

Pasteurella multocida には，莢膜抗原に基づいた 5 種類の血清型(A, B, D, E, F)がある。血清型を検討したヒトの研究では，感染は通常，血清型 A(気道)および D(咬傷)が原因となる。リポ多糖(lipopolysaccharide：LPS)の 16 の変異型に基づいて，より細かい分類が可能である。潜在的病原因子に関する研究のほとんどは動物で実施されており，ヒト感染症での重要性はよくわかっていない。*P. multocida* は複数の鉄獲得法を有しており，そのうちの一部は宿主特異的である。外膜蛋白(outer membrane protein：OMP)が，鉄獲得のみならず，接着でも重要な役割を果たしていると考えられている。特有の LPS は補体作用に抵抗するのに有用であり，生じる免疫応答は LPS の血清変異型特異的である。*P. multocida* の莢膜は抗貪食作用を有して，定着を促進させるのに一役買っているかもしれない。一部の血清型 A および D 型株からは蛋白毒素である *P. multocida* 毒素(*P. multocida* toxin：PMT)が分離されている。PMT は細胞シグナル伝達経路を変化させ，宿主の免疫応答，細胞分化，増殖に影響を及ぼす。病原因子の概要を表 144.1 に示す。

表 144.1
***Pasteurella multocida* の病原因子**

病原因子	効果
複数の鉄獲得法	宿主を問わず確実に鉄獲得が可能
独特で可変性のあるリポ多糖(LPS)	補体に抵抗し，普遍的な免疫応答を不可能とする
莢膜	抗貪食作用，定着を媒介する可能性あり
外膜蛋白(OMP)	接着，鉄獲得
Pasteurella multocida 毒素(PMT)	宿主細胞のシグナル伝達を変化させる

臨床像

P. multocida による感染は，咬傷による創部感染症，気道感染症，侵襲性感染症の 3 つの群に分類できる。

咬傷による創部感染症

皮膚および軟部組織感染症は，咬まれたり引っ掻かれたりした後に起こるのが最も一般的であるが，時に開放創を動物になめられた後にも起こることがある。*P. multocida* 感染症の 60〜86％で咬傷が認められる。ほとんどの咬傷では複数菌種認められるが，感染を起こしたネコ咬傷の 75％で，また，感染を起こしたイヌ咬傷の最大 50％で，*P. multocida* が病原菌として認められる。*P. multocida* による皮膚感染は発症がきわめて速いのが特徴である。局所の疼痛および炎症はしばしば，受傷後 4〜6 時間以内に出現し，ほとんどの場合，受傷後 24 時間以内には認められる。排膿およびリンパ管炎が 40％の症例で認められるが，発熱や全身症状は認められないことが多い。

P. multocida による咬傷感染では，適切な抗菌薬を投与し，積極的な外科的デブリードマンを行ったとしても，重度の後遺症を残すことがある。腱滑膜炎，膿瘍形成，骨髄炎が生じうるが，菌血症はめったに起こらない。壊死性感染症が報告されている。ネコ咬傷は骨膜を貫通する深い刺創のため，より骨髄炎を起こしやすい。特に，四肢に起こった場合，これらの感染によって機能的予後不良をまねくことが多い。侵襲性感染症のリスク因子をもつ患者では，一見，大したことがなく，感染していないように見える創部でも，数週間後に重篤な続発症に陥ることがある。

気道感染症

気道感染症は 2 番目に頻度の高い感染部位であり，慢性閉塞性肺疾患(chronic obstructive pulmonary disease：COPD)や気管支拡張症など肺に基礎疾患を有する患者で起こりやすい。汚染されたエアロゾルの吸入か，あるいは動物の分泌物が(ヒトの)口腔へ直接接種された後に気道へと吸引されることによって，感染が生じる場合がある。急性感染症では，他の細菌性肺炎と臨床的に区別できない。慢性感染症は気管支拡張症の患者で報告されている。*P. multocida* は，副鼻腔炎，耳炎，喉頭蓋炎，声門上炎，気管支炎，肺化膿症，および膿胸の原因菌として分離されている。気道感染症症例の 15～50％で菌血症が認められる。

侵襲性あるいは播種性感染症

侵襲性あるいは播種性感染症は一般的に，両極端の年齢層(超高齢あるいは超低年齢)あるいは，妊娠，糖尿病，肝硬変，慢性ステロイド使用，悪性腫瘍，ヒト免疫不全ウイルス(human immunodeficiency virus：HIV)感染，臓器移植など何らかの免疫不全を有するヒトに起こる。ほとんどの症例は動物に咬まれたり引っ掻かれたりすることで起こるが，外傷を伴わない動物への曝露で起こることもあり，症例のごく一部では動物への曝露歴自体が確認できない。*P. multocida* 感染症の患者 44 例を対象とした単一施設での検討では，免疫不全患者は，咬傷とは無関係の皮膚以外の侵襲性感染症を発症する傾向が認められた。これらの患者は入院や ICU レベルでの治療を必要とする可能性が高く，死亡率も高かった。

感染性関節炎は *P. multocida* 感染症のまれな合併症であり，通常，関節に基礎疾患があるか，ステロイドを使用している患者に起こる。感染は通常，単関節性で，主に膝が侵される。菌血症の患者は，多関節感染となりやすい。骨髄炎は多くの場合，動物咬傷後に認められ，上肢を侵す傾向がある。*P. multocida* による人工関節感染(prosthetic joint infection：PJI)の報告は増加している。32 症例のレビューで著者らは，ほとんどすべての症例で動物接触歴があり，膝が最も感染しやすく，症例の 42％で免疫抑制の基礎疾患があることを明らかにした。

髄膜炎は通常，乳幼児あるいは＞55 歳以上の成人で認められる。2010 年のレビューでは，文献として報告された成人症例は 36 例であったが，以降，さらなる症例が報告されている。*P. multocida* が髄膜炎を引き起こす機序は 4 種類あり，それは，(1)動物咬傷後の直接接種，(2)外傷や脳神経外科手術後の定着部位からの汚染，(3)髄膜への血行性の播種，(4)耳炎など感染部位からの局所性の波及，である。臨床症状と髄液所見は細菌性髄膜炎として典型的なものとなる。ほとんどすべての症例で，動物との接触が報告されている。神経学的合併症の発生頻度は，その他の原因菌による細菌性髄膜炎と同様であり，成人患者の約 22％で認められる。2002 年の成人症例 29 例の症例シリーズでは，60％の患者で菌血症が報告されており，髄液の Gram 染色は 50％で陽性で，死亡率は 30％に近かった。2009 年の小児症例 38 例のレビューでは，50％の症例で菌血症が起こり，29％の症例でけいれんを合併していた。死亡は 2/38 例のみであった。

菌血症は，*P. multocida* 感染症のいずれの原発巣からでも起こりうるが，侵襲性感染症の 20～30％で確認される。菌血症症例で認められる頻度が最も高い並存疾患は，肝硬変，糖尿病，悪性腫瘍である。しかし，患者の最大で 38％は基礎疾患がなく，17％は動物曝露がなく，13％は局所の感染所見がみられない。*P. multocida* 菌血症 156 例のレビューでは，死亡率が 23％であることが示された。*Pasteurella* の複数種による感染性心内膜炎が報告されており，人工弁感染例もある。左心系の心内膜炎が最も一般的であるが，肺動脈弁や三尖弁の心内膜炎の報告もある。発症様式は典型的には急性で，死亡率は約 50％であり，免疫不全患者では死亡率が高くなる。

P. multocida は腹腔内感染症の原因となることも知られている。特発性細菌性腹膜炎の症例が報告されており，大部分はアルコール性肝硬変を背景としている。腹膜透析に関連した感染事例も頻繁に報告されている。2015 年の 37 症例のレビューでは，87％の症例でネコへの曝露歴があり，25 例では透析機器との直接接触が確認された。10 例では，透析機器の視認できる穿刺痕があった。虫垂炎に関連した腹膜炎の症例も報告されている。

文献として症例報告のある *P. multocida* によるその他の重症感染症には，腎盂腎炎，甲状腺炎，感染性動脈瘤，血管グラフト感染，眼内炎，ブドウ膜炎，肝膿瘍，胆囊炎，乳房エキスパンダー感染，絨毛膜羊膜炎，新生児敗血症，および陰茎の慢性潰瘍がある。

治療

抗菌薬

感受性の(確認されている)*P. multocida* 感染症の治療の第 1 選択薬は penicillin である。ampicillin と amoxicillin は有効であるが，oxacillin や nafcillin といった抗ブドウ球菌用のペニシリン系薬は推奨されない。第 2 および第 3 世代セファロスポリン系薬は *P. multocida* に対して良好な活性を有するが，第 1 世代セファロスポリン系薬および cefaclor は信頼性が乏しい。ヒトでの β-ラクタマーゼ産生 *P. multocida* の症例報告は少なく，ほとんどが気道検体由来である。ただし，β-ラクタマーゼの産生株の比率は増加している可能性がある。2006 年のフランスでの 192 例の連続した臨床分離株を対象とした検討では，気道検体での β-ラクタマーゼ産生 *Pasteurella* 株は一株のみであったが，2015 年の米国単一施設でのレビューでは，気道以外の部位を含む 5/32 の分離株で β-ラクタマーゼ産生が認められた。著者らは，β-ラクタマーゼ産生による重症度や感染の病型の差はないとしている。抗菌薬感受性検査は常に実施すべきである。

Pasteurella は一律に，tetracycline と chloramphenicol に感受性がある。フルオロキノロン系薬，azithromycin，clarithromycin，trimethoprim-sulfamethoxazole(ST 合剤)は *in vitro* で

良好な活性を示す。これらの薬剤の臨床経験は限られるが，ペニシリンやセファロスポリン系薬にアレルギーがあり，テトラサイクリン系薬に不耐の患者では選択肢となる。一方で，*Pasteurella* は総じて，clindamycin および vancomycin には耐性で，ほとんどの株が erythromycin にも耐性を示し，さらに，アミノグリコシド系薬への感受性は限られている。表 144.2 に，入手可能なデータに基づく適切な抗菌薬選択を示す。

表 144.2
***Pasteurella multocida* の抗菌薬感受性**

通常感受性あり	感受性はさまざま	通常耐性
ペニシリン系薬 ampicillin(±sulbactam) amoxicillin(±clavulanate) ticarcillin(±clavulanate) piperacillin(±tazobactam)	半合成ペニシリン oxacillin dicloxacillin cloxacillin nafcillin cefaclor 第 1 世代セファロスポリン系薬 cephalexin cefazolin cephradine cefadroxil erythromycin(静注) アミノグリコシド系薬 gentamicin tobramycin amikacin	vancomycin clindamycin erythromycin(経口)
第 2 世代および第 3 世代セファロスポリン系薬 [a] cefuroxime cefotetan cefoxitin cefixime [b] cefprozil [b] loracarbef [b] cefpodoxime [b] ceftriaxone ceftizoxime cefotaxime ceftazidime 新世代(第 4 世代)セファロスポリン系薬 ceftaroline [b]		
ciprofloxacin [b]		
chloramphenicol		
ST 合剤 [b]		
aztreonam		
imipenem		
tetracycline		
doxycycline		

a 経口の第 2 世代セファロスポリン系薬である cefaclor は多くの場合，有効性が乏しい。
b これらの薬剤の使用に関して臨床データはほとんどないが，*in vitro* での試験結果からは有効であると考えられる。

咬傷に対する予防的抗菌薬治療

感染が成立した咬傷は抗菌薬治療の適応となるが，咬傷後の予防の有用性に関しては議論が分かれている。これは主に，そのような研究で登録されている患者数が少ないことによる。外傷時に抗菌薬を処方するかどうかの決断は，感染のリスクに左右され，このリスクは表 144.3 の基準に従って評価することができる。さらに，*P. multocida* に特有のリスク因子に関しては表 144.4 に列挙する。概して，創部が 24 時間後に感染徴候を示さなければ，*P. multocida* 感染症を発症する可能性は低い。しかし，潜在的にリスク因子を有する患者や，*P. multocida* 感染症のリスクが高い咬傷では，たとえ後になって(受傷後 24 時間を超えて)受診したとしても，予防を行うのが妥当である。咬傷創部には多くの場合，嫌気性菌も含めて複数の細菌が含まれているので，感染予防では通常，amoxicillin-clavulanate を 3〜5 日間投与する。代替薬としては，ST 合剤あるいはキノロン系薬を，嫌気性菌カバーのために clindamycin あるいは metronidazole と併せて投与する。咬傷創部のマネジメントに関する詳細は「23 章　動物咬傷とヒト咬傷」を参照のこと。

感染した創部の治療

感染した創部は徹底的に洗浄し，抗菌薬を開始する前に深部の培養検体を採取する必要がある。特に，関節や四肢が侵されている場合や，組織損傷が広範囲に及ぶ場合は，外科的な評価が必要となる。もし，局所の強い炎症を伴う感染が 24 時間以内に出現した場合，*Pasteurella* を強く疑わなければならない。重篤な後遺症の発生率が高いので，臨床医は入院および外科コンサルトの閾値を下げておかなければならない。もし，感染が 24〜48 時間後に出現した場合，Gram 陽性菌が原因となっている可能性のほうが高く，治療はブドウ球菌，レンサ球菌，および嫌気性菌に向けられたものである必要がある。しかし，患者が基礎に *P. multocida* のリスク因子を有する場合，レジメンのなかにこの菌をカバーできる抗菌薬を含む必要がある。表 144.1 に，*P. multocida* に対して選択すべき抗菌薬を示す。単純性蜂窩織炎でも 7〜10 日は治療すべきであるが，より複雑性の創部感染症ではさらに長期の治療を要する可能性がある。

その他の *P. multocida* 感染症に対する治療

P. multocida 感染症治療の成功の鍵は，この菌による感染を疑うことである。動物曝露歴は必ず確認すべきであり，軽度な外傷の所見でさえも見逃さないよう，注意深く患者を診察する必要がある。創部あるいは排膿の Gram 染色は最大 50％の症例で陽性となる。*P. multocida* の感染が疑われる場合，治療にはペニシリンあるいは第 2 世代または第 3 世代セファロスポリン系薬を含む必要がある。もし，β-ラクタムにアレルギーがある場合，tetracycline，フルオロキノロン系薬および ST 合剤が代替薬となる。

β-ラクタムにアレルギーのある患者が髄膜炎を発症した場合，chloramphenicol が使用できる。aztreonam と meropenem で治療に成功した症例が報告されている。髄膜炎および気道感染症に対する最適な治療期間というのは明らかになっていないが，大部分の症例シリーズでは，それぞれ 2 週間，7〜10 日間の治療が示唆されている。関節の感染，骨髄炎，および膿瘍では，抗菌薬治療に加えてドレナージやデブリードマンが必要となる。

表 144.3
創部感染のリスク因子

	高リスク	低リスク
創傷のタイプ	穿刺創 圧挫創 異物が迷入している 骨あるいは関節に到達している 外科的再建を必要とする	裂創 組織の挫滅を伴わない 汚染がない 表層 外科的再建を要さない
創の部位	四肢，特に手	体幹，臀部，頭部，軽度の顔面のけが
動物の種類	ネコ，ブタ，ウシ	イヌ，げっ歯類
発症までの時間	8 時間以上	6 時間以内，あるいは 48〜72 時間以上感染徴候を認めない
発症前の処置	洗浄されていないか不十分	しっかり洗浄されている
患者背景	>55 歳，あるいは≦1 歳	基礎疾患がない

表 144.4
***Pasteurella multocida* 感染のリスク因子**

創部	患者
深部に達する穿刺創	≦1 歳，あるいは>55 歳
ネコ，ブタ	肝疾患，特に肝硬変 ヒト免疫不全ウイルス（HIV）
深部に達するネコの引っ掻き傷	固形腫瘍，白血病 免疫抑制剤 慢性肺疾患 膠原病および血管炎 妊娠 人工心臓弁 頭部外傷あるいは頭蓋内手術の病歴

人工関節感染のレビューのなかでは，54％の症例で人工物抜去が必要となった。心内膜炎の患者は内科的治療と外科的治療を併用して治療する必要があり，抗菌薬の投与期間は通常 6 週間である。腹膜透析カテーテル感染症の限られた経験では，2 週間の抗菌薬で通常十分であり，65％の症例では腹腔内の抗菌薬投与を受けていた。腹膜透析カテーテルの温存は 89％の患者で可能であった。

文献

Brook I. Management of human and animal bite wound infection: an overview. *Curr Infect Dis Rep*. 2009;11:389–395.

Giordano A, Dincman T, Clyburn BE, Steed LL, Rockey DC. Clinical features and outcomes of Pasteurella multocida infection. *Medicine (Baltimore)*. 2015;94(36):e1285.

Honnorat E, Seng P, Savini H, Pinelli PO, Simon F, Stein A. Prosthetic joint infection caused by Pasteurella multocida: A case series and review of literature. *BMC Infect Dis*. 2016;16(1):435.

Kawashima S, Matsukawa N, Ueki Y. *Pasteurella multocida* meningitis caused by kissing animals: A case report and review of the literature. *J Neurol*. 2010;257:653–654.

Lion C, Conroy MC, Carpentier AM, et al. Antimicrobial susceptibilities of *Pasteurella* strains isolated from humans. *Int J Antimicrob Agents*. 2006;27:290–293.

Migliore E, Serraino C, Brignone C, et al. *Pasteurella multocida* infection in a cirrhotic patient: Case report, microbiological aspects and a review of literature. *Adv Med Sci*. 2009;54(1):109–112.

Muntaner L, Surinach JM, Zuniga JM, et al. Respiratory pasteurellosis: Infections or colonization? *Scand J Infect Dis*. 2008;40:555–560.

Nseir W, Giladi M, Moroz I, et al. A retrospective six-year national survey of *P. multocida* infections in Israel. *Scand J Infect Dis*. 2009;41:445–449.

Oehler RL, Velez AP, Mizrachi M, et al. Bite-related and septic syndromes caused by cats and dogs. *Lancet Infect Dis*. 2009;9:439–447.

Poliquin PG, Lagacé-Wiens P, Verrelli M, Allen DW, Embil JM. Pasteurella species peritoneal dialysis-associated peritonitis: Household pets as a risk factor. *Can J Infect Dis Med Microbiol*. 2015;26(1):52–55.

Vondra MS, Myers JP. *Pasteurella multocida* bacteremia: Report of 12 cases in the 21st century and comprehensive review of the adult literature. *Infect Dis Clin Pract*. 2011;19(3):197–203.

Wilson BA, Ho M. Pasteurella multocida: From zoonosis to cellular microbiology. *Clin Microbiol Rev*. 2013;26(3):631–655.

145 肺炎球菌

■著：Maurice A. Mufson, Nancy B. Norton
■訳：西村 翔

イントロダクション

1881年の発見以来，依然，不朽の病原菌である肺炎球菌〔*Streptococcus pneumoniae*(pneumococcus)〕は，市中肺炎(community acquired pneumonia：CAP)の全原因菌のなかで第1位，成人での細菌性髄膜炎の全原因菌のなかで第2位に位置しており，さらに，小児での敗血症や髄膜炎の原因菌としての頻度も高い。侵襲性(菌血症を伴う)肺炎球菌感染症(invasive pneumococcal disease：IPD)による高い致死率は，普遍的な病原菌としての肺炎球菌の重大さを裏づけている。侵襲性肺炎球菌感染症における致死率は，高齢者の肺炎では6例あたり1例，中年成人の肺炎では10例あたり1例，成人の髄膜炎では3例あたり1例，小児の髄膜炎では20例あたり1例であり，4歳以下の小児での感染の局在がはっきりしない菌血症症例では，ほとんど死亡することはない。有効な抗菌薬治療レジメンにもかかわらず，20世紀後半期においても侵襲性肺炎球菌感染症による致死率が引き続き高いままであったことが，成人と小児への多糖体ワクチンの開発および認可へと駆り立てた。

診断法

肺炎

入院した患者の市中肺炎の抗菌薬治療は遅れることなく開始しなければならず，診断的な検査によって原因菌が確定する前であっても，専門家によるエンピリックな(経験的)治療のガイドラインに基づいて，患者が救急外来から病棟に上がる前に投与を開始する必要がある。当初は，その頻度の高さ，自覚症状と他覚所見，患者の年齢，もし利用できるならば，迅速検査結果を考慮に入れながら，推定的な臨床判断によって肺炎球菌性肺炎の診断を下すことになる。血液あるいは，胸水などの，通常であれば無菌である他部位から菌を分離することが，肺炎球菌性肺炎の特異的診断の動かぬ証拠となるが，その結果は通常は翌日になるまで得られない。この感染症の，侵襲性という特性を評価するためには血液培養を行う必要があり，世界規模で中等度および高度耐性株の発生頻度が上昇してきているため，分離された株に対しては抗菌薬感受性検査を実施すべきである。抗菌薬治療を開始する前の1セットの血液培養で，菌は十分検出できる。喀痰や血液，髄液，胸水から検出されたすべての肺炎球菌株に対して，ペニシリンや肺炎球菌感染症の治療で一般的に用いられる他の抗菌薬への感受性検査を実施すべきである。肺炎球菌は気道分泌物からも分離されることがある。喀痰あるいは鼻腔スワブから肺炎球菌が確認さ

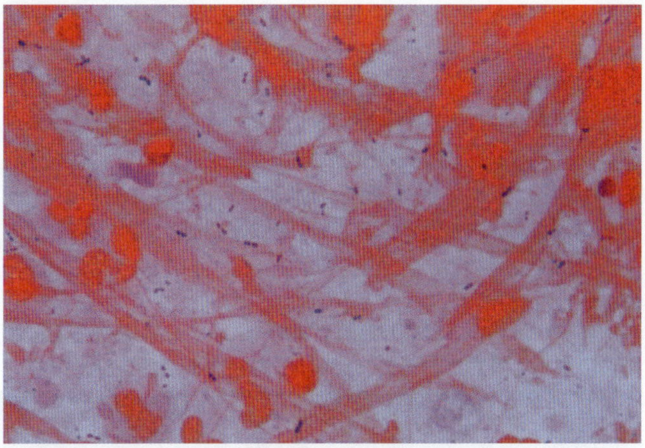

図 145.1
肺炎球菌が存在する喀痰検体のGram染色では，ランセット型のGram陽性双球菌が確認できる。

れた場合，その上気道での保菌率の高さを踏まえたうえで，結果を解釈する必要がある。気道分泌物から菌が検出されても，原因菌の診断を確定するうえでは，診断の正確性をわずかに高めるにすぎない。地域内での，肺炎球菌のワクチン株の発生，あるいは非ワクチン株の出現動向のモニターでは，血清型に特異的な抗血清(Statens Serum Institut社，デンマーク，コペンハーゲン)を用いた莢膜膨化反応(capsular swelling reaction あるいは quellung reaction)によって血清型を決定することができる。

血液あるいは胸水からの肺炎球菌の分離が，市中肺炎の病因診断の「ゴールドスタンダード」であるが，迅速検査によって，この感染症の形跡をより早期に捉えることができる。そのような迅速検査としては，気道分泌物のGram染色塗抹標本での，特徴的なGram陽性，ランセット型の双球菌(図145.1)の存在による菌の確認や，尿中肺炎球菌抗原の検出が挙げられる。商品化されているイムノクロマトグラフィー法(immunochromatographic membrane assay)(BinaxNOW® *Streptococcus pneumoniae* Test)による，尿検体での肺炎球菌のC多糖体細胞壁抗原の検出は，迅速で(約15分)，血液培養が陽性となる成人症例での診断確定において，まずまずの感度と高い特異度を有する検査である。侵襲性肺炎球菌感染症での，尿中のイムノクロマトグラフィー法の感度は約77～87%で，特異度は約97～100%である。小児の侵襲性肺炎球菌感染症では，いくぶん特異度が落ちる。胸水での肺炎球菌抗原を同定するためにイムノクロマトグラフィー法を用いた場合も，この方法は良好な感度，および高い特異度を有している。

BinaxNOW® では，専用のスワブを室温で尿検体あるいは胸水

検体に浸して，冊子型の検査パネル内のイムノクロマトグラム膜の上にスワブを貼り付け，スワブがセットされたら，その冊子型のパネルを畳み込む。結果は15分後に判定し，陽性であれば，小冊子の表紙部分の窓枠に桃色～紫色のラインが出現する。忘れてはならないことは，それでも肺炎球菌の菌体の分離が，ペニシリンやその他の抗菌薬への感受性を評価するために必要であるということである。

髄膜炎

イムノクロマトグラフィー法を用いて髄液検体内の肺炎球菌のC多糖体細胞壁抗原を検出するか，髄液のGram染色で菌を確認するかによって，患者の初期評価をする間に，肺炎球菌性髄膜炎の特異的診断をすみやかに確定させることができる。前述の尿検体での検査と同じ方法で髄液検体でも検査を実施し，結果を判定する。肺炎球菌性髄膜炎の患者では，小児と成人のいずれでも，この検査の感度と特異度は非常に高い（共に100％かほぼ100％）。肺炎球菌性髄膜炎を診断するのに迅速診断検査が利用できるため，髄液の培養結果を待っている間に，適切な抗菌薬治療をすみやかに開始することができる。

抗菌薬感受性検査

肺炎球菌の菌株に対する抗菌薬の最小発育阻止濃度（minimum inhibitory concentration：MIC）のスペクトラム（範囲）は，米国臨床検査標準委員会〔Clinical and Laboratory Standards Institute（CLSI），ペンシルベニア州ウェイン〕によって指定された抗菌薬パネルに対する自動化された手法を用いることで定常的に決定される。抗菌薬パネルには，ペニシリン系薬，cefaclor，cefuroxime，cefotaxime，ceftriaxone，cefepime，meropenem，levofloxacin，azithromycin，erythromycin，テトラサイクリン系薬，chloramphenicol，clindamycin，amoxicillin-clavulanate，trimethoprim-sulfamethoxazole（ST合剤），vancomycinが含まれている。非髄膜炎と髄膜炎での分離株に対する，特定の抗菌薬に対するMICのブレイクポイントは，表145.1と145.2の脚注にそれぞれ記載した。

表 145.1
臨床所見に基づいて診断が疑われる場合，あるいは検査によって，もしくは血液培養が陽性になって診断が確定した際の，肺炎球菌性肺炎に対して推奨されるエンピリックな抗菌薬治療レジメン

肺炎の臨床的評価	推奨抗菌薬 [a]	推奨抗菌薬投与量 [a]
併存症あるいは最近の抗菌薬治療歴がなく，外来治療を行う成人患者	第1選択薬：マクロライド系薬のazithromycinあるいはclarithromycinあるいはerythromycin 代替薬：doxycycline	azithromycin 500 mgを初日に投与後，250 mgを次の4日間 経口。あるいはclarithromycin 500 mg 経口 12時間ごと 7～14日間。あるいはerythromycin 500 mg 経口 12時間ごと 7～14日間 doxycycline 100 mg 経口 12時間ごと 7～14日間
1つ以上の併存症，あるいは最近の抗菌薬治療歴のいずれか，またはその両方があり，外来治療を行う50歳以上の成人患者	第1選択薬：抗肺炎球菌活性のあるフルオロキノロン系薬 代替薬：amoxicillin-clavulanateあるいはamoxicillinあるいはcefuroximeとマクロライド系薬の併用	levofloxacin 750 mg 経口 24時間ごと 5日間。gatifloxacin 400 mg 経口 24時間ごと 7～14日間。moxifloxacin 400 mg 経口 24時間ごと 7～14日間。あるいはgemifloxacin 320 mg 経口 24時間ごと 7日間 amoxicillin-clavulanate 875 / 125 mg 経口 12時間ごと 7～14日間。amoxicillin 875 mg 経口 12時間ごと 7～14日間。あるいはcefuroxime axetil 500 mg 経口 12時間ごと 7～14日間に加えて，azithromycinあるいはclarithromycinを前述の投与量で併用
併存症あるいは最近の抗菌薬治療歴の有無にかかわらず入院加療を行う成人患者	第1選択薬：抗肺炎球菌活性のあるフルオロキノロン系薬 代替薬：ceftriaxoneあるいはcefotaximeとマクロライド系薬の併用	levofloxacin 750 mg 経口 24時間ごと 5日間。gatifloxacin 400 mg 経口 24時間ごと 7～14日間。moxifloxacin 400 mg 経口 24時間ごと 7～14日間。あるいはgemifloxacin 320 mg 経口 24時間ごと 7日間 ceftriaxone 1～2 g 静注 / 筋注 24時間ごと 7～14日間。あるいはcefotaxime 1～2 g 静注 8時間ごと 7～14日間，に加えて， azithromycin 500 mg 静注の後，経口 24時間ごと 7～10日間。あるいはclarithromycin 500 mg 経口 12時間ごと 7～14日間を併用

a 血液あるいは胸水から分離された肺炎球菌では，抗菌薬感受性検査を実施すべきであり，抗菌薬治療の選択はその結果に基づいたものでなければならない。これらの肺炎球菌分離株（非髄膜炎株）に対するMICのブレイクポイント（μg/mL）は，静注ペニシリン感受性≦2，中間＝4，耐性≧8，ceftriaxone感受性≦1，中間＝2，耐性≧4，cefotaxime感受性≦1，中間＝2，耐性≧4，azithromycin感受性≦0.5，中間＝1，耐性≧2，levofloxacin感受性≦2，中間＝4，耐性≧8である。選択された抗菌薬レジメンはこれらのMICを上回る（濃度を達成できる）ものである必要がある。

表 145.2
肺炎球菌性髄膜炎で推奨されるエンピリックな抗菌薬治療レジメン

ペニシリンアレルギー	年齢層	推奨抗菌薬	推奨抗菌薬投与量 [a]
なし	小児	ceftriaxoneあるいはcefotaxime ＋vancomycin ＋dexamethasone	ceftriaxone 50 mg/kg 静注 12時間ごと，あるいはcefotaxime [a] 50 mg/kg 静注 6時間ごと ＋vancomycin 10～15 mg/kg 静注 6時間ごと（あるいは12～16歳であれば12時間ごと）10～14日間 ＋dexamethasone 0.15 mg/kg 静注 6時間ごと 2～4日間を抗菌薬の初回投与の10～20分前に開始する [b]

表 145.2（続き）

ペニシリンアレルギー	年齢層	推奨抗菌薬	推奨抗菌薬投与量[a]
	成人	ceftriaxone あるいは cefotaxime ＋vancomycin ＋dexamethasone rifampicin を加えることもある	ceftriaxone 2 g 静注 12 時間ごと，あるいは cefotaxime 2 g 静注 4 時間ごと ＋vancomycin 1 g 静注 12 時間ごと 10〜14 日間 ＋dexamethasone 0.15 mg/kg 静注 6 時間ごと 2〜4 日間を抗菌薬の 10〜20 分前に投与 rifampicin 300 mg 経口 12 時間ごと 10〜14 日間を加えることもある
あり	小児	chloramphenicol ＋vancomycin ＋dexamethasone	chroramphenicol 75〜100 mg/kg 静注 6 時間ごと ＋vancomycin 10〜15 mg/kg 静注 6 時間ごと（あるいは 12〜16 歳であれば 12 時間ごと）10〜14 日間 ＋dexamethasone 0.15 mg/kg 静注 6 時間ごと 2〜4 日間を抗菌薬初回投与の 10〜20 分前に開始する[b]
	成人	chloramphenicol ＋vancomycin ＋dexamethasone rifampicin を加えることもある	chroramphenicol 1,500 mg 静注 6 時間ごと ＋vancomycin 1 g 静注 12 時間ごと 10〜14 日間 ＋dexamethasone 0.15 mg/kg 静注 6 時間ごと 2〜4 日間を抗菌薬の 10〜20 分前に投与 rifampicin 300 mg 経口 12 時間ごと 10〜14 日間を加えることもある

a 髄液から分離された肺炎球菌では，抗菌薬感受性検査を実施すべきであり，抗菌薬治療の選択はその結果に基づいたものでなければならない。これらの髄液からの肺炎球菌分離株に対する MIC のブレイクポイント（μg/mL）は，静注ペニシリン感受性≦0.06，耐性≧0.12，ceftriaxone 感受性≦1，中間＝2，耐性≧4，cefotaxime 感受性≦1，中間＝2，耐性≧4，vancomycin 感受性≦1，chloramphenicol 感受性≦4，耐性≧8。選択された抗菌薬レジメンはこれらの MIC を上回るものである必要がある。ceftriaxone や cefotaxim といった第 3 世代セファロスポリン系薬は，ほとんどの株において髄液内で MIC を上回る濃度が達成できるため，髄液内の肺炎球菌はこれらの抗菌薬による治療に反応する。

b 補助療法としての dexamethasone 0.15 mg/kg 6 時間ごとを当初の 2〜4 日間，できれば，抗菌薬を開始する 10〜20 分前に投与することは，高所得国（低所得国ではない）に居住している小児では，難聴および短期的な神経学的後遺症の減少，疾患重症度のわずかな低下，致死率の多少の低下に寄与することが明らかになっている。

自動化法によって，その他の MIC を決定する手法は影が薄くなったが，肺炎球菌の個々の株の MIC は E-test（AB Biodisk 社，スウェーデン，ソルナ）を使っても判定することができる。この検査では，ペニシリンを浸透させたプラスチック加工型のペーパーストリップを，分離株が培地全体の半分程度発育するように接種された血液寒天培地上に配置し，5% CO_2 を含んだ空気中で 24 時間培養する。楕円状の阻止円とストリップの交差する点が MIC となる。

肺炎球菌による感染症

肺炎

重要事項

肺炎が，肺炎球菌感染症で最も頻度の高い臨床像であり，市中肺炎の約 40〜60％を占める。肺炎球菌はいまだ市中肺炎の最も頻度の高い原因菌であり，肺炎マイコプラズマ（*Mycoplasma pneumoniae*）が 2 番目，インフルエンザ菌（*Haemophilus influenzae*）が 3 番目に頻度の高い原因菌である。肺炎球菌性肺炎の約 20％のみが侵襲性感染症となる。肺炎球菌性肺炎の疾病負担とは，侵襲性および非侵襲性を合わせた症例数のことである。ある概算によると，米国では毎年 100 万例近い肺炎球菌性肺炎が発生しており，そのうち 10 万〜40 万例が入院している。全年齢層が肺炎球菌性肺炎に罹患するが，5 歳以下の小児と 65 歳以上の成人が最も頻度が高い。致死率はばらつきが大きく，小児では約 2％，高齢者では 40％に及ぶ。

特定の基礎病態が肺炎球菌性肺炎に罹患するリスクを増加させる。小児では 5 歳未満，特に 2 歳未満，母乳栄養を受けていない，託児所の利用，受動喫煙，肺炎球菌結合型ワクチン（pneumococcal conjugate vaccine：PCV）7 あるいは PCV13 による予防接種を受けていない，などがリスクとなる。成人では，55 歳以上，ヒト免疫不全ウイルス（human immunodeficiency virus：HIV）による免疫不全，糖尿病，機能的もしくは解剖学的無脾症，液性免疫不全，補体欠損，好中球機能不全がリスクとなる。これらに加えて，さらに付加的に働くリスク因子としては，喘息，慢性閉塞性肺疾患，ウイルス感染症（特にインフルエンザ感染），慢性の心 / 肝 / 腎疾患，アルコール依存症，能動および受動喫煙が挙げられる。

臨床および検査所見

肺炎球菌性肺炎の潜伏期間は 1〜3 日である。症状の発現は突発的なことがあり，悪寒もしくは単発の悪寒戦慄で始まり，その後，高熱（38.9〜40.5℃），錆色の痰あるいは血痰を伴った湿性咳嗽，呼吸苦，頻呼吸，低酸素，胸膜痛，倦怠感が出現する。胸膜痛のために，患者が罹患側にシーネを当てていることがある。その他の非特異的な症状としては，嘔気，嘔吐，頭痛，倦怠感，筋肉痛がある。起こりうる重篤な合併症で死亡率上昇の一因となるのは，膿胸，心外膜炎，呼吸不全である。

肺の診察では，罹患した肺葉あるいは肺区域の上からラ音が確認できるかもしれない。触覚振盪音の増加およびヤギ音の存在はコンソリデーション（consolidation）を示唆している。大量の胸水や膿胸は胸部打診上の濁音で確認される。

患者の約 80％で好中球優位の白血球増加が起こっており，残りのほとんどの患者でも来院後数日以内に白血球増加が認められる。一部の高齢者および免疫抑制患者では白血球増加が起こらないことがあるため，来院時あるいは経過全体を通じて白血球増加が起こらないからといって，肺炎あるいは侵襲性感染症を除外することはできない。

市中肺炎が疑われる成人患者では，胸部レントゲン検査を実施すべきである。肺炎球菌性肺炎では，典型的には，大葉性の浸潤影となるが，限局性の区域性浸潤影を呈することもある。胸部レントゲンは発症早期や脱水のある患者では所見が認められないことがあるため，胸部レントゲンで異常がなくても24時間後に再検する。一部の高齢者や免疫抑制患者では，肺炎が存在していたとしても胸部レントゲンで所見がないまま経過することがある。

臨床経過および治療

適切な抗菌薬治療により，最も早い治療への反応というのは通常12〜36時間以内に認められるが，時に96時間後にようやく認められることもある。まず，熱が下がり，続いて，呼吸数，咳嗽，胸痛が改善する。浸潤影は通常，そこから2〜3週間かけてゆっくりと消失するため，レントゲン所見を早期の治療への反応の評価に用いるべきではない。

肺炎球菌が市中肺炎の原因菌として優位な菌である以上，市中肺炎の治療レジメンを決める際には，2つのキーポイントがある。それは，(1)肺炎球菌が原因菌である可能性を見積もり，さらに個々の地域によっては肺炎球菌の3分の1くらいの株がペニシリンに中等度あるいは高度耐性を示すため，菌がペニシリンあるいは他の抗菌薬に耐性であるかどうかも併せて見積もること，(2)有効性が検証されている定量スコアを，肺炎の重症度の評価をする際の臨床判断の補助として活用すること，である。

多くの場合は臨床的背景をもとに，時に迅速診断法の結果を受けて，肺炎球菌が市中肺炎の原因菌として想定される。しかし，培養検査が陽性にならなければ，その菌株がペニシリンに感受性があるのか耐性なのかを知ることができない。そのため，適切な抗菌薬治療は，市中肺炎のエンピリックな抗菌薬治療のガイドライン(表145.1)に基づいて開始しなければならない。重要なことは，中等度耐性株(MIC＝4 μg/mL)による侵襲性肺炎球菌性肺炎は，ペニシリン感受性株の治療に用いられる抗菌薬レジメンで治療可能であるということである。

肺炎に罹患した患者のリスクを層別化する際に一般的に用いられるスコア法としてCURB-65スコア法があり，これは患者を低および高リスク群に分ける，わかりやすい評価法である。患者は，以下の各項目が陽性であるごとに1ポイントずつ付与される。意識レベル低下(急性)(**c**onfusion)〔簡素化認知機能テスト(abbreviated Mental Test)で≦8点〕，尿素(**u**rea)〔血中尿素窒素(BUN)＞19 mg/dLあるいは7 mmol/L〕，呼吸数(**r**espiratory rate)(＞30/分)，血圧(**b**lood pressure)(拡張期＜60 mmHgあるいは収縮期＜90 mmHg)，および年齢(≧65歳)。スコアが3〜5点の場合は重症肺炎であり，死亡リスクが高く入院を要する。スコアが2点の場合は，比較的重症度の低い肺炎ではあるが，死亡リスクが高いため入院を要する。スコアが0あるいは1点の場合は軽症肺炎であり，外来ベースで治療できる。

併存症や最近の抗菌薬治療歴がない(3か月以内)，およびCURB-65が0あるいは1点で外来治療を行う成人では，推奨される治療はazithromycin，clarithromycin，erythromycinのいずれかのマクロライド系薬［訳注：JANIS(院内感染対策サーベイランス)2015のデータによると，日本では，髄液検体以外からの肺炎球菌分離株のerythromycinの耐性率は85.5%にのぼっており，感受性が確認される前のエンピリックな治療においてマクロライド系薬は推奨抗菌薬とはなりえない〔https://janis.mhlw.go.jp/report/open_report/2015/3/1/ken_Open_Report_201500(clsi2012).pdf〕］，もしくはdoxycyclineが代替薬となる(表145.1)。1つ以上の併存症があるか，最近の抗菌薬治療歴がある0点あるいは1点の50歳以上の成人では，推奨治療はlevofloxacin，gatifloxacin，moxifloxacin，gemifloxacinといった抗肺炎球菌活性をもつフルオロキノロン系薬である。肺炎球菌が患者から分離され，ペニシリンへの感受性が確認されたら，amoxicillin-clavulanateあるいはamoxicillin，あるいはcefuroximeとマクロライド系薬かdoxycyclineのいずれかの併用が治療の選択肢となる。

併存症や最近の抗菌薬治療歴の有無にかかわらず，入院加療(ICU以外)を要する成人(CURB-65が2点以上)では，抗肺炎球菌活性のあるフルオロキノロン系薬，あるいはceftriaxoneかcefotaximeとマクロライド系薬の併用で治療すべきである(表145.1)。

髄膜炎

重要事項および臨床所見

肺炎球菌性髄膜炎は，最も頻度の高い細菌性髄膜炎であり，主として高齢者が罹患する。死亡率は約20〜30%であり，50歳以上で致死率が最も高くなる。小児での致死率は5〜15%と幅があるが，侵襲性肺炎球菌性肺炎での致死率よりは著しく高い。髄膜炎から生還した小児の4分の1〜2分の1で神経学的後遺症が残る。髄膜炎は，侵襲性肺炎球菌性肺炎，化膿性乳様突起炎および副鼻腔炎，心内膜炎，無脾症，鎌状赤血球症，アルコール依存症，鼻咽頭とくも膜下腔の交通を伴う頭蓋骨骨折の合併症として起こりうる。髄膜炎の患者では，髄膜外の感染源を検索する必要がある。

髄膜の炎症を示す臨床症状としては，発熱，頭痛，項部硬直，Kernig徴候かBrudzinski徴候のいずれか，あるいは両方の存在，脳脊髄圧上昇，および好中球の増加，糖が＜40 mg/mL，総蛋白が約100 mg/mLといった髄液所見が挙げられる。高齢者では，項部硬直などの髄膜炎の症状は，頸椎の関節炎性変化あるいは認知症による混乱状態によって，加齢と共に評価が困難になる可能性がある。頻度の高い神経学的合併症としては，けいれん発作と脳神経麻痺がある。

肺炎球菌性髄膜炎は内科エマージェンシーであり，髄膜炎が疑われる患者はすみやかな診断と治療を要する。髄膜炎の臨床診断は，ほとんどの場合，臨床所見のみで明白である。肺炎球菌性髄膜炎の特異的診断には同定検査を要する。初期は，髄液のGram染色塗抹標本上での典型的な形態による識別，あるいは迅速イムノクロマトグラフィー法を用いた髄液の検査，またはその両方によって確認することができる。最終的には，抗菌薬パネル(前述の抗菌薬感受性検査を参照)に対するMICを決定するために，感染している株を分離する必要がある。

PCV7が小児の定期接種となった2000〜2010年の期間に，ワクチン株による肺炎球菌性髄膜炎は，2歳以下の小児で約3分の2，65歳以上の成人で約2分の1減少したが，非ワクチン株が症例の約3分の2を占めていた。

治療(表145.2)

成人と小児のいずれにおいても，第3世代セファロスポリン系薬とvancomycinを含めた併用療法を必要とする。高所得国(低所得国ではない）に居住している小児では，補助療法としてのdexamethasoneを，望ましくは抗菌薬治療の開始10〜20分前に投与することで，難聴および短期的な神経学的後遺症の減少，疾患重症度のわずかな低下，さらに致死率の多少の低下に寄与することが示されている。成人での，抗菌薬開始10〜20分前に投与する補助療法としてのdexamethasoneは，主に神経学的後遺症および聴覚の後遺症を減少させることで多少の利点があるが，致死率を有意に低下させるわけではなく，最終的な利点の有無に関しては疑問が残っている。

中耳炎

重要事項および治療

肺炎球菌は，小児の急性中耳炎（acute otitis media：AOM）において最も頻度の高い3つの原因菌のうちの1つであり（残りの2つはインフルエンザ菌と*Moraxella catarrhalis*），ペニシリン耐性肺炎球菌は，この頻度の高い感染症の治療において引き続き問題となっている。PCV7が急性中耳炎の予防の目的も兼ねて開発され，その定期接種によって，ワクチン株による急性中耳炎および長期間での再発エピソードは大幅に減少した。

ペニシリン感受性株に感染した小児では，依然としてamoxicillin（80〜90 mg/kg/日 経口12時間ごとで5〜7日間，1回の最大投与量は1,000 mg）が推奨抗菌薬であり，もしくはamoxicillin-clavulanate（90 mg/kg/日 経口12時間ごとで10日間，600 mg / 42.9 mg/5 mLの懸濁液をミルクあるいは食事と共に投与）が望ましい。ペニシリンにアレルギーのある小児では，erythromycin-sulfisoxazole（40〜50 mg/kg/日 経口6〜8時間ごとに分割投与，最大2 g/日）で治療する。ペニシリン耐性株が疑われる場合，amoxicillin-clavulanate（90 mg/kg/日 経口12時間ごとで10日間）あるいはceftriaxone（50 mg/kg筋注 / 静注 単回投与，1回あたり最大1 g）で治療する。

成人の急性中耳炎はamoxicilln（500 mg 12時間ごと 経口で5〜7日間，より重症の感染では500 mg 8時間ごと 経口で5〜7日間），amoxicillin-clavulanate（500 mg / 125 mgあるいは875 mg / 125 mg経口12時間ごと 食事あるいはミルクと共に投与），azithromycin（500 mg経口24時間ごと×1日目，その後，250 mg経口24時間ごとで4日間），erythromycin，clarithromycin，あるいはST合剤で治療する。ペニシリン耐性株が原因菌だと考えられる場合，azithromycinあるいはclarithromycinで治療する。

肺炎球菌多糖体ワクチン

米国では，成人および小児の免疫学的予防のために，製造元が異なる2種類の肺炎球菌ワクチンが（2013年6月時点で）認可されている（前述の「イントロダクション」を参照）。最初の23価肺炎球菌莢膜多糖体ワクチン（pneumococcal polysaccharide vaccine 23：PPSV23）は，米国食品医薬品局（Food and Drug Administration：FDA）から1983年に承認を受け，2番目のワクチンであるPCV13は2010年2月に承認された。

PPSV23は安全で，費用対効果がよく，効果的であり，ワクチンに含まれている血清型に対する，免疫不全のない成人全体での有効性は約65〜70％である。PPSV23に含まれている23の血清型（すなわち1，2，3，4，5，6B，7F，8，9N，9V，10A，11A，12F，14，15B，17F，18C，19F，19A，20，22F，23F，33F）には，小児と成人で最も感染する頻度の高い血清型が含まれており，米国内での地域によって異なるが，侵襲性肺炎球菌感染症の70〜80％をカバーしている。血清型6AはPPSV23には含まれていないが，PCV13には含まれている。

PPSV23は，65歳以上の全成人，および，慢性心不全，肺疾患，糖尿病，髄液漏，人工内耳，アルコール依存症，慢性肝疾患および肝硬変，機能的および解剖学的無脾症，リンパ腫，白血病，Hodgkin病，HIV感染症，慢性腎不全，ネフローゼ症候群，全身性の悪性腫瘍，固形臓器移植，多発性骨髄腫，医原性の免疫抑制などの，特定の基礎疾患や喫煙習慣のある65歳未満の成人といった，重症の侵襲性肺炎球菌感染症のリスクが高い成人に推奨される。しかし，免疫抑制疾患，髄液漏，人工内耳，機能的あるいは解剖学的無脾症があり，かつ過去にPPSV23を接種したことがない19歳以上の成人においては，これらの基礎疾患が確認された場合，最初にPCV13を単回接種した後，約8週間の間隔を設けてPPSV23を単回接種する。もし，患者が1回以上のPPSV23接種歴がある場合，PPSV23の最終接種から1年後にPCV13を単回接種する必要がある。

PPSV23による2回目の定期接種は推奨されない。65歳以前に初回の予防接種を受けた成人は，65歳以降に，初回接種から5年以上の間隔を設けて，2回目の接種を受ける必要がある。免疫抑制疾患および髄液漏，人工内耳，機能的および解剖学的無脾症のある19歳以上の成人では，初回接種から5年後に2回目の予防接種が推奨される。すべての成人で時間と共に抗体は減少し，2回目の予防接種によって十分なブースター反応が得られる。初回接種後よりも再接種後のほうが，接種部位反応の頻度がいくぶん上昇する。

最近になって，PCV13が65歳以上のすべての成人で推奨されるようになった。もし，肺炎球菌ワクチンを接種したことがなければ，推奨は，PCV13を単回接種した後，6〜12か月後のPPSV23の単回接種である。しかし，65歳以降にPPSV23を単回接種したことがある場合，1年以上の間隔を設けて，PCV13の単回接種も必要となる。もし，65歳以前にPPSV23を単回接種していれば，65歳以降に初回のPCV13を接種し，その後，6〜12か月の間隔を設けてPPSV23を単回接種する必要がある。PPSV23の1回目と2回目の接種は間隔を5年以上設けなければならない。

中耳炎と侵襲性肺炎球菌感染症を予防するためのPCV7（血清型4，6B，9V，14，18C，19F，23F）による小児の定期接種は2000年に始まり，2010年に終了した。その後10年間に行われた追跡調査では，PCV7が小児で非常に有効であることが示され，ワクチン株による侵襲性肺炎球菌感染症を80〜90％も減少させ，一部のワクチン株はほぼ撲滅され，すべての侵襲性肺炎球菌感染症の症例を少なくとも2分の1は減少させた。小児でのワクチンの使用による予想されていなかった付加的な利点は，PCV7の血清型による成人の侵襲性肺炎球菌感染症が大幅に減少したことであり，これは小児からのこれらの血清型の排出が減少することで，結果として，小児から成人，特に祖父母へのこれらの血清型の伝播が減少することによる可能性が考えられた。小児と成人でワクチン株による侵襲性肺炎球菌感染症の症例数が減少するのに伴い，その隙間を埋めるように数種類の他の血清型が世界中で台頭してきた。これは置換血清型(replacement serotype)と称され，これらの血清型はPCV7ワクチンには含まれないものである。これらの置換血清型をカバーする必要性が，PCV13の開発と承認に導いた。

2010年に，肺炎球菌性の中耳炎および侵襲性肺炎球菌感染症に対する小児の定期接種がPCV7からPCV13(血清型1，3，4，5，6A，6B，7F，9V，14，18C，19A，19F，23Fを含む)に置き換えられた。これは生後6週～5歳までの小児の定期予防接種として推奨され，生後2か月から開始される。接種量は0.5 mLで，筋注によって，生後2，4，6，12～15か月で接種する[訳注：日本では，2010年2月～PCV7，2013年11月～PCV13，2023年4月～PCV15が市販されるようになった。2024年4月からはPCV13に加えてPCV15も定期接種で利用可能となり，生後2，3，4か月で3回接種の後，12～15か月での4回接種が定期接種となっている(https://www.jpeds.or.jp/uploads/files/20240401_vaccine_schedule.pdf)]。PCV13を不完全なスケジュールで接種している，あるいはPCV7のみを接種している小児に対するキャッチアップのスケジュールは，予防接種実施諮問委員会(Advisory Committee on Immunization Practices：ACIP)のウェブサイト(www.cdc.gov/vaccines/acip/index.html)で閲覧することができる。6～18歳の小児では，PCV13の単回投与が推奨される。免疫抑制状態あるいは鎌状赤血球症，機能的あるいは解剖学的無脾症の2歳以上の小児では，PCV13の最終接種から8週以上の間隔を設けて1回目のPPSV23を接種し，さらに5年後に，PPSV23の2回目の接種を受けるべきである。一方，慢性疾患(慢性心疾患あるいは肺疾患，人工内耳，髄液漏，糖尿病)に罹患しているが免疫不全のない2歳以上の小児では，PCV13の最終接種から8週以上の間隔を設けて，PPSV23を1回だけ接種する。

現在のところ，リスクを有する成人間での肺炎球菌ワクチンの接種は，Healthy People 2020[訳注：2010年に米国保健福祉局(United States Department of Health and Human Services)が公表した，2020年までの10年間での健康政策に関する指針]の到達目標に達していない。小児および成人でのワクチン接種率の向上によって，急性中耳炎，肺炎および髄膜炎における原因菌としての肺炎球菌の頻度を低下させることが期待されている。

文献

Blaschke AJ. Interpreting assays for the detection of *Streptococcus pneumoniae*. *Clin Infect Dis*. 2011;52(Suppl 4):S331–S337.

Borchorst S, Møller K. The role of dexamethasone in the treatment of bacterial meningitis—a systematic review. *Acta Anaesthesiol Scand*. 2012;56:1210–1221.

Clinical and Laboratory Standards Institute. *Performance Standards for Antimicrobial Susceptibility Testing; Twenty-Third Informational Supplement, M100–S23*. Wayne, Pennsylvania: CLSI; 2013.

Coco A, Vernacchio L, Horst M, *et al*. Management of acute otitis media after publication of the 2004 AAP and AAFP clinical practice guideline. *Pediatrics*. 2010;125:214–220.

Fletcher MA, Fritzell B. Pneumococcal conjugate vaccines and otitis media: an appraisal of the clinical trials. *Int J Otolaryngol*. 2012;312935: 1–15. [Erratum to "Pneumococcal Conjugate Vaccines and Otitis Media: An Appraisal of the Clinical Trials." *Int J Otolaryngol*. 2012;590206:1.

Lynch JP 3rd Zhanel GG. *Streptococcus pneumoniae*: does antimicrobial resistance matter? *Semin Respir Crit Care Med*. 2009;30:210–238.

Mandell LA, Wunderink RG, Anzueto A, *et al*. Infectious Diseases Society of America/American Thoracic Society consensus guidelines on the management of community-acquired pneumonia in adults. *Clin Infect Dis*. 2007;44(Suppl 2): S27–S72.

Mufson MA, Stanek RJ. Bacteremic pneumococcal pneumonia in one American city: a 20-year longitudinal study, 1978–1997. *Am J Med*. 1999;107:34S–43S.

Norton NB, Stanek RJ, Mufson MA. Routine pneumococcal vaccination of children provokes new patterns of serotypes causing invasive pneumococcal disease in adults and children. *Am J Med Sci*. 2013;345:112–120.

Thigpen MC, Whitney CG, Messonnier NE, *et al*.; Emerging Infections Programs Network. Bacterial meningitis in the United States, 1998–2007. *N Engl J Med*. 2011;26(364): 2016–2025.

146 *Pseudomonas*，*Stenotrophomonas*，*Burkholderia*

■著：Titus L. Daniels
■訳：西村 翔

緑膿菌(*Pseudomonas aeruginosa*)は多様な生態的地位をもつ，好気性のGram陰性桿菌である。緑膿菌は免疫抑制患者に対して強い病原性をもち，高い罹患率および死亡率を有す。緑膿菌は，主には医療関連感染の病原菌であるが，免疫正常患者と免疫抑制患者〔すなわち，好中球減少症，ヒト免疫不全ウイルス(human immunodeficiency virus：HIV)，後天性免疫不全症候群(acquired immunodeficiency syndrome：AIDS)〕での市中発症の感染も報告されている。家庭医や専門外の医師でも，そのような感染患者と出くわす可能性があり，診断には，この菌を強く疑ってかかることが必要になる。緑膿菌が関与する頻度の高い感染症としては，肺炎，血流感染症(bloodstream infection：BSI)，尿路感染症，および手術部位感染症がある(表146.1)。2つの近縁種である*Stenotrophomonas maltophilia*および*Burkholderia cepacia*に関しても簡潔に説明する。

疫学

緑膿菌感染症の疫学は，菌が湿潤環境を好んでいることを反映している。病院内では，緑膿菌は人工呼吸器，消毒薬，蒸留水，水道水およびシンクから分離される。緑膿菌は人工呼吸器管理を受けている患者の上気道や，化学療法を受けている，あるいは広域抗菌薬を投与されている患者の消化管，および熱傷患者の創部に容易に定着する。通常，重症感染症に先行して定着が起こる。

ICU内で発生する医療関連感染症のなかで，緑膿菌は最も検出される頻度の高い病原菌の1つである。緑膿菌の抗菌薬への耐性，特に多剤耐性(multidrug resistance：MDR)の出現と拡散がたびたび起こっている。全米医療安全ネットワーク(National Healthcare Surveillance Network)の2020年の年次報告では，デバイスに関連して分離された株の26.2%がキノロン系薬に耐性で，20.3%が広域スペクトラムのセファロスポリン系薬に耐性であることが示された。さらに，20.7%の株が，かつては緑膿菌に対して普遍的に活性があると考えられていた抗菌薬であるカルバペネム系薬に耐性である。多剤耐性緑膿菌の出現と拡散によって，臨床医にとっては適切な抗菌薬治療の選択が困難になっており，細菌感染症が疑われる患者においては，培養検体を採取し，感受性検査を実施することの重要性が浮き彫りになっている。患者の最善の予後を請け合うためには，地域での抗菌薬耐性の傾向を把握することが必須である。

表146.1
緑膿菌感染症のリスク因子

感染病型	臨床背景
菌血症	好中球減少症，肺あるいは尿路に感染巣，熱傷
肺炎	人工呼吸，好中球減少症，慢性肺疾患
心内膜炎	注射薬物使用，人工心臓弁
髄膜炎，脳膿瘍	血行性播種，連続性波及，脳神経外科手術，穿通性頭部外傷
尿路感染症	膀胱内に挿入された人工物
骨髄炎，化膿性関節炎(例：胸鎖関節)	隣接する構造物からの波及あるいは血行性播種，注射薬物使用
骨軟骨炎	足の刺創
悪性外耳道炎	糖尿病，高齢者
緑色爪症	浸水，湿った皮膚

診断

緑膿菌感染症の臨床像を，その他の細菌による臨床像と識別することは難しく，確定診断には，感染が疑われる部位(例：血液，喀痰，尿)からの検体の培養による菌の同定が必須である。緑膿菌と類似したその他の臨床的に重要なGram陰性菌としては，*Stenotrophomonas*属，*Burkholderia*属，および*Ralstonia*属に由来する菌がある。

抗菌薬治療

初期の抗菌薬選択は，感染部位，患者のアレルギー歴，施設でのアンチバイオグラムに基づいて決定する必要がある。早期の積極的な抗菌薬治療，および感受性検査結果が得られた際の最適な抗菌薬への変更は，良好な予後をもたらし，かつ抗菌薬耐性の出現を最小限に抑えることができる。複数の抗緑膿菌用抗菌薬が存在するが(表146.2)，内因性あるいは後天性の耐性および感染部位での菌の抵抗によって，治療および菌の撲滅が難しくなっている。

緑膿菌に活性のあるβ-ラクタム系抗菌薬としては，広域スペクトラムのペニシリン系薬，広域スペクトラムのセファロスポリン系薬の一部，カルバペネム系薬(ertapenemを除く)，およびモノバクタム系薬のaztreonamがある。新世代のβ-ラクタムとβ-ラクタマーゼ阻害薬の合剤が，緑膿菌を含めた耐性グラム陰性桿菌の治療に利用できるようになった。これらの抗菌薬は，その豊富な臨床経験および患者の忍容性の高さから，ほとんどの緑膿菌感染症の治療の基盤を成している。ペニシリンアレルギーの報告頻度が高いことが，主な制約となる。

表 146.2
緑膿菌に対する抗菌薬

抗菌薬	投与量[a] / 投与経路 / 投与間隔	コメント
β-ラクタム系		
piperacillin-tazobactam	3.375 g 静注 6 時間ごとまたは 4.5 g 静注 6 時間ごと 4.5 g ボーラスで静注，その後，3.375 g 静注 8 時間ごと，1 回あたり 4 時間かけて投与	推奨される間欠的投与法 推奨される長時間投与法
ceftazidime	2 g 静注 8 時間ごと	中枢神経系感染症で望ましい抗菌薬
cefepime	2 g 静注 12 時間ごと	
ceftazidime-avibactam	2.5 g 静注 8 時間ごと	
ceftoloazone-tazobactam	1.5 g 静注 8 時間ごと	複雑性尿路感染症および複雑性腹腔内感染症での推奨投与量 院内での細菌性肺炎 / 人工呼吸器関連肺炎での推奨投与量
cefiderocol	2 g 静注 8 時間ごと 1 回あたり 3 時間かけて投与	Gram 陽性菌あるいは嫌気性菌に対する活性はない
meropenem	1 g 静注 8 時間ごと	
meropenem-vaborbactam	4 g 静注 8 時間ごと 1 回あたり 3 時間かけて投与	meropenem に vaborbactam を付加しても，緑膿菌や *Stenotrophomonas maltophilia* に対する活性は増強しない
imipenem-cilastatin	0.5 g 静注 6 時間ごと	
aztreonam	2 g 静注 8 時間ごと	しばしばペニシリンアレルギーの患者のために温存される
キノロン系		
ciprofloxacin	400 mg 静注 12 時間ごと 500〜750 mg 経口 12 時間ごと	*in vivo* で最も抗緑膿菌活性が高いキノロン系薬
delafloxacin	300 mg 静注 12 時間ごと 450 mg 経口 12 時間ごと	
levofloxacin	750 mg 静注 / 経口 1 日 1 回	
prulifloxacin	600 mg 経口 1 日 1 回	米国では利用不可
アミノグリコシド系[b, c, d]		
amikacin	15 mg/kg 静注 1 日 1 回，あるいは 7.5 mg/kg 静注 12 時間ごと	
gentamicin	5 mg/kg 静注 1 日 1 回，あるいはローディング量として 2 mg/kg 投与後 1.7 mg/kg 静注 8 時間ごと	
tobramycin	5 mg/kg 静注 1 日 1 回，あるいはローディング量として 2 mg/kg 投与後，1.7 mg/kg 静注 8 時間ごと	
ポリミキシン系		
polymyxin E(colistin)	1.5 mg/kg 静注 8 時間ごと	
polymyxin B	0.75〜1.25 mg/kg 静注 12 時間ごと	

a 推奨投与量は腎および肝機能が正常な成人患者に対するもの。
b アミノグリコシド系薬は緑膿菌に対して単剤での治療は推奨されない。
c アミノグリコシド系薬の 1 日 1 回投与は，効果的で，腎毒性が少なく，耳毒性も少ないことが示されており，望ましい投与法である。
d 治療中は血中アミノグリコシド濃度および腎機能を頻回にモニターする必要がある。

アミノグリコシド系薬の tobramycin，amikacin，gentamicin は，緑膿菌に対して *in vitro* で優れた活性を発揮する。アミノグリコシド系薬の濃度依存性の殺菌活性および投与後に持続する増殖抑制効果(postantibiotic effect)が，1 日 1 回投与の論理的根拠となっている。アミノグリコシド系薬単剤による治療は，耐性変異株を選択し，臨床的失敗のリスクを増加させるため避けるべきである。腎機能および血中アミノグリコシド濃度の頻回な測定が必要である。

表 146.3
緑膿菌感染症の治療

感染症	抗菌薬[a]	追加の補助的治療
髄膜炎	ceftazidime[b]+AG	AG の髄腔内注射
菌血症	AP-BL+AG あるいは FQ	感染源の同定
心内膜炎	AP-BL+AG あるいは FQ	持続菌血症に対する弁切除術
肺炎	AP-BL+AG あるいは FQ	積極的な呼吸管理
悪性外耳道炎	AP-BL+AG あるいは FQ	外科的デブリードマンが必要になることがある
骨髄炎	AP-BL+AG あるいは FQ	外科的デブリードマン
尿路感染症	FQ 単剤あるいは AP-BL±AG	カテーテルの抜去

a 緑膿菌に対するエンピリックな治療で推奨される抗菌薬。感受性検査結果が得られたら，それに合わせた治療(狭域の抗菌薬)へと変更する。
b aztreonam はペニシリンあるいはセファロスポリンアレルギーの患者でも使用することができる。他の AP-BL は確実性のある髄液中濃度を達成できない。
AG=アミノグリコシド系薬，AP-BL=抗緑膿菌用 *β*-ラクタム系薬，FQ=フルオロキノロン系薬(すなわち ciprofloxacin あるいは levofloxacin)

キノロン系薬は緑膿菌およびその他の細菌による感染症の治療に高い頻度で用いられてきた。これらの抗菌薬は，優れた組織移行性，経口でのバイオアベイラビリティ，望ましい安全性プロファイルを有している。ciprofloxacin がより活性が高いフルオロキノロン系であると考えられている。しかし，キノロン系薬への耐性の増加は，特に入院患者において，緑膿菌に対するエンピリックな(経験的)治療の基盤としてキノロン系薬を使用することへの信頼性を揺るがすものであろう。

緑膿菌を含む多剤耐性および汎薬剤耐性 Gram 陰性菌による感染症により，ポリミキシン系薬の使用が再浮上している。ポリミキシン系薬はさまざまな Gram 陰性菌に対する活性を有するが，その副作用，すなわち，腎毒性と神経毒性のために使用は制限されてきた。ポリミキシン系薬は現在では，その他の抗菌薬に耐性を示す株に対してのみ推奨される。ポリミキシン系薬への耐性が報告されているため，感受性検査を実施すべきである。

緑膿菌による感染症の治療に対する併用療法(「ダブルカバー」)をめぐっては多くの議論が存在する。敗血症での *β*-ラクタム系薬とアミノグリコシド系薬の併用療法と *β*-ラクタム系薬単剤治療を比較したコクランレビューでは，総死亡率〔相対リスク(relative risk：RR)1.01，95％信頼区間(confidence interval：CI) 0.75～1.35〕，臨床的失敗(RR 1.11，95% CI 0.95～1.29)に関して併用療法の優位性は認められなかった。最重症の感染症に対するエンピリックな治療としての併用療法は，地域での耐性データを考慮したうえで，感染している可能性のある他の微生物に対して十分に確実性のある治療を実施するためには，今でも正当化される場合がある。併用療法を選択するうえでの指針は，それぞれ固有の作用機序をもつ抗菌薬を用いることであり，これによって，拮抗して作用する可能性を回避して，感染の原因菌に対して少なくとも 1 剤は活性のある抗菌薬が投与されている可能性を高める。*β*-ラクタム系薬とアミノグリコシド系薬の併用療法が最もよく検証されており，依然として，第 1 に推奨される併用療法である。

緑膿菌による感染症

気道感染症

人工呼吸下や抗菌薬投与下，好中球減少，AIDS の患者，および慢性肺疾患，特に囊胞性線維症の患者(表 146.3)に緑膿菌が定着し，その結果として緑膿菌性肺炎を生じることがある。下気道感染症は，気道分泌物の量と膿性度の増加によって，気道への定着と区別できる可能性がある。臨床像は，発熱，悪寒，呼吸苦，湿性咳嗽，全身毒性を伴った劇症型の経過をたどることがある。多くの場合，結節性浸潤影を伴う広範な気管支肺炎が胸部レントゲン上で認められる。時折，空洞病変を認めることがある。特に好中球減少患者の場合，肺炎に菌血症を合併することがある。発熱と肺浸潤影を伴う入院患者あるいは好中球減少患者でのエンピリックな抗菌薬治療では，緑膿菌をカバーすべきである。緑膿菌性肺炎に対して確立されている抗菌薬治療は，抗緑膿菌用の *β*-ラクタム系薬とアミノグリコシド系薬あるいはキノロン系薬の併用である。追加治療として，tobramycin の吸入(300 mg 12 時間ごと)を検討してもよい。

囊胞性肺線維症の患者は，ムコイド型の緑膿菌による慢性の下気道感染症に陥りやすい。これらの感染は通常，生涯持続し，運動耐容能の低下，咳嗽と喀痰の増加，体重減少によって明らかとなる急性増悪を頻回に起こす。治療は，ticarcillin あるいは piperacillin を含む抗緑膿菌用のペニシリン系薬とアミノグリコシド系薬から成る。これらの患者は薬物動態が変化しているために，高用量の抗菌薬を要する場合がある。積極的な理学療法，栄養補給および補液が必須である。

血流感染症

血流感染症は，他部位の緑膿菌感染症に付随して起こっている可能性がある。素因としては，好中球減少，血液学的悪性腫瘍，臓器移植，血管内および尿道カテーテル，抗菌薬使用が挙げられる。下気道が最も頻度の高い緑膿菌菌血症の感染源であり，次いで皮膚，軟部組織，尿路と続く。患者の評価の際には，菌血症の

(A)

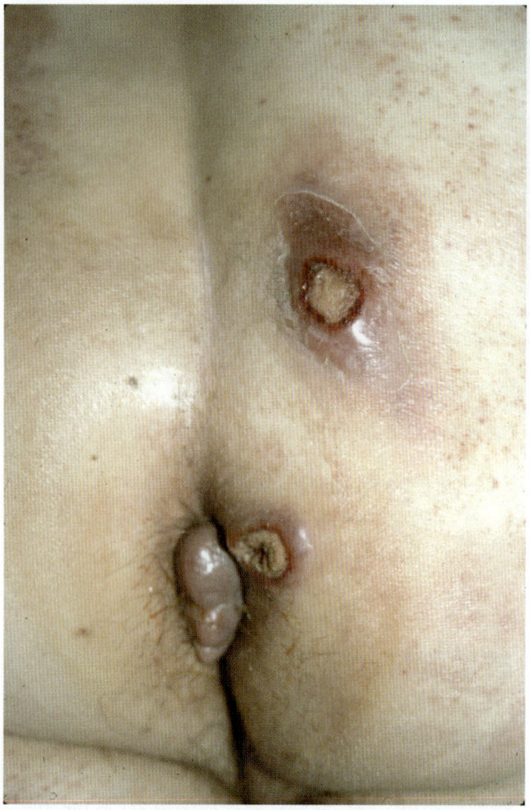

(B)

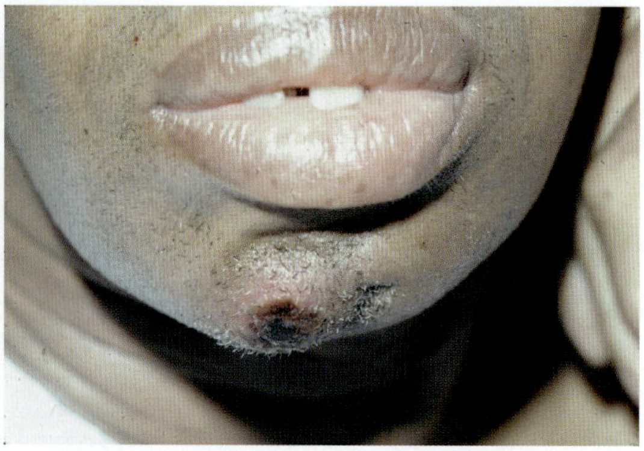

図 146.1
壊疽性膿瘡　A：潰瘍と周囲の紅斑を伴った病変。B：壊死と周囲の紅斑を伴った，より典型的な病変。

感染源を積極的に検索すべきである。

緑膿菌の血流感染症を他の Gram 陰性菌による菌血症と明確に区別できるような臨床的な特徴はない。ほとんどの患者が，発熱，頻脈，頻呼吸を呈する。多くの患者が全身毒性の徴候を示し，低血圧，ショック，播種性血管内凝固症候群，および意識障害が出現する。皮膚症状としては，丘疹，水疱，および，出血や壊死および菌による脈管浸潤を特徴とする局所性の皮膚病変である壊疽性膿瘡(ecthyma gangrenosum)(図 146.1)がまれながら認められる。致死率が高いため，抗菌薬の併用による治療のすみやかな開始が決定的に重要となる。治療は，重症患者では 2〜3 週間は継続すべきである。

感染性心内膜炎

緑膿菌による感染性心内膜炎はまれであり，主として注射薬物使用者において，時に心臓の人工弁を背景として起こる。注射薬物使用者は，水道水などの滅菌されていない希釈液，あるいは滅菌されていない注射器具から菌に感染する。発熱を伴った菌血症が例外なく出現する。三尖弁の感染は典型的であり，通常，感染性肺塞栓症の徴候が現れる。早期に有効な抗菌薬による積極的な治療が行われた場合，手術をすることなく治癒させることができるかもしれない。細菌学的失敗が起こるか再燃した場合は，三尖弁切除術が必要になることがある。大動脈弁と僧帽弁が侵された場合，抗菌薬治療に加えて早期の弁置換術を要する大きな動脈塞栓症および敗血症を伴った重症急性疾患として発症する可能性がある。β-ラクタム系薬および高用量のアミノグリコシド系薬(例：tobramycin 8 mg/kg/ 日)の併用療法が推奨される。抗菌薬治療は少なくとも 6 週間は継続すべきである。

尿路感染症

緑膿菌は院内での尿路感染症において頻度の高い原因菌である。これらの感染は一般的に，尿道カテーテルの留置に関連して起こる。菌血症はよくある合併症であり，転移性感染(例：化膿性椎体炎)を引き起こすことがある。症候性の尿路感染症では，可能であれ，カテーテルを抜去したうえで抗菌薬を投与する必要がある。二次性の菌血症あるいは上部尿路の感染がなければ，抗緑膿菌用の β-ラクタム系薬あるいはキノロン系薬単剤による治療で十分である。複雑性尿路感染症であっても，経口のキノロン系薬による治療が奏効するかもしれない。単純性尿路感染症の症例では，7〜10 日間の治療で十分である。腎盂腎炎，腎膿瘍，菌血症合併例では，2〜3 週の，より長期間の治療が必要になるかもしれない。無症候性細菌尿は，通常は治療を要さない。もし，尿路に解剖学的異常や異物が存在する場合，細菌尿の除菌はしばしば不可能であり，このような状況での抗菌薬は，耐性菌を選択するのみとなる可能性がある。

髄膜炎

緑膿菌は，一般人口で髄膜炎や脳膿瘍の原因菌になることはめったにないが，脳外科手術に関連した髄膜炎はよく報告される術後合併症である。感染は，(1)乳突蜂巣や副鼻腔といった隣接する構造物からの波及，(2)穿通性外傷あるいは脳神経外科手術時の直接接種，(3)遠隔部位からの転移性播種，によって起こる。*in vitro* での優れた活性と，髄液中への移行性のよさから ceftazidime が第1選択薬となる。aztreonam とカルバペネム系薬は *in vitro* で良好な活性を示すが，使用経験が限られている。広域スペクトラムのセファロスポリン系薬は髄膜炎の治療には適応がない。アミノグリコシド系薬の追加は，シナジー効果をもたらし，抗菌薬耐性の出現を防いでくれる可能性を踏まえると，正当化される場合がある。アミノグリコシド系薬は髄液中への移行性が悪いため，髄腔内あるいは脳室内投与が必要になる可能性がある。ciprofloaxcin の注射薬による治療成功例も報告されているが，キノロン系薬は，その他の抗菌薬による治療に失敗するか，β-ラクタム系薬に菌が耐性の場合にのみ，使用すべきである。中枢神経系の緑膿菌感染症を治癒させるためには，脳膿瘍の外科的ドレナージ，感染組織のデブリードマン，人工物の抜去を要する場合がある。最低でも2週間，最大6週間の抗菌薬治療が必要となるであろう。

耳の感染症

外耳炎は，緑膿菌によって起こる頻度が最も高く，さらに通常は浸水と関連して起こる〔水泳者の耳(swimmer's ear)〕。患者は疼痛と瘙痒を訴える。診察では，耳介と外耳道の浮腫，滲出液，紅斑が明らかとなる。この感染症は，点耳の抗菌薬〔polymyxin, neomycin(fradiomycin)，あるいはキノロン系薬〕と hydrocortisone あるいは希酢酸などの局所薬の併用(「6章　中耳炎と外耳炎」参照)で治療できる。

外耳道の骨および軟部組織に感染が波及し，側頭骨や頭蓋底にまで感染が拡大する可能性のある，より侵襲的で壊死性の経過をたどる感染症は，**悪性外耳道炎**と呼ばれる(図146.2)。これは主として，高齢者および糖尿病患者が罹患する。耳痛および外耳道からの排膿が出現する。脳神経麻痺などの神経学的合併症が出現することがある。CT あるいは MRI が骨および軟部組織の破壊の範囲を描出するのと治療効果をモニターするのに有用である。デブリードマンが必要になる可能性があるため，外科への紹介が勧められる。最低4週間の抗菌薬の併用療法が推奨される。より広範囲に及ぶ感染に対しては，6〜8週間まで治療期間を延長する必要がある。

骨および関節の感染症

緑膿菌による骨髄炎や化膿性関節炎は，血行性播種あるいは隣接する構造物からの波及の結果として生じる。化膿性椎体炎は通常，膀胱内に留置された人工物に関連した尿路感染症に罹患した高齢の患者および注射薬物使用者に起こる。傍脊柱の叩打痛を伴う頸部および背部痛がよくある臨床像である。CT および MRI は，感染の範囲を同定するのに感度の高い診断検査である。透視下あるいは CT ガイド下での針穿刺あるいは生検によって菌を分離することができる。時折，生検，培養，除圧するのに外科手術が必要になる。人工物の抜去が通常は必要となる。抗緑膿菌用の β-ラクタム系薬と，アミノグリコシド系薬あるいはキノロン系薬の併用による抗菌薬治療を最低4〜6週間は行う必要がある。単剤による治療でもうまくいった例もあるが，治療失敗例もある。

隣接する構造物からの波及による骨髄炎は，覆っている皮膚および軟部組織感染からの直接波及，あるいは穿通性外傷によって

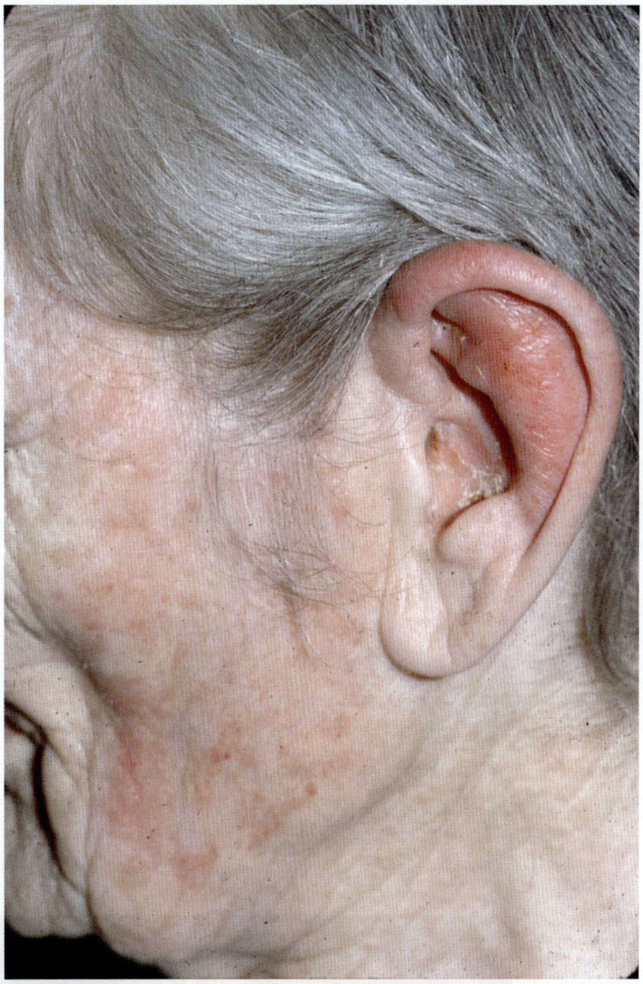

図 146.2
悪性外耳道炎　この写真では，耳輪，対耳輪，耳の舟状窩の浮腫と紅斑が認められる。感染が進行すると，しばしば耳珠に感染が及ぶ。浮腫と疼痛のために外耳道の視認が制限されることが多い。

生じる。感染している糖尿病性足潰瘍の患者における骨髄炎では，緑膿菌の関与が示唆される。血管の脆弱性および多菌種によって起こるというこの感染症の特性によって治療に難渋することがある。治療の目標は，骨および軟部組織内で有効な抗菌薬濃度を達成することである。抗緑膿菌用の β-ラクタム系薬とアミノグリコシド系薬を含んだ，長期間の抗菌薬治療(最大6週間)が現在の標準治療であるが，非盲検試験ではキノロン系薬の単剤治療あるいは β-ラクタム系薬との併用治療が有効であることが示されている。

骨と線維軟骨性関節を侵す足の骨軟骨炎はしばしば，緑膿菌が定着している履物の底を貫通する刺創の後に認められる(図146.3)。治療は最低4週間の ceftazidime あるいは ciprofloxacin と外科的デブリードマンの併用から成る。

皮膚感染症

汚染された泡風呂(ジャグジー)，風呂，スイミングプールへの曝露によって，緑膿菌による毛囊炎が起こることがあり，びまん性，紅色の斑状丘疹性あるいは小水疱性の皮疹を呈する(図146.4)。皮疹は自然治癒し，特異的な抗菌薬治療は要さない。

熱傷創部に緑膿菌が定着し，その後，感染を起こすことがあ

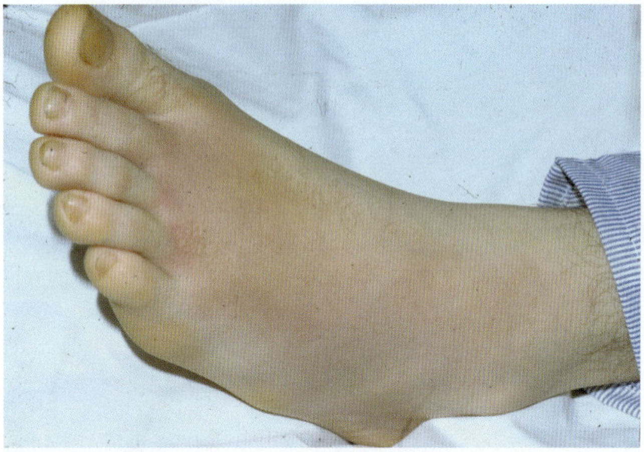

図 146.3
足底の釘による刺創後の骨軟骨炎　この写真で明らかなように，緑膿菌による急性骨軟骨炎の患者では，蜂窩織炎がしばしば前面に出てくる臨床像となる。浮腫も，よく認められる所見である。

る。血流へと侵入することがあり，結果として敗血症性菌血症を起こす。抗菌薬併用療法による全身投与が必要となる。mafenide acetate あるいは silver sulfadiazine といった局所抗菌薬は，熱傷創部への菌の定着を減少させると考えられている。水を用いた治療(hydrotherapy)を回避することによっても，熱傷患者での緑膿菌感染のリスクを減らすことができる。

手を水に浸漬していた生活歴のある人は爪甲が緑色に変色し，緑膿菌の爪床感染を起こすことがある。この病態は**緑色爪症(green nail syndrome)**と呼ばれている(図 146.5)。治療には水への曝露の回避が必要で，加えて，経口の ciprofloxacin も有効な補助治療となる。

温かく湿った足趾間に緑膿菌が感染することがある。第 3，4，5 足趾間が最も感染しやすい部位である。足趾間の感染は，軍隊入隊者，スポーツ選手，肉体労働者が最も罹患しやすい。足部白癬はよくある先行素因である。感染組織は湿気を帯び，浸潤により浸軟し，白くなっている。隣接する皮膚および皮下組織は炎症を起こしていることがある。より重症の感染だと潰瘍へと進展する(図 146.6)。

足趾間の緑膿菌感染症は足部白癬と似ているが，抗真菌薬の局所投与では改善しない。患者の靴下や包帯，あるいは乾燥した滲出物に緑色の色素が確認できる場合，緑膿菌を疑うべきである。緑色に変色した足趾の爪は強くこの診断を示唆しており，Wood 灯を照らして，緑－白色の蛍光発色が得られれば，さらなる診断の根拠となる(図 146.7)。

足趾間の感染症の治療は抗緑膿菌活性のある抗菌薬と，2% 酢酸水溶液に浸すことである。感染を予防するための最良の方法とは，足および足趾を清潔かつ乾燥した状態に保ち，靴の裏地を完全に乾かすことができるように作業靴あるいは運動靴を隔日で履くことである。

(A)

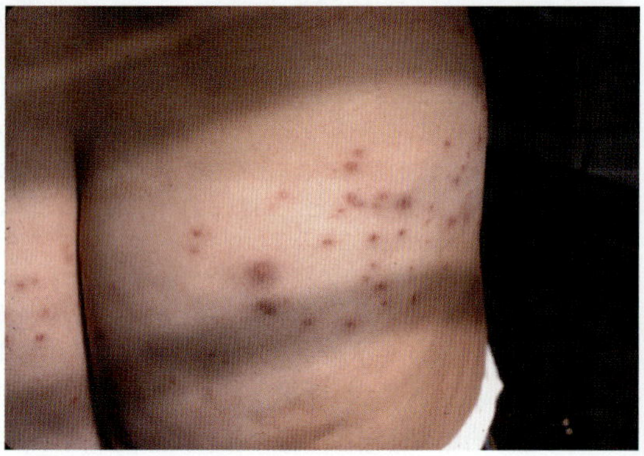

(B)

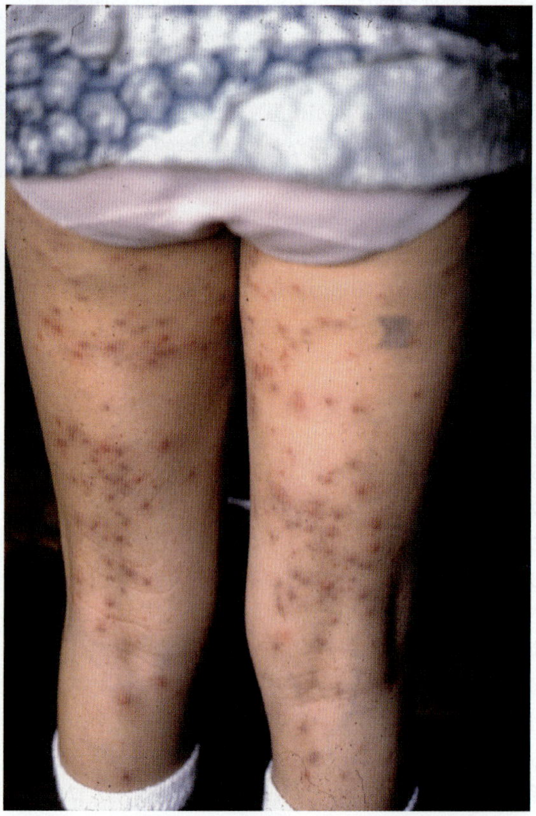

図 146.4
毛嚢炎　緑膿菌による毛嚢炎は，他の頻度の高い皮膚疾患とよく似ていることがある。A の病変の外観は帯状疱疹の可能性を想起させる。B の患者は広範囲に感染が及んでおり，黄色ブドウ球菌感染あるいはステロイド誘発性の毛嚢炎と見間違えるかもしれない。皮膚病変の内容物の培養が正確な診断を下すのに役立つであろう。

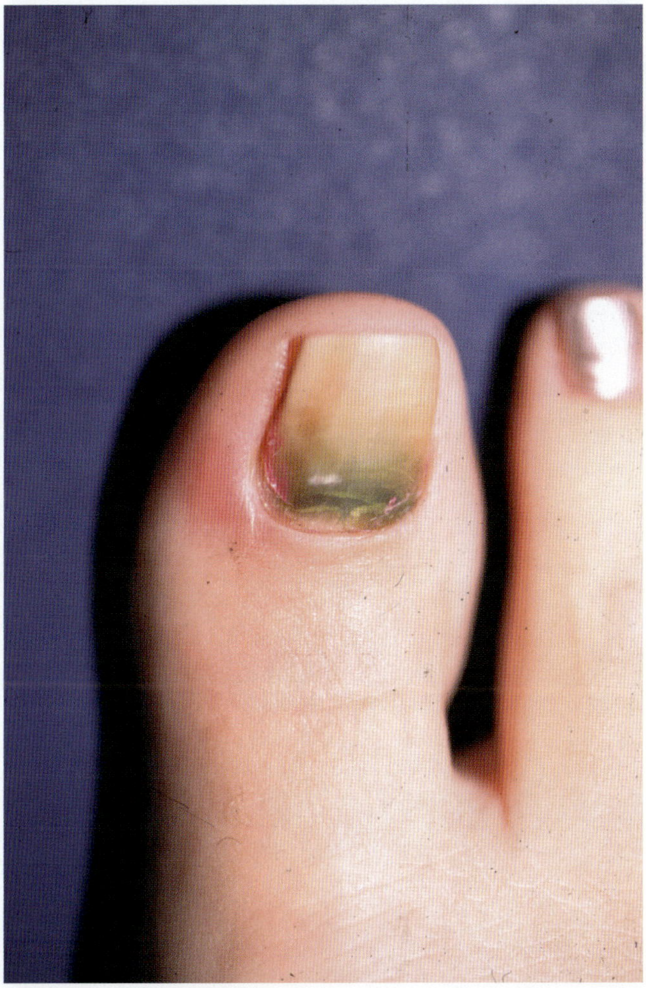

図 146.5
緑色爪症 爪が緑色に変色した特徴的な所見が認められる。

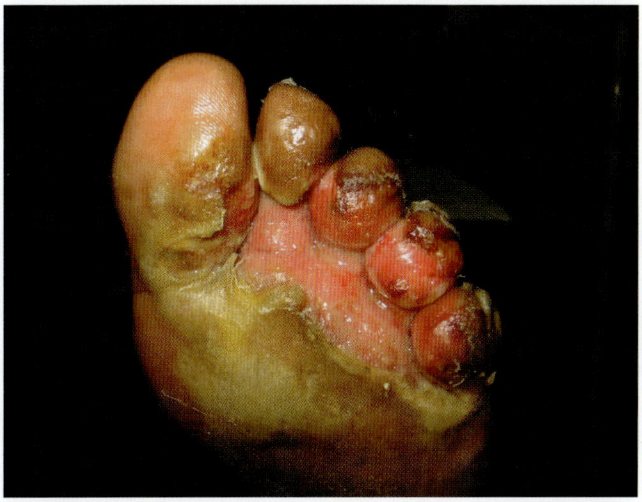

図 146.6
足趾間の感染 足趾間感染が進行するにつれて，特徴的な浸軟した所見が認められる。

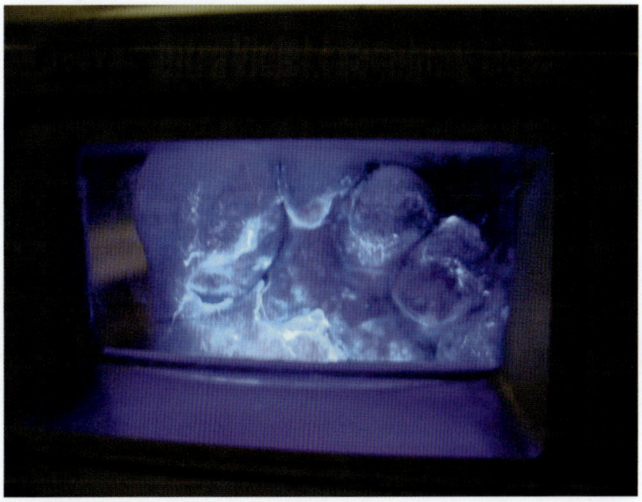

図 146.7
Wood 灯を用いることで，緑膿菌の古典的特徴的である発光が明らかとなる。

近縁種による感染症

Stenotrophomonas maltophilia は医療関連感染症を起こす Gram 陰性桿菌で，菌血症，肺炎，および創部感染を起こす可能性がある。*S. maltophilia* による医療関連肺炎は，人工呼吸，気管切開，ネブライザーの使用，広域スペクトラム抗菌薬の使用歴と関連している。患者には通常，慢性閉塞性肺疾患などの既存の肺疾患がある。人工呼吸器関連肺炎における気道からの *S. maltophilia* の分離は死亡の重要な予測因子である。*S. maltophilia* による肺炎およびその他の部位の感染症の治療は，菌が通常，ほとんどの抗緑膿菌用 β-ラクタム系薬，カルバペネム系薬，アミノグリコシド系薬に耐性であるため，往々にして困難である。trimethoprim-sulfamethoxazole（ST 合剤）が治療の第 1 選択薬である。ceftazidime，ticarcillin-clavulanate，およびキノロン系薬の活性は検出株ごとに異なっている。ST 合剤と，（感受性が確認されれば）ticarcillin-clavulanate あるいは ceftazidime などの β-ラクタム系薬の併用治療が，*in vitro* でのシナジー効果および臨床的有効性を示した事例報告に基づいて提唱されている。ポリミキシン系薬は，選択された高度耐性分離株に対して，活性が残っている。

Burkholderia cepacia は日和見感染を起こす病原菌であり，囊胞性線維症の患者の気道に定着し，持続的な感染を起こして進行性の呼吸不全へと陥らせる。多くの β-ラクタム系薬およびアミノグリコシド系薬への抗菌薬耐性によって治療が頓挫する。広域スペクトラムのセファロスポリン系薬（ceftolozane-tazobactam，ceftazidime-avibactam，cefiderocol）は，当初の *in vitro* のデータでは活性を示しており，有望なようである。キノロン系薬，ST 合剤，カルバペネム系薬への耐性は一般的に認められるが，耐性頻度にばらつきがあるため，感受性検査は必須である。chloramphenicol は活性を保っていることがある一方で，ポリミキシン系は通常，無効である。

文献

Boucher HW, Talbot GH, Bradley JS, et al. Bad bugs, no drugs: No ESKAPE! An update from the Infectious Diseases Society of America. *Clin Infect Dis*. 2009;48(1):1–12.

Gaynes R, Edwards JR. Overview of nosocomial infections caused by

18

gram-negative bacilli. *Clin Infect Dis*. 2005;41:848–854.
Infectious Diseases Society of America and the American Thoracic Society. Management of adults with hospital-acquired and ventilator-associated pneumonia: 2016 clinical practice guidelines by the Infectious Diseases Society of America and the American Thoracic Society. *Clin Infect Dis*. 2016;63:e61–e111.
Kollef MH, Sherman G, Ward S, et al. Inadequate antimicrobial treatment of infections: A risk factor for hospital mortality among critically ill patients. *Chest*. 1999;115:462–474.
McGowan JE. Resistance in nonfermenting gram-negative bacteria: Multidrug resistance to the maximum. *Am J Med*. 2006;119(Suppl 1):S29–S36.
Paterson DL. The epidemiological profile of infections with multidrug-resistant *Pseudomonas aeruginosa* and *Acinetobacter* species. *Clin Infect Dis*. 2006;43:S43–S48.
Waterer GW, Wunderink RG. Increasing threat of gram-negative bacteria. *Crit Care Med*. 2001;29(Suppl 4):N75–N81.

147 鼠咬症

■著：Neil S. Lipman
■訳：西村 翔

インドでは，ネズミ[訳注：ここでいうネズミは rat のことであり，以下，断りのない限りネズミは rat を指す]咬傷に関連した感染症は，2,300 年前から，知られており，インドがこの感染症の発祥の国であると信じられている。19 世紀初頭のイェール大学の医師の講演録に初めて，鼠咬症についての記載がみられる。1902 年になってようやく，日本人の研究者らがヨーロッパの学術誌でその臨床像について記載し，**"Rattenbisskrankheit"**，すなわち，鼠咬症(rat bite fever)という用語をつくり出した。鼠咬症は，臨床的には類似しているがそれぞれ別個の 2 つの細菌感染症から構成され，それぞれ，*Streptobacillus moniliformis*，*Streptobacillus notomytis*，および *Spirillum minus* という互いに関連性のない病原菌が原因となる。菌は世界中に分布している。歴史的には，*Streptobacillus* による感染症は米国とヨーロッパで多く，*Spirillum* による感染症は極東で多いと報告されてきた。しかし近年，増加傾向にある鼠咬症の報告症例のほとんどは *Streptobacillus* によるものである。近年の症例分離株の一部の遺伝子解析では，ノルウェーネズミあるいはドブネズミである *Rattus norvegicus* ではなく，クマネズミである *Rattus rattus* に曝露した鼠咬症での原因菌は，*S. moniliformis* ではなく *S. notomytis* であることが明らかになった。ノルウェーラットはペットとして販売されており，実験室での動物モデルとして利用され，多くの都心部でより一般的である。従来の検査では *S. notomytis* の同定は困難であることから，過去の *S. moniliformis* による感染症例の報告の一部は，*S. notomytis* によるものであった可能性が高い。

鼠咬症は，主にはペットや，野生あるいは実験用のネズミによる咬傷が原因となる頻度が最も高く，頻度は下がるが，引っ掻き傷や直接接触(例：ペットのネズミにキスをする)によって起こることもある。ネズミ咬傷あるいはネズミとの接触がなかったとする症例報告が多数存在するが，それらのすべての症例で，ネズミの多い場所や汚染物質への職業上の曝露が確認されている。小型のネズミ(mouse)，アレチネズミ(gerbil)，モルモット，リス，イヌ，ネコ，フェレット，七面鳥，イタチを含むさまざまな他の動物種との接触後にも，この菌による感染症が起こっており，これらのすべての動物たちが，ネズミあるいは汚染物質と接触していたことが想定される。米国では，推定で年間 300〜600 万例の動物咬傷が起こっており，そのうち約 2〜5%がげっ歯類によるものである。鼠咬症の症例の多くは，都市内の社会経済的地位の低い人が罹患しており，人気の高まっているペットのネズミに関連した鼠咬症の症例が増加してきている。2011 年には，米国の世帯の 0.1%が 1 匹以上のペットのネズミを飼っている，と推定された。ネズミはしばしば，ペットのヘビやその他の爬虫類の餌とされ，それらの動物の飼い主の鼠咬症の症例も報告されている。症状を呈さないネズミが菌の主たる保有宿主であり，菌は鼻咽頭，中耳，近位気管部に共生細菌として存在している。

おそらく，相当数の曝露が見込まれるにもかかわらず罹患率が低いこと，主治医がこの疾患をあまり疑わないこと，曝露後に有効な抗菌薬が日常的に利用されていること，および検査室で菌を分離するのに難渋することに起因して，診断に至ることはまれである。本疾患には報告義務がないため，米国での真の罹患率は不明である。米国で報告される症例の多くが，12 歳未満の小児である。

ネズミは，*S. moniliformis*，*S. notomytis*，*S. minus* の自然宿主かつ一次宿主となっており，いずれの菌がネズミに感染しても，自然に発症まで至ることは通常ない。まれに，ノルウェーラット(ドブネズミ)での *S. moniliformis*，クマネズミでの *S. notomytis* による中耳炎が報告されている。菌は鼻咽頭の共生細菌であり，尿や血液など他の組織から検出されることがある。ペットのネズミの 10〜100%，野生のネズミの 50〜100%に *S. moniliformis* が定着している，と推定される。20 世紀前半における実験用のネズミの推定感染率は，野生型での報告と同様であったが，(ネズミの)飼育販売業者の監視体制の強化と共に，現代の繁殖技術および飼育法によって，その率は劇的に低下した。先進国における現在の実験用ネズミの個体群のほとんどで，*S. moniliformis* は存在しない。しばしば，ネズミ以外の他の動物種と関連したヒトの感染例が発生しているが，これらの動物種は共生宿主ではないと考えられている。

臨床像

鼠咬症は，再発性の発熱を伴う急性の全身感染症である。*Streptobacillus* による鼠咬症(streptobacillary rat-bite fever)，*Streptobacillus* 熱(streptobacillary fever)，あるいは *Streptobacillus* 症(streptobacillosis)は，*S. moniliformis* あるいは *S. notomytis* の感染によって起こる。**ヘイブリル熱(Haverhill fever)**および，**流行性の関節炎を伴った紅斑(epidemic arthritic erythema)**は，*S. moniliformis* によって起こり，汚染された水・生乳・食物を摂取することで感染する。日本語の鼠(so)と毒(doku)に由来する**鼠毒(Sodoku)**，*Spirillum* による鼠咬症(spirillary rat-bite fever)，らせん菌症(spirillosis)は *S. minus* の感染によって起こる。よく似てはいるが，臨床的にこれらの感染は区別することができる(表 147.1)。*Streptobacillus* による鼠咬症は *Spirillum* 型より潜伏期間が短く，しばしば皮疹と関節痛を合併する。ヘイブリル熱では，嘔吐，下痢，咽頭痛がより高頻度で

表 147.1
鼠咬症の臨床像

臨床像	*Streptobacillus* 型	*Spirillum* 型
潜伏期間	2～10 日	7～21 日
発熱	＋＋＋	＋＋＋
悪寒	＋＋＋	＋＋＋
筋肉痛	＋＋＋	＋＋＋
皮疹	＋＋ 麻疹様 / 点状出血性	＋＋ 紅斑 / 丘疹
リンパ節炎	＋	＋＋
関節痛，関節炎	＋＋	－
咬傷創部の硬化	－	＋＋＋
再発性の発熱 / 全身症状(未治療であれば)	周期は一定していない	一定の周期性

認められる。*Spirillum* 型では，硬結を伴った下疳様の皮疹が接種部位に出現し，臨床徴候を伴う。重複感染も，きわめてまれではあるが起こりうる。*Streptobacillus* 感染症のほとんどの症例は 2 週間以内に自然治癒する。もし，未治療のままであれば，13％の症例が致死的となる。未治療の心内膜炎の患者では死亡率は＞50％である。乳幼児の感染での臨床経過は特に急激で致死的になる可能性がある。成人で，短期(＜12 時間)の臨床経過で死亡した例が報告されている。

Streptobacillus による鼠咬症の潜伏期間は 2～10 日であるが，通常，曝露後 3 日以内に発症する。咬傷部がすみやかに治癒したとしても，臨床徴候が出現し，これはおそらく，菌血症や敗血症性菌血症によるものである。発症様式は，弛張性の悪寒，発熱，頭痛，筋肉痛を特徴とする突然発症で，これらは感染性の機序による直接の作用と免疫介在性の機序によって生じる。白血球破壊性の血管炎によって生じている可能性のある麻疹様あるいは点状出血性の皮疹は患者の 75％でみられ，多くは発症から数日以内に四肢の側面あるいは屈側面に生じ，時に手掌や足底に出現することもある。まれに，皮疹は全身性に拡大したり，膿疱，落屑，紫斑が出現することがある。皮疹の出現と同時に，約 50％の患者で，重度の関節痛，あるいは少なくとも 1 関節，多くの場合はそれ以上の数の大関節に関節炎が明確に認められる。関節炎は化膿性あるいは非化膿性いずれもありえ，単関節性あるいは移動性かつ多発性で，まれにその他の臨床症状を伴うことなく起こる。未治療であれば臨床経過は二相性で，発熱および症状は発症後 2～5 日で消退し，数日後に再燃する。関節炎，心内膜炎，心筋炎，心外膜炎，肝炎，膵炎，耳下腺炎，前立腺炎，肺炎，腎炎，髄膜炎，骨髄炎，椎間板炎，軟部組織膿瘍，敗血症性菌血症，絨毛膜羊膜炎が合併症として報告されている。1～6 日にわたる全身症状の再燃を伴う再発性の発熱は珍しくない。発熱のない症例も報告されている。

米国では，*Spirillum* 型は *Streptobacillus* 感染症よりもかなり頻度が低い。潜伏期間は通常 7～21 日間であるが，2 日程度のこともあれば，数か月に及ぶこともある。咬傷は先に治癒する。その後，硬結を伴う下疳様の皮疹あるいは痂疲が創部に出現し，局所のリンパ節炎やリンパ管炎，発熱，こわばり，筋肉痛，および約 50％の症例では創部を起源とする紅斑性の紅斑 / 丘疹を併発する。関節炎はまれである。未治療だと，発熱および他の症状は治まるが，その後，定期的に再燃し，死亡率は 7～13％と推定される。

診断

ネズミ咬傷やネズミとの接触歴，ネズミが多数存在する場所や汚染物質への曝露歴と，臨床像を併せることによって，この疾患の診断が想起される。患者にネズミ咬傷歴がなかったり，あるいは長い臨床経過をたどった後に受診するかもしれない。*S. moniliformis*，*S. notomytis* による感染では，微生物培養によって菌を分離するか，あるいは遺伝子プライマーセットを用いて 16S RNA 遺伝子の一部を増幅した後に，ポリメラーゼ連鎖反応(polymerase chain reaction：PCR)を用いたシークエンス(配列解析)を行うことで培養検体や血液，体液，組織検体内の菌を同定するか，のいずれかまたは両方によって確定診断を行う。ヒトおよびげっ歯類の菌株に基づいたプライマーを用いた *S. moniliformis* に特異的な PCR(*S. moniliformis* との遺伝子相同性が＞99.9％であるため，おそらく *S. notomytis* も検出される)も報告されている。遺伝子のコピー数がより少なく，ヘモグロビンが阻害要因となり，抗菌薬治療開始後に死菌が除去されるのがより速いため，PCR による血液中からの検出は，組織からの検出よりも困難である。同定に，マトリックス支援レーザー脱離イオン化飛行時間型質量分析装置(matrix-assisted laser desorption ionization-time of flight：MALDI-TOF)を利用することは必ずしも有益ではない。いずれの菌に対しても，ヒトにおいて現在利用できる血清学的検査として信頼に足るものはない。これらの菌を分離するのはきわめて難しいため，往々にして検査の際に強く疑ってかかることが必要となる。

S. moniliformis と *S. notomytis* は栄養要求性の高い，通性嫌気性，高度多形性，胞子非形成性の Gram 陰性桿菌で，大きさは 1×1μm 未満から 1×5μm に及ぶ。湾曲あるいは回旋した，非分岐性の 150μm に及ぶフィラメント(糸状の形態)を形成することがある。特徴的な球根状の腫大が，*S. moniliformis* の時間の経った培養検体や細胞診標本で報告されており，菌を蛋白質の残骸として見誤って処理してしまうことになる。*S. moniliformis* には 2 つの異型があり，それは桿菌と，細胞壁を欠損したペニシリン耐性の非病原性 L 型菌である。一方の型からもう一方の型へと自然に変換が起こり，これによって菌の抗菌薬への感受性が変化し，臨床的な再燃および治療への抵抗性の原因となっている可能性がある。*S. moniliformis* と *S. notomytis* は，発育への栄養要求性の高さと緩徐な発育のために，ほとんどの病院の検査室では同定するのが困難である。Giemsa 染色，Gram 染色，Wright 染色，鍍銀染色によって，血液，滑液，その他の体液中の菌を確認できる可能性があるが，検体は 2.5％のクエン酸ナトリウムと混合することで，検査前に凝固するのを防がなければならない。血液および関節液は，15％の血液，20％のウマ，ウシ胎児，あるいはウサギ血清，もしくは 10～30％の腹水によって強化された培地で培養すべきである。培養に成功する培地として

は，血液寒天培地，チョコレート培地，Shaedler培地，チオグリコレート培地，ミートインフュージョンブロス(肉水培地)，トリプトース寒天培地がある。Gram陰性桿菌の過剰発育を抑制するのに，培地にナリジクス酸を付加することもある。ウシ肝臓のパパイン消化物であるPanmedeが補充されたシステイン添加ブレインハートインフュージョン培地が支持されている。血液培養培地に用いられる，抗凝固および細菌発育促進剤であるポリアネトール硫酸ナトリウム(sodium polyanethol sulfonate：SPS)は，菌の発育を抑制するため，これが培地に含まれないようにする。菌を接種した培地は，37℃，5〜10%炭酸ガスを含む湿潤環境で培養する。2〜6日後に液体培地中では，特徴的な「タンポポの綿毛(puffballs)」が出現し，寒天固形培地上では，1〜2mmの丸くて灰色で表面が平滑でギラギラ輝いたコロニーが観察される。L型は特徴的な目玉焼き様の外観を有するコロニーを形成する。生化学的性状によって菌は同定される。API ZYM® システムおよび脂肪酸特性が，迅速に同定するのに有用な場合がある。米国では，米国疾病対策センター(Center for Disease Control and Prevention：CDC)の髄膜炎および特殊病原体部門，あるいは州の公衆衛生研究所と連絡をとって，培養や診断に関する援助を受けることができる。うまく培地で発育させられなかった場合，シェルバイアル(shell vial)細胞培養法によって，*S. moniliformis*を分離できたことが報告されている。

*S. minus*はGram陰性，好気性，運動性の，柔軟性を欠いたらせん菌である。菌の大きさは0.2〜0.5×3〜5μmで，2〜6回，広角に捻れており，尖っている先端にはそれぞれ1本ずつ鞭毛を伴っている。*S. minus*は，いずれの人工培地でも発育させることができない。血液や，咬傷創部，皮膚病変，リンパ節からの滲出液のウェットマウント(wet mount)標本の暗視野顕微鏡による検鏡，あるいはこれらの部位からのGiemsa，Wright染色標本で菌が認められることがある。菌を分離するためには，感染物質をモルモットや小型のネズミ(mouse)の腹腔内に接種し，1〜3週間後に動物の血液や腹腔内滲出液の暗視野検査が必要となる。

鼠咬症の鑑別診断は広く，ライム病，淋菌性関節炎，ブルセラ症などの化膿性関節炎，および関節リウマチなどの非感染性炎症性多発関節症が含まれる。発熱および皮疹という発症様式は，全身性エリテマトーデス，ウイルス性発疹，Rickettsia(リケッチア)感染症，第2期梅毒，薬疹とよく似ている。梅毒検査の生物学的偽陽性が，*Streptobacillus*感染症の症例の最大25%，*Spirillum*型の症例の最大50%で起こる。

治療

*Streptobacillus*型と*Spirillum*型のいずれの鼠咬症も，適切な抗菌薬による治療に良好に反応する。*S. minus*のほうが治療への反応性がよい。ペニシリン系薬がいずれの菌に対しても第1選択薬であり，治療への劇的な反応が期待される。procaine penicillin G 60万単位 筋注 1日2回による最低7日間の治療が，合併症のない(単純性)感染症では推奨される。重症例では，抗菌薬感受性が判明するのを待たずに，静注のペニシリン系薬によって治療を開始すべきである。成人では40万〜60万単位/日を必要とし，48時間以内に治療への反応が認められない場合は，120万単位/日まで増量する。小児は2万〜5万単位/kg/日での7日間の治療後，経口のpenicillin Vでさらに7日間治療する。心内膜炎を発症した場合，高用量のpenicillin G(procaine penicillinを，感受性株では480万単位/日 筋注，耐性株では2,000万単位/日 静注)とgentamicinあるいはstreptomycin 1日1回を併用し，4〜6週間治療する必要がある。streptomycinはL型の*S. moniliformis*に対する抗菌薬活性を増強させる。小児の心内膜炎では，penicillin Gを16万〜24万単位/日(最大で成人の最大投与量まで)による治療が必要となる。ペニシリンアレルギー患者では，tetracycline(500mg/kg 6時間ごと 経口)あるいはstreptomycin(7.5mg/kg 1日2回 筋注)が有効な代替薬となる。amoxicillin-clavulanate，doxycycline，第2，3世代セファロスポリン系薬，ciprofloxacin，chloramphenicol，clindamycin，マクロライド系薬のerythromycin，clarithromycin，およびvancomycinによる治療も奏効している。erythromycinでは治療失敗例も報告されている。ネズミ咬傷後はペニシリンの予防投与が検討されることがあるが，感染が成立するリスクは低い。ただし乳児では，急激に進行し，重篤な転帰に至る可能性があるため，積極的に予防を検討する。

文献

Berger C, Altwegg M, Meyer A, Nadal D. Broad range polymerase chain reaction for diagnosis of rat-bite fever caused by *Streptobacillus moniliformis*. *Pediatr Infect Dis*. 2001;20:1181–1182.

Centers for Disease Control and prevention (CDC). Fatal rat-bite fever—Florida and Washington, 2003. *MMWR Morb Mortal Wkly Rep*. 2006;53:1198–1202.

Chean R, Stefanski DA, Wooley IJ, Francis MJ, Korman TM. Rat bite fever as a presenting illness in a patient with AIDS. *Infection*. 2012;40:319–321.

Edwards R, Fitch RG. Characterization and antibiotic susceptibilities of *Streptobacillus moniliformis*. *J Med Microbiol*. 1986;21:39–42.

Elliot SP. Rat bite fever and *Streptobacillus moniliformis*. *Clin Microbiol Rev*. 2007;37:13–22.

Eisenberg T, Ewers C, Rau J, Akimkin V, Nicklas W. Approved and novel strategies in diagnostics of rat bite fever and other Streptobacillus infections in humans and animals. *Virulence*. 2016;7:630–648.

Flannery DD, Akinboyo I, Ty JM, Averill LW, Freedman A. Septic arthritis and concern for osteomyelitis in a child with rat bite fever. *J Clin Microbiol*. 2013;51:1987–1989.

Fukushima K, Yanagisawa N, Imaoka K, Kimura M, Imamura A. Rat-bite fever due to Streptobacillus notomytis isolated from a human specimen. *J Infect Chemother*. 2018; 24:302–304.

Graves MH, Janda JM. Rat-bite fever (*Streptobacillus moniliformis*): A potential emerging disease. *Int J Infect Dis*. 2001;5: 151–154.

Khatchadourian K, Ovetchkine P, Minodier P, et al. The rise of the rats: A growing paediatric issue. *Paediatr Child Health*. 2010;15:131–134.

Loridant S, Jaffar-Bandjee MC, La Scola B. Shell vial cell culture as a tool for *Streptobacillus moniliformis* "resuscitation." *Am J Trop Med Hyg*. 2011;84:306–307.

148 *Salmonella*（サルモネラ）

■著：Bruce S. Ribner
■訳：西村 翔

Salmonella（サルモネラ）は，腸内細菌目細菌のGram陰性，非芽胞形成性の通性嫌気性菌である。2,500以上に及ぶさまざまな*Salmonella*の血清型が同定されている。

*Salmonella*は自然界に広く分布している。一般的に，菌は宿主の消化管に認められる。*S. typhi*（チフス菌）および*S. paratyphi*（パラチフス菌）といった一部の*Salmonella*はヒトの消化管にのみ定着する。*S. typhimurium*などの他の血清型の*Salmonella*は，ヒトを含めて多様な宿主をもつ。最後に，*S. dublin*や*S. arizona*といった一部の菌は，ヒトの消化管で検出されることはめったにない。それぞれの血清型ごとの宿主になりうる動物の範囲とその特異性は，これらの菌による感染の疫学を究明するうえで有用である。

*Salmonella*による感染症は，3つの主要な病型に分類され，それは，胃腸炎，腸チフス（腸熱）（typhoidあるいはenteric fever），消化管外の局所感染症の3つである。これらの病型の間には相当に重複している部分があるものの，疫学および臨床症状に十分に差異があるので，病型ごとに論じることができる。

胃腸炎

ヒトの*Salmonella*感染症のほとんどを胃腸炎が占めている。米国での*Salmonella*胃腸炎の発生率は1980年代〜1990年代の間に倍増した。この増加の大半は，食肉産業の集約化がどんどん進んだことによって，鶏肉および卵の汚染が広範囲に及んだことに起因する。一般市民の意識の向上および商品の加工処理工程の衛生管理の改善により，1990年代後半には，*Salmonella*胃腸炎の発生率はいったん安定したが，その後，発生率は44％上昇している。米国では，年間135万例の*Salmonella*胃腸炎が起こっていると推定され，結果として26,500人が入院し，420人が死亡している。*Salmonella*胃腸炎のほとんどの症例は，十分に加熱されていない鶏肉あるいは卵を直接摂取するか，あるいはシーザーサラダ，生卵の入ったソース，生の鶏肉由来の*Salmonella*によって汚染された十分に加熱されていない詰め物料理といった食品として摂取するか，のいずれかに端を発している。最近の研究では，米国で販売されている鶏肉の14％が*Salmonella*に汚染されており，これらの分離株のうち68％が少なくとも1剤の抗菌薬に耐性である。牛肉，ミルク，およびまれではあるがフルーツや野菜も，*Salmonella*感染の原因になることがある。カメ，ヘビ，トカゲといった爬虫類のペットや，カエル，アヒルの子，ヒヨコの消化管にはしばしば無症候性に定着している。これらの動物と遊んだ幼児が，食事前の手洗いを忘れることで，*Salmonella*胃腸炎を発症する。症候性の感染を起こすリスクが最も高いのは，生後3か月未満の新生児，原発性あるいは薬剤による二次性の無酸症の患者，あるいは制酸薬を服用している患者，移植のレシピエント，リンパ腫の患者，後天性免疫不全症候群（acquired immunodeficiency syndrome：AIDS）患者，＞50歳の人々である。＜5歳の小児が*Salmonella*胃腸炎の全患者の27％を占めている。

*Salmonella*胃腸炎

*Salmonella*胃腸炎の潜伏期間は8〜72時間であり，摂取した菌量が多ければ，潜伏期間も短縮する。典型的には，発熱，嘔気，嘔吐，腹部疝痛，水様性下痢を伴い，4〜7日間続く。便には通常，好中球は認められるが，赤痢のように便の中に肉眼的に血や膿が認められることはまれである。*Salmonella*胃腸炎の患者では，時に頭痛や筋肉痛が出現する。菌血症は，患者の約8％で認められ，免疫が低下している患者（＜生後3か月未満の小児，＞65歳の成人，副腎皮質ステロイドや他の免疫抑制剤を服用している患者，AIDS患者，炎症性腸疾患の患者，異常ヘモグロビン症の患者）あるいは血液透析を受けている患者で最も頻度が高い。菌血症は，発症初期に起こる傾向がある。*Salmonella*胃腸炎は典型的には軽症で，重度の脱水および循環虚脱に至ることはめったにないが，米国では，*Salmonella*胃腸炎によって年間26,500人が入院し，420人が死亡していると推測される。

*Salmonella*胃腸炎の新生児の約50％は，＞6か月，消化管に菌を保菌する。この率は年齢と共に低下し，成人では3か月経過した時点で菌が定着しているのは＜10％である。発症早期に抗菌薬を投与することは，保菌に至る可能性を高めるようである。

腸チフス

腸チフスは，ほとんどヒトにしか感染しない*S. typhi*や*S. paratyphi*といった血清型の*Salmonella*によって起こる。汚染された食物や水の摂取により感染し，ヒト－ヒト間の感染伝播が起こる可能性はあるが，ほとんどのヒトにおいて発症するのに必要な接種菌量が大きいため，まれにしか起こらない。*Salmonella*胃腸炎とは対照的に，先進国での腸チフスの発生率は，衛生状態の改善および給水設備（水道水）の質の向上に伴い，過去数十年で著しく低下した。米国におけるほとんどの腸チフスは，海外旅行中に感染したものである。米国で感染した症例の多くは，慢性保菌者が調理した食事を摂取したことによるもので，その保菌者の多くは，当初，米国以外の別の国で菌の定着が起こっている。

腸チフスの潜伏期間は通常，7〜21日（3〜60日まで幅がある）であり，接種菌量と宿主の健康状態に左右される。症状は，発熱，腹痛，肝脾腫，頭痛，筋肉痛である。下痢は，最初の数日間の後はめったに認められない。腸チフスは古典的には，高熱期に徐脈になる体温と脈拍の乖離(temperature-pulse dissociation)のある比較的徐脈が特徴とされているが，この現象はめったに認められない。淡い斑状丘疹性，サーモンピンク色の圧迫で退色する皮疹であるバラ疹は，体幹に好発し，約3分の1の患者で認められる。この皮疹の生検では，血管周囲への単核球の浸潤が認められ，培養するとしばしば菌が分離される。

腸チフス患者の90%が発症第1週に菌血症となる。経過が進行するにつれて，この割合は低下する。発症第2週より前に便培養が陽性になることはなく，第3週まで陽性率は上昇し続け，75%の患者で便培養が陽性となる。通常，白血球数は疾患の重症度と関連して減少する。時に絶対的な白血球減少症が認められることがある。

未治療の腸チフス患者では4～8週にわたって発熱が持続する。未治療患者の死亡率は，世界的には12～30%と推定されるが，米国ではたった1%である。死亡率は免疫不全者，特に異常ヘモグロビン症，マラリア，住血吸虫症，ヒト免疫不全ウイルス(human immunodeficiency virus：HIV)感染患者で最も高い。未治療患者での主な合併症は，回腸のPeyer板の潰瘍および壊死に続発する腸管穿孔からの出血である。このような出血は発症第3あるいは第4週に認められ，しばしば，患者が臨床的に回復しつつあるようにみえるときに起こる。その他の合併症としては，心外膜炎，心内膜炎，脾および肝膿瘍，胆管炎，髄膜炎，肺炎がある。未治療患者の10%で再燃する。腸チフス患者の4分の1で尿培養が陽性となるが，実際に，*S. typhi* および *S. paratyphi* が尿路に感染することはまれである。

腸チフスを発症した患者の鑑別診断としては，マラリア，腸管アメーバ症，デング熱やEBウイルス(Epstein-Barr virus：EBV)感染といったウイルス感染症，*Yersinia* や *Campylobacter*，*Pseudomonas* などの非 *Salmonella* 性の細菌感染症がある。

消化管外の限局性の感染

まれに，*Salmonella* 感染症が消化管以外の部位の局所感染症として出現することがある。これは基礎疾患のある患者で最も起こりやすい。*S. choleraesuis*，*S. dublin*，*S. heidelberg* による持続菌血症は，動脈硬化性プラークあるいは既存の動脈瘤内の凝血塊を感染源とする(血行性)播種など，血管内感染巣を示唆しており，特に患者が高齢の場合にはその可能性が高い。感染が腹部大動脈に局在している場合，手術が通常必要であり，内科的治療のみでは死亡率が高い。まれに，持続菌血症が弁輪あるいは中隔の膿瘍を伴った心内膜炎によって起こっていることがある。特に，患者に胆管結石や肝硬変があるか，胆管炎を来している場合，局所性の感染が肝あるいは脾膿瘍として出現することもある。

新生児におけるGram陰性菌による髄膜炎では，*Salmonella* は2番目に頻度の高い原因菌である。鎌状赤血球症などの異常ヘモグロビン症の小児における骨髄炎でも頻度の高い原因菌である。

歴史的に，*Salmonella* の尿路感染症は，腎結石症，尿路の住血吸虫症，尿路結核がなければ，まれである。しかし最近の研究では，高齢女性での *Salmonella* 膀胱炎の増加が示されており，患者の多くで尿路の構造異常は認められなかった。*Salmonella* 膀胱炎は，尿路に対して強い病原性をもつ菌株による上行性感染の可能性が最も高いように思われる。

Salmonella 胃腸炎の患者の約2%がReiter症候群を発症するようである。これは，下痢が始まってから2週間以内に起こり，ヒト白血球抗原(human leukocyte antigen：HLA)-B27と関連している。

慢性の保菌

Salmonella は，急性感染症から回復した患者において，高い確率で数か月にわたって便から排出されるため，菌が>1年便中から排出され続けなければ，慢性の保菌状態とは判断されない。保菌は，*S. typhi* による感染患者の約1～4%で起こり，その他の血清型による感染では1%未満である。胆道への保菌は高齢者および胆石症の患者で，最も起こりやすい。尿路への保菌は膀胱の住血吸虫症および腎結石症の患者に，最も多い。多くの慢性保菌者は先行する急性 *Salmonella* 感染症の明確な病歴を欠いている。

診断

過去10年の間に，多くの臨床検査室が培養に依存しない診断検査法(culture-independent diagnostic testing：CIDT)に移行した。このような検査はより迅速で，過去に培養のみでは見逃されがちであった病原菌を検出しやすい一方で，菌種レベルまで同定できなかったり，菌の血清型を特定できないことが多い。これによって，食中毒発生の検出力は低下する。また，これらの検査からは，抗菌薬を必要とする患者に対する治療を決定するための抗菌薬感受性に関する情報も得られない。これらの理由から，米国疾病対策センター(Centers for Disease Control and Prevention：CDC)では，CIDTが陽性であった場合，検体の培養検査を実施することを検査室に推奨しており〔**追加培養(reflex culturing)**と呼ばれる工程〕，CIDTの製造会社は，現在培養した検体からしか得られない情報を提供するための新しい検査を開発するよう推奨されている。

胃腸炎

患者における特定の所見から，*Salmonella* 胃腸炎が疑われることもあるが，他の多くの病原菌も，臨床的に *Salmonella* と鑑別不能な感染症を引き起こしうる。*Salmonella* 胃腸炎の診断は便あるいは血液検体からの菌の分離にかかっている。多くの臨床検査室が，培養に提出された便検体で腸管病原菌が検出されたのは1～3%にすぎないと報告しており，さらに *Salmonella* による軽症の胃腸炎では抗菌薬で治療すべきではない(「治療」の項参照)ことから，多くの専門家が，便培養を行うべき胃腸炎の患者を選択するアルゴリズムを考案している。感染性下痢の可能性を考慮する指標として確認すべき疫学的因子は，(1)途上国への旅行，(2)保育所の利用，およびそこの従業員，(3)安全ではない食物の摂取(例：生の肉・卵・甲殻類，低温殺菌されていないミルクあるいはジュース)，もしくは湖や小川などの，未処理の淡水の中で泳ぐか，未処理の淡水の表層の水を飲んだ，(4)家畜の飼育場や触れ合うことのできる動物園を訪れたり，爬虫類あるいは下痢をしているペットと触れ合った，(5)ほかに発症している患者の情報(寮内，職場，あるいは社交行事で)，(6)最近の，あるいは定期的な投薬歴(抗菌薬，制酸薬，腸蠕動抑制薬)，(7)感染性下痢に罹患しやすくなる基礎病態(AIDS，免疫抑制剤，胃切除術の病歴，超低年齢あるいは逆に超高齢者)，(8)肛門性交の挿入される側，あるいは口腔－肛門性交渉，(9)食品の取り扱いあるいは介護を職業としている，が挙げられる。胃腸炎が細菌性であることを示唆する自覚症状および他覚所見としては，発熱，腹痛，血便が挙げられる。一部の検査室では，便中白血球あるいはラクトフェリンの有無も検査しており，これは，この検査が陽性の便を，腸管病原菌の追加培養検査を要する便として選択するためである。

前述のとおり，*Salmonella* 胃腸炎の患者の 8%のみが菌血症を合併する。菌血症は基礎疾患のある患者で最も頻度が高く，臨床経過の早期に起こる傾向がある。

腸チフス

腸チフスの患者は，最も一般的には，発熱，腹痛，肝脾腫，頭痛，筋肉痛を呈する。流行地域では，多くの場合，鑑別診断は腸チフスかマラリアに絞られる。頻度は下がるが，*Rickettsia*(リケッチア)感染症，デング熱，ペスト，野兎病でも同様の症状が出現しうる。全身性の血管炎も腸チフスと類似した臨床像が出現しうる。腸チフスの確定診断には，*S. typhi* あるいは *S. paratyphi* の分離，あるいは体液中にこれらの菌の抗原の存在を証明する必要がある。検査が陽性になる可能性が最も高い感染部位は，病期に左右される。発症第 1 週では血液培養が最も陽性になりやすく，第 2 および第 3 週では便培養が通常陽性となる。もし出現すれば，バラ疹の培養，および骨髄穿刺液の培養もしばしば陽性となる。

S. typhi の抗原に対する抗体の血清学的検査は，従来より腸チフスの診断に広く用いられてきた。抗体は感染後年単位で持続し，ワクチン接種によって上昇することもあるため，この検査を行うに当たっては注意が必要である。相応しい臨床症状を背景として，抗体価が 4 倍上昇すれば，腸チフスの診断を強く支持するが，単回の検査での抗体価の著明な上昇も診断を強く示唆する。

消化管外の限局性の感染

消化管外の限局性 *Salmonella* 感染症の診断は，菌の分離にかかっている。これは特に，より頻度の高い細菌による感染と *Salmonella* による感染を鑑別できる特徴を欠いた，実質臓器の膿瘍や(血管)内皮の感染などの限局性の感染症において当てはまる。

慢性の保菌

前述のとおり，菌が便中に＞1 年，排出され続けなければ，慢性保菌状態とはみなされない。胆道系への感染を欠いているなかでの大腸への定着も報告されているが，消化管に定着している患者の圧倒的多数で胆嚢が感染巣となっている。定着部位を決定するために，大腸粘膜の異常を検出する大腸内視鏡と，総胆管の排液の培養検査が用いられてきた。胆嚢の画像検査も，胆石症などの胆嚢に定着する原因となっている基礎疾患を検出するのに有用である。

尿路に慢性的に定着している患者は，画像検査によって，狭窄症や結石など解剖学的異常の有無を評価できる。このような異常があると，内科的治療のみでの治癒が難しくなる。

治療

保育所や長期療養型施設，患者ケア施設，飲食業，娯楽用の水場(プールや湖など)に通う，あるいはそこで働く下痢患者は，アウトブレイク報告および感染制御に関する管轄部署の勧告に従うべきである。

胃腸炎

Salmonella 胃腸炎は通常，自然治癒する感染症であり，治療は主として補液と電解質補正を目的としたものとすべきである。loperamide などの腸管蠕動抑制薬は，特に血便や粘液便を認める場合，使用を控えるべきである。現在では，*Salmonella* のなかで，chloramphenicol，ampicillin，trimethoprim-sulfamethoxazole(ST 合剤)への広範な耐性が存在し，さらに多剤耐性 *Salmonella* も報告されている。近年の研究では，米国の非チフス性 *Salmonella* の 5%が 5 剤以上の抗菌薬に耐性であることが示されている。経口フルオロキノロン系薬，amoxicillin，あるいは ST 合剤による短期間もしくは単回投与のレジメンを含む，合併症のない非チフス性の *Salmonella* 胃腸炎に対する抗菌薬治療によって，発熱あるいは下痢の期間を含めて疾病期間が有意に短縮することはなく，再発，3 週間後の培養陽性，抗菌薬耐性，および薬剤の副作用リスクの上昇と関連している。しかし，一部の患者は侵襲性感染症のリスクが高く，抗菌薬による先行的(pre-emptive)治療の利益を受けられるかもしれない。そのような患者としては，生後 3 か月未満の新生児，心臓疾患，弁膜症，血管内病変，重度の関節疾患を有する＞50 歳の患者，副腎皮質ステロイドを使用している患者，HIV 感染患者，および免疫抑制状態，炎症性腸疾患，異常ヘモグロビン症の患者が挙げられるであろう。重症感染症(例：重度の下痢，高熱，血流感染のある患者，あるいは入院を要する患者)に対しても抗菌薬治療を行うのが妥当である。これらの患者では，経口あるいは静注の抗菌薬を，もし免疫が正常であれば 7 日間，免疫抑制があれば 14 日間，投与すべきである。具体的な推奨に関しては表 148.1 に記載した。

腸チフス

従来，腸チフスの治療においてはフルオロキノロン系が第 1 選択薬であった。しかし近年の，特に南アジアおよび東南アジアで獲得された株における，nalidixic acid 耐性 *S. enterica* Typhi(nalidixic acid-resistant *S. enterica* Typhi：NARST)の出現によって，腸チフスの経験的治療において，他剤を優先的に使用することが推奨されている。経口治療が可能な患者では，腸チフスの治療には azithromycin を使用すべきである。入院患者では，ceftriaxone が経験的治療における推奨薬である。しかし，パキスタンやイラクに渡航歴のある患者や，米国で感染した患者の場合，CDC は現在，経口療法に耐えられない患者では，カルバペネム系の使用を推奨している(表 148.1 参照)。

多くの専門家は，意識障害やショックを呈する重症感染症では，短期間の dexamethasone を推奨している(表 148.1 参照)。

表 148.1
***Salmonella* 感染症の治療**

病型	推奨治療
胃腸炎	
免疫不全のない宿主	補液（脱水補正）
重症あるいはリスク因子はあるが，免疫不全のない宿主	levofloxacin 500 mg（あるいは他のフルオロキノロン系薬）1日1回7日間。あるいは azithromycin 500 mg 1日1回7日間
免疫不全の成人	levofloxacin 500 mg（あるいは他のフルオロキノロン系薬）1日1回 14日間。あるいは azithromycin 500 mg 1日1回 14日間
新生児あるいは免疫不全の小児	抗菌薬なし，あるいは ceftriaxone 100 mg/kg/日 1日2回に等量ずつ分割投与 7〜10日間。あるいは azithromycin 20 mg/kg/日 1日1回7日間
腸チフス	
成人	ceftriaxone 2 g 静注 1日1回 10〜14日間。あるいは azithromycin 500 mg 経口あるいは静注 7日間
小児，妊婦	ceftriaxone 100 mg/kg/日 1日2回に等量ずつ分割投与 10〜14日間。あるいは azithromycin 20 mg/kg/日 静注または経口 1日1回7日間
パキスタンやイラクへの渡航歴があるか，あるいは米国で感染した重症例	成人：meroepenem 1 g 8時間ごと（あるいはその他のカルバペネム系）10〜14日間 小児：meropenem 40 mg/kg 8時間ごと（最大量は 6,000 mg/日）（あるいはその他のカルバペネム系）10〜14日間
重症（せん妄，知覚鈍麻，昏迷，昏睡，ショック）腸チフスの全患者	dexamethasone を初回 3 mg/kg 投与し，その後，1 mg/kg を6時間ごとに 48時間まで投与すべきである
慢性保菌者	
成人	ciprofloxacin 500 mg 経口 1日2回 4週間。あるいは amoxicillin 1 g 経口 1日3回 3か月間。あるいは ST 合剤 160（TMP）/800（SMX）mg 経口 1日2回 3か月間
小児	amoxicillin 40 mg/kg 経口 最大 1 g までを 1日3回 3か月間。あるいは ST 合剤 TMP 量で 5 mg/kg 1日2回 3か月間

抗菌薬耐性の出現のため，可能な限り耐性検査に従って治療を決定すべきである。
MIC＝最小発育阻止濃度，SMX＝sulfamethoxazole，TMP＝trimethoprim

慢性の保菌

急性感染が治癒した後に，便あるいは尿培養から 12か月を超えて *Salmonella* が検出される患者は保菌者と判断される。これらの患者の 80％以上は，ciprofloxacin を1か月間，経口 amoxicillin を3か月間，あるいは ST 合剤を3か月間投与することで除菌できる。胆石あるいは腎結石といった解剖学的異常が存在すると，除菌がはるかに困難になるため，長期治療を開始する前に評価しておく必要がある。このような解剖学的異常がある場合，除菌するには，抗菌薬と併用して外科手術がしばしば必要となる。*Schistosoma haematobium*（Bilharz 住血吸虫）が尿路に定着している患者では，*S. typhi* の除菌を試みる前に，praziquantel による治療を行う必要がある。

予防

Salmonella 感染症の予防は，厳密な食物の取り扱いと衛生管理にかかっている。先進国では，生の食品と加熱済みの食品の分離に関する細心の注意，および，食事を準備する場所では，交差汚染を起こしうる複数の経路を認識することがこれに含まれる。親は自分の子どもたちが，爬虫類や家禽との接触後に入念な手指衛生を確実に行えるように監視をする必要もある。

途上国への旅行に際しては，現在のところ，*S. typhi* の感染を予防するための2種のワクチンが利用できる。1つは経口の弱毒生ワクチンで，もう1つは注射用の莢膜多糖体ワクチンである。これらのワクチンの有効性は約 50〜80％であり，概ね接種2週間後から効果を発揮し，数年間，予防効果が持続する。腸チフスが流行している世界各地への旅行者に推奨される。しかし，利用できるワクチンはどれも完全に予防できるものではないため，腸チフスが流行している地域への旅行者にとって最良の予防法は，食物および水分を摂取する際の用心である。旅行者は水道水，現地の水道水でつくられた氷，サラダ，加熱していない野菜，低温殺菌されていないミルク，およびチーズなどの乳製品は避けるべきであり，加熱処理され，さらにまだ熱い食品，あるいは旅行者自身が清浄水で洗った後に皮を剝いた果物のみを食すべきである。

文献

Centers for Disease Control and Prevention (CDC). *Foodborne Diseases Active Surveillance Network (FoodNet):* FoodNet 2019 Preliminary Data. Atlanta, GA: US Department of Health and Human Services, CDC; 2021. https://www.cdc.gov/foodnet/reports/prelim-data-intro-2019.html

Centers for Disease Control and Prevention (CDC). *National Antimicrobial Resistance Monitoring System for Enteric Bacteria (NARMS):* 2018 NARMS Update: Integrated Report Summary. Atlanta, GA: US Department of Health and Human Services, CDC; 2021. https://www.fda.gov/animal-veterinary/national-antimicrobial-resistance-monitoring-system/2018-narms-update-integrated-report-summary

Centers for Disease Control and Prevention (CDC). Salmonellosis. Centers for Disease Control and Prevention website. http://www.cdc.gov/salmonella/

Centers for Disease Control and Prevention (CDC). Typhoid fever. Centers for Disease Control and Prevention website. https://www.cdc.gov/typhoid-fever/index.html

Centers for Disease Control and Prevention (CDC). Extensively

18

Drug-Resistant Salmonella Typhi Infections Among U.S. Residents Without International Travel. Centers for Disease Control and Preventio website. 2021. https://emergency.cdc.gov/han/pdf/CDC-HAN-439-XDR-Salmonella-Typhi-Infections-in-U.S.-Without-Intl-Travel-02.12.2021.pdf

Chai SJ, White PL, Lathrop SL, et al. *Salmonella enterica* serotype Enteritidis: Increasing incidence of domestically acquired infections. *Clin Infect Dis*. 2012;54(Suppl 5):S488–S497.

Date KA, Newton AE, Medalla F et al. Changing patterns in enteric fever incidence and increasing antibiotic resistance of enteric fever isolates in the United States, 2008–2012. *Clin Infect Dis*. 2016 63:322–329.

Dolecek C. Typhoid fever and other enteric fevers. In Cohen J, Powderly WG, and Opal SM, eds. *Infectious diseases*, 4th ed. St. Louis, MO: Mosby; 2017: 1002–1007.

DuPont HL. Bacterial diarrhea. *N Engl J Med*. 2009; 361:1560–1569.

Kariuki S, Gordon MA, Feasey N, Parry CM. Antimicrobial resistance and management of invasive Salmonella disease. *Vaccine*. 2015; 33(Suppl 3):C21–C29.

Onwuezobe IA, Oshun PO, Odigwe CC. Antimicrobials for treating symptomatic non-typhoidal Salmonella infection. *Cochrane Database Syst Rev*. 2012;11:CD001167. Epub 2012 Nov.

Parry CM, Hien TT, Dougan G, White NJ, Farrar JJ. Typhoid fever. *N Engl J Med*. 2002;347(22):1770–1782.

Pegues DA, Miller SI. *Salmonella* species. In Bennett JE, Dolin R, and Blaser MJ, eds. *Mandell, Douglas, and Bennett's principles and practice of infectious diseases*, 9th ed. Philadelphia. PA Elsevier; 2020:2725–2736.

Shane AL, Mody RK, Crump JA, et al. 2017 Infectious Diseases Society of America clinical practice guidelines for the diagnosis and management of infectious diarrhea. *Clin Infect Dis*. 2017;65: 1963–1973.

149 *Staphylococcus*（ブドウ球菌）

■著：Suzanne F. Bradley
■訳：西村 翔

ブドウ球菌感染症の治療は，感染部位，感染の重症度，および感染を起こしている菌の抗菌薬感受性パターンによって異なる。重症のブドウ球菌感染症のほとんどはコアグラーゼ陽性ブドウ球菌〔黄色ブドウ球菌(*Staphylococcus aureus*)〕による感染であるが，コアグラーゼ陰性ブドウ球菌〔例：表皮ブドウ球菌(*S. epidermidis*)〕による感染症が増加してきており，この感染症でも生命の危機に瀕することがある。黄色ブドウ球菌は侵襲性の高い病原菌であり，多くの臓器に血行性に播種することできるため，転移性の感染巣を形成する。コアグラーゼ陰性ブドウ球菌は一般的には，医療関連感染症の原因菌となり，感染には人工物の存在を要し，これを足掛かりとして感染症を引き起こす。

抗菌薬への感受性

ブドウ球菌は，比較的早期に抗菌薬への耐性が出現する傾向がある。菌が産生する，ペニシリン系の多くの薬剤を不活性化する酵素あるいはβ-ラクタマーゼのために，ほとんどのブドウ球菌において，もはやペニシリン系薬単剤での治療への反応は期待できない。ブドウ球菌における抗菌薬耐性の問題への解決方法として，ペニシリナーゼ抵抗性のペニシリン系薬(例：nafcillin，oxacillin，メチシリン)が用いられるようになった。さらに別の方法として，ペニシリン系薬とβ-ラクタマーゼ阻害薬が併用されるようになった。ペニシリン-β-ラクタマーゼ阻害薬の合剤の例としては，amoxicillin-clavulanate(オーグメンチン®)，ampicillin-sulbactam(ユナシン®)，piperacillin-tazobactam(ゾシン®)，ticarcillin-clavulanate(Timentin®)がある。ペニシリナーゼ抵抗性ペニシリン系およびペニシリンとβ-ラクタマーゼ阻害薬の合剤は，ペニシリン耐性ではあるがメチシリンには感受性のあるブドウ球菌の治療に有効である。

その他のβ-ラクタム系抗菌薬も，メチシリン感受性ブドウ球菌(methicillin-susceptible staphylococci：MSSA)の治療に利用できる。第1世代セファロスポリン系薬(cefazolin，cephalexin)が最も活性が高く，第2世代セファロスポリン系薬(cefuroxime，cefotetan，cefoxitin)がそれに次ぐ。第3世代(ceftriaxone，cefotaxime)および第4世代セファロスポリン系薬(cefepime)は活性が低い。最も重症のメチシリン感受性ブドウ球菌感染症に対しては，第1世代セファロスポリン系薬が今でもこのクラスのなかの第1選択薬であると考えられている。

1970年代以来，黄色ブドウ球菌およびコアグラーゼ陰性ブドウ球菌において，ペニシリナーゼ抵抗性のペニシリン系薬，ペニシリン-β-ラクタマーゼ阻害薬の合剤，セファロスポリン系薬，およびカルバペネム系薬を含むβ-ラクタム系抗菌薬に対する耐性が増加しつつある。これらのいわゆる**メチシリン耐性**株は，細胞壁に発現するペニシリン結合蛋白〔penicillin-binding protein (PBP) 2a〕の置換によって，ほとんどのβ-ラクタム系抗菌薬に結合しにくくなっている。メチシリン耐性黄色ブドウ球菌(methicillin-resistant *S. aureus*：MRSA)およびメチシリン耐性表皮ブドウ球菌(methicillin-resistant *S. epidermidis*：MRSE)は世界中の医療現場で蔓延している。MRSAとMRSEは，一部の病院では院内感染を起こす全ブドウ球菌株のなかで，それぞれ50%，90%を超える割合を占めている。これらの医療関連型株は通常，マクロライド系薬，リンコサミン系薬(clindamycin)，キノロン系薬，およびアミノグリコシド系薬を含む他の多くのクラスの抗菌薬にも耐性であるが，一部はスルホンアミド系薬およびテトラサイクリン系薬への感受性は残っている。

医療関連型MRSA(healthcare-associated MRSA：HA-MRSA)株とは関連性のない市中感染型MRSA(community-associated MRSA：CA-MRSA)株が新規に出現しており，現在では医療現場において広く流行している。これらの市中感染型MRSA株はβ-ラクタム系抗菌薬には耐性であるが，医療関連型MRSA株とは対照的に，clindamycinやスルホンアミド系薬を含めて多くのクラスの抗菌薬に感受性が残っていることが多い。当初のスクリーニング検査においてerythromycinに耐性であるが，clindamycinには感受性があるようにみえる市中感染型MRSA株は，さらにclindamycinとerythromycinのディスクを1枚ずつ配置した計2枚のディスクによるディスク拡散法(double disk diffusion test：Dテスト)を用いて，clindamycinへの誘導型の交差耐性を検査する必要がある。もし，誘導耐性が認められた場合，検査室からはerythromycinとclindamycinのいずれにも耐性という報告がある。

最近まで，グリコペプチド系薬のvancomycinが重症MRSA感染症の治療の第1選択であった。しかし，vancomycinによる治療は，MRSA感染症を治癒させるのに時間を要したり，あるいはMRSA感染症に対して無効な場合もあり，さらに長期間の使用に伴ってvancomycin耐性黄色ブドウ球菌(vancomycin-resistant *S. aureus*：VRSA)が出現してきている。MRSAに対するvancomycinの最小発育阻止濃度(minimum inhibitory concentration：MIC)は上昇しつつあるようである。一部の専門家は，現在では，重症のMRSA感染症を治療する場合，血中濃度のトラフ値が15〜20 μg/mLを達成するように，高用量のvancomycinを用いることを推奨している。しかし，vancomycinの血中濃度が高いと毒性がより出現しやすくなる可能性がある。telavancin，dalbavancin，oritavancinといった新規の半合成グリコペプチド系薬が皮膚軟部組織感染症(skin and soft tissue infeciton：SSTI)の治療に認可されているが，その毒性プロファイルはvancomycinと似たようなものである。

MRSAに対して活性のあるその他の抗菌薬としては，オキサゾリジノン系(linezolidおよびtedizolid)，quinupristin-dalfopristin，daptomyicin，およびtigecyclineが開発されている。これらの薬剤は，主として重症感染症で，患者にvancomycinによる副作用が出現したとき，あるいはvancomycinによる治療が失敗に終わったときに用いられてきた。最近では，vancomycin不耐あるいは不応の患者における重症MRSA感染症の治療においては，linezolidとdaptomycinによる治療経験が最も蓄積されている。quinupristin-dalfopristinの使用は副作用のために制限されている。tigecyclineは静菌性であり，この薬剤による重症感染症の治療中に全死亡率が上昇することが報告されている。セファロスポリン系薬であるceftarolineは，PBP2aに結合する能力が高いため，黄色ブドウ球菌とMRSAに強力な活性を示す。フルオロキノロン系薬であるdelafloxacinは，現時点では皮膚軟部組織感染症に対してのみ認可されているが，MRSAに対して活性が維持されるのか，あるいはciprofloxacinのように耐性化してしまうのかどうかはまだわかっていない。

MSSAとMRSAの両方をvancomycinあるいは新規抗菌薬(抗MRSA薬)のいずれかで治療したいという誘惑に駆られるかもしれないが，これを実践するのを思い留まるべきいくつかの理由が存在する。第1に，MSSA感染症はvancomycinで治療した場合，β-ラクタム系抗菌薬で治療した場合よりも治癒するのに時間を要するためである。第2に，vancomycinの過剰な使用は，黄色ブドウ球菌の場合と同様に，腸球菌におけるvancomycin耐性〔vancomycin耐性腸球菌(vancomycin-resistant enterococcus：VRE)〕の増加の一因となっているためである。最後に，黄色ブドウ球菌ではすでに新規抗菌薬への耐性が報告されているためである。よって，MSSAと同定された菌に対しては，ペニシリナーゼ抵抗性のβ-ラクタム系抗菌薬で治療すべきであり，感染している菌がMRSAの場合にのみ，vancomycinあるいは新規抗菌薬を使用すべきである。

コアグラーゼ陰性ブドウ球菌の場合，メチシリン耐性を判定するのに多くの検査室で用いられている通常の検査法が，黄色ブドウ球菌の場合ほど確立したものではないため，状況はより困難である。よって，一部の専門家は，通常の抗菌薬感受性検査によってメチシリンの感受性が示されている場合でも，重症のコアグラーゼ陰性ブドウ球菌感染症では，vancomycinを用いることを推奨している。一部の検査室では，PBP2aをコードする遺伝子である*mec*A遺伝子を検出する，ポリメラーゼ連鎖反応によるメチシリン耐性の検査が，黄色ブドウ球菌とコアグラーゼ陰性ブドウ球菌のいずれに対しても用いられている。しかし，この検査は費用が高く，多くの人手を要し，ほとんどの病院で簡単に行える検査ではない。PBP2aを検出するラテックス凝集法によってメチシリン耐性を判定する手法も利用することができる。

β-ラクタム系抗菌薬にアレルギーのある患者での，ブドウ球菌感染症に対する抗菌薬(感受性検査結果による)としては，trimethoprim-sulfamethoxazole(ST合剤)，levofloxacinやmoxifloxacinなどのキノロン系薬，clindamycin，およびerythromycinがある。これらの抗ブドウ球菌用抗菌薬は，一般的には，限局性で合併症のない(非複雑性の)感染症に限定して使用すべきである。vancomycin，daptomycin，linezolid，quinupristin-dalfopristin，およびtigecyclineが，(β-ラクタム系抗菌薬に)アレルギーのある患者の重症ブドウ球菌感染症における代替薬となる。

感染制御の問題

MRSA感染症の治療には難渋することと，黄色ブドウ球菌は医療従事者の手を介して患者間で拡散する傾向があることから，急性期病院におけるMRSAの感染制御ガイドラインが発行された。MRSAを保菌している患者は個室に収容し，医療従事者は患者の一般的なケアを行う場合は手袋を装着し，分泌物によって衣服が汚染されてしまいそうな処置を行う場合はガウンを着用し，患者ケアの前後でしっかりと手を洗うことを徹底する接触感染予防下で患者を管理する必要がある。MRSAが分離された創部およびMRSAによる肺炎の患者の喀痰に対しては，特に注意を払う必要がある。

MRSAが感染あるいは定着している患者のルーチンでの除菌は通常行われない。その理由の1つは，効果が一過性で，90日以内に再度定着することが多いからである。しかし，一部の急性期の患者では，黄色ブドウ球菌が定着すると感染のリスクが増加する。最近のランダム化試験では，連日のchlorhexidine清拭による皮膚の一時的な除菌およびmupirocin軟膏の鼻孔への短期間の使用により，ICUにおけるMRSA感染のリスク，および心胸郭の手術や整形外科の手術を受ける患者の黄色ブドウ球菌による手術部位感染症が減少することが示されている。mupriocinの代わりに，ポピドンヨード(povidone-iodine)の鼻腔内投与が実施される場合もある。mupirocinを慢性的かつ広範に使用した場合，耐性がすみやかに発現する可能性があるため，すべての患者に使用するというのは控えるべきである。chlorhexidine耐性も使用量の増加と共に出現してくる可能性がある。

黄色ブドウ球菌による感染症

皮膚軟部組織感染症(SSTI)

黄色ブドウ球菌は，皮膚軟部組織感染症の最も頻度の高い原因菌であり，現在では多くの皮膚軟部組織感染症は，市中感染型MRSAによるものである。排膿あるいは膿性滲出液を伴う蜂窩織炎のほとんどは，黄色ブドウ球菌が原因である。毛嚢炎，癤(せつ)，膿瘍，創部感染の頻度も高い(表149.1)。

膿痂疹のような表層の感染であれば，mupirocinなどの局所の外用抗菌薬(塗布薬)で治療できるかもしれない。切開およびドレナージのみでの治療は，一般的には健康な患者での小さな限局性の膿瘍に対してのみ適応があるが，抗菌薬の使用によって感染のアウトカムが改善するかどうかは明らかになっていない。感染の範囲がより広範で，複数の部位に存在するか，ドレナージが困難な部位に存在するか，進行が急速であるか，全身の炎症徴候が存在する場合には，当初より全身抗菌薬によるエンピリックな(経験的)治療推奨される。高齢者，糖尿病，ヒト免疫不全ウイルス(human immunodeficiency virus：HIV)感染や悪性腫瘍の患者では，抗菌薬治療を検討すべきである。抗菌薬治療が必要とされる症例の大半において，膿瘍や化膿性物質からの培養結果が得

表 149.1
黄色ブドウ球菌による心臓以外の感染症の治療

感染症	第 1 選択薬 [a]	第 2 選択薬 [a, b]	コメント
毛嚢炎，膿痂疹	mupriocin		
小さな膿瘍	切開排膿		
化膿性の感染：外来治療			
	必要であれば切開排膿		免疫正常な宿主で全身症状が軽微であれば，治療反応に基づいて 5〜10 日間の経口治療を行うか，コンプライアンスに不安がある場合は dalvabancin 1 g 静注の後，1 週間後に 0.5 g 静注，あるいは oritavancin 1.2 g 静注 単回
MSSA	dicloxacillin 250 mg，**あるいは** cephalexin 250 mg 6 時間ごと	clindamycin 300 mg 6 時間ごと	
MRSA	trimethoprim-sulfamethoxazole(ST 合剤) 160 / 800 mg 12 時間ごと	doxycycline 100 mg 12 時間ごと，**あるいは** clindamycin 300 mg 6 時間ごと，**あるいは** linezolid 600 mg 12 時間ごと	
化膿性の感染：入院治療			
	必要であれば切開排膿		SIRS の状態であったり，低血圧，免疫不全宿主では一般的に静注治療を行う，あるいは経口治療に失敗した場合も同様。治療反応に基づいて 7〜14 日間の治療。vancomycin のトラフは〜15 μg/mL に維持する
MSSA	nafcillin 2 g 4 時間ごと，**あるいは** cefazolin 2 g 8 時間ごと	vancomycin 1 g 12 時間ごと，**あるいは** clidnamycin 600 mg 8 時間ごと	
MRSA	vancomycin 1 g 12 時間ごと	linezolid 600 mg 経口 / 静注 12 時間ごと，あるいは daptomycin 4 mg/kg 24 時間ごと，あるいは clindamycin 600 mg 8 時間ごと，あるいは ceftaroline 600 mg 12 時間ごと，あるいは telavancin 10 mg/kg 24 時間ごと	
骨髄炎：異物やデバイスが存在しない場合			
MSSA	nafcillin 2 g 4 時間ごと，**あるいは** cefazolin 2 g 8 時間ごと	vancomycin 1 g 12 時間ごと	6〜8 週の静注治療後，経口レジメンに変更する。vancomycin のトラフは約 15 μg/mL に維持する。椎体炎(傍脊椎膿瘍や硬膜外膿瘍を伴う場合あり)では，より長期間の治療を要することが多い
MRSA	vancomycin 1 g 12 時間ごと	daptomycin 4 mg/kg 24 時間ごと	
化膿性関節炎：自己(非人工)関節			
MSSA	nafcillin 2 g 4 時間ごと，**あるいは** cefazolin 2 g 8 時間ごと	vancomycin 1 g 12 時間ごと	繰り返す関節液の針穿刺吸引，関節鏡あるいは手術によるドレナージが感染の治癒には必須。治療反応に基づいて 3〜4 週の治療。
MRSA	vancomycin 1 g 12 時間ごと	daptomycin 4 mg/kg 24 時間ごと，**あるいは** linezolid 600 mg 経口 / 静注 12 時間ごと	
肺炎			
MSSA	nafcillin 2 g 4 時間ごと，**あるいは** cefazolin 2 g 8 時間ごと	vancomycin 1 g 12 時間ごと，linezolid 600 mg 経口 / 静注 12 時間ごと	膿胸合併する場合はドレナージが必須。治療反応に基づいて 7〜21 日の治療。daptomycin は無効
MRSA	vancomycin 1 g 12 時間ごと	linezolid 600 mg 経口 / 静注 12 時間ごと	
菌血症			
MSSA	nafcillin 2 g 4 時間ごと	vancomycin 1 g 12 時間ごと	治療期間は，菌血症の原発巣や心内膜炎を含む内臓臓器の感染の有無によって異なる。患者に対する慎重な診断ワークアップと臨床アセスメントが必須(本文参照)
MRSA	vancomycin 1 g 12 時間ごと	daptomycin 6 mg/kg 12 時間ごと [訳注]	

MSSA＝メチシリン感受性黄色ブドウ球菌，MRSA＝メチシリン耐性黄色ブドウ球菌，SIRS＝全身性炎症反応
a 通常の成人での投与量。cefazolin と vancomyicin の投与量は腎機能によって異なる。linezolid では，週 1 回血算を検査。daptomycin では週に 1〜2 回クレアチニンホスフォキナーゼを検査。
b 第 2 選択薬はほとんどの場合，β-ラクタム系抗菌薬にアレルギーあるいは不耐の患者で利用される。
[訳注：原著は 12 時間ごとになっているが，おそらく 24 時間ごとが正しいと思われる]

られるまで MRSA を標的とした経験的治療を開始すべきである。培養結果は，初期治療に反応しない場合や，アウトブレイク下では特に有用である。重症度の低い化膿性感染症で，経口抗菌薬が服用でき，忍容性のある患者では，ST 合剤や doxycycline，あるいは minocycline による経験的治療を検討することができる。全身症状を呈し，急速に進行あるいは増悪する感染症で入院を必要とする患者では，vancomycin，daptomycin，telavancin，ceftaroline，オキサゾリジノン系による静注薬での経験的治療を行うことができる。

培養および感受性結果が判明すれば，抗菌薬は適正なものへと変更できる。多くの患者が急性期を乗り切るまでは静注での抗菌薬投与を必要とし，その後は，経口抗菌薬へと切り替えることができる。もし，MSSA が同定されれば，nafcillin あるいは cefazolin による治療の後，dicloxacillin，cephalexin，あるいは clindamycin による治療が推奨される。

骨関節感染症

黄色ブドウ球菌は骨関節感染症の最も頻度の高い原因菌である。これらの感染の治療は難渋し，しばしば静注抗菌薬による長期間の治療を必要とする。

一般的には，深部組織あるいは関節穿刺液の培養と抗菌薬感受性検査の結果が判明するまでは，MRSAをターゲットとした静注治療が必要となる。自己(非人工)関節の化膿性関節炎の症例では，感染している関節液のドレナージが，関節機能の温存，および感染を根絶するのに必須となる。静注治療は最低でも3～4週間は継続すべきである。

急性骨髄炎の治療では，一般的には静注抗菌薬による長期間(6～8週間)の治療が推奨される。化膿性脊椎炎，傍脊柱膿瘍，硬膜外膿瘍の患者では，確実に治癒させ，再燃を防ぐためには，しばしば6～8週間を超える数か月の静注治療が必要になる。多くの場合，抗菌薬感受性パターンに基づいた，MRSA(ST合剤，doxycycline，あるいはclindamycin)あるいはMSSA(cephalexin，dicloxacillin，clindamycin，あるいはamoxicillin-clavulanate)に対する経口抗菌薬の投与によって，長期治療を完遂する。

人工関節あるいは脊椎に金属製の人工装具が留置されている患者でのブドウ球菌感染症の治療は，デバイスを抜去しなければ，特に難渋する。人工物が留置されてから<30日，あるいは症状が出現してから<3週であれば，デブリードマンを行い，人工物を温存する戦略を試してみることもある。MRSAに対してはvancomycinあるいはdaptomycinと経口のrifampicinの併用，MSSAに対してはnafcillinあるいはcefazolinとrifampicinの併用による2週間の治療後，感受性のある経口抗菌薬とrifampicinを併用して3か月間投与する。

後期の人工物感染，および症状が長期間持続している感染では，デバイスの外科的切除が一般的に推奨され，その後，再留置を目標に4～6週間の静注治療を行う。外科的切除に耐えられない患者では，静注抗菌薬による治療後，感受性のある経口抗菌薬単剤による感染の長期抑制療法が行われることもある。すみやかに耐性が出現するため，rifampicinを単剤で治療に用いてはならない。

呼吸器感染症

以前は，黄色ブドウ球菌による肺炎は，主として基礎疾患をもつ高齢の患者で認められた。最近では，重症の市中感染型MRSA肺炎が小児および若年成人で認められ，時にインフルエンザ感染の後に，あるいはHIV感染がある場合に起こる。ICUへの入院を要する重症の市中肺炎の患者や，壊死性肺炎，空洞化を示す浸潤影，膿胸を認める患者では，喀痰および血液培養の結果が判明するまではMRSAに対するエンピリックな治療を行うべきである。培養および感受性検査の結果が明らかになるまでは，vancomycinあるいはlinezolidをエンピリックな治療に用いることができる。vancomycin，linezolid，あるいはclindamycinは，感染の及んでいる範囲と患者の治療への反応に応じて，7～21日間投与する。daptomycinは十分な肺組織内濃度を達成できないため用いるべきではない。感染を治癒させるためには，胸膜腔の被包化した液体のドレナージが必須となる。

菌血症

黄色ブドウ球菌の菌血症は，除去可能な感染巣(最も多いのは血管内カテーテル)をしばしば伴う非複雑性あるいは一過性のイベントを反映しているか，あるいは，心内膜炎を含む深部臓器の感染の最初の徴候であるかもしれない。黄色ブドウ球菌の菌血症は，心内膜炎の所見がないことが確認され，人工物が留置されておらず，カテーテルが抜去されて感染巣がすみやかにドレナージされた場合には，非複雑性と判断される。これらの条件に加えて，治療開始後72時間以内に解熱し，当初の血液培養が陽性となってから2～4日以内に採取された血液培養が陰性化していることが確認され，転移性の感染巣がないことが確認されている必要がある。

最新のガイドラインでは，黄色ブドウ球菌菌血症の全患者に対して心エコー，望ましくは経食道心エコー(transesophageal echocardiography：TEE)を行うことを推奨している。しかし一部の研究では，非複雑性の菌血症に対するこの推奨には疑問が呈されている。以下のリスク因子(>4日継続する菌血症，永久心臓内デバイスの存在，血液透析下，脊椎の感染，椎体以外の骨髄炎)がなければ，黄色ブドウ球菌の心内膜炎の可能性は<1%であり，心エコーを要さないという見解もある。1つの提案されている方策としては，1つ以上のリスク因子をもつか，複雑性菌血症である，あるいは心内膜炎が臨床的に疑われる，のいずれかに当てはまる黄色ブドウ球菌菌血症患者でのみ，経胸壁心エコー(transthoracic echocardiography：TTE)を施行するというものである。もし，質の担保された経胸壁エコーで心内膜炎が除外できなければ，経食道心エコーを行うべきである。

非複雑性の黄色ブドウ球菌菌血症や，心エコーまたは深部臓器の感染所見が明らかではない複雑性の菌血症では，MSSAに対してはnafcillinあるいはcefazolin，MRSAではvancomycinあるいはdaptomycinによる14日間の治療が推奨される。深在性の感染症が明らかな患者，臨床的に心内膜炎が依然強く疑われる患者では，長期間(4～6週間)の治療が必要となる。黄色ブドウ球菌の菌血症が生じた後は感染の再燃が頻繁に起こるので，治療終了後，自覚所見および他覚所見が再燃していないか，注意深く患者を観察し続けなければならない。

黄色ブドウ球菌とは対照的に，コアグラーゼ陰性菌の菌血症で転移性感染を合併することはまれである。中心静脈カテーテル，末梢挿入型中心静脈カテーテル，ミッドラインカテーテルといった一時的な静脈内デバイスは抜去すべきであり，それに加えて7～10日間の抗菌薬治療を行う。Hickmanカテーテル，Groshongカテーテル，あるいは皮下ポートといった，抜去がより困難な半永久型の静脈内デバイスでは，vancomycinあるいはnafcillinに，場合によりrifampicinを併用した2週間の試験的治療で，感染が治癒する可能性がある。しかし，菌血症が再燃した場合や，トンネル内の感染あるいは化膿性静脈炎がある場合は，カテーテルあるいはポートは抜去すべきである(「105章　血管内カテーテル関連感染症」参照)。

心内膜炎

黄色ブドウ球菌は，自然弁の心内膜炎の最も頻度の高い原因菌であり，急性の経過をたどり，合併症が多く，死亡率も高い。左心系に病変がある患者では，脾臓，脳，腎臓，心筋に転移性膿瘍を形成することがある。右心系の黄色ブドウ球菌性心内膜炎は，静注薬物使用者で認められることが多い。これらの人々では，肺塞栓が主症状となることが多く，死亡率は著しく低く，短期間治療の適応となる。

コアグラーゼ陰性ブドウ球菌は，人工弁および心臓内デバイスのある患者での心内膜炎で最も頻度の高い原因菌であり，より亜急性の経過をたどるかもしれない。外科的介入を要するような弁の離開や弁周囲膿瘍を検出するには，経食道心エコーが特に有用である。心内膜炎での菌種ごとの抗菌薬レジメンの詳細に関しては，「37 章　心内膜炎」を参照のこと。

トキシックショック症候群

月経中でタンポンを使用している，あるいは外科手術の創部がパッキングされている，などの特定の条件下で，黄色ブドウ球菌が，菌血症を伴うことなく，多臓器に及ぶ感染を引き起こす毒素を産生する。ショックの治療と，タンポンや外科的なパッキングの抜去が，第 1 の治療目標となる。ブドウ球菌に対する抗菌薬治療は補助的なものであり，主として毒素を産生する黄色ブドウ球菌の保菌を根絶させるために開始する（「18 章　ブドウ球菌とレンサ球菌のトキシックショックおよび川崎病」参照）。

文献

Abbas M, Paul M, Huttner A. New and improved? A review of novel antibiotics for gram-positive bacteria. *Clin Microbiol Infect*. 2017;23:697–702.

Baddour LM, Wilson WR, Bayer AS, et al. Infective endocarditis in adults: Diagnosis, antimicrobial therapy, and management of complications: A scientific statement for healthcare professionals From the American Heart Association. *Circulation*. 2015;132:1435–1486.

Berbari EF, Kanj SS, Kowalski TJ, et al. 2015 Infectious Diseases Society of America (IDSA) clinical practice guidelines for the diagnosis and treatment of native vertebral osteomyelitis in adults. *Clin Infect Dis*. 2015;61:e26–46.

Calfee DP, Salgado CD, Milstone AM, et al. Strategies to prevent methicillin-resistant *Staphylococcus aureus* transmission and infection in acute care hospitals: 2014 Update. *Infect Control Hosp Epidemiol*. 2014;35:772–796.

Holland, TL, Arnold C, Fowler VG. Clinical management of *Staphylococcus aureus* bacteremia: A review. *JAMA*. 2014; 312:1330–1341.

Kalil AC, Metersky ML, Klompas M, et al. Management of adults with hospital-acquired and ventilator-associated pneumonia: 2016 Clinical practice guidelines by the Infectious Diseases Society of America and the American Thoracic Society. *Clin Infect Dis*. 2016;63:e61–111.

Liu C, Bayer A, Cosgrove SE, et al. Clinical practice guidelines by the Infectious Diseases Society of America for the treatment of methicillin-resistant *Staphylococcus aureus* infections in adults and children. *Clin Infect Dis*. 2011;52:1–38.

Mermel LA, Allon M, Bouza E, et al. Clinical practice guidelines for the diagnosis and management of intravascular catheter-related infection. 2009 update by the Infectious Diseases Society of America. *Clin Infect Dis*. 2009;49:1–45.

Osmon DR, Berbari EF, Berendt AR, et al. Diagnosis and management of prosthetic joint infection: Clinical practice guidelines by the Infectious Diseases Society of America. *Clin Infect Dis*. 2013;56:e1–e25.

Septimus EJ, Schweizer ML. Decolonization in prevention of health care-associated infections. *Clin Microbiol Rev*. 2016; 29:201–222.

Stevens DL, Bisno AL, Chambers HF, et al. Practice guidelines for the diagnosis and management of skin and soft tissue infections: 2014 Update by the Infectious Diseases Society of America. *Clin Infect Dis*. 2014;59:e10–52.

150 A 群および B 群，C 群，D 群，G 群レンサ球菌

■著：Dennis L. Stevens, J. Anthony Mebane,
Karl Madaras-Kelly
■訳：西村 翔

分類

1950 年代初頭に Lancefield は，レンサ球菌を細胞壁に存在する炭水化物に基づいて分類し，A〜H 群および K〜T 群を設定した。さらに，レンサ球菌はヒツジ血液寒天培地上で培養した際の特徴に基づいて分類される場合もある。β 溶血性レンサ球菌はそれぞれのコロニーの周囲に透明な溶血帯を形成し，α 溶血性レンサ球菌（*Streptococcus viridans*）は不完全な溶血を示す緑色の変色帯を形成し，溶血しないのは γ レンサ球菌の特性を示している。

A 群レンサ球菌

咽頭炎

Lancefield の A 群の唯一の構成菌種は化膿レンサ球菌（*Streptococcus pyogenes*）である。A 群レンサ球菌は環境中には遍在しているが，まれな例外を除けば，もっぱら宿主であるヒトの体表あるいは体内にのみ認められる。約 5〜20％の人が A 群レンサ球菌を咽頭に保菌しており，一部の人々では皮膚に定着している。この菌は，さまざまな化膿性感染症を引き起こすが，なかでも最も頻度の高いレンサ球菌性の咽頭炎は，咽頭痛，発熱，嚥下痛，悪寒が出現するのが特徴である。これらの症状と顎下リンパ節腫脹，咽頭の発赤，滲出物が併せて出現する症例の 85〜90％で咽頭培養が陽性となる。発熱やその他の自覚症状や他覚所見を伴わない咽頭痛は，A 群レンサ球菌による咽頭炎に対する診断価値が低い。A 群レンサ球菌迅速抗原検査（rapid strep test）陽性例の 68〜99％で培養陽性となるが，検査結果は菌のコロニー数と検者によって大きく左右される。1 プレートあたり＞100 のコロニー数であれば，迅速抗原検査は患者の 95％で陽性となるが，1 プレートあたり＜100 のコロニー数であれば，迅速抗原検査が陽性となるのは患者の 68％に留まる。

治療

ペニシリン系薬は依然として，A 群レンサ球菌性咽頭炎および扁桃炎の第 1 選択薬である（表 150.1）。以前は，レンサ球菌性咽頭炎の治療目的は，感染後に続発する免疫学的合併症の予防が主で

表 150.1
レンサ球菌感染症

菌	Lancefield 分類	感染病型	治療
化膿レンサ球菌（*Streptococcus pyogenes*）	A	咽頭炎および膿痂疹	benzathine penicillin 筋注，成人なら 120 万単位，≦27 kg の小児なら 60 万単位 penicillin G あるいは V 経口，成人なら 40 万単位を 1 日 4 回 10 日間，≦27 kg の小児なら 20 万単位を 1 日 4 回 erythromycin ethyl succinate 経口，40 mg/kg/ 日
		再発性のレンサ球菌性咽頭炎，扁桃炎	上記同様，あるいは ampicillin＋clavulanic acid 経口 20〜40 mg/kg/ 日 セファロスポリン系薬 dicloxacillin 成人なら 500 mg 経口 1 日 4 回 10 日間 clindamycin 10 mg/kg/ 日 経口 4 回に分割投与 10 日間
		蜂窩織炎および丹毒	nafcillin 8〜12 g/ 日 静注 7〜10 日間，あるいはペニシリンか ceftriaxone を適正量で
		壊死性筋膜炎，筋炎，レンサ球菌性トキシックショック症候群	成人なら clindamycin 900 mg 静注 8 時間ごと，および penicillin G 400 万単位静注 4 時間ごと。期間は感染が治癒するまで
		リウマチ熱の予防	benzathine penicillin 120 万単位 筋注 28 日ごと penicillin G ≦27 kg の小児なら 20 万単位 経口 1 日 2 回 sulfadiazine ＞27 kg の患者では 1 g/ 日，≦27 kg の患者では 500 mg/kg erythromycin 250 mg 経口 1 日 2 回
S. agalactiae	B	新生児敗血症	ペニシリン 生後≦7 日の乳児なら 10 万〜15 万単位 /kg/ 日 静注 2〜3 回に分割投与

表 150.1（続き）

菌	Lancefield 分類	感染病型	治療
		分娩後敗血症 化膿性関節炎 軟部組織感染症 骨髄炎	ペニシリン >7日の乳児なら20万〜50万単位 /kg/ 日 静注 4回に分割投与 ampicillin 生後≦7日の乳児なら100 mg/kg/ 日 静注 2〜3回に分割投与 ampicillin 生後>7日の乳児なら150〜200 mg/kg/ 日 静注 4回に分割投与 ampicillin 成人なら8〜12 g 静注 4〜6回に分割投与またはペニシリン 1日1,200万〜2,400万単位
		分娩中の予防	ペニシリンあるいはampicillinを上述の新生児敗血症あるいは分娩後敗血症と同様に ペニシリンあるいはampicillinを上述の分娩後敗血症と同様に 1. 水溶性 penicillin G 500万単位 静注をローディング後，250万単位 4時間ごとを4回 2. ampicillin 2 g 静注をローディング後，1 g 4時間ごとを4回
S. equi	C	菌血症 蜂窩織炎	ペニシリンを上述のレンサ球菌性トキシックショック症候群と同様に
Enterococcus faecalis [a]	D	心内膜炎 菌血症 尿路感染症 消化管膿瘍	ampicillinとgentamicinの併用
S. bovis	D	菌血症 膿瘍	ペニシリンを上述の *S. equi* と同様に
S. canis	G	菌血症 蜂窩織炎 咽頭炎	ペニシリンを上述の *S. equi* と同様に

a linezolidはvancomycin耐性腸球菌（VRE）に対する活性をもつ。詳細は「133章　腸球菌」参照。

あった。しかし，咽頭炎の患者の一部が，壊死性筋膜炎を伴った（伴わない場合もある）レンサ球菌性のトキシックショック症候群をのちに発症することがあるため，この合併症を予防するためにも，積極的にレンサ球菌性咽頭炎を診断し治療するほうが賢明である。レンサ球菌性咽頭炎に対する抗菌薬治療は，小児において咽頭痛および発熱を約24時間短縮させる。咽頭炎を発症してから10日以内のペニシリンによる治療は，リウマチ熱の予防においてはきわめて効果的であるが，レンサ球菌感染後の糸球体腎炎を予防できるかどうかに関しては議論の決着がついていない。咽頭炎あるいは扁桃炎の患者のうち5〜25%では，ペニシリンによる咽頭のA群レンサ球菌の除菌に失敗するが，ペニシリンへの耐性については一度も報告されたことがない。このような失敗に関して（特に扁桃炎の患者において）最も説得力のある説明としては，黄色ブドウ球菌（*Staphylococcus aureus*），インフルエンザ菌（*Haemophilus influenzae*），*Moraxella catarrhalis*，*Bacteroides fragilis* といった同時に定着している菌によって産生される *β*-ラクタマーゼによってペニシリンが不活化される，というものがある。2回目のペニシリンによる治療は50%を超える患者で失敗に終わるが，その後に行われるdicloxacillin，セファロスポリン系薬，amoxicillin-clavulanate，erythromycin，あるいはclindamycinによる治療によって，90〜95%の患者で除菌に成功する。最近の研究では，*M. catarrhalis* およびインフルエンザ菌由来の *β*-ラクタマーゼ陽性の外膜小胞がペニシリンを分解することが明らかとなっている。procaine penicillin Gとbenzathine penicillinを含有した製剤は，benzathine単剤よりも効果が優れているわけではないが，注射する際の痛みは軽い。ceftriaxoneの咽頭炎に対する適応に関しては現在研究が行われている。erythromycinに対する耐性は，米国では約5%であるが，日本ではerythromycinが広範に使用されるなかで1970年に耐性率が70%に達した。フィンランドとスウェーデンでも，erythromycin耐性の出現はその使用と相関している。中国からの最近の研究報告では，近年のレンサ球菌性咽頭炎後の猩紅熱の流行におけるerythromycinおよびclindamycinの耐性が指摘されている。この耐性株が世界各地に拡散すると，治療を根本から覆す可能性がある。

レンサ球菌性咽頭炎の流行期間中，リウマチ熱が蔓延している場合，リスクを有する人（例：学校，軍隊）は予防的治療の適応となる。リウマチ熱の罹患率は先進国では低下したが，途上国では蔓延している。リウマチ熱の病歴のある患者では，レンサ球菌に対する予防を継続する必要がある。毎月1回のbenzathine penicillin筋注が最も効果が高いが，phenoxymethyl penicillinなどの経口抗菌薬も有効である。近年，米国の軍隊において，そのような予防，特にbenzathine penicillinが，集団生活を送っている若年の兵士内でのレンサ球菌性咽頭炎の流行を予防することが示された。除菌を確認するための治療後のルーチンの培養は，リウマチ熱の病歴がない限り推奨されない。症候性の咽頭炎に対して適切な治療が行われた後は，もし，症状が再燃しなければ，培養の持続陽性に対する治療は要さない。

猩紅熱

19世紀の米国や西ヨーロッパ，北ヨーロッパでは，重症化する猩紅熱が流行しており，死亡率が25〜35%にのぼることもまれではなかった。対照的に，現在では猩紅熱はまれで，起こったとしても非常に軽症である。初感染部位は通常は咽頭であるが，手術部位感染も報告されている。古典的には，紙やすり様のザラザラした触感の，びまん性の紅斑が，咽頭炎発症 2 日後に出現する。口囲蒼白，および「イチゴ」舌（“strawberry”tongue）はよく認められる所見であり，約 6〜10 日後に表皮剝離が起こる。皮疹の原因は確定していないが，細胞外毒素，以前に「猩紅熱毒素（scarlatina toxins）」と呼ばれていた発熱外毒素がおそらく原因であるということは多くが同意するところである。治療は，潜在する感染症に対するペニシリンでの治療（「咽頭炎」参照）および全身支持療法が行われる。具体的には，重症の高体温症〔41.7〜43.3℃の発熱〕が報告されているため，特に小児では，熱性けいれんの予防のために解熱薬が必要となる場合がある。

膿皮症（伝染性膿痂疹）

膿痂疹は，表層の小水疱および膿疱性の皮膚感染症である。現代においては黄色ブドウ球菌が最も分離される頻度の高い菌であるとはいえ，おそらく，A 群レンサ球菌が最も重要な病原菌である。膿痂疹は衛生状態不良あるいは低栄養の人が最も罹患しやすい。まず，破綻のない皮膚への定着が起こり，その後，軽微な擦り傷，虫刺されなどにより，真皮内へと接種される。単発あるいは多発する，肥厚し痂疲を伴った金色〜黄色の皮膚病変が，10〜14 日以内に形成される。経口あるいは静注のペニシリン，もしくは bacitracin や mupirocin といった皮膚の外用抗菌薬による治療が有効で，易感染性のヒトへのレンサ球菌の伝播を減らす。ペニシリンを含めてこれらの治療のいずれも，レンサ球菌感染後の腎炎を予防することはない。黄色ブドウ球菌も膿痂疹を起こしうるが，この菌が糸球体腎炎の原因となることが示されたことは一度もない。

丹毒

丹毒は，高齢者と幼児が最も罹患しやすい。これはほぼ例外なく A 群レンサ球菌が原因となり，突然発症の顔面あるいは四肢に限局した燃えるような赤い皮膚病変を特徴とする（図 150.1）。辺縁の境界が明瞭で，特に鼻唇溝に沿った，紅色あるいはサーモンレッド色の皮膚病変で，急速に進行し，強い痛みを伴うのが特徴である。弛緩性水疱が発症 2〜3 日目に出現し，病変部の皮膚の剝離が発症 5〜10 日目に起こる。対照的に，猩紅熱の皮疹は全身に出現し，びまん性にピンクあるいは赤い色調であり，圧迫すると消退し，紙やすり様のザラザラした触感がある。病変に菌が存在するが，培養は困難である。ペニシリン，セファロスポリン系薬，あるいは nafcillin による治療が奏効する。治療にもかかわらず腫脹が進行することがあるが，発熱，疼痛，強い発赤は通常，治療開始後 24 時間で軽減する。

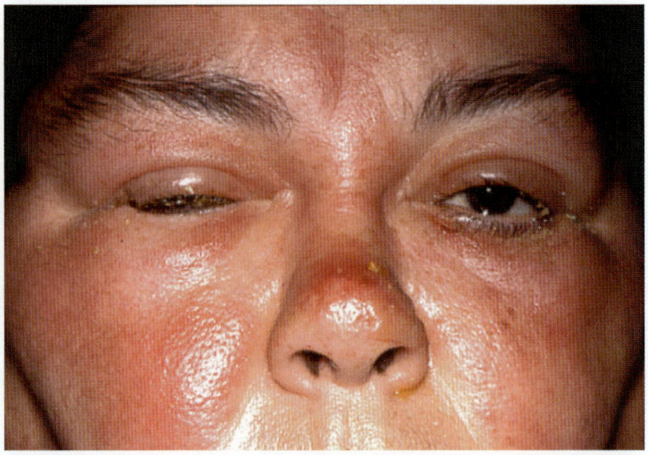

図 150.1
中年女性の丹毒　紅色あるいはサーモンレッド色で，鼻唇溝に沿っており，境界が明瞭であることに注目する。患者は体温が 39℃で頻脈を来しているが，血圧は正常で，血液培養は陰性であった。静注の peicillin G による治療に良好な反応を示したが，入院 10 日目に頰の皮膚表面の剝離が起こった。

蜂窩織炎

化膿レンサ球菌（A 群レンサ球菌）が蜂窩織炎の最も頻度の高い原因菌であり，A 群が最も頻度は高いものの，B 群，C 群および G 群の β 溶血レンサ球菌も，特定の臨床背景において蜂窩織炎を引き起こす。慢性の静脈うっ血，あるいはリンパ浮腫の患者は，A 群，C 群，G 群レンサ球菌による再発性の蜂窩織炎を起こしやすい。糖尿病および高齢の患者における蜂窩織炎では，特に，末梢血管障害がある場合，B 群レンサ球菌が原因となることもある。イヌ咬傷（*Capnocytophaga*），ネコ咬傷（*Pasteurella multocida*），ヒト咬傷（口腔内嫌気性菌および *Eikenella corrodens*），淡水でのけが（*Aeromonas hydrophila*），海水（*Vibrio vulnificus*），癤（せつ）（黄色ブドウ球菌）といった，蜂窩織炎の原因菌分類に通じる臨床的なヒントがきわめて重要である。そのようなヒントがないなかでの確定診断は，蜂窩織炎の病変の先端からの穿刺吸引検体の検査にかかっている。原因となっている細菌が判明するのはせいぜい 15％である。A 群，B 群，C 群および G 群レンサ球菌による蜂窩織炎は，ペニシリン，nafcillin，erythromycin，clindamycin，およびさまざまなセファロスポリン系薬に反応する。ceftriaxone，cefpodoxime proxetil，および cefuroxime axetil は *in vitro* での活性が最も優れており，全薬剤がレンサ球菌性の蜂窩織炎の治療薬として米国食品医薬品局（Food and Drug Administration：FDA）から承認されている。ほとんどのキノロン系薬が蜂窩織炎の治療に有効であるが，ciprofloxacin などの世代の古いキノロン系薬は，*in vitro* でレンサ球菌に対する活性が乏しいため，避けるべきである。新しい世代のキノロン系薬は第 2 選択薬として検討することができる。

侵襲性 A 群レンサ球菌

過去 20 年の間に，重症の A 群レンサ球菌性軟部組織感染症および菌血症の症例で，ショックや死に至る症例の数は，症例の 30〜70％を占めるまでに増加した。発症早期にショックおよび臓器不全に陥ることは，レンサ球菌性のトキシックショック症候群を特徴づけており，原因となる感染は，壊死性筋膜炎や筋炎，肺炎，腹膜炎，化膿性関節炎，子宮感染などである。素因としては，水痘ウイルス感染，穿通性外傷，鈍的外傷，非ステロイド性抗炎症薬（nonsteroidal anti-inflammatory drugs：NSAIDs）が挙げられる。

治療

大量のレンサ球菌が集積すると，多くの菌が静止期にあるため，β-ラクタム系抗菌薬が効きにくくなる（Eagle 効果）。なぜペニシリンが効きにくくなるかというと，おそらく，このような発育速度の遅い菌では（ペニシリンが作用するうえで）必須のペニシリン結合蛋白の発現が低下するからだと思われる。*in vitro* では，clindamycin(ペニシリンではない)が毒素の産生を防いでくれる。興味深いことに，実験的につくられた壊死性筋膜炎および筋炎では，clindamycin はペニシリンよりも著しく優れた有効性を示している。よって，一部の専門家はペニシリンと clindamycin の両剤(および必要であればデブリードマン)での治療を推奨している。比較対照群をおかない観察研究では，静注の免疫グロブリンも同様に有用である可能性が示唆されている。

B群レンサ球菌

S. agalactiae(Lancefield B群に属する唯一の菌種)は，健康なヒトの腟，消化管，時に上気道に定着する。B群レンサ球菌は米国や西欧における新生児肺炎，敗血症，髄膜炎の最も頻度の高い原因菌であり，発生率は1,000生児出生あたり1.8〜3.2例である。妊娠第3三半期にB群レンサ球菌が定着していた母親や前期破水が起こった母親から生まれた早産児は，早期発症の肺炎および敗血症のリスクが最も高い。発症までの平均時間は出産後20時間であり，症状として，呼吸窮迫，無呼吸，発熱あるいは低体温が現れる。腟から羊膜腔へのレンサ球菌の上行感染によって羊膜炎が起こる。児は出産中に産道から，あるいは子宮内の羊水からレンサ球菌を吸入しうる。レントゲン写真上，肺炎所見か肺硝子膜症(hyaline membrane disease)所見のいずれか，あるいは両方が，40%の症例で認められる。新生児のB群レンサ球菌性髄膜炎のほとんどの症例で，血清型Ⅲ型の菌株が原因となっている。

後期発症の新生児敗血症は出産後7〜90日で起こる。症状としては，発熱，食欲不振，嗜眠，むずかりが現れる。菌血症の頻度は高く，髄膜炎は80%の症例で起こる。

現代の標準的な妊婦健診には，妊娠35〜37週でのこれらの菌に対する腟下部と肛門直腸のスワブ培養が含まれている。そのような培養検査を行わずに陣痛を迎えた女性は，迅速抗原検出キットでスクリーニングできるが，10〜30%は偽陰性となりうる。静注免疫グロブリンによる受動免疫法および多価の多糖体ワクチンによる能動免疫法のいずれもが期待されており，将来的には，母体の分娩後感染と共に新生児敗血症を予防する最良の方法となるかもしれない。妊娠第3三半期にB群レンサ球菌が定着している女性には，分娩中はペニシリンあるいはampicillinを投与しなければならない(下記参照)。

B群レンサ球菌に感染する成人は，分娩後の女性や，末梢血管障害，糖尿病，悪性腫瘍の患者である。軟部組織感染症，化膿性関節炎，骨髄炎が，最も頻度の高い臨床像である。

治療

ペニシリンが第1選択薬であるが，実際には，多くの新生児がエンピリック(経験的)にampicillin 100〜200 mg/kg/日とgentamicinの併用で加療されている。診断が確定したら，ペニシリンあるいはampicillinで治療すべきである(表150.1)。成人では，菌血症，軟部組織感染，骨髄炎であれば1日あたり1,200万〜2,400万単位のペニシリンを投与し，髄膜炎では1日に8〜12 gのampicillinあるいは2,400万単位のペニシリンを投与する。vancomycinあるいは第1世代セファロスポリン系薬が，ペニシリンにアレルギーのある患者での代替薬となる。妊娠第3三半期にB群レンサ球菌が定着していた場合や，妊娠中にB群レンサ球菌の細菌尿を認めた場合，あるいは早産時や破水から分娩に至るまで時間を要した場合には，分娩時のampicillinあるいは水溶性penicillin Gの投与がB群レンサ球菌による新生児敗血症を予防する。乳児に対しては，出産後36時間はampicillinを投与し続ける必要がある。

C群およびG群レンサ球菌

C群およびG群レンサ球菌は，ヒトとイヌの喉から分離され，ストレプトリジンOを産生し，コロニーの形態および臨床病型のスペクトラムはA群レンサ球菌と類似している。迅速同定検査が開発されるまでは，咽頭炎，蜂窩織炎，皮膚および創部感染，心内膜炎，髄膜炎，骨髄炎，関節炎といったC群およびG群による感染症の多くが，A群による感染と誤解されていた。C群およびG群レンサ球菌感染症の後のリウマチ熱は報告されていない。これらの菌株は，冠動脈バイパス術を受けた患者の伏在静脈採取部の再発性の蜂窩織炎の原因ともなる。いずれの菌もペニシリン，erythromycin，vancomycin，およびclindamycinに感受性があるが，最近の研究では，G群の菌株の17%がclindamycinに耐性であることが示されている。

D群レンサ球菌

D群はGram陽性の通性嫌気性菌で，通常は非溶血性であるが，αあるいはβ溶血を示すこともある。*S. faecalis*(現在は改名され，*Enterococcus faecalis*)は，胆汁エスクリンを加水分解し，D群抗原を有するため，以前はD群に分類されていた。*S. bovis* も，しばしば潜在的に消化管の悪性腫瘍のある患者において，亜急性心内膜炎および菌血症の原因となる。腸球菌は便や尿，および腹腔内や下肢の感染を起こしている部位から分離される頻度が高い。腸球菌は亜急性心内膜炎を起こし，さらに院内感染の重要な原因菌となっているが，これは病原性が高いからではなく，抗菌薬耐性のためである。第1に，ヒト－ヒト間の多剤耐性腸球菌の伝播というのは，病院疫学者にとって重大な懸念である。第2に，キノロン系薬やmoxalactamといった抗菌薬を投与されている患者で，体内の腸球菌が定着している部位からの菌交代による重複感染や特発性菌血症が報告されている。最後に，病院環境内での強力な抗菌薬の選択圧に直面するなかで，プラスミドやトランスポゾンの接合伝達が起こり，これによって，vancomycinやteicoplaninへの耐性株を含む，多剤耐性菌がつくり出される。

治療

心内膜炎や菌血症といった腸球菌による重症感染症では，シナジー効果に作用する抗菌薬を併用した治療，すなわち，ampicillinあるいはvancomycinと，アミノグリコシド系薬との併用が必要となる(「133章　腸球菌」参照)。腸球菌とは異なり，*S. bovis* では依然，ペニシリンへの高い感受性が残っている。vancomycin耐性腸球菌(vancomycin-resistant enterococci：VRE)が増加していることが報告されている。オキサゾリジノン系抗菌薬であるlinezolidは，VREに対して優れた活性を示すが，治療中に耐性が出現する可能性がある。

文献

American Academy of Pediatrics. *Report of the Committee on Infectious Diseases 1991*. Elk Grove Village, IL: American Academy of Pediatrics; 1991.

Bisno AL. Group A streptococcal infections and acute rheumatic fever. *N Engl J Med*. 1991;325:783–793.

Chen M, Yao W, Yang X, et al. Outbreak of scarlet fever associated with emm12 type group A Streptococcus in 2011 in Shanghai, China. *Pediatr Infect Dis J*. 2012;31:e158–e162.

Church D, Carson J, Gregson D. Point prevalence study of antibiotic susceptibility of genital group B streptococcus isolated from near-term pregnant women in Calgary, Alberta. *Can J Infect Dis Med Microbiol*. 2012;23:121–124.

Pfaller MA, Jones RN, Marshall SA, et al. Nosocomial streptococcal bloodstream infections in the SCOPE program: species and occurrence of resistance. The SCOPE hospital study group. *Diagn Microbiol Infect Dis*. 1997;29:259–263.

Stevens DL, Bisno AL, Chambers HF, et al. Practice guidelines for the diagnosis and management of skin and soft-tissue infections: 2014 update by the Infectious Diseases Society of America. *Clin Infect Dis*. 2014;59:e10–e52.

Stevens DL, Tanner MH, Winship J, et al. Severe group A streptococcal infections associated with a toxic shock like syndrome and scarlet fever toxin A. *N Engl J Med*. 1989;321:1–7.

Wong CJ, Stevens DL. Serious group A streptococcal infections. *Med Clin North Am*. 2013;97(4):721–736.

151 緑色レンサ球菌

■著：John L. Brusch
■訳：西村 翔

緑色レンサ球菌(viridans streptococci)は，非運動性でカタラーゼ陰性のGram陽性球菌複数菌種で混成されたグループである。最初に同定された分離株が，ヒツジ血液寒天培地上で発育させると，緑色の溶血(α溶血)を起こしたことから，*viridans*(緑色)の名前が付いた。このグループは，溶血型，Lancefield型，発育特性，生理学的および生化学的な反応に従って，*Streptococcus mutans*，*S. salivarius*，*S. anginosus*，*S. sanguinis*，*S. mitis*の5つの主要なグループに分類される。個々の菌種は，生理学的および生化学的特性に基づいて識別することができる。臨床検査室では，血液やその他の通常無菌である部位から菌が分離された場合でさえ，分離株の種レベルまでの同定(種分化)をしないことが多い。複数菌が発育している混合培養，あるいは粘膜表面から分離された株に関しては，通常は非溶血性あるいはα溶血性レンサ球菌としてのみ報告される。Box 151.1には，血液培養で分離される頻度が最も高い緑色レンサ球菌を列挙している。

緑色レンサ球菌は，ヒトの常在細菌叢において有力な一団である。これらは口腔内や上気道，女性の生殖路，消化管に常在している。これらの細菌は，内毒素(エンドトキシン)や外毒素といった従来の病原因子が欠損しているため，病原性は低いと考えられている。*S. anginosus*グループ以外の菌種での唯一の病原因子は，細胞外デキストランであるグルカンを産生することであり，これは，あらかじめ形成されたフィブリン / 血小板による血栓や歯のエナメル質への菌の接着を促進する。*S. anginosus*グループ(*S. intermedius*，*S. constellatus*，*S. anginosus*)はさまざまな溶血性を示す。血液寒天培地上でのこれらのコロニーはきわめて小さい。二酸化炭素下で発育が促進されることがある。多くの分離株は通性嫌気性菌である。その他のグループと異なり，*S. anginosus*はさまざまな病原性成分を有している。表面の接着によって，フィブロネクチンや血小板およびフィブリン性の血栓への菌の結合を促進する。多糖体莢膜は貪食を阻害する。一部の菌株は，スーパー抗原やDNAseを産生するための*S. pyogenes*(A群レンサ球菌)と同じ遺伝子を有している。その多くは実際に，心筋細胞，弁構造物，心膜，心臓以外の部位へと侵入し，膿瘍を形成する。これは，炎症性サイトカインの大量分泌を即座に誘発することを可能とするスーパー抗原の産生によって起こる。これによって生じる臨床像は，レンサ球菌というよりもむしろ，黄色ブドウ球菌のそれによく似ている。

Box 151.1

血液培養で分離される頻度が最も高い緑色レンサ球菌

Streptococcus sanguis
S. mitis
S. salivarius
S. mutans
S. anginosus

感染症

緑色レンサ球菌は，感染性心内膜炎の重要な原因菌である。加えて，免疫不全者における敗血症性菌血症の原因菌として同定される機会が増加しつつある。免疫正常者のなかでは，これらの細菌は脳膿瘍や下気道のさまざまな感染症を起こすことがある。緑色レンサ球菌が単一の病原菌として感染を起こすこともあるが，より典型的には，好気性菌と嫌気性菌の混合感染で原因菌の一部として認められる。

感染性心内膜炎

緑色レンサ球菌は，感染性心内膜炎の約25%の症例で原因菌となっている。基本的に，これらの感染はすべて亜急性の経過をたどる。すべての人に対する歯科処置でのルーチンの抗菌薬予防投与をやめて，感染性心内膜炎の発症リスクが最も高い人にのみ行うという，2007年の米国心臓協会(American Heart Association)による推奨以降に，緑色レンサ球菌による感染性心内膜炎の発生率に著しい変化はみられない。緑色レンサ球菌による感染性心内膜炎を発症した人々は，弁の変性疾患やリウマチ性心疾患など基礎に弁膜症を患っている。それらの弁の形状は血液の乱流を引き起こし，結果的に非感染性の血小板 / フィブリン血栓の沈着を引き起こす(非細菌性血栓性心内膜炎)(この過程のより詳細な解説に関しては37章参照)。緑色レンサ球菌による感染性心内膜炎は，緩徐な経過をたどる。微熱，倦怠感，不快感が早期の特徴的な臨床症状である。ほぼ必然的に元々心雑音があり，通常，その性状は臨床経過の相当後期まで変化しない。初期症状が腎不全，亜急性細菌性心内膜炎のさまざまな皮膚症状，背部痛かもしれず，これらはすべて免疫複合体性か，あるいは弁の疣贅からの塞栓症状である。うっ血性心不全は，発症後かなり経過してから起こる。

感染性心内膜炎を診断するうえで決定的な根拠となるのは，持続菌血症を証明することである。最近の抗菌薬治療歴がなければ，2セットの血液培養によって，症例の95%でこのタイプのレンサ球菌が検出できるであろう。これらの症例では，経胸壁心エコーあるいは経食道心エコーによって，診断につながる追加の情報あるいは予後に関する情報が得られる可能性がある。

菌血症および敗血症性菌血症

緑色レンサ球菌による一過性の菌血症は，歯科処置によって起こることもあるが，通常の日常活動によっても起こりうる。これが臨床的に問題となることはめったにない。対照的に，持続菌血症は，基礎にがんがあり化学療法を受けている患者，とりわけ小児において真の問題となる。現在，緑色レンサ球菌は，発熱性好中球減少症の患者における菌血症の最も頻度の高い原因菌となっている。急性白血病や骨髄移植に対する積極的な腫瘍細胞減少治療に関連して感染が起こる。これらの薬剤は口腔や腸管の正常な粘膜バリアを損傷する。その他の素因としては，trimethoprim-sulfamethoxazole（ST 合剤）あるいはキノロン系薬の予防投与，中心静脈カテーテルの留置，制酸薬あるいは H_2 ブロッカーの使用が挙げられる。身体所見は主として，多形紅斑や手掌や足底の落屑，斑状丘疹を含む皮膚の症状である。手掌の表皮剝離を伴う皮疹が出現し，低血圧，急性腎不全，急性呼吸窮迫症候群となって死に至ることを特徴とする劇症型のショック症候群も報告されている。緑色レンサ球菌性のショック症候群は，小児の菌血症患者の最大 25％に起こり，死亡率は 40〜100％にのぼる。

髄膜炎および脳膿瘍

緑色レンサ球菌は髄膜炎の原因菌としてはまれであり，培養陽性症例の 5％未満を占めるにすぎない。新生児を含め全年齢層の患者が感染しうる。感染源は通常，潜在している耳・鼻・咽頭の感染，心内膜炎，頭蓋外感染症，頭部外傷である。臨床像は，髄膜刺激徴候，神経学的脱落所見，けいれん，知覚異常を伴った急性化膿性髄膜炎の典型的なものである。髄液の細胞数増加は，緑色レンサ球菌性髄膜炎の特徴として認められるが，髄液の Gram 染色が陽性となる症例は半分にも満たない。

S. anginosus と黄色ブドウ球菌は脳膿瘍の主要な原因菌となり，しばしば嫌気性菌と共感染する。素因としては，頭頸部の感染症，肺化膿症，および心内膜炎が挙げられる。脳膿瘍の臨床像は，主に膿瘍のサイズと頭蓋内での感染の局在に関連し，頭痛が最も頻度の高い主訴である。発熱は症例の半分未満でしか認められない。CT あるいは MRI が，診断および抗菌薬治療のフォローアップのいずれにも有用である。微生物学的な特異診断は，切開あるいは定位脳穿刺術によって得られた脳膿瘍の内容物の培養によってなされる。

肺炎

緑色レンサ球菌はしばしば，気道分泌物の培養から同定される。喀出痰から分離された場合，緑色レンサ球菌は口腔内常在菌として存在するため，通常は原因菌と捉えるべきではない。しかし，肺炎患者から経気管吸引あるいは（ダブルルーメンカテーテルの中の）検体保護ブラシ（protected bronchial brush）を用いて採取した下気道検体に，この菌が認められる場合もある。緑色レンサ球菌は，口腔咽頭内容物の誤嚥の後に，その他の口腔内の菌，特に嫌気性菌と共に下気道感染を起こすことがある。素因となる病態としては，歯周病，歯肉炎，咳嗽反射および咽頭反射の低下，食道疾患による嚥下障害，意識レベル低下，けいれん，アルコール依存症が挙げられる。肺炎は通常，下部肺区域に起こり，膿瘍形成か膿胸のいずれか，あるいは両方を伴う壊死をまねくことがある。誤嚥リスクの高い患者で，膿性痰およびレントゲンで異常が認められれば，誤嚥性肺炎を疑うべきである。緑色レンサ球菌は，下気道感染症の患者で，時に単一の病原体として同定されることもある。

歯性感染症

緑色レンサ球菌，特に *S. anginosus* は，齲歯（うし）から扁桃周囲膿瘍に至るまで，さまざまな口腔内および歯性感染症を引き起こす。これらは，副鼻腔や肺（膿胸および肺化膿症），脳，頭頸部の深部感染（頸静脈の化膿性血栓性静脈炎，頸部の壊死性筋膜炎）へと波及する可能性がある。

慢性の歯科疾患と冠動脈や脳血管疾患を関連づけるエビデンスも蓄積しつつある。良好な口腔内衛生の促進が，心血管疾患に対する有効な予防および治療戦略の一部である必要がある。

その他の菌血症に伴う感染

その他の菌血症に伴う感染は，肝臓や脾臓，腎膿瘍および骨髄炎がある。治療を成功させるためには，抗菌薬と共に十分なドレナージ処置が必要となる。

治療

β-ラクタム系抗菌薬が長年にわたって緑色レンサ球菌感染症の第 1 選択薬とされてきたが，その理由は，以前は緑色レンサ球菌がこれらの抗菌薬に対して一様に感受性があったからである。現在では耐性が免疫抑制患者間で深刻な問題として浮上してきている。感受性を判定するブレイクポイントの基準を最小発育阻止濃度（minimum inhibitory concentration：MIC）≦0.125 μg/mL とした場合，ペニシリン耐性は，一部の病院では検出された株の 25〜50％と報告されており，そのうち 5〜10％の株は高濃度のペニシリン（MIC≧4 μg/mL）にも耐性であった。対照的に，感染性心内膜炎を起こした株を含めて，ほとんどの市中で分離された緑色レンサ球菌群は依然，ペニシリンへの感受性が残っている。他の β-ラクタム系抗菌薬は，*in vitro* ではペニシリンと同等の活性を誇っている。vancomycin，daptomycin および linezolid は，緑色レンサ球菌に対して一貫して優れた活性をもっている一方で，tetracycline，clindamycin および erythromycin の活性はさまざまで，しばしば 25〜50％の株が耐性と報告されている。緑色レンサ球菌のほとんどの株が ST 合剤に耐性である。

緑色レンサ球菌の抗菌薬感受性を予測するのは不可能であるため，血液あるいは髄液など，通常であれば無菌である部位から分離されたすべての臨床的意義のある菌株に対して，*in vitro* の感受性検査を実施すべきである。多くの場合，これらの検査は現地の臨床検査室では実施することができない。その場合，処方医は分離株を耐性とみなすことを考慮すべきである。

感染性心内膜炎の治療において現在推奨されている抗菌薬は，37 章に要約されている。β-ラクタム系抗菌薬に中等度あるいは高度耐性を示すレンサ球菌株に対しては，ペニシリンを低用量のアミノグリコシド系薬と併用して投与する必要がある。**表 151.1** に，緑色レンサ球菌による敗血症性菌血症，中枢神経系感染症，下気道感染症における推奨抗菌薬レジメンを記載している。

S. anginosus 感染に伴って二次性に膿瘍を形成している症例

表 151.1
緑色レンサ球菌による個別の感染症に対する抗菌薬治療

病型	抗菌薬レジメン[a]	治療期間
敗血症性菌血症	penicillin G 1 日 1,200 万～1,800 万単位 静注 分割投与，または vancomycin[b] 15 mg/kg(1 g を超えないように)静注 12 時間ごともしくは両者の併用	2 週間
髄膜炎	ceftriaxone 1 日 2 g 静注，または vancomycin[b] 15 mg/kg(1 g を超えないように)静注 12 時間ごと	2 週間
脳膿瘍	ceftriaxone 1 日 2 g 静注，または vancomycin[b] 15 mg/kg(1 g を超えないように)静注 12 時間ごと，さらに metronidazole 500 mg 静注あるいは経口 6 時間ごと	≧6 週間
肺炎[c](誤嚥)	penicillin G 1 日 800 万～1,200 万単位 静注 分割投与，さらに metronidazole 500 mg 静注あるいは経口 6 時間ごと，あるいは β-ラクタム / β-ラクタマーゼ阻害薬の合剤を併用	2～3 週間
心内膜炎	「37 章　心内膜炎」を参照	

a 用量は年齢，体重，腎機能に合わせて調節する。
b β-ラクタム耐性の緑色レンサ球菌による感染が疑われる，あるいはそれが確定している場合。緑色レンサ球菌感染に対してエンピリックな治療を開始する際の抗菌薬選択では，地域での抗菌薬感受性パターンを考慮しなければならない。
c 腸管内 Gram 陰性桿菌が存在する場合，抗菌薬の追加を要する場合がある。

では，治癒させるのに外科的ドレナージが必要となることが多い。

文献

Bruckner L, Gigliotti F. Viridans group streptococcal infections among children with cancer and the importance of emerging antibiotic resistance. *Semin Pediatr Infect Dis*. 2006;17(3):153–160.

Brusch JL. Microbiology of infective endocarditis and clinical correlates: Gram-positive organisms. In Brusch JL, ed. *Infective endocarditis: Management in the era of intravascular devices*. New York: Informa Health Care; 2007:13–50.

Castanheira M, Jones RN, Sadar HS. Update of the *in vitro* activity of daptomycin tested against 6710 Gram-positive cocci isolated in North America. *Diagn Microbiol Infect Dis*. 2008;61:235–239.

Desimone DC, Tleyjeh IM, Correa de Sa DD, et al.; Mayo Cardiovascular Infections Study Group. Incidence of infective endocarditis caused by viridans group streptococci before and after publication of the 2007 American Heart Association's endocarditis prevention guidelines. *Circulation*. 2012;126:60–64.

Doern CD, Burnham CA. It's not easy being green: The viridans group streptococci, with a focus on pediatric clinical manifestations. *J Clin Microbiol*. 2010;48:3829–3835.

Fukushima K, Noda M, Saito Y, Ikeda T. *Streptococcus sanguis* meningitis: Report of a case and review of the literature. *Intern Med*. 2012;51:3073–3076.

Husain E, Whitehead S, Castell A, Thomas EE, Speert DP. Viridans streptococci bacteremia in children with malignancy: Relevance of species identification and penicillin susceptibility. *Pediatr Infect Dis J*. 2005;24:563–566.

Prasad KN, Mishra AM, Gupta D, et al. Analysis of microbial etiology and mortality in patients with brain abscess. *J Infect*. 2006;53(4):221–227.

Su TY, Lee MH, Huang CT, Liu TP,Lu JJ. The clinical impact of patients with bloodstream infection with different groups of viridans group streptococci by using matrix-assisted laser desorption ionization-time of flight mass spectrometry (MALDI-TOF MS). *Medicine (Baltimore)*. 2018; 97 (50): e13607.

Suzuki J, Aoyama N, Ogawa M, et al. Periodontitis and cardiovascular diseases. *Exper Opin Ther Targets*. 2010;14:1023–1028.

152 溶連菌感染後の免疫学的合併症

■著：Barbara W. Stechenberg
■訳：西村 翔

非化膿性の合併症である急性リウマチ熱(acute rheumatic fever：ARF)や急性糸球体腎炎を引き起こすという点において，A群β溶血性レンサ球菌(A群溶連菌)〔化膿レンサ球菌(*Streptococcus pyogenes*)〕による感染は他とは異なっている。この特有の臨床像は，菌の毒性作用とは関係なく，感染の後に免疫学的機序が惹起される時間差をもって生じる。表152.1では，2つの臨床病型の特徴の一部を比較している。

急性リウマチ熱

急性リウマチ熱は多臓器に障害が及ぶ膠原病で，未治療あるいは未発見のA群レンサ球菌性咽頭炎の後に，患者の<1%が発症する。5〜15歳の小児で最も頻度が高く，遺伝的素因が関連している。途上国でより頻度が高い。この病態を引き起こしやすい化膿レンサ球菌の特定の菌株も存在するようである(表152.1)。

急性リウマチ熱の診断は，修正Jones基準に基づいて臨床的に行われる(表152.2)。2つの大基準，あるいは1つの大基準と少なくとも2つの小基準を満たした場合，この診断を示唆している。また，咽頭から菌が分離されるか，あるいは抗ストレプトリジンO，抗ヒアルロニダーゼ，抗デオキシリボヌクレアーゼB(抗DNaseB)抗体価の上昇による血清学的な裏づけによって，最近の化膿レンサ球菌の感染も併せて証明されている必要がある。この診断基準の例外は舞踏病であり，感染してから2〜6か月後に出現し，そのために最近のレンサ球菌感染という時間的な裏づけを欠く場合がある。

最も頻度の高い急性リウマチ熱の臨床病型は心炎(carditis)と関節炎である。前者は通常，著明な心雑音で明らかとなり，最も頻度が高いのは僧帽弁閉鎖不全である。心筋炎と心外膜炎のいずれもこの弁膜炎に合併しうる。心炎は後遺症を来しうる唯一の病型である。関節炎は移動性の多関節炎で，一般的には，中型の関節(肘，手首，足首，膝)が侵される。多くの場合，疼痛が著明である。その他の特徴的な所見は，関節炎のsalicylateによる治療への劇的な反応である。Sydenham舞踏病あるいはSt. Vitus舞踏病の名で知られる舞踏病は通常，単独で起こり，特に情動不安定に代表される行動面での，しばしば微細な神経学的異常で発症する。輪状紅斑および皮下結節が認められることはめったにない。心炎あるいは舞踏病が，急性リウマチ熱の最も強い診断根拠となる。関節炎が唯一の大基準で，2つの小基準と併せて診断基準を満たす場合が，診断根拠としては最も弱くなる。

表 152.1
急性リウマチ熱と急性レンサ球菌感染後糸球体腎炎の比較

特徴	急性リウマチ熱	急性レンサ球菌感染後糸球体腎炎
先行する感染	咽頭炎	咽頭炎あるいは膿皮症
M蛋白の型	3，5，6，14，18，19，24	咽頭：1，2，3，4，12，15 皮膚：4，9，52，55，59，60，61
潜伏期間	2〜4週	咽頭：10日 皮膚：3週間
再発	頻度は高い	まれ
抗菌薬予防	有用	有用ではない
後遺症	頻度は高い(心臓)	まれ

表 152.2
急性リウマチ熱の修正Jones基準[a]

大基準	小基準
心炎	リウマチ熱の既往
関節炎	臨床症状
舞踏病	発熱
輪状紅斑	関節痛
皮下結節	検査所見
	PR間隔の延長
	急性相反応物質の上昇：赤沈，CRP，白血球数

[a] 診断基準：(1)先行するA群レンサ球菌感染が証明されていることと，(2)大基準2つ，あるいは大基準1つと少なくとも2つの小基準を満たす場合。
［訳注：リウマチ熱のJones基準は定期的に米国心臓協会(AHA)を中心として改訂されており，現時点では2015年の改訂版が最新の基準である。2015年版では，低リスク群と，中-高リスク群で異なった診断基準が設けられた(たとえば関節所見では，多発関節「痛」や単関節炎は中-高リスク群でのみ大基準となり，低リスク群では多発関節炎所見がなければ大基準とはみなされない)。また，初回の急性リウマチ熱では大基準2つか，あるいは大基準1つ＋小基準2つで，再発性リウマチ熱では小基準3つでも診断基準を満たす］
CRP＝C反応性蛋白

PANDAS(小児自己免疫性溶連菌感染関連性精神神経障害：pediatric autoimmune neuropsychiatric disorder associated with group A *Streptococcus*)という用語は，精神神経障害あるいは行動障害，特に強迫性障害(obsessive-compulsive disorder：OCD)，Tourette症候群，チック症などの一連の病態を指し，これはA群レンサ球菌感染症が誘因と考えられ，おそらくSydenham舞踏病と病理学的に類似している。Swedoらは，これらの病態が自己免疫的な病因によるという説を唱えたが，これはまだ議論のあるところである。提唱されている診断基準としては，強迫性障害あるいはチック症の存在，小児期の発症，突然の発症または症状の劇的な増悪，A群レンサ球菌感染との時間的関連，舞踏病様の動き・多動症およびチックといった神経学的診察での異常，が挙げられている。急性リウマチ熱との関連性と共に，この病態の疫学，診断，治療に関する大規模な研究が，現在も進められている。

予防

急性リウマチ熱の一次予防のためには，化膿レンサ球菌による咽頭炎の正確な診断と適切な治療を要する。標準的な検査として認められているのは，咽頭培養あるいは迅速レンサ球菌抗原検査である。迅速レンサ球菌抗原検査は感度に変動があるため，小児で陰性であれば，咽頭培養を実施すべきである。レンサ球菌性咽頭炎の治療をする必要があり，一般的には，経口の phenoxymethyl penicillin(penicillin V) 250〜500 mg 1 日 2〜3 回 10 日 間，もし，コンプライアンスが問題になる場合は，benzathine penicillin G 120 万単位 筋注(>27 kg であればこの量で，≦27 kg であれば 60 万単位)が望ましい。ペニシリンにアレルギーのある患者(アナフィラキシーを除く)では，第 1 世代セファロスポリン系薬(例：cephalexin 20 mg/kg/ 回 1 日 2 回，最大投与量 500 mg)の 10 日間投与を選択すべきである。代替薬としては，clindamycin(7 mg/kg/ 回 1 日 3 回，最大投与量 300 mg)あるいは clarithromycin(7.5 mg/kg/ 回 1 日 2 回，最大投与量 250 mg)を 10 日間，または azithromycin(12 mg/kg 1 日 1 回，最大投与量 500 mg)を 5 日間投与する方法があるが，後者 2 剤に関しては耐性もよく認められる。迅速な治療によって，症候性の咽頭炎後の急性リウマチ熱のほとんどの症例は予防できるはずである。感染してから 8 日以内の治療開始がおそらく有効である。

治療

急性リウマチ熱の治療には 3 つの主要な領域があり，それは化膿レンサ球菌の除菌，急性症状の治療，後遺症として心炎を患う患者に対する再燃および感染性心内膜炎の予防である。化膿レンサ球菌の除菌は一次予防の治療レジメンで遂行できる。急性リウマチ熱を診断した時点で咽頭培養が陰性であったとしても，このレジメンでの治療を行うべきである。急性リウマチ熱の治療の中心は，関節炎および軽症〜中等症の心炎のいずれに対しても salicylate である。治療域である 20〜25 mg/dL に血中濃度を到達させるために，70〜80 mg/kg/ 日の投与量で開始する必要がある。これは最低 2 週間，急性炎症が消失するまで継続し，その後，2〜4 週間かけて徐々に減量する。関節炎の患者は，初期 2 週間は繰り返し心炎の評価を行う必要がある。うっ血性心不全を合併する(合併しないこともある)重症の心炎の患者はステロイドで治療すべきであり，通常，急性期は prednisone を 2 mg/kg/ 日で最低 2 週間，その後，4〜6 週間かけて徐々に減量し，併せて再燃を防ぐために salicylate を開始する。心炎では支持療法が重要で，ジギタリス製剤を通常の初期投与量の 4 分の 1 の量で緩徐に開始すべきである。

Sydenham 舞踏病は通常，数週間で自然治癒する。もし，症状によって消耗が激しい場合は，phenobarbital を 15〜30 mg 6〜8 時間ごと投与で開始することがある。haloperidol が代替薬となる。副腎皮質ステロイドを 2 週間にわたって投与した後に，2〜3 週間かけて減量する短期治療も有効かもしれない。

二次予防

化膿レンサ球菌感染の二次予防は，急性リウマチ熱を発症した患者が，この菌に再度感染した場合に，急性リウマチ熱が再燃する可能性が最低でも 10〜30％あるという事実に基づいて行われている。コンプライアンスに対する懸念のため，特に，臨床症状が出現してからの 5 年間および心炎の患者においては，benzathine penicillin G 120 万単位を 4 週間ごとに筋注投与することが推奨される。急性リウマチ熱の有病率が高い地域では，このレジメンを 3 週間ごとに投与する。経口 penicillin 250 mg 1 日 2 回が代替薬としては望ましい。ペニシリンにアレルギーのある患者では，sulfadiazine 500 mg 1 日 2 回で治療する。erythromycin 250 mg 1 日 2 回というのは，ペニシリンとサルファ剤のいずれにもアレルギーのある患者に対してのみ用いるべきである。二次予防の期間に関しては議論のあるところであり，多くの専門家は生涯継続すべきであると考えているが，21 歳時あるいは 5 年間経過すれば(いずれか長いほう)中断できることが証明されている。心炎が後遺症として残存している患者には，口腔衛生の重要性に関して教育しておく必要がある。このような患者は，感染性心内膜炎に対する予防抗菌薬を投与する必要がある(「37 章　心内膜炎」を参照)。

PANDAS の患者では，A 群レンサ球菌感染のすみやかな発見と治療が重要である。再発を防ぐための予防抗菌薬の役割については定まった見解がない。

急性溶連菌感染後糸球体腎炎

レンサ球菌感染後の急性糸球体腎炎(acute glomerulonephritis：AGN)は糸球体の炎症性疾患である。これは，可溶性免疫グロブリン G の免疫複合体が糸球体の基底膜に沈着する際に起こり，補体の活性化およびサイトカインの放出を引き起こす。これによって炎症細胞が浸潤する。関与するレンサ球菌抗原に関しては，完全に解明されているわけではない。これは，化膿レンサ球菌の咽頭あるいは皮膚感染の後に起こりうる。表 152.1 に，急性糸球体腎炎に関連し，腎炎原性と称される主要な菌株を列挙している。1980 年代初頭より，急性リウマチ熱の罹患率は大きく低下しており，おそらくは，これらの(腎炎原性の)M 蛋白型の菌株の減少による。急性糸球体腎炎が，C 群レンサ球菌の感染に関与して起こることはほとんどない。

急性糸球体腎炎の疫学的特徴というのは，レンサ球菌性の咽頭炎(5〜15 歳，冬から春にかけて)，および膿皮症(より若年，夏の期間)の疫学的特徴を反映したものである。迅速な治療によって急性糸球体腎炎を防ぐことはできない。潜伏期間は，咽頭炎株であれば約 10 日間，膿皮症の後であれば約 3 週間である。

臨床症状としては，浮腫(85％)，肉眼的血尿(25％)，高血圧(60〜80％)がある。患者の少数が，体液量過剰の結果，高血圧から脳症様の変化を起こすことがある。心血管系に起因する症状(心肥大，うっ血性心不全，肺水腫)が時に出現する。発熱はまれである。一部の患者では急性の腎炎と腹水・全身浮腫を伴ったネフローゼ症候群の混合型が認められる。急性糸球体腎炎は典型的には，自然利尿と高血圧の改善により 1 週間以内に自然治癒する。実際，アウトブレイク期間中，患者の 50％までが無症候性である。小児では，急性腎不全を合併する症例は 2％未満である。この数字は成人ではより高いかもしれない。慢性腎不全へと進行する可能性も非常に低い。

新鮮尿では，典型的には，軽度の蛋白尿，赤血球と白血球，赤血球円柱と白血球円柱が認められる。肉眼的血尿(通常，茶色)はすみやかに消失するが，顕微鏡的血尿は蛋白尿同様，何か月も継続する。著明な低補体血症が90％の患者で認められ，主として，C3，CH50が低下し，C4は基準値内である。先行する化膿レンサ球菌感染の所見と，それに併せて認められる低補体血症が，この診断の裏づけとなる。咽頭感染後は，抗ストレプトリジンOの上昇が一般的に認められる。しかし，皮膚感染後のこの検査の有用性は乏しく，抗デオキシリボヌクレアーゼBあるいは抗ヒアルロニダーゼのほうが高値になりやすい。菌の培養に関しても試みるべきである。

治療

治療は支持療法である。いかなるレンサ球菌の保菌をも根絶するために抗菌薬を投与すべきであり，急性リウマチ熱で述べたものと同じ抗菌薬を用いる。経口治療は，10日間は継続すべきである。しかし，この治療が糸球体腎炎を予防できるのか，あるいはその自然経過を変えるのかに関して証明はされていない。明らかな浮腫，高血圧，あるいは高窒素血症の患者は入院を必要とすることがあるが，ほとんどの患者は慎重な飲水および塩分制限による治療に反応する。利尿薬による治療で高血圧はコントロールできる。予後は一般的に良好である。再燃はめったに認められない。

腎炎のエピソードを繰り返すことはめったにないため，将来の再燃を防ぐための抗菌薬予防は必要ではない。

文献

Berrios X, del Campo E, Guzman B, *et al*. Discontinuing rheumatic fever prophylaxis in selected adolescents and young adults. *Ann Intern Med*. 1993;118:401–406.

Ferrieri P. Proceedings of the Jones Criteria Workshop: Jones Criteria Workshop. *Circulation*. 2002;106:2521–2523.

Gerber M, Baltimore R, Eaton C, *et al*. Prevention of rheumatic fever and diagnosis and treatment of acute streptococcal pharyngitis. A scientific statement from the American Heart Association, Rheumatic Fever, Endocarditis and Kawasaki Disease Committee. *Circulation*. 2009;119:1541–1551.

Kurlan R, Kaplan EL. The pediatric autoimmune neuropsychiatric disorders associated with streptococcal infections (PANDAS) etiology for tics and obsessive-compulsive symptoms: hypothesis or entity? Practical considerations for the clinician. *Pediatrics*. 2004;113:883–886.

Popovic-Polovic M, Kostic M, Antic-Peco A, *et al*. Medium and long-term prognosis of patients with acute post-streptococcal glomerulonephritis. *Nephron*. 1991;58:393–399.

Shulman S, Bisno A, Clegg H, *et al*. Clinical practice guidelines for the diagnosis and management of Group A streptococcal pharyngitis; 2012 update by the Infectious Diseases Society of America. *Clin Infect Dis*. 2012;55:1279–1282.

Special Writing Group of the Committee on Rheumatic Fever, Endocarditis and Kawasaki Disease. Guidelines for the diagnosis of acute rheumatic fever. *JAMA*. 1992;268: 2069–2073.

Swedo SE, Leonard HL, Rapoport JL. The pediatric autoimmune neuropsychiatric disorders associated with streptococcal infections (PANDAS) subgroup: separating fact from fiction. *Pediatrics*. 2004;113:907–911.

Tejani A, Ingulli E. Post-streptococcal glomerulonephritis. *Nephron*. 1990;55:1–5.

Veasy GL, Hill HR. Immunologic and clinical correlations in rheumatic fever and rheumatic heart disease. *Pediatr Infect Dis J*. 1997;16:400–407.

153　赤痢菌

■著：Eduardo Rodríguez-Noriega
■訳：西村 翔

イントロダクション

赤痢は炎症性の感染性下痢症であり，高リスク国に住む小児の間で流行している。これらの地域への旅行者が感染する可能性があり，また一般的に男性間性交渉者間(men who have sex with men：MSM)ではリスクが高まる。

微生物学

赤痢菌(*Shigella* spp.)は腸内細菌目細菌に属するGram陰性桿菌である。赤痢菌には4つの菌種があり，*S. dysenteriae* は *S. dysenteriae* 血清型1を含む15種の血清型，*S. flexneri* は15種の血清型，*S. boydii* は19種の血清型，*S. sonnei* は1種の血清型がある。ヒトが赤痢菌の唯一の自然宿主であり，赤痢の感染は，糞口感染によってヒトからヒトへと伝播する。

病原性

赤痢菌の腸管感染は，回腸末端，結腸，直腸を傷害する。菌はエンテロトキシン，シデロフォア，エフェクター，プロテアーゼ，リポ多糖など多数の病原因子を有している。少量の菌を経口摂取した後，エンテロトキシンの産生が水様下痢発症の引き金となる。

腸管内を移動する間に，ひとたび腸管粘膜層に侵入すると，赤痢菌はマクロファージに貪食される。ここでは，好中球の活性化，炎症性サイトカインの産生，上皮の膿瘍形成や潰瘍化，組織破壊と共に，赤痢菌の複製と播種が起こり，上皮バリアの破壊がさらに進行する。感染がこのステージになると，血便や発熱，腹部疝痛症状を伴う粘血下(dysentery)を発症する。

赤痢菌が腸管粘膜への侵入がさらに進むと，炎症応答や自然免疫応答の下方制御が起こり，これは免疫応答の低下と再感染を招く。

疫学

2015年には，全世界で感染性下痢によって>1,310,000人が亡くなっている。5歳未満の小児では，感染性下痢によって>499,000人が亡くなっている。赤痢とロタウイルスが，下痢関連死亡における2大原因であり，それぞれ164,300人，199,000人の小児の死亡に寄与した。

しかし，世界腸管多施設共同研究(Global Enteric Multicenter Study：GEMS)のなかで最近実施された下痢の原因の再評価では，5,700例から収集された11,400検体のなかで，ロタウイルス，アデノウイルス，志賀毒素による腸管毒素原性大腸菌(*Escherichia coli*)，*Cryptosporidium* 属，*Campylobacter* 属を抜いて，6つのなかで赤痢菌は最も多く検出された病原体であることが明らかになった。それと同時に，赤痢菌とロタウイルスは混合感染で最も頻繁に検出される病原体であった。

赤痢は，赤痢のリスクが高いとされる地域への旅行者間では定期的に発生することが知られている。赤痢は，口腔－肛門の性的接触を行い，複数の性交渉相手を有し，避妊具を使用しない性行為を行う男性間性交渉者によって性交渉でも伝播する可能性がある。このようなリスクの高い集団のなかでは，特に *S. flexneri* の血清型3aが，リスクの高い地域への渡航歴のない中年男性に赤痢のアウトブレイクを起こす可能性がある。赤痢菌の比較的新しい菌株である *S. flexneri* の血清型3aは，世界中で拡散しており，azithromycin耐性を含む複数の抗菌薬耐性決定因子を獲得している。

特に，男性間性交渉者の関与する症例においては，ciprofloxacinやazithromycinへの耐性を含む複数の抗菌薬への耐性が検出される赤痢菌の菌群によるアウトブレイクが発生する可能性がある。一方，*S. flexneri* は，一部の国では毎年6月〜9月にかけて流行を引き起こすことがある。これらのアウトブレイクは通常，水系感染であり，しばしば未処理の水を利用する水遊びに関与して起こる。これらの流行は，ヒトが密集しており，家族内に>5歳の小児がいることで特徴づけられる一部の地域で周期的に起こる。

学童期の小児を含めたアウトブレイクが起こる場合，学校活動への出席中止に関する決定も，対処すべきもう1つの問題となる。出席停止の指針には，復帰を検討する前に小児患者が受けるべき治療の内容を規定すべきである。

臨床所見

赤痢の潜伏期間は，菌の摂取から1〜4日とされているが，最大8日まで延びることがある。リスク集団は，1〜4歳の小児，流行地域への旅行者，男性間性交渉者，保育園児，およびこれらの人々への小児の家族内接触者が含まれる。

無症候性感染も起こりうるが，ほとんどの患者は症候性で，発熱，頭痛，食思不振，嘔吐，および初期に水様下痢を呈する。このような感染初期の後に，患者は，便中に血液を伴う粘血下痢(dysentery)，腹部疝痛，渋り腹(tenesmus)を呈する場合がある。

小児では，*S. dysenteriae* 血清型1に感染した場合，疾患経過はより重篤となる。その他の感染者集団よりも，この集団の患者では，類白血病反応や溶血性尿毒症症候群(hemolytic uremic syndrome：HUS)に関連した全身合併症を呈することが多く，低ナトリウム血症の頻度も高く，その程度も重篤で，神経学的異常を呈することも多い。

赤痢菌の制御下ヒト感染モデル(ヒトチャレンジモデル)では，腹痛や疝痛は，81%の症例で出現し，次いで76%で下痢，50%で発熱，46%で嘔気，27%で粘血下痢，24%で嘔吐を認めた。重篤な血便，>38℃の発熱，嘔吐は，24時間にわたって便が緩いという自覚症状と同じく，重要なリスク因子となる。

検査所見

赤痢菌による下痢に襲われている患者，特に，重度の粘血下痢を来している場合，便に多形核白血球を認める。患者の便中に炎症細胞が存在していることは，炎症性の病因であることを示唆している。腸炎ビブリオやウイルスなどのその他の下痢を来す感染症では，患者の便中に炎症細胞が出現することはない。

赤痢の患者の>85%で，高倍率視野で>50個の便中白血球が認められる。赤痢菌のための便培養検査では特別な選択培地が必要で，処理が難しく，予備診断まで>48時間要するが，疫学研究および抗菌薬耐性検出においては不可欠な検査である。

赤痢による粘血下痢は類白血病反応の原因の1つであり，しばしば，末梢血の白血球数は40,000を超える。赤痢菌菌血症の患者では，クレアチニン値の上昇や血小板減少など他の検査異常も起こりうる。

感染エピソードの最中あるいはその後に，急性腎障害，溶血性貧血，血小板減少および蛋白尿を認める場合，炎症性の下痢は溶血性尿毒症症候群を示唆している。

近年，赤痢菌を検出する方法として，複数の微生物を標的とした分子学的検査法の使用が従来の検出法と比較されるようになった。1,716の便検体において，従来法では39%で原因微生物が検出されたのに対して，分子学的検査法では59%で検出された。分子学的検査法で検出されたエピソードのうち，67.5%は単一の微生物によるものであり，32.5%は複数の微生物によるものであった。

腸管合併症

重篤な赤痢による粘血下痢の患者では，直腸脱，中毒性巨大結腸症，腸管穿孔，腸閉塞，虫垂炎，慢性下痢などの致死的な腸管合併症を起こすことがある。

全身合併症

全身合併症(腸管合併症とも呼ばれる)としては，脱水，低ナトリウム血症，低血糖，類白血病反応，菌血症，髄膜炎や骨髄炎，関節炎，脾膿瘍を含めた転移性感染，けいれんがある。急性感染時あるいは感染後に，溶血性尿毒症症候群や反応性関節炎，過敏性腸症候群などの合併症を発症することもある。

赤痢と溶血性尿毒症症候群の関連は，赤痢に関与する重篤な，数ある合併症の1つである。HUSの原因としては，志賀毒素をもつ大腸菌による赤痢，あるいは肺炎球菌が起こすものもある。ほかにも，コバラミンC欠損に伴う非典型的な症状を発症することもある。さらに，赤痢と併存する数々の疾患もある。たとえば，悪性疾患や免疫不全である[訳注：原著の内容に疑問があるため，意訳]。

志賀毒素産生菌感染に続発するHUSはHUS全例の85〜90%を占める。5〜10%は非典型的HUSに準じる機序によるものである。5%は肺炎球菌感染に続発するものである[訳注：原著の内容に疑問があるため，意訳]。

赤痢での菌血症の合併は4%以上の症例で認められ，1歳未満の小児に起こる。菌血症発症のリスク因子としては，重度の脱水，腹部圧痛，イレウス，興奮，嗜眠，白血球増加がある。小児で菌血症を発症した場合，類白血病反応や腎不全，血小板減少および溶血性尿毒症症候群の発症リスクが高くなる。

>65歳の免疫不全者や，家庭で病児の世話をしている際に赤痢に罹患するリスクのあるHIV感染女性でも，菌血症を発症する可能性がある。

抗菌薬耐性

他の腸内細菌目細菌と同様に，赤痢菌もCTX-M型やTEM，SHVなどの基質特異性拡張型β-ラクタマーゼ(extended-spectrum β-lactamase：ESBL)を含めた抗菌薬耐性決定因子を発現することができる。耐性はプラスミドやインテグロンを介して拡散し，菌は変異を起こしてキノロン耐性遺伝子を発現する。

赤痢菌はこうやって，3種類以上の，第1あるいは第2選択薬に対して耐性を獲得する。一部の*S. sonnei*は，polymyxin耐性遺伝子であるMCR-1を保持していることがある。一方，azithromycinに対する耐性は，高齢のHIV感染男性からの分離株で認められることが多く，それらの症例の90%は男性間性交渉者で起こっている。近年，azithromycinへの耐性は東南アジアで増加しており，特に，ベトナムやラオスの患者から分離された*S. sonnei*で顕著である。

赤痢菌が進化を続けて抗菌薬耐性が増加していることから，現在の治療ガイドラインの修正と，将来的には菌種特異的な感受性および耐性のためのブレイクポイントの設定が求められている。

治療

最新の赤痢菌の耐性の地理的動向を考慮すると，10歳未満の患者での推奨治療は，第1選択薬としてキノロン系を利用し，第2選択薬としてβ-ラクタムやセファロスポリン系を利用するものである。キノロン耐性が進んでいる地域では，azithromycinが代替薬となり，基質特異性拡張型β-ラクタマーゼ産生がなければ，cefiximeも利用することができる。

予防

現在利用可能なワクチンはないが，最適な候補を発見するため，複数の検討が現在進行中である。

文献

Baker KS, Dallman TJ, Ashton PM, et al. Intercontinental dissemination of azithromycin-resistant shigellosis through sexual transmission: A cross-sectional study. *Lancet Infect Dis*. 2015;15:913–921.

Calderaro A, Martinelli M, Buttrini M, et al. Contribution of the FilmArray((R)) Gastrointestinal Panel in the laboratory diagnosis of gastroenteritis in a cohort of children: A two-year prospective study. *Int J Med Microbiol*. 2018;308:514–521.

Collaborators GBDDD. Estimates of global, regional, and national morbidity, mortality, and aetiologies of diarrhoeal diseases: A systematic analysis for the Global Burden of Disease Study 2015. *Lancet Infect Dis*. 2017;17:909–948.

Fakhouri F, Zuber J, Fremeaux-Bacchi V, Loirat C. Haemolytic uraemic syndrome. *Lancet*. 2017;390:681–696.

Khan WA, Griffiths JK, Bennish ML. Gastrointestinal and extra-intestinal manifestations of childhood shigellosis in a region where all four species of Shigella are endemic. *PLoS One*. 2013;8:e64097.

Kotloff KL, Riddle MS, Platts-Mills JA, Pavlinac P, Zaidi AKM. Shigellosis. *Lancet*. 2018;391:801–812.

Liu J, Platts-Mills JA, Juma J, et al. Use of quantitative molecular diagnostic methods to identify causes of diarrhoea in children: A reanalysis of the GEMS case-control study. *Lancet*. 2016;388:1291–301.

Mattock E, Blocker AJ. How do the virulence factors of shigella work together to cause disease? *Front Cell Infect Microbiol*. 2017;7:64.

Porter CK, Lynen A, Riddle MS, et al. Clinical endpoints in the controlled human challenge model for Shigella: A call for standardization and the development of a disease severity score. *PLoS One*. 2018;13:e0194325.

Struelens MJ, Patte D, Kabir I, Salam A, Nath SK, Butler T. Shigella septicemia: Prevalence, presentation, risk factors, and outcome. *J Infect Dis*. 1985;152:784–790.

18

154 野兎病

■著：Kari A. Neeman, Jessica N. Snowden
■訳：西村 翔

微生物学

Francicella 属は，小型の，好気性，カタラーゼ陽性，多形性，Gram 陰性の，細胞内あるいは細胞外に存在する球桿菌である。*F. tularensis* には，*F. tularensis*(A 型)，*F. holarctica*(B 型)，*F. mediasiatica*，*F. novicida* の 4 つの亜種が存在する。

疫学

亜種のなかでより病原性が強いとされる *F. tularensis* A 型の多くは北米で認められる。*F. tularensis* B 型は北半球全体に存在する。野兎病は人獣共通感染症であり，*F. tularensis* は，アメリカイヌカクマダニ(*Dermacentor variabilis*)，アンダーソンカクマダニ(*Dermacentor andersoni*)，lone star tick[訳注：米国東部およびメキシコに存在するダニの 1 種。雌の成虫の甲板後部の中心に銀〜白色の星状の斑が 1 つ認められるため，この名がついた](*Amblyomma americanum*)，メクラアブ(deer fly，*Chrysops* 属)など多様な無脊椎動物，および脊椎動物(ウサギ，マスクラット，プレーリードッグ，その他のげっ歯類，時にネコ)に感染しうる。ヒトへの感染は，媒介する節足動物(ベクター)による咬傷か，あるいは感染した動物の組織や体液への接触によって起こる。さらに，食物や水を含めた汚染物質への接触あるいは摂取，および感染粒子の吸入によっても感染しうる[2]。水に関連したアウトブレイクは主に，*F. tularensis* B 型によって起こる[3]。感染するのに必要な菌量は 1〜10 個と推定されている[4]。

野兎病はすべての年齢層に起こるが，小児の罹患率が最も高い。全年齢層において，男性のほうがより罹患率が高く，これは職業上あるいはレジャー活動中の曝露によるためであると考えられる[5]。野兎病が流行している地域では，感染に季節性があり，晩春の発生率が最も高く，夏季から早秋まで続く[6]。米国では毎年，約 100〜300 症例の野兎病が米国疾病対策センター(Centers for Disease Control and Prevention：CDC)に報告されており，過去 10 年間では，ミズーリ州，カンザス州，アーカンソー州，オクラホマ州から報告された症例がほとんどである[7]。

臨床症状

軽症〜致死的な感染まで，臨床症状の重症度は，患者背景，感染している菌の亜種，感染している菌量，および感染経路によって左右される。野兎病の潜伏期間は平均 3〜5 日であるが，1〜21 日まで幅がある[8]。野兎病の 6 つの古典的な臨床病型は，菌の感染経路に基づいて説明されている(表 154.1)。感染経路にかかわらず，一般的には，突然の発熱，悪寒，筋肉痛，嘔吐，倦怠感および頭痛で発症する。発熱は持続するか，あるいは二相性となり，間欠期には解熱する。比較的徐脈(pulse-temperature dissociation)も古典的な所見である[9, 10]。潰瘍リンパ腺型およびリンパ腺型野兎病は，圧倒的に頻度の高い病型であり，通常はベクターを介して感染するか，感染動物との直接または間接的な接触によって感染する。潰瘍リンパ腺型野兎病は，最も一般的な病型(症例の 75%)であり，接種部位の皮膚の潰瘍形成と所属リンパ節の腫脹で発症する。接種部位には，24 時間以内に腫脹した丘疹が出現し，進行すると自壊し，外縁の隆起(周堤)を伴った打ち抜き潰瘍を残す。所属リンパ節を覆う皮膚が炎症を起こすことがあり，もし未治療であれば，約 50%のリンパ節が化膿し排膿する。リンパ腺型野兎病では，2 番目に頻度の高い病型(症例の 15%)であり，(リンパ節より)末梢の潰瘍病変を欠くが，それ以外の点ではよく似た症状を呈する[11]。眼リンパ腺型野兎病(症例の 1%)は，眼の刺激症状と炎症，および耳介前リンパ節腫脹を呈する[11]。チフス型野兎病は，原因不明の発熱として発症し，古典的な皮膚およびリンパ節病変を欠く。臨床上の特徴的な所見は，高熱，脾腫，肝腫大である[12]。肺炎型野兎病は，エアロゾル化した *F. tularensis* の粒子に曝露するか，遠隔部位からの血行性の播種によって起こり，これは未治療の野兎病の他のいずれの臨床型によっても二次性に起こりうるが，より頻度が高いのはチフス型に併発するものである[13]。肺感染症は依然，野兎病の最も致命的な病型であり，未治療の場合の致死率は 30〜60%にのぼる[11]。肺炎型野兎病では，疾患経過が A 型と B 型の間で大きく異なっており，A 型ではより劇症型の経過をたどる[14]。

表 154.1
野兎病の臨床病型

病型	感染経路
潰瘍リンパ腺型，あるいはリンパ腺型	媒介する節足動物(ベクター)由来および直接接触(感染した動物に触れるか，*F. turalensis* に汚染された物品に触れるか)
眼リンパ腺型	汚染された指で目に触れるか，あるいは感染性の粉塵由来の可能性
口腔咽頭型	汚染された食品や水の摂取
肺炎型	汚染された粉塵の吸入あるいは検査室内感染
チフス型	不明(おそらく口腔あるいは呼吸器)

表 154.2
野兎病の治療

	成人	小児
第 1 選択薬	gentamicin 5 mg/kg 筋注あるいは静注 1 日 1 回を 10 日間 **妊婦の第 1 選択薬**	gentamicin 2.5 mg/kg 筋注あるいは静注 1 日 3 回を 10 日間
第 2 選択薬	doxycycline 100 mg 経口 / 静注 1 日 2 回を 14 日間 **妊婦では適応外** chloramphenicol 15 mg/kg 静注 6 時間ごとを 14 日間 **妊婦では適応外** ciprofloxacin 500 mg 経口 1 日 2 回を 10 日間	doxycycline(**≧8 歳の小児**) 体重＜45 kg：2.2 mg/kg 経口 / 静注 1 日 2 回を 14 日間 体重≧45 kg：100 mg 経口 / 静注 1 日 2 回を 14 日間 chloramphenicol 15 mg/kg 静注 6 時間ごとを 14 日間 ciprofloxacin 15 mg/kg 経口 / 静注 1 日 2 回を 10 日間

診断

野兎病は，菌を分離するか，抗原検査，分子学的検査法での検出によって，あるいは血清学的に診断される。培養で *F. tularensis* が発育してくれれば，野兎病の診断を確定する決定的な検査となる。*F. tularensis* は検査室内感染を起こすことがあるため，確実に安全な手順にのっとって検査を行い，かつ診断閾値を向上させるために，診断として野兎病が疑われることを検査室のスタッフに知らせておく必要がある[15]。菌の培養は，バイオセーフティレベル 2 の検査室でのみ試みるべきである。菌は標準的な培地にはなかなか発育しないため，システインが豊富な培地(例：改良 Thayer-Martin 培地，チョコレート寒天培地)で発育させなければならず，また，培養期間が 10 日間を超えてから発育してくることもある[16]。

通常，野兎病の診断は血清学的検査によって確定する。*F. tularensis* の凝集素価が，急性期と回復期の血清間で 4 倍以上上昇すれば診断が確定する一方で，回復期単回の血清が試験官凝集反応法で≧1：160 か，微量凝集反応法で≧1：128 の場合は，最近あるいは過去の感染を意味している[8, 10]。野兎病の患者では，感染して約 2〜3 週後から抗体が出現するようになり，回復後も数年にわたって検出されうる。

治療

野兎病は，一般的にきわめてまれな疾患であるために，今日まで，抗菌薬治療の有効性を決定するためのランダム化比較試験は行われてこなかった(表 154.2)。以前は，streptomycin が野兎病の治療における第 1 選択薬であった。あるメタ分析では，streptomycin を用い[17]。ある小児のみの症例シリーズでは，gentamicin の治療成功率は 93％であった[6]。streptomycin の既知の前庭神経毒性，および投与された人での過敏反応の報告に鑑みて，現在では，主として gentamicin が streptomycin に取って代わっている。注意すべきことは，野兎病による髄膜炎では，streptomycin あるいは chloramphenicol が今でも第 1 選択となるであろうということである[18, 19]。chloramphenicol とテトラサイクリン系薬は，以前は第 2 選択治療であったが，いずれも静菌的な活性のために再発率が高く，特に *F. tularensis* A 型ではそうである[17, 20]。フルオロキノロン系薬は細胞内での殺菌活性に優れ，*in vitro* でも *F. tularensis* に対して良好な活性を保持している[21, 22]。*F. tularensis* B 型の治療において ciprofloxacin を使用した場合，成人例でも小児例でも再発率が低いことが示されている[22, 24]。*F. tularensis* A 型が優位な米国での観察研究では，フルオロキノロン系薬(ciprofloxacin，levofloxacin)を発症早期に開始し，かつ最低 10 日間使用するか，治療初期はアミノグリコシド系薬と併用すると，より高い治療効果が得られたことが示されている[7, 12, 25]。幼若な動物でのキノロンの使用は関節症と関連しているが，近年のメタ分析では，治療中は筋骨格系の訴えの頻度は高まるが，治療終了と共に消失するため，小児患者でも安心して使用できることが示されている[26, 27]。生物学的兵器として *F. turarensis* が利用された場合，曝露が判明してから 24 時間以内のすべての人々に曝露後予防が推奨される。doxycycline と ciprofloxacin の合計 14 日の経口投与が推奨薬となる[28]。

予防

ヒトの野兎病を予防できるかは，既知のベクターの回避と，汚染されている可能性がある動物組織の慎重な取り扱いに懸かっている。流行している地域の小児に対しては，ダニが髪や皮膚に付着していないか日常的にチェックすべきである。動物の死骸，特にウサギを取り扱う猟師は手袋を用い，肉は調理する際に十分に加熱する必要がある。過去，米国では，リスクを有する検査室従事者に対して *F. tularensis* の LVS 株の弱毒生ワクチンが用いられていたが，現在，このワクチンは米国食品医薬品局(Food and Drug Administration：FDA)による再審査中であり，入手できなくなっている。

18

文献

1. Keim P, Johansson A, Wagner DM. Molecular epidemiology, evolution, and ecology of Francisella. *Ann N Y Acad Sci*. 2007;1105:30–66.
2. Morner T. The ecology of tularaemia. *Rev Sci Tech*. 1992;11(4):1123–1130.
3. Kaya A, Deveci K, Uysal IO, et al. Tularemia in children: evaluation of clinical, laboratory and therapeutic features of 27 tularemia cases. *Turk J Pediatr*. 2012 Mar-Apr;54(2):105–112.
4. Jones RM, Nicas M, Hubbard A, et al. The infectious dose of Francisella tularensis (tularemia). *Appl Biosaf*. 2005;10(4):227–239.
5. Eliasson H et al. The 2000 tularemia outbreak: A case-control study of risk factors in disease-endemic and emergent areas, Sweden. *Emerg Infect Dis*. 2002;8:956–960.
6. Snowden J, Stovall S. Tularemia: Retrospective review of 10 years' experience in Arkansas. *Clin Pediatr (Phila)*. 2011 Jan;50(1):64–68.
7. Centers for Disease Control and Prevention (CDC). Tularemia. https://www.cdc.gov/tularemia/statistics/index.html
8. Evans ME, Gregory DW, Schaffner W, et al. Tularemia: A 30-year ex-

perience with 88 cases. *Medicine (Baltimore)*.1985;64(4):251–269.
9. Fredricks D, Remington J. Tularemia presenting as community-acquired pneumonia. *Arch Intern Med*. 1996;156:2137–2140.
10. American Academy of Pediatrics. Tularemia. In Kimberlin DW, Brady MT, Jackson MA, Long SS, eds. *Red Book: 2018* Report of the Committee on Infectious Diseases. 31st ed. Itasca, IL: American Academy of Pediatrics; 2018: 861–864.
11. Levy PD, Chiang WK. Update on emerging infections: News from the Centers for disease control and prevention. *Ann Emerg Med*. 2002;40:356–360.
12. Weber IB, Turabelidze G, Patrick S, et al. Clinical recognition and management of tularemia in Missouri: A retrospective records review of 121 cases. *Clin Infect Dis*. 2012 Nov 15;55(10):1283–1290.
13. Thomas LD, Schaffner W. Tularemia pneumonia. *Infect Dis Clin North Am*. 2010 Mar;24(1):43–55.
14. Tärnvik A, Berglund L. Tularaemia. *Eur Respir J*. 2003 Feb;21(2):361–373.
15. Overholt EL, Tigertt WD, Kadull PJ, et al. An analysis of forty-two cases of laboratory acquired tularemia. Treatment with broad spectrum antibiotics. *Am J Med*. 1961;30:785–806.
16. Nigrovic LE, Wingerter SL. Tularemia. *Infect Dis Clin North Am*. 2008 Sep;22(3):489–504.
17. Enderlin G, Morales L, Jacobs RF, et al. Streptomycin and alternative agents for the treatment of tularemia: review of the literature. *Clin Infect Dis*. 1994 Jul;19(1):42–47.
18. Hofinger DM, Cardona L, Mertz GJ, Davis LE. Tularemic meningitis in the United States. *Arch Neurol*. 2009 Apr;66(4):523–527.
19. Narayanan N, Lacy CR, Cruz JE et al. Disaster preparedness: Biological threats and treatment options. *Pharmacotherapy*. 2018 Feb;38(2):217–234.
20. Dennis DT, Inglesby TV, Henderson DA, et al. Tularemia as a biological weapon: Medical and public health management. *JAMA*. 2001 Jun 6;285(21):2763–2773.
21. Johansson A, Urich SK, Chu MC, Sjöstedt A, Tärnvik A. In vitro susceptibility to quinolones of Francisella tularensis subspecies tularensis. *Scand J Infect Dis*. 2002;34(5):327–330.
22. Kiliç S, Celebi B, Acar B, Ataş M. In vitro susceptibility of isolates of Francisella tularensis from Turkey. *Scand J Infect Dis*. 2012 Dec 18:1–5.
23. Johansson A, Berglund L, Gothefors L, et al. Ciprofloxacin for treatment of tularemia in children. *Pediatr Infect Dis J*. 2000 May;19(5):449–453.
24. Johansson A, Berglund L, Sjöstedt A, Tärnvik A. Ciprofloxacin for treatment of tularemia. *Clin Infect Dis*. 2001 Jul 15;33(2):267–268.
25. Staples JE, Kubota KA, Chalcraft LG, et al. Epidemiologic and molecular analysis of human tularemia, United States, 1964–2004. *Emerg Infect Dis*. 2006 Jul;12(7):1113–1118.
26. Adefurin A, Sammons H, Jacqz-Aigrain E, Choonara I. Ciprofloxacin safety in paediatrics: A systematic review. *Arch Dis Child*. 2011 Sep;96(9):874–880.
27. Burkhardt JE, Walterspiel JN, Schaad UB. Quinolone arthropathy in animals versus children. *Clin Infect Dis*. 1997 Nov;25(5):1196–1204.
28. USAMIIRD. *Medical management of biological casualties handbook*, 8th ed. Fort Detrick: US Army Medical Research Institute of Infectious Diseases, 2014.

155 結核

■著：Jay B. Mehta, Asim K. Dutt
■訳：西村 翔

米国では近年，結核(tuberculosis)の疫学は変化しており，1992年以降，結核の罹患率は再び下降傾向へと転じ，1992年は10万人あたり10.4人であったものが2013年は10万人あたり3.0人まで低下している。しかし，ヒト免疫不全ウイルス(human immunodeficiency virus：HIV)の感染，および増加するホームレス，貧困層，薬物中毒者は，依然として，活動性結核の主要なリスク因子となっている。結核は，少数民族，アフリカ系米国人，および25〜44歳のヒスパニック系が最も罹患しやすい。結核の有病率と薬剤耐性率が高い途上国からの移民，およびその他の諸外国で出生した人が，過去数年の新規症例の半分以上を占めている。薬剤耐性菌による感染は深刻な懸念となっている。

診断

結核の診断を裏づけるためには，病歴聴取と身体診察の後に，胸部レントゲン検査が必要となる(図155.1)。肺結核が疑われるときは必ず，3回分の自己喀出した痰検体の検鏡および培養検査を行う必要がある。必要に応じて，温めた生理食塩液をエアロゾルで吸入させることによって痰の喀出を誘発する場合もある(図155.2)。結核が強く疑われるが検鏡が陰性であった場合，気管支洗浄，経気管支生検，あるいは気管支鏡後の喀痰で菌が確認できることがある。ごくまれに，開胸肺生検をしなければ診断がつかないことがある。喀痰の検鏡で陽性の場合は結核が示唆されるが，培養あるいはDNAプローブ検査を行わなければ，病原性の乏しい非結核性抗酸菌(nontuberculous mycobacteria：NTB)と識別し，結核菌(*Mycobacterium tuberculosis*)と同定することはできない。薬剤感受性検査を施行すべきである。おそらく，薬剤耐性を早期に検出するのにDNA解析は大いに役立つが，この技術はまだ研究段階である。

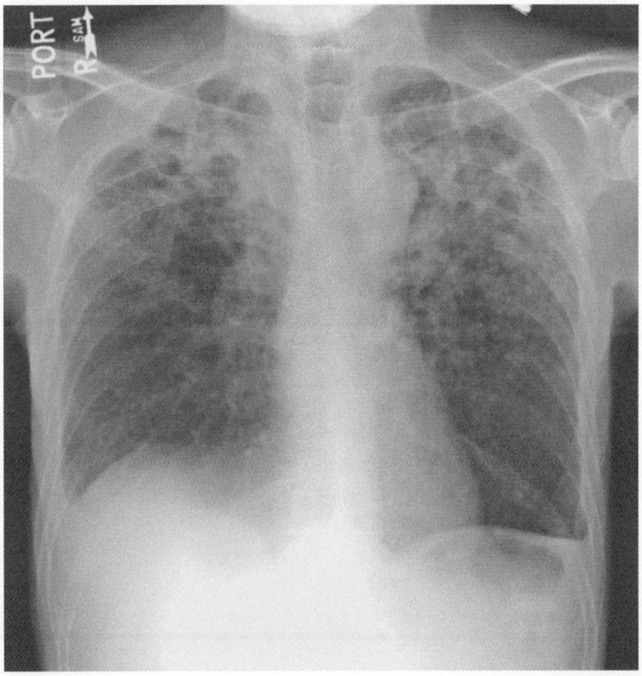

図155.1
肺結核　胸部レントゲン検査上の特徴的な所見は，上葉の浸潤影，肺尖および後区域の病変，分厚い壁を伴い，内輪は滑らかで，液面形成(air-fluid level)を伴わない空洞が挙げられる。経気管支性の播種による胸膜反応，遠位部の浸潤影が認められることがある。胸部レントゲン検査のみでは，疾患活動性を判断することができず，喀痰塗抹および培養によって，活動性の証明あるいは除外をしなければならない。
(David Schlossberg, MDのご厚意による)

潜在性結核感染

潜在性結核感染の検査の目的は，結核を発症するリスクが高い人，ひいては予防治療によって恩恵を受ける人を同定することにある。ツベルクリン反応検査(tuberculosis skin test)が何十年にもわたって利用されてきたが，検査特性はよいとはいえず，結核感染を検出するのには信頼性が乏しい。免疫学とゲノム研究の進歩と共に，*in vitro*で，結核菌抗原で刺激した後のT細胞から放出されるインターフェロンを測定する，T細胞を用いた検査(T-cell based assay)が結核感染を同定するために開発された。クォンティフェロン®TBゴールド〔QuantiFERON®-TB Gold assay(QFT-GIT)〕とT-スポット®.TB〔T-SPOT®.TB(Oxford Immunotec)〕の2つのインターフェロンγ放出アッセイ(interferon-gamma release assay：IGRA)のキットが商品化されており利用できる。

インターフェロンγの検出は，TSTと比較して，結核菌に対してより高い特異度を誇り，BCG(bacilli Calmette-Guérin)ワクチンへの交差反応も少ないことが研究では示されている。T-スポット®.TBの感度は，QFT-GITあるいはTSTと比較して高いようであり，これは，検査プラットフォームにより，リンパ球数が少なくても十分な数の単核球が利用できるようになっているためだと考えられる。米国疾病対策センター(Centers for Disease Control and Prevention：CDC)は，潜在性結核の検出にQFT-GITを推奨しており，この検査は患者にとって1回で済む点が利点となる。IGRAを活動性結核の診断に用いてはいけない。ガイドラインでは，CDCがTSTの使用を推奨している状況下において，TSTの代わりに用いることはできるが，TSTに追加して用いることはできないと指摘されている。根拠は限られる

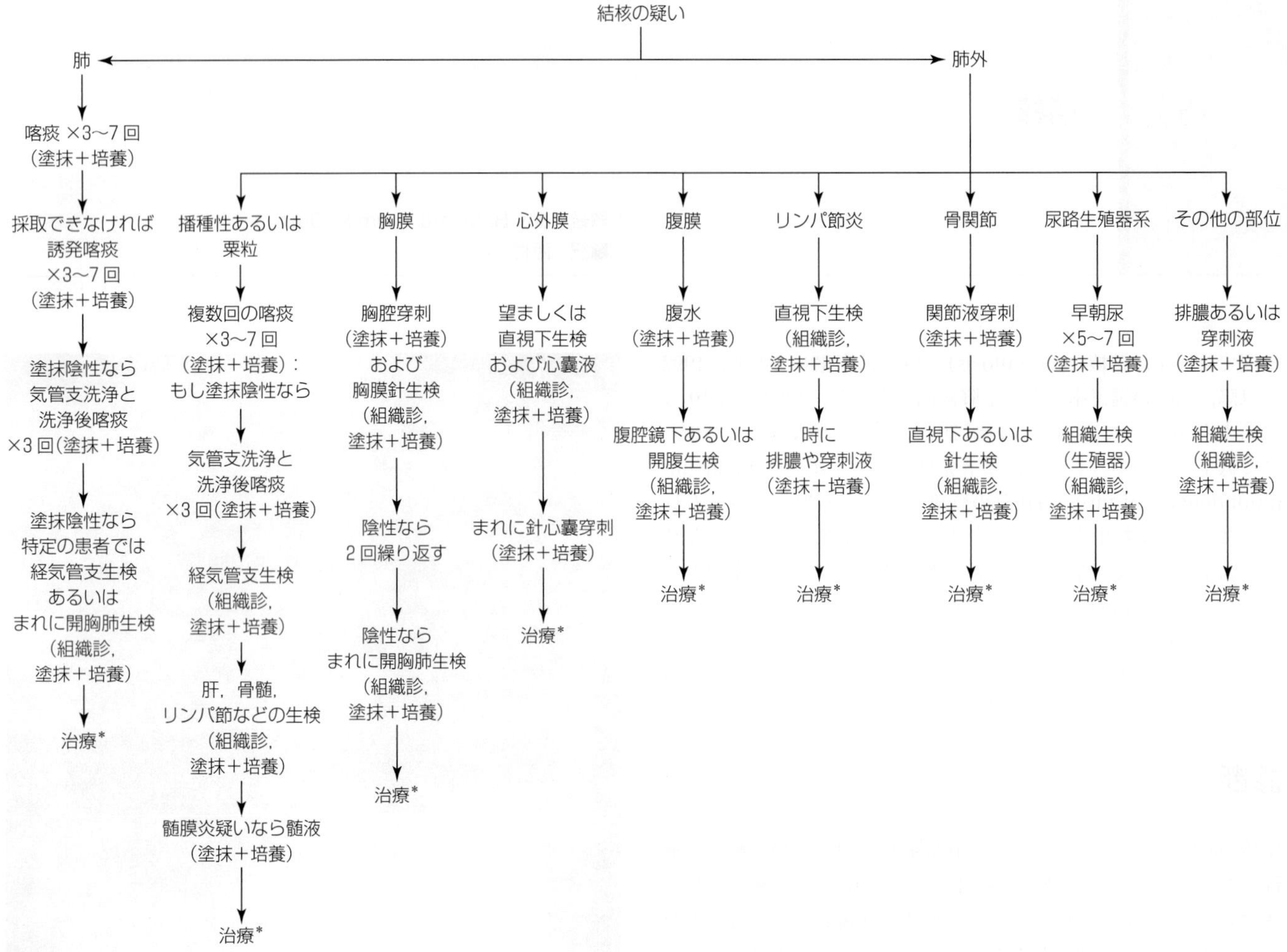

図 155.2
結核疑いに対する診断法
＊疑い症例では治療を開始し，培養結果および臨床効果を待つ。

が，IGRA は非結核性抗酸菌の感染には影響されないようである。*Mycobacterium marinum* および *M. kansasii* 感染がその例外である。

結核の診断

核酸増幅（nucleic acid amplification test：NAAT）検査は，核酸領域を増幅し，結核菌群を同定する。核酸増幅検査は「直接増幅検査」として臨床検体（痰など）に直接用いることができる。Amplicor MTB test（Roche Diagnostics System 社）［訳注：コバス TaqMan® MTB］，Amplified Mycobacterium Direct test（MTD）（Gene-Probe 社）［訳注：DNA プローブ「FR」-MTD®］，および BDProbe-Tec ET assay（Becton Dickinson Biosciences 社）が商品化されており，用いることができる［訳注：BD 社の核酸増幅検査は日本では市販されていない。代わりに，ジーンキューブ®MTB（東洋紡），TRCRapid® M. TB（東ソー），Loopamp® 結核菌群検出試薬キット（栄研化学）などが市販されている。また，ロシュ社のコバスアンプリコア® は，現在では多くの施設でコバス TaqMan® MTB に置換されている］。しかし，核酸増幅検査は従来の検査（検鏡および培養）に取って代わることはできず，従来の検査と臨床データに沿って結果を解釈する必要がある。

迅速診断および薬剤耐性

ラインプローブアッセイ（line probe assay）は，ポリメラーゼ連鎖反応（polymerase chain reaction：PCR）を用いた新しい DNA ストリップテストである。商品化されているキットとしては，INNO-LiPA RIF TB kit（Immunogenetics） と Geno Type MTBDR assays（Hain Lifescience）がある［訳注：日本で使用できるラインプローブアッセイを用いた耐性遺伝子検出検査としては，ジェノスカラー®・Rif TB（ニプロ）があり，その他，同社から pyrazinamide，isoniazid に対する耐性検査が商品化されている］。これらのキットは米国食品医薬品局（Food and Drug Administration：FDA）の承認を受けていない。培養分離株での rifampicin 耐性の検出感度は 95％を上回るかもしれないが，この検査は高価であり，検査の際には熟練した検査技師によるサポートを要する。

ファージを用いた検査（phage-based assay）のキットも商品化されており利用できるが，FDA の承認は受けていない。培養分離株に対して検査が行われ，高い感度を誇るが特異度は低い。この検査は，培養分離株の rifampicin 耐性の検出に用いることができるが，検査の所要時間は長くなる。将来的に期待される検査ではあるが，日常的に用いるものではない。

肺外結核

肺外結核症例は全症例の 15〜20% を占めるが，この割合は HIV 共感染患者ではより高くなるかもしれない。結核は全身のあらゆる臓器にも浸潤しうるが，リンパ系および骨が頻度の高い部位である。粟粒性および中枢神経系の結核はめったに認められないが，発症すると後遺症を残したり死亡する率は高い。ほとんどの肺外結核症例において，診断を明らかにするのにはレントゲン検査では不十分である。CT や MRI が必要となる。

肺外結核の徴候や症状というのは，感染部位によって左右される。高齢者では，慢性疼痛や倦怠感，低栄養や生活機能低下(failure to thrive)といった非典型的な症状での発症がまれではない。粟粒結核は急性，亜急性のいずれの臨床経過もたどりうる。急性呼吸窮迫症候群を含めた多臓器不全によって致死的になることがある。もし，分泌物の抗酸菌塗抹や培養が陰性であれば，組織検体の検鏡や培養による診断，あるいは DNA プローブによる菌の同定を要する。しばしば，最終的な細菌学的同定を待たずして，治療を開始しなければならなくなる。

リンパ系の結核の患者は，感染部位の疼痛と腫脹が出現する。小児では頸部リンパ節に感染が起こる頻度が高い。

骨および関節の感染では，関節痛あるいは背部痛(Pott 病)が出現することがある。慢性感染では，部分的な骨硬化を伴う骨の破壊および脊椎変形が認められる。感染は下部胸椎および腰椎に最も起こりやすい。周囲の軟部組織への感染波及から，冷膿瘍(cold abscess)を形成することがある。

肺外結核の診断には，感染部位から分泌物や生検材料を採取する必要がある(図 155.2)。結核性髄膜炎の症例では，診断が確定する前に感染が不可逆的な状態に進行しうるため，エンピリック(経験的)に治療を開始しなければならない場合がある。髄液の検査では，糖の低下，蛋白の上昇，リンパ球増加が，よく認められる所見である。

治療

化学療法の原則

結核の初期治療では 4 つの薬剤を使用する必要があり，それは一般的には，isoniazid(INH)，rifampicin(RIF)，ethambutol(EMB)，pyrazinamide(PZA)の 4 剤である。直接監視下治療(directly observed therapy：DOT)が，望ましい治療戦略である。当初の 4〜6 週間は，連日内服し，その後は週 2〜3 回内服するという治療レジメンを選択することもできる。表 155.1 に，薬剤，投与量，主要な副作用を記載している。一般的には，耐性のリスクを伴うことなく，すみやかに菌量を減少させるために，当初は数種類の殺菌的に働く第 1 選択薬を併用する。2 剤以上の第 1 選択薬に耐性が認められるか，生死にかかわる副作用のため，あるいは

18

表 155.1
抗結核薬

薬剤	(連日内服の際の)1 日投与量	週 2 回の際の投与量	副作用	作用機序
第 1 選択薬				
isoniazid(INH)	5 mg/kg(通常 300 mg) 経口あるいは筋注	15 mg/kg(通常 900 mg) 経口	末梢神経炎，肝毒性，アレルギー性の発熱と皮疹，ループス(紅斑性狼瘡)様現象	急速に分裂していく細胞外の菌に強力に作用。緩徐に増殖する細胞内の菌への作用は弱い
rifampicin(RIF)	10 mg/kg(通常 450〜600 mg)経口	10 mg/kg(通常 450〜600 mg)経口	肝毒性，嘔気，嘔吐，アレルギー性の発熱と皮疹，インフルエンザ様の症状，血小板減少を伴う点状出血あるいは間欠治療中の急性腎不全	細胞内外の急速および緩徐に増殖する菌いずれにも作用，特に緩徐に増殖する persister へ作用
rifabutin(RBT) (ansamycin)	300 mg 経口 連日，週 2〜3 回	RIF の代わりに用いる	rifampicin と同様。ブドウ膜炎，関節痛，白血球減少	上記と同様
rifapentine(RPT)	維持療法期間に 300〜600 mg 経口 週 1 回	ヒト免疫不全ウイルス(HIV)陰性，空洞を伴わない結核	rifampicin と同様。HIV 患者では使用しない	
Rifamate®(INH 150 mg と RIF 300 mg)	2 カプセル 経口を 1 日 1 回	2 カプセルと INH 2 錠(300 mg)	INH / RIF と同様	INH / RIF と同様
Rifater®(INH 50 mg と RIF 120 mg と PZA 300 mg)	5〜6 カプセル 経口を 1 日 1 回		INH / RIF / PZA と同様	INH / RIF / PZA と同様
pyrazinamide(PZA)	25〜30 mg/kg 経口(通常 1.5〜2 g)	45〜50 mg/kg 経口(通常 3〜3.5 g)	高尿酸血症，肝毒性，アレルギー性の発熱と皮疹	酸性環境(2.5 g)で細胞内の菌に対して作用
ethambutol(EMB)	当初は 15〜25 mg/kg/日，2 か月終われば 15 mg/kg/日	50 mg/kg 経口	視神経炎，皮疹，高尿酸血症	耐性の発現を抑制するための，細胞外および細胞内の菌に対する弱い活性

(次ページへ続く)

表 155.1（続き）

薬剤	（連日内服の際の）1日投与量	週2回の際の投与量	副作用	作用機序
第2選択薬				
streptomycin	10〜15 mg/kg（通常0.5〜1 g）週5日 筋注あるいは静注	20〜25 mg/kg（通常1〜1.5 g）	第Ⅷ脳神経障害（前庭および聴神経），腎毒性，アレルギー性の発熱，皮疹	中性あるいはややアルカリの細胞外環境で急速に増殖していく菌に作用
kanamycin	15〜30 mg/kg 筋注あるいは静注を1日1回	15〜30 mg/kg	streptomycin と同様	streptomycin と同様
amikacin	15〜30 mg/kg 筋注あるいは静注を1日1回	15〜30 mg/kg	streptomycin と同様	streptomycin と同様
capreomycin	15〜30 mg/kg 筋注あるいは静注を1日1回	15〜30 mg/kg	streptomycin と同様	streptomycin と同様
ethionamide	10〜15 mg/kg（通常500〜750 mg）経口 分割投与，pyridoxine 100 mg と共に	使用しない	嘔気，嘔吐，食欲不振，アレルギー性の発熱と皮疹，肝毒性，神経毒性，甲状腺機能低下	streptomycin と同様
cycloserine	15〜20 mg/kg（通常0.75〜1 g）経口 分割投与，pyridoxine 200 mg と共に	使用しない	人格変化，精神症状，けいれん，皮疹	EMB と同様
para-aminosalicylic acid	150 mg/kg（通常 12 g）経口 分割投与	使用しない	嘔気，嘔吐，下痢，肝毒性，アレルギー性の発熱と皮疹，甲状腺機能低下	細胞外の菌に弱い活性。薬剤耐性菌の発現を抑制
thiocetazone[a]	150 mg 経口	まれに使用する	アレルギー性の皮疹と発熱，Stevens-Johnson 症候群，血液学的異常，嘔気，嘔吐	para-aminosalicylic acid と同様
clofazimine	200〜300 mg 経口を1日1回	使用しない	皮膚の色素沈着，腹痛	よくわかっていない
新しい薬剤				
ofloxacin	400 mg を 12 時間ごと	使用しない	消化器系：下痢，嘔気，腹痛，食欲不振。中枢神経系：めまい，情動不安，悪夢，失調，けいれん発作	中性あるいはアルカリ環境で急速に増殖する菌に対して
gatifloxacin	400 mg 経口を1日1回	使用しない	ofloxacin と同様	ofloxacin と同様
levofloxacin	500 mg 経口を1日1回	使用しない	ofloxacin と同様	ofloxacin と同様
moxifloxacin	400 mg 経口を1日1回	使用しない	ofloxacin と同様	ofloxacin と同様
azithromycin	500 mg/日	使用しない	下痢，嘔気，腹痛，肝酵素上昇	マクロファージ内の急速に増殖する菌に対して
clarithromycin	1 g を 12 時間ごと	使用しない	azithromycin と同様	azithromycin と同様

a 米国では入手不可。

不耐性で第1選択薬が使用できない場合，第2選択薬が最も有用である（図 155.3）。現在のところ，11 の薬剤が FDA の承認を受けている。承認を受けている薬剤のなかで，INH，RIF，EMB，PZA が第1選択薬と目されている。フルオロキノロン系薬は結核に対する FDA の承認を受けていない一方で，薬剤耐性結核症例ではよく利用される。rifabutin（RBT）と rifapentine（RPT）は，特定の状況では重要な薬剤と考えられる。streptomycin（SM）はもはや第1選択薬のリストには含まれていない。

殺菌活性のある薬剤を適切な組み合わせで用いると，実際に結核病変の中で増殖している細胞外の菌体を活発に殺菌する。これらの菌がすみやかに撲滅されると，喀痰は細菌学的に陰性化し，治癒へと導かれる。殺菌活性のある薬剤は，いずれも単剤で活動性結核の治療に用いるべきではない。なぜなら，必ずその薬剤への耐性をまねくからである。この段階で初期治療に失敗した場

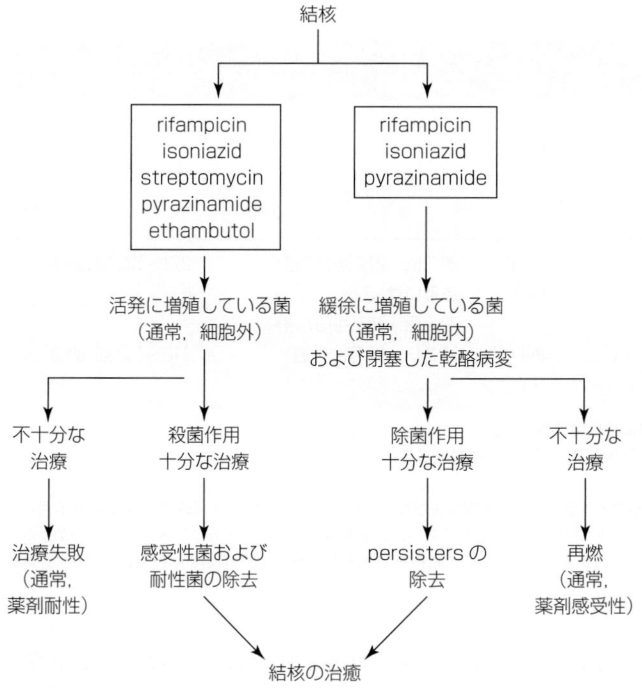

図 155.3
結核の化学療法の原則

合，2か月を超えても喀痰塗抹陽性が持続することが示すとおり，痰は細菌学的に陰性化しない。治療失敗は通常，薬剤耐性株の出現によるものだが，それはほとんどの場合，コンプライアンス不良(服薬遵守不良)，不適切な治療レジメン，あるいは個々の薬剤の投与量が不十分であることに起因する。

（初期治療期間の後の）維持療法の期間(continuation phase)では，閉塞した乾酪病変内あるいはマクロファージ内の，間欠的に代謝される少数の菌がゆっくりと除菌される。不完全な治療を行うと治療の中止後に再燃することがあり，それは多くの場合，薬剤感受性の菌による。

薬剤耐性菌

治療レジメンにいくつの薬剤を含めるのかは，治療を始める状況下で薬剤耐性菌が存在する可能性がどの程度あるのかを把握したうえで決める必要がある(Box 155.1)。

Box 155.1

薬剤耐性結核のリスクが高くなる状況および患者

予防治療を含めた，抗結核薬による治療歴
初期治療薬あるいは主要薬への耐性率が高い(>4%)地域からの患者，たとえば，米国北東部，フロリダ，カリフォルニア，米国－メキシコ間の国境の都市部の人々
薬剤耐性結核の罹患率が高い諸外国で生まれた人，たとえば，東南アジア，メキシコ，南米，アフリカ
薬剤耐性結核感染患者との接触
ホームレス，薬物乱用者，HIV感染患者での結核感染
化学療法を2か月間施行した後も，喀痰の塗抹および培養が陽性である患者

薬剤耐性の可能性が高い場合，感受性検査の結果が得られるまでは，最低でも4剤レジメンで治療を開始すべきである。米国の大都市や多くの途上国でしばしば認められるように，菌が3剤以上に耐性の場合やHIVに感染している場合，初期レジメンでの薬剤数は5〜7剤に増やさなければならない可能性がある。

結核のマネジメント

治療成績を向上させるための新しい方略が提唱されている。結核患者の管理において，現在では，治療の完遂と成功の責任は医療従事者にあるのであって，患者にあるわけではない。維持療法の期間は，特定の状況では延長する必要がある。新しい抗結核薬が有望視されており，必要に応じて使用される。DOTが強く推奨され，治療が完遂できる可能性を高めて治療成績を上げるために，各回，観察下で薬剤を内服する。

薬剤レジメン

感受性のある菌株による成人の結核治療においては，CDCが推奨する4つの基本的な治療レジメンがある(表 155.2)。各治療レジメンは，INH，RIF，EMB，PZAによる初期2か月治療と，その後の4〜7か月の維持療法から成る。

表 155.2
薬剤感受性が確認されている菌による成人肺結核の治療薬レジメン

初期			維持期			
レジメン	薬剤	投与間隔および投与回数[‡,§]	レジメン	薬剤	投与間隔および投与回数[‡,§]	総投与回数の幅
1	INH RIF PZA EMB	週7日，56回(8週間) **あるいは** 週5日，40回(8週間)	1a	INH RIF	週7日，126回(18週) **あるいは** 週5日，90回(18週)	182〜130回(26週)
			1b	INH RIF	週2日，36回(18週)	92〜76回(26週)
			1c	INH RPT	週1日，18回(18週)	74〜58回(26週)
2	INH RIF PZA EMB	週7日，14回(2週間)，その後，週2日，12回(6週間) **あるいは** 週5日，10回(2週間)，その後，週2日，12回(6週間)	2a	INH RIF	週2日，36回(18週)	62〜58回(26週)
			2b	INH RPT	週1日，18回(18週)	44〜40回(26週)

（次ページへ続く）

表 155.2（続き）

初期			維持期			
レジメン	薬剤	投与間隔および投与回数‡, §	レジメン	薬剤	投与間隔および投与回数‡, §	総投与回数の幅
3	INH RIF PZA EMB	週3日，24回(8週)	3a	INH RIF	週3日，54回(18週)	78回(26週)
4	INH RIF EMB	週7日，56回(8週間) **あるいは** 週5日，40回(8週間)	4a	INH RIF	週7回，217回(31週) **あるいは** 週5日，155回(31週)	273〜195回(39週)
			4b	INH RIF	週2日，62回(31週)	118〜102回(39週)

‡ 直接監視下治療(DOT)が用いられる場合，週5日の投与が可能であり，必要投与量はそれに合わせて調節する。
§ 当初の胸部レントゲン検査で空洞影を伴う患者，および2か月の治療後の喀痰培養が陽性の患者では，7か月の維持療法を行う。
(CDC：Core Curriculum for Tuberculosis Fifth Edition 2011より)
[訳注：米国胸部学会(ATS)/ CDC / 米国感染症学会(IDSA)が共同で発表している結核治療ガイドラインは，適宜修正が加えられており，2017年8月時点では2016年8月に改訂されたものが最新である(2024年8月現在)。それによると，基本的には連日(週7日)内服するレジメンが推奨されており，回数を減らした間欠投与レジメンはHIV感染がなく再燃のリスクが低い(感受性株，空洞がない，塗抹陰性)患者でのみ検討してもよい，との表現に留まる。同じように，維持療法期間のINH＋RPTの週1回投与レジメンは原則的に週1回しか内服できない患者を除いて用いないよう推奨している]

当初の胸部レントゲンで空洞化を認めている，あるいは初期の強化治療期間(2か月)の間に喀痰培養が陰転化しない，薬剤感受性株による肺結核の患者では，いずれのレジメンでも治療期間を延長することが推奨されている。これらの臨床所見は，治療の失敗および再燃を予見する指標となるかもしれない。維持療法の期間をさらに3か月延長する必要がある。初期強化治療終了時には喀痰塗抹および培養検査を行うべきである。

6か月治療レジメン

初期2か月はINH，RIF，EMBにPZAを加えて連日内服し，その後の4か月はINHとRIFを連日あるいは週2回内服する(計6か月)治療は，成功率が高いことが明らかとなっている。PZAの追加により，菌数の減少を早め，治療期間を6か月へと短縮できるが，費用は高くなる。

通常2か月以内に薬剤感受性結果が判明した後は，治療レジメンはそれに応じて修正する。もし，菌がいずれの薬剤に対しても感受性を示す場合は，INH-RIFの連日あるいは週2回内服をさらに4か月続けて治療を完了する。INH耐性症例の場合は，RIF，PZA，EMBによる計6〜9か月の治療が可能である。通常，INHに対する感受性が残っているpersister(増殖速度が遅く，病巣内で生存し続ける菌)に対する活性を期待して，INHをレジメンに残す場合がある。RIF耐性症例の場合，再燃を防ぐためには，その他の殺菌的に働く薬剤を最低10〜12か月は継続する必要がある。菌株がPZAに耐性の場合，INHとRIFを計9か月は継続する必要がある。

多剤耐性結核の治療

多剤耐性(multidrug resistance：MDR)およびHIV感染の割合が非常に高い地域では，第2選択薬を含めた5〜7剤の治療レジメンでの開始が必要となる。これは，途上国からやってきた人と共に，ニューヨーク市やマイアミ，ニュージャージーの一部，およびサンフランシスコといった広大な都市の人にも当てはまる。

多剤耐性，すなわち，INHとRIFの両剤に耐性の結核の治療においては，いくつかの基本的指針に従う必要がある。(1)治療に失敗しているレジメンに単剤を加えてはいけない，(2)感受性検査の結果が得られるまでは，少なくとも3剤の患者が使用したことがない新しい薬剤を現行の治療レジメンと置換しなければならない，(3)総治療期間は24か月以上に延長しなければならない，(4)培養が陰転化してから最低でも4か月間は注射薬剤をレジメンに含む必要がある，(5)患者にとって治癒する最後の機会となるため，コンプライアンスを徹底するために必ずDOTを使用しなければならない。

超多剤耐性結核(extensively drug-resistant TB：XDR-TB)が，当初は南アフリカから，近年では世界中のさまざまな場所から報告されている。XDR-TBは，フルオロキノロン系薬のいずれかに耐性で，結核治療の第2選択薬である3剤の注射薬(capreomycin，kanamycin，amikacin)のうち少なくとも1剤に耐性であることに加えて，抗結核薬の第1選択薬のなかで少なくともRIFおよびINHに耐性(MDR-TB)であること，と定義される。この耐性の発現は世界的に深刻な懸念となっている。

MDRによる感染に対して用いられるほとんどの薬剤は，第2選択薬に分類される(表155.1)，ethionamide，cycloserine，para-aminosalicylic acid(PAS)，capreomycinおよびkanamycinである。より新しい薬剤としては，フルオロキノロン系薬(gatifloxacinとmoxifloxacin)およびamikacinが利用できるが，効果は立証されていない。clofazimineとthiocetazone(米国では入手不可)が使用されることがあるが，これも効果は立証されていない。FDAは最近になり，MDR-TBに対してbedaquilineを承認したが，心毒性の懸念は払拭できていない。これらの第2選択薬は，しばしば予想以上に毒性が強いため，慎重なモニタリングが必要となる。治療に対する反応をモニタリングするには，毎月の細菌学的検査が必要である。

MDR-TBでは治療失敗および再燃する率が高いため，菌量を減らすための十分な内科的治療が行われた後に，肺の主病変の外科的切除がさらに必要になる。

MDR-TBと最近接触した人に対する予防的治療については議論が分かれる。しかし，考えうる治療レジメンとしては，PZAとEMBの併用，PZAとフルオロキノロン系薬の併用，あるいは

EMBとフルオロキノロン系薬の併用による12〜24か月間治療というものがあり，その期間中は定期的に臨床的，細菌学的，および画像によるモニタリングを継続する必要がある。

RIFとPZAの併用，あるいはrifabutinとPZAの併用が，投与期間を短縮するために提唱されていたが，このレジメンは毒性が高い。このレジメンを選択する前に，専門家へのコンサルトが必要である。

HIV感染患者での治療レジメン

米国では，INH，RIF，PZA，およびEMBかSMを2か月，連日内服した後に，INHとRIFをさらに4か月，連日あるいは週2回内服する現行の6か月治療は，HIV感染患者に対しては十分とはみなされていない。しかし，HIV感染患者での結核治療は複雑であり，患者の抗レトロウイルス療法(antiretroviral therapy：ART)の必要性，起こりうる薬剤相互作用，免疫再構築症候群(immune reconstitution inflammatory syndrome：IRIS)による合併症に対し，十分注意を払う必要がある。リファマイシン系薬は肝臓のCYP3A4酵素を誘導することが知られており，この酵素はプロテアーゼ阻害薬(protesase inhibitor：PI)と非ヌクレオシド逆転写酵素阻害薬(non-nucleoside reverse transcriptase inhibitor：NNRTI)の代謝を促進させる。RIFのほうがrifabutinよりも誘導物質として強力であるため，もし(相互作用が起こりうる)特定の抗ウイルス薬がHIV感染の治療に用いられる場合，rifabutinがRIFよりも推奨される。しかし，それでも，一部の抗レトロウイルス薬に対しては，rifabutinの用量調節が必要となる。RIFと核酸アナログの間では臨床的に問題となる相互作用はめったにない。したがって，核酸アナログは，3剤目の抗レトロウイルス薬(例：efavirenz)と併せて，ARTレジメンに用いることができる。

CDCは，HIV感染患者での治療は9か月に延長するか，あるいは喀痰培養が陰転化してから最低6か月間の継続を推奨している(表155.2)。HIV感染患者では，治療を制限する副作用が頻繁に出現するため，(非HIV症例では必要としないような)特有の対策を要する。rifabutinはシトクロムP450系の誘導能が低いため，薬剤間の相互作用が少ない。特定のPIやNNRTIを抗ウイルス薬として用いているHIV陽性患者では，この薬剤のほうがうまく機能する。したがって，rifabutinをRIFの代わりに使用することできる。現在は，CD4細胞数$<100/mm^3$のHIV感染患者では，初期の強化治療期間は連日内服での治療が，維持療法期間は連日内服あるいは週3回の内服での治療が推奨されている。ぶどう膜炎や血球減少が起こった場合，治療薬はいったん中断する必要があり，適宜，専門家へと紹介すべきである。

塗抹陰性の結核

喀痰塗抹が陽性であることは，菌量が多く，感染が進行期にあることを示唆している一方で，塗抹陰性は一般的に，感染があまり進行していないことを示している。時に，塗抹陰性でかつ培養陰性であっても，臨床所見およびレントゲン所見に基づいて結核として治療され，治療に反応することがある。そのような患者で提唱される治療レジメンは，INH，RIF，PZAおよびEMBによる2か月の治療の後，INHとRIFでさらに2か月治療するものである(計4か月の治療)。しかし，HIV感染患者では，最低でも6か月は治療すべきである。

肺外結核

肺外結核での菌量は通常，空洞を伴った肺結核よりもはるかに少ない。よって，6〜9か月治療レジメン(表155.2)で肺外結核の治療としては十分である。図155.2は肺結核および肺外結核の診断手順を示している。一般的に結核性脊椎炎(Pott病)および髄膜炎では，治療期間をそれぞれ9か月，12か月へと延長することが推奨される。結核性心外膜炎および結核性髄膜炎の患者では副腎皮質ステロイドを追加して使用する場合もある。

直接監視下治療(DOT)

ほとんどの6か月治療レジメンにおいて1週間に2〜3回の間欠的な投与でよい，という事実は，いくつかの革新的な治療レジメンの登場へとつながった。Denverレジメンは，INH，RIF，PZAおよびSMかEMBを連日，2週間投与した後，週2回で6週間投与し，その後，INHかRIFを週2回でさらに16週間，DOTで投与するものである。もう1つのDOT治療レジメンは，INH，RIF，PZAおよびEMBかSMを週3回，6か月間投与するものである(表155.2のレジメン2および3)。

治療を確実に完遂するためには，DOTは最優先で推奨される戦略であり，特に強調すべきものである。DOTは，研修を受けた人であれば，病院の外来や診療所，あるいは現地で，毎日もしくは断続的にでも行うことができる。DOTの実施によって，治療成績を向上させることができる。患者が薬を内服し忘れた場合，積極的な介入を開始する必要がある。

18

特定の状況での治療

妊娠

INH，RIF，EMBによる治療は，妊娠中も安全である。SMは，胎児の第Ⅷ脳神経への毒性のため使用すべきではない。妊娠中のPZAによる治療経験は限られており，現時点では，可能な限り使用は控えるべきである。PZAが治療レジメンに含まれない場合，最低限の治療期間は9か月となる。妊娠はいくつかの薬剤の分布と代謝も変え，特にPIの血中濃度が低下する。したがって，HIVに感染している妊婦の結核治療は特に注意を要する。

腎不全

INHおよびRIFは肝臓から排泄されるため，これらの薬剤の投与量は腎不全でも変更する必要がない。腎透析を受けている患者では，透析後に薬剤を投与する必要がある。EMBの投与量は，進行した腎不全の患者では8〜10 mg/kgに減量し，血中濃度を測定する必要がある。アミノグリコシド系の投与量も調節する必要があり，非常に特殊な条件下で使用せざるをえない場合，血中濃度をモニターする必要がある。PZAの投与量は15〜20 mg/kgに減量する必要がある。

肝疾患

アルコール性肝疾患は，抗結核薬の使用を妨げるものではない。しかし，副作用のモニタリングを慎重かつ定期的に行う必要がある。顕性の肝不全の場合，推奨されているレジメンの1つは，amikacinとEMBとフルオロキノロン系薬の併用である。

合剤

米国では，複数の薬剤を組み合わせた合剤が 2 種類，商品化されている。合剤を使用することの有利な点は，殺菌活性のある薬剤を単剤で使用することによる薬剤耐性の誘導を阻止できることである。Rifamate® は，INH 150 mg と RIF 300 mg を組み合わせた合剤のカプセルで，1 日量としては 2 カプセルが推奨される。もう 1 つの製剤は Rifater® で，1 錠に INH 50 mg，RIF 120 mg，PZA 300 mg が含まれており，推奨投与量は 1 日 5 錠である。薬剤耐性および投薬ミスに対する予防手段として，特に DOT を行わない患者に対しては，治療に合剤を用いることを強く推奨する。

副腎皮質ステロイド治療

副腎皮質ステロイドが結核の治療にルーチンに使用されることはない。prednisone 20〜30 mg/ 日は，全身状態の回復を実感させ，熱を低下させ，食欲を増加させ，著しく全身状態が不良の患者あるいは高度に衰弱した患者の栄養状態を改善させる可能性がある。副腎皮質ステロイドは 4〜8 週かけて徐々に減量すべきである。低酸素血症および呼吸不全の出現する播種性結核では，prednisone 40〜60 mg/ 日が酸素化を改善する可能性がある。ステロイドは結核を患った後天性免疫不全症候群（acquired immunodeficiency syndrome：AIDS）患者でも有効であるが，日和見感染を惹起する可能性がある。ほとんどの専門家は，複雑性（合併症のある）結核性髄膜炎では，prednisone 60〜80 mg/ 日で治療開始し，8〜12 週かけて緩徐に減量すべきであると考えている。一部の専門家は収縮性心内膜炎を予防するために結核性心外膜炎の全症例で副腎皮質ステロイド治療を推奨している。

患者のモニタリングおよびフォローアップ

肺結核の治療中は，徹底した細菌学的モニタリングが必須である。最初に 3〜5 回分の気道分泌物（痰）検体の塗抹および培養検査，引き続いて薬剤感受性検査を行うことを推奨する。治療中は，陰転化するまでは最低でも 2 週間に 1 回は喀痰検査を行う必要がある。これによって，アドヒアランス不良，および治療失敗の徴候を早期に検出することができる。治療終了後は，早期に再燃を検知するために，外来での患者のフォローアップを終える前に，3 か月おきに 3 回は喀痰検査を実施すべきである。

注意を払うべき副作用の症状（例：嘔気，嘔吐，食欲不振，暗色尿，黄疸）を患者に説明した後，1 か月おきに副作用のモニタリングを行う必要がある。（薬剤投与前の）ベースの血算，腎および肝機能検査の採血を行っておくべきである。月 1 回のルーチンの血液検査は推奨しない。むしろ，患者に，症状が出現した場合は内服を中断し，肝機能検査を再検するため報告するよう助言しておく。その後，薬剤は検査結果に合わせて調節する。とはいっても，一部の臨床医は，すべての患者に対して，あるいは基礎に肝疾患があるか，その他，何かしらの肝毒性のリスクを有する患者に対して，ルーチンの血液検査を推奨している。EMB に対しては，視野および色覚の検査を毎月実施し，SM や他のアミノグリコシド系薬，あるいは capreomycin に対しては，平衡感覚および聴力低下に関する診察を毎月実施する。

予防

予防に関しては，「111 章　手術以外の抗菌薬予防投与」を参照のこと。

文献

American Thoracic Society, CDC, and Infectious Disease Society of America. Treatment of tuberculosis. *Am J Respir Crit Care Med*. 2003;167:603–662.

Dutt AK, Moers D, Stead WW. Short course chemotherapy for extrapulmonary tuberculosis. Nine years' experience. *Ann Intern Med*. 1986;104:7–12.

Furin J, Nardell EA. Multidrug-resistant tuberculosis: an update on the best regimens. *Infect Med*. 2006;23:493–504.

Goble M, Iseman MD, Madsen LA, *et al*. Treatment of 171 patients with pulmonary tuberculosis resistant to isoniazid and rifampin. *N Engl J Med*. 1993;328:527–532.

Iseman MD. Treatment of multidrug-resistant tuberculosis. *N Engl J Med*. 1993;329:784–791.

Nahid P, Pai M, Hopewell PC. Advances in the diagnosis and treatment of tuberculosis. *Proc Am Thorac Soc*. 2006;3:103–110.

Sharme SK, Mohan A. Multidrug-resistant tuberculosis: a menace that threatens to destabilize tuberculosis control. *Chest*. 2006;130:261–272.

Weiss SE, Slocum PC, Blais FX, *et al*. The effect of directly observed therapy on the rates of drug resistance and relapse in tuberculosis. *N Engl J Med*. 1994;330:1179–1184.

Yew DD, Leung CC. Update in tuberculosis 2006. *Am J Respir Crit Care Med*. 2007;175:541–546.

156 非結核性抗酸菌

■著：Timothy Aksamit, David E. Griffith
■訳：西村 翔

イントロダクション

非結核性抗酸菌(nontuberculous mycobacteria：NTM)は環境中のどこにでも存在しており，あまりにも多いことから，一部の専門家は，これらの菌は「環境抗酸菌」と称されるべきであると感じている。150近い数のNTMの菌種が同定されているが，米国でヒトに感染する頻度が最も高いNTMは，*Mycobacterium avium* complex(MAC)，*M. kansasii*，*M. fortuitum*，および*M. abscessus*である。その他の多くの菌種がヒトの感染症を惹起しうるが，臨床的に遭遇する機会は一般的にはめったにない。一方で，*M. gordonae*を筆頭とする数菌種は，検体の汚染菌としては頻繁に分離されるが，ヒトの感染症を惹起することはほとんどない。

菌の侵入経路となる可能性があるのは，気道，消化管，および皮膚軟部組織への直接接種の3つの経路であり，これらを通じて環境中のNTMに曝露することによって感染が成立すると考えられている。最近になって，囊胞性線維症(cystic fibrosis：CF)の患者を診療している複数の診療所内において患者間での感染伝播が起こったことが報告されるまで，ヒト－ヒト間あるいは動物－ヒト間での感染伝播の報告はなかった。

免疫機能が正常な宿主における，NTM感染症の最も頻度の高い臨床像は，慢性の肺感染症である。通常は潜行性の発症で，症状は咳嗽，喀痰，倦怠感，体重減少，筋力低下，喀血および盗汗など多岐にわたる。MACが呼吸器感染症の最も頻度の高い原因菌である。MACの肺感染症の患者は2つのグループに分類される。第1のグループは，主として喫煙歴も既存の肺疾患もない女性の患者で，結節影および気管支拡張を特徴とした非空洞性の病変を形成し，病変は通常，右中葉または舌区に認められる。第2のグループは，既存の肺疾患，なかでも最も多いのは慢性閉塞性肺疾患を既往にもつ，主として男性の患者で，結核と同様にレントゲン上で空洞影を形成する。

リンパ節炎は，小児のNTM感染症で最も多くみられる症状で，通常はMACによるか，やや頻度は下がって*M. scrofulaceum*によって起こる。最も重要な鑑別診断は結核性のリンパ節炎であるが，小児においてはNTMが抗酸菌性のリンパ節炎の約90%を占めている(ただし成人では10%に留まる)。通常，症状は軽微で，片側の顎下，オトガイ下，耳介前，あるいは頸部リンパ節に感染する頻度が最も高い。皮膚軟部組織感染症は，多くの場合，*M. marinum*あるいは「迅速発育抗酸菌(rapidly growing mycobacteria：RGM)」である*M. abscessus*，*M. fortuitum*，*M. chelonae*によって起こり，外傷後あるいは術後に直接接種されることで感染する。NTMによる播種性感染は，ほとんどの場合，進行した後天性免疫不全症候群(acquired immunodeficiency syndrome：AIDS)による重度の免疫抑制に伴って起こり，MACが原因菌となる。播種性NTM感染症は，他の免疫抑制状態の患者でも起こることがあり，時に静脈カテーテル，透析用カテーテル，その他の人工デバイスなどの留置されている異物と関連して感染が起こる。

非結核性抗酸菌(NTM)による肺感染症の診断基準

NTMによる肺感染症の診断基準は，臨床的な基準，レントゲン上の基準，微生物学的な基準を取りまとめる形で構成されている。これら3つの基準のうち1つないし2つを満たすことでNTMによる肺感染症が疑われる場合もあるが，診断を確定させるためにはすべての基準を満たしている必要がある。臨床上，レントゲン上，微生物学上の基準はそれぞれ同等に重要である。NTMによる肺感染症が疑われる患者で最低限評価すべき項目としては，(1)胸部レントゲン，それで空洞病変が認められない場合は胸部の高分解能CT(high-resolution computed tomography：HRCT)，(2)3回以上の喀痰検体の抗酸菌(acid-fast bacilli：AFB)検査，(3)結核や肺の悪性腫瘍などその他の疾患の除外，の3つが挙げられる。

下記の診断基準は，レントゲン上で結節性や空洞性の陰影，あるいはHRCTで多数の小結節を伴う多巣性の気管支拡張症が認められる，症候性の患者に対して適用される。これらの基準は，MACや*M. kansasii*，*M. abscessus*に対して使用する場合に，最も有用である。その他のほとんどのNTMに関しては，これらの診断基準が呼吸器感染のすべての原因菌に対して一律に適用できるのか，十分な確証は得られていない。めったに遭遇しない，あるいは通常であれば環境からの汚染を意味するNTMが分離された場合は，専門家に助言を求める必要がある。NTMによる肺感染症の疫学は国によってかなり違いがあることがわかっており，感染を起こしているのか，定着しているだけなのか，臨床的に評価する際には，菌種ごとに疫学データを参考にする必要がある。

臨床的診断基準では，他の特定の疾患によるものではなく，NTMによる肺感染症に起因する呼吸器あるいは全身症状であることが求められる。レントゲン所見は，上述のように，特に既存の肺疾患の有無との兼ね合いで変化しうる。既存の肺疾患に関連したレントゲン上の陰影あるいは空洞変化がないなかで最も頻度の高い所見は，結節性浸潤影，円柱状気管支拡張，および固質化

(consolidation)である。胸部HRCTでの胸膜病変，著明な縦郭/肺門部リンパ節腫脹，液面形成(air fluid level)，スリガラス陰影(ground glass opacity)というのは，非ヒト免疫不全ウイルス(human immunodeficiency virus：HIV)患者のNTMによる肺感染症ではまれな所見である。微生物学的診断基準もまた，状況に合わせて複数存在する。もし，3回分の喀痰検体を採取できた場合は，抗酸菌塗抹の結果にかかわらず，少なくとも2回分の抗酸菌培養が陽性である必要がある。少なくとも2回分の抗酸菌培養が陽性になっていない状況では，再度，3回分の喀痰検体を採取し，抗酸菌塗抹および培養検査を実施するか，気管支鏡による気管支洗浄あるいは気管支肺胞洗浄を検討しなければならない。気管支洗浄液あるいは気管支肺胞洗浄液が1回でも得られれば，塗抹の結果にかかわらず，培養が1回陽性になるだけで基準を満たす。もし，喀痰あるいは気管支洗浄液の結果で診断に至らないか，あるいはその他の疾患が除外しきれない場合は，経気管支生検あるいは肺生検検体で，抗酸菌の病理組織学的特徴(肉芽腫性炎症または抗酸菌陽性)を認め，かつ培養でNTMが陽性であるか，あるいは生検検体で，抗酸菌の病理組織学的特徴(肉芽腫性炎症または抗酸菌陽性)を認め，かつ1回以上の喀痰あるいは気管支洗浄液の培養でNTMが陽性であることが必要とされる。

推奨される染色法は蛍光染色である。検体は液体培地と固形培地のいずれでも培養する必要がある。特別な培養条件と低温培養のいずれか，あるいは両方を要する菌種としては，*M. haemophilum*，*M. genavense*，*M. conspicuum*がある。これらの菌種は皮膚およびリンパ節の感染を起こす。一般論として，NTMは菌種レベルまで同定すべきである。迅速に菌種を同定する方法としては，商用化されているDNAプローブ(MAC，*M. kansasii*，*M. gordonae*)および高速液体クロマトグラフィー(high performance liquid chromatography：HPLC)がある。MACの分離株に対してルーチンで感受性検査を行うことが推奨されるのはclarithromycinのみである。*M. kansasii*の分離株に対してルーチンで感受性検査を行うことが推奨されるのはrifampicinのみである。RGM(*M. fortuitum*，*M. abscessus*，*M. chelonae*)の分類同定と治療のためのルーチンの感受性検査は，amikacin，imipenem(*M. fortuitum*のみ)，doxycycline，fluorinated quinolones(フルオロキノロン系薬)，スルホンアミド系薬あるいはtrimethoprim-sulfamethoxazole(ST合剤)，cefoxitin，clarithromycin，linezolid，およびtobramycin(*M. chelonae*のみ)に対して行うべきである。

以前は*M. abscessus*と同定されていた*M. massiliense*および*M. bolletii*の2つの新しい菌種の同定に伴い，分類の再編が起こった*M. abscessus*を含めて，NTMの分類には近年，革新的な変化が起こっている。広く採用されている16Sリボソーム RNA遺伝子のシークエンス(配列解析)を利用した抗酸菌の種分化技術によって分類しなければ，これらの菌種は同一菌種とみなされる。この遺伝子は抗酸菌のゲノムの中で高度に保存されており(可変性が乏しい)，配列がごくわずかに異なるだけでも，新種の抗酸菌と定義される。やがて，抗酸菌ゲノム内の別の遺伝子の存在が脚光を浴びることとなり，*M. massiliense*と同定された菌は，*M. abscessus* subsp. *abscessus*と比較して，より小型の，非活性型erythromycinメチラーゼ遺伝子(*erm*遺伝子。マクロライド誘導耐性をまねく遺伝子，詳細は後述)を保持しているが，いちばんはじめにこの菌種には*M. bolletii*の名称がつけられたために，非活性型の*erm*遺伝子をもつこの菌種に対して，医学文献内では依然として*M. massiliense*の名が広く用いられてはいるが，現在の新しい「公式な」名称は*M. abscessus* subsp. *bolletii*である［訳注：*M. abscessus*の分類は非常に複雑である。この記載の後，2013年に再度，*M. abscessus subsp. bolletii*は，*M. abscessus subsp. massiliense*と*M. abscessus* subsp. *bolletii*の2つに分けられた。違いは，*M. abscessus* subsp. *bolletii*は誘導型の*erm*遺伝子を保有するのに対して，*M. abscessus* subsp. *massiliense*は非機能性の*erm*遺伝子を保有している点にある。これらの菌種は*rpoB*遺伝子の解析でしか亜種レベルまでは分離できないかもしれない。機能性の*erm*遺伝子を欠損する*M. abscessus subsp. massiliense*はマクロライド系抗菌薬への感受性が保たれるため，その他の2つの亜種(*abscessus*，*bolletii*)と比較して，治療予後がよいとする文献が散見される］。臨床医が十分な情報を得たうえで決断を下すに当たって，菌種同定のための分子技術が必要となる機会が増加しつつある。

非結核性抗酸菌(NTM)による肺外感染症の診断基準

肺外のNTMによる感染症の診断においても，症状や所見を説明しうる他の疾患がないなかで，臨床所見，微生物学的，病理組織学的な検査結果を組み合わせる必要がある。一般的には，微生物検査および病理組織検査の結果が最も価値が高い。具体的には，体液あるいは組織の抗酸菌塗抹および培養検査が必要となる。検体は針穿刺，コア生検，切除生検によって採取できる。一般的には，組織生検が肺外NTM感染症の診断を確定するうえで最も感度が高い培養検体の採取法である。場合によっては，抗酸菌を伴った(伴わない場合もある)肉芽腫性炎症の病理組織所見によって，NTMによる感染症が示唆されることがある。しかし，肺外のNTMによる感染症の治療を開始する前に，培養によって確実に菌が同定されていることが望ましい。

非結核性抗酸菌の治療の一般原則(表156.1)

NTMに対する治療レジメンに関する最も大きな誤解は，すべてのNTMによる感染症が，結核菌(*Mycobacterium tuberculosis*)と同じように，予見どおりに抗菌薬治療へ反応するであろうという期待から生じるものである。それはすなわち，*in vitro*の感受性検査に基づいて治療レジメンを選択すべきであり，感染症を惹起しているNTMは*in vitro*での感受性結果に基づいて選択された抗菌薬治療に反応するはずである，という誤解である。多くの臨床医にとって，NTMの治療において最も理解しがたく，かつもどかしい側面というのは，最も頻度の高いMACを含めた多くのNTMにおいて，*in vitro*での感受性検査結果と臨床(*in vivo*)での治療反応性との間にはっきりとした相関がないことである。MACを含めた多くのNTMにとって，検査上の「感受性」および「耐性」のカットオフ値は，臨床との明確な相関を示さず，臨床的意義ははっきりしていない。感染症を惹起しているNTMの菌種次第で，*in vitro*での感受性に基づいた治療に対する反応性に差があるため，状況はより複雑である。たとえば，*M. kansasii*，

表 156.1
非結核性抗酸菌感染症の治療（詳細は本文参照）

NTM の菌種	感染症	治療	コメント
MAC	肺[a]	clarithromycin 500 mg 1日2回あるいはazithromycin 250 mg/日と，ethambutol 15 mg/kg/日およびrifampicin 600 mg/日の併用 重症の場合，streptomycinあるいはamikacin 10〜15 mg/kg 筋注あるいは静注を検討	抗酸菌培養が陰性化してから1年間治療 rifampicinはrifabutin 150〜300 mg 1日1回で代用可
MAC	播種性	clarithromycin 500 mg 1日2回あるいはazithromycin 500 mg/日と，ethambutol 15 mg/kg/日±rifabutin 300 mg/日	生涯治療か，あるいはCD4陽性T細胞数が100/mm^{3}を超えて12か月経過すれば中断可
MAC	リンパ節病変	感染しているリンパ節の外科的な完全切除が通常根治的となる	もし，追加での化学療法を要する場合，肺感染症の抗菌薬を参照
M. kansasii	肺	rifampicin 600 mg/日 isoniazid 300 mg/日 ethambutol 15 mg/kg/日	抗酸菌培養が陰性化してから1年間治療 clarithromycinおよびmoxifloxacinも，*M. kansasii*に対して優れた活性をもつ
M. kansasii	播種性	ヒト免疫不全ウイルス（HIV）感染患者では，rifampicinをrifabutin 150〜300 mg/日で置き換える	播種性MACと同様の治療期間
M. abscessus subsp. *bolletii*	肺	clarithromycin 500 mg 1日2回　と，amikacin 10〜15 mg/kg 週3〜5回の併用	cefoxitinあるいはimipenemといった2剤目の注射製剤を検討する。linezolid，tigecycline，clofazimineの活性は幅がある
M. abscessus subsp. *bolletii*	軟部組織	clarithromycin 500 mg 1日2回　と，amikacin 10〜15 mg/kg 週3〜5回の併用，最低2週間，重症例では4〜6か月間	重症例では2剤目の注射製剤を検討する。異物の抜去と外科的デブリードマンも重要である。linezolid，tigecycline，clofazimineといった他の薬剤の活性は幅がある
M. abscessus subsp. *abscessus*	肺	amikacin 10〜15 mg/kg 週3〜5回と，cefoxitinあるいはimipenemといった2剤目の注射製剤の併用	その他の活性に幅がある薬剤：linezolid，tigecycline，clofazimine 活性型の*erm*遺伝子が存在するなかでのazithromycinの有用性は明らかになっていない
M. abscessus subsp. *abscessus*	軟部組織	amikacin 10〜15 mg/kg 週3〜5回と，cefoxitinあるいはimipenemといった2剤目の注射製剤を併用し，最低2週間，重症例では4〜6か月間	その他の活性に幅がある薬剤：linezolid，tigecycline，clofazimine。*erm*遺伝子が存在するなかでのazithromycinの有用性は明らかになっていない。異物の抜去と外科的デブリードマンも重要である
M. chelonae	肺	clarithromycin 500 mg 1日2回　と，tobramycin 3〜5 mg/kg 週3〜5回の併用	imipenemあるいはlinezolidなどの3剤目を検討する clofazimine，doxycycline，キノロン系薬の感受性には幅がある
M. chelonae	軟部組織	clarithromycin 500 mg 1日2回　と，tobramycin 3〜5 mg/kg 週3〜5回の併用，最低2週間，重症例では4〜6か月間	重症例では，3剤目を検討する。imipenem，linezolid，clofazimine，doxycycline，キノロン系薬の感受性には幅がある 異物の抜去と外科的デブリードマンも重要である
M. marinum	軟部組織	clarithromycin 500 mg 1日2回　と，ethambutol 15 mg/kg/日の併用。症状が寛解してから1〜2か月は治療する（通常総投与期間は3〜4か月）	多数の抗菌薬に感受性がある。外科的デブリードマンも重要である
M. fortuitum	肺	菌の感受性がある薬剤を2剤使用して6か月治療 重症例では注射製剤を検討	キノロン系薬，doxycycline，trimethoprim-sulfamethoxazole（ST合剤），マクロライド系薬，amikacinを含めて多数の抗菌薬に感受性がある
M. fortuitum	軟部組織	同上。3〜6か月治療	
M. simiae *M. xenopi* *M. malmoense* *M. szulgai*		標準的あるいはルーチンの推奨を作成するには，情報が乏しすぎる	通常はマクロライド系薬を中心としたレジメンとなる

a 軽症の結節型／気管支拡張型（非空洞性）の感染では，clarithromycin 1,000 mg，ethambutol 25 mg/kg/回，rifampicin 600 mgの週3回投与による治療を検討する。

18

M. fortuitum，*M. marinum* による感染では，*in vitro* での感受性に基づいた治療レジメンに期待どおりに反応する。MAC による感染での治療への反応は，マクロライド系薬(clarithromycin および azithromycin)なら *in vitro* での感受性と相関するが，他の抗菌薬では相関しない。他の多くの菌種(*M. abscessus*，*M. simiae*，*M. malmoense*，*M. xenopi* など)においては，いずれの抗菌薬に関しても，*in vitro* での感受性と *in vivo* での治療への反応の間の相関は確立していない。多くの NTM において *in vitro* での感受性結果と *in vivo* での治療への反応が二分する原因は現在もわかっていない。

最近になってわかったこととして，上述の *erm* 遺伝子の存在によって，*in vitro* の検査結果と表現型としての治療への反応の乖離を説明できる可能性がある。erythromycin メチラーゼ(*erm*)遺伝子は，マクロライド系薬のリボソームへの結合を抑制する種々のメチル化酵素(メチラーゼ)の一群をコードしており，これらの抗菌薬の阻害活性を減弱させる。一部の抗酸菌，特に RGM において，臨床的に重要な後天性のマクロライド耐性の主要な機序は，誘導型の *erm* 遺伝子が存在することに起因する。*M. abscessus* subsp. *abscessus*，*M. fortuitum* のすべての菌株，および *M. chelonae* を除いた他の数種の RGM は，誘導型の *erm* 遺伝子を保持している。この誘導型遺伝子の最も興味深い一面は，*M. fortuitum* あるいは *M. abscessus* subsp. *abscessus* の菌株がマクロライド系薬に曝露されると，*erm* 遺伝子の活性が誘導され，後になって *in vivo* でマクロライド耐性を起こすが，当初の *in vitro* でのマクロライド系薬に対する菌の最小発育阻止濃度(minimum inhibitory concentration：MIC)にはこれは反映されていない可能性がある，ということである。マクロライド系薬の存在下で NTM を培養した場合に初めて，*erm* 遺伝子およびそれによるマクロライド耐性が検出できるかもしれない。

臨床医は，結核とは異なり，NTM 感染症では *in vitro* での感受性結果に従って患者に治療を行っても，感染を根治させられないかもしれないことを認識したうえで，多くの NTM に対する *in vitro* の感受性データを利用する必要がある。

最後に，臨床医は，同時あるいは別の機会に異なる NTM が分離される状況にまれならず遭遇するため，治療中の微生物学的な反応(菌が消失するのかどうか)および治療後の微生物学的な検出状況(菌が出現してこないのかどうか)をモニターする必要がある。

MAC による肺感染症に対する推奨薬物治療

NTM 治療の一般原則で述べたように，マクロライド系薬(clarithromycin および azithromycin)のみが，MAC による肺感染症において，*in vitro* での感受性と *in vivo* での治療への反応の間に相関が認められている抗菌薬である。したがって，MAC 治療の要となる薬剤はマクロライド系薬の clarithromycin と azithromycin であり，それに ethambutol を併用する。これらの薬剤を，通常であれば rifamycin，場合によっては，それに加えてアミノグリコシド系の注射製剤など，他の薬剤と組み合わせて用いる。マクロライド耐性の MAC 株の出現を防ぐために，マクロライド系薬を他の薬剤と併用する必要がある。MAC 感染症(肺および播種性)の治療において，マクロライド系薬は**決して**単剤で用いてはならない。また，マクロライド系薬とフルオロキノロン系薬の併用は心毒性につながることがあり，さらに患者をマクロライド耐性 MAC 感染症へと陥らせるリスクにさらすことになる。

MAC 感染症において，*in vitro* での感受性結果と *in vivo* での治療への反応が二分することがどのような弊害をもたらしうるのかを示す貴重な実例としては，ethambutol が挙げられる。過去のいずれの研究においても，ethambutol に関して *in vitro* での感受性と臨床での治療への反応の間の相関というのは示されていないが，ethambutol の使用期間は，clarithromycin を含む間欠的な治療レジメンで治療されている患者の微生物学的な反応の改善と関連しており，治療レジメンから ethambutol を省くことは，マクロライド耐性 MAC の出現の主要なリスク因子となる。*in vitro* での感受性結果に基づいて MAC の多剤治療レジメンから ethambutol を省くことは，患者をリスクにさらすことになる可能性がある。

MAC の薬物治療においては，もう 1 つ説明困難な現象がある。マクロライド系薬を用いたか否かにかかわらず，MAC に対する治療に以前失敗した患者では，過去に治療を受けたことがない患者と比較して，マクロライド感受性の MAC 株が分離されていたとしても，マクロライド系薬を含んだ治療レジメンによって治療した場合の痰の陰性化率が低くなる。この現象を説明しうる原因も明らかにはなっていないが，MAC の肺感染症において，治療が成功する可能性を最大限に高める鍵は，最初の治療への取り組みにあるということは明らかである。

MAC の肺感染症における推奨治療期間は，喀痰培養が陰性化した後 12 か月が経過するまで，とされる。この治療目標のためには，治療の全期間を通じて抗酸菌検査のために定期的に喀痰を採取することが必要となる。

MAC 治療の強度は，疾病負荷(disease burden)と釣り合ったものである必要があり，その他，薬剤への忍容性，薬剤コスト，必要となるモニタリングおよび多剤レジメンのリスクを受容できるかどうかを含めた患者側の因子を個別に検討すべきである。

結節型 / 気管支拡張型病変を伴った患者のほとんど，あるいは線維空洞型の患者で連日の治療に耐えられない患者，あるいは疾患活動性の抑制が現実的な目標となる患者では，週 3 回の間欠治療が推奨される。推奨される間欠治療での薬剤投与量は，(1) clarithromycin 1,000 mg あるいは azithromycin 500〜600 mg，(2) ethambutol 25 mg/kg，および(3) rifampicin 600 mg，の週 3 回投与である。間欠治療は空洞型の患者，あるいは過去に MAC 治療を受けたことがある患者では推奨されない。

線維空洞型あるいは重症の結節型 / 気管支拡張型病変の患者での推奨治療は，(1) clarithromycin 1,000 mg/ 日(または 500 mg 1 日 2 回)あるいは azithromycin 250 mg/ 日，(2) ethambutol 15 mg/kg/ 日，および(3) rifampicin 10 mg/kg/ 日(最大 600 mg/ 日)である。一部の患者では，消化管不耐のため clarithromycin の投与は分割する必要があることがあり(例：500 mg 1 日 2 回)，また，低体重(50 kg 未満)あるいは 70 歳以上の患者では，消化管不耐のために，clarithromycin の投与量は 500 mg/ 日，あるいは 250 mg 1 日 2 回まで減量する必要があるかもしれない。

重症かつ広範囲にわたる(多葉性)，特に，線維空洞型の病変を有する患者に対する，より積極的ではあるが忍容性の下がる治療レジメンは，clarithromycin 1,000 mg/ 日(または 500 mg 1 日 2 回)，あるいは azithromycin 250 mg/ 日，rifabutin 150〜300 mg/

日，あるいはrifampicin 10 mg/kg/日(最大600 mg/日)，ethambutol(15 mg/kg/日)から成り，さらに注射製剤であるamikacinあるいはstreptomycinの治療開始当初2〜3か月の併用を検討する(投与量は下記参照)。clarithromycinとrifabutinを投与されている患者は，rifabutinに関連した毒性，特に，血液毒性(白血球減少症)および眼毒性(ブドウ膜炎)に対する慎重なモニタリングを要する。NTMによる肺感染症の治療における吸入amikacinの有用性を検証する研究が活発に行われている。吸入amikacinはしばしば利用されているが，現在のところ，適応，投与量，投与期間に関してどうするのが併用薬として最適なのかを明示しているデータはほとんどない。

マクロライド耐性MAC肺感染症の予後は非常に悪い。マクロライド耐性MAC感染症には2つの主要なリスク因子があり，それは，マクロライド系薬単剤による治療，あるいはマクロライド系薬と適切ではない併用薬による治療である。最も成功しやすい治療戦略は，注射製剤のアミノグリコシド系薬(streptomycinあるいはamikacin)を含んだ多剤併用レジメンと，病変の外科的切除〔「減量術(debulking)」〕の両方を行うというものである。マクロライド耐性株の治療に対する最良の薬剤レジメンというのは明らかになっていないが，一部の専門家はethambutol，rifabutin，および注射製剤を推奨している。moxifloxacinやclofazimineといったその他の薬剤の役割に関しては，いまだにわかっていない。開発中の新規抗菌薬の展望，および結核に追従する形での早期の臨床利用の展望に関しても，同じように現時点では明らかになっていない。

片肺にほぼ限局した病変をもつ患者，および切除手術に耐えうる患者では，薬剤治療への反応が乏しい場合や，マクロライド耐性MAC感染症へと陥った場合，あるいは喀血など感染に関連した重大な合併症を認める場合にも，手術が検討されることがある。可能な限り，この手術は，抗酸菌感染症での肺切除術の経験に富んだ胸部外科医がいる病院で実施すべきであり，これは合併症および死亡率に有意にかかわってくる可能性がある。

播種性MAC感染症

AIDS患者における播種性MAC感染症は，抗酸菌感染とHIV感染のいずれに対する治療を欠いても，治療は成功しえない。したがって，臨床医は抗酸菌に対する薬剤と抗レトロウイルス薬の薬剤相互作用に精通しておかなければならない。HIV治療中の抗酸菌に対する薬剤の使用に関する最新のガイドラインは，www.cdc.gov/nchstp/tb/TB_HIV_DRUGS/TOC.htmで参照できる。

すべての患者で，clarithromycin 1,000 mg/日または500 mg 1日2回，あるいは代替薬として，azithromycin 500 mg 1日1回，およびethambutol 15 mg/kg/日を併用して治療しなければならない。rifabutinをもし加えるのであれば，300 mg 1日1回の投与量で使用する必要があり，抗レトロウイルス薬との相互作用に応じて調節する。マクロライド耐性MAC肺感染症と同様に，マクロライド耐性株による播種性感染の患者では，治療に成功する見込みは著しく低くなる。治療レジメンに含むかどうか検討が必要な他の薬剤としては，amikacinおよびmoxifloxacinがある。clofazimineは播種性MAC感染症の治療においては，死亡率を上昇させるので使用すべきではない。AIDS患者における MAC感染では，もし，抗レトロウイルス薬による治療で免疫が回復しなければ，生涯の治療継続を検討すべきである。MAC治療は，患者が無症状で，CD4陽性Tリンパ球数が100/mm^{3}を超えて少なくとも12か月経過すれば，中断を検討してもよい。

播種性MAC感染症の予防治療は，CD4陽性Tリンパ球数が50/mm^{3}未満のすべてのHIV感染患者で推奨される。使い勝手のよさと有効性から，azithromycin(1,200 mg 週1回)が望ましい薬剤である。clarithromycinも有効であるが，1日2回内服しなければならないことと，週1回のazithromycinと比較して連日のclarithromycinによる予防は，マクロライド耐性株によるブレイクスルーのリスクが高いことから，次善の策と考えられている。rifabutinも有効であるが，マクロライド系薬に不耐の場合にのみ使用すべきである。MACの一次予防は，抗レトロウイルス薬による治療に反応して，CD4陽性Tリンパ球数が100/mm^{3}を超えて3か月経過すれば，成人および青少年患者においても中断すべきである。もし，CD4陽性Tリンパ球数が50〜100/mm^{3}未満に減少すれば，一次予防を再開する必要がある。

MACによるリンパ節症

MACによるリンパ節症の治療の第1選択は，他のほとんどのNTMによる局所性のリンパ節腫脹と同様に，病変リンパ節の外科的完全切除である。たとえば，感染リンパ節によって神経が絞扼していたり，あるいは感染リンパ節内に神経が巻き込まれていたりする場合などで，完全な外科的切除が難しい場合，肺や播種性感染に対する場合と同様のMAC治療レジメンによる化学療法が必要になるかもしれない。

*M. kansasii*の肺感染症

*M. kansasii*による肺感染症治療の推奨レジメンは，rifampicin(600 mg/日)，isoniazid(300 mg/日)，ethambutol(15 mg/kg/日)の連日内服で，治療期間は喀痰培養が12か月にわたって陰性で経過するまで，である。データは限られているが，*M. kansasii*感染症に対しては，rifampicin，ethambutol，clarithromycinによる間欠治療も有効であることが示されている。推奨される治療期間は，MACによる肺感染症と同様に，痰の抗酸菌培養が陰性化した後12か月が経過するまで，とされる。

以前の治療によって，分離された*M. kansasii*株がrifampicinに耐性化している患者では，高用量のisoniazid(900 mg/日)，高用量のethambutol(25 mg/kg/日)，sulfamethoxazole(1 g 1日3回)と，数か月のstreptomycinあるいはamikacinを併用したレジメンによる治療が奏効している。clarithromycinおよびmoxifloxacinの*M. kansasii*に対する*in vitro*での優れた活性は，これらの薬剤に，*in vitro*での感受性に基づいて少なくとも1剤(たとえば，ethambutolあるいはsulfamethoxazole)を加えた多剤併用レジメンが，rifampicin耐性*M. kansasii*感染症の患者の治療において，よりいっそう効果的に働く可能性があることを示唆している。

18

播種性 *M. kansasii* 感染症

播種性感染症の治療レジメンは，肺感染症と同じである。*M. kansasii* 感染症の治療においては，リファマイシン系薬が決定的に重要な役割を果たすため，*M. kansasii* およびレトロウイルスに対する治療レジメンを決定する際に，相性のよい(相互作用の少ない)薬剤で構成することが重要となる(上述の播種性 MAC 感染症のウェブサイト参照)。リファマイシン系薬と相性がよくない抗レトロウイルス薬レジメンで治療されている HIV 感染患者の治療オプションには，リファマイシン系薬の代わりにマクロライド系薬あるいは moxifloxacin を用いるというものがある。播種性の *M. kansasii* 感染症に対して推奨される予防レジメンは存在しない。

M. abscessus 感染症

M. abscessus の菌株は，標準的な抗結核薬に対しては一様に耐性を示す。*M. abscessus* の菌株は一般的に，clarithromycin，amikacin，cefeoxitin に対しては，体内で達成可能な薬剤濃度と比較して，低いかあるいは同程度の MIC 値を示す。linezolid，tigecycline，imipenem に対して，体内で達成可能な薬剤濃度と比較して，低いかあるいは同程度の MIC 値を示す菌株もある。

M. abscessus による重症の皮膚軟部組織，骨感染症では，clarithromycin 1,000 mg/ 日あるいは azithromycin 250 mg/ 日を 1 剤以上の注射製剤(amikacin，cefoxitin，あるいは imipenem)と併用して用いる必要がある。*M. abscessus* subsp. *abscessus* など，活性型の *erm* 遺伝子が存在する場合，マクロライド系薬，特に clarithromycin を追加するメリットはほとんどない。静注の amikacin は，ピーク値の血中濃度が 20 μg/mL 台の前半になるように，正常な腎機能の成人患者では，10〜15 mg/kg 1 日 1 回で投与する。50 歳以上，または長期間(3 週以上)の治療が必要であることが予想される患者のいずれか，または両方を満たす場合は，より低用量(10 mg/kg)で用いるべきである。臨床的な改善が得られるまでの初期治療(最低 2 週間)には，amikacin と高用量の cefoxitin(最大 12 g/ 日を分割して静注)の併用が推奨される。cefoxitin が利用できない，あるいは cefoxitin に不耐の場合には，imipenem(500 mg 1 日 2〜4 回)などを使用しなければならないことがあり，この薬剤は cefoxitin の代替薬としては妥当な選択肢となる。重症感染症では，治癒の可能性を高めるために，最低でも 4 か月の治療が必要となる。骨の感染では，6 か月の治療が推奨される。広範囲に及ぶ感染，膿瘍形成，薬物の移行性が悪い部位の感染では，一般的には外科手術の適応となる。豊胸用インプラント，あるいは経皮的カテーテルといった異物の抜去が重要であり，治癒のためには必須であろう。

肺外の感染における内科的治療レジメンの有効性とは対照的に，*in vitro* での感受性に基づいた抗菌薬治療のなかで，*M. abscessus* の肺感染症の患者で長期間にわたって喀痰培養が陰性のまま維持できることが明らかになっているものはない。治療中，喀痰培養が 12 か月間陰性というのは最適な目標かもしれないが，この目標を達成するうえで信頼に足る内科的治療戦略は存在しない。その代わりに，症状の改善，レントゲン上の浸潤影の改善，あるいは喀痰培養の陽性率の低下，喀痰培養の陰性化までの期間の短縮などを目標として治療するほうが，*M. abscessus* の肺感染症ではより現実的である。マクロライド系薬を使用し(使用しない場合もある)，さらに 1 剤以上の注射製剤(amikacin，cefoxitin，あるいは imipenem を 2〜4 か月間)を加えた併用療法(上記参照)で，多くの場合，臨床的および微生物学的改善が得られるが，費用と合併症が根治治療を行ううえで大きな障害となる。最近発表された複数の，注射製剤と内服製剤の併用で治療された *M. abscessus* の肺感染症の患者の症例シリーズでは，過去症例の比較対照群(historical controls)とは対照的に，臨床的奏効率が向上したことが示されている。linezolid および tigecycline も，幅はありながらも活性を示すことはあるが，同時に費用が高く，忍容性は限られている。患者によっては，clarithromycin や azithromycin 単剤，あるいは 1 剤以上の注射製剤との併用による間欠治療で症状がコントロールできることがある。*M. abscessus* の肺感染症においては，限局性の感染で，かつ感染している肺の切除と化学療法(マクロライド耐性 MAC 肺感染症と同様)を併用した場合に，より根治する可能性が高くなる。不幸にも，現在選択可能な抗菌薬では，多くの患者にとって *M. abscessus* は慢性の治療不能な感染症であり，もし，進行期の肺疾患の患者で感染が明らかとなった場合は，肺移植の禁忌となる。

M. chelonae の肺および肺外感染症は，*M. abscessus* と同じような臨床経過であるが，*M. chelonae* のほうが *M. abscessus* よりも抗菌薬への反応が良好であることを考慮すると，*M. abscessus* と *M. chelonae* は検査室で識別する必要がある。この抗菌薬への反応が改善するのは，*M. chelonae* では活性型の *erm* 遺伝子を欠いていることが一因となっている。

M. marinum 感染症

M. marinum の菌株は，rifampicin，rifabutin，ethambutol，clarithromycin，スルホンアミド系薬，および trimethoprim-sulfamethoxazole(ST 合剤)には感受性であり，streptomycin，doxycycline および minocycline には中等度感受性で，isoniazid および pyrazinamide には耐性である。

M. marinum による皮膚軟部組織感染症に対する適切な治療とは，活性のある薬剤 2 剤による，症状が消失してから 1〜2 か月経過するまで継続する治療であり，一般的に総投与期間は 3〜4 か月となる。一部の専門家は，微小病変であれば単剤で治療できると考えている。clarithromycin と rifampicin，あるいは clarithromycin と ethambutol の併用，さらに ethambutol と rifampicin の併用によっても優れた治療成績が報告されている。clarithromycin および ethambutol が，ほとんどの患者において，有効性と忍容性のバランスが最もとれている治療のようであり，骨髄炎あるいは他の深部組織の感染例では rifampicin を加える。特に，手の閉鎖腔に感染が及ぶ場合や，標準的な治療への反応が乏しい場合には，外科的デブリードマンの適応となることもある。

新たに注目されている NTM 感染症

過去 10 年の間に，NTM 感染症のいくつかの新たな領域に焦点を当てた報告が増加しつつある。これらの新しいがいくぶん頻度の低い感染症は注目に値するものであり，NTM感染症に罹患する人の数は，特異的な基礎疾患，特異的な住環境，職場環境，院内環境への曝露と関連して増加してきており，おのおのの具体的な感染事例としては，囊胞性線維症に関連した感染，過敏性肺臓炎に類似した肺MAC感染症(hypersensitivity pneumonitis-like lung disease，別名hot tub lung)，医療関連NTM感染症が挙げられる。

囊胞性線維症に関連したNTM感染症

囊胞性線維症の患者を診療している全米各地の複数の病院で最近行われた横断研究では，調査対象となった囊胞性線維症の全患者の約13%，さらに40歳以上の患者の40%で，痰からNTMが分離されたことが示されている。囊胞性線維症以外の患者でのNTMによる肺感染症と同様に，分離されたNTMのほとんどはMAC(76%)か*M. abscessus*(18%)であった。囊胞性線維症患者でNTM感染率が高い原因は，まだよくわかっていない。NTMが遍在している環境内の水源や土壌源からの菌への曝露と，粘膜線毛のクリアランスの異常や進行性の気管支拡張症に伴った構造上の異常などの宿主の肺側の病的因子が相まって，この患者群でよく認められる表現型でのNTMによる肺感染症の発症に寄与している可能性がある。囊胞性線維症の患者のNTMによる肺感染症の診断は，囊胞性線維症以外の患者でのNTMによる肺感染症の場合と同様であり，基礎に気管支拡張症やその他の病原体が存在し，それが気道症状およびレントゲン上の異常陰影の原因となっている可能性があることを意識する。囊胞性線維症の自然経過において，NTM感染症がどのように作用するのかに関する情報が不足しているため，囊胞性線維症の患者においてNTMの肺感染症を治療するかどうかの決断は一筋縄ではいかないが，痰から大量の*M. abscessus*が発育している囊胞性線維症の患者は，病態がより急速に進行したり，一部においては呼吸不全に陥ったりするリスクが特に高いようである。全般的にみれば，治療の決断には，個々の患者においてリスクや薬剤による副作用と治療による利益とを天秤にかけて慎重に検討することが必要となる。NTMによる肺感染症に罹患した囊胞性線維症の患者の治療レジメンもまた，囊胞性線維症以外の患者でのNTMによる肺感染症のものと同様である。非感染性の目的[訳注：囊胞性線維症の患者では，びまん性汎細気管支炎や気管支拡張症と同じく，抗炎症作用を期待してazithromycinが用いられることがある]でazithromycinを投与する囊胞性線維症の患者においては，潜在性あるいは未診断のNTM感染症の患者に対してマクロライド系薬単剤で治療してしまうことを避けるために，治療前および治療中に喀痰のNTMに対する検査を行うべきである。活動性あるいは未治療の*M. abscessus*肺感染症が存在すると，米国では多くの臓器移植センターにおいて肺移植のリストへの登録の禁忌となってしまう。過去にはNTMによる肺感染症のヒト－ヒト間での伝播の報告は認めなかったことから，囊胞性線維症を取り扱う2つの外来診療所において，*M. abscessus*が患者間で伝播していたことを示した最近の報告は注目に値する。

過敏性肺臓炎様のNTMによる肺感染症

過去10年の間に，NTM曝露後に過敏性肺臓炎様の肺感染症を発症した患者の症例シリーズがいくつか報告されている。ほとんどの報告において，温水浴槽(hot tub)への曝露に関連して，過敏性肺臓炎様の肺病変の典型的なパターンで発症していることが記載されている。一部の研究者の間では，この発症様式を描写するのに“hot tub lung”という用語が使用されている。MACは，温水浴槽への曝露歴のある症例において，喀痰，気管支肺洗浄液，組織，および浴槽の温水から分離される抗酸菌である。さらに，浴槽の温水と肺検体から分離されたMACを，遺伝子タイピング法を用いて比較すると，完全に一致した。ただし，hot tub lungが感染機序によるのか，炎症性の機序によるのか，あるいはそれらの組み合わせた機序によるのかに関しては，今でも議論のあるところである。

過敏性肺臓炎様の肺感染症の患者は，若年で，既存の肺疾患を認めない傾向がある。臨床症状は，軽度の呼吸器症状から，人工呼吸補助を必要とする呼吸不全まで多岐にわたる。MACによる過敏症性肺臓炎様の肺感染症の診断の鍵となる要素は，矛盾しない病歴(亜急性の経過で出現する気道症状，温水浴槽への曝露)，特徴的なレントゲン所見，喀痰や気管支肺胞洗浄液，組織，浴槽の温水からMACが分離(もし採取できれば，矛盾しない病理組織像)されることである。

患者の予後は，一般的には，臨床所見の重症度にかかわらず，きわめて良好である。単純に抗原への曝露を回避させるだけで効果は絶大である。hot tub lungの症例では，抗原への曝露を回避させるのに，通常であれば，浴槽の温水の排水と温水浴槽の使用を完全に避けることが必要となる。環境中のMACへの持続的な曝露が肺の過敏症様の反応を惹起するのかどうかは明らかになっていない。一部の過敏性肺臓炎様の肺感染症の患者においては，全身性の副腎皮質ステロイドによる治療が，呼吸器症状，ガス交換異常，レントゲン上の異常の改善を早め，有用な場合がある。同様に，標準的なMAC肺感染症と同様の抗菌薬による抗酸菌に対する治療が，一部の患者では必要となることがあるが，通常は3〜6か月と短期間の治療で済む。ほとんどの患者において，呼吸機能やレントゲン上の異常と併せて気道症状も，完全に，あるいはほぼ完全に治癒することが期待できる。

医療関連NTM感染症

医療現場でのNTM感染症の伝播経路で最も頻度が高いのは，水道水(都市用水)への曝露と関連したものである。さまざまな菌種のNTM(MAC，*M. kansasii*，*M. xenopi*，*M. simiae*を含む)が，都市用水の供給源(上水道)から分離されているが，医療関連NTM感染症では，*M. fortuitum*および*M. abscessus*が原因となる頻度が最も高い。水道水に曝露した後に，有機水銀化合物，塩素，臭素，2%ホルムアルデヒド，およびグルタルアルデヒドなどの有効活性のある消毒薬を使用したとしても，水道の装置や機器にNTMが残存している可能性がある。これらの菌を除菌できないことは，医療関連NTM感染症を防ぐには水道水を避けることが重要であることを強調させる。医療関連NTM感染症の例としては，胸骨正中切開，形成外科手技，脂肪吸引，LASIK(レーシック)(laser-assisted in situ keratomileusis)，透析関連のアウトブレイク，長期留置されている中心静脈カテーテル，鼓膜チューブ，および人工弁，膝・股関節の人工関節，眼内レンズ，骨固定用の金具などの人工デバイスに関連した感染事例がある。*M. abscessus*および*Mycobacterium immunogenum*による，気管支鏡の汚染に関連した偽アウトブレイクも起こっている。ネイルサロンにおいて，ジェット噴射状のフットバスの衛生不良による菌の汚染に関連した *M. fortuitum* および *Mycobacterium mageritense* による癤腫症(furunculosis)のアウトブレイクが報告されている。

環境中のNTMの保菌宿主に関する理解が進み，かつ水道水の使用と医療関連NTM感染症を関連づける報告の増加によって，水道水を外科手術や人工装具や血管内カテーテルの準備の際に使用しないこと，ファイバー内視鏡の洗浄に使用しないこと，喀痰検体を採取する前に口腔内をすすぐのに使用しないことが推奨されている。さらに，注射で用いられる代替医薬品や未認可の物質にもNTMによる汚染のリスクを伴うので，これらの製品の使用には慎重を期すべきである。前述のように，囊胞性線維症を取り扱う診療所において *M. abscessus* が伝播したとする報告があることから，気道感染予防と，標準的な感染予防策の徹底の必要性が強調される。

文献

Aksamit TR, Philley JV, Griffith DE, Nontuberculous mycobacterial (NTM) lung disease: the top ten essentials. *Respir Med.* 2013;108(3):417–425. doi: 10.1016/j.rmed.2013.09.014.

Griffith DE. The talking *Mycobacterium abscessus* blues. *Clin Infect Dis.* 2011;52(5):572–574.

Griffith DE, Aksamit T, Brown-Elliot BA, et al. An official ATS/IDSA statement: diagnosis, treatment, and prevention of nontuberculous mycobacterial diseases. *Am J Respir Crit Care Med.* 2007;175:367–416.

Griffith DE, Brown-Elliott BA, Langsjoen B, et al. Clinical and molecular analysis of macrolide resistance in *Mycobacterium avium* complex lung disease. *Am J Respir Crit Care Med.* 2006;174(8):928–934.

Hanak V, Kalra S, Aksamit TR, et al. Hot tub lung: presenting features and clinical course of 21 patients. *Respir Med.* 2006;100:610–615.

Hoefsloot W, van Ingen J, Andrejak C, et al. The geographic diversity of nontuberculous mycobacteria isolated from pulmonary samples: an NTM-NET collaborative study. *Eur Respir J.* 2013;42(6):1604–1613.

Kim RD, Greenberg DE, Ehrmantraut ME, et al. Pulmonary nontuberculous mycobacterial disease: prospective study of a distinct preexisting syndrome. *Am J Respir Crit Care Med.* 2008;178(10):1066–1074.

Olivier KN, Weber DJ, Wallace RJ Jr., et al.; Nontuberculous Mycobacteria in Cystic Fibrosis Study Group. Nontuberculous mycobacteria. I: multicenter prevalence study in cystic fibrosis. *Am J Respir Crit Care Med.* 2003;167 (6):828–834

van Ingen J, Griffith DE, Aksamit TR, Wagner D. Pulmonary diseases caused by nontuberculous mycobacteria. *Eur Respir Monogr.* 2012;58:25–37.

157 *Vibrio*(ビブリオ)

■著：Duc J. Vugia
■訳：西村 翔

Vibrio は運動性がある，桿菌様の，通性嫌気性 Gram 陰性菌で，ヒトでは胃腸炎，創部感染および敗血症を起こす。この菌は，米国や世界各地の海水域，河口水域，汽水域に生息している。米国では，水温の高くなる夏および秋に，環境から検出される頻度が最も高くなる。*Vibrio* は，カキ，二枚貝(アサリなど)，ムール貝(ムラサキ貝)，カニ，エビなどのさまざまな魚介類から分離される。ヒトの *Vibrio* 感染症は，ほとんどが夏と秋に起こり，通常は生あるいは十分に加熱されていない貝類，特にカキを摂取するか，創部が魚介類，または海水に曝露した後に起こる。コレラが風土病となっているか，あるいは流行している国では，何かしらの汚染された食物や水の摂取後に感染が起こる可能性がある。米国では，コレラはメキシコ湾沿岸で流行している。

100 種を超える *Vibrio* 属が同定されており，そのうちの約 12 種がヒトに感染するか，あるいは臨床検体から分離されている。より報告頻度の高い菌種による主な臨床像を表 157.1 に示す。*Vibrio* は便や創部あるいは血液からの分離頻度が高く，まれに骨，髄液，胆嚢，喀痰，尿からも分離される。

胃腸炎およびコレラ

臨床像

ほとんどの病原性 *Vibrio* による感染症において，胃腸炎が最も頻度の高い臨床像である。感染の重症度は，軽症で自然治癒する下痢から，重症で生命の危機に瀕するコレラまでさまざまである。

表 157.1
報告頻度の高い *Vibrio* 属と主要な臨床徴候

菌種	臨床像		
	胃腸炎	創部感染	敗血症性菌血症
V. cholerae [a]			
血清型 O1	++	+	+
血清型 O139	++		+
非 O-1，O-139 型	++	+	+
V. parahaemolyticus	++	++	+
V. vulnificus	+	++	++
V. alginolyticus [b]	+	++	+
V. fluvialis	++	+	+
V. furnissii	+		+
V. mimicus	++	+	+

++：高頻度，+：低頻度
a 毒素原性の *V. cholerae* O1，O139 のみがコレラを起こす。
b 耳の感染は *V. alginolyticus* で起こりやすい。

コレラ菌 O1 および O139 の流行株によって産生されるエンテロトキシンによって，コレラでは大量の水様性下痢を認める。毒素産生性の *Vibrio* は，腸管上皮細胞に付着した後，1 つの A サブユニット(毒素活性)と 5 つの B サブユニット(結合活性)から成るコレラ毒素を生成する。毒素は細胞内の環状アデノシン一リン酸(adenosine monophosphate：AMP)を刺激し，分泌性の下痢をもたらす。その他の症状には，嘔気，嘔吐，腹部疝痛，四肢の筋けいれんがある。この疾患は毒素によるものであり，腸上皮に侵襲が加わるわけではないので，典型的には発熱は認められない。細菌を摂取後，4 時間〜5 日してから症状が出現し，すみやかに重度の脱水，電解質異常，代謝性アシドーシスを来し，死に至ることがある。コレラは，抗菌薬を使用しなくとも，通常，7 日未満で症状が治まる。

O1 および O139 以外のコレラ菌，およびその他の *Vibrio* による胃腸炎もエンテロトキシンによって起こることがあるが，下痢は通常，さほど重症化しない。しかし，血便，微熱，白血球増加が，嘔気や嘔吐，腹部疝痛と共に認められることがある。潜伏期間の中央値は 1 日で，4 時間〜5 日の間で幅があり，有症期間は典型的には 7 日未満で，1〜15 日まで幅がある。

治療

コレラでは，相応の点滴製剤あるいは経口液剤によるすみやかな水分補給と電解質補正が決定的に重要となる。もし，患者が重度の脱水(体重の 10%以上の喪失)状態であるか，飲水ができない場合，乳酸リンゲル液による静注での補液が推奨される。生理食塩液は，電解質組成が，代謝性アシドーシスを補正するのには適正ではないため，推奨されない。もし，患者が飲水できるのであれば，世界保健機関(World Health Organization：WHO)によって推奨されている経口補水液(oral rehydration solution：ORS)を溶かした飲料，あるいは市販の ORS / 電解質補充液など，ブドウ糖と相応の電解質を含有する液剤による補填が推奨される。

コレラに対する抗菌薬治療というのは，補液および電解質補正を補完する役割にすぎず，中等症〜重症の患者に推奨される。適切な抗菌薬は下痢の量と期間を減らし，さらに *Vibrio* の排出も減らすことができる。アジアとアフリカでは，コレラ菌 O1 の多剤耐性株が確認されており，コレラ患者からの分離株に対しては，選択すべき抗菌薬を明らかにするための感受性検査を行うべきである。ほとんどの場合，妊婦を含む成人および 12 歳以上の小児では，doxycycline の 300 mg 経口，単回投与，あるいは 12 歳未満の小児では同剤の 2〜4 mg/kg が有効である。代替薬としては，azithromycin あるいは ciprofloxacin(妊婦を含む成人では 1 g，あるいは小児では 20 mg/kg〜最大 1 g)の経口，単回投与も使用できる。なお，南アジアでは，コレラ菌のキノロン系耐性株が報告されている。キノロン系薬とマクロライド系薬が最も利用される頻度が高いこともあるため，これらのクラスの抗菌薬への耐性が増加している可能性がある。したがって，どの抗菌薬を使用するにせよ，抗菌薬で治療する患者では，分離された株の感受性検査を実施すべきであり，抗菌薬による治療に対して患者が臨床的に十分な反応をみせるかどうか，注意深く経過観察する必要がある。

その他の *Vibrio* による重症あるいは遷延する胃腸炎では，キノロン系薬または doxycycline による治療と併せて，補液および電解質補正が必要となる。しかし，軽症〜中等症の胃腸炎は通常，自然治癒し，経口補液以外の治療は要さないこともある。

腸管外感染症

臨床像

腸管外感染では，創部感染と敗血症性菌血症が最も頻度の高い臨床像である。*Vibrio* による創部感染は，皮膚破綻部への海水曝露，あるいは魚介類に触れた際に皮膚に傷を負うことで起こる。創部感染症は軽症で自然治癒することもあれば，重症で侵襲的なこともある。敗血症性菌血症は，生の甲殻類の摂取後に原発性に起こるか，あるいは創部感染から二次性に起こり，病態が重篤であることを示唆している。

腸管外感染症を起こす *Vibrio* のなかでは *V. vulnificus* が，原発性敗血症性菌血症と創部感染の 2 つの重要な臨床病型の原因となることが多い。原発性敗血症性菌血症は，基礎疾患として肝硬変やヘモクロマトーシスなどの肝疾患，アルコール依存症，腎不全や糖尿病などその他の慢性疾患があるか，がんやヒト免疫不全ウイルス(human immunodeficiency virus：HIV)感染などの免疫抑制状態の成人に特に起こりやすい。これらの易感染性の人では通常，生の甲殻類，典型的には，生ガキを摂取した後に敗血症性菌血症となる。*V. vulnificus* を含んだ貝類を食べてから 7〜48 時間後に，感染した患者は発熱，悪寒，嘔気，嘔吐，腹痛，下痢，精神状態の変化，感染を示唆する皮膚病変(水疱，蜂窩織炎，斑状出血を含む)が出現し，しばしば低血圧あるいはショックとなる。*V. vulnificus* による原発性敗血症性菌血症の患者の死亡率は 50%を超え，入院後 12 時間以内に低血圧となった場合や，あるいは適切な抗菌薬治療が遅れた場合には死亡率が高くなる。

一方で，*V. vulnificus* の創部感染は，魚介類に触れた際に皮膚に傷を負うか，新鮮な創部が海水に曝露することによって起こる。健康であっても，誰もがこの感染症に罹患しうるが，前述の基礎疾患をもつ人のほうが，重症の皮膚軟部組織感染，二次性敗血症性菌血症，および死亡するリスクがより高くなる。感染した患者では，曝露から 4 時間〜4 日後に，創部の炎症，発熱および悪寒が出現する。創部感染症は，軽症の蜂窩織炎から，広範なデブリードマンあるいは四肢切断術を要する重症な壊死性筋膜炎や筋炎まで幅がある。水疱などの二次性の播種性皮膚病変は，二次性の敗血症性菌血症に起因することがある(図 157.1)。*V. vulnificus* による壊死性筋膜炎の致死率は，入院後 24 時間以上外科的介入が遅れた場合や，有効な抗菌薬が使用されなかった場合に高くなる。

治療

Vibrio による侵襲性感染症では，早期の抗菌薬投与による迅速な治療，積極的な創部処置，および支持療法がきわめて重要である。侵襲性の *V. vulnificus* による感染では，doxycycline (100 mg 静注 12 時間ごと)を第 3 世代セファロスポリン系薬(例：ceftazidime 2 g 静注 8 時間ごと)と併用し，遅れることなく投与しなければならない。代替薬としては，フルオロキノロン系薬(例：ciprofloxacin)を第 3 世代セファロスポリン系と併用することもできる。治療期間は，症状や臨床経過に応じて個別に調整すべきだが，少なくとも 7〜14 日間で検討する必要がある。壊死組織は入院後 24 時間以内に外科的に壊死組織を切除する必要があり，場合によっては患肢の切断が必要になる場合もある。

検査診断

Vibrio によると考えられる胃腸炎あるいはコレラ様の病態の患者では，培養非依存性の診断的検査〔culture-independent diagnostic test：CIDT。たとえば，ポリメラーゼ連鎖反応(polymerase chain reaction：PCR)〕やチオ硫酸－クエン酸－胆汁塩－ショ糖(thiosulfate- citrate-bile salts-sucrose：TCBS)寒天培地を用いた便培養検査で，原因菌を検出する。便の培養検体は，抗菌薬による治療開始前に検体を採取するのが理想的である。

血液や創部検体の培養に通常用いられる培地には，少なくとも 0.5%の塩化ナトリウムが含まれており，これが好塩性(halophilic)の *Vibrio* 属の発育条件を満たしているため，腸管外感染症では選択培地を要さない。

抗菌薬による治療がすでに開始されており，便培養が陰性となるか，あるいは便が *Vibrio* の培養用に処理されなかったコレラ患者では，コレラ菌の殺ビブリオ(vibriocidal)抗体あるいは抗毒素抗体が血清学的検査によって検出できる。

予防

ほとんどの *Vibrio* による胃腸炎，コレラ，および原発性 *V. vulnificus* 敗血症性菌血症は予防可能である。コレラの予防のためには，旅行者は訪れる国や地域でコレラが流行しているのか情報を得ておく必要があり，さらに，すべての食品および飲料に十分な予防策を講じるべきである。一般的に，十分に加熱された食品，加熱された飲料，炭酸飲料は安全である。加えて，コレラの感染が活発に起こっている地域に渡航する 18〜64 歳の成人に対しては，凍結乾燥 CVD 103-HgR，弱毒生経口コレラワクチン(Vaxchora®，PaxVax 社，Redwood city，California)が推奨される。米国では，*Vibrio* による胃腸炎は，生あるいは十分に加熱されていない甲殻類の摂取を避けることで予防できる。*V. vulnificus* の敗血症性菌血症のリスクを上げるような，肝疾患やその他の慢性疾患を基礎疾患としてもつ患者，あるいは免疫抑制状態の患者では，生の未加工のカキ，およびその他の生の甲殻類は避けるべきである。

Vibrio は海水環境に自然に存在するため，創部感染の予防は

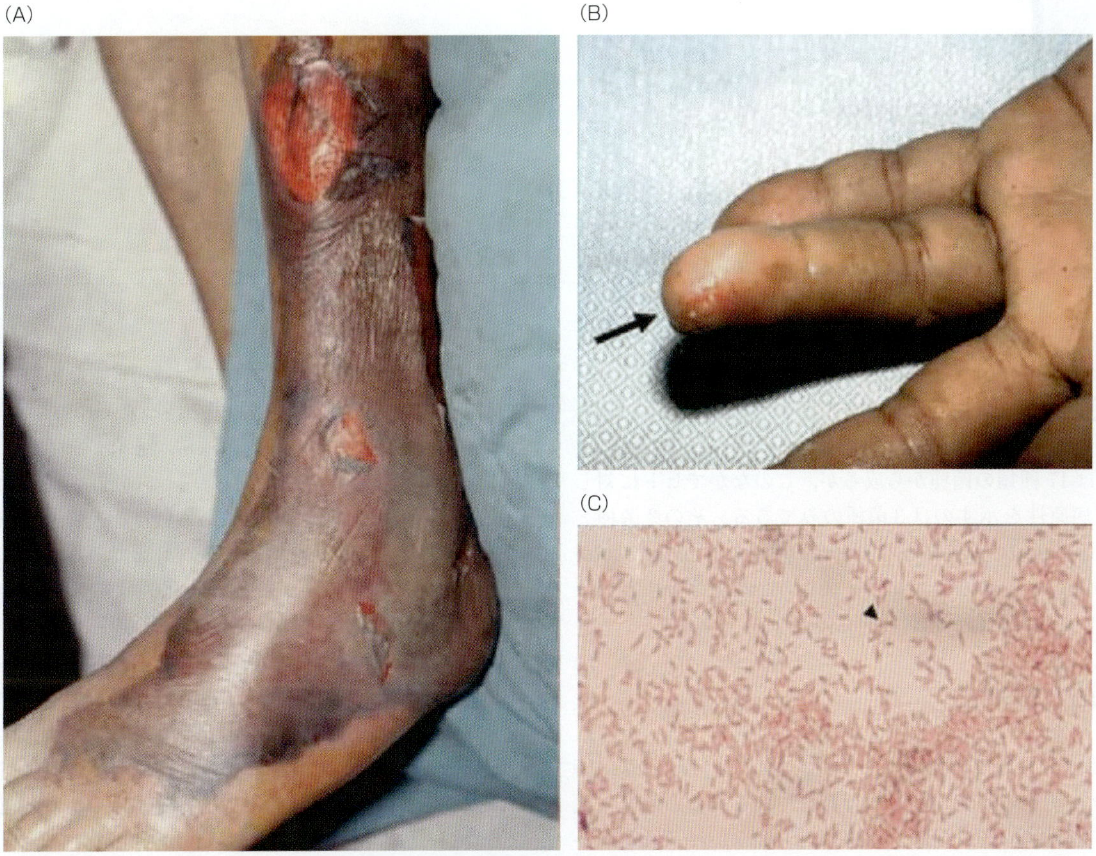

図 157.1
A：敗血症性ショックおよび菌血症を呈した 75 歳の肝硬変患者の下肢の *Vibrio vulnificus* 感染による特徴的な皮膚病変。B：45 歳の尿毒症患者の左第 4 指の魚骨による刺傷（矢印）1 日後に発症した *Vibrio vulnificus* の菌血症。C：45 歳の尿毒症患者の血液検体から分離された Gram 陰性の湾曲した桿菌。
〔写真は，Hsueh et al. *Vibrio vulnificus* in Taiwan. *Emerg Infect Dis*. 2004；10(8)：1363-1368 より〕

困難かもしれない。重症の *Vibrio* 症に罹患しやすい基礎疾患を有する人は，海水への曝露を控えるべきである。臨床医は，創部に感染徴候のある患者で，海水，魚あるいは甲殻類への曝露歴がある場合，*Vibrio* による感染の可能性を臨床的に疑って，積極的に治療を検討しなければならない。

文献

Baker-Austin C, Oliver JD, Alam M, et al. *Vibrio* spp. infections. *Nat Rev Dis Primers*. 2018 Jul 12;4(1):8. doi:10.1038/s41572-018-0005-8. PMID: 30002421.

Crowe SF, Newton AE, Gould LH, et al. Vibriosis, not cholera: Toxigenic *Vibrio cholerae* non-O1, non-O139 infections in the United States, 1984–2014. *Epidemiol Infect*. 2016 Nov;144(15):3335–3341. doi:10.1017/S0950268816001783.

Jacobs Slifka KM, Newton AE, Mahon BE. *Vibrio alginolyticus* infections in the USA, 1988–2012. *Epidemiol Infect*. 2017 May;145(7):1491–1499. doi:10.1017/S0950268817000140.

Kim SE, Shin SU, Oh TH, et al. Outcomes of third-generation cephalosporin plus ciprofloxacin or doxycycline therapy in patients with *Vibrio vulnificus* septicemia: A propensity score-matched analysis. *Plos Negl Trop Dis*. 2019 Jun 12;13(6):e0007478.

Trinh SA, Gavin HE, Satchell KJF. Efficacy of ceftriaxone, cefepime, doxycycline, ciprofloxacin, and combination therapy for *Vibrio vulnificus* foodborne septicemia. *Antimicrob Agents Chemother*. 2017 Nov 22;61(12):e01106–17. doi:10.1128/AAC.01106-17.

Wong KK, Burdette E, Mahon BE, Mintz ED, Ryan ET, Reingold AL. Recommendations of the Advisory Committee on the Immunization Practices for use of cholera vaccine. *MMWR*. 2017 May 12;66(18):482–485. doi:10.15585/mmwr.mm6618a6.

Centers for Disease Control and Prevention. Cholera—*Vibrio cholerae* infection. https://www.cdc.gov/cholera/index.html (accessed April 1, 2021).

Centers for Disease Control and Prevention. *Vibrio* species causing vibriosis. https://www.cdc.gov/vibrio/index.html (accessed April 7, 2021).

18

158 *Yersinia*

■著：Royce H. Johnson, Arash Heidari
■訳：西村 翔

イントロダクション

Yersinia 属は 17 種類の菌種から成るが，このなかでヒトに対して一貫して病原性を示すのは 3 菌種のみである。その 3 菌種とは，ペスト(plague)の原因菌となる *Y. pestis* と，*Y. enterocolitica*，*Y. pseudotuberculosis* であり，後者の 2 菌種は必ずというわけではないが，通常は消化管の病原体となる。

Yersinia pestis

2001 年 9 月 11 日に起こった不幸な事件を受けて，*Yersinia*，特に *Y. pestis* に関する研究が盛んに行われている。この菌は古代から存在する微生物で，1,500〜20,000 年前に *Y. pseudotuberculosis* から分岐して以来，主にげっ歯類の病原体として存在し，ヒトにはたまに伝播するのみであった。詳細な記録が残されているものとしては，これまでに三度，ペストの大流行が起こっている。そのなかで最も新しいものは 19 世紀に始まった。Alexandre Yersin が，1894 年に初めて *Y. pestis* を分離した。20 世紀には大規模なアウトブレイクがベトナムとインドで起こっている。2010〜2015 年の間に，3,248 例が報告され，584 例が亡くなっている。近年では症例のほとんどが，サハラ以南のアフリカ，特にマダガスカルで発生している。

米国で認められる症例のほとんどは，ニューメキシコ州，アリゾナ州，コロラド州，カリフォルニア州，オレゴン州で起こっている。気候変動がおそらく，細菌，ベクターおよび宿主に影響を与え，この感染症の頻度と分布を変化させている可能性がある。2015 年には，16 例が報告された。

Yersinia 感染症，特に *Y. pestis* による感染症の発症機序の解明が驚くほど進んでいる。*Y. pestis* はノミの行動に影響を及ぼすこと，*Y. pestis* は自然免疫および獲得免疫応答(液性免疫と細胞性免疫のいずれも)を免れうること，などが新たに判明したことの一端である。

自然感染は，感染したノミに咬まれて起こることが最も多い。これらの患者のほとんどは，発熱性のリンパ節炎あるいは腺ペスト(bubonic plague)として発症する。潜伏期間は典型的には 2〜6 日である。鼠径および大腿リンパ節が最も感染しやすい。腋窩および頸部リンパ節に感染することは少ない。感染しているヒトあるいは動物，特にネコの気道由来の飛沫を吸入することで，原発性の肺ペスト(pneumonic plague)が起こる。バイオテロリズムの病原体として菌のエアロゾルが用いられた場合，それを吸入すると肺ペストを起こしうる。感染した食肉の摂取により咽頭炎および播種性感染症が起こる。リンパ節炎を認めない全身性感染症は，多くの場合，消化器症状を伴った Gram 陰性桿菌による敗血症として発症する。これは通常，感染したノミに咬まれることによって起こり，目に見えるリンパ節腫脹〔横痃(bubo)〕は起こらない。リンパ節炎，敗血症あるいは肺炎の患者の評価の際には，疫学に関する慎重な情報収集が必須である。

Y. pestis による感染が疑われる症例はすべて，公衆衛生当局に届け出なければならない。*Y. pestis* が疑われる際の検体および培養は，州法および連邦法に従って**厳重な注意**のもとで取り扱う必要がある。米国では，*Y. pestis* は連邦政府の指定生物兵器カテゴリー A の病原体として位置づけられている。

臨床像に応じて，リンパ節穿刺液，喀痰，髄液，バフィーコート，血液の各検体の塗抹および培養をすみやかに実施しなければならない。Gram 染色および Wright-Giemsa 染色，あるいは，できれば Wayson 染色を行う。Wayson 染色で陽性であれば，有名な安全ピン様の形態の菌が確認でき，相応しい臨床的な背景と共にこれが認められれば，事実上診断的といえる。

Y. pestis は通常の検査用培地に好気下あるいは嫌気下で容易に発育する。最新の院内微生物検査室で実施できる検査によって，菌を同定することができる。同定に難渋する場合もある。培養が陰性の場合には，米国疾病対策センター(Centers for Disease Control and Prevention：CDC)の実施している受身赤血球凝集血清学的検査が利用できる。*Y. pestis* が疑われる検体および分離株はすべて，しかるべき公衆衛生研究所に照会すべきである。パスツール研究所は，マダガスカルで特異的な F1 抗原によるイムノクロマト法を利用した迅速診断検査を開発した。

Y. pestis の分離株のほとんどで，感受性は予測でき，抗菌薬への耐性が増加する傾向は認められない。自然耐性の株は確認されている。バイオテロリズム用につくられた *Y. pestis* も，多数の抗菌薬に耐性の可能性がある。CDC からの最新の刊行物では，Etest®(E テスト)は基準となる液体希釈法と同等の検査精度をもつとされており，ディスク拡散法は推奨されていない。迅速な感受性検査法の実現が迫っている。

治療

streptomycin は 1940 年代から治療薬として使用されてきた。streptomycin の入手が困難な場合がある。代替薬としては gentamicin も奏効している(**表 158.1**)。

テトラサイクリン系薬が *Y. pestis* の治療に用いられ，十分な治療成績を誇っている。なかでも doxycycline が，近年では第 1 選択薬である。gentamicin と doxycycline を比較したランダム化試験がタンザニアで行われた。結果は，同等であり，いずれも

表 158.1
***Yersinia pestis* の治療**

推奨抗菌薬	用途の分類
streptomycin 1g 12時間ごと 筋注，必要に応じて静注 （一部の専門家は初日は2倍量を推奨）	入手できるかどうかが問題となる Pfizerに連絡 腎臓，前庭，および聴毒性のモニター
gentamicin 5〜7 mg/kg/日 2〜3回に分割投与，静注	腎臓，前庭，および聴毒性のモニター 血中濃度をモニターし，腎機能に応じて量を調節する
ciprofloxacin 400 mg 8時間ごと 静注 500 mg 12時間ごと 経口	小児（<16歳）での使用は承認されていない
levofloxacin 750 mg 1日1回 静注あるいは経口	小児（<16歳）での使用は承認されていない
moxifloxacin 400 mg 1日1回 静注あるいは経口	小児（<16歳）での使用は承認されていない 腎不全では他のフルオロキノロン系薬よりも望ましいかもしれない
doxycycline 100 mg 12時間ごと 静注あるいは経口 （一部の専門家は初日は2倍量を推奨）	小児（≦8歳）あるいは妊婦での使用は承認されていない
chloramphenicol 25〜30 mg/kgでローディングし，患者が改善すれば，15 mg/kg 6時間ごとに減量	大部分は髄膜炎および小児の患者で用いられる 髄膜炎ではmeropenemが代替薬となりうる

死亡率は5%未満であった。

ネズミの腺ペストモデルでは，ciprofloxacinには，ciprofloxacinとgentamicinを併用した場合と同程度の有効性があり，おそらく，gentamicin単剤よりは有効性が高いであろうことが示された。最近の*in vitro*での薬力学モデルでは，ciprofloxacin，moxifloxacin，gentamicin，ampicillin，meropenemを，streptomycinを対照として評価している。結果は，これらすべての薬剤がstreptomycinよりも優れていた。しかし，streptomycinおよびciprofloxacinのほうが，細胞内外いずれの菌に対しても，gentamicinあるいはdoxycyclineよりも活性が高いとする*in vitro*での相反するデータもある。マウスのデータでは，levofloxacin耐性菌は，streptomycin耐性菌よりも著しく適応度が低いことが示唆されている。通常，抗菌薬治療は7〜10日間行う。髄膜炎ではより長期間の治療を要するかもしれない。

Yersinia enterocolitica および *Y. pseudotuberculosis*

Y. enterocolitica および *Y. pseudotuberculosis* による感染では，腸炎となることが最も多い。*Y. enterocolitica* による感染のほうが，*Y. pseudotuberculosis* による感染よりも，はるかに頻度が高い。

表 158.2
***Yersinia enterocolitica* の治療**

重症感染症での推奨抗菌薬	使用上の注意
ceftriaxone 成人であれば2g，小児であれば100 mg/kg/日， あるいは cirpofloxacin	 小児（≦16歳）では認可されていない
感受性が確認できれば，400 mg 8時間ごと と gentamicin 5〜7 mg/kgを2〜3回に分けて静注の併用	
有効性が期待されるその他の抗菌薬 trimethoprim-sulfamethoxazole（ST合剤） 10 mg/50 mg/kg/日 静注を2回に分割投与 doxycycline 100 mg 静注を12時間ごと	 小児（≦8歳）では認可されていない

表 158.3
***Yersinia pseudotuberculosis* の治療**

重症感染症（敗血症）での推奨抗菌薬	使用上の注意
ampicillin 2g 静注を4時間ごと（200 mg/kg）とgentamicin 5〜7 mg/kgを2〜3回に分割投与の併用	
代替薬 doxycycline 100 mg 静注を12時間ごと	 小児（≦8歳）での使用は認可されていない

Y. enterocolitica は世界中で，特に，寒冷気候下および冬季に，腸炎の重要な原因菌となる。この点は，他のほとんどの腸管病原菌と明確に異なっている。CDCによる最新のデータによると，米国では年間，*Y. enterocolitica* 感染症が>117,000例発生し，35例が死亡している。以前から，食品，特にブタ，汚染されたミルク，未処理の水が感染源として知られている。血清型O：3が米国での感染の大部分を占めている。潜伏期間は1〜14日間であり，典型的には，この幅のなかのより短い日数で発症する。免疫抑制患者，鉄過剰あるいは鉄キレート剤で治療されている患者，胃がアルカリ化されている患者ではリスクが高い。小児は，成人と比較してリスクが高い。

最も頻度の高い臨床像は，小腸炎あるいは小腸大腸炎（全腸炎）であり，赤痢様にはならない。典型的な症状としては，しばしば，血性になる下痢，発熱，腹痛および嘔吐が挙げられる。*Y. pseudotuberculosis* および *Y. enterocolitica* による感染では，虫垂炎によく似た腹痛で発症することがある。超音波あるいはCTなどの腹部画像で慎重に評価すれば，通常は *Yersinia* による腸間膜リンパ節炎を虫垂炎と鑑別することができる。*Y. enterocolitica* は，咽頭炎，肺炎，膿胸，肝膿瘍，リンパ節炎，尿路生殖器および筋骨格系の感染など，化膿性の感染症を起こすことがある。敗血症，心内膜炎，心膜炎，心筋炎もすべて報告がある。珍しい皮膚感染症も報告されている。

Y. enterocolitica および *Y. pseudotuberculosis* はいずれも，結節性紅斑，ブドウ膜炎，反応性関節炎など，免疫系疾患にも関係している。これらの菌は，炎症性腸疾患にも関連があるかもしれない。川崎病における *Y. pseudotuberculosis* の関与が示唆されている。

活動性感染は，主に培養によって診断する。血液や本来無菌である部位からの菌の分離は，治療前の患者であれば難しくないであろう。便およびその他の汚染部位からの培養はより難しい。冷蔵庫内で選択培地を用いて培養すると発育しやすくなるかもしれないが，これを行うには通常，微生物検査室と具体的に話し合う必要がある。

治療

免疫正常宿主における *Y. enterocolitica* および *Y. pseudotuberculosis* による胃腸炎や腸管膜リンパ節炎に対しては，通常は治療を要さない(表 158.2，158.3)。腸管外病変，特に敗血症では，抗菌薬治療が必要となる。これらの 2 菌種いずれかによる敗血症の死亡率は高い。

Y. enterocolitica はしばしば，β-ラクタマーゼを産生するため，penicillin および多数のセファロスポリン系薬が使用できなくなる。*Y. pestis* のほとんどの株はマクロライド系薬に耐性である。フルオロキノロン系薬への耐性がスペインで報告されている。

文献

Bertherat E. Plague around the world 2010–2015. *Wkly Epidemiol Rec.* 2016 Feb 26;91(8):89–93.

Butler T. Plague into the 21st century. *Clini Infect Dis.* 2009;49: 736–742.

Kwit N, Nelson C, Kugeler K, et al. Human plague-United States, 2015. *MMWR Morb Mortal Wkly Rep.* 2015 Aug 28;64(33):918–919.

Lemaitre N, Ricard I, Pradel E, et al. Efficacy of ciprofloxacin-gentamicin combination therapy in murine bubonic plague. *PLoS One.* 2012;7(12):e52503.

Li B, Yang R. Interaction between *Yersinia pestis* and the host immune system. *Infect Immun.* 2008;76(5):1804–1811.

Louie A, VanScoy B, Liu W, et al. Comparative efficacies of candidate antibiotics against *Yersinia pestis* in an *in vitro* pharmacodynamic model. *Antimicrob Agents Chemother.* 2011;55(6):2623–2628.

Mwengee W, Butler T, Mgema S, et al. Treatment of plague with gentamicin or doxycycline in a randomized clinical trial in Tanzania. *Clin Infect Dis.* 2006;42:614–621.

Rosner BM, Stark K, Werber D. Epidemiology of reported *Yersinia enterocolitica* infections in Germany, 2001–2008. *BMC Public Health.* 2010;10:337. doi:10.1186/1471–2458–10–337.

Shane AL, Mody RK, Crump JA, et al. 2017 Infectious Diseases Society of America clinical practice guidelines for the diagnosis and management of infectious diarrhea. *Clini Infect Dis.* 2017 Nov 29;65(12):1963–1973.

Stenseth NC, Atshabar BB, Begon M, et al. Plague: Past, present, and future. *PLoS Med.* 2008;5(1):e3.

Tarr GAM, Chui L, Lee BE, et al. Performance of stool-testing recommendations for acute gastroenteritis when used to identify children with 9 potential bacterial enteropathogens. *Clini Infect Dis.*2018 Dec. doi:10.1093/cid/ciy1021.

Tsang TM, Felek S, Krukonis ES. Ail binding to fibronectin facilitates *Yersinia pestis* binding to host cells and Yop delivery. *Infect Immun.* 2010;78(8):3358–3368.

Urich SK, Chalcraft L, Schriefer ME, et al. Lack of antimicrobial resistance in *Yersinia pestis* isolates from 17 countries in the Americas, Africa, and Asia. *Antimicrob Agents Chemother.* 2012;56(1):555–558.

Wendte JM, Ponnusamy D, Reiber D, et al. *In vitro* efficacy of antibiotics commonly used to treat human plague against intracellular *Yersinia pestis*. *Antimicrob Agents Chemother.* 2011;55(8):3752–3757.

159 種々のGram陽性菌

■著：Iqra Choudary, Steven K. Schmitt, Roberto Baun Corales
■訳：西村 翔

Pediococcus 属

Pediococcus は，発育すると二量体および四量体を形成するGram陽性球菌で，乳酸菌群に属している。消化管の常在菌であり，食品製造業において，チーズやその他の乳製品，大豆製品，アルコール飲料を発酵させるのに広く用いられている。今日では，13種の *Pediococcus* が確認されているが，*P. acidilactici* と *P. pentosaceus* のみがヒトへの病原性を有することが確認されており，これらの菌は典型的には，糖分の多い食品内に認められる。近年，これらの細菌が免疫不全宿主における菌血症や心内膜炎および肺炎の原因菌となるという認識が高まってきている。これらの菌は，腹膜炎や肝膿瘍といった腹腔内感染症からも分離されることがある。抗菌薬の先行投与歴，腹腔内手術，経胃管栄養が *Pediococcus* 感染症のリスク因子となる。

診断には，血液やその他の体液の培養から菌を分離同定する必要がある。いずれも食品との関連性があるため，*Pediococcus* 属を腸球菌(enterococcus)や *Leuconostoc* 属と鑑別するのは難しいかもしれない。約95％の臨床株が，D群レンサ球菌抗血清と交差反応を示す。*Pediococcus* を他菌種と鑑別するのに有用な検査としては，ピロリドニルアリルアミダーゼ(pyrrolidonyl arylamidase：PYR)試験が陰性であることと，ブドウ糖によるガス産生が認められないことが挙げられる。食品に関連した乳酸菌の近縁性を解明するために，分子遺伝学的技術を新たに応用すると共に，形態学あるいは表現型によって，*Leuconostoc* 属を *Pediococcus* 属から識別しようとする新しい研究が行われている。

Pediococcus は vancomycin とその他のグリコペプチド系薬に内因性に高度耐性を示す。ほとんどの株は penicillin と ampicillin に対して中等度感受性を示す。セファロスポリン系薬の最小発育阻止濃度(minimum inhibitory concentration：MIC)には幅がある。imipenem は，gentamicin と同様，すべての分離株に対して活性がある。linezolid と daptomycin も *in vitro* では感受性があることが示されている。*Pediococcus* による心内膜炎に daptomycin を用いて治療に成功した症例報告もある。quinupristin-dalfopristin, erythromycin, clindamycin, tetracycline, tobramycin, amikacin への耐性が報告されている。*Pediococcus* による感染が疑われて(例：Gram染色で特徴的な四量体を形成している)，それが重篤である場合，静注の penicillin を1日1,200万単位以上用いるか，あるいは imipenem をエンピリックな(経験的)治療に用いることができる。最適な抗菌薬(表159.1)を決めるための感受性検査は，ディスク拡散法よりも，望ましくはMIC法によって実施すべきである。

Leuconostoc 属

Leuconostoc 属は，カタラーゼ陰性のGram陽性球桿菌で，こ

表159.1
種々のGram陽性菌に対して推奨される第1選択薬

菌	抗菌薬(代替薬)	投与経路	投与量	投与期間
Pediococcus	penicillin G imipenem (セファロスポリン系薬) (linezolid)	静注	1,200万単位	(10～14日)[a]
Leuconostoc	penicillin G ampicillin (clindamycin) (erythromycin) (daptomycin)	静注	≧1,200万単位	(10～14日)[a] 心内膜炎では4～6週
Lactobacillus	penicillin G penicillin G と gentamicin (clindamycin) (erythromycin) (linezolid)	静注	1日1,200万単位 心内膜炎では1日2,000万～2,400万単位 1.0 mg/kg 8時間ごと	(10～14日)[a] 6週
Oerskovia	penicillin G，ST合剤 (vancomycin)	静注	(中等量～高用量)[a]	心内膜炎では4～6週

18

表 159.1（続き）

菌	抗菌薬（代替薬）	投与経路	投与量	投与期間
Rothia	penicillin G (vancomycin) (セファロスポリン系薬) (フルオロキノロン系薬)	静注	心内膜炎では1日2,000万単位	6週
Arcanobacterium	erythromycin penicillin V penicillin G±アミノグリコシド系薬 (clindamycin) (tetracycline) (linezolid)	経口/静注 経口 静注	40 mg/kg(4分割) 250～500 mgを1日4回 200万単位を4時間ごと(心内膜炎に対して)	10日 臨床的に改善するまで 4～6週
Rhodococcus	vancomycinあるいは imipenemと rifampicin(AIDS)あるいは erythromycin (スルホンアミド系薬) (chloramphenicol) (linezolid)	静注 静注 経口 静注/経口	1 gを12時間ごと 500 mgを6時間ごと 600 mg/日 500 mg～1 gを1日4回	2週 2～4週
Abiotrophia *Granulicatella* *Gemella*	ampicillinあるいはpenicillinとgentamicin			

a 一部の専門家が推奨。
AIDS＝後天性免疫不全症候群，ST合剤＝trimethoprim-sulfamethoxazole

こ10年間でヒトの病原菌としての認識が高まりつつある。この菌は，乳製品や植物由来の製品に一般的に認められ，ワインや乳製品，デキストランを製造する際に使用される。*Leuconostoc*属はヒトの常在細菌叢には含まれていないと考えられているが，主として入院患者において，便や腟，胃液から分離されている。免疫不全患者，および*Leuconostoc*が内因性耐性であるvancomycinで治療されている患者では，この菌が消化管に定着しているかもしれない。

*Leuconostoc*属は，健康な新生児において菌血症を起こすことがある。少なくとも4種の*Leuconostoc*属(*L. mesenteroides*, *L. paramesenteroides*, *L. cremoris*, *L. citreum*)がヒトに感染しうる。*Leuconostoc*感染症のリスク因子は，気管切開あるいは静脈栄養を必要とする長期入院，血管内カテーテル，抗菌薬の先行投与歴，早産児，短腸症候群，重篤な基礎疾患などである。具体例をいくつか挙げると，*Leuconostoc*感染症は，膵炎，壊死性腸炎，髄膜炎，乳び胸と関連して起こっている。

診断には，血液やその他の通常無菌である体液の培養から菌を同定する必要がある。Gram染色では，やや細長いGram陽性球菌(桿菌様に見えることもある)が対となるか連鎖を形成しているように見える。緑色レンサ球菌(viridans streptococci)，腸球菌，*Lactobacillus*あるいは*Pediococcus*と鑑別するのが難しいことがある。鑑別に有用な検査としては，ブドウ糖によるガス産生，カタラーゼ，オキシダーゼ，およびPYRase試験が陰性であること，アルギニン加水分解試験が陰性であることが挙げられる。

*Leuconostoc*の分離株は，*Pediococcus*と同じように，vancomycinとその他のグリコペプチド系薬に一貫して耐性である。ほとんどの菌株はpenicillin，clindamycin，gentamicinに感受性を示す。セファロスポリン系薬，キノロン系薬，trimethoprim-sulfamethoxazole(ST合剤)への感受性には幅がある。daptomycinとlinezolidは*Leuconostoc*属に活性がある。quinupristin-dalfopristinへの耐性が判明している。第1選択薬であるpenicillinは，比較的高用量(1日1,200万単位以上)で投与しなければならない。ペニシリンアレルギーあるいはペニシリン耐性の症例では，感受性検査結果に基づいて治療を決定する必要がある。最適治療のためには，留置されている静脈内カテーテルなど感染している可能性のあるデバイスの抜去が必要となることもある。

*Lactobacillus*属

*Lactobacillus*属は，ヒトの口腔，腟，消化管に常在しているGram陽性桿菌である。*Lactobacillus*では50を超える菌種が確認されており，これらの多くがチーズ，ヨーグルト，ピクルスおよび発酵飲料の製造に使用されている。*Lactobacillus*の病原性は低いという認識が広く浸透しており，ここ10年で，プロバイオティクス製剤(例：免疫調節，微生物間の相互作用，上皮バリアの保護)として，抗菌薬使用後の腸管感染症の予防および治療プロトコルの一環として，経口ワクチンの賦形剤として，あるいはecoimmunonutrition［訳注：ecoimmunonutritionに対応する日本語はない。概念としては，免疫系(immune)を賦活し，腸管内の微生物学的な生態(eco)の均衡を保つための栄養療法のことで，微量元素やアミノ酸，n-3脂肪酸に加えて，prebioticsやprobioticsが用いられることがある］と呼ばれる治療方針の一環として，利用されるようになった。それでもやはり，この菌による菌血症や心内膜炎，腹腔内膿瘍や肝膿瘍，髄膜炎，肺炎などの感染症は報告されている。*Lactobacillus*属による重症感染症のリスク因子としては，免疫不全を起こす基礎疾患〔ヒト免疫不全ウイルス(human immunodeficiency virus：HIV)感染症を含む〕と，消化管手術が挙げられる。抗菌薬の先行投与歴，特に，それがvancomycinの場合(ほとんどの*Lactobacillus*が耐性を示す)も，臨床的にはリスク因子とみなされている。*Lactobacillus*による菌血症や心内膜炎の患者では，がん，最近の手術歴，糖尿病が，潜在的リスク因子とみなされている。さらなる病歴聴取で，歯性感染や歯科処置歴が明らかになることもよくある。

診断には，通常無菌である体液からの菌の同定が必要となる。*Lactobacillus*はGram陽性桿菌であるが，固形培地に発育した場合，球菌様に見えることもある。液体培地で培養し発育してきた菌のほうが，形態学的な評価の信頼性が高い。一部の*Lactobacillus*株は，*Leuconostoc*属やレンサ球菌と鑑別するのが難しいことがある。ブドウ糖からのガス産生，アルギニン加水分解，PYRase試験陽性，糖発酵試験を組み合わせることで，正確に同定できるはずである。

通常は，静注のpenicillin(1日1,200万単位以上)が重症感染症における第1選択薬である。心内膜炎では，penicillin 1日2,000万～2,400万単位とgentamicinの併用による6週間の治療が必要になる。*Lactobacillus*は通常，vancomycinなどのグリコペプチド系薬に耐性を示す。セファロスポリン系薬とキノロン系薬への感受性には幅があり，ほとんどの分離株がtetracyclineとST合剤には耐性である。ほとんどの株は*in vitro*でclindamycinに感受性を示し，ペニシリンアレルギーの患者では代替薬となりうるが，臨床データは乏しい。*Lactobacillus*は通常，*in vitro*ではlinezolidに対して感受性を示すが，daptomycinとquinupristin-dalfopristinには耐性を示す場合がある。抗菌薬活性には幅があるため，治療レジメンを構築するうえでは感受性検査が必須である。β-ラクタム系にアレルギーのある心内膜炎の患者では，ペニシリンの脱感作を検討しなければならない。

*Oerskovia*属および*Cellulosimicrobium*属

*Oerskovia*属は，黄色のGram陽性，広範に分岐したフィラメントを伴った，非抗酸性の細菌である。これらはOrskovによって1938年に初めて，「運動性のある*Nocardia*」として報告された。この菌の通常の生息環境は土壌であるが，腐敗した植物由来の製品，刈り取られた草からも分離される。元々は*Oerskovia turbata*と*O. xanthineolytica*の2菌種の*Oerskovia*が確認されていた。最近では，*O. xanthineolytica*は*Cellulosimicrobium cellulans*に再分類され，*O. turbata*は*Cellulosimicrobium*属の新しい菌種として再分類することが提案されている。いずれも，ヒトの日和見感染症の原因菌となることはまれであるが，特に，デバイスが留置されている状況においては，病原性の低い菌でも原因菌となっている可能性を検討しなければならない。*Oerskovia*属および*Cellulosimicrobium*属による感染症として報告されているものには，自然弁および人工弁の心内膜炎，腹膜炎，中心静脈カテーテル感染，免疫不全宿主〔後天性免疫不全症候群(acquired immunodeficiency syndrome：AIDS)の患者を含む〕における菌血症，無石胆囊炎，人工関節感染，角膜炎，および眼の穿通創による眼内炎がある。土壌や海成堆積物への曝露，親水性コンタクトレンズ液の細菌汚染と関連した症例がいくつか報告されている。

*Oerskovia*および*Cellulosimicrobium*感染症の診断には，臨床検体からの菌の同定が必要となる。Gram染色では，多形性のGram陽性，非運動性の桿菌が認められることがあり，これは*Corynebacterium*属と見誤ることがある。培養では，好気下で発育した際に，カタラーゼ陽性の黄色のコロニーが認められる。通性嫌気性で，気中菌糸を産生しない点で，他の*Nocardia*様の菌と鑑別できる。糖発酵試験の結果に基づいて同定する。

*Oerskovia*感染症の治療を成功させるためには，適切な抗菌薬治療に加えて，汚染された異物の抜去が必要となるが，感染した血管カテーテルあるいは腹膜カテーテルを抜去することなく治療した症例も報告されている。*Oerskovia*および*Cellulosimicrobium*の臨床分離株が感受性を示す抗菌薬としては，penicillin(広域スペクトラムのペニシリン系薬を含む)，vancomycin，ST合剤，cephalothinおよびamikacinなどが報告されている。ampicillin，ciprofloxacin，doxycycline，erythromycin，gentamicin，clindamycinおよび第3世代セファロスポリン系薬では，中程度感受性あるいは耐性が報告されている。治療は，分離された株の感受性検査に基づいて行うべきである。とはいえ，培養結果が*Oerskovia*感染症を示唆している場合の，感受性検査結果を待つ間のエンピリックな治療には，静注のpenicillinあるいはST合剤を用いるのが賢明である。

*Rothia*属

*Rothia dentocariosa*は，Micrococcaceae科に属する小型のGram陽性，多形性桿菌である。この菌は，口腔内常在細菌叢の主要な構成菌種であり，最初は齲歯の象牙質から分離された。*Rothia*属によるヒトの感染症は，1975年に歯根周囲膿瘍からこの菌が初めて分離されるまで報告がなかった。ここ10年で，*Rothia*属が自然弁および人工弁の心内膜炎，大動脈弁輪部膿瘍，頸部膿瘍，腹膜炎，化膿性関節炎，骨髄炎および肺炎の原因菌となった症例が多数報告されている。患者は，最近の歯性感染歴や歯科処置歴があるか，あるいは免疫不全状態のことが多い。しかし最近になって，健康な人の咽頭培養から菌が同定されたことが報告された。*R. dentocariosa*は，ネコひっかき病(cat scratch disease：CSD)の患者のリンパ節から分離されており，これはネコひっかき病の発症機序に，*Bartonella henselae*と共に関与している可能性があることを示唆している。この属のその他の菌種(*Rothia mucilaginosa*，旧称*Stomatococcus mucilaginosus*)は，口腔内常在細菌叢の一部であることが明らかとなった。この菌種は，日和見感染症として，心内膜炎，髄膜炎，腹膜炎およびその他の感染症の原因菌となることが報告されている。

*Rothia*感染症の診断には，血液やその他の体液の培養から菌が同定される必要がある。*Rothia*属はカタラーゼ陽性，非運動性，ウレアーゼ陰性，インドール陰性である。コロンビア・チョコレートウマ血液寒天培地上で48時間培養すると，菌は灰色のコロニーを形成し，ムコイド様の性質を示す。菌体が分岐しているように見えることがあり，これは*Actinomyces*あるいは*Nocardia*属と類似している。これらの菌は，糖発酵試験によって*Rothia*属と鑑別することができる。*R. mucilaginosa*は球菌で

集塊(cluster)を形成し，カタラーゼ試験への反応には陰性から弱陽性，さらに強陽性まで幅がある。5%塩化ナトリウムでは発育できないことで，*R. mucilaginosa* を *Staphylococcus* 属(ブドウ球菌)および *Micrococcus* 属と鑑別することができる。

penicillin が *Rothia* 属による感染症の第1選択薬である。まれにペニシリン耐性の株があるため，感受性検査を実施すべきである。ペニシリン感受性株による心内膜炎では，静注の penicillin を1日2,000万単位，6週間の治療が推奨される。ペニシリン耐性あるいは薬剤アレルギーの症例では，vancomycin，netilmicin，teicoplanin による治療が有効なことがある。*Rothia* 属は，*in vitro* で ciprofloxacin，rifampicin，第3世代セファロスポリン系薬，vancomycin，chloramphenicol および gentamicin にも感受性を示すことがある。amikacin，kanamycin，ciprofloxacin および ST 合剤への耐性が報告されている。*Rothia* 属による心内膜炎の症例では，抗菌薬単独による治療でうまくいかない場合，心臓手術が必要となるかもしれない。齲歯あるいは歯性感染が繰り返す感染の原因となることがあるため，*Rothia* 属による感染症の患者では，歯の評価も検討する必要がある。

Arcanobacterium 属

Arcanobacterium haemolyticum(旧称 *Corynebacterium haemolyticum*)は，非運動性，非芽胞形成性の，通性嫌気性，Gram 陽性から多染性の，多形性桿菌(当初はほっそりしており，場合によって棍棒状，あるいは分岐状)である。この菌はヒトの鼻咽頭および皮膚の常在細菌と考えらえており，飛沫を通じてヒト－ヒト間で伝播する。*Arcanobacterium* 属は，発熱や瘙痒，乾性咳嗽，軽度落屑を伴った猩紅熱様の皮疹を伴い，さらに扁桃周囲膿瘍を形成することがある咽頭炎および頸部リンパ節症〔化膿レンサ球菌(*Streptococcus pyogenes*)による咽頭炎と区別できない〕の原因菌として認識されている。皮膚壊死を起こす脂質加水分解酵素(スフィンゴミエリナーゼ D)の合成によって，一部の症例では，潰瘍，創部感染，蜂窩織炎，爪囲炎など皮膚所見が顕著である。免疫不全状態では敗血症が認められる。中枢神経感染症(脳膿瘍，脳炎，髄膜炎)，心内膜炎，骨髄炎，中耳炎，蝶形骨洞炎，膿胸，空洞形成性肺炎も報告されている。

診断には，血液，咽頭，皮膚病変あるいは他の臨床検体(例：中枢神経系の膿瘍，髄液，大動脈弁，骨)の培養から菌体の分離同定を要する。*Arcanobacterium* 属の分離株は弱い抗酸性を示すが，一般的に，この特性が同定に用いられることはない。Loeffler 培地上では，形態は *Corynebacterium diphtheriae*(ジフテリア菌)に酷似している。診断に有用な検査としては，ブドウ糖，乳糖，麦芽糖は発酵するが，マンニトールやショ糖は発酵しないことが挙げられる。コロニーは円形，円盤状，不透明，白色調で，表面は粗造で稠度は脆く，48時間の時点で各コロニーの中心に黒い不透明な点が認められるのが共通した特徴で，培養24〜48時間で溶血が認められる。*Arcanobacterium* 属は，複数菌感染症の一原因菌として，典型的な呼吸器感染症の原因菌と共に存在することがあるため，しばしば見逃されている。繰り返し分離された後でやっと診断がつくこともしばしばある。微生物検査室においてこの菌に対する認識が広がることで，軟部組織感染でのこの菌の病原性のさらなる解明につながるかもしれない。

A. haemolyticum の分離株のほとんどは，erythromycin，gentamicin，clindamycin および第3世代セファロスポリン系薬に感受性を示す。最新の研究では，linezolid にも同様に感受性があることが報告されている。この菌はスルホンアミド系薬と nalidixic acid に *in vitro* で耐性を示す。第1選択薬は erythromycin で，1日40 mg/kg を経口あるいは静注で4分割して投与する(最大1日2 g)。耐性(tolerance)および，細胞内に局在する菌への抗菌薬の移行性不良による penicillin での治療失敗も報告されているものの，ペニシリン系薬とアミノグリコシド系薬の併用(併用しないこともある)も広く利用されている抗菌薬レジメンであり，ほとんどの症例で奏効している。膿瘍あるいは組織壊死症例では，抗菌薬治療に加えて，外科的ドレナージあるいはデブリードマンが必要になるかもしれない。

Rhodococcus 属

Rhodococcus equi(旧称 *Corynebacterium equi*)は，草食動物，特に若馬の便で汚染された土壌から検出されやすい人獣共通感染症の原因菌であり，非発酵，絶対好気性の，桿菌から球菌まで多形性の Gram 陽性菌で，断片状，時に柵状の配列を示す。*Rhodococcus* は，かねてから仔馬に肉芽腫性肺炎を起こす病原菌として獣医の間ではよく知られていた。この菌は，臓器移植患者と HIV 感染患者を含めた免疫不全患者の日和見感染症の原因菌として認められる。確認されている臨床像としては，胸部レントゲン上で大葉性の浸潤影から空洞病変へと進む緩徐進行性の肉芽腫性肺炎，中枢神経系や骨盤および皮下組織の膿瘍，リンパ節炎がある。化膿性脊椎炎および肺の malakoplakia［訳注：malkoplakia とは，主に尿路系に発生するまれな非特異的な肉芽腫性炎症性疾患で，病理学的には，細胞質内に Michaelis-Gutmann 小体を有する，組織球由来の von Hansemann 細胞の出現が特徴である。中年女性の膀胱に発生することが最も多く，その他皮膚や肺，消化管などに発生した報告例もある］も報告されている。最近では，脳室腹腔シャントに関連した *R. equi* の院内感染症が2例報告されている。*R. equi* 肺炎が確認された AIDS 患者では死亡率は50%を超え，これは，適切な治療にもかかわらず，高率に再燃することと関連している。*Rhodococcus* の新しく報告された菌種である *R. tsukamurella* は，免疫不全患者および異物が留置されている患者で，多発性の肺空洞病変を形成することがある。

R. equi は，臨床検体を血液寒天培地上で培養すると，2〜3日後にサーモンピンク色のコロニーを形成する。コロニーはムコイド状で癒合することがあり，Lowenstein-Jensen 培地で発育させると，色素がより早期に検出できる。ヒツジ血液寒天培地上に，*A. haemolyticum*，黄色ブドウ球菌(*Staphylococcus aureus*)，*Corynebacterium psedotuberculosis* など，さまざまな他菌種のいずれかと共に，交差するように線状に塗りつける(cross streak：交差培養)ことで確認できる相乗溶血現象(CAMP テストと類似)は，診断の参考になる。加えて，*Rhodococcus* の分離株は，カタラーゼ，ウレアーゼおよびホスファターゼ陰性で，抗酸性をみせる。一部の臨床検査室では，市販のキット(API® CORYNE strip，bioMerieux-Vitek 社，ミズーリ州ヘイゼルウッド)を同定に用いている。患者の最適なマネジメントのために

は，迅速な同定が必須である。

ほとんどの株はグリコペプチド系薬，rifampicin，マクロライド系薬による阻害に感受性を示す。linezolidに感受性があることが確認されている。β-ラクタム系抗菌薬への耐性(カルバペネム系薬を除く)が報告されている。特に，AIDS患者での高い再燃率および寄与死亡率のために，標準的な治療プロトコルというのは推奨しづらくなっている。治療開始後に獲得した耐性を検出するために，治療中は培養を繰り返す必要がある。少なくとも2剤の静注抗菌薬(グリコペプチド系薬とrifampicinを含む)の併用での治療の後に，経口薬での維持療法が推奨される。一部の症例では，外科的な創部切除術が，時に抗菌薬治療と共に実施されることがある。抗菌薬の予防投与はAIDS患者では有用な可能性がある。最近のデータでは，*R. tsukamurella*感染症の治療では，感染しているデバイスの抜去と共に，β-ラクタム系薬とアミノグリコシド系薬の併用が推奨されている。

*Abiotrophia*属および*Granulicatella*属

1961年にFrenkelとHirschによって初めて報告され，当初は栄養要求性レンサ球菌(nutritionally variant streptococci：NVS)と考えられていた。これらの菌は，口腔内常在細菌叢の一部であり，免疫不全患者の菌血症および心内膜炎の原因菌となることが確認されている。これらの菌は，最適な栄養環境(ピリドキサール添加培地)では対となる(双球菌)か連鎖を形成するGram陽性球菌であるが，発育環境が最適でないと多形性の菌形態を示す可能性がある。これらの属の菌株は通常，チョコレート寒天培地上で小さなα溶血するコロニーとして発育してくるが，ヒツジ血液寒天培地には，(発育に必要な物質が)添加されているか，あるいは発育に必要な化合物を提供してくれる他の細菌が存在しなければ，発育しない。ほとんどの株が，PYRおよびロイシンアミノペプチダーゼ(leucine aminopeptidase：LAP)試験陽性である。これらの菌はβ-ラクタム系薬に感受性であるが，一部の株ではβ-ラクタム系薬のMICが上昇していることが確認されている。これらの菌による血管内感染症では，ampicillinとgentamicinの併用による治療が推奨される。

*Gemella*属

*Gemella*属は近年，計6菌種(*G. haemolysans*，*G. morbillorum*，*G. bergeriae*，*G. sanguinis*，*G. cuniculi*，*G. palaticanis*)を含むまでに拡大している。ほとんどの株はPYRおよびLAP陽性である。これらの菌は，血液寒天培地上に緑色レンサ球菌によるものと類似したコロニーを形成する。*G. morbillorum*の菌の形状はレンサ球菌と類似しているが，*G. haemolysans*は*Neisseria*様の双球菌で，さらに四量体や集塊状となることもあり，Gram多染性に見えることもある。*G. haemolysans*は口腔内常在細菌叢の，*G. morbillorum*は消化管の常在細菌叢の一部であり，*G. cuniculi*はウサギから分離されたことが報告されており，*G. palaticanis*はイヌのみから同定されていたが，最近では，小児の心内膜炎の症例でも検出されている。髄膜炎の症例からも*Gemella*の菌株が分離されている。これらの菌はvancomycin，penicillin G，ampicillinに感受性であることが示されている。penicillinあるいはvancomycinと，gentamicinあるいはstreptomycinの間でのシナジー効果が認められる。よって，penicillinとgentamicinが，*Gemella*による心内膜炎の治療に推奨されている。

*Helcococcus*属

現在では，*Helcococcus kunzii*が，PYR陽性，LAP陰性の集塊を形成する球菌であるこの属の，ヒトの臨床検体から分離される唯一の菌種である。菌は，血液寒天培地上に小型の非溶血性，緩徐発育性のコロニーを形成する。最近では，この菌種が創部感染，菌血症および心内膜炎の原因菌になることが報告されている。これらの菌はvancomycinおよびβ-ラクタム系薬に感受性がある。

*Lactococcus*属

*Lactococcus*属は，通常は乳製品から分離される非β溶血性のLancefield分類でN群に属するレンサ球菌に合わせて設定された。現在では7菌種が確認されており，4つの亜種を伴う。この属の菌は，乳酸のホモ型発酵菌[訳注：ホモ型発酵はブドウ糖から乳酸のみを産生するのに対して，ヘテロ型発酵は乳酸のほかにもアルコールや，酢酸，二酸化炭素など乳酸以外の物質も同時に産生する]であり，表現形質はレンサ球菌あるいは腸球菌に類似しており，まれに分離される日和見感染の病原菌である。*Lactococcus*は一般的には，食品製造用の細菌と捉えられているが，心内膜炎やその他さまざまな感染症において検出されている。これらの菌はvancomycinおよびその他のβ-ラクタム系薬に感受性を示す。

*Globicatella*属

*Globicatella sanguinis*の特性は，α溶血性，PYR陽性，LAP陰性および耐塩性である。この菌は球菌で連鎖状となる。*Globicatella*属は，シャント関連の髄膜炎や菌血症でまれに原因菌として同定される。これらの菌はvancomycinおよびβ-ラクタム系薬に感受性がある。

*Aerococcus*属

*Aerococcus*属は7菌種で構成される。この属のなかで最もよく知られている菌種である*A. viridans*は集塊を形成し，主にロブスターの感染症を惹起するが，免疫不全宿主の感染症でまれに原因菌となる。その他の菌種としては，*A. urinae*は免疫不全患者において尿路感染症および心内膜炎の原因菌となることがよく知られている。*Aerococcus*は血液寒天培地上で，α溶血するコロニーを形成する。*A. viridans*のコロニーは*A. urinae*のものより大きい。これらの2菌種は，その他の表現形質も異なっている(*A. viridans*はPYR陽性でLAP陰性であるが，*A. urinae*はPYR陰性でLAP陽性)。*A. urinae*は，*in vitro*では多数のβ-ラクタム系薬およびvancomycinに感受性を示し，time-kill study[訳注：time-kill studyとは，一定濃度の抗菌薬に曝露させ続け

18

た際に，時間ごとにどの程度の菌量が発育してくるのか，その推移を追う研究のこと。別名 time-killer curve とも呼ばれる]では，血管内感染での殺菌的な治療にはアミノグリコシド系薬を含めた併用療法の必要性が示唆されている。

文献

Alcaide ML, Espinoza L, Abbo L. Cavitary pneumonia secondary to Tsukamerella in AIDS patient: first case and review of literature. *J Infect*. 2004;49:17–19.

Bou G, Saleta JL, Tomas M, et al. Nosocomial outbreaks caused by *Leuconostoc mesenteroides* subsp *mesenteroides*. *Emerg Inf Dis*. 2008;14:968–971.

Cho EJ, Sung H, Park S, Kim MN, Lee SO. *Rothia mucilaginosa* pneumonia diagnosed by quantitative cultures and intracellular organisms of bronchoalveolar lavage in a lymphoma patient. *Ann Lab Med*. 2013;33:145–149.

Goyal R, Singh NP, Mathur M. Septic arthritis due to *Arcanobacterium haemolyticum*. *Ind J Med Microbiol*. 2005;23:63–65.

Haakensen M, Dobdon MC, Haakensen M, Dobs Hill J, Ziola B. Reclassification of *Pediococcus dextrinicus* as *Lactobacillus dextrinicus* comb. *Int J Syst Evol Microbiol*. 2009;59:615–621.

Husni RN, Gordon SM, Washington JA, et al. Lactobacillus bacteremia and endocarditis: review of 45 cases. *Clin Infect Dis*. 1997;25:1048–1055.

Ruoff KL. Miscellaneous catalase-negative, gram-positive cocci: emerging opportunists. *J Clin Microbiol*. 2002;40:1129–1133.

Tan TY, Ng SY, Thomas H, Chan BK. *Arcanobacterium haemolyticum* bacteraemia and soft-tissue infections: case report and review of literature. *J Infect*. 2006;53:69–74.

Urbina BY, Gohh R, Fischer SA. *Oerskovia xanthineolytica* endocarditis in a renal transplant patient: case report and review of literature. *Transplant Infect Dis*. 2003;5:195–198.

Yamshchikov A, Schuetz A, Lyon M. *Rhodococcus equi* infection. *Lancet Infect Dis*. 2010;10:350–359.

160 種々のGram陰性桿菌

■著：Sampath Kumar, Kamaljit Singh
■訳：西村 翔

Gram陰性桿菌感染症のほとんどは腸内細菌目細菌あるいは*Pseudomonas*属の菌が原因となるが，まれに雑多なGram陰性桿菌の一群が原因菌となる。これらの菌は都合よく1つの属内に納まるということはなく，分類学上の再編が頻回に行われており，そのために臨床医にとってこれらの菌を把握するのはさらに困難になっている。臨床像も変化に富んでおり，あらゆるタイプの宿主に感染し，治療にはさまざまな抗菌薬を要する（表160.1）。素因となる多様な環境および宿主因子を，表160.2にま

表160.1
種々のGram陰性桿菌に対する抗菌薬治療

菌	第1選択薬	代替薬
Acinetobacter	ampicillin-sulbactam，piperacillin-tazobactam，imipenem-cilastatin，meropenem，ceftazidime，amikacin minocycline eravacycline	フルオロキノロン系薬，trimethoprim-sulfamethoxazole(ST合剤)，minocycline，tigecycline，colistin ファージ治療
Achromobacter	imipenem-cilastatin，meropenem，tigecycline	piperacillin-tazobactam，ceftazidime，ST合剤
Alcaligenes	imipenem-cilastatin，meropenem，ST合剤	amoxicillin-clavulanate，ceftazidime，piperacillin-tazobactam
Capnocytophaga canimorsus	penicillin	clindamycin，imipenem-cilastatin，ampicillin-sulbactam，amoxicillin-clavulanate
Pseudomonas oryzihabitans / luteola	フルオロキノロン系薬，ceftazidime，piperacillin-tazobactam	imipenem-cilastatin，meropenem，aztreonam，アミノグリコシド系薬，ST合剤
Chromobacterium	imipenem-cilastin，ciprofloxacin，tigecycline	tetracycline，ST合剤，gentamicin
Elizabethkingia meningoseptica	vancomycin，rifampicin，levofloxacin	tigecycline，ST合剤
Ochrobactrum anthropi	imipenem-cilastatin	ST合剤，テトラサイクリン系薬，アミノグリコシド系薬，フルオロキノロン系薬

表160.2
種々のGram陰性桿菌感染症の素因となる環境および宿主因子

菌	環境因子	宿主因子	感染症
Acinetobacter	人工呼吸器チューブ，蘇生用Ambu®バッグ，加湿器，シンク，ミスト発生テント，透析槽，血管造影用および静脈カテーテル，圧変換器，血漿蛋白溶液	高度の衰弱，最近の手術歴，医療用器材の使用 定着歴 β-ラクタム系使用歴 フルオロキノロン系使用歴 ICU滞在歴 末期腎不全で透析中	敗血症性菌血症，心内膜炎，髄膜炎，肺炎，尿路感染症，創部感染症，膿瘍，腹膜炎，骨髄炎，眼感染症
Achromobacter	消毒薬，診断的核医学検査のトレーサー溶液，静注のCT用造影剤，血液透析液，人工呼吸器，加湿器，圧変換器の汚染	高度の衰弱，最近の脳神経外科手術歴	市中発症の菌血症，髄膜炎，慢性中耳炎，院内発症の髄膜炎，菌血症，脳室炎，心内膜炎，眼内炎，角膜潰瘍，咽頭炎，肺炎，創部感染症，腹膜炎，尿路感染症，膿瘍

（次ページへ続く）

表 160.2（続き）

菌	環境因子	宿主因子	感染症
Alcaligenes	乳製品，腐った卵，院内備品	高度の衰弱	敗血症性菌血症，自然弁および人工弁の心内膜炎，髄膜炎，マイボーム腺炎（瞼板腺炎），慢性化膿性中耳炎，腎盂腎炎，肝炎，虫垂炎，下痢
Capnocytophaga	ヒトの口腔，消化管，気道，膣の常在細菌叢。*C. canimorsus* はイヌの口腔内細菌叢	重度の免疫抑制，悪性腫瘍を患った小児，好中球減少，粘膜炎，無脾症，アルコール依存症	菌血症，敗血症性菌血症，角膜炎，結膜炎，眼内炎，角膜潰瘍，心内膜炎，心嚢内膿瘍，縦隔炎，肺および横隔膜下膿瘍，膿胸，腹膜炎，腹腔内膿瘍，化膿性関節炎，リンパ節炎，若年性歯周炎
Chromobacterium	経皮的に，あるいは汚染された食物または水の摂取によって感染	好中球欠損（例：慢性肉芽腫症）	限局性の蜂窩織炎，リンパ節炎，敗血症性菌血症，骨髄炎，関節炎，髄膜炎，眼感染症，肺炎
Chryseobacterium	土壌，水，院内の汚染された液体の使用，ネブライザー，フラッシュ用の製剤，圧変換器，汚染された消毒薬および麻酔薬，製氷機，腹膜透析液	新生児，早産児，成人の免疫抑制患者	新生児：髄膜炎，水頭症 成人：心内膜炎，肺炎，腹膜炎，角膜炎，創部感染症，髄膜炎
Pseudomonas oryzihabitans / luteola	土壌，水，フラッシュ用の製剤	異物が留置されている患者，悪性腫瘍，免疫抑制治療，手術後，静注での薬物使用歴，慢性腎不全，骨髄移植，肝硬変	敗血症性菌血症，菌血症，硬膜下膿瘍，肺炎，腹膜炎，胆道感染症，膿瘍，創部感染症，膿胸，ライン感染症，人工関節感染症

とめた。

Acinetobacter

Acinetobacter はモラキセラ科（*Moraxellaceae*）の一員で，少なくとも 25 の遺伝種がある。*A. calcoaceticus*，*A. lwoffii* および *A. baumannii* が，臨床文献のなかで報告されている頻度が最も高い菌種である。*Acinetobacter* の各菌種を従来の検査法で分別するのが困難なために，“*A. calcoaceticus-baumannii* complex”という用語がしばしば用いられる。しかし，マトリックス支援レーザー脱離イオン化飛行時間型質量分析計（matrix-assisted laser desorption ionization-time-of-flight mass spectrometry：MALDI-TOF MS）によって，従来法よりも優れた迅速かつ正確な種同定が可能となっている。*Acinetobacter* 属は非運動性のオキシダーゼ陰性，Gram 陰性球桿菌で，しばしば双球菌に見え，そのために *Neisseria* 属あるいは *Haemophilus* 属と見誤りやすい。これらの菌は，嫌気環境では発育しないこと，あるいは硝酸塩還元反応は陰性である点で，腸内細菌目細菌と異なっている。オキシダーゼ反応が陰性であることで，*Neisseria* および *Moraxella* と鑑別する。毒性因子として，貪食を防ぐための多糖体莢膜，および上皮細胞への付着を促進する線毛をもつ。*Acinetobacter* 属での多剤耐性が，過去 10 年間で大幅に増加しているが，これはインテグロンや可動遺伝因子上に多数の耐性遺伝子を蓄積できる能力を有していることが一因となっている。

疫学

Acinetobacter 属は環境に広く分布しており，食物，土壌，水および下水内から検出される。*Acinetobacter* 属は，人工呼吸器のチューブや蘇生用の（Ambu®）バッグ，加湿器，シンク，ミスト発生テント，透析槽，血管造影用カテーテル，圧変換器，血漿蛋白溶液といった病院内の設備や器材など，無機物の表面から検出される。これらの菌は，多数の動物種やヒトの皮膚にも，通常，常在菌として認められる。これらの菌は口腔内常在細菌叢の一部として，さらには尿路生殖器や消化管からも検出される。医療機関内での *Acinetobacter* の保菌源，感染源，伝播パターンについては図 160.1 でまとめられている。

発症機序および臨床症状

A. baumannii が，ヒトの臨床検体から検出される頻度が最も高い菌種であり，*A. lwoffii* がそれに次ぐ。*A. baumannii* が院内感染症の最も重要な原因菌の一種であるという認識が高まりつつあり，さらに，この菌は多剤耐性となる傾向があるために特に懸念されている。*A. baumannii* による感染のほとんどは院内発症であり，ICU で広域抗菌薬によって治療されているか，人工呼吸器や侵襲度の高いデバイス（例：中心静脈カテーテル）を使用している重症の衰弱した患者に起こる。加えて，*A. baumannii* は自然災害の被災者や中東から帰国した兵士の間で重症感染症を起こし，それらはしばしば，カルバペネム耐性株による。人工呼吸器関連肺炎，敗血症性菌血症，心内膜炎，髄膜炎，尿路感染症，壊死性筋膜炎といった創部感染症，膿瘍，腹膜炎，骨髄炎，眼感染症など，*A. baumannii* によるさまざまなヒトの感染症が報告されている。免疫不全患者では，化膿性心外膜炎の報告もある。*A. baumannii* が分離される頻度が最も高い部位は気道および尿路である。死亡率は，敗血症性ショックの患者では 40〜60%，人工呼吸器関連肺炎の患者では 30% に達し，通常，基礎疾患（例：糖尿病，悪性腫瘍，腎不全）と相関する。入院患者では *Acineto-*

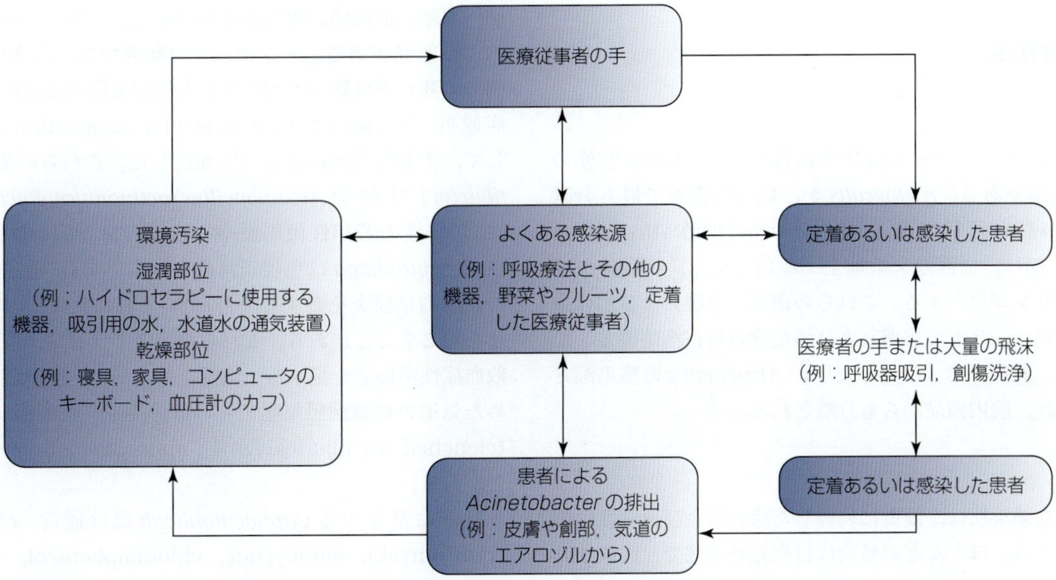

図 160.1
医療機関における *Acinetobacter* の保菌者，感染源，伝播パターン
(Weinstein RA, Silvia Munoz-Price, L. *Acinetobacter* infection. *N Eng K Med*. 2008；358：1271-81 より)

bacter 属が定着している頻度も高く，そのために定着と真の感染を鑑別するのには困難を伴う。

A. baumannii は，β-ラクタマーゼ，変異したポーリン孔および排出ポンプを発現させることによって，多剤耐性となることが多い。各病院内での個々の抗菌薬への感受性検査と感受性パターンに基づいて最適な治療を決定する。ほとんどの *A. baumannii* の菌株は，penicillin，ampicillin，第 1 世代セファロスポリン系薬，gentamicin および chloramphenicol に耐性であり，第 2，3 世代セファロスポリン系薬，trimethoprim-sulfamethoxazole(ST 合剤)およびテトラサイクリン系薬への感受性には幅がある。ampicillin-sulbactam および sulbactam そのものには固有の殺菌活性があり，感受性株に対して使用された場合は良好な成績を収めている。その他の治療選択肢としては，ceftazidime あるいは cefepime などの広域のセファロスポリン系，カルバペネム系，minocycline がある。近年では，多くの医療施設で，OXA-型カルバペネマーゼあるいは，NDM(ニューデリーメタロ β-ラクタマーゼ)を含むメタロ β-ラクタマーゼ産生による *A. baumannii* のカルバペネム加水分解株の出現が指摘されている。*A. baumannii* の汎薬剤耐性(pan-resistant)株に対しては，colistin(あるいは polymyxin B)および tigecycline の単剤での使用あるいは両剤の併用が，治療の選択肢として望ましいかもしれない。ceftazidime-avibactam，ceftolozane-tazobactam，meropenem-vaobrbactam などの新規の β-ラクタム系の合剤は無効である。*A. lwoffii* はその他の *Acinetobacter* 属と比して，より抗菌薬に感受性を示す傾向がある。

Achromobacter

疫学

Achromobacter 属は，土壌や水を含めて自然界に広く分布している。この菌は下部消化管の常在菌の一部となっていることもある。*Achromobacter* 属は，消毒薬や診断的核医学検査のトレーサー溶液，静注の CT 用造影剤，透析液，人工呼吸器，加湿器，圧変換器内の汚染菌として検出されている。

Achromobacter 属は多数の菌種から構成されているが，なかでも臨床的に重要な 2 菌種は，*A. xylosoxidans* と *A. denitrificans* である。これらはオキシダーゼ陽性で MacConkey 培地に発育する Gram 陰性桿菌である。

臨床症状

Achromobacter 属はさまざまな院内および市中感染症で原因菌となることが多数報告されている。*A. xylosoxidans* は，血液，髄液，気管支洗浄液，尿，創部を含めてさまざまなタイプの検体から分離される。免疫不全患者において日和見感染症を起こし，慢性中耳炎，脳神経外科処置後の髄膜炎や脳室炎，菌血症，心内膜炎，眼内炎，角膜潰瘍，咽頭炎，肺炎，手術創部感染，腹膜炎，尿路感染，膿瘍の原因菌となったことが報告されている。*A. xylosoxidans* の菌血症の患者の死亡率は 52%に達する。

A. xylosoxidans は嚢胞性線維症の患者の気道に定着し，気道症状の増悪に関与する。感受性検査に基づいて抗菌薬を選択すべきである。imipenem-cilastatin が，*A. xylosoxidans* に対して *in vitro* では最も有効性が担保されている抗菌薬である。多くの株がアミノグリコシド系および ceftazidime を除くセファロスポリン系(cefepime を含む)に耐性を示す。piperacillin-tazobactam，ticarcillin-clavulanate，フルオロキノロン系，meropenem，ST 合剤は通常，有効である。重症感染症に対しては初期は併用療法が必要になることがあり，meropenem との併用によるシナジー効果は確立している。

さまざまな臨床検体から *A. denitrificans* が分離されたことが報告されているが，臨床的な意義に関してはいまだ議論のあるところである。尿路感染，外耳道炎および血管内カテーテルに関連した菌血症を起こしたとする報告がある。

Alcaligenes

疫学

Alcaligenes は，オキシダーゼ陽性で偏性好気性，Gram 陰性の桿菌または球菌である。*A. faecalis* が，臨床検査室で最も分離される頻度が高い菌種である。*A. faecalis*（旧称 *Alcaligenes odorans*）の一部は，血液寒天培地上で緑色を呈し，特徴的なフルーティーなリンゴ臭がする。これらの菌は，土壌および水の中に認められるほか，ヒトの皮膚および消化管の常在細菌叢としても認められる。乳製品および腐った卵が *Alcaligenes* の感染源となる。この菌は，院内備品からも分離される。

臨床症状

臨床的に重要な感染症は，高度に衰弱した患者および嚢胞性線維症の患者で起こる。ほとんどの感染は日和見感染症で，汚染された院内備品（例：ネブライザー，人工呼吸器，洗浄液）から感染する。*Alcaligenes* 属はまれに，菌血症（敗血症の臨床所見がない患者の血液からも分離される），自然弁および人工弁の心内膜炎，髄膜炎，慢性化膿性中耳炎，角膜炎，腎盂腎炎，肝炎，虫垂炎，尿路感染症の原因菌となる。敗血症性菌血症の患者の血液から分離された *Alcaligenes* は，汚染された院内備品に起因していると考えられる。*A. faecalis* が尿から分離されたら，多くの場合，汚染菌と考えられ，糖尿病性潰瘍からも複数の他の細菌と共に検出されるが，その臨床的な意義に関しては解釈が難しい。

A. faecalis は通常，β-ラクタム系薬，フルオロキノロン系薬，アミノグリコシド系薬および ST 合剤に感受性がある。*in vitro* での研究に基づくと，第 3 世代セファロスポリン系薬，あるいは amoxicillin に clavulanic acid を併用するか，piperacillin-tazobactam であれば，より確実に効果が期待できる。院内感染では抗菌薬耐性の頻度が高くなる。

Capnocytophaga

疫学

Capnocytophaga は，好二酸化炭素性（二酸化炭素要求性），微好気性の Gram 陰性桿菌の一群である。菌は緩徐発育性で，細くて，しばしば紡錘状の桿菌で，寒天培地上で滑走運動をみせる。オキシダーゼおよびカタラーゼ陰性で臨床的に問題となる菌種は，*C. ochracea*，*C. sputigena*，*C. haemolytica*，*C. granulosa*，*C. leadbetteri*，*C. gingivalis*〔旧称 米国疾病対策センター（Centers for Disease Control and Prevention：CDC）グループ DF-1〕である。これらの菌はヒトの口腔内の常在細菌叢の一種であり，歯周病の患者から分離することができる。*C. canimorsus* および *C. cynodegmi* はオキシダーゼおよびカタラーゼ陽性で，ペットの口腔内常在細菌叢の一部として認められる。

臨床症状

C. ochracea，*C. sputigena*，*C. haemolytica*，*C. granulosa*，*C. leadbetteri*，*C. gingivalis* は菌血症性敗血症や心内膜炎，骨髄炎，軟部組織感染症，眼内炎，子宮内膜炎，腹膜炎などの感染症の原因となったことが報告されている。臨床症状としては，発熱，悪寒，筋肉痛，嘔気あるいは嘔吐，下痢，腹痛，精神錯乱，および頭痛がある。デンマークの研究では，菌血症性敗血症 39 例での死亡率は約 31％であり，8 例が入院後に播種性血管内凝固症候群（disseminated intravascular coagulation：DIC）を合併して，電撃性敗血症によって死亡した。これらの菌は〔*Aggregatibacter*（以前の *Actinobacillus*）*actinomycetemcomitans* と共に〕限局性の若年性歯周炎やその他の歯周病の原因菌となる。*Capnocytophaga* は免疫正常者と免疫不全者（特に好中球減少症で口腔内粘膜炎を有する場合）のいずれにおいても全身性の感染症を起こすことがある。これらの患者では通常，菌血症あるいは敗血症性菌血症を呈する。免疫正常者では，肺化膿症や膿胸を含めた気道の複数菌感染症あるいは汚染された創部〔例：手拳損傷（clenched fist injuries）〕から *Capnocytophaga* が分離されることがある。

ヒトに常在する *Capnocytophaga* 属は通常，clindamycin，erythromycin，tetracycline，chloramphenicol，キノロン系薬および imipenem-cilastatin に感受性である。penicillin，広域セファロスポリン系薬および metronidazole への感受性には幅がある。一般的に，これらの菌は，aztreonam，アミノグリコシド系薬，vancomycin，trimethoprim および colistin に耐性である。β-ラクタマーゼ産生が分離株の 2.5～32％で報告されている（ニトロセフィン法で検出）。clindamycin が，*in vitro* では最も活性が高い抗菌薬であると考えられている。菌血症を呈している免疫不全患者では，抗菌薬は，血液培養の陰性化を確認してから 10～14 日は投与を継続すべきである。免疫不全のない患者では，治療期間は感染部位とその範囲によって決める必要があり，また十分な外科的ドレナージを併用しなければならない。

C. canimorsus および *C. cynodegmi* は，イヌおよびネコの口腔内常在細菌叢の一部である。*C. canimorsus* のほうが分離頻度は高く，病原性も強いようである。通常はイヌ咬傷と関連して起こり，軽症から敗血症性ショックおよびそれによって死亡に至ることもある劇症型感染の場合まで，臨床像は幅広い。致死率は約 25％である。重症感染症の主たる素因としては，脾摘後，アルコール依存，肝硬変といった基礎疾患や，免疫不全（ステロイド，血液学的悪性腫瘍）が挙げられる。これらの患者では，感染は，ショックや播種性血管内凝固症候群，髄膜炎菌菌血症に似た出血性皮膚病変，壊疽，腎不全を伴って，死亡に至る劇症型になる傾向がある。75％以上の症例で，接触あるいは咬傷によるイヌへの曝露が報告されている。*C. canimorsus* による髄膜炎，心内膜炎，肺炎，膿胸，角膜潰瘍，化膿性関節炎，蜂窩織炎，およびイヌに咬まれたりネコに引っ掻かれた後の創部感染が報告されている。

血液培養によって診断が確定するが，その他の検体からも菌が検出されることがある（例：創部，髄液）。ほとんどの報告で，培養は 3～7 日以内に陽性となる。*C. canimosus* による感染が疑われる場合には，臨床医が微生物検査室にそれを伝えることで，血液培養が陰性の場合であっても，栄養強化培地での培養を実施することができる［訳注：これを blind subculture と呼ぶ］。無脾症の患者では，菌がバフィーコート［訳注：全血を遠心分離して得られる白血球の層］の Gram 染色で認められることがある。アルコール依存症の患者で末梢血塗抹標本で菌が確認された例がある。

発育に時間がかかることと，標準的検査法を欠いていることから，ルーチンでの*C. canimorsus*の感受性検査は実施困難である。しかし一般的に，ペニシリン系薬，imipenem-cilastatin，erythromycin，vancomycin，clindamycin，第3世代セファロスポリン系薬，chloramphenicol，rifampicin，doxycyclineおよびキノロン系薬を含むほとんどの抗菌薬に感受性があると報告されている。アミノグリコシド系薬およびtrimethoprimへの感受性は定まっておらず，使用される感受性検査法によって異なるかもしれない。penicillinは*Capnocytophaga*感染症の第1選択薬であると目されている。

Chromobacterium

*Chromobacterium violaceum*が臨床検査室で分離される頻度が最も高い菌種であるが，病原菌として扱われることはめったにない。*C. violaceum*は軽度湾曲したGram陰性桿菌で，アーモンド様のにおいがして，血液寒天培地上では非水溶性の紫色の色素を産生する。菌は通常の培地で24時間以内に発育する。*C. violaceum*は最新のMALDI-TOF MSシステムのデータベースに含まれている。好中球を欠損しているヒト(例：慢性肉芽腫症)が，特にこの菌に感染しやすい。

*Chromobacterium*は環境中(土壌，淡水，食物)に一般的に認められる。20〜37℃で最もよく発育し，ほとんどの感染症は熱帯あるいは亜熱帯気候で確認されている。まれな感染症であり，汚染創を通じて体内に侵入すると考えられているが，汚染された食品や水の摂取も感染に関与している可能性がある。最も頻度の高い臨床像は限局性の蜂窩織炎および局所性あるいは全身性のリンパ節炎である。広範な播種が起こることもあり，敗血症や多臓器不全に陥る。死亡率は60〜70％で，宿主および診断精度に左右される。他の臨床像としては発熱，皮膚病変，腹痛，骨髄炎，関節炎，髄膜炎，眼感染症，肺炎がある。

*C. violaceum*は一般的にほとんどのペニシリン系薬およびcolistinに耐性である。imipenem-cilastatin，フルオロキノロン系薬，tigecycline，テトラサイクリン系薬およびgentamicinには感受性を示す。ST合剤は，他剤による長期間の静注治療後の外来治療に利用され，良好な成績が得られている。

Elizabethkingia

かつては*Chryseobacterium*属に分類されていた*Elizabethkingia*属は，細長く，軽度に湾曲した，オキシダーゼ陽性，インドール陽性のGram陰性桿菌である。これらの菌は土壌および水中の常在菌であり，病院環境で確認される。*E. meningoseptica*はヒトの病原体としてよく知られており，院内感染やICUでのアウトブレイクに関連する頻度が最も高い。*Elizabethkingia*の2つの新種である*E. miricola*と*E. anophelis*がヒト感染症の原因となることが報告されている。*E. miricola*は当初，ロシアのミール宇宙ステーションで採取された結露した水から同定され，*E. anophelis*はガンビアで蚊の*Anopheles gambiae*の中腸から分離された。従来の生化学的同定法および市販の表現型同定法を用いた場合，*Elizabethkingia*属の誤同定の頻度は高くなるが，MALDI-TOF MSを利用すれば，より信頼性の高い同定が可能である。*E. anophelis*は従来の生化学的な方法ではしばしば，*E. meningoseptica*と誤同定される。

*E. meningoseptica*は，成人ではまれに感染を起こすが，新生児期を過ぎた小児で感染を起こすことはめったにない。早産児に対して非常に病原性が高く，新生児敗血症および髄膜炎と関連する。髄膜炎は潜行性に発症することがある。予後はきわめて不良であり，死亡率は60％を超える。生存者の半数は，水頭症を含めて重篤な神経学的後遺症を残す。めったに遭遇する機会はないが，新生児室内で流行することがあるため，正確な診断が重要となる。髄膜炎は成人でも，特に免疫不全患者において報告されている。成人におけるその他の臨床像としては，菌血症，心内膜炎，肺炎，腹膜炎，角膜炎，創部感染がある。ほとんどの報告症例は，病院内で汚染された液体(ネブライザー，動脈血管カテーテルのフラッシュ用の製剤，圧変換器，製氷機，汚染された消毒薬，汚染された麻酔薬，腹膜透析)が使用されることによる院内感染症である。*E. anophelis*は，特にアジアの国々において重症敗血症の原因として，また米国中西部(ウィスコンシン州，イリノイ州，ミシガン州)で大規模なアウトブレイクの原因となったことが報告されている。臨床像としては，菌血症，肺炎，髄膜炎，尿路感染症，胆道系の敗血症，皮膚軟部組織感染症がある。ウィスコンシン州のアウトブレイクでは，89％の症例が市中発症の感染であり，患者は一般的に糖尿病や肝硬変，アルコール依存，慢性腎臓病，悪性腫瘍などの並存疾患を有する高齢者であった。*E. anophelis*感染症の致死率は高く，24〜60％である。*E. miricola*は，肺炎，菌血症，尿路感染症でまれに原因菌となり，アジアでより頻度が高いようである。

*Elizabethkingia*は多数の抗菌薬に自然耐性であり，感受性検査は使用される方法によって結果が変動するため，抗菌薬選択には困難を伴う。特に，ディスク拡散法，Etest®(Eテスト)，寒天平板希釈法の検査結果は信頼性に欠けると考えられている。*Elizabethkingia*属の感受性決定には，微量液体希釈法が推奨される。ほとんどの株がβ-ラクタマーゼを産生し，セファロスポリン系薬，カルバペネム系薬，アミノグリコシド系薬，ST合剤に耐性である。*E. meningoseptica*のpiperacillin-tazobactamおよびキノロン系薬に対する感受性はさまざまである。

最近の報告のほとんどでは，*in vitro*での最小発育阻止濃度(minimum inhibitory concentration：MIC)が低いという結果に基づいて，*E. miricola*株に対してlevofloxacinの使用が推奨されている。ウィスコンシン州のアウトブレイクでの*E. anophelis*株はcefepime(90％)やminocycliine(97.5〜100％)に高い感受性を示した。髄液の培養が陰性化してから少なくとも2週間は治療を継続すべきである。汚染された器材から感染した免疫不全のない高齢者は通常回復するが，免疫不全患者では予後は不良である。

Pseudomonas oryzihabitans, *P. luteola*, *P. fluorescens*, *P. putida*, *P. stutzeri*

*P. oryzihabitans*および*P. luteola*は，オキシダーゼ陰性，好気性のGram陰性桿菌で，特徴的な黄色い色素を産生する。48時間培養すると，典型的には表面が粗く，しわの寄ったコロニーが形成される。これらの菌は，水，土壌，その他の湿潤環境から検

18

出される。報告症例の84％は，血管内カテーテル，透析カテーテル，人工移植片などの異物関連の感染症であった。その他，感染に関与する宿主因子としては，悪性腫瘍，免疫抑制治療，外科手術後，慢性腎不全，抗菌薬治療歴，静注薬物使用，長期の副腎皮質ステロイド使用，肝硬変，骨髄移植が挙げられる。これらの菌による感染には，敗血症，菌血症，ライン感染症，肺炎，人工関節感染，硬膜下膿瘍，腹膜炎，胆道感染症，手術創部感染症，膿瘍，膿胸がある。

多くの研究で，第1および第2世代セファロスポリン系薬への耐性が確認されており，ほとんどの分離株がampicillinおよびtetracyclineへも耐性である。これらの菌はウレイドペニシリン系薬，第3世代セファロスポリン系薬，カルバペネム系薬，アミノグリコシド系薬およびキノロン系薬へは感受性を示す。ST合剤への感受性には違いがあり，*P. luteola*は耐性であり，*P. oryzihabitans*は感受性である。臨床的には，ほとんどの患者において，ciprofloxacinによる治療で良好な成績が得られている。

*P. fluorescens*および*P. putida*による感染症例の報告数が増加しており，免疫不全患者での血管内カテーテル留置か，持続外来腹膜透析における透析カテーテルと関連した感染が多い。*P. fluorescens*は，血液ドナーの皮膚からも分離されることがあり，輸血製剤の汚染や，フラッシュ用の製剤の感染，偽の菌血症および偽アウトブレイクを起こしうる。*P. putida*は，院内発症の菌血症，肺炎，腹膜炎，新生児敗血症の原因菌となっている。*P. stutzeri*感染症はまれであるが，免疫不全患者において，この菌による菌血症，院内発症の脳膿瘍，髄膜炎が報告されている。骨髄炎，化膿性関節炎，白内障術後の眼内炎などの感染症も報告されている。これらの菌は通常，抗緑膿菌活性のある抗菌薬のほとんどに感受性である。

Ochrobactrum

これらの菌は，オキシダーゼおよびウレアーゼ陽性のGram陰性球桿菌で，以前はCDC group Vd-1，Vd-2，および*Achromobacter* group A，CおよびDと表記されていた。現在，ヒトの病原菌として*O. anthropi*と*O. intermedium*の2菌種が報告されているが，その他の*Ochrobactrum*属もまれに臨床検体から分離される。2種類の病原性の*Ochrobactrum*属を，従来の表現型検査に基づいて鑑別するのは難しいかもしれないが，*O. intermedium*はcolistin耐性であり，41℃で発育可能である。いずれの*Ochrobactrum*種も*Brucella*属の近縁種であり，自動化システムでは時に誤同定される。*O. anthropi*は免疫不全患者を侵す病原性の低い菌であり，しばしば，血管内デバイス関連感染症，血液透析関連，尿路および気道感染症，持続外来腹膜透析関連腹膜炎，活性化誘導細胞死(activation-induced cell death)，ペースメーカー感染症を起こす。抗菌薬を投与せずとも，あるいは耐性の抗菌薬が投与されているにもかかわらず，治癒した菌血症の症例が報告されている。*O. anthropi*は通常，ペニシリン系薬およびセファロスポリン系薬のほとんどに耐性を示し，カルバペネム系薬，アミノグリコシド系薬，フルオロキノロン系薬，ST合剤およびテトラサイクリン系薬に感受性である。

Oligella，*Ralstonia*，*Rhizobium*，*Shewenella*，*Sphingomonas*，*Roseomonas*，*Weeksella*，*Bergeyella*

*Oligella*は小型の球桿菌で，*O. urethralis*(旧称 *Moraxella urethralis*)と*O. ureolytica*の2菌種から成る。ほとんどの株がヒトの尿から採取されたものであり，しばしば尿道カテーテルの留置と関連しており，これらはまれに，菌血症，化膿性関節炎，腎盂腎炎を起こしうる。*O. urethralis*は，penicillinを含めてほとんどの抗菌薬に感受性がある一方で，*O. ureolytica*はさまざまな感受性パターンを示す。

*Ralstonia pickettii*は，*Ralstonia*属のなかで唯一臨床的に重要な菌種であり，偽の菌血症および汚染された点滴による院内アウトブレイクの原因となる。

*Rhizobium*属(旧称 *Agrobacterium*)は，臨床検体から時折分離されるが，それがヒトに感染を起こすことはめったにない。*R. radiobacter*が唯一臨床的に重要な菌種であり，MacConkey寒天培地上でピンクでムコイド状のコロニーを形成する。血液，次いで腹膜透析液あるいは腹水から分離される頻度が最も高く，免疫不全患者における経皮デバイスの感染にも関与している。抗菌薬の感受性はさまざまであり，治療は個々の感受性検査の結果に従って決める必要がある。ほとんどの分離株は広域セファロスポリン系薬，カルバペネム系薬，piperacillin-tazobactam，フルオロキノロン系薬およびgentamicin(しかし，tobramycinは耐性)に感受性がある。

*Shewanella putrefaciens*および*S. algae*がヒトの臨床検体から分離される頻度が最も高く，基準種となる。*S. algae*の生息域は生理食塩水内であり，*S. putrefaciens*は魚や家禽，肉，水サンプルから分離されている。これらの菌は，特に免疫不全患者において，皮膚軟部組織感染症，菌血症を起こす。penicillinと第1世代セファロスポリン系薬を除くほとんどの抗菌薬に感受性がある。

Sphingomonas(旧称 *Pseudomonas*)paucimobilisおよび*S. paucimobilis*は黄色い色素を産生する，オキシダーゼ弱陽性のGram陰性桿菌で，典型的には免疫不全患者に感染する。これらの菌は，血液，髄液，尿，創部および院内の環境培養などさまざまな臨床検体から分離される。ほとんどの株はcolistin耐性であるが，vancomycin，tetracycline，ST合剤，アミノグリコシド系薬およびimipenem-cilastatinに感受性があり，ペニシリン系薬およびキノロン系薬への感受性には幅がある。

Roseomonas gilardii[訳注：原著は*Roseomonas*]が，最も分離される頻度の高い，ピンク色の色素を産生するGram陰性球桿菌である。ヒトの感染症の原因菌となることはまれであるが，時に血液から分離され，通常はデバイス関連の菌血症である。これらの菌は，膿瘍や創部，透析液，泌尿生殖器からも分離されている。ほとんどの株はimipenem-cilastatin，amikacinおよびフルオロキノロン系薬に感受性である。*Roseomonas*属は通常，ペニシリン系薬およびセファロスポリン系薬に耐性である。

*Weeksella virosa*と，*Bergeyella zoohelcum*は形態学的および生化学的に類似した菌である。いずれの菌種もオキシダーゼ陰性でpenicillinを含むほとんどの抗菌薬に感受性を示す。*W. vi-*

rosa は主に尿や膣検体から分離される。

B. zoohelcum はイヌおよびネコの口腔内常在細菌叢の一部であり，ヒトから分離された場合はイヌあるいはネコ咬傷後のことが多い。

文献

Almuzara M, Limansky A, Ballerini V, et al. In vitro susceptibility of *Achromobacter spp* isolates: comparison of disk diffusion, Etest and agar dilution methods. *Int J Antimicrob Agents*. 2010;35:68–71.

Fishbain J, Peleg AY. Treatment of *Acinetobacter* infections. *Clin Infect Dis*. 2010;51:79–84.

Hagiya H, Ohnishi K, Maki M, Watanabe N, Murase T. Clinical characteristics of *Ochrobactrum anthropi* bacteremia. *J Clin Microbiol*. 2013;51(4):1330–1333.

Han MS, Kim H, Lee Y, et al. Relative prevalence and antimicrobial susceptibility of clinical isolates of *Elizabethkingia* species based on 16S rRNA gene sequencing. *J Clin Microbiol*. 2016;55(1):274–80.

Jacquier H, Carbonnelle E, Corvec S, et al. Revisited distribution of nonfermenting gram-negative bacilli clinical isolates. *Eur J Clin Microbiol Infect Dis*. 2011;30:1579–1586.

Jacquier H, Monnier AL, Carbonnelle E, et al. In vitro antimicrobial activity of “last-resort” antibiotics against unusual nonfermenting gram-negative bacilli clinical isolates. *Microb Drug Resist*. 2012;18:396–401.

Peleg AY, Seifert H, Paterson DL. *Acinetobacter baumanii*: Emergence of a successful pathogen. *Clin Microbiol Rev*. 2008; 21:538–582.

Philippon A. β-lactam resistance in other nonfermentative strict aerobic gram-negative bacilli. In Courvalin P, Leclercq R, Rice LB, eds. *Antibiogram*. Washington, DC: ESKA Publishing, ASM Press; 2010.

The nonfermentative gram-negative bacilli. In Winn W Jr, Allen S, Janda W, et al., eds. *Koneman’s color atlas and textbook of diagnostic microbiology*, 6th ed. Baltimore, MD: Lippincott Williams & Wilkins; 2003: 305–391.

Vaneechoutte M, Dijkshoorn L, Nemec A, Kampfer P, Wauters G. *Acinetobacter, Chryseobacterium, Moraxella* and other nonfermentative gram-negative rods. In Versalovic J, Carroll KC, Funke G, Jorgensen JH, Landry ML, Warnock DW eds. *Manual of clinical microbiology*, 10th ed. Washington, DC: ASM Press; 2011.

Warren JS, Allen SD. Clinical, pathogenetic, and laboratory features of *Capnocytophaga* infections. *Am J Clin Pathol*. 1986;86:513–518.

Weinstein RA, Silvia Munoz-Price, L Acinetobacter infection *N Eng J Med*. 2008;358:1271–1281.

Section 19

微生物各論：スピロヘータ

161 梅毒とその他のスピロヘータ症

■著：Arlene C. Seña, Adaora A. Adimora
■訳：蓮池俊和

トレポネーマはスピロヘータ科の細菌の一種で，スピロヘータ科には *Borrelia* と *Leptospira* も含まれる。ほとんどのトレポネーマはヒトに疾患を引き起こさないが，病原性の高いものがいくつか存在する。本章では，成人の梅毒，および yaws，pinta，bejel の非性病性トレポネーマ症の臨床症状と治療について概説する。

梅毒

感染経路と病期

梅毒は主に第 1・2 期梅毒の皮膚粘膜病変との性的接触によって感染する。母子感染はスピロヘータが胎盤を通過することで成立しうる。また，頻度は低いが産道を通過する際に，感染した分泌物や血液に触れても感染する。献血の供血者はルーチンでスクリーニングされるため，血液製剤を介した感染は現在ではまれである。

他のトレポネーマ症と同様に，梅毒の臨床症状は早期と後期に分類される。早期梅毒はさらに第 1 期梅毒，第 2 期梅毒，早期潜伏梅毒に分けられる。潜伏梅毒の患者は梅毒の血清学的反応が陽性になるが，その他の徴候は何も認めない。病期分類は診断や治療において有用だが厳密なものではなく，病期のオーバーラップも比較的よくみられる。近年，米国疾病対策センター（Centers for Disease Control and Prevention：CDC）は，報告およびサーベイランスの目的で，早期潜伏梅毒および後期潜伏梅毒を，それぞれ「早期非 1 期非 2 期梅毒」，および「期間不明または後期梅毒」に用語を変更した。これらの変更は，特定の臨床症状（たとえば，神経梅毒，眼梅毒）が梅毒のどの病期でも起こりうることを明確にするために，症例定義から「潜伏期」という用語を取り除く目的で行われた。

第 1・2 期梅毒

梅毒の原因微生物である *Treponema pallidum* subsp. *pallidum* は通常，性行為中に生じる上皮の損傷を通じて体内に侵入する。侵入した一部は局所に留まるが，その他はリンパ系を介して全身に播種し，増殖して免疫応答を刺激する。初期梅毒の潜伏期間は通常約 21 日だが，10〜90 日の幅で報告がある。

通常，最初にみられる臨床症状は生殖器の損傷部位に生じる下疳である。下疳は紅斑として出現し，続いて丘疹となり，その後，潰瘍化する。病変は無痛性で境界明瞭に隆起し，潰瘍底はゴムのような硬さがある。下疳は無治療であれば 3〜6 週間で治癒する。無痛性の所属リンパ節腫脹がみられることもある。

無治療の場合，*T. pallidum* は全身に播種し，下疳が出現してからおよそ 4〜10 週間後に第 2 期梅毒を発症する。症状としては，倦怠感，頭痛，咽頭痛，発熱，筋骨格系の痛み，体重減少がみられることが多い。第 2 期梅毒の身体所見では，皮疹が 75〜100%，局所または全身のリンパ節腫脹が 50〜85%，粘膜潰瘍が 5〜30%にみられる。皮疹のタイプは多種多様であるが，丘疹や丘疹落屑性皮疹が一般的で，多くの場合，手掌や足底を含む全身に出現する（図 161.1）。**扁平コンジローマ**と呼ばれる広く平らな病変が，陰嚢や外陰部，肛門周囲のような温かくて湿った部位にみられることがある。斑状の脱毛や **mucous patch** と呼ばれる浅い無痛性の粘膜潰瘍がみられることもある。

第 1・2 期梅毒の診断は，特徴的な下疳や皮膚粘膜病変に基づいてなされるが，それに加え，微生物を直接検出する方法，および / または，血清学的検査で *T. pallidum* の存在を証明してもよい。下疳と同様に，第 2 期梅毒の症候は治療の有無にかかわらず自然に消失する。しかし，ごく一部の患者では，肝炎，ネフローゼ症候群を伴う梅毒性糸球体腎炎，前部ぶどう膜炎，脈絡膜炎，関節炎，滑液包炎，骨炎のような合併症が生じることがある。

近年の眼梅毒の症例は，第 1 期または 2 期梅毒の患者に発生している。症状はさまざまで，充血，眼痛，かすみ目，飛蚊症，視力低下などがみられ，多くは後部ぶどう膜炎を伴っている。

神経梅毒

T. pallidum は梅毒のどの病期においても中枢神経に侵入する可能性がある。第 1・2 期梅毒でも髄液検査の異常を伴う無症候性神経梅毒を生じることがある。これらの異常は自然にもしくは治療により消失するが，5%の患者で早期の症候性神経梅毒に進展する。

梅毒性髄膜炎は感染後 1 年以内に生じることが最も多い。患者は，頭痛，発熱，項部硬直，光過敏を訴える場合がある。中枢神経症状として，けいれんや片麻痺が生じることもある。脳神経麻痺は特によくみられる。梅毒血清反応陽性の患者で診断を支持する特徴的な髄液所見には，リンパ球優位の細胞数増加，蛋白増加，糖の低下などがあるが，髄液 Venereal Disease Research Laboratory（VDRL）が陽性であれば診断は確定する。早期神経梅毒による他の症候として，脳神経炎や眼病変がみられることもある。

髄膜血管梅毒は通常，感染から 5〜12 年間を経て 30 代〜50 代の患者に発症し，小脳，脳幹，脊髄を侵す。その病態生理には，慢性髄膜炎や梅毒性動脈内膜炎による脳梗塞が関与している。脳血管梅毒では中大脳動脈が最も侵されやすく，片麻痺，失語，けいれんがみられることが多い。髄液は通常，リンパ球優位の細胞数増加と蛋白増加がみられ，髄液 VDRL が陽性になる。実質型

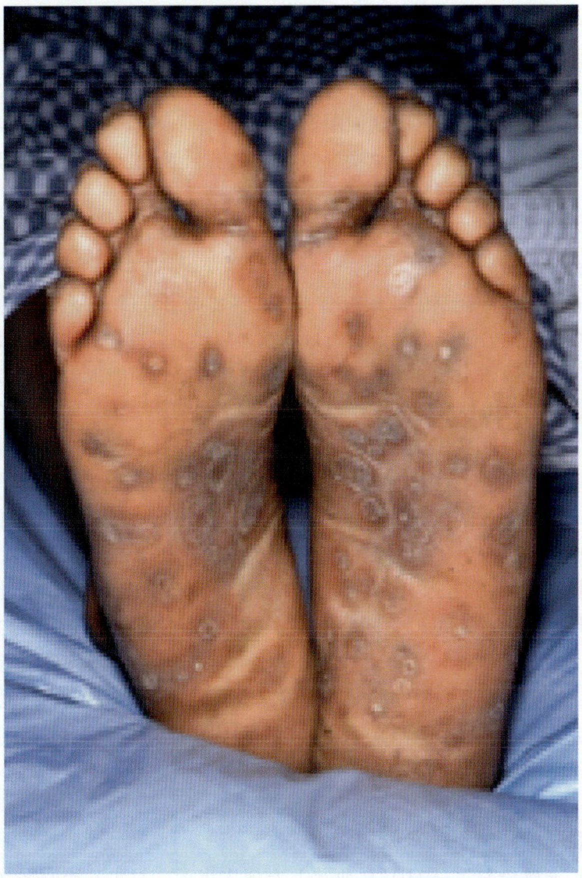

図 161.1
第 2 期梅毒　足底の丘疹落屑性皮疹(David Schlossberg, MD のご厚意による)

の主要な神経梅毒は進行麻痺と脊髄癆である。これらは初感染からそれぞれ 2〜30 年，3〜50 年経過してから発症する。両者共，現代においてはまれな疾患である。

進行麻痺は *T. pallidum* が脳へ直接浸潤することで生じる慢性髄膜脳炎で，精神症状と神経症状が組み合わさってみられる。初期症状として，易刺激性，記憶障害，頭痛，人格変化などがみられ，進行すると情緒不安定，妄想，錯乱状態を呈することがある。進行麻痺の半数以上の患者で瞳孔異常がみられる。無治療の場合，発症から死亡までの期間は数か月〜約 5 年である。

進行麻痺では 95〜100％の患者で血清の非トレポネーマ検査が陽性になる。通常，髄液 VDRL は陽性だが，陰性であっても除外はできない。鑑別疾患として，Alzheimer 病，慢性アルコール依存，多発性硬化症が挙げられる。

脊髄癆は電撃痛，および運動失調，膀胱障害，瞳孔異常，アキレス腱反射や膝蓋腱反射の消失，Romberg 徴候，振動覚と位置覚の障害，Charcot 関節として知られる著しく腫大した不安定性を伴う無痛性関節症など，さまざまな神経学的徴候の組み合わせが特徴的である。脊髄癆患者の多くは血清非トレポネーマ検査が陽性になるが，10％の患者では非トレポネーマ検査は陰性で，トレポネーマ検査のみ陽性となる。髄液所見は正常の場合もあれば，リンパ球優位の細胞数増加と蛋白増加がみられる場合もある。

第 3 期梅毒の非神経学的徴候

梅毒性心疾患は，現在では心血管疾患のまれな原因であり，初感染から 15〜30 年後に発症する。感染の初期に *T. pallidum* は心臓に播種し，大動脈壁に留まることがある。そこでは大動脈の栄養血管に動脈内膜炎が引き起こされ，その結果，血管壁の瘢痕化と破壊が生じることがある。主要な心臓の症状としては，胸部大動脈瘤，大動脈弁閉鎖不全(大動脈弁狭窄を伴わない)，冠動脈入口部狭窄がある。

晩期良性梅毒も現代ではまれな第 3 期梅毒の病型の 1 つである。*T. pallidum* に対する慢性炎症により，**ゴム腫**と呼ばれる肉芽腫性の病変を形成する。ゴム腫は皮膚や骨にみられることが多いが，内臓や筋，その他の部位を侵すこともある。

HIV 陽性患者における梅毒

この 10 年間で，男性とセックスする男性(men who have sex wih men：MSM)，特に HIV 感染者において，早期梅毒が劇的に増加している。梅毒と HIV は感染経路やリスク因子が共通しており，また，梅毒は他の性器に潰瘍を形成する疾患と同様に，HIV の伝播を促進する。観察研究や症例報告からは，HIV 感染者の梅毒はより急速な経過をたどり，特に感染初期において神経梅毒を合併する頻度が高くなることが示唆されている。HIV 感染者では，眼梅毒と梅毒性肝炎がより頻繁に発生する可能性がある。HIV に感染した患者は時に通常とは異なる血清反応を示すことがあり，非トレポネーマ抗体が非常に高値，あるいは変動する場合がある。また，非トレポネーマ検査の偽陽性やトレポネーマ検査の偽陰性も報告されている。にもかかわらず，HIV 感染は梅毒の症状や臨床経過，治療への反応に大きな影響を及ぼさないことが臨床データから示されている。CD4 陽性リンパ球数や HIV ウイルス量などの免疫機能のマーカーも，HIV 陽性患者における梅毒の血清学的転帰に影響を与えないようである。

妊娠における梅毒

妊娠中でも梅毒の臨床症状は変化しない。しかし，梅毒は感染した母体と胎児の両方に広範な合併症を引き起こす。妊娠における梅毒の有害事象は，早期流産，早期産，低出生体重，新生児の先天性梅毒である。近年の先天性梅毒の増加は，母体の梅毒スクリーニングと出生前ケアの重要性を強調している。

臨床検査

直接検査

直接検鏡法を用いれば，第 1・2 期梅毒を迅速に診断できる。*T. pallidum* は幅の狭い(0.15 μm)形態をしており，光学顕微鏡の分解能では観察できない。そのため，暗視野顕微鏡を用いる必要がある。第 1・2 期梅毒の皮膚病変や粘膜病変からカバーガラスを用いたウェットマウント標本(直接塗抹標本)を作成することができる。検鏡では，長さ 6〜14 μm，幅 0.25〜0.30 μm，きつく巻かれたらせん状の形態で運動性を有する微生物が観察できる。ただちに検鏡できない場合や口腔病変を評価する場合は，直接蛍光抗体法が有用であるが，この検査は複雑であるため広く利用されてはいない。梅毒病変に対するポリメラーゼ連鎖反応(polymerase chain reaction：PCR)法は，性器潰瘍などの滲出性病変に最も有用であるが，米国食品医薬品局(Food and Drug Administration：FDA)に認可された検査法はない。性器病変のぬぐい液や髄液に使用できるリアルタイム PCR がいくつかの民間検査機関

19

から提供されている。

血清学的検査

梅毒に対する血清学的検査では，非トレポネーマ抗体またはトレポネーマ抗体を測定する。非トレポネーマ抗体検査は，障害を受けた宿主細胞から放出される類脂質物質，およびトレポネーマから放出されるリポ蛋白質様物質とカルジオリピンに対する免疫グロブリン(immunoglobulin：Ig)G と IgM を測定する。通常，非トレポネーマ抗体の値は疾患活動性と相関しており，抗体価は時間と共に徐々に低下し，治療により 4 分の 1 以下に低下する，と予想される。一般的には，以下の非トレポネーマ検査が使用される。VDRL 検査，血漿レアギン迅速テスト(rapid plasma reagin：RPR)，トルイジンレッド非加熱血清試験(toluidine red unheated serum test：TRUST)，非加熱血清レアギン試験(unheated serum reagin test：USR)。非トレポネーマ検査の生物学的偽陽性は一般集団の 1〜2%でみられ，ウイルス感染症(HIV やウイルス性肝炎を含む)，妊娠，悪性腫瘍，自己免疫疾患，高齢と関連している。まれではあるが，**プロゾーン現象**により非トレポネーマ検査が偽陰性になることがある。プロゾーン現象とは，非トレポネーマ抗体が高値の患者において，抗体の過剰状態によって低希釈時の凝集反応が抑制または消失することをいう。

現在もしくは過去の梅毒の確定診断のためには，トレポネーマ特異抗体検査が必要である。この検査では，トレポネーマ抗原に対する抗体を検出する。トレポネーマ検査は治療後も通常は陽性のままだが，ごく一部の患者で陰性化することもある。一般的に使用されるトレポネーマ検査として，蛍光トレポネーマ抗体吸収検査(fluorescent treponemal antibody-absorption test：FTA-ABS)，*T. pallidum* に対するマイクロ赤血球凝集反応試験(microhemagglutination assay for *T. pallidum*：MHA-TP)，*T. pallidum* 粒子凝集反応試験(*T. pallidum* particle agglutination：TP-PA)がある。

T. pallidum に対するトレポネーマ IgM と IgG を検出するいくつかの新しい自動化されたトレポネーマ酵素免疫測定法(enzyme immunoassay：EIA)，イムノブロット法，化学発光免疫測定法，ならびに multiplex flow immunoassay が，梅毒のスクリーニングおよび確認検査として FDA に承認されている。最近の検査法の多くは，患者の検体からトレポネーマ抗体を検出するために組み換え型 *T. pallidum* 抗原を用いている。主にトレポネーマ抗体を検出するために，20 分以内に検査結果が提供できる迅速なポイント・オブ・ケア検査も開発されている。迅速検査の 1 つは FDA に承認されており，検査能力が限られている環境で役立つかもしれない。

伝統的には，非トレポネーマ検査はスクリーニングに使用され，その後，確定診断のためにトレポネーマ検査が実施される。しかし，自動化されたトレポネーマ検査が開発されたため，一部の大規模な検査室では，梅毒検査に順番を逆にしたスクリーニングアルゴリズムを使用している。順番を逆にしたアルゴリズムでは，トレポネーマ検査が陽性であることを確認した後に非トレポネーマ検査を行い，感染の活動性を判定する。非トレポネーマ検査が陰性であった場合，最初のトレポネーマ検査の結果が偽陽性でないか確認するために第 2 のトレポネーマ検査の実施が推奨される。トレポネーマ検査が陽性だが非トレポネーマ検査が陰性の患者は，早期梅毒，晩期潜伏期梅毒，過去に治療された梅毒，またはトレポネーマ検査が偽陽性という可能性がある。したがって，治療方針を決定するには，最近の曝露や過去の感染リスクを見極める徹底的な病歴聴取が重要である。トレポネーマ検査陽性の患者は非トレポネーマ検査が陰性でも，治療歴がない限りは通常，治療適応がある。

髄液の評価

髄液検査は神経学的症候を有するすべての患者(たとえば，急性または慢性の髄膜炎，眼または聴覚の症状，脳神経麻痺，運動または感覚障害，認知機能障害)，活動性の第 3 期梅毒の徴候のある患者，および治療失敗が疑われる患者に対して実施すべきである。特に，HIV 感染者には実施すべきである。無症候性の HIV 感染者に対して腰椎穿刺を実施すべきかどうかはコントロバーシャルであるが，非トレポネーマ抗体価が 1：32 以上や CD4 陽性リンパ球数が 350/mm^3 以下の患者では考慮してもよい。

髄液検体に血液の混入がない場合，髄液 VDRL 検査が陽性であれば，神経梅毒の診断が確定する。しかし，髄液 VDRL の感度は十分ではないため，検査が陰性でも神経梅毒は除外できない。特に，髄液の細胞数増加や蛋白増加がみられる場合は注意が必要である。髄液 FTA-ABS は髄液 VDRL よりも感度が高いが，偽陽性の報告がある。

治療とフォローアップ

HIV 非感染および HIV に感染した成人患者に対する治療とフォローアップは Box 161.1 と Box 161.2 に概説している。benzathine penicillin G がすべての病期の梅毒に対して第 1 選択薬である。doxycycline はペニシリンアレルギーの患者に対する有効な代替薬であるが，ceftriaxone などの他の代替薬に関するデータは限られている。妊婦の梅毒の治療において，有効性の証明された penicillin の代替薬は存在しないため，penicillin にアレルギーのある妊婦に対しては脱感作を行い penicillin で治療すべきである。HIV 陽性患者の梅毒は梅毒の病期に応じて，HIV 陰性患者と同じ推奨治療レジメンで治療すべきである。特に早期梅毒の患者においては，Jarisch-Herxheimer 反応が起こる可能性について知らせるべきである。Jarisch-Herxheimer 反応とは，治療開始後 24 時間以内に生じる急性の発熱反応で，頭痛や筋肉痛を伴うことが多い。必要に応じて解熱薬を使用することで症状を抑えることができる。

治療に失敗することがあるため，治療後の臨床的および血清学的フォローアップが不可欠である。HIV 陰性患者の場合，早期梅毒は治療後 6 か月と 12 か月に，潜伏期梅毒は治療後 6 か月，12 か月，24 か月に再検査を行うべきである。妊婦に対しては，血清抗体価を少なくとも妊娠 28〜32 週および分娩時に再測定すべきである。さらに，再感染のリスクがある場合は 1 か月ごとに検査を行うべきである。非トレポネーマ抗体価の低下は HIV 陽性患者のほうが HIV 陰性患者よりもゆっくりであるが，治療失敗の可能性があるため，HIV 感染患者ではより頻回なフォローアップが推奨される(Box 161.2 参照)。感染の治癒の確認や，再発や再感染，あるいは他の合併症が生じたりしていないか迅速に評価するために，HIV 共感染のある患者には慎重なフォローアップが重要である。

Box 161.1

妊婦を含む成人梅毒患者のマネジメント(HIV 陽性患者を除く)

第 1 期，第 2 期，早期潜伏期梅毒(感染から 1 年以内)

治療

benzathine penicillin G 240 万単位 筋注 1 回

ペニシリンアレルギーの場合[a]：

・doxycycline 100 mg，経口，1 日 2 回を 2 週間，または tetracycline 500 mg 経口 1 日 4 回を 2 週間

・ceftriaxone 1 g 筋注または静注を 10〜14 日間(ペニシリンアレルギーの患者の一部は ceftriaxone にもアレルギーがあるので注意)

治療(妊婦の場合)

benzathine penicillin G 240 万単位 筋注 1 回(ペニシリンアレルギーでも，脱感作をしてペニシリンで治療すべき)，初回投与から 1 週間後に benzathine penicillin G 240 万単位 筋注を追加する専門家もいる

マネジメントとフォローアップ

HIV 検査

神経学的異常または眼疾患の徴候がみられる場合，神経梅毒の評価と細隙灯顕微鏡検査を行う

HIV 陰性患者には 6 か月後と 12 か月後に血清学的検査と診察を行う

妊婦には妊娠 28〜32 週と分娩時に血清学的検査を行う

症状が持続または再燃する，あるいは RPR か VDRL が 4 倍以上に上昇した場合，治療失敗または再感染を考慮する。再度 HIV 検査を行い，腰椎穿刺と再治療を考慮

RPR か VDRL が治療後 6〜12 か月の間に 4 分の 1 以下に低下しない場合，さらに臨床症状と血清学的検査のフォローアップを継続

晩期潜伏期梅毒，感染時期不明の梅毒

治療

benzathine penicillin G 240 万単位 週 1 回 筋注を 3 週間

ペニシリンアレルギーの場合[a]：

・doxycycline 100 mg 経口 1 日 2 回を 4 週間，または tetracycline 500 mg 経口 1 日 4 回を 4 週間

治療(妊婦の場合)

benzathine penicillin G 240 万単位 筋注 週に 1 回を 3 週間(ペニシリンアレルギーでも，脱感作してペニシリンで治療すべき)

マネジメントとフォローアップ

HIV 検査

以下のいずれかがみられた場合，治療開始前に髄液検査を実施：

・神経学的または眼の症状

・活動性第 3 期梅毒の症候

・治療失敗

・VDRL または RPR の定量検査を 6，12，24 か月に実施。妊婦は妊娠 28〜32 週と分娩時に血清学的検査を実施

以下の場合，髄液検査が正常であれば潜伏期梅毒として再治療：

・血清抗体価の 4 倍以上の上昇が 2 週間以上持続，または

・治療開始前の高抗体価が(32 倍以上)が 12〜24 か月間に 4 分の 1 以下に低下しない，または

・梅毒の症候が出現

第 3 期梅毒(神経梅毒の合併のないゴム腫または心血管梅毒)

治療

benzathine penicillin G 240 万単位 筋注 週 1 回を 3 週間

ペニシリンアレルギーの場合，晩期潜伏期梅毒と同様に治療する[a]

治療(妊婦の場合)

benzathine penicillin G 240 万単位 筋注 週 1 回を 3 週間(ペニシリン・アレルギーでも，脱感作してペニシリンで治療すべき)

マネジメント

HIV 検査

髄液検査

神経梅毒

治療

aqueous crystalline penicillin G 1,800 万〜2,400 万単位 / 日　300 万〜400 万単位 静注を 4 時間ごとまたは持続点滴を 10〜14 日間。benzathine penicillin G 240 万単位 筋注 週 1 回　3 週間を追加する専門家もいる

代替治療(コンプライアンスが確実な場合)：

・procaine penicillin 240 万単位 筋注 毎日を 10〜14 日間，加えて probenecid 500 mg 経口 1 日 4 回を 10〜14 日間。benzathine penicillin G 240 万単位 週 1 回 3 週間を追加する専門家もいる

マネジメント

HIV 検査

髄液細胞数が正常化するまで 6 か月ごとに髄液検査を繰り返す

6 か月後に細胞数が低下しない場合や 2 年後に髄液所見が正常化しない場合は再治療を考慮

a HIV 感染患者やペニシリンアレルギーのために代替薬で治療された患者は慎重に経過観察すべきである。アドヒアランスが確実でない場合は脱感作してペニシリンで治療すべきである。

治療に対する血清学的反応は非トレポネーマ抗体価がベースラインから 4 分の 1 以下に低下するか(2 段階希釈，たとえば，1：64 が 1：16 に低下)，あるいは陰性化するかで示される。しかし，適切な治療にもかかわらず，HIV 感染および HIV 非感染の梅毒患者の約 12％では血清学的に非反応(非トレポネーマ抗体価の低下が 4 分の 1 未満)を示す。より高い割合の患者において，治療後も血清反応が持続することがあり，これは非トレポネーマ抗体が陰転化せず，低いレベルで持続的に陽性であること，と定義される。治療に対して適切な血清学的反応を示さない患者には，その後の臨床的および血清学的なモニタリングが必要かもしれない。しかし，再感染や治療失敗がないにもかかわらず，非トレポネーマ抗体陽性が持続している患者に対する再治療の有益性は不明である。臨床徴候や症状の再燃，または非トレポネーマ抗体価の持続的な(2 週以上)4 倍の上昇により治療失敗の証拠がある患者に対しては，特に神経梅毒を示唆する症状がある場合，HIV 検査と髄液検査を実施すべきである。

神経梅毒や髄液中細胞数増加のみられた患者には，治療後 6 か月ごとにフォローアップの髄液検査を繰り返すべきである。髄液中白血球数は 6 か月以内に減少するはずであるが，この減少の速度は HIV 感染患者のほうが HIV 陰性患者よりも遅い可能性がある。HIV 感染の有無にかかわらず，治療 6 か月後に髄液細胞数が減少しなかった場合，または髄液所見が治療後 2 年経っても正常化しない場合は，再治療を考慮すべきである。

非性病性トレポネーマ

yaws，pinta，bejel(風土病性梅毒)は，それぞれ *T. pallidum* subsp. *pertenue*，*T. carateum*，および *T. pallidum* subsp. *endemicum* によって引き起こされる。主に熱帯および亜熱帯地域でみられるこれらの疾患の主たる感染経路は性交渉ではなく，感染した皮膚病変と直接接触することによって伝播する。梅毒のように，これらの疾患にも自然に治癒する第 1・2 期，潜伏期，および破壊性病変が出現する晩期が存在する。原因微生物は形態学的には *T. pallidum* subsp. *pallidum* と区別ができず，これらが

Box 161.2

HIV 陽性患者の梅毒治療

第 1 期・2 期梅毒
治療
benzathine penicillin G 240 万単位 筋注 1 回
ペニシリンアレルギーの場合：HIV 陰性患者における第 1 期・2 期梅毒の推奨と同様のマネジメント（Box 161.1 参照）
マネジメント
治療後 3，6，9，12，24 か月後に臨床症状と血清学的検査を評価
RPR または VDRL が 6〜12 か月間に 4 分の 1 以下に低下しない，または他の治療失敗の所見がみられた場合，髄液検査を実施する
髄液所見が正常の場合，ペニシリン G 240 万単位 筋注 週 1 回を 3 週間で再治療
髄液検査で神経梅毒の所見がみられた場合，表 161.1 の神経梅毒の治療をする

早期潜伏期梅毒
HIV 陰性患者における第 1・2 期梅毒の推奨と同様のマネジメントと治療。ペニシリンアレルギーだが，代替薬でのアドヒアランスやフォローアップが確実でない場合は脱感作してペニシリンで治療すべき

晩期潜伏期梅毒，感染時期不明の潜伏期梅毒
治療とマネジメント
髄液検査を考慮
髄液所見が正常の場合，benzathine penicillin G 240 万単位 筋注 週 1 回を 3 週間
ペニシリンアレルギーの場合：HIV 陰性患者における晩期潜伏期梅毒または感染時期不明の潜伏期梅毒の推奨と同様のマネジメントと治療。ペニシリンアレルギーだが，代替薬でのアドヒアランスやフォローアップが確実でない場合は脱感作してペニシリンで治療すべき
髄液検査で神経梅毒の所見がみられた場合，Box 161.1 の神経梅毒の治療を行う
マネジメント
治療後 6，12，18，24 か月後に臨床症状と血清学的検査を評価
以下の場合は髄液検査を実施して，その結果に基づいて再治療：
・臨床症状が出現する，任意の時点で RPR または VDRL が 4 倍以上に上昇，あるいは RPR または VDRL が 12〜24 か月間に 4 分の 1 以下に低下しない

神経梅毒
Box 161.1 の治療とマネジメント

引き起こす血清学的反応は梅毒によるものと同じである。yaws と bejel は小児に多く，pinta は成人に多い。

yaws はアフリカ，太平洋，東南アジアの熱帯地域でみられる。感染から約 3〜5 週後に丘疹が生じ，増大して潰瘍化する。そして，その後自然に治癒する。さらに数週間〜数か月して，同様の皮疹が全身に出現し，時に骨炎や骨膜炎を合併する。晩期には，手掌と足底の過角化，皮膚のプラークや結節および潰瘍，骨にゴム腫を発症することがある。

pinta はメキシコ，中米，および南米でみられる。感染から約 7〜21 日後に，瘙痒を伴う紅色の小さな丘疹が発生し，これが増大して扁平になり，他の初期病変と融合する。これらの病変は最終的には治癒するが，皮膚の色素脱失が持続する。初期病変が出現してから 3〜12 か月後に，**ピンタ疹（pintids）**として知られる小さな鱗状丘疹が現れる。これらは最終的に茶色，灰色，または青色になり，最初の感染から 10 年もの間持続することがある。色素脱失は晩期の病変にみられる。

bejel はアフリカや西アジアでみられる。bejel は yaws や pinta とは異なり，病変への直接接触だけでなく食器を介しても伝播する。初期病変が出現することはめったにない。第 2 期の症状として，粘膜斑，扁平コンジローマ，口角の丘疹，およびリンパ節腫脹がみられる。晩期には，皮膚，鼻咽頭，および骨にゴム腫がみられることが多い。

診断は病変部の暗視野顕微鏡検査または血清学的検査によってなされ，yaw と bejel については PCR 検査によって診断する。yaw の診断には，抗体を検出する迅速ポイント・オブ・ケア検査が利用可能である。治療は長時間作用型の penicillin G が第 1 選択である。azithromycin も推奨されるが，yaw において治療中の耐性化が報告されている。

文献

Centers for Disease Control and Prevention (CDC). Syphilis testing algorithms using treponemal test for initial screening—four laboratories, New York City, 2005–2006. *MMWR Morb Mortal Week Rep*. 2008;57:872–875.

Centers for Disease Control and Prevention. Sexually transmitted diseases treatment guidelines, 2015. *MMWR Morb Mortal Week Rep*. 2015;64:1–137.

Hook EW. Endemic treponematoses. In Bennett JE, Dolin R, Blaser MJ, eds. *Mandell, Douglas, and Bennett's principles and practice of infectious diseases*, 8th ed. New York: Saunders, Elsevier Inc.; 2015: 2710–2713. e1

Clement ME, Okeke NL, Hicks CB. Treatment of syphilis: a systematic review. *JAMA*. 2014; 12:1905–1917.

Ghanem KG. Review: Neurosyphilis: A historical perspective and review. *CNS Neurosci Ther*. 2010;16(5):e157–e168.

Ghanem KG. Management of adult syphilis: Key questions to inform the 2015 Centers for Disease Control and Prevention Sexually Transmitted Diseases Treatment Guidelines. *Clin Infect Dis*. 2015;61:S818–S836.

Giacani L, Lukehart SA. The endemic treponematoses. *Clin Microbiol Rev*. 2014;27(1):89–115.

Mitjà O, Godornes C, Houinei W, et al. Re-emergence of yaws after single mass azithromycin treatment followed by targeted treatment: a longitudinal study. *Lancet*. 2018;391(10130):1599–1607.

Oliver SE, Cope AB, Rinsky JL, et al. Increases in ocular syphilis-North Carolina, 2014–2015. *Clin Infect Dis*. 2017;65:1676–1682.

Pillay A. Centers for Disease Control and Prevention: Syphilis summit: Diagnostics and laboratory issues. *Sex Transm Dis*. 2018;45(9S Suppl 1):S13–S16.

Radolf JD, Tramont EC, Salazar JC. Treponema pallidum (Syphilis). In Bennett JE, Dolin R, Blaser MJ, eds. *Mandell, Douglas, and Bennett's principles and practice of infectious diseases*,8th ed. New York: Saunders, Elsevier Inc.; 2015: 2684–2709. • 015

Seña AC, White BL, Sparling PF. Novel *Treponema pallidum* serologic tests: A paradigm shift in syphilis screening for the 21st century. *Clin Infect Dis*. 2010;51(6):700–708.

Seña AC, Zhang XH, Li T, et. al. A systematic review of syphilis serological treatment outcomes in HIV-infected and HIV-uninfected persons: Rethinking the significance of serological non-responsiveness and the serofast state after therapy. *BMC Infect Dis*. 2015;15:479.

162 ライム病

■著：Janine Evans
■訳：蓮池俊和

ライム病はスピロヘータの *Borrelia burgdorferi* によって引き起こされる全身性疾患で，米国で最も頻度の高いダニ媒介性疾患である。2011年には48州から全米州および地域疫学専門家審議会(Council of State and Territorial Epidemiologists：CTSE) / 疾病対策センター(Centers for Disease Control and Prevention：CDC)のサーベイランス定義を満たすライム病症例が24,364例報告されている。1970年代中頃に最初にライム病関節炎が発見されて以来，ライム病の臨床スペクトルは，皮膚，関節，神経系，心臓を主として，多数の臓器に拡大している。多彩な症状，確定的な検査方法がないことによる診断の不確実性，および後遺症に対する一般の人々の恐怖は，しばしば過剰な診断や治療の原因となっている。ライム病のいくつかの臨床症状に対する最適な治療法は明らかになっていないが，ライム病の自然史，疫学，および病因の理解を深めることは，診断と治療に関するしばしば複雑で困難な方針決定の際に役立つ。

B. burgdorferi は，感染した患者の血液，皮膚，髄液，および(まれに)その他の検体から分離されるが，皮膚の生検検体を除き，感染部位から *B. burgdorferi* が培養されることは少ない。*B. burgdorferi* には多様な表現型と遺伝子型があり，いくつかの独立した遺伝子種に分類されているが，そのうちの5種がヒトに対して病原性を有する。*Borrelia burgdorferi sensu stricto* は米国でこれまで研究されたすべての種とヨーロッパとアジアのいくつかの種を含み，また，*Borrelia garinii*, *Borrelia afzelii*, *Borrelia spielmanii*, *Borrelia bavariensis* はヨーロッパとアジアで発見された種である。*B. afzelii* は主に慢性皮膚病変，すなわち米国ではまれな慢性萎縮性肢端皮膚炎と関連すると考えられ，*B. garinii* は髄液から分離される主要な種である。

米国でライム病が発生する主要なエリアは，北東部，中西部，太平洋沿岸の3つである。これらのエリアは米国におけるライム病を媒介する主要なダニの分布，すなわち東部および中西部における *Ixodes scapularis*, およびカリフォルニア北部における *Ixodes pacificus* の分布に一致する。ライム病はヨーロッパでも広くみられ，sheep tick と呼ばれる *Ixodes ricinus*, および taiga tick と呼ばれる *Ixodes persulcatus* によって媒介される。後者は東ヨーロッパとアジアの全域に分布している。

ヨーロッパのライム病の症例報告は，ドイツ，オーストリア，スロベニア，スウェーデン，チェコ共和国，バルト諸国からが最も多い。*I. scapularis* の2年のライフサイクルには3つのステージがある。*B. burgdorferi* の親ダニから卵への垂直感染(経卵感染)も低率だが起こる。ダニは，幼ダニ期と若ダニ期にスピロヘータ血症の動物，典型的には小型哺乳動物を吸血することによってスピロヘータに感染する。非常に流行している地域では20〜60％以上の *I. scapularis* が *B. burgdorferi* に感染している。ヒトは偶発的にダニの宿主になる。ヒトへの付着は典型的には薮または背の高い草地で起きるが，流行地域ではよく刈り込まれた芝生ででもダニに取り付かれる可能性がある。ライム病は若ダニ期の *I. scapularis* が吸血する4〜7月にかけて最も多く発生する。動物実験モデルからは，36時間以下のダニの付着および吸血で感染する可能性は低いことが示されている。

臨床症状

ライム病の臨床症状は典型的には早期局在，早期播種および晩期持続感染という大きく3つの病期に分けられる。これらの病期はオーバーラップすることがあり，すべての病期の症状を示す患者はほとんどいない。激しい炎症反応を伴う微生物の直接侵入が，ライム病に関連する多くの臨床症状の原因であることが示されており，ゆえにその症状は抗菌薬による治療に反応する。一方，晩期の神経障害や慢性関節炎などのいくつかの症状は，あまり治療に反応しない場合がある。生きた菌がこれら晩期の症状の原因となっているかどうかは完全には明らかになっていない。

早期局在性症状

ライム病の特徴である遊走性紅斑(erythema migrans：EM)は，シカダニに刺咬された部位に3〜32日後に出現する(図162.1，図162.2)。遊走性紅斑は60〜80%の患者にみられ，遠心性に拡大する紅斑または丘疹として出現し，しばしば中心から消退する。皮疹は大腿，鼠径，および腋窩にみられることが多い。病変は熱感や瘙痒，疼痛を伴うことがあるが，しばしば無症状のため，見えにくい部位にできた場合は見逃されやすい。時に，これらの病変は中心部に水疱や痂皮を形成したり，退色することなく均一な強い発赤が持続したり，または青みがかった色に変色したりすることがある。スピロヘータは遊走性紅斑の病変部に存在し，拡大する辺縁部から容易に培養することができる。遊走性紅斑には，微熱，悪寒，気分不良，頭痛，倦怠感，関節痛，筋痛など，インフルエンザ様の軽度の筋骨格系症状を伴うことがある。理論的には，このような症状は微生物の播種を伴わず，局所的なサイトカイン産生によって生じる。無治療の遊走性紅斑は数週間で治癒し，治療された場合は数日で消失する。

早期播種性症状

一部の患者では，スピロヘータが血行性に複数の部位に播種し，特徴的な臨床症状を引き起こす。米国のライム病患者の約半数において，二次性の環状病変，すなわち皮膚における *Borrelia* の

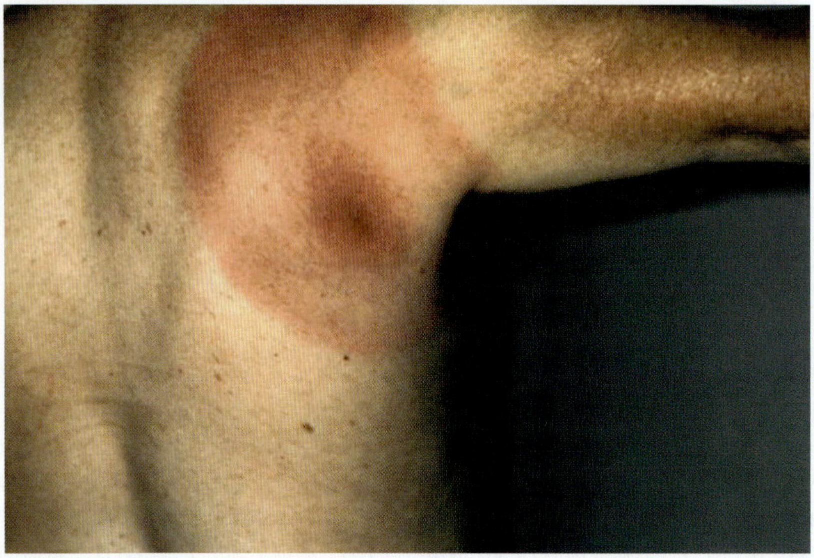

図 162.1
古典的な遊走性紅斑

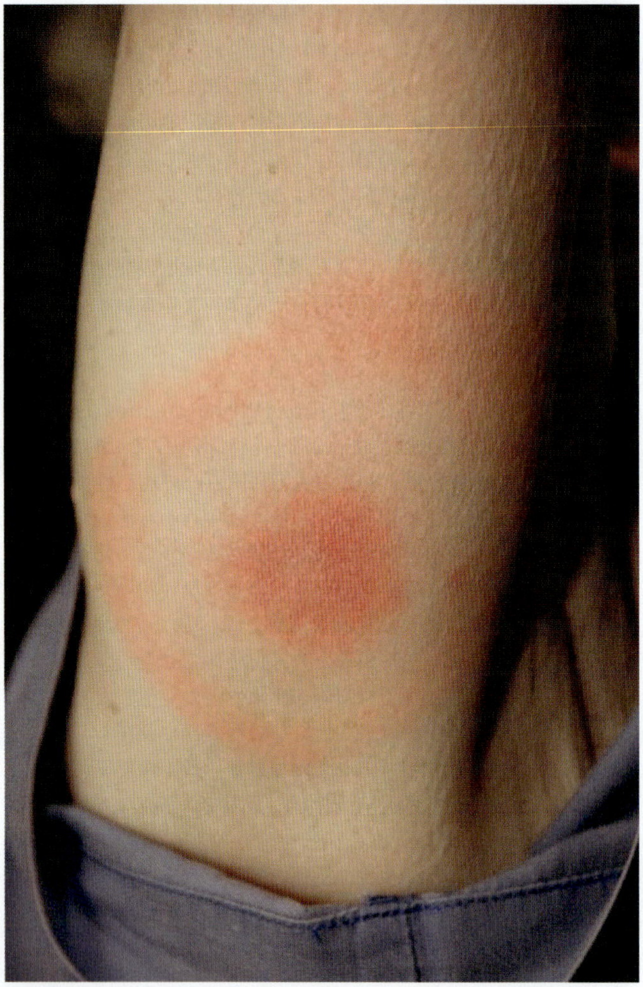

図 162.2
遊走性紅斑

転移病巣が，遊走性紅斑の出現から数日以内に出現する。それらの外観は遊走性紅斑と類似するが，一般的に遊走性紅斑よりも小さく，遊走が少なく，また中心に硬結がみられない。インフルエンザ様の筋骨格系症状に加えて，軽症の肝炎，脾腫，咽頭痛，乾性咳嗽，精巣の腫脹，結膜炎，および局所または全身のリンパ節腫脹が早期の段階でみられることがある。

早期局在性および早期播種性ライム病は，しばしば血清学的所見を欠き，容易に培養もできないため，診断は臨床症状に基づいてなされる。遊走性紅斑はライム病の診断に役立つが，非典型的な病変や遊走性紅斑に類似した皮疹は紛らわしいかもしれない。夏に遊走性紅斑に類似した皮疹やインフルエンザ様症状を呈している患者には，ダニ咬傷歴や流行地域への居住・渡航歴を確認すべきである。*B. burgdorferi* に対する特異的免疫グロブリン(Ig)M 抗体は，遊走性紅斑の発症後 2〜6 週間で出現する。IgG 抗体は，発症後約 6 週間で出現するが，罹患して数か月から数年後までピークに達しない場合がある。最も高い抗体価は関節炎の時期にみられる。通常，抗体は間接免疫蛍光法，酵素結合免疫吸着アッセイ(enzyme-linked immunosorbant assay：ELISA)，およびイムノブロッティング(ウエスタンブロット)を使用して検出される。抗体反応は，感染の治療に成功した後も数か月〜数年間続くことがある。2 段階の検査が推奨されており，まず ELISA によるスクリーニングを行い，陽性であればイムノブロットを実施する。

晩期症状

ライム病の晩期症状は，典型的には初感染から数か月〜数年後に発症する。米国では関節炎が晩期ライム病の主要な症状で，未治療の場合，約 60％の症例に認められる。頻度は低いものの，晩期に慢性の神経症状を発症することがある。その他の晩期症状(数年後)として，慢性萎縮性肢端皮膚炎という慢性皮膚病変がみられることがある。これはヨーロッパではよく知られているが米国ではまれである。これら晩期症状については後述する。

治療

早期ライム病

早期ライム病の症状は，ほとんど場合，自然に治癒する。したがって，早期限局性および軽症の早期播種性ライム病に対する治療の目標は，症状の持続期間を短縮し，感染による深刻な晩期症状の発症リスクを減少させることである。これらの病期に対する経口抗菌薬による治療は，大部分の患者において適切である(表162.1参照)。髄膜炎を発症していない急性播種性ライム病患者において，経口doxycyclineは，疾患の晩期症状を予防するうえで静注ceftriaxoneと同等に有効であると考えられる。早期ライム病治療に関する初期の研究によると，phenoxymethyl penicillin，erythromycin，およびtetracyclineを用量250 mgで1日4回，10〜20日間投与することにより，早期ライム病の症状の持続期間が短縮された，と報告されている。phenoxymethyl penicillinとtetracyclineは，重篤な晩期症状の予防においてerythromycinより優れていた。その後の臨床試験では，amoxicillinとdoxycyclineには同等に効果があることが示された。*in vitro*での*B. burgdorferi*に対する活性がより高いため，多くの場合でamoxicillinがpenicillinに取って代わって使用されるようになった。8歳未満の小児に対してはamoxicillinを選択することが望ましい。probenecidの併用が臨床転帰を改善するかどうか明確には示されておらず，副作用の高い発生率と関連している。doxycyclineは，1日2回の投与回数，消化管からの吸収と忍容性の改善，および中枢神経系へのより高い移行性のために，通常tetracyclineよりも選択されることが多い。doxycyclineは，*I. scapularis*に媒介される微生物である*Anaplasma phagocytophilum*(かつては*Ehrlichia phagocytophila*と呼ばれていた)の治療にも有効だが，amoxicillinには効果がない。経口第2世代セファロスポリンのcefuroxime axetilは，早期ライム病の治療においてamoxicillinおよびdoxycyclineと同程度に有効であることが示されているが，erythromycinのアザライドアナログであるazithromycinは多少効果が落ちる。マクロライド系抗菌薬は早期ライム病に対する第1選択薬としては推奨されない。早期ライム病に対する治療を受けた患者の長期間の追跡調査が，現在の投薬レジメンの有効性を裏づけている。推奨抗菌薬による14〜21日間の治療コースを受けた患者で晩期の症状を呈した者はほとんどいなかった。近年の研究で，doxycyclineによる10日間の治療が遊走性紅斑に対する適切な治療であることが示された。Jarisch-Herxheimer様反応とは，抗菌薬開始後数時間以内に起こる皮膚病変の不快感悪化や体温上昇であり，早期ライム病に対する治療を受けた患者の14%にみられる。それらは典型的には治療開始から2〜4時間以内に起こり，重症の場合に頻度が高く，多数のスピロヘータが急速に死滅するために生じると推測される。

関節痛，倦怠感，頭痛，一過性顔面神経麻痺などの軽度の症状は治療後によくみられ，通常6か月間ほどで治癒する。播種性疾患の患者は，持続性の症状が出現する可能性が最も高い。これらの症状は*B. burgdorferi*の持続感染によるものではなく，抗原の残存が原因となっている可能性がある。なぜなら，より長期間の抗菌薬投与が，症状の持続期間を短縮するとは示されていないからである。抗菌薬の長期投与は*B. burgdorferi*による持続的な感染が確認された患者に対してのみ行うべきである。

ライム病による心筋炎

心臓の障害は無治療の患者の最大10%にみられる。マダニに刺咬されてから数週間〜数か月後に，一過性にさまざまの程度の房室ブロックが出現することが最も一般的である。その他の症候として，心膜炎，心筋炎，心室性頻拍，そしてまれに拡張型心筋症がみられることがあるが，弁膜症はみられない。心筋炎は通常，軽症で自然に治癒するが，時に完全房室ブロックが突然出現して，一時的ペースメーカーの挿入が必要となる場合がある。ほとんどの場合，抗菌薬による治療を行わなくても，心筋炎は完全に治癒する。ライム病による心筋炎患者の心内膜心筋生検標本を調べた研究によると，臨床症状の原因は*B. burgdoferi*の心筋への直接浸潤とそれに伴う炎症反応であることが示されている。心筋炎に対する最適な治療法は不明であるが，通常，軽症の心病変に対しては内服治療で十分である。さまざまな高度房室ブロックやより重篤な心障害を有する患者には，静注抗菌薬による治療と心モニタリングが推奨される。ライム病による心筋炎患者の治療において，抗菌薬に加えaspirinやprednisoneを併用することの有益性ははっきりしていない。一般的には，ライム病による心筋炎は良性の経過をたどるが，激しい炎症反応に起因すると思われる永続的な房室ブロックを呈した症例がいくつか報告されている。適切な抗菌薬治療にもかかわらず高度の房室ブロックが持続する患者においては，短期間のprednisone投与が考慮されることがある。

拡張型心筋症はライム病のまれな合併症で，ヨーロッパでは報告されているが，米国ではまだ報告されていない。患者の多くはライム病の流行地域出身で，ライム病の他の臨床症状を有し，*B. burgdorferi*に対する抗体が陽性だった。患者の心筋障害は抗菌薬による治療で治癒した。

早期神経症状

早期神経症状は未治療の患者の15〜20%にみられ，発症から2〜8週間のうちに出現する。臨床所見としては，脳神経麻痺，髄膜炎または髄膜脳炎，ならびに末梢神経炎または根神経炎がみられ，しばしばこれらが組み合わさって出現する。片側性または両側性の第7脳神経麻痺が最もよくみられる神経学的異常である。侵された神経系の領域によって，現れる症状は異なる。髄膜炎の患者では，発熱，頭痛，項部硬直がみられる。Bannwarth症候群(主にヨーロッパでみられる)では，数週間〜数か月持続する重度の移動性の神経根痛が出現する。脳炎の患者では，集中力の欠如，情緒不安定，倦怠感がみられる。早期中枢神経症状を呈する患者の髄液検査では，典型的にはリンパ球優位の細胞数増加がみられる。髄液中に*B. burgdorferi*に対する特異的抗体が存在し，血清中と比べて高濃度に検出される場合があり，疾患の確定診断に有用である。

第7脳神経の単独の麻痺を除いて，神経ボレリア症のすべての症例に対して静注抗菌薬による治療が推奨される。Bell麻痺を呈する患者で，高熱，頭痛，または項部硬直のような中枢神経の障害を示唆する症状を有する場合は，より広範囲の神経系が侵されている徴候を探すために腰椎穿刺を実施すべきである。中枢神

19

表 162.1
治療ガイドライン

抗菌薬レジメン	コメント
遊走性紅斑	
amoxicillin 500 mg 1 日 3 回を 14～21 日間	小児量は 25～50 mg/kg/日を 1 日 3 回
doxycycline（ビブラマイシン®）100 mg 1 日 2 回を 10～21 日間	*Anaplasma phagocytophium* にも有効。8 歳未満の小児，妊婦および授乳婦には推奨されない
cefuroxime axetil 500 mg 1 日 2 回を 14～21 日間	小児量は 30 mg/kg/日 1 日 2 回
azithromycin（ジスロマック®）500 mg を 1 日 1 回 7～10 日間	第 1 選択薬としては推奨されない。他のレジメンより効果が低い
早期播種性（神経，心，関節病変なし）	
初期治療は遊走性紅斑と同様だが，治療期間を 21～28 日間に延長してもよい	
神経ボレリア症	
単独第 7 脳神経麻痺	
初期治療は遊走性紅斑と同様だが，治療期間は 21～28 日間。髄液検査の必要性は依然として議論がある	
他のすべての神経症状（髄膜炎，神経根炎，末梢神経障害，脳脊髄炎，慢性な脳症を含む）	
ceftriaxone（ロセフィン®）2 g 1 日 1 回を 14～30 日間	30 日レジメンは慢性脳症の患者において再発を減少させる
penicillin G 1 日 2,000 万単位を 14～28 日間	小児量は 200,000～400,000 単位/kg/日を 4 時間ごとに分割して投与
cefotaxime sodium（クラフォラン®）2 g 8 時間ごと	小児量は 150～200 mg/kg/日を 3～4 回に分割して 14～28 日間
doxycycline 100 mg 1 日 2 回（経口または静注）を 14～28 日間	米国では出版された治療成績なし
心筋炎	
doxycycline 100 mg 経口 1 日 2 回を 21 日間	Ⅰ度心ブロック，PR 間隔<0.3 秒
amoxicillin 500 mg 1 日 3 回を 21 日間	Ⅰ度心ブロック，PR 間隔<0.3 秒
ceftriaxone 2 g 1 日 1 回を 14～21 日間	最適な治療期間は不明
penicillin G 1 日 2,000 万単位を 14～30 日間	最適な治療期間は不明，4 時間ごとに分割して投与
関節炎	
amoxicillin 500 mg 1 日 4 回を 30～60 日間	経口レジメンは神経病変の徴候のない患者に限定すべき。経口薬治療は，30 日の治療に反応しない場合は 60 日に延長してもよい
doxycycline 100 mg 1 日 2 回を 30～60 日間	
cefuroxime axetil 500 mg 1 日 2 回を 30～60 日間	doxycycline とペニシリンにアレルギーのある患者の場合
ceftriaxone 2 g 1 日 1 回を 14～30 日間	
妊婦のライム病	
amoxicillin 500 mg 1 日 3 回を 21 日間	早期局在性ライム病に対してのみ
ceftriaxone 2 g 1 日 1 回を 14～28 日間	
penicillin G 1 日 2,000 万単位を 14～28 日間	4 時間ごとに分割して投与
無症候性のダニ咬傷	
無治療もしくは doxycycline 200 mg の単回投与	妊婦には amoxicillin 10 日間を考慮
無症候性の血清反応陽性	治療は不要

経ライム病に対する治療で最も経験が豊富なのは，水溶性ペニシリンと第 3 世代セファロスポリンである。最適な治療期間は不明だが，2～4 週間の治療期間が推奨されている。中枢神経移行性がよく，投与が簡易であることから，1～2 g/日の ceftriaxone が第 1 選択薬である。推奨される抗菌薬治療後にも症状が持続する患者のマネジメントは難しい問題である。これらの症状が消退しつつある炎症によるものか，あるいは持続する感染によるものかは，しばしばはっきりしない。髄膜炎と感覚症状は通常，数日～数週で消失するが，その他の症状は改善に数か月かかる。ほとんど症例において，完全に治癒するまで抗菌薬治療を継続する必要はない。

晩期症状

関節炎

関節炎は晩期ライム病の主要な特徴で，未治療の患者の最大 60%に初感染から数日～数年後（平均 6 か月）に発生する。初発症状は移動性の関節痛（早期ライム病）で，その後，60%の患者では数日～数か月持続する間欠的な関節炎発作がみられる。大関節，特に膝関節が最も侵されやすい。関節の腫脹はしばしば顕著で，大量の関節液貯留と Baker 嚢胞を伴う。関節炎を呈するほぼすべての患者において血清学的検査が陽性になる。

ライム病の関節炎に対しては，経口および静注の抗菌薬による治療が成功してきた。静注 benzathine penicillin の治療効果を調べた初期の研究では，対照群が 20 例中 0 例であったのに対し，240 万単位/週を 3 週間投与された患者で治療に反応したのは20例中7例だった。静注ceftriaxone 2〜4 g/日の2〜4週間投与は，benzathine penicillinによる治療よりも優れると考えられている。doxycycline(1回100 mg 1日2回を4週間)，およびamoxicillinとprobenecid(それぞれ1回500 mg 1日4回を4週間)を用いた経口レジメンは，それぞれ20例中18例，および18例中16例の治療成功が報告されている。抗菌薬への反応は通常はとてもよいが，関節液貯留が完全に治癒するまでには数か月かかる場合がある。持続的な関節炎を呈する患者には，4週間の初期治療の後にさらに4週間の経口抗菌薬による治療が推奨されている。

ライム病による関節炎の少数の患者では，抗菌薬に反応せず，慢性的でびらん性になる可能性のある関節炎を生じる。このような患者では，主要組織適合性クラスII遺伝子産物であるHLA DR4の発現がしばしば認められ，*Borrelia*外表面蛋白AまたはB(OspAまたはOspB)に対する強い血清IgG反応を伴っている。抗菌薬の反復投与が臨床転帰を改善することは示されていない。抗炎症薬やステロイドの関節内注射による治療は，関節の腫脹を軽減するのに有用である。このような患者の多くは，外科的滑膜切除により治癒してきた。関節炎は最終的には治癒するが，治癒までに3〜5年かかる患者もいる。

晩期神経ライム病

慢性的な神経症状は比較的まれだが，初感染から数か月〜数年後に出現することがある。認知機能障害，感情の変化，けいれん，運動失調，末梢神経障害および慢性疲労などの多彩な症状が報告されている。米国で報告されている最も一般的な神経学的症候群は，ライム脳症と呼ばれ，軽微な認知機能障害を特徴としている。これらの愁訴はしばしば非特異的であり，治療後ライム病症候群と関連している場合があるので，*B. burgdorferi*の持続感染の証拠を探すことが重要である。晩期神経ライム病では，リンパ球性優位の髄液細胞数増加はまれであるが，髄液中の*B. burgdorferi*特異的抗体の増加がみられる場合がある。神経心理学的検査による慎重な評価を行えば，ライム病による認知機能障害と慢性疲労状態やうつ病に関連する症状とは区別が可能である。通常，慢性的な神経学的機能異常は抗菌薬で改善するが，完全には回復しない場合がある。ライム病の晩期神経学的症状は静注抗菌薬で治療される。治療効果が示されている抗菌薬は水溶性ペニシリンと第3世代セファロスポリンである。doxycylineは経口および静注の両方で，晩期中枢神経ライム病の治療に成功したことがヨーロッパで報告されている

眼症状

ライム病の眼病変はまれであるが，眼のどの部位も侵される可能性があり，その部位は疾患の病期によって異なる。初期のライム病で最も頻度の高い眼症状は，結膜炎，光過敏，および脳神経麻痺による神経眼科的症状である。第7脳神経麻痺の発生率は，ヨーロッパと米国で同様である。最も重症の眼症状は晩期に出現し，上強膜炎，瞼球癒着，角膜炎，虹彩炎，脈絡膜炎，汎ぶどう膜炎，網膜血管炎がみられる。このような患者の血清学的検査は通常陽性である。

ライム病の晩期眼病変に対する治療経験は乏しい。最も成功した治療法は静注ceftriaxoneを2〜4 g/日を10〜14日間投与した場合である。

妊娠におけるライム病

*B. burgdorferi*の子宮内感染はまれで，通常は妊娠中に明らかな播種性感染を生じた患者でみられる。子宮内感染による先天異常に定まったパターンは報告されていない。出生前のライム病への曝露と妊娠の有害な転帰のリスク増加との関連は認められていない。ライム病の妊婦に対する最適な治療は不明だが，推奨される治療レジメンと有害な転帰との関連はない。早期局在性ライム病に対しては経口抗菌薬で十分であるが，播種性疾患を示唆する症状のある患者には静注抗菌薬が推奨される。

ダニ咬傷

ライム病の流行地域でもシカダニ咬傷で感染するリスクは低い。マウスを使った研究によると，ライム病を発症する有意なリスクが生じるには，感染したマダニが36時間以上吸血する必要があった。マダニに咬まれた患者を対象としたコントロール二重盲検試験では，無症候性に抗体が陽転化した患者はいなかった。治療を受けた群で遊走性紅斑(EM)を発症した患者はおらず，無治療の182人の患者のうち2人がEMを発症したが，経口抗菌薬による治療に成功した。これらの結果からは，マダニに咬まれたらマーキングをして様子をみること，そしてEMを発症した場合は，抗菌薬が最も有効である早期のうちに治療を行うべきということが示唆される。doxycyclineの単回投与がライム病の発症を減少させるのに有効であることが示されている。米国感染症学会(Infectious Diseases Society of America：IDSA)のガイドラインでは，以下の場合においてdoxycyclineの単回投与を推奨している。それは，付着したダニが*I. scapularis*の成ダニまたは若ダニであると確実に確認できる場合，マダニが36時間以上付着していたと推測される場合，マダニを除去してから72時間以内に予防を開始できる場合，その地域のマダニの*B. burgdorferi*による感染率が20%を超える場合である。8歳未満の小児へのdoxycyclineによる予防は推奨されていない。

19

非特異的症状を呈する血清反応陽性患者

筋痛，関節痛，集中力低下，倦怠感などの非特異的な症状を呈する患者に対してライム病の検査が実施されることは多い。一部の患者，特にライム病の流行地域の患者では，検査が陽性となりライム病とみなされ治療されるが，多くの場合で症状の改善はみられない。いくつかの研究では，ライム病専門クリニックに報告された50%以上の患者にライム病の診断根拠はみられず，抗菌薬に反応しなかった原因は診断が間違っていたことであった。ライム病の診断根拠となる客観的な臨床所見は，抗菌薬開始の前に検索すべきである。そして，推奨される期間の治療を行い，治療終了後は患者の症状が改善するかを経過観察する必要がある。

ライム病治療後症候群

ライム病に対して推奨される抗菌薬治療を完了したにもかかわら

ず，自覚症状が持続する患者が存在する。典型的な症状は，関節痛，筋痛，易疲労感，神経認知機能障害である。EM に対して治療を受けた患者の研究では，治療から 6〜12 か月後の評価において，5〜15％の患者に自覚症状がみられた，と報告されている。このような症状は治療後 5 年以上持続する場合もある。この感染後の症候群は *B. burgdorferi* の持続感染に関連したものではないようである。ライム病治療後症候群の患者の研究において，静注 ceftriaxone を 30 日間投与された後に doxycycline を 60 日間投与された群とプラセボが投与された群とでは，有意なアウトカムの差はみられなかった。IDSA のガイドラインでは，ライム病の推奨治療後に慢性的な(6 か月以上)自覚症状のある患者に対して抗菌薬治療は推奨されていない。

ライム病の予防

マダニ刺傷に対する個人防護法として，明るい色の服，長袖シャツ，長ズボンを着用し，パンツの裾を靴下内に入れ，衣類および露出した皮膚にダニ忌避剤を使用し，マダニが付着していないか定期的に身体検査をチェックすることが推奨されるが，これらの対策はかなりの自発性が求められる。環境に対する戦略として，マダニが生息する植物にダニ駆除剤を散布する，動物に付着したマダニを殺すために宿主にダニ駆除剤を直接投与する，およびシカを地域から排除するという方法がある。最後の方法はほとんどの地域では実際的ではない。

ヒトおよび動物に対するワクチンへの世間の関心から，研究者はライム病予防のための安全かつ有効なワクチンを開発することになった。組み換え型 OspA 精製物を用いたワクチンの 2 つの大規模な安全性および有効性試験の結果，ワクチンはほとんどの人においてライム病を予防するうえで安全かつ有効である，と報告された。LYMEr-ix™ は 1999 年に米国食品医薬品局(Food and Drug Administration：FDA)により 15 歳以上の者への使用が認可された。ワクチン製造業者は，消費者の需要が不十分であることを理由に，2002 年にこのワクチンの生産を中止した。ワクチンによる予防効果は時間が経つにつれて減弱する。2002 年以前にライム病ワクチンを接種した人は，もはやライム病に対する予防効果は維持されていないと思われる。

サマリー

抗菌薬のレジメンは臨床試験の結果および進歩を続ける臨床判断に従って推奨される。また，感染の病期と感染臓器によっても異なってくる。ガイドラインに従って治療されたライム病患者の大多数において，原因微生物である *B. burgdorferi* の駆除は成功するようである。抗菌薬治療後にも持続的な症状を有する患者，とりわけ以前に播種性疾患の徴候が認められていた患者はマネジメント上の難しい問題をもたらしている。持続する症状のほとんどは，持続的な感染や線維筋痛症などの非感染性の後遺症によるものではなく，残存する抗原が原因となっている，と考えられる。抗原による症状は数週〜数か月後に改善し，長期間の抗菌薬投与は必要ない。非感染性の後遺症の場合は，関連する症候群に準じた治療を行う。症状の持続や再発が感染の持続や再発によることはめったにない。また，抗菌薬の再投与が必要になることもまれである。そのような患者は，追加治療の必要性を判断するために，慎重に診断的評価を行う必要がある。

文献

Hayes EB, Piesman J. How can we prevent Lyme disease. *N Engl J Med*. 2003;348:2424–2430.

Hu L. In the clinic Lyme disease. *Ann Intern Med*. 2012;157(3): ITC2-2–ITC2-16.

Klempner MS, Hu LT, Evans J, et al. Two controlled trials of antibiotic treatment in patients with persistent symptoms and a history of Lyme disease. *N Engl J Med*. 2001;345:85–92.

Rahn DW, Evans J, eds. *Lyme Disease*. Philadelphia, PA: American College of Physicians; 1998.

Stamel G, Wormser G, Gray J, Strle F. Lyme borreliosis. *Lancet*. 2012;379:461–473.

Steere AC. Lyme disease. *N Engl J Med*. 2001;345:115–125.

Steere AC, Angelis SM. Therapy for Lyme arthritis, strategies for the treatment of antibiotic-refractory arthritis. *Arthritis Rheum*. 2006;54:3079–3086.

Wormser GP, Dattwyler RJ, Shapiro ED, et al. The clinical assessment, treatment, and prevention of Lyme disease, human granulocytic anaplasmosis, and babesiosis: clinical practice guidelines by the Infectious Diseases Society of America. *Clin Infect Dis*. 2006;43:1089–1134.

Wormser GP, Ramanathan R, Nowakowski J, et al. Duration of antibiotic therapy for early Lyme disease. *Ann Intern Med*. 2003;138:697–704.

163 **ボレリア症**

■著：Sally J. Cutler
■訳：蓮池俊和

背景

回帰熱スピロヘータには多数の異なる種があり（表 163.1），その多くは特定のダニによって伝播される。古典的な回帰熱は急速に吸血する軟マダニによって伝播されるが，最近報告された *Borrelia miyamotoi* は硬マダニによって伝播される。*Borrelia recurrentis* は例外的にコロモジラミによって媒介されるという特徴がある。

表 163.1
回帰熱ボレリアの特徴

微生物名	媒介／保有する節足動物	保有する脊椎動物	感染症	地理的地域
B. recurrentis	*Pediculus humanus*	ヒト	LBRF－ヒト	アフリカ（以前は世界中）
B. baltazardii	不明	不明	TBRF－ヒト	イラン
B. crocidurae	*Ornithodoros sonrai*	げっ歯類	TBRF－ヒト	西アフリカ
B. duttonii	*Ornithodoros moubata*	ヒト	TBRF－ヒト	アフリカ（中央，東）
B. hermsii	*Ornithodoros hermsi*	げっ歯類	TBRF－ヒト：イヌ	カナダ，米国西部
B. hispanica	*Ornithodoros marocanus*，*Ornithodoros occidentalis*，*Ornithodoros kairouanensis*（以前は *Ornithodoros erraticusa* [a]）	げっ歯類	TBRF－ヒト	アルジェリア，モロッコ，ポルトガル，スペイン，チュニジア
B. latyschewii	*Ornithodoros tartakovskyi*	げっ歯類，爬虫類	TBRF－ヒト	中央アジア，イラン，イラク
B. mazzottii	*Ornithodoros talaje*	アルマジロ，げっ歯類	TBRF－ヒト	米国南部，メキシコ，グアテマラ
B. merionesi	*Ornithodoros costalis*，*Ornithodoros merionesi*	げっ歯類	不明	北アフリカ
B. microti	*Ornithodoros erraticus* [b]	げっ歯類		アフリカ，イラン
B. parkeri	*Ornithodoros parkeri*	げっ歯類	TBRF－ヒト	米国西部
B. persica	*Ornithodoros tholozani*	げっ歯類，コウモリ	TBRF－ヒト，ネコ	アジア，中東
B. turicatae	*Ornithodoros turicata*	げっ歯類	TBRF－ヒト，イヌ，鳥類	米国，メキシコ
B. venezuelensis	*Ornithodoros rudis*	げっ歯類	TBRF－ヒト	中南米
Candidatus B. faini	*Ornithodoros faini*	コウモリ	TBRF－ヒト	ザンビア
Candidatus B. kalaharica	*Ornithodoros savignyi*	不明	TBRF－ヒト	アフリカ

a *Ornithodoros erraticus* という命名には複数種が含まれていた。近年の分類学における分子学的研究により，系統発生が修正され，*O. erraticus sensu stricto* は *Borrelia* の効率的なベクターではないことが示唆されている。
b ベクターが *O. erraticus* であることの分子生物学的証明は執筆の時点では得られていない。
LBRF＝シラミ媒介性回帰熱，TBRF＝ダニ媒介性回帰熱

表 163.2
回帰熱ボレリア症の治療 [a]

抗菌薬	投与量	投与期間	コメント
penicillin	400,000～600,000 IU/日	7～14 日	LBRF には単回投与で治療可能，中枢神経感染症
tetracycline	200～250 mg を 1 日 2 回～500 mg を 1 日 1 回	7～14 日	LBRF には単回投与で治療可能
doxycycline	200～250 mg，4 mg/kg/日	7-14 日	予防として使用可能(曝露後予防として，初日 200 mg/日，翌日より 100 mg/日を 4 日間)
erythromycin	500 mg を 1 日 4 回(小児は 50 mg/kg)	7～14 日	妊娠中または小児
chloramphenicol	500 mg を 1 日 4 回(小児は 12.5 mg/kg)	7～14 日	妊娠中または小児
ceftriaxone	2 g/日	7～14 日	中枢神経感染症

a azithromycin は *in vitro* での活性は確認されているが，回帰熱患者に対する治療としての臨床的な評価を筆者は知らない。

臨床像

主症状は発熱であり，しばしば悪寒，頭痛，関節痛，筋肉痛および頻脈を伴う。他の徴候として，黄疸，紫斑，結膜炎，嘔気，肝脾腫，鼻出血がみられることがある。*B. duttonii* への感染は，タンザニアなどの流行地域で周産期死亡率に大きな影響を与えている。*B. miyamotoi* は，他の回帰熱ボレリア症と同様に発熱を伴うが，発熱期と無熱期を繰り返す古典的なエピソードは示さない。代わりに，感染すると血小板減少症や非特異的なインフルエンザ様症状を伴うことが多いが，免疫不全の人では神経症状がみられることもある。

獲得免疫により最終的には体内より排除されるが，以前に感染した人にも反復感染は起こりうる。

治療

回帰熱は通常，penicillin，doxycycline，または tetracycline で治療される(表 163.2)。Jarisch-Herxheimer 反応(Jarisch-Herxheimer reaction：JHR)を合併しにくいとして，penicillin による治療を好む者もいる。少数ではあるが，セファロスポリン系薬，erythromycin，chloramphenicol での治療報告もある。

Jarisch-Herxheimer 反応

JHR は 1895 年に Adolf Jarisch によって，またのちの 1902 年に Karl Herxheimer によって最初に報告されたが，これは別のスピロヘータ感染である梅毒に関連したものだった。回帰熱の治療においてもおよそ 5%の患者で JHR がみられる。治療開始後 24 時間以内に，症状の増悪や「治療によるショック状態」を示すことがある。JHR は，発熱性サイトカイン〔腫瘍壊死因子(tumor necrosis factor：TNF)α，インターロイキン(interleukin：IL)-6 および IL-8 など〕の放出によって引き起こされ，対症療法的に治療される。

伝播と発症機序

ダニ媒介性回帰熱(transmission of tick-borne relapsing fever：TBRF)の感染は，*Ornithodoros* 属の軟マダニの吸血中(最大 20～30 分)に起こる。それは通常，宿主が眠っている間である。硬マダニが媒介する回帰熱は，軟マダニほど急速には移行しないものの，ダニの付着後わずか 1 日で感染が成立することがある。スピロヘータはダニの唾液腺，基節腺液，および便中に存在し，宿主となる脊椎動物に感染する。一部の TBRF ボレリアはダニ内で垂直感染(経卵感染)する。

TBRF とは異なり，シラミ媒介性回帰熱ボレリア(louse-borne relapsing fever：LBRF)はシラミの腸上皮を通り抜けて血リンパ内で増殖し，シラミの便中にも排泄されるが，垂直感染(経卵感染)はしない。ヒトへの伝播はしばしば，皮膚のひっかき傷からシラミやその糞便が侵入することによって生じる。

ヒトに感染するとスピロヘータは血液中で増殖し，時に $100{,}000/mm^3$ にまで達する。このスピロヘータ血症は，この感染症の名前の由来となった典型的な発熱反応を引き起こす。誘発された抗体反応により血中のスピロヘータは除去されるが，抗原変異を起こしたスピロヘータがすぐに再登場する。それにより新たな感染の波が発生するが，最終的には宿主の抗体反応によって終息する。臨床的には，LBRF では発熱のエピソードが最大 4～5 回，TBRF では最大 13 回の再発が報告されている。ヒト宿主内での感染の持続は，抗原変異，補体免疫回避機構，赤血球のロゼット形成，および潜在的な他のメカニズムの複雑な相互作用の結果生じる。

スピロヘータは神経系に対してさまざまな病原性を有する。たとえば，*B. recurrentis* は脳内出血を引き起こすことがある。回帰熱ボレリアは胎盤を通過するため，特に *B. duttonii* は流産や先天性感染による胎児死亡を引き起こす。心筋炎と肝不全は一部の病原性の高い回帰熱ボレリア(*B. recurrentis*/*B. duttonii*)により引き起こされる重篤な感染症であり，未治療での死亡率は 10%に達する。

検査診断

顕微鏡検査が今もなお主要な診断法である。Wright 染色，Giemsa 染色，または銀染色で血液中のスピロヘータの存在を証明するか，あるいは暗視野顕微鏡法で運動性を有するスピロヘータを観察することで診断できる(図 163.1)。これらの方法で原因菌を検出することは可能だが，感度は低い。特に *B. crocidurae* のような一部の種は，*B. recurrentis* などよりも血液中の菌量が少ないため，検鏡の感度が低い。また，発熱のエピソード中に血液を採取する必要があるという点が診断をさらに難しくしている。また，顕微鏡検査で菌種を判別することはできない。

患者の血液や髄液を動物に接種することで，培養可能な菌種を分離し同定することができる。特殊な培地(BSKII 培地など)を用いることで臨床検体から培養することも可能だが，技術的には難しい。培養検査はほとんど分子生物学的な同定アプローチに取って代わられており，現在では回帰熱ボレリアの検出およびタイピングは分子生物学的手法が主流となっている。

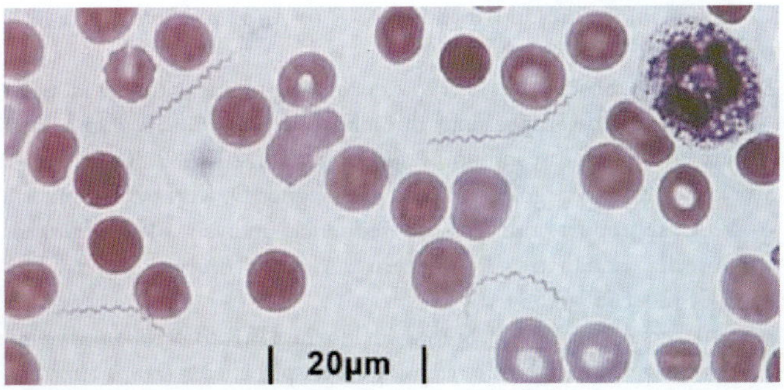

図 163.1
血液塗沫標本中のスピロヘータ(Giemsa 染色)

現在の疫学

回帰熱スピロヘータは，これまでは旧世界型と新世界型に分類されてきたが，系統発生学的手法の進歩により，この分類は現在では人為的なものと考えられる。ダニに媒介される菌株の有病率は特定の地域と相関があり，特にアフリカの TBRF で顕著である。これはおそらく，ダニ媒介に適した気候条件に起因していると思われる。シラミによって媒介される *B. recurrentis* は，かつては世界中に分布していたが，現在ではコロモジラミが生息する地域に限定されるため，このようなことは当てはまらない。

図 163.2 は回帰熱の世界的な分布を示したものである。

流行地域における回帰熱による疾病負担が過小診断されていることが次第に明らかとなってきている。セネガルからの最近の報告によると，地域の診療所を受診した発熱患者の約 13％が回帰熱によるものであり，これは 100 人年あたり 11～25 人の症例が存在することを示唆している。モロッコの発熱患者の研究では，20.5％が TBRF の症例であることが示された。これほどのレベルではないが，米国でもより頻繁に症例が報告されるようになってきている。

コロモジラミの蔓延レベルの低下と共に LBRF の疫学は大きく変化している。LBRF はエチオピアのような極度の貧困地域では現在も問題となっており，スーダンのダルフール地域でのアウトブレイクのように，時に隣接地域に広がることがある。1999～2000 年のこのアウトブレイクの間に約 20,000 人の患者が発生し，死亡率は 10％であった。

病原体のリザーバー(保有宿主，レザボア)

回帰熱スピロヘータの大部分は，脊椎動物がリザーバーとなる人

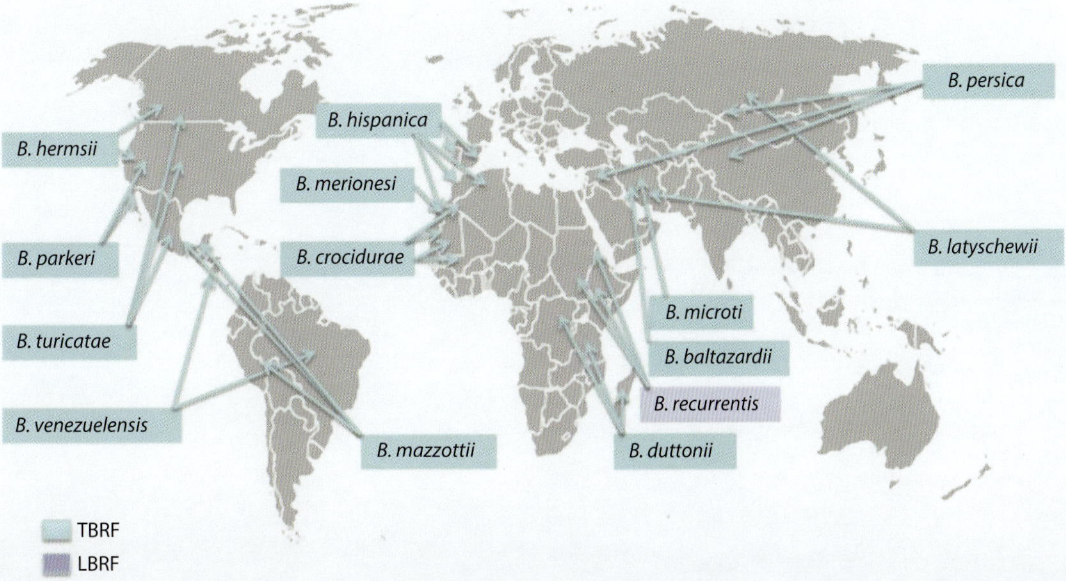

図 163.2
回帰熱の世界的分布

獣共通感染症である(表163.1)。多くの症例ではげっ歯類がリザーバーとなっているが，コウモリ，鳥類，爬虫類もリザーバーになることがある。ただし，*B. recurrentis* と *B. duttonii* は例外で，いずれもヒトのみをリザーバーとしている。また，媒介ダニ自体がTBRFのリザーバーになっていると多くの人が考えている。なぜなら，経卵感染により感染した *Borrelia* を次世代に伝えることができ，加えて驚くべき長寿命により感染したスピロヘータと共に何年も生存できるからである。

リスクグループ

LBRF と TBRF が最も大きな負担となるのは，極度の貧困状態で暮らす人々である。ダニが生息する環境への職業的接触は集団感染を引き起こす。特に，訓練活動中に洞窟を使用した兵士の間で問題となっており，イスラエルでは10万人あたり最大で6.4人の臨床的負担となった。同様に，自然環境保全を行う作業員も危険にさらされている。移住や観光によって持ち込まれた輸入症例に遭遇することがある。典型的には，別荘があるような地方の地域で遭遇するが，断続的に使用される別荘はリザーバーとなる宿主動物とそれに関連する媒介ダニのよい隠れ家になるためである。

感染制御および予防

回帰熱スピロヘータは，penicillin，tetracycline/doxycycline，chloramphenicol，ceftriaxone，および erythromycin に感受性がある(表163.2)。抗菌薬の普及と住環境の改善が相まって回帰熱の発生率は低下している。しかし，ダニ媒介回帰熱においては，原因となるスピロヘータが長寿命のダニ(ベクター/リザーバー)および人獣共通感染症で問題になる脊椎動物(リザーバー)に保持されるため，発生率の低下はそれほど明らかではない。自給自足で農業や牧畜を営む途上国のコミュニティーにおいては，TBRF の疾病負担は依然として大きい。ダニ駆除剤の使用はある程度の成果を上げてきたが，費用は非常に高額である。病原体への接触が避けられない場合は，短期的な予防として doxycycline が使用されてきた。

文献

Antinori S, Mediannikov O, Corbellino M, Raoult D. Louse-borne relapsing fever among East African refugees in Europe. *Travel Med Infect Dis*. 2016;14:110–114.

Cutler SJ. Relapsing fever borreliae: A global review. *Tickborne Borrelia Infect*. 2015;35:847–865.

Cutler S, Vayssier-Taussat M, Estrada-Peña A, Potkonjak A, Mihalca AD, Zeller H. A new *Borrelia* on the block: *Borrelia miyamotoi*—a human health risk? *Eurosurveillance*. 2019;24. https://doi.org/10.2807/1560-7917.ES.2019.24.18.1800170

Cutler SJ, Ruzic-Sabljic E, Potkonjak A. Emerging borreliae: Expanding beyond Lyme borreliosis. *SI Vectors Vector-Borne Dis*. 2017;31:22–27.

Cutler SJ, Idris JM, Ahmed AO, Elelu N. *Ornithodoros savignyi*, the tick vector of "*Candidatus* Borrelia kalaharica" in Nigeria. *J Clin Microbiol*. 2018;56.

Guerrier G, Doherty T. Comparison of antibiotic regimens for treating louse-borne relapsing fever: a meta-analysis. *Trans R Soc Trop Med Hyg*. 2011;105:483–490.

Krause PJ, Fish D, Narasimhan S, Barbour AG. *Borrelia miyamotoi* infection in nature and in humans. *Clin Microbiol Infect*. 2015;21:631–639.

Malincarne L, Schiaroli E, Ciervo A, et al. Meningitis with cranial polyneuritis and cavernous sinus thrombosis by *Borrelia crocidurae*: First autochthonous case in Europe. *Int J Infect Dis*. 2019;82:30–32.

Stete K, Rieg S, Margos G, Häcker G, Wagner D, Kern WV, Fingerle V. Case report and genetic sequence analysis of *Candidatus* Borrelia kalaharica, Southern Africa. *Emerg Infect Dis*. 2018;24:1659–1664.

Wagemakers A, Staarink PJ, Sprong H, Hovius JWR. *Borrelia miyamotoi*: A widespread tick-borne relapsing fever spirochete. *Trends Parasitol*. 2015;31:260–269.

Warrell DA. Louse-borne relapsing fever (*Borrelia recurrentis* infection). *Epidemiol Infect*. 2019;147:e106.

164 レプトスピラ症

■著：Daniela E. DiMarco
■訳：長田　学

概論

レプトスピラ症は，*Leptospira* 属のスピロヘータによって引き起こされる人獣共通感染症である。200 以上の血清型がヒトへの感染に関与するが，少なくとも 10 ある病原種のうちの 1 つの *Leptospira interrogans* によるものが最も頻度が高いとされる。ヒトには感染した動物との接触やその尿に汚染された環境(げっ歯類の尿で汚染された水や土壌など)を介して感染する。*Leptospira* は無傷の粘膜や擦過傷を通り抜けて血流に乗り全身に播種する。症状は曝露から 5〜14 日くらい後に出現する。ほとんどの患者は，急性発症する黄疸を伴わない発熱，頭痛，結膜充血，筋肉痛，悪寒，咳，頸部硬直，全身衰弱などの症状(Box 164.1)が 5〜7 日間続き，その後，自然軽快するが，報告される症状の頻度は，研究や地域によって大きく異なる[1-3]。患者の 10%前後は，黄疸，出血，腎不全，神経機能障害(Weil 病)などの重症な症状を呈すると推定されている[4]。主な重症の臨床症状は，二次性の血管炎によって起こることがある(Box 164.2)。

古典的には，レプトスピラ症は二相性を呈する疾患とみなされてきた。しかし，軽症患者の多くは二次的な「免疫」段階の症状がなく，非常に重症な患者は，発症から黄疸，腎不全，出血，低血圧，昏睡へと絶え間なく進行することがある。最初の曝露からの潜伏期間は，曝露後数日から最大 4 週間(平均 10〜12 日)である。患者の約半数で二相性の症状となり，再発は最初の発熱などの症状がいったん改善してから約 1 週間後に起こる。遅発性の合併症である前部ぶどう膜炎は，回復後数か月〜数年後の患者の最大 12%に認められる[5]。妊娠中のレプトスピラ症は自然流産と関連しているが，先天異常の発生率を高めるかどうかはわからない[4]。

レプトスピラ症の致死率は，重症の場合は 5〜15%と推定されるが，軽症の場合は通常は自然に治癒する[4]。多くの場合，腎不全，消化管・肺胞出血，急性呼吸窮迫症候群(acute respiratory distress syndrome：ARDS)が死因となる。レプトスピラ症の罹患率と死亡率が最も高いのは地方や資源が限られている地域である。そういった地域では，レプトスピラ症が十分に認識されておらず，過小報告されていると考えられている[6]。

Box 164.1

レプトスピラ症の症状・徴候

- 発熱(84〜100%)
- 頭痛(9〜99%)
- 筋肉痛，筋肉圧痛(20〜100%)
- 嘔吐，下痢(5〜78%)
- 結膜充血(4〜99%)
- 黄疸(5〜93%)
- 肝腫大(15〜83%)
- 脾腫(2〜49%)
- 髄膜徴候(5〜27%)
- 乏尿(26%)
- 咳(20〜57%)
- 皮疹(7〜8%)

疫学

レプトスピラ症は熱帯地域の風土病であるが，季節によっては温帯地域でも感染する。米国疾病対策センター(Centers for Disease Control and Prevention：CDC)によると，世界中で年間 100 万人以上の患者が発生していると推定され，そのうち米国(主にプエルトリコとハワイ)で発生している患者は 200 人未満である[4]。世界的に，患者の大半は男性(80%)と若年成人(20〜49 歳)である[7]。世界中でいくつものアウトブレイクが生じているが，米国内では特にレクリエーションとしての水遊びや洪水への曝露，旅行(特に東南アジアへの旅行や冒険旅行)に関連するものが多い[3, 8, 9]。職業上の曝露が依然として国際的に懸念されており，特に農業に関連したものが多い[1]。診断を下すには，疫学的リスク因子の知識が鍵となる(Box 164.3)。

診断

レプトスピラ症の診断を，特に旅行者の発熱といった場合に，迅速かつ正確に行うには，疫学的リスク因子の評価が重要である。臨床症状は，インフルエンザ，急性ウイルス性肝炎，マラリア，

Box 164.2

レプトスピラ症の発症機序

毛細血管内皮細胞の障害を伴う血管炎が以下の症状を引き起こす：

- 腎尿細管機能不全
- 肝細胞機能不全
- 肺胞出血
- 筋の限局性壊死
- 冠動脈炎

Box 164.3

レプトスピラ症の疫学と曝露について

Leptospira は動物の尿中に排泄され，環境中で最大 6 か月間生存する
熱帯地方，特に都市のスラム街でよくみられる
レクリエーションによる曝露：ウィンドサーフィン，カヤック，水泳，キャンプ，冒険旅行
職業曝露：農民，下水道作業員，熱帯地方で働く軍人，獣医，屠畜場作業員，その他げっ歯類の尿や咬傷にさらされる人々（ホームレス，げっ歯類駆除作業員）
洪水の後にアウトブレイクがみられる

Box 164.4

重症レプトスピラ症における顕著な検査異常

急性間質性腎炎を伴う/伴わない腎不全
肝障害：トランスアミナーゼやアルカリホスファターゼ値の 2〜3 倍の上昇，高直接ビリルビン血症
筋炎を伴うクレアチンホスホキナーゼの上昇
血小板減少や赤沈亢進
無菌性髄膜炎による髄液のリンパ球優位な多核球増加，蛋白上昇（糖は正常）
胸部レントゲンの異常：間質影や肺胞出血を伴う / 伴わない下葉の斑状影
心電図異常：洞性頻脈，心筋炎，Ⅰ度房室ブロック

その他のウイルス性感染症やリケッチア症と区別できないことが多いため，これらも鑑別に含める必要がある。レプトスピラ症でみられる顕著な筋肉痛，結膜充血，血清クレアチンホスホキナーゼの上昇，比較的軽度（2〜3 倍）のトランスアミナーゼの上昇は，黄疸性レプトスピラ症と急性ウイルス感染症との鑑別に役立つ（Box 164.4）。

Leptospira の診断法にはいくつかの種類があるが，検査特有の技術的限界や検査が可能な施設が限られるという点から，診断は依然として困難である。血清学的検査法と培養に基づく検査法が依然として標準である。どちらも感染初期には感度が低く，菌種や血清型に特異的でないという欠点がある。伝統的に診断は，急性期から回復期にかけて力価〔顕微鏡下凝集試験（microscopic agglutination test：MAT）によって測定〕が 4 倍上昇することによって後ろ向きに行われる[10, 11]。MAT はゴールドスタンダードではあるが，他のスピロヘータとの交差反応や技術上の問題，培養物の供給を維持するための検査室の要件などの課題から，CDC のような設備の整った検査室でなければ困難であるなどの制約がある。酵素結合免疫吸着アッセイ（enzyme-linked immunosorbent assay：ELISA）キットは市販されており，免疫グロブリン（Ig）M 抗体を検出するため，発症後 1 週間で診断が可能である[10]。血液と髄液の培養は，急性期の早い時期に採取するのが最適で，増殖には長期間の培養が必要である。尿培養も数か月間，断続的に陽性となることがある[10, 11]。ポリメラーゼ連鎖反応（polymerase chain reaction：PCR）検査は，より迅速な診断が可能であり，検査前の事前確率が高い集団において，発症早期に最も感度が高いことが証明されている[12]。MAT の利用可能性

Box 164.5

レプトスピラ症の治療

外来治療：doxycycline 100 mg 経口 1 日 2 回を 7 日間（成人）
重症：penicillin G 150 万単位 静注を 6 時間ごと
ampicillin 0.5〜1 g 静注を 6 時間ごと
または ceftriaxone 1 g 静注または筋注を 1 日 1 回
化学予防：リスクが高い場合（旅行者，軍人など）
doxycycline 200 mg 経口を週 1 回

が限られているため，市販の IgM キットが一次検査となり，MAT または PCR が確認検査となっている。病理標本の免疫組織化学染色や暗視野顕微鏡検査も可能である。世界保健機関（WHO）のレプトスピラ症ガイドラインでは，さまざまな抗体検出技術を用いた迅速スクリーニング検査が市販されているが，どのような結果に対しても MAT を用いた確認検査が推奨されている[13]。

治療

軽症の場合はしばしば自然に治癒することもあるが，治療が推奨されている。軽症であれば，doxycycline 100 mg 1 日 2 回を 7 日間経口投与することが推奨される[14]。軽症の場合の代替薬としては，azithromycin や amoxicillin がある[11]。重症例の早期治療としては，penicillin G 1 日 600 万単位の分割投与が有効である。ceftriaxone（1 日 1 g/日）も同様に有効で，投与スケジュールが簡単で筋注が可能であるという利点がある（Box 164.5）[15, 16]。抗菌薬治療の開始時に，Jarisch-Herxheimer 反応（発熱，硬直，低血圧，頻脈）が起こることがある。重症の場合は，低血圧や腎不全，出血への支持療法と適切な管理が，重症化と死亡率の低減に重要である。重症の場合，ステロイドの使用を支持する十分な証拠はない[17]。動物への予防接種，抗菌薬予防，高リスク地域での個人防護措置が感染予防の鍵である。

引用文献

1. Bharti AR, Nally JE, Ricaldi JN, et al. Leptospirosis: A zoonotic disease of global importance. *Lancet Infect Dis*. 2003;3(12):757–771.
2. Katz AR, Ansdell VE, Effler PV, Middleton CR, Saski DM. Assessment of the clinical presentation and treatment of 353 cases of laboratory-confirmed leptospirosis in Hawaii, 1974–1998. *Clin Infect Dis*. 2011 1 Dec;33(11):1834–1841. https://doi.org/10.1086/324084
3. Plank R, Dean D. Overview of the epidemiology, microbiology, and pathogenesis of Leptospira spp. in humans. *Microbes Infect*. 2000;2(10):1265–1276.
4. Centers for Disease Control and Prevention (CDC). Leptospirosis fact sheet for clinicians. January 30, 2018. https://www.cdc.gov/leptospirosis/pdf/fs-leptospirosis-clinicians-eng-508.pdf
5. Pappachan JM, Mathew S, Thomas B, Renjini K, Scaria CK, Shukla J. The incidence and clinical characteristics of the immune phase eye disease in treated cases of human leptospirosis. *Indian J Med Sci*. 2007 Aug;61(8):441–447.
6. Costa F, Hagan JE, Calcagno J, et al. Global morbidity and mor-

tality of leptospirosis: A systematic review. *PLoS Negl Trop Dis*. 2015;9(9):e0003898. https://doi.org/10.1371/journal.pntd.0003898

7. Torgerson PR, Hagan JE, Costa F, et al. Global burden of leptospirosis: Estimated in terms of disability adjusted life years. *PLoS Negl Trop Dis*. 2015;9(10):e0004122. https://doi.org/10.1371/journal.pntd.0004122
8. Centers for Disease Control and Prevention (CDC). Update: Leptospirosis and unexplained acute febrile illness among athletes participating in triathlons: Illinois and Wisconsin, 1998. *MMWR*. 1998 21 Aug;47(32):673–676.
9. Centers for Disease Control and Prevention (CDC). Outbreak of acute febrile illness among participants in EcoChallenge Sabah 2000: Malaysia, 2000. *JAMA*. 2000;4 Oct;284(13):1646.
10. Schreier S, Doungchawee G, Chadsuthi S, Triampo D, Triampo W. Leptospirosis: Current situation and trends of specific laboratory tests. *Exp Rev Clin Immunol*. 2013 Mar;9(3):263–280. https://doi.org/10.1586/eci.12.110
11. Haake DA, Levett PN. Leptospirosis in humans. *Curr Topics Microbiol Immunol*. 2015;387:65–97. https://doi.org/10.1007/978-3-662-45059-8_5
12. Agampodi SB, Niroshan JD, Nockler K, Mayer-Scholl A, Vinetz JM. Redefining gold standard testing for diagnosing leptospirosis: Further evidence from a well-characterized, flood-related outbreak in Sri Lanka. *Am J Trop Med Hyg*. 2016 7 Sep:95(3):531–536. https://doi.org/10.4269/ajtmh.16-0033
13. Human Leptospirosis: Guidance for Diagnosis, Surveillance, and Control. World Health Organization, 2003. Available here: https://apps.who.int/iris/bitstream/handle/10665/42667/WHO_CDS_CSR_EPH_2002.23.pdf;jsessionid=2371A39FB5BDDCBE6462AABD78659E5B?sequence=1
14. McClain JB, Ballou WR, Harrison SM, Steinweg DL. Doxycycline therapy for leptospirosis. *Ann Intern Med*. 1984 May;100(5):696–698.
15. Watt G, Padre LP, Tuazon ML, Calubaquib C, Santiago E, Ranoa CP, Laughlin LW. Placebo-controlled trial of intravenous penicillin for severe and late leptospirosis. *Lancet (London)*. 1988 27 Feb;1(8583):433–435.
16. Panaphut T, Domrongkitchaiporn S, Vibhagool A, Thinkamrop B, Susaengrat W. Ceftriaxone compared with sodium penicillin g for treatment of severe leptospirosis. *Clin Infect Dis*. 2003 15 Jun;36(12):1507–1513. https://doi.org/10.1086/375226
17. Rodrigo C, de Silva NP, Goonaratne R, et al. High dose corticosteroids in severe leptospirosis: A systematic review. *Trans R Soc Trop Med Hyg*. 2014 Dec;108(12):743–750. https://doi.org/10.1093/trstmh/tru148

Section 20

微生物各論：*Mycoplasma* と *Chlamydia*

165 *Mycoplasma*

■著：Ken B. Waites, Sixto M. Leal, Jr.
■訳：荒川 悠

Mycoplasma は最も小さな自由生活性の微生物であり，通常の原核細胞生物では存在する細胞壁をもたず，そのため，一般的に広く用いられる抗菌薬に対する感受性が乏しいことが特徴である。通常，*Mycoplasma* は粘膜に関連する臓器である呼吸器や泌尿生殖器に最初に定着し，免疫抑制状態や人工物がある場合を除き，粘膜下層を通過することはまれであるが，時として血流を通じて全身の組織，臓器へと播種することもある。*M. genitalium* や *M. pneumoniae* のように細胞内に定着する種もあり，それが多くの *Mycoplasma* 感染症の特徴である慢性化の一因となっている可能性がある。

ヒトを主要な宿主とする *Mycoplasma* および *Ureaplasma* は少なくとも 17 種あり，その他にも主に免疫抑制状態の患者で検出される，動物由来の種が多数存在する。いくつかのヒトに感染する *Mycoplasma* は上気道や下部尿路を好む。臨床的に重要な感染症の大部分の原因となっているのは 5 つの菌種，すなわち，*M. pneumoniae*, *M. hominis*, *M. genitalium*, *Ureaplasma urealyticum*, *U. parvum* である。そのほか，*M. fermentans* もヒト由来の *Mycoplasma* で，日和見感染症の原因菌となることがある。*M. fermentans* は，他の原因菌が特定できなかった小児の肺炎での咽頭培養から検出されたことがあるが，実際の健康な小児におけるこの菌による肺炎の頻度は不明である。さらに，*M. fermentans* は，成人において急性インフルエンザ様症状を呈した患者や，後天性免疫不全症候群(acquired immunodeficiency syndrome：AIDS)や肺炎患者の気管支肺胞洗浄検体からも検出されている。*M. amphoriforme* は報告された最も新しいヒト由来の *Mycoplasma* である。抗体欠損のある免疫不全者で繰り返す気管支炎を呈する場合や下気道症状を呈する免疫健常者においても検出されているが，ヒトの病原体としての真の役割はまだ確立されていない。*M. salivarium* のような口腔常在菌種は，抗体欠損のある免疫不全者において関節炎を引き起こすことが知られている。その他，動物由来の *Mycoplasma* は時に人獣共通感染症を引き起こすことが知られている。

Mycoplasma pneumoniae 呼吸器感染症

M. pneumoniae 感染症は全年齢層で発症しうるが，特に学童期・思春期および若年成人に多く，特定の地域に限られて起こることが多いが，時に流行することがある。*M. pneumoniae* 感染症は乳幼児と高齢者ではまれであると誤解されているため，これらの年齢層における呼吸器感染症の鑑別診断において，時々 *M. pneumoniae* 感染症を挙げ忘れることがある。*M. pneumoniae* は健康成人においても時に致死的な呼吸器疾患を引き起こすこともあるため，重症の肺炎における原因微生物として鑑別に挙げないことは治療の失敗につながりうる。重症例については現在認識されているよりもより頻繁に発生している可能性が高いが，検査が行われず，*M. pneumonia* が検出されないまま経過していることも多いと考えられる。*M. pneumoniae* は「歩いて受診する肺炎」や「非定型肺炎」としてよく知られていると思われるが，実際に最も多いのは，しばしば上気道症状を伴う気管気管支炎や細気管支炎である。典型的な症状の訴えは週単位〜月単位で持続することもあり，嗄声，発熱，咳(初期には痰が出ず，のちに少量〜中等量で非血性の喀痰を伴うこともある)，咽頭痛，頭痛，悪寒，鼻水，全身倦怠感などがみられる。咽頭炎はみられるが，頸部のリンパ節腫脹はまれである。*M. pneumoniae* 感染症では，1 つ以上の肺葉を侵す気管支肺炎をしばしば発症し，これは市中肺炎全体の 20％以上を占めるが，大学の学生寮，軍の宿舎，刑務所などの閉鎖集団ではさらに頻度が高くなる。潜伏期間は通常 1〜3 週間で，家庭内での感染がよくみられる。疫学的研究によると，*M. pneumoniae* は入院が必要な成人の市中肺炎の原因菌として肺炎球菌(*Streptococcus pneumoniae*)に次いで 2 番目に多い。入院を要するのは小児と成人を合わせて全体の 10％程度であり，通常は後遺症なく寛解する。しかし，他の病原微生物の共感染や二次感染が発生することがあり，重篤度や死亡率に影響する。呼吸器症状の発症後さまざまなタイミングで，あるいは呼吸器症状を伴うことさえなく，肺外症状が出現することがある。肺外症状として頻度の高いものとしては，皮疹，心外膜炎，溶血性貧血，関節炎，髄膜脳炎，末梢神経障害などがある。その他の非特異的な症状として，悪心，嘔吐，下痢などもみられる。*Mycoplasma* 感染症は喘息発作を引き起こす可能性がある。この微生物が独立して喘息の病因に影響するかに関する確たる証拠はないが，*Mycoplasma* が免疫グロブリン E(immunoglobulin E：IgE)のような炎症性メディエータを誘導することや，*Mycoplasma* が気道内に存在している喘息患者に対してマクロライド系抗菌薬の投与を行うことで肺機能が改善することは，この仮説についてのさらなる研究を行うことに価値があることを示唆している。

吸入によって侵入した *M. pneumoniae* は滑走運動を使って気道の線毛上皮に移動し，極性の細胞小器官を介した複雑な接着因子のシステムを通じて細胞に接着する。*M. pneumoniae* の産生する community-acquired respiratory distress syndrome (CARDS) exotoxin(市中型呼吸窮迫症候群エキソトキシン)は，細胞全体の表面に位置する ADP(adenosine diphosphate)-リボシルトランスフェラーゼで，線毛運動障害や気道空胞変性(vacuolization)，リンパ球性および好酸球性の滲出液産生，そして種々のサイトカインやケモカインのアップレギュレーションなどを通じて宿主細胞への損傷を引き起こす。臨床症状と宿主細胞の損傷は，核酸分解酵素，過酸化水素および宿主組織と反応する自己抗体の産生など，他の毒性因子によっても引き起こされる。*Mycoplasma* 感染に伴う多くの肺外合併症は，自己免疫反応が原因と考えられているが，*M. pneumoniae* は関節液，髄液，心膜液，皮膚病変などの肺外部位からも分離されており，ポリメラーゼ連鎖反応(polymerase chain reaction：PCR)による検査ではさらに多くの肺外部位で検出されている。

血液検査は正常であることが多いが，患者の約4分の1で白血球数が増加し，3分の1で赤血球沈降速度(赤沈)が上昇することがある。喀痰の細胞は単核球が主体で，Gram 染色では菌体は染まらない(細胞壁がないため)。約50％の患者では，発症の2週目までに凝集素価が≧1：32に上昇し，6〜8週間で消失する。寒冷凝集素価の上昇は，宿主赤血球のI型抗原に対するIgM型の自己抗体産生によるものだが，*M. pneumoniae* 特有の現象ではなく，他の微生物も同様の反応を引き起こすことがある。いくつかのウイルス，*Chlamydia pneumoniae*，*S. pneumoniae*，*Haemophilus influenzae*，*Moraxella catarrhalis*，*Legionella* 属，さらには一部の抗酸菌や真菌などが，臨床的には *Mycoplasma* 感染と区別がつかない感染を引き起こし，また，時に共感染することもある。

肺は片側性に侵されることが多いが，両側性の場合もある。レントゲンの異常所見として最もよくみられるのは，下葉のびまん性の網状結節影や間質性陰影で，肺門部から肺底部にかけて線状の陰影が放射状に広がって見える。大葉性肺炎像はまれであるが，胸水は25％程度の症例でみられる。胸部レントゲン写真の所見は患者の実際の状態よりも予想外に重症に見えることもしばしばである。*Mycoplasma* 肺炎の典型的なレントゲン写真を図165.1に示す。

診断技術が広範囲で使用できないこと，結果が得られるまでに時間がかかること，診断根拠となる検体を採取することが困難であること，他の微生物による感染症との臨床症状の類似性などから，臨床医は軽度〜中等度の外来患者で *Mycoplasma* 肺炎感染が疑われる場合には，しばしば微生物学的診断を得ずに経験的に治療を選択することがある。迅速な診断技術があれば，外来設定での *Mycoplasma* 肺炎の診断と，適切な抗菌薬選択と病状進行の緩和が可能になる。しかし，現在のところ，そのような検査は利用できない［訳者注：感度の面から決定打とはなりにくいが，日本で使用可能な迅速検査として咽頭ぬぐい液を用いた抗原検査がある］。しかし，入院を要するような重症例では原因微生物を特定するための検査は正当化される。これらの多くが分子生物学的検査，培養，および/または血清学的検査により行われる。通常の微生物検査室は，*Mycoplasma* の複雑な培養要件に精通している後方検査機関(リファレンスラボラトリー，リファレンスラボ)に検体を提出して診断することもある。呼吸器検体には，患者の臨床状態に応じて，喉のスワブ，喀痰，気管吸引痰，気管支洗浄液，胸水，または肺生検組織が適している。検体採取時には，可能な限りベッドサイドで適切な輸送培地(例：SP4培地)に接種し，乾燥を避けることが必要である。検査室にただちに輸送できない場合は，−70℃で凍結することが推奨される。培養では発育が遅く，場合によっては3〜6週間かかることがある。SP4培地上でのブドウ糖発酵や，図165.2に示されるようにSP4培地上での直径約100 μmの微小球状コロニーの発育は *M. pneumoniae* を疑う証拠となる。上気道に常在する *Mycoplasma* のいくつかの種もこの培地で増殖することがあるので，PCR法を用いて微生物の種類を特定することが望ましい。処理時間，費用，有用性が限られるため，培養検査は通常の診断にはほとんど使用されず，疫学的

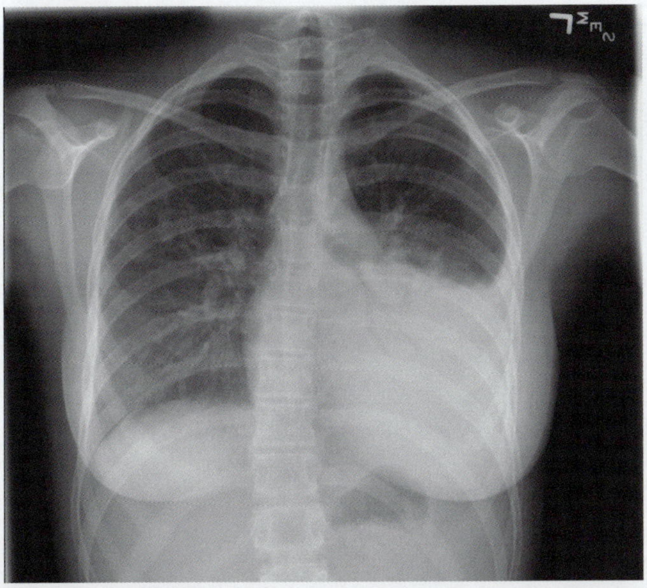

図 165.1
ポリメラーゼ連鎖反応(PCR)法で診断した若年女性の *Mycoplasma* 肺炎の胸部レントゲン写真　両側の浸潤影がみられる。
(T. Prescott Atkinson, MD のご厚意による)

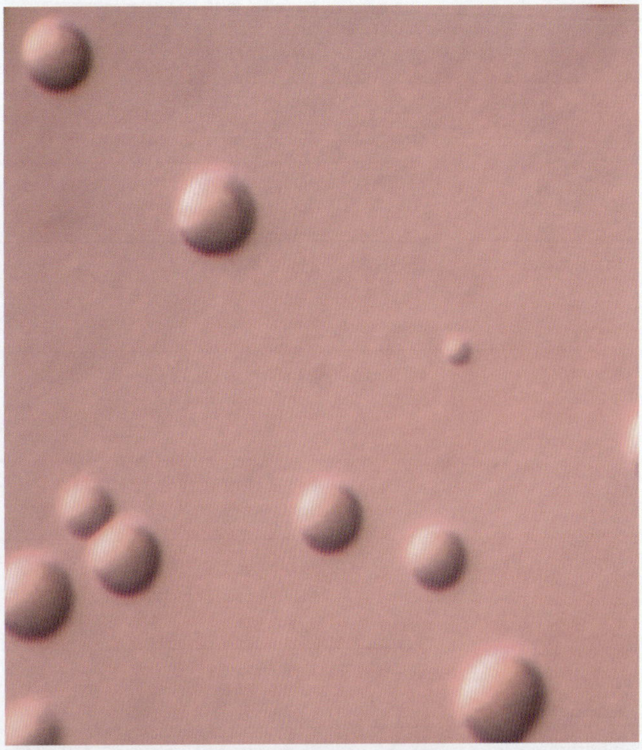

図 165.2
SP4培地で増殖した *M. pneumoniae* の直径約100 μmの球状コロニー(126倍)。

20

な目的ではより有用である。

M. pneumoniae 感染の確定診断のため，歴史的に血清学的検査が用いられてきた。酵素免疫測定吸着法(enzyme-linked immunosorbent assay：ELISA)は，補体結合反応や寒冷凝集素よりも好まれる。初回感染が将来の感染に対する免疫を保証しないことや，以前の感染時の抗体が残存している可能性があるため，急性なのか以前の感染なのか区別できる，より感度，特異度共に高い検査を開発する必要があった。確定診断には，2～4 週間の間隔で採取されたペア血清でのセロコンバージョンが必要である。単回での定性および定量での IgM または IgA が利用可能になったが，IgM は急性感染後何週間も持続することがあり，成人の 50%程度において，検出可能な IgM の反応が得られないことがある。逆に，小児では，検出可能な IgG の反応が得られないことがある。したがって，単回の血清学的検査では判断を誤る可能性があるため，IgM および IgG のペア血清での測定が推奨される。それでも，血清学的結果の解釈はしばしば混乱を招き，結論が出ないことがある。

現在，*M. pneumoniae* を単独または他の呼吸器病原体と組み合わせて迅速に検出する分子生物学的な検査が，各施設の検査室やリファレンスラボを通じて利用可能である。米国食品医薬品局(Food and Drug Administration：FDA)は多項目病原体検出システムの一部として *M. pneumoniae* を検出可能な，BioFire®(bio Mérieux)，ePlex®(GenMark)，MagPix®(Luminex)，QI-Astat-Dx®(Qiagen)を承認している。*M. pneumoniae* の単独検出としては，FDA が承認した *Mycoplasma* Direct(Meridian)や，UAB Diagnostic *Mycoplasma* Laboratory，米国疾病対策センター(Centers for Disease Control and Prevention：CDC)などのリファレンスラボで開発された検査などがある。ヨーロッパやその他の地域には，他にも多くの市販の検出システムがある。これらの検査は培養検査や血清学的検査の限界を考慮すると，*M. pneumoniae* の急性感染の診断の際に選択されうる方法である。

M. pneumoniae 感染症の治療

以前は，*Mycoplasma* 呼吸器感染症は自然軽快すると考えられており，抗菌薬治療は行われていなかった。しかし，現在では，菌体の排出自体は数週間続く可能性が示唆されているが，適切な抗菌薬治療は症状の期間を短縮し，肺炎の放射線学的改善と回復を早めることが示されている。一般に，抗菌薬治療の臨床効果は，治療が開始される前の肺炎の重篤度および発症から治療開始までの時間と相関する。*M. pneumoniae* 呼吸器感染症の治療選択肢の概要を表 165.1 に示す。

M. pneumoniae は一般に，マクロライド系薬，ケトライド系

表 165.1
***M. pneumoniae* による呼吸器感染症の治療薬 [a]**

薬剤	投与経路	小児用量	成人用量	コメント
doxycycline	経口	初日に 4 mg/kg のローディングドーズ。その後，2～4 mg/kg 1～2 回の投与を 10～14 日間	初日に 200 mg のローディングドーズ。その後，12 時間ごとに 100 mg を 9～13 日間	妊娠後半や 8 歳未満の子どもには，胎児の骨格発達や骨成長に悪影響を及ぼすため，他に代替手段がない場合を除き使用しないことが推奨される
	静注 [訳注]	経口と同じ	経口と同じ	
tetracycline	経口	25～50 mg/kg 1 日 4 回の投与を 10～14 日間	250～500 mg 6 時間ごとを 10～14 日間	
	静注 [訳注]	10～20 mg/kg 1 日 2～4 回の投与を 10～14 日間	500 mg～1 g 6～12 時間ごとを 10～14 日間	
tigecycline	静注	推奨されない	初日に 100 mg のローディングドーズ。その後，50 mg 12 時間ごとを 7～14 日間	
erythromycin	経口	20～50 mg/kg 1 日 3～4 回の投与を 10～14 日間	250～500 mg の塩基/stearate または 400～800 mg の ethylsuccinate 6 時間ごとを 10～14 日間	erythromycin は，新しいマクロライド系がより忍容性が高く 1 日 1 回の投与で済むため，あまり使用されない
	静注	25～40 mg/kg 1 日 4 回の投与を 10～14 日間	経口と同じ	
azithromycin	経口	初日に 10 mg/kg，その後，5 mg/kg を 4 日間(1 日あたり 250 mg を超えない)	初日に 500 mg。その後，1 日あたり 250 mg × 4 日間または単回 2 g 投与	静注製剤は 16 歳未満の人には承認されていない
	静注	推奨されない	初日に 500 mg 静注。その後，1 日あたり 500 mg 経口を 7～10 日間	
clarithromycin	経口	15 mg/kg 1 日 2 回の投与を 7～14 日間	250～500 mg 12 時間ごとを 7～14 日間(即放性)，または 1 日あたり 1 g を 7 日間(徐放性)	静注製剤はない

表 165.1（続き）

薬剤	投与経路	小児用量	成人用量	コメント
levofloxacin	経口	生後 6 か月～4 歳：8～10 mg/kg 1 日 2 回の投与を 10 日間 5～12 歳：8～10 mg/kg 1 日 1 回の投与を 10 日間（最大 750 mg/ 回） 青年期：8～10 mg/kg 1 日 1 回の投与を 10 日間（最大 750 mg/ 回）	1 日あたり 750 mg × 5 日間または 1 日あたり 500 mg × 10～14 日間	フルオロキノロン系は 18 歳未満の呼吸器感染症の治療には承認されていないが，マクロライド耐性の *M. pneumoniae* 感染症でマクロライド治療に失敗した小児に levofloxacin によって改善した報告がある
	静注	経口と同じ	経口と同じ	
moxfloxacin	経口	推奨されない	1 日あたり 400 mg を 7～14 日間	
	静注	推奨されない	経口と同じ	
gemifloxacin（※）	経口	推奨されない	1 日あたり 320 mg を 7 日間	

a 推奨される治療法は，主に市中肺炎の治療薬として承認されている抗菌薬による管理であるが，この菌による気管気管支炎にも適切である。投与経路の選択は，治療する臨床症状の重症度によって異なる。ほとんどの *M. pneumoniae* 感染症は経口薬で十分に治療できる。

［訳注：日本では doxycycline の点滴製剤，および tetracycline，moxifloxacin の点滴製剤，gemifloxacin は未発売］

薬，テトラサイクリン系薬，フルオロキノロン系薬に感受性があるが，治療の指針となる *in vitro* での感受性検査は現在適応ではない。感受性検査はほとんどの場合，臨床分離株が利用できず，結果を得るのに時間がかかるため，非実用的である。*M. pneumoniae* におけるマクロライド耐性は長年知られていたが，非常にまれであり，臨床的意義はほとんどないと考えられていた。過去 20 年の間に，23S リボソーム RNA のドメイン V の変異に起因するマクロライド耐性 *M. pneumoniae* 感染症が出現し，マクロライド療法に対する臨床効果が低下していることは憂慮すべきことである。この耐性は現在，中国と日本で分離された *M. pneumoniae* の 90％以上に影響を及ぼしており，米国とヨーロッパでも発生している。2015～2018 年までの米国のサーベイランスデータでは，マクロライド耐性率は全体で 7.6％であり，耐性率は一般に，西部の州よりも北東部や南部の地域で高かった。UAB Diagnostic *Mycoplasma* Laboratory と CDC で研究室が開発した PCR アッセイには，マクロライド耐性に関連する遺伝子型を同定するための高解像度融解曲線（high- resolution melt curve：HRM）解析が含まれている。マクロライド耐性をターゲットにした市販の PCR アッセイは開発中であるが，現在は入手できない。

マクロライド系薬の clarithromycin および azithromycin は，多くの市中発症の呼吸器感染症の原因微生物に対して広域スペクトラムを有する。これらの薬剤は，*in vitro* では *M. pneumoniae* に対する強い活性があり，マクロライド耐性を付与するリボソーム突然変異を有していない限り，erythromycin と同等またはより低い最小発育阻止濃度（minimun inhibitory concentration：MIC）でその増殖を阻害する。これらの薬剤はすべて臨床的な治療効果が証明されており，この微生物による肺炎の治療薬として承認されている。これらのマクロライド系薬では，多くの潜在的な薬剤相互作用があるため注意が必要である。clarithromycin および azithromycin は小児用経口懸濁液も使用可能で，azithromycin 点滴静注用製剤も使用可能である。tetracycline およびその類似体は *in vivo* でも *in vitro* でも有効であるが，骨と歯牙に対する毒性から小児に対しては使用すべきではない。clindamycin は *in vitro* では有効であるとされるが，いくつかの限られた報告では *in vivo* では有効ではないとされており，第 1 選択薬とすべきではない。*β*-ラクタム系薬，スルホンアミド，trimethoprim は，いずれも *M. pneumoniae* に対して *in vivo* でも *in vitro* でも有効ではない。

フルオロキノロン系抗菌薬は *Mycoplasma* に対する殺菌的な抗菌活性を示すが，*in vitro* ではマクロライド系抗菌薬よりも *M. pneumoniae* に対する活性は低いとされる。*β*-ラクタムおよびマクロライド耐性の *S. pneumoniae* に対する代替薬の必要性，また，市中の他の定型および非定型病原体による肺炎に対するエンピリックな単剤治療の可能な薬剤が求められていることから，*M. pneumoniae* に対する臨床的有効性と保険適用を有するキノロン系抗菌薬の開発が進められている。現時点では，フルオロキノロン系抗菌薬は 18 歳未満での使用は承認されていないが，主に成人の呼吸器感染症の治療に広く使用されており，特にマクロライド耐性 *M. pneumoniae* が考慮される状況においては小児においても有効な代替治療薬となる可能性がある。

Mycoplasma は発育が遅いため，他の原因微生物による呼吸器感染症よりも治療反応が得られるまでに長い治療期間がかかると予想される。したがって，14～21 日間の経口抗菌薬による治療が適切であるが，より新しい薬剤のいくつかは，さらに短い期間で臨床効果を示している。たとえば，5 日間の経口 azithromycin 投与は，*M. pneumoniae* による市中肺炎の治療に承認されている。

M. pneumoniae 感染症の管理においては抗菌薬の投与に加えて，頭痛や他の全身症状を緩和するために必要に応じて鎮咳薬，解熱薬，鎮痛薬などの投与を検討すべきである。大部分の肺外症状は疾患の経過中の遅い段階で診断されるため，早期治療の利点は不明である。しかしながら，高用量のステロイドと静注免疫グロブリンのいずれか，あるいは両方の投与は，神経学的症状が存在する場合には，それを改善させる可能性があること。肺外 *Mycoplasma* 感染症の治療が必要な場合や患者が免疫抑制状態である場合は，フルオロキノロン系抗菌薬のような殺菌性を示す薬剤が最も適切であり，長期間の投与が望ましい。

幸いにも，*M. pneumoniae* 感染症の治療のために選択された抗菌薬は，市中肺炎の原因となる他の微生物に対しても適切な抗菌薬である。このことは，医療を求める外来患者の大部分において原因菌が判明しないという事実を考えると重要である。

生殖器 *Mycoplasma* および *Ureaplasma* 感染症

Ureaplasma 属および *Mycoplasma hominis* は性的活動性の高い女性の下部生殖器から検出されるが，男性ではその頻度は若干低い。非常に多くの無症状の人にみられるため，その病原性の証明は困難である。膀胱炎，男性尿道炎，尿路結石症での *Ureaplasma* 属，骨盤内炎症性疾患(pelvic inflammatory disease：PID)での *M. hominis* については，一部の症例においてこれらを原因菌とするに十分な証拠は存在している。一方で，前立腺炎や細菌性腟炎などの他の疾患については，その証拠は明確ではない。これらの菌が定着している健康な成人男女の一部が臨床的に有意な泌尿生殖器疾患を発症するが，そのリスク因子については十分に解明されていない。表 165.2 に，生殖器 *Mycoplasma* および *Ureaplasma* が関連する，または引き起こすと考えられる疾患をまとめている。

生殖器 *Mycoplasma* は子宮内で，あるいは出産時に母体から胎児へと垂直感染する能力があるため，周産期病原体としての役割の解明に多大な努力が払われている。妊娠中の女性の絨毛膜羊膜からの *Ureaplasma* 属の検出は組織学的な絨毛膜羊膜炎と関連しており，分娩時間，破水および同部への他の細菌の存在を考慮に入れても出生体重と反比例する。*Ureaplasma* 属は健常な非妊娠女性の子宮内膜組織から分離されることがあり，このことは，これらの菌がおそらく着床時にも存在し，そのため，早期流産に関与している可能性があることを示している。数多くの研究により，絨毛膜羊膜への *Ureaplasma* 単独または他の細菌との混合感染は，分娩時間にかかわらず，妊娠 37 週未満での早産の独立したリスク因子であることが示されている。*Ureaplasma* が妊娠初期に羊水に侵入して炎症を引き起こす能力は，発育中の胎児や新生児の下気道にも炎症を引き起こす可能性があることが示唆される。過去数年にわたり，これらの微生物が先天性肺炎を引き起こし，早産児の慢性肺疾患や気管支肺異形成症へ進展する可能性があるという証拠が増えてきている。新生児期の表在粘膜への *Ureaplasma* や *M. hominis* の定着は，一過性で後遺症を伴わない傾向があるが，新生児，特に早産児では，菌血症や髄膜炎などさまざまな全身性の病態へと進展しやすいことがわかっている。

何年もの間，*U. urealyticum* はヒトに感染することが知られている唯一の種であった。しかしながら，この微生物は最終的に 16S rRNA の配列に基づいて 2 つの別個の種，すなわち，*U. urealyticum* と *U. parvum* へと分けられた。*U. parvum* のほうがより一般的に臨床検体から検出されるが，両者を区別するためには特殊な核酸増幅検査が必要であるため，ごく最近の研究以外のほとんどの臨床研究において，これら 2 菌種の区別はなされていない。男性尿道炎など一部の疾患では，*U. urealyticum* のほうがより病原性があるかもしれないことを示唆するエビデンスが増加している。

M. hominis や *Ureaplasma* 属による新生児期以降の泌尿生殖器以外の感染には，免疫抑制状態，たとえば，先天性低ガンマグロブリン血症や固形臓器移植後の医原性免疫抑制状態，または尿路への人工物挿入のような侵襲的処置などが関連している。*Ureaplasma* および他の *Mycoplasma* は，先天性抗体欠損患者での化膿性関節炎の最も一般的な原因菌であり，これらの病態を診断する際には早期に考慮されるべきである。

表 165.2
生殖器 *Mycoplasma* と疾患との関連

疾患	*Ureaplasma* 属	*M. hominis*	*M. genitalium*
男性尿道炎	+[a]	−	+
慢性前立腺炎	±	−	±
精巣上体炎	±	−	−
尿路結石	+	−	−
膀胱炎／腎盂腎炎	+	+	−
細菌性腟症	±	+	±
子宮頸管炎	−	−	+
骨盤内炎症性疾患	−	+	+
不妊症	±	−	+
絨毛膜羊膜炎	+	±	−
自然流産	±	±	−
早産／低出生体重児	+	±	+
子宮内発育不全	+	−	−
産褥熱／子宮内膜炎	+	+	−
新生児肺炎	+	+	−
新生児慢性肺疾患	+	−	−
新生児菌血症／髄膜炎	+	+	−
新生児膿瘍性疾患	+	+	−
成人の生殖器外感染症[b]	+	+	+
移植後高アンモニア血症	+	+	−

−＝関連性または因果的役割は示されなかった。*M. genitalium* のいくつかの条件では，これは，この生物を検出するための適切な技術を用いた研究が行われていないという事実を反映しうる。
＋＝因果関係あり。
±＝関連はあるが，因果関係は明らかでない。
a *U. urealyticum* は *U. parvum* よりも尿道炎によく関与する。
b 化膿性関節炎，血流感染，膿瘍，創部感染，呼吸器感染，心内膜炎，骨髄炎を含む。

M. pneumoniae 感染症の毒性因子と病原性については広範囲に研究されているが，泌尿生殖器 *Mycoplasma* がどのように疾患を引き起こすかについてはまだあまり知られていない。*M. genitalium* は *M. pneumoniae* と同様の極性オルガネラをもち，宿主細胞への付着と内在化を促進する。*M. genitalium* の病原性因子としては，ヌクレオチド前駆体の供給源となる，あるいは薬剤耐性を提供するヌクレアーゼが知られている。*M. hominis* と *Ureaplasma* 属は，認識可能な極性付着器官をもっていない。し

かし，*M. hominis* には細胞付着および抗原変異を介して宿主の免疫応答を回避することに関与する可変付着関連抗原（variable adherence-associated antigen：Vaa）がある。OppA などの表面蛋白質もまた，細胞接着や宿主細胞のアポトーシス誘導に関与している。*Ureaplasma* 属も，尿道上皮，精子，赤血球など多様な宿主細胞型に付着する能力がある。*Mycoplasma* 属と同様に，*Ureaplasma* の表面抗原には変異があるため，侵入部位での持続的な接着が促進される。*M. hominis* および *Ureaplasma* 属はアンモニアを産生し，肺移植レシピエントにおける高アンモニア血症の原因となるほか，アンモニアによる尿路結石の形成の原因となる。さらに *Ureaplasma* 属は，IgA プロテアーゼも産生する。

泌尿生殖器または生殖器外疾患が *Mycoplasma* に起因すると疑われる場合，適切な診断検査を行い，感染が確認されれば治療が必要である。これは特に，他の可能な微生物病因がなく，感染が通常無菌であるべき部位（たとえば，関節液からの *M. hominis* の分離）で発見された場合に重要である。臨床医は通常，生殖器 *Mycoplasma* 感染に起因する疾患に精通しており，検査が容易に利用できない場合には経験的に治療することが多い。*Mycoplasma* が原因となる疾患は，他のさまざまな微生物によっても起こる可能性があり，PID などいくつかの疾患は複数の微生物が原因となる。したがって，抗菌薬の選択に当たっては，さまざまな要因を考慮に入れなければならない。

M. hominis も *Ureaplasma* も増殖が速く，適切な検体の培養で 2〜5 日以内に検出できる。*M. hominis* は，Gram 染色に染まらないないピンポイントのコロニーとして，ルーチンの細菌培地で疑うことができる。好ましい培養方法として，これらの菌の回収を促進するために，適切な取り扱いと輸送培地のベッドサイドでの接種が必要である。培養検体として適切なのは，臨床状態により，尿道や創部のスワブ，子宮頸管や前立腺の分泌物，尿，「*Mycoplasma pneumoniae* 呼吸器感染症」の項で述べた呼吸器検体，髄液，血液または他の体液や組織である。培養は，主に大規模な病院の検査室またはレファレンスラボを通じて行うことができる。*M. hominis* は液体培地中でアルギニンを加水分解し，SP4 または A8 寒天培地上で典型的な目玉焼き状のコロニーを形成し，成長速度とコロニーの形態によって推定することができる（図 165.3）。確定診断には PCR 法による同定が必要である。*Ureaplasma* は A8 寒天培地上の典型的なコロニー形態とウレアーゼ活性によって属レベルまで同定できる（図 165.4）。培養で増殖した *Ureaplasma* の種判定には PCR が必要であるが，診断目的では通常行われない。

現在，米国では *M. hominis* および *Ureaplasma* 属について利用可能な市販の血清学的アッセイや迅速分子生物学的検査はないが，ヨーロッパではいくつかの PCR ベースのアッセイが販売されており，米国のリファレンスラボでは細菌検出のために検査室が開発したシングルプレックスおよびマルチプレックス PCR アッセイを提供している。ヒトの *Mycoplasma* と *Ureaplasma* に対する抗菌薬感受性試験は標準化されており，解釈上のブレークポイントは米国臨床検査標準委員会（Clinical and Laboratory Standards Institute：CLSI）Document M43A に記載されている。しかし，*in vitro* 感受性試験は，これらの潔癖な生物を培養できる検査施設に限られている。*M. hominis* および *Ureaplasma* 属菌の感受性検査は，検査室で 3〜5 日で実施できる。*M. hominis* および *Ureaplasma* 属菌の薬剤耐性を同定できる迅速な分子学的検査はない。

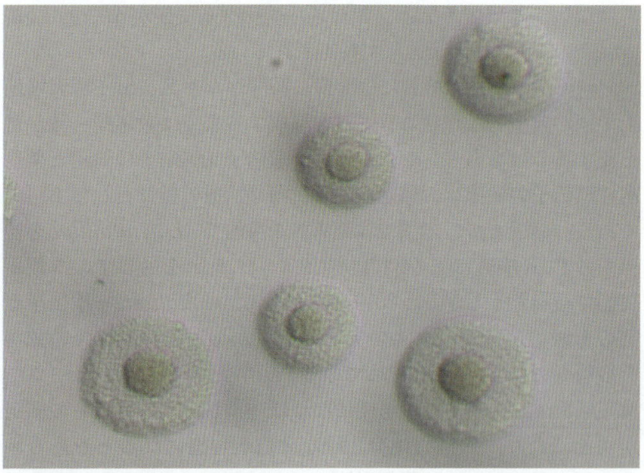

図 165.3
***M. hominis* の目玉焼き状のコロニー**　直径 110 μm，132 倍。

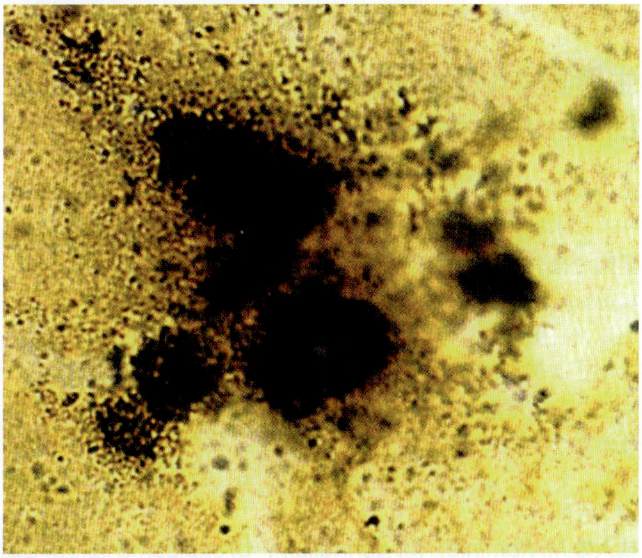

図 165.4
腟検体から A8 寒天培地で発育した，顆粒が茶色く染まったウレアーゼ陽性の *Ureaplasma* 属のコロニー　直径 15〜60 μm，100 倍。

M. genitalium は尿道炎の男性の尿道検体から初めて分離された。*M. hominis* や *Ureaplasma* 属よりも一般的な無症状の人の下部泌尿生殖器道での発生は非常に少なく，米国では若年成人の約 1％が罹患しており，世界的な有病率は 1〜6.4％である。一方で，無症候性保菌率は性感染症クリニック受診者の間では最も高く，その範囲は 9〜50％以上である。PCR 法が利用できるようになったことで，ヒトの疾患における *M. genitalium* の役割についての理解が大きく深まった。いくつかの臨床研究が男性尿道炎におけ原因菌である可能性を支持しており，全症例 15〜25％，非クラミジア性非淋菌性尿道炎の約 18〜46％の症例に関与しているとされる。*M. genitalium* はまた，子宮頸管炎や PID の原因でもある。*M. genitalium* は呼吸器や滑液中に検出されるものの，*M. hominis* や *Ureaplasma* 属のように性器外疾患に関与するこ

とはない。若年層，黒人，非ヒスパニック系民族が *M. genitalium* 感染のリスク因子として特定されている。

M. genitalium の培養には非常に時間がかかり，SP4 寒天培地上で菌が典型的な球状コロニーを形成するまでに数週間〜数か月を要することもある。したがって，遺伝子レベルでの同定と薬剤耐性遺伝子の検出は，確定診断と抗菌薬治療の指針として不可欠である。最近まで，米国では臨床診断目的で *M. genitalium* を検出する PCR 検査は，専門のリファレンスラボを通じてのみ利用可能であった。しかし，2019 年 1 月，*M. genitalium* を検出する初の市販の遺伝子ベースのアッセイ(Hologic 社)が FDA の認可を取得した。広く利用されている Panther プラットフォームで *M. genitalium* の検出が可能になれば，より多くの感染者の同定が可能になり，疾病負担の正確な評価が可能になると考えられる。*M. genitalium* の薬剤耐性マーカーをターゲットとした分子アッセイは，UAB Diagnostic *Mycoplasma* Laboratory のような専門のレファレンスラボで利用可能であるが，マクロライド耐性の検出のための商用的検査については開発中である。

生殖器 *Mycoplasma* および *Ureaplasma* 感染症の治療

歴史的に，*M. hominis* による泌尿生殖器感染症に対しては経口テトラサイクリン系抗菌薬が第 1 選択薬とされてきたが，一部の集団では分離株の最大 50％で耐性が発生することがある。*Mycoplasma* 感染症の治療にマクロライド系を使用することが多くの臨床研修医の心に刻まれているが，*M. hominis* はほぼ普遍的にマクロライド耐性を示すという重要な例外であることを覚えておくことが重要である。clindamycin は *M. hominis* に対して活性があり，臨床的にも有効である。

一方，*Ureaplasma* 属は通常，clindamycin に耐性を示し，時にはテトラサイクリン系に対しても耐性を示すが，ほぼ常にマクロライド系に対して感受性がある。米国のさまざまな州の臨床分離株の *Ureaplasma* 属に対する調査では，45％がテトラサイクリン系に耐性を与える *tetM* トランスポゾンを保有していた。耐性の程度は，地域，患者集団のタイプ，および抗菌薬への過去の曝露歴によって異なる。時折，マクロライド耐性の *Ureaplasma* 属が報告されており，*in vitro* での感受性にもかかわらず，腟 *Ureaplasma* のテトラサイクリン系またはマクロライド系治療が常に成功するとは限らない。

DNA ジャイレースおよび / またはトポイソメラーゼⅣの変異によるフルオロキノロン耐性が *M. hominis* と *Ureaplasma* 属の両方において報告されており，通常はこれらの薬剤への長期間の曝露後に発生するが，ほとんどの分離株は *in vitro* では感受性のままである。フルオロキノロン系の活性はテトラサイクリンまたはマクロライド耐性に影響されない。ciprofloxacin と ofloxacin は，levofloxacin や moxifloxacin に比べて一般的に活性が低いとされる。

M. hominis および *Ureaplasma* 属におけるテトラサイクリン系，フルオロキノロン系，マクロライド系のそれぞれの抗菌薬に対する後天性耐性の頻度は，これらの菌が通常無菌の身体部位，免疫不全の宿主，および / または初期治療に反応しなかった人から検出された際の *in vitro* の薬剤感受性試験を行うことを推奨する根拠となる。

成人および新生児の生殖器感染症に対する治療選択肢は，それぞれ表 165.3 および 165.4 に示されている。生殖器 *Mycoplasma* に特異的な微生物学的データを含む抗菌薬についての臨床試験はほとんどなく，成人の性器外感染や新生児感染に対する治療レジメンの系統的な比較評価は行われていない。したがって，表

表 165.3
成人の *M. hominis*，*M. genitalium*，*Ureaplasma* 属による泌尿生殖器および全身感染症に対する治療薬 [a]

薬剤	投与経路	1 日あたりの用量	コメント
doxycycline [訳注]	経口	初日に 200 mg のローディングドーズ。その後，100 mg 12 時間ごとを 7 日間	妊娠後半や 8 歳未満の子どもには，胎児の骨格発達や骨成長に悪影響を及ぼすため，他に代替手段がない場合を除き使用しないことが推奨される *M. genitalium* による尿道炎の治療失敗が報告されている
	静注	経口と同じ	
tetracycline [訳注]	経口	250〜500 mg 6 時間ごと 7 日間	*M. hominis* および *Ureaplasma* 属の一部の株では *tetM* をもつため，活性が抑制される可能性がある
	静注	125-500 mg 6〜12 時間ごとを 7 日間	
minocycline	経口	100 mg 12 時間ごとを 14 日間	*M. hominis* および *Ureaplasma* 属の一部の株では *tetM* をもつため，活性が抑制される可能性がある マクロライドおよびフルオロキノロン耐性の *M. genitalium* 感染症の治療に有用かもしれない
	静注	初回に 200 mg。その後，100 mg 12 時間ごとを 14 日間	
erythromycin	経口 / 静注	250〜500 mg 6 時間ごとを 7 日間	*M. hominis* には活性がない
azithromycin	経口	初日に 500 mg。その後，1 日あたり 250 mg を 4 日間または単回 1 g 投与	*M. hominis* には活性がない *in vitro* 耐性はよくみられ，*M. genitalium* による尿道炎の治療失敗が報告されている
	静注	1 日あたり 500 mg を 2 日間。その後，1 日あたり 500 mg 経口投与	
clindamycin	経口	150〜450 mg 6 時間ごとを 7 日間	*Ureaplasma* 属には活性がない

表 165.3（続き）

薬剤	投与経路	1日あたりの用量	コメント
	静注	150〜900 mg 6〜8時間ごとを7日間	
ofloxacin	経口	200〜400 mg 12時間ごとを7日間	フルオロキノロン系は18歳未満の人には未承認
	静注	経口と同じ	
levofloxacin	経口	1日あたり500 mgを7〜14日間	
	静注	経口と同じ	
moxifloxacin	経口／静注	12時間ごとに400 mg × 10日間	moxifloxacinは泌尿生殖器感染症の治療に承認されていないが，agithromycin治療に失敗した*M. genitalium*尿道炎の男性に有効であることが示されいる。一方で耐性および治療失敗も報告されている。

日本ではdoxycyclineおよびtetracyclineの点滴製剤は未発売。

a 治療の選択肢は微生物学的に承認された薬剤がないこともあり，生殖器*Mycoplasma*に対する感受性検査結果をもとに，他の泌尿生殖器感染症の微生物に対しても用いられる治療レジメンを加味して記載している。投与経路および治療期間は疾患の重症度に依存する。生殖器外，あるいは全身性の感染症で特に免疫抑制状態で起こる場合には，記載されているよりも長い治療期間が必要な場合がある。関節感染症では，数週間〜数か月の抗菌薬投与が必要となることがある。これらの推奨は，臨床試験での客観的なデータがないため，主に公表された症例報告に基づいている。

表 165.4
***M. hominis*および*Ureaplasma*属による新生児への感染症に対する治療薬[a]**

薬剤	投与経路	1日あたりの用量	コメント
doxycycline[訳注]	経口	1回4 mg/kg ローディング。その後，2〜4 mg/kg/日 1〜2回に分けて10〜14日間	8歳未満の小児では他の薬剤が使用できない場合以外は原則禁忌。tetMをもつ*M. hominis*，*Ureaplasma*属では活性が阻害される可能性あり。*M. homins*および*Ureaplasma*属による新生児髄膜炎で頻用されているが，*Ureaplasma*属では治療失敗例もあり
	静注	経口と同じ	
tetracycline[訳注]	経口	25〜50 mg/kg/日 4回に分けて	8歳未満の小児では他の薬剤が使用できない場合以外は原則禁忌。*tetM*をもつ*M. hominis*，*Ureaplasma*属では活性が阻害される可能性あり
	静注	10〜20 mg/kg/日 2〜4回に分けて	
chloramphenicol	経口	推奨されない	*M. homins*および*Ureaplasma*属による新生児髄膜炎で頻用されているが，*M. hominis*では治療失敗例もあり。副作用の面から，頻回の血球測定と血中濃度監視が望ましい
	静注	生後2週間まで，25 mg/kg/日 1回，生後2週以上は50 mg/kg/日	
erythromycin	経口	20〜50 mg/kg/日 3〜4回に分けて	*M. hominis*には無効。髄液移行が悪いにもかかわらず，*Ureaplasma*属による新生児髄膜炎で頻用されているが，治療失敗例も報告されている。乳児肥厚性幽門狭窄症との関連があるため，代替薬が利用可能な場合は経口投与は避ける
	静注	経口と同じ	
azithromycin	静注	20 mg/kg/日 1回を3日間	azithromycinは，少数の症例で早産児の気道から*Ureaplasma*属を根絶することが知られており，有害な後遺症は報告されていない
clindamycin	経口	10〜25 mg/kg/日を3〜4回に分けて　10〜14日間	*Ureaplasma*属には無効。*M. hominis*感染では頻用されている
	静注	10〜40 mg/kg/日を3〜4回に分けて　ただし15〜20 mg/kg/日を超えないほうが望ましい	

日本ではdoxycyclineおよびtetracyclineの点滴製剤は未発売。

a 生殖器マイコプラズマの新生児感染に対する治療ガイドラインはない。治療選択肢は，*in vitro*の感受性データおよびこれまでの症例報告に基づいている。新生児への投与量は確立されておらず，承認もされていないので，記載されている量は乳幼児および子どもに適用されるデータに基づいている。

165.3および165.4の治療推奨，包括的な用量および持続時間は，薬剤感受性結果，PIDや尿道炎などの疾患に対する臨床試験の治療成績および個々の症例報告に基づいている。尿道炎のように性感染症による可能性がある感染症では，インデックスケースの性的接触者も治療を受けるべきである。

*M. genitalium*による尿道炎に対するテトラサイクリン系薬剤の臨床研究では，治療失敗が頻発しており，当初はazithromycinがよりよい選択肢であると考えられていた。しかし，azithromycinによる治療失敗の報告や，この薬剤に対するMICの上昇またはマクロライド耐性を付与する突然変異（42〜80%）を

もつ *M. genitalium* 分離株の検出から，この抗菌薬が常に有効とは限らない。マクロライド耐性の *M. genitalium* 感染症では，フルオロキノロン系抗菌薬(moxifloxacin など)による治療が成功している。しかし，米国ではヒト免疫不全ウイルス(human immunodeficiency virus：HIV)感染者で男性同士の性行為を行う男性(men who have sex with men)において，*M. genitalium* のフルオロキノロン耐性は約 30％であり，アラバマ州の研究によると 11％がさらにマクロライド耐性を示している。ヨーロッパと日本では，フルオロキノロン耐性はそれぞれ約 5〜8％と 47％である。マクロライドおよびフルオロキノロン耐性感染症に対する治療レジメンは限られている。minocycline の 14 日間投与が有効であった症例もある。pristinamycin も多剤耐性 *M. genitalium* の治療に有効であるが，フランス以外では一般に入手できない。

免疫不全患者，特に低ガンマグロブリン血症の患者(最もよく研究されている)における *Mycoplasma* または *Ureaplasma* 感染症の知見から，*Mycoplasma* が通常の宿主では主に非侵襲性の粘膜病原体であるにもかかわらず，これらの患者においては破壊的で進行性の疾患を引き起こすことが示されている。このような感染は，抗菌薬治療に抵抗性の薬剤耐性菌によって引き起こされるかもしれず，数週〜数か月間にわたって，複数の抗菌薬の静脈内投与，免疫グロブリンの静脈内投与，原因微生物に対する抗血清を組み合わせた治療を必要とする。積極的な治療を行ったとしても再発は起こりやすい。罹患部位の反復培養が，治療に対する臨床的な反応をみるために必要かもしれず，可能であれば，薬剤感受性検査も行うべきである。

重篤な状態の新生児において *M. hominis* または *Ureaplasma* 属が髄液から検出され，髄液細胞数増加や進行性の水頭症，または他の神経学的異常を伴っている場合，心膜液，胸水，呼吸器疾患に関連した気管吸引物，膿瘍検体または血液から検出された場合は，その臨床病態の原因となる微生物がほかに確認できないなら，治療を行うことは正当化される。azithromycin は，薬物動態学の観点から erythromycin に対していくつかの利点があるが，新生児の *Ureaplasma* 感染症の治療に関しては，この薬剤に関する臨床経験は非常に限られている。最近の研究では，1 回量 20 mg/kg/ 日の azithromycin を 3 日間静脈内投与することで少数の早産新生児の呼吸器から *Ureaplasma* を消失させることに成功した。非経口テトラサイクリン系薬は禁忌にもかかわらず，*M. hominis* または *Ureaplasma* 属による新生児髄膜炎を治療するために使用されてきたが，*Ureaplasma* 属には erythromycin や，azithromycin などの他のマクロライド系薬が，*M. hominis* には clindamycin が，そしてどちらに対しても chloramphenicol が代替薬となる。新生児の髄液からこれらの微生物を根絶する際に，単剤治療が常に成功するわけではない。新生児における *Mycoplasma* または *Ureaplasma* の全身性感染症に対する治療期間と薬剤の投与量は厳密に評価されてはいないが，微生物学的に追跡調査された個々の症例における経験に基づき，髄膜炎などの浸潤性疾患に対しては最低 10〜14 日間が推奨される。

その他の *Mycoplasma* 属

さまざまな *Mycoplasma* 属が，ヒトの上気道または泌尿生殖器から分離されることがある。これらの微生物のうちのいくつかは健常人において一般的に定着しているものもあれば，それほど頻繁にはみられないものもある。これらの微生物のうちいくつかは，侵襲性疾患の病原体として，通常は免疫不全の人で報告されることがある。分離される頻度が低く，*in vitro* での薬剤感受性検査が実施された臨床分離株がないために，その検出または治療に関するガイドラインは作成困難である。*M. fermentans* の抗菌薬感受性は一般に，*M. hominis* の感受性と似ているが，他の菌種については情報はほとんどない。これらの日和見感染を起こす *Mycoplasma* 属の臨床分離株が利用可能である場合，*in vitro* で十分に発育するならば，薬剤感受性検査は治療方針の決定のために時々実施される。それ以外の場合は，表 165.1，165.3，および 165.4 で示されているように，他の *Mycoplasma* 属に対して有効であることが示されている薬剤を経験的に用いるが，その選択は遭遇する感染症の種類および宿主の状態に基づいて行うべきである。

文献

Bharat A, Cunningham S, Kreisel D, et al. Disseminated Ureaplasma infection as a cause of fatal hyperammonemia in humans. *Sci Transl Med.* 2015;7(284):284re3–284re3.

Bradshaw C, Jensen JS, Waites KB. New horizons in *Mycoplasma genitalium* treatment. *J Infect Dis.* 2017;216(Suppl); S412–419.

Bradshaw CS, Jensen JS, Tabrizi SN, et al. Azithromycin failure in *Mycoplasma genitalium* urethritis. *Emerg Infect Dis.* 2006;12:1149–1152.

CDC. 2015 Sexually Transmitted Diseases Treatment Guidelines. Emerging issues. https://www.cdc.gov/std/tg2015/emerging.htm

Dionne-Odom J, Geisler WM, Aaron KJ, et al. High prevalence of multidrug-resistant *Mycoplasma genitalium* in HIV-infected men who have sex with men in Alabama. *Clin Infect Dis.* 2018;66:796–798.

Fernández J, Karau MJ, Cunningham SA, et al. Antimicrobial susceptibility and clonality of clinical *Ureaplasma* isolates in the United States. *Antimicrob Agents Chemother.* 2016;60:4793–4798.

Gatski M, Martin DH, Theall K, et al. *Mycoplasma genitalium* infection among HIV-positive women: Prevalence, risk factors and association with vaginal shedding. *Int J STD & AIDS.* 2011;22:155–159.

Getman D, Jiang A, O'Donnell M, et al. *Mycoplasma genitalium* prevalence, coinfection, and macrolide antibiotic resistance frequency in a multicenter clinical study cohort in the United States. *J Clin Microbiol.* 2016; 54:2278–2283.

Horner P, Martin D. *Mycoplasma genitalium* infection in men. *J Infect Dis.* 2017;216(Suppl 2):S396–S405.

Kannan TR, Baseman JB. ADP-ribosylating and vacuolating cytotoxin of *Mycoplasma pneumoniae* represents unique virulence determinant among bacterial pathogens. *Proc Natl Acad Sci USA.* 2006;103:6724–6729.

Kannan TR, Hardy RD, Coalson JJ, et al. Fatal outcomes in family transmission of *Mycoplasma pneumoniae. Clin Infect Dis.* 2012;54:225–231.

Le Roy C, Pereyre S, Henin N, et al. French prospective clinical evaluation of the Aptima *Mycoplasma genitalium* CE-IVD assay and macrolide resistance detection using three distinct assays. *J Clin Microbiol.* 2017;55:3194–3200.

Marston BJ, Plouffe JF, File TM, et al. Incidence of community-acquired pneumonia requiring hospitalization. Results of a population-based active surveillance study in Ohio. The Community-Based Pneumonia Incidence Study Group. *Arch Intern Med.* 1997;156:1709–1718.

Merchan LM, Hassan HE, Terrin ML, et al. Pharmacokinetics, microbial response, and pulmonary outcomes of multidose intravenous azithromycin in preterm infants at risk for ureaplasma respiratory colonization. *Antimicrob Agents Chemother.* 2015;59:570–578.

Schelonka R, Katz B, Waites KB, et al. A critical appraisal of the role of *Ureaplasma* in development of bronchopulmonary dysplasia using meta-analytic techniques. *Pediatr Infect Dis J.* 2006;24:1033–1039.

Shimada Y, Deguchi T, Yamaguchi Y, et al. *gyr*B and *par*E mutations in urinary *Mycoplasma genitalium* DNA from men with non-gonococcal urethritis. *Int J Antimicrob Agents.* 2010;36:477–478.

Suzuki S, Yamazaki T, Narita M, et al. Clinical evaluation of macrolide-resistant *Mycoplasma pneumoniae. Antimicrob Agents Chemother.* 2006;50:709–712.

Taylor-Robinson, D. Mollicutes in vaginal microbiology: *Mycoplasma hominis, Ureaplasma urealyticum, Ureaplasma parvum* and *Mycoplasma genitalium. Research Microbiol.* 2017;168(9–10):875–881.

Tully JG, Taylor-Robinson D, Cole RM, et al. A newly discovered mycoplasma in the human urogenital tract. *Lancet.* 1981;1:1288–1291.

Unemo M, Salado-Rasmussen K, Hansen M, et al. Clinical and analytical evaluation of the new Aptima *Mycoplasma genitalium* assay, with data on *M. genitalium* prevalence and antimicrobial resistance in *M. genitalium* in Denmark, Norway and Sweden in 2016. *Clin Microbiol Infect.* 2018;24:533–539.

Waites, KB, Duffy, LB, Bébéar, CM, et al. *Methods for antimicrobial susceptibility testing for human mycoplasmas: Approved guideline M43-A.* Wayne, PA: Clinical and Laboratory Standards Institute; 2011.

Waites KB, Katz B, Schelonka RL. Mycoplasmas and ureaplasmas as neonatal pathogens. *Clin Microbiol Rev.* 2005;18:757–789.

Waites KB, Xiao L, Paralanov V, et al. Molecular methods for the detection of *Mycoplasma* and *Ureaplasma* infections in humans: A paper from the 2011 William Beaumont Hospital Symposium on molecular pathology. *J Mol Diagn.* 2012;14:437–450.

Waites KB, Xiao L, Liu Y, et al. *Mycoplasma pneumoniae* from the respiratory tract and beyond. *Clin Microbiol Rev.* 2017;30:747–809.

Wiesenfeld H, Manhart L. *Mycoplasma genitalium* in Women: Current knowledge and research priorities for this recently emerged pathogen. *J Infect Dis.* 2017;216(Suppl 2):S389–S395.

20

166 *Chlamydia pneumoniae*[訳注]

■著：Margaret R. Hammerschlag
■訳：荒川 悠

［訳注：本章で扱っている *Chlamydia pneumoniae* / *psittaci* は，*Chlamidia* だったものが1999年に微生物学的には *Chlamydophila* として，*Chlamydia* から分離された。しかし，その分類自体に異論もあり，また，種々の遺伝子解析の進歩の影響もあり，現時点では再度 *Chlamydia* に統一されているようである。しかし，2024年4月時点，PubMedで検索しても，*Chlamydophila pneumoniae* / *psittaci* で表記されている文献は複数該当している。原著では *Chlamydia* と *Chlamydophila* が混在しているが，本章ではそれらの背景を踏まえ，原著の表記のままとした］

Chlamydia pneumoniae の最初の分離株は1960年代のトラコーマ研究中に，偶然発見された。Graystonらは，シアトルの肺炎を患っていた大学生の気道から同様の分離株を回収した後，最初の2つの菌株番号，TW-183とAR-39にちなんで"TWAR"という名称をつけた。*C. pneumoniae* は一般的なヒトの呼吸器病原体である。感染経路はいまだ不明なままであるが，おそらく感染した呼吸器分泌物を吸入することで感染すると考えられている。家族内や閉鎖された空間内(軍の施設，刑務所，養護施設など)での *C. pneumoniae* の集団感染が報告されている。小児および成人の市中肺炎における *C. pneumoniae* の割合は，地域性や調査した年齢層，検査方法によって異なるが，0〜44%以上と幅広く変動している。血清学的診断に頼った初期の研究では，5歳未満の小児での感染はまれであることが示唆された。しかし，培養あるいはポリメラーゼ連鎖反応(polymerase chain reaction：PCR)を用いたその後の研究では，幼児期以降の小児における感染率は成人と同様であることが判明している。

培養を用いた研究では，特に小児において，血清学的診断との相関が低いことが判明している。2つの多施設での肺炎治療研究に登録された生後6か月〜16歳の小児のうち7〜13%が培養陽性であり，7〜18%がmicroimmunofluorescence(MIF)法で急性感染の血清学的基準を満たしたが，それらは同一の患児ではなかった。培養陽性患児の1〜3%のみが血清学的基準を満たし，約70%は血清学的に陰性であった。20歳までに，約50%の人が検出可能な抗 *C. pneumoniae* 免疫グロブリン(immunoglobulin：Ig)G抗体を有すると思われ，一部の集団では抗体陽性率は80%を超えるかもしれない。

急性感染後数週間〜数年経っても培養陽性を呈する症例が報告されている。無症候性に鼻咽頭から検出される例も成人および小児の2〜5%でみられる。この無症候性保菌の *C. pneumoniae* の疫学における役割は明らかでないが，おそらくこれらの人々は感染拡大のためのリザーバー(レザボア)として働く可能性がある。

ほとんどの *C. pneumoniae* 感染症はおそらく軽症または無症候性であると思われる。初期の報告では，*Mycoplasma pneumoniae* による肺炎と臨床的に類似した，軽度の非定型肺炎として強調されていた。一般に，*C. pneumoniae* による肺炎は，他の肺炎と臨床的に区別できない。他の病原体，特に，*M. pneumoniae* および *Streptococcus pneumoniae* との共感染は頻繁に起こる。*C. pneumoniae* 肺炎は重症化したり死に至ることさえあるが，それに関与する因子として既存の慢性疾患の役割を評価することは多くの患者で困難である。しかしながら一部の患者では，たとえ基礎疾患のない患者であっても，*C. pneumoniae* は重大な病原菌として明らかに関与しているようである。*C. pneumoniae* は重症肺炎患者において膿胸となった胸水から分離されることもある。

C. pneumoniae 感染における宿主因子の役割は現在も研究中である。*C. pneumoniae* は，鎌状赤血球症の小児における急性胸部症候群の14〜19%に関与しているようである。これらの患者の *C. pneumoniae* 感染は，*M. pneumoniae* 感染よりも重度の低酸素血症と関連しているようである。また，*C. pneumoniae* は，喘息の炎症誘発因子でもある。

上気道感染症における *C. pneumoniae* の役割はあまり明確ではない。*C. pneumoniae* は中耳炎の小児および成人の中耳滲出液から分離され，咽頭炎の原因としても関与している。*C. pneumoniae* 感染は，アテローム性動脈硬化症，Alzheimer病，黄斑変性症，関節炎を含めた多種多様な慢性疾患および症状に関与している。しかしながら，*C. pneumoniae* 感染の診断方法が標準化されていないことが，これらの研究の妨げになっている。

診断検査

C. pneumoniae 感染の特異的な検査診断法は，鼻咽頭または咽頭スワブ，喀痰または胸水から，培養あるいは核酸増幅検査(nucleic acid amplification test：NAAT)によって，*C. pneumoniae* を検出することである。鼻咽頭は *C. pneumoniae* を分離するのに最適な場所のようである。咽頭スワブおよび喀痰の相対的な検出精度は不明である。*C. pneumoniae* は無細胞培地中で増殖することができないので，分離培養には組織内での培養を必要とする。*C. pneumoniae* は，気道組織由来の細胞系，具体的にHEp-2細胞およびHL細胞で容易に増殖する。培地への初回接種から結果が出るまでには4〜7日かかる。

鼻咽頭培養は，先端がポリエステル繊維(Dacron® tip)のスワブで行うことができる。各ロットのスワブは，模擬感染システムで処理して，細胞の生存能力や *Chlamydia* の回収に抑制効果がないことを確認する必要がある。培養のための検体は，適切な輸送媒体(通常は抗菌薬とウシ胎児血清を含むスクロースリン酸緩衝液)に入れ，ただちに4℃で保存し，24時間以内に処理する必要がある。標本を室温で保持すると生存率が低下するため，24時間以内に処理できない場合は，培養を行うまで−70℃で凍結する必要がある。72時間の培養の後，*C. pneumoniae* 特異的または *Chlamydia* 属特異的〔抗リポ多糖体(antilipopolysaccharide：抗LPS)〕蛍光結合型モノクローナル抗体で染色することによって確認することができる。

米国食品医薬品局(Food and Drug Administration：FDA)によって承認された3つのマルチプレックスPCR呼吸器パネルがあり，それらには *C. pneumoniae* が含まれている。BioFire FilmArray®，GenMark ePlex®，および Luminiex NxTAG® 呼吸器病原体パネルである。それぞれに呼吸器感染症を引き起こすウイルスと *M. pneumoniae* が含まれている。BioFire FilmArray® には，さらに *Bordetella pertusis* も含まれている。これらのパネルを使用した研究では，呼吸器疾患をもつ成人および子どもにおける性能が一般的に同等であることが示されている。*C. pneumoniae* の検出率は低く，1％未満であるが，これは過去10年間に行われた疫学研究と一致している。検査が現場で実施される場合，通常の検出時間は1〜2時間である。

従来，*C. pneumoniae* の分離は困難で限定的であると考えられていたため，血清学的診断が重視された。MIF法は標準化されておらず，またFDAの認可も受けていない。酵素免疫測定法(enzyme immunoassay：EIA)検査キットは検査性能が標準化されており客観的な結果が得られるが，培養またはPCR法と比較して十分に評価されたものはなく，ほとんどがMIF法とのみ比較されている。そのため，FDAの認可を受けていないか，米国での使用が承認されていない。市販のアッセイのうち，Medac rELISAは，組み換えLPS抗原を使用するが，他のものは大腸菌由来LPSまたは合成ペプチドに基づいている。これらのキットはIgG，IgM，IgAを測定することができるが，カットオフ値はキットごとに異なり，陽性結果(急性感染，過去の感染)の基準は非常に複雑である。米国疾病対策センター(Centers for Disease Control and Prevention：CDC)は，*C. pneumoniae* 感染の診断のための血清学的基準の修正を提案している。MIF法は現在受け入れ可能な唯一の血清学的検査であると考えられたが，その基準はかなり厳格にされた。MIF法による急性感染の診断基準は，(ペア血清での)IgG抗体価の4倍以上の上昇または単回のIgM抗体価の16倍以上の抗体価と定義され，単回のIgG抗体価の使用は推奨されなかった。ただ，ペア血清の使用は診断の確認になるだけで，患者の治療法を決定するうえではほとんど役に立たない。16倍以上のIgG抗体価は過去の曝露を示すと考えられたが，上昇したIgA抗体価も他の血清学的マーカーも，持続感染または慢性感染の有効な指標であるとは考えられなかった。CDCは *C. pneumoniae* に対する抗体の検出にEIA法の使用を推奨していない。

治療

C. pneumoniae は，テトラサイクリン系抗菌薬，マクロライド系抗菌薬，キノロン系抗菌薬に感受性がある。これまでに発表された *C. pneumoniae* による肺炎の治療研究の大部分は，血清学的検査による診断に頼りきっていたため，微生物学的な有効性を評価することはできなかった。成人の鼻咽頭から *C. pneumoniae* を根絶するためには，テトラサイクリン系薬または erythromycin の長期コース(最大3週間)が必要であることが逸話的に報告されている。2つの小児での多施設共同研究では，erythromycin と clarithromycin の10日間コースと azithromycin 懸濁液の5日間コースが同等に有効であり，除菌率は79〜86％であった。levofloxacin と moxifloxacin を含むキノロン系薬もまた，市中肺炎の成人において *C. pneumoniae* を除菌するうえで70〜80％程度の有効率があるとされている。ほとんどの患者は，*C. pneumoniae* が残存するにもかかわらず，臨床的に改善した。菌の残存は，抗菌薬耐性が生じたことによるものではなさそうである。

これらの限られたデータに基づいて，*C. pneumoniae* によって引き起こされる呼吸器感染症の治療レジメンを表166.1に示す。一部の患者は再治療が必要な場合がある。

表 166.1
***C. pneumoniae* による呼吸器感染症に対する治療薬**

成人	小児
doxycyline 100 mg 1日2回を14〜21日間	erythromycin 懸濁液 50 mg/kg/日を10〜14日間
tetracycline 250 mg 1日4回を14〜21日間	clarithromycin 懸濁液 15 mg/kg/日を10日間
azithromycin 1.5 g を5日間かけて	azithromycin 懸濁液 10 mg/kg を初日に投与，2〜5日目は5 mg/kg を1日1回
levofloxacin 500 mg/日 経口または静注を7〜14日間	
moxifloxacin 400 mg/日 経口を10日間	

文献

Fajardo KA, Zorich SC, Voss JD, et al. Pneumonia outbreak caused by *Chlamydophila* pneumoniae among US Air Force Academy cadets, Colorado, USA. *Emerg Infect Dis.* 2015;21:1049–1051.

Hammerschlag MR, Kohlhoff SA, Gaydos CA. *Chlamydia pneumoniae.* In: Bennett JE, Dolin R, Blaser MJ, eds. Mandell, Douglas and Bennett's: Principles and Practice of Infectious Diseases, 9th ed. Elsevier, Inc. Philadelphia, PA; 2020:2323–2331.

Kohlhoff SA, Hammerschlag MR. Treatment of chlamydial infections: 2014 update. *Expert Opin Pharmacother.* 2015;16:205–212.

Roulis E, Polkinghorne A, Timms P. *Chlamydia pneumoniae*: Modern insights into an ancient pathogen. *Trend Microbiol.* 2013;21:120–128. doi:pii: S0966-842X(12)00197-7. 10.1016/j.tim.2012.10.009.

167 *Chlamydophila psittaci*(*psittacosis*：オウム病)[訳注]

■著：Thomas J. Marrie
■訳：荒川 悠

［訳注：本章で扱っている *Chlamydia pneumoniae / psittaci* は，*Chlamidia* だったものが 1999 年に微生物学的には *Chlamydophila* として，*Chlamydia* から分離された。しかし，その分類自体に異論もあり，また，種々の遺伝子解析の進歩の影響もあり，現時点では再度 *Chlamydia* に統一されているようである。しかし，2024 年 4 月時点，PubMed で検索しても，*Chlamydophila pneumoniae / psittaci* で表記されている文献は複数該当している。原著では *Chlamydia* と *Chlamydophila* が混在しているが，本章ではそれらの背景を踏まえ，原著の表記のままとした］

疫学と病因

病気の鳥(オウム)に接触した後の呼吸器疾患に関する最初の記述は 1879 年の Ritter によるものである。1892 年，Morange は病気のオウムに曝露された後の呼吸器疾患の発生を報告し，この疾患を **psittacosis**(ギリシャ語でオウムを意味する *psittakos* から)と命名した。1930 年，英国，米国，ドイツの研究者らにより，*Chlamydia* が分離され，*Chlamydia psittaci* と命名された。

Chlamydia は Gram 陰性偏性細胞内細菌病原体である。クラミジア(Chlamydiae)門には *Chlamydia* 属と *Chlamydphila* 属の 2 つの属がある。*Chlamydphila* 属には，*C. pecorum*，*C. pneumoniae*，*C. psittaci*，*C. abortus*，*C. caviae*，*C. felis* がある。

Chlamydphila psittaci 属は少なくとも 20 の遺伝子型から成り，さまざまな哺乳類，爬虫類，多くの鳥類から分離されている。*C. psittaci* のゲノムは 1,156,417 塩基対である。*C. psittaci* には 8 つの血清型(A〜F，M56，WC)と 9 つの遺伝子型がある。血清型 A〜F は鳥類由来で，M56 と WC は哺乳類由来である。WC は Wolfsen 牛［訳注：ドイツに Wolfsen という地名があるが関連は不明。Wolfsen cattle で検索したが該当はなかった］から，M56 はジャコウネコから分離された。遺伝子型 A はオウム目の鳥類に，遺伝子型 B は野生のキジバトやその他の鳥類に(ヨーロッパの非オウム目鳥類の風土病)，遺伝子型 C はアヒルやイヌに，遺伝子型 D は家禽類，特に七面鳥に，遺伝子型 E と F は一般的ではないがさまざまな鳥類にみられる。オランダから *C. psittaci* のヒト分離株 10 株を調べたある研究では，遺伝子型 A が 5 株，B が 3 株，C が 1 株，また，*C. psittaci* の新しい遺伝子型を現す可能性のある新規分離株が 1 つあった。

C. psittaci は他のクラミジアと同様，基本小体(感染性粒子)と網状体(細胞内増殖性粒子)をもつ独自の発育サイクルをもつ。感染成立後，基本小体(elementary body：EB)は endocytosis によって宿主細胞に侵入する。基本小体は網状体(reticulate body：RB)に分化し，約 36 時間後に RB は再び EB に分化する。約 500〜1,000 個の EB が細胞質内封入体として細胞内に蓄積する。この過程で *Chlamydia* 抗原が宿主細胞表面に放出され，宿主の免疫反応を誘導する。EB の再放出は，封入体の排出を含むいくつかの過程によって起こる。EB は代謝的に不活性であるのに対し，RB は代謝的に活性である。ヒトでは吸入後，*C. psittaci* は肺胞に達し，そこから局所リンパ節，血流，肝臓と脾臓の網内系細胞に広がる。肺胞および肺間質にリンパ球性の炎症反応が起こり，肺胞壁と間質の浮腫を引き起こし，場合によっては壊死が生じる。組織学的には，肺胞腔は体液，赤血球およびリンパ球で充満される。マクロファージ内にはこの疾患の特徴である Levinthal–Coles–Lille 細胞質封入体(RB)を含むことがある。

七面鳥において，*C. psittaci* は気道の上皮細胞とマクロファージに感染する。その後，血流に乗って広がり，さまざまな臓器の上皮細胞やマクロファージに存在することになる。

C. psittaci は世界の 30 目，467 種の鳥類で発見されている。罹患する鳥類には，インコ(コンゴウインコ，オカメインコ，インコ，セキセイインコ)，フィンチ(カナリア，ウシクイ，ゴイサギ，スズメ)，家禽(雌鶏，アヒル，ガチョウ，七面鳥)，ハト，キジ，サギ，カモメ，パフィン，ハクチョウ，キジ，ハトなどが含まれる。

本菌は感染した鳥類の糞便中に排泄され，ヒトへの感染は本菌のエアロゾル化によって起こる。鳥類に明らかな病気がなくても感染することがある。ドイツでのニワトリと七面鳥を扱う屠殺場で実施された調査では，ニワトリの群れの 85%が *C. psittaci* に対するポリメラーゼ連鎖反応(polymerase chain reaction：PCR)および培養が陽性で，七面鳥の群れでは 57%が陽性であった。遺伝子型は D が分離された。従業員の 87%が PCR 陽性，61%が培養陽性であった。空気サンプリングでは *C. psittaci* の生菌が検出された。

ヒトからヒトへの感染は起こりうるが，非常にまれであるため，呼吸器感染予防はオウム病患者には推奨されない。しかし，*C. psittaci* による重症肺炎で入院した 73 歳の男性のケースはその定説を変えるかもしれない。この患者への曝露によると考えられるオウム病発症がその後，10 例発生し，そのうちの 7 例は医療従事者であった。

ペットショップの従業員，獣医師，家禽飼育者などは，職業によって危険にさらされている。鳥類の飼い主や，感染した家禽や野鳥と何気なく接触している一般の人々も危険にさらされる可能性がある。

臨床症状

鳥類

鳥類では，食欲不振，無気力，眼脂，鼻汁，下痢，結膜炎などの症状が現れる。本菌は鳥類の糞便中に高濃度で存在する。保菌状態が起こり，その後，断続的に排出される。鳥類の密集や輸送は，鳥類のコロニー間での感染の拡大をもたらす。

ヒト

ヒトにおけるオウム病の臨床スペクトラムは幅広く，無症状〜重度の肺炎に至るまでさまざまである。潜伏期間は5〜15日で，発熱，悪寒，発汗，頭痛は一般的にみられる。咳は患者の50〜100%にみられ，罹患後期に出現し，通常は乾性咳嗽，あるいは粘液性の痰を伴う。約20%の患者は呼吸器症状を認めない。臨床症状が多岐にわたることから，この分野の研究者のなかには，オウム病には6つか7つの症状があると指摘する者もいる。すなわち，(1)41%の患者にみられる，特徴のない発熱，悪寒，発汗，全身症状があるが局所症状がない非特異的なパターン，(2)発熱に伴い，咳や時折呼吸困難を伴うパターンで，これは患者の3分の1でみられる，(3)髄膜炎を示唆する激しい頭痛を呈するパターン，(4)まれな形態で，激しい下痢を呈するパターン，(5)咽頭炎を呈するパターンは患者の21%にみられた，また患者の12%で精神状態の変化がみられた，(6)発熱，咽頭炎，肝脾腫，リンパ節腫脹を伴う伝染性単核球症様症候群を呈するパターン，である。これらの鑑別において，オウム病の臨床症状のスペクトラムは幅広く，診断においては高度に疑うことが重要である。

また，オウム病においては肺外症状を覚えておくことも重要である。これらには，Horder斑(腸チフスのバラ斑に似た，ピンク色で白化した斑状丘疹性発疹)，肢端チアノーゼ，表在静脈血栓症，および爪下の線状出血(splinter hemorrhages)が含まれる。その他の皮膚症状として，脂肪織炎，多形紅斑および結節性紅斑がある。神経学的症状には，脳炎，髄膜炎，小脳病変，脳神経麻痺，頭蓋内圧亢進および横断性脊髄炎が含まれる。急性腎不全，間質性腎炎，膵炎，および血小板減少性紫斑病もまたオウム病に合併することがある。その他の症状としては，反応性関節炎や血球貪食現象がある。まれに，*C. psittaci*は心内膜炎の原因となる。

妊娠中の感染はまれだが，発症すると重篤になることがある。

白血球数は通常，正常である。*C. psittaci*による肺炎のレントゲン写真における特徴はない。胸水が認められた場合，胸水中のアデノシンデアミナーゼ値が高いことがある。胸水中のアデノシンデアミナーゼ値が43 IU/Lを超えると，結核の感度と特異性が高いと考えられているため，結核と混同される可能性がある。

少なくとも100症例以上を組み入れ基準とした市中肺炎に関する57の研究のレビューにおいて，*C. psittaci*が原因の1.03%(0.79〜1.30)を占めていることが報告されている。

オランダの研究では，2012〜2014年にかけて年間1,640件のオウム病と9件の死亡があったと推定されている。障害調整生命年(disability adjusted life years：DALY)および障害生存年数という感染症の影響を推定するモデルを使用して，彼らはオウム病が年間222 DALYをもたらすことを示した。これは風疹や赤痢に匹敵する数であることがわかった。

*Chlamydophila psittaci*と眼窩付属器の粘膜関連リンパ組織型(mucosa-associated lymphoid tissue type：MALT)リンパ腫

眼窩付属器(まぶた，結膜，眼窩，涙腺，涙嚢)のリンパ腫は珍しくはない。眼窩リンパ腫は通常，孤立性の無痛性腫瘤として発現し，眼球の偏移，眼瞼下垂，複視を引き起こす。ある研究では，このようなリンパ腫の患者44人中39人で，PCRによって*C. psittaci*のDNAが検出された。doxycyclineによる治療は奏効率の改善と関連していた。

診断

分離培養

クラミジア門は損傷しやすい微生物である。このようなクラミジア門を分離する可能性を最大限にするためには，検体を輸送用培地に入れ，低温に保ち，できるだけ早く検査室に輸送する必要がある。喀痰，気管支洗浄液，生検検体，血液は*C. psittaci*を分離するのに適した検体である。この菌は非常に感染力が強く，多くの実験室内感染を引き起こしている。バイオセーフティレベル3の実験室でのみ取り扱うべきである。検体はシェルバイアル内のシクロヘキシミド処理したMcCoy細胞単層に接種する。48〜72時間培養後，特異的蛍光モノクローナル抗体による染色で生物を検出する。

血清学的検査

急性期と回復期の血清検体の抗体価の4倍以上の上昇が最も一般的な診断法である。補体固定補体結合反応試験(complement fixation：CF法)または微小免疫蛍光法(microimmunofluorescence：MIF)を用いることができる。MIFによる1回のIgM抗体価が1：32以上であれば診断可能であり，急性期と回復期の血清検体間で抗体価が4倍上昇すれば診断可能である。MIF検査は，*C. psittaci*に対する検査の感度と特異性を向上させた。しかし，*C. pneumoniae*と*C. psittaci*の交差反応性が問題になることがある。また，*Legionella longbeachae*との交差反応性も報告されている。

核酸増幅検査

PCR法は，さまざまな検体から*C. psittaci*を増幅するために使用されている。

治療法

テトラサイクリン系，マクロライド系，フルオロキノロン系の抗菌薬はいずれも*C. psittaci*に良好な活性を示す。しかし，ciprofloxacinは最も活性が低く使用すべきではない。高レベルのazithromycin耐性は，23 S rRNA遺伝子の点突然変異により自然発生する。

一般的には，doxycycline 100 mgを1日2回，14日間投与する治療法が選択される。重症の患者には doxycycline を経静脈的に投与する。

第 2 選択薬は levofloxacin, moxifloxacin, gatifloxacin［訳注：2008 年に販売中止］である。

erythromycin を使用した場合，治療の失敗はまれではない。azithromycin は半減期が長く，細胞内濃度が高いため，有効である可能性がある。

予防

ペットの鳥類を飼っている人，または鳥類を扱う仕事をしている人は，*C. psittaci* 感染の予防と制御のためのガイドラインを熟知している必要がある。

文献

De Ggier B, Hogerwerf L, Dijkstra F, van der Hoek W. Disease burden of psittacosis in the Netherlands. *Epidemiol Infect*. 2018;146:303–305.

Gherman RB, Leventis LL, Miller RC. Chlamydial psittacosis during pregnancy: A case report. *Obstet Gynecol*. 1995;86:648.

Hogerwerf L, De Grier B, Baan B, van der Hoek W. *Chlamydia psittaci* (psittacosis) as a cause of community-acquired pneumonia: A systematic review and meta-analysis. *Epidemiol Infect*. 2017;145:3096–3011.

Smith KA, Bradley KK, Stobierski MG, Tengelsen LA. Compendium of measures to control Chlamydophila psittaci (formerly Chlamydia psittaci) infections among humans (psittacosis) and pet birds 2005. *JAVMA*. 2005;226:532–539.

Wallensten A, Fredlund H, Runehagen A. Multiple human-to-human transmission from a severe case of psittacosis, Sweden, January-February 2013. *Euro Surveill*. 2014 19(42):pil=20397.

Yung AP, Grayson ML. Psittacosis: A review of 135 cases. *Med J Australia*. 1998;148:228.

Section 21

微生物各論：*Rickettsia*, *Ehrlichia*, *Anaplasma*

168 *Rickettsia* 感染症

■著：Noah Wald-Dickler, Paul D. Holtom
■訳：栃谷健太郎

リケッチア科(family *Rickettsiaceae*)は，真核細胞に偏性細胞内寄生する小さな好気性 Gram 陰性球桿菌である。リケッチア科は臨床像に基づいて 3 群に分類される。紅斑熱群，発疹チフス群，ツツガムシ病である。Q 熱の原因微生物である *Coxiella burnetii* も本章で取り扱うが，現在では *Legionella* や *Francisella tularensis* と共にガンマプロテオバクテリア群に分類されている(表 168.1)。

Rickettsia 感染症の特徴的な病因は全身の血管炎であり，原因微生物は宿主の細動脈，毛細血管，静脈の血管内皮細胞内で増殖する。Q 熱の場合は，家畜である有蹄動物の羊水で汚染された粉塵が経気道的に侵入し，肺で増殖して炎症を起こし，他の臓器，特に肝臓に広がっていく。その他医学的に重要な *Rickettsia* 感染症はすべて動物媒介性であり，マダニ，ノミ，ダニ，シラミといったさまざまな節足動物によってもたらされる。

リケッチア症の治療に関する議論のなかで特に重要で強調すべきことは，診断を疑わない限り適切な治療ができないという点である。確定診断は通常，血清学的になされるが，多くの場合，診断は遅れる。なぜなら，いずれのリケッチア症においても，発症して 2 週以降に抗体が検出されるからである。節足動物媒介性のリケッチア症は春夏といった気候が温暖な時期の疾患である。Q 熱は原因微生物のエアロゾルへの曝露があれば，どんな季節でも起こる。地理的，時間的，あるいは職業的に合致した病歴があり，発熱，頭痛，発疹の臨床的三徴があれば，*Rickettsia* が原因となる疾患を疑うべきである。ロッキー山紅斑熱(Rocky Mountain spotted fever：RMSF)では特にそうだが，死亡を防ぐためには早期治療が重要であり，血清学的検査の結果が出ていなくても，診断が疑われた時点で治療を開始すべきである。

ロッキー山紅斑熱(RMSF)

ロッキー山紅斑熱(RMSF)は 1800 年代後半にモンタナ州のビタールート・バレーで最初にみつかった。好発地域は米国西部から中南部，大西洋岸南部へと移ったと考えられていたが，2008 年以降，メキシコや中米での報告が増加しており，移民や旅行の容易さから米国南西部で感染の再流行を来している。原因微生物は *Rickettsia rickettsii* で，*Rickettsia* 感染症の紅斑熱群の 1 つである。2009 年 RMSF は，*R. parkeri* や *R. philipii* を含む他のリケッチア種が引き起こす疾患と共に，より広い「紅斑熱リケッチ

表 168.1
***Rickettsia* が原因となる疾患**

疾患	原因微生物	地理的分布	媒介動物
紅斑熱群			
ロッキー山紅斑熱	*R. rickettsii*	西半球	マダニ
紅斑熱	*R. parkeri*	米国	マダニ
ボタン熱	*R. conorii*	アフリカ，地中海沿岸，インド	マダニ
クイーンズランドマダニチフス	*R. australis*	オーストラリア	マダニ
北アジアマダニチフス	*R. sibirica*	ロシア，アジア，アフリカ，フランス	マダニ
日本紅斑熱	*R. japonica*	日本，中国	マダニ
フラインダ島紅斑熱	*R. honei*	オーストラリア，タイ	マダニ
アフリカダニ熱	*R. africae*	サハラ以南アフリカ，西インド諸島	マダニ
ノミ媒介紅斑熱	*R. slovaca*	米国	マダニ
リケッチア痘	*R. aeschlimannii*	ヨーロッパ	マダニ
	R. felis	アフリカ	ノミ
	R. akari	西半球，ヨーロッパ，ロシア，韓国，アフリカ	コダニ
発疹チフス群			
発疹チフス	*R. prowazekii*	西半球，アフリカ，アジア	シラミ
発疹熱	*R. typhi*	全世界	ノミ
ツツガムシ病	*Orientia tsutsugamushi*	アジア，オーストラリア，南太平洋	コダニ
その他			
Q 熱	*Coxiella burnetii*	全世界	空気感染

ア症(spotted fever rickettsiosis：SFR)」へと疫学的に再分類された。新しい定義を用いると，2016年には米国で4,269例のSFRが報告されており，その大部分がRMSFであると推定されている。SFRの発生率は2000年の4～8人/100万人から，2015年には25人/100万人へと増加している。

マダニは*R. rickettsii*の媒介動物であると同時に，主要な保菌動物である。どのマダニが感染の原因となっているかは地域によって異なる。米国東部ではイヌマダニ(*Dermacentor variabilis*)，西部ではモリマダニ(*Dermacentor andersoni*)がそれぞれ主な原因である。マダニが吸血時に*R. rickettsii*を唾液腺から放出すること，あるいは，マダニ除去の際，特にマダニが潰れるときに感染したマダニの血リンパに曝露することでヒトに感染する。RMSFの症状発現までの潜伏期間は2～14日で中央値は7日である。

ほぼすべての患者が発熱を来し，通常38.9℃以上となる。診断のための重要な所見は皮疹である。皮疹は約90%の患者にみられ，発熱してから通常3～5日で出現する。病初期3日以内に皮疹がみられる患者は半分以下であり，その結果，患者が最初に医療機関を受診する際は皮疹がみられないことも多い。皮疹は典型的には，手首や足首から現れ始めるが，体幹から始まることや，出現時から全身にみられることもある。手掌にも皮疹がみられることが特徴的だが，すべての患者に起こるわけではなく，また，遅れてみられることもしばしばある(図168.1)。ほかによくみられる症状としては，ひどい頭痛，筋肉痛，および嘔気，嘔吐，ひどい腹痛などの消化器症状がある。

RMSFの合併症として，髄膜症，髄膜炎，腎不全，肺合併症，黄疸を伴う肝障害，脾腫，心筋炎，血小板減少症がみられる。初期の報告では，初期治療が行われないとRMSFの致死率は20%を超えるとされていたが，最近の報告では4～8%の死亡率とされている。致死的なRMSFでは，発症から8～15日で死亡する。

RMSFの診断は基本的には，臨床的に診断される。すなわち，マダニに曝露のある患者において，発熱，頭痛，筋肉痛がみられれば強く疑われる。皮疹があるなら，その部位の皮膚生検を行えば，免疫組織染色あるいは核酸増幅検査で*R. rickettsii*が証明されることがある。特異度は100%，感度は70%であるが，皮疹を呈している患者にしか用いることはできない。血清診断は後ろ向きである。RMSF診断におけるポリメラーゼ連鎖反応(polymerase chain reaction：PCR)の有用性は十分には確立されていない。

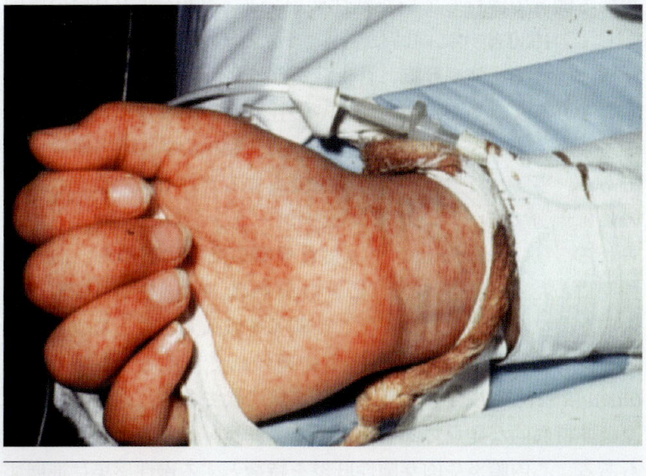

図168.1
ロッキー山紅斑熱の点状出血性皮疹
(David Schlossberg, MD. のご厚意による)

RMSFの治療は，有効な抗菌薬を7日間，もしくは解熱後2日まで継続することが必要である。発症後5日経過してから治療を開始した患者では死亡リスクが5倍以上となるため，早期治療が重要である。抗菌薬は，成人でも小児でも，経口doxycycline 100 mg 12時間ごとを7日間，もしくは解熱してから少なくとも2日は継続する。tetracycline 25～50 mg/kg/日を4回に分けて投与でも有効である。tetracyclineに過敏症のある患者，あるいは妊婦においては，chloramphenicol 50～75 mg/kg/日が代替薬であるが，やや効果は落ちる。フルオロキノロン系薬も*R. rickettsii*に対して活性があるが，臨床使用経験が少ないため推奨されない。以前は重症患者に糖質コルチコイドが用いられたが，その効果は証明されていない。RMSFを予防するワクチンは今のところない。

その他の紅斑熱群 *Rickettsia*

紅斑熱リケッチア症(SFR)は*R. rickettsii*，*R. parkeri*，*R. felis*，*R. akari*，*R. philipii*から成り，すべて米国でヒトへの感染がみられる。媒介動物の宿主がダニである*R. akari*を除いて，すべてSFGリケッチアはマダニが宿主である。通常用いられる血清学的検査では紅斑熱群リケッチアを区別できないことから，SFRと命名が変更された。SFRの治療は，doxycycline(200 mg/日)での治療成功が報告されている。代替薬として，tetracycline，chloramphenicol，ciprofloxacinの5～7日間でもよい。

*R. akari*は非致死性疾患であるリケッチア痘の原因となり，1946年にニューヨークで最初に報告されたが，アジアから東ヨーロッパまで世界中でみられる。この微生物の保有宿主はハツカネズミ(*Mus musculus*)で，媒介動物はネズミのダニか「ツツガムシ」〔*Liponyssoides sanguineus*(旧称*Allodermanyssus sanguineus*)〕である。臨床的には，悪寒，発熱，頭痛，筋肉痛，背部痛，羞明といった全身症状出現の3～7日くらい前に，ダニ刺咬部に無痛性の結節が出現して潰瘍化し，痂皮形成を来す。戦慄や大量の発汗がみられることもある。症状出現から2～3日以内に，全身に丘疹小水疱性皮疹が出現し，「リケッチア痘瘡」と呼ばれる多発病変を呈することが，1～数個の病変しか呈さない他のリケッチア症と異なる。皮疹は最初，直径2～10 mmの紅色丘疹から始まり，水疱化し，やがて痂皮化して治癒する。この疾患は通常，予後良好であり，死亡や合併症は非常にまれである。地中海紅斑熱はイタリア，ギリシャ，トルコ，その他の地中海地域でみられる，*R. conorii*による類似の疾患である。

発疹チフスまたはシラミ媒介性発疹チフス

この古典的な人類の疫病は*Rickettsia prowazekii*によって起こり，ヒトコロモジラミ(*Pediculus humanus corporis*)によって媒介される。この原因微生物は，最初の感染後，体内に何年も潜伏し，他の疾患や体力低下などのストレス下で再燃し発症することもある。そのため，貧困や窮乏をもたらす戦時中や大量難民発生時は，衛生状態が悪くなることでシラミが増殖し，*Rickettsia* を保有している人から感染が始まり，疾患の流行を起こすことがある。再燃時の症状は普通，初感染時よりも軽く，その理由はおそらく，最初の感染で免疫が多少確立されるためであろう。この再燃するチフスは **Brill-Zinsser 病**と呼ばれている。ヒト以外の保有宿主としては，米国東部全域に生息するアメリカモモンガ(*Glaucomys volans*)が知られている。アメリカモモンガからノミを介してヒトへと感染する。

典型的な潜伏期間は 8〜16 日である。症状は通常，急激に始まり，激しい頭痛，急激な体温上昇，悪寒，激しい筋肉痛がみられる。皮疹はおよそ 5 病日あたりから出始め，通常は腋窩ひだ，体幹上部から始まり遠心性に広がる。多くのリケッチア症と異なり，発疹チフスの皮疹では初期に刺し口の痂皮がみられないことが特徴である。皮疹は圧迫にて退色するピンク色の紅斑で始まり，徐々に斑状丘疹となり，より暗色調になり，点状出血を来し，圧迫で退色しなくなる。皮疹は癒合し全身に広がることもあるが，顔面，手掌，足底には皮疹はみられない。抗菌薬使用前の時代においては，死亡率は 13％であり，発症から 12.5 日(中央値)で死亡し，生存例では発症から 14 日(中央値)で解熱した。モモンガ曝露により米国内で感染した発疹チフスも同様の症状を呈するが，より軽症である。

発疹チフスの治療として確立されているのは，doxycycline (100 mg 1 日 2 回)，tetracycline(25〜50 mg/kg/ 日を 4 回に分けて)，あるいは chloramphenicol(60〜75 mg/kg/ 日を 4 回に分けて)の 7〜10 日投与である。流行下で doxycycline の入手が制限されている場合は，doxycycline 200 mg の単回投与で治療することも可能だが，少数ながら再燃を来す可能性も残る。発疹チフスを予防するワクチンは今のところ存在せず，唯一の予防法は，permethrin のような殺虫剤や衛生管理によってコロモジラミを制御することである。

発疹熱

Rickettsia typhi によって引き起こされる発疹熱は世界中でみられるが，特に，熱帯・亜熱帯地域の沿岸部で多い。最も重要な保有宿主はクマネズミ(*Rattus*)属のネズミであり，ネズミからヒトへと病原微生物を伝播する古典的な媒介動物は *Xenopsylla cheopis* というノミである。ネズミが動物における主な *R. typhi* 保有宿主だが，オポッサム，ペットのイヌ，ネコといった他の哺乳類も保有宿主となりうる。最近では，2018 年にロサンゼルスのダウンタウンにおいて主にホームレスの人々で発疹熱のアウトブレイクがみられた。

発疹熱は臨床的には発疹チフスより軽症であり，自然治癒することが多く，死亡率は 1〜4％と報告されている。病原微生物を保有するノミに刺されてから 1〜2 週間後に症状が出現する。はじめは，発熱，頭痛，悪寒，筋肉痛，嘔気といった非特異的な症状から始まり，皮疹は，約 20％の患者で症状出現時にみられ，約 50％の患者で経過中いずれかの時期に出現する。皮疹は斑状か斑状丘疹様である。皮疹は体幹に最もよくみられるが，進行すると約半数の患者で四肢にもみられる。手掌，足底に皮疹がみられることもある。皮疹は主にはサーモンカラーですぐに消退するが，鮮明な出血性血管炎様の皮疹に進展することもある。時に，中枢神経障害，肝不全，腎不全，呼吸不全，吐血を起こすこともある。診断は，リスク因子と臨床症状によって疑い，3 週間以上あけたペア血清において *R. typhi* 抗原に対する抗体価の 4 倍以上の上昇，あるいは PCR によって臨床検体(たとえば，皮膚生検検体)から *R. typhi* の DNA を検出することでなされる。

R. typhi 感染症は doxycycline，tetracycline，chloramphenicol によって治療される。抗菌薬は解熱後 2〜3 日まで投与する。

ツツガムシ病

ツツガムシ病は，*Orientia tsutsugamushi* に感染している幼生期のツツガムシ科のダニ(ツツガムシ)が，感受性のあるヒトを刺すことで感染する。この疾患は，アジア太平洋地域全体でみられ，韓国，中国，日本，東南アジア，オーストラリアで流行している。アジア地域では最も診断が見逃されている熱性疾患の 1 つと考えられている。

ツツガムシに刺されてからおよそ 6〜18 日後に，高熱，激しい頭痛，意識障害，リンパ節腫脹，筋肉痛といった症状が出現する。ツツガムシの刺し口に痂皮がみられることもある。症状や所見の重症度はさまざまで，原因微生物株の病原性や患者の感受性の程度によって異なる。およそ第 5 病日で斑状の皮疹がみられ，時にすぐに消退するが，体幹から四肢へと広がっていく。合併症としては，多臓器不全，出血，肺炎，心不全，呼吸不全，腎不全がみられる。死亡率は未治療であれば 30％もの高率と報告されているが，治療により罹病期間は短縮され，死亡に至る例もほぼなくすことができる。

doxycycline や chloramphenicol での治療が推奨されている。doxycycline は 200 mg の単回投与でもよいし，3〜7 日投与してもよい。代替薬としては rifampicin(600〜900 mg/ 日)，azithromycin(初回 500 mg，その後，250 mg 1 日 1 回)がある。

Q 熱

Q 熱の原因微生物である *Coxiella burnetii* は，モンタナで実験室由来のヒトの感染症の原因として，また，オーストラリアの屠殺場労働者で流行していた熱性疾患である“Query”(Q)熱の原因として，1930 年代に同時に発見された。Q 熱は，インフルエンザ様の症状で，肺や肝臓に合併症を伴うような急性の感染を起こすこともあり，また，心内膜炎や慢性肝炎のような慢性感染を起こすこともある。*C. burnetii* は非常に感染性の高い病原微生物である。事実，たった 1 つの菌を吸入するだけで，感染を起こすのには十分である。Q 熱はニュージーランド以外の世界中でみられる。*C. burnetii* はさまざまな種類の動物に感染し，通常は長期にわたって寄生する。ヒトの Q 熱は，感染している家畜から出た菌を含むエアロゾル化した粒子を吸入することによって起こる。この粒子は遠方から空気に運ばれてくることもある。*C. burnetii* は感染してもおよそ半数が無症状である。臨床症状の多くは非特異的な発熱であるが，肺炎，肝炎，髄膜脳炎を伴うこともある。心内膜炎や肉芽腫性肝炎を特徴とする慢性感染に進展することもある。

Q 熱の潜伏期間は，4〜5 日と短いこともあるが，典型的には

9～39日である。高熱は最も多い症状で，ほぼすべての患者にみられ，40～40.5℃の急激な高熱がみられることが多い。肺炎は主要な臨床所見であり，胸部レントゲン検査にて大多数の患者で異常所見がみられる。その他の所見や症状としては，悪寒，頭痛(多くは重度で消耗性)，球後痛，筋肉痛，関節痛，頸部痛，項部硬直，胸膜痛，咳，嘔気，嘔吐，下痢，黄疸，肝脾腫がみられる。*Rickettsia* による疾患と異なり，Q熱では通常，皮疹はみられない。ただし，一過性の紅色斑状皮疹がおよそ4%の患者でみられることがある。Q熱の症状は通常，2～4週間で改善するが，時に9週間と長く発熱が持続する患者もいる。急性Q熱の死亡率は非常に低い(ほとんど報告がない)が，入院例では，死亡率は2.4%と報告されている。

慢性Q熱はまれであり(急性感染患者の5%未満)，通常は心内膜炎としてみられる。多くの場合，患者は元々，心臓弁膜症を有しており，弁置換術後の患者も多い。その他の徴候としては，慢性肝炎，血管内デバイス感染，感染性動脈瘤，骨髄炎，間質性肺線維症がみられる。感染は緩徐に進行し，急性感染の数か月後～20年後のいつでも症状が起こりうる。臨床的には，培養陰性心内膜炎としてみられるが，Q熱の心内膜炎では発熱はみられないことが多い。Q熱後疲労症候群は，数年～生涯にわたり持続する，急性感染後に最もよくみられる慢性症状で，急性感染後20%もの患者にみられる。

Q熱の診断はリスク因子の同定と臨床的な疑いに基づいてなされる。培養検査は，培養が困難であることと，バイオセーフティレベル3の実験室が必要で危険であることから勧められない。血清学的検査が急性Q熱の診断において最もよく行われている方法であり，急性期と回復期のペア血清を用いて，*C. burnetii* II相菌抗原の間接免疫抗体法を行い，4倍以上の免疫グロブリン(immunoglobulin：Ig)G上昇があるかを確認する。血液や組織のPCR検査を行うこともあるが，検査により感度，特異度が異なる。

急性Q熱のほとんどは自然軽快するが，慢性Q熱へと進展する可能性があるので，抗菌薬治療を行うべきである。治療選択としては，doxycyclineを経口で2週間投与する。trimethoprim-sulfamethoxazole(ST合剤)，chloramphenicol，rifampicin，(*in vitro* では)telithromycinも治療の成功が報告されている。

慢性Q熱の治療においては，効果を比較した試験がこれまで行われていない。最近では，doxycyclineとhydroxychloroquineを少なくとも18か月は併用することが勧められており，このレジメンはQ熱による心内膜炎においてtetracyclineとフルオロキノロン系の長期投与よりも優れていると後ろ向き研究で示されている。リスクの高い専門職従事者のためのワクチンがオーストラリアでは利用可能だが，重篤な局所反応が出現することがあるので，接種前に抗体価を測定し，感染の既往がないかを確認する必要がある。

文献

Bechah Y, Raoult D, et al. Epidemic typhus. *Lancet Infect Dis.* 2008;8(7):417–426.

Civen R, Ngo V. Murine typhus: An unrecognized suburban vectorborne disease. *Clin Infect Dis*. 2008;46:913–918.

Cunha BA. Clinical features of Rocky Mountain spotted fever. *Lancet Infect Dis*. 2008;8:143–144.

Luce-Fedrow A, Lehman ML, et al. A review of scrub typhus (*Orientia tsutsugamushi* and related organisms): Then, now, and tomorrow. *Trop Med Infect Dis*. 2018;3(1):8.

Million M, Raoult D. Recent advances in the study of Q fever epidemiology, diagnosis and management. *J Infect*. 2015;71(Suppl 1):S2–9.

Paddock CD, Zaki SR, Koss T, et al. Rickettsialpox in New York City: A persistent urban zoonosis. *Ann NY Acad Sci*. 2003;990:36–44.

Reynolds MG, Krebs JS, Comer JA, et al. Flying squirrel-associated typhus, United States. *Emerg Infect Dis*. 2003;9:1341–1343.

169 エールリキア症とアナプラズマ症

■著：Johan S. Bakken, J. Stephen Dumler
■訳：栃谷健太郎

エールリキア症とは，偏性細胞内寄生Gram陰性桿菌であるアナプラズマ科(family Anaplasmataceae)の*Ehrlichia*属，*Anaplasma*属，*Neoehrlichia*属の微生物に起因する感染症の総称である。これらの微生物は，無脊椎動物(節足動物)と宿主である脊椎動物との間で循環しており，時に人獣共通感染症を引き起こす。米国とヨーロッパにおいて少なくとも7種がヒトのマダニ媒介感染症の原因となることが知られている。ヒト単球性エールリキア症(human monocytic ehrlichiosis：HME)の原因となる*Ehrlichia chaffeensis*，ヒトewingiiエールリキア症(human ewingii ehrlichiosis：HEE)の原因となる*E. ewingii*，ヒト顆粒球アナプラズマ症(human granulocytic anaplasmosis：HGA)の原因となる*Anaplasma phagocytophilum*，*E. muris*-like agent(EMLA)，*E. ruminantium*と系統的に似ているPanola Mountain ehrlichiaは米国でヒトの発熱性疾患の原因となる。*E. canis*はイヌ科にのみ感染を起こすと考えられているが，ベネズエラではヒトの発熱患者から同定された。*Candidatus* Neoehrlichia mikurensisはヨーロッパでは重篤な敗血症様疾患の原因となり，アジアでは軽症の発熱性疾患の原因として報告されている。*Neorickettsia sennetsu*により起こる感染症(腺熱)がアジアでは定期的にみられるが，その伝播様式や疾患経過が独特であるので，ここでは扱わない。

多くのアナプラズマ科の微生物はマダニ科のダニの中に生息する。マダニが幼虫期の間に体内に入り，成長に伴いそれぞれの成長段階へも感染は引き継がれていく。*Amblyomma americanum*(ローンスターダニ)は*E. chaffeensis*と*E. ewingii*の媒介動物であり，その生息域はメイン州からテキサス州までと米国の東部・南部全域に及ぶ。これらのヒトへの感染の報告はすべて北米からなされているが，南米やアジアのマダニにも存在することが示唆されている。*A. phagocytophilum*とEMLAは*Ixodes*(マダニ属)のダニの中に生息する。*I. scapularis*(クロアシマダニまたはシカダニ)は米国東部でみられ，上記のどちらの微生物も媒介する。米国太平洋岸地域(カリフォルニア州北部，オレゴン州，ワシントン州)でみられる*Ixodes pacificus*(西部クロアシマダニ)，ヨーロッパでみられる*Ixodes ricinus*(ヒツジマダニ)，アジアでみられる*I. persulcatus*(シュルツェマダニ)は*A. phagocytophilum*の媒介動物である。マダニ属のダニは*Borrelia burgdorferi*(ライム病の原因微生物)も媒介する。そのため，HGAの報告の多くは，ライム病の好発地域からなされている。

これまでのところ，HGAは米国の36の州，ヨーロッパ西部・中央部のほか，ロシア，中国，韓国，日本といった国々から報告されている。米国のミズーリ州南東部で行われたアクティブサーベイランスでは，HMEの発生率は10万人あたり414例もの高頻度と報告されている。HGAの発生率は，流行地域であるコネチカット州，ウィスコンシン州で10万人あたり25〜58例と報告にばらつきがある。HEEの症例は米国中央部の州から限定的な数しか報告されていないが，報告以上にありふれた疾患と考えられている。EMLAによる感染の症例はウィスコンシン州とミネソタ州で最近になり48例が報告されており，また，健康な血液ドナーからわずかな割合であるが過去の曝露の証拠がみつかっている。*E. canis*感染はベネズエラで20例以下の報告である。ヨーロッパでヒツジマダニによって媒介されると考えられている*Candidatus* N. mikurensis感染は少数の報告のみである。Panola Mountain ehrlichiaのヒトへの感染は1例しか報告がない。エールリキア症の多くは4〜10月の間に発生する。また，75％もの患者は症状出現の1〜2週前に，1回以上の回数，マダニに咬まれる経験をしている。男性のほうが女性よりも2〜3倍罹患者が多く，HME，HGA共にすべての年齢で発症するが，小児では症候性感染の頻度はより低い。致死率はHGAで0.6％，HMEで2.7％である。表169.1に，HME，HEE，HGA，EMLA感染，*Candidatus* N. mikurensis感染の疫学情報に関してまとめている。

マダニが吸血する際に，マダニの唾液腺から菌が宿主へと注入される。菌は血中に侵入すると血中を循環している特定の白血球に感染し，非特異的な熱性疾患を引き起こす。*E. chaffeensis*とEMLAは典型的には単球とマクロファージに感染し，また，*E. ewingii*と*A. phagocytophilum*は好中性顆粒球に感染する。*Candidatus* N. mikurensisは一度だけヒトの好中球内に確認されたことがあるが，標的細胞は確定できていない。菌は白血球細胞表面の受容体に接着し，エンドサイトーシスによって細胞内に侵入する。*E. chaffeensis*と*A. phagocytophilum*は空胞内において重要な違いがあり，それによって異なった病原性の過程をもつこととなる。いずれにしろ，まず菌は細胞質の空胞内に棲みつき，そこで，栄養を得るために宿主の細胞と相互に作用する。エフェクター蛋白質を宿主細胞の細胞基質や細胞核に送ることで宿主細胞の機能を狂わせる。細胞内シグナル伝達，細胞周期の制御，呼吸バーストのような生まれつきの免疫応答(自然免疫応答)や免疫活性化への誘導，アポトーシスへの進展を遅らせる，オートファジーを狂わせる，などである。この間に菌は増殖し空胞内で桑実胚といわれる集合体を形成する。最終的に，それぞれの桑実胚がエクソサイトーシスの際に細胞膜と融合するか，あるいは細胞の機械的な融解によって，菌は細胞外に放出され他の細胞に感染を広げる。近年の病原性に関する研究の多くは，感染による病原性の重要な部分を占めているとして，生まれつきの免疫に関連した炎症性の障害機構の誘導に焦点が当てられている。このこ

表 169.1
ヒト単球性エールリキア症(HME), ヒト ewingii エールリキア症(HEE), ヒト顆粒球アナプラズマ症(HGA), *Ehrlichia muris*-like agent(EMLA)感染, *Candidatus* Neoehrlichia mikurensis 感染の疫学的特徴, 発生率, 報告症例数

菌種	*Ehrlichia chaffeensis*	*Ehrlichia ewingii*	*Ehrlichia muris*-like agent	*Anaplasma phagocytophilum*	*Candidatus Neoehrlichia mikurensis*
媒介マダニ	*Amblyomma americanum*	*A. americanum*	*Ixodes scapularis*	*I. scapularis*(米国) *I. pacificus*(米国) *I. ricinus*(ヨーロッパ) *I. persulcatus*(アジア) *Haemaphysalis concinna*(アジア)	*I. ricinus*(ヨーロッパ) ? *I. ovatus*(日本)
臨床疾患	HME	HEE	EMLA 感染	HGA	呼称なし
初報告年	1987	1999	2009	1994	2009
地理的分布	米国大西洋岸, 南東部, 中央南部	米国中央南部	米国中西部の北部域	米国大西洋岸北部域, 中西部の北部域, 太平洋岸 ヨーロッパ北部・中央部 アジア(中国, 韓国, 日本, 極東ロシア)	ヨーロッパ中央部 中国東北部
標的白血球	単球 マクロファージ	好中性顆粒球	単球	好中性顆粒球	? 好中性顆粒球
発生率(例/10万)	14	不明	不明	20	不明
報告症例数 [a]	9,411	≦50	44	12,764	15

a 09/13/2013 の MMWR Weekly Reports, CDC より。

表 169.2
論文として報告されているヒト単球性エールリキア症(HME), ヒト顆粒球アナプラズマ症(HGA), ヒト ewingii エールリキア症(HEE), *Ehrlichia muris*-like agent(EMLA)感染, *Candidatus* Neoehrlichia mikurensis 感染の症状・所見の平均的な頻度

症状・所見の頻度	症状・所見	HME(%) n=451	HGA(%) n=750	HEE(%) n=8	EMLA(%) n=48	*N. mikurensis* エールリキア症 n=13
多い	発熱(>38℃)	97	93	100	87	92
	頭痛	76	62	63	66	62
	筋肉痛/関節痛	82	66	38	69	38
やや多い	嘔気	62	40	25	na	38
	嘔吐	40	28	25	na	38
まれ	肺炎または咳	27	25	0	na	31
	昏迷/意識障害	21	26	0	na	8
	皮疹	33 [a]	6 [b]	0	0	31

a ほとんどは小児例。
b すべてライム病共感染患者での遊走性紅斑。
na=データなし

とは, 疾患を制御する重要な標的に, 炎症反応や免疫応答を抑制することも含まれることを示唆している。

HME, HEE, HGA, EMLA 感染は生物学的, 疫学的, 生態学的な面において異なるが, 臨床像としては似たような特徴をもち, 血液学的あるいは生化学検査では非特異的な所見を呈する。HME, HEE, HGA, EMLA 感染の潜伏期間はマダニ曝露あるいはマダニ刺咬から 1〜2 週間である。症状と所見は無症候から致死的なものまで幅広く, 重症度は年齢や併存疾患に比例して上昇する。エールリキア症は, 突然の発熱, 悪寒戦慄, 重度の頭痛, 筋肉痛といった臨床症状で発症することが多い(表 169.2)。特徴のない症状, 所見のため, 特異的な診断を行うことは困難である。症候性の患者のうち 3 分の 1〜2 分の 1 は, 1 週間以上の入院が必要となる。*Candidatus* N. mikurensis は, ヨーロッパで主に免疫不全のある患者にみられる重症で治療しなければ何週間も持続する発熱性疾患を起こしたり, アジアで主に免疫不全のない患者にみられる軽症〜中等症で自然軽快する疾患を起こしたりする。

検査でみられる異常所見は非特異的であり, 桿状核球の増加, リンパ球の相対的, 絶対的な減少といった白血球分画の変化を伴ったさまざまな程度の白血球減少と血小板減少がみられる。また, 多くの患者において肝細胞障害を反映して血清トランスアミナーゼの軽度〜中等度の上昇がみられる。比較的感度は低いもの

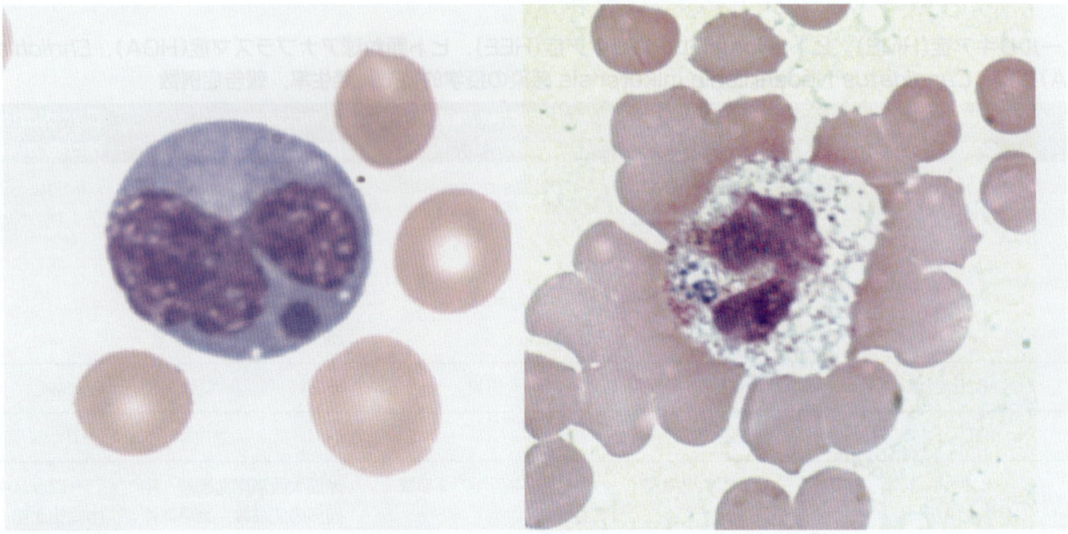

図 169.1
末梢血単球中の *Ehrlichia chaffeensis* 桑実胚（左），末梢血好中球中の *Anaplasma phagocytophilum* 桑実胚（右）（Wright 染色，写真の倍率はそれぞれ，360 倍，400 倍）

の，確定診断は血液塗抹（標本）によって行われる。感染して 1 週間以内であれば，桑実胚は HME 患者の末梢血白血球の 1～20％に，HGA 患者では 60％もの白血球にみられる（図 169.1）。ポリメラーゼ連鎖反応（polymerase chain reaction：PCR）は感染早期の HME，HEE，HGA，EMLA 感染を診断するには非常に有能であり，安定して感度 90％以上，特異度 95％以上の精度で診断できる。しかし PCR アッセイは，大規模な検査会社，学術研究機関，公衆衛生機関でしか利用できない。HME，HGA の患者の 95％以上は，感染している間に特異的な抗体を産生する。そのため，間接蛍光抗体法（indirect fluorescent antibody：IFA）を用いて急性期と回復期の抗体を測定するのが，HME と HGA を検査で診断するには近年最も感度の高い方法である。ただし，この方法では診断は後ろ向きにしか行うことができない。回復後も抗体価は数か月～数年は高値が持続するが，臨床症状を伴った持続的な感染はこれまで確認されていない。*Ehrlichia* 属と *A. phagocytophilum* は血清学的な交差反応を起こすことがよくあるが，抗体価の違いで区別できるかもしれない。HEE と EMLA にはどちらも，特異的な血清学的検査がない。Panola Mountain ehrlichia と *Candidatus* N. mikurensis 感染の多くは，特異的な，あるいはブロードレンジ PCR によって診断されている。

HME，HGA の**可能性がある（probable）**と診断する基準は，矛盾しない曝露歴，臨床所見に加えて，(1) 末梢血中の桑実胚の出現，(2) 単一の IFA 抗体価上昇，(3) 急性期の血液で PCR 陽性，のいずれかである。HME，HGA と「確定できる」診断基準は，(1) *E. chaffeensis* や *A. phagocytophilum* の血清抗体価が 4 倍以上の上昇をし陽転化する，(2) *E. chaffeensis* や *A. phagocytophilum* が血液培養から同定される，(3) 単一の IFA 抗体価上昇に加えて，末梢血塗抹にて桑実胚の存在あるいは PCR 陽性が確認される，のいずれかである。HEE，EMLA，*Candidatus* N. mikurensis 感染の正式な診断基準はいまだ確立されていない。

治療

Ehrlichia と *Anaplasma* は *in vitro* では tetracycline，tetracycline 誘導体，rifampicin に感受性がある。しかし，抗菌薬の治療効果を比べた臨床試験はこれまで行われておらず，そのため，治療の推奨は過去の患者へのエンピリックな（経験的）治療の実績に基づいて行われている。HME，HGA は抗菌薬治療をすることなく自然軽快することもあるが，最近では急性感染と診断されれば抗菌薬治療を行うことが勧められている。成人の治療では doxycycline 100 mg を 1 日 2 回（内服もしくは静注）が推奨される。小児の重症例の治療では doxycycline 2 mg/kg（最大 100 mg）1 日 2 回が推奨される。doxycycline に対する反応は迅速であり，多くの患者は治療開始後 24～36 時間以内に解熱し，その他の症状も改善する。したがって，doxycycline への反応が乏しい患者においては，すみやかに他の診断でないか検索を行うべきである。doxycycline での最適な治療期間は確立されていない。血清学的調査では，有症状の HGA 患者の 15～20％でライムボレリア症の原因である *B. burgdorferi* の抗体が陽性となる。そのため，doxycycline による治療は，潜伏し共感染している可能性のあるライム病の治療も含めて，10～14 日間は行うべきである。

rifampicin での治療は，妊婦，テトラサイクリン系薬へのアレルギーがある患者，8 歳未満の小児で外来治療可能な軽症～中等症の場合は選択可能である。rifampicin は成人であれば 300 mg を 1 日 2 回，小児であれば 10 mg/kg（最大 300 mg）を 1 日 2 回，5～7 日間投与する。chloramphenicol はエールリキア症の治療には推奨されない。なぜなら，*in vitro* の感受性検査で *E. chaffeensis* や *A. phagocytophilum* に対して活性が乏しく，治療不良による死亡例も報告されているためである。フルオロキノロン系薬は *in vitro* では *E. chaffeensis* には活性がないものの，*A. phagocytophilum* に対しては活性を有する。しかし，限られた経験のなかでは，levofloxacin は明確に殺菌的であるとはいえず，HGA の治療に用いるべきではない。

ヒトのエールリキア症の大部分は感受性のある抗菌薬投与なしでも自然軽快する。ライム病やバベシア症と異なり，HME, HEE, HGA, EMLA は持続感染の報告はない。しかし，*Candidatus* N. mikurensis 感染では，死亡や治療開始の前まで数週間にわたって重篤な発熱症状が持続することもある。HME, HEE, HGA, EMLA 感染治癒後の長期予後は良好であり，完全寛解が期待できる。

文献

Bakken JS, Dumler JS, Chen SM, et al. Human granulocytic ehrlichiosis in the upper Midwest United States. A new species emerging? *JAMA*. 1994;272:212–218.

Buller RS, Arens M, Hmiel SP, et al. *Ehrlichia ewingii*, a newly recognized agent of human ehrlichiosis. *N Engl J Med*. 1999;341:148–155.

Chapman AS, Bakken JS, Folk SM, et al. Diagnosis and management of tickborne rickettsial diseases: Rocky Mountain spotted fever, ehrlichioses, and anaplasmosis—United States: a practical guide for physicians and other health-care and public health professionals. *MMWR Recomm Rep*. 2006;55:1–27.

Hamburg BJ, Storch GA, Micek ST, Kollef MH. The importance of early treatment with doxycycline in human ehrlichiosis. *Medicine (Baltimore)*. 2008;87:53–60.

Li H, Jiang JF, Liu W, et al. Human infection with *Candidatus* Neoehrlichia mikurensis, China. *Emerg Infect Dis*. 2012;18:1636–1639.

Pritt BS, Sloan LM, Johnson DK, et al. Emergence of a new pathogenic *Ehrlichia* species, Wisconsin and Minnesota, 2009. *N Engl J Med*. 2011;365:422–429.

Welinder-Olsson C, Kjellin E, Vaht K, et al. First case of human "*Candidatus* Neoehrlichia mikurensis" infection in a febrile patient with chronic lymphocytic leukemia. *J Clin Microbiol*. 2010;48:1956–1959.

Section 22

微生物各論：真菌

170 カンジダ症

■著：Christopher F. Carpenter, Nicholas Gilpin
■訳：栃谷健太郎

Candida 属は小さな単細胞の酵母様真菌であり，土壌，病院環境，食物，その他無生物を含むさまざまな環境中に存在する。ほとんどの種は共生生物であり，皮膚，消化管，腟に常在している。宿主の免疫学的，あるいは機械的な防御が弱まったときに，もしくは化学療法や広域抗菌薬投与を契機とした正常細菌叢の変化があるときに，日和見感染の原因となりうる。*Candida* 属は，皮膚，粘膜といった表層の感染から，カンジダ血症や播種性カンジダ症といった侵襲的な感染症までの原因としてよくみられる。*Candida* 属は 150 種以上が知られているが，*Candida albicans*(図 170.1)がヒトの発病に関連する頻度が最も高い。しかし，ここ 20 年の間に，*C. albicans* でない種(非 *albicans*)による疾患が急増している。*C. albicans* でない重要な病原菌としては，*C. tropicalis*(図 170.2)，*C. parapsilosis*，*C. glabrata*(図 170.3)，*C. krusei*(図 170.4)，*C. kefyr*，*C. lusitaniae*，*C. dubliniensis*，*C. gulliermondii*，*C. auris* が挙げられる。最後に挙げた *C. auris* は重篤な感染を引き起こし，院内アウトブレイクの原因となる多剤耐性菌として急速に問題となっている。頻度は劣るが臨床的に重要な病原菌としては，*C. lipolytica*，*C. famata*，*C. rugosa*，*C. viswanathii*，*C. haemulonii*，*C. norvegensis*，*C. catenulate*，*C. ciferri*，*C. intermedia*，*C. utilis*，*C. lambica*，*C. pulcherrima*，*C. zeylanoides* が挙げられる。

ポリメラーゼ連鎖反応(polymerase chain reaction：PCR)，CHROMagar™(図 170.5)，T2*Candida*［訳注：全血から *Candida* を迅速に同定する検査だが，2024 年 2 月現在，日本では利用できない］といった，より迅速で感度のよい新規の診断法が多く出てきているが，カンジダ症の診断の主役が培養検査であることは変わらない。間接的な診断法も臨床現場で広く用いられるようになっている。たとえば，血清，血漿の(1 → 3)-β-D-glucan(BDG)アッセイは多くの真菌の細胞壁に特有の成分に特異的であり，侵襲性カンジダ症の際に検出される。*Candida* の種類によっては，内因性，あるいは獲得した抗真菌薬耐性をもっているものもあるので(表 170.1)，臨床状況によっては早期に適切な抗真菌薬

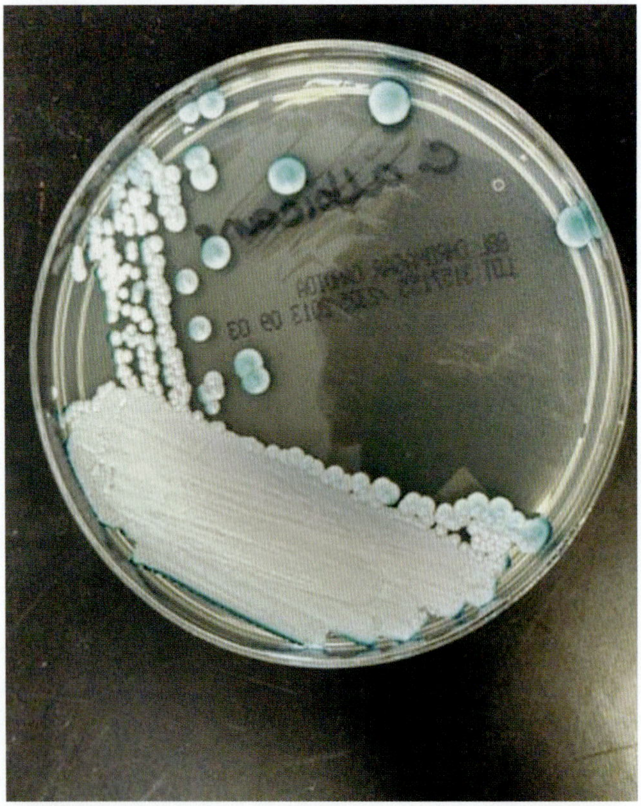

図 170.1
Candida albicans　CHROMagar™
(Beaumont Health System の Dr. Barbara Robinson-Dunn と Ms. Mrudula Nandwana のご厚意による)

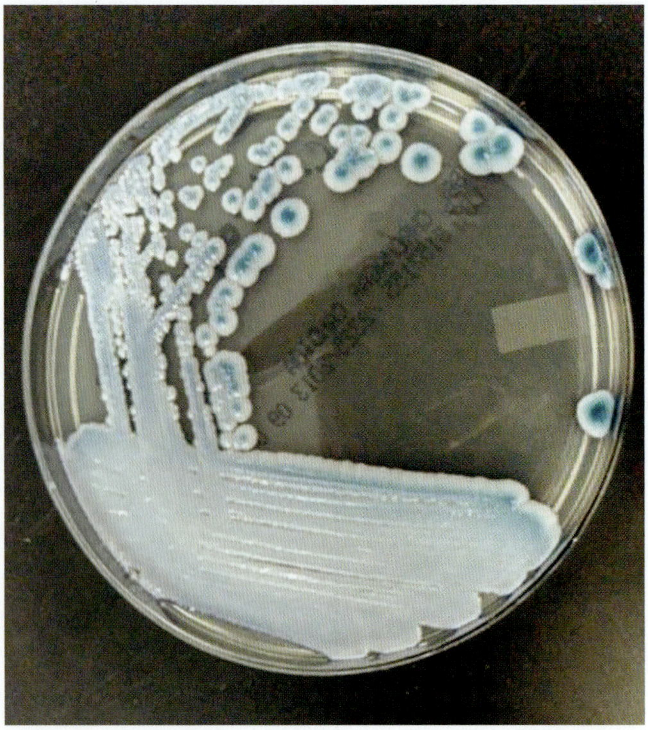

図 170.2
Candida tropicalis　CHROMagar™
(Beaumont Health System の Dr. Barbara Robinson-Dunn と Ms. Mrudula Nandwana のご厚意による)

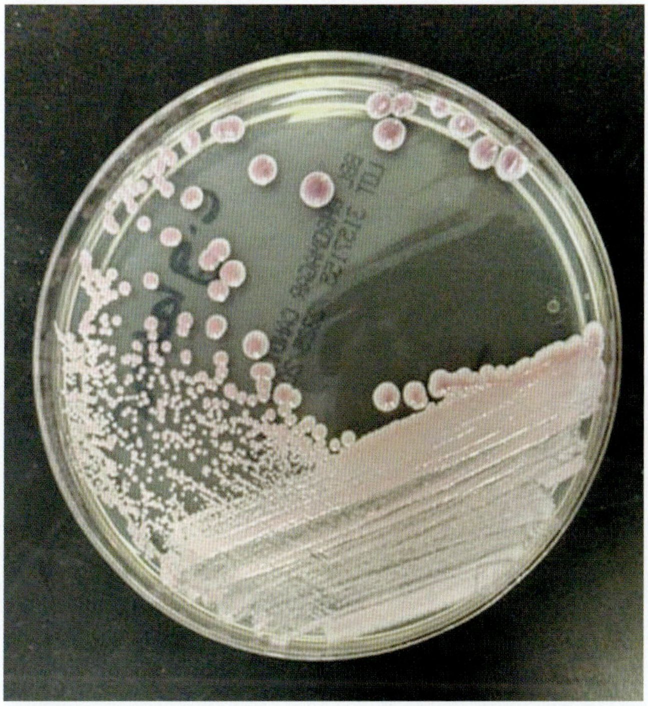

図 170.3
Candida glabrata　CHROMagar™
(Beaumont Health System の Dr. Barbara Robinson-Dunn と Ms. Mrudula Nandwana のご厚意による)

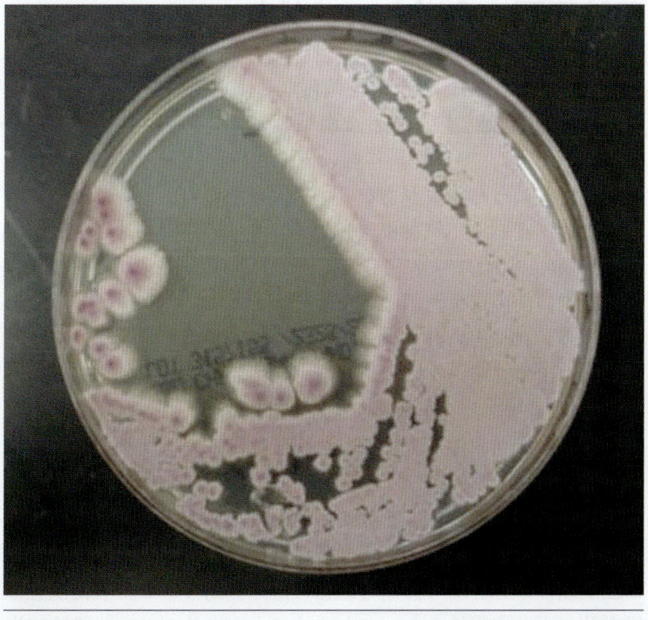

図 170.4
Candida krusei　CHROMagar™
(Beaumont Health System の Dr. Barbara Robinson-Dunn と Ms. Mrudula Nandwana のご厚意による)

治療を行うため，耐性検査を行うことで費用対効果が高められる可能性もある。新世代のトリアゾール系，エキノキャンディン系といった，新しい抗真菌薬が，カンジダ症の治療にも使用できるようになってきており(表 170.2)，特に抗真菌薬の耐性が疑われたり，証明されていたりする際に有用である。

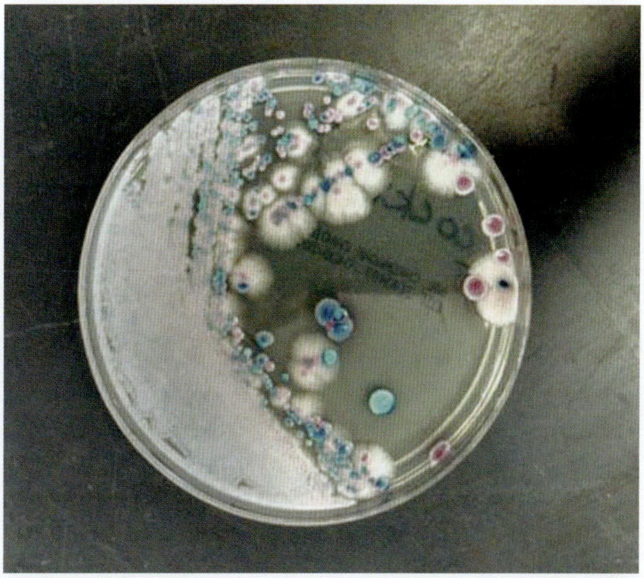

図 170.5
Candida 属の混在(*C. albicans*，*C. tropicalis*，*C. glabrata*，*C. krusei*)　CHROMagar™
(Beaumont Health System の Dr. Barbara Robinson-Dunn と Ms. Mrudula Nandwana のご厚意による)

感染による症候群，治療，予防

皮膚粘膜カンジダ症候群

皮膚カンジダ症

原発性の皮膚カンジダ症は，正常な宿主にオムツ皮膚炎や間擦部の感染としてみられることが多い。他の徴候としては，亀頭炎，毛包炎，爪周囲炎，爪真菌症がみられる。皮膚カンジダ症は，湿潤して閉塞した部位，あるいは熱傷や慢性創傷のような正常な皮膚機能が障害されている部位で最もよく起こる。糖尿病患者などの免疫不全患者が罹患するリスクが高い。皮膚カンジダ症は基本的に臨床所見で診断する。会陰や腋窩のような典型的な温暖・湿潤環境に生じる衛星病変を伴う融合性の紅斑としてみられる。皮膚を擦過し顕微鏡にて観察し，発芽した酵母細胞と菌糸を見ることが，診断の確定に有用である。*Candida* 属が培養陽性となることも診断の補助となりうるが，保菌や汚染でも培養陽性となることがあるので，培養検査は一般的に推奨されない。皮膚カンジダ症に細菌が重感染することもあり，抗微生物薬による治療が必要な場合もある。皮膚表面を清潔で乾燥するよう保つ，頻回なオムツ交換，糖尿病患者における良好な血糖コントロールといった，抗微生物薬以外の方法による予防や治療が皮膚カンジダ症においては重要である。nystatin クリームや imidazole クリームといった局所抗真菌薬投与が治療の主体である。fluconazole，itraconazole，terbinafine による全身治療は，重症例や難治症例でまれに必要となることがある。

慢性皮膚粘膜カンジダ症

慢性皮膚粘膜カンジダ症は，皮膚，爪，粘膜のカンジダ症が持続したり再燃したりする病態である。生まれてからはじめの 20 年の間に最もよくみられる。免疫グロブリン欠損や，皮膚アネル

22

表 170.1
***Candida* 属と頻度の多い感受性パターン**

菌種	トリアゾール系		広域スペクトラムトリアゾール系	ポリエン系	エキノキャンディン系	リスク因子
	fluconazole	itraconazole	voriconazole posaconazole isavuconazole	amphotericin B	caspofungin, anidulafungin, micafungin	
C. albicans	S	S	S	S	S	HIV / AIDS，手術
C. glabrata	S-DD～R	S-I	S-I	S-I	S	血液悪性腫瘍，アゾール系抗真菌薬の予防投与
C. parapsilosis	S	S	S	S	S～S-I	体内異物，アゾール系抗真菌薬の予防投与，新生児
C. tropicalis	S	S	S	S	S	好中球減少
C. krusei	R	S-I～R	S	S-I	S	血液悪性腫瘍，アゾール系抗真菌薬の予防投与
C. guillermondii	S-I～R	S	S	R	S～S-I	アゾール系抗真菌薬の予防投与，amphotericin による治療歴
C. lusitaniae	S	S	S	R	S～S-I	amphotericin による治療歴

AIDS＝後天性免疫不全症候群，HIV＝ヒト免疫不全ウイルス
S＝感性，S-DD＝用量依存的感性，S-I＝中間，R＝耐性

表 170.2
抗真菌薬

分類	抗真菌薬
ポリエン系	従来の amphotericin B amphotericin B 脂質製剤〔amphotericin B リポソーム製剤，amphotericin B 脂質複合体製剤（リピッドコンプレックス），amphotericin B コロイド製剤（colloidal dispersion）〕
トリアゾール系	fluconazole itraconazole voriconazole（広域スペクトラム） posaconazole（広域スペクトラム） Isavuconazole（広域スペクトラム）
エキノキャンディン系	caspofungin anidulafungin micafungin

ギーといった免疫不全も報告はあるが，慢性皮膚粘膜カンジダ症に関連する主な免疫異常はT細胞機能不全である。副甲状腺機能低下症，Addison 病，甲状腺機能低下症，糖尿病といったいくつかの内分泌疾患も慢性皮膚粘膜カンジダ症と関連している。この疾患は重症度もまちまちで，さまざまな症候群を呈する複雑な疾患であるが，侵襲性の疾患と関連することはきわめてまれである。

粘膜感染の治療はトリアゾール系薬の局所，あるいは全身投与で一般的には行われる。粘膜感染の大きな問題は，再発傾向が強いことであり，特に免疫不全宿主やヒト免疫不全ウイルス（human immunodeficiency virus：HIV）感染症の患者で問題になる。長期の抗真菌薬抑制療法は通常は不要であるが，耐性菌の出現が問題となる特殊な症例では用いられることもある。

口腔咽頭・食道カンジダ症

Candida 属は消化管の正常細菌叢の一部であるが，細胞性免疫不全（例：HIV 感染症，慢性皮膚粘膜カンジダ症，幹細胞・固形臓器移植患者），糖尿病，年齢の極端さ（新生児と高齢者），食道運動障害といったさまざまなリスク因子をもった患者において，口腔咽頭，食道に病気を引き起こす。多くの症例において，progesterone，広域スペクトラム抗菌薬，免疫抑制剤のようなある種の薬剤の使用もまた誘因となっている。

口腔カンジダ症の多くは口腔咽頭の粘膜や舌の表面に，クリーム様の白色でプラークに似た病変としてみられる。カンジダ症の病変は典型的には無痛性であるが，非典型例，あるいはより症候性の病態も存在する，たとえば，紅斑性あるいは偽膜性のプラーク（紅斑性カンジダ症），*Candida* 白板症，肥厚性カンジダ症である。口角の紅斑と亀裂を起こし有痛性の病変となる口角炎も，カンジダ症の結果生じることがある。皮膚カンジダ症と同様に，口腔咽頭カンジダ症の診断も通常は臨床診断である。培養検査は常在菌によって陽性となってしまうことがあるので，一般的に推奨されない。軽症の場合の治療は，clotrimazole トローチや nystatin 懸濁液の 7～14 日間投与が第 1 選択として推奨される。HIV 感染症の患者で頻度が高い中等症～重症の口腔咽頭カンジダ症の場合は，低用量の経口 fluconazole による全身療法を 7～14 日間行うことが一般的に推奨される。fluconazole 治療抵抗例においては，広域スペクトラムのアゾール系やエキノキャンディン系のような別の全身療法を用いるべきである。

食道カンジダ症では，嚥下障害，嚥下痛が症状としては一般的で，通常は胸骨後痛を伴う。臨床的には，*Candida* 食道炎を，*Candida* 以外の食道炎であるサイトメガロウイルス食道炎，単

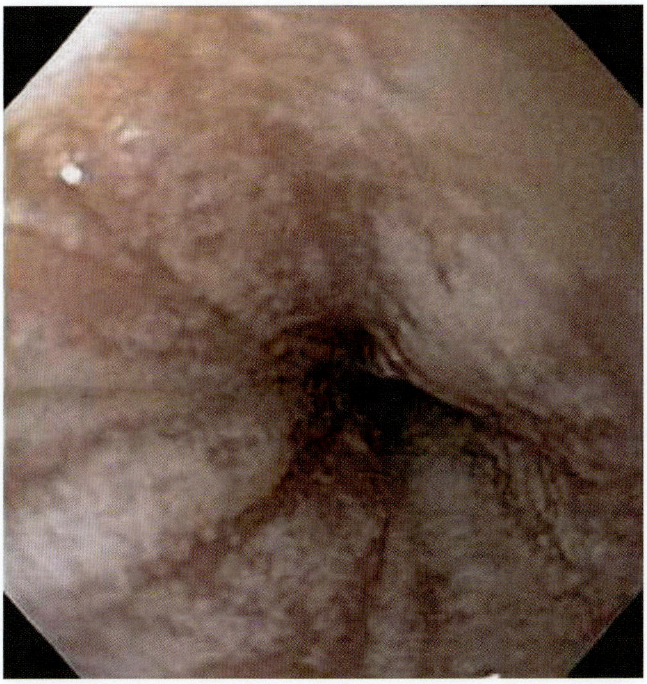

図 170.6
Candida 食道炎の内視鏡像

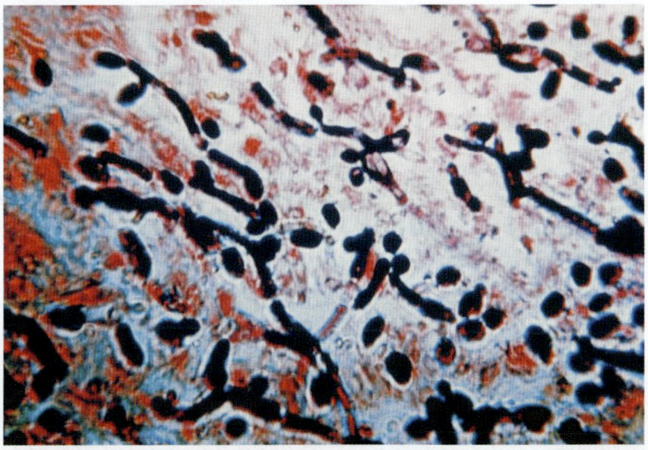

図 170.7
食道カンジダ症の顕微鏡写真（銀染色，100 倍）
（CDC Public Health Image Library の Sherry Brinkman のご厚意による）

純ヘルペスウイルス食道炎，食道潰瘍，好酸球性食道炎，錠剤誘発性食道炎などと区別することは難しい。嚥下障害と嚥下痛と共に鵞口瘡が存在すれば，食道カンジダの可能性が比較的高いと考えてよく，その場合は内視鏡検査の代わりに診断的治療を行うこともある。エンピリックな（経験的）治療は 14〜21 日間の全身抗真菌薬治療を行い，通常は経口あるいは静注の fluconazole が用いられる。まれに代替薬であるエキノキャンディン系，広域スペクトラムのトリアゾール系，低用量の amphotericin B が必要となることもある。治療抵抗例では，診断の確定，抗真菌薬の耐性検査，他の病原微生物や合併疾患の検索のため，内視鏡による粘膜の擦過や生検が必要となることもある（図 170.6，170.7）。

表 170.3
腟外陰部カンジダ症（VVC）の分類

非複雑性 VVC	複雑性 VVC
以下のすべてを満たす ・散発性で頻度の低い VVC ・軽症〜中等症の VVC ・*Candida albicans* が原因と考えられる ・免疫不全がない	以下のいずれかを満たす ・再発性 VVC ・重症 VVC ・非 *albicans* による VVC ・糖尿病，免疫抑制状態（HIV 感染症など），衰弱，免疫抑制剤による治療（副腎皮質ステロイドなど）のある女性

〔Centers for Disease Control and Prevention (CDC). Sexually transmitted diseases treatment guidelines, 2015. *MMWR Recomm Rep*. 2015 ; 64(No. RR-3) : 1-137 より〕

腟外陰部カンジダ症（VVC）

腟外陰部カンジダ症（vulvovaginal candidiasis：VVC）は，出産可能な年齢の女性に好発し，粘膜カンジダ症のなかでは最も頻度が高い。妊娠，経口避妊薬内服，抗菌薬使用，糖尿病，HIV 感染症，子宮内デバイスやペッサリーといった，患者側のリスク因子によって VVC に罹患しやすくなる。多くの場合，誘発因子はわからない。無症候性の保菌状態が症候性の VVC へと変化する機序に関してははっきりしていない。臨床的な目的で，VVC は複雑性と非複雑性に分類されている（表 170.3）。およそ 90％の症例は非複雑性に分類される。VVC の主な臨床徴候は，外陰部の瘙痒，帯下，性交時疼痛，排尿障害，腟刺激症状であるが，いずれの症状も感度，特異度共に優れない。腟の紅斑も含む外陰部の紅斑と浮腫や，濃厚で白色凝乳様とよく表現されるさまざまな濃度の帯下も症状としてみられる。他の皮膚粘膜カンジダ症と同様に，診断は通常，臨床的に行われる，しかし，確定診断も容易であり，腟分泌液をウェットマウント，あるいは 10％水酸化カリウムで鏡検し，仮性菌糸の有無にかかわらず萌芽した酵母様真菌を観察することで診断することができる。重複する他の病原菌感染や性感染症がないかも注意して評価したほうがよい。

非複雑性の VVC は，種々の局所抗真菌薬を，単回あるいは 3〜7 日間の短期投与することで治癒することが多い。代替治療としては，fluconazole の 150 mg 単回投与でも治療効果は良好である。アゾール系抗真菌薬で治療完遂できれば，80〜90％の患者で症状の改善がみられ，それ以上治療成績がよいことが明らかな抗真菌薬は今のところない。

再発性腟外陰部カンジダ症（recurrent VVC：RVVC。通常，年 4 回以上の症候性 VVC の発症と定義される）を含む複雑性 VVC は，VVC 罹患女性の少数でみられる（5％以下）。RVCC の診断を確定し，非典型的な菌種の関与がないかを確認するため，腟分泌物の培養を行ったほうがよい。*C. glabrata* のような非 *albicans* の菌種であれば，従来の抗真菌薬による治療の効果がない可能性がある。*C. albicans* が原因の RVVC はそれぞれのエピソードにおいて，通常，短期間の経口，あるいは局所アゾール系抗真菌薬に良好に反応する。しかし症例によっては，症状のコントロールのため，導入療法を行い，その後，維持量にて抗真菌薬抑制療法を数か月にわたって必要とすることもある。残念ながら，30〜50％の女性患者が抗真菌薬抑制療法を終了した後に再燃

22

する。妊婦のVVCでは7日間の局所抗真菌薬治療が推奨される。

カンジダ血症と播種性カンジダ症

カンジダ血症

*Candida*属は米国において院内発症の血流感染症の重要な原因菌である。カンジダ血症の粗死亡率は30〜61％であり，関連する死亡率は49％にも及ぶ。*Candida*属は他のいくつかの病原菌と同様に，カテーテルやその他の物質の表面にバイオフィルムを形成することができ，それによって菌を完全に消失させることが困難となる。カンジダ血症を引き起こすリスク因子がいくつか特定されてはいるが，どの患者がカンジダ血症を来すか予測することは臨床的にいまだ非常に困難である。たとえば，酵母様真菌の保菌はICUにおいては最も重要なリスク因子である。しかしICUにおいては，患者の50〜70％以上が保菌状態であり，侵襲的感染が比較的低頻度の状況においてはたいした予測能が得られない。にもかかわらず，保菌状態にあるICUの患者が，原因不明の発熱，白血球増加，低血圧を呈していれば，敗血症の原因として，カンジダ血症や侵襲性カンジダ症を強く疑ったほうがよい。なぜなら，抗真菌薬治療の遅れは，非常に高い死亡率につながるからである。カンジダ血症ではすべての症例において，抗真菌薬による治療と，血管内デバイスのような考えうる感染源の除去が必要である。他に感染のフォーカスがないか検索することも重要である。なぜなら，眼，肝臓，脾臓，腎臓，心臓，軟部組織，骨，中枢神経系，消化管といった臓器に播種することも考えられるからである。これは特に患者に免疫不全がある際に問題となる。カンジダ血症や播種性カンジダ症の合併症率，死亡率の高さを考えると，すべてのカンジダ血症，侵襲性カンジダ症の患者において，アゾール系抗真菌薬の薬剤感受性検査を行うことが推奨される。また，以前にエキノキャンディン系抗真菌薬での治療歴がある，*C. glabrata*，*C. parapsilosis*の感染である場合はエキノキャンディン系抗真菌薬の薬剤感受性検査を検討すべきである。

侵襲性カンジダ症を疑った場合のエンピリックな治療は，エキノキャンディン系が推奨されるが，重篤でなくアゾール耐性菌を保有している可能性が低い場合はfluconazoleでの治療も考慮される。*C. albicans*は通常，fluconazoleを含むほとんどの抗真菌薬に感受性を有する。その一方で，他の菌種は選択された抗真菌薬に対して，感受性の低下や耐性を示しやすい。たとえば，*C. krusei*はfluconazoleとitraconazoleに耐性と考えるべきだが，voriconazole，エキノキャンディン系（ほぼ100％感性），amphotericin B製剤（高用量が必要となるが）には通常，感受性がある。*C. glabrata*はfluconazoleとitraconazoleに対して，さまざまな程度で用量依存的感性であり，シンプルにいうと，これらの抗真菌薬に対して耐性と考えてよい。*C. glabrata*は一般的には新しいトリアゾール系抗真菌薬にもある程度交差耐性をもつが，voriconazoleは感受性があればステップダウン治療として考慮してもよい。エキノキャンディン系はほとんどの*Candida*属に対して活性を有するが，*C. parapsilosis*は一般的には，比較的高い最小発育阻止濃度を示す。これら*in vitro*の検査結果が臨床での効果にどれほど関連するかは明らかでない。

好中球減少のない患者における治療選択としては，caspofungin（70 mg初回量，その後，50 mg/日），micafungin（100 mg/日），anidulafungin（200 mg初回量，その後，100 mg/日）が挙げられる。fluconazole〔800 mg（12 mg/kg）初回量，その後，1日400 mg（6 mg/kg）〕は，重篤でなくfluconazole耐性菌を保有している可能性が低い場合は考慮してもよい。amphotericin Bやamphotericin B脂質製剤も代替薬ではあるが，最近ではこのような患者の治療では用いられることは少なく，一般的には他の抗真菌薬での治療ができない場合にのみ選択される。好中球減少のある患者の多くはエキノキャンディン系で治療開始すべきである。状況によっては，amphotericin B脂質製剤，fluconazole，voriconazole，その他の広域アゾール系を使ってもよい。すべてのカンジダ血症の患者において，治療は真菌血症の改善，敗血症の改善から少なくとも2週間後まで延長すべきである。好中球減少のある患者においては，好中球数の回復も別の重要な要因であり，通常，好中球が回復するまで抗真菌薬での治療は継続すべきである。血液培養が陰性で臨床的に安定し，アゾール系抗真菌薬に感受性であれば，5〜7日の治療後にアゾール系抗真菌薬への内服ステップダウン治療を考慮してもよい。真菌血症のすべての患者において診断後1週以内に散瞳を伴う眼科検査を行うべきである。また，好中球減少のある患者では，好中球回復まで待って検査するか，好中球回復から1週以内に再検査を行うべきである。

慢性播種性カンジダ症（CDC）

慢性播種性カンジダ症〔chronic disseminated candidiasis：CDC（以前は肝脾カンジダ症とも呼ばれた）〕は，重度で長期間の好中球減少を来す患者（たとえば，急性白血病，幹細胞移植のレシピエント）において最もよくみられ，緩徐に進行し，好中球数が改善し始めると顕在化してくることが多い。典型的には，肝臓と脾臓，あるいはどちらかが侵されるが，他の臓器が侵されることもある。CTやMRが確定診断に有用であり（感度90％以上），肝脾にある個々の小さな病変でも同定可能なことが多い。残念ながら，これらの病変は発病の初期にはみられないこともある。CDCの所見と症状はいずれも感度，特異度共に高くないが，右季肋部痛，トランスアミナーゼやアルカリホスファターゼの上昇，肝脾腫がみられる。血液培養は陰性となることが多く，確定診断には生検が必要となる。CDCの治療に関する知見の多くは症例シリーズからである。amphotericin B，fluconazole，エキノキャンディン系では治療成功が報告されている。治療は病変が消失，あるいは石灰化するまで継続すべきであり，多くは数か月を要する。特に，抗悪性腫瘍薬での治療を繰り返し行う患者や，免疫抑制が持続する患者においては，治療の延長や抑制療法が必要になることもある。

その他の侵襲性カンジダ症

心内膜炎と心臓デバイス感染

*Candida*心内膜炎の患者と，細菌性心内膜炎の患者のリスク因子（注射薬物使用者，心臓手術既往，人工心臓弁，心臓弁膜症，中心静脈カテーテル），臨床徴候（発熱，非特異的な症状と所見，心雑音，うっ血性心不全）は同じである。主要な血管への真菌性塞栓が*Candida*心内膜炎ではよくみられ，血液培養が当初，陰

性であることが多い。カンジダ血症の患者すべてで心内膜炎の可能性を考えるべきである。経胸壁かあるいはより感度のよい経食道心エコー検査にて，弁の疣贅が確認できれば，確定診断となる。自然弁でも人工弁でも *Candida* 心内膜炎の根治治療は，弁置換手術と長期の抗真菌薬投与の両方である。通常，amphotericin B 脂質製剤(3〜5 mg/kg/日 ±flucytosine 25 mg/kg 1日4回)，あるいは高用量のエキノキャンディン系(caspofungin 150 mg/日，micafungin 150 mg/日，anidulafungin 200 mg/日)を少なくとも術後6週間継続する。もし，弁置換術を行うことができず，感受性があるのであれば，fluconazole による長期抑制療法も勧められる。治療終了後，再燃の可能性があるため，最低1年は緊密に経過観察すべきである。

Candida 属によるペースメーカーや埋め込み式除細動器といった心臓デバイスによる感染は，幸いあまり多くない。治療は心内膜炎と同様に，デバイスすべての除去と全身抗真菌薬投与を行うべきである。もし，感染がジェネレーターやポケット内のみに限局していれば，治療期間は4週間が勧められる。感染がワイヤやリードまで及んでいれば，最低6週間の治療が推奨される。デバイスの除去が完全には行われない場合には，アゾール系抗真菌薬での抑制療法が容認される。

中枢神経系感染

中枢神経系カンジダ症のなかでは，髄膜炎が最も頻度が高い，しかし，脳膿瘍や硬膜外膿瘍といったその他さまざまな感染症もみられる。低出生体重児と免疫抑制のある患者が特に髄膜炎のリスクが高い。最近の脳外科手術歴や脳室シャントやドレーンの存在といった院内感染のリスク因子も，中枢神経系カンジダ症の発症に重要である。症状と所見は細菌性髄膜炎と似ているが，より軽症なことが多い。典型的には，より緩徐で慢性の経過をとる。髄液検査では通常，好中球優位で，蛋白上昇，血糖は正常か低下している。診断は時に困難であるかもしれない。なぜなら，髄液中に存在する菌がわずかであり，通常の髄液培養では検出力が低いからである。よって，繰り返し髄液培養を行わなければならないこともある。初期治療としては，amphotericin B 脂質製剤(3〜5 mg/kg/日)± 内服 flucytosine(25 mg/kg 1日4回)が勧められる。初期治療にて改善傾向がみられれば(通常数週を要する)，fluconazole(400〜800 mg/日)に変更が可能であり，すべての所見や症状が改善するまで継続する。脳室シャントやドレーンの抜去が，菌の消失のために強く勧められる。

眼感染症

カンジダ血症の患者において，15%もの患者が網膜病変を合併しており，発症から1週間以内にみられることが多い。*Candida* 眼内炎を合併しているICU患者の死亡率は，カンジダ血症のみの患者よりもきわめて高い。症状としては，眼痛，視野暗点，視力障害がみられる。診断には臨床的に強く疑うことが必要であり，そのため，すべてのカンジダ血症の患者で少なくとも一度は眼科医による眼内炎の検索を行うべきである。追加の検索は状況によるが，カンジダ血症が持続している場合や，患者が視力障害の症状を訴えることができない場合は必要となる。失明の恐れのある病変である。時に硝子体に及ぶ網膜の境界不明瞭な白色の病変といった特徴的な眼底所見によって診断はなされる。もし眼内炎が疑われ，その原因が不明であれば，診断のため硝子体穿刺吸引が必要になることもままある。硝子体液の培養の感度は低く，33〜50%であるが，PCRを用いれば診断能が上がる可能性がある。推奨される全身治療は，カンジダ血症に準じた治療である。fluconazole / voriconazole 耐性菌による眼内炎では，カンジダ血症と同じ用量の amphotericin B 製剤単剤，あるいは flucytosine との併用治療を行うべきであり，特に失明のリスクがある場合は勧められる。fluconazole / voriconazole に感受性の菌を治療する場合は，fluconazole や voriconazole を用いてもよい。どちらの薬も硝子体への移行は良好であり，amphotericin B よりも副作用が少ない。エキノキャンディン系は眼組織への移行が不良なので，注意が必要である。一般的には眼内炎の治療は，眼科医の緊密な経過観察のもと，4〜6週間は行うことが望まれる。黄斑病変を伴う場合には，amphotericin B deoxycholate か voriconazole の硝子体内注入を考慮すべきであり，硝子体炎の場合は，硝子体摘出を行い，真菌膿瘍の除去や病勢を抑えることを検討すべきである。

腹腔内カンジダ症

Candida 腹膜炎は腹膜透析患者や消化管手術後の患者において，カンジダ血症の合併症として，あるいは局所の臓器，組織の感染が波及して起こる。また，胃・十二指腸粘膜感染は，消化性潰瘍や消化管悪性腫瘍をもつ患者に起こる。その他のまれな腹腔内カンジダ症としては，孤立性の膵膿瘍，壊疽性胆嚢炎，*Candida* 菌球による総胆管閉塞がある。*C. albicans* が腹腔内感染で同定される主要な菌種であるが，*C. glabrata* も重要な位置を占める。診断は体液穿刺か，内視鏡的，経皮的，開腹生検によってなされる。市中発症の腹腔内感染の場合は *Candida* を狙った抗真菌薬治療がすべての症例で勧められるわけではないが，*Candida* 感染リスクの高い場合(直近の腹部手術歴，縫合不全など)は抗真菌薬治療が勧められる。エキノキャンディン系や fluconazole がエンピリックな治療としては最も勧められることが多い。amphotericin B 製剤は副作用が多いので一般的には勧められない。すべての腹腔内感染において，適切な感染源のコントロール(例：膿瘍のドレナージや感染のある異物の除去など)が治療のため，また，適切な治療期間を決めるために必要不可欠である。

22

骨軟部組織感染症

骨軟部組織感染症は，*Candida* の播種や局所のカンジダ症の直接波及によって起こるまれな合併症である。針穿刺吸引や外科的デブリードマンによって診断される。外傷，関節内注射，外科的手技，注射薬使用といった外因による侵入でも起こりうる。治療は通常，外科的デブリードマン・ドレナージと，長期の全身抗真菌薬治療(骨髄炎は6〜12か月，化膿性関節炎は6週)の併用が必要であり，fluconazole やエキノキャンディン系が初期治療として推奨される。amphotericin B 脂質製剤は代替選択薬である。もし，人工関節やその他のデバイスが感染に関与していれば，治癒のためにはデバイスの除去が強く勧められる。

呼吸器カンジダ症

Candida 属による肺炎は単独のカンジダ症として非常にまれで

ある。培養で陽性になっても，真の感染症なのか保菌や口腔咽頭粘液による汚染なのか判断ができないため，*Candida* 肺炎の臨床像の定義はあまりなされていない。*Candida* 肺炎の診断には，病理組織学的検査による確定が必要であるが，めったに行われることはない。呼吸器検体から *Candida* が発育しただけでは治療するには不十分であり，保菌していることをよく表しているにすぎないだろう。

Candida による膿胸は一般的に悪性腫瘍のような基礎疾患を有する患者に起こり，臨床的にそれらしい場合は原因として食道穿孔を考えるべきである。多くは院内発症であり，細菌感染も合併していることが多い。臨床的に感染症の所見がみられ，滲出性胸水から真菌が同定されれば診断できる。エキノキャンディン系や fluconazole をドレーン経由で，あるいは全身性に投与するのが治療として適切である。新しいトリアゾール系や amphotericin B 脂質製剤の使用も考慮してよい。

泌尿生殖器カンジダ症

入院中や老人ホーム入所中の患者，特に尿カテーテルを挿入されている患者では，尿から *Candida* が同定されることは多い。ほとんどのカテーテル関連カンジダ尿は無症候性であり，一般的に抗真菌薬による治療は必要ないが，時に無症候性のカンジダ尿と真の *Candida* 尿路感染を区別することは困難である。広域スペクトラムの抗菌薬や免疫抑制剤を投与されている，糖尿病やその他の免疫抑制がある，泌尿生殖器の異常がある(閉塞性尿路疾患や腎移植レシピエントなど)患者において，*Candida* 尿路感染は頻度が高く，より重症となる。診断には問題が多く，培養のコロニー数が多いからといって感染を示唆するわけではなく，このような状況では膿尿もあまり役に立たない。多くの場合，感染を疑わせる症状や所見，尿カテーテル抜去後の培養結果を組み合わせて臨床的に疑うことが，診断のためにできうる最善のことである。カンジダ尿症で必要なのはカテーテルの除去だけであることが多い。膀胱の *Candida* 感染症と腎臓の *Candida* 感染症は，2つの疾患が共存することもあるが，区別すべきである。腎臓の侵襲性感染症はまれであり，治療もより困難である。その他の泌尿生殖器の症候群〔例：精巣副睾丸炎(epididymo-orchitis)〕においては，診断のため経皮的に培養採取することがしばしば必要となる。

無症候性カンジダ尿の抗真菌薬治療は，好中球減少のある患者，低出生体重児といった高リスク患者においてのみ推奨され，カンジダ血症に準じた治療が勧められる。泌尿器科的手技前の患者でも治療が推奨され，内服 fluconazole 400 mg/ 日(amphotericin B deoxycholate でもよい)を手技の数日前から術後まで投与する。fluconazole 感受性であれば，症候性 *Candida* 膀胱炎(200 mg/ 日)や症候性上行性 *Candida* 腎盂腎炎(200〜400 mg)を fluconazole で 2 週間治療することが勧められる。*C. glabrata*(fluconazole 耐性)や *C. krusei* の場合は，amphotericin B deoxycholate や flucytosine(*C. glabrata* のみ)による治療が考慮される。amphotericin B による膀胱灌流は再発率が高いのでルーチンには勧められないが，耐性 *Candida* の治療においては有効な可能性がある。また，他の抗真菌薬(たとえば，エキノキャンディン系，posaconazole，isavuconazole，voriconazole)は治療に最適と考えられる適切な尿中濃度に達しない。真菌球がみられる場合は外科的切除が必要である。

文献

Andes DR, Safdar N, Baddley JW, et al. Impact of treatment strategy on outcomes in patients with candidemia and other forms of invasive candidiasis: A patient-level quantitative review of randomized trials. *Clin Infect Dis*. 2012;54:1110–1122.

Bassetti M, Righi E, Montravers P, Cornely OA. What has changed in the treatment of invasive candidiasis? A look at the past 10 years and ahead. *J Antimicrob Chemother*. 2018;73(Suppl 1):i14–25.

Centers for Disease Control and Prevention (CDC). Sexually transmitted diseases treatment guidelines, 2015. *MMWR Recomm Rep*. 2015;64(No. RR-3):1–137.

Clancy CJ, Nguyen MH. Diagnosing invasive candidiasis. *J Clin Microbiol*. 2018;56(5):e01909–17.

Kim J, Sudbery P. *Candida albicans*, a major human fungal pathogen. *J Microbiol*. 2011;49:171–177.

Kullberg BJ, Arendrup MC. Invasive candidiasis. *N Engl J Med*. 2015;373:1445–1456.

Pappas PG, Kauffman CA, Andes CJ, et al. Clinical practice guidelines for the management of candidiasis: 2016 Update by the Infectious Diseases Society of America. *Clin Infect Dis*. 2016;64(4):e1–e50.

171 アスペルギルス症

■著：Stuart M. Levitz, Sanjay Ram
■訳：栃谷健太郎

Aspergillus は世界中の土壌，水，大気といった環境から容易に同定できる。*Aspergillus fumigatus*，続いて，*A. flavus*，*A. niger*，*A. terreus* がヒトに病気を起こす頻度が最も高い。アスペルギルス症は，感受性のある宿主が，どこにでも存在する分生子(胞子)に曝露することによって起こる。発芽した分生子が，真菌の侵襲的な形態である菌糸を形成する。*Aspergillus* の菌糸は平均直径 2〜4 μm，隔壁を有し，二股(Y 字)に分岐している(図 171.1)。*Aspergillus* が引き起こす疾患のスペクトラムは幅が広く，宿主のもつ免疫状態に大きく影響される。

侵襲性アスペルギルス症の臨床像と診断

分生子を吸入するのはよくあることだが，侵襲性の感染を起こすことは比較的少ない。ほとんどの罹患者は重度の免疫不全患者である。主要なリスク因子として，細胞障害性の化学療法により起こる長期の好中球減少と，高用量の副腎皮質ステロイドにより起こるマクロファージ機能低下が挙げられる。造血幹細胞移植後の患者においては，移植片対宿主病(graft-versus-host disease：GVHD)やサイトメガロウイルス感染症がリスク因子として加わる。最近では，ibrutinib のような低分子キナーゼ阻害薬による治療を受けている患者で侵襲性アスペルギルス症が報告されている。自然免疫を司る遺伝子の先天的な変異，特に貪食細胞の呼吸バースト障害が特徴であるまれな遺伝性疾患の慢性肉芽腫性疾患も，侵襲性アスペルギルス症のリスクとなる。たとえ前述のリスク因子がなくても，臨床的に重症な場合や，インフルエンザ罹患後は侵襲性アスペルギルス症のリスクが上がる。

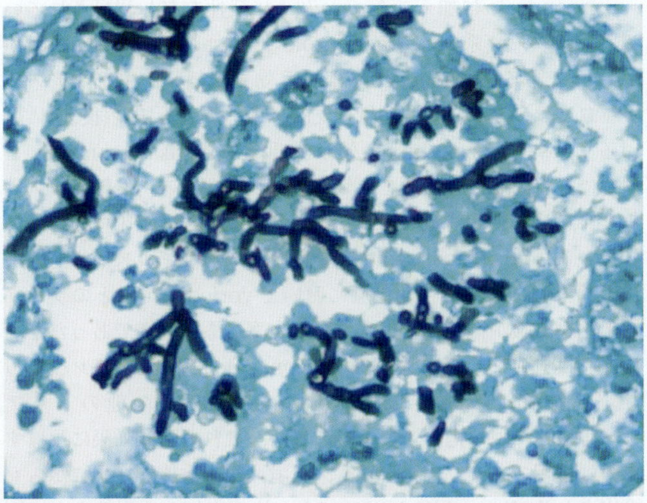

図 171.1
***Aspergillus* 菌糸の顕微鏡写真**　全身性アスペルギルス症により死亡した肝移植後患者の剖検肺より。菌糸はメセナミン銀により染色。
(University of Massachusetts Medical School の Dr. Barbara Banner のご厚意による)

播種性病変の有無にかかわらず，侵襲性肺アスペルギルス症が侵襲性感染では最も頻度が高い。侵襲性アスペルギルス症の所見と症状は非特異的である。通常，発熱はみられる。単一もしくは複数の，まばらな濃度の，あるいははっきりした結節で，空洞形成や浸潤影を伴うこともあるのが画像上の特徴である。高分解能 CT(high-resolution computed tomography：HRCT)が単純レントゲン写真より優れた感度をもつ。侵襲性肺アスペルギルス症の多くは，直径 1 cm 以上の大きな結節がみられる。結節は周囲をスリガラス陰影に囲まれることもあり，**halo sign** と呼ばれる(図 171.2)。空洞形成(“air-crescent sign”)がみられる頻度はより低く，発症後期に生じやすい。肺胞への浸潤がない気管気管支炎がみられることもあり，特に，肺移植後の患者や進行した後天性免疫不全症候群(acquired immunodeficiency syndrome：AIDS)患者でみられる。侵襲性 *Aspergillus* 副鼻腔炎は 2 番目によくみられる疾患であり，腐生性の生着とは区別しなければならない。発熱，局所の疼痛，眼球突出，視力障害といった症状がみられる。特に，途上国の農業従事者において，*Aspergillus* の直接の侵入による真菌性角膜炎が視力障害の重要な原因であるという認識が広がりつつある。まれな症状である皮膚アスペルギルス症は，好中球減少患者の静脈カテーテル挿入部にみられたり，熱傷部位にみられたりする。播種性アスペルギルス症はどの臓器にも病変をつくりうるが，脳病変が特に多い。*Aspergillus* による心内膜炎は比較的まれであり，血液培養が陰性のことが多いので診断が困難となる。

侵襲性アスペルギルス症は，高リスク患者において広域スペクトラムの抗菌薬投与にかかわらず発熱が持続する場合は強く疑うべきであり，エンピリックな(経験的)抗真菌薬治療を検討すべきである。*Aspergillus* は検査室での汚染や，保菌を示唆することもあるが，リスクのある患者における培養検査で *Aspergillus* 陽性であれば侵襲性感染が予測され，無視すべきではない。しかし，すでに確定診断がなされている患者においても，培養，あるいは生検でさえも陰性となることが多い。

早期発見により予後を改善するため，高リスク患者の検体から *Aspergillus* 抗原や核酸を同定する，培養によらない方法が研究されている。*Aspergillus* が成長する際に放出する 2 つの細胞壁抗原であるガラクトマンナンと β-グルカンを調べる検査が臨床では利用可能である。血清ガラクトマンナン値は非常に特異度が高いが，感度は中等度である。血液悪性腫瘍の患者においては，

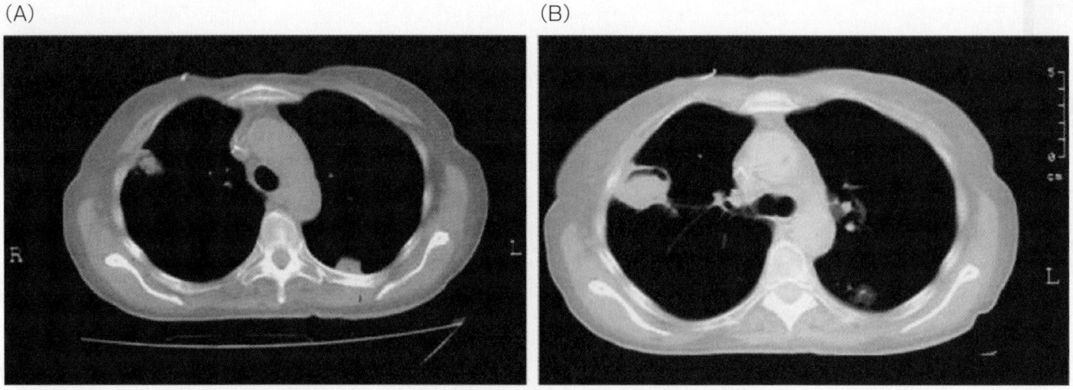

図 171.2
侵襲性肺アスペルギルス症患者の高分解能 CT　A：胸膜に沿った結節が 2 つみられる。右の結節は低濃度の灰色の領域に囲まれている(halo sign)。B：好中球減少から回復した患者の air-crescent sign。
〔*Aspergillus* / Aspergillosis website(www.aspergillus.org.uk)のご厚意により許可を得て掲載。Copyright by the Fungal Research Trust〕

臨床症状や画像所見よりも先にみられることもあり，感度は固形臓器移植後の患者より高い。piperacillin-tazobactam を投与されている患者では，ガラクトマンナンが混入することの影響で偽陽性となることも報告されている。偽陰性は抗糸状菌の予防薬を投与されている患者でみられることが多い。臨床検体から β-グルカンを検出する検査はガラクトマンナンの検査の性能と同様であるが，アスペルギルス症以外の真菌感染でも，β-グルカンの上昇がみられることには注意が必要である。*Aspergillus* の DNA を臨床検体から検出するポリメラーゼ連鎖反応(polymerase chain reaction：PCR)検査は，今のところ研究段階ではあるが，良好な感度・特異度であり，特に，ガラクトマンナンと併用すると有用である。強調すべきことは，前述した診断の代替マーカーでは，アスペルギルス症の診断を確定することも除外することもできず，臨床所見も加味して検討する必要があるということである。加えて，抗体検査は，他の形態のアスペルギルス症(後述)では有用であるが，侵襲性アスペルギルス症では役に立たない。

侵襲性アスペルギルス症の治療

Aspergillus への活性を有し認可されている薬剤は，amphotericin B(ポリエン系薬)，トリアゾール系の itraconazole，voriconazole，posaconazole，isavuconazole，エキノキャンディン系の caspofungin，micafungin，anidulafungin である。fluconazole と ketoconazole は臨床的に達成可能な濃度では *Aspergillus* を抑制することができず，アスペルギルス症の治療に用いるべきではない。これまで行われたランダム化比較試験は少なく，活性のある薬剤のなかで効果を比較し順位づけすることは難しい。ヒストリカルコントロールを用いた(過去症例)比較研究は，対象集団の違いが大きいため問題がある。voriconazole と amphotericin B を比較した多施設ランダム化比較試験が，277 人の確定あるいは推定診断の急性侵襲性アスペルギルス症患者を対象に行われた。voriconazole 治療のほうが効果に優れ，生存率が 22％改善された。さらに，voriconazole 治療のほうが治療に関連する有害事象が少なかった。その大きな生存率改善効果のため，voriconazole は侵襲性アスペルギルス症の初期治療薬としての地位を確実にした。ただし，voriconazole は，アスペルギルス症と似たような臨床像をみせるムコール症(接合菌症)に対しては効果がないことに注意すべきである。

前述の研究では，静注の voriconazole が，1 日目は 6 mg/kg で 2 回，その後，4 mg/kg/ 日で使用されていた。1 週後には，200 mg 1 日 2 回の経口 voriconazole への変更が認められていた。霧視，色覚障害，羞明のような一過性の視力障害が voriconazole 投与によってみられることが多いが，問題なく改善していく。その他の副作用としては，皮疹や肝機能障害がみられる。voriconazole は CYP2C19，CYP2C9，CYP3A4 の基質であり阻害薬である。そのため，薬剤相互作用が多く，voriconazole や併用薬の用量調節が必要になることがある。著者らは，定常状態でトラフ濃度を測定し，1.0〜5.5 μg/mL の濃度になるよう，必要に応じて用量を調節することを勧めている。推定クレアチニンクリアランスが 50 mL/ 分未満の患者では，静注溶媒の蓄積が起こる。そのため，可能な限りこういった患者では経口薬を用いるべきである。

voriconazole に加え，*Aspergillus* に活性を有し認可されているトリアゾール系薬は itraconazole と posaconazole，isavuconazole である。itraconazole は最も効果が低く，主に，アスペルギローマやアレルギー性気管支肺アスペルギルス症(後述)に用いる。posaconazole はより効果が期待でき，isavuconazole と同様に接合菌症にも活性をもつという利点がある。侵襲性アスペルギルス症の初期治療としての posaconazole の臨床経験は限られているが，isavuconazole は侵襲性アスペルギルス症や他の糸状菌感染症に対する初期治療において voriconazole とのランダム化比較試験が行われている。全死亡率は両群同様であったが，治療に関連する有害事象は isavuconazole 群のほうが少なかった。治療中に *Aspergillus* が voriconazole やその他のトリアゾール系薬に耐性化することもあるが，これが臨床効果に及ぼす影響は不明である。不気味にも，環境，臨床検体のいずれからも検出される *Aspergillus* においても，治療当初から耐性をもつ例の報告が世界中で増加しており，その原因は農業でのアゾール系抗真菌薬の使用によるのではないかと考えられている。

amphotericin B は，禁忌や不耐性によって voriconazole や isavuconazole を投与できない患者の侵襲性アスペルギルス症の治療に通常用いられる(感受性の低下のため，*A. terreus* や *A. nidulans* の治療に amphotericin B は用いるべきでない)。しかし，適切な用量，製剤に関しては議論がある。従来の amphotericin B de-oxycholate 製剤では，1 mg の試験投与に引き続いて，0.6〜1.5 mg/kg/ 日での投与継続が推奨され，重症患者や重度の免疫不全を有する患者ではより多めの用量を用いる。amphotericin B で治療される患者の多くでみられる発熱，悪寒，戦慄は，acetaminophen，25〜50 mg の meperidine 静注，25〜50 mg の hydrocortisone sodium succinate を注射溶液に追加といった予防投薬で軽減できることもある。amphotericin による腎毒性はナトリウムの枯渇に関連しているので，輸液負荷が禁忌でない患者においては生理食塩液を 1 日 1 L 投与することで減らせる可能性がある。amphotericin B は腎尿細管でカリウムとマグネシウムを喪失させるので，これらの濃度は慎重に監視し，必要に応じて補充を行うべきである。amphotericin B の用量は，予想される治療期間，免疫不全の程度，疾患の重症度といった要因を加味して，個別に検討すべきである。

従来の amphotericin B 製剤の毒性を減らすために，脂質製剤が開発された。現在利用可能な amphotericin B 製剤は amphotericin B リポソーム製剤，amphotericin B 脂質複合体製剤(リピッドコンプレックス)，amphotericin B コロイド製剤(colloidal dispersion)である。異なる種類の amphotericin B 製剤を比較することは，質の高いランダム化比較試験がなく困難である。しかし，侵襲性アスペルギルス症の治療で推奨されている通常の用量(3〜5 mg/kg/ 日)であれば，脂質製剤は少なくとも amphotericin B deoxycholate と同程度の効果があると考えられる。脂質製剤は従来の製剤よりも腎毒性が少ないが，価格は非常に高価であり，そのため資源の乏しいセッティングでは使用は限られる。侵襲性アスペルギルス症の初期治療において，amphotericin B リポソーム製剤の 3 mg/kg/ 日と 10 mg/kg/ 日を比較した臨床試験では，効果は同じだが低用量のほうが毒性は少なかった。

エキノキャンディン系の抗真菌薬では，caspofungin，micafungin，anidulafungin の 3 つが認可されている。どの薬も *in vitro* や動物モデルで *Aspergillus* に対して中等度の活性があるが，いずれも侵襲性アスペルギルス症の初期治療として適切に比較された臨床試験はない。83 人の amphotericin B 治療不応性あるいは不耐性の侵襲性アスペルギルス症患者におけるオープンラベル(非盲検)試験では，caspofungin による治療で 37 人(45%)に良好な治療反応がみられた。経口での吸収が不良のため，エキノキャンディン系薬は静注で用いなければならない。注入に伴う反応や肝機能障害が比較的みられやすいものの，これらの薬による重大な副作用はまれである。

侵襲性アスペルギルス症の単剤治療は治療失敗率が高かったため，初期治療やサルベージ治療で併用療法が試みられてきた。侵襲性アスペルギルス症に対して voriconazole と anidulafungin 併用療法と voriconazole 単剤療法を比較した二重盲検ランダム化比較試験では，統計学的有意差はないものの，併用療法のほうが生存率は高い傾向がみられた。著者らは，ほとんどの侵襲性アスペルギルス症の症例で voriconazole 単剤療法を行うが，病勢の進行がみられる，もしくは抗真菌薬耐性が疑われれば，エキノキャンディン系薬を追加している。

単剤療法，併用療法のいずれであれ，治療期間は，疾患の進展や患者の免疫不全の程度を考えて，個別に検討すべきである。ほとんどの患者で数か月が必要となるだろう。限局する病変の場合，特に抗真菌薬治療を行っても進行がみられるときや，あるいは好中球減少を伴う追加の化学療法が予定されているときは，補助療法として外科的切除も検討すべきである。可能な限り，免疫抑制剤は中止するか減量すべきである。好中球減少のある患者においては，遺伝子組み換え顆粒球コロニー刺激因子(granulocyte colony-stimulating factor：G-CSF)を用いることで，好中球減少の期間が短縮し，好中球の機能活性が増加し，予後が改善する可能性もある。糸状菌による角膜炎では，5% natamycin 点眼薬を最初は 1 時間ごとに点眼すべきである。眼科医による外科的介入もしばしば必要となる。

侵襲性アスペルギルス症の予防と先行的治療

疾患ができ上がってしまうと死亡率が高いため，侵襲性アスペルギルス症では予防戦略が提唱されており，それを表 171.1 にまとめた。エンピリックな抗菌薬投与にもかかわらず発熱が持続あるいは再燃する好中球減少患者に，エンピリックに抗真菌薬を投与する研究がいくつも行われてきた。この患者たちは侵襲性真菌感染症，特にアスペルギルス症とカンジダ症，またムコール症，フサリウム症を含む他の日和見真菌症の高リスク群である。そのため，理想としては，これらの日和見真菌症に対して活性を有する薬剤がよい。しかし，好中球減少の期間が短いと予想される患者においてはカンジダ症が最も問題となり，アスペルギルス症や他の糸状菌感染は頻度が下がる。

1980 年代に発表された研究では，好中球減少を伴う発熱が持続する患者で amphotericin B deoxycholate が侵襲性真菌感染症を減らすことが示された。引き続いて行われた非劣性試験では，amphotericin B(deoxycholate もしくは脂質製剤)と fluconazole，itraconazole，voriconazole，caspofungin が比較された。その後の研究では異なるアゾール系抗真菌薬が比較されている。これらの研究を解釈するうえで重要な注意点は，患者の組み入れ基準や治療成功を定義したエンドポイントが統一されていない点である。

急性骨髄性白血病か骨髄異形成症候群に対して強化化学療法を行われている 602 人の患者において，posaconazole(200 mg 1 日 3 回)と，fluconazole(400 mg/ 日)もしくは itraconazole(200 mg/ 日)を比較した研究が行われた。化学療法の各サイクルで抗真菌薬が投与され，完全寛解に至るか，12 週経過するまで行われた。驚くべきことに，この研究期間において，fluconazole-itraconazole 群では 20 例のアスペルギルス症がみられたのに対し，posaconazole 群ではたった 2 例しかみられなかった。さらに，全生存率でも posaconazole 群のほうが顕著によい結果がみられた。同様に，移植片対宿主病をもつ同種幹細胞移植後の患者における，posaconazole と fluconazole を比較した研究でも，アスペルギルス症の発生と死亡率の著明な低下がみられた。

予防的抗真菌薬投与はコストがかかり，副作用も起きやすく，薬剤耐性の誘因となる。糸状菌に有効な予防的抗真菌薬投与を行うよりは，発熱，血清マーカー陽性(ガラクトマンナン，β-グルカン，±PCR)，疑わしい CT 画像といったクライテリアに基づ

22

表 171.1
侵襲性アスペルギルス症の予防

予防戦略	コメント
1. *Aspergillus* の分生子への曝露を避ける a. 環境への曝露を避ける b. 超高性能空気濾過（HEPA）フィルターや層流（LAF）	重度に汚染された地域として，堆肥の山，穀物貯蔵庫，かびた干し草，マリファナがある。HEPA と LAF は高価ではあるが，侵襲性アスペルギルス症感染の超高リスク患者が入院の際，特に糸状菌数が多い場合には検討すべきである
2. 高リスク患者における予防内服	超高リスクの患者において，posaconazole か他の抗糸状菌活性のある抗真菌薬を検討すべきである[a]
3. 好中球減少患者へのコロニー刺激因子の投与	高価。有益であることは証明されていない
4. 広域スペクトラム抗菌薬投与にもかかわらず発熱が持続する好中球減少患者への，抗真菌薬のエンピリックもしくは先行的投与	強く推奨[a]
5. 二次予防（免疫抑制状態になる患者において侵襲性アスペルギルス症の再燃を予防する抗真菌薬治療）	再燃率が高率のため，化学療法か好中球減少が始まる際に糸状菌に有効な抗真菌薬を投与すべきである。限局する病変であれば外科的切除を検討する[a]

a 詳細は本文を参照。

き抗真菌薬投与を行う，先行的治療を好む施設も多い。

アスペルギローマ

肺アスペルギローマは *Aspergillus* の腐生性な生着の結果起こるものであり，通常はサルコイドーシスや結核，嚢胞性肺気腫などが原因となって元々存在している肺の空洞に起こる。診断は胸部単純レントゲン写真でなされることが最も多く，空気による放射線透過性の三日月に部分的に囲まれた，球形あるいは卵形の空洞内腫瘤としてみられる。慢性空洞性肺アスペルギルス症の患者のなかには，放射線検査でも空洞内真菌球がみられない患者もいる。*Aspergillus* の血清中沈降素と喀痰培養は，それぞれ症例のおよそ 90%，50% で陽性となる。喀血が最もよくみられる症状であり，多くは軽症で自然に改善する。まれに肺外アスペルギローマがみられ，特に副鼻腔でみられる。

アスペルギローマの治療は患者の肺および免疫の状態に応じて個別化しなくてはならないが，多くの場合は，慎重な経過観察による保守的アプローチが推奨される。通常，外科的切除は，致死的な喀血を来せば選択される。しかし多くの患者は元々肺機能が悪く，外科的治療の適応にならない。手術が高リスクな患者の大量喀血では，一時的な方法として気管支動脈塞栓術を試みることもできる。amphotericin B の空洞内注入，経口 itraconazole，経口 voriconazole などの他の方法は，症例報告では，空洞の大きさや喀血の重症度の減少と関連していた。40 人の症例シリーズでは，amphotericin B，脂肪酸，乳化ロウから成るペーストを，自施設で調合し注入することで，すべての患者で喀血の短期間での軽快がみられた。

アスペルギローマ患者の一部は，発熱，体重減少，呼吸器症状，白血球増加を伴い慢性的な病態を呈する。「亜急性侵襲性肺アスペルギルス症」と名づけられているこの疾患は，慢性肺疾患の患者や，糖尿病，アルコール依存，低用量副腎皮質ステロイド，低栄養によって多くは軽度の全身性免疫不全となった患者にみられる。可能であれば，免疫不全に関与する因子を減らすことで，宿主の免疫を強化すべきである。ほかには，多くは既知の免疫不全のない患者において，*Aspergillus* に感染した肺の空洞が進行性に拡大することが特徴である，「慢性空洞性肺アスペルギルス症」という疾患もみられる。どちらの疾患でも，侵襲性アスペルギルス症に用いる抗真菌薬で治療することで，劇的に臨床的な改善がみられる患者がいる。限局する病変であり，肺機能や合併疾患により手術が不可能でないというわずかな一部の患者においては，外科的切除も検討されうる。

アスペルギルスによるアレルギー症状

Aspergillus の分生子は曝露した非アトピーの患者に外因性アレルギー性肺胞炎を起こす。かびた穀物や干し草に曝露することで起こる，「麦芽労働者肺」や「農夫肺」といったものがある。通常は抗真菌薬や副腎皮質ステロイドの必要はなく，数週間で自然軽快する。喘息患者が *Aspergillus* に曝露すると，症状の増悪を引き起こすことがある（外因性喘息）。

アレルギー性気管支肺アスペルギルス症（allergic bronchopulmonary aspergillosis：ABPA）は，喘息，近位の気管支拡張症，*Aspergillus* に対する即時型皮膚反応，血清免疫グロブリン（immunoglobulin：Ig）E 濃度の上昇，*A. fumigatus* に特異的な血清免疫 IgG，IgE 抗体の上昇を特徴とする症候群である。*Aspergillus* 抗原に反応した CD4 陽性の T_H2 細胞の増加と，インターロイキン（interleukin：IL）-4，-5，-13 の生成が，ABPA でみられる好酸球増加や高 IgE 濃度の原因となるといわれている。肺野への浸潤，末梢血の好酸球増加，*Aspergillus* 抗原に対する血清沈降素，真菌が多く含まれた粘液栓の排痰もみられることがある。主な基礎疾患は，喘息と嚢胞性線維症である。

治療の目標は，急性期の炎症を抑え，長期的な肺へのダメージを最小限にすることである。肺野に浸潤のある ABPA 患者の初期治療は副腎皮質ステロイドである。ランダム化比較試験は行われていないが，一般的に用いられるレジメンは prednisone 0.5 mg/kg/ 日を 2 週間投与し，その後，1 日おきにし，3〜6 か月かけて徐々に減量していく。血清の総 IgE 濃度が直接疾患の活動性と副腎皮質ステロイド治療への反応に関連している。臨床試験では，itraconazole 200 mg の 1 日 2 回投与が，急性増悪の減少，免疫学的指標の改善，副腎皮質ステロイド必要性の減少に関連していた。比較試験ではまだ十分に研究されていないが，侵襲性アスペルギルス症での有益性，忍容性をもとに，voriconazole が ABPA の治療に対しても使用されることが増えている。

最近では，2 種類の経口 itraconazole 製剤が利用可能である。カプセルと 5% hydroxypropyl-β-cyclodextrin を用いた酸性の経口内用液である。カプセル剤は酸性環境で最もよく吸収され，食事と共に服用するのが最もよい。H_2 ブロッカーや制酸薬が吸収を阻害することもある。一方，経口 hydroxypropyl-β-cyclodextrin 内用液は空腹時に内服すべきである。この製剤では，カプセル剤よりも最高血中濃度を 60％高くすることができるが，消化器症状の副作用が多い。肝ミクロソーム酵素を誘導する薬剤(例：rifampicin，isoniazid，phenytoin，phenobarbital，carbamazepine)は血清 itraconazole 濃度を著明に低下させる可能性がある。itraconazole 自体も肝臓での薬剤代謝を遅らせるので，phenytoin，経口血糖降下薬，digoxin，warfarin，cyclosporine の毒性を増加させる可能性がある。薬剤の代謝や吸収に問題をもつことが疑われる患者では，itraconazole の血中濃度を測定してもよいが，治療域は確立されてはいない。Itraconazole の吸入薬が現在開発中である。

アレルギー性 *Aspergillus* 副鼻腔炎は，特に閉塞症状がある場合には内視鏡的外科的デブリードマンとドレナージによって改善することが多い。鼻腔内副腎皮質ステロイドによって症状が改善することもあるが，鼻腔粘膜に有害となる可能性もあるので長期の使用は避けるべきである。治療抵抗例においては itraconazole が有用であったとの事例報告もある。

文献

Arvanitis M, Anagnostou T, Mylonakis E. Galactomannan and polymerase chain reaction-based screening for invasive aspergillosis among high-risk hematology patients: A diagnostic meta-analysis. *Clin Infect Dis*. 2015;61(8):1263–1272. doi:10.1093/cid/civ555.

Cornely OA, Maertens J, Winston DJ, et al. Posaconazole vs. fluconazole or itraconazole prophylaxis in patients with neutropenia. *N Engl J Med*. 2007;356(4):348–359. doi:10.1056/NEJMoa061094.

Herbrecht R, Denning DW, Patterson TF, et al. Voriconazole versus amphotericin B for primary therapy of invasive aspergillosis. *N Engl J Med*. 2002;347(6):408–415.

Lionakis MS, Levitz SM. Host control of fungal infections: Lessons from basic studies and human cohorts. *Ann Rev Immunol*. 2018;36:157–191. doi:10.1146/annurev-immunol-042617-053318.

Luong ML, Al-Dabbagh M, Groll AH, Racil Z, Nannya Y, Mitsani D, Husain S. Utility of voriconazole therapeutic drug monitoring: A meta-analysis. *J Antimicrob Chemother*. 2016;71(7):1786–1799. doi:10.1093/jac/dkw099.

Maertens J, Raad A II, Marr KA, et al. Isavuconazole versus voriconazole for primary treatment of invasive mould disease caused by Aspergillus and other filamentous fungi (SECURE): A phase 3, randomised-controlled, non-inferiority trial. *Lancet*. 2016;387(10020):760–769. doi:10.1016/S0140-6736(15)01159-9.

Marr KA, Schlamm HT, Herbrecht R, et al. Combination antifungal therapy for invasive aspergillosis: A randomized trial. *Ann Intern Med*. 2015;162(2):81–89. doi:10.7326/M13-2508.

Patterson TF, Thompson GR, 3rd, Denning DW. Practice guidelines for the diagnosis and management of aspergillosis: 2016 update by the Infectious Diseases Society of America. *Clin Infect Dis*. 2016;63(4):e1–e60. doi:10.1093/cid/ciw326.

Prajna NV, Krishnan T, Mascarenhas J, et al. The mycotic ulcer treatment trial: A randomized trial comparing natamycin vs voriconazole. *JAMA Ophthalmol*. 2013;131(4):422–429.

Verweij PE, Chowdhary A, Melchers WJ, Meis JF. Azole resistance in aspergillus fumigatus: Can we retain the clinical use of mold-active antifungal azoles? *Clin Infect Dis*. 2016;62(3):362–s8. doi:10.1093/cid/civ885.

172 ムコール症(とエントモフトラ症)

■著：Scott F. Davies
■訳：栃谷健太郎

ムコール症という用語は，*Rhizopus*，*Lichtheimia*(以前の*Absidia*)，*Mucor*，*Saksenaea* 属のさまざまな種を含むムコール目(order Mucorales)の微生物によって，主に免疫不全者に起こる，致死率の高い血管侵襲性真菌感染症の一群を指す。*Cunninghamella*，*Apophysomyces*，*Rhizomucor* などのムコール目の他の属も，ヒトの疾患と関連している。多くのムコール症(全体の 50〜65%)は，*Rhizopus* 属によって起こる。

10 年以上にわたって分子学的な系統解析が進歩し続けているため，分類は流動的である。ムコール症という用語は，すべての症例のなかでわずかな数でしかない *Mucor* 属による感染症のみを示していると考えるのは誤りであり，注意すべきである。むしろ，上記のムコール目の 7 つの属のいずれの微生物によって起こる感染症も，ムコール症と呼ぶ。

エントモフトラ症という用語は，*Conidiobolus* と *Basidiobolus* という別個の属の微生物によって起こる感染症を指す。これらの微生物は通常，熱帯地域に存在し，多くは免疫正常者に慢性の皮下組織の感染を起こす。まれに(15 例以下の報告であるが)，ムコール症と重複する臨床症状を来すこともある。

本章では，ムコール症という用語は，ムコール目の 7 つの属の微生物によって起こる臨床的な感染症を示すために用いることとする。最近では一般的に，こちらの用語のほうが接合菌症という用語よりも好まれる。なぜなら，接合菌類は分類学的な体系から消去され，ほぼ臨床的に重複のないエントモフトラ症と比較し，大きく異なる臨床像をもつからである。

発症機序

ムコール症の原因微生物は腐敗性有機物に関連し世界中に存在する。菌糸体(短く太い直角の分岐をもった幅広で隔壁のない菌糸)として，自然界や感染した哺乳類の組織で成長する。

空気中にある真菌の胞子は，皮膚に落ちるか，鼻腔，咽頭，肺に吸引される。この微生物が，好中球に守られた健常な組織に侵入する機会はほとんどない。*Rhizopus* は酸性の pH で高糖の環境において最もよく発育する。ケトンレダクターゼという特定の酵素が重要な役割を果たす。そのため，糖尿病性ケトアシドーシスでは，真菌が上気道の組織局所に侵入するよい機会を与えることとなり，結果，劇症の鼻脳型ムコール症を引き起こす。いったん感染が成立すると，真菌は血管侵襲性になり，組織に梗塞を起こし広範囲に壊死を来し，その中で真菌が増殖する。組織では真菌に対して化膿性炎症を起こすが，肉芽腫を形成することはあまりない。この疾患の 2 つ目の病態は肺ムコール症であり，肺，まれに近位の気道に感染を起こす。この疾患は，頻度はより低いものの侵襲性肺アスペルギルス症に似ており，同じ基礎疾患のある集団に起こる。すなわち，重度の好中球減少があり，高用量の糖質コルチコイドにより貪食能が低下した患者である。*Aspergillus* 属と同様に，ムコール症の原因微生物も肺において血管侵襲性であり，組織壊死を起こし，最終的に真菌血症を介して，皮膚，腎臓，脳を含む遠隔部に病変をつくる。ムコール症のまれな病態としては，重度の熱傷や汚染創に合併する皮膚への直接感染や，重度の蛋白質欠乏(通常，幼児)と関連し，真菌が直接腸管壁に侵入し，出血，腸梗塞，腹膜炎，そして死亡を引き起こす消化管疾患がある。

コントロール不良の糖尿病が主な基礎疾患の場合は，鼻脳型ムコール症がよくみられる。血液腫瘍や臓器移植が基礎疾患の場合は，肺ムコール症がよくみられる。白血病で治療されている患者や骨髄移植後の患者は肺ムコール症のリスクが高い。これらの患者に対する fluconazole の早期使用により，カンジダ症は減少したが，かつては同頻度であった播種性カンジダ症と侵襲性アスペルギルス症において，よりアスペルギルス症の頻度が増すこととなった。さらに最近では，*Aspergillus* 属に対して高い活性のあるその他のトリアゾール系薬(itraconazole や現在では voriconazole)が予防薬として用いられており，アスペルギルス症の発生を減少させている。しかしその結果，相対的にムコール症の頻度が増している。itraconazole や voriconazole の予防投薬が侵襲性ムコール症発症の独立したリスク因子であるとする研究もいくつか報告されている。

臨床症状

鼻脳型ムコール症は非常に劇症の感染症である。感染は鼻から始まり，時に黒色，血液混じりの分泌物が片方あるいは両鼻腔からみられる。続いて，鼻中隔と鼻甲介の壊死がみられ，副鼻腔へと広がる。さらに病変は副鼻腔壁に潰瘍をつくり，壊死を引き起こし，眼窩周囲の蜂窩織炎を起こし，眼窩，眼球，海綿静脈洞，脳へと直接浸潤する。動脈塞栓が起こることで組織破壊はさらに広がる。初期の臨床所見として，眼痛，視力低下，脳神経麻痺がみられる。鼻腔内あるいは口蓋に，虚血による壊死が原因の黒色の痂皮がみられれば，この疾患を示す強い徴候となる。初期の症状と所見の後にけいれんや，疾患の進行による意識レベルの低下がみられることがある。1 週間以内に死亡することもある。

肺ムコール症は副鼻腔に保菌している真菌を吸入するか，場合によっては少量誤嚥することで起こる。急性あるいは亜急性の肺炎症状を起こし，発熱，咳，膿性痰の症状を来す。肺動脈に浸潤するために起こる肺梗塞が合併することで，胸膜痛や喀血を来す患者もいる。胸部レントゲン写真での最も典型的な所見はコンソリデーションであり，多くは末梢にみられ，時に楔形に見える。局所のコンソリデーションは病勢の進行と共に空洞形成することが多い。異常な画像所見としては，巨大な腫瘤（6～10 cmの大きさ），多発結節，末梢の多発浸潤影もみられる。CTでのhalo sign（濃い中心の結節とその周囲のスリガラス陰影）は最初，侵襲性肺アスペルギルス症で報告されたが（免疫不全患者においてこの所見の原因となる頻度が最も高い），ムコール症でもみられ（アスペルギルス症と同様の頻度でみられる），他の感染症や，細気管支肺胞上皮がん（免疫正常患者では最も原因となることが多い）などの疾患でもみられる。CT reverse halo sign（中心のスリガラス陰影とそれを囲む濃いコンソリデーション）がムコール症ではアスペルギルス症よりも比較的多くみられるようだが（免疫不全患者では原因となることが最も多い），他の感染症や，特発性器質化肺炎（免疫正常患者では最も原因となることが多い）などの疾患でもみられる。CTでのhalo signは患者によっては役に立つ可能性はあるが，感度と特異度には大きな問題がある。

脳，肝臓，脾臓，腎臓，皮膚に転移性の膿瘍を来すこともある。転移性の皮膚病変では拡大性の壊死がみられることが多く（壊疽性膿瘡），単純なパンチ生検をすることで容易に診断できる。臨床的には，真菌血症による播種病変の有無にかかわらず，肺ムコール症を侵襲性アスペルギルス症と区別することは容易ではない。多くの症例は遷延する好中球減少がある血液腫瘍患者に起こる。肺ムコール症は臓器移植後の患者，悪性腫瘍や非悪性腫瘍の治療のため長期に高用量の糖質コルチコイド治療を受けている患者，また糖尿病患者にさえも起こる。

長期に透析を受けている患者の一部やその他の鉄過剰状態の患者に対しキレート化のために使用されるdeferoxamine治療も，ムコール症のリスク因子となる。なぜなら，deferoxamineはシデロホア（鉄運搬体）であり，末梢の貯蔵部位から鉄を集め，真菌の成長因子としての鉄を利用しやすくするからである。

気管支内ムコール症は，肺ムコール症のまれな一形態であり，主に進行した後天性免疫不全症候群（acquired immunodeficiency syndrome：AIDS）患者において報告されている。咳，膿性痰のほか，しばしば喀血がみられる。身体所見では，局所の喘鳴（wheeze）がみられることがある。胸部レントゲン写真では正常か，あるいは閉塞した気道より遠位の著明な容量減少を伴う区域性あるいは肺葉性の浸潤影がみられる。その他まれな形態のムコール症が，AIDS患者においてはいくつか報告されている。静脈内薬物使用の，あるいは種々の治療のために長期血管内カテーテルを留置されていたAIDS患者で孤立性の腎ムコール症が報告されている。静脈内薬物使用のAIDS患者で結節状の皮膚病変も報告されている。同じような患者で大脳基底核の脳ムコール症が報告されている。

皮膚ムコール症は，真菌血症による播種ではなく，直接浸潤によって汚染創に合併することがある。これはアフガニスタンを含む戦争地域で報告されている。一般市民の受傷でも合併することがあり，2011年のミズーリ州ジョプリンでの竜巻の後に計13例が報告されている。その全例で原因微生物は*Apophysomyces*属であった。木，土，砂利，その他異物に汚染された貫通創が真菌感染と関連していた。受傷から数日で壊死性の皮膚感染に進展し，13人中5人が死亡した。

診断

鼻脳型ムコール症の診断の多くは，臨床的な特徴や糖尿病性ケトアシドーシスといった基礎疾患から強く疑うことでなされる。通常，確定診断は，病気のある組織からの生検で，特徴的な幅の広い隔壁のない菌糸を証明することで行う（図172.1）。培養陽性は確認のための検査であり，感染の原因となっている菌種を正確に同定することが可能となる。将来的には，菌種の同定においてPCRの役割が増えていくだろう。ムコール症において原因微生物の培養陽性結果は，注意深く，臨床的なつながりのなかで解釈すべきである，なぜなら，その微生物自体は環境のどこにでも存在するものであり，疾患のない患者の皮膚，咽頭，喀痰からもみつかることがあるからである。有用な皮膚検査や血清学的検査は

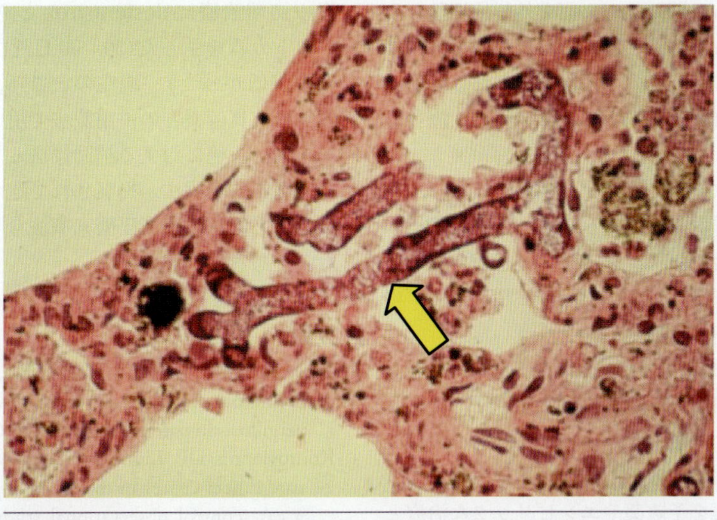

図172.1
ムコール症　菌糸（矢印）は直径6～50 μmと幅があり，隔壁がなく，典型的には90度に分岐している。
（https://drfungus.org，©2007のご厚意による）

ない。

肺ムコール症の診断も，高リスクの臨床状況において強く疑うことでなされ，白血病，骨髄移植後が最も重要な基礎疾患であり，続いて臓器移植後である。予防薬あるいはエンピリックな(経験的)治療としての itraconazole や voriconazole の使用もリスク因子となる。この疾患は同様の患者に起こる侵襲性アスペルギルス症と似ており，病理学検査あるいは培養検査によってしか区別できないこともある。

治療

鼻脳型ムコール症の死亡率は非常に高く，50%以上とする報告が多い。治療成功例の多くは，培養や病理組織での診断確定の前に臨床症状から疑って早期に治療が開始された例である。治療には 3 つのポイントがある。1 つ目は糖尿病性ケトアシドーシスのコントロールである。2 つ目が最も重要だが，すべての壊死組織の積極的な外科的デブリードマンである。これにより病的な組織の進展がより明らかになり，複数回のデブリードマンが必要になることもある。最後に，最大量の amphotericin B(AMB)を迅速に投与しなければならない。AMB 脂質製剤(リピッドフォームの amphotericin B)(lipid-based formulations of AMB：AMB-L)が，その毒性の低さとおそらくより有効であろうことから，標準治療となってきている。AMB-L の通常量は 5 mg/kg/ 日で，症例によってはさらに多い 7.5 mg/kg/ 日あるいは 10 mg/kg/ 日(さらに高用量さえも)が使用されるが，毒性は高くなる。

肺ムコール症も致死率が高い。いったん遠隔へと病巣が進展すると，特に脳病変では，ほぼ間違いなく死亡に至る。局所の肺病変であれば，治療が成功することもある。ここでも 3 方面からのアプローチが必要である。まず，基礎となる病態を正常に戻さなければならない。好中球の回復(自然に，あるいは骨髄刺激製剤によって)や，可能な限りの糖質コルチコイドの迅速な減量といったことである。2 つ目に，AMB-L の投与を開始し，すみやかに最大量に増量する。3 つ目に，患者が安定しており，疾患が限局的で，開胸術のリスクが十分に低ければ，壊死肺組織の外科的切除を強く検討すべきである。肺ムコール症を外科的切除のみで治療し成功したという報告もある。これらまれな症例では，術前診断は不確かであり，病変のある肺の全切除が行われ，診断は切除した組織の病理検査にて確定し，患者はそれ以外の治療なく寛解した。

可能であれば，AIDS 患者に発症した孤立性の腎ムコール症は，腎摘出と AMB-L 投与の併用で治療すべきである。腎摘出が不可能であったり，患者の総合的な状況を考えて不適切である場合は，AMB-L 投与のみ行うべきである。外科的切除をせずに AMB-L のみで治療に成功した報告もある。

皮膚ムコール症は，積極的な外科的デブリードマンと，AMB-L を第 1 選択とする積極的な抗真菌薬治療を行う。

上述したように，itraconazole と voriconazole は *Aspergillus* に活性をもつトリアゾール系薬であるが，ムコール目に対しては活性がない。これらの抗真菌薬を予防薬やエンピリックな治療として血液腫瘍の患者に広く用いることで，ムコール症の発生率は上昇しているようである。

ムコール症の治療を進歩させる可能性があるのは posaconazole であり，ムコール目に活性をもつよう合成された最初のトリアゾール系薬である。これまでの抗真菌薬治療(通常は AMB 製剤)で失敗したり忍容性がなかったりした，91 例のムコール症患者(69 例の確定症例と 22 例の推定症例)に行われた，コンパッショネートユースの大規模な研究では，12 週で 60%の成功率を示した。これは以前の標準治療を上回る成功率であった。posaconazole はまだムコール症には認可されていないが，確定症例においては AMB-L と posaconazole で治療を開始して臨床反応があるまで継続し，その後，12 週以上 posaconazole を続けることが，さらなる研究結果を待つ間に行える 1 つの方法である。しかし，posaconazole は経口製剤しか利用できず，重症患者での使用は限られてしまう。今のところ AMB-L が標準治療であり，個々の症例において posaconazole は補助治療，サルベージ治療，あるいは継続治療として用いられる。

エキノキャンディン系薬はもう 1 つの併用療法の候補である。*Rhizopus oryzae*(感染症を起こす *Rhizopus* 属のなかで最もよくみられる)は，エキノキャンディン系薬の標的酵素である 1,3 β-グルカンシンターゼを発現する。動物モデルでは AMB-L にエキノキャンディン系薬を併用することで追加の効果がみられた。多くは AMB-L との併用でだが，限られた症例ではエキノキャンディン系薬単剤で治療に成功したという報告がみられる。現在のところ，第 2 選択あるいはサルベージ治療として posaconazole のほうが経験に勝り，治療成功例の報告も多い。今のところ，エキノキャンディン系薬は AMB-L の代替療法として用いるべきではない。

上述したように，鉄利用能がムコール目の成長において強い促進因子となっており，deferoxamine は鉄を動員し，微生物が鉄を利用しやすい状況をつくるため，ムコール症のリスク因子となる。しかし，desferasirox のような新しい鉄キレート剤は，鉄と結合するがムコール目のシデロホアにはならず，真菌が鉄を利用しにくくなる。マウスのムコール症モデルにおいて，desferasirox は AMB-L と同じくらい有効であり，AMB-L と併用すると追加効果がみられた。有効であったとの症例報告もあるが，とても小さな(20 人の患者)ランダム化前向き試験では，ムコール症の初期治療に desferasirox と AMB-L を併用した場合，悪いアウトカムを示した(30，90 日死亡率がより高く，全体の治療成功率が低かった)。現在のところ，desferasirox は AMB-L やその他の抗真菌薬との併用療法で用いるべきではない。

ムコール症に対する補助療法として，限られた症例報告に基づき，高圧酸素療法が提案されてきた。他の効果が証明されていない治療と同様に，高圧酸素療法も限られた患者において検討するものであろう。

文献

Chamilos G, Marom EM, Lewis RE, Lionakis MS, Kontoyiannis PD. Predictors of pulmonary zygomycosis versus invasive pulmonary aspergillosis in patients with cancer. *Clin Infect Dis*. 2005;41(1):60–66.

Kontoyiannis DP, Lionakis MS, Lewis RE. Zygomycosis in a tertiary-care cancer center in the era of *Aspergillus*-active antifungal therapy: a case-control observational study of 27 recent cases. *J Infect Dis*. 2005;191(8):1350–1360.

Kwon-Chung KJ. Taxonomy of fungi causing mucormycosis and entomophthoramycosis (zygomycosis) and nomenclature of the disease: molecular mycologic perspectives. *Clin Infect Dis.* 2012;54(Suppl 1):S8–S15.

Lewandowski L, Purcell R, Fleming M, Gordon WT. The use of dilute Dakin's solution for the treatment of angioinvasive fungal infection in the combat wounded: a case series. *Mil Med.* 2013;178(4):e503–e507.

Neblett Fanfair R, Benedict K, Bos J, et al. Necrotizing cutaneous mucormycosis after a tornado in Joplin, Missouri, in 2011. *N Engl J Med.* 2012;367(23):2214–2225.

Pagano L, Cornely O, Busca A, et al. Combined antifungal approach for the treatment of invasive mucormycosis in patients with hematological diseases: a report from the SEIFEM and FUNGISCOPE registries. *Haematologica.* 2013;98(10): e127–e130.

Roden MM, Zaoutis TE, Buchanan WL, et al. Epidemiology and outcome of zygomycosis: a review of 929 reported cases. *Clin Infect Dis.* 2005;41(5):634–653.

Spellberg B, Ibrahim AS, Chin-Hong PV, et al. The Deferasirox-AmBisome Therapy for Mucormycosis (DEFEAT Mucor) study: a randomized, double-blinded, placebo-controlled trial. *J Antimicrob Chemother.* 2012;67(3):715–722.

Spellberg B, Ibrahim A, Roilides E, et al. Combination therapy for mucormycosis: why, what, and how? *Clin Infect Dis.* 2012;54 (Suppl 1):S73–S78.

Van Burik JA, Hare RS, Solomon HF, Corrado ML, Kontoyiannis DP. Posaconazole is effective as salvage therapy in zygomycosis: a retrospective summary of 91 cases. *Clin Infect Dis.* 2006;42(7):e61–e65.

173 Sporotrichum

■著：Ronald A. Greenfield
■訳：栃谷健太郎

スポロトリコーシスは，*Sporothrix schenckii* とその関連種により起こる亜急性から慢性の真菌感染症である。病原体の直接侵入による皮膚型，リンパ管皮膚型の病変が最もよくみられるが，さまざまな皮膚外の病変もみられる。皮膚外病変のなかでは，吸入することで感染すると考えられる原発性肺スポロトリコーシスがまれにみられる。より頻度が高いのは，筋骨格や骨関節のスポロトリコーシスで，腱，滑液包，関節への直接侵入あるいは血行性播種の結果生じる。血行性播種によって，播種性皮膚スポロトリコーシスや，髄膜を含む一般的でない部位の種々の感染症が起こる。

疫学

S. schenckii は広く自然界に存在し，土の中にある植物の破片や，樹皮，灌木，庭木で発育する。この真菌とスポロトリコーシスは世界のほとんどの地域でみられるが，主に熱帯や温帯地域に多い。この真菌の豊富さとスポロトリコーシスの発生率は地域によってさまざまであり，その理由としては地域によって遺伝子学的に異なる真菌が関連している可能性がある。ヒトに真菌の分生子を侵入させることとなる貫通創は，トゲ，いばら，植物の木片によって起こることが最も多いが，植物や植物製品(例：ミズゴケ，腐葉土，干し草，木材)との接触で起こる小さな皮膚外傷も感染の契機になる。スポロトリコーシス発症に最もよく関連する活動は，ガーデニング(特にバラのガーデニング)，造園，農作業，ベリー摘み，園芸，大工仕事である。皮膚検査や血清学的検査による調査では，ほとんどの *S. schenckii* の侵入によって，臨床的な顕性感染なしに免疫を獲得することがわかっている。感染した動物，特に広範囲の皮膚病変をもつネコから人獣共通感染症として伝播することもあるが，土を掘る動物のひっかき傷から罹患することもある。肺スポロトリコーシスも播種性スポロトリコーシスもアルコール依存症の病歴をもつ患者でみられることが多い。

ヒト免疫不全ウイルス(human immunodeficiency virus：HIV)感染や後天性免疫不全症候群(acquired immunodeficiency syndrome：AIDS)による免疫不全のある患者では，免疫正常者と比べ，髄膜炎のような血行性播種によるスポロトリコーシス，播種性皮膚スポロトリコーシスに罹患することが多い。HIV / AIDS に関連したスポロトリコーシスの正確な発生率はわかっていないが，他の地域流行型真菌症よりは少ない。腫瘍壊死因子 α 阻害薬を含む免疫抑制剤を投与されている患者でも，播種性スポロトリコーシスを発症する。

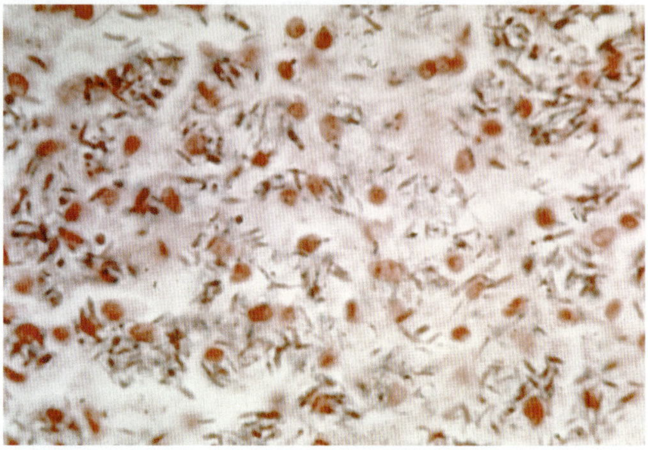

図 173.1
***Sporothrixs chenckii* の葉巻型酵母の病理組織学的証明**
(CDC および CDC Public Health Image Library の Dr. Lucille K Georg のご厚意による)

検査診断

スポロトリコーシスの確定診断には，本来は無菌の体液から *Sporothrix* 属を同定することが必要である。時に，periodic acid–Schiff(PAS)染色，Gomori メセナミン銀(Gomori methenamine silver：GMS)染色，免疫化学染色により生検組織検体で菌体がみられることがある(図 173.1)。喀痰，膿，滑液，骨からの排膿，外科切除検体の真菌培養で菌をみつけることができる。関節液や，特に髄液では真菌濃度が比較的低い。そのため，大量の検体での培養を繰り返すことが診断のためには必要となる。血清学的検査で抗体を測定することも可能であるが，検査室によって感度・特異度にばらつきがあるため，確定診断のためのより積極的な検査が必要かどうかを判断するために用いるのがよいだろう。

臨床症状

皮膚スポロトリコーシス

皮膚への侵入から 20〜90 日後に，皮膚に初期病変をつくり，典型的にはほとんどが上肢の遠位部にできる。数週後に，初期の小さな結節は拡大し，発赤し，膿疱形成し，潰瘍化し，排膿し，膿から微生物を容易に培養することができる。通常，発熱はなく，全身状態は悪くならない。リンパ管皮膚型では，皮膚のリンパ管に沿って上行性に連鎖状の結節を形成し，遠位にある古い病変は潰瘍化し排膿し，より近位にある新しい病変は浅部に皮下結節を

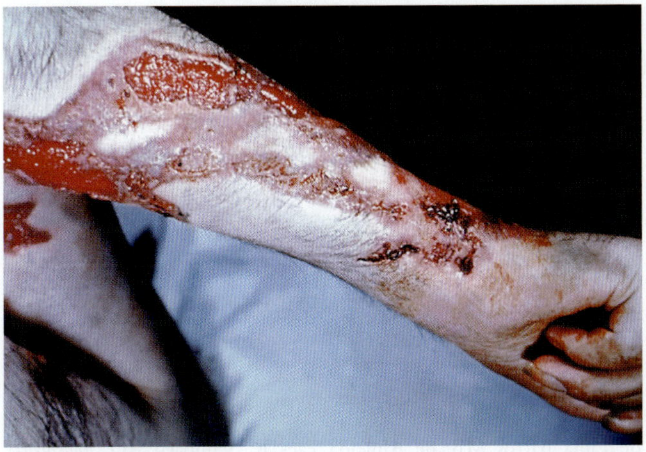

図 173.2
リンパ管皮膚型スポロトリコーシス
(CDC および CDC Public Health Image Library の Dr. Lucille K Georg のご厚意による)

形成し，時間が経つと潰瘍化する(図 173.2)。病変は通常，疼痛はそれほど伴わないが，進行すると機能障害が現れる。リンパ行性の拡大をみせない患者も時にみられ，治療しなければ何年も緩徐に進行する潰瘍局面を呈する(固定型皮膚スポロトリコーシス)。スポロトリコーシスとの診断がなされるまで，無効な抗菌薬治療を受けている患者が多い。リンパ管皮膚型スポロトリコーシスは，*Nocardia*，*Mycobacterium marinum* やその他の非結核性抗酸菌，*Leishmania*，*Francisella tularensis*(野兎病菌)による感染症に似た臨床像をとることもある。

肺スポロトリコーシス

肺スポロトリコーシスは亜急性〜慢性の空洞を伴う肺炎で，通常は上葉にみられ，臨床的に抗酸菌感染症や慢性肺ヒストプラズマ症と区別することができない。ほとんどの患者が基礎疾患として慢性閉塞性肺疾患を有する。湿性咳嗽，時に体重減少，呼吸苦の増悪を認めるが，発熱，悪寒，発汗はほとんどみられない。診断は喀痰培養からの *S. schenckii* の同定か，生検検体からの病理組織学的な証明によってなされる。

骨関節スポロトリコーシス

より深部の組織の病変はいずれの臓器でもみられるが，関節，特に四肢の関節で明らかに多くみられ，それら関節に隣接した長管骨にも多い。慢性関節炎の経過をとることから，関節リウマチや他の慢性炎症性関節炎と誤診されることも多いが，隣接した長管骨が破壊されたり，排膿する瘻孔が形成されたりして，慢性関節炎の原因検索として微生物学的検査を行おうとする状態になるまで，10 年以上症状が続くことは少ない。これらの患者では，皮膚型やリンパ管皮膚型のスポロトリコーシスはあまりみられない。通常，病変は単関節から始まるが，引き続いて他の関節に病変をつくることもある。通常は関節可動痛があり，発赤，熱感がみられる。骨関節スポロトリコーシスによる機能障害は，非常に重篤となることもある。

播種性スポロトリコーシス

まれだが，スポロトリコーシスの病変は，眼，前立腺，口腔粘膜，喉頭といった他の多くの臓器にもみられ，その臨床徴候は感染した臓器によって異なる。AIDS 発見前の時代はまれであった中枢神経系と髄膜の病変は，今ではやや頻度が増えているが，AIDS 患者においてもまれである。唯一の症状としてわずかな意識障害がみられることもあり，慢性リンパ球性髄膜炎としてみつかる。真菌を皮膚以外の病変からみつけることは難しく，特に髄膜炎では困難である。

治療

皮膚スポロトリコーシスの自然軽快も報告されているが，治療しなければ，通常，病勢は緩徐に進行し，排膿し瘢痕をつくる。免疫正常者においては致死的な疾患ではない。治療の選択を表 173.1 に示す。歴史的に，皮膚型，リンパ管皮膚型のスポロトリコーシスはヨウ化カリウム飽和溶液(saturated solution of potassium iodide：SSKI)で治療されてきたが，その作用機序はよくわかっていない。初期量として 5〜10 滴を液体(できればフルーツジュース)に希釈して 1 日 3 回食後に内服し，120 滴 / 日または患者が耐えられる最大量(多くは 60 滴 / 日)まで増量する。この治療は安価ではあるが，流涙，唾液増加，金属味の味覚異常，唾液腺腫脹，胃腸障害，頻繁な皮疹といった副作用によってあまり受け入れられていない。

itraconazole はリンパ管皮膚型スポロトリコーシスの治療選択となる。100 mg 1 日 1 回内服を 3〜12 か月，すべての病変が軽快してから 2〜4 週後まで治療を継続する。itraconazole はカプセル剤か内用液のいずれかが利用できる。カプセル剤は食事と一緒に内服する必要があり，制酸薬と共に内服してはならず，吸収が不安定である。一方で内用液はよりまずく，高価であるが，上記のカプセル剤の欠点がない。itraconazole の初期治療で反応がなければ，400 mg/ 日まで増量を検討してもよい。terbinafine の 250 mg 1 日 1 回内服も，itraconazole と同等の効果がある。過去症例との比較では，fluconazole の 200〜400 mg 1 日

表 173.1
スポロトリコーシスの治療

スポロトリコーシスの病態	好ましい治療	代替治療
皮膚型，リンパ管皮膚型	SSKI，itraconazole，terbinafine	fluconazole，posaconazole，amphotericin B
肺	itraconazole	amphotericin B
骨関節，筋骨格	itraconazole	amphotericin B
播種性	amphotericin B	amphotericin B＋flucytosine，itraconazole へのステップダウン治療

SSKI＝ヨウ化カリウム飽和溶液

22

1 回内服による治療は，itraconazole より効果が劣る。高用量の fluconazole の有効性は推察の域を出ない。amphotericin B 製剤は，皮膚型，リンパ管皮膚型のスポロトリコーシスの治療においては，最終的な手段としてのみ使用されるべきである。固定型皮膚スポロトリコーシスの原因となる *S. schenckii* の多くは，検査室の 37℃環境で発育が乏しいため，抗真菌薬治療に追加して局所温熱療法を行うことが効果的かもしれない。

肺スポロトリコーシスは，非致死性の病態であれば itraconazole 200 mg 1 日 2 回内服で，致死性の病態や広範囲の肺感染症であれば amphotericin B 製剤(忍容性の高さから amphotericin B リポソーム製剤が好ましい)で治療すべきである。後者で手術に耐えうる肺機能をもつ患者では，amphotericin B 製剤の投与と共に，病変のある肺の外科的切除を行うことが最良の治療だろう。

骨関節スポロトリコーシスの初期治療は，itraconazole 200 mg 1 日 2 回内服である。他の骨関節感染症と同様に，ドレナージやデブリードマンといった外科的処置が抗真菌薬治療に加えて重要である。従来の amphotericin B による治療は itraconazole とほぼ同等の効果であるが，使い勝手が悪く，一般的に副作用が多いため，通常は itraconazole による治療が失敗した際にのみ用いられる。骨関節スポロトリコーシスにおける amphotericin B リポソーム製剤の役割はまだ確かなものではない。骨関節スポロトリコーシスにおける fluconazole の奏効率はあまり高くない。itraconazole による治療は通常，12 か月は継続すべきであり，amphotericin B 製剤は 6〜10 週継続する。voriconazole はスポロトリコーシスに対して *in vitro* での活性が低く，用いるべきではない。posaconazole は *in vitro* では活性があるが，*in vivo* での役割は確定されていない。

スポロトリコーシス髄膜炎は，限られた症例報告に基づくが，amphotericin B で治療を行うべきである。amphotericin B リポソーム製剤のほうが髄液への移行が良好であり好まれる。*in vitro* でのシナジー効果の可能性と，事例報告から，治療抵抗性の髄膜炎では flucytosine の追加が有効であるかもしれない。臨床的に改善した後は，itraconazole へのステップダウン治療が有効である。

播種性スポロトリコーシスの初期治療では，AIDS の有無にかかわらず amphotericin B 製剤を検討すべきである。非致死性の感染症や，髄膜炎が積極的に除外された場合は，itraconazole を用いてもよい。itraconazole は，AIDS 患者の播種性スポロトリコーシスにおいて，amphotericin B 製剤による初期治療の後の生涯にわたる抑制治療にも用いられる。

文献

de Lima Barros MB, de Almeida Paes R, Schubach AO. *Sporothrix schenckii* and sporotrichosis. *Clin Microbiol Rev*. 2011;24:633–654.

de Lima Barros MB, Schubach AO, de Oliveira R, et al. Treatment of cutaneous sporotrichosis with itraconazole—study of 645 patients. *Clin Infect Dis*. 2011;52: e200–e206.

Francesconi G, Fancesconi do Valle AC, Passos SL, et al. Comparative study of 250 mg/day terbinafine and 100 mg/day itraconazole for the treatment of cutaneous sporotrichosis. *Mycopathologia*. 2011;171:349–354.

Freitas DF, de Siqueira Hoagland B, do Valle AC, et al. Sporotrichosis in HIV-infected patients: report of 21 cases of endemic sporotrichosis in Rio de Janeiro, Brazil. *Med Mycol*. 2012;50:170–178.

Kauffman CA, Bustamante B, Chapman SW, Pappas PG. Clinical practice guidelines for the management of sporotrichosis. 2007 update by the Infectious Diseases Society of America. *Clin Infect Dis*. 2007;45:1255–1265.

Kauffman CA, Pappas PG, McKinsey DS, et al. Treatment of lymphocutaneous and visceral sporotrichosis with fluconazole. *Clin Infect Dis*. 1996;22:46–50.

Yamada K, Zaitz C, Framil VM, Muramatu LH. Cutaneous sporotrichosis treatment with potassium iodide. A 24 year experience in Sao Paulo State, Brazil. *Rev Inst Med Trop Sao Paulo*. 2011;53:89–93.

174 *Cryptococcus*

■著：William G. Powderly
■訳：栃谷健太郎

Cryptococcus neoformans は世界中の土壌に存在する微生物で，吸入することで感染すると考えられている。特に，ヒト免疫不全ウイルス(human immunodeficiency virus：HIV)感染や固形臓器移植レシピエントのような，細胞性免疫異常のある患者に最もよく疾患を引き起こすが，明らかに免疫不全のない患者への感染も増加傾向にある。HIV 感染患者のなかでは最も頻度の高い全身性真菌感染症である。世界中で毎年 30 万人以上の後天性免疫不全症候群(acquired immunodeficiency syndrome：AIDS)患者が侵襲性 *Cryptococcus* 感染症に罹患し，毎年 15 万人以上が死亡していると推計される。症例の多くは，特にサハラ以南アフリカのような医療資源の乏しい地域で起きている。有効な抗レトロウイルス療法(antiretroviral therapy：ART)が出現し，米国では *Cryptococcus* 感染症はまれになってきている。

2 種の *C. neoformans* が存在し，血清学的に区別可能である。*C. neoformans* var. *neoformans*(セロタイプ A，D)と *C. neoformans* var. *gattii*(セロタイプ B，C)である。実際は，HIV 関連の感染症はすべて *C. neoformans* var. *neoformans* によって引き起こされる。*C. neoformans* var. *gattii* はオーストラリアで地域流行しており，最近，北米の北西太平洋岸地域でアウトブレイクがみられた。

症状と診断

Cryptococcus 感染症で最もよくみられる臨床病態は髄膜炎である。多くは，発熱，悪寒，頭痛を伴う亜急性の髄膜炎，髄膜脳炎の症状が緩徐に進行し，来院の少なくとも 2〜4 週前から症状が出現していることが多い。より亜急性，慢性経過の患者では，健忘や昏睡といった意識状態の変化もみられることがある。古典的な髄膜炎の症状と所見である項部硬直や羞明はおよそ 4 分の 1〜3 分の 1 の患者でしかみられず，一般的に，HIV 陽性の患者ではよりみられる頻度が低い。髄液の典型的なパターンは，リンパ球細胞の増加を伴う慢性髄膜炎所見である。しかし，HIV 陽性患者の *Cryptococcus* 髄膜炎では，感染症に対する反応が通常，非常に弱いため，髄液が正常であるようにみえることもある。実際，HIV 陽性 *Cryptococcus* 髄膜炎の患者では，髄液中の蛋白上昇がみられるのは半数以下，糖低下がみられるのはおよそ 3 分の 1，髄液 1 mm^3 中 20 以上の白血球がみられるのはおよそ 20%にしかすぎない。*Cryptococcus* 髄膜炎の患者では通常，初圧の上昇がみられ(最大で 70%の患者で 20 cmH_2O 以上になる)，これが治療にもかかわる重要な問題となる。髄液の *Cryptococcus* 抗原はほとんどいつも陽性となり，感度は 93〜100%，特異度は 93〜98%である。血清 *Cryptococcus* 抗原(serum cryptococcal antigen：sCRAG)は髄膜炎の 95%の患者で上昇がみられる。sCRAG が陽性ならば，播種性 *Cryptococcus* 感染症の可能性が高く，そのような患者では，髄膜炎の検索を行うべきである。体のどの部位からであっても，*C. neoformans* が培養陽性となれば，追加の検索を行い治療を開始すべきである。しかし呼吸器系では，*Cryptococcus* の保菌がみられることもある。呼吸器検体のみから *C. neoformans* が培養陽性となった場合は，播種性感染の有無を注意して評価すべきであり，sCRAG が陰性で症状のない免疫正常者であれば，治療は不要かもしれないが，注意深い経過観察が必要となる。

C. neoformans は髄膜以外の部位も侵しうる。孤立性の肺疾患の報告が多い。通常，他に症状のない単独の結節としてみつかる。*Cryptococcus* 肺炎も報告されている。免疫不全患者，特に AIDS 患者では，播種性感染がよくみられる。HIV 陽性の *Cryptococcus* 髄膜炎患者では，およそ半数が肺にも病変がみられ，咳嗽，呼吸苦，レントゲンでの異常陰影といった臨床所見がみられる。一般的な胸部レントゲン所見としては，免疫不全患者であればびまん性間質浸潤，免疫正常患者であれば局在した病変がみられる。合併する日和見感染，特に *Pneumocystis jirovecii*(*carinii*)や肺結核(特に経済的に貧しい環境において)も時にみられる。皮膚病変もよくみられ，これは播種性感染を示唆している。最もよくみられる皮膚病変は伝染性軟属腫に似た病変である。*Cryptococcus* 髄膜炎の 4 分の 3 もの患者が血液培養陽性となる。骨，眼，副腎，前立腺，尿路の感染症も報告されている。前立腺は感染のリザーバー(レザボア)の役割をもち，治療完遂後の再燃の原因となる可能性がある。

治療

Cryptococcus 感染症の治療は病気の程度と患者の免疫状態によって決まる。免疫正常者に起こる肺の孤立性結節では，緊密な経過観察が行われるのであれば治療は不要かもしれない。fluconazole のような比較的安全な抗真菌薬を用いることで，局所病変をもつ多くの患者で短期間の治療が可能となった。通常，肺外疾患には髄膜炎と同様の治療を行う。患者に既知の免疫不全がなければ，HIV 抗体検査や，インターフェロン，顆粒球・マクロファージコロニー刺激因子に対する自己抗体の産生，特発性 CD4 リンパ球減少症といった未診断の二次性免疫不全の検索を含め，隠れた原疾患の検索を行うべきである。*Cryptococcus* 感染症の治療に通常用いられる薬剤を表 174.1 にまとめた。

表 174.1
***Cryptococcus* 感染症の治療に用いる薬剤**

薬剤	用量	副作用	薬剤相互作用	コメント
amphotericin B	0.7〜1.0 mg/kg/ 日 3〜6 mg/kg/ 日（リポソーム製剤） 5 mg/kg/ 日〔脂質複合体製剤（リピッドコンプレックス）〕	即時型過敏反応，発熱，血圧低下，投与中の嘔気・嘔吐，低カリウム血症，腎毒性	腎毒性のある薬剤（例：アミノグリコシド系薬，pentamidine，foscarnet，cidofovir）	腎毒性を最小限に抑えるため，リポソーム製剤または脂質複合体製剤が望ましい
flucytosine（5-FC）	25 mg/kg 6 時間ごと	消化器症状，骨髄抑制	腎毒性のある薬剤	腎機能障害のある患者では用量調節が必要であり，血中濃度を測定すべきである
fluconazole	400 mg/ 日（急性期） 200 mg/ 日（抑制治療）	嘔気，皮疹，肝炎	rifabutin（rifabutin 濃度が上昇する），rifampicin（fluconazole 濃度が低下する）	腎機能障害があれば用量を調節したほうがいいかもしれない
itraconazole	200〜400 mg 1 日 2 回	嘔気，腹痛，皮疹，頭痛，浮腫，低カリウム血症	rifamycins，ritonavir，phenobarbitol，phenytoin はすべて itraconazole の濃度を下げる terfenadine や astemizole と一緒には用いるべきでない 制酸薬，H_2 ブロッカーは itraconazole の吸収を低下させる itraconazole 自体はシトクロム P450 の中等度の阻害薬として働くので，プロテアーゼ阻害薬の一部，cyclosporin，digoxin，phenytoin の濃度を上げる可能性がある	itraconazole の吸収は食事や胃酸に影響され安定しない可能性がある。新しい溶液製剤はより良好に吸収される

免疫正常者の *Cryptococcus* 感染症

Cryptococcus 髄膜炎は治療しなければ間違いなく致死的であるので，すべての髄膜炎患者は治療すべきである。実際に，非 HIV，非移植患者では，古典的な免疫不全患者と比べ死亡率も含めた予後が悪いが，これは診断の遅れによると考えられる。既知の知見からは amphotericin B を中心にした治療がゴールドスタンダードとされており，amphotericin B 製剤と flucytosine（5-FC）の併用が最良の初期治療である。併用療法を行うことで，最終的な治療成功の最もよい代替マーカーと考えられている髄液からの真菌の消失が速くなり，より治療が効果的となる。この考えは，amphotericin B を中心にした治療がアゾール系による初期治療より優っていたという AIDS 患者の臨床試験の結果と一致している。異なる種類の amphotericin B 製剤による *Cryptococcus* 髄膜炎の治療成績には大きな違いはみられないが，amphotericin B deoxycholate と比べると脂質製剤（リピッドフォーム）のほうが明らかに副作用は少ない。免疫正常者の *Cryptococcus* 髄膜炎においては，amphotericin B リポソーム製剤（liposomal amphotericin B）を 5 mg/kg で使用するほうが望ましいと最近では推奨されている。免疫正常者に 5-FC が必要かどうかは明らかでないが，AIDS 患者での研究から推定すると，真菌の消失を早め死亡率を改善すると考えられる。推奨用量は 37.5 mg/kg 1 日 4 回である。副作用（特に骨髄抑制）を最小限にするため血中濃度は測定すべきであり，腎障害があれば用量調節すべきである。

Cryptococcus 感染症の治療期間にはしっかり確定したものはない。予後不良となるリスク因子のない通常の患者で，4 週の併用療法によく反応していればそれで多くは根治できる。治療の延長は，重篤な神経学的症状のある場合や悪性腫瘍や末期肝不全といった再燃のリスクを有する患者において検討すべきである。最近のデータからは，*Cryptococcus* 髄膜炎の標準治療としては，amphotericin B と 5-FC がいまだ推奨されている。amphotericin B を用いることのできない患者では，fluconazole で治癒（あるいは治療の完遂）できる可能性はある。多くの原因（静注ルートの必要性，外来静注治療の困難，副作用）で，静注 amphotericin B を全治療期間で行うことは非現実的であり望ましくなく，fluconazole への切り替えが好まれる。切り替えの時期は決まっていない。*Cryptococcus* 抗原の変化をもとに治療決定を行うことに十分な根拠はない。しかし，髄液中の真菌の消失を指標としてポリエン系から経口アゾール系への切り替えを検討することは妥当であろう。多くの患者は 2〜3 週で真菌の消失が得られるようなので，そのくらいが amphotericin B での治療が必要な最低期間と考えられる。髄膜炎合併のない肺クリプトコッカス症では，初期治療は fluconazole で行ってもよい。

fluconazole へ切り替えたら，次の疑問は，それをいつまで続けるか，である。残念ながら，それに答えるよいデザインの比較試験はない。*Cryptococcus* 感染症の重篤さを考え，髄液での真菌の消失が確認されてから 6〜12 か月，fluconazole を継続するという，できる限り慎重な推奨がなされている。

AIDS 患者での *Cryptococcus* 感染症

AIDS 患者においては，*Cryptococcus* 髄膜炎の急性期の死亡率は 10〜25％にも及ぶ。研究によって多くの臨床的因子が予後不良を予測する因子として同定されているので，Box 174.1 にまと

Box 174.1

AIDS 患者における *Cryptococcus* 髄膜炎の発症時における予後不良予測因子

診断時の意識障害
CSF 好中球数≦20/mm^3
CSF *Cryptococcus* 抗原の高値
C. neoformans が血液培養で陽性
年齢 35 歳以下
低ナトリウム血症

AIDS＝後天性免疫不全症候群

める。AIDS 患者での *Cryptococcus* 髄膜炎の最近の推奨治療は，amphotericin B（通常はリポソーム製剤）と 5-FC（25 mg/kg 6 時間ごと）の併用療法を最低 2 週間行い，その後，fluconazole 400 mg 1 日 1 回経口を最低 8 週間行うことである。この治療法の有効性は，amphotericin B と 5-FC，amphotericin B と fluconazole，amphotericin B 単剤を比較した大規模ランダム化試験で確認されている。amphotericin B と 5-FC で治療された患者は，amphotericin B 単剤で治療された患者と比べ死亡が少なかった。一方で，amphotericin B と fluconazole の併用療法は amphotericin B 単剤と比べ生存率に有意な差はみられなかった。医療資源が乏しい状況においては，amphotericin B による治療をさらに短くできないかに関心がもたれており，アフリカで行われた最近の研究では 1 週間の amphotericin B と 5-FC の併用とその後の 2 週間の fluconazole と 5-FC の併用が初期治療として有効であることが示唆されている。

経口で活性のあるトリアゾール系抗真菌薬である，fluconazole と itraconazole の比較対照試験は数多く行われている。それぞれの試験で，およそ 50％の患者においてはアゾール系の抗真菌薬は有効であった。同様に，fluconazole と itraconazole を直接比較した試験では，それぞれの治療で治療反応がみられるのは 50％以下であった。以上より，アゾール系抗真菌薬による初期治療では，少なくとも 50％が治療失敗すると考えられる。amphotericin B による治療の反応率は多くの研究で 70〜80％かそれ以上であり，そのため，最近のガイドラインでは初期治療として amphotericin B を含んだ治療を勧めている。voriconazole や posaconazole は *C. neoformans* に対して活性があるが，臨床経験が限られており，使用されることはあまりない。

AIDS 患者の急性 *Cryptococcus* 髄膜炎の治療における重要な側面は，抗真菌薬治療にすぐには反応しない頭蓋内圧（intracranial pressure：ICP）の亢進によって臨床状態の悪化がみられることである。診断時の初圧と長期の予後が関連することが研究で示されており，最も高い圧の患者の生存中央値は正常の圧であった患者よりも有意に短い。すべての *Cryptococcus* 髄膜炎患者において，腰椎穿刺の際に初圧を測定すべきであり，初圧が高い（>25 cmH_2O）患者においては圧を下げることを強く検討すべきである。腰椎穿刺による毎日 30 mL の髄液排出が有効であることが多い。腰椎穿刺を続けても神経症状を伴う初圧の上昇が持続する場合は，腰椎ドレナージを検討すべきである。抗真菌薬治療が奏効しているにもかかわらず持続的に ICP の上昇がみられる場合は，腰椎腹膜シャントが必要となる場合もある。acetazolamide も副腎皮質ステロイドもこういった状況では無効であり，有害な可能性もあるため使用すべきでない。

有効な ART の出現によって，AIDS 関連 *Cryptococcus* 感染症の自然経過は変わった。有効な HIV 治療が出現する前は，再燃を予防するために AIDS 患者の *Cryptococcus* 感染症では生涯にわたっての維持療法が必要であった。長期の抑制治療を受けていない患者においては，50〜60％の再燃と生命予後の短縮が報告されていた。fluconazole 200 mg 1 日 1 回が抑制治療として選択される。sCRAG をルーチンに測定しても再燃を予測することはできない。現在では，最低 12 か月の抗真菌薬治療を行い ART によって免疫機構が回復した患者（通常，CD4 陽性 T 細胞数>200/mm^3 と定義される）では，長期の抑制治療を中止できることが明らかになっている。

HIV 陽性の *Cryptococcus* 髄膜炎患者は全例 ART も行うべきである。AIDS 患者の *Cryptococcus* 髄膜炎における ART 開始時期を検討した最近の研究では，*Cryptococcus* 感染の急性期に開始すると，死亡率が上昇することがわかっている。よって，ART の開始は抗真菌薬治療開始から 6〜8 週遅れて行うべきと考える。

早期の ART の導入による死亡率の上昇を来す機序は，免疫再構築症候群（immune reconstitution inflammatory syndrome：IRIS）と考えられている。IRIS とは免疫機構の改善に関連した，元々の感染症に対するより激しい炎症応答である。IRIS の発症機序はまだはっきりとはわかっていないが，回復したもののまだ正常ではない免疫機構が高力価の病原体に反応することによる，過剰な免疫応答と考えられている。臨床的には非常に高い罹患率や死亡率の原因になりうる。*Cryptococcus* 髄膜炎においては，IRIS は髄膜炎の初期症状のすべての特徴を有し，髄膜炎の再燃を思わせる症状となる。髄液検査では通常，炎症所見がみられるが，定義上，培養検査は陰性である。まれに，中枢神経系以外にも症状がみられ，*Cryptococcus* による肺野への浸潤，肺門部／縦隔リンパ節炎がみられることもある。典型的には，当初，臨床的に改善したのちに IRIS は起こる。大部分の症例で IRIS は ART 開始後 30 日以内に起こり，*Cryptococcus* 髄膜炎の ART 開始後の IRIS の頻度は，報告により 10〜50％と幅がある。IRIS は ART を初めて受ける患者での発症が多いことがわかっている。髄液の *Cryptococcus* 抗原高値の患者でも多いことがわかっており，抗原が多いことで炎症反応が強くなるためと考えられる。*Cryptococcus* 髄膜炎の診断から 30 日以内に ART を開始した場合も IRIS の高頻度の発生と関連があり，多くの抗原による負荷の結果と推定される。ART 投与中の患者で免疫再構築症候群が起こった場合は，抗ウイルス薬も抗真菌薬も継続すべきである。症状の緩和のために炎症を抑える治療が必要であり，場合によっては，副腎皮質ステロイドのような免疫抑制剤が使用されることもある。

fluconazole 200 mg 1 日 1 回経口は進行した HIV 感染症患者の一次予防として有効であることがわかっている。しかし，米国のような先進国では費用対効果がよくない。医療資源が乏しい状況においては，進行した HIV 感染症（CD4 陽性 T 細胞数<100/mm^3）の患者において，一次予防を行うことは適切であろう。代替として，*Cryptococcus* 抗原のスクリーニング検査を行い，血清抗原陽性で無症状の患者を治療するという方法も有効である。

その他の免疫不全患者の *Cryptococcus* 感染症

固形臓器移植やリンパ腫の患者における *Cryptococcus* 髄膜炎の治療に関しては，これまで十分な前向きの研究が行われていない。AIDS 患者と同様の方法(amphotericin B と 5-FC による初期治療と，その後の fluconazole)が推奨される。これらの患者の多くで腎毒性が問題となるので，通常，amphotericin B リポソーム製剤がより好まれ，最低 2〜3 週投与する。また，このような患者に fluconazole, itraconazole, voriconazole, fluconazole と 5-FC を用いた経験は非常に少なく，これらの薬剤は，重大な薬剤相互作用にも関連している。急性期治療の後の fluconazole の投与期間についても確定した見解はない。急性期の治療終了後，最低 1 年の抑制治療が推奨される。固形臓器移植のレシピエントのような免疫抑制が持続する患者においては，多くの医師は無期限に治療を継続する，しかし，繰り返すが，推奨の根拠となるデータは非常に限られている。臓器移植患者や，その他の免疫抑制薬投与中の患者において，ステロイドやカルシニューリン阻害薬のような免疫調節薬の減量，中止は検討してもよい。しかし，*Cryptococcus* 髄膜炎においては，免疫抑制薬の中止は免疫再構成のリスクを上げることで予後を悪くしているというエビデンスが増えてきている。

最後に，*Cryptococcus* 髄膜炎の(急性期死亡率とは対照的に)長期の合併症率に最近は注目が集まっている。最近の *Cryptococcus* Infection Network in non-HIV Cohort(CINCH)研究の結果からは，発症 1 年後の累積神経学的合併症や認知機能障害が重要な問題として示されている。これらは今後の研究が待たれる重要な問題である。

文献

Beardsley J, Wolbers M, Kibengo FM, et al. Adjunctive dexamethasone in HIV-associated cryptococcal meningitis. *N Engl J Med.* 2016;374:542–554.

Boulware D, Meya D, Muzoora C, et al. Timing of antiretroviral therapy after diagnosis of cryptococcal meningitis. *N Engl J Med.* 2014;370:2487–2498.

Day JN, Chau TT, Wolbers M, et al. Combination antifungal therapy for cryptococcal meningitis. *N Engl J Med.* 2013;368:1291–1302.

George IA, Spec A, Powderly WG, Santos CAQ. Comparative epidemiology and outcomes of HIV, non-HIV non-transplant and organ transplant associated cryptococcosis: A population-based study. *Clin Infect Dis.* 2018;66:608–611.

Molloy SF, Kanyama C, Heyderman RS, et al. Antifungal combinations for treatment of cryptococcal meningitis in Africa. *N Engl J Med.* 2018;378:1004–1017.

Marr KA, Sun Y, Spec A, et al Cryptococcus Infection Network Cohort Study Working Group. A multicenter, longitudinal cohort study of cryptococcosis in human immunodeficiency virus-negative people in the United States. *Clin Infect Dis.* 2020;70:252–261.

Mazziarz EK, Perfect JR. Cryptococcosis. *Infect Dis Clin North Am.* 2016;30(1):179–206.

Pappas PG, Perfect JR, Cloud GA, et al. Cryptococcosis in human immunodeficiency virus-negative patients in the era of effective azole therapy. *Clin Infect Dis.* 2001;33:690–699.

Perfect J, Dismukes WE, Dromer F, et al. Clinical practice guidelines for the management of cryptococcal disease: 2010 update by the Infectious Diseases Society of America. *Clin Infect Dis.* 2010;50:291–322.

175 ヒストプラズマ症

■著：Cole Beeler, Mitchell Goldman
■訳：栃谷健太郎

イントロダクション

Histoplasma capsulatum は温度依存性の二形性真菌で，米国中西部の土壌でみつかることが多い。中南米やアフリカ，アジア，オーストラリアでもみられる。有機性窒素が豊富に含まれる鳥類やコウモリの排泄物によって真菌は成長する。米国内での流行地域は，当初報告されていたオハイオ川渓谷の北西地域から，最近ではミズーリ川上流域まで拡大していることが示されている。近年では，ブラックバードのねぐらに近い場所がアウトブレイクの原因となることが最も多いが，以前は家畜のニワトリ小屋でみられることが多かった。最近のアウトブレイクは，コウモリの排泄物で汚染されたキャンプ場の清掃，鳥類のねぐらの下にある校庭を耕す，急流でのラフティング，埋められた宝物を探すといった行為の後に発生している。米国のアウトブレイクの40％は職業関連の曝露と考えられている。真菌のいる場所が荒らされると，胞子が空気中に舞い上がり，感染性のエアロゾルが形成される。ほとんどすべてのヒストプラズマ症で肺が感染のエントリーとなる。*H. capsulatum* の胞子は吸入されると肺胞に達し，組織侵襲的な形態である酵母様真菌に変化する。増殖した酵母様真菌は肺胞マクロファージに貪食されるが，当初は真菌を殺すことができない。疾患への免疫が起こる前段階の間に，貪食された酵母様真菌はマクロファージの中で増殖し，リンパ液を介して，体中の網内系細胞の豊富な臓器へと広がる。いったん適切な細胞性免疫(cell-mediated immunity：CMI)ができると，今や「武装した」マクロファージは感染微生物を殺すことも遮断することもできる。免役正常者においては，強い免疫応答に続いて組織壊死が生じ，やがて石灰化する。石灰化した肉芽腫は，感染を限局化することに成功した患者の，肺，肺門部リンパ節，肝臓，脾臓にみられる。

H. capsulatum に感染した患者のほとんどは適切なCMIを獲得する。CMIを獲得することに失敗すると，進行性の播種が起こる。米国では，過去20年間にヒストプラズマ症に関連した入院が増加し，移植，糖尿病，生物学的製剤による治療を必要とする自己免疫疾患に関連したヒストプラズマ症患者の入院の割合も増加している。

臨床症状

肺に限局する感染と自然軽快する感染

ほとんどの *H. capsulatum* 感染は無症候性である。少量の真菌への曝露後に，発熱，悪寒，頭痛，筋肉痛，食欲不振，咳嗽，胸痛を伴う限局した感染症を発症する患者もいる。多形紅斑や結節性紅斑が生じることもある。少量の曝露が生じた後の発症までの潜伏期間は，およそ14日である。こういった急性の肺に限局する感染は，自然軽快する。2〜4週でほとんどの免疫正常者は寛解し，治療は通常必要ない。胸部レントゲン写真では，一般的には局在する肺炎像がみられるが，正常なこともある。肺野病変と同側の肺門リンパ節は通常腫大する。治癒後はレントゲン写真が正常化することもあるが，複数サイクルの中心性壊死と周囲の石灰化が生じ，過去の感染の証拠として特徴的な「コイン」病変が残ることが多い。

感染性のエアロゾルが通常と異なり大量であった場合には，重篤な低酸素血症や呼吸不全を伴う劇症感染が起こることがあり，迅速かつ積極的な治療が必要となる。大量の感染源を吸入した患者は，さまざまな大きさの多発結節性病変を生じることがある。非常に大量の感染量であった場合のレントゲン像は，粟粒影に似たびまん性の小結節性浸潤影である。

肺気腫のある患者では，曝露後に肺上葉に浸潤影を生じることがある。感染の結果，空洞が生じることもある。こういった感染のレントゲン像は結核の再燃に似ている。微熱と体重減少を伴う食欲不振がよくみられる。治療を行わないと，多くの患者の肺は進行性の破壊的病態へと進展する。結核と臨床的，画像的に似ていることで診断は困難となっている。

治癒し石灰化したヒストプラズマ症の後期の合併症は，石灰化したリンパ節がその部位によってさまざまな縦隔の構造物を取り囲み，圧迫することと関連する。まれな後期の合併症として縦隔の線維化がみられ，上大静脈症候群や収縮性心膜炎のような重大な合併症の原因となることもある。

進行性播種性ヒストプラズマ症

感染への免疫が生じる前の段階で，真菌は広く播種する。適切なCMIを獲得すると，網内系細胞が病変の拡大を抑える。

免疫抑制のある患者や乳児・高齢者では，この播種が進行性となる。この病態は進行性播種性ヒストプラズマ症(progressive disseminated histoplasmosis：PDH)と呼ばれ，治療を行わないと予後不良となる。発熱と体重減少が最もよくみられる症状であり，肝脾腫も頻度が高い。

口腔咽頭や胃腸の粘膜(潰瘍の原因となる)，皮膚(数多の皮膚所見の原因となる)，副腎(副腎不全の原因となりうる)に播種することもある。重症例では，呼吸不全，肝不全，腎不全，血液凝固障害，ショックを来し，血球貪食性リンパ組織球症(hemophagocytic lymphohistiocytosis：HLH)さえも来すことがある。中枢神経系の病変は，播種性感染の5〜10％の患者でみら

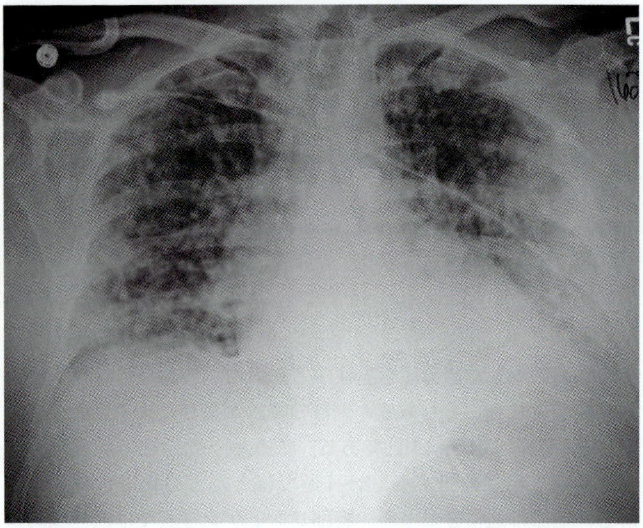

図 175.1
進行性播種性ヒストプラズマ症の胸部レントゲン写真　関節リウマチ患者で腫瘍壊死因子(TNF)-α 阻害薬開始した後に進行性播種性ヒストプラズマ症を発症した。びまん性の浸潤影がみられる。

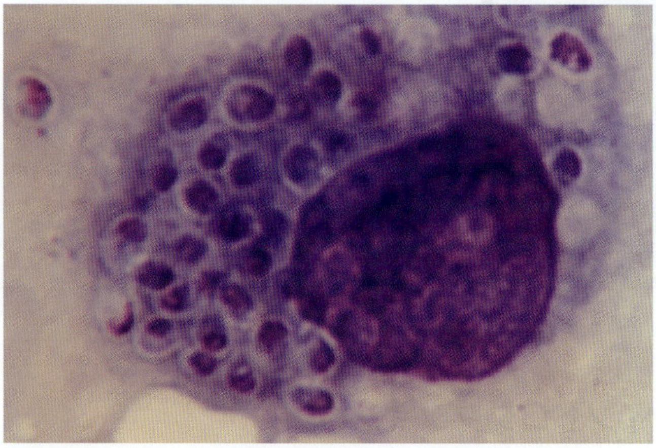

図 175.2
***Histoplasma capsulatum* の酵母様真菌を大量に含む組織球。Giemsa 染色**
〔Centers for Disease Control and Prevention(CDC), Public Health Image Library の Dr. D. T. McClenan のご厚意による〕

れ，慢性髄膜炎あるいは局在病変としてみられる。治療をしなければ PDH の死亡率はほぼ 100％となる。重症患者では，治療にかかわらず死亡率が高い。

細胞障害性薬剤と糖質コルチコイドが広く用いられる前は，PDH 患者のほとんどは，Hodgkin 病を中心としたリンパ網内系悪性腫瘍を基礎疾患にもつ患者であった。最近では PDH 患者の最も多い基礎疾患は，後天性免疫不全症候群(acquired immunodeficiency syndrome：AIDS)である。固形臓器移植や，腫瘍壊死因子(tumor necrosis factor：TNF)阻害薬のような免疫調節治療が広がることで，播種性感染のリスクとなる患者が増加している(図 175.1)。

診断

診断のゴールドスタンダードは微生物の検出であるが，時間がかかり，微生物の同定までに 30 日もかかることさえある。

急性肺感染症を疑う症例において，喀痰培養はあまり役に立たない。なぜなら，真菌の量が少なく検出には不十分で，喀痰を伴う咳嗽を来す患者がわずかしかみられないからである。これに対し，急性播種性ヒストプラズマ症や慢性の肺，空洞性感染では，喀痰培養は陽性になることが多い。気管支鏡検査により採取された気管支肺胞洗浄液にて適切な染色が行われれば，呼吸器検体での培養感度は上昇する。播種性感染の場合には，採取しやすい病変(図 175.2)や骨髄の生検を用いることもできる。

尿や血清，髄液の *Histoplasma* 多糖体抗原は感度が高く，PDH，中枢神経感染や抗原量の多い急性肺感染患者の迅速な診断を行うことができる。播種性感染のほうが肺の限局病変よりも抗原検出感度が高い。他の免疫抑制のある，あるいは免疫正常者の PDH と比べ，AIDS 患者の PDH で *Histoplasma* 抗原検査は最も高い感度を示す。ほとんどの患者では尿で抗原量が最も多いため，初期の方針としては尿検査が役に立つであろう。血清抗原検査は無尿の患者において特に有用である。尿中抗原量は疾患の重症度と関連しており，治療効果測定や再発の検索に有用である。

補体結合や免疫拡散を用いた血清学的検査が有用な場合もあり，免疫正常者の感染を診断するには唯一の方法だろう。免疫正常者では，抗体検出できるまでに 2〜6 週かかることが多い。ヒストプラズマ症の診断において抗体が最も有用なのは，慢性肺ヒストプラズマ症の患者や，最近の感染ののちに症状が持続する患者である。急性肺感染症患者を対象とした最近の研究では，血清 *Histoplasma* 抗原検査に加え，酵素免疫測定法(enzyme immunoassay：EIA)により検出された血清 *Histoplasma* 免疫グロブリン M(immunoglobulin M：IgM)および IgG 抗体を用いた診断法が，急性肺感染症の診断に最も有効であると考えられている。

抗原量と同様に，抗体量と疾患の重篤度にも臨床的な相関がある。免疫抑制患者においては，抗体反応はより弱くなり，検出されないこともある。

血液を用いたポリメラーゼ連鎖反応のような分子学的検査は，高い感度を示すので，抗原血症や抗原尿症のない免疫抑制状態の患者には選択肢となりうる。ただ，残念ながら，これらの検査は比較的新しく，現時点で広く利用できるものではない。

治療

大多数の急性ヒストプラズマ症の患者は，無症候性かあるいは軽症で自然軽快するため，抗真菌薬治療は不要である。治療が必要なわずかな患者では，臨床状況によって治療が異なる(表 175.1)。

急性の肺に限局する感染は多くは治療なしで軽快する。4 週以上症状が持続する際のみ治療の適応となる。こういった患者では，経口 itraconazole 200 mg 1 日 3 回を 3 日間，その後，経口 itraconazole 200〜400 mg 1 日 1 回を 6〜12 週継続することが推奨される。免疫正常者に起こる急性びまん性肺ヒストプラズマ症で入院を要するような重症例では，amphotericin B 脂質製剤(リピッドフォームの amphotericin B)3〜5 mg/kg/ 日を 2 週まで投与することが推奨され，その後，経口 itraconazole 200 mg 1 日 3 回を 3 日間，続いて経口 itraconazole 200 mg を 1 日 2 回で 12 週投与する。重症で低酸素血症があったり，人工呼吸器が必要で

表 175.1
ヒストプラズマ症治療の推奨

徴候	治療
急性肺感染：症状が4週以上持続し，中等症〜重症	itraconazole 200 mg 1日3回を3日間，その後，itraconazole 200〜400 mg 1日1回を6〜12週
重症の急性肺感染	amphotericin B リポソーム製剤を3〜5 mg/kg/日で2週まで，その後，itraconazole 200 mg 1日3回を3日間，続いて itraconazole 200 mg を1日2回で12週投与
慢性肺空洞性感染	itraconazole 200 mg 1日3回を3日間，その後，200 mg 1日2回を少なくとも1年投与。改善が緩徐な場合は itraconazole の血中濃度を測定すべき amphotericin B deoxycholate を0.7 mg/kg/日で12〜16週投与でもよい
進行性播種性感染：HIV / AIDS の有無にかかわらず中等症〜重症	amphotericin B リポソーム製剤を3 mg/kg/日で1〜2週か臨床的改善まで，その後，itraconazole 200 mg 1日3回を3日間，続いて経口 itraconazole 200 mg 1日2回を少なくとも1年投与
軽症〜中等症の進行性播種性感染	経口 itraconazole 200 mg 1日3回を3日間，続いて200 mg 1日2回を少なくとも1年投与
中枢神経系感染	amphotericin B リポソーム製剤 5 mg/kg/日で計175 mg/kg 投与，その後，itraconazole 200 mg 1日2〜3回を少なくとも1年投与

AIDS＝後天性免疫不全症候群，HIV＝ヒト免疫不全ウイルス

あったりする場合は，静注 methylprednisolone を0.5〜1.0 mg/kg/日で2週まで用いることを支持する研究もある。

慢性肺ヒストプラズマ症の治療は，経口 itraconazole 200 mg 1日3回を3日間，その後，200〜400 mg 1日1回を少なくとも1年投与である。改善が緩徐であれば，治療は延長される。amphotericin B も12〜16週の投与で有効であるが，めったに必要になることはない。明らかな治療成功の後でも再燃することがあり，緊密な経過観察が不可欠である。

重症 PDH の治療は amphotericin B リポソーム製剤(liposomal amphotericin B)を3 mg/kg/日で1〜2週か，明らかに臨床的な改善が得られるまで行う。その後，経口 itraconazole 200 mg 1日3回を3日間，続いて経口 itraconazole 200 mg 1日2回を少なくとも12か月投与する。他の脂質製剤も適切な量で代替可能である。軽症の PDH 患者であれば，itraconazole 単剤を少なくとも12か月投与することで治療することも可能である。AIDS 患者の PDH も前述と同様に治療可能である。免疫機能の回復していない患者では，itraconazole による長期抑制治療が推奨される。中枢神経系ヒストプラズマ症は amphotericin B リポソーム製剤 5 mg/kg/日で計175 mg/kg を4〜6週投与，その後，経口 itraconazole 200 mg 1日2〜3回を最低1年投与する。

吸収が不安定なため(経口懸濁液のほうが吸収がよいが)，itraconazole は薬剤血中濃度モニタリングが必要である。一般的に，itraconazole の血中濃度は治療開始2週間後に測定すべきである。多くの検査室では，itraconazole と hydroxyitraconazole(itraconazole の活性代謝物)の両方の値を報告している。これら2つの値の合計が少なくとも1 μg/mL 以上になるよう，投与量を調整すべきである。コカコーラのような酸性飲料の投与により，吸収が改善することがある。

文献

Benedict K, Derado G, Mody RK. Histoplasmosis-associated hospitalizations in the United States, 2001–2012. *Open Forum Infect Dis.* 2016;3(1):ofv219. http://doi.org/10.1093/ofid/ofv219

Dismukes WE, Bradsher RW, Cloud GC, et al. Itraconazole therapy for blastomycosis and histoplasmosis. NIAID Mycoses Study Group. *Am J Med.* 1992;93:489–497.

Hage CA, Ribes JA, Wegennack NL, et al. A multicenter evaluation of tests for diagnosis of histoplasmosis. *Clin Infect Dis.* 2011;53:448–454.

Johnson PS, Wheat LJ, Cloud GC, et al. Safety and efficacy of liposomal amphotericin B compared with conventional amphotericin B for induction therapy of histoplasmosis in patients with AIDS. *Ann Intern Med.* 2002;137:105–109.

Maiga AW, Deppen S, Koontz B et al. Mapping *Histoplasma capsulatum* exposure, United States. *Emerg Infect Dis.* 2018;24:1835–1839.

Richer SM, Smedema ML, Durkin MM, et al. Improved diagnosis of acute pulmonary histoplasmosis by combining antigen and antibody detection, *Clin Infect Dis.* 2016;62:896–902.

Wheat J, Hafner R, Korzun AH, et al. Itraconazole treatment of disseminated histoplasmosis in patients with the acquired immunodeficiency syndrome. AIDS Clinical Trial Group. *Am J Med.* 1995;98:336–342.

Wheat J, Nyint Thein, Guo Y, et al. Central nervous system histoplasmosis: Multicenter retrospective study on clinical features, diagnostic approach and outcome of treatment. *Medicine.* 2018;97(13):e0245. http://doi.org/10.1097/MD.0000000000010245

Wheat LJ, Freifeld AG, Kleiman MB, et al. Practice guidelines for the management of patients with histoplasmosis: 2007 update by the Infectious Diseases Society of America. *Clin Infect Dis.* 2007;45:807–825.

176 ブラストミセス症

■著：Todd P. McCarty, Peter G. Pappas
■訳：栃谷健太郎

ブラストミセス症は温度依存性の二形性真菌である *Blastomyces dermatitidis* によって起こる，全身の化膿性肉芽腫性感染である。*B. dermatitidis* が原因の大部分を占めるが，最近，*B. gilchristii* と *B. helicus* の2種も原因となることがわかっている。米国中西部・中南部やカナダで地域流行がみられるが，アフリカ，アジア，中南米を含む世界中で報告されている。米国とカナダにおいては，ミシシッピ川やオハイオ川の流域や，五大湖周辺に疾患は集中している。流行地域では，水辺の木々が多い場所で行う娯楽活動や仕事と関連して，小規模なアウトブレイクがみられる。最近の知見では，*B. dermatitidis* は腐敗した草木や木材といった有機物の破片に富んだ温暖湿潤の土壌に存在することが明らかになっている。

B. dermatitidis 感染のほとんどは，エアロゾル化した胞子の吸入によって生じ，まれに直接侵入による感染も報告されている。最初の感染は通常，無症候性であるか，またはインフルエンザ様の症状を呈するが自然軽快する。微生物が肺から血行性に播種することによって，肺外病変も来す。

ブラストミセス症は，一般的に慢性で緩徐な進行の全身性の真菌感染症で，さまざまな肺内，肺外病変をもつことが知られている。通常，肺ブラストミセス症は，湿性咳嗽，胸痛，喀血，体重減少，微熱が特徴的な慢性肺炎の臨床像をとる。肺ブラストミセス症では，他の肉芽腫性疾患や気管支原性がんと似た，空洞を伴うあるいは伴わない結節・腫瘤病変がみられることが多いが，特徴的なレントゲン所見はない。肺門部リンパ節腫脹や胸水はあまりみられない。まれに，ブラストミセス症に続発して起こる急性呼吸窮迫症候群(acute respiratory distress syndrome：ARDS)により，びまん性の間質影がみられることもある。

ブラストミセス症の臨床徴候は非常に多岐にわたる。肺病変は90％もの症例でみられ，皮膚病変は40～60％でみられる。複数臓器が侵されることが多く，およそ50～60％でみられる。骨関節病変が次に頻度が高く，続いて男性の泌尿生殖器(特に前立腺と精巣上体)が多い。中枢神経系(central nervous system：CNS)病変は5％以下の患者でしかみられず，肉芽腫性髄膜炎か頭蓋内占拠病変のいずれかの病像でみられる。*B. dermatitidis* は日和見感染の病原微生物としてまれであるが，免疫不全者に重篤な疾患を引き起こす。罹患しやすい基礎疾患をもつ患者においては，長期の糖質コルチコイド使用，固形臓器移植後，進行したヒト免疫不全ウイルス(human immunodeficiency virus：HIV)感染症が最も頻度の高い罹患の要因である。

診断

ブラストミセス症の確定診断には，臨床検体から *B. dermatitidis* が培養陽性となる必要がある。臨床検体の病理組織学的検査において，*B. dermatitidis* に合致する，幅広い基部で発芽した酵母様真菌で二重の屈折した細胞壁をもつという，古典的な外観がみられれば推定診断ができる(図176.1)。10％の水酸化カリウム(potassium hydroxide：KOH)を用いてウェットマウントで検査をすることもあるが，固定検体は，ヘマトキシリン・エオジン(hematoxylin and eosin：HE)，PAS(periodic acid schiff)，Gomori メセナミン銀(Gomori methenamine silver：GMS)染色の試薬を用いて通常は行われる。ブラストミセス症の診断において血清学的検査の価値は限定的である。血清抗体の補体結合法は交差反応が多く，診断的価値が低い。最近の研究では，*B. dermatitidis* のA抗原に対する免疫拡散法や酵素免疫測定法(enzyme immunoassay：EIA)，より精製された抗原に対する抗体が，血清マーカーとして利用できる可能性があると考えられている。尿の *Blastomyces* EIA抗原検査の感度は高いが，非特異的であり，活動性のヒストプラズマ症，パラコクシジオイデス症，タラロミセス症(旧称 ペニシリウム症)で偽陽性を示す。blastomycin 皮膚試験は十分な感度も特異度もないため，診断検査として用いるべきではない。ポリメラーゼ連鎖反応(polymerase chain reaction：PCR)は追加の診断法として評価されて

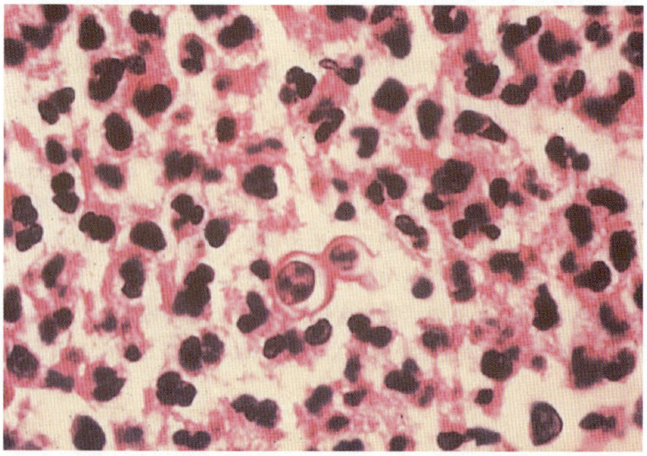

図 176.1
ブラストミセス症の皮膚病理組織　*Blastomyces dermatitidis* の細胞が特徴的な幅広い基部で発芽し，好中球に囲まれている。多核がみられる〔Public Health Image Library, Centers for Disease Control and Prevention(CDC)〕

いるが，現在のところ，ブラストミセス症に特異的なアッセイは商品化されていない。universal fungal ribosomal PCR法は，組織採取時に特定の真菌病原体が想定されない場合の選択肢であり，非常に迅速に結果を得ることができる。

治療

現在，3つの薬がブラストミセス症の治療薬として認可されている。amphotericin B，itraconazole，ketoconazoleである。当初はamphotericin Bがすべての病態のブラストミセス症において治療の中心であった。しかし，1990年代前半からの研究や経験によって，itraconazole，ketoconazole，fluconazoleも経口治療として非常に効果が高いことがわかってきた。全身の治療のためのketoconazoleは肝毒性の懸念により製造されなくなった。比較試験は行われていないが，itraconazoleはfluconazoleやketoconazoleと比べ効果が高く，副作用が少ないため，経口治療での第1選択薬となっている。非致死性でCNS病変のないブラストミセス症の患者の95%がitraconazole 200〜400 mg 1日1回で2〜6か月投与にて軽快したとする研究もある。これはamphotericin Bの効果とほぼ同じである。fluconazoleも臨床使用成績から同様の有効性が認められており，400〜800 mg 1日1回を6か月の投与で少なくとも患者の80%で有効である。ブラストミセス症の患者の多くは経口itraconazole 200 mg 1日1回にて治療開始でき，持続したり進行したりする感染の場合は月に100 mgずつ最大400 mg/日まで増量する。より進行性の患者では，400 mgにて初期治療を開始することが適切である。アゾール系薬での治療は，いずれの薬剤でも最低6か月は行うべきである。さらに最近では，糸状菌活性のある新しいトリアゾール系(voriconazole，posaconazole，isavuconazole)が，他の薬剤に忍容性がない場合の治療に有効であることが報告されている。voriconazoleはCNS病変のあるブラストミセス症では，アゾール系の第1選択薬として推奨される。*in vitro*の感受性データからは，これらの薬剤の優れた臨床成績が期待されている。

amphotericin B製剤は，CNS病変か，それを伴う重篤で致死的な病態の患者，重度の免疫不全のある患者，経口治療で失敗した患者に通常用いられる。選ばれた患者において，疾患の制御のため，迅速な殺真菌作用をamphotericin Bの初期治療によって担うことは有用であり，引き続いて，経口itraconazoleによる治療を最低6か月行う。CNS病変のある患者において，CNS移行性が非常に良好なアゾール系薬であるfluconazoleとvoriconazoleが，amphotericin Bでの初期治療に反応が良好であった患者に有効であるとする研究もある。ブラストミセス症の治療におけるamphotericin B脂質製剤(リピッドフォームのamphotericin B)の使用に関しては，臨床経験は豊富であるが，発表されているデータはほとんどない。脂質製剤が従来の(deoxycholate)amphotericin Bと比べて有効であるとするデータはない。しかし，ブラストミセス症の治療にamphotericin B脂質製剤を3〜6 mg/kg/日で用いることは，これらの製剤が広く利用可能な多くの先進国においては標準治療となってきている。非常に高価ではあるが，脂質製剤はdeoxycholate amphotericin Bよりも腎毒性や注入に伴う反応が著明に少ない。

急性肺ブラストミセス症の治療は今なお議論がある。多くの研究者は，免疫不全のない患者においては治療なしでの緊密な経過観察を提案している。しかし，アゾール系抗真菌薬による非常に安全で有効な治療があるため，この方法を好ましいと考える臨床家はあまりいない。これまでのデータからは，急性肺ブラストミセス症のほとんどの症例で治療なしに自然軽快することがわかっている。しかし，未治療の患者においては，疾患の活動性を監視するために注意深い長期の評価が重要となる。

慢性ブラストミセス症では，すべての患者に抗真菌薬治療を行うべきである。治癒率は少なくとも90%であり，再発率は10%未満である。死亡はまれであり，通常は広範囲の肺病変があり，ARDSのある患者に起こる。固形臓器移植レシピエント，長期の糖質コルチコイド投与患者，後天性免疫不全患者のように慢性に免疫不全のある患者において特にだが，再発予防のために長期の抑制治療が必要になることもまれにある。

文献

Bariola JR, Hage CA, Durkin M, et al. Detection of *Blastomyces dermatitidis* antigen in patients with newly diagnosed blastomycosis. *Diagn Microbiol Infect Dis.* 2011;69:187–191.

Bariola JR, Perry P, Pappas PG, et al. Blastomycosis of the central nervous system: A multicenter review of diagnosis and treatment in the modern era. *Clin Infect Dis.* 2010;50:797–804.

Bariola JR, Vyas KS. Pulmonary blastomycosis. *Semin Respir Crit Care Med.* 2011;32:745–753.

Brown EM, McTaggart LR, Zhang SX, et al. Phylogenetic analysis reveals a cryptic species Blastomyces gilchristii, sp. nov. within the human pathogenic fungus Blastomyces dermatidis. *PLoS One;* 2013;8:e59237.

Castillo CG, Kauffman CA, Miceli MH. Blastomycosis. *Infect Dis Clin North Am.*; 2016;30:247–264.

Chapman SW, Dismukes WE, Proia LA, et al. Clinical practice guidelines for the management of blastomycosis: 2008 update by the Infectious Diseases Society of America. *Clin Infect Dis.* 2008;46:1801–1812.

Grim SA, Proia L, Miller R, et al. A multicenter study of histoplasmosis and blastomycosis after solid organ transplantation. *Transpl Infect Dis.* 2012;14:17–23.

McKinnell JA, Pappas PG. Blastomycosis: New insights into diagnosis, prevention and treatment. *Clin Chest Med.* 2009;30:227–239.

Proia LA, Harnisch DO. Successful use of posaconazole for treatment of blastomycosis. *Antimicrob Agents Chemother.* 2012;56:4029.

Roy M, Benedict K, Deak E, et al. A large community outbreak of blastomycosis in Wisconsin with geographic and ethnic clustering. *Clin Infect Dis;* 2013;57:655–662.

Schwartz IS, Wiederhold NP, Hanson KE, et al. Blastomyces helicus, a new dimorphic fungus causing fatal pulmonary and systemic disease in humans and animals in western Canada and the United States. *Clin Infect Dis;* 2019;68:188–195.

Thompson GR, Rendon A, Ribeiro Dos Santos R, et al. Isavcuonazole treatment of cryptococcosis and dimorphic mycoses. *Clin Infect Dis;* 2016;63:356–362.

177 コクシジオイデス症

■著：Trung T. Vu, Jose Cadena, Gregory M. Anstead
■訳：栃谷健太郎

イントロダクション

コクシジオイデス症(coccidioidomycosis：CM)は，*Coccidioides* 属の二形性真菌によって引き起こされる。典型的には，急性および慢性の肺疾患を呈する。感染は広く播種することもあり，特に，皮膚，骨，中枢神経系にみられる。CM は，米国南西部およびラテンアメリカにおいて重大な健康問題であり，米国では年間約 15 万人が感染し，そのうち約 5 万人が有症状となっている。

原因微生物

25〜30℃の一般的な真菌培養では，*Coccidioides* は糸状菌として発育し，通常，コロニーは白色であるが，淡褐色〜茶褐色，ピンク，紫，黄色の場合もある。菌糸は細く，分裂し，硝子様である。側枝から単細胞の樽状の分節型分生子(3〜4×3〜6 μm)を出し，空の解離細胞と交互に並ぶ。37℃の組織培地または特殊培地中では，分節型分生子は球形になり，肥大し，多数の内生胞子(2〜4 μm)を含む球状体(20〜60 μm)になる。球状体への転換は検査室ではルーチンには行われず，同定確定は DNA プローブまたは exoantigen 検査によって行われる。*Histoplasma capsulatum* や *Blastomyces dermatitidis* とは異なり，*Coccidioides* は急速に増殖し(通常 3〜7 日)，5〜10 日後に胞子形成がみられることがある。臨床医は，適切な感染対策を実践するため，CM が疑われる場合には検査室に連絡したほうがよい。*Coccidioides* の菌糸が疑われるプレートは密封し，バイオハザードフード内でのみ開封すべきである。培養プレートの不注意な取り扱いにより，検査技師が CM に感染することがある。*Coccidioides* が予想されない非流行地域では，検査室スタッフの不注意による曝露の危険性が特に高い。

疫学

分子遺伝学的に，*Coccidioides* 属は *C. immitis*(主にカリフォルニアの分離株)と *C. posadasii*(その他の地域)に分類される。両種は同様の病原性を有するが，耐熱性と耐塩性が多少異なる。菌糸型は土壌表面直下で生育し，生育不能な節が介在する分節型分生子から成る。風によって飛来する分節型分生子に加えて，*Coccidioides* が土壌に定着するもう 1 つの経路は，*Coccidioides* に感染した小型哺乳類の腐敗した死骸である。

CM の流行地域は，乾燥気候または半乾燥気候〔年間降雨量 5〜20 インチ(13〜51 cm)〕，砂質アルカリ性土壌，温暖な冬を特徴とする下部ソノラ生活地帯である。このような条件は，米国南西部(主にアリゾナ，カリフォルニア，ニューメキシコ，テキサス)，ボリビア，パラグアイ，アルゼンチン，メキシコにみられる(図 177.1)。グアテマラ，ホンジュラス，ニカラグア，ベネズエラ，ブラジル，コロンビアではあまりみられない。概して，ラテンアメリカにおける CM の疫学は十分に解明されておらず，主に皮膚テスト調査に基づいており，報告が困難なこと，結核と誤診されることもあることから，実際の発生率は不明である。

米国における CM の発生率は増加傾向である。アリゾナ州では，1990 年に 255 例(発生率 7 / 10 万人)であったのが，2009 年には 10,233 例(発生率 155 / 10 万人)と，19 年間で 40 倍に増加した。アリゾナ州の発生数は 2011 年に 16,467 例と過去最高を記録した。罹患率の上昇は，人口増加に対応する建設工事による土壌攪乱と，州内への免疫のない人々の流入によるものと考えられる。さらに，米国南西部では 1990 年代〜2000 年代にかけて砂嵐の発生頻度が 240％上昇しており，これが CM 発生率上昇の一因とも考えられている。アリゾナ州の症例数は全米の 60％を占め，人口の多い郡(マリコパ郡，ピマ郡，ピマル郡)で高い発症率であった。ツーソンでは，市中肺炎の原因の 29％が *Coccidioides* であった。

カリフォルニア州では，1995〜2009 年までの年間発生率は 10 万人あたり 1.9〜8.4 人で，2011 年には 10 万人あたり 13.8 人に増加した。カリフォルニア州での罹患者は 2017 年に 6,925 人と過去最高を記録し，その多くはセントラルバレーとセントラルコーストで発生している。増加の理由は不明だが，長年の干ばつ後の降雨や，建設による土壌攪乱によるものと思われる。2017 年には，米国疾病対策センター(Centers for Disease Control and Prevention：CDC)に報告された感染者は 14,364 人で，そのほとんどがアリゾナ州とカリフォルニア州の住民であった。しかし，明らかに市中肺炎と思われる場合，多くの患者が CM の検査を受けていないため，感染者数はかなりの過小評価である可能性がある。

CM の重症度を高めるリスク因子としては，免疫抑制剤〔副腎皮質ステロイド，移植に関連する薬剤，腫瘍壊死因子(tumor necrosis factor：TNF)-α 阻害薬〕の投与，糖尿病，妊娠(特に妊娠第 3 三半期)，遺伝的要因〔すなわち，インターロイキン(interleukin：IL)-12 / インターフェロン-γ 軸および STAT3 経路の欠損，特定の ABO 血液型および HLA 型〕，および特定の人種 / 民族が挙げられる。2009 年のアリゾナ州における 10 万人あたりの CM 罹患率は，アフリカ系アメリカ人 67 人，アジア太平洋諸島系米国人 36 人，白人 28 人，ヒスパニック系 21 人であった。フィリピン人とアメリカ先住民も高リスク集団と考えられてい

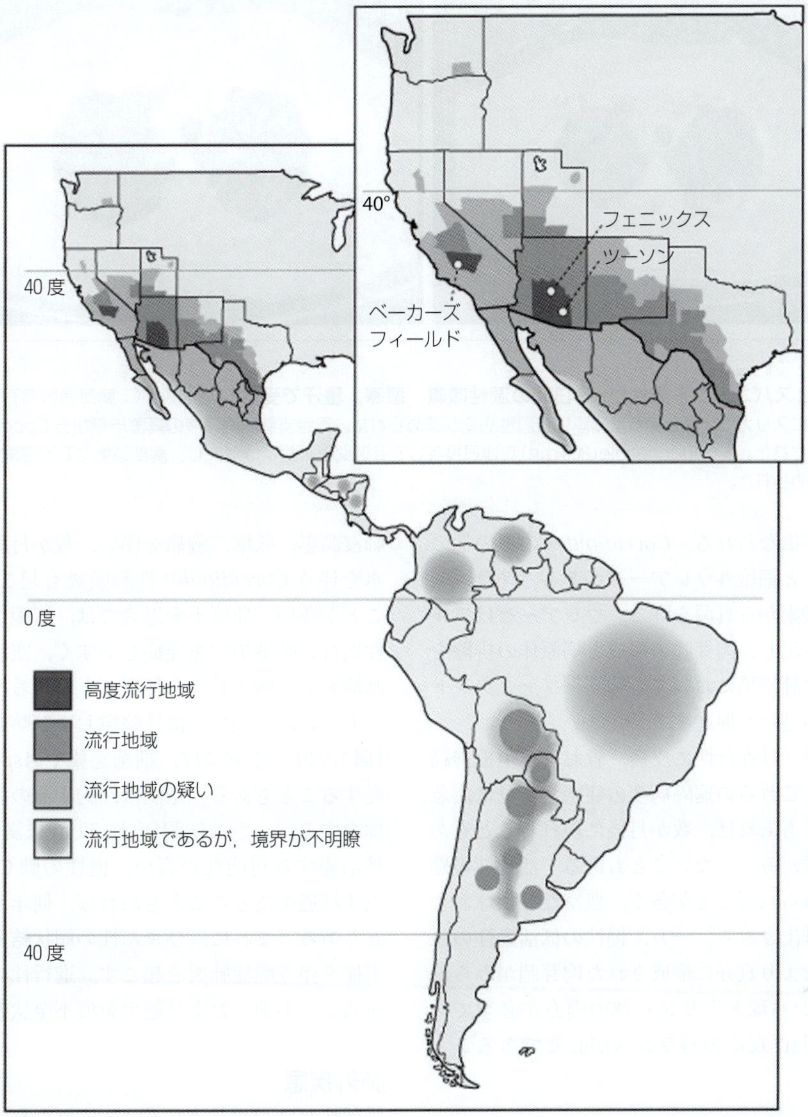

図 177.1
Coccidioides 属の分布を示す地図

る。土壌にさらされる職業(農場労働者，建設労働者，考古学者，軍人，鉱山労働者，石油・ガス労働者)にも CM のリスクがある。

自然史，病因，病理所見

土壌が攪乱されると，もろい菌糸は崩壊して雲状の分生子となり，風によって何マイルも運ばれる。吸い込まれた分生子は肺胞マクロファージに貪食され，数日かけて特徴的な大きな球状体に変化する(図 177.2)。球状体は内生胞子を形成し，内生胞子は増殖し，3〜4 日後，成熟した球状体から数百の娘細胞(内生胞子)が破裂する。内生胞子は好中球に貪食されるが死滅はしない。これらは徐々に腫大し，次世代の球状体となる。

分節型分生子，内生胞子，球状体は，貪食細胞による殺傷に抵抗性を示すが，これは球状体外壁糖蛋白質(spherule outer wall glycoprotein：SOWgp)のような菌外壁の成分によるものと考えられる。宿主が SOWgp に曝露されると，免疫応答が Th2 型に

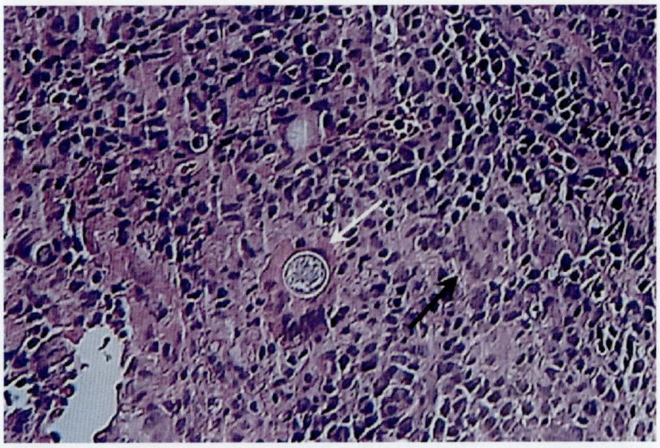

図 177.2
結節性皮膚病変の生検標本をヘマトキシリン・エオジン染色することでみられた *Coccidioides* 球状体(白矢印)　慢性炎症細胞浸潤，多核巨細胞を伴う肉芽腫形成もみられる。

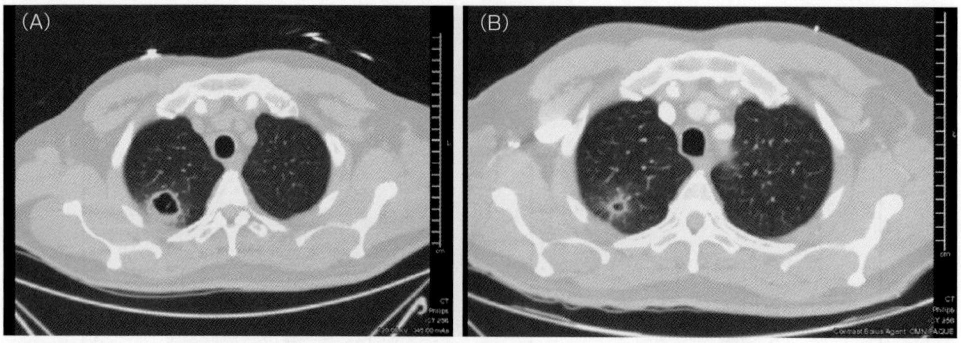

図 177.3

50 歳のヒスパニック系男性が，5 日間の湿性咳嗽，悪寒，寝汗で受診した。　A：胸部造影 CT で右上葉に，周囲にスリガラス影を伴う壁の厚い空洞性病変が認められた。気管支肺胞洗浄液の真菌培養から *Coccidioides* 属が検出された。B：fluconazole（800 mg）を連日投与して 6 週間後，症状は消失し，胸部造影 CT で空洞性病変の縮小が認められた。

偏り，細胞媒介免疫経路が損なわれる。*Coccidioides* のその他の病原性因子には，メラニンと細胞外ウレアーゼがある。メラニンは白血球が産生する活性酸素から真菌を守る。ウレアーゼはアルカリ性の微小環境をつくり出し，肉芽腫の形成と病原体の排除を阻害する。*Coccidioides* の肺感染においても肺サーファクタントの産生を変化させ，病気の進行を促進する。

感染初期に，*Coccidioides* は血行性に皮膚，骨および中枢神経系に播種することがある。これらの遠隔病変の症状・所見は，急性感染後すぐに現れることもあれば，数か月後に現れることもあり，時に原発性感染の徴候がみられないこともある。活動性の感染は，化膿性膿瘍としてみられることが多く，豊富な好中球および球状体を含む滲出液が排出される。一方，慢性の低活動性の感染では，少数の細菌を含むより良好に形成された肉芽腫がみられる。宿主の防御には B リンパ球と T リンパ球の両方が必須であり，免疫防御には Th1 / Th2 反応のバランスが必要であることを示している。

臨床的特徴

原発性感染

CM は患者の半数以上で無症状である。原発性感染では，発熱，中毒性紅斑，結節性紅斑，多形紅斑，関節痛，結膜炎，上強膜炎などの過敏性反応が起こることがあり，有名な流行地域であるカリフォルニア州サンホアキン渓谷にちなんで「渓谷熱」として知られている。これらは原発性 CM の唯一の症状である場合もあれば，侵襲性 CM の症状と共にみられる場合もある。時に免疫のない人々が流行地域の塵埃に曝露された 10〜14 日後に集団発生を起こすことがある。

肺感染症

ほとんどの症候性患者は，曝露後 1〜3 週間で一過性の肺感染症を発症し，発熱，乾性咳嗽，胸膜痛などの症状を呈する。これは通常，市中肺炎と区別できない。胸部レントゲン写真では，浸潤影，肺門リンパ節腫脹，胸水がみられることがある。通常，急性肺 CM の症状は 1 か月以内に自然治癒する。あるいは，肺野の浸潤影が結節影に縮小し，無症状で消失または持続することもある。原発性肺炎は通常治癒するが，患者の 5〜19％では，慢性の肺浸潤影，咳嗽，胸痛を伴い，数か月間持続することがある。胸水を伴う *Coccidioides* 性胸膜炎も起こりうるが，自然治癒することが多い。免疫不全患者では，広範な薄壁空洞を特徴とする慢性進行性肺感染症を発症しやすく，空洞が破裂することで気管支肺瘻および胸水貯留を伴うことがある。空洞性病変は無症状の場合もあれば，慢性の湿性咳嗽および喀血を引き起こす場合もある（図 177.3）。空洞には，細菌感染や *Aspergillus*（真菌球）感染が続発することもある。空洞は，約半数の症例で 1 年以内に結節へと縮小する。小さな空洞（直径 5 cm 未満）は，大きな空洞よりも自然治癒する可能性が高い。慢性の肺 CM は，増大・縮小を繰り返す経過をたどることもあれば，何年もかけて緩徐に進行することもある。まれに，びまん性の網状結節性浸潤，発熱および低酸素症を伴う劇症肺炎を起こす。進行性の肺炎は，妊娠中，特に妊娠第 3 三半期，および他の免疫不全状態で起こりうる。

肺外疾患

播種性 CM は感染者の約 1％にみられ，その 3 分の 1 が致命的な経過をたどる。肺外 CM は通常，皮膚病変，リンパ節炎，深部膿瘍，骨関節疾患（溶骨性病変や滑膜肥厚を呈する），中枢神経系疾患としてみられるが，どの臓器も侵される可能性がある。原発性感染が治癒したように見えても，いったん免疫不全に陥ると数年後でも播種が起こることがある。

髄膜炎，その他の中枢神経疾患

CM の中枢神経病変としては，髄膜炎，脳炎，腫瘤性病変および血管炎がみられる（図 177.4 および 177.5）。*Coccidioides* 髄膜炎では，進行性の頭痛，脳神経障害，および意識障害がみられる。典型的な髄液所見としては，リンパ球または好酸球増加（100〜500/mm^3），糖低下，蛋白上昇（＞150 mg/dL）などがある。20 cmH_2O を超える髄液圧の上昇がみられることがあり，しばしば水頭症を伴う。肉芽腫形成により局在する神経学的異常を引き起こすことがある。髄液好酸球増加は診断の手掛かりとなり，髄液は通常，免疫グロブリン〔IgG（immunoglobulin G）〕抗体陽性となる。髄液培養が陽性となるのは症例の 50％未満である。未治療の場合，*Coccidioides* 髄膜炎は 2 年以内に死に至る。CM による中枢神経系血管炎は，脳卒中様の症状として現れることがある。すべての CM 患者に腰椎穿刺が必要なわけではないが，頭痛やその

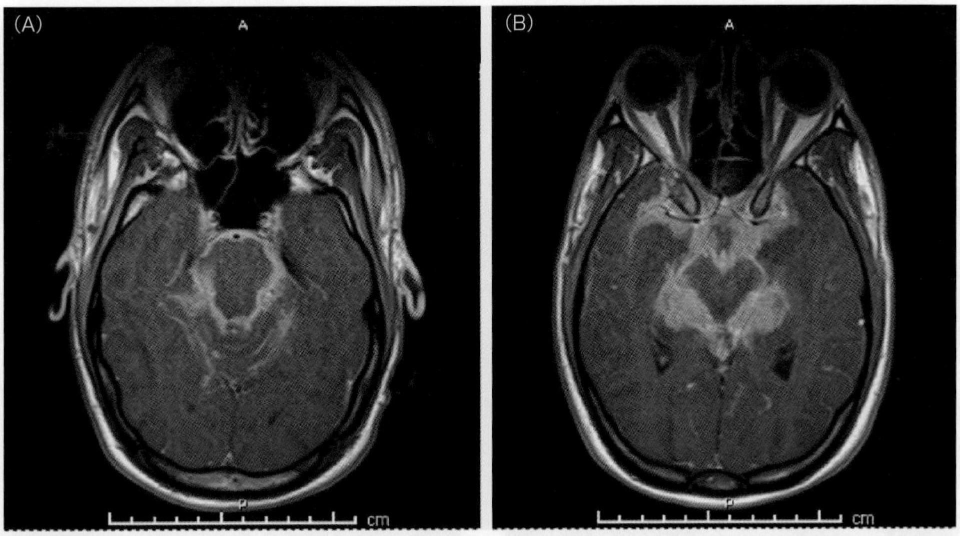

図 177.4
播種性コクシジオイデス症の 30 歳のアフリカ系米国人男性　グランドキャニオンを訪れた 4 週間後に，上気道感染の治療を受けた。旅行から 2 か月後，頭痛が出現し，無菌性髄膜炎と診断された。その後，左鼻唇溝付近に結節が出現した。旅行から 4 か月後，意識障害が出現した。臨床評価の結果，閉塞性水頭症を伴う *Coccidioides* 髄膜炎，椎体炎，真菌性膝関節炎がみつかった。

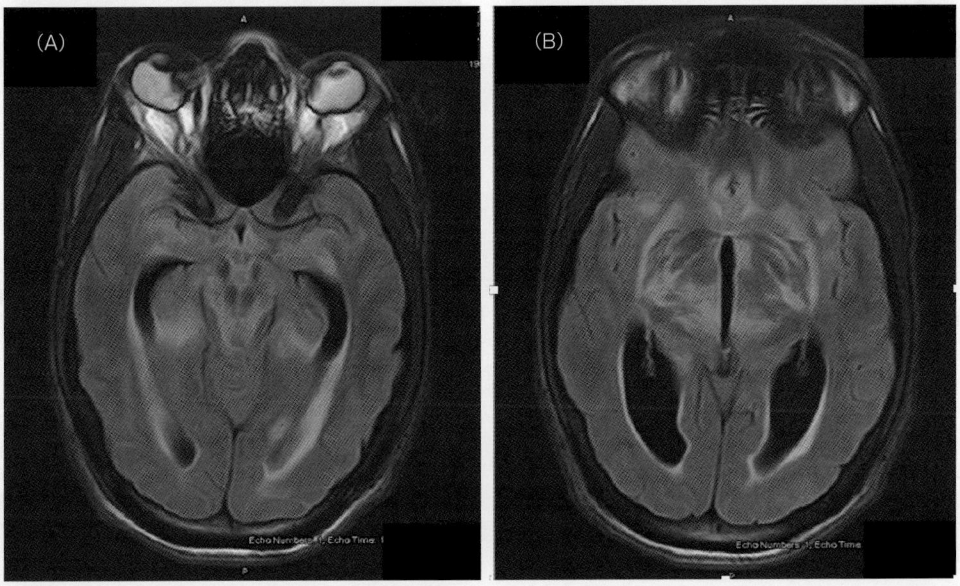

図 177.5
A，B：図 177.4 と同じ患者の画像　T2 強調 MRI 水平断で，コクシジオイデス症の恐ろしい合併症である閉塞性水頭症があり，側脳室と第 3 脳室の拡大がみられる。脳室周囲の白質浮腫もみられる。この患者ではシャント治療は行われなかったが，amphotericin B 脂質製剤から voriconazole による治療を行い奏効した。

他の中枢神経系の徴候や症状がある場合には，腰椎穿刺が必要である。

軟部組織，骨関節疾患

播種性 CM の軟部組織病変には，丘疹，結節，膿瘍，膿性液を排出する潰瘍，または潰瘍へと進行する疣状病変がある。一般に，膿性排液を伴う病変は予後不良と関連する。

骨関節病変は肺外 CM の 20〜50%を占める。軸骨格(椎骨，頭蓋骨，胸骨，および肋骨)のほうが，付属肢骨格よりも病変がみられることが多い。脊椎は骨関節播種が最も多い部位である(図 177.6)。椎体感染は椎体の中心海綿骨から始まり，骨膜や隣接する軟部組織に浸潤していく。椎体 CM は Pott 病(椎体結核)と区別が困難なことがあり，Pott 病と同様に椎体虚脱や脊髄圧迫を引き起こすことがある。*Coccidioides* による付属肢骨感染では，長管骨の末端，特に骨突出部位が最もよく侵される。レントゲン写真では，一般的に骨減少を伴う溶骨性病変がみられる。テクネチウム骨スキャンは *Coccidioides* 骨髄炎診断の感度が 100%であると考えられている。関節病変は骨髄炎よりも少なく，通常，単関節性で，下肢，特に膝に好発する(図 177.7)。関節穿刺では滲出性関節液がみられ，滑膜には球状体を伴う肉芽腫がみられる。関節液よりも滑膜のほうが *Coccidioides* 培養陽性になりやすい。

22

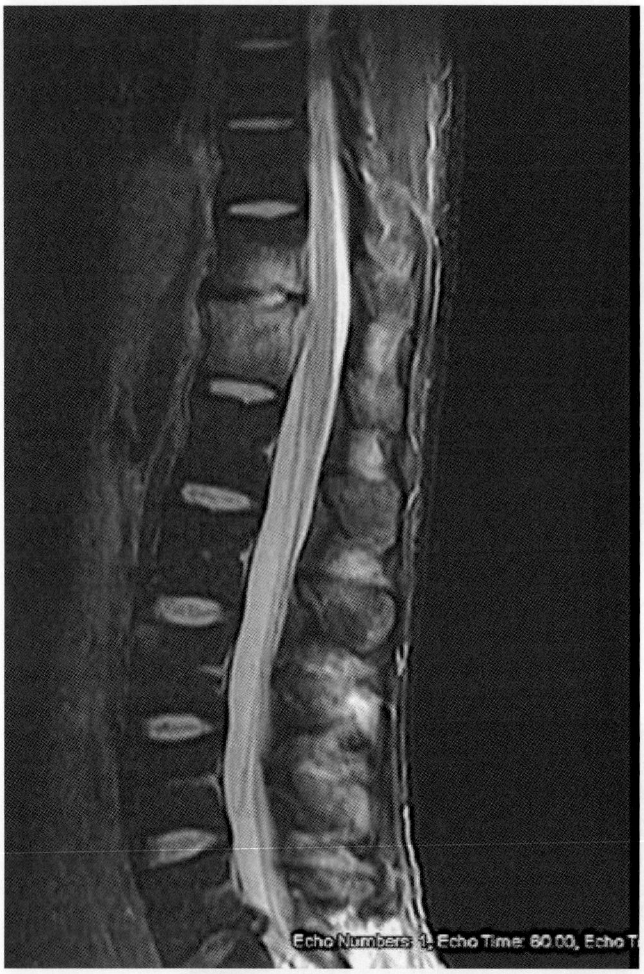

図 177.6

図 177.4 と同じ患者の画像 T2 MRI 矢状断像で T11-T12 骨髄炎と椎間板炎の所見がみられ，前部硬膜外腔への感染の進展がみられる。

真菌血症

Coccidioides 真菌血症は，進行性の心肺機能不全を伴う全身性炎症反応症候群としてみられ，免疫不全患者において報告されており，死亡率が高い。*Coccidioides* 真菌血症患者 33 人を記述した研究では，73%が診断から 28 日以内に死亡している。

コクシジオイデス症（CM），「偉大な模倣者」

CM は「偉大な模倣者」と呼ばれており，多種多様な病像を示す。肺，皮膚，骨関節および神経系といった CM の通常の病像に加えて，表 177.1 に示すようなさまざまな一般的でない病像がみられる。一般的に，まれな病像は免疫抑制のある宿主またはアフリカ系米国人，フィリピン人，妊婦などの播種を起こしやすい宿主に最も多くみられる。

小児のコクシジオイデス症

小児は CM に罹患しやすく，流行地域での入院発生率は 8〜12 / 10 万人と報告されている。入院した小児の 56%が肺疾患，14%が進行性疾患，7%が髄膜炎であったとする報告もある。小児 CM 患者の約 3 分の 1 には基礎疾患があり，免疫不全または悪性腫瘍であることが多く，初回の入院での死亡例はなかった。*Coccidioides* の血清学的検査は，生後 3 か月までの乳児では信頼性が乏しく，生後 1 年間は陽性でも慎重に解釈しなければならない。fluconazole 以外のアゾール系抗真菌薬を服用している CM の母親からの授乳は推奨されない。胎児への経胎盤感染が起こるかどうかはわかっておらず，ごくまれにみられる新生児感染は，羊水や腟分泌物の吸引の結果である可能性が高いと考えられている。

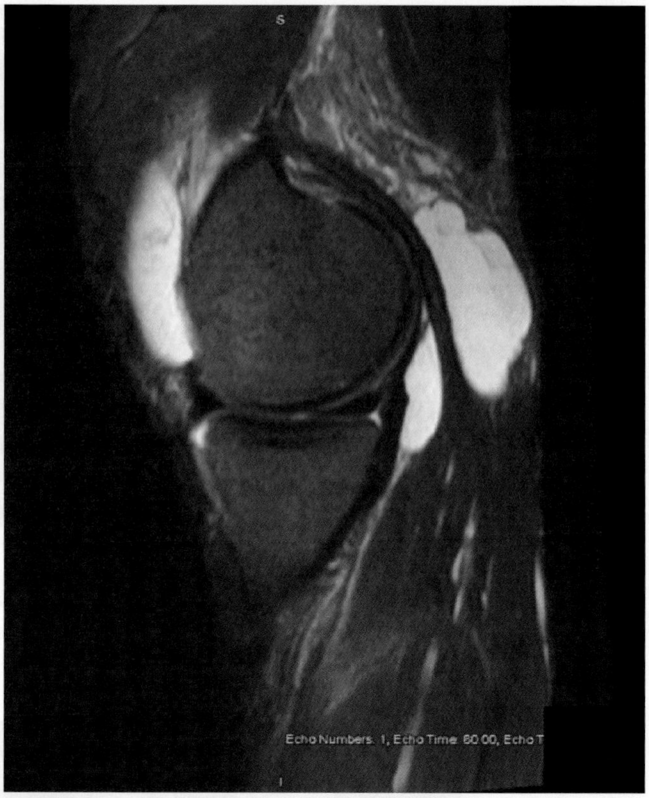

図 177.7

図 177.4 と同じ患者の画像 T2 MRI 矢状断像において左膝滑膜の高信号がみられる。関節液培養で *Coccidioides* 属陽性であった。

表 177.1

コクシジオイデス症のまれな症候

臓器，部位	徴候
皮膚軟部組織	紫斑，水疱，角層下膿疱症，メッシュ感染，腱鞘炎
神経系	脳動脈瘤，脳膿瘍，脳動脈炎および脳梗塞
血液	免疫性血小板減少症，血球貪食性リンパ組織球症
頭頸部	巨大な頸部リンパ節腫脹，喉頭膿瘍，後咽頭膿瘍，甲状腺炎，耳介前嚢胞，舌炎
眼	眼内炎，虹彩毛様体炎，肉芽腫性結膜炎，脈絡膜炎，ぶどう膜炎
心臓	心内膜炎，心膜炎，心筋炎
腹腔内	腹膜炎，肝炎，骨盤内腫瘤，副腎腫瘤，十二指腸炎
女性性器 / 生殖器	胎児死亡を伴うまたは伴わない胎盤炎，卵管炎，子宮病変
男性性器 / 生殖器	前立腺炎，精巣上体炎，睾丸炎

診断

流行地域の住民または訪問者に合致する症状がみられた際は，鑑別診断としてCMを考慮すべきである。迅速な診断法としては，喀痰や化膿性病変の滲出液からの球状体の検出，または皮膚病変，気管支鏡にて採取した肺検体，リンパ節の病理組織学的検査での球状体の検出がある。*Coccidioides* 球状体の形態は，疾患特異的である。

CMの診断のための最も標準的な方法は，臨床検体からの菌の培養である。喀痰，滲出液または組織中の球状体は培養すると菌糸へと変化し，通常3〜7日で発育する。

IgGおよびIgM抗体を検出する免疫拡散法(immunodiffusion：ID法)は，*Coccidioides* への曝露に対する特異性が高い。IgM抗体は感染後数週間で出現するが，持続性はない。IgG抗体は感染後1〜2か月で(血液中および髄液中に)出現し，長期間持続する。補体固定(complement fixation：CF)検査はIgGを検出し，診断と疾患活動性のモニタリングの両方に有用である。CFの力価が1：16を超えると播種感染を示唆する。抗体濃度は時間と共に低下し，感染が消失すると検出不可能になることもある。したがって，抗体陽性は，最近の感染，慢性疾患，再活性化のいずれも考えうる。感染初期，限局性疾患(肺結節など)，免疫不全患者では，血清学的検査が偽陰性となることもある。血清学的検査は，血液，髄液，胸水，関節液検体で行うことができる。酵素免疫測定法(enzyme immunoassay：EIA)は，リファレンスラボラトリー(後方検査機関)以外でも利用可能で，IgMとIgGの両方を検出する。EIA IgM単独陽性の偽陽性率については議論があるところであり，偽陽性と真の陽性を区別するために繰り返し測定を行う。EIA IgGが単独で，あるいはEIA IgMと共に陽性であった場合には，確認のためリファレンスラボラトリーに検体を送る必要がある。

尿中抗原検査はMiraVista Laboratories(Indianapolis, IN)から入手可能であり，中等症〜重症疾患診断における感度は培養の87%に対して71%である。尿中抗原検査は *Histoplasma* 抗原と交差反応することがある。PCR検査(Mayo Medical Laboratories, Rochester, MN)が市販されており，体液または組織を用いて利用可能である。

治療

CMの治療ガイドラインは2016年に発表されている。*Coccidioides* は一般に *in vitro* ではamphotericin Bおよびアゾール系抗真菌薬に感受性であるが，治療反応は宿主因子(免疫不全の有無および人種 / 民族)に大きく依存する。*Coccidioides* 分離株581株の *in vitro* 感受性を調査した研究では，itraconazole, posaconazole, voriconazoleの最小発育阻止濃度(minimun inhibitory concentration：MIC)値の上昇は1%であったのに対し，fluconazoleでは37%の分離株でMIC値の上昇(≧16 g/mL)が観察された。しかし，この研究の妥当性を判断し抗真菌薬選択につなげるためには，MIC値と患者の転帰との関係についてのさらなる研究が必要である。エキノキャンディン系の臨床経験は限られている。

どの形態のCMであっても，治療は長期にわたり，改善後も数か月は治療を続ける必要がある。ある病変が進行する一方で，他の病変が改善することもあるため，真菌症研究グループ(Catanzaro, Galgiani, および共同研究者)により，症状，所見，培養，レントゲン上明らかな病変，および血清学的力価を組み込んだスコアリングシステムが開発され，累積スコアがベースラインの50%未満に減少した場合には治療に対して反応しているとみなすこととした。培養は繰り返し行うことは少なく(特に侵襲的な方法が必要な場合)，血清学的力価の変化は緩徐であるため，最近では臨床症状や所見，レントゲン写真による病変の大きさを用いて，疾患の総活動性を測定している。*Coccidioides* 髄膜炎では，髄液所見の正常化は適切な治療反応を示している。

抗真菌薬の選択は，罹患部位および疾患の重症度によって決まることが多い。無症候性コクシジオイデス腫(非石灰化結節性病変)は，肺がんを考えて行われた生検で偶発的に切除されることが多いため，治療は推奨されない。amphotericin Bの腎毒性への懸念と，自然軽快することが多いことから，以前は原発性肺コクシジオイデス症の治療は控えられていた。しかし，感染の軽快を確認するため，また合併症をすみやかに発見するために，少なくとも2年間は経過観察する必要があった。amphotericin B脂質製剤(アムビゾーム®)は，amphotericin B deoxycholateと比較し，腎毒性が低い，網内皮系で高い濃度に達する，中枢神経系への移行性がよいなど，いくつかの利点がある。fluconazoleは原発性肺コクシジオイデス症の治療にますます使用されるようになってきている。しかし，このような病態において，治療の有効性や播種予防の効果を示す明確なデータはない。

播種性感染のリスクがある患者に，原発性肺コクシジオイデス症に対する抗真菌薬治療を行うのは適切である。その他の治療適応としては，両肺または片肺の半分以上の浸潤影，肺門または縦隔リンパ節腫脹，1：16を超えるIgG抗体価，重篤な症状(体重減少10%以上，寝汗3週間以上，症状2か月以上)など重症の場合が挙げられる。体重減少，寝汗，多肺葉への浸潤影，症状が2か月以上続くなど慢性肺感染の徴候がある場合にも，治療すべきである。

優れた忍容性，腎クリアランスのよさ，少ない薬剤相互作用，および有効性から，fluconazoleは重症度の低い患者の第1選択薬である。ある臨床試験では，慢性肺疾患および播種性感染における奏効率は，fluconazoleが50%であったのに対し，itraconazoleは63%であった。fluconazoleの投与量は当初は400 mg/日であることが多いが，髄膜炎では奏効するまでに時間がかかり，1,000〜1,200 mg/日の高用量が必要になることもある。原発性肺炎では6か月間，重症または慢性肺炎や播種性感染では奏効後12か月以上の治療が推奨されている。

itraconazoleは骨格疾患患者においてfluconazoleより優れているが，薬物動態が予測しにくく，有害事象の頻度が高いため，itraconazoleは第2選択薬に位置づけられている。itraconazoleは，カプセル製剤の場合は脂肪分の多い食事と一緒に内服するか，シクロデキストリン溶液(イトリゾール®内用液1%)の場合は空腹時に400〜600 mg/日を内服する。これまで大規模な研究は，忍容性は高いが，吸収の予測が困難であるカプセル製剤で行われてきている。itraconazoleはシトクロム3A4を阻害し，またそれにより代謝されるため，薬剤相互作用の影響が大きい。髄

22

膜炎の治療における itraconazole の使用経験は限られている。

重症で致死的な CM に対しては，amphotericin B または amphotericin B 脂質製剤が推奨される。後者のほうが腎毒性のリスクが低いため好ましい。amphotericin B 脂質製剤の高用量(たとえば，10 mg/kg)が 3〜6 mg/kg の用量よりも有効であるという証拠はない。amphotericin B ベースの治療に対する反応は 50〜70%である。患者が改善してきた場合，または腎毒性が出現した場合は，治療をアゾール系抗真菌薬に変更して継続する。アゾール系抗真菌薬には催奇形性があるため，妊娠第 1 三半期には amphotericin B が望ましい。万一，腎毒性が発現した場合は，必要最低限の期間にするか，可能なら妊娠後期まで待ってアゾール系の治療を行うことが望ましい。

初期治療に失敗した場合や患者が再発した場合(数年後になることもある)のサルベージ薬の選択が，CM 治療における課題である。アゾール系抗真菌薬が無効の場合，2016 年のガイドラインでは amphotericin B が推奨されているが，voriconazole や posaconazole も考慮してよい。voriconazole は 400〜600 mg/日の用量で，難治性患者の一部での治療成功が報告されている。もう 1 つのサルベージ薬の選択肢は posaconazole である。これまでの研究での posaconazole の臨床経験は，200 mg を 1 日 4 回，脂肪分の多い食事と共に投与する懸濁液に限られている。サルベージ治療を受けた患者の半数以上が posaconazole により改善した。posaconazole は一次治療にも使用され，20 人の患者で 85%の奏効率を示した研究もある。ただ残念ながら，当初奏効した患者の 3 分の 1 に再発がみられた。voriconazole と posaconazole は共に，*Coccidioides* に対して高い *in vitro* 活性を示すが，posaconazole 懸濁液はバイオアベイラビリティが不安定である。現在，バイオアベイラビリティを改善した posaconazole 錠剤と静注製剤が発売されており，これらの新しい製剤がより有効だと証明される可能性がある。isavuconazole の使用経験は限られており，肺 CM 患者 9 人の報告では，56%の患者で完全または部分的に奏功したが，寛解したのは 22%のみであった。

髄膜炎については，fluconazole が使用可能になったことで治療法が劇的に変化した。すなわち，以前は amphotericin B の髄腔内投与が必要であった。しかし，amphotericin B の髄腔内投与はくも膜炎や血管炎を引き起こす可能性があり，これらの有害事象を抑えるために副腎皮質ステロイドを同時に投与する必要があった。fluconazole 登場後の時代には，妊娠第 1 三半期の *Coccidioides* 髄膜炎を除いて，amphotericin B が使用されることはほとんどない。amphotericin B の静注製剤は中枢神経系への移行性が低いという懸念がある。しかし，アムビゾーム® 静注製剤は，これまで他の中枢神経系真菌症の治療に使用され効果を示している。*Coccidioides* 髄膜炎の治療におけるアムビゾーム® の有効性を確立するためには，さらなるデータが必要である。posaconazole と voriconazole も髄膜炎に使用され効果をあげている。髄膜炎診断時に頭蓋内圧が上昇している患者には，腰椎穿刺を繰り返すことが推奨される。水頭症があれば腹腔シャントが必要になることがある。CM による中枢神経系血管炎で脳血管障害を発症した患者において，副腎皮質ステロイドを投与した患者は，投与しなかった患者に比べ，さらなる脳梗塞の発症が少なかった。

ヒト免疫不全ウイルス(human immunodeficiency virus：HIV)患者における抗レトロウイルス薬治療の開始を含め，免疫抑制の軽減は，補助治療として重要である。後天性免疫不全症候群(acquired immunodeficiency syndrome：AIDS)で髄膜炎以外の CM 患者においては，CD4 数が 250/mm^3 を超えたら抗真菌薬を中止することができる。*Coccidioides* 髄膜炎の患者では全員，生涯にわたる抗真菌薬治療が必要である。椎体炎では，外科的安定化手術または脊髄 / 神経根減圧術が必要になることがある。*Coccidioides* 腔が破裂した患者には，切除と除腔術が推奨される。慢性 *Coccidioides* 関節炎に対しては，滑膜切除術が有効な可能性がある。

予防

ワクチン

地域流行型真菌症のなかでも，CM はワクチン開発への関心が最も高いが，その理由は(1)過去の感染により免疫が形成されること，(2)罹患率が下がることによる社会への影響が非常に大きいこと，(3)決まった地域で流行し，そこでの人口が増加傾向であることからである。1960 年代から複数のワクチン候補が評価されてきたが，ヒトへの使用が承認されたワクチンはない。これらのワクチンの候補として，不活化球状体，球状体抽出物，個々の抗原〔プロリンリッチ抗原(Ag2 / PRA)，β-グルカノシルトランスフェラーゼ，カルネキシン，アスパルチルプロテアーゼ，ホスホリパーゼ，α-マンノシダーゼなど，複数の異なるアジュバントを使用したもの〕，弱毒生変異体(放射線または胞子形成に必要な遺伝子を欠失させることで不活化したもの)などがある。Ag2 / PRA のような組み換え蛋白質は，マウスの実験では防御効果が認められたものもあったが，おそらく試験の標準化がなされていないためか，その効果は一定でなかった。1980〜1985 年にかけて，2,867 人を対象とした不活化球状体ワクチンの臨床試験が行われたが，ワクチン群と対照群の間で *Coccidioides* 陽性皮膚反応や CM の発生率に有意な減少はみられなかった。

マウスを使った最近の研究で，不活化した *Coccidioides* 胞子と，病原性遺伝子 CPS1 をハイグロマイシン耐性カセットに置き換えた変異型無害胞子($\Delta cps1$)の有効性が比較された。変異型無害胞子は長期の免疫を惹起したが，不活化した胞子ではそういった反応はみられなかった。$\Delta cps1$ 変異胞子を接種したマウスでは，IFN-γ 産生が増加し，Th1 反応が亢進し，*C. posadasii* の致死的な病原性から逃れられた。

予防的抗真菌薬

CM は流行地域の移植患者の間で報告されており，その発生率は 1.4〜6.9%である。リスク因子としては，移植前の血清学的検査陽性，CM の既往歴，アフリカ系米国人などが挙げられ，原発性感染または再活性化により発症する可能性がある。移植前の評価においては，流行地域への渡航歴や居住歴を問診すべきであり，臨床的な評価，血清学的検査，胸部レントゲンが必要となる場合もある。血清学的検査が陽性の場合，移植候補者は感染症専門医の評価を受けるべきであり，症例ごとに移植の許可を決定すべきである。流行地域では，fluconazole による移植後予防が推奨される(移植前血清学的検査陰性の場合は 200 mg/ 日，血清学的検査陽性の場合は 400 mg/ 日)。予防薬の投与期間は通常，6〜12

か月である。臓器提供者が血清学的検査陽性の場合も，アゾール系抗真菌薬の予防投与が必要である。確認された感染または血清学的検査陽性のドナーからの肺移植レシピエントは，fluconazole 400 mg/日による終生の抑制治療が必要であり，その他の臓器レシピエントは，少なくとも6〜12か月間の治療を受け，その後，臨床的評価に基づいて6〜12か月後に200 mg/日に減量するか，中止するかを選択し，その後の臨床的および血清学的モニタリングを受けるべきである。

流行地域に住むCD4数が少ないHIV感染者では，CMに対する一次予防は推奨されない。しかし，CMの血清学的スクリーニングを年1回または年2回行うことが推奨される。血清学的検査陽性で無症状（活動性疾患と一致する異常がない）であり，CD4数が低い（250/mm^{3}未満）場合は，fluconazole 400 mg/日を開始し，HIVウイルス量が抑制され，CD4数が250/mm^{3}以上に増加するまで継続する。流行地域においてTNF-α拮抗薬での治療を予定している場合，TNF-α拮抗薬治療を開始する前に無症候性コクシジオイデス症のスクリーニングを行うことで，症候性CMを発症するリスクが減少する。

職業上の予防

2007〜2014年にかけてカリフォルニア州で職業関連のCMアウトブレイクが発生したことで，リスクのある労働者の感染を減らすための予防戦略が検討された。粉塵への職業曝露を抑制するための職業上の方法としては以下がある。より安全なプロジェクト設計，粉塵発生作業中頻繁に土壌を濡らす，HEPA（High Efficiency Particulate Air Filter）フィルター付き空調を備えた建設機械の密閉された運転室，粉塵が多い期間中の作業中断，粉塵が多い状況下で追加の対策を行う管理能力のある現場作業員の配置，必要な呼吸防護具などである。リスクのある労働者が，産業医を受診できる体制を整えるべきであり，体調に異常がみられれば，監督者や医師に症状についてすみやかに報告すべきである。公衆衛生当局による職業関連のCM症例の体系的な収集と分析によって，将来の職業関連アウトブレイクを防ぐ可能性がある。

結語

CMは地理的にアメリカ大陸の乾燥地帯に限定してみられる真菌症である。にもかかわらず，急性および慢性の肺疾患，骨関節の破壊，神経侵襲などにより多くの犠牲者を出している。CMの重症度は，宿主の要因（免疫不全の有無や人種／民族）に大きく左右される。免疫のない人々の旅行や米国南西部への流入により，発生率は上昇している。診断法には，培養，血清学的検査，病理組織学的検査，抗原検査などがあるが，いずれも感度は限られている。CMはアゾール系抗真菌薬やamphotericin Bによる治療が有効であるが，その一方で治療期間が長期化し，再発が多く，積極的な治療にもかかわらず後遺症や死亡に至ることもある。より効果的な治療法を開発し，この壊滅的となりうる疾患の治療のためのランダム化比較臨床試験を実施するためには，さらなるリソースが必要である。

文献

Adam RD, Elliott SP, Taljanovic MS. The spectrum and presentation of disseminated coccidioidomycosis. *Am J Med*. 2009;122(8):770–777.

Anstead GM, Corcoran G, Lewis J, et al. Refractory coccidioidomycosis treated with posaconazole. *Clin Infect Dis*. 2005;40(12):1770–1776.

Anstead GM, Graybill JR. Coccidioidomycosis. *Infect Dis Clin N Amer*. 2006;20(3):621–643.

Awasthi S, Magee DM, Coalson JJ. *Coccidioides posadasii* infection alters the expression of pulmonary surfactant proteins (SP)-A and SP-D. *Respir Res*. 2004;5(1):28.

Blair JE, Ampel NM, Hoover SE. Coccidioidomycosis in selected immunosuppressed hosts. *Med Mycol*. 2019;57(Suppl 1):S56–S63.

Brown J, Benedict K, Park BJ, Thompson GR 3rd. Coccidioidomycosis: epidemiology. *Clin Epidemiol*. 2013;5:185–197.

Catanzaro A, Cloud GA, Stevens DA, et al. Safety, tolerance, and efficacy of posaconazole therapy in patients with nonmeningeal disseminated or chronic pulmonary coccidioidomycosis. *Clin Infect Dis*. 2007;45(5):562–568.

Catanzaro A, Galgiani JN, Levine BE, et al. Fluconazole in the treatment of chronic pulmonary and nonmeningeal disseminated coccidioidomycosis. *Am J Med*. 1995;98:249–256.

Centers for Disease Control and Prevention. Increase in reported coccidioidomycosis—United States, 1998–2011. *MMWR*. 2013;62(12):217–221.

Centers for Disease Control and Prevention. Fungal diseases. Statistics. How common is Valley Fever? https://www.cdc.gov/fungal/diseases/coccidioidomycosis/statistics.html

Choi K, Deval N, Vyas A, et al. The utility of screening for coccidioidomycosis in recipients of inhibitors of tumor necrosis factor α. *Clin Infect Dis*. 2019;68(6):1024–1030.

Cooksey GS, Nguyen A, Knutson K, et al. Notes from the field: increase in coccidioidomycosis—California, 2016. *MMWR*. 2017;66(31):833–834.

Crum NF, Lederman ER, Stafford CM, Parrish JS, Wallace MR. Coccidioidomycosis: A descriptive survey of a re-emerging disease. Clinical characteristics and emerging controversies. *Medicine (Baltimore)*. 2004;83(3):149–175.

de Perio MA, Materna BL, Sondermeyer Cooksey GL, et al. Occupational coccidioidomycosis surveillance and recent outbreaks in California. *Med Mycol*. 2019;57(Suppl 1):S41–S45.

Durkin M, Connolly P, Kuberski T, et al. Diagnosis of coccidioidomycosis with use of the *Coccidioides* antigen enzyme immunoassay. *Clin Infect Dis*. 2008;47(8):e69–73.

Freifeld A, Proia L, Andes D, et al. Voriconazole use for endemic fungal infections. *Antimicrob Agents Chemother*. 2009;53(4):1648–1651.

Fisher BT, Chiller TM, Prasad PA, et al. Hospitalizations for coccidioidomycosis at forty-one hospitals in the United States. *Ped Infect Dis J*. 2010;29(3):243–247.

Galgiani JN, Ampel NM, Blair JE, et al. 2016 Infectious Diseases Society of America (IDSA) clinical practice guideline for the treatment of coccidioidomycosis. *Clin Infect Dis*. 2016;63(6):e112–146.

Galgiani JN, Catanzaro A, Cloud GA, et al. Comparison of oral fluconazole and itraconazole for progressive, nonmeningeal coccidioidomycosis: A randomized, double-blind trial. *Ann Intern Med*. 2000;133(9):676–686.

Hector RF, Rutherford GW, Clarisse A, et al. The public health impact of coccidioidomycosis in Arizona and California. *Int J Environ Res Public Health*. 2011;8(4):1150–1173.

Hung C-Y, Xue J, Cole GT. Virulence mechanisms of *Coccidioides*. *Ann NY Acad Sci*. 2007;1111:225–235.

Kirkland TN. The quest for a vaccine against coccidioidomycosis: A neglected disease of the Americas. *J Fungi (Basel)*. 2016;2(4):E34.

Kuberski T, Myers R, Wheat LJ, et al. Diagnosis of acute coccidioidomycosis by antigen detection using cross-reaction with a *Histoplasma* antigen. *Clin Infect Dis*. 2007;44(5):e50.

McHardy IH, Dinh BN, Waldman S, et al. Coccidioidomycosis complement fixation titer trends in the age of antifungals. *J Clin Microbiol.* 2018;56(12):pii: e01318–18.

Mirbod-Donovan F, Schaller R, Hung C-Y, et al. Urease production by *Coccidioides posadasii* contributes to the virulence of this respiratory pathogen. *Infect Immun.* 2006;74(1):504–515.

Moore JN, Healy JR, Kraft WK. Pharmacologic and clinical evaluation of posaconazole. *Expert Rev Clin Pharmacol.* 2015;8(3):312–334.

Muñoz-Hernández B, Martínez-Rivera MA, Palma Cortés G, Tapia-Diaz A, Manjarrez Zavala ME. Mycelial forms of *Coccidioides* spp. in the parasitic phase associated to pulmonary coccidioidomycosis with type 2 diabetes mellitus. *Eur J Clin Microbiol Infect Dis.* 2008;27(9):813–820.

Nguyen C, Barker BM, Hoover S, et al. Recent advances in our understanding of the environmental, epidemiological, immunological, and clinical dimensions of coccidioidomycosis. *Clin Microbiol Rev.* 2013;26(3):505–525.

Odio CD, Marciano BE, Galgiani JN, Holland SM. Risk factors for disseminated coccidioidomycosis, United States. *Emerg Infect Dis.* 2017;23(2):308–311.

Panel on Opportunistic Infections in HIV-Infected Adults and Adolescents. Guidelines for the prevention and treatment of HIV-infected adults and adolescents: Recommendations from the Centers for Disease Control and Prevention, the National Institutes of Health, and the HIV Medicine Association of the Infectious Diseases Society of America.http://aidsinfo.nih.gov/contentfiles/lvguidelines/adult_oi.pdf

Pappagianis D. Evaluation of the protective efficacy of the killed *Coccidioides immitis* spherule vaccine in humans. The Valley Fever Vaccine Study Group. *Am Rev Respir Dis.* 1993;148(3): 656–660.

Parish JM, Blair JE. Coccidioidomycosis. *Mayo Clin Proc.* 2008;83(3): 343–348.

Porte L, Valdivieso F, Wilmes D, et al. Laboratory exposure to *Coccidioides*: Lessons learnt in a non-endemic country. *J Hosp Infect.* 2019;Mar 16:S0195-6701(19)30110-0.

Schein R, Homans J, Larsen RA, Neely M. Posaconazole for chronic refractory coccidioidal meningitis. *Clin Infect Dis.* 2011;53(12): 1252–1254.

Stewart ER, Eldridge ML, McHardy I, Cohen SH, Thompson GR 3rd. Liposomal Amphotericin B as monotherapy in relapsed coccidioidal meningitis. *Mycopathologia.* 2018; 183(3):619–622.

Stockamp NW, Thompson GR. Coccidioidomycosis. *Infect Dis Clin N Am.* 2016;30(1): 229–246.

Shubitz LF, Powell DA, Trinh HT, et al. Viable spores of *Coccidioides posadasii* Δcps1 are required for vaccination and provide long lasting immunity. *Vaccine.* 2018;36(23):3375–3380.

Thompson GR 3rd, Barker BM, Wiederhold NP. Large-scale evaluation of in vitro amphotericin B, triazole, and echinocandin activity against *Coccidioides* species from US institutions. *Antimicrob Agents Chemother.* 2017;61(4):e02634–16.

Thompson GR 3rd, Blair JE, Wang S, et al. Adjunctive corticosteroid therapy in the treatment of coccidioidal meningitis. *Clin Infect Dis.* 2017;65(2):338–341.

Thompson GR 3rd, Rendon A, Ribeiro Dos Santos R, et al. Isavuconazole treatment of cryptococcosis and dimorphic mycoses. *Clin Infect Dis.* 2016;63(3):356–362.

Tong DQ, Wang JXL, Gill TE, Lei H, Wang B. Intensified dust storm activity and Valley fever infection in the southwestern United States. *Geophys Res Lett.* 2017;44:4304–4312.

Tsang CA, Anderson SM, Imholte SB, et al. Enhanced surveillance of coccidioidomycosis, Arizona, USA, 2007–2008. *Emerg Infect Dis.* 2010;16(11):1738–1744.

Valdivia L, Nix D, Wright M, et al. Coccidioidomycosis as a common cause of community-acquired pneumonia. *Emerg Infect Dis.* 2006;12(6):958–962.

178 *Pneumocystis jirovecii*(*carinii*)

■著：Shelley A. Gilroy, Nicholas J. Bennett
■訳：栃谷健太郎

背景

Pneumocystis jirovecii(“yee-row-vet-zee”と発音する)は，以前は *Pneumocystis carinii* として知られていたが，免疫不全者に肺炎を起こす日和見感染の病原微生物である。“PCP”の頭文字は *Pneumocystis carinii* pneumonia を表しているが，その使いやすさのため，微生物名変更後も(PneumoCystis Pneumonia として)しばらく使用されていた。正確には，PJP と略すほうが正しい。細胞性，液性免疫が共に障害された際に感染を発症する。血清学的検査による研究では，*Pneumocystis* は世界中に分布することがわかっているが，特定の抗原に対する抗体の保有率は地理的分布により異なっている。PJP は最初，第二次世界大戦中の中央から東ヨーロッパにおいて，重度の低栄養の早産児に起こる間質性肺炎の原因として注目された。後天性免疫不全症候群(acquired immunodeficiency syndrome：AIDS)が流行する 1980 年代までは，米国で年に 100 例以下の報告しかみられなかった。PJP はヒト免疫不全ウイルス(human immunodeficiency virus：HIV)感染者にとって致死的な日和見感染症の 1 つであり，いまだ進行した HIV 感染患者において最もよくみられる AIDS 指標疾患である。1989 年の抗 *Pneumocystis* 予防薬と 1992 年の高活性抗レトロウイルス療法(highly active antiretroviral therapy：HAART)［訳注：今は ART(antiretrovirus therapy)と呼ばれている］の導入ののちに，米国では PJP 症例は減少した。HIV 感染のない，免疫抑制剤や化学療法薬で治療中の患者，造血幹細胞(hematopoietic stem cell：HSCT)移植，固形臓器移植を受けている患者において PJP は増加している。

Pneumocystis 属の分類学的な位置づけや微生物の名称は，長年にわたり変化してきた。1980 年代に生化学的な解析で，単細胞の真菌と同定された。*P. jirovecii* には異なった 3 つの形態学的段階がある。集簇して存在することが多い栄養体，スポロゾイト(シストの前の形態)，いくつかのシスト内小体(胞子)を含むシストである。シストは *P. jirovecii* と診断できる形態であり，Giemsa, Papanicolau, Grocott メセナミン銀染色や，モノクローナルな抗体を用いた免疫細胞化学法で染色される。Giemsa, Papanicolau 染色スメアでは，泡沫状の滲出物(泡沫状物質)がみられることで *P. jirovecii* 感染の間接的な証拠を示すこととなる。

Pneumocystis の環境における感染源はわかっていない。動物とヒトの研究では，空気中の飛沫によって感染することが示されている。ウイルスあるいは細菌感染によって入院している患者の気道や，肺炎のない健常人からもみつかることがある。これらの人々が，入院中の感受性のある患者へのリザーバー(レザボア)の役目を果たしているのかもしれない。保菌から感染に至るのに必要な時間はわかっていない。*Pneumocystis* はいったん肺に入ると，肺胞に付着する。肺胞マクロファージが第 1 の防御であり，肺から微生物を除去する役目を担っている。HIV や悪性腫瘍をもつ患者，免疫抑制剤を投与されている臓器移植レシピエントでは，この機能が障害されている。腫瘍壊死因子(tumor necrosis factor：TNF)α とインターロイキン(interleukin：IL)-1，炎症性サイトカインが，感染早期の宿主防御に重要であることが示されている。宿主防御に障害があると，*Pneumocystis* は増殖し，肺胞腔に充満し，引き続いて間質性形質細胞性肺炎を起こす。

肺外 *Pneumocystis* 感染はまれである。播種は，直接の拡散，血行性散布，肺炎なしにリンパ流に乗って起こることがある。HIV 感染患者で pentamidine 吸入による予防を行っている患者でみられることがある。最もよく侵される臓器，組織は，リンパ節，脾臓，肝臓，骨髄，小腸である。

臨床症状

PJP は AIDS 指標疾患であり，典型的には HAART を受けておらず，ヘルパー T 細胞(CD4)数が 200/mm^3 以下の HIV 感染患者に生じる。症状としては，緩徐に進行する呼吸困難，乾性咳嗽，発熱，下痢，体重減少がみられる。胸痛を伴う急性の呼吸困難は気胸を示唆する。身体所見では，典型的には頻呼吸，頻脈，発熱がみられ，肺野の聴診では正常か軽度のクラックル，ロンカイ(ラ音)がみられる。口腔カンジダや毛状白板症がみられることもある。80％の症例で安静時の動脈血酸素分圧(PaO_2)が 80 mmHg を下回る。労作による酸素化低下が，PaO_2 正常のときでさえも，PJP に対して非常に感度が高い。CD4 数が高い HIV 感染患者において PJP の臨床像をみた場合は，免疫再構築症候群(immune reconstitution inflammatory syndrome：IRIS)を迅速に考慮すべきである。IRIS は HAART 開始後に，感染性，非感染性の物質に対する炎症性免疫反応を起こす能力が回復することでみられる臨床像の増悪と定義される。

小児においては，早期の所見は食事量減少，下痢，鼻風邪症状である。身体所見では，鼻翼呼吸，肋間陥入，チアノーゼがみられる。

AIDS でない免疫不全者では，典型的には急性の呼吸不全やより短い疾病期間で発症し，発熱や呼吸困難の日数も短い。PJP はリンパ球減少や CD4 数減少の有無にかかわらず生じる。

PJP の最も重要なリスク因子は，細胞性免疫不全，長期の糖質コルチコイド使用，悪性腫瘍(特に血液腫瘍)，HSCT，リウマチ性疾患，重度の複合型免疫不全症，重度の低栄養である。PJP の

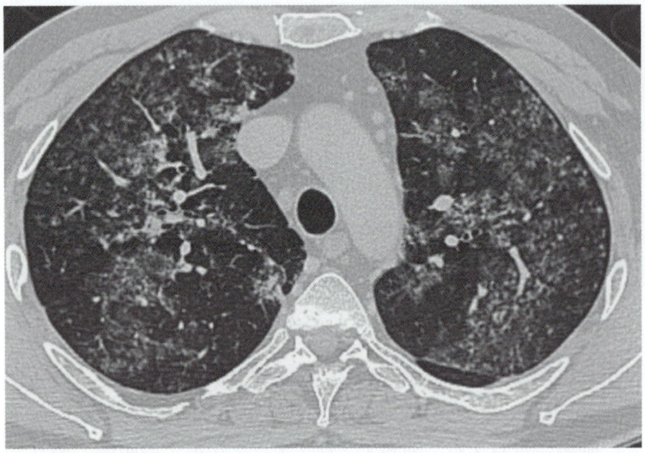

図 178.1
肺上部の高分解能 CT の画像 びまん性の微小結節，斑状のスリガラス陰影，細かい網状影もみられ，すべて *Pneumocystis* 肺炎に合致する間質の変化を示している。
(Frederic Hellwitz, MD, Department of Radiology, Albany Medical College, Albany, NY のご厚意による。Thieme Publishers の許可を得て転載)

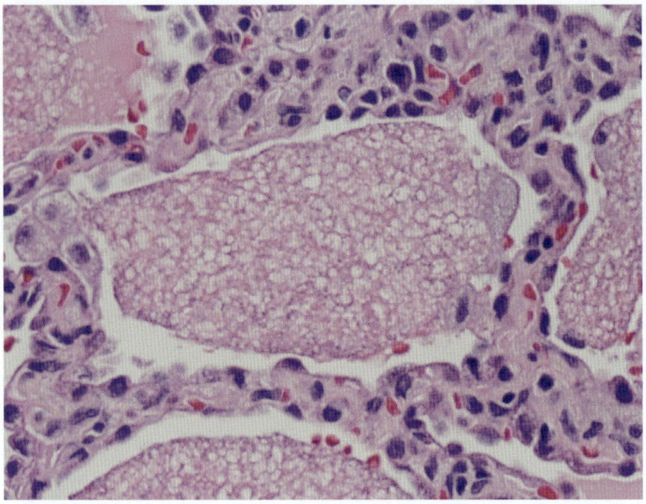

図 178.2
肺胞のヘマトキシリン・エオジン(HE)染色で泡沫状の滲出物(泡沫状物質)がみられる。
(Anna-Luise Katzenstein, MD, Department of Anatomic Pathology, State University of New York tr Upstate Medical University, Syracuse, NY のご厚意による。Thieme Publishers の許可を得て転載)

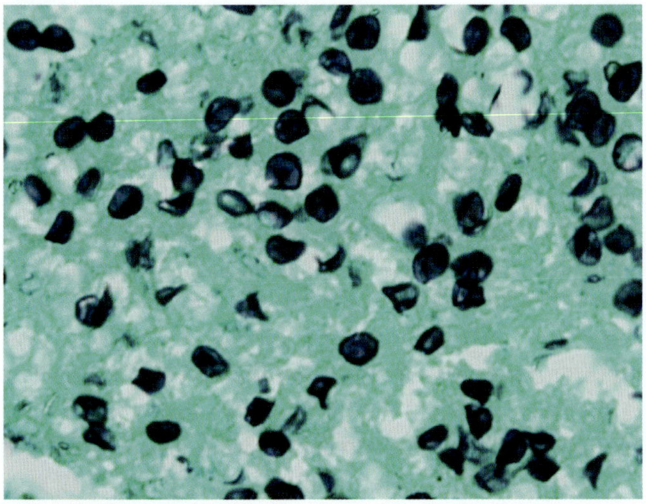

図 178.3
肺胞の Grocott メセナミン銀染色で *Pneumocystis* が黒色に強調されている。
(Anna-Luise Katzenstein, MD, Department of Anatomic Pathology, State University of New York tr Upstate Medical University, Syracuse, NY のご厚意による。Thieme Publishers の許可を得て転載)

リスク増加に関連して最もよくみられる化学療法薬は，fludarabine, temozolomide, vincristine, temsirolimus, cyclophosphamide である。分子生物学的製剤，特に alemtuzumab や TNF の阻害薬である infliximab やキナーゼ阻害薬(ibrutinib, idelalisib)を投与されている患者もまたリスクがある。

早期で軽症の感染であれば，胸部レントゲン写真は正常だろう。高分解能 CT(high-resolution computed tomography：HRCT)がより有用である。典型的な所見は，びまん性の微小結節，斑状のスリガラス陰影，対称性あるいは非対称性の不透過像，網状影，隔壁の肥厚，コンソリデーションである(図 178.1)。肺尖の間質浸潤や気胸が，pentamidine 吸入による予防を受けている患者でよりみられることが多い。時に空洞形成する孤立性あるいは多発の結節や，肺嚢胞は頻度が低い。胸水や胸腔内リンパ節腫脹はまれである。

診断

Pneumocystis には有用な培養検査がなく，臨床的に疑う際は，通常は侵襲的に呼吸器検体を採取することで診断できる。ルーチンの喀痰検体では感度が悪いので検査を行うべきでないが，誘発喀痰(噴霧した高張食塩液を吸入したのちに呼吸療法士によって採取される)はおよそ 50%の感度である。感度は施設により異なるが，熟練した技術や経験のある検査室があれば 90%にまで達することもある。陰性結果でも PJP を除外することはできないだろう。適切な検査をするには，気管支鏡検査と気管支肺胞洗浄液(bronchiolar lavage：BAL)が必要である。肺生検も診断に用いることができる。

典型的な組織所見は，肺胞内に蛋白性の液体がある「泡沫状物質」である(図 178.2)。GMS のような銀染色では，*Pneumocystis* はティーカップ状の微生物として確認できる(図 178.3)。直接蛍光抗原(direct fluorescent antigen)のような免疫蛍光法を用いることもでき，感度も特異度もよい。シングルコピーのリアルタイムポリメラーゼ連鎖反応(polymerase chain reaction：PCR)検査は，保菌よりも感染を起こしている患者を迅速に同定することができ，臨床現場でより有用である。BAL または誘発喀痰の PCR は，HIV に感染していない免疫不全患者において，従来の染色のみよりも診断率を高めることができる。

臨床状況によっては，侵襲的に検体を採取することが安全にできず，現実的でないこともあり，非侵襲的な検査が好まれる。PJP に特異的な血清学的検査も利用可能だが，過去の感染と現在の感染を確実に区別することはできない。特定の抗体価を用いたり，活動性の感染を示唆する特定の蛋白質への反応をみたりする試みが行われているが，大部分の人々はどこかの時点で *Pneumocystis* を保菌し抗体が陽転している。

Pneumocystis の細胞壁は *Candida* や *Aspergillus* と同様に

1-3-β-D-グルカン(β-D-glucan：BDG)を含んでおり，適切なカットオフ値を用いれば，血清BDG値(商品名はFungitellとして知られている)がPJP診断に感度も特異度もよいことが示されている。BDGはPJP診断の補助として使用できる。高い陰性的中率のため，BDGが陰性の患者がPJPである可能性は低いと考えてよい。BDGはPJPに特異的ではないが，BAL採取が安全に行えないような状況では有用となる。BDGは多くの真菌，細菌(*Pseudomonas*)，免疫グロブリンへの曝露と交差反応があるため，検査結果は患者の臨床状況を考慮して判断しなければならない。PJPでは侵襲性カンジダ症やアスペルギルス症よりもBDG値がいくらか高い。非HIVのPJPや小児のPJPではHIV関連のPJPよりも数値が高い傾向があるが，PJPを確実に診断あるいは除外できる数値はない。すべての症例で，血中濃度は治療反応をみるために用いることができる。

治療と予防

推奨される抗微生物薬のレジメンを表178.1に詳述する。PJP治療の中心はtrimethoprim-sulfamethoxazole(ST合剤)である。用量は通常，15〜20 mg/kg/日を3回に分けて，14〜21日間，重症度により経口かあるいは静注で投与する。著明な低酸素血症(肺胞気動脈血酸素分圧較差が35 mmHg以上か，室内気で動脈血酸素分圧が70 mmHg)のあるHIV関連のPJPでは，副腎皮質ステロイドの追加が有効であることが示されている。ステロイドの役割は，急性呼吸窮迫症候群様の病態をもたらすこともある，微生物の分解による免疫応答を鈍らせることにある。ガイドラインでの用量は，methylprednisoloneを1〜5病日は40 mg 1日2回，6〜10病日は1日1回，11〜21病日は20 mg 1日1回である。

サルファ剤にアレルギーがある場合の代替薬としては，atovaquone，pentamidine，clindamycinとprimaquine，dapsone(diaphenylsulfone)が用いられ，dapsoneは通常，trimethoprimかpyrimethamine，leucovorinと併用で用いられる。dapsoneやprimaquineを含むレジメンを使用する場合は，グルコース-6-リン酸デヒドロゲナーゼ(glucose-6-phosphate dehydrogenase：G6PD)欠損により薬剤性の溶血を起こす可能性があるため，G6PD値を測定すべきである。重症のPJP患者で，命の危険がない程度のサルファ剤アレルギーであれば，ST合剤を徐々に増量して「脱感作」することもできる。なお，初期治療に失敗した後のサルベージ療法を評価した研究では，clindamycinとprimaquineの併用療法はST合剤よりも治療成績が悪かった。

ST合剤，pentamidine，dapsoneはすべてPJPの予防にも用いることができる(表178.2)。高リスク患者では予防投薬が推奨されており，特にCD4陽性T細胞数が200/mm^{3}以下のHIV感染患者(もしくはCD4数にかかわらずPJPの既往のある患者)で勧められる。他の原因による免疫抑制や免疫不全も，程度はさまざまであるが，*Pneumocystis*感染のリスクを増加させる。重症複合免疫不全症(severe combined immune deficiencies：SCID)の新生児や骨髄移植のレシピエントは特にリスクが高い。CD40リガンド欠損のある患者は，PJPのリスクが高く，予防投薬を行うべきである。興味深いことに，22q11欠失症候群(**DiGeorge**や**口蓋心臓顔面症候群**でも知られる)は主としてT細胞免疫不全であり，末期のHIV感染症と同様のCD4数がみられることもあるが，PJPの明らかな報告はまだない。これらの患者ではT細

表178.1
治療

薬剤	成人用量	小児用量	メモ
trimethoprim-sulfamethoxazole(ST合剤)	15〜20 mg/kg/日 trimethoprim 静注もしくは経口を4回に分けて21日間	成人と同量。生後2か月以下は適応外使用	第1選択。生後28日以下の新生児では貧血と核黄疸のリスクあり
pentamidine	4 mg/kg/日静注を21日間	生後4か月以上，成人と同量	
dapsone(diaphenylsulfone)	100 mg 経口1日1回を，trimethoprim 15 mg/kg/日経口3回に分けて，と併用し21日間	小児の治療のデータはない	
atovaquone	1,500 mg 経口1日1回(あるいは2回に分けて)を21日間	13歳以上は成人と同量 生後3〜24か月は45 mg/kg/日(最大1,500 mg/日)を2回に分けて経口で21日間 他の年齢は30〜40 mg/kg/日(最大1,500 mg/日)を2回に分けて経口	食事と一緒に摂取
methylprednisolone	1〜5病日は40 mg 1日2回，6〜10病日は1日1回，11〜21病日は20 mg 1日1回；できる限り早期でPJP治療開始から72時間以内に始める	12歳以下：1〜7病日は1 mg/kg 6時間ごと，8〜9病日は1 mg/kg 1日2回，10〜11病日は0.5 mg/kg 1日2回，12〜16病日は1 mg/kg 1日1回；できる限り早期でPJP治療開始から72時間以内に始める	中等度〜重度のヒト免疫不全ウイルス(HIV)関連PJP患者で最もエビデンスがある
clindamycinとprimaquine	clindamycin 1,800 mg/日 1日3〜4回に分けて内服 ＋ primaquine 30 mg 1日1回内服	小児での研究はないが，成人と同等量は以下 clindamycin 10 mg/kg/回 1日3〜4回内服 ＋ primaquine 0.5 mg/kg 1日1回内服	ST合剤での治療失敗の場合，clindamycinとprimaquineでも治療失敗することが多い

22

表 178.2
予防

薬剤	成人用量	小児用量	メモ
ST 合剤	DS 錠 1 錠(160 mg trimethoprim)[訳注]を 1 日 1 回，あるいは週 3 回(連続でも 1 日おきでもよい)経口	(生後 2 か月以上)150 mg/m^2/ 日 trimethoprim(最大 320 mg/ 日)を 2 回に分けて経口で週 3 日	第 1 選択
pentamidine	300 mg 吸入，月 1 回	5 歳以上，成人と同量	投与するために特殊な機材や呼吸療法士が必要かもしれない
dapsone	100 mg 経口 1 日 1 回，もしくは 200 mg 経口 週 1 回	(生後 1 か月以上)一次・二次予防で 2 mg/kg(最大 100 mg/ 日)経口 1 日 1 回，もしくは 4 mg/kg(最大 200 mg/ 回)週 1 回	
pyrimethamine	50 mg 経口 週 1 回＋leucovorin 25 mg 経口 週 1 回＋dapsone 50 mg 経口 1 日 1 回 **あるいは** 75 mg 経口 週 1 回＋leucovorin 25 mg 経口 週 1 回＋dapsone 200 mg 経口 週 1 回		
atovaquone	1,500 mg 経口 1 日 1 回	13 歳以上は成人と同量 生後 3〜24 か月は 45 mg/kg(最大 1,500 mg/ 日)経口 1 日 1 回 他の年齢は 30 mg/kg(最大 1,500 mg/ 日)経口 1 日 1 回	食事と一緒に摂取

[訳注：日本で使用できる錠剤(バクタ® 配合錠)はシングルストレングス錠のみ]

胞機能はしばしば正常であり，CD4 / CD8 比も保たれている。一方で，HIV 感染患者の T 細胞機能は低下しており，CD4 / CD8 比も反転している。とはいうものの，22q11 欠失症候群で CD4 陽性 T 細胞数が非常に低値(500/mm^3 以下)の患者に PJP 予防を推奨する専門家もおり，特に T 細胞機能がまだ十分に評価されていなかったり，何らかの免疫調整や免疫抑制も存在したりするときに特に勧められる。

ステロイドやその他の免疫抑制剤の使用も，さまざまな程度はあるが PJP のリスクと関連しており，特定の薬剤の使用ではなく，薬剤の組み合わせや使用期間によって予防の適応が決められることが多い。

文献

Alanio A, Hauser PM, Lagrou K, et al.; 5th European Conference on Infections in Leukemia (ECIL-5), a joint venture of The European Group for Blood and Marrow Transplantation (EBMT), The European Organization for Research and Treatment of Cancer (EORTC), the Immunocompromised Host Society (ICHS) and The European LeukemiaNet (ELN). ECIL guidelines for the diagnosis of Pneumocystis jirovecii pneumonia in patients with haematological malignancies and stem cell transplant recipients. *J Antimicrob Chemother*. 2016 Sep;71(9):2386–2396.

Bodro M, Paterson DL. Has the time come for routine trimethoprim-sulfamethoxazole prophylaxis in patients taking biologic therapies? *Clin Infect Dis*. 2013;56(11):1621–1628.

Doyle L, Vogel S, Procop GW. *Pneumocystis* PCR: It is time to make PCR the test of choice. *Open Forum Infect Dis*. 2017;1–5.

Fauchier T, Hasseine L, Gari-Toussaint M, Casanova V, Marty PM, Pomares. Detection of *Pneumocystis jirovecii* by quantitative PCR to differentiate colonization and pneumonia in immunocompromised HIV-positive and HIV-negative patients. *J Clin Microbiol*. 2016;4(6):1487–1494.

Gilroy SA, Bennett NJ. Pneumocystis pneumonia. *Semin Respir Crit Care Med*. 2011;32(6):775–782.

Leoung GS, Stanford JF, Giordano MF, et al.; American Foundation for AIDS Research (amfAR) Community-Based Clinical Trials Network. Trimethoprim-sulfamethoxazole (TMP-SMZ) dose escalation versus direct rechallenge for Pneumocystis Carinii pneumonia prophylaxis in human immunodeficiency virus-infected patients with previous adverse reaction to TMP-SMZ. *J Infect Dis*. 2001;184(8):992. Epub 2001 Sep 4.

McKinnell JA, Canella DF, Kunz EW, et al. Pneumocystis pneumonia in hospitalized patients: A detailed examination of symptoms, management, and outcomes in human immunodeficiency virus (HIV)-infected and HIV-uninfected persons. *Transpl Infect Dis*. 2012;14:510–518.

Mocroft A, Reiss P, Kirk O, et al. Is it safe to discontinue primary *Pneumocystis jirovecii* pneumonia prophylaxis in patients with virologically suppressed HIV infection and a CD4 cell count <200 cells/microL? *Clin Infect Dis*. 2010;51(5):611–619.

Pennington K, Wilson J, Limper AH, Escalante P. Positive *Pneumocystis jirovecii* sputum PCR results with negative bronchoscopic PCR results in suspected pneumocystis pneumonia. *Can Respir J*. 2018;Article ID 6283935:1–5.

Sistek CJ, Wordell CJ, Hauptman SP. Adjuvant corticosteroid therapy for *Pneumocystis carinii* pneumonia in AIDS patients. *Ann Pharmacother*. 1992;26(9):1127–1133.

Wazir JF, Ansari NA. *Pneumocystis carinii* infection. *Arch Pathol Lab Med*. 2004;128:1023–1027.

Wilson JW, Limper AH, Grys TE, Karre T, Wengenack NL, Binnicker MJ. Pneumocystis jirovecii testing by real-time polymerase chain reaction and direct examination among immunocompetent and immunosuppressed patient groups and correlation to disease specificity. *Diagn Microbiol Infect Dis*. 2011;69(2):145.

179 さまざまな(新興)真菌と藻類

■著：Obinna N. Nnedu, George A. Pankey
■訳：栃谷健太郎

多くの非地域流行性の真菌や藻類が疾患の原因となっており，そのリスクにさらされている集団も増えている。**日和見感染の原因**として知られるこれらの微生物は，以下の主な2つの条件を満たせば疾患の原因となる。(1)機械的，免疫学的に感染に対する能力が低下する基礎疾患をもつ患者，(2)原因微生物が体温でも生存し増殖することができる場合である。現在では，200以上の日和見感染微生物が，疾患の原因となることが報告されている。

日和見真菌感染症のなかには，ケトアシドーシス，鉄過剰状態，好中球減少，細胞性免疫不全といった基礎疾患と関連して生じるものもある。しかし，あらゆる外傷，薬理学的な宿主防御への傷害によって，真菌の侵入は増加し，自己の常在細菌叢からでさえも侵入は生じる。

ここで検討される微生物は，自然界のどこにでも存在するものであるが，ヒトに感染を起こすことは多くない。そのため，診断は通常，以下のいずれかのシナリオでみつかることが多い。(1)抗菌薬治療に反応しない感染症患者，(2)微生物検査においてこれらの微生物のいずれかが同定された，(3)病理医によって組織，気管支肺胞洗浄液，髄液中などから真菌や藻類が発見された。臨床医が真菌感染を疑った場合は，検査室にそれを伝え，特殊な検査を要望すべきである。たとえば，血液培養の陽性率を上げるためのlysis centrifugationや，特定の真菌培地である。

診断

病原体の同定には培養が必要である。培養に特別な培地や条件を必要とする微生物もある。実際には，これらの病原体はすべて25℃〜30℃で容易に発育する。これらの日和見真菌のほとんどは，微生物検査室で属名まで同定することが可能である。通常，同属内であれば，すべての種の病原体の治療は同じでよい。ポリメラーゼ連鎖反応(polymerase chain reaction：PCR)やマトリックス支援レーザー脱離イオン化飛行時間(matrix-assisted laser desorption / ionization time of flight：MALDI-TOF)質量分析法などの分子学的手法は，菌種同定のための新しい技術であるが，これらの方法を標準化するためにはさらなる研究が必要である。これらの病原体に対する信頼性の高い血清学的検査はまだ確立されていない。

微生物が分離同定されただけでは，疾患との因果関係を証明したことにはならない。病原性を証明するためには，培養検査が組織への侵入と関連しなければならず，生検での確認あるいは通常無菌である体液から繰り返し培養陽性となることで示される。これら微生物の組織中での形態は非常に多様であり，典型的には，無色菌糸症(表179.1)，褐色糸状菌症(表179.2)，日和見酵母(表179.3)，プロトテコーシス(表179.4)に分類される。無色菌糸症は

表179.1
無色菌糸症

病原体	特徴	診断	治療
Fusarium 属	中心壊死を伴う紫斑性の皮膚病変，角膜炎，肺疾患	血液培養(50%で陽性) 病理組織検査	免疫抑制の改善や好中球減少の回復 LAmB＋voriconazole 治療期間は感染巣により異なる
Talaromyces (Penicillium) marneffei	東南アジア，中国南部，台湾，香港で地域流行がみられる 肺疾患，骨髄炎，リンパ節炎，皮膚病変 AIDS指標疾患	組織検体かBALの培養 生検検体の病理組織検査	LAmBを2週，その後，itraconazole
Scedosporium 属	外傷により正常の宿主に感染 菌腫，髄膜炎，骨髄炎，肺炎(溺水)，副鼻腔炎，心内膜炎，脊椎椎間板炎，角膜炎	組織培養 病理組織検査 分子学的検査：*Aspergillus* ガラクトマンナンと交差反応する	外科的切除 適切な抗真菌薬はない voriconazole LAmBは無効 isavuconazoleは *in vitro* では効果のある株もある
Lomentospora prolificans	*Scedosporium* 属と同様の疾患像	組織培養 病理組織検査	外科的切除 適切な抗真菌薬はない voriconazole

AIDS＝後天性免疫不全症候群，BAL＝気管支肺胞洗浄液，LAmB＝amphotericin Bのリポソーム製剤

表 179.2
褐色糸状菌症(デマチウム科)

病原体	特徴	診断	治療
Exserohilum rostratum	皮膚や皮下組織，副鼻腔炎，時に播種性病変 免疫正常者の皮膚や眼外傷に伴う局所病変 汚染されたステロイド注射によって，多発する髄膜炎のアウトブレイクがみられる	分子学的検査：PCR 組織培養	LAmB を 6 週，その後，voriconazole を 4 か月
Exophiala	吸入か外傷により感染 皮下結節，角膜炎，および / または皮膚膿瘍	Fontana-Masson 染色で黒色真菌内にメラニンを確認	外科的切除 voriconazole あるいは posaconazole あるいは itraconazole で 12 週の治療±LAmB を最初の 2 週
Cladosporium	空気中にあるいは腐敗した有機物や食品の汚染物として分布 角膜炎，爪真菌症，皮膚膿瘍の原因となる， クロモブラストミコーシス	分子学的検査：*Aspergillus* ガラクトマンナンと交差反応する	外科的切除 itraconazole あるいは voriconazole で 6 か月の治療

LAmB＝amphotericin B のリポソーム製剤，PCR＝ポリメラーゼ連鎖反応

表 179.3
酵母，酵母様真菌

病原体	特徴	診断	治療
Candida auris	侵襲的な医療関連感染症 院内アウトブレイクが報告されている	培養 自動同定機器では誤同定されることがある 疑えば，CDC か地域衛生局に相談する	Micafungin，anidulafungin，caspofungin などのエキノキャンディン系が望ましい エキノキャンディン系が無効の際は，LAmB アゾール系や LAmB の耐性が報告されている 感受性検査を行うべきである 血管内カテーテルの除去
Pichia(Hansenula) anomala	カテーテル関連真菌血症，人工弁の心内膜炎，NICU でのアウトブレイク	培養	LAmB。もし反応がなければ：voriconazole あるいは itraconazole＋flucytosine 血管内カテーテルの除去
Rhodotorula：「紅色酵母」	空気，土壌，湖，乳製品の汚染物質 植物やヒトに常在する 真菌血症，髄膜炎，腹膜炎	培養 分子学的検査：*Aspergillus* ラテックス凝集検査と交差反応する	LAmB あるいは posaconazole 血管内カテーテルの除去
Saccharomyces cerevisiae	粘膜表面に常在 真菌血症，人工弁の心内膜炎，肝膿瘍，口腔白板症 プロバイオティクスの使用と関連	培養	LAmB±flucytosine fluconazole と itraconazole は耐性 血管内カテーテルの除去
Malassezia furfur	好脂性真菌 脂肪製剤注射に関連した真菌血症，AIDS 患者での毛包炎，癜風	脂質豊富な培地での培養 KOH	血流感染は LAmB が第 1 選択，voriconazole が代替薬 血流感染では血管内カテーテルの除去 毛包炎は voriconazole や itraconazole で治療可能
Trichosporon beigelii	真菌血症，人工弁の心内膜炎，慢性髄膜炎，腹膜炎	*Cryptococcus* ラテックス凝集検査と交差反応する	LAmB LAmB 耐性株には voriconazole 好中球減少の回復

AIDS＝後天性免疫不全症候群，CDC＝米国疾病対策センター，LAmB＝amphotericin B のリポソーム製剤，NICU＝新生児集中治療室

一般に，組織内に長い隔壁状の菌糸をもつ。*Fusarium* 属，*Talaromyces marneffei*，*Scedosporium* 属，*Lomentospora prolificans* などが含まれる。褐色糸状菌症(デマチウム科)は，不規則な隔壁の菌糸をもち，環境に存在する色素性の糸状菌である。*Exserohilum rostratum*，*Exophiala*，*Cladosporium* などが含まれる。日和見酵母には，*Candida auris*，*Pichia(Hansenula)*

表 179.4
プロトテコーシス

病原体	特徴	診断	治療
Prototheca	全身感染, 藻類血症, 腹膜炎	培養	孤発病変は切除 血管内カテーテルの除去 適切な治療は不明 LAmB および / または voriconazole

LAmB＝amphotericin B のリポソーム製剤

anomala, *Rhodotorula*, *Saccharomyces cerevisiae*, *Malassezia furfur*, *Trichosporon beigelii* などが含まれる。プロトテコーシスは，自然界に広く存在する無葉緑素の藻類である。顕微鏡で見ると真菌のように見える。ヒトへの感染が知られているのは *Prototheca wickerhamii* と *Prototheca zopfii* の 2 種のみである。

治療

これら感染症の治療をどうするかは難しい問題である。どの治療レジメンにおいても，可能な限り外科的に全切除を行うべきである。これら真菌感染症の多くで確立された適切な薬剤治療はない，なぜなら，症例数の少なさからランダム化比較試験を行うことが困難であり，評価されていないからである。可能であれば，感受性検査の結果に基づいて抗真菌薬治療を行うべきである。これらの感染症を治療する際には，感染症専門家への相談を行うべきである。

抗真菌薬への治療不応は以下の原因で起こる。(1)薬剤が *in vivo* で感受性がない，(2)好中球減少や他の免疫抑制状態が回復していない，(3)経口 itraconazole や posaconazole が空腹時，あるいは制酸薬と共に投与されている，(4)適切な血中濃度が達成されていない，(5)用量が少ない，あるいは併用療法が行われていない，(6)薬剤が静真菌作用であり殺真菌作用でない，(7)薬剤が問題のある部位，たとえば，脳に到達していない，などである。voriconazole, itraconazole, posaconazole は治療域の血中濃度を達成するため，トラフ濃度を測定すべきである。amphotericin B のリポソーム製剤は毒性を増やすことなく，多くの用量を投与することができる。

予防

免疫不全のある患者は，環境から真菌感染を来すリスクを減らすため，予防法の教育を受けるべきである。早期治療のためには，外傷後に感染した皮膚病変にこれらの微生物が関連していることを，迅速に認識する必要がある。入院中の患者においては，適切な血管内カテーテルの管理と，好中球減少に対する感染予防策や予防治療が重要である。

Candida auris は院内アウトブレイクに関連している。*C. auris* に罹患した患者は，標準予防策および接触予防策を遵守したうえで，個室に入院させるべきである。手指衛生はきわめて重要である。患者環境および再使用可能な器具は毎日消毒すべきである。

文献

Centers for Disease Control and Prevention (CDC). Interim treatment guidance for central nervous system and parameningeal infections associated with injection of contaminated steroid products. October 29, 2015. www.cdc.gov/hai/outbreaks/clinicians/index.html

Centers for Disease Control and Prevention. Candida auris. December 21, 2018. www.cdc.gov/fungal/candida-auris/health-professionals.html.

Huprikar S, Shoham S; AST Infectious Diseases Community of Practice. Emerging fungal infections in solid organ transplantation. *Am J Transplant*. 2013;13(Suppl 4):262–271.

Kauffman CA, Pappas PG, Patterson TF. Fungal infections associated with contaminated methylprednisolone injections. *N Engl J Med*. 2013;26:2495–2500.

Lass-Florl C, Mayr A. Human protothecosis. *Clin Microbiol Rev*. 2007;20(2):230–242.

Li JY, Yong TY, Grove DI, Coates PT. Successful control of *Scedosporium prolificans* septic arthritis and probable osteomyelitis without radical surgery in a long-term renal transplant recipient. *Transpl Infect Dis*. 2008;10:63–65.

Mayorga J, Barba-Gomez JF, Verduzco-Martinez AP, Munoz-Estrada VF, Welsh O. Protothecosis. *Clin Dermatol*. 2012;30:432–436.

Nucci M, Anaisse E. Fusarium infections in immunocompromised patients. *Clin Microbiol Rev*. 2007;20:695–704.

Pfaller MA, Messer SA, Rhomberg PR, et al. In vitro activity of isavuconazole and comparator antifungal agents tested against a global collection of opportunistic yeasts and molds. *J Clin Microbiol*. 2013;51:2608–2616.

Schieffelin J, Garcia-Diaz JB, Loss GE, et al. Phaeohyphomycosis fungal infections in solid organ transplant recipients: Clinical presentation, pathology, and treatment. *Transpl Infect Dis*. 2014;16:270–278.

Skiada A, Pavleas I, Drogari-Apiranthitou M. Rare fungal infectious agents: A lurking enemy. *F1000Res*. 2017;6:1917.

Section 23

微生物各論：ウイルス

180 サイトメガロウイルス

■著：Rima I. El-Herte, Jeffery L. Meier
■訳：小山泰司

サイトメガロウイルス(cytomegalovirus：CMV)は，ヘルペスウイルス属の1種であり，ヒトのみを宿主とする。一度，CMVがヒトに感染すると永続的に存在する。過去または最近のCMV感染症は，血清学的にCMVに対する免疫グロブリン(immunoglobulin：Ig)G抗体で明白となる。CMV IgGの血清保有率は，年齢，社会経済学的状況，性活動，人種や民族により異なる。米国では，30歳までに55%の女性がCMV血清学的陽性であり，80歳までには90%以上の人が血清学的陽性となる。年ごとのCMVセロコンバージョン率(初感染率)は生殖可能年齢の女性で約2%である。CMVの母体から胎児への伝播は154出生中1人に起きる。CMVは感染症による先天異常の最たる原因であり，また非遺伝性感音難聴の最も多い原因である。存在するCMVに対する免疫は，健常人でさえも別の種のCMVによる再感染を完全に防御できない。

感染性のある体液との直接接触がCMVの最も一般的な感染経路である。感染性のあるウイルスは，唾液，尿，母乳，精液，腟分泌物に排出される。成人は，体の部位，年齢，最近のCMV感染と過去のCMV感染，そして妊娠，免疫抑制，重篤な疾患のような既存の要因によって異なる頻度で，断続的にウイルスを排出する。コンドームの使用は，性行為によるCMVの伝播リスクを低下させる。初回(急性)CMV感染症の既往がある健常乳児と幼児では典型的に，尿や唾液に数週間〜数か月の間，CMVが排出され続けている。CMV血清学的陽性の母からの母乳は，一般的にCMVのDNAを含んでおり，母乳はCMV感染の可能性がある要因である。妊娠中のCMV初感染は，母体から胎児のCMV伝播のリスクであり，CMV再感染や再活性化と比較して感染リスクは10倍である。CMVは事実上，すべての組織に存在し続け，また，骨髄系細胞に潜在している。これは，CMV血清学的陽性のドナーから生組織や血液中白血球は，CMV伝播の可能性となる原因になる。

健常人において，ほとんどのCMV初感染は不顕性である。症状が発現した際，通常，異好抗体[訳注：Paul-Bunnell反応など]陰性の伝染性単核球症，非特異的なウイルス症候群，熱を伴う肝炎として現れてくる自然治癒する病態が認められる。まれな例では，遷延する病態や組織侵襲性の病態が引き起こされる。免疫正常者におけるCMV腸炎のまれな例では，高齢や副腎皮質ステロイドの投与，輸血が関連している。妊娠第1三半期に起きた初感染は，妊娠第1三半期以降の感染と比較して，胎児の有症状の先天性CMV感染症のリスクが大きい。全先天性新生児感染のうち約13%は感音性難聴が起こりうる。

重大な細胞性免疫不全は，組織侵襲や臓器障害を引き起こすCMV増幅を防止できない。この状況は，後天性免疫不全症候群(acquired immunodeficiency syndrome：AIDS)，造血幹細胞移植(hematopoietic stem cell transplantation：HSCT)，固形臓器移植(solid-organ transplantation：SOT)，そして移植以外の理由による免疫抑制剤の投与を行われている人において，より一般的にみられる。臨床症状や徴候，そして血液学的または画像的所見の異常は，特に感染臓器による。一般的な病態は，網膜炎，上下部消化管疾患，肝炎，肺炎，脳炎である。また移植において，CMVは間接的同種グラフト不全，重複感染，移植後リンパ増殖性疾患を促しうる。CMVは，抗レトロウイルス治療(antiretroviral treatment：ART)を受けており，CMV疾患を顕在化していないヒト免疫不全ウイルス(human immunodeficiency virus：HIV)患者の生存を低下させる。

診断

免疫正常者の急性症状におけるCMV初感染の一時的な診断は，CMV抗原に反応した血清IgM抗体の証拠に基づく。しかしながら，CMVの再活性化や再感染においてもCMV IgMは上昇し，また，IgM偽陽性も一般的であるため，CMV IgM陽性それ自体ではCMV初感染を証明しない。小児の初発EBウイルス(Epstein-Barr virus：EBV)感染症は，CMV IgM偽陽性の代表例の1つである。CMV IgMが非常に高値であることは，初発CMV感染症をより示唆するかもしれない。CMV IgGは通常，初発CMV感染症で初めて医学的診察を受ける際に検出される。これらの新規に産生されるCMV IgG抗体はCMV抗原と弱い結合力をもつ。CMV IgGの初めて検出された際には，CMV IgG結合力(アヴィディティー値)が低値であることによって初発CMV感染症の診断が確定する。低結合力CMV IgGインデックスが認められ，CMV IgGが最初に検出された場合，CMV感染の一次診断が確定する。CMV IgGが最初に検出できなければ，CMV IgGが寛解期に陽転化することによってCMV初感染の診断が可能である。CMV初感染の蓋然性は，血液または血清のCMV DNA(CMV DNA血症)とCMV IgMの陽性の2つの所見を結びつけることによって強固となる。CMV DNA血症は，その他の要因による単核球症様疾患を認める，CMV血清学的陽性の免疫正常者の血漿また血清には通常認められない。CMV初感染が疑われる妊娠女性は，さらなる評価のために産科医に紹介されるべきである。移植前のドナーとレシピエントのCMV IgGの状態の評価は，移植後のCMV diseaseのリスクとその後の対応計画を決定する。免疫不全者において，血清学所見は活動性CMV感染またはCMV diseaseの診断には意味をもたない。

CMV臓器疾患(CMV end-organ disease)は，診断に矛盾しな

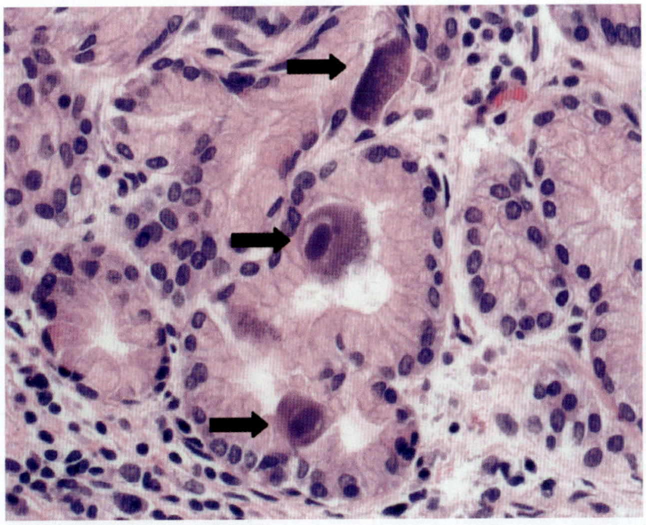

図 180.1
巨細胞封入体病　矢印の部位は特徴的なサイトメガロウイルス(CMV)感染細胞であり，大きく，核内封入体とスリガラス細胞質封入体を含む。ヘマトキシリン・エオジン(HE)染色。

い臨床的，血液学的，医学画像的以上を認める臓器においてCMVの活動性感染症が認められることによって証明される。核内および細胞質内封入体を含む肥大した「巨細胞(cytomegalic cell)」の組織学的所見が活動性CMV感染症の病理学的特徴である(図180.1)。組織侵襲性の感染症は通常，組織病理学的所見と免疫組織学的(CMV増幅蛋白の検出。一般的ではないが，ウイルスやCMV核酸の検出は組織におけるCMV複製を認めることに用いられる)により決定される。CMV網膜炎の証明は，CMVの組織内の証明を必要としない。現に経験のある眼科医は，眼底検査の特徴的な所見(血管周囲浸潤，萎縮，出血を伴った網膜の変化)に基づいて診断する。硝子体中のCMV DNA検出はCMV網膜炎の非典型例または明確な所見のない例における診断となる。probable CMV症候群の診断は，固形臓器レシピエントに特有であり，CMV DNA血症(またはCMV抗原血症)の証拠と，以下のうち少なくとも2つを併せもつものと定義される。(1)2日以上の38°C，(2)新規また増悪する倦怠感または疲労，(3)白血球減少または好中球減少，(4)血小板減少，(5)5%以上の異常リンパ球，(6)肝酵素上昇。probable CMV臓器疾患は，血液中，気管支肺胞洗浄液中，髄液中の証明されたCMVに起因するであろう臨床症状と臓器障害として定義される。たとえば，probable CMV肺炎の診断は，臨床的かつ画像的肺炎の所見を認める患者からの気管支肺胞洗浄液中のCMV培養またはCMV DNAの検出に基づく。気管支肺胞洗浄液中のCMVウイルス量高値はCMV肺炎の可能性を増加させ，一方で定量的核酸検査(quantitative nucleic acid testing：QNAT)によりBALFにCMV DNAが検出されなければ，CMV肺炎は除外される。臨床経過に合致する場合，髄液中のCMV DNAの検出は，probable CMV脳炎，多発性神経根症，脊髄炎の診断を支持する。重大なことに，組織，血液，肺胞洗浄液，髄液から検出可能な度合いのCMVが検出された患者のすべてがCMV疾患であるとは限らない。

CMV DNA血中レベルの測定におけるQNATの使用は，造血幹細胞移植や固形臓器移植レシピエントにおいて，CMV感染やCMV diseaseの診断やモニタリングを可能とする。一方で，WHO国際標準とのQNAT較正，そしてIU/mL報告は，QNATと検査方法の違いにより結果に有意な検査室間ばらつきが生じるウイルス量値の一致性が向上する。CMV DNA血症はすべてのCMV臓器疾患に伴わず，消化管CMV diseaseでは一般的に認められない。患者状況にかかわらず，血中，髄液，気管支肺胞洗浄液，羊水中のCMV DNAのQNATによる検出は，QNAT以外の検査による潜伏ウイルスDNAのレベルが検査による検出の閾値以下であるため，CMVの複製を示唆する。AIDSにおいては，CMV DNA血症のモニタリングは，CMV臓器疾患の予測価値として不良であり，最も頻度の高いAIDS関連CMV diseaseであるAIDS関連CMV網膜炎の進行や再燃の指標の補助とならない。AIDS関連CMV網膜炎の治療において経口valganciclovirと点滴静注ganciclovirを比較したきわめて重要な臨床試験において，CMV網膜炎の半数でCMV DNA血症ではなかった。羊水中，新生児の唾液，尿，血液のCMV DNAの検出は先天性CMV感染症を示唆する。血液中白血球CMV抗原陽性のCMV pp65抗原の測定は，QNATがより感度がよく，多くの人手を要さず，好中球減少に影響しないため，QNATに取って代わられた。CMV DNA血症やCMV diseaseの予測のためのCMV特異的T細胞反応(すなわち，CMV抗原への反応としてのインターフェロン-γ放出)の評価は，造血幹細胞移植や固形臓器移植患者において臨床的有用性があるが，ウイルス量モニタリングと併用すべきである。

治療

米国食品医薬品局(Food and Drug Administration：FDA)は，さまざまなCMVの治療として，ganciclovir，valganciclovir，foscarnet，cidofovirの使用を承認している。また，ganciclovirとvalganciclovirは固形臓器移植レシピエントの予防として承認されている。letermovirは，成人のCMV血清学的陽性の同種骨髄幹細胞移植レシピエントにおけるCMV増幅やCMV diseaseの予防に承認されている。活動性CMV感染症の第1選択薬は通常，ganciclovir静脈注射またはvalganciclovir経口のどちらかで構成される。表180.1に，これらの薬剤の推奨投与計画と臨床現場における使用の要点を記載している。眼内注射で用いられるアンチセンス核酸医治療薬であるfomivirsen，そして眼内ganciclovirインプラントは，すでに製造されていない。経口ganciclovirは米国では手に入らない。その他の抗CMV薬(例：maribavir)は臨床開発中である。

23

AIDS

HIVとAIDSにおけるCMV臓器障害は通常，CD4陽性Tリンパ球数が50/μL以下になり，HIVウイルス量が制御できなくなるまで発症しない。CMV網膜炎は，全AIDS関連CMV疾患の85%を占める。CMV網膜炎の初回治療は，経口valganciclovir単剤またはそれに加えてfoscarnetかganciclovirの硝子体内注射との併用，または静脈注射のganciclovirから選択される。また，foscarnetまたはcidofovirの静脈注射は効果的ではあるが毒性のリスクが高い。治療選択は患者個々の特性(経口薬の吸収能，治療の遵守，免疫回復の成功など)や網膜病変の広さや部位

表 180.1
CMV に対する予防と治療のレジメン

薬剤	適応	用量	毒性	モニタリング法	補足
静注					
ganciclovir	臓器または播種性疾患の治療 移植レシピエントにおける予防または先行的(pre-emptive)治療	治療： 5 mg/kg を 12 時間ごとを 14〜21 日，または症状が改善するまで 維持療法： 5 mg/kg を 1 日 1 回(腎不全で用量調節) 5 mg/kg を 1 日 1 回または 2 回(腎不全で用量調節)	カテーテル関連合併症，好中球減少症，血小板減少症，腎不全 動物で，不妊，催奇形性，胎児毒性を引き起こす	治療： 血算を週 2 回，Cr を週 1 回 維持療法： 血算を週 1 回，Cr を 1〜3 週ごと	腎機能低下で用量調節 好中球数 500〜750 で G-CSF の皮下注射を考慮 好中球数≦500 または血小板数≦2.5 万で ganciclovir を中止
foscarnet	臓器または播種性疾患の治療	治療： 90 mg/kg を 12 時間ごと(または 60 mg/kg を 8 時間ごと)を 14〜21 日，または症状が改善するまで 維持療法： 90〜120 mg/kg を 1 日 1 回(腎不全で用量調節) 最大用量は 120 mg/kg を 1 日 1 回	カテーテル関連合併症，腎障害，感覚障害，陽イオンキレート化，性器潰瘍，嘔気，骨髄抑制	治療： 血算，クレアチニン，陽イオン(K^+，Mg^{2+}，Ca^{2+})，リンを週 2〜3 回 維持療法： Cr，陽イオン，リンを週 1 回，血算を 2 週に 1 回	腎機能低下で用量調節 Cr>2.8 mg/dL なら，Cr≦2.1 mg/dL になるまで foscarnet 中止 輸液で腎障害減少 けいれんに注意
cidofovir	網膜炎の治療(その他の臓器の CMV 疾患のサルベージ治療の経験は限られている)	治療： 週 1 回 5 mg/kg を 2 回，1 時間かけて投与 維持療法： 5 mg/kg を 2 週に 1 回，1 時間かけて投与(Cr が 0.3 mg/dL 増加した場合，3 mg/kg に減量)	Fanconi 症候群を伴った腎障害，好中球減少症，ぶどう膜炎，低眼圧症，probenecid の皮疹 probenecid は重症サルファ剤アレルギーの人には禁忌	治療： クレアチニンと尿検査を投与ごと 維持療法： 上記に加えて，月 1 回の眼圧測定	1〜2 L の生理食塩液の輸液，cidofovir 投与前にも 1 L。probenecid を 3 時間前に 2 g，cidofovir 投与後 3 時間に 1 g，8 時間後に 1 g 投与 糖尿病患者では注意 Cr>1.5 mg/dL，Cr クリアランス≦55 mL/分，蛋白尿≧100 mg/dL の場合や，その他の腎毒性の薬物投与中には使用しない
letermovir	同種造血幹細胞移植患者の予防(最大移植後 100 日目まで)	480 mg/日 240 mg/日(cyclosporin 併用時) Cr クリアランス 10 mL/分以下の患者ではデータは不十分	静注物質である hydroxypropyl betadex は Cr クリアランス 50 mL/分未満で蓄積 重度の肝障害では推奨されない	Cr クリアランス 50 mL/分未満では慎重に Cr を観察	OATP1B1 / 3 トランスポーターや CYP34A の阻害のため薬剤相互作用の可能性あり HSV，VZV に活性をもたない
眼内					
foscarnet 硝子体内注射	網膜炎の治療	2.4 mg 毎週，最大 4 週間	一過性の霧視，網膜剥離，出血，感染	経験のある眼科医	対側の眼とその他の臓器の CMV 疾患のリスクを下げるために追加の全身治療を必要とする
gancyclovir 硝子体内注射	CMV 網膜炎の治療	2〜3 mg 毎週投与，最大 4 週間	一過性の霧視，出血，感染	経験のある眼科医	対側の眼とその他の臓器の CMV 疾患のリスクを下げるために追加の全身治療を必要とする

表 180.1（続き）

薬剤	適応	用量	毒性	モニタリング法	補足
経口					
valganciclovir	臓器または播種性疾患の治療 移植レシピエントにおける予防または先行的治療	導入： 900 mg 1日2回　を14〜21日間 または改善まで 維持療法： 900 mg 1日1回（腎不全で用量調節） 900 mg 1日1回または2回を食事と共に（腎不全で用量調節）	好中球減少症，血小板減少症 動物で，不妊，催奇形性，胎児毒性を起こす	導入： 血算を週2回，Crを週1回 維持療法： 血算を週1回，Crを1〜3週に1回	好中球数500〜750でG-CSFの皮下注射を考慮 好中球数≦500または血小板数≦2.5万，ヘモグロビン<8で中止を考慮
letermovir	同種造血幹細胞移植患者の予防（最大移植後100日目まで） HSVとVZVには活性がない	480 mg/日 240 mg/日（cyclosporin併用時） Crクリアランス10 mL/分以下の患者ではデータは不十分	重度の肝障害では推奨されない	Crクリアランス50未満では慎重にCrを観察	OATP1B1/3トランスポーターやCYP34Aの阻害のため薬剤相互作用の可能性あり
valacyclovir	固形臓器移植レシピエントの予防	2g 1日4回（腎不全で用量調節）	幻覚，混乱，骨髄毒性	血算とCrを2週に1回	ganciclovirより効果は劣る。それゆえに低リスク患者に使用が制限される
CMV高力価免疫グロブリン					
CMV免疫グロブリン静注	骨髄移植レシピエントにおけるCMV肺臓炎の治療 固形臓器移植レシピエントにおける予防	400 mg/kgを1日目，2日目，7日目に投与 200 mg/kgを14日目に投与。加えて，静注ganciclovir（静注ganciclovirを参照） 50〜150 mg/kgを2〜4週に1回投与（さまざまな投与計画が使用されている） 出産まで	発熱，筋肉痛，関節痛，嘔気，喘鳴，低血圧，無菌性髄膜炎	投与前，中，後のバイタルサイン	成人の血漿由来 投与速度は可能であれば15〜60 mg/kg/時まで速める IgA欠損症では注意

CMV＝サイトメガロウイルス，Cr＝（血清）クレアチニン，G-CSF＝顆粒球コロニー刺激因子

に基づいて選択される。抗CMV全身治療は，対側の眼や他の臓器へCMV疾患が進展するのを予防するのに必要とされる。ARTによるHIVの治療は，CMV感染症を制御する免疫の回復をもたらす。CMV網膜炎は導入療法を14〜21日間行い，維持療法（二次予防）は少なくともCD4陽性Tリンパ球数が100/μLを超えた後3〜6か月は継続する。また，網膜炎再燃や網膜炎の後遺症の検索の眼科的経過観察は重要である。免疫回復によるぶどう膜炎は，CMVに対しての抗レトロウイルス療法による炎症反応として起きることがあり，副腎皮質ステロイドの眼球周囲または硝子体内注射，経口投与で対応する。二次予防はCD4陽性Tリンパ球数が100/μL以下に減少したときに再開される。CMV網膜炎の早期の初回再発（3か月以内）は通常，同じ内容の初回治療の再開に反応する。ganciclovirやvalganciclovirの長期使用は，ganciclovir耐性CMVの発生と関連している。血液中CMVの遺伝子耐性検査は，抗ウイルス耐性であるウイルスのホスホトランスフェラーゼ（UL97）やポリメラーゼ（UL54）遺伝子における変異を検出可能である。変異による低レベルのganciclovir耐性CMVは，まだganciclovirの硝子体内注射に反応しうる一方で，ウイルスのホスホトランスフェラーゼ変異とポリメラーゼ変異による高レベルのganciclovir耐性CMVは，異なるクラスの抗CMV薬を必要とする。

AIDS関連CMV食道炎や腸炎は，静注のganciclovir（または静注のfoscarnet）によって治療を開始する。吸収が懸念されない場合には，経口のvalganciclovirは選択肢の1つとなる。治療期間は21〜42日間，または疾患が改善するまでである。二次予防は常に必要というわけではない。CMV肺炎は静注のganciclovir，経口valganciclovir，または静注のfoscarnetで治療する。CMV神経疾患は静注のganciclovirとfoscarnetの併用による治療開始が必要となる場合がある。この2つの薬剤はいずれも，髄液内で標的薬物濃度を達成するのに不十分である。

移植

固形臓器移植患者でCMV疾患のリスクが最も高いのは，CMV陽性臓器を移植するCMV血清学的陰性のレシピエント(D+ / R−)と，肺，心臓，小腸移植のレシピエントである。一方で，CMV血清学的陰性ドナーより細胞提供されるCMV血清学的陽性レシピエントがCMV疾患のリスクが最も高い。移植後3〜6か月間，抗ウイルス薬予防(化学的予防)または先行的治療のいずれかを使用することは，リスクのある造血幹細胞移植や固形臓器移植レシピエントにおいてCMV疾患を予防する。化学的予防では，ある集団においてCMV増幅を抑制するために，抗CMV薬をすべての患者に投与する。先行的治療は，CMV DNA血症を継続的検査(通常は毎週)で行い，閾値を上回ることが認められた際にvalganciclovirかganciclovirを開始する。ウイルス量の閾値はリスク群ごとにさまざまである。経口valganciclovirは，治療量を少なくとも2週間，CMV DNA血症が改善するまで投与される。約3分の1の患者において2回目のCMV DNA血症が起きるため，ウイルス量のモニタリングは治療後に再開する。造血幹細胞移植と固形臓器移植患者におけるCMV感染と疾患の予防と対応に関して刊行されているガイドラインは手法の標準化を助けるが，実践は施設によってさまざまであり，移植医療の進歩によって進化し続けている。最もリスクの高い患者において，化学的予防は通常，先行的治療より選択される。造血幹細胞移植や固形臓器移植患者においては，一般的に経口valganciclovirまたは静注ganciclovirが化学的予防に使用される。letermovir(静注または経口)は，同種骨髄幹細胞移植患者において効果的な化学的予防であるが，単純ヘルペスウイルス(herpes simplex virus：HSV)と帯状疱疹ウイルス(varicella-zoster virus：VZV)に対して活性をもたない。高用量acyclovirやvalacyclovirは化学的予防ではganciclovirに劣るが，時折，低リスクの腎移植レシピエントに使用される。造血幹細胞移植と固形臓器移植患者における遅発性CMV疾患は，化学的予防を受けていた，または移植片対宿主病を起こした患者に起こる可能性がより高い。6週間以上のganciclovirまたはvalganciclovirの長期投与中または投与後のCMV増幅は，CMVがganciclovir耐性となっている可能性が増加する。

造血幹細胞移植や固形臓器移植レシピエントにおけるCMV疾患は，静注のganciclovirや経口のvalganciclovirで治療する。静注ganciclovirは，致死的なCMV疾患の患者，経口valganciclovirの吸収が十分でない場合に好まれる。可能なら，免疫抑制剤は減量すべきである。CMV DNA血症の度合いの毎週測定は治療効果判定と治療期間を導く。治療は，CMV DNA血症が治まるか，非常に低いレベルになってCMV臓器疾患が解消するまで続けられる。CMVホスホトランスフェラーゼ遺伝子(UL97)とDNAポリメラーゼ遺伝子(UL54)変異の遺伝子検査は，valganciclovirまたはganciclovirの長期曝露歴の背景がある遅延または再発CMV DNA血症の際に行うべきである。低レベルのganciclovir耐性変異を伴ったウイルスは，高用量の静注ganciclovirが効果でありうる。ganciclovir耐性CMVの多くの株は静注foscarnetに感受性である。静注cidofovirは，gancoclovirとfascarnetの2剤に耐性でcidofovirに感受性のあるウイルスに対する治療のオプションとなりうる。CMV疾患の治療に対してのletermovirの治療は十分に検討されておらず，CMVがこの薬剤耐性を起こす傾向が非常に強いため危うい かもしれない。

その他の免疫不全状態

その他の免疫不全患者におけるCMV臓器疾患の治療は移植患者への適応手法に広く準じている。炎症性腸疾患(inflammatory bowel disease：IBD)の患者は，IBDに対して副腎皮質ステロイドやthiopurine治療を受けている腸粘膜の活動性CMV感染症を来しやすい。腫瘍壊死因子(tumor necrosis factor：TNF)阻害薬は，IBDにおけるCMV感染症のリスクを上昇させないようである。低レベルのCMV活動性はIBDの急性増悪に一般的に伴い，抗ウイルス治療なしで改善しうる。入院中の患者における腸粘膜や血液中の中度〜高度のCMV活性化は，一般的に静注ganciclovirを3〜5日の間，IBD治療を継続しながら開始する。その後，静注ganciclovirは経口valganciclovirに変更し，総治療期間2〜3週間継続する。

先天感染

妊娠している女性のCMV感染のルーチンスクリーニングは，米国では標準的なケアではない。子宮内の先天性CMV感染症の予防に対して証明された治療法や受動免疫がない。ganciclovirは小動物で催奇形性があるため，妊娠中に使用すべきではない。文献報告では，妊婦(妊娠第1三半期)へのganciclovirまたはvalganciclovirの使用で胎児奇形が起きなかったとの報告がある一方，安全性と転帰を評価するために厳密な研究が必要である。症候性先天性CMV感染症を認めた新生児に対して開始された静注ganciclovirの6週間治療は，難聴のリスクを低下させるようであるが，投与を中止するほどの骨髄毒性が一般的である。

健康な宿主

健常人における症候性のCMV疾患(例：異好抗体陰性の単核球症，ウイルス症候群，肝炎)は通常，自然治癒する。時折，症状は改善までに数週間を要し，疾患が改善するまで再発症状を起こしうる。経口valganciclovirや静注ganciclovirの使用は，遷延する症状や組織侵襲性の疾患に残しておく。Posner-Schlossman症候群やFuchsぶどう膜炎症候群同様に，CMVは免疫正常者における前ぶどう膜炎の原因となる可能性がある。これらの眼感染症は一般的に，経口gancciclovirで治療される。低レベルのCMV DNA血症は重症患者で一般的であり，抗ウイルス治療の適応ではない。

抗ウイルス薬

ganciclovirとvalganciclovir

ganciclovirはグアノシンのアナログであり，活性のためにCMVホスホトランスフェラーゼ(UL97産生物)によってリン酸化される必要がある。CMVホスホトランスフェラーゼは，まずganciclovirをリン酸化し，その後，ganciclovir三リン酸を産生するために，細胞内酵素が2つ以上リン酸化を加える。ganciclovir三リン酸はCMV DNAポリメラーゼ(UL54産生物)の機能を阻害し，新しいウイルスDNA鎖へのganciclovirの取り込みにより，ウイルスDNA鎖の伸長を阻害する。また，ganciclovirは，単純ヘルペスウイルス1型・2型，水痘帯状疱疹ウイルス，EBV，ヒトヘルペスウイルス(human herpesvirus：HHV)6型・8型，ヘルペスBウイルスに対しても活性を示す。ganciclovir三リン酸の細胞内半減期は16.5時間である。硝子体液内や髄液内のganciclovir濃度は，血液中より多少低くて変化しやすい。ganciclovirのプロドラッグであるvalganciclovirの経口投与は，標準的な治療用量の静注ganciclovirと同様の血中濃度を達成する。経口ganciclovirや眼内ganciclovirインプラントはもはや手に入らない。ganciclovirの硝子体内注射は，CMV網膜炎の治療における副作用軽減のために減量投与にて適応外使用で使用される。

ganciclovirの循環代謝産物は腎臓で除去されるため，クレアチニンクリアランスに基づいてganciclovirの用量を調節することが必要となる。顆粒球減少症は一般的な副作用であるが，その他の骨髄抑制薬を避けることにより対応可能であり，重度であれば，コロニー刺激因子を投与する。血小板減少症，貧血，中枢神経毒性(例：頭痛，けいれん，混乱)や腎障害も認められる。ganciclovirは，動物実験で不妊，催奇形性，胎児毒性を起こした。静注の投与経路はカテーテル関連感染症のリスクである。硝子体内注射は，結膜下出血，疼痛，一過性の視力障害，そして，まれに眼内炎や永続的な視力障害のリスクである。

foscarnet

foscarnet(ホスホノ蟻酸)はCMV DNAポリメラーゼを選択的に阻害し，静注または硝子体内投与される。また，foscarnetは，HSV，VZV，EBV，HHV-6，そしてHHV-8の複製を阻害する。この薬剤は腎臓で排泄され，そのため，クレアチニンクリアランスによる用量調節が必要となる。foscarnetは腎毒性があり，それは輸液によって減少させうる。その他の腎障害物質(amphotericin Bやアミノグリコシド系)の使用は避けるべきである。また，低カルシウム血症，高リン血症，低リン血症，低カリウム血症，低マグネシウム血症のようなミネラルや電解質の異常は一般的である。対応可能であるが，これらの異常はけいれんを促進しうる。静注foscarnetによるイオン化カルシウムのキレート化は，しびれ感，ピリピリ感，感覚異常を引き起こすことがあるが，foscarnetの投与速度を遅くすることで予防可能である。その他の注意すべき副作用は，貧血，顆粒球減少症，性器潰瘍，カテーテル関連敗血症である。

cidofovir

細胞内酵素はリン酸化をcidofovirに行い，CMV DNAポリメラーゼを阻害し，ウイルスDNA鎖の延長を止める。cidofovirは経静脈的に投与され，その活性物の細胞内半減期は17〜65時間である。cidofovirは腎毒性をもち，腎障害がある患者(クレアチニンクリアランス≦55 mL/分，または蛋白尿≧2+)や，腎毒性のあるその他の薬物を投与されている患者には禁忌である。投与前の輸液とprobenecidの投与によって，腎毒性は最小化される。probenecidは重度のサルファアレルギー歴をもつ患者には禁忌である。好中球減少，低眼圧症，そして代謝性アシドーシス(Fanconi症候群)は，その他の可能性がある毒性である。cidofovirは，動物で性腺毒性，胎児毒性，発がん性を認めている。

letermovir

letermovirは，ウイルスDNAゲノムのウイルスカプシドへの被覆を阻害するCMVターミナーゼ複合体を選択的に阻害する。letermovirは他のヘルペスウイルスの活性をもたない。この薬剤は経口または静注で投与され，ほとんどが肝胆道系を通じて未変化体の状態で便に排泄される。letermovirは，重度の肝障害またはクレアチニンクリアランス≦10 mL/分では使用すべきではない。静注の物質であるhydroxypropyl betadexは，クレアチニンクリアランス50 mL/分未満で蓄積しうる。letermovirは，OATP1B1 / 3[訳注：OATPはorganic anion transporting polypeptide(有機アニオン輸送ポリペプチド)]トランスポーターを阻害し，CYP34Aを中等度阻害する。letermovirを他の薬剤と併用する際に，この薬剤相互作用の数を増加させる。letermovir用量減量は，cyclosporinと投与する際に必要である。letermovirは一般的によい耐用を認め，重大な腎毒性や骨髄毒性を認めない。

CMV高力価免疫グロブリン

CMV高力価免疫グロブリン静注(CMV hyperimmune globulin IV：CMVIG)は，通常処理の静注免疫グロブリンと比較して，4〜8倍の抗CMV抗体価のヒトIgGが含まれている。CMVIGは，高リスク(D+ / R−)の肺，心臓，小腸移植患者，低ガンマグロブリン血症の移植患者において，CMV疾患の予防または減弱を目的とした受動的免疫防御のために一部の医療施設で使用される。臨床試験の結果，先天性CMV感染症の母子感染予防または治療目的のCMVIGの使用は支持されない。

一次予防

一次予防戦略は，CMVに感染することにより生まれる前の胎児や自身が重症CMV疾患のリスクがあるCMV血清陰性者を対象としている。開発中のワクチンは近い将来に予防手段になる可能性は低い。輸血によるCMVの伝播は，CMV血清陰性または白血球除去血液製剤の投与で予防される。禁欲とコンドームの使用はウイルスの性行為伝播を予防する。早産児(30週未満)や低出生体重児(1,500 g未満)は，母乳からのCMV伝播によってCMV関連敗血症様症候群を起こすリスクがある。母乳の低温殺菌により，母乳に関連するCMV感染リスクがなくなる。通常，小児はCMV感染源になるため，良好な手指衛生の注意は，ウイルスを排出している可能性のある子どものおむつ交換やよだれの清拭を介したCMV伝播を予防するために勧められる。そして，子どもとのキス，あるいは食器や食べ物をすぐに共有するの際に唾液による直接粘膜との接触を避けることもまた，伝播リスクを減少させる。

文献

Chou S. Approach to drug-resistant cytomegalovirus infection in transplant recipients. *Curr Opin Infect Dis*. 2015;28:293–299. PMID: 26098499. PMCID: PMC4522269.

Hirsch HH, Lautenschlager I, Pinsky BA, Cardenoso L, Aslam S, Cobb B, Vilchez RA, Valsamakis A. An international multicenter performance analysis of cytomegalovirus load tests. *Clin Infect Dis*. 2013;56:367–373. PMID: 23097587.

Kotton CN, Kumar D, Caliendo AM, Huprikar S, Chou S Danziger-

Isakov L, Humar A, on behalf of the Transplantation Society International CMV Consensus Group. The third international consensus guidelines on the management of cytomegalovirus in solid-organ transplantation. *Transplantation*. 2018;102:900–931. PMID: 29596116.

Panel on Opportunistic Infections in HIV-Infected Adults and Adolescents. Guidelines for the prevention and treatment of opportunistic infections in HIV-infected adults and adolescents: Recommendations from the Centers for Disease Control and Prevention, the National Institutes of Health, and the HIV Medicine Association of the Infectious Diseases Society of America. https://HIVinfo.nih.gov

Society of Maternal-Fetal Medicine, Hughes BL, Gyamfi-Bannerman C. Diagnosis and antenatal management of congenital cytomegalovirus infection. *Am J Obstet Gynecol*. 2016;214:B5–B11. PMID: 26902990.

Wreghitt TG, Teare EL, Sule O, Devi R, Rice P. Cytomegalovirus infection in immunocompetent patients. *Clin Infect Dis*. 2003;37:1603–1606. PMID: 14689339.

181　デング熱

■著：Nguyen Thanh Hung
■訳：西村 翔

デング熱は4種類の近縁ウイルス(すなわち血清型1〜4)のいずれかによって起こる。デングウイルスは，フラビウイルス(*Flavivirus*)属，フラビウイルス科(family *Flaviviridae*)に属する小型の一本鎖のRNAウイルスである。デング熱は，世界中で認められるネッタイシマカ(*Aedes aegypti*)，そしてヒトスジシマカ(*A. albopictus*)によってヒトの間で伝播する。過去50年で，世界中でのデングウイルス感染症の発生頻度は劇的に上昇している。30億人がデング熱に感染するリスクのある地域に住んでおり，毎年，3億9,000万人がデング熱に感染(9,600万人が症候性)し，20,000人が亡くなっていると推定される。デングウイルス感染症は症候性の感染となることもあれば，無症候性に血清学的な陽転(セロコンバージョン)のみが起こることもある。症候性のデングウイルス感染症は，重篤な経過をたどるものもそうでないものもあり，臨床像は幅広い。重篤なデングウィルス感染症では，血漿の流出による循環血漿量減少性ショックと止血異常〔血小板減少，血管障害，播種性血管内凝固症候群(disseminated intravascular coagulation：DIC)〕による出血(図181.1)という，2つの主要な病態生理学的特徴がある。ほとんどの感染は，重篤な経過をたどらず自然に軽快する一方で，ごく一部の症例が重篤な経過をたどり，そのほとんどが出血症状を起こしうる血漿漏出を特徴とする。

臨床像

3〜7日の潜伏期間の後，突然発症し，その後，発熱期，重症期，回復期の3つの病期をたどる。

発熱期

発熱期は，頭痛や嘔吐，筋肉痛，関節痛，一過性の斑状の皮疹を伴った高熱(≧38.5℃)を特徴とする。高熱によって，幼児では，神経障害や熱性けいれんを起こすことがある。出血症状としては，ターニケットテスト陽性［訳注：上腕に駆血帯を巻いて収縮期血圧と拡張期血圧の中間の圧で5分間圧迫し，その後に開放，2.5 cm ×2.5 cmあたり10以上の点状出血を認めれば，陽性と判断する］，静脈穿刺部に容易に出現する穿刺痕や出血痕，微小な点状出血斑，鼻出血，歯肉出血，そして軽度の消化管出血がある(図181.2のA，B，およびC)。触診で肝腫大を触れることも報告されており，特に幼児および小児で認められやすい。血算では，白血球減少，軽度〜中等度の血小板減少を認め，ヘマトクリット値は正常範囲内である。この急性の発熱期は通常，2〜7日継続し，ほとんどの患者はこの期間を経て自然に軽快する。

重症期

発熱期から解熱期へと移行する間に，毛細血管透過性の亢進していない患者では順調な回復が期待される。ごく一部の患者で，全身性の血管漏出症候群を起こし，これは血液濃縮度の亢進や胸水，腹水によって明らかとなる(図181.3のA)。ヘマトクリット値のベースラインからの上昇の程度が，血漿漏出の重症度を反映することが多い。胸水や腹水が臨床的に認識できるよりも前に，右側臥位での胸部レントゲンあるいはエコーによって胸部や腹部の遊離水や胆嚢壁浮腫が検出できる場合がある(図181.3のB，C，D)。非重症例では，これらの変化は最小限で一過性であり，これは血漿漏出が軽度であることを意味しており，患者は自然に回復するであろう。より重篤な例では，血漿の喪失が致命的とな

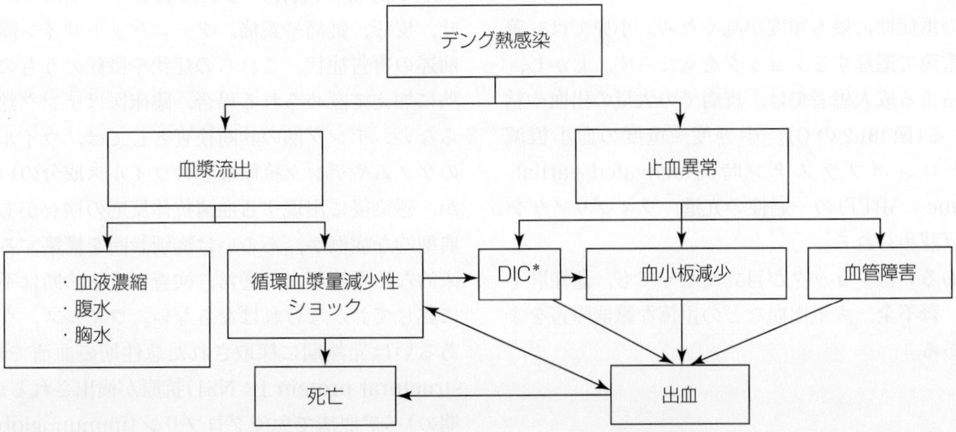

図181.1
重症デング熱の病態生理学と臨床徴候の相関

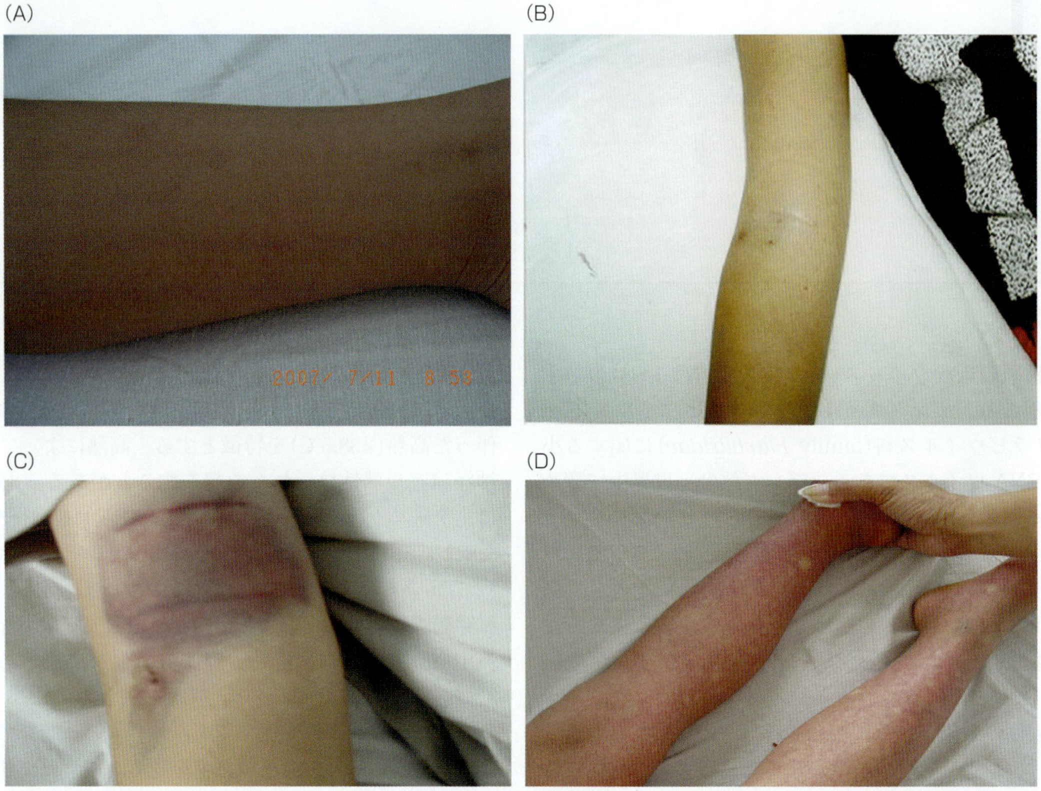

図 181.2
デング熱患者の出血徴候　A：小児のデング熱での点状出血斑を示している。B：注射部位周囲の軽微な出血を示している。C：重症デング熱患者の血腫を示している。D：回復期の特徴的な融合傾向の点状出血斑を示している。

り，循環血漿量減少性ショックに至る。ショック(デングショック症候群)ではしばしば，警告症状が先行する。状態の悪化が差し迫っている警告症状としては，強い腹痛あるいは圧痛，持続する嘔吐，粘膜出血，活動性低下あるいは不穏状態，2 cm を超える肝腫大，体液貯留(腹水，胸水，心囊水)，および急速な血小板減少を伴うヘマトクリット値の漸増が挙げられる。

ショックに陥った患者は，適切な治療がすみやかに行わなければ，12〜24 時間以内に死亡する可能性があるが，十分な静脈内輸液を行うことですみやかに回復する可能性がある。ショックが補正されなければ重篤な合併症をもたらし，多臓器不全，呼吸不全，代謝性アシドーシス，重度の消化管出血を起こして，予後不良となる。

出血徴候は，この重症期に最も頻度が高くなる。小児では，著しい出血は通常，重篤で遷延するショックをもたらす。しかし，軽度の血漿漏出に留まる成人患者では，皮膚での大量の出血や粘膜出血が起こりうる(図 181.2 の C)。中等度〜重度の血小板減少，活性化部分トロンボプラスチン時間(activated partial-thromboplastin time：APTT)の一過性の亢進，フィブリノゲン値の低下がしばしば認められる。

著しい血漿漏出あるいはショックが目立たなくても，急性肝不全や脳炎，心筋炎，腎不全，大量出血などの重篤な臓器障害をまれに起こすことがある。

回復期

ほとんどのデング熱患者は，ショックから離脱後，24〜48 時間以内に合併症を起こすこともなくすみやかに回復する。回復の指標としては，全身状態の改善，バイタルサインの安定，食欲，利尿，洞性徐脈の回復が挙げられる。一部の患者では，小さな円径の正常な皮膚領域を残す，特徴的な癒合性の点状出血斑が下肢に出現する(図 181.2 の D)。一部の患者では，過剰な静脈内輸液，および溢出した血漿の間質からの再吸収による体液過剰徴候(呼吸窮迫，著明な末梢性浮腫を伴う肺水腫あるいは心不全，大量の胸および腹水)が認められる。

診断

デング熱の流行地域(東南アジア，アメリカ大陸，西太平洋域，東地中海域)に居住するか渡航している人々が，嘔気あるいは嘔吐，皮疹，鈍痛や鋭痛，ターニケットサイン陽性，白血球減少，前述の警告症状，これらの症状や徴候のうちの 2 つが，急性の発熱に加えて認められる場合，臨床医はデング熱を疑わなければならない。デング熱の診断検査としては，ウイルスおよびウイルスのゲノムやデング抗原などのウイルス成分のいずれかを検出するか，感染後に出現する血清抗体反応の検査がある。臨床医は，非典型的な症例か，あるいは鑑別診断を構築するのでなければ，臨床的な治療管理上は通常，検査による診断は不要であることを肝に銘じておかなければならない。ウイルス，ウイルスのゲノム，あるいは発熱期に採取された急性期の血清で非構造蛋白 1(non-structural protein 1：NS1)抗原が検出されるか，(急性期と回復期の)ペア血清で免疫グロブリン(immunoglobulin：Ig)M / IgG が陽転しセロコンバージョンが起こるか，抗体価が 4 倍以上上昇することで，デングウイルス感染症の診断が確定する。血清

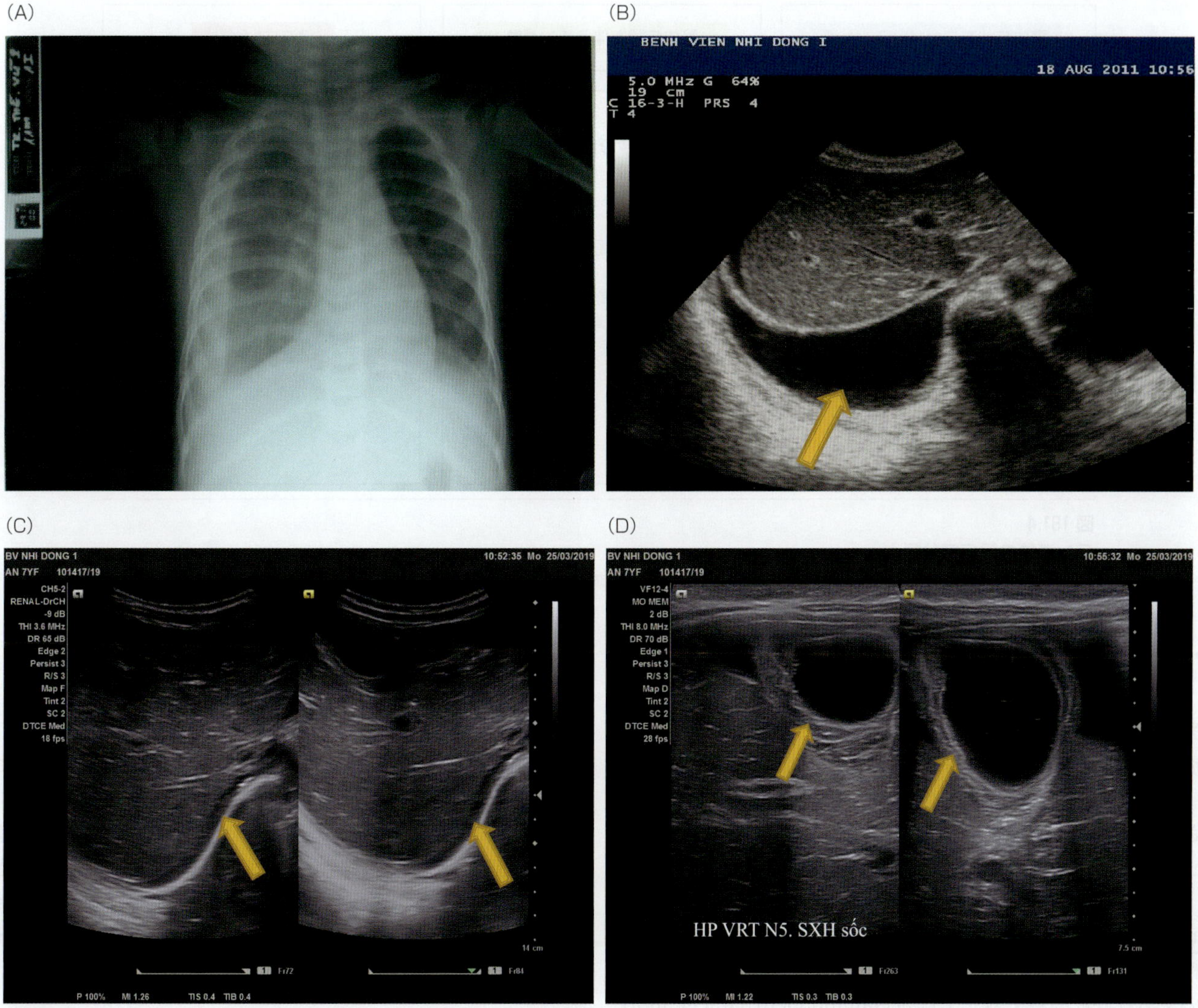

図 181.3
デング熱患者での全身性血管漏出性症候群　A：乳児のデング熱の患者での，胸部レントゲン上の胸水，B：デング熱ショック症候群に陥った 7 歳の患者での腹部エコーでの胸水貯留，C：デング熱ショック症候群に陥った 7 歳の患者での腹部エコーでの肝被膜下の液体貯留，D：デング熱ショック症候群に陥った 7 歳の患者での腹部エコーでの浮腫状の胆嚢壁肥厚。

IgM が陽性であること，あるいは凝集抑制試験(hemagglutinin inhibition test：HIA)で抗体価が 1,280 倍以上の場合は，デングウイルス感染症の可能性が高い。可能性が高い症例も確定症例も保健局へと届け出なければならない。

デング熱症例の分類

以前は，患者をデング熱かあるいはデング出血熱かに分類していた。デング出血熱にはさらに 4 つの重症度分類があり，グレードⅢおよびⅣは，デングショック症候群と定義される。多数の報告でこの分類法の使い勝手の悪さが指摘されている。世界保健機関(World Health Organization)のデング熱分類法に関する 2009 年の改訂によって，現在では患者は警告症状のないデング熱，警告症状のあるデング熱，重症デング熱に分類される。主要な合併症を来さずに回復した患者は，デング熱と分類され，一方で，ショック(デングショック症候群)に陥ったり呼吸困難を来すほどの漿液貯留を起こす重度の血漿漏出，大量出血，重篤な臓器不全，のいずれかの病態を伴う患者は重症デング熱と分類される(図 181.4)。

デング熱の鑑別診断

発熱期の早い段階では，デング熱の鑑別診断としては，その他のアルボウイルス感染症，麻疹，風疹，エンテロウイルス感染症，アデノウイルス感染症，そしてインフルエンザが挙げられる。熱性疾患の現地での発生頻度や疫学的な特徴によっては，腸チフスやマラリア，レプトスピラ症，ウイルス性肝炎，*Rickettsia* 感染症，細菌性敗血症，そして髄膜炎菌感染症を，鑑別診断の 1 つとして検討しなければならない。肝腫大や重度の腹痛を呈している一部のデング熱患者は，急性虫垂炎や肝膿瘍などの手術を要する病態とよく似ていることがあることも，臨床医は覚えておく必要がある。誤診をして不要な手術を行うことは，これらのデング熱患者を重篤な出血のリスクにさらすことになる。

警告症状を伴わないデング熱	警告症状を伴うデング熱	重症デング熱
デング熱の疑い デング熱の流行地域に居住あるいは渡航している患者 発熱に加えて下記の症状が2つ： 1. 嘔気・嘔吐 2. 皮疹 3. 頭痛/後眼窩痛 4. 筋肉痛および関節痛 5. 点状出血あるいはターニケットテスト陽性 6. 白血球減少 **検査によるデング熱の診断確定** (血漿流出徴候がない場合に重要)	**警告症状***： 1. 強い腹痛および圧痛 2. 持続性の嘔吐 3. 体液貯留 4. 粘膜出血 5. 活動性低下/不穏 6. 肝腫大＞2 cm 7. 急速な血小板減少を伴うヘマトクリットの漸増 ＊(慎重な観察と医学的介入を要する)	**重度の血漿漏出による：** ・ショック(デング熱ショック症候群) ・呼吸困難を伴う体液貯留 医師の判断による**重度の出血**： **重度の臓器障害：** ・肝臓：AST あるいは ALT≧1,000 ・中枢神経系：意識障害 ・心臓および他臓器

図 181.4
デング熱の重症度分類
(World Health Organization and Pan American Health Organization より)

マネジメント

治療は，特に慎重な輸液管理に重点をおいた支持療法である。合併症のない患者は，外来で管理が可能であり，発症3日目からは，解熱薬を使用することなく，48時間以上解熱した状態が維持されるまで，連日注意深くフォローする。実際には，ヘマトクリット値および血小板数を初診時に測定する必要があり，その後，1日1〜2回は検査する。経口補水液(oral rehydration solution：ORS)やフルーツジュース，電解質と糖を含んだその他の飲料水での水分補給を促す必要がある。もし，患者が不快に感じるのであれば，高熱に対しては acetaminophen(paracetamol)を投与する。アセチルサリチル酸(aspirin)，ibuprofen，あるいはその他の非ステロイド性抗炎症薬(nonsteroidal anti-inflammatory agents：NSAIDs)は，胃炎あるいは出血のリスクがあるため，投与してはならない。患者やその介護者に，患者にいずれかの警告症状が認められる場合には，ただちに最寄りの病院へと再受診するように伝えなければならない。

警告症状を呈しているこれらの患者では，発症早期から，喪失した血漿に対して等張晶質液の静脈内輸液によって適切な体液の補充を行うことで，臨床経過および疾患の重症度を緩和することができる。血漿漏出は24〜48時間を過ぎれば自然に回復するため，ほとんどの患者で静注による輸液治療を要するのはこの期間に限られる。

デングショック症候群の患者は，大量輸液による早急な治療を要する。デングショック症候群の治療で推奨される治療法としては，血漿の喪失に対する等張晶質液による早急な体液補充，あるいはより重篤なショックの症例では，膠質液や，さらなる血漿喪失に対して24〜48時間にわたって有効な循環を維持できるような持続的な輸液，代謝異常や電解質異常の是正，輸血(重篤な出血を認める患者で)が挙げられる。濃厚血小板や新鮮凍結血漿，クリオプレシピテートも，重篤な出血症例では使用されることがある。デングショック症候群の患者は，危機を確実に脱するまでは，昼夜絶え間なく慎重に観察できる環境に配置する必要がある。一般的に，静注治療の期間は，患者がショックを離脱してから24〜48時間を超えるべきではない。重症例では，電解質および血液ガスを定期的に測定すべきである。重篤で合併症を伴ったデング熱の患者では，人工呼吸や昇圧薬・強心薬による治療，腎代替療法(透析)や，臓器不全に対するその他の治療を要することがある。

現在までに，デング熱に対する有効かつ安全な抗ウィルス薬や免疫調整療法というのはまだ開発されていない。デング熱の患者を注意深く臨床的に察知して，症例のマネジメントを向上させることで，多くの流行国では入院症例の死亡率を20%から＜0.5%に大幅に減少させることができる。

予防

ワクチン接種は，デング熱の統合的な予防および管理戦略の一環として考慮されるべきである。弱毒生デングワクチン CYD-TDV(Dengvaxia®)は現在，20か国で承認されており，流行地域では9〜45歳の人々に利用されている。CYD-TDV は臨床研究において，ワクチン接種前にデング熱に曝露した人々(血清陽性者)では，有効かつ安全であることが示されており，また，デング熱に曝露したことがないワクチン接種者(血清陰性者)では，重症デング熱のリスクが高まることが明らかになっている。世界保健機関(World Health Organization：WHO)の見解としては，デング熱の制御プログラムの一環としてワクチン接種を検討する国では，ワクチン接種前のスクリーニングが推奨される方略である。この方略であれば，過去にデング熱に感染したことが明らかな人のみが，ワクチンを接種することになる。

デング熱はネッタイシマカおよびヒトスジシマカによってヒトの間で伝播するので，デング熱を予防する最適な方法は，蚊を減らし，蚊刺傷を避けることである。屋内およびその周囲の水の溜まる人工容器などの，蚊が卵を産みそうな場所を排除すること，そして貯水タンクを洗浄することで，蚊を減らすことができる。成虫の蚊は，日中に，そして灯りが点いている場合は夜間に，屋内でヒトを刺すことを好んでいる。デング熱の流行地域への渡航者は，日中は虫よけ(防虫剤)を用いて，寝る際には蚊帳の中に入るか，あるいは空調を作動させることで蚊を避ける必要がある。持続的なベクター対策のために地域社会の参加と人の動線を改善し，緊急のベクター対策としてアウトブレイク中には殺虫剤を空間散布し，ベクターの積極的な監視とサーベイランスを行い，対策の有効性を判断する必要がある。

文献

Alexander N, Balmaseda A, Coelho ICB, et al. Multicentre prospective study on dengue classification in four South-east Asian and three Latin American countries. *Trop Med Int Health*. 2011;16:936–948.

Cameron P, Simmons CP, McPherson K, Chau NVV, et al. Recent advances in dengue pathogenesis and clinical management. *Vaccine.* 2015;33:7061–7068.

Kalayanarooj S, Rothman AL, Srikiatkhachorn A. Case management of dengue: Lessons learned. *J Infect Dis.* 2017;215(S2):S79–88.

Pan American Health Organization. *Dengue: Guidelines for patients care in the region of the America.* 2nd ed. Washington: PAHO; 2016.

Sridhar S, Luedtke A, Langevin E, et al. Effect of dengue serostatus on dengue vaccine safety and efficacy. *N Engl J Med.* 2018;379:327–340.

World Health Organization. *Handbook for clinical management of dengue.* Geneva: WHO; 2012.

23

182 エンテロウイルス

■著：Penelope Dennehy
■訳：海老澤 馨

はじめに

エンテロウイルスはギリシャ語で腸を意味する“enteron”に由来する。エンテロウイルス属(enterovirus：EV)は，その多くが消化管に感染し糞便中に排出されることから，このように呼ばれている。これらのウイルスは世界中に存在し，無症候性感染から重症化して死に至るものまで，さまざまな疾患を引き起こすことができる。感染はすべての年齢層で起こる。非ポリオEVは，米国で年間1,000万～1,500万人に感染し，数万人の入院の原因となっている。

ウイルス学

ヒトエンテロウイルスはライノウイルス(Rhinovirus)，A型肝炎，そしてパレコウイルス(parechovirus)と同じピコルナウイルス科(family *Picornaviridae*)に属する。EVは小型(約27 nm)で球形，正二十面体で左右対称性のエンベロープをもたないウイルスである。これらのウイルスはmRNAとして機能する約7.5 kBの直鎖状一本鎖ポジティブセンスRNAをもつ。このRNAゲノムは60のサブユニットから成る蛋白質の殻に囲まれている。各サブユニットは，ウイルスにコードされた4つの構造蛋白(VP1～4)から構成されている。

EVは酸性環境に強く，広範囲のpH(3～10)でも安定しているため，消化管を通過することができる。アルコールに対しても抵抗性があるが，フェノールやホルムアルデヒド，50℃以上の温度では不活化される。室温では数日間感染性を保持する。

EVは細胞内で複製する。ウイルスは宿主細胞の感受性を決める特定の細胞膜受容体蛋白質に結合する(表182.1)。いくつかの血清型では複数の受容体をもつものもある。結合後は細胞質へ侵入し，そこで被膜が剝がれ，ウイルスRNAが放出される。その後，5～10時間ほどで素早く増殖する。細胞質内ではウイルスゲノムは単一のポリ蛋白質に翻訳され，ウイルスにコードされたプロテアーゼによって切断され，構造蛋白質VP1～4，RNAポリメラーゼ，プロテアーゼ，そして，その他の非構造蛋白質となる。これらの蛋白質は新しいウイルスに組み立てられ，1つの感染細胞から約10^4～10^5個の子孫ウイルスを産生する。これらの子孫ウイルスのうち，感染性を示すのはわずかに0.1～10%ほどである。

表182.1
エンテロウイルス受容体

宿主蛋白	EV血清型
ポリオウイルス受容体(PVR / CD155)	ポリオウイルス1～3
コクサッキーおよびアデノウイルス受容体(CAR)	コクサッキーB1～6
崩壊促進因子(DAF)	コクサッキーA21 コクサッキーB1，3，5 エコーウイルス3，6，7，11，12，13，19，20，21，25，29，30
スカベンジャー受容体B2(SCARB2)	コクサッキーA7，14，16 エンテロウイルスA71
Pセレクチン糖蛋白質リガンド(PSGL1)	コクサッキーA2，7，10，14，16 エンテロウイルスA71
クリングル含有膜貫通蛋白(KREMEN1)	コクサッキーA10
シアル酸	エンテロウイルスA71
細胞間接着分子(ICAM5)	エンテロウイルスD68
インテグリンa_2b_1(VLA-2)	エコーウイルス1
新生児Fc受容体(FcRn)	エコーウイルス全般

分類

元々，血清型は宿主の範囲と特異的抗血清による中和によって区別されてきた(表182.2)。1969年までに67の血清型が同定されてきた。これらの血清型は，ポリオウイルス，A群コクサッキーウイルスおよびB群コクサッキーウイルス，エコーウイルス，EVの5つにサブグループに分類された。1970年以降に発見された血清型はすべて，単にEVと呼ばれ，68番から始まる番号が順番に振られている。新しい血清型は複数みつかっており，現在知られている血清型は100を超えている。

2013年に，VP1蛋白質をコードするRNA配列による分子学的血清型分類に基づいてEVの再分類が行われた(表182.2)。分子学的血清型分類の結果，いくつかの新たな属に名前がつけられ，ウイルスの分類が変更されている。エコーウイルスの血清型22および23はパレコウイルスに再分類され，エンテロウイルス72はA型肝炎ウイルスに，そして新たにカーディオウイルス

表 182.2
従来のヒトエンテロウイルスの分類と宿主範囲

群	血清型	宿主範囲		
		霊長類	新生児マウス	細胞培養
A 群コクサッキーウイルス	1〜22，24	0	+++	±
B 群コクサッキーウイルス	1〜6	0	+++	++
エコーウイルス	1〜9，11〜27，29〜33	0	0	++
ポリオウイルス	1〜3	++	0	++
エンテロウイルス	68〜72	さまざま	さまざま	さまざま

表 182.3
2013 年に示されたヒトエンテロウイルスの VP1 RNA の部分的シークエンスによる分類

種	ヒトに感染する血清型の数	含まれる血清型
A 群エンテロウイルス	21	コクサッキー A2〜8，10，12，14，16 エンテロウイルス A71，76，89〜92，114，119〜121
B 群エンテロウイルス	59	コクサッキー A9 コクサッキー B1〜6 エコーウイルス 1〜7，9，11〜21，24〜27，29〜33 エンテロウイルス B69，73〜75，77〜88，93，97，98，100，101，106，107，111
C 群エンテロウイルス	23	ポリオウイルス 1〜3 コクサッキー A1，11，13，17，19〜22，24 エンテロウイルス C95，96，99，102，104，105，109，113，116〜118
D 群エンテロウイルス	4	エンテロウイルス D68，70，94，111

(*Cardiovirus*)が記載された。EV は現在，遺伝子的類似性に基づいて 4 種類(**エンテロウイルス A，B，C，D**)に分類されているが，いくつかの個々の血清型については従来の血清型の名前が残されている。

疫学

エンテロウイルス感染症は一般的なもので世界中に分布している。ヒトがヒト EV の唯一の保有宿主(レザボア)であるとされているが，霊長類のなかには感染するものもある。感染の大部分は無症候性である。

米国では毎年 1〜3 種類の血清型が優位を占める。少数の血清型は毎年みられるが，その他の血清型は広範囲にアウトブレイクを引き起こし，その後は数年後に再度出現するまで消えてしまう。最近出現した血清型としては，手足口病(hand-foot-mouth disease：HFMD)を引き起こすコクサッキー A6 や，呼吸器疾患や急性弛緩性脊髄炎に関連するエンテロウイルス D68 などがある。

エンテロウイルス感染症の発生は，季節や気温，その土地の人口の年齢，社会経済状況によってさまざまである。温帯気候では，感染は夏〜初秋にかけてみられる。熱帯および亜熱帯地域では，感染は年間を通してみられる。感染症の罹患率，臨床的な発症率，重症度は乳児や幼児で最も高い。衛生状態が悪く，不衛生で，人口密度が高い地域ではより頻繁に感染が起こる。米国では，地理的要因や社会経済的要因がエンテロウイルス感染症の流行に影響している。幼児からのエンテロウイルスの分離率は南部で北部の都市の 2〜3 倍高くなっており，社会経済的に下層の地域では中間層や上層にある地域に比べて 3〜6 倍になる。

EV は直接もしくは糞口感染によってヒトからヒトへ直接伝播するが，まれに呼吸器分泌物中に排出されたウイルスによって伝播することもある。EV は環境表面で生存することもあるため，媒介物品を介して伝播することもある。汚染された水や食物による伝播もありうる。コクサッキー A21 やエンテロウイルス D68 などの血清型では，呼吸器感染経路が主な感染経路となる。エンテロウイルス 71 は例外で，涙液の中にウイルスが排出され，手や媒介物品を介して広がっていく。

ウイルスの排出は症候性，無症候性いずれでも起こる。ウイルス排出は糞便中には 2〜8 週間続き，呼吸器分泌物中には 1〜3 週間ほど続く。乳児，特におむつをつけているような乳児はウイルス伝播の効果的な媒介者となる。感受性の高い家庭内接触者には高い確率で二次感染が起こる。

エンテロウイルス感染症の潜伏期間は通常，3〜6 日間だが，急性出血性結膜炎(acute hemorrhagic conjunctivitis：AHC)は例外で，その潜伏期間は 24〜72 時間である。無症候性感染の有病率は症候性感染をはるかに上回る。

発症機序

エンテロウイルス感染症は糞便で汚染されたものの経口摂取から始まる(図 182.1)。1〜3 日間の潜伏期の後，扁桃や咽頭の粘膜やリンパ組織で限定的な複製が起こる。胃酸やプロテアーゼ，胆汁に影響されないウイルスは胃と小腸を通過して，最初の感染部位，すなわち，回腸末端の腸管粘膜下にある Peyer 板のリンパ細胞に到達する。摂取から 1〜2 日後，ウイルスはこれら最初の複製部位から血流に放出され，一過性の微小ウイルス血症(minor viremia)を引き起こし，局所のリンパ節に感染する。多くの場合，宿主の防御機構によって感染はこの段階で抑え込まれ，これ以上進展することはなく，結果として無症候性感染となる。少

23

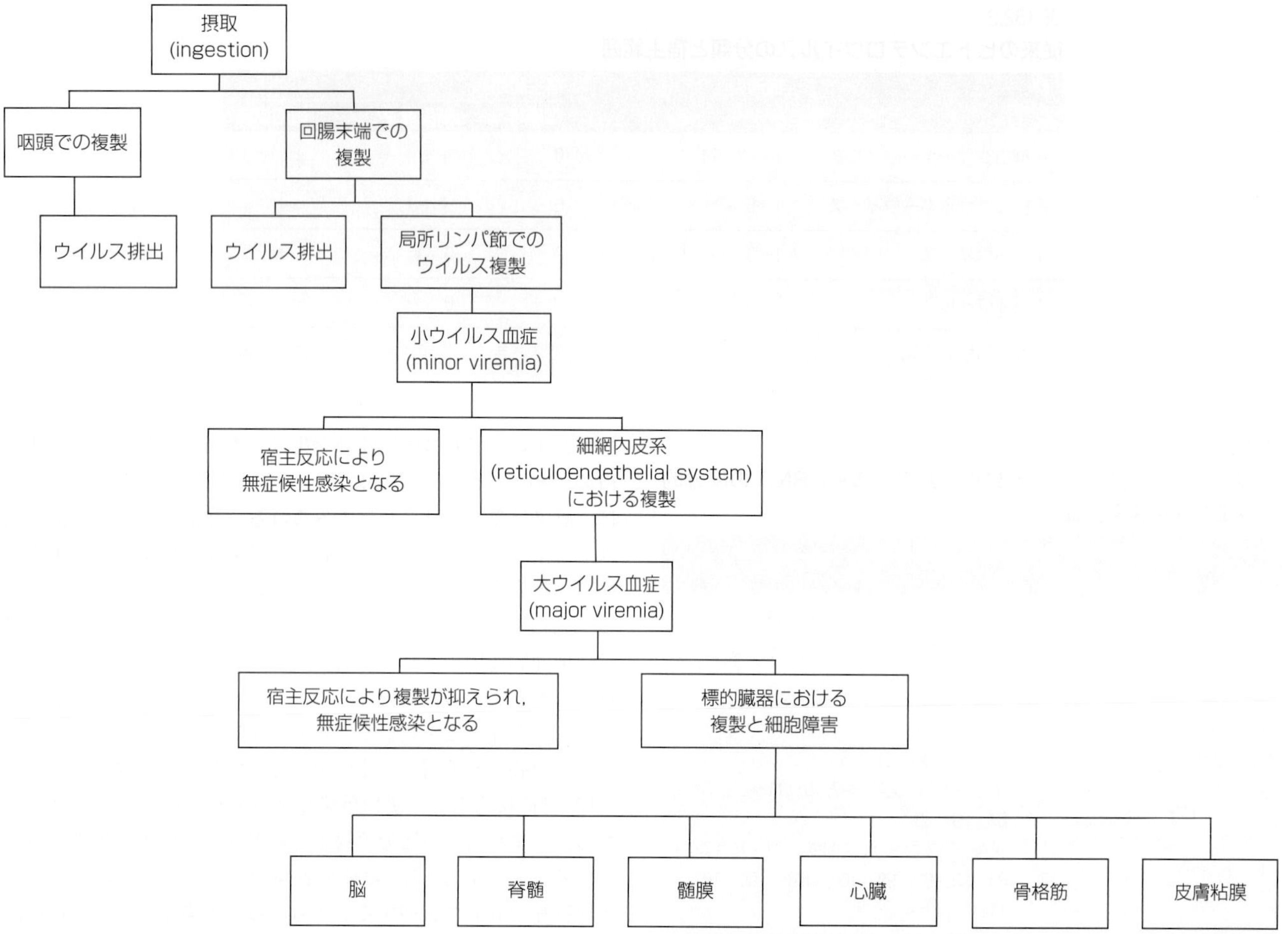

図 182.1
エンテロウイルス感染症の病態

数の感染者では，局所のリンパ節でウイルスの複製が起こり，その後，ウイルスが血流中に播種され，重度の持続ウイルス血症(「大ウイルス血症(major viremia)」)を引き起こす。この大ウイルス血症は通常，感染から5日目までに起こり，発熱などの非特異的な症状がみられることがある。大ウイルス血症は，感染した血清型に対する受容体をまとった標的となる臓器に多量のウイルスを播種させる。標的となる臓器には，脊髄や脳，髄膜，心臓，筋骨格系および皮膚が含まれる。特定のエンテロウイルスが標的とする組織から，そのウイルスによって引き起こされる主な臨床症状が決定される。ウイルスのさらなる増殖により，標的臓器の細胞が壊死する。多くの患者では，宿主の防御機構が大ウイルス血症をすみやかに終息させ，標的臓器におけるウイルス複製を停止させる。標的臓器におけるウイルス増殖が広範囲に及び，臨床的徴候として現れることはまれである。

感染4日，5日以内に血清型特異的中和抗体が血清中に検出されるようになり，通常，生涯持続する。感染終息のために抗体が重要な役割を果たしているが，無ガンマグロブリン血症患児では，慢性持続性エンテロウイルス感染症が引き起こされることからもその役割の大きさが示されている。宿主の防御機構は消化管でのウイルス増殖を終息させることはできず，症候性，無症候性いずれのエンテロウイルス感染症でも，感染後数週間は便中へのウイルス排出が続く。

エンテロウイルスに対する免疫は血清型特異的であり，血中の中和抗体は，エンテロウイルスの播種および疾患を防ぐ。再感染は比較的まれで，一般的に無症候である。感染は消化管に限定され，ウイルス排出期間も著明に短くなる。

臨床症状

EVはあらゆる年齢層で幅広い疾患を引き起こすが，感染や疾患が最も多く引き起こされるのは乳児である。より重症の疾患が生じる場合，臨床徴候と疾患重症度は宿主の年齢，性別，免疫状態によって異なってくる。エンテロウイルス感染症の大部分(50〜80%)は無症候性である。症候性感染のほとんどは非特異的な発熱性疾患で，多くの場合，上気道症状を伴う。その他の症状はまれで，(1)呼吸器：鼻かぜ，咽頭炎，ヘルパンギーナ，口内炎，耳下腺炎，クループ，気管支炎，肺炎，気管支けいれん，(2)皮膚：HFMD，爪甲脱落症，非特異的皮疹，(3)神経：無菌性髄膜炎，脳炎，急性弛緩性脊髄炎，(4)消化管 / 非尿生殖器：嘔吐，下痢，腹痛，肝炎，膵炎，睾丸炎，(5)眼：AHCおよびブドウ膜炎，(6)心臓：心筋炎，(7)筋肉：胸膜炎およびその他骨格筋炎，などがある。いくつかの症候群は，特定のエンテロウイルス血清型もしくはサブグループと関連性があるが，これらの関連性も特異的ではない。同様の症候群が他のいくつもの血清型のエンテロウイルスによって引き起こされる可能性があり，1つの血清型のエンテロウイルスが，同一のアウトブレイクにおいて，いくつかの違った症候群を引き起こすこともある。

非特異的な発熱性疾患

ほとんどのエンテロウイルスは他の症状や徴候を伴わない短期間の発熱性疾患を引き起こす。通常，発熱は突然始まり，最長3日間発熱が続く。二相性疾患もみられ，初日に発熱がみられ，その2～3日後に2～4日間続く発熱がみられるのが特徴である。低年齢児では倦怠感，年長児では頭痛や咽頭痛を伴うこともある。身体所見は一般的なウイルス性疾患のそれであり，軽度の咽頭発赤や結膜炎がみられることがある。

中枢神経感染症

無菌性髄膜炎

エンテロウイルス属は無菌性髄膜炎の原因の80%以上を占めており，ほとんどすべてのEV血清型が関連している。発病率は通常，小児で最も高いが，成人でも起こりうる。発熱，頭痛，倦怠感，筋肉痛，咽頭痛といった症状に引き続いて，通常1日以内に，より重度の頭痛，羞明，項部硬直や背部のこわばりといった髄膜炎の徴候や症状が出現する。特に小児では嘔気や嘔吐を伴うことがある。

エンテロウイルス髄膜炎の髄液は透明で，髄液細胞数は10/mm^3未満～3,000/mm^3以上までさまざまだが，平均的には50～500/mm^3程度である。初期は好中球優位だが，発症2日目にはすぐに単核球に置き換わる。髄液細胞数上昇は2週間以上続くことがある。髄液のエンテロウイルスの逆転写ポリメラーゼ連鎖反応(reverse transcription-polymerase chain reaction：RT-PCR)が陽性である小児のうち最大30%では，髄液細胞数増加がみられない。髄液糖は通常，正常値内だが，時々40 mg/dL未満になることもある。蛋白は正常かわずかに上昇しているが，100 mg/dLを上回ることはまれである。発熱や髄膜の炎症所見はほとんどの小児で3～7日で治まるが，成人の場合は症状が長引くことが多い。髄膜炎菌菌血症にみられるような点状出血を伴う皮疹がみられることもある。大多数の小児，成人は後遺症もなく完全に回復する。

急性弛緩性脊髄炎(AFM)

急性弛緩性脊髄炎(acute flaccid myelitis：AFM)は，ポリオ以外のエンテロウイルス感染症で起こりうる。ポリオウイルスによるものに類似しているが，比較すると軽症である。麻痺よりは筋力低下がみられることが多く，通常，完全に寛解するが，時に脳神経麻痺を起こしたり，重度で時に死に至る延髄障害を来すこともある。ワクチンが普及する以前は流行がみられていた麻痺性ポリオと違い，ポリオウイルス以外のエンテロウイルスによる麻痺は通常，散発的である。しかしながら，いくつかの非ポリオEVは，AFMの局所的アウトブレイクや流行を引き起こす可能性がある。コクサッキーウイルスA7型の変異株も，他の多くの散発性のAFMのようにアウトブレイクを起こしている。エンテロウイルス70型による急性出血性結膜炎(acute hemorrhagic conjunctivitis：AHC)の患者では，急性灰白髄炎に類似した麻痺性疾患がみられることがあり，かなりの頻度で麻痺や筋委縮が残存している。エンテロウイルスA71は，東ヨーロッパやロシア，アジアでAFMの大規模なアウトブレイクの原因となっている。

2014年以降，米国では2年に1回，季節性のAFM症例数の増加がみられている。米国疾病対策センター(Centers for Disease Control and Prevention：CDC)はこの期間に，600例以上の確定診断症例を報告している。2014年，2016年，2018年のAFMの全国的な増加は，EV-D68とEV-A71のアウトブレイクと時期的にも地理的にも一致していた。EV-D68およびEV-A71のアウトブレイクとAFMの時間的一致や，マウスモデルでEV-D68の臨床分離株による脊髄感染と麻痺がみられたにもかかわらず，AFMの原因を特定することは困難であった。非清潔検体(鼻咽頭ぬぐい液もしくは口腔咽頭ぬぐい液が最多で，直腸検体や糞便検体は少ない)からEVが検出されたのは，AFM患児のうち半分にも満たなかった。加えて，髄液からEVの核酸が検出されたのは，AFM患児のわずか2%であった。

脳炎

脳炎はエンテロウイルス感染症では比較的まれな病態である。エンテロウイルスは米国における原因のはっきりした脳炎のうち10～20%を占めるにすぎない。多くの場合，脳炎は無菌性髄膜炎の経過中に合併し，無菌性髄膜炎の5～10%で脳炎を発症する。症状は，嗜眠，傾眠，性格変化からけいれん，麻痺，昏睡，運動発作，片側舞踏病(hemichorea)，急性小脳失調まで多岐にわたる。中枢神経浸潤は通常，全般性だが，限局性の脳炎も起こすことはあり，単純ヘルペス脳炎と臨床的に区別することはできない。エンテロウイルス脳炎は通常，完全に改善するが，小さな乳児でエンテロウイルス71型の流行期では特に，神経学的後遺症が残ったり死亡したりすることもある。

その他の報告されている神経学的合併症

エンテロウイルス属，特にコクサッキーウイルスA群は，エンテロウイルスシーズンにおける小児の熱性けいれんの原因ウイルスとして重要である。多くの異なる血清型のエンテロウイルス感染症で，Guillain-Barré症候群や横断性脊髄炎，Reye症候群といった，その他の神経症候群が報告されている。

流行性胸膜痛(epidemic pleurodynia)

流行性胸膜痛は，発熱と胸部および腹部の筋肉の発作性けいれんを特徴とする急性疾患である。B群コクサッキーウイルス，なかでも特にB3とB5が流行性胸膜痛の最も重要な原因である。臨床的には，胸膜痛は突然の胸部から腹部にかけての痛みを伴う発熱で発症する。胸痛は突発性で，けいれんは15～30分ほど続き，吸気時や咳嗽時に悪化する。発作性の疼痛は発熱を伴うのが特徴的であり，発作の発症から1時間以内にピークに達し，次の発作と共に治まる。頭痛や嘔気，嘔吐もしばしば報告されている。

急性出血性結膜炎(AHC)

急性出血性結膜炎(AHC)は，突然の痛みと羞明，結膜炎，眼瞼腫脹，著明な結膜下出血を特徴とする，急性で感染力の強い，自然治癒する眼の疾患である。AHCは全世界で爆発的に流行している。流行期にはあらゆる年齢層が感染する。AHCの原因として最も頻度の高いEV-70およびコクサッキーA24は温度に敏感なウイルスであり，結膜の温度である33～35℃で最も優位に増殖する。

AHCは非常に感染力が強い。ほとんどのエンテロウイルス感染症とは対照的に，ウイルスに汚染された手指もしくは眼科器具を介して，直接結膜に感染する。伝播は入念な手洗いや汚染された手ぬぐいやタオルを避けること，眼科器具の消毒によって防ぐことができる。

AHCは，突然の目の痛みと異物感，流涙，羞明，目のかすみ，眼球結膜炎で発症する。症状と徴候は急速に重症化し，眼瞼結膜炎，結膜浮腫，眼瞼腫脹，眼球結膜の結膜下出血，漿液性もしくは漿粘液性の，多核白血球を多く含む眼脂が出現する。結膜下出血が非常に特徴的な所見である。耳介前リンパ節腫脹は関連所見である。AHCは通常，片側で始まるが，すぐに反対側に広がる。徴候と症状は24〜36時間以内にピークに達する。

麻痺性ポリオ様の運動麻痺がエンテロウイルス70型によるAHCのまれな合併症として起こることがあるが，コクサッキーウイルスA24型では起こらない。麻痺は圧倒的に成人男性で起こりやすく，通常，AHCに罹患した後，2〜5週間経過するまでは発症しない。

皮膚粘膜病変

口腔咽頭粘膜や皮膚におけるエンテロウイルス病変は，全身性のウイルス感染の症状である。ほとんどすべてのエンテロウイルスが紅斑 / 丘疹を引き起こすことができ，多くの血清型で出血性もしくは丘疹水疱性の皮疹や粘膜疹を引き起こす。さらに，既知のエンテロウイルスは，1家族内での感染ですら複数の皮膚粘膜病変を来す可能性がある。結果的に，主にコクサッキーウイルスA16型かエンテロウイルス71型による手足口病を除いて，既知のエンテロウイルスによる皮疹で，特定のエンテロウイルスによる臨床的もしくは疫学的な特徴というものは存在しない。エンテロウイルスによる皮疹や粘膜疹の大多数は夏季〜初秋にかけて発生する。罹患者の皮疹や粘膜疹の出現頻度は，それぞれのエンテロウイルスや，同じエンテロウイルスであっても株によってさまざまである。保有宿主の要因，特に年齢が重要である。乳児や幼児のほうが皮膚粘膜病変を来すことが多い。

粘膜疹

多くの症候性エンテロウイルス感染症において，口腔咽頭粘膜はある程度は侵される。通常は中等度の咽頭炎と粘膜紅斑が特徴的だが，さまざまな粘膜疹を起こしうる。しみ(macule)や丘疹(papule)，小水疱(vesicles)，点状出血(petechiae)，潰瘍(ulcers)がみられることがあり，これらは単独で起こることも，皮疹や他の全身性エンテロウイルス感染症の症状と共に出現することもある。通常は一過性で，多くの場合，気づかれないこともある。

エンテロウイルス感染症による粘膜疹として特徴的なものが2つある。

ヘルパンギーナ

ヘルパンギーナは，突然発症の発熱，咽頭痛，嚥下痛，そして後咽頭の水疱性の粘膜疹が特徴の症候群である。ヘルパンギーナのアウトブレイクは夏季に起こるのが一般的で，散発例もみられる。アウトブレイクの多くを占めるのはA群コクサッキーウイルスである。主に3〜10歳の小児でみられる。

ヘルパンギーナは，発熱，咽頭痛，嚥下時痛で突然発症する。食欲不振，嘔吐，腹痛を伴うこともある。熱はより小さな小児で高くなる傾向がある。年長児や成人では頭痛や筋肉痛を訴えることが多い。

診察上は咽頭の紅斑がみられるが扁桃分泌物は少ないかみられない。特徴的な病変は，独立した1〜2 mm大の小水疱と1〜5 mmの紅斑で囲まれた潰瘍である。病変は少なく，平均で4〜5個であり，1，2個から20個の幅がある。前方扁桃口蓋弓(anterior tonsillar pillar)，軟口蓋の後端，口蓋垂に出現し，頻度は低いが，扁桃や咽頭後壁，後方頬粘膜にも出現する。病変は小さな丘疹から始まり，小水疱となって，24時間以内に潰瘍を形成する。多少の痛みを伴う浅い潰瘍は，1〜2日で直径3〜4 mmに拡大する。症状は一般に3〜4日で消失するが，潰瘍は最長1週間程度残存する。多くの場合，程度は軽く，合併症もなく回復するが，時に皮疹や無菌性髄膜炎などの，全身性エンテロウイルス感染症の重症徴候を示すことがある。

ヘルパンギーナは，細菌性咽頭炎，扁桃炎，その他のウイルスによる咽頭炎と混同されることが多い。その他，HFMDや原発性の単純ヘルペスウイルス感染症，特に急性のヘルペス咽頭扁桃炎が鑑別に挙がる。

手足口病(HFMD)

HFMDは，典型的には10歳未満の小児が，晩夏〜初秋にかけて罹患する一般的な疾患である。倦怠感，のどや口の痛みを引き起こす口腔潰瘍，手足の小水疱性発疹を伴う，治療不要で自然治癒する発熱性疾患として現れる。HFMDは，発熱，倦怠感，咽頭痛で発症する。発熱は一般的に微熱程度で，48時間以内に解熱する。発熱後1〜2日のうちに口腔内に有痛性の病変が出現するが，通常は舌，口蓋，頬粘膜にみられる。紅斑性の口腔斑は水疱となり，破れて有痛性の潰瘍を引き起こす。患者は痛みのために飲食をしなくなり，脱水を起こすことがある。水疱性の皮疹はその後，手掌や足底，臀部や性器部にも発生する。皮膚病変はしばしば痛みを伴う。典型的な経過では7〜10日以内に治癒する。発熱や全身症状を伴わない口腔皮膚所見など，古典的な所見の1つか2つしか示さない患者もいる。

アトピー性皮膚炎をもつ小児では，水疱性の皮疹は以前もしくは現在皮膚炎を起こしている部位に集中し，これを**コクサッキー性湿疹(eczema coxsackium)**と呼ぶ。コクサッキー性湿疹は，臨床的にはヘルペス性湿疹(eczema herpeticum)と区別することができない。acyclovirによる治療を必要とするヘルペス感染を除外するために，HSV検査を行うべきである。

爪甲剝離症(onychomadesis)は，爪母の成長停止により，爪母および爪床から近位の爪甲が剝離するもので，2000年にHFMDに関連して初めて報告された。多くの場合，HFMDの発症から3〜8週間後に起こる。HFMDにおける爪甲剝離症の発症機序は解明されておらず，おそらくウイルス感染に伴う直接的影響もしくはウイルス感染後の免疫学的機序によるものが考えられている。爪甲剝離症は通常，無症候性で，爪自体も数か月で正常に再生する。

HFMDの小水疱性病変は，単純ヘルペスや水痘帯状疱疹ウイルスによるものと類似している。原発性ヘルペス歯肉口内炎は通常よりも毒性が強く，頸部リンパ節腫脹がみられ，歯肉炎がより顕著にみられる。皮膚病変は通常，口腔周囲にみられるが，特に親指をしゃぶる習慣のある患者では，時に手指を侵すことがある。再発性単純ヘルペス(口唇ヘルペス)は通常，口唇もしくは隣接した皮膚に起こるが，まれに手もしくは足の病変を伴うこともあり，多くの場合は神経痛前駆症状があったり，再発の既往があったりする。水痘の皮膚病変は一般的により広範囲にみられ，中枢に分布し，手掌や足底には病変がみられない。水痘の場合，口腔病変ははるかに少なく，冬季や春季にみられる点からHFMDと鑑別する。

米国では，コクサッキーA16とEV71がHFMDの最も多い原因となっている。最近，アジアやヨーロッパ(2008年)，そして米国(2011年)で，コクサッキーA6が非典型的な症状を特徴とするHFMDのアウトブレイクの原因として浮上してきた。コクサッキーA6によるHFMDでは通常，手背，足背，ふくらはぎ，前腕，体幹，そして頸部を侵すような小水疱性病変を伴い，より重度の皮膚病変として現れる。口唇周囲の病変もよくみられる。若年成人では，顔面や口腔粘膜，上肢および下肢の伸側，そして手掌および足底に，紅斑性の丘疹水疱性病変がみられることがある。癒合性の出血および痂皮病変が四肢にみられることもある。

皮疹

エンテロウイルス感染症の最も一般的な皮膚所見は紅斑性の丘疹性の皮疹で，発熱や他の全身性感染の所見を伴う。特定のエンテロウイルス(例：エコーウイルス9型)のみが高頻度でこの症候群を引き起こすが，ほぼすべてのエンテロウイルスが少なくとも時折同じことを引き起こしうる。皮疹は顔面から始まり，すぐに頸部，体幹，四肢へと広がる。1〜3 mmの紅斑と散在性(discrete)(**rubelliform**：淋菌類似)もしくは融合性(confluent)(**morbilliform**：麻疹類似)の丘疹から成る。通常，2〜5日持続し，瘙痒感や落屑はみられない。エンテロウイルスの皮疹は通常，所属リンパ節腫脹を伴わない。エンテロウイルスによる皮疹は点状出血を来すこともあり，時に紫斑を形成するが，そのような所見は，エコーウイルス9型とコクサッキーウイルスA9型による感染で最も多くみられる。

HFMDでは水疱性皮疹が最もよくみられるが，エコーウイルス11型，コクサッキーウイルスA9型，エンテロウイルス71型などのいくつかのエンテロウイルスも，関連する粘膜疹を伴うことなく水疱性皮疹を引き起こすことがある。病変は単純ヘルペスウイルスや水痘帯状疱疹ウイルスによる病変と似ている。しかしながら，水痘と違い，エンテロウイルスによる水疱性皮疹は通常，末梢に出現し，比較的数も少なく，痂皮も形成せずに治癒する。HFMDと関係ない場合，エンテロウイルスによる水疱性病変は通常，虫刺されやウルシかぶれと間違えられる。エコーウイルス11型や，いくつかの血清型のコクサッキーウイルスは通常，虫刺されによる病変である丘疹性蕁麻疹に類似した皮膚病変と関連性があるとされている。

エンテロウイルスによる皮疹は通常，発熱を伴い，発症時か1〜2日以内に出現する。一部の症例では発熱が治まるまで皮疹が出現しないことがあり，ヒトヘルペスウイルス6型による**小児バラ疹(roseola infantum)**〔突発性発疹(exanthema subitum)〕と類似したパターンを示す。

エンテロウイルスによる粘膜疹や皮疹は通常良性で，頭痛や咽頭痛といった症状に対する対症療法だけで治癒する，特別な治療を必要としない疾患である。EVの皮疹は良性だが，より重篤な結果をもたらし，特定の管理や抗微生物薬などの感染症治療，もしくはその両方が必要とされるその他の疾患との鑑別が難しい場合がある。皮疹が紅斑性丘疹であれば薬剤性と間違えられることがあり，点状出血を来していれば細菌性か*Rickettsia*感染による皮疹と間違えられることもある。皮疹が点状出血や紫斑であった場合，髄膜炎菌菌血症を臨床的背景のみで否定することはできず，皮疹が無菌性髄膜炎を伴う場合，髄膜炎菌髄膜炎と臨床的に区別することは不可能である。

EVによる斑状丘疹状発疹は，夏季に発生すること，後頸部，後頭部，耳介後部のリンパ節腫脹がみられないこと，比較的短い潜伏期間といった特徴から，麻疹や風疹と区別される。明らかな鼻風邪や結膜炎がみられないことで，典型的なエンテロウイルスによる皮疹を麻疹と区別する。加えて，きちんとしたワクチン接種歴がある患者であれば，麻疹や風疹の可能性は非常に低くなる。病変が髄膜炎菌菌血症や髄膜炎菌髄膜炎と区別がつきにくいときは，細菌感染が否定されるまでは抗菌化学療法を行うべきである。

心筋炎 / 心膜炎

エンテロウイルス属は，心筋炎と心膜炎の主な感染性の原因である。発症においては年齢が重要な因子である。新生児の感染ではしばしば，重度の心筋炎を来し，広範囲の多臓器を侵し，死亡率も高い。年長児や成人では，心膜炎のほうが多く，疾患自体もたいていの場合良性で，自然に軽快する。ほとんどの症例は男性だが，妊娠中や出産直後の女性では心臓に侵襲が及ぶリスクが高くなる。

エンテロウイルスによる心筋心膜炎の最も一般的な症状は，呼吸困難，胸痛，発熱，および倦怠感である。心膜性疼痛は鋭かったり鈍かったりで，しばしば横になると増悪する。心膜摩擦があったとしても一過性である。うっ血性心不全の徴候は20%の症例でみられる。

*in situ*ハイブリダイゼーションと逆転写ポリメラーゼ連鎖反応(RT-PCR)法を用いた心筋生検により，心筋炎や心膜炎の原因特定能力が向上している。コクサッキーウイルスB群は，散発性の急性心筋炎の50%を占め，流行期にはすべての症例で同定される。ほかに，ヒトアデノウイルス，デング，パルボウイルスB19も心筋炎の原因として重要である。コクサッキーウイルスB群は，散発性の急性非細菌性心筋炎の30%以上を占めている。

エンテロウイルスによる心筋心膜炎の治療は補助療法である。疼痛コントロール，不整脈，心不全，血行動態の悪化のモニタリングを行う。マウスの実験で，コクサッキーウイルスB3型心筋炎において，疾患急性期に運動をすると心筋壊死と死亡率が上昇することが示されたため，治療において床上安静は重要な位置を占める。ウイルス性心筋炎の急性期における副腎皮質ステロイドの使用は，臨床的な急激な悪化と関連があるとされているため，投与すべきではない。

エンテロウイルス心筋心膜炎に罹患した大多数の小児と成人は，特に後遺症なく回復する。急性期死亡率は低く(0〜5%)，心筋炎患者における死亡の原因は不整脈やうっ血性心不全である。

エンテロウイルスによる心膜炎では，心タンポナーデは非常にまれである。

初回の罹患から1年以内に約20％の患者が1回以上の心筋心膜炎の再発を経験し，10〜20％で持続性の心電図異常がみられる。5〜10％の症例で心肥大が残存し，長期フォローアップを行うと，10％以上で慢性心筋炎を発症する。エンテロウイルス心膜炎後に収縮性心膜炎が起こることはまれである。

呼吸器疾患

多くのエンテロウイルス属，特にコクサッキーウイルスA21型，A24型，B1〜B5型，エコーウイルス9型と11型が，小児や成人の軽い上気道疾患と関連している。多くは感冒と類似した疾患を引き起こす。他のほとんどのエンテロウイルスと違い，コクサッキーウイルスA21型は主に糞便よりも上気道から拡散される。エンテロウイルス属は小児の気管炎，気管支炎，クループ，細気管支炎，肺炎と関連性がある。サーベイランスデータによれば，エンテロウイルスはウイルス性呼吸器疾患の2〜10％を占めており，症候性のエンテロウイルス感染症のうち10〜15％が呼吸器系の症状と関連している。エンテロウイルス属による呼吸器疾患はライノウイルスやインフルエンザウイルス，パラインフルエンザウイルス，RS(respiratory syncytial)ウイルス，アデノウイルスといった，他のより一般的に気道疾患の原因となるウイルスによる同様の疾患と，臨床的に区別することは不可能である。しかしながら，これらのウイルスによる感染症は冬季に最も多くみられるが，エンテロウイルス感染症は主に夏季〜初秋にかけて発生する。

エンテロウイルス68型(EV-D68)は2014年に呼吸器疾患の大規模な多国間アウトブレイクを引き起こした。元々の喘息の悪化や，喘息の既往のない小児で新たに喘鳴を起こしたりするのが特徴で，入院が必要となることも多く，集中治療が必要な患者もいた。

特殊な宿主への感染

新生児感染

周産期にエンテロウイルス感染症を発症した母親から出生した新生児は，播種性感染のリスクが高く，特に，母親が感染した血清型に対して初感染であった場合は注意が必要である。ほとんどの新生児感染症はエコーウイルス6，9，11，またはコクサッキーウイルスB1〜5によって引き起こされる。新生児のエンテロウイルス感染症は生後1週間で発症し，幅広い臨床疾患を引き起こす。軽症の感染では，非特異的な発熱，皮疹，無菌性髄膜炎がみられる。より重症になると，ウイルス性敗血症，髄膜脳炎，心筋炎，肝炎，凝固障害，肺炎などを起こす。予後は感染した血清型に対する母親の抗体保有の有無に影響される。抗体の欠如は重症化と関連する。新生児エンテロウイルス感染症は，新生児の細菌性敗血症や播種性の単純ヘルペス感染症と区別しなければならない。

免疫不全宿主への感染

液性免疫不全および複合免疫不全患者では，持続性の中枢神経感染症や皮膚筋炎様症候群，および播種性感染症を来す可能性がある。造血幹細胞移植や固形臓器移植を受けた患者，悪性腫瘍をもつ小児および抗CD20モノクローナル抗体による治療を受けた患者では，重症の神経系疾患および多系統の疾患が報告されている。ほとんどの慢性感染はECHO11によって引き起こされる。臨床的には，これらの感染症は慢性髄膜脳炎として現れることが多い。初期症状は，頭痛や倦怠感，軽度の項部硬直もしくはけいれんといったもので，緩徐に進行する。重症度も変動があり，完全に消失することがあったり，緩徐に進行することもある。髄液検査では蛋白上昇と持続性の細胞数増加がみられる。予後は不良である。

重度の複合性免疫不全症候群またはX染色体性無ガンマグロブリン血症の患者には，免疫グロブリン静注(intravenous immunoglobulin：IVIG)を維持投与することで，中枢神経の慢性エンテロウイルス感染症を予防することができる可能性がある。

診断

エンテロウイルス疾患の診断は通常，臨床的に行われる。検査室診断は多くの場合不要だが，中枢神経感染症，心筋心膜炎，新生児感染，免疫不全患者における感染のように，原因微生物の同定がマネジメントに影響する場合，または，公衆衛生上の意味合いがある場合には検査は正当化される。

エンテロウイルスの検出にはRT-PCRが最も頻繁に使用される。PCRは髄液もしくは呼吸器分泌物からの細胞培養によるEVの分離に比べてより感度が高い。症状によっては，水疱液や血液検体を採取して検査を行うこともできる。PCRでは，ウイルス培養で培養困難な血清型も含めて，すべての血清型を検出することができる。EVは症状消失後も数週間にわたって排出され続けるため，糞便や呼吸器分泌物といった検体からEVのPCR検査が陽性であったとしても，必ずしもそのウイルスが感染症の原因であるとは限らない。

エンテロウイルスRNAを検出するRT-PCRアッセイは，髄液，血液，その他の検体で，多くの標準検査機関や市販検査機関で行うことができる。呼吸器検体からライノウイルスとエンテロウイルスを同定するマルチプレックスPCRアッセイは，市販検査として4種類ある。しかしながら，これらのアッセイはエンテロウイルスとライノウイルスを区別することはできず，少なくとも1つの検査では，ライノウイルスしか検出することができない。EV-D68は主に呼吸器検体で検出され，ほとんどの多項目呼吸器RT-PCR検査で検出が可能である。EV-D68の確実な同定には，部分的なゲノムシークエンスかEV-D68特異的RT-PCRアッセイによる増幅が必要である。

かつては組織や体液からEVを分離するためにはウイルス培養が用いられていた。現在では，細胞培養ベースの手法は，血清型の分離が疾患クラスターやアウトブレイクの調査に重要な場合に有用となっている。ほとんどの病院の検査室はもはや細胞培養を行う能力はなく，ウイルス培養は主に州の公衆衛生検査室やCDCで行われている。EVは培養で急速に増殖し，3〜8日で細胞変性効果を示す。エンテロウイルスの血清型は，部分的ゲノムシークエンスもしくは血清型特異的抗体染色，分離株の中和抗体アッセイで同定する。培養に用いることのできる検体はさまざまで，糞便，直腸ぬぐい液，咽頭ぬぐい液，鼻咽頭吸引液，結膜ぬぐい液，気管吸引液，血液，尿，組織生検検体から髄液などがある。培養の感度は血清型や使用する細胞株によって0〜80％まで幅がある。A群コクサッキーウイルスは試験管内では増殖が悪いか全く増殖しない。

血清学的検査はエンテロウイルス感染症の診断には限定的な用途しかない。

治療

エンテロウイルス感染症に対する特異的な抗ウイルス薬はない。治療の中心は依然として，対症療法となるpleconarilは，エンテロウイルスおよびライノウイルス感染症の治療のために開発された抗ウイルス薬だが，新生児エンテロウイルス敗血症と成人の髄膜炎に対する治療として研究で評価されたが，米国では現時点では承認されておらず入手できない。pocapavirは，主にポリオウイルスに対する治療薬として開発された別の抗ウイルス薬だが，いくつかのEVに対して活性があるが，これも市販はされていない。

免疫不全患者における慢性エンテロウイルス髄膜脳炎に対して，静脈内もしくは脳室内投与によるIVIGが有効かもしれない。IVIGは命にかかわるような重症新生児エンテロウイルス感染症(母親の回復期血漿も使用されている)，移植レシピエントや悪性腫瘍患者における重症エンテロウイルス感染症，ウイルス性心筋炎疑い，そして，EV-71による神経疾患で使用されてきたが，これらの使用における有効性は確立していない。

CDCは急性弛緩性脊髄炎患者の評価とマネージメントに関する包括的なウェブサイトを作成している(www.cdc.gov/acute-flaccid-myelitis/hcp/index.html)。

感染管理と予防

手洗いなどの簡単な対策がEVの蔓延を予防するうえで重要である。他のエンベロープをもたないウイルスと同様，アルコールベースの手指消毒では好ましい効果は得られない。

入院患者では標準予防策が適用される。乳児や年少児には，エンテロウイルス疾患の罹病中は接触感染対策を行う。EV-D68による呼吸器感染症では飛沫感染対策も行う。

手指衛生，特に，おむつ交換後の手指衛生と呼吸器衛生 / 咳エチケット(特にEV-D68)がEVの家庭内や施設内での伝播を防ぐために重要である。その他の対策として，汚染された食器類や吐物を避け，表面を消毒することなどがある。飲用水やプールの塩素消毒は感染伝播を予防するのに役立つ可能性がある。

非ポリオEVに対する効果的なワクチンは，中国以外ではまだ臨床的に手に入れることができない。中国ではEV-A71に対する不活化ワクチンが3種類承認されており，ランダム化された臨床試験で，同国において蔓延している遺伝子型に対して高い有効性が示されている。他の遺伝子型が優勢な世界の別の地域において，これらのワクチンが有効であるかは不明である。より重篤な疾患に関連する他のエンテロウイルス血清型のワクチンは現在開発中である。

文献

Cherry JD, Krogstad P. Enteroviruses, parechoviruses, and saffold viruses. In Cherry JD, Gail J. Harrison GJ, Kaplan SL, Steinbach WJ, Hotez PJ eds. *Feigin and Cherry's textbook of pediatric infectious diseases*, 8th ed. Elsevier; 2019:1499–1544.

Cohen JI. Enterovirus, parechovirus, and reovirus infections. In Jameson J, Fauci AS, Kasper DL, Hauser SL, Longo DL, Loscalzo J. eds. *Harrison's principles of internal medicine*, 20th ed. McGraw-Hill; 2018.

Hixon AM, Frost J, Rudy MJ, Messacar K, Clarke P, Tyler KL. Understanding enterovirus D68-induced neurologic disease: A basic science review. *Viruses*. 2019;11(9):821.

Kimmis BD, Downing C, Tyring S. Hand-foot-and-mouth disease caused by coxsackievirus A6 on the rise. *Cutis*. 2018;102(5):353–356.

Lin JY, Kung YA, Shih SR. Antivirals and vaccines for Enterovirus A71. *J Biomed Sci*. 2019;26(1):65.

Messacar K, Modlin JF, Abzug MJ. Enteroviruses, parechoviruses. In Long SS, Prober CG, Fischer. eds. *Principles and practice of pediatric infectious diseases*, 5th ed. Elsevier; 2018:1205–1213.

Messacar K, Abzug MJ, Dominguez SR. 2014 outbreak of enterovirus D68 in North America. *J Med Virol*. 2016;88(5):739–745.

Pons-Salort M, Grassly NC. Serotype-specific immunity explains the incidence of diseases caused by human enteroviruses. *Science*. 2018;361(6404):800–803.

Pons-Salort M, Oberste MS, Pallansch MA, et al. The seasonality of nonpolio enteroviruses in the United States: Patterns and drivers. *Proc Natl Acad Sci U S A*. 2018;115(12):3078–3083.

Romero JR. Coxsackieviruses, echoviruses, and numbered enteroviruses (EV-A71, EVD-68, EVD-70). In Bennett JE, Dolin R, Blaser MJ. eds. *Mandell, Douglas, and Bennett's principles and practice of infectious diseases*, 9th ed. Elsevier; 2020:2227–2237.

Romero JR. Introduction to the human enteroviruses and parechoviruses. In Bennett JE, Dolin R, Blaser MJ. eds. *Mandell, Douglas, and Bennett's principles and practice of infectious diseases*, 9th ed. Elsevier; 2020:2213–2219.

Suresh S, Forgie S, Robinson J. Non-polio enterovirus detection with acute flaccid paralysis: A systematic review. *J Med Virol*. 2018;90(1):3–7.

183 EBウイルス(EBV)と，その他の単核球症様症候群の原因

■著：Jeffery L. Meier
■訳：小山泰司

EBウイルス(Epstein-Barr virus：EBV)は生涯のある時点で，男女かかわらずほぼすべてのヒトに感染しうるガンマヘルペスウイルスである。2003〜2010年の米国の生殖可能な年齢では，非ヒスパニック系黒人とメキシコ系米国人は14歳までに約85%が，非ヒスパニック系白人は14歳までに約52%が，全体の約90〜95%は20代の終わりまでに，EBVを獲得している。社会経済的に低い層ほど小児期のEBV獲得率が上昇する。

咽頭上皮細胞(例：扁桃陰窩)は唾液内の感染性のあるEBVの源である。キスのような，感染性の唾液との密接した経口接触はEBV伝播の主要な様式である。日常における性的接触の間のディープキスは，青少年や若年成人期のEBVの伝播リスクを増加させる。軽い接触はこの感染症を伝播しない。潜伏感染しているBリンパ球からEBVが再活性化している場合に，EBV血清陽性ドナーの血液製剤や組織は感染を伝播しうる。

Box 183.1

EBV関連疾患

急性
- 伝染性単核球症(IM)
- 非典型なIMの徴候や合併症

慢性
- 慢性活動性感染症(まれ)
- 口腔毛状白板症

リンパ増殖性疾患
- 先天性または後天性免疫不全によるもの
- X連鎖性(Duncan病)

その他の疾患
- アフリカBurkittリンパ腫
- 非角化性上咽頭がん
- AIDSにおける原発性中枢神経悪性リンパ腫
- 平滑筋腫瘍や胸腺腫瘍のまれな型
- Hodgkinリンパ腫(EBV DNAを腫瘍の40〜65%に含む)

AIDS＝後天性免疫不全症候群，EBV＝EBウイルス

伝染性単核球症

症候

ほとんどのEBV感染症は無症候性である。起こりうるEBV関連疾患は症候の範囲がさまざまである(Box 183.1)。伝染性単核球症(infectious mononucleosis：IM)は典型的なEBV疾患である。これは急性または亜急性疾患でEBVを獲得してから5〜7週間後に発症(初感染)し，過剰な免疫応答に対応して起こる。IMの比率は15〜25歳の青少年や若年成人で最多であり，約50〜80%の大学生がEBV初感染後に伝染性単核球症様疾患を経験している。乳児や小さい子どもはEBV初感染後に古典的伝染性単核球症を起こすことはほとんどない。高齢者はこの疾患を起こす能力を保っているが，この年代の人の多くはすでにEBVに感染している。

EBVのIMの診断は通常，臨床症状と徴候，そして，血算の特徴的な異常と異好抗体の存在という特徴的な組み合わせをみつけることに基づいている(表183.1)。EBVは，発熱，咽頭炎，頸部リンパ節腫脹の臨床的三徴，末梢リンパ球増加症，分画で異型リンパ球が10%超，モノスポットテストで検出できる異好抗体を認めている伝染単核球様症候群の人において最も可能性がある。これらの診断基準が緩やかであるにつれて，疾患の原因がEBVである可能性が減少する。特に，初回EBV感染症による急性症状は，一般的にこれらの診断基準のすべてを満たすわけでは

表183.1
非複雑性のEBVによる伝染性単核球症の臨床的・検査的所見

患者の比率	>50%	10〜50%	≦10%
症状	咽頭痛，倦怠感，疲労感，頸部リンパ節腫脹，頭痛，発汗	食欲低下，体の痛み，悪寒	上気道症状，咳，関節痛，腹部違和感
徴候	リンパ節腫脹，発熱，咽頭炎	脾腫，肝腫大	皮疹，黄疸，口蓋点状出血，眼窩周囲浮腫，口腔または性器潰瘍
血液検査	>50%　単核細胞 >10%　異型リンパ球 異好抗体 軽度肝酵素上昇 軽度血小板減少 寒冷凝集素	軽度の好中球減少 抗核抗体 リウマトイド因子 カルジオリピン抗体	高ビリルビン>3mg/dL 血尿 膿尿 蛋白尿

ない。初回EBV感染やEBVワクチン候補についての前向き試験で適用されているIM症例の定義は，急性EBV感染症のEBV特異的血清学的証拠に加え，2つ以上の典型的な症状(例：咽頭痛，頸部リンパ節腫脹，発熱，疲労)の存在のみを必要とするようにつくられている。異好抗体検査の結果は一般的に，実臨床においてEBVのIMの臨床診断を補助すると考えられているが，異好抗体はEBVのIM例の約5〜20％では検出されず，疾患の末期まで検出可能にならないことがあり，EBVに関連しない症状ではほとんど検出されない。また，異型リンパ球増加は疾患の末期までピークにならないことがある。通常と異なる徴候は，乳児，小さい子ども，高齢者，免疫抑制者でより起こりやすい。

倦怠感と疲労感は一般に，顕著なIMの症状で，他の症状よりも改善するのに時間を要し，そして，急性期の重症度が高い患者でより長い期間残る傾向にある。時折，疲労感と機能不全は，場合によって急性症状の後6か月間長引く。この慢性倦怠感はEBVの活動の結果でもなければ，身体所見，EBV特異的血清学的所見，その他検査所見の異常を特徴としているものでもない。また，咽頭痛と頸部リンパ節腫脹は非常に一般的なIMの症状である。軽度の眼後部の頭痛は一般的であり，一時的なものである。体幹の痛みと上気道症状も認めうる。

38〜39℃の発熱(±発汗と悪寒)は一般的で，1〜2週間で和らぐが，まれに4週間まで持続する。40℃を超える発熱は，細菌感染(細菌性咽頭炎や扁桃周囲膿瘍)合併の検索を急ぐべきである。滲出性咽頭扁桃炎の身体所見はEBVのIMにおいて一般的であり，通常は疾患初期2週間の間に改善する。点状出血は口蓋垂や軟口蓋と硬口蓋の境にみられることがある。両側後頸部リンパ節腫脹は鑑別診断のなかでEBV IMの可能性を上昇させ，その一方で，広くさまざまな病因が前頸部リンパ節腫脹を引き起こす。EBVのIMに関連したリンパ節腫脹は改善するのに数週間を要することがある。脾腫は一般的なものである。軽度の腹部違和感を認めることがある。重度の腹痛や左上腹部痛で左肩に放散する痛みは脾臓の破裂や梗塞の懸念がある。ampicillinを投与されなければ，皮疹は青少年や成人ではまれである。EBV IMの皮疹は，典型的に淡い麻疹様発疹として認められる。眼球周囲や眼瞼浮腫は，頻繁ではないが認められうる。軽度〜中等度の肝炎の生化学的所見は一般的であり，トランスアミナーゼ値が500IU/Lを超えることや黄疸を認めることがある。末梢血リンパ球増加は通常は疾患の2週目または3週目にピークに達する。また，軽度の好中球減少や血小板減少はよく認められる。

高齢者のEBV初感染では，咽頭炎，リンパ節腫脹，脾腫，異型リンパ球増加はあまり認めず，通常と異なる徴候を認めることが多い(例：黄疸，遷延する発熱)。乳児や幼い子どもは，異好抗体陰性の鼻風邪，滲出性咽頭炎，皮疹，肝脾腫を伴った症候を認める。

合併症

EBVのIMの約1％で合併症が起こる。さまざまなタイプの合併症がある(Box 183.2)。一部の症例では，合併症はその他のIMの徴候をわかりにくくさせるか，典型的なIMの症状や徴候を伴わない。ほとんどの合併症は後遺症を残さずに治癒する。まれな死亡者は脳炎や脾破裂，肝不全，心筋炎，好中球減少関連敗血症の結果である。気道閉塞の切迫は，扁桃リンパ過形成と浮腫に起因する。腫大した脾臓は外傷性破裂を起こしやすいが，特発性破裂や梗塞はまれである。溶血性貧血，血小板減少症，好中球減少症は自己抗体の産生と関連して起こりうる。血球減少は通常，自然治癒する。再生不良性貧血と血球貪食リンパ組織球症(hemophagocytic lymphohistiocytosis：HLH)はまれで致死的合併症である。神経学的合併症は，脳炎，小脳炎，髄膜炎，視神経炎，末梢神経炎，顔面神経麻痺，Guillain-Barré症候群の形をとる。慢性疲労症候群は時折，急性EBV IMのエピソードに引き続いて起こりうるが，これはEBVの活動性の進行によるものではない。

Box 183.2

伝染性単核球症の合併症

神経系
脳炎，髄膜炎，小脳炎，Guillain-Barré症候群，Bell麻痺，視神経炎，精神異常，多発性神経根炎，横断性脊髄炎，Reye症候群

脾臓
腫大した脾臓の破裂(外傷性または特発性)，脾梗塞

呼吸器系
リンパ組織の肥大による上気道閉塞，間質性肺炎

血液系
自己免疫性溶血性貧血，重症血小板減少症，無顆粒球症，再生不良性貧血，血球貪食症候群

肝臓
劇症肝炎，肝壊死

心臓
心筋炎，心外膜炎

免疫系
アレルギー，リンパ増殖性症候群，低ガンマグロブリン血症

皮膚
寒冷誘発性蕁麻疹，白血球破砕性血管炎，ampicillin関連皮疹，多形紅斑，結節性紅斑

その他
慢性疲労症候群

EBVのIMは，重度の細胞性免疫不全をもつ固形臓器や造血幹細胞移植患者において，進行して致死的なリンパ増殖性疾患を起こしうる。まれな遺伝性X連鎖リンパ増殖病では，変異したシグナル伝達リンパ球活性化分子関連蛋白質の遺伝子を伴った若い男性が劇症のEBVのIMやHLHを起こす。生存者は再生不良性貧血，低ガンマグロブリン血症，リンパ腫を認めうる。その他のまれな遺伝的欠損もまた，致死的EBV関連リンパ増殖性疾患またはHLHと関連している。非常にまれに，EBVは間質性肺炎や広範なリンパ節腫脹，肝脾腫，骨髄機能不全，異常ガンマグロブリン血症，Guillain-Barré症候群，ぶどう膜炎を認める慢性活動感染症を起こす。これらの患者は血液や組織中のEBV価が高く，同じくEBV特異的抗体価も非常に高い。

検査所見

Paul-Bunnell-Davidsohn型の血清中異好性免疫グロブリンM(immunoglobulin M：IgM)抗体は，EBM IMの代理的指標である。これらの抗体は，Forssman異好抗体と血清病異好抗体(共に動物の赤血球成分とも結合)と区別可能で，疾患の2〜3週目まで検出できないことがあり，3〜6か月かけて消失する。これらの度合いは疾患の重症度とは相関しない。異好抗体検査の現代的

23

な手法では偽陽性結果を認めることはほとんどなく，すなわち，ウイルス性肝炎，ヒト免疫不全ウイルス(human immunodeficiency virus：HIV)感染症，マラリア，バベシア症，自己免疫疾患，リンパ腫の患者においてほとんどないことが報告されている。

EBV 特異的抗体検査は，免疫正常者において EBV IM が決定的な診断であるかどうかである。ウイルスのカプシド抗原に対する抗体(VCA 抗体)，EBV の核抗原に対する抗体(EBNA 抗体)の測定は，初発の EBV 感染症の診断確定または否定のために，通常，必要とされる検査情報を与える。急性 EBV IM 例の 85〜95％で認められる VCA IgM 抗体の検出は診断を補助し，急性期後に数週間〜数か月かけて消失，そして一般的に再出現はしない。時折遭遇される VCA IgM 抗体の偽陽性は，この検査を初発 EBV 感染症の確定診断の単独の検査としては不完全にさせている。初発サイトメガロウイルス(cytomegalovirus：CMV)感染症は，免疫正常者において，非特異的 IgM 活性化または EBV 免疫再活性化の結果，時折，EBV VCA IgM 陽性が認められるその他の原因である。VCA IgM 抗体が存在することと組み合わせて，EBNA 抗体が検出されないレベルであることは，EBNA 抗体は通常回復期まで検出されず，その後，生涯存在するため，初発 EBV 感染症の診断が裏づけられる。VCA IgG 抗体が，急性期から回復期に，陰性から陽性へとセロコンバージョンした状態で診断が確定される。しかしながら，通常，VCA IgG 抗体は急性期にほぼピークに達し，生涯持続する。これにより，VCA IgG 抗体のセロコンバージョンの検出が一般的ではないオプションであることとなる。VCA IgM，VCA IgG，そして EBNA 抗体の存在は，EBV 免疫再活性化または VCA IgM の偽陽性結果が加わった以前の EBV 感染症と一致する。

EBV 特異的抗体のレベルは，検査方法や基礎疾患や併存疾患によって混乱を来すことがあるため，慎重に解釈を要する。免疫不全患者において EBV 特異的抗体検査を行うことは，誤った解釈やあいまいな結果をもたらしうる。

免疫正常者の急性 EBV 感染症が決定的ではない EBV 特異的血清学的結果を示したとき，定量的拡散検査(quantitative nucleic acid testing：QNAT)による血清または血漿の EBV DNA の検出は EBV IM の診断への到達を補助しうる。これは，潜伏型 EBV ゲノムから成る全血中の EBV DNA とは異なり，EBV IM は血清または血漿中に EBV DNA を放出し，その他の点では健康な人では長期間循環しないからである。EBV DNA 定量化についての世界保健機関による国際的な標準的基準は異なった EBV QNAT 測定法の標準化に役立っているが，臨床現場で使用されるさまざまな EBV QNAT の陽性と陰性的中価値については大きな疑問が残っている。EBV DNA 血症のレベルの QNAT 基準は，EBV 関連リンパ増殖性疾患の対応の指針のため，一般的に免疫不全患者で使われる。

単核球症様症候群の他の原因

単核球症様症候群は，他の病因によって引き起こされる。これは，他の伝染性単核球症(B27.8)，伝染性単核症，詳細不明(B27.9)やサイトメガロウイルス単核症(B27.1)の国際疾病分類〔(International Classification of Diseases：ICD)-10，2019 年〕疾病コードに反映されている。EBM IM はガンマヘルペスウイルス単核症(B27.0)としてコード化されている。CMV，*Toxoplasma*，HIV，風疹，肝炎ウイルス，そして，その他の急性咽頭炎を起こす病因による急性感染症の原因が，単核症の可能性のある原因候補として考慮される。臨床所見と非特異的検査所見は，EBV と他の病因の区別の助けとなりうる(表 183.2)。しかしながら，通常は病原体特異的な検査結果によって確定診断がなされる(表 183.3)。EBV は，異好抗体陰性である単核球症様症候群の鑑別診断に含まれるべきである。

CMV 初感染は異好抗体陰性の単核球症様症候群の多くを占める(「180 章　サイトメガロウイルス」参照)。CMV の単核球症様

表 183.2
単核球症様症候群の鑑別診断

種類	EBV	CMV	*Toxoplasma*	HIV	細菌[a]や呼吸器ウイルス[b]による咽頭炎	風疹	HAV，HBV，HCV
発熱	＋＋	＋＋	＋	＋＋	＋＋	＋	＋＋
咽頭痛	＋＋	＋	＋	＋＋	＋＋　急性発症	＋／－　鼻風邪	－
滲出性咽頭炎	＋	＋／－	－	＋／－　アフタ性潰瘍	＋	－	－
前頸部リンパ節腫脹	＋＋	＋	＋＋	＋＋	＋＋	＋	＋／－
後頸部リンパ節腫脹	＋＋	＋	＋＋	＋＋	＋／－　軽度	＋＋	＋／－
皮疹	＋／－　しかし ampicillin 投与で一般的	＋	＋／－	＋＋	＋／－　猩紅熱様	＋＋	＋／－
肝炎	＋＋	＋＋	＋	＋	－	＋／－	＋＋
黄疸	＋／－	＋／－	－	－	－	－	＋＋
脾腫	＋＋	＋	＋／－	＋／－	－	＋／－	＋

表 183.2(続き)

種類	EBV	CMV	*Toxoplasma*	HIV	細菌[a]や呼吸器ウイルス[b]による咽頭炎	風疹	HAV，HBV，HCV
異型リンパ球	＋＋	＋＋	＋　分画で 10%以下	＋／－　分画で10%以下	－[a] ＋／－　分画で10%以下[b](アデノウイルス，パルボウイルス B19)	＋／－　分画で10%以下	＋　分画で 10%以下
異好抗体	＋＋　10%以上で認めず	－	－	－	－	－	－

＋＋＝50%超でみられる，＋＝10～50%でみられる，＋／－＝10%でみられる，－＝みられないか，まれ
CMV＝サイトメガロウイルス，HAV＝A 型肝炎ウイルス，HBV＝B 型肝炎ウイルス，HCV＝C 型肝炎ウイルス，HIV＝ヒト免疫不全ウイルス(急性レトロウイルス症候群)
a 主に β 溶血性レンサ球菌(A，C，G 群)。ジフテリア，*Arcanobacterium haemolyticum*，*Neisseria gonorrhoeae*，*Mycoplasma*，*Fusobacterium*，Vincent アンギーナを考慮する。
b インフルエンザウイルス，アデノウイルス，パラインフルエンザウイルス，ライノウイルス，メタニューモウイルス，コロナウイルス。

表 183.3
単核球症様症候群の診断検査

種類	EBV	CMV	*Toxoplasma*	HIV	細菌[a]や呼吸器ウイルス[b]による咽頭炎	風疹	HAV，HBV，HCV
抗体の反応：急性期[c]	＋　異好抗体 ＋　VCA IgM ＋／－　抗 EA －　抗 EBNA	＋　CMV IgM，低アビディティー CMV IgG	＋　*Toxoplasma* IgM，低アビディティー *Toxoplasma* IgG	－　HIV 抗体	なし	＋　風疹 IgM	＋　HAV IgM ＋　HBc IgM －　HCV 抗体
抗体の反応：回復期	＋／－　VCA IgG の 4 倍以上の上昇 ＋／－　抗 EA (EIA) ＋　抗 EBNA (EIA)	＋　CMV IgG の 4 倍以上の上昇	＋　*Toxoplasma* IgG セロコンバージョン(いくつかの種類の検査が使用可能)	＋　HIV 抗体 ＋　イムノブロットまたはマルチスポットで確定	＋　ASO または抗 DNase B[a]の上昇 ＋　インフルエンザ IgG[b]の 4 倍以上の上昇	＋　風疹 IgG の 4 倍以上の上昇	＋　HAV IgG ＋または－抗 HBs ＋　HBc IgG ＋　HCV 抗体
核酸または抗原同定	なし	＋／－　CMV 抗原または血中白血球中 DNA または血漿中 DNA	なし	＋　血漿 HIV RNA PCR ＋／－　p24 抗原	＋　溶連菌迅速検査[a] 呼吸器ウイルス PCR パネル[b] インフルエンザ抗原[b]	なし	＋　HBs 抗原 ＋　血漿 HCV RNA PCR
培養	実践的ではない	＋　尿，唾液	実践的ではない	実践的ではない	＋　咽頭スワブ，血液培地[a]	実践的ではない	なし

＋＝典型的に認める，＋／－＝時折認める，－＝通常，認めない
EA＝EBV 早期抗原，EBNA＝EBV 核内抗原，EIA＝酵素免疫測定法，HBc＝HBV カプシド抗原，HBs＝HBV 表面抗原，p24＝HIV コア蛋白，PCR＝ポリメラーゼ連鎖反応，VCA＝EBV ウイルスカプシド抗原
a 主に A 群レンサ球菌への適応。ジフテリア菌(*Corynebacterium diphtheriae*)，淋菌(*Neisseria gonorrhoeae*)，*Arcanobacterium haemolyticum* の培養には特殊な培地が必要。
b 主にインフルエンザウイルス，アデノウイルス，メタニューモウイルス，ピコルナウイルス(非ポリオのエンテロウイルスとライノウイルス)，パラインフルエンザウイルスへの適応。
c 急性期血清の IgM と異好抗体の状態で決定される。急性期と回復期のペア血清は，抗体価の変化を正確に決定するために同時に測定するのが最適だが，通常は実践的ではない。

症候群は，EBV の IM とよく似ていることがある。CMV と EBV は共に，特徴的に発熱，肝炎，異型リンパ球増加を来す。CMV の単核球症様症候群においては，頸部リンパ節腫脹と咽頭炎は症状が軽い傾向にあり，滲出性扁桃炎は頻度が低い。免疫正常者における CMV 初感染は，抗 CMV IgM 陽性かつ，低アビディティー抗 CMV IgG 値または CMV IgG のセロコンバージョン，といった血清学的証拠によって確定される。末梢血液中の CMV DNA の検出もまた診断の補助となる。

HIV 初感染による急性レトロウイルス症候群(acute retroviral syndrome：ARS)は，単核球症様症候群として表現されうる。ARS において皮疹は起こりえ，滲出性咽頭炎はまれであり，扁桃過形成は最小限，そして，口腔または性器潰瘍が時折みられ

る。一過性の末梢血リンパ球減少の2〜3週間後にリンパ球増加が認められ，そのうち少数の細胞が反応性の可能性がある。HIV抗体陰性または中等度HIV抗体に加えて，血中HIV RNAまたはp24抗原の検出は，HIV初感染を示す。

レンサ球菌性咽頭炎は，EBV咽頭炎と比較して，急性発症する頻度が高い。呼吸器ウイルスや非ポリオのエンテロウイルスのようなさまざまなウイルスは，急性咽頭炎の最も頻度が高い原因である。細菌性急性咽頭炎のように，これらの急性咽頭炎の原因となるウイルスは，典型的には肝脾腫，異型リンパ球増加，顕著な後頸部リンパ節腫脹を起こさない。アデノウイルスは小さい子どもにおける単核球症様症候群の一般的な原因の例外であり，時折，異型リンパ球増加を引き起こしうる。*Toxoplasma*による単核球症様症候群は米国でまれであり，滲出性咽頭炎や末梢血分画で10%を超える異型リンパ球増加を起こさない。風疹もまた発熱とリンパ節腫脹を引き起こすが，加えて，皮疹，鼻風邪，関節痛，ごく少数の異型リンパ球増加という徴候は，EBV IMと風疹との鑑別に役立つ。A〜E型のウイルス性肝炎は通常，問題となるようなレベルの咽頭炎や著明なリンパ節腫脹を伴わない。急性単核球症様症候群はまた，ヒトヘルペスウイルス6型(human herpesvirus 6：HHV-6)，単純ヘルペスウイルス，パルボウイルスB19，ウエストナイル熱ウイルス，ダニ媒介感染症，リンパ血液学的異常，全身性薬物副反応(例：phenytoin，carbamazapine，minocycline，サルファ剤)で認められる。

マネジメント

EBウイルス(EBV)

EBVのIMへの対応は一般的な支持療法以上を必要とせず，それには，適切な安静，補液，解熱薬，鎮痛薬が含まれる。acetaminophenは一般的に使用される。出血と血小板減少の潜在的リスクのために，aspirinは避けるべきである。IMの合併症は，追加の支持的手段が必要となりうる。たとえば，扁桃腫大による閉塞や脳炎の間の気道の維持，重症の溶血性貧血や血小板減少に対する輸血，脾破裂に対する脾臓摘出である。日常生活活動は症状の度合いや脾腫に比例して制限されるべきである。多くの学生は長くても2〜3週間で学校生活に復帰できる。

腫大した脾臓は単核球症のために構造的に脆弱であり，外傷により破裂するリスクがある。脾破裂の報告例はほぼ全例が発症後1か月以内に起きているが，発症後7週目の脾破裂の報告もある。身体診察ではみつからない脾腫は超音波検査で検出することができるが，触れない脾腫は通常，4〜6週間以内に改善する。これは，症状の出現後4〜6週間あるいは脾腫がないことが確認されるまでは接触するスポーツを避けるべきであるという専門家の意見をサポートする。スポーツ医学の2008年の合意声明では，脾腫の存在と破裂リスクを決定するための1回の超音波検査に対して警鐘を鳴らしている。正常な脾臓の大きさは身長の高いアスリートで顕著に大きく，IM関連脾腫における脾臓の大きさは正常範囲を超えないこともある。EBV IMを有する大学生の年齢のアスリート 17人を対象として継続的な超音波検査をした前向き試験では，脾臓の腫大を全員に認め，発症から23日以内(平均 12.3日，標準偏差 5.3日)にピークに達し，その後，大きさは1日あたり平均約1%減少した。継続的な超音波検査により，脾腫が時間の経過と共に改善していく様子をより正確に把握できるようになる一方で，この戦略の費用対効果や確実性には疑問がある。アスリート(または法的に認定された代理人)は，アスリートが接触するスポーツに戻ることが可能かどうかについて共に決定する際，脾破裂のリスクに関連する問題について説明を受けるべきである。

EBVのIM関連の滲出性咽頭扁桃炎は一般に，β溶血性レンサ球菌の検索につながる。IMの間に採取したサーベイランスの咽頭培養の3〜30%においてA群溶連菌が発育し，これは，そのコミュニティーのレンサ球菌の保菌率の幅を反映している。この菌を保菌している人の30%以下で，最終的にレンサ球菌感染症の血清学的証拠を認める。治療は，penicillin V(500mg 1日2回)を10日間，または米国感染症学会(Infectious Disease Society of America：IDSA)の治療ガイドラインの推奨による代替抗菌薬によって行う。このガイドラインは一般に公開されている。また，この治療はレンサ球菌後合併症を予防する。1つの後ろ向き試験では，過去のampicillinの報告と異なり，経口amoxicillinによる皮疹のリスクはEBVのIMにおいて増加しないと結論づけられている。

acyclovir，ganciclovir，foscarnetは，溶解感染の間のEBV増幅を阻害するが，増殖したB細胞の中に潜伏したEBV遺伝子の増幅は阻害しない。IMの患者における咽頭からのEBVの排出は，acyclovir，そしてacyclovirの経口プロドラッグであるvalacyclovirによって著明に阻害されるが，抗ウイルス薬を中止後に排出が再開される。acyclovirは急性のEBVのIMに臨床的利益はなく，EBVを含んだ循環しているB細胞の割合を一貫して減少させるわけではないことが示されている。多くの臨床医は，EBVのIMの重症合併症に対する副腎皮質ステロイド治療の補助として，抗ウイルス薬治療を考慮することがある。

合併症のないIMの治療における副腎皮質ステロイドの使用は推奨されていない。いくつかの小さな比較試験があり，その研究デザインはまちまちで，副腎皮質ステロイドが臨床的に有益であるという一貫した結論は導き出させなかった。また，有害事象の可能性についても検討不十分であった。試験で示された利益は，発熱と咽頭扁桃症状の期間の若干の減少である。二重盲検プラセボ比較試験では，prednisoloneとacyclovirの併用によりIMの症状の期間の有意な減少はみられなかった。副腎皮質ステロイドはリンパ節腫脹や肝脾疾患を減少させない。まれな少数症例報告では，副腎皮質ステロイドの使用と，脳炎・心筋炎・扁桃周囲膿瘍との関連がみられている。副腎皮質ステロイドは理論上，長期間の免疫や悪性転化しうる潜伏感染の細胞の数に悪影響を及ぼす可能性があるが，これらについてはまだ十分に研究されていない。

副腎皮質ステロイドは，IMでみられる合併症のうち特定のものの治療に有用であるようである。副腎皮質ステロイドは扁桃腫大による気道閉塞切迫に迅速に効果を示す。短期間の副腎皮質ステロイドはまた，重症で遷延するIMの例外的な状況(発熱，衰弱，体重減少)においても考慮されることがある。副腎皮質ステロイドは，自己免疫性血小板減少症と溶血性貧血の重症度を減少させうる。また，脳炎や心筋炎や心膜炎の難治性の症例で使用が考慮されることがある。使用する際には，副腎皮質ステロイドは短期間かつ一般的に，1日あたりprednisone換算40〜60mgで開始する。EBV関連リンパ増殖性疾患やHLHの合併症の治療は本章の解説範囲を超えている。

他の原因による単核球症様症候群の治療

CMV，*Toxoplasma*，HIV，風疹，肝炎ウイルスの急性感染による単核球症様症候群は通常，自然治癒する。症例ごとにさらに詳細を把握し，支持療法以外の介入を適応すべきかどうか決定する。妊娠と細胞性免疫不全はこの決定を考慮する際に重要な要因である。高度な細胞性免疫不全では通常，急性のCMV感染症(「180章　サイトメガロウイルス」参照)や*Toxoplasma*感染症(「198章　トキソプラズマ(*Toxoplasma*)」参照)に対して，それぞれ抗ウイルス薬と抗寄生虫薬の使用を必要とする。CMV，*Toxoplasma*，風疹の妊娠中の初感染は新生児にリスクをもたらし(TORCH症候群[訳注：トキソプラズマ症(*Toxoplasma*)，Others(その他：B型肝炎ウイルス，コクサッキーウイルス，EBウイルス，水痘帯状疱疹ウイルス，梅毒など)，風疹(rubella)，サイトメガロウイルス(cytomegalovirus)，単純ヘルペスウイルス(herpes simplex virus)の頭文字をとってこう呼ばれる])，この領域に精通した産科医へのコンサルテーションを必要とする。妊婦の*Toxoplasma*初感染は抗微生物薬を必要とする(「198章　トキソプラズマ(*Toxoplasma*)」参照)。迅速な抗レトロウイルス治療は急性HIV感染症患者で考慮すべきである(「98章　HIV感染症：抗レトロウイルス治療」参照)。妊娠中の抗レトロウイルス療法は実質的に周産期のHIV伝播を減少させることが可能であるが，使用に当たってはその毒性やリスクの知識を必要とする(「94章　妊娠と産褥期：感染症リスク」参照)。

予防

EBV感染やそれによる疾患を予防するワクチンは存在しない。IMで入院する患者は隔離する必要はない。急性期後の長期間の無症候性ウイルス排出はEBV伝播の潜在的リスクであり続ける。親密な接触の制限はEBVの伝播を減少させうるが，EBV感染が耐えられない場合を除いて実践的ではない。

文献

Chervenick PA. Infectious mononucleosis: The classic clinical syndrome. In Schlossberg D, ed. *Infectious mononucleosis*, 2nd ed. New York: Springer-Verlag; 1989: 29–34.

Cohen JI. Epstein-Barr virus infection. *N Engl J Med.* 2000;343:481–492. PMID: 10904566.

Dunmire SK, Hoquist KA, Balfour HH. Infectious mononucleosis. *Curr Top Microbiol Immunol.* 2015;390:211–240. PMID: 26424648 PMCID: PMC4670567.

Luzuriaga K, Sullivan JL. Infectious mononucleosis. *N Engl J Med.* 2010;362:1993–2000. PMID: 20505178.

Rezk E, Nofal YH, Hamzeh A, Aboujaib M, AlKehder MA, Al Hammad MF. Steroids for symptom control in infectious mononucleosis. *Cochrane Database Syst Rev.* 2015 (11):CD004402. PMID: 26558642 PMCID: PMC7047551.

Shepard RJ. Exercise and the athlete with infectious mononucleosis. *Clin J Sport Med.* 2017;27:168–178. PMID: 27347865.

184 ハンタウイルス心肺症候群

■著：Gregory Mertz
■訳：山本勇気

はじめに

ハンタウイルス心肺症候群(Hantavirus cardiopulmonary syndrome：HCPS)は，ハンタウイルス肺症候群とも呼ばれ，心原性ショックや呼吸不全を引き起こし，それに伴う死亡率が高いウイルス性人獣共通感染症である。ヒトにおけるハンタウイルス感染症は，北米，中米，南米の大部分で確認されている。米国では，年間約25例(範囲は11～48例)が報告されており，全体の症例死亡率は35%である。ほとんどの症例はミシシッピ川以西で発生しており，ニューメキシコ，コロラド，アリゾナ，カリフォルニアで半数以上が報告されている。南米，特にアルゼンチン，ブラジル，チリでの症例致死率はほぼ同じであるが，これらの国々で毎年報告される症例数は米国での報告数を上回っている。

ウイルス学

ハンタウイルスはエンベロープ型の一本鎖陰性RNAウイルスである。1993年にHCPSが初めて認識されて以来，20種類以上の新世界ハンタウイルスが同定されている。新世界ハンタウイルスによって引き起こされる心肺疾患は，主にアジアとヨーロッパで発生する旧世界ハンタウイルスの感染により主に腎臓に症状が現れる腎症候性出血熱とは異なる。新世界のハンタウイルスには，Sin Nombre virus(SNV)やAndes virus(ANDV)のような症例致死率の高い高病原性ハンタウイルス，Choclo virusのような主に発熱性疾患を引き起こし，まれに致死的感染症を引き起こすウイルス，およびProspect Hill virusのようなヒトに疾患を引き起こさないウイルスが含まれる。カナダおよび米国でHCPSを引き起こす最も一般的なハンタウイルスはSNVであり，南米で重大な疾病を引き起こすハンタウイルスには，チリおよびアルゼンチンのANDV，パラグアイのLaguna Negra virusがある。

疫学

ハンタウイルスはげっ歯類の間で伝播することもあるが，それぞれのハンタウイルスは，尿，糞便，唾液中にウイルスを排出する主要なげっ歯類宿主と関連している。ヒトが感染するのは，エアロゾル化した排泄物を吸い込んだときと考えられており，多くの場合，ネズミが出没する密閉された場所を掃除するときに感染する。一般的ではないが，げっ歯類に咬まれたり，研究室で曝露されたりすることで感染することもある。ヒトからヒトへの感染は，チリとアルゼンチンのANDV感染でのみ報告されており，その多くは家族内集団感染である。チリのHCPS患者の家庭内接触者を対象とした前向き研究で，Ferrésらは，性交渉のパートナーやその他の家庭内密接接触者では，別室で寝ている，あるいは性的接触のない家庭内のメンバーと比較して，HCPSのリスクが有意に高いことを報告している。アメリカ大陸では，旧世界ハンタウイルスであるSeoul virusのヒトへの感染も，げっ歯類の飼育施設で働いている人や，海港やその近辺に住んでいる人での孤立した集団発生として報告されている。

臨床症状

ほとんどのヒトの症例では曝露が明確でなく，一般に潜伏期間は特定できない。しかし，高リスク地域で短期間曝露されたチリの一連の症例では，曝露から臨床症状発現までの潜伏期間の中央値は18日で，その幅は11～32日であった。2012年にヨセミテ国立公園で発生した集団感染でも，カリービレッジにある高リスクの「シグネチャーテント」に数日間滞在した旅行者の間で潜伏期間が確認された。ヨセミテでの集団発生では，潜伏期間の中央値は30.5日で，その範囲は20～49日であった。

臨床症状は，発熱と筋肉痛が2日～1週間続く熱性前駆症状で始まり，しばしば頭痛，背部痛，腹痛，吐き気，下痢を伴う。非特異的な前駆症状が数日続いた後，咳や呼吸困難を伴う心肺期が突然始まる。この病期は軽症で，酸素の補充を必要とする程度であることもあれば，重症で急速に肺水腫を起こし，人工呼吸を必要とする呼吸不全を起こすこともある。重症の場合は，心原性ショック，血液濃縮，乳酸アシドーシスが特徴で，重篤なショック，不整脈，死に至ることもある。心肺期は通常，2～4日間続く。心肺期に続いて利尿期が現れ，ショックと肺水腫が急速に消失する。回復期は長引くこともあり，脱力感，疲労感，拡散能異常を伴う運動耐容能障害が起こることがある。

診断

重症患者は通常，血清学的検査の結果が出る前にショック状態に陥り死に至るため，早期の推定診断が重要である。曝露歴は有用であるが，通常は明らかでない。咳嗽がなく，胸部レントゲン写真が正常で，血小板減少以外の一般的な検査値異常がないため，発熱前駆症状時の臨床診断はきわめて困難である。臨床医の間でハンタウイルス感染症に対する認識が高かった頃にチリで行われた未発表のシリーズでは，ハンタウイルス感染症患者のほぼ半数が発熱前駆症状の間に医療機関を受診した。ハンタウイルス感染の血清学的検査を受けた者はおらず，心肺期になって病院に戻ってくるまでは入院した者はいなかった(P. Vial，私信)。Mertz らによって報告された北米で実施された ribavirin の対照試験では，血小板減少と HCPS の発熱前駆症状に一致する症状を有する農村部の患者が登録対象となった。発熱前駆症状の段階でハンタウイルス感染が疑われた被験者のうち，ハンタウイルス感染が確認された者はいなかったが，心肺期に登録された 24 例中 23 例でハンタウイルス感染が確認された。

HCPS の確定診断は，ハンタウイルス特異的免疫グロブリン G (immunoglobulin G：IgG)抗体および IgM 抗体の血清学的検査に基づく。米国で利用可能な血清学的検査には酵素結合免疫吸着測定法(enzyme-linked immunosorbent assay：ELISA)があり，多くの州の保健所や民間の検査機関で利用できる。急性感染症は，IgM および IgG 抗体の陽性結果により特徴づけられる。IgM 陽性 / IgG 陰性の結果は一般的に偽陽性であり，特に 24〜48 時間後に再検査しても IgG 抗体が検出されない場合は偽陽性となる。米国のほとんどの民間および州立検査施設では，検体を採取してから結果が報告されるまで約 7 日間かかる。

末梢血の単核細胞や血清中のハンタウイルス RNA を検出するネステッド逆転写ポリメラーゼ連鎖反応(reverse transcription-polymerase chain reaction：RT-PCR)と同様に，より特異的なウエスタン免疫ブロット法の実施は現在研究施設に限られている。ハンタウイルス RNA は，発症または抗ハンタウイルス抗体の検出の 2 週間前から，および発症後 13 週間までの末梢血細胞から検出される。死後診断では，免疫組織化学的に組織中のハンタウイルス抗原を検出することによっても診断できる。

臨床症状，レントゲン所見，末梢血液塗抹標本から，心肺期の発症時に推定診断が可能である(図 184.1)。特徴的な血行動態所見も診断に有用である。胸部レントゲン写真では，両側肺浸潤，Kerley B 線，不明瞭な肺門境界，および気管支周囲カフを含む肺水腫に一致した所見が認められ，その後，12 時間以内に急速に進行する。血算を確認し，経験豊富な病理学者が末梢血塗抹標本を評価すべきである。心肺期におけるハンタウイルス感染を示唆する基準には，(1)血小板減少(血小板数 150×10^3/mm^3 以下)，(2)好中球左方移動(骨髄芽球の存在)，(3)好中球の中毒性顆粒形成の欠如，(4)血液濃縮(男性ではヘマトクリット 50 以上，女性では 48 以上)，(5)リンパ球中の 10%以上の免疫芽球が含まれる。

HCPS が臨床的に強く疑われる患者を評価する場合，これら 5 つの基準のうち 4 つが存在すれば，感度は 96%，特異度は 99% となる。残念ながら，これらの基準は患者がすでに心肺期に入ってからしか適用されないため，前駆期の診断には使用できない。心肺期における他の所見としては，敗血症性ショックでみられるパラメータとは対照的に，高い全身血管抵抗に伴う低い心指数がある。アラニンアミノトランスフェラーゼとアスパラギン酸アミノトランスフェラーゼの値は，前駆期には正常かわずかに上昇することが多いが，一般に心肺期の開始時には異常であり，しばしば利尿期と回復期にピークに達する。

治療

HCPS が臨床的に疑われる場合(図 184.1)，患者は可能であれば，体外式膜型人工肺(extracorporeal membrane oxygenation：ECMO)を含む心血管系および人工呼吸のサポートが可能な施設に入院すべきである。肺水腫を増悪させる可能性があるため，輸液負荷による蘇生は避けるべきである。必要であれば，人工呼吸を含む酸素補給を行うべきである。血清学的確認ができるまでは，鑑別診断にある他の感染症に対して抗菌薬療法を開始すべきである。

心拍出量は，熱希釈法で直接モニターするか，動脈脈波波形解析などの方法で概算する必要がある。心肺期に心拍出量が急激に

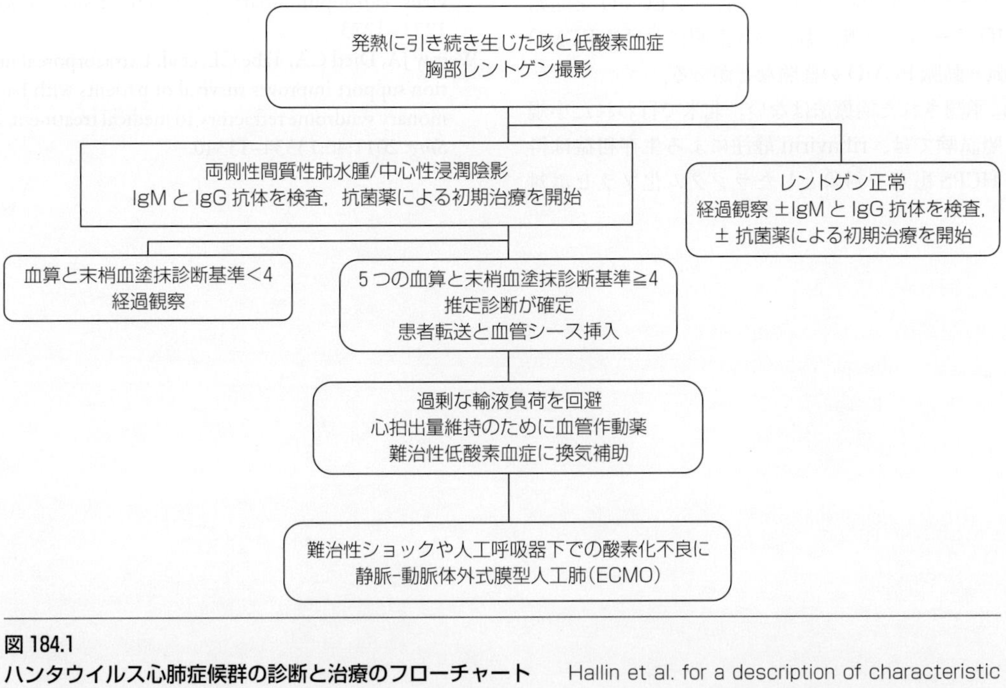

図 184.1
ハンタウイルス心肺症候群の診断と治療のフローチャート　Hallin et al. for a description of characteristic hemodynamic findings および，Ketai et al. for radiologic findings, Koster et al. for CBC and peripheral smear evaluation and criteria for presumptive diagnosis，そして Wernly et al. for extracorporeal membrane oxygenation(ECMO) management を参照。

低下することがあるため，心エコー検査はあまり有用ではない。もし必要であれば，早期に与圧薬を使用すべきである。低血圧の患者には noradrenaline が初期薬剤として望ましいが，心拍出量は減少しているが血圧が維持されている場合には dobutamine が望ましい。必要に応じて，dobutamine に加えて高用量の noradrenaline を使用することもできる。

ECMO が使用可能な場合は，推定診断がつき次第，心胸部外科または血管外科を含む集中治療および ECMO チームが患者を評価すべきである。ニューメキシコ州アルバカーキのニューメキシコ大学病院（University of New Mexico Hospital：UNMH），米国の他の病院，およびチリのサンティアゴのいくつかの病院では，HCPS に対する静脈－動脈（veno-arterial：V-A）ECMO による治療についてかなりの経験がある。1994～2010 年の間に UNMH で ECMO 治療を受けた 51 人の患者のうち，34 人（67％）が生存して退院した。さらに，2003～2010 年に治療された 25 人の患者の生存率は 80％で，これらの患者に対しては，HCPS の診断が確定もしくは推定された段階で，あらかじめ血管シースを動脈と静脈に挿入留置して，それとほぼ同時に気管挿管し，代償不全となれば ECMO を導入する，という方法がとられた。

ECMO が使用できない医療施設に入院した患者については，ハンタウイルス感染が疑われた時点で，ただちに最寄りの ECMO センターに相談すべきである。連絡先を含む ECMO センターのリストは，体外生命維持管理機構（Extracorporeal Life Support Organization）（www.elso.org/Membership/CenterDirectory.aspx）。実際には，心肺期が始まる前にハンタウイルス感染が考慮されることはほとんどなく，心肺期が始まってから数時間以内にショックや死亡に至ることがある。そのため，ECMO センターへの転院の好機は，一般に数時間の単位に限られる。ECMO センターと協議する要因としては，ハンタウイルス感染の可能性，患者の臨床状態，ECMO センターまでの距離，ECMO センターへの搬送前に紹介元の病院で ECMO を開始できる移動 ECMO チームの有無，患者の年齢層における ECMO センターでの静脈－動脈 ECMO の経験などがある。

HCPS の治療に承認された治療法はない。北米で行われた小規模のプラセボ対照試験では，ribavirin 静注による生存利益は得られず，チリの HCPS 患者を対象としたランダム化プラセボ対照試験では，高用量 methylprednisolone による治療は無効であった。チリでは，抗 ANDV 中和抗体を含む新鮮凍結血漿による治療の公開第 1 相試験が実施されたが，中和抗体治療の対照試験は実施されておらず，北米および南米では，主要な病原性ハンタウイルスに対する中和抗体製剤は現時点では販売されていない。

文献

Ferres M, Vial P, Marco C, et al. Prospective evaluation of household contacts of persons with hantavirus cardiopulmonary syndrome in Chile. *J Infect Dis*. 2007;195:1563–1571.

Hallin GW, Simpson SQ, Crowell RE, et al. Cardiopulmonary manifestations of hantavirus pulmonary syndrome. *Crit Care Med*. 1996;24:252–258.

Ketai LH, Williamson MR, Telpak RJ, et al. Hantavirus pulmonary syndrome: radiologic findings in 16 patients. *Radiology* 1994;191:665–668.

Koster F, Foucar K, Hjelle B, et al. Presumptive diagnosis of hantavirus cardiopulmonary syndrome by routine complete blood count and blood smear review. *Am J Clin Pathol*. 2001;116:665–672.

Jonsson CB, Hooper J, Mertz G. Treatment of hantavirus pulmonary syndrome. *Antiviral Res*. 2008;78:162–169.

Mertz GJ, Miedzinski L, Goade D, et al. Placebo-controlled, double-blind trial of intravenous ribavirin for hantavirus cardiopulmonary syndrome in North America. *Clin Infect Dis*. 2004;39:1307–1313.

Nunez JJ, Fritz CL, Knust B, et al. Hantavirus infections among overnight visitors to Yosemite National park, California, USA, 2012. *Emerg Infect Dis* 2014;20:386–393.

Vial PA, Valdivieso F, Calvo M, et al. A non-randomized multicentre trial of human immune plasma for treatment of hantavirus cardiopulmonary syndrome by ANDV. *Antivir Ther*. 2015;20(4): 377–386.

Vial PA, Valdivieso F, Ferres M, et al. High-dose intravenous methylprednisolone for hantavirus cardiopulmonary syndrome in Chile: A double-blind, randomized controlled clinical trial. *Clin Infect Dis*. 2013;57:943–951. doi:10.1093/cid/cit394.

Vial PA, Valdivieso F, Mertz G, et al. Incubation period of hantavirus cardiopulmonary syndrome. *Emerg Infect Dis*. 2006;12: 1271–1273.

Wernly JA, Dietl CA, Tabe CE, et al. Extracorporeal membrane oxygenation support improves survival of patients with hantavirus cardiopulmonary syndrome refractory to medical treatment. *Eur J Cardiothorac Surg*. 2011;40:13334–13340.

185 単純ヘルペスウイルス1型と2型

■著：Richard J. Whitley, Abdulsalam Alsulami
■訳：小山泰司

このウイルスについて

ヘルペスウイルスは，大きなエンベロープに囲まれ，二本鎖DNA核の周囲に配置された162個のカプソメアから成る二十面体のヌクレオカプシドをもつビリオン(ウイルス粒子)と一般的に定義されている。単純ヘルペスウイルス(herpes simplex virus：HSV)は抗原性からHSV-1とHSV-2に区別される。HSV-1とHSV-2のゲノム間にはかなりの相同性が存在し，一方のウイルスタイプを特定するポリペプチドのほとんどは，もう一方のウイルスタイプのポリペプチドと関連している。これは結果として，HSV-1とHSV-2の間にかなりの交差反応をもたらすが，糖蛋白G(glycoprotein G：gG)は，この2つのウイルスの間に違いを生む特徴的な抗原性の決定要因である(例：gG-1とgG-2)。ウイルスのゲノムとヌクレオカプシドの周囲は，密に接着した膜で囲まれ，これは**テグメント**として知られる。ウイルスの糖蛋白を含む脂質エンベロープは緩くテグメントの周囲を囲んでいる。

病理と発症機序

皮膚のHSV感染は，核の変性，正常な細胞膜の喪失，多核巨細胞の形成と共に，感染した上皮細胞の膨化を引き起こす。最終的には，細胞は溶解し，大量のウイルスを含んだ透明な液を放出し，続いて細胞の破片と炎症細胞が表皮層と上皮層の間に蓄積する。多核巨細胞は，通常は水疱の基部に存在する。激しい炎症反応は水疱の基部から真皮に進展し，古典的にHSVの水疱の集合を取り囲む発赤を生じさせる。病変が治癒するにつれて水疱の液体は膿性に変化する。それは，感染巣へと多くの炎症細胞が集まってくるからである。続いて痂皮を形成する。瘢痕化はまれである。

感染が粘膜に進展した場合には，粘膜に存在する非常に薄い角化細胞の急速な破裂のために，浅い潰瘍が水疱より多い。それにもかかわらず，粘膜病変の病理組織学的所見は皮膚病変に似ている。

疫学

HSV-1は咽頭に最も多くみられるが，性器ヘルペスの初回感染の原因としてますます一般的になっており，新規症例の少なくとも半分を占め，加えて，どの臓器にも感染する。HSV-1初感染の頻度に影響を及ぼす因子には，地理的場所，社会経済的状況，年齢がある。小児期や青年期のHSV-1血清抗体保有率は約27%(14～19歳)である。この保有率は年齢と共に上昇し，40～49歳で59.7%となり，男性(45.2%)よりも女性(50.9%)のほうが一般的に多い。HSV-1抗体保有率はメキシコ系米国人が最も多く(71.7%)，続いて，非メキシカン系黒人(58.8%)であり，非ヒスパニック系白人が最も少ない(36.9%)。保有率が最近減少しているにもかかわらず，HSV-1は一般的な感染である(1999～2004年で59.4%，2015～2016年で48.1%)。

口唇ヘルペスの再発は，身体的または感情的ストレス，発熱，紫外線曝露，組織障害，免疫抑制と関連している。初感染と同様に，再発も臨床症状なしに起こりうる。いつでも，健康な小児の1%と健常成人の1～5%は，ウイルス培養で証明されるように無症候性にHSV-1を排出している。ポリメラーゼ連鎖反応(polymerase chain reaction：PCR)を用いた最近の研究では，これらの数は少なくとも3倍以上である可能性が示唆されている。

HSV-2は，米国における再発性の性器HSV感染症の主な原因であるが，最近のデータでは，HSV-1がますます初発性器ヘルペス感染症の原因となっている。しかしながら，再発は，HSV-2による同様の感染症よりも一般的ではない。想像されるように，HSV-2に対する抗体は，性交渉の前にみつかることはまれである。青少年と成人においてHSV-2の血清学的保有率と関連した因子は，性別(男性よりも女性が高い)，人種(白人よりもアフリカ系米国人が高い)，婚姻の状態(独身者や現在結婚している人よりも，以前結婚していた人のほうが高い)，性的パートナーの数(パートナーの人数が多いほど高い)，収入(より低所得層で高い)を含む。

性器HSV感染症の再発傾向はさまざまな因子に依存し，それには性別(男性に多い)，ウイルスのタイプ(HSV-2で多い)，中和抗体の存在と抗体価(中和抗体価が高いと多い)が含まれる。全体で性器HSV-2初感染患者の60～90%が臨床的に明らかな感染再燃を経験する。

臨床症状

咽頭HSV感染症

HSV-1の咽頭初感染は1～3歳の幼い小児で最も多く起こり，通常，無症候性である。潜伏期間は2～12日間，平均4日間である。症候性の場合は，40℃の発熱，口腔病変，咽頭痛，口臭，食欲不振，頸部リンパ節腫脹，粘膜浮腫を特徴とする。口腔病変は初期には水疱であるが，急速に破裂し，周囲に紅斑を伴った1～3 mmの浅い灰白色の潰瘍を呈する。これらの病変は，硬口蓋，舌の前部，歯肉沿い，そして，口唇周囲に分布する(図185.1)。

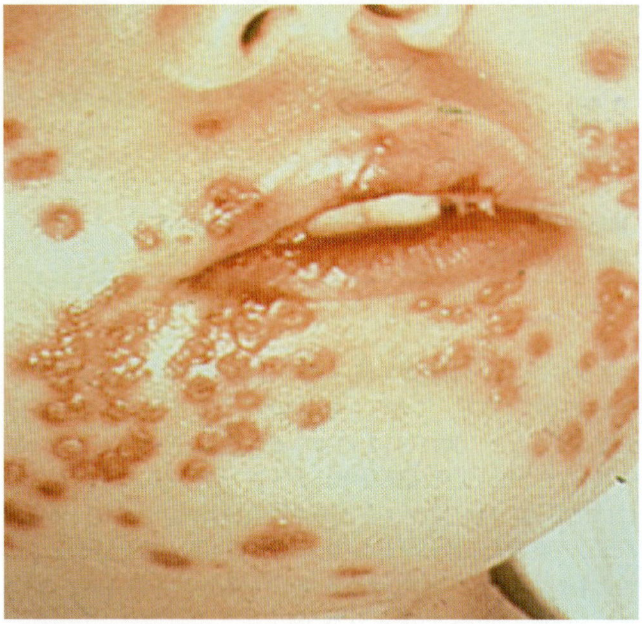

図 185.1
単純ヘルペス歯肉口内炎

加えて，流涎によって病変は顎や頸部に進展しうる。疾患の全期間は 10〜21 日間である。

若い成人の初感染は咽頭炎，そして，しばしば単核球症様症候群と関連する。それらの患者では，紅斑を基部とした潰瘍性病変が頻繁に扁桃に現れる。

初回歯肉口内炎は，平均 7〜10 日間，口腔分泌物へのウイルス排出を引き起こす。ウイルスは便にも排出される。

再発性ヘルペス口唇炎

再発性の HSV 口唇口腔病変はしばしば，疼痛，灼熱感，うずき，かゆみの前駆症状が先行する。これらの症状は一般的には 6 時間以上は持続せず，その後，24〜48 時間以内に疼痛を伴った水疱が典型的には赤唇縁に生じる(図 185.2)。病変は通常，3〜4 日以内に痂皮化し，8〜10 日で完全に治癒する。再発はまれに免疫正常者の口腔内や顔の皮膚に起きる。

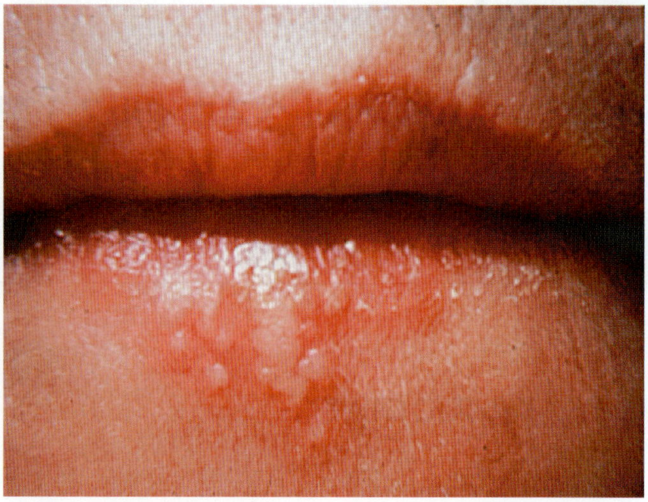

図 185.2
再発性口唇単純ヘルペス

性器 HSV 感染症

性器 HSV 疾患(図 185.3)は，感染したパートナーから性交渉で感染する。かつては性器ヘルペスの事実上全例が HSV-2 によって起こっていたが，性行動の変化に伴い，現代の症例の少なくとも 50％で HSV-1 との因果関係がみられる。初感染の潜伏期間は 2〜12 日間である。初感染の病変は平均 21 日持続する。患者の 70％では，発熱，倦怠感，筋肉痛，鼠径リンパ節腫脹，同様に，その他の全身疾患に伴った徴候や症状を，症候性の初感染で認め

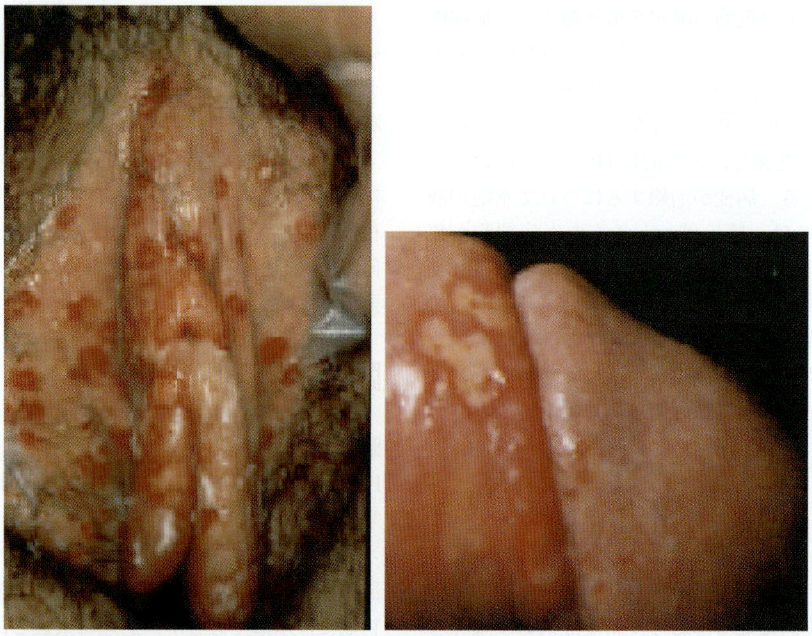

図 185.3
性器 HSV 感染症の女性(初感染)と男性(再発)

る。合併症としては，性器外病変，無菌性髄膜炎（再発しえ，**Mollaret 髄膜炎**として知られている），尿閉と関連した仙骨自律神経機能障害が起こる。女性はより重症の初感染を経験する傾向にあり，より合併症を起こしやすい。

男性の性器 HSV 初感染は通常，陰茎の亀頭または軸の部分に，周囲に紅斑を伴った水疱病変の集簇として生じる。女性の性器 HSV 初感染は通常，両側の外陰部に病変を生じる。HSV 頸管炎の合併は，性器外 HSV-2 初感染の女性の 90%で起こる。女性では，病変は急速に潰瘍化し，灰白色の滲出物で覆われるようになる。病変部は非常に強い痛みを伴うことがある。再発性性器 HSV-2 感染症は症候性と無症候性のどちらも起こりうる。かゆみ，灼熱感，うずき，圧痛という前駆症状は，再発の数時間前から顕著になりうる。疾患の期間は再発でより短く（7〜10 日），病変の数もより少ない。男性では，病変は通常，陰茎の亀頭または軸の部分にみられる。女性では，病変は，小陰唇，大陰唇，会陰部に最も多くみられる。HSV の頸管への排出は再発性性器病変をもつ女性の 10%でみられる。全身症状は再発性性器 HSV 疾患ではまれである。性器 HSV-1 感染症ではより再発が起こりにくい。

通常，伝播は無症候性に起こり，男性から女性へ伝播するケースのほうが多い。重要なことに，HSV-2 血清学的陽性かつ無症候性の人は，症候性の人と同様に感染を伝播させるようである。

その他の原発性 HSV 皮膚感染症

アトピー性皮膚炎で起きるように，皮膚のバリア機能の変化は局所 HSV 皮膚感染症（Kaposi 水痘様発疹症）を起こす。多くの例では，特異的な治療なしで，7〜9 日間で治癒する。外傷後の局所 HSV 皮膚感染症は **herpes gladitorium**（レスラーヘルペスあるいは外傷性ヘルペス）として知られる。指のヘルペス感染症は瘭疽（ひょう）としてみられる。このような病変は自家接種（幼児など）あるいは外因性曝露（手袋の装着を怠った医科・歯科医療者など）により起こる。

眼 HSV 感染症

眼のヘルペス感染症は通常，眼瞼炎や濾胞性結膜炎として認める。疾患が進行するにつれ，枝分かれした樹状病変が拡大する。症状として，重度の羞明，流涙，結膜浮腫，霧視，耳前部リンパ節腫脹などを認める。このような患者のケアには，眼科医に常に関与してもらうべきである。

中枢神経 HSV 感染症

年長児や成人における HSV による中枢神経系の徴候や症状は，突然発症する場合や，1〜7 日の非特異的インフルエンザ様症状に続いて発症する場合がある。主な中枢神経系の徴候は，頭痛，発熱，意識変容，そして，部分発作のような神経学的巣症状である。臨床徴候と症状は，特徴的な前頭葉と側頭葉の局在性を反映することがあり，それには，記憶障害，嗅覚脱失，幻嗅，言語異常，行動異常，そして，よく局所壊死（図 185.4）を病理学的に伴う。

新生児 HSV 感染症

新生児 HSV 感染症は以下の 3 つに分類される。(1)皮膚，眼，口腔に限局した（skin, eye, mouth：SEM）疾患（45%）。(2)脳炎（SEM を伴うこともあれば伴わないこともある）（30%）。(3)複数臓器（中枢神経系，肺，消化管，肝臓，副腎，皮膚，眼球，口腔など）に波及する播種性感染（25%）。播種性感染や SEM 疾患の新生児は通常，生後 2 週間以内に受診するが，中枢神経系に限局する新生児は通常，生後 2 週目と 3 週目の間に受診する。徴候と症状は，易刺激性，けいれん（局所性，全般性のいずれも），嗜眠，振戦，栄養摂取不良，体温不安定，大泉門膨隆，呼吸促迫，黄疸，播種性血管内凝固症候群，ショック，皮膚水疱を認める。乳児の播種性疾患の 40%以上および脳炎の 30%以上は疾患の経過のなかで皮疹が決して出ないことに注目することが重要である。SEM 疾患の例でさえ，約 20%の新生児は皮膚病変を認めない。このウイルスの分娩時感染は症例の約 85%の原因であり，通常，無症候性である。一般的ではないが，新生児が出産直後（10%）や，まれに子宮内（約 5%）で感染を引き起こし，明らかな重症かつ予後不良と関連する。

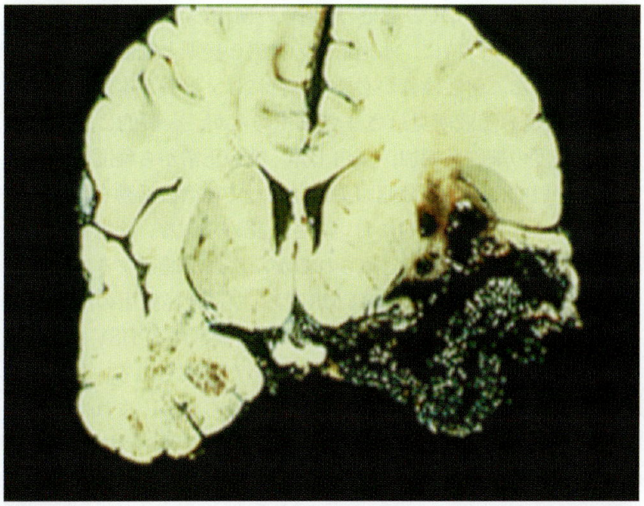

図 185.4
側頭葉壊死を伴った脳

免疫不全者における HSV

免疫抑制剤，基礎疾患，栄養失調による免疫不全の患者は重症の HSV 感染症のリスクが増加する。播種性疾患は，皮膚，粘膜，臓器に広範に起こりうる。あるいは，疾患は限局したままであっても，免疫正常者でみられているよりも長い期間遷延しうる。

診断

型特異的な血清学的検査により HSV-1 と HSV-2 を区別することが可能である。検査では，gG-1 と gG-2 を区別する。これらの検査は，感染のリスクがある人や過去に感染したが気づいていない人をみるのに利用できる。HSV の診断は，培養による HSV の分離や PCR によるウイルス DNA の検出が最もよい。皮膚病変を認めた場合，水疱の掻爬検体は適切な氷上のウイルス輸送培地によって診断目的のウイルス検査室に輸送されるべきである。皮膚以外にも髄液や，まれに尿，咽頭，上咽頭，結膜，十二指腸からウイルスが検出されることがある。Tzanck 検査上の核内封入体や多核巨細胞は HSV 感染症を示唆するが，診断的ではない。病変掻爬の PCR の適応は HSV の検出のための最も感度のよい検査であり，特に，水疱形成の経過の後期と髄液で価値がある。もちろん，耐性検査が必要な場合には，培養が本質である。

HSV 脳炎の髄液所見はさまざまであるが，一般的に，単球優位の中程度の細胞数増加，蛋白上昇，糖の正常から軽度低下を認める。一般的に，脳波は側頭葉に局在して棘徐波活動を認め，これは疾患のきわめて初期においてさえ認められる。疾患初期の脳 CT は正常か浮腫のみが認められるが，疾患が進行するにつれて側頭葉の病変が出現する。脳 MRI は，中枢神経疾患の度合いと拡大の描出をより補助する。PCR による髄液中の HSV DNA の検出は，診断によく使われるようになった方法である。しかし，信頼できる検査室でのみ行われなければならない。まれに，初回の早期髄液 PCR 陰性は HSV 脳炎を除外できず，特に，臨床的疑いが高いままであれば反復すべきである。

治療

口唇ヘルペス

口唇ヘルペスの治療選択肢は，acyclovir，valacyclovir，famciclovir である。acyclovir 200 mg を 1 日 5 回，5 日間経口投与する方法は，治療が前駆症状の期間または再発の発赤期に開始された場合のみ，疼痛の持続期間と痂皮が消失するまでの期間を約 3 分の 1 減少させる。同じ利益は valacyclovir でも認められている（2 g 1 日 2 回，12 時間間隔で 1 日のみ）。臨床的利益は，再発のきわめて初期に治療を開始した場合のみに認められる。最近は，famciclovir による 1 日治療が米国食品医薬品局（Food and Drug Administration：FDA）により承認された。前駆症状の期間に 1,500 mg を 1 回投与することで治癒が促進される。

局所治療は，口唇ヘルペスの治療ではほとんど利益を認めない。それらの治療は承認されているが，筆者は使用を推奨しない。同様に，acyclovir による長期間の抑制治療による口唇ヘルペスの予防をサポートするデータはない。

性器ヘルペス

治療選択肢には，acyclovir（経口または静注），valacyclovir（経口），famciclovir（経口）がある。acyclovir の局所投与は性器ヘルペスに承認されているが，推奨されない。健常人における性器ヘルペスの初感染の治療は，症状の持続期間，ウイルス排出期間，病変が治癒するまでの期間を短縮する（表 185.1）。しかしながら，HSV 初感染の病変に対する全身治療と局所治療は共に再発の頻度や重症度を低下させない。再発性性器ヘルペス病変の治療における経口または局所 acyclovir の一時的な投与は，若干の利益しかなく，病変の期間を多くても 1〜2 日短縮する程度である。しかし，経口 acyclovir，valacyclovir，famciclovir の連日投与は，患者の 60〜90％で性器ヘルペスの再発を効果的に抑制する。重要なことに，抑制療法は全体的に再活性化を予防しない。それゆえに，頻度は低くなるものの，伝播は起こることがある。おおよそ 1 年に 1 回は治療を中断して，抑制療法の継続の必要性について再評価すべきである。

valacyclovir と famciclovir 共に，性器ヘルペスの治療と抑制に承認されている［訳注：日本では，famciclovir は抑制療法に適応なし］。これらの薬物には薬理学的利点が存在する。再発に対して，valacyclovir は通常，500 mg 1 日 2 回を 3 日間投与し，famciclovir は 1 g 1 日 2 回を 1 日のみ投与する。

性器 HSV 感染症の伝播は，感染したパートナーに対して valacyclovir（500 mg 1 日 1 回）の投与で減少させることが可能であるが，除去はできない。

免疫不全患者における皮膚粘膜 HSV 感染症

免疫不全患者において，前述の 3 つの抗ウイルス薬はすべて，ウイルスの排出期間を減少させ，同様に疼痛が治まるまでの期間や HSV 病変の完全治癒期間を十分に減少させる。加えて，免疫不全患者に対するこれらの薬剤の予防的投与は，症候性 HSV 感染症の発生率を顕著に低下させる（表 185.1）。

表 185.1
単純ヘルペス（HSV）感染症に対する抗ウイルス治療

感染症の型	薬剤	経路と用量[a]	補足
性器ヘルペス			
初感染	acyclovir	200 mg 経口 1 日 5 回，10 日間	健常人での好ましい投与経路
		5 mg/kg 静注 8 時間ごと，5 日間	重症例に残しておく
	valacyclovir	500 mg 経口 1 日 2 回，3 日間	
	famciclovir	250 mg 経口 1 日 3 回，10 日間	
再発	acyclovir	200 mg 経口 1 日 5 回，5 日間	
	valacyclovir	500 mg 経口 1 日 2 回，3 日間	
	famciclovir	1 g 経口 1 日 2 回，1 日のみ	
抑制療法	acyclovir	400 mg 経口 1 日 2 回	
	valacyclovir	500 mg または 1 g 経口 1 日 1 回	
	famciclovir	250 mg 経口 1 日 2 回	
口唇ヘルペス	acyclovir	400 mg 経口 1 日 5 回，5 日間	
	valacyclovir	2 g 経口 1 日 2 回，12 時間間隔で 1 日のみ	
	famciclovir	1,500 mg 1 回投与	
免疫不全者における皮膚粘膜 HSV 感染症	acyclovir	200〜400 mg 経口 1 日 5 回，10 日間	
		5〜10 mg/kg 静注 8 時間ごと，7〜10 日間	
	valacyclovir	500 mg 経口 1 日 2 回	

表 185.1（続き）

感染症の型	薬剤	経路と用量 a	補足
	famciclovir	500 mg 経口 1 日 3 回	
HSV 脳炎	acyclovir	10～15 mg/kg 静注 8 時間ごと，14～21 日間	
新生児 HSV 抑制療法	acyclovir	20 mg/kg 静注 8 時間ごと，14～21 日間 300 mg/m^2 8 時間ごと，6 か月間	SEM では 14 日間 播種感染や中枢神経疾患では最低 21 日間
ヘルペス結膜炎	trifluridine	1 滴 2 時間ごとを起床している間，7～14 日間	代替薬は vidarabine 軟膏

a 特に記載がない限り，用量は正常腎機能の成人用である。
SEM＝皮膚，眼球，口腔疾患
〔Workowski KA, Bolan G. Sexually transmitted diseases treatment guidelines, 2015. MMWR Recomm Rep. 2015；64(3)：1-137，および American Academy of Pediatrics. Non- HIV Antiviral Drugs. In Kimberlin DW, Brady MT, Jackson MA, Long SS, eds. Red Book: 2018 Report of the Committee on Infectious Diseases. 31st ed. Itasca, IL：American Academy of Pediatrics；2018：966-984 より〕

単純ヘルペス角結膜炎

idoxuridine，trifluridine，vidarabine の点眼はすべて，HSV 角膜炎の治療に効果的で承認されている。trifluridine は最も効果的かつ投与が簡便であり，HSV 眼疾患に対して選択薬となる（表 185.1）。HSV 眼感染症の対応は，眼科医と共に行うのが本質である。

単純ヘルペス脳炎

HSV 脳炎の患者では，acyclovir の投与は死亡率を低下させ，ある程度，合併症に対する効果がある。治療の用量と期間は表 185.1 に記載している。疾患早期に治療を開始すると予後はより良好である。

新生児 HSV 感染症

静注 acyclovir は新生児 HSV 感染症の選択薬である（表 185.1）。疾患早期に開始することで治療はより効果的となる。acyclovir の特別な安全性のため，静注では 60 mg/kg/ 日を 8 時間ごとに分割する方法で投与すべきである。治療期間は，皮膚，眼球，口腔に限局していれば 14 日である。新生児播種感染や中枢神経疾患では最低 21 日間の静注治療である。治療開始から 21 日完了時の髄液 HSV PCR 陰性の確定は，抑制療法へ移行する前に確認されるべきである。小児感染症の専門医に相談することが強く勧められる。acyclovir による抑制療法は，静注治療が完了した後に開始する。用量は 300 mg/m^2 を 8 時間ごとに 6 か月間投与する。

HSV が眼球に進展した幼児では，静注治療に加えて局所抗ウイルス治療を行うべきである。trifluridine が新生児における眼 HSV 感染症の選択薬である（表 185.1）。

文献

Bodilsen J, Nielsen H, Whitley RJ. Valaciclovir therapy for herpes encephalitis: caution advised. *J Antimicrob Cherother*. 2019 Jan 18; epub ahead of print. doi:10.1093/jac/dky568

Gnann JW, Whitley RJ. Evaluation and management of genital HSV infections. *N Engl J Med*. 2016 Aug;375:666–674. doi:10.1056/NEJMcp1603178, PMID 27532832. Editorial Response published October, 2016.

James SH, Kimberlin DW. Neonatal herpes simplex virus infection. *Infect Dis Clin North Am*. 2015;29(3):391–100.

Kleinstein SE, Shea PR, Allen AS, Koelle DM, Wald A, Goldstein DB. Genome-wide association study (GWAS) of human host factors influencing viral severity of herpes simplex virus type 2 (HSV-2). *Genes Immun*. 2018. doi:10.1038/s41435-018-0013-4. [epub ahead of print].

Pinninti SG, Kimberlin DW. Neonatal herpes simplex virus infections. *Semin Perinatol*. 2018;42(3):168–175.

Roizman B, Knipe DM, Whitlely RJ. Herpes simplex viruses. In Knipe DM, Howley PM, eds. *Fields virology*, 6th ed. Philadelphia: Wolters Kluwer Health/LWW; 2015: 1823–1897.

Whitley RJ, Roizman B. Herpes simplex viruses. In Richman DD, Whitley RJ, Hayden FG, eds.: *Clinical virology*, 4th edi. Washington, DC: ASM Press; 2017: 415–445.

186 ヒトヘルペスウイルス6，7，8型

■著：Eleni E. Magira
■訳：西村 翔

イントロダクション

100種類を超えるヘルペスウイルスのなかで，8種類のヘルペスウイルスがヒトに感染し，それらは単純ヘルペスウイルス1型および2型(herpes simplex virus：HSV)-1，-2，水痘帯状疱疹ウイルス，別称 ヒトヘルペスウイルス3型(varicella-zoster virus or human herpesvirus-3：VZV / HHV-3)，EBウイルス，別称 ヒトヘルペスウイルス4型(Epstein-Barr virus or human herpesvirus-4：EBV / HHV-4)，サイトメガロウイルス，別称 ヒトヘルペスウイルス5型(cytomegalovirus or human herpesvirus-5：CMV / HHV-5)，ヒトヘルペスウイルス6型(human herpesvirus-6：HHV-6)(亜型AおよびB)，ヒトヘルペスウイルス7型(human herpesvirus-7：HHV-7)，およびKaposi肉腫ウイルス，別称 ヒトヘルペスウイルス-8(Kaposi's sarcoma virus or human herpesvirus-8：KSV / HHV-8)である。ヘルペスウイルスは，正二十面体のカプシド内にパッケージされた大きな二本鎖DNAから構成されている。カプシドは混合蛋白質であるテグメントと外側の脂質エンベロープに囲まれており，そこにウイルス糖蛋白がスパイクしている。完全なビリオン[訳注；ウイルス粒子]の直径は200 nmである。これらのヘルペスウイルスはリンパ球および他の細胞系に溶解性および潜伏性の感染を起こす。潜伏感染が成立すると，これらの細胞は，免疫抑制時の内因性のウイルス再活性化のためのリザーバーとして，また感受性の個体に感染を伝播させる潜在的なベクターとして機能する。HHV-6，HHV-7，およびHHV-8は，その生物学，発症機序，およびそれらがつくり出す病態の観点からは多様性に富んだグループを構成しており，HHV-6およびHHV-7は，HHV-8よりも広範囲の細胞系に感染することができる。これらのヘルペスウイルスの臨床像は，無症候性の感染あるいは軽症の発熱を伴った発疹症から免疫不全宿主の致死的な感染症まで幅広い。

ヒトヘルペスウイルス6型(HHV-6)

HHV-6は，HHV-6AとHHV-6Bの2つの異なった亜型を含む，世界的に拡散している直鎖二本鎖DNA分子である。2012年に，国際ウイルス分類委員会(International Committee on Taxonomy of Viruses：ICTV)は，HHV-6AとHHV-6Bを別のウイルスとして分類し，**ヒトヘルペスウイルス6型**を，ヘルペスウイルス目(order Herpesvirales)ヘルペスウイルス科(family *Herpesviridae*)ロゼオロウイルス属(genus *Roseolovirus*)の**HHV-6A**と**HHV-6B**に置き換えた。この2つの変異型には，

表186.1
HHV-6の亜型(A，B)間で，免疫学的特性と病態への関与において異なる部分と共通部分

	HHV-6A	HHV-6B
CD4陽性Tリンパ球への指向性	+	+
神経向性	+	+
硝子体液検体からの検出	+	+
CD8陽性Tリンパ球，ナチュラルキラー細胞，ガンマ / デルタT細胞への指向性	+	−
多系統萎縮性への関与の度合い	+	−
脳幹脳炎への関与の度合い	+	−
インターフェロン-αおよび-βの抗ウイルス活性に対する抵抗性	−	+
ほとんどの初感染	−	+
側頭葉てんかん / てんかん重積への関与	−	+
橋本甲状腺炎への関与	+	−
肝移植患者での肝炎への関与	+	−
突発性発疹への関与	−	+

免疫学的特性と疾患関連性において，明確に異なっている部分と共通している部分がある(表186.1)。

これら2つのウイルスのゲノムシークエンス(塩基配列決定)解析では，全体での遺伝子相同性は90%で，特定の遺伝子配列の高い異質性と機能性の違いが示された。興味深いことに，HHV-6AとHHV-6Bはヒトの染色体のサブテロメア領域に組み込まれる特異な能力を示す〔遺伝性染色体統合型HHV-6(inherited chromosomally integrated HHV-6：iciHHV-6)〕。これによって，他のヒトヘルペスウイルスが潜伏感染細胞内でゲノムを環状エピソームとして維持する一方で，(HHV-6)ウイルスは複製し続けることができる。HHV-6のDNA統合は持続的な高レベルのウイルス血症を引き起こす。高レベルなウイルス血症は一般的ではないが，英国での検討では，献血者の3%で報告されているようにまれではない。新生児の1%が先天性のHHV-6感染症に罹患し，症例の大半は，母体での染色体統合によって起こっている。免疫正常な患者において，ウイルスの組み込みが起こると，血液，血清，毛包のウイルスDNA濃度が上昇する。

HHV-6の疫学，排出，組織指向性

HHV-6は世界中に分布しており，成人の70〜100%がHHV-6感染の血清学的根拠を有している。血清学的な陽性率は，ヨーロッパと米国ではほぼ100%であるが，モロッコでは20%である。10〜15日の潜伏期間の後に感染し，一般的に生後6〜15か月の間に感染する。初感染後，HHV-6AおよびHHV-6Bは終生宿主に留まり，唾液腺でウイルス複製が起こることがある。この

部位からのウイルス排出が主な感染経路と考えられている。HHV-6AおよびHHV-6Bには，それぞれ異なる細胞表面レセプターであるCD46およびCD134が基幹的な侵入レセプターとして働くが，その他の蛋白(例：GP96)もHHV-6感染に関与する。細胞表面レセプターは宿主内部でのウイルスの運命(例：エンドサイトーシス)を決定する。唾液に加えて，HHV-6のDNAは，臍帯血，末梢血，鼻粘膜，嗅球の検体，尿および毛髪からも同定された。HHV-6はCD8陽性/CD4陽性Tリンパ球，ナチュラルキラー細胞，肝細胞，内皮細胞，星細胞(アストロサイト)，乏突起膠細胞(オリゴデンドロサイト)，小膠細胞(ミクログリア)などさまざまな細胞に感染する。血清疫学的データによると，米国において母乳は乳児期のHHV-6感染源としてはそれほど重要ではないことが示されているが，インドの研究者らは，健康な女性あるいはヒト免疫不全ウイルス(human immunodeficiency virus：HIV)陽性の女性の母乳中にHHV-6を同定している。唾液は依然，母子感染の感染経路となっている。HHV-6は，特に免疫不全者で重篤な感染を起こすが，これは免疫正常者でも起こりうる。

免疫正常宿主におけるHHV-6感染

初感染：HHV-6の初感染は3歳までに小児の90％が経験する。HHV-6は2歳未満の小児の皮疹と発熱の最大の原因である。これらの感染症の小児の最大20％が3～5日間の高熱(40℃)を起こす。その時点で，小児は突然，急速に解熱して，体幹，顔面，頸部に瘙痒を伴わないピンク色の丘疹あるいは斑状丘疹(突発性発疹，乳児薔薇疹，第6病［訳注：小児で皮疹を呈する頻度が高い6大疾患の1つで発見された順が最後であることから，第6病(sixth disease)と呼ばれる］)が出現する。HHV-6感染による最も起こりやすい合併症は，血液脳関門を通過するウイルスの能力による熱性けいれんである。倦怠感，中耳炎，胃腸症状，呼吸器症状も同様によく認められる。

脳炎：皮疹を伴うHHV-6脳症/脳炎は，小児および成人の初感染で起こりうる。分子学的検査によって，原因不明の脳炎を起こした免疫正常な患者35例のうちの40％の髄液からHHV-6が検出されたことは興味深い。臨床症状は幅広く，意識レベルの変化，けいれん，精神症状，急性小脳失調，脳神経障害や片麻痺が含まれる。どちらのHHV-6亜型も髄液から分離されるが，亜型Aのほうが神経向性であると考えられている。

ヒトヘルペスウイルス6型の脳幹脳炎に伴うオプソクローヌス-ミオクローヌス症候群(opsoclonus-myoclonus syndrome：OMS)：免疫正常な小児患者がHHV-6脳幹脳炎と診断されている。体幹，四肢，および頭部を中心としたオプソクローヌスおよび不規則性のミオクローヌスを特徴とするオプソクローヌス・ミオクローヌス症候群が成人で報告されている。

POLG変異(Alpers-Huttenlocher症候群)：POLG変異はAlpers-Hutternlocher症候群と関連しており，これはHHV-6関連脳炎を発症した2名のそれまで健康な小児で報告された，まれなミトコンドリア病である。彼らは，急性HHV-6感染と同時に難治性の運動障害を伴う脳症を徐々に発症した。

ダニ媒介脳炎とエンテロウイルス脳炎：検査で証明されたダニ媒介脳炎に関する最近の小規模な検討において，髄液中にヒトヘルペスウイルス(HSV-1，HSV-2，VZV，HHV-6)のDNAが検出された。この所見は，ヘルペスウイルスの共感染が，臨床経過と患者の転帰に影響を及ぼす可能性があることを示唆している。

免疫正常な成人でのHHV-6の初感染による重篤な伝染性単核球症様の症候群：その他の多くのウイルス感染症と同様に，重篤な合併症は，初感染の成人に多く，これらには，伝染性単核球症様症候群，肝炎，血球貪食症候群，血小板減少症，脳炎，致死的な播種性感染が含まれる。HHV-6は，多発性硬化症や，Guillain-Barré症候群といった脱髄疾患の発症に影響を及ぼす可能性があるが，因果関係は証明されておらず，研究の結果は往々にして一致していない。

免疫不全宿主におけるHHV-6感染症

サイトメガロウイルス様感染：活動性のHHV-6の複製は，造血幹細胞や固形臓器移植レシピエントのような免疫不全宿主で頻繁に認められる。ほとんどの感染は移植後2～4週に同定される。臨床症状はHHV-6の再活性化と複製によって生じる。これらの症候はサイトメガロウイルス感染に類似しており，肺炎，大腸炎，出血性膀胱炎，脳炎(側頭葉が侵されることが最多)，肝炎，骨髄抑制，移植片対宿主病などがある。HHV-6は骨髄移植後の頻発する皮疹にも関与しており，組織学的にはリンパ球性の好塩基性封入体とウイルスDNAを認める。HHV-6は肺移植レシピエントでの閉塞性細気管支炎と関連しており，最終的には移植片の生着不全につながる。遺伝性染色体統合型HHV-6(iciHHV-6)は，HHV-6がCMVやHHV-7と同時に活動性を有しているかのような紛らわしい臨床像を呈することがあり，それぞれのウイルスによる臨床像を区別する必要がある。

先行感染の血清学的根拠を有する患者におけるウイルス血症：HHV-6ウイルス血症の強度は，同種骨髄移植レシピエントにおける臨床症状および移植片対宿主病の発生に関与している。ウイルス血症の程度は，固形臓器移植後の生着不全と関連している。ウイルス血症は造血幹細胞移植後ではきわめて一般的である。

後天性免疫不全症候群(acquired immunodeficiency syndrome：AIDS)における日和見病原体としてのHHV-6：HHV-6はAIDS患者の日和見病原体として同定されることがあり，脳炎，肺炎，網膜炎の症例が報告されている。抗レトロウイルス薬の併用療法(combination antiretroviral therapy：cART)はAIDSにおいて，重篤なHHV-6感染症の発生頻度を低下させたようである。

免疫不全者あるいは免疫正常者における薬剤誘発性過敏症候群(drug-induced hypersensitivity syndrome：DIHS)/好酸球増加と全身症状を伴う薬疹(drug rash with eosinophilia and systemic symptoms：DRESS)：DIHS/DRESSを引き起こすHHV-6の再活性化に関連する薬剤はさまざまである〔例：carbamazepine，dapsone(diaphenylsulfone)，allopurinol，trimethoprim-sulfamethoxazole(ST合剤)，vancomycin，naproxen〕。皮膚反応としては，高熱や多臓器不全を伴う急性の広範な紅斑が特徴である。DIHS/DRESSに伴うHHV-6の再活性化は抗ヘルペス治療に反応する可能性はあるが，決定的な検討というのは実施されていない。

HHV-6感染の検出

血清および髄液のHHV-6のDNAの検出は通常，患者が活動性の感染下にあることを意味する。酵素結合免疫吸着測定法（enzyme-linked immunosorbent assay：ELISA）あるいは間接免疫蛍光測定法（indirect immunofluorescence assay：IFA）による免疫グロブリンM（immunoglobulin M：IgM）の同定は，活動性感染と潜伏感染を鑑別することができ，これはこれらの抗体が活動性感染期あるいはその2〜3か月後に認められるためである。IgM抗体が検出されなくとも，さまざまな臓器の慢性感染が持続していることがある。初感染は，小児や成人において血清学的に陽転するか，小児においてはIgM抗体の存在によって裏づけられる。成人におけるIgMの存在は，初感染かあるいは潜伏感染からの再活性化のいずれかを示唆している。IFAによる血清IgGの4倍の上昇は，最近の感染を示唆している。典型的な小児期の突発性発疹では，病因学的な診断はほとんど必要ない。

全血を用いた定量的なポリメラーゼ連鎖反応（polymerase chain reaction：PCR）によるDNA検査は，活動性感染と潜伏感染を鑑別することができる。ウイルス量のDNAが200コピー/mLあるいは20コピー/μg DNAを超えると，活動性感染となる。定量的な組織生検は，低レベルでの潜伏ウイルスと活動性のウイルスを区別することができる。免疫組織化学検査は，生検または細胞診検体において，活動性感染の細胞を検出することができる。末梢血からのウイルス培養検査が依然としてウイルス検出におけるゴールドスタンダードであるが，日常的には実施されていない。医師は，血清での検査が陰性であっても，臓器内の局所感染が除外されるわけではないことを認識しておく必要がある。さらに，人口の1％が，iciHHV-6に感染している可能性があるため，たとえ無症状であっても，PCRによるHHV-6のDNA検査が陽性であることはきわめて重要である。

HHV-6感染の治療

移植後の骨髄抑制，脳炎，肺炎を認めるなかで，ウイルス学的に感染が証明された場合には治療が推奨される。免疫正常宿主における初感染では，治療は通常必要なく，突発性発疹の乳児では治療は主に支持療法である。国際ヘルペスウイルス治療フォーラム（International Herpesvirus Management Forum）および米国移植感染症学会（American Society of Transplantation）Infectious Disease Community of Practiceは，HHV-6脳炎の症例にfoscarnetによる治療を開始することを推奨している。ganciclovirの投与は血液毒性のさらなるリスクを生じる。CMVはHHV-6AおよびHHV-6Bの両方に近縁であるため，臨床医はganciclovirやcidofovir，およびfoscarnetといった抗CMV治療薬をHHV-6の両方の亜型に利用している。抗HHV-6亜型に対する活性を有するもう一方の薬剤は（マラリアの治療に利用される）artesunateであり，最近，*in vitro*でHHV-6に対する優れた有効性が示されている。また，cidofovirの誘導体であるbrincidofovir（CMX001）は，*in vitro*でのHHV-6に対する活性を100倍に高めた。可能であれば，免疫抑制の強度を減弱させることが推奨される。HHV-6特異的T細胞の投与などの免疫療法は，骨髄移植レシピエント患者での致死的な感染に有用であることが示された。EBV，アデノウイルス，CMV，BKウイルスおよびHHV-6を認識するウイルス特異的T細胞のバンクは，造血幹細胞レシピエントにおける重症で薬剤不応性の感染症と対峙する有効な治療法として開発された。

ヒトヘルペスウイルス-7（HHV-7）

HHV-7も，ヘルペスウイルス目，ヘルペスウイルス科，βヘルペスウイルス亜科（subfamily *Betaherpesvirinae*），ロゼオロウイルス属のウイルスである。HHV-6と形態およびゲノム配列が類似しており，CMVとよりも，HHV-6とのほうが類似している。

HHV-7の疫学，ウイルス排出，組織指向性

HHV-7感染症は主に小児期に起こり，HHV-7は生涯を通じて唾液中に排出される。唾液中の排出は，HHV-6の場合よりもさらに頻度は高く，口腔分泌物への曝露が主な感染様式と考えられる。ウイルスは，母乳，髄液，頸部組織，末梢血リンパ球から検出される。先天性感染は，起こったとしてもまれである。HHV-7はCD4陽性Tリンパ球に感染し，頻度は下がるがCD8陽性および未成熟T細胞にも感染し，潜伏感染を起こす。ウイルスの再活性化はマクロファージおよびCD4陽性Tリンパ球から起こる。

HHV-7感染症

初感染は主に幼児に起こるが，青年期の遅発性初感染も起こりうる（例：脳炎やGuillain-Barré症候群となる）。ウイルスは熱性けいれんや，まれにけいれんや急性片麻痺とも関連している。HHV-6との共感染がこの臨床病態の発症に関与している可能性がある。急性脳炎が免疫正常な成人に起こることはめったにない。突発性発疹もHHV-7と関連があり，数日間の発熱の後，ピンク色の斑状皮疹が認められ，これらの症状はHHV-6で認められるものよりも軽症であり，最終的には解熱する。小児に多く認められる一側性の斑状丘疹性の皮疹である「対称性の屈曲部周囲の皮疹 atypical periflexural exanthema」（非典型的な突発性発疹）がHHV-7感染と関与していることを示す根拠もある。HHV-7とバラ色粃糠疹および扁平苔癬との関連も指摘されている。

移植レシピエント血清中のHHV-7の検出についてはさまざまな報告があり，移植後の予後におけるこのウイルスの役割は明らかになっていない。これは，感染の大部分は一過性で，低レベルであり，いずれの臨床徴候も伴わないためである。造血幹細胞移植レシピエントにおけるHHV-7関連疾患はまれであると考えられているが，このウイルスは，発熱，皮疹，骨髄抑制，血小板減少，急性脊髄炎および臓器病変に関与する。

HHV-7感染の検出

HHV-7感染は遍在しており，成人の＞85％で血清抗体が同定される。また，一部の測定系でHHV-6とHHV-7との間に交差反応があり，ウイルスに関する初期の研究を難しくしていた。マルチプレックスPCR法が開発され，感度と特異度を失うことなく，HHV-6とHHV-7のアンプリコンを明確に区別できることが示された。HHV-7の糖蛋白質は高度に温存されており，特異的なヒト免疫応答を惹起するので，ELISAはHHV-7感染症の血清学的研究において有用なツールであり続けるであろう。

HHV-7 感染の治療

治療の指針となるような研究データほとんど存在しない。foscarnet あるいは cidofovir が，臨床的に明らかな感染症には推奨される。HHV-7 は ganciclovir，acyclovir および penciclovir に耐性を示す。

ヒトヘルペスウイルス-8(HHV-8)

HHV-8 は HHV-4 と共に，γヘルペスウイルス科(*Gammaherpesviruses* family)の一員である。HHV-8 あるいは Kaposi 肉腫関連ヘルペスウイルス(Kaposi's sarcoma-associated herpesvirus：KSHV)は，Kaposi 肉腫(Kaposi's sarcoma：KS)，原発性浸出性リンパ腫(primary effusion lymphoma：PEL)，および多中心性キャッスルマン病(multicentric Castleman disease：MCD)の原因となる。

HHV-8 の疫学，ウイルス排出，組織指向性

HHV-8 の DNA は精液および前立腺検体，および口腔咽頭分泌液から分離されている。血液製剤や組織移植を介して感染する可能性もある。たとえば，HHV-8 は，HHV-8 が血清学的に陽性のドナーから採取された固形臓器移植片の(それまで未感染の)レシピエントの 25〜33％が感染する。さらに，HHV-8 は健康なドナーの血液からも同定されるため，血液製剤からの感染も示唆されるが，これは頻繁に起こっているわけではないようである。ウイルスは B リンパ球や Langerhans 細胞，単球由来の樹状細胞，血管内皮細胞などさまざまな細胞系を標的とする。溶解性かつ潜伏性の感染が起こる。溶解性感染は，HHV-8 関連の病態形成に関与する免疫調整機能を有する遺伝子産物を産生する広範なウイルス遺伝子の転写によって特徴づけられる。潜伏性の感染を起こした細胞で発現するウイルス産物は比較的少ない。2010 年に，HHV-8 は，国際がん研究機関(International Agency for Research on Cancer)によってグループ 1 の発がん性物質に指定され，公衆衛生上の重要性が強調された。HHV-8 の血清学的陽性率は地域によって異なり，たとえば，ウガンダ(50％)では有病率が高く，米国やスイス(6％)では比較的低い。HIV 流行以前から KS が一般的に認められた中央アフリカでは，青年期の HHV-8 感染の有病率は 39％から 48％に上昇した。米国では，男性間性交渉者と HIV 感染者において HHV-8 感染のリスクが高かった。

T リンパ球の機能不全がなければ，HHV-8 感染の臨床的な重要性は乏しい。ウイルスの IL-6(viral version of interleukin-6：vIL-6)は，HHV-8 関連悪性腫瘍の炎症特性において，特に重要な役割を果たしているようである。さまざまな集団および地域における HHV-8 感染の有病率は表 186.2 にまとめた。

表 186.2
さまざまな地域および集団における HHV-8 の推定有病率

集団	有病率[a]
米国での一般人口	1〜5%
サハラ以南のアフリカの一般人口	50%
地中海沿岸地域の一般人口	10〜40%
アジアのほとんどの地域における一般人口	0〜20%
米国およびヨーロッパの男性間性交渉者	20〜60%
ナイジェリアの一般人口における女性	46.02%
スペインでの一般人口における女性	3.65%
中央アフリカにおける女性の性労働者(風俗嬢)	51%
ホンジュラスにおける HIV 陽性の女性の性労働者	36%
中央アフリカにおける HIV 陽性の妊婦	37%
カメルーンにおける HIV 陰性の一般人口	80%
カメルーンにおける HIV 陽性の一般人口	81%
固形臓器レシピエント	5〜10%

a 有病率は診断転帰検査の種類によって異なり，溶解抗原検査だと高くなる。

HHV-8 関連悪性腫瘍

Kaposi 肉腫：Moritz Kaposi は 1872 年に，地中海系あるいはアシュケナージ・ユダヤ系の高齢男性に認められるまれな皮膚腫瘍として，古典的な KS を初めて報告した。KS は，(1)典型的には，地中海領域の高齢男性が罹患し，皮膚に限局した緩徐発育性病変を伴う低悪性度の古典的 KS，(2)サハラ以南のアフリカ地域の男女に認められ，非常に進行性で，HIV 感染とは無関係の風土病としての KS，(3)独立した皮膚病変から，より進行性で急速に播種する病態まで幅広い AIDS 関連あるいは流行性の KS，として発症する。AIDS 関連 KS は，他の HIV 曝露群(注射薬物使用者)よりも，男性間性交渉者に多く認められる。cART は KS の発症に対して保護的な役割を果たしている。免疫再構築現象は，KS の発症によって，あるいは cART 開始後の既存の KS 病変の悪化によって起こる。一般的に，免疫再構築による KS でも cART は継続可能であるが，致死的な病態も報告されている。HIV 感染患者における KS の発生頻度は，cART の投与を受けている患者では相当減少している。最後に，KS は主に固形臓器移植のレシピエントにおいて，副腎皮質ステロイドや cyclosporin A，その他の免疫抑制剤によって，医原性の KS として発症することがある。

KS の発生は，表面レセプターの発現変化を特徴とするナチュラルキラーリンパ球の応答不全と関連があり，この免疫障害が解消すると，臨床的に退縮する。早期の KS の病変は疼痛を伴わない，かすかに赤紫色または褐色斑として脚(足首まで)，足(足首以下)または顔面に現れ，次第に大きくなる。典型的には，未治療の KS は皮膚から粘膜組織，リンパ管へと進展し，しばしばリンパ浮腫を伴い，その後に内臓(例：大腸，肺)へと進展する。KS は今でも固形臓器移植レシピエントでは比較的典型的ながんであるが，その発生頻度は低くなっている。

多中心性 Castleman 病(MCD および MCD 関連形質芽球性リンパ腫)：MCD は多中心性血管濾胞性過形成を特徴とするまれなリンパ増殖性 B 細胞疾患である。発熱，リンパ節腫脹，体重減少，肝脾腫を伴う。検査異常としては，多クローン性高γグロブリン血症，低アルブミン血症，血球減少，CRP 上昇，血清 IL-6 の高値が挙げられる。HHV-8 関連 MCD はウイルスに関連しない病型とは明確に異なっているようで，さらに HIV 感染に伴ってほぼ独占的に発症する。KS とは対照的に，強力な抗レトロウイルス治療の時代にあっても，MCD の発生頻度は減少していない。HHV-8 の DNA 配列は，リンパ節内の多クローン性形質細胞様細胞で確認され，これは HHV-8 関連 MCD において診断的である。ウイルス配列の独特なマイクロ RNA シグネチャーは，ウイルスの病原性に寄与している可能性がある。MCD の生存率はさまざまであり，臨床経過は寛解するが，HHV-8 ウイル

23

ス血症の強度に応じた重篤な再燃を起こす。抗レトロウイルス薬，抗ヘルペス薬，ヒト化抗 IL-6 受容体モノクローナル抗体，抗 CD20 モノクローナル抗体（rituximab），グルココルチコイドが奏効する場合もあるが，HHV-8 関連 MCD に対する標準治療は存在しない。MCD は大細胞型 B 細胞非 Hodgkin リンパ腫に移行することがある。MCD は同種移植片レシピエントでも報告されている。

原発性滲出性リンパ腫（primary effusion lymphoma：PEL）あるいは体腔リンパ腫（body cavity-based lymphoma：BCBL）：これは，B 細胞由来のまれな非 Hodgkin リンパ腫であり，極度の免疫機能障害を有する人々で発生し，最も一般的な原因は HIV 感染症である。また，移植後や HHV-8 が流行している地域の高齢者にも認められる。PEL は，胸膜（最も頻度が高い部位），心膜および腹膜腔の腫瘍性滲出液として認められ，固形腫瘍塊は認められない。PEL の診断には，典型的には，体腔の悪性滲出液と HHV-8 の存在が必要であり，他のリンパ腫性浸出液では HHV-8 は発現しない。固形リンパ腫は PEL の前にも後にも報告されている。一般的に，PEL の予後は不良であるが，cART の導入後に改善をみせた HIV 感染者もいる。さらに，幅広い活性を有する抗ウイルス薬である cidofoivir の腔内投与によって，治癒はしないものの有意な反応を示したことが報告されている。PEL は同種移植片レシピエントでも報告されている。

HHV-8 感染の検出

KS，MCD，PEL の診断には，HHV-8 をコードする潜伏機関関連核抗原（latency-associated nuclear antigen：LANA）を認識する抗体による腫瘍の免疫組織化学染色と組織検査が必要である。また，分子学的手法によって，組織内の HHV-8 の DNA を同定できる。HHV-8 感染の標準的な検出法はまだ確立されていない。有病率は，評価された集団と共に，検査法によっても異なる。間接免疫蛍光法および酵素免疫測定法は，溶解性および潜在性の HHV-8 抗原に対する抗体を検出するために開発された。抗体検査法の感度は，分子学的検査法と比較して，KS 患者では 80～98％である。溶解抗原と潜伏抗原に対する反応性のパターンは，あまり臨床的な情報を供与してくれないようである。

HHV-8 感染症の治療

KS，MCD，PEL の従来の治療には，免疫抑制療法，化学療法，放射線療法の減量または中止が含まれる。HIV 感染患者での KS，PEL，MCD では例外なく cART を投与すべきであるが，十分なエビデンスが存在するわけではない。AIDS 関連 KS の臨床経過は，cART の導入以来，特に KS の内臓病変や播種性の皮膚病変を有する患者において，相当に改善した。また，リポソーマル doxolubicin が，KS の第 1 選択薬として望ましい。PEL の治療に関してはデータが限られているが，cyclophosphamide，doxorubicin，vincristine および prednisolone（CHOP）と ART 化学療法の併用療法を行うべきである。KS と MCD と同時に診断された患者では，rituximab とリポソーマル doxorubicin の併用が推奨される。IL-6 または IL-6 レセプターを標的とする治療用のモノクローナル抗体も，一部の MCD 患者に有効であることが示されている。ganciclovir，cidofovir および foscarnet は，HHV-8 を効果的に阻害するため，免疫抑制の調整と共に利用される場合がある。

文献

HHV-6 Foundation. Home page. https://hhv-6foundation.org/

International Agency for Research on Cancer (IARC). *Monographs on the evaluation of carcinogenic risks to humans. Biological agents, Volume 100 B: A review of human carcinogen*. Lyon, France: International Agency for Research on Cancer; 2012.

Labská K, Roubalová K, Pícha D, Marešová V. Presence of herpesvirus DNA in cerebrospinal fluid of patients with tick-borne encephalitis and enteroviral meningoencephalitis. *J Med Virol.* 2015;87:1235–1240.

National Institutes of Health. Guidelines for the prevention and treatment of opportunistic infections in HIV-infected adults and adolescents. https://aidsinfo.nih.gov/guidelines/

Nzivo MM, Lwembe RM, Odari EO, Budambula NLM. Human herpes virus type 8 among female-sex workers. *J Hum Virol Retrovirol.* 2017;5(6):00176.

Pellett PE, Ablashi DV, Ambros PF, et al. Chromosomally integrated human herpesvirus 6: questions and answers. *Rev Med Virol.* 2012;22:144–155.

Polizzotto MN, Uldrick TS, Hu D, Yarchoan R. Clinical manifestations of Kaposi sarcoma herpesvirus lytic activation: Multicentric Castleman disease (KSHV-MCD) and the KSHV inflammatory cytokine syndrome. *Front Microbiol.* 2012;3:73.

Razonable RR. Human herpesviruses 6, 7 and 8 in solid organ transplant recipients. *Am J Transplant*. 2013;13(Suppl 3): 67–77; quiz 77–78.

Tzannou I, Papadopoulou A, Naik S, et al. Off-the-shelf virus-specific T cells to treat BK virus, human herpesvirus 6, cytomegalovirus, Epstein-Barr virus, and adenovirus infections after allogeneic hematopoietic stem-cell transplantation. *J Clin Oncol*. 2017;35(31):3547–3557.

187 インフルエンザ

■著：Ramin Sedaghat Herati, Harvey M. Friedman
■訳：山本舜悟

インフルエンザ感染症は，記録に残る人類の歴史を通じて深刻な疾患と死亡を起こしてきた。毎年，季節性インフルエンザは世界中で約500,000の超過死亡の原因になっていると推定されている。インフルエンザ感染症の季節的な流行に加えて，1580年以降に少なくとも32回のパンデミックが発生している。1918年には「スペイン風邪」と呼ばれる，特に重篤なパンデミックが急激なインフルエンザの流行を起こし，世界中で少なくとも2,000万人の死者をもたらした。近年，病原性鳥インフルエンザウイルスによる世界的なパンデミックの可能性が大きな懸念になっている。インフルエンザのアウトブレイクの検知と封じ込め，そして国際的，国内，地方レベルでのインフルエンザ流行への対応計画の策定に世界中で多大な医療資源が投入されている。

インフルエンザウイルスの構造

インフルエンザウイルスは，オルソミクソウイルス科(family Orthomyxoviridae)のエンベロープをもつ一本鎖のマイナス鎖RNAウイルスで，A型，B型，C型インフルエンザウイルス属がある。インフルエンザウイルスは球形で80〜120 nmの直径である。A型，B型のインフルエンザウイルスは，ヒトのインフルエンザ感染症の原因の大部分占めるが，C型インフルエンザウイルスは散発的な上気道感染症を起こすだけだ。A型インフルエンザウイルスは，ヒト，ブタ，他の哺乳動物と同様に，鳥類にも感染症を起こす可能性がある。

インフルエンザウイルスは脂質二重層のエンベロープをもっていて，内表面にはマトリックス蛋白質の層があり，外表面には糖蛋白質のスパイク様表面突起がある。これら糖蛋白質はヘマグルチニンとノイラミニダーゼから成る。ヘマグルチニンはシアル酸を発現する気道の細胞との結合を担う。細胞内に取り込まれると，ヘマグルチニンはエンドソーム膜と融合し，ウイルスリボヌクレオ蛋白質を細胞質に放出し，ウイルス複製を行う。一方，ノイラミニダーゼは主に細胞への感染の最終段階で働き，シアル酸の酵素切断と細胞表面からの成熟ビリオンの放出を行う。A型，B型のインフルエンザウイルスのエンベロープ内には，ポリメラーゼ蛋白質A，B1，B2，ヘマグルチニン，ノイラミニダーゼ，マトリックス蛋白質M1，M2，ヌクレオカプシド蛋白質，非構造蛋白質NS1，NS2をコードするウイルスRNAの8つのセグメントがある。

疫学

抗原ドリフト(抗原連続変異)と抗原シフト(抗原不連続変異)

インフルエンザウイルスの最も顕著な特徴の1つは抗原変化の頻度で，**抗原ドリフト**と**抗原シフト**として知られる。このため，将来のインフルエンザウイルス感染症への免疫は不完全になる。抗原シフトと抗原ドリフトは，ウイルスの2つの外部糖蛋白質であるヘマグルチニンとノイラミニダーゼに主に影響を与える。抗原ドリフトは頻繁に起こり，ヘマグルチニンまたはノイラミニダーゼ遺伝子の単一の点変異によるもので，過去の感染によって産生された抗体の免疫学的標的を変化させる。一方，抗原シフトの頻度はあまり高くないが，ヒトと動物のウイルス株の間の主要な遺伝子再集合の結果起こる。抗原ドリフトは主にA型インフルエンザウイルスでみられるが，B型インフルエンザウイルスでもみられる。

抗原シフトは，免疫学的に新型株のA型インフルエンザウイルスを生み出すことがあり，流行と世界的なパンデミックの始まりになる。2009年には，鳥類，ブタ，ヒトインフルエンザウイルスの再集合によると考えられる新型H1N1ウイルス感染症がパンデミックになった。2009年4月に初めて大きな脅威として認識されたこのウイルスは急速に広がり，15か月以内に世界中で30万人以上の死亡をもたらした可能性がある。ヒトのA型インフルエンザウイルスには，H1(変異株H0，H1，Hsw1)，H2，H3の3つのヘマグルチニンのサブタイプと，N1，N2の2つのノイラミニダーゼのサブタイプがみつかっている。毎年のインフルエンザの季節には，少数のインフルエンザAまたはBウイルス株のみが優勢になる傾向がある。世界保健機関(World Health Organization：WHO)は現在，インフルエンザの流行がパンデミックになる前にそれを検知して詳細を明らかにするように世界的な取り組みをリードしている。

病原性鳥インフルエンザ株は，時に種を超えて，ヒトに感染を起こすことがある。たとえば，鳥インフルエンザウイルスH5N1は，元々は多くの野鳥の個体群の風土病でヒトへの病原性はないと考えられていた。しかし，1997年から毎年検査で確定されたヒトのH5N1感染例が複数報告されている。残念なことに，ヒトはH5N1に対してほとんど免疫をもたず，60％の全死亡率が観察されている。まれに，ヒトからヒトへの感染が観察されているが，大部分の症例が感染した鳥類と密接に接触した後に発症したもので，その後のヒト－ヒト感染を伴わない。2013年には，もう1つの鳥インフルエンザウイルスのH7N9が中国で重症気道感染症の原因として同定され，致死率は39%だった。H5N1とは対照的に，感染した鳥類は無症候性なので，環境調査は困難だった。H5N1とH7H9の両者共に，蔓延を抑える手段として，鳥類集団のサーベイランスと迅速な殺処分に多大な尽力がなされてきた。

伝播

ほとんどのインフルエンザ感染症は小粒子エアロゾルのヒトからヒトへの伝播により感染する。局所的な流行のクラスターはいささか急激に始まり，2〜3週間で急峻なピークに達し，その後，5〜6週間にわたって発生率が低下していく。このようなアウトブレイク中の発病率は10〜40%にのぼることがある。インフルエンザは世界のどこかで実質上，常に流行しているが，季節性インフルエンザは冬季に最も流行する。インフルエンザシーズンのピークは通常，北半球では12月から4月に及ぶ。**インフルエンザシーズン**はウイルス分離によって定義され，一方，**流行**は米国疾病対策センター(Centers for Disease Control and Prevention：CDC)の全国的死亡サーベイランスシステムにおける流行閾値を上回る肺炎とインフルエンザによる死亡の増加によって定義される。インフルエンザは集団のすべての人に影響を及ぼしうるが，インフルエンザシーズンに入院に至る重症感染は，一般的には65歳以上の成人と0〜4歳の小児に多い。

免疫

インフルエンザ感染症が起こると，免疫系のうち自然免疫と獲得免疫が活性化される。初回感染時に，Toll様受容体7(Toll-like receptor 7：TLR7)など自然免疫のパターン認識受容体が感染を「感知」し，炎症性サイトカイン産生を起こす。樹状細胞はインフルエンザ抗原を獲得してT細胞に提示し，獲得免疫系を刺激する。CD4およびCD8サブセットを含むナイーブT細胞およびメモリーT細胞は，追加の免疫エフェクターの動員，感染細胞の直接殺傷およびB細胞ヘルプなどのさまざまな応答を媒介する。中和抗体はB細胞によって産生され，遊離インフルエンザビリオンがさらに細胞に感染する能力を阻害する。免疫応答が成功した後，組織修復が起こり，応答する免疫細胞の大部分の死または放出と共に，炎症がベースラインに戻る。メモリーT細胞およびB細胞が確立され，次の感染に対してより迅速に応答するようになる。何十年もの間，中和抗体力価は，将来の感染に対する防御能とウイルス株に特異的に相関するものとして使用されてきた。40倍以上の力価は，個人が防御されている可能性が高いことを示す。しかし，この相関には限界がある。低い中和抗体の力価でも，実験的感染モデルにおいて感染に耐性があることもあれば，非常に高い力価でも感染することもある。感染防御とより相関の高い指標を構築するための研究が進行中だ。

臨床症状

合併症のないインフルエンザ

典型的なインフルエンザは，1〜4日間の潜伏期間の後，発熱，頭痛，筋肉痛などの急激に発症する症状が特徴だ。初期は，寒気や悪寒，倦怠感，食欲不振などの全身症状が目立つ。強い眼内筋の痛みは，目を外側に向けたときにしばしば起こりうる。ふくらはぎの筋肉痛は，小児で特に顕著になることがある。全身症状は通常，約7日間続き，徐々によくなる。乾性咳嗽や鼻汁などの呼吸器症状は，病初期に現れ始め，解熱する頃に目立つようになる。咳はこれら後期の症状のなかで，最も頻度が高く，軽快するまでに数週間かかることがある。

インフルエンザの合併症

インフルエンザの合併症は，肺と肺外に分類でき，ウイルス感染症自体の進行，または二次性細菌感染症から起こる。インフルエンザは一次性インフルエンザウイルス性肺炎と二次性細菌性肺炎と関連する(表187.1)。インフルエンザの肺外合併症は，頻度は低いが，大規模なアウトブレイク時によく発生する。これには，筋炎(B型インフルエンザ感染でより多い)，心筋炎，心膜炎，横断性脊髄炎，脳炎，Guillain-Barré症候群などがある。トキシックショック様症候群は，A型またはB型インフルエンザのアウトブレイク時に，それまで健康な小児，成人に起こる。この

表187.1
インフルエンザの肺合併症

特徴	一次性ウイルス性肺炎	二次性細菌性肺炎
状況	心血管疾患 妊娠 若年成人(大規模アウトブレイク)	65歳以上 慢性肺・心・代謝疾患
病歴	典型的な発症の後，急激な進行	二峰性の症状，すなわち最初の臨床的改善後の悪化
身体診察	びまん性ラ音	呼吸音の低下，ヤギ声，気管支音
喀痰培養	口腔正常細菌叢	肺炎球菌(*Streptococcus pneumoniae*) 黄色ブドウ球菌(*Staphylococcus aureus*) インフルエンザ菌(*Haemophilus influenzae*)
インフルエンザウイルスの検出	あり	なし
胸部画像	両側びまん性間質陰影	大葉性コンソリデーション
抗菌薬に対する反応	なし	あり
死亡率	さまざまだが，パンデミック中は高いときもあった	さまざまだが，一般的には低い

症候群は毒素産生ブドウ球菌の定着および増殖特性に対するウイルス感染の影響のためだと考えられている。Reye症候群もインフルエンザアウトブレイク中にaspirinで治療された小児に起こる。主な死因は肺炎と慢性心肺疾患の悪化だ。死者のうち80〜90%が65歳以上だ。

H5N1感染症

H5N1のほとんどの症例は，感染した鳥類への曝露からおよそ2〜4日後に健常な若年成人に発生している。初期症状は高熱とインフルエンザ様疾患だ。ヒトインフルエンザウイルス感染とは対照的に，下気道病変と臨床的に明らかな肺炎がほぼ必ず存在する。水様性下痢は，呼吸器症状の発症前に存在しうる。呼吸不全，腎機能障害，心不全など多臓器不全へ進行することが多い。脳症や胃腸炎，軽度の呼吸器疾患など非典型的なプレゼンテーションが報告されているが，そのようなプレゼンテーションの頻度は不明だ。死亡は発症してから平均9〜10日後に起こる。リスク集団での抗体スクリーニングによって示されるように，無症候性感染も同様に起こりうるが，実際の発生率は不明だ。

診断

インフルエンザ流行中の発熱，頭痛，筋肉痛，咳による臨床診断は，60〜85%の正確度がある。しかし，インフルエンザは症状だけでは他の呼吸器ウイルスと区別できず，典型的には，冬期には他の呼吸器ウイルスも同時に流行する。逆転写ポリメラーゼ連鎖反応(reverse transcriptase-polymerase chain reaction：RT-PCR)アッセイは，非常に感度，特異度が高く，迅速で，診断の標準検査になっている。他の迅速アッセイには免疫蛍光抗体染色法があるが，熟練した専門知識を要し，RT-PCRよりも感度が低い。ウイルス抗原検査は迅速だが，ウイルスの特異的な株の情報はもたらさない。ウイルス培養はいくつかの施設で利用されているが，結果が出るまで数日を要する。急性期と回復期の血清で赤血球凝集素中和抗体価を測定する血清学的検査は回復期血清を採取するのが困難で，診断を確立するために時間がかかりすぎるため，CDCには推奨されていない。

治療

複数の系統の抗ウイルス薬がインフルエンザ治療に利用可能である。zanamivirとoseltamivirは，A型インフルエンザとB型インフルエンザの両方の治療に承認されている2種類のノイラミニダーゼ阻害薬(neuraminidase inhibitor：NI)で，ノイラミニダーゼ活性を阻害し，感染細胞からのウイルス粒子放出を阻害する。zanamivirは経口バイオアベイラビリティが悪く，ディスク吸入器を使用して経口する吸入用の製剤だ。oseltamivirは活性化合物のエチルエステルプロドラッグで，内服吸収が良好だ。3つ目のNIとしてperamivir(ラピアクタ®)があり，静注での利用が可能である。発症後48時間以内に投与された場合，NIは有症状期間を約24時間短縮する。メタ分析によると，感染初期に投与された場合，肺炎および気管支炎などのインフルエンザ関連合併症の発生率が低下する。いったん，これらの合併症が発生した後で，NIが有効な治療法かどうかについてのデータは不十分だが，多少の利益があるかもしれない。これらの薬剤は一般的に耐容性が高いが，zanamivirは慢性呼吸器疾患の患者で気管支けいれんおよび呼吸器合併症を起こす可能性がある。oseltamivirでの治療中に患者のなかで最高25%まで耐性株が発生するにもかかわらず，耐性株の伝播はまれだ。

M2阻害薬のamantadineとrimantadineは，インフルエンザA型の治療のために承認されたさらに古い系統の薬物だ。M2阻害薬はM2蛋白質イオンチャネルを阻害することによりウイルス複製を阻害し，ウイルスと宿主細胞膜の融合を阻止する。両方の薬剤は臨床的なインフルエンザの有症状期間を短縮することが示されているが，いくつかの副作用と関連する。たとえば，amantadineは特に高齢者において，不眠症やめまい，イライラ，集中力低下などの可逆性の中枢神経系毒性を起こす。M2阻害薬に対するウイルス耐性は，A型インフルエンザ分離株のなかで長年にわたって増加しており，最近のインフルエンザシーズンでは使用は推奨されていない。

baloxavirは，新しい系統のインフルエンザ抗ウイルス薬として最初の薬剤である。2018年にA型インフルエンザの治療薬として承認されたbaloxavirは，インフルエンザのキャップ依存性エンドヌクレアーゼを阻害する。承認に至った試験では，baloxavirの単回投与はプラセボと比較して症状期間を1日短縮し，oseltamivirと同様の効果を示した。さらに，baloxavirは鳥のH7N9およびH5N1株に対しても活性を示す。その他の開発中の薬剤としては，ポリメラーゼ塩基性蛋白質1(polymerase basic protein 1：PB1)阻害薬のfavipiravir，ポリメラーゼ塩基性蛋白質2(PB2)阻害薬のpimodivirなどがある。

予防

ワクチン

ワクチンはインフルエンザ予防の大黒柱だ。インフルエンザウイルスは抗原変異が頻繁に起こるため，今冬の流行に優勢になると予測される抗原を含む新しいワクチンが毎年準備される。CDCはWHOと協力して，世界のインフルエンザ流行状況を追跡し，毎年のインフルエンザワクチンの構成を予測している。ワクチンは一般的にA型インフルエンザ2株とB型インフルエンザ1〜2株を標的にする。インフルエンザワクチンの防御有効性は，ワクチンに使用されるウイルスと流行するウイルスとの類似性，ならびに個人の年齢と免疫状態に依存する。若年健康成人では，十分にマッチしたワクチンがインフルエンザの感染予防に60〜70%有効だ。あまりマッチしなかったシーズンでは，有効性はかなり低下する。65歳以上の成人では，若年健康成人よりも有効性がさらに低くなる。ヒト免疫不全ウイルス(human immunodeficiency virus：HIV)感染者では，低CD4数(≦200/mm^3)およびコントロールされていないHIVウイルス血症の患者で最も有効性が低い。抗レトロウイルス療法を受けている患者には，おそらく予防接種が有効だが，HIVに感染していない人ほど効果的ではない。同様に，固形臓器移植レシピエントも，ワクチン接種の恩恵は少ない。しかし，感染防御効果は低くても，ワクチンは入院や二次性合併症，インフルエンザによる死亡の減少に有効な可能性がある。

インフルエンザワクチンにはいくつかの選択肢がある。不活化

表 187.2
利用可能な季節性インフルエンザワクチン

ワクチン	推奨される被接種者	禁忌
不活化インフルエンザワクチン(IIV)	生後 6 か月以上のすべての人	このワクチンに対する重篤なアレルギー反応の既往 [a]
不活化インフルエンザワクチン(IIV)，高用量	65 歳以上	このワクチンに対する重篤なアレルギー反応の既往 [a]
インフルエンザ弱毒生ワクチン(LAIV)	健康で妊娠していない 2〜49 歳	このワクチンに対する重篤なアレルギー反応の既往 [a] 免疫抑制患者，免疫抑制患者と密接な接触をする医療従事者，喘息・重度喘鳴の既往がある小児
組み換えインフルエンザワクチン	18〜49 歳の成人	このワクチンに対する重篤なアレルギー反応の既往 [a]
アジュバントインフルエンザワクチン	65 歳以上	このワクチンに対する重篤なアレルギー反応の既往 [a]

a 中等度または重度の発熱性疾患に罹っている人は通常，症状が軽快するまで予防接種を受けるべきではない。卵アレルギーの既往のある人は，その後の観察と安全対策を施したうえでこのワクチンを接種してもよい。インフルエンザワクチン接種から 6 か月以内の Guillain-Barré 症候群の既往は，将来の予防接種に注意が必要と考えられている。
〔Interim Recommendations : Prevention and Control of Influenza with Vaccines : Recommendations of the Advisory Committee on Immunization Practices (ACIP), 2013 より〕

インフルエンザ筋肉内ワクチン(inactivated influenza intramuscular vaccine：IIV)は最もよく接種されるもので，成人では免疫原性が高い。一方，鼻腔内弱毒生ワクチン(live attenuated intranasal vaccine：LAIV)は使用される頻度が低いが，小児でより免疫原性が高い。IIV についていくつかの選択肢がある。高用量 IIV は高齢成人に従来の IIV よりも免疫原性が高い。リコンビナント IIV は，ワクチン生産の時間が短縮され，卵を必要としない。インフルエンザワクチンは通常，アジュバントを含まないが，3 つの不活化ウイルス株を含む水中油アジュバントの MF59 は 2015 年に 65 歳以上の成人に承認された[訳注：日本では承認されていない]。

インフルエンザワクチン接種の禁忌はほとんどない。インフルエンザワクチンに重度のアレルギー反応を起こした人はワクチン接種を受けるべきではないが，非常にまれだ。中等度または重度の急性発熱患者は，効果が落ちる可能性があるため，通常，症状がよくなるまで予防接種を受けるべきではない。しかし，発熱の有無にかかわらず，軽微な疾患は接種禁忌ではない。LAIV(生ワクチン)は 2〜49 歳の健常な非妊産婦のみで承認されている[訳注：日本では 2023 年に 2 歳以上 19 歳未満に承認され，2024 年度に販売予定である]。ワクチン接種後の Guillain-Barré 症候群と卵アレルギーの既往は正式には接種禁忌ではないが，これらがある人にワクチンを接種する際には特別な注意が必要だ。リスクが高いグループの人のための組織立った予防接種キャンペーンの最適な時期は通常 10〜12 月だ。インフルエンザワクチンの使用に関する推奨事項を表 187.2 に示す。

薬物による予防

薬物による予防はワクチンの重要な補助策だ。ワクチンによるインフルエンザに対する中和抗体は，接種後 2〜3 週間後にピークになる。このため，薬物による予防は，免疫を獲得するまで，高リスクの人で考慮する場合がある。臓器移植レシピエントなどの高リスク者では，ワクチン接種に対する反応が乏しく，薬物予防によってさらなる防御を考慮すべきだ。薬物による予防は，慢性ケア施設におけるアウトブレイクを制御するのにも有効かもしれない。

ノイラミニダーゼ阻害薬の oseltamivir と zanamivir は，インフルエンザ合併症の高リスクでワクチン接種できない人に，A 型と B 型のインフルエンザの予防のために承認されている。健常な成人ボランティアに zanamivir は 10 mg/ 日の用量で 4 週間，oseltamivir は 75 mg/ 日で 6 週間投与した場合，検査室で確認された感染症例をそれぞれ 82％と 84％減少させた。両方の薬剤は，インフルエンザの二次的な伝播を減少させるのに有効だ。インフルエンザ疑いの患者の家庭内接触者に zanamivir を 10 日間または oseltamivir を 7 日間投与した場合，プラセボと比較して，低いインフルエンザ発症率だった。ノイラミニダーゼ阻害薬に加えて，baloxavir も薬剤による予防として承認されている。

パンデミックへの備え

鳥インフルエンザウイルス H5N1 の出現は，深刻で世界的なインフルエンザパンデミックの可能性を提起した。30％以上の人がパンデミック中に病気になる可能性を推定する者もある。医療ケアシステムが破綻し，ワクチン，抗ウイルス薬，抗菌薬，人工呼吸器，個人用保護具などの供給が不足するだろう。医療のニーズに足りるほど十分な病院ベッドがない可能性が高い。学校閉鎖，旅行禁止，個別検疫などの公衆衛生対策は深刻な社会混乱を引き起こすかもしれない。学校や仕事の欠席，欠勤は 40％を超えるかもしれず，商取り引き，経済，商品とサービスの供給に重大な影響を及ぼしうる。

適切な計画により，パンデミックが社会に及ぼす影響を軽減することができるかもしれない。連邦，州，地域レベルでの備えは重要だが，商業と医療部門だけでなく，個人も備えておく必要がある。病院，診療所，長期ケア施設では，潜在的なアウトブレイクを検知するためのサーベイランスシステムの開発，通信計画(公務員，従業員，患者のための計画)，患者の急増に対処するための戦略(トリアージ，入院，コホーティング，施設へのアクセスなど)，具合が悪い従業員や曝露した従業員への対処，従業員の職務の再割り当て計画などのパンデミック対策計画を策定することが推奨される。抗ウイルス薬，ワクチン，医療用品など不足する可能性があるものの配布に関するガイドラインの作成も重要な問題だ。医療従事者は，患者にも家族と独自のパンデミックへの備えを考えておくように促すべきだ。

CDC はヘルスケア，家庭，学校，企業，コミュニティー，州，地方自治体の状況におけるパンデミック計画のチェックリスト，ガイドライン，提案を提供している。パンデミック初期の流行期にワクチンと抗ウイルス薬の供給が足りなくなることを考え，CDCはウイルス伝播を防止するための薬物以外の介入も奨励している。この戦略は，**標的多重封じ込め(targeted layered containment)**と呼ばれ，病人の隔離と家庭内接触者の自主隔離，社会的隔離策(学校閉鎖，職場での在宅勤務の増加，公共の場でのマスク着用など)，公的行事や集会の中止(礼拝堂の閉鎖など)，個々の感染対策(手指衛生や咳エチケットなど)などがある。これらの対策は，パンデミック時のウイルス蔓延を抑制し，罹患率と死亡率を低下させるのに役立つ可能性がある。新型コロナウイルス感染症(coronavirus disease 2019：COVID-19)のパンデミックは，パンデミック時の罹患率と死亡率の軽減に役立つ公衆衛生対策の価値を実証した。

文献

Cavallazzi R, Ramirez JA. Influenza and viral pneumonia. *Clin Chest Med*. 2018;39(4):703–721.

Centers for Disease Control and Prevention (CDC). Prevention and control of influenza with vaccines: Recommendations of the Advisory Committee on Immunization Practices—United States, 2018-19 influenza season. *Morb Mortal Wkly Rep*. 2018;67(3):1–20.

Davidson S. Treating influenza infection, from now and into the future. *Front Immunol*. 2018;9:1946.

Osterholm MT, Kelley NS, Sommer A, Belongia EA. Efficacy and effectiveness of influenza vaccines: a systematic review and meta-analysis. *Lancet Infect Dis*. 2012;12(1):36–44.

Treanor JJ. Chapter 167: Influenza viruses including avian influenza and swine influenza. In Mandell GL, Bennett JE, Dolin R, eds. *Mandell, Douglas, and Bennett's principles and practice of infectious diseases,* 8th ed. New York: Churchill Livingstone; 2014: 2000–2024.e7.

World Health Organization. *Pandemic influenza risk management: WHO interim guidance*. Geneva: World Health Organization; 10 June 2013.

23

188 コロナウイルス-19

■著：Smitha Gudipati, Gina Maki, Marcus Zervos, Mayur Ramesh
■訳：佐藤直行

概要

コロナウイルスは，ヒトだけではなく多くの動物種に感染を起こしうる大きなウイルス群である。コロナウイルスは，主にヒトの呼吸器系疾患を幅広く引き起こす。コロナウイルスの最初の流行は，2002年に初めて広東省で報告された重症急性呼吸器症候群コロナウイルス(severe acute respiratory syndrome coronavirus：SARS-CoV)によるもので，コウモリに由来すると考えられている。コロナウイルスによる2回目の大規模な流行は，10年後の2012年にサウジアラビアで発生し，現在は中東呼吸器症候群コロナウイルス(Middle East respiratory syndrome coronavirus：MERS-CoV)と呼ばれている。MERS-CoVもコウモリに由来する人獣共通感染症であり，ヒトコブラクダに伝播して，大規模な保有動物(reservoir)となった。最近では，2019〜2020年にかけて第3のコロナウイルスが世界中に広がり，現在では重症急性呼吸器症候群コロナウイルス2(SARS-CoV-2)と呼ばれ，数十万人の死者を出している。

疫学

SARS-CoV-2によるcoronavirus-19 disease(COVID-19)は，2020年3月11日に世界保健機関(World Health Organization：WHO)によってパンデミック宣言された。最初の症例は2019年12月に湖北省武漢市で報告され，原因不明の肺炎症例の一群として発表された。2020年1月23日までに武漢市は非常事態を宣言し，渡航禁止措置を実施し，中国の25の省(地区と市)で571例のCOVID-19が報告された。2020年1月30日までに，中国では7,734人の感染者が確認され，台湾，タイ，ベトナム，マレーシア，ネパール，スリランカ，カンボジア，日本，シンガポール，韓国，アラブ首長国連邦，米国，フィリピン，インド，オーストラリア，カナダ，フィンランド，フランス，ドイツを含む多くの国で90人の感染者が報告された。その後数か月間にわたって，ウイルスは世界中に急速に広がり続けた。2020年9月1日時点で，世界中で25,602,665人の感染者が確認され，852,758人が死亡しており，南極大陸を除くすべての大陸で感染が確認されている。

最初の感染源は華南海鮮市場まで遡り，市場では海産物以外にもヘビ，鳥類，コウモリなどの外来生物が売られていた。ゲノム解析の結果，既知のコウモリコロナウイルスと96%一致したことから，コウモリがSARS-CoV-2ウイルスの最初の感染源と考えられた。2月になると，中国の研究により，ウイルスのヒトからヒトへの感染の可能性が明らかになった。現在のデータでは，ウイルスは気道からの飛沫によって伝播し，伝播範囲は6フィート(約2m)とされている。しかし，飛沫は咳嗽やくしゃみなどによってさらに広がり，エアロゾル化する可能性も指摘されている。媒介物もよく知られた感染源であり，汚染した表面からヒトの手を介して粘膜に感染することもある。SARS-CoV-2は，便，血液，眼分泌物，精液など呼吸器以外の検体からも検出されている。しかし，これらを介した感染の意義は不明である。現在までのところ，粘膜以外の部位との接触による感染を支持するエビデンスはない。母親から児への垂直感染の可能性を示唆する報告はいくつかあるが，これはまれであると考えられており，新生児COVID-19の原因は出生後の呼吸器飛沫による感染のほうが一般的である。SARS-CoV-2の無症候者からの感染はよく報告されており，COVID-19のパンデミックの拡大に大きな役割を果たしている。

微生物学

コロナウイルスはコロナウイルス科に属する。哺乳類にのみ感染するアルファコロナウイルスとベータコロナウイルス，そして主に鳥類に感染するガンマコロナウイルスとデルタコロナウイルスに分けられる。SARS-CoV-2はベータコロナウイルスで，スパイク糖蛋白質に囲まれたエンベロープ型の一本鎖陽方向鎖RNAで，動物やヒトに感染する(図188.1)。

発症機序

SARS-CoV-2は膜融合によって細胞内に侵入する。SARS-CoV-2の複製サイクルの第1段階として，肺上皮細胞に高発現するアンジオテンシン変換酵素-2(angiotensin-converting enzyme-2：ACE-2)糖蛋白質にウイルスが結合する。ただし，ACE-2は小腸，腎臓，心臓，甲状腺，脂肪組織にも発現している。スパイク蛋白質の受容体結合ドメインがACE-2受容体に固定された後，宿主の膜貫通プロテアーゼであるセリン2プロテアーゼ(TMPRSS2)がスパイク蛋白質を切断すると，融合ペプチドが露出し，ウイルス膜と宿主の細胞膜の融合が始まる。

SARS-CoV-2がヒト細胞に侵入すると，ウイルス粒子は細胞質でRNAを放出する。翻訳と複製が起こり，新しいウイルス粒子が開口放出(exocytosis)によって細胞から放出される。COVID-19では，免疫応答が爆発的に起こり，COVID-19感染2週目にhyperinflammation syndrome(過炎症症候群)を引き起こすことがある。

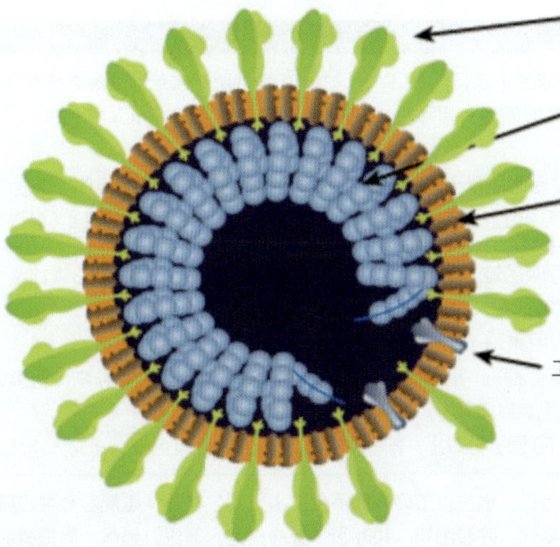

図 188.1
SARS-CoV-2 の分子イメージ　スパイク糖蛋白質に囲まれたエンベロープ型の一本鎖陽方向鎖 RNA のベータコロナウイルスである。

表 188.1
COVID-19 に関連する症状とリスク因子

臨床像	ほとんどの患者で発熱(83〜99%)，咳嗽(59〜82%)，倦怠感(44〜70%)，食欲不振(40〜84%)，息切れ(31〜40%)，筋肉痛(11〜35%)を呈する。咽頭痛，鼻閉，頭痛，下痢，嘔気，嘔吐などの非特異的症状も報告されている。呼吸器症状の発症前に嗅覚消失(無嗅覚症)あるいは味覚消失(無味覚症)も報告されている
重症化のリスク因子	年齢>60 歳(年齢とともに増加する)。背景にある非感染性疾患(noncommunicable disease：NCD)：肥満，喫煙，糖尿病，高血圧，心疾患，慢性肺疾患，脳血管疾患，慢性腎臓病，免疫抑制，がんなどは死亡率の上昇と関連している

サイトカイン反応は通常，症状発現の約 8 日後に起こり，多くの場合，集中治療や人工呼吸を必要とし，インターロイキン(interleukin：IL)-6，IL-1B，IL-8，インターフェロン(interferon：INF)-γ，腫瘍壊死因子(tumor necrosis factor：TNF)-α，単球走化性蛋白質(monocyte chemoattractant protein：MCP)-1，インターフェロン γ 誘導性蛋白(interferon γ-induced protein：IP-10)などの炎症性因子の増加を伴う。血清 IL-6 の上昇は，急性呼吸窮迫症候群(acute respiratory distress syndrome：ARDS)および多臓器不全と関連する。

臨床症状

潜伏期間は 2〜14 日で，平均 5 日である。感染経路は主な経路である呼吸器飛沫，または汚染物との接触による。エアロゾル化した粒子(5 μm 未満)が特定の処置中に発生することがある。ウイルスの生存時間は厚紙上では 24 時間未満，プラスチックやスチール上では 72 時間未満である。COVID-19 に関連する症状とリスク因子を表 188.1 に示す。

WHO は COVID-19 を重症度に応じて分類している。患者の約 15%は無症状であるが，軽症〜重篤までのスペクトラムがある(表 188.2)。

COVID-19 患者で報告されているその他の合併症には，急性肺塞栓症，急性冠症候群，心筋炎，急性脳卒中，せん妄などの重篤な急性病態がある。COVID-19 患者を治療する際には，臨床的にこれらの合併症を疑う意識をもっておく必要があり，そのための適切な診断・治療プロトコールが利用可能である。

特殊な集団における COVID-19

移植患者

初期の報告では，COVID-19 を発症した固形臓器移植レシピエントは，慢性的な免疫抑制と併存疾患を有する割合が高いため，転帰が不良であることが示唆されている。ミシガン州デトロイトの Henry Ford 病院で行われた症例対照研究では，COVID-19 陽性の固形臓器移植レシピエントは非移植患者と比較して，併存疾患(特にうっ血性心不全，糖尿病，慢性腎臓病，高血圧)を有する割合が高かった。興味深いことに，このような観察結果にもかかわらず，死亡率やその他の有害転帰は固形臓器移植レシピエントで多く発生することはなかった。この理由は現在のところ不明であるが，移植を受けた患者では慢性的な免疫抑制により炎症カスケードやサイトカインの放出が鈍くなっていることが関係している可能性がある。COVID-19 陽性の固形臓器移植レシピエントにおける死亡率は，移植の状態よりもむしろ来院時の重症度によって左右される可能性が高い。これらの理論を解明していくためには，さらなる研究が必要である。

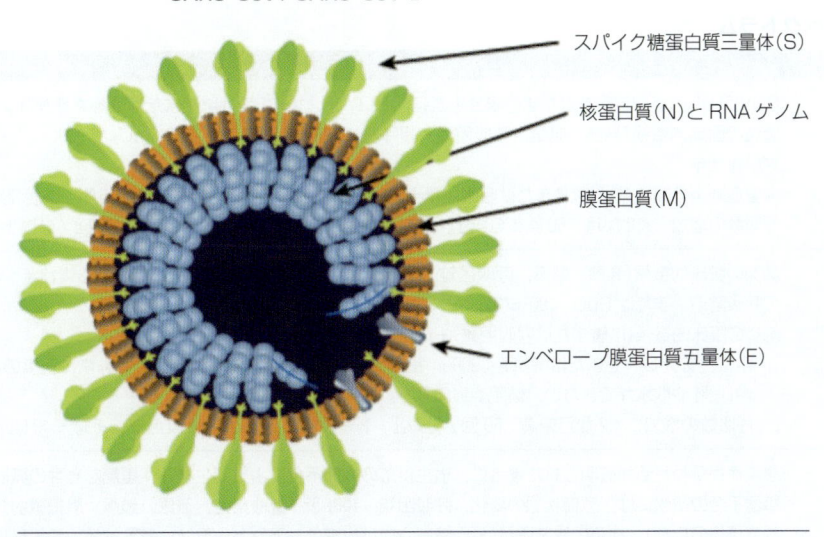

表 188.2
COVID-19 の重症度のスペクトラム

症候性感染	
軽症〜中等症(患者の 80%)	COVID-19 の症例定義を満たす症候性患者(表 188.1)で，ウイルス性肺炎または低酸素症がない者 肺炎の臨床的徴候(発熱，咳嗽，呼吸困難，頻呼吸)があるが，室内気での SpO_2 が 90%以上であるなど重症肺炎の徴候がない青壮年 非重症肺炎の臨床徴候(咳嗽または呼吸困難＋頻呼吸および / または胸部陥凹)があり，重症肺炎の徴候がない小児 呼吸数の増加：<2 か月：60 回 / 分以上，2〜11 か月：50 回 / 分以上，1〜5 歳：40 回 / 分以上
重症(患者の 14%)	肺炎の臨床的徴候(発熱，咳嗽，呼吸困難，頻呼吸)に加え，以下のいずれかを有する青壮年：呼吸数 30 回 / 分以上，重度の呼吸窮迫，または SpO_2<90%(室内気) 肺炎の臨床的徴候(咳嗽または呼吸困難)＋以下の少なくとも 1 つがある小児 1. 中枢性チアノーゼまたは SpO_2<90%，重度の呼吸窮迫(例：頻呼吸，呻吟，非常に重度の胸部陥凹)，一般的な危険徴候(授乳や飲水ができない，傾眠や意識障害，けいれん) 2. 呼吸数の増加：<2 か月未満：60 回 / 分以上，2〜11 か月：50 回 / 分以上，1〜5 歳：40 回 / 分以上
重篤(患者の 6%) **敗血症** **敗血症性ショック**	感染症が疑われるか証明された場合に，宿主反応の調節不全によって生じる，重篤な急性の臓器不全 臓器不全の徴候には，意識状態の変化，呼吸困難，頻呼吸，低酸素症，無尿，頻脈，脈拍微弱，低血圧，mottling skin(網状皮斑様の皮疹)，検査の異常所見(凝固障害や血小板減少，アシドーシス，高乳酸値，高ビリルビン血症)がある 輸液蘇生にもかかわらず低血圧が持続し，平均動脈圧(MAP) 65 mmHg 以上を維持するために昇圧薬を必要とし，血清乳酸値 2 mmol/L 以上の状態である
急性呼吸窮迫症候群(ARDS)	**発症**：既知の臨床的障害(肺炎など)または呼吸器症状の新規または増悪から 1 週間以内 **胸部画像検査**：単純レントゲン写真，CT 撮影，または肺超音波検査：両側に陰影があり，体液量過剰や肺葉・肺虚脱，結節では十分に説明できない **肺浸潤影の原因**：心不全または体液量過剰によって十分に説明できない呼吸不全。リスク因子がない場合は，浸潤影やうっ血の静水圧的原因を除外するために客観的評価(例：心エコー)が必要である **成人における酸素化障害**： ・軽症 ARDS：200 mmHg<PaO_2 / FiO_2≦300 mmHg(PEEP または CPAP≧5 cmH_2O 下) ・中等度 ARDS：100 mmHg<PaO_2 / FiO_2≦200 mmHg(PEEP≧5 cmH_2O 下) ・重症 ARDS：PaO_2 / FiO_2≦100 mmHg(PEEP≧5 cmH_2O 下)

CPAP＝持続気道陽圧，PEEP＝呼気終末陽圧

HIV 感染者

最近の後ろ向き研究や症例シリーズ，コホート研究では，ヒト免疫不全ウイルス(human immunodeficiency virus：HIV)感染者は非 HIV 感染者に比べて重症化や死亡のリスクは高くないことが示唆されている。ドイツからの症例報告によると，ウイルスが抑制されている HIV 感染者で COVID-19 に感染した 33 人においては，76%が軽症，27%が重症で，3%が死亡したとされる。さらに，スペインのマドリッドで行われた前向き観察研究では，COVID-19 と診断された 51 人の HIV 感染者を分析し，そのうちの 69%が入院を必要とし，63%が併存疾患を 1 つもち，12%が重篤であった。ミシガン州デトロイトの Henry Ford 病院の HIV 患者は，COVID-19 で入院した非 HIV 患者と比較して，併存疾患と入院が同等であった。COVID-19 に感染した非 HIV 患者 463 人を対象とした最近の報告では，Henry Ford 病院の研究者らは，最も一般的な 3 つの併存疾患は高血圧(63.7%)，肥満(57.6%)，糖尿病(38.4%)であることを明らかにした。また，この研究の患者の 30 日死亡率は全体で 16%であった。これらの併存疾患は，Henry Ford 病院の HIV 患者でも最も多く(それぞれ 57%，57%，43%)，30 日死亡率は 21%であった。複数の後ろ向き研究や症例シリーズ，コホート研究から，HIV 感染者は COVID-19 に抵抗性がある，あるいは重症化リスクが低いと考えるべきではない。したがって，一般患者と同じ治療法を受けるべきである。

妊婦

妊娠中の COVID-19 患者の臨床像と転帰に関するデータは限られている。WHO によれば，妊娠中の患者は一般集団と同じ臨床像を示す。前述のように，母体から児への垂直感染の可能性を示唆する報告がいくつかある。しかし，これはまれなケースであり，新生児 COVID-19 感染の原因は出生後の呼吸器飛沫によるものが一般的であると考えられている。

小児

限られたデータによれば，急性 COVID-19 は小児では重症度が低く，入院率も低い。しかし，2020 年 5 月 14 日，米国疾病対策センター(Centers for Disease Control and Prevention：CDC)は，小児の多系統炎症症候群(multisystemic inflammatory syndrome in children：MIS-C)の基準を満たす症例について報告するよう，全国的な健康勧告を発表した。この症候群は COVID-19 のまれな後期合併症であり，川崎病に類似した臨床症状を示す。症状には発熱と粘膜症状があり，5 歳以上の小児では心血管系合併症との関連が判明している。

画像所見

COVID-19 患者の大部分は両側性肺炎を呈し，胸部画像で片側性肺炎を示すのはごく一部である(図 188.2)。最も頻度の高い CT

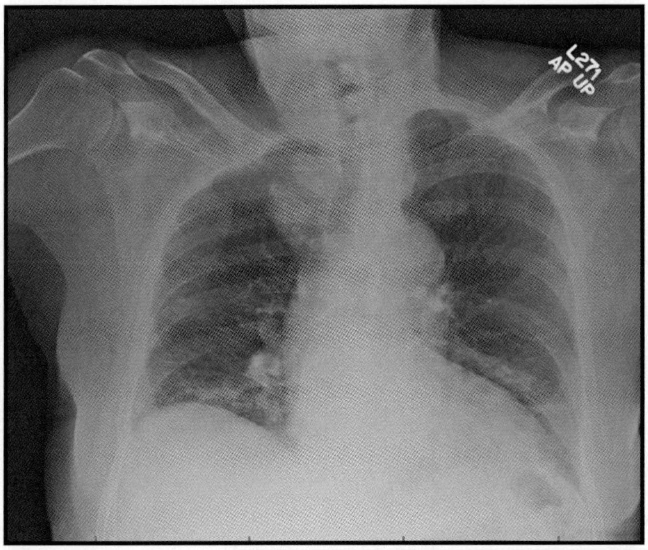

図 188.2
COVID-19 を示唆する胸部レントゲン写真の両側肺底部陰影

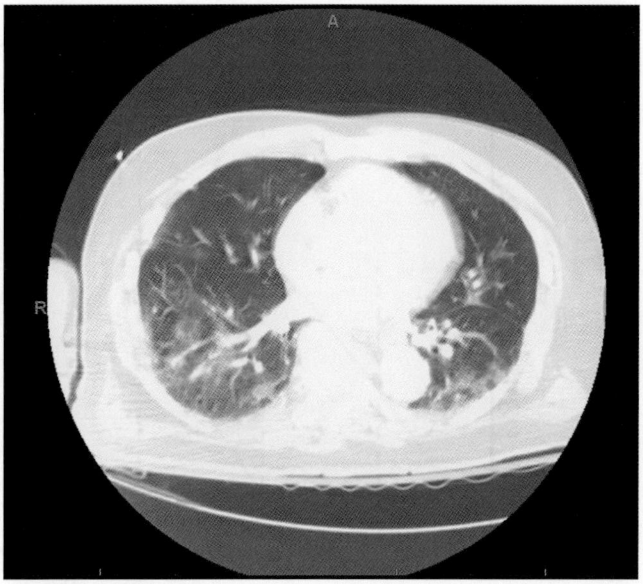

図 188.3
COVID-19 を示唆する CT 画像上の末梢実質病変

表 188.3
COVID-19 に対する各検査方法の感度と特異度

	口腔	鼻腔	鼻咽頭	唾液	中鼻甲介
感度%(95% CI[a])	56(35〜77)	76(59〜94)	97(92〜100)	85(69〜94)	100(93〜100)
特異度%(95% CI[a])	99(99〜100)	100(99〜100)	100(99〜100)	100(99〜100)	100(99〜100)

a CI＝信頼区間

所見は，両側性の斑状陰影とスリガラス陰影である。多葉病変や局所病変(斑状，線状，結節状)も非常に特徴的である。小葉中心性結節，tree-in-bud sign，嚢胞性変化，胸水，間質線維化，リンパ節腫脹などの CT 所見はあまり特徴的ではない。CT 検査では，病変は肺の中枢側よりも末梢側に局在することが多く，病変は類円形よりも斑状であることが多い(図 188.3)。

検査診断

本セクションの情報は 2020 年 9 月 1 日現在有効なものである。COVID-19 の症状は非特異的であるため，臨床評価だけでは診断を正確に予測できない。したがって，COVID-19 の診断確定には正確な分子診断検査が必要である。呼吸器検体中の SARS-CoV-2 核酸の直接検出は，患者・医療機関・公衆衛生レベルでの意思決定に有用である。

核酸増幅検査

SARS-CoV-2 核酸増幅検査(nucleic acid amplification test：NAAT)は，COVID-19 が存在する地域の有症状者，または SARS-CoV-2 に曝露するリスクが高い人に推奨される。この検査は，SARS-CoV-2 RNA 検査のために単独の口腔咽頭スワブや唾液検体よりも，鼻咽頭スワブや中鼻甲介スワブ，鼻腔スワブで採取する必要があり，併用検査は推奨されていない。各検査の感度と特異度は表 188.3 に記載されている。米国感染症学会(Infectious Disease Society of America：IDSA)の委員会は，COVID-19 下気道感染が疑われる入院患者の SARS-CoV-2 RNA 検査では，最初に下気道サンプルではなく上気道サンプルを採取することを推奨している。採取後 48 時間以内に結果を得ることが望ましく，そうすれば個々の患者のケアや公衆衛生上の決定に利用可能である。偽陰性は，不適切なサンプリングや取り扱い，低ウイルス量，ウイルス変異によって生じる可能性がある。

COVID-19 への曝露が判明している，あるいは疑われる無症状者では，以下の場合に SARS-CoV-2 RNA 検査を実施することが推奨される。

1. **既知の曝露**がある場合(定義：COVID-19 の検査確定症例との直接接触)
2. **曝露の疑い**がある場合〔定義：COVID-19 が集団発生した集合施設(長期介護施設，矯正施設，クルーズ船，工場など)での就労または居住〕
3. 曝露した個人が適切な個人防護具(personal protective equipment：PPE)を着用していない場合
4. COVID-19 の曝露に関係なく，免疫不全のある無症状者が入院中の場合
5. 免疫不全患者(定義：細胞傷害性化学療法，固形臓器または幹細胞移植，長時間作用型生物学的製剤による治療，細胞免疫

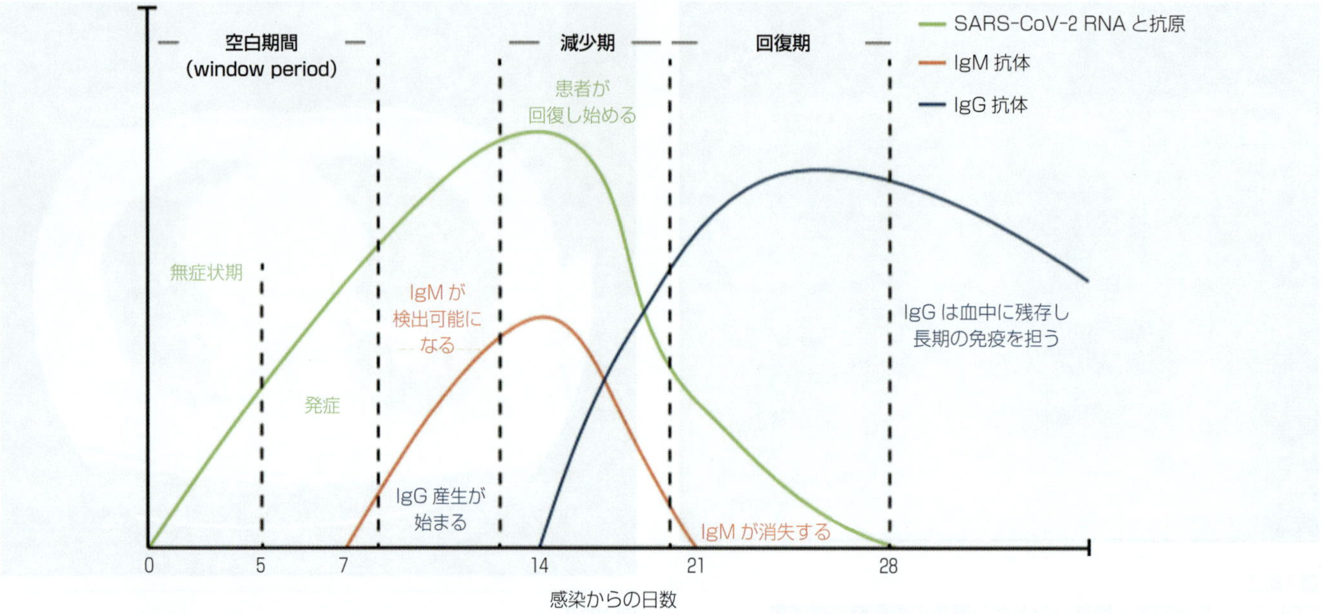

図 188.4
SARS-CoV-2 感染の間に起こる血清抗体反応　FDA 承認の検査プラットフォームの全リストについては以下の URL を参照(https://www.fda.gov/medical-devices/coronavirus-disease-2019-covid-19-emergency-use-authorizations-medical-devices/vitro-diagnostics-euas)。
(Kai-Want To K, Tak-Yin Tsang O, Leung W-S, et al. Temporal profiles of viral load in posterior oropharyngeal saliva samples and serum antibody responses during infection by SARS-CoV-2: An observational cohort study. Lancet Infect Dis. 2020 Mar 23. pi : S1473-3099(20)30196-1. より引用)

療法，高用量副腎皮質ステロイドによる治療を受けている)
6. COVID-19 への曝露の有無にかかわらず，免疫抑制治療前の無症状者
7. 時間的制約のある大手術(定義：医学的に必要な手術で，3 か月以内に行う必要があるもの)を受ける無症状者。これには，適切な PPE が使用できない場合の，エアロゾルを発生するだけの処置(例：気管支鏡検査)は含まない。

血清学的検査

発症後 2 週(14 日)の間は，SARS-CoV-2 感染の診断のための血清学的検査は推奨されない(図 188.4)。免疫グロブリン G(immunoglobulin G：IgG)または全抗体検査は，診療上または疫学上の目的で過去の SARS-CoV-2 感染を検出するため，あるいは NAAT 検査が繰り返し陰性であった場合にのみ，発症 3〜4 週間後に推奨される。急性 SARS-CoV-2 感染の診断や，SARS-CoV-2 感染に対する免疫の有無を判断する唯一の根拠としては使用されるべきではない。

その他の検査所見

白血球数は正常〜減少，リンパ球減少，血小板減少はすべて COIVD-19 と関連している。C 反応性蛋白の高値(>15 mg/dL)および D-ダイマー値の上昇(>1 μg/mL)も COVID-19 肺炎のリスク上昇と強く関連している。リスク上昇を示すその他の検査指標としては，アラニンアミノトランスフェラーゼ(alanine aminotransferase：ALT)(>80 単位/L)，アスパラギン酸アミノトランスフェラーゼ(aspartate aminotransferase：AST)(>80 単位/L)，α-ヒドロキシ酪酸脱水素酵素(>540 単位/L)，乳酸デヒドロゲナーゼ(lactate dehydrogenase：LDH)活性(>720 単位/L)，クレアチンキナーゼ(creatine kinase：CK)活性(>600 単位/L)それぞれの上昇，総蛋白値の低下(<6 g/dL)がある。

リンパ球数の減少は一般的に CD4 陽性細胞でみられる。CD8 陽性および B 細胞には有意な変化は認められない。多くのサイトカインのなかで，IL-6 は重症の COVID-19 患者では上限を超えることがある。

治療

現在，COVID-19 の治療薬として FDA に承認されている薬剤はない。表 188.4 に，COVID-19 の治療薬として現在開発中の薬剤を示す。

最新の文献に基づき，米国国立衛生研究所(National Institutes of Health：NIH)が発行した NIH ガイドラインに沿った COVID-19 の治療を以下に示す。

COVID-19 患者における抗ウイルス薬の使用

1. 酸素投与が必要な COVID-19 患者には，remdesivir を 5 日間または退院までのいずれか早いほうまで投与すべきである(エビデンスレベル A I)。
2. 高流量酸素，非侵襲的または侵襲的人工呼吸，体外式膜型人工肺(extracorporeal membrane oxygenation：ECMO)が必要な COVID-19 患者には，remdesivir を使用することに推

表 188.4
COVID-19の治療薬として開発中の薬剤

薬剤の分類	薬剤	作用機序	コメント
抗ウイルス	remdesivir	RNA依存性RNAポリメラーゼに結合しRNA合成を阻害する	第3相試験において，患者の入院期間が短縮。死亡率データについては結果待ち。FDAは，COVID-19が疑われる，または確認された入院患者(成人および小児)に対する本剤のEUAを承認している
	hydroxychloroquine chloroquine	MHC class II発現，抗原提示，免疫活性化，種々の炎症性サイトカインを阻害する	オープンラベルRTで改善は示されていない。一部の観察研究で，単独治療またはazithromycinとの併用療法で有益性が示されている。FDAはEUAを撤回。現在180の試験が進行中
	lopinavir + ritonavir	阻害薬-酵素複合体を形成してHIVプロテアーゼ酵素を阻害する	RCTで有益性なし
	favipiravir	RNA依存性RNAポリメラーゼに結合しRNA合成を阻害する	抗インフルエンザ薬，ウイルスクリアランス，第3相試験が進行中
	ivermectin	グルタミン酸開閉型クロライドチャネルと相互作用する	*in vitro*とヒトでの研究
	MK-4482	ウイルスRNA複製時のコピーエラー導入による抗ウイルス作用	インフルエンザ治療薬，*in vitro*と動物での研究，第3相試験の結果待ち
	組み換えACE-2	SARS-CoV-2がACE-2受容体に結合するのを阻害する	*in vitro*
免疫調整	回復期血漿	SARS-CoV-2のスパイクによる宿主細胞への侵入を中和する	第3相RCTが進行中。患者の在院日数短縮。死亡率データについては結果待ち
	モノクローナル抗体	標的細胞へのウイルス付着を阻害する受容体結合阻害薬	*in vitro*と動物での研究，ヒトでの試験は第2/3相
	インターフェロン	適応免疫を促進するサイトカインの分泌を含むいくつかのメカニズムにより，ウイルスの複製と拡散を阻害する	オープンラベル試験で感染予防または進行抑制の可能性。remdesivirとの併用によるRCTあり
免疫抑制	副腎皮質ステロイド	炎症亢進期への進行を抑制する	dexamethasoneは人工呼吸中の患者や酸素投与が必要な患者で死亡率を改善させる methylprednisoloneは増悪やICU入室，死亡率，在院期間を減少させる
	サイトカイン阻害	IL-6阻害薬	tocilizumabの第3相RCTは臨床状態を改善させなかった。そのほかのIL-6阻害薬の単独または併用療法の試験が進行中
	サイトカイン除去	サイトカイン反応を阻害する	臨床試験進行中
	間葉系幹細胞	サイトカイン反応を阻害する	臨床試験進行中

EUA＝緊急使用許可，FDA＝米国食品医薬品局，RTC＝ランダム化比較試験，RT＝ランダム化試験

奨も反対もない。

3. ガイドラインでは，臨床試験を除きchloroquine，hydroxychloroquine，その他の抗ウイルス薬の使用を推奨していない(エビデンスレベルAII-AIII)。

COVID-19患者における副腎皮質ステロイドの使用

1. 人工呼吸中のCOVID-19患者には，dexamethasone 6 mg/日を最長10日間投与すべきである(エビデンスレベルAI)。
2. 酸素投与を受けているが人工呼吸が不要なCOVID-19患者には，dexamethasone 6 mg/日を最長10日間まで投与すべきである(エビデンスレベルBI)。
3. 酸素投与を必要としないCOVID-19患者に対しては，ガイドラインはdexamethasoneの使用を推奨していない(エビデンスレベルAI)。
4. dexamethasoneが使用できない場合の代替薬としては，prednisone，methylprednisolone，hydrocortisoneなどがある(エビデンスレベルAIII)。

予防

CDCによれば，現在のところCOVID-19を予防するワクチンはない。発病を予防するためには，石鹸と水で少なくとも20秒

表 188.5
COVID-19 ワクチンの第 3 相試験

	フェーズ	種類	試験場所
Moderna	3	mRNA	米国
Biontech-Pfizer-Fosun	3	mRNA	米国，アルゼンチン，ドイツ
CanSinoBIO	3	Ad5	中国，サウジアラビア
オックスフォード：AstraZeneca	2/3	ChAdOx1	英国，インド，ブラジル，南アフリカ
武漢：Sinopharm	3	不活化ウイルス	アラブ首長国連邦(UAE)
北京：Sinopharm	3	不活化ウイルス	UAE
Sinovac	3	不活化ウイルス	ブラジル，インドネシア
Murdoch	3	BCG	再利用ワクチン
Johnson and Johnson-Jansen	3	アデノ随伴ウイルス 26	アルゼンチン，ブラジル，チリ，コロンビア，メキシコ，ペルー，アフリカ，米国

間，頻繁に手を洗うことにより，ウイルスへの曝露を避けることが重要である。石鹸と水がすぐに使用できない場合は，少なくとも 60％以上のアルコールを含む手指消毒剤の使用が推奨される。洗っていない手で目，鼻，口に触れないようにすることも効果的で，同じ家庭で生活していない人とは 6 フィート(約 2 m)の社会的距離(ソーシャルディスタンシング)を保つことが，ウイルスの伝播を減らすのに有用である。最後に，公共の場で個人を守るためには，口と鼻を覆うマスクを着用することが重要である。

原著出版時点では利用可能なワクチンはないが，2020 年 9 月現在，多くの第 3 相臨床試験が実施されている(表 188.5)。

文献

Chaudhry ZS, Williams JD, Vahia A, et al. Clinical characteristics and outcomes of COVID-19 in solid organ transplant recipients: A case-control study [published online ahead of print, 2020 Jul 12]. *Am J Transplant*. 2020;10.1111/ajt.16188. doi:10.1111/ajt.16188.

Fadel R, Morrison AR, Vahia A, et al. Early short course corticosteroids in hospitalized patients with COVID-19 [published online ahead of print, 2020 May 19]. *Clin Infect Dis.* 2020;ciaa601. doi:10.1093/cid/ciaa601

Feldstein LR, Rose EB, Horwitz SM, et al.; Overcoming COVID-19 Investigators; CDC COVID-19 Response Team. Multisystem inflammatory syndrome in US children and adolescents. *N Engl J Med*. 2020 Jul 23;383(4):334–346. doi:10.1056/NEJMoa2021680. Epub 2020 Jun 29. PMID: 32598831; PMCID: PMC7346765

Gudipati S, Brar I, Murray S, McKinnon JE, Yared N, Markowitz N. Descriptive analysis of patients living with HIV affected by COVID-19. *J Acquir Immune Defic Syndr.* 2020;85(2):123–126. doi:10.1097/QAI.0000000000002450.

Infectious Disease Society of America. Guidelines on the diagnosis of COVID-19. 2020. https://www.idsociety.org/practice-guideline/covid-19-guideline-diagnostics/

Morrison AR, Johnson JM, Griebe KM, et al. Clinical characteristics and predictors of survival in adults with coronavirus disease 2019 receiving tocilizumab [published online ahead of print, 2020 Jul 3]. *J Autoimmun*. 2020;102512. doi:10.1016/j.jaut.2020.102512.

National Institutes of Health. COVID-19 Treatment Guidelines Panel. Coronavirus disease 2019 (COVID-19) treatment guidelines. https://www.covid19treatmentguidelines.nih.gov/

Suleyman G, Fadel RA, Malette KM, et al. Clinical characteristics and morbidity associated with coronavirus disease 2019 in a series of patients in metropolitan Detroit. *JAMA Netw Open*. 2020;3(6):e2012270. doi:10.1001/jamanetworkopen.2020.12270

van Doremalen N, Bushmaker T, Morris DH, et al. Aerosol and surface stability of SARS-CoV-2 as compared with SARS-CoV-1. *N Engl J Med.* 2020;382(16):1564–1567. https://www.nejm.org/doi/full/10.1056/NEJMc2004973. doi:10.1056/NEJMc2004973

World Health Organization (WHO). Clinical management of severe acute respiratory infection (SARI) when COVID-19 disease is suspected: Interim guidance. March 13, 2020. https://apps.who.int/iris/handle/10665/331446

World Health Organization (WHO). Report of the WHO-CHINA joint mission on coronavirus disease 2019 (COVID-19). 2020. https://www.who.int/publications/i/item/report-of-the-who-china-joint-mission-on-coronavirus-disease-2019-(covid-19)

Young BE, Ong SWX, Kalimuddin S, et al. Epidemiologic features and clinical course of patients infected with SARS-COV-2 in Singapore. *JAMA*. 2020;323(15):1488–1494. doi:10.1001/jama.2020.3204.

189　口，陰部感染でのパピローマウイルス

■著：Lawrence J. Eron
■訳：岩田健太郎

ヒトパピローマウイルス(human papillomavirus：HPV)は米国で年間1万件以上の子宮頸部の扁平上皮がん(squamous cell carcinoma：SCC)の原因となり，毎年4千人以上が死亡している。世界では女性で3番目に多いがんだ。このウイルスはまた，陰部コンジローマ(尖圭コンジローマ)やその他の軽い諸症状の原因にもなる。米国ではいちばん多い性感染症(sexually transmitted disease：STD)であり，年間6万件以上も起きており，最大2千万人もの患者がいる(図189.1)。いちばん感染しやすい時期は，性交渉開始を果たして最初の10年である。国民健康栄養調査(National Health and Nutrition Examination Survey：NHANES)の研究によると，20〜24歳の腟スワブ検査でHPV DNAがみつかる割合は25%であった。HPVは持続感染を起こし，ほとんどの症例では無症状で(そのためみつからず)，またウイルスは容易に性交で伝播するため，性的にアクティブな人々の80%が生涯のどこかで感染するのだ。

伝播率は体の部位によって異なる。ペニスから子宮頸部への伝播は100患者年あたり58.8例である。子宮頸部からペニスへの伝播は100患者年あたり208.8例だ。挿入なしの性交だとHPVは肛門から陰嚢へ，あるいは手からペニスへと伝播することがある。

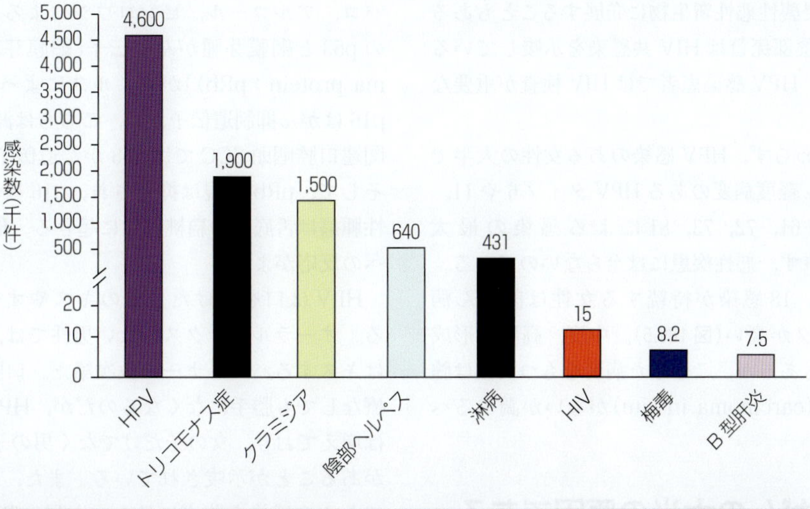

図189.1
ヒトパピローマウイルス(HPV)は最も多い性感染症の原因である。陰部疣贅だと年間620万件起きており，有病率は2千万件だ。
HIV＝ヒト免疫不全ウイルス

陰部HPV感染

陰部HPV感染ゲノムの関連性を用いた分類では100以上のDNAタイプがあるHPVのうち，40が陰部に感染する。この40の陰部タイプは大別すると2群に分けられる。疾患のタイプで分けるのだ。最初のグループには最も多いHPVタイプ6と11が入るが，外陰部のコンジローマを起こす(**陰部疣贅**，図189.2)。また，外陰部，腟，子宮頸部，そしてペニスに軽度異形成も起こす。

第2のグループはタイプ16と18が有名だが，扁平上皮がんや子宮頸部，腟，外陰部，そしてペニスで高度異形成を起こす。酢酸を塗布すると皮膚に白い病変が見えるのが特徴だ(図189.3)。軽度異形成は**扁平上皮上皮内病変**(**squamous intraepithelial lesions**：SIL)グレードⅠと呼ばれる。中度異形成はSILグレードⅡ，そして高度異形成はSILグレードⅢだ。子宮頸部に病変が生じると，**頸部上皮内がん**(**cervical intraepithelial neoplasia**：CIN)と呼ばれ，SILと同様に分類する。すべてのHPVも無症候性感染の原因ともなるし，軽症例，臨床的に露骨な症状を起こすこともある(図189.4)。

HPVはまた，肛門周囲や歯状線よりも上の遠位直腸に感染することもある。ヒト免疫不全ウイルス(human immunodeficiency virus：HIV)感染があると，HPVは小さくて悪くは見えない

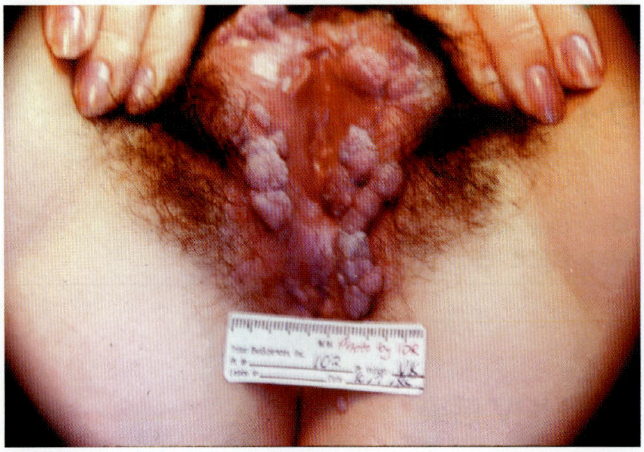

図 189.2
外陰部疣贅(コンジローマ)　陰部疣贅とも呼ばれる。

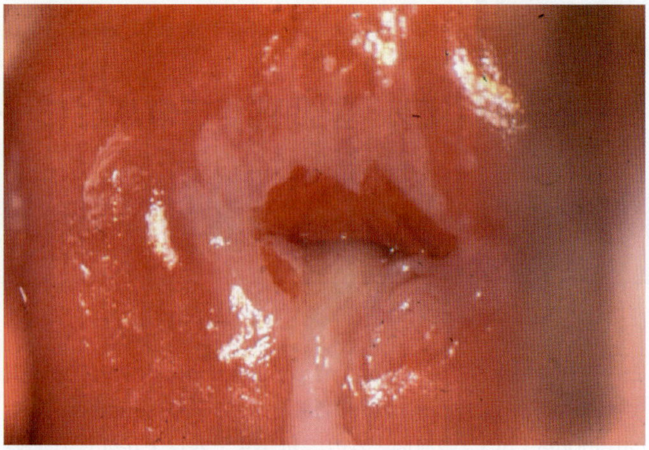

図 189.3
子宮頸部，腟，外陰部の高度異形成　酢酸を塗布すると，病変が白く見える。

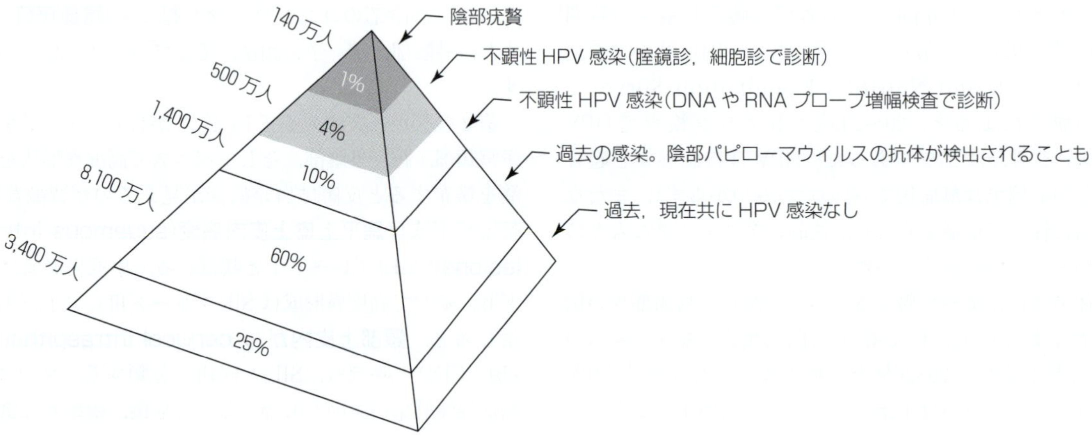

図 189.4
ヒトパピローマウイルスは不顕性感染，軽症疾患，あるいは臨床的に露骨な症状を起こすこともある。

潰瘍を起こすこともある。生検でやっと SCC とわかるのだ。HIV 感染やその他の免疫抑制状態で，子宮頸部の異形成病変はできやすくなる。これが侵襲性悪性新生物に発展することもあるのだ。再発性，難治性の陰部疣贅は HIV 共感染を示唆しているのかもしれない。だから，HPV 感染患者では HIV 検査が重要なのだ。

有病率は甚大にもかかわらず，HPV 感染のある女性の大半では 6〜12 か月で回復する。軽度病変のある HPV タイプ 6 や 11, 40, 42, 43, 44, 53, 54, 61, 72, 73, 81 による感染の最大 30%は一過性なのかもしれず，悪性疾患には至らないのである。がん原性 HPV タイプ 16, 18 感染が持続する女性は前がん病変，がん病変発生のリスクが高い(図 189.5)。中度，高度異形成は治療なしでも治ることもあるが，こうした病変をもつ女性は腟鏡で評価し，上皮内がん(carcinoma in situ)がないか調べるべきだ。

HPV は口腔咽頭がんの大半の原因である

口腔咽頭の SCC はタバコ，アルコール，ビンロウジの噛みタバコ，そして HPV 感染と関連している。HPV タイプ 16，あと少し頻度は下がるが，タイプ 18, 31, 33, 35, 39, 45, 51, 52, 56, 58, 59, 68 がこうした腫瘍の 80%からみつかっている。タバコ，アルコール，ビンロウジによる SCC だと，ホスト(宿主)の p53 と網膜芽腫がん遺伝子〔網膜芽細胞腫蛋白(retinoblastoma protein：pRb)〕がウイルスによって変異を受ける。一方，p16 はがん抑制遺伝子だが，こちらは減少する。対照的に，HPV 関連口腔咽頭 SCC では p53 がん遺伝子に変異は起きていない。そして，pRb 発現は抑制され，p16 は発現が亢進する。HPV 陽性腫瘍は舌底部や扁桃部位に起きる。他のタイプよりも化学療法への反応がよい。

HPV は口を空けたままのキスやオーラルセックスで感染する。オーラルセックスのない男性では，口腔 HPV 伝播のリスクはキスするパートナーの数次第だ。口腔 HPV 感染の大多数は治療なしでも勝手になくなるのだが，HPV 陽性口腔咽頭 SCC の数は増えており，女の子だけでなく男の子にもワクチンを打つ利益があることが示唆されている。また，HPV 性感染だけでなく，口からの感染を防ぐにはもっと早い時期のワクチンがよいのでは，ともいわれている。

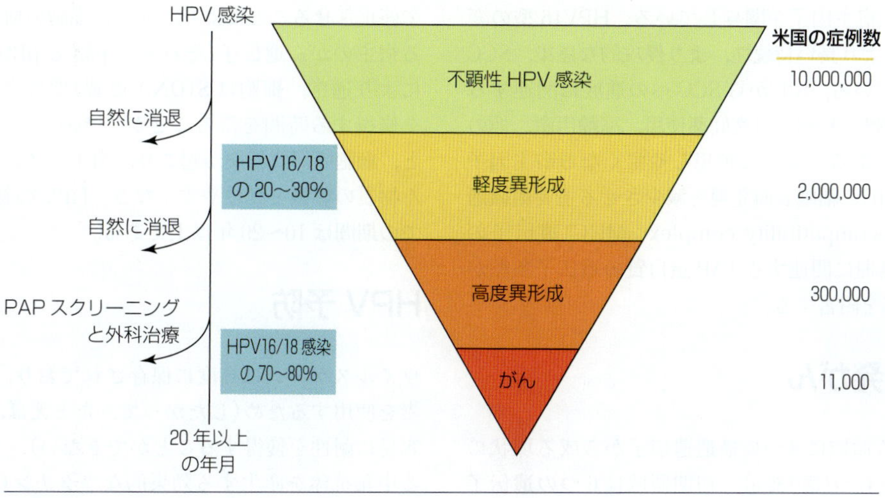

図 189.5
ヒトパピローマウイルス（HPV）軽症タイプ感染は一過性のことも。

HPV 感染診断

陰部疣贅は新鮮に見える丘疹で，カリフラワーのように見える。他の丘疹も陰部疣贅に見えることがある。たとえば，真珠様のペニスの丘疹や軟性線維腫だ。疑わしいならば，医療者は HPV 感染診断法を考慮する。たとえば，Pap スメアを用いた細胞診，腟鏡と生検，HPV DNA 検査などがある。子宮頸部鏡検は中度，高度異形成があるときに有用だ。HPV DNA 検査は感染検知の感度が高いが，特異度が悪い。不要な腟鏡検査を増やしてしまう。

治療の原則

HPV 性器疾患の治療の主な目標は，通常，臨床的に明らかな疾患を除去することであるが，これらの治療法は，疾患再発の原因たる HPV 感染自体を除去しない。コンジローマ周囲の健常な皮膚の上皮は，実際の病変から 1.0 cm までは HPV に感染している可能性がある。したがって，疣贅や異形成組織を除去しても，隣接するウイルスの貯蔵庫が除去される保証はない。HPV 感染の伝播を防ぐことはできないのだ。感染は多くの場合無症状であり，多くの場合自然に治癒するが，それでも性器疣贅患者はしばしば，抑うつ，絶望感，社会的孤立感を経験する。このような患者には，医療従事者によるカウンセリングと治療プログラムを提供すべきである。多くの患者は容易に治療を受け入れるが，HPV の不顕性感染，長い潜伏期間を伝えねばならないだろう。臨床的に明らかな病変が発生する数週間〜数か月前の性的接触，HPV に感染している可能性があることから，HPV 患者は尖圭コンジローマの存在が不貞行為を意味するとは限らないないことを理解すべきである。

小さな滲出性尖圭コンジローマの治療は，imiquimod，podophyllotoxin，trichloroacetic acid，シネカテキン（緑茶の葉からつくられたハーブ製品）などを自己塗布することで容易に達成できる。より大きな陰部疣贅の場合は，凍結療法，外科的切除，電気メス，レーザー治療など，臨床医による集中的な治療が必要となる。imiquimod の自己塗布療法に関する研究では，有効率は 35〜75%，再発率は 6〜26% と報告されている。最も安価な治療法である podophyllotoxin の研究では，43〜70% の有効率が報告されているが，再発率は 13〜100% である。シネカテキンのプラセボ対照試験では，プラセボでは 35% であったのに対し，55% で完全に消失したと報告されている。凍結療法などの臨床家による治療では，有効率は 44〜75%，再発率は 5〜30% と報告されている。外科的切除は 89〜100% の症例で成功するが，最大 3 分の 1 の症例で再発する。

子宮頸部，腟，外陰部，陰茎の中等度〜重度の異形成には，外科的切除や液体窒素を用いた凍結療法などの細胞破壊的処置が有効である。外科的切除と凍結療法はどちらも同様に効果があり，再発率も同様だ。子宮頸部の異形成組織に対するループ電気的切除術（loop electrical excisional procedure：LEEP）やレーザーアブレーションは，外科的切除術や凍結療法と同程度に有効である。しかし，それでも再発は起こる。治療後の持続感染と再発率を低下させるために免疫反応の調整こそが HPV 治療の「要」なのである。

HPV 感染に対する免疫

HPV 感染の有病率は若い女性で高いが，持続感染を起こし SIL に移行するのは感染女性の少数派（≦5%）である。ほとんどの場合，ウイルスに対する免疫応答が十分に発達すれば，感染は一過性である。HPV16 または 18 による子宮頸部感染が持続化すると，SIL や CIN が SCC に進展することがあり，通常は数十年後に SCC に進展する。

HPV 感染後のセロコンバージョンは，感染した女性の 60% にしか起こらず，男性ではるかに少ない。HPV は，その複製が細胞溶解，壊死，ウイルス血症を引き起こさないため，免疫系を回避する可能性がある。ウイルス蛋白は，アポトーシスがプログラムされている終末分化した上皮細胞でのみ放出されるため，免疫監視から逃れることができる。さらに，HPV はインターフェロンやその他のサイトカインの合成を阻害する。

感染から SIL / CIN の発症，そして SCC への進展には，ウイルス因子，環境因子，宿主因子が関与している。HPV16 型の変異体における多型は，より長い持続性，より侵攻的な感染，SCC の高い頻度と関連している。SIL から SCC への進展に関連する環境因子としては，喫煙，長期経口避妊薬使用，高齢出産，他の STD との共感染などがある。SCC に罹患しやすくなる宿主因子としては，クラスⅠ MHC 細胞表面発現を減少させる主要組織適合複合体(major histocompatibility complex：MHC)遺伝子の遺伝子多型や，抗原処理に関連する TAP 蛋白質の遺伝子多型があり，宿主の免疫反応を阻害する。

HPV ゲノムと発がん

HPV は，2 つの異なる領域に 8 つの構造遺伝子から成る環状の二本鎖 DNA ゲノムをもつ(図 189.6)。初期領域は 6 つの遺伝子(E1～E2 および E4～E7)から成り，ウイルスの複製，転写，細胞形質転換を制御する。後期領域はウイルスのコート蛋白質をコードする 2 つの遺伝子(L1 と L2)から成る。「長い制御領域」はこれら 8 つの遺伝子の発現を制御している。生産的感染では，6 型と 11 型の場合と同様に，ウイルスの初期領域と後期領域の両方がメッセンジャー RNA(mRNA)に転写され，ウイルス DNA 複製に不可欠な蛋白質とコート蛋白質をコードする。HPV の DNA は，各感染細胞内で環状の染色体外プラスミドとして多数コピーされる。その結果，成熟した感染性ビリオンが形成される。

生産的感染とは対照的に，16 型または 18 型が細胞に感染すると，後期遺伝子は転写されず，ウイルスのコート蛋白質は合成されず，成熟ビリオンは産生されない。その代わりに，環状 HPV ゲノムは宿主染色体に挿入され，E2 遺伝子を破壊し，その結果，E1 および E2 遺伝子の機能が失われる(図 189.6)。通常，E1 と E2 は E6 と E7 の発現をダウンレギュレートするが，E1 と E2 の制御が失われると，E6 と E7 の機能がアップレギュレートされる。そして，E6 と E7 遺伝子産物は，宿主の細胞分裂を G1 期で停止させることにより，通常は細胞の増殖と分化を制御している宿主のがん遺伝子(それぞれ p53 と pRb)を変化させる。これにより通常，細胞は S(DNA 複製)期に進む前に傷ついた DNA を修復する時間を得ることができる。この修復機構が失われると，細胞の形質転換が起こり，宿主ゲノムは喫煙などの他の発がん物質の影響を受けやすくなる。HPV の初感染から SCC 発症までの期間は 10～20 年以上である。

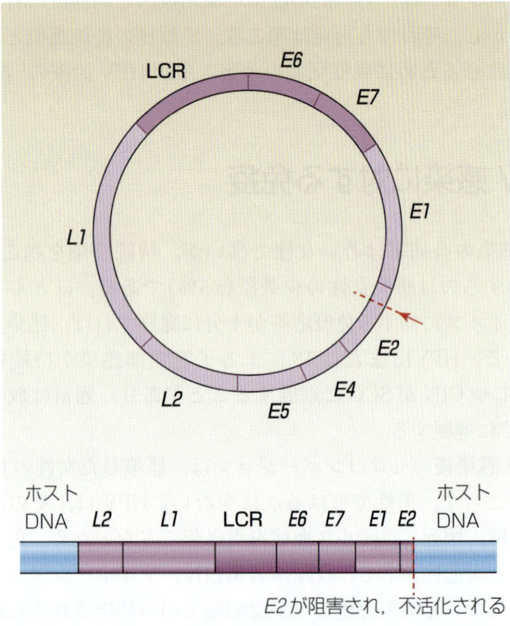

図 189.6
ヒトパピローマウイルスは環状の二本鎖 DNA ゲノムをもち，これは 2 つの異なる部位に位置する 8 つの構造遺伝子からできている。

HPV 予防

ウイルスゲノムは高度に保存されており，HPV は複製に細胞酵素を使用するため(したがって，たとえば，HIV とは対照的に，容易に耐性を獲得することができない)，ウイルス感染を防御する中和抗体を産生する効果的なワクチン(ガーダシル® とサーバリックス®)が開発された。さらに，このワクチンは細胞傷害性 CD8 リンパ球を産生し，新生 HPV 感染細胞を排除する。このワクチンは，HPV16 型および 18 型(発がん性 HPV の 70％を占める)による感染を約 95％予防する効果がある。ガーダシル® ワクチンは，コンジローマを形成する HPV6 型および 11 型に対しても高い有効性(100％近く)を示す。

ワクチン接種は，11～26 歳の女性に推奨され，77％が 19 歳までに経験する女性の性交渉開始前に免疫を誘導する。性交渉開始後，HPV 感染率は 2 年以内に 40％，4 年以内に 50％以上に上昇し，この時点ではワクチンの効果が低下している可能性がある。男性へのワクチン接種の普及は，HPV16 型および 18 型による口腔咽頭がんを予防する。このワクチンは，ワクチンに含まれる HPV 型に対して少なくとも 5 年間は持続的な予防効果を示すが，オーストラリアでは若い女児へのワクチン接種率が 80％であるため，集団免疫の発達により，女性だけでなく 21 歳未満の男性からもコンジローマがほぼ消失しているのに比べ，米国では十分に活用されていない。さらに，18 歳未満の女子では高悪性度の病変も減少している。2005～2015 年の間に，18～24 歳のオーストラリア人女性の HPV 保有率は 22.7％から 1.1％に低下した。すでにオーストラリアでは，男性の HPV 関連口腔がんが減少している。米国では，13～17 歳の女子の 50％，男子の 38％しかワクチン接種を受けておらず，HPV 有病率の低下ははるかに少ない。オーストラリアが HPV 関連がんを撲滅する最初の国になることが期待されている。

ワクチンに加えて，HPV 感染を減らすための最も費用対効果の高い戦略は，コンドームの一貫した使用である。綿密に計画され実施された研究では，コンドームによって性器 HPV 感染の発生率が 100 患者年あたり 89.3 から 37.8 に減少した。パートナーがコンドームを 100％使用した女性では，32.1 患者年に子宮頸部 SIL は観察されなかったが，パートナーがコンドームを 100％使用しなかった女性では，96.8 患者年に 14 人の SIL が検出された。

HPV ゲノムには SCC の産生に関与する E6 と E7 という 2 つのがん遺伝子が含まれているため，理論的にはこれらの遺伝子の産物に対するワクチンを子宮頸がんの予防や治療に用いることができる。動物では，このようなワクチンは E6 および E7 抗原を発現する腫瘍による感染を予防保護することができるが，ヒトではそのような結果は報告されていない。

文献

Chaturvedi AK, Angels EA, Pfeirffer RM, et al. Human papillomavirus and rising oropharyngeal cancer incidence in the United States. *J Clin Oncol*. 2011;29:4294–4301.

Cox JT, Palefsky JM. Human papillomavirus vaccination. In Hirsch MS. ed. *UpToDate*. Waltham, MA: UpToDate; 2019.

Palefsky JM, Cranston RD. Virology of human papillomavirus infections and the link to cancer. In Dizon DS, Aboulafia DM, ed. *UpToDate*. Waltham, MA: UpToDate; 2019.

Read TR, Hocking JS, Chen MY, et al. The near disappearance of genital warts in young women 4 years after commencing a national human papillomavirus (HPV) vaccination programme. *Sex Transm Infect*. 2011;87:544–547.

Scheinfeld N. Condylomata acuminata (anogenital warts): Management of external condylomata acuminata in men. In Rosen T, ed. *UpToDate*. Waltham, MA: UpToDate; 2018.

190　急性および慢性パルボウイルス感染症

■著：Neal S. Young
■訳：山本勇気

パルボウイルスは，一本鎖 DNA ゲノムを含む未発達の正 20 面体カプシドをもつ小型ウイルスである。このような物理的特性が，熱，溶媒，極端な化学的条件に対するウイルスの耐性を高めている。ゲノムが限られているため，パルボウイルスの増殖は有糸分裂の活発な細胞への感染に依存する。B19 パルボウイルスは，ヒトに病気を引き起こすことが知られているパルボウイルス科(Parvoviridae family)の唯一のメンバーである(最近，ヒトの血液や組織から他のパルボウイルスが分離されたが，その病原性は不明である)。パルボウイルス科の分類学では，B19 と近縁の類人猿パルボウイルスはエリスロウイルス(*Erythrovirus*)属を構成し，動物パルボウイルス属とは区別されている。属を構成し，自立した動物パルボウイルス，ディペンデポウイルス(このウイルスは細胞培養で効率的に増殖するためには第 2 のウイルスとの共感染を必要とする)，およびデンスウイルスと呼ばれる昆虫パルボウイルスと区別される。

B19 パルボウイルスはヒト赤血球前駆細胞に対する特異的で極端な指向性をもっており，この細胞は循環赤血球の生成を担っている。組織培養では，B19 は造血細胞(骨髄，胎児肝臓，末梢血)および非効率的だが少数の白血病細胞株で増殖する。患者の血液と骨髄から B19 ウイルスの DNA コピーが検出される。赤血球に対する指向性は，ウイルスに対する細胞レセプターであるグロボシドまたは P 抗原，すなわち，赤血球，巨核球，内皮細胞，胎盤細胞の一部，および胎児の肝臓と心臓に存在するテトラヘキソースセラミドに由来する。パルボウイルス感染は，宿主が中和抗体を産生することによって終息する。中和抗体が産生されないと持続感染となる。パルボウイルスに対する細胞性免疫応答が測定され，いくつかの CD4 および CD8T 細胞エピトープが同定されている。

B19 感染症

血清学的研究により，成人人口の半数以上が B19 パルボウイルスに対する抗体をもっていることが示されている。ほとんどの感染は小児期に起こるが，血清陽性率は年齢と共に上昇し続ける。おそらく，感染の大部分は無症状であろう。現在では，信頼性の高い診断法が広く普及している。ウイルスに対する免疫グロブリン G(immunoglobulin G：IgG)の存在は，過去の感染を意味するのみである。免疫グロブリン M(IgM)またはダイレクトハイブリダイゼーション検査で検出されたウイルス DNA は最近の感染を示す。遺伝子増幅法(ポリメラーゼ連鎖反応法)で検出された DNA が陽性であった場合の解釈はより悩ましく，それは急性感染の後何か月も少量のウイルスが除去されないことがあり，また，検査室の汚染により偽陽性が生じることがあるためである。

第 5 病(fifth disease)

この一般的な小児の発疹症は，急性パルボウイルス感染によって引き起こされる。体幹および近位四肢にみられる，頬を平手打ちされたような皮疹と，消退性の斑状丘疹が典型的である(図 190.1)。小児は発熱することがあるが，通常はほとんど症状がない。非常にまれな合併症として髄膜炎や脳炎が報告されている。第 5 病の子どもの血液には B19 に対する IgM 抗体が含まれているが，ウイルスはほとんど含まれておらず，あったとしてもわず

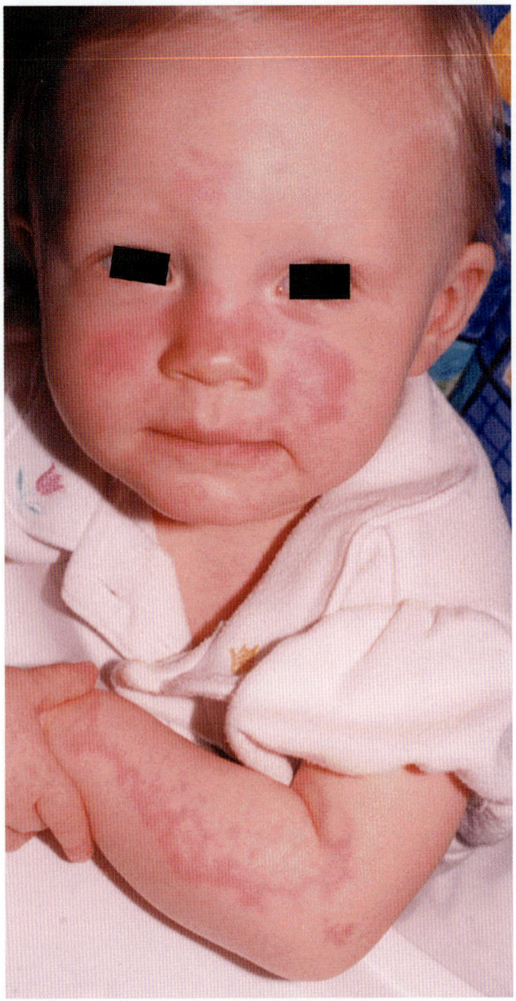

図 190.1
第 5 病　特徴的な紅斑 / 丘疹と「平手打ちされたような」頬の紅斑に注目。

かである。ウイルスと抗体の免疫複合体形成によるものであり，感染によるものではないと考えられている。自然に治るこの疾患には，安心感を与え，必要に応じて解熱薬を投与するだけで十分である。

成人では，急性パルボウイルス感染症はより重症になる可能性がある。成人の場合，小児よりもリウマチ性愁訴が多く，明らかな関節炎所見がみられ，まるで関節リウマチのような分布および持続性を示し，リウマチ因子が陽性になることもある。ほとんどの症例で症状は数日〜数週間で改善するが，一部の患者では関節破壊はみられないものの，関節症および全身症状が慢性化し，衰弱する人もいる。B19 感染後のリウマチ症状の病態生理学はよくわかっていないが，症状は通常，従来の抗炎症薬治療で対処できる。パルボウイルスは関節リウマチの原因ではない。

一過性骨髄無効性クリーゼとその他の血液学的症候群

一過性骨髄無効性クリーゼは，溶血性貧血，代償性溶血（遺伝性球状赤血球症の多くの症例でみられる），または赤血球産生需要の増加（鉄欠乏，急性出血）を有する患者がパルボウイルスに感染すると発症する。B19 はほとんどの感染者において赤血球造血を一時的に阻害するが，循環している赤血球の生存期間が長いため影響はない。一過性の骨髄無効性クリーゼは，貧血，網状赤血球減少，および骨髄の赤血球形成不全によって発現する。特に，脾臓が機能している患者では，高度の貧血に加えて，中等度の血小板減少と好中球減少がみられることがある。この症候群は骨髄壊死を伴うことがあり，特に幼児では致命的である。貧血は自然によくなるので，治療は適時の輸血である。特異的抗体産生はこの症状を終息させ，再発を予防する。

胎児水腫および先天性感染症

妊婦のパルボウイルス感染が胎児に伝染することがある。妊娠中期の感染が最も特徴的で，妊娠第 1 期の感染は流産を引き起こす可能性があり，妊娠第 3 期の感染は悪影響を及ぼさない。胎児への感染は主に赤血球産生部位である肝臓で起こるが，心臓も侵されることがある（胎児の心筋細胞は P 抗原を発現する）。未治療の場合，胎児は重度の貧血と心不全を起こし，胎児水腫といわれるひどい浮腫を起こし，出生時または病後まもなく死亡する（図 190.2）。子宮内輸血が成功した例もいくつかあるようだが，胎児感染が治療されなかった場合，死亡や後遺症といった不要な結果につながる。超音波診断は確定的でないこともあるので，何らかの介入を行う前には，複数回の検査で水腫が進行するのを記録することが昔から推奨されている。

胎児水腫を輸血で治療した後の先天性パルボウイルスに感染すると，出生時から慢性貧血を生じることがある。数例の乳児例のみが報告されている。すべての症例で，ウイルスは骨髄に局在し，血液中に循環しておらず，低レベルの B19 DNA を検出するには遺伝子増幅が必要であった。骨髄の病理は赤血球減少症（Diamond-Blackfan 貧血）または先天性赤血球造血障害に類似した赤血球形成異常症であった。免疫グロブリン療法は有効ではなかった。

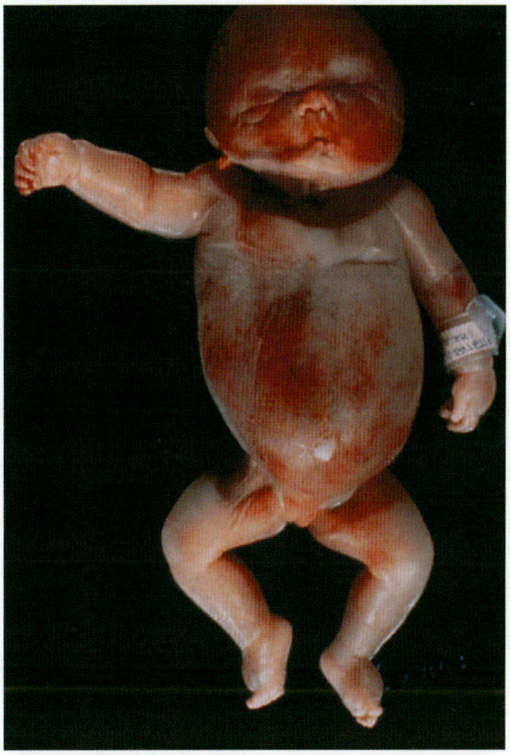

図 190.2
胎児水腫　本文参照。

持続感染

適切な免疫反応がない場合，B19 感染は慢性化する。先天性免疫不全症（Nezelof 症候群），ヒト免疫不全ウイルス（human immunodeficiency virus：HIV）1 感染に続発する後天性免疫不全症候群（acquired immunodeficiency syndrome：AIDS），および細胞毒性薬や免疫抑制剤による治療中に持続感染が観察される。B19 感染が体質的免疫不全の唯一の証拠であり，AIDS の最初の徴候であることもある。臨床的には，患者は典型的な純粋な赤血球無形成症で，重度の貧血，血液中の網状赤血球が欠如し，骨髄中の赤血球前駆体が不足している。B19 感染の形態学的特徴である巨大な前胸腺芽球が散在していることが診断のシグナルとなることがあり，血清の DNA ハイブリダイゼーション検査によって診断が確定される。

持続感染の原因は，有効な体液性免疫応答が得られないことであり，これは機能的組織培養実験における中和抗体として，あるいはウイルスカプシド蛋白質のイムノブロット結合によって測定される。ほとんどの AIDS 患者は B19 に対する抗体をもたないが，一部の先天性患者ではクラススイッチ異常を示唆する B19 に対する IgM が循環していることがある。幸いなことに，市販の免疫グロブリン製剤はパルボウイルスに対する有効な抗体のよい供給源である。IgG 0.4g/kg/ 日を 5〜10 日間静脈内投与すれば，感染は終息する。網状赤血球数は最初の 1 週間後に劇的に増加し，骨髄は健康な正常赤芽球増殖を示し，ヘモグロビンは患者にとって適切なレベルまで上昇する。この治療は疾患治癒的であり，先天性免疫不全の患者や免疫抑制療法を中止した患者では，ウイルスが検出されなくなることもある。AIDS 患者では強い慢

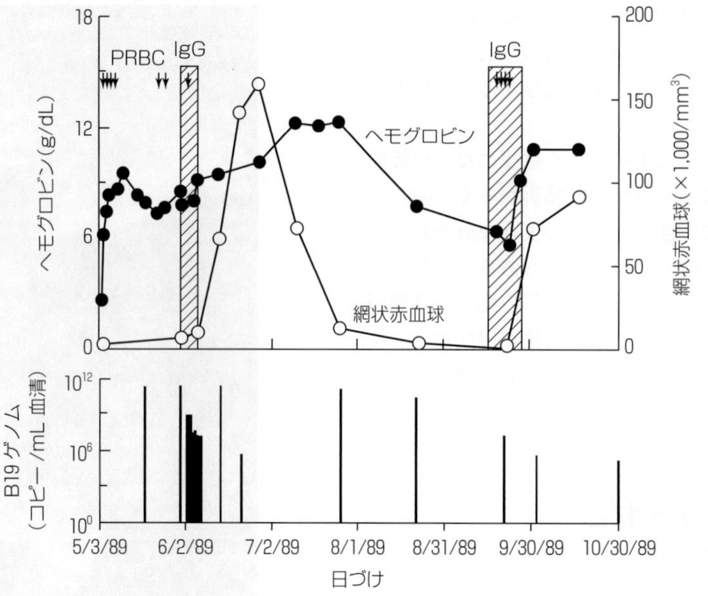

図 190.3
後天性免疫不全症候群(AIDS)患者に対する，免疫グロブリン G(IgG)による継続的な B19 型の治療　分子学的検査で再発が予見されており，再治療が有効であることが示されている。
PRBC＝赤血球濃厚液

性パルボウイルス血症がみられ，IgG 治療はウイルスを減少させるが排除はしないようである(図 190.3)。数か月後に再発することはよくあるが，再発した貧血は 2 回目の IgG 投与に反応する。月 1 回の IgG 維持注射が少数の患者で行われている。

その他，関連する可能性のある事象

症例報告が蓄積されており，B19 と新生児および小児期の心筋炎(P 抗原は胎児の心臓細胞に存在する)，さまざまな小児神経症候群，および自然治癒する急性肝炎のいくつかの症例との関連を示唆している。B19 パルボウイルスと他の症候群との関連はそれほどは確実ではなく，小児好中球減少症，特発性血小板減少性紫斑病，血管炎，若年性関節リウマチとの明らかな関連性は再現性が示されていない。技術的問題は主に遺伝子増幅法によるものであり，これは偽陽性の結果を招きやすいだけでなく，正常な個体でも高い割合で陽性となる。この方法は感度が高く，外傷により生検された膝関節のほぼ半数から，また，正常な骨髄の 20％からウイルス DNA が検出されている。ポリメラーゼ連鎖反応に由来する報告で，最近の感染を示す他の臨床的または血清学的証拠がない場合は，特に疑うべきである。付け加えるべきは発作性寒冷ヘモグロビン尿症で，これは通常，ウイルス性疾患の後に起こる小児期の重症溶血性貧血であるが，B19 パルボウイルス症候群の有力な候補である。ウイルスの細胞受容体である赤血球 P 抗原に対する病原性 Donath-Landsteiner 抗体が存在するためである。

ワクチン開発

動物のパルボウイルス感染を予防する有効なワクチンは，組織培養によるウイルスの改変によって製造されている。従来の細胞培養に抵抗する B19 に対しては，バキュロウイルス系でパルボウイルスゲノムの一部を発現させる遺伝子を組み換えることで，ウイルス DNA を含まない空のカプシドが産生されている。免疫原性の高い VP1 蛋白質を濃縮したカプシドは，実験動物で，また，適切なアジュバントを用いれば通常のボランティアで強い中和抗体反応を引き起こす。ワクチン開発は，科学的というよりも商業的な要因(市場認識)によるものである。

文献

De Jong EP, de Haan TR, Kroes AC, *et al.* Parvovirus B19 infection in pregnancy. *J Clin Virol.* 2006;36:1–7.

Ergaz Z, Ornoy A. Parvovirus B19 in pregnancy. *Reprod Toxicol.* 2006;21:421–435.

Kurtzman G, Cohen BJ, Field AM, *et al.* The immune response to B19 parvovirus infection and an antibody defect in persistent viral infection. *J Clin Invest.* 1989;84:1114–1123.

Lindner J, Barabas S, Saar K. CD4+ T-cell responses against the VP1-unique region in individuals with recent and persistent parvovirus B19 infection. *J Vet Med.* 2005;52:351–361.

Molina KM, Garcia X, Denfield SW, *et al.* Parvovirus B19 myocarditis causes significant morbidity and mortality in children. *Pediatr Cardiol.* 2013;34:390–397.

Mouthon L, Guillevin L, Tellier Z. Intravenous immunoglobulins in autoimmune- or parvovirus B19-mediated pure red cell aplasia. *Autoimmun Rev.* 2005;4:264–269.

Rahiala J, Koskenvuo M, Meriluoto M, *et al.* Human parvoviruses B19, PARV4 and bocavirus in pediatric patients with allogeneic hematopoietic SCT. *Bone Marrow Transplant.* 2013;48:1308–1312.

Sokal EM, Melchior M, Cornu C, *et al.* Acute parvovirus B19 infection associated with fulminant hepatitis of favourable prognosis in young children. *Lancet.* 1998;352:1739–1741.

Terhes G, Jenei M, Bereg E, Turi S, Deak J. Neurologic consequence of a parvovirus B19 infection. *J Clin Virol.* 2013;56:156–158.

Young NS, Brown KE. Parvovirus B19. *N Engl J Med.* 2004;350:586–597.

191 狂犬病

■著：Anita Mahadevan, Susarla K. Shankar, Avindra Nath
■訳：長田 学

歴史

狂犬病への最初の明確な言及は，イヌの狂犬病の症状と伝染について記述した紀元前380年頃のアリストテレス執筆のものである。何世紀もの間，感染や症状が観察され，無数の治療失敗を経験してきたにもかかわらず，Louis Pasteur（ルイ・パスツール）がパリで最初の狂犬病ワクチンを開発した1885年頃まで狂犬病は常に致死的な感染症であった。細菌とウイルスの違いさえも認識されていない時代なので，Pasteurは病原微生物を特定することはできなかったが，彼はウサギの脳への接種によってウイルスを90回培養し，採取した脊髄サンプルを風乾する方法でウイルスの毒性を弱めたものを，イヌを感染から守るために使用した。彼は最終的に，学校から帰宅途中に狂犬病のイヌに襲われた少年Joseph Meisterに，感染したウサギの脊髄からつくった製剤を注射した。顔，手，脚に重度の傷を受けており，それまでの常識であれば，彼は間違いなく死ぬはずであった。しかし，彼は13回の注射を受けて一命を取り留め，その後の人生をパスツール研究所（Pasteur Institute）の警備員として生涯を過ごした。このワクチンは多くの患者を狂犬病から救ったが，一部の患者には免疫介在性脳脊髄炎と神経炎を引き起こした。

疫学

米国疾病対策センター（Centers for Disease Control and Prevention：CDC）によれば，2010年には米国内で，動物で6,153例，ヒトで2例の狂犬病が報告されている。2009～2018年の間に報告されたヒトの症例は合計25例であった。動物の症例数も，2015年は5,508例，2016年は4,910例，2017年は4,454例と減少傾向にある。しかし，2018年には4,951件の症例が報告されており，症例数の増加が示唆されている。ハワイ州はヒト・動物共に狂犬病感染のない唯一の州である。症例の92％が野生動物であった。ヨーロッパでは，世界保健機関（World Health Organization：WHO）が2012年に動物で6,065例，ヒトで9例の狂犬病を報告した。これらのほとんどは東ヨーロッパで発生した。南米では，2010～2012年までに111件の狂犬病が報告された。世界の狂犬病の有病率は途上国で依然として高く，インドが最高で，中国，ネパール，ミャンマーがそれに続いている。マラウイなど一部のアフリカ諸国でも発生率が上昇している。5～14歳の子どもが最も多く犠牲になっている。WHOには毎年約6万件のヒト狂犬病の症例が報告されているが，WHOはこれらの国々における真の発症率はもっと高く，症例が著しく過少に報告されていると推定している。米国では，コウモリが狂犬病のヒトへの最も一般的な感染経路であるが，最大の病原体保有動物は依然としてアライグマであり，スカンク，コウモリ，キツネ，コヨーテがそれに続く。アライグマとキツネの症例はほとんどが東部の州で生じる。コウモリやスカンクの症例は南部，太平洋沿岸北西部，カリフォルニア州の一部でみられる。家畜は狂犬病の約6.8％しか占めていない。興味深いことに，ネコはイヌのほぼ2倍狂犬病に感染していることが判明している。他の動物の症例は毎年減少しているのに対し，狂犬病のネコの症例数は増加し続けている。これは特定の動物，特にイヌでのワクチン接種によるものかもしれない。ヨーロッパでは狂犬病の病原体保有動物は主にキツネであり，コウモリはオーストラリア，メキシコ，南米の一部地域で主要な病原体保有動物である。世界中でみると，狂犬病による死亡は狂犬病のイヌによるものが多い。イヌの狂犬病ウイルス感染が一般的な国では，感染のほぼ99％がイヌに咬まれることによって起こる。

発症機序と病理

狂犬病はリッサウイルス属のラブドウイルス科（*Rhabdoviridae* family）に属する多数の異なる種の神経向性ウイルスによって引き起こされる。リッサとは，ギリシャ神話の狂気，怒り，狂乱の女神にちなんで名づけられた。このウイルスは通常，感染した動物に咬まれたり引っ掻かれたりすることで唾液により感染する。目，鼻，口などの粘膜がウイルスに曝露されることでも感染する可能性があるし，感染動物の生乳を飲むことでも感染する可能性がある。コウモリが媒介する狂犬病の場合，感染部位は顔面が最も多い。ウイルスは創傷部位で数日間複製され，そこから軸索流を逆行して，末梢神経から脊髄の前角細胞に移動し，シナプスを介して脳に到達する。感覚・運動神経の両方に感染が広がっていく。中枢神経系にウイルスが到達すると，今度は逆に末梢に向かってウイルスが拡散していく。この過程で唾液腺のような非神経組織にも感染が生じ，そこからウイルスの伝達が起こる。この神経細胞外への伝播は，心臓，自律神経叢，皮膚，舌の漿液腺でも起こりうる。このため，うなじの皮膚や毛包の生検が診断の手段となり，臓器移植によってウイルスが感染することもある。

脳の組織学的検査では，灰白質の血管周囲の炎症，神経変性，Negri小体と呼ばれる特徴的な細胞質封入体がみられる（図191.1A）。Negri小体は細胞内の膜のない区画で，ここでウイルスの複製が行われる。これらの区画は液－液相分離から生じ，ウイルス複製が行われる新しいクラスの液体小器官である。腎尿細管壊死も剖検で確認されている。2005年と2012年には，臓器移

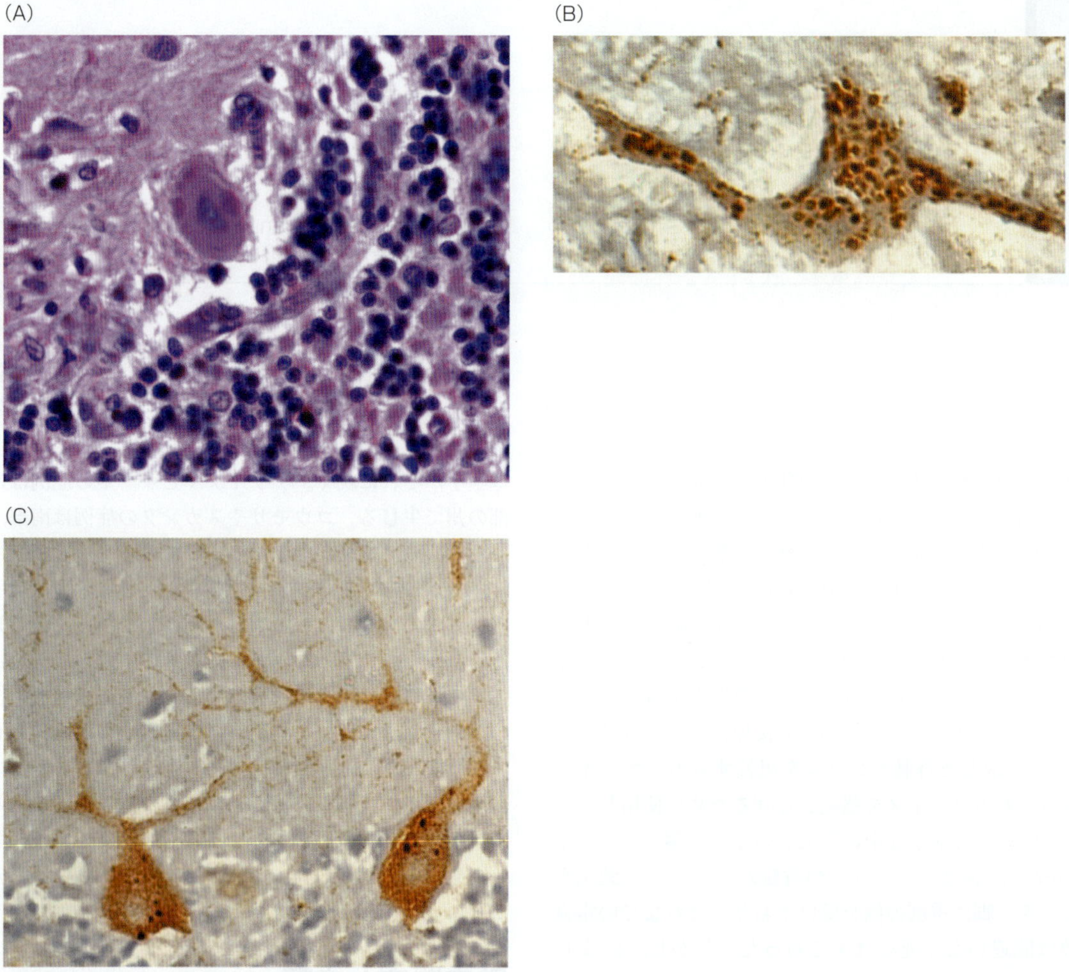

図 191.1
ヒト狂犬病ウイルス脳炎の病理組織　A：Purkinje 細胞の好酸性 Negri 小体，B：前角細胞の狂犬病ウイルスに対する免疫染色，C：Purkinje 細胞の狂犬病ウイルス抗体に対する免疫染色。

植レシピエントでの狂犬病の症例が報告された。2012 年の症例での神経病理学的特徴として，Duret 出血，広範な神経細胞消失，血管周囲のリンパ球浸潤，広範な脊髄病変がみられた。この症例は腎臓移植から 18 か月も経過してから狂犬病を発症し，同じドナーから臓器提供を受けた他の 3 人の患者はウイルス量が少なかったためか無症状であったという珍しいケースであった。

臨床症状

ヒトでの臨床経過は急性であり，通常は集中治療を受けていても初期症状から 2〜3 週間以内に急激に進行して死亡に至る。狂犬病の潜伏期間は数日〜数年までばらつきがあるが，平均 1〜2 か月である。潜伏期間の長さは感染した株によって異なり，ウイルス量や咬まれた部位の中枢神経からの距離に反比例すると考えられる。患者のおよそ半分は創傷部位に痛みや感覚異常を生じる。狂犬病の診断は動物に咬まれたという病歴に必ずしも依存してはならない。コウモリから感染した狂犬病では曝露が明白でないことがあり，よく誤診される。前駆症状には，微熱，食欲不振，不安などがある。ほとんどの患者は，激しい不安反応や急性精神病に似た「凶暴性狂犬病」という状態になり，触覚，光，音などの感覚刺激によって悪化することがある。「凶暴性狂犬病」の症状には 3 つのカテゴリーがある。(1)**激しい興奮と正常および抑うつ状態の間を変動する精神状態の変化**：幻覚を伴う急性の精神病は，最初の精神医学的評価をもたらすことがある。発作は小児に多い。(2)**呼吸器官を通過する空気の動きに過敏になり，**副呼吸筋や横隔膜が**けいれんして呼吸困難を引き起こす**：恐水症(飲水や水を見ることで誘発される咽頭や喉頭のけいれん)や恐風症(患者の顔面に空気を吹きつけることによって生じる同様の症状)は，この症状の特徴であると考えられている。また，口輪筋の麻痺による嚥下障害も唾液過多を引き起こすことがある。(3)唾液分泌過多，瞳孔異常，毛孔勃起，発汗，持続勃起症，反復性射精，神経原性肺水腫として現れる**自律神経機能障害**：まれに，延髄が侵されることによる呼吸困難が生じうる。この段階で死亡することもあるが，多くの患者は進行性の麻痺を起こし，最終的に昏睡に至る。脳神経や運動・感覚神経の検査で振戦やミオクローヌスなどの異常がみられるが，コウモリから感染した狂犬病では，曝露部位の局所感覚症状がより一般的である。一部の患者では，麻痺症状が臨床像の多くを占め，「麻痺性狂犬病」と呼ばれている。麻痺や不全麻痺が近位筋に生じると，便秘，尿閉，呼吸不全を伴うことがある。また，末梢神経の脱髄や軸索機能不全を伴う炎症は，前角細胞への侵襲なしに上行性下位運動ニューロンの衰弱を引き起こす。身体所見では，意識は保たれたまま呼吸筋にも及ぶ運動麻痺や深部腱反射の消失が起こり，急性軸索障害型Guillain-Barré症候群と紛らわしいことがある。この脊髄運動ニューロンと脳幹の障害を欠く現象は，「エスケープ現象」と呼ばれる。ほとんどの患者は最終的に中枢神経症状を発症する可能性がある。しかし一部の患者では，臨床症状は非特異的なことがある。したがって，原因が不明な進行性脳炎のすべての患者において狂犬病の可能性が考慮されるべきである。イヌから感染した狂犬病では，恐水症，恐気症，脳症が一般的であるが，コウモリから感染した狂犬病では，曝露部位の局所症状，振戦，ミオクローヌス，脳神経や運動・感覚神経の検査異常がより頻繁にみられる。集中治療を受けている患者では，麻痺の発症から死亡までの平均期間は7日間である。神経症状が発現すると生存はまれである。集中治療室で積極的に管理されている患者では，心肺合併症と多臓器不全が終末期によくみられる。

診断

正確な臨床検査が可能になる以前は，感染している可能性がある動物を観察のために隔離しておき，その動物が狂犬病に特徴的な経過で死んだ場合に診断が確定した。1903年の顕微鏡の出現により，当時，Camillo Golgiの助手であったAldelchi Negriによって，感染した脳組織に細胞質内封入体が発見された。これらの構造体はそれ以降，**Negri体**と呼ばれている。1980年代に直接蛍光抗体法(direct fluorescent antibody：DFA)が開発されたが，これは今日でも診断のゴールドスタンダードとなっている(図191.1)。動物の死後の診断において，ホルマリンなどの薬剤を用いた固定組織は不正確な結果を生じる可能性があるため，DFA検査のためには新鮮な未固定の脳組織が必要である。唾液や唾液腺ではウイルスの排泄が間欠的なことがあるため，脳組織が診断における唯一の検体である。脳組織のDFA検査の陰性的中率は100%である。

狂犬病の診断では，ルーチンの診断検査はほとんど価値がない。髄液の検査では白血球増加を示すことがあるが，蛋白質や糖はしばしば正常である。予防接種を受けていない脳炎の患者でウイルスに対する抗体がみられれば診断確定である。さらに，唾液検体を培養し，ウイルスの核酸を検査することができる。うなじ(後頸部)から採取した皮膚検体でDFA検査を行うことで，剖検前のヒトにおいて組織診断が可能である。ポリメラーゼ連鎖反応(polymerase chain reaction：PCR)も診断に使用することができるが，**リッサウイルス**に共通したプライマーを入手することが困難であることがネックとなり，DFAは依然としてゴールドスタンダードとみなされる。ウイルス核酸の量が少なくても検出可能であることから，迅速に検査が施行できてコストが低下すれば，PCRが近い将来，実用的な診断試験になる可能性がある。

2006年，CDCはコウモリに咬まれたウィスコンシン州の15歳の少女の脳炎を報告した。髄液と血清から狂犬病ウイルスに対する抗体が認められた。彼女は感染から生還した。別の少年は原因不明の脳炎を発症し，急速に進行した。彼は狂犬病特異的免疫グロブリンG抗体の力価が上昇していた。PCRでは髄液中に狂犬病ウイルスを検出することができなかったが，狂犬病ウイルスに対する抗体が存在した。

MRIの変化は，感染の初期段階で起こる可能性が最も高い。より進行した段階では，連続撮影で脳のさまざまな領域がより広範に侵されているのが見える。狂犬病ウイルスに特有の所見はない。急性狂犬病脳炎の患者は，脳幹，視床，側頭皮質，海馬，皮質下白質においてT2で高信号の病変を認める。一部の患者では，低酸素損傷や脳出血性梗塞の徴候が現れることがある。傷害部位に対応する脊髄や神経根にも軽度の信号変化がみられることがある。これは前角のみに生じる場合から，灰白質と白質の両方に及ぶ場合までさまざまである。患者が昏睡状態になるまでは，ガドリニウム造影剤での信号の増強はみられない。

治療

治療の努力は，成立した感染の合併症を予防・治療することと，患者と接触した人々をウイルス曝露から守ることに重点がおかれている。ワクチンや狂犬病免疫グロブリンはいずれも症状が出現してしまった患者の生存率を上げることはできないので避けるべきである。イヌから狂犬病に感染した症候性の患者を治療薬や集中治療ケアで治療しようとする試みは，通常成功しない。良好な脳神経機能を保った状態で感染から生還したごく少数の患者は，血液や髄液中で狂犬病ウイルスに対する早期免疫応答が生じ，体液や毛嚢にウイルスが存在しなかったという証拠がある。したがって，良好な転帰はウイルスを根絶させる迅速な宿主応答に依存する可能性が高い。脳浮腫が生じても，その治療としてステロイドを使うのは避けるべきである。医療スタッフは標準予防策を行うべきであり，喀痰の吸引時には飛沫・空気予防策が推奨される。粘膜が患者の唾液，尿や他の体組織に明らかに汚染されたり，患者に噛まれた接触者には曝露後予防(post-exposure prophylaxis：PEP)が推奨される。

対症療法

咽頭けいれんの治療には，ベンゾジアゼピン系薬，バルビツール酸系薬，ketamine，morphineの静注を使用することができる。しかし，人工呼吸器補助が必要なほどの鎮静は避けるべきである。自律神経症状をモニターして治療する必要がある。

曝露後予防

狂犬病に罹っていると推定される動物に咬まれた場合は，ただちに予防接種を開始することがきわめて重要である。アライグマ，スカンク，キツネ，コヨーテは狂犬病ウイルスに感染していることが最も多い動物である。これらの動物に曝露された患者は，できるだけ早く曝露後予防を受けなければならない。コウモリの場合，狂犬病ウイルスの伝染はごく小さな気がつかないほどの傷から起こることがある。したがって，狂犬病の曝露後予防は，コウモリに咬まれたり引っかかれたり，粘膜が曝露したすべての患者に行うのはもちろん，咬まれうるような接触があったという信頼できる記録がなくても，コウモリと物理的に接触していることを示唆する病歴がある場合には考慮する必要がある。家畜が理由もなく攻撃してくることは，挑発により攻撃してくる場合よりもその動物が狂犬病であることをより強く示唆する。ワクチン接種されている場合，その動物が感染している可能性は低い。ワクチン接種されていないが健康であれば，その動物は10日間隔離したうえで経過観察されるべきである。この間に生じた病気は，獣医師と保健所によって評価されるべきである。この間に動物が健康なままであれば，予防接種を保留することができる。小型のげっ歯類(リス，ハムスター，モルモット，スナネズミ，シマリス，ラット，ネズミ)やウサギ，野ウサギなどは，狂犬病ウイルスにほとんど感染せず，狂犬病をヒトに伝染させた例は知られていない。ウッドチャックのような大きなげっ歯類は感染することがある。したがって，げっ歯類に曝露した症例では，米国では予防を開始する前に州または地方の保健所に相談する必要がある。狂犬病の曝露後療法は非常に効果的であり，3回の接種をきちんと受けた患者には治療失敗は記録されていない。推奨されたプロトコルから逸脱した場合にのみ治療失敗が起こる。

創部の局所療法

咬まれた後の創傷は，石鹸と水またはpovidone-iodine溶液で最低15分間十分に洗浄すべきである。擦過傷や唾液に汚染された皮膚も同じ方法で洗浄すべきである。創部を十分洗浄することは，狂犬病の発症を減らすのに役立つことが判明している。咬まれた場合に特に感染率が高い部位があるわけではない。どこを咬まれたとしても同じように治療されるべきである。二次感染を防ぐために破傷風予防と抗菌薬が必要かもしれない。

予防接種

曝露後の治療には，狂犬病免疫グロブリン(rabies immune globulin：RIG)を用いた受動免疫と，事前にワクチン接種を受けていない患者に対するワクチンによる能動免疫がある。ワクチン接種から7日以上経つと抗体産生が始まるので，RIGはワクチン開始から7日以内に単回投与として投与すべきである。RIGの推奨用量はどの年齢層でも20 IU/kgである。RIGは通常は咬傷の周りに投与される。RIGとワクチンは同じ場所に投与してはならない。ワクチン単独の投与は，細胞培養ワクチンで曝露前予防を受けた人や，他の種類の狂犬病ワクチンで予防接種を受けて中和抗体応答が確認された患者が適応となる。

米国では現在，食品医薬品局(Food and Drug Administration：FDA)で承認された2種類のワクチンがある。ヒト二倍体細胞ワクチン(human diploid cell vaccine：HDCV)(Imovax®)と，精製ニワトリ胚細胞ワクチン(purified chick embryo cell vaccine：PCECV)(RabAvert®)であり，両方共，筋肉内投与(筋注)される。米国外では，HDCVとPCECに加えて，精製ベロ細胞狂犬病ワクチン(purified vero cell rabies vaccine：PVRV)と精製アヒル胚ワクチンが入手可能である[訳注：日本で承認されているのは，精製ニワトリ胚細胞ワクチン(PCECV)のみ]。

CDCのガイドラインによると，ワクチンは0，3，7，14日目に，三角筋領域(大腿外側は小さな小児では適応になるが，臀部には打つべきではない)に1.0 mLを筋注で接種する。これらのワクチンはすべて曝露前と曝露後の両方の予防に使用される。より濃厚な曝露の場合には，WHOは依然として5回接種(28日目に追加接種)を推奨しており，WHOとCDCは共に免疫不全の患者では5回の接種を推奨している。

HDCVは最も高価な狂犬病ワクチンであるが，PCECやPVRVは同様に有効で安全であり，医療資源が少ない状況では皮内に低用量で接種することができる。ヒツジ，ヤギ，ネズミの神経組織で産生される古いワクチンは信頼性に欠け，神経学的な合併症の発生率が高いものの，安価であることから一部の途上国では依然として使用されている。

曝露前予防

狂犬病への曝露のリスクが高い人には，曝露前予防が行われるべきである。研究室やワクチン生産施設で狂犬病ウイルスを扱う人は曝露のリスクが最も高く，6か月ごとに狂犬病抗体価をチェックする必要がある。狂犬病が流行している地域では，他の検査室での勤務者(例：狂犬病の診断検査を行っている者)，洞窟探検家・獣医師や共に働く職員・野生生物保護職員などは，2年ごとに抗体測定を行うべきである。狂犬病曝露リスクの高い地域への旅行者や駐在員は，ワクチン接種を受けるべきである。小児はより重篤な咬傷のリスクがあり，動物と遊ぶことが多いが咬傷を報告しないことがあるため，これらの接種対象者には小児も含めるべきである。

適切な血清力価を維持するために，ワクチンの追加投与(筋注か皮内注射)を行う必要がある。米国予防接種実施諮問委員会(Advisory Committee on Immunization Practices：ACIP)は，0，7，21または28日目にHDCVの3回の筋注による曝露前予防を推奨している。これはセロコンバージョンと十分な抗体価を適切な期間維持することを確実にする。ワクチン接種後の定期的な血清学的検査は不要である。免疫抑制患者や，ワクチンへの抗体反応を妨げるかもしれないchloroquineのような薬剤を服用している患者は，曝露前予防を延期し，曝露前予防の適応となっている活動を避けることを検討すべきである。これが不可能な場合はワクチン接種を受け，その抗体価を調べる必要がある。

教育

予防が最善の治療法である。この病気に対する知識は非常に重要である。高リスク群であると考えられる者は，予防対策についての情報を知っておくべきである。CDCはイヌ咬傷に関連する懸念や疑問をもっている個人のために，膨大なウェブベースの情報を提供している。CDCは，イヌやネコをペットとして飼いたいと思っている人々のための勧告も作成している。感染している可能性がある人と握手したり隣に立つことは，感染するリスクとはみなされない。感染した人と寝具を交換しても感染の恐れはない。家庭内では動物に咬まれること以外では，性的接触や食器・タバコの共有，唾液の接触に一定のリスクがある(CDC)。曝露後予防(PEP)を受けている健常人は，他者に感染させるリスクはない。狂犬病に感染していることが判明した場合，地方の保健所に通知しなければならない。原因不明の脳炎を診たら，特に小児では，最近動物に咬まれたりしていないかについて病歴を確認しなければならない。患者はその動物から狂犬病ウイルスに感染する可能性があることを認識していない可能性がある。

現時点では，狂犬病の感染が中枢神経系に到達した場合の治療法はないため，確定診断を下しても患者への直接的な利益にはならない。しかし，狂犬病の検査が陰性であることは脳炎の原因が別に存在することが明らかになるという点で，急性脳炎の鑑別診断のワークアップでは重要である。一方，陽性の結果は公衆衛生の観点から重要であり，患者の隔離が必要となる。また，他の家族の曝露の可能性についてより詳細な病歴を確認するきっかけになる。

文献

Hemachuda T, Laothamatas J, Wilde H. Rabies and other lyssaviruses. In Nath A and Berger JR, eds. *Clinical neurobiology*, 2nd ed. Boca Raton, FL: CRC Press; 2021: 187–224.

Centers for Disease Control and Prevention. www.cdc.gov/rabies

Fisher DJ. Resurgence of rabies: a historical perspective on rabies in children. *Arch Pediatr Adolesc Med*. 1995;149:306–312.

Hemachudha T, Ugolini G, Wacharapluesadee S, et al. Human rabies: Neuropathogenesis, diagnosis, and management. *Lancet Neurol*. 2013;12:498–513.

Laothamatas J, Hemachudha T, Mitrabhakdi E, Wannakrairot P, Tulayadaechanont S. MR imaging in human rabies. *Am J Neuroradiol*. 2003;24:1102–1109.

Mitrabhakdi E, Shuangshoti S, Wannakrairot P, et al. Difference in neuropathogenetic mechanisms in human furious and paralytic rabies. *J Neurol Sci*. 2005;238:3–10.

Nevers Q, Albertini AA, Lagaudrieri-Gesbert C, et al. Negri bodies and other virus membrane-less replication compartments. *Biochim Biophys Acta Mol Cell Res*. 2020;1867:118831.

Vora NM, Basavaraju SV, Feldman KA, et al. Raccoon rabies virus variant transmission through solid organ transplantation. *JAMA*. 2013;310:398–407.

192 水痘帯状疱疹ウイルス

■著：Jeffrey M. Weinberg
■訳：西村 翔

水痘帯状疱疹ウイルス(varicella-zoster virus：VZV)は，ヘルペスウイルス科の一員であり，水痘および帯状疱疹の原因微生物である。VZVの初感染によって起こる発疹症である水痘は通常，小児に起こる。VZVの潜伏感染からの再活性化による区域性，片側性の神経痛を伴った発疹症である帯状疱疹は，通常は初感染から長年経過してから起こる。免疫不全者では，VZVの初感染と再活性化のいずれでも，重篤なウイルスの全身性播種を起こすことがあり，これは生命を脅かす病型である。VZV感染症の治療に抗ウイルス薬が利用できるようになり，高リスク群では，この感染症を診断する重要性が高まった。1995年に米国でVZVのワクチンが導入される前は，毎年，約400万症例の水痘が発生し，その83%は9歳未満の小児であった。加齢とVZVへの脆弱性の関連性はこの感染症の疫学によく表れており，米国では毎年，推定100万症例の帯状疱疹が発生し，その50%は50歳以上の人々に起こっている。2006年に，帯状疱疹の予防を目的としたVZVワクチンの使用が承認された。2017年により有効なワクチンが承認された。

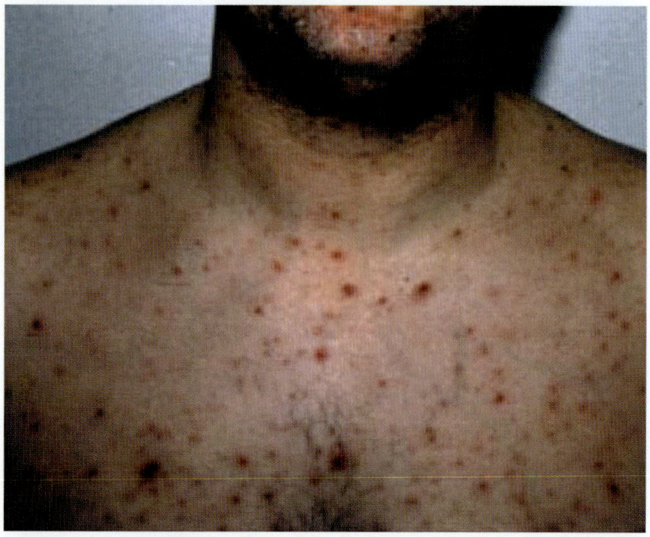

図 192.1
水痘　皮疹の各領域に，さまざまな病期の病変が存在することに注目する。(David Schlossberg, MDのご厚意による)

臨床像

水痘

健康でワクチン未接種の小児では，VZV感染症は小水疱性の皮疹として出現し，しばしば，前駆症状として，倦怠感，咽頭炎，鼻炎，腹痛を伴う。皮疹は一般的に，VZVに曝露後15日で出現し，この期間は10～21日まで幅がある。小水疱性の皮疹は，発症当初の3～4日の間に連続性に集簇して出現し，通常，同時に粘膜疹を伴っている。皮膚の小水疱は紅暈を伴うため「バラの花弁上の水滴(dewdrop on a rose petal)」と描写される。

皮疹は，はじめに頭部に生じる頻度が最も高く，すぐに体幹，上肢へと進展し，最終的に下肢にも生じる。皮膚の同一の領域に，斑，水疱，丘疹，痂皮を含むすべての皮膚病相が同時に認められることがよくある(図192.1)。水痘はしばしば，発熱，頭痛，咽頭痛，腹痛を起こす。これらの症状は数日間継続し，発熱は38.3～38.8℃に及ぶ。VZVの初感染は，気道，消化管，泌尿生殖器系の粘膜表面も侵すために，水痘では，重度の喉頭炎，喉頭気管支炎，腟炎，尿道炎，膵炎，腸炎が起こることがある。免疫不全者では，強い腹痛あるいは背部痛が進行性のVZV感染症の予兆であることがある。

水痘ワクチンは，米国では1995年に生後12か月以降の人々を対象として認可された。2回目の投与は米国では2006年6月に推奨されるようになった。ワクチンの導入後，水痘の年齢未調整の発生率は1,000人あたり約3症例であり，水痘の合併症による入院率は劇的に低下した。水痘の合併症は1歳未満および15歳より年長の人々に起こることが最も多い。これらの合併症としては，皮膚の細菌による二次感染，脱水，肺炎，脳炎，肝炎がある。ワクチンが利用できるようになって，水痘での入院は著明に減少し，VZV関連死亡率はこれまでにないほど低くなり，100万人あたり0.1未満である。

帯状疱疹

米国人全体の10～20%が生涯のうちに帯状疱疹を発症するが，85歳に達した人々では50%が罹患すると予想される。帯状疱疹の発生率は，50歳未満では1,000人年あたり1.1～2.9と低値であるが，50～59歳では4.6，60～69歳では6.9と劇的に上昇する。70～79歳および80歳以上の年齢群で最も発生率が高くなり，1,000人年あたりそれぞれ9.5，10.9である。

帯状疱疹の主たるリスク因子は，VZVへの曝露歴である。子どもの頃に水痘に罹患したことがあるか水痘ワクチンを接種したことのある人(米国の成人の90%以上がこれらに含まれる)は帯状疱疹のリスクを有している。前述の加齢との相関は，加齢と共にVZV特異的細胞性免疫が減弱するためである。小児期の帯状疱疹はまれであるが，全くないわけではなく，最も若年だと生後4か月での症例報告がある。とはいっても10歳未満の小児での帯状疱疹の発生率は1,000人年あたりわずか0.74に留まる。

免疫不全の人々および免疫抑制療法を受けている人々もまた，

帯状疱疹のリスクが高い。よって，ヒト免疫不全ウイルス(human immunodeficiency virus：HIV)患者は，免疫機構が正常な人々よりも帯状疱疹の発生率が高く，ある縦断研究では，1,000人年あたり29.4例と報告されている。骨髄移植あるいは臓器移植を受けて免疫抑制療法を行っている患者では，頻回に帯状疱疹を起こすことが知られている。

白人の高齢男性は，黒人の高齢男性と比較して4倍，帯状疱疹を発症しやすいという事実が示しているように，遺伝形質が帯状疱疹の発症に加担している可能性がある。一部の報告では，ステロイドの全身投与もVZVの再活性化を誘導し，関節リウマチあるいは全身性エリテマトーデスなどの患者でのリスクを増加させる。外傷やストレスフルな生活環境が帯状疱疹の発症に加担していることが示唆されており，リスクを有する人々はさらに増加する。

帯状疱疹の典型的な所見は，片側性の1〜3分節の隣接するデルマトームに限局性に分布する小水疱性の皮疹であるが，しばしば，前駆症状期が皮疹の発症に先行する。皮疹が出現する4日〜2週間前に始まり，患者はしばしば，帯状疱疹に罹患したデルマトームに沿って疼痛や知覚異常を訴える。疼痛は間欠的な場合も持続性な場合もあり，拍動性，鋭い，刺すような，燃えるような，あるいは電撃痛など患者の表現はさまざまである。倦怠感，異常感覚，瘙痒感もよくある前駆症状である。

最も感染する頻度の高い部位は三叉神経である。ほとんどの患者で帯状疱疹の皮疹は胸部に分布し，50%以上の症例で体幹に皮疹が出現する。皮疹は一般的に近位に出現し，その後，罹患したデルマトームに沿って遠位へと広がっていく。初期の皮膚病変は紅色丘疹として出現し，12〜24時間以内に小水疱へと変化し，小水疱はおよそ3日のうちに膿疱となり，7〜10日後に痂皮を形成する。一般的に，3〜7日を超えて新規病変が出現することはないが，皮疹の持続期間は患者の年齢(加齢と共に期間も長くなる)および感染部位(顔面はその他の部位よりも早く治癒する)と相関する。

帯状疱疹症例の10〜15%は三叉神経の第1枝領域が罹患し，それにより眼部帯状疱疹(herpes zoster ophthalmicus：HZO)が起こることがあり，この病型では前額，眼球周囲領域，鼻に帯状疱疹の特徴的な皮疹が出現し，局所の疼痛を伴うことがある。HZOの眼合併症は，帯状疱疹の合併症のなかで最も危険なものであり，患者は神経障害や眼病変により視野障害や失明のリスクにさらされる。

帯状疱疹の患者の約60〜90%は，急性のヘルペス疹に関連した局所の神経痛および知覚過敏症を経験する。この疼痛は即時型の侵害反応によって起こっている可能性が高く，局所の炎症と組織障害が皮膚および皮下組織の一次求心性ニューロンを刺激し，それが神経学的には疼痛として現れる。加えて，アロディニアや痛覚過敏が認められることもあり，急性帯状疱疹の患者をさらに不快にする。

帯状疱疹に関連した疼痛は多くの患者で数日以内に改善するが，疼痛の程度はさまざまである。ある報告では，急性期のより強い疼痛は，帯状疱疹後神経痛(postherpetic neuralgia：PHN)の長期化を予測している可能性があることが示唆されており，別の報告では，早期の疼痛に対する治療が，帯状疱疹の後に起こる慢性PHNの中枢側への進展を制限する可能性が示されている。

診断

水痘および帯状疱疹の所見は特徴的であるため，診断は通常，臨床的に下される。水痘では，すべての病期の皮疹(斑，水疱，膿疱，痂皮)が認められることが，診断を示唆する所見となるかもしれない。水痘の鑑別診断としては，単純ヘルペスウイルス，コクサッキーおよびその他のエンテロウイルス，*Mycoplasma*，レンサ球菌性の膿痂疹，リケッチア痘，虫咬傷，アレルギー性の接触性皮膚炎が挙げられる。

帯状疱疹では，前駆症状となる疼痛や瘙痒感，および決定的な帯状疱疹様の皮疹が出現することで診断することができる。前駆症状期に来院した患者では，疼痛や異常感覚を，外傷や心筋虚血，腎疝痛，胆嚢疾患，歯性痛などの他の疼痛源と鑑別する必要があるかもしれない。非典型的な皮膚病変では，検査による診断の確定を要することがあり，そのための検査として，ウイルス培養(多くの場合，スワブからの分離は困難)や，より簡単に行えるものとしては直接免疫蛍光染色がある。近年，皮膚病変からの標本のnested PCR[訳注：1回目のPCR(ポリメラーゼ連鎖反応)のプライマーの内部に第2のプライマーをデザインして2段階でPCRを行い，特異度を上げる方法]やリアルタイムPCRが，VZVを同定するのに有用であることが明らかとなり，他の検査法よりも迅速に増幅することができ，高い感度を誇る。これらの検査診断技術は，単純ヘルペスウイルスによる感染であるが帯状疱疹様の振る舞いをみせるzosteriform herpes simplexとVZVを鑑別するのに最も有用である。

予防および治療

水痘生ワクチン

弱毒生水痘ワクチン(Varivax®)は1995年に米国で承認され，生後12か月以降の人々に推奨されている。VZVに対する免疫が確認できないすべての人々は2回の水痘ワクチンを接種すべきであり，1回目は生後12〜15か月で，2回目は4〜6歳で接種する必要がある。水痘に罹患したことがない，あるいは水痘ワクチンを接種したことがない13歳以上の人々は2回のワクチンを，最低でも28日間の間隔を設けて接種すべきである。

乳児および成人では各回とも0.5 mLを皮下注射で投与する。

水痘ワクチン接種の恩恵が期待されるその他の人々としては，医療や保育・介護に従事する人々，大学生，囚人，軍隊への新規入隊者，妊娠可能年齢の非妊婦，および海外旅行に行く人々が挙げられる。

ワクチンが導入される以前は，米国では毎年約11,000人が水痘で入院しており，毎年約100人が水痘で亡くなっていた。前述のように，ワクチンが導入されて以降，水痘の発生率および水痘の合併症による入院率は劇的に低下した。

ワクチンは1歳未満の乳児，salicylate(サリチル酸)による治療を受けている人々，妊婦，あるいはneomycin(fradiomycin)，ゼラチン，グルタミン酸ナトリウムなどワクチンの含有物にアレルギーのある人々では推奨されない。免疫不全者はワクチン接種のリスクとメリットについて主治医と話し合うべきである。

帯状疱疹ワクチン

帯状疱疹のワクチンは，VZV の岡 / Merck 株による弱毒生ワクチンであり，VZV に対する免疫をブーストして，潜伏しているVZV を休眠状態のまま維持できる可能性を高めることで帯状疱疹を発症しないようにする。主要試験(第Ⅲ相試験)のなかで，60歳以上の成人で帯状疱疹のリスクを減少させるのに，ワクチンの有効性と安全性が確立したため，それに基づいて米国食品医薬品局(Food and Drug Administration：FDA)は，2006 年 5 月にワクチンの実臨床での使用を承認した。2011 年 3 月 24 日には，FDA は 50〜59 歳の人々に Zostavax® を承認した。

遺伝子組み換え帯状疱疹ワクチン

2017 年 10 月，米国疾病対策センター(Centers for Disease Control and Prevention：CDC)の予防接種実施諮問委員会(Advisory Committee on Immunization Practices：ACIP)は，遺伝子組み換え型帯状疱疹ワクチン(Shingrix®)として知られる新しい帯状疱疹ワクチンの使用推奨を発表した。このワクチンは 50 歳以上の成人に推奨されている。発表されたデータによると，遺伝子組み換え帯状疱疹ワクチンは生ワクチンよりも有効であるようである。新しいワクチンは，50 歳以上の成人において，帯状疱疹と帯状疱疹後神経痛のいずれのリスクも約 90% 減少させる。古いワクチンとは対照的に，新しい製品は生ワクチンではない。遺伝子組み換え帯状疱疹ワクチンは 2〜6 か月間隔で 2 回接種する。

水痘

全体評価

治療の目標は，VZV の初感染による症状に対して治療を行うことと，可能な限り合併症を避けることである。治療には，(1)診断の可能性を見定める，(2)抗ウイルス薬の適応があるかどうかを判断する，(3)二次性の細菌感染やその他の合併症，過去の抗ウイルス薬治療の失敗を除外する，の 3 つの段階がある。

対症療法

瘙痒感が水痘の主症状であり，また，解熱薬の利用法は重要である。重曹(バスタブに 1/3 カップ)あるいは乳化オートミール(Aveeno®)を使った温浴は一時的に瘙痒感を和らげることができる。これらは，diphenhydramine 125 mg/kg 6 時間ごと，あるいは hydroxyzine 0.5 mg/kg 6 時間ごとの経口投与と併用できる。年長児では，8% calamine を含む 1% pramoxine HCl の冷却ローション(Caladryl®)を使用することができるが，薬剤あるいは賦形剤(アルコール 2.2%)の体表からの過剰な曝露および吸収のリスクのために，乳児では使用を避けるべきである。発熱は acetaminophen でコントロールする必要があるが，salicylate は使用を避けるべきであり，なぜなら，ある種の salicylate を水痘の小児に投与すると，その後，Reye 症候群のリスクが上昇するからである。重度の排尿障害に対しては，排尿時に陰部に冷湿布を貼ると疼痛を和らげ，機能性膀胱閉塞の可能性を最小限に抑えられるかもしれない。

抗ウイルス薬治療

acyclovir が，米国で水痘の治療に唯一認可された薬剤である。この薬剤は一部特定の健康な人々での水痘，免疫不全者での播種性 VZV 感染，帯状疱疹の治療に適応がある。経口の acyclovir は，12 歳以上の人々，慢性の皮膚あるいは肺疾患がある患者，長期にわたって salicylate による治療を受けている患者，短期間あるいは間欠的な副腎皮質ステロイド治療や吸入ステロイド治療を受けている患者など，中等症〜重症感染のリスクを有するが，そのほかには健康障害のない人々に用いるべきである(表 192.1)。米国小児科学会(American Academy of Pediatrics：AAP)は，ほかに健康障害のない 12 歳未満の小児では，水痘に対して経口 acyclovir の投与を推奨していない。

表 192.1
VZV 感染症での抗ウイルス薬療法 [a]

抗ウイルス薬	適応	クレアチニンクリアランス (mL/min/1.73 m²)	投与量	投与間隔	期間(日)
経口 acyclovir	水痘＞12 歳	＞25	20 mg/kg 最大 800 mg	1 日 4 回	5
		10〜25	同量	8 時間ごと	5
		0〜10 [b]	同量	12 時間ごと	5
	帯状疱疹	＞25	20 mg/kg 最大 800 mg	1 日 5 回	5〜7
		10〜25	同量	8 時間ごと	5〜7
		0〜10 [b]	同量	12 時間ごと	5〜7
静注 acyclovir	生命を脅かす VZV 感染症	＞50	500 mg/m² あるいは 10 mg/kg [c, d]	8 時間ごと	7
		25〜50	同量	12 時間ごと	7
		10〜25	同量	24 時間ごと	7
		0〜10 [b]	250 mg/m²	24 時間ごと	7
famciclovir	帯状疱疹＞18 歳	＞60	500 mg	8 時間ごと	7
		40〜59	500 mg	12 時間ごと	7
		20〜39	500 mg	24 時間ごと	7
		≦20	250 mg	24 時間ごと	7
valacyclovir	帯状疱疹＞18 歳	＞50	1,000 mg	8 時間ごと	7
		30〜49	1,000 mg	12 時間ごと	7
		10〜29	1,000 mg	24 時間ごと	7

表 192.1（続き）

抗ウイルス薬	適応	クレアチニンクリアランス (mL/min/1.73 m²)	投与量	投与間隔	期間（日）
		≦10	500 mg	24 時間ごと	7
foscarnet	acyclovir 耐性 VZV [e]	>100 [f]	60 mg/kg	8 時間ごと	7〜10

a 全薬剤において，推奨投与量の調節に関しては添付文書を確認すること。
b 血液透析後は各回ごとに追加投与が推奨される。
c 腎毒性を最小限に抑えるためには，十分な尿量が必要となる。acyclovir を約 4 mg/mL で 1 時間かけて投与してから同量の輸液を 1 時間かけて行えば尿量を確保することができる。
d 肥満患者で投与量を計算する際の体重は，患者の身長での理想体重を用いる。m^2＝体表面積（平方メートル）。
e 専門家は生命を脅かす acyclovir 耐性 VZV 感染症の治療に foscarnet を推奨しているが，これは米国食品医薬品局（FDA）の承認している foscarnet の適応ではない。このような使用法の前には十分なインフォームドコンセントを得ておく必要がある。
f foscarnet は腎毒性があり，投与量はクレアチニンクリアランスに基づいて決めるべきである。投与量の調節に関する指針は添付文書に記載されている。

水痘に罹患したすべての成人は経口 acyclovir による治療を受けるべきであり，急速に進行する場合は静注 acyclovir で治療すべきである。valacyclovir と famciclovir はどちらも帯状疱疹の治療に認可されているが，米国では水痘の治療には認可されていない。水痘に罹患した免疫不全者はすべて，感染症の経過の見通しが立つまでは静注 acyclovir で治療すべきである。しかし，AAP が指摘しているように，一部の専門家は，合併症に至るリスクが比較的低く，確実にフォローアップができる免疫不全者の場合に限って，経口の acyclovir を用いている。症例ごとにリスク対メリットの評価が必要であるが，多くの場合，播種性感染症のリスクは非常に高く，リスクの見積もりも困難であるため，ほとんどすべての症例において静注での治療が推奨される。水痘の重篤な合併症を来した妊婦患者に対しては，静注 acyclovir を使用すべきであるが，もし，合併症のない水痘の妊婦患者に症例を選択せずに acyclovir を使用するのであれば，胎児と母体に対するリスクとメリットはほとんどわかっていないことを認識すべきである。水痘帯状疱疹免疫グロブリン（varicella-zoster immune globulin：VZIG）は，高リスクな人が VZV に曝露した場合の使用が認可されているが，水痘の治療では推奨されない。

合併症

膿皮症が，水痘で認められる頻度が最も高い細菌性の合併症である。毎日入浴して静菌性の石鹸を用いる，あるいは希釈した漂白剤を入れた風呂につかるなど，衛生状態を良好に保つよう注意を払うことで，膿皮症は最小限に抑えることができる。レンサ球菌やブドウ球菌による細菌性感染症は菌血症やそれに引き続く骨髄炎，猩紅熱，両菌の混合感染による細菌性壊疽を来しうる。

細菌性の二次感染は下気道でも起こることがあり，肺炎や気管支炎を呈する。ウイルス性の肺炎は，水痘に罹患した高齢者でより問題となりやすい。したがって，治療中に呼吸状態をモニターすることが重要である。

出血や嘔吐などの消化器症状のモニタリングが重要である。軽症の無症候性肝炎は，水痘に罹患した小児の大半で認められ，通常は無症候性の肝酵素の上昇であり，治療は要さない。しかし，血中あるいは尿中アミラーゼの上昇は膵炎を示しており，これに対しては支持療法を要することがある。今日ではまれであるが，水痘に罹患し，嘔吐および意識状態の変化を来したすべての小児で，Reye 症候群およびその他の代謝性疾患の可能性を検討しなければならない。

神経学的合併症としては大脳や小脳の障害があり，後者のほうがより良性の病態である。小脳失調は，水痘脳炎で最も頻度の高い症状であり，感染後の脱髄によって起こり，ほとんどの場合，良好な経過をたどる。水痘後の小脳炎に対して acyclovir による治療が必須であるかどうかは明らかになっていないが，VZV 感染症での脳症状に対しては，特に，AIDS やその他の免疫不全状態など持続的にウイルスの複製が起こる可能性がある場合は，抗ウイルス薬による治療を行うのが賢明である。

水痘に関連した出血性疾患としては，播種性血管内凝固症候群，血管炎，特発性血小板減少性紫斑病（idiopathic thrombocytopenic purpura：ITP）がある。これらに対しては標準的な治療を行うべきであり，VZV に特異的な治療レジメンはない。

免疫不全患者

前述のように，免疫不全患者における VZV 感染症の治療では，acyclovir が唯一適応のある薬剤である。これらの感染症には，播種性水痘，播種性帯状疱疹，限局性の帯状疱疹がある。ほかに valacyclovir，famciclovir，foscarnet の 3 つの抗ウイルス薬が VZV に対して活性がある。valacyclovir と famciclovir は，後述のように帯状疱疹の治療に適応がある（表 192.1）。foscarnet は acyclovir 耐性 VZV の治療で推奨される。

帯状疱疹

全体評価

帯状疱疹の皮疹それ自体が実質的な後遺症をもたらすわけではなくて，むしろ，帯状疱疹によって誘導される，患者（および医師）に強い苦痛を与える神経学的あるいは炎症性の合併症が問題となる。帯状疱疹とニューロンや衛星細胞の破壊との関連性は強固に確立したものであり，特徴的な帯状疱疹の皮疹が出現する前ですら神経障害は始まっている。VZV の最も頻度の高い合併症である PHN（Box 192.1）は，その他に健康障害のない高齢者に，消耗性の疼痛および生活の質（quality of life：QOL）の低下をもたらす。関連痛はさらに，積極的な抗ウイルス療法や疼痛治療にもかかわらず，皮疹が改善した後も継続する。

対症療法

帯状疱疹の患者には，細菌性の二次感染のリスクを減少させるために皮膚病変の清潔と乾燥を保つように指導する必要がある。病変のあるデルマトームを覆う無菌性・非閉鎖性・非接着性のド

Box 192.1

さまざまな神経学的徴候で出現しうる PHN

- 疼痛は間欠性，持続性いずれの場合もあり，また，深部，表層いずれの場合もある
- 疼痛は拍動性あるいは刺すような痛みと表現される
- 自発痛あるいは灼熱痛
- 発作性の電撃痛
- アロディニア
- 痛覚過敏
- 強い瘙痒感

（Johnson and Whitton. *Expert Opin Pharmacother*. 2004；5：551-558 より）

レッシングによって，病変と衣類との接触を防ぐことができる。急性の疼痛は非常に強く治療不応性である。交感神経遮断薬は重度の疼痛を一時的にではあるがすみやかに鎮めてくれる。短時間作用型麻薬性鎮痛薬を定期的に処方することもできる。遷延性の疼痛に対しては，長時間作用型の放出制御型の薬剤が望ましい。もし眼に病変が及んだ場合，抗炎症性あるいは抗ウイルス性の点眼薬の使用と長期にわたる評価のために眼科医にコンサルトすべきである。

副腎皮質ステロイドによる治療は，短期的にはヘルペス関連の疼痛の強度を減弱させることがあるが，重篤な副作用のリスクがある。長期研究では，経口あるいは髄注での副腎皮質ステロイドは，急性期にはメリットがあってもPHNの予防はできないことが示されている。副腎皮質ステロイドは疼痛の強度を減弱させるかもしれないが，帯状疱疹を発症する可能性が最も高い50歳以上の成人では糖尿病や高血圧や緑内障の有病率が高いため，ステロイドが有用と考えられる患者の数は著しく制限される。

抗ウイルス薬療法

抗ウイルス薬は，帯状疱疹の重症度の低下と期間の短縮に確実に有効であり，さらに副作用も少なく，安全で忍容性も高い。しかし，抗ウイルス薬はPHNの発症を確実に防ぐことはできない。ほとんどすべての研究のプロトコルで皮疹が出現後72時間以内に抗ウイルス薬の開始を必要とする。皮疹の発症後72時間が治療開始の制限時間とされることが多いが，皮疹の発症後72時間を超えて開始された抗ウイルス薬が有用でないことを示したデータはなく，観察研究ではきわめて有用であることが示されている。

米国では，acyclovir，valacyclovir，famciclovirは，それ以外に健康障害のない患者での帯状疱疹の治療に認可されている（表192.1）。acyclovirが免疫不全者では第1選択薬であり，帯状疱疹の治療で唯一利用できる静注薬である。valacyclovirはacyclovirのプロドラッグであり，バイオアベイラビリティがより高いため，帯状疱疹の経口治療ではacyclovirよりも望ましい。famciclovirは，抗ウイルス薬であるpenciclovirの経口プロドラッグであり，VZVに対する強力な活性があり，famciclovirは急速な生体内変化を受けて活性型の抗ウイルス化合物となる。valacyclovirもfamcyclovirも小児での安全性および有効性は確立していない。また，famciclovirはラットでの発がん性のために，妊婦あるいは授乳中の母親には，もし授乳が中断できないのであれば，使用すべきではない。

VZVに曝露した場合の処置

水痘に罹患した人からの感染力のあるVZVは鼻咽頭分泌物からの飛沫によって拡散し，感染するためには通常，同じ室内で1時間，対面して直接接触する必要があるが，感受性のある人々［訳注：「感受性がある＝susceptible」とは，ここでは水痘抗体陰性の人々を指す］では，直接接触することなく，気流を通じて感染することもある。気道からの感染性の持続期間は通常，皮疹が出現する48時間前から始まり，発症後4日目まで継続すると考えられている。加えて，水疱の内容液は直接接触によってウイルスを拡散させるため，皮膚病変との接触による感染は，皮疹が痂皮化するまで起こりうる。帯状疱疹も直接接触あるいは空気中を浮遊する感染性物質への曝露（空気感染）によって拡散する。帯状疱疹への曝露後の水痘の潜伏期間は，水痘への曝露時と同様で，15日間（10〜21日で変動あり）である。感受性がある子どもが水痘に家族内曝露した場合の水痘の発病率（attack rate）は約90%で，帯状疱疹に家族内曝露した場合は25%である。

VZVに曝露した免疫不全宿主

水痘ワクチンが導入される前，VZV感染から身を守る術は曝露時の受動免疫のみであった。家族および教職員は，96時間以内にVZIGを投与できるように，リスクの高い人々のVZVへの曝露を絶えず意識しておくべきである。VZVの合併症のリスクを有する，水痘への感受性がある人々（Box 192.2）はすべて，感染が成立するのに十分な曝露があり，かつそれが約4日以内にあった場合は，受動免疫（VZIG）を受けるべきである。

免疫抑制療法を受けている患者は，潜伏期間中は治療を中断すべきであるが，もし，基礎疾患が治療の継続を必要とする場合，この予防措置を講じることはできない。予防目的での使用は承認されていないが，特に12歳以下の小児では，valacyclovir 1,000 mgあるいは40 kg未満の場合，500 mgの1日3回の経口投与は，VZV曝露後の急性期では水痘の発症を予防するのに有効である。

Box 192.2

VZV感染症の合併症のリスクを有する集団[a]

免疫抑制療法中の感受性のある患者[b]
先天性の細胞免疫不全の患者
AIDSを含めた後天性の免疫不全の患者
20歳より年長の患者
母体の水痘の発症が，出生前5日以内，あるいは生後2〜7日までの新生児
＜1 kgで出生した早産児[c]

a 感染患者と2日以内に，あるいは（水痘患者が）小水疱膿疱性の病期中に，屋内での対面接触によってVZVに曝露した感受性のある（抗体陰性）人は最もリスクが高く，VZIGを投与すべきである。
b 腫瘍量減少性の化学療法および放射線療法はすべて，免疫を抑制すると考えられる。免疫抑制を来す投与量は，個々の症例で異なるが，prednisone換算で1〜2 mg/kg/日である。
c このグループでのVZV感染による合併症のリスクは，明確にはわかっていないが，出生時の在胎期間に対して母体からの保護抗体が見込まれるかどうかに依存する。
AIDS＝後天性免疫不全症候群，VZIG＝水痘帯状疱疹免疫グロブリン，VZV＝水痘帯状疱疹ウイルス

VZV に曝露した健康な成人

90％以上の成人がVZV に感染している。感受性のある成人は，生命を脅かす水痘のリスクを有しており，予期せぬ流行の感染源となる。VZV への濃厚接触後に，感受性のある健康な成人に対して VZIG を使用するかどうかの決断は，患者の健康状態，曝露のタイプ，過去に水痘に罹患しているかどうかを考慮しながら個々の症例に応じて決めるべきである。

院内 VZV

院内感染をコントロールするためには，(1)院内スタッフの VZV への感受性の定常的，持続的なサーベイランスと，必要に応じた VZV のワクチン接種，(2)感染性の強い VZV 感染患者の適切な隔離，(3)曝露に対する迅速な評価と対応，の3つの活動が必要である。免疫不全の小児を治療している病院では，医療スタッフの採用時に感受性に関してスクリーニングを行うべきである。これは，水痘の罹患歴がないか不明の人々に対する抗体検査によって，効率よく行うことができる。感受性のあるスタッフにはワクチンを接種すべきであり，2回目の接種から約1か月経過するまでは VZV 感染患者のケアから外れるべきである。曝露した感受性のある医療従事者は，最初の曝露後8日目から最後の曝露後21日経過するまで，自宅待機する必要がある。

患者からの VZV 曝露の場合，可能ならば，患者を退院させるべきである。もし退院が難しければ，空気感染と直接接触による感染の拡大を防ぐように設計された場所に患者を隔離すべきである。皮膚病変が痂皮化するまでは，有効な隔離を続ける必要がある。

感染源をコントロールした後は，(1)曝露の特性と曝露後に二次性感染を起こす可能性があるか，(2)曝露した患者やスタッフの VZV への感受性，(3)曝露した患者での合併症のリスク，の3つの情報に関してすみやかに評価しなければならない。まず最初に，確実に VZV への曝露が起こった院内の範囲を明確にし，次いで，これらの範囲内のどの患者に感染リスクがあるかに焦点を当てる。院内に残っているこれらの患者は曝露後8〜21日間，VZIG を接種した患者では8〜28日間，気道感染隔離下におく必要がある。

妊婦の治療

水痘に罹患した妊婦の新生児では，低出生体重，皮膚の瘢痕化，四肢形成不全，小頭症，およびその他の脳や眼の障害といった先天性水痘症候群を起こすことがある。催奇形性は妊娠第1三半期あるいは第2三半期の感染でのみ認められ，妊娠早期に水痘に罹患した母体から生まれた胎児の約2％にのみ，臨床的に確認できる異常が起こる。このため，専門家は，母体の水痘は妊娠中絶の医学的適応ではないと忠告している。羊水穿刺や超音波検査を含めて，催奇形性の子宮内感染を確定するための信頼性の高い診断法はない。VZV 感染症に明確に曝露した水痘抗体陰性の妊婦では，VZIG を提案すべきである。VZV に曝露したが VZIG を接種していないか，あるいは重症化のリスク因子をもつ，感受性のある妊婦では，経口の抗ウイルス薬による予防を検討すべきである。静注の acyclovir は，いずれの妊娠期であっても，水痘の合併症を起こした妊婦に投与すべきである。しかし，一般的にこれらの薬剤は，妊婦への有益性が胎児への潜在的リスクを明確に上回る場合にのみ利用することが推奨される。

謝辞

今回の改訂に当たり，以前の版の本章を執筆した Dr. John A. Zaia に感謝の意を表する。

文献

Centers for Disease Control and Prevention (CDC). Evolution of varicella surveillance–selected states, 2000–2010. *MMWR Morb Mortal Wkly Rep*. 2012;61(32):609–612.

Enders G, Miller E, Cradock-Watson J, et al. Consequences of varicella and herpes zoster in pregnancy: Prospective study of 1739 cases. *Lancet*. 1994;343:1548–1551.

Gnann JW Jr, Whitley RJ. Clinical practice: Herpes zoster. *N Engl J Med*. 2002;347(5):340–346.

Harpaz R, Ortega-Sanchez IR, Seward JF; Advisory Committee on Immunization Practices (ACIP) Centers for Disease Control and Prevention (CDC). Prevention of herpes zoster: Recommendations of the Advisory Committee on Immunization Practices (ACIP). *MMWR Recomm Rep*. 2008;57(RR-5):1–30; quiz CE2–4.

Johnson RW, Whitton TL. Management of herpes zoster (shingles) and postherpetic neuralgia. *Expert Opin Pharmacother*. 2004;5(3): 551–559.

Lopez AS, Zhang J, Brown C, Bialek S. Varicella-related hospitalizations in the United States, 2000–2006: The 1-dose varicella vaccination era. *Pediatrics*. 2011;127(2):238–245. doi:10.1542/peds.2010-0962.

Nguyen HQ, Jumaan AO, Seward JF. Decline in mortality due to varicella after implementation of varicella vaccination in the United States. *N Engl J Med*. 2005;352(5):450–458.

Oxman MN, Levin MJ, Johnson GR, et al. A vaccine to prevent herpes zoster and postherpetic neuralgia in older adults. *N Engl J Med*. 2005;352(22):2271–2284.

Preblud SR. Age-specific risks of varicella complications. *Pediatrics*. 1981;68:14–17.

Tricco AC, Zarin W, Cardoso R, et al. Efficacy, effectiveness, and safety of **herpes zoster** vaccines in adults aged 50 and older: Systematic review and network meta-analysis. *BMJ*. 2018 Oct 25;363:k4029.

Weinberg JM. Herpes zoster: Epidemiology, natural history, and common complications. *J Am Acad Dermatol*. 2007;57(6 Suppl): S130–S135.

193 ウイルス性出血熱

■著：Daniel G. Bausch
■訳：小山泰司

イントロダクション

ウイルス性出血熱(viral hemorrhagic fever：VHF)という言葉は古典的に，発熱，非特異的な初発徴候と症状を伴い，そして，出血とショックの傾向を起こす急性全身性疾患を指す。ウイルス性出血熱は，小さく，一本鎖，脂質エンベロープをもつRNAウイルスの4つの種類(科)で引き起こされる(表193.1)。

疫学

自然界内での存続とヒトへの伝播

デングウイルス(「181章　デング熱」参照)を除き，ヒトは現時点で保有宿主(レザボア)であると考えられているため，ウイルス性出血熱(VHF)は人獣共通かつ自然界では哺乳類内で存続している(表193.1)。それゆえに，すべてのVHFの流行地域は自然界保有宿主，節足動物のベクターの分布で決定される。しかし，ウイルスや疾患の分布は保有宿主の分布よりも狭いことが多い。感染症のいちばんの原因は，ウイルスが混ざった保有宿主の分泌物が不注意な接種によって粘膜や破綻した皮膚に入ることによると推定される。アルボウイルスによるVHFの場合には蚊やダニ咬傷も原因となる。エアロゾルによる伝播が示唆されているが，この曝露経路を確定または否定するデータはほとんどない。そして，エンピリックな(経験的)現場観察からは，どんな感染にしろ，エアロゾルによる伝播は重要な拡散形態ではないことが示唆されている。とはいえ，人工的に生成されたエアロゾルは実験動物を感染させることが可能であり，また，生物兵器として使用される可能性があることは疑う余地がない。

ヒト - ヒト伝播

二次的なヒト - ヒト伝播は多くのVHFで起こり，通常は汚染された血液や体液との直接接触を通じて起きる(表193.1)が，二次感染率は一般的に低い(15～20%)。おそらく，感染は最も多くは口腔や粘膜の曝露を通じて起きている。繰り返すが，エアロゾル

表 193.1
出血熱を起こす主なウイルス

ウイルス	疾患	地理的分布	主な保有宿主 / 媒介生物	年間例	case：infection ratio(病気を引き起こす病原の感染症数によって分けられた病気の症例数)	ヒト - ヒト感染
フィロウイルス						
エボラウイルス[a]	エボラウイルス病(エボラ出血熱)	サハラ以南のアフリカ	オオコウモリ？	—[b]	1：1	高い
マールブルグウイルス	マールブルグ出血熱	サハラ以南のアフリカ	オオコウモリ：エジプトルーセットオオコウモリ(*Rousettus aegyptiacus*)	—[b]	1：1	高い
アレナウイルス[c, d]						
旧世界						
ラッサ	ラッサ熱	西アフリカ	げっ歯類：ヤワゲネズミ(*Mastomys natalensis*)	5万～10万	1：5～10	中等度
ルジョ[e]	ルジョ出血熱	ザンビア	不明：げっ歯類が想定	不明	不明	中等度～高度
新世界						
フニン	アルゼンチン出血熱	アルゼンチンのパンパス(草原地帯)	げっ歯類：アルゼンチンヨルマウス(*Calomys musculinus*)	約100	1：1.5	低い

表 193.1（続き）

ウイルス	疾患	地理的分布	主な保有宿主 / 媒介生物	年間例	case：infection ratio（病気を引き起こす病原の感染症数によって分けられた病気の症例数）	ヒト-ヒト感染
マチュポ	ボリビア出血熱	ボリビアのベニ県	げっ歯類：ブラジルヨルマウス（*Calomys callosus*）	50以下	1：1.5	低い
グアナリト	ベネズエラ出血熱	ベネズエラのポルトゥゲサ州	げっ歯類：トウマウス（*Zygodontomys brevicauda*）	50以下	1：1.5	低い
サビア[f]	ブラジル出血熱	ブラジルのサンパウロ周辺の郊外？	不明：げっ歯類が想定	不明	1：1.5	低い？
チャパレ[g]	チャパレ出血熱	ボリビアのコチャバンバ	不明：げっ歯類が想定	不明	不明	不明
ブニヤウイルス[c]						
旧世界						
ハンタン，ソウル，プーマラ，ドブラバ-ベルグレド，その他	腎症候性出血熱	ハンタン：アジア北東 ソウル：世界中の都市部 プーマラ，ドブラバ-ベルグレド：ヨーロッパ	げっ歯類：ハンタン：セスジネズミ（*Apodemus agrarius*） ソウル：ドブネズミ（*Rattus norvegicus*） プーマラ：ヨーロッパヤチネズミ（*Clethrionomys glareolus*） ドブラバ-ベルグレド：キクビアカネズミ（*Apodemus flavicollis*）	5万～15万	ハンタン：1：1.5 その他：1：20	なし
新世界						
シンノンブル，アンデス，ラグナネグラ，その他（「184章　ハンタウイルス心肺症候群」参照）	ハンタウイルス心肺症候群	南北アメリカ大陸	げっ歯類： シンノンブル：オナガシカネズミ（シカシロアシネズミ：*Peromyscus maniculatus*） アンデス：オナガコメネズミ（*Oligoryzomys longicaudatus*） ラグナネグラ：ヨルマウス（*Calomys laucha*）	5万～15万	シンノンブル：1：1 その他：最大1：20	アンデスウイルスを除きない
リフトバレー熱	リフトバレー熱	サハラ以南のアフリカ，マダガスカル，サウジアラビア，イエメン	家畜，蚊（森林の蚊やその他）	100～10万[b, h]	1：100	なし
クリミア・コンゴ出血熱	クリミア・コンゴ出血熱	アフリカ，バルカン半島，ロシア南部，中東，インド，パキスタン，アフガニスタン，中国西部	野生または家畜の脊椎動物，ダニ（主に *Hyalomma* 属）	約500	1：1～2	高い
フラビウイルス						
黄熱	黄熱	サハラ以南のアフリカ パナマまでの南米	サル，蚊（ネッタイシマカとその他の *Aedes* 属と *Haemagogus* 属）	5,000～20万[i]	1：2～20	なし

（次ページへ続く）

表 193.1（続き）

ウイルス	疾患	地理的分布	主な保有宿主 / 媒介生物	年間例	case：infection ratio（病気を引き起こす病原の感染症数によって分けられた病気の症例数）	ヒト-ヒト感染
デング	デング出血熱	世界中の熱帯，亜熱帯地域	ヒト，蚊（ネッタイシマカ，ヒトスジシマカ）	10万～20万[i]	1：10～100 年齢，過去の感染，遺伝的背景，感染した血清型による	なし
オムスク出血熱	オムスク出血熱	シベリア西部	げっ歯類，ダニ（主に *Dermacentor* 属，*Ixodes* 属）	100～200	不明	報告されてない
キャサヌール森林熱	キャサヌール森林熱	インドのカルナータカ州，中国の雲南省， サウジアラビア	脊椎動物（げっ歯類，コウモリ，鳥類，サル，その他），ダニ（*Haemophysalis* 属 その他）	約 500	不明	報告されていないが，検査室感染は起きる
アルカムラ出血熱[j]	アルカムラ出血熱	サウジアラビア，エジプト	ダニ？	50 以下	不明	報告されていない

a エボラウイルスの 6 種の属とサブタイプが確認されているが，死亡率はさまざまである（**表 193.2** 参照）。すべてサハラ以南アフリカで流行している。例外はフィリピンで発見されたレストンエボラウイルスと，スペインでコウモリから検出された Lloviu エボラウイルスである。
b フィロウイルス（エボラウイルス＞マールブルグウイルス）やリフトバレー熱ウイルスの多くの流行感染が起きているが，これらのウイルスはほとんどアウトブレイクと関連している。フィロウイルスのアウトブレイクは通常 100 例未満であり，500 を超えることはない。
c アレナウイルスとブニヤウイルスのウイルス科は，血清学的，系統学的，地理的に旧世界（例：アフリカ），新世界（例：南北アメリカ大陸）群に分けられる。
d 表にあるアレナウイルスに加えて，フレクサルウイルスとタカリベウイルスは検査室事故の結果としてヒトに疾患を引き起こす。その他のアレナウイルス，ホワイトウォーター・アロヨウイルスはカリフォルニアの健康でない人に認められたが，病原性は明確に確立していない。
e 2008 年発見，5 例（うち 4 例死亡）のみが 1 回のアウトブレイクで認められた。発端者は南アフリカからザンビアから来た。
f 1990 年発見，3 例（1 例死亡）のみが認められ，2 例は検査室事故。
g 2003 年発見，1 例の死亡例から得られたチャパレウイルスが分離された血液からの小規模アウトブレイク。他に詳細な報告はほとんどない。
h リフトバレー熱ウイルスはサハラ以南のアフリカ全体で認められるが，大規模なアウトブレイクは通常，東アフリカのリフトバレー地域で起きる。
i 世界保健機関（WHO）の推定に基づく。重要な過小報告が起きている。発生は場所と時間で広く変動しうる。
j アルカムラはキャサヌール森林熱のバリアントと一部では考えられている。ウイルスの適切なスペルに反対があり，Alkhumra を"Alkhurma"と記載している出版物もある。

による拡散についてのデータはほとんどない。大規模アウトブレイクはほぼ常に，基本的な感染管理手法が破綻している医療ケアの環境下における増幅の結果であり，たいてい，極度の貧困や内乱の地域で起こっている。潜伏期間や無症候性の人からの伝播のリスクはわずかである。しかし，アルゼンチン出血熱は無症候のドナーからの輸血で感染した報告がある。まれではあるが，疾患早期の性行為伝播が疑われており，エボラ，マールブルグ，ラッサ，フニンウイルスではよく報告されている。現代の旅行の簡便さにもかかわらず，VHF の輸入例は非常にまれである。

病理と発症機序

微小血管の不安定性，血管透過性の亢進，そしてホメオスタシスの不安定化は VHF の病態生理学的指標である。しかし，そのメカニズムはそれぞれのウイルスでさまざまである。死亡は通常，失血の結果ではなく，敗血症性ショックに似た過程で効果的な循環血液量が不十分であるために引き起こされた細胞機能不全と多臓器不全の結果である。実際，VHF 例の少数でのみ外出血がみられる（表 193.2）。

接種の結果，一般的にウイルスは，領域リンパ節に播種する前に樹状細胞で増殖し，その後，リンパ節や血液中の単球で多くの臓器に広がる。それには，肝臓，脾臓，リンパ節，副腎，肺，血管内皮が含まれる。どの臓器がいちばん侵されるかは VHF ごとに異なる（表 193.2）。ウイルスの免疫細胞との相互作用，特に，マクロファージや内膜細胞との相互作用は細胞の活性化を引き起こし，炎症性血管活性化のプロセスは全身性炎症反応症候群を引き起こす。ホメオスタシスの不安定化は，内皮細胞，血小板，凝固因子の機能不全を必然的に伴う。播種性血管内凝固症候群（disseminated intravascular coagulation：DIC）は一部の VHF で頻繁に起きる（表 193.2）。組織障害の度合いは VHF でさまざまであり，壊死やアポトーシスのどちらかを通じて調節されている可能性がある。心収縮能はいくつかの VHF で阻害され，さらに臓器還流を阻害する。血管内虚脱の結果で生じる副腎や下垂体の壊死が想定されるが，特に証明されてはいない。生存者の血中からは迅速にウイルスは消えるが，眼房，中枢神経系，性腺のような免疫学的防御が乏しい部位では数週～数か月遺残する。後者の結果，前述の回復期の性行為伝播が起こる。

多くの VHF の病因はチェックされないウイルス血症に関連しているようである。多くの致死例では多くの抗体反応が欠如したり，いくつかの例ではウイルスによる宿主の獲得免疫応答の抑制による。急性期においてウイルスは，血液，唾液，便，母乳などの体液中に広く認められる。単球細胞と好中球の混在から成る炎症細胞浸潤は通常軽微である。しかしながら，デング熱，黄熱，ハンタウイルス感染症（「184 章　ハンタウイルス心肺症候群」参

表 193.2
ウイルス性出血熱の臨床的側面

疾患	潜伏期間(日)	発症	出血	皮疹	黄疸	心臓	肺	腎臓	中枢神経	眼	死亡率	臨床マネジメント
フィロウイルス												
エボラウイルス病(エボラ出血熱)	3〜21	さまざま	++	+++	+	++?	+	+	+	+	40〜85%[a]	支持療法
マールブルグ出血熱	3〜21	突然	++	+++	+	++?	+	+	+	+	22〜85%[b]	支持療法
アレナウイルス												
ラッサ熱	5〜16	徐々に	+	+[c]	0	++	+	0	+	0	20%	ribavirin
ルジョ出血熱	9〜13	突然	++	+	0	?	+	+	+	0	80%	ribavirin
南アメリカ出血熱群[d]	4〜14	徐々に	+++	+	0	++	+	0	+++	0	15〜40%	ribavirin，回復期血清
ブニヤウイルス												
腎症候性出血熱	9〜35	突然	+++	0	0	++	+	+++	+	0	1〜50％未満，ウイルスによる	ribavirin
ハンタウイルス肺症候群	7〜35	徐々に	0(アンデスウイルス感染を除く)	0	0	+++	+++	+	+	0	1〜50％未満，ウイルスによる	支持療法，ECMO？
リフトバレー熱[e]	2〜5	突然	++	+	++	+?	0	+	++	++	重症型で最大50%	ribavirin？
クリミア・コンゴ出血熱	1〜12[f]	突然	+++	0	++	+?	+	0	+		15〜30%	ribavirin
フラビウイルス												
黄熱	3〜6	突然	+++	0	+++	++	+	++	++	0	20〜50%	支持療法
デング出血熱	3〜15	突然	++	+++	+	++	+	0	+	0	無治療：10〜15% 治療：1％未満	支持療法
オムスク出血熱	3〜8	突然	++	0	0	+	++	0	+++	+	1〜3%	支持療法
キャサヌール出血熱	3〜8	突然	++	0	0	+	++	0	+++	+	3〜5%	支持療法
アルカムラ出血熱[g]	3〜8	突然	++	+	+	+	+	0	++	+	20〜25%	支持療法

ECMO＝体外式膜型人工肺
a エボラウイルスの6つの種類とサブタイプはそれぞれ死亡率が異なる。ザイール型：85%，スーダン型：55%，ブンディブギョ型：40%，タイフォレスト型(またの名をアイボリーコースト)：0%(生存した1例のみ確認)，レストン型：0%(ヒトに病原性がない)，Lloviu型：ヒトへの感染は認めていない。
b 1967年に起きたドイツとユーゴスラビアにおけるマールブルグ出血熱の初めてのアウトブレイクでの死亡率は22%であるが，ウイルスが流行している中央アフリカでのアウトブレイクにおいては一貫して80%を超えている。この不一致が起こりうる説明としては，ケアの質の差，株の病原性，感染経路とその量，基礎となる免疫不全と合併疾患の保有率，遺伝学的感受性が考えられる。
c 麻疹様や紅斑／丘疹はほぼ常に，駐在人のような皮膚色が薄い人に起こるが，流行地域の黒い皮膚の黒人にまれである。その理由は不明である。
d 南北アメリカ大陸でみつかるさまざまなアレナウイルスが起こす症候群との鑑別のデータは不十分である。それゆえによく南アメリカ出血熱とまとめられる。
e 出血熱，脳炎，網膜炎は互いに独立してリフトバレー熱で認められうる。
f 伝播経路でクリミア・コンゴ出血熱の潜伏期間はさまざまである。典型的には，ダニ咬傷で1〜3日，感染動物の血や組織との接触では5〜6日である。
g 予備観察に基づくと，報告例は100例未満である。
0＝典型的には，徴候は認められず臓器は侵されない，＋＝時折，徴候が認められ臓器が侵される，＋＋＝一般的に，徴候が認められ臓器が侵される，＋＋＋＝典型的に認められ重度である

照)において，通常，ウイルス血症は疾患の最も重篤な期間の前に消失するため，宿主の免疫応答は有害な役割をしている可能性がある。抗体で調節された増幅という特徴的な過程は，デング出血熱の発症を促進している可能性がある(「181章　デング熱」参照)。

臨床像

VHFは性別や年齢を問わずみられる。それぞれのVHFの臨床徴候は疾患の進展につれて異なるかもしれないが，疾患早期での判別はほぼ不可能である。多くの患者は非特異的徴候と症状を認め，他の一般的な熱性疾患と鑑別するのは困難である。その徴候には，発熱，全身倦怠感，食欲不振，頭痛，胸痛，胸骨後部痛，咽頭痛，筋肉痛，関節痛，腰部仙骨部痛がある(表193.2)。咽頭は発赤や滲出性の所見を認めることがあり，特にラッサ熱でみられ，そのために溶連菌性咽頭炎や単核球症と誤診される(図193.1A)。結膜充血や出血はよくみられるが，典型的には，かゆみや眼脂，鼻炎を伴わない(図193.1B，C)。吃逆はエボラウイルス病(エボラ出血熱)の早期で認められることがある。消化管徴候や症状は発症2，3日でみられ，嘔気，嘔吐，上腹部痛や腹痛，腹部圧痛(特にエボラウイルス病で右上腹部痛)，非血性下痢を認める。虫垂炎やその他の急性腹症は時折疑われ，潜在的な危険性がある手術介入が必要となる(出血や院内拡散という意味において)。一部のVHFによって，麻疹様発疹，紅斑 / 丘疹，点状出血，斑状出血といった皮疹がみられることがある(表193.2，図193.1D)。肝脾腫はよく認められるが，単純に臨床的に最も観察されるサハラ以南のアフリカの人口における高い基礎保有率をみているだけかもしれない。比較的徐脈(Faget徴候)や起立性低血圧が認められることがあり，特に，黄熱やデングウイルス感染症で認められる。最も重篤な徴候が認められた後に，数日(黄熱，デング出血熱，リフトバレー熱)から数週間(キャサヌール森林熱やオムスク出血熱)の制止期を伴った二相性の症状が記述されているが，一様にみられるわけではない。前駆症状の進行期の区別，低血圧，乏尿 / 腎不全，利尿，そして回復期は，古典的に腎症を伴う出血熱(hemorrhagic fever with renal syndrome：HFRS)でいわれているものの，繰り返すが一様にみられるわけではない。頸部痛と項部痛，後眼部痛，羞明，その他の髄膜刺激徴候は，リフトバレー熱，キャサヌール森林熱，オムスク出血熱でよくみられる。

重症例においては，発症1週間で，顔面発赤，浮腫，出血，低血圧，ショック，蛋白尿といった徴候としてみられる血行動態不安定な状態へ進行する(図193.1E～H)。出血の可能性はVHFごとにさまざまである(表193.2)。また，吐血，メレナ，血便，子宮出血，点状出血，紫斑，鼻出血，歯肉や静脈穿刺部からの出血が認められる(図193.1E～G)。喀血や血尿はまれである。発症48時間以内に出血がみられることはほとんどない。顔面や頸部の腫脹は，重症のラッサやルジョウイルス感染症の古典的な徴候である。中枢神経系徴候，これにはせん妄，振戦，歩行異常，けいれん，吃逆が含まれるが，それらは疾患終末期で認められることがある。腎機能障害や腎不全は，特にHFRSで起こりうる。妊婦はよく突発的な流産や経腟出血を起こす。時折，聴診で軽微な散在するラ音を伴う乾性咳嗽は認められるが，著明な呼吸器症状が疾患早期にみられるのは，ハンタウイルスの肺症候群を除いてまれである。黄熱を除き，黄疸は基礎疾患にGilbert症候群，薬物反応，共感染がない場合には非典型的である。画像検査所見，心電図所見は一般的に非特異的である。

疾患は通常，急速に進行し，致死例では発症後7～14日で死亡する。予後不良な一般的な指標は，ショック，出血，神経学的徴候，高ウイルス血症(抗原やゲノムコピー数測定をサロゲートとする)，150 IU/L以上のアスパラギン酸トランスアミナーゼ(aspartate transaminase：AST)上昇である。母体や胎児の死亡率は妊娠中に高く，特に第3三半期で高く，100％に達する。しかし，最も病原性の高いVHFでさえ軽症や無症候性の症例が報告されており，感染経路と感染量，基礎疾患，宿主の遺伝的素因と関連する可能性がある。特異的なヒトの遺伝子や組織適合性のマーカーは，ラッサ熱やハンタウイルス感染症のリスクと関連している。

鑑別診断

非特異的な早期の臨床症状は，数多くの鑑別診断と共に臨床診断を困難にしている(表193.3)。しばしば，医療関係者などの集団例の認識は一般的な最初の手掛かりとなる。詳細な疫学的病歴や身体診察，先立つ検査結果(表193.4)は決定的であり，それには渡航歴，曝露歴，職業曝露リスク，疾患の進行(たとえば，発症と関連した出血のタイミング)がある。VHFは以下のような患者で考慮すべきである。(1)流行地域に居住または渡航(表193.1)，(2)急性期のVHF患者の血液や体液の直接曝露(このグループで最も多いのは，医療関係者や在宅で家族をケアしたり土葬する人々，そして検査室勤務者)，(3)流行地域にいた，または流行地域より輸送され，生きていたまたは最近殺された野生の動物(特にヒト以外の霊長類)と接触した人。これには，獣医，ハンター，農場や屠殺場勤務者，剝製師が含まれる。潜在的に最近これらの動物によって汚染された食事もまた感染源となりうる。(4)VHF研究室または動物施設で勤務。(5)直近3か月以内にVHFから回復した人物と性交渉をもった人。ほとんどのVHFは上記の診断基準に該当する人においてすらまれであるために，特に，マラリアや腸チフスのような代替診断が積極的に考慮されるべきである。上記の基準に全く該当しない患者でVHFが強く疑われた場合，特に集団発生例であったときには，バイオテロリズムの発生を考えなければならない。

診断検査

VHFの迅速な検査診断は必須であるが，市販の検査法は存在しないために，不幸にも検査は，デング熱やハンタウイルス肺症候群のさまざまなキットを除いて，一部の特殊な検査室でしか行えない。米国では，米国疾患対策センター(Centers for Disease Control and Prevention：CDC)で検査を行うことができる(eメール：dvd-1spath@cdc.gov)。一般的に使用されている診断法は，ウイルス抗原や免疫グロブリン(immunoglobulin：Ig)M抗体に対する酵素免疫測定吸着法(enzyme-linked immunosorbent assay：ELISA)，ポリメラーゼ連鎖反応(polymerase chain reaction：PCR)，ウイルス培養，免疫蛍光抗体法，死後組織からの免疫組織染色である。さまざまな新規診断法が研究中である。

臨床的マネジメント

患者は通常，ICUで治療されるべきである。多くのVHFでは，

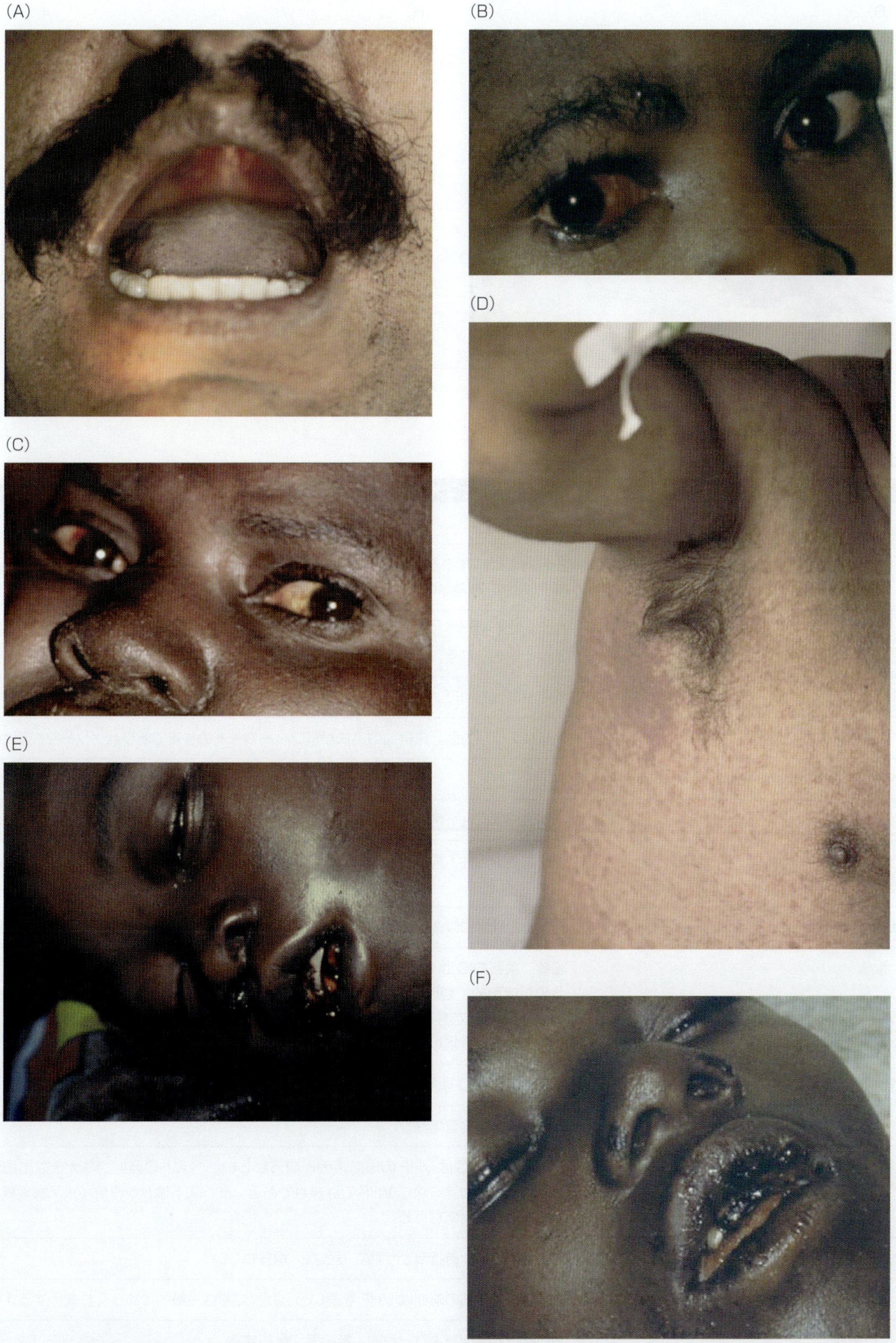

図 193.1
ウイルス性出血熱の臨床徴候　A：ラッサ熱の軟口蓋と硬口蓋の発赤。B：ラッサ熱の結膜下出血。C：エボラウイルス病（エボラ出血熱）の結膜下出血。D：ラッサ熱の紅斑 / 丘疹。E：エボラウイルス病における重度の口腔粘膜と鼻粘膜からの出血。F：ラッサ熱における軽度の口腔粘膜と鼻粘膜からの出血。G：エボラウイルス病の直腸出血。H：ラッサ熱の顔面浮腫。

(G)

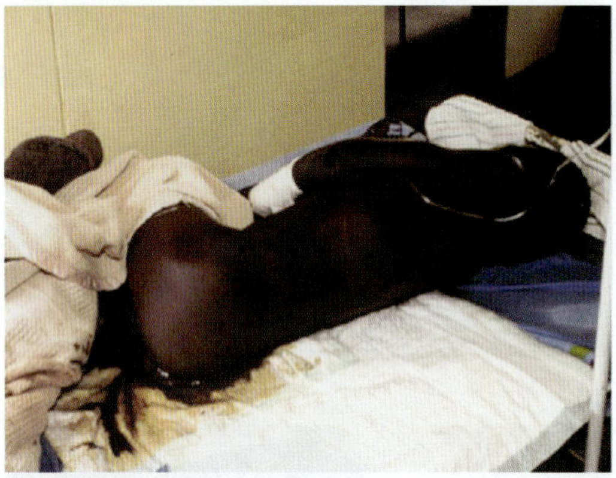

(H)

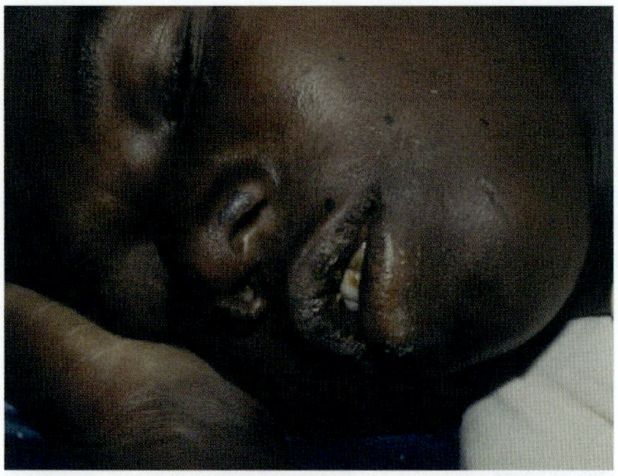

図 193.1（続き）

表 193.3
ウイルス性出血熱の鑑別診断

疾患	見分ける特徴とコメント
寄生虫	
マラリア	古典的には，発熱と悪寒の発作がみられる。出血徴候はまれ。マラリア塗抹や迅速検査が通常陽性。共感染（基本的に無症候性の寄生虫血症）が多い。抗マラリア薬に反応
アメーバ症	出血徴候は血性下痢以外，通常みられない。アメーバの栄養体が便の検査で認められるか抗原検査で認められる。抗寄生虫薬に反応
ジアルジア症	便抗原陽性および / または便中の栄養体かシストの同定。抗寄生虫薬に反応
アフリカ・トリパノソーマ（急性期）	特に東アフリカ型。末梢血の塗抹かバフィーコートの検査でトリパノソーマが認められる
細菌（スピロヘータ，*Rickettsia*，*Ehrlichia*，*Coxiella* など）	
腸チフス	出血徴候は血性下痢以外，通常認められない。抗菌薬に反応
細菌性赤痢（赤痢，カンピロバクター症，サルモネラ症，腸管出血性大腸菌，その他）	出血徴候は血性下痢以外，通常認められない。抗菌薬に反応
Capnocytophaga canimorsus	イヌまたはネコ咬傷に関連し，典型的には免疫不全が基礎にある。特に無脾症。抗菌薬に反応
髄膜炎菌菌血症	細菌による DIC は VHF の出血素因と紛らわしい。発症 24〜48 時間以内の出血と急速に進行するのが典型的。髄膜炎菌菌血症の典型的な大きな出血斑は，クリミア・コンゴ出血熱を除き VHF ではまれである。迅速血清学的ラテックス凝集検査が髄膜炎敗血症の抗原検出に有用である。抗菌薬に反応しうる（早期投与が重要）
黄色ブドウ球菌菌血症	細菌による DIC は VHF の出血素因と紛らわしい。抗菌薬に反応しうる
感染流産	妊娠歴と妊娠検査陽性
敗血症性または肺ペスト	細菌による DIC は VHF の出血素因と紛らわしい。ペストの典型的な大きな出血斑は，クリミア・コンゴ出血熱を除き VHF ではまれである。肺ペストはハンタウイルス肺症候群と紛らわしい。抗菌薬に反応しうる
溶連菌または EBV 咽頭炎	滲出性咽頭炎は時折ラッサ熱でみられ，紛らわしい
結核	進行した肺結核の喀血は VHF を疑いうるが，結核は一般的にゆっくり進行する疾患である
野兎病	潰瘍腺型と肺型がより一般的。抗菌薬に反応する
急性腹症	虫垂炎，腹膜炎，上部消化管潰瘍の出血
腎盂腎炎，溶連菌感染後糸球体腎炎	HFRS と紛らわしい
炭疽（吸入または胃腸）	吸入型における顕著な呼吸器症状と胸部レントゲンの縦隔拡大。抗菌薬に反応
非定型肺炎（*Legionella*，*Mycoplasma*，*Chlamydia pneumonia*，*Chlamydia psittaci*，その他）	ハンタウイルス肺症候群と紛らわしいことがある。鳥類との曝露。オウム病では疾患後期まで症状を認めない。抗菌薬に反応

表 193.3（続き）

疾患	見分ける特徴とコメント
回帰熱	反復する発熱とインフルエンザ様症状。神経徴候と脾腫を伴う。有熱期に血液中にスピロヘータを認める。抗菌薬に反応
レプトスピラ症	黄疸，腎不全，心筋炎が重症例でみられる。抗菌薬に反応
紅斑熱群 *Rickettsia*（リケッチア）（アフリカダニ熱，ボタン熱，ロッキー山紅斑熱を含む）	クリミア・コンゴ出血熱の 1〜3 日と比較して，ダニ咬傷後 7〜10 日の潜伏期間。典型的には一部のリケッチア症で，ダニ咬傷部位に壊死病変（eschar）が認められ，一方でクリミア・コンゴ出血熱での咬傷部位は小さなあざのみとなることがある。*Rickettsia* 感染症の皮疹（あれば）は古典的に手掌と足底に認める
Q 熱（*Coxiella burnetii*）	幅広い症状を認め，肝炎，肺炎，脳炎，出血を伴った多臓器疾患を起こす。抗菌薬に反応
エールリキア症	血清学的または PCR で診断。血液塗抹標本は有用なことがある。抗菌薬に反応
ウイルス	
インフルエンザウイルス	顕著な呼吸器系臨床徴候。出血徴候は認めない。インフルエンザ迅速検査が陽性となりうる。抗インフルエンザ薬に反応することがある
アルボウイルス感染症（デング熱やウエストナイル熱を含む）	脳炎はまれであるが，神経学的徴候を伴う VHF と紛らわしいことある（キャサヌール森林熱やオムスク出血熱），通常，VHF よりも軽症，出血は報告されていない
ウイルス肝炎（A 型，B 型，E 型肝炎，EBV，サイトメガロウイルスなど）	黄熱以外で黄疸は非典型的。肝炎抗原検査が陽性。VHF に似た劇症感染は，免疫不全者で認められることがある
単純ヘルペス，水痘帯状疱疹	水疱を伴わないこともある肝炎合併劇症感染。血清トランスアミナーゼの上昇と白血球減少が典型的。播種感染は他に何もない健常者に起こりうる。早期に認識しなければ，acyclovir 系薬剤への反応は不良
HIV / AIDS	セロコンバージョン症候群（急性 HIV 感染症）や二次感染を伴った HIV / AIDS，特に菌血症
麻疹	皮疹は一部の VHF の早期と紛らわしいことがあり，時折，出血することもある。麻疹における明らかな鼻汁と上気道症状は鑑別の手助けになる。ワクチンで予防可能
風疹	皮疹は一部の VHF の早期と紛らわしいことがある。通常軽症である。ワクチンで予防で可能
出血性または扁平型天然痘	びまん性出血性または斑状病変。VHF と対照に，皮疹は口腔粘膜，手掌，足底にも出現。野生の天然痘は撲滅した
アルファウイルス感染症（チクングニアやオニョンニョンを含む）	典型的には関節痛が強く出る所見である
真菌	
ヒストプラズマ症	肺疾患はハンタウイルス肺症候群と紛らわしい。最近の鉱山や洞窟への訪問
感染症以外の病因	
熱中症	著明な熱曝露の病歴。発汗なし。出血はまれだが，DIC が起こりうる
ITP / TTP	通常，徴候は VHF よりもやや遅い。TTP では神経症状を突出して認めることがある。凝固因子は正常で DIC を認めない。副腎皮質ステロイド（ITP）または血漿交換（TTP）によく反応
急性緑内障発作	リフトバレー熱の急性眼症状と紛らわしいことがある
血液悪性腫瘍（白血病，リンパ腫）	HFRS でみられる類白血病反応と時折似ている
薬物反応，過量摂取	Stevens-Johnson 症候群（皮膚粘膜眼症候群）や抗凝固薬（warfarin）過量投与
産業または農業化学物質中毒	特に抗凝固薬。一方で VHF の他の徴候は認めない
血液毒性のヘビ毒注入	ヘビ咬傷の病歴

AIDS＝後天性免疫不全症候群，DIC＝播種性血管内凝固症候群，EBV＝EB ウイルス，HFRS＝腎症を伴う出血熱，HIV＝ヒト免疫不全ウイルス，ITP＝特発性血小板減少性紫斑病，PCR＝ポリメラーゼ連鎖反応，TTP＝血栓性血小板減少性紫斑病，VHF＝ウイルス性出血熱

支持療法のみしかない。治療ガイドラインは一般的に，状態や重症VHFといった病因が混在していると考え，敗血症ショックの推奨に従うため，VHFにおける比較試験の結果を考慮することはまれである。VHFの治療経験がある感染症専門家へのコンサルトは，診断を行い次第すぐに考慮すべきである。スタッフや患者の安全を保証し，過剰な混乱を避ける一方で，VHF以外の病因のワークアップを行う過程には細心の注意を要する。ほとんどのVHFはまれであること，そしてルーチンに実施されている標準的な接触予防策は圧倒的多数の症例で有効であることを知っておけば，安心である。VHFの確定診断例は迅速に政府保健機関に報告されるべきである。

輸液治療

VHFの輸液治療は特に難しい。しばしば嘔吐，下痢，水分摂取量の低下，サードスペースへの貯留を伴った，重度の微小血管不安定性は一般的に，積極的な輸液療法を必要とし，それによってショックやDICを予防しうる。しかしながら，過剰に積極的でモニターしない補液は，VHFで心機能障害を起こしているような場合，特に，ハンタウイルス肺症候群において肺水腫を起こすことがある。侵襲的な血液動態モニタリングは末梢静脈ラインを除いて整理されているようにみえるが，留置血管内デバイスは挿入部位からの出血のリスクのために禁忌である。しかし，特に合併症もなく留置されているケースもある。筋肉注射や皮下注射は血腫のリスクのために避けるべきである。頻回の血圧計測定と末梢リフィリングと尿量からの体液バランスに頼るのがおそらくベストである。

early goal-directed therapyは，ショックにおける死亡と臓器障害の両方を緩和する効果があることがわかっている。晶質液(通常の生理食塩液や乳酸Ringer液)，血液製剤(後述)，そして必要であれば，血管収縮薬(noradrenaline，必要があれば追加のadrenaline)を，成人では平均動脈血圧を65 mmHg以上に維持するために投与すべきである。vasopressin(0.03単位/分)はnoradrenalineを減量するために投与されうるが，初期開始に使うべきではない。dobutamineは，心機能異常の証拠があれば考慮されるべきであるが，dopamineは推奨されない。腹膜透析と血液透析は，HFRSで頻度の高い合併症を伴わない場合に広く使用されているが，他のVHFでは論文化例がほとんどない。デング熱ショック症候群に対する輸液マネジメントについての，世界保健機関(World Health Organization：WHO)の特異的なガイドラインが存在する(「181章　デング熱」参照)。

血液製剤とDICのマネジメント

いくつかのVHFでの大量出血の一方(表193.2)で，血液製剤はエンピリックに投与されるべきではなく，むしろ臨床的に明らかな出血に直面した状態で，規定された臨床的かつ検査的パラメータに合致したときのみ投与されるべきである。梱包された赤血球が好まれる輸血は，ヘモグロビンを7.0 g/dL以上に保つために使用されるべきであり，その一方で過剰輸液を避け，特定の地域の患者で頻繁に起こりうるマラリアや栄養失調を考慮する。全血は梱包された製剤が入手できないときに代替となりうる。濃厚血小板(1〜2単位/10 kg)や新鮮凍結血漿(fresh frozen plasma：FFP。15〜20 mL/kg)の輸血は，DICが存在する場合に必要となることがある(表193.2)。治療は，侵襲的処置の準備や危険域に低下(出血している患者で50,000/mm^{3}未満，出血がない患者で20,000/mm^3)している場合を除いて，検査結果のみに基づくべきではない。血小板数は一般的に，血小板輸血単位ごとに少なくとも2,000/mm^{3}上昇する。しかし，反応性は進行性のDICや血小板消費がある際には少なくなりうる。血小板凝集不良は，血小板数が劇的に減少していないときでさえも一部のVHFで出血を促進し，特にラッサ熱で著明である。FFPはすべての凝固因子を含み，DICにおいて不足している阻害因子(活性化された凝固因子ではなく)を含んでいる点で理論的に有利であるが，フィブリノーゲン製剤(総量2〜3 g)やクリオ製剤(1単位/10 kg)はFFPの代わりに投与されることがある。ビタミンK(10 mg静注または経口を3日間)やfolic acid(葉酸)が投与されることがある。特に，基礎疾患として栄養失調や肝疾患が疑われる場合であるが，その効果は不明である。

酸素化と呼吸管理

早期の人工呼吸器にはしばしば救命効果があり，ハンタウイルス肺症候群を除き，特に疾患早期や医原性肺水腫がない場合にはガス交換不全はVHFの典型的で主要な徴候ではない。多くの患者では，経鼻カニューレやフェイスマスクを用いた酸素投与がなされうる。神経学的に問題がない患者では，非侵襲的陽圧換気が気管挿管を事前に防ぐために有用である。人工呼吸器管理が必要な場合，肺保護1回換気量(理想体重あたり6〜8 mL/kg)が，呼吸器関連肺障害(例：圧外傷)や肺胞出血を避けるために行われるべきである。体外式膜型人工肺はハンタウイルス肺症候群で明らかな有益性があることから使用される。出血リスクのため，血液ガス測定のための動脈穿刺は最小限にすべきで，可能なら，呼吸数や経皮酸素飽和度測定に頼る。

抗ウイルス薬

グアノシンアナログであるribavirinは，すべてのVHFに対して現在唯一入手可能な抗ウイルス薬である(表193.2)。早期治療は最大効果を得るために必須である。最良のデータはアレナウイルス，特にラッサ熱やHFRSに対してである(表193.2)。行われたランダム化比較試験は少ないものの，ribavirinはまたクリミア・コンゴ出血熱に効果があるようである。2000年にサウジアラビアで行われたリフトバレー熱に対するribavirinの前向き試験は治療群で脳炎が増えた後に中止されたが，治療群と対照群の間に明らかなベースラインの不一致があったため，最終的な結論を出すことが困難になっている。通常，*in vitro*のデータで，ribavirinはデングウイルス，黄熱ウイルス，オムスク出血熱ウイルスに対して活性を示しているが，臨床試験は行われていない。エボラウイルスやマールブルグウイルスに対してribavirinは効果を示さない。ribavirinの経静脈投与の主な副作用は，軽度〜中等度の溶血性貧血であり，まれに輸血が必要となるが，治療中断により貧血は改善する。また，急速すぎる薬剤投与によって悪寒戦慄が起きる。動物実験では数々の実験的薬剤が*in vitro*で活性および治療効果を示し，人道的使用に基づいてヒトに使用されたが，いまだ承認されておらず，広く使用できるものではない。

回復期血漿と抗体治療

細胞性免疫が多くのVHFに対する根本的防御手法と考えられているが，回復期免疫血漿を用いた治療はよく行われ，特に，アレナウイルス感染症に対して行われている。発症から8日以内に適切な力価の回復期血漿を投与することで，アルゼンチン出血熱の死亡率は1％未満に低下する。しかしながら，この治療は，発熱，小脳徴候，脳神経麻痺が特徴である回復期神経学的症候群と関連している。これは治療された患者の10％に，初回症状の回復から7〜80日(平均20日)に起こる。動物実験では，回復期血漿は同様にラッサ熱に有効であるが，中和抗体が高い力価で含まれている場合(自然例ではない，人工的)や感染したウイルスがドナーとレシピエント間で抗原性が似通っている場合のみである。回復期血清や血液はエボラ出血熱の患者の多くに投与されているが，その効果はいまだ不明である。他の血液由来病原体の同時伝播のリスクや，VHF治療のための免疫血漿を扱う既存のバンクが存在しないことは，多くの国でこの手法に対する大きな障害となっている。アルゼンチン出血熱を除いて，この治療法はribavirinがオプションでないときの重症例や難治例にのみ行うべきである。多くのモノクローナルやポリクローナル抗体製剤は，VHFの動物モデルで有望である。

凝固調節薬

増えている文献からは，凝固促進と抗凝固のバランスにおける乱れが敗血症性ショックの調節における重要な役割を果たしていることが示されている。裏づけの乏しい事例報告ではあるとはいえ，敗血症やVHFのヒトまたは動物モデルで使用された凝固調節薬を検索してみると，効果はさまざまだが，rNAPc2(組織因子／Ⅶa凝固因子経路の強力なリコンビナント阻害薬)，リコンビナントⅦa因子自体(逆説的ではあるが，rNAPc2と逆の効果を有するため)，heparin sulfate(硫酸ヘパリン)，アンチトロンビンⅢがリストに挙がる。第Ⅲ相臨床試験において，ヘパリンで治療された重症敗血症患者の死亡減少が最近報告されている。それにもかかわらず，VHFに対する凝固調節薬の使用はいまだ実験的とみなすべきである。当初の期待にもかかわらず，リコンビナント活性プロテインCはもはや敗血症性ショックやVHFに推奨されない。

免疫調節薬

敗血症性ショックやVHFにおけるさまざまな免疫調節薬〔これにはibuprofen，副腎皮質ステロイド，抗腫瘍壊死因子(tumor necrosis factor：TNF)α，一酸化窒素阻害薬，スタチン(HMG-CoAリダクターゼ阻害薬)，インターロイキンが含まれるが〕の試験では確定的な利点は認められていない。ribavirinとインターフェロン(interferon：IFN)アルファコン-1の併用，すなわちコンセンサスIFNは，ハムスターのアレナウイルス感染モデルで死亡率を低下させた。ヒトでの臨床使用は承認されたが，IFNアルファコン-1はヒトのVHFで試験が行われていない。小規模研究では，リコンビナントインターロイキン-2はHFRSで腎障害を減少させたが，基本的ケアが考慮されうる前に確認が必要である。敗血症性ショックにおいて副腎不全の可能性がある場合の副腎皮質ステロイドの使用に新たな関心が寄せられている。興味あることに，副腎皮質のウイルス感染や副腎壊死はさまざまなVHFで報告されている。ショックと同様に，HFRSにおける副腎皮質ステロイドの臨床試験は数少なく，結果はさまざまである。それ以上に，ステロイド使用は一部のCHFにおいて免疫不全状態を増悪させる可能性がある。より確定的な研究が得られるまで，副腎不全が強く疑われたり，適切な輸液や血管収縮薬にもかかわらず血圧が維持できなかったり，脳浮腫が疑われない限りは，副腎皮質ステロイドはおそらく投与すべきではない。必要ならば，成人でhydrocortisone静注1日あたり200 mgを2〜4回に分けて投与するか，持続注入で投与すべきである。

抗菌薬と二次感染症

VHFの診断が確定されるまで，特に，マラリアや*Rickettsia*感染症を考慮して，患者に迅速に適切な抗菌薬または抗寄生虫薬を投与すべきである(表193.3)。これらの薬剤は共感染の証拠がなければ，すぐに中止すべきである。二次的な細菌感染症は，多くのVHFが死亡または改善する，発症から約2週間後に熱が持続している場合や新規の発熱を認めた場合に疑うべきである。

疼痛管理，消化管ストレス性潰瘍予防，けいれんやその他の中枢神経系徴候のマネジメント

経口や経静脈的acetaminophen，tramadol，オピオイド，そしてその他の鎮痛薬は，必要に応じて，肝機能不全を調節しながら，疼痛管理に使用すべきである。salicylate(サリチル酸)や非ステロイド性抗炎症薬(nonsteroidal anti-inflammatory drug：NSAID)は，出血のリスクのために避ける。プロトンポンプ阻害薬やH_2ブロッカーによる消化管ストレス性潰瘍に対する予防が推奨される。フェノチアジン系薬のような制吐薬はよく使用される。通常，けいれんは呼吸抑制や低血圧に注意しながら，ベンゾジアゼピン系薬，phenytoin，levetiracetamの標準的な使用で対応可能である。これらの薬剤は予防的に投与すべきではない。

臨床検査所見

多くの臨床検査のパラメータでVHF患者をモニターすべきである(表193.4)。DICの検査を行うべきである。サードスペースへの移行，嘔吐，下痢，水分摂取の減少，そして輸液投与は著明な電解質異常，特に，低カリウム血症状を引き起こしうるため，定期的なカリウム補充が必要であり，疾患後期にしばしば障害される腎機能を注意してみる。高血糖はあまりVHFで報告されていないが，血糖は静注インスリンを使用し，180 mg/dL以下に保つべきである。

栄養

消化管栄養投与は，可能なときには経静脈より好ましい。経鼻胃管は理論的に食事ができない患者に適応があることがあるが，VHF患者における使用の臨床経験は乏しい。チューブ留置中は，消化管出血増悪や，医療者への伝播リスクが高まることを考慮する。

妊娠への対応

妊婦での子宮内容除去は母体死亡を下げるようであり，VHFの母体と胎児の死亡が非常に高率であることを考慮すべきである。しかしながら，この手技は院内伝播の高いリスクのため，非常に

表 193.4
ウイルス性出血熱における望ましい検査と特徴的所見

検査	特徴的な所見とコメント
白血球数	早期：中等度の白血球減少（ハンタウイルス感染症を除く。古典的には免疫芽細胞を伴った早期の白血球増加が認められる） 後期：左方移動を伴った白血球増加，顆粒球増加ではより細菌感染を疑う
ヘモグロビン，ヘマトクリット	血液濃縮（特に腎症を伴った出血熱やハンタウイルス肺症候群）
血小板数	軽度～中等度の血小板減少
電解質	ナトリウム，カリウム，酸塩基平衡，体液バランスと疾患の段階による。一般的に上昇
BUN / クレアチニン	腎不全は疾患後期に起こりうる
生化学〔AST，ALT，アミラーゼ，γグルタミルトランスフェラーゼ（γGTP），アルカリホスファターゼ（ALP），クレアチンキナーゼ（CK），乳酸乳酸デヒドロゲナーゼ（LDH），乳酸〕	通常増加。特に重症例。AST＞ALT，乳酸値が 4 mmol/L 以上（36 mg/dL）は，遷延する低灌流と敗血症を示唆することがある。LDH は通常，ハンタウイルス肺症候群で著明に増加する
赤沈	正常または低下
血液ガス	代謝性アシドーシスはショックや低灌流を示唆しうる
凝固検査（PT，PTT，フィブリノーゲン，フィブリン分解産物，血小板，D ダイマー）	エボラウイルス，マールブルグウイルス，ルジョウイルス，クリミア・コンゴ出血熱，新世界アレナウイルス感染症では DIC はよく起こる。D ダイマーは特に早期かつ感度のよい指標のようである
尿検査	蛋白尿が一般的。時折，血尿が認められる。沈渣では，硝子顆粒円柱や封入体を伴った卵形細胞が認められることがある。
血液培養	早期の VHF 除外と後期の二次的細菌感染症の評価に有用。抗菌薬開始前に血液採取をすべきである
便培養	VHF 除外に有用（出血性細菌性赤痢で望ましい）
厚層と薄層の血液塗抹	血液内寄生虫（マラリアとトリパノソーマ），細菌による敗血症（髄膜炎菌，カプノサイトファーガ，炭疽），エールリキア症の診断の助けとなりうる。共感染がなければ，VHF ではすべて陰性
マラリアの迅速検査，PCR，他の検査法	マラリアの共感染がなければ，VHF では陰性

ALT＝アラニントランスアミナーゼ，AST＝アスパラギン酸トランスアミナーゼ，BUN＝血液尿素窒素，PT＝プロトロンビン時間，PPT＝部分トロンボプラスチン時間

注意を払って行わなければならない。妊婦には技術的に禁忌ではあるが〔米国食品医薬品局（Food and Drug Administration：FDA）カテゴリー X〕［訳注：FDA による，妊婦に対する医薬品の安全性分類。A，B，C，D，X の順に安全性が高い。各薬剤の個別的，具体的リスクに乏しいという理由で 2015 年に廃止された］，ribavirin は VHF に対して効果的であるため，患者と相談する際に，母体の命を助ける方法として，考慮すべきである（表 193.2）。

回復期と後遺症

患者の臨床状態や感染性は一般に，ウイルス血症の度合いと関連があるため，急性症状から回復した患者は，安全に，ウイルス血症が改善して自宅で二次感染伝播の心配なく退院できると想定される。血液やその他の体液の逆転写ポリメラーゼ連鎖反応（reverse transcription-polymerase chain reaction：RT-PCR）テストは時折遺残した核酸を検出するが，細胞培養で感染性のあるウイルスが同定されず，その意義は不透明である。性行為の中止やコンドームの使用は，尿や精液のウイルスのクリアランスが遅れるために，3 か月間推奨される。トイレを通じての伝播が明らかではないが，個室トイレの使用，定期的な手洗いなどの分泌物との接触を避けるための基本的感染予防も同様に行う。乳児を補助する他の手法がない限り，母乳を与えるのは避けるべきである。

回復期早期に出現してさまざまな度合いで遷延しうるラッサ熱の失聴やリフトバレー熱の視網膜症の失明を除き，生存者では通常，明らかな長期後遺症はない。それでもなお，持続する筋肉痛，関節痛，食欲不振，体重減少，脱毛，膵炎，ぶどう膜炎，精巣炎を伴って回復期は最大 1 年まで遷延することがある。また，一部の患者では，易刺激性，抑うつ，外傷後ストレス障害や社会的烙印を伴った精神的影響も重要となりうる。回復期の臨床的対応は補助的である。

感染管理

患者隔離，個人防護用具，看護上注意

多くの例では，血液や体液との経静脈的および飛沫曝露を防ぐために通常の隔離看護や予防策で十分だが，さらなる安全のために，ひとたび診断が疑われた場合には，「VHF 予防策」にアップグレードすべきである。それには，患者の隔離，サージカルマスク，フェイスシールド，二重手袋，ガウン，手と足のカバー，防護エプロンの使用などがある。可能ならば，陰圧室に患者を入れるのが賢明である。気密保持隔離チャンバーは必要ではなく，否

定的な精神的効果を与えうる。患者評価は，本来指定されたトレーニングを受けたスタッフと家族に制限されるべきである。先のとがった物はできるだけ使用しない。高性能エアフィルター(high-efficiency particulate air filter：HEPA フィルター)マスクのような，微細粒子エアロゾル防御は，気管挿管などのエアロゾルを発生させる処置を行う際に使用すべきである。病院の検査室は，適切な予防を行うために検体の送付前に通知を受けるべきである。血液検体は，Triton® X-100 のような洗浄液を加えることによって不活化されうる。しかし，さまざまな検査室での測定パラメータでは，その効果はしっかりと確立してはいない。ベッドサイドでの迅速診断アッセイの使用は，検査室勤務者への曝露をさらに制限できる。排泄物の化学的または加熱による不活化消毒などの，患者に直接接触する物質の消毒が推奨される。

接触者の追跡

一般的に低い二次感染率を考慮すると，広範囲の接触者追跡，検査，曝露後予防は，軽い接触では対象とならない。接触は，ヒト－ヒト感染する VHF の症候期の間の人物との無防備な直接接触と定義されるべきである。最終接触から最長潜伏期間の間，毎日接触は監視されるべきであり，毎日，検温のチェックと記録を行うべきである(表 193.2)。曝露した人は，潜伏期間中の濃厚接触や同居人との道具の共有を避けることが通常推奨される。無症候者の監禁は正当化されない。VHF を疑う徴候や症状が出現した人を，迅速に隔離し検査すべきである。

曝露後予防

曝露後予防は以下のいずれかで定義される，明らかに高リスクの曝露があった人に考慮されるべきである。(1)汚染された鋭いものによる皮膚穿通(例：針刺傷)，(2)粘膜や破綻した皮膚への血液や分泌物の曝露(例：眼や口への血液飛沫)，(3)適切な個人防護用具を使用せずに緊急処置への参加すること(例：心停止後の蘇生，挿管，吸引)，(4)適切な個人防護用具の装着なしの密閉空間での長時間(数時間)の持続的な接触(例：小型機による医療輸送で患者につきそう医療者)。ほとんどの感染は疾患後期の重症患者との接触による。

系統的に収集された効果についてのデータはないが，ラッサ熱やその他のアレナウイルス，クリミア・コンゴ出血熱に対しては，曝露後予防の経口 ribavirin が使用できる。経口 ribavirin は高い初回通過効果のため，多くの出血熱ウイルスの最低発育阻止濃度に必要な血中濃度を達成するために，比較的高用量が必要である(表 193.5)。予防内服中に VHF の症候が出現した際，VHF の症候群がただちに除外できなければ，これもまた迅速に検査と静注 ribavirin への変更を行うべきである。また，アルゼンチン出血熱の曝露後予防でも，回復期血清はルーチンに投与される。多くの実験的手法が VHF の動物実験で効果をみせているが，いまだヒトへの使用は承認されていない。

表 193.5
ウイルス性出血熱に対する ribavirin 治療

適応	経路	用量[a]	間隔
治療	静注[b]	30 mg/kg(最大 2 g)[c]	初期負荷用量
	静注[b]	15 mg/kg(最大 1 g)[c]	その後，6 時間ごと 4 日間
	静注[b]	7.5 mg/kg(最大 500 mg)[c]	その後，8 時間ごと 6 日間
予防	経口	35 mg/kg(最大 2.5 g)[c]	初期負荷用量
	経口	15 mg/kg(最大 1 g)[c]	その後，8 時間ごと 10 日間

a ribavirin の薬力学的検査と感受性検査は，それぞれの VHF に対して広く行われているわけではない。使用される静注用量は，ラッサ熱で有効であることがわかっている量に基づいている。また，経口 ribavirin も，多くの VHF，特にクリミア・コンゴ出血熱に効果的であることが報告されているが，入手可能な比較データは少ない。可能なら，静注投与が強く推奨される。
b この薬剤は 150 mL の 0.9%生理食塩液で溶解してゆっくり投与する。
c 明らかな腎障害がある患者(クレアチニンクリアランスが 50 mL/ 分未満)には減量する。

ワクチン

17D 弱毒生黄熱ワクチンは，最近高齢者におけるまれで重度の副反応が認識されているが，素晴らしい予防効果と安全性を有している。ワクチン接種歴の確認のため，基本的には黄熱を除外すべきである。アルゼンチン出血熱に対して高い効果をもつ弱毒生ワクチンである Candid®1(アルゼンチンのみで承認)はまた，ボリビア出血熱にも効果があるようだが，他のアレナウイルスには防御効果を示さない。HFRS，リフトバレー熱，キャサヌール森林熱に対するワクチンは存在するが，広く検査されておらず，承認されていないため入手できない。実験的ワクチンの多くは VHF の動物モデルで効果がある。さまざまなエボラワクチンの臨床試験が進行中である。

謝辞

本章のレビューをしていただいた Ryan Maves 氏と Simon Pollett 氏，管理上の補佐を行っていただいた Cecilia Gonzales 氏に感謝の意を表す。

文献

Bausch DG, Hadi CM, Khan SH, Lertora JJ. Review of the literature and proposed guidelines for the use of oral ribavirin as postexposure prophylaxis for Lassa fever. *Clin Infect Dis*. 2010;51(12):1435–1441.

Bond NG, Moses LM, Peterson AT, Mills JN, Bausch DG. Environmental aspects of the viral hemorrhagic fevers. In: Friis R, ed. *Praeger Handbook of Environmental Health*. Santa Barbara, CA: Praeger Publishing Company; 2012:133–161.

Centers for Disease Control and Prevention and World Health Organization. *Infection Control for Viral Hemorrhagic Fevers in the African Health Care Setting*. Atlanta, GA: CDC/WHO; 1998.

Kortepeter MG, Bausch DG, Bray M. Basic clinical and laboratory features of filoviral hemorrhagic fever. *J Infect Dis*. 2011;204 (Suppl 3): S810–S816.

World Health Organization. *Interim Infection Control Guidelines for Care of Patients with Suspected or Confirmed Filovirus (Ebola, Marburg) Haemorrhagic Fever*. Geneva: WHO; 2008.

Section 24

微生物各論：寄生虫

194 腸管内線虫

■著：Kathryn N. Suh, Anne E. McCarthy, Jay S. Keystone(故人)
■訳：岩田健太郎

線虫(nematodes, roundworms)は世界でいちばん，ヒトに感染している寄生虫だ。線虫にはおよそ50万種類あるが，そのうちだいたい60がヒトに病気を起こすと知られている。いちばん多いヒト感染は腸管寄生性の線虫だ。

Ascaris lumbricoides(回虫)と*Trichuris trichiura*(鞭虫)，そして鉤虫(*Ancylostoma duodenale*と*Necator americanus*)は世界中でおよそ15億人(世界人口の4分の1)に寄生している。総じて**ジオヘルミンス(geohelminths)**(土壌で伝播する蠕虫)と呼ばれる。共感染は多く，特に*A. lumbricoides*と*T. trichiura*で多い。geohelminthsは，虫卵や幼虫が土壌で成長しなければヒトに感染できない点で共通している。成長において土壌でのステージが必須なために，これらはヒト－ヒト感染はしない。ジオヘルミンスは宿主の免疫反応の影響を受けないため，治療しないと慢性感染症を引き起こすが，そのような感染症の自然史は通常，時間の経過と共に虫体数が減少するものだ。しかし，たとえ治療を行ったとしても，再感染はよく起こる。

他にヒト感染する重要な線虫としては，*Strongyloides stercoralis*(糞線虫)と*Enterobius vermicularis*(蟯虫)がある。*S. stercoralis*はすべての生活環をヒトのホストの中で完遂できる。*E. vermicularis*同様，ヒト－ヒト感染や，自家感染が可能だ。

蠕虫感染の有病率と虫体数の多さは，特にジオヘルミンス感染ではそうなのだが，主に貧困，教育や農業のレベル，人口密度，そして衛生状態(公衆衛生)に関係している。これらすべてが疾患の規模に，生態学的な要素よりもはるかに大きなインパクトを与えているのだ。大多数の感染は，アフリカ，南北アメリカ大陸，中国，東南アジアで起きる。ジオヘルミンス感染の大多数は不顕性であり，虫体数も少ない。一方，少数派(10～35％)が虫数の大多数を保有し，激烈な症状に苦しむのである。ジオヘルミンス感染は小児の成長阻害や認知機能発達遅滞に大きく寄与している。8億以上の小児が流行地域に住んでいるのだ。抗蠕虫治療を集団的に流行地域で行うことを世界保健機関(World Health Organization：WHO)は2015年に推奨している。60％の小児が予防治療を受けると見積もられる。疾患管理努力の改善に伴い，過去25年でジオヘルミンス感染は激減した。流行地域での大規模抗蠕虫治療の利益がはっきりと示すのは，しかしながらいくつもの理由から難事なのである。

回虫症

回虫症(ascariasis)はヒト蠕虫感染症で最古の記録を有し，有病率も最多である。リチャードⅢ世の遺体が2012年に英国でみつかっているが，体内には*Ascaris*の虫卵があった。*A. lumbricoides*が起こすような疾患がよく似たブタの回虫，*A. suum*による偶然の虫卵摂取後感染も報告されている。回虫症は世界中でみられるが，有病率が最も高いのはアジアであり，また，小さな子どもたちにおいてである。2013年には8億人が感染していると推定されている。感染合併症は虫体数の多さと関連していることが多いため，ほんのごく一部の感染者だけが重篤な合併症のリスク下にある。回虫症が多いのは，雌成虫の生む卵の量が膨大なこと，そして，その卵が多様な環境状況下でも生存できることから説明できる。

*Ascaris*の生活環は図194.1に示されている。受精卵は糞便中に排出され，中に胚をもつようになり，土壌中で(環境状況によるが)数週間～数か月過ごすうちに感染性をもつようになる。感染性をもつ卵が1～2個摂取されると，小腸で幼虫が卵からかえり，腸管壁を食い破って肺循環にと移動する。肺に入り，気管をのぼり，そして飲み込まれる。卵を摂取してからおよそ10週間後に幼虫は小腸で成虫となる。そこで最長18か月生存する。最初の摂取から3，4か月経つと，産卵するようになる。雌は1日20万以上の卵を生むことができる。

ほとんどの*Ascaris*感染は不顕性である。成虫は吐物や糞便中にみつかることがある。時に咳で飛び出したり鼻から出てくることもある。Löeffler症候群は移動性の肺浸潤影や末梢血の好酸球増加が特徴だが，幼虫が肺実質を動き回ることで生じる。摂取2週間以内で発症することもある。臨床像としては，発熱，呼吸困難，喘鳴，乾性咳嗽などがある。消化管の合併症はだいたい成虫量が多いことによる(例：虫体の塊による腸閉塞)か，1つの成虫が胆道や膵管や虫垂に移動することによる。他の臓器での虫による合併症はまれだ。

回虫症は虫卵，幼虫，あるいは成虫をみつけることで診断できる。虫卵は糞便中によくみつかる。もっとも虫卵を飲み込んだ時期と孵化までのインターバルがあり，便中の虫卵の分布も一様でないことから，みつからないこともある。分子検査〔特にポリメラーゼ連鎖反応(polymerase chain reaction：PCR)〕は*Ascaris*やその他の回虫感染診断にとても感度が高く，特異度も高い。ただし，適切なゴールドスタンダードがないことや，コスト，実践面での問題が流行地域にはある。超音波やバリウム検査などの画像検査，内視鏡や手術時にも時々成虫がみつかる。好酸球増加症は成虫回虫症の臨床像ではないが，虫の移動期によくみられる。

虫が移動する可能性があるため，すべての感染(症状があろうとなかろうと)は治療すべきだ。蠕虫の混合感染を治療するときは，全例*Ascaris*をまず治療すべきだ。医薬品が虫を刺激して移動を促すかもしれないからだ。mebendazoleかalbendazoleが適切な第1選択薬だ(表194.1)。単回治療で高い治癒率が得られる。

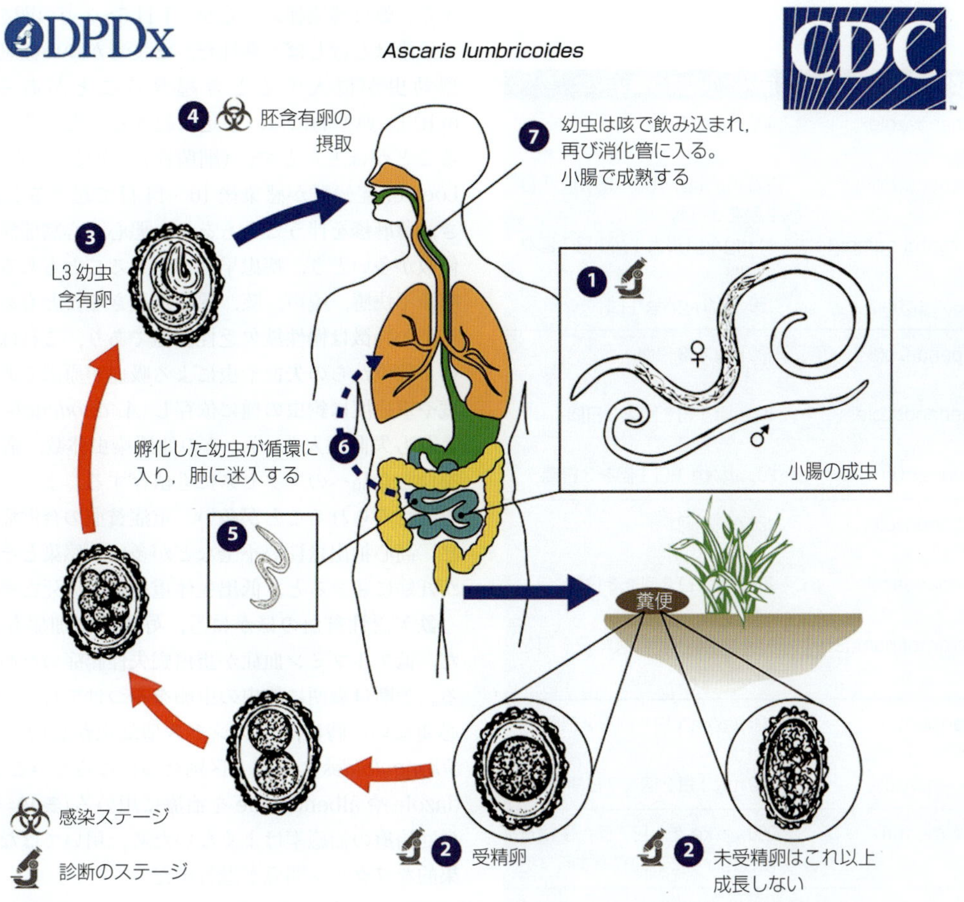

図 194.1
***Ascaris lumbricoides* の生活環**　成虫(①)は小腸の内腔で生きている。雌は1日およそ20万個も卵を生むことがあり，糞便に排出される(②)。未受精卵も摂取されることがあるが，感染性はない。受精卵は胚をもち，環境状況によるが(最適なのは湿気があり，暖かく，影に隠れた土壌)，18日〜数週間かけて感染性をもつようになる(③)。感染性をもつ卵が摂取されると(④)，幼虫がかえり(⑤)，腸管粘膜に侵入する。門脈を，次いで体循環を通って肺に運ばれる(⑥)。幼虫は肺の中でさらに成長し(10〜14日)，肺胞壁を食い破り，気管支樹をのぼってのどに行き，そこで飲み込まれる(⑦)。小腸に着くと，幼虫は成虫に育つ(①)。感染性のある卵を摂取してから成虫雌が卵を生むのに2，3か月が必要だ。成虫は1〜2年生きることができる。
〔Division of Parasitic Diseases and Malaria, Centers for Disease Control and Prevention, Atlanta, Georgia (https://www.cdc.gov/dpdx/ascariasis/index.html)より〕

鞭虫症

回虫症同様，鞭虫症も広く分布する疾患だ。感染者はおよそ5億人。ヒトが *T. trichiura*(鞭虫，これは成虫の特徴的な名前からそう名づけられた)の唯一の宿主である。熱帯気候では特に多く，小児で有病率が最も高い。ヒト疾患が関連するブタ(*T. suis*)やイヌ(*T. vulpis*)の鞭虫でまれに起きることがある。

糞便に排出された虫卵は土壌中で成熟し，2〜4週で胚をもつようになる。組織(肺)フェーズは存在せず，直接盲腸に付着し，ここで幼虫が生まれて数日で成虫に育つ。成虫は盲腸で腸管粘膜にくっついたままで，最大8年間は生存する。最初の感染から2，3か月経ってから産卵が始まり，雌は1日最大2万個の卵を生む。

ほとんどの感染者は無症状だ。ある程度，虫体数が増えると，非特異的な消化器症状が生じる。腹痛，腹満，下痢などだ。虫体数が多くなるのはたいてい小児で，元気がなくなったり成長が阻害されたり，ひどい血性下痢や脱腸の原因となる。脱腸は流行地域での鞭虫症を特徴づける合併症だ。鉄欠乏性貧血が生じることもあるが，末梢血の好酸球増加は珍しい。

T. trichiura 感染の診断は虫卵か成虫をみつけることによる。問題点は回虫症と同様だ。内視鏡で腸炎と目視できる虫が腸管内腔にくっついているのが見えるかもしれない。3日間の mebendazole か albendazole が推奨されている(表 194.1)。単回治療だと治癒率が低くなるからだ。

鉤虫感染

鉤虫感染者はおよそ5億人いる。ほとんどがアジアかサハラ以南のアフリカ，南北アメリカである。*Necator americanus* による疾患が最も多く，ほとんどが熱帯気候でみられる。アメリカ大陸，中国，東南アジア，そしてアフリカだ。一方，*Ancylostoma duodenale* 感染は地理的にはより限定的で，主に地中海地域，北インド，北アフリカ，中東，一部のアジアで起きる。小さい子

表 194.1
腸管線虫感染治療

疾患	薬剤	成人と小児投与量
回虫症	albendazole か mebendazole か pyrantel pamoate か ivermectin	400 mg 1 回 500 mg 1 回 か，100 mg 1 日 2 回を 3 日間 11 mg/kg(最大 1 g) 1 日 1 回を 3 日間 150〜200 μg/kg 1 回
鞭虫症	albendazole か mebendazole か ivermectin	400 mg を 3 日間 100 mg 1 日 2 回を 3 日間 200 μg/kg 1 日 1 回を 3 日間
鉤虫症	albendazole か mebendazole か pyrantel pamoate	400 mg 1 回 100 mg 1 日 2 回を 3 日間 11 mg/kg(最大 1 g) 1 日 1 回を 3 日間
糞線虫症（免疫正常）	ivermectin か albendazole	200 μg/kg 1 日 1 回を 2 日間 400 mg 1 日 2 回を 7 日間
糞線虫症（過剰感染）	ivermectin	200 μg/kg を 1 日 1 回，便検査陰性化から 2 週間経過するまで
蟯虫症 [a]	albendazole か mebendazole か pyrantel pamoate	400 mg 1 回 100 mg 1 回 11 mg/kg(最大 1 g) 1 回
毛様線虫症	ivermectin か pyrantel pamoate か albendazole か mebendazole	200 μg/kg 1 回 11 mg/kg(最大 1 g) 1 回 400 mg を 3 日間 100 mg 1 日 2 回を 3 日間
アニキサス症	abendazole	400 mg 1 日 2 回を 3〜21 日間

a どの薬剤を使っても，治療は最初のコースから 2〜4 週間後に繰り返さねばならない。

どもに多く，壮年期にピーク，プラトーとなり，感染者の虫体量はその後の生涯，基本的にずっと一定のままである（あるいは，ある程度減る）。その他の鉤虫では *Ancylostoma ceylanicum*, *A. caninum* がまれに腸炎を起こす。しかし，*A. ceylanicum* はインドや東南アジアに多いことが知られている。*A. braziliense* 感染は典型的に皮膚幼虫移行症を起こす。

鉤虫の虫卵は糞便中に排出され，土壌で卵がかえる。7 日以内に幼虫は感染性となる。傷のない皮膚を貫通し，幼虫はリンパ管から血流に入り，肺に移動する。気管をのぼって飲み込まれる。*A. duodenale* の幼虫はまた，経口摂取による感染も起こすことがある。小腸では，幼虫は成熟して成虫となり，腸管粘膜にくっつく。*A. duodenale* の成虫は最大 1 年間は生き，*N. americanus* は最大 9 年間生存する。虫卵産生は感染後 1.5〜2 か月で始まる。雌は感染種によるが，1 日 5〜3 万の卵を生む。

感染はしばしば不顕性だ。とてもかゆい紅斑丘疹はフィラリア型幼虫が侵入するとき起きることがある〔土まけ(ground itch)〕。典型的には，手足に起きる。皮膚炎は繰り返す曝露によることがほとんどで，(細菌性)二次感染を起こすこともある。Löeffler 症候群が感染後 10〜14 日で起きることもあり，このとき，蕁麻疹を伴うこともある。悪心，心窩部痛，腹部の圧痛が虫体数が多いとき，疾患早期に起きることもある。経口感染だと，咽頭不快感，嗄声，咳，悪心が起きることもある（若菜病）。鉤虫感染の特徴は慢性鉄欠乏性貧血であり，これは成虫がくっついている部位からの失血や虫による吸血が原因である。貧血の発症頻度や重症度は鉤虫の種に依存し（*A. duodenale* は *N. americanus* よりも失血は大きい），その他感染虫体数，宿主の鉄保有量，鉄を含む食品へのアクセスにも依存する。よって，鉤虫性貧血は途上国でみられることが多い。重症貧血の合併症には，衰弱，倦怠感，高心拍出量性心不全などが多い。感染とその結果起きる貧血が妊婦に起きると，低出生体重や新生児死亡率上昇につながる。

鉄欠乏性貧血のほかにも，好酸球増加症もよくある検査異常だ。低アルブミン血症が蛋白喪失性腸症のために起きることもある。診断は糞便に鉤虫の虫卵をみつけて行う。糞便濃縮は通常，必要ない。時に，ラブジチス型幼虫が糞便にあり，形態学的に *Strongyloides* のそれと区別せねばならないことがある。mebendazole や albendazole を治療に用いる（表 194.1）。mebendazole 単回治療の治癒率はよくないため，用いてはならない。鉤虫の効果的なワクチン開発が進行中だ。

糞線虫症

ヒト糞線虫症は基本的に，*S. stercoralis* により，アフリカ，アジア，東南アジア，中南米で流行している。こういった地域では，人口の 20% 以上が感染している可能性がある。カリブ諸島でもこの疾患はみられるし，数は減るが，ヨーロッパ，日本，オーストラリア，米国南部の一部でもみつかっている。*S. fuelleborni* 感染は時々，アフリカやパプアニューギニアでみつかっているが，比較的まれだ。糞線虫症は世界中で最大 6 億人が感染している可能性がある。この感染の診断が難しいため，真の有病率ははっきりしないが。

S. stercoralis の生活環は複雑だ（図 194.2）。ラブジチス型幼虫が感染宿主の糞便中に放出され，土壌中で成熟して感染ステージ（フィラリア型）になる。感染は通常，フィラリア型幼虫が傷のない皮膚を貫通して起きる。血流を伝って肺に移動し，そこで肺胞を貫き，気管をのぼり，飲み込まれる。その後，小腸で成虫に成長する。有性生殖は腸内で起きるが，成虫雌はまた単為生殖（parthenogenetic，雄なしでの再生産）も可能である。虫卵は腸粘膜に埋め込まれ，卵はかえり，ラブジチス型幼虫を放出する。これが便中に出され，新たなサイクルが始まるのだ。腸内のラブジチス型幼虫は直接，フィラリア型幼虫に変形できる。これが循環内に入って別の感染のサイクルが始まる〔autoinfection（自家感染）〕。一定の臨床条件下（すなわち免疫抑制）は播種性疾患につながることもある〔hyperinfection（過剰感染）〕。ラブジチス型幼虫は土壌中で成虫になることもできる。そこで有性生殖を行い〔heterogenic development（間接発育）〕［訳注：原書では heterogonic とあったが，heterogenic の誤記と考える〕，感染性フィラリア型幼虫を産むのだ(図 194.2)。

感染は小児でも珍しくないが，年齢が上がると有病率が増す。ほとんどの感染者はたくさんの虫体をもっておらず，生涯感染したままで，しばしば症状はないか，ほとんどない。症状がある場合は通常は間欠的で，その間には長い無症候期がある。急性感染はとても速い(時速 1〜2 cm)移動性のヘビ状の皮膚病変〔larva currens(幼虫移行症)〔訳注：ラテン語で走る幼虫の意〕〕や幼虫貫通部位の蕁麻疹で明らかになることがある。イヌやネコ鉤虫の皮膚幼虫移行症(cutaneous larva migrans)も似たような像をつくり出すかもしれないが，皮膚移動はずっと遅い(1 日 1〜2 cm)。larva currens が肛門周囲に起きると，慢性糞線虫症と診断できる。蕁麻疹様の皮疹が慢性感染時に何年も起きることがある。肺症状は珍しい。肺を通り抜ける幼虫の数が少ないからだ。例外は虫体数が多い場合や，こちらのほうがより多いが過剰感染症候群がある場合である(下記参照)。心窩部痛は胃潰瘍に似，持続性腹

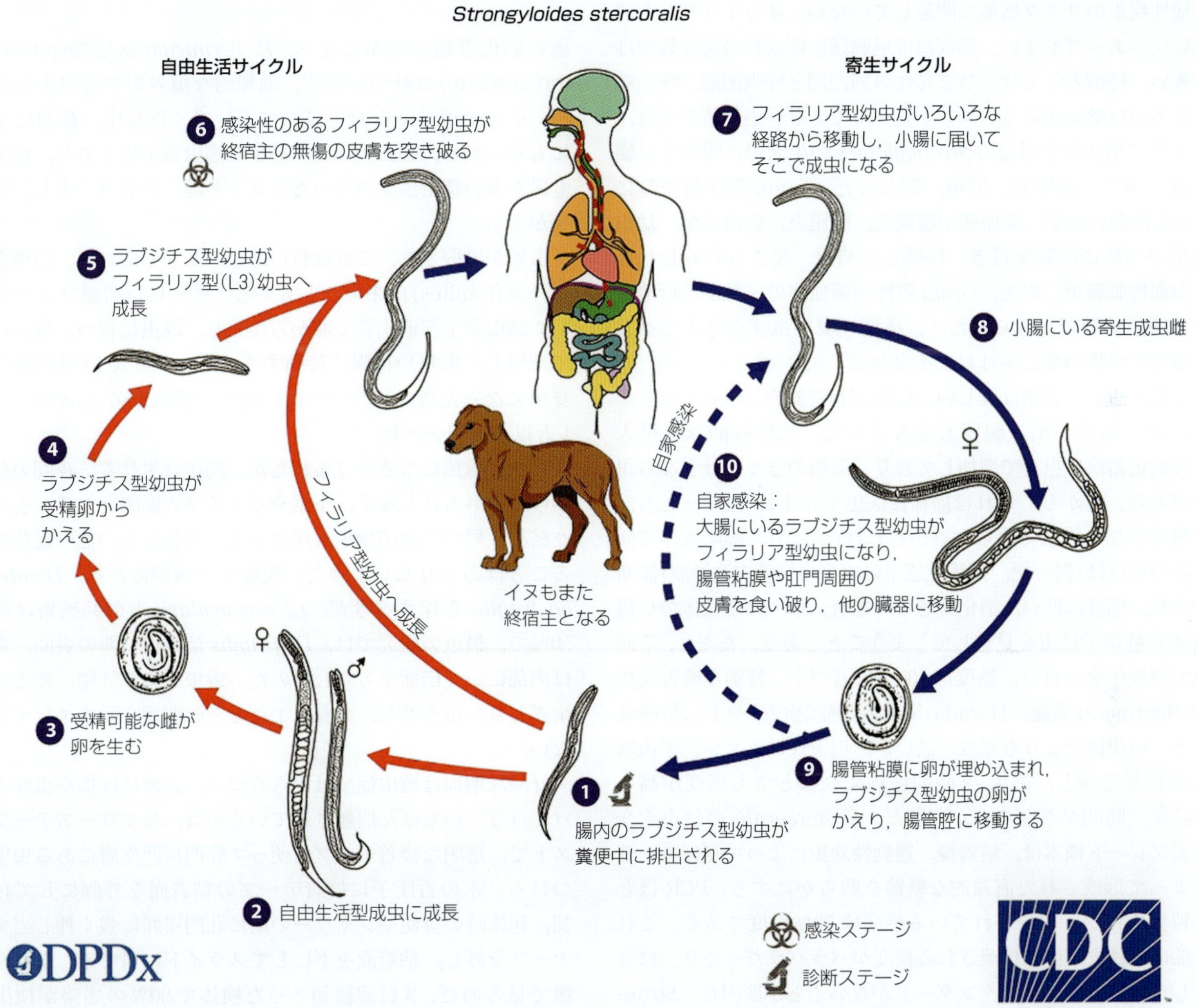

図 194.2
***Strongyloides stercoralis* の生活環**　*Strongyloides* の生活環は他のほとんどの線虫のそれよりももっと複雑だ。自由生活型と寄生型のサイクルを交互に繰り返す。自由生活型サイクル：ラブジチス型幼虫が糞便中に排出され(①)感染性フィラリア型幼虫になる(直接成長：⑥)，あるいは自由生活型成虫の雌雄となる(②)。これが交尾して卵をつくる(③)。そこから卵がかえってラブジチス型幼虫が生じる(④)。最後に感染性フィラリア型(L3)幼虫となる(⑤)。フィラリア型幼虫はヒト宿主の皮膚を貫いて寄生型サイクルを始める(下記参照：⑥)。この第 2 世代のフィラリア型幼虫は自由生活型成虫には成長できない。新しい宿主を探して生活感を維持せねばならないのだ。
寄生型サイクル：汚染された土壌にいるフィラリア型幼虫はヒトの皮膚を貫き(⑥)，小腸にたどり着く(⑦)。L3 幼虫は血流やリンパ流から肺に行くと考えられてきた。そこで咳こみ排出し，また飲み込むのである。しかし，L3 幼虫はどうも腸には別ルートで移動できるようである(例：腹部臓器や結合組織などから)。小腸では 2 回脱皮して雌成虫となる(⑧)。雌は小腸上皮を縫うようにはって生存し，単為生殖で卵を生み(寄生成虫雄は存在しない)(⑨)，ラブジチス型幼虫が生じる。ラブジチス型幼虫は糞便中に排出されたり(①：上記，「自由生活型サイクル」参照)，あるいは自家感染を起こす(⑩)。
自家感染では，ラブジチス型幼虫は感染性フィラリア型幼虫になり，これが腸管粘膜〔internal autoinfection(内自家感染)〕や肛門周囲の皮膚〔external autoinfection(外自家感染)〕を貫く。どちらの場合でも，フィラリア型幼虫は前述の経路をたどって肺に運ばれ，気管支樹を通り，咽頭に行き，小腸に行って成虫になることもある。あるいは全身に播種することもある。*Strongyloides* の場合，流行地域にいたことがない患者において，自家感染は長年にわたる感染持続の可能性を，あるいは免疫抑制者の過剰感染の可能性を説明できるだろう。
〔Division of Parasitic Diseases and Malaria, Centers for Disease Control and Prevention, Atlanta, Georgia(https://www.cdc.gov/dpdx/strongyloidiasis/index.htm)より〕

痛，下痢，食欲不振は有症性慢性感染のよくある徴候だ。腹満，吸収不良が起きることもある。

過剰感染症候群は細胞性免疫低下がある場合に最も多い。制御できない寄生虫の増殖が起き，播種性感染が起きる。典型的には，全身投与のステロイドだ。その他の化学療法薬，血液悪性疾患(特にリンパ腫)，臓器移植，低栄養，慢性アルコール依存，そして，ヒトTリンパ向性ウイルス1(human T-lymphotropic virus 1：HTLV-1)共感染もリスク因子だ。興味深いことに，ヒト免疫不全ウイルス(human immunodeficiency virus：HIV)感染は播種性疾患のリスク増加に関連していない。ゆっくりとした消化器症状があってもよい。肺疾患は過剰感染症候群の腸管外では最も多い。特徴としては，びまん性の肺浸潤と呼吸困難，咳，喘鳴，あるいは喀血がある。コントロールできない過剰感染では，フィラリア型幼虫が通常の *Strongyloides* の生活環に関係ない臓器を食い破る。泌尿器，肝臓，脳などだ。Gram 陰性菌や時に Gram 陽性菌の感染，菌血症や腹膜炎，髄膜炎，敗血症が，幼虫と細菌が一緒に腸管を貫き，移動した結果，起きるかもしれない。出血性肺臓炎，腸炎，Gram 陰性菌菌血症の三徴が流行地域出身の免疫抑制者にみられたら，播種性糞線虫症を考えるべきだ。播種性疾患の死亡率はおよそ 50%だ。

慢性糞線虫症の診断は難しい。症状が非特異的かつわずかしかなく，便に幼虫が出る頻度もまちまちだ。末梢好酸球は最大 80%の消化器疾患患者で増加しており，診断のきっかけとなる可能性がある。しかし，これは播種性疾患ではまれだ(もっとも，肺好酸球増加は後者でみられるかもしれないが)。臨床検体で幼虫をみつければ(例：便，播種性感染の場合の気管支洗浄液)診断できるが，感度は低い。消化管感染の場合，単一の便検体では最大 70%の症例で幼虫を見逃してしまうこともある。ただし，7 回連続で便検体をとれば，感度は 100%に近づく。特別な検査技術(例：Baermann 濃縮，Harada-Mori 濾過紙検査)や十二指腸吸引は単一の便検査よりも感度が高いが，現実性は乏しい。平板寒天培地に便を塗り，最大 72 時間培養すればとても感度が高い(90%)が，時間がかかるのが問題だ。*S. stercoralis* の幼虫を含む寒天プレート標本は，培養後，運動性幼虫によって運ばれた細菌によって形成された直線的な軌跡を明らかにする。PCR はとても特異的だが，報告されている感度は 70%程度である。これは一部には幼虫が便に排泄される程度がバラバラだったり，はっきりした診断ゴールドスタンダードがないことが原因だ。*Strongyloides* の血清学的検査は，感度 70〜95%，特異度 39〜99%と報告されている。他の蠕虫感染(特にフィラリア症，回虫症，そして急性住血吸虫症)との交差反応があり，過去(治療後)と現在の感染を区別できないことも，この使用を難しくしている。効果的な治療後も抗体は何年も持続する可能性があるのだ。しかし，血清学的検査は慢性感染診断には価値が高い。さらに，効果的な治療後にも抗体価は 1 年以内にかなり低下する。治癒判定の検査には血清学的検査は役に立つのだ。新しい方法，たとえば，発酵酵素免疫沈降(luciferase immunoprecipitation assays)が将来有望な新しい診断アプローチだが，現段階では広くは使われていない。

無症状患者の糞線虫症治療はたいていうまくいくが，播種性疾患の治療は長期の，繰り返す治療が必要なこともある。現在では，ivermectin が第 1 選択薬と考えられる。可能ならば，過剰感染がある場合の免疫抑制療法は中止すべきだ。推奨治療薬は表 194.1 にまとめた。

播種性疾患の予防を高リスク患者に行うことが強く勧められる。血清学的検査はこうした人たちのスクリーニングに最も信頼できる検査だ。陽性の場合は治療が提供できる。免疫抑制療法が遅らせられず，血清学的検査の結果を待っているときには暫定的に治療することも考慮できる。

蟯虫症

他の消化管蠕虫感染に比べ，*E. vermicularis* 感染(pinworm, threadworm)は社会経済的，地理的な境界線などおかまいなしだ。*E. vermicularis* はどこにでもいて，世界中，都会にも田舎にもみつかる。蟯虫症は北米最多の蠕虫感染症であり，世界中でも最も多い蠕虫感染の 1 つだ。ヒトが唯一の宿主であり，小児感染が多い。

虫卵が摂取され，これは糞口感染のこともあれば，汚染された媒介物(fomites)由来のこともある。感染には組織フェーズはない。幼虫が上部消化管で卵からかえり，成虫に育つ。成虫は小腸で交尾し，虫垂や盲腸に移動する。そこで最大 13 週間過ごす。身重になった雌は肛門周囲に移動し，感染 3〜7 週後から，毎日 1 万以上の卵を生む。

症状が重篤になるのはまれだが，問題は生じる。夜間の肛門のかゆみがいちばん多く，不眠やイライラの原因となる。引っ掻いた結果，局所の細菌感染も起きうる。消化器その他の症状が起きることはあまりないようだ。腹痛や下痢があれば，*Dientamoeba fragilis* を探すべきだ。*E. vermicularis* との共感染は高くて 50%で，最近の研究では，*D. fragilis* は蟯虫の卵の表面，あるいは内部にいて伝播するらしいのだ。蟯虫感染と行動，たとえば，歯ぎしり，爪を噛む，おねしょなどとの関連を示すエビデンスはない。

好酸球増加は蟯虫症ではみられない。診断は成虫や虫卵をみつけて行う。いちばん信頼されているのは，セルローステープ・テストで，透明な接着テープを使って肛門周囲皮膚にある虫卵をみつける。木の舌圧子に接着テープの粘着面を外側にして付け，朝，起床時の排便やシャワーの前に肛門周囲に強く押し当てる。テープを外し，粘着面を下にしてスライドに当てる。これを顕微鏡で見るのだ。3 日連続朝とった検体で 90%の感染が検出できる。7 回の検査なら 100%だ。対照的に，ルーチンの便の虫卵・寄生虫検査は感染者の 10〜15%しか検出できない。セルローステープやヘラを使うよりも，ヤマをはって，疑い例を治療するのがもっと現実的なアプローチかもしれない。

蟯虫症の治療は表 194.1 にまとめた。再感染や自家感染がなければ，治療なしでも 30〜45 日で感染はなくなる。家族内伝播が多いので，家族全員の治療が推奨される。最初に治療してから 2〜4 週間後に 2 回目の治療をして，自家感染や再感染の可能性に備える。成長中の幼虫や摂取したばかりの卵には薬は効きにくいからだ。特別な衛生法，たとえば，手指衛生や毎朝の入浴，夜間に下着やパジャマを着用する，そして，定期的な夜具の洗濯も感染排除には重要だ。繰り返す感染では，2 週間のインターバルをおいて，最低 4 回の治療が必要だ。

毛様線虫症

Trichostrongylus 属はヒツジ，ウシ，ヤギといった草食動物に寄生する。基本的に中東やアジアにいる。感染は特に *T. colubriformis* か *T. orientalis* に多い。ヒトは偶発宿主だ。虫卵は感染動物の糞便に放出され，土壌で1，2日以内にかえる。3つの自由生活型のステージを経て，感染性をもつようになる。ヒト感染は典型的には，汚染食物や水についた幼虫を食べることによるが，幼虫は皮膚を食い破ることも可能だ。組織フェーズはない。成虫は十二指腸や空腸上部の粘膜に埋め込まれて棲んでいる。ヒト毛様線虫症の病理についてはほとんどわかっていない。

ほとんどのヒト感染は軽症か不顕性だが，食欲不振，下痢，ガスがたまる，心窩部痛が起きることがある。末梢血の好酸球増加が著しいこともあるが，たいていはみられない。診断は糞便中に虫卵をみつけて行うが，鉤虫の卵と区別は難しい。治療は表194.1にまとめた。

アニサキス症

アニサキス症〔anisakidosis，ニシン虫(herring worm)，タラ虫(cod-worm)疾患〕は，*Anisakis simplex* や *Pseudoterranova decipiens* の第3期幼虫感染により発症する。日本で最も多くみられ，時にハワイや，北米・北ヨーロッパ(特にスペイン)の海岸地域でもみられる。生か調理不十分な海産魚やイカを食べて感染する。たとえば，寿司やセビッチェにみつかるのだ。アニサキスの第1宿主は海の哺乳類であり，イルカ，ネズミイルカ，クジラ，アザラシ，アシカ，セイウチなどだ。虫卵は糞便中に放出され，海水中で成長する。自由に泳ぐ第2期の幼虫は小さな海の甲殻類に食べられ，イカや捕食する魚の中で第3期(感染性)幼虫に育つ。ニシン，サケ，サバ，タラ，オヒョウ，そしてイカがヒト感染の重要な原因だ。生や調理不十分の魚を食べて摂取された幼虫は胃や腸の粘膜下に侵入するが，ヒトの中では成虫に成長できない。幼虫は局所の炎症と出血を起こし，これは通常10日間続く。

アニサキス症は，胃，腸，腸管外疾患に分類される。感染部位や感染種によりプレゼンは異なる。胃アニサキス症は通常，感染食物摂取後急に発症し，強い心窩部痛，悪心，嘔吐を起こす。急性症状は数日で治まるが，間欠的な悪心，嘔吐，漠然とした腹痛は週や月の単位で持続することがある。腸アニサキス症の症状は摂食後1〜5日で発症し，これは遠位空腸への侵入による。腹痛，悪心，嘔吐，そして軽度の白血球増加が起きる。腸管外の合併症には腹膜炎や胸膜炎があり，幼虫が腸管壁を貫いたことによる。過敏反応(アナフィラキシー含む)もアニサキス症でみられる。

適切に病歴聴取をし，現症を観察すれば，胃アニサキス症は内視鏡的に容易に確定できる。潰瘍性病変と飛び出している幼虫が見えるかもしれない。腸，腸管外アニサキス症の診断は難しく，他の急性腹症と区別できない。患者はしばしば開腹術に至る。血清学的検査も有用かもしれないが，すぐにはできない。末梢血の好酸球増加はよくみられる。治療は寄生虫を取り除き，支持療法である。もっとも，治療しなくても数日でよくなるが。駆虫薬はヒトアニサキス症で効くというデータを欠くが，albendazoleが効果的であるという報告がある(表194.1)。

文献

Balachandra D, Ahmad H, Arifin N, Noordin R. Direct detection of *Strongyloides* infection via molecular and antigen detection methods. *Eur J Clin Microbiol Infect Dis.* 2020 Jul 29. E-pub ahead of print. doi:10.1007/s10096-020-03949-x.

Else KJ, Keiser J, Holland CV et al. Whipworm and roundworm infections. *Nat Rev Dis Primers.*2020;6:44. doi:10.1039/s41572-020-0171-3.

Hochberg NS, Hamer DH. Anisakidosis: Perils of the deep. *Clin Infect Dis.* 2010;51:806–812.

Ghanbarzadeh L, Saraei M, Kia EB, Amini F, Sharifdini M. Clinical and haematological characteristics of human trichostrongyliasis. *J Helminthol.* 2019;93:149–153. doi:10.1017/ S0022149X17001225.

Global Burden of Disease Study 2013 Collaborators. Global, regional, and national incidence, prevalence, and years lived with disability for 301 acute and chronic diseases and injuries in 188 countries, 1990–2013: A systematic analysis for the Global Burden of Disease Study 2013. *Lancet.* 2015;386:743–800. doi.org/10-1016/ S0140-6736(15)60692-4.

Jourdan PM, Lamberton PHL, Fenwick A, Addiss DG. Soil-transmitted helminth infections. *Lancet.* 2018;391:252–265. doi:10.1016/ S0140-6736(17)31930-X.

Kalantari N, Chehrazi M, Ghaffair S, Gorgani-Firouzjaee T. Serologic assays for the diagnosis of *Strongyloides stercoralis* infection: A systematic review and meta-analysis of diagnostic test accuracy. *Trans R Soc Trop Med Hyg.* 2020;114:459–469. doi:10.1093/trstmh/trz135.

Khurana S, Sethi S. Laboratory diagnosis of soil transmitted helminthiasis. *Trop Parasitol.* 2017;7:86–91. doi:10.4103/tp.TP_29_17.

Krolewiecki A, Nutman TB. Strongyloidiasis: a neglected Neglected Tropical Disease (NTD). *Infect Dis Clin North Am.* 2019;33:135–151. doi:10.1016/j.idc.2018.10.006.

Loukas A, Hotez PJ, Diemert D, et al. Hookworm infection. *Nat Rev Dis Primers.* 2016;2:16088. doi:10.1038/nrdp.2016.88.

Moser W, Schindler C, Keiser J. Efficacy of recommended drugs against soil-transmitted helminths: Systematic review and network meta-analysis. *BMJ.* 2017;358:j4307. doi:10.1136/bmj.j4307.

World Health Organization. Guideline: Preventive chemotherapy to control soil-transmitted helminth infections in at-risk population groups. Geneva: World Health Organization; 2017. https://www.who.int/nutrition/publications/guidelines/deworming/en/

195 組織線虫症

■著：Ian C. Michelow, Daniel B. Blatt
■訳：岩田健太郎

組織内に住む線虫は顧みられない熱帯病の原因と考えられており，世界の最も疎外された地域社会でしばしば衰弱した病気を引き起こす。流行地域からの旅行者，移民，難民が米国で感染すると，さまざまな臨床症状を示すことがある。侵襲性線虫感染症では，好酸球増加と血清免疫グロブリンE(immunoglobulin E：IgE)の上昇がみられる傾向があるが，血液学的検査が正常でも寄生虫症が除外されるわけではない。侵入寄生虫の地理的分布と流行地域での流行，潜伏期間，臨床症状を理解することで診断の的を絞る。治療戦略は，個々の寄生虫感染に合わせたものでなければならない。診断検査および治療法の利用可能性に関する追加情報は，米国疾病対策センター(Centers for Disease Control and Prevention：CDC。dpdx@cdc.gov)および国立衛生研究所寄生虫病研究所(Laboratory of Parasitic Diseases, National Institutes of Health)から入手可能である。

旋毛虫症

旋毛虫症は，9種類の *Trichinella* 属菌の幼虫を含む生肉または加熱不十分な食肉を摂取した場合に発症する。幼虫は，摂取したシスト(嚢子)から宿主の胃の消化酵素によって放出される。幼虫は小腸の絨毛に移動し，そこで腸粘膜に侵入し，1〜2日で雄および雌の成虫に発育する(腸管期)。1〜8週間以内に，感染性の幼虫の子孫が放出され，循環を介して筋層に侵入する。そこで，個々の筋線維内で嚢子化し(非経口期)，数か月〜数年間持続する。侵襲性感染では，ヒトがこの寄生虫の終宿主および中間宿主となる。

疫学

旋毛虫症は世界中に分布し，温帯および熱帯気候で発生する。国際的には新興の人獣共通感染症であり，ヒトの食習慣の変化や，一部の途上国における獣医学的管理方法の破綻が感染率の上昇の原因であると考えられている。米国では，歴史的に主な感染経路は，加熱不十分な *Trichinella* 感染豚肉(最も多いのは *T. spiralis*)の摂取であった。1947〜1956年までの10年間では年間360件(中央値)発生していたが，2006〜2015年までの10年間では年間14.5件(中央値)と減少している。このようなよい傾向の要因としては，米国の商業用豚肉産業における基準や規制の遵守の向上，家庭用冷凍庫の利用率の増加，安全な調理法に関する知識の向上などが挙げられる。現在，イノシシやクマ，まれにセイウチやシカの肉を食べたことによる症例報告数は，市販の豚肉や農場で飼育された豚肉製品を食べたことによる症例報告数をはるかに上回っている。米国では，1966年にこの病気が届出疾患になってから，サーベイランスの精度が向上した。

米国人旅行者の間では，旋毛虫症のほとんどの症例が，野生のブタ，特にヤブブタとイボイノシシの摂取に関連している。報告されている旅行関連感染のほとんどは，メキシコ，東南アジア，サハラ以南のアフリカへの訪問に関連している。

臨床症状

症状の重篤度は，摂取した幼虫の数，宿主の免疫状態，および免疫反応による炎症を誘導した可能性のある過去の感染歴によって異なる。ほとんどの感染は少数の幼虫の摂取から起こるため，ほとんどの感染者は無症状である。小腸内の成虫は，感染後1週間以内に消化器症状を引き起こすことがある。初期症状には，腹部不快感，吐き気，嘔吐，下痢などがあり，劇症型腸炎に発展することもある。しかし，ほとんどの臨床症状は幼虫による全身侵襲に関連しており，通常，感染後2週目に始まり，1週間かけてピークに達し，その後，感染の初期に治療しなければ，数週間〜数か月かけてゆっくりと沈静化する。旋毛虫症の典型的な特徴として，筋肉痛(症例の90%)，進行性の好酸球増加(75%)，発熱(70%)，眼窩周囲浮腫(45%)が挙げられる。筋炎は通常，眼外筋から始まり，咬筋，頸部筋，四肢屈筋に進行する。その他の症状および徴候としては，咳嗽，頭痛，皮疹，瘙痒症，爪下線状出血，血栓塞栓，脱力感などがある。劇症型感染では，脳炎，心筋炎および肺炎が致命的となることがある。

診断

好酸球は全白血球数の最大20〜90%まで増加することがあるが，これは旋毛虫症の病徴ではない。クレアチンホスホキナーゼ値および乳酸脱水素酵素値の上昇は，広範な筋肉病変を反映する。診断は通常，臨床的特徴および数種類の *Trichinella* 特異的血清学的検査法のいずれかが陽性をもって行う。筋生検で幼虫を同定することで確定診断が可能な場合もあるが，通常は不要である。抗体は感染後少なくとも3週間は検出されず，何年も持続することがある。他の蠕虫に感染していると，偽陽性の検査結果が出ることがある。

治療

経腸感染期の治療の目標は，幼虫による筋肉への浸潤を防ぐことであり，非経口感染期の目標は筋肉の炎症を抑えることである。しかし，寄生虫が筋肉に胞子形成されると，抗寄生虫療法の開始が遅れているため，効果は著しく低下する。軽度の旋毛虫症では，臨床経過は通常，合併症がなく，自然に治るため，対症療法のみで十分な場合がある。具体的な治療法としては，albendazole(400 mg を脂肪食と共に 1 日 2 回を 10〜14 日間）または mebendazole(200〜400 mg 1 日 3 回を 3 日間，その後，400〜500 mg 1 日 3 回を 10 日間。米国では調剤薬局でのみ入手可能）がある。predonisone(30〜60 mg/ 日，漸減を含め 10〜14 日間）は重篤な症状に有効である。mebendazole(5 mg/kg 1 日 2 回を 5 日間）による曝露後予防は，過去 6 日以内に汚染肉を摂取した人の旋毛虫症予防に有効である。

フィラリア症

ヒトに感染する可能性のある 8 種のフィラリアのうち，世界中で最も多くの疾患を引き起こしているのは，*Wuchereria bancrofti*(リンパ管フィラリア症），*Brugia malayi*(リンパ管フィラリア症），*Onchocerca volvulus*(オンコセルカ症），*Loa loa*(ロア症）の 4 種である。虫刺されがあっても感染するのはごく一部であるため，感染のリスクは流行地域での曝露期間に比例する。フィラリア症の臨床症状は，宿主の免疫反応に左右される。流行地域の集団では，免疫抑制と免疫寛容のために寄生虫に対する反応が低下しており，寄生虫量が大きいことが一般的である。これとは対照的に，流行地域域外で育った人が感染すると，顕著な徴候や症状が現れ，通常，寄生虫量は少ない。

リンパ管フィラリア症

リンパ管フィラリア症は，リンパに生息するフィラリアである *W. bancrofti*, *B. malayi*, *Brugia timori* のいずれかの感染によって引き起こされる。数種類の蚊に感染した雌が，血液を摂取する際に幼虫を皮下組織に寄生させる。幼虫は少なくとも 6 か月かけて成熟し，5〜7 年間生きる成虫（マクロフィラリア）になる。この糸状の成虫は，リンパ節の求心性リンパ管路またはリンパ洞に生息する。リンパ節に生息するフィラリアはすべて，成長，発育，繁殖，生存に不可欠な細胞内細菌共生体である *Wolbachia* をもっており，リンパ管フィラリア症の治療に使う抗菌薬の標的とすることができる。フィラリアはリンパ管内で有性生殖を行い，その子孫（幼虫またはミクロフィラリア）は血流中を循環する。

疫学

W. bancrofti は世界中の熱帯および亜熱帯地域に生息し，ヒトに最も広く分布するフィラリアであり，リンパ管フィラリア症の 90%を占める。世界のほとんどの地域では，この寄生虫は夜間周期性であり，日中は末梢血中のミクロフィラリアは少ないが，夜間に増加する。しかし，太平洋諸島では，ミクロフィラリアは亜周期性であり，ミクロフィラリア血症は 1 日中みられ，午後に最大レベルに達する。マレー糸状虫症(Brugian filariasis)はインドやフィリピンを含むアジア全域で発生する。この型のフィラリア症は夜間周期性であるが，森林地帯では亜周期性である。流行地域への短期旅行者が感染するリスクは非常に低い。

臨床症状

リンパ管フィラリア症の流行地域では，ほとんどの感染者は無症状である。血液中にミクロフィラリアが存在し，リンパ管内で成虫が死滅することが，急性フィラリア熱，リンパ節腫脹，一過性

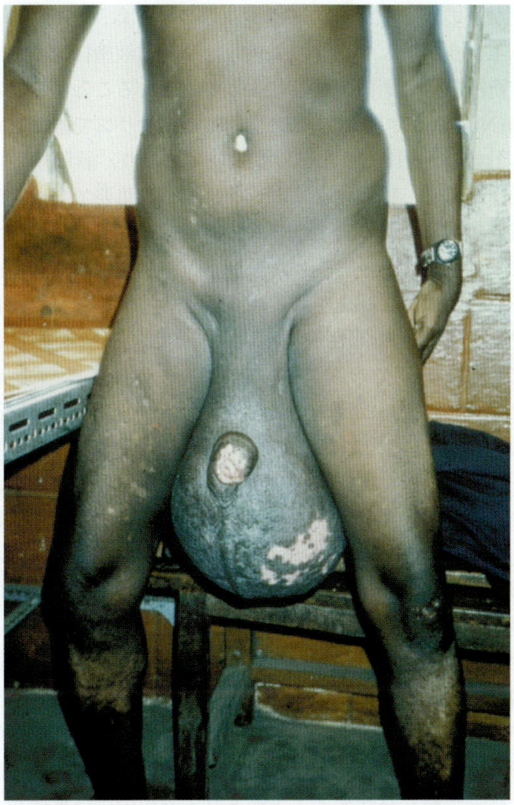

図 195.1
リンパ管フィラリア症の巨大な陰囊腫大

のリンパ浮腫を伴うリンパ管炎などの一般的な初期症状の原因である。これらの患者の半数以上に，血尿，蛋白尿，またはその両方がみられる。7〜10 日後に軽快するが，再発することもある。リンパ管フィラリア症の特徴は，蜂窩織炎でみられるのとは逆に，逆行性に発症し，遠位に広がるリンパ管炎である。性器病変は，圧痛性精巣上体炎，精索炎，精巣炎として発症することがあり，*W. bancrofti* でのみ認められる。

成虫によるリンパ組織の炎症は，感染者の最大 30%において，感染が治癒した数年後に長期的な損傷およびリンパ管閉塞を引き起こす。斑状浮腫は，慢性リンパ浮腫の前兆となる閉塞の初期症状であり，最も一般的には脚に生じるが，腕，生殖器，乳房にも生じることがある。陰囊水腫は重症になることがある（図 195.1)。浮腫は最終的に，皮下組織の肥厚，過角化および皮膚の亀裂を伴う象皮病の特徴的な特徴を引き起こす。*W. bancrofti* 感染症では，後腹膜リンパ管が閉塞すると，乳糜尿を発症することがある。リンパ浮腫のために，患者は再発性の細菌および真菌感染症を発症しやすくなる。疼痛および発熱のためにリンパ障害を悪化させる。

リンパ管フィラリア症に罹患し，流行地域に初めて来た人は，通常，リンパ管炎，リンパ節炎，および *W. bancrofti* の場合は性器痛を伴う急性リンパ管炎を発症するが，蕁麻疹，好酸球増加などのアレルギー現象がみられることもある。

診断

リンパ管フィラリア症は，かみあう疫学的リスク因子，臨床的特徴および臨床検査で示唆できる。しかし，確定診断には寄生虫の

24

可視化が必要だ。血液中のミクロフィラリアは，Giemsa またはヘマトキシリン・エオジンで染色した厚層血液塗抹標本および薄層血液塗抹標本の顕微鏡検査によって検出することができる。血液濾過(Nuclepore 膜など)または 2%ホルマリンで溶解した血液の遠心分離(Knott's 法)などの濃縮技術により，診断率が向上する可能性がある。採血のタイミングは非常に重要であり，当該流行地域におけるミクロフィラリアの周期性に基づいて決定すべきである。夜間周期性のミクロフィラリアに対しては，午後 10 時〜午前 2 時の間に採血する。患者が流行地域を離れた場合，ミクロフィラリアの周期性が現地の時間帯に適応するまでに 10〜14 日の期間が必要である。

フィラリア感染(*Wuchereria*，*Brugia*，*Onchocerca*，*Loa loa* を含む)を除外するために，感度は高いが非特異的な血清学的スクリーニング検査(フィラリア IgG4)が利用できる。*W. bancrofti* の循環寄生虫抗原を検出する検査法は，米国では承認されていない。*W. bancrofti* および *B. malayi* の DNA を検出するポリメラーゼ連鎖反応(polymerase chain reaction：PCR)ベースの検査法が開発されているが，米国では市販されていない。

一般的に，フィラリア感染の診断を支持する検査データは，好酸球増加，血清 IgE 値の上昇，血清中の抗フィラリア IgG4 抗体などである。しかし，血清学的検査では，他の蠕虫との抗体の交差反応性のため，偽陽性となることがある。リンパ浮腫は感染後何年も経ってから発症することがあり，その頃には抗体レベルが低下しているため，偽陰性の検査結果が出ることがある。

リンパ管にいる成虫は一般にアクセス困難で，摘出生検は役に立たない。Doppler 付き高周波トランスデューサーを用いた陰嚢または女性の乳房の超音波造影検査では，拡張したリンパ管内に運動性の成虫が認められることがある(いわゆる**フィラリアダンス徴候**)。

治療

適切で安全な治療法を選択するには，他のフィラリアとの共感染の可能性に注意することが重要である。西アフリカでは，リンパ管フィラリア症，ロア症，オンコセルカ症の地理的分布が重なっており，共感染が起こる可能性がある。diethylcarbamazine (DEC)はオンコセルカ症が流行している地域では禁忌であるが，これは DEC がオンコセルカ症の皮膚病や眼病を悪化させる可能性があるためである(Mazzotti 反応)。DEC または ivermectin によるロア症の治療は重篤な副作用を引き起こす可能性があるため，リンパ管フィラリア症患者に対する治療を開始する前に *Loa loa* を診断することが必須である。

治療の主な目的は，リンパ浮腫の原因となる成虫を殺すことである。オンコセルカ症に共感染していない患者には，ミクロフィラリア駆除作用と成虫に対する活性を併せもつ DEC を，1 回 6 mg/kg，または 3 回に分けて 6 mg/kg/ 日を 12 日間投与することを CDC は推奨している。DEC の単回投与では，世界保健機関(World Health Organization：WHO)は albendazole(400 mg)の単回投与を追加することを推奨している。オンコセルカ症と共重感染している患者には，albendazole(400 mg)と ivermectin (200〜400 μg/kg)の単回投与が推奨されている。DEC は米国では市販されていないが，CDC Drug Service の治験薬プロトコールで入手できる。doxycycline(100 mg 1 日 2 回を 4 週間)は細胞内の *Wolbachia* を標的とし，マクロフィラリア活性も示す。

副反応の重症度は治療前のミクロフィラリア症のレベルと相関するが，病因は不明であり，大量の抗原放出に対する急性の過敏反応か，*Wolbachia* の放出によって誘発される炎症性反応のいずれかである可能性がある。通常，発熱，頭痛，嗜眠，関節痛，筋肉痛などの反応は解熱薬や鎮痛薬で対処できる。

慢性リンパ管閉塞に抗寄生虫治療は効果がない。感染に早期に気づけば，リンパ管閉塞の徴候の一部は回復する。しかし，重度の慢性リンパ浮腫(象皮病)には支持療法が必要である。治療には，患肢の挙上，弾性ストッキングの使用，皮膚の衛生管理，リンパ浮腫療法士と相談した抗真菌軟膏や抗菌防腐剤による皮膚や創傷のケアなどがある。菌血症や蜂窩織炎の再発を予防するための予防的抗菌薬の役割は証明されていない。水腫は外科的に管理することができ，結節 - 静脈シャントによる外科的減圧術は，重度の罹患肢の患者に緩和をもたらす可能性がある。

感染は，*N,N*-ジエチル-*m*-トルアミド(*N,N*--diethyl-meta-toluamide：DEET)を含む虫除け剤を使用し，蚊に刺されないように体の露出部分を覆い，衣服に permethrin を処理することで予防できる。

熱帯性肺好酸球症

熱帯性肺好酸球症(tropical pulmonary eosinophilia：TPE)は，*W. bancrofti* または *B. malayi* に対する免疫学的過敏性によって起こるリンパ管フィラリア症のまれだが重篤な亜型である。この症候群は女性の 4 倍の頻度で男性が罹患し，15〜40 歳が最も多い。ほとんどの症例はパキスタン，インド，スリランカ，東南アジア，ブラジルから報告されている。

TPE の徴候および症状は，ミクロフィラリアが肺血管系に捕捉され，結果として好酸球性肺胞炎を引き起こすことに起因すると考えられている。患者は発作性の咳や呼吸困難，喘鳴を起こすが，これらはしばしば喘息と誤診され治療される。症状の特徴的な夜間悪化は，ミクロフィラリアの夜間周期性によるものである。その他の症状としては，発熱，倦怠感，体重減少がある。症例の大部分は，胸部レントゲン写真で網状結節性または間質性浸潤を認める。典型的な症状に加え，極度の好酸球増加(3,000/mm^3 以上)，高いポリクローナル IgE 値，抗フィラリア抗体の上昇，および DEC に対する迅速な反応により，診断が確定する。未治療の場合，TPE は肺線維症および進行性の呼吸障害を引き起こす可能性がある。

治療

CDC は DEC を 6 mg/kg/ 日を 3 回に分けて 14〜21 日間投与することを推奨している。症状は通常，1 週間以内に消失する。しかし，病状が持続または再発した場合には，副腎皮質ステロイドによる補助療法が予後を改善する可能性がある。治療を受けた患者の 20〜40%が再発し，再治療が必要となる。

ロア症

アフリカ眼虫としても知られるロア症は，西アフリカおよび中央アフリカの熱帯雨林で発生する *Loa loa* 感染症である。日中に活動する雌のシカまたはマンゴーバエに咬まれると，フィラリアの幼虫が皮下組織に接種され，数か月かけて成熟し，中枢神経系を含む全身に移動する。成虫は有性生殖を行い，その子孫は主にヒトの肺に寄生する。その後，ミクロフィラリアは日周性で断続的に血流に入る。成虫は 10 年以上生存する。

疫学

感染が報告されている国は，アンゴラ，カメルーン，中央アフリカ共和国，チャド，コンゴ，コンゴ民主共和国，赤道ギニア，エチオピア，ガボン，ナイジェリア，スーダンなどである。地域によっては，眼虫の保有率が 40％を超えるところもある。

臨床症状

臨床症状は原住民と免疫のない旅行者とで異なる。原住民では，ミクロフィラリア血症は一般に無症状で，成虫が眼球の結膜下組織を目に見える形で(数時間〜数日かけて)遊走するか，Calabar 腫脹(四肢の限局性，非転移痛性血管浮腫性病変)(図 195.2)を起こすまで不顕性である。四肢に限局する圧痛のない血管浮腫性病変であり，虫の移動に対する反応である。腎症，脳症，心筋症はまれである。旅行者では，過敏症(瘙痒症，蕁麻疹，筋肉痛，関節痛など)が優勢で，ミクロフィラリア血症はまれで，Calabar 腫脹が頻繁に起こり，衰弱させることがある。眼虫は眼の充血，かゆみ，痛み，光に対する過敏症を引き起こすことがある。

診断

フィラリア IgG4 抗体の上昇および血中好酸球増加を伴う特徴的な臨床症状により，推定診断が可能である。*Loa* 特異的抗体および抗原検査，PCR 検査は研究機関で利用可能である。確定診断は，(1)リンパ管フィラリア症と同様に，末梢血中のミクロフィラリアを顕微鏡で確認する，(2)医療従事者が眼球を横切っている成虫を視覚化する，(3)皮下組織または眼球から摘出した後に虫を確認する，ことによって行うことができる。*Loa loa* のミクロフィラリアは日周性を示すため，流行地域の時間帯で午前 10 時〜午後 2 時の間，またはその時間帯を離れてから 10〜14 日後に患者から採血する必要がある。治療には，血液塗抹標本中の寄生虫量(ミクロフィラリア /mL)の定量が必要である。Calabar 腫脹では寄生虫は検出されないため，生検の必要はない。

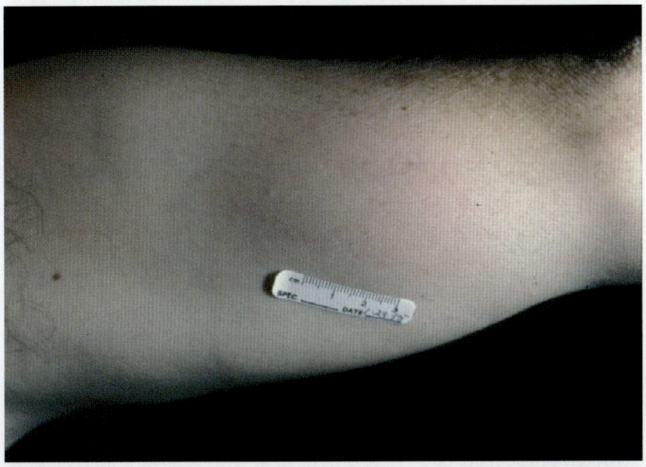

図 195.2
ロア糸状虫症の Calabar 腫脹

治療

眼から虫を摘出する手術は根治的ではない。DEC は成虫とミクロフィラリアの両方に有効である。推奨用量は 8〜10 mg/kg/ 日を 3 回に分けて 21 日間投与する。複数回の投与が必要な場合もあるが，大半の患者では 1 回の投与で治癒する。難治性の場合は，albendazole 400 mg を 1 日 2 回，21 日間投与することが有効である。

8,000/mL を超えるミクロフィラリア血症の患者には細心の注意が必要である。標準用量の DEC による治療では，ミクロフィラリアが急速に死滅するため，脳症や腎不全などの生命を脅かす合併症が発生しているからである。寄生虫量が多い無症状の患者は，血液のアフェレーシスまたは albendazole 200 mg を 1 日 2 回，21 日間投与することにより，血液中の寄生虫密度が 2,500/mL 未満になるまで DEC を投与すべきではない。ミクロフィラリア血症のない患者では，DEC の投与量を徐々に漸増すべきである。1 日目 50 mg，2 日目 50 mg を 1 日 3 回，3 日目 100 mg を 1 日 3 回，4〜21 日目 9 mg/kg/ 日を 3 回に分けて投与する。ステロイドによる前処置が重篤な合併症のリスクを減らすことは証明されていない。これらのフィラリアはリンパ系フィラリアやオンコセルカとは異なり，共生 *Wolbachia* を含まないため，doxycycline はロア症には有効ではない。

治療を受けた患者が一過性の瘙痒，発熱，食欲不振，皮下丘疹や蕁麻疹などの局所的な炎症反応を起こすことは珍しくない。Calabar 腫脹とは異なるこれらの反応は，死につつある成虫に対する反応である。

リンパ管フィラリア症やオンコセルカ症の治療を受ける人は，*Loa loa* が血中に高密度に存在する場合は特に，他のフィラリア感染症に対する DEC や ivermectin による治療中に致死的な脳症が起こる危険性があるため，*Loa loa* の併発の可能性を考慮することが重要である。

旅行者や非居住者で長期にわたる曝露がある労働者には予防を考慮すべきである。DEC 300 mg を週 1 回投与するのが効果的な予防法である。

感染は，シカバエの生息地を避け，DEET を含む虫除け剤を使用し，日中は露出した身体の一部を覆い，衣服を permethrin で処理することで予防できる。

オンコセルカ症

オンコセルカ症は，トラコーマに次いで世界的な失明の主要感染症である。媒介となるクロバエの生息域は，クロバエが繁殖する流れの速い小川や河川の近くと限られているため，感染地域は限られている。「河川盲目症」と呼ばれるのはこのためである。日中に活動する感染クロバエの雌に咬まれた幼虫は，皮膚を貫通して皮下組織に移動し，3〜12 か月かけて成虫になる。成虫の集合体は，目に見える皮下の線維性結節に最長 15 年間生息する。妊娠している雌は約 9 年間，数百万匹のミクロフィラリアを産生し，真皮，皮下組織のリンパ管，眼球を遊走する。寿命は 2 年もある。

24

疫学

オンコセルカ症は主にサハラ以南のアフリカの農村地帯のサバンナで発生する。イエメンやベネズエラ，ブラジルの限られた地域でもみられる。感染リスクは咬まれた回数に比例するため，短期旅行者(通常 3 か月未満)のリスクは低い。

臨床症状

ほとんどの感染者は，皮膚，リンパ節，眼に死滅または死滅した幼虫に対する宿主の反応による症状を経験する。瘙痒症はオンコセルカ症の最も頻度の高い症状であり，衰弱させることもある。感染初期に顕著な，かゆみを伴う紅斑性丘疹状皮疹もみられる(図 195.3)。慢性感染では，色素性皮膚変化が「ヒョウ皮膚」のような外観を呈することがあり，弾力性の喪失と誇張されたしわを伴う表皮萎縮が「紙巻きタバコ」のような外観をもたらすことがある。鼠径リンパ節腫脹や大腿リンパ節腫脹を伴う弛緩した冗長な皮膚は，風土病地域出身者では「垂れ下がった鼠径部」効果をもたらすことがある。成虫の集合体を含む非移行性の皮下線維性結節はオンコセルカ症の典型である。

眼への感染は，いくつかの構造を侵すことがある。一般的な初期所見は，羞明を伴う結膜炎である。角膜の炎症は痛みを伴う点状角膜炎(雪片状混濁)を引き起こし，これは可逆的であるが，早期に治療を開始しないとのちに発症する硬化性角膜炎は，オンコセルカ症における失明の最も一般的な原因である。その他の症状としては，前部ぶどう膜炎，虹彩毛様体炎，続発性緑内障，脈絡膜病変および視神経萎縮がある。

診断

好酸球増加，IgE の上昇および非特異的フィラリア IgG4 抗体の上昇を伴う臨床的特徴は，オンコセルカ症を示唆する。確定診断は，生理食塩水中での培養中に皮膚切片から出現するミクロフィラリアを検出することで行われる。通常，角膜パンチまたはメスで皮膚の表層を採取し，針で皮膚をテント状に刺しながら，6 個の皮膚切片を採取する。皮膚切片の感度は，1.5 年続くこともある特許取得前の時期や，感染密度の低い旅行者では限界がある。別の診断方法としては，摘出した結節から成虫を同定するか，前眼部細隙灯検査でミクロフィラリアを可視化する方法がある。血清学的検査や PCR 検査も開発されているが，市販はされていない。

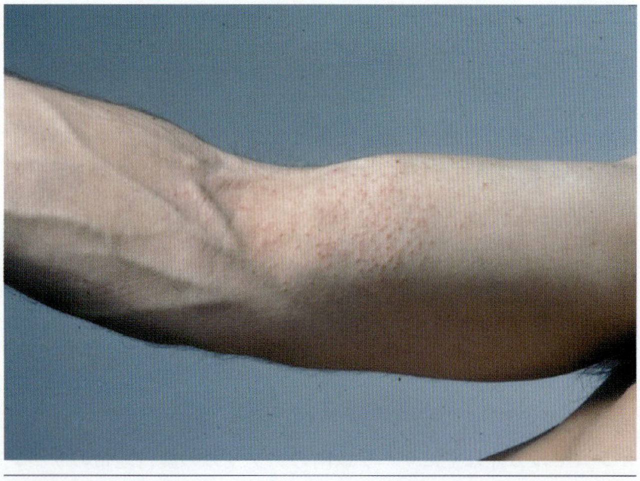

図 195.3
オンコセルカ症の丘疹

治療

ivermectin は，オンコセルカ症対策プログラムで選択される薬剤である。ivermectin はミクロフィラリアを殺し，成虫は殺さないが雌は不妊化する。治療量は 150 μg/kg で，瘙痒や感染症がみられなくなるまで，3〜6 か月ごとに投与する。流行国では，感染を阻止するため，罹患者に 15 年以上にわたって，毎年 ivermectin を投与する。ivermectin に対する反応(Mazzotti 反応)はミクロフィラリアの死滅と関連しており，一過性の瘙痒，めまい，頭痛，関節痛，皮疹，浮腫など，通常は軽度である。軽度〜中等度の Mazzotti 反応には，抗ヒスタミン薬および / または鎮痛薬が使用されている。より重篤な反応はまれで，*Loa loa* と共感染した患者でのみ報告されている。したがって，オンコセルカ症の治療を開始する前に，*Loa loa* を除外すべきである。*O. volvulus* のいくつかの株は ivermectin に対して相対的な再耐性をもつことが報告されている。

獣医学で広く使用されている moxidectin は，オンコセルカ症に対する 20 年ぶりの新しい治療薬として 2018 年に米国食品医薬品局(US Food and Drug Administration：FDA)によって承認された。承認は，アフリカの流行国で実施された 2 つのランダム化比較試験に基づいており，ミクロフィラリアを迅速に減少または根絶するために，moxidectin 8 mg 単回投与が ivermectin 単回投与よりも優れていることが明確に証明された。moxidectin は ivermectin 同様，成虫を殺さないため，*Loa loa* 共感染患者には禁忌である。しかし，moxidectin は半減期が長いため(ivermectin の 18 時間に対し，moxidectin は 23 日)，ミクロフィラリアレベルをより持続的に減少させることができる。ivermectin と同様の有害反応(Mazzotti 反応)に加え，投与後 2 日間は一過性の症候性起立性低血圧を起こすことがある。

doxycycline は 100〜200 mg/ 日を 6 週間投与するとマクロフィラリア殺傷活性を示し，細菌内共生体である *Wolbachia* を排除することで胚形成を停止させる。doxycycline はミクロフィラリアを殺さないため，症状緩和のためには ivermectin と併用する必要がある。同時治療の安全性は不明であるが，doxycycline 投与開始の 1 週間前と投与 6 か月後に ivermectin を投与することが推奨されている。

DEC はオンコセルカ眼症を悪化させる可能性があるため禁忌である。歴史的には，寄生虫量を減らすために結節切除術が行われてきた。しかし，結節が多発したり，結節にアクセスできなかったりすると，寄生虫が持続するため，この方法は非現実的で効果がない。

その他のフィラリア感染症

ヒトは他のフィラリアにも感染する。特に *Mansonella* 属(*M. streptocerca*, *M. perstans* および *M. ozzardi*)である。感染者の大部分は無症状であり，これらの菌は偶然発見される。しかし，臨床的疾患は，瘙痒症を含むさまざまな非特異的なものなことが多い。他のフィラリア症同様，症状がなくても好酸球増加，IgE の上昇，非特異的抗フィラリア抗体が一般的に認められる。旅行者への感染はまれである。

M. streptocerca はアフリカ西部および中央部に生息し，ミミヒゼンダニによって媒介される。臨床症状は，丘疹性皮疹，色素沈着，瘙痒，鼠径部アデノパシーを伴うオンコセルカ症に類似し

ているが，成虫は皮下結節に集合しない。診断用 PCR 法は市販されていない。診断は，オンコセルカ症と同様に，皮膚の切り口から特徴的な鞘のないミクロフィラリアをみつけることで行う。DEC による治療(6 mg/kg/ 日を 21 日間分割投与)は，成虫とミクロフィラリアを死滅させる。ivermectin(150 μg/kg)はミクロフィラリアのみに有効である。どちらの薬剤も Mazzotti 反応を起こす可能性がある。*Wolbachia* が *M. streptocerca* の内部共生体であるかどうかは不明である。

M. perstans も刺咬性ミミヒゼンダニによって媒介され，アフリカ西部，中部および南米に生息する。臨床症状は，一過性の血管浮腫，関節痛，Calabar 腫脹，疲労，発熱，頭痛，瘙痒症を伴うロア症に類似している。時に心膜炎，胸膜炎，髄膜脳炎，肝炎，眼病変が起こる。微小野兎病菌を検出する PCR 法は，米国国立衛生研究所(National Institutes of Health：NIH)の寄生虫病研究所(Laboratory of Parasitic Diseases)で入手可能である。診断は，血液中に周期性を示さないミクロフィラリアが確認されることで確定する。治療法としては，DEC と mebendazole または doxycycline を併用し，*M. perstans* の一部の株にみられる *Wolbachia* を標的とする方法がある。

M. ozzardi は中南米およびカリブ海地域に生息する。この寄生虫は刺すミミヒゼンダニやクロバエによって媒介される。症状や徴候は非特異的で，関節痛，発熱，頭痛，肝腫大，瘙痒症，蕁麻疹などがある。診断用 PCR 法は市販されていない。診断は，周期性なく循環する末梢血中，または皮膚切片からミクロフィラリアをみつけることに依存する。ivermectin(200 μg/kg)の単回投与が有効である。*M. ozzardi* は *Wolbachia* を保有しているが，doxycycline による治療を支持するデータはない。

Dirofilaria 属はフィラリア線虫で，主にイヌ，野生のイヌ科動物，アライグマに感染する。*D. immitis* は米国全土でイヌの心虫症を引き起こすが，南東部での発生率が最も高い。感染した寄生虫は成虫まで成長することができず，寄生虫は通常偶然発見されるため，ヒトは宿主として不適格である。ヒトの場合，感染した蚊に刺されると寄生虫が皮下組織に寄生し，一般的に皮下結節を形成する。*D. immitis* 虫は肺血管系に移動し，そこで捕捉されて死滅し，孤発性の肺肉芽腫を生じ，多くの場合，無症状で，胸部フィルム上では非特異的な硬貨病変として認められる。好酸球増加は，感染初期には感染者の 15% 未満にみられる。多くの場合，治療の必要はない。必要であれば，肺肉芽腫および皮下結節の外科的除去が治癒的である。

小型哺乳類にいる *Brugia* はヒトのリンパ節腫脹を引き起こすことがあるが，好酸球増加と抗フィラリア抗体はまれである。これらの人獣共通感染症は，切除生検によって診断され治癒する。

ドラクンクルス症

ドラクンクルス症(dracunculiasis)あるいはギニア虫症は，アフリカの辺境の貧しい地域にのみ生息する *Dracunculus medinensis* によって引き起こされる顧みられない熱帯病(neglected tropical disease)である。この寄生虫は，WHO，ユニセフ(国際連合児童基金：United Nations International Children's Emergency Fund)，カーター・センターの支援のもと，非常に効果的なギニア虫根絶プログラム(Guinea Worm Eradication Program)の協調的努力により，世界からの根絶寸前だ。

疫学

1980 年代半ばには，世界 20 か国からギニア虫症の報告があった。現在，チャドやエチオピアの貧しい地域社会では，人々が水浴びをしたり，飲用に使用される淀んだ地表水源で水浴びをしたりすることで，残存する感染症(2017 年には 30 例)が発生している。感染は，*D. medinensis* の幼虫が寄生したミジンコ(カイアシ類)で汚染された水を摂取した後に発症する。幼虫は胃で放出され，小腸に入り，粘膜を貫通して最終的に後腹膜組織に達し，そこで成熟して有性生殖を行う。

臨床症状

感染後 10〜14 か月までは無症状であり，雌成虫が脚の皮下組織に移動する(90%)。有痛性丘疹が形成され，時に微熱，瘙痒性発疹，めまい，吐き気，嘔吐を伴う。病変は小水疱に発展し，破裂して潰瘍化し，胎虫の一部が露出する。罹患者はしばしば，灼熱感を和らげるために感染した四肢を水に浸す。水と接触すると，数十万の幼虫が排出され，ミジンコに摂取されてライフサイクルが完了する。

診断

虫が皮膚からはみ出せば，臨床診断だけで確定できる。

治療

特異的な抗寄生虫薬やワクチンはない。ドラクンクルス症の治療は何千年も変わっていない。小さな棒やガーゼに寄生虫の先端を固定し，数日〜数週間かけて駆除するまで，毎日数センチずつ巻いて，ゆっくりと駆除する。摘出中に虫が破裂すると，残った虫の死骸が局所の炎症を悪化させることがある。より大きな衰弱を引き起こす可能性がある，二次的な細菌感染を防ぐには，適切な創傷ケアと抗菌薬の外用が不可欠である。

感染の阻止は，サーベイランス，症例の封じ込め，安全な飲料水の提供，化学幼虫駆除剤による媒介虫の駆除，健康教育によって達成される。

珍しい組織蠕虫感染症

内臓および眼幼虫移行症

内臓幼虫移行症(visceral larva migrans：VLM)またはトキソカラ症は，CDC が公衆衛生対策に優先順位をつけている，米国で顧みられない 5 つの寄生虫病の 1 つである。他には Chagas 病，囊虫症，トキソプラズマ症，トリコモナス症がある。VLM は一般的にイヌやネコに寄生する線虫によって引き起こされる症候群である。ヒトは非能率的な偶発宿主であるため，幼虫の成熟を維持することができず，幼虫はヒトの組織内を移動する際に好酸球性炎症を引き起こす。ヒトへの感染のほとんどは，イヌ由来の *Toxocara canis* か，ネコ由来の *T. cati* によるものである。

疫学

世界中で，あらゆる年齢の人々，特に小児が，感染性の *Toxocara* 卵，または宿主動物の便(たとえば砂場)に排出された卵で汚染された土壌，食物，水を誤って摂取することにより，トキソカラ症に感染する。環境中の *Toxocara* 卵が感染力をもつようになるには2～4週間かかる。まれに，ウサギや子ヒツジなどの中間宿主の加熱が不十分な肉を食べることでヒトに感染することがある。*Toxocara*は，ペットのイヌを飼っている人や，卵の生存期間が長い高温多湿の地域で流行しやすい。

臨床症状

VLMは通常，無症状であり，**隠れトキソカラ症**と呼ばれる。内臓トキソカラ症の臨床症状には，腹痛，食欲不振，咳，発熱，倦怠感，皮疹，喘鳴が含まれる。肝腫大は一般的にみられる。あまり一般的でない重篤な合併症には，好酸球性髄膜脳炎（神経トキソカラ症），心筋炎，肺炎などがある。

眼幼虫移行症（ocular larva migrans：OLM）または眼トキソカラ症は症候性VLMと合併することがあるが，しばしば単独で発症する。典型的には，OLMは，脈絡網膜炎，ぶどう膜炎，網膜瘢痕による片側の視覚障害，眼痛，白斑，眼球恐怖症または斜視を呈する。網膜芽細胞腫と混同されることがある。

診断

著明な好酸球増加およびIgE値の上昇はVLMの非特異的特徴であるが，OLMではみられないこともある。*Toxocara*排泄・分泌（*Toxocara* excretory / secretory：TES）幼虫抗原に対する抗体を検出し，*Ascaris*および他の寄生虫の抗原との交差反応性を最小化する酵素結合免疫吸着測定法（enzyme-linked immunosorbent assay：ELISA）が市販されている。とはいえ，抗体反応には大きなばらつきがあり，感染後何年も抗体レベルが上昇したままになることがあるため，結果の解釈には注意が必要である。急性期および回復期の血清学的検査で抗体の上昇が検出されれば，急性感染は確認できるが，この検査法では*T. canis*と*T. cati*を区別することはできない。OLMでは血清中の抗体は認められないが，硝子体や房水中の抗体を検出することで診断が確定することがある。VLMの症状や徴候は，*Baylisascaris procyonis*，*Paragonimus*属，*Strongyloides*属，特定のフィラリアなど，他の蠕虫の遊走幼虫によって引き起こされることがある。

治療

トキソカラ症患者の大部分は症状がないか軽いため，治療の必要はない。albendazole（400 mg 1日2回を5日間，望ましい）またはmebendazole（100～200 mg 1日2回を5日間）による治療は，一般に重症のVLM患者にのみ行われる。最適な治療期間は不明である。神経症状，心臓症状，肺症状を伴う重症VLMの治療では，predonisone（0.5～1.0 mg/kg/日）を併用すると炎症が抑制されることがある。

OLMの治療には，VLMの治療と同じ薬剤を用いることが推奨されるが，より長期の治療が必要な場合もある。局所および全身ステロイドの投与は，視覚的転帰を改善する可能性がある。休止期には外科的治療が適応となる。

皮膚幼虫移行症（「匍匐性発疹」）

皮膚幼虫移行症（cutaneous larva migrans：CLM）は，「匍匐性発疹症」としても知られ，動物の鉤虫の幼虫期，特にイヌ（*Ancylostoma caninum*）またはネコ（*A. braziliense*）によって引き起こされる人獣共通感染症である。ヒトの鉤虫と同様に，海岸や家畜が歩き回る砂場などでみられるように，汚染された土や砂から鉤虫が皮膚に侵入することで感染が始まる。潜伏期間は1～5日であるが，1か月を超えることもある。

疫学

アフリカ，アジア，カリブ海諸国および南米への短期および長期の旅行者にみられる。

臨床症状

*Toxocara*属に起因する内臓幼虫移行症と同様に，虫は偶発宿主であるヒトでは感染サイクルを完了できないため，皮下組織を潜り続け，特徴的な蛇行性，紅斑性，軽度の腫脹，強い瘙痒を伴う皮膚病変を生じる（図195.4）。虫は1日に数センチの足跡を，典型的には足と臀部につける。全身症状はまれである。

診断

診断は特徴的な臨床所見に基づいて行われる。好酸球増加は通常みられない。皮膚生検は推奨されない。

治療

CLMは自己限定性疾患であり，幼虫は通常，5～6週間後に自然死する。albendazole（400 mg/日）の3日間投与またはivermectin（200 μg/kg）の単回投与による治療は非常に有効である。重度の瘙痒症には対症療法が適応となる。

蠕虫による好酸球性髄膜炎

蠕虫感染による好酸球性髄膜炎は，ラット肺虫*Angiostrongylus cantonensis*が最も多く，次いで線虫*Gnathostoma spinigerum*，アライグマ回虫*Baylisascaris procyonis*が多い。しかし，この病態は，他の蠕虫，特に，日本住血吸虫症（*Schistosoma japonicum*），*Paragonimus*属，*Taenia solium* cysticerciに感染した結果，起こることも報告されている。

*Angiostrongylus cantonensis*によって引き起こされるアンギオストロンジルス症は，ネズミと軟体動物（カタツムリやナメクジなど）の間で自然感染する。感染した軟体動物，軟体動物やそ

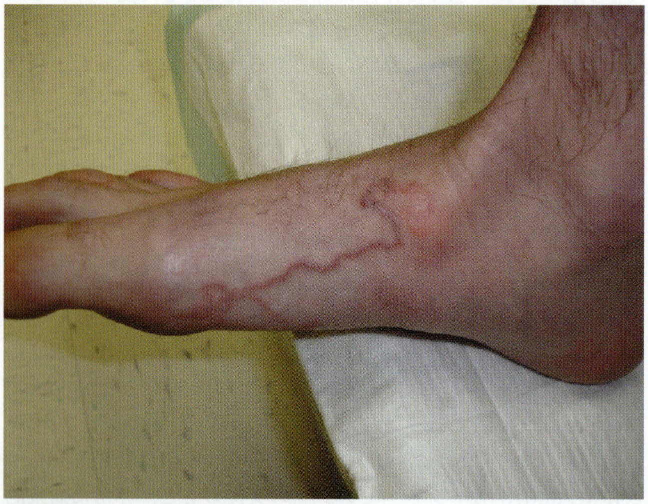

図195.4
皮膚幼虫移行症

のぬめりに汚染された野菜，あるいは感染した軟体動物を食べる淡水産のエビ，カニ，カエルなどを生や加熱不十分な状態で食べることにより，ヒトは偶発的に線虫に感染する。

この病気は主に，東南アジアと太平洋諸島で流行しているが，アフリカ，オーストラリア，カリブ海諸国，ハワイ，米国(ルイジアナ州)でも確認されている。*A. costaricensis* はラテンアメリカに生息する。

潜伏期間は平均 1〜3 週間。患者は，頭痛，髄膜炎，吐き気，嘔吐などの髄膜炎の症状や徴候を呈する。臨床症状は通常，2〜8 週間続く。

末梢血好酸球増加(5%以上)は顕著で，感染初期にはみられないこともあるが，約 3 か月間持続する。典型的な髄液所見は，開口圧の上昇，少なくとも 10%の好酸球増加を伴う多球症，およびグルコースレベルが低いか正常値である蛋白含量の上昇である。髄液からの幼虫の可視化は診断可能であるが，まれである。血清学的検査や PCR 検査が開発されているが，市販されていない。神経画像検査の所見は非特異的であるが，神経嚢虫症や顎口虫症など，好酸球性髄膜炎に関連する他の寄生虫による局所病変を除外するのに有用である。

抗蠕虫薬の安全性と有効性は証明されていない。理論的には，抗寄生虫薬が瀕死の虫に対する免疫学的反応によって引き起こされる神経学的症状の増悪につながるのではないかという懸念がある。治療は鎮痛薬と副腎皮質ステロイド(60 mg/ 日を 2 週間漸減)による対症療法である。髄液を断続的にドレーンすることで，症状が緩和される。

アライグマの線虫である *B. procyonis* は，臓器(内臓幼虫移行症)，眼(眼幼虫移行症またはびまん性片側亜急性神経網膜炎)，脳および脊髄(神経幼虫移行症)に寄生した場合，重症化する可能性のあるヒト疾患を引き起こすことはまれである。ヒトは，汚染された土壌，砂，水中の *B. procyonis* の卵を誤って摂取することで感染する。環境中の卵は 2〜4 週間で感染力をもち，何年も生存可能である。

米国(25 例未満)，ヨーロッパ，日本で感染者が確認されている。最もリスクが高いのは子どもである。感染した小型哺乳類を摂取したイヌにも感染する可能性があり，糞便中に排出された卵が感染することもある。

潜伏期間は 1〜4 週間。無症状のこともある。症状および徴候は寄生負荷および寄生場所に依存し，咳，疲労，吐き気，肝腫大，視覚障害，髄膜脳炎の徴候を含むさまざまな神経学的障害などがあり，かなりの割合の患者で死亡または後遺障害を引き起こす可能性がある。

臨床検査では，末梢の好酸球増加，髄液の好酸球増加，脳神経画像における白質の非特異的異常，血清および髄液の *B. procyonis* 血清学的検査陽性が認められるが，これは CDC で実施可能である。眼科的検査で幼虫の証拠がみつかることもある。

感染物質への曝露後，または初期に副腎皮質ステロイドと併用した albendazole(25〜50 mg/kg/ 日，10〜20 日間)によるすみやかな治療が有効である。mebendazole や ivermectin は効果が低い。網膜感染に対してはレーザー治療が適応となる。

顎口虫症は，家畜および野生のイヌやネコの腸管線虫である *Gnathostoma spinigerum* によって引き起こされる。これらの動物やその他の動物が，中間宿主である感染したカイアシ類(ミジンコ)を捕食することで寄生する。ヒトはライフサイクルにおける偶発的宿主である。他の *Gnathostoma* 属は他のさまざまな哺乳類に感染する。

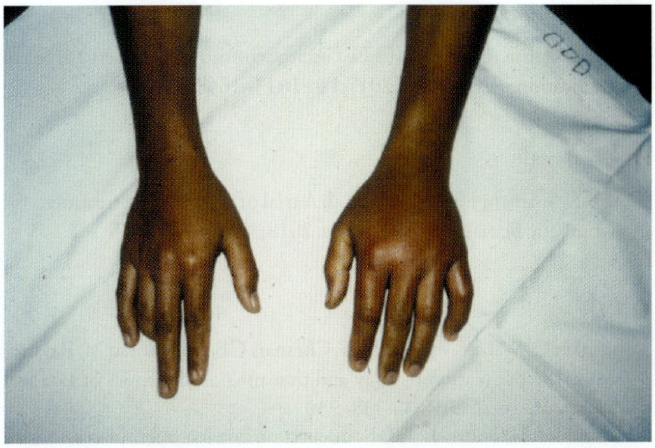

図 195.5
顎口虫症患者の左手にある血管浮腫

Gnathostoma 属は主に東南アジアでヒトに感染するが，アジア，中南米，アフリカ南部および東部でも感染する。ヒトは胞子化した幼虫を保有する淡水魚，ウナギ，カエル，鳥類，爬虫類を生または加熱不十分な状態で食べることにより，偶然に感染する。

最も一般的な症状は，1〜2 週間持続する瘙痒を伴う間欠的な皮下腫脹で(図 195.5)，ロア症の Calabar 腫脹に類似している。重症合併症として，視力低下，肝炎，好酸球性脳脊髄炎がある。中枢神経系疾患は激しい頭痛や放散痛として現れ，その後に下肢の麻痺，尿閉，昏睡，死に至ることもある。

鉤虫症は一般的に好酸球増加を伴う。診断は通常，臨床的に確立される。米国では血清学的検査はできないが，CDC はタイと日本の専門検査機関での血清学的検査を調整することができる。

albendazole(400 mg 1 日 2 回を 21 日間)と ivermectin(200 μg/kg/ 日を 2 日間)はいずれも皮膚症状に有効である。albendazole は幼虫の移動を引き起こす可能性があり，ivermectin は疾患の再燃を引き起こす可能性があるため，これらの薬剤の中枢神経系や眼疾患に対する安全性と有効性は証明されていない。駆虫薬は神経疾患を悪化させ，永続的な後遺症を引き起こす懸念がある。ステロイドの併用療法が有益であることは証明されていない。

文献

Baylisascaris

Liu EW, Schwartz BS, Hysmith ND, et al. Rat lungworm infection associated with central nervous system disease—Eight US states, January 2011–January 2017. *MMWR Morb Mortal Wkly Rep. 2018;67*:825–828.

皮膚幼虫移行症

Vasievich MP, Villarreal JD, Tomecki KJ. Got the travel bug? A review of common infections, infestations, bites, and stings among returning travelers. *Am J Clin Dermatol.* 2016;17:451–462.

ドラクンクルス症

Tayeh A, Cairncross S, Cox FEG. Guinea worm: From Robert Leiper to eradication. *Parasitology*. 2017;144:1643–1648.

フィラリア症

King CL, Suamani J, Sanuku N, et al. A trial of a triple-drug treatment for lymphatic filariasis. *N Engl J Med*. 2018;379:1801–1810.

ロア症

Whittaker C, Walker M, Pion SDS, Chesnais CB, Boussinesq M, Basanez MG. The population biology and transmission dynamics of Loa loa. *Trends Parasitol.* 2018;34:335–350.

O'Connell EM, Nutman TB. Reduction of Loa loa microfilaremia with imatinib: A case report. *N Engl J Med*. 2017;377:2095–2096.

オンコセルカ症

Opoku NO, Bakajika DK, Kanza EM, et al. Single dose moxidectin versus ivermectin for Onchocerca volvulus infection in Ghana, Liberia, and the Democratic Republic of the Congo: A randomised, controlled, double-blind phase 3 trial. *Lancet*. 2018;392:1207–1216.

Kamgno J, Pion SD, Chesnais CB, et al. A test-and-not-treat strategy for onchocerciasis in Loa loa-endemic areas. *N Engl J Med*. 2017;377:2044–2052.

トキソカラ症

Ma G, Holland CV, Wang T, et al. Human toxocariasis. *Lancet Infect Dis*. 2018;18:e14–e24.

旋毛虫症

Centers for Disease Control and Prevention (CDC). *Surveillance for trichinellosis—United States, 2015. Annual summary*. Atlanta, GA: US Department of Health and Human Services; 2017. https://www.cdc.gov/parasites/trichinellosis/resources/trichinellosis_surveillance_summary_2015.pdf

196 住血吸虫とその他の吸虫

■著：James H. Maguire
■訳：岩田健太郎

吸虫という扁形動物でヒトに感染するのは住血吸虫であり，これは消化管や生殖泌尿器の小静脈で生息する。また，ヒトに感染するその他の吸虫は，胆管，腸，気管支に住まう。吸虫各種の地理的分布は，固有の真水に住む，中間宿主たるカタツムリの分布に一致する(表196.1)。住血吸虫は世界中のおよそ2億3,500万人に感染しているが，その他の吸虫による感染は分布の広さも数的にもそれほどではない。吸虫感染は何年も持続し，ほとんどは不顕性で，一般的には虫をたくさんもつ少数の人々だけが重篤な疾患を発症する。

住血吸虫症

臨床像

流行地域での感染のある真水に接触した可能性があれば，住血吸虫症の精査を急ぐべきで，これは症状がなくてもそうだ(図196.1)。診断を示唆する臨床像は感染のステージによる。人によってはひどい瘙痒感や皮疹が，感染性セルカリアが皮膚を貫通したすぐ後に起きる。過去に感染のない旅行者が流行地域を訪れたことがある場合，曝露から2〜12週間後に急性住血吸虫症，またの名を片山熱を発症することがある。これは免疫系が成長する虫や卵に対して反応するものだ。症状は軽度の気分不良から血清病様の症候群まであり，数週間続き，生命を脅かすことすらある。よくあるのは，発熱，頭痛，腹痛，筋肉痛，空咳，下痢，肝脾腫，リンパ節腫脹，蕁麻疹，そして著明な好酸球増加だ。

住血吸虫による慢性感染は通常，無症状だ。わずかな，あるいは中等度の好酸球増加がしばしば起きる。流行地域の長期居住者では虫の量が多いまま長期にわたるため，短期的な訪問者よりも症状が出やすい。疾患は組織内への卵の埋め込みとその後続く炎症や線維化反応の結果だ(図196.2)。*Schistosoma mansoni*，*Schistosoma japonicum*，*Schistosoma mekongi*，*Schistosoma intercalatum*，そして*Schistosoma guineensis*感染では，腸管に感染して粘膜に炎症や微小潰瘍をつくり，下痢，出血，ポリープ，狭窄に至る。卵が肝臓に塞栓を起こすと，肝脾腫，門脈周囲の線維化，門脈高血圧，そして食道静脈瘤となる。血尿や排尿時痛が*Schistosoma haematobium*慢性感染の早期症状だ。のちに線維化と石灰化が膀胱や下部尿管に起きて，水尿管症や水腎症となる(図196.3)。そして，膀胱扁平上皮がんとなることもある。急性，あるいは慢性感染期に異所性に卵を皮膚，生殖器，その他の器官に産みつけることもある。横断性脊髄炎，けいれん，その他の重篤な合併症が中枢神経系に産みつけられた卵によって起きる。流行地域では，中等度の虫の量であっても，慢性感染が貧血，低栄養状態，そして認知機能障害に関係している。

表196.1
重要な吸虫の地理的分布[a, b]

住血吸虫	
Schistosoma mansoni	南米，カリブ海，中東，アフリカ
Schistosoma japonicum	中国，フィリピン，インドネシア，タイ
Schistosoma mekongi	カンボジア，ラオス
Schistosoma intercalatum, *Schistosoma guineensis*	西および中央アフリカ
Schistosoma haematobium	アフリカ，中東
肝吸虫	
Clonorchis sinensis	中国，台湾，韓国，日本，ベトナム
Opisthorchis viverrini	タイ，ラオス，カンボジア
Opisthorchis felineus	東ヨーロッパ，旧ソ連
Fasciola hepatica	ヨーロッパ，北アフリカ，アジア，西太平洋，ラテンアメリカ
肺吸虫	
Paragonimus westermani	極東，南アジア，フィリピン
その他	中米および南米，西アフリカ，ミシシッピ川沿岸(米国)
腸内吸虫	
Fasciolopsis buski	極東
Heterophytes heterophyes	極東，エジプト，中東
Metagonimus yokogawai	極東
Nanophyetus salmincola	太平洋岸北西部

a その地域内のある特定の国に限定的な寄生虫や，国のなかでもある場所にのみ限定している寄生虫かもしれない。
b 多くのヒト感染を起こす比較的まれな吸虫は表に加えていない。

診断

最も直接的な診断法は便や尿を顕微鏡で調べて住血吸虫の卵をみつけることだ(図196.4)。軽度の感染では虫卵の排出は少ないため，濃縮法と異なる日に検鏡を繰り返すことをルーチンに行うべきだ。虫卵は感染の密度を測り，治療への反応をモニターするために数を数えねばならない。1 gの糞便もしくは10 mLの尿から400以上の虫卵がみつかったら，重篤な感染と考える。合併症発症率は高い。便の検査が陰性でも，直腸鏡時に，直腸粘膜をスニップで(針の先で引っ掛けて)得た検体を鏡検すると，卵がみつかるかもしれない。

住血吸虫抗体を測定する血清学的検査は米国の商用ラボとアトランタの米国疾病対策センター(Centers for Disease Control and Prevention：CDC)で用いられる。CDCは感度と特異度の高いFalconアッセイ・スクリーニング・テスト / 酵素免疫測定吸着法(Falcon assay screening test / enzyme-linked immuno-

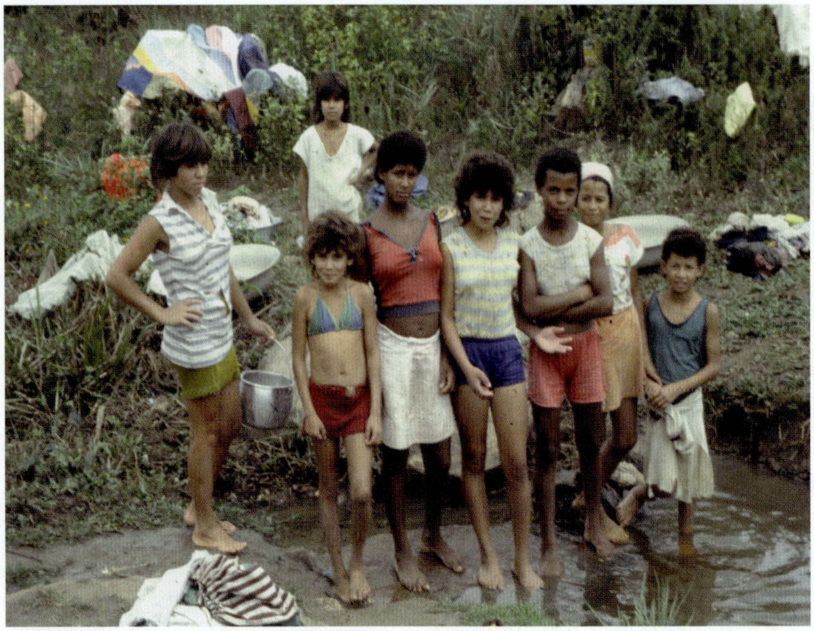

図 196.1
***Biomphalaria* に感染した浅い池**　これはブラジルにおける，*Schistosoma mansoni* の宿主であるカタツムリだ。

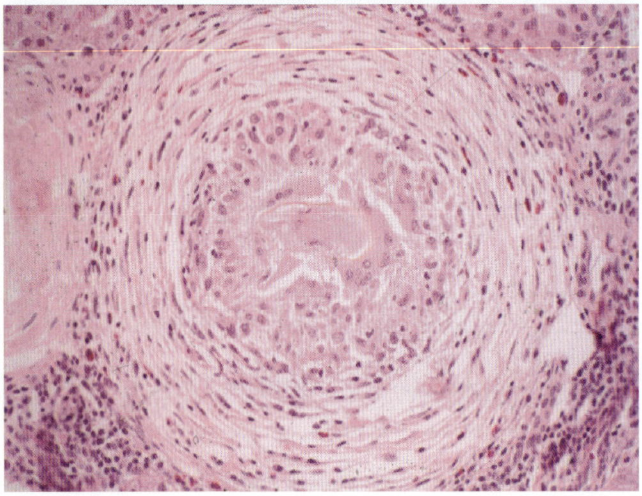

図 196.2
***Schistosoma mansoni* の卵の周りの肉芽腫**　肝臓に塞栓を起こし，門脈の細かい枝にひっかかったもの。

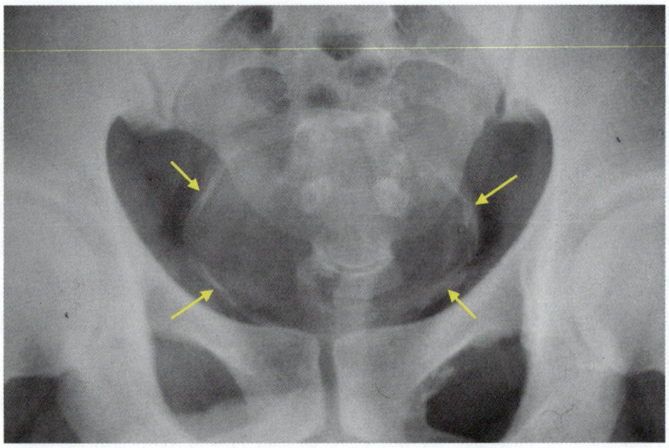

図 196.3
骨盤部位の単純レントゲン写真　膀胱壁や下部尿管の石灰化を示している(矢印)。

sorbent assay：FAST-ELISA)をスクリーニングに用い，高度に特異的な免疫ブロット法を用いて種を決定する。こうした検査は現在の感染と過去の感染を区別できないが，急性住血吸虫症で便に卵が出ていないときに有用だ。血清学的検査は過去に曝露を受けていない旅行者や外国駐在者(エクスパット)にも有用だ。結果が陽性であれば感染の暫定的な証拠となる。たとえ，のちの顕微鏡検査が陰性でもだ。

腸管住血吸虫症感染が確定した患者では，肝機能と慢性B型，C型肝炎検査をして，肝細胞疾患の合併を除外する。肝疾患があり，重篤な感染がある場合は超音波を急いで行い，門脈周囲の線維化や門脈高血圧症の有無を確認する(図 196.5)。食道静脈瘤はバリウム検査や内視鏡でみつけることができる。尿検査，尿培養，血中クレアチニン値が，*S. haematobium* 感染では必要だ。超音波などの画像検査で，水腎症，ポリープ，結石，そして膀胱がんといった合併症をみつけ出す。

治療

住血吸虫症感染者は全員治療を受けるべきだ。感染根絶が望ましい。たったひとつがいの虫でも卵を中枢神経に産むことだってできるのだ。流行地域で再感染が不可避なところでは，虫の量を減らして，疾患にならないようにすることがゴールとなる。治療が成功すると，合併症を防ぐだけでなく，ポリープや線維化病変が減る。幸い，選択薬の praziquantel は安全で，1 回あるいは数回の経口治療で，とても効果的だ(表 196.2)。

praziquantel は成虫のテグメントを通るカルシウムイオンの流入を起こし，テグメントがけいれんして収縮し，空胞化し，免

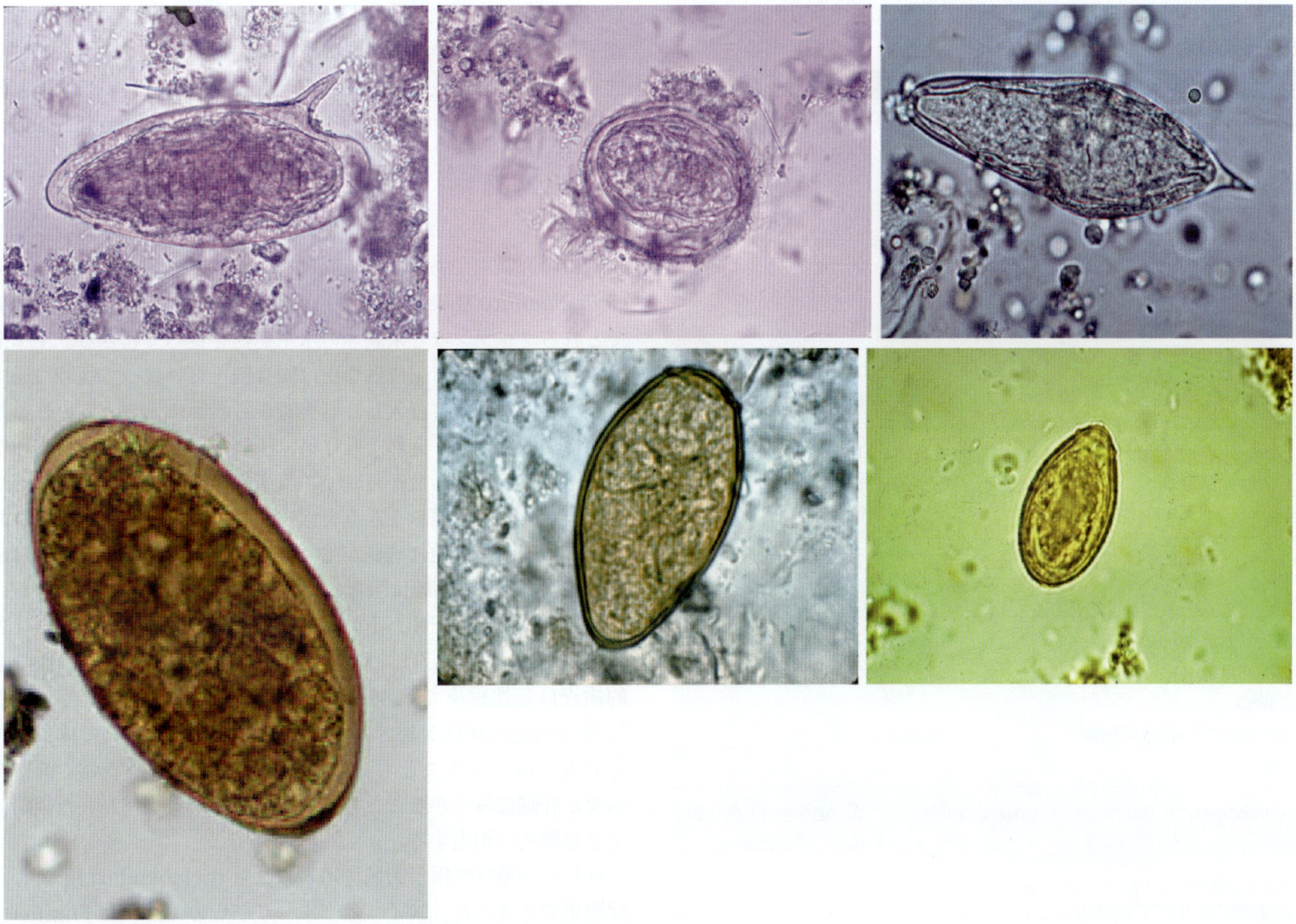

図 196.4
吸虫の虫卵　上の段，左から右に：*Schistosoma mansoni*，*S. japonicum*，*S. haematobium*。下の段，左から右に：*Fasciola hepatica*，*Paragonimus westermani*，*Clonorchis sinensis*。

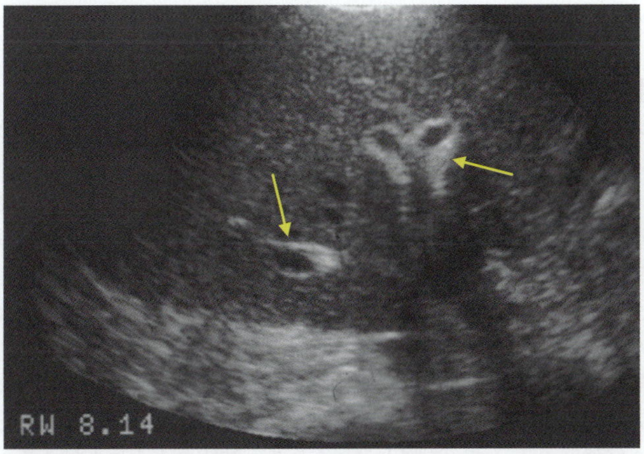

図 196.5
肝臓の超音波所見　門脈周囲の線維化が見える。2 つの門脈の経路（その 1 つは二股に分かれている）が高エコー域のものに囲まれている（矢印）。

疫系が寄生虫を破壊できるようにする。治癒率は 65～95％で，治癒しなかった場合でも卵の排出は 90％以上減る。praziquantel 耐性が発生しているかも，という報告がいくつかある。副作用は通常，軽微で 1 日以上は続かないが，薬剤毒性というよりも，死にゆく虫に対する反応の可能性がある。時に患者は，気分不良，頭痛，ふらつき感，腹部不快感を訴える。吐き気，嘔吐，下痢，血便，発熱，瘙痒感はまれだ。世界保健機関（World Health Organization：WHO）は praziquantel を妊婦や授乳中の女性でも安全であると判断した。嚢虫症が確定していたり疑う場合は，治療中の経過観察が必要である。これは死にゆく嚢虫がけいれんなどの神経合併症のリスクとなるからだ。praziquantel は肝臓で代謝されるので，腎不全があっても投与量を減らす必要はない。

急性住血吸虫症の重症患者では，praziquantel に加えて副腎皮質ステロイドを投与すべきだ。もっとも，抗蠕虫薬投与のタイミングについては議論があるが。エキスパートのなかには，praziquantel 治療を遅らせるよう推奨する者もいる。成長中の住血吸虫は成虫よりも praziquantel が効きにくく，副腎皮質ステロイドが praziquantel の血中濃度を下げるためである。また，急性期では寄生虫を殺した結果生じる反応で症状が悪くなるかもしれない。異所性感染のリスクのため，我々はステロイドを使った少し後で praziquantel を投与するのを好む。初期治療後，4～6 週間，継続して治療すべきである。artemisinin 派生物が未熟な寄生虫には活性があり，感染予防には効果があるかもしれないが，急性住血吸虫症マネジメントで役に立つかははっきりしない。

抗住血吸虫薬は一時的に成虫による産卵を防ぐため，糞便や尿は治療完遂後 3～6 か月経ってから検査すべきだ。好酸球増加，血尿，その他の症状が遷延する場合は寄生虫検査をすぐに繰り返

表 196.2
吸虫感染の治療

寄生虫	選択薬	投与量
Schistosoma mansoni *S. haematobium* *S. intercalatum* *S. guineensis* [a]	praziquantel	40 mg/kg/日を2回に分け，1日治療
Schistosoma japonicum *S. mekongi*	praziquantel	60 mg/kg/日を2回か3回に分け，1日治療
Clonorchis sinensis *Opisthorchis* 属	praziquantel	75 mg/kg/日を3回に分けて1日間
Fasciola hepatica *F. gigantica*	triclabendazole	10 mg/kgを1回あるいは10 mg/kgを2回，6時間あけて
Paragonimus 属	praziquantel	75 mg/kg/日を3回に分け，2日治療
Fasciolopsis buski *Heterophyes heterophyes* *Metagonimus yokogawai*	praziquantel	75 mg/kg/日を3回に分け，1日治療
Nanophyetus salmincola	praziquantel	60 mg/kg/日を3回に分け1日治療

a 完全な治癒率を上げるため，praziquantel 60 mg/kg/日を2，3回に分けて，流行地域を離れた住血吸虫症患者に投与してもよい。多くのエキスパートは，アフリカで *S. mansoni* 感染のある患者は 60 mg/kg/日を2，3日くらいに分けて投与されるべきとしている。

すと共に，住血吸虫症以外の原因も調べねばならない。血清学的検査は治療が成功した後も何年も陽性のままで，治癒を評価するにはあまり役に立たない。

その他の扁形動物感染

住血吸虫以外にも70種以上の扁形動物が6,500万人以上の人に世界中で感染している。ほとんどが野生動物あるいは家畜に寄生するものだ。ヒトは淡水魚，甲殻類，あるいは植物といった二次中間宿主の中で嚢胞をつくるメタセルカリアを摂取して感染する。

肝吸虫症とオピストルキス症

東洋の肝吸虫，*Clonorchis sinensis*，*Opisthorchis viverrini*，そして *O. felineus* は感染したコイなどの淡水魚を調理不十分なまま摂取した人の胆道に寄生する。ほとんどの患者では不顕性だが，好酸球増加はよくみられる。急性疾患は片山熱に似て，初期曝露から2，3週間後に時々みられる。感染寄生虫量が何年にもわたり多い場合は，胆道上皮の刺激や炎症による症状が出てくる。右季肋部不快感，食欲不振，体重減少などを訴える。身体診察では肝臓を触れるが，硬い。胆管炎，膵炎，胆管がんはまれな合併症だ。

診断は糞便から虫卵をみつけることでできる（図 196.4）。または内視鏡的逆行性胆管膵管造影（endoscopic retrograde cholangiopancreatography：ERCP）で成虫をみつけたり，合併症が生じたときは外科的に成虫をみつけて診断もできる。症状があれば，超音波や CT で胆管の拡張や狭窄，胆嚢壁の肥厚，あるいは結石をみつけることができる。単回 praziquantel で 85％以上の場合に感染を根絶できる（表 196.2）。代替薬は albendazole を7日間だ。

肝蛭

ヒツジの肝吸虫である *Fasciola hepatica* とそれによく似た *Fasciola gigantica* 感染は，世界中のヒツジやウシを育てている地域でとれるクレソンなど未調理の水生植物を食べて起きる。十二指腸で嚢胞をつくり，未成熟な虫は腸管壁を食い破って腹腔に達する。ここから肝臓に侵入し，肝実質から胆管に入る。この移動時に急性症状が起き，発熱，吐き気，圧痛を伴う肝腫大，好酸球増加，かゆみが数週〜数か月続く。異所性の移動で皮膚に結節をつくったり，腸壁に痛みを伴う炎症を起こしたり，胸水がみられたり，肺，脳，その他に病変が生じることもある。慢性の肝蛭は通常，症状なしだが，時に胆管の炎症や閉塞による症状がみられる。

診断は，糞便，胆汁，十二指腸吸引液から虫卵をみつけることだ（図 196.4）。あるいは外科的に虫を取り出してもよい。血清学的検査は急性感染では有用だ。糞便に卵がみられるようになる1，2か月前に症状が起きるからだ。超音波や ERCP で成虫や胆道病変がみつかることもある。CT や MRI で動いている低密度病変が肝臓にみつかることもある。これは幼虫が移動した経路にできる壊死に相当する。

肝蛭の治療は獣医学領域で用いられる triclabendazole を1，2回服用することだ。スイスはチューリッヒの Victoria Pharmacy で入手できる［訳注：日本では熱帯病治療薬研究班から入手できる（https://www.nettai.org/）］（表 196.2）。食事と共に内服すると，およそ 80％で治療は成功する。治療を繰り返せば，残りもだいたい治癒する。代わりに nitazoxanide を使ってもよいが，効果はいまいちである。肝蛭は praziquantel では治りにくい。

肺吸虫症

東洋の肺吸虫，*Paragonimus westermani* 感染や，あるいはその他の比較的まれな *Paragonimus* 感染は，生，もしくは調理不十分な淡水のカニやザリガニを食べた結果生じる。急性期の発熱，腹痛や胸痛，咳，好酸球増加は，未熟な寄生虫が腸管，横隔膜，胸膜を通って肺に移動するために起きる。肺でカプセルに包まれた成虫に対する炎症反応と気管支への排卵が慢性症状の原因だ。咳，錆色〜黄金色の喀痰，喀血，漠然とした胸痛，そして労作時呼吸困難を訴える。胸部レントゲン写真では，はっきりしない浸潤影，嚢胞，結節，空洞，石灰化病変，そして穿刺吸引したら好酸球の入っている胸水がみられる。結核のようにも見える。気管支拡張症，細菌性肺炎，あるいは肺気腫が重度の寄生虫感染を増悪させる。肺外への吸虫の迷入は移動性皮下結節，腹部臓器病変，あるいは中枢神経系の巣症状の原因となる。脳内肺吸虫症は，頭痛，けいれん，神経巣症状，髄液の好酸球増加，そして画像での嚢胞性病変が特徴だ。

肺吸虫症は喀痰にある虫卵をみつける，飲み込まれた虫卵を糞便にみつける，あるいは生検検体で虫や卵をみつけて行われる（図 196.4）。糞便や喀痰検査は何度も繰り返す必要がある場合もある。血清学的検査，たとえば，CDC が提供する免疫ブロット検査は早期の軽症，肺外感染の診断に有用だ。

肺吸虫症の治療選択薬は praziquantel で，代替手段として triclabendazole もある(表 196.2)。死にゆく虫の炎症反応がけいれんなどの神経合併症を増悪させることもあり，脳肺吸虫症では，praziquantel と同時に副腎皮質ステロイドを同時に用いるべきだ。

腸吸虫感染

腸の吸虫の成虫が十二指腸や空腸粘膜にくっつき，そこで局所の炎症や潰瘍をつくる。ヒト感染を起こす種は何十とあるが，*Fasciolopsis buski* という巨大な腸吸虫が最もよく知られている。感染は，オニビシ，ウォーターチェストナット，クレソンのような水生植物を未調理で食べることで得られる。感染寄生虫量が多いと，胃潰瘍を思わせる空腹時の痛みや粘液性下痢，さらにひどい場合には吸収不良，腹水，全身浮腫，腸閉塞が起きる。好酸球増加はよくある。

その他の重要な腸の吸虫には，*Heterophyes heterophyes* と *Metabonimus yokogawai* があり，両者は生や調理不十分な淡水魚を食べて感染する。こうした寄生虫感染の症状は *Fasciolopsis* のそれに似るが，虫卵が循環に入って塞栓を起こすと，重篤な心筋炎や脳出血を起こす。*Nanophyetus salmincola* は米国北西部で伝播し，生や調理不十分なサケやマスを食べて感染する。症状には，腹痛や水様性下痢，好酸球増加がある。

こうした腸の吸虫感染は糞便に虫卵をみつけて診断する。虫卵排出量は少ないこともあり，濃縮法や検査の反復が推奨される。praziquantel が第 1 選択薬だ(表 196.2)。代替薬として，triclabendazole と，*Fasciolopsis* と *Heterophyes* 感染には niclosamide がある。

文献

Clerinx J, Van Gompel A. Schistosomiasis in travellers and migrants. *Travel Med Infect Dis*. 2011;9:6–24.

Esteban JG, Fried B. Current status of food-borne trematode infections. *Eur J Clin Microbiol Infect Dis*. 2012;31:1705–1718.

Ferrari TSA, Moreira PR. Neuroschistosomiasis: clinical symptoms and pathogenesis. *Lancet Neurol*. 2011;10:853–864.

Fürst T, Duthaler U, Sripa B, et al. Trematode infections. Liver and lung flukes. *Infect Dis Clin North Am*. 2012;26:399–419.

Gray DJ, Ross AG, Li Y-S, et al. Diagnosis and management of schistosomiasis. *BMJ*. 2011;342:d2651.

Gryssels B. Schistosomiasis. *Infect Dis Clin North Am*. 2012;26:383–397.

Jauréguiberry S, Paris L, Caumes E. Acute schistosomiasis, a diagnostic and therapeutic challenge. *Clin Microbiol Infect*. 2010;16:226–231.

Lane MA, Marcos LA, Onen NF, *et al. Paragonimus kellicotti* fluke infections in Missouri, USA. Emerg Infect Dis. 2012;18:1263–1267.

Procop GW. North American paragonimiasis (caused by *Paragonimus kellicotti*) in the context of global paragonimiasis. *Clin Microbiol Rev*. 2009;22:415–446.

World Health Organization. *Report of the WHO Expert Consultation on Foodborne Trematode Infections and Taeniasis/Cysticercosis*. Geneva: World Health Organization; 2011.

197 条虫(cestode)

■著：Zbigniew S. Pawlowski
■訳：岩田健太郎

条虫は腸管〔例：条虫症(taeniasis)や小型条虫症(hymenolepiasis)〕や，組織寄生虫症〔例：嚢虫症(cysticercosis)やエキノコッカス症(echinococcosis)〕を起こす。ほとんどの腸管条虫感染は肉由来の人獣共通感染だ。幼虫が組織に感染しているのだ。あるいはヒト，イヌ，キツネの糞便にある条虫の虫卵を摂取する糞口感染もある。

Taenia saginata と *Taenia asiatica* 条虫症

Taenia saginata はウシ条虫だが，時に全長 5 m 以上になり，ヒトの小腸で最長 30 年間も生きている。ウシ条虫の唯一の自然宿主はヒトである。ヒトは生や調理不十分の牛肉内にいる嚢胞の中にいる直径 1 cm 未満の嚢虫を摂取して感染する。

T. saginata 感染伝播は容易である。この条虫の繁殖力が高いからだ(毎日 50 万を超える卵を生み，これが何年も続く)。広範で長期的な虫卵による環境汚染により，ウシの嚢虫症は寄生虫量が多くなければルーチンの肉類監視をすり抜け，最終的に生の牛肉摂取とあいなる。東アフリカでは，10％以上の遊牧民(ノマド)が感染している。ヨーロッパでは都会での年間感染率は 0.1％未満で，米国とカナダでは，*T. saginata* 条虫症はまれで，ラテンアメリカからの移民に主にみつかっている。

Taenia saginata 感染は主に，生肉を食べる栄養十分な中年に起きる。訴えとしては，漠然とした腹痛，吐き気，体重減少あるいは体重増加，肛門周囲の不快感で，これは卵をもつ片節(およそ 1 日あたり 6 個)が肛門の外を活発に這い回るからだ。時に，患者は長い横分体を尻から出す。その場合，何週間かは片節の排泄は止まるかもしれない。診断は病歴と，外に出された条虫片節の肉眼的観察である。*Taenia* の虫卵は糞便よりも，肛門スワブでみつかりやすい。寄生虫抗原を糞便中に検出するのは感度と特異度が高く，片節や虫卵が排泄されない場合でも感染を検知することがある。

T. saginata 条虫症治療は praziquantel か niclosamide で行い，これらは安全で効果的で，それぞれ治癒率は 95％，そして 80％だ。praziquantel は経口単回投与で 5〜10 mg/kg で，軽い朝食後 1 時間に内服する。niclosamide は 4 歳未満の小児や妊婦で好ましい薬だ。niclosamide(最近製造されていてジェネリックがない)は空腹時にずっと噛み続ける。成人で 2 g，体重 10〜35 kg の小児で 1 g，それより小さな小児で 0.5 g だ。両者の副作用として，腹部不快感，頭痛，ふらつき感があるが，まれだし一過性だ。条虫は数時間でばらばらになって排泄される。頭節は虫全部がとれた証だ，しばしばみつけにくい。だから，治療後 4 か月経っても片節が出てこなくなって初めて，治療成功は確認される。

T. asiatica は最近，いくつかのアジアの国で報告されているが，*T. saginata* の姉妹種だ。形態的には似ているが，分子技術を用いて検証すると異なる種である。その生活環は異なっている。小さな嚢虫がブタやいろいろな野生動物の肝臓その他の内臓で育つ。ヒト感染は感染動物の生の内臓，とりわけ肝臓を食べて感染する。診断や治療は *T. saginata* と同様だ。*T. asiatica* と *T. saginata* はヒトでは嚢虫症を起こさない。

Taenia solium 条虫症と有鉤嚢虫症

Taenia solium(ブタ条虫)感染はラテンアメリカの国々，中央や南部アフリカ，インド，インドネシア，中国に多い。腸管感染は調理不十分な，嚢虫をもつブタを食べて起きる。嚢虫症は，嚢胞状の幼虫が組織内で育つが，*T. solium* の虫卵が糞便で汚染された食べ物，水，あるいは手から感染する。自家感染や家族内感染はよくある。流行地域ではヒト有鉤嚢虫症はよくある。米国やヨーロッパでは，ヒト嚢虫症は時々みつかる。外国で感染したか，*T. solium* 条虫に感染したまま移民したのだ。

ブタ条虫は *T. saginata* よりも小さく，感染ブタを食べてから 2 か月経つと，その片節は通常，糞便と共に排泄される。条虫症の症状・徴候は特別なものはなく，*T. saginata* 感染のそれに似る。診断は排泄された片節や特異的糞便抗原の検出で行う。*Taenia* 虫卵を糞便にみつけて条虫症の診断はできるが，*T. solium* の虫卵は形態的に *T. saginata* のそれとは区別できない。片節と糞便は注意深く取り扱う。*T. solium* の虫卵はヒトに感染性があるからだ。

T. solium 条虫症の治療は必須であり，可及的すみやかに行う。確定例でも疑い例でもそうだ。虫卵が撒き散らされると，嚢虫症をヒトやブタに起こしかねないからだ。腸感染治療は *T. saginata* 条虫症と同じだ。まれに praziquantel が共存する無症状な嚢虫症の症状を惹起することがある。治療効果の判定は，抗蠕虫治療 2，3 か月後に，頻回に繰り返す便検査で *Taenia* 虫卵や糞便抗原を探すことだ。

嚢虫症について。*T. solium* 嚢虫症は筋肉内に局在することもあれば，皮下組織にあることもある(図 197.1A)。無症状の場合も有症状の場合もある。臨床的に重要なのは，神経嚢虫症，眼嚢虫症，そして心嚢虫症だ。神経嚢虫症は，大けいれん発作(症例の 70〜90％)，頭蓋内圧上昇，あるいは精神異常が起きたときに疑う。特に流行地域にいたり，*T. solium* キャリアと接触のある青少年や成人だ。家族内感染は多い。嚢虫症の最悪のパターンは脳

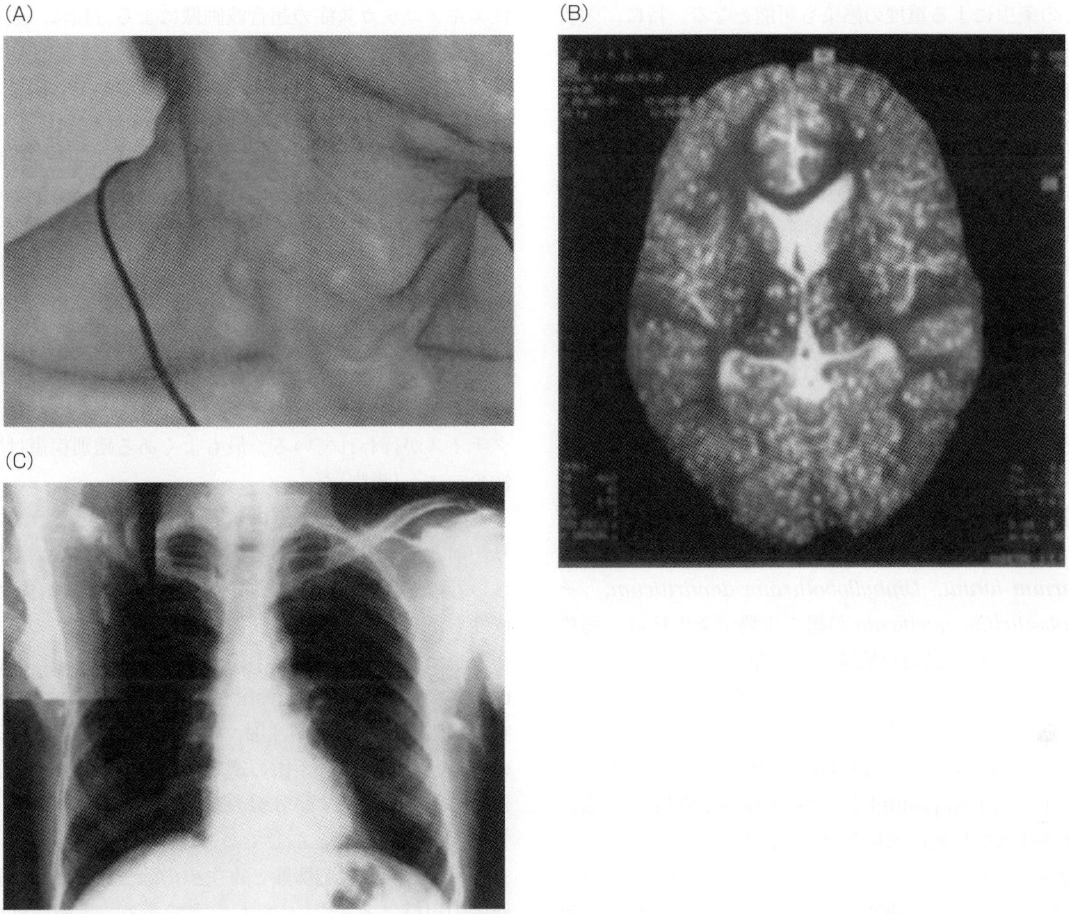

図 197.1
A：皮下に局在する嚢虫，B：脳 CT でたくさんの嚢虫が見える(星いっぱいの夜空所見)，C：軟部組織の石灰化
(Dr. S. K. Gaekwed のご厚意による。Bradley's *Neurology in Clinical Practice*, 4th edn. Butterworth- Heinemann ; 2004 より)

室や基底層への寄生虫の局在だ。皮下結節があれば(これはインド以外では珍しい)，最終診断は生検で頭節や典型的な嚢虫壁をみつけて行う。ほとんどの場合，嚢虫症は CT や MRI で，脳，脊髄，目，そして心臓に嚢虫らしき構造をみつけて行う(図 197.1B)。場合によっては，炎症反応や浮腫，脳室の拡大がみられる。目嚢虫症では診断は眼底鏡で行う。そう多くはないが，嚢虫症は超音波やレントゲン写真で疑うこともある。特に，石灰化がある場合はそうだ(図 197.1C)。血清学的検査，特に酵素免疫測定法(enzyme immunoassay：EIA)と酵素結合免疫電気泳動ブロット(enzyme-linked immunoelectrontransfer blot：EITB)も診断を支持するが，活動性のある感染と過去の感染を区別できない。

神経嚢虫症はしばしば無症状であり，その場合の治療は慎重に検討せねばならない。症状がある場合も，活動性がある場合もない場合(石灰化している)もある。治療は特別な抗蠕虫治療，手術，副腎皮質ステロイド，あるいは対症療法である。治療選択は個別に選択する。抗蠕虫治療は praziquantel や albendazole が活動性の嚢虫症で脳実質にいくつかの嚢胞がある場合，または血管炎，脳炎，くも膜炎の臨床徴候がある場合に適応となる。昔から praziquantel は 50 mg/kg を毎日，14 日間，経口投与していたが，高用量の短期療法も提唱されてきている。albendazole は経口で 15 mg/kg を毎日，8 日間投与する。脳実質の嚢虫症では，praziquantel の効果はおよそ 60%，albendazole では 85% である。嚢虫への両薬のダメージが局所炎症反応と浮腫を起こすため，同時に追加の副腎皮質ステロイドや抗ヒスタミン薬の治療が必要になる。

外科的切除は単一の脳実質内，脳室内，脊髄，眼内嚢虫症で局所症状がある場合に適応となる(例：脳神経症状あり)。脳室シャントは水頭症で必要になる。副腎皮質ステロイドや免疫抑制剤が血管炎や脳炎をコントロールするかもしれない。抗けいれん薬は主に不活性の嚢虫症で肉芽や石灰化病変に用いられる。神経嚢虫症の世界的に広がる後遺症や死亡は今でもかなりなものであるが，その対策は地域的にしか行われていない。

Hymenolepis nana 感染

Hymenolepis nana は小型条虫であり，その長さは 15〜40 mm で，ヒトの小腸では最大 3 か月しか生存できない。条虫の虫卵は糞便から排出されることもあり，自家感染のもとになったり，他者への感染を起こす。その他の虫卵はヒトの腸内でかえり，1 か月以内に腸の絨毛のなかで擬嚢尾虫になる。これはのちに，同じ宿主のなかで次世代の成虫となる。

このようなサイクルで近接したコミュニティーでの感染伝播が促進される。デイケアセンター，学校，精神科施設などである。

また，何千もの条虫による重度の感染も可能となる。特に，栄養不良や免疫不全者で起きやすい。通常，特異免疫が発達し，感染の重度や期間を制御する。感染は小児期に起きるが，青少年になるころには感染は排除される。小型条虫症は暑くて乾燥した気候ではとても多いが，適切な衛生を保てる国ではまれだ。

寄生虫量が多くなると，下痢，腹痛，全身症状(体重減少，蒼白，筋力低下)が起きることがある。診断は特徴的な *H. nana* の虫卵を便にみつけて行う。単回の praziquantel 15〜25 mg/kg がとても有効だ。寄生虫量の多い感染では，3週間後に再治療する。niclosamide の効果はずっと低く，成人の場合，1日2gの治療を7日間行い，これを繰り返さねばならない。治療が成功したかどうかは，2週間おきの便検査を治療後2か月間行い，陰性検査の確認をせねばならない。

その他の腸管条虫

Diphyllobothrium latum，*Diphyllobothrium dendriticum*，そして *Diphyllobothrium pacificum* が起こす裂頭条虫症は，汚染のない大きな湖で気候が温暖な地域では，今でもみられる(米国やカナダの五大湖，フィンランドやスイスの湖)。また，南米の太平洋岸でもみられる。裂頭条虫症のまれな合併症に，ビタミン B_{12} 欠乏がある。診断は特徴的な虫卵を便検査でみつけることだ。治療は単回の praziquantel を 15〜20 mg/kg で投与する。治療成功の評価は数か月後に便検査を繰り返して行う。

Hymenolepis diminuta(ネズミ条虫)と *Dipylidium caninum*(イヌ条虫)感染は，ヒトには偶然起きる。通常は症状は軽いか無症状だ。便検査で診断し，単回の praziquantel 15 mg/kg で簡単に治療できる。

Spirometra 属は，いろいろな両生類，爬虫類，鳥類，そして哺乳類に寄生する条虫だが，時々，しかし世界中で感染を起こす。孤虫症の原因であり，幼虫感染が皮下組織や眼球に起きる。

嚢胞性エキノコッカス症(包虫症)

Echinococcus granulosus は小さな条虫で，肉食動物の一部，とりわけイヌの小腸に感染する。*E. granulosus* の虫卵はイヌの糞便に排泄されるが，環境を汚染し，嚢胞性エキノコッカス症をいろいろな動物に起こす原因となる。特に，ヒツジ，ブタ，そして時にヒトに起こす。エキノコッカス症はヒツジを育てる地域ではまだ多い。南米，地中海沿岸諸国，中東，中央アジア，そして中国だ。アラスカ，カリフォルニア，南ユタ，北アリゾナ，そしてニューメキシコでも小さな動物感染のある地域がある。ヨーロッパでは，嚢胞性エキノコッカス症が時々みられるが，しばしばブタ由来の *E. granulosus* によって起きている。

Echinococcus の嚢胞は肝臓(およそ65%)と肺(25%)にできるが，どの組織にも侵入でき，たとえば，脳，腎臓，脾臓，心臓，そして骨などである。臨床像は幅広く，嚢胞の場所，大きさ，数によるし，嚢胞破裂による合併症や胆道，気道，あるいは近接する体腔との交通の有無にもよる。嚢胞内細菌感染と二次性腹膜エキノコッカス症も珍しくない。臨床診断は画像でなされることが多い。超音波，CT，MRI，ポジトロン放出断層撮影(positron emission tomography：PET)や，レントゲン検査である。嚢胞性エキノコッカス症の超音波画像による分類は，嚢胞の形態，排卵能力や嚢胞の中身によっている。これで嚢胞性病変，ステージを分類できる。寄生虫のいない嚢胞についても同様で，若い活動性のある嚢胞から，古くて不活性の嚢胞まで，C1〜C5まで分類できる。診断は血清学的検査で確定できる〔感度の高い酵素免疫測定吸着法(enzyme-linked immunosorbent assay：ELISA)をまず行い，より特異的な免疫拡散，あるいは免疫ブロット法を用いる〕。場合によっては，臨床像，画像，血清学的検査では，確定診断に至らないこともある。確定診断は寄生虫の鉤，原頭節，あるいは嚢胞壁の破片を喀痰や生検検体，手術検体，あるいは剖検で見いだすことによる。ある特別な施設では，嚢胞の穿刺吸引を超音波ガイド下で行い，その間，albendazole を注入するプラクティスが行われている。最もよくある鑑別疾患は肝臓の非寄生性のシスト(嚢胞)だ。

エキノコッカスの嚢胞は産卵可能なものとそうでないものがあり，前者には原頭節がある。単一なものと複数の嚢胞もある。小さいものも大きいものもある(最大で直径20 cm)。症候性も無症候性もある。活動性も不活性もある。複雑なものも単純なものもある。治療の選択肢は，手術，薬物治療，PAIR(puncture, aspiration, injection of a cysticidal substance, and reaspiration：穿刺，吸引，殺嚢胞剤注射，そして再吸引)，あるいは介入なしの経過観察である。手術の適応で主なものは，活動性で浅い部位にあり，破裂しやすい肝臓の嚢胞であったり，脳や脊髄，心臓，骨の嚢胞病変のほとんどである。手術は根治的(すべての嚢胞除去)から保存的(嚢胞切除と寄生虫の除去をするが，宿主側の嚢胞周囲の組織はとらない)なものまでである。手術には合併症のリスクがある。アナフィラキシーショックや二次エキノコッカス感染症，そして死亡だ(0.5〜4%)。

薬物治療はより広範に行われている。これは主に手術不能なケースにおいてだが，その限りではない。手術や穿刺前の薬物治療の重要な目的は，嚢胞内容物が意図せずこぼれてしまい，二次エキノコッカス症が起きないための予防である。使われる薬物は，mebendazole 40〜50 mg/kg を毎日，少なくとも3か月間，あるいは albendazole 10〜15 mg/kg を毎日，少なくとも1か月間である。時には治療の繰り返しも必要だ。薬物治療をいずれの薬剤でやっても，妊娠早期の胎児毒性のリスクがある。注意深く臨床的にモニタリングして，肝毒性，好中球減少，血小板減少は予防できるが，時に起きる禿毛は予防できない。

PAIR は流行地域で医療機関がちゃんとしていない地域で用いられる。残念ながら，頭節を殺す薬はどれも安全性と有効性を併存してはいない。よく使われているのは75%と95%のエタノール，20%の高張塩化ナトリウム溶液，そして0.5%の cetrimide だ。ホルマリン溶液はもはや使うべきではなく，これは硬化性胆管炎の原因となる。

多包条虫症と多嚢胞条虫症

Echinococcus multilocularis は肉食動物の腸に住む条虫だ。特にキツネが多いが，イヌの場合もある。中間宿主はげっ歯類で，野ネズミ，キツネザル，そしてマウスだ。多包条虫症(alveolar echinococcosis)の宿主のいる範囲は広く，北半球，特に，アルプス(フランス，スイス，ドイツ，オーストリア)，シベリア，北

日本，そしてアラスカだ。ヒトは偶然，*E. multilocularis* の虫卵に感染する。これは虫卵をもつ糞便に汚染された環境〔水，土壌，(果実の)ベリー〕やキツネの皮膚，イヌの毛などから感染する。

ヒト多包条虫症の発症率は人口10万人あたり0.02〜0.18人だ。しかし，*E. multilocularis* の広がりがヨーロッパでは西向きに(フランス)，東向きに(ポーランドやリトアニア)，北向きに(ノルウェーとスウェーデン)，そして南向きに(北イタリア)に起きている。このような自然界の感染環境の広がりに加え，キツネと共に都会にも広がっている。

E. multilocularis の病変は小さい水疱の集まりからできており，たいていは肝臓から始まる。何年もかけて腫瘍のように大きくなり，肺や脳に転移することもある。肝臓の多包条虫症の現代のPNM(parasitic mass in the liver, involvement of neighbouring organs, metastasis)分類は，寄生虫のつくる腫瘤の大きさ，隣接する組織への関与，遠隔転移に基づいている。早期の臨床像は通常ぼんやりしたものだ。進行疾患となると例外なく症状を出し，これは肝病変，肺や脳への転移のためだ。診断は画像と分子検査，免疫検査による。後者(例：Em2G11)はとても特異度が高い。鑑別診断は主に悪性新生物だ。治療は根治的肝病変切除とその後の少なくとも2年間の薬物治療だ。再発や切除不能の病変では，生涯の mebendazole か albendazole 治療が必要だ。両者は寄生虫を殺す(parasitocidal)というより，押さえ込む(parasitostatic)薬である。nitrazoxanide と amphotericin B は今や有力な代替薬であり，追加したり組み合わせて使う。治療は特別な医療機関で行うべきだ。いろいろな重篤な合併症が起きやすく，そのため，別の手術，場合によっては肝移植が必要になることもあるからだ。

多嚢胞条虫症(polycystic echinococcosis)は中南米でのヒト感染があり，これは *Echinococcus vogeli* と *E. oligartrus* による。両者は野生哺乳動物に寄生している。たくさんの小さな嚢胞性病変が，肝臓，肺，腹腔，胃，心臓，そして眼窩にみつかる。臨床像は多包条虫症に似る。多嚢胞条虫症はしばしば手術を必要とし，albendazole によく反応する。

文献

Brunetti E, Kern K, Vuitton DA; Writing Panel for the WHO-IWGE. Expert consensus for the diagnosis and treatment of cystic and alveolar echinococcosis in humans. *Acta Trop*. 2010;114:1–16.

Combes B, Comte S, Raton V, et al. Westward spread of *Echinococcus multilocularis* in foxes, France, 2005–2010. *Emerg Infect Dis*. 2012;18:2059–2062.

Ito A, Craig PS, Schantz PM, eds. Taeniasis/cysticercosis and echinococcosis with focus on Asia and the Pacific. *Parasitol Int*. 2006;55(Suppl):S1–S308.

Marval de F, Gottstein B, Weber W, et al. Imported diphyllobothriasis in Switzerland: molecular methods to define a clinical case of *Diphyllobothrium* infection as *Diphyllobothrium dendriticum*, August 2010. *Euro Surveill*. 2013;18(3). pii: 20355.

Murrell KD, ed. *Guidelines on Taeniasis/Cysticercosis*. Geneva: WHO/OIF/FAO; 2005.

Singh G, Prabhakar S, eds. *Taenia solium Cysticercosis: From Basic to Clinical Science*. Wallingford, Oxon, UK: CABI Publishing; 2002.

198 トキソプラズマ(*Toxoplasma*)

■著：Roderick Go, Benjamin J. Luft
■訳：岩田健太郎

トキソプラズマ症は偏性細胞内寄生虫の *Toxoplasma gondii* が起こす。世界中でその医療上の影響力は大きく，たくさんの死者を出している。重篤な先天疾患として認識されていたが，後天性免疫不全症候群(acquired immunodeficiency syndrome：AIDS)がみつかり，免疫抑制療法使用が増加して，トキソプラズマ症は非常に数が増えた。

ヒトは *T. gondii* の生活環では偶然宿主である。組織嚢胞やタキゾイトで汚染された肉や水を摂取するか，あるいは終宿主であるネコを触ることで急性感染は起きる。ヒトという宿主が適切な免疫応答をしている間は，組織嚢胞が形成され，慢性というか潜伏感染が続く。*T. gondii* 抗体は血中に生涯残る。慢性感染のある者が免疫抑制となると，特に，それが細胞性免疫の場合，潜伏感染の悲惨な再活性が起こりうるのだ。

臨床像と診断

免疫抑制のない宿主では，初期感染はしばしば不顕性である。急性感染は単核球症の症状に似ることがある。よくある症状は，頸部，後頭部のリンパ節腫脹だ。リンパ節は通常，圧痛を伴わず，膿性化もしないで，4〜6 週間以内に治る。比較的まれだが，トキソプラズマ症が心筋炎，肝炎，多発筋炎，肺臓炎，脳炎に至ることもある。

トキソプラズマ症が免疫抑制患者に起きると，通常は *Toxoplasma* 脳炎(toxoplasmic encephalitis：TE)となる。通常は脳炎単独だが，時に多臓器感染の一部として起きる。中枢神経を侵さないで他の単一の臓器に病気を起こすことは珍しい。AIDS 患者では，TE は通常，CD4 リンパ球数が 100/mm^3 未満になったときに起きるが，CD4 数が 200/mm^3 未満になると顕性感染のリスクが発生する。TE の臨床像はさまざまであり，巣症状や全般性神経不全の症候・症状がみられるが，両方併存することのほうが多い。これは病変の数，大きさ，場所にもよる。脳浮腫，血管炎，出血が活発な感染に伴い，疾患のプロセスに寄与することがある。*Toxoplasma* 脳炎は典型的には，亜急性のオンセットで巣症状がみられ，これに全般性の脳機能障害が伴うことがある。比較的まれだが，けいれんが初期症状のこともある。時に，全般性脳機能障害の症候・症状だけがみられることもあり，感染の進行と共にのちになって巣症状がみられることもある。臨床像は数週間にわたるゆっくりなものから，より急性，あるいは劇症型のことまでさまざまだ。局在する，あるいは全般性の絶え間ない頭痛が起きることもある。

AIDS 患者でのトキソプラズマ症診断のための血清学的検査は，ヒト免疫不全ウイルス(human immunodeficiency virus：HIV)感染者で TE 発症リスクのある者をみつけるときだけ役に立ち，それは AIDS 患者で脳に局在する病変があるときの診断を支持する。Sabin-Feldman 色素試験は免疫グロブリン G(immunoglobulin G：IgG)を測定する，標準的と認められた検査である。AIDS 患者で TE がある場合は，ない場合よりも高値となる。免疫蛍光(immunofluorescence assay：IFA)のほうが使われることが多いが，色素試験と同じ IgG 抗体を測定する。TE のある AIDS 患者のほぼ全例で IgG が検出される。抗体がない場合は，神経症状・症候の原因は別であることを強く示唆する。

標準的なケアにおいては，TE が暫定的な診断となった場合に治療開始が許容される。典型的な神経画像異常像が CT や MRI でみられた場合だ。MRI のほうが CT よりも感度が高く，局在する中枢神経病変がみつかる。特定の治療で臨床的，画像的改善がみられたら，臨床的な診断となる。別の原因でも似たような症状が起きるからで，たとえば，中枢神経リンパ腫，進行性多巣性白質脳症，脳膿瘍，そして他の微生物による病変がそうだ。他の病原体としては，*Cryptococcus neoformans*，*Aspergillus* 属，結核菌(*Mycobacterium tuberculosis*)，*Nocardia* 属などがある。暫定診断で治療してしまうプラクティスは，*Toxoplasma* の効果的な予防をしておらず，特徴的な所見が CT や MRI でみられ，*Toxoplasma* 抗体が陽性の場合には広く受け入れられている。このようなクライテリアを用いると，的中率は 80% とされている。しかし，静脈内薬物使用者では，その他の中枢神経疾患は多く，*Toxoplasma* 抗体陽性時の的中率は低下する。予防薬が普及して用いられていればさらに低下する。*Toxoplasma* 脳炎は脳の内部に発生することがほとんどで，髄膜に大きく影響することは珍しい。髄液検査は他の疾患を除外するのに用いられる。*T. gondii* DNA をポリメラーゼ連鎖反応(polymerase chain reaction：PCR)で髄液内にみつける場合は特異度が高いが，脳内病変をもつ AIDS 患者での TE の診断における感度はまちまちである。

AIDS 患者や骨髄移植患者で 2 番目に多い感染臓器は肺である。*Toxoplasma* 肺炎の臨床像は非特異的で，*Pneumocystis* 肺炎〔*Pneumocystis jirovecii*(*carinii*) pneumonia：PCP〕のそれに似る。ほとんどの患者で発熱があり，空咳，呼吸困難，時に喀血もある。しかし，PCP に比べるとオンセットは速い傾向にある。胸部レントゲン写真では，典型的に両側の間質浸潤影がみられるが，多発結節影，単発の結節，単発の空洞疾患，葉性浸潤影，胸水，そして肺門部リンパ節がみられることもある。*Toxoplasma* 肺炎に合併した気胸の報告もある。急性呼吸窮迫症候群(acute respiratory distress syndrome：ARDS)の報告もある。診断は臨床的な疑いをもつことと，*T. gondii* を気管支肺胞洗浄

表 198.1
***Toxoplasma* 脳炎と神経以外のトキソプラズマ症の治療薬**

抗微生物薬	作用機序	代謝	副作用	推奨量(免疫抑制あり)	推奨量(免疫抑制なし)
pyrimethamine(Daraprim®)経口	葉酸(folic acid)合成系阻害	腸管から吸収されやすい。肝代謝，脂溶性	血球減少，皮疹，消化器症状	急性期：ローディングドーズ 200 mg，その後，50〜75 mg 毎日，経口 folinic acid(ロイコボリン®)10〜20 mg/日と共に 維持量：25〜50 mg/日を経口 folinic acid 10〜20 mg/日と共に	ローディングドーズ 200 mg/日を2日間，その後，50〜75 mg 毎日 2〜4 週間を，経口 folinic acid 10〜20 mg/日と共に
上記に加え					
sulfadiazine[a] 経口	葉酸合成系阻害。pyrimethamine とのシナジー効果がある	腸管から吸収されやすい。血液脳関門を通過する。ある程度肝代謝	消化器症状，皮疹〔Stevens-Johnson 症候群(皮膚粘膜眼症候群)〕，血球減少，腎結石，結晶尿，間質性腎炎，脳症	急性期：1〜1.5 g を 6 時間おき 維持量：500〜1,000 mg/日を1日4回に分割して	1〜1.5 g を 6 時間おきに 2〜4 週間
あるいは					
clindamycin[a] 経口と静注	不明：おそらくはプラスチドやミトコンドリアの蛋白合成阻害	腸管から吸収されやすい。組織移行性は抜群	消化器症状，皮疹，偽膜性腸炎	急性期：600 mg 6 時間おき(最大 1,200 mg 静注 6 時間おき) 維持量：300〜450 mg 経口で 6〜8 時間おき	300 mg 6 時間おきを 4 週間，必要に応じて再投与

a pyrimethamine を組み合わせて用いる。
〔Mofenson et al. *MMWR Recomm Rep*. 2004；53(RR-14)：1 より〕

(bronchoalveolar lavage：BAL)液や生検検体からみつけだすことである。ほとんどの症例では，臨床像や画像所見は非特異的だからである。

眼トキソプラズマ症は米国では最も多い網膜感染で，AIDS 患者では網膜感染の原因として 2 番目に多い〔いちばん多いのはサイトメガロウイルス(cytomegalovirus：CMV)網膜炎〕。患者は通常，視力低下を訴えて受診するが，眼痛が起きることもある。眼トキソプラズマ症だけで発症することもあり，TE や播種性疾患を伴うこともある。時に，免疫抑制宿主では，眼トキソプラズマ症は TE の前兆である。したがって，頭部 CT が併存する TE 確認のために必要となる。眼底検査では，壊死性脈絡網膜炎に合致する所見がみられる。病変は単発，あるいは多発，あるいは両眼性だが，通常は出血は伴わず，黄色がかった白色の網膜壊死が辺縁がぼんやりした形でみられる。後方に起きるが，中等度〜重篤な炎症反応が硝子体や前房に伴うこともある。このような特徴は CMV 網膜炎との鑑別に有用だ。蛍光眼底血管造影も役に立つことがある。トキソプラズマ症病変では，染色液が漏れるのは病変の端っこなことが多いが，CMV 網膜炎では中心部でより目立つ。眼トキソプラズマ症は AIDS 患者で，*T. gondii* 抗体陽性，視力が変化して眼底検査異常が伴うときは考慮すべきだ。治療にすぐに反応することも期待できる。確定診断は網膜生検標本，硝子体液からの *T. gondii* の単離，または PCR である。

治療

免疫抑制なし

免疫抑制のない宿主でのほとんどの感染は無症状で，治療は必要ない。リンパ節腫脹がいちばんよくみられるが，自然に 1〜3 週間で治る。治療は全身症状があり，あるいは重症だったり長期にわたったり，まれな内臓病変がある場合(脳炎，心筋炎，肺臓炎)のみに考慮する。検査室での事故や輸血での急性感染は重症化することがあり，治療すべきだ。治療薬は，pyrimethamine(Daraprim®)と sulfadiazine を 2〜4 週間，folinic acid(ロイコボリン®)と共に用いる(表 198.1)［訳注：sulfadiazine，pyrimethamine は熱帯病治療薬研究班が管理している］。pyrimethamine による血球減少が起きた場合は，folinic acid を増やして 20〜50 mg/日にする。サルファアレルギーがある患者では，clindamycin を pyrimethamine と folinic acid に加えると，治療はうまくいく(表 198.1)。

眼トキソプラズマ症では，治療薬は pyrimethamine と sulfadiazine か trisulfapyrimidine を，folinic acid と共に前述と同じ投与量で行う。治療は 4 週行うが，必要に応じて再治療する。治療は再発して進行性の視力喪失や，緑内障のようなその他の合併症を防ぐために必要だ。黄斑，視神経，乳頭黄斑束が関与する場合は，全身性の副腎皮質ステロイド(prednisone 80〜120 mg/日かそれに相当するもの)を補助的に用いることもある。

24

免疫抑制宿主

TE では，pyrimethamine 200 mg を 2 回に分けてローディングし，その後，経口で 50〜75 mg/ 日を継続し，加えて，sulfadiazine 4〜6 g/ 日を経口で 1 日 4 回に分けるのが今も第 1 選択だ(表 198.1)。経口 folinic acid が抗葉酸合成薬使用に伴う血球減少予防のために加えられる。急性期治療は少なくとも 6 週間行うことが推奨される。臨床上や画像上の所見が長引いたり反応が今一つの場合は 6 週間治療を延長することもある。サルファ剤を飲めない患者では，clindamycin を前述のような使い方で pyrimethamine と組み合わせる形で使える。予防的抗けいれん薬は推奨されない。副腎皮質ステロイドはルーチンで用いるべきではないが，頭蓋内圧上昇がわかっているときは用いる。ある研究によると，AIDS 患者で TE 治療をした者の 70％で，治療 7 日までにはっきりした改善が認められた。逆に，エンピリックな治療に反応しない患者では，進行性疾患が最初の 10 日以内に認められた。治療開始後 6 週までに 90％の患者は画像上の改善がみられた。

免疫抑制宿主では，維持療法(二次予防)を行うべきだ。薬は初期治療と同じものを使うが，半量にする。維持療法は生涯行うが，患者の免疫抑制が改善する場合は別である。AIDS 患者では，CD4 値を 200/mm^3 以上を 6 か月より長く保てたら二次予防は中止できる。

神経以外のトキソプラズマ症でも治療は同じだ。しかし，最適な治療期間や治療のアウトカムについてのデータは乏しい。一般論として，眼トキソプラズマ症は治療によく反応し，肺感染では治療は 50〜77％の患者で有効だった。

経口薬が禁忌の場合，静注の trimethoprim-sulfamethoxazole(ST 合剤，バクトラミン®)が 5 mg/kg/ 日の trimethoprim 量で使われてきた。ST 合剤は経口薬もあるが，反応は標準治療よりも遅い。最近，臨床試験で投与量を増やすと，治療効果が高いことが示された(trimethoprim 6.6〜10 mg/kg/ 日)。

これまで説明した薬剤は，*T. gondii* のタキゾイトにのみ活性がある。生き残った組織嚢胞は治療中止により，TE その他の潜伏疾患を再活性させることがある。したがって，長期抑制療法を継続する必要がある。pyrimethamine 25〜50 mg/ 日と sulfadiazine 2〜4 g/ 日を経口で 4 回に分け，加えて 10 mg/ 日の folinic acid が推奨されている。この組み合わせなら再発率は低い。clindamycin がサルファアレルギーの場合は用いられる。atovaquone 単独療法を 750 mg 1 日 2〜4 回は，pyrimethamine を飲めない患者では考慮してよいが，1 年後の再発率は 26％である。

一次予防はトキソプラズマ症の高リスク患者では，とても魅力的なオプションだ(つまり，CD4 値が 100/mm^3 未満で，抗 *T. gondii* 抗体陽性)。後ろ向き研究のデータによると，ST 合剤のダブルストレングス錠 1 日 1 回 経口が効果がある[訳注：trimethoprim 160 mg 相当。日本で使用できる錠剤(バクタ® 配合錠)はシングルストレングス錠のみ]。dapsone(diaphenylsulfone)や pyrimethamine を単独で用いても効果は一貫してみられない。しかし，pyrimethamine 50 mg/ 週 と dapsone 50 mg/ 日 と folinic acid を組み合わせるのが効果的な代替プランだ。サルファアレルギーがある場合は，脱感作もまた選択肢となる。一次予防は患者が免疫再構築を維持し，CD4 値が 200/mm^3 以上を 3 か月維持できれば安全に中止できる。

その他の薬剤で初期治療あるいは維持療法に有用とわかっているものには(表 198.2)，atovaquone(サムチレール®)がある。AIDS Clinical Trials Group(ACTG)の臨床試験では，atovaquone を含む治療法(pyrimethamine か sulfadiazine と組み合わせる)で見込みを感じさせた。77％で治療の反応がみられたのだ。サルベージ療法として，atovaquone 単独でも初期治療反応が 50％の試験参加者でみられた。atovaquone への反応と直接相関していたのは血中薬物濃度の達成であった。マクロライド系抗菌薬の azithromycin(ジスロマック®)と clarithromycin(クラリス®)を pyrimethamine と組み合わせた場合は，代替案として限定的には役に立つ。

妊娠

トキソプラズマ症(初期感染)になった妊婦では，胎児に感染のリスクがある。胎児感染は死産，流産，症状のある新生児，症状の

表 198.2
免疫抑制患者でのトキソプラズマ症治療の代替案

抗微生物薬	作用機序	代謝	副作用	推奨量
atovaquone(サムチレール®)[a] 経口	電子生合成のアンカップリング。ピリミジンの de novo 生合成の阻害	懸濁液は昔の錠剤よりもバイオアベイラビリティがよい。食事と共に服用すると吸収がよく，特に脂質に富んだ食べ物ではそうだ	皮疹，肝機能異常	急性期：懸濁液 1,500 mg 12 時間おき 維持量：懸濁液 750 mg 6〜12 時間おき
azithromycin(ジスロマック®)[a] 経口	不明：おそらくはプラスチドやミトコンドリア蛋白合成阻害	腸管から吸収されやすい。細胞内濃度が高い	消化器症状	急性期：900〜1,200 mg/ 日 維持量：同じ
trimethoprim(TMP)-sulfamethoxazole(SMX)(ST 合剤)[b](バクタ®，バクトラミン®)経口あるいは静注	葉酸合成阻害	腎代謝	皮疹，Stevens-Johnson 症候群(皮膚粘膜眼症候群)，骨髄抑制，肝毒性，血中クレアチニン上昇	急性期：5 mg/kg TMP と 25 mg/kg SMX 静注あるいは経口で 1 日 2 回

a pyrimethamine か sulfadiazine と併用。
b pyrimethamine と併用。

表 198.3
妊婦トキソプラズマ症治療薬

妊娠中感染の場合	薬物	投与量	治療期間
妊娠 18 週まで，あるいは 18 週の羊水穿刺で感染がない場合の分娩まで	spiramycin [a]	1 g 8 時間おきを空腹時に	胎児感染が確認されるか，妊娠 18 週時点で除外されるまで
妊娠 18 週以降胎児感染が確認されたとき，あるいは妊娠 18 週以降の感染女性すべてに	pyrimethamine [b] に加え	ローディングドーズ：50 mg 12 時間おきを 2 日間，そして 3 日目から 50 mg/ 日	分娩まで
	sulfadiazine に加え	ローディングドーズ：75 mg/kg，次いで 50 mg/kg を 12 時間おき(最大量 4 g/日)10～20 mg 毎日	分娩まで
	folinic acid(ロイコボリン®)		pyrimethamine 治療中および終了後 1 週間

a 米国では spiramycin は販売されていない。米国食品医薬品局(FDA)からのみ入手可能[訳注：spiramycin は日本では承認薬として使用可能]。
b 巨赤芽球性貧血，顆粒球減少，血小板減少に応じて量を調節する。
(Remington JS, McLeod R, Thulliez P, Desmonts G. Toxoplasmosis. In：Remington JS, Klein JO, Wilson CB, Baker CJ, eds. *Infectious Diseases of the Fetus and Newborn Infant*, 6th edn. Philadelpia, PA：Elsevier；2006 より)

ない新生児といったいろいろな結果をもたらしうる。まれに，母親が受胎の 6～8 週間前に急性トキソプラズマ症になった場合も，胎児への伝播が報告されている。胎児感染は，母親が妊娠中に治療されていれば少なくなる。早期診断を血清学的検査，羊水 PCR 検査，胎児超音波検査で行うことがマネジメント(抗菌薬か治療的堕胎)に重要である。

pyrimethamine に加えて，スルホンアミド系薬か spiramycin，これは西ヨーロッパ，メキシコ，カナダで入手できるマクロライド系抗菌薬で，米国食品医薬品局(Food and Drug Administration：FDA)から入手できるが，妊娠中に感染した *T. gondii* 感染で先天 *Toxoplasma* 感染を減らせるようだ(表 198.3)。pyrimethamine には催奇形性があり，第 1 三半期が過ぎるまでは使うべきではない。妊娠第 1 三半期の女性に対する最適な治療は米国には存在しない。しかし，sulfadiazine か trisulfapyrimidine は第 1 三半期に用いるべきだ。スルホンアミド系薬だけでも，動物モデルによれば，急性トキソプラズマ症に効果的とわかっているからだ。spiramycin が入手できれば，第 1 三半期に急性感染のある妊婦は，分娩まで 30～50 mg/kg/ 日を 3 回に分けて，胎児感染が確認されるか除外されるまで治療される。spiramycin 単独治療で伝播は減らせるが，先天感染が確立した場合の重篤度は減らせない。spiramycin は胎盤を通過しにくいため，妊婦で胎児感染が確定したり，18 週以降の感染可能性が高い場合は，pyrimethamine と sulfadiazine，folinic acid の治療にスイッチすべきだ。第 1 三半期以降に母体あるいは胎児感染が疑われたり確認された場合は，pyrimethamine と sulfadiazine と folinic acid を治療に用いるべきだ。

妊婦や妊娠したい女性はトキソプラズマ症初期感染のリスクについてアドバイスを受けておくべきだ。教育は効果的だとわかっている。妊娠中の抗体陽転化を減らせるのだ。ネコを飼っている女性はトイレを毎日きれいにするのを誰かにやってもらうべきだ。調理不十分な肉，生卵，低温加熱殺菌のないミルクや濾過していない水を摂取してはならない。未調理の果物や野菜は洗うべきだ。土いじりをするとき，生肉を扱うとき，自分でネコのトイレを処理しなければならない場合は，手袋をしなければならない。土いじりの後で，ネコやそのトイレを触った後で，あるいは生や調理不十分な肉を扱った後では，適切な手指衛生を行わねばならない。

文献

Coster LO. Parasitic infections in solid organ transplant recipients. *Infect Dis Clin North Am*. 2013;27(2):395–427.

Kravetz JD, Federman DG. Toxoplasmosis in pregnancy. *Am J Med*. 2005;118:212–216.

Luft BJ, Hafner R, Korzun AH, *et al*. Toxoplasmic encephalitis in patients with the acquired immunodeficiency syndrome. *N Engl J Med*. 1993;324:995–1000.

Mariuz P, Bosler EM, Luft BJ. Toxoplamosis in individuals with AIDS. *Infect Dis Clin North Am*. 1994;8:365–381.

Montoya JG, Liesenfeld O. Toxoplasmosis. *Lancet*. 2004;363:1965–1976.

Montoya JG, Remington JS. Mangement of *Toxoplasma gondii* infection during pregnancy. *Clin Infect Dis*. 2008;47: 554–566.

Novati R, Castagna A, Morsica G, *et al*. Polymerase chain reaction for *Toxoplasma gondii* DNA in the cerebrospinal fluid of AIDS patients with focal brain lesions. *AIDS*. 1994;8:1691–1694.

Porter SB, Sande MA. Toxoplasmosis of the central nervous system in the acquired immunodeficiency syndrome. *N Engl J Med*. 1992;327:1643–1648.

Torre D, Casari S, Speranza F, *et al*. Randomized trial of trimethoprim-sulfamethoxazole vs. pyrimethamine-sulfadiazine for therapy of toxoplasmic encephalitis in patients with AIDS. *Antimicrob Agents Chemother*. 1998;42:1346–1349.

Torres RA, Weinberg W, Stansell J, *et al*. Atovaquone for salvage treatment and suppression of toxoplasmic encephalitis in patients with AIDS. Atovaquone/Toxoplasmic Encephalitis Study Group. *Clin Infect Dis*. 1997;24:422–429.

199 マラリア

■著：Jessica K. Fairley, Henry M. Wu
■訳：岩田健太郎

マラリアは生命を脅かす寄生虫感染症で，世界の多くの地域でずっと流行している。2018 年には世界で 2 億 2,800 万の感染が起き，40 万 5 千人がマラリアによって死亡したと見積もられている。ほとんどの死亡はアフリカの子どもたちに起きていた。マラリアが流行地域でない国では，マラリアは帰国した旅行者や最近の移民での発熱の最大の原因の 1 つだ。毎年，非流行国に数千人のマラリア患者が入国している。

マラリアは蚊が媒介する原虫感染で，4 つのヒトの *Plasmodium* 種（*P. falciparum*，*P. vivax*，*P. ovale*，そして *P. malariae*）のどれかか，サルの寄生虫である *P. knowlesi* が起こす。*P. knowlesi* については，東南アジアの一部での報告が増えている。マラリア流行国が図 199.1 に示されている。免疫のない患者では，どんどん重篤な疾患に進展していくリスクに鑑み，流行国から来た発熱患者を評価するときは，よくよくマラリアを疑っておくことが重要であり，これは *P. falciparum* 流行地域の場合は特にそうだ。マラリアの適切な治療には感染種を知っておかねばならないし，それにどこで感染したかも知る必要がある。薬剤耐性パターンは地理的にまちまちだからだ。chloroquine 耐性 *P. falciparum*（chloroquine-resistant *P. falciparum*：CRPF）は広く分布しており，他の薬剤に対する耐性も出てきており，治療や予防はややこしくなってきている。

(A)

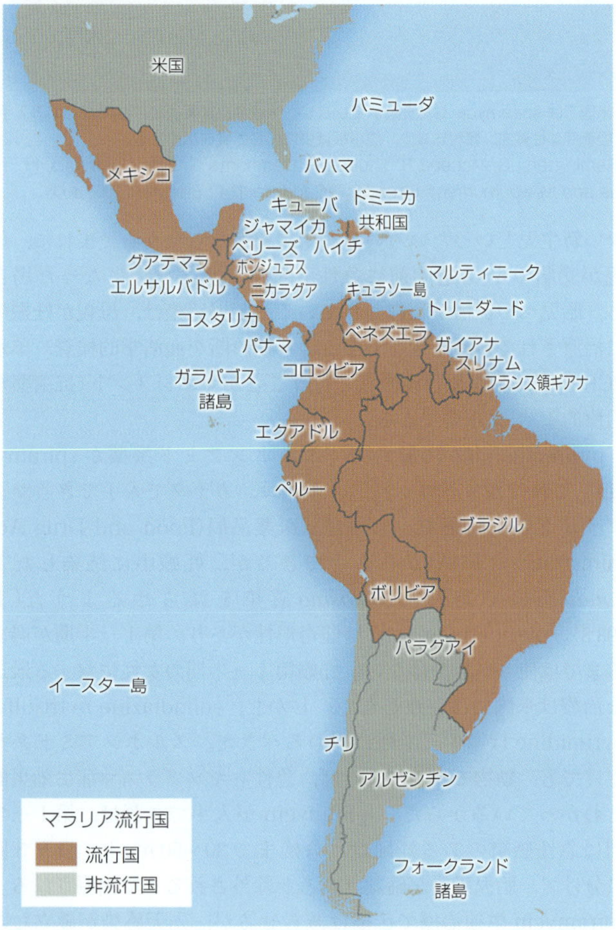

図 199.1
A と B：西，および東半球のマラリア流行国
〔米国疾病対策センター（CDC），2014 のご厚意による。Yellow book 2020：Health information for the international traveler. New York：Oxford University Press；2019：Chapter 4 より〕

臨床面

マラリア流行地域に最近旅行した患者の発熱は，内科エマージェンシーと考えるべきだ。蚊に刺されてからの最短の潜伏期は通常 7 日と考えられる。いちばん心配なのは受診 2 か月以内に *P. falciparum*（熱帯熱マラリアの原因）流行地域に旅行した患者だ。熱帯熱マラリアの場合は，潜伏期が 2〜4 週間が典型的だからだ。流行地域を離れて数か月〜1 年後に発症した場合も可能性は残る。これは特に，*P. vivax* や *P. ovale* に感染したときはそうである。こうした種だと，休眠期である肝臓内感染のステージがあるからだ。熱帯熱マラリアでも，感染から何か月か経って発症することもある。予防内服している場合や，中途半端に免疫ができている場合は発症を修飾したり，遅らせたりすることがあるからだ。そのため，マラリア流行地域に過去 1 年以内に旅行した発熱患者では，マラリアを除外すべきで，これは予防内服歴があってもそうだ。

マラリア感染は，マラリアに感染した雌の *Anopheles*（ハマダラカ）がスポロゾイト（sporozoite）をヒト宿主に注入して起きる。最初は，感染者は無症状で，スポロゾイトは血流を通って肝臓に達し，肝細胞内で成長する。マラリアの症状は血流にメロゾイト（merozoite）が放出されたときに起きる。このとき，赤血球のステージが始まる。ここで，メロゾイトは赤血球に感染して中で増殖し，赤血球を破壊してさらにメロゾイトを放出する。症状の重症度は普通は感染赤血球のパーセンテージにより，また，過去の感染がもたらした部分的な免疫の有無にもよる。

初期症状は非特異的だ。発熱，悪寒，気分不良，食欲不振，頭痛，そして筋肉痛などだ。咳，腹痛，下痢もあるかもしれない。疾患は他のたくさんの発熱を伴う疾患に似ている。たとえば，腸チフス，デング熱，インフルエンザ，髄膜炎，そして敗血症であ

(B)

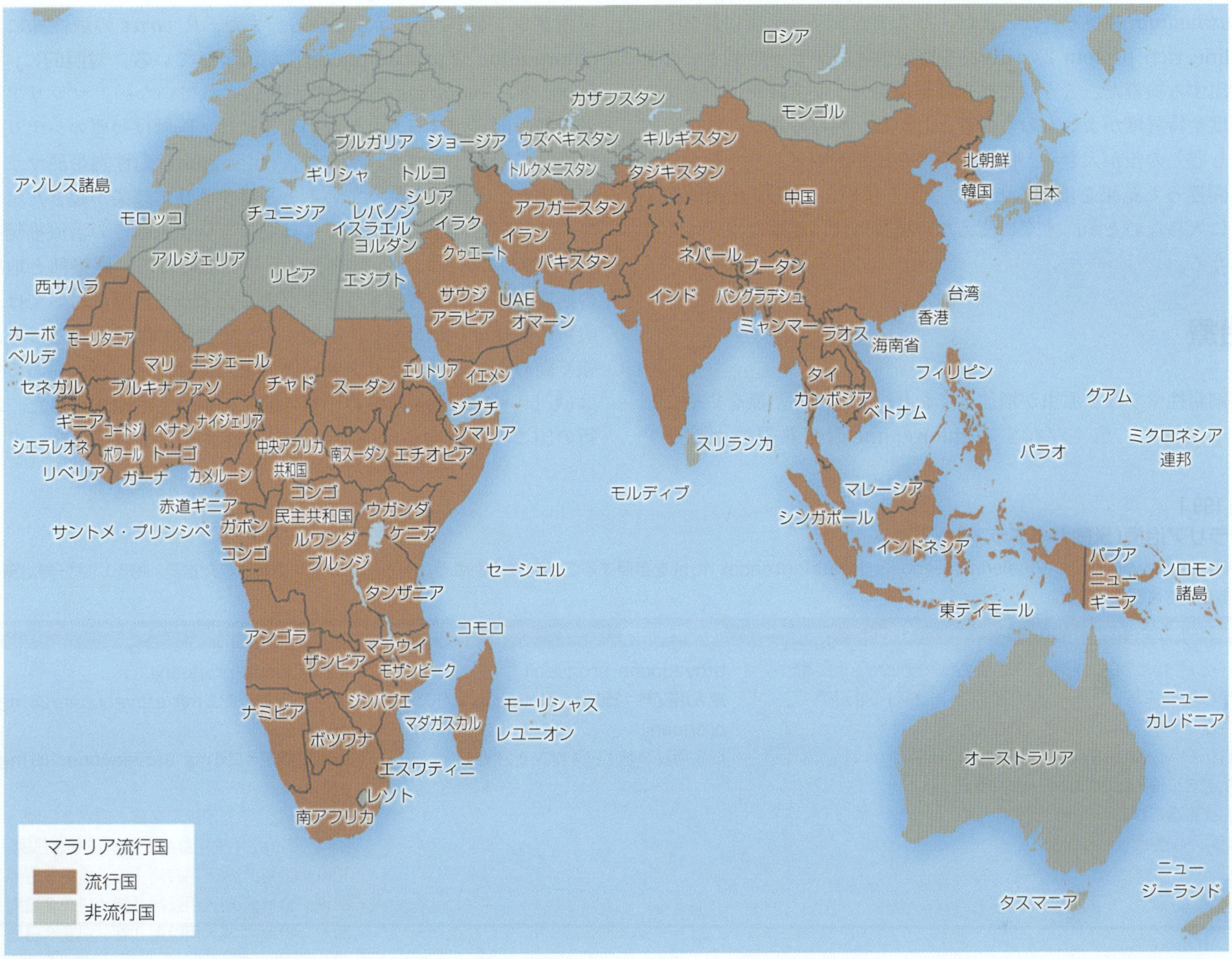

図 199.1（続き）

る。だから，マラリアを強く疑うことがきわめて重要で，他の代替診断がより可能性が高くてもそうなのだ。古典的には，定期的，かつ周期的な発熱という記述があるが，初期にはこういうことは起きないことがほとんどで，全く起きないこともある。熱帯熱マラリアは特にそうだ。

重症熱帯熱マラリアは多臓器全身疾患だ。感染赤血球が血管内皮細胞にくっついて血流から離れ，血流が阻害され，臓器の炎症が生じる。合併症には，重篤な貧血，黄疸，血小板減少，低血糖，肺水腫，急性呼吸窮迫症候群(acute respiratory distress syndrome：ARDS)，腎不全，そして播種性血管内凝固症候群(disseminated intravascular coagulation：DIC)などがある。けいれん，意識増悪，昏睡も低血糖で起きることもあるし，脳マラリアを示唆していることもある。重症マラリアの死亡率は，治療をしていても 15〜20％である。乳酸アシドーシスは予後不良を示唆する。免疫のない妊婦は特に重症化しやすく，早産や胎児死亡のリスクともなる。非流行国での旅行関連事例では，65 歳以上の患者は最も予後が悪い。*P. vivax* は典型的に軽症のマラリアを起こすが，重症化もありうる。しかし，重症疾患にいちばんなりやすいのは熱帯熱マラリアで，複数種の混合感染の可能性もあるので，非熱帯熱マラリアと診断された重症例では，共存する熱帯熱マラリアの可能性を考えるべきだ。

P. vivax と *P. ovale* 感染は休眠期のヒプノゾイト(hypnozoite)肝臓ステージに至ることがあり，治療や予防に特別な配慮を要する。ヒプノゾイトをもつ患者は再活性のあるまで無症状である。

診断

迅速かつ正確な診断がマラリアのマネジメントに重要である。診断のゴールドスタンダードは Giemsa 染色した厚層，および薄層の血液塗抹の鏡検である。厚層塗抹はとりわけ感度が高く，薄層では見逃しかねない寄生虫血症量が少ない患者でも，原虫を見いだすことができる。しかし薄層塗抹は，種の同定，寄生虫の定量(すなわち，感染赤血球パーセンテージ)，そして治療反応のアセスメントに最適だ。最初の血液塗抹が陰性なら，12〜24 時間の間隔をおいて再検し，合計 3 回の検査でもって疾患を除外する。検体の準備や厚層塗抹に長けた者がすぐにみつからない場合，薄層血液塗抹だけでもないよりはましだ。薄層塗抹陰性であれば，寄生虫血症量が多い感染はなさそうだからだ。Wright 染色は普通は検査室での末梢血に用いられるが，血液の寄生虫にはふさわしくない。が，Giemsa 染色ができないときは役に立つこともある。

たくさんの迅速診断検査(rapid diagnostic tests：RDT)があ

り，血液塗抹が使えないときにマラリア診断に用いられている。*Plasmodium* 種抗原，たとえば，ヒスチジンリッチ蛋白質 2(histidine-rich protein 2：HRP2)や寄生虫乳酸デヒドロゲナーゼを検出する検査だ。こうした検査は熱帯熱マラリア診断に，とても感度や特異度がよいものもある。しかし，異なるキットによって良し悪しの差が大きく，使用法や保存法が説明どおりでなかったら間違った結果を出すこともある。とはいえ，RDT は顕微鏡が手に入らないとか，すぐに使えない場合には，重要なツールとなりうる。

治療

薬剤耐性マラリア原虫が増加しており，マラリア治療をややこしくしている。広く存在する chloroquine 耐性熱帯熱マラリア(CRPF)に加え，mefloquine 耐性 *P. falciparum* も，いくつかの東南アジア諸国で流行している。また，*P. vivax* の耐性株には chloroquine や primaquine 耐性が出現している。対照的に，*P. ovale* や *P. malariae* には耐性が報告されていない。マラリア患者の種の同定がはっきりしないときには，医師は最悪のシナリオに準じて治療すべきだ。つまり，chloroquine 耐性熱帯熱マラリア感染だ。予防薬を飲んでいるときにマラリア感染が起きた場合は，予防薬と同じ薬で治療してはならない。米国での治療推奨薬を表 199.1 に示した。効果的なマラリア治療には，感染種と地域の耐性パターンを考慮する必要がある。よって医師においては，最新の推奨をレビューし，必要に応じて診断の助けを得ることが強く勧められる。マラリア疑い例，確定例は，常に感染症あるいは(もしいれば)熱帯医学専門家の助けを借りて治療すべきだ。最新の国ごとの推奨や米国での治療推奨は米国疾病対策センター

表 199.1
マラリア治療(米国ガイドライン)

読者には，www.cdc.gov/malaria/diagnosis_treatment/index.html を参照することを強く勧める。そちらで詳細や更新された推奨，あるいは妊婦治療の推奨などを確認すること。

臨床的重症度 / 種	耐性	成人推奨治療[1]	小児推奨治療[1]
軽症 *P. falciparum* あるいは種名がわからない **注意**：種が不明なもので，のちにそれが *P. vivax* や *P. ovale* とわかったときには，primaquine 治療を追加する適応がある。再発予防のためだ。下記参照	chloroquine 耐性，もしくは不明	**atovaquone-proguanil：** **成人用錠剤=250 mg atovaquone/100 mg proguanil** 成人用錠剤を 1 日 4 錠を 3 日間	**atovaquone-proguanil：** **小児用錠剤=62.5 mg atovaquone/25 mg proguanil** **成人用錠剤=250 mg atovaquone/100 mg proguanil** 5～<8 kg：小児用錠剤 2 錠 / 日を 3 日間 8～<10 kg：小児用錠剤 3 錠 / 日を 3 日間 10～<20 kg：成人用錠剤 1 錠 / 日を 3 日間 20～<30 kg：成人用錠剤 2 錠 / 日を 3 日間 30～<40 kg：成人用錠剤 3 錠 / 日を 3 日間 40 kg 以上：成人用錠剤 4 錠 / 日を 3 日間
		artenether-lumafantrine：1 錠=20 mg artemether / 120 mg lumefantrine 3 日間治療。体重に合わせて全部で 6 回内服。初回投与後 8 時間経ったら第 2 回投与，その後，1 日 2 回で 2 日間	
		1 回 4 錠	5～<15 kg 未満：1 錠 / 回 15～<25 kg 未満：2 錠 / 回 25～<35 kg 未満：3 錠 / 回 35 kg 以上：4 錠 / 回
		quinine sulfate：542 mg 塩基(=650 mg 塩)を経口 1 日 3 回を 3～7 日間[2] **加えて，以下のいずれか：** **doxycycline**：100 mg 経口 1 日 2 回を 7 日間 **あるいは** **tetracycline**：250 mg 経口 1 日 4 回を 7 日間 **あるいは** **clindamycin**：20 mg 塩基 /kg/ 日を 3 回に分けて 7 日間	**quinine sulfate**：8.3 mg 塩基 /kg(=10 mg/塩 /kg)を経口 1 日 3 回を 3～7 日間[2] **加えて，以下のいずれか：** **doxycycline**[3]：2.2 mg/kg 経口 1 日 2 回を 7 日間 **あるいは** **tetracycline**[3]：25 mg/kg/ 日　経口を 4 回に分けて 7 日間 **あるいは** **clindamycin**：20 mg 塩基 /kg/ 日　経口を 3 回に分けて 7 日間
		mefloquine[4]：684 mg 塩基(=750 mg 塩)経口を初期投与，その後，456 mg 塩基(=500 mg 塩)経口で初期投与から 6～12 時間後に	**mefloquine**[4]：13.7 mg 塩基 /kg(=15 mg 塩 /kg)経口を初期投与，その後，9.1 mg 塩基(=10 mg 塩 /kg)経口で初期投与から 6～12 時間後に。
軽症 *P. falciparum* あるいは種が同定されていないが，chloroquine 耐性のない地域での感染。*P. malariae*(全地域)，*P. knowlesi*(全	chloroquine 感受性	**chloroquine phosphate**：600 mg 塩基(=1,000 mg 塩)経口で即座に。その後，6，24，48 時間後に 300 mg 塩基(=500 mg 塩)を	**chloroquine phosphate**：10 mg 塩基 /kg(=16.7 mg 塩 /kg)経口で即座に。その後，6，24，48 時間後に 5 mg 塩基(=8.3 mg 塩 /kg)を

表 199.1（続き）

臨床的重症度 / 種	耐性	成人推奨治療[1]	小児推奨治療[1]
地域） **注意**：種が不明なもので，のちにそれが *P. vivax* や *P. ovale* とわかったときには，primaquine 治療を追加する適応がある。再発予防のためだ。下記参照		**hydroxychloroquine**：620 mg 塩　基(＝800 mg 塩）経口を即座に。その後，6，24，48 時間後に 310 mg 塩基(＝400 mg 塩)を	**hydroxychloroquine**：10 mg 塩基 /kg(＝12.9 mg 塩 /kg)経口を即座に。その後，6，24，48 時間後に 5 mg 塩基 /kg(＝6.5 mg 塩 /kg)を
軽症 *P. vivax* あるいは *P. ovale*[6]	chloroquine 感受性[6]	**chloroquine phosphate か hydroxychloroquine（投与量は上記）** **加えて** **primaquine phosphate**[5]：30 mg 塩　基(＝52.6 mg 塩）を経口で 1 日 1 回を 14 日間 **または** tafenoquine 300 mg 経口 1 回	**chloroquine phosphate か hydroxychloroquine（投与量は上記）** **加えて** **primaquine phosphate**[5]：0.5 mg 塩　基 / kg(＝0.8 mg 塩 /kg)を経口で 1 日 1 回を 14 日間 **または** tafenoquine 300 mg 経口 1 回
重症マラリア（通常は *P. falciparum*）	すべての耐性パターン	**artesunate 静注**，1 回 2.4 mg/kg 3 回(0，12，24 時間) 寄生虫血症＞1%の場合，1 日あたり最大 6 日間継続 寄生虫血症＜1%の場合，経口療法の完全な経口レジメンを実施	

1 予防薬を飲んでいるときにマラリア感染があれば，予防薬と同じ薬で治療すべきではない。
2 東南アジアで感染した場合は，quinine / quinidine で 7 日間治療し，アフリカや南米での感染なら，quinine / quinidine で 3 日間治療する。
3 doxycycline や tetracycline は 8 歳未満の小児には適応がない。
4 mefloquine 治療は東南アジアで感染した場合は推奨されない。*P. falciparum* 耐性がこの地でみられることと，治療量だと神経精神系副作用があるためだ。他のオプション（すなわち，atovaquone-proguanil，artemether-lumefantrine，quinine ベースの治療）が使えないときだけ用いる。
5 グルコース -6- リン酸デヒドロゲナーゼ(G6PD)欠損や妊娠は primaqauine 使用の前に確認する。primaquine は *P. vivax* や *P. ovale* の休眠体（ヒプノゾイト）を駆除するために用いる。G6PD 欠損や妊娠のある患者では，エキスパートに相談するのが望ましい。
6 パプアニューギニアやインドネシアで感染した *P. vivax* はもしかしたら chloroquine 耐性かもしれず，別の薬で治療すべきだ。www.cdc.gov/malaria/diagnosis_treatment/index.html を参照のこと。
(Centers for Disease Control and Prevention, 2020 より)

(Centers for Disease Control and Prevention：CDC)のウェブ上で閲覧できるし(www.cdc.gov/malaria/index.html)，電話相談も受けている［訳注：日本であれば熱帯病治療薬研究班に打診してもよい https://www.nettai.org/］。

Plasmodium malariae，*P. knowlesi* と軽症 chloroquine 感受性 P. falciparum によるマラリア

chloroquine 感受性 *P. falciparum* によるマラリアは，パナマ運河以北の中央アメリカ，ハイチ，ドミニカ共和国に限局している。chloroquine や hydroxychloroquine は，こうした地域の *P. falciparum* 感染治療に使うべきだ。*P. malariae* や *P. knowlesi* 感染なら，世界のどこが由来であってもやはり両者で治療すべきだ。

軽症 chloroquine 耐性 *P. falciparum*（CRPF）によるマラリア

上記の地域を例外として，CRPF は世界全土に広がっている。artemisinin ベースの併用療法(artemisinin-based combination therapies：ACT)が近年，CRPF の治療の第 1 選択肢になっている。artemisinin やその派生物は飲みやすく，寄生虫血症や発熱もすぐによくなる。単独療法は再燃が多く，2 剤目を加える必要がある。世界保健機関(World Health Organization：WHO)が推奨する ACT は，artemether-lumefantrine，artesunate-amodiaquine，artesunate に mefloquine，artesunate に sulfadoxine-pyrimethamine，そして dihydroartemisinin-piperaquine などである。最近，artemether-lumefantrine は軽症熱帯熱マラリアの経口治療に米国で承認されている。atovaquone-proguanil もまた，軽症熱帯熱マラリアに推奨されており，かつ飲みやすい経口治療薬である。こうした治療薬は東南アジアで感染する多剤耐性熱帯熱マラリアにも効果がある。

artemether-lumefantrine や atovaquone-proguanil が入手できないときや，禁忌なときは，経口 quinine sulfate に加えて tetracycline，doxycycline，あるいは clindamycin のいずれかを併用すると効果的だ。しかし，治療期間は長くなるし，飲みにくい。clindamycin は通常，テトラサイクリン系薬が避けられることが多い妊婦や小さい子ども(8 歳以下)にしか使わない。quinine が使われる患者はよく，quinine 中毒(chinconism)を経験する。これは可逆的な耳鳴，浮動感，頭痛，悪心，視覚障害，難聴などの症状の一群である。こうした副作用で薬を変える必要はあまりない。もし経口薬が飲めないようなら，静注薬が必要だ(後述の重症マラリアの静注治療法を参照)。

mefloquine もまた，軽症 CRPF マラリアには効果的な治療だ。しかし，東南アジア，特に，タイ－ミャンマーあるいはタイ－カンボジアの国境地帯で感染した多剤耐性の可能性がある患者には推奨されない。加えて，重篤な副作用の懸念のために，軽症マラリアでは代替案として用いられるのが普通だ。重篤な神経

24

系精神副作用(せん妄やけいれん)は，予防量よりも治療量を用いたほうが起きやすい。QTc 延長が mefloquine でみられることがあるため，不整脈の既往がある患者や，医薬品などを含め QTc 延長のリスクがある患者では他の治療を用いるべきだ。

pyrimethamine-sulfadoxine(Fansidar®)は耐性があまねく広がっているために，もはや推奨されない。halofantrine はマラリア流行地域でよく用いられているが，CDC は致死的な心臓の副作用の懸念から本薬を推奨していない。

Plasmodium vivax マラリア

P. vivax マラリアの赤血球期では，chloroquine か hydroxychloroquine でうまく治療できる。肝臓の休眠体を除去するには，primaquine か，新しい薬の tafenoquine で治療せねばならない。primaquine は強力な酸化作用をもつため，グルコース-6-リン酸デヒドロゲナーゼ(glucose-6-phosphate dehydrogenase：G6PD)欠損を primaquine 開始前に除外しておき，重篤な溶血を回避せねばならない。

chloroquine 耐性 *P. vivax* マラリアは，ニューギニア島から 1989 年に最初に報告された。これはのちにインドネシア中に広がっていった。その後，東南アジア，アフリカ，南米アマゾン盆地で時々，chloroquine 感性が低下したという報告がある。chloroquine 耐性 *P. vivax* によるマラリアは，chloroquine と primaquine の標準治療後 28 日以内に再発した場合に疑うべきだ。chloroquine 耐性リスクのために，インドネシアやパプアニューギニアでの *P. vivax* マラリアは，別の方法で治療すべきだ(表 199.1)。特に，最近のコクランレビューは，血液ステージの *P. vivax* 感染治療で ACT のなかには chloroquine 同様に効果的なものもある，と結論づけている。これは *P. falciparum* と *P. vivax* が両方ある軽症マラリアのすべてをエンピリック(経験的)に簡単に治療するためには有効な戦略だ。ちょっと議論の余地はあるが，primaquine 耐性 *P. vivax* マラリアがニューギニア島，その他の東南アジア，ソマリア，コロンビアで報告されている。*P. vivax* の再発が chloroquine と primaquine 治療後 28 日以降で起これば，primaquine 耐性も考慮する。

新薬の tafenoquine もまた，primaquine の代わりに再発予防に使える。しかし，これは以下の chloroquine か hydroxychloroquine 治療以降でのみ投与すべきだ(他の血液ステージの治療とは異なる)。さらに，年齢は 16 歳以上でなければならない。primaquine 同様，tafenoquine は G6PD 欠乏や妊婦には投与してはならない。

Plasmodium ovale マラリア

P. ovale によるマラリアはほとんどアフリカでみつかるが，chloroquine 感受性 *P. vivax* と同じように対応する。*P. ovale* 薬剤耐性株はまだ報告されていない。

重症 *P. falciparum* マラリア

適切な治療をしても，重症熱帯熱マラリアの死亡率は 15〜20％くらいある。治療は 4 つの主な領域について行う。臨床アセスメント，特別な抗マラリア薬治療，補完的な治療，そして支持療法だ。重症熱帯熱マラリアは通常は以下のように定義される。寄生虫血症が 5％以上か，主たる臓器不全の徴候である。主たる臓器不全の徴候とは，意識障害や昏睡，重篤な貧血，腎不全，ARDS，低血圧，DIC，出血，アシドーシス，ヘモグロビン尿症，黄疸，繰り返すけいれん，などである。

重症マラリア患者は静注 artesunate で治療する。米国食品医薬品管理局(Food and Drug Administration：FDA)に 2020 年，重症マラリア治療に承認されている。quinidine は米国ではもはや推奨されない。静注 artesunate は安全で効果的な治療とわかっており，WHO は重症熱帯熱マラリア治療ではこちらを推奨している。もし，artesunate が商用で病院に入手できない場合，医師は CDC のマラリアホットライン(Malaria Hotline)に連絡すること。artesunate を CDC から 24 時間以内に提供してもらえる。artesunate に，表 199.1 にある 2 番目の薬を追加しなければならない。CDC は artesunate を待つ間に経口薬でのブリッジングを推奨している。

重症マラリアの効果的なマネジメントのためには支持療法が重要だ。血糖もよくモニターしなければならない。低血糖はよくある合併症で，特に妊婦，小児はそうだからだ。意識障害やけいれんの原因にもなる。さらに，水バランスも慎重に補正し，溢水を回避し，その結果起きる ARDS のリスクを減らさねばならない。重症マラリアの補完的な治療として，交換輸血が歴史的に行われてきた。しかし，2013 年の CDC の分析によると，生存に寄与しないことが示され，もはや推奨されない。ほかにも重要な支持療法があり，ARDS に対する人工呼吸や腎不全に対する血液透析などである。共存する感染の除外も大切で，髄膜炎や敗血症などを除外し，エンピリックな抗菌薬が必要となることもある。

予防

旅行者のマラリア予防は，予防投与と蚊に刺されないための防御法の両方を用いる。予防投与のいちばんの目的は *P. falciparum* 感染が免疫のついていない旅行者に起きないようにすることだ。この種こそが死亡例のほとんどを占めているからだ。旅行計画を注意深く検討して，旅行者がマラリア流行地域に赴くかどうか，そこでの薬剤耐性はあるかを確認することが大切だ。1 つの国のなかであってもリスクの高低には地域差がある。たとえば，タイに旅行に行くとき，バンコクやプーケットのようなマラリアのいない地域への旅行であれば予防投与は必要ない。しかし，タイの田舎の多くであれば，多剤耐性 *P. falciparum* 予防投与が必要だ。旅行のタイミングも大事で，治療法によっては出発の 1〜2 週間前に始めなければならないし，必要な錠剤数は旅行期間により決定される。その他，治療法によっては禁忌もあるし，予防薬と旅行者の常用薬との薬剤相互作用もある。クライアント(旅行者)の好みもある。クライアントの好みは，副作用リストや飲みやすさ，それに費用に関するものが多い。適切な予防投与法を決めるための一般的なアルゴリズムが図 199.2 に示されている。マラリアの分布や耐性パターンは変化する可能性があり，医師は旅行者にアドバイスするとき，最新の国別の推奨を見直すよう強く推奨される。たとえば，CDC が提供している情報だ(www.cdc.gov/malaria/travelers)。

いろいろなマラリア予防薬があり，異なるスケジュールをもっている。ただ，どれもマラリア流行地域到着前に飲み始め，出国後しばらくは飲み続けなければいけない(表 199.2)。毎週の chlo-

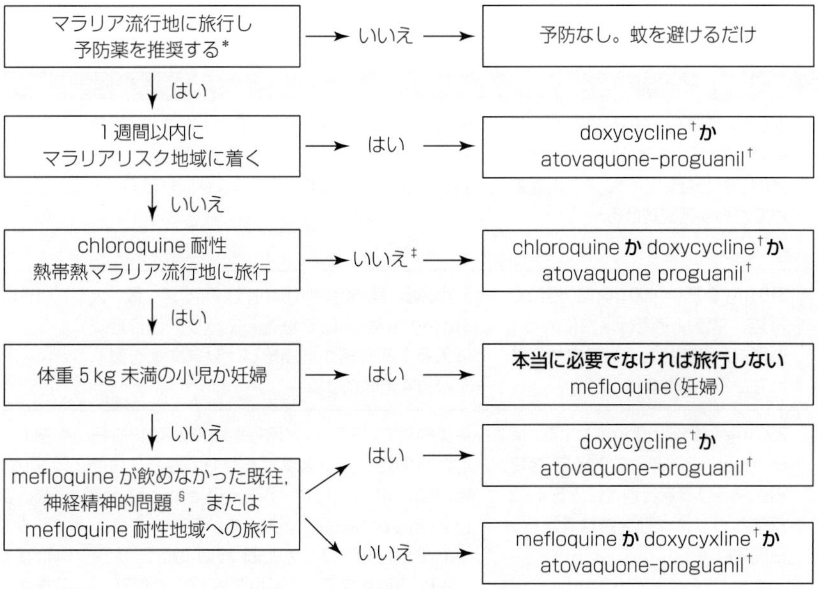

図 199.2
マラリア予防アルゴリズム　投与量については**表 199.2** 参照。
* 国別推奨については，www.cdc.gov/malaria/travelers を参照のこと。
† 妊婦には禁忌か推奨されない。
‡ *P. vivax* マラリアがほとんどの地域に短期間行くなら，primaquine 一次予防も選択肢だが，G6PD 欠損や妊娠は除外すること。
§ けいれん，せん妄，統合失調症，全般性不安障害，現行の，あるいは最近のうつ病，その他の主な精神科疾患。

roquine が CRPF のない限定的な地域への旅行では優れた選択だ。atovaquone-proguanil，doxycycline，そして mefloquine も選択肢となる。CRPF のいるほとんどの地域においては，予防は atovaquone-proguanil，doxycycline，そして mefloquine が推奨される。東南アジアの多剤耐性株がいる地域は例外で，atovaquone-proguanil と doxycycline だけが選択肢だ。

mefloquine 予防は毎週内服で，マラリア危険地域に行く 2 週間前から開始する。ほとんどの旅行者には飲みやすいが，睡眠障害，浮動感，そして異常な夢の原因になることもある。mefloquine はまれではあるが重篤な神経，神経精神系副作用の原因となる。たとえば，不可逆的な前庭障害，けいれん，せん妄，不安発作，うつなどである。主たる精神科疾患やてんかんをもつ，あるいは最近までもっていた旅行者には禁忌であり，mefloquine を処方された旅行者は副作用の可能性を知っておくべきだ。mefloquine の副作用の多くは最初の 3 回の投与までに起きるので，出発 4 週間前から薬を飲み始めておくのも賢明かもしれない。atovaquone-proguanil と doxycycline は毎日服用し，マラリアリスクのある地域に着く 1〜2 日前から飲み始めることができる。どちらも普通は飲みやすいが，doxycycline が光過敏や悪心，食道炎のような消化器症状を起こすことがある。doxycycline を内服している旅行者には，薬を食事と共に内服して水をたっぷり飲むようアドバイスすべきだ。就寝前に飲まないほうがよい。mefloquine と doxycycline は，マラリアリスク地域から出発してから 4 週間継続しなければならない。atovaquone-proguanil は 7 日飲むだけで十分だ。

P. vivax と *P. ovale* がとても多い地域で長くマラリア曝露がある場合(例：中米，北西アフリカ，南アジア，オセアニア)では，primaquine によるターミナル予防(別名 暫定的抗再発治療)で休眠体を除去する必要がある。前述のように，G6PD 欠損は本薬使用前に除外されねばならないし，妊娠中は禁忌である。primaquine と tafenoquine は *P. vivax* マラリアがほとんどの地域への短期旅行者には一次予防薬の代替薬として推奨されている。

妊婦への予防選択肢は，CRPF のある地域では mefloquine，CRPF のない地域なら chloroquine のみである。残念ながら，現段階では東南アジアの多剤耐性 *P. falciparum* の流行地域に旅行する妊婦に推奨される予防薬はない。長期旅行者(たとえば伝道師とか，海外労働者)や移民で母国に戻る場合はさらに危険が増す。こうした旅行者は典型的な短期旅行者よりもリスクが高い旅程と居住地なことが多い。長期旅行者はしばしば予防薬をちゃんと飲まず，蚊を避ける行為も徹底していない。母国の友人，親戚を訪問する移民(visiting friends and relatives：VFR)はたいてい，旅行前のアドバイスも求めないし，マラリアの免疫がどんどんなくなっていることにも気づいていない。基準を満たしていない，あるいはインチキ薬も途上国ではよくある問題だ。地元では，予防薬を入手しないよう強く勧められる所以である。

100％完璧な予防薬は存在しない。マラリア流行地域の旅行者は個人防護についても几帳面でなければならない。加えて，マラリア流行地域はしばしば，デング熱など他の蚊媒介感染症の流行地域でもある。ジエチルトルアミド(diethyltoluamide：DEET) 30〜50％を配合した虫よけがとても有効だ。CDC，米国小児科学会(American Academy of Pediatrics)，米国環境保護委員会(US Environmental Protection Agency)によると，30％ DEET は生後 2 か月の幼児にも安全である。ほかにも効果的な虫よけとしては，picaridin，ユーカリ配合レモン油(oil of lemon eucalyptus：OLE)，PMD，IR3535 などがある。permethrin 配合の防護服(長袖，ズボン)があれば，さらに効果的だ。旅行者は常に

表 199.2
マラリア予防薬

薬剤	成人投与量	小児投与量	副作用
chloroquine phosphate	300 mg 塩基(=500 mg 塩)経口で毎週，マラリア流行地域に入る1週間前から開始し，リスク地を離れてから4週間続ける	5 mg 塩基/kg(=8.3 mg 塩/kg) 経口で毎週。マラリア流行地域に入る1週間前から開始し，リスク地を離れてから4週間続ける	苦味，頭痛，瘙痒感，皮疹，かすみ目，可逆的角膜混濁，円形脱毛症。まれ：網膜症，造血障害，爪の変色，感音性難聴，ミオパチー。乾癬が増悪することも
hydroxychloroquine	310 mg 塩基(=400 mg 塩)経口で毎週。マラリア流行地域に入る1週間前から開始し，リスク地を離れてから4週間続ける	5 mg 塩基/kg(=6.5 mg 塩/kg)，最大310 mg 塩基 経口で毎週，マラリア流行地域に入る1週間前から開始し，リスク地を離れてから4週間続ける。	chloroquine と同じ
atovaquone-proguanil	250 mg atovaquone と 100 mg proguanil(1 成人錠)経口で毎日。マラリア流行地域に入る1～2日前からリスク地を離れてから7日間続ける	体重換算で。マラリア流行地域に入る1～2日前から開始し，リスク地を離れてから7日間続ける。小児錠には，62.5 mg atovaquone と 25 mg proguanil が入っている： 5～8 kg まで：1/2 小児錠 経口 毎日 >8～10 kg まで：3/4 小児錠 経口で毎日 >10～20 kg まで：1 小児錠 経口で毎日 >20～30 kg まで：2 小児錠 経口で毎日 >30～40 kg まで：3 小児錠 経口で毎日 >40 kg：成人量	悪心，腹痛，頭痛，一過性のトランスアミナーゼ上昇。まれ：皮疹。食事と共に内服。クレアチニンクリアランス 30 mL/分以下では使わない。妊婦，授乳時，5 kg 未満の小児には推奨されない
doxycycline	100 mg 経口1日1回。マラリア流行地域に入る1～2日前から開始し，リスク地を離れてから4週間続ける	8歳以上：2.2 mg/kg 経口 毎日(最大量 100 mg/日)，マラリア流行地域に入る1～2日前から開始し，リスク地を離れてから4週間続ける	食道刺激，消化器症状，光過敏，*Candida* 腟症。8歳以下の小児と胎児で歯の染色。妊婦は禁忌
mefloquine	228 mg 塩基錠(=250 mg 塩)経口で毎週。マラリア流行地域に入る2週以上前から開始し，リスク地を離れてから4週間続ける	体重換算で。マラリア流行地域に入る2週以上前から開始し，リスク地を離れてから4週間続ける： 9 kg 以下：4.6 mg 塩基/kg(=5 mg 塩/kg) 経口 毎週 >9～19 kg まで：1/4 錠 経口で毎週 >19～30 kg まで：1/2 錠 経口で毎週 >30～45 kg まで：3/4 錠 経口で毎週 >45 kg：1 錠 経口で毎週 1 錠には，228 mg 塩基(=250 mg 塩)が入っている	浮動感，悪心，下痢，頭痛，悪夢，夢の変化，不眠，感情の変化。まれ：けいれん，せん妄，不可逆性前庭障害。けいれん，せん妄，統合失調症，全般性不安障害の既往，現在または最近のうつ病，その他の主な精神科疾患あるいは心伝導系異常があれば使わないこと
primaquine ターミナルな予防(肝休眠体に) 一次予防(*P. vivax* がメインの地域に短期間旅行する場合)	30 mg 塩基(=52.6 mg 塩)経口で毎日を14日間 30 mg 塩基を毎日，マラリア流行地域に入る1～2日前から開始し，リスク地を離れてから7日間続ける	0.5 mg 塩基/kg(=0.8 mg 塩/kg)経口で毎日を14日間 0.5 mg 塩基/kg(0.8 mg 塩/kg)経口で毎日，マラリア流行地域に入る1，2日前から開始し，リスク地を離れてから7日間続ける	G6PD 欠損を溶血予防のために事前に除外しておく。 妊婦や授乳期には禁忌(授乳中の乳児が正常な G6PD レベルでない限り)。食物と共に内服して消化器症状を防ぐ
tafenoquine 一次予防(主に *P. vivax* が感染している地域への短期間の旅行の場合)	旅行の3日前に毎日 200 mg 経口を3日間。旅行中は毎週，マラリア地域を出た後は1週間	16歳未満は適応外	妊娠中，16歳未満の子ども，および授乳中の女性には禁忌(授乳中の乳児が正常な G6PD レベルでない限り)。胃腸障害を防ぐために食事と一緒に摂取する必要あり

製品説明書に注意深く従い，これらを安全に用い，適切な間隔で繰り返す。*Anopheles* 蚊は典型的に夕暮れ時から夜明けに刺すので(dusk and dawn)，permethrin 塗布の蚊帳の下で寝るか，間仕切りがある，あるいはエアコンの効いた部屋を使うのが大切だ。

マラリア予防薬推奨は偉い人によっていうことが変わるので，旅行者は仲間の旅行者や海外の医療者からのアドバイスと齟齬(そご)がある可能性については注意を受けておくべきだ。また，旅行中に高熱が出た場合には，すぐに受診するようアドバイスを受けるべきだし，帰国後1年以内に起きる熱には注意すべきだ。急に病気になった旅行者はできる限り質の高い病院を受診し，地元の治療推奨に従うべきだ。しかし，マラリアは途上国で過剰診断されることが多いので，マラリアと診断されたとしても，予防薬の内服を止めないことが強く推奨される。

謝辞

Phyllis Kozarsky と Jay Keystone が本章の前の版を作成したことに我々は感謝の意を表明する。

文献

Baird JK. Resistance to therapies for infection by *Plasmodium vivax*. *Clin Microbiol Rev.* 2009;22:508–534.

Centers for Disease Control and Prevention. *Malaria diagnosis & treatment in the United States.* 2012. www.cdc.gov/malaria/diagnosis_treatment/index.html

Centers for Disease Control and Prevention. *Health information for international travel 2020.* Philadelphia: Oxford University Press; 2020.

Chen LE, Wilson ME, Schlagenhauf P. Prevention of malaria in long-term travelers. *JAMA.* 2006;296:2234–2244.

Hill DR, Ericsson CD, Pearson RD, et al. The practice of travel medicine: Guidelines by the Infectious Diseases Society of America. *Clin Infect Dis.* 2006;43:1499–1539.

Maltha J, Gillet P, Heutmekers M, et al. Self-diagnosis of malaria by travelers and expatriates: Assessment of malaria rapid diagnostic tests available on the internet. *PLoS One.* 2013;8:e53102.

Schwartz E, Parise M, Kozarsky P, Cetron M. Delayed onset of malaria: Implications for chemoprophylaxis in travelers. *N Engl J Med.* 2003;349:1510–1516.

Steinhardt LC, Magill AJ, Arguin PM. Review: Malaria chemoprophylaxis for travelers to Latin America. *Am J Trop Med Hyg.* 2011;85:1015–1024.

Whitty CJM, Chiodini PL, Lalloo DG. Investigation and treatment of imported malaria in non-endemic countries. *BMJ.* 2013;346:f2900.

200 ヒトバベシア症

■著：Tempe K. Chen, Choukri Ben Mamoun, Peter J. Krause
■訳：岩田健太郎

バベシア症は新興の人獣共通感染症で，アピコンプレックス(Apicomplexa)門に属する，赤血球に寄生する原虫が原因だ。体の硬いダニに咬まれて感染する。最初に確定的なヒト *Babesia* 感染が報告がなされたのは 1957 年で，脾臓摘出(脾摘)後のユーゴスラビア在住者だった。患者は急性発症の著明な貧血，発熱，ヘモグロビン尿，そして腎不全を経たのち死亡した。患者の血液検査では，赤血球内に寄生虫がみつかり，とりあえず *Babesia divergens* と名づけられた。その後，他の *Babesia* 属もヒトに病気を起こすことがわかってきた。北米の *B. microti*, *B. duncani*, そして *B. divergens* 様の寄生虫，ヨーロッパの *B. divergens*, *B. microti*, そして *B. venatorum*, さらに，アジアの *B. crassa* 様病原体と *B. venatorum*, *B. microti* KO-1, XXB / HangZhou などだ。米国で *B. microti* ヒト感染の流行地域であり，これが世界中で最も多いバベシア症の原因だ。一方，*B. crassa* 様病原体と *B. venatorum* は中国で流行している。他の種は散発的に疾患を起こす。ほとんどのバベシア症はベクター由来の感染だが，バベシア症は輸血や臓器移植，経胎盤的感染の報告もある。

疫学

Babesia 属の 100 以上の種がいろんな野生動物や家畜に感染する。ヒトは *Babesia* 属の，まれではあるが終宿主であり，発達や伝播には他の生物を必要とする。ヒトバベシア症最大の原因は *B. microti* であり，これはげっ歯類の *Babesia* だ。*B. microti* の北米東部における主たるレザボアはシロアシネズミ(*Peromyscus leucopus*)である。流行地域では，およそ 3 分の 2 の *P. leucopus* が寄生虫血症があるとわかっている。*Babesia* 属は体の硬いダニ(マダニ，ixodid)により伝播する。北米東部最大のベクターは *Ixodes scapularis* である(別名 *Ixodes dammini*)。これは *Anaplasma phagocytophilum*，すなわち，ヒト顆粒球アナプラズマ症の病原体を伝播するダニと同じだ。*Borrelia burgdorferi* と *Borrelia miyonii* はライム病の原因だ。*Borrelia miyamotoi* は回帰熱を起こす。Powassan ウイルスは Powassan 脳炎の原因だ。*Ehlichiosis muris euclairensis* 病原体がエールリキア症を起こす。共感染のあるダニから伝播し，同時に 2 つ以上の病原体がヒト感染を起こすことだってあるのだ。

I. scapularis の生活環における 3 つの活動ステージ(幼虫，若虫，成虫)のいずれにおいても，脊椎動物のホスト(宿主)からの吸血が必要だ。これを栄養源とし，成長して次のステージへと進む(図 200.1)。*Babesia* 属はあるダニのステージで吸い取られると，別のステージのものへと伝播される。ダニの伝播サイクルは晩夏に始まり，このころ新しく生まれた幼虫が感染したげっ歯類の血液を吸っている間に寄生虫を取り込む。そして，寄生虫は若虫ステージに持ち越される。若虫は *Babesia* 属を翌年の晩春から夏にかけてげっ歯類に伝播させる。幼虫，若虫，そして成虫はヒトから吸血もできるが，若虫が主なベクターだ(図 200.2)。すべての活動性のあるダニのステージではまた，オジロジカ(*Odocoileus virginianus*)も吸血する。これはダニにとって重要な宿主だが，*B. microti* のレザボアではない。過去数十年にシカの数が増加したことにより *I. scapularis* が広がり，これがヒト症例の増加に至った主な要因と考えられている。

1990 年代より，ヒトバベシア症の報告が増加している。米国の北東や中西部の北方で増えてきた。近年の研究によると，流行地域はどんどん広がっているようだ。伝播が多い年の一部の地域では，バベシア症は重大な公衆衛生上の問題になる可能性がある。たとえば，ロードアイランドの特に流行している地域でのある研究によると，人口のおよそ 9%で過去に *B. microti* 感染があったことが血清学的に示されており，過去のライム病感染の 11%と比肩された。ヒトのバベシア症は夏に多く，ベクターであるダニ，げっ歯類，そしてシカがヒトに近い所で生息している地域に多い。まれに，バベシア症は血液製剤から感染する。全血，濃厚赤血球，冷凍保存赤血球や血小板である。臓器移植も感染源だ。経胎盤，周産期のバベシア症の伝播も報告されている。

発症機序

ヒトバベシア症の発症機序についての我々の理解は十分とはいえない。それも多くは動物実験によっている。*Babesia* 感染赤血球の血管上皮細胞への接着(cytoadherence)が宿主の免疫因子が *Babesia* に近づくのを妨げている可能性がある。部分的に感染赤血球が脾臓に行くのを妨げ，その結果，自身の破壊を妨げているのかもしれない。そのため，*Babesia* は自分の生活環を完遂し，他の赤血球に侵入できるのだ。過剰な cytoadherence は赤血球を隔離し，微小血管を閉塞させて，結果的に組織の無酸素が起きる。*B. bovis* に感染した畜牛にみられた所見だ。同様に，宿主の炎症性サイトカイン，たとえば，腫瘍壊死因子(tumor necrosis factor：TNF)やインターロイキン(interleukin：IL)-1 が細胞内の *Babesia* 破壊を助けていると考えられるが，過剰なサイトカイン産生は中等度〜重度の疾患に関連している。おそらくは多くの臨床像や合併症はこれで説明できるかもしれない。T 細胞，B 細胞，マクロファージ，好中球，抗体，そして補体もまた，寄生虫血症を駆逐するのに重要で，疾患の発症機序に寄与しているのだろう。

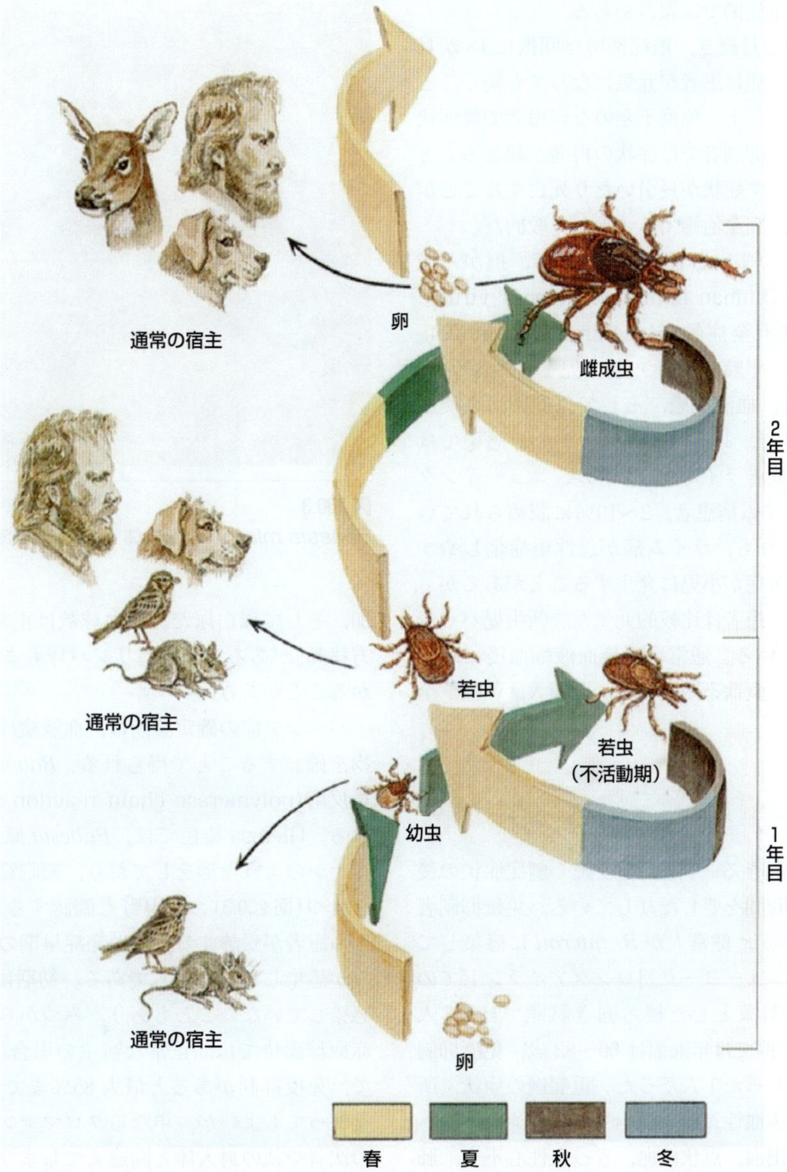

図 200.1
Babesia microti の生活環
(D. W. Miller に許可を得て転載)

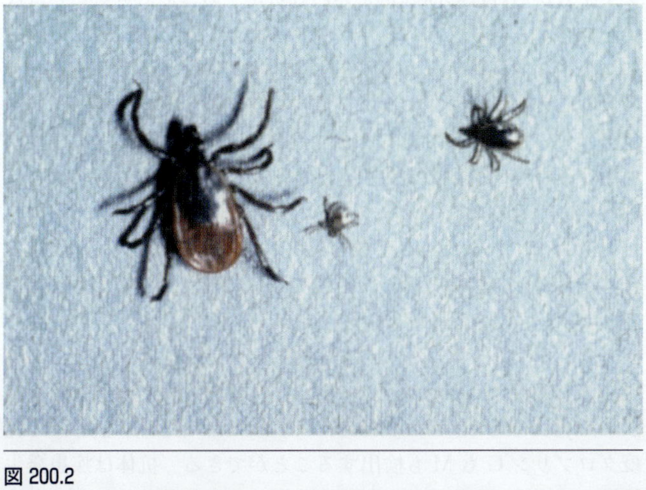

図 200.2
Ixodes scapularis(別名 *I. dammini*)の3つのステージ(幼虫，若虫，成虫)

臨床像

バベシア症の症状の強さは，無症状〜劇症で死に至るまでさまざまだ。有症状の場合，バベシア症はダニに刺されてから，潜伏期にして1〜9週間，輸血の場合は1週間〜6か月(通常は3〜7週)で発症する。多くの場合，発症は緩徐であり，気分不良，倦怠感が起き，その後，間欠的な熱が出て，高いときには40.9℃に至り，その他，以下のような症状が起きる：悪寒，発汗，頭痛，筋肉痛だ。比較的少ない症状に，関節痛，食欲不振，悪心・嘔吐，咽頭痛，腹痛，あるいは体重減少や乾性咳嗽，情動面の不安定，知覚過敏，結膜充血，光過敏がある。身体診察上の所見はほとんどなく，発熱だけのことが多い。脾腫，肝腫大，あるいはその両方がみられることがある。軽度の咽頭発赤，黄疸，線状出血を伴う網膜症，網膜梗塞の報告もある。皮疹はめったにみられない

24

が，斑状出血，点状出血は重症例では報告がある。

症状は通常，数週間〜数か月続き，重症例では回復に 18 か月かかることもある。寄生虫血症は患者が元気になっても続くこともあり，場合によっては 2 年以上，免疫不全のない患者で無症状のまま続くこともある。免疫抑制者では症状の再発が起きることもある。抗菌薬治療に反応せず症状が長引いたり死亡することが免疫抑制者で起こりうるが，完全治癒することが一般的だ。

重症 *Babesia* 疾患になりやすい患者は，無脾の者，担がん患者，ヒト免疫不全ウイルス(human immunodeficiency virus：HIV)感染者，後天性免疫不全症候群(acquired immunodeficiency syndrome：AIDS)，年齢の極端さ(新生児と高齢者)，ヘモグロビン症，心，肺，肝，血液疾患，そして免疫抑制剤使用だ。輸血や臓器移植を受けた，あるいは *B. divergens* 感染ではより重篤になる。バベシア症とライム病の共存が，ニューイングランド南部の一部地域のライム病患者，2〜19%に認められている。この場合は単独感染よりも，ライム病が急性重症化しやすい。中等度〜重度のバベシア症が小児に発生することがあるが，成人に比べて軽症例が多く，患者は比較的元気だ。新生児バベシア症の重症例が報告されている。通常は感染血液輸血後に起きる。倦怠感，頻呼吸，蒼白，食欲不振，脾腫，肝腫大，黄疸，全身の紅斑などが認められる。

合併症

バベシア症の重症化は時に起きる。1 週間程度続く劇症症状の後に死亡したり，回復までに時間を要したりしている。免疫抑制者や *B. divergens* 感染に多いが，健常人が *B. microti* に感染しても重症化することはある。ニューヨーク州ロングアイランドでの *B. microti* 感染者 136 人を対象とした後ろ向き試験では，7 人(5%)が死亡している。死亡例では年齢幅は 60〜82 歳，免疫抑制があるとわかっていたのはたった 1 人だった。重症例の症状，所見としては，高熱，重篤な溶血性貧血，高ヘモグロビン血症，ヘモグロビン尿，黄疸，斑状出血，点状出血，うっ血性心不全，肺水腫，腎不全，成人呼吸窮迫症候群，そして昏睡などであった。担がん患者(特に B 細胞リンパ腫)，あるいは HIV 感染や AIDS，免疫抑制療法(特に rituximab)がある場合はバベシア症は慢性化することがあり，何度，標準的な抗 *Babesia* 療法を行っても反応しない場合がある。

診断

バベシア症は説明のつかない発熱患者で 5〜9 月までに流行地域に住んでいたか，旅行した場合には必ず疑う。ダニ刺傷歴の有無は関係ない。ダニに刺されたのを覚えていないことは多く，これは肉眼で長径 2 mm あるかないかの，血を吸って膨らんでいない *I. scapularis* 幼虫を見いだすのは難しいからだ。バベシア症は過去 6 か月以内に輸血を受けた原因不明の発熱患者全員にも疑わねばならない。

検査所見は寄生虫の赤血球への侵入と，その後起きる溶血，感染免疫応答を反映している。たとえば，中等度から重度の溶血性貧血，網状赤血球増加，血小板減少や赤沈亢進，血清ビリルビン値や肝酵素の上昇，血中尿素窒素(BUN)やクレアチニンの増加，そして蛋白尿だ。白血球数は正常かやや減少しており，「左方移動」がある。非典型リンパ球もまた目視した血液塗抹でみつかることがある。

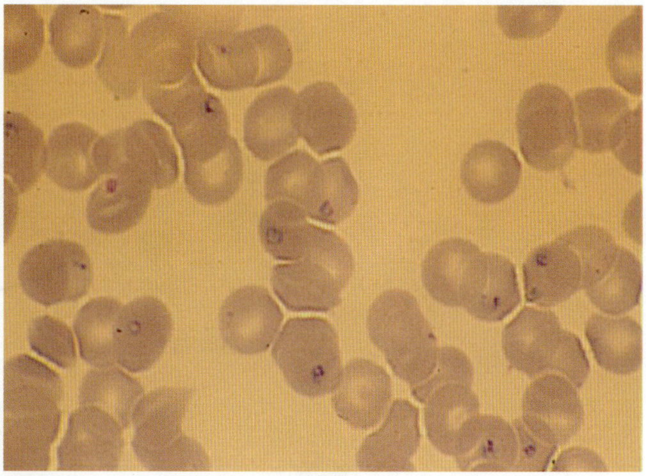

図 200.3
***Babesia microti* の輪状体**　ヒトの血液塗抹(1,000 倍)

バベシア症の確定診断は，血液塗抹の Giemsa 染色をして微生物を確認することで得られる。*Babesia* DNA をポリメラーゼ連鎖反応(polymerase chain reaction：PCR)で増幅することもできる。Giemsa 染色では，*Babesia* 原虫は円形，卵形，あるいは洋ナシのような形をしており，細胞質は青く，赤いクロマチン膜をもつ(図 200.3)。何視野も確認する必要があり，これはほとんどの患者が受診するような発症早期の段階では，数個の赤血球のみが感染しているからである。初期には，赤血球の 1%未満しか感染していないこともあり，みつからないことがある。最大級の赤血球感染では，正常な宿主の場合は寄生虫血症は 10%くらいで，免疫抑制があると最大 85%までになりうる。厚層血液塗抹を使ってもよいが，単なるクロマチンの点にしか見えずに染色液の沈着や鉄の封入体と間違えてしまうかもしれない。よって，厚層血液塗抹診断の経験値が高い者だけがこの方法を用いるべきだ。輪状体がいちばんよくみる所見であり，*Plasmodium falciparum* の赤血球内輪状体にとてもよく似ている。四量体(「マルタ十字」)があれば診断確定といわれるが，めったに見ることはない。同様に，ヘモゾイン(マラリアの色素)がなければ，一般的に，小さな血液ステージの寄生虫(ピロプラズマ)の診断確定といわれることが多いが，マラリア原虫の早期輪状体のステージでも色素は欠いているのである。重症例の検査診断では高度の寄生虫血症がみられ，複数の寄生虫が赤血球に感染しており，しばしば細胞外にカゴのようなメロゾイトなどが認められる。

医師はまた，*Babesia* 感染を PCR，抗原検出法，血清学的検査，小動物への接種といった方法でさらに確定することも可能である。PCR は *Babesia* の DNA を検出する感度も特異度も高い検査で，リアルタイム PCR は寄生虫数の指標も提供できる。免疫蛍光(immunofluorescence assay：IFA)や酵素結合免疫測定法(enzyme-linked immunosorbent assay：ELISA)を用いて免疫グロブリン G も M も検出することができる。抗体は疾患発生初期には検出できない可能性もある。また，抗体があっても急性疾患ではなく，過去の感染を反映している可能性もある。抗体価が急性期と回復期で4倍に上がっている場合のみに診断が確定できる。急性期には，タイターは通常，1,024倍を超えるが，12か月以内に64倍かそれ以下に下がる。よって，*Babesia*のIFAタイターが1,024倍以上であれば，通常は急性期，あるいは最近の感染を意味する。64倍以上であれば過去か現在の感染を確定するものと考えられる。異なる*Babesia*属や*Plasmodium*属との交差反応がIFAでは起こるが，タイターはほぼ全例低く出る(16倍以下)。バベシア症の診断は，症状がある患者で抗体陽性なのに，血液塗抹で寄生虫がみつけられず，PCRで*Babesia* DNAも検出できないときは疑わしくなる。全体としては，診断は疫学，臨床，検査の基準を組み合わせて行う。

*B. divergens*によるバベシア症では，少なくとも発症1週間は経たないと特異抗体は検出できない。この感染ではどんどん劇症化していくので，血清診断は急性期には現実的ではなく，回復期に後づけでセロコンバージョンを確認するのみである。高度の寄生虫血症があり，血液塗抹で急性期には簡単に虫をみつけることができる。*B. duncani*感染は血液塗抹やPCRですぐにみつかり，IFAでも特異的な抗体を検出できる。この種は*in vitro*で培養することも可能である。*B. microti*のIFAとは異なり，カットオフ値はより高くなり，特異度確保には160倍以上が必要である。が，なぜそうなのかはわからない。ヒトやげっ歯類のモデルでは，四量体が血液塗抹でしばしばみつかるが，それ以外は*B. microti*と区別するのは難しい。

ライム病病原体(*B. burgdorferi*)，ヒト顆粒球アナプラズマ症(*A. phagocytophilum*)，あるいはその両方との共感染が，バベシア症患者でこうした病原体が流行する土地にいれば起こりうる。ライム病患者でライム病単独の場合より重篤な初期症状があり，標準治療に反応しない場合は，*Babesia*の共感染を考えるべきだ。

治療

以前はバベシア症の治療はうまくいっていなかった。抗マラリア薬のchloroquineなどを使っていた。clindamycinとquinineのコンビネーションが最初に効果的とわかった抗微生物薬で，第1選択であったが，現在ではatovaquone，azithromycin治療の代替案となっている。唯一の前向きランダム化試験がヒト成人の非致死的*B. microti*感染治療を対象として行われ，atovaquoneとazithromycinの併用がclindamycinとquinineが比較された。atovaquoneとazithromycin併用は寄生虫血症と症状の改善に対し，clindamycinとquinine併用と同じく効果的であることがわかった。どちらのコンビネーションも経口で7日間投与された。3か月後，どちらの群でも顕微鏡的な*Babesia*の存在や増幅できる*B. microti* DNAはみつからなかった。atovaquoneとazithromycin併用のほうが有意に副作用は少なかった。clindamycinとquinine群の患者の4分の3で薬剤副作用が起き，3分の1で投与量を減らす，あるいは中断を余儀なくされた。副作用には，難聴，耳鳴，失神，血圧低下，消化器症状(食欲不振，嘔吐，下痢)などがあった。対照的に，azithromycinとatovaquone群では，18%のみに薬剤副作用の症状が認められ，減薬や中断を必要とした人は一人(2%)しかいなかった。この研究の第1の結論は，atovaquoneとazithromycinのコンビネーションは，抗バベシア症治療として一般的にclindamycinとquinineよりも優れている。これは2つの併用療法で効果は似通っていたが，atovaquoneとazithromycinがclindamycinとquinine治療よりも飲みやすかったからだ。医師は成人患者で重要でないバベシア症の症状があり，clindamycinとquinineを飲めない患者にはatovaquioneとazithromycinを用いるべきだ。のちの研究で，atovaquoneとazithromycin併用療法は生命を脅かすようなバベシア症患者にも効果的だと示された。この併用療法は現在ではすべてのバベシア症患者に推奨されている(表200.1)。治療は通常，7〜10日提供されるが，免疫抑制者では治療を延長しなければいけないかもしれない。高用量のazithromycin点滴投与も重症疾患では適応がある。clindamycinとquinineは，薬剤耐性のためにatovaquoneとazithromycinで反応しない患者に用いられる。薬剤耐性が発現したり，併用療法

表200.1
バベシア症患者の治療レジメン

患者カテゴリー	治療レジメン 成人投与量	小児投与量
外来患者：軽症〜中等症[a]	**好ましい治療** atovaquone 750 mg(脂肪分の多い食事と一緒に)を12時間おきに経口投与し，azithromycin 500 mgを1日目に，その後，250 mgを24時間おきに7〜10日間，経口投与する **代替案** [c] clindamycin 600 mgを8時間おきに経口投与し，quinine sulfate 650 mgを8時間おきに7〜10日間，経口投与する	**好ましい治療** [b] atovaquone 20 mg/kg(750 mg/回まで)を12時間おきに経口投与し，azithromycin 10 mg/kg(500 mg/回まで)を1日目に経口投与し，その後，5 mg/kg(250 mg/回まで)を24時間おきに，7〜10日間経口投与する **代替案** [c] clindamycin 7〜10 mg/kg(最大600 mg/回)を6〜8時間おきに経口投与し，quinine sulfate 8 mg/kg(最大650 mg/回)を8時間おきに7〜10日間経口投与する
入院患者：急性重症疾患[d]	**好ましい治療** [c] 症状が軽減するまでatovaquone 750 mgを12時間おきに経口投与し，azithromycin 500 mgを24時間おきに静注する。その後，すべて経口治療に変更(ステップダウン治療を参照)。	**好ましい治療** [f] 症状が軽快するまでatovaquone 20 mg/kg(750 mg/回まで)を12時間おきに経口投与に加え，azithromycin 10 mg/kg(最大500 mg/回)を24時間おきに静注し，その後，すべて経口療法に切り替える(ステップダウン療法を参照)

(次ページへ続く)

表 200.1（続き）

患者カテゴリー	治療レジメン	
	成人投与量	小児投与量
	代替案 [c] clindamycin 600 mg を 6 時間おきに静注し，quinine sulfate 650 mg を 8 時間おきに経口投与する。症状が軽減するまで。その後，すべて経口治療に変更（ステップダウン治療を参照） 感染が再発した場合は，表 200.2 に示すレジメンのいずれかを考慮する	**代替案** [c] clindamycin 7〜10 mg/kg（600 mg/ 回まで），症状が軽減するまで 6〜8 時間おきに静注，かつ quinine sulfate 8 mg/kg（最大 650 mg/ 回）を 8 時間おきに経口投与した後，すべて経口療法に切り替える（ステップダウン療法を参照） 感染が再発した場合は，**表 200.2** に示すレジメンのいずれかを考慮する。
入院患者：ステップダウン療法（経口療法への移行）	**好ましい治療** atovaquone 750 mg（脂肪分の多い食事と一緒に）を 12 時間おきに経口投与し，azithromycin 250〜500 mg を 24 時間おきに経口投与する。急性疾患の治療とステップダウン療法は通常合計 7〜10 日間続く。免疫抑制患者では高用量の azithromycin（500〜1,000 mg）の経口投与を検討すべきである **代替案** [c] clindamycin 600 mg を 8 時間おきに経口投与し，quinine sulfate 650 mg を 8 時間おきに経口投与する。急性疾患の治療とステップダウン療法は通常，合計 7〜10 日間続く	**好ましい治療** atovaquone 20 mg/kg（750 mg/ 回まで）を 12 時間おきに経口投与し，azithromycin 5〜10 mg/kg（500 mg/ 回まで）を 24 時間おきに経口投与する。急性疾患の治療とステップダウン療法は合計通常 7〜10 日間続く **代替案** [c] clindamycin 7〜10 mg/kg（600 mg/ 回まで）を 6〜8 時間おきに経口投与し，quinine sulfate 8 mg/kg（650 mg/ 回まで）を 8 時間おきにに経口投与する。急性疾患の治療とステップダウン療法は通常合計 7〜10 日間続く
高度の免疫不全患者	入院，かつ急性重症患者に推奨されるレジメンの 1 つから開始し，ステップダウン療法の 1 つでフォローするが，末梢血塗抹標本で寄生虫が検出されなくなる最終 2 週間を含め，少なくとも連続 6 週間治療する。経口 azithromycin を使用する場合は，1 日 500〜1,000 mg の用量を考慮する。感染が再発した場合は，**表 200.2** に示すレジメンのいずれかを考慮する	

a これらの患者は通常，免疫抑制がなく，症状が軽度〜中等度であり，寄生虫血症が 4%未満であり，入院の必要はない。
b azithromycin は，生後 6 週未満の乳児の幽門狭窄のリスクをわずかに増加させる。
c clindamycin と quinine の併用は，atovaquone と azithromycin の併用で寄生虫血症と症状が軽減しなかった場合に望ましい。経口 quinidine の代わりに注射の quinidine を使用する医師もいる。しかし，quinidine はもはや米国では入手できない。quinine sulfate 650 mg は，quinine 塩基 542 mg に相当する。
d 交換輸血は，高度の寄生虫血症（10%以上）または中等度〜高度の寄生虫血症で，重度の溶血性貧血および / または重度の肺障害，腎障害，肝障害のいずれか 1 つ以上を有する患者に対して考慮すべきである。輸血担当医師または血液専門医と感染症専門医との専門的な相談が強く推奨される。
e azithromycin 1,000 mg を**経口**投与し，他の抗菌薬と併用することで，免疫不全患者の *Babesia microti* 感染の除去に成功している。重症バベシア症に azithromycin 1,000 mg を 1 回だけ**静注**投与した医師もいる。この用量は安全であることが示されているが，重症バベシア症にこの 1,000 mg 用量を使用した報告は発表されていない。免疫不全患者に azithromycin 1,000 mg を静注する場合，その後の投与量は 1 日 500 mg に減らすべきである。
f このレジメンは，重症バベシア症の小児に対する治療法としてはまだ報告されていない。

に不快な反応が生じるからだ。投与量を表 200.1 に示す。耳鳴，QT 延長，アレルギー反応，めまい，消化器症状などの有害事象がある。脾摘患者，HIV 感染患者，皮質ステロイド使用者で治療失敗が報告されている。

pentamidine（240 mg/ 日 静注）と trimethoprim-sulfamethoxazole（ST 合剤）（3 g/ 日）も *B. divergens* に対して，ある程度は寄生虫血症と症状緩和に効果的とわかっている。pentamidine の副作用としては，注射部位の痛みや非感染性膿瘍の形成，高血糖や低血糖，腎毒性などがあり，この組み合わせを使いにくくしている。

寄生虫血症が 10%以上，重篤な溶血や腎臓，肺の臓器障害のある患者に交換輸血を考慮すべきだ。部分的交換輸血や完全交換輸血は寄生虫量を迅速に減らすと知られている方法だ。循環から感染赤血球を除去し，貧血を治療するのである。炎症性サイトカインや凝結物質といった血管作動性の要素も取り除くことができる。こうした物質は腎不全や播種性血管内凝固症候群，その他の合併症を導くのだ。しかし，交換輸血が疾患合併症や死亡を減らすかどうか，効果を確認するような前向き比較試験は行われていない。繰り返す血液曝露のリスクがあるため，こうした手法はルーチンに用いるべきではなく，重症バベシア症の場合にのみ用いる。

バベシア症患者は治療中，綿密にフォローする。多くの症例では，治療を始めて 1，2 日以内に改善する。atovaquone と azithromycin や clindamycin と quinine を完了して 1，2 か月後には通常，症状は消失する。重症患者では，ヘマトクリットと寄生した赤血球の割合を，患者が回復するまで，そして，寄生虫血症が 4%未満になるまで，毎日，あるいは 1 日おきに経過を観察する。治療後，低レベルの寄生虫血症が何か月も続く患者もいる。

初期治療後 3 か月以上経っても寄生虫血症が続く場合，特に虫が増えている場合は，再治療を考慮してもよい。患者に皮疹があったり，適切な治療の後でも症状が続く場合，ライム病やヒト顆粒球アナプラズマ症の共感染の可能性も考慮すべきだ。その場合は，doxycycline 治療の追加が効果的なこともある。atovaquone と azithromycin，clindamycin と quinine のいずれもライム病やヒト顆粒球アナプラズマ症には有効とはいえないからだ。

予防

バベシア症の予防は 5〜9 月に，*Babesia* 流行地域のダニ，シカ，ネズミなどが繁殖している場所を避けることで達成できる。流行地域でリスクの高い人，たとえば無脾などでは特に重要で，ダニが多いかもしれない背の高い草地やヤブを避けるべきだ。下半身をカバーする衣服の使用や，ジエチルトルアミド（diethyl-

表 200.2
難治性バベシア感染症に使用される抗菌薬(有効性のエビデンスは限られている)

atovaquone＋azithromycin *＋clindamycin
atovaquone＋azithromycin
atovaquone / proguanil＋azithromycin *
atovaquone＋azithromycin *＋clindamycin＋quinine

* azithromycin を使う場合，500〜1,000 mg/ 日で考慮。

toluamide：DEET) や dimethyl phthalate，あるいは permethrin のスプレーやこれらが浸透した衣服の使用が，流行地域での旅行では推奨されている。DEET は，ダニには他の虫よけよりも効果的だとわかっているが，副作用リスクもより大きい。DEET はダニ刺傷を防ぐのに有用で，皮膚に適切に塗布した場合は問題も起きにくいが，何度も高濃度の製品を使うときは気をつけなければならない。

ヒトやペットからダニを探し，ピンセットで口のあたりを挟んで，注意深く取り除かねばならない。ダニ刺傷後の予防抗菌薬は *Babesia* 予防には必要ない。ダニ，ネズミ，シカの数を流行地域で減らせばヒトバベシア症は減るのか，そのような吟味研究はまだなされていない。バベシア症の既往がある人や献血時の *Babesia* 感染スクリーニングが陽性になった者は献血できない。輸血関連感染を防ぐためだ。*B. divergens* と *B. bovis* のウシ感染を予防する効果的なワクチンが開発されているが，ヒトバベシア症予防のためのワクチンはまだない。

文献

Abraham A, Brasov I, Thekkiniath J, et al. Establishment of a continuous in vitro culture of Babesia duncani in human erythrocytes reveals unusually high tolerance to recommended therapies. *Biol Chem.* 2018;293:19974–19981.

Fox LM, Wingerter S, Ahmed A, et al. Neonatal babesiosis. Case report and review of the literature. *Pediatr Infect Dis J.* 2006; 25:169–173.

Hatcher JC, Greenberg PD, Antique J, et al. Severe babesiosis in Long Island: Review of 34 cases and their complications. *Clin Infect Dis.* 2001:32:1117–1125.

Herwaldt BL, Linden JV, Bosserman E, et al. Transfusion-associated babesiosis in the United States: A description of cases. *Ann Intern Med.* 2011;155:509–519.

Krause PJ, Auwaerter PG, Bannuru RR, et al. Clinical Practice Guidelines by the Infectious Diseases Society of America (IDSA): 2020 Guideline on Diagnosis and Management of Babesiosis. *Clin Infect Dis.* 2021;72:185–189.

Krause PJ, Gewurz BE, Hill D, et al. Persistent and relapsing babesiosis in immunocompromised patients. *Clin Infect Dis.* 2008;46:370–376.

Krause PJ, Lepore T, Sikand VJ, et al. Atovaquone and azithromycin for the treatment of human babesiosis. *N Engl J Med.* 2000;343:1454–1458.

Krause PJ, Spielman A, Telford S, et al. Persistent parasitemia after acute babesiosis. *N Engl J Med.* 1998;339:160–165.

Krause PJ, Telford SR, Spielman A, et al. Concurrent Lyme disease and babesiosis: Evidence for increased severity and duration of illness. *JAMA.* 1996;275:1657–1660.

Meldrum SC, Birkhead GS, White DJ, et al. Human babesiosis in New York state: An epidemiological description of 136 cases. *Clin Infect Dis.* 1992;15:1019–1023.

Persing DH, Herwaldt BL, Glaser C, et al. Infection with a Babesia-like organism in northern California. *N Engl J Med.* 1995;332:298–303.

Simon MS, Westblade LF, Dziedziech A, et al. Clinical and molecular evidence of atovaquone and azithromycin resistance in relapsed *Babesia microti* infection associated with rituximab and chronic lymphocytic leukemia. *Clin Infect Dis.* 2017;65:1222–1225.

Smith R, Hunfeld KP, Krause PJ. Management strategies for human babesiosis. *Expert Rev Anti Infect Ther.* 2020 May;4:1–12.

Spielman A, Clifford CM, Piesman J, et al. Human babesiosis on Nantucket Island, U.S.A.: Description of the vector, *Ixodes* (Ixodes) *dammini*, n. *sp. (Acarina: Ixodidae). J Med Entomol.* 1979;15:218–234.

Thekkiniath J, Mootien S, Lawres L. BmGPAC, an antigen capture assay for detection of active *Babesia microti* infection. *J Clin Microbiol.* 2018;25;56(10):e00067–18.

Vannier E, Krause PJ. Human babesiosis. *New Engl J Med.* 2012;366:2397–2407.

Wittner M, Rowin KS, Tanowitz HB, et al. Successful chemotherapy of transfusion babesiosis. *Ann Intern Med.* 1982:96:601–604.

Wormser GP, Prasad A, Neuhaus E, et al. Emergence of resistance to azithromycin-atovaquone in immunocompromised patients with *Babesia microti* infection. *Clin Infect Dis.* 2010;50:381–386.

201 トリパノソーマ症とリーシュマニア症

■著：Anastacio de Sousa, Selma M. B. Jeronimo, Richard Pearson
■訳：岩田健太郎

アメリカトリパノソーマ症(Chagas 病)，ヒトアフリカトリパノソーマ症(human African trypanosomiasis：HAT。眠り病)，リーシュマニア症は，キネトプラスト目トリパノソーマ科(family *Trypanosomatidae*)の関連原虫によって引き起こされる(表 201.1 参照)。これらの原虫はユニークなミトコンドリア構造であるキネトプラストをもち，自然界では昆虫によって媒介され，ヒト宿主および昆虫ベクターにおいて複数の形態で存在する。これらは世界の流行地域において合併症や死亡の重要な原因となっている。中南米の Chagas 病，サハラ以南のアフリカの眠り病，南極を除くすべての大陸の点在する地域のリーシュマニア症などである。北米やヨーロッパの先進国では珍しいが，これらの病気は近年注目されている。Chagas 病の原因である *Trypanosoma cruzi* への感染は，北米やヨーロッパに移住したラテンアメリカ系移民の間でよく報告されており，彼らや感染した母親の子ども，献血や移植された臓器のレシピエントにリスクをもたらしている。アフリカ眠り病の患者数は，持続的な制圧努力の結果，過去 20 年間で歴史的な低水準まで減少しており，この病気は世界保健機関(World Health Organization：WHO)によって根絶の目標にされている。皮膚リーシュマニア症は，中南米や中東の流行地域から帰国した観光客や，イラク，アフガニスタン，その他の流行地域に従軍した軍人にみられる。インド亜大陸，東アフリカ，南米，南ヨーロッパからの旅行者や移民が米国に内臓リーシュマニア症を輸入するケースもあり，ヒト免疫不全ウイルス(human immunodeficiency virus：HIV) / 後天性免疫不全症候群(acquired immunodeficiency syndrome：AIDS)と関連しているケースもあるが，まれである。米国ではフォックスハウンドやその他のイヌの間で，ヨーロッパで感染したメスイヌの垂直感染に関連したイヌ内臓リーシュマニア症が報告されているが，それらに曝露されたヒトのリーシュマニア感染の報告はない。

Chagas 病，アフリカトリパノソーマ症，リーシュマニア症の治療は，最近のいくつかの重要な進歩にもかかわらず，まだまだ不十分な点が多い。これらに使用される薬剤の多く(表 201.2)は，重篤な，そして頻回な副作用を伴う可能性があり，非経口投与を必要とするものもあり，また，長期にわたって投与しなければならないものも多い。これらの薬剤のなかには，米国食品医薬品局(Food and Drug Administration：FDA)によりこれらの疾患に対して承認されているものもあるが，表 201.2 に記載されているその他の薬剤は治験薬であるか，または適応外使用である。

表 201.1
トリパノソーマ科の原虫が起こす疾患

疾患	原因	地理的分布	ベクター	レザボア
アメリカ・トリパノソーマ症(Chagas 病)	*Trypanosoma cruzi*	アメリカ大陸	サシガメ，時に感染したジュースや食物	いろんな動物
アフリカ・トリパノソーマ症(眠り病)	*T. brucei gambiense*，*T. brucei rhodesiense*	西アフリカ，中央アフリカ，東アフリカ	ツエツエバエ(*Glossina* 属)	ヒト，家畜(役割は小さい)，ゲームアニマル(狩猟対象の動物)
リーシュマニア症(内臓，皮膚，播種性粘膜)	*Leishmania* 属	世界中	スナバエ(米国の *Phlebotomus* 属と各地の *Lutzomyia* 属)	げっ歯類，イヌ科(イヌ，キツネ)，ヒト *Leishmania* の種による

表 201.2
トリパノソーマ症とリーシュマニア症の治療

治療薬	成人投与量	小児投与量
アメリカ・トリパノソーマ症 / Chagas 病(*T. cruzi*)		
benznidazole [a]	5〜7 mg/kg/ 日を 2 回に分けて，60 日間	2〜12 歳未満：5〜8 mg/kg/ 日を 2 回に分けて，60 日間 12 歳以上：5〜7 mg/kg/ 日を 2 回に分けて，60 日間
あるいは		
nifurtimox [a]	8〜10 mg/kg/ 日を 3 回に分けて 60 日間	体重 2.5〜<40 kg：10〜20 mg/kg/ 日を 3 回に分けて，60 日間

表 201.2(続き)

治療薬	成人投与量	小児投与量
		体重 40 kg 以上：8〜10 mg/kg/ 日を 3 回に分けて，60 日間
東アフリカ眠り病(*Trypanosoma brucei rhodesiense*)		
第 1 期：血リンパ期		
suramin [a, b]	4〜5 mg/kg(テストドーズ)ゆっくり静注，その後，20 mg/kg 静注(最大 1 g)を 1，3，5，14，そして 21 日目に	2 mg/kg(最大 100 mg，テストドーズ)ゆっくり静注，その後，10〜15 mg/kg 静注(最大 1 g)を 1，3，7，14，そして 21 日目に
第 2 期：中枢神経関与あり		
melarsoprol [a, b, c]	2.2 mg/kg/ 日(最大 180〜200 mg/ 日)静注を 10 日間	2.2 mg/kg/ 日(最大 180〜200 mg/ 日)静注を 10 日間
西アフリカ眠り病(*T. brucei gambiense*)		
第 1 期：血リンパ期		
pentamidine [d, e]	4 mg/kg/ 日 筋注か静注(2 時間以上かけて)を 7 日間	4 mg/kg/ 日 筋注か静注(2 時間以上かけて)を 7 日間
第 2 期：中枢神経関与あり		
nifurtimox-eflornithine 併用療法(WHO)		
nifurtimox [a, b, c] 15 mg/kg/ 日 を 3 回に分けて，10 日間		
＋		
eflornithine [a, f] 400 mg/kg/ 日 静注を 2 回に分けて，7 日間		
代替薬		
melarsoprol *T. brucei rhodesiense* に準じて投与		
eflomithine [a, f]	400 mg/kg/ 日 静注を 4 回に分けて，14 日間	400 mg/kg/ 日 静注を 4 回に分けて，14 日間
リーシュマニア症(Leishmania 属)		
内臓 [g]		
liposomal amphotericin B [h, i]	3 mg/kg 静注(1〜5，14，そして 21 日目)	3 mg/kg 静注(1〜5，14，そして 21 日目)
あるいは		
miltefosine [k]	50 mg 経口 1 日 3 回を 28 日間	
代替案		
sodium stibogluconate [a, b]	20 mg 塩基ベース /kg/ 日を静注か筋注を 28 日間 [j]	20 mg 塩基ベース /kg/ 日を静注か筋注を 28 日間 [j]
あるいは		
meglumine antimonate [a]	20 mg 塩基ベース /kg/ 日を静注か筋注を 28 日間 [j]	20 mg 塩基ベース /kg/ 日を静注か筋注を 28 日間 [j]
あるいは		
amphotericin B deoxycholate [d]	0.5〜1 mg/kg 静注を毎日か，1 日おきで総投与量を 15〜20 mg/kg になるように	1 mg/kg 静注を毎日か，1 日おきで総投与量を 15〜20 mg/kg になるように
皮膚 [l]		
局所療法：	冷凍療法(液体窒素で) 温熱療法(局所の電流場高周波熱) 病変内 5 価アンチモニー(CDC の pentostam のプロトコルにはない) paromomycin 塗布(軟膏は 15%の paromomycin が入っているが，米国では販売されていない)[m] imiquimod 塗布	
全身投与：		
liposomal amphotericin B	3 mg/kg/ 日を静注で 6〜10 回	3 mg/kg/ 日を静注で 6〜10 回
あるいは		
miltefosine [n](内臓リーシュマニアに準じて投与)	20 mg 塩基ベース /kg/ 日 静注または筋注を 20 日間 [h]	20 mg 塩基ベース /kg/ 日 静注または筋注を 20 日間 [j]
sodium stibogluconate [a, b]	20 mg 塩基ベース /kg/ 日を静注か筋注で 20 日間 [h]	20 mg 塩基ベース /kg/ 日を静注か筋注で 20 日間 [j]
あるいは		
meglumine antimonate [a, b]	20 mg 塩基ベース /kg/ 日を静注か筋注で 20 日間 [j]	20 mg 塩基ベース /kg/ 日を静注か筋注で 20 日間 [j]
あるいは		
amphotericin B deoxycholate [d]	0.5〜1 mg/kg 静注を毎日か，1 日おきで総投与量をおよそ 20 mg/kg になるように	0.5〜1.0 mg/kg 静注を毎日か，1 日おきで総投与量をおよそ 20 mg/kg になるように
あるいは		

(次ページへ続く)

24

表 201.2（続き）

治療薬	成人投与量	小児投与量
fluconazole，pentamidine，fluconazole の本文の記載を参照		
粘膜[p]		
liposomal amphotericin[d]	3 mg/kg/ 日で総投与量を 20～60 mg/kg になるように	3 mg/kg/ 日で総投与量を 20～60 mg/kg になるように
あるいは		
miltefosine[q]	50 mg 経口 1 日 3 回を 28 日間	12 歳以下で体重 30～44 kg：50 mg 経口 1 日 2 回を 28 日間，12 歳以下で体重 45 kg 以上：50 mg 経口 1 日 3 回を 28 日間
あるいは		
代替薬		
sodium stibogluconate[a, b]	20 mg 塩基ベース /kg/ 日 静注または筋注を 28 日間[j]	20 mg 塩基ベース /kg/ 日 静注または筋注を 28 日間[j]
meglumine antimoniate[a]	20 mg 塩基ベース /kg/ 日 静注または筋注を 28 日間[j]	20 mg 塩基ベース /kg/ 日 静注または筋注を 28 日間[j]
あるいは		
amphotericin B deoxycholate[d]	0.5～1 mg/kg 静注を毎日か，1 日おきで総投与量を 20～45 mg/kg になるように	0.5～1 mg/kg 静注を毎日か，1 日おきで総投与量を 20～45 mg/kg になるように

a 米国疾病対策センター（CDC）（アトランタ，GA）の推奨による。最終閲覧日：2021 年 4 月 8 日。
b CDC ドラッグサービスの研究用新薬（IND）プロトコルに基づいて入手可。寄生虫病に関する問い合わせ先まで連絡を（e-mail：chagas@cdc.gov）。
c 安定しない（フレイルな）患者では，18 mg くらいの少ない量から始め，だんだん増やしていく。suramin で事前治療していくことが衰弱患者には推奨される。副腎皮質ステロイドがヒ素による脳症を予防するのに用いられてきた。最大 20%の患者で *T. b. gambiense* は melarsoprol に反応しない。
d 承認はされているが，この場合の使用については研究目的と米国食品医薬品局（FDA）は考えている。
e *T. b. gambiense* 治療には，pentamidine と suramin は効果において同等だが，pentamidine のほうが使いやすい。
f eflornithine は *T. b. gambiense* にはとてもよく効くが，*T. b. rhodesiense* 感染には効果がない〔https://www.cdc.gov/parasites/sleepingsickness/health_professionals/index.html（最終閲覧日：2021 年 4 月 13 日）〕。世界保健機関（WHO）と CDC からのみ入手可能な希少薬だ。flexinidazole は WHO によって，第 1 期および第 2 期の流行地域における *T. b. gambiense* の治療に推奨されている（*gambiense* によるアフリカトリパノソーマ症の治療に関する WHO 暫定ガイドライン，2019 年 8 月）が，米国では利用できず使用も推奨されていない。
g 内臓感染は *Leishmania donovani* と *L. infantum*（かつてラテンアメリカでは，*L. chagasi* と呼ばれていた）が最も多い。治療は，症状やホストの免疫状態，感染している種，そして感染した流行地域の耐性パターン等によりいろいろある。
h amphotericin B の脂肪製剤は複数あり，内臓リーシュマニア症に使われている。だいたいは *L. infantum* 感染患者を対象とした臨床試験に基づくが，FDA は amphotericin B のリポソーム製剤（AmBisome®）を内臓リーシュマニア症の治療に承認している。amphotericin B lipid complex（リピッドコンプレックス）（Abelcet®）と amphotericin B cholesteryl sulfate（Amphotec®）は研究段階と考えられる。
i FDA が承認した免疫抑制者〔例：ヒト免疫不全ウイルス（HIV）感染者〕への使用法は 4 mg/kg 日を 1～5 日と 4 mg/kg/ 日を 10，17，24，31，そして 38 日目に使用である。再発率は高く，維持療法が必要かもしれない。が，投与量や投与期間に関するコンセンサスは得られていない。
j 繰り返すか，継続してもよい。liposomal amphotericin で治療した患者のなかには，治療期間の延長や増量を必要とする者がいる。
k 消化器系副作用は多く，妊婦や授乳期には本薬は禁忌である。耐性も報告されている。miltefosine は *L. donovani* 感染がインド亜大陸で感染した場合に承認されている。
l 皮膚感染は旧世界の *Leishmania major*，*L. tropica*，そして *L. aethiopica* や，新世界の *L. mexicana*，*L. amazonensis*，*L.*（*Viannia*）*braziliensis*，*L.*（*Viannia*）*panamensis* などが主な原因だ。治療選択肢はいろいろで，病変の場所や特徴，ホストの免疫状態，感染する *Leishmania* の種，感染地域による。病変が小さく，数が少なく，見た目にも大きな影響がなさそうで，さらに粘膜疾患を起こす *Leishmania* 属が原因でなく，自然に治癒しているならば，慎重に経過を観察してもよいし，局所療法を行ってもよい。経口，注射薬の全身治療をその他の例に行う。最終的に治療法を決めるのは，感染種や感染地域，治療の毒性による。
m 局所の paromomycin は皮膚リーシュマニア症が粘膜播種を起こさない可能性が高い場合にのみ用いるべきだ。
n 経口 miltefosine は，*L.*（*V.*）*panamensis*，*L.*（*V.*）*braziliensis*，*L.*（*V.*）*guyanensis* が原因の皮膚および粘膜のリーシュマニア症に承認されている。副作用については k を参照。
o いくつかのアゾール系薬が使われ，いろいろな効果が報告されている。以前の報告だと，fluconazole 200 mg/ 日を 6 週間が *L. major* 感染のある米国軍人に効果的であった。しかし，その他の *Leishmania* 種による病変の場合，その治療量では失敗が報告されている。fluconazole の量を増やして，8 mg/kg を 4～6 週間も *L.*（*V.*）*braziliensis* の治療に効果的だったというブラジルの観察研究がある。
p 粘膜のアメリカ・リーシュマニア症はほとんど *L.*（*V.*）*braziliensis* によるが，*L.*（*V.*）*panamensis*，*L.*（*V.*）*guyanensis* などの感染者でもみられるかもしれない。治療法の選択は，症状，ホストの免疫状態，感染している *Leishmania* 属，そして感染のあった場所による。

いくつかの治験薬は，投与法や副作用に関する詳細な情報と共に，米国疾病対策センター（Centers for Disease Control and Prevention：CDC）の医薬品サービスから入手することができ，それらは研究中の新薬（investigational new drug：IND）プロトコルのもとで投与される。これらの薬剤のなかには高価なものもあり，また入手困難なものもあるため，貧困にあえぐ流行地域では，治療法決定上，重要なポイントとなる。将来，より効果的で毒性の少ない化学療法やワクチン療法が利用できるようになるのが望ましい。

アメリカトリパノソーマ症（Chagas 病）

Chagas 病は *T. cruzi* によって引き起こされ，ラテンアメリカの農村部の建物に生息するトリアトミン（サシガメまたはキス虫）によって感染する。汚染されたジュースや食品に含まれることがある。*T. cruzi* はヒトだけでなく多くの動物種に感染する。世界には 600 万～700 万人の感染者がいると推定されている。寄生虫はトリアトミン虫の腸内で発育し，血液を摂取すると糞便中に排出される。咬まれるとかゆみが生じ，かいたときに気づかない咬傷部位から寄生虫が皮膚に侵入することがある。また，病変がなくても結膜に寄生することもある。

その後，寄生虫が結膜に侵入すると，局所に炎症性結節やシャゴーマ(chagoma)が生じる。結膜から寄生虫が侵入すると，片側性の無痛性眼窩周囲浮腫(Romaña 徴候)が生じることがある。局所増殖の後，trypomastigotes が血流にのって播種し，発熱，その他の全身症状，心筋炎，まれに髄膜脳炎を伴う急性 Chagas 病を引き起こす。死に至ることもあるが，急性期は軽症または無症状であることが多い。宿主の免疫応答が確立するにつれて，症状は通常 4〜8 週間で消失する。その後，不定期の感染期に入り，無症状になるが，寄生虫を保有し続ける。最終的には，感染者の 20〜30％が心臓，食道，大腸の病変を伴う慢性 Chagas 病に移行する。心筋炎や脳膿瘍を伴う進行性の播種性 Chagas 病は，AIDS 患者や移植後の患者，あるいはその他の免疫不全状態といった限定的な場合に報告されている。*T. cruzi* は感染期間中，患者の血流や臓器に存在する。感染は汚染された血液の輸血や汚染された臓器の移植によって起こる。これはラテンアメリカの流行地域で現在も続いている問題であり，北米やヨーロッパでは移民に関連して懸念されている。Chagas 病はまた，媒介昆虫から放出された *T. cruzi* に汚染された食物やジュースを摂取することにより，消化管を通じて感染することもある。ブラジルでは集団発生が報告されている。先天性感染や検査室での事故感染も報告されている。

急性 Chagas 病の診断は，血液や体組織中の寄生虫を顕微鏡的に同定するか(図 201.1)，寄生虫 DNA の分子プローブによって行われることが多い。不確定期または慢性 Chagas 病患者の抗トリパノソーマ抗体を検出するために，いくつかの血清学的検査法が開発されている。これらの検査は感度が高いが，必ずしも特異的とはいえない。ラテンアメリカの流行地域では，血液バンクで日常的に使用されている。FDA によって承認された抗 *T. cruzi* 免疫グロブリン G 抗体のスクリーニング検査は，米国では感染した血液および臓器提供者を検出するために使用されている。しかし，抗 *T. cruzi* 抗体のスクリーニング検査は，*Leishmania* 抗原や他の抗原と交差反応する可能性があり，診断を確定するために 2 回目の抗体検査が行われる。血液・臓器提供者候補のスクリーニングにより，現在，米国，カナダ，ヨーロッパに居住する多数の感染移民が医学的に注目されている。

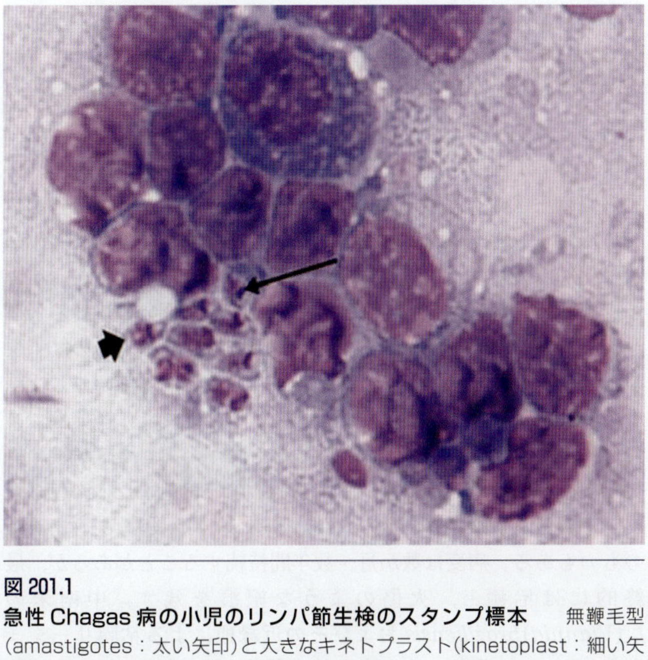

図 201.1
急性 Chagas 病の小児のリンパ節生検のスタンプ標本　無鞭毛型(amastigotes：太い矢印)と大きなキネトプラスト(kinetoplast：細い矢印)。リンパ節と全血を LIT 培養液で培養すると，*Trypanosoma cruzi* が検出された。

Chagas 病の治療薬として選択されているのは，benznidazole か nifurtimox である。どちらも現在は FDA の認可を受けている。benznidazole はラテンアメリカ諸国では治療の主流である。nifurtimox は米国で使用されている。両薬剤とも副作用が多く，治療を中断しなければならないこともある。

nifurtimox〔Bayer 2502，Lampit®(Bayer)〕は，通常 60 日間投与する(投与量については表 201.2 を参照)。nifurtimox は成人よりも小児や青少年のほうが忍容性が高い。若年患者では体重 1 kg あたりの投与量が多い。神経系および消化器系の副作用がよくみられる。睡眠障害，不穏，振戦，記憶喪失，知覚異常，脱力感，多発性神経炎，まれにけいれんが起きる。食欲不振，吐き気，嘔吐，腹痛，体重減少などもみられる。その他のまれな副作用としては，発熱，肺浸潤，胸水がある。

benznidazole〔Rochagan®(Roche)〕は 60 日間投与する。小児には高用量が使用される。副作用は頻度が高く，胃腸障害，精神症状，用量依存性ニューロパチー，皮膚過敏症などがある。まれに，肝炎や好中球減少症を発症することもある。

治療は，急性または再活性化 Chagas 病の全症例，および 18 歳までの不確定または先天性感染症に適応される。また，進行した心筋症を発症していない 50 歳までの成人の慢性感染に対しても治療が推奨される。50 歳以上の慢性 *T. cruzi* 感染者については，患者の年齢，臨床状態，嗜好に基づいて，潜在的な利益とリスクを秤にかけて，治療するかどうかを個別に決定する。

進行した Chagas 病による心臓，食道，大腸の症状が出現すると，いずれの薬剤も転帰を変えることはないようである。支持療法としては，うっ血性心不全や不整脈に対する強心薬，心臓ブロックに対するペースメーカーの装着，緩和的な内視鏡的ボツリヌス毒素注射や食道疾患に対する外科的処置，腸管巨大症に対する手術などがある。nifurtimox は，米国では Chagas 性心筋症で心臓移植を受けた人の播種性感染の治療に使用されている。

アフリカトリパノソーマ症

HAT(アフリカ眠り病)は，西アフリカと中央アフリカに常在している *Trypanosoma brucei gambiense* と，東アフリカに常在している *T. brucei rhodesiense* によって引き起こされる。両方が存在するのはウガンダだけである。アフリカトリパノソーマはツェツェバエによって媒介されるが，ツェツェバエはサハラ以南のアフリカの農村地帯にしか生息していない。ヒトは *T. b. gambiense* の主要なレザボアであるが，*T. b. rhodesiense* は大型の狩猟動物や，時には家畜にもみられる。1999 年以降，アフリカトリパノソーマ症の報告例は劇的に(95％以上)減少している。2018 年に報告された症例数はわずか 977 例であったが，過少報告があるために実際の数はもっと多かったと思われる。経胎盤感染や汚染された血液や移植臓器を介した感染は起こりうるが，まれである。*T. b. gambiense*(西アフリカトリパノソーマ症)は全世界のHAT症例の約98%を占めるが，先進国ではほとんど遭遇しない。米国では，1年に平均1件のHAT症例があり，ほとんどの症例は*T. b. rhodesiense*(東アフリカトリパノソーマ症)を保有して帰国した米国人観光客によるものだ。寄生虫の接種部位に硬結した下疳ができることがある。*T. b. gambiense*よりも*T. b. rhodesiense*で，流行地域の住民よりも国外居住者で発生しやすい。

*T. b. gambiense*感染の第1期(血リンパ期)は，発熱，頭痛，顔面の浮腫，筋肉痛，関節痛，その他の全身症状，一部の患者では皮疹，リンパ節腫脹を繰り返すのが特徴である。後頸部リンパ節の腫脹は**Winterbottom徴候**として知られている。血液またはリンパ節の吸引液中にトリパノソーマが認められることがある。数週間〜数か月後，*Trypanosoma*が中枢神経系に侵入して髄膜脳炎を起こす第2期が始まる。症状および所見としては，激しい頭痛，集中力の低下，性格の変化，記憶喪失，けいれん，歩行困難，睡眠増加，そして最終的には失神，昏睡，衰弱，死亡に至る。

*T. b. rhodesiense*感染症では，ツェツェバエに咬まれてから数日〜数週間後に全身症状が現れる。咬傷部位に下疳がみられることがある。発熱，頭痛，激しい疲労，過敏性，リンパ節腫脹，筋肉痛，関節痛が続く。感染初期に中枢神経系への侵襲が起こることがあり，治療を開始しなければ数週間〜数か月以内に死に至る。経過は区別できないが，*T. b. rhodesiense*感染は通常，より急性で重症であり，リンパ節腫脹は*T. b. gambiense*感染ほど顕著ではない。

HATは全例治療が必要である。レジメンの複雑さと薬剤の毒性を考慮すると，CDCなどの専門家に相談することが推奨される。*T. b. gambiense*による第1期HAT(血球症)の患者は，注射投与のpentamidine isethionateで治療する(表201.2)。*T. b. rhodesiense* HATの第1期患者には，suraminが投与される。pentamidineとsuraminは*T. b. gambiense*に対して同等の効果があるが，pentamidineのほうが毒性が低い。

pentamidine isethionateは毎日，筋肉内(IM)または静脈内(IV)投与する。pentamidineを急速に静脈内投与すると，低血圧やショックを起こすことがある。胃腸障害，IM投与時の注射部位の痛み，肝酵素異常，腎毒性も副作用の1つである。膵β細胞の損傷とインスリン分泌により，生命を脅かす低血糖を起こす患者もいる。まれな副作用として，急性膵炎，高カリウム血症，アナフィラキシー，心室性不整脈がある。

suraminの毒性は頻度が高く，吐き気や嘔吐などの胃腸障害，羞明，知覚過敏，末梢神経障害などの神経学的副作用，蕁麻疹や瘙痒症などがある。本薬剤の投与は，時にショック，腎毒性，視神経萎縮，血液異常と関連する。オンコセルカ(*Onchocerca volvulus*)に共感染している人では，重篤な反応が起こることがある。まれではあるが，重篤な過敏反応が起こる可能性があるため，治療量投与前に試験用量(テストドーズ)のsuraminを静脈内投与する。

「復活の薬」と呼ばれるeflornithineは，*T. b. gambiense*による第2期(中枢神経系)疾患に使用される。静脈内投与する。単剤でも使用できるが(表201.2)，eflornithineとnifurtimox(Chagas病の項参照)の併用療法が治癒率が高く，死亡リスクも低い。残念ながら，eflornithineの供給は世界的に限られており，有効ではあるが，初発症状には使用されていない。eflornithineに基づくレジメンは*T. b. rhodesiense*感染には有効ではない。

melarsoprol〔Arsobal®(Rhone-Poulenc Rorer)〕は，*T. b. rhodesiense*による第2期HAT(中枢神経系病変)の患者に唯一有効な薬剤である(表201.2参照)。eflornithineが入手できない場合は，第2期*T. b. gambiense*感染にも使用できるが，eflornithineをベースとしたレジメンよりもはるかに毒性が強い。melarsoprolは静脈内投与される。副作用はしばしばだ。患者の18%にみられ，3〜10%で致死的となる脳症のほか，吐き気，嘔吐，腹痛，末梢神経障害，高血圧，アレルギー反応，まれにショックを伴うことが多い。1〜2 mg/kg/日のprednisoloneの投与により，ヒ素脳症の重症度と死亡リスクが約半分に減少する可能性がある。多くの投与レジメンが研究されている。衰弱患者には，より低用量のmelarsoprolが使用されている。

最後に，flexinidazoleはWHOにより，流行地域における第1期および2期の*T. b. gambiense*病の治療に推奨されているが，米国では入手も使用も推奨されていない。新たな治療アプローチが必要である。

リーシュマニア症(皮膚，粘膜，播種性，内臓)

リーシュマニア症とは，ヒトおよび脊椎動物の宿主に感染する20種の*Leishmania*属によって引き起こされる疾患の総称である。リーシュマニア症は，皮膚リーシュマニア症，粘膜リーシュマニア症，内臓リーシュマニア症という3つの主要な臨床症候を有するが，カラ・アザール(kala-azar)後皮膚リーシュマニア症，播種性皮膚リーシュマニア症，びまん性皮膚リーシュマニア症，および内臓リーシュマニア症などさまざまなプレゼンの症例が報告されている。*Leishmania*属は自然界ではスナバエによって媒介される。世界の多くの地域では，リーシュマニア症は人獣共通感染症であり，イヌ，他のイヌ科の動物，またはげっ歯類がレザボアとなっている。米国ではフォックスハウンドやその他のイヌの間でイヌ内臓リーシュマニア症の発生が報告されている。感染はイヌからイヌへ，あるいは子宮内感染によって起こるようである。ヒトへの感染例はない。インドのようないくつかの地域では，ヒトが内臓リーシュマニア症の唯一のレザボアである。疾患の臨床症状は，感染する*Leishmania*の種類とヒト宿主の遺伝的に決定された細胞介在性免疫応答との相互作用に依存する(図201.2〜201.9)。

皮膚リーシュマニア症では，寄生虫は刺した部分の皮膚および灌流しているリンパ節のマクロファージで増殖する。その結果生じる病変の形態はさまざまである。多くの場合，結節が生じ，拡大し，数週間かけて潰瘍化する。病変は単発性または多発性である。あるものは「ピザのような」外観をもち，隆起した紅斑性の外縁，中心部の赤色肉芽組織，およびその上の黄色または褐色の痂皮から成る。また，「火山のような」，あるいは平坦なプラーク状のものもある。病変は数か月〜数年間持続することがあるが，最終的には治癒し，火傷のような瘢痕を残す。中南米の*L.*(*Viannia*)*braziliensis*およびその近縁種による粘膜リーシュマニア症では，最初の皮膚病変が治癒した後，鼻，口腔咽頭，時には隣接する部位の粘膜病変が数か月〜数年後に発生する。*L.*

(A)　(B)

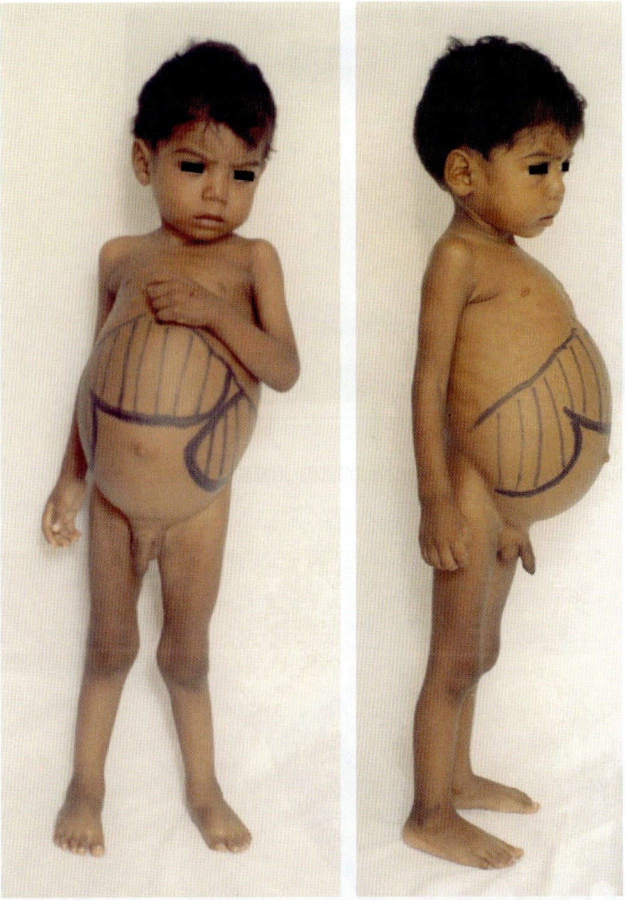

図 201.2
A，B：ブラジルの子ども　進行性の内臓リーシュマニア症に罹患し，肝脾腫がある。

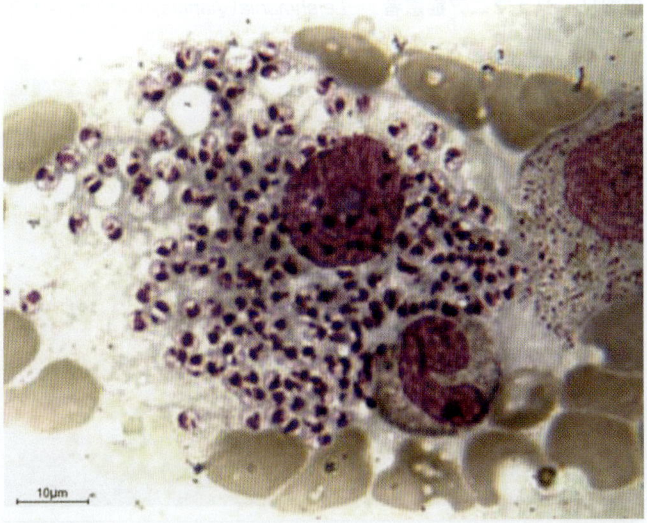

図 201.3
100 以上のアマスティゴート(無鞭毛型，amastigotes)の入ったマクロファージ　カラ・アザール(kala-azar)の後天性免疫不全症候群(AIDS)患者の骨髄穿刺吸引より。

braziliensis または *L. amazonensis* 感染による播種性リーシュマニア症は，10〜数百個の丘疹，結節または潰瘍性皮膚病変を伴う。

L. donovani または *L. infantum*(ラテンアメリカでは以前は *L. chagasi* として知られていた)に感染した人の大部分は，寄生虫血症があるにもかかわらず無症状であり，感染症は自然に治癒する。進行性の内臓リーシュマニア症〔**カラ・アザール(kala-azar)**と呼ばれる〕を発症する一部の人たちでは，寄生虫は細網内皮系全体に播種する。寄生虫は，肝臓，脾臓，骨髄，リンパ節，時には他の臓器のマクロファージ内にみられる。進行した内臓リーシュマニア症患者は，典型的には巨大な脾腫，肝腫大，発熱，体重減少，全身症状，および高ガンマグロブリン血症を呈する。内臓リーシュマニア症は，スペイン，南フランス，イタリアで発生し，その後，ブラジル，インド，エチオピアなどで AIDS 患者の日和見感染症として発生した。内臓リーシュマニア症と AIDS の同時発症者は，古典的な経過をたどることもあるが，非典型的な経過をたどることも多い。脾腫がないこともあり，消化管および胸膜肺の病変がしばしばみられる。

皮膚リーシュマニア症または内臓リーシュマニア症の診断は，流行地域での曝露歴および臨床所見によって示唆される。内臓リーシュマニア症患者の血液，骨髄，脾臓吸引液，リンパ節，その他の組織，または皮膚リーシュマニア症患者の皮膚や粘膜病変の生検において，塗抹，培養，または DNA の分子検査によってリーシュマニアのアマスティゴートを同定することによって確定される。抗リーシュマニア抗体は通常，内臓リーシュマニア症患者では高力価で存在するが，AIDS 患者では陰性なこともある。内臓リーシュマニア症に対しては，39 kDa のキネシン様抗原を用いた酵素免疫吸着測定法が高感度で特異的である。皮膚リーシュマニア症では，抗リーシュマニア抗体のパターンがさまざまで，しかも低い力価であるため，血清学的診断は不可能である。リーシュマニン(leishmanin)(モンテネグロ)皮膚テスト(図 201.10)は，米国では承認されておらず，利用できず，ほとんどの国で製造中止になった。内臓リーシュマニア症患者では陰性であるが，治療が成功すると，通常陽性になる。皮膚および粘膜リーシュマニア症患者では通常陽性だ。インターフェロン放出測定法は現在開発中である。

liposomal amphotericin B(アムビゾーム®)と miltefosine は内臓リーシュマニア症の治療薬として米国で承認されている。liposomal amphotericin B は非常に有効であり，先進国では第 1 選択薬である。一部の貧しい流行地域では，高価で入手しにくいためその使用が制限されている。他の脂質関連化合物も有効であると報告されているが，あまり研究されていない。amphotericin B deoxycholate は代替薬であるが，liposomal amphotericin B よりも毒性が強い。

インドとその近隣諸国における pentavalent antimony 耐性の出現，そして経口レジメンのニーズがあるため，新薬が探求されている。経口投与されるホスホコリン類似体である miltefosine は，現在，インドおよび隣接地域で発症した *L. donovani* による内臓リーシュマニア症，*L. braziliensis*，*L. guyanensis*，*L. panamensis* による皮膚リーシュマニア症，および *L. braziliensis* による粘膜リーシュマニア症の治療薬として FDA に承認されている。胃腸の副作用は一般的であるが，ほとんどの患者で治療

(A)　(B)

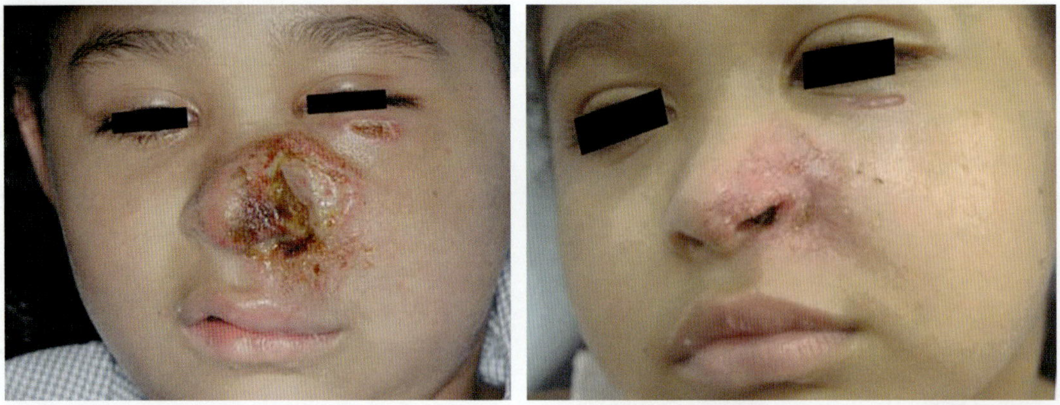

図 201.4
A，B：皮膚リーシュマニア症病変が鼻にある子ども　*Leishmania*（*Viannia*）*braziliensis* が原因。治療前と治療後。

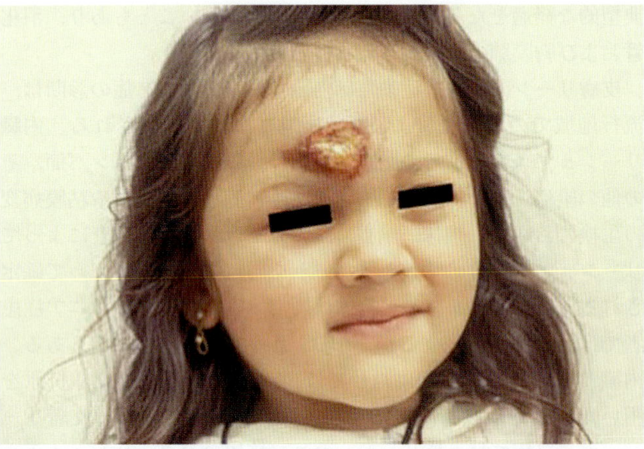

図 201.5
皮膚リーシュマニア症に罹患したブラジルの子ども　*Leishmania*（*Viannia*）*braziliensis* が原因。

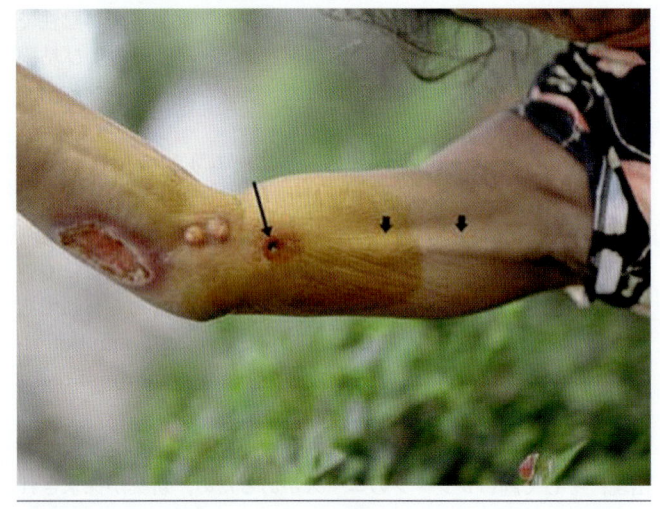

図 201.6
ブラジル人女性の皮膚リーシュマニア症　リンパ管にも病変がある（スポロトリクム症様のタイプ）。*Leishmania*（*Viannia*）*braziliensis* が原因。リンパ管（太い矢印）とパンチ生検が行われた場所（細い矢印）。*Leishmania* がスタンプ生検でみられ，Novy-MacNeal-Nicolle（NNN）培地で培養された。

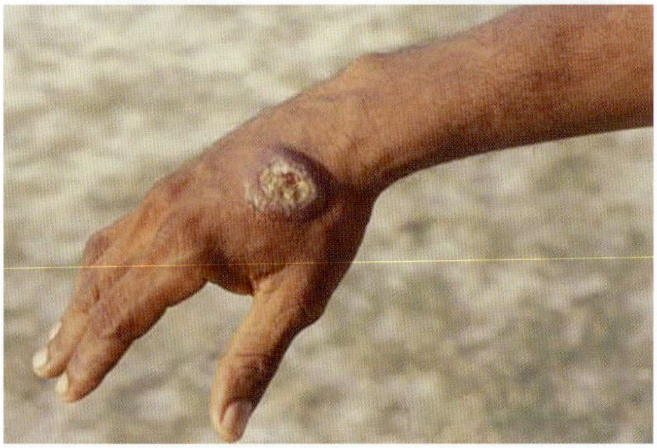

図 201.7
皮膚リーシュマニア症患者　*Leishmania*（*Viannia*）*braziliensis* が原因。手の病変。

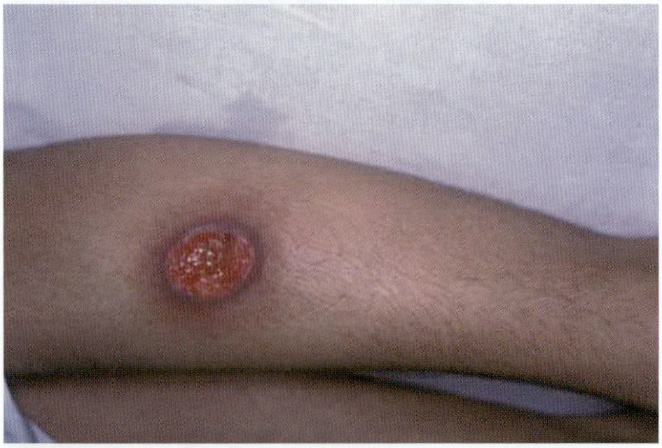

図 201.8
皮膚リーシュマニア症患者　*Leishmania*（*Viannia*）*braziliensis* が原因。脚の病変。

(A)　(B)

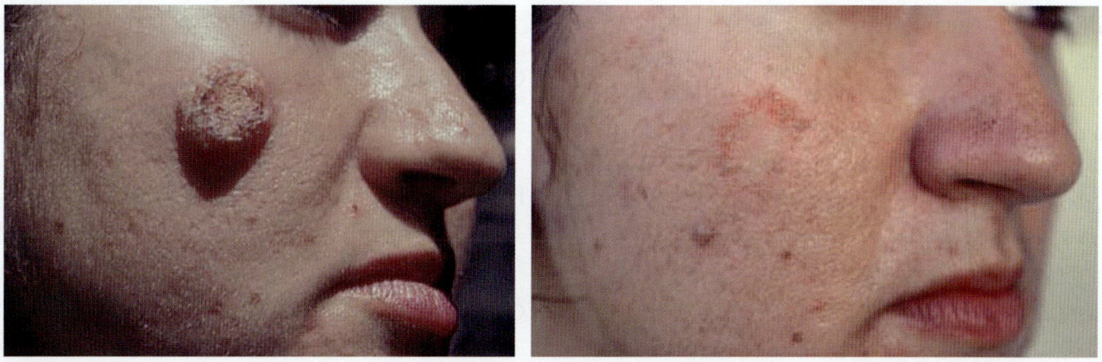

図 201.9
A，B：皮膚リーシュマニア症患者　*Leishmania*（*Viannia*）*braziliensis* が原因。治療前と治療後。

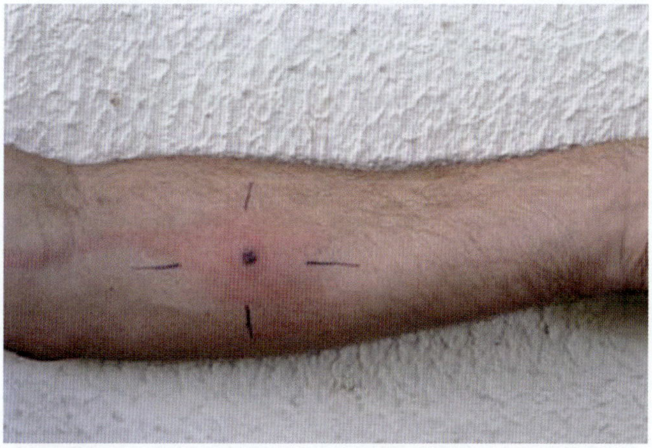

図 201.10
モンテネグロテスト陽性〔リーシュマニン（leishmanin）皮膚テスト〕
中央が壊死している。粘膜リーシュマニア症患者にて。

完了を妨げることはない。一過性の肝酵素およびクレアチニンの上昇が認められている。miltefosine は胎児毒性があり，妊娠中および授乳中は禁忌である。生殖年齢にある女性には有効な避妊法を提供しなければならない。耐性が報告されている。

sibogluconate（Pentostam™）と meglumine antimoniate（Glucantime®）はいずれも 5 価のアンチモン化合物で，リーシュマニア症の治療に数十年にわたって使用されてきた。これらの薬剤は，五価アンチモン含有量に基づいて投与される。Pentostam™ は米国の CDC ドラッグサービスを通じて入手可能である。Pentostam™ は pentavalent antimony 100 mg/mL，Glucantime® は 85 mg/mL である。副作用は年齢と共に増加し，胃腸症状，膵炎，筋肉痛，頭痛，倦怠感，高齢者や推奨量を超える投与を受けている人の突然死といった心臓毒性などがある。アンチモン耐性と治療失敗は現在，インド亜大陸や他の一部の地域で多い。五価アンチモン耐性が出現していない地域では，Glucantime® または Pentostam™ が内臓リーシュマニア症治療の選択肢として残っている。

内臓リーシュマニア症の再発は，今述べたいずれの薬剤による治療後にも起こりうる。再発は通常，治療終了後 6 か月以内にみられる。再発した患者は，同じ薬剤の 2 コース目，または別のレジメンで治療することができる。liposomal amphotericin B は AIDS 患者では選択される治療法である。他の薬剤による治療後の再発はより一般的である。抗レトロウイルス療法を最適化することが重要である。抗リーシュマニア療法は，AIDS 患者やその他の重篤な免疫低下状態にあり，2 回以上再発した患者にも使用されているが，最適な薬剤や治療法を確認するための対照試験は行われていない。

途上国の内臓リーシュマニア症患者は，発症時にひどく衰弱していることがあり，二次的な細菌やウイルス感染によって死亡することもある。適切な抗菌薬による細菌感染やウイルス感染の治療だけでなく，栄養上の必要性に対処することに注意を向けるべきである。

皮膚リーシュマニア症は一般的に自然治癒する。病変が小さく，数が少なく，美容的に重要でなく，粘膜疾患に関連する *Leishmania* 属によるものでなければ，特に自己治癒しそうな場合には，経過観察することができる。そうでない場合は，感染している *Leishmania* 属が粘膜疾患と関連していなければ，局所的に，あるいは全身的に病変を治療することができる。治療法の選択は，感染する *Leishmaniaa* 属，皮膚病変の数，場所，大きさ，および治療法の利用可能性による。

局所治療の選択肢としては，温熱療法，非常に小さな病変に対する凍結療法，または有効な添加物を加えた paromomycin（15%）の局所塗布がある。Pentostam® による局所注射は，ヨーロッパとアジアでは旧世界リーシュマニア症の合併症のない病変に使用されているが，米国では現在，Pentostam® は全身投与にのみ使用可能である。

皮膚病変が大きく，多発性で，美容上重要である場合，または粘膜リーシュマニア症に関連する *L.*（*V.*）*braziliensis* または関連する新世界種によって引き起こされる場合は，全身治療が行われる。皮膚リーシュマニア症の治療薬として FDA に承認されている唯一の経口薬は miltefosine であり，特に *L. braziliensis*，*L. guyanensis*，および *L. panamensis* 感染症に有効である。歴史的には，pentavalent antimony 20 mg/kg/ 日，つまり Pentostam® または Glucantime® を 20 日間投与が使用されてきたが，両薬剤共，かなりの毒性を伴う。fluconazole の経口投与が有効な場合もあるが，すべてではない。*L. major* による皮膚リーシュマニア症患者では，fluconazole 200 mg/ 日を 6 週間投与したところ，高い奏効率を示したが，*L. major* 感染は治療しなくても数週間～数か月で自然治癒することが多い。ブラジル北東部での観察研究では，*L. braziliensis* による皮膚リーシュマニア症患者は，高用量の長期 fluconazole（8 mg/kg/ 日を 4～6 週間）治療に反応した。

liposomal amphotericin B，あるいはそれに代わる amphotericin B deoxycholate は皮膚リーシュマニア症の治療に有効であるが，どちらもコストが高く，潜在的に毒性がある。pentamidine は *Leishmania* 属に対する活性を有するが，その副作用には生命を脅かす重篤な低血糖症やのちに糖尿病が含まれるため，合併症のない皮膚リーシュマニア症に使用することはできない。どのような治療法であれ，皮膚病変の反応は遅く，上皮化するのに数週間かかることが多い。萎縮した熱傷のような瘢痕がしばしば病気の証拠として残る。

粘膜リーシュマニア症患者は，まず liposomal amphotericin B または miltefosine で治療される。後者は *L. braziliensis* による粘膜疾患の治療薬として FDA の認可を受けている。五価アンチモン耐性がまれな地域では，Pentostam® または Glucantime® の単独または pentoxifylline との併用，あるいは amphotericin B deoxycholate が選択肢となる。粘膜疾患患者では，治療失敗や再発は珍しくない。形成外科的修復は，臨床的治癒を確実にするために治療後 12 か月は延期すべきである。手術後数か月以内に再発が起こった場合，移植片が失われる可能性がある。

文献

Aronson N, Herwaldt BL, Libman M, et al. Diagnosis and treatment of leishmaniasis. Clinical Practice Guidelines by the Infectious Diseases Society of America (IDSA) and the American Society of Tropical Medicine and Hygiene (ASTMH). *Am J Trop Med Hyg*. 2017;96(1):24–45.

Bern C. Antitrypanosomal therapy for chronic Chagas disease. *N Engl J Med*. 2011;364(26): 2527–2534.

Bern C, Montgomery SP, Herwaldt BL, et al. Evaluation and treatment of Chagas disease in the United States: A systematic review. *JAMA*. 2007;298:2171–2181.

Buscher P, Cecchi G, Jamonneau V, Priotto G. Human African trypanosomiasis. *Lancet*. 2017;390(10110):2397–2409.

Centers for Disease Control and Prevention. African Trypanosomiasis (sleeping sickness). https://www.cdc.gov/parasites/sleepingsickness/index.html

Cota GF, de Sousa MR, Fereguetti TO, Rabello A. Efficacy of anti-leishmania therapy in visceral leishmaniasis among HIV infected patients: A systematic review with indirect comparison. *PLoS Negl Trop Dis*. 2013;7(5):e2195.

Ferreira RT, Melandre AM, Cabral ML, et al. Extraction of *Trypanosoma cruzi* DNA from food: A contribution to the elucidation of acute Chagas disease outbreaks. *Rev Soc Bras Med Trop*. 2016 Apr;49(2):190–195.

Grinnage-Pulley T, Scott B, Petersen CA. A mother's gift: Congenital transmission of *Trypanosoma* and *Leishmania* Species. *PLoS Pathog*. 2016 Jan 28;12(1):e1005302.

Kennedy PG. Clinical features, diagnosis, and treatment of human African trypanosomiasis (sleeping sickness). *Lancet Neurol*. 2013;12(2):186–194.

Reveiz L, Maia-Elkhoury AN, Nicholls RS, et al. Interventions for American cutaneous and mucocutaneous leishmaniasis: A systematic review update. *PLoS ONE*. 2013;8(4):e61843.

Schaut RG, Robles-Murguia M, Juelsgaard R, et al. Vectorborne transmission of *Leishmania infantum* from hounds, United States. *Emerg Infect Dis*. 2015 Dec;21(12):2209–2212.

Silva-Dos-Santos D, Barreto-de-Albuquerque J, Guerra B, Moreira OC, et al. Unraveling Chagas disease transmission through the oral route: Gateways to Trypanosoma cruzi infection and target tissues. *PLoS Negl Trop Dis*. 2017 Apr 5;11(4):e0005507.

Toepp AJ, Bennett C, Scott B, et al. Maternal *Leishmania infantum* infection status has significant impact on leishmaniasis in offspring. *PLoS Negl Trop Dis*. 2019 Feb 13;13(2):e0007058.

Valença-Barbosa C, Fernandes FA, Santos HL, et al. Molecular identification of food sources in triatomines in the Brazilian Northeast: Roles of goats and rodents in Chagas disease epidemiology. *Am J Trop Med Hyg*. 2015 Nov;93(5):994–997.

World Health Organization. Human African trypanosomiasis. https://www.who.int/trypanosomiasis_african/en/

World Health Organization. WHO interim guidelines for the treatment of gambiense human African trypanosomiasis. August 2019. https://www.who.int/trypanosomiasis_african/resources/9789241550567/en/

202 腸管原虫症

■著：M. Paul Kelly
■訳：岩田健太郎

腸管原虫感染はどの年齢にも甚大な影響をもたらし，死亡することも多い。特に，熱帯，亜熱帯地域の被害は大きい。アメーバ症，ジアルジア症，クリプトスポリジウム症，あるいは後天性免疫不全症候群(acquired immunodeficiency syndrome：AIDS)に関連した感染症は世界の多くの地域において重大な健康問題だが，一方，ヒトの消化器系にいる原虫のなかには疾患を起こさないものもいる。こうした感染に有用なワクチンはまだ存在せず，多くは治療困難な感染症だ。重要なヒト感染症を起こす腸管の原虫は表 202.1 にまとめた。AIDS 患者だと，各原虫のもたらすインパクトが変わる。たとえば，クリプトスポリジウム症は AIDS 指標疾患だが，アメーバ症やジアルジア症では，発症率や重症度がヒト免疫不全ウイルス(human immunodeficiency virus：HIV)感染で変わったりしない。

Entamoeba histolytica

E. histolytica は赤痢(dysentery)，慢性大腸アメーバ症，肝アメーバ症の原因だ。肝疾患については「203 章　腸管外アメーバ感染」のところで触れる。赤痢アメーバ(amebic dysentery)は血性下痢を伴う症候群で，*E. histolytica* 栄養体が腸管壁に侵入して起きる。世界中で頻繁にみられるが，特に多いのが西および南部アフリカ，中央アメリカ，そして南アジアだ。米国では毎年，3,000〜4,000 件報告されている。以前は *E. histolytica* と認識されていたものは実は 2 つの種から成るというコンセンサスが現在では得られている。*E. histolytica* と *E. dispar* だ。前者は病原性のある原虫で，歴史上長く侵襲性アメーバ症や肝アメーバ症の原因となってきた。後者は形態的には区別できないが，当初は *E. histolytica* の病原性のない zymodeme［訳注：zymodeme とは isozyme を有する寄生虫。isozyme とは同じ反応を起こすが，構造の異なる酵素のこと］と考えられていた。後者には治療は必要ないが，形態的には *E. histolytica* と区別できない。侵襲性アメーバ症の診断は新鮮便の塗抹や腸管生検で，赤血球を食べている栄養体をみつけることだ。後者はフラスコ型の潰瘍を形成することもある。血清学的検査で免疫蛍光抗体法を用いると，重症患者の診断に役に立つ。特に大腸の拡張がみられる場合，アメーバ症と潰瘍性大腸炎を区別するには有用だ。血清学的検査は *E. histolytica* と *E. dispar* を区別できない。ポリメラーゼ連鎖反応(polymerase chain reaction：PCR)で遺伝物質の特定の DNA 配列をみつけることがだんだん可能になってきた。これなら種の同定は可能である。

侵襲性アメーバ症の治療を表 202.2 に示した。治療は 2 つのステージに分けられる。(1)組織内のアメーバを metronidazole，tinidazole，あるいは nitazoxanide で駆除し，(2)腸管腔にいるものは diloxanide furoate で駆除する。dehydroemetine や iodoquinol もアメーバ症の治療に用いられていたが，毒性が強く現在では使用しない。

腸管アメーバ症では，急性中毒性大腸炎(acute toxic colitis)を合併することがある。急性重症潰瘍性大腸炎と同様に腸管拡張が起きる。発熱があり，全身状態は不良で，時に腹膜刺激徴候がみられ，腹部単純写真では腸管拡張が認められる。静注による補液が必要で，絶食にし，metronidazole と広域抗菌薬を静注投与する。大腸拡張の増悪や穿孔があれば手術を要するが，穿孔時の予後は悪い。metronidazole 治療がすぐに行われれば，重症アメーバ性大腸炎でも内科的治療だけで十分であることがほとんどだが，穿孔が起きそうだったら手術を遅らせてはならない。

慢性アメーバ症は腸結核や Crohn 病と区別が難しいが，上述のように metronidazole と diloxanide 治療に反応する。狭窄が続く場合は時に手術を要する。

表 202.1
腸管の原虫

肉質虫亜門	病原性あり	*Entamoeba histolytica*
	病原性なし	*Entamoeba dispar*
		Entamoeba moshkovskii
		Entamoeba chattoni
		Endolimax nana
		Iodamoeba butschlii
		Dientamoeba fragilis
鞭毛虫類	病原性あり	*Giardia lamblia*
	病原性なし	*Trichomonas hominis*
		Chilomastix mesnili
		Embadomonas intestinalis
		Enteromonas hominis
繊毛虫類		*Balantidium coli*
コクシジウム類		*Cryptosporidium parvum*
		Cystoisospora belli(旧称 *Isospora belli*)
		Sarcocystis 属
		Cyclospora cayetanensis
微胞子虫門		*Enterocytozoon bieneusi*
		Encephalitozoon intestinalis
ストラメノパイル		*Blastocystis hominis*

表 202.2
アメーバ症の薬物治療

		成人投与量	小児投与量
組織感染			
第 1 選択	metronidazole [a]	750 mg 1 日 3 回を 10 日間	50 mg/kg/ 日を 10 日間 [b]
	tinidazole [a]	2 g/ 日を 3 日間	60 mg/kg/ 日を 3 日間
第 2 選択	nitazoxanide	500 mg 1 日 2 回を 3 日間	2〜3 歳：100 mg 1 日 2 回，4〜11 歳：200 mg 1 日 2 回を 3 日間
	paromomycin	30 mg/kg/ 日を 10 日間 [b]	30 mg/kg/ 日を 10 日間 [b]
腸管腔にいるもの			
第 1 選択	diloxanide furoate	500 mg 1 日 3 回を 10 日間	20 mg/kg/ 日を 10 日間 [b]
第 2 選択	paromomycin	30 mg/kg/ 日を 10 日間 [b]	30 mg/kg/ 日を 10 日間 [b]

a その後，腸管腔にいるものを駆除しなければならない。
b 1 日 3 回に分けて投与。

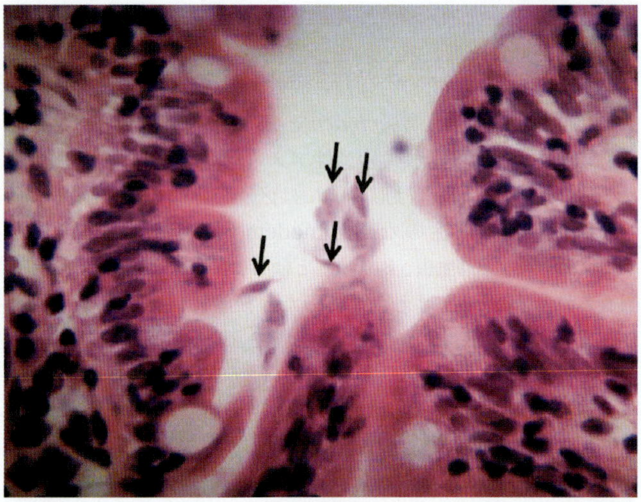

図 202.1
Giardia lamblia 栄養体が小腸生検の腸管腔にみられる〔6 mm 切片。ヘマトキシリン・エオジン(HE)染色〕。

Giardia lamblia

G. lamblia 感染を発見したのは Van Leeuwenhoek で 1681 年のことだが，これは急性持続性下痢症の原因で，時に小児の栄養不良の原因となる。多くの熱帯，亜熱帯国でみられる。旅行者下痢症の原因としても有名だ。多くの場合は自然治癒するが，免疫グロブリンの欠乏があると経過が長引く場合もある。不顕性感染も多い。診断は便の検鏡だが，陰性でも臨床的に強く疑えば，栄養体は内視鏡で得た小腸液や粘膜生検検体からみつかることもある(図 202.1)。便 *Giardia* 抗原酵素免疫測定吸着法(enzyme-linked immunosorbent assays：ELISA)や PCR が多くの一般検査室で使われることが多くなっている。

ジアルジア症治療にはいくつかの薬が用いられるが，どれも妊婦には安全とされない。2 回，時に 3 回治療する必要が生じることもある。治療薬は 5 つに分類する(表 202.3)。ニトロイミダゾール系薬(metronidazole と tinidazole)，ベンズイミダゾール系薬(albendazole，secnidazole)，nitazoxanide，ニトロフラン系薬(furazolidone)，そして paromomycin だ。paromomycin は吸収されないから，妊婦では第 1 選択となる。単独療法で何度も失敗すれば，併用療法を試みてもよいが，薬剤の選択，投与量や投与期間を教えてくれる比較試験データは希少である。

Balantidium coli

B. coli 感染は重篤で時に致死的な大腸炎としてみられ，臨床像は赤痢アメーバ症と区別できない。まれだが，中南米，イラン，パプアニューギニア，そしてフィリピンで発生し，たいていは重要なレザボアであるブタとの接触が多い環境で起きる。診断は大きな栄養体を便か直腸生検でみつけて行う。治療は tetracycline 500 mg 1 日 4 回を 10 日間だ(表 202.4)。metronidazole や paromomycin も代替案となる。

表 202.3
ジアルジア症の薬物治療

薬剤	成人投与量	小児投与量	効果
metronidazole	500 mg 1 日 3 回を 3 日間	5 mg/kg を 1 日 3 回で 10 日間(最大 1 日投与量 750 mg)	>90%
tinidazole	2 g を 1 回	75 mg/kg を 1 回	>90%
albendazole	400 mg 1 日 1 回を 5 日間		>85%
nitazoxanide	100〜200 mg 1 日 2 回		85%
furazolidone	100 mg 1 日 4 回を 10 日間	2 mg/kg 1 日 3 回を 10 日間	>80%
paromomycin	500 mg/kg/ 日 1 日 3 回を 5〜10 日間		

表 202.4
繊毛虫，コクシジウム，微胞子虫感染の治療

微生物	治療法
鞭毛虫	
Balantidium coli	tetracycline 500 mg 1日4回を10日間
コクシジウム	
Cryptosporidium parvum	nitazoxanide 500 mg 1日2回を3日間
Cystoisospora belli	trimethoprim（TMP）-sulfamethoxazole（SMX）（ST合剤）DS錠1錠1日4回を10日間。予防にはDS錠1錠を週3回（またはコンプライアンスをよくするために1日1回）
Sarcocystis 属	*C. belli* に同じ
Cyclospora cayetanensis	ST合剤DS錠1錠1日2回を7日間
微胞子虫	
Enterocytozoon bieneusi	fumagillin 60 mg 1日1回を14日間
Encephalitozoon intestinalis	albendazole 400 mg 1日2回を14日間
Blastocystis hominis	この微生物の病原性はいまだもめているトピックである。そのため，治療が必要かは不明である。我々の所では，消化器症状があって，他の原因が明らかでないときは，metronidazole 750 mg 1日3回を10日間で駆除しようとしている

DS＝ダブルストレングス錠［訳注：trimethoprim 160 mg 相当。日本で使用できる錠剤（バクタ® 配合錠）はシングルストレングス錠のみ］

クリプトスポリジウム症

Cryptosporidium parvum や *C. hominis* 感染は急性の自然に治る小児や旅行者の水様性下痢，あるいは水系感染の流行として現れることが多い。ほとんどでは特に治療を必要としないが，水電解質のバランスに注意するのが大事だ。クリプトスポリジウム症は持続性の下痢の原因でもあり，これは見た目，免疫抑制がない小児にも起こる。HIV感染がある場合は，しばしば死に至るまで下痢が続く。クリプトスポリジウム症は，熱帯ではHIV感染の有無にかかわらず，栄養不良の小児でもよくみられる。HIV関連下痢症患者で，クリプトスポリジウム症は先進国で10〜30％でみられることもあり，熱帯では10〜40％だ。しかし，高活性抗レトロウイルス療法（antiretroviral therapy：ART）という複数併用療法が導入されてから，この感染はARTプログラムが拡大してきた地域ではぐっと少なくなった。熱帯地域で進行AIDSとして患者が発生したり，アドヒアランスがしばしばよくない所では，この疾患は現在でも臨床上厄介な存在である。診断は通常，顕微鏡で便塗抹をZiehl-Neelsen変法を用いて染色し，赤く染まる5 μmのオーシストをみつけて行う（図 202.2）。しかし，ELISAやPCRも採用されつつある。

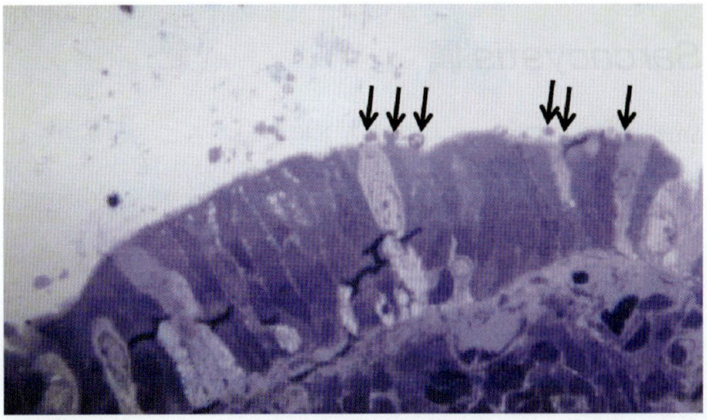

図 202.2
後天性免疫不全症候群（AIDS）患者の小腸粘膜にいる *Cryptosporidium* 種栄養体（トルイジンブルー染色準超薄切片）

多くの薬が試みられてきたが，2つだけが比較試験でその価値を示されてきた。paromomycinとnitazoxanideだ。高度免疫ウシ初乳は一種の受動免疫療法だが臨床応用はされていない。paromomycin（30 mg/kg/日を3回に分けて）は効果がぱっとしないことがわかっている。nitazoxanide（1 g 1日2回を14日間）はAIDSのない小児や成人に有効なことがランダム化比較試験でわかっている。米国での例外的使用プログラムでの比較なしのデータでは，500〜1,500 mgのnitazoxanideを1日2回で長期投与すると有用らしい。が，メタ分析ではこれを確定していない。重症の免疫抑制者に対する治療薬への差し迫ったニーズは今もあり，新薬が開発中だ。面白いことに，クリプトスポリジウム症はシンプルな方法で予防できることを示す直接的なエビデンスがある。つまり，徹底的な手洗いは米国のAIDS患者で下痢症を減らし，クリプトスポリジウム症もそこに含まれるのだ。しかし，私の知る限り，この知見は熱帯地域で追試されてはいない。

Cystoisospora belli

Cystoisospora belli は先進国ではまれだが，アフリカのHIV関連下痢症患者の最大40％にみつかる。HIV感染者では，持続する下痢と消耗といった臨床像をもち，他の細胞内腸管病原性原虫のそれと区別できない（クリプトスポリジウム症や微胞子虫）。イソスポラ症の報告はHIV感染時代以前からあった。診断は便の染色で長くて大きなスポロシストをみつけて行う。Ziehl-Neelsen変法で赤く染まる。

trimethoprim-sulfamethoxazole（ST合剤）をTMP 160 / SMX 800 mgを1日4回で10日間治療すると効果的だという報告がある。AIDS患者ではその後，同じ薬で160 / 800 mgで週3回を永久に飲み続け，再発を予防する。さもなくば，2か月後には，HIV感染者の50％で再発がみられる。代替案としては，sulfadoxine-pyrimethamine（500 / 25 mgを週1回）を二次予防に用いる。スルホンアミド系薬を飲めない患者では，diclazurilを使ってもよいが，その効果を示す逸話があるのみだ。私の経験ではnitazoxanideは効かない。

24

Sarcocystis 属

Sarcocysits 感染では，持続する下痢が起きることがあり，*C. belli* 同様に治療する。この感染はとてもまれだ。

Dientamoeba fragilis

D. fragilis 感染のほとんどは不顕性となり，治療は必要ない。もし必要なら，治療はアメーバ症と同じだ。

Cyclospora cayetanensis

C. cayetanensis は旅行者下痢症を起こす(特に，南米やネパールへの旅行者に多い)。食中毒アウトブレイクも起きる。便の塗抹では，オーシストは *C. parvum* のそれに似ており，Ziehl-Neelsen 変法では石炭酸フクシンを取り込むが，サイズは *C. parvum* よりも大きくて直径は 8〜10 μm あり，自己蛍光性をもつ。ST 合剤(160 / 800 mg 1 日 2 回)を 7 日間で駆除できる。感染が持続する場合は，ST 合剤をさらに 3〜5 日間追加する。ST 合剤を飲めない患者なら，ciprofloxacin も使えるが，効果は低くなる。

微胞子虫

2 種類の微胞子虫がヒトの消化管で病原性をもつ。*Enterocytozoon bieneusi* と *Encphalitozoon intestinalis*(旧名 *Septata intestinalis*)。これらは最近再分類されており，実は真菌である。しかし，我々はここでは原虫と扱う。臨床像が細胞内原虫症感染，たとえば，クリプトスポリジウム症やイソスポラ症と酷似しているからだ。微胞子虫も細胞内寄生し，通常は重度免疫抑制者に感染する。いちばん多いのが持続する下痢であり，体重減少を伴うが，硬化性胆管炎の報告もある。診断は内視鏡を行い，十二指腸生検で寄生虫をみつける(図 202.3)か，便をいろいろな染色法で染めて胞子をみつけることだ。*E. intestinalis* は播種性感染を起こすことがあり，腎臓から胞子が排出されることがある。

E. intestinalis 感染治療は albendazole 400 mg 1 日 2 回を 1 か月だが，治療終了後に再発したら，維持治療が必要かもしれない。患者によっては駆除可能だ。*E. bieneusi* 感染は治療困難だが，fumagillin 60 mg 1 日 1 回を 14 日間で症状は改善し，時に寄生虫も駆除される。fumagillin は副作用が多い。

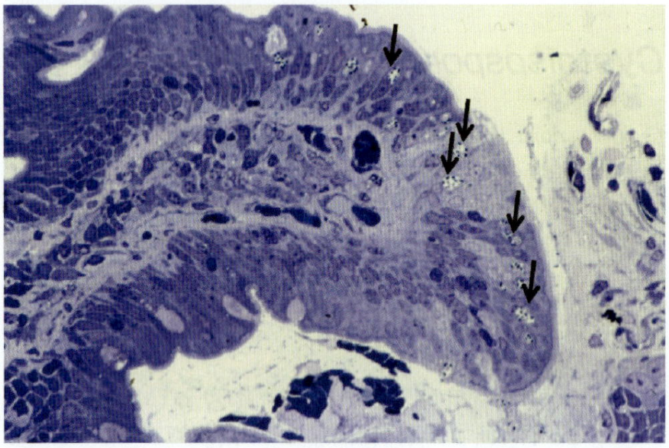

図 202.3
AIDS 患者の小腸生検における *Encephalitozoon intestinalis*(トルイジンブルー準超薄切片)。

文献

Abubakar I, Aliyu SH, Arumugam C, Hunter PR, Usman NK. Prevention and treatment of cryptosporidiosis in immunocompromised patients. *Cochrane Database Syst Rev*. 2007;24:CD004932.

Ahmadpour E, Safarpour H, Xiao L, et al. Cryptosporidiosis in HIV-positive patients and related risk factors: A systematic review and meta-analysis. Cryptosporidiose chez les patients VIH-séropositifs et facteurs de risque associés: Revue systématique et méta-analyse. *Parasite*. 2020;27:27. doi:10.1051/parasite/2020025.

Amadi B, Mwiya M, Musuku J, et al. Effect of nitazoxanide on morbidity and mortality in Zambian children with cryptosporidiosis: A randomized controlled trial. *Lancet*. 2002;360:1375–1380.

Checkley W, White AC Jr, Jaganath D, et al. A review of the global burden, novel diagnostics, therapeutics, and vaccine targets for cryptosporidium. *Lancet Infect Dis*. 2015;15(1):85–94. doi:10.1016/S1473-3099(14)70772-8.

Granados CE, Reveiz L, Uribe LG, Criollo CP. Drugs for treating giardiasis. *Cochrane Database Syst Rev*. 2012;12:CD007787.

Hemphill A, Müller N, Müller J. Comparative pathobiology of the intestinal protozoan parasites *Giardia lamblia*, *Entamoeba histolytica*, and *Cryptosporidium parvum*. *Pathogens* 2019;8:116.

Hoge CW, Shlim DR, Ghimire M, et al. Placebo-controlled trial of co-trimoxazole for *Cyclospora* infections among travellers and foreign residents in Nepal. *Lancet*. 1995;345:691–693.

Jumani RS, Spector JM, Izadnegahdar R, Kelly P, Diagana TT, Manjunatha UH. Innovations in addressing pediatric diarrhea in low resource settings. *ACS Infect Dis*. 2020;6(1):14–24. doi:10.1021/acsinfecdis.9b00315.

Kelly P. Intestinal protozoa. In Farrar J et al, eds. *Manson's tropical diseases*, 23rd ed. London: Elsevier; 2013: 664.

Field AS, Milner DA Jr. Intestinal microsporidiosis. *Clin Lab Med*. 2015;35(2):445–459. doi:10.1016/j.cll.2015.02.011.

Ortega-Pierres MG, Argüello-García R. Giardia duodenalis: Role of secreted molecules as virulent factors in the cytotoxic effect on epithelial cells. *Adv Parasitol*. 2019;106:129–169. doi:10.1016/bs.apar.2019.07.003.

Tan KS. New insights on classification, identification, and clinical relevance of *Blastocystis* spp. *Clin Microbiol Rev*. 2008;21:639–665.

203 腸管外アメーバ感染

■著：Rosa Andrade
■訳：岩田健太郎

侵襲性アメーバ疾患の腸管外症状は，アメーバ性大腸炎に比べると少なく，アメーバ性肝膿瘍(amebic liver abscesses：ALA)が最も頻度が高い。ALAは，おそらく門脈循環を介した腸管アメーバ原虫の血行性播種から生じ，アメーバ性大腸炎のエピソードから数か月〜数年後に発症することがある。

胸部アメーバ症や脳アメーバ症のような腹部以外の症状はしばしば，ALAからの栄養体の直接伝播が原因だ。臨床的に診断され，関連する疫学的リスクおよび血清学的検査，抗原検査，または分子生物学的検査がこれを補完する。未治療の腸管外症状は通常，致死的である。しかし，侵襲性アメーバ症の主治療としてmetronidazoleなどのニトロイミダゾール系薬剤が導入されて以来，治療成績は改善している。

アメーバ性肝膿瘍

*Entamoeba histolytica*感染はほとんどが無症状である。1年間に症状が出るのは4〜10%である。ALAは約5%の症例で侵襲性アメーバ性大腸炎を合併する可能性がある。流行国への旅行者はアメーバ症と肝疾患を発症するリスクがある。滞在期間が長いほどリスクは高くなる。流行地域を離れた後にALAを発症した旅行者のうち，95%は5か月以内に発症しているが，流行地域を離れてから4日〜20年の間に発症することもある。したがって，診断のためには詳細な渡航歴が不可欠である。

成人男性は，女性よりも7〜10倍ALAに罹患しやすい(多くは20〜40歳の間)。しかし，この差は小児にはみられない。特に，男性とセックスする男性は，腸アメーバ症のリスクが全体的に高いことから，リスクの高い集団である。男性ホルモンは，*E. histolytica*感染マウスモデルで観察されたように，男性のALAになりやすさを説明できるかもしれない。このモデルでは，テストステロンはALAの制御に重要なナチュラルキラーT細胞からのインターフェロン-γの放出を阻害した。さらに，慢性ステロイド使用者，妊婦，アルコール依存者，栄養失調者，悪性腫瘍患者など，細胞性免疫不全をもつ人々も，侵襲性アメーバ症のリスクが高まる可能性がある。

ALAの臨床像は，発熱と右上腹部痛が最も頻度の高い訴えであり，診察初見もこれに一致していることが特徴である(表203.1)。

表203.1
アメーバ肝膿瘍の臨床像

臨床所見	%
発熱	85〜90
右季肋部痛	84〜90
肝腫大	30〜50
体重減少	33〜50
下痢	20〜33
咳嗽	10〜30
白血球数12,000/μL以上	80
アルカリホスファターゼ上昇	70

(Petri and Singh. *Clin Infect Dis*. 1999；29：1117-1125より)

罹病期間は症状に影響し，2週間以上経過した患者は，無熱，体重減少，より局所的な腹痛を伴う傾向がある。典型的な所見である右上腹部の圧痛や肋間部の圧痛は，以前の文献でしばしば指摘されていたが，感度も特異性も低い。

ALAに罹患した若年患者は，高齢患者よりも急性期に10日未満の顕著な症状を呈することが多い。流行地域域の高齢者では，体重減少や肝腫大を伴う亜急性期の経過が6か月続くことが多い。

ALAの多くは孤立性病変であり，約80%が肝臓の右葉にみられることから，痛みの部位が説明できる。痛みはまた，心窩部，右下胸部，右肩先にも生じることがある(関連痛)。肝左葉の膿瘍に対応する左側腹部痛はあまりみられない。膿瘍の大きさや部位により，局所的な腫脹や全身性の肝腫大を認めることがある。肝右葉の高い位置に膿瘍があっても肝腫大は生じないが，かなりの大きさになると右横隔膜が隆起し，胸部レントゲン写真で明らかになる。

アメーバ性肝疾患患者の検査所見には，白血球増加(白血球数12,000/mm^{3}以上)，アルカリホスファターゼの上昇，時にはトランスアミナーゼの上昇がある。ビリルビン上昇はまれで，したがって右上腹痛かつ熱があり，黄疸がみられるときは別の診断を考える。多くの症例で軽度の貧血(慢性疾患性貧血)がみられ，特に症状が2週間以上続くことが多い。末梢好酸球増加はまれであり，エキノコッカス症や肝蛭(肝臓の吸虫症)などの寄生虫感染を示唆する。

診断

腸管外アメーバ症のほとんどの症例は，活動性のアメーバ性大腸炎を伴わない。診断には，適切な臨床症状，疫学的リスク因子，特徴的な画像所見，血清学的検査，抗原検出，分子生物学的検査などの組み合わせが重要である。

*E. histolytica*に対する抗体の血清学的検査は，罹病期間が1週間を超える疾患では80%以上の感度を示し，回復期の患者では99%近い感度を示す。検査が陰性であれば，感染初期(1週間以下)を除き，診断は基本的に否定される。血清学的検査には，酵素免疫測定法(enzyme immunoassay：EIA)または寒天ゲル

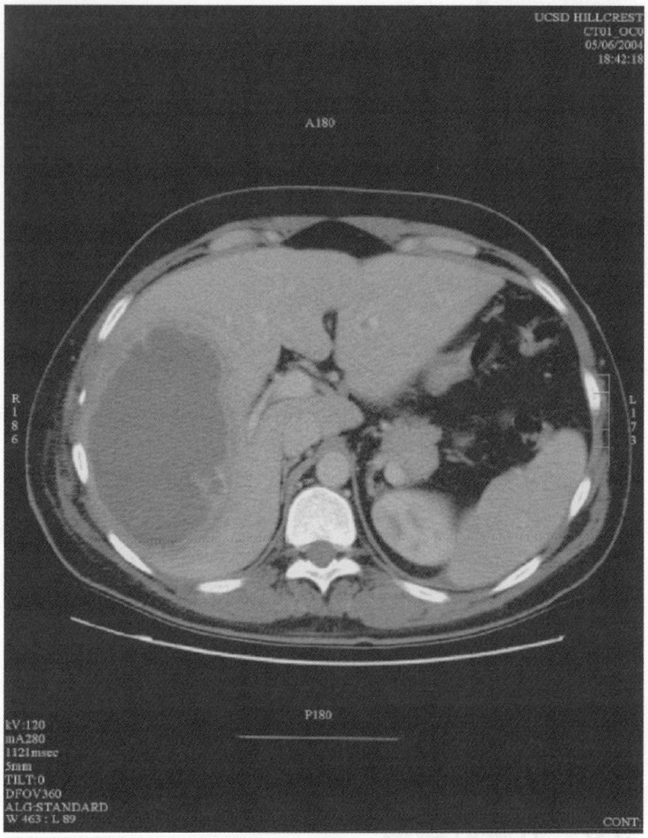

図 203.1
アメーバ肝膿瘍の CT 画像　膿瘍は肝右葉内に低濃度吸収病変として認められ，浮腫に囲まれ，縁が薄く，不揃いな複数の隔壁を伴う。

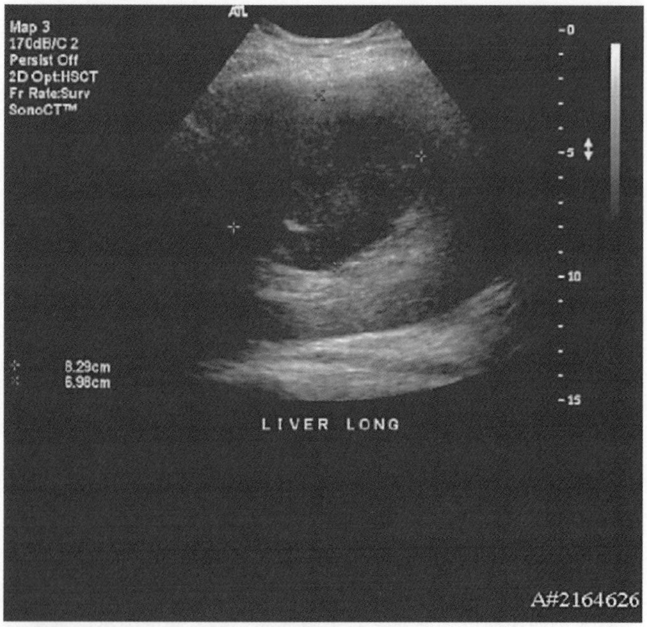

図 203.2
図 203.1 と同じアメーバ肝膿瘍の超音波画像

希釈法を用いることが重要である。なぜなら，間接的赤血球凝集素は高力価で何年も陽性のままであることが多く，流行地域域の住民は急性疾患ではない *E. histolytica* に対する陽性抗体をもつことがあるからである。*E. histolytica* の Gal / GalNAc レクチンに対する血清抗原検出検査では，治療前のバングラデシュ人患者を対象とした研究で，ALA 患者の 95％以上で陽性という結果が得られ，現在利用可能な血清抗体検査と比較して良好な結果が得られた。重要なことは，metronidazole による治療後，循環する抗原はほとんど検出されなかったことである(15％)。ポリメラーゼ連鎖反応(polymerase chain reaction：PCR)アッセイを用いた分子診断は，ALA に対して高感度かつ特異的である。現在，複数の腸内病原体に対するマルチプレックス PCR アッセイの一部となっているが，この検査は依然として高価であり，熟練した検査担当者に依存している。

ALA の診断的吸引が必要になることはめったにない。しかし，化膿性肝膿瘍を除外するためや，膿瘍破裂のリスクが高い場合には，吸引の適応となる。膿瘍破裂のリスクが高い患者は，直径が 5 cm を超える膿瘍腔があるか，左葉に膿瘍腔があり，心膜に破裂する可能性がある。古典的なアメーバ膿は「アンチョビペースト」または「チョコレートソース」に似ているが，これは吸引に成功して得られた壊死肝細胞と少数の多形核細胞から成る，厚く，無細胞の，蛋白質の残骸を指す。アメーバ原虫は periodic acid-Schiff 染色でマゼンタ色に着色されるため，容易に可視化されるが，吸引液中に原虫が検出されるのは症例の 20～30％にすぎず，膿瘍の端からの検出率が高い。

肝臓の空間を占める病変を検出するいくつかの画像診断法は，アメーバ血清検査陽性の場合に ALA の診断を支持する。画像診断ではしばしば，円形または楕円形の均一な低エコー病変が 1 個認められる。減衰の少ない病変で，隔壁や観察可能な液量や残渣がみられることもある(図 203.1 および 203.2 参照)。ALA 患者の約 50％の胸部レントゲン写真では，右横隔膜の隆起や円板状無気肺などの異常が認められる。超音波検査，CT，MRI はいずれも非常に感度が高いが，ALA と化膿性膿瘍を区別できないため，特異的な検査はできない。

ALA の鑑別診断には，化膿性膿瘍，肝細胞がん(特に壊死を伴う)，エキノコッカス嚢胞が含まれる。画像診断では，鑑別はしばしば，化膿性膿瘍かアメーバ性肝膿瘍かに絞り込むことができ，臨床所見とレントゲン所見ではほとんど区別できない。疫学情報で化膿性肝膿瘍の可能性が増すかもしれない。年齢が 50 歳以上であること，性別に偏りがないこと，糖尿病の基礎疾患があること，胆道疾患があること，流行国への渡航歴がないことなどである。とはいえ，これらの手掛かりは，特に流行地域域に住む患者において，アメーバ性肝膿瘍を除外するものではない。

治療

metronidazole や tinidazole などのニトロイミダゾール系は，罹患組織に対する有効性から，世界中で侵襲性アメーバ症のメインな治療となっている。metronidazole は，成人には 750 mg を 1 日 3 回を 7～10 日間，小児には 35～50 mg/kg/ 日を 1 日 3 回を 7～10 日間投与すると効果がある(表 203.2)。

metronidazole は一般的に忍容性が高いが，アルコールに対するジスルフィラムのような反応は，患者への説明が重要である。吐き気，嘔吐，食欲不振，金属味などの軽い副作用は多い。めまい，けいれん，脳症などの神経学的副作用はまれに起きる。これらの後者の副作用やまれに好中球減少症が発現した場合は，本剤

表 203.2
アメーバ肝膿瘍の治療 [a]

選択薬	成人量	小児量	副作用
metronidazole	750 mg 静注か経口 1日3回を7〜10日	35〜50 mg/kg/日を3回に分けて7〜10日	よくある：吐き気，嘔吐，金属味時にみられる：末梢神経障害，回転性めまい(vertigo)，けいれん，脳症 ジスルフィラム効果：アルコール摂取時の吐き気，嘔吐
tinidazole [b]	2gを静注か経口 1日1回で5日間	60 mg/kg/日(最大 2g)を5日間	metronidazoleと副作用プロファイルは似るが，飲みやすく吐き気，嘔吐は少ない

a すべての治療では，腸管腔殺アメーバ治療薬を後で用いる。詳細は「202章　腸管原虫症」のところで述べた。
b metronidazoleの代替薬としてのみ用いる。

の投与を中止すべきである。metronidazoleの長期使用は末梢神経障害を引き起こすことも知られている。しかし，アメーバ症の治療期間が短いため，この有害事象はあまり起こらない。

新しいニトロイミダゾール系化合物であるtinidazoleもALAの治療に有効である。tinidazoleは半減期が長く，忍容性が高いため，治療期間を短縮できる。アメーバ性肝膿瘍に対するtinidazoleの推奨用量は，成人では2g/日を3〜5日間，小児では50 mg/kg/日を3〜5日間である。

ニトロイミダゾール系薬剤はアメーバ肝膿瘍に90％以上有効であり，metronidazole耐性アメーバ症の臨床例はこれまで報告されていない。これらの薬剤による治療では通常，3日以内に解熱，腹痛の軽減，白血球数の正常化が得られる。

超音波またはCTガイド下でのアメーバ性肝膿瘍の吸引は通常，発熱または疼痛が持続し，3〜5日間の内科的治療に反応しない患者，5cmを超える膿瘍の切迫した破裂，または心膜に破裂する可能性のある左葉膿瘍に限られる。

組織用殺アメーバ剤によるすべての治療レジメンは，治療しなければ再発する可能性のある腸管内殺アメーバ剤による治療が続くべきである。腸に残ったアメーバによる再発を防ぐためだ。

米国では，非吸収性アミノグリコシドであるparomomycinを7日間投与することが，腔内アメーバ駆除薬として推奨されている。paromomycinは妊娠中でも安全で，消化器系の副作用が少なく，耳毒性や腎毒性はほとんど起こらない。diloxanide furoateも有効で忍容性が高く，副作用もほとんどないが，米国では市販されていない。iodoquinolも同様に有効であるが，視神経炎や末梢神経障害などの重篤な副作用があり，20日間の投与が必要である。5-ニトロチアゾリル誘導体であるnitazoxanideは，二重盲検プラセボ対照試験で示唆されたように，*in vitro*および*in vivo*で*E. histolytica*に対して活性があるが，すでに述べた標準的な腔内アメーバ殺虫剤と直接比較されていない。

ALAは内科的治療にすぐに反応し，熱と疼痛がすみやかに消失する。病変は急性に拡大することがあるが，最終的には1年以内に完全に消失するため，経過の早い段階でフォローの超音波を行う理由はない。EIAによる血清学的検査は通常，6か月以内に陰性に戻る。

アメーバ性腹腔外浸潤性疾患

肺アメーバ症

アメーバ性肝膿瘍からの直接播種には，胸部や脳などの腹部外症状がしばしばみられる。アメーバ性胸腔内病変はALA患者の約10％にみられる主要な腹部外症状である。ALAの部位によって，アメーバ性胸腔内病変は，膿胸，気管支肝瘻，胸膜肺膿瘍の心膜への進展として現れることがある。後者の場合，ALAが横隔膜を破裂した後の死亡率は15〜20％である。

肺アメーバ症は，右側肝膿瘍による右胸腔内の漿液性，交感神経性胸水として発症することがある。肝膿瘍が胸腔内に破裂すると，咳嗽，呼吸困難，胸膜痛などの徴候を呈する胸膜炎を引き起こす。胸腔穿刺を行うと，ALA吸引で説明される古典的なアンチョビペースト液が検出される。古典的には，気管支肺瘻を発症した患者は肝膿瘍の内容物を喀出する。アメーバ殺虫剤が使用可能になる以前は，膿瘍を排出する効果的な手段であったため，不愉快なこの現象は予後良好な徴候と考えられていた。さらに，アメーバ原虫の血行性伝播は，まれに肺実質に疾患を引き起こし，コンソリデーションや時には肺膿瘍を引き起こすことがある。胸膜肺疾患の治療には，metronidazoleなどの組織用殺アメーバ剤を使用し，膿胸の場合は胸腔チューブによるドレナージを行う。血行性感染によるアメーバ性肺炎や肺膿瘍はmetronidazole単独で治療可能である。

アメーバ性心膜炎

侵襲性アメーバ症で2番目に多い胸腔内症状は心膜炎(ALA患者の1〜3％)で，死亡率は40％である。左葉ALAが心膜に破裂して心膜炎を起こし，心タンポナーデに至る可能性のある最も重篤な合併症である。左葉肝膿瘍が心嚢を脅かすと，炎症と漿液貯留を起こすことがある。アメーバ膿の心嚢への漏出の速さによって，発症する徴候と症状が決まる。膿の漏出が遅ければ，息切れが徐々に強くなり，発熱が止まらず，病状が悪化する。一方，心膜への急激な漏出は，心タンポナーデとそれに伴う胸痛，頻呼吸，逆流性脈拍，頸部静脈の上昇，低血圧を引き起こす。

アメーバ性心膜炎の評価は，左葉肝膿瘍のある患者で血清学的検査が陽性であり，疫学的病歴が適合する場合，侵襲性アメーバ感染の診断を確定することから始まる。心電図検査で心膜炎の所見が認められ，胸部レントゲン検査で左横隔膜の隆起と不動が確認される。診断の確定は，心膜の吸引によってのみ可能であり，有効な組織アメーバ殺虫剤と共に，選択すべき治療法である。併発している大きな肝膿瘍も吸引し，さらに心膜が貯留する危険性を排除するために，必要に応じて吸引を繰り返すべきである。今述べたような治療を行った後に線維性収縮が起こることはまれであり，ほとんどの症例で外科的治療は不要である。

アメーバ性腹膜炎

ALA 患者の約 2％に腹腔内膿瘍や腹膜炎を合併する。急性腹症に伴う身体所見は通常認められる。アメーバ性大腸炎による大腸穿孔によるアメーバ性腹膜炎と比較して，破裂性肝膿瘍と腹膜炎を合併した患者は，腹膜を汚染する大腸細菌叢が併存していないため，予後が良好である。肝膿瘍破裂によるアメーバ性腹膜炎の治療には，metronidazole の投与と治療的腹腔穿刺による感染物の排出が必要である。

アメーバ性脳膿瘍

ALA 患者の約 0.66〜4.7％がアメーバ性脳膿瘍を発症する可能性がある。未治療の場合，アメーバ性脳膿瘍の死亡率は高い(90％)。アメーバ性脳膿瘍は，前頭葉，頭頂葉，側頭葉，後頭葉，小脳に発生すると報告されている。通常，アメーバ性脳膿瘍の患者は，頭痛，嘔吐，精神状態の変化といった特異的でない症状を呈する。アメーバ性脳膿瘍の徴候としては，髄膜徴候，顔面神経(Ⅶ)麻痺，運動麻痺，けいれんが多い。ほとんどの患者に髄液の異常がみられたが，特徴的な異常はみられなかった。頭部の CT スキャンでは，しばしば複数の占拠性病変が発見されるが，病変は病勢進行の初期には明確な辺縁や増強のない低減衰領域が見える。治療には，中枢神経系によく浸透する metronidazole の長期投与が必要であり，病変の大きさや症状の重症度によっては外科的ドレナージが行われることもある。

侵襲性アメーバ病のその他の症状

アメーバ性脾膿瘍は，アメーバ性栄養原虫の血行性伝播によって生じるが，超音波検査や CT スキャンで可視化でき，metronidazole による内科的治療が可能である。脾臓摘出術が必要になることもある。

尿路アメーバ症は腎周囲膿瘍として現れるが，これもアメーバ原虫の血行性伝播によるもので，metronidazole で治療する。性器アメーバ症は男性よりも女性に多く，膣炎，外陰部アメーバ症，子宮頸管炎，帯状疱疹などが報告されている。これらの症例は性行為により感染する可能性がある。そのため，性的パートナーにおける潰瘍性陰茎病変は，アメーバ症の可能性を評価されるべきである。アメーバ性潰瘍性病変の臨床的外観がこれらの悪性腫瘍に類似しているため，陰茎の浸潤性がんおよび子宮頸がんがしばしば最初に疑われる。日本での疫学調査では，性器アメーバ症と，アメーバ性大腸炎のパートナーとアナルセックスをする男性との間に関連があることが判明した。このようなアメーバ症の治療には metronidazole が使用され，性的パートナーも必ず治療を受ける必要がある。最後に，小児および成人において有痛性潰瘍を呈する皮膚アメーバ症の症例も文献に記載されている。これらの症例は腸アメーバ症と関連していることが多く，metronidazole に反応する。

文献

Haque R, Huston CD, Hughes M, Houpt E, Petri WA Jr. Amebiasis. *N Engl J Med*. 2003;348:1565–1573.

Lotter H, Helk E, Bernin H, Jacobs T, Prehn C, et al. Testosterone increases susceptibility to amebic liver abscess in mice and mediates inhibition of IFN gamma secretion in natural killer T cells. *PLoS ONE*. 2013;8(2):e55694. doi:10.1371/journal.pone.0055694.

Shirley D-A T, Farr L, Watanabe K, Moonah S. A review of the global burden, new diagnostics, and current therapeutics for amebiasis. *Open Forum Infect Dis*. 2018 Jul 1;5(7):ofy161. https://doi.org/10.1093/ofid/ofy161

Section 25

抗菌薬療法：概論

抗菌薬療法の原則

■著：John S. Czachor
■訳：岩田健太郎

過去30～40年間，市民，長期療養施設居住者，そして入院患者に重症感染を起こすいろいろな病原体にうんざりするほどの薬剤耐性菌がみつかってきた。しかし，院内感染と市中感染の境界線はますます曖昧になりつつある。多剤耐性は日常茶飯事となっており，米国疾病対策センター(Centers for Disease Control and Prevention：CDC)と世界保健機関(World Health Organization：WHO)は，抗菌薬リスク通知と，私たちの健康に対するさまざまな脅威の深刻度をランクづけするシステムを制定したほどである(https://www.cdc.gov/drugresistance/biggest_threats.html https://www.who.int/news-room/detail/27-02-2017-who-publishes-list-of-bacteria-for-which-new-antibiotics-are-urgently-needed)。薬剤耐性の微生物は今やグローバルな問題であり，これらの微生物が容易に移動，感染できるようになったことで，さらに悪化している。医療ツーリズムの出現は，このシナリオに意図せざる複雑さを加えている。

製薬業界はこの重大な懸念に応えてきたが，過去10年間に比べ，新しい抗菌薬の導入数は全体的に減少している。このような状況には，製薬会社の減少，薬剤を上市するための高額な審査研究プロセス，抗菌薬の収益性が低いと考えられていること，新製品の初期使用が相対的に遅れていることなど，多くの説得力のある理由が挙げられている。いずれにせよ，より新しく，より効果的な抗菌薬の必要性は，将来のために不可欠なものとなっており，使用が承認された薬剤の数は増加傾向にあるようだ。新しいクラスの抗菌薬，エアロゾル化されたamikacinのような認知された抗菌薬の異なる用途の発見は，我々の選択肢を増やしている。

もう1つ，注意すべき出来事としては，感染症，非感染症の両方に使う新たな抗菌薬の使い方の絶え間ない開発がある。新たなマクロライド系薬は抗炎症作用があり，たとえば，嚢胞性線維症に使えるようになっている。ampicillinとceftriaxoneを組み合わせることで，アミノグリコシド系薬に高レベル耐性のある*Enterococcus faecalis*による感染性心内膜炎の標準治療法となっている。最後に，多くの抗菌活性をもつ化合物が非細菌性皮膚疾患に処方されている。たとえば，dapsone(diaphenylsulfone)の疱疹状皮膚炎(dermatitis herpetiformis)への使用だ。

抗菌薬を選択するとき，医師はいろいろな問題を考慮せねばならない。考えるべきよくある問題としては，患者の薬剤アレルギー歴，薬剤の相対的な安全性，抗菌薬が重大な薬剤相互作用を起こす可能性，その薬が体から排除される仕組み，その薬が特定の感染を治療してきた歴史的「実績」，投与経路，最後に薬価などである。経口抗菌薬ではさらに，患者のコンプライアンスや薬物吸収が十分かという問題もある。

薬物動態と薬力学(PK / PD)

薬物動態(pharmacokinetics：PK)とは，抗菌薬の体のあちこちへの分布のことをいう。これにはたとえば，吸収，バイオアベイラビリティ，分布，蛋白結合，代謝，排泄といった原則が含まれている。薬力学(pharmacodynamics：PD)とは薬物動態の概念をさらに洗練させたもので，抗菌薬の感染部位での濃度の時間を通じた変化と，感染そのものへのその影響の関係を記述するものだ。薬力学は最適な投与量，投与法を決定するのに役に立つ。ほとんどの経口抗菌薬の吸収は小腸での受動拡散による。vancomycin，アミノグリコシド系薬，aztreonamのような抗菌薬は，経口投与では十分に吸収されない。時に，これが利点となることもある。経口neomycin(fradiomycin)は大腸手術の術前投与や肝性脳症の治療で使うことができる。また，吸収されにくい経口vancomycinとfidaxomicinは*Clostridioides*(以前は*Clostridium*)*difficile*関連腸炎の治療に使われる。その他の薬，たとえば，cefpodoxime proxetilやcefuroxime axetilはプロドラッグとして投与される。吸収を促進するためだ。食べ物が吸収に干渉する抗菌薬もある。たとえば，penicillin，ampicillin，cephalexin，tetracycline，そしてazithromycinである。

抗菌薬活性の原則は，それが治療できる濃度を感染している組織で達成せねばならぬというものだ。多くの要素が抗菌薬の血漿から感染部位への分布に影響する。たとえば，毛細血管床の状態(血管壁に小さい穴があるのか，それとも脳や軟膜，硝子体液のように穴がないのか)，脂溶性，蛋白結合度(結合していない薬だけが抗菌活性をもち，また毛細血管を通り抜けることができる)，そしてアクティブ・トランスポート・ポンプがあるかどうか(これは脳の脈絡叢，網膜，腎臓，そして胆管にある)。

抗菌薬が体外に排除されるときは，肝臓や胆道系を介する排泄(ceftriaxoneとpiperacillin)，肝代謝(clindamycin，chloramphenicol，metronidazole，erythromycin，スルホンアミド系薬，テトラサイクリン系薬の一部，isoniazid，rifampicin，linezolid)，それと主たる排泄が腎臓からのものがある〔ほとんどのペニシリン系薬とセファロスポリン系薬，imipenem，アミノグリコシド系薬，nitrofurantoin，ほとんどのテトラサイクリン系薬，vancomycin，trimethoprim-sulfamethoxazole(ST合剤)，daptomycin〕。心不全，高血圧，糖尿病，薬剤，それから加齢で腎機能が低下しているかどうか，医師が気づいていることが最重要だ。腎排泄が主な抗菌薬では投与量を減らす必要があるからだ。推算糸球体濾過量(estimated glomerular filtration rate：eGFR。Cockcroft-Gault式か，腎疾患食事調整(modification of diet in renal disease：MDRD)式が腎排泄が主な抗菌薬で，伝統的に適切な薬物投与量を決定するのに(クレアチニンクリアランスが測定できないときに)使われてきた。新たな式，慢性腎疾患疫学コラボレーション(Chronic Kidney Disease Epidemiology Collaboration：CKD-EPI)が GFR 推算にベストなのかもしれない。

濃度依存性の抗菌薬は次のように作用する。最良の殺菌は，抗菌薬濃度がその菌での最小発育阻止濃度(minimum inhibitory concentration：MIC)以上のときに起きるのだ。そうしたタイプの一例にアミノグリコシド系抗菌薬がある。1 日 1 回投与が通例だ(シナジー目的に用いるときは例外だが)。これはピークの(最大の)薬物濃度と菌の MIC の比率(ratio)(8〜12)が臨床結果と相関するというデータを活用している。その他の濃度依存性抗菌薬としては，フルオロキノロン系薬，daptomycin，そして metronidazole がある。また，濃度に依存しない抗菌薬，すなわち時間依存性抗菌薬は，薬物濃度が菌の MIC を超える時間のパーセンテージが成否を左右する。こうした抗菌薬には，vancomycin，clindamycin，それにマクロライド系抗菌薬，さらに β-ラクタム系薬がある。持続点滴 β-ラクタム抗菌薬投与の利点とされるのは，病原体の MIC 以上の薬物濃度を維持することにある。これは重症患者や免疫抑制患者に特に活用されることがある。

ポストアンチバイオテック効果(post-antibiotic effect：PAE)という薬力学的コンセプトもある。抗菌薬の選択に影響を与えることもある。これは抗菌薬曝露が終わった後でも，細菌増殖の抑制が続く現象を指す。これは抗菌薬曝露から菌がリカバーするのにかかる時間と考えてもよい。古典的には，蛋白合成や核酸合成を阻害する薬，たとえば，フルオロキノロン系薬，アミノグリコシド系薬，テトラサイクリン系薬，マクロライド系薬，chloramphenicol，そして rifampicin が，Gram 陰性菌に対する特に強い PAE をもつ薬であった。時に，この性質をもつ β-ラクタム系抗菌薬はカルバペネム系薬のみである。

治療選択

表 204.1 で，抗菌薬選択に影響するホストと薬の性格で最も重要なものを説明している。その他配慮すべき点としては，治療薬へのアドヒアランスや薬価である。あまり使われない抗菌薬は院外採用処方となる。daptomycin，ertapenem，telavancin，それから ceftriaxone は通常，1 日 1 回点滴投与が可能だ。dalbavancin と oritavancin 両者共に半減期が長く，ユニークな 1 回だけ投与が可能である。新たな経口抗菌薬の開発もあり，1 日 1 回か 2 回投与が可能となっており，コンプライアンスを上げている。フルオロキノロン系薬，metronidazole，そして linezolid / tedizolid は素晴らしく吸収される。血中濃度は高まり，静注投与の必要はない。薬によってはまだ販売こそされているが，あまり使われなくなったものもある。たとえば chloramphenicol であり，erythromycin estolate である。副作用や，薬物動態・薬力学的によろしくない，またはスペクトラムが限定されているといった理由である。

抗菌薬併用療法が特定の感染には使われる(Box 204.1)。しかし，これが裏目になる可能性もあり，たとえば，副作用の増加，

表 204.1
治療の選択

ホストの要因	特定の抗菌薬での懸念
薬物アレルギー	安全性のデータ
感染部位	有効性のデータ
妊娠	原因と思われる微生物や感受性
疫学情報	殺菌性か静菌性か
腎機能	特定の部位への移行性(中枢神経系や心内膜)
最近の抗菌薬曝露	大きな副作用の可能性
感染した場所(コミュニティーか，長期ケア施設か，病院か)	
併用薬	

Box 204.1

併用療法

- 結核
- 播種性 *Mycobacterium avium* complex
- *Helicobacter pylori*
- 心内膜炎(α 溶連菌，腸球菌)
- 緑膿菌(*Pseudomonas aeruginosa*)による致死的感染
- エンピリック(経験的)な治療
  - ・肺炎球菌による髄膜炎で感受性が出るまで
  - ・重度の好中球減少患者の発熱
  - ・複数菌感染
  - ・感染源不明の致死的感染

コストの増加，それから重複感染の可能性である。

診療ガイドラインと抗菌薬適正使用

昔は，一部の例外を除けば，抗菌薬の選択は医師の思いつき次第であった。抗菌薬治療の最適な期間がエビデンス・ベイスド・メディシンを用いて決定されることはめったになかった。医療の質，一貫性，それからコストに関する疑問に答えるべく，診療ガイドラインがつくられてきた。ガイドラインは手に入る最良の科学的エビデンスを専門家の意見と融合させ，これをまとめて臨床家が使いやすい形にまとめられることが多い。問題に特化した特定領域の学会や団体，アクセスの容易なウェブサイトに推奨されている情報が集められている。こうしたガイドラインへのアクセスのよさの恩恵を受けて，今日の診療は変化した。いろいろな感染症用のガイドラインはすでに存在するが，今も作成中，改訂中のものもある。

ガイドライン同様に重要なのは，最良の，コスト効果が高く，そして理にかなった抗菌薬の使用法というニーズである。適正使用プログラム(stewardship)がガイドラインから進化してきた。すべての状況を網羅した抗菌薬使用の手引きであり，多くの病院，長期療養施設，長期急性期管理施設，外来外科センター，透析センターなどに備えられている。適正使用プログラムをもつ施設は介入活動を組織化している。しばしば薬剤部の助けを受けて行われている。これは適切な抗菌薬の選択，適切な投与量，投与期間，そして投与経路を促進するものだ。抗菌薬適正使用プログラムの利点としては，臨床アウトカムの改善，医療費削減，薬物

毒性，副作用の減少，それに抗菌薬耐性菌選択の減少などがある。

抗菌薬とヒトマイクロバイオーム

最近，私たちはヒトのマイクロバイオームの背後にある謎と科学を解明し始めている。私たちが生まれながらにしてもっている微生物は，実にさまざまな形で私たちを助けてくれているのだが，抗菌薬の使用によって，その機能や構成が変化してしまうのだ。このような微生物の変化は**ディスバイオーシス(dysbiosis)**と呼ばれ，抗菌薬関連下痢症，*Clostridioides difficile* 腸炎，抗菌薬耐性といった直接の懸念にとどまらない。実際，抗菌薬治療が腸内微生物に及ぼす影響は，これまで考えられていたよりも長い期間，おそらく数か月〜数年単位で持続する可能性がある。感染症へのなりやすさが増すこと，アトピー性疾患，炎症性疾患，自己免疫疾患との関連，宿主の代謝調節，エネルギーのホメオスタシス，肥満への影響など，すべてがディスバイオーシスと関連している。慢性炎症に影響するディスバイオーシスの役割も明らかにされつつある。**プロバイオティクス(probiotics)**は，抗菌薬が処方された後の回復のための選択肢として，多くの人に注目されている。しかし，どのようなプロバイオティクスの製剤や組成がマイクロバイオームに最良の補充をもたらすかは不明である。抗菌薬を適切かつ賢明に使用するためには，抗菌薬がヒトのマイクロバイオームに及ぼす影響についてより深く理解し，理解することが不可欠である。

特別な人々

妊婦，授乳時，そして生殖可能な人々

尿路の生理学的変化と出産の合併症のため，妊娠した女性は尿路感染や絨毛羊膜炎，子宮内膜炎に罹患しやすい。妊婦への抗菌薬選択は母体と胎児両方への薬物毒性の可能性を考慮に入れる必要がある。抗菌薬は従来，動物実験や，臨床上の必要性から抗菌薬に曝露された妊婦から得られた疫学データに基づいて分類されてきた。そして，抗菌薬にはA〜DまたはXまでのアルファベットが付けられ，相対的なリスクが数値化されていた。しかし，間もなく米国食品医薬品局(Food and Drug Administration：FDA)から導入されるであろう規制によると，妊娠と抗菌薬問題の対処法は根本的に変わる。妊娠・授乳期表示規則(Pregnancy and Lactation Labeling Rule：PLLR)と呼ばれるこの規則は，妊娠中または授乳中に投与される薬剤のリスクとベネフィットに関する明確な情報を処方者に提供することを目的としている。従来のアルファベット表記は廃止され，特定の抗菌薬の妊娠・授乳期への影響，および生殖可能な女性や男性に対する潜在的な有害影響に関するリスク要約情報がメーカーから提供されることになる。詳細については，https://www.fda.gov/downloads/Drugs/GuidanceComplianceRegulatoryInformation/Guidances/UCM425398.pdf。

高齢者

高齢者に抗菌薬を用いる場合にいくつか注意点がある。記憶力が低下し，視力が悪化し，聴力が衰え，子どもが開けてしまわないようにしてある薬瓶の蓋を開けにくい，というわけで，コンプライアンスの懸念があるのだ。正常な加齢でも腎機能は低下し，抗菌薬関連毒性を避けるために量の適切な調節が必要になる。薬剤相互作用の可能性もあり，これは多くの高齢患者はたくさんの薬を毎日服用しているからだ。併存疾患も問題で，これが抗菌薬の分布や移行を妨げてしまうかもしれない。高齢者は抗菌薬の副作用を若者よりも起こしやすいようなのだ。併存疾患をもつ高齢患者は臨床試験から除外されることが多いため，これらの研究から得られたエビデンスはこの特定のグループに部分的にしか適用できない可能性がある。高齢者の入院は増えており，その多くは感染症であるため，抗菌薬の使用は後を絶たない。多くの既往薬があるため，抗菌薬など潜在的に危険な薬理学的相互作用のリスクがあり，しばしば高齢者のポリファーマシーによる悪い結果をもたらすのだ。

持続腎代替療法時の抗菌薬

重症感染患者に多いのが急性腎不全だ。急性腎不全は敗血症での合併症を増やし，死亡率を増す。持続腎代替療法(continuous renal replacement therapy：CRRT)は伝統的な血液透析の代わりに用いられるが，血行動態が不安定な患者ではより使いやすく，バイオマーカーの異常が出にくい。CRRT時の適切な抗菌薬投与法はよくわかっていない。重症患者でCRRTを受けている場合の薬物除去時の薬物動態は複雑だからだ。蛋白結合率が低かったり，組織への移行性が低い抗菌薬では除去されやすい。CRRTの機械面や操作面もまた，抗菌薬治療に影響する。血流量やCRRT透析液の流量を増すと，薬物のクリアランスが増す可能性がある。しかし，最近合意されているように，対流式であれ拡散式であれ，CRRTの使用は患者の感染のアウトカムに影響しない。より重要な変数は流出流量であり，流出流量がKDOI(Kidney Disease: Improving Global Outcomes, KDIGO)ガイドラインの範囲内であれば，抗菌薬濃度の狙ったゴールは達成できる。表

表 204.2
持続腎代替療法(CRRT)時に投与法変更が必要ない薬

aztreonam	linezolid
azithromycin	meropenem
cefepime	metronidazole
ceftriaxone	moxifloxacin
clindamycin	oxacillin
doxycycline	quinupristin-dalfopristin
imipenem	rifampicin

表 204.3
CRRT[a] 時に投与法変更が必要な薬剤

amikacin	penicillin
ampicillin-sulbactam	piperacillin
cefazolin	piperacillin-tazobactam
ciprofloxacin	ticarcillin-clavulanate
daptomycin	tobramycin
gentamicin	ST合剤
levofloxacin	vancomycin

a 正常腎機能と比べての投与量減少。

204.2 および表 204.3 に，CRRT 患者の抗菌薬投与量の変更を示す。

投与経路

抗菌薬は，患者が全身灌流に問題を抱えているとき(敗血症性ショック，低血圧)，特別な，あるいは守られている場所での細菌感染がある場合(例：軟膜，心内膜，深部頸部感染，喉頭蓋炎，眼内炎，心筋炎 / 心外膜炎，縦隔炎，化膿性血栓性静脈炎)，即座に命を奪いかねない感染(例：髄膜炎菌菌血症，ロッキー山脈紅斑熱，ペスト，菌血症)，悪心，嘔吐や消化管機能の低下のため経口投与ができない感染(腹膜炎，虫垂炎，上行性胆管炎，膵膿瘍)，あるいは経口抗菌薬では治らない感染のときには経静脈的に投与する。昔から，医師は静注抗菌薬を投与するのは，単純に患者が入院しているから，という理由であった。しかし，患者を入院させると決めたからといって，自動的に抗菌薬が経静脈的に投与されると決めつける必要はない。上記のような条件がなければ，重篤であっても感染症は経口抗菌薬で治療可能だ。

副反応

抗菌薬による不都合なイベントは懸念材料だ。患者は傷つくし，副作用で元の治療は中断され，ややこしくなる。代わりの治療が必要になり，それはしばしばより高額で，時に毒性すら強い。抗菌薬による不都合なイベントはまた，訴訟の原因にもなりうる。

抗菌薬による有害事象は通常 3 つのメカニズムによる。既知の薬理作用が過剰に作用すること，薬物およびその代謝産物に対する免疫応答，あるいは薬物およびその代謝産物のもつ毒性効果である。多くの抗菌薬関連有害事象は薬の正常な薬理の延長線上に始まる。そして多くの事象は適切な投与量の調節によって回避できたのだ。

抗菌薬の直接の影響に加え，ホストの要素，たとえば，遺伝子組成，薬剤排除のメカニズムの状態，それと併存する疾患が抗菌薬による副作用の頻度や重症度に影響を与えることがある。たとえば，ヒト免疫不全ウイルス(human immunodeficiency virus：HIV)感染患者では，ST 合剤は投与量とは無関係な消化器系副作用，発熱，肝機能異常を起こす。また，ampicillin による皮疹は伝染性単核球症患者でより多い。

抗菌薬アレルギー

抗菌薬によるアレルギー反応は免疫が関与しており，いちばん多いのは皮膚の瘙痒感，紅斑，丘疹，蕁麻疹だ。より重篤な抗菌薬によるアレルギー反応には，多形滲出性紅斑(Stevens-Johnson 症候群)，中毒性表皮剝離症，剝脱性皮膚炎，血管浮腫，そしてアナフィラキシーがある。抗菌薬によるアレルギー反応は皮膚に起きるとは限らない。3 細胞系すべてで起きる骨髄抑制，肺過敏反応，腎や肝疾患，そして筋肉への影響などがよく報告される。

ペニシリン系薬やセファロスポリン系薬へのアレルギー反応でいちばん恐ろしいのが血管浮腫とアナフィラキシーだ。過去の抗菌薬投与による薬剤特異的免疫グロブリン E(immunoglobulin E：IgE)が原因だ。もっとも，抗菌薬投与は初めてでも肥満細胞の産物が直接放出されて起きることもある。vancomycin やフルオロキノロン系薬も，直接の肥満細胞からの放出を，薬剤特異的 IgE 抗体なしで起こすことがある。ペニシリン関連 IgE 抗体をみつけるのに皮膚テストはとても正確で，即時反応のリスク判定に用いることができる(「210 章　抗菌薬過敏反応」参照)。

ペニシリンアレルギーについては議論の余地がある。しばしば，患者はこの問題の正確な症状を知らない。おそらく子どもの頃に発症したのだろうが，歴史的にアレルギーを確認できる人がおらず，アレルギーを確認するための選択肢としてのアレルギー検査もない。多くの場合，患者は副作用を思い出せない。臨床医にとって問題となるのは，β-ラクタム系薬剤を安全に投与できるかどうかである。この問題を扱った研究では，アレルギー検査に基づく真のペニシリンアレルギーはまれであることが一貫して示されている。しかし，難しいのは，「そのような検査が使えないときはどうするか？」である。他の β-ラクタム系抗菌薬との交差反応性の割合は，時間の経過とともに徐々に減少している。セファロスポリン系抗菌薬の場合，交差反応は約 1〜2%であり，第 1 世代から第 4 世代になるにつれてリスクは減少している。構造的には β-ラクタム系抗菌薬と類似しているが，aztreonam はペニシリン系抗菌薬の投与後にアナフィラキシー反応を起こした患者にも安全に投与できる。以前は，ペニシリンに対する即時型過敏症の既往歴のある患者にカルバペネムを投与することは有害である可能性があると考えられていたが，最近の調査や経験から，アレルギーのクロスオーバーは約 1%であることが示唆されている。ペニシリンまたは β-ラクタム系抗菌薬を特に必要としている，しかし即時型過敏症反応を示す患者には，有用な減感作プロトコールが常に使えるオプションだ。しかし，どのような薬物減感作を行っても，重篤なアレルギー反応が起きる可能性があることを忘れてはならない。

薬物モニタリング

抗菌薬治療の適切さのモニタリングの一例として，医師がていねいに患者の改善具合を定期的にアセス(評価)するものがある。これは全身と局所の炎症反応の改善をみたり，あるいは血液検査，微生物データ，それから画像で判定する。一般に，抗菌薬の血中濃度はルーチンに測定はしない。アミノグリコシド系薬が例外だ。血中濃度測定を，腎毒性や耳毒性を明らかに減らし，適切な治療域に保つためである。gentamicin や tobramycin のピークの濃度を 5 μg/mL 以上にし，amikacin 濃度を 20 μg/mL 以上にすると，Gram 陰性菌菌血症ではアウトカムが改善する。アミノグリコシド系薬の濃度の上昇を防げば，耳毒性や腎毒性が減るかもしれない。長期のアミノグリコシド系薬や vancomycin を投与している患者では，耳毒性を吟味するのにオージオメトリーを繰り返すことも考慮できる。医療者によっては，vancomycin のトラフ濃度を測り，投与量や投与間隔決定に活用している。適切な濃度のお陰で耳毒性は減るかもしれない。抗真菌薬のなかには，特にアゾール系がそうなのだが，しばしば血中濃度をモニターする必要がある。最適な濃度を確保して，アウトカムをよくしようとしているのだ。

外来点滴抗菌薬療法

外来点滴抗菌薬療法(outpatient parenteral antibiotic therapy：OPAT)は入院を回避したり，入院で開始された治療を継続したり，入院のセッティングと同様の治療を提供したいとき，かつ患者の生活の質(quality of life：QOL)を改善させ，コストをずっと下げたいときのために設計されたものだ。OPATを始めたいときは，以下のことを検討する：適切な経口抗菌薬はあるか。患者の臨床状況。かつ，このような治療を受け入れているか。家庭の環境やサポートの状況，点滴センターや特定機能のある治療スペースの使用というオプションの有無。治療プランのコンプライアンスの可能性。能力のある医療者のフォローアップがあるか。そして医療費支払いはあるか。OPATはいろいろな感染症に安全で効果的だ。ceftriaxone，vancomycin，daptomycin，ertapenem，そしてアミノグリコシド系薬がOPATに用いられてきた。投与間隔が長いからだ。dalbavancinやoritavancinの登場で，臨床家の選択肢は増えた。半減期が特徴的で，投与間隔はさらに伸ばせるのだ。抗菌薬関連の副作用に加え，外来点滴抗菌薬には血管アクセス関連の合併症のリスクがある。たとえば，静脈血栓症やカテーテル関連血流感染だ。

スイッチ(ステップダウン)療法

吸収がよく，投与頻度も多くない，多くの安全で効果的な経口抗菌薬が使えるわけで，**スイッチ**とか**ステップダウン**と呼ばれる療法も選択肢となる。このアプローチは，安定した患者で，「峠を越えた」と思われる，解熱し，食欲や力が戻ってきて，感染徴候や症状が少なくなった患者に使える。ほとんどのよくみる市中感染患者治療に試みられ，成果を収めてきた。スイッチ療法のおかげで静注アクセスの不便さ，不快さ，そしてリスクから患者を解放し，かなりのコスト減にもなり，退院も早くなった。スイッチ療法には患者の薬物コンプライアンスが必要だし，消化管の抗菌薬吸収は適切でなければならず，医師は上手にフォローアップしなければならない。

ステップダウンと似たようなコンセプトに，感受性試験が完了した時点で，抗菌薬の活性スペクトルを「簡素化」または狭めることである。多くの場合，経静脈投与薬から別の非経口薬や経口抗菌薬に切り替えることができる。これは抗菌薬スチュワードシップでよく行われる。耐性マーカーや遺伝子を迅速に検査することで，広域抗菌薬の治療期間が短縮され，副作用や薬物相互作用，マイクロバイオームへの影響が減る可能性がある。

抗菌薬予防

適切な抗菌薬予防は外科手技を受ける患者の標準的治療の1つとなっている。上手に使われた薬では副作用は最小限であり，毒性のある微生物を選択せず，適切な局所の組織内濃度を達成し，それほど費用も高くない。術後の感染を起こすと想定される細菌に阻害活性を示し，最初の手術の切開が行われる前に治療域濃度に達するように(通常は手術開始30〜60分前に)投与しなければならない(「112章　手術感染予防」参照)。

術後感染予防目的のほかにも，抗菌薬は多くの外科以外の疾患の(一次，もしくは二次)予防に効果を示してきた。たとえば，再発する蜂窩織炎，リウマチ熱，梅毒，旅行者下痢症，結核，侵襲性髄膜炎菌疾患，百日咳，ジフテリア，ペスト，そして女性の再発性膀胱炎である。細菌血症を起こすような手技での心内膜炎発症予防に用いる抗菌薬予防の効果を確定する研究は存在しないが，現在のところ，一定の心臓の状態にある患者の抗菌薬予防は，選択的な歯科，呼吸器，消化器，そして泌尿生殖器での細菌血症に至るような手技のときに推奨されている(「111章　手術以外の抗菌薬予防投与」と「37章　心内膜炎」参照)。

抗菌薬失敗

抗菌薬治療に反応しない患者であれば，広域抗菌活性をもつ薬に変えたいという誘惑にかられる。このアプローチはしばしば正しい。特に重症患者ではそうだ。しかし，医師は正確な診断を得ることこそ最重要なのだ。非感染性疾患も感染のようにみえるのだ。たとえば，虫刺症の過敏反応，急性痛風発作，固定薬疹，ライム病の皮膚症状，壊死性筋膜炎，嫌気性菌による筋壊死は，最初は伝統的な細菌性蜂窩織炎に似ているものだ。糖尿病患者のCharcot関節は骨髄炎に似ている。肺塞栓，肺がん，急性呼吸窮迫症候群，胃の内容物の誤嚥，薬剤性肺臓炎，そして心不全は感染症の肺炎に似ていることがある。血管炎は心内膜炎に似ることもある。抗菌薬治療がうまくいかないような要素を検討することも大事である。閉塞，壊死組織，ドレナージ不良の膿瘍，人工物感染などである。あるいは複数菌感染，薬剤耐性菌，別の感染のオーバーラップ，そして「大事な場所」での感染，たとえば，特別な移行性を有する抗菌薬を必要とする髄膜炎，心内膜炎，それに慢性細菌性前立腺炎も考える。

医師はまた，薬のコンプライアンスと投与量の適切さを検討する。たとえば，細菌性心内膜炎，細菌性髄膜炎，それに致死的な顆粒球減少患者の感染のような特定の感染症では，殺菌性の抗菌薬を必要とする。ほかにも抗菌薬治療に影響するものはある。多くの患者は受診前に自分で抗菌薬を服用していたりするのだ。そのため，微生物や感染徴候，治療への反応が変わってしまったりする。

抗菌薬のみならず，重症入院患者では，早期の補完的治療が必要なことが多い。考慮すべきは大量補液，昇圧薬や強心薬による心血管系のサポート，肺を保護する人工呼吸による酸素の運搬やCRRTなどアグレッシブな腎代替療法である。

不適切な投与

鼻炎や非細菌性咽頭炎，喉頭炎，急性気管支炎，急性副鼻腔炎を有する，他に既往のない患者への抗菌薬投与を支持する確定的な科学データはない。こうした感染はたいてい自然に治癒するウイルス感染症だ。抗菌薬投与は単に医療費を上げ，抗菌薬耐性菌伝播を助長し，患者を副作用のリスクにさらすだけだ。ほかにも抗菌薬を必要としない疾患はあり，眼の前で誤嚥した場合の肺臓炎や，菌は定着しているものの感染のない外傷，無症候性細菌尿で妊婦や泌尿生殖器系の侵襲処置を受ける人でない場合などがある。

持続する説明のつかない熱には抗菌薬療法は適切ではない。こうした患者では徹底的な評価が大事で，詳細な病歴や診察，慎重に選んだ検査，画像を吟味する。エンピリックな抗菌薬を熱が下がらない患者に投与すると，正確な診断がわかりづらくなり，あるいは診断が遅れ，薬の副作用に至ることもある。

抗菌薬使用を決めるときは，臨床的に重要な，適切に採取されたサンプルから生えた菌の感受性データを医師は活用すべきだ。専門家のコンサルテーション，認められた診療ガイドラインに記されているようなエビデンスに基づくプラクティスも大切である。

謝辞

本章は故 Richard A. Gleckman の助けを得て書かれた。

文献

Corsonello A, Abbatecola AM, Fusco S, et al. The impact of drug interactions and polypharmacy on antimicrobial therapy in the elderly. *Clin Microbiol Infect*. 2015;21:20–26.

Craig WA. Pharmacokinetic/pharmacodynamic parameters: rationale for antibacterial dosing of mice and men. *Clin Infect Dis*. 1998;26:1–12.

Davies J, Davies D. Origins and evolution of antibiotic resistance. *Microbiol Mol Biol Rev*. 2010;74(3):417–433.

Dellit TH, Owens RC, McGowan JE Jr, et al. Infectious Diseases Society of America and the Society for Healthcare Epidemiology of America guidelines for developing an institutional program to enhance antimicrobial stewardship. *Clin Infect Dis*. 2007;44:159–177.

Estes L. Review of pharmacokinetics and pharmacodynamics of antibacterial agents. *Mayo Clin Proc*. 1998;78:1114–1122.

Francino MP. Antibiotics and the human gut microbiome: Dysbiosis and accumulation of resistances. *Front Microbiol*. 2016;6:1543:1–11.

Sakoulas G, Geriak M, Nizet V. Is a reported penicillin allergy sufficient grounds to forgo the multidimensional antimicrobial benefits of β-lactam antibiotics? *Clin Infect Dis*. 2019;68(1):157–164.

Shaw AR, Mueller BA. Antibiotic dosing in continuous renal replacement therapy. *Adv Chronic Kidney Dis*. 2017;24(4):219–227.

Zinner SH. The search for new antimicrobials: Why we need new options. *Expert Rev Anti Infect Ther*. 2005;3:907–913.

205 抗菌薬

■著：Richard R. Watkins
■訳：岩田健太郎

フレミング(Fleming)がpenicillinを発見したのが1928年，ドーマク(Domagk)のスルホンアミド開発が1932年。現代抗菌薬時代の始まりである。その後，たくさんの異なるクラスの抗菌薬が開発されてきた。本章ではいろいろな抗菌薬の解説を行い，特に作用機序，臨床的使い方，薬剤耐性メカニズムを説明する(Box 205.1)。

ペニシリン系薬とモノバクタム系薬

ペニシリンのコア構造はチアゾリジン環がβ-ラクタム環にくっついたもので，R基の側鎖をもつ。チアゾリジン-β-ラクタム環が抗菌活性を司り，側鎖が抗菌スペクトラムや薬理学的特性を決定する。ペニシリンは殺菌性抗菌薬で，ペニシリン結合蛋白(penicillin-binding protein：PBP)を阻害する。これがペプチドグリカン合成に寄与するのだ。PBPは細菌によってその量が異なり，β-ラクタム抗菌薬への結合親和性もまちまちだ。これがなぜβ-ラクタム抗菌薬は効果や抗菌スペクトラムにおいて異なるのかをざっくり説明している。β-ラクタマーゼもPBPの一種であり，β-ラクタム環を加水分解して不活化する。ペニシリンは便宜上以下のように分類できる。天然ペニシリン，ペニシリナーゼ抵抗性ペニシリン，アミノペニシリン，そして広域ペニシリンだ。さらに，ペニシリンのなかには，clavulanic acidやsulbactam，そしてtazobactamのようなβ-ラクタマーゼ阻害薬を配合するものもある。これで抗菌スペクトラムが広くなるのだ。

天然ペニシリンであるpenicillin Gとpenicillin Vは，カビの*Penicillium*の培養から直接精製できるからこう呼ばれている。penicillin Gは酸のなかでは不安定で，胃の中では不活化される。筋注，皮下注，髄腔内，静注で投与する。benzathine penicillin Gは第1期，2期，そして潜在性梅毒の治療に用いるが，筋肉内注射すると組織からゆっくり吸収されて，最大30日ほども血中に検出できる。しかし，神経梅毒には不適切な濃度となり，その場合は静脈内注射を用いる。ほとんどの細菌は天然ペニシリンに耐性を獲得している。まだ感受性が残っている菌としては，*Streptococcus pyogenes*(化膿レンサ球菌)，緑色レンサ球菌，腸球菌の一部，肺炎球菌(*Streptococcus pneumoniae*)の一部，*Listeria monocytogenes*，髄膜炎菌(*Neisseria meningitidis*)，インフルエンザ菌(*Haemophilus influenzae*)の一部，*Clostridium*(ただし，*Clostridioides difficile*を除く)，*Actinomyces israelii*，それから*Leptospira*である。penicillin Vは経口で使える唯一の薬で，penicillin Gとほぼ同様に効く。ただし，*Haemophilus*と*Neisseria*には効きが悪い。nafcillinはペニシリナーゼ抵抗性ペニシリンだが，メチシリン感受性黄色ブドウ球菌(methicillin-sensitive *Staphylococcus aureus*：MSSA)，ペニシリン感受性*S. pneumoniae*，そして，ほとんどの嫌気性Gram陽性球菌に効果がある。nafcillinは腸球菌や*Listeria*に効かないことは重要なポイントだ。ペニシリナーゼ抵抗性ペニシリンの経口薬としてはdicloxacillinがあり，これは皮膚・軟部組織感染症(skin and soft-tissue infection：SSTI)によく用いる。cloxacillinもある。アミノペニシリンのampicillinとamoxicillinはpenicillin Gに比べて腸球菌に活性が強い。amoxicillinはampicillinよりも経口での吸収がよい。後者はしかし，*L. monocytogenes*，*N. meningitidis*，そしてB群溶連菌の髄膜炎に効果的だ。ampicillinはβ-ラクタマーゼ阻害薬のsulbactamと組み合わせ，混合細菌感染によく使われている。腹腔内感染や産婦人科系感染などだ。amoxicillin-clavulanateは経口薬だが，複数菌を治療するときに使われる。たとえば，動物やヒト咬傷である。広域スペクトラムのペニシリンには，piperacillinやticarcillin，carbenicillinがある。piperacillinはほとんど常に，β-ラクタマーゼ阻害薬のtazobactamと共に投与される。治療の幅は広く，レンサ球菌，嫌気性菌，腸球菌，多くの腸内細菌目細菌のみならず，緑膿菌(*Pseudomonas aeruginosa*)もカバーする。piperacillin-tazobactamは多くの重症感染症に用いられ

Box 205.1

抗菌薬のお品書き

- ペニシリン系薬とモノバクタム系薬
- セファロスポリン系薬
- カルバペネム系薬
- アミノグリコシド系薬
- キノロン系薬
- テトラサイクリン系薬
- マクロライド系薬
- プレウロムチリン系薬
- グリコペプチド系薬，リポペプチド系薬，そしてストレプトグラミン系薬
- オキサゾリジノン系薬
- スルホンアミド系薬
- metronidazoleとclindamycin
- リファマイシン系薬
- ポリミキシン系薬
- その他
  - chloramphenicol
  - nitrofurantoin
  - fosfomycin
- 局所抗菌薬

る。たとえば，院内肺炎，好中球減少時の発熱，複数菌によるSSTI，腹腔内感染，複雑性尿路感染，そしてしばしば敗血症に対するエンピリックな（経験的）治療である。注意すべきは，piperacillin-tazobactam の使用は *Candida glabrata* や *Candida krusei* 真菌血症のリスク因子だとわかったことだ。ticarcillin-clavulanate はもう 1 つの静注広域抗菌薬で，piperacillin-tazobactam と使い方は似ている。ただし，腸球菌への活性は弱い。

モノバクタムは β-ラクタム環 1 つだけと側鎖から成る。現在，使われている唯一のモノバクタムは aztreonam だ。モノバクタムは Gram 陰性好気性菌だけに効く。aztreonam は消化管からは吸収されず，静注で投与されるのが常だ。ペニシリンやその他の β-ラクタム薬にアレルギーがあっても投与できる唯一の β-ラクタムである。交差反応がないからだ。aztreonam 吸入薬が囊胞線維症患者への長期使用のために開発されている。気管内の *P. aeruginosa* 感染に使うのだ。aztreonam と非 β-ラクタムである β-ラクタマーゼ阻害薬の avibactam のコンビネーションは最新の薬剤耐性菌用の薬である。

ペニシリン系やモノバクタム系へのたくさんの耐性メカニズムを細菌は使っている。いちばん多いのが，β-ラクタマーゼ産生だ。β-ラクタム環に共有結合して分解するのだ。β-ラクタマーゼには 4 つのクラスがあることがわかっている。A〜D と命名されている。その他のメカニズムとしては，排出ポンプでペニシリンを細胞外膜から押し出すものや，ペニシリンを細胞質内に入れてくれないポーリンという孔，親和性の低い PBP の産生などがある。

セファロスポリン系薬

β-ラクタム系薬の 2 番目のグループはセファロスポリン系薬で，臨床現場で広く使われている。現在，世界中で 20 以上のセファロスポリンが使われている。β-ラクタム環が六環のジヒドロチアジン環とくっついて出来ている。この構造のおかげで，五環のペニシリンよりも β-ラクタマーゼに対する元々の抵抗性が強くなっている。セファロスポリンは，その世代によって分類されることが多い。それぞれの世代で似たような抗菌スペクトラムをもっている。後から出た世代は好気性 Gram 陰性菌への活性を得ている。腸球菌は元々セファロスポリン耐性だが，新たにつくられたメチシリン耐性黄色ブドウ球菌（methicillin-resistant *S. aureus*：MRSA）に活性のあるセファロスポリンは，ampicillin 感受性株では低い最小発育阻止濃度（minimum inhibitory concentration：MIC）をもっている。セファロスポリンの薬理作用は他の β-ラクタム系薬と似ており，PBP に結合して阻害する。これでペプチドグリカン合成を阻止するのだ。セファロスポリンは殺菌性抗菌薬で，数時間細菌の増殖を抑制し続ける。つまり，**ポストアンチバイオテック効果**（**post-antibiotic effect**：PAE）があるのだ。ただし，これは Gram 陽性菌に対してで，Gram 陰性菌にはない。殺菌のスピードは，薬が MIC を超える濃度でいる時間に依存する。MIC の 4 倍あれば殺菌効果は最良となる。

第 1 世代のセファロスポリンには，cefazolin，cefadroxil，それに cephalexin がある。cefazolin は静注薬で，他の 2 つは経口薬だ。cefazolin は MSSA やレンサ球菌の感染によく用いられる。感受性株による SSTI や心内膜炎，異物挿入時やその他の清潔，あるいは準清潔手術でリスクが高い場合の予防薬としてもよく使う。経口第 1 世代はバイオアベイラビリティがよく，多くの SSTI に効果的だ。静注の cefazolin を用いた後の経口への移行薬としてもよく使うし，外来で使うことも多い。*H. influenzae* や *Moraxella catarrhalis* には効果がなく，呼吸器感染には使うべきではない。第 2 世代セファロスポリンは 2 つに大別される。真のセファロスポリン（cefuroxime）とセファマイシン（cefoxitin と cefotetan）だ。cefuroxime は昔は呼吸器感染症によく使っていた。が，ペニシリン耐性 *S. pneumoniae* にあまり効かないためにその効果は今や限定的だ。セファマイシンは好気性 Gram 陰性菌と嫌気性菌によい活性があり，腹腔内，婦人科，皮膚の混合感染での第 1 選択肢だ。静注の第 3 世代セファロスポリン（ceftriaxone，cefotaxime，ceftazidime，そして ceftizoxime）は臨床的に多くの重要な感染症に使う。ceftriaxone と cefotaxime はペニシリン耐性肺炎球菌に活性があり，市中肺炎治療に推奨される（azithromycin と併用される）。また，髄膜炎にも推奨される。ceftriaxone は淋菌感染の第 1 選択薬で，doxycycline と併用して骨盤内炎症疾患治療に用いられる。ceftriaxone も cefotaxime も *Borrelia burgdorferi* に活性があり，神経ライム病に効果的だ。また，こうした薬は腸内細菌目細菌にもよい活性がある。ただし，*Citrobacter*，*Serratia*，そして *Enterobacter* 属に単独で用いるときは染色体上の β-ラクタマーゼ産生のために誘導耐性が起きることがあるから注意を要する。ceftazidime は *P. aeruginosa* に素晴らしい活性があるが，*S. aureus* にはあまり効かない。ceftazidime-avibactam はさらに耐性のグラム陰性桿菌に効果を示す。たとえば，ceftazidime 耐性株や，*Acinetobacter baumannii* だ。経口第 3 世代セファロスポリンもいくつかある（cefpodoxime，cefixime，cefdinir，そして cefditoren）。呼吸器感染，副鼻腔炎，そして中耳炎によく処方されている。現在，米国で唯一ある第 4 世代セファロスポリンは cefepime だ。これは Gram 陰性菌活性を増しており，第 3 世代の感受性が低下した場合も活性を残す。cefepime は好中球減少時の発熱での単独治療薬として推奨されているが，アミノグリコシド系薬と併用することも多い。ceftaroline と ceftobiprole は進化形のセファロスポリンで Gram 陽性菌，Gram 陰性菌共に *in vitro* で広い活性をもつ。MRSA には vancomycin と同等の効果をもつ。ampicillin 感受性の腸球菌にも効くが，*P. aeruginosa* や *Acinetobacter* 属には効かない。ceftaroline は米国では市中肺炎や SSTI 治療に承認されており，これに MRSA や MSSA によるものも含まれる。ceftolozane-tazobactamy はさらに進化したセファロスポリン・β-ラクタマーゼ阻害薬のコンビネーションであり，主に薬剤耐性 *P. aeruginosa* に用いる。最後に，cefiderocol は多剤耐性グラム陰性菌，たとえば，*Pseudomonas aeruginosa* による複雑性尿路感染で，他のオプションが使えない場合に適応がある。

カルバペネム系薬

最もスペクトラムが広域な抗菌薬のなかでも，カルバペネム系薬はしばしば，重症感染症のためにとっておかれる。このクラスには

4つあり，ertapenem，meropenem，imipenem，そしてdoripenemだ。さらに，meropenem-vaborbactamやimipenem-cilastatin-relebactamのコンビネーションが最近承認された。化学構造は他のβ-ラクタム系薬とはわずかに異なっており，硫黄がメチレン基に置換され，環に二重結合がある。imipenemは腎臓にある酵素，デヒドロペプチダーゼ-1の基質なので，デヒドロペプチダーゼ-1阻害薬のcilastatinと併用する。カルバペネムの作用機序も同様で，高分子量のPBPに結合する。ほとんどのペニシリナーゼには加水分解を受けない。どのカルバペネムもGram陽性球菌には素晴らしい活性をもつ。ペニシリン感受性*Enterococcus faecalis*はimipenemに感受性があり，MICは2 μg/mL以下だが，他のカルバペネムでは耐性だ。*Enterococcus faecium*はすべてのカルバペネムに耐性である。メチシリン耐性ブドウ球菌についても同様だ。*Neisseria*属，*Haemophilus*属，腸内細菌目細菌はすべてカルバペネムにとても感受性がある。たとえば，基質拡張型β-ラクタマーゼ(extended-spectrum β-lactamase：ESBL)などだ。doripenemは*P. aeruginosa*に最も活性があり，ertapenemは活性がない。ertapenemは*Acientobacter*にも活性が低い。*Stenotrophomonas maltophilia*や*Burkholderia cepacia*は4つのカルバペネムすべてに内因的に(元々)耐性である。クラスとしては，嫌気性細菌には非常に活性がある。環状ボロン酸阻害薬のvaborbactamを加えることで，meropenemのスペクトラムは広くなり，カルバペネム耐性菌の一部にも効果を示す。relebactamはクラスA / C β-ラクタマーゼ阻害薬で，imipenem-cilastatin耐性菌への活性を戻す。たとえば，カルバペネム耐性*Klebsiella*や*P. aeruginosa*の一部だ。

多くのGram陽性，Gram陰性，そして嫌気性菌に活性があるため，カルバペネムはいろんな感染症を治療できる。さらに，他の抗菌薬を投与された患者や重症敗血症のエンピリックな治療にもよい選択肢だ。抗菌薬適正使用という観点からは，カルバペネムには利点がある。多くの抗菌薬の役割を一剤でこなすことができるからだ。たとえば，ertapenemは長い半減期があり1日1回投与が可能だが，複数菌感染にしばしば用いられる。しかし，カルバペネムの便利さは耐性菌出現可能性と慎重なバランスをとることが必要だ。副作用は他のβ-ラクタム系薬と同様だが，けいれんのリスクは増大し，特にimipenemではそうだ。

カルバペネム耐性はたいてい，排出ポンプの過剰産生，PBPの変化，外膜透過性の喪失，あるいはβ-ラクタマーゼ産生による。いくつかの腸内細菌目細菌はプラスミドにカルバペネマーゼのKPC-1，KPC-2，そしてKPC-3をもち，カルバペネムを分解できる。*P. aeruginosa*は特別な排出ポンプをもっており，多くの抗菌薬を排除できる。meropenem，doripenem，そしてertapenemも例外ではないが，imipenemは排除できない。最近出てきたカルバペネマーゼニューデリー・メタロβ-ラクタマーゼ-1(New Delhi metallo-β-lactamase-1：NDM-1)は世界中にすごいスピードで広がっている。これはクラスBのカルバペネマーゼ(別名　メタロβ-ラクタマーゼ)であり，活性部位に亜鉛を必要とする。

アミノグリコシド系薬

最初につくられたアミノグリコシド系薬はstreptomycinで1944年のことだ。neomycin(fradiomycin)がこれに続き，さらにgentamicin，tobramycin，そしてamikacinがつくられた。2018年にはplazomicinが成人複雑性尿路感染に承認された。ほかにオプションがないか限定的な場合に用いる。アミノグリコシド系薬は殺菌性で，濃度依存性である。原核細胞リボソームの30Sサブユニットに結合し，mRNAから蛋白生成を阻害する。これは細菌の形質膜を酸素異存性のアクティブ・トランスポート機構を使って通過するからできるのだ。このため，アミノグリコシドは嫌気環境下ではうまく機能できない。たとえば膿瘍がそうだ。アミノグリコシドはかなりのPAEを示し，これはピークの血中濃度に応じて増加する。アミノグリコシドはめったに単独では用いられない。通常は他の抗菌薬，たとえばβ-ラクタムやvancomycinと併用される。これにより，薬剤耐性の出現を防いだり，シナジー効果を得る。心内膜炎では，gentamicinを1日複数回投与して用いる。しかし，他の感染症では，1日1回の投与の利点がいくつかあり，1日複数回投与よりもよい。動物実験によると，1日1回投与のほうが薬剤関連毒性が低くなり，明らかなPAEが認められる。ヒトの研究でも1日1回投与のほうが効果的で，腎毒性が起きにくく，よりコスト効果が高いことが示されている。アミノグリコシドの毒性はよく知られており，たとえば，腎毒性(頻度5〜10%)，耳毒性，前庭毒性，それに神経筋遮断である。よって，重症筋無力症や電解質異常(低カルシウム血症や低マグネシウム血症など)の患者には注意が必要だし，神経筋伝導に介入するカルシウムチャネル阻害薬のような薬との併用にも注意を要する。アミノグリコシドによる腎不全は通常，可逆的で，中止すれば回復する。耳毒性は永続しやすい。

臨床使用については，アミノグリコシドは*in vitro*でMSSAのいろいろな株に感受性がある。もっとも，他の活性のある薬と併用しないとすぐに耐性を獲得したりもするが。gentamicinは*Enterococcus*のいろいろな種に活性をもつが，tobramycinやamikacinはもたない。肺炎球菌その他のレンサ球菌はアミノグリコシド耐性である。嫌気性菌にも効かない。アミノグリコシドによっては抗酸菌に活性をもつものもある。たとえば，streptomycinは結核菌(*Mycobacterium tuberculosis*)を阻害し，amikacinは*Mycobacterium avium-intracellulare*に効果がある。ほとんどの腸内細菌目細菌，*P. aeruginosa*，*Serratina*，そして*Acinetobacter*は，plazomicin，amikacin，gentamicin，そしてtobramycinに感受性だが，耐性率は施設によって異なる。注意すべきは，plazomicinは*in vitro*ではカルバペネム耐性*A. baumannii*に活性があることだ。*Stenotrophomonas maltophilia*と*Burkholderia cepacia*はアミノグリコシド耐性である。streptomycinは*Yersinia pestis*(ペスト菌)と*Francisella tularensis*(野兎病菌)に効果があり，gentamicinとdoxycycline併用はブルセラ症治療に用いられる。

全体的には，アミノグリコシド耐性菌は少ない。耐性メカニズムは主に以下の3つ。(1)16SリボソームRNA点突然変異，(2)排出ポンプのために薬が蓄積されない，(3)細菌の酵素でリボソームへの結合が弱くなる，である。腸球菌は元々，通性嫌気的なメカニズムのために内因的に耐性を示す。さらに，ESBLがプラスミドにあるとき，複数のクラスの耐性遺伝子がそこにあり，アミノグリコシド耐性遺伝子もあるのだ。

キノロン系薬

最初のキノロン系薬である nalidixic acid は chloroquine 製造中の副産物としてつくられた。研究者は，これが Gram 陰性菌の一部に活性があることを発見した。これを改良し，フッ素を加えることで，好気性 Gram 陽性菌，さらに多くの好気性 Gram 陰性菌，そして嫌気性菌の一部にも活性が加わった。ヒトに使うことができるキノロンには，ciprofloxacin，levofloxacin，ofloxacin，moxifloxacin，そして gemifloxacin がある。最新のものには delafloxacin がある。どれも即効性の殺菌効果がある。2つの酵素を阻害することで細菌の DNA 合成を阻害するのだ。つまり，トポイソメラーゼⅣと DNA ジャイレースである。アミノグリコシド同様，キノロンにも Gram 陰性桿菌に対する PAE があり，およそ 2〜6 時間続く。キノロンのバイオアベイラビリティは高く，ほぼ 100％だ。よって静注から経口投与にスイッチしやすい。組織への分布もよく，たとえば，肺，胆汁，前立腺，そして糞便中によく移行する。moxifloxacin を例外とするが，腎臓や尿での濃度も高い。骨内濃度は血中濃度には劣るが，キノロンは骨髄炎，人工関節感染治療に用いられて成功を収めており，特に後者では rifampicin と併用されたときの効果が大きい。キノロンの臨床使用については表 205.1 にまとめた。よくある毒性としては，消化器症状，めまい，せん妄(特に高齢者)，それに皮疹があり，また，QT 間隔の延長，不整脈，腱炎はまれだが重篤になりうる副作用だ。乳製品やアルミニウム，カルシウム，あるいはマグネシウムのような金属と同時投与してはならず，これらは薬物吸収を減らすことがあるからだ。同様に，warfarin 投与されている患者では注意が必要で，プロトロンビン時間をていねいにモニターする。出血リスクが増すことが報告されているからだ。

表 205.1
キノロン系薬の特徴

薬剤	主な投与経路と代謝	よくある臨床使用法
ciprofloxacin	腎臓	UTI，前立腺炎，非定型肺炎，HAP，旅行者下痢症，胃腸炎，肝硬変時の腹膜炎予防，慢性骨髄炎，*P. aeruginosa* など Gram 陰性菌に素晴らしい活性をもつ
levofloxacin	腎臓	AECOPD，CAP，HAP，*P. aeruginosa* 感染
moxifloxacin	肝臓	誤嚥性肺炎，AECOPD，CAP，腹部感染，嫌気性菌などの混合感染
ofloxacin	腎臓	UTI，前立腺炎，旅行者下痢症
gemifloxacin	腎臓	AECOPD，CAP
delafloxacin	腎臓	ABSSSI，CAP

ABSSSI＝急性細菌性皮膚・皮膚組織感染症，AECOPD＝慢性閉塞性肺疾患の急性増悪，CAP＝市中肺炎，HAP＝院内肺炎，UTI＝尿路感染

キノロン耐性は主に自然突然変異が DNA ジャイレースやトポイソメラーゼⅣをコードしている遺伝子に起きることによる。比較的まれだが，耐性突然変異は膜のポーリンチャネルをコードする遺伝子にも起き，拡散が減る。また，排出ポンプの過剰産生も起きる。研究によると，*P. aeruginosa* や *S. aureus* 治療中に耐性を獲得しやすい。

テトラサイクリン系薬

元々土壌にある微生物から抽出されたものなのだが，テトラサイクリン系薬は，Gram 陽性，Gram 陰性菌，細胞内寄生菌，さらには寄生虫と実に広域な活性をもつ。静菌性で，抗炎症作用ももつ。細菌のリボソームの 30S サブユニットに結合して蛋白合成を阻害するのだ。現在，このクラスの抗菌薬には doxycycline，minocycline，そして tetracycline があり，saracycline は狭域のテトラサイクリン派生物だ。似たようなクラスとしてグリシルサイクリン系薬があり，これは minocycline からつくられており，第 9 位の側鎖が変じられている。これには tigecycline や eravacycline がある。最近承認された omadacycline はアミノメチルサイクリンであり，テトラサイクリンのサブクラスに属する。doxycycline と minocycline は高いバイオアベイラビリティをもつが，tetracycline のバイオアベイラビリティは食事と共に服用すると減じる。キノロン系薬同様，吸収は多価のカチオンとの併用で減る。カルシウムやマグネシウムなどだ。排泄の経路はそれぞれ異なり，tetracycline は尿に，doxycycline は糞便に，minocycline は肝臓から，そして tigecycline は胆汁と糞便から，また少しだが尿からも排泄される。副作用はまれだが，消化器症状，食道潰瘍，皮疹，光過敏性などがある。minocycline は回転性めまいを起こすことがあり，これは女性に多い。テトラサイクリンは妊婦や 8 歳未満の小児には使うべきではない。歯に色がついてしまうからだ。テトラサイクリンはコップ一杯の水と共に内服し，そのまま横にならずに 30 分待つ。食道刺激を減らすためだ。

テトラサイクリンには多種多様の使い方がある。doxycycline は米国感染症学会(Infectious Diseases Society of America)がつくる市中肺炎ガイドラインのなかに，外来での単独療法もしくは入院患者での β-ラクタム系薬との併用で用いる，と記載がある。マクロライド系薬やキノロン系薬の不整脈との関連性を示す近年の報告に鑑み，doxycycline は安全かつ効果的な代替案といえよう。しばしば軽症 MRSA の SSTI にも用いられる。さらに，doxycycline は *C. difficile* 感染のリスクが他の抗菌薬に比べて低い。テトラサイクリンは，ライム病，ロッキー山脈紅斑熱，Q 熱，ネコひっかき病，アナプラズマ症，エールリキア症，バルトネラ症，ブルセラ症，胃潰瘍，それに *Helicobacter pylori* 治療の併用薬としても第 1 選択薬の 1 つだ。第 1 選択薬に患者がアレルギーをもっていたり，その他の理由で使えなかった場合の代替案としてもテトラサイクリンは有用だ。たとえば梅毒，レプトスピラ症，Whipple 病などである。saracycline は狭域スペクトラムの抗菌薬で，中等度〜重度の尋常性痤瘡に承認されている。tigecycline は広域スペクトラムな抗菌薬で，MRSA，vancomycin 耐性腸球菌(vancomycin-resistant enterococci：VRE)，多剤耐性 *Acinetobacter* などの多くの Gram 陰性桿菌に

活性がある。しかし，「3つのP」には効かず，それは*Pseudomonas*，*Proteus*，*Providencia*である。*Morganella*にも効かない。tigecyclineは腹腔内感染，市中肺炎，SSTIに適応がある。約25％の患者で悪心がみられ，治療中断を余儀なくされることもある。eravacyclineは通常，薬剤耐性菌の感染にしか用いない。活性としてはカルバペネム耐性菌の一部，ESBL産生菌，*A. baumannii*にあるが，*P. aeruginosa*への活性はない。eravacyclineはまたMRSAやVREにも活性がある。omadacyclineは広域にグラム陽性菌，グラム陰性菌に効き，市中肺炎や皮膚軟部組織感染症治療に適応がある。

テトラサイクリン耐性は主に外から入ってきた排出ポンプとリボソーム防御蛋白遺伝子のためである。tigecyclineはリボソームと親和性が強く，リボソーム防御蛋白をも克服できる。さらに多剤耐性ポンプも克服する。

マクロライド系薬

マクロライド系抗菌薬には，erythromycin，azithromycin，clarithromycin，それにfidaxomicinがある。最初の3つはいろいろな感染症の治療に用いられ，fidaxomicinは*C. difficile*にもっぱら用いられる(表205.2)。元々の目的に加えて，マクロライドはいろいろな疾患の代替案としても使われる。たとえば，妊婦のライム病や，ペニシリンアレルギーのある患者のレンサ球菌による咽頭炎だ。

最初に発見されたマクロライドはerythromycinで，多くのGram陽性菌によい活性があった。が，耐性のために臨床での有用性は減っていった。erythromycinは現在でも*Bordetella pertussis*や非定型呼吸器病原体には素晴らしい活性を残す。消化管の蠕動が衰えた場合に，蠕動を促す効果もあり，この目的で使うこともある。しかし，消化器症状や頻回投与の必要のため使いにくい。azithromycinは近年の米国で成人に最も用いられる。erythromycinよりも飲みやすく，多くの場合は1日1回，5日間服用する。残念ながら，azithromycinは心血管系の死亡と関連しており，100万人に使うと47人の心血管死亡につながると見積もられる。

すべてのマクロライドには抗炎症作用があり，免疫調整作用がある。エビデンスの示唆するところによると，一定の慢性非感染症に有効かもしれない。たとえば，嚢胞線維症や気管支拡張症だ。心血管疾患でのマクロライドの役割には議論の余地があり，さらなる検証が必要だ。

erythromycin，azithromycin，そしてclarithromycin耐性は排出ポンプ，50Sリボソーム蛋白の遺伝子突然変異，それにホスホトランスフェラーゼによる酵素の不活化による。*C. difficile*の1つの株でfidaxomicinのMICの上昇が認められた。これは治癒した患者から得られたもので，RNAポリメラーゼのβサブユニットに1つの突然変異があった。

プレウロムチリン系薬

lefamulinはヒトの全身に用いる最初のプレウロムチリン系薬で

表205.2
マクロライド系薬の特徴

薬剤	作用機序	よくある使われ方	副作用
erythromycin	細菌の50Sリボソームに結合し，RNA依存の蛋白合成を阻害する	*Bordetella pertussis* 非定型呼吸器病原体 胃腸蠕動運動低下時に蠕動を促進するために	悪心，嘔吐，皮疹，耳毒性(高用量で)，QT延長
azithromycin	細菌の50Sリボソームに結合し，RNA依存の蛋白合成を阻害する	咽頭炎 細菌性副鼻腔炎 市中肺炎 中耳炎 MAC治療や予防 非淋菌性尿道炎 Q熱 SSTI	下痢，悪心，腹痛，胆汁うっ滞性肝炎，不整脈
clarithromycin	細菌の50Sリボソームに結合し，RNA依存の蛋白合成を阻害する	咽頭炎 細菌性副鼻腔炎 市中肺炎 中耳炎 *H. pylori* MACなど抗酸菌感染に(結核は例外) Q熱 SSTI	下痢，悪心，腹痛，不整脈
fidaxomicin	細菌のRNAポリメラーゼ阻害	*C. difficile*感染，vancomycinに比べると再発が少ない(NAP1 / B1 / 027株は例外)	悪心，嘔吐，腹痛，消化管出血

MAC＝*Mycobacterium avium* complex，SSTI＝皮膚軟部組織感染

ある。活性機序はペプチド輸送に用いるtRNAの結合を防ぎ，蛋白合成を阻害することである。lefamulinは成人市中肺炎に適応があり，経口薬と注射薬がある。*in vitro*では定型菌，非定型菌に活性がある。さらに，緑色レンサ球菌，*Enterococcus faecium*，MRSAにも活性がある。lefamulinはまた，急性細菌性皮膚軟部組織感染症に対しても研究遂行中だ。よくある副作用で臨床試験で観察されたものには，注入時の反応と下痢がある。肝障害や腎障害がある患者にlefamulinを処方すると，QT延長のリスクが増す。lefamulinはQT延長が元々ある患者，既知の心室性不整脈がある場合，クラスⅠAやⅢA抗不整脈薬を飲んでいる患者，その他QT延長を起こすと知られている薬を飲んでいる患者に用いてはならない。

グリコペプチド系薬，リポペプチド系薬，そしてストレプトグラミン系薬

vancomycinは「征服する(vanquish)」という単語からネーミングされた，初めて臨床使用されたグリコペプチド系薬だ。他のグリコペプチドとしてはteicoplaninがあり，これはヨーロッパやアジアで使われているが米国にはない。グリコペプチドは殺菌性で，ペプチドグリカン鎖の前駆体に結合して，分裂している細菌の細胞壁合成を阻害する。vancomycinはほとんどのブドウ球菌(MRSA含む)，レンサ球菌，腸球菌に活性がある。*L. monocytogenes*のほとんどの株でも感受性があるが，高いMICをもつものも報告されている。*Leuconostoc*，*Lactobacillus*，そして*Pediococcus*は内因性に耐性だ。vancomycinは多くの重症感染に用いられる。髄膜炎，心内膜炎，MRSAによる肺炎，蜂窩織炎，骨髄炎，Gram陽性菌菌血症などだ。経口vancomycinは吸収されず全身には行き渡らないが，中等症〜重症の*C. difficile*感染症とその再発の治療に用いられる。副作用は多くないが，静注による反応，たとえば，皮疹(レッドマン症候群)，好中球減少，血小板減少，耳毒性，腎毒性などである。腸球菌耐性は*van*遺伝子に媒介される。これは*E. faecalis*によくみつかり，ブドウ球菌のような他の菌にも伝播されうる。*S. aureus*でvancomycinのMICが上がっていく，いわゆる「**MICクリープ**」[訳注：MICクリープを否定する論文もある。Diaz R, Afreixo V, Ramalheira E, et al. Evaluation of vancomycin MIC creep in methicillin-resistant Staphylococcus aureus infections-a systematic review and meta-analysis. Clin Microbiol Infect 2018; 24: 97-104. PMID: 28648858]という現象がみられやすくなっている。事実，vancomycinの治療失敗の頻度が高まっているのは，vancomycin MICが2 μg/mL以上になったときなのだ。

telavancinは半合成のリポグリコペプチドで，vancomycinからつくられている。殺菌性の濃度依存性抗菌薬で，2つの作用機序がある。細胞壁合成阻害と，膜の統合性の阻害だ。telavancinは*in vitro*で多くのGram陽性菌に活性があり，たとえば，ブドウ球菌，レンサ球菌，vancomycin感受性あるいは耐性の腸球菌，Gram陽性の嫌気性菌などである。米国では，telavancinは複雑性SSTI治療に承認されている。妊娠可能な女性は妊娠検査をtelavancin治療前に受けるべきだ。催奇形性の懸念があるからだ。dalbavancinはもう1つあるリポグリコペプチドで，広範なGram陽性の活性がある。皮膚軟部組織感染(SSTI)に承認されている。半減期が長く，週1回投与で2回投与する。半合成グリコペプチドのoritavancinはdalbavancinに似た活性と臨床適応をもつ。1,200 mgを単回，静脈内に3時間以上かけて投与する。

リポペプチドのdaptomycinは即効性で，殺菌性である。Gram陽性菌の形質膜にカルシウム依存のイオンチャネルをつくって，細胞内のカリウムを喪失させ，細胞死に至らしめる。daptomycinはvancomycinと似たようなスペクトラムがあり，SSTI，*S. aureus*菌血症，右側の心内膜炎，骨髄炎，そして化膿性関節炎の治療に使える。肺のサーファクタントはdaptomycinを不活化させるため，肺炎に使ってはならない。副作用は少ないが，可逆性のミオパチーが起きることがある。よって，クレアチンキナーゼ(creatine kinase：CK)を毎週チェックし，スタチン治療の併用は避けるべきだ。daptomycin耐性はMRSAのvancomycin感受性が低下した場合に起きやすい。daptomycinのMICが上昇した多くの菌が細胞膜に形質上の変化をもっている。

ストレプトグラミンは2つの異なるマクロサイクリック部位をもっていて，それぞれが細菌のリボソーム50Sサブユニットに結合し，蛋白合成を阻害する。現在，quinupristin-dalfopristinが唯一米国で承認されているストレプトグラミンだ。ほとんどのGram陽性菌(例外は*E. faecalis*)に活性があり*Neisseria gonorrhoeae*，*N. meningitidis*，*M. catarrhalis*，そして*H. influenzae*などわずかなGram陰性菌にも効く。耐性は50Sサブユニットの立体配座変化，酵素不活化，排出ポンプの産生で起きる。quinupristin-dalfopristinは副作用が多く(関節痛，筋肉痛，高ビリルビン血症)，薬剤相互作用が多く，投与に中心静脈ラインを必要とするため(血栓性静脈炎が起きやすく，末梢から投与された場合，痛みも多い)ために使いにくい。

オキサゾリジノン系薬

linezolidは最初のオキサゾリジノン系薬だ。完全に合成した抗菌薬で広いGram陽性菌活性をもっている。vancomycinやdaptomycin，quinupristin-dalfopristinとは違い，linezolidは静注と経口両方の剤形がある。静菌性抗菌薬で，50Sリボソームの触媒部位である23S rRNAに結合して蛋白合成を阻害する。以下の感染症に適応がある。(1)VRE感染，菌血症を含む。(2)MSSA，MRSA，*Streptococcus pneumoniae*が原因の院内肺炎，(3)MSSA，MRSA，*Streptococcus pyogenes*，*S. agalactiae*による複雑性SSTI。糖尿病足感染を含む。骨髄炎の有無は問わない。(4)MSSAや*S. pyogenes*が原因の単純性SSTI，(5)MSSAや*S. pneumoniae*が原因の市中肺炎。副作用はあまり起きないが，通常は軽度であり，頭痛，悪心，下痢などだ。より重篤な副作用も，特に28日以上投与した場合に起きやすい。たとえば，貧血，血小板減少，乳酸アシドーシス，視神経炎，末梢神経障害だ。よって，治療期間中は毎週，血算をチェックすることが推奨される。linezolidはセロトニン症候群を起こすことがあり，これは選択的セロトニン再取り込み阻害薬(selective serotonin reuptake inhibitor：SSRI)を併用しているときであり，よって併用は避けるべきだ。linezolid耐性はMRSAやVREの株のなかでみつかっている。23SリボソームRNAのV領域に突

然変異があり，通常は過去にこの薬への曝露がある。1日1回投与のtedizolid phosphateは薬剤相互作用がlinezolidよりも少なく，複雑性SSTI治療に承認された。

スルホンアミド系薬

臨床現場で使われた抗菌薬の最初のクラスである。スルホンアミド系薬は今でも世界中で処方されている。現在使われているのは2つで，trimethoprim-sulfamethoxazole(ST合剤）とdapsone(diaphenylsulfone)だ。静菌的で葉酸合成を阻害し，よって細菌の増殖が止まる。trimethoprimはジヒドロ葉酸還元酵素阻害薬で，スルホンアミドの活性をさらに高める。しかし，これ自身も抗菌効果があるのだ。スルホンアミドは*in vitro*で多くのGram陽性，Gram陰性菌に広域な活性がある。ST合剤は尿路感染(urinary tract infection：UTI)治療に最もよく使われる。腎盂腎炎，膀胱炎，前立腺炎などだ。また，再発性UTIの予防にも使うことができる。さらに，ST合剤は市中獲得型MRSAをによるSSTI治療にも効果がある。90%以上の株は現在感受性を残しているのだ。*Pneumocystis*肺炎(*Pneumocystis jirovecii* pneumonia：PCP)治療，およびPCP予防の第1選択薬でもある。静注のST合剤は重症例にしばしば用いられる。dapsoneはHansen病の治療薬であり，PCP予防に，ST合剤が飲めない患者で用いられる。dapsoneで溶血性貧血が起きることがある。特に，グルコース-6-リン酸デヒドロゲナーゼ(glucose-6-phosphate dehydrogenas：G6PD)欠損患者でそうだ。よって，G6PD濃度を治療前に測定する。ST合剤の副作用としては，皮疹，まれにStevens-Johnson症候群，発熱，消化器症状，肝炎，血球減少，高カリウム血症がある。

もう70年以上もの使用歴があるため，スルホンアミドの耐性は世界中でみられている。これはパラアミノ安息香酸(para-aminobenzoic acid：PABA)過剰産生か，ジヒドロプテロイン酸合成酵素の構造変化による。または，薬剤耐性酵素をコードするプラスミドや細菌細胞壁透過性低下にもよる。

metronidazoleとclindamycin

1950年代に開発されたmetronidazoleは寄生虫や嫌気性菌感染によく使われる。殺菌性で，電子輸送蛋白に，metronidazoleのニトロ基を還元することで干渉する。フリーラジカルをつくり，細胞死に至らしめるのが作用機序だ。経口metronidazoleは吸収がよく，血中濃度は静注薬に比肩する。metronidazoleはほぼすべてのGram陰性嫌気性菌(たとえば，*Bacteroides fragilis*など)や，Gram陽性嫌気性菌(たとえば，*C. difficile*や*H. pylori*)，あるいは*Giardia*や*Entamoeba*，それに*Trichomonas vaginalis*のような寄生虫にも効果がある。臨床的には，いろいろな嫌気性感染，たとえば，脳膿瘍，菌血症，心内膜炎，細菌性腟症，骨関節感染，そして頭頸部感染に用いられている。経口metronidazoleは軽症*C. difficile*感染にも効果的だが，再発が多い(およそ25%)。よって，経口vancomycinがファーストライン治療薬として推奨される。注意すべきは，肺化膿症に単独で用いてはならないことだ。これは好気性Gram陽性菌がしばしば関与しているからで，metronidazoleは効かないからだ。

metronidazoleの副作用としては，消化器症状，皮疹，好中球減少，頭痛やめまい，末梢神経障害といった神経合併症がある。アルコールは避けるべきで，これはジスルフィラム様の反応を起こすからだ。耐性はまれであるが，電子輸送鎖でmetronidazoleのニトロ基を還元する能力が衰えたときに起きる。*H. pylori*の株によっては*rdxA*遺伝子の突然変異による不活化で耐性化する。

clindamycinはリンコマイシンを化学的に変化させたものだ。リンコマイシン系抗菌薬に分類される。マクロライド系薬に似て，clindamycinは細菌のリボソームの50Sサブユニットに結合し，蛋白合成を阻害する。*in vitro*では，多くの好気性Gram陽性菌に活性があり，たとえば，ブドウ球菌やレンサ球菌，そして嫌気性菌にも活性があるが，耐性がだんだん増えつつある。特に，臨床現場でみつかる*B. fragilis*のおよそ25%はこの薬に耐性だ。clindamycinは肺化膿症，腹腔内，婦人科感染，*Clostridium perfringens*によるガス壊疽の治療に使われる。塗布剤はニキビ(尋常性痤瘡，acne vulgaris)に効果があり，腟剤は細菌性腟症に効く。MSSAにはよい活性があるが，MRSAにはそうでもない。*S. pyogenes*でerythromycin耐性の場合，Dテストが陽性ならclindamycin耐性も起きていることを意味している。*S. pyogenes*や*S. aureus*がつくるトキシンに結合するので，補完的な治療薬としても使われる。最後に，clindamycinはペニシリン系薬やマクロライド系薬の代替薬として，薬剤アレルギーがある患者に，その適応疾患のほとんどに用いることができる。clindamycinの主な毒性は*C. difficile*感染であり，これが珍しくないために，本薬を臨床現場で使いにくくなっている。薬剤耐性は，50Sリボソームの変化や酵素の不活化によることが多い。

リファマイシン系薬

使い道はいろいろあるリファマイシン系薬。使用法は多いが，通常は他の抗菌薬と併用する。現在あるのは4つであり，rifampicin，rifabutin，rifapentin，そしてrifaximinだ。リファマイシンは細菌RNAポリメラーゼのβサブユニットを阻害する。シトクロムP450系の強力な誘導体でもある。つまり，多くの薬剤相互作用が起きる。たとえば，ヒト免疫不全ウイルス(human immunodeficiency virus：HIV)の薬，warfarin，βブロッカーやスタチンのような心血管系疾患用の薬，tacrolimusや糖質コルチコイドのような免疫抑制剤である。リファマイシンはまた，多くの副作用がある。涙その他の分泌物がオレンジがかった赤色になる。消化器症状，たとえば，悪心，嘔吐，下痢も多い。皮疹，肝炎，血球減少，ぶどう膜炎，それにループス様症候群も起きることがある。

それぞれのリファマイシンに特有の使い方がある。rifampicinは最古の薬で，最もよく用いられている薬でもある。isoniazidの代わりに潜在性結核にも使えるし，活動性結核治療の4つの薬の1つでもある。dapsoneと共にHansen病にも使える。単独治療で髄膜炎菌疾患予防にも使えるし，併用療法としてブドウ球菌による人工弁の心内膜炎や骨髄炎(特に異物がある場合)にも使える。さらに，rifampicinはdoxycyclineのような他の薬と併用して，MRSAの定着を除去するためにも使える。rifabutinやrifapentineは主に抗酸菌感染治療に用いる。rifaximinは吸収されにくく，旅行者下痢症に使える。さらに，これは再発性難治性の *C. difficile* 感染にも時に使える。通常は，標準治療の経口 vancomycin を終えた後で，2 週間使われる。rifaximin はまた，肝性脳症予防にも有効だ。

リファマイシン耐性は主に RNA ポリメラーゼをコードする 1 回の遺伝子突然変異で起きる。これはすぐに起きるため，リファマイシンは上記のわずかな例外を除き，それだけで感染治療には使えない。

ポリミキシン系薬

1940 年代に発見されたポリミキシン系薬は重篤な Gram 陰性菌による感染に 1980 年ごろまで使われていた。その後，より安全な，腎毒性を起こしにくい薬が出てきたのだ。近年になってこれが復活しており，これは多剤耐性菌がどんどん広がり続け，最後の手段として使われるようになったからだ。このクラスには現在は 2 種類あり，それは polymyxin B と colistin である。どちらも即効性がある殺菌性の抗菌薬で，洗剤のように細菌の細胞膜に穴をあける。polymixin は好気性 Gram 陰性菌に広域な活性があり，たとえば，*P. aeruginosa* と *Acinetobacter baumanii* のほとんどの株に効く。しかし，*Proteus*，*Serratia*，*Providencia*，*Burkholderia*，*Moraxella*，*Vibrio*，*Morganella*，*Helicobacter*，そして *Edwardsiella* では耐性だ。colistin はしばしば，静注薬として重症の多剤耐性 Gram 陰性菌感染に使われる。たとえば，人工呼吸器関連肺炎だ。吸入 colistin もまた使われており，嚢胞線維症患者の気管に定着した，あるいは感染を起こした者の治療に使われることが多い。用量依存性の腎毒性がよくある副作用で，これは中止すれば可逆的に戻ってくる。また，神経の副作用も起きることがあり，感覚異常，末梢神経障害，そして筋力低下がみられる。ポリミキシン耐性は細菌の細胞壁にあるリポ多糖体の変化のため起きる。

その他

chloramphenicol は北米やヨーロッパではめったに使われないが，途上国では安価な経口薬として広く用いられている。好気性 Gram 陽性菌，Gram 陰性菌，嫌気性菌（*Clostridium* と *B. fragilis* を含む）に素晴らしい効果があり，非定型菌にも効く。しかし，重篤な毒性があり，臨床的には使いにくい。いちばん多いのが可逆性の骨髄抑制だ。chloramphenicol による再生不良性貧血はさらにまれだが，不可逆的なこともある。そのため，重篤で致死的な感染（例：細菌性髄膜炎），かつ他の薬が禁忌の場合にのみ用いるべきだ。

nitrofurantoin は経口薬で，UTI の治療や予防に用いる。殺菌性で，翻訳やピルビン酸代謝を阻害する。大腸菌（*Escherichia coli*）と *Citrobacter* の 90％以上の株は本薬に感受性がある。B 群溶連菌，*Staphylococcus saprophyticus*，そして VRE も含む腸球菌にも素晴らしい活性がある。しかし，その他の腸内細菌目細菌のほとんどについては耐性だ。単純性膀胱炎では，10 日間の治療が普通は行われる。もっと短い期間の治療では治癒率が下がるからだ。nitrofurantoin を 100 mg 毎日で若年でも閉経後の女性でも，無症候性，あるいは症候性の細菌尿に有効な治療だ。副作用には，消化器症状，肺線維症などの肺の副作用，肝炎，溶血性貧血，そして末梢神経障害などがある。長期予防投与する場合はこういう副作用をモニターする。pivmecillinam は *β*-ラクタム系抗菌薬で，腸内細菌科に効き，ESBL 産生菌にも効果がある。下部 UTI に効く経口薬だ。臨床効果は高いが，持続する細菌尿症が起きやすいことがわかっている。pivmecillinam はスカンジナビア諸国で主に使われており，米国では現在使えない。

fosfomycin は下部 UTI に使えるもう 1 つの経口薬で，最近使用頻度が増している。他の薬への耐性菌のためだ。殺菌性で細菌酵素 MurA 不活化により，細胞壁合成を阻害する。細菌膜トランスポーターの突然変異で耐性化する。fosfomycin は広域スペクトラムだ。感受性があるのは *E. coli*（ESBL 産生株含む），*Citrobacter*，*Proteus*，そして腸球菌（VRE を含む）だ。*Klebsiella* や *Enterobacter* での感受性はまちまちで，*Pseudomonas* でもしばしば耐性化している。fosfomycin は大量 1 回投与し，粉末状の製剤で，コップ一杯の水に溶かして内服する。再発性 UTI に 10 日ごとに予防的に使う方法もある。

局所薬

抗菌薬の局所投与は皮膚感染症の治療や予防に重要だ。MRSA のような特殊な病原体の慢性キャリアの除菌にも使う。この目的のために使われる 2 つの主な製剤は povidone-iodine と chlorhexidine であり，後者は最近，特に使われるようになり，人気がある。

局所抗菌薬にはスルファジアジン銀（silver sulfadiazine）があり，これは熱傷患者のドレッシングに主に使われる。活性化銀は広域スペクトラムの抗菌活性があり，ある程度は抗炎症作用もある。スルファジアジン銀は傷の菌定着を減らすが，感染症を治療するとか創傷治癒を早めるというはっきりしたエビデンスはない。bacitracin は多くの Gram 陽性菌，たとえば，ブドウ球菌やレンサ球菌，それに *Clostridium* に活性がある。膿痂疹の治療に効果的だが，傷の治りを遅くする。mupirocin は *in vitro* で Gram 陽性菌，特に MRSA に効果がある薬だ。これも膿痂疹，毛包炎，感染創，潰瘍を治療したり，*S. aureus* が定着した患者の鼻の除菌に用いられる。残念ながら，MRSA の mupirocin 耐性化がどんどん増えている。neomycin はアミノグリコシド系薬で，Gram 陽性菌にも陰性菌にも活性がある。*S. aureus*，*S. pyogenes*，*E. coli*，*Proteus*，そして *Serratia* などである。ただ，*P. aeruginosa* ではたいてい耐性だ。接触面の過敏性や耐性が起きることがある。neomycin は腎機能低下のある患者では推奨されない。全身に吸収されることがあり，耳毒性の原因になるからだ。polymyxin B は殺菌性で，いくつかの好気性 Gram 陰性菌，たとえば *P. aeruginosa* に効くが，*Proteus*，*Serratia*，そして *Providencia* には効かない。しばしば bacitracin などと併用される。fusidic acid は Gram 陽性菌にしか活性のない局所薬だ。組織移行性がよく，炎症性の腫れ物に効く。retapamulin は *in vitro* で MRSA などのブドウ球菌やレンサ球菌に活性がある。強いポストアンチバイオテック効果があり，3，4 時間続く。成人や小児の膿痂疹治療に適応がある。

将来像

抗菌薬耐性菌の広がりは21世紀における公衆衛生上の大問題だ。事実，専門家のなかには，我々が抗菌薬後の時代に突入すると信じる者もいる。このような悲惨な予測を未然に防ぐためには，抗菌薬の慎重な使用こそが必要なのだ。理性的な感染コントロール法で多剤耐性菌の広がりを減らすのも大切だ。新規抗菌薬の開発も優先順位が高い。製薬業界，専門家団体，そして政府各省庁は積極的にサポートすべきだ。

文献

Gilbert DN, Chambers HF, Saag MS, et al. *The Sanford guide to antimicrobial therapy,* 50th ed. Sperryville, VA: Antimicrobial Therapy, Inc.; 2020.

Lewis K. The science of antibiotic discovery. *Cell.* 2020;181:29–45.

Vila J, Moreno-Morales J, Ballesté-Delpierre C. Current landscape in the discovery of novel antibacterial agents. *Clin Microbiol Infect.* 2020;26:596–603.

Watkins RR, Deresinski S. Omadacycline: A novel tetracycline derivative with oral and intravenous formulations. *Clin Infect Dis.* 2019;69:890–896.

Watkins RR, Holubar M, David MZ. Antimicrobial resistance in methicillin-resistant *Staphylococcus aureus* to newer antimicrobial agents. *Antimicrob Agents Chemother*. 2019;63:e01216–19.

206 抗菌薬スチュワードシップの原則と実践

■著：Cheston B. Cunha
■訳：具 芳明

はじめに

抗菌薬スチュワードシップの第1の目標は，抗菌薬使用を最適化すると共に，費用対効果の優れた介入を行って抗菌薬耐性を最小限に抑え，*Clostridioides*（以前は*Clostridium*）*difficile*感染症を制御することである。抗菌薬スチュワードシッププログラム（antimicrobial stewardship program：ASP）が正式に開始される以前は，感染症（infectious disease：ID）専門医が病院での抗菌薬スチュワードシップの活動を行っていた。最近は米国疾病対策センター（Centers for Disease Control and Prevention：CDC）が全米の病院にASPを義務づけており，不適切な抗菌薬使用による被害を軽減することがよりいっそう重視されるようになった。

抗菌薬スチュワードシッププログラム（ASP）の原則

CDCはすべてのASPが従うべき7つのコアな対策を定めた。病院はASPを率いるID臨床医を1名指名しなくてはならない。ASPを効果的に進めるため，リーダーであるID臨床医は対人能力，外交手腕，リーダーシップのスキルを有していなくてはならず，それが医療スタッフからの熱心な支持の基礎となる。ID臨床医リーダーは抗菌薬治療のさまざまな側面（薬物動態学，薬剤耐性，薬剤経済学，*C. difficile*など）に関する十分な専門知識をもつ必要がある。成功したASP介入策の多くは，抗菌薬使用の適正化を図るために重要な7つの領域に焦点を当てたものである（表206.1）。これらの領域に焦点を当ててASPが推進されれば，不必要あるいは不適切な抗菌薬使用は減少し，患者や医療機関は最大の利益を得ることができるだろう。

効果的なASPを病院全体に構築，維持するため，ASPチームのリーダーは病院管理部門からASPに対する全面的かつ継続的な財政支援を受ける必要がある。ASPの重要な構成要素である，感染症や抗菌薬スチュワードシップのトレーニングを受けた臨床薬剤師（PharmDs）の確保も支援に含まれる。ASPを効果的に行うためには，病院の規模に応じた十分な数の薬剤師が必須である。日々のスチュワードシップ活動や大規模なスチュワードシッププロジェクトを効果的に行うため，IDチームリーダーと薬剤師には献身的なITサポートが必要である。重要な活動には，日々の前向きな監査と臨床医へのフィードバック，抗菌薬使用量や薬剤耐性の頻度および*C. difficile*感染症の頻度を把握するためのデータ収集，ならびにASPによる医療機関のコスト削減が含まれる。

これらと同様に，ASPの成功は医療スタッフの理解と支援にかかっていることも重要である。医療スタッフが患者と病院の利益のためにASPの推奨を受け入れ支持するためには，ASPが推奨する抗菌薬治療の原則を理解する必要がある。

ほとんどの医師に対して，適切かつ的を絞った抗菌薬教育が必要である。その内容として，最善で適切な抗菌薬治療の理解〔たとえば，薬剤動態学（pharmokinetics：PK）/ 薬力学（pharmodynamic：PD）〕に基づいた投与量（表206.2参照），静脈内投与と経口投与，腎機能 / 肝機能不全に合わせた用量調整，組織移行，最短の治療期間，抗菌薬が薬剤耐性を引き起こす可能性（薬剤耐性ポテンシャル），抗菌薬が*C. difficile*感染を引き起こす可能性（*C. difficile*ポテンシャル）がある。抗菌薬に関して数多くの神話や誤解がある。抗菌薬はあまりにも頻繁にあらゆる発熱の治療薬であるかのようにみなされ，即座に投与されている。しかもこのような場合，しばしば「患者をカバーする」ために複数の抗菌薬が処方されている。ポリファーマシーはほとんど常に不要であり，コストと有害事象の増加につながる可能性がある。

最も成功したASPは微生物検査室，感染制御部門，病院疫学者の多大な支援を含む集学的なアプローチによって達成されている。

細菌の定着と感染

臨床医が最もよく遭遇する問題の1つは，**細菌が定着しているだけなのか感染を生じているか**の鑑別である。尿路症状のない患者の尿培養検査や創部表面から採取した培養検査から微生物が検出されると，ほとんどの医師はその微生物を治療しなくてはならないと感じる。しかも，その微生物が耐性であればあるほど治療すべきと考えてしまう。細菌の定着状態は，わずかな例外を除いて治療すべきではない。定着状態の細菌に対して抗菌薬が繰り返しあるいは長期間投与されることがしばしばある。しかし，定着菌を根絶することは困難であり，患者には何の利益もなく医療コストは増加する。さらに地域における薬剤耐性や*C. difficile*発生の増加につながる。

抗菌薬耐性

［訳注：著者はここで薬剤耐性ポテンシャル（antibiotic resistance potential）を強調している。薬剤耐性発生リスクの高い（ポテンシャルの高い）抗菌薬と低い抗菌薬があり，低い抗菌薬を選択すべきとの考え方である。ここで参考文献とされているCunha BAによる論文（Effec-

表 206.1
抗菌薬スチュワードシップの原則と実践：ガイドラインを超えて

単剤療法 vs 併用療法	狭域 vs 広域スペクトラム	定着 vs 感染
・感染臓器に応じ臨床的に想定される病原体や培養された病原体をカバーすることが可能であれば，単剤治療を常に優先する ・併用療法はできるだけ避け，単剤療法を常に優先するよう心掛ける ・単剤療法は通常，併用療法よりも安価であり，副作用や薬剤相互作用をきたす可能性は低い ・併用療法は，相乗効果が期待されるとき（ほとんどないので細菌学的検査で相乗効果を確認しなくてはならない），スペクトラムを広げたいとき（同じスペクトラムなら単剤療法が望ましい），薬剤耐性を防ぎたいとき（結核を除きほとんどの場合無効）に使用されることが多い	・狭域抗菌薬を選択することで薬剤耐性を防ぐことはできない。たとえば，大腸菌による尿路感染症，敗血症を治療する際に，カルバペネム系（広域スペクトラム）から ampicillin（狭域スペクトラム）に変更すると薬剤耐性が増加する可能性がある ・狭域抗菌薬を選択することが，適切に選択された広域抗菌薬治療より臨床的に優れているとは限らない。たとえば，肺炎球菌感染症の治療において ceftriaxone（広域スペクトラム）から penicillin（狭域スペクトラム）に変更することは，臨床的な裏づけや利点に乏しく，薬剤耐性の予防には効果がない ・薬剤耐性は抗菌スペクトラムの広さとは関係ない。たとえば，levofloxacin は広域抗菌薬だが薬剤耐性ポテンシャルは低い。一方，ampicillin は狭域抗菌薬だが薬剤耐性ポテンシャルは高い	・定着している細菌ではなく，感染症を治療する ・その臓器に感染症を引き起こしている可能性が高い病原体を念頭に経験的治療を行う ・提出した検体から培養された複数の微生物を，病原体かどうかにかかわらずすべて「カバー」することは避ける ・呼吸器系分泌物，創部，尿から検出された「水回り」微生物（*S. maltophilia*，*B. cepacia*，*P. aeruginosa*）や皮膚の微生物（MSSA，MRSA，CoNS，VSE，VRE）は原則として定着菌である
抗菌薬耐性	***C. difficile* 下痢症 / 腸炎**	**経口，注射から経口への切り替えによる抗菌薬治療**
・薬剤耐性を制御する最もよい方法は，選択的な処方制限である。「薬剤耐性ポテンシャルの高い」抗菌薬に限って制限する。たとえば，imipenem（meropenem や ertapenem ではなく），ceftazidime（他の第 3 世代セファロスポリン系や第 4 世代セファロスポリン系ではなく），gentamicin / tobramycin（amikacin ではなく）が対象となる ・他の理由で制限される抗菌薬がある。たとえば，vancomycin（注射薬）の過度な使用は VRE の発生を生じやすい。また，vancomycin によって *S. aureus* の細胞壁が肥厚して抗菌薬透過性が低下し，vancomycin や daptomycin への耐性が生じることがある ・過度な抗菌薬処方制限は，効果的な治療開始のタイミングを妨げる可能性があり，それ自体が薬剤耐性を減らすことにならない ・他の条件が同じであれば，「薬剤耐性ポテンシャルの低い」抗菌薬を優先的に選択する。「薬剤耐性ポテンシャルの高い」抗菌薬，たとえば，呼吸器感染症に対するマクロライド系や尿路感染症に対する ST 合剤はできるだけ避ける ・薬剤耐性の一部は抗菌薬の濃度が低いために発生する。他の条件が同じであれば，組織内濃度が低く治療には不十分だと薬剤耐性を生じやすい。 ・抗菌薬の投与量が不適切であったり，通常量であっても体液やドレナージされていない膿瘍（感染源のコントロールが重要）への移行が不十分であれば，薬剤耐性を生じやすい	・他の条件が同じであれば，*C. difficile* ポテンシャルの低い抗菌薬を選択する ・*C. difficile* を生じやすい抗菌薬は比較的少ない（例：clindamycin，β-ラクタム系，ciprofloxacin） ・多くの抗菌薬は *C. difficile* ポテンシャルがないか低い（例：アミノグリコシド系，aztreonam，マクロライド系，ST 合剤，colistin，polymyxin B，daptomycin，quinupristin-dalfopristin，doxycycline，minocycline，tigecycline，vancomycin，linezolid） ・一部の抗菌薬は *C. difficile* に対し防護的に作用する（例：doxycycline，tigecycline） ・抗菌薬以外の *C. difficile* を生じやすい因子を常に考慮する（例：抗がん化学療法，抗うつ薬，スタチン系，プロトンポンプ阻害薬） ・ヒト－ヒト間の伝播や環境からの獲得も合わせて考慮する	・可能な限り，注射用抗菌薬ではなく，経口抗菌薬のみで治療する ・臨床的に改善したら（通常 72 時間以内），注射薬から経口薬に切り替える ・注射薬から経口薬への変更を早期に行うことで，静脈炎や静脈ライン関連の感染症をなくすことができる

表 206.1（続き）

薬剤経済学的な考慮
・最も安価な治療が最良の治療とは限らない ・投与頻度，*C. difficile* ポテンシャル，薬剤耐性ポテンシャル，推定あるいは確定した原因菌に対する活性の程度，治療失敗に伴う在院期間や治療コストの上昇を考慮すると，薬剤コストが最も安価な治療は実際には総コストで高価となる可能性がある ・スチュワードシップによる費用削減は，抗菌薬治療期間の短縮と，経口抗菌薬による治療，注射用抗菌薬から経口抗菌薬への早期の切り替えによって最も達成される

CoNS＝コアグラーゼ陰性ブドウ球菌，MRSA＝メチシリン耐性黄色ブドウ球菌，MSSA＝メチシリン感受性黄色ブドウ球菌，VRE＝バンコマイシン耐性腸球菌，VSE＝バンコマイシン感受性腸球菌

（Cunha CB. Antimicrobial stewardship principles & practice. In Cunha CB, Cunha BA, eds. *Antibiotic essentials*, 17th ed. New Delhi : Jay Pee Medical Publishers ; 2020 : 13-16 より）

表 206.2
薬物動態学 / 薬力学（PK / PD）の観点から考慮すること

抗菌薬	適切な投与量の戦略
濃度依存性の抗菌薬（Cmax/MIC） 訳注1	
キノロン系 アミノグリコシド系 vancomycin（MIC＞1 μg/mL なら 1 回 2 g を 12 時間ごとに点滴静注） doxycycline tigecycline polymyxin B colistin	毒性のない最大の有効量を用いる
時間依存性の抗菌薬（T＞MIC） 訳注2	
ペニシリン系：薬物濃度が MIC を超えている時間の割合が 60%以上 β-ラクタム：薬物濃度が MIC を超えている時間の割合が 75%以上 カルバパネム系：薬物濃度が MIC を超えている時間の割合が 40%以上	高用量を用いる（血中濃度が高まり，投与中の T＞MIC を上昇させる）

Cmax＝最高血中濃度，MIC＝最小発育阻止濃度

（Cunha CB, Cunha BA, eds. *Antibiotic essentials*, 17th ed. New Delhi : Jay Pee Medical Publishers より）

［訳注 1：ここで濃度依存性の抗菌薬と分類されている抗菌薬には，PK / PD パラメータとして一般に AUC（血中濃度曲線下面積）/ MIC が重要とされる抗菌薬が含まれている（キノロン系，vancomycin など）。AUC は薬剤投与量により変動するため，ここでは Cmax / MIC と同様に扱われているものと思われる］

［訳注 2：別の文献（*Clin Infect Dis.* 2007 ; 44 : 357-63）では，最大の治療効果を得るために必要な，MIC を超えた血中濃度を保つ時間を，セファロスポリン系は投与時間の 60～70%以上，ペニシリン系は 50%以上としており，この表の記載とは乖離がある］

tive antibiotic-resistance control strategies. Lancet 2001 ; 357 : 1307-8. PMID : 11343730　なお，この論文は commentary である）に対し，議論を単純化しすぎているとの反論が複数投稿されている。本稿の記載には，参考になる部分はあるものの，著者自身の著書からの引用も多く独自概念の様相が強いことに注意する必要がある。なお，米国 CDC や米国感染症学会（IDSA）などのガイドラインではこの概念は採用されていない］

病院における薬剤耐性の大部分は地域社会（高齢者施設，慢性期医療施設など）や食品（一般に抗菌薬はさまざまな食品に用いられている）からもたらされる。それでも病院内での薬剤耐性の発生は依然として懸念されており，そのリスクを最小化するため「薬剤耐性ポテンシャルの低い」抗菌薬を優先的に選択すべきである。抗菌薬の系統に関連して薬剤耐性が発生する，あるいは抗菌薬の使用量や投与期間に関連して薬剤耐性が発生するなど，薬剤耐性に関する多くの誤解がある。抗菌薬全体の「使用量」を考えるよりも，個々の抗菌薬の薬剤耐性ポテンシャルを考慮すべきである。抗菌薬による「薬剤耐性発生リスクが低い抗菌薬と高い抗菌薬」がある。「薬剤耐性ポテンシャルが低い」抗菌薬（doxycycline など）は投与量や投与期間とは関係なく薬剤耐性をほとんど誘導しないが，「薬剤耐性ポテンシャルが高い」抗菌薬（ceftazidime など）は限定された使用であっても薬剤耐性を誘導しうる。薬剤耐性ポテンシャルが高い薬剤が大量に使用されれば，病院や市中において薬剤耐性が悪化する可能性が劇的に高まるのは明らかである。同じ系統の抗菌薬にも薬剤耐性ポテンシャルの高い薬剤と低い薬剤とがある。たとえば，第 3 世代セファロスポリン系の ceftazidime は薬剤耐性ポテンシャルが高く，ceftriaxone は低いことから，薬剤耐性は抗菌薬の系統には関連していないことがわかる（表 206.3，表 206.4）。

C. difficile 感染症

C. difficile 感染症（*C. difficile* infection：CDI）は ASP が影響を

表 206.3
薬剤耐性ポテンシャル

薬剤耐性ポテンシャルの高い薬剤（避けるべき抗菌薬）	
注射用抗菌薬	**経口抗菌薬**
ciprofloxacin 耐性菌の多い菌種：*E. coli* ST 合剤 耐性菌の多い菌種：*E. coli* imipenem 耐性菌の多い菌種：*P. aeruginosa*	gentamicin，tobramycin 耐性菌の多い菌種：*P. aeruginosa* ceftazidime 耐性菌の多い菌種：*P. aeruginosa* ciprofloxacin 耐性菌の多い菌種：*E. coli* ST 合剤 耐性菌の多い菌種：*E. coli*
薬剤耐性ポテンシャルの低い薬剤（優先すべき抗菌薬）	
注射用抗菌薬	**経口抗菌薬**
meropenem amikacin ceftriaxone doxycycline tigecycline levofloxacin aztreonam cefepime colistin polymyxin B	doxycycline minocycline levofloxacin nitrofurantoin methenamine salts [a] fosfomycin

a 単純性の下部尿路感染症。
（Cunha CB, Cunha BA, eds. *Antibiotic essentials*, 17th ed. New Delhi : Jay Pee Medical Publishers より）

与えるべき感染症である。不必要な抗菌薬処方は施設におけるCDI の頻度を高める可能性がある。抗菌薬によって *C. difficile* ポテンシャル［訳注：原文では *C. difficile* potential と記載されている。これは抗菌薬が *C. difficile* 感染症をきたすリスクを表現したものであるが，この表現は必ずしも広く用いられているものではない］が異なる（CDI 高リスクと低リスク）こともまた十分には理解されていない。抗菌薬の CDI リスクを正確に定めるのはしばしば困難であるが，clindamycin と β-ラクタム系抗菌薬（ceftriaxone を除く）は CDI を起こす頻度が最も高い（ポテンシャルが高い）抗菌薬である。他の多くの抗菌薬（例：マクロライド系，テトラサイクリン系，aztreonam，アミノグリコシド系，trimethoprim-sulfamethoxazole（ST 合剤）の *C. difficile* ポテンシャルは低い。なかには *C. difficile* に対して防護的に作用する抗菌薬もある（例：doxycycline，tigecycline）。CDI を最小限に抑えるためには，*C. difficile* 防護的な薬剤（例：テトラサイクリン系）を優先的に処方すべきである。抗菌薬を選択するに当たって，臨床医は薬剤耐性ポテンシャルに加え，*C. difficile* ポテンシャルを考慮しなくてはならない。

臨床的，薬剤経済学的な恩恵

最適な抗菌薬療法は前述の原則に基づいているが，他の ASP 介入手法も患者および病院にとって有益である。たとえば，注射用抗菌薬から経口抗菌薬への切り替えや，経口抗菌薬による治療がある。経口抗菌薬は注射用抗菌薬よりもコストがかからないことから薬剤コストを抑え，静脈ラインの使用期間が短くなることから静脈炎の発生を減らす。注射薬から経口薬への切り替えは，点滴日数の短縮と早期退院によって患者の満足度を高め，入院期間の短縮によって病院のコストを大きく削減する。適切に選択された経口抗菌薬治療がさまざまな感染症の標準治療として採用されるようになっている。抗菌薬の静脈内投与に代わって経口投与の有用性を支持するデータが増えており，注射用抗菌薬から経口抗菌薬への切り替えや，経口抗菌薬による治療の有益性について，臨床医や ASP に自信を与えるものとなっている。

抗菌薬スチュワードシッププログラムの実践

すべての ASP が直面している問題とその解決に向けた一般的なアプローチは同様であるが，具体的なプログラムは病院によって異なるはずである。病院の規模，立地（地方，郊外，都市），教育病院と地域密着型病院，スタッフの抗菌薬処方習慣，常勤の ID 臨床医の有無，薬剤耐性パターンなどによって，それぞれの ASP の優先順位と戦略は異なる。ある病院で成功した ASP 介入の手法が他の病院でも成功するとは限らない。ASP の ID 臨床医チームリーダーと臨床 ID のトレーニングを受けた薬剤師スタッフは，その病院の抗菌薬使用状況を踏まえた懸念事項に応じて ASP 介入の手法を調整しなければならない。ASP の成功は，抗菌薬使用に関連したその施設特有の問題に対し，最も効果的な戦略を決定できるかどうかにかかっている。さまざまな ASP 介入の有効性は，効果的な監査とフィードバックの結果に基づいて評価され，修正される。監査とフィードバックによって，効果的 / 非効果的な介入が明らかとなり，介入法の修正あるいは全く新しい革新的なアプローチの提案につながることがある。

表 206.4
各抗菌薬の薬剤耐性ポテンシャル

薬剤耐性ポテンシャルが高く避けるべき抗菌薬	各抗菌薬に耐性となりやすい細菌	薬剤耐性ポテンシャルが低く優先すべき同系統の抗菌薬	薬剤耐性ポテンシャルが低く優先すべき他系統の抗菌薬
アミノグリコシド系			
gentamicin tobramycin	*P. aeruginosa*	amikacin	levofloxacin，colistin，cefepime
セファロスポリン系			
ceftazidime	*P. aeruginosa*	cefepime	levofloxacin，colistin，polymyxin B
テトラサイクリン系			
tetracycline	*S. pneumoniae*	doxycycline，minocycline	levofloxacin，moxifloxacin
キノロン系			
ciprofloxacin	*S. pneumoniae*	levofloxacin，moxifloxacin	doxycycline
ciprofloxacin	*P. aeruginosa*	levofloxacin	amikacin，colistin，cefepime
グリコペプチド系			
vancomycin	メチシリン感受性黄色ブドウ球菌（MSSA），メチシリン耐性黄色ブドウ球菌（MRSA）	なし	linezolid，daptomycin，minocycline，tigecycline
カルバペネム系			
imipenem	*P. aeruginosa*	meropenem，doripenem	amikacin，cefepime，colistin，polymyxin B
マクロライド系			
azithromycin	*S. pneumoniae*	なし	doxycycline，levofloxacin，moxifloxacin
ジヒドロ葉酸還元酵素阻害薬			
ST 合剤	*S. pneumoniae*	なし	doxycycline，levofloxacin，moxifloxacin

（Cunha CB, Cunha BA, eds. *Antibiotic essentials*, 17th ed. New Delhi : Jay Pee Medical Publishers より）

文献

Cunha BA. Effective antibiotic-resistance control strategies. *Lancet* 2001;357:1307–1308.

Cunha BA, Hage JE, Schoch PE, Cunha CB, Bottone EJ, Torres DC. Overview of antimicrobial therapy. In Cunha CB, Cunha BA, eds. *Antibiotic essentials*, 17th ed. New Delhi: Jaypee Brothers Medical Publishers Ltd.; 2020: 1–16.

Cunha CB. Antimicrobial stewardship in critical care. In Cunha BA, Cunha CB, eds. *Infectious diseases and antimicrobial stewardship in critical care medicine,* 4th ed. Boca Raton, FL: CRC Press; 2020: 377–386.

Cunha CB. Principles of antimicrobial stewardship. In LaPlante KL, Cunha CB, Morrill HJ, Rice LB, Rice B. Mylonakis E, eds. *Antimicrobial stewardship: Principles and practice*. London: CABI Press; 2017: 1–8.

Cunha CB, Opal SM. Antimicrobial stewardship: Strategies to minimize antibiotic resistance while maximizing antibiotic effectiveness. *Med Clin N Am.* 2018;102:831–843.

Cunha CB, Varughese CA, Mylonakis E. Antimicrobial stewardship programs (ASPs): The devil is in the details. *Virulence.* 2013;4:147–149.

Cyriac JM, James E. Switch over from intravenous to oral therapy: A concise overview. *J Pharmacol Pharmacother.* 2014;5:83–87.

Doron S, Davidson LE. Antimicrobial stewardship. *Mayo Clin Proc.* 2011;86:1113–1123.

John JF Jr, Fishman NO. Programmatic role of the infectious diseases physician in controlling antimicrobial costs in the hospital. *Clin Infect Dis.* 1997;24:471–485.

McCallum AD, Sutherland RK, Mackintosh CL. Improving antimicrobial prescribing: Implementation of an antimicrobial i.v.-to-oral switch policy. *J R Coll Physicians Edinb.* 2013;43:294–300.

Nowak MA, Nelson RE, Breidenbach JL, Thompson PA, Carson PJ. Clinical and economic outcomes of a prospective antimicrobial stewardship program. *Am J Health Syst Pharm.* 2012;69:1500–1508.

Ohl CA, Luther VP. Health care provider education as a tool to enhance antibiotic stewardship practices. *Infect Dis Clin North Am.* 2014;28:177–193.

Salsgiver E, Bernstein D, Simon MS, et al. Knowledge, attitudes and practices regarding antimicrobial use and stewardship among prescribers at acute-care hospitals. *Infect Control Hosp Epidemiol.* 2018;39:316–322.

Wagner B, Filice GA, Drekonja D, et al. Antimicrobial stewardship programs in inpatient hospital settings: A systematic review. *Infect Control Hosp Epidemiol.* 2014;35:1209–1228.

207 抗真菌療法

■著：Dimitrios Farmakiotis, Ralph Rogers
■訳：岩田健太郎

はじめに

侵襲性真菌感染症のリスクを抱える患者は急速に増加している。これは，好中球減少の長期化を起こす血液悪性腫瘍の治療がより効果的になった結果であるが，チロシンキナーゼ阻害薬(ibrutinib)の投与を受けている患者におけるさまざまな真菌感染症や，腫瘍壊死因子(tumor necrosis factor：TNF-α)阻害薬に関連した地域性真菌症(ヒストプラズマ症)など，新規治療薬の使用に関連した症候群も新たに認められている。侵襲性真菌症は，米国北西部やブリティッシュコロンビア州における *Cryptococcus gatii* 感染症の流行，慢性閉塞性肺疾患(chronic obstructive pulmonary disease：COPD)患者における慢性空洞症や半－浸潤性(semi-invasive)アスペルギルス症，インフルエンザ後やICU関連アスペルギルス症など，免疫不全者や「免疫調節」された人においても認められるようになってきている。近年，真菌の病態解明が進み，比較的毒性が弱く強力な抗真菌薬が開発されたことで，30年前にはほぼ一様に致死的であった重症真菌感染症の治療成績が著しく向上し，治癒することさえある。したがって，臨床真菌学と抗真菌薬治療の基本に関する知識は，感染症以外のさまざまな専門分野，たとえば，腫瘍・血液内科，リウマチ科，移植医療，集中治療科などにおいて最も重要である。図 207.1 に，真菌病原体の概要を示し，表 207.1 に，最も一般的に使用される抗真菌薬のスペクトル，薬物動態，主な毒性をまとめた。図 207.2 に，真菌感染症の経験的治療のアルゴリズムを示す。本章では，臨床で使用される3つの主要なクラスの抗真菌薬であるポリエン系(amphotericin B製剤)，エキノキャンディン系，(トリ)アゾール系に焦点を当てる。

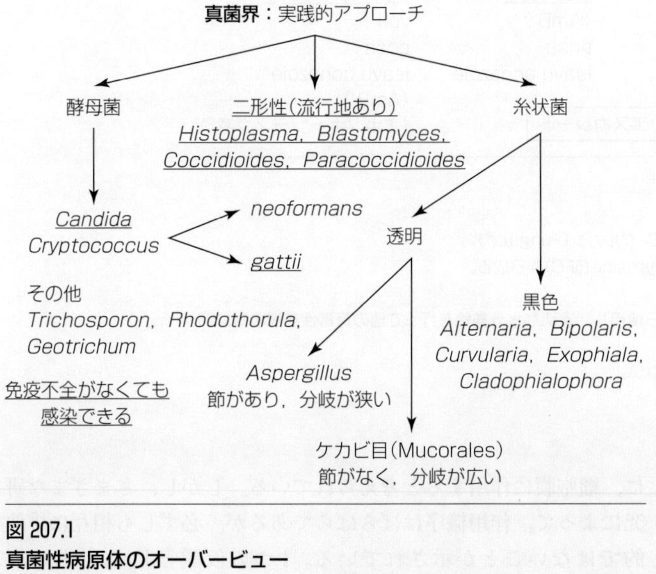

図 207.1
真菌性病原体のオーバービュー

amphotericin B

amphotericin Bはポリエン類の主要な抗真菌薬であり，全身性真菌症の治療に有効な抗真菌薬として最初に発見された。amphotericin Bはおそらく，最も広いスペクトルを有し，高い殺真菌性を示し，現在でも多くの重症または難治性の真菌感染症に臨床的に使用されている主要な抗真菌薬である。amphotericin B deoxycholate〔amphotericin B deoxycholate(AmBD)，Fungizone®，1959年〕の最初の製剤は，いくつかの用量制限をもたらす毒性を伴い，その後，3つの脂質関連製剤が開発された。amphotericin B脂質複合体〔amphotericin B lipid complex(ABLC)，Abelcet®，1995年〕，amphotericin Bコロイド分散液〔amphotericin B colloidal dispersion(ABCD)，Amphotec®，1996年〕，リポソームamphotericin B〔liposomal amphotericin B (L-AmB)，Ambisome，1997年〕であり，これらは毒性は低いが，他のクラスの抗真菌薬に比べ，副作用のために使用上の制限がしばしばある。本章では，現在臨床で使用されている主な製剤(AmBDとL-AmB)に焦点を当てる。

歴史，メカニズム，副作用

amphotericin B(AmB)は1956年，ベネズエラのオリノコ川流域の土壌サンプルからみつかった放線菌(*Streptomyces nodosus*)から単離され，初めて報告された。その名前は，両親媒性(疎水基と親水基の両方をもつ)という性質と，このサンプルから単離された2種類の新しい抗菌薬のうちの2番目であることを反映している(amphotericin Aは抗真菌活性が低い)。AmBは水に非常に溶けにくいため，当初はデオキシコール酸ナトリウム(AmBD)と共に製剤化され，コロイドを形成して静脈内注入を可能にしていた。腎毒性を軽減するために，3種類の脂質関連製剤が開発された。ABLCはAmBと2つの脂質が複合化した大きなリボンのような構造から成り，ABCDはAmBとコレステリル硫酸が結合した非常に小さな円盤のような構造から成り，L-AmBはそれぞれAmBを含む小さな一枚膜リポソームから成る。これらの脂質製剤は，同様の臨床効果を維持しながら，AmBDと比較して腎毒性が低下しているが，一般的に高価である。

表 207.1
抗真菌薬のオーバービュー

Candida 属	アゾール系					5FC [1]	エキノキャンディン系	AmB *
	fluconazole	itraconazole	voriconazole	posaconazole *	isavuconazole *			
Albicans	S	S	S	S	S	(S)	S	S
Glabrata	DD / R	DD / R	DD / R	DD / R	DD / R	(S)	S(I / R)	S
parapsilosis	S	S	S	S	S	(S)	S / I	S
Tropicalis	(S)	(S)	(S)	(S)	(S)	(S)	(S)	(S)
Krusei	R	S	S	S	S	R	S	S
Lusitaniae	(S)	(S)	(S)	(S)	(S)	(S)	(S)	(R)
PK / PD：移行と殺菌								
尿	+	-	-	-	-	-	(-) [2]	D+L(-) [2]
髄液 / 目	++	+	++	+	(-) [3]	+	-	+
殺菌 [4]	-	-	-	-	-	-	+	+
毒性と相互作用								
肝臓	+	+	++	+(+)	(-)	+	(-) [5]	(-)
腎臓	-	-	(-)	-	-	-	-(? ↓ K)	++
CYP / QTc	+	+	++	+(+)	-	-	-	(-)
その他		高血圧	皮膚がん 骨膜炎			貧血		注射時の 反応

下線がある薬は *Aspergillus* 属に活性がある。
＊ Mucorales に活性がある。
1 5FC はシナジー目的で併用療法のみで用いられる。例外としては，*Candida* 属で感受性がある場合の単純性膀胱炎。この場合のみ単剤治療可能。
2 移行性は限定的。うまくいったという症例報告がある程度。
3 データは限定的。ほとんどが動物モデルからで，脳への移行がそこそこあることが示唆されている。
4 *Candida* への言及が主。*Aspergillus* のような糸状菌に活性のあるトリアゾールと AmB は殺菌性。エキノキャンディンは静菌性。
5 アゾール系よりは肝毒性は少ない。caspofungin と micafungin は肝臓で代謝される。anidulafungin はそうではない。
AmB＝amphotericin B，CSF＝髄液，CYP＝シトクロム P，D＝デオキシコール酸塩(「古いもの」)，DD＝投与量依存的，5FC＝flucytosine，I＝中等度，K＝カリウム，L＝リポソーマル AmB，PK / PD＝薬物動態 / 薬力学，QTc0 補正 QT 間隔(心電図)，R＝耐性，S＝感受性

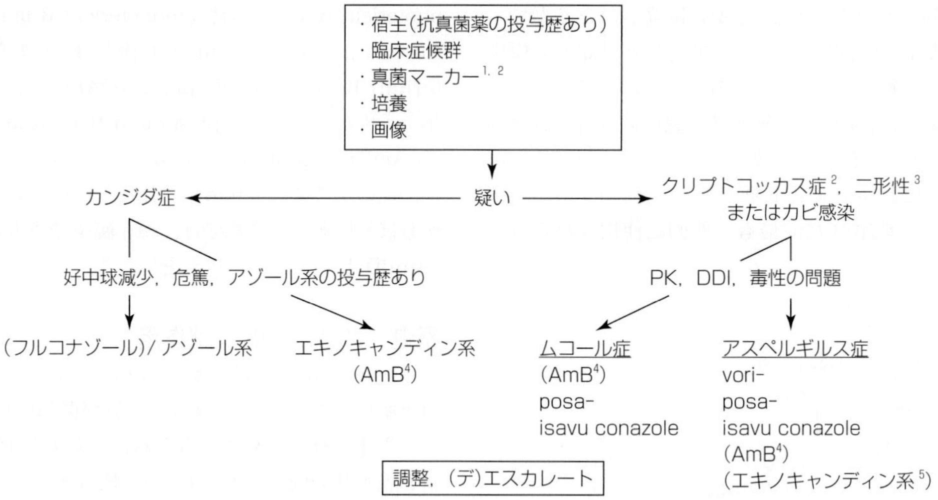

図 207.2
真菌感染症の経験的治療のアルゴリズム
1 *Cryptococcus* 抗原，2 *Aspergillus* ガラクトマンナン，3 β-D-グルカン(Fungitel®)。
2 髄膜炎または重篤の疾患に対する寛解導入療法は，AmB＋flucytosine(5FC)から成る。
3 播種性および重度の疾患の場合は AmB を使用。
4 AmB＝amphotericin B。電解質を注意深くモニターしながら使用し，適切な水分補給を行って他の腎毒性を最小限に抑え，反応をみるために前投薬を検討。
5 高用量。アスペルギルス症の単独療法としては一般に推奨されない。

amphotericin B は何十年もの間，臨床的に使用されてきたが，その作用機序についてはまだ確固たる理解は得られていない。amphotericin B はその両親媒性構造から予想されるように，細胞膜に作用すると考えられている。しかし，さまざまな研究によって，作用機序はばらばらであるが，必ずしも相互に排他的ではないことが示されている。1 つの仮説として，「おけ板

(barrel-stave)」モデルは，AmB が自己集合してチャネルのような構造(またはナノ孔)を形成し，それが脂質二重膜を横断してイオン透過性をもたらし，その後の細胞死を可能にするというものである。この長年のモデルは，これらの膜貫通チャネルがコレステロールよりもむしろエルゴステロールの存在下でより安定な傾向があることを示す研究によって支持されており，細菌やヒト細胞と比較して，真菌細胞に対する amphotericin B の作用が相対的に増大することの説明となっている。もう 1 つの仮説である「ステロール－スポンジ(sterol-sponge)」モデルは，真菌の生理機能の重要な側面がエルゴステロールの存在に依存していることを考えると，膜透過性とは無関係に真菌細胞の死滅を促進するには，AmB のエルゴステロールへの結合とそれに続くエルゴステロールの封じ込めで十分であることを示唆している。臨床抵抗性のメカニズムをさらに理解し，より毒性の低い誘導体の開発に役立てるため，AmB のオンターゲットおよびオフターゲット作用の特異的メカニズムに関するさらなる研究が進行中である。

AmB の副作用と，その後より有効で毒性の低い抗真菌薬，すなわち，アゾール系抗真菌薬やエキノキャンディン系抗真菌薬が開発されたことにより，多くの真菌感染症に対する第 1 選択薬としては使用されなくなった。AmB の最も頻度が高く，最も重篤な用量関連作用の 1 つは腎毒性であり，初期の研究ではその発現率は 83%にも達していた。この作用は，臨床的には，貧血，腎尿細管性アシドーシス，電解質異常(低カリウム血症，低マグネシウム血症)が起き，急性腎不全に進行することもまれではない。この毒性は，AmB が尿細管細胞に膜孔を形成し，それに伴って尿細管細胞が傷害され，さらに尿細管糸球体フィードバックシステムの活性化を介して腎血流量の減少(およびそれに続く糸球体濾過速度の低下)が重なったためと考えられている。いくつかの研究では，尿細管糸球体のフィードバック反応を改善するためか，AmB 投与前に塩をローディングすることで腎毒性を最小化できることが示されている。同様に，脂質に関連した製剤の使用も，腎臓への薬物の分布が減少するため，腎毒性の発生率の低下と関連している。ある大規模ランダム化試験では，AmBD と比較して L-AmB の使用で腎毒性の発生率が 34%から 19%に低下したことが示されている。

輸液に関連した副作用も比較的よくあり，AmBD と L-AmB にはそれぞれ異なる症候群がある。AmBD の点滴後，通常 1～3 時間以内に，発熱や悪寒 / 硬直，頭痛，筋肉痛，嘔気が生じる。この症候群は AmB による炎症性サイトカインの誘導によるものと考えられている。これとは対照的に，L-AmB の点滴では時折，胸痛，呼吸困難，低酸素症，腹痛，顔面紅潮，蕁麻疹などの症候群を伴うことがあり，これらはすべて点滴開始後数分以内に発現する。この症候群は，AmB そのものに関連するのではなく，リポソーム部分に対する「偽アレルギー性」補体介在反応によるものと考えられている。AmBD の注入反応は抗炎症薬による前投薬や注入速度を遅くすることで改善することが多いが，L-AmB の注入反応は抗ヒスタミン薬で改善することが多く，その後の投与では重症化しないか消失することが多い。非ステロイド性抗炎症薬(nonsteroidal anti-inflammatory drugs：NSAIDs)，副腎皮質ステロイド，meperidine による前投薬や，研究者によっては異なる脂質製剤(ABLC vs L-AmB)を使用することも有効であるとしている。ABCD は AmBD と同等かそれ以上の割合でこれらの注射反応を起こすため，現在では製造も流通もしていない。AmB の他の潜在的な副作用として，低増殖性貧血がある。肝毒性はまれである。

薬理学，薬剤相互作用

amphotericin B は経口投与では吸収が悪いため，一般に静脈内投与される。AmBD の点滴後，AmB 部分は解離し，その後，血漿中を循環する際，リポ蛋白と高度に結合したまま(90%以上)であるが，AmB の大部分は組織(腎臓を含む)に広く分布する。AmB の顕著な代謝はみられず，薬物の大部分は，非常にゆっくりではあるが，最終的に尿中および糞便中に未変化のまま排泄される(終末 $t_{1/2}$ ≒ 5 日)。対照的に，L-AmB を点滴投与すると，リポソームは大部分が血漿コンパートメントに隔離されるが，最終的には尿や糞便中に未変化のまま排泄され，終末 $t_{1/2}$ は約 6 日である。L-AmB の標準用量(3～6 mg/kg/ 日)は，投与量が多いが患者には問題が生じないことと，薬物の分布の両方により，AmBD の標準用量(0.3～1.5 mg/kg/ 日)よりもはるかに高い血漿中ピーク濃度を達成する。しかし，単にリポ蛋白質と結合しているのではなく，リポソームと結合していることにより，L-AmB は AmBD と比較して，腎尿細管が「遊離」AmB にさらされる量が全体的に減少している。L-AmB の血漿濃度が高くても，腎毒性は低くなる。

腎代謝や肝代謝がなく，薬物クリアランスに大きな影響を与えないことから，AmBD のどの製剤においても腎臓または肝臓の投与量調整は必要ない。AmBD はほとんどの組織に分布するが，リポ蛋白と結合した薬物は拡散能が限られているため，血中濃度よりはるかに低い部位もある。L-AmB は大部分が血漿中に封じ込められるが，同様に，炎症性変化によってリポソームが局所的に滲出するため，ほとんどの感染部位で利用可能であると考えられている。AmBD および脂質に結合した製剤はいずれも他の薬剤との重大な相互作用はないが，他の腎毒性または低カリウム血症を誘発する薬剤との同時投与は避けるように注意すべきである。

臨床使用，治療抵抗性

amphotericin B は，広範な真菌病原体に対して活性を示し，さらに，原虫性疾患であるリーシュマニア症の代替治療薬として臨床使用されている。ほぼすべての *Candida* 属(*C. lusitaniae* 株を除く)および *Aspergillus* 属(*A. terreus* 株を除く)，*Cryptococcus* 属，二形性 / 地域内流行菌(endemic fungi)，ケカビ目(Mucorales)を含む多くの非 *Aspergillus* 性ヒアリン(透明または淡色)カビに対して活性を示す。AmB はまた，一部の(すべてではないが)黒褐色カビ(*Alternaria*，*Bipolaris*，*Exophiala* 属など)に活性があり，これは褐色真菌症(phaeohyphomycosis)や色黒真菌症(chromoblastomycosis)の原因菌だ。AmB 製剤は一般に，有効性に関係なく，ほとんどの感染症に互換的に使用できる。ただし，泌尿生殖器感染症は例外で，L-AmB のほうが尿中への排泄が少ないため，AmBD のほうが適切と考えられている。重症の感染症や難治性の感染症に対しては，AmB の局所注入(腹腔内，髄腔内，硝子体内，膀胱灌流，腎瘻チューブからの注入)が必要になることがある。多くの感染症に対する第 1 選択抗真菌療法は，毒性が低下したため，アゾール系抗真菌薬やエキノキャンディン系抗真菌薬に取って代わられたが，AmB は依然として多くの感染症に有効な治療選択肢であり，非定型あるいは耐性真菌病原体に対して臨床的に有効な唯一の抗真菌薬であることもまれではない。

AmB の活性の幅をよりアプローチしやすく評価するためには，臨床的に遭遇する真菌病原体のうち，AmB に対する感受性が低いか，あるいは露骨に耐性を示すものを調べる必要がある。*Candida* 属の AmB に対する耐性は一般にまれであるが，最小発育阻止濃度(minimum inhibitory concentration：MIC)の上昇や，あるいは臨床的に耐性を示す表現型が，*C. lusitaniae* や新興病原体 *C. auris*(近縁種ではあるが，あまり遭遇しない *C. haemulonii* も同様)にみられることは珍しくない。耐性は，エルゴステロール生合成経路に関与する酵素(たとえば，ERG2，ERG3，ERG5，ERG6，ERG11)の変異に起因することが多く，その結果，エルゴステロールの産生が減少し，AmB に対する感受性が低下すると考えられている。一般に，これらの変異は病原性の低下や外的ストレスに対する感受性の低下にもつながり，ほとんどの *Candida* 属において臨床的な広範な AmB 耐性の出現を防いできたと考えられている。前述の *Candida* 属で AmB 耐性がより一般的である理由はわかっていない。しかし，*C. lusitaniae* における AmB 耐性と表現型の転換(おそらく，AmB 存在下での本質的な耐性表現型の発現を可能にする)との関係を示した報告や，*C. auris* における AmB 耐性の別のメカニズムに関する暫定的な証拠が示されている。*Aspergillus* 属の AmB 耐性も一般的にはまれであるが，*A. terreus* ではみられる。一部の *Candida* 属で観察されるような真菌細胞膜のエルゴステロール含量の減少ではなく，*A. terreus* の AmB 耐性は主に内在性ストレス応答能力の亢進によるものと考えられている。最近の報告では，*A. fumigatus* を含む他の一般的な *Aspergillus* 属でも AmB 耐性が増加しているという厄介な傾向が強調されている。

他の真菌病原体に対する AmB 耐性のデータははるかに乏しい。特に，*in vitro* 抗真菌薬感受性検査では臨床転帰を予測する能力が限られている。免疫不全宿主における非典型的な真菌感染症を考える場合，他の多くの要因(病原体の病原性，臨床症状，宿主の免疫状態など)のほうがより重要であろう。多くの *Fusarium* 属(特に，*F. solani* complex)は AmB に対して高い MIC を示すが，正式な解釈上の臨床的ブレイクポイントはなく，明確な耐性機序は明らかにされておらず，MIC の上昇と臨床的失敗との間に明確な相関関係はない。いくつかのガイドラインでは，*Fusarium* 感染症の治療には L-AmB ではなく voriconazole が第 1 選択薬として推奨されている。*Scedosporium* 属(以前は *Pseudallesheria* 属と呼ばれていた同型を含む)や，現在は改名された *Lomentospora prolificans* もまた，AmB に対する MIC の上昇を示す。*Fusarium* 属と同様に，*Scedosporium* 属についても AmB に対する明確な耐性メカニズムは同定されていないが，AmB 治療にもかかわらずこの感染症の臨床転帰が一般的に不良であることを考えると，MIC 上昇の臨床的関連性はもう少し単純である。スケドスポリウム症，特に，*S. apiospermum* 感染症(*S. prolificans* は多剤耐性で有名)の治療には，AmB ではなく voriconazole が依然として第 1 選択薬として推奨されているが，多くの抗真菌薬が臨床的に有効でないことから，可能であれば，外科的デブリードマンが治療の中心となることが多い。AmB と terbinafine を含む抗真菌薬の併用によるスケドスポリウム症の治療も比較的一般的に行われている。

エキノキャンディン系

現在臨床使用可能なエキノキャンディン系抗真菌薬は，caspofungin(カンサイダス®，2001 年)，micafungin(ファンガード®，2005 年)，anidulafungin(Eraxis®，2006 年)の 3 剤である。他にも 2 種類のグルカン合成酵素阻害薬が開発中である(rezafungin と ibrexafungerp，本章の「開発中の抗真菌薬」の項でさらに詳しく述べる)。エキノキャンディン系抗真菌薬は侵襲性カンジダ症に選択される抗真菌薬であるが，その理由は *Candida* に対する優れた殺菌力と臨床的有効性だけでなく，忍容性と他の薬剤との相互作用の少なさによるものである。

歴史，メカニズム，副作用

最初に報告されたエキノキャンディン化合物は，1974 年に麹菌(*A. nidulans var. echinulatus*，現在の *A. spinulosporus*)から単離された抗酵母活性を有するリポペプチドであった。この初期の化合物とその誘導体は臨床使用には毒性が強すぎることが判明したが，1992 年に別の子嚢菌(*Zalerion arboricola*)から同様の化合物群が単離され，その後，現在使用されているエキノキャンディン系薬剤が生まれた。これらのエキノキャンディン前駆体の起源を考えると，このクラスの抗真菌薬にみられる *Aspergillus*(後述)に対する限定的な臨床効果は全く驚くべきものではない。

エキノキャンディン系は，真菌細胞壁の主要成分である(1,3)-*β*-D-グルカン(-*β*-D-glucan：BDG)の合成酵素である(1,3)-*β*-D-グルカン合成酵素(glucan synthase：GS)を阻害することにより作用する。真菌細胞壁のその他の成分としては，さまざまなグルカン，マンナン(ガラクトマンナンを含む)，キチンなどがある。細胞壁成分は真菌種によって異なる(たとえば，*Candida albicans*：30〜39％ BDG，43〜53％[1,6]-*β*D グルカン，2〜6％ キチン；*Aspergillus fumigatus*：20〜35％ BDG，20〜25％ ガラクトマンナン，7〜15％ キチン)。さらに，各成分の相対量は，環境刺激(たとえば，抗真菌薬曝露)に応じて変化する。BDG が細胞壁の主成分である真菌種，たとえば *Candida* 属では，エキノキャンディンに曝露された後に BDG の産生が減少すると，真菌細胞壁が弱く浸透圧的に壊れやすくなり，真菌細胞の溶解につながる。BDG が存在するが，その量は比較的少ない他のいくつかの真菌種，特に Aspergillus 属のようなカビでは，エキノキャンディンによる BDG 産生の阻害は，急速に成長する菌糸の先端の細胞壁の溶解を引き起こすが，一般的には真菌の全体的な成長を止めることはない。カビ活性のあるトリアゾール系薬剤とは反対に，エキノキャンディン系薬剤は *Candida* 菌に対しては殺菌的であり，*Aspergillus* に対しては静菌的である。

すべてのエキノキャンディン系薬剤は一般的に忍容性が高い。注目すべきは，哺乳類には GS の同族体が存在しないため，薬理学的に狙ったような副作用は想定されないということである。主に臨床試験で報告された頭痛や胃腸不快感などの軽度〜中等度の全身症状以外に，エキノキャンディンの臨床使用で最も頻繁に指摘される副作用は肝毒性であるが，この合併症の有病率はさまざまであり(3.8〜37％)，少なくとも個人の先行する肝機能障害のレベルに依存すると思われる。caspofungin と micafungin は共に肝代謝を受けるが，anidulafungin は肝代謝を受けない。が，投与レジメンに影響を及ぼす可能性は別として，この代謝の違いがエキノキャンディン間の肝毒性の相対的頻度に影響を及ぼすことは示されていない。低カリウム血症は散発的に報告されているが，エキノキャンディン投与との関連は確立されていない。

薬理学，薬剤相互作用

エキノキャンディン系薬剤は分子量が大きく，経口投与では吸収が悪いため，非経口用しかない。いずれも高度に蛋白質と結合しているため，半減期が比較的長く，1日1回の投与が可能である。分子量が大きいこと，蛋白質と結合していること，親油性が低いことはすべて，毛細血管が柵状になっていない組織区画(たとえば，脳 / 髄液，眼，前立腺)への浸透性が低いことに寄与している。重要なことは，これらの薬剤はいずれも腎排泄がほとんどないため，尿中に活性のある薬剤がほとんど認められないことである。エキノキャンディン系薬剤は腎代謝を受けないため，腎機能低下による用量調節は不要である。caspofungin と micafungin は共に肝代謝を受け，不活性代謝産物を形成し，最終的に尿および糞便から排泄されるが，caspofungin のみ肝機能障害に対する減量の適応がある。anidulafungin は肝代謝を受けず，主に血漿中で分解されて不活性型となり，最終的に主に糞便中に排泄される。予備的なデータでは，肥満患者におけるエキノキャンディンの至適投与量には増量が必要であることが示唆されている。また，アスペルギルス症や心内膜炎などの重篤な *Candida* 感染症に対しては，高用量投与を推奨する専門家もいる。

エキノキャンディンとの薬剤相互作用は比較的まれである。これらの薬剤はいずれもシチトクロム P450(cytochrome P450：CYP)酵素によって主に代謝されないため，他の CYP 誘導薬，阻害薬，競合薬の影響を受けたり，影響を受けなかったりすることはない。rifampicin との併用により caspofungin の濃度低下が認められているが，これは rifampicin による OATP1B1 の誘導により，OATP1B1 トランスポーターを介した caspofungin の肝臓への取り込み(代謝ではなく)が増加したためと考えられている。他の研究では，cycrosporin が caspofungin 濃度を上昇させること，caspofungin が tacrolimus 濃度を低下させること，micafungin が sirolimus および itraconazole 濃度を上昇させることが，すべて未知のメカニズムによって証明されている。しかし，これらの薬剤相互作用は，ほとんどのアゾール系薬剤との相互作用ほど臨床的に重要ではないと考えられている。

臨床使用，治療抵抗性

エキノキャンディン系薬剤は主に *Candida* 属に対して活性を示し，侵襲性カンジダ症の治療の第1選択薬として使用することが推奨されている。エキノキャンディン系抗菌薬は *Candida* 属の大部分に有効であり，脳 / 中枢神経系，眼，尿，前立腺を除くすべての解剖学的部位の *Candida* 感染症の治療に使用される。また，発熱性好中球減少症の治療や好中球減少症患者の抗真菌予防にも有効である。エキノキャンディン系抗真菌薬は，*Aspergillus* 属に対してもある程度の殺菌活性を有しており，侵襲性アスペルギルス症の一部の難治例に対するサルベージ療法(単独または他のクラスの抗真菌薬との併用)に用いることができる。エキノキャンディン系抗真菌薬は，二形性真菌(*Blastomyces dermatitidis*，*Coccidioides immitis*，*Histoplasma capsulatum* など)の菌糸体には活性を示すが，酵母様真菌にはほとんど活性を示さないため，一般にこれらの病原体による感染症の治療には臨床的に使用されない。ケカビ目(Mucorales)やその他の非 *Aspergillus* 属の非乾酪性カビは一般に，エキノキャンディン系薬剤に感受性がない。

エキノキャンディン耐性のメカニズムに関するほとんどのデータは，*Candida* 属を用いた研究から得られている。アゾール系薬剤では，(少なくとも農業用アゾール系除草剤の長年の使用による)本態性耐性が比較的よくあるのとは対照的に，*Candida* 属におけるエキノキャンディン本態性耐性はまれである。その代わりに，エキノキャンディン耐性は一般的に，これらの薬剤への反復または長期間の曝露に関連している。臨床的耐性の発現は，FKS 遺伝子(FKS1 または FKS2)の変異の獲得と密接に関連している。これらの遺伝子はエキノキャンディンの標的である GS の触媒サブユニットをコードしており，特定のホットスポット領域の変異はエキノキャンディン感受性の低下につながる。標的遺伝子の変異以外の一般的な耐性メカニズムはみつかっていない。特に，エキノキャンディンは多剤輸送体の基質ではない。しかし，キチン合成の増加のようないくつかの細胞ストレス応答も，エキノキャンディン耐性を促進し，FKS 変異の発現に時間をかけることで耐性化に寄与していると考えられている。

世界的に，エキノキャンディン耐性は *C. albicans*(0〜0.2%)，*C. parapsilosis*(0〜0.5%)，*C. tropicalis*(0〜1.3%)，*C. krusei*(0%)など一般的な *Candida* 属では比較的まれである。耐性菌は *C. glabrata*(0.8〜2.5%)に多く，特に免疫不全患者が多く，エキノキャンディンの使用が一般的な施設で測定した場合(10〜22%)に多い。*C. glabrata* におけるエキノキャンディン耐性はしばしば，fluconazole 耐性を併発する(ある研究では最大 36%)。*C.glabrata* におけるエキノキャンディン(およびアゾール)耐性の増加の少なくとも一部は，DNA ミスマッチ修復遺伝子(MSH2)の変化により，この菌におけるエスケープ変異(「ミューテーター表現型」)がより迅速に出現するためであると考えられている。一般的でない *Candida* 属の臨床分離株はさまざまなエキノキャンディン耐性パターンを示し，ある横断研究では，疫学的カットオフ値(epidemiologic cutoff value：ECV)を超える MIC の割合が以下のように示されている。*C. lusitaniae*：6/55(11%)，*C. dubliniensis*：0/50(0%)，*C. guilliermondii*：1/19(5.3%)，*C. kefyr*：1/16(6.3%)。これらの MIC 上昇の解釈は，これらの微生物の一部は分離されることがまれで，毒性が低下しており，臨床的ブレイクポイントが公表されていないため，限定的である。院内感染に関連する新興病原体である *C. auris* は通常，fluconazole 耐性を内在しており，汎アゾール耐性および / または amphotericin B 耐性を獲得していることもまれではない。これらの分離株のなかには比較的高いエキノキャンディン耐性率(2〜7%)を示すものもあり，有効な抗真菌療法の選択肢が限られ，これにより，多剤耐性(multidrug-resistant：MDR)*C. auris* の出現が公衆衛生上の緊急事態となっていることは憂慮すべきことである。

トリアゾール系

トリアゾール系抗真菌薬は，amphotericin B に次いで 2 番目に開発された全身用抗真菌薬である。現在臨床使用されているのは，fluconazole(Diflucan®，1990 年)，itraconazole(Sporanox®，2001 年)，voriconazole(Vfend®，2003 年)，posaconazole(Noxafil®，2006 年)，isavuconazole(Cresemba®，2015 年)の 5 剤である。トリアゾールは，*Aspergillus* 属に対する殺菌活性があることから，*Aspergillus* 属による多くの感染症に対する第 1 選択薬であるが，トリアゾールが *Candida* 属に対して殺菌活性があること，およびトリアゾール耐性 *Candida* 臨床分離株が増加していることから，侵襲性カンジダ症に対する第 1 選択薬からエキノキャンディン系薬剤に取って代わられている。

歴史，メカニズム，副作用

合成的に誘導されたイミダゾール(clotrimazole，miconazole など)は，1969 年以来，表在性の真菌感染症の治療に使用されてきたが，全身性の真菌症に対する使用は，その限られた有効性と全身毒性によって制限されている。ketoconazole は 1978 年に開発されたトリアゾール(イミダゾール環の N-置換により生成)であり，臨床使用可能な最初の経口活性広域スペクトル抗真菌薬である。イミダゾール系抗真菌薬と同様に，全身性抗真菌薬としての使用は，のちのトリアゾール系抗真菌薬にはない毒性があるため，好まれなくなった。その後，ミコナゾール誘導体である fluconazole(FLC)とケトコナゾール誘導体である itraconazole(ITC)が開発され，現在も「第 1 世代」のトリアゾールとして臨床使用されている。FLC と ITC のさらなる改良により，それぞれ voriconazole(VCZ)と posaconazole(PCZ)という「第 2 世代」のトリアゾールが開発された。最も最近臨床に導入されたのは，「第 3 世代」のトリアゾールである isavuconazole(ISA)で，FLC と VCZ に最も類似した構造をもつ。VCZ，PCZ および ISA は，スペクトルが長く，薬物動態が良好であることから，しばしば「新しい」トリアゾールと呼ばれている。

トリアゾール系抗真菌薬は，真菌の細胞膜に不可欠な成分であるエルゴステロールの生合成を阻害することによって作用する。より具体的には，真菌ではラノステロールからエルゴステロールへの変換，ヒトではラノステロールからコレステロールへの変換に関与する重要な酵素であるラノステロール 14α-脱メチル化酵素(*Candida* 菌では ERG11，*Aspergillus* 菌では CYP51 という遺伝子にコードされている)を阻害することによって作用する。この酵素が阻害されると，利用可能なエルゴステロールが減少し，さらに重要なことに，代替代謝経路によって毒性代謝物が生成される。したがって，トリアゾールの投与は，真菌界，特に酵母のほとんどにみられる成長停止と殺菌効果をもたらす。しかし，いくつかのカビ(特に多くの *Aspergillus* 属)では，トリアゾールの投与後，菌糸の突出がないまま真菌細胞壁の生合成が亢進し，真菌細胞壁にストレスがかかり，破裂し，最後には真菌が死滅する。

すべてのトリアゾール系薬剤の使用に関連する主な副作用は肝毒性であり，多くの場合，無症候性の肝機能検査値の上昇として現れるが，まれに急性肝不全に移行することもある。トリアゾール系薬剤の肝毒性発現率はそれぞれ異なり，FLC の発現率は比較的低く，VCZ の発現率は比較的高い。この肝毒性は(少なくとも VCZ では)用量依存性であると考えられており，したがって，毒性の発現率はいくつかの薬物動態パラメータにも影響される。脱毛症もトリアゾールの長期投与(少なくとも FLC と VCZ を含む)で比較的よくみられ，QTc 延長(FLC，ITC，VCZ，PCZ)または短縮(ISA)も報告されている。VCZ の副作用プロファイルはやや独特である。初期の副作用としては，視覚障害(初回投与時の網膜刺激による一過性のものが多い)の報告が比較的多いが，幻覚や末梢神経障害もみられる。VCZ の長期使用に伴う長期的な副作用としては，痛みを伴う骨膜炎(VCZ 製剤の成分であるフッ化物の蓄積によるもので，しばしばアルカリホスファターゼ値の単発的な上昇として現れる)，VCZ の皮膚光毒性に関連した皮膚悪性腫瘍の発生があり，特にカルシニューリン阻害薬を服用している臓器移植患者や移植片対宿主病を有する幹細胞移植患者のような，さらなるリスク因子を有する脆弱な患者集団において顕著である。

薬理学，薬剤相互作用

「尾の短い」トリアゾール系(FLC，VCZ，ISA)はすべて，優れたバイオアベイラビリティ(生物学的利用能)(90%以上)を有するが，VCZ は空腹時に最もよく吸収されるのに対し，「尾の長い」トリアゾール系(ITC，PCZ)の吸収はそれほど単純ではない[訳注：構造式上の分子の長さでここでは分類している]。ITC は脂肪分の多い食事の後によく吸収され，胃の pH が低いときに最もよく吸収されるが，空腹時のバイオアベイラビリティは 54%しかない。さらに，ITC 溶液は ITC カプセルと比較して 133%の相対的バイオアベイラビリティがある。PCZ は，遅延放出錠剤と同様に，経口懸濁液としても製剤化されている。PCZ の経口懸濁液は ITC と同様の特性を有し，高脂肪食と低胃 pH での投与によりバイオアベイラビリティが最大になるが，それ以外は比較的吸収率が低く，予測不可能である。対照的に，PCZ 徐放性錠剤の吸収は食物摂取や胃酸の影響を受けず，均一で十分な薬物濃度が得られる。FLC，VCZ，PCZ，ISA はすべて，非経口剤としても利用可能である。VCZ と PCZ の非経口剤にはシクロデキストリンが含まれているため，腎不全のある患者での使用は制限されている。ISA は経口薬，非経口剤共に isavuconazole 硫酸塩(isavuconazole の水溶性プロドラッグ)として投与され，投与後すみやかに解離して活性薬剤を放出する。また，食物摂取や胃酸の影響を受けない優れた吸収性を有する。

ITC，VCZ，PCZ，ISA は高蛋白質結合(それぞれ 99%，58%，98%，99%)であり，広範な組織分布を有するが，FLC は蛋白質結合が最小(12%)であり，全身の水分に近い分布を有する。FLC は大きな代謝を受けず，主に未変化体のまま尿中に排泄される。そのため，腎機能障害(肝機能障害には関係ない)に対しては投与量の調節が必要であり，また，*Candida* 性尿路感染症に確実に効果を示す唯一のトリアゾールである。対照的に，ITC，VCZ，ISA は広範な肝代謝を受け(ITC と ISA は CYP3A4 経由，VCZ は CYP2C19 経由)，それぞれの不活性代謝産物が尿または糞便中に排泄される。PCZ は CYP 酵素を介さず UGT1A を介して限定的に肝代謝を受け，主に糞便中に未変化のまま排泄される。ITC と VCZ には肝障害に対する用量調節の推奨があるが，PCZ と ISA にはない。すべてのトリアゾール系は，一般にほとんどの組織に良好に浸透するが，比較的小さく，親油性が低く，血漿蛋白質との親和性が低いことから，FLCは髄液，眼，尿などの水系への浸透性に優れている。VCZも，他のトリアゾール系薬剤と比較して，血漿蛋白に対する親和性が比較的低いことから，髄液への浸透性はある程度(50%)あるが，尿中への浸透性はほとんどない(5%未満)。ITC，PCZ，ISAはそれぞれ髄液への浸透性は(VRCと比較して)最適ではなく，尿への浸透性は非常に低い。いずれのトリアゾール系薬剤も終末半減期が長く，1日1回または2回投与が可能である。

VCZは治療域が狭く，CYP2C19による代謝を受けることから，治療薬物モニタリング(therapeutic drug monitoring：TDM)が推奨されている。CYP2C19は，VCZの代謝速度を大きく変化させる可能性のある，比較的一般的な遺伝子多型をいくつかもつ酵素である。ITCおよびPCZ(特に経口懸濁液)についても，これらの薬剤の経口吸収が変化しやすいことから，TDMが推奨されている。PCZ徐放錠またはISAについては，これらの製剤で一様に十分な薬物濃度が認められていることから，TDMが必要かどうかは不明である。しかし，PCZやISAの薬物濃度を測定することは可能であり，本章の著者らは，吸収に問題がある患者や毒性または重大な薬剤相互作用(たとえば，phenobarbitalによるISAの異化誘導)の懸念がある患者など，特定の症例において有用であることを見いだしている。

トリアゾールは，主にCYP酵素との相互作用により，他の薬物との相互作用で悪名高く，これらの酵素で代謝される他の薬物の濃度を上昇させる〔例：warfarin，NSAIDs，アンジオテンシン受容体拮抗薬(ARB)，2C9ではwarfarin，NSAIDs，アンジオテンシン受容体拮抗薬(angiotensin receptor blocker：ARB)，2C19ではプロトンポンプ阻害薬(proton pump inhibitor：PPI)，選択的セロトニン再取り込み阻害薬(selective serotonin reuptake inhibitor：SSRI)，methadone，3A4ではスタチン系，amiodarone，cyclosporin，tacrolimus，sirolimusなど〕。さらに，ITCとISAはCYP3A4を介して代謝され，VCZはCYP2C19を介して代謝されるため，これらのCYP酵素の誘導薬(たとえば，，rifampicinやいくつかの抗てんかん薬)または阻害薬(たとえば，clopidogrelやいくつかのプロテアーゼ阻害薬)は，それぞれこれら3つのトリアゾール系の濃度を低下または上昇させるように作用する。いくつかの薬物－薬物相互作用は予測可能であるが(たとえば，トリアゾール系の使用によりcyclosporin，tacrolimus，sirolimus濃度が確実に上昇する)，多数の潜在的相互作用を考慮すると，トリアゾール系を使用する際には，常に薬剤相互作用に注意深く対処することが賢明である。tacrolimus，sirolimusについては，投与前レベルと目標に応じて，FLCまたはVRC / PCZの併用で通常，50%と66%の減量が推奨される。

臨床使用，治療抵抗性

FLCは，多くの*Candida*属や*Cryptococcus*属を含むほとんどの酵母に対して活性を示すが，一般に，カビに対しては活性を示さない。ITCは二形性真菌の治療に臨床的に使用され，抗*Aspergillus*活性を有する。VCZはほとんどの酵母に有効である(FLCに本質的に耐性の*C. krusei*など，一部のFLC耐性*Candida*属を含む)。VCZは*Aspergillus*属(しばしばAmB耐性を示す*A. terreus*を含む)による感染症の第1選択抗真菌薬と考えられており，*Fusarium*属や*Scedosporium apiospermum*を含む他のヒアル型や脱真菌性のカビの治療にも使用できる。PCZとISAはケカビ目(Mucorales)に対する追加活性を有する。FLCは，他の薬剤の腎排泄が限られていることから，尿路感染症の治療に使用される唯一のトリアゾール系薬剤である。FLCとVCZは，他のトリアゾール系薬剤と比較して髄液への浸透性が比較的高いことから，中枢神経系の真菌感染症の治療に最もよく使用される2つのトリアゾール系薬剤である。posaconazoleは急性骨髄性白血病の導入化学療法中や移植片対宿主病の造血幹細胞移植レシピエントの抗真菌予防にも使用されている。

トリアゾール系薬剤に対する耐性が増加傾向にあるのは，ヒトにおけるトリアゾールの予防や治療への使用率が上昇したことと，獣医学や農業の現場でバイオシミラー型殺真菌剤が広く使用されるようになったことの両方が原因である。トリアゾール系薬剤に対する耐性は，内在性と獲得性があり，一般的には，標的の修飾，標的産生の増加，抗真菌薬の流出によるものである。*Candida*属では，ERG11修飾による内在性FLC耐性が*C. krusei*と*C. auris*の両方で一貫してみられる。後天性の汎トリアゾール耐性は，*C. glabrata*や*C. auris*では珍しくないが，ERG11の明確な修飾の結果として，あるいは制御遺伝子の機能獲得変異によって，ERG11の過剰発現(標的菌が多すぎる)やCDR排出ポンプの過剰発現(抗真菌薬が足りない)をもたらすことによって発症する。これらの変異は，*C. glabrata*が他の*Candida*属よりも多いのは，そのハプロイドゲノムと，おそらくMSH2(DNA修復遺伝子)の内在性変異によるものと考えられている。*Aspergillus*属では，CYP51の多型(*Candida*属のERG11ホモログと比較)により，内在性FLC耐性が遍在している。複数のトリアゾール系薬剤に対する本態性耐性は，TR34-L98HまたはTR46-Y121F / T289A遺伝子型(CYP51プロモーターとCYP51遺伝子のペア変異)をもつ*A. fumigatus*分離株と関連しており，継続的な環境での殺菌剤使用による選択圧によって発達したと考えられている。トリアゾール系薬剤に対する*A. fumigatus*の耐性は，ヨーロッパでは臨床的に重要な問題となっているが，米国ではそれほどでもない。後天性のトリアゾール耐性は，トリアゾールの長期投与に伴うことが多く，CYP51の一点変異によることが多い。他の*Aspergillus*属や他のカビの耐性メカニズムについてはあまり知られていない。

その他の抗真菌薬

nystatin

amphotericin Bと同様に，nystatinも同様の作用機序をもつポリエンである。しかし，その使用は皮膚感染症(nystatinパウダー)および口腔咽頭カンジダ症(nystatin経口懸濁液，「うがいして吐き出すか，飲み込め(swish and spit or swallow)」)の外用に限られている。特に，カルシニューリン阻害薬やmTOR阻害薬とのCYPを介した薬剤相互作用を避けるために，fluconazoleのほうが優れているが，高リスク(移植)患者の抗真菌予防薬として使用している施設もある(前述の議論参照)。

25

flucytosine(5FC)

flucytosineは5-フルオロウラシル(5FU)に代謝され，真菌のDNA合成を阻害する代謝拮抗薬として作用する。そのため，耐性化に対する遺伝的障壁は非常に低く，単独療法は感受性の*Candida*株による合併症のない尿路感染症にのみ推奨される。しかし，併用療法では有用であり，AmBとの併用は*Cryptococcus*髄膜炎を含む重篤な*Cryptococcus*感染症の初期(「導入」)治療の標準治療となっている。AmB+5FCの併用は，心内膜炎などの重篤な*Candida*感染症の管理にも推奨されている。5FC濃度のTDMは，長期投与が必要な場合の用量調整に役立つ。5FCに関連する主な有害事象は，骨髄抑制(特に低増殖性貧血)と肝毒性である。5FCは腎調節が必要である。

terbinafine

アゾール系と同様に，アリルアミン系のterbinafineは真菌の細胞壁に作用し，別の酵素であるスクアレンモノオキシゲナーゼ(2,3-エポキシダーゼ)を阻害することでエルゴステロール合成を阻害する。親油性が高いため，皮膚，爪，脂肪組織に蓄積する。単剤での主な適応は爪真菌症である。臨床医はまた，*Fusarium*感染症や*Scedosporium*感染症などの治療が困難で耐性の可能性のあるカビ感染症に対する併用レジメンにも使用している。肝毒性を引き起こすことがある。

開発中の抗真菌薬

抗真菌薬の種類は過去数十年の間に急速に拡大し，その数はかつてないほどであり，現在多くの新しい分子が研究され，有望な結果が得られている。nikkomycin Z(VFS-1)は，細胞壁成分であるキチンの合成を標的とし，*Coccidioides immitis*や*Blastomyces dermatitidis*に対して単独で，また，アゾール系抗真菌薬との併用で*Candida*属，*C. neoformans*および*A. fumigatus*に対して活性を示す。T-2307は，ミトコンドリア膜に作用するpentamidineと構造的に類似した芳香族ジアミジンで，他の抗真菌薬に耐性を示す*Candida*属，*C. neoformans*，*A. fumigatus*に対して強力な活性を示す。

rezafungin(別名 biafunginまたはCD101)は長時間作用型のエキノキャンディン系で，週1回投与される。半減期が長いにもかかわらず，高い血清中濃度を長期間維持し，既存のエキノキャンディンよりも耐性株を選択することは予備的試験で示されていない。ibrexafungerp(SCY-078)は経口β-D-グルカン阻害薬であり，エキノキャンディン系抗菌薬に対する感受性が低下した株を含む一部の耐性*Candida*株に対しても*in vitro*で活性を示すと考えられる。olorofim(F901318)は，デノボピリミジン生合成経路のジヒドロオロチン酸デヒドロゲナーゼ(dihydroorotate dehydrogenase：DHODH)を標的とするオロトミドである。抗*Candida*活性はないが，*Aspergillus*属や潜在的には他のカビにも有効である。潜在的な抗真菌作用をもつ新規化合物の詳細なレビューは本章の範囲を超えており，最近の他の包括的な出版物に書かれている。

文献

Alastruey-Izquierdo A, Alcazar-Fuoli L, Rivero-Menendez O, et al. Molecular identification and susceptibility testing of molds isolated in a prospective surveillance of triazole resistance in Spain (FILPOP2 Study). *Antimicrob Agents Chemother.* 2018;62(9):e00358–18.

Alastruey-Izquierdo A, Mellado E, Pelaez T, et al. Population based survey of filamentous fungi and antifungal resistance in Spain (FILPOP Study). *Antimicrob Agents Chemother.* 2013;57(7):3380–3387.

Alexander B, Johnson M, Pfeiffer C, et al. Increasing echinocandin resistance in Candida glabrata: Clinical failure correlates with presence of FKS mutations and elevated minimum inhibitory concentrations. *Clin Infect Dis.* 2013;56(12):1724–1732.

Al Hatmi A, CurfsBreuker I, SybrenDeHoog G, et al. Antifungal susceptibility testing of Fusarium: A practical approach. *J Fungi.* 2017;3(2):19.

Anderson T, Clay M, Cioffi A, et al. Amphotericin forms an extramembranous and fungicidal sterol sponge. *Nat Chem Biol.* 2014;10(5):400–406.

Arendrup M, Patterson T. Multidrug resistant Candida: Epidemiology, molecular mechanisms, and treatment. *J Infect Dis.* 2017;216(Suppl 3):S445–51.

Ashbee H, Barnes R, Johnson E, et al. Therapeutic drug monitoring (TDM) of antifungal agents: Guidelines from the British Society for Medical Mycology. *J Antimicrob Chemother.* 2014;69(5):1162–1176.

Ashu E, Korfanty G, Samarasinghe H, et al. Widespread amphotericin B resistant strains of Aspergillus fumigatus in Hamilton, Canada. *Infect Drug Resist.* 2018;11:1549–1555.

Badiee P, Badali H, Boekhout T, et al. Antifungal susceptibility testing of Candida species isolated from the immunocompromised patients admitted to ten university hospitals in Iran: Comparison of colonizing and infecting isolates. *BMC Infect Dis.* 2017;17(1):727.

Barone J, Koh J, Bierman R, et al. Food interaction and steady-state pharmacokinetics of itraconazole capsules in healthy male volunteers. *Antimicrob Agents Chemother.* 1993;37(4):778–784.

Barrone J, Moskovitz B, Guarnieri J, et al. Enhanced bioavailability of itraconazole in hydroxypropyl-B-cyclodextrin solution versus capsules in healthy volunteers. *Antimicrob Agents Chemother.* 1998;42(7):1862–1865.

Bekersky I, Fielding R, Dressler D, et al. Pharmacokinetics, excretion, and mass balance of liposomal amphotericin B (AmBisome) and amphotericin deoxycholate in humans. *Antimicrob Agents Chemother.* 2002;46(3):828–833.

Bennett J. Amphotericin B toxicity: Review of selected aspects of pharmacology. *Ann Intern Med.* 1964;61(2):335–340.

Bennett J. Clotrimazole: New drug for systemic mycoses? *Ann Intern Med.* 1970;73(4):653–654.

Benz F, Knusel F, Nuesch J, et al. Echinocandin B, a new polypeptide antibiotic from Aspergillus nidulans var echinulatus. *Helv Chim.* 1974;57(8):2459–2477.

Bordallo-Cardona M, Marcos-Zambrano L, Sanchez-Carrillo C, et al. Mutant prevention concentration and mutant selection window of micafungin and anidulafungin in clinical Candida glabrata isolates. *Antimicrob Agents Chemother.* 2018;62(3):e01982–17.

Boukari K, Balme S, Janot J, et al. Towards new insights in the sterol/amphotericin nanochannels formation: A molecular dynamic simulation study. *J Membr Biol.* 2016;249(3):261–270.

Brammer K, Farrow P, Faulkner J. Pharmacokinetics and tissue penetration of fluconazole in humans. *Rev Infect Dis.* 1990;12(Supp 3):S318–26.

Buil J, Snelders E, Denardi L, et al. Trends in azole resistance in Aspergillus fumigatus, the Netherlands, 1994–2016. *Emerg Infect Dis.* 2019;25(1):176–178.

Butler W. Amphotericin B toxicity: Changes in renal function. *Ann Intern Med.* 1964;61(2):344–349.

Cancidas (caspofungin). *Prescribing information*. Whitehouse Station, NJ: Merck & Co, Inc.; April 2016.

Castanheira M, Deshpande L, Davis A, et al. Monitoring antifungal resistance in a global collection of invasive yeasts and molds: Application of CLSI epidemiologic cutoff values and whole genome sequencing analysis for detection of azole resistance in Candida albicans. *Antimicrob Agents Chemother.* 2017;61(10):e00906–17.

Castanheira M, Messer S, Rhomberg P, et al. Antifungal susceptibility patterns of a global collection of fungal isolates: Results of the SENTRY antifungal susceptibility program (2013). *Diagn Microbiol Infect Dis.* 2016;85(2):200–204.

Chowdhary A, Prakash A, Sharma C, et al. A multicentre study of antifungal susceptibility patterns among 350 Candida auris isolates (2009–2017) in India: Role of the ERG11 and FKS1 genes in azole and echinocandin resistance. 2018;73(4):891–899.

Cobo F, LaraOva A, Rodriguez-Granger J, et al. Infections caused by Scedosporium/Lomentospora species: Clinical and microbiological findings in 21 cases. *Med Mycol.* 2018;56(8):917–925.

Cowen L, Sanglard D, Howard S, et al. Mechanisms of antifungal drug resistance. *Cold Spring Harb Perspect Med.* 2014;5(7):a019752.

Davis M, Nguyen M, Donnelley M, et al. Tolerability of long-term fluconazole therapy. *J Antimicrob Chemother.* 2018;doi:10.1093/jac/dky501.

DeKruijff B, Demel R. Polyene antibiotic-sterol interactions in membranes of Acholeplasma laidlawii cells and lecithin liposomes. III: Molecular structure of the polyene antibiotic-cholesterol complexes. *Biochim Biophys Acta.* 1974;339(1):57–70.

Durani U, Tosh P, Barreto J, et al. Retrospective comparison of posaconazole levels in patients taking the delayed-release tablet versus the oral suspension. *Antimicrob Agents Chemother.* 2015;59(8):4914–4918.

Ermishkin L, Kasumov M, Potzeluyev M. Single ionic channels induced in lipid bilayers by polyene antibiotics amphotericin B and nystatine. *Nature.* 1976;262(5570):698–699.

Escandon P, Chow N, Caceres D, et al. Molecular epidemiology of Candida auris in Columbia reveals a highly related, countrywide colonization with regional patterns in amphotericin B resistance. *Clin Infect Dis.* 2019;68(1):15–21.

Espinel-Ingroff A, Colombo A, Cordoba S, et al. International evaluation of MIC distributions and epidemiological cutoff value (ECV) definitions for Fusarium species identified by molecular methods for the CLSI broth microdilution method. *Antimicrob Agents Chemother.* 2015;60(2):1079–84.

Espinel-Ingroff A, Cuenca-Estrella M, Fothergill A, et al. Wild-type MIC distributions and epidemiological cutoff values for amphotericin B and Aspergillus spp for the CLSI broth microdilution method (M38-A2 document). *Antimicrob Agents Chemother.* 2011;55(11):5150–5154.

Farmakiotis D, Tverdek FP, Kontoyiannis DP. The safety of amphotericin B lipid complex in patients with prior severe intolerance to liposomal amphotericin B. *Clin Infect Dis* 2013;56(5):701–703.

Farmakiotis D, Tarrand J, Kontoyiannis D. Drug-resistant Candida glabrata infection in cancer patients. *Emerg Infect Dis.* 2014;20(11):1833–1840.

Farmakiotis D, Kontoyiannis DP. Epidemiology of human pathogenic yeast antifungal resistance: Current viewpoint and practical recommendations for management. *Int J Antimicrob Agents.* 2017;50(3):318–324.

Food and Drug Administration (FDA). FDA drug safety communication: FDA limits use of Nizoral (ketoconazole) oral tablets due to potentially fatal liver injury and risk of drug interactions and adrenal gland problems. US Food and Drug Administration. 2013 Jul 26. https://www.fda.gov/drugs/drug-safety-and-availability/fda-drug-safety-communication-fda-limits-usage-nizoral-ketoconazole-oral-tablets-due-potentially

Feldmesser M, Kress Y, Mednick A, et al. The effect of the echinocandin analogue caspofungin on cell wall glucan synthesis by Cryptococcus neoformans. *J Infect Dis.* 2000;182(6):1791–1795.

Felton T, Troke P, Hope W. Tissue penetration of antifungal agents. *Clin Microbiol Rev.* 2014;27(1):68–88.

Fisher M, Hawkins N, Sanglard D, et al. Worldwide emergence of resistance to antifungal drugs challenges human health and food security. *Science.* 2018;360:739–742.

Free S. Chapter 2: Fungal cell wall organization and biosynthesis. *Adv Genetics.* 2013;81:33–82.

Gallis H, Drew R, Pickard W. Amphotericin B: 30 years of clinical experience. *Rev Infect Dis.* 1990;12(2):308–329.

Geissel B, Loiko V, Klugherz I, et al. Azole-induced cell wall carbohydrate patches kill Aspergillus fumigatus. *Nat Commun.* 2018;9(1):3098.

Ghannoum M, Rice L. Antifungal agents: Mode of action, mechanisms of resistance, and correlation of these mechanisms with bacterial resistance. *Clin Microbiol Rev.* 1999;12(4):501–517.

Gigliotti F, Shenep J, Lott L, et al. Induction of prostaglandin synthesis as the mechanism responsible for the chills and fever produced by infusing amphotericin B. *J Infect Dis.* 1987;156(5):784–789.

Gold W, Stout A, Pagano J, et al. Amphotericins A and B, antifungal antibiotics produced by a streptomycete. I: In vitro studies. *Antibiotics Annual. 1955-1956*;3:579–586.

Gray K, Palacios D, Dailey I, et al. Amphotericin primarily kills yeast by simply binding ergosterol. *Proc Natl Acad Sci.* 2012;109(7):2234–2239.

Guarro J. Fusariosis, a complex infection caused by a high diversity of fungal species refractory to treatment. *Eur J Clin Microbiol Infect Dis.* 2013;32(12):1491–1500.

Gulmez D, Dogan O, Boral B, et al. In vitro activities of antifungal drugs against environmental Exophiala isolates and review of the literature. *Mycoses.* 2018;61(8):561–569.

Hall R, Swancutt M, Meek C, et al. Weight drives caspofungin pharmacokinetic variability in overweight and obese people: Fractal power signatures beyond two-thirds or three-fourths. *Antimicrob Agents Chemother.* 2013;57(5):2259–2264.

Hamill R. Amphotericin B formulations: A comparative review of efficacy and toxicity. *Drugs.* 2013;73:919–934.

Hashemizadeh Z, Badiee P, Ali Malekhoseini S, et al. Observational study of associations between voriconazole therapeutic drug monitoring, toxicity, and outcome in liver transplant patients. *Antimicrob Agents Chemother.* 2017;61(12):e01211–17.

Healey K, Perlin D. Fungal resistance to echinocandins and the MDR phenomenon in Candida glabrata. *J Fungi.* 2018;4(3):105.

Healey K, Zhao Y, Perez W, et al. Prevalent mutator genotype identified in fungal pathogen Candida glabrata promotes multi-drug resistance. *Nat Commun.* 2016;7:11128.

Heeres J, Meerpoel L, Lewi P. Conazoles. *Molecules.* 2010;15(6):4129–4188.

Huang W, Liao G, Baker G, et al. Lipid flippase subunit CDC50 mediates drug resistance and virulence in Cryptococcus neoformans. *MBio.* 2016;7(3):e00478–16.

Ingham C, Schneeberger P. Microcolony imaging of Aspergillus fumigatus treated with echinocandins reveals both fungistatic and fungicidal activities. *PLoS One.* 2012;7(4):e35478.

Jeffrey-Smith A, Taori S, Schelenz S, et al. Candida auris: A review of the literature. *Clin Microbiol Rev.* 2018;31(1):e00029–17.

Jung DS, Farmakiotis D, Yiang J, et al. Uncommon Candida species fungemia in cancer patients, Houston, Texas, USA. *Emerg Infect Dis.* 2015;21(11):1942–1950.

Keniya M, Sabherwal M, Wilson R, et al. Crystal structures of full-length lanosterol 14a-demethylases of prominent fungal pathogens Candida albicans and Candida glabrata provide tools for antifungal discovery. *Antimicrob Agents Chemother.* 2018;62(11):e01134–18.

Krishna G, Ma L, Martinho M, et al. Single-dose phase I study to evaluate the pharmacokinetics of posaconazole in new tablet and capsule formulations relative to oral suspension. *Antimicrob Agents Chemother.* 2012;56(8):4196–4201.

Lackner M, DeHoog G, Verwejj P, et al. Species-specific antifungal susceptibility patterns of Scedosporium and Pseudallescheria species. *Antimicrob Agents Chemother.* 2012;56(5):2635–2642.

Lamoth F, Alexander B. Antifungal activities of SCY-078 (MK-3118) and standard antifungal agents against clinical non-Aspergillus mold isolates. *Antimicrob Agents Chemother.* 2015;59(7):4308–4311.

Leonardelli F, Macedo D, Dudiuk C, et al. Aspergillus fumigatus intrinsic fluconazole resistance is due to the naturally occurring T301I substitution in CYP51Ap. *Antimicrob Agents Chemother.* 2016;60(9):5420–5426.

Lepesheva G, Hargrove T, Kleshchenko Y, et al. CYP51: A major drug target in the cytochrome P450 superfamily. *Lipids.* 2008;43(12):1117–1125.

Levine H, Cobb J. Oral therapy for experimental coccidiomycosis with R41400 (ketoconazole), a new imidazole. *Am Rev Respir Dis.* 1978;118(4):715–721.

Levine M, Chandrasekar P. Adverse effects of voriconazole: Over a decade of use. *Clin Transplant.* 2016;30(11):1377–1386.

Levine S, Walsh T, Martinez A, et al. Cardiopulmonary toxicity after liposomal amphotericin B infusion. *Ann Intern Med.* 1991;114(8):664–666.

Lin A, Goldwasser E, Bernard E, et al. Amphotericin B blunts erythropoietin response to anemia. *J Infect Dis.* 1990;161(2):348–351.

Llanos A, Cieza J, Bernardo J, et al. Effect of salt supplementation on amphotericin B nephrotoxicity. *Kidney Int.* 1991;40(2):302–308.

Lockhart S, Etienne K, Vallabhaneni, et al. Simultaneous emergence of multidrug resistant Candida auris on 3 continents confirmed by whole genome sequencing and epidemiological analyses. *Clin Infect Dis.* 2017;64(2):134–140.

LoRe V, Carbonari D, Lewis J, et al. Oral azole antifungal medications and risk of acute liver injury, overall and by chronic liver disease status. *Am J Med.* 2016;129(3):283–291.

Lovero G, Borghi E, Balbino S, et al. Molecular identification and echinocandin susceptibility of Candida parapsilosis complex bloodstream isolates in Italy, 2007-2014. *PLoS One.* 2016;11(2):e0150218.

Malani A, Kerr L, Obear J, et al. Alopecia and nail changes associated with voriconazole therapy. *Clin Infect Dis.* 2014;59(3):e61–e65.

Maligie M, Selitrennikoff C. Cryptococcus neoformans resistance to echinocandins: (1,3)-B-glucan synthase activity is sensitive to echinocandins. *Antimicrob Agents Chemother.* 2005;49(7):2851–2856.

Manavathu E, Cutright J, Chandrasekar P, et al. Organism dependent fungicidal activities of azoles. *Antimicrob Agents Chemother.* 1998;42(11):3018–3021.

Marcos-Zambrano L, Puig-Asensio M, Perez-Garcia F, et al. Candida guilliermondii complex is characterized by high antifungal resistance but low mortality in 22 cases of candidemia. *Antimicrob Agents Chemother.* 2017;61(7):e00099–17.

Maseda E, Grau S, Luque S, et al. Population pharmacokinetics/pharmacodynamics of micafungin against Candida species in obese, critically ill, and morbidly obese critically ill patients. *Crit Care.* 2018;22(1):94.

McClenny N, Fei H, Baron E, et al. Change in colony morphology of Candida lusitaniae in association with development of amphotericin B resistance. *Antimicrob Agents Chemother.* 2002;46(5):1325–1328.

Miceli M, Kauffman C. Isavuconazole: A new broad-spectrum triazole antifungal agent. *Clin Infect Dis.* 2015;61(10):1558–1565.

Miller M. Reversible hepatotoxicity related to amphotericin B. *Can Med Assoc J.* 1984;131(10):1245–1247.

Miller N, Dick J, Merz W. Phenotypic switching in Candida lusitaniae on copper sulfate indicator agar: Association with amphotericin B resistance and filamentation. *J Clin Microbiol.* 2006;44(4):1536–1539.

Moore J, Healy J, Kraft W. Pharmacologic and clinical evaluation of posaconazole. *Expert Rev Clin Pharmacol.* 2015;8(3):321–334.

Mycamine (micafungin). *Prescribing information.* Deerfield, IL: Astellas Pharma US, Inc.; June 2013.

Nakai T, Uno J, Ikeda F, et al. In vitro antifungal activity of micafungin (FK463) against dimorphic fungi: Comparison of yeast-like and mycelial forms. *Antimicrob Agents Chemother.* 2003;47(4):1376–1381.

Neumann A, Czub J, Baginski M. On the possibility of the amphotericin B-sterol complex formation in cholesterol- and ergosterol containing lipid bilayers: A molecular dynamics study. *J Phys Chem.* 2009;113(48):15875–15885.

Nishiyama Y, Uchida K, Yamaguchi H. Morphological changes of Candida albicans induced by micafungin (FK463), a water-soluble echinocandin-like lipopeptide. *J Electron Microsc.* 2002;51(4):247–255.

Nucci M, Anaissie E. Fusarium infections in immunocompromised patients. *Clin Microbiol Rev.* 2007;20(4):695–704.

Osherov N, Kontoyiannis DP. The anti-Aspergillus drug pipeline: Is the glass half full or empty? *Med Mycol* 2017;55(1):118–124.

Ostrosky-Zeichner L, Sobel JD (eds.), Boucher HW (consulting ed.). Fungal infections. *Infect Dis Clin North Am* 2016;30(1).

Pappas P, Kauffman C, Andes D, et al. Clinical practice guideline for the management of candidiasis: 2016 update by the IDSA. *Clin Infect Dis.* 2016;62(4):e1–e50.

Pappas P, Kauffmann C, Perfect J, et al. Alopecia associated with fluconazole therapy. *Ann Intern Med.* 1995;123(5):354–357.

Patel G, Crank C, Leikin J. An evaluation of hepatotoxicity and nephrotoxicity of liposomal amphotericin B (L-AMB). *J Med Toxicol.* 2011;7(1):12–15.

Patil A, Majumdar S. Echinocandins in antifungal pharmacotherapy. *J Pharm Pharmacol.* 2017;69(12):1635–1660.

Patterson T, Thompson G, Denning D, et al. Practice guidelines for the diagnosis and management of aspergillosis: 2016 update by the Infectious Disease Society of America. *Clin Infect Dis.* 2016;63(4):e1–60.

Perfect J, Savani D, Durack D. Comparison of itraconazole and fluconazole in treatment of Cryptococcal meningitis and Candida pyelonephritis in rabbits. *Antimicrob Agents Chemother.* 1986;29(4):579–583.

Perlin D, RautemaaRichardson R, AlastrueyIzquierdo A. The global problem of antifungal resistance: Prevalence, mechanisms, and management. *Lancet Infect Dis.* 2017;17:e383–92.

Perlin D. Echinocandin resistance in Candida. *Clin Infect Dis.* 2015;61(S6):S612–7.

Perlin D. Mechanisms of echinocandin antifungal drug resistance. *Ann N Y Acad Sci.* 2015;1354(1):1–11.

Pettit N, Miceli M, Rivera C, et al. Multicentre study of posaconazole delayed-release tablet serum level and association with hepatotoxicity and QTc prolongation. *J Antimicrob Chemother.* 2017;72(8):2355–2358.

Pfaller M, Messer S, Woosley L, et al. Echinocandin and triazole antifungal susceptibility profiles for clinical opportunistic yeast and mold isolates collected from 2010-2011: Application of new CLSI clinical breakpoints and epidemiological cutoff values for characterization of geographic and temporal trends of antifungal resistance. *J Clin Microbiol.* 2013;51(8):2571–2581.

Pham C, Igbal N, Bolden C, et al. Role of FKS mutations in Candida glabrata: MIC values, echinocandin resistance, and multidrug resistance. *Antimicrob Agents Chemother.* 2014;58(8):4690–4696.

Posch W, Blatzer M, Wilflingseder D, et al. Aspergillus terreus: Novel lessons learned on amphotericin B resistance. *Med Mycol.* 2018;56(Supp 1):73–82.

Purkins L, Wood N, Kleinermans D, et al. Effect of food on the pharmacokinetics of multiple-dose oral voriconazole. *Br J Clin Pharmacol.* 2003;56 (Supp 1):17–23.

Ramirez-Garcia A, Pellon A, Rementeria A, et al. Scedosporium and Lomentospora: An updated overview of underrated opportunists. *Med Mycol.* 2018;56(Supp 1):102–125.

ReichertLima F, Lyra L, Pontes L, et al. Surveillance for azoles resistance in Aspergillus spp highlights a high number of amphotericin B resistant isolates. *Mycoses.* 2018;61(6):360–365.

Richardson K, Brammer K, Marriott M, et al. Activity of UK-49858, a bis-triazole derivative, against experimental infections with Candida albicans and Trichophyton mentagrophytes. *Antimicrob Agents Chemother.* 1985;27(5):832–835.

Ries L, Rocha M, DeCastro P, et al. The Aspergillus fumigatus CrzA transcription factor activates chitin synthase gene expression during the caspofungin paradoxical effect. *MBio.* 2017;8(3):e00705–17.

Ringden O, Jonsson V, Hansen M, et al. Severe and common side-effects of amphotericin B lipid complex (Abelcet). *Bone Marrow Transplant.* 1998;22(7):733–734.

Risley J. Cholesterol biosynthesis: Lanosterol to cholesterol. *J Chem Ed.* 2002;79(3):377–384.

Roden M, Nelson L, Knudsen T, et al. Triad of acute infusion-related reactions associated with liposomal amphotericin B: Analysis of clinical and epidemiological characteristics. *Clin Infect Dis.* 2003;36(10):1213–1220.

Rogers P, Jenkins J, Chapman S, et al. Amphotericin B activation of human genes encoding for cytokines. *J Infect Dis.* 1998;178(6):1726–1733.

Sabra R, Branch R. Mechanisms of amphotericin B induced decrease in glomerular filtration rate in rats. *Antimicrob Agents Chemother.* 1991;35(12):2509–2514.

Sandhu P, Lee W, Xu X, et al. Hepatic uptake of the novel antifungal agent caspofungin. *Drug Metab Dispos.* 2005;33(5):676–682.

Saravolatz L, Johnson L, Kauffman C. Voriconazole: A new triazole antifungal agent. *Clin Infect Dis.* 2003;36(5):630–637.

Sau K, Mambula S, Latz E, et al. The antifungal drug amphotericin B promotes inflammatory cytokine release by a Toll-like receptor and CD14 dependent mechanism. *J Biol Chem.* 2003;278(39):37561–37568.

SchmittHoffmann A, Roos B, Heep M, et al. Single-ascending-dose pharmacokinetics and safety of the novel broad-spectrum antifungal triazole BAL4815 after intravenous infusions (50, 100, and 200 milligrams) and oral administrations (100, 200, and 400 milligrams) of its prodrug, BAL8557, in healthy volunteers. *Antimicrob Agents Chemother.* 2006;50(1):279–285.

Schwartz R, Sesin D, Joshua H, et al. Pneumocandins from Zalerion arboricola. *J Antibiot.* 1992;45(12):1853–1866.

Seidel D, Meisner A, Lackner M, et al. Prognostic factors in 264 adults with invasive Scedosporium spp and Lomentospora prolificans infection reported in the literature and Fungiscope. *Crit Rev Microbiol.* 2019;1–21.

Shalani K, Kumar N, Drabu S, et al. Advances in synthetic approach to and antifungal activity of triazoles. *Beilstein J Org Chem.* 2011;7:668–677.

Shields R, Kline E, Healey K, et al. Spontaneous mutational frequency and FKS mutation rates vary by echinocandin agent against Candida glabrata. *Antimicrob Agents Chemother.* 2018;63(1):e01692–18.

Sipsas N, Gamaletsou M, Anastasopoulou A, et al. Therapy of mucormycosis. *J Fungi.* 2018;4(3):90.

Taj Aldeen S, Salah H, AlHatmi A, et al. In vitro resistance of clinical Fusarium species to amphotericin B and voriconazole using EUCAST antifungal susceptibility method. *Diag Microbiol Infect Dis.* 2016;85(4):438–443.

Tortorano A, Richardson M, Roilides E, et al. ESCMID and ECMM joint guidelines on the diagnosis and management of hyalohyphomycosis: Fusarium spp, Scedosporium spp, and others. *Clin Microbiol Infect.* 2014;20(Supp 3):27–46.

Vekeman F, Weiss L, Aram J, et al. Retrospective cohort study comparing the risk of severe hepatotoxicity in hospitalized patients treated with echinocandins for invasive candidiasis in the presence of confounding by indication. *BMC Infect Dis.* 2018;18(1):438.

Verweij P, Chowdhary A, Melchers W, et al. Azole resistance in Aspergillus fumigatus: Can we retain the clinical use of mold-active antifungal azoles. *Clin Infect Dis.* 2016;62(3):362–368.

Vincent B, Lancaster A, ScherzShouval R, et al. Fitness trade-offs restrict the evolution of resistance to amphotericin B. *PLoS Biol.* 2013;11(10):e1001692.

Walsh T, Finberg R, Arndt C, et al. Liposomal amphotericin B for empirical therapy in patients with persistent fever and neutropenia. *N Engl J Med.* 1999;340(10):764–771.

Wang J, Chang C, YoungXu Y, et al. Systematic review and meta-analysis of the tolerability and hepatotoxicity of antifungals in empirical and definitive therapy for invasive fungal infections. *Antimicrob Agents Chemother.* 2010;54(6):2409–2419.

Wang J, Chang C, YoungXu Y, et al. Systemic review and meta-analysis of the tolerability and hepatotoxicity of antifungals in empirical and definitive therapy for invasive fungal infection. *Antimicrob Agents Chemother.* 2010;54(6):2409–2419.

Wasmman R, TerHeine R, VanDongen E, et al. Pharmacokinetics of anidulafungin in obese and normal-weight adults. *Antimicrob Agents Chemother.* 2018;62(7):e00063–18.

Wei X, Zhang Y, Lu L. The molecular mechanism of azole resistance in Aspergillus fumigatus: From bedside to bench and back. *J Microbiol.* 2015;53(2):91–99.

Wiederhold N, Pennick G, Dorsey S, et al. A reference laboratory experience of clinically achievable voriconazole, posaconazole, and itraconazole concentrations within the bloodstream and cerebral spinal fluid. *Antimicrob Agents Chemother.* 2014;58(1):424–431.

Xing Y, Chen L, Feng Y, et al. Meta-analysis of the safety of voriconazole in definitive, empirical, and prophylactic therapies for invasive fungal infections. *BMC Infect Dis.* 2017;17(1):798.

Yano T, Itoh Y, Kawamura E, et al. Amphotericin B induced renal tubular cell injury is mediated by Na+ influx through ion-permeable pores and subsequent activation of mitogen-activated protein kinases and elevation of intracellular Ca2+ concentration. *Antimicrob Agents Chemother.* 2009;53(4):1420–1426.

Yoon S, Vazquez J, Steffan P, et al. High-frequency, in vitro reversible switching of Candida lusitaniae clinical isolates from amphotericin B susceptibility to resistance. *Antimicrob Agents Chemother.* 1999;43(4):836–845.

Young L, Hull C, Heitman J. Disruption of ergosterol biosynthesis confers resistance to amphotericin B in Candida lusitaniae. *Antimicrob Agents Chemother.* 2003;47(9):2717–2724.

Zimmermann T, Yeates R, Laufen H, et al. Influence of concomitant food intake on the oral absorption of two triazole antifungal agents, itraconazole and fluconazole. *Eur J Clin Pharmacol.* 1994;46(2):147–150.

208 抗ウイルス療法

■著：Rajeev Shah, Cheston B. Cunha
■訳：岩田健太郎

成功をもたらす抗ウイルス療法は，今日の医療従事者が直面する多くの課題の1つであり続けている。すべてのウイルスは程度の差こそあれ，宿主細胞の酵素や構造に寄生する。宿主細胞の機構に影響を与えることなく，ウイルス酵素を特異的に標的とする薬剤を設計・発見することは困難である。特異性の欠如は毒性のリスクを増大させるので，これはきわめて重要である。さらに，多くのウイルスは宿主に潜伏感染し，その間は基本的に静止している。潜伏ウイルスを宿主から排除することは，これまで不可能であった。今日，最も深刻なウイルス感染症のいくつかは，細胞性免疫が低下している間に潜伏ウイルスが再活性化することに起因している。さらに，抗ウイルス療法における現在進行中の課題は，ウイルスの変異に起因する薬剤耐性の発現である。

抗ウイルス薬の登場により，罹患と死亡率は大幅に減少した。現在利用可能な抗ウイルス薬のほとんどは，ウイルスと宿主の複製過程の違いを利用してウイルスを標的としている。多くのウイルスは独自のDNAポリメラーゼをもっており，細胞内のDNA複製酵素よりも特定の薬剤による阻害を受けやすい。その結果，多くの抗ウイルス薬はヌクレオシドまたはヌクレオチドアナログであり，これらの酵素を阻害し，複製中の遺伝物質に取り込まれると連鎖終結を引き起こす。さらに，これらの化合物のなかには，ウイルス感染細胞に優先的に蓄積したり，ウイルスにコードされた酵素によって活性化され，特異性を高めるものもある。とはいえ，抗菌薬と同様，ほとんどの抗ウイルス薬は，用量に関連した毒性や耐性獲得の可能性により，万能薬には程遠いのが現状である。

本章では，単純ヘルペスウイルス(herpes simplex virus：HSV)，水痘帯状疱疹ウイルス(varicella-zoster virus：VZV)，インフルエンザ，B型肝炎ウイルス(hepatitis B virus：HBV)，C型肝炎ウイルス(hepatitis C virus：HCV)，サイトメガロウイルス(cytomegalovirus：CMV)，RSウイルス(respiratory syncytial virus：RSV)，新型コロナウイルス感染症(coronavirus disease 2019：COVID-19)の治療における抗ウイルス薬の臨床的有用性，薬物動態，副作用，薬剤相互作用について概説する(表208.1)。ヒト免疫不全ウイルス(human immunodeficiency virus：HIV)の治療に関連する抗レトロウイルス薬については，「第98章　HIV感染症：抗レトロウイルス療法」で説明している。

単純ヘルペスウイルス：全身療法

acyclovir

グアニン誘導体であるacyclovirは，いくつかのウイルスに対して *in vitro* で活性を示すが，臨床では主にHSV-1，HSV-2，およびVZVの治療と予防に使用されている。acyclovirはHSV感染細胞に優先的に取り込まれ，ウイルスのチミジンキナーゼによってリン酸化され，活性な三リン酸型に変換されるのに必要である。ウイルスのDNAポリメラーゼを競合的に阻害し，複製DNAに取り込まれるとDNA鎖の終結を引き起こす。

acyclovirの経口投与は，性器ヘルペスの初発症状に対して，ウイルスの排出期間を短縮し，治癒までの期間を短縮するために，200 mgを1日5回，または400 mgを1日3回，7〜10日間使用することができる。後者のレジメンはHIV感染患者に好ましく，投与回数が減るためアドヒアランスの悪い患者に好ましい

表208.1
米国食品医薬品局(FDA)承認の抗ウイルス薬

HSV / VZV	Influenza	HBV	HCV	CMV	RSV	COVID-19
acyclovir valacyclovir famciclovir docosanol	oseltamivir peramivir zanamivir baloxavir	lamivudine entecavir tenofovir adefovir	ledipasvir / sofosbuvir sofosbuvir / velpatasvir elbasvir / grazoprevir sofosbuvir / velpatasvir / voxilaprevir	ganciclovir valganciclovir cidofovir foscarnet	palivizumab	remdesivir
penciclovir trifluridine	amantadine rimantadine	telbivudine peginterferon-α2a	glecaprevir / pibrentasivir ombitasvir / paritaprevir/ ritonavir / dasabuvir daclatasvir ribavirin	letermovir		

CMV＝サイトメガロウイルス，COVID-19＝新型コロナウイルス，HBV＝B型肝炎ウイルス，HCV＝C型肝炎ウイルス，HSV＝単純ヘルペスウイルス，RSV＝RSウイルス，VZV＝水痘帯状疱疹ウイルス

かもしれない。400 mg を 1 日 3 回，5 日間経口投与，800 mg を 1 日 2 回，5 日間経口投与，800 mg を 1 日 3 回，2 日間経口投与など，いくつかの投与レジメンを用いて再発エピソードの治療にも使用できる。臨床的改善が不十分な場合は，初回エピソードおよび再発に対する治療期間を延長してもよい。再発に対するすべてのレジメンは，病変の発生または前駆症状の発現から 24 時間以内に開始すべきである。最後に，acyclovir は慢性サプレッション療法として，1 回 400 mg を 1 日 2 回経口投与することで，性器 HSV の再発率を低下させることができる。慢性サプレッション療法は，再発の発生率が時間と共に低下するため，サプレッションの必要性を毎年，再評価すべきである。抗ウイルス療法は治癒までの期間と症状の持続期間を改善するが，潜伏ウイルスを完全に駆除するわけではない。口唇ヘルペスに対する経口 acyclovir の投与も同様である。

acyclovir には 2 種類の外用剤がある。外用軟膏は初発性器 HSV エピソードに対して軽度の効果を示したが，再発性エピソードに対しては効果を示さなかった。acyclovir 外用クリームは，一次性口唇ヘルペスに対して 1 日 5 回，4 日間塗布するが，感染の自然経過に対する影響は，症状の持続期間の中央値を 0.5 日短縮させる程度である。これらの理由から，外用療法は推奨されない。免疫不全患者に最もよくみられる重度の粘膜および皮膚病変に対しては，入院して acyclovir 5 mg/kg を 8 時間ごとに静脈内投与することが正当化される。

acyclovir の静脈内投与は，HSV 脳炎の死亡率を低下させるので，高用量(10 mg/kg を 14〜21 日間，8 時間ごとで静脈内投与)を使用すべきである。acyclovir は通常，理想体重に基づいて投与される。しかし，BMI(body mass index)が 40 kg/m^2 を超える患者では，理想体重で投与すると血清濃度と薬物曝露量が低下する可能性があることを示唆するデータもある。理想体重に基づく投与で有意な臨床的改善が認められない場合，BMI が 40 kg/m^2 を超える患者には調整体重がより適切である可能性がある。

acyclovir は VZV にも有効であるが，acyclovir は VZV のチミジンキナーゼによる三リン酸型への活性化の効率が低いため，VZV 感染症の治療には合併症のない HSV 感染症の治療よりも高用量が必要である。帯状疱疹患者には，播種を予防し，治癒までの期間を短縮するために，acyclovir 800 mg を 1 日 5 回，7〜10 日間使用する。免疫不全患者では，局所感染であれば，前述の acyclovir の経口投与と同じ方法で治療できる。しかし，重症，播種性，合併症を伴う場合は，10 mg/kg を 8 時間ごとに静脈内投与する。治療期間は約 7 日間であるが，臨床経過によっては延長が必要な場合もある。acyclovir や valacyclovir などの経口薬をステップダウン療法として使用し，経過を完結させることができる。残念ながら，acyclovir 療法は帯状疱疹後神経痛(postherpetic neuralgia：PHN)のような合併症の発症に影響を及ぼさない。VZV は眼科的病変を呈することもあり，急性の網膜壊死を引き起こすことがあるため，いずれも迅速な医学的評価と治療が必要である。acyclovir 眼軟膏は市販されており，HSV 関連角膜炎に適応がある。

acyclovir 800 mg を 1 日 5 回，5〜7 日間経口投与することは，一次性水痘(水疱瘡)の治療に有効であり，発疹発現後 24 時間以内に開始すれば，罹病期間を短縮し重症度を低減できる。合併症のない免疫不全患者に対する推奨用量は前述と同じであるが，重症感染症，播種性感染症，または合併症のある感染症に対しては，10 mg/kg を 8 時間ごとに 7〜10 日間点滴静注するのが適切である。

acyclovir は，CMV に対する予防投与を受けていない固形臓器および骨髄移植レシピエントの粘膜皮膚 HSV 予防にも適応がある。acyclovir 400〜800 mg を 1 日 2 回経口投与することが，固形臓器移植患者では 30 日間，骨髄移植患者では少なくとも好中球減少が消失するまで推奨される。HSV と VZV における acyclovir 耐性の発生率は一般集団では低いが，治療に反応しない患者では考慮すべきである。耐性はウイルスのチミジンキナーゼまたは DNA ポリメラーゼの変化を介するもので，免疫不全患者に最もよくみられる。acyclovir 耐性 HSV の場合，粘膜皮膚症例には cidofovir1％ゲル外用，trifluridine1％液，foscarnet 1％液，imiquimod5％クリームの使用を考慮し，重症例には foscarnet または cidofovir の点滴静注を考慮する。局所用 cidofovir，trifluridine，foscarnet は米国では市販されていないため，調合する必要がある。acyclovir 耐性 VZV の場合は，静脈内投与の foscarnet または cidofovir を使用する。

薬物動態学

acyclovir は水溶性が低いため経口バイオアベイラビリティは低い(10〜20％)が，組織内分布は良好である。経口バイオアベイラビリティが低いため，食事と一緒に投与しても影響を受けず，頻繁な投与が必要となるが，これは静脈内投与製剤またはプロドラッグの valacyclovir を使用することで一部解決される。血清半減期は腎機能にもよるが，2.5〜3 時間である。acyclovir は主に未変化体として尿中に排泄されるため，腎機能が低下している患者では用量調節が必要である。用量調節は，acyclovir の経口投与および静脈内投与の場合，それぞれクレアチニンクリアランス(creatinine clearance：CrCl)が＜25 mL/分/1.73 m^2 および 50 mL/分/1.73 m^2 で開始する。acyclovir は，現在や過去の HSV 感染に対して，妊娠中および授乳中の女性にも安全に使用できる。

副作用

中枢神経系の副作用は，錯乱からけいれん，昏睡まで多岐にわたり，特に腎不全，基礎疾患として精神状態の変化がある場合，および高齢の場合は注意が必要である。腎不全は，腎尿細管における acyclovir の沈殿によって起こる可能性がある。したがって，高用量の静脈内投与を行う場合は，患者に十分な水分補給を行うことが重要である。経口 acyclovir の一般的な副作用には，吐き気・嘔吐(2.7％)，下痢(2.4％)，倦怠感(11.5％)などがある。

薬剤相互作用

acyclovir は主に未変化体として尿中に排泄される(60〜90％)が，ごく一部はチトクローム P450 1A2(CYP1A2)によって代謝される。そのため，CYP1A2 を阻害する薬剤，腎機能を低下させる薬剤，腎トランスポーターと競合する薬剤との併用は，acyclovir の曝露を増加させる可能性がある。たとえば，acyclovir と theophylline，アミノグリコシド系薬，または probenecid との併用は，acyclovir の曝露を増加させる可能性があるが，経口 acyclovir の治療指数は広いため，通常は用量調節は必要ない。

毒性のリスクが高い患者(例：高齢者，ベースライン時の腎機能低下)では，acyclovir の静脈内投与の用量調節を考慮する。

valacyclovir

valacyclovir は，経口投与後に acyclovir に代謝され，活性型の経口バイオアベイラビリティは 55％である。valacyclovir は，性器 HSV の初発(1 g を 1 日 2 回，7〜10 日間)および再発(500 mg を 1 日 2 回，3 日間または 1 g を 1 日 1 回，5 日間)に適応がある。再発エピソードの治療は，病変の発生または前駆症状の発現から 24 時間以内に開始するのが理想的である。性器 HSV に対する valacyclovir の有効性は acyclovir と同様であるが，バイオアベイラビリティが改善されているため，1 日に必要な投与回数が減少する。valacyclovir の静脈内投与製剤はない。重症，合併症または播種性感染に対しては，まず，acyclovir の静脈内投与を行う。HSV を抑制するための valacyclovir の用量は，1 日 1 回 500 mg または 1 g である。HIV 感染者(PWH)には，500 mg を 1 日 2 回投与することが推奨される。再発の発生率は時間と共に低下するため，抑制の必要性は毎年，再評価されるべきである。口唇ヘルペスは 1 回 2 g を 1 日 2 回で治療できるが，PWH の場合は 1 回 1 g を 1 日 2 回，5〜10 日間と長めの治療期間が必要である。臨床的改善がみられるまで，治療期間を延長する必要があるかもしれない。早期に治療を開始すると，症状の平均持続期間が 1 日短縮することが示されている。抗ウイルス療法は，HSV を完全に駆除したり，再発の発生率に影響を及ぼすものではない。

VZV(帯状疱疹および一次性水痘感染の両方)の治療に関しては，1 回 1 g を 1 日 3 回，7 日間投与する高用量が適応となるが，新たな病変がなくなり，病変が痂皮化するまで治療を延長してもよい。valacyclovir 療法により，VZV 症状の持続期間がプラセボと比較して 1 日短縮したというデータがある。valacyclovir 500 mg 1 日 2 回投与は，抗 CMV 療法を受けていない患者における HSV の再活性化を予防するため，固形臓器移植患者および骨髄移植患者の予防にも使用できる。valacyclovir 耐性 VZV または HSV の懸念がある場合は，acyclovir の項を参照。VZV 髄膜炎 / 脳炎を治療する場合は，6 時間ごとに 2 g の高用量を使用すべきだ。

薬物動態学

valacyclovir は経口摂取後，消化管から容易に吸収され，初回通過の腸および肝代謝により acyclovir と L-バリンにほぼ完全に変換される。その後，acyclovir は主に尿中に排泄される(89％)。活動的な acyclovir の半減期は 2.5〜3 時間であるが，腎機能低下で延長する可能性がある。valacyclovir の用量調節は，帯状疱疹 / 口唇ヘルペスでは CrCl が 50 mL/ 分，性器 HSV では 30 mL/ 分から開始する。肝用量の調整は必要ない。acyclovir は最もよく研究されているため，依然として妊娠中の選択薬であるが，acyclovir の不耐性や錠剤の負担が懸念される場合は，valacyclovir を代替薬とすることができる。

副作用

主な毒性は acyclovir と同様で，錯乱，けいれん，精神状態の変化などであった。一般的な副作用は acyclovir と同様で，頭痛(14％)，めまい(2％)，吐き気(6％)などであった。

薬剤相互作用

valacyclovir は acyclovir のプロドラッグであるため，薬剤相互作用プロファイルは類似している。薬剤相互作用については acyclovir の項を参照のこと。

famciclovir

famciclovir は penciclovir の不活性プロドラッグで，acyclovir と同様の活性スペクトルを有する。経口投与後，famciclovir はすみやかに penciclovir に代謝され，penciclovir はウイルスのチミジンキナーゼによって三リン酸化され，acyclovir と同様の作用機序を示す。famciclovir のバイオアベイラビリティは 77％で，acyclovir よりかなり高いため，投与回数が少なくて済む。また，初回治療(250 mg を 7〜10 日間 TID)，再発治療(1 g を 1 日 2 回 1 日間，125 mg を 1 日 2 回 5 日間，500 mg を 1 回投与後 250 mg を 1 日 2 回 2 日間)のほか，再発性器 HSV の抑制(250 mg を 12 時間ごと)にも適応がある。PWH の場合，性器 HSV の初発，再発，抑制には 500 mg を 1 日 2 回投与する必要がある。PWH における治療期間は，初発症状で 7〜10 日間，再発症状で 5〜10 日間である。再発性器 HSV の治療は，症状または前駆症状の発現から 24 時間以内に開始すべきである。再発率は時間と共に低下するため，抑制療法の必要性は毎年，再評価されるべきである。免疫不全患者の再発性口唇ヘルペス(再発の最初の徴候時に 1,500 mg を単回投与)および PWH(500 mg を 1 日 2 回 5〜10 日間)にも使用される。臨床経過によっては，より長期間の治療が必要になることもある。抗ウイルス療法は，HSV を完全に駆除したり，再発エピソードの発生率に影響を及ぼすものではない。点滴静注製剤はないため，重症感染，合併症，播種性感染には acyclovir の点滴静注を使用する。

famciclovir は，免疫正常集団および免疫不全集団における帯状疱疹の治療薬として承認されており(500 mg を 1 日 3 回，7 日間)，acyclovir と同様の臨床効果が得られる。7 日間投与しても臨床効果が不十分な場合は，投与期間を延長する必要がある。ある研究では，famciclovir をプラセボと比較したところ，PHN の持続期間が短縮したことが判明したが，acyclovir との比較では有意差は認められなかった。famciclovir は，重症例で acyclovir 静注後のステップダウン療法として使用し，治療コースを完了させることができる。famciclovir 耐性 VZV または HSV の懸念がある場合は，acyclovir の項を参照。

薬物動態学

famciclovir はプロドラッグであり，投与時にアルデヒドオキシダーゼを介して活性型 penciclovir に変換される。食事と共に famciclovir を投与すると，penciclovir の最大濃度が低下し，penciclovir 濃度がピークに達するまでの時間が長くなるが，薬物総曝露量は変わらない。penciclovir は主に未変化体として腎排泄される(73％)。血清中半減期は 2.5〜3 時間であるが，細胞内半減期は 10〜20 倍長い。腎機能が低下している患者では用量調節が必要であり，ほとんどの適応症では CrCl が 60 mL/ 分から開始されるが，肝用量の調節は必要ない。acyclovir は最もよく研究されているため，依然として妊娠中に選択される薬剤であるが，acyclovirの不耐性や錠剤の負担が懸念される場合は，famciclovirを代替とすることができる。

副作用

主な副作用は，頭痛(8.5～39％)，吐き気(2.2～12.5％)，下痢(1.2～9%)，嘔吐(0.7～4.8%)などである。

薬剤相互作用

probenecidは，排泄に使用される腎トランスポーターとの競合により，famciclovirの血清濃度を上昇させる可能性がある。famciclovirはCYP3A4の基質ではない。

単純ヘルペスウイルス：局所療法

docosanol

docosanolは飽和脂肪アルコールであり，臨床試験において，HSVの皮膚病変の期間を約1日短縮する。その作用機序は，ウイルス融合の阻害による宿主細胞へのHSV侵入の阻止である。docosanol 10％は，米国では処方箋なしで入手可能であり，感染の最初の徴候時に1日5回，最長10日間，皮膚病変に局所的に塗布する。最も一般的に報告されている副作用は，頭痛と局所的な皮膚刺激である。

penciclovir

penciclovirは，acyclovirと類似した作用機序と活性スペクトルをもつもう1つのヌクレオシド類似体である。再発性口唇ヘルペスに対しては，濃度1％の局所製剤としてのみ入手可能である。famciclovirはpenciclovirの経口プロドラッグである。臨床試験において，penciclovir外用剤は，症状が始まってから1時間以内に塗布し，4日間起きている間に2時間ごとに再度塗布した場合，症状の期間を0.5日短縮した。このように，penciclovirの臨床成績は思わしくなく，投与も面倒であるため，臨床での使用は減少している。

trifluridine

trifluridine 1％は，DNA合成を阻害するフッ素化チミジンアナログであり，HSV角膜炎またはacyclovir耐性粘膜皮膚HSVの治療に局所的に使用される。trifluridineは，HSV角膜炎に使用した場合，局所刺激および口唇浮腫を引き起こす可能性がある。

インフルエンザ治療

oseltamivir

oseltamivir phosphateは，初の経口ノイラミニダーゼ阻害薬として1999年に承認された。インフルエンザのノイラミニダーゼを阻害することで，新しく形成されたウイルスの放出と周囲の細胞への感染を防ぐ。当初は合併症のないインフルエンザの治療薬として承認された。初期の臨床試験では，プラセボと比較して改善までの期間が1.3日短縮することが実証された。しかし現在では，外来および病院での重症例や合併症例にも推奨されている。臨床的有効性は，発症から48時間以内に治療を開始した場合に最大となるが，oseltamivirは，投与4～5日前に発症した入院患者にも一定の有効性を示している。インフルエンザの治療には，1回75 mgを1日2回，5日間経口投与するが，重症で長期化した入院患者では，投与期間を延長する必要がある。oseltamivirはインフルエンザの予防にも使用でき，1回75 mgを1日1回，10日間経口投与する。施設や病院の環境では，最後の曝露が確認されてから7日間治療を継続するなど，より長期間の予防が可能だ。他のノイラミニダーゼ阻害薬との交差耐性が生じる可能性がある。

薬物動態学

oseltamivirは消化管からの吸収がよく，経口バイオアベイラビリティは少なくとも75％である。経口oseltamivirは重症患者でもよく吸収され，外来患者と同様の血清濃度を示すデータがある。肝エステラーゼによりカルボン酸塩に変換されるが，CYP酵素による代謝はない。分布容積は23～26 Lで，血漿蛋白結合率は低い。oseltamivirカルボン酸塩は糸球体濾過と尿細管分泌の両方により尿中に排出されるため，CrClが60 mL/分の場合は腎用量調節が必要である。肝用量の調整は必要ない。妊婦のインフルエンザ治療にはoseltamivirが望ましい。

薬剤相互作用

oseltamivirは弱毒生インフルエンザワクチンの有効性を低下させる可能性があるため，投与2週間前または投与48時間後のワクチン投与は避けるべきである。不活化インフルエンザワクチンはいつでも接種可能である。

副作用

関連する有害事象としては，嘔吐(9％)，吐き気(10％)，腹痛(2%)，めまい(2%)などがある。重篤だがまれな有害事象は，重篤な皮膚過敏反応と精神神経系事象である。

peramivir

peramivirは，2015年に急性の合併症のないインフルエンザの治療薬として，ノイラミニダーゼ阻害薬の単回静脈内投与が承認された。インフルエンザのノイラミニダーゼを阻害することで，新たに形成されたウイルスの放出と周囲の細胞への感染を防ぐことができる。合併症のない急性インフルエンザを対象とした臨床試験において，peramivirの単回投与は，プラセボと比較して回復までの時間が21時間短縮した。注目すべきは，この試験に登録された患者の大部分(99％)がA型インフルエンザであり，B型インフルエンザの患者数は不十分であったことである。入院が必要な重篤なインフルエンザでの単回投与では効果は示されなかった。しかし，入院患者におけるperamivirの複数回投与の有効性については，相反するデータがある。投与量は600 mgを1回静脈内投与し，症状発現から48時間以内に開始する。外来では投与経路の問題から使いにくい。他のノイラミニダーゼ阻害薬との交差耐性が認められている。peramivirは代謝を受けず，主に腎臓から排出され(90％)，半減期は20時間である。CrClが50 mL/分未満の患者には腎用量調節が必要である。妊娠中および授乳中の安全性と有効性は確立されていない。重篤だがまれな副作用として，重篤な皮膚過敏症および精神神経系イベントがある。臨床試験におけるその他の副作用は，下痢(8%)，クレアチニンキナーゼの上昇(正常値上限の6倍超)(4%)，アラニンアミノトランスフェラーゼ〔alanine aminotransferase(ALT)。正常値上限の2.5倍超〕の上昇(3%)であった。peramivirは弱毒生インフルエンザワクチンの有効性を低下させる可能性があるため，投与2週間前または投与48時間後のワクチン投与は避けるべきである。不活化インフルエンザワクチンはいつでも接種可能である。

zanamivir

zanamivirは吸入式のノイラミニダーゼ阻害薬で，症状が48時間以内の患者におけるA型インフルエンザおよびB型インフルエンザの治療に適応がある。インフルエンザのノイラミニダーゼを阻害することで，新しく形成されたウイルスの放出と周囲の細胞への感染を防ぐ。臨床試験でみられたzanamivirの臨床効果は，症状改善までの時間中央値の約24時間短縮である。zanamivirは，インフルエンザの治療薬として，12時間ごとに2回(10 mg)，5日間吸入投与される。また，インフルエンザの予防にも適応がある。予防のための投与量は，1日1回2吸入(10 mg)と少ない。家庭内接触者の予防には10日間の投与が推奨され，地域や施設での集団発生にはそれ以上の投与期間が可能である。喘息や慢性閉塞性肺疾患などの呼吸器疾患を基礎疾患とする患者では，気管支けいれんのリスクが大きい。その結果，インフルエンザによる合併症のリスクが最も高い患者集団には使用できないため，zanamivirは臨床現場では限定的にしか使えない。さらに，販売後，せん妄などの精神神経系イベントの報告もある。一般的な副作用には，下痢(3%)，吐き気(3%)，頭痛(2%)などがある。zanamivirのごく一部が全身に吸収されるが，腎障害や肝障害による用量調節は必要ない。妊娠中および授乳中の安全性と有効性は確立されていない。弱毒生インフルエンザワクチンとの併用は，ワクチンの有効性を低下させる可能性があるため，ワクチン投与の2週間前または48時間後には投与しないこと。不活化インフルエンザワクチンはいつでも投与可能である。

baloxavir

baloxavirはポリメラーゼ酸性エンドヌクレアーゼ阻害薬で，急性非合併型インフルエンザの治療に適応がある。エンドヌクレアーゼを阻害することで，ウイルス遺伝子の転写を阻害し，ウイルス複製を減少させる。新規作用機序を有するクラス初の薬剤として，成人および12歳以上の小児患者を対象に2018年に承認された。体重80 kg未満の患者には，40 mgの単回投与で十分な治療コースとなる。体重80 kg以上の患者には80 mgを単回投与する。治療開始は症状発現から48時間以内に行う。baloxavirはノイラミニダーゼ耐性インフルエンザ株に対しても活性を維持する。作用機序が異なるため交差耐性は期待できない。初期の臨床試験では，プラセボと比較して症状緩和までの時間が28時間短縮することが示されたが，oseltamivirとの比較では差は認められなかった。入院患者を対象とした試験でも結果は同様であった。baloxavirは高蛋白質結合型であり，UGT1A1およびCYP3A4による代謝を受け，半減期は79時間と長い。CrClが50 mL/分未満の場合の投与に関する推奨事項はないが，投与量のわずか15%しか尿中に排出されない。肝用量の調整は必要ない。妊娠中および授乳中の安全性と有効性は確立されていない。baloxavirは食事を気にせず投与できるが，多価陽イオンとの併用はキレート作用とその後の薬物曝露量減少のため避けるべきである。また，弱毒生インフルエンザワクチンの効果を低下させる可能性がある。副作用の発現率は低く，下痢(3%)，気管支炎(2%)，吐き気(1%)が主なものであった。

amantadineとrimantadine

amantadineはParkinson病の治療薬として，またM2チャネル蛋白質を阻害することによりA型インフルエンザウイルスの非コーティング化を防ぐ抗ウイルス薬として使用されている。rimantadineはamantadineの構造類似薬(アナログ)で，作用機序は同じである。インフルエンザBに対しては活性がない。循環しているA型インフルエンザ株には，これらの薬剤に対する耐性が広く存在している。そのため，予防や治療にはもはや推奨されていない。

B型肝炎治療

lamivudine

lamivudineは，HIV治療のための抗レトロウイルスレジメンの一部として最もよく使用されているシトシンアナログである。一リン酸化lamivudineが複製中のHBVに取り込まれると鎖終結が起こり，三リン酸化型はHBV DNAポリメラーゼを阻害する。HBV治療のための投与量は100 mg/日であり，血清学的転換，ウイルス学的反応，組織学的改善をもたらすことが示されている。この用量はHIVに推奨される1日300 mgの用量よりも低いことに要注意。lamivudineは臨床的有用性を示しているが，HIVとHBVの両方に対する単剤療法は，治療耐性が出現するため推奨されない。したがって，多くの国のガイドラインでは，lamivudineはもはや第1選択薬ではない。HBVとHIVの共感染に対する望ましいレジメンは，lamivudineまたはemtricitabine(別のシトシンアナログ)とtenofovir disoproxil fumarate(TDF)またはtenofovir alafenamide(TAF)の併用療法である。潜伏感染しているHIVを単剤で治療すると，lamivudine耐性HIVが急速に出現するため，lamivudineの投与開始前にHIV重複感染のスクリーニングを行うべきである。患者にHBV lamivudine耐性の既往がある場合は，tenofovir単剤療法またはtenofovirとlamivudine(またはemtricitabine)の併用療法が望ましい。

薬物動態学

lamivudineは経口摂取後すみやかに吸収されるが，食事と共に投与すると最大濃度が低下する。lamivudineの大部分は尿中に未変化のまま排出され，CrClが50 mL/分未満では用量調節が推奨される。平均排泄半減期は通常，5〜7時間であるが，腎障害のある患者ではより長くなる可能性がある。肝用量の調節は必要なく，lamivudineは妊娠中でも安全に使用できる。

副作用

lamivudineは一般に忍容性が高い。重篤な有害事象はまれであるが，乳酸アシドーシス，肝性脂肪症，膵炎，中止後の HBV の増悪などがある。一般的な有害事象としては，倦怠感・疲労(24%)，悪心・嘔吐(15%)，頭痛(21%)などがある。

薬剤相互作用

lamivudine は主に活性有機陽イオン分泌により未変化体として尿中に排出されるため，同様のメカニズムで排出される他の薬剤との相互作用の可能性がある。しかし，用量調節を必要とするような臨床的に関連性のある相互作用は知られていない。lamivudine と emtricitabine は共にシトシンアナログであり，類似した活性をもつ。組み合わせて使用しない。

entecavir

entecavir はグアノシンアナログであり，HBV DNA ポリメラーゼを阻害することにより作用する。ヌクレオシド未治療の代償性肝疾患を有する慢性 HBV 患者の治療には，0.5 mg を 1 日 1 回経口投与する。lamivudine 不応例や lamivudine および / または telbivudine 耐性例では tenofovir が望ましいが，entecavir 1 mg を 1 日 1 回経口投与することも可能である。また，非代償性肝疾患のある患者には 1 mg/ 日の高用量投与が推奨される。entecavir 耐性の場合は，tenofovir を追加するか，emtricitabine-tenofovir に変更することが推奨される。lamivudine と同様に，entecavir で治療を受けているが HIV 感染が認められていない，あるいは未治療の HIV 患者では，HIV 耐性が出現する可能性がある。HIV 感染患者に entecavir 治療が必要な場合は，耐性発現を防ぐために，患者が HIV を完全に抑制するレジメンを受けていることを確認すること。

薬物動態学

entecavir のバイオアベイラビリティは，絶食下での経口投与で 100%である。患者には，食事の 2 時間前または 2 時間後に entecavir を服用するよう指導すべきである。食事は吸収を遅らせ，最大濃度を 44〜46%，薬物曝露全体を 18〜20%減少させる。entecavir は主に未変化体として腎臓から排出され，糸球体濾過および尿細管分泌を受ける。CrCls が 50 mL/ 分未満から腎用量調節が必要である。

副作用

一般的に報告されている副作用は，頭痛(2〜4%)，疲労(1〜3%)，めまい(1%未満)，胃腸症状(1%)などである。治療中止時に肝炎の重篤な急性増悪が発生したことがある。

薬剤相互作用

entecavir は，腎機能を低下させる薬剤や尿細管分泌を活発にする薬剤と競合する薬剤によって増強される可能性がある。

tenofovir

tenofovir はアデノシンアナログで，HBV DNA ポリメラーゼを競合的に阻害する。tenofovir には，tenofovir disoproxil fumarate(TDF) と tenofovir alafenamide(TAF) の 2 種類の製剤がある。TDF は当初，HIV-1 の治療薬として他の薬剤との併用で 2001 年に米国で承認され，その後，2008 年に B 型慢性肝炎の治療薬として承認された。経口投与後，血清中の TDF は加水分解により tenofovir に変換され，細胞内で活性化されて二リン酸になる。HIV および HBV の治療における TDF の用量は 1 日 1 回 300 mg であるが，腎機能障害により調節する必要がある。TDF の長期使用は腎毒性と骨密度の減少を伴い，骨減少症 / 骨粗鬆症につながる。これらの副作用を克服するため，TAF は 2015 年に HIV 治療薬として(elvitegravir-cobicistat-emtricitabine-tenofovir alafenamide 配合錠の一部として)，2016 年に B 型慢性肝炎治療薬として開発・販売された。TAF の安全性プロファイルの向上は，主に細胞内で TAF が tenofovir に変換されることによる。その結果，tenofovir の全身曝露量は 90%減少する。B 型慢性肝炎の治療における TAF の投与量は 1 日 1 回 25 mg であるが，HIV 治療のために昇圧薬と合剤で投与する場合は 10 mg に減量される。TDF と同様に，TAF は腎排泄される。tenofovir ベースの治療で腎機能が徐々に悪化している患者は，禁忌がなければ entecavir などの代替薬に切り替えるべきである。

TDF と TAF は現在，多くの国のガイドラインで第 1 選択薬となっており，HIV と重複感染している場合は(シトシンアナログとの併用が)望ましいとされている。これらの薬剤は全体的に忍容性が高く，HBV に対する耐性に対する遺伝的障壁が高い。主なモニタリング項目は腎機能と骨密度である。ベースラインの腎機能が低い患者や骨減少症 / 骨粗鬆症の患者では，TDF よりも TAF が望ましい。tenofovir の両製剤が HIV 治療に適応されていることから，HIV 感染の単剤療法を防ぐため，投与開始前にベースライン HIV 検査を実施すべきである。

薬物動態学

経口摂取後，TDF と TAF は，前述のように加水分解とリン酸化によって活性型に変換される。食物は TDF と TAF の吸収をそれぞれ 65%と 15%増加させる。TDF は食事に関係なく投与できるが，TAF は食事と一緒に投与すべきである。tenofovir は糸球体濾過と尿細管分泌の両方によって腎排泄される。TDF の半減期は 17 時間であるが，TAF はわずか 0.5 時間である。TDF の CrCl が 50 mL/ 分未満の患者では投与間隔を調整すべきである。TAF は CrCl が 15 mL/ 分未満の患者では推奨されない。肝障害による用量調整はないが，Child-Pugh クラス B または C では TAF は推奨されない。TDF は妊娠中でも安全に使用できるが，TAF のデータは限られている。

副作用

長期使用に伴う最も一般的な副作用は，腎機能の低下と骨密度の低下である。HBV 患者における TDF のその他の副作用には，吐き気(20%)，嘔吐(13%)，めまい(13%)などがある。PWH の臨床データでは，TDF から TAF に治療を切り替えると，腎機能と骨密度が改善することが示されている。まれではあるが重篤な副作用である Fanconi 症候群は，TDF と TAF の両方に関連する。治療を中止すると HBV の増悪が起こることがある。

薬剤相互作用

tenofovir は，腎機能を低下させる薬物や尿細管からの分泌を促進する薬物によって増強されることがある。TAF は P-糖蛋白質(P-glycoprotein：P-gp) の基質であり，rifampicin，phenytoin，carbamazepine などの強力な P-gp 誘導剤との併用は禁忌である。しかし，薬物動態データは，TDF が rifampicin などの強力な P-gp 誘導剤と併用しても用量を調節することなく安全に使用できることを示している。

adefovir

adefovir dipivoxil はアデノシンアナログで，HIV 逆転写酵素と HBV DNA ポリメラーゼの両方を阻害する。アデノシンは細胞内のキナーゼによって活性型二リン酸に変換され，HBV DNA ポリメラーゼを競合的に阻害し，複製中の DNA に取り込まれると連鎖終結を引き起こす。当初は HIV 治療用のヌクレオチド逆転写酵素阻害薬として開発されたが，1 日 1 回 60 mg の投与は著しい腎毒性を伴った。その後，B 型慢性肝炎の治療薬として 1 日 1 回 10 mg の低用量で開発された。CrCl が 50 mL/ 分から腎用量調節が必要である。adefovir には HIV に対する活性があり，HIV との重複感染が認識されていない場合には耐性が発現する可能性があるため，投与開始前に HIV 検査を受ける必要がある。副作用には，HBV を中止した場合の腎毒性および増悪が含まれる。adefovir は，entecavir や tenofovir よりも劣ることが示されているため，いくつかの国の HBV 治療ガイドラインでは，もはや優先される薬剤ではない。

telbivudine

telbivudine は HBV DNA ポリメラーゼに対して活性を有するチミジンアナログである。その作用機序は，細胞内三リン酸化による活性化も含み，複製 DNA に取り込まれると鎖終結を引き起こす。成人患者における B 型慢性肝炎の治療薬として，1 日 1 回 600 mg の用法・用量で使用される。本薬は耐性に対する遺伝的障壁が低く，長期単独療法は耐性およびウイルス学的ブレークスルーを起こしやすい。lamivudine に耐性を獲得した患者では，交差耐性が生じる可能性がある。これらの理由から，多くの国のガイドラインでは，telbivudine は第 1 選択薬ではなくなった。この薬剤は腎排泄を受けるため，CrCls が 50 mL/ 分未満では用量調節が必要である。telbivudine は全体的に忍容性が高いが，投与を中止すると血清クレアチニンキナーゼの上昇，末梢神経障害，HBV の増悪を引き起こす可能性がある。

peginterferon-α2a

インターフェロンは天然に存在する糖蛋白質で，抗ウイルス作用と免疫調節作用を有する。インターフェロンは多くのウイルス感染症に対する治療の主役であったが，現在の診療では，安全性と有効性のプロファイルが改善された薬剤に取って代わられている。たとえば，インターフェロンに基づく HCV 治療薬は，直接作用型抗ウイルス薬(direct-acting antiviral：DAA)にほぼ完全に取って代わられた。DAA は経口投与が可能で，副作用が少なく，有効性の点でインターフェロンを大きく上回る。インターフェロン療法に残された最後の適応症の 1 つは，HBV 感染症の治療である。

peginterferon-α2a は，HBV の治療において 180 μg を週 1 回 48 週間 皮下投与する。ヌクレオチドアナログに対する peginterferon-α2a の主な利点は，治療期間が有限であることだ。核酸アナログ製剤の治療期間は不明確であり，しばしば無期限である。中止するとウイルスの再発や代償不全のリスクが生じるためである。HBV に対する正確な作用機序は明らかではない。peginterferon-α2a による治療では，20〜31％の症例で HBV Be 抗原の持続的なセロコンバージョンが得られる。HBV 遺伝子型 A および B は，他の遺伝子型に比べてインターフェロン治療に最も反応する。神経精神疾患，自己免疫疾患，虚血性疾患，感染性疾患の悪化に対する警告があり，厳重な監視が推奨される。一般的に観察される他の主な毒性は，うつ病(18％)，インフルエンザ様症状(14％)，発熱(37〜54％)，筋肉痛(37％)，疲労(56％)，脱毛症(18〜23％)である。半減期が 50〜160 時間と長いため，週 1 回の投与が可能である。肝機能検査値を注意深くモニターする必要があり，ALT が正常値の上限の 5 倍以上に上昇した場合は，投与量を減らす必要がある。自己免疫性肝炎または肝不全(Child-Pugh クラス B または C)の患者には使用しないこと。また，骨髄抑制，うつ病，CrCl が 30 mL/ 分未満の患者には用量調節が必要だ。

C 型肝炎治療薬単剤錠レジメン

ledipasvir / sofosbuvir

ledipasvir / sofosbuvir(LDV / SOF)は，HCV 遺伝子型 1 の治療薬として初の単剤錠レジメンとして 2014 年に米国で承認され，その後，遺伝子型 4〜6 についても承認を取得した。LDV は NS5A 蛋白質を阻害し，SOF の活性代謝産物は NS5B RNA 依存性 RNA ポリメラーゼを阻害して鎖終結を引き起こす。これらの必須酵素の両方を阻害することで，HCV ウイルスの複製が停止する。このレジメンは，LDV 90 mg と SOF 400 mg を共配合し，1 日 1 回，食事を考慮せずに経口投与する。治療期間は，治療歴，HIV の状態，HCV 遺伝子型，ベースラインの HCV ウイルス量，肝硬変の状態などの患者因子によって異なる。遺伝子型 1 で治療歴がなく，肝硬変でなく，ベースラインの HCV ウイルス量が 600 万 IU/mL 未満である HCV 単感染患者の場合，治療期間は 8 週間と短くて済む。ほとんどの患者は 12 週間の治療を受けるが，肝硬変が進行している場合は，ribavirin を 12 週間追加するか，24 週間まで治療を延長する必要がある。

薬物動態学

両薬剤とも消化管からすみやかに吸収される。LDV の吸収には酸性環境が必要であり，酸抑制療法は吸収を低下させる可能性がある。食事と一緒に投与すると SOF の曝露は 2 倍に増加するが，最大濃度や活性代謝産物の曝露には影響しない。食品は LDV の吸収に影響を与えない。ledipasvir の血漿蛋白結合率は 99.8％，sofosbuvir は 65％である。吸収後，SOF は肝臓で活性化され，GS-461203 として知られる三リン酸の形になる。この化合物はさらに代謝されて不活性型の GS-331007 となり，尿から排出される。sofosbuvir は最終的に腎臓から排泄されるが，血液透析を受けている慢性腎臓病および末期腎臓病患者において，sofosbuvir 400 mg 用量の安全性が臨床データで証明されているため，腎用量調節は必要ない。LDV は主に胆道から未変化のまま排出され，半減期は 47 時間である。妊娠中および授乳中の LDV / SOF の安全性と有効性はまだ確立されていない。

副作用

ledipasvir / sofosbuvir併用療法は，特にインターフェロンベースの治療との併用において，全体的に忍容性が高い。代償性肝疾患患者を対象とした臨床試験で認められた主な副作用は，疲労(13～18%)，頭痛(11～17%)，吐き気(6～9%)，下痢(3～7%)であった。まれに，現在HBV治療を受けていないHBV重複感染患者において，劇症肝炎，肝不全，死亡に至るHBVの再活性化が報告されている。したがって，HCV療法を開始する前にHBVへの曝露と共感染をスクリーニングし，臨床的適応に応じて管理することが重要である。

薬剤相互作用

SOFを含むレジメンとamiodaroneの併用は重篤な症候性徐脈を引き起こす可能性があり，推奨されない。この相互作用のメカニズムは不明である。酸抑制療法はLDVの吸収を低下させるため，LDV / SOFの投与開始前に再評価する必要がある。最大量のomeprazole 20 mgを1日1回投与することが推奨され，吸収低下を避けるために絶食状態でLDV / SOFと同時に投与する必要がある。famotidineの最大用量は40 mg 1日2回で，LDV / SOFと同時または12時間間隔で投与する必要がある。

両薬剤共，P-gpと乳がん耐性蛋白(breast cancer resistance protein：BRCP)の基質である。薬物曝露は，これらのトランスポーターの阻害薬または誘導剤によって著しく増加または減少する可能性がある。たとえば，LDV / SOFはrifampicin，phenytoin，carbamazepineなどの強力なP-gp誘導剤との併用は推奨されない。しかし，LDV / SOFはefavirenzに基づく抗レトロウイルス療法と併用できる唯一の単剤レジメンである。LDV / SOFと併用するとTDFの薬物曝露が98%増加するため，TDF併用療法では腎機能を注意深くモニターする必要がある。TAFとの臨床的に重要な相互作用はみられない。

基質であるだけでなく，LDVはP-gpとBRCPの阻害薬でもある。したがって，他のP-gpおよびBRCPの基質と併用すると，治療域を超える血清濃度と薬物曝露が生じる可能性がある。この相互作用の臨床的意義は，rosuvastatinのようなHMG-CoA還元酵素阻害薬との併用の影響を検討する際にみられる。LDV / SOFとrosuvastatinの併用は，筋肉痛，ミオパシー，横紋筋融解症などのHMG-CoA還元酵素阻害薬の副作用のリスクが増大するため，推奨されない。

sofosbuvir / velpatasvir

2016年，米国食品医薬品局(Food and Drug Administration：FDA)は，HCV遺伝子型1～6の治療薬として，sofosbuvir / velpatasvir(SOF / VEL)400 / 100 mgを1日1回投与することを承認した。velpatasavirはNS5A阻害薬であり，sofosbuvirは前述したようにNS5B RNA依存性RNAポリメラーゼ阻害薬である。共配合錠は1日1回1錠を食事に関係なく服用する。治療期間は，肝硬変または代償性肝硬変のない患者では，通常12週間である。代償性肝硬変の未治療患者および肝硬変のないpeginterferon / ribavirin使用経験患者については，ベースラインの遺伝子型3における耐性関連置換(resistance-associated substitution：RAS)をスクリーニングすることが重要である。これらの集団でY93H RASが検出された場合，ribavirinの追加が適応となる。非代償性肝硬変患者では，投与期間はribavirinと併用する場合は12週間，ribavirinを併用しない場合は24週間である。

薬物動態学

velpatasvirは投与3時間後に最大濃度を達成し，食事の脂肪およびカロリー含量に応じて，食事によりvelpatasvirの吸収が21～34%増加する。velpatasvirもledipasvirと同様，高蛋白質結合型である。velpatasvirの代謝はCYP2B6，CYP2C8，CYP3A4を介して起こる。排泄は胆道経由で行われ，半減期は約15時間である。SOFの薬物動態については，LDV / SOFの薬物動態の項を参照のこと。SOF，VEL共に腎用量調節は必要ない。妊娠中および授乳中のSOF / VELの安全性および有効性はまだ確立されていない。

副作用

第3相臨床試験のデータによると，SOF / VEL併用療法は忍容性が高い。代償性肝疾患患者で最も多くみられた副作用は，頭痛(22%)と疲労(15%)であった。頻度の低い副作用は，悪心(9%)，無力症(5%)，不眠症(5%)であった。まれに，劇症肝炎，肝不全，死に至るHBVの再活性化がSOF / VELの投与開始後に起こることがある。患者にはベースライン時にHBVへの曝露と重複感染のスクリーニングを行い，臨床的適応に応じて適切な管理を行うべきである。

薬剤相互作用

このレジメンにはSOFが含まれているため，重篤な症候性徐脈のリスクが大きいamiodaroneとの併用は避けるべきである。酸抑制薬はvelpatasvirの吸収を低下させるため，可能であれば避けるべきである。酸抑制療法が必要な場合は，omeprazoleを1日1回20 mgを超えない用量で，食事と共にVEL / SOFを摂取した4時間後に投与することができる。この投与方法は治療成績に大きな影響を与えない。注意すべき点として，これらの投与条件はLDV / SOFよりも複雑であるため，遺伝子型1または4～6の患者がプロトンポンプ阻害薬治療を必要とする場合は，LDV / SOFを選択したほうがよいかもしれない。famotidineとの間にも同様の相互作用が存在する。薬剤相互作用を軽減するために，40 mgまでのfamotidineを1日2回，VEL / SOFと同時またはVEL / SOFの12時間後に投与することができる。

VELはP-gpおよびBRCP，有機アニオントランスポーター1B1(OATP1B1)，OATP1B3の基質である。ledipasvirとは異なり，velpatasvirはCYP2B6，CYP2C8，CYP3A4による肝代謝を受ける。これらのトランスポーターまたは酵素の強力な誘導剤または阻害薬は，それぞれVELの血清中濃度および薬物曝露を減少または増加させる。rifampicin，phenytoin，carbamazepineなどの古典的なCYPおよびP-gp誘導剤は，このレジメンでは禁忌である。SOF / VELはefavirenzを使った抗レトロウイルス療法とは相性が悪い。

VELはP-gp，BRCP，OATP1B1，OATP1B3，OATP2B1の阻害薬でもある。これらのトランスポーターの基質が併用されると，血清濃度が上昇する可能性がある。SOF / VELはまた，TDFへの曝露を30～80%増加させるので，TDFが患者のHIV

またはHBVレジメンの一部である場合は，腎機能の綿密なモニタリングが必要である。TAFによる代替HIVまたはHBV療法を検討する。HMG-CoA還元酵素阻害薬であるatorvastatinおよびrosuvastatinとの重大な薬剤相互作用が存在する。SOF / VELはrosuvastatinの最大濃度を2.61倍，曲線下面積を2.69倍増加させる。SOF / VEL療法では10 mgを超えるrosuvastatinを使用すべきではない。

elbasvir / grazoprevir

elbasvir / grazoprevir(EBR / GZR)は，NS5A阻害薬であるEBRとNS3 / 4Aプロテアーゼ阻害薬であるGZRを組み合わせた1錠のレジメンである。NS3 / 4AプロテアーゼはHCVポリ蛋白質の蛋白質分解切断に関与しており，阻害によりウイルス複製が停止する。米国では当初，2016年にHCV遺伝子型1および4の治療薬として承認された。米国で最も一般的な遺伝子型である遺伝子型1aの患者には，RAS検査が必要である。遺伝子型1aのRASが検出された場合，ribavirinの追加と16週への投与期間の延長が必要となるか，代替レジメンを選択する必要がある。EBR / GZR 50 / 100 mgの共製剤1錠を1日1回12週間，食事に関係なく経口投与する。

薬物動態学

GZRおよびEBRの濃度がピークに達するまでの時間は，それぞれ2時間および3時間である。高脂肪，高カロリーの食事はEBRの曝露を11％減少させ，GZRの曝露を1.5倍増加させるが，これらの変化は臨床的に重要ではなく，レジメンは食事を気にせずに投与できる。両薬剤共，蛋白結合性が高く，半減期は24〜31時間と長い。代謝は主にCYP3A4を介して肝臓で起こり，排泄は胆道から行われる。そのため，腎投与量の調整は必要ない。EBR / GZRは肝硬変患者にも安全に使用できるが，肝硬変の既往歴のある患者や活動性の非代償性肝硬変患者には禁忌である。妊娠中および授乳中のEBR / GZRの安全性および有効性はまだ確立されていない。

副作用

EBR / GZRの承認に至った臨床試験では，副作用はごくわずかであり，発現率も低かった。最も一般的な副作用は，EBR / GRZの単独投与を受けた患者における疲労(11％)と頭痛(10％)であった。まれに，現在HBV治療を受けていないHBV重複感染患者において，劇症肝炎，肝不全，死亡に至るHBVの再活性化が報告されている。したがって，HCV療法を開始する前にHBVへの曝露と重複感染をスクリーニングし，臨床的適応に応じて管理することが重要である。

薬剤相互作用

EBR / GZRとamiodaroneとの併用に関しては，sofosbuvir含有レジメンのような黒枠警告はない。しかし，GZRはCYP3A4の阻害薬であり，amiodaroneの薬物曝露を増加させ，徐脈を引き起こす可能性がある。EBR / GZRとamiodaroneの併用療法は，徐脈の徴候や症状について患者を注意深く監視できない限り，推奨されない。omeprazoleやfamotidineなどの酸抑制療法は，EBR / GZRの吸収に大きな影響を与えない。したがって，EBR / GZRは，患者が酸抑制療法を必要とする場合に選択される薬剤と考えられる。

EBRおよびGZRはCYP3A4およびP-gpの基質である。さらに，GZRはOATP1B1 / 3の影響を受ける。EBR / GRZは，rifampicin，phenytoin，carbamazepineなどのCYP3A4およびP-gpの強力な誘導剤との併用は禁忌である。さらに，EBR / GZRは抗レトロウイルス療法とも，臨床的に重大な相互作用がある。efavirenz(CYP3A4誘導剤)およびdarunavirのようなHIVプロテアーゼ阻害薬は強力なCYP3A4阻害薬であるため，併用すべきでない。この場合，抗レトロウイルス療法を変更するか，別のDAAを選択する必要がある。

EBRとGZRはP-gp基質であるが，腸内のP-gpの影響をほとんど受けないため，digoxinのような他のP-gp基質への影響も少ないことがデータから証明されている。薬物動態試験では，EBR / GZRを投与してもdigoxinの薬物曝露に有意差はないことが示された。このため，治療指数の狭いP-gp基質との併用療法が必要な患者では，EBR / GZRの使用を検討してよい。他のDAAと同様に，HMG-CoA還元酵素阻害薬との薬剤相互作用が存在する。後者はatorvastatinの薬物曝露を94％増加させる可能性があるため，EBR / GZR治療中はatorvastatinの最大用量20 mgを超えてはならない。

sofosbuvir / velpatasvir / voxileprevir

sofosbuvir / velpatasvir / voxileprevir 400 / 100 / 100 mg(SOF / VEL / VOX)は，2017年に承認されたパンゲノタイプのレジメンであり，主にNS5Aを含むレジメンが無効であった患者の治療に使用される。SOF / VEL / VOXは，遺伝子型1aおよび3においてNS5A以外のsofosbuvir含有レジメンが無効となった患者にも使用できる。SOF / VEL / VOXは，DAAグループの各クラスの薬剤を含む：SOF(NS5B阻害薬)，VEL(NS5A阻害薬)，VOX(NS3 / 4Aプロテアーゼ阻害薬)。投与は1日1錠を12週間にわたって食事と共に経口投与する。SOF / VEL / VOXが無効であった患者の再治療として使用することも可能である。この場合，専門家の意見に基づき，ribavirinの追加と24週への延長が推奨される。

薬物動態学

SOF / VELの薬物動態については既に述べた(SOF / VELの項を参照)。食事と共に投与すると，VOXの吸収は絶食時と比較して112〜435％増加する。また，高蛋白質結合性であり，代謝はCYP3A4を介して起こる。排泄は胆汁性で，半減期は33時間である。妊娠中および授乳中のSOF / VEL / VOXの安全性および有効性はまだ確立されていない。腎用量調節は必要ない。SOF / VEL / VOXは非代償性肝疾患の既往歴のある患者または活動性の患者では禁忌である。

副作用

副作用による治療中止は臨床試験ではまれであった。一般的な副作用は頭痛(21〜23％)，疲労(17〜19％)，下痢(10〜13％)などであった。まれに，現在HBV治療を受けていないHBV重複感染患者において，劇症肝炎，肝不全，死亡に至るHBVの再活性化が報告されている。したがって，HCV療法を開始する前にHBV

への曝露と重複感染をスクリーニングし，臨床的適応に応じて管理することが重要である。

薬剤相互作用

SOF と VEL の amiodarone および酸抑制療法との薬剤相互作用については，すでに論じた。SOF / VEL / VOX は主に CYP3A4 で代謝され，rifampicin，phenytoin，carbamazepine などの強力な CYP3A4 および P-gp 誘導剤との併用は禁忌である。さらに，darunavir や atazanavir などの HIV プロテアーゼ阻害薬は VOX と併用すべきでない。cyclosporin は VOX の血清中濃度を有意に上昇させる。HMG-CoA 還元酵素阻害薬は SOF / VEL / VOX と相互作用がある。rosuvastatin および pitavastatin は推奨されず，atorvastatin の最低有効量が処方情報により推奨されている。SOF / VEL / VOX と併用できる pravastatin は最大 40 mg までだ。

C 型肝炎治療マルチタブレット・レジメン

glecaprevir / pibrentasvir

glecaprevir / pibrentasvir（GLE / PIB）は，NS5A 阻害薬と NS3 / 4A プロテアーゼ阻害薬の配合剤である。HCV 遺伝子型 1〜6 を対象に，100 / 40 mg 錠を 3 錠（合計 300 / 120 mg），1 日 1 回食事と共に経口投与する製剤として 2017 年に FDA から承認された。治療期間は合併症のない患者では通常 8 週間であるが，患者によっては 12 週間または 16 週間が必要な場合もある。12 週間という長い治療期間は，HIV に共感染していて肝硬変のある患者，または遺伝子型 1，2，4〜6 に対する peginterferon と ribavirin の治療経験があり，肝硬変のある患者に限られる。遺伝子型 3 でインターフェロンと ribavirin の治療経験がある患者は，16 週間の GLE / PIB が必要である。

薬物動態学

このレジメンの両薬剤共，最大濃度までの時間は投与後 5 時間である。先に述べたように，このレジメンは吸収のために食物を必要とする。食物により，GLE と PIB の全身曝露はそれぞれ 83% から 163%，40% から 53% 増加する。他のレジメンと同様に，GLE と PIB は高蛋白質結合型である。GLE は CYP3A による代謝を受けるが，PIB は代謝を受けない。排泄は胆道から行われ，半減期は GLE で 6 時間，PIB で 13 時間である。肝硬変の既往歴のある患者や活動性の非代償性肝硬変患者への GLE/ PIB の使用は禁忌である。妊娠中および授乳中の GLE / PIB の安全性および有効性はまだ確立されていない。

副作用

承認試験において，GLE / PIB の忍容性は非常に良好であり，一般的な副作用は頭痛（13%），疲労（11%），悪心（8%）であった。まれに，現在 HBV 治療を受けていない HBV 重複感染患者において，劇症肝炎，肝不全，死亡に至る HBV の再活性化が報告されている。したがって，HCV 療法を開始する前に HBV への曝露と重複感染をスクリーニングし，臨床的適応に応じて管理することが重要である。

薬剤相互作用

glecaprevir の吸収は，omeprazole などのプロトンポンプ阻害薬の影響を受ける。omeprazole 20 mg を 1 日 1 回投与すると，glecaprevir の曝露量が 29% 減少した。omeprazole 40 mg の高用量は，glecaprevir の薬物曝露をさらに 51% 減少させた。しかし，製品添付文書では，1 日 1 回 40 mg を超えない限り，omeprazole による用量調節は推奨されていない。pibrentasvir の吸収および薬物曝露は，omeprazole によって影響を受けない。GLE / PIB と famotidine の併用は検討されていない。

GLE と PIB はトランスポーターである P-gp，BRCP，OAT-P1B1 / 3 に影響を受けるため，これらのトランスポーターの強力な阻害薬や誘導剤は，それぞれ GLE / PIB の曝露量を有意に増加または減少させる。また，CYP3A，CYP1A2，ウリジングルクロノシルトランスフェラーゼ 1A1（uridine glucuronosyltransferase：UGT1A1）の弱い阻害薬でもある。GLE / PIB によって amiodarone の薬物曝露が増加する可能性があるため，綿密なモニタリングが推奨される。GLE / PIB は HIV プロテアーゼ阻害薬（強力な CYP3A4 阻害薬）および非ヌクレオシド系逆転写酵素阻害薬 efavirenz（CYP3A4 誘導剤）との併用は禁忌である。rifampicin，phenytoin，carbamazepine などの強力な誘導剤も禁忌である。GLE / PIB と ethinyl estradiol との間には特異な相互作用が存在する。併用により ALT 上昇のリスクが高まる可能性がある。この相互作用は，norethindrone のような黄体ホルモンのみの避妊薬ではみられない。GLE / PIB はまた，HMG-CoA 還元酵素阻害薬の曝露を有意に増加させる可能性がある。たとえば，GLE / PIB は atorvastatin の曝露を 8.3 倍増加させ，筋肉痛，ミオパシー，横紋筋融解症のリスクを高める。atorvastatin との併用は推奨されない。代替薬を選択するか，GLE / PIB 治療中は atorvastatin の投与を控えることを検討すること。

ombitasvir，paritaprevir，ritonavir，dasabuvir

ombitasvir，paritaprevir，ritonavir を dasabuvir と一緒にパックしたレジメンは，2014 年に FDA の承認を取得した。ombitasvir は NS5A 阻害薬，paritaprevir は NS3 / 4A プロテアーゼ阻害薬，dasabuvir は NS5B 阻害薬である。ritonavir は HCV に対する活性はないが，paritaprevir の血清中濃度と薬物曝露量を増加させるために使用され，HIV 治療における現在の役割と同様である。ombitasvir，paritaprevir，ritonavir 12.5 / 75 / 50 mg の配合剤 2 錠を 1 日 1 回朝に服用する。dasabuvir は単体で 1 回 250 mg を 1 日 2 回食事と共に服用する。このレジメンは肝硬変のない患者における遺伝子型 1b の治療に適応される。肝硬変を有する遺伝子型 1b の患者および遺伝子型 1a の治療には ribavirin を追加しなければならない。治療期間は 12 週間または 24 週間である。このレジメンには ritonavir が含まれており，HIV に対する活性もある。HIV プロテアーゼ阻害薬耐性変異の選択を避けるためには，治療開始前に HIV のスクリーニングを行うか，HIV に共感染している患者が抑制的レジメンを服用していることを確認することが重要である。

食事は本レジメンの全成分の吸収を増加させるため，空腹時に投与すべきではない。ombitasvir，paritaprevir，ritonavir，dasabuvir は，中等度の肝障害（Child-Pugh B）では推奨されず，重度の肝障害(Child-Pugh C)では禁忌である。腎臓の用量調整は必要ない。妊娠中および授乳中の安全性と有効性は確立されていない。CYP3A 基質，強力な CYP3A / 2C8 誘導剤，強力な CYP2C8 阻害薬との薬剤相互作用が多数ある。たとえば，amiodarone，rifampicin，efavirenz，rilpivirine，ethinyl estradiol，fluticasone 点鼻薬，HIV プロテアーゼ阻害薬，HMG-CoA 還元酵素阻害薬などである。副作用には，吐き気(8%)，瘙痒症(7%)，不眠症(5%)などがある。ribavirin と併用した場合，予想どおり副作用の発現率は高くなる。まれだが重大な副作用は ALT の上昇(1%)である。ALT は治療開始後 4 週間はモニターすべきである。ethinyl estradiol を服用している患者はこの副作用のリスクが高いため，ethinyl estradiol 製剤は禁忌である。HBV の再活性化が起こる可能性がある。ベースライン時に HBV のスクリーニングを行い，臨床的適応に応じて管理すること。ribavirin 特有の情報については，ribavirin の項を参照のこと。

daclatasvir

daclatasvir は 2015 年に承認された NS5A 阻害薬である。HCV 遺伝子型 1 および 3 の治療薬として，sofosbuvir および / または ribavirin との併用が適応となっている。遺伝子型 1 で代償性肝疾患の患者には，daclatasvir 60 mg と sofosbuvir 400 mg を 1 日 1 回投与する。非代償性肝疾患または肝移植後の患者には ribavirin を追加する。肝硬変患者における遺伝子型 1a の RAS 検査は，特定の変異(M28，Q30，L31，Y93)が有効性の低下に関連するため推奨される。遺伝子型 3 では，肝硬変のない患者には daclatasvir と sofosbuvir を 12 週間投与する資格がある。しかし，肝硬変の程度にかかわらず，あるいは移植後の患者には ribavirin の追加が必要である。治療期間は 12 週間である。

daclatasvir は食事に関係なく投与でき，代謝は主に CYP3A4 を介して起こる。排泄は胆汁性であり，腎障害による投与量の変更はない。妊娠中および授乳中の安全性および有効性は確立していない。強力な CYP3A4 阻害薬(1 日 1 回 30 mg に減量)および中等度の CYP3A4 誘導剤(1 日 1 回 90 mg に増量)と併用する場合は用量調節が必要である。daclatasvir は，rifampicin，phenytoin，carbamazepine などの強力な CYP3A4 誘導剤との併用は禁忌である。また，HMG-CoA 還元酵素阻害薬，digoxin，amiodarone の血清濃度を上昇させる可能性がある。まれに，劇症肝炎，肝不全，死亡につながる HBV の再活性化が，現在 HBV 治療を受けていない HBV との共感染患者で報告されている。したがって，HCV 治療を開始する前に HBV への曝露と共感染をスクリーニングし，臨床的適応に応じて管理することが重要である。ribavirin に関する具体的な情報については，ribavirin の項を参照のこと。

ribavirin

ribavirin は合成グアノシンアナログであり，ウイルス RNA 合成の阻害や免疫調節作用など，多くの作用機序が提唱されている。ribavirin は，HCV，RSV，ウイルス性出血熱などの RNA ウイルスに対して幅広い活性スペクトルを有する。

ribavirin の主な用途は，HCV に対する併用療法である。単独療法は効果がない。ribavirin の経口投与は，当初はインターフェロン α の注射と併用され，インターフェロン α 単独で治療を受けていた患者の初回治療または再発後に使用することで，持続的なウイルス学的反応が得られることが示されている。現在の臨床では，非代償性肝硬変，遺伝子型 1 または 3，あるいは治療失敗歴のある患者において，持続的なウイルス学的反応を改善するために，LDV / SOF，SOF / VEL，EBR / GZR，GLE / PIB などの DAA レジメンに ribavirin を追加するのが一般的である。体重 75 kg 未満の患者には，1,000 mg を 2 回に分けて食事と共に投与することが推奨される。体重 75 kg 以上の患者には，1,200 mg を 2 回に分けて食事と一緒に投与することが推奨される。治療期間は，患者固有の要因によって 12〜24 週間である。

ribavirin は，重症の下気道 RSV 感染が確認された場合に，専用のネブライザーを用いてエアゾールとして投与される。乳幼児および小児への使用が承認されており，免疫抑制された成人集団では適応外使用となる。RSV に対する作用機序は完全には解明されていないが，ribavirin は *in vitro* で RSV に対する活性を示した。FDA が承認した用量は 6 g で，1 日 12〜18 時間かけて投与する。断続的なエアロゾル化戦略も研究され，実際に使用されている。ribavirin はラッサ熱やハンタウイルスの治療にも使用されている。

薬物動態学

ribavirin は経口投与後すみやかに吸収されるが，バイオアベイラビリティは製剤によって異なる。肝代謝を受け，半減期は非常に長い(定常状態で最大 300 時間)。用量調節は CrCl＜50 mL/ 分で開始する。薬物動態は製剤特異的であるため，詳細については製剤固有のモノグラフを参照のこと。妊娠中は禁忌である。エアゾール化 ribavirin は全身に吸収され，血漿中半減期は 9.5 時間である。

副作用

ribavirin には催奇形性と胚毒性があるため，妊娠中の使用は禁忌である。ribavirin 治療を受けている妊娠可能な女性については，患者へのカウンセリング，避妊の選択肢についての話し合い，綿密なモニタリングが推奨される。催奇形性のリスクは，ribavirin 治療終了後 6 か月まで持続する。男性パートナーが治療を受けている場合も，同様の予防措置がとられるべきである。

血液学的副作用は一般的で，主に溶血性貧血であるが，白血球減少や血小板減少も起こりうる。投与量の調節と中止に関する推奨事項は，患者が既知の心疾患を有しているかどうかによって異なる。影響を受けた細胞株が回復すれば，ribavirin は低用量で再投与できる。エアロゾル化による ribavirin は，呼吸状態を悪化させ，気管支けいれんを引き起こし，換気の悪化を招く可能性がある。

薬剤相互作用

貧血のリスクが高まるため，ribavirin と zidovudine の併用は推奨されない。azathioprine との併用により，azathioprine の活性代謝産物の濃度が上昇し，免疫抑制が増強される可能性がある。

サイトメガロウイルス(CMV)治療

ganciclovir と valganciclovir

グアニン誘導体である ganciclovir は，主に CMV の治療に用いられる主要な抗ウイルス薬であるが，acyclovir 耐性の HSV や VZV に対しても活性を示す。経口プロドラッグである valganciclovir の活性型である。CMV 感染細胞に優先的に細胞内に取り込まれた後，ganciclovir は CMV UL97 キナーゼを介して一リン酸化を受ける。その後，細胞内キナーゼによって活性型に三リン酸化され，ganciclovir 三リン酸はウイルス DNA ポリメラーゼを競合的に阻害し，DNA 鎖の伸長速度を低下させる。

HIV 患者では，valganciclovir および ganciclovir が主に AIDS 関連 CMV 網膜炎に使用される。CD4 数が 50/mm^3 未満の患者は，CMV 疾患のリスクが最も高い。AIDS 患者における有効性は，抗 CMV 療法により対眼病変が減少し，内臓病変が予防され，死亡率が改善することから，明らかに確立されている。視力を脅かす網膜炎の治療には，valganciclovir 900 mg を 1 日 2 回 14～21 日間経口投与し，硝子体内 ganciclovir または foscarnet を併用する導入療法から開始するのが望ましい。導入療法後，valganciclovir 900 mg を 1 日 1 回経口投与し，慢性維持療法を継続する。経口吸収に障害のある患者には，導入療法および維持療法の代替療法として，それぞれ，5 mg/kg を 12 時間ごと，5 mg/kg を 24 時間ごとの ganciclovir の静脈内投与が可能である。抗レトロウイルス療法に反応し，病変が不活性で CD4 数が 100/mm^3 を超える状態が 3～6 か月続いた場合は，治療を中止できる。CD4 数が 100/mm^3 を下回った場合は，慢性維持療法を再導入すべきである。CMV 網膜炎の治療には，硝子体内 ganciclovir 留置薬が使用可能であったが，米国ではすでに中止されている。HSV 角膜炎の治療には ganciclovir 点眼液が市販されている。幸いなことに，抗レトロウイルス療法が開発され最適化されて以来，CMV 網膜炎の発生率は著しく低下している。両薬剤は侵襲性 CMV 大腸炎および肺炎の治療にも使用でき，ganciclovir 5 mg/kg を 12 時間ごとに静脈内投与するか，valganciclovir 900 mg を 12 時間ごとに経口投与する。これらの症候群における治療期間は，患者固有の因子，臨床経過，重症度によって異なる。

ganciclovir および valganciclovir は，骨髄移植患者における CMV 疾患の予防に使用される。これらは予防療法または先制(pre-emptive)療法として使用される。予防療法は通常，リスクの高い患者にのみ行われる。先制療法は，CMV DNA のモニタリングを継続し，CMV DNA が有意に増加した場合に治療を開始するものである。先制療法では，CMV 網膜炎の誘発と同様の用量の ganciclovir および valganciclovir を使用する。治療期間は通常，2 週間であるが，ウイルス血症が持続する場合は維持療法に延長することもある。維持療法は CMV 網膜炎の場合と同様である。維持療法の期間は免疫抑制の強さによって異なり，移植後少なくとも 100 日間は投与する必要がある。固形臓器移植では，予防的治療または先制治療という同様のアプローチが存在する。治療期間は移植臓器や施設のプロトコールによって異なる。

ganciclovir および valganciclovir に対する耐性は発現する可能性があり，治療に反応しない患者やブレークスルーウイルス血症を発症した患者は考慮すべきである。耐性は通常，ganciclovir の活性化の第 1 段階である ganciclovir 三リン酸を担う UL97 キナーゼの変異によって引き起こされる。さらに，CMV の DNA ポリメラーゼをコードする UL54 遺伝子の変異も，ganciclovir に対する耐性を付与する可能性がある。foscarnet と cidofovir は，UL97 を介する耐性株でも活性を維持するが，UL54 の変異により交差耐性が生じることがある。

薬物動態学

経口 acyclovir および valacyclovir と同様に，経口 ganciclovir はバイオアベイラビリティが低く，主に valganciclovir に取って代わられている。valganciclovir は，空腹時に服用するとバイオアベイラビリティが 30％低下するため，食事と一緒に投与する必要がある。経口投与後，valganciclovir は肝および腸エステラーゼによりすみやかに ganciclovir に変換される。血漿蛋白結合は最小限である。ganciclovir は未変化体として腎排泄される。投与量の減少は，ganciclovir の CrCl が 70 mL/ 分未満，valganciclovir の CrCl が 60 mL/ 分未満から始まる。半減期はさまざまな集団で 4～6 時間であり，腎障害のある患者では延長する。肝用量の調整は必要ない。両薬剤とも動物実験に基づく先天異常の警告が出されており，妊婦への使用はリスクと利益を考慮する必要がある。

副作用と薬剤相互作用

ganciclovir の主な毒性は血液毒性であり，すべての細胞株を侵す可能性があるが，最も一般的には好中球減少と血小板減少を引き起こす。発生率は患者集団によって異なるが，骨髄移植患者では 42～58％と高い。好中球減少は通常，投与を中止すれば回復する。血液毒性のリスクは，化学療法剤，trimethoprim-sulfamethoxazole(ST 合剤)，dapsone(diaphenylsulfone)，zidovudine など，血球数に影響を及ぼす他の薬剤の使用によってさらに増大する。血清クレアチニンの増加も報告されており，amphotericin B や cyclosporin などの腎毒性のある薬剤との併用には注意が必要である。probenecid は ganciclovir の薬物曝露を 53％増加させる。

cidofovir

cidofovir はシトシンアナログで，アデノウイルス，HSV，VZV，CMV など多くのウイルスに対して活性を示す。cidofovir は，acyclovir や ganciclovir など，ウイルス酵素によるリン酸化を必要とするヌクレオシドアナログに反応して発現する耐性を最小限に抑えるために設計された。cidofovir は活性化するために二リン酸化されなければならないが，UL97 キナーゼをバイパスするため，ウイルスキナーゼによるリン酸化を必要としない。むしろ，cidofovir は細胞内酵素のみによって活性化される。cidofovir は細胞性 DNA ポリメラーゼよりもヘルペスウイルス DNA ポリメラーゼに対して活性が高く，したがって選択的な抗ウイルス活性を有する。

cidofovir は，HIV 患者における CMV 網膜炎の治療において，ganciclovir / valganciclovir の代替薬として使用されている。cidofovir は，ganciclovir または foscarnet 療法が無効であった患者を含む AIDS 患者の CMV 網膜炎の進行を遅らせるの

25

に有効である。acyclovir 耐性の HSV や VZV 患者に対しても，局所的または全身的に使用することができる。免疫不全患者における cidofovir による重篤なアデノウイルス感染症の治療成功も報告されている。最後に，BK ウイルスに関連した出血性膀胱炎に対しては，低用量または膀胱内投与で有効性が示されている。

UL97 ホスホキナーゼ遺伝子に変異を有する CMV の ganciclovir 耐性株は一般に，cidofovir に対して感受性を維持する。cidofovir は，ganciclovir が無効な患者や耐性を獲得した患者に使用することができる。しかし，他の ganciclovir 耐性変異株，特に DNA ポリメラーゼ遺伝子(UL54)に変異を有する変異株は，cidofovir に交差耐性を示すことがある。ganciclovir，forcarnet，cidofovir に耐性を示す CMV 株も報告されている。cidofovir による導入療法は，5 mg/kg を週 1 回，2 週間投与し，その後，維持療法として同用量を 2 週間に 1 回投与する。

cidofovir は腎毒性が高いため，臨床での使用が制限されることが多い。腎毒性は，腎尿細管における cidofovir の高濃度によって媒介される。半減期が長いため投与回数を少なくし，腎尿細管からの薬剤の急激な分泌を防ぐ probenecid を併用することで，腎毒性は減弱する。probenecid は次のように投与する：点滴の 3 時間前に 2 g，点滴の 2 時間後と 8 時間後に 1 g を投与する。使用前にベースラインの腎機能を評価すべきである。CrCl が 55 mL/ 分未満，血清クレアチニンが 1.5 mg/dL 超，または 2＋蛋白尿は使用禁忌である。腎毒性を予防するため，cidofovir 点滴の直前に生理食塩液を 1 L 点滴することが必須である。可能であれば，1〜3 時間かけて cidofovir の投与前後にさらに 1 L の生理食塩液を投与する必要がある。さらに，尿と血清の両方で腎機能を測定し，probenecid を服用することの重要性を強調する必要がある。

薬物動態学

cidofovir の約 70〜85％は腎臓から未変化のまま排出される。血漿中半減期は約 2.5 時間であるが，ジスホリル化型の細胞内半減期が長いため，抗ウイルス効果は長期間持続する。cidofovir は，肝用量の調節はなく，胎児へのリスクが利益を上回らない限り，妊婦には使用すべきではない。

副作用

先に述べたように，cidofovir の主な毒性は腎毒性である。cidofovir による Fanconi 症候群の症例が報告されている。臨床試験では，cidofovir 投与者の約 20％に好中球減少症が発生している。cidofovir には probenecid を併用する必要があり，probenecid の副作用も考慮する必要がある。

薬剤相互作用

最も重要な薬剤相互作用は，他の腎毒性をもつ薬物との相互作用である。vancomycin，アミノグリコシド系，非ステロイド性抗炎症薬，amphotericin B などの腎毒性薬との併用療法には注意が必要である。probenecid は腎トランスポーターの阻害により cidofovir のクリアランスを減少させるが，全体的には cidofovir への腎尿細管曝露速度を低下させることで腎毒性を減弱させる。probenecid は，β-ラクタム系薬剤や valacyclovir などの抗 HSV 薬の全身濃度を上昇させる可能性がある。

foscarnet

foscarnet(ホスホノホルミン酸)は，CMV DNA ポリメラーゼ上のピロリン酸結合部位に結合する。ganciclovir や cidofovir とは異なり，リン酸化を必要としない。治療濃度では，foscarnet はヒトの DNA ポリメラーゼには結合しない。foscarnet は，CMV 網膜炎の治療，ganciclovir 耐性または cidofovir 耐性 CMV の治療，acyclovir 耐性 VZV および HSV の治療において，ganciclovir / valganciclovir の代替療法として使用できる。UL97 遺伝子に変異がある CMV 株でも活性を維持するが，UL54 の変異によって交差耐性が生じることがある。導入療法は 60 mg/kg を 8 時間ごとに 2〜3 週間点滴静注し，その後，維持療法として 90 mg/kg を 1 日 1 回投与する。

薬物動態学

foscarnet は静脈内投与のみで，腎排泄される。半減期は変動しやすく，腎機能に大きく依存するが，腎機能は foscarnet によって必ず低下する。したがって，腎機能を注意深く観察し，適切な用量調節を行うことが推奨される。肝臓の用量調節は不要であり，妊娠中の foscarnet の投与は，利益がリスクを上回らない限り避けるべきである。

副作用

foscarnet の主な毒性は腎機能障害(27％)，貧血(33％)，電解質異常である。低カルシウム血症(15〜30％)，低リン酸血症(8〜26％)，高リン酸血症(6％)，低マグネシウム血症(15〜30％)，低カリウム血症(16〜48％)が起こることがある。投与開始前にベースラインの腎機能と電解質の状態を慎重に評価する必要がある。積極的な電解質のモニタリングと補充が推奨される。

薬剤相互作用

foscarnet の副作用は，同様の毒性プロファイルをもつ薬剤によって増強される可能性がある。可能であれば，vancomycin やアミノグリコシド系などの腎毒性のある薬剤との併用は避ける。amphotericin B も電解質異常を引き起こすため，foscarnet を併用するとこれらの影響がさらに強まる可能性がある。

letermovir

letermovir は，CMV 血清陽性の同種幹細胞移植患者における CMV 予防のための CMV DNA ターミナーゼ複合体阻害薬として，2017 年に米国でこのクラス最初の薬剤として承認された。この複合体を阻害することで，個々のウイルスユニットを産生する切断を阻止する。投与は 1 日 1 回 480 mg を経口または静脈内投与し，移植後 0〜28 日目から開始し，100 日目まで継続する。承認試験では，letermovir はプラセボと比較して 24 週目の失敗率が有意に低いことが示された。UL51，UL56，UL89 から成る DNA ターミナーゼ複合体を阻害するというユニークな作用機序から，他の薬剤との交差耐性は予想されない。letermovir は CMV 治療薬として FDA の認可を受けていないが，CMV 治療に成功した症例が文献に報告されており，現在治療に関する追加研究が進行中である。臨床試験では，letermovir に関連した耐性変異が観察されている。

薬物動態学

letermovir はすみやかに吸収され，食事の有無にかかわらず投与できる。標的集団におけるバイオアベイラビリティは 35%であるが，cyclosporin と併用すると 85%に増加する。血漿蛋白結合性が高く，UGT1A1 / 1A3 を通して代謝を受ける。排泄は主に未変化体として肝胆道系から行われ，半減期は 12 時間である。letermovir の使用は，CrCl が 10 mL/ 分未満の患者または重度の肝障害(Child-Pugh Class C)のある患者には推奨されない。妊娠中および授乳中の使用に関するデータは不十分である。

副作用

臨床試験でよくみられた有害事象は，吐き気(27 %)，下痢(26%)，嘔吐(19%)などであったが，投与中止に至った有害事象の発生率は各群で同程度であった。吐き気は投与中止に至った最も一般的な副作用であった。血液学的毒性は一般的であったが，プラセボ群と同程度であった。

薬剤相互作用

letermovir には多数の薬剤相互作用がある。letermovir は CYP2D6，CYP3A4，P-gp，OATP1B1 / 1B3 の基質であり，CYP3A4 の中程度の阻害薬でもある。cyclosporin との重大な相互作用が存在するため，letermovir の用量を 1 日 1 回 240 mg に半減する必要がある。letermovir の投与を開始する際には，cyclosporin 濃度を注意深くモニターする必要がある。また，amiodarone，tacrolimus，pimozide，HMG-CoA 還元酵素阻害薬などの薬物曝露を増加させる可能性がある。

新型コロナウイルス感染症(COVID-19)治療

訳注：本書出版以降，COVID-19 の治療に関しては目覚ましい進歩と臨床データの蓄積がある。National Institute of Health(NIH)などの最新のガイドラインを参照すること。拙訳時点では remdesivir は軽症高リスク患者の重症化予防や，重症患者の治療効果が示されており，診療現場で用いられている。その他，さまざまな治療薬が COVID-19 には用いられている。

remdesivir

remdesivir は当初，エボラウイルス病(エボラ出血熱)の治療薬として開発されたが，大きな効果は得られなかった。remdesivir はアデノシンアナログであり，三リン酸化を受けてウイルス RNA 依存性 RNA ポリメラーゼを阻害する。コロナウイルス感染症 2019(COVID-19)の大流行の際，remdesivir は原因病原体である重症急性呼吸器症候群コロナウイルス(severe acute respiratory syndrome coronavirus：SARS-CoV)-2 に対して *in vitro* で活性があることが判明した。remdesivir の有効性に関するデータは現在収集中である。体重 40 kg を超える患者には，1 日 1 回 200 mg を静脈内投与し，その後，1 日 1 回 100 mg を静脈内投与する。体重 40 kg 未満の患者には，5 mg/kg を初日に静脈内投与し，その後，2.5 mg/kg を 1 日 1 回 静脈内投与する。最適な治療期間は不明である。最も一般的な副作用は肝毒性であり，肝機能の綿密なモニタリングが必要である。静脈内投与製剤にはスルホブチルエーテル-*β*-シクロデキストリンが含まれているが，これは腎毒性と関連している。抗ウイルス療法が急務であったため，薬剤相互作用試験は見送られたため，この件に関するデータは限られている。

文献

AASLD-IDSA. Recommendations for testing, managing, and treating hepatitis C. August 30, 2020. http://www.hcvguidelines.org

Centers for Disease Control and Prevention (CDC). Influenza antiviral medications. August 30, 2020. https://www.cdc.gov/flu/professionals/antivirals/index.htm

Cunha BA, Torres DC, Cunha CB et al. Antimicrobial drug summaries. In Cunha CB, Cunha BA, eds. *Antibiotic essentials*, 17th ed. New Delhi: Jaypee Publishing; 2020;539–770.

Terrault NA, Lok ASF, McMahon BJ, et al. Update on prevention, diagnosis, and treatment of chronic hepatitis B: AASLD 2018 hepatitis B guidance. *Hepatology*. 2018;67(4):1560–1599.

Workowski KA, Bolan G. Sexually transmitted diseases treatment guidelines, 2015. *MMWR Recomm Rep*. 2015;64(3):1–138.

209 プロバイオティクス：アップデート

■著：Varsha Gupta, Ritu Garg
■訳：岩田健太郎

ノーベル賞受賞者の Elie Metchnikoff は 1900 年代初頭，ブルガリアの農民の長寿は発酵乳製品の摂取によるものだと提唱した。「プロバイオティクス(probiotics)」という用語は，1965 年に Lilly と Stillwell によって初めて使われた。2002 年，Marteau らはプロバイオティクスを「健康と幸福に有益な効果をもたらす微生物製剤または微生物細胞の成分」と定義した。

ヒトは，皮膚，口腔内，消化管内に存在する膨大な数の微生物と密接にかかわりながら生活している。消化管には 500 種を超える細菌叢が存在し，そのなかには免疫系を刺激したり，侵入してくる細菌やウイルスから宿主を守ったり，消化を助けたりするなどの重要な健康機能をもつものもある。

抗菌薬の使用，免疫抑制療法，放射線照射などの治療法は，これらの腸内細菌叢の組成や作用に変化をもたらすことがある。したがって，有益な細菌を消化管に導入することは，微生物の均衡を再構築し，疾病を予防するための非常に魅力的な選択肢となりうる。

「プロバイオティクス」という言葉は，「生物のための」という意味のギリシャ語に由来している。のちに国連食糧農業機関 / 世界保健機関(Food and Agriculture Organization / World Health Organization：FAO / WHO)は，プロバイオティクスを，適切な量で投与すれば健康利益を宿主(ホスト)にもたらす「生きた微生物」と定義した。

生きた菌のない細菌産物も，シグナル伝達経路やバリア機能に同様の影響を及ぼす可能性がある。これらの細菌産物は，広く**ポストバイオティクス(postbiotics)**として特徴づけられ，宿主において生物学的活性を有する非生存細菌産物またはプロバイオティック微生物からの代謝副生成物として定義されうる。一般に，ポストバイオティクスには，バクテリオシン，有機酸，エタノール，ジアセチル，アセトアルデヒド，過酸化水素などの細菌代謝副生成物などがある。ある種の加熱死されたプロバイオティクスは，宿主において生物学的活性を発揮しうる重要な細菌構造を保持することも見いだされている。研究によると，これらの代謝産物は病原微生物に対して幅広い阻害特性をもつため，抗菌薬の代替品として使用できる。ポストバイオティクスは非生存性の細菌産物，あるいはプロバイオティクスからの代謝副産物であるため，毒性がなく，非病原性で，哺乳類の酵素による加水分解に耐性がある。場合によっては，ポストバイオティクスは *Saccharomyces boulardii* のような菌種に対するバリア機能を強化することもでき，$\alpha2\beta1$ インテグリンコラーゲン受容体の活性化により，*in vitro* および *in vivo* で上皮細胞の血管新生を改善することが示されている。

プレバイオティクス(prebiotics)は，大腸内のある細菌種または細菌群の増殖および / または活性を選択的に刺激することにより宿主に利益を与え，宿主の健康を改善する難消化性の食品成分である。プレバイオティクスは，上部消化管での消化を免れ，腸内の既存の微生物集団に提供される基質の種類を変えることによって腸内細菌組成を変化させる食事性炭水化物であり，これらの炭水化物にはフラクトオリゴ糖，グルコオリゴ糖，およびイヌリンなどがある。

プロバイオティクスとプレバイオティクスの両方を合わせて**シンバイオティクス(synbiotics)**と呼ぶ。これらは消化管内の細菌の生存率を高め，その効果を増強する。プロバイオティクスとプレバイオティクスの両方が生体内で一緒に働くことで，相乗効果がより効率的に促進される。

理想的なプロバイオティクス製剤の特徴は以下のとおりである：

- 細胞生存率が高く，低 pH や酸に強い。
- プロバイオティクス菌株が腸に定着できない場合でも，腸内で持続する能力
- 腸管上皮に接着し，蠕動運動による腸管洗浄作用を相殺する。
- 腸に関連する免疫細胞と相互作用したり，シグナルを送ったりして，局所的な代謝活動に影響を与えることができる。
- 人間由来
- 非病原性，無毒性，重篤な副作用なし。
- 加工に耐性があり，健康上の利益をもたらすのに十分な数の生存細胞が製品中に存在する。

数多くの微生物がプロバイオティクスとして使用されている。以下にプロバイオティクス製剤に使用されている微生物を列挙する。

- 乳酸桿菌属：好酸性乳酸桿菌(*L. acidophilus*)，*L. casei*，*L. fermentum*，*L. gasseri*，*L. johnsonii*，*L. lactis*，*L. paracasei*，*L. plantarum*，*L. reuteri*，*L. rhamnosus GG*，*L. salivarius*，*L. bulgaricus*，*L. sporogenes*，*L. delbrueckii*，*L. brevis*，*L. cellobiosus*，*L. helvetic's*，*L. crispatus*，*L. delbrueckii subsp. lactis*，*L. salivarius subsp. salicinius*
- ビフィズス菌：*B. bifidum*，*B. breve*，*B. lactis*，*B. longum*，*B. infantis*，*B. thermophilum*，*B. animalis*，*B. adolescentis*
- レンサ球菌：*S. thermophilus*，*S. salivarius*，*S. lactis*，*S. cremoris*，*S. intermedius*
- サッカロミセス：*S. boulardii*，*S. cerevisiae*
- その他：*Bacillus cereus*，*Escherichia coli*，*Enterococcus faecalis*，*Enterococcus faecium*，*Propionibacterium*，*Bac-*

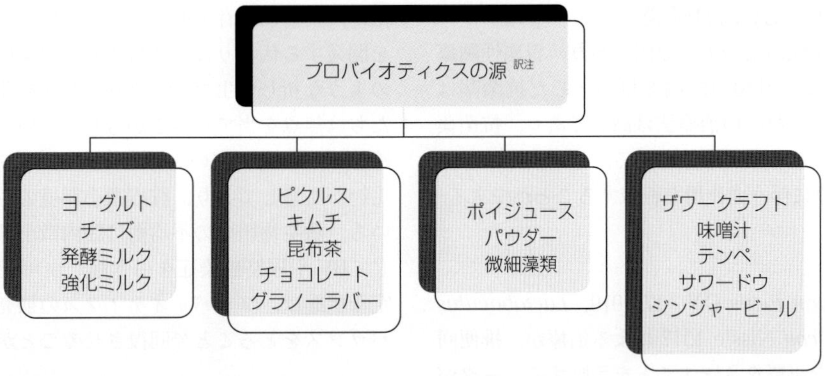

図 209.1
プロバイオティクスの源
[訳注：ポイ(poi)とはタロイモを焼いてすりつぶしてペーストにしたハワイの伝統食。テンペ(tempeh)は大豆を使ったインドネシアの発酵食]

teroides uniformis, *Peptostreptococcus*, *Leuconostoc*, *Pediococcus*, *Akkermansia*, *Aspergillus niger*, *Aspergillus oryzae*, *Candida pintolopesii*

プロバイオティクスが得られる源を図 209.1 に示す。

作用メカニズム

腸内細菌叢の有益な作用は，「コロニー形成抵抗性」または「バリア効果」とも呼ばれる。これは常在(自家)腸内細菌がその存在を維持し，病原体を含む新たに摂取された微生物に対するすきまともいうべき場所での保護を与えるために用いられる重要なメカニズムである。プロバイオティクスはまた，腸内細菌叢のユニークな能力に加え，病原性微生物叢と競合して腸に付着し，そのコロニー形成を改善することによって，有望な結果を示すことが知られている。プロバイオティクスはまた，局在する宿主細胞内の特定の遺伝子の活性化を開始することによって，宿主の免疫反応を刺激，調節，制御する。さらには，腸－脳軸の一部として，双方向の神経細胞シグナル伝達を通じて，消化管ホルモン分泌を調節し，脳の行動を制御する。プロバイオティクスはまた，血管内皮増殖因子受容体(vascular endothelial growth factor receptor：VEGFR)シグナル伝達による腸管血管新生の誘導にも重要な役割を果たしており，その結果，炎症性腸疾患(inflammatory bowel disease：IBD)の進行によって引き起こされる腸粘膜組織の急性および慢性炎症を制御している。プロバイオティクスは微生物を制御することで宿主環境の健康に貢献する生理的機能をもつため，過体重，肥満対策にも役立つ。

プロバイオティクスの臨床的意義と応用の可能性

臨床上の健康上の利益を目的としたプロバイオティクスの使用は魅力的な研究分野である。乳児下痢症，壊死性腸炎(necrotizing enterocolitis：NE)，抗菌薬関連下痢症，再発性 *Clostridioides difficile* 大腸炎，*Helicobacter pylori* 感染症，炎症性腸疾患からがん，女性の泌尿生殖器感染症，外科的感染症に至るまで，さまざまな臨床症状においてプロバイオティクスが有効であることが示されているからである。

壊死性腸炎(NE)

NE は，早産児が新生児集中治療室(neonatal intensive care unit：NICU)で直面する可能性のある，壊滅的な腸疾患の 1 つである。帝王切開で出産した低出生体重早産児は，しばしば集中治療を必要とし，数日後にしか母乳を与えられない。乳酸菌のような微生物が経腟分娩によって摂取され，母乳によって増殖する通常の過程は，これらの乳児では起こらない。2.5×10^8 コロニー形成単位(colony-forming unit：CFU)の生きた *Lactobacillus acidophilus* と 2.5×10^8 CFU の生きた *Bifidobacterium infantis* をコロンビアの 1,237 人の新生児に投与したヒト試験では，NE と全死亡が 60%減少した。

下痢

プロバイオティクスは，免疫系への作用を通じて下痢を予防または改善することができる。さらに，プロバイオティクスは病原性ウイルスや細菌と上皮細胞上の結合部位を奪い合うため，感染を防ぐ可能性がある。古典的な抗菌薬とは異なり，腸内細菌叢の複雑な集団の組成の乱れや変化が抑制されるため，抗病原性活性はプロバイオティクスの最も有益な効果の 1 つと考えられている。プロバイオティクスはまた，**バクテリオシン**を産生することによって病原性細菌の増殖を阻害する可能性がある。バクテリオシンは，標的細胞の膜透過性を増加させ，膜電位の脱分極，ひいては細胞死につながる。

プロバイオティクスの使用は下痢の期間を短縮するが，その効果の大きさは研究によってかなり異なる。プロバイオティクスは，さまざまな病因の下痢に対して，予防効果だけでなく治療効果もある。プロバイオティクスがロタウイルス下痢，抗菌薬関連下痢，放射線誘発下痢，旅行者下痢の期間と重症度を軽減するという十分な証拠がある。

ピロリ菌(*Helicobacter pylori*)感染

ピロリ菌は慢性胃炎や消化性潰瘍の主な原因であり，胃悪性腫瘍のリスク因子でもある。ピロリ菌の除菌を目的とした抗菌薬は90%有効である。しかし，これらの治療法は高価であり，抗菌薬耐性と同様に副作用を引き起こす可能性がある。プロバイオティクス治療は，ピロリ菌治療に伴う副作用を軽減することができる。

便秘

成人では，*Bifidobacterium lactis* DN- 173 010，*Lactobacillus casei* Shirota，および *E. coli* Nissle 1917 による治療が，排便回数および便の硬さに良好な影響を及ぼすことを示唆するデータがある。

乳糖不耐症

乳糖不耐症は，小腸の乳糖分解酵素ラクターゼ(β-ガラクトシダーゼ)の活性不足に起因する。発酵乳製品の摂取に伴う健康効果は，乳糖の消化を促進し，乳糖吸収不良者の不耐症状を回避することである。一般的には，*Lactobacillus bulgaricus* と *Streptococcus salivarius* subsp. *thermophilus* 亜種からつくられるヨーグルトが効果的である。

炎症性腸疾患

IBD には一般的に，潰瘍性大腸炎，Crohn 病，慢性回腸嚢炎があり，これらは消化管内の慢性炎症の異なるパターンを表している。研究により，腸内細菌叢の不均衡が IBD の制御に重要な病態生理学的役割を果たしていることが示されている。また，プロバイオティクス，プレバイオティクス，およびその両方を補給することによって，IBD の病態が変化する可能性があることもわかっている。IBD は短鎖脂肪酸(short-chain fatty acid：SCFA)，特に酢酸，酪酸，プロピオン酸の産生障害と関連している。さらに，これらの SCFA は大腸の恒常性(ホメオスタシス)維持に重要な役割を果たすことが知られている。また，抗炎症作用もあり，大腸の推進機能を改善する。したがって，難消化性炭水化物や食物繊維(プレバイオティクス)を単独で，あるいはプロバイオティクスと組み合わせて補充し，SCFA の産生を増加させることは，有用な治療法となりうる。現在，この分野の進歩は，インターロイキン 10 やリポテイコ酸のような免疫調節物質を産生・排出し，宿主の免疫系に影響を与え，常在菌の保護レベルを回復させることができる遺伝子操作されたプロバイオティクス細菌株の開発を目指している。

泌尿生殖器感染症

米国疾病対策センター(Centers for Disease Control and Prevention：CDC)によると，世界中の 10 億人以上の女性が，細菌性腟症(bacterial vaginosis：BV)，尿路感染症(urinary tract infection：UTI)，その他いくつかの酵母菌感染症など，性行為以外の泌尿器感染症に苦しんでいる。性感染症(sexually transmitted disease：STD)もまた，世界中で罹患率の大きな原因となっている。一部の先進国で最も多く報告されている 2 つの細菌性 STD は，淋菌(*Gonorrhoea*)感染とクラミジア(*Chlamydia*)であり，それぞれ *Neisseria gonorrhoeae* と *Chlamydia trachomatis* によって引き起こされる。これらの疾患の原因である病原菌は，同時に既存の薬に対する耐性を獲得しつつあるため，新薬を開発する代わりに，これらの病原菌に作用する非病原性微生物のような新しい生きたサプリメントを開発することに，現在の私たちは焦点を当てるべきかもしれない。腟内微生物叢の異常と尿路感染症の発生率の上昇には関連がある。腟内には約 50 種の微生物が生息しており，腟内微小環境の主な調節因子とみなされている。微生物組成の不均衡は腟内微小環境の健全性に大きく影響し，BV や尿路感染症を引き起こす可能性がある。これらの不安定な状態は，プロバイオティクスの補充によって乳酸桿菌の数のバランスをとることで回復させることができる。

がん

がんは世界中の人々に影響を及ぼしている恐ろしい病気である。世界のがん死亡者の 70%以上は，アジア，アフリカ，アメリカ大陸の人々である。現在，強力な治療効果をもつ多くの新薬が発見されているが，副作用の負担に対する耐性が，効果的な治療の大きな制限となっている。近年，プロバイオティクスのような抗がん作用をもたらす天然由来成分が注目されている。*in vitro* 研究では，プロバイオティクス菌株である *Lactobacillus fermentum* NCIMB-5221 および-8829 が，SCFA(フェルラ酸)の産生を介して，大腸がん細胞を抑制し，正常な上皮性大腸細胞の増殖を促進する能力が高いことが実証された。この能力は他のプロバイオティクス，すなわち *L. acidophilus* ATCC 314 および *L. rhamnosus* ATCC 51303 とも比較された。いずれも以前に腫瘍形成活性があると特徴づけられている。また，*L. acidophilus* LA102 株と *L. casei* LC232 株の 2 つのプロバイオティクス株も，2 つの大腸がん細胞株(Caco-2 と HRT-18)に対して *in vitro* で抗増殖活性を示し，顕著な細胞毒性活性を示すことが判明している。プロバイオティクスはがんの中和に重要な役割を果たす可能性があるが，研究は試験管内試験のみに限られている。したがって，プロバイオティクスの抗がん作用を *in vivo* モデルで証明し，動物実験や臨床試験につなげる必要がある。

アレルギー

免疫異常によって引き起こされるアレルギー疾患の増加は，世界的に深刻な経済的・社会的負担となっている。近年，アレルギー疾患の予防と管理におけるプロバイオティクスの有益な役割により，その原因と予防に関する理解が進んでいる。*Lactobacillus plantarum* L67 のような特定のプロバイオティクスに関する *in vitro* 研究では，これらの物質が宿主においてインターロイキン-12 やインターフェロン γ を産生することにより，アレルギー関連疾患を予防する可能性が示されている。別の研究では，*L. plantarum* 06CC2 はアレルギー症状を有意に緩和し，オバルブミン感作マウスの血清中の総免疫グロブリン E，オバルブミン特異的免疫グロブリン E，ヒスタミンのレベルを低下させた。マウスの脾臓細胞において，*L. plantarum* 06CC2 は，アレルギー症状を緩和するインターフェロン γ およびインターロイキン-4 の分泌を有意に促進することが知られている。プロバイオティクスの抗アレルギー活性とその作用機序を評価するうえで，さらなる研究が有用であろう。

血清コレステロール

ヨーグルトの大量摂取は食事性コレステロール血症を低下させることが判明し，ヨーグルトには酢酸からコレステロールの合成を阻害する因子が含まれていることが示唆された。

糖尿病

東南アジア国際糖尿病連合(International Diabetes Federation：IDF)によると，世界中で4億2,500万人が糖尿病を患っており，そのうち東南アジア地域では7,800万人が糖尿病を患っている。この疾患の管理には複数の薬剤が用いられるが，糖尿病の決定的な治療法はない。大規模な16S rRNA遺伝子配列決定，定量的リアルタイムポリメラーゼ連鎖反応(polymerase chain reaction：PCR)，蛍光 *in situ* ハイブリダイゼーションに基づいて，腸内細菌叢の組成と肥満や糖尿病などの代謝性疾患との関連がLarsenらによって提唱されている。Gram陰性BacteroidetesとGram陽性Firmicutesは，腸内微小環境を支配する2つの特異的細菌門である。より具体的には，2型糖尿病患者では，Firmicutes属の菌数が著しく減少しており，Bacteroidetes/Firmicutes比が増加すると，血漿グルコース濃度と正の相関を示す。同様のパターンは，1型糖尿病などの自己免疫疾患の発症にも関与している。プロバイオティクスやプレバイオティクスの介入によって，胃抑制性ポリペプチドやグルカゴン様ペプチド-1などの腸内ホルモンを調節することによる2型糖尿病の管理も，説得力のある戦略である。ホルモンはグルコースのホメオスタシスに関与しているので，腸内細菌叢を改善すれば，末梢のインスリン抵抗性やβ細胞のインスリン産生不全によって引き起こされるこの障害を中和できる可能性がある。現在の研究では，アラビノキシランやアラビノキシランオリゴ糖のような新しいプレバイオティクスの生成に焦点が当てられており，これらの炭水化物はいずれも脂肪率の低下に関連していることから，代謝異常の中和に有望な結果を示している。

肥満

減量は，交感神経系を刺激することによる発熱反応と脂肪分解反応によって促進される。*Lactobacillus gasseri* BNR17のプロバイオティック株は，レプチンとアディポネクチンの主な供給源である脂肪細胞組織の増加を抑制し，それによってレプチンの分泌を制限する特性を有することが示されている。*L. casei*, *Lactobacillus acidophilus*, *Bifidobacterium longum* などの他のプロバイオティック微生物にもコレステロール低下作用があることが報告されている。

口腔医学・歯科学

Lactobacillus と *Bifidobacterium* の特定の種は，発がん性レンサ球菌やさまざまな種類の *Candida* を抑制することにより，口腔内で有益な効果を発揮する可能性がある。*Lactobacillus reuteri* は，中等度～重度の歯肉炎患者の歯肉炎と歯垢の両方を減少させるのに有効であった。

脳と中枢神経系

近年，腸内細菌叢が中枢神経系に及ぼす影響の解明に多くの研究が費やされている。「微生物－腸－脳軸」は，消化管と中枢神経系との間の調節シグナルの交換によって確立される双方向コミュニケーションである。中枢神経系に対するプロバイオティクスの効果は主に臨床試験で研究されており，腸内細菌叢がヒトの脳発達機能に影響を与えることが明らかになっている。自閉症スペクトラム障害をもつ小児において，*L. plantarum* WCFS1(4.5×10^{10} CFU/日)を毎日摂取させたところ，学業成績や食事に対する態度が改善した。健康なボランティアを対象としたランダム化試験では，参加者に *Lactobacillus helveticus* R0052と *B. longum* R0175を経口投与したところ，心理的苦痛が減少した。別の臨床試験では，慢性疲労症候群の患者に *L. casei Shirota* 株を投与したところ，不安症状が軽減したことが示され，不安の軽減は腸機能の改善によるものと考えられた。ヒト腸管由来の *L. brevis* DPC6108株と *Bifidobacterium dentium* 株は，不安や抑うつを抑制する脳内神経伝達物質であるγ-アミノ酪酸を大量に産生することが報告されている。*L. acidophilus* の経口摂取は，報酬や習慣性行動に関する気分の調整を助けることが示されている。

骨

ヒトを対象としたいくつかの研究で，難消化性オリゴ糖(nondigestible oligosaccharide：NDO)がミネラルの吸収や代謝，骨の組成や構造によい影響を及ぼすことが示されている。シンバイオティクス(すなわち，プロバイオティクスとプレバイオティクスの組み合わせ)は，さらなる効果をもたらす可能性がある。将来的には，関節リウマチの治療，エタノール誘発性肝疾患の予防，移植片対宿主病の予防や治療などへの応用が提案されている。

次世代プロバイオティクス

プロバイオティクスは，宿主の微生物バランスを改善し，障害を予防し，病原体のコロニー形成リスクを低下させると考えられている。プロバイオティクスは「機能性食品」または「善玉菌」と呼ばれ，*C. difficile* に関連した下痢の予防および治療薬として検討されてきた。さらに，ランダム化比較試験(randomized control trial：RCT)やメタ分析から，プロバイオティクスがリスクのある人の一次性 *C. difficile* 感染(*C. difficile* infection：CDI)を予防する能力については中程度のエビデンスがあることが示唆されているが，二次性CDI〔再発性CDI(recurrent CDI：rCDI)〕を予防できることを示唆する十分なエビデンスはない。CDIの予防におけるプロバイオティクスの使用については，CDIリスクにおける特定のクラスの抗菌薬と使用されるプロバイオティクスとの相互作用，CDIの予防に最も有効な細菌分類，免疫不全患者や重症患者におけるプロバイオティクスの使用に関して，まだいくつかのエビデンス・ギャップがある。

全体として，古典的なプロバイオティクスはヒトの腸内細菌叢に対して限られた効果しか示さないため，より優れた菌株の選択と処方が必要とされている。これまでの研究から，特定の細菌による多様な代謝性疾患や炎症性疾患の治療や予防に有望な結果が得られている。これらのプロバイオティクスには，*Lactobacillus* と *Bifidobacterium* とは異なる種が含まれる。FAOのプロバイオティクスの定義は幅広く，プロバイオティクスの系統的起源に関して柔軟性をもたせている。*Clostridium* クラスターⅣ，ⅩⅣa，ⅩⅧ，*F. prausnitzii*, *Akkermansia muciniphila*, *Bacte-*

roides uniformis, *Bacteroides fragilis*, *Eubacterium hallii* から次世代プロバイオティクスを選択した。これらの次世代プロバイオティクスは前臨床試験で評価され，炎症性疾患や代謝性疾患に対して良好な結果が得られた。さらに，ヒト由来の菌株を含む新しいプロバイオティクス製品の開発には，新しい技術が必要である。これらの菌株は腸内細菌叢の主要なグループに由来するものでなければならず，安全性が高く，潜在的な有益効果があることが証明されなければならない。

糞便微生物叢移植療法

糞便微生物叢移植(fecal microbiota transplant：FMT)または糞便細菌療法は，CDI の治療に成功した代替戦略である。FMT は CDI と rCDI の両方を解決することができ，さらなる抗菌薬治療が失敗した場合の成功率は 90％である。FMT の成功から，現在では潰瘍性大腸炎，IBS，メタボリックシンドロームなどの疾患の治療法として検討されている。FMT によって生じる糞便サンプルの複雑さが，成功の鍵なのかもしれない。したがって，ドナーのマイクロバイオームの多様性が重要であると考えられる。実際，FMT に反応しない患者もいるが，これはおそらく，特定の細菌系統型のみが効果的に移植された場合に治療効果を発揮するためであろう。FMT 後の副作用には，吐き気，嘔吐，発熱，腹痛，下痢などがある。FMT が未特性であるために，ウイルス，病原体，あるいはアレルゲンなどのリスク因子が検出されなかったり，監視されなかったりして，FMT レシピエントに移行し，疾病を引き起こす可能性がある。この問題を克服するために，Petrof ら(2013 年)は，性質を特性化した合成細菌カクテルを開発した。この研究の著者らは，合成便の代用品を使用することが，rCDI の治療における FMT の使用に代わる効果的な方法である可能性を示唆し，こうして腸内細菌叢の“RePOOPulating”という概念が生まれた。さらに，混合細菌は病原体やウイルスを含まないため，患者の安全性も保証される。これらのデータは，RePOOPulate 研究のような多種の細菌群が，単一菌株のプロバイオティクスやプロバイオティクス種の混合培養よりも効果的であることを示唆している。これは，RePOOPulate 群集がその構造を維持し，新しい環境でのコロニー形成に成功したためと考えられる。さらに，RePOOPulate は，次世代プロバイオティクスの候補となりうる有益な健康効果をもつ菌株を含む，系統学的により多様なコミュニティで構成されていた。

安全性

FAO と WHO は，プロバイオティクス生物の安全性ガイドラインを確立するために，プロバイオティクス菌株を一連の試験を通じて特徴づけ，最低限，抗菌薬耐性パターン，代謝活性，毒素産生，溶血活性，免疫不全動物モデルにおける感染性，副作用，消費者における有害事象を測定するよう勧告した。

結論

プロバイオティクスが，消化管や泌尿生殖器に関連する特定の疾患の予防や治療にかなりの役割を果たすことを示唆する証拠があり，糖尿病，肥満，がんの予防や治療におけるプロバイオティクスの貢献は，エキサイティングで急速に進展している研究分野である。そのため，現在の研究の焦点は，プロバイオティクスの新菌株の評価と，生物医学的 / 臨床的研究におけるそれらの適用可能性におかれており，これにより，ヒトの健康増進を目的としたプロバイオティクスの探求と活用の新たな方向性が切り開かれている。

文献

Food and Agriculture Organization of the United Nations and World Health Organizations. *Regulatory and clinical aspects of dairy probiotics.* Food and Agriculture Organization of the United Nations and World Health Organization expert consultation report. Geneva: Food and Agriculture Organization of the United Nations and World Health Organization; 2001. Working group Report (online). https://www.who.int/foodsafety/fs_management/en/probiotic_guidelines.pdf

Gupta V, Garg G. Probiotics in antimicrobial therapy: General considerations. In Schlossberg D ed., *Clinical infectious disease*, 2nd ed. New York: Cambridge University Press; 2015: 1366–1370.

Gupta V, Garg R. Probiotics. *Indian J Med Microbiol.* 2009;27(3):202–209.

Gupta V, Nag D, Garg P. Recurrent urinary tract infections in women: How promising is the use of probiotics? *Indian J Med Microbiol.* 2017;35:347–354.

Hage RE, Sanabria EM, De-Wiele TV. Emerging trends in “smart probiotics”: Functional consideration for the development of novel health and Industrial applications. *Front Microbiol.* 2017;8:1–11.

Kerry RG, Patra JK, Gouda S, Park Y, Shin HS, Das G. Benefaction of probiotics for human health: A review. *J Food Drug Anal.* 2018;26:927–939.

Petrof, EO, Gloor GB, Vanner SJ, et al. Stool substitute transplant therapy for the eradication of Clostridium difficile infection: “RePOOPulating” the gut. *Microbiome.* 2013;1:3. doi:10.1186/2049-2618-1-3.

Sanders ME, Merenstein D, Merrifield CA, Hutkins R. Probiotics for human use. *Nutrition Bull.* 2018;43:212–225.

210 抗菌薬過敏反応

■著：Santiago Alvarez-Arango, N. Franklin Adkinson, Jr.
■訳：岩田健太郎

薬の副作用(adverse drug reaction：ADR)は通常，すべてのADRの85～95%を占めるタイプA反応(既知の薬理属性から予測でき，概ね用量依存性)とタイプB反応(一部のリスクが高い人々限定に発生するもので予測不可能)なものに分けられる。タイプB反応はすべてのADRの10～15%を占める。**免疫薬物反応**や**薬物不耐**(例：アスピリン錠1錠飲んだ後の耳鳴)や，**特異体質の反応**で，そのなかには仮性アレルギー(pseudoallergic)なものもある(例：アスピリン誘導反応，vancomycinによるレッドマン症候群)。

ADRはさらに症状が現れる時間で細分してもよい。例としては，即時型と遅延型のADRだ。あるいは薬物活性機序や免疫機序で分けてもよかろう。すべてのADRの6～10%で免疫機序が関与しているようだ。アレルギーのある薬はあらゆる種類の免疫病理反応を起こしうる。臨床的には，外来の大分子が引き起こす反応と区別はできない(表210.1)。**GellとCoombsのタイプⅠ**反応は薬/抗原特異的免疫グロブリン(immunoglobulin：Ig)Eが原因であり，これが非常に親和性の高い肥満細胞や好塩基球のFc-IgE受容体に結合する。こうした受容体での架橋結合により，血管作動性物質が放出される。たとえば，ヒスタミンやシステイニルロイコトリエンだ。典型的には，蕁麻疹，アナフィラキシー，鼻炎，それに気管支収縮などが起き，過去に感作された者に即座に起きることがある。**タイプⅡ**細胞溶解性反応は，一般的にはペニシリンのような，急速ハプテン化する薬に限定的なものだ。これは免疫グロブリンG(IgG)による細胞傷害性メカニズムにより，血中の細胞数が減ることが多い。**タイプⅢ**反応は免疫複合体によるものだ。補体の活性化やFc-α受容体に活性化された炎症細胞が関与することもある。薬剤特異的免疫複合体は高用量，長期投与によるもので，薬剤熱や古典的な血清病症候群，それにいろいろなタイプの皮膚血管炎を起こす。**タイプⅣ**反応はTリンパ球によるもので，「遅延型過敏反応」を起こす。いちばん典型的なのは，遅延型の紅斑・丘疹と接触性皮膚炎で，これは塗布する薬による。水疱，膿痂疹，そして麻疹様の多くの薬剤誘発型過敏反応は，免疫機序をもつと考えられるが，古典的なGellとCoombsの分類にはフィットしない。最近の遅延型免疫応答の病態生理におけるT細胞サブセットと機能の研究によると，タイプⅣ反応のサブカテゴリーがあるのだという。これが表210.1に示されている。

しかし，薬剤反応のなかには，アレルギー性症候群に似ているが，元々免疫が原因でないものもある。こうした非免疫過敏反応は「偽アレルギー反応」として知られてきた。ほとんどの偽アレルギー反応はタイプⅠのIgE媒介反応に似る。蕁麻疹，血管浮腫，気管支れん縮，それにアナフィラキシーだ(表210.2)。その場合，好塩基球や肥満細胞は非免疫的機序で活性化され，よって血管作動性物質が放出されるのだ。

本章では，我々はタイプBの抗菌薬によるADRをまとめる。特に，最新のβ-ラクタム系薬アレルギーの診断とマネジメントのコンセプトに着目する。この薬が免疫による薬剤アレルギーのプロトタイプだからだ。さらに，我々は臨床現場，医療活用におけるβ-ラクタムアレルギーの過剰診断問題を論じる。また，多くの抗菌薬過敏性症候群のマネジメントについても言及する。

抗菌薬アレルギーの疫学

β-ラクタムとスルホンアミド系薬が最も多い抗菌薬過敏性の原因だ。ポルトガルのポルトに住む一般の人たちを対象とした横断研究では，penicillinなどのβ-ラクタム系薬への過敏性の病歴は成人の4.5%がもつことがわかった。米国では，最近の大規模医療保険データベースを用いた研究で，penicillin過敏性の病歴はおよそ10%の患者で記録されていた。途上国でのデータはあまりないが，ペニシリンアレルギーは抗菌薬アレルギーのなかで最も多いようだ。スルホンアミド系薬に過敏性の既往歴がある人は全人口の2～4%だと報告されているが，後天性免疫不全症候群(acquired immunodeficiency syndrome：AIDS)患者では40～80%にまで増える。新しいクラスの抗菌薬への免疫応答はしばしばまれで，あまり報告もない。よく使う抗菌薬の薬剤への免疫応答のだいたいの起こりやすさは表210.3にまとめた。

抗菌薬アレルギーの負担

β-ラクタム系薬はいろいろな細菌感染治療に処方されているいちばん多い抗菌薬の一種だ。しかし，最近のデータによると，β-ラクタム処方はとても減っており，これは一部にはアレルギー歴が増えているからである。集中治療の現場では30%超えのこともあるのだ。細菌耐性の増加や新たな抗菌薬の導入もこのトレンドに寄与している。ペニシリン・アレルギーは米国人口の10%にあると報告されている。これは3,270万人以上に相当する。キノロン系薬やマクロライド系薬のよくある感染症の代替案としての処方が増えており，これはペニシリンアレルギー歴のある患者へのvancomycn使用についても同様だ。もっとも，急性IgE依存ペニシリンアレルギー歴のある患者のほんの10～15%だけが現在，タイプⅠ皮膚テスト陽性なのだが。抗菌薬アレルギーの吟味のない病歴が，他の薬の使用を助長している可能性がある。効果に乏しく，毒性が強く，より高額な薬だ。よって，医療面，経済面での負担になっているのだ。米国，ヨーロッパ，

表 210.1
抗菌薬への免疫病理反応はどのようなものか。そしてその対応戦略

反応カテゴリー	臨床像	よくある抗菌薬の例	最初の薬使用から感作にかかる時間	薬再曝露からのオンセット	皮膚テスト	*in vitro* の検査	薬の再投与（DPT / 脱感作）
タイプⅠ（IgE）	蕁麻疹，血管浮腫，鼻炎，気管支れん縮，アナフィラキシー	β-ラクタム抗菌薬，sulfamethoxazole	必要：1〜2週間	通常，1時間以内（まれに数時間後）	即時（膨疹，炎症）[a] 皮内テスト	RAST（血中 IgE） 血中肥満細胞トリプターゼ濃度 好塩基球活性	もし皮膚テスト陽性なら脱感作
タイプⅡ（IgG と補体）	溶血性貧血，薬剤誘発性腎炎，血小板減少，好中球減少	ペニシリン系薬，セファロスポリン系薬，スルホンアミド系薬	必要：1〜2週間	何日，何週間もかかる	なし	血算 Coombs テスト	注意深く DPT
タイプⅢ（IgG 免疫複合体）	血清病，発熱，血管炎	ペニシリン系薬，セファロスポリン系薬，スルホンアミド系薬，streptomycin	必要：10〜21日	通常，数日〜数週間	なし	赤沈 CRP 免疫複合体 血中補体濃度	注意深く DPT
タイプⅣa（Th1 リンパ球）	アレルギー性接触皮膚炎	ペニシリン系薬 neomycin（fradiomycin） Bactrim®〔trimethoprim-sulfamethoxazole（ST 合剤）〕	必要：1〜3週間	8〜120 時間	パッチテスト 皮内テスト （遅延型反応を48〜72時間後に）	リンパ球芽球化試験[b]	禁忌になるだろう
タイプⅣb（Th2 リンパ球）	紅斑 / 丘疹	ペニシリン系薬，特にジアミノペニシリン（例：amoxicillin，ampicillin） スルホンアミド系薬	必要：4〜14日		パッチテスト 皮内テスト （遅延型反応を48〜72時間後に）	リンパ球芽球化試験	DPT が有用
タイプⅣc 細胞傷害性リンパ球（パーフォリン / グランザイム B）	接触性皮膚炎 紅斑 / 丘疹，水疱性皮疹，肝炎，SJS，TEN	スルホンアミド系薬 ペニシリン系薬 マクロライド系薬	必要：1〜2週間		パッチテスト 皮内テスト （遅延型反応を48〜72時間後に）	リンパ球芽球化試験[b]	水疱性皮疹，SJS / TEN には禁忌

CRP＝C 反応性蛋白，DPT＝薬剤誘発試験，Ig＝免疫グロブリン，RAST＝放射性アレルギー吸着試験，SJS＝Stevens-Johnson 症候群（皮膚粘膜眼症候群），TEN＝中毒性表皮壊死症
a ペニシリン皮膚テストにのみ検証があり，高い陰性的中率をもつ。特定の抗菌薬では陽性だと役に立つかも。しかし，陰性皮膚テストは抗菌薬への即時反応の除外にはならない。
b 臨床的には偽陽性が起きる可能性がある。
（Gell と Coombs を改変して引用）

表 210.2
抗菌薬への非免疫性過敏症反応の特徴と対応戦略

反応カテゴリー	臨床像	よくある抗菌薬の例	最初の薬使用から感作にかかる時間	薬再曝露からのオンセット	皮膚テスト	*in vitro* の検査臨床像	臨床像薬の再投与（DPT / 脱感作）
非免疫性	蕁麻疹，血管浮腫，鼻炎，紅斑，気管支れん縮	vancomycin（レッドマン症候群）	不要。最初の投与で反応が起きることも	数分。投与のスピードに依存	なし	なし	ゆっくり注射 事前に予防薬投与

（Gell と Coombs を改変して引用）

表 210.3
よく使う抗菌薬の免疫応答の起こりやすさ

免疫応答を誘発するリスク[a]	抗菌薬やそのクラス
よくある(>2%)	ペニシリン系薬 (抗菌薬としての)スルホンアミド系薬 nitrofurantoin
まあまあ(0.1～2%)	bacitracin セファロスポリン系薬 ペネム系薬 itraconazole キノロン系薬 minocycline
まれ(<0.1%)	モノバクタム系薬(aztreonam) アミノグリコシド系薬 amphotericin B chloramphenicol clindamycin fluconazole griseofulvin ketoconazole マクロライド系薬 vancomycin テトラサイクリン系薬 polymyxin metronidazole linezolid daptomycin

a 何度か同じ治療を受けた患者で。

オーストラリアの研究によると，病院でのプラクティスで，ペニシリンアレルギーのある患者ではより抗菌薬のコストが高まり，入院期間が長くなり，セファロスポリン系薬，マクロライド系薬，キノロン系薬といったより広域スペクトラムな抗菌薬を投与されやすかった。よって，薬剤耐性菌が増えるのだ。さらに，ペニシリン・アレルギーと登録された入院では入院期間が長くなり，コスト高となり，薬剤耐性菌による感染が増える。Mayo Clinic では，ペニシリンやセファロスポリンアレルギー歴のある待機的整形外科手術を受ける患者での予防的 vancomycin 使用は，専用のアレルギーコンサルテーションとペニシリンアレルギー皮膚テストによって相当減ったのだった。似たような改善は，他の抗菌薬アレルギー歴のある患者でも起きそうである。他の抗菌薬を使う前に適切に評価すればよいのである。

臨床像

抗菌薬アレルギーのプレゼンは，既知の過敏反応に似ている。臨床像は反応のタイプや重症度，侵される臓器によってまちまちである(表 210.1 と表 210.2)。多くの要素，たとえば，抗菌薬の免疫特性，治療の要素(たとえば，投与量，投与経路，投与頻度)，免疫状態や併存疾患のようなホストの要因，抗菌薬が使われるに至った炎症の状態が，過敏反応の頻度や特徴に影響を与えるのだ。

皮膚は抗菌薬反応をいちばん起こしやすい臓器だ。アナフィラキシーの最大 90%で認められる。紅斑，丘疹，蕁麻疹，瘙痒感がいちばん多いプレゼンで，典型的には，抗菌薬曝露を数時間，数日，あるいは数週間受けた後に起きる。が，急性のアレルギー反応の一環として発症することもある。薬物免疫反応には感作期間が必要だ。他方，非免疫肥満細胞の放出も感受性のある患者への最初の曝露で起きることがある(例：vancomycin 誘導型レッドマン症候群[訳注：近年ではジェンダー的問題からレッドマン症候群はレッドパーソン症候群と呼べ，という提言もあるが本書ではレッドマンのままだったので，そのまま訳出した。特に医学上の問題は生じないものと判断する])。抗菌薬はまた，重篤でまれな剝離性皮膚症候群を起こすことがある。たとえば，中毒性表皮壊死症(toxic epidermal necrolysis：TEN)，そして Stevens-Johnson 症候群(Stevens-Johnson syndrome：SJS)だ。他の臓器としては，間質性肺臓炎や免疫性血球減少などがあるが，まれだ。致死的な反応，たとえば致死的なアナフィラキシーもまれだ。しかし，アナフィラキシーのオーストラリアでの死亡に関する 9 年かけた研究によると，薬剤誘導性アナフィラキシーの入院が 150%増加し，薬剤誘導性アナフィラキシーの死亡はおよそ 300%増えた。β-ラクタム系薬がアナフィラキシーを起こしやすいいちばんコモンな抗菌薬のクラスだが，スルホンアミド系薬に対する IgE 抗体反応も報告されている。現在使われているものののリストは表 210.4 にある。

臨床アセスメント

薬剤アレルギー症候群は特定の免疫病理メカニズムをもつ，徴候や症状のパターンをみつけることで認識できる(表 210.1 と 210.2)。こうした症例の適切な診断には，注意深い病歴聴取，特に薬剤使用経験や反応の時間的経過が重要だ。さらに，合致する身体診察や検査所見を組み合わせ，かつ薬物のアレルギーの起き方の知識を活用する(表 210.3)。非典型的，かつ合致しないような反応の場合，患者を「薬剤アレルギー」患者と間違ってラベリングしないよう疑ってかかるのが正しい。

ステップ 1：初期評価

病歴聴取

詳細な病歴が薬剤アレルギー疑い患者の初期評価には必須だ。病歴は，さらなる診断検査やその他の評価戦略を行う意思決定法を導いてくれる。病歴を詳細にとっていれば，疑っている薬を再度使用するというリスクを侵す決断も理にかなったものとできる可能性すらある。カルテに過去の反応や治療の記載があればとても役に立つ。特に，患者の話がぼんやりしていたり，意識変容がある場合はそうだ。時に，出来事を目撃した親戚や友人のもたらす情報が，鑑別にとても役に立つことがある。とはいえ，目撃された薬剤アレルギー反応を記録し，医療記録とアレルギー・ラベルをアップデートして，正確に症状や徴候を確認し，疑わしい抗菌薬アレルギーのタイミングも記録しておくことが最重要である。

薬剤アレルギー疑いの病歴は，薬関係，そして患者関係の両方の要素に注目せねばならない。疑っている薬，反応の臨床像，過去の曝露とそれぞれの薬や関連化合物への反応，さらには併存疾患も記載せねばならない。たとえば，慢性蕁麻疹のある患者はしばしば，皮膚反応を薬や食べ物のせいにしたがる。同様に，胸が締めつけられる，胸痛，呼吸困難感，頻脈が投薬後に起きたと

表 210.4
過敏反応の臨床像

抗菌薬	よくある	あまりない / まれ
β-ラクタム系薬	蕁麻疹，紅斑丘疹	剝離性皮膚炎，TEN，SJS，血清病症候群，血管炎，血球減少，アナフィラキシー，腎炎
スルホンアミド系薬	固定薬疹 ヒト免疫不全ウイルス(HIV)陽性では，遅延型紅斑 / 丘疹＋発熱，蕁麻疹，血管浮腫	多形滲出性紅斑，SJS，TEN アナフィラキシー
キノロン系薬	蕁麻疹，固定薬疹，光過敏反応	急性間質性腎炎，急性肝炎，血清病，SJS，TEN，紅斑 / 丘疹，急性膵炎，貧血，血小板減少
マクロライド系薬	蕁麻疹，血管浮腫，固定薬疹，紅斑 / 丘疹	TEN，血管炎
vancomycin	「レッドマン症候群」，線形 IgA 水疱性皮膚症	紅斑 / 丘疹，固定薬疹，血管炎，血小板減少，多形滲出性紅斑，そしてアナフィラキシーを伴う蕁麻疹

き，それは基礎疾患たる心血管系疾患の徴候なのかもしれない。他にも併存疾患としては，単核球症のある患者の amoxicillin 関連のひどい発疹の頻度が高いことなどがある。あるいは，AIDS 患者での trimethoprim-sulfamethoxazole(ST 合剤)への頻回な反応もある。他の例としては，嚢胞性線維症の患者は抗菌薬への免疫応答の頻度が高い。これはおそらく，再曝露が頻回だからだろう。

病歴聴取により，免疫介在の可能性を見積もる有用な情報が得られる。免疫応答には感作期間が必要だ。よって，アレルギー疑い患者では，その薬か，構造的に関係ある物質の過去の使用歴があるはずだ。最初の薬曝露の場合，免疫応答が 3〜10 日後にみられることがある。再投与がタイプ I 反応を引き起こし，それは典型的には，初回投与 1 時間以内に始まる。

非免疫応答では感作はいらない。反応が 1 回目の投与でみられることもある。偽アレルギー反応を似たような症状を起こす IgE 媒介反応と区別することは，過去の薬剤使用の信頼できる病歴によってしばしば可能である。臨床像と反応の時間経過により，その反応が免疫媒介によるものか結論づけられることが多いのだ(表 210.1)。しかし，状況によっては，免疫，非免疫応答は臨床的に区別しがたいこともある。

身体診察

薬剤反応を起こしているかも，という患者の直接観察が有用なことがある。これは鑑別診断にも，重症度の客観的アセスメントにも役に立つ。重症度は，患者の説明だけでは誇張されることが多いのだ。完全なる身体診察が理想的である。多くの臓器系が関与している可能性があるからだ。薬で皮膚の反応が起きた場合，詳細な皮膚の診察が役に立つことが多い。ウイルス性発疹は，薬剤性紅斑 / 丘疹と容易に間違える。発熱や風邪症状，咽頭炎があれば，前者とわかることがある。

ステップ 2：さらなる診断検査を行うか決める

病歴だけでは，現在の薬剤感作を証明するには不十分なことも多い。はっきりした IgE 依存ペニシリンアレルギーの病歴がある患者のほんの 10〜15％だけが妥当性が証明された皮膚テスト陽性なのだ。つまり，病歴だけでは，現存する感作の証明には診断精度が低すぎるのだ。他の薬に関するデータでも同様であり，時間と共に感作が減衰することも示唆されている。IgE 媒介ペニシリンアレルギー患者のおよそ 80％で，皮膚テストの感度が 10 年経つと失われてしまう。よって，最近の反応のある患者のほうが過去にあった反応のある患者よりもアレルギーを起こしやすいのだ。

薬剤誘発試験(drug provocation test：DPT)が現存する薬剤アレルギー診断のゴールドスタンダードだ。が，薬剤アレルギー歴のある患者では同様に低い陽性率なのだ。こうしたデータが示唆するのは，現存する感作の診断を病歴だけで行うのは望ましくないことが多いということだ。さらなる検査で確定診断することが必要なのかもしれないのだ。残念ながら，多くの *in vivo*，*in vitro* のアレルギー検査は，ハプテン[訳注：免疫原性はないが反応原性はある不完全抗原](分子量の小さいもの)の薬によるアレルギーの診断には限定的な価値しかないことがわかっている。

皮膚テストはペニシリン系薬や他の β-ラクタム系薬の一部の即時型反応の診断には有用な情報を提供してくれる。が，他の抗菌薬での皮膚テストの妥当性は限定的で，これは抗原性決定要素がはっきりとわかっていないからだ。*in vitro* 検査での抗菌薬への薬剤特異的 IgE 測定も価値は小さい。皮内検査よりも感度が低いからだ。ただし，検査陽性ならば通常は信頼でき，皮膚テスト結果に相当する。禁忌がないならば，薬剤誘発試験を疑っている薬を使って行うのが，多くのハプテンによる薬剤アレルギーでのいちばん信頼できる診断検査だ。そうした検査は患者に一定のリスクをもたらすため，他の抗菌薬が受け入れがたいとか，たくさんの抗菌薬に感作されているときに限定される。抗菌薬アレルギー診断のステップワイズなアプローチが図 210.1 に示されている。診断検査は，表 210.1，210.2 で示した免疫病理でもっともらしいものに基づき，選択することができる。

即時型反応の評価

β-ラクタム系抗菌薬の皮膚テスト

皮内検査をして，15〜20 分後に膨疹や炎症を観察する方法は，

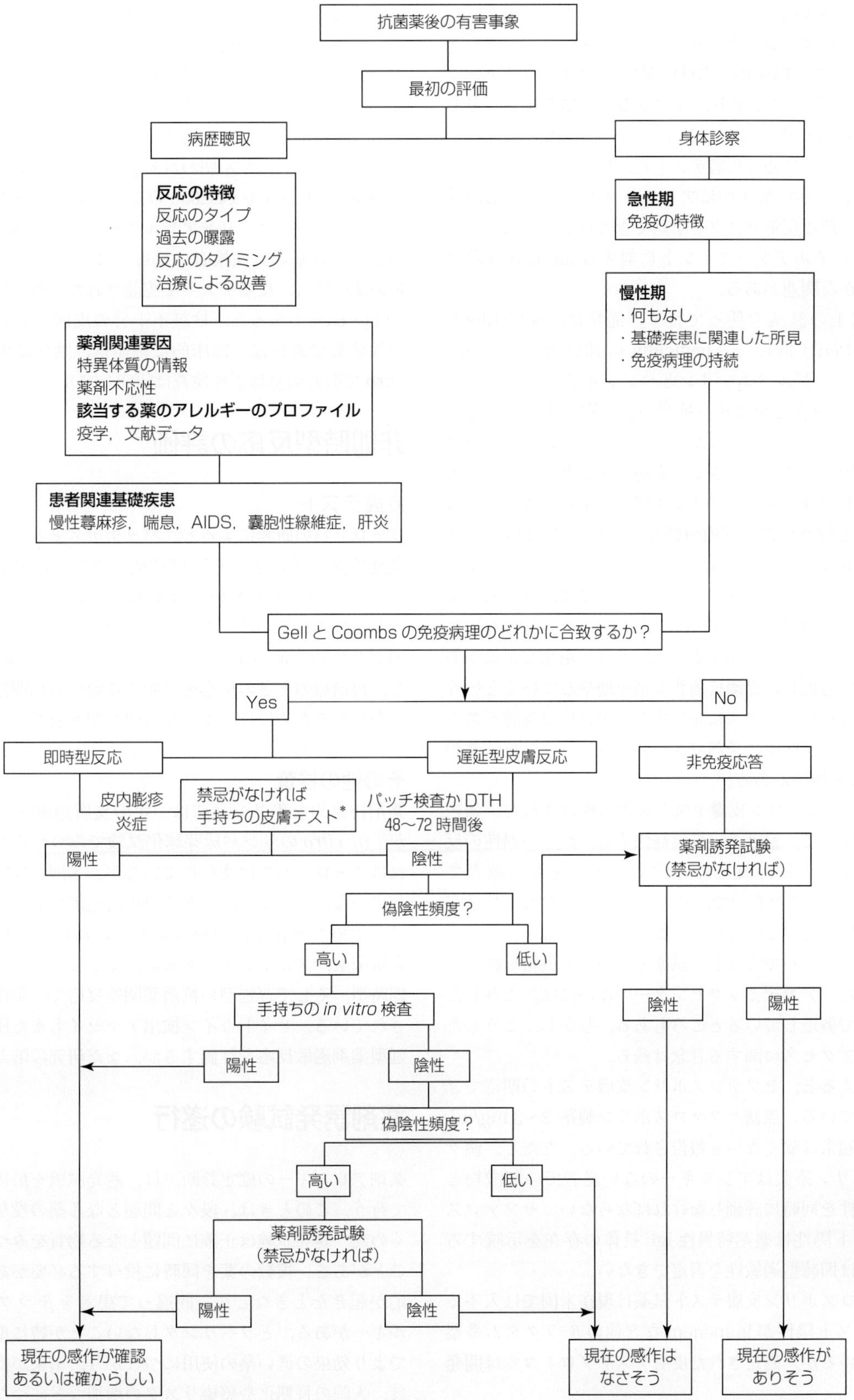

図 210.1

抗菌薬への免疫応答を疑ったときの診断アルゴリズム

＊ 皮膚免疫グロブリン E 検査の禁忌は，広範な皮膚病変，最近の抗ヒスタミン薬の使用，そしてアレルゲン曝露で重篤な即時型全身反応がある場合だ。

AIDS＝後天性免疫不全症候群，DTH＝遅延型過敏反応

ペニシリン系薬やその他のβ-ラクタム系薬での薬剤特異的IgE抗体をみつけるのに確立された方法だ。1つのメジャーデターミナントアナログ(**ペニシロイル・ポリリジン**)とマイナーデターミナント(**ベンジルペニシロエイト，ベンジルペニロエイト**，そしてペニシリンの**ベンジルペニシリン**イソマー)が，IgE依存ペニシリンアレルギー評価に使う皮膚テストだ。マイナーデターミナントに対するIgE抗体は臨床的にアナフィラキシー反応に関連しており，より重篤な反応リスクを予見できる可能性もある。メジャーなペニシロイルデターミナントに対するIgE抗体は蕁麻疹リスクと緩やかな関連がある。

検査は2つ以上の試薬を使って行う。通常は，penicilloyl-polylysine(Pre-Pen®)抗原と，penicillin単独(1万単位/mL)か，少なくともベンジルペニシリンとベンジルペニシロエイト(それぞれ10 mM)を含むマイナー抗原の混合物を用いる。こうしたマイナーデターミナントのなかで，ベンジルペニシリンだけが米国で商用に用いることができる。皮膚プリックテストで最大力価の試薬を最初に用いる。こうした検査が15分後に陰性ならば，皮内テストを行うのだ。皮内の盛り上がりを2，3 mmにする。膨疹直径が最低でも3 mm以上ネガティブコントロールよりも大きければ，陽性と判定する。施設によっては，選択的な検査の後で，1〜3回の経口penicillinが投与され，一定期間観察し，薬を飲めるかどうかを確認する。入院患者で重篤な感染がある場合は，迅速に選択した点滴抗菌薬の量を増やしていくというやり方も慎重に行われる。のちに発生する紅斑丘疹は皮膚テストや経口チャレンジでは簡単に予測できない。ペニシリン抗菌薬の3〜10%で起きる可能性がある。

IgEについて，ペニシリン皮膚テストの偽陰性はまれだ。報告されているのはすべて，軽度の，自然軽快する，かつ一過性の反応だ。85〜90%のIgE依存反応に合致する病歴をもつ患者でpenicillin検査は陰性になるので，そのような患者の大多数は安全に再治療できるのだ。このくらい診断のパワーをもっているのだが，米国やヨーロッパでこうした試薬の商用での供給を維持するのは難しかった。アカデミックセンターのなかには，こうした試薬を自分たちで製造しているところもある。しかし，こうした希少な製品へのアクセスに関する懸念は残る。

最近の研究によると，セファロスポリン皮膚テストの期待できる結果が示されている。点滴セファロスポリン製剤2〜3 mg/mL濃度であれば，通常は痛くないと報告されている。ただし，個々のセファロスポリン系薬はアレルギーのない患者での刺激物となっている可能性を同時に評価しなければならない。セファロスポリン皮膚テスト陽性は薬剤特異性IgE抗体の存在を示唆するが，陰性検査では即時型過敏性を否定できない。

商用のセファロスポリン皮膚テスト試薬は現在米国では入手できない。皮内テスト陽性がimipenemなど他のβ-ラクタム系薬でも報告されているが，確定された皮膚テストプロトコルは開発されていない。

in vitro 検査

特定のIgE検査がいろいろな即時型薬剤アレルギー向けに確立されている。ペニシリンアレルギーだけが*in vitro*の検査結果を総合的に皮膚テストと比較されている。放射性アレルギー吸着試験(radioallergo-sorbent test：RAST)でのペニシロイルIgEの診断感度で，ペニシロイル・ポリリジン皮膚テストと比較して，65〜85%の一貫性が得られている。皮膚テストとチャレンジテストの組み合わせと比較した場合は32〜50%だ。マイナーデターミナントペニシリンIgE抗体は現行の免疫アッセイ系では信頼をもって検出できない。近年は，フローサイトメトリーがアレルギーの診断にだんだん使われるようになっている。好塩基球活性の測定を，CD63やCD203cのような表面マーカーの増加で測定するやり方がペニシリンアレルギーにおいて研究されている。しかし，好塩基球活性検査の感度はばらつきが多く，β-ラクタム抗菌薬の場合，皮膚テストで確認された診断と比べた場合，感度は44〜63%であった。検証不十分の皮膚テスト同様，明らかに陽性結果であれば，臨床的な価値は，陰性結果よりは高い。*in vitro*での好塩基球活性検査は研究レベルということだ。

非即時型反応の評価

皮膚テスト

ヨーロッパの研究によると，パッチテストと皮内テストの両方で遅延型皮膚所見を48〜72時間後にみるのはアミノペニシリンや一定のβ-ラクタム系薬での非即時型反応の評価に有用であることが示唆されている。両者は再チャレンジ結果を予測するのに信頼がおける。他の薬剤アレルギーでこうした結果を確定，拡大し，再治療のときの反応を予測する臨床的相関性をより正確に明らかにするためには，さらなる研究が必要だ。

その他の検査

薬剤特異的なTリンパ球は一定の皮膚過敏反応に関与しているが，*in vitro*のリンパ球芽球化試験でみつかるかもしれない。これはヨーロッパでは使われているが，米国では診断目的で承認されていない。しかし，たとえ臨床的過敏反応が起きなくても，最近の治療で感作がみつかるかもしれない。そして，β-ラクタム系抗菌薬，スルホンアミド系薬，そしてキノロン系薬で起こった即時型，そして遅延型の抗菌薬関連反応で，陽性検査結果が確認されている。サイトカイン検出アッセイもまた使えて，これも遅延型薬剤過敏反応を評価するが，まだ研究段階だ。

薬剤誘発試験の遂行

薬剤アレルギーの確定診断では，誘発試験を最後のステップとして行う。このときは，段々と問題となる薬の投与量を増やしていくのだ。誘発試験は正確に問題となる物質をみつけるのに必要なことがある。複数の薬を同時に投与する必要があり，そのとき反応が起きたときなどだ。間違って患者をβ-ラクタム抗菌薬アレルギーがある，とラベリングしないことが特に重要だ。より高額でより効果の低い薬の使用につながり，結果が損なわれ，たとえば，入院の長期化や感染リスクの増加などにつながりかねない。

研究によると，病歴でアレルギーあり，とする場合のほんのわずかな人たちが薬のチャレンジで陽性結果が出る。薬剤誘発試験はリスクと利益のバランスを個々の患者で十分に評価してから行う。経験値の高い人物が，適切な環境下で行わねばならない。患者のインフォームドコンセントは試験前に得ておく必要がある。

抗菌薬アレルギーのマネジメント

薬剤アレルギー患者の代替案

3つの代替アプローチがあり，抗菌薬アレルギーのある患者への感染の薬物治療として理にかなったものとなっている(図210.2)。医師は関係ない抗菌薬を使ってもよいし，交差反応の可能性がある代替物を使うという手もある。または，問題となる抗菌薬を薬剤に耐えられるかどうか導入の手続きをしてから再投与するという手もある(これを別名，**脱感作**という)。もし，安全性，有効性，そしてコストのトレードオフとして受け入れやすいのならば，構造的に関係ない抗菌薬が通常は選ばれる。もし，問題の薬のクラスに変わる，他の受け入れられる代替案が存在しない場合，交差反応の可能性のある同列の抗菌薬グループのなかから選んで投与してもよい。注意深く観察しながらどんどん投与量を増やしていくのだ。もし，反応がチャレンジのさなかに起きたら，薬剤に耐えられるような脱感作が必須となる。古典的な薬物に耐えられるような脱感作の導入は，IgE関連とわかっている，あるいはそうと想定される場合の，IgE依存のアレルギー患者に対してのみ行われる。薬剤チャレンジのプロトコルが，非IgE媒介反応にも用いられている。が，こうしたやり方の効果や明確な機序は確立されていない。こうしたやり方で，一時的には薬剤を使えるような状態を誘導できる。

薬剤寛容の手続きは，通常は最大投与量の1万分の1から始め，30～60分おきに2～2.5倍に増やしていく。このやり方では急性アレルギー反応のリスクはある。ペニシリンアレルギー患者では，脱感作中，軽度の反応が30～80％に起きる。反応は通常，脱感作中に起きる局所か，軽度の全身反応に限定されるのが普通だ。時折，治療が始まってから反応が起きることもある。たとえば，蕁麻疹，血清病や長期高用量で治療した場合の溶血性貧血だ。脱感作は病院で行うべきで，経験ある担当者が行い，救急処置の準備もしておく。薬剤への寛容性は可逆的なもので，持続的に問題となる薬に曝露され続ける必要がある。薬剤を中断したら，寛容な状態も数日～数週間で霧散してしまい，次回の治療を行う場合は脱感作を繰り返す必要があろう。経口，そして点滴の投与経路のどちらも使って脱感作をしてもよい。臨床的な寛容を得るのに両者は等しく有効なようだ。経口のほうがより安全だという意見もあるが，それがいつも可能とは限らない。

いろいろなプロトコルがあり，β-ラクタム系薬，ST合剤，vancomycin，その他に適用されている。表210.5では，典型的な発表されているpenicillinに対するプロトコルを示す。

β-ラクタムアレルギーのマネジメント

β-ラクタム系抗菌薬はいちばんよく用いられるクラスの抗菌薬で，抗菌薬アレルギーの最大の原因でもある。皮膚テストの有効性が確認されている唯一の抗菌薬グループでもある。ペニシリン系薬，セファロスポリン系薬，カルバペネム系薬，そしてモノバクタム系薬がこれに相当し，すべてβ-ラクタム環を保つが，核や側鎖の構造はまちまちだ。

もし皮膚テストの試薬があるなら，治療は皮膚テストの結果を受けて行ってもよい。試薬がなくコンサルタントがいない場合，図210.3に示したアプローチをとる。β-ラクタムでペニシリン以外にアレルギー歴をもつ患者では，最初にベンジルペニシリン試薬を使った皮膚テストを行うべきだ。それがもし陰性なら，希釈したβ-ラクタムを用いる。しかし，多くの研究によると，ペニシリンIgE反応のある患者のほとんどでは，第3世代，4世代の

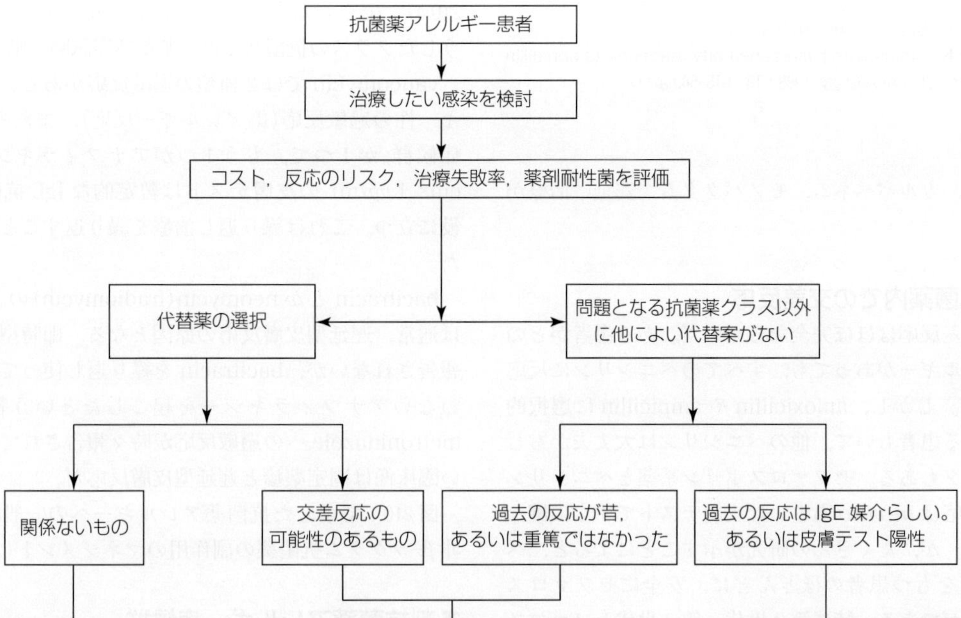

図 210.2
抗菌薬アレルギーがある患者の治療アプローチ

表 210.5
点滴脱感作プロトコル

ステップ	benzylpenicillin 濃度（単位 /mL）	量と投与経路（mL）
1	100	0.1 ID
2	100	0.2 SC
3	100	0.4 SC
4	100	0.8 SC
5	1,000	0.1 ID
6	1,000	0.3 SC
7	1,000	0.6 SC
8	10,000	0.1 ID
9	10,000	0.2 SC
10	10,000	0.4 SC
11	10,000	0.8 SC
12	100,000	0.1 ID
13	100,000	0.3 SC
14	100,000	0.6 SC
15	1,000,000	0.1 ID
16	1,000,000	0.2 SC
17	1,000,000	0.2 IM
18	1,000,000	0.4 IM
19	持続 IV 投与（100 万単位 / 時）	

投与は 20 分の間隔をあけて行う。皮膚の膨疹や炎症反応を皮内投与では観察する。
ID＝皮内，SC＝皮下，IM＝筋注，IV＝静脈内（静注）
（Wesis ME, Adkinson NF. Immediate hypersensitibity reactions to penicillin and related antibiotics. *Clincal Allergy*. 1988；18：515-540 より）

セファロスポリン，カルバペネム，モノバクタムで安全に治療が可能である。

β-ラクタム系抗菌薬内での交差反応

ペニシリン系の交差反応はほぼ完全なるものだ。ある患者がどのペニシリンにアレルギーがあっても，すべてのペニシリンに反応する可能性が高い。しかし，amoxicillin や ampicillin に選択的にアレルギーがある患者もいて，他のペニシリンは大丈夫かもしれないというデータもある。セファロスポリン系薬とペニシリン系薬の免疫交差反応は *in vitro* あるいは皮膚テストですぐに確かめることができる。が，たくさんの研究が示すことによると，ペニシリン IgE 反応をもつ患者のほとんどに，安全にセファロスポリン系薬の治療ができる。特に第 3 世代，第 4 世代セファロスポリン系薬ではそうだ。とはいえ，最近のメタ分析によると，ペニシリンアレルギーがあると，第 1 世代セファロスポリンに対する急性反応のオッズ比が 4.8 となる。それと，ある症例シリーズでは，セファロスポリン系薬への致死的なアナフィラキシー反応患者のほとんどがペニシリンアレルギー患者であった。よって，ペニシリンアレルギーがある患者へのセファロスポリン系薬の投与は注意深く行う必要があり，特にどのクラスであれ，β-ラクタム系薬への致死的な反応歴がある患者ではそうだ。

ペニシリンアレルギー患者は，モノバクタム系薬である aztreonam をほぼノーリスクで投与できる。これは，臨床的に意味があるペニシリンとモノバクタム系薬の交差反応がみつかっていないからだ。むしろ，aztreonam と ceftazidime の交差反応が報告されている。これは同じ側鎖を共有するからであろう。カルバペネム系抗菌薬（imipenem，meropenem，そして ertapenem）については，ペニシリンアレルギー患者の約半数で皮膚テストが陽性になる。しかし，ヨーロッパの臨床報告によると，110 人のペニシリン皮膚テスト陽性患者全員で，imipenem は安全に投与できた。さらに新しい研究によると，124 人の小児でのペニシリンと imipenem の交差反応率は 0.8％であった。こうしたデータの示唆するところは，注意深く交差反応の可能性がある薬を使って治療するのは理にかなったアプローチだろうということだ。

スルホンアミド系抗菌薬（sulfamethoxazole，sulfadiazine，sulfisoxazole，そして sulfacetamide）はとても交差反応を起こしやすく，dapsone（diaphenylsulfone）とも交差反応を起こす。スルホンアミド系抗菌薬は他のスルホンアミドを含む薬とは違う。N4 に芳香族アミノ基をもち，N1 に置換された環をもつ。これは非抗菌薬のスルホンアミドをもつ薬にはないのだ。スルホンアミド系抗菌薬にアレルギーのある患者は通常，サイアザイド系利尿薬，経口糖尿病薬，その他の SO_2 をもつ薬に耐えられるし，逆もまた然りである。

他の抗菌薬

キノロン系薬やマクロライド系薬への免疫応答はとてもまれだ。紅斑 / 丘疹を起こしやすく，時に蕁麻疹や血管浮腫が起きる（表 210.4）。確立した皮膚テストや *in vitro* のテストがないため，こうしたクラスの抗菌薬では，薬剤誘発試験が唯一の診断法である。

vancomycin では 2 種類の過敏反応がある。つまり，非アレルギー性の過敏反応（偽アレルギー反応），またの名を「レッドマン症候群」が 1 つで，もう 1 つがアナフィラキシーだ。vancomycin＜1 μg/mL の皮膚テストは暫定的な IgE 抗体の存在の診断に役に立つ。これは繰り返し治療を繰り返すことで惹起されたものだ。

bacitracin とか neomycin（fradiomycin）のような塗布抗菌薬は通常，遅延型皮膚反応の原因となる。即時型反応はまれにしか報告されないが，bacitracin を繰り返し使っていて，死に至りかねないアナフィラキシーを起こしたという報告が数例ある。metronidazole への過敏反応が時々報告されている。いちばん多い臨床像は固定薬疹と遅延型皮膚反応だ。

図 210.1 で示した抗菌薬アレルギーへの一般的なアプローチは非 β-ラクタム抗菌薬の副作用のマネジメントにも役に立つ。

多剤抗菌薬アレルギー症候群

患者のなかにはいくつかの化学的に無関係な抗菌薬に反応しやすい性向があり，時に抗菌薬ではない薬にも反応する。こうした状況は多剤アレルギー症候群（multiple drug allergy syndrome：MDAS）と呼ばれる。ほとんどの場合，MDAS は臨床的には急性

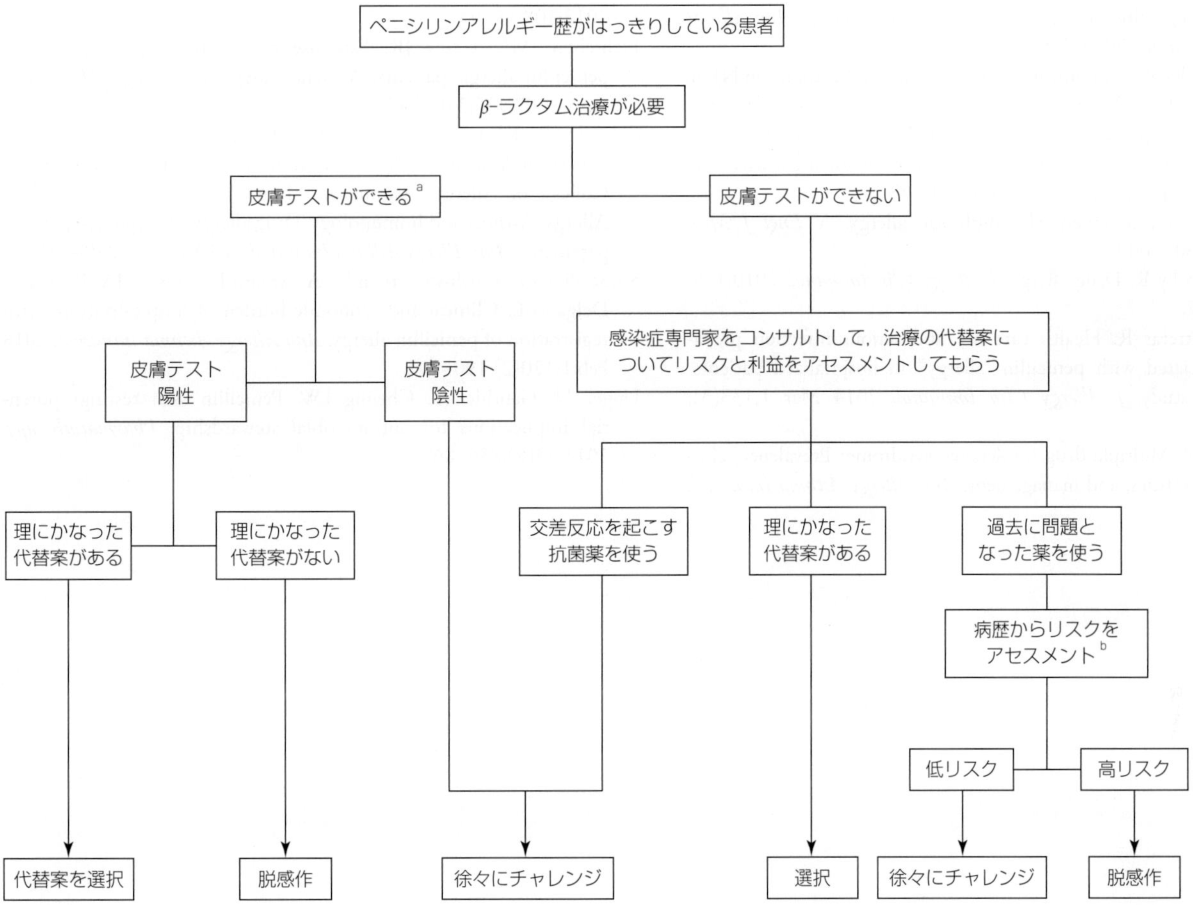

図 210.3
ペニシリンアレルギーの病歴がある患者の診断評価
a 皮内皮膚テストには，penicilloyl-polylysine（Pre-Pen®）をメジャーデターミナントアナログとして用いる。さらに，1 つ以上のマイナーデターミナントなどを用いる（特にベンジルペニシリン，ベンジルペニシロエイト）。過去の問題となった抗菌薬がわかっている場合，これを用いたり，今これから使いたい抗菌薬を使ってもよい。特に非ペニシリン β-ラクタム系薬ではそうだ。
b 病歴からリスクをアセスメントする。**高リスク**：過去 1 年以内の，ペニシリン投与 30 分以内に起きた気管支れん縮，血管浮腫，低血圧，ショック。**低リスク**：局在する蕁麻疹や紅斑 / 丘疹が治療数日後に起きたことが，5 年以上前にある。

蕁麻疹や血管浮腫といった臨床像で，いろいろな薬を何度も服用した後，起きる。しかし，多様な症状もあり，非蕁麻疹性の皮疹，たとえば，SJS やアナフィラキシー，血清病様反応や免疫的な血球減少も報告されている。複数の薬に反応を示すメカニズムは今もはっきりわからない。研究によると，MDAS になりやすいのは，β-ラクタム系薬や他の抗菌薬へのアレルギー歴のある患者だ。MDAS が薬剤のハプテンに免疫応答を起こしやすい能力が高められた結果なのか，薬剤誘発性免疫病理への脆弱性が高められたのかは，今も決着が着いていない。MDAS のなかには「偽アレルギー」なものもある。これは古典的な条件反射であり，容易にアナフィラキシーと間違える。

MDAS の臨床マネジメントは，単一の抗菌薬アレルギー患者へのそれと同様だ。不要な薬を使用しないのが最初のステップだ。マクロライド系薬やキノロン系薬のような低リスクの抗菌薬を優先して使うのが有用だ。もし，確立された皮膚あるいは *in vitro* の検査があれば，あるいはアレルギー科へのコンサルテーションがあれば，過去に問題になった薬の再投与を許容するのに有用だろう。これは特に β-ラクタム系薬で正当化できる。

結語

免疫，あるいは非免疫の抗菌薬反応歴のある患者は医療においてまれではない。病歴だけでは診断価値は低いため，病歴のある患者は検査をするのが望ましい。疑いが低い場合は，確立された検査，あるいは薬剤誘発試験を用いたものがよいだろう。代わりの抗菌薬がみつかることも多いが，値段が高かったり，治療失敗リスクがあったり，副作用が多かったりする。本当に薬剤アレルギーがある患者では，マネジメントのアプローチとしては，同じクラスの，交差反応のある抗菌薬を注意深く使用したり，脱感作という方法もある。系統的なアプローチをすれば，ほとんどすべての抗菌薬アレルギーのある患者は安全に，そして効果的に治療できるのだ。

文献

Blumenthal KG, Shenoy ES, Varughese CA, Hurwitz S, Hooper DC, Banerji A. Impact of a clinical guideline for prescribing antibiotics to inpatients reporting penicillin or cephalosporin allergy. *Ann Allergy Asthma Immunol.* 2015 Oct 1;115(4):294.

Celik GE, Pichler WJ, Adkinson NF Jr. Drug allergy. In Adkinson NF Jr, Bochner BS, Burks W, et al. *Middleton's allergy: Principles and practice*, 8th ed. Philadelphia, PA: Mosby/Elsevier; 2014: 1274–1295.

Demoly P, Adkinson NF, Brockow K, et al. International consensus on drug allergy. *Allergy*. 2014 Apr;69(4):420–437.

Gruchalla RS, Pirmohamed M. Antibiotic allergy. *N Engl J Med.* 2006;354:601–609.

Khan D, Solensky R. Drug allergy. *J Allergy Clin Immunol.* 2010;125: S126–S137.

Macy E, Contreras R. Health care use and serious infection prevalence associated with penicillin "allergy" in hospitalized patients: A cohort study. *J Allergy Clin Immunol.* 2014 Mar 1;133(3): 790–796.

Macy E, Ho N. Multiple drug intolerance syndrome: Prevalence, clinical characteristics, and management. *Ann Allergy Asthma Immunol.* 2012;108:88–93.

Pichichero ME, Casey JR. Safe use of selected cephalosporins in penicillin-allergic patients: A meta-analysis. *Otolaryngol Head Neck Surg.* 2007;136:340–347.

Solensky R, Khan D. The Joint Task Force on Practice Parameters: American Academy of Allergy, Asthma and Immunology; American College of Allergy, Asthma and Immunology; Joint Council of Allergy, Asthma and Immunology. Drug allergy: An updated practice parameter. *Ann Allergy Asthma Immunol.* 2010;105(4): 259–227.

Sousa-Pinto B, Cardoso-Fernandes A, Araújo L, Fonseca JA, Freitas A, Delgado L. Clinical and economic burden of hospitalizations with registration of penicillin allergy. *Ann Allergy Asthma Immunol.* 2018 Feb 1;120(2):190–194.

Unger N, Gauthier T, Cheung LW. Penicillin skin testing: potential implications for antimicrobial stewardship. *Pharmacotherapy*. 2013;33(8):856–867.

211 抗菌薬の表

■著：Diane Parente, Cheston B. Cunha
■訳：岩田健太郎

表 211.1
抗細菌薬

名称		通常の投与法		食事と共に服用したときの吸収変化	成人の投与間隔
一般名	商品名	成人[a, c]	小児[a, d]		>50
amikacin[c]	アミカシン	点滴：15～20 mg/kg/日を8～24時間おきに分割。胸腔内5～50 mg/日を24時間ごとに	15～30 mg/kg/日を8～24時間おきに	適応なし	通常どおり
amoxicillin	サワシリン	IR(即時作用型)錠：500 mg～1 gを経口で8～12時間おきに。XR(徐放剤)：775 mg 経口24時間おきに	生後3か月以下：25～50 mg/kg/日を8時間おきに分割。生後3か月かそれ以上：25～50 mg/kg/日を8時間おきに分割(最大投与量は1回あたり500 mg)	IR(即時作用型)：変化なし XR(徐放剤)：減る	通常どおり
amoxicillin-clavulanate	オーグメンチン	IR(即時作用型)錠：500 mg～1 gを経口で8～12時間おきに；875 mg 経口12時間おきに。XR(徐放剤)：2 g 経口12時間おきに	20～90 mg of amoxicillin/kg/日 経口で8～12時間おきに	増える	通常どおり
ampicillin	ビクシリン	経口：250～500 mg 経口6時間おき；点滴あるいは筋注：1～2 g 4～6時間おきに	経口：50～100 mg/kg/日を6時間おきに分割(最大2 g/日)。点滴：50～400 mg/kg/日を4～6時間おきに分割(最大12 g/日)	減る	通常どおり
ampicillin-sulbactam[g]	ユナシン	1.5～3 g 点滴6時間おきに	100～400 mg ampicillin/kg/日を4～6時間おきに分割	適応なし	6～8時間おきに
azithromycin	アジスロマイシン	250～500 mg 点滴／筋注24時間おきに	5～12 mg/kg/回 点滴／経口24時間おきに	減る	通常どおり
azlocillin	Alocilin	250～500 mg 点滴／筋注24時間おきに	75 mg/kg 点滴6時間おきに	適応なし	通常どおり
aztreonam	アザクタム	2～4 g 点滴4～6時間おきに	90～120 mg/kg/日を6～8時間おきに分割	適応なし	通常どおり
bacampicillin	Spectrobid	0.4～0.8 g 経口12時間おきに	12.5～25 mg/kg 経口12時間おきに	なし	通常どおり
carbenicillin indanyl sodium	Geocillin	1～2錠 0.382 g 経口6時間おきに	7.5～12.5 mg/kg 経口6時間おきに	増える	[b]
cefaclor	セファクロル	IR(即時作用型)錠：250～500 mgを経口で8時間おきに。XR(徐放剤)：500 mg 経口12時間おきに	20～40 mg/kg/日 経口を8～12時間おきに分割	変化なし	通常どおり
cefadroxil	Duricef	500 mg～1 g 経口を12～24時間おきに	15 mg/kg/回 経口を12時間おきに	変化なし	通常どおり
cefamandole	Mandol	2 g 点滴6時間おきに	50～150 mg/kg/日 点滴を4～8時間おきに分割	適応なし	通常どおり
cefazolin	セファゾリン	1～2 g 点滴8時間おきに	25～150 mg/kg/日 点滴を6～8時間おきに分割	適応なし	通常どおり
cefdinir	セフジニル	300 mg 経口12時間おきに	14 mg/kg/日 経口を12～24時間おきに分割	変化なし	通常どおり

CrCl が減少したときの調節投与間隔		透析時の追加投与		主な副作用
10〜50	≦10	HD	PD	
12〜48 時間おきに	>48 時間	2.5〜3.75 mg/kg 透析後	2.5 mg/kg/日 点滴または 3〜4 mg/2 L の透析液除去時	腎毒性，前庭あるいは聴覚毒性，中枢神経反応，神経筋ブロック(まれ)
8〜12 時間おきに	12〜24 時間おきに	250〜500 mg 12〜24 時間おきに，透析日の透析後	250〜500 mg 12 時間おきに	アレルギー反応(まれなのはアナフィラキシー)，皮疹，下痢，悪心，嘔吐
8〜12 時間おきに	12〜24 時間おきに	250〜500 mg 12〜24 時間おきに，透析日の透析後	250〜500 mg 12 時間おきに	アレルギー反応(まれなのはアナフィラキシー)，皮疹，下痢，悪心，嘔吐，胆汁うっ滞型肝炎
6〜12 時間おきに	12〜24 時間おきに	1〜2 g 点滴 12〜24 時間おきに，透析日の透析後	1〜2 g 点滴 12〜24 時間おきに	アレルギー反応(まれなのはアナフィラキシー)，下痢，悪心，嘔吐
8〜12 時間おきに	24 時間おきに	1.5〜3 g 点滴 24 時間おきに	1.5 g 点滴 12 時間おきにまたは 3 g 点滴 24 時間おきに	アレルギー反応(まれなのはアナフィラキシー)，下痢，悪心，嘔吐
通常どおり	通常どおり	通常どおり	通常どおり	消化器症状，QT 延長と心室性不整脈
8 時間おきに	12 時間おきに	3 g 透析後	b	アレルギー反応(まれなのはアナフィラキシー)，下痢，悪心，嘔吐
8〜12 時間おきに	24 時間おきに	24 時間おきに，透析日の透析後	24 時間おきに	好中球減少，肝酵素上昇
通常どおり	b	b	b	アレルギー反応(まれなのはアナフィラキシー)，下痢，悪心，嘔吐
b	b	b	b	アレルギー反応(まれなのはアナフィラキシー)，下痢，悪心，嘔吐
通常どおり	通常どおり	通常どおり	b	アレルギー反応，消化器症状，関節炎，血清病
500 mg 12〜24 時間おきに	250 mg 36 時間おきに	500 mg〜1 g	b	アレルギー反応，消化器症状
1 g 6 時間おきに	1 g 12 時間おきに	1 g	b	点滴時に血栓性静脈炎，アレルギー反応，消化器症状
0.5〜1 g 8〜12 時間おきに	0.5〜1 g 24 時間おきに	0.5〜1 g 24 時間おきに	500 mg 12 時間おきに	アレルギー反応，消化器症状，下痢
24 時間おきに	24 時間おきに	1 日おきに	b	下痢，悪心，頭痛，皮疹

(次ページへ続く)

表 211.1（続き）

名称		通常の投与法		食事と共に服用したときの吸収変化	成人の投与間隔
一般名	商品名	成人[a, c]	小児[a, d]		>50
cefditoren	セフジトレン	400 mg 経口 12 時間おきに	400 mg 経口 12 時間おきに	増える	通常どおり
cefepime	セフェピム	1〜2 g 点滴 8〜12 時間おきに	50 mg/kg/ 回 点滴 8〜12 時間	適応なし	通常どおり
cefiderocol	Fetroja	2 g 点滴 8 時間おきに	[b]	適応なし	通常どおり
cefixime	Suprax	400 mg 経口 12〜24 時間おきに	8 mg/kg/ 回 経口 12〜24 時間おきに分割	変化なし	通常どおり
cefmetazole	セフメタゾン	2 g 点滴 6〜12 時間おきに	[b]	適応なし	通常どおり
cefonicid	Monocid	0.5〜2 g 点滴 24 時間おきに	[b]	適応なし	通常どおり
cefoperazone	Cefobid	2 g 点滴 12 時間おきに	25〜100 mg/kg 点滴 12 時間おきに	適応なし	6〜12 時間おきに
cefotaxime	セフォタックス	1〜2 g 点滴 4〜8 時間おきに	50〜200 mg/kg/ 日 点滴を 6〜8 時間おきに分割	適応なし	6 時間おきに
cefotetan	Cefotan	1〜2 g 点滴 / 筋注 12 時間おきに	20〜50 mg/kg/ 回 点滴 / 筋注 12 時間おきに	適応なし	通常どおり
cefoxitin	Mefoxin	1〜2 g 点滴 6〜8 時間おきに	80〜160 mg/kg/ 日 点滴を 4〜8 時間おきに分割	適応なし	通常どおり
cefpodoxime	セフポドキシム	100〜400 mg 経口 12 時間おきに	5 mg/kg/ 回 経口 12 時間おきに	増える	通常どおり
cefprozil	Cefzil	250〜500 mg 経口 12〜24 時間おきに	7.5〜15 mg/kg/ 回 経口 12 時間おきに	変化なし	通常どおり
ceftaroline	Teflaro	600 mg 点滴 12 時間おきに	＜生後 2 か月：6 mg/kg/ 回 点滴 8 時間おきに。≧生後 2 か月〜<2 歳：8 mg/kg/ 回 点滴 8 時間おきに。2 歳以上かつ体重≦33 kg：12 mg/kg/ 回 点滴 8 時間おきに。2 歳以上かつ体重>33 kg：400 mg 点滴 8 時間おきにまたは 600 mg 12 時間おきに	適応なし	通常どおり
ceftazidime	セフタジジム	1〜2 g 点滴 8 時間おきに	90〜300 mg/kg/ 日 点滴を 8 時間おきに分割	適応なし	通常どおり
ceftazidime-avibactam[h]	Avycaz	2.5 g 点滴 8 時間おきに	≧生後 3 か月〜<6 か月：40 mg/kg/ 回 点滴 8 時間おきに。≧生後 6 か月〜18 歳：50 mg/kg/ 回 点滴 8 時間おきに	適応なし	通常どおり
ceftibuten	Cedax	400 mg 経口 24 時間おきに	9 mg/kg/ 回 経口 24 時間おきに	減る	通常どおり

CrCl が減少したときの調節投与間隔		透析時の追加投与		主な副作用
10〜50	≦10	HD	PD	
200 mg 12 時間おきに	200 mg/ 日	b	b	消化器症状，外陰腟カンジダ症，白血球減少，好中球減少，血小板減少
12〜24 時間おきに	1 g 24 時間おきに	0.5〜1 g 24 時間おきに	1 g 24 時間おきに	悪心，下痢，嘔吐，皮疹，静脈炎，けいれん
1〜1.5 g 8 時間おきに	750 mg 12 時間おきに	750 mg 12 時間おきに	b	脳症，便秘，下痢，頭痛，低カリウム血症，AST / ALT 上昇
260 mg 24 時間おきに	173 mg 24 時間おきに	260 mg 24 時間おきに	176 mg 24 時間おきに	血栓性静脈炎，アレルギー反応，消化器症状
16〜24 時間おきに	48 時間おきに	b	b	血栓性静脈炎，アレルギー反応，消化器症状
4〜15 mg/kg 24〜48 時間おきに	3〜15 mg/kg 3〜5 日おきに	なし	b	アレルギー反応，消化器症状，低プロトロンビン血症あるいは出血
6〜12 時間おきに	6〜12 時間おきに	透析後投与	b	血栓性静脈炎，アレルギー反応，消化器症状
16〜24 時間おきに	24 時間おきに	24 時間おきに，透析日の透析後	1 g 24 時間おきに	血栓性静脈炎，アレルギー反応，消化器症状
24 時間おきに	48 時間おきに	非透析日：25％量，透析日：50％量，24 時間おきに	1 g 24 時間おきに	血栓性静脈炎，アレルギー反応，消化器症状
12〜24 時間おきに	500 mg〜1 g 12〜24 時間おきに	1〜2 g 透析後	b	血栓性静脈炎，アレルギー反応，消化器症状
12〜24 時間おきに	24 時間おきに	週 3 回投与 透析後	b	アレルギー反応，消化器症状，腟感染
CrCl＜30〜50％量 12〜24 時間おきに	50％量 12〜24 時間おきに	透析後投与	b	アレルギー反応，消化器症状
300〜400 mg 12 時間おきに	200 mg 12 時間おきに	200 mg 12 時間おきに	b	アレルギー反応，消化器症状，直接 Coombs テスト陽性，頭痛
12〜24 時間おきに	500 mg〜1 g 24 時間おきに	500 mg〜1 g 24 時間おきに	1 g 24 時間おきに	消化器症状，LDH 上昇，γ-GTP 上昇，好酸球増加，ALT / AST 上昇，血中アルカリホスファターゼ上昇，神経毒性
CrCl 31〜50：1.125 g，CrCl 16〜30：0.94 g 12 時間おきに	CrCl 6〜15：0.94 g 24 時間おきに，CrCl ≦5：0.94 g 48 時間おきに	0.94 g 24〜48 時間おきに，透析日の透析後	b	消化器症状，静脈炎，直接 Coombs テスト陽性，神経毒性
100〜200 mg 24 時間おきに	100 mg 24 時間おきに	400 mg 透析後	b	消化器症状，頭痛

（次ページへ続く）

表 211.1（続き）

名称		通常の投与法		食事と共に服用したときの吸収変化	成人の投与間隔
一般名	商品名	成人[a, c]	小児[a, d]		>50
ceftizoxime	Cefizox	1～4 g 点滴 8 時間おきに	≧生後6か月：50 mg/kg/ 回 点滴 6～8 時間おきに	適応なし	通常どおり
ceftobiprole	Zevtera, Mabelio	500 mg 点滴 8 時間おきに	[b]	適応なし	通常どおり
ceftolozone-tazobactam	ザバクサ	1.5～3 g 点滴 8 時間おきに	[b]	適応なし	通常どおり
ceftriaxone	ロセフィン	1～2 g 点滴 24 時間おきに。髄膜炎：2 g 点滴 12 時間おきに	50～100 mg/kg/ 日 点滴で 12～24 時間おきに分割	適応なし	通常どおり
cefuroxime	Zinacef, Kefurox	1.5 g 点滴 8 時間おきに	50～100 mg/kg/ 回 点滴で 6～8 時間おきに分割	適応なし	通常どおり
cefuroxime axetil	オラセフ	250～500 mg 経口 12 時間おきに	10～30 mg/kg/ 日 経口を 12 時間おきに分割	増える	通常どおり
cephalexin	セファレキシン	250 mg～1 g 経口 6 時間おきに	25～100 mg/kg/ 日 経口を 6～12 時間おきに分割	変化なし	通常どおり
cephalothin	コアキシン	500 mg～2 g 点滴 4～6 時間おきに	80～160 mg/kg/ 日 点滴を 4～6 時間おきに分割	適応なし	通常どおり
cephapirin		500 mg～2 g 点滴 4～6 時間おきに	40～80 mg/kg/ 日 点滴を 6 時間おきに分割	適応なし	通常どおり
cephradine		経口：250 mg～1 g 6～12 時間おきに，点滴：500 mg～2 g 4～6 時間おきに	経口：25 mg～100 mg/kg/ 日を 6～12 時間おきに分割，点滴：50～100 mg/kg/ 回 を 6 時間おきに分割	減る	通常どおり
chloram-phenicol	クロロマイセチン	50～100 mg/kg/ 日 点滴を 6 時間おきに分割	12.5～25 mg/kg/ 回 点滴を 6 時間おきに分割	適応なし	通常どおり
cinoxacin		250 mg 経口 6 時間おきに，または 500 mg 経口 12 時間おきに	[b]	変化なし	通常どおり
ciprofloxacin	シプロキサン	経口：250～750 mg 12 時間おきに，点滴：400 mg 12 時間おきに	推奨されない	減る	通常どおり
clarithromy-cin	クラリシッド	IR(即時作用型)：250～500 mg 経口 12 時間おきに，XR(徐放剤)：1 g 経口 24 時間おきに	IR(即時作用型)：15 mg/kg/ 日 経口を 12 時間おきに分割	IR(即時作用型)：変化なし，XR(徐放剤)：増える	通常どおり

CrCl が減少したときの調節投与間隔		透析時の追加投与		主な副作用
10～50	≦10	HD	PD	
250 mg～1 g 12 時間おきに	500 mg 24 時間おきに	透析後投与	3 g 48 時間おきに	血栓性静脈炎，アレルギー反応，消化器症状，肝酵素上昇
CrCl 30～<50：500 mg 12 時間おきに	CrCl<30：250 mg 12 時間おきに	250 mg 24 時間おきに	[b]	低ナトリウム血症，頭痛，消化器症状，血中クレアチニン上昇，アレルギー反応
CrCl 30～50：750 mg～1.5 g 8 時間おきに CrCl 15～29：375～750 mg 8 時間おきに	[b]	750 mg をローディング，次いで 150 mg を 8 時間おきに，または 2.25 g をローディング，次いで 450 mg を 8 時間おきに	[b]	肝酵素上昇，頭痛，頭蓋内出血，不眠，低カリウム血症，消化器症状
12～24 時間おきに	12～24 時間おきに	12～24 時間おきに	[b]	血栓性静脈炎，アレルギー反応，消化器症状，胆石
12～24 時間おきに	12～24 時間おきに	12～24 時間おきに	[b]	血栓性静脈炎，アレルギー反応，消化器症状，腟炎，ヘマトクリット減少，ヘモグロビン減少，好中球増加，肝酵素上昇，Jarisch-Herxheimer 反応
12～24 時間おきに	48 時間おきに	透析終了時に追加投与	[b]	血栓性静脈炎，アレルギー反応，消化器症状，腟炎，ヘマトクリット減少，ヘモグロビン減少，好酸球増加，肝酵素上昇，Jarisch-Herxheimer 反応
250 mg 8～12 時間おきに	250 mg 24～48 時間おきに	250～500 mg 12～24 時間おきに，透析日の透析後	250～500 mg 12～24 時間おきに	アレルギー反応，消化器症状
1～1.5 g 6 時間おきに	0.5 g 6 時間おきに	500 mg～2 g	透析液に最大 6 mg/kg を追加	点滴時に血栓性静脈炎，アレルギー反応，消化器症状
6～8 時間おきに	12 時間おきに	7.5～15 mg/kg 透析後，そして 12 時間おきに	[b]	血栓性静脈炎，アレルギー反応，消化器症状
正常間隔で，50%減量	正常間隔で，25%に減量	透析前に 250 mg，透析後 12，36，48 時間に	500 g 6 時間おきに	アレルギー反応，消化器症状
6 時間おきに	6 時間おきに	透析後投与	6 時間おきに	造血機能障害，グレイベイビー症候群，消化器症状，肝毒性
250 mg 12 時間おきに	250 mg 24 時間おきに	[b]	[b]	消化器症状，めまい，頭痛，振戦，精神錯乱，光過敏性
250～500 mg 経口 12 時間おきに，点滴 12～24 時間おきに	500 mg 経口 24 時間おきに，200～400 mg 点滴 24 時間おきに	250～500 mg 経口 24 時間おきに，200～400 mg 24 時間おきに	250～500 mg 経口 24 時間おきに，200～400 mg 24 時間おきに	消化器症状，めまい，頭痛，振戦，精神錯乱，QT 延長，大動脈瘤，血糖異常，光過敏性，腱断裂，腱炎，末梢神経障害，けいれん，精神症状
12 時間おきに	50%に減量	透析後投与	[b]	消化器症状，味覚異常，頭痛，QT 延長，肝機能上昇，肝炎，カンジダ症(口腔)

（次ページへ続く）

表 211.1（続き）

名称		通常の投与法		食事と共に服用したときの吸収変化	成人の投与間隔
一般名	商品名	成人[a, c]	小児[a, d]		>50
clindamycin	クリンダマイシン，ダラシン	経口：300～450 mg 経口 6～8 時間おきに，点滴：600～900 mg 6～8 時間おきに	経口：10～40 mg/kg/日を6～8時間おきに分割，点滴：20～40 mg/kg/日を6～8時間おきに	変化なし	通常どおり
cloxacillin	Cloxi	経口：250～500 mg 6 時間おきに，点滴：250～500 mg 6 時間おきに	12.5～25 mg 経口 6 時間おきに	減る	通常どおり
colistin[i]	コリマイシン，オルドレブ	ローディング・ドース：300 mg colistin 塩基換算（CBA）（およそ 900 万 IU），維持量：300～360 mg CBA（およそ 900 万～1,090 万 IU）を 12 時間おきに分割，30 分～1 時間かけて点滴	2.5～5 mg CBA/kg/日 点滴を 6～12 時間おきに分割	適応なし	245～360 mg CBA（740 万～1,090 万 IU）12 時間おきに
dalbavancin	Dalvance, Xydalba	1.5 g を点滴で 1 回，あるいは 1 g を 1 回，その後，500 mg を 1 週間後に 1 回	生後 3 か月～6 歳未満：22.5 mg/kg を点滴で 1 回，6 歳以上 18 歳未満：18 mg/kg 点滴で 1 回，あるいは生後 3 か月～6 歳未満：15 mg/kg を点滴で 1 回 1 日目に，そして 8 日目に 7.5 mg/kg を 1 回，6 歳以上 18 歳未満：12 mg/kg 点滴で 1 回を 1 日目に，そして 6 mg/kg を 8 日目に 1 回	適応なし	通常どおり
dapsone（diaphenylsulfone）	レクチゾール	1.5 g を点滴で 1 回，あるいは 1 g を 1 回，その後，500 mg を 1 週間後に 1 回	生後 3 か月～6 歳未満：22.5 mg/kg を点滴で 1 回，6 歳以上 18 歳未満：18 mg/kg 点滴で 1 回，あるいは生後 3 か月～6 歳未満：15 mg/kg を点滴で 1 回 1 日目に，そして 8 日目に 7.5 mg/kg を 1 回，6 歳以上 18 歳未満：12 mg/kg 点滴で 1 回を 1 日目に，そして 6 mg/kg を 8 日目に 1 回	適応なし	通常どおり
daptomycin	キュビシン	4～12 mg/kg 点滴 24 時間おきに	1～6 歳未満：10 mg/kg を点滴 24 時間おきに，6～11 歳：7 mg/kg 点滴 24 時間おきに，12～17 歳以上：4～6 mg/kg 点滴 24 時間おきに	適応なし	通常どおり
delafloxacin	Baxdela	経口：450 mg 12 時間おきに，点滴：300 mg 12 時間おきに	[b]	適応なし	通常どおり
dicloxacillin	Dynapen	250～500 mg 経口 6 時間おきに	12～50 mg/kg/日 経口を 6 時間おきに分割	減る	通常どおり
doripenem	フィニバックス	500 mg 点滴 8 時間おきに	[b]	適応なし	通常どおり
doxycycline	ビブラマイシン	100 mg 経口／点滴 12 時間おきに	2.2 mg/kg/日 経口／点滴を 12 時間おきに分割	減る	通常どおり

CrCl が減少したときの調節投与間隔		透析時の追加投与		主な副作用
10〜50	≦10	HD	PD	
通常どおり	通常どおり	通常どおり	通常どおり	下痢(偽膜性大腸炎を含む)，アレルギー反応
通常どおり	通常どおり	通常どおり	通常どおり	アレルギー反応，消化器症状
160〜220 mg CBA(4.85万〜6.65万IU)12時間おきに	145 mg CBA(4.4万IU)12時間おきに	非透析日：130 mg CBA(395万IU)，透析日には40 mg CBA(120万IU)	b	腎毒性，神経毒性(めまいなど)，口腔知覚障害，知覚障害，四肢の感覚鈍麻，けいれん，ろれつが回らない，回転性めまい
CrCl<30 1.125 g 1回，あるいは750 mgを1回に1週間後375 mg追加	CrCl<30 1.125 g 1回，あるいは750 mgを1回に1週間後375 mg追加	通常どおり	b	肝機能上昇，レッドマン症候群，頭痛，消化器症状
CrCl<30 1.125 g 1回，あるいは750 mgを1回に1週間後375 mg追加	CrCl<30 1.125 g 1回，あるいは750 mgを1回に1週間後375 mg追加	通常どおり	b	肝機能上昇，レッドマン症候群，頭痛，消化器症状
24〜48時間おきに	48時間おきに	48時間おきに，透析日の透析後	48時間おきに	好酸球性肺炎，ミオパチー，横紋筋融解症，末梢神経障害，消化器症状，CK上昇，不眠，頭痛
経口：450 mg 12時間おきに，点滴：200 mg 12時間おきに	推奨しない	推奨しない	12時間おきに	消化器症状，めまい，頭痛，振戦，精神錯乱，QT延長，大動脈瘤，血糖異常，光過敏性，腱断裂，腱炎，末梢神経障害，けいれん，精神反応
通常どおり	通常どおり	通常どおり	通常どおり	アレルギー反応(まれなのはアナフィラキシー)，下痢，悪心，嘔吐
250 mg 8時間おきに	250 mg 12時間おきに	250〜500 mg 24時間おきに	b	アナフィラキシー，過敏症，消化器症状，けいれん，頭痛
通常どおり	通常どおり	通常どおり	通常どおり	消化器症状，光過敏性，肝毒性，食道潰瘍

(次ページへ続く)

表 211.1（続き）

名称		通常の投与法		食事と共に服用したときの吸収変化	成人の投与間隔
一般名	商品名	成人[a, c]	小児[a, d]		>50
eravacycline	Xerava	1 mg/kg 点滴 / 筋注 24 時間おきに	[b]	適応なし	通常どおり
ertapenem	Invanz	1 g 点滴 / 筋注 24 時間おきに	50 mg/kg/ 回 点滴 / 筋注を 12 時間おきに分割	適応なし	通常どおり
erythromycin 塩	エリスロマイシン	250～500 mg 経口 6～12 時間おきに	30～50 mg/kg/ 日 経口を 6～8 時間おきに	減る	通常どおり
erythromycin estolate	Ilosone	0.25～0.5 g 経口 6 時間おきに	3～50 mg/kg/ 日を 6 時間おきに分割	減る	通常どおり
erythromycin ethyl succinate	EES, EryPed	400～800 mg 経口 6～12 時間おきに	30～50 mg/kg/ 日 経口を 8 時間おきに	増える	通常どおり
erythromycin lactobionate	エリスロシン	15～20 mg/kg/ 日 点滴を 6 時間おきに分割	15～20 mg/kg/ 日 点滴を 6 時間おきに分割	適応なし	通常どおり
fidaxomicin	Dificid	200 mg 経口 12 時間おきに	生後 6 か月以上：16 mg/kg/ 回 経口 12 時間おきに	変化なし	通常どおり
fosfomycin	Monurol	経口：3 g 1 回あるいは 2～3 日おきに，点滴：12～24 g/ 日を 6～8 時間おきに分割	経口：<12 歳：2 g 1 回，点滴：<体重 10 kg：200～300 mg/kg/ 日を 6 時間おきに分割，体重 10～40 kg：200～400 mg/kg/ 日を 6～8 時間おきに分割，体重 >40 kg：12～24 g/ 日 を 6～8 時間おきに分割	変化なし	点滴：通常どおり
gatifloxacin	Zymaxid, Zymar	400 mg 経口 / 点滴 24 時間おきに	[b]	なし	通常どおり
gentamicin	ゲンタマイシン	点滴：3～5 mg/kg/ 日を 8 時間おきに分割，または 5～7 mg/kg 点滴 24 時間おきに，胸腔内：4～8 mg/ 日	2～2.5 mg/kg 点滴 8 時間おきに，または 4.5～7.5 mg/kg 点滴 24 時間おきに	適応なし	通常どおり
grepafloxacin		400～600 mg 24 時間おきに	[b]	変化なし	通常どおり
imipenem-cilastatin	チエナム	500 mg 点滴 6 時間おきに，または 1 g 点滴 8 時間おきに	60～100 mg/kg/ 日 点滴を 6 時間おきに分割	適応なし	通常どおり
imipenem-cilastatin-relebactam	Recarbrio	1.25 g 点滴 6 時間おきに	[b]	適応なし	CrCl 60～89：1 g 6 時間おきに

CrCl が減少したときの調節投与間隔		透析時の追加投与		主な副作用
10〜50	≦10	HD	PD	
通常どおり	通常どおり	通常どおり	通常どおり	肝機能異常，光過敏性
CrCl≦30：500 mg 24 時間おきに	CrCl≦30：500 mg 24 時間おきに	500 mg 24 時間おきに，透析後 150 mg を追加で投与すること	b	アナフィラキシー，過敏症，消化器症状，けいれん，頭痛
通常どおり	通常どおり	通常どおり	通常どおり	消化器症状，まれ：アレルギー反応，肝機能異常，難聴
通常どおり	通常どおり	通常どおり	通常どおり	胆汁うっ滞型肝炎，難聴または耳鳴，消化器症状，過敏性
通常どおり	通常どおり	通常どおり	通常どおり	消化器症状，まれ：アレルギー反応，肝機能異常
通常どおり	通常どおり	通常どおり	通常どおり	消化器症状，まれ：アレルギー反応，肝機能異常，難聴
通常どおり	通常どおり	通常どおり	通常どおり	悪心，嘔吐，過敏性反応，発熱
20〜70 % 量 8〜12 時間おきに	20%量 12〜24 時間おきに	2 g 透析後	b	電解質異常，肝機能異常，頭痛，消化器症状，腟炎
400 mg×1，それから 50% 量 24 時間おきに	b	b	b	高血糖，低血糖，QT 延長，腱断裂
12〜48 時間おきに	＞48 時間	1〜2 mg/kg 48〜72 時間おきに	1 mg/2 L の透析液除去時	腎毒性，前庭あるいは聴覚毒性，中枢神経反応，神経筋ブロック(まれ)
通常どおり	通常どおり	通常どおり	通常どおり	光過敏性，QT 延長，腱断裂
200〜300 mg 6 時間おきに，または 500 mg 8〜12 時間おきに	推奨しない	250〜500 mg 透析後，その後，12 時間おきに	b	発熱，皮疹，嘔吐，下痢，けいれん(まれ)
CrCl 30〜59 L：750 mg 6 時間おきに，CrCl 15〜29 L：500 mg 6 時間おきに	推奨しない	500 mg 点滴 6 時間おきに	推奨しない	発熱，頭痛，下痢，嘔吐，肝酵素上昇，けいれん(まれ)

（次ページへ続く）

表 211.1（続き）

名称		通常の投与法		食事と共に服用したときの吸収変化	成人の投与間隔
一般名	商品名	成人[a, c]	小児[a, d]		>50
kanamycin[e]	カナマイシン	15 mg/kg/日 点滴を8〜12時間おきに分割	15 mg/kg/日 点滴を8〜12時間おきに(新生児：0〜7日 15〜20 mg/kg/日を12時間おきに，1〜4週 15 mg/kg/日を8〜12時間おきに)	適応なし	通常どおり
lefamulin	Xenleta	経口：600 mg 12時間おきに，点滴：150 mg 12時間おきに	[b]	減る	通常どおり
levofloxacin	クラビット	250〜750 mg 経口 / 静注 24時間おきに	推奨しない	変化なし	通常どおり
lincomycin	リンコシン	600 mg〜1 g 点滴 8〜12時間おきに	10〜20 mg/kg/日 点滴を8〜12時間おきに	適応なし	8〜12時間おきに
linezolid	ザイボックス	600 mg 経口 / 点滴 12時間おきに	<12歳：10 mg/kg/回 点滴 / 経口 8時間おきに，≧12歳：600 mg 点滴 / 経口 12時間おきに	変化なし	通常どおり
lomefloxacin	バレオン	400 mg 経口 24時間おきに	推奨しない	減る	通常どおり
loracarbef	Lorabid	400 mg 経口 12時間おきに	15〜30 mg/kg/日 経口を12時間おきに分割	減る	200 mg 24時間おきに
meropenem	メロペネム	500 mg〜2 g 点滴 8時間おきに	20〜40 mg/kg/回 点滴 8時間おきに	適応なし	通常どおり
meropenem-vaborbactam	Vabomere	4 g 点滴 8時間おきに	[b]	適応なし	通常どおり
metronidazole	フラジール，アネメトロ	経口：250 mg〜1 g 6〜12時間おきに，点滴：500〜1 g 6〜12時間おきに	経口：15〜50 mg/kg/日を8時間おきに，点滴：22.5〜40 mg/kg/日を6〜8時間おきに	変化なし	通常どおり
mezlocillin		3〜4 g 点滴 4〜6時間おきに	50 mg/kg 点滴 4〜6時間おきに	適応なし	通常どおり
minocycline	ミノサイクリン	200 mg 点滴 / 経口を1回，その後，100 mg 点滴 / 経口 12時間おきに	4 mg/kg(最大 200 mg)点滴 / 経口を1回，その後，2 mg/kg/回 12時間おきに(最大 100 mg)	変化なし	通常どおり
moxifloxacin	アベロックス	400 mg 経口 / 点滴 24時間おきに	推奨しない	変化なし	通常どおり
nafcillin	Nallpen，Unipen	1〜2 g 点滴 4時間おきに	出生時から生後7日まで：75 mg/kg/日を点滴で8〜12時間おきに分割，生後8〜28日：100〜150 mg/kg/日を点滴で6〜8時間おきに分割，生後28日を超える：200 mg/kg/日を点滴で6時間おきに分割	適応なし	通常どおり

CrCl が減少したときの調節投与間隔		透析時の追加投与		主な副作用
10〜50	≦10	HD	PD	
12〜48 時間おきに	>48 時間	4〜5 mg/kg 透析後	3.75 mg/kg/日	脳神経Ⅷ(聴神経)異常，腎障害
通常どおり	通常どおり	通常どおり	通常どおり	QT 延長，低カリウム血症，消化器症状，感酵素上昇，頭痛，不眠
250 mg 24 時間おきに または 500 mg 48 時間おきに	250〜500 mg 48 時間おきに	250〜500 mg 48 時間おきに	250〜500 mg 48 時間おきに	消化器症状，めまい，頭痛，振戦，QT 延長，大動脈瘤，血糖異常，光過敏性，腱断裂，腱炎，末梢神経障害，けいれん，精神症状
8〜12 時間おきに	8〜12 時間おきに	b	b	下痢，偽膜性腸炎含む
通常どおり	通常どおり	通常どおり	通常どおり	骨髄抑制(基本的に血小板減少)，乳酸アシドーシス，末梢神経障害，視神経症，セロトニン症候群
0.2 g 24 時間おきに	0.2 g 24 時間おきに	0.4 g でローディング，その後，0.2 g 24 時間おき	b	悪心，嘔吐，めまい，頭痛，振戦，精神錯乱，光過敏性
200 mg 72 時間おきに	400 mg 透析後	b	通常どおり	アレルギー反応，消化器症状
12 時間おきに	500 mg〜1 g 24 時間おきに	500 mg〜1 g 24 時間おきに	500 mg〜1 g 24 時間おきに	けいれん，皮疹，頭痛，消化器症状
2 g 8〜12 時間おきに	1 g 12 時間おきに	b	b	血小板減少，けいれん，頭痛，下痢
6〜12 時間おきに	6〜12 時間おきに	6〜12 時間おきに	6〜12 時間おきに	頭痛，悪心，腟炎，金属の味がする，消化器症状
CrCl 10〜30：1.5〜3 g 6〜8 時間おきに	1.5〜2 g 8 時間おきに	3〜4 g 透析後，それから 12 時間おきに	3 g 12 時間おきに	低カリウム血症
通常どおり	通常どおり	通常どおり	通常どおり	消化器症状，光過敏性，肝毒性，食道潰瘍，前庭毒性，歯の色変化
通常どおり	通常どおり	通常どおり	通常どおり	消化器症状，めまい，頭痛，振戦，精神錯乱，QT 延長，大動脈瘤，血糖異常，光過敏性，腱断裂，腱炎，末梢神経障害，けいれん，精神反応
通常どおり	通常どおり	通常どおり	通常どおり	アレルギー反応(まれなのはアナフィラキシー)，下痢，骨髄抑制，無顆粒球症，間質性腎炎，低カリウム血症

(次ページへ続く)

25

表 211.1（続き）

名称		通常の投与法		食事と共に服用したときの吸収変化	成人の投与間隔
一般名	商品名	成人[a, c]	小児[a, d]		>50
neomycin (fradiomycyn)	デンターグル	4～12 g/ 日 経口を 4～6 時間おきに分割	ー	変化なし	通常どおり
netilmicin[c]		4～6 mg/kg/ 日 点滴 / 筋注を 8～24 時間おきに	生後 0～1 週：3 mg/kg 点滴 / 筋注 12 時間おきに，＞生後 1 週：2.5 mg/kg 点滴 / 筋注 8 時間おきに	適応なし	8～12 時間おきに
nitrofurantoin macrocrystals	Furadantin，Macrodantin	50～100 mg 経口 6 時間おきに	5～7 mg/kg/ 日 経口を 6 時間おきに分割	増える	通常どおり
nitrofurantoin monohydrate / macrocrystals	Macrobid	100 mg 経口 12 時間おきに	青少年に：100 mg 経口 12 時間おき	増える	CrCl＜30 では使用しない
norfloxacin	ノルフロキサシン	400 mg 経口 12 時間おきに	推奨しない	減る	通常どおり
ofloxacin	オフロキサシン	200 mg 経口 12 時間おきに，または 400 mg 経口 24 時間おきに	推奨しない	変化なし	通常どおり
omadacycline	Nuzyra	経口：450 mg 24 時間おきを 1，2 日目に。その後，300 mg を 24 時間おき，点滴：200 mg を 1 回，その後，100 mg を 24 時間おき	[b]	減る	通常どおり
oritavancin	Orbactive	1.2 g 点滴を 1 回	[b]	適応なし	CrCl≧30：通常どおり
oxacillin	Bactoci	1～3 g 点滴 4～6 時間おきに	100～200 mg/kg/ 日 点滴を 4～6 時間おきに（最大 12 g/ 日）	適応なし	通常どおり
penicillin V	Pen-VeeK，Pen-V	125～500 mg 経口 6～8 時間おきに	25～75 mg/kg/ 日 経口を 6 時間おきに（最大 2 g/ 日）	減る	通常どおり
penicillin G benzathine	ステイルズ	1,200～2,400 万単位を筋注で 1 回	体重≦27 kg：600,000 単位 筋注 1 回，体重＞27 kg：1,200 万単位 筋注 1 回	適応なし	通常どおり
penicillin G	ペニシリン G	200 万～400 万単位を点滴で 4～6 時間おきに	25,000～90,000 単位 /kg/ 日 を 4～8 時間おきに分割 経口。25,000～400,000 単位 /kg/ 日 静注を 4～6 時間おきに分割（新生児： 生 後 0～7 日：50,000～150,000 単位 /kg/ 日 8～12 時間おきに，生後 1～4 週：75,000～200,000 単位 /kg/ 日 6～8 時間おきに）	減る	通常どおり

CrCl が減少したときの調節投与間隔		透析時の追加投与		主な副作用
10〜50	≦10	HD	PD	
[b]	[b]	[b]	[b]	脳神経Ⅷ(聴神経)異常と腎障害
12〜48 時間おきに	>48 時間	2 mg/kg 透析後	[b]	腎毒性，前庭あるいは聴覚毒性，中枢神経反応，神経筋ブロック(まれ)
CrCl<30 では使用しない	推奨しない	推奨しない	推奨しない	頭痛，血中リン増加，肝機能上昇，ヘモグロビン減少，好酸球増加
推奨しない	推奨しない	推奨しない	推奨しない	頭痛，血中リン増加，肝機能上昇，ヘモグロビン減少，好酸球増加
CrCl≦30：24 時間おきに	24 時間おきに	[b]	[b]	消化器症状，めまい，頭痛，振戦，精神錯乱，QT 延長，大動脈瘤，血糖異常，光過敏性，腱断裂，腱炎，末梢神経障害，けいれん，精神症状
24 時間おきに	100〜200 mg 24 時間おきに	100〜200 mg 透析後	200 mg 24 時間おきに	消化器症状，めまい，頭痛，振戦，精神錯乱，QT 延長，大動脈瘤，血糖異常，光過敏性，腱断裂，腱炎，末梢神経障害，けいれん，精神症状，視覚障害
通常どおり	通常どおり	通常どおり	通常どおり	消化器症状，頭痛，高血圧，不眠，肝機能上昇
[b]	[b]	[b]	[b]	消化器症状，頭痛，高血圧，肝機能上昇
通常どおり	通常どおり	通常どおり	通常どおり	アレルギー反応(まれなのはアナフィラキシー)，急性間質性腎炎，急性尿細管疾患
通常どおり	通常どおり	通常どおり	[b]	アレルギー反応(まれなのはアナフィラキシー)，舌が黒くなる，消化器症状，口腔カンジダ症
通常どおり	通常どおり	通常どおり	通常どおり	アレルギー反応(まれなのはアナフィラキシー)，消化器症状，Jarisch-Herxheimer 反応
100 万〜200 万単位を点滴で 4 時間おきに	100 万単位を点滴で 8 時間おきに	500,000 単位	[b]	アレルギー反応(まれなのはアナフィラキシー)，下痢，悪心，嘔吐

(次ページへ続く)

表 211.1（続き）

名称		通常の投与法		食事と共に服用したときの吸収変化	成人の投与間隔
一般名	商品名	成人[a, c]	小児[a, d]		>50
piperacillin	ピペラシリン	6〜18 g/日 点滴を6〜12時間おきに	≧12歳：成人投与量を参照	適応なし	通常どおり
piperacillin-tazobactam	ゾシン	3.375〜4.5 g 点滴 6〜8時間おきに	≧生後2か月：240〜300 mg piperacillin換算/kg/日を6〜8時間おきに（最大 16 g/日）	適応なし	通常どおり
plazomicin[i]	Zemdri	15 mg/kg 点滴 24時間おきに	[b]	適応なし	CrCl 30〜<60：10 mg/kg 24時間おきに
polymyxin B	ポリミキシン B	ローディング・ドース：2〜2.5 mg/kg（20,000〜25,000単位/kg）。維持量：1.25〜1.5 mg/kg（12,500〜15,000単位/kg）点滴で12時間おき，1時間以上かけて	2.5〜4 mg/kg/日（25,000 mから40,000 IU/kg/日）点滴を4〜6時間おきに分割	適応なし	通常どおり
procaine penicillin G	Wycillin	60万〜240万単位 筋注で12〜24時間おきに	50,000単位/kg/日 筋注を12〜24時間おきに分割	適応なし	通常どおり
quinupristin-dalfopristin	シナシッド	7.5 mg/kg 点滴 8時間おきに	[b]	適応なし	通常どおり
rifaximin	リフキシマ	200〜400 mg 経口で1日3回	100〜550 mg 経口 6〜8時間おきに，投与量は適応疾患と年齢による	変化なし	[b]
sparfloxacin		400 mg 経口1回，その後，200 mg 経口24時間おきに	[b]	変化なし	通常どおり
spectinomycin	トロビシン	2 g 筋注 1回	[b]	適応なし	通常どおり
streptomycin[e]	ストレプトマイシン	7.5〜15 mg/kg 点滴/筋注 12〜24時間おきに	15〜40 mg/kg/日 点滴/筋注 6〜12時間おきに分割（最大 2 g/日）	適応なし	通常どおり
sulfadiazine	Microsulfon	500 mg〜1.5 g 経口 6時間おきに	120〜150 mg/kg/日 経口を4〜6時間おきに分割（最大 6 g/日）	変化なし	[b]
sulfisoxazole	Pediazole	経口：0.5〜1 g 経口 6時間おき，点滴：25 mg/kg 点滴で6時間おき	120〜150 mg/kg/日 経口を4〜6時間おきに	減る	通常どおり
tedizolid	シベクトロ	200 mg 点滴/経口 24時間おきに	≧12歳：200 mg 点滴/経口 24時間おきに	変化なし	通常どおり
teicoplanin	テイコプラニン	0.2〜0.4 g 点滴 24時間おきに	10 mg/kg 点滴 24時間おきに	適応なし	通常どおり

CrCl が減少したときの調節投与間隔		透析時の追加投与		主な副作用
10〜50	≦10	HD	PD	
3〜4 g 8 時間おきに	3〜4 g 8 時間おきに	1 g 透析後，その後，2 g 点滴 8 時間おきに	b	アレルギー反応(まれなのはアナフィラキシー)，下痢，悪心，嘔吐，高用量で血小板機能異常
2.25〜3.375 g 6 時間おきに，または 4.5 g 8 時間おきに	2.25〜3.375 g 6〜8 時間おきに，または 4.5 g 12 時間おきに	4.5 g 12 時間おきに，または 2.25 g 8 時間おきに	4.5 g 12 時間おきに，または 2.25 g 8 時間おきに	アレルギー反応(まれなのはアナフィラキシー)，消化器症状
CrCl 15〜<30：10 mg/kg 48 時間おきに	b	b	b	腎毒性，聴覚毒性
通常どおり	通常どおり	通常どおり	b	腎毒性，顔面紅潮，神経毒性，運動失調，かすみ目，眠気，易刺激性，四肢の感覚鈍麻，口腔感覚異常，めまい
通常どおり	通常どおり	b	b	アレルギー反応(まれなのはアナフィラキシー)，下痢，悪心，嘔吐
通常どおり	通常どおり	b	b	注射部位の痛み，血栓性静脈炎，関節痛，筋肉痛，高ビリルビン血症
b	b	b	b	末梢浮腫，めまい，倦怠感，腹水，悪心，頭痛，うつ，瘙痒感，皮疹，消化器症状，貧血，筋けいれん，関節痛，発熱
400 mg 経口 1 回，その後，200 mg 48 時間おきに	400 mg 1 回，その後，200 mg 48 時間おきに	b	b	光過敏性，下痢，悪心，頭痛，抗不整脈薬を服用している患者で不整脈
通常どおり	通常どおり	b	b	注射部位の痛み，悪心，アレルギー反応
24〜72 時間おきに	72〜96 時間おきに	透析日の透析後 50% 減量	b	脳神経Ⅷ(聴神経)異常，感覚異常，皮疹，発熱，腎毒性，神経筋ブロック，視神経症，聴覚毒性
b	b	b	b	消化器症状，皮疹，かゆみ，骨髄抑制，血清病，薬剤熱，結晶尿，光過敏性，肝炎
8〜12 時間おきに	12〜24 時間おきに	b	b	皮疹，光過敏性，薬剤熱
通常どおり	通常どおり	通常どおり	通常どおり	消化器症状，血小板減少，視神経症
48 時間おきに	72 時間おきに	b	b	聴覚毒性

(次ページへ続く)

表 211.1(続き)

名称		通常の投与法		食事と共に服用したときの吸収変化	成人の投与間隔
一般名	商品名	成人[a, c]	小児[a, d]		>50
telavancin	Vibativ	10 mg/kg 点滴 24 時間おきに	[b]	適応なし	通常どおり
telithromycin	ケテック	800 mg 経口 24 時間おきに	[b]	変化なし	通常どおり
tetracycline	アクロマイシン	250〜500 mg 経口 6 時間おきに	6.25〜12.5 mg/kg/回 経口 6 時間おきに(最大 3 g/日)	減る	通常どおり
ticarcillin	Ticar	3 g 点滴 6 時間おきに	≧生後 3 か月：体重<60 kg なら 50 mg/kg 点滴 4〜6 時間おきに(最大 3 g/回)，体重≧60 kg なら 3 g 点滴 4〜6 時間おきに	適応なし	通常どおり
ticarcillin-clavulanate potassium[l]	Timentin	3.1 g 点滴 4〜6 時間おきに	200〜300 mg ticarcillin 換算/kg/日を点滴で 4〜6 時間おきに分割	適応なし	通常どおり
tigecycline[o]	タイガシル	添付文書では：100 mg 点滴 1 回，その後，50 mg 12 時間おき。高用量治療(重篤な全身感染の場合)ローディングドーズ 200〜400 mg 点滴 1 回，その後，維持量 100〜200 mg 点滴で 24 時間おき(ローディングの半分)	8〜11 歳：1.2〜2 mg/kg/回 点滴 12 時間おきに(最大 50 mg/回)，≧12〜17 歳：1.5 mg/kg/回 点滴 1 回(最大 100 mg/回)，その後，1 mg/kg/回 12 時間おきに(最大 50 mg/回)	適応なし	通常どおり
tinidazole	チニダゾール	1〜2 g 経口 24 時間おきに	≧3 歳：50 mg/kg/回 経口 24 時間おきに(最大 2 g/回)	変化なし	通常どおり
tobramycinc	トブラシン	点滴：3〜5 mg/kg/日を 8 時間おきに分割，または 5〜7 mg/kg 点滴 24 時間おきに，胸腔内：5〜20 mg/日	3〜6 mg/kg/日 点滴を 8 時間おきに分割(新生児：生後 0〜7 日なら≦4 mg/kg/日 12 時間おきに，生後 1〜4 週なら 3〜5 mg/kg/日 8 時間おきに)	適応なし	通常どおり
trimethoprim-sulfamethoxazole(ST 合剤)	バクタ	経口：1〜2 DS 8〜12 時間おきに，点滴：8〜20 mg/kg/日を 6〜12 時間おきに分割	≧生後 2 か月：6〜12 mg TMP 換算/kg/日 点滴/経口を 6〜12 時間おきに分割(最大 160 mg TMP 換算/回)	変化なし	通常どおり
trimethoprim	Proloprim	100 mg 経口 12 時間おきに	≧生後 6 か月〜11 歳：2〜5 mg/kg/回 経口 12 時間おき	変化なし	通常どおり
trovafloxacin	Bactocil	300 mg 点滴でローディング，その後，200 mg を点滴/経口で 24 時間おきに	[b]	変化なし	通常どおり

CrCl が減少したときの調節投与間隔		透析時の追加投与		主な副作用
10〜50	≦10	HD	PD	
CrCl 30〜50：7.5 mg/kg 24 時間おきに，CrCl 10〜30：10 mg/kg 48 時間おきに	b	b	b	腎毒性，QT 延長，金属の味がする，消化器症状
CrCl<30：600 mg 24 時間おきに	CrCl<30：600 mg 24 時間おきに	600 mg 24 時間おきに，透析日の透析後	b	消化器症状，頭痛，めまい，血小板減少，肝機能上昇，(40 歳未満の女性)可逆性の複視
doxycycline を使用すること	doxycycline を使用すること	doxycycline を使用すること	b	消化器症状，頭痛，めまい，血小板減少，肝機能上昇，(40 歳未満の女性)可逆性の複視
2 g 8 時間おきに	2 g 8 時間おきに	3 g 透析後，その後，2 g 12 時間おきに	3 g 12 時間おきに	アレルギー反応(まれなのはアナフィラキシー)，消化器症状，Jarisch-Herxheimer 反応(梅毒やその他のスピロヘータ感染において)，肝機能上昇
6〜8 時間おきに	2 g 12 時間おきに	3.1 g 透析後，その後，2 g 12 時間おきに	3.1 g 12 時間おきに	アレルギー反応(まれなのはアナフィラキシー)，消化器症状，Jarisch- Herxheimer 反応(梅毒やその他のスピロヘータ感染において)，肝機能上昇
通常どおり	通常どおり	通常どおり	通常どおり	消化器症状(悪心 / 嘔吐)，肝機能上昇，電解質異常
通常どおり	通常どおり	透析日の透析後	b	金属の味がする，消化器症状
12〜48 時間おきに	>48 時間おきに	1〜2 mg/kg 48〜72 時間おきに	1 mg/2 L の透析液除去時	腎毒性，前庭あるいは聴覚毒性，中枢神経反応，神経筋ブロック(まれ)
CrCl 15〜30：50 % 減量，経口：12〜24 時間おきに，点滴 6〜24 時間おきに	CrCl<15：25 % に減量，経口：12〜24 時間おきに，点滴 24〜48 時間おきに	CrCl<15 の場合に従う。透析日の透析後	CrCl<15：25 % に減量，24〜48 時間おきに	消化器症状(量依存性)，皮疹，偽性クレアチニン上昇，可逆性高カリウム血症(量依存性)，骨髄抑制
12〜18 時間おきに	24 時間おきに	24 時間おきに	24〜48 時間おきに	消化器症状(量依存性)，可逆性高カリウム血症(量依存性)，骨髄抑制
通常どおり	通常どおり	通常どおり	通常どおり	肝毒性(重症肝不全など)，めまい，悪心，頭痛，光過敏性，不眠

(次ページへ続く)

表 211.1（続き）

名称		通常の投与法		食事と共に服用したときの吸収変化	成人の投与間隔
一般名	商品名	成人[a, c]	小児[a, d]		>50
vancomycin	バンコマイシン	経口：125 mg を 6 時間おきに（*C. diffiicle* 感染），または 500 mg 6 時間おきに（劇症型の *C. difficile* 感染），点滴：15〜20 mg/kg 点滴 8 時間おきに	40 mg/kg/ 日 経口を 6〜8 時間おきに，40 mg/kg/ 日 点滴を 6〜12 時間おきに（新生児：生後 0〜7 日なら 15 mg/kg ローディング，その後，10 mg/kg 12 時間おきに，生後 1〜4 週なら 10 mg/kg 8 時間おきに）	吸収されない	CrCl>90：8 時間おきに，CrCl 60〜89：12 時間おきに

a 特別な記載がない限りは，投与における体重は実体重（kg）を使うこと。
b 推奨するには入手できる情報が不十分。
c 特定の投与法は適応疾患による。
d 小児投与は年齢，体重（kg），あるいは適応疾患によることもある。
e 低体重（理想体重未満）の場合は実体重を用いる。もし正常体重では，理想体重を用いる。体重過多で，理想体重より実体重が 20%以上増している場合は，調整体重を用いる。アミノグリコシドの投与量は血中濃度測定後に調整することがある。
f 投与量は amoxicillin 量に基づく。剤形による相互交換は不可。
g 投与量は ampicillin 量に基づく。

表 211.2
抗酸菌に対する薬

名称		通常の投与法		食事と共に服用したときの吸収変化
一般名	商品名	成人[a, c]	小児[a, d]	
bedaquiline	サチュロ	1〜2 週：400 mg 経口 24 時間おきに，3〜24 週：200 mg 週 3 回	≧5 歳：体重 15〜<30 kg：1〜2 週は 200 mg 経口 24 時間おきに，3〜24 週は 100 mg 週 3 回。≧体重 30 kg：成人と同じ投与法	増える
capreomycin	Capastat	15 mg/kg 点滴 / 筋注 24 時間おきに，または 25 mg/kg 点滴 / 筋注 週 3 回	<15 歳：≦体重 40 kg なら 15〜20 mg/kg 点滴 / 筋注 24 時間おきに，または 25 mg/kg/ 回 週 2 回（最大 1 g/ 回），体重>40 kg または≧15 歳：成人と同じ投与法	N.A.
clofazimine	ランプレン	100 mg 経口 24 時間おきに	[b]	増える
cycloserine	Seromycin	10〜50 mg/kg/ 日（最大 1 g/ 日）経口を 12〜24 時間おきに分割	15〜20 mg/kg/ 日（最大 1 g/ 日）経口を 12〜24 時間おきに分割	変化なし
ethambutol	エサンブトール	15〜25 mg/kg（最大 1.6 g）経口 24 時間おきに	15〜25 mg/kg 経口 24 時間おきに	変化なし
ethionamide	ツベルミン	15〜20 mg/kg/ 日（最大 1 g/ 日）経口を 12〜24 時間おきに分割	15〜20 mg/kg/ 日 経口を 8〜12 時間おきに分割	変化なし
INH＋RIF＋PZA	Rifater	6 錠 経口 24 時間おきに	[b]	減る
INH＋RIF	Rifamate	2 カプセル 経口 24 時間おきに	[b]	減る
isoniazid（INH）	イスコチン	300 mg 経口 24 時間おきに，または 900 mg 経口 週 1〜3 回	<15 歳で体重≦40 kg：10〜15 mg/kg/ 回（最大 300 mg/ 回）経口 24 時間おきに，体重>40 kg または≧15 歳：成人と同じ投与法	減る
para-amino salicylic acid	パラアミノ馬尿酸［訳注：日本では注射製剤のみ］	150 mg/kg 6〜12 時間おきに	150〜360 mg/kg/ 日を 6〜8 時間おきに分割	減る
pyrazinamide（PZA）	ピラマイド	25 mg/kg（最大 2 g）経口 24 時間おきに	35 mg/kg/ 回（最大 2 g）経口 24 時間おきに	変化なし

CrCl が減少したときの調節投与間隔		透析時の追加投与		主な副作用
10〜50	≦10	HD	PD	
CrCl 30〜59：24 時間おきに	CrCl<30：vancomycin 濃度に応じて投与	濃度に応じて投与	濃度に応じて投与	レッドマン症候群，腎毒性，血小板減少，聴覚毒性，薬剤性過敏症症候群(DRESS)，IgA 皮膚炎

h 投与量は ceftazidime 量に基づく。
i CrCl を推定するときは調整体重を用いること。
j 肥満がない患者では実体重を用いること。実体重が理想体重より 25%かそれ以上大きいときは調整体重を用いること。
k CrCl<30 で障害を合併しているときは 400 mg 1 日 1 回
l 投与量は ticarcillin 量に基づく。
m 体重に基づく投与量が推奨され，これは trimethoprim 量に基づく。ダブルストレングス錠(DS)では trimethoprim は 160 mg で，sulfamethoxazole は 800 mg である。シングルストレングス錠では，trimethoprim は 80 mg で，sulfamethoxazole は 400 mg である。CrCl<15，HD，PD では可能な限り用いない。
CrCl＝クレアチニンクリアランス，HD＝血液透析，PD＝腹膜透析，TEN＝中毒性表皮壊死剥離症

CrCl が減少したときの成人の調節投与間隔			透析時の追加投与		主な副作用
>50	10〜50	≦10	HD	PD	
通常どおり	通常どおり	注意して使用	b	b	QT 延長，肝酵素上昇，肝毒性，頭痛，関節痛，皮疹，高尿酸血症，末梢神経障害，貧血，聴覚前庭毒性
24 時間おきに	7.5 mg/kg 24〜48 時間おきに	7.5 mg/kg 2 回 週 2	15 mg/kg/ 回 週 2〜3 回	b	腎毒性，聴覚毒性，電解質異常，注射部位の痛み
24 時間おきに	24 時間おきに	24 時間おきに	注意して使用	注意して使用	色素沈着症，魚鱗癬，眼消化器症状
12 時間おきに	250 mg 24 時間おきに	推奨しない	500 mg 週 3 回	b	不安，うつ，精神錯乱，幻覚，頭痛，末梢神経障害(35 μg/mL 以上のピーク濃度に関連)，けいれん(量依存性)
24 時間おきに	24〜36 時間おきに	48 時間おきに	15 mg/kg/ 日 透析後	48 時間おきに	視神経症，アレルギー反応，消化器症状，急性痛風
12 時間おきに	CrCl≧30：12 時間おきに	CrCl<30：250〜500 mg/ 日	CrCl<30：250〜500 mg/ 日	b	消化器症状，肝毒性，中枢神経症状，目や皮膚の黄染，めまい，聴覚毒性，甲状腺腫，女性化乳房，低血糖，甲状腺機能低下症，月経疾患，ペラグラ
24 時間おきに	24 時間おきに	b	b	b	個々の薬に順じる
24 時間おきに	24 時間おきに	b	b	b	個々の薬に順じる
24 時間おきに	24 時間おきに	アセチル化が遅い人で 150 mg 24 時間おきに	5 mg/kg 透析後	腹膜透析後に 1 日量	末梢神経障害，肝毒性(時に致死的)，舌炎，消化器症状，発熱
b	b	b	b	b	消化器症状
24 時間おきに	24 時間おきに	CrCl<30：150 mg 24 時間おきに	b	b	関節痛，高尿酸血症，肝毒性，消化器症状，皮疹，関節痛，関節痛風

(次ページへ続く)

表 211.2（続き）

名称		通常の投与法		食事と共に服用したときの吸収変化
一般名	商品名	成人[a, c]	小児[a, d]	
rifabutin（ansamycin）［訳注：アンサマイシン（ansamycin）は細菌がつくる代謝産物で，rifabutin などのリファマイシン系薬もこれに含まれる。なぜここでことさらにそれを表記したのかは，訳者にはわからない］	ミコブティン	300 mg 経口 24 時間おきに	10～20 mg/kg/ 日（最大 300 mg/ 日） 経口 24 時間おきにまたは週 3 回	変化なし
rifampin（RIF）	リファンピシン	600 mg 点滴 / 経口 24 時間おきに	10～20 mg/kg/ 日 点滴 / 経口（最大 600 mg/ 日）を 12～24 時間おきに分割	減る
rifapentine	Priftin	活動性結核：600 mg 経口で週 2 回を 2 か月，その後，600 mg を週 1 回を 4 か月。 潜在性結核：600～900 mg を週 1 回 経口	≧12 歳：成人と同じ投与法	増える
streptomycin[f]	ストレプトマイシン	15 mg/kg 点滴 / 筋注 24 時間おきに，または 25 mg/kg 点滴 / 筋注 週 3 回	15～40 mg/kg/ 日 点滴 / 筋注 24 時間おきに（最大 1 g/ 回）	適応なし

a 特別な記載がない限りは，投与における体重は実体重（kg）を使うこと。
b 推奨するには入手できる情報が不十分。
c 特定の投与法は適応疾患による。
d 小児投与は年齢，体重（kg），あるいは適応疾患によることもある。

表 211.3
抗真菌薬

名称		通常の投与法		食事と共に服用したときの吸収変化
一般名	商品名	成人[a, c]	小児[a, d]	
amphotericin B (conventional)	ファンギゾン	0.25～1 mg/kg 点滴 24 時間おきに	0.25～1 mg/kg 点滴 24～48 時間おきに	適応なし
amphotericin B lipid complex	Abelcet	5 mg/kg 点滴 24 時間おきに	5 mg/kg 点滴 24 時間おきに	適応なし
amphotericin B liposomal	アムビゾーム	3～5 mg/kg 点滴 24 時間おきに	3～5 mg/kg 点滴 24 時間おきに	適応なし
amphotericin B cholesteryl sulfate complex		3～4 mg/kg 24 時間おきに	3～4 mg/kg 24 時間おきに	適応なし

CrCl が減少したときの成人の調節投与間隔			透析時の追加投与		主な副作用
>50	10〜50	≦10	HD	PD	
24時間おきに	24時間おきに	CrCl<30：150 mg 24時間おきに	b	b	ぶどう膜炎，尿，汗，涙のオレンジ着色，肝毒性，消化器症状，筋肉痛，関節痛
24時間おきに	24時間おきに	300 mg 24時間おきに	300〜600 mg 24時間おきに	300〜600 mg 24時間おきに	尿，汗，涙のオレンジ着色，肝毒性，消化器症状，インフルエンザ様症候群
b	b	b	b	b	rifampicin 同様
24時間おきに	24〜72時間おきに	72〜96時間おきに	透析日の透析時50%減量	b	脳神経Ⅷ(聴神経)異常，感覚異常，皮疹，発熱，腎毒性，神経筋ブロック，視神経症，聴覚毒性

e 除脂肪体重を用いること。
f 低体重(理想体重未満)の場合は実体重を用いる。もし正常体重では，理想体重を用いる。体重過多で，理想体重より実体重が20%以上増している場合は，調整体重を用いる。アミノグリコシド系の投与量は血中濃度測定後に調整することがある。

CrCl が減少したときの成人の調節投与間隔			透析時の追加投与		主な副作用
>50	10〜50	≦10	HD	PD	
24時間おきに	24時間おきに	24時間おきに	通常どおり	通常どおり	発熱，さむけ，注射時の悪心，腎機能低下，貧血，低カリウム血症，低マグネシウム血症，顔面紅潮，高血圧
通常どおり	b	b	b	b	発熱，さむけ，注射時の悪心，腎機能低下(通常より少ないamphotericin B)，貧血，低カリウム血症，低マグネシウム血症，顔面紅潮，高血圧
通常どおり	b	b	b	b	発熱，さむけ，注射時の悪心，腎機能低下(通常より少ないamphotericin B)，貧血，低カリウム血症，低マグネシウム血症，顔面紅潮，高血圧
通常どおり	b	b	b	b	発熱，さむけ，注射時の悪心，腎機能低下(通常より少ないamphotericin B)，貧血，低カリウム血症，低マグネシウム血症，顔面紅潮，高血圧

(次ページへ続く)

表 211.3(続き)

名称		通常の投与法		食事と共に服用したときの吸収変化
一般名	商品名	成人[a, c]	小児[a, d]	
anidulafungin	Eraxis	200 mg 点滴 1 回，その後，100 mg 点滴 24 時間おきに	適応なし	適応なし
caspofungin	カンサイダス	75 mg 点滴 1 回，その後，50 mg 点滴 12 時間おきに	≧生後 3 か月～<18 歳：70 mg 点滴 1 回，その後，50 mg 点滴 24 時間おきに	適応なし
clotrimazole	クロトリマゾール	10 mg 経口 1 日 3～5 回	≧3 歳：10 mg 経口 1 日 5 回	変化なし
fluconazole	ジフルカン	150～800 mg 点滴 / 経口 24 時間おきに	6～12 mg/kg/ 回 点滴 / 経口，その後，3～12 mg/kg/ 回 点滴 / 経口 24 時間おきに	変化なし
flucytosine	アンコチル	25 mg/kg 経口 6 時間おきに	25 mg/kg 経口 6 時間おきに	減る
griseofulvin	Grisactin, Grifulvin, Fulvicin	500 mg～1 g 経口 24 時間おきに	>2 歳：15 mg/kg 経口 24 時間おきに	増える
isavuconazonium sulfate	クレセンバ	点滴 / 経口ローディング：372 mg を 8 時間おきに 6 回 維持：372 mg を 24 時間おき，最後のローディングから 12～24 時間おきに	[b]	変化なし
itraconazole	イトラコナゾール	200 mg 経口 12～24 時間おきに。200 mg を経口 8 時間おきで 3 日間ローディングしてもよい	2.5～5 mg/kg(最大 200 mg)を経口で 8 時間おきに 3 日間。その後，5～10 mg/kg(最大 400 mg)経口で 12～24 時間おき	カプセル：増える，液体：減る
ketoconazole	ケトコナゾール	200～400 mg 経口 24 時間おきに	≧2 歳：3.3～6.6 mg/kg 経口 24 時間おきに(最大 400 mg/ 日)	増える
micafungin	ファンガード	100～150 mg 点滴 24 時間おきに	体重 ≦40 kg：2～6 mg/kg 点滴 24 時間おきに	適応なし
miconazole	フロリード F	50 mg 経口 24 時間おきに	[b]	適応なし
nystatin	Mycostatin	40 万～60 万単位 6 時間おきに	20 万～60 万単位 6 時間おきに	吸収されない
posaconazole[e]	ノクサフィル	徐放剤か点滴：300 mg 12 時間おきを 2 回，その後，300 mg を 24 時間おきに。経口懸濁液：200 mg を 6 時間おき	経口懸濁液 200～300 mg を 8 時間おき	増える
voriconazole[e]	ブイフェンド	経口：200 mg 経口 12 時間おきに，点滴：6 mg/kg 12 時間おきを 2 回，その後，4 mg/kg 12 時間おきに	2～<15 歳：経口懸濁液：9 mg/kg 12 時間おき(最大 350 mg/ 日)，点滴：6～9 mg/kg 12 時間おきを 2 回，その後，3～8 mg/kg 12 時間おき	経口：減る，点滴：適応なし

a 投与体重は，そうでないと記載されていない限り，実体重を用いる。
b 推奨するには入手できる情報が不十分。
c 特定の投与量は適応疾患による。

CrCl が減少したときの成人の調節投与間隔			透析時の追加投与		主な副作用
>50	10〜50	≦10	HD	PD	
通常どおり	通常どおり	通常どおり	通常どおり	通常どおり	注射部位の反応，低カリウム血症，低マグネシウム血症，消化器症状，薬剤熱
通常どおり	通常どおり	通常どおり	通常どおり	通常どおり	注射部位の反応，低カリウム血症，低マグネシウム血症，消化器症状，薬剤熱
通常どおり	通常どおり	通常どおり	通常どおり	通常どおり	肝機能上昇，悪心，味覚異常
24 時間おきに	50 % 減量 24 時間おきに	50%減量 24 時間おきに	通常量を 3 回毎週透析日の透析後	50 % 減量 24 時間おきに	頭痛，消化器症状，肝炎，肝機能上昇
6 時間おきに	12〜24 時間おきに	48 時間おきに	48〜72 時間おきに	b	骨髄抑制，低血糖，低カリウム血症，無顆粒球症，肝機能上昇
通常どおり	通常どおり	通常どおり	b	b	消化器症状，アレルギー反応と光過敏性，血液疾患，肝毒性，SLE と Hansen 病の増悪
通常どおり	通常どおり	通常どおり	通常どおり	通常どおり	末梢浮腫，頭痛，倦怠感，不眠，低カリウム血症，消化器症状，肝機能上昇，呼吸困難
通常どおり	通常どおり	通常どおり	通常どおり	通常どおり	悪心，皮疹，頭痛，浮腫，低カリウム血症，肝毒性
通常どおり	通常どおり	通常どおり	通常どおり	通常どおり	悪心，嘔吐，女性化乳房，テストステロン合成減少，皮疹，肝毒性，副腎不全
通常どおり	通常どおり	通常どおり	通常どおり	b	血栓性静脈炎，消化器症状，肝機能異常，発熱，皮疹，高カリウム血症，低血糖，頭痛
通常どおり	通常どおり	通常どおり	通常どおり	通常どおり	頭痛，消化器症状
通常どおり	通常どおり	通常どおり	通常どおり	通常どおり	消化器症状
通常どおり	通常どおり	通常どおり	b	b	消化器症状，頭痛，低カリウム血症，QT 延長，肝毒性
通常どおり	通常量：経口のほうが好ましい。シクロデキストリンが蓄積するためである	通常量：経口のほうが好ましい。シクロデキストリンが蓄積するためである	b	b	光視症，肝毒性，中枢神経毒性(幻覚)，脱毛，のちの扁平上皮がんや黒色腫と関連する光過敏(長期使用で)

d 小児投与量は年齢，体重，あるいは適応疾患による。
e 相互に交換はできない。
CrCl＝クレアチニンクリアランス(mL/分)，SLE＝全身性エリテマトーデス

25

表 211.4
抗ウイルス薬

名称		通常の投与法		食事と共に服用したときの吸収変化
一般名	商品名	成人	小児	
abacavir	ザイアジェン	0.3 g 経口 12 時間おきに	8 mg/kg 経口 12 時間おきに	変化なし
abacavir / lamivudine	エプジコム	1 日 1 回	[b]	変化なし
acyclovir	アシクロビル	0.2～0.8 g 経口 2～5 回 / 日 5～12 mg/kg 点滴 8 時間おきに	0.2 g 5 回 / 日，(HSV) 経口 20 mg/kg 経口 6 時間おきに，最大 800 mg 6 時間おきに，(VZV)25～50 mg/kg/ 日 点滴 8 時間おきに	変化なし
amantadine	アマンタジン	0.1 g 経口 12 時間おきに	2.2～4.4 mg/kg 経口 12 時間おきに	データなし
amprenavir		1.2 g 経口 12 時間おきに	[b]	高脂肪食で減少
atazanavir	レイアタッツ	300～400 mg 経口 1 日おきに	[b]	増える
boceprevir	Victrelis	800 mg 経口 1 日 3 回	[b]	増える
cidofovir	Vistide	5 mg/kg 点滴 1 週おきに 2 週間，その後，5 mg/kg 2 週おきに	[b]	適応なし
darunavir	プリジスタ	600 mg 経口 1 日 2 回，100 mg 経口 ritonavir と共に	[b]	増える
didanosine	ヴァイデックス	0.167～0.2 g 経口 12 時間おきに	0.143～0.248 mg/m^2 経口 12 時間おきに分割	減る
efavirenz	ストックリン	0.6 g 経口 眠前	[b]	変化なし
emtricitabine	エムトリバ	200 mg 経口 1 日おきに	6 mg/kg 経口 sol 1 日おきに (生後 3 か月～17 歳)	変化なし
enfuvirtide	Fuzeon	90 mg 皮下注 1 日 2 回	2 mg/kg 皮下注 1 日 2 回	適応なし
entecavir	エンテカビル	0.5～1 mg 経口 1 日おきに	>16 歳：0.5～1 mg 経口 1 日おきに	減る
etravirine	インテレンス	200 mg 経口 1 日 2 回	>6 歳，体重による	増える
famciclovir	ファムシクロビル	0.125 g 経口 12 時間おきに (HSV)0.5 g 経口 8 時間おきに (VZV)	[b]	変化なし
fosamprenavir	Lexiva	700～1,400 mg 経口 1 日 2 回	[b]	変化なし
foscarnet	ホスカビル	60 mg/kg 点滴 8 時間おきに，14～21 日，その後，90 mg/kg/ 日	[b]	適応なし
ganciclovir	デノシン	5 mg/kg 点滴 12 時間おきに 14～21 日，その後，5 mg/kg/日	5 mg/kg 点滴 12 時間おきに	点滴：適応なし

妊娠クラス	CrCl が減少したときの調節投与間隔			透析時の追加投与		主な副作用
	>50	10～50	≦10	HD	PD	
C	通常どおり	通常どおり	b	b	b	悪心，過敏性反応と筋肉痛，発熱，皮疹，アナフィラキシー
C	通常どおり	b	推奨されない	推奨されない	推奨されない	個々の薬参照
C	2～5 回 / 日経口 / 点滴 8 時間おきに	2～5 回 / 日経口 / 点滴 12～24 時間おきに	0.2～0.8 g 経口 24 時間おきに，2.5～6 mg/kg 点滴 24 時間おきに	0.5 g 経口 透析後	2～5 mg/kg/ 日	頭痛，皮疹，腎毒性，中枢神経症状(まれ)
C	12 時間おきに	0.1～0.2 g 2～3 回 / 週	0.1～0.2 g 1 週おきに	b	b	網状皮斑，浮腫，不眠，めまい，嗜眠
b	通常どおり	通常どおり	通常どおり	影響なし	影響なし	悪心，下痢，皮疹
B	通常どおり	通常どおり	通常どおり	影響なし	影響なし	ビリルビン血症，皮疹
B	通常どおり	通常どおり	通常どおり	影響なし	影響なし	貧血，好中球減少，過敏性反応，悪心，味覚異常
C	処方箋を確認	処方箋を確認	処方箋を確認	b	b	蛋白尿，腎機能不全，好中球減少
B	通常どおり	通常どおり	通常どおり	影響なし	影響なし	多形紅斑，好中球減少
B	12 時間おきに	12～24 時間おきに	100 mg 経口 24 時間おきに	透析後投与	b	下痢，悪心，嘔吐，膵炎，末梢神経障害
D	通常どおり	通常どおり	通常どおり	通常どおり	通常どおり	ねむけ，中枢神経系副作用，皮疹
B	通常どおり	48～72 時間おきに	96 時間おきに	血液透析後に投与	b	乳酸アシドーシス，肝毒性，好中球減少
B	通常どおり	通常どおり	b	b	b	注射部位の反応，過敏性反応
C	通常どおり	0.25 mg～0.15 mg 経口 1 日おきに	0.05 mg 経口 1 日おきに	0.05 mg 透析後	0.05 mg CAPD 後	乳酸アシドーシス，トランスアミナーゼ上昇
B	通常どおり	通常どおり	通常どおり	影響なし	影響なし	皮膚過敏性反応
B	0.5 g 8 時間おきに，0.125 g 12 時間おきに	0.5 g 12～24 時間おきに，0.125 g 12～24 時間おきに	0.25 g 48 時間おきに，0.125 g 48 時間おきに	透析後投与	b	頭痛，悪心
C	b	b	b	b	b	下痢，皮疹，悪心，溶血性貧血(まれ)
C	63～90 mg/kg/ 日 維持	78～63 mg/kg/ 日 維持	b	b	b	腎機能低下，貧血，悪心，カルシウム，マグネシウム，リン，カリウム代謝異常
C	12 時間おきに	2.5 mg/kg 24 時間おきに	1.25 mg/kg 24 時間おきに	1.25 mg/kg 透析後	b	好中球減少，血小板減少

(次ページへ続く)

25

表 211.4（続き）

名称		通常の投与法		食事と共に服用したときの吸収変化
一般名	商品名	成人	小児	
indinavir	Crixivan	800 mg 経口 8 時間おきに	b	減る
lamivudine	コンビビル	150 mg 経口 12 時間おきに	4 mg/kg 経口 12 時間おきに	変化なし
lopinavir / ritonavir	カレトラ	400/100 mg 経口 1 日 2 回	12 mg/3 mg/kg 経口 1 日 2 回 生後 6 か月～12 歳	増える
maraviroc	シーエルセントリ	150～600 mg 経口 1 日 2 回	b	変化なし
nelfinavir	ビラセプト	0.75 g 経口 1 日 3 回 または 1.25 g 経口 12 時間おきに	0.2～0.3 mg/kg 8 時間おきに	増える
nevirapine	ビラミューン	200 mg 経口 24 時間おきに，14 日，その後，200 mg 経口 12 時間おきに	b	変化なし
oseltamivir	タミフル	75 mg 経口 1 日 2 回，5 日間	>1 歳，体重による。処方箋参照	変化なし
raltegravir	アイセントレス	400 mg 経口 1 日 2 回	>2 歳，体重による。処方箋参照	変化なし
ribavirin	レベトール	エアロゾルで 12～18 時間 / 日を 3 日間，0.4～0.6 g 経口 12 時間おきに，点滴は研究中	エアロゾルで 12～22 時間 / 日を 6 日間	b
rimantadine	Flumadine	0.1 g 経口 12 時間おきに	b	変化なし
rilpivirine	エジュラント	25 mg 経口 毎日	b	増える
ritonavir	ノービア	600 mg 経口 12 時間おきに	b	変化なし
saquinavir hard gel	Invirase	1.0 g 経口 12 時間おきに 0.2 g 経口 ritonavir と共に		増える
saquinavir soft gel		1.2 g 経口 1 日 3 回		増える
stavudine	ゼリット	0.04 g 経口 12 時間おきに	b	変化なし
telaprevir	テラビック	750 mg 経口 1 日 3 回	b	増える
telbivudine	Tyzeka	600 mg 経口 1 日おきに	>16 歳：600 mg 経口 1 日おきに	変化なし
tenofovir	ビリアード	300 mg 経口 1 日おきに	b	増える
tenofovir / emtricitabine	ツルバダ	1 日 1 回	b	増える
tenofovir / emtricitabine / efavirenz	Atripla	1 日 1 回	b	増える
tenofovir / emtricitabine / elvitegravir / cobicistat	Stribild	1 日 1 回	b	増える
tenofovir / emtricitabine / rilpivirine	コムプレラ	1 日 1 回	b	増える

妊娠クラス	CrCl が減少したときの調節投与間隔			透析時の追加投与		主な副作用
	>50	10〜50	≦10	HD	PD	
C	b	b	b	b	b	腎結石，悪心，頭痛
C	150 mg 経口 12 時間おきに	100〜150 mg 経口 1 日おきに	25〜50 mg 経口 1 日おきに	b	b	頭痛，悪心，好中球減少，トランスアミナーゼ増加
C	b	b	b	b	b	下痢，脂質異常症，肝機能上昇
B	通常どおり	通常どおり	b	b	b	皮膚反応，過敏性反応，肝毒性
B	通常どおり	通常どおり	通常どおり	通常どおり	通常どおり	下痢，悪心
B	b	b	b	b	b	皮疹〔皮膚粘膜眼症候群(Steven-Johnson 症候群)など〕，肝毒性
C	通常どおり	qd CrCl 10〜30	b	b	b	悪心，嘔吐，頭痛
C	通常どおり	通常どおり	通常どおり	通常どおり	通常どおり	不眠，悪心，頭痛，倦怠感
X	b	b	b	b	b	貧血，頭痛，高ビリルビン血症，気管支けいれん
C	12 時間おきに	12 時間おきに	12 時間おきに	b	b	中枢神経系副作用は amantadine よりも少ない
B	通常どおり	通常どおり	注意して使用	通常どおり	通常どおり	うつ病性障害，トランスアミナーゼ上昇
B	通常どおり	通常どおり	注意して使用	通常どおり	通常どおり	悪心，嘔吐，下痢
B	通常どおり	通常どおり	注意して使用	通常どおり	通常どおり	下痢，悪心
B	通常どおり	通常どおり	注意して使用	通常どおり	通常どおり	下痢，悪心，頭痛
C	b	b	b	b	b	末梢神経障害，肝毒性
B	通常どおり	通常どおり	b	b	b	皮膚反応，過敏性反応，貧血，悪心
B	通常どおり	48 時間おきに	72 時間おきに	96 時間おきに，透析の最後に投与	b	乳酸アシドーシス，ミオパチー，クレアチンキナーゼ上昇，肝機能上昇
B	通常どおり	48 時間おきに	週 2 回	b	透析後 7 日おきに	乳酸アシドーシス，腎毒性
B	通常どおり	推奨されない	推奨されない	推奨されない	推奨されない	個々の薬参照
D	通常どおり	推奨されない	推奨されない	推奨されない	推奨されない	個々の薬参照
B	通常どおり	推奨されない	推奨されない	推奨されない	推奨されない	腎機能不全，CrCl<70 では開始しない。乳酸アシドーシス
B	通常どおり	推奨されない	推奨されない	推奨されない	推奨されない	個々の薬参照

（次ページへ続く）

表 211.4(続き)

名称		通常の投与法		食事と共に服用したときの吸収変化
一般名	商品名	成人	小児	
tipranavir	Aptivus	500 mg 経口 1 日 2 回，200 mg 経口 ritonavir と共に	[b]	変化なし
valacyclovir	バラシクロビル	1 g 経口 1 日 3 回(VZV)，0.5 mg 経口 1 日 2 回(HSV)	変化なし	影響なし
valganciclovir	バリキサ	900 mg 経口 12 時間おきに，21 日間，その後，900 mg 経口 24 時間おきに	[b]	増える
vidarabine	ビダラビン	10〜15 mg/kg/ 日 点滴 12 時間以上かけて	10〜15 mg/kg/ 日 点滴 12 時間以上かけて	適応なし
zalcitabine		0.375〜0.75 g 経口 8 時間おきに	0.75 g 経口 8 時間おきに(>13 歳の小児)	減る
zanamivir	リレンザ	10 mg 1 日 2 回を吸入で 5 日間	5 mg 1 日 2 回を吸入で 5 日間，6 歳以上	変化なし
zidovudine	レトロビル	0.1 g 経口 4 時間おきか，0.2 g 経口 8 時間おき，1〜2 mg/kg 点滴 4 時間おき	180 mg/m^2 PO 6 時間おきに	減る

a 米国食品医薬品管理局(FDA)妊娠カテゴリー：A＝妊婦での適切な研究，リスクなし。B＝動物実験，リスクなし，ヒトでの研究は不十分，あるいは動物毒性，ヒトでの異常，リスクが利益を上回る[訳注：FDA による，妊婦に対する医薬品の安全性分類。A，B，C，D，X の順に安全性が高い。各薬剤の個別的，具体的リスクに乏しいという理由で 2015 年に廃止された]。

表 211.5
抗寄生虫薬

名称		通常の投与法		食事と共に服用したときの吸収変化
一般名	商品名	成人[a, c]	小児[a, d]	
albendazole	エスカゾール	400 mg 経口 12〜24 時間おき	>2 歳以上：400 mg 経口 12〜24 時間おきに	増える
artemether-lumefantrine	リアメット	400 mg 経口，8 時間後に再投与，その後，1 日 2 回，48 時間	体重による，処方箋参照	増える
artemisinine		10 mg/kg/ 日を 5 日間	成人と同様	[b]
atovaquone	サムチレール	750 mg 経口 12 時間おきに	生後 1〜3 か月：30 mg/kg 経口で 24 時間おき，生後 4〜24 か月：45 mg/kg 経口で 24 時間おき，生後 24 か月以上：30 mg/kg を経口で 24 時間おき(最大 1,500 mg/ 日)	増える
benznidazole[e]		5〜7 mg/kg/ 日 経口を 12 時間おきに分割(最大 300 mg/ 日)	5〜8 mg/kg 経口 12 時間おきに	変化なし
bithionol[f]	Bitin	30〜50 mg/kg 1 日おきに，10〜15 日間	成人と同様	[b]
chloroquine phosphate	Aralen phosphate	1 g(600 mg 塩基) 経口で 1 日目に。その後，500 mg(300 mg 塩基)を最初の投与から 6 時間，24 時間，48 時間後に	16.6 mg/kg chloroquine phosphate(最大 1 g) 経口で，その後，8.3 mg/kg chloroquine phosphate(最大 500 mg/ 日) 経口で最初の投与から 6，24，48 時間後に	変化なし
dehydroemetine[f]		1 mg/kg/ 日(最大 60 mg/ 日) 筋注で 4〜6 日間	1 mg/kg/ 日 筋注で最大 5 日間	増える

妊娠クラス	CrCl が減少したときの調節投与間隔			透析時の追加投与		主な副作用
	>50	10〜50	≦10	HD	PD	
C	通常どおり	通常どおり	通常どおり	通常どおり	b	下痢，肝毒性，高脂血症，出血
B	通常どおり	12〜24 時間おきに	0.5 g 24 時間おきに	0.5 g 24 時間おきに	0.5 g 24 時間おきに	悪心，頭痛，免疫不全者の血栓性血小板減少性紫斑病
C	通常どおり	0.45 g 12〜48 時間おきに	推奨されない	推奨されない	推奨されない	好中球減少，血小板減少
確立されていない	通常どおり	通常どおり	10 mg/kg/日 12 時間以上かけて	通常量を透析後	b	消化器症状，悪心，嘔吐，血栓性静脈炎
C	8 時間おきに	12 時間おきに	24 時間おきに	b	b	末梢神経障害，口内炎，食道潰瘍，膵炎
C	通常どおり	通常どおり	通常どおり	通常どおり	通常どおり	気管支けいれん，鼻と喉の不快感
C	4 時間おきに	6 時間おきに	6〜12 時間おきに	100 mg 透析後	100 mg 6〜12 時間おきに	貧血，顆粒球減少症，頭痛，悪心，不眠，爪の色素の変化

b 推奨するには情報が足りない。
(2013 年 Red Book Online より)

CrCl が減少したときの調節投与間隔			透析時の追加投与		主な副作用
>50	10〜50	≦10	HD	PD	
通常どおり	通常どおり	通常どおり	通常どおり	b	下痢，腹部不快感，AST 上昇と骨髄抑制，高用量で脱毛症
通常どおり	通常どおり	b	b	b	頭痛，食欲不振，発熱，QT 延長
通常どおり	b	b	b	b	一過性心ブロック，AST と ALT の上昇，好中球減少，網赤血球減少，腹痛，下痢，発熱
通常どおり	通常どおり	通常どおり	通常どおり	通常どおり	皮疹，消化器症状，発熱，頭痛，不眠，筋肉痛，インフルエンザ様症状
b	b	b	b	b	末梢神経障害，皮疹，骨髄抑制，体重減少，消化器症状
b	b	b	b	b	高血圧，喘鳴，血管性浮腫，皮疹，高体温，下痢，食欲不振，悪心，嘔吐，めまい，頭痛
通常どおり	通常どおり	短期使用ならば調節なし	短期使用ならば調節なし	短期使用ならば調節なし	かすみ目(長期使用で網膜症)，消化器症状，瘙痒感，G6PD 欠乏症患者では溶血性貧血，低血糖
通常どおり	b	b	b	b	不整脈，前胸部痛，注射部位の痛み，筋力低下，消化器症状，神経障害，心不全，頭痛

(次ページへ続く)

25

表 211.5（続き）

名称		通常の投与法		食事と共に服用したときの吸収変化
一般名	商品名	成人[a, c]	小児[a, d]	
diethyl carbamazine[f]	Hetrazan	1日目：50 mg 経口，2日目：50 mg 経口 8時間おきに，3日目：100 mg 経口 8時間おきに，4～14日 目：6 mg/kg/日を8時間おきに分割	1日目：1 mg/kg 経口，2日目：1 mg/kg 経口 8時間おきに，3日目：1～2 mg/kg 経口 8時間おきに，4～21日目：2 mg/kg/日を8時間おきに	増える
diloxanide furoatee	Furamide	500 mg 経口 8時間おきに，10日間	[b]	[b]
eflornithine[e]	Ornidyl	400 mg/kg/日 点滴を1日4回に分割，14日間，その後，300 mg/kg/日 経口，3～4 週間	[b]	[b]
furazolidone	Furoxone	100 mg 経口 6時間おきに，7～10日間	1.25～1.5 mg/kg 経口 6時間おきに，5～10日間	[b]
halofantrine	Halfan	500 mg 経口 6時間おきに，3回。1週間後に繰り返す	体重<37 kg：8 mg/kg を6時間おきに3回。1週間後に繰り返す。37 kg 以上なら成人量	増える
hydroxychloroquine sulfate salt	プラケニル	800 mg を1回，その後，400 mg を最初の投与から6，24，48時間語に(総投与量 2 g)	12.9 mg/kg hydroxychloroquine(最大 800 mg)，その後，6.5 mg/kg で最初の投与から6，24，48時間後に(最大 400 mg/投与)	増える
iodoquinol	Yodoxin，Diquinol	650 mg 経口 8時間おきに	40 mg/kg/日 経口を8時間おきに	変化なし
ivermectin	ストロメクトール	150～200 mg/kg/回 経口	体重 15 kg 以上で 150～200 mg/kg/回を経口で	減る
mebendazole	メベンダゾール	100～200 mg 経口 12時間おきに	成人と同様	変化なし
mefloquine	メファキン	750 mg 経口 1回，その後，500 mg 経口 最初の投与から6～12時間後に	15 mg/kg 経口で1回(最大 750 mg/投与)，その後，10 mg/kg 経口 最初の投与から6～12時間後に	増える
meglumine antimonatee	Glucantine	20 mg/kg 点滴を2日(850 mg/日まで)	[b]	適応なし
melarsoprol B[f]	Mel B，Arsobal	2.2 mg/kg/日 点滴を10日間	2.2 mg/kg/日 点滴を10日間	適応なし
niclosamide	Niclocide	2 g 経口 24時間おきに	50 mg/kg 経口 24時間おきに	適応なし
nifurtimox[f]	Lampi	8～15 mg/kg/日 経口を6～8時間おきに分割	1～10歳：15～20 mg/kg/日 を経口，11～16歳：12.5～15 mg/kg/日 経口，17歳以上：8～10 mg/kg/日 経口を6～8時間おきに分割	[b]
niridazole[e]	Ambilhar	[b]	[b]	[b]
oxamniquine[e]	Vansil	15 mg/kg 経口 12～24時間おきに，1クール	10～15 mg/kg 経口 12時間おきに	増える
paromomycin	アメパロモ	25～35 mg/kg 経口 8時間おきに	25～35 mg/kg 経口 6～12時間おきに	変化なし

CrCl が減少したときの調節投与間隔			透析時の追加投与		主な副作用
>50	10〜50	≦10	HD	PD	
通常どおり	b	b	b	b	頭痛，倦怠感，関節痛，悪心，嘔吐，食欲不振，かゆみ，発熱，低血圧，リンパ節炎，脳症
b	b	b	b	b	放屁
通常どおり	b	b	b	b	貧血，血小板減少，白血球減少症，悪心，嘔吐，下痢，一過性聴覚障害
b	b	b	b	b	消化器症状，尿が黄茶色に変化，皮疹，発熱，頭痛，G6PD 欠乏症患者では溶血性貧血
通常どおり	b	b	b	b	腹部痛，嘔吐，下痢，頭痛，瘙痒感，皮疹
通常どおり	b	b	b	b	かすみ目，消化器症状，瘙痒感，皮疹，頭痛，QT 延長，肝機能異常，心筋症(まれ)，低血糖，骨髄抑制，神経筋効果(長期使用で)
通常どおり	b	b	b	b	視神経炎，末梢神経障害，消化器症状，皮疹，めまい，発熱，悪寒
通常どおり	b	b	b	b	Mazzotti 反応，発熱，リンパ節炎，関節痛
通常どおり	b	b	b	b	下痢，悪心，嘔吐，腹部痛，発熱，頭痛，好中球減少，血小板減少，肝炎
通常どおり	通常どおり	通常どおり	通常どおり	b	めまい，悪夢，不眠，消化器症状，洞性徐脈，視力低下
通常どおり	b	b	b	b	徐脈，低血圧，皮疹，顔面浮腫，注射部位の痛み，膵炎，白血球減少症，腎毒性
通常どおり	b	b	b	b	脳症，静脈炎，末梢神経障害，Jarisch-Herxheimer 様反応，肝機能障害，高血圧，関節痛，消化器症状，発熱，G6PD 欠乏症患者では溶血性貧血
通常どおり	通常どおり	通常どおり	通常どおり	通常どおり	悪心，腹部不快感，下痢，ねむけ，めまい，頭痛
通常どおり	b	b	b	b	消化器症状，体重減少，情動不安，不眠，感覚異常，けいれん，皮疹，好中球減少，肝炎，G6PD 欠乏症患者では溶血性貧血
通常どおり	b	b	b	b	けいれん，幻覚
通常どおり	b	b	b	b	めまい，ねむけ，頭痛，悪心，嘔吐，腹部痛，尿が黄茶色に変化，発熱，肝炎，脳波変化，幻覚
通常どおり	通常どおり	通常どおり，耳毒性をモニター	通常どおり，耳毒性をモニター	通常どおり，耳毒性をモニター	消化器症状，皮疹，頭痛，めまい，腎毒性，聴覚毒性

（次ページへ続く）

25

表 211.5（続き）

名称		通常の投与法		食事と共に服用したときの吸収変化
一般名	商品名	成人[a, c]	小児[a, d]	
pentamidine	ベナンバックス	3～4 mg/kg 点滴 24 時間おきに	3～4 mg/kg 点滴 24 時間おきに	適応なし
piperazine citrate[e]	Antepa	2～3.5 g/日 経口を 2～7 日間	75 mg/kg/日（最大 3.5 g）経口を 2 日間	[b]
praziquantel	ビルトリシド	40～75 mg/kg/日 経口を 8～12 時間おきに	25 mg/kg 経口 8 時間おきに	増える
primaquine phosphate	プリマキン	30 mg（塩基）経口 24 時間おきに	0.5 mg/kg（塩基）経口 24 時間おきに	変化なし
proguanil HCl / atovaquone	マラロン	400/1,000 mg 経口 24 時間おきに（治療）	31.25/12.5 mg～1,000/400 mg 経口 24 時間おきに（体重による）（治療）	増える
pyrantel pamoate	コンバントリン	11 mg 塩基 /kg（最大 1 g/日）経口 1 回	≦2 歳：11 mg/kg/日 経口 1 回	変化なし
pyrimethamine	Daraprim	25～75 mg 経口 24 時間おきに	1～2 mg/kg 経口 24 時間おきに（最大 50 mg/日）	[b]
pyrimethamine / sulfadoxine	Fansidar	2～3 錠 経口 1 回	>2 歳：体重 5～10 kg では半錠経口 1 回，体重 11～20 kg では 1 錠 経口で 1 回，体重 21～30 mg では 1 錠と半錠で経口 1 回，体重 31～45 kg では 2 錠 経口 1 回，体重 45 kg を超えるなら 3 錠 経口 1 回	[b]
quinacrine Hcl[e]	Atabrine	100 mg 経口 8 時間おきに	2 mg/kg（最大 100 mg）経口で 8 時間おきを 5 日間	[b]
quinidine gluconate	キニジン	6.25 mg 塩基 /kg を点滴で 1～2 時間かけて，その後，0.0125 mg 塩基 /kg/分	成人と同様	増える
quinine sulfate	Legatrin, Quinamm	650 mg 経口 6～8 時間おきに	10 mg/kg 経口 8 時間おきに	増える
spiramycin[e]	スピラマイシン	1 g（300 万単位）を経口で 8 時間おき	[b]	変化なし
stibogluconate	Pentostam	20 mg/kg 点滴 24 時間おきに	20 mg/kg 点滴 24 時間おきに	適応なし
suramin[f]	Germani	1 g 点滴 1 週おきを 5 週（100 mg テストドーズ）	[b]	適応なし
thiabendazole	Mintezol	50 mg/kg/日 経口を 12～24 時間おきに	25 mg/kg/日（最大 1.5 g）経口を 12 時間おきに	[b]

CrCl が減少したときの調節投与間隔			透析時の追加投与		主な副作用
＞50	10～50	≦10	HD	PD	
通常どおり	通常どおり	4 mg/kg 48 時間おきに	b	b	腎毒性，低血圧，筋肉注射で無菌性膿瘍，低血糖か高血糖，悪心，嘔吐，腹部痛，膵炎，低カルシウム血症，息を吸い込むと咳と気管支けいれん，QT 延長，骨髄抑制，肝機能上昇
通常どおり	推奨されない	推奨されない	b	b	消化器症状，頭痛，めまい，皮疹，溶血性貧血，運動失調
通常どおり	通常どおり	通常どおり	通常どおり	b	倦怠感，苦味，頭痛，めまい，鎮静，消化器症状，発熱，発汗，疲労感，瘙痒感，皮疹
通常どおり	通常どおり	通常どおり	b	b	G6PD 欠乏症患者では溶血性貧血(開始前にスクリーニングすること)，メトヘモグロビン血症，白血球減少，好中球減少，消化器症状，かすみ目，瘙痒感
通常どおり	CrCl ≦ 30 mL/分なら推奨されない	推奨されない	推奨されない	推奨されない	瘙痒感，消化器症状，肝機能上昇，肝炎，無力感，頭痛，好中球減少，汎血球減少
通常どおり	b	b	b	b	消化器症状，めまい，ねむけ，頭痛
通常どおり	通常どおり	通常どおり	通常どおり	b	高用量の場合，可逆性骨髄抑制，巨赤芽球性貧血，葉酸欠乏症，多形滲出性紅斑，皮膚粘膜眼症候群(Steven-Johnson 症候群)，中毒性表皮壊死症，消化器症状，頭痛，めまい
通常どおり	b	b	b	b	葉酸欠乏症(巨赤芽球性貧血や汎血球減少，溶血性貧血，白血球減少，血小板減少に至る)，肝機能上昇，消化器症状，頭痛，めまい，不眠，皮膚粘膜眼症候群(Steven-Johnson 症候群)，中毒性表皮壊死症，間質性腎炎，尿中結晶，過敏性肺臓炎，黄疸，肝炎，多発神経炎，萎縮性舌炎
通常どおり	b	b	b	b	苦味，めまい，頭痛，消化器症状，皮膚 / 尿(用量依存性)が黄茶色に変化，急性精神病，情動不安，不眠，皮疹
通常どおり	通常どおり	通常のローディング量，維持量は 3 日目に 50～75% 減量	b	b	心毒性(ていねいなモニタリングが必要)，頻脈，QT 延長，T 波平坦化，心室性不整脈，低血糖，低血圧，溶血性貧血(G6PD 欠乏症)，耳鳴，血小板減少，肝機能上昇，皮疹，torsades de pointes
通常どおり	通常どおり	650 mg 24 時間おきに	b	b	心毒性，顔面紅潮(フラッシング)，瘙痒感，皮疹，発熱，耳鳴，頭痛，悪心，血小板減少，G6PD 欠乏症患者では溶血性貧血，低血糖，肝炎
通常どおり	b	b	b	b	QT 延長，血管炎，皮疹，下痢，肝機能上昇，白血球減少，血小板減少，胆汁うっ滞性肝炎，めまい，口渇
通常どおり	b	b	b	b	腹部痛，悪心，嘔吐，倦怠感，頭痛，AST と ALT の上昇，腎毒性，筋肉痛，関節痛，発熱，咳，QT 延長
通常どおり	b	b	b	b	悪心，嘔吐，ショック，意識消失，投与中の死亡，発熱，皮疹，剥脱性皮膚炎，感覚異常，羞明，腎機能障害，下痢
通常どおり	b	b	b	b	消化器症状，無力症，見当識障害，めまい，ふらふら感，皮疹，頭痛，白血球減少，嗅覚障害，肝毒性，皮膚粘膜眼症候群(Steven-Johnson 症候群)，中毒性表皮壊死症

(次ページへ続く)

25

表 211.5（続き）

名称		通常の投与法		食事と共に服用したときの吸収変化
一般名	商品名	成人[a, c]	小児[a, d]	
trimetrexate	Neutrexin	45 mg/m^2/日 leucovorin 20 mg/m^{2}と共に6時間おきに，最後の投与から少なくとも72時間後まではleucovorinを継続	[b]	適応なし

a 投与体重は，そうでないと記載されていない限り，実体重を用いる。
b 推奨するには入手できる情報が不十分。
c 特定の投与量は適応疾患による。
d 小児投与量は年齢，体重，あるいは適応疾患による。

新規薬物

抗マラリア薬の artesunate

文献

Cunha BA, Torres DC, Cunha CB et al. Antimicrobial drug summaries. In Cunha CB, Cunha BA, eds. *Antibiotic essentials*, 17th ed. New Delhi: Jaypee Publishing; 2020.

CrCl が減少したときの調節投与間隔			透析時の追加投与		主な副作用
>50	10〜50	≦10	HD	PD	
通常どおり	b	b	b	b	好中球減少(leucovorin と共に投与すること)，皮疹，AST と ALT の上昇，可逆性末梢神経障害

e 米国では入手できない。
f 米国疾病対策センター(CDC)から入手可能。
ALT＝アラニントランスアミナーゼ，AST＝アスパラギン酸トランスアミナーゼ，CrCl＝クレアチニンクリアランス(mL/ 分)，G6PD＝グルコース -6- リン酸デヒドロゲナーゼ，HD＝血液透析，PD＝腹膜透析，TEN＝中毒性表皮壊死剥離症

索引

＊ページ数にＴが付記されているものは表，Ｆは図，ＢはBoxに掲載されている。

和文索引

あ

い

う

え

お

か

き

く

け

さ

し

す

た

ち

つ

て

と

な

に

ぬ

ね

ひ

ほ

ま

る

れ

ろ

欧文索引

数字 / ギリシャ文字

A

B

C

D

E

F

G

H

I

J

K

L

U

V

W

Y

Z

シュロスバーグの臨床感染症学 第2版
定価：本体23,500円＋税

2018年 9 月25日発行　第1版第1刷
2024年10月 1 日発行　第2版第1刷©

編　者　チェストン B. クーニャ

監訳者　岩田　健太郎

発行者　株式会社　メディカル・サイエンス・インターナショナル
代表取締役　金子　浩平
東京都文京区本郷1-28-36
郵便番号113-0033　電話(03)5804-6050

印刷：アイワード／装丁：ソルティフロッグデザインスタジオ（サトウヒロシ）

ISBN 978-4-8157-3117-5　C3047